Medicina Intensiva

Evidencia y experiencia

Medicina Intensiva
Evidencia y experiencia

Jesús Andrés Álvarez Fernández

Doctor en Medicina y Cirugía, Universidad de Alcalá, Madrid.
Médico Especialista en Medicina Intensiva.
Jefe del Servicio de Medicina Intensiva, Hospital Juaneda Miramar, Palma de Mallorca, Illes Balears, España.
Facultativo Especialista de Área, Servicio de Medicina Intensiva y Grandes Quemados,
Hospital Universitario de Getafe, Madrid (en excedencia).
Coordinador de la Escuela de Ecografía Clínica, Juaneda Hospitales.
International Consultant y Director del Programa de Cursos FCCS de la Society of Critical Care Medicine (SCCM).

José Carlos Igeño Cano

Médico Especialista en Medicina Intensiva.
Jefe del Servicio de Medicina Intensiva y Servicio de Urgencias, Hospital San Juan de Dios, Córdoba, España.
Responsable de la línea de Bienestar del paciente: Proyecto Internacional de Investigación HUCI
(Humanizando los Cuidados Intensivos) y Fundación Humanizando la Sanidad.
Profesor del Máster en Humanización de la Asistencia Sanitaria, Universitat de Barcelona.
International Consultant y Director del Programa de Cursos FCCS de la Society of Critical Care Medicine (SCCM).

Josep Trenado Álvarez

Doctor en Medicina y Cirugía, Universitat Autònoma de Barcelona.
Médico Especialista en Medicina Intensiva.
Médico del Sistema d'Emergències Mèdiques Catalunya SEMSA.
Jefe del Servicio de Medicina Intensiva, Hospital Universitari MútuaTerrassa, Terrassa, Barcelona, España.
Profesor Médico Asociado, Universitat de Barcelona.
Instructor SVB, SVI y SVA del European Respiratory Council (ERC).
International Consultant y Director del Programa de Cursos FCCS de la Society of Critical Care Medicine (SCCM).

Avalado por:

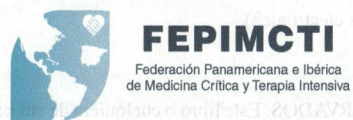

FEPIMCTI
Federación Panamericana e Ibérica
de Medicina Crítica y Terapia Intensiva

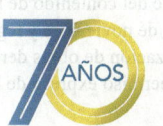

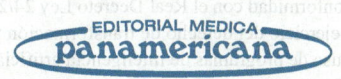
EDITORIAL MEDICA
panamericana

Desde 1953 formando Profesionales de la Salud

Buenos Aires - Bogotá - Madrid - México
www.medicapanamericana.com

Los editores han hecho todos los esfuerzos para localizar a los poseedores del *copyright* del material fuente utilizado. Si inadvertidamente hubieran omitido alguno, con gusto harán los arreglos necesarios en la primera oportunidad que se les presente para tal fin.

Gracias por comprar el original. Este libro es el fruto del esfuerzo de profesionales que, con su dedicación en el arte y la ciencia de curar o enseñar, han encontrado tiempo para escribir esta obra.

Respetar la propiedad intelectual es evitar reproducir, descargar, distribuir o compartir estos contenidos a través de cualquier medio sin el permiso del autor y del editor.

Las ciencias de la salud están en permanente cambio. A medida que las nuevas investigaciones y la experiencia clínica amplían nuestro conocimiento, se requieren modificaciones en las modalidades terapéuticas y en los tratamientos farmacológicos. Los autores de esta obra han verificado toda la información con fuentes confiables para asegurarse de que ésta sea completa y acorde con los estándares aceptados en el momento de la publicación. Sin embargo, en vista de la posibilidad de un error humano o de cambios en las ciencias de la salud, ni los autores, ni la editorial o cualquier otra persona implicada en la preparación o la publicación de este trabajo garantizan que la totalidad de la información aquí contenida sea exacta o completa y no se responsabilizan de errores u omisiones o de los resultados obtenidos del uso de esta información. Se aconseja a los lectores confirmarla con otras fuentes. Por ejemplo, y en particular, se recomienda a los lectores revisar el prospecto de cada fármaco que planean administrar para cerciorarse de que la información contenida en este libro sea correcta y que no se hayan producido cambios en las dosis sugeridas o en las contraindicaciones para su administración. Esta recomendación cobra especial importancia con relación a fármacos nuevos o de uso infrecuente.

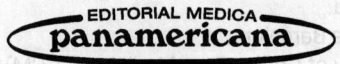

Visite nuestra página web:
http://www.medicapanamericana.com

ARGENTINA
Maipú 1300, piso 3 (C1006ACT)
Ciudad Autónoma de Buenos Aires, Argentina
Tel.: (54-11) 5031-6919
e-mail: cinfo@medicapanamericana.com

COLOMBIA
Carrera 7a A n° 69-19 - Bogotá DC - Colombia
Tel.: (57-1) 235-4068 / Fax: (57-1) 345-0019
e-mail: infomp@medicapanamericana.com.co

ESPAÑA
Sauceda, 10, 5ª planta - 28050 Madrid, España
Tel.: (34-91) 131 78 00 / Fax: (34-91) 457 09 19
e-mail: info@medicapanamericana.es

MÉXICO
Av. Miguel de Cervantes Saavedra, 233, piso 8, oficina 801
Col. Granada, Delegación Miguel Hidalgo
C P 11520, Ciudad de México, México
Tel.: (52-55) 5262-9470/5203-0176 / Fax: (52-55) 2624-2827
e-mail: infomp@medicapanamericana.com.mx

ISBN: 978-84-1106-116-2 (Versión impresa + versión electrónica)
ISBN: 978-84-1106-117-9 (Versión electrónica)

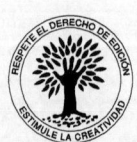
© 2024, EDITORIAL MÉDICA PANAMERICANA, S. A.
Sauceda, 10, 5ª planta - 28050 Madrid
Depósito legal: M-7349-2024
Impreso en España

Colaboradores

Abril Palomares, Elena
Médica Especialista en Medicina Intensiva. Facultativa Especialista de Área, Servicio de Medicina Intensiva, Hospital Universitario de Torrejón, Torrejón de Ardoz, Madrid.

Acer Puig, María
Médica Especialista en Medicina Intensiva. Facultativa Especialista de Área, Servicio de Medicina Intensiva, Hospital del Mar, Barcelona.

Agrifoglio Rotaeche, Alexander
Médico Especialista en Medicina Intensiva. Facultativo Especialista de Área, Servicio de Medicina Intensiva, Hospital Universitario La Paz, Madrid. Colaborador Docente, Departamento de Cirugía, Universidad Autónoma de Madrid.

Alcaraz Peñarrocha, Rosa María
Médica Especialista en Medicina Intensiva. Facultativa Especialista de Área, Unidad de Cuidados Intensivos, Servicio de Medicina Intensiva, Hospital Universitari Vall d'Hebron, Barcelona. Profesora Asociada, Departamento de Psiquiatría, Universitat Autònoma de Barcelona.

Algarte Dolset, Ramón
Médico Especialista en Medicina Intensiva. Facultativo Especialista de Área, Unidad de Cuidados Intensivos-Semicríticos, Servicio de Medicina Intensiva, Hospital Universitari MútuaTerrassa, Terrassa, Barcelona.

Alomar Lladó, Lorenzo
Médico Especialista en Medicina Intensiva. Médico Adjunto, Unidad de Cuidados Intensivos, Hospital Juaneda Miramar, Palma de Mallorca, Illes Balears. Médico de Emergencias, Unidad Móvil de Soporte Vital Avanzado, SAMU 061 Illes Balears.

Álvarez Fernández, Jesús Andrés
Médico Especialista en Medicina Intensiva. Jefe del Servicio de Medicina Intensiva, Hospital Juaneda Miramar, Palma de Mallorca, Illes Balears.

Álvarez Lerma, Francisco
Médico Especialista en Medicina Intensiva. Jefe de Sección, Servicio de Medicina Intensiva, Investigador Asociado, Fundación Instituto Hospital del Mar de Investigaciones Médicas, Hospital del Mar, Barcelona.

Amat Serna, Tania
Médica Especialista en Medicina Intensiva. Facultativa Especialista de Área, Unidad de Cuidados Intensivos Médico-Quirúrgica, Servicio de Medicina Intensiva, Hospital Universitario de Jaén.

Amézaga Menéndez, Rocío
Médica Especialista en Medicina Intensiva. Facultativa Especialista de Área, Unidad de Postoperados de Cirugía Cardíaca, Servicio de Medicina Intensiva, Presidenta de la Comisión sobre Hemorragia Masiva, Hospital Universitario Son Espases, Palma de Mallorca, Illes Balears.

Andrade Rodado, Fernando Mario
Médico Especialista en Medicina Intensiva. Facultativo Especialista de Área, Unidad de Cuidados Intensivos, Servicio de Medicina Intensiva, Hospital Vega Baja, Orihuela, Alicante. Colaborador Docente, Departamento de Salud 21, Hospital Vega Baja, Orihuela, Alicante.

Aranda Martínez, Consuelo
Médica Especialista en Medicina Intensiva. Facultativa Especialista de Área, Servicio de Medicina Intensiva, Hospital Universitario de Jaén.

Arellano Serrano, María Soledad
Médica Especialista en Medicina Intensiva. Facultativa Especialista de Área, Servicio de Medicina Intensiva, Hospital Universitario La Paz, Madrid.

Armenta López, Gema Patricia
Médica Especialista en Medicina Intensiva. Facultativa Especialista de Área, Unidad de Cuidados Intensivos, Hospital San Juan de Dios del Aljarafe, Bormujos, Sevilla.

Arriero Fernández, Noemí
Médica Especialista en Medicina Intensiva. Facultativa Especialista de Área, Servicio de Medicina Intensiva, Hospital Universitario de Guadalajara.

Artazkoz del Toro, Juan José
Jefe del Servicio de Otorrinolaringología y Cirugía de Cabeza y Cuello, Hospital Universitario Nuestra Señora de la Candelaria, Santa Cruz de Tenerife. Profesor Asociado, Departamento de Cirugía, Universidad de La Laguna, Santa Cruz de Tenerife.

Ballesteros Reviriego, Gonzalo
Graduado en Fisioterapia, PT, MSc. Fisioterapeuta, Unidad de Fisioterapia y Terapia Ocupacional, Hospital Universitari Vall d'Hebron, Barcelona. Profesor Asociado, Facultad de Fisioterapia, Universitat Autònoma de Barcelona.

Barral Segade, Patricia
Médica Especialista en Medicina Intensiva. Facultativa Especialista de Área, Unidad de Cuidados Intensivos, Servicio de Medicina Intensiva, Complejo Hospitalario Universitario de Santiago, Santiago de Compostela, A Coruña.

Barrero García, Irene
Médica Especialista en Medicina Intensiva. Facultativa Especialista de Área, Área de Enfermedades Infecciosas, Servicio de Cuidados Intensivos, Hospital Universitario Virgen Macarena, Sevilla.

Barroso González, Alejandro
Facultativo Especialista de Área, Servicio de Anestesiología, Reanimación y Terapia del Dolor, Hospital Regional Universitario Málaga. Profesor Asociado, Departamento de Farmacología y Anestesiología, Universidad de Málaga.

Bastidas Ospina, Juliana
Médica Residente, Unidad de Cuidados Intensivos, Servicio de Medicina Intensiva, Hospital Universitari Vall d'Hebron, Barcelona.

Benito Vales, Salvador
Médico Especialista en Medicina Intensiva. Ex Director del Servicio de Urgencias, Hospital de la Santa Creu i Sant Pau, Barcelona. Catedrático jubilado, Facultad de Medicina, Universitat Autònoma de Barcelona.

Bermejo Gómez, Alberto de San José
Médico Especialista en Medicina Intensiva. Facultativo Especialista de Área, Servicio de Medicina Intensiva, Hospital San Juan de Dios, Córdoba.

Bodí Saera, María Amparo
Médica Especialista en Medicina Intensiva. Jefa del Servicio de Medicina Intensiva, Hospital Universitario Joan XXIII, Tarragona. Profesora Asociada, Departamento de Medicina y Cirugía, Universitat Rovira i Virgili, Tarragona.

Borges Sá, Marcio
Médico Especialista en Medicina Intensiva. Coordinador de la Unidad Multidisciplinar de Sepsis, Servicio de Medicina Intensiva, Hospital Universitario Son Llàtzer, Palma de Mallorca, Illes Balears. Profesor Asociado de Enfermedades Infecciosas, Facultad de Medicina, Universitat de les Illes Balears, Palma de Mallorca, Illes Balears. Investigador Principal del Grupo de Sepsis del IDISBA.

Breval Flores, Ana
Médica Residente, Unidad de Cuidados Intensivos, Servicio de Medicina Intensiva, Hospital Universitario de Jerez de la Frontera, Cádiz.

Broch Porcar, María Jesús
Médica Especialista en Medicina Intensiva. Jefa de Sección, Servicio de Medicina Intensiva, Hospital Universitario y Politécnico La Fe, Valencia.

Cabeza Caixelós, Cristina
Médica Especialista en Medicina Intensiva. Facultativa Especialista de Área, Unidad de Cuidados Intensivos-Semicríticos, Servicio de Medicina Intensiva, Hospital Universitari MútuaTerrassa, Terrassa, Barcelona.

Cachafeiro Fuciños, Lucía
Médica Especialista en Medicina Intensiva. Facultativa Especialista de Área, Servicio de Medicina Intensiva, Hospital Universitario La Paz, Madrid. Colaboradora Docente, Facultad de Medicina, Universidad Autónoma de Madrid.

Calvo Herranz, Enrique
Médico Especialista en Medicina Intensiva. Facultativo Especialista de Área, Servicio de Medicina Intensiva y Grandes Quemados, Hospital Universitario de Getafe, Madrid.

Canabal Berlanga, Alfonso
Médico Especialista en Medicina Intensiva. Jefe del Servicio de Medicina Intensiva, Hospital Universitario de La Princesa, Madrid. Profesor Asociado, Área de Bioética, Departamento de Humanidades, Universidad Francisco de Vitoria, Madrid.

Cantón Bulnes, María Luisa
Médica Especialista en Medicina Intensiva. Facultativa Especialista de Área, Servicio de Cuidados Intensivos, Hospital Universitario Virgen Macarena, Sevilla. Profesora Asociada, Departamento de Medicina, Universidad de Sevilla.

Carmona Sánchez, Purificación
Médica Especialista en Medicina Intensiva. Facultativa Especialista de Área, Servicio de Medicina Intensiva, Hospital Universitario Reina Sofía, Córdoba.

Carriedo González, Demetrio
Médico Especialista en Medicina Intensiva. Facultativo Especialista de Área, Servicio de Medicina Intensiva y Grandes Quemados, Hospital Universitario de Getafe, Madrid. Profesor Asociado de Fisiología Médica, Universidad Carlos III, Madrid.

Casanova Prieto, Sara
Médica Especialista en Medicina Intensiva. Facultativa Especialista de Área, Servicio de Medicina Intensiva, Hospital General Universitario Gregorio Marañón, Madrid.

Casares Vivas, Marcial
Médico Especialista en Medicina Intensiva. Facultativo Especialista de Área, Servicio de Medicina Intensiva, Hospital Universitario de Cabueñes, Gijón.

Castellanos Ortega, Álvaro
Médico Especialista en Medicina Intensiva. Jefe del Servicio de Medicina Intensiva, Hospital Universitario y Politécnico La Fe, Valencia. Profesor Asociado, Departamento de Medicina, Universitat de València.

Castellví Font, Andrea
Médica Especialista en Medicina Intensiva. Facultativa Especialista de Área, Unidad de Cuidados Intensivos, Servicio de Medicina Intensiva, Hospital del Mar, Barcelona.

Catalán González, María de las Mercedes
Médica Especialista en Medicina Intensiva. Jefa de la Unidad Funcional de Prevención y Control de Infección, Servicio de Medicina, Hospital Universitario 12 de Octubre, Madrid.

Cervera Hurtado, José
Diplomado Universitario en Fisioterapia, PT. Fisioterapeuta, Servicio de Reanimación y Cuidados Intensivos, Hôpital Ambroise Paré, APHP, Assistance Publique - Hôpitaux de Paris, Boulogne-Billancourt, Isla de Francia, Francia.

Chacón Alves, Silvia
Médica Especialista en Medicina Intensiva. Facultativa Especialista de Área, Unidad de Cuidados Intensivos Polivalente, Servicio de Medicina Intensiva, Hospital Universitario 12 de Octubre, Madrid.

Chamorro Jambrina, Carlos
Médico Especialista en Medicina Intensiva. Facultativo Especialista de Área, Servicio de Medicina Intensiva, Hospital Universitario Puerta de Hierro Majadahonda, Madrid. Profesor Colaborador, Facultad de Enfermería y Fisioterapia Salus Infirmorum, Universidad Pontificia de Salamanca.

Charris Castro, Liliana del Carmen
Médica Especialista en Medicina Intensiva. Facultativa Especialista de Área, Servicio de Medicina Intensiva, Hospital Universitario Virgen del Rocío, Sevilla.

Chiscano Camón, Luis
Médico Especialista en Medicina Intensiva. Facultativo Especialista de Área, Servicio de Medicina Intensiva, Hospital Universitari Vall d'Hebron, Barcelona.

Cid Cumplido, Manuela
Médica Especialista en Medicina Intensiva. Facultativa Especialista de Área, Coordinadora Sectorial de Trasplantes, Unidad de Cuidados Intensivos, Hospital Universitario Virgen del Rocío, Sevilla.

Civantos Martín, Belén
Médica Especialista en Medicina Intensiva. Facultativa Especialista de Área, Unidad de Cuidados Intensivos Polivalente, Servicio de Medicina Intensiva, Hospital Universitario La Paz, Madrid.

Claverias Cabrera, Laura
Médica Especialista en Medicina Intensiva. Facultativa Especialista de Área, Unidad de Cuidados Intensivos, Hospital Universitario Joan XXIII, Tarragona.

Colmenero Ruiz, Manuel
Médico Especialista en Medicina Intensiva. Jefe del Servicio de Medicina Intensiva, Hospital Universitario Clínico San Cecilio, Granada. Profesor Contratado Doctor, Departamento de Medicina, Universidad de Granada.

Corral Ansa, Luisa
Médica Especialista en Medicina Intensiva. Facultativa Especialista de Área, Servicio de Medicina Intensiva, Hospital Universitari de Bellvitge, L'Hospitalet de Llobregat, Barcelona. Profesora Asociada, Departamento de Ciencias Clínicas, Universitat de Barcelona.

Cruces Moreno, María Teresa
Médica Especialista en Medicina Intensiva. Facultativa Especialista de Área, Servicio de Medicina Intensiva, Hospital Universitario Clínico San Cecilio, Granada.

Curiel Balsera, Emilio
Médico Especialista en Medicina Intensiva.
Jefe de la Unidad de Cardíacos Agudos, Unidad de Cuidados Intensivos, Hospital Regional Universitario de Málaga.

De la Calle Reviriego, Braulio
Médico Especialista en Medicina Intensiva. Jefe de Sección, Coordinador de Trasplantes, Servicio de Medicina Intensiva, Hospital General Universitario Gregorio Marañón, Madrid.

Del Campo Molina, Emilio
Médico Especialista en Medicina Intensiva. Jefe de la Unidad de Cuidados Intensivos, Servicio de Medicina Intensiva, Hospital de Montilla, Córdoba.

Del Río Carbajo, Lorena
Médica Especialista en Medicina Intensiva. Facultativa Especialista de Área, Unidad de Cuidados Intensivos, Servicio de Medicina Intensiva, Complexo Hospitalario Universitario de Ourense.

Díaz Guiñón, María
Médica Especialista en Medicina Intensiva. Facultativa Especialista de Área, Servicio de Medicina Intensiva, Hospital Arnau de Vilanova, Valencia.

Dueñas Jurado, José María
Médico Especialista en Medicina Intensiva. Facultativo Especialista de Área, Servicio de Medicina Intensiva, Hospital Universitario Reina Sofía, Córdoba. Coordinador Sectorial de Trasplantes de Córdoba-Jaén.

Duerto Álvarez, Jorge
Médico Especialista en Medicina Intensiva. Facultativo Especialista de Área, Unidad de Críticos Cardiovasculares, Servicio de Medicina Intensiva, Hospital Clínico San Carlos, Madrid. Colaborador Docente, Departamento de Medicina, Universidad Complutense de Madrid.

Eguileor Marín, Ziortza
Médica Especialista en Medicina Intensiva. Facultativa Especialista de Área, Servicio de Medicina Intensiva, Hospital Universitario de Guadalajara.

Estella García, Ángel
Médico Especialista en Medicina Intensiva. Facultativo Especialista de Área, Unidad de Cuidados Intensivos, Servicio de Medicina Intensiva, Hospital Universitario de Jerez de la Frontera, Cádiz. Profesor Contratado Doctor, Departamento de Medicina, Universidad de Cádiz.

Estrella Alonso, Alfonso
Médico Especialista en Medicina Intensiva. Facultativo Especialista de Área, Unidad de Cuidados Intensivos, Servicio de Medicina Intensiva, Hospital Universitario de Guadalajara.

Falcón Marchena, Alirio José
Médico Residente, Unidad de Cuidados Intensivos-Semicríticos, Servicio de Medicina Intensiva, Hospital Universitari MútuaTerrassa, Terrassa, Barcelona.

Fernández Fernández, María del Mar
Médica Especialista en Medicina Intensiva. Facultativa Especialista de Área, Unidad de Cuidados Intensivos-Semicríticos, Servicio de Medicina Intensiva, Hospital Universitari MútuaTerrassa, Terrassa, Barcelona.

Fernández Trujillo, Alejandra
Médica Especialista en Medicina Intensiva. Facultativa Especialista de Área, Unidad de Cuidados Intensivos, Servicio de Medicina Intensiva, Corporació Sanitària Parc Taulí, Sabadell, Barcelona. Profesora Asociada, Facultad de Comunicación, Universitat de Barcelona.

Ferrer Higueras, María José
Médica Especialista en Medicina Intensiva. Facultativa Especialista de Área, Unidad de Cuidados Intensivos, Hospital Valle de los Pedroches, Pozoblanco, Córdoba.

Ferrer Peretó, Carles
Médico Especialista en Medicina Intensiva. Facultativo Especialista de Área, Unidad de Cuidados Intensivos-Semicríticos, Servicio de Medicina Intensiva, Hospital Universitari MútuaTerrassa, Terrassa, Barcelona.

Ferrer Roca, Ricard
Médico Especialista en Medicina Intensiva. Jefe del Servicio de Medicina Intensiva-Unidad de Cuidados Intensivos, Hospital Universitari Vall d'Hebron, Barcelona.

Festa, Olimpia
Facultativa Especialista de Área, Servicio de Anestesia y Reanimación, Hospital General de Sant Boi, Barcelona.

Figueras Castilla, Albert
Médico Especialista en Medicina Intensiva. Facultativo Especialista de Área, Unidad de Neurocríticos y Traumatología, Servicio de Medicina Intensiva, Hospital Universitario Son Espases, Palma de Mallorca, Illes Balears.

Flores Orella, Matías Nicolás
Médico Especialista en Medicina Intensiva. Jefe Clínico y Coordinador de Trasplantes, Servicio de Medicina Intensiva, Hospital de la Santa Creu i Sant Pau, Barcelona.

Frías Pareja, José Carlos
Médico Especialista en Medicina Intensiva. Jefe Clínico y Coordinador de Trasplantes, Unidad de Cuidados Intensivos, Hospital Juaneda Miramar, Palma de Mallorca, Illes Balears.

Frutos Vivar, Fernando
Médico Especialista en Medicina Intensiva. Facultativo Especialista de Área, Servicio de Medicina Intensiva y Grandes Quemados, Hospital Universitario de Getafe, Madrid.

Furones Lorente, María José
Médica Especialista en Medicina Intensiva. Facultativa Especialista de Área, Unidad de Cuidados Intensivos, Hospital Regional Universitario de Málaga. Tutora clínica y Colaboradora Docente, Unidad de Medicina Intensiva, Hospital Regional Universitario de Málaga.

Fuset Cabanes, María Paz
Médica Especialista en Medicina Intensiva. Facultativa Especialista de Área, Servicio de Medicina Intensiva, Hospital Universitari de Bellvitge, L'Hospitalet de Llobregat, Barcelona.

Gallego Curto, Elena
Médica Especialista en Medicina Intensiva. Facultativa Especialista de Área, Unidad de Cuidados Intensivos, Servicio de Medicina Intensiva, Hospital Universitario de Cáceres.

Gallego Zarzosa, Sergio
Médico Especialista en Medicina Intensiva. Facultativo Especialista de Área, Unidad de Cuidados Intensivos, Servicio de Medicina Intensiva, Hospital Universitario Príncipe de Asturias, Alcalá de Henares, Madrid. Profesor Honorífico, Departamento de Medicina, Universidad de Alcalá, Alcalá de Henares, Madrid.

Gálvez Herrer, Macarena
Doctora en Psicología Clínica y de la Salud. Responsable del Área de Psicología y Cuidado Emocional en el Proyecto Internacional para la Humanización de los Cuidados Intensivos (Proyecto HUCI). Colaboradora Docente e investigadora del Equipo Estrés, Personalidad y Salud, Departamento de Psicología Biológica y de la Salud, Universidad Autónoma de Madrid.

García de Lorenzo y Mateos, Abelardo
Médico Especialista en Medicina Intensiva. Jefe del Servicio de Medicina Intensiva, Hospital Universitario La Paz, Madrid. Catedrático Emérito de Medicina Intensiva, Universidad Autónoma de Madrid.

García del Campo, Álvaro
Médico Especialista en Medicina Intensiva. Facultativo Especialista de Área, Unidad de Postoperatorio de Cirugía Cardíaca, Servicio de Medicina Intensiva, Hospital Universitari Vall d'Hebron, Barcelona.

García García, Marta
Médica Especialista en Medicina Intensiva. Facultativa Especialista de Área, Servicio de Medicina Intensiva, Hospital Universitario Río Hortega, Valladolid.

García Garmendia, José Luis
Médico Especialista en Medicina Intensiva. Jefe del Servicio de Cuidados Críticos y Urgencias, Hospital San Juan de Dios del Aljarafe, Bormujos, Sevilla.

García Roche, Alejandra
Médica Especialista en Medicina Intensiva. Facultativa Especialista de Área, Servicio de Medicina Intensiva, Hospital Universitari Vall d'Hebron, Barcelona.

Garcías Sastre, Maria Magdalena
Médica Especialista en Medicina Intensiva. Facultativa Especialista de Área, Unidad de Postoperados de Cirugía Cardíaca, Servicio de Medicina Intensiva, Hospital Universitario Son Espases, Palma de Mallorca, Illes Balears.

Garnacho Montero, José
Médico Especialista en Medicina Intensiva. Jefe del Servicio de Cuidados Intensivos, Hospital Universitario Virgen Macarena, Sevilla.

Giménez Beltrán, Bárbara
Médica Especialista en Medicina Intensiva. Facultativa Especialista de Área, Unidad de Cuidados Intensivos, Servicio de Medicina Intensiva, Hospital Universitario de Jerez de la Frontera, Cádiz.

Giménez-Esparza Vich, Carola
Médica Especialista en Medicina Intensiva. Jefa de Servicio, Unidad de Cuidados Intensivos, Servicio de Medicina Intensiva, Hospital Vega Baja, Orihuela, Alicante.

Gómez Gallego, Guillermo
Médico Especialista en Medicina Intensiva. Facultativo Especialista de Área, Unidad de Cuidados Intensivos, Hospital Regional Universitario de Málaga.

Gómez Tello, Vicente
Médico Especialista en Medicina Intensiva. Jefe del Servicio de Urgencias, Hospital Universitario La Moncloa (Grupo HLA), Madrid. Profesor Titular, Departamento de Ciencias de la Salud, Universidad Europea de Madrid.

Gomila Sintes, Carme
Médica Especialista en Medicina Intensiva. Facultativa Especialista de Área, Servicio de Medicina Intensiva, Hospital de la Santa Creu i Sant Pau, Barcelona.

Gonçalves Gonçalves, Gesly Conceiçao
Médica Especialista en Medicina Intensiva. Facultativa Especialista de Área, Servicio de Medicina Intensiva y Grandes Quemados, Hospital Universitario de Getafe, Madrid.

González Cortés, Rafael
Médico Especialista en Medicina Intensiva. Facultativo Especialista de Área, Unidad de Cuidados Intensivos Pediátricos, Hospital General Universitario Gregorio Marañón, Madrid. Profesor Asociado, Departamento de Salud Pública, Maternoinfantil e Historia de la Medicina, Universidad Complutense de Madrid.

González de Molina Ortiz, Francisco Javier
Médico Especialista en Medicina Intensiva. Facultativo Especialista de Área, Unidad de Cuidados Intensivos-Semicríticos, Servicio de Medicina Intensiva, Hospital Universitari MútuaTerrassa, Terrassa, Barcelona.

González Fernández, María
Médica Especialista en Medicina Intensiva. Facultativa Especialista de Área, Unidad de Cuidados Intensivos Polivalente, Servicio de Medicina Intensiva, Instituto de Investigación Sanitaria Hospital 12 de Octubre (i+12), Hospital Universitario 12 de Octubre, Madrid. Colaboradora Docente, Facultad de Medicina, Universidad Complutense de Madrid.

Gordón Sahuquillo, Mónica
Médica Especialista en Medicina Intensiva. Facultativa Especialista de Área, Servicio de Medicina Intensiva, Hospital Universitario Politécnico La Fe, Valencia.

Gracia Romero, Manuel Ángel
Médico Especialista en Medicina Intensiva. Facultativo Especialista de Área, Unidad de Cuidados Intensivos, Hospital Universitario de Jerez de la Frontera, Cádiz. Profesor Asociado, Departamento de Anatomía y Embriología General Humanas, Universidad de Cádiz.

Guardiola Grau, María Begoña
Médica Especialista en Medicina Intensiva. Facultativa Especialista de Área, Unidad de Neurocríticos y Traumatología, Servicio de Medicina Intensiva, Hospital Universitario Son Espases, Palma de Mallorca, Illes Balears.

Heras La Calle, Gabriel
Director del Proyecto Internacional para la Humanización de los Cuidados Intensivos (Proyecto HUCI), Madrid. Presidente de la Fundación Humanizando la Sanidad, Madrid. Médico Especialista en Medicina Intensiva. Facultativo Especialista de Área, Hospital Universitario de Jaén y Hospital Universitario HLA Inmaculada, Granada.

Hernández Martínez, Gonzalo
Médico Especialista en Medicina Intensiva. Facultativo Especialista de Área, Unidad Polivalente, Servicio de Medicina Intensiva, Hospital Universitario de Toledo, Toledo.

Herrero Hernández, Raquel
Médica Especialista en Medicina Intensiva. Facultativa Especialista de Área, Servicio de Medicina Intensiva y Grandes Quemados, Hospital Universitario de Getafe, Madrid. Profesora Asociada, Departamento de Bioingeniería, Universidad Carlos III de Madrid. Investigadora, Centro de Investigación Biomédica en Red de Enfermedades Respiratorias (CIBERES), Instituto de Salud Carlos III, Madrid.

Hurlé Peláez, Itziar
Médica Especialista en Medicina Intensiva. Facultativa Especialista de Área, Servicio de Medicina Intensiva, Hospital Universitario de Cabueñes, Gijón, Asturias.

Igeño Cano, José Carlos
Médico Especialista en Medicina Intensiva. Jefe del Servicio de Medicina Intensiva y Servicio de Urgencias, Hospital San Juan de Dios, Córdoba.

Janeiro Lumbreras, David
Médico Especialista en Medicina Intensiva. Facultativo Especialista de Área, Unidad de Críticos Cardiovasculares, Servicio de Medicina Intensiva, Hospital Clínico San Carlos, Madrid.

Jaspe Codecido, Alexis
Médico Especialista en Medicina Intensiva. Facultativo Especialista de Área, Unidad de Cuidados Intensivos, Hospital General Universitario Gregorio Marañón, Madrid.

Jiménez Alfonso, Andrés Fernando
Médico Especialista en Medicina Intensiva. Facultativo Especialista de Área, Unidad de Neurotraumatología, Rehabilitación y Quemados, Servicio de Medicina Intensiva, Hospital Universitari Vall d'Hebron, Barcelona.

Jiménez Clemente, Jorge
Médico Especialista en Medicina Intensiva. Facultativo Especialista de Área, Servicio de Medicina Intensiva y Grandes Quemados, Hospital Universitario de Getafe, Madrid.

Jiménez Quintana, María del Mar
Médica Especialista en Medicina Intensiva. Jefa de Sección, Unidad de Cuidados Intensivos Polivalente, Hospital Universitario Virgen de las Nieves, Granada.

Lence Massa, Beatriz Elena
Médica Especialista en Medicina Intensiva. Facultativa Especialista de Área, Unidad de Cuidados Intensivos, Servicio de Medicina Intensiva, Complejo Hospitalario Universitario de Santiago, Santiago de Compostela, A Coruña.

León López, Rafael
Médico Especialista en Medicina Intensiva. Facultativo Especialista de Área, Servicio de Medicina Intensiva, Hospital Universitario Reina Sofía, Córdoba.

Lipperheide Vallhonrat, Inés
Médica Especialista en Medicina Intensiva. Facultativa Especialista de Área, Unidad de Cuidados Intensivos, Hospital Universitario Puerta de Hierro Majadahonda, Madrid. Profesora Honoraria, Departamento de Medicina, Universidad Autónoma de Madrid.

Llorente Ruiz, Beatriz
Médica Especialista en Medicina Intensiva. Facultativa Especialista de Área, Servicio de Medicina Intensiva, Hospital Universitario Príncipe de Asturias, Alcalá de Henares, Madrid. Profesora Clínica, Facultad de Ciencias de la Salud, Universidad de Alcalá, Alcalá de Henares, Madrid. Profesora Asociada, Facultad de Medicina, Universidad Alfonso X El Sabio, Villanueva de la Cañada, Madrid.

López Fajardo, Patricia
Médica Especialista en Medicina Intensiva. Facultativa Especialista de Área, Coordinadora del Área de Neurocríticos, Servicio de Medicina Intensiva, Hospital Universitario Nuestra Señora de la Candelaria, Santa Cruz de Tenerife. Tutora Externa en Prácticas, Departamento de Farmacología Clínica, Urgencias e Intensivos, Universidad de La Laguna, Santa Cruz de Tenerife.

López Fernández, Alba
Médica Especialista en Medicina Intensiva. Facultativa Especialista de Área, Servicio de Medicina Intensiva, Hospital Universitario La Paz, Madrid.

López García, Marina
Médica Especialista en Medicina Intensiva. Facultativa Especialista de Área, Servicio de Medicina Intensiva y Grandes Quemados, Hospital Universitario de Getafe, Madrid.

López Libano, Josu
Médico Especialista en Medicina Intensiva. Médico Adjunto, Unidad de Cuidados Intensivos, Hospital Juaneda Miramar, Palma de Mallorca, Illes Balears.

López Martín, Cristina
Médica Especialista en Medicina Intensiva. Facultativa Especialista de Área, Unidad de Cuidados Intensivos, Hospital Universitario Reina Sofía, Córdoba.

López Pérez, Lorenzo
Médico Especialista en Medicina Intensiva. Facultativo Especialista de Área, Unidad de Cuidados Intensivos, Hospital Universitario Infanta Leonor, Madrid. Colaborador Docente, Facultad de Medicina, Universidad Europea de Madrid.

Lorente, José Ángel
Médico Especialista en Medicina Intensiva. Jefe del Servicio de Medicina Intensiva y Grandes Quemados, Hospital Universitario de Getafe, Madrid. Catedrático de Medicina Intensiva, Universidad Europea de Madrid. Profesor Asociado de Fisiología Médica, Universidad Carlos III de Madrid. Investigador, Centro de Investigación Biomédica en Red de Enfermedades Respiratorias (CIBERES), Instituto de Salud Carlos III, Madrid.

Luján Varas, Jimena
Médica Especialista en Medicina Intensiva. Facultativa Especialista de Área, Servicio de Medicina Intensiva, Hospital Universitario Príncipe de Asturias, Alcalá de Henares, Madrid. Profesora Clínica, Facultad de Ciencias de la Salud, Universidad de Alcalá, Alcalá de Henares, Madrid. Profesora Asociada, Facultad de Medicina, Universidad Alfonso X El Sabio, Villanueva de la Cañada, Madrid.

Magro Martín, María Ángela
Médica Especialista en Medicina Intensiva. Facultativa Especialista de Área, Servicio de Medicina Intensiva, Hospital General Universitario de Ciudad Real. Colaboradora Docente, Facultad de Medicina, Universidad de Castilla La Mancha, Ciudad Real.

Manzano Moratinos, Diego Aníbal
Médico Especialista en Medicina Intensiva. Facultativo Especialista de Área, Servicio de Medicina Intensiva, Hospital Universitario Infanta Cristina, Parla, Madrid.

Marcos Neira, Pilar
Médica Especialista en Medicina Intensiva. Jefa de Sección, Servicio de Medicina Intensiva, Hospital Universitari Germans Trias i Pujol, Badalona, Barcelona. Profesora Asociada Clínica, Unidad Docente de Medicina del Hospital Universitari Germans Trias i Pujol, Universitat Autònoma de Barcelona.

Marín Corral, Judith
Médica Especialista en Medicina Intensiva. Facultativa Especialista de Área, Servicio de Medicina Intensiva, Hospital del Mar, Barcelona.

Martín Ávila, Helena
Médica Residente, Unidad de Cuidados Intensivos, Servicio de Medicina Intensiva, Hospital Universitario de Jerez de la Frontera, Cádiz.

Martín Benítez, Juan Carlos
Médico Especialista en Medicina Intensiva. Jefe de Sección, Servicio de Medicina Intensiva, Hospital Clínico San Carlos, Madrid. Profesor Asociado, Departamento de Medicina, Universidad Complutense de Madrid.

Martín Miranda, Jesús
Médico Especialista en Medicina Intensiva. Facultativo Especialista de Área, Unidad de Cuidados Intensivos, Servicio de Medicina Intensiva, Hospital Universitario de Jerez de la Frontera, Cádiz. Tutor Externo de Prácticas, Departamento de Medicina, Universidad de La Laguna, Santa Cruz de Tenerife.

Martínez Díaz, María Cristina
Médica Especialista en Medicina Intensiva. Facultativa Especialista de Área, Unidad de Cuidados Intensivos, Servicio de Medicina Intensiva, Hospital Universitario Príncipe de Asturias, Alcalá de Henares, Madrid. Profesora Clínica, Facultad de Ciencias de la Salud, Universidad de Alcalá, Alcalá de Henares, Madrid. Profesora Asociada, Facultad de Medicina, Universidad Alfonso X El Sabio, Villanueva de la Cañada, Madrid.

Martínez González, María del Carmen
Médica Especialista en Medicina Intensiva. Facultativa Especialista de Área, Unidad de Cuidados Intensivos, Hospital Regional Universitario de Málaga. Tutora clínica y Colaboradora Docente, Unidad de Medicina Intensiva, Hospital Regional Universitario de Málaga.

Martínez Sagasti, Fernando
Médico Especialista en Medicina Intensiva. Jefe de Sección, Servicio de Medicina Intensiva, Hospital Clínico San Carlos, Madrid. Profesor Asociado, Departamento de Medicina, Universidad Complutense de Madrid.

Mayordomo Colunga, Juan
Médico Especialista en Medicina Intensiva. Facultativo Especialista de Área, Unidad de Cuidados Intensivos Pediátricos, Hospital Universitario Central de Asturias, Oviedo, Asturias.

Merino de Cos, Paz
Médica Especialista en Medicina Intensiva. Ex Jefa del Servicio de Medicina Intensiva, Hospital Can Mises, Ibiza, Illes Balears. Miembro del Grupo de Trabajo Planificación, Organización y Gestión de la Sociedad Española de Medicina Intensiva Crítica y Unidades Coronarias (SEMICYUC).

Mesquida Febrer, Jaume
Médico Especialista en Medicina Intensiva. Facultativo Especialista de Área, Unidad de Críticos, Servicio de Medicina Intensiva, Corporació Sanitària Parc Taulí, Sabadell, Barcelona. Profesor Asociado Médico, Unidad Docente Parc Taulí, Departamento de Medicina, Universitat Autònoma de Barcelona.

Molina Montero, Rocío
Médica Especialista en Medicina Intensiva. Facultativa Especialista de Área, Unidad de Cuidados Intensivos, Servicio de Medicina Intensiva, Hospital Universitario Príncipe de Asturias, Alcalá de Henares, Madrid. Profesora Honorífica, Departamento de Medicina, Universidad de Alcalá, Alcalá de Henares, Madrid.

Montejo González, Juan Carlos
Médico Especialista en Medicina Intensiva. Facultativo Especialista de Área, Servicio de Medicina Intensiva, Grupo de Investigación Paciente Crítico, Instituto de Investigación Sanitaria Hospital 12 de Octubre (i+12), Hospital Universitario 12 de Octubre, Madrid. Colaborador Docente, Facultad de Medicina, Universidad Complutense de Madrid.

Montenegro Moure, Carlos Augusto
Médico Especialista en Medicina Intensiva. Facultativo Especialista de Área, Unidad de Cuidados Intensivos, Hospital Vega Baja, Orihuela, Alicante.

Morales Robles, Adrián
Diplomado Universitario en Fisioterapia, PT, MSc. Fisioterapeuta, Unidad de Cuidados Intensivos Médico-Quirúrgica, Servicio de Rehabilitación, Hôpital Ambroise Paré, APHP, Assistance Publique - Hôpitaux de Paris, Boulogne-Billancourt, Isla de Francia, Francia.

Morales Romero, Anggely Leanni
Médica Especialista en Medicina Intensiva. Facultativa Especialista de Área, Servicio de Medicina Intensiva y Grandes Quemados, Hospital Universitario de Getafe, Madrid.

Moreno Muñoz, Gerard
Médico Especialista en Medicina Intensiva. Facultativo Especialista de Área, Servicio de Medicina Intensiva, Hospital Universitario Joan XXIII, Tarragona.

Moreno Romero, Olga
Médica Especialista en Medicina Intensiva. Facultativa Especialista de Área, Servicio de Medicina Intensiva, Hospital Universitario Clínico San Cecilio, Granada.

Muñoz Guillén, Noelia María
Médica Especialista en Medicina Intensiva. Jefa del Servicio de Medicina Intensiva, Hospital Cruz Roja de Córdoba.

Muñoz Moreno, Juan Francisco
Médico Especialista en Medicina Intensiva. Facultativo Especialista de Área, Servicio de Medicina Intensiva, Hospital General Universitario de Ciudad Real. Colaborador Docente, Facultad de Medicina, Universidad de Castilla La Mancha, Ciudad Real.

Navas Moya, Elisabeth
Médica Especialista en Medicina Intensiva. Facultativa Especialista de Área, Unidad de Cuidados Intensivos-Semicríticos, Servicio de Medicina Intensiva, Hospital Universitari MútuaTerrassa, Terrassa, Barcelona.

Nieto del Olmo, Jorge
Médico Especialista en Medicina Intensiva. Facultativo Especialista de Área, Unidad de Cuidados Intensivos, Servicio de Medicina Intensiva, Complexo Hospitalario Universitario de Ourense.

Nieto Piñar, Yasmina
Médica Especialista en Medicina Intensiva. Facultativa Especialista de Área, Unidad Multidisciplinar de Sepsis, Servicio de Medicina Intensiva, Hospital Universitario Son Llàtzer, Palma de Mallorca, Illes Balears. Profesora Ayudante Doctora, Facultad de Medicina, Universitat de les Illes Balears, Palma de Mallorca, Illes Balears.

Nuvials Casals, Francisco Xavier
Médico Especialista en Medicina Intensiva. Jefe de Sección, Servicio de Medicina Intensiva, Hospital Universitari Vall d'Hebron, Barcelona.

Ocón López, Marta
Médica Especialista en Medicina Intensiva. Facultativa Especialista de Área, Unidad de Postoperados de Cirugía Cardíaca, Servicio de Medicina Intensiva, Hospital Universitario Son Espases, Palma de Mallorca, Illes Balears.

Orera Pérez, Ángel
Médico Especialista en Medicina Intensiva. Facultativo Especialista de Área, Servicio de Medicina Intensiva, Hospital Universitario Politécnico La Fe, Valencia.

Ortega Alaminos, María
Médica Especialista en Medicina Intensiva. Facultativa Especialista de Área, Unidad Multidisciplinar de Sepsis, Servicio de Medicina Intensiva, Hospital Universitario Son Llàtzer, Palma de Mallorca, Illes Balears.

Padurean, Adriana Corina
Diplomada Universitaria en Enfermería. Supervisora de Enfermería, Unidad de Cuidados Intensivos, Servicio de Medicina Intensiva, Hospital Juaneda Miramar, Palma de Mallorca, Illes Balears.

Palencia Amador, Carla
Médica Especialista en Medicina Intensiva. Facultativa Especialista de Área, Unidad de Cuidados Intensivos-Semicríticos, Servicio de Medicina Intensiva, Hospital Universitari MútuaTerrassa, Terrassa, Barcelona.

Parrilla Gómez, Francisco José
Médico Especialista en Medicina Intensiva. Facultativo Especialista de Área, Servicio de Medicina Intensiva, Hospital del Mar, Barcelona. Profesor Docente, Departamento de Medicina y Ciencias de la Vida (MELIS), Universitat Pompeu Fabra, Barcelona.

Peinado Rueda, Eduardo
Médico Especialista en Medicina Intensiva. Facultativo Especialista de Área, Área de Neurocríticos, Servicio de Medicina Intensiva, Hospital Universitario Nuestra Señora de la Candelaria, Santa Cruz de Tenerife. Tutor Externo en Prácticas, Departamento de Farmacología Clínica, Urgencias e Intensivos, Universidad de La Laguna, Santa Cruz de Tenerife.

Peñuelas Rodríguez, Óscar
Médico Especialista en Medicina Intensiva. Jefe de Sección, Servicio de Medicina Intensiva y Grandes Quemados, Hospital Universitario de Getafe, Madrid. Investigador, Centro de Investigación Biomédica en Red de Enfermedades Respiratorias (CIBERES), Instituto de Salud Carlos III, Madrid.

Perales Rodríguez de Viguri, Narciso
Médico Especialista en Medicina Intensiva. Ex Jefe de la Unidad de Postoperatorios Cardíacos, Hospital Universitario 12 de Octubre, Madrid. Socio de Honor de la Sociedad Española de Medicina Intensiva Crítica y Unidades Coronarias (SEMICYUC) y del European Resuscitation Council (ERC).

Peré, Yael
Médica Especialista SATI en Terapia Intensiva. Médica Adjunta, Unidad de Cuidados Intensivos, Servicio de Medicina Intensiva, Hospital Juaneda Miramar, Palma de Mallorca, Illes Balears.

Pérez Bárcena, Jon
Médico Especialista en Medicina Intensiva. Facultativo Especialista de Área, Unidad de Neurocríticos y Traumatología, Servicio de Medicina Intensiva, Hospital Universitario Son Espases, Palma de Mallorca, Illes Balears.

Pérez Madrigal, Anna
Médica Especialista en Medicina Intensiva. Facultativa Especialista de Área, Unidad de Cuidados Intensivos-Semicríticos, Servicio de Medicina Intensiva, Hospital Universitari MútuaTerrassa, Terrassa, Barcelona.

Pérez Manrique, Rosa María
Médica Especialista en Medicina Intensiva. Facultativa Especialista de Área, Unidad de Cuidados Intensivos, Servicio de Medicina Intensiva, Hospital de Montilla, Córdoba.

Pérez Vela, José Luis
Médico Especialista en Medicina Intensiva. Facultativo Especialista de Área, Unidad de Cuidados Intensivos de Cardiología, Servicio de Medicina Intensiva, Hospital Universitario 12 de Octubre, Madrid. Colaborador Docente, Departamento de Medicina Interna, Universidad Complutense de Madrid.

Pérez Villares, José Miguel
Médico Especialista en Medicina Intensiva. Jefe del Servicio de Medicina Intensiva, Hospital Universitario Virgen de las Nieves, Granada.

Peris Cuello, Xavier
Médico Especialista en Medicina Intensiva. Facultativo Especialista de Área, Unidad de Postoperatorio de Cirugía Cardíaca, Servicio de Medicina Intensiva, Hospital Universitari Vall d'Hebron, Barcelona.

Piacentini Gómez, Enrique
Médico Especialista en Medicina Intensiva. Facultativo Especialista de Área, Unidad de Cuidados Intensivos-Semicríticos, Servicio de Medicina Intensiva, Hospital Universitari MútuaTerrassa, Terrassa, Barcelona.

Prieto Jurado, Rocío Dolores
Médica Especialista en Medicina Intensiva. Facultativa Especialista de Área, Unidad de Cuidados Intensivos, Servicio de Medicina Intensiva, Hospital Cruz Roja de Córdoba.

Quílez Trasobares, Nerea
Médica Especialista en Medicina Intensiva. Facultativa Especialista de Área, Unidad de Cuidados Intensivos Cardiológicos, Servicio de Medicina Intensiva, Instituto de Investigación Sanitaria Hospital 12 de Octubre (i+12), Hospital Universitario 12 de Octubre, Madrid. Colaboradora Docente, Facultad de Medicina, Universidad Complutense de Madrid.

Quintana Díaz, Manuel
Médico Especialista en Medicina Intensiva. Jefe de Sección, Director de la Escuela de Simulación Clínica (CEASEC-idiPAZ), Servicio de Medicina Intensiva, Hospital Universitario La Paz, Madrid. Profesor Asociado (acreditado a Titular), Departamento de Medicina, Universidad Autónoma de Madrid.

Ramírez Galleymore, Paula
Médica Especialista en Medicina Intensiva. Facultativa Especialista de Área, Servicio de Medicina Intensiva, Hospital Universitario Politécnico La Fe, Valencia.

Ramos Sáez, Sandra
Médica Especialista en Medicina Intensiva. Médica Adjunta, Unidad de Cuidados Intensivos, Hospital Juaneda Miramar, Palma de Mallorca, Illes Balears.

Rascado Sedes, Pedro
Médico Especialista en Medicina Intensiva. Jefe del Servicio de Medicina Intensiva, Complejo Hospitalario Universitario de Santiago, Santiago de Compostela, A Coruña.

Rivera Espinar, Francisco
Médico Especialista en Medicina Intensiva. Facultativo Especialista de Área, Servicio de Medicina Intensiva, Hospital de Montilla, Córdoba.

Rodríguez Gómez, Jorge
Médico Especialista en Medicina Intensiva. Facultativo Especialista de Área, Servicio de Medicina Intensiva, Hospital Universitario Reina Sofía, Córdoba.

Rodríguez Núñez, Antonio
Médico Especialista en Medicina Intensiva. Jefe de la Unidad de Cuidados Intensivos Pediátricos, Servicio de Pediatría, Hospital Clínico Universitario de Santiago, Santiago de Compostela, A Coruña. Catedrático, Departamento de Psiquiatría, Radiología, Salud Pública, Enfermería y Medicina, Universidad de Santiago de Compostela, A Coruña.

Rodríguez Oviedo, Alejandro
Médico Especialista en Medicina Intensiva. Jefe de Sección, Unidad de Cuidados Críticos, Servicio de Medicina Intensiva, Hospital Universitario Joan XXIII, Tarragona. Profesor Asociado, Departamento de Medicina y Cirugía, Universitat Rovira i Virgili, Tarragona.

Rodríguez Peláez, Jorge
Médico Especialista en Medicina Intensiva. Facultativo Especialista de Área, Servicio de Medicina Intensiva, Hospital Universitario La Paz, Madrid.

Rodríguez Serrano, Diego Aníbal
Médico Especialista en Medicina Intensiva. Facultativo Especialista de Área, Unidad de Cuidados Intensivos, Servicio de Medicina Intensiva, Hospital Universitario Príncipe de Asturias, Alcalá de Henares, Madrid. Profesor Honorífico, Departamento de Medicina, Universidad de Alcalá, Alcalá de Henares, Madrid.

Rodríguez Solís, Carmen
Médica Especialista en Medicina Intensiva. Facultativa Especialista de Área, Servicio de Medicina Intensiva y Grandes Quemados, Hospital Universitario de Getafe, Madrid.

Roig Pineda, Regina
Médica Especialista en Medicina Intensiva. Facultativa Especialista de Área, Servicio de Medicina Intensiva, Hospital Universitari Germans Trias i Pujol, Badalona, Barcelona. Profesora Asociada Clínica, Unidad Docente de Medicina del Hospital Universitari Germans Trias i Pujol, Universitat Autònoma de Barcelona.

Romera Ortega, Miguel Ángel
Médico Especialista en Medicina Intensiva. Facultativo Especialista de Área, Servicio de Medicina Intensiva, Hospital Universitario Puerta de Hierro Majadahonda, Madrid.

Rubio Prieto, Ester
Médica Especialista en Medicina Intensiva. Facultativa Especialista de Área, Servicio de Medicina Intensiva, Hospital General Universitario de Ciudad Real. Profesora Asociada, Facultad de Medicina, Universidad de Castilla La Mancha, Ciudad Real.

Rubio Regidor, Mercedes
Médica Especialista en Medicina Intensiva. Facultativa Especialista de Área, Servicio de Medicina Intensiva y Grandes Quemados, Hospital Universitario de Getafe, Madrid.

Rubio Sanchiz, Olga
Médica Especialista en Medicina Intensiva. Jefa Clínica de Medicina Intensiva, Unidad de Cuidados Intensivos, Servicio de Medicina Intensiva, Althaia, Xarxa Assistencial Universitària de Manresa, Barcelona. Colaboradora Docente, Departamento de Medicina, Universidad Internacional de Cataluña, Barcelona.

Ruiz Izquierdo, Jessica
Médica Especialista en Medicina Intensiva. Facultativa Especialista de Área, Unidad de Cuidados Intensivos, Servicio de Medicina Intensiva, Hospital General de Granollers, Granollers, Barcelona.

Samper Sánchez, Manuel Andrés
Médico Especialista en Medicina Intensiva. Facultativo Especialista de Área, Unidad de Cuidados Intensivos, Hospital Universitario Joan XXIII, Tarragona.

Sánchez Galindo, Marta
Médica Especialista en Medicina Intensiva. Facultativa Especialista de Área, Unidad de Cuidados intensivos, Servicio de Medicina Intensiva, Hospital Universitario de La Princesa, Madrid.

Sánchez Giralt, Juan Antonio
Médico Especialista en Medicina Intensiva. Facultativo Especialista de Área, Unidad de Cuidados Intensivos, Servicio de Medicina Intensiva, Hospital Universitario de La Princesa, Madrid.

Sánchez González, Baltasar
Médico Especialista en Medicina Intensiva. Facultativo Especialista de Área, Jefe de Estudios de Formación Sanitaria Especializada, Unidad de Cuidados Intensivos-Semicríticos, Servicio de Medicina Intensiva, Hospital Universitari MútuaTerrassa, Terrassa, Barcelona. Profesor Asociado, Área de Cardiología, Departamento de Medicina, Universitat de Barcelona.

Sánchez Sánchez, Manuel
Médico Especialista en Medicina Intensiva. Jefe de Sección, Servicio de Medicina Intensiva, Hospital Universitario La Paz, Madrid. Profesor Asociado, Facultad de Medicina, Universidad Autónoma de Madrid.

Sánchez Silos, Francisco Miguel
Médico Especialista en Medicina Intensiva. Facultativo Especialista de Área, Servicio de Medicina Intensiva, Hospital San Juan de Dios, Córdoba.

Sancho González, Milagros
Médica Especialista en Medicina Intensiva. Facultativa Especialista de Área, Servicio de Medicina Intensiva, Hospital General Universitario Gregorio Marañón, Madrid.

Sirgo Rodríguez, Gonzalo
Médico Especialista en Medicina Intensiva. Facultativo Especialista de Área, Servicio de Medicina Intensiva, Hospital Universitario Joan XXIII, Tarragona.

Soley Corderas, Ricard
Médico Especialista en Medicina Intensiva. Facultativo Especialista de Área, Servicio de Medicina Intensiva, Hospital Universitari de Bellvitge, L'Hospitalet de Llobregat, Barcelona.

Suárez Sipmann, Fernando
Médico Especialista en Medicina Intensiva. Facultativo Especialista de Área, Servicio de Medicina Intensiva, Hospital Universitario de La Princesa, Madrid. Colaborador Docente, Departamento de Cirugía, Universidad Autónoma de Madrid.

Tejerina Álvarez, Eva Esther
Médica Especialista en Medicina Intensiva. Facultativa Especialista de Área, Servicio de Medicina Intensiva y Grandes Quemados, Hospital Universitario de Getafe, Madrid.

Temprano Vázquez, Susana
Médica Especialista en Medicina Intensiva. Facultativa Especialista de Área, Unidad de Cuidados Intensivos Cardiológica, Servicio de Medicina Intensiva, Hospital Universitario 12 de Octubre, Madrid.

Trenado Álvarez, José
Médico Especialista en Medicina Intensiva. Jefe del Servicio de Medicina Intensiva, Hospital Universitari MútuaTerrassa, Terrassa, Barcelona. Profesor Médico Asociado, Facultad de Medicina, Universitat de Barcelona.

Urendes Cáceres, María Luz
Médica Especialista en Medicina Intensiva. Facultativa Especialista de Área, Unidad de Cuidados Intensivos-Semicríticos, Servicio de Medicina Intensiva, Hospital Universitari MútuaTerrassa, Terrassa, Barcelona.

Valero González, Natalia
Médica Especialista en Medicina Intensiva. Facultativa Especialista de Área, Servicio de Medicina Intensiva y Grandes Quemados, Hospital Universitario de Getafe, Madrid.

Vallés Sanz, Mireia
Diplomada Universitaria en Enfermería. Supervisora de Enfermería, Unidad de Cuidados Intensivos-Semicríticos, Servicio de Medicina Intensiva, Hospital Universitari MútuaTerrassa, Terrassa, Barcelona.

Vasco Castaño, Dovami
Médico Especialista en Medicina Intensiva. Facultativo Especialista de Área, Unidad de Cuidados Intensivos, Servicio de Medicina Intensiva, Hospital Universitario Rey Juan Carlos, Móstoles, Madrid.

Vasco Castaño, Ferney
Médico Especialista en Medicina Intensiva. Facultativo Especialista de Área, Unidad de Cuidados Intensivos, Servicio de Medicina Intensiva, Hospital Universitario de Fuenlabrada, Madrid.

Velasco Bueno, José Manuel
Miembro del Proyecto Internacional para la Humanización de los Cuidados Intensivos (Proyecto HUCI), Madrid. Patrón de la Fundación Humanizando la Sanidad, Madrid. Diplomado en Enfermería. Enfermero, Quirófano de Urgencias, Hospital Universitario Virgen de la Victoria, Málaga.

Vidal Cortés, Pablo
Médico Especialista en Medicina Intensiva. Facultativo Especialista de Área, Unidad de Cuidados Intensivos, Servicio de Medicina Intensiva, Complexo Hospitalario Universitario de Ourense.

Villanueva Fernández, Héctor
Médico Especialista en Medicina Intensiva. Facultativo Especialista de Área, Área de Cuidados Críticos, Servicio de Medicina Intensiva, Hospital Universitario Puerta de Hierro Majadahonda, Madrid. Colaborador Docente, Departamento de Medicina, Universidad Autónoma de Madrid.

Villegas del Ojo, Jerusalén
Médica Especialista en Medicina Intensiva. Facultativa Especialista de Área, Unidad Coronaria, Servicio de Medicina Intensiva, Hospital Universitario de Jerez de la Frontera, Cádiz. Profesora Asociada, Departamento de Medicina, Universidad de Cádiz.

Viviani, Andrea
Médico Especialista en Medicina Intensiva. Facultativo Especialista de Área, Unidad de Cuidados Intensivos, Hospital Universitari Sant Joan de Reus, Tarragona.

Whyte García, Laura
Médica Residente, Servicio de Medicina Intensiva y Grandes Quemados, Hospital Universitario de Getafe, Madrid.

Yuste Bustos, Francisca
Diplomada Universitaria en Enfermería. Supervisora de Enfermería y Reanimación-Digestivo-Unidad de Cuidados Intensivos, Unidad de Cuidados Intensivos, Hospital San Juan de Dios, Córdoba.

Zapata Fenor, Luis
Médico Especialista en Medicina Intensiva. Facultativo Especialista de Área, Servicio de Medicina Intensiva, Hospital de la Santa Creu i Sant Pau, Barcelona. Profesor Asociado, Departamento de Medicina, Universitat Autònoma de Barcelona.

«Los buenos médicos utilizan tanto la experiencia clínica propia
como la mejor evidencia científica disponible,
y ninguna de las dos cosas es suficiente por sí sola.»

DAVID L. SACKETT (1934-2015)

*A nuestras familias, nuestros maestros, nuestros compañeros y nuestros pacientes,
pues sin ellos este libro no hubiera sido posible.*

Prólogo

El tratado de *Medicina Intensiva: evidencia y experiencia* que tengo el privilegio de prologar nace del esfuerzo y dedicación de sus editores, que han sido capaces de llevar a buen puerto la difícil empresa de realizar un libro de texto que compendie todas las áreas de conocimiento de la Medicina Intensiva. Para ello, han logrado implicar a 205 autores, todos ellos de reconocido prestigio y la inmensa mayoría especialistas en Medicina Intensiva, los cuales han sabido responder con brillantez y madurez científica. Los autores que han sido seleccionados para escribir cada uno de los capítulos del libro son expertos reconocidos en el tema y, a su vez, cada capítulo ha sido revisado cuidadosamente por los editores para asegurar una homogeneidad en el texto, evitar contradicciones y asegurar la actualización de sus contenidos.

El libro consta de 100 capítulos, englobados en 15 secciones, en los que se revisa en profundidad toda la patología que abarca la Medicina Intensiva. El enfermo crítico es el centro y motivación fundamental de nuestro quehacer asistencial, investigador, docente y de gestión. Por ello, se incluyen no solo los síndromes clínicos sino también aspectos esenciales en el quehacer diario de las unidades de cuidados intensivos, como son los aspectos organizativos, de gestión, ética, investigación y humanización.

La Medicina Intensiva y los valores humanos son indisolubles. La humanización de la medicina no es en absoluto incompatible con la visión técnica de nuestra disciplina sino que refuerza la relación del médico con el enfermo y su familia para evitar que la atención se deshumanice.

Esta obra será de gran utilidad para todos los profesionales que asisten a pacientes críticos. Asimismo, es un manual idóneo para los especialistas en formación y para los alumnos en los últimos años del Grado de Medicina. Es un texto actualizado que incorpora las últimas recomendaciones y guías clínicas publicadas por las principales sociedades nacionales e internacionales relacionadas con nuestra especialidad.

Todos los capítulos comienzan con un apartado denominado «Orientación para el estudio» para ayudar al correcto desarrollo del aprendizaje, y finalizan con un apartado de «Puntos claves» en el que los autores resumen los aspectos esenciales que no deben olvidarse. Ambos apartados son muy de agradecer por los lectores y en especial por aquellos que empleen este texto en su preparación de oposiciones. También quiero resaltar el valor de las tablas, figuras e ilustraciones que se incluyen en cada capítulo y que están cuidadosamente editadas, lo cual hace que posean un gran valor docente, facilitando el aprendizaje.

Por sus características, este tratado está llamado a convertirse en el texto de referencia para la preparación de las ofertas públicas de empleo que se convoquen próximamente en España, así como de procesos similares que se desarrollen en los países de habla hispana. Por ello, los textos han servido de base para una plataforma de preparación de oposiciones de Medicina Intensiva (PROUCI) donde el opositor podrá no solo estudiar los contenidos sino entrenar con una base de datos de más de 3.000 preguntas, debidamente etiquetadas y clasificadas, para afianzar los distintos conceptos y aprender de una manera más efectiva de cara al examen. Además, esta plataforma virtual de aprendizaje se podrá actualizar y su banco de preguntas podrá ser ampliado durante los próximos años.

No quiero terminar sin felicitar a los tres editores por este excelente trabajo, conocedor además de cuánto esfuerzo y cariño han dedicado a esta tarea. «No es preciso tener muchos libros, sino tener los buenos», decía Séneca.

Quiero finalizar esta presentación afirmando sin ambages que este tratado de Medicina Intensiva es no solo muy bueno, sino que será imprescindible en la biblioteca de todos los que se dediquen al tratamiento y cuidado del enfermo crítico.

Dr. José Garnacho Montero
Vicepresidente de la SEMICYUC

Aval científico de FEPIMCTI

La Federación Panamericana e Ibérica de Medicina Critica y Terapia Intensiva (FEPIMCTI, https://fepimcti.org/) nace el 26 de septiembre de 1979 en la Ciudad de México, agrupando sociedades y asociaciones de cuidados intensivos de países de toda América y la península ibérica. Actualmente, la sede administrativa definitiva está en la Ciudad de Panamá, República de Panamá.

El objetivo más importante de la Federación es promover la educación en Medicina Crítica a todos sus sociedades o asociaciones miembros, y esto implica también mejorar el nivel educativo del personal del sector de la salud en el manejo del paciente grave, aunque no sean miembros de las diferentes sociedades o asociaciones que la integran, a través de cursos, seminarios, congresos y muchas otras actividades educativas. Dentro de los objetivos también están: colaborar con los proyectos de la Federación Mundial; unificar conceptos en relación con los cuidados intensivos; participar e involucrarse en el estudio, progreso y empoderamiento de la especialidad; contribuir en todos los proyectos que buscan adecuar la tecnología a las capacidades económicas de cada país; definir las bases teóricas y prácticas de esta especialidad concretando campos de acción y lograr su reconocimiento; y mantener un contacto dinámico con todas las asociaciones u organizaciones involucradas en la atención del enfermo grave, al igual que con otras agrupaciones medicas académicas que no asisten a pacientes graves como objetivo principal.

FEPIMCTI cuenta con 25 países miembros, los 23 de América, junto con España y Portugal. En 2017, FEPIMCTI realizó una reingeniería administrativa con la difusión del Plan Estratégico 2017-2021 a sus 25 sociedades, plan que fue revisado y actualizado en 2021 con el Plan 2021-2025. Tiene ya 20 comités de expertos donde involucra a los líderes de las 25 sociedades para que estén comprometidos con la producción de trabajos científicos y la realización de eventos académicos. Estos comités deben constituir uno de los elementos fundamentales para el desarrollo del conocimiento de la Medicina Intensiva de manera integradora y colaborativa. Por ello, se ha considerado llevar a cabo un llamamiento que permita la participación de profesionales expertos en las diferentes áreas de los comités y que deseen formar parte de estos.

Algunos de los proyectos más importantes son el Registro de datos epidemiológicos de las UCI de Iberoamérica y el Convenio con la Organización Panamericana de la Salud/Organización Mundial de la Salud (OPS/OMS) para disminuir la mortalidad en las UCI de Iberoamérica en relación con enfermedades transmisibles, sepsis, humanización y cirugía segura.

En sus 44 años de historia, FEPIMCTI ha realizado 15 congresos, celebrados en diferentes sedes de los países que la conforman, y se ha consolidado como una federación fuerte, sumando a todos los países para realizar trabajos colaborativos a través de los comités de expertos de todas las sociedades que la conforman.

FEPIMCTI ha concedido su aval a la presente obra porque estamos seguros de que ayudará a todos los profesionales de los cuidados intensivos para seguir ofreciendo nuestro mejor esfuerzo en la atención de los pacientes graves.

Dr. Alfredo Matos Adames
Presidente actual de FEPIMCTI

Dr. Jorge Sánchez Medina
Presidente electo de FEPIMCTI

Ciudad de Panamá, abril de 2024

Prefacio

La propuesta de la Editorial Médica Panamericana de escribir *Medicina Intensiva: evidencia y experiencia* se produjo justamente antes del inicio de la pandemia de la COVID-19. Evidentemente, los tres directores de esta obra tuvimos que frenar nuestro impulso inicial y esperar a que las aguas se calmaran, aunque fuera levemente. En los meses siguientes asistimos atónitos al papel relevante que la Medicina Intensiva adquirió en todo el mundo: una especialidad relativamente poco conocida hasta entonces se convirtió en algo de lo que todo el mundo hablaba todos los días y en todos los países. Los profesionales de la Medicina Intensiva pasamos a protagonizar los telediarios, los periódicos y las redes sociales en todo el planeta. La sociedad descubrió lo que era un intensivista y comenzó a entender la idea de que la unidad de cuidados intensivos (UCI) era un lugar donde nunca se ponía el sol mientras se luchaba por salvar vidas.

El reconocimiento y la importancia que adquirió nuestra especialidad nos hizo entender el compromiso que teníamos para con ella y con la ciencia en sí misma, y esto nos llevó a retomar el trabajo. Durante la última parte del año 2020 y la primera de 2021, diseñamos la obra y elegimos a profesionales de todo el país para sacarla adelante. Ahora los tres recordamos emocionados cómo todos aquellos médicos, agotados física y psicológicamente por la pandemia, se unieron a nuestro proyecto para convertirlo en un proyecto colectivo. Los primeros capítulos se comenzaron a escribir a principios del año 2022, y los últimos se terminaron a finales de 2023. Lo que significa que esta es una obra actualizada, que contiene la última evidencia científica en sus páginas. Por ello, los lectores pueden estar tranquilos en cuanto a su adquisición de conocimientos.

Este libro pretende servir de ayuda a diferentes generaciones de médicos. Por un lado, los especialistas en Medicina Intensiva más experimentados podrán hacer una pausa en su ajetreada actividad diaria para la reflexión crítica, el diálogo y la síntesis de la información proveniente de estudios rigurosos y de experiencias clínicas diversas. Por otro, los residentes de la especialidad podrán utilizarlo como un medio para adquirir los conocimientos necesarios durante su aprendizaje, en ese camino que los ha de llevar a la excelencia en el diagnóstico y tratamiento del paciente crítico y precrítico. Incluso los estudiantes de los últimos años del Grado de Medicina podrán crecer en la compresión de su futura profesión cuando vean en este texto cómo la Medicina Intensiva conjuga fisiología, fisiopatología, diagnóstico y tratamiento, y verán también que esta es una especialidad muy dura, pero que enamora a quien la ejerce.

Los directores, tras años de dedicación al estudio y desempeño de la Medicina Intensiva, tras trabajar con cientos de compañeros en multitud de lugares y colaborar o dirigir diferentes proyectos, teníamos claro que el ejercicio de esta bella profesión y especialidad requiere un enfoque que integre la aplicación de conocimientos adquiridos, tanto desde de la literatura científica, como del trabajo y la sabiduría acumulados a pie de cama. Ese enfoque integral también hace que nuestra especialidad conjugue el pensamiento científico con las situaciones de emergencia vital y las técnicas o procedimientos más complejos. En este texto, excepción hecha de capítulos tan representativos como la cateterización vascular, hemos querido integrar cada técnica dentro del capítulo correspondiente; valga el ejemplo de la ecografía pulmonar, incluida dentro del capítulo de patología pleural.

A lo largo de 15 secciones que abarcan desde los problemas respiratorios hasta la investigación y gestión (básica en nuestra especialidad), y que comprenden 100 capítulos, hemos querido plasmar los conocimientos fundamentales y avanzados de la Medicina Intensiva. Una especialidad que nació para que los pacientes se beneficiaran de la existencia de profesionales que fueran especialistas exclusivamente en ellos. Porque lo más importante para un intensivista es curar a su paciente y curarlo bien. No se trata solo de sobrevivir a la UCI, sino de cómo se sobrevive. Para ello es vital huir de la mediocridad e intentar ser un gran médico, con grandes conocimientos científicos y un amplio saber en habilidades técnicas y humanas.

Quizás hayamos olvidado que esta es una profesión de carácter científico-humanista. Pero así lo fue siempre. En el caso de la Medicina Intensiva esto se amplía enormemente: el paciente crítico se encuentra en una situación de vulnerabilidad extrema, sufriendo física y psicológicamente y con alto riesgo de padecer secuelas de por vida si llega a padecer un síndrome poscuidados intensivos. Su familia, su mayor soporte, atraviesa el proceso encontrándose la mayoría de las veces apartada y con un gran miedo. Los profesionales experimentamos un enorme desgaste personal y profesional, pero sin poder bajar la guardia. Por este motivo en este libro se incluyen capítulos sobre la humanización de la asistencia sanitaria: intensivistas, enfermeras, psicólogos y fisioterapeutas han querido regalarnos su conocimiento respecto a un tema que está presente día tras día en nuestras UCI y que ha demostrado salvar vidas. Difícilmente encontraremos una actividad humana con un nivel de intimidad tan grande junto al paciente y sus seres queridos.

Agradecemos a todos los autores contribuyentes que hayan compartido no solo su valioso tiempo, sino sus conocimientos científicos y sus experiencias prácticas, que enriquecen esta obra. Esperamos que el resultado sirva para fomentar el pensamiento crítico y la toma de decisiones fundamentadas, lo que seguro redundará en una mejora significativa en la calidad científica de nuestro trabajo, en la humanización del cuidado de los pacientes críticamente enfermos, en sus familias y en sus vidas.

¡Bienvenidos a un viaje donde la evidencia y la experiencia se entrelazarán para formar la esencia de la Medicina Intensiva!

Jesús Andrés Álvarez Fernández
José Carlos Igeño Cano
Josep Trenado Álvarez
Abril de 2024

Índice

Sección IX. Hipertermia e hipotermia, 957

Sección X. Cirugía, traumatismo y trasplante, 973

Sección XI. Patología obstétrico-ginecológica e introducción a los cuidados intensivos pediátricos, 1091

Introducción

I

1 Historia y desarrollo de la Medicina Intensiva

A. Canabal Berlanga, N. Perales Rodríguez de Viguri y G. Hernández Martínez

◀ Orientación para el estudio

En este primer capítulo se exponen los orígenes de la especialidad de Medicina Intensiva, la evolución que ha experimentado en nuestro país y cómo se ha creado un cuerpo de doctrina y un modelo propio que prioriza la dedicación plena. Pertenecemos a una especialidad muy activa, con suficiente antigüedad para poder valorar las bondades de nuestro modelo y sus áreas de mejora.

También se destacan las áreas donde la especialidad ha tenido iniciativas o desarrollos que han beneficiado a todo el sistema sanitario, como los protocolos Zero, la donación de órganos, etcétera.

Es muy importante también que los lectores del capítulo conozcan los planes estratégicos de la Sociedad Española de Medicina Intensiva, Crítica y Unidades Coronarias (SEMICYUC), pues marcan los objetivos de la especialidad con una visión de modernización y beneficio global del sistema sanitario.

1. El inicio de las unidades de cuidados intensivos

Se puede establecer el comienzo del agrupamiento de enfermos graves en determinadas zonas de las estructuras sanitarias en el ámbito de la sanidad bélica, en las campañas de guerra. Ya desde la época napoleónica, o probablemente antes, se llevaba a cabo siguiendo un criterio lógico de concentrar recursos y evitar desplazamientos para atender a los que más lo necesitaban. La primera constatación registrada de esta táctica para un mejor aprovechamiento de los recursos es la Guerra de Crimea (1854-1856), teniendo como principal precursora a Florence Nightingale, referencia para la Enfermería, que concentró a los más enfermos graves en la zona cercana al control de enfermería, de modo que se les pudiese proporcionar una asistencia más continuada.

A principios del siglo pasado, en 1923, en el Johns Hopkins Hospital de Baltimore, el neurocirujano Walter Dandy concentró en un área determinada los pacientes neurocríticos, abogando por un equipo de enfermeras especializado. Pocos años después, en Alemania se registran unidades similares para pacientes sometidos a intervenciones quirúrgicas. Así fue extendiéndose la cultura de concentrar los enfermos más graves y complejos, con distintos problemas y enfermedades, en una misma área hospitalaria.

En la Segunda Guerra Mundial las unidades que se utilizaban para el postoperatorio de los soldados heridos fueron unidades de vigilancia intensiva que cumplían ese mismo concepto, se constituyeron también como *salas de shock*, y se desarrollaron en las sucesivas guerras de Corea y Vietnam, incorporando conocimientos emergentes de ventilación mecánica, antibioterapia y reanimación, con lo que se fortaleció el diseño de zonas concretas para los enfermos más graves.

Un punto de inflexión para la expansión de este tipo de unidades se produjo en relación con la epidemia de poliomielitis ocurrida en Dinamarca en 1952, pues se puso de manifiesto la necesidad de proporcionar ventilación por medios mecánicos a pacientes que tenían afectación bulbar y parálisis de la musculatura respiratoria. En aquellos tiempos la ventilación mecánica que imperaba era la negativa por pulmón de acero (Fig. 1-1), con la que la hipercapnia no se corregía adecuadamente y fallecía un gran número de pacientes. Por ello se probó la ventilación manual con presión positiva. Fueron voluntarios y estudiantes, además de otro personal sanitario, los que se turnaban para hacer sobrevivir a los pacientes con ventilación manual. Se logró disminuir la mortalidad del 90 % al 25 %.

El éxito de la ventilación con presión positiva intermitente hizo que años después un médico e ingeniero sueco llamado Carl Engstöm diseñara un respirador moderno de forma automática. Los orígenes de la ventilación mecánica por presión positiva son, no obstante, anteriores, y hay precedentes de estudios con animales tan antiguos como los realizados por Galeno y fundamentalmente por Vesalio en 1543, que estudió la insuflación pulmonar en cerdos.

Peter Safar probablemente haya sido uno de los médicos que más ha contribuido a salvar vidas con sus aportaciones en las maniobras de la reanimación y con su concepción de una unidad de cuidados intensivos (UCI) como la que creó en Pittsburgh en 1961, que incorporaba el diseño de una unidad con atención 24 horas al día, los siete días de la semana y con médicos capacitados. En 1964 siguieron proyectos de unidades especializadas, consideradas como las primeras UCI en Estados Unidos, en el New York Hospital-Cornell Medical Center, e Inglaterra, en el Hammersmith Hospital de Londres.

Los inicios en España son prácticamente coetáneos de las iniciativas internacionales. En 1965 se creó la primera unidad de estas características en la actual Fundación Jiménez Díaz de Madrid, a raíz de un accidente de tráfico que sufrió el Dr. Carlos Ji-

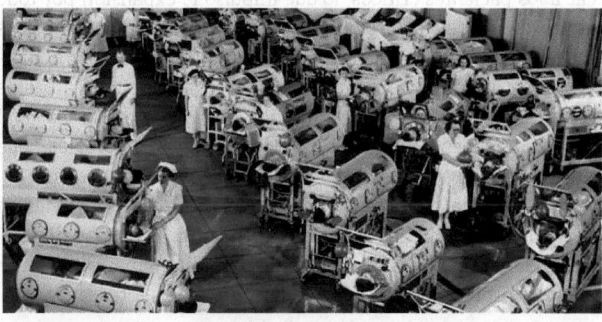

Fig. 1-1 | Epidemia de la poliomielitis. Pacientes ventilados en pulmones de acero. California, 1953. Fuente: El Correo.com, 18 de mayo de 2014.

ménez Díaz en la carretera de La Coruña. Sus lesiones consistían en un grave politraumatismo con heridas y fracturas en ambas extremidades inferiores, pelvis, *scalp* craneal y grave trauma torácico, con multitud de fracturas costales, *volet* y contusión pulmonar, lo que obligaba a tratar la insuficiencia respiratoria con presión positiva. Inicialmente fue ventilado con dispositivos de quirófano y posteriormente con uno de los primeros respiradores mecánicos Engström. Los médicos del centro y también algunos familiares hicieron guardia las 24 horas del día para sus cuidados. Su abordaje fue multidisciplinar y numerosas especialidades se encargaron de su tratamiento. Ese fue el primer ejemplo de UCI improvisada con buen resultado, pues D. Carlos pudo superar la fase aguda y reincorporarse al trabajo aun con secuelas. Falleció de muerte súbita en 1967.

Esa primera unidad, que acogía también pacientes postoperados complejos, fue dirigida por el entonces jefe del Servicio de Anestesia, el Dr. Alfredo Arias Álvarez. Predominaban entre sus componentes los especialistas de Medicina Interna, aunque también colaboraban nefrólogos, neumólogos y anestesistas. El Dr. Tomás Caparrós sustituyó del Dr. Arias en 1972.

En 1969 el Hospital Provincial de Madrid se transformó radicalmente y se modernizó, trasladándose a unos nuevos edificios. Se cambió su denominación por el de Ciudad Sanitaria Francisco Franco, y en la actualidad es el Hospital General Universitario Gregorio Marañón. Este nuevo centro se inauguró con una UCI de 18 camas para cuidados intensivos y coronarios, con una plantilla específica de internistas y cardiólogos. En el Hospital La Paz se creó en 1968 la primera UCI Central, en 1969 la Unidad Coronaria y en 1974 el Servicio de Medicina Intensiva. El hospital actualmente denominado 12 de Octubre se inauguró en 1973 con un departamento de Medicina Intensiva que llegó a contar con hasta 80 camas. En el Hospital Clínico San Carlos se introdujo la primera unidad general en 1974. Tres años más tarde se inauguró la unidad del Hospital Puerta de Hierro, donde desde 1969 disponían de una potente unidad de reanimación.

La primeras UCI, en Barcelona, fueron puestas en marcha en 1970 en el Hospital del Mar y en el Hospital Vall d'Hebron. Con anterioridad, en 1968, en el Hospital Cruz Roja del Dos Mayo se creó una UCI dirigida a paciente postoperados de cirugía cardíaca. En 1972 se inauguró la UCI del Hospital de Bellvitge. En 1969, en el Hospital de la Santa Creu i Sant Pau se puso en marcha la primera unidad coronaria de España; en 1972 se dispuso en Urgencias de una zona de monitorización, con posibilidades de aplicar ventilación mecánica y con cobertura médica continuada, y fue en 1974 cuando se inauguró su UCI.

En la década de los setenta tuvo lugar un fuerte desarrollo del sistema hospitalario español con la construcción de grandes hospitales que ya contaban en su planificación zonas en las que ubicar a los pacientes críticos, lo que impulsó la expansión por todo el país del modelo de proyecto asistencial de las UCI. Los médicos inicialmente eran autodidactas, con una gran ilusión por el proyecto, pero pronto vieron que necesitaban formarse en áreas de soporte vital y de disfunción multiorgánica, que era la vía final común, independientemente de las diferentes etiologías, que presentaban gran parte de los pacientes en situación crítica.

El desarrollo rápido en las diferentes ciudades y regiones del país conllevó a que las unidades presentaran pequeñas diferencias, pero les unía una configuración multidisciplinar y una necesidad de profundización y especialización de sus integrantes, im-

pulsada por ellos mismos; de ahí surgió el modelo español, que fue un tanto innovador y que nació de una forma espontánea y natural. En ese modelo nuevo se daba importancia a la dedicación plena, a la concentración de recursos humanos, materiales y tecnológicos, a la responsabilidad directa de los pacientes y a la independencia de criterios basada en el conocimiento del enfermo crítico, todo ello soportado por la especialización (inicialmente no oficial, pero sí *de facto*). El modelo se consolidó gracias a la universalización de los conocimientos y de las técnicas, la normalización, de hecho, del equipamiento, y la dedicación exclusiva, todo ello con un abordaje multidisciplinar en el manejo de las patologías.

2. Origen de la Sociedad Española de Medicina Intensiva

En el año 1971 se fundó la Sociedad Española de Medicina Intensiva y Unidades Coronarias (SEMIUC), cuyo primer presidente fue el Dr. Schoendorff, que era el responsable de la unidad del hoy denominado Hospital Gregorio Marañón. En este hospital se celebró, en ese mismo año, el primer congreso nacional de Medicina Intensiva. Posteriormente la Sociedad cambió el nombre por el de Sociedad Española de Medicina Intensiva, Crítica y Unidades Coronarias (SEMICYUC).

La primera promoción de médicos internos residentes de Medicina Intensiva inició su formación en 1973, aunque el reconocimiento oficial de la especialidad no se realizó hasta 1978, siendo en aquel momento presidente de la SEMIUC el Dr. Andrés Esteban de la Torre. Él y otros pioneros de la especialidad contribuyeron a su definición en un cuerpo de doctrina propio y prestigiaron la profesión, siendo impulsores del sistema formativo de la especialidad. La primera promoción de la especialidad primaria de 5 años con convocatoria nacional fue en el 1979. Ese mismo año también se fundó la Sociedad Española de Enfermería Intensiva y Unidades Coronarias (SEEIUC), que ha acompañado en su desarrollo a la sociedad médica y ha enriquecido el nivel asistencial, el conocimiento científico y del cuidado de los enfermos críticos. La especialidad recibe su denominación, duración y requisitos en el Real Decreto 1271/84.

3. Revista *Medicina Intensiva*

En 1976 se publicó el primer número impreso de la revista *Medicina Intensiva*, fuente de conocimientos importante para todos los médicos especialistas. Logró ser indexada en Medline en el año 1996, y también en el Index Medicus, Science Citation Index Expanded (Scisearch®, Journal Citation Reports, Science Edition, EMBASE, Excerpta Medica, Scopus y Medes. Desde entonces ha crecido de forma constante su factor de impacto, que en 2020 alcanzó el 2,491 (Fig. 1-2, y es un órgano de expresión muy importante en español para nuestra Sociedad nacional y también de la para Sociedad panamericana.

En la actualidad, su editor jefe es el Dr. José Garnacho Montero.

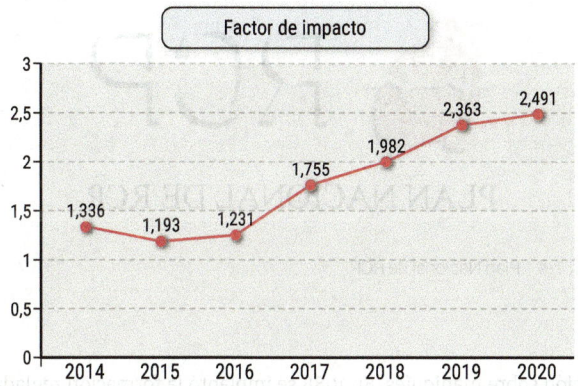

Fig. 1-2 | Evolución del factor de impacto de la revista *Medicina intensiva*. Fuente: semicyuc.org, 1 de julio de 2021.

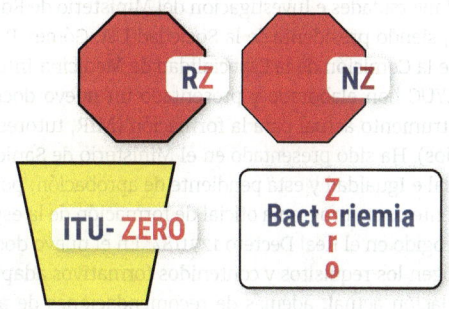

Fig. 1-3 | Principales proyectos Zero impulsados por la SEMICYUC.

4. Actividades y congresos

Con la coorganización de la SEMICYUC, la SEEIUC y diversos organismos internacionales, se han celebrado en España distintos congresos nacionales e internacionales como el Congreso Panamericano e Ibérico de Medicina Crítica y Terapia Intensiva; congresos europeos como el de la European Society of Intensive Care Medicine (ESICM), y congresos mundiales con la World Federation of Intensive and Critical Care (WFICC), entre otros.

Nuestros profesionales han sido siempre protagonistas de gran número de colaboraciones y publicaciones en el área de conocimiento del enfermo crítico a nivel internacional.

Es habitual celebrar el congreso nacional en diferentes sedes, y su organización recayó desde 2002 en la propia Sociedad, con los grupos de trabajo y la junta directiva como responsables últimos.

Otras jornadas importantes son la que celebran grupos de trabajo como el de Enfermedades Infecciosas y Sepsis o el de Cuidados Intensivos Cardiológicos y Reanimación Cardiopulmonar (RCP), además de todas las reuniones, eventos y actividades formativas que generan los otros grupos de trabajo.

5. Registros y proyectos de investigación

La SEMICYUC ha propulsado y participado en numerosos proyectos, entre los que se encuentran los denominados **proyectos Zero** (Fig. 1-3), proyectos dirigidos a la evaluación y mejora de la infección nosocomial y disminuir la resistencia a los antimicrobianos:

- **Bacteriemia Zero:** propuesta cuyo objetivo es la reducción de bacteriemias relacionadas con catéteres en los servicios de Medicina Intensiva mediante una intervención multifactorial.
- **Neumonía Zero:** propuesta de intervención multifactorial basada en la aplicación simultánea de un paquete de medidas.
- **Resistencia Zero:** cuenta con el apoyo del Ministerio de Salud para disminuir la resistencia a los antibióticos.
- **ITU Zero:** orientado a disminuir la infección de orina.

Además de los anteriores, la SEMICYUC ha impulsado otros **registros y proyectos:**

- **Registro de gripe:** el proyecto Grupo de Trabajo Gripe A Grave (GETGAG) del Grupo de Trabajo de Enfermedades Infecciosas y Sepsis (GTEIS) se desarrolla con gran éxito desde 2009.
- **Registro de COVID-19:** el grupo que lleva el registro de la gripe (GETGAG) del GTEIS ha puesto en marcha un registro de COVID-19.
- **Brecha de género:** el ejercicio de la medicina, hasta bien entrado el siglo XX, se ha considerado una profesión predominantemente de hombres.
- **Registro ENVIN:** fue desarrollado en el seno del GTEIS en el año 1994 y supuso un gran éxito de la Sociedad para la vigilancia, el análisis y la mejora de la infección nosocomial.
- **RETRAUCI:** en 2013, desde el Grupo de Trabajo de Neurointensivismo y Trauma se decidió iniciar el registro de la patología traumática grave.
- **ARIAM:** el registro Análisis del Retraso en el Infarto Agudo de Miocardio (ARIAM) se inició en 1994.
- **RECCMI:** el Grupo de Trabajo de Cuidados Intensivos Cardiológicos (GTCIC) tiene como misión la gestión del conocimiento en el área.
- **REMOS:** la hemorragia subaracnoidea espontánea es una enfermedad con una mortalidad y morbilidad elevada y hasta el momento existe escasa literatura nacional sobre el manejo de estos pacientes, motivo por el que nació el registro REMOS (Registro de Hemorragia Subaracnoidea Espontánea).
- **TOXICONET:** portal de toxicología clínica que contiene información actualizada y de calidad sobre las urgencias toxicológicas.
- **MAMI:** el registro de Marcapasos en Medicina Intensiva es una base de datos que nació en el año 1995.
- **CMBD-UCI:** proyecto estratégico para la Medicina Intensiva.

6. Comisión Nacional de la Especialidad de Medicina Intensiva

La Comisión Nacional de Medicina Intensiva ha desarrollado un importante trabajo para dar solidez a los contenidos formativos. En 1996 se publicó la guía para la formación de especialistas en Medicina Intensiva, que fue aprobada por la Secretaría de Estado de Universidades e Investigación del Ministerio de Educación y Ciencia, siendo presidente de la Sociedad J. A. Gómez Rubí. Actualmente la Comisión de la Especialidad de Medicina Intensiva y la SEMICYUC han elaborado y presentado un nuevo documento como instrumento actual para la formación (MIR, tutores y jefes de servicios). Ha sido presentado en el Ministerio de Sanidad Política Social e Igualdad y está pendiente de aprobación, por lo que sigue vigente como programa oficial de formación de la especialidad el recogido en el Real Decreto 1271/84. En el nuevo documento se recogen los requisitos y contenidos formativos adaptándolo a la legislación actual, además de recomendaciones de adquisición de competencias recogidas en el CoBaTrICE.

7. Plan Nacional de RCP

A finales de la década de los setenta la entonces denominada SEMIUC creó un grupo de trabajo de Medicina Intensiva Extrahospitalaria con el fin de impulsar la atención del enfermo crítico allí donde se producía la enfermedad súbita o el accidente. En este grupo participó un conjunto muy destacado de profesionales, entre otros los doctores E. Hormaechea, C. Álvarez Leyva, N. Perales, I. Sánchez Nicolay, A. Hernando, M. Ruano, E. Moreno, J. A. Cantalapiedra, J. A. Álvarez Fernández y L. Rucabado. En su actividad se confluyó con algunos otros pioneros procedentes de otras especialidades que compartían objetivos e inquietudes, entre otros los doctores V. Conde Rodelgo, V. Chulia, S. Ferrándiz, L. A. Rodríguez, J. C. Medina, F. Pérez Iñigo y A. Cester, así como los expertos en socorro y rescate de la Cruz Roja como el DUE M. Bagués y el gestor J. J. Insturiz.

En aquellos años España disponía ya de una tupida y efectiva red de unidades hospitalarias de Medicina Intensiva, pero los pacientes ingresaban con frecuencia en mala situación como consecuencia de los retrasos en su asistencia y, lo que es peor, muchos fallecían sin haber tenido la posibilidad de ser tratados. Así, en 1983 la SEMICYUC difundió el Plan de Atención Sanitaria de Urgencia (PASU), donde se recogió su propuesta innovadora. En los años posteriores la SEMICYUC realizó una intensa actividad de difusión y concienciación ante esta grave carencia asistencial, dirigida a los profesionales, los medios de comunicación, las administraciones sanitarias y las instituciones políticas, lo que contribuyó a que años más tarde se produjera un cambio sustancial en la atención de emergencias.

Un elemento esencial en la campaña de concienciación de los profesionales fue la puesta en marcha en 1983 del Plan Nacional de RCP (Fig. 1-4), mediante el cual se generalizó en todo el país la enseñanza de unas técnicas esenciales en la emergencia vital que hasta ese momento eran prácticamente monopolio de dos especialidades, Anestesia y Cuidados Intensivos.

La SEMICYUC fue pionera en España en el campo de la RCP con el desarrollo del Plan Nacional de RCP en 1983, con un programa docente que incluía una sistemática de formación en cascada. El primer curso fue reconocido de interés sanitario y contó con el apoyo del Fondo de Investigación en Salud (FIS), siendo presidente de honor del Plan Nacional el Dr. Peter Safar, padre de la RCP a nivel mundial. Este curso se inició en 1985, con 1.800 médicos matriculados. Se elaboraron materiales didácticos propios en forma de unidades didácticas, manuales y diapositivas, y se normalizó la estructura docente, los objetivos, contenidos y equipamiento de las clases prácticas, introduciéndose técnicas de simu-

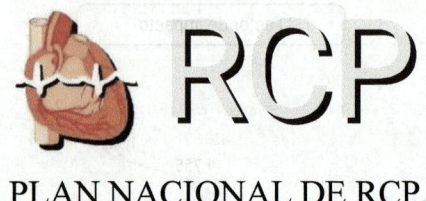

Fig. 1-4 | Plan Nacional de RCP.

lación sobre maniquíes. En 1988 se implantó la formación reglada de los instructores en soporte vital avanzado, y así, consecutivamente, se fueron sumando materiales y áreas de formación en la RCP, teniendo un papel importante desde los inicios el Dr. Narciso Perales. El Plan fue una obra colectiva en la que contribuyeron muchos profesionales que participaron en su diseño y desarrollo, destacando entre otros los doctores: J. A. Cantalapiedra, M. Ruano, C. Tormo, A. Lesmes, A. García Alcántara, M. V. de la Torre, A. Sanmartín, I. Sánchez Nicolay, J. A. Gómez Rubí, M. Cerdà, M. A. Díaz Castellanos, A. Cárdenas, etc. La SEMICYUC, a través del Plan Nacional, participó en 1989 en la fundación del European Resuscitation Council (ERC) y desde entonces se ha integrado en sus actividades y ha suscrito diferentes acuerdos de colaboración. La SEMICYUC fundó en 1999, junto con la Cruz Roja Española y el Grupo Español de RCP Pediátrica y Neonatal, el Consejo Español de RCP (CERCP), que en la actualidad agrupa a 25 sociedades científicas, instituciones docentes y servicios públicos de emergencias. En el año 2022 el Plan Nacional de PCP cuenta con más de 1.500 instructores y sus cursos se han impartido a más de 200.000 alumnos en sus 39 años de existencia.

8. Área de Calidad y Seguridad

El Área de Calidad y Seguridad de la SEMICYUC ha tenido un papel activo, proporcionando contenidos, herramientas de notificación y evaluación con la creación de 120 indicadores de calidad que vieron la luz en su primera versión en el año 2005, documento de gran relevancia que se recogió en diferentes publicaciones. Después se han ido revisando y actualizando. Desde 2011 están incluidos en la National Quality Measures Clearinghouse (NQMC) de la Agency for Healthcare Research and Quality (AHRQ) de los Estados Unidos. En el ámbito de la seguridad, en 2007 la SEMICYUC realizó un estudio que ha sido un paradigma en la seguridad clínica: el estudio SYREC (Seguridad y riesgo en el enfermo crítico), que en 2009 relacionó incidentes y eventos adversos en Medicina Intensiva.

El Área de Calidad y Seguridad ha permitido a la Sociedad crecer en calidad y seguridad asistencial, siendo un ejemplo para otras sociedades científicas y países. Las autoridades sanitarias vieron la utilidad de apoyar, fomentar y participar de estas iniciativas, y así se llegaron a estandarizar grandes contenidos como los proyectos Zero, en los que rápidamente se describieron oportunidades de disminuir la infección nosocomial y mejorar resultados clínicos, supervivencia, morbilidad y costes.

9. Fundación Española del Enfermo Crítico

La Fundación Española del Enfermo Crítico (FEEC) es una organización sin ánimo de lucro promovida por la SEMICYUC (Fig. 1-5). Comenzó siendo secretario de la Junta Directiva el Dr. Canabal Berlanga, que registró sus primeros estatutos y la presentó en la asamblea de la Sociedad. A través de sus actividades y becas, permite el desarrollo de estudios y la formación continua de cientos de profesionales sanitarios, así como la mejora de los servicios de Medicina Intensiva. Actualmente tiene añadidos también importantes proyectos de naturaleza social para beneficio de los profesionales y la población en general.

10. Programa de donación y trasplantes de órgano

Son más de 200 médicos especialistas de Medicina Intensiva los que ejercen labores de coordinación de trasplantes en España, prácticamente el 80 % del total. Esta presencia es muy favorable para el sistema de trasplantes, además de para nuestro colectivo, ya que nuestra polivalencia y presencia en los centros las 24 horas del día todos los días del año, con experiencia y conocimiento sobre el diagnóstico de muerte cerebral y cardiovascular, el mantenimiento del donante de órganos, nuestras habilidades sobre comunicación de malas noticias y manejo de situaciones conflictivas, hacen que seamos un colectivo especialmente formado para llevar a cabo esa labor de coordinación, que también se ve favorecida con nuestra interacción con todos los servicios del hospital.

Se ha colaborado estrechamente con la Organización Nacional de Trasplantes (ONT) con protocolos, cursos y documentos que vieron la luz estos años, como el de donación en asistolia o cuidados orientados a la donación, entre otros, además de programas formativos en el marco de la entrevista familiar y el proceso de donación y soporte del donante de órganos.

11. Planes estratégicos

El primer plan estratégico como tal se elaboró por la SEMICYUC en el año 2001, siendo presidente de la Junta Directiva el Dr. Sánchez Nicolay, y se titulaba «Redefinición de la misión». Establecía en sus metas una visión aperturista de las unidades y especialistas de Medicina Intensiva hacia el enfermo crítico esté donde esté, en un intento de promover la atención precoz en las fases iniciales de enfermedad, y sentaba las bases teóricas que han fundamentado proyectos importantes que vieron la luz en los siguientes años y que hemos conocido como los servicios extra-UCI, unidades de seguimiento post-UCI, sistema de detección precoz de agravamiento y prevención de la parada cardíaca intrahospitalaria, UCI sin paredes, etc. El plan estratégico también destacó como un objetivo la colaboración y los valores de atención y enfoque multidisciplinar apoyándose en otras especialidades, el establecimiento de alianzas con otros especialistas y una atención por la gestión de la calidad como instrumento de modernización y evaluación de nuestros servicios.

En el año 2006, siendo presidente de la Junta Directiva el Dr. Roca Guiseris, se revisaron y analizaron las líneas estratégicas iniciadas. Se creó un documento, «Gestión Estratégica en Medicina Intensiva», en el que se actualizaron conceptos, se retomaron objetivos y se impulsaron algunas líneas claves. Asimismo, se destacó la importancia del *marketing* externo, que se estimó clave para dar a conocer y dar presencia en la sociedad a nuestra especialidad, nuestra profesión y su actividad. Se priorizó también la gestión del cambio en cuanto a la actividad *outdoor*, reconociendo los logros conseguidos en años previos con la formación de servicios extra-UCI y unidades de intermedios, que se consideraron ambos elementos clave en esta línea estratégica, y realmente han mejorado mucho la calidad asistencial y el prestigio de los servicios prestados de nuestras unidades.

En las actuaciones de la línea estratégica de formación se impulsó el mapa de competencias, germen de un nuevo programa de la especialidad, incorporando destrezas y requisitos formativos del especialista en Medicina Intensiva. También se fomentó la presencia en las universidades y la incorporación de las tecnologías de la información, entre otras. Se dio relevancia a la descripción de una cartera de servicios que debía ser definida y se impulsó el liderazgo en la creación de unidades de cuidados intermedios o semicríticos.

En el año 2009, siendo presidente de la Junta Directiva el Dr. Galdós Anuncibay, se elaboró un moderno plan de negocio cuyo lema era «Modificando el porvenir», en el cual se analizaba el entorno sociosanitario y económico cambiante y se proponían cambios organizativos. Se plantearon nuevas líneas adaptadas a la realidad del entorno, lo que lo convirtió en un documento clarividente y adelantado a su tiempo que sigue inspirando actuaciones presentes y futuras. En él se promulga un nuevo modelo organizativo de la Sociedad, con la definición de áreas funcionales y una organización por procesos con descentralización en las responsabilidades de proyectos. Se apeló a una gestión económica con un control financiero que se debía extremar con un mejor aprovechamiento de los recursos. Se propuso un mayor aprovechamiento de la gestión económica a través de la FEEC. Se analizó el papel de los grupos de trabajo como motor de la Sociedad y también se propuso una inversión mayor en un plan económico y organizativo que potenciara la investigación y los estudios epidemiológicos, reordenando la formación continuada. Algunos de los proyectos propuestos fueron: el Libro Blanco de la especialidad, *marketing* de los equipos de emergencia hospitalaria, elaboración del nuevo programa de la especialidad o el desarrollo del conjunto mínimo básico de datos del enfermo crítico (CMBD-UCI).

El último plan vigente vio la luz presidiendo la Junta Directiva la Dra. Martín Delgado. Es el Plan Estratégico 2018-2022, en el que cabe destacar las siguientes propuestas: cuantificar y objeti-

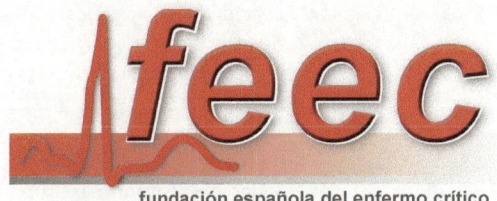

Fig. 1-5 | Fundación Española del Enfermo Crítico (FEEC).

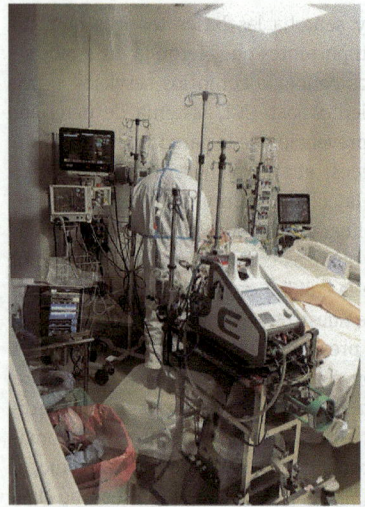
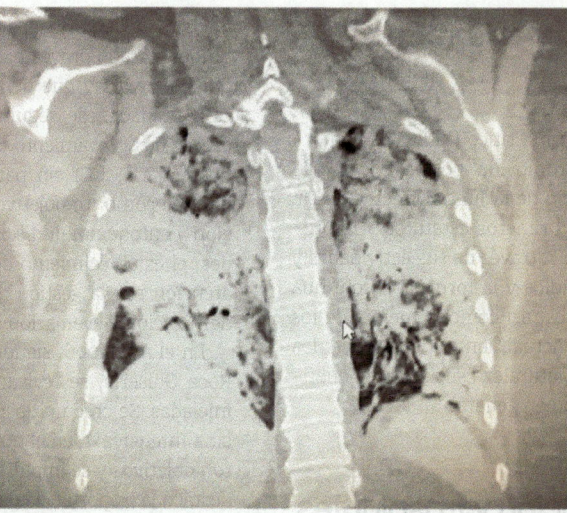

Fig. 1-6 | Atención al paciente con CO-VID con dificultad respiratoria grave.

var el «*know how*» de la Medicina Intensiva *indoor* ; demostrar eficiencia de forma inteligible; definir el tipo de paciente sobre el que podemos actuar; cambiar los contenidos del programa MIR de Medicina Intensiva y liderar el cambio en la formación de la especialidad; elaborar una cartera de servicios; hacer un plan de *marketing* externo; estimular la actividad científica y conseguir un mayor reconocimiento dentro y fuera de España; cumplir con los estándares asistenciales, de acreditación y de calidad de los que nos hemos dotado; informatizar todos los servicios de Medicina Intensiva, sistemas de información y *benchmarking*, etcétera.

12. Pandemia: etapa COVID-19

En la pandemia originada por el COVID-19 los especialistas de Medicina Intensiva han desempeñado una labor crucial para la organización y respuesta a la grave situación, siendo un colectivo que ha sabido adaptarse a las necesidades del sistema sanitario, con aumento de carga de trabajo, generación de evi-

dencia científica, con consensos propios y conjuntos con otras especialidades. Ha sido capaz de trabajar de forma coordinada y cooperativa con otros colectivos, ha desarrollado actividades de voluntariado en la pandemia, ha colaborado de forma muy importante con las direcciones de los centros sanitarios en las comisiones COVID y de pacientes críticos, y también con la administración sanitaria, estableciendo sistemas de coordinación para la derivación de pacientes críticos por la saturación de áreas sanitarias que precisaban el apoyo de otras. Se han extendido y protocolizado terapias invasivas como la ECMO para la oxigenación extracorpórea, así como formas de ventilación mecánica apropiadas para la dificultad respiratoria grave que presentaban muchos enfermos (Fig. 1-6), se ha impulsado la rehabilitación y fisioterapia, etc.

Los profesionales de Medicina Intensiva han sido un colectivo que ha sufrido mucho en la pandemia, pero que también ha sabido encontrar herramientas de apoyo y proyectos para la recuperación de su personal, contando con ayuda de la administración y otros colectivos profesionales.

Puntos clave

✔ La necesidad de optimizar recursos y mejorar la vigilancia generó el agrupamiento de enfermos graves en determinadas zonas de las estructuras sanitarias.

✔ Los orígenes de las UCI se encuentran en la sanidad en momentos bélicos.

✔ Un momento clave para su expansión fue la necesidad de ventilar a los enfermos en la epidemia de polio.

✔ El desarrollo fue multidisciplinar, pero pronto se dedicaron de forma exclusiva algunos especialistas al cuidado de los enfermos críticos.

✔ La producción científica, congresual y la revista *Medicina Intensiva* han marcado una línea de éxito y profundización de los conocimientos.

✔ Los proyectos y planes estratégicos desarrollados por la SEMICYUC han proporcionado grandes beneficios a todo el sistema sanitario: Plan Nacional de RCP, proyectos Zero, etcétera.

Bibliografía

Agra Varela Y, Sierra E, Drake M, Terol, E. Proyecto Bacteriemia Zero. Reducción de bacteriemia provocada por catéteres venosos centrales (CVC) en las UCI de España (AU). Rev Rol Enferm. 2009;32(5):335-8.

Álvarez-Lerma F, Oliva G, Ferrer JM, Riera A, Palomar M; Consell Assessor del Proyecto Bacteriemia Zero en Catalunya. [Results of the implementation of the Bacteremia Zero project in Catalonia, Spain]. Med Clin (Barc). 2014;143 Suppl 1:11-6.

Bion JF, Barrett H, CoBaTrICE Collaboration. Development of core competencies for an international training programme in intensive care medicine. Intensive Care Med. 2006;32:1371-83.

Carrasco G, Cabré L. Gestión de la calidad en medicina intensiva. En: Roca J, Ruiz J, editores. Gestión estratégica en medicina intensiva. Medicina crítica práctica. 1ª ed. EdikaMed; 2006. p. 29-51.

Carrillo-Esper R. La educación en la unidad de cuidados intensivos. Cirugía y Cirujanos. 2011;79(1):92-9.

Casabona I, Santos R, Lillo M. Historia y evolución de la ventilación mecánica. Manual de Ventilación Mecánica para Enfermería. Editorial Médica Panamericana; 2017.

Castellanos-Ortega Á, Rothen HU, Franco N, et al. Formación en Medicina Intensiva. Un reto a nuestro alcance. Med Intensiva. 2014;38(5):305-10.

CoBaTrICE Collaboration. The educational environment for trainingin intensive care medicine: Structures, processes, outcomes and challenges in the European region. Intensive Care Med. 2009;35:1575-83.

Comisión Nacional de la Especialidad de Medicina Intensiva. Sociedad Española de Medicina Intensiva, Crítica y Unidades Coronarias. Borrador del Programa de Formación de la Especialidad de Medicina Intensiva. Disponible en: https://semicyuc.org/wp-content/uploads/2021/06/borrador_del_programa_de_formacion_de_la_especialidad_21_enero___2011_1.pdf [último acceso: Febrero 2023].

Comité de estudio del PASU (SEMIUC). Plan de asistencia sanitaria de Urgencia. PASU 1983. Sociedad Española de Medicina Intensiva y Unidades Coronarias (SEMIUC); 1983.

Engstrom CG. Treatment of severe cases of respiratory paralysis by the Engström universal respirator. B Med J. 1954;2(4889):666-9.

Esteban A, Lázaro A, Aragón C. Formación en Medicina Intensiva. Med Intensiva. 1987;11:432-6.

Galdós P. La medicina intensiva fuera de la UCI (outreach services). En: Roca J, Ruiz J, editores. Gestión estratégica en medicina intensiva. Medicina crítica práctica. 1ª ed. EdikaMed; 2006. p. 221-36.

Gómez Rubí JA, Sanmartín A, González G, et al. Enseñanza de la actitud ante la urgencia vital a los estudiantes de medicina: un objetivo docente de la medicina intensiva. Med Intensiva. 1991;15:3-8.

Gómez Rubí JA, Tomasa A. 17 años de Medicina Intensiva. Med Intensiva. 1994;18: 3-5.

Incidentes y eventos adversos en medicina intensiva. Seguridad y riesgo en el enfermo crítico. SYREC 2007. Informe, mayo 2009. Madrid: Ministerio de Sanidad y Política Social; 2009. Disponible en: http://privada.semicyuc.org/sites/default/files/syrec_0.pdf [último acceso: Febrero 2023].

Jiménez Casado M. Historia de la Fundación Jiménez Díaz, 1965-1995. Ibáñez & Plaza; 1996.

Lassen HCA. Preliminary report on the 1952 epidemic of poliomyelitis in Copenhagen with special reference to the treatment of acute respiratory insufficiency. Lancet. 1953;1:37-41.

Lorente L. Prevención de la bacteriemia relacionada con catéter intravascular. Med Intensiva. 2010;34(9):577-80.

Martín Delgado MC, Gordo Vidal F. La calidad y la seguridad de la medicina intensiva en España. Algo más que palabras. Med Intensiva. 2011;35:201-5.

Martín MC, Cabré LI, Ruiz J, et al. Indicadores de calidad en el enfermo crítico. Med Intensiva. 2008;32(1):23-32.

Palomar Martínez M, Álvarez Lerma F, Riera Badía MA, et al. Prevención de la bacteriemia relacionada con catéteres en UCI mediante una intervención multifactorial. Informe del estudio piloto. Med Intensiva. 2010;34(9):581-9.

Ristagno G, Weil MH. History of Critical Care Medicine: The Past, the Present and the Future. En: Gullo A, Lumb PD, Besso J, Williams GF, editores. Intensive and Critical Care Medicine. Springer; 2009.

Ruiz Moreno J, Martín Delgado MC. Ciento cincuenta años de atención al enfermo crítico. JANO. 2006;1614:47-52.

Sociedad Española de Medicina Intensiva, Crítica y Unidades Coronarias. Indicadores de calidad en el enfermo crítico. Actualización 2011. Disponible en: https://semicyuc.org/wp-content/uploads/2018/10/actualizacion_indicadores_calidad_2011.pdf [último acceso: Febrero 2023].

Sociedad Española de Medicina Intensiva, Crítica y Unidades Coronarias. Grupo de Trabajo de Enfermedades Infecciosas (SEMICYUC-GTEI). Estudio Nacional de Vigilancia de Infección Nosocomial en UCI (ENVIN-UCI). Informes de los años 2001-2008. Disponible en: http://hws.vhebron.net/envin-helics/ [último acceso: Febrero 2023].

Torrabadella de Reynoso P, Jordi Klamburg Pujol J. La Medicina Intensiva en España. Origen y Desarrollo. EdikaMed - SEMICYUC; 2011.

Trubuhovich RV. Further commentary on Denmark's 1952-53 poliomyelitis epidemic, especially regarding mortality; with a correction. Acta Anaesthesiol Scand. 2004;48:1310-5.

Vázquez G, Esteban A, Tomasa A. La Medicina Intensiva en España. Una perspectiva histórica. Med Intensiva. 1987;11:429-31.

Weil MH, Shubin H. The New Practice of Critical Care Medicine. Chest. 1971;59(5): 473-4.

Weil MH, Tang W. From intensive care to critical care medicine: a historical perspective. Am J Respir Crit Care Med. 2011;183(11):1451-3.

2 Escenarios de actuación de los intensivistas

Á. Castellanos Ortega

⌁ Orientación para el estudio

Un principio básico de la Medicina Intensiva es proporcionar una asistencia correcta en el momento adecuado. En este capítulo se presentan algunos escenarios complementarios a la unidad de cuidados intensivos en los que el intensivista puede desempeñar un papel importante promoviendo la coordinación y la comunicación entre servicios y favoreciendo una atención integral del paciente grave desde las etapas más precoces del itinerario geográfico de la enfermedad crítica. Las diferentes iniciativas que se presentan constituyen una respuesta a dos conceptos claves en la asistencia efectiva del paciente grave: a) la anticipación mediante la coordinación con otros servicios, y b) la estratificación asistencial, ubicar al paciente en el lugar más apropiado según el riesgo y disponer los recursos necesarios para su tratamiento y su confort.

Se presentan, asimismo, los fundamentos y beneficios de la unidad de *shock*, la unidad de cuidados intermedios y el servicio de respuesta rápida.

1. Introducción. Definición de la especialidad

La Medicina Intensiva es la especialidad médica que se ocupa de los pacientes con disfunción o fracaso actual o potencial de uno o varios órganos o sistemas que representa una amenaza para la vida y que es susceptible de recuperación. Se configura como una especialidad transversal con respecto al resto de las especialidades, y su contenido no solamente incluye el diagnóstico y tratamiento de la afectación aguda y grave de la función de todos los órganos y sistemas y el mantenimiento de la función de los órganos afectados, sino que también incorpora el concepto de «medicina preventiva crítica», es decir, la participación precoz en la atención al paciente grave y potencialmente grave independientemente del lugar donde se encuentre. Este nuevo ámbito de actuación requiere la colaboración estrecha con profesionales de otras especialidades mediante una comunicación fluida, con el objetivo demostrado de mejorar los resultados.

2. Ámbito de actuación del intensivista

El ámbito de actuación del intensivista está claramente definido por sus competencias profesionales, que han sido recientemente revisadas y aumentadas, y que figuran bien descritas en el nuevo programa de formación de la especialidad ya aprobado por el Ministerio de Educación y Ciencia y pendiente de publicación en el *Boletín Oficial del Estado*.

En el ámbito asistencial es importante destacar que la Medicina Intensiva no solamente se ocupa del paciente críticamente enfermo atendido en las unidades de cuidados intensivos (UCI) médico-quirúrgicas o monográficas, sino que también, mediante la gestión de los sistemas de vigilancia para la detección precoz del deterioro clínico, puede aportar grandes beneficios al enfermo atendido en otras áreas del sistema sanitario, como las plantas de hospitalización convencional, áreas de ingresos en Urgencias, unidades de semicríticos, participación en los «códigos» de patologías dependientes de tiempo (infarto, ictus, trauma, *shock*, etc.); y en el ámbito extrahospitalario, en el transporte del paciente grave complejo o en la atención sanitaria en las situaciones de catástrofes, siempre en colaboración con otros especialistas.

Finalmente, el intensivista se ha involucrado también en el seguimiento del paciente frágil tras el alta del hospital mediante la creación de una consulta externa cuyo objetivo es coordinar la actuación de otros especialistas para el manejo del síndrome post-UCI.

2.1. El intensivista en la emergencia

2.1.1. Modelo de atención coordinada

En el ámbito asistencial es importante destacar el hecho de que la enfermedad grave tiene diferentes fases clínicas, de tal forma que el paciente seguirá un itinerario en el que transitará por distintos servicios y niveles de atención que en muchos casos se comportan como compartimentos estancos independientes que enfocan el problema parcialmente, según sus competencias específicas, sin comunicación ni interacción entre ellos. En este modelo asistencial la UCI sería un lugar geográfico más, muy bien dotado de tecnología y personal, que, sin embargo, puede ser insuficiente para conseguir el resultado deseado, porque las medidas de apoyo vital se aplicaron «tarde». Idealmente, debería existir una comunicación y una colaboración más efectivas entre todos los niveles asistenciales (Fig. 2-1), empezando por una comunicación directa entre los servicios de Emergencia Extrahospitalaria y la UCI, que trascienda el simple preaviso y que incluya información más detallada y en tiempo real sobre el estado clínico del paciente, de tal forma que se puedan discutir acciones concretas y planificar con antelación las actuaciones necesarias incluyendo el aviso precoz a los especialistas involucrados en las mismas. Esta estrategia ya existe para el Código Infarto, el Código Ictus y el Código Trauma, de tal forma que, a la llegada del paciente, todo el equipo está listo para la evaluación, reanimación y aplicación de la intervención más adecuada. Parece razonable extrapolar esta estrategia a todas las patologías graves cuyo resultado es habitualmente muy dependiente del tiempo, es decir, del momento en que se aplica la intervención efectiva.

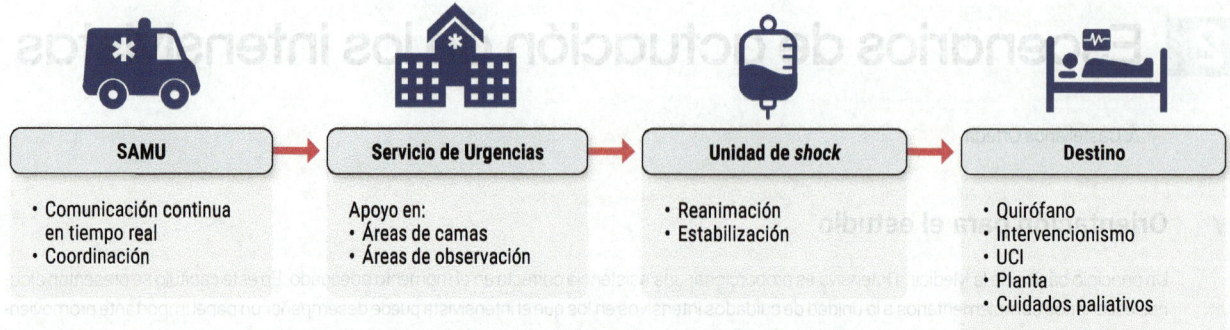

SAMU	Servicio de Urgencias	Unidad de *shock*	Destino
• Comunicación continua en tiempo real • Coordinación	Apoyo en: • Áreas de camas • Áreas de observación	• Reanimación • Estabilización	• Quirófano • Intervencionismo • UCI • Planta • Cuidados paliativos

Fig. 2-1 | Itinerario del paciente grave. SAMU: servicio de atención médica de urgencia; UCI: unidad de cuidados intensivos.

2.1.2. Transporte

Dentro del transporte secundario, existen algunas situaciones clínicas especiales que implican un riesgo elevado para el paciente por su complejidad, como en el transporte de pacientes con oxigenador de membrana extracorpórea (ECMO) a su centro de referencia. En estos casos se requiere la participación de un equipo experto y bien entrenado, habitualmente liderado por un intensivista con capacidad para realizar un análisis exhaustivo de la situación y una planificación muy cuidadosa que incluye una comunicación efectiva entre los distintos agentes implicados. Los objetivos comienzan por realizar una selección adecuada del paciente y del medio de transporte para reducir los tiempos de traslado garantizando la mayor seguridad posible. Existen unas recomendaciones de consenso recientemente publicadas sobre el transporte de pacientes en ECMO.

2.1.3. Unidad de *shock* en el servicio de Urgencias

La unidad de *shock* en el servicio de Urgencias constituye un modelo asistencial que implica la creación de un espacio físico dotado del equipamiento habitual de un box de la UCI y la asignación de personal médico y de Enfermería (pueden ser equipos mixtos de urgencias y de la UCI) adecuadamente entrenado para proporcionar una asistencia inmediata efectiva al paciente crítico.

El objetivo fundamental es optimizar el tiempo entre la llegada al hospital y el diagnóstico y tratamiento adecuados del paciente grave. Estas unidades proporcionan cuidados de reanimación y resucitación independientemente de la patología del paciente. Antes del ingreso, el equipo colabora con el equipo de emergencia extrahospitalaria consensuando prioridades y actuaciones durante el transporte, con objeto de estabilizar al paciente lo antes posible y «ganar tiempo».

El equipo de la unidad de *shock* involucra de forma muy precoz la colaboración de otros servicios y especialistas para aplicar la intervención requerida lo más rápidamente posible. El objetivo primordial es asegurar que los pacientes reciben una atención de calidad en todo momento. Habitualmente se trata de unidades de corta estancia, con un objetivo de permanencia máxima entre 6 y 12 horas, tiempo suficiente para resucitar y estabilizar a los pacientes, que a continuación serán trasladados a la sala de intervencionismo, al quirófano o a la UCI, dependiendo de cada caso.

La operatividad de las unidades de *shock* se basa en las lecciones aprendidas del modelo de trauma, que ha demostrado la importancia de la intervención inmediata de los expertos tan pronto como el paciente llega al servicio de Urgencias. En esta línea, las unidades de *shock* han de estar diseñadas para proporcionar cuidados críticos exhaustivos, ya que no se trata exclusivamente de una zona de corta estancia para pacientes que están esperando una cama en la UCI.

En un estudio multicéntrico holandés en el que se analizaron 15.000 pacientes ingresados en los servicios de Urgencias, el retraso en el ingreso en la UCI desde Urgencias se asoció significativamente con un incremento de la mortalidad, especialmente en los pacientes más graves y con permanencias más largas en el servicio de Urgencias: OR 1,29 para retrasos entre 2,4 y 3,7 horas y OR 1,54 para retrasos de más de 3,7 horas, en comparación con la categoría de referencia de menos de 1,2 horas. Los investigadores observaron que el grupo de 3.000 pacientes con puntuaciones Apache IV que predecían una probabilidad de fallecer mayor del 60 % y con una espera de más de 2,4 horas en el servicio de Urgencias tuvieron una probabilidad significativamente más elevada de fallecer que aquellos con estancias más cortas. El estudio proporciona evidencia de los beneficios de un ingreso precoz en la UCI en un sistema sanitario de alta calidad como el holandés, en el que, sin embargo, los investigadores consideran que la calidad de los cuidados en Urgencias puede estar influida negativamente por la falta de tiempo del personal para tratar adecuadamente a los pacientes más graves.

En otro estudio de cohortes realizado en 350.000 pacientes ingresados en el servicio de Urgencias de un hospital universitario de Michigan, en el que se implantó una unidad de *shock* en el servicio de Urgencias, se observó una mejoría de los siguientes resultados durante un período de 2 años de funcionamiento, en comparación con los 2 años anteriores a la implantación: una reducción de 2 horas en la atención por el intensivista, un aumento del 19 % de pacientes atendidos por el intensivista dentro de las 6 primeras horas, una reducción de la mortalidad a los 30 días de los pacientes ingresados en Urgencias (2,13 % [antes] frente al 1,83 % [después]) y una reducción del número de los ingresos en la UCI procedentes de Urgencias, que pasaron del 3,2 % al 2,7 % de todos los ingresos. Hubo también una reducción de los ingresos inadecuados en la UCI, en relación con enfermos en los que se indicaron cuidados paliativos tras consenso con los oncólogos, pacientes que de otra forma hubieran ingresado en la UCI.

2.2. El intensivista en el hospital

La Medicina Intensiva puede contribuir a mejorar la eficiencia y la seguridad del hospital potenciando la gradación asistencial hospitalaria, promoviendo una mejor clasificación de los pacientes críticos, mejorando el confort del paciente, disminuyendo los costes y la mortalidad en las salas de hospitalización convencional, así como optimizando el uso de las UCI.

2.2.1. Modelo de estratificación asistencial. Medicina preventiva crítica

El intensivista puede contribuir a implementar un modelo hospitalario seguro y efectivo de estratificación asistencial.

La estratificación incluiría tres niveles de atención según el riesgo del paciente, las cargas de trabajo de Enfermería, los recursos necesarios y el confort del enfermo:

1. La **unidad de cuidados intensivos (UCI)** para pacientes que requieren soporte orgánico invasivo.
2. La **unidad de cuidados intermedios (UCIM)** para pacientes potencialmente graves que solo requieren vigilancia intensiva y monitorización continua.
3. El **servicio extendido de medicina intensiva (SEMI)** para vigilancia de los pacientes ingresados en las plantas con riesgo de deterioro clínico y para aquellos dados de alta de la UCI. Esta vigilancia puede realizarse mediante la toma de constantes periódica utilizando un sistema con monitor de comprobación en el acto («*spot check*») o bien mediante monitorización remota no invasiva continua y automatizada en casos especiales.

2.2.2. Unidad de cuidados intermedios

La UCIM puede definirse como un área para la atención de pacientes potencialmente graves con bajas probabilidades de necesitar medidas terapéuticas de soporte vital avanzado, pero que requieren más monitorización y cuidados de Enfermería que los que pueden recibir en plantas de hospitalización convencional.

Varios estudios que han analizado las características de los pacientes ingresados en los servicios de Medicina Intensiva han encontrado que una proporción significativa de ellos requiere únicamente vigilancia. Sin embargo, estos pacientes sufren patologías susceptibles de desarrollar complicaciones mortales, que deben ser resueltas lo antes posible. En estudios observacionales de pacientes médicos y quirúrgicos ingresados en una unidad polivalente médico-quirúrgica se encontró que un elevado porcentaje de ellos únicamente requirieron vigilancia sin intervención activa, por lo que se llegó a la conclusión de que las UCI deberían organizarse de acuerdo con la gravedad del paciente en el momento del ingreso, o bien del esfuerzo terapéutico que precisaran. En esta línea de pensamiento, una UCIM conserva la capacidad de reconocer y tratar las complicaciones que amenazan la vida del paciente requiriendo menos personal y menos equipamiento.

La creación de una UCIM en el contexto de una unidad polivalente médico-quirúrgica se ha asociado con un descenso del 15 % de los ingresos de los pacientes de bajo riesgo en la unidad poli-

valente, así como con un mejor acceso de los pacientes de alto riesgo gracias a una mayor disponibilidad de camas. En un estudio realizado sobre 367.796 pacientes quirúrgicos ingresados en 147 hospitales del sistema nacional de salud inglés, la disponibilidad de una UCIM (*high-dependency unit*) fue uno de los predictores independientes de supervivencia. Finalmente, también en Reino Unido, en un estudio que comparó UCI generales con UCI que integraban una UCIM, se encontraron ventajas económicas en las últimas en relación con economía de escala.

Las UCIM aportan unos beneficios específicos:

✔ **Para los pacientes.** La UCIM proporciona a los pacientes una ventaja psicológica, con sensación de mejoría subjetiva y objetiva por el cambio progresivo de un nivel de máxima asistencia a otra menor dotada de un mayor nivel de confort y que también les permite estar más acompañados por la familia.

✔ **Para la organización y gestión de la asistencia:**
  ✑ *Con respecto a la UCI:*
  - Una mejor distribución de los pacientes en función de sus requerimientos asistenciales.
  - Un aumento de la eficacia medida en la relación entre supervivencia y esfuerzo terapéutico.
  - Disminución del riesgo de altas forzadas o inadecuadas.
  - Posibilidad de evitar retrasos en los ingresos e intervenciones programadas, e impedir el traslado de pacientes a otros centros hospitalarios por falta de camas.
  - Mayor disponibilidad de camas para enfermos más graves.
  - Posibilidad de que el personal sanitario pueda variar de ritmo asistencial al poder intercambiar la asistencia del paciente grave al nivel de asistencia intermedia.
  - Disminución del número de reingresos.
  - Adecuación de camas en picos asistenciales (área de expansión).
  ✑ *Con respecto a Urgencias:* posibilidad de ingreso en la UCI o en la UCIM de forma inmediata.
  ✑ *Con respecto a la planta de hospitalización convencional:*
  - Disminución de las cargas de trabajo de Enfermería al trasladar a los pacientes que necesitan un nivel de asistencia intermedia.
  - Disminución de la mortalidad global en planta.
  ✑ *Con respecto al hospital:*
  - Disminución de la estancia media global.
  - Disminución del coste global del proceso en cuidados intensivos.

La UCIM o unidad de cuidados a pacientes semicríticos debería incluir una cartera de servicios amplia que permita el ingreso de cualquier paciente potencialmente grave con patologías muy diversas que requieran vigilancia y también como «presalida» de la UCI. Idealmente, debería ser un modelo «integrado» en el área de Medicina Intensiva, ya que la proximidad y dependencia organizativa de Medicina Intensiva tiene importantes implicaciones en cuanto al aprovechamiento de recursos humanos, materiales, formación y competencia profesional en el tratamiento de patologías diversas y graves, por lo que sería razonable esta ubicación, frente a otras posibles alternativas de unidades de cuidados especiales ubicadas en plantas y otros servicios del hospital (Fig. 2-2).

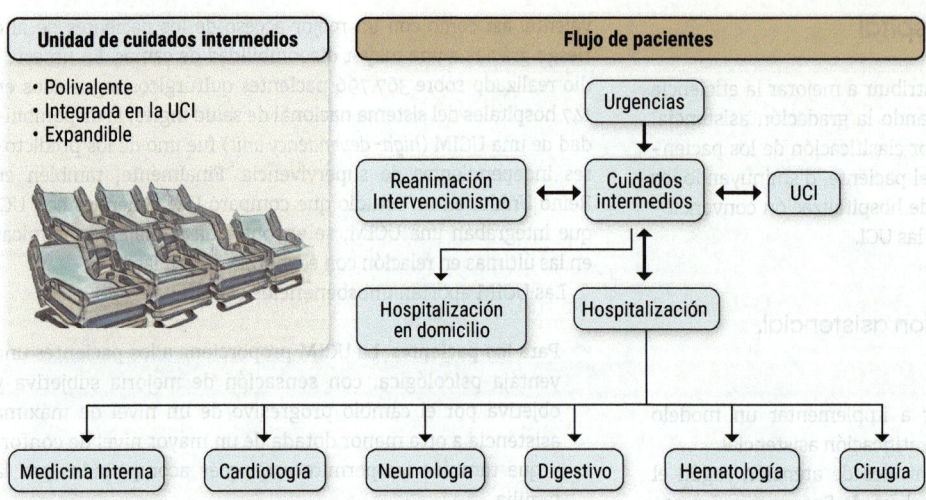

La UCIM debería anticipar en su planificación el concepto de UCI expandible. Aunque la operativa puede cambiar dependiendo de las necesidades del hospital, el concepto de flexibilidad para la adaptación a la demanda de pacientes críticos y semicríticos debería ser un requerimiento principal.

2.2.3. Servicio de respuesta rápida. Servicio extendido de medicina intensiva

2.2.3.1. Antecedentes y justificación

Dentro de los diferentes escenarios en los que la Medicina Intensiva aporta valor, la creación e implementación de un servicio extendido que incluye un sistema de respuesta rápida para las plantas de hospitalización e incluso Urgencias, el apoyo formal a áreas de alto riesgo mediante la participación en rondas diarias en esos servicios y el seguimiento de los pacientes dados de alta de la UCI, se ha relacionado con resultados muy efectivos en el ámbito hospitalario.

El envejecimiento de la población, las comorbilidades asociadas y el desplazamiento de la atención de los pacientes menos graves hacia alternativas a la hospitalización se traducen en un incremento de la complejidad de los pacientes ingresados en los hospitales. En este contexto adquiere importancia la mayor vigilancia en las plantas y una mayor competencia técnica del personal sanitario a cargo de estas para evitar el cuidado subóptimo derivado de la falta de reconocimiento de un posible deterioro clínico. Muchas muertes hospitalarias son potencialmente predecibles y evitables. Varios estudios observacionales sugieren que el agravamiento clínico de los pacientes ingresados en las plantas de hospitalización puede predecirse mediante una interpretación correcta de los cambios en las constantes fisiológicas registradas por el personal de Enfermería entre 6 y 24 horas antes de la aparición de un evento adverso grave. La vigilancia intermitente, las demoras en el tratamiento y la atención inadecuada de los pacientes en las plantas de hospitalización con frecuencia producen ingresos imprevistos en la UCI, una mayor duración de la estancia hospitalaria y en algunas ocasiones parada cardíaca inesperada o incluso la muerte.

Un estudio realizado en Reino Unido estimó que hasta el 50 % de los pacientes ingresados en planta recibió una atención deficiente antes del ingreso en UCI, y que hasta un 41 % de los ingresos en la UCI eran potencialmente evitables. El resultado final es que los ingresos en la UCI no programados presentan el doble de probabilidades de sufrir una parada cardíaca y se asocian con una mayor mortalidad.

A nivel internacional, la respuesta a este problema ha sido la creación de los servicios de respuesta rápida (SRR). Estos servicios están formados por personal de cuidados intensivos, habitualmente un médico y/o una enfermera, que responden a las llamadas del personal de la planta o de Urgencias tras la detección de pacientes en riesgo a partir de una lista de criterios clínicos o de la puntuación obtenida en una escala pronóstica o sistema de aviso temprano. Varios metanálisis han encontrado reducciones significativas del riesgo de parada cardíaca y de muerte inesperada con el uso de los SRR.

En la actualidad, tanto el National Institute for Health and Care Excellence (NICE) británico como la Joint Commisssion americana en su documento «Commission's 2009 National Patient Safety Goals» recomiendan, como objetivo para mejorar la seguridad de los pacientes hospitalizados, la puesta en marcha de dispositivos asistenciales de este tipo. En España, el Ministerio de Sanidad, Servicios Sociales e Igualdad también considera los sistemas de respuesta rápida un estándar de funcionamiento de la UCI; sin embargo, el grado de implantación en nuestro país es todavía muy bajo.

2.2.3.2. Implantación de un servicio de respuesta rápida

La implantación de un (SRR forma parte de una estrategia efectiva de mejora de la calidad de la atención hospitalaria.

2.2.3.2.1. Objetivos

Los SRR son dispositivos asistenciales hospitalarios de seguridad del paciente cuyos objetivos principales son:

✔ Asegurar cuidados de calidad a todos los pacientes ingresados en las plantas de hospitalización mediante la prevención y la anticipación del deterioro clínico grave. Se pretende que el paso por el hospital sea una experiencia lo menos traumática posible para el enfermo, sus familiares y sus cuidadores sanitarios.

✔ Reducir la mortalidad hospitalaria.
✔ Reducir los acontecimientos clínicos adversos:
  ✐ Paradas cardíacas inesperadas.
  ✐ Ingresos en la UCI no programados debidos al ingreso en un lugar inadecuado, atención inadecuada o retraso en el reconocimiento de la gravedad.
✔ Promover el apoyo y la colaboración multidisciplinar entre los servicios para asegurar la continuidad de cuidados y entrenar a otros profesionales en el reconocimiento y manejo precoz del paciente potencialmente grave.

2.2.3.2.2. Intervención

La implantación de un SRR puede realizarse en tres fases:

✔ **Primera fase. Evaluación del paciente.** Supone la estandarización de la evaluación del paciente por Enfermería mediante la utilización de una escala o listado de comprobación en todas las plantas de hospitalización y muy deseable también en Urgencias. Actualmente la escala clínica que ha demostrado una mayor exactitud diagnóstica de muerte en las plantas de hospitalización a las 24 horas de la evaluación es la *New Early Warning Score* (NEWS) (Fig. 2-3). Esta escala se utiliza en todos los hospitales del Reino Unido y ha demostrado también tener la mejor predicción de mortalidad hospitalaria en pacientes con sepsis tanto en las plantas como en el servicio de Urgencias.
✔ **Segunda fase. Uso de alertas bioquímicas.** Se puede conseguir mediante el desarrollo de una aplicación informática *ad hoc* conectada al gestor del laboratorio, con capacidad para filtrar los puntos de corte de los parámetros relevantes escogidos y generar una alerta electrónica. También existen en el mercado sistemas de vigilancia que puede integrar estos parámetros.
✔ **Tercera fase. Sistema de monitorización remota automatizada.** Este sistema permitiría tener monitorizados pacientes de riesgo intermedio o incluso riesgo alto que por diferentes circunstancias no pueden ingresar en la UCI o en la UCIM (ausencia de camas, pacientes que acaban de ingresar en la planta procedentes de la reanimación o de la UCI), o sus médicos responsables han decidido que permanezcan en planta.

2.2.3.2.3. Descripción del servicio

Un SRR consta de dos brazos principales:

✔ **Brazo aferente.** La vigilancia y detección del paciente grave hospitalizado en plantas se realiza habitualmente mediante los siguientes instrumentos:
  ✐ *Estandarización de la evaluación del paciente.* En el Hospital Universitario y Politécnico La Fe de Valencia la evaluación del paciente potencialmente grave se ha estandarizado mediante el uso generalizado de la escala NEWS (v. Fig. 2-3), compuesta por siete variables clínicas (frecuencia respiratoria, saturación de oxígeno medida por pulsioximetría, uso

de oxígeno suplementario, frecuencia cardíaca, presión arterial, temperatura y nivel de consciencia) que se registran rutinariamente por Enfermería cada 12-24 horas, y cuya anormalidad se puede reconocer, cuantificar e interpretar fácilmente. Entre sus siete ítems, la frecuencia respiratoria es el predictor más potente. El personal de Enfermería realiza la toma de constantes clínicas mediante la instrumentación electrónica habitual conectada a las estaciones móviles de trabajo, que incluyen lectores de identificación, un monitor Philips SV3 y un ordenador conectado a la historia clínica electrónica. El monitor captura la toma instrumental de presión arterial, frecuencia cardíaca, saturación de oxígeno y temperatura, y permite introducir manualmente la frecuencia respiratoria, oxigenoterapia sí o no y alteración de consciencia sí o no. Esta información se transfiere al ordenador, que calcula automáticamente en el momento la puntuación total en la escala y transmite dicha información vía wifi a la historia clínica electrónica, que registra toda la información y genera una alerta de color en el mapa de camas de Enfermería según la puntuación obtenida y el grupo de riesgo asignado: amarillo (bajo riesgo), naranja (riesgo intermedio) y roja (alto riesgo). Alternativamente a las estaciones móviles de trabajo, pueden utilizarse monitores portátiles con lectores de identificación y capacidad de transmitir vía wifi las constantes vitales introducidas en el monitor a la gráfica electrónica de Enfermería en el sistema de información clínica del hospital. Según la puntuación obtenida en la escala, el paciente quedará clasificado en tres grupos de riesgo de muerte durante las primeras 24 horas tras la evaluación, recomendándose una intervención específica para cada grupo (Fig. 2-4 y Fig. 2-5):
  • Riesgo bajo (1-4 puntos): se recomienda informar sin urgencia al médico responsable o al médico de guardia para la evaluación.
  • Riesgo intermedio (5-6 puntos o 3 puntos en un ítem): se recomienda solicitar la evaluación al médico responsable o al médico de guardia; también se puede avisar al SEMI si existe preocupación.
  • Alto riesgo (más de 6 puntos): se recomienda solicitar la evaluación urgente al médico responsable o al médico de guardia o activar directamente al SEMI.
  ✐ *Parámetros bioquímicos* (v. más adelante en el apartado de implantación de un sistema automatizado).
✔ **Brazo eferente.** La respuesta corre a cargo del SEMI, formado por un médico de plantilla que, tras la activación mediante una llamada telefónica o una alerta electrónica, aplicará una intervención precoz (en un tiempo inferior a 15 minutos) e individualizada según las necesidades del paciente en cuestión y la naturaleza del problema clínico, que se completará con la decisión de ubicación del paciente en el lugar del hospital más apropiado para su cuidado desde el punto de vista de su seguridad, confort y eficiencia del sistema. Las opciones son las siguientes:
  ✐ El paciente se queda en planta sin monitorización (bajo riesgo).
  ✐ El paciente se queda en planta con monitorización (riesgo intermedio).
  ✐ El paciente se queda en planta con adecuación del esfuerzo terapéutico o cuidados paliativos.

New Early Warning Score (NEWS)							
ALERTA (puntos)	3	2	1	0	1	2	3
Frecuencia respiratoria (rpm)	≤ 8		9-11	12-20		21-24	≥ 25
SpO₂ (%)	≤ 91	92-93	94-95	≥ 96			
O₂ suplementario				No		Sí	
Pulso (lpm)		≤ 40	41-50	51-90	91-110	111-130	≥ 131
PAS (mm Hg)	≤ 90	91-100	101-110	111-219			≥ 220
Temperatura (ºC)	≤ 35,0		35,1-36,0	36,1-38,0	38,1-39,0	≥ 39,1	
Nivel de consciencia				Alerta y orientado			Confuso, agitado o no reacciona

ALERTA puntos	Respuesta inicial	Acción del médico
1-4 **Bajo riesgo**	Informar al médico responsable o al médico de guardia	Monitorización cada 4-6 horas
5-6 o 3 en un ítem **Riesgo intermedio**	Solicitar evaluación por el médico responsable o el médico de guardia	Monitorización horaria
> 6 **Alto riesgo**	Solicitar evaluación urgente del *senior* o activar directamente el SEMI	Monitorización continua. Considerar traslado a la UCI o a reanimación

Fig. 2-3 | Servicio de respuesta rápida. Detección del paciente grave. Escala *New Early Warning Score* (NEWS). O₂: oxígeno; PAS: presión arterial sistólica; SpO₂: saturación de oxígeno medida por pulsioximetría.

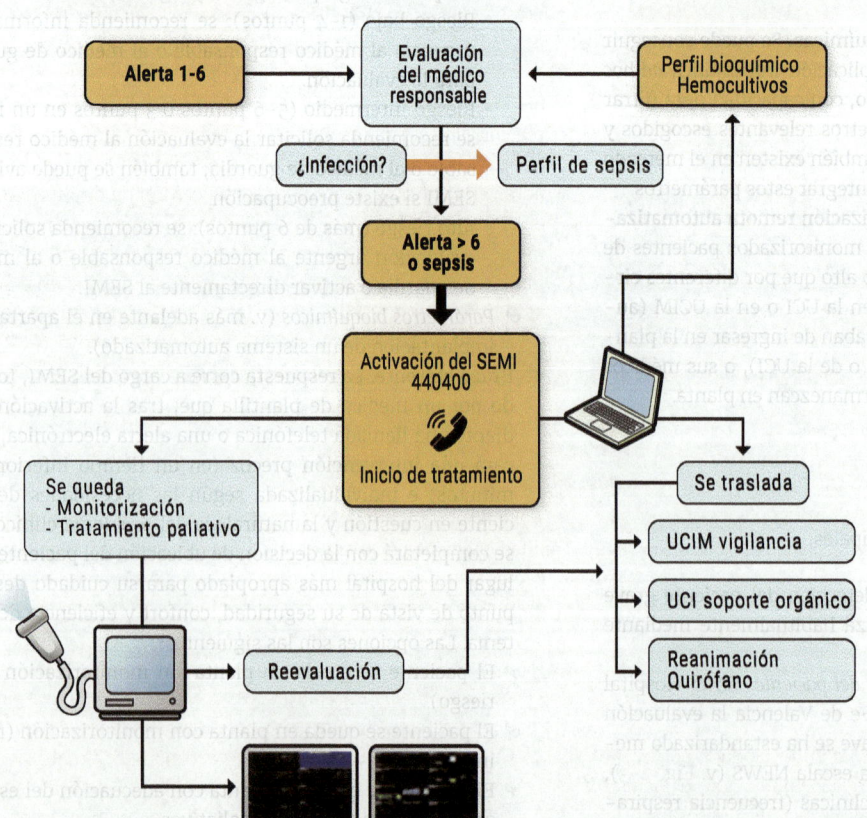

Fig. 2-4 | Algoritmo de actuación del servicio de respuesta rápida/servicio extendido de medicina intensiva. SEMI: servicio extendido de medicina intensiva; SRR: servicio de respuesta rápida; UCI: unidad de cuidados intensivos; UCIM: unidad de cuidados intermedios.

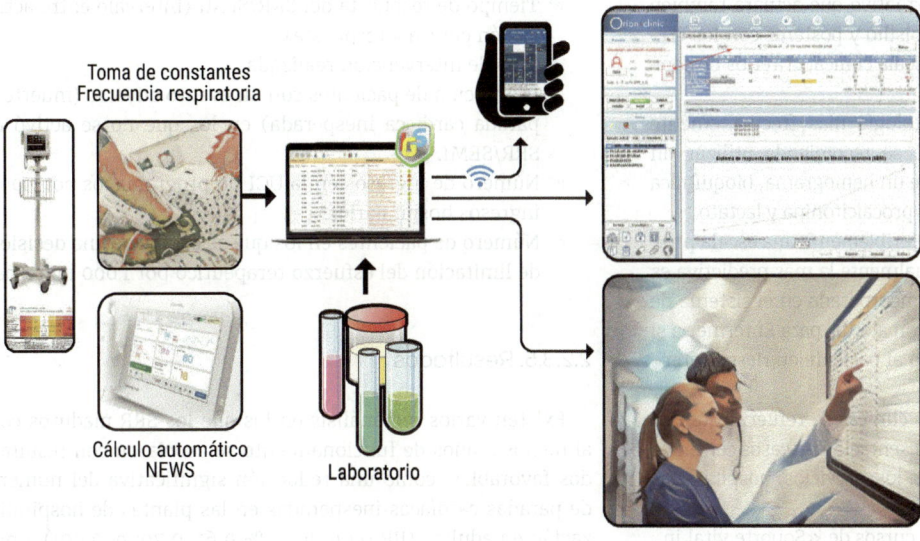

Fig. 2-5 | Esquema de interacciones del sistema de respuesta rápida/servicio extendido de medicina intensiva del Hospital Universitario y Politécnico La Fe de Valencia.

Toma de constantes
Frecuencia respiratoria

Cálculo automático
NEWS

Laboratorio

✅ El paciente se traslada a la UCIM si requiere vigilancia no invasiva.

✅ El paciente se traslada a la UCI si requiere vigilancia invasiva y/o soporte vital orgánico inmediato o probable.

✅ El paciente se traslada al quirófano en caso de indicación de cirugía urgente.

Todas las actuaciones del SRR quedan registradas en la historia clínica electrónica. El SRR debe cubrir la jornada completa los 7 días de la semana. En los turnos de tarde/noche, sábados y festivos, el médico de guardia de la UCI puede asumir este servicio.

2.2.3.3. Implantación de un sistema automatizado y de monitorización remota

2.2.3.3.1. Características

Este sistema debe permitir:

✔ Utilizar monitores portátiles ligeros para la toma de constantes por Enfermería en cualquier momento y cuantas veces sea necesario. La transmisión de la información ha de ser inmediata al SRR y a la historia clínica electrónica del hospital vía wifi.

✔ Integrar datos de laboratorio en el SRR.

✔ Generar alarmas de signos vitales y de parámetros de laboratorio y enviarlas a dispositivos móviles y a una central situada en la planta y una central situada en la UCI que permitan un acceso rápido a toda la información de la alerta y hacer un seguimiento estrecho.

✔ Monitorización de pacientes ingresados en planta sin cables, mediante biosensores u otros dispositivos sin cables.

✔ Gestionar indicadores de proceso y de resultado para la retroalimentación del sistema.

Un sistema de monitorización remota automatizada permitirá tener monitorizados a pacientes de riesgo intermedio o incluso riesgo alto que por ausencia de camas no pueden ingresar en la UCI o en la UCIM, pacientes que acaban de subir a la planta pro-

cedentes de la reanimación o de la UCI, o aquellos en los que, por diferentes circunstancias, sus médicos responsables han decidido que permanezcan en planta. La monitorización ha de poseer alarmas de las variables que se encuentren fuera de rango y alertas de tendencia en la puntuación que indicarán si el paciente ha pasado a pertenecer al grupo de alto riesgo. La monitorización puede ser seguida desde una central situada en la planta, en la UCI y mediante dispositivos móviles (*smartphones*) que lleva el médico responsable de la planta y el médico de la UCI (SEMI).

2.2.3.3.2. Parámetros bioquímicos

Además de las alertas clínicas, el sistema deberá incluir alertas bioquímicas, lo que requiere la integración del *software* del sistema con el gestor de laboratorio del hospital, con objeto de filtrar los puntos de corte de los parámetros relevantes escogidos y generar una alerta en el monitor, en la central de monitorización y en el dispositivo móvil. Los parámetros bioquímicos más comúnmente utilizados son de hipoperfusión, disfunción orgánica e inflamación: hiperlactatemia > 2,5 mmol/L, presión arterial de dióxido de carbono ($PaCO_2$) > 60 mm Hg, trombopenia < 100.000 céls/mm^3, creatinina > 2 mg/dL, proteína C reactiva (PCR) > 10 mg/L, y también hemocultivos positivos.

2.2.3.3.3. Estrategia de implantación general

La implantación del SRR se enmarca en un programa de calidad cuyo objetivo fundamental es mejorar la seguridad del paciente ingresado en el hospital. Los elementos de este programa son:

✔ **Alcance**: para iniciar la implantación se recomienda escoger servicios médicos y quirúrgicos con pacientes de alto riesgo y que estén claramente comprometidos con el proyecto.

✔ Una **acción educativa** sobre el reconocimiento del paciente potencialmente grave y el funcionamiento del SRR sobre el personal sanitario de las áreas clínicas de implantación y médicos internos residentes del hospital.

✔ Edición de **material gráfico** informativo que actuará también como recordatorio: tarjetas de bolsillo y pósteres con los criterios de activación del SRR, la escala clínica, criterios de sepsis y algoritmo del SRR.

✔ Dado que la sepsis será la patología más frecuentemente diagnosticada por el SRR/SEMI, se recomienda utilizar un «perfil de sepsis», que consta de un hemograma, bioquímica con bilirrubina y creatinina, PCR, procalcitonina y lactato.

✔ Un **listado de signos vitales** o preferiblemente una **escala pronóstica** que genere la alerta. Actualmente la más predictiva es la escala NEWS, que ha de estar incorporada en el sistema de información clínica del hospital con alertas para Enfermería si las puntuaciones obtenidas sitúan al paciente en riesgo intermedio o alto.

✔ Realizar periódicamente **sesiones clínicas de refuerzo** que incluyan análisis de resultados y presentación de casos centinela para médicos y enfermeras de los servicios hospitalarios involucrados.

✔ En el Hospital La Fe se imparten cursos de «Soporte vital inmediato» para grupos de médicos residentes y enfermeras de todos los servicios, cuyo objetivo es aprender el reconocimiento y manejo inicial del paciente potencialmente grave, así como el funcionamiento del SRR.

2.2.3.4. Medidas de resultados. Indicadores

Toda la información relevante debería registrarse, preferiblemente de forma electrónica para su posterior análisis.

Se proponen los siguientes indicadores:

✔ **Medida principal de resultado.** Incidencia acumulada de muerte en los 30 días siguientes al ingreso hospitalario de los pacientes incluidos en el sistema. Se excluirán los fallecimientos en pacientes con «orden de no reanimar» o con cuidados paliativos.

✔ **Medidas de resultado secundarias:**
  ✒ Incidencia acumulada de muerte intrahospitalaria.
  ✒ Incidencia acumulada de parada cardíaca intrahospitalaria.
  ✒ Incidencia acumulada de reingresos no programados en UCI desde planta.

✔ **Otros medidas o medidas de proceso:**
  ✒ Porcentaje de aplicación de la escala ALERTA (por paciente ingresado y día).
  ✒ Porcentaje de pacientes clasificados por la escala en el grupo de riesgo alto en los que no se activó el SRR/SEMI.
  ✒ Número de llamadas al SRR/SEMI por 1.000 ingresos hospitalarios al año.
  ✒ Tiempo entre el momento en el que el paciente cumple criterios de activación (hora cero) y la activación real del SRR/SEMI.

✒ Tiempo de respuesta del SRR/SEMI (intervalo entre activación clínica y respuesta).
✒ Tipo de intervención realizada.
✒ Proporción de pacientes con un evento adverso (muerte o parada cardíaca inesperada) en los que no se activó el SRR/SEMI.
✒ Número de ingresos en la UCI no programados por 1.000 ingresos hospitalarios.
✒ Número de pacientes en los que se establece una decisión de limitación del esfuerzo terapéutico por 1.000 ingresos.

2.2.3.5. Resultados

Existen varios metanálisis en los que los SRR maduros con al menos 2 años de funcionamiento se asociaron con resultados favorables, como una reducción significativa del número de paradas cardíacas inesperadas en las plantas de hospitalización en adultos (RR 0,65; IC95 % 0,61-0,70; *p*<0,001) y niños (RR 0.64; IC95 % 0,55-0,74) y una reducción significativa de la mortalidad hospitalaria en adultos (RR 0,87; IC95 % 0,81-0,95; *p*<0,001) y en niños (RR 0,82; IC95 % 0,76-0,89). Hay que destacar que los estudios son generalmente observacionales y que la heterogeneidad es habitualmente significativa.

La implementación de los SRR también se asoció en muchos estudios con un incremento de los pacientes con órdenes de no reanimar que permanecieron en las plantas evitándose el ingreso en la UCI, lo que podría explicar en parte las reducciones de la mortalidad observada en la UCI en los pacientes provenientes de la planta de hospitalización. En un metanálisis holandés que incluyó 1.045.364 pacientes y en el que, a diferencia de otras revisiones sistemáticas, escogieron la muerte inesperada como resultado principal, se observó una reducción del riesgo de muerte inesperada del 50 % en asociación con los SRR. En el estudio observacional de Abella *et al.*, tras 2 años de implementación de un SRR en un hospital de nivel 2 de la Comunidad de Madrid, se concluyó que la actividad de detección precoz de pacientes en riesgo fuera de la UCI puede producir un efecto beneficioso sobre los pacientes ingresados en UCI, así como una reducción de las paradas cardiorrespiratorias hospitalarias. En nuestra experiencia en el Hospital Universitario y Politécnico La Fe de Valencia, el resultado más destacable es el descenso progresivo de la mortalidad de los pacientes que ingresan en la UCI procedentes de la planta, que en un período de 8 años de implementación del SRR/SEMI ha disminuido del 34 % en 2015 al 18,5 % en 2022 (datos no publicados). También ha disminuido el número de reingresos, ya que ningún paciente es dado de alta a la planta con una puntuación en la escala NEWS (ALERTA) > 6, excepto si se trata de patología crónica compensada.

ⓘ Puntos clave

✔ La Medicina Intensiva es la especialidad médica que se ocupa de los pacientes con disfunción o fracaso actual o potencial de uno o varios órganos o sistemas que representa una amenaza para la vida y que es susceptible de recuperación. Esta definición incluye el concepto de atención anticipada al paciente grave y potencialmente grave en cualquier ámbito donde se encuentre.

✔ El retraso en el ingreso en la UCI desde los servicios de Urgencias se asocia con un incremento significativo de la mortalidad que afec-

→

ta especialmente a los pacientes más graves y con permanencias más largas en el servicio de Urgencias.

- Las unidades de *shock* en el servicio de Urgencias se han relacionado con una disminución de los tiempos de espera para la atención por el intensivista de los enfermos graves y potencialmente graves, una disminución del número de ingresos en la UCI y una disminución de la mortalidad en Urgencias.
- Las UCIM conservan la capacidad de reconocer y tratar las complicaciones que amenazan la vida del paciente requiriendo menos personal y menos equipamiento que las UCI.
- Los SRR constituyen un dispositivo de seguridad para los pacientes ingresados en las plantas de hospitalización que se ha asociado con una reducción significativa de eventos graves, como paradas cardíacas inesperadas, muertes inesperadas, ingresos urgentes no programados en la UCI e ingresos inadecuados en la UCI.
- El transporte secundario de pacientes complejos, como los sometidos a ECMO, debe ser realizado por personal específicamente entrenado, siendo también importante seleccionar el medio más adecuado atendiendo a criterios de rapidez y seguridad.

Bibliografía

Abella A, Torrejón I, Enciso V, et al. Proyecto UCI sin paredes. Efecto de la detección precoz de los pacientes de riesgo. Med Intensiva. 2012;37:12-8.

Argudo E, Hernández-Tejedor A, Belda Hofheinz S, et al. Spanish Society of Intensive and Critical Care Medicine and Coronary Units (SEMICYUC) and the Spanish Society of Pediatric Intensive Care (SECIP) consensus recommendations for ECMO transport. Med Intensiva (Engl Ed). 2022;46(8):446-54.

Boniatti MM, Azzolini N, Viana MV, et al. Delayed medical emergency team calls and associated outcomes. Crit Care Med. 2014;42:26-30.

Capuzzo M, Volta C, Tassinati T, et al; Working Group on Health Economics of the European Society of Intensive Care Medicine. Hospital mortality of adults admitted to Intensive Care Units in hospitals with and without Intermediate Care Units: a multicentre European cohort study. Crit Care. 2014;18(5):551.

Castellanos-Ortega A, Suberviola B, García-Astudillo LA, et al. Impact of the Surviving Sepsis Campaign protocols on hospital length of stay and mortality in septic shock patients: Results of a three-year follow-up quasi-experimental study. Crit Care Med. 2010;38:1036-43.

Clemente Vivancos Á, León Castelao E, Castellanos-Ortega Á, et al. National Survey: How do we approach the patient at risk of clinical deterioration outside the ICU in the Spanish context? Int J Environ Res Public Health. 2022;19(19):12627.

De Jong A, Jung B, Daurat A, et al. Effect of rapid response systems on hospital mortality: a systematic review and meta-analysis. Intensive Care Med. 2016;42(4):615-7.

Fischer CP, Bilimoria KY, Ghaferi AA. Rapid response teams as a patient safety practice for failure to rescue. JAMA. 2021;326:179.

Gordo F, Abella A. Intensive care unit without walls: seeking patient safety by improving the efficiency of the system. Med Intensiva. 2014;38(7):438-43.

Groenland CNL, Termorshuizen F, Rietdijk WJR, et al. Emergency Department to ICU Time Is Associated With Hospital Mortality: A Registry Analysis of 14,788 Patients From Six University Hospitals in The Netherlands. Crit Care Med. 2019;47(11):1564-71.

Gunnerson KJ, Bassin BS, Havey RA, et al. Association of an Emergency Department-Based Intensive Care Unit With Survival and Inpatient Intensive Care Unit Admissions. JAMA Netw Open. 2019;2(7):e197584.

Hillman KM, Bristow PJ, Chey T, et al. Duration of life-threatening antecedents prior to intensive care admission. Intensive Care Med. 2002;28:1629-34.

Holanda MS, Domínguez MJ, Ots E, Lorda MI, Castellanos-Ortega A. SECI (Servicio Extendido de Cuidados Intensivos): mirando fuera de la UCI. Med Intensiva. 2011;35:349-53.

Jones DA, DeVita MA, Bellomo R. Rapid-response teams. N Engl J Med. 2011;365:139-46.

Maharaj R, Raffaele I, Wendon J. Rapid response systems: a systematic review and meta-analysis. Crit Care. 2015;19(1):254.

Prin M, Wunsch H. The role of stepdown beds in hospital care. Am J Respir Crit Care Med. 2014;190(11):1210-6.

Prytherch DR, Smith GB, Schmidt PE, Featherstone PI. ViEWS-Towards a national early warning score for detecting adult inpatient deterioration. Resuscitation. 2010;81:932-7.

Vincent JL. The continuum of critical care. Crit Care. 2019;23(Suppl 1):122.

3 Transporte sanitario y asistencia en desastres

N. Valero González, L. Alomar Lladó y J. A. Álvarez Fernández

↗ Orientación para el estudio

Este es un tema que empieza a cobrar una mayor relevancia debido, por una parte, a la complejidad creciente en el traslado de enfermos críticos, y por otra, a los retos detectados en los últimos años en la asistencia a incidentes con víctimas numerosas. En este capítulo se describen los distintos tipos de transporte sanitario, se dan las pautas para conocer la fisiopatología durante el proceso y se revisan los fundamentos de la asistencia en desastres.

1. Presentación

El transporte sanitario y la asistencia en desastres han evolucionado en el último siglo con un incremento de la tecnología y de la capacidad del personal interviniente, mejorando la atención suministrada a los enfermos y lesionados. Por otra parte, deben ser conocidos los riesgos que implica esta actividad para los pacientes y los equipos asistenciales.

2. Transporte sanitario

El transporte sanitario es el desplazamiento de personas enfermas. Cuando se realiza fuera de los hospitales, se emplean vehículos especialmente acondicionados y preparados para tal fin denominados ambulancias. Este transporte puede ser urgente o no urgente, en función de la gravedad y del estado de salud del paciente, y forma parte de una secuencia de actuaciones característica que fue denominada «Decálogo de actuación prehospitalaria» (Fig. 3-1).

Aunque este capítulo se centrará en el transporte sanitario urgente (TSU) extrahospitalario del adulto, deberá recordarse también que a veces se realizará dentro del propio hospital, lo que permitirá a un paciente en estado crítico acceder a procedimientos que son practicados en lugares que no están específicamente preparados para su tratamiento, siendo en estos casos también aplicables muchos de los conceptos que se expondrán.

2.1. Tipos de transporte sanitario

En función de diferentes aspectos, se pueden distinguir distintos tipos de transporte (Tabla 3-1).

Con respecto al TSU asistido, sea o no medicalizado, se pueden ampliar las definiciones:

- ✔ **TSU primario.** Es el transporte extrahospitalario más frecuente, mediante el que se desplaza a un paciente desde el lugar donde se produce la situación de urgencia o emergencia hasta el primer centro sanitario disponible. Se trata de pacientes enfermos o lesionados que requieren algún tipo de asistencia antes de su llegada al centro sanitario de destino. Cuando el

centro sanitario que recibe inicialmente al paciente lo remite luego a un hospital, se habla de «TSU primario diferido».
- ✔ **TSU secundario.** Es el transporte interhospitalario, cada vez más frecuente y cualificado, por el que se desplaza a pacientes graves o críticos generalmente desde un centro sanitario de menor complejidad a otro de mayor complejidad y nivel asistencial, pero en ocasiones también entre centros de la misma complejidad debido a no disponibilidad de camas en el hospital emisor.
- ✔ **TSU terciario.** Es el transporte intrahospitalario de enfermos críticos, por el que se desplaza a pacientes desde las unidades de cuidados intensivos o semiintensivos a otras zonas del hospital para la realización de pruebas complementarias o de tratamientos que no se pueden realizar a pie de cama.

2.2. Fases del transporte sanitario

En todo TSU, aunque más concretamente en los traslados extrahospitalarios, se pueden diferenciar las siguientes fases:

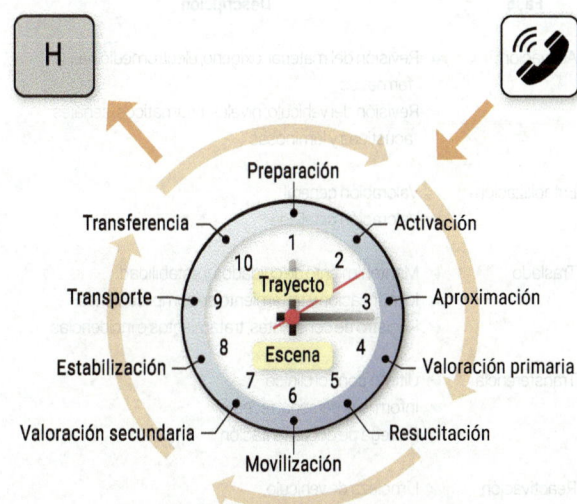

Fig. 3-1 | Decálogo de actuación prehospitalaria. Modificada de Álvarez-Fernández JA, Alarcón-Orts A, Juan-Palmer A. Asistencia sanitaria inicial en catástrofes. Med Clin (Barc). 2006;127(1):13-6.

Tabla 3-1. Tipos de transporte sanitario

Tipo de transporte	Definición
Urgente o programado	Limitación o no en el tiempo disponible para su realización
Individual o colectivo	Solo un paciente o varios pacientes trasladados simultáneamente
Asistido o no asistido	Con o sin capacidad de proporcionar cuidados al paciente
Medicalizado o no medicalizado	Presencia o no de médico y enfermera en el equipo de transporte «Sanitarizado»: si hay enfermera sin médico «Básico»: si no hay ni enfermera ni médico (solo técnicos)
Primario, secundario o terciario	Traslado desde el lugar del incidente hasta el primer centro asistencial, entre hospitales o dentro del hospital «Primario diferido»: cuando es desde un centro asistencial extrahospitalario al hospital
Terrestre, aéreo o marítimo	En función del medio

activación, estabilización, traslado, transferencia y reactivación (Tabla 3-2).

2.2.1. Activación

La fase de activación es el período de tiempo que transcurre desde que se recibe la comunicación formal del aviso hasta que se contacta físicamente con el paciente y el personal responsable del mismo en caso del traslado secundario. El objetivo en esta primera fase es dar una respuesta organizada y en el menor tiempo posible ante la necesidad de transferir un paciente a un centro de hospitalario.

Una revisión adecuada y rigurosa previa del vehículo (limpieza, sistemas de comunicaciones, estado de los neumáticos y señales acústicas y luminosas, niveles de combustible y aceite, estado del motor, etc.) y del material disponible (niveles de gases medicinales, equipos de electromedicina, material fungible, fármacos, etc.)

Tabla 3-2. Fases del transporte sanitario

Fase	Descripción
Activación	✔ Revisión del material: oxígeno, electromedicina, fármacos ✔ Revisión del vehículo: niveles, neumáticos, señales acústicas y luminosas
Estabilización	✔ Valoración general ✔ Valoración detallada
Traslado	✔ Mantenimiento de cuidados y estabilidad ✔ Identificación y tratamiento de complicaciones ✔ Registro de constantes, tratamientos e incidencias
Transferencia	✔ Último control clínico ✔ Informe al personal receptor ✔ Entrega de documentación
Reactivación	✔ Limpieza de vehículo ✔ Limpieza y reposición del material utilizado ✔ Comunicar disponibilidad

evita problemas de seguridad e improvisación durante el resto de las fases del traslado.

Antes de elegir el tipo de vehículo para el TSU, en la central de coordinación del servicio de emergencias se deberán tener en cuenta especialmente que no disminuya el nivel de cuidados ya conseguido, la dependencia del tiempo de la patología atendida (p. ej., infarto de miocardio, ictus, politraumatismo) y el medio a recorrer, no solo orográfico (p. ej., estado de las carretas) sino demográfico (p. ej., estado del tráfico). Siempre que la climatología lo permita, el transporte aéreo (en helicóptero o avión no presurizado) debería ser la elección cuando se prevean tiempos de transporte terrestre o marítimo que excedan de 90 minutos; en largas distancias (p. ej., TSU secundario de pacientes quemados) deberá elegirse siempre un avión presurizado.

2.2.2. Estabilización

Esta fase engloba todas aquellas actuaciones de soporte que se deben realizar antes de iniciar la siguiente fase. De esta forma se consigue reducir la probabilidad de empeoramiento o deterioro de las funciones vitales del paciente.

Es necesario informar tanto al paciente, si se encuentra consciente, como a su familia, de la necesidad de realizar el traslado y de los posibles riesgos asociados al mismo.

En el caso de traslados interhospitalarios es conveniente mantener al paciente en dieta absoluta, preferiblemente unas 2 horas antes de realizar el traslado siempre que sea posible, y realizar el aseo, el cambio de lencería y el vaciado de sondas, drenajes y bolsas colectoras. Justo antes de transferir al paciente se realizará una aspiración de secreciones si está intubado y se tomarán las constantes.

2.2.3. Traslado

Es el período que transcurre desde que se instala al enfermo en la camilla de transporte hasta que se transfiere al centro hospitalario designado. Durante esta fase se continúa con los cuidados y tratamientos iniciados en la fase de estabilización, se registran las constantes, intervenciones e incidencias en las hojas o informes disponibles y, si aparecen complicaciones, se inicia su tratamiento.

Cuando el paciente esté ya colocado en la camilla, se deberá cubrir con ropa de cama teniendo en cuenta la seguridad y el confort. Por último, hay que sujetar firmemente al paciente para evitar desplazamientos y posibles caídas, y se tratará de evitar la aparición de lesiones por decúbito mediante la colocación de almohadas o cuñas que eviten el contacto directo con superficies rígidas, pues puede producir úlceras por presión.

Una vez que el paciente se encuentre en el vehículo, deberá ser colocado en la camilla en sentido longitudinal a la marcha, con la cabeza en la parte delantera en el caso de ambulancias terrestres o indistintamente en el caso de helicópteros. En estos últimos se puede emplear también la posición en sentido transversal a la marcha, pero se recomienda únicamente para distancias cortas si no hay otra opción (Tabla 3-3).

Al iniciar el desplazamiento, la conducción deberá ser suave y lo más constante posible, evitando los cambios bruscos de velocidad y dirección, y se debe evitar el uso de señales acústicas siempre que sea posible. En el traslado de pacientes de muy alto riesgo (p. ej., con inestabilidad hemodinámica o recién nacidos de muy bajo peso) deberá considerarse un transporte especial de muy baja velocidad, por lo que se debe solicitar escolta policial.

Al menos un miembro del equipo debe permanecer siempre en el compartimiento asistencial junto al paciente. No se recomienda el traslado de familiares o acompañantes excepto en el caso de pacientes menores de edad o, excepcionalmente, en ancianos. También se desaconseja que vehículos particulares sigan al vehículo a corta distancia.

Tabla 3-3. Posibilidades de colocación del paciente para el traslado

Tipo de paciente	Posición
Paciente estándar, sin alteraciones ventilatorias, neurológicas o circulatorias	Decúbito supino con tronco semiincorporado (semi-Fowler)
Pacientes con insuficiencia respiratoria de origen pulmonar	Decúbito supino con tronco incorporado
Pacientes con insuficiencia cardíaca y/o edema agudo de pulmón	Sedestación con piernas colgando
Pacientes con bajo nivel de consciencia	Posición lateral de seguridad
Paciente politraumatizado	Decúbito supino a 180° con cabeza y tronco alineados
Hipotensión y *shock*	Trendelenburg
Hipertensión intracraneal	Anti-Trendelenburg (semirrecumbente)
Embarazadas, sobre todo en el tercer trimestre	Decúbito lateral izquierdo
Presencia de prolapso de cordón umbilical	Posición genupectoral

2.2.4. Transferencia

Esta fase comienza al llegar al centro hospitalario de destino. Implica una última valoración del estado del enfermo, la preparación del material necesario para llegar a la unidad de destino, el recorrido hasta ella y la transmisión de la información de las actuaciones realizadas y de la situación del paciente al personal responsable en el hospital de destino. Esta información se transmitirá de forma verbal y documental, mediante la entrega de los informes y registros que sean necesarios. La transferencia finaliza cuando el personal sanitario de la unidad de destino se hace responsable y asume la continuidad de los cuidados del paciente.

2.2.5. Reactivación

Finalizado el traslado, se procede a la reposición y preparación del material y del vehículo para recuperar la operatividad en el menor tiempo posible.

2.3. Fisiopatología del transporte sanitario

Las alteraciones en las variables fisiológicas que se observan en los traslados son significativas y pueden repercutir negativamente en el estado de los pacientes, aunque esto no resultará evidente si no se realiza la monitorización adecuada.

Los factores físicos que mayor repercusión clínica pueden llegar a tener sobre los pacientes son aquellos relacionados con cambios en la atracción gravitatoria, vibraciones, ruidos, temperatura y humedad, altitud y cinetosis.

2.3.1. Efectos gravitacionales

Todos los elementos que se desplazan en el interior de un vehículo, que se mueve a una velocidad no constante, estarán sometidos a los efectos de la gravedad y de la aceleración lineal o angular.

En esencia, serán de aplicación los tres principios de Newton: inercia, pues todo cuerpo conserva su estado de reposo o de movimiento uniforme rectilíneo a no ser que sea obligado a cambiar por la aplicación de una fuerza externa; fuerza, pues el cambio de movimiento de un cuerpo es proporcional a la fuerza aplicada sobre él, a la vez que la fuerza es proporcional a la masa del objeto por la aceleración del mismo (el peso de un órgano o el corporal del paciente influirán en el efecto); y acción-reacción, pues si un objeto A ejerce una fuerza sobre otro B, este último ejercerá una fuerza igual sobre A pero en sentido opuesto.

Los cambios de velocidad, ya sea por aceleración lineal (aumento de velocidad a lo largo de una línea recta o aceleración positiva) o por desaceleración (disminución de la velocidad o aceleración negativa/frenazos), ocasionarán cambios en las variables fisiológicas, que, además, pueden ser diferentes en función del tipo de transporte. Para compensar dichas aceleraciones, en el interior del cuerpo humano aparecerán fuerzas de inercia de sentido contrario a las del desplazamiento del vehículo. Estas fuerzas producirán modificaciones en la presión hidrostática de los compartimentos internos que finalmente conducirán a cambios fisiológicos proporcionales a la intensidad, duración y dirección de la aceleración.

Existen diferencias en las fuerzas gravitacionales que intervienen y en los efectos que producen según el tipo de transporte:

✔ **Repercusiones del transporte terrestre.** Si un paciente es sometido a una aceleración en sentido longitudinal (de la cabeza a los pies), los fluidos tienden a acumularse en zonas distales del cuerpo, y en zonas proximales si se trata de una fuerza de sentido opuesto. Dicho movimiento de fluidos podría, al menos en teoría, llegar a afectar a la hemodinámica del paciente por modificación (aumento o descenso) del gasto cardíaco. Estos cambios circulatorios son detectados por los sensores orgánicos (receptores propioceptivos, barorreceptores, otolitos laberínticos) y conducidos por el sistema nervioso a los órganos efectores, con modificación de la frecuencia cardíaca y la presión arterial (Tabla 3-4). En un paciente en posición estándar de traslado, con el eje en el sentido de la marcha y la cabeza situada junto al compartimento de conducción, las fuerzas de aceleración y, especialmente, las fuerzas de deceleración pueden aumentar la presión intracraneal. Las primeras, por desplazamiento hacia caudal de las estructuras intracraneales; las segundas, por aumento brusco del retorno venoso hacia el interior del cráneo y oposición a la salida del líquido cefalorraquídeo. Todas estas alteraciones tendrán una mayor o menor repercusión en función de la intensidad de las fuerzas ejercidas (a mayor velocidad de conducción o de frenada, mayores efectos) y, muy especialmente, del estado hemodinámico del paciente, con una respuesta más marcada en un enfermo hipovolémico, cardiópata o con lesiones intracraneales.

✔ **Repercusiones del transporte aéreo.** Los efectos de las aceleraciones lineales durante el transporte aéreo van a ser menores que los descritos en el transporte terrestre, no siendo así con las aceleraciones verticales y angulares, que, aunque son menos frecuentes, van a tener mayor intensidad.

✔ **Repercusiones del transporte marítimo.** En estos casos la mayor movilidad de las embarcaciones puede agravar las lesiones, por lo que cobra mayor importancia la correcta inmovilización del paciente a la estructura de la embarcación. Además, no hay que olvidar que el riesgo de accidentes es mayor en este medio, lo que también puede afectar al equipo asistencial.

Tabla 3-4. Modificaciones fisiopatológicas en el transporte terrestre

Modificación	Aceleración	Deceleración
Frecuencia cardíaca	Taquicardia refleja	Bradicardia refleja (puede llegar a asistolia)
Presión arterial	Hipotensión arterial	Hipertensión arterial
Otros	Cambios en el segmento ST Alargamiento de la onda P	Elevación de la presión venosa central

2.3.2. Vibraciones

Las vibraciones son una forma de energía mecánica capaz de ejercer calor y presión en los tejidos humanos. Pueden ser mecánicas (trepidaciones), que son conducidas por contacto directo, o acústicas, que son conducidas por un medio elástico. Las ambulancias terrestres producen con mayor o menor intensidad vibraciones mecánicas, debidas al motor, la suspensión, el chasis y al estado de la carretera.

Los órganos humanos son sensibles a las vibraciones mecánicas que oscilen entre los 3 y los 20 Hz, llegando a tener efectos adversos las que se encuentran entre los 4 y los 12 Hz por inducir fenómenos de resonancia en órganos y roturas microvasculares. Los tejidos con baja distensibilidad, como los huesos, son los que tienen mayor frecuencia de resonancia (hasta 500 Hz), mientras que los de mayor distensibilidad tienen menor frecuencia de resonancia (el cerebro de los neonatos 20 Hz). Los vehículos de TSU son capaces de generar vibraciones en estos rangos: ambulancias 4-16 Hz, helicópteros 12-18 Hz y aviones 40-50 Hz.

Las vibraciones aumentan el riesgo de hemorragias y de taquicardia. Algunos de los síntomas descritos asociados a las vibraciones producidas durante el transporte son dolor torácico, abdominal, mandibular o lumbosacro, tenesmo rectal o vesical, cefalea, etc. Por otro lado, afectan a los sistemas de monitorización del paciente (electrocardiograma, presión arterial no invasiva, saturación pulsioximétrica de oxígeno), así como al funcionamiento de las bombas de infusión.

Las vibraciones pueden reducirse utilizando vehículos en buenas condiciones mecánicas, con suspensión adecuada, una camilla flotante e inmovilizando al paciente mediante la utilización durante el traslado de un colchón de vacío.

2.3.3. Ruido

El ruido es otra causa importante de cambios fisiológicos en el paciente trasladado. El ruido durante el traslado en ambulancia puede originarse por el tráfico de las calles y carreteras, por el material almacenado y electromédico de la ambulancia y especialmente por las sirenas. El ruido puede, asimismo, impedir la realización de determinadas actividades dentro de la ambulancia, como la auscultación del paciente o la toma de presión arterial no invasiva, y puede provocar fenómenos de ansiedad, agitación o descarga vegetativa, de especial importancia en pacientes en estado crítico y en aquellos con patología coronaria.

De todos los ruidos ocasionados durante el transporte el que influye más negativamente es el de las sirenas, no habiéndose demostrado diferencias entre los diferentes tipos disponibles, por lo que se debe realizar un uso racional de las mismas. Se ha demostrado que aumentan el riesgo de accidente y pueden generar en los pacientes ansiedad, descargas vegetativas e incluso alteraciones del comportamiento con delirio.

En el transporte aéreo el nivel de ruido puede llegar a ser muy elevado, especialmente en helicóptero, por lo que es imprescindible la protección acústica del paciente y del personal asistencial, así como el uso para el control de constantes de medios de diagnóstico digitalizados y testados en vuelo.

2.3.4. Temperatura y humedad

La temperatura y la humedad del compartimiento sanitario pueden influir negativamente tanto en el paciente como en la medicación y el material almacenados en el vehículo. Sobre el paciente, puede producir tanto hipotermia como hipertermia. Sobre la medicación, puede producirse la cristalización de soluciones y la desnaturalización de determinados fármacos. Sobre material, las pilas de electromedicina pueden descargarse con mayor rapidez y ciertos aparatos pueden descalibrarse o realizar registros erróneos.

Un cuidadoso control de la temperatura en el interior del vehículo permitirá evitar las alteraciones fisiológicas que tanto la hipotermia como la hipertermia pueden producir en el organismo: la hipotermia, frecuente en el paciente traumatizado expuesto al aire ambiente, puede provocar colapso vascular, escalofríos y tiritona; la hipertermia produce en el organismo aumento de sudoración con vasodilatación periférica y alteraciones metabólicas.

Para evitar la aparición de estas complicaciones las ambulancias actuales suelen disponer de aire acondicionado regulado mediante un termostato que mantiene una temperatura ambiente en un valor preseleccionado. También se dispone de mantas térmicas adecuadas para prevenir cambios de temperatura durante el traslado, especialmente en pacientes con problemas para la regulación de la temperatura corporal (recién nacidos, ancianos, grandes quemados, politraumatizados, lesionados medulares).

2.3.5. Altitud

La disminución de la presión parcial de oxígeno motivada por los desplazamientos a una altitud elevada puede producir hiperventilación refleja, alcalosis respiratoria, taquicardia y aumento del gasto cardíaco. El descenso de la presión atmosférica ocasionará un aumento del volumen de gases, por lo que puede agravar un neumotórax preexistente o producir íleo o distensión gástrica, y también puede tener efectos sobre el material de traslado como férulas de inmovilización y neumotaponamientos de tubos orotraqueales y sondas vesicales.

En traslados terrestres en altitud elevada (zonas montañosas) y en el trasporte aéreo es recomendable usar sueros en envase de plástico por el riesgo de alteración en el ritmo de infusión. Todo esto hay que tenerlo en cuenta, si bien el transporte en helicóptero suele realizarse a alturas en las que no existen cambios significativos en la presión parcial de oxígeno y en la expansión de gases. Por otro lado, la presurización de las cabinas para transporte en aeronaves se realiza habitualmente con equivalencia entre 1.800 y 2.400 m de altitud, no al nivel del mar, por lo que estas precauciones deberán ser tenidas en cuenta en estos casos.

No hay que olvidar también que la temperatura disminuirá progresivamente 5-10 °C por cada 1.000 m de altitud.

2.3.6. Cinetosis

La cinetosis o «mareo» puede aparecer en pacientes conscientes y en el personal sanitario que realiza el transporte, especialmente durante el traslado a través de carreteras con curvas y en mal estado. La causa principal de la cinetosis suele ser una gran sensibilidad a los estímulos en el laberinto del oído interno,

incrementada por el movimiento simultáneo en dos o más direcciones. Entre las causas no orgánicas de enfermedad por movimiento se incluyen hipoxia, tensión emocional, olores, calor, etc. Algunos autores recomiendan administrar sedantes vestibulares como escopolamina, ciclizina o dimenhidrinato a los pacientes conscientes y a los miembros del equipo de transporte que presenten cinetosis.

Un aspecto que se debe considerar es el de la exposición del personal asistencial al movimiento del transporte durante períodos prolongados de su vida profesional y la adaptación de su fisiología a esta situación anómala. Ha sido descrito en este personal el llamado «síndrome de sopite», trastorno adaptativo expresado en forma de desmotivación, dificultad para la concentración, alteraciones de conducta y, especialmente, trastornos del sueño.

2.4. Transporte sanitario seguro

Movilizar a un paciente en cualquier medio conlleva siempre unos cambios fisiológicos que el equipo de transporte debe co-nocer y tener en cuenta, durante el mismo y a la hora de decidir si finalmente se realiza o no el traslado. Además de alteraciones fisiológicas, se pueden producir problemas técnicos que hagan imposible que durante el traslado se mantenga un nivel de cui-dados constante.

Algunas de las repercusiones del transporte sanitario sobre la fisiología del paciente descritas previamente podrían minimi-zarse con un mejor diseño y preparación de los vehículos. Los efectos gravitacionales y de las vibraciones podrían disminuir mejorando la suspensión (en el transporte terrestre) y utilizando colchones de materiales aislantes en la camilla o colchones de vacío, pero también realizando una conducción adecuada. Los efectos del ruido pueden atenuarse mediante el aislamiento acústico o mediante el empleo de sistemas de protección (que en el caso del transporte aéreo pueden servir a la vez como interco-municadores). Los problemas de temperatura pueden mejorar con sistemas de climatización y aislamiento que mantengan constante la temperatura del habitáculo asistencial.

En el caso del transporte en helicóptero también hay que tener en cuenta para la preparación una adecuada formación del personal, incluyendo las medidas de seguridad (aproximación siempre por la parte delantera, agacharse tanto al acercarse como al alejarse, todo el material y el paciente deberá ir correc-tamente sujetos, y no trasladar pacientes agitados).

De todas estas consideraciones se pueden extraer las siguientes conclusiones:

- En el transporte terrestre el paciente irá en posición supina con la cabeza en el sentido de la marcha.
- En helicópteros se adoptará una posición transversal o en sentido contrario a la marcha.
- Se deberá realizar un correcto anclaje de la camilla al vehículo y del paciente a la camilla, utilizando colchón de vacío para la inmovilización.
- Es importante realizar una conducción regular durante el transporte, evitando aceleraciones y deceleraciones bruscas y restringiendo el uso de sirenas y luces para facilitar dicha conducción regular.

No deberá olvidarse en ningún momento respetar las normas de circulación e intentar garantizar la seguridad del paciente, del equipo asistencial y de los usuarios de la vía pública.

3. Asistencia sanitaria en desastres

Numerosos acontecimientos recientes han puesto en evidencia la magnitud del problema de los desastres, que son emergencias complejas donde con frecuencia riesgos naturales, tecnológicos y sociológicos se combinan como su causa y multiplican su efecto. Un mismo acontecimiento pueda resultar o no catastrófico dependiendo del lugar donde se produzca y, especialmente, de los medios que estuvieran previstos con anterioridad. Sin embargo, la evidencia actual sigue mostrando que es muy limitada la preparación para desastres del personal sanitario, especialmente en los hospitales.

3.1. Terminología

El *Diccionario de la Lengua Española* define *emergencia* como «situación de peligro que requiere de una actuación inmediata», *catástrofe* como todo «suceso infausto que altera gravemente el orden regular de las cosas» y su sinónimo *desastre* como «desgracia grande, suceso infeliz y lamentable». En lengua inglesa ambos términos son equivalentes, y para las organizaciones internacionales dedicadas a la ayuda humanitaria un *desastre* es un «evento calamitoso resultante en pérdidas de vidas, gran esfuerzo y sufrimiento humano, y daño material a gran escala». Ninguna de estas definiciones satisface plenamente las necesidades de los profesionales sanitarios, siendo más útil la formulada a principios de los años noventa por la extinta Sociedad Española de Prevención de Catástrofes, que consideraba *desastre* «todo suceso que produce más víctimas o problemas sanitarios de los que el sistema de salud está preparado para manejar», lo que avala la idea de que un mismo acontecimiento pueda resultar o no catastrófico dependiendo del lugar donde se produzca y de los medios que estuvieran previstos con anterioridad.

Los desastres suelen ser daños sobrevenidos de forma súbita, generalmente como resultado de la interacción del hombre y su entorno inmediato. Entre sus características principales se encuentran que suelen tener una evolución temporal limitada tanto en tiempo como en espacio, suelen resolverse en un plazo también limitado de tiempo y suelen consumir recursos extraordinarios tanto sanitarios como de otros ámbitos (bomberos, policía y en ocasiones fuerzas armadas).

Mientras que las emergencias sanitarias son situaciones que amenazan la salud de la colectividad, las emergencias médicas son situaciones que ponen en peligro inminente la vida de las personas o la integridad de sus órganos y sistemas, pudiendo ser individuales o colectivas. La idea de desastre va asociada a emergencias sanitarias o médicas colectivas, y estas pueden clasificarse según diversos criterios, de entre los que parecen tener una mayor utilidad la diferenciación según la causa o tipo de riesgo que las produce y según el efecto sobre el sistema sanitario (Tabla 3-5).

Se identifican así tres grupos de riesgo en los desastres: naturales, tecnológicos y sociológicos, que se presentan con frecuen-cia combinados, siendo frecuente que una causa inicial de origen natural (p. ej., terremoto, huracán o tifón, inundación, riada, maremoto, incendio, etc.) azote un entorno geográfico de gran riesgo tecnológico (p. ej., centrales nucleares o plantas químicas, autopistas, aeropuertos, redes ferroviarias, líneas de transporte marítimo, etc.) situado en la proximidad de un núcleo masificado de población o de zonas de concentración de masas por actividades de ocio (estadios, auditorios, circuitos automovilísticos, etc.).

Para cuantificar el efecto sobre el sistema sanitario, se habla de múltiples víctimas, cuando la situación puede ser controlable con los recursos ordinarios de la comunidad; de víctimas en masa («situaciones cuasicatastróficas» en la terminología europea), cuando el sistema sanitario es capaz de controlar la situación pero empleando recursos extraordinarios; y de catástrofes o desastres, cuando la situación no puede ser controlada con los recursos comunitarios y es necesaria la intervención de otras comunidades.

3.2. Metodología de la asistencia en desastres

La asistencia en desastres comprende todos aquellos procedi-mientos extraordinarios, asistenciales, organizativos y logísticos que tienen como objetivo el tratamiento de las víctimas en situa-ciones de crisis, adaptando en cada momento los recursos dispo-nibles al conjunto de cada situación. Posee unas características propias, entre las que cabe destacar que se trabaja en medios que pueden ser hostiles, con condiciones climatológicas adversas, es-casa iluminación o presencia de materiales peligrosos, y a su vez con medios limitados con los que atender a un número elevado de víctimas, lo que obliga a optimizar el uso de los recursos disponi-bles, que deben ser asignados a aquellas víctimas que *a priori* ten-gan más posibilidades de sobrevivir.

Las patologías a las que se enfrentan los equipos asistenciales en estas situaciones son muy variadas, siendo lo más habitual que haya pacientes politraumatizados graves, pero que van a asociar otros procesos como quemaduras graves, alteraciones psiquiátri-cas o patologías no traumáticas, e incluso otros que se desenca-denan durante la asistencia como partos, infartos, ictus, etc., en lo que se ha denominado «víctimas   indirectas». Los   equipos   asistenciales, habitualmente organizados en torno a los servicios de emergencias, deben coordinarse con otros procedentes de diversas instituciones (fuerzas de seguridad, rescate, logística), lo que obliga a la creación previa de planes de intervención que faciliten esa integración y a la formación, tanto teórica como práctica, de todo el personal que vaya a estar implicado.

3.3. Fases de la respuesta en desastres

Frente al caos y la desorganización que suelen producirse en la mayoría de los desastres, en todas las situaciones de emergencia colectiva ha probado su efectividad una secuencia ordenada de pasos consecutivos que se inicia con la localización de posibles riesgos y finaliza con la recuperación de la actividad normal en la zona afectada. Dicha secuencia incluye las fases de previsión, prevención, planificación, intervención y rehabilitación (Tabla 3-6).

Tabla 3-5. Clasificación de las emergencias colectivas

Criterio de clasificación	Tipos
Según el riesgo que las desencadena	Naturales, tecnológicas o sociológicas
Según el impacto sobre el sistema sanitario	Múltiples víctimas, víctimas en masa o catástrofes
Según el número de víctimas	Moderada (entre 25 y 99 víctimas), media (entre 100 y 999 víctimas) o grave (con más de 1.000 víctimas)
Según los efectos sobre la comunidad	Simple o compleja
Según la velocidad de instauración	De aparición rápida o de instauración más prolongada
Según la duración del factor desencadenante	Corta (de menos de 1 hora), media (de menos de 24 horas) o prolongada (de más de 24 horas)
Según la duración del salvamento	Corta (de menos de 6 horas), media (de 6 a 24 horas) o prolongada (de más de 24 horas)
Según la extensión geográfica	Radio inferior a 1 km, radio entre 1 km y 100 km o radio superior a 1 km
Según la región afectada	Rural o urbana
Según la patología producida de forma predominante	Traumatismos, quemaduras, enfermedades respiratorias o gastrointestinales, etc.
Según las facilidades de evacuación	Evacuable o no evacuable

Tabla 3-6. Fases de la respuesta en desastres

Fase	Descripción
Previsión	✔ Analizar y catalogar los riesgos potenciales ✔ Elaborar mapas que señalen el tipo de riesgo, la localización geográfica y el análisis de las posibles consecuencias ✔ Delimitar posibles áreas para base, socorro e intervención

Prevención	✔ Adoptar medidas concretas para evitar o aminorar los efectos nocivos de los riesgos identificados, incluyendo:
	  ✅ Medidas preventivas: construcciones antisísmicas, obras hidráulicas de prevención de inundaciones y sequías, reforestación y conservación de suelos, mejora de la red viaria, legislación sobre seguridad en el transporte, etc.
	  ✅ Sistemas de alerta precoz: sensores pluviométricos, detección de huracanes, videocámaras para control de tráfico, etc.
	✔ Montaje de dispositivos preventivos ante riesgos sanitarios previsibles

Planificación	✔ Preestablecer un centro de mando y grupos de intervención operativa, de asistencia técnica, de apoyo logístico, de asistencia sanitaria, etc. Respetar las jerarquías municipales, regionales y estatales establecidas por las leyes de protección civil
	✔ Decidir por adelantado las acciones futuras ante emergencias colectivas, lo que requiere:
	  ✅ Basar las actuaciones en la «teoría de la rutina diaria»
	  ✅ Establecer objetivos, normas, procedimientos y programas
	  ✅ Realizar ejercicios y simulaciones para poner a prueba periódicamente la consistencia de los planes y la adaptación y sincronización de todos los intervinientes potenciales

Intervención	✔ Ejecutar las acciones planificadas para:
	  ✅ Reducir las causas
	  ✅ Controlar y limitar los efectos
	  ✅ Rescatar y salvar a personas amenazadas
	  ✅ Ordenar y organizar la asistencia sanitaria
	  ✅ Evacuar de forma preventiva a la población
	  ✅ Evacuar y alojar a los afectados
	✔ División en sectores

Rehabilitación	✔ Restablecer los servicios públicos indispensables para normalizar el área afectada ✔ La zona afectada quedará en un estado al menos igual (si no mejor) que como se encontraba con anterioridad ✔ Enlazar con las fases de previsión y prevención, intentando atenuar los posibles efectos de un nuevo desastre

3.3.1. Previsión

Se trata de analizar y catalogar los riesgos potenciales, elaborando mapas que señalen los distintos tipos de riesgo, su localización geográfica, así como el análisis de las posibles consecuencias, con el objetivo de delimitar posibles áreas para base, socorro e intervención.

3.3.2. Prevención

Se basa en la adopción de medidas concretas para evitar o aminorar los efectos nocivos de una situación catastrófica. En esta fase se incluyen medidas preventivas (p. ej., construcciones antisísmicas, obras hidráulicas de prevención de inundaciones y sequías, reforestación y conservación de suelos, mejora de la red viaria, legislación sobre seguridad en el transporte) y sistemas de alerta precoz (sensores pluviométricos, sistemas de detección de huracanes o videocámaras para control de tráfico). Uno de los principales aspectos en esta fase es el montaje de los denominados «dispositivos preventivos ante riesgos sanitarios previsibles», cuya estructura y funcionamiento deberán responder a los mismos principios organizativos y asistenciales de la atención en catástrofes que se describirán más adelante.

3.3.3. Planificación

Consiste en decidir por adelantado las acciones futuras que se deberán realizar. Para ello, se establecerán objetivos, normas, procedimientos y programas, y se elaborarán planes de actuación teniendo en cuenta siempre el respeto a las jerarquías municipales, autonómicas y estatales de la ordenación territorial del Estado. No hay que olvidar llevar a cabo una correcta realización de ejercicios y simulaciones que pongan a prueba periódicamente la consistencia de dichos planes y la adaptación y sincronización de todos los intervinientes potenciales.

Frente a las teorías del pasado, tendentes a la creación de estructuras específicas dedicadas a la atención en catástrofes, la moderna concepción de dicha atención se basa en la denominada «teoría de la rutina diaria», según la cual para que un sistema sepa responder en situaciones extraordinarias, debe estar habituado a hacerlo en situaciones ordinarias, o dicho de otro modo, son los servicios extrahospitalarios y hospitalarios que realizan diariamente la atención urgente los que deben prepararse para actuar en desastres.

El núcleo central de la planificación de la atención en desastres deberá ser la coordinación desde el centro de mando, en torno al que se estructurarán una serie de grupos (intervención operativa, asistencia técnica, apoyo logístico, etc.) entre los que se encontrará el grupo sanitario, cuyas actuaciones deberán ser dirigidas desde una central sanitaria (Fig. 3-2). El funcionamiento cotidiano integrado de todos estos grupos representa una ventaja de cara a un posible funcionamiento en caso de desastre.

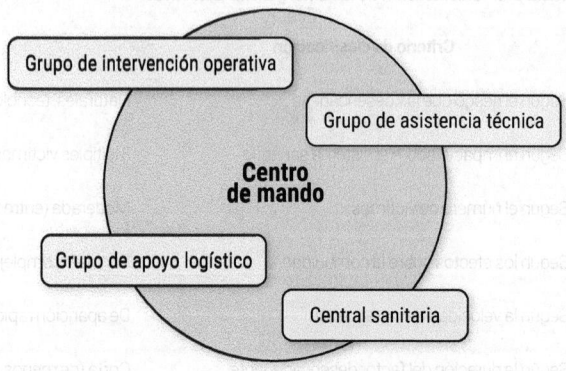

Fig. 3-2 | Coordinación de la asistencia en desastres. Modificada de Álvarez-Fernández JA, Franco-Arroyo J, Espinosa-Ramírez R, Hernando-Lorenzo A, Burillo-Putze G, Reyes-Alcaide S. Actuación sanitaria en emergencias y catástrofes. Medicine. 1999;7(120):5631-3.

3.3.4. Intervención

Llegado el momento, deben ejecutarse las acciones planificadas para reducir las causas, controlar y limitar los efectos, rescatar y salvar a personas amenazadas, ordenar y organizar la asistencia sanitaria, evacuar de forma preventiva a la población, evacuar y alojar a los afectados, etc. La manera más práctica de hacerlo es mediante la división en sectores, distribuyendo entre ellos los recursos disponibles, pero realizando toda la secuencia de rescate, socorro y evacuación (Fig. 3-3).

El proceso de atención en catástrofes deberá finalizar con el restablecimiento de los servicios públicos indispensables para normalizar el área afectada, que deberá quedar en un estado al menos igual (si no mejor) que como se encontraba con anterioridad. Se enlazará con las fases de previsión y prevención, intentando atenuar los posibles efectos de un nuevo desastre.

3.4. Asistencia sanitaria en desastres

La existencia de víctimas es la principal justificación de la intervención del personal sanitario en una situación de catástrofes. El objetivo es proporcionar a la población afectada, con rapidez y efectividad, asistencia médica para asegurar su supervivencia. Una segunda justificación para la intervención sanitaria en un siniestro es el papel de los servicios de emergencias médicas como dispositivos preventivos durante las actuaciones del resto de los equipos intervinientes.

La asistencia sanitaria en desastres es diferente de la atención urgente, y se caracteriza por el escalonamiento de las actuaciones, el triaje de los afectados, el beneficio de varios afectados sobre el individual, la organización de los recursos disponibles en corrientes de afectados («norias») y la simplificación máxima de las actuaciones.

3.4.1. Escalonamiento de la respuesta

En caso de desastre es imprescindible el escalonamiento de la respuesta, evitando hacer intervenir a todos los recursos a la vez

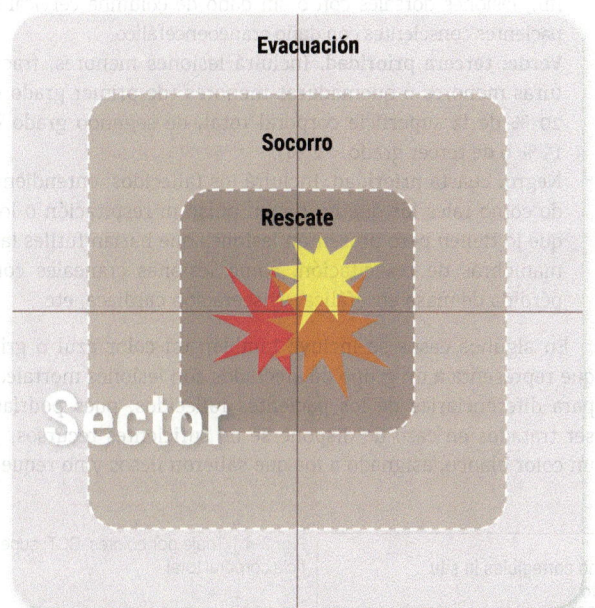

Fig. 3-3 | Sectorización de la zona afectada y secuencia de intervención en cada sector.

desde un principio. Para ello se han descrito las fases de alerta (recursos preparados), alarma (recursos en condiciones de actuación inmediata) y ejecución (aplicación de las medidas establecidas). Las denominaciones de conato de emergencia (resuelto sin actuar), emergencia parcial (puede resolverse con un número reducido de medios) y emergencia general (necesita de la intervención de todos los recursos disponibles) contribuyen a caracterizar la situación.

3.4.2. Triaje

3.4.2.1. Concepto

En caso de desastre, la prioridad asistencial no será dictada por la gravedad de las lesiones, sino por las posibilidades de supervivencia. El triaje es un método de clasificación que consiste en un conjunto de procedimientos sencillos, rápidos y repetitivos que se llevarán a cabo sobre cada una de las víctimas de un desastre y cuyo objetivo es orientar sobre sus posibilidades de supervivencia, para finalmente poder establecer una prioridad en su tratamiento y en el orden, modo y destino de la evacuación, todo ello en función de los recursos disponibles. Lo que se conseguirá así será la clasificación de los afectados en función del beneficio que presumiblemente podrán obtener de la atención sanitaria y no solo de acuerdo con la gravedad de sus lesiones.

El sistema ideal de triaje debe ser rápido (no debe llevar más de 30 segundos por afectado), fácil (para poder ser aplicado por cualquier interviniente), dinámico (adaptable a circunstancias cambiantes), continuo (para identificar el cambio en las circunstancias), reproducible (se usará el mismo sistema para todos los afectados) y permitir atender a la mayor cantidad posible de afectados.

En general, con el triaje se clasificará a los afectados como irrecuperables, graves, leves e ilesos, asignándoles una prioridad a la hora de recibir tratamientos o ser evacuados del lugar del

desastre. El triaje debería ser realizado idealmente por el personal sanitario, médico o enfermero, con mayor cualificación, experiencia y entrenamiento.

3.4.2.2. Tipos de triaje

El triaje ha evolucionado desde la simple pintura con un rotulador o la colocación de pinzas de la ropa con colores diferenciados, hasta métodos que sin perder simplicidad permiten una evaluación algo más objetiva.

3.4.2.2.1. Métodos bipolar, tripolar y tetrapolar

Los métodos de triaje más sencillos, pero a la vez más efectivos, son los bipolares. En la clasificación bipolar se divide a las víctimas en aquellas que están vivas o no, y a su vez, las que están vivas en aquellas que caminan o no. También permite hacer otra clasificación, como víctimas que están atrapadas o no, que necesitan oxígeno o no, etcétera.

Los métodos tripolares y tetrapolares permiten una clasificación simple de las víctimas en grupos en función de la gravedad (leves, moderados y graves, o leves, moderados, graves y fallecidos).

3.4.2.2.2. Triaje START

El método START (*Simple Triage And Rapid Treatment*) fue desarrollado en el año 1984, en Estados Unidos, por un grupo de trabajo con personal médico, de enfermería y bomberos, y estaba destinado a la clasificación por parte de personal paramédico de los afectados en accidentes de múltiples víctimas y/o desastres. Fue pensado para que los primeros intervinientes sanitarios pudiesen evaluar en menos de 60 segundos a múltiples víctimas. Se trata de un método funcional sencillo, rápido de aplicar y con una alta sensibilidad en la detección de heridos graves.

Metodológicamente se trata de un sistema bipolar en el que las opciones son «Sí/No», y cada una de ellas tiene un paso posterior o una adjudicación de prioridad, con cuatro niveles distintos:

✔ Rojo: inmediato - prioridad 1.
✔ Amarillo: urgente - prioridad 2.
✔ Verde: demorable - prioridad 3.
✔ Negro: sin prioridad.

El método START incorpora, en primer lugar, la valoración de tres datos objetivos: frecuencia respiratoria (mayor o menor de 30 rpm, más allá de «respira sí/no»), relleno capilar (por encima o debajo de 2 segundos) y pulso arterial radial (ausente o presente).

Siempre que se aplique el método START deberán tenerse dos premisas claras: las únicas maniobras salvadoras que se realizarán serán abrir la vía aérea y cohibir hemorragias. Este modelo difiere de otros de triaje básico en estas actuaciones, al no dejar que un paciente muera asfixiado o que se desangre.

El método START se completará con la valoración del nivel de consciencia, comprobando la obediencia de órdenes sencillas y la posibilidad de comunicarse verbalmente sin dificultad.

3.4.2.2.3. Triaje por colores

Asigna un color a la gravedad de las lesiones y una prioridad del tratamiento y evacuación. Puede realizarse con rotuladores, pinzas de la ropa o tarjetas (Fig. 3-4).

✔ **Rojo: primera prioridad.** Incluirá problemas respiratorios no corregibles *in situ*, paro cardíaco presenciado, hemorragia superior a 1.000 mL, alteración grave de consciencia, heridas penetrantes (en tórax o abdomen), fracturas graves (pelvis, tórax, cervicales, miembros sin pulso distal) y quemaduras con inhalación.

✔ **Amarillo: segunda prioridad.** Incluirá quemaduras de segundo (> 30 % de la superficie corporal total) o tercer grado (> 10 %) con otras lesiones (tejidos blandos, fracturas menores) o de tercer grado en manos, pies o cara, hemorragia de 500-1.000 mL, lesiones dorsales con o sin daño de columna cervical y pacientes conscientes con daño craneoencefálico.

✔ **Verde: tercera prioridad.** Incluirá lesiones menores, fracturas menores o quemaduras menores (de primer grado < 20 % de la superficie corporal total, de segundo grado < 15 % o de tercer grado < 2 %).

✔ **Negro: cuarta prioridad.** Incluirá los fallecidos, entendiendo como tales los que no tienen pulso ni respiración o los que lo tienen pero presentan lesiones que harían fútiles las maniobras de resucitación, como lesiones craneales con pérdida de masa encefálica, evisceración cardíaca, etc.

En algunos casos se incluye también un color azul o gris que representa a un grupo de afectados con lesiones mortales, para diferenciarlas de los pacientes fallecidos, pues podrían ser tratados en caso de disponerse de suficientes recursos, y un color blanco, asignado a los que salieron ilesos y no reque-

Fig. 3-4 | Triaje por colores. SCT: superficie corporal total.

Rojo	**Primera prioridad: críticos** • Tratamiento inmediato • Evacuación medicalizada	• Problemas respiratorios no corregibles in situ • Paro cardíaco presenciado • Hemorragia superior a 1.000 mL • Pérdida de consciencia o conmoción grave • Heridas penetrantes (tórax o abdomen) • Fracturas graves (pelvis, tórax, cervicales, miembros sin pulso distal) • Quemaduras con afectación de vías aéreas
Amarillo	**Segunda prioridad: graves** • Tratamiento precoz • Evacuación no medicalizada	• Quemaduras de segundo grado > 30 % de la SCT • Quemaduras de tercer grado > 10 % de la SCT • Quemaduras complicadas con otras lesiones (tejidos blandos, fracturas menores) • Quemaduras de tercer grado en manos, pies o cara • Hemorragia de 500-1.000 mL • Lesiones dorsales con/sin daño de columna cervical • Pacientes conscientes con daño craneoencefálico
Verde	**Tercera prioridad: leves** • Tratamiento diferido • No evacuación o colectiva	• Lesiones menores • Fracturas menores • Quemaduras de primer grado < 20 % de la SCT • Quemaduras de segundo grado < 15 % de la SCT • Quemaduras de tercer grado < 2 % de la SCT
Azul o gris	**Cuarta prioridad: irrecuperables** • Tratamiento paliativo • No evacuación	• Lesiones mortales: - Quemaduras de grados segundo y tercero > 40 % de la SCT (muerte probable) - Lesiones mayores (fracturas mayores, lesiones craneoencefálicas o torácicas cerradas) - Lesiones craneales con gran pérdida de masa encefálica - Fracturas mayores o lesiones de columna con ausencia de sensibilidad y movimiento, con paciente inconsciente - Pacientes de más de 60 años con varias lesiones mayores
Negro	**Quinta prioridad: fallecidos** • No tratamiento • No evacuación	• Ya fallecidos: - Inconscientes - No tienen pulso ni respiración o los tienen pero con lesiones que imposibilitan las maniobras de resucitación
Blanco	**Sexta prioridad: ilesos** • No asistencia sanitaria • Remisión a otros servicios	• No afectados inicialmente en su salud

rirán asistencia sanitaria, pero sí atención de otra índole y evacuación.

3.4.2.3. Tarjetas de triaje

Mientras se realiza el triaje, la colocación de tarjetas homologadas permitirá ordenar las víctimas y controlar las evacuaciones. Las más extendidas son las denominadas «*Standard METTAG*» (*Medical Emergency Field Triage and Identification Tag*), recomendadas por la Organización Mundial de la Salud y empleadas por muchos ejércitos para su utilización por cualquier tipo de interviniente. Algunas de estas tarjetas tienen además la ventaja de permitir una identificación nominal de los afectados (Fig. 3-5).

3.4.3. Organización de los recursos

En caso de desastre, el centro de mando deberá proceder a la sectorización de la zona. Cada sector organizará tres áreas (rescate, reagrupamiento y evacuación) en las que se dispondrán de forma ordenada los diferentes dispositivos sanitarios. Los helicópteros desempeñan un importante papel en catástrofes, realizando tareas de reconocimiento y rescate sobre la zona siniestrada y de transporte de heridos.

La presencia o no de los servicios sanitarios en el área de rescate continúa siendo controvertida, no siendo recomendada de no disponerse de una adecuada preparación en dichas tareas. El personal sanitario debería concentrarse en los puestos médicos avanzados (PMA) y en el centro médico de evacuación (CME) de cada sector. Centros sanitarios y hosteleros pueden ser utilizados para la evacuación de los afectados, en función del grado de sus lesiones (Fig. 3-6).

Tanto los PMA como el CME de cada sector deberán estar organizados de forma modular, con una zona de recepción y clasificación, una zona de tratamiento y una zona de espera y evacuación (Fig. 3-7).

3.4.4. Situaciones especiales

En la planificación de la asistencia sanitaria en desastres deberán tenerse en cuenta determinadas situaciones especiales como traumatismos y quemaduras, intoxicaciones por vía inhalatoria, contaminaciones e irradiaciones, ahogamientos, hipotermias, lesiones psíquicas (comportamiento), etc., orientando de forma específica la formación del personal interviniente.

Especial interés tienen los denominados «riesgos NBQ» (nuclear, biológico y químico), que requerirán un equipamiento y un entrenamiento muy específicos.

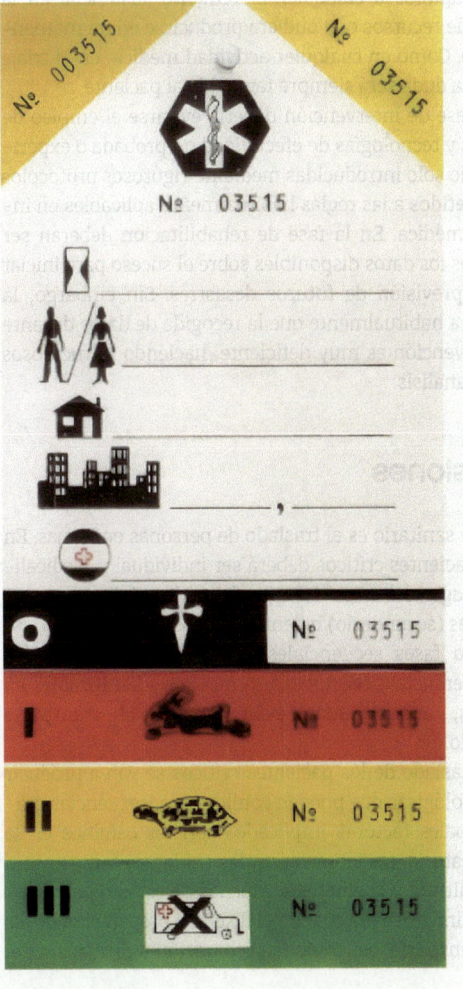
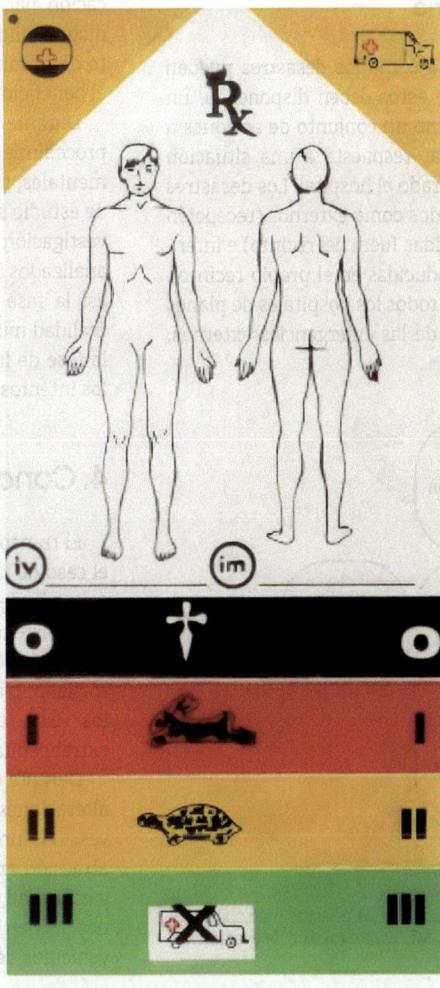

Fig. 3-5 | Tarjeta de triaje.

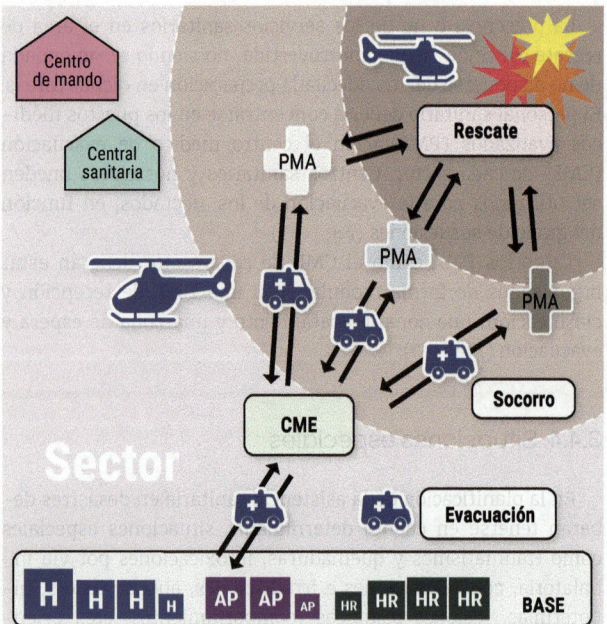

Fig. 3-6 | Organización de los recursos en cada sector. CME: centro médico de evacuación; PMA: puesto médico avanzado. Modificada de Álvarez-Fernández JA, Franco-Arroyo J, Espinosa-Ramírez R, Hernando-Lorenzo A, Burillo-Putze G, Reyes-Alcaide S. Actuación sanitaria en emergencias y catástrofes. Medicine. 1999;7(120):5631-3.

3.4.5. Intervención hospitalaria

Debe hacerse también mención a cómo los desastres pueden afectar a los hospitales, por lo que estos deben disponer de un plan de emergencias, entendido como un conjunto de acciones a desarrollar ordenadamente para dar respuesta a una situación catastrófica en la que se vea involucrado el hospital. Los desastres que afectan al hospital son clasificados como externos (recepción de afectados por situaciones producidas fuera del recinto) e internos (actuación ante situaciones producidas en el propio recinto). Sería recomendable la existencia en todos los hospitales de planes específicos que recojan, en el caso de las emergencias externas,

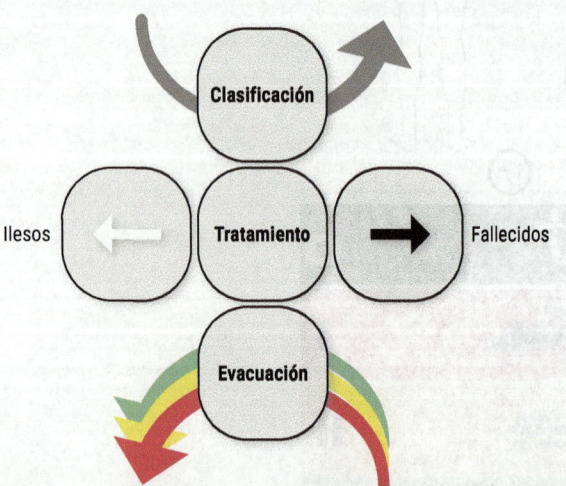

Fig. 3-7 | Organización funcional en el interior de los puestos médicos avanzados y del centro médico de evacuación. CME: centro médico de evacuación; PMA: puesto médico avanzado.

un catálogo de riesgos potenciales y de recursos disponibles, una descripción de los procedimientos de activación, de la organización de la asistencia y del apoyo no asistencial, y en el caso de las emergencias internas, una evaluación del riesgo y una descripción de los medios de protección y de los planes de emergencia específicos (incendios, inundaciones, irradiación, evacuación, etcétera).

3.5. Aspectos éticos

La desproporción entre las necesidades y la disponibilidad de recursos que caracteriza a los desastres obliga a tomar la difícil decisión de seleccionar a los pacientes que más se beneficiarán de las intervenciones. La realización del triaje se asocia a problemas éticos evidentes, sin que existan hasta la fecha recomendaciones sobre las que poder basar las actuaciones.

Para evitar estos dilemas éticos, debería establecerse en la fase de planificación una disponibilidad de recursos muy por encima de las necesidades previstas en función de los riesgos. Cuando el triaje se hace necesario, deberá actuarse con escrupuloso respeto a los derechos humanos y a las leyes humanitarias, basando el triaje exclusivamente en criterios médicos y cuidando aspectos como el consentimiento informado, que deben ser tenidos en consideración incluso en situaciones catastróficas. El triaje implica además una reevaluación continua para evitar el deterioro de los pacientes ya clasificados, pero también una posible reclasificación para adaptarse a cualquier incremento sustancial en la disponibilidad de recursos que pudiera producirse en un momento determinado. Como en cualquier actividad médica, en el triaje el beneficio de la duda será siempre favorable al paciente.

Durante la fase de intervención debería evitarse el empleo de procedimientos y tecnologías de efectividad no probada o experimentales, siendo solo introducidas mediante rigurosos protocolos de estudio sometidos a las reglas habitualmente aplicables en investigación biomédica. En la fase de rehabilitación deberán ser analizados todos los datos disponibles sobre el suceso para iniciar así la fase de previsión de futuros desastres. Sin embargo, la realidad muestra habitualmente que la recogida de datos durante la fase de intervención es muy deficiente, haciendo infructuosos los intentos de análisis.

4. Conclusiones

El transporte sanitario es el traslado de personas enfermas. En el caso de los pacientes críticos deberá ser individual y medicalizado, desde el lugar del inicio del episodio (primario), entre centros asistenciales (secundario) o dentro del hospital (terciario). Se realizarán cinco fases secuenciales (activación, estabilización, traslado, transferencia y reactivación), que son identificables en los tres tipos, aunque más evidentes en el transporte extrahospitalario.

Durante el traslado de los pacientes críticos se van a producir alteraciones fisiológicas que pueden conllevar consecuencias graves. Los principales factores implicados son los cambios en la atracción gravitatoria, las vibraciones, los ruidos, la temperatura y humedad, la altitud y la cinetosis. Muchas de estas repercusiones pueden minimizarse mejorando el diseño y preparación de los vehículos de transporte, así como la preparación y formación del personal sanitario implicado, para realizar siempre un transporte sanitario seguro.

Los desastres son emergencias múltiples complejas donde se combinan riesgos naturales, tecnológicos y sociológicos multiplicando su efecto, y en las que las consecuencias van a depender en gran medida de los medios previstos con anterioridad y de la formación específica del personal sanitario. Existen distintos tipos dependiendo del criterio de clasificación.

Para la asistencia en desastres se debe intentar seguir una secuencia ordenada de pasos consecutivos, que incluye las fases de previsión, prevención, planificación, intervención y rehabilitación. Además, la prioridad asistencial no viene dictada por la gravedad de las lesiones, sino por las posibilidades de supervivencia, por lo que se debe llevar a cabo un triaje, clasificando la prioridad del tratamiento y el orden, modo y destino de la evacuación.

Puntos clave

- Además de conocer las diferencias entre los tipos de transporte sanitario, es fundamental conocer las fases que componen el TSU.
- En cada fase se deben realizar una serie de acciones que la definen y que son necesarias para evitar o minimizar los problemas que pueden surgir durante el traslado.
- El conocimiento de la fisiopatología ayudará a identificar las alteraciones que se producen en el paciente durante el traslado.
- En la asistencia en desastres es esencial tener en cuenta que no solo importa la intervención de los equipos sanitarios, sino que son imprescindibles unas fases previas y posteriores.
- El escalonamiento de las actuaciones, el triaje de los afectados y las norias asistenciales son las características definitorias de la actuación en desastres.

Bibliografía

Álvarez-Fernández JA, Franco J, Espinosa E, Hernando A, Burillo-Putze G, Reyes S. Actuación sanitaria en emergencias y catástrofes. Medicine: Programa de Formación Médica Continuada Acreditado. 1999;7(120):5631-4.

Álvarez-Fernández JA. Respuesta sanitaria en desastres. Enseñanzas del atentado contra las Torres Gemelas de Nueva York. Med Clin (Barc). 2001;117:790-2.

Brunsveld-Reinders AH, Arbous MS, Kuiper SG, de Jonge E. A comprehensive method to develop a checklist to increase safety of intra-hospital transport of critically ill patients. Crit Care. 2015;19(1): 214.

Espinosa S, Álvarez-Fernández JA, Abad F, López M. Transporte sanitario urgente. En: Álvarez-Fernández JA, Perales N, editores. Avances en emergencias y resucitación. Vol II. Edikamed; 1997. p. 153-65.

Fanara B, Manzon C, Barbot O, Desmettre T, Capellier G. Recommendations for the intra-hospital transport of critically ill patients. Crit Care. 2010;14(3): R87.

Franc JM, Kirkland SW, Wisnesky UD, Campbell S, Rowe BH. METASTART: A systematic review and meta-analysis of the diagnostic accuracy of the Simple Triage and Rapid Treatment (START) algorithm for disaster triage. Prehosp Disaster Med. 2022;37(1):106-6.

Gastaldi S, Horlait M. Health care organizations' interoperability during multi-organizational disaster management: A scoping review. Prehosp Disaster Med. 2022;37(3):401-8.

Ghanbari V, Ardalan A, Zareiyan A, Nejati A, Hanfling D, Bagheri A. Ethical prioritization of patients during disaster triage: a systematic review of current evidence. Int Emerg Nurs. 2019;43:126-32.

González Sánchez L, Bajo Santos JA. Transporte del paciente crítico. En: Rodríguez Villar S. Cuidados críticos. Protocolos. Marbán; 2011. p. 4-15.

Nonami S, Kawakami D, Ito J, et al. Incidence of adverse events associated with the in-hospital transport of critically ill patients. Crit Care Explor. 2022;4(3):e0657.

Strauch U, Florack MCDM, Jansen J, et al. The QUality of Interhospital Transportation in the Euregion Meuse-Rhine (QUIT-EMR) score: a cross-validation study. BMJ Open. 2021;11(11):e051100.

Warren J, Fromm RE Jr, Orr RA, Rotello LC, Horst HM; American College of Critical Care Medicine. Guidelines for the inter and intra-hospital transport of critically ill patients. Crit Care Med. 2004;32(1):256-62.

Watanabe BL, Patterson GS, Kempema JM, Magallanes O, Brown LH. Is use of warning lights and sirens associated with increased risk of ambulance crashes? A Contemporary Analysis Using National EMS Information System (NEMSIS) Data. Ann Emerg Med. 2019;74(1):101-9.

Wilcox SR, Wax RS, Meyer MT, et al. Interfacility transport of critically ill patients. Crit Care Med. 2022;50(10):1461-76.

Problemas respiratorios

II

4 Fisiología del aparato respiratorio

F. J. Parrilla Gómez, O. Festa y S. Benito Vales

⤳ Orientación para el estudio

Bases de fisiología respiratoria fundamentales para la integración de conocimientos asociados a la patología crítica respiratoria en el ámbito de la Medicina Intensiva.

1. Introducción

La energía producida por gran parte de los seres vivos, y en particular por los humanos, es obtenida a nivel celular mediante la respiración interna o celular que se lleva a cabo en las mitocondrias. Durante dicha obtención de energía se utiliza el oxígeno (O_2) y se produce dióxido de carbono (CO_2). Tanto la obtención del O_2 como la eliminación del CO_2 se realizan en nuestro organismo a través del sistema respiratorio, objeto de este capítulo.

La mayoría de los pacientes ingresados en unidades de cuidados intensivos (UCI) presentan fracaso respiratorio agudo o fracaso respiratorio crónico agudizado, o requieren de intubación orotraqueal y ventilación mecánica invasiva para la protección de la vía aérea.

Adquirir conocimientos de fisiopatología es fundamental para la comprensión de lo que le ocurre a nuestros pacientes y poder así tomar las decisiones clínicas correctas que lleven a nuestros pacientes a la mejoría.

2. Anatomía

Para introducir el aire de la atmósfera dentro de los pulmones y conseguir así llegar a los alvéolos, el gas debe atravesar varias estructuras anatómicas que se detallan a continuación.

2.1. Orofaringe

El aire de la atmósfera debe atravesar en primer lugar la nariz y/o boca para pasar posteriormente a la faringe y de allí a la laringe. Todo este sistema está diseñado para acondicionar el aire (calentar y humidificar), condicionamiento indispensable antes de la llegada del gas a los alvéolos.

En condiciones normales la respiración se produce por la nariz, que tiene mayor resistencia a la entrada de aire pero posee la capacidad de atrapar partículas potencialmente nocivas para el organismo; mientras que durante los instantes de alta demanda de intercambio de gases (como durante el ejercicio), la entrada de aire suele ser predominantemente por la boca, ya que ejerce menor resistencia a la entrada de aire.

2.2. Tráquea, bronquios y bronquíolos

La tráquea es el primer componente del árbol respiratorio y une la laringe a los bronquios principales (primera división del árbol bronquial) derecho e izquierdo. La disposición anatómica del bronquio principal derecho es ligeramente menos angulada que la del bronquio principal izquierdo; por este motivo las intubaciones selectivas derechas son más frecuentes que las izquierdas en el proceso de la intubación orotraqueal.

Estas primeras estructuras del árbol bronquial presentan cartílagos en forma de «C», con la parte abierta en la zona posterior. Dichos cartílagos mantienen las estructuras abiertas, impidiendo así su colapso durante los cambios de presión que se producen en la respiración. Dicha disposición de los cartílagos es especialmente útil para orientar al explorador durante una fibrobroncoscopia, ya sea diagnóstica, terapéutica o como apoyo a la realización de traqueostomía, técnica muy usada en las UCI.

Las divisiones de los bronquios principales darán lugar a los lóbulos pulmonares. En el caso del derecho se hallan tres divisiones para el lóbulo superior, medio e inferior; y en el caso del izquierdo se encuentran dos divisiones para el superior e inferior. En cada lóbulo los bronquios presentan divisiones hasta un total de 23 generaciones de vías aéreas entre los alvéolos y la atmósfera (Fig. 4-1).

Hasta la 4ª división se denominan bronquios, y aunque ya no disponen de un grueso anillo en forma de «C» para mantener la vía aérea abierta, constan de unas placas de cartílago solapadas.

De la 4ª a la 16ª división se denominan bronquíolos y constituyen una zona anatómica de conducción en la que el intercambio de gas es mínimo. Dichos bronquíolos, con un diámetro inferior a 1 mm, ya no disponen de cartílago para impedir su colapso y por tanto están expuestos a este evento sobre todo en situaciones en las que las diferencias de presión entre la atmósfera y el pulmón sean elevadas y especialmente durante la espiración. A modo de ejemplo, este suceso es especialmente importante en los casos de auto-PEEP (presión positiva al final de la espiración) o PEEP intrínseca (PEEPi), particularmente presente en los pacientes con enfermedad pulmonar obstructiva crónica (EPOC), como se podrá observar en el apartado «Esfuerzo y trabajo respiratorio» de este capítulo. Se podría constituir, pues, el espacio muerto anatómico desde la nariz/boca hasta la 16ª división bronquial.

A partir de la 16ª división bronquial hallaríamos sucesivamente los bronquíolos terminales, los bronquíolos respiratorios y los conductos alveolares, que van a terminar en los sacos alveolares, a su vez constituidos por dos o más alvéolos.

Fig. 4-1 | Anatomía de las vías de conducción del flujo aéreo del aparato respiratorio.

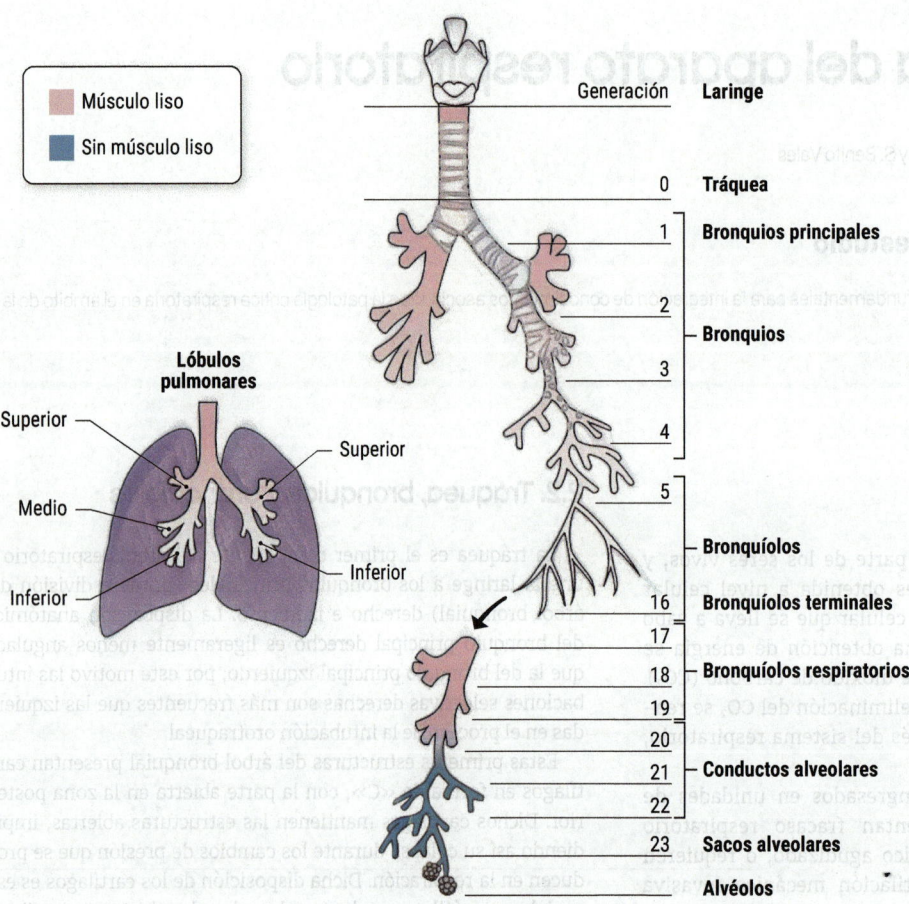

Desde la 16ª división hasta los alvéolos se constituye una superficie de intercambio de gases de aproximadamente 60-80 m² en un individuo adulto sano.

Las paredes de todas las vías aéreas están equipadas con músculo liso hasta los conductos alveolares. El epitelio interno de las vías aéreas en contacto con el aire está equipado con cilios que permiten el transporte de secreciones de las regiones más distales a la orofaringe, donde estas pueden ser expulsadas mediante la tos o ser deglutidas.

Debajo de la capa epitelial se hallan las glándulas de la submucosa, que vierten las secreciones a la luz bronquial con objetivo de protegerla de agentes nocivos que se hayan podido inhalar.

La resistencia de las vías aéreas disminuye a medida que el volumen aumenta en los pulmones. Esto se debe a que el propio parénquima pulmonar, compuesto en parte de tejido conjuntivo, tira de las vías aéreas más pequeñas, en las que no existe cartílago (como los bronquíolos), generando un mayor diámetro de las mismas y por tanto disminuyendo la resistencia a la entrada de aire.

2.3. Alvéolo

El alvéolo es la unidad funcional del sistema respiratorio y es donde se realiza el intercambio de gases, objetivo principal del sistema respiratorio. Esta unidad funcional está constituida por

una parte donde se contiene el gas, denominada luz alveolar, y por el capilar alveolar. Entre medias se halla la membrana alveolocapilar, que es por donde difundirán los gases.

Se estima que en un adulto sano hay unos 300 millones de alvéolos y que en cada alvéolo hay alrededor de 1.000 capilares (Fig. 4-2).

El epitelio alveolar está formado por los neumocitos (también llamados células epiteliales alveolares). Existen dos tipos: los neumocitos de tipo I, que son células epiteliales escamosas, y los de tipo II, que son células más grandes y son las encargadas de producir el surfactante pulmonar, del que se hablará en el apartado correspondiente.

Las membranas celulares de los neumocitos y de las células endoteliales de los capilares pulmonares están tan próximas que la sangre que se halla en el capilar y el aire de interior del alvéolo están separados unos 0,5 µm.

Intercalado en toda esta estructura pero sin inmiscuirse en esta delicada unidad funcional se halla todo el tejido conectivo, compuesto por fibras elásticas y de colágeno que proporcionan al pulmón la capacidad de volver a la capacidad residual funcional (CRF) tras una inspiración, y también le proporcionan una dificultad para su expansión durante la inspiración (complianza pulmonar). Ambos conceptos se detallan en los subapartados «Volúmenes pulmonares» y «Mecánica ventilatoria» de este capítulo.

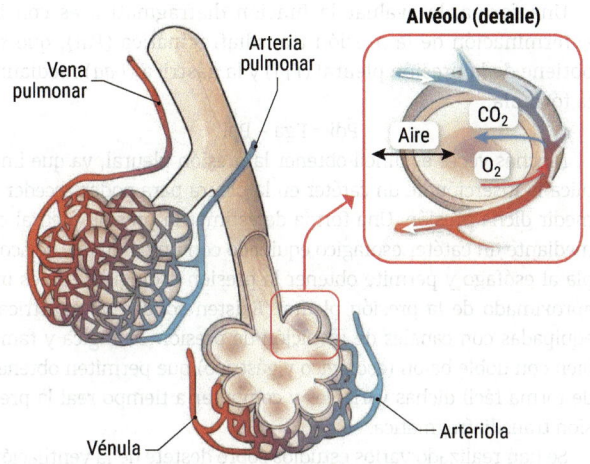

Fig. 4-2 | Esquema representativo de la unidad funcional pulmonar alveolocapilar. CO_2: dióxido de carbono; O_2: oxígeno.

2.4. Surfactante pulmonar

El surfactante pulmonar es una mezcla de lípidos y proteínas sintetizada por los neumocitos de tipo II, que se almacena en los cuerpos lamelares y se secreta en los alvéolos recubriendo así la pared interna de los alvéolos en la interfase aire-líquido.

El principal objetivo del surfactante pulmonar es estabilizar el alvéolo mediante la reducción de la tensión superficial y así evitar el colapso durante la espiración (atelectasia) permitiendo que quede abierto y disponible para acoger el aire de la nueva inspiración.

La síntesis de surfactante depende en parte del pH, temperatura y perfusión normales. La asfixia, la hipoxemia, la hipotensión y el enfriamiento pueden suprimir la síntesis de surfactante. El epitelio pulmonar puede también ser dañado por una elevada concentración de oxígeno y por el barotrauma, y producirse una reducción del surfactante. La deficiente síntesis o liberación del surfactante causa atelectasia y consiguientemente hipoxia.

La producción de surfactante es estimulada por los corticoides, el estradiol, als sustancias β-adrenérgicas, la prolactina, la tiroxina, el factor de crecimiento epidérmico y el factor de crecimiento de fibroblastos, y es inhibida por la insulina y los andrógenos.

La composición del surfactante pulmonar es la siguiente:

✓ **Lípidos (85 %):** fosfatidilcolina saturada (lecitina) (52 %), fosfatidilcolina no saturada (18 %), fosfatidilglicerol (8 %), fosfatidiletanolamina (4 %), fosfatidilinositol (2 %), esfingomielina (1 %), lípidos neutros y colesterol (5 %).
✓ **Proteínas (10 %):** las proteínas son hidrofóbicas (SP-B, SP-C) e hidrofílicas (SP-A y SP-D).

En las embarazadas con diabetes hay una disminución de la producción de fosfatidilglicerol, lo que favorece la producción de la enfermedad de membrana hialina. La hiperglucemia demora la formación de surfactante.

Los **efectos del surfactante** son los siguientes: disminuye la tensión alveolar de los alvéolos, estabiliza los alvéolos y los bronquios terminales, evita el edema y mejora la compliancia, la CRF, la presión media de la vía aérea, el índice arterioalveolar de oxígeno, la resistencia y el trabajo respiratorio, disminuye la presión

de la arteria pulmonar, aumenta el flujo sanguíneo de la arteria pulmonar y mejora el transporte ciliar. El surfactante exógeno se incorpora a los neumocitos. Tiene efectos antiinflamatorios y propiedades inmunológicas: disminuye los efectos de los radicales de oxígeno, protege las células pulmonares, aglutina bacterias y antígenos, activa a los macrófagos y la fagocitosis, y elimina las endotoxinas.

Como se puede apreciar, el surfactante pulmonar es fundamental para el correcto funcionamiento de la unidad alveolocapilar.

La **ley de Laplace** simplificada para una esfera define la siguiente ecuación:

$$P = 2T/r$$

siendo P la presión, T la tensión superficial (expresada en N/m) y r el radio.

El diámetro alveolar es de aproximadamente 50-100 μm y la tensión superficial del líquido intersticial normal es alrededor de 70 mN × m^{-1}, por lo que, aplicando la fórmula de Laplace y cambiando unidades, se necesita una presión pleural de –15 cm H_2O para mantener el alvéolo abierto durante la espiración. La presión pleural en la espiración es de unos –5 cm H_2O y los pulmones no se colapsan, por lo que es imposible que el alvéolo esté recubierto de líquido intersticial. De hecho, el alvéolo está recubierto de surfactante pulmonar y su poder tensoactivo varía a lo largo del ciclo respiratorio, ya que durante la inspiración se encuentra más diluido, mientras que en la espiración se encuentra más concentrado, alcanzando valores de tensión superficial mucho más bajos (Fig. 4-3).

2.5. Musculatura del aparato respiratorio

Los músculos respiratorios más importantes son el diafragma y los músculos intercostales internos y externos. Además de estos, cuando la carga de trabajo es alta, también participan los

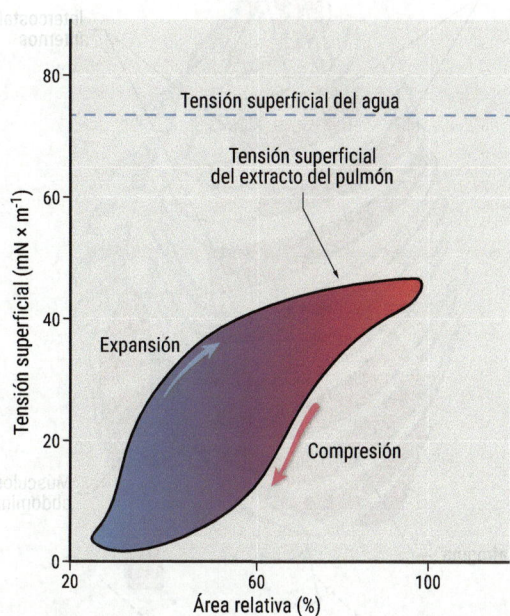

Fig. 4-3 | Relación entre tensión superficial y área relativa de apertura alveolar. Cabe destacar el cambio dinámico de la tensión superficial según la inflación o deflación alveolar en comparación a la del agua, que es constante.

músculos accesorios, que ayudan principalmente durante la inspiración, y los músculos abdominales, que ayudan principalmente durante la espiración (Fig. 4-4).

El diafragma es el principal actor de la ventilación y está formado por las siguientes porciones, que presentan unión o continuidad con la pared abdominal:

✔ **Porción esternal.** Se origina en la apófisis xifoides y está separada de la siguiente porción del diafragma (porción costal) por una estructura llamada triángulo esternocostal o triángulo de Larrey.
✔ **Porción costal.** Su inserción es en los cartílagos costales y costillas adyacentes de ambos lados, y forma las cúpulas del diafragma.
✔ **Porción lumbar.** Se origina en las tres vértebras lumbares superiores, y en ella se hallan los conocidos pilares del diafragma. El derecho e izquierdo son los principales, que se encuentran unidos por el ligamento arqueado medio, pero cabe destacar que el diafragma también presenta otros pilares: los pilares accesorios y un tercer pilar conocido también como ligamento arcuato lateral. Además, esta porción del diafragma tiene relación con el músculo cuadrado lumbar y el psoas.

Durante su contracción, el diafragma sufre un aplanamiento, con lo que disminuye la presión pleural y estira los pulmones de tal manera que disminuye la presión de la luz alveolar y promueve así la entrada de aire a los alvéolos por el gradiente de presión generado entre la atmósfera y la presión negativa alveolar.

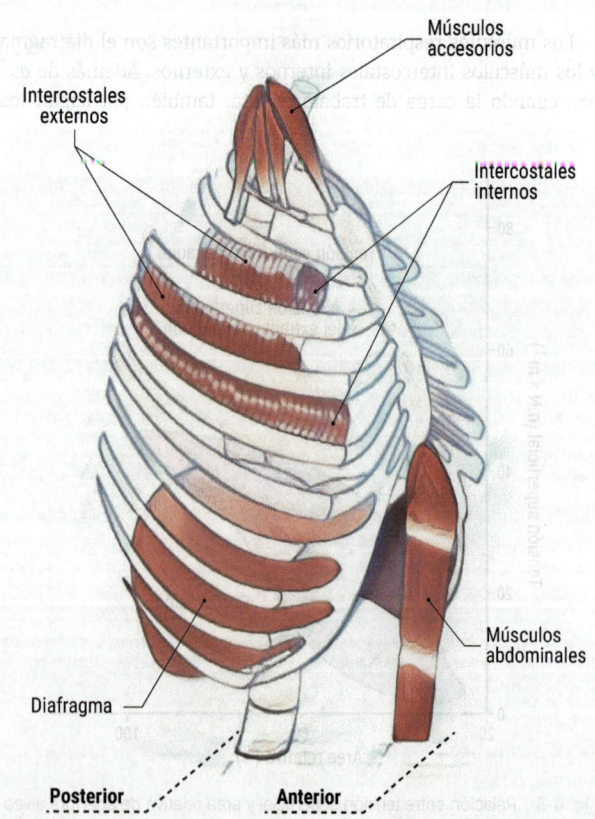

Fig. 4-4 | Disposición anatómica de los músculos respiratorios.

Una forma de evaluar la función diafragmática es con la determinación de la presión transdiafragmática (*Pdi*), que se obtiene de la presión pleural (*Ppl*) y la gástrica (*Pga*) mediante la fórmula:

$$Pdi = Pga - Ppl$$

Muchas veces es difícil obtener la presión pleural, ya que implica la inserción de un catéter en la pleura para poder acceder a medir dicha presión. Una forma de estimar la presión pleural es mediante un catéter esofágico equipado con un balón que se acopla al esófago y permite obtener la presión esofágica, que es un aproximado de la presión pleural. Existen sondas nasogástricas equipadas con canales de medición de presión esofágica y también con doble balón (esofágico y gástrico) que permiten obtener de forma fácil dichas variables y computar a tiempo real la presión transdiafragmática.

Se han realizado varios estudios sobre destete de la ventilación mecánica en relación con la función diafragmática, y se ha confirmado que esta es esencial para el buen desarrollo de la curación de los pacientes críticos. Se han descrito cuatro mecanismos fisiopatológicos para explicar la lesión diafragmática asociada a la ventilación mecánica (Fig. 4-5):

✔ **Miotrauma por sobreasistencia ventilatoria.** La sobreasistencia ventilatoria o el uso de sedantes o bloqueantes neuromusculares promueven el desuso del diafragma, ya sea porque no es necesario su uso dado que el ventilador está realizando todo el trabajo necesario para la ventilación, ya sea por la incapacidad del diafragma de trabajar, ya que se encuentra bloqueado. Está demostrado que esta entidad provoca atrofia muscular diafragmática en función de la disminución del tamaño de las fibras musculares y no tanto en cuanto a la disminución del número de fibras absolutas.
✔ **Miotrauma por infraasistencia ventilatoria.** Se debe a que la ayuda ofrecida por el ventilador o el soporte ventilatorio no invasivo ofrecido son insuficientes. Esto va a generar que el diafragma deba trabajar más y en numerosas ocasiones por encima de sus posibilidades. El ejemplo clásico de este fenómeno son los pacientes con EPOC, que están sometidos a una carga resistiva elevada. Este miotrauma está asociado en estudios con animales de experimentación a la rotura sarcomérica y nuevamente a la disfunción diafragmática.
✔ **Miotrauma por contracción excéntrica.** En este caso el diafragma presenta una contracción durante la fase espiratoria, como si de un freno a la espiración se tratase. Esta entidad también ha demostrado generar rotura sarcomérica en las fibras diafragmáticas. Algunos estudios parecen explicar dicho fenómeno como una defensa del pulmón al desreclutamiento, y parece que dicho fenómeno se acentúa cuanto mayor es el área de pulmón atelectasiada.
✔ **Miotrauma espiratorio.** El diafragma se encuentra aplanado por la PEEP aplicada. Es bien conocido que para que la función de un músculo sea correcta, este debe estar estirado para poder generar la fuerza máxima. En el diafragma esta posición conlleva una pérdida de fuerza por no estar en su posición convexa de partida en condiciones fisiológicas.

Todos los mecanismos mencionados promueven la lesión diafragmática, y aunque no todos están bien estudiados y podrían coexistir más entidades, la disfunción diafragmática condiciona más días de ventilación mecánica dada la incapacidad para el

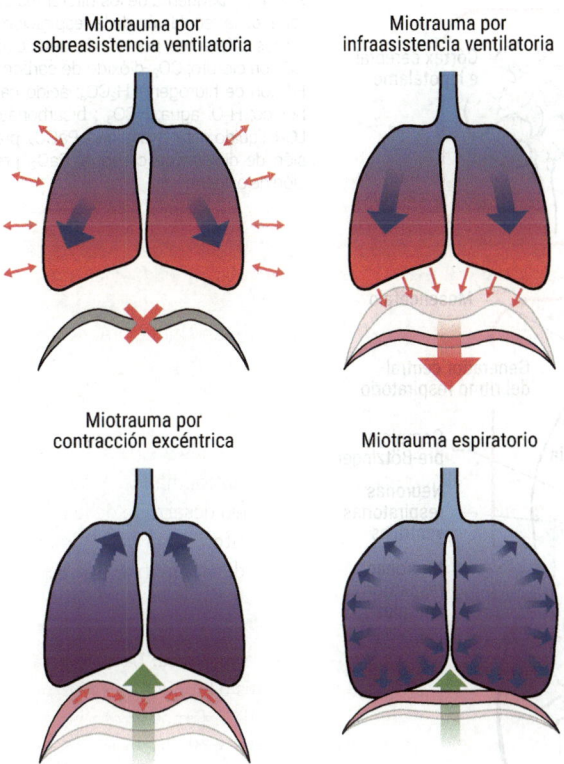

Fig. 4-5 | Entidades fisiopatológicas de miotrauma diafragmático asociadas a la asistencia ventilatoria mecánica.

destete precoz, y puede promover la lesión pulmonar autoinducida (*self-inflicted lung injury*).

2.6. Inervación del sistema respiratorio

Los músculos respiratorios están inervados por los nervios frénicos (diafragma) y los intercostales (músculos intercostales). El impulso eléctrico de estos nervios nace en el centro respiratorio, como se verá en el apartado «Regulación de la ventilación por el centro respiratorio».

El músculo liso de los bronquios y de los bronquíolos está inervado por fibras colinérgicas parasimpáticas que llegan al pulmón a través de los nervios vagos. La activación de estos nervios provoca una broncoconstricción especialmente importante en entidades como la EPOC o el asma. La broncodilatación es la respuesta a las catecolaminas, ya que estas actúan a nivel de los receptores β-adrenérgicos para provocar la relajación del músculo liso. En las mencionadas patologías se utilizan β-adrenérgicos como el salbutamol para promover la broncodilatación, así como bromuro de ipratropio como anticolinérgico.

Los pulmones disponen también de receptores de distensión, receptores de sustancias irritantes que mandan dicha información al sistema nervioso central mediante las fibras viscerales de los nervios vagos.

3. Regulación de la ventilación por el centro respiratorio

3.1. Sistema de control neuronal

La respiración regular normal (eupnea) es un proceso automático que se puede modular para alterarlo de forma voluntaria (taquipnea o bradipnea) e incluso se puede abolir de forma temporal (apnea). Los mecanismos de control de la respiración son complejos y tienen en cuenta diversas estructuras y diversos estímulos (Fig. 4-6).

El sistema de control de la respiración implica principalmente al tronco del encéfalo, donde neuronas respiratorias dorsales y ventrales del bulbo generan el ritmo básico de la respiración. Las neuronas respiratorias dorsales (o grupo respiratorio dorsal) controlan principalmente la inspiración juntamente con el complejo pre-Bötzinger, ya que generan descargas justo antes de la inspiración y durante toda la inspiración. Las neuronas del grupo respiratorio dorsal son motoneuronas superiores que se proyectan sobre las motoneuronas respiratorias inferiores del nervio frénico contralateral. El complejo pre-Bötzinger es una red neuronal bilateral y simétrica del tronco del encéfalo indispensable para la generación y modulación del ritmo respiratorio. El grupo respiratorio ventral serviría de apoyo al grupo respiratorio dorsal ayudando a regular los distintos estímulos procedentes tanto del córtex cerebral como de la protuberancia, así como de los cuerpos carotídeos y aórticos (quimiorreceptores periféricos que detectan los valores de presión de oxígeno [PO_2], presión de dióxido de carbono [PCO_2] y pH de la sangre arterial) y del nervio vago (que transporta fibras aferentes de los pulmones). Las neuronas inspiratorias de los grupos respiratorios son motoneuronas que estimulan los músculos contralaterales a su posición.

Durante la inspiración, la actividad de los músculos inspiratorios (diafragma y músculos intercostales externos) aumenta de forma progresiva reclutando unidades motoras adicionales, y los músculos se acortan progresivamente generando una presión pleural negativa y aumentando así el volumen del tórax. Durante la espiración, la actividad de los músculos inspiratorios disminuye gradualmente, se relajan y permiten que el tórax vuelva a su volumen de reposo (la CRF). Los músculos que ayudan en la espiración forzada muestran un patrón inverso, con una actividad creciente durante la espiración y una actividad decreciente durante la inspiración. La modulación progresiva del tono de los músculos respiratorios proporciona una transición suave entre la espiración y la inspiración.

En el músculo liso de las vías aéreas superiores (tráquea, bronquios y bronquíolos) se encuentran unos receptores de distensión mecánica de adaptación lenta. Cuando el pulmón se expande, estos receptores se activan y mandan impulsos al grupo respiratorio dorsal a través de los nervios vagos. Este estímulo inhibe la actividad inspiratoria. Es el denominado «reflejo de Hering-Breuer». En los humanos sanos este reflejo se activa solo a volúmenes pulmonares que superan 0,8-1 L.

Además de los receptores mecánicos de distensión, las vías aéreas disponen de receptores que responden a los irritantes. Al ser estimulados, generan el estímulo de la tos, que consiste en una inspiración forzada seguida de una espiración forzada a glotis cerrada. Al aumentar la presión en las vías aéreas, la glotis se abre

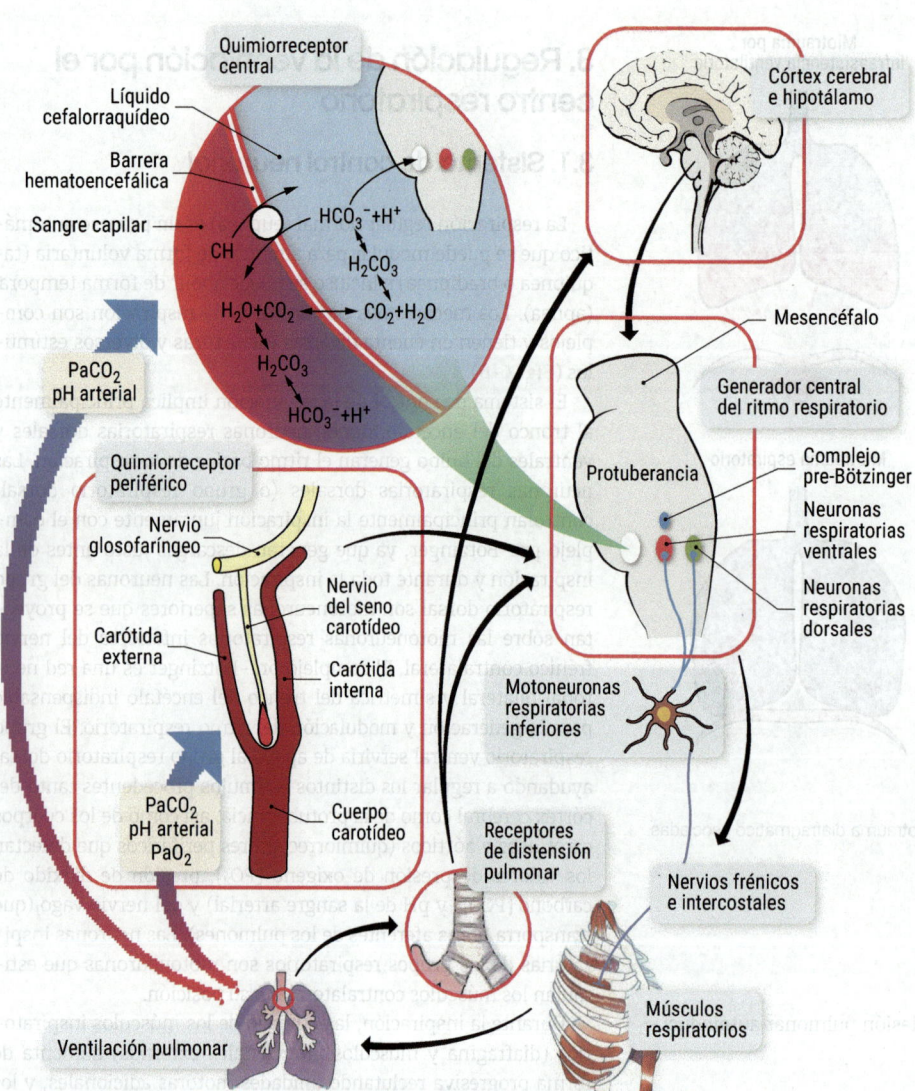

Fig. 4-6 | Esquema de los diferentes actores de la regulación de la respiración y de los diferentes puntos de detección. Cl⁻: ion cloruro; CO_2: dióxido de carbono; H^+: ion de hidrógeno; H_2CO_3: ácido carbónico; H_2O: agua; HCO_3^-: bicarbonato; LCR: líquido cefalorraquídeo; $PaCO_2$: presión de dióxido de carbono; PaO_2: presión de oxígeno.

rápidamente y el aire atrapado a alta presión es expulsado rápidamente, generando un pico de flujo espiratorio elevado que empuja el moco que cubre el epitelio de las vías aéreas hacia la vía aérea superior.

La modulación de la ventilación se ve afectada por otros reflejos como el que ocurre durante la deglución (donde queda inhibida la respiración), o el movimiento pasivo de las extremidades, que provoca un aumento de la ventilación; también el dolor (el dolor intenso induce una respiración rápida y superficial) o el *diving reflex* (reflejo de los mamíferos que, al realizar la inmersión de la cara en agua fría, provoca apnea, bradicardia y vasoconstricción periférica).

3.2. Regulación por los gases en sangre

El organismo es capaz de realizar una regulación estricta de la presión arterial de CO_2 ($PaCO_2$) y de la presión arterial de O_2 (PaO_2) en situaciones tan diferentes como durante el sueño y durante el ejercicio intenso. Para realizar esta regulación tan precisa el sistema de detección de los niveles de los gases en

sangre dispone mecanismos muy sensibles: los quimiorreceptores.

Los quimiorreceptores arteriales periféricos se hallan situados inmediatamente por encima de la bifurcación carotídea y se reparten por todo el cayado de la aorta. El cuerpo carotídeo, de aproximadamente 7 × 5 mm, es inervado por el nervio del seno carotídeo, una rama del nervio glosofaríngeo (IX par craneal). Recibe sangre de la arteria carótida externa y su flujo de sangre es muy elevado en comparación a su masa, lo que facilita el análisis de los gases en sangre, ya que un mayor volumen de sangre («muestra») está en contacto con los receptores («sensores»). Estos quimiorreceptores responden a cambios en la PaO_2, la $PaCO_2$ y el pH, aunque hay que destacar que son los únicos capaces de desencadenar una respuesta ventilatoria frente a la hipoxia. Las fibras aferentes del cuerpo carotídeo aumentan su velocidad de descarga de forma significativa cuando el valor de la PaO_2 es inferior a 60 mm Hg.

Los quimiorreceptores centrales se hallan situados en la superficie ventral del bulbo encefálico, cerca del origen del IX y X pares craneales. Responden a cambios de pH del líquido cefalorraquídeo derivados de las alteraciones de la $PaCO_2$, y en condiciones normales proporcionan la mayor parte del estímulo químico de la respiración.

Basándonos en la ecuación de Henderson-Hasselbalch, tendríamos:

$$CO_2 + H_2O \leftrightarrow H_2CO_3 \leftrightarrow H^+ + HCO_3^-$$

En condiciones normales, un aumento de CO_2 producirá un aumento de los iones de hidrógeno (protones) y, por tanto, una bajada en el pH, que a su vez inducirá un aumento de la ventilación y, por consiguiente, un aumento del volumen minuto para tratar de llegar al equilibrio ($PaCO_2$ = 40 mm Hg con pH 7,40). Si los valores de $PaCO_2$ y pH se mantuvieran persistentemente alterados, los quimiorreceptores centrales serían menos sensibles a los cambios de la $PaCO_2$ que en condiciones normales. En estas situaciones, la concentración de bicarbonato (HCO_3^-) en el líquido cefalorraquídeo está regulada por el intercambio con iones cloruro derivados del plasma. Este hecho es especialmente importante en los pacientes con EPOC.

4. Intercambio de gases

Para entender el intercambio de gases que se realiza a nivel alveolar es de interés conocer las propiedades físicas y las leyes con las que se rigen dichos gases.

La **ley de Dalton** de las presiones parciales establece que la presión total de una mezcla de gases es la suma de las presiones parciales de cada uno de los gases que la componen. Por ejemplo: $P_T = P_{O_2} + P_{CO_2} + P_{N_2} + P_{H_2O}$, donde P_T es la presión total de la mezcla de gases y P_{O_2}, P_{CO_2}, P_{N_2} y P_{H_2O} son las presiones parciales de cada uno de los gases designados, siendo así, oxígeno, dióxido de carbono, nitrógeno y agua en estado de gas (vapor de agua).

La **ley de Avogadro o ley de los gases ideales** establece que: $P \times V = n \times R \times T$, siendo P la presión, V el volumen, n el número de moles de gas (cada mol ocupa 22,4 L a STP [*standard conditions at temperature o °C and pressure 101 kPa or 760 mm Hg, dry*]), R la constante de los gases (8,31 J $\times$ K^{-1} $\times$ mol^{-1}) y T la temperatura absoluta.

Cabe destacar la estrecha relación entre presión, volumen y temperatura:

$$\frac{P_1 \times V_1}{T_1} = \frac{P_2 \times V_2}{T_2}$$

El gas administrado mediante la ventilación mecánica invasiva directamente al árbol bronquial tiene unas propiedades de temperatura y humedad diferentes del gas de la atmósfera acondicionado en la vía aérea superior. Las características que definen el estado del gas dentro del cuerpo se hace llamar BTPS (*body temperature pressure saturated*). Para la conversión del gas atmosférico (ATP: *ambient temperature pressure*) o el proporcionado por el ventilador al paciente en STP a BTPS se utilizan las siguientes fórmulas:

$$\frac{P_{ATP} \times V_{ATP}}{T_{ATP}} = \frac{P_{BTPS} \times V_{BTPS}}{T_{BTPS}}$$

La presión se expresa en kPa, la temperatura en kelvin y el volumen en litros.

A modo de ejemplo:

$$V_{BTPS} = \frac{P_{ATP} \times V_{ATP} \times T_{BTPS}}{T_{ATP} \times P_{BTPS}}$$

$$V_{BTPS} = V_{ATP} \times \frac{T_{BTPS}}{T_{ATP}} \times \frac{P_{ATP}}{P_{BTPS}}$$

Siendo V_{BTPS} el volumen a temperatura corporal y presión saturada, P_{ATP} la presión en condiciones ambientales, V_{ATP} el volumen de aire inspirado a temperatura ambiente y presión normal; T_{BTPS} la temperatura corporal; T_{ATP} la temperatura ambiente y P_{BTPS} la presión ambiente. La presión se expresa en kPa, la temperatura en kelvin y el volumen en litros.

$$V_{BTPS} = V_{ATP} \times \frac{273+T_C}{273+T_A} \times \frac{Pb - P_{H_2OATP}}{Pb - P_{H_2OBTPS}}$$

Donde es T_c es la temperatura corporal, T_A es la temperatura ambiente, Pb es la presión barométrica, P_{H_2OATP} y P_{H_2OBTPS} es la presión de vapor de agua en cada una de las condiciones ATP o BTPS respectivamente.

$$V_{BTPS} = 1 \times \frac{310}{293} \times \frac{100-2}{100-6} = 1,103 \ L$$

Tenga el lector en cuenta que en el ejemplo se utiliza la presión atmosférica, pero que bien podría tratarse de gas de canalización hospitalaria no acondicionado en términos de humidificación, por ejemplo.

En el caso de aplicar gas seco de la canalización sin acondicionar en términos de humidificación y aun asumiendo que se haya calentado a 20 °C (que no es el caso), tendríamos:

$$V_{BTPS} = 1 \times \frac{310}{297} \times \frac{100}{106} = 0,998 \ L$$

es decir, unos 100 mL menos que en el caso anterior.

La **ley de Henry** establece la relación entre presión, volumen y solubilidad mediante la fórmula: V = s × P, donde V es el volumen de gas disuelto en 1 L de fase líquida, s es el coeficiente de solubilidad (en mL $\times$ L^{-1} $\times$ kPa^{-1} o en mL $\times$ L^{-1} $\times$ mmHg) y P es la presión parcial del gas. El valor de s siempre hay que establecerlo a una temperatura dada. En nuestro caso, los valores se ofrecen con temperatura a 37 °C según la Tabla 4-1.

Hay que tener en cuenta que, por convención, cuando analizamos gases que se hallan disueltos en medio líquido, como en una gasometría, los gases vienen dados en presiones parciales, aunque se trate de un medio acuoso y no una fase gaseosa. A modo ilustrativo, en la Tabla 4-2 se detalla la composición del gas inspirado, espirado y alveolar.

En algunos dispositivos, como en la extracción extracorpórea de CO_2, la eliminación de CO_2 viene dada en mL/min. Para realizar la conversión entre unas unidades y otras se puede utilizar las leyes detalladas anteriormente.

$$P = \frac{V}{s} = \frac{100 \ mL}{0,68 \ mL \times l^{-1} \times mm \ Hg^{-1}} = 147 \ mm \ Hg$$

Por ejemplo, una depuración de 100 mL/min implicaría una reducción constante de 147 mm Hg, aunque esto no quiere decir que veamos esa reducción en la gasometría, ya que habría que ajustar este resultado por el volumen de sangre de la que se extrae dicha cantidad de CO_2 (aproximadamente 350 mL) respecto al total de volemia del paciente (5 L). Dicha proporción es de 0,07 (7 %), por lo que la reducción esperada en la gasometría será de 147 × 0,07 = 10,3 mm Hg.

5. Volúmenes pulmonares

Entender los volúmenes pulmonares es esencial para poder comprender la fisiopatología del pulmón y los efectos de la ventilación mecánica en los pacientes.

Tabla 4-1. Valores del coeficiente de solubilidad para oxígeno, dióxido de carbono y nitrógeno (N_2) con sus presiones parciales arteriales correspondientes

	s	V en 1 L de agua/plasma	Pa
O_2 a temperatura corporal (37 °C)	$0,03\,mL \times L^{-1} \times mmHg^{-1}$	$3\,mL \times L^{-1}$	$PO_2 = 100\,mm\,Hg$
CO_2 a temperatura corporal (37 °C)	$0,68\,mL \times L^{-1} \times mmHg^{-1}$	$27,2\,mL \times L^{-1}$	$PCO_2 = 100\,mm\,Hg$
N_2 a temperatura corporal (37 °C)	$0,112\,mL \times L^{-1} \times mmHg^{-1}$	$67,2\,mL \times L^{-1}$	$PN_2 = 600\,mm\,Hg$

CO_2: dióxido de carbono; O_2: oxígeno; N_2: nitrógeno; Pa: presión parcial arterial; s: solubilidad.

La **capacidad pulmonar total** (CPT) es el volumen de aire que queda en los pulmones tras una inspiración forzada máxima. La **capacidad vital** (CV) es el volumen de aire que puede ser expulsado de manera lenta y completa tras una inspiración máxima. El volumen que queda entre la capacidad vital y la capacidad pulmonar total es el **volumen residual** (VR), que es el volumen mínimo que hay en el pulmón tras una espiración forzada máxima. El **volumen corriente** (VC) es el volumen de aire que se moviliza en la inspiración y espiración, que puede ser variable según los requerimientos del organismo. El volumen que queda desde el volumen corriente hasta la capacidad pulmonar total recibe el nombre de **volumen de reserva inspiratoria** (VRI). De igual manera, el volumen que puede exhalarse desde el volumen corriente al volumen residual recibe el nombre de **volumen de reserva espiratoria** (VRE) (Fig. 4-7).

La **capacidad residual funcional** (CRF) es el volumen que queda en el pulmón al final de una espiración incluyendo el volumen residual. La CRF es especialmente importante en la ventilación mecánica, ya que es lo que se trata de aumentar al imponer una PEEP. En este caso, al estar aumentada la CRF de forma externa, este volumen se denomina EELV (*end expiratory lung volume*). En la Tabla 4-3 se ofrecen los valores promedio de estos volúmenes y capacidades pulmonares.

6. Mecanismos de la hipoxemia

En este apartado se detallarán los diferentes mecanismos fisiopatológicos de la hipoxemia (Fig. 4-8).

Tabla 4-2. Valores estándar de nitrógeno, oxígeno, dióxido de carbono y agua para el aire inspirado, espirado y alveolar

	N_2	O_2	CO_2	H_2O
Aire inspirado	597 mm Hg (78,5 %)	159 mm Hg (20,9 %)	0,3 mm Hg (0,04 %)	3,7 mm Hg (0,5 %)
Aire espirado	566 mm Hg (74,5 %)	120 mm Hg (15,8 %)	27 mm Hg (3,5 %)	47 mm Hg (6,2 %)
Aire alveolar	569 mm Hg (74,9 %)	104 mm Hg (13,7 %)	40 mm Hg (5,2 %)	47 mm Hg (6,2 %)

Los valores son mm Hg de presión parcial y el porcentaje representa la proporción de cada elemento respecto al total de ese gas. CO_2: dióxido de carbono; H_2O: agua; O_2: oxígeno; N_2: nitrógeno.

6.1. Hipoventilación alveolar

La hipoventilación alveolar se define como la insuficiente renovación de gases a nivel alveolar lo que conlleva una presión arterial de dióxido de carbono ($PaCO_2$) superior a la normal. Clínicamente, la hipoventilación alveolar aparece como consecuencia de una pérdida de fuerza de los músculos respiratorios ya sea por atrofia o por enfermedades neuromusculares. También aparece por causas de intoxicación como es el caso de fármacos que deprimen el centro respiratorio, como las benzodiacepinas o los opiáceos. Por último, existe hipoventilación alveolar en el caso de la ventilación mecánica en la que, por cualquier motivo clínico, interese bajar el volumen minuto del paciente.

El **volumen minuto** (VM) de un paciente es el producto de la frecuencia respiratoria por el volumen corriente. El VM (L/min) tiene dos componentes: la ventilación alveolar (VA), que contribuye a la eliminación del CO_2, y la ventilación del espacio muerto (VD), que no participa en esta eliminación, como hemos visto en el apartado precedente. Así:

$$VM = VA + VD$$

En estado estable, la producción de CO_2 (VCO_2) es igual a la cantidad total de CO_2 espirado en mililitros por minuto (ml/min). La cantidad de CO_2 eliminada está determinada por la VA y la concentración fraccional de CO_2 en el gas alveolar (FA_{CO_2}):

$$VCO_2 \text{ (mL/min)} = VA \times FA_{CO_2}$$

Tabla 4-3. Valores estándar de los volúmenes y capacidades pulmonares en un varón de 30 años y de 1,85 m de altura

Volumen/capacidad	Valor
Volumen pulmonar total (L)	6,0
Capacidad vital (L)	4,8
Volumen residual (L)	1,2
Volumen corriente (L)	0,6
Frecuencia respiratoria (rpm)	12
Ventilación minuto (L/min)	7,2
Capacidad residual funcional (L)	2,2
Capacidad inspiratoria (L)	3,8
Volumen de reserva espiratoria (L)	1,0

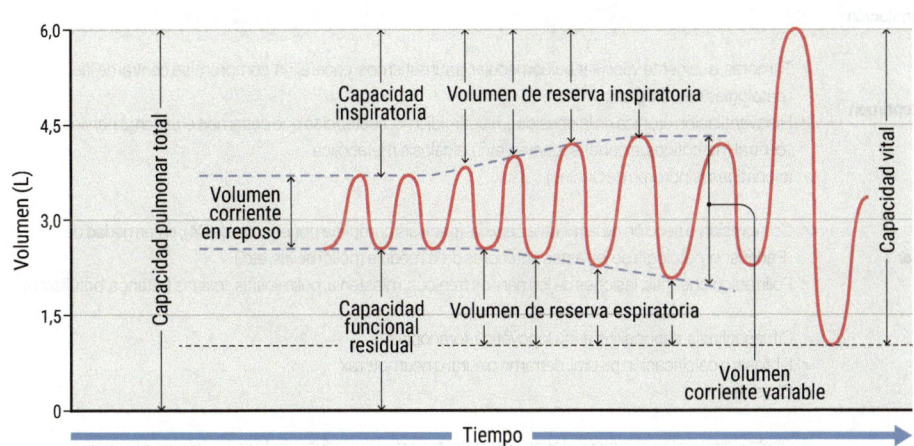

Esta ecuación puede modificarse y expresarse con las unidades de medida habituales:

VA (L/min) = VCO$_2$ (mL/min) × 0,863 PaCO$_2$ (mm Hg)

La constante 0,863 viene dada por la corrección de STP y BTPS (visto en el apartado «Intercambio de gases»). En esta ecuación, la PACO$_2$ (PCO$_2$ alveolar) es asimilada a la PaCO$_2$ (PCO$_2$ arterial), lo que es una aproximación verdadera para la media pero no para un grupo de alvéolos concretos.

Según la ecuación anterior, se puede ver que si se reduce a la mitad la VA y se mantiene constante la producción de CO$_2$ del organismo, la PaCO$_2$ se multiplicaría por 2.

La forma simplificada de la ecuación de los gases alveolares puede expresarse:

$$PA_{O_2} = PI_{O_2} - \left(\frac{PA_{CO_2}}{R}\right)$$

donde PA$_{CO_2}$ = PaCO$_2$; PI$_{O_2}$ = FiO$_2$ × (Pb − PH$_2$O), donde *Pb* es la presión barométrica y *PH$_2$O* es la presión de vapor de agua en las vías respiratorias a 37 °C.

Una diferencia alveoloarterial de PO$_2$ [P(A−a) O$_2$] normal (es decir, inferior a 15 mm Hg, o de forma más aproximada la suma PaO$_2$ + PaCO$_2$ > 120 mm Hg) es indicio de la eficacia de los intercambios gaseosos y permite distinguir una hipoventilación alveolar de otra causa de hipoxemia.

Las posibles causas de hipoventilación se resumen en la Tabla 4-4.

6.2. Disminución de la presión parcial de oxígeno

La disminución de la presión parcial de oxígeno en sangre puede deberse a la disminución de la misma a nivel atmosférico, donde las presiones parciales de todos los gases disminuyen como consecuencia de la caída de la presión atmosférica asociada a la altitud, aunque la fracción inspirada de oxígeno (FiO$_2$) se mantenga constante. En la clínica es más frecuente observar la caída de la FiO$_2$ debida al aumento de la presencia de otros gases y al consumo de oxígeno, como ocurre durante un incendio.

6.3. Alteración del cociente ventilación/perfusión

En condiciones normales los alvéolos están completamente disponibles para la ventilación y los capilares pulmonares están completamente disponibles para el intercambio de gas circundando los alvéolos. Cuando uno de los dos componentes sufre anomalías, genera un desequilibro en el cociente ventilación/perfusión y por tanto baja la eficiencia del intercambio de gases, lo que puede generar hipoxemia e hipercapnia.

De forma fisiológica el pulmón no se ventila ni se perfunde del mismo modo en su posición craneocaudal. Las regiones superiores están más ventiladas que perfundidas, e inversamente ocurre con las regiones inferiores (Fig. 4-9).

6.3.1. *Shunt*

El efecto *shunt* se define como sangre no oxigenada que pasa por el territorio pulmonar sin contribuir al intercambio de gases. El ejemplo intrapulmonar ilustrativo es la hipoxemia debida a la perfusión capilar de zonas no ventiladas. A nivel extrapulmonar estarían los *shunts* cardíacos derecha-izquierda. En este apartado se abordará fundamentalmente el *shunt* intrapulmonar.

Las causas de esta entidad son toda patología que dé lugar a una ocupación de la región intraalveolar impidiendo un llenado correcto de aire en la unidad funcional pulmonar alveolocapilar. Por tanto, nos hallaríamos ante una mínima o nula exposición del gas atmosférico renovado frente al capilar sanguíneo pulmonar.

La atelectasia pulmonar, el edema agudo de pulmón, la presencia de agua intraalveolar por ahogamiento, el pus intraalveolar en caso de neumonía o la sangre intraalveolar en caso de hemorragia alveolar son posibles causas de *shunt*.

Una característica particular de esta entidad es que, al aumentar la PO$_2$ (prueba de hiperoxia), no se consigue un gran aumento en la oxigenación arterial.

La prueba de hiperoxia consiste en aplicar al paciente una FiO$_2$ de 1 durante 30 minutos, en los que se considera que todos los alvéolos contienen FiO$_2$ de 1.

Tabla 4-4. Causas de hipoxemia por hipoventilación

Lesiones del sistema nervioso central que deprimen los centros respiratorios	✓ Tumores, accidente vascular bulbomedular, traumatismos, encefalitis, compromiso central de las patologías neurológicas ✓ Hipoventilación crónica en la obesidad, hipotiroidismo, sustancias que deprimen el sistema nervioso central (narcóticos, alcohol, sedantes, etc.), alcalosis metabólica ✓ Idiopáticas (síndrome de Ondine)
Alteración de la función neuromuscular	✓ Compresión o sección de la médula cervical (parálisis completa por encima de C4), enfermedad de Parkinson, patología de las astas anteriores de la médula (poliomelitis, etc.) ✓ Polirradiculoneuritis, lesiones de los nervios frénicos, miastenia, polimiositis, toxinas (tétanos, botulismo)
Patología de la caja torácica	✓ Cifoescoliosis, espondilitis anquilopoyética, toracoplastia ✓ Fibrosis o calcificación pleural, derrame pleural o neumotórax ✓ Obesidad
Hipoventilación alveolar pulmonar (asociada a otras causas de hipoxemia)	✓ Obstrucción de las vías respiratorias: asma, enfermedad pulmonar obstructiva crónica, etc. (por agotamiento de los músculos respiratorios) ✓ Restricción parenquimatosa (la hipoventilación alveolar se produce solo en caso de amputación mayor): resección quirúrgica, lesiones cicatriciales extensas (tuberculosis)
Hipoventilación alveolar	✓ Pérdida de la fuerza de los músculos respiratorios (atrofia o enfermedades neuromusculares) ✓ Intoxicación (fármacos depresores del centro respiratorio como benzodiacepinas u opiáceos) ✓ Ventilación mecánica a volumen minuto bajo por razones clínicas

El porcentaje de *shunt* o cortocircuito puede calcularse con la fórmula:

$$\frac{Q_S}{Q_T} = \frac{(C_C,O_2 - CaO_2)}{(C_C,O_2 - C_VO_2)} \times 100$$

donde Q_s es el flujo de sangre correspondiente al *shunt*, Q_T el flujo de sangre total, $C_c'O_2$ el contenido capilar de O_2 pulmonar, CaO_2 el contenido arterial de O_2 y C_VO_2 el contenido venoso de O_2.

A nivel local existe un mecanismo por el cual el diámetro de las arteriolas pulmonares se regula mediante estímulos de los gases alveolares. En el caso de una PO_2 alveolar baja y una PCO_2 alta, las arteriolas se contraen para derivar dicho flujo a otras zonas mejor ventiladas. Este mecanismo se denomina vasoconstricción hipóxica. De inverso modo sucede si la PO_2 y la PCO_2 detectadas son elevada y baja respectivamente.

6.3.2. Espacio muerto

El espacio muerto se define como espacio ventilado (que recibe aire nuevo rico en oxígeno y pobre o ausente de dióxido de carbono) no perfundido (que no recibe irrigación sanguínea por los capilares pulmonares). Dicho desequilibrio se caracteriza por regiones del sistema respiratorio en las que se consigue renovar el aire gracias a una ventilación adecuada combinada con una inexistencia de irrigación sanguínea, ya sea porque no existen capilares en dicha zona o porque dichos capilares son disfuncionantes y no aportan riego sanguíneo.

En este apartado la última descripción es la más importante que hay que tener en cuenta, pero no debemos perder de vista el hecho de que existe un gran volumen de espacio muerto asociado a la instrumentación (como son las tubuladuras que conectan a un ventilador mecánico el tubo endotraqueal del paciente) y otro asociado a las vías aéreas que no sirven para el intercambio de gases aunque sí para la conducción del gas hasta los alvéolos. En el primer caso hablamos de «espacio muerto instrumental»

y en el segundo caso de «espacio muerto anatómico» (Fig. 4-10).

Asimismo, en este apartado nos centramos como causa de hipoxemia en el espacio muerto alveolar. La patología más ilustrativa de este mecanismo de hipoxemia es el tromboembolismo pulmonar, que se caracteriza por una obstrucción al flujo de sangre fuente de los capilares pulmonares ya sea sectorial o generalizado (los casos más graves). Aunque esta entidad sea muy ilustrativa para ejemplarizar este mecanismo de hipoxemia, hay que señalar que otras entidades pueden generar también este fenómeno, como la inflamación de los capilares pulmonares en las vasculitis pulmonares, los trastornos de la coagulación con microcoágulos en la circulación pulmonar, la hipertensión pulmonar primaria y el síndrome de dificultad respiratoria aguda.

6.3.3. Cálculo del espacio muerto

El volumen total (VT) es igual al volumen de ventilación alveolar efectiva (VA) más el volumen de espacio muerto (VD):

$$VT = VA + VD$$

Otra forma de expresar el espacio muerto es en forma de *ratio*: VD/VT (espacio muerto sobre el total insuflado).

Se puede calcular mediante la fórmula simplificada de Bohr:

$$VD/VT = (PaCO_2 - PECO_2)/PaCO_2$$

donde $PaCO_2$ es la presión parcial de CO_2 arterial y $PECO_2$ es la presión parcial de CO_2 en el aire espirado. Para recoger el aire espirado se puede utilizar una bolsa de Douglas, y del gas acumulado en la se deberá realizar un análisis de gases para conocer la $PECO_2$.

A modo orientativo, el espacio muerto de un adulto sano es aproximadamente de unos 150 mL para un volumen corriente de 500 mL; por tanto, se encuentra alrededor del 0,3 (30 %). En casos patológicos, como por ejemplo en el síndrome de dificultad respiratoria aguda grave, dicha *ratio* puede situarse alrededor de un 0,75-0,85.

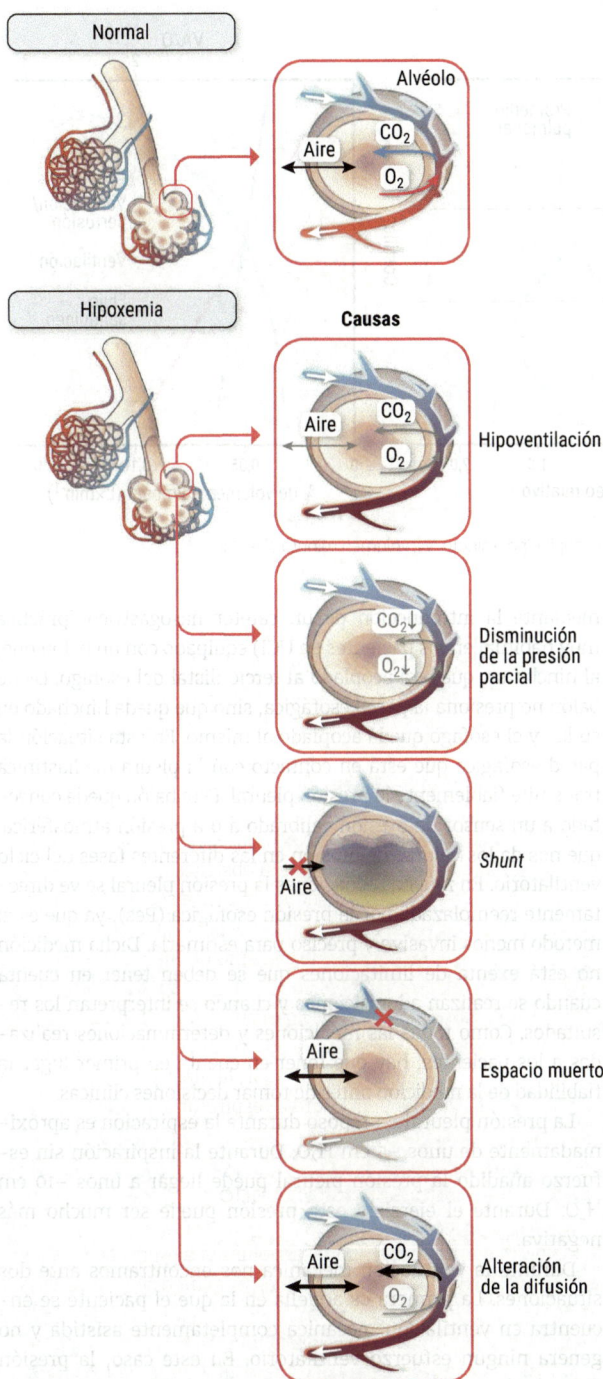

Fig. 4-8 | Esquema representativo de las diferentes causas fisiopatológicas de la hipoxemia. CO_2: dióxido de carbono; O_2: oxígeno.

6.4. Alteración de la difusión

La difusión de un gas en fase líquida o en un fragmento tisular responde a la **ley de Fick**, en la que intervienen la superficie y el grosor de la capa de tejido atravesado:

$$\dot{V} = -P(c_2 - c_1)$$

siendo $\dot{V}$ el flujo, P la permeabilidad de membrana determinada experimentalmente para un determinado gas a una determinada temperatura, c_2 la concentración más pequeña (hacia donde se dirigirá el flujo) y c_1 la concentración más grande (de donde partirá el flujo).

Algunas patologías (neumopatías infiltrativas difusas, fibrosis pulmonar, etc.) producen alteraciones histológicas de la membrana alveolocapilar (p. ej., aumento de grosor) que entorpecen la difusión de oxígeno del alvéolo hacia la sangre capilar. Estas alteraciones de la membrana alveolocapilar pueden disminuir la difusión del oxígeno, sobre todo durante el ejercicio, debido a una disminución del tiempo de tránsito capilar en relación con el aumento del gasto cardíaco.

7. Mecánica ventilatoria

La unidad funcional pulmonar alveolocapilar necesita una renovación de gas intraalveolar para poder hacer efectivo el intercambio de gases. Durante la ventilación espontánea los músculos respiratorios harán posible esta renovación del gas intraalveolar mediante la introducción de nuevo aire en la inspiración, y la expulsión de gas ya usado para el intercambio se realizará principalmente de forma pasiva por la retracción elástica de la pared torácica y de los pulmones.

Se ha de tener en cuenta que muchos de los pacientes ingresados en UCI se encuentran en ventilación mecánica a presión positiva y esto conlleva ciertas consideraciones particulares que serán tratadas con detalle en otros capítulos.

7.1. Presiones relacionadas con la ventilación

Las presiones que participan de forma fundamental en la mecánica ventilatoria son: la presión en la vía aérea (Paw, del inglés: *airway*), la presión pleural (Ppl) y la presión alveolar (Palv).

Como convención, se toma la presión atmosférica como el 0 de referencia, siendo así presiones positivas las que están por encima de la presión atmosférica y negativas las que se sitúan por debajo de la presión atmosférica.

7.1.1. Presión en la vía aérea

La presión en la vía aérea representa la presión en la boca del paciente. En la ventilación espontánea sin esfuerzo añadido esta presión es ligeramente negativa durante la inspiración y ligeramente positiva durante la espiración. En la ventilación a presión positiva, como ocurre durante la ventilación mecánica invasiva y no invasiva, la presión en la vía aérea es positiva durante la inspiración y menos positiva durante la espiración. Dicho de otra manera, durante la inspiración se realiza un aumento en la presión en la vía aérea para introducir el gas en el pulmón del paciente.

7.1.2. Presión pleural

La presión pleural es la presión que queda en el espacio lleno de líquido comprendido entre los pulmones y la pared torácica. En condiciones normales los músculos respiratorios se contraen y generan una presión pleural más negativa, lo que conlleva una caída en la presión intraalveolar que, a su vez, promueve la entrada de aire desde la nariz/boca por diferencial de presiones.

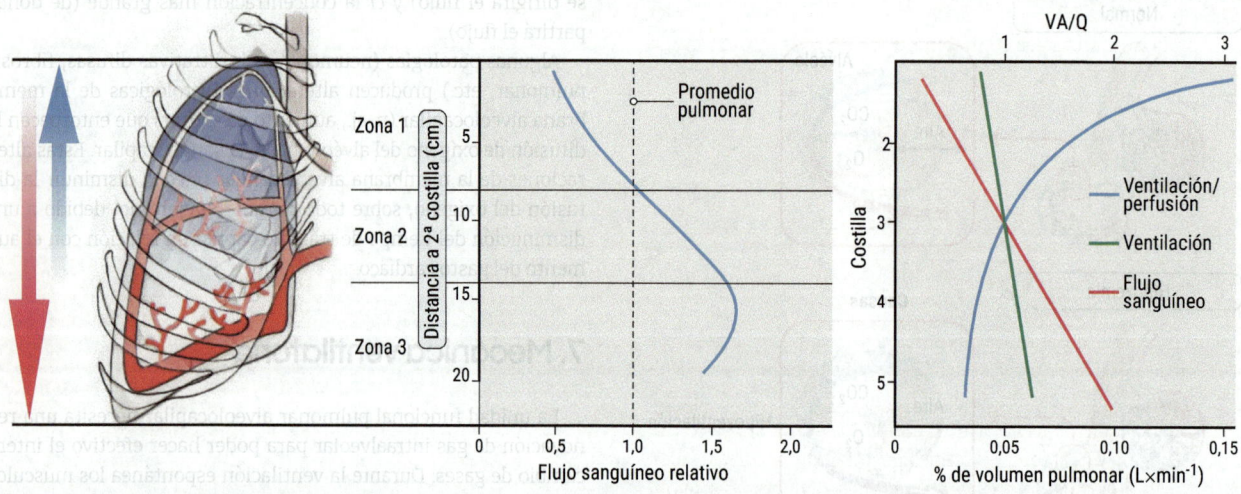

Fig. 4-9 | Esquema representativo del cociente ventilación/perfusión. Q: flujo de sangre capilar por minuto; V$_A$: volumen minuto alveolar.

La medición de la presión pleural en la práctica clínica es complicada, ya que supone la introducción de múltiples cánulas alrededor de la pleura. Otra forma de estimar la presión pleural es

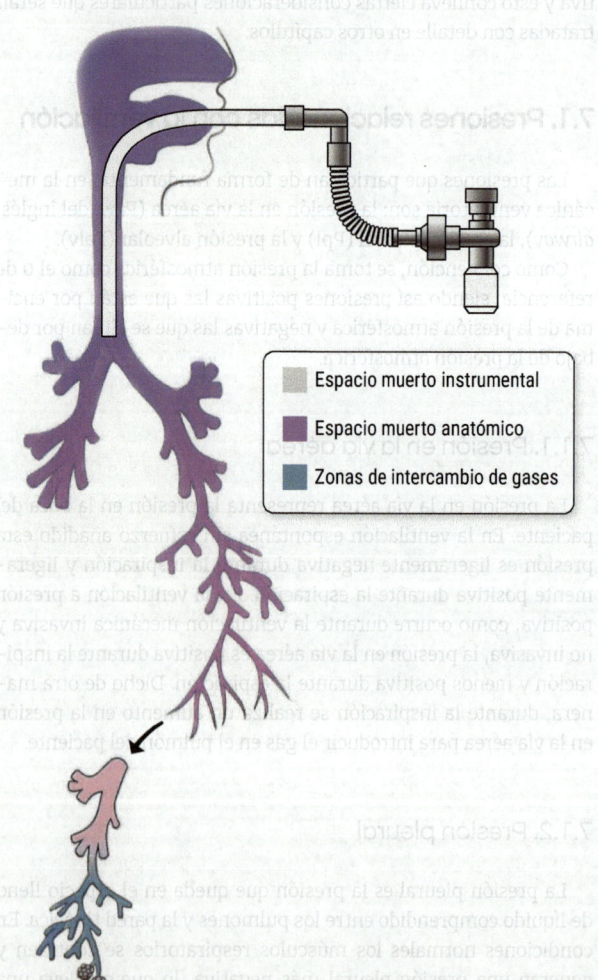

Fig. 4-10 | Esquema representativo de los diferentes tipos de espacio muerto.

mediante la introducción de un catéter nasogástrico (práctica muy habitual en los pacientes en UCI) equipado con un balón que, al hincharse, quedará acoplado al tercio distal del esófago. Dicho balón no presiona la pared esofágica, sino que queda hinchado en su luz y el esófago queda acoplado al mismo. En esta situación la pared esofágica que está en contacto con la pleura mediastínica transmite fiablemente la presión pleural. Este balón queda conectado a un sensor de presión calibrado a 0 a presión atmosférica, que nos da los valores de presión en las diferentes fases del ciclo ventilatorio. En muchas ecuaciones la presión pleural se ve directamente reemplazada por la presión esofágica (Pes), ya que es el método menos invasivo y preciso para estimarla. Dicha medición no está exenta de limitaciones que se deben tener en cuenta cuando se realizan adquisiciones y cuando se interpretan los resultados. Como todas las mediciones y determinaciones realizadas a los pacientes, hay que tener en cuenta en primer lugar la fiabilidad de la medición antes de tomar decisiones clínicas.

La presión pleural en reposo durante la espiración es aproximadamente de unos –5 cm H$_2$O. Durante la inspiración sin esfuerzo añadido la presión pleural puede llegar a unos –10 cm H$_2$O. Durante el ejercicio esta presión puede ser mucho más negativa.

Durante la ventilación mecánica nos encontramos ante dos situaciones. La primera es aquella en la que el paciente se encuentra en ventilación mecánica completamente asistida y no genera ningún esfuerzo ventilatorio. En este caso, la presión pleural o la presión esofágica representarán el comportamiento de la caja torácica en situación pasiva y, por tanto, la presión esofágica aumentará durante la inspiración (ya que la ventilación mecánica se realiza a presión positiva) y bajará durante la espiración. La segunda situación es cuando el paciente es asistido por el ventilador pero ya es capaz de realizar un esfuerzo ventilatorio. Dicho de otra manera, el paciente es capaz de contraer los músculos respiratorios y generar una entrada de aire, y el ventilador le ayuda a introducir este gas. En este caso la presión pleural o la presión esofágica se volverán más negativas durante la inspiración, como en condiciones fisiológicas, aunque probablemente con numerosos patrones patológicos (falta de fuerza, asincronías ventilatorias, disfunción diafragmática, etcétera).

7.1.3. Presión alveolar

La presión alveolar es la presión que se encuentra en la luz del alvéolo. En la práctica clínica es imposible determinar esta presión, y lo que llamamos presión alveolar es la presión media alveolar. En condiciones fisiológicas la presión alveolar se mantiene con ligeras oscilaciones cercana a la presión atmosférica (Fig. 4-11). Debemos imaginar que en cuanto el paciente toma aire (contrayendo los músculos respiratorios y negativizando la presión pleural), la presión alveolar disminuye, pero dado que el alvéolo está conectado por el árbol respiratorio a la atmósfera, el gas de la atmósfera entrará inmediatamente en el alvéolo intentando equilibrar la presión a la presión atmosférica. Mientras el paciente sigue tomando aire y negativizando la presión pleural, la presión alveolar, que está intentando negativizarse, no podrá hacerlo por el equilibrio de presiones entre la nariz/boca y el alvéolo. Durante la espiración ocurre la misma situación: la presión pleural deja de negativizarse para volver a su posición de reposo y la presión alveolar aumenta la presión por encima de la presión atmosférica generando el gradiente de presión que empuja el gas alveolar a la nariz/boca. Es por esto que en condiciones fisiológicas el alvéolo trabaja a presiones muy cercanas a la atmosférica. Todo cambia cuando se genera ejercicio, ya que aquí los diferenciales de presión son mucho más rápidos y no se da suficiente tiempo para alcanzar el equilibrio. También ocurre lo mismo cuando las resistencias están aumentadas, ya que alcanzar el equilibrio de presiones es más difícil porque al gas le cuesta más llegar de la nariz/boca al alvéolo.

7.1.4. Presión transpulmonar

La presión transpulmonar (PL, del inglés *lung*) se define como la presión que queda en el pulmón, y se calcula mediante la fórmula:

PL = Paw – Ppl

Especialmente importante son los diferenciales de presión generados entre inspiración y espiración, siendo la fórmula: ΔPL = ΔPaw – ΔPpl. La ΔPL está intrínsecamente relacionada

con el volumen introducido, la complianza pulmonar y las presiones pleural y de la vía aérea aplicadas.

Como puede apreciarse en la fórmula, la presión transpulmonar tenderá siempre a aumentar en el transcurso de la inspiración, ya sea en respiración espontánea o completamente asistida, ya que la presión pleural se volverá más negativa en el primer caso y cercana a 0 en el segundo caso.

Ejemplo:

✔ Paciente en ventilación espontánea:

Paw = 2 cm H₂O, Ppl = –10 cm H₂O → PL = 12 cm H₂O

✔ Paciente en ventilación asistida:

Paw = 10 cm H₂O, Ppl = 2 cm H₂O → PL = 8 cm H₂O

7.2. Complianza pulmonar

La complianza pulmonar se define como la relación entre un cambio de volumen por un cambio de presión mediante la fórmula:

C = ΔV / ΔP

donde C es la complianza en mL/cm H₂O, ΔV es la variación de volumen en mL y ΔP es la variación de presión en cm H₂O. La complianza representa la distensibilidad del pulmón. Las complianzas altas representan poco coste en términos de presión para introducir un volumen dado, mientras que las complianzas bajas representan un coste alto en presión para introducir el mismo volumen dado (Fig. 4-12).

La elastancia (E) es otro modo de expresar el concepto de distensibilidad pulmonar, pero a la inversa de la complianza y con una expresión en unidades diferente: cm H₂O/L.

En los pacientes completamente asistidos por ventilación mecánica invasiva se puede trazar esta curva mediante la insuflación lenta de gas a bajo flujo; de esta manera se puede obtener la curva de complianza semiestática.

La complianza estática se obtiene cuando el flujo es igual a 0 L/s. Para obtener esta complianza es necesario realizar una pausa inspiratoria durante la ventilación mecánica invasiva totalmente

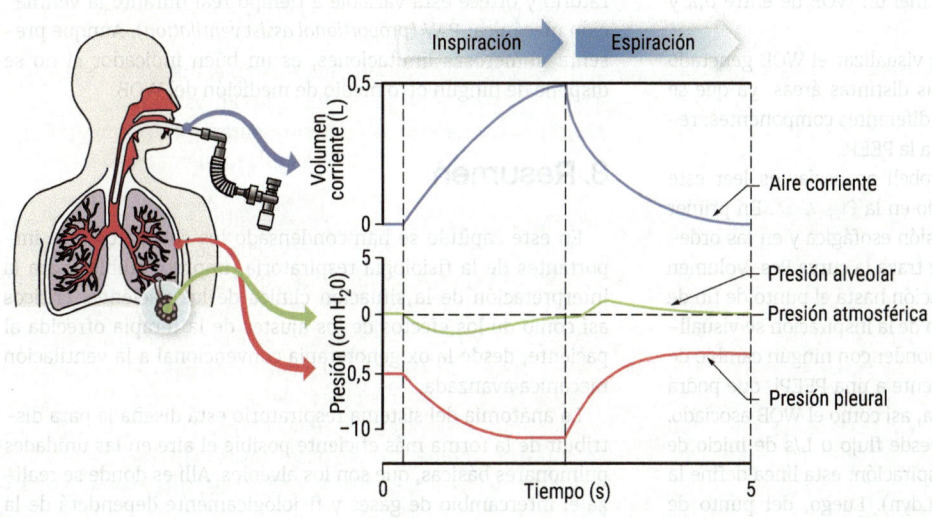

Fig. 4-11 | Esquema representativo del volumen corriente, presión alveolar y presión pleural con relación al tiempo durante la inspiración y la espiración.

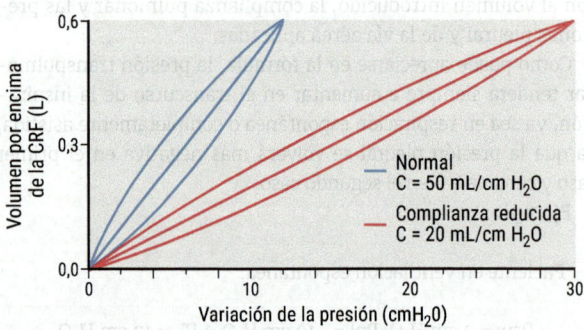

Fig. 4-12 | Esquema representativo de la complianza pulmonar de un sujeto sano y de un paciente con disminución de la complianza (p. ej., en un contexto de síndrome de dificultad respiratoria aguda). C: complianza del sistema respiratorio (mL/cm H_2O); CRF: capacidad residual funcional (L).

asistida. Este apartado se trata con detalle en otros capítulos de este libro.

7.3. Esfuerzo y trabajo respiratorio

El **esfuerzo respiratorio** es la cantidad de presión ejercida por los músculos respiratorios. No tiene por qué implicar un cambio de volumen durante dicho cambio de presión. El esfuerzo se puede cuantificar mediante la determinación de la presión muscular (Pmus), que es la diferencia entre la curva de presión pleural que realiza el paciente de forma activa respecto a lo que realizaría la caja torácica de forma pasiva (mediante la insuflación de gas sin ningún esfuerzo del paciente). Si se integra dicha superficie obtenemos el producto presión/tiempo (PTP, *pressure time product*), que nos da una idea del esfuerzo que está realizando el paciente. A modo de aproximación, una Pmus < 15 cm H_2O y una PTP/min < 125 cm H_2O × s/min nos daría información sobre un esfuerzo respiratorio correcto, aunque siempre se debe individualizar en función de la situación clínica del paciente (Fig. 4-13).

El **trabajo respiratorio** (WOB, *work of breathing*) se define como la integral de la presión esofágica (Pes) por el volumen corriente de un acto respiratorio. La unidad de medida es el julio (J). Por definición, para tener trabajo respiratorio debemos tener conjuntamente un diferencial dado de presión y una movilización de volumen; si no hay movilización de volumen, sería esfuerzo respiratorio, no trabajo. Se considera normal un WOB de entre 0,4 y 0,7 J/L.

El diagrama de Campbell permite visualizar el WOB generado por el paciente y la magnitud de sus distintas áreas, ya que se puede computar el WOB total en sus diferentes componentes: resistivo, elástico, espiratorio y debido a la PEEPi.

Para trazar el diagrama de Campbell aconsejamos leer este apartado viendo el esquema facilitado en la Fig. 4-14. En primer lugar, se sitúa en las abscisas la presión esofágica y en las ordenadas el volumen. Posteriormente se traza la curva Pes-Volumen desde el punto de inicio de la inspiración hasta el punto de fin de la inspiración. Es posible que al inicio de la inspiración se visualice una variación en la Pes sin corresponder con ningún cambio de volumen. En este caso estaríamos frente a una PEEPi, que podrá cuantificarse mediante este diagrama, así como el WOB asociado. Posteriormente se traza una línea desde flujo 0 L/s de inicio de inspiración a flujo 0 L/s de fin de inspiración: esta línea define la complianza pulmonar dinámica (CLdyn). Luego, del punto de

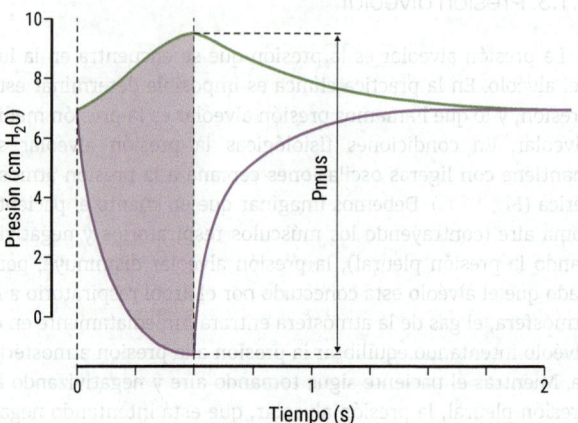

Fig. 4-13 | Producto presión/tiempo (PTP). La curva verde representa la evolución de la presión de la caja torácica durante el ciclo respiratorio. La curva violeta representa la evolución de la presión pleural durante el ciclo respiratorio. Las líneas verticales definen el inicio de la inspiración y el final de la inspiración. El área coloreada de violeta representa el PTP.

inicio de inspiración a flujo nulo se traza la complianza de la caja torácica en condiciones pasivas del paciente (Ccw, del inglés *chest wall*). Si ha habido presencia de PEEPi, del punto inicial de la inspiración se trazará también la Ccw. Mediante todos estos trazados geométricos se han dibujado varias áreas que definen cada uno de los WOB y la suma de todos ellos da el WOB total (Fig. 4-14).

De este diagrama se obtiene mucha información. En primer lugar, el WOB total nos informará sobre si la asistencia ventilatoria proporcionada al paciente es correcta (ni muy alta ni muy baja). Por otro lado, conocer el WOB resistivo del paciente nos indicará si tenemos problemas en lo referente a la introducción del aire al alvéolo (presencia de secreciones respiratorias, oclusión parcial del tubo endotraqueal o de la cánula de traqueostomía, broncoespasmo, etc.). Con el WOB elástico y la complianza pulmonar dinámica sabremos el estado del pulmón del paciente en términos de facilidad a la entrada de aire (complianza). Con el WOB espiratorio conoceremos si el paciente está realizando esfuerzo espiratorio para sacar el aire. Y con la PEEPi y el WOB asociado a la PEEPi podremos conocer el atrapamiento aéreo del paciente con las características ventilatorias impuestas.

Hay una modalidad ventilatoria que estima el trabajo respiratorio y ofrece esta variable a tiempo real durante la ventilación mecánica: PAV (*proportional assist ventilation*). Aunque presenta numerosas limitaciones, es un buen indicador si no se dispone de ningún otro medio de medición del WOB.

8. Resumen

En este capítulo se han condensado los conceptos más importantes de la fisiología respiratoria, imprescindibles para la interpretación de la situación clínica de los pacientes críticos así como de los efectos de los ajustes de la terapia ofrecida al paciente, desde la oxigenoterapia convencional a la ventilación mecánica avanzada.

La anatomía del sistema respiratorio está diseñada para distribuir de la forma más eficiente posible el aire en las unidades pulmonares básicas, que son los alvéolos. Allí es donde se realiza el intercambio de gases y fisiológicamente dependerá de la

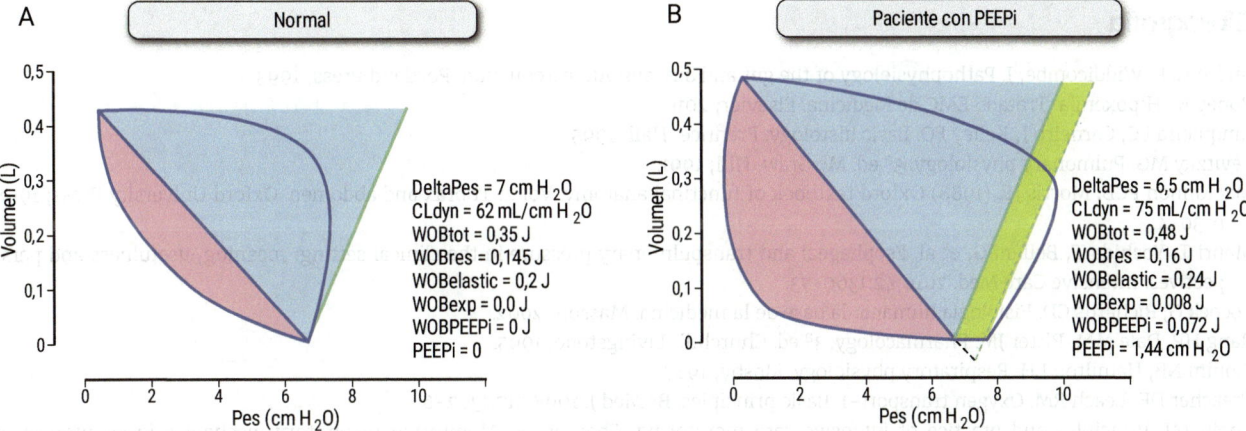

Fig. 4-14 | Diagrama de Campbell representativo de las diferentes áreas correspondientes a las distintas porciones del trabajo respiratorio. En las abscisas se representa la presión esofágica en cm H_2O. En las ordenadas se representa el volumen en litros. La línea morada representa la complianza pulmonar dinámica. La línea verde representa la complianza de la caja torácica en condiciones pasivas completas. Es un valor obtenido de forma teórica en mayores de 18 años basándose en el 4 % del valor de la capacidad vital (CV) teórica según la edad, altura y género siguiendo la fórmula: en el hombre: CV = (6,10 × altura − 0,026 × edad − 4,65); en la mujer: CV = (4,66 × altura − 0,026 × edad − 3,28); la altura se expresa en metros y la edad en años. La curva azul representa la curva presión volumen durante la inspiración (del punto de 0 volumen en dirección a la izquierda del diagrama y hacia arriba) y durante la espiración (del punto máximo de volumen hacia la derecha del diagrama y hacia abajo). Todas las áreas coloreadas representan trabajo respiratorio. El área rosada representa el trabajo respiratorio resistivo, el área azul representa el trabajo respiratorio elástico, el área que queda a la derecha de la línea verde representa el trabajo espiratorio forzado y el área verde representa el trabajo respiratorio asociado a la PEEPi. La suma de todas estas áreas conforma el trabajo respiratorio total. Véase en A la curva simplificada del trabajo respiratorio de un paciente con traqueostomía sin PEEPi ni esfuerzo espiratorio; y en B la curva simplificada del trabajo respiratorio de un paciente con PEEPi y esfuerzo espiratorio. La variable DeltaPes representa la variación de presión pleural durante el ciclo respiratorio; CLdyn representa la complianza pulmonar dinámica; WOB es el trabajo respiratorio; los subíndices tot, res, elastic, exp y PEEPi representan total, resistivo, elástico, espiratorio y asociado a la PEEPi, respectivamente.

presión ofrecida a nivel alveolar, de la humedad y de la temperatura, principalmente.

El surfactante pulmonar que baña los alvéolos en contacto con el gas es clave en la mecánica alveolar, ya que es el responsable, entre otras muchas funciones, de mantener el alvéolo abierto durante la espiración para tener que gastar menos energía en la adquisición de aire durante la siguiente inspiración y proteger el alvéolo de daño durante el colapso y apertura repetidos durante las fases del ciclo ventilatorio.

La fisiopatología de esta unidad alveolar la engloban los distintos mecanismos de hipoxemia: hipoventilación alveolar, disminución de la presión parcial de oxígeno, alteración del cociente ventilación/perfusión (*shunt* y espacio muerto) y alteración de la difusión.

Durante la fase de destete de la ventilación mecánica nos encontraremos con la actividad respiratoria espontánea del pa-

ciente, por lo que tendremos que tener en cuenta los mecanismos fisiopatológicos de compensación de la hipoxemia e hipercapnia mediante el comportamiento de los diferentes centros de control y acción de la ventilación, así como de la propia mecánica ventilatoria. Se debe prestar especial atención a la presión transpulmonar, ya que es la presión directamente recibida por el pulmón y que permite la ventilación alveolar, pero, al mismo tiempo, una presión excesiva puede conllevar daños pulmonares que condicionen el pronóstico de nuestros pacientes.

Por tanto, definir de forma adecuada la mecánica ventilatoria, conocer los mecanismos fisiopatológicos implicados en el proceso de fracaso respiratorio y entender las probables implicaciones del ajuste de nuestra terapia ventilatoria es fundamental para individualizar y tener éxito en el tratamiento de los pacientes críticos.

Puntos clave

- ✔ La unidad funcional del sistema respiratorio es la unidad alveolocapilar, en la que el surfactante pulmonar es clave para su correcto funcionamiento.
- ✔ Hay diferentes tipos de miotrauma diafragmático implicados en la disfunción muscular respiratoria.
- ✔ Los diferentes mecanismos de hipoxemia son: disminución de la presión parcial de oxígeno, hipoventilación, efecto *shunt*, espacio muerto y alteración de la difusión.
- ✔ Conocer las presiones relacionadas con la mecánica ventilatoria (la presión de vía aérea, la presión pleural, la presión alveolar y la presión transpulmonar) así como determinar la complianza pulmonar y comprender conceptos como el esfuerzo y trabajo respiratorio es fundamental para conocer el estado clínico del paciente y proponer un adecuado plan de terapia ventilatoria.

Bibliografía

Andrews P, Widdicombe, J. Pathophysiology of the gut and airways. An introduction. Portland Press; 1993.

Boney M. Hipoxemia. Tratado EMC de Medicina. Elsevier; 2016.

Junquieira LC, Carneiro J, Kelley FO. Basic histology. Prentice-Hall; 1995.

Levitzky MG. Pulmonary physiology. 3ª ed. Mc Graw-Hill; 1991.

MacKinnon PCB, Morris JF. (1988) Oxford textbook of functinal anatomy. Vol 2: Thorax and abdomen. Oxford University Press; 1998. p. 30-4.

Mauri T, Yoshida T, Bellani G, et al. Esophageal and transpulmonary pressure in the clinical setting: meaning, usefulness and perspectives. Intensive Care Med. 2016;42:1360-73.

Pocock G, Richards CD. Fisiología humana: la base de la medicina. Masson; 2002.

Rang HP, Dale MM, Ritter JM. Pharmacology. 3ª ed. Churchill-Livingstone; 1995.

Slonim NB, Hamilton LH. Respiratory physiology. Mosby; 1987.

Treacher DF, Leach RM. Oxygen transport-1. Basic principles. Br Med J. 1998;317:1302-6.

Tobin MJ. Principles and practice of intensive care monitoring. Chapter 32: Monitoring respiratory mechanics in spontaneously breathing patients. McGraw-Hill; 1998. p 633-54.

Tobin MJ. Principles and practice of mechanical ventilation. 3ª ed. McGraw-Hill; 2014.

Von Euler C. Neural organization and rhythm generation. En: Crystal RG, West JB, Barnes PJ, Weibel ER, editores. The Lung Scientific Foundations. 2ª ed. Lippincott-Raven; 1997.

West JB. Respiratory physiology: the essentials. Lippincott Williams & Wilkins; 2012.

West JB, Wagner PD. Ventilation-perfusion relationships. En: Crystal RG, West JB, Barnes PJ, Weibel ER, editores. The Lung Scientific Foundations. 2ª ed. Lippincott-Raven; 1997.

Widdicombe J, Davies A. Respiratory physiology. 2ª ed. Edward Arnold; 1991.

5   Procedimientos de monitorización en patología respiratoria

J. A. Sánchez Giralt, M. Sánchez Galindo y F. Suárez Sipmann

◢ Orientación para el estudio

En este capítulo se abordan de manera conceptual aspectos básicos de la monitorización respiratoria, en concreto, de variables que el clínico utiliza para una adecuada interpretación del intercambio gaseoso y de la mecánica respiratoria. Se aporta un razonamiento acerca del significado clínico y la utilidad de las variables de monitorización así valores clínicos normales o adecuados.

1. Introducción

Desde el comienzo en las primeras unidades de cuidados intensivos hasta la actualidad la utilización de herramientas de monitorización a pie de cama ha sido una de las piedras angulares de la especialidad. Además de su uso evidente para vigilar las constantes vitales del paciente crítico, la monitorización tiene como objetivo el conocer la situación fisiopatológica del paciente, detectar los cambios en dicha situación y evaluar la respuesta a los tratamientos o medidas de soporte implementados, todo ello integrando además la información procedente de la clínica, el laboratorio y las pruebas de imagen. Siendo la ventilación mecánica una de las principales intervenciones y medidas de soporte utilizadas en el paciente crítico, la monitorización respiratoria es una parte fundamental en el manejo crítico. En este capítulo vamos a dar un breve repaso a las medidas de monitorización respiratoria más habituales utilizadas en la unidad de cuidados intensivos centrándonos en el intercambio gaseoso y la mecánica respiratoria.

2. Monitorización del intercambio gaseoso

La finalidad del sistema respiratorio es asegurar la transferencia del oxígeno (O_2) ambiental a la sangre capilar pulmonar y la eliminación del dióxido de carbono (CO_2). El pulmón es extremadamente eficiente en acometer esta tarea. De forma breve vamos a exponer el modo en que se monitoriza el intercambio gaseoso en la práctica clínica. En la Fig. 5-1 se presentan de manera esquemática los principales parámetros relacionados con el intercambio gaseoso.

2.1. Monitorización de la transferencia de oxígeno y la oxigenación sistémica

2.1.1. Presión parcial de oxígeno en sangre arterial (PaO_2)

Es un indicador de la eficiencia en la transferencia pulmonar de oxígeno. Mide la cantidad de oxígeno disuelta en plasma, que constituye una fracción mínima del contenido total de oxígeno en sangre. Su valor depende de la presión alveolar de oxígeno y de la relación ventilación-perfusión (V/Q), pero no de la concentración ni del estado funcional de la hemoglobina. El oxígeno unido a la hemoglobina no ejerce presión parcial alguna. El valor normal varía con la edad (desciende aproximadamente 2,2 mm Hg por década). En adultos jóvenes, respirando aire ambiente a nivel del mar, el valor medio es de 95 mm Hg, con un rango de entre 85 y 100 mm Hg.

Existe una ecuación predictiva del valor normal en relación con la edad:

$$PaO_2 = 109 - 0,43 \times edad\ (años)$$

Aunque no hay definiciones estrictas, la hipoxemia se define como una PaO_2 menor de lo normal, esto es, < 80 mm Hg, comienza a ser clínicamente relevante cuando los valores descienden a < 60 mm Hg y grave a < 45 mm Hg. La hiperoxemia se refiere a una PaO_2 por encima de los valores normales, > 120 mm Hg, y empieza a considerarse importante cuando supera los 150 mm Hg.

2.1.2. Relación presión parcial/fracción inspirada de oxígeno (PaO_2/FiO_2)

En el contexto hospitalario, y especialmente en la unidad de cuidados intensivos, todos los pacientes con insuficiencia respiratoria son tratados con fracciones inspiradas de oxígeno mayores a las del aire ambiente ($FiO_2 > 0,21$). Para tener en cuenta este hecho se suele expresar la PaO_2 en función de la fracción inspirada de oxígeno (PaO_2/FiO_2). Dada su facilidad de cálculo, esta relación se ha impuesto en la práctica como forma común de caracterizar la insuficiencia respiratoria, siendo un criterio diagnóstico del síndrome de dificultad respiratoria aguda (SDRA).

En un paciente con función respiratoria normal la PaO_2/FiO_2 es de unos 480 respirando aire ambiente (100/0,21) y llega a un valor cercano a 600 si se respira oxígeno al 100 %.

Utilizando este índice, la insuficiencia respiratoria se define a partir de valores de $PaO_2/FiO_2 < 300$ y el SDRA, según la última definición, se clasifica como leve (PaO_2/FiO_2 300-200), moderado (200-100) y grave (< 100).

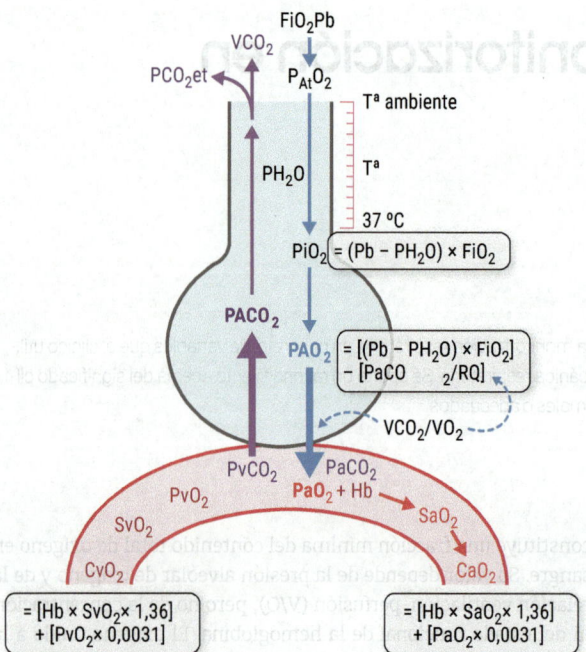

Fig. 5-1 | Esquema del intercambio gaseoso. *Oxígeno (O_2)*. Desde el aire ambiente el O_2 entra en el sistema respiratorio a una concentración (ambiente o la pautada en el respirador, FiO_2) a una presión (presión atmosférica $PAtO_2$) que depende de la presión barométrica (Pb) y a una temperatura (Tª ambiente, la acondicionada por los gases del respirador o la de la toma de O_2). En la vía aérea es calentado a temperatura corporal y saturado, perdiendo parte de su presión en forma de presión de agua (PH_2O), que a 37 ºC es de 46 mm Hg, lo que determina la presión inspiratoria de O_2 (PiO_2). En el alvéolo, la presión de oxígeno (PAO_2) resulta del equilibrio dinámico entre la cantidad que llega desde el gas inspiratorio y la cantidad que pasa a la sangre capilar, que depende de la actividad metabólica. Esta se estima mediante la cantidad de CO_2 producido (medido como $PaCO_2$) y del cociente respiratorio (RQ), que es la relación entre la producción de CO_2 (VCO_2) y el consumo de oxígeno (VO_2). El O_2 difunde a la sangre capilar equilibrándose su presión parcial (PaO_2) con la alveolar. En la sangre se une inmediatamente a la hemoglobina, determinando su saturación (SaO_2). Finalmente, la cantidad total de oxígeno en sangre (CaO_2) que es transportada a los tejidos para la respiración celular depende casi exclusivamente de la fracción unida a la hemoglobina calculada como el producto entre la concentración de hemoglobina (Hb en g/dL), su capacidad de transporte de la hemoglobina (1,36 mL O_2 por gramo de Hb) y la FiO_2. A esta hay que sumarle la mínima cantidad de O_2 disuelto en sangre, que depende de la PaO_2 y su coeficiente de solubilidad (0,0031). Tras su paso por el lecho capilar y la difusión a los tejidos, el O_2 en sangre venosa que retorna al pulmón se reduce en proporción a su extracción y consumo, calculándose igualmente mediante la presión venosa de O_2 (PvO_2), la saturación venosa mixta de O_2 (SvO_2) y el contenido venoso de O_2 (CvO_2). En la figura se aportan los valores normales de estas variables. *Dióxido de carbono (CO_2)*. El CO_2 producido por el metabolismo llega a la circulación pulmonar, donde difunde al espacio alveolar ($PACO_2$) y es eliminado mediante la ventilación alveolar. Su eliminación (VCO_2) puede medirse en la salida de la vía aérea. También puede medirse la concentración o presión parcial de CO_2 en el gas espirado al final de la espiración (PCO_2et), que en condiciones normales es algo menor que la $PaCO_2$ (3-4 mm Hg de diferencia).

El uso de este índice tiene sin embargo limitaciones que es importante conocer:

✔ La relación PaO_2/FiO_2 no es lineal, siendo en gran medida dependiente del grado de alteración V/Q y del *shunt*. Existen grandes variaciones en el nivel de PaO_2 a diferentes niveles de FiO_2 y, si su medida no se realiza de forma estandarizada (controlando la FiO_2), tiene escaso valor. Por ejemplo, con un *shunt* alrededor del 20 %, una PaO_2/FiO_2 de 200 con FiO_2 0,5 puede convertirse en 350 cuando se aumenta la FiO_2 a 1, pasando de criterios de SDRA moderado a no tener criterios de SDRA.

✔ No refleja una situación de hipoxemia en sentido estricto, ya que esta se define por el nivel de PaO_2. Por ejemplo, una PaO_2/FiO_2 de 150 indica un deterioro de la función pulmonar, pero puede corresponder a una PaO_2 de entre 60 a 150 mm Hg (ninguna en rango hipoxémico) cuando la FiO_2 está entre 0,4 y 1. No se debería, por tanto, definir la hipoxemia mediante este índice, ya que puede dar lugar a errores importantes.

✔ Durante el soporte respiratorio no invasivo o en ventilación espontánea pueden existir errores significativos en la estimación de la FiO_2 real que recibe el paciente, con la consiguiente pérdida de exactitud de este índice.

2.1.3. Diferencia alveoloarterial de oxígeno (P(A-a) O_2)

Es el mejor indicador de la transferencia de oxígeno y, por tanto, de la función de intercambio gaseoso pulmonar, reflejo de la relación V/Q y en menor medida de la difusión. Para su cálculo se debe estimar la presión parcial alveolar de oxígeno (PAO_2), que se obtiene a partir de la ecuación del gas alveolar, que en su forma simplificada se expresa como:

$$PAO_2 = PiO_2 - PaCO_2/RQ$$

Si se desarrolla la fórmula, queda:

$$PAO_2 = (Pb - PH_2O) \times FiO_2 - PaCO_2/0,8 \text{ (v. Fig. 5-1 para su interpretación)}$$

donde PIO_2 es la presión parcial de oxígeno en el gas inspirado, Pb es la presión barométrica (760 mm Hg a nivel del mar), PH_2O es la presión de vapor de agua resultado del calentamiento y humidificación de los gases inspirados en la vía aérea (47 mm Hg cuando la temperatura corporal es de 37 ºC), FiO_2 es la fracción inspirada de oxígeno (de 0,21 a 1), $PaCO_2$ es la presión parcial de CO_2 en sangre arterial, como estimación de la presión parcial alveolar, y RQ es el cociente respiratorio la relación entre la producción de CO_2 (VCO_2) y el consumo de oxígeno (VO_2), que se asume igual a 0,8 para la mayoría de las condiciones clínicas.

La primera parte de la ecuación hace referencia a la presión inspirada de oxígeno (PiO_2), que depende de la presión parcial y la concentración de oxígeno en el gas inspirado. La segunda parte ($PaCO_2/RQ$) es una aproximación a la transferencia de oxígeno desde el alvéolo al capilar, que depende del consumo sistémico (VO_2). La PAO_2 representa un valor promedio teórico en condiciones de equilibrio.

Los valores normales de P(A-a) O_2 en el adulto respirando aire ambiente (FiO_2 0,21) son 5-15 mm Hg, y en personas de edad avanzada 15-25 mm Hg. El valor también aumenta con incrementos de la FiO_2, siendo cercano a 100 mm Hg a una FiO_2 de 1. Al incluir la presión parcial inspirada que depende de la presión barométrica en su cálculo, permite estimar, y por tanto corregir, la presión alveolar y arterial de oxígeno para diferentes altitudes (p. ej., en ciudades situadas a cierta altitud o cuando se asciende a una montaña).

Sin saber la PAO_2 o la P(A-a) O_2 puede ser difícil interpretar un descenso en la PaO_2. Un valor bajo de PaO_2 con un valor normal de P(A-a) O_2 puede deberse a una situación de hipoventilación o a un descenso de la PiO_2, por ejemplo, a cierta altitud. Un valor relativamente normal de PaO_2 con un valor elevado de P(A-a) O_2 debe hacernos sospechar un embolismo pulmonar o una neumonía incipiente.

2.1.4. Saturación arterial de oxígeno (SaO_2)

Es uno de los parámetros de monitorización de oxigenación más importantes. Por un lado, depende directamente de la PaO_2, lo que viene reflejado mediante la curva de disociación de la hemoglobina, que informa acerca de la función pulmonar y también de la capacidad de la hemoglobina para captar oxígeno. Por otro lado, la saturación determina la cantidad de oxígeno que contiene la sangre que es transportada a los tejidos. Ello, unido al hecho de que es muy fácil de medir de modo no invasivo mediante pulsioximetría (SpO_2), lo convierte en uno de los principales parámetros que se han de considerar cuando ajustamos el respirador, en especial la FiO_2, y en la toma de decisiones como el soporte hemodinámico o las necesidades transfusionales. El valor normal de SaO_2 es del 97 % debido a la presencia de un *shunt* anatómico, entre otros motivos.

Para su correcta interpretación hay que tener en cuenta una serie de consideraciones:

✔ La lectura de un valor de SpO_2 debe confirmarse mediante la presencia de una curva pletismográfica correcta. Al depender de la pulsatilidad capilar, la medida del pulsioxímetro estará alterada en situaciones de mala perfusión periférica. Es importante además conocer otras situaciones que lleven a lecturas erróneas, como pigmentación de la piel, lugar de colocación del sensor incorrecta, etcétera.

✔ La estimación de la PaO_2 a partir de la SaO_2 (o SpO_2) depende de factores que afectan a la afinidad de la hemoglobina por el oxígeno tales como la temperatura, el equilibrio ácido-base, los niveles de $PaCO_2$ o los niveles de 2,3-difosfoglicerato, todos ellos frecuentemente alterados en el paciente crítico. La afinidad de la hemoglobina por el oxígeno se puede describir mediante la P_{50}, que es el valor de PaO_2 correspondiente a una SaO_2 del 50 % (normal P_{50} = 27 mm Hg). Aunque no se utiliza mucho en la práctica, la mayoría de los gasómetros lo tienen como opción y puede ser una ayuda para la correcta interpretación de la SaO_2. Una P_{50} < 27 mm Hg indica una desviación de la curva de disociación de la hemoglobina a la izquierda que resulta en una mayor afinidad de la hemoglobina por el oxígeno, pero una menor liberación de oxígeno a los tejidos y viceversa.

✔ Dada la morfología sigmoide de la curva de disociación de la hemoglobina una vez completamente saturada, se pierde la relación de la SaO_2 con la PaO_2. Por ejemplo, una SaO_2 > 98 % puede corresponder a valores de PaO_2 de 80 a más de 150 mm Hg. El uso de FiO_2 innecesariamente elevadas que resulten en una saturación completa de la hemoglobina tiene inconvenientes. Por un lado, puede asociarse a situaciones de hiperoxia no deseadas y, por otro lado, enmascarar problemas importantes de transferencia de oxígeno (función pulmonar). Eso, unido al hecho de que la SaO_2 normal es de alrededor del 97 %, hace que no esté justificado mantener SaO_2 del 100 % en casi ninguna situación clínica.

✔ Los valores de SpO_2 pueden diferir de los reales (SaO_2) obtenidos por cooximetría hasta en ± 4 %. Si se necesita conocer con mayor precisión los valores de saturación hay que medirlos mediante esta última técnica, especialmente en situaciones de hipoxemia. Los valores de SpO_2 calculados a partir de valores de gasometría convencional no son de utilidad en el paciente crítico.

✔ La SpO_2 pierde precisión progresivamente con valores ≤ 80 % por las dificultades en obtener muestras humanas para su calibración.

✔ La presencia de dishemoglobinemias altera la afinidad de la hemoglobina por el oxígeno. Las de mayor relevancia clínica son:

  ⌀ *Carboxihemoglobina (COHb)*. Une el monóxido de carbono. En condiciones normales debe ser ≤ 1,5 %. En fumadores puede situarse en torno al 5 %. A partir del 20 % empieza a ser sintomática (disnea). A partir de 50 % la situación de hipoxia es grave y puede causar síntomas neurológicos y coma. A partir de 70 % se consideran letales.

  ⌀ *Metahemoglobina (MetHb)*. El hierro del grupo hemo de la hemoglobina se oxida a su estado férrico (Fe^{+++}) siendo incapaz de unir oxígeno. En sujetos normales debe ser ≤ 1,5 %.

2.1.5. Saturación venosa de oxígeno (SvO_2)

Es un parámetro de oxigenación reflejo de la utilización sistémica del oxígeno tras el paso de la sangre por el lecho capilar. En condiciones normales los tejidos extraen un 25 % del oxígeno dando un valor de saturación venosa central ($SvcO_2$) del 70 %. Su valor puede depender de dónde se mida, si en la sangre venosa central (a través de una vía central) o en la sangre venosa mixta (SvO_2) (a través de un catéter en la arteria pulmonar). En pacientes sanos un valor recogido de la vena cava superior puede ser algo más bajo que el de la vena cava inferior por la mayor extracción de oxígeno que se produce a nivel cerebral. Un valor bajo de $SvO2$ (< 60 %) indica un transporte periférico de oxígeno insuficiente para las necesidades metabólicas. Este puede deberse a un contenido bajo de oxígeno en sangre arterial (p. ej., en la anemia) y/o a un gasto cardíaco disminuido. Un valor normal o alto sugiere, pero no asegura, un transporte o consumo de oxígeno adecuado. La hipoxemia *per se* no altera en gran medida la SvO_2 siempre y cuando se mantenga un transporte de oxígeno adecuado. Un valor alto > 75 % puede indicar un exceso de aporte por aumento del transporte, como en los estados hiperdinámicos, o una deficiente difusión o utilización celular del oxígeno, como en la sepsis.

2.1.6. Contenido arterial y venoso de oxígeno

Aparte de la presión parcial de oxígeno y la saturación de la hemoglobina, un parámetro fisiológico importante que indica el nivel de oxigenación es el contenido total de oxígeno (CaO_2). Este incluye el unido a la hemoglobina y el disuelto en plasma e indica los mililitros de oxígeno que transporta un decilitro de sangre:

$$CaO_2 = ([Hb\ (g/dL)] \times SaO_2 \times 1,39) + (PaO_2 \times 0,0031)$$

En condiciones normales el valor es de 20 mL/dL.

El valor de 1,39 (factor de Hüfner) indica los mililitros de oxígeno que puede transportar 1 gramo de hemoglobina (Hb); 0,0031 es el coeficiente de solubilidad del oxígeno en sangre. En esta ecuación queda evidente que la PaO_2 no influye apenas en la cantidad de oxígeno contenido en sangre. Para la sangre venosa se hace el mismo cálculo, pero utilizando los valores venosos de saturación y presión parcial de oxígeno con unos valores normales de unos 15 ml/dL.

Aunque no se mide de forma rutinaria en clínica, el CaO_2 es un parámetro útil ya que determina el transporte de oxígeno a los tejidos (DO_2), multiplicando el contenido por el gasto cardíaco (GC): $DO_2 = CaO_2 \times GC$, y por tanto, puede ayudar a decidir la necesidad de transfundir hematíes o realizar ajustes en el soporte hemodinámico-circulatorio.

2.1.7. *Shunt*

Shunt o mezcla venosa se refiere a la porción del flujo sanguíneo pulmonar, equivalente al gasto cardíaco que circula por zonas poco o nada ventiladas, es decir, con una relación V/Q baja o de 0. En condiciones normales existe un *shunt* anatómico (por el drenaje de las venas bronquiales y de Tebesio en la aurícula izquierda) que no es superior al 5 % del gasto cardíaco.

El *shunt* es un buen índice de intercambio gaseoso pulmonar (de hecho, es la única forma de medirlo en clínica).

La ecuación del *shunt*/mezcla venosa es:

$$Q_s/Q_t = (CcO_2 - CaO_2) / (CcO_2 - CvO_2)$$

donde CcO_2 se refiere al contenido capilar de oxígeno, que se asume está saturado al 100 %.

Cuando se mide con FiO_2 de 1, el resultado es más próximo al nivel de *shunt* (V/Q de 0). Cuando se utilizan fracciones inspiradas de oxígeno más bajas en su medida, lo que se obtiene es un valor de mezcla venosa (proporción de áreas con V/Q bajo).

2.2. Monitorización de la eliminación de dióxido de carbono

La otra función esencial del pulmón es la eliminación del CO_2 producido por el metabolismo aerobio, fundamental para mantener la homeostasis y el equilibrio ácido-base.

En condiciones normales el pulmón es altamente eficiente y elimina una media de 300 L de CO_2 diarios.

A continuación se exponen brevemente algunos de los parámetros relacionados con la eliminación pulmonar de CO_2 útiles en la monitorización respiratoria.

2.2.1. Ventilación alveolar

Es la parte eficiente del volumen minuto respiratorio, de la que depende tanto la oxigenación como, muy directamente, la eliminación de CO_2. Ello queda reflejado en la ecuación del CO_2 alveolar:

$$PACO_2 = VCO_2 / VA \times 0{,}863$$

donde $PACO_2$ es la presión parcial alveolar de CO_2, que en condiciones normales equivale a la presión parcial en sangre arterial ($PaCO_2$); VCO_2 es la producción metabólica de CO_2 en mL/min; VA es la ventilación alveolar, que equivale a la resta entre el volumen minuto espiratorio (VE), obtenido de la multiplicación del volumen circulante o *tidal* (VT) por la frecuencia respiratoria (FR), y el volumen de espacio muerto (VD): VA = Vm − VD; 0,863 es una constante para igualar las diferentes unidades. En la ecuación queda de manifiesto la importante relación fisiológica inversa entre los niveles la $PaCO_2$ y la VA.

2.2.2. Presión parcial de dióxido de carbono en sangre arterial

El valor de la $PaCO_2$, como hemos visto, es el resultado del equilibrio entre la producción metabólica de CO_2 y su eliminación primero por la perfusión de retorno al pulmón y segundo por la VA. Por su relación directa con la VA es un buen indicador de la eficiencia pulmonar. Los niveles normales de CO_2 en sangre arterial están entre 35 y 45 mm Hg. La hipercapnia, por tanto, se define como valores > 45 mm Hg, y la hipocapnia como valores < 35 mm Hg. Los términos «hipoventilación» e «hiperventilación» hacen referencia estrictamente a los niveles de $PaCO_2$ (> 35 y > 45 mm Hg, respectivamente) y no deben utilizarse para caracterizar la intensidad de la respiración. Así, se dice que un paciente con enfermedad pulmonar obstructiva crónica (EPOC) reagudizado «hipoventila» si sus niveles de $PaCO_2$ son elevados, cuando en realidad su ventilación (VE) está generalmente aumentada, eso sí, en un pulmón muy ineficiente.

2.2.3. Presión parcial de dióxido de carbono en sangre venosa

La presión parcial de CO_2 en sangre venosa guarda una relativa correspondencia con la arterial pero no puede ser utilizada en sustitución de la misma en pacientes críticos en ventilación mecánica. En situaciones normales la diferencia entre ambas es a favor de la venosa, que es unos 4-5 mm Hg más elevada. Puede servir de apoyo para la evaluación del estado ácido-base, sobre todo para descartar acidosis respiratorias, pero siempre teniendo en cuenta el contexto clínico.

Recientemente ha adquirido interés la determinación del gradiente venoarterial de CO_2 como índice de perfusión tisular, especialmente en los pacientes en *shock* (siendo el *shock* séptico el más estudiado). De lo referido antes, un gradiente ≤ 6 mm Hg se considera normal. Valores persistentemente elevados de ≥ 7 mm Hg se han asociado a un mal pronóstico en pacientes sépticos. Siendo de interés, no ha llegado a estandarizarse su uso, principalmente porque los niveles de CO_2 arterial se pueden afectar por cambios en la ventilación, lo que puede llevar a una pérdida de sensibilidad y especificidad de este índice.

2.2.4. Presión de dióxido de carbono al final de la espiración o *end-tidal* (EtCO₂)

La monitorización del CO_2 *end-tidal* ($EtCO_2$) es un estándar de calidad durante la anestesia general. Este valor refleja el último valor de CO_2 en el gas espirado, justo antes de iniciarse la inspiración; por lo tanto, recoge el CO_2 alveolar de los alvéolos que más tardan en vaciarse. En pacientes normales sin patología respiratoria la $EtCO_2$ se aproxima al valor del CO_2 alveolar medio, pero nunca es igual, siendo la $EtCO_2$ progresivamente mayor en condiciones patológicas. No pueden tomarse, por tanto, ambos valores como iguales.

Respecto a la $PaCO_2$, la $EtCO_2$ es en situaciones normales unos 3-5 mm Hg más baja. Por tanto, en condiciones no patológicas y en situaciones de soporte ventilatorio y hemodinámico estables la $EtCO_2$ puede utilizarse como estimación (subrogada) de la $PaCO_2$, con un obvio valor en monitorización. El gradiente entre ambos D(a-et-CO_2) es un índice de intercambio gaseoso reflejo de la situación ventilación-perfusión y del área de intercambio gaseoso. Un gradiente aumentado (≥ 5 mm Hg) indica una alteración del intercambio, ya sea por alteración en la ventilación (espacio muerto, colapso pulmonar, etc.) o en la perfusión (embolismo pulmonar).

2.2.5. Espacio muerto

El espacio muerto se define como la fracción ineficiente del volumen circulante o *tidal* (VT) que no participa en el intercambio gaseoso. El aire que inhalamos tiene que llegar a las zonas de intercambio, que en general se considera que aparecen a partir de la generación 17 de la división del árbol bronquial. Una parte importante de ese volumen inhalado queda rellenando la vía aérea proximal y constituye el espacio muerto de la vía aérea (VDaw), que es por tanto el componente mayoritario del espacio muerto. Del gas que llega a las zonas alveolares de intercambio hay una fracción pequeña que tampoco intercambia al alcanzar alvéolos que están poco o nada perfundidos (con una relación V/Q alta). Este constituye el espacio muerto alveolar (VDalv). La suma de los dos determina el espacio muerto fisiológico (VDphys):

$$VDphys = VDaw + VDalv$$

El VDphys se puede medir en clínica mediante capnografía volumétrica. La fórmula clásica fue descrita por Bohr, que en su forma simplificada es:

$$VDphys/VT = (PACO_2 - PECO_2) / PACO_2$$

donde *PECO₂* es la presión de CO_2 espirado mixto (equivalente al CO_2 medio exhalado en varias respiraciones), siendo este un valor siempre necesario en el cálculo del VD exclusivamente obtenido mediante capnografía volumétrica.

Dada la dificultad para estimar la presión alveolar de CO_2, esta se sustituyó por la $PaCO_2$ en la ecuación, asumiendo que en un pulmón ideal son equivalentes, lo que concretó en la ecuación de Enghoff:

$$VDphys/VT = (PaCO_2 - PECO_2) / PaCO_2$$

Recientemente se mostró que la $PACO_2$ se puede medir también mediante capnografía volumétrica, con lo que se pueden utilizar ambas ecuaciones. La diferencia más importante entre las dos reside en el hecho de que Enghoff, al utilizar los valores de CO_2 arterial, incluye en su cálculo, además de áreas de V/Q alto, zonas de V/Q bajo (efecto *shunt*), con lo que el valor final incluye todo el espectro de alteraciones V/Q y no solo las de efecto espacio muerto. Esto hace del espacio muerto de Enghoff una variable interesante de monitorización del intercambio gaseoso global. Su importancia ha quedado bien reflejada en el hecho de que el VDphys de Enghoff es uno de los parámetros pronósticos independientes más precisos en pacientes con SDRA. Del mismo modo la ecuación de Bohr mide esencialmente el espacio muerto.

La capnografía volumétrica también permite estimar de modo directo el volumen del VDaw. Sabiendo los valores de VDphys y VDaw se puede estimar el VDalv por simple sustracción. Los valores normales de espacio muerto varían en función de la situación del sujeto. En individuos sanos en ventilación espontánea el VDphys de Bohr es un 23-25 % del volumen circulante, correspondiendo un 18 % (el 75-80 % del total) al VDaw. Para el VD de Enghoff estos porcentajes suben al 28-32 % con similar proporción del VDaw. En los pacientes bajo anestesia, por ejemplo en cirugía cardíaca, los valores aumentan al 38 % y 50 %, y en pacientes con SDRA son del 50 % y 68 % para VD de Bohr y Enghoff, respectivamente. El componente de VDaw puede subir al 80-85 % del espacio muerto total por efecto de la presión positiva y de la presión positiva al final de la inspiración (PEEP) en pacientes con SDRA.

2.2.6. *Ratio* ventilatoria

Dada que el uso de la capnografía volumétrica no se ha generalizado, recientemente se ha descrito un índice de eficiencia ventilatoria (entendida como la capacidad del pulmón para eliminar CO_2), la *ratio* ventilatoria, más fácil de calcular y que ha mostrado tener un valor pronóstico similar al del VDphys de Enghoff en pacientes con SDRA. La idea es sencilla, y se basa simplemente en normalizar la relación entre el volumen minuto y la $PaCO_2$ medida con la teórica.

La ecuación para calcular la *ratio* ventilatoria (VR) es:

$$VR = (VE\ medido × PaCO_2\ medida) / (VE\ teórico × PaCO_2\ ideal)$$

donde VE teórico = peso ideal × 100 mL y $PaCO_2$ ideal toma el valor de 37,5 mm Hg.

La ventaja es que todos los elementos para su cálculo son muy fáciles de obtener y no requieren de la capnografía. Se ha comprobado que la VR está directamente influida, y por tanto guarda una relación directa, con la producción (eliminación) de CO_2 y el espacio muerto, dos parámetros directos de la eficiencia ventilatoria. Un valor > 2 en pacientes con SDRA se ha asociado a mal pronóstico. No indica la capacidad de oxigenación del pulmón y guarda solo una débil correlación negativa con la PaO_2/FiO_2.

2.2.7. Volumen minuto corregido

Otra aproximación sencilla para determinar la eficiencia ventilatoria y estimar la magnitud del efecto espacio muerto es el sencillo cálculo del volumen minuto corregido. Viene a determinar en cuánto hay que aumentar el VE, aumentado el VT, la FR o ambos, para conseguir un menor nivel de $PaCO_2$.

La ecuación es:

$$VE\ corregido = VE\ medido × (PaCO_2\ medida / 40)$$

Cuanto mayor sea la diferencia entre el valor medido y el corregido, menor será la eficiencia pulmonar y mayor el espacio muerto. Esta ecuación puede tener un valor adicional, ya que proporciona una estimación aproximada del volumen minuto necesario que el clínico puede ajustar para conseguir un valor de $PaCO_2$ objetivo (que se colocaría en el denominador en vez del valor estándar de 40). Por ejemplo, si el VE pautado es de 12 L/min, la $PaCO_2$ medida es de 58 mm Hg y quisiéramos realizar un reajuste del VE para obtener una $PaCO_2$ aproximada de 45 mm Hg, deberíamos aumentar el VE a 15,5 L/min = 12 × (58/45).

3. Monitorización de la mecánica respiratoria

La mecánica respiratoria es una parte esencial de la monitorización pulmonar de los pacientes en ventilación mecánica. La mecánica respiratoria hace referencia al estudio de las fuerzas aplicadas y desarrolladas en el sistema respiratorio, al estudio del volumen y flujo de aire generado durante el proceso ventilatorio y a la relación entre ambos componentes, todo ello determinado por una serie de leyes físicas.

Los actuales ventiladores mecánicos permiten una monitorización de la mecánica respiratoria a pie de cama de alta precisión y calidad. Su interpretación debe basarse en un conocimiento sólido de la fisiopatología del paciente en ventilación mecánica invasiva.

A continuación describimos la monitorización básica de la mecánica respiratoria.

3.1. Monitorización básica de la mecánica respiratoria

3.1.1. Ecuación del movimiento del sistema respiratorio

El sistema respiratorio consta de dos sistemas que trabajan en serie: la caja torácica-musculatura respiratoria y el parénquima pulmonar-vías respiratorias. Durante la inspiración, el aumento de volumen deforma ambos sistemas en paralelo debiendo vencer a los dos elementos que se oponen a dicha expansión: la fricción del aire a su entrada por la vía respiratoria a medida que progresa por sus divisiones y la resistencia elástica a la deformación del sistema respiratorio. Para ello se debe generar una presión, negativa durante la ventilación espontánea, positiva durante la ventilación mecánica o una combinación de ambas durante la ventilación asistida.

La formulación matemática simplificada de ello es la denominada ecuación del movimiento:

$$Paw = Pres + Pel$$

donde *Pres* hace referencia a la presión resistiva y *Pel* a la presión elástica que debe vencer cualquier fuerza o presión aplicada al sistema respiratorio, esto es, a la vía aérea (*Paw*), para conseguir su expansión y el movimiento de flujo de gas.

Si se desarrolla la ecuación tenemos:

$$Paw = (R \times \dot{V} + 1) / (C \times V)$$

donde *Pres* depende de la resistencia (R) y el flujo (V̇), y *Pel* de la distensibilidad del sistema respiratorio o compliancia (C) y el volumen administrado (V).

Como se ha dicho, la caja torácica y el pulmón son dos sistemas en serie, por lo que con frecuencia la ecuación del movimiento se expresa utilizando la inversa de la compliancia, la elastancia (E), lo que facilita el cálculo y la comprensión:

$$Paw = R \times \dot{V} + E \times V$$

Es interesante señalar que en la ecuación hay dos elementos intrínsecos a las características del sistema respiratorio (R y E) sobre los que actúan el flujo y volumen administrados. La dimensión no reflejada (pero implícita) en la ecuación que afecta a todos sus componentes es el tiempo, que desempeña un papel fundamental en la mecánica respiratoria y en la ventilación mecánica.

Durante la ventilación mecánica, la Paw será la presión aplicada por el ventilador (Pvent) cuando el paciente está en condiciones pasivas, y la suma de Pvent y la presión muscular que ejerce el paciente (Pmus) en los modos asistidos. Además, en caso de que se utilice PEEP, deberá considerarse en la formulación antes comentada:

$$Pvent + Pmus = R \times \dot{V} + E \times V + PEEPtotal$$

3.1.2. Resistencia de la vía aérea

La resistencia (R) refleja la relación entre el gradiente de presión aplicado al sistema respiratorio y el flujo de aire (resistencia = presión / flujo) y se expresa en unidades cm H_2O/L/s. Tanto la presión como el flujo son parámetros continuamente medidos por el ventilador, por lo que su determinación es sencilla y su valor disponible en todos los ventiladores. La resistencia del sistema respiratorio hace referencia a la resistencia total, que es la suma de la resistencia de la vía aérea (Raw), la resistencia del tejido pulmonar y la resistencia de la caja torácica:

$$R_{total} = Raw + R_{tejido\ pulmonar} + R_{caja\ torácica}$$

La resistencia de la vía aérea es la que se suele considerar a la hora de caracterizar la mecánica respiratoria y su comprensión es más sencilla e intuitiva para el clínico. Sin embargo, las resistencias del tejido pulmonar y de la caja torácica pueden tener importancia en determinado tipo de patologías. A pie de cama pueden calcularse los componentes de la resistencia por separado mediante la aplicación de una pausa inspiratoria.

En condiciones fisiológicas la vía aérea de gran tamaño influye de manera importante en la Raw. Sin embargo, en condiciones patológicas (asma, EPOC, edema pulmonar, etc.) es la vía aérea de pequeño tamaño y en los bronquíolos la mayor determinante del aumento de la Raw.

El valor normal de la Raw es de 2-4 cm H_2O/L/s.

Es importante recordar que la Raw puede ser diferente en la fase inspiratoria y en la espiratoria. El tubo orotraqueal constituye un importante elemento resistivo, que con frecuencia aumenta cuando el calibre del tubo endotraqueal se encuentra disminuido por el acúmulo gradual de detritus y secreciones en sus paredes. En condiciones normales la espiración es pasiva tanto en ventilación espontánea como durante la ventilación mecánica. Cuando existe una obstrucción al flujo espiratorio, la espiración puede ser activa. Cuando esa activación aumenta en exceso se habla de espiración forzada, durante la cual, en un intento de incrementar el flujo espiratorio, la activación de la musculatura incrementa la presión intratorácica, aumentando la presión alveolar pero también la presión que rodea la vía aérea de pequeño tamaño, carente de componente cartilaginoso e incluida en el parénquima pulmonar, lo que produce la disminución de su calibre o incluso el cierre. Esto se conoce como «limitación al flujo espiratorio».

3.1.3. Distensibilidad del sistema respiratorio

La compliancia del sistema respiratorio (C) es el parámetro que cuantifica la distensibilidad del sistema respiratorio, es decir, el componente de resistencia elástica que hay que vencer durante la inspiración. Frecuentemente, también la distensibilidad se expresa usando el término «elastancia», que es la inversa de la compliancia (elastancia = 1 / compliancia).

Para la medición de la compliancia necesitamos conocer el volumen corriente aplicado ΔV y la diferencia de presión que se ha necesitado para generarlo o ΔP (presión de distensión o *driving pressure*). Todos los parámetros necesarios para su cálculo son continuamente medidos por el ventilador, por lo que su valor está disponible de forma directa o indirecta en todos los ventiladores:

$$C = \Delta V / \Delta P$$

Se expresa en mL/cm H_2O.

La complianza es, por tanto, el incremento en el volumen pulmonar por cada cm H_2O aplicado. La C_{RS} normal es de 100-150 mL/cm H_2O. En un paciente ventilado los valores habituales normales se sitúan en general entre 50 y 80 mL/cm H_2O.

Como hemos visto, la presión que se genera en el sistema respiratorio, de acuerdo a la ecuación de movimiento, depende del componente resistivo y el componente elástico. Cuando se incluyen ambas fuerzas en el cálculo de la complianza, hablamos de complianza dinámica, que es la que habitualmente aparece medida de forma continua, ciclo a ciclo respiratorio. Cuando se elimina el componente resistivo durante una pausa inspiratoria, estamos midiendo la complianza estática. En estas condiciones estamos midiendo específicamente las características elásticas del parénquima pulmonar y la que se usa para definir la gravedad de la afectación pulmonar en condiciones patológicas. Existen escalas de gravedad en el SDRA, como la escala de Murray (LIS o Lung Injury Score), que incluye el valor de complianza, ya que una de las características del SDRA es la disminución de esta (como veremos más adelante, generalmente relacionada con la pérdida de volumen pulmonar).

De igual manera que para la Raw, cuando medimos la complianza utilizando la presión registrada en el ventilador, en realidad estamos midiendo la complianza del sistema respiratorio o complianza total (C_{RS}), la cual es la suma de la complianza específica pulmonar (C_L) y la complianza específica de la caja torácica (C_{CW}). La relación entre ellas queda formulada de la siguiente manera:

$$1 / C_{RS} = (1 / C_L) + (1 / C_{CW})$$

Para poder calcular la complianza específica de cada componente necesitaremos conocer la presión pleural, que, como veremos en aparatados posteriores, se determinará mediante el uso de balón esofágico. En condiciones normales la C_L y la C_{CW} están en torno a 200 mL/cm H_2O. Esto da un valor de la C_{RS} en torno a 100 mL/cm H_2O anteriormente comentado.

En muchas ocasiones la utilización de la C_{RS} como subrogado de la C_L es una aproximación aceptable dado que la C_{CW} suele ser normal y variar poco. Sin embargo, hay situaciones en las que la C_{CW} está disminuida, reduciendo simultáneamente la C_{RS}. Esto podría llevar a concluir erróneamente que existe una disminución de la C_L. La obesidad mórbida, la anasarca, los grandes quemados o la hipertensión intraabdominal son situaciones en las que la C_{CW} puede estar bastante disminuida, y en las que la utilización del balón esofágico puede tener su utilidad para estimar la verdadera complianza pulmonar.

La complianza pulmonar también va a depender del volumen pulmonar, existiendo una correlación entre el volumen pulmonar al final de la espiración y la complianza. Sirva a modo de ejemplo un sujeto con neumonía neumocócica previa que precisa intubación orotraqueal, siendo la primera determinación de complianza de 30 mL/cm H_2O. Esta baja complianza no quiere decir que su parénquima pulmonar sea poco distensible, sino, más bien, que posee un bajo volumen pulmonar (generalmente por colapso pulmonar). Si tras la aplicación de PEEP y de maniobras de reclutamiento su complianza aumenta a 50 mL/cm H_2O, será reflejo de que se ha incrementado su volumen pulmonar final espiratorio.

Hay que tener en cuenta algunas consideraciones acerca de la medida de complianza:

✓ A nivel práctico, cuando se ventila en un modo controlado por volumen con un breve tiempo de pausa o en un modo en presión en el que el flujo al final de la inspiración llega a cero, lo que se mide es una complianza cuasi estática, ya que en ambas condiciones ha cesado el flujo inspiratorio.

✓ Cuando se utiliza el término C_{RS} este se refiere generalmente a la estática, pero no queda claro si no se especifica, pudiendo hacer referencia a ambas, estática y dinámica.

✓ Para comparar valores de complianza es importante medirla en las mismas condiciones: mismo volumen circulante, misma PEEP.

✓ En ventilación espontánea (condiciones no pasivas) los valores de complianza mostrados por el ventilador no son fiables porque el cálculo no tiene en cuenta la presión muscular ejercida por el paciente, con lo que el gradiente de presión reflejado en el denominador es menor al real. El volumen que mide sí que es el correcto, con lo que el valor mostrado por el ventilador sistemáticamente sobreestima el valor de C_{RS}.

3.1.4. Constante de tiempo

Un factor determinante de la dinámica de la respiración, de la distribución intrapulmonar del gas inspirado y de la tasa de vaciamiento pulmonar es la constante de tiempo del sistema respiratorio (τ). En un sentido práctico, hace referencia al tiempo necesario para la inspiración o espiración de un determinado volumen corriente. De una forma teórica, ese tiempo dependerá de la resistencia y la complianza del sistema, pudiendo calcularse τ así como el producto entre ambas:

Constante de tiempo (τ) = resistencia (cm H_2O/mL × s^{-1}) × complianza (mL/cm H_2O) = segundos

Dada la naturaleza exponencial del proceso de llenado y vaciamiento pulmonar en el tiempo transcurrido durante una constante de tiempo, se habrá producido el vaciamiento del 37 % del volumen corriente. Se necesitarán más de cuatro veces la constante de tiempo para que se produzca el vaciado del 99 % del volumen corriente inspirado.

La constante de tiempo normal del aparato respiratorio es 0,2 a 0,3 segundos (determinado por los valores normales de C (0,1 L/cm H_2O) y R (2 cm H_2O/L/s), por lo tanto, se necesitan de 0,8 a 1,5 segundos para una insuflación/exhalación completa del volumen corriente. Este cálculo teórico es válido para un sistema respiratorio con un valor único de complianza y de resistencia. El uso del tubo endotraqueal (y de diferentes componentes del circuito respiratorio) en los pacientes ventilados introduce un componente resistivo al flujo adicional y variable, por lo que una τ espiratoria habitual en pacientes ventilados es de 0,4 a 0,6 segundos. Además, en condiciones patológicas (EPOC, SDRA) el parénquima pulmonar y la vía aérea se afectan de modo muy heterogéneo, existiendo importantes diferencias regionales en resistencia y complianza, lo que se traduce en valores regionales diferentes de τ, limitando el valor del cálculo y el uso de una τ única para todo el pulmón.

No obstante, el conocer esta característica del sistema respiratorio es importante y útil durante la ventilación mecánica. Es importante a la hora de pautar la frecuencia respiratoria, la relación

I:E o el tiempo pausa, para evitar el desarrollo de atrapamiento de aire que pueda generar auto-PEEP. Esto es especialmente relevante cuando se utilizan frecuencias más elevadas, como por ejemplo en los niños. Con frecuencia la resistencia espiratoria es superior a la inspiratoria, haciendo que la constante de tiempo real del paciente sea más prolongada que la calculada. Los pacientes con complianza y resistencia elevadas (p. ej., pacientes con enfisema pulmonar), presentan una constante de tiempo prolongada, lo que significará un vaciado pulmonar más lento, mientras que aquellos con constantes de tiempo más cortas (p. ej., pacientes con SDRA, con complianza baja y resistencia normal o baja), presentarán un vaciado pulmonar más rápido. Una manera sencilla de calcular la constante de tiempo espiratorio a pie de cama es dividir el volumen corriente exhalado entre el pico flujo espiratorio. Finalmente, la limitación al flujo espiratorio, antes mencionada, puede tener un papel más importante que la mera resistencia espiratoria, por ejemplo en pacientes con EPOC reagudizada, con lo que en estos pacientes otros factores diferentes a la τ determinan la espiración.

3.1.5. Monitorización de la presión y el volumen durante la ventilación mecánica invasiva

Clásicamente, para el estudio de la mecánica respiratoria se ha utilizado un patrón de flujo constante y volumen corriente fijo. De esta manera se obtiene una característica curva de presión en la que, tras aplicar una pausa inspiratoria y espiratoria, se observan y calculan los conceptos anteriormente descritos (Fig. 5-2), que se describen a continuación.

3.1.5.1. Presión pico

La presión pico (Ppico) es la presión máxima registrada al final del ciclo inspiratorio. Se mide en presencia de flujo inspiratorio. En los modos controlados por presión, la presión inspiratoria pico no superará nunca a la suma de la presión pautada y la PEEP. Sin embargo, en los modos controlados por volumen su valor dependerá del volumen corriente pautado, del tiempo inspiratorio pautado y de la resistencia de la vía aérea.

3.1.5.2. Presión meseta o *plateau*

La presión meseta o *plateau* (Pplat) es la presión inspiratoria registrada en ausencia de flujo una vez que se ha aplicado un determinado volumen corriente.

La presión meseta es un reflejo de la presión alveolar y es un buen indicador del máximo estrés mecánico que alcanza el pulmón durante la inspiración. Valores $\geq$ 30 cm H_2O se asocian a un mayor riesgo de lesión pulmonar y barotrauma, y en general se deben evitar valores > 28 cm H_2O, si bien no existe un valor umbral seguro en cada paciente, por lo que siempre se debe intentar llegar al valor más bajo posible que permita una oxigenación y ventilación adecuadas.

Para medir la presión meseta se debe realizar una pausa inspiratoria de 0,5 a 2 segundos. Durante la pausa disminuye la presión en el sistema, dado que se elimina el componente resistivo de la presión pasando a medir solo el elástico, lo que permite además que la presión en la vía aérea se equilibre con la presión alveolar. En pulmones normales la diferencia entre la presión pico y la presión meseta es mínima, de 1-2 cm H_2O, pero esta diferencia puede aumentar bastante en situaciones de aumento de la resistencia de la vía aérea. La aplicación de pausas más prolongadas, como recomienda la mecánica respiratoria clásica, hace que

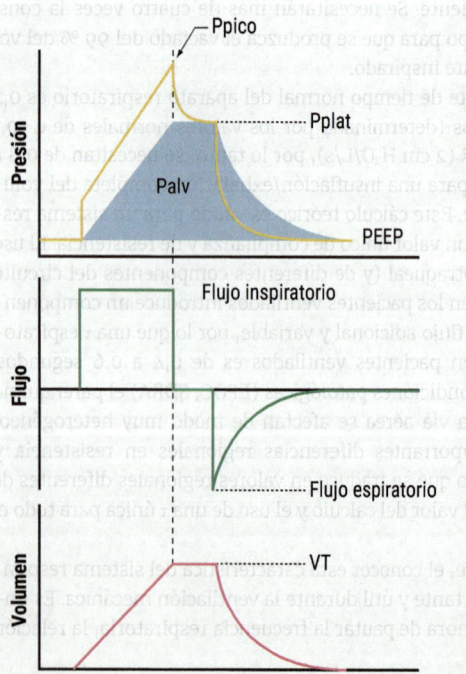

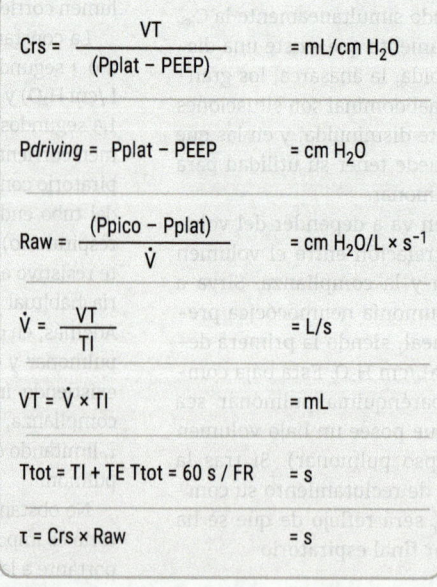

$$Crs = \frac{VT}{(Pplat - PEEP)} \qquad = mL/cm\ H_2O$$

$$Pdriving = Pplat - PEEP \qquad = cm\ H_2O$$

$$Raw = \frac{(Ppico - Pplat)}{\dot{V}} \qquad = cm\ H_2O/L \times s^{-1}$$

$$\dot{V} = \frac{VT}{TI} \qquad = L/s$$

$$VT = \dot{V} \times TI \qquad = mL$$

$$Ttot = TI + TE \quad Ttot = 60\ s\ /\ FR \qquad = s$$

$$\tau = Crs \times Raw \qquad = s$$

Fig. 5-2 | Cálculos de mecánica respiratoria. Se muestran los cambios en presión, flujo y volumen de un ciclo respiratorio en modo controlado por volumen en el que se ha añadido una pausa inspiratoria del 15 % al tiempo inspiratorio total. El inicio de la pausa queda marcado por la línea vertical de puntos. A la izquierda se muestran los cálculos de mecánica que se pueden derivar de este ciclo: la complianza del sistema respiratorio (Crs), la presión de distensión (Pdriving), la resistencia de la vía aérea (Raw), el flujo inspiratorio ($\dot{v}$), el tiempo total del ciclo respiratorio (Ttot) con sus componentes tiempo inspiratorio (TI) y tiempo espiratorio (TE) y la constante de tiempo (τ).

la caída de presión sea aún mayor (en general de unos 2-3 cm H_2O). Tras una caída inicial brusca de la presión (por el cese inmediato del componente resistivo debido al flujo) existe una caída más gradual determinada por varios mecanismos que incluyen la acomodación de las fuerzas viscoelásticas, distribución del surfactante, fenómenos de redistribución del gas (llamado *pendelluft*) o reclutamiento cíclico lento. Si bien esto permite caracterizar muy bien las propiedades elásticas del sistema respiratorio, se corre el riesgo de subestimar las presiones alveolares máximas que se alcanzan durante la inspiración. Esto tiene implicaciones para el cálculo de la *driving pressure*, que determina el estrés mecánico cíclico al que se somete al pulmón, y en la actualidad se recomienda que se determine durante una pausa inspiratoria corta.

3.1.5.3. Presión positiva al final de la espiración externa, intrínseca y total

En condiciones fisiológicas, al final de la espiración la presión a nivel alveolar es igual a la presión atmosférica; sin embargo, en la ventilación mecánica es frecuente aplicar al final de la espiración cierto grado de presión por encima de la presión atmosférica para prevenir el colapso pulmonar. Este nivel de PEEP es la denominada «PEEP externa».

En determinadas situaciones, cuando existe un aumento de la resistencia espiratoria al flujo puede aumentar la constante de tiempo espiratoria y producirse atrapamiento aéreo. Este consiste en la persistencia de un volumen espiratorio haciendo que la presión alveolar espiratoria quede por encima de nivel de la presión atmosférica o del nivel de PEEP pautado. Esta presión se denomina «auto-PEEP» o «PEEP intrínseca». La forma de detectarla de un modo sencillo es comprobar que al final de la espiración el flujo espiratorio no llega a cero, lo que indica que cuando se inicia la inspiración todavía está saliendo gas del pulmón (Fig. 5-3). Para que se produzca, se tiene que dar una combinación de un aumento de la constante de tiempo espiratoria (generalmente por aumento de las resistencias espiratorias por broncoespasmo o una reducción del tamaño del tubo endotraqueal) con la administración de un volumen circulante excesivo, o la programación de un tiempo espiratorio corto para esa constante de tiempo (p. ej., cuando se emplean frecuencias respiratorias elevadas). Es importante detectar la presencia de auto-PEEP, porque el aumento de la presión alveolar resultante puede comprometer la hemodinámica del paciente. Además, en pacientes en ventilación espontánea puede suponer una carga adicional para activar el disparo del ciclo espontáneo, puesto que hay que vencer también el exceso de presión o de flujo final de la espiración. La hiperinsuflación resultante puede resultar en barotrauma, sobre todo si no se es cuidadoso con los parámetros inspiratorios (volumen corriente y/o presión inspiratoria).

Para poder cuantificar el nivel de PEEP intrínseca en un paciente en condiciones pasivas se realiza una pausa espiratoria. Durante la misma se cierra la válvula inspiratoria dando tiempo a que la presión alveolar aumentada pueda ser detectada por el sensor de presión del ventilador (v. Fig. 5-3). El nivel al que sube la presión espiratoria sería la PEEP total, y la diferencia entre la PEEP total y la PEEP externa pautada sería el valor de la PEEP intrínseca.

El valor importante para la ventilación mecánica y la lesión pulmonar es el de la «PEEP total», que sería la suma de la PEEP externa y de la PEEP intrínseca, ya que la PEEP total representa el valor de presión alveolar final espiratoria «real», lo que también afecta a los cálculos de complianza, ya que sería el valor a colocar en el restando del denominador y, por tanto, también de la *driving pressure* (Pdriving), que en sentido estricto sería la diferencia entre la presión meseta y la PEEP total.

3.1.5.4. Presión de distensión o *driving pressure*

Como se ha mencionado, es la diferencia entre la presión meseta (presión alveolar final inspiratoria) y la PEEP (PEEP total). Representa la presión de distensión o *driving pressure* del componente de resistencia elástica, es decir, la presión de distensión alveolar. Es el parámetro independiente más estrechamente relacionado con el estrés mecánico cíclico impuesto por la ventilación mecánica y, por tanto, el que más estrechamente se relaciona con el riesgo de lesión inducida por la ventilación mecánica. Se recomienda que su valor no sea > 15 cm H_2O, ya que valores más elevados se han asociado de forma consistente a un peor pronóstico en pacientes con SDRA y a un mayor riesgo de sufrir complicaciones pulmonares postoperatorias. Una de las limitaciones es que solo se puede estimar con exactitud en pacientes ventilados en condiciones pasivas.

3.1.5.5. Presión media de la vía aérea

Se trata de un parámetro habitualmente reflejado por el ventilador y que tiene ciertas implicaciones clínicas. Es un indicador del nivel de presurización del sistema respiratorio y, por tanto, se relaciona con efectos beneficiosos como la oxigenación y ventilación, y con efectos deletéreos como el compromiso hemodinámico y la retención hídrica en la ventilación mecánica.

La presión media (Pm) es la integral de la presión de la vía aérea dividida entre el tiempo que dura la respiración; por ese motivo su cálculo no es una simple media aritmética de las presiones registradas. Del mismo modo, su valor está influido por el tiempo inspiratorio además de las presiones alcanzadas durante el ciclo inspiratorio.

3.1.5.6. Complianza dinámica, estática y cuasi estática

Como se ha comentado antes, cuando se incluyen en el cálculo de la complianza el componente resistivo y el componente elástico hablamos de complianza dinámica (Cdin) y el denominador sería la presión pico menos la PEEP:

$$Cdin = VT / (Ppico - PEEP)$$

Esta es la que habitualmente aparece reflejada en los ventiladores dando un valor ciclo a ciclo respiratorio. En muchos respiradores de última generación se ha introducido un cálculo basado en la ecuación del movimiento en el que se calcula la presión alveolar (que equivaldría a la de una pausa inspiratoria) de forma continua y sin necesidad de incluir una pausa.

Cuando se elimina el componente resistivo durante una pausa inspiratoria en su cálculo, estamos midiendo la complianza estática (Cstat), quedando el gradiente de presión en el denominador

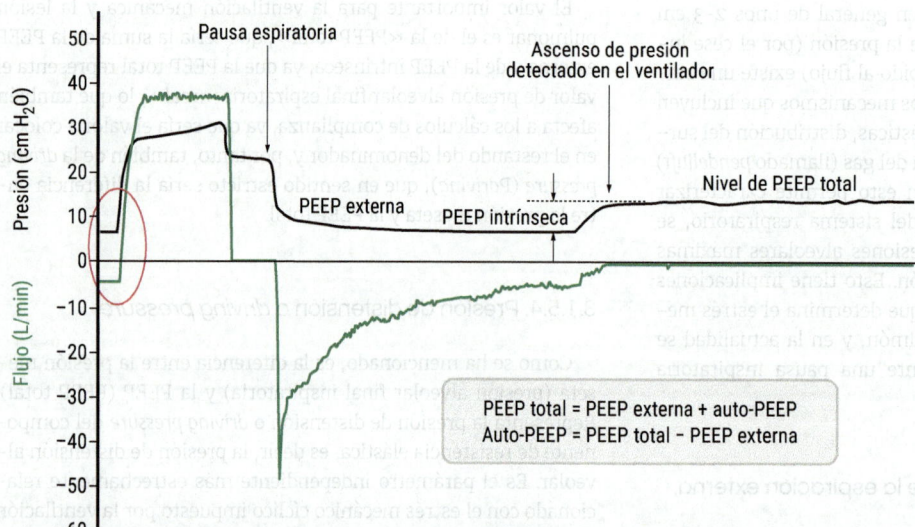

Fig. 5-3 | Cálculo de la PEEP intrínseca. Se muestra los cambios en presión (negro) y flujo (verde) durante un ciclo respiratorio en el que se ha realizado una pausa espiratoria. Primero obsérvese como el círculo que marca el inicio de la inspiración muestra como todavía existe un flujo espiratorio activo (la línea verde no llega al cero) indicativo de atrapamiento aéreo. Durante la pausa espiratoria se cierra la válvula inspiratoria prolongándose la espiración que cuando es pasiva (sin esfuerzo por parte del paciente) permite que el respirador (que es donde se mide la presión) detecte la presión alveolar espiratoria. Se aprecia el aumento de presión que supone el nivel de PEEP total. La PEEP intrínseca es la diferencia entre esa PEEP total y la PEEP externa pautada en el respirador.

como presión meseta o *plateau* (Pplat), que durante la pausa equivale a la alveolar menos PEEP:

$$Cstat = VT / (Pplat - PEEP)$$

De las ecuaciones anteriores se deduce que la complianza estática, para un mismo valor de VT y de PEEP, siempre dará unos valores más altos que la dinámica, por ser la presión pico siempre más alta que la *plateau*.

3.2. Monitorización avanzada de la mecánica respiratoria

3.2.1. Volumen pulmonar estático al final de la espiración

Se refiere al volumen remanente en el pulmón al final de la espiración cuando el sistema respiratorio está en reposo y se han equilibrado las fuerzas que tienden a expandir la caja torácica y las fuerzas de retracción que tienden a colapsar el pulmón. En fisiología, este volumen se denomina «capacidad residual funcional» (CRF). En ventilación mecánica, debido a que ese volumen se afecta por el nivel de presión al final de la espiración determinado por el nivel de PEEP aplicado, hablamos de «volumen pulmonar al final de la espiración» (EELV, *end-expiratory lung volume*).

Este volumen tiene importantes funciones fisiológicas: *a)* supone un reservorio de oxígeno, lo que permite tolerar períodos de apnea (p. ej., durante la inducción anestésica); *b)* evita grandes fluctuaciones en el CO_2 y O_2 alveolar que de otra manera se traducirían también en grandes variaciones a nivel sanguíneo; y *c)* la persistencia de este volumen evita el colapso espiratorio de los alvéolos disminuyendo la energía necesaria para abrirlos durante la inspiración.

El valor normal de la CRF es de unos 30 mL por kg de peso ideal. La determinación del EELV en los pacientes en ventilación mecánica no es sencilla. En pacientes no ventilados el principal método es la pletismografía corporal. El patrón oro para el cálculo de la CRF en el paciente en ventilación mecánica es la tomografía computarizada, que por razones evi-

dentes no puede ser aplicada rutinariamente en el paciente ventilado en la unidad de cuidados intensivos.

Más recientemente se han introducido métodos clínicos que utilizan la dilución de gases, como el método de *wash-in* o *wash-out* de nitrógeno, disponible en algunos ventiladores o métodos de imagen funcional como la tomografía de impedancia eléctrica.

3.2.2. *Stress* y *strain*

Stress y *strain* son términos adaptados del campo de la ingeniería de materiales.

Por *stress* entendemos el conjunto de fuerzas que durante la espiración gobiernan la situación del parénquima pulmonar. Serían las fuerzas que a nivel alveolar se contraponen, es decir, las fuerzas que tienden a la expansión alveolar o al colapso. El equivalente clínico sería la presión transpulmonar (presión transpulmonar = presión alveolar – presión pleural).

Strain es la deformación a la cual va a ser sometido el parénquima pulmonar durante la inspiración. El equivalente clínico propuesto para el *strain* es el cambio de volumen durante la inspiración en relación con la CRF, es decir, *strain* = volumen tidal / CRF.

El *stress* y el *strain* ofrece un buen marco teórico explicativo para entender mejor las bases sobre las que se sustenta el proceso fisiopatológico de la lesión inducida por la ventilación mecánica (VILI, *ventilator induced lung injury*).

Para el cálculo del *stress* y el *strain* se requiere una monitorización avanzada como son el balón esofágico (para estimación de la presión pleural) y el cálculo del EELV. Dado el escaso uso de la medida de presión esofágica y las dificultades inherentes a su medición correcta así como la dificultad para medir el EELV, la medida de estos parámetros apenas se realiza a nivel clínico. La ventilación protectora con volúmenes de 6-8 mL/kg de peso ideal, y en especial la ajustada a la menor *driving pressure* (al tamaño funcional del pulmón) limitando la presión meseta, son muy buenas aproximaciones prácticas (y más sencillas de aplicar) para minimizar el *stress* y el *strain* pulmonar en pacientes en ventilación mecánica.

3.2.3. Potencia y energía

De la ecuación del movimiento previamente comentada se puede derivar la ecuación de la potencia aplicada al sistema respiratorio (*power equation*). Cada uno de los componentes de la ecuación del movimiento es visto como fuerza aplicada (potencia mecánica o *mechanical power*) al sistema respiratorio, es decir, fuerza que produce un desplazamiento, lo que es equivalente en física a trabajo, cuya unidad de medida es el julio.

El trabajo respiratorio o *work of breathing* (representado como WOB en algunos ventiladores) es un concepto clásico en fisiología respiratoria. Su cálculo se deriva de la curva presión-volumen disponible en los ventiladores. La fórmula de la potencia es un intento de desglosar los diferentes elementos que componen el trabajo respiratorio: resistencia de la vía aérea, resistencia elástica y PEEP. La ecuación queda finalmente constituida de la siguiente manera:

$$Potencia = FR \times$$
$$\left\{ \Delta V^2 \times \left[\frac{1}{2} \times Ers + FR \times \frac{(1+I:E)}{60 \times I:E} \times Raw\right] + \Delta V \times PEEP \right\}$$

donde *FR* es la frecuencia respiratoria, ΔV es el volumen corriente, *Ers* es la elastancia del sistema respiratorio, *I:E* es la relación inspiración-espiración, *Raw* es la resistencia de la vía aérea y *PEEP* la presión positiva al final de la espiración. Se considera que un valor superior a 17 J/min incrementa el riesgo de eventos adversos. Siendo un parámetro global que incluye todos los aspectos mecánicos que actúan sobre el parénquima pulmonar durante el ciclo ventilatorio mecánico, proporciona información acerca del riesgo de sufrir lesión inducida por la ventilación mecánica para unas condiciones mecánicas y los parámetros ventilatorios seleccionados. Sin embargo, esa indudable ventaja tiene un relativo inconveniente práctico, ya que para el clínico puede ser difícil determinar qué componente tiene un papel predominante en cada caso/momento y por tanto qué parámetro del ventilador ajustar.

3.2.4. Presión esofágica y presión transpulmonar

La medida de la presión esofágica (Pes) es la forma en la que podemos estimar la presión pleural (Ppl) en el contexto clínico, ya que es su mejor subrogado. Su monitorización tiene interés fisiológico y clínico. Su medida permite estimar la presión transpulmonar (P_L), valor de relevancia ya que determina el estrés mecánico al que está sometido el pulmón durante la ventilación mecánica. Conocida la presión transpulmonar se pueden diferenciar las presiones que actúan sobre el tejido pulmonar y las que actúan para distender la caja torácica de la presión total aplicada por el respirador. Además, en los pacientes en ventilación espontánea la presión esofágica es una medida directa de la presión muscular ejercida por el paciente (Pmus), lo que permite estimar el trabajo respiratorio y detectar asincronías. En combinación con la medida de presión intragástrica se puede obtener la presión transdiafragmática (Pdi), una medida directa de la eficiencia contráctil diafragmática.

La manometría esofágica se realiza mediante la inserción de un catéter esofágico o una sonda nasogástrica dotada de un balón en su extremo distal que, al insuflarlo con aire, transmite la presión en ese punto a un transductor y de ahí a un monitor o pantalla del ventilador. Para obtener medidas fiables es imprescindible un correcto posicionamiento e inflado del balón. El balón debe quedar a nivel de la unión del tercio medial con el tercio distal del esófago. La correcta posición de la sonda se puede comprobar radiológicamente con la marca radiopaca que tienen la mayoría de catéteres. La confirmación de la correcta posición y transmisión de las presiones del balón se realiza mediante una maniobra de oclusión espiratoria (maniobra de Baydur). Durante la oclusión, en condiciones de ventilación espontánea, las deflexiones negativas desencadenadas por el esfuerzo inspiratorio deben guardar una proporcionalidad con las deflexiones negativas en la presión de la vía aérea. En condiciones pasivas (sin esfuerzo muscular del paciente) las deflexiones positivas en respuesta a una suave compresión torácica deben igualmente guardar proporcionalidad con las deflexiones positivas en el trazado de presión de la vía aérea. En la posición correcta, la relación ΔPes/ΔPva debe estar entre 0,8 y 1,2. Se realiza entonces un inflado progresivo en pasos de 0,5-1 mL (hasta un máximo de 5 mL) seleccionando el menor volumen de llenado asociado a las mayores oscilaciones vistas en el trazado de la presión esofágica.

En cuanto a la interpretación de la prueba, la presión pleural varía en el eje gravitacional, siendo más negativa en las partes no dependientes (ventrales) y aumentando de forma gradual hasta su valor menos negativo o con frecuencia positivo en las zonas dependientes (dorsales) cuando el paciente está en decúbito supino. En situaciones de SDRA, debido al peso aumentado del pulmón, la presión pleural puede alcanzar valores positivos bastante elevados en las regiones dependientes. La presión esofágica es el subrogado del valor de presión pleural en el nivel en el que está posicionado el catéter. En decúbito supino ese nivel de presión es similar en todo el plano isogravimétrico de esa posición. Puede aproximarse ese valor al de las regiones medias y dependientes, aunque para las zonas dependientes se deben hacer correcciones. El valor no es representativo de las zonas no dependientes que quedan por encima del nivel del balón.

3.2.5. Medidas derivadas de la presión esofágica

Una de las medidas derivadas de la presión esofágica es la presión transpulmonar (P_L), que es la *driving pressure* del parénquima pulmonar y viene determinada por la diferencia entre la presión aplicada en la vía aérea (Paw) y la que la rodea el tejido pulmonar (Ppl o Pes):

$$P_L = Paw - Pes$$

Bajo condiciones pasivas, estáticas (sin flujo), la presión transpulmonar es igual a la presión de retroceso elástico del pulmón, asumiendo que las presiones alveolar y de las vías respiratorias se igualan. De esta forma se puede calcular la presión transpulmonar estática absoluta al final de la inspiración (PL_{EI}) y de la espiración (PL_{EE}) durante una maniobra de oclusión al final de la inspiración y al final de la espiración respectivamente (v. Fig. 5-1). El cálculo de ambas queda:

$$PL_{EI} = Pplat - Pes_{EI}$$
$$PL_{EE} = PEEP - Pes_{EE}$$

Durante la ventilación asistida, la presión transpulmonar dinámica representa tanto el componente de presión elástico como el resistivo. La presión transpulmonar estática al final de la inspiración y al final de la espiración no se puede evaluar de forma fiable porque las maniobras de oclusión de las vías respiratorias no garantizan la relajación de los músculos respiratorios.

Un método alternativo para estimar la presión transpulmonar propuesto es el derivado de la elastancia, de acuerdo al cual la presión aplicada sobre la vía aérea por el ventilador (ΔPaw) se puede dividir en dos componentes: uno para insuflar el pulmón (la P_L) y otro para mover la caja torácica, determinado por la presión pleural (ΔPpl = ΔPes):

$$\Delta Paw = \Delta P_L + \Delta Ppl$$

Asumiendo que los cambios en el volumen pulmonar y de la caja torácica son idénticos, se puede reescribir como:

$$\Delta Paw / \Delta V = \Delta P_L / \Delta V + \Delta P_{PL} / \Delta V$$

Por otro lado, la elastancia del sistema respiratorio (Ers) es igual a la elastancia pulmonar (E_L) más la elastancia de la pared torácica (Ecw). Dado que Ers = ΔPaw / ΔV y E_L = ΔP_L / ΔV, se puede derivar la siguiente expresión:

$$P_L = Paw \times (E_L / Ers)$$

Los métodos directo y derivado de la elastancia proporcionan valores de P_L significativamente diferentes.

En la práctica clínica, la monitorización de la presión transpulmonar nos permite individualizar los parámetros del respirador para evitar tanto el colapso como la sobredistensión alveolar.

3.2.6. Uso de la presión transpulmonar para la monitorización de la protección pulmonar

Ya se ha comentado que el uso de presiones excesivas (Pplat > 30 cm H_2O y Pdriving > 15 cm H_2O) aumenta el riesgo de desarrollar una lesión inducida por la ventilación mecánica y se asocia a un peor pronóstico. Sin embargo, la presión realmente relevante en términos de estrés mecánico pulmonar es la presión transpulmonar, la que distiende las paredes alveolares. Aunque los efectos de la ventilación dirigida a umbrales específicos de PL_{EI} y ΔP_L no se han testado en estudios clínicos, observaciones fisiológicas y experimentales proponen un umbral protector de PL_{EI} < 20 cm H_2O y de ΔP_L < 15 cm H_2O en ventilación mecánica. Existe una cierta correspondencia entre ΔP_L y ΔP (driving) de la vía aérea, aunque no pueden ser utilizados de forma intercambiable.

La PL_{EE} se ha propuesto como método para titular la PEEP. Para evitar el colapso, el nivel de PEEP debería ser mayor que el valor Pes_{EE}, lo que resulta en un valor de PL_{EE} positivo. Independientemente del método, se buscaría un valor de PL_{EE} discretamente positivo (de +1 o + 2 cm H_2O), evitando valores negativos para buscar el mínimo nivel de PEEP necesario para mantener los alvéolos abiertos al final de la espiración.

3.2.7. Uso de la presión esofágica para la monitorización del esfuerzo inspiratorio y la sincronía paciente-ventilador

Una aplicación importante de la monitorización de la presión esofágica es en la ventilación espontánea. Durante la transición a la ventilación espontánea se pasa por la ventilación asistida, donde hemos visto que el paciente contribuye con su presión muscular, que se suma a la presión aplicada por el ventilador. La expresión de la acción muscular inspiratoria es la creación de una presión esofágica negativa que, por tanto, se «suma» a la presión de la vía aérea en la creación de presión transpulmonar. Cuando en esta fase el paciente realiza esfuerzos inspiratorios vigorosos, puede generar presiones muy negativas y por tanto presiones

transpulmonares de mayor magnitud, con el consiguiente riesgo de lesionar el pulmón, que pueden pasar desapercibidas si no se mide la presión esofágica. En general deberían evitarse valores de ΔPes > 8-10 cm H_2O.

3.2.8. Otras alternativas para medir el esfuerzo inspiratorio

Disponemos de otros métodos para medir el esfuerzo inspiratorio:

- **Presión 0.1 (P 0.1).** Además del uso de la presión esofágica, se puede inferir la magnitud del esfuerzo inspiratorio mediante la medición de la caída de presión medida en la vía aérea durante los primeros 100 ms (P 0.1) de la inspiración tras una oclusión espiratoria (Fig. 5-4A). Sin cambios en el flujo ni en el volumen, los cambios en la presión de la vía aérea siguen a los cambios en la presión muscular y la medida no se afecta por alteraciones mecánicas. Durante este tiempo tan breve no actúa ningún elemento consciente. En sujetos sanos el valor de P 0.1 es de 0,5 a 1,5 cm H_2O y en pacientes en ventilación asistida deberían evitarse valores > 4 cm H_2O pues en general se asocian a un esfuerzo muscular excesivo. Como limitaciones, la P 0.1 pierde fiabilidad en situaciones de debilidad muscular, presencia de PEEP intrínseca o aumento de las resistencias. Además, existe una relativa variabilidad ciclo a ciclo de la medida, lo que exige el cálculo de un promedio de varias medidas. En la mayoría de los respiradores modernos se mide de forma automatizada con buena exactitud y precisión. Es importante recalcar que, en sentido estricto, la P 0.1 es más una medida del impulso inspiratorio que del esfuerzo, a la hora de interpretar correctamente su significado.
- **Presión de oclusión (Pocc) (v. Fig. 5-4A).** En la misma maniobra de oclusión espiratoria se puede determinar el descenso máximo de presión en la vía aérea obtenido un DPocc. Se ha estimado que el valor de DPocc corresponde a un 75% del valor medido por presión esofágica con lo que se puede utilizar como un buen subrogado de la presión muscular teniendo en cuenta que estamos midiendo el 75% de la presión muscular (Pmus) del paciente. Durante la ventilación espontánea se deberían evitar valores de ΔPocc > 12 – 15 cmH_2O.

3.2.9. Monitorización de la *driving pressure* durante la ventilación espontánea

Lo explicado hasta ahora de la medida y la importancia fisiopatológica de la *driving pressure* (ΔP) es aplicable a pacientes en condiciones pasivas que no realizan ningún esfuerzo muscular. Durante la ventilación asistida, la ΔP continúa siendo importante, pero su medida se hace muy complicada por la dificultad para cuantificar la Pmus con la que contribuye el paciente si este no está siendo monitorizado con manometría esofágica.

Existe, por suerte, una aproximación para poder determinar la ΔP durante la ventilación asistida sin necesidad de computar la presión pleural (Fig. 5-4B). El método es sencillo y consiste en la aplicación durante la fase inspiratoria de una breve oclusión inspiratoria. En ese momento se relaja la musculatura inspiratoria del paciente y se produce un aumento visible en la presión inspi-

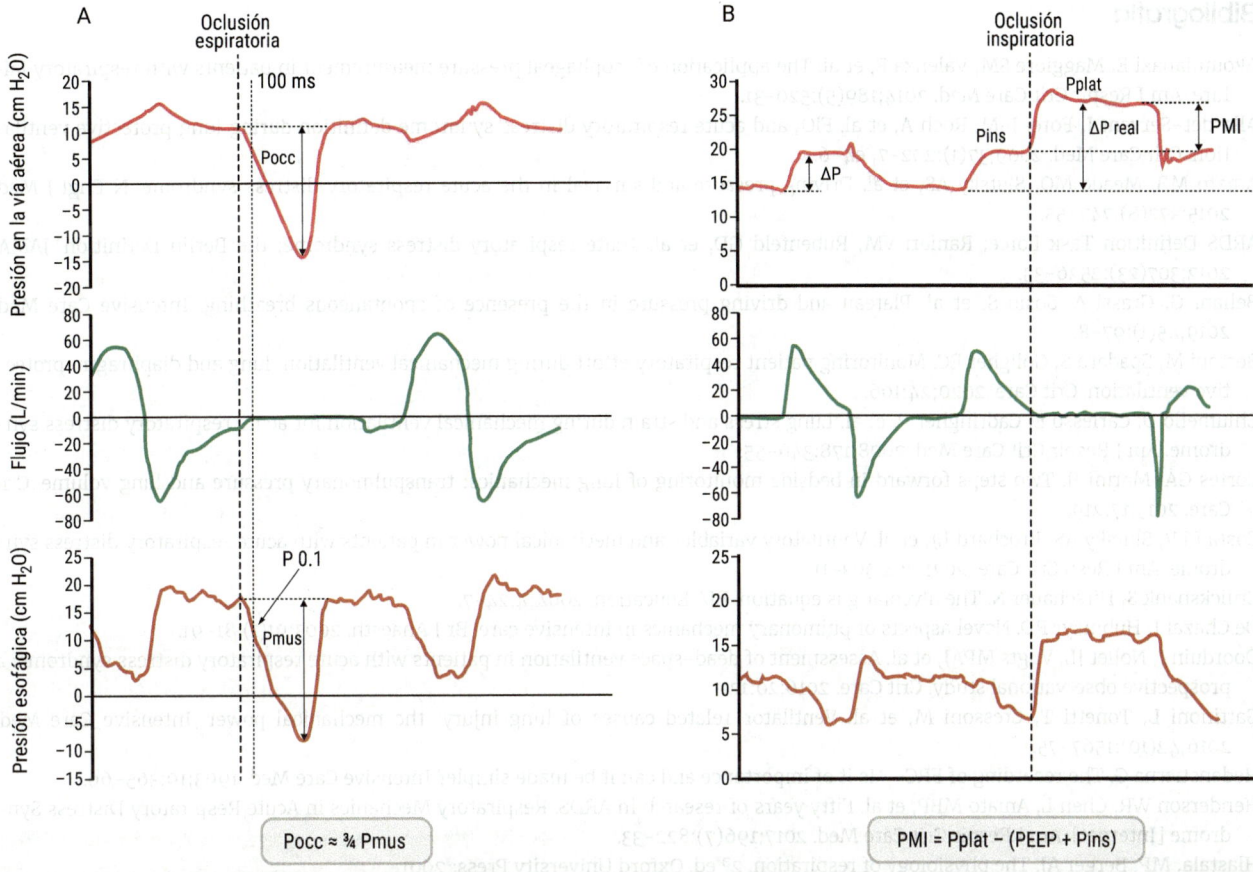

Fig. 5-4 | La figura muestra cómo con dos sencillas maniobras se pueden determinar parámetros de interés durante la ventilación espontánea. A. Tras la realización de una oclusión espiratoria de forma aleatoria, el paciente se encuentra con una válvula inspiratoria cerrada durante su siguiente esfuerzo inspiratorio, con lo cual se generará un cambio de presión sin variar el flujo o el volumen. El esfuerzo queda reflejado en la deflexión negativa en la curva de presión de la vía aérea (Pocc). Nótese que el valor aproximado es de unos 23-25 cm H_2O. El registro simultáneo de la presión esofágica muestra igualmente una deflexión negativa que corresponde a la presión muscular (Pmus), de un valor algo mayor de 28 cm H_2O. La Pocc ofrece por tanto una buena estimación de la Pmus. Con la misma maniobra se puede determinar también la P 0.1, que sería el valor de presión a los 100 ms de la oclusión (línea de puntos) en el ejemplo de unos 4 cm H_2O. B. Durante una oclusión inspiratoria el paciente se relaja y queda de manifiesto la presión muscular que estaba ejerciendo durante el ciclo inspiratorio. Se crea una nueva presión meseta (Pplat) que permite estimar por un lado la presión de distensión (ΔP) real del paciente (12 cm H_2O en lugar de los 5 cm H_2O de los que informa el respirador). Se puede derivar igualmente el índice de presión muscular (PMI) de manera sencilla.

ratoria, reflejo del componente de presión muscular ejercida por el paciente. Ese aumento permite el cálculo del llamado índice de presión muscular (PMI):

$$PMI = Pplat - (PEEP + Pins pautada)$$

donde Pplat se refiere aquí al valor alcanzado durante la meseta tras la oclusión inspiratoria. El valor de PMI debería mantenerse < 6 cm H_2O para evitar un esfuerzo excesivo y limitar la Pdriving inspiratoria. La ΔP sería entonces la diferencia entre la presión inspiratoria durante la oclusión y la PEEP.

Puntos clave

✔ La oxigenación se evalúa a diario y con frecuencia en los pacientes ventilados mecánicamente, y tiene gran relevancia puesto que en ella se basan muchas de las decisiones clínicas/terapéuticas que realizamos.

✔ Es fundamental comprender bien las variables que nos informan acerca de la oxigenación, su medida y su significado clínico y fisiopatológico para mejorar la calidad de esas decisiones.

✔ La medida de la eficiencia ventilatoria, que de forma resumida se refiere a la capacidad del sistema respiratorio para eliminar CO_2, es otro aspecto fundamental del intercambio gaseoso.

✔ La incorporación de variables como espacio muerto, eliminación de CO_2 o ratio ventilatoria en la monitorización respiratoria tiene gran valor pronóstico y puede ayudar a mejorar las condiciones de protección pulmonar.

✔ La monitorización de la mecánica respiratoria es fundamental en la ventilación mecánica.

✔ Permite comprender la fisiopatología de la enfermedad respiratoria y su interacción con la ventilación mecánica.

Bibliografía

Akoumianaki E, Maggiore SM, Valenza F, et al. The application of esophageal pressure measurement in patients with respiratory failure. Am J Respir Crit Care Med. 2014;189(5):520-31.

Allardet-Servent J, Forel J-M, Roch A, et al. FiO_2 and acute respiratory distress syndrome definition during lung protective ventilation. Crit Care Med. 2009;37(1):202-7, e4-6.

Amato MB, Meade MO, Slutsky AS, et al. Driving pressure and survival in the acute respiratory distress syndrome. N Engl J Med. 2015;372(8):747-55.

ARDS Definition Task Force; Ranieri VM, Rubenfeld GD, et al. Acute respiratory distress syndrome: the Berlin Definition. JAMA. 2012;307(23):2526-33.

Bellani G, Grassi A, Sosio S, et al. Plateau and driving pressure in the presence of spontaneous breathing. Intensive Care Med. 2019;45(1):97-8.

Bertoni M, Spadaro S, Goligher EC. Monitoring patient respiratory effort during mechanical ventilation: lung and diaphragm-protective ventilation. Crit Care. 2020;24:106.

Chiumello D, Carlesso E, Cadringher P, et al. Lung stress and strain during mechanical ventilation for acute respiratory distress syndrome. Am J Respir Crit Care Med. 2008;178:346-55.

Cortes GA, Marini JJ. Two steps forward in bedside monitoring of lung mechanics: transpulmonary pressure and lung volume. Crit Care. 2013;17:219.

Costa ELV, Slutsky AS, Brochard LJ, et al. Ventilatory variables and mechanical power in patients with acute respiratory distress syndrome. Am J Resp Crit Care. 2021;204:303-11.

Cruickshank S, Hirschauer N. The alveolar gas equation. BJA Education. 2004;4:24-7.

De Chazal I, Hubmayr RD. Novel aspects of pulmonary mechanics in intensive care. Br J Anaesth. 2003;91(1):81-91.

Doorduin J, Nollet JL, Vugts MPAJ, et al. Assessment of dead-space ventilation in patients with acute respiratory distress syndrome: a prospective observational study. Crit Care. 2016;20:121.

Gattinoni L, Tonetti T, Cressoni M, et al. Ventilator-related causes of lung injury: the mechanical power. Intensive Care Med. 2016;42(10):1567-75.

Hedenstierna G. The recording of FRC-- Is it of importance and can it be made simple? Intensive Care Med. 1993;19:365-66.

Henderson WR, Chen L, Amato MBP, et al. Fifty years of research in ARDS. Respiratory Mechanics in Acute Respiratory Distress Syndrome [Internet]. Am J Respir Crit Care Med. 2017;196(7):822-33.

Hlastala, MP, Berger AJ. The physiology of respiration. 2ª ed. Oxford University Press; 2001.

Jubran A. Pulse oximetry. Crit Care. 2015;19:272.

Junhasavasdikul D, Telias I, Grieco DL, et al. Expiratory flow limitation during mechanical ventilation. Chest. 2018;154:948-62.

Laghi F, Goyal A. Auto-PEEP in respiratory failure. Minerva Anestesiol. 2012;78:201-21.

Lumb AB, Pearl RG. Nunn's applied respiratory physiology. Elsevier; 2017.

Lumb AB, Slinger P. Hypoxic pulmonary vasoconstriction. Surv Anesthesiol. 2015;59:188.

Mauri T, Yoshida T, Bellani G, et al. Esophageal and transpulmonary pressure in the clinical setting: meaning, usefulness and perspectives. Intensive Care Med. 2016;42:1360-73.

Melo e Silva CA, Ventura CE. A simple model illustrating the respiratory system's time constant concept. Adv Physiol Educ. 2006;30(3):129-30.

Reinhart K, Kuhn HJ, Hartog C, et al. Continuous central venous and pulmonary artery oxygen saturation monitoring in the critically ill. Intensive Care Med. 2004;30:1572-8.

Rossi A, Polese G, Brandi G, et al. Intrinsic positive end-expiratory pressure (PEEPi). Intensive Care Med. 1995;21:522-36.

Sinha P, Calfee CS, Beitler JR, et al. Physiologic analysis and clinical performance of the ventilatory ratio in acute respiratory distress syndrome. Am J Respir Crit Care Med. 2019;199(3):333-41.

Sinha P, Fauvel NJ, Singh S, Soni N. Ventilatory ratio: a simple bedside measure of ventilation. Br J Anaesth. 2009;102(5):692-7.

Sipmann FS, Böhm SH, Tusman G. Volumetric capnography: the time has come. Curr Opin Crit Care. 2014;20(3):333-9.

Telias I, Junhasavasdikul D, Rittayamai N, et al. Airway occlusion pressure as an estimate of respiratory drive and inspiratory effort during assisted ventilation. Am J Resp Crit Care. 2020;201:1086-98.

Tobin MJ, Laghi F, Jubran A. Why COVID-19 silent hypoxemia is baffling to physicians. Am J Resp Crit Care. 2020;202:356-60.

Tusman G, Sipmann FS, Borges JB, et al. Validation of Bohr dead space measured by volumetric capnography. Intensive Care Med. 2011;37:870-4.

Van Beest PA, Lont MC, Holman ND, et al. Central venous-arterial pCO_2 difference as a tool in resuscitation of septic patients. Intensive Care Med. 2013;39:1034-9.

Van de Louw A, Cracco C, Cerf C, et al. Accuracy of pulse oximetry in the intensive care unit. Intensive Care Med. 2001;27:1606-13.

West J. Respiratory physiology: The essentials. 6ª ed. Lippincott Williams and Wilkins; 2000.

Yoshida T, Amato MBP, Grieco DL, et al. Esophageal manometry and regional transpulmonary pressure in lung injury. Am J Respir Crit Care Med. 2018;197(8):1018-26.

6 Manejo de la vía aérea del paciente crítico

G. P. Armenta López

➤ Orientación para el estudio

Para la seguridad del paciente, es crucial que el profesional sanitario esté completamente familiarizado con el manejo de la vía aérea. No solo debe controlar las técnicas de intubación endotraqueal, sino que también debe ser capaz de prever, identificar y tratar situaciones de riesgo, así como dominar todo lo que rodea a estas técnicas y que se conoce como «periintubación».

1. Introducción

Debemos ser conscientes de que el manejo de la vía aérea comienza incluso antes del abordaje del paciente: organización, planificación, predicción y anticipación son vitales. Sobre todo si se trata de un paciente crítico cuya fisiopatología hace difícil definir la seguridad de este abordaje. En este capítulo proporcionaremos una discusión exhaustiva de las características y el manejo de la vía aérea en cuidados intensivos.

2. Características de la vía aérea en el paciente crítico

En pacientes en estado crítico existen una serie de características específicas que no permiten el manejo rutinario o controlado de las vías respiratorias. Según los estudios, las tasas de dificultad para la intubación orotraqueal en emergencias son tres veces mayores que en los procedimientos programados, y se ha constatado una tasa de fracaso del 10-20 % en el primer intento.

No solo depende de factores del paciente: en situaciones de emergencia el paciente puede encontrarse hipóxico, letárgico, agitado y en posiciones que dificultan la técnica. A esto hay que sumar posibles dificultades como el edema por la fluidoterapia, la ventilación en decúbito prono y la intubación prolongada (cuando es necesario reintubar a un paciente). La enfermedad grave y su tratamiento pueden transformar una vía aérea anatómicamente normal en una vía aérea fisiológicamente difícil.

Por otra parte, en ocasiones los pacientes no se encuentran en áreas controladas como quirófano, la unidad de cuidados intensivos (UCI) o el servicio de Urgencias. En áreas diferentes a estas puede faltar material y el equipo humano probablemente no tendrá la experiencia necesaria.

Una vez intubado el paciente, el problema no se puede considerar resuelto. El 82 % de los eventos relacionados con las vías respiratorias ocurren después de la intubación.

El manejo de la vía aérea en pacientes críticos es una situación de alto riesgo. El operador o líder de la vía aérea debe optimizar las condiciones para tener éxito en el primer intento, ya que la laringoscopia, si es prolongada o repetida, se asocia con un mayor riesgo de eventos adversos.

En la Tabla 6-1 se resumen los aspectos prácticos importantes y las modificaciones necesarias para el manejo seguro de las vías respiratorias en pacientes críticos inestables.

Tabla 6-1. Consideraciones en el manejo de la vía aérea en el paciente crítico

Monitorización hemodinámica y optimización del estado de preintubación	✔ Revisar el estado hemodinámico e identificar las situaciones de alto riesgo: hipotensión, IS ≥ 0,8*, hipertensión pulmonar, fallo del ventrículo derecho, derrame pericárdico, etc. ✔ Considerar la monitorización arterial invasiva y continua para pacientes de alto riesgo ✔ Confirmar el acceso intravenoso adecuado para bolos de fluido y/o infusión vasopresora ✔ Carga de líquido empírico antes del manejo de la vía aérea (es decir, 20 mL por kg de cristaloides) en ausencia de sobrecarga de fluidos o fallo de ventrículo izquierdo ✔ Iniciación o disponibilidad inmediata de soporte vasopresor para tratar o evitar la hipotensión
Preoxigenación	✔ Hay que tener en cuenta la preoxigenación subóptima resultante de la alta extracción de oxígeno sistémico, respiración espontánea ineficaz, *shunt* fisiológico o limitaciones del equipo ✔ Período de desaturación rápida de la normoxia apneica para laringoscopia ✔ Debe considerarse la preoxigenación con presión positiva. Si no está disponible, se usará mascarilla más cánula nasal estándar
Fármacos de intubación de secuencia rápida	✔ Mayores efectos cardiovasculares adversos de los medicamentos RSI ✔ Necesidad de dosis reducida de agente sedante-hipnótico ✔ Inicio de acción más lento de los fármacos RSI ✔ Gestión postintubación ✔ Los pacientes con ventilación muy alta por minuto pueden necesitar estar despiertos para controlar su propio impulso respiratorio ✔ Ventilación con protección pulmonar (≤ 7 mL/kg) para todos los pacientes. Evitar la hiperinflación dinámica y la auto-PEEP ✔ Analgesia y sedación tituladas de baja dosis. Sincronización

*IS o índice de *shock*: resulta de dividir la frecuencia cardíaca entre la presión arterial sistólica. Si el índice resultante es > 0,7, es indicativo de *shock* hipovolémico. PEEP: presión positiva al final de la espiración; RSI: intubación de secuencia rápida.

3. Evaluación de la vía aérea

Un aspecto importante antes de abordar cualquier manejo de la vía aérea es valorar si se trata de una vía aérea difícil para planificar qué tipo de técnica realizaremos, qué dificultades encontraremos y cómo rescatar en caso de fallo.

Aunque las evaluaciones para identificar intubaciones difíciles tienen poco valor predictivo positivo o especificidad, la identificación de pacientes con un riesgo particularmente alto para el manejo de las vías respiratorias puede ayudar a planificar y organizar los procedimientos, incluso en las situaciones más urgentes. Es importante destacar que las evaluaciones que determinarán que estamos ante un paciente de difícil manejo de la vía aérea tienen que ir acompañadas de modificaciones en el enfoque y manejo del paciente. La única herramienta validada para la valoración de la vía aérea del paciente crítico es la escala MACOCHA, que consta de siete componentes (Fig. 6-1). Una puntuación en esta escala superior o igual a 3 predice dificultad en la intubación.

La evaluación completa de la vía aérea es inviable en la mayoría de los pacientes críticos, pero incluso en los hipoxémicos es posible quitar la mascarilla facial durante unos segundos y realizar una valoración rápida.

4. Algoritmo de manejo de la vía aérea en el paciente crítico

Una vez establecida la indicación de necesidad de aislamiento o manejo de la vía aérea, el operador (y su equipo) deben planificar cómo se realizará la intubación y las alternativas y dispositivos que usarán en caso de fracaso. Así, se recomienda la planificación usando un plan A, un plan B/C y un plan D, según la progresión de la gravedad y complejidad del escenario, como se refleja en el algoritmo de la Fig. 6-2.

5. Plan A. Preparación e intubación endotraqueal

El plan A consta de las siguientes fases:

- ✔ Preparación.
- ✔ Posición.
- ✔ Oxigenación.
- ✔ Optimización hemodinámica e inducción.
- ✔ Intubación mediante laringoscopia directa o videolaringoscopia.
- ✔ Confirmación de la intubación.

5.1. Preparación del equipo e instrucciones de intubación

Se debería cumplimentar un lista de verificación o *checklist* previa a la intubación, y el líder se debe de asegurar de que los roles asignados han sido adecuadamente asumidos y son conocidos. La estrategia de abordaje (planes A, B/C y D) se ha repasado y comentado, se han solventado dudas y acordado quién será el «experto» a quien avisar en caso de crisis. Se ha preparado y comprobado el instrumental y repasado el algoritmo. Diferentes sociedades científicas han elaborado y emplean unas «sábanas de intubación» sobre las que se colocan los diferentes materiales que serán necesarios en todas las fases de la intubación.

En la Tabla 6-2 se muestran los pasos en la preparación del paciente y la correspondiente lista de verificación.

5.2. Posicionamiento del paciente

Cuando lo tolere, se recomienda que la cabecera del paciente esté incorporada unos 25-30° y se adopte la posición de «olfateo». En caso de requerir manejo en bloque (ante la sospecha de lesión cervical), se puede optar por inclinar la cama entera (anti-Trendelenburg).

La posición de «olfateo» es la siguiente:

- ✔ Flexión del cuello (de 35° generalmente) y extensión de la cabeza 15°, elevando la cabeza más de 5,5 cm.
- ✔ La posición puede ser verificada externamente buscando el alineamiento horizontal entre el meato auditivo externo y el esternón.
- ✔ La elevación de la espalda del paciente en 25° también ha mostrado mejorar la visualización de la glotis tanto en pacientes obesos como no obesos.

En pacientes obesos es de utilidad tratar de alinear el conducto auditivo externo con la escotadura esternal, adoptando la posición «en rampa» («*ramping*»), y la cabeza se debería ex-

Escala MACOCHA	
Factores relativos al paciente	**Puntuación**
Mallampati III o IV	5
Síndrome de apnea obstructiva del sueño	2
Movilidad cervical reducida	1
Apertura bucal < 3 cm	1
Factores relacionados con la patología	
Coma	1
Hipoxemia grave (SpO$_2$< 80 %)	1
Factores relacionados con el operador	
No anestesista/intensivista	1
Total (máximo)	12

Escala de Mallampati

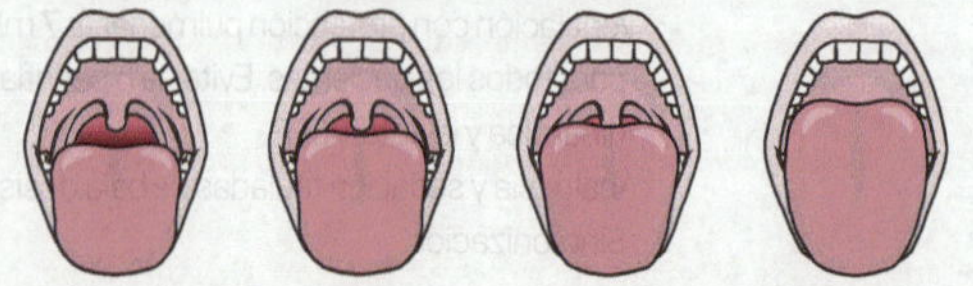

I II III IV

Fig. 6-1 | Escala MACOCHA. SpO$_2$: saturación de oxígeno en sangre periférica.

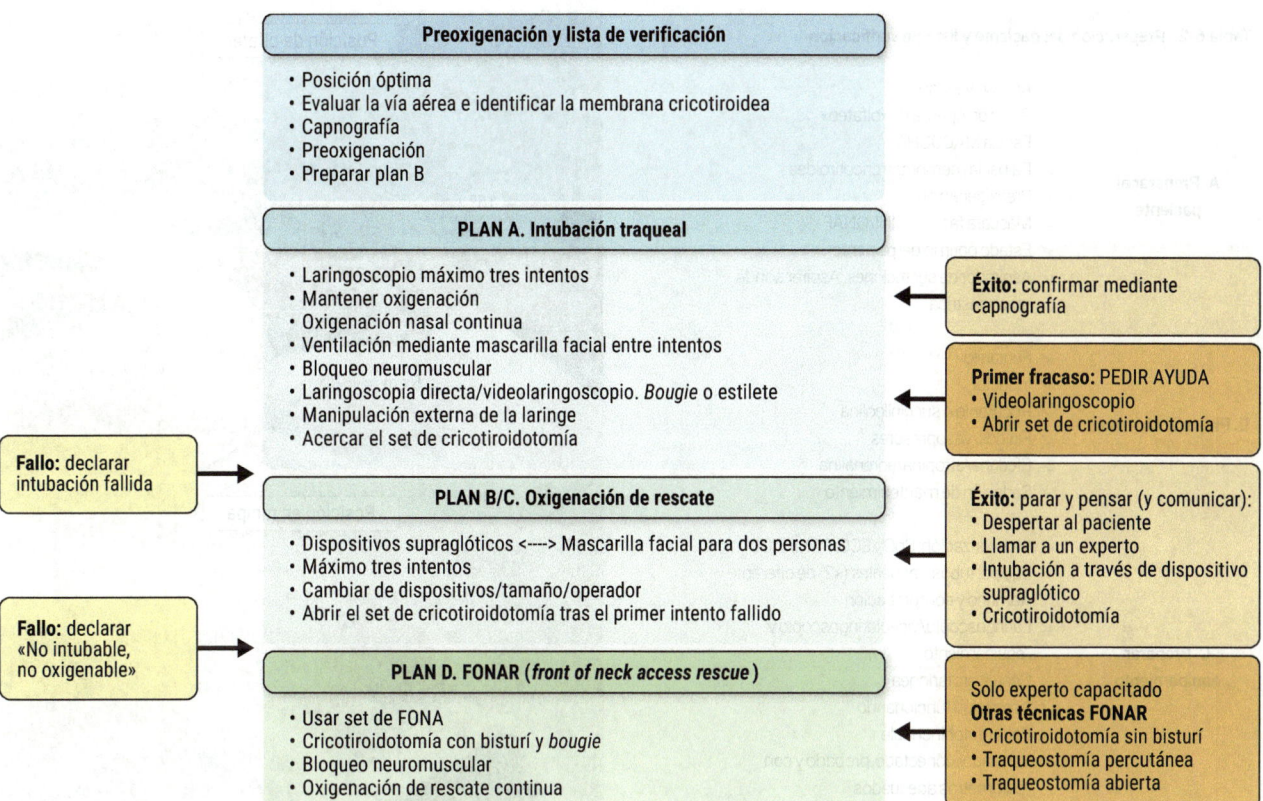

Preoxigenación y lista de verificación

- Posición óptima
- Evaluar la vía aérea e identificar la membrana cricotiroidea
- Capnografía
- Preoxigenación
- Preparar plan B

PLAN A. Intubación traqueal

- Laringoscopio máximo tres intentos
- Mantener oxigenación
- Oxigenación nasal continua
- Ventilación mediante mascarilla facial entre intentos
- Bloqueo neuromuscular
- Laringoscopia directa/videolaringoscopio. *Bougie* o estilete
- Manipulación externa de la laringe
- Acercar el set de cricotiroidotomía

Éxito: confirmar mediante capnografía

Primer fracaso: PEDIR AYUDA
- Videolaringoscopio
- Abrir set de cricotiroidotomía

Fallo: declarar intubación fallida

PLAN B/C. Oxigenación de rescate

- Dispositivos supraglóticos <----> Mascarilla facial para dos personas
- Máximo tres intentos
- Cambiar de dispositivos/tamaño/operador
- Abrir el set de cricotiroidotomía tras el primer intento fallido

Éxito: parar y pensar (y comunicar):
- Despertar al paciente
- Llamar a un experto
- Intubación a través de dispositivo supraglótico
- Cricotiroidotomía

Fallo: declarar «No intubable, no oxigenable»

PLAN D. FONAR (*front of neck access rescue*)

- Usar set de FONA
- Cricotiroidotomía con bisturí y *bougie*
- Bloqueo neuromuscular
- Oxigenación de rescate continua

Solo experto capacitado
Otras técnicas FONAR
- Cricotiroidotomía sin bisturí
- Traqueostomía percutánea
- Traqueostomía abierta

Fig. 6-2 | Algoritmo de manejo de la vía aérea en el paciente crítico.

tender sobre el cuello de forma que la cara quede en posición horizontal (Fig. 6-3).

Un posicionamiento óptimo mejora el acceso a la vía aérea superior, aumentando la tasa de éxito de intubación al primer intento, además de mejorar la reserva funcional residual y disminuir el riesgo de broncoaspiración.

Idealmente el operador debe estar en posición vertical con sus brazos y manos a una altura cómoda para trabajar, en lugar de agacharse o esforzarse para llegar al paciente. Si es posible, la cabeza del paciente debe estar a la altura del xifoides del operador, para así evitar posiciones forzadas de este (Fig. 6-4).

5.3. Preoxigenación y perioxigenación

5.3.1. Preoxigenación

Los métodos estándar de preoxigenación a menudo son inadecuados en pacientes críticos. La ventilación espontánea resulta ineficaz, hay una disminución de la perfusión pulmonar y sistémica, una extracción de oxígeno aumentada, *shunt* pulmonar, etc. Todo ello compromete de forma grave la oxigenación.

Los métodos de preoxigenación y, por lo tanto, de deshidrogenación estándar en pacientes estables son:

✔ Ventilación espontánea con mascarilla facial y resucitador autoinflable con bolsa reservorio a una fracción inspirada de oxígeno (FiO_2) del 100 % y durante 3-5 minutos. Se precisan 5 minutos para una desnitrogenación total, tolerando el paciente sano una apnea de 8 minutos antes de que la saturación de oxígeno en sangre periférica (SpO_2) disminuya por debajo de 90 %.

✔ Cuatro respiraciones profundas con oxígeno al 100 % durante 30 segundos, con volúmenes entre 5 y 20 L/min. Se obtendrá una SpO_2 del 100 % más rápida cuanto mayor sea el volumen de gas fresco. Es el método más eficaz.

✔ Ocho respiraciones profundas con oxígeno al 100 % durante 60 segundos. Se alcanza una SpO_2 del 100 % antes que con cualquier otro método.

En el paciente críticamente enfermo, incluso con una preoxigenación óptima, la tasa de desaturación es dependiente del estado cardiovascular y la extracción sistémica de oxígeno. La repercusión clínica es una marcada reducción del período de normoxia apneica disponible para completar la intubación.

En ausencia de fallo respiratorio, la preoxigenación se puede realizar usando una mascarilla facial ajustada no recirculante (de tipo «alta concentración» con reservorio), con un flujo de 10-15 L/min (con una FiO_2 cercana al 100 %) durante 3 minutos.

En el paciente crítico se recomienda la preoxigenación con ventilación mecánica no invasiva para obtener una FiO_2 más alta que satisfaga la demanda de oxígeno promoviendo también el reclutamiento alveolar con presión espiratoria final positiva (PEEP). Se ha demostrado una mejoría de la oxigenación mediante el empleo de ventilación mecánica no invasiva en modo de soporte de presión con una presión continua positiva en las vías aéreas (CPAP) de 5-10 cm H_2O y una presión de soporte que produzca unos 7-10 mL/kg.

Tabla 6-2. Preparación del paciente y lista de verificación

A. Preparar al paciente	✔ Acceso venoso ✔ Posición óptima de «olfateo» ✔ Escala MACOCHA ✔ Palpar la membrana cricotiroidea ✔ Preoxigenación ✔ Máscara facial/VMNI/ONAF ✔ Estado óptimo del paciente ✔ Aspirador de secreciones. Aspirar sonda nasogástrica
B. Preparar fármacos	✔ Fentanilo ✔ Inductor ✔ Rocuronio o succinilcolina ✔ Fluidos/vasopresores ✔ Efedrina/atropina/adrenalina ✔ Sedación de mantenimiento
C. Preparar equipamiento	✔ Monitorización: SpO$_2$/ECG/PANI/EtCO$_2$ ✔ Equipo: tubos traqueales (×2) de diferente tamaño y comprobación ✔ Laringoscopio/videolaringoscopio y equipamiento ✔ Cánula orofaríngea ✔ Aspiración funcionando ✔ Balón autohinchable ✔ Ventilador conectado, probado y con parámetros adecuados
D. Preparar al equipo humano	✔ Definir roles (puede ser más de un rol por persona) ✔ Líder, primer operador, segundo operador ✔ Asistente de vía aérea ✔ Asistente de vía venosa y fármacos ✔ Asistente de carro de emergencia ✔ Registro de tiempo
E. Prepararse para la dificultad	✔ Verbalizar el plan de la vía aérea
F. Manejo postintubación	✔ Confirmación de intubación. Capnografía ✔ Inflar el manguito ✔ Conectar ventilación mecánica ✔ Sedación de mantenimiento

ECG: electrocardiograma; EtCO$_2$: presión de dióxido de carbono al final de la espiración; ONAF: oxigenoterapia de alto flujo; PANI: presión arterial no invasiva; SpO$_2$: saturación de oxígeno en sangre periférica; VMNI: ventilación mecánica no invasiva.

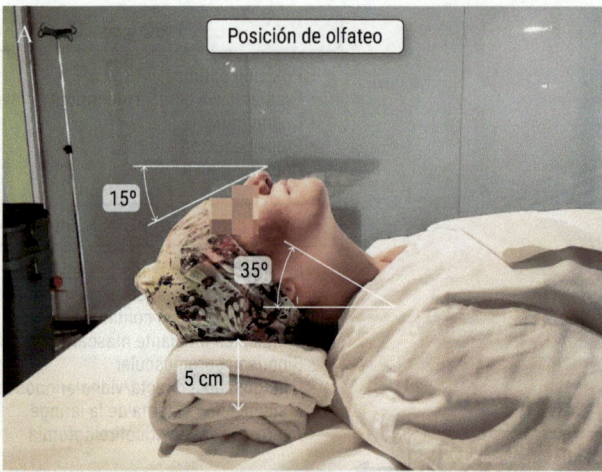

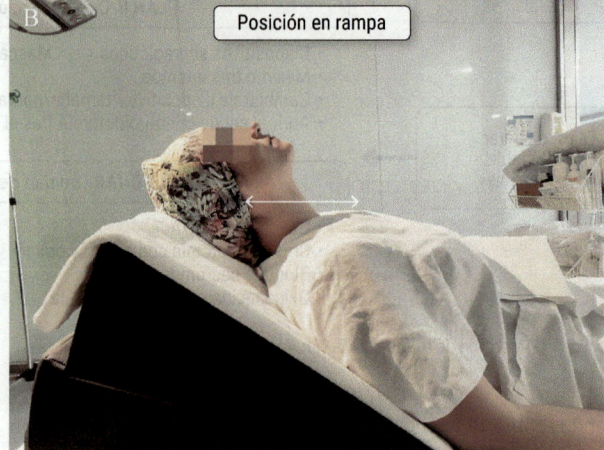

Fig. 6-3 | Posición del paciente en la intubación.

Las cánulas nasales de alto flujo proporcionan aire calefactado y humidificado a caudales de 30 a 70 L/min, por lo que son útiles para la preoxigenación en pacientes que no pueden tolerar la ventilación mecánica no invasiva. Se estima que la presión conseguida es de aproximadamente 1 cm H$_2$O de PEEP por cada 10 L/min de oxígeno nasal de alto flujo, pero la correlación no está clara (Fig. 6-5).

El uso de cánulas nasales de alto flujo ha demostrado prolongar el tiempo de apnea en el paciente quirúrgico, y se está estudiando su aplicación en la intubación del paciente de cuidados intensivos. La evidencia actual refiere que no aporta beneficios, aunque tampoco riesgos, mostrándose inconcluyente.

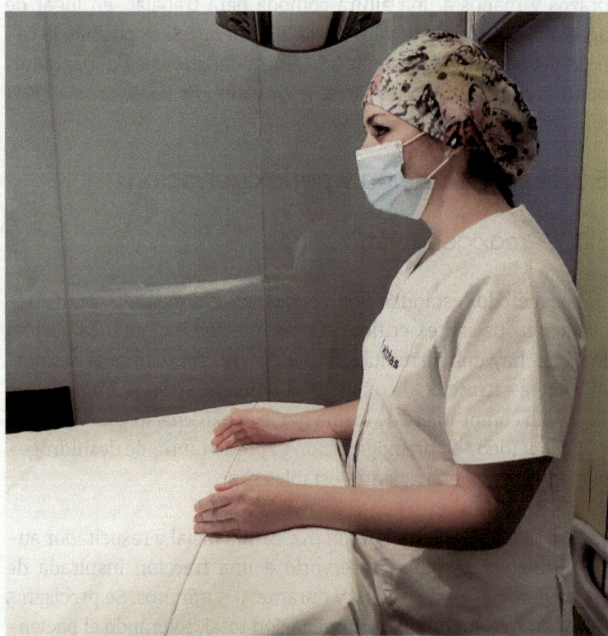

Fig. 6-4 | Posición del operador en la intubación.

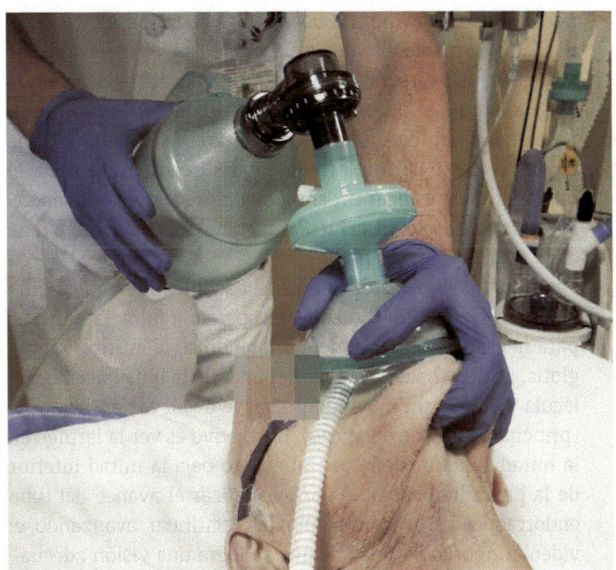

Fig. 6-5 | Perioxigenación con cánulas nasales de alto flujo.

5.3.2. Perioxigenación

El oxígeno suministrado a la vía aérea superior durante el período apneico puede prolongar la duración segura de la apnea durante la laringoscopia. La administración continua de oxígeno durante la apnea crea un gradiente por el cual el oxígeno suministrado a la vía aérea superior se difunde desde los alvéolos a la circulación pulmonar. Los datos en enfermos críticos en cuanto a oxigenación apneica no son claros. Sin embargo, esta intervención de bajo coste es mínimamente perjudicial durante la gestión de la vía aérea de emergencia y se recomienda en la población de alto riesgo.

El oxígeno por vía nasal se puede aplicar con cánulas nasales estándar, tanto para preoxigenación como para perioxigenación.

Si se emplean las cánulas nasales convencionales para la preoxigenación, se usará un caudal de 5 L/min mientras el paciente esté despierto, incrementándose a 15 L/min cuando se logre la sedación.

Si se opta por un sistema con tan solo CPAP para la preoxigenación, se recomiendan presiones de entre 5 y 10 cm H_2O.

La oxigenación previa a la inducción puede ser difícil en el paciente agitado, por lo que está descrita la «intubación de secuencia demorada», en la que se emplean fármacos para la «sedación cooperativa» del paciente. Habitualmente se emplean dosis bajas de ketamina (0,5 mg/kg).

5.4. Optimización hemodinámica e inducción anestésica

5.4.1. Optimización hemodinámica

La mayoría de los pacientes críticos, dado su compromiso hemodinámico, tienen una exagerada respuesta a los agentes de inducción y a la presión intratorácica positiva. Esta condición puede deberse a hipovolemia (p. ej., *shock* hemorrágico), hipervolemia (p. ej., edema pulmonar nefrogénico), disminución de la resistencia vascular sistémica en la sepsis o a por causas puramente car-

díacas. Hay que tener en cuenta en este tipo paciente que la mayoría de las veces no es una sola causa la responsable del deterioro.

5.4.2. Inducción anestésica

Los fármacos comúnmente utilizados para la intubación pueden ser un arma de doble filo en el enfermo crítico: por un lado facilitan la intubación, pero, por otro, pueden tener graves consecuencias cardiovasculares, incluyendo la precipitación del *shock* y parada cardíaca. La mayoría de los estados de *shock* están asociados con elevación del tono simpático, que sirve de mecanismo compensatorio para intentar compensar los efectos del *shock*. Los agentes de inducción inducen una simpaticólisis potente y atenúan el reflejo simpático durante la manipulación laríngea.

A pesar de estas peculiaridades, se debe emplear siempre: sedante o hipnótico, analgesia y bloqueante neuromuscular.

El etomidato y la ketamina se consideran los fármacos inductores más estables hemodinámicamente. Sin embargo, a pesar de sus efectos cardiovasculares mejorados, ambos requieren un ajuste de la dosis para la administración a pacientes afectados (p. ej., etomidato 0,1 a 0,15 mg/kg, ketamina 0,5 a 0,75 mg/kg).

Los agentes bloqueadores neuromusculares presentan poco riesgo hemodinámico y deben ser dosificados normalmente. La succinilcolina y el rocuronio se consideran hemodinámicamente estables. Se recomienda el uso de bloqueadores neuromusculares, ya que reducen las complicaciones asociadas a la intubación del paciente crítico.

La intubación sin medicación está reservada para pacientes en parada cardiorrespiratoria.

Ninguna de estas situaciones evita la necesidad de prestar atención a una ventilación segura para minimizar el impacto cardiovascular negativo de la respiración con presión positiva.

5.5. Intubación

Una vía aérea que *a priori* no es anatómicamente difícil puede resultar fisiológicamente compleja solo por el estado clínico del paciente. El objetivo es conseguir una intubación traqueal en poco tiempo, de forma atraumática y con el menor número de intentos posible, para lo cual es necesario cumplir una serie de requisitos.

Cada vez que la pala entra en la boca del paciente, se considera un intento de intubación: recordemos que se recomienda un máximo de tres intentos. Si el primer intento falla, se deben tener disponibles de forma inmediata los equipos y dispositivos para los planes alternativos de intubación.

En los siguientes intentos de laringoscopia se debe considerar pedir ayuda y añadir modificaciones: cambio de pala, menor inserción de la pala para lograr un campo visual mayor, empleo de estiletes o *bougies*, manipulación laríngea externa, etc. Si el primer intento no fue realizado con videolaringoscopia, una de las modificaciones puede ser el cambio a una intubación con videolaringoscopio.

5.5.1. Videolaringoscopio

Cuando se utiliza laringoscopia directa, el objetivo es desplazar los tejidos de las vías respiratorias superiores para que se pueda lograr una línea de visión directa entre el ojo del operador y la glotis. Debido a limitaciones anatómicas, esto puede ser técnicamente muy difícil y simplemente no es posible en algunos pacientes. Cuando las cámaras de vídeo se miniaturizaron hasta el punto de poder colocarlas en la hoja de un laringoscopio, se desarrollaron nuevas oportunidades para la laringoscopia, que ha estado en uso clínico desde 2001. Desde entonces se han desarrollado numerosos modelos de videolaringoscopios que se utilizan en la práctica clínica. Estos difieren considerablemente en su diseño, y cada vez hay más tipos de dispositivos (Fig. 6-6).

Las **ventajas** de usar un videolaringoscopio son las siguientes:

- ✔ Evita la necesidad de una línea de visión directa a las vías respiratorias.
- ✔ Amplía la visión de las vías respiratorias.
- ✔ Requiere menos fuerza para intubar.
- ✔ Permite que los asistentes vean y ayuden con el procedimiento.
- ✔ Permite que los expertos supervisen el procedimiento (incluso de forma remota).
- ✔ Permite la grabación de fotos y vídeos que se pueden utilizar para documentación y formación.
- ✔ Proporciona mayor seguridad para los operadores en la intubación de pacientes con enfermedades infectocontagiosas.

5.5.2. Técnica boca-pantalla-boca-pantalla

La videolaringoscopia en general requiere una técnica diferente a la laringoscopia directa. La técnica se denomina boca-pantalla-boca-pantalla:

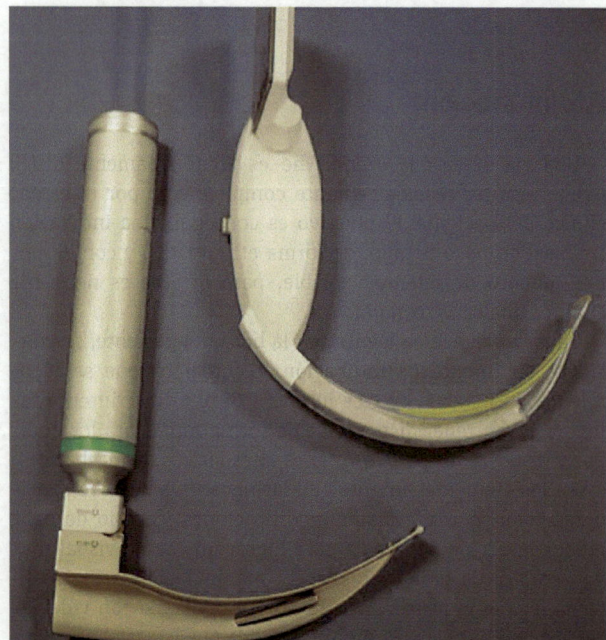

Fig. 6-6 | Videolaringoscopio y laringoscopio convencional.

- ✔ **Boca.** El operador mira la boca del paciente para introducir por la línea media el videolaringoscopio. A diferencia de las laringoscopias directas, el operador no necesita desplazar la lengua, sino que puede mirar a su alrededor. Por lo tanto, no es necesario usar la hoja para barrer la lengua hacia la izquierda como con la laringoscopia directa. En cambio, el operador debe utilizar un enfoque de línea media. El videolaringoscopio debe insertarse directamente por la línea media y avanzar lentamente.
- ✔ **Pantalla.** Una vez introducido adecuadamente el videolaringoscopio por la línea media, el operador mira la pantalla para ir avanzando lentamente. Cuando se identifica la epiglotis, se debe hacer avanzar la punta de la hoja hacia la valécula y aplicar un movimiento suave de elevación/balanceo (principalmente de balanceo). El objetivo es ver la laringe en la mitad superior de la pantalla. Esto deja la mitad inferior de la pantalla disponible para visualizar el avance del tubo endotraqueal. Un error común es continuar avanzando el videolaringoscopio una vez que se logra una visión adecuada de la laringe. El problema que esto crea es que eleva la laringe y la inclina también, lo que hace que la inserción del tubo sea mucho más difícil y, a veces, imposible.
- ✔ **Boca.** Cuando llega el momento de introducir el tubo en la boca del paciente, el operador debe desviar su atención del monitor y mirar al paciente. El tubo se inserta en la boca del paciente bajo observación directa. El operador debe dirigir el tubo alrededor de la curva para alcanzar lo que se ve en la pantalla. Para ello, en las palas hiperanguladas se necesita un estilete angulado. Se recomienda adaptar el tubo con estilete para que coincida con la curvatura de la hoja.
- ✔ **Pantalla.** Una vez que el tubo se introduce bajo visión directa, el operador puede volver a centrar su atención en la pantalla para ver el tubo cuando entra por el lado derecho. En este punto, el operador debe comenzar a orientar la punta del tubo para que apunte a la abertura glótica. Esto se debe hacer temprano y se puede lograr girando el tubo a una posición vertical y haciendo así que el ángulo en el extremo del tubo endotraqueal apunte hacia arriba en la entrada glótica.

5.6. Confirmación de la intubación

Históricamente, una combinación de evaluaciones clínicas puede confirmar la intubación endotraqueal. Esta evaluación incluye la observación del paso del tubo endotraqueal a través de las cuerdas vocales, la auscultación de los pulmones y la parte superior del abdomen, la elevación del tórax durante la primera ventilación con presión positiva, una morfología de la curva de presión en el ventilador propia de ventilación pulmonar en modo de control por volumen y la visualización de la condensación de vapor de agua en el tubo endotraqueal. Desafortunadamente, estas observaciones pueden dar lugar a error, por lo que el estándar de oro en la intubación, y más si cabe en este entorno, es la capnografía. En la Fig. 6-7 se muestra una curva de capnografía donde en el primer gráfico se observa una capnografía normal, y por tanto confirmaría la intubación traqueal, y en el segundo gráfico se muestra la ausencia de curva, por lo que el paciente no estaría correctamente intubado.

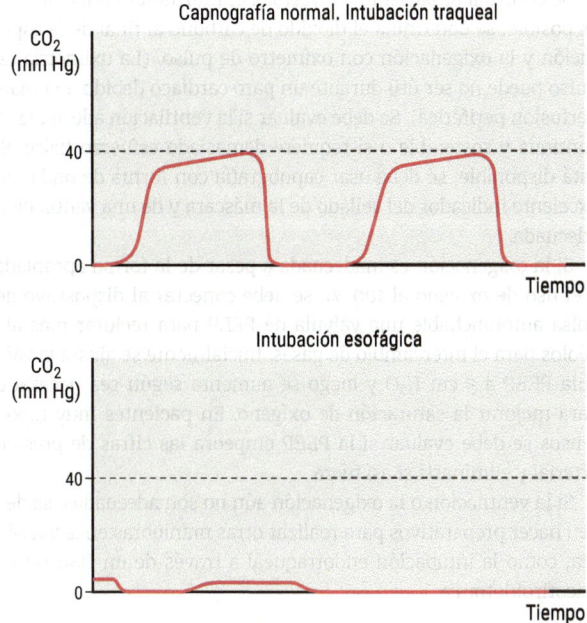

Capnografía normal. Intubación traqueal

Intubación esofágica

Fig. 6-7 | Confirmación de la intubación.

6. Plan B/C. Oxigenación de rescate

Como se ha mencionado, el fracaso de la intubación tiene una mayor repercusión en el paciente crítico y se produce en el 10-30 % de los casos, motivo por el que debemos anticiparnos a ello y tener preparado un plan de rescate. Cuando la intubación fracasa, se debe remontar la hipoxemia provocada por la apnea durante el intento, lo cual no solo es una prioridad, sino que nos proporciona un margen para pensar en el siguiente plan.

En ocasiones puede no ser fácil, por lo que se aconseja que el intento de reoxigenar al paciente se realice mediante una mascarilla laríngea de segunda generación o una mascarilla facial con balón resucitador.

No hay una ventaja clara de ninguno de los dispositivos de rescate tras el primer intento de intubación. Antes de pasar a un plan alternativo debemos reevaluar la vía aérea. Por ello, se tiende a usar el concepto del vórtice («*Vortex Approach*» o enfoque del vórtice), que es como actualmente se recomienda entender la aproximación a la vía aérea. El «*Vortex Approach*» define una «zona verde» en la que hay una adecuada oxigenación y en la que existirá una relativa seguridad. Cuando la oxigenación o el primer intento de intubación no se logran, comenzamos a «caer» en espiral por el vórtice en el que realmente se irán sucediendo intentos de intubación, oxigenación con mascarilla o dispositivos supraglóticos (DSG). Si no se logra remontar la oxigenación, entraremos en un «embudo» que nos llevará hasta la situación final de vía aérea quirúrgica (FONA, *front of neck access*).

Lo habitual en el paciente crítico es que se haya intentado intubar antes de tener que recurrir a la oxigenación con un DSG o mediante mascarilla facial, por lo que, una que nos encontremos usándolos, se deberá declarar la situación de «fracaso de intubación» y deberá estar disponible de forma inmediata el set de vía aérea quirúrgica por si el plan B/C de rescate no fuera viable.

Recordemos nuevamente que se recomendaba un máximo de tres intentos de intubación, y también ahora se recomienda un máximo de tres intentos de oxigenación con DSG o mascarilla facial. Si se incorporase un experto en vía aérea, se permitiría un intento más de oxigenación con DSG o mascarilla.

6.1. Oxigenación con mascarilla facial

La oxigenación/ventilación a través de mascarilla facial es una alternativa cuando fracasa la intubación, siendo además de utilidad el empleo de CPAP durante la oxigenación del paciente crítico. Se recomienda un máximo de tres intentos de ventilación.

El uso de bloqueantes neuromusculares mejora la ventilación con mascarilla facial, especialmente en el contexto de laringoespasmo, rigidez torácica o en el paciente obeso.

Cuando se recurre a la ventilación de rescate con la mascarilla facial, el equipo debe prepararse para el abordaje quirúrgico (se comunicará «Abrid el set de vía quirúrgica»).

6.1.1. Técnica de ventilación con mascarilla facial

Es conveniente insertar una cánula orofaríngea (a menos que el paciente tenga reflejo nauseoso) antes de la ventilación con bolsa-válvula-máscara. Se debe seleccionar una máscara que se ajuste sobre la boca y la nariz y que las cubra completamente sin llegar a tapar los ojos.

Si es posible, la ventilación con mascarilla es más sencilla si se usa la técnica a dos manos o para dos personas. Si se dispone de ella, sería conveniente usar la capnografía con forma de onda para controlar los niveles de dióxido de carbono al final de la espiración y así evaluar si las ventilaciones son adecuadas.

6.1.1.1. Técnica de máscara para dos personas

En la técnica de dos personas, un operador maneja la máscara y el segundo operador aprieta la bolsa. El que maneja la máscara (primer operador) debe estar en la cabecera de la camilla y el segundo debe situarse a un lado.

Asegurándose de no poner sus manos o la máscara sobre los ojos del paciente, en primer lugar hay que colocar la nariz de la máscara lo suficientemente alta sobre la nariz del paciente para cubrir el puente de esta sin fugas de aire. Luego, la máscara se baja justo por encima de la barbilla y se deja sellar la cara a lo largo de las crestas de ambos pómulos. El puente de la nariz, los pómulos y el labio inferior del paciente están cubiertos por la máscara para proporcionar un sellado adecuado. Estirar el interior de la máscara antes de colocarla en la nariz y la boca ayuda a crear un sello más hermético.

La posición tradicional de la mano es el agarre «CE», colocando los dedos medio, anular y meñique («E») debajo del mentón y levantando el mentón, mientras que el pulgar y el índice forman una «C». Luego, presionan la máscara.

Se puede usar otro método (que a menudo se prefiere) en el que la eminencia tenar (músculo en la base del pulgar) sostiene la máscara en su lugar sobre la cara. Las eminencias tenares (la base del pulgar en la palma) se colocan a lo largo de cada lado de la máscara. Luego se baja la máscara sobre la cara y se colocan los otros cuatro dedos debajo de la barbilla. La máscara se presiona contra la cara con la eminencia tenar mientras se levanta la mandíbula con los dedos. De forma simultánea se inclina la cabeza hacia los lados. Esta técnica es más fácil de realizar, permite el uso de músculos de la mano más fuertes para mantener un sello adecuado, minimiza la fatiga y permite que cuatro dedos, en lugar de tres, levanten la mandíbula (lo que logra el estiramiento del mentón y el empuje de la mandíbula).

6.1.1.2. Técnica de máscara de una persona

En condiciones normales el operador suele usar la mano no dominante para sujetar la máscara y la dominante para el balón autohinchable. De la misma forma que describimos en la técnica a dos manos, se forma una «C» con el primer y segundo dedo que rodea a la mascarilla. Esta «C» tiene que intentar abarcar y fijar la mascarilla, por lo que no se debe posicionar cerca del conector del balón ni cerca del reborde de la mascarilla. Con los otros tres dedos anclaremos sujetándonos en el reborde mandibular, a la vez que se realiza una tracción mandibular con intención de abrir la vía aérea. En la anterior Fig. 6-5 se puede observar la técnica correcta.

Es importante no colocar la mano o la máscara sobre los ojos del paciente; primero se coloca la porción nasal de la máscara sobre la nariz y luego se baja el cuerpo sobre la boca del paciente. El puente de la nariz, las dos eminencias malares y la cresta alveolar mandibular deben estar cubiertos por la máscara para lograr un sellado adecuado.

Mientras el operador mantiene este tirón hacia arriba en la barbilla, presiona la máscara hacia abajo sobre la cara para lograr un sello hermético. Si sus manos son lo suficientemente grandes, puede colocar su dedo meñique detrás de la rama ascendente para realizar un empuje de la barbilla y abrir aún más las vías respiratorias.

El operador debe asegurarse de que solo se retraiga la parte ósea de la mandíbula, ya que la presión sobre los tejidos blandos debajo del cuello o la mandíbula puede obstruir las vías respiratorias.

Una vez que se logre un sellado adecuado, se comenzará la ventilación con la otra mano.

6.1.1.3. Bolsa de ventilación y oxigenación

En cada respiración se aprieta la bolsa de manera constante y suave para entregar un volumen corriente de 6 a 7 mL/kg (o aproximadamente 500 mL para un adulto de tamaño promedio) durante 1 segundo, y luego se suelta la bolsa para permitir que se vuelva a inflar. Si se usa una bolsa de 1.000 mL de volumen (casi todas las bolsas contienen un volumen de 1.000 a 1.500 mL), solo se aprieta hasta la mitad para obtener el volumen corriente correcto.

En caso de paro cardíaco, no se deben superar de 8 a 10 respiraciones por minuto (es decir, una respiración completa cada 6 a 7,5 segundos).

Se debe observar la elevación adecuada del tórax durante las ventilaciones; en la práctica se debe usar un volumen corriente lo suficientemente grande como para hacer que el tórax se eleve.

Se controla al paciente, se verifica el murmullo vesicular y, si es posible, se determina el dióxido de carbono al final de la espiración y la oxigenación con oxímetro de pulso. (La oximetría de pulso puede no ser útil durante un paro cardíaco debido a la mala perfusión periférica). Se debe evaluar si la ventilación adecuada es continua y sostenible o si requiere demasiado esfuerzo físico. Si está disponible, se debe usar capnografía con forma de onda, un excelente indicador del sellado de la máscara y de una ventilación adecuada.

Si la oxigenación es inadecuada a pesar de la forma apropiada y el uso de oxígeno al 100 %, se debe conectar al dispositivo de bolsa autohinchable una válvula de PEEP para reclutar más alvéolos para el intercambio de gases. Inicialmente se ajusta la válvula PEEP a 5 cm H_2O y luego se aumenta según sea necesario para mejorar la saturación de oxígeno. En pacientes muy hipotensos se debe evaluar si la PEEP empeora las cifras de presión arterial y eliminarla si así fuera.

Si la ventilación o la oxigenación aún no son adecuadas, se deben hacer preparativos para realizar otras maniobras en la vía aérea, como la intubación endotraqueal a través de un DSG o una cricotiroidotomía.

6.2. Oxigenación de rescate con dispositivo supraglótico

Durante la oxigenación de rescate se prefiere usar inicialmente un DSG, más que la mascarilla facial, ya que aquel suele permitir una mejor oxigenación, reduce el riesgo de insuflación gástrica (y broncoaspiración), además de ser un vehículo facilitador para una posterior intubación a su través empleando un endoscopio.

Así, se recomienda que un DSG de segunda generación (están diseñadas para reducir el riesgo de broncoaspiración, con un mejor sellado orofaríngeo y un canal de drenaje esofágico) esté disponible de forma inmediata allá donde se realice o prevea la intubación de un paciente crítico.

En cuanto a la elección del dispositivo, las características deseables de un DSG para el rescate y oxigenación de pacientes críticos son: alta tasa de inserción en el primer intento incluso con personal mínimamente capacitado; alto sellado orofaríngeo; posibilidad de aplicar PEEP y ventilación hiperbárica; separación de esófago y vía aérea, y posibilidad de intubación con fibrobroncoscopio a su través.

6.2.1. Clasificación de los dispositivos supraglóticos

En 2011 se publicó la clasificación de Timmermann de DSG, que es la que hoy en día está más extendida por sus características didácticas:

- ✔ **DSG de primera generación:** destaca la mascarilla laríngea clásica.
- ✔ **DSG de segunda generación:** son los derivados de la mascarilla laríngea clásica, pero en esta nueva versión proporcionan un mejor sellado y se incluye un canal de aspiración gástrica para evitar la regurgitación.
- ✔ **DSG de tercera generación:** en este tipo aparecen los dispositivos autopresurizables, es decir, que no presentan manguito para hinchar la cazoleta y mantienen la presión por sí mismos.

✔ **DSG para intubación:** son aquellos que permiten la intubación a su través.

Actualmente se recomienda el empleo de DSG de segunda generación, que son más adecuados para lograr el objetivo de una adecuada oxigenación/ventilación de emergencia. Hoy en día, la mascarilla Proseal©, seguida de Supreme© e iGel© son las que mejor sellado y mayor presión de ventilación permiten.

6.2.2. Elección del tamaño del dispositivo supraglótico

Existe una regla que propone utilizar dispositivos de talla 4 para mujeres adultas y talla 5 para hombres adultos. Normalmente esta regla suele ser bastante segura de forma general. Sin embargo, los fabricantes de la mayoría de DSG proponen tallas orientativas según el peso del paciente, marcadas en el mango de cada dispositivo. A mayor peso del paciente, mayor número de DSG. Aunque esta correlación tiene su sentido, puede quedar algo incompleta, ya que para que sea algo más precisa deberíamos tomar el peso ideal del paciente (no es igual un paciente de 100 kg de 1,60 metros que uno de 1,90 metros). Además, se deberían tener en cuenta otros datos como son las malformaciones orofaríngeas, afectaciones clínicas, diferencias interraciales, etcétera.

6.2.3. Técnica de inserción del dispositivo supraglótico

La colocación del DSG tiene una tasa de éxito de casi el 90 % en el primer intento, con una curva de aprendizaje mínima. A pesar de la alta tasa de éxito de la inserción, la colocación y el sellado son deficientes en algunas ocasiones. En estos casos el reposicionamiento del dispositivo suele ser suficiente para que el dispositivo se ajuste y funcione bien.

Los factores que se deben considerar al insertar un DSG se pueden desglosar en los siguientes pasos:

✔ El DSG debe estar desinflado y aplanado para una mejor inserción.
✔ Se debe lubricar la parte posterior del dispositivo con un lubricante hidrofílico.
✔ Se recomienda insertar el DSG deslizando su punta sobre el paladar duro hasta llegar a la laringe; el dedo índice se utilizará como guía para el dispositivo no preformado. El dedo se colocará entre el tubo y la unión de la máscara.

En algunos casos, puede haber dudas sobre si es preferible introducir DSG con la máscara completamente desinflada o con la máscara ligeramente inflada. La primera opción parece más lógica, ya que ocupa menos espacio para insertarlo en la boca del paciente, pero puede hacer que la punta del dispositivo se doble durante la inserción. Insertar el DSG ligeramente inflado parece mejorar la inserción del dispositivo y evitar que se doble la punta, pero también puede dificultar la inserción en bocas pequeñas. No obstante, debemos tener en cuenta las características del DSG que vayamos a utilizar, ya que los últimos modelos del mercado suelen tener una punta reforzada para evitar este tipo de imprevistos. En cuanto a la posición del cabezal al colocar el DSG, se

debe considerar el tipo de equipo que se emplee, no preformado o preformado:

✔ **Dispositivos no preformados.** En este tipo de dispositivos se recomienda alinear los ejes de la cavidad bucal, faringe y laringe. Para ello se coloca al paciente en posición de olfateo, con el cuello ligeramente extendido. Esta alineación axial permite la inserción del DSG mientras se reduce la tensión en la columna cervical.
✔ **Dispositivos preformados.** Algunos modelos de DSG prefabricados reducen la presión en la región del cuello durante la colocación, mejorando la inserción en la posición neutra. Esto es importante en situaciones en las que se debe mantener el control de la columna cervical, como en un traumatismo.

6.3. Tras lograr la oxigenación de rescate, «párate, piensa y comunica»

La correcta ventilación de rescate se evidenciará mediante una adecuada curva del capnógrafo y una mejoría en la oxigenación del paciente (en el paciente crítico, puede ser difícil la reoxigenación, por la propia patología del paciente). Una vez aquí, tendremos la oportunidad de pararnos a pensar y comunicar al resto del equipo el plan a seguir. El objetivo sigue siendo una adecuada oxigenación, a la vez que minimizamos el riesgo de «perder» la vía aérea y de producir un daño en ella. En este momento las opciones serían:

✔ Despertar al paciente (algo no viable en el paciente crítico y que no nos va a asegurar que este recupere de forma autónoma una adecuada oxigenación y ventilación).
✔ Esperar la llegada de un experto, si el paciente está suficientemente estabilizado.
✔ Un único intento de intubación con endoscopio a través del DSG.
✔ Vía aérea quirúrgica.

6.4. Intubación a través del dispositivo supraglótico

Desde que comenzaron a diseñarse las primeras mascarillas laríngeas, su único objetivo ha sido el de asegurar una ventilación correcta en aquellos pacientes en los que era imposible la intubación traqueal y/o la ventilación con máscara facial. Por otro lado, la creación de nuevos dispositivos ha ido mejorando la opción de hacer intubaciones a su través, hasta el punto de que en la actualidad existen mascarillas laríngeas con capacidad de realizar intubaciones a ciegas gracias a la configuración especial del dispositivo. No obstante, existen estudios que han demostrado que la colocación de un tubo traqueal a ciegas puede ocasionar lesiones en la zona de la glotis, periglotis y aritenoides, por lo que hoy por hoy existen muchas discrepancias sobre si se debe realizar este tipo de técnica sin tener una visualización directa de las estructuras periglóticas. El uso de un fibroscopio óptico junto con una mascarilla laríngea es una buena combinación para realizar la intubación traqueal a través del DSG, ya que aumenta el índice de éxito en un porcentaje cercano al 90 %.

Aunque de forma general la intubación a ciegas a través de la mascarilla laríngea no es algo fiable ni seguro (por lo que no se recomienda), sí es un buen vehículo para lograr una intubación asistida por endoscopio. De hecho, los grupos de expertos (NAP4, DAS, ICS, etc.) recomiendan tener disponible un fibrobroncoscopio de forma inmediata en cualquier UCI.

La intubación asistida por endoscopio sobre un DSG puede realizarse con un tubo endotraqueal fino montado sobre el endoscopio. Es una técnica viable con la mayoría de los DSG de segunda generación, como la Supreme©, aunque no con todos. Requiere el empleo de un tubo endotraqueal de menor diámetro del habitual (habitualmente 6,0 mm de diámetro interior).

7. Plan D. Vía aérea quirúrgica de emergencia

No hay que esperar a tener una hipoxia crítica antes de pasar a la vía aérea quirúrgica. Tras un fracaso de la primera intubación, es mucho más probable que el paciente crítico requiera un aislamiento definitivo de la vía aérea que un paciente en el quirófano.

El acceso cervical anterior (FONA) debe realizarse tras el fracaso de la intubación y cuando no se haya logrado una adecuada oxigenación con mascarilla facial o DSG. Esta situación es conocida como «situación NINO» (no intubable, no oxigenable) (o «situación CICO» en inglés: *can't intubate, can't oxigenate*), y si no es rápidamente resuelta, el paro cardíaco y la muerte son inevitables. Por ello, el fracaso para ventilar a un paciente crítico en apnea debe llevar al acceso cervical anterior (FONA) de forma rápida.

No existe un límite en la saturación de oxígeno (SpO$_2$) para indicar la transición, pero se recomienda establecer la «emergencia de vía aérea» antes de que la situación sea crítica.

7.1. Preparación para FONA

Tradicionalmente, la transición al plan D ha sido poco establecida e improvisada, por lo que se acepta que uno de los principales problemas es el retraso en establecer la citada «emergencia de vía aérea», llegándose demasiado tarde al acceso cervical anterior, cuando la situación es realmente crítica y la hipoxemia es difícilmente remontable o ya ha tenido repercusión hemodinámica o sistémica.

La preparación para FONA pretende normalizar esta transición, definiendo puntos críticos del manejo de la vía aérea para irnos preparando (física y mentalmente) para la probable vía aérea quirúrgica:

1. «Traer el set de cricotiroidotomía» para tenerlo inmediatamente disponible, tras el primer fracaso de intubación.
2. «Abrir el set de cricotiroidotomía», tras el primer fracaso de ventilación/oxigenación con DSG o mascarilla facial.
3. «Proceder con cricotiroidotomía inmediata», tras declarar la situación CICO.

Debemos asegurarnos de realizar los mejores esfuerzos en las tres líneas de vida antes de declarar el estado de «no intubable, no oxigenable».

7.2. Técnica quirúrgica

El abordaje más recomendado es a través de la membrana cricotiroidea. Se recomienda la técnica de cricotiroidotomía con bisturí y tubo sobre *bougie*: se realiza una incisión horizontal con una hoja ancha de bisturí en los pacientes con la membrana palpable; o bien una incisión vertical larga sobre la línea media para exponer las estructuras laringotraqueales en los pacientes en los que no sea sencilla la palpación de la membrana. Posteriormente se perfora la membrana cricotiroidea y se introduce el *bougie*, que servirá como guía para deslizar el tubo (5,0-6,0) sobre él (Fig. 6-8). La confirmación se realizará con la onda de capnografía.

Existen sets comerciales con todo el material necesario para realizar el abordaje quirúrgico de la vía aérea, pero no siempre están disponibles en todos los lugares donde pueden necesitarse, por lo que la recomendación más extendida es aprender y dominar la técnica descrita (cricotiroidotomía con bisturí y tubo sobre *bougie*), ya que los materiales necesarios para esta son muy comunes, baratos y fácilmente disponibles. Si se dispone de esos *sets*, es otra alternativa más. Se debe estar familiarizado con la técnica que se emplea para cada dispositivo.

7.3. Otras técnicas

La ventilación con *jet* transtraqueal empleando sistemas de alta presión a través de una aguja gruesa cada vez se recomienda menos, pues se ha reconocido que es una técnica peligrosa por el elevado riesgo de barotrauma y los requerimientos técnicos y de material necesarios.

7.4. Fallo en la vía aérea quirúrgica

Si tras establecer como necesaria la vía aérea quirúrgica de emergencia nos encontramos que no se puede llevar a cabo, se declarará «vía aérea quirúrgica fallida». La alternativa será in-

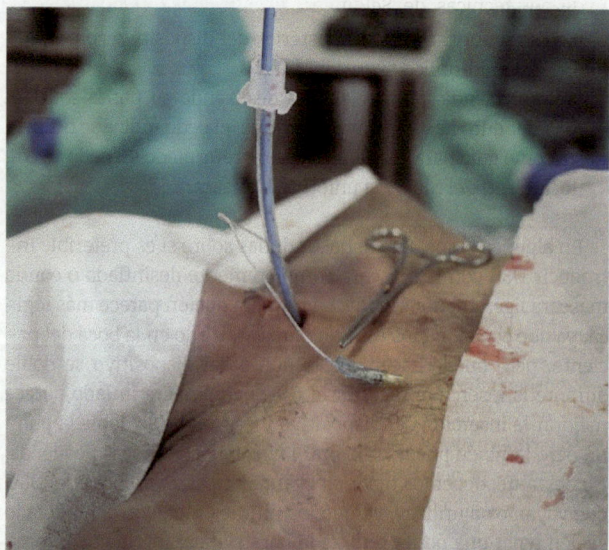

Fig. 6-8 | Cricotiroidotomía con *bougie* y bisturí.

tentar realizarla en una membrana de un espacio inferior a la membrana cricotiroidea. Otras alternativas son la traqueotomía percutánea y la traqueotomía abierta.

Algunos predictores de vía quirúrgica difícil son:

- ✔ Cirugía cervical previa.
- ✔ Diámetro cervical aumentado.
- ✔ Artropatía cervical (incapacidad para la extensión cervical.
- ✔ Cuello corto (circunferencia del cuello > 46 cm, con una distancia entre el cartílago cricoides y la horquilla esternal < 2,5 cm).
- ✔ Obesidad.
- ✔ Glándulas tiroideas o istmo agrandados.
- ✔ Presencia de vasos pulsátiles en la región.
- ✔ Malignidad local.

8. Traqueotomía en el paciente crítico

8.1. Introducción

Previamente al desarrollo de este apartado es conveniente aclarar una cuestión en cuanto a la terminología empleada: el término *traqueostomía* (con «s») se refiere al estoma, o sea, la abertura que conecta la tráquea con el exterior, como resultado de la técnica quirúrgica o percutánea denominada *traqueotomía* (sin «s»). Es conveniente tener esto claro, aunque coloquialmente, se acepte el uso de *traqueostomía* (con «s») para referirnos a la técnica.

La traqueotomía es una de las técnicas que se ha convertido en fundamental en la UCI debido al uso cada vez mayor y más prolongado de ventilación mecánica. No es una técnica en sí de rescate de una intubación fallida y está dirigida fundamentalmente a pacientes con insuficiencia respiratoria que requieren ventilación mecánica. La indicación y el momento óptimo para realizarla son objeto de importante controversia y representan un desafío clínico al que debemos enfrentarnos los profesionales.

Existen dos tipos de traqueotomía según la técnica que se realice: la traqueotomía percutánea, realizada en cuidados intensivos por técnicas de Seldinger, y la traqueotomía quirúrgica abierta, realizada en el quirófano por los especialistas en Otorrinolaringología.

Además, se puede clasificar la traqueotomía en precoz o tardía. No existe consenso con respecto a cuál considerar en cada caso ni que el tiempo de indicación mejore la mortalidad global.

8.2. Indicaciones y contraindicaciones de la traqueotomía

8.2.1. Indicaciones

La principal indicación de traqueotomía en las UCI es la necesidad de ventilación mecánica invasiva prolongada, siendo, por tanto, en la mayoría de los casos un procedimiento reglado. Las indicaciones principales de traqueotomía son similares para los dos tipos de traqueotomía (abierta o quirúrgica y percutánea):

- ✔ Obstrucción de la vía aérea superior.
- ✔ Aislamiento de la vía aérea.

- ✔ Ventilación mecánica prolongada.
- ✔ Reducción del espacio muerto para facilitar la desconexión ventilatoria.

En los escenarios de emergencia la traqueotomía tiene pocas indicaciones, ya que la cricotiroidotomía permite asegurar la vía aérea con mayor rapidez y menos riesgo de complicaciones inmediatas, siendo su única indicación emergente el trauma de cuello cerrado con fractura del cartílago tiroides o cricoides.

En la conferencia de consenso de 1989 se recomendó la realización de traqueotomía en aquellos pacientes en los que se prevea la necesidad de ventilación mecánica superior a 21 días, y se recomendó no realizarla en aquellos pacientes en los que se prevean requerimientos de ventilación mecánica inferior a 10 días.

Las guías basadas en la evidencia para el uso de traqueotomía en el paciente crítico de 2017 no recomiendan realizar una traqueotomía percutánea precoz para reducir el número de días de estancia en la UCI, la incidencia de infecciones y la mortalidad a largo plazo, pero sí para reducir el número de días de ventilación mecánica (recomendación 1B).

Tampoco existe consenso en la literatura con respecto a lo que se considera traqueotomía precoz y tardía, aunque la mayoría de la literatura disponible considera traqueotomía precoz aquella que se realiza entre el segundo y décimo día de ventilación mecánica.

Debido a esta controversia, la decisión del momento de realizarla debe ser individualizada de acuerdo a las circunstancias clínicas del paciente, evaluando a diario el progreso de nuestro paciente hacia la desconexión de la ventilación mecánica y la necesidad de traqueotomía.

Generalmente no realizamos una traqueotomía antes de 7 a 10 días de ventilación mecánica, ya que la traqueotomía temprana no tiene ningún beneficio comprobado y puede conducir a una cirugía innecesaria y a una ventilación mecánica prolongada en pacientes que, si esperamos, podrían extubarse. Sin embargo, existen patologías que aumentan la probabilidad de que se requiera una traqueotomía, como es el caso de infarto de tronco del encéfalo con afectación de pares craneales, lesión espinal cervical aguda o un síndrome de Guillain-Barré con fracaso respiratorio asociado. Estos pacientes sí podrían beneficiarse de la realización de una traqueotomía precoz.

Las guías basadas en la evidencia para el uso de traqueotomía en el paciente crítico de 2017 recomiendan la traqueotomía precoz (< 7 días) en aquellos pacientes con lesión espinal cervical aguda (recomendación 2D).

Existen factores predisponentes para la traqueotomía, como es el caso de la obesidad, un estado funcional prehospitalario deficiente, un estado nutricional deficiente, una función pulmonar deficiente o la edad avanzada.

8.2.2. Contraindicaciones

Actualmente, tanto el desarrollo de los nuevos instrumentos como la estandarización de las técnicas han permitido disminuir los riesgos, de manera que hoy en día prácticamente no existen contraindicaciones absolutas.

Las contraindicaciones relativas son más frecuentes y se deben individualizar, pues dependen principalmente de la anatomía del paciente y de la experiencia del equipo. Algunas de ellas solo son contraindicaciones relativas para la técnica percutánea.

Son las siguientes:

- ✔ Trastornos de la coagulación.
- ✔ Cuello corto (circunferencia del cuello > 46 cm, con una distancia entre el cartílago cricoides y la horquilla esternal < 2,5 cm).
- ✔ Obesidad.
- ✔ Glándulas tiroideas o istmo agrandados.
- ✔ Infección de partes blandas en el cuello.
- ✔ Incapacidad para la extensión cervical.
- ✔ Presencia de vasos pulsátiles en la región.
- ✔ Malignidad local.
- ✔ Antecedente de cirugía cervical o de traqueotomía.
- ✔ Antecedente de radioterapia en la región cervical (en un tiempo < 4 semanas).
- ✔ Alta demanda ventilatoria (FiO_2 > 70 %, PEEP > 10 cm H_2O).

8.3. Técnicas de traqueotomía

Existen dos tipos de traqueotomía en la actualidad:

- ✔ **Traqueotomía quirúrgica o abierta.** Consiste en la disección de los tejidos pretraqueales e inserción de una cánula de traqueotomía bajo visión directa de la tráquea, generalmente en el segundo o tercer anillo traqueal. Puede realizarse en una sala de cirugía o a la cabecera del enfermo dentro del *box* de UCI. En las UCI, la traqueotomía quirúrgica puede ser una opción cuando la percutánea está contraindicada (Fig. 6-9).
- ✔ **Traqueotomía percutánea.** Consiste en la introducción de una cánula traqueal mediante la disección roma de los tejidos pretraqueales utilizando una guía por técnica de Seldinger.

Las guías basadas en la evidencia para el uso de traqueotomía en el paciente crítico de 2017 recomiendan la realización de traqueotomía percutánea frente a la traqueotomía quirúrgica con el fin de reducir las complicaciones infecciosas (recomendación 1B). No recomiendan una técnica percutánea específica, sino la técnica percutánea en la que el equipo médico tenga mayor experiencia.

La traqueotomía percutánea ofrece como ventaja, en comparación con la quirúrgica, menos tiempo para realizarla, menor coste y generalmente se realiza antes (porque no es necesario programar un quirófano).

Las complicaciones generales de ambas técnicas son: infecciones, sangrado, mortalidad y cicatrización anómala, siendo algo mayor la tendencia a infección en la técnica quirúrgica.

Suele reservarse la traqueotomía quirúrgica para accesos anatómicos complejos por vía percutánea.

8.4. Descripción de la técnica percutánea

La técnica inicial es común en todas ellas, diferenciando modalidades en función del método que utilizan para realizar la dilatación de la tráquea.

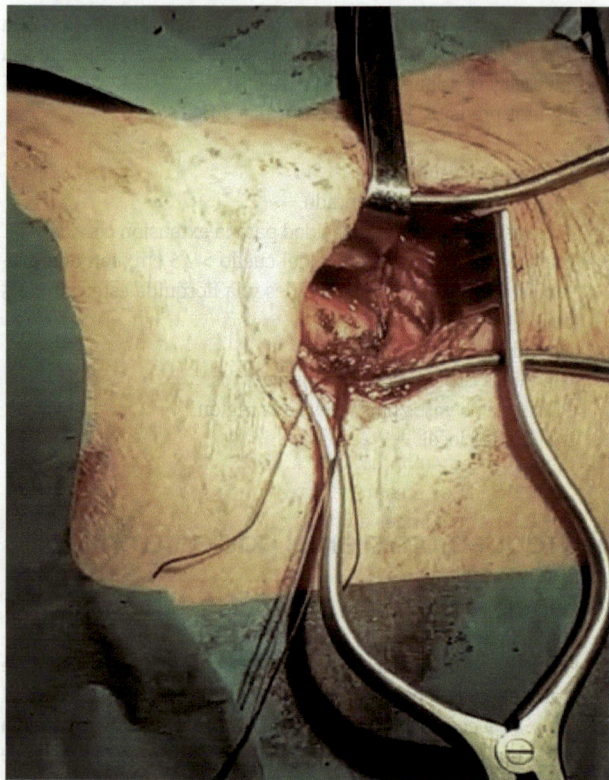

Fig. 6-9 | Traqueotomía quirúrgica o abierta.

La técnica es la siguiente:

1. Preparación prequirúrgica del paciente y del ambiente: bañar al paciente con jabón antiséptico lo más próximo al momento del procedimiento y monitorización continua de las constantes vitales (ritmo cardíaco, presión arterial y pulsioximetría).
2. Aumentar la FiO_2 del respirador al 100 %.
3. Preparar el material necesario para el procedimiento.
4. Posicionamiento del paciente: muy importante para asegurar el éxito del procedimiento es asegurar una posición adecuada del paciente. Posición supina con el cuello hiperextendido, con el objetivo de aumentar el espacio entre el cricoides y el manubrio esternal, mejorando el acceso a los anillos traqueales.
5. Preparación del personal médico: higiene de manos quirúrgica, uso de gorros y mascarillas, uso de batas y guantes estériles.
6. Retirada del tubo endotraqueal: el tubo endotraqueal debe ser retirado hasta la glotis, para evitar su punción, pero se debe continuar ventilando al paciente. Se realiza mediante laringoscopia directa o mediante fibrobroncoscopio, retirando el tubo endotraqueal hasta colocar el neumotaponamiento entre las cuerdas vocales, manteniendo su extremo distal en la vía respiratoria.
7. Colocación de campos estériles y desinfección de la zona cervical anterior.
8. Palpación: cada vez está más extendida la realización de ecografía cervical antes del procedimiento para localizar el punto de punción y asegurarse de no dañar estructuras vasculares o tiroideas; no obstante, hay que palpar la región cervical anterior para diferenciar las diferentes estructuras anatómicas

(cartílago tiroides, cartílago cricoides, membrana cricotiroidea, manubrios traqueales y manubrio esternal).

9. Incisión de la piel y disección roma: incisión horizontal o vertical (según la escuela) en la piel y tejido subcutáneo de la región media cervical anterior con bisturí, a la altura del 2º-3ᵉʳ anillo traqueal. Posteriormente se realiza una disección roma de los tejidos blandos pretraqueales, hasta conseguir la exposición de la tráquea.

10. Punción traqueal: seleccionamos el punto de la punción mediante palpación digital y puncionamos la membrana interanular entre el primero y segundo o entre el segundo y tercer anillo, utilizando una aguja con estilete metálico y cánula plástica, conectada a una jeringa con suero fisiológico, aspirando hasta conseguir un burbujeo, que indicará la entrada a la tráquea, y tras ello avanzamos la cánula de plástico y retiramos la aguja, manteniendo la cánula de plástico.

11. Introducción de guía metálica: se introduce una guía metálica por técnica Seldinger a través de la cánula de plástico hasta encontrar un impedimento para avanzar, tras lo cual retiramos la cánula de plástico y mantenemos la guía en vía aérea.

12. Dilatación en la zona de punción: hay diferentes modalidades en función de la instrumentalización utilizada para dilatar en la zona de punción.

13. Introducción de la cánula de traqueotomía a través de la guía.

14. Comprobar si el paciente está ventilando adecuadamente: uso del capnógrafo (*gold standard*), auscultación pulmonar o comprobación de curva del ventilador.

15. Fijación de la cánula al cuello del paciente.

8.4.1. Diferentes técnicas de dilatación

Son las siguientes:

- **Traqueotomía percutánea con múltiples dilatadores.** Técnica descrita por Ciaglia en 1985. Una vez introducida la guía metálica en la tráquea, se pasan diferentes dilatadores con diámetros progresivamente superiores hasta llegar al dilatador con calibre máximo; posteriormente se introduce la cánula y se fija al cuello.
- **Traqueotomía percutánea con único dilatador.** Técnica introducida en 1998 como modificación de la técnica descrita previamente. Se reemplaza el sistema de dilatadores múltiples por un único dilatador curvo, permitiendo crear el estoma en una sola dilatación. Esta técnica se conoce como técnica de Ciaglia Blue Rhino® (Fig. 6-10A y Vídeo 6-1).
- **Traqueotomía percutánea con técnica de Griggs.** Técnica introducida en 1990 por Griggs. Consiste en dilatar la pared de la tráquea mediante la apertura de una pinza fórceps, con punta roma y borde interno acanalado, que permite deslizar la guía metálica a su través, la cual ha sido previamente introducida en la tráquea. Dicha guía nos sirve como salvoconducto para introducir la pinza fórceps en la luz traqueal (Fig. 6-10B).
- **Técnica translaríngea.** Técnica diseñada por Fantoni y Ripamonti en 1995. Se trata de un complejo sistema con el que el estoma se realiza pasando un dilatador desde el interior de la tráquea al exterior, utilizando una cánula de traqueotomía especialmente diseñada para ello y un broncoscopio rígido.

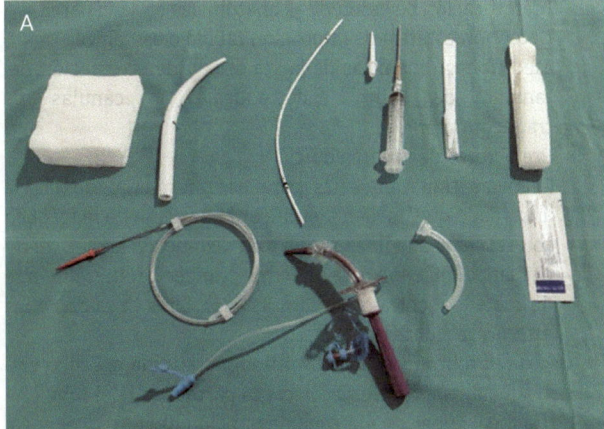
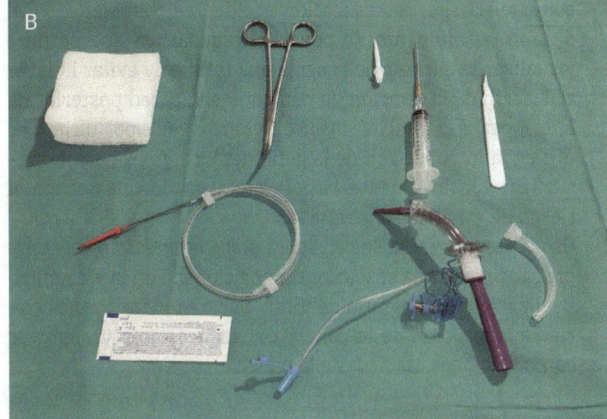

Fig. 6-10 | A. Dilatación mediante dilatador tipo Rhino. B. Dilatación mediante pinzas de Griggs.

- **Técnica Frova.** Técnica PercuTwist descrita por Frova en 2002 que consiste en dilatar la pared de la tráquea mediante un sistema de rotación.
- **Traqueotomía percutánea con dilatación con balón.** Técnica descrita en 2008 por Bloomington en la que la dilatación de la tráquea se realiza mediante el hinchado de un balón.

8.4.2. ¿Cómo podemos aumentar la seguridad en la técnica percutánea?

Las siguientes son recomendaciones para hacer más segura la técnica percutánea:

- Utilizar un listado de verificación (*checklist*). Permite reforzar y asegurar los elementos que garantizan la seguridad del paciente y favorece la comunicación entre el equipo.
- Aumentar la FiO₂ del respirador al 100 %.
- Asegurar la esterilidad del equipo médico y una correcta desinfección de la zona cervical anterior, con el fin de disminuir las infecciones asociadas a la técnica.
- Uso de la ecografía anatómica y vascular cervical previamente a la realización de la técnica. Ello permite identificar las diferentes estructuras anatómicas y estudiar la vascularización cervical del punto de punción. Si hay riesgo de puncionar estructuras vasculares, debemos realizar traqueotomía quirúrgica. En cuanto a la ultrasonografía aplicada a la vía aérea, en general se recomienda su uso en las siguientes situaciones:

⊘ Identificación de estructuras anatómicas en la vía área.
⊘ Detección estática de intubación fallida o esofágica.
⊘ Mediciones dinámicas de la vía área y determinación del tamaño de tubos endotraqueales y cánulas de traqueotomía.
⊘ Predictores de vía área difícil.
⊘ Técnicas transtraqueales para aseguramiento de la vía área, dado que pueden identificar la posición de la tráquea con respecto a la línea media y su distancia a la piel. Identifican además si existe un istmo tiroideo prominente que dificulte la técnica o estructuras vasculares tales como las arterias tiroideas anteriores.

✔ Uso de fibrobroncoscopia. Es útil en la retirada del tubo endotraqueal, pues permite colocar la parte distal del tubo endotraqueal superior a la zona de punción de la tráquea y así evitar el riesgo de extubación accidental. También es útil durante el momento de punción traqueal, ya que permite visualizar la entrada de la aguja a la tráquea y evitar la lateralización de la punción, la punción de la pared posterior de la tráquea y la punción incluso del esófago. Y por último es útil en la introducción de la guía metálica, pues permite visualizar continuamente la guía metálica, lo que reduce el riesgo de canalizar una falsa luz.
✔ Uso de capnografía. Se considera el *gold standard* para comprobar si la cánula se encuentra posicionada en la vía aérea.
✔ Realizar una radiografía de tórax. Permite identificar la correcta colocación de la cánula de traqueotomía y objetivar complicaciones asociadas a la técnica.

8.5. Complicaciones

Las complicaciones que pueden surgir durante la realización de la traqueotomía pueden ser precoces si surgen en el momento de la intervención, periprocedimento o tardías. En la Tabla 6-3 se resumen estas complicaciones sin distinguir percutáneas de quirúrgicas.

La realización de la traqueotomía tiene una mortalidad del 1 % con una morbilidad estimada de 4-10 %.

En la técnica abierta se reducen las posibilidades de falsa vía y las hemorragias pueden controlarse con más facilidad; sin embargo, aumenta la posibilidad de infección del traqueostoma, dado que la exposición es mayor.

Tabla 6-3. Complicaciones de la traqueotomía

Inmediatas	Tardías
✔ Hemorragia	✔ Disfunción laríngea temporal o crónica
✔ Neumotórax, neumomediastino	
✔ Enfisema subcutáneo	✔ Edema laríngeo
✔ Falsa vía, mala colocación	✔ Estenosis subglótica
✔ Lesión traqueal	✔ Traqueomalacia
✔ Extubación	✔ Fístula traqueoesofágica
✔ Hipoxia, hipercapnia	✔ Granuloma del estoma
✔ Aspiración, neumonía	✔ Fístula traqueoinnominada
✔ Infección de la herida	✔ Mala cicatrización
✔ Mediastinitis	
✔ *Shock*	
✔ Muerte	

8.6. Cuidados del paciente traqueotomizado

Es importante que tras la realización de la traqueotomía vigilemos estrechamente tanto el sangrado como los parámetros del respirador y las constantes hemodinámicas del paciente. Si hay un aumento de la presión en la vía aérea, esto puede indicar la obstrucción de la cánula por secreciones o sangre. También puede indicar mala posición de la cánula. La disminución del volumen *tidal* o volumen corriente espirado puede indicar que la colocación de la cánula o el sellado por el neumotaponamiento no es adecuada.

Una vez asegurada la tráquea no es conveniente retirarla o recambiarla antes de 5-7 días. Únicamente se podrá sustituir si existe daño del manguito o cuando el calibre de otra cánula se ajuste mejor al paciente.

Los cuidados de la herida son los habituales. La endocánula, camisa o macho debe limpiarse tantas veces como sea necesario para evitar el acúmulo de secreciones en su interior y la obstrucción subsecuente.

El globo de la cánula de traqueotomía debe ser monitorizado continuamente para mantener una presión que oscile entre 20 y 25 mm Hg; valores superiores sobrepasan la presión de perfusión capilar en la mucosa traqueal, con el consecuente riesgo de isquemia y estenosis. Cuando la presión es < 20 mm Hg, el globo forma pliegues longitudinales que favorecen la formación de biofilm, con un riesgo cuatro veces superior de desarrollar microaspiraciones y neumonía asociada al ventilador.

ℹ Puntos clave

✔ La vía aérea del paciente crítico se considera por definición una vía aérea difícil, por lo que es importante abordarla siempre como tal.
✔ El conocimiento no solo de las técnicas de intubación traqueal sino del algoritmo que prevea cada paso a seguir en caso de posibles complicaciones es crucial para abordar el manejo de un paciente críticamente enfermo.

Bibliografía

Añón JM, Araujo JB, Escuela MP, González-Higueras E; Grupo de Trabajo de Insuficiencia Respiratoria Aguda de la SEMICYUC. Traqueotomía percutánea en el paciente ventilado [Percutaneous tracheostomy in the ventilated patient]. Med Intensiva. 2014;38(3):181-93.

Brown III CA, Sakkles JC, Mick J. The Walls of Manual of emergency airway management. 5ª ed. Wolters Kluwer; 2018.

Cook TM, Woodall N, Harper J, Benger J; Fourth National Audit Project. Major complications of airway management in the UK: results of the Fourth National Audit Project of the Royal College of Anaesthetists and the Difficult Airway Society. Part 2: intensive care and emergency departments. Br J Anaesth. 2011;106(5):632-42.

Chrimes N. The Vortex: a universal `high-acuity implementation tool´ for emergency airway management. Br J Anaesth. 2016 Sep;117 Suppl 1:i20-i27.

Curso MIVA internacional. Manejo integral de la vía aérea. Disponible en: https://cursomiva.com/?v=48a60f7b44e7 [último acceso: Mayo 2023].

El-Orbany M, Connolly LA. Rapid sequence induction and intubation: current controversy. Anesth Analg. 2010;110(5):1318-25.

Frerk C, Mitchell VS, McNarry AF, Mendonca C, Bhagrath R, Patel A; Difficult Airway Society intubation guidelines working group. Difficult Airway Society 2015 guidelines for management of unanticipated difficult intubation in adults. Br J Anaesth. 2015;115(6):827-48.

Higgs A, McGrath BA, Goddard C, et al.; Difficult Airway Society; Intensive Care Society; Faculty of Intensive Care Medicine; Royal College of Anaesthetists. Guidelines for the management of tracheal intubation in critically ill adults. Br J Anaesth. 2018;120(2):323-52.

Monsalve Naharro JA, Canales Lara PM, Catalá Ripoll JV, Moreno Flores B. Guía de manejo de la vía aérea en el paciente crítico adulto. Revista Electrónica AnestesiaR. 2020;11(9):4. Disponible en: http://revistaanestesiar.org/index.php/rear/article/view/788 [último acceso: Mayo 2023].

Natt BS, Malo J, Hypes CD, Sakles JC, Mosier JM. Strategies to improve first attempt success at intubation in critically ill patients. Br J Anaesth. 2016;117 Suppl 1:i60-i68.

Raimondi N, Vial MR, Calleja J, et al. Guías basadas en la evidencia para el uso de traqueostomía en el paciente crítico [Evidence-based guides in tracheostomy use in critical patients]. Med Intensiva. 2017;41(2):94-115.

Simpson GD, Ross MJ, McKeown DW, Ray DC. Tracheal intubation in the critically ill: a multi-centre national study of practice and complications. Br J Anaesth. 2012;108(5):792-9.

Watterson L, Rehak A, Heard A, Marshall S, for the Australian and New Zealand College of Anaesthetists' Airway Management Special Interest Group (SIG), Airway Management Working Group (AMWG). Transition from supraglottic to infraglottic rescue in the «can't intubate can't oxygenate» (CICO) scenario. Report from the ANZCA Airway Management Working Group. November 2014. ANZCA; 2014.

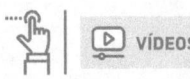

VÍDEOS

7 Oxigenoterapia y aerosolterapia

Ó. Peñuelas Rodríguez, G. Hernández Martínez y J. A. Álvarez Fernández

⚐ Orientación para el estudio

En este capítulo se exponen los principios de oxigenoterapia y de humidificación en el enfermo crítico, especialmente durante la ventilación mecánica. Este capítulo busca ser una guía para el manejo respiratorio óptimo del enfermo crítico adulto, tratando aspectos de oxigenoterapia y aerosolterapia que permitirán el conocimiento básico de los mecanismos de acción de cada uno de estos dispositivos de humidificación, así como sus ventajas y desventajas, convirtiéndose en una necesidad para el médico especialista en Medicina Intensiva. De igual modo, revisaremos los métodos actuales de humidificación de las vías respiratorias y de aerosolización de medicamentos durante la ventilación mecánica invasiva en los enfermos críticos adultos. Asimismo, describiremos la variedad de dispositivos y las posibles aplicaciones según condiciones clínicas específicas.

1. Oxigenoterapia

1.1. Introducción

El oxígeno es un gas disponible en el aire ambiente a una concentración del 21 % de fracción inspiratoria (a nivel del mar con una presión atmosférica de 760 mm Hg).

La oxigenoterapia se define como el aporte artificial de oxígeno en el aire inspirado a concentraciones mayores del 21 % del aire ambiente. Su objetivo principal es la oxigenación tisular, que se consigue cuando la presión parcial de oxígeno en sangre arterial (PaO_2) supera los 60 mm Hg, lo que se corresponde, aproximadamente, según la curva de disociación en condiciones normales, con una saturación de hemoglobina del 90 %. La oxigenoterapia es el soporte o la medida terapéutica más utilizada en el manejo de la insuficiencia respiratoria hipoxémica en pacientes en ventilación espontánea, y su aplicación en el enfermo crítico ha de estar basada en una comprensión de sus efectos fisiológicos.

1.2. Fundamentos fisiológicos de la oxigenoterapia

Los objetivos de la oxigenoterapia son: tratar la hipoxemia, tratar la hipertensión pulmonar en la insuficiencia respiratoria aguda y reducir el trabajo respiratorio y miocárdico. La oxigenoterapia está indicada cuando hay una situación de hipoxemia aguda o crónica con PaO_2 < 55-60 mm Hg, cifra que se corresponde con una saturación periférica de hemoglobina (SpO_2) por debajo del 90 %. Por debajo de estas cifras, la afinidad de la hemoglobina por el oxígeno disminuye rápidamente y el contenido total de oxígeno y el aporte de este a los tejidos se ven afectados.

El empleo adecuado de la administración terapéutica de oxígeno se basa en el conocimiento de dos conceptos fundamentales: los mecanismos fisiopatológicos de la hipoxemia y el impacto de la administración de oxígeno con sus efectos clínicos beneficiosos.

1.2.1. Fisiopatología de la hipoxemia

La hipoxemia consiste en la disminución de la PaO_2 por debajo de 60 mm Hg, lo que se corresponde con saturaciones de oxígeno (SaO_2) del 90 %. La detección de hipoxemia se consigue con la medición en una gasometría de la PaO_2 y de la SaO_2 o de la saturación pulsioximétrica de oxígeno (SpO_2). Por su parte, la hipoxia consiste en el estado de deficiencia en la difusión de oxígeno a las células y tejidos del organismo, con el consiguiente compromiso de la función de estos órganos por el déficit de oxígeno en los tejidos.

En situaciones de insuficiencia respiratoria con hipoxia el organismo reacciona mediante diferentes mecanismos compensatorios para intentar mantener el normal funcionamiento de los tejidos vitales:

- **Mecanismos de respuesta ventilatorios.** Se inician cuando los quimiorreceptores aórticos y carotídeos detectan una baja PaO_2.
- **Mecanismos de respuesta circulatoria.** La respuesta cardiovascular compensatoria se inicia con disminuciones mínimas de PaO_2, aumentando el gasto cardíaco (aumento de la frecuencia cardíaca y de la fuerza de la contracción cardíaca); mientras que en el cerebro, por ser de importancia vital, hay una disminución de la resistencia vascular cerebral, lo que provoca el aumento de flujo circulatorio; y los riñones, por no ser un órgano esencial, sufren una intensa vasoconstricción con el propósito de dirigir la sangre a los otros órganos vitales.
- **Mecanismos de respuesta en la circulación pulmonar.** La hipoxia provoca un aumento en la resistencia vascular pulmonar redistribuyendo el flujo sanguíneo a las zonas mejor ventiladas, y por tanto contribuye a producir hipertensión pulmonar. La vasoconstricción hipóxica es el mecanismo regulador más importante de la distribución del flujo pulmonar.
- **Mecanismos de respuesta hematopoyética.** En situaciones de hipoxia, otra respuesta orgánica es el aumento del volumen total de hematíes al aumentar la producción renal de eritropoyetina, mejorando de esta manera el transporte global de oxígeno en sangre.

A su vez, se puede producir hipoxemia por cuatro mecanismos distintos:

✔ Por disminución en la presión de oxígeno del aire inspirado por una caída en la presión atmosférica (grandes alturas) o por una disminución de la concentración de oxígeno del aire, situación que se da, por ejemplo, en la intoxicación por gases tóxicos.
✔ Por hipoventilación alveolar, que puede ser secundaria a un defecto o a una mala función de los centros respiratorios (intoxicaciones, hipoventilación primaria, traumatismos craneales o accidentes cerebrovasculares) o en las enfermedades que alteran la mecánica ventilatoria.
✔ Por defecto de difusión en la membrana alveolocapilar. En estos casos la hipoxemia ocurre por engrosamiento de la membrana alveolocapilar (enfermedades intersticiales), pérdida de superficie (enfisema) o llenado alveolar (neumonía).
✔ Por alteración de la integración entre el espacio alveolar y el lecho vascular, denominada relación ventilación-perfusión (V/Q), que será la causa más habitual de hipoxemia. Cuando hay ocupación del espacio alveolar u obstrucción de la vía aérea, se produce una disminución de la ventilación con un índice V/Q bajo, mientras que cuando hay descenso de la perfusión en áreas bien ventiladas, el índice V/Q será elevado (Fig. 7-1).

Cuando se produce una situación de hipoxemia, se desarrollan una serie de mecanismos de compensación dirigidos a preservar el aporte de oxígeno a los tejidos. Algunos de estos mecanismos serán beneficiosos en cuanto a que mejorarán los aportes de oxígeno, pero otros pueden ser contraproducentes:

✔ Desde el punto de vista ventilatorio, la hipoxemia se acompaña de un incremento de la ventilación alveolar, que consigue elevar la PaO_2, pero al mismo tiempo aumenta el trabajo respiratorio, lo que puede conducir al agotamiento de la musculatura respiratoria y al fracaso respiratorio secundario.
✔ Desde el punto de vista cardiovascular, la hipoxemia lleva a un incremento de la frecuencia cardíaca y del gasto cardíaco, lo que favorecerá el transporte de oxígeno, pero a su vez aumentará el esfuerzo del miocardio y las necesidades de aporte de oxígeno.
✔ Desde el punto de vista sistémico, la hipoxemia crónica determina vasodilatación e hipotensión. En cuanto a los cambios hematológicos, la hipoxemia a largo plazo producirá un aumento en la síntesis de eritropoyetina y, secundariamente,

poliglobulia, un fenómeno que va a potenciar el desarrollo de hipertensión pulmonar. Estos fenómenos se deben a la disminución de la afinidad del oxígeno por la hemoglobina cuando la PaO_2 disuelta cae por debajo de 55 mm Hg. Este comportamiento tiene como finalidad facilitar la difusión del oxígeno desde la sangre hasta los tejidos, pero al mismo tiempo determina una pérdida en el contenido total de oxígeno.

Durante la respiración, se establece el intercambio de gases, pasando el oxígeno al interior del capilar y eliminándose el dióxido de carbono. Esta transferencia se realiza por difusión, es decir, por la tendencia de las moléculas a moverse desde una región de mayor concentración a otra con menor concentración de gas, situación regulada por la ecuación de Fick:

$$V_{gas} = (\text{área/grosor}) \times (P1 - P2) \times D$$

La cantidad de gas que difunde (V_{gas}) es inversamente proporcional al grosor del área que ha de salvar y directamente proporcional a la superficie de intercambio y a la diferencia de presiones entre el alvéolo ($P1$) y el capilar ($P2$) y a una constante de difusión (D) que, a su vez, es directamente proporcional a la solubilidad del gas e inversamente proporcional a la raíz cuadrada de su peso molecular. Esto implica, por ejemplo, que el dióxido de carbono difunda unas 20 veces más rápido que el oxígeno, ya que su solubilidad es mayor.

La sangre procedente de la periferia llega, a través de la arteria pulmonar y sus ramas, al capilar venoso con una PaO_2 de 40 mm Hg y una $PaCO_2$ de 45 mm Hg. A nivel alveolar, la PAO_2 es aproximadamente de 100 mm Hg y la $PACO_2$ de 40 mm Hg, lo que facilita el normal intercambio. Entre el alvéolo y el capilar existe una fina membrana de separación que apenas influye en el intercambio en condiciones de normalidad. Asimismo, es valorable comentar las diferencias fisiológicas que existen en el cociente V/Q a nivel de vértices y bases pulmonares, al tener mayor ventilación los vértices y mayor vascularización las partes bajas de ambos pulmones por efecto de la gravedad, sin que esto tenga significación clínica a la hora de valorar el promedio en la transferencia de los gases.

Aunque, tal como hemos comentado, la difusión se realiza pasivamente, equiparándose los niveles a uno y otro lado de la membrana, en condiciones normales existe una diferencia de presión entre el oxígeno alveolar y el del capilar pulmonar arterializado: es el gradiente alveoloarterial de oxígeno o (A-a) O_2. En condiciones normales está justificado por:

✔ La resistencia que ejerce la citada membrana alveolocapilar al paso del oxígeno, que con la edad se incrementa a valores que debemos considerar.
✔ Zonas de pulmón en situación de reserva funcional con una relación V/Q inferior a la normal, lo que supone un pequeño efecto *shunt* o cortocircuito.
✔ Mezcla de sangre venosa procedente de las venas bronquiales y del corazón (venas de Tebesio), que drenan en las venas pulmonares portadoras ya de sangre oxigenada.

El (A-a) O_2 permite una evaluación más completa e integrada de la posible alteración del intercambio pulmonar de gases. Puede calcularse según la expresión:

$$PAO_2 = PIO_2 - PaCO_2/RQ$$

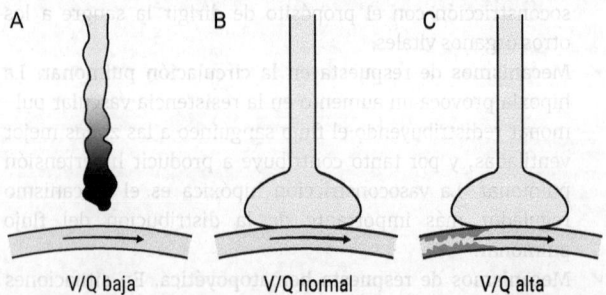

Fig. 7-1 | Representación esquemática de la relación ventilación-perfusión (V/Q). A. V/Q baja por cortocircuito o *shunt*. B. V/Q normal. C. V/Q alta por espacio muerto.

donde PAO_2 es la presión alveolar de oxígeno, PIO_2 es la presión inspiratoria de oxígeno –calculada como $PIO_2 = FiO_2 \times (Pb - PH_2O)$, siendo FiO_2 la fracción inspirada de oxígeno, Pb la presión barométrica (760 mm Hg a nivel del mar) y PH_2O la presión de vapor de agua (47 mm Hg a 37 °C)–, $PaCO_2$ es la presión arterial de carbónico y RQ es el cociente respiratorio (que se asume igual a 0,8).

El (A-a) O_2 se describe como el medio generalmente aceptado para diferenciar las hipoxemias debidas a hipoventilación (por problemas de los centros respiratorios, musculares, del esqueleto torácico, etc.) de las causadas por enfermedades que afectan al parénquima pulmonar. La hipoventilación aumenta el dióxido de carbono a nivel alveolar y arterial mientras que el oxígeno está disminuido en ambos compartimientos pero manteniendo la relación, y por consiguiente el (A-a) O_2 no se modifica.

1.2.2. Efectos de la oxigenoterapia

Cuando aumenta la PaO_2 al incrementar la concentración de oxígeno del aire ambiente, los mecanismos de compensación natural dejan de ser necesarios. Cuando se incrementa la PaO_2, revierten la hiperventilación, la taquicardia y la vasodilatación hipóxica. Además, al normalizarse el aporte tisular de oxígeno, se corrigen las alteraciones neurológicas, miocárdicas y renales.

Sin embargo, la administración de oxígeno puede tener un impacto en los determinantes fisiológicos de la PaO_2. Así, para un determinado flujo de oxígeno adicional suministrado, la fracción inspirada de oxígeno (FiO_2) real que se consigue depende del grado de ventilación alveolar. Además, el incremento de la presión de oxígeno en el alvéolo (PAO_2) favorece la difusión de este hacia el capilar. Por otra parte, cuando desaparece la vasoconstricción hipóxica, pueden empeorar las alteraciones de la relación V/Q. También un aumento excesivo de la PaO_2 tendrá un efecto perjudicial sobre la ventilación alveolar por depresión de los centros que la controlan.

1.3. Indicaciones de la oxigenoterapia

La oxigenoterapia en situaciones agudas merece algunos comentarios por sus características especiales. En primer lugar, puede estar indicada en situaciones en las que, a pesar de que la PaO_2 sea > 60 mm Hg, ocurra un deterioro del aporte tisular, como cuando se produce un bajo gasto secundario a *shock* cardiogénico o en la anemia aguda. Otro aspecto diferencial hace referencia a las FiO_2 necesarias y a los sistemas de dispensación. Las personas con insuficiencia respiratoria aguda suelen presentar taquipnea elevada con elevados grados de ventilación, lo que hace que requieran concentraciones de oxígeno muy elevadas y necesiten dispositivos que lo permitan.

Se pueden distinguir dos grupos de indicaciones agudas, según haya o no hipoxemia:

- ✔ **Hipoxemia arterial.** Es la indicación más frecuente. Responde a varios mecanismos fisiopatológicos:
  - ✍ *Desequilibrio de la relación V/Q pulmonar:* la respuesta a la oxigenoterapia depende de la relación V/Q en las diferentes áreas del pulmón y, por tanto, es impredecible. Las neu-

monías, las bronquiolitis, el asma o las atelectasias son algunos ejemplos.
  - ✍ *Hipoventilación alveolar (central o periférica):* la oxigenoterapia corrige rápidamente la hipoxemia, si bien el objetivo fundamental en estas enfermedades ha de ser la restauración de la ventilación. En este grupo se incluyen las enfermedades neuromusculares o las depresiones respiratorias por fármacos.
  - ✍ *Cortocircuito derecha-izquierda (shunt, intrapulmonar o extrapulmonar):* es el caso de las cardiopatías congénitas cianosantes, fístulas arteriovenosas, tromboembolias, etc. Cuando el *shunt* supera el 20 %, la hipoxemia persiste pese a la oxigenoterapia.
  - ✍ *Disminución de la FiO$_2$ en el aire ambiente:* es lo que ocurre a grandes alturas.
- ✔ **Hipoxia tisular sin hipoxemia.** En este grupo puede estar indicada la oxigenoterapia pese a haber una PaO_2 > 60 mm Hg porque hay un deterioro del aporte tisular. Resulta imprescindible la corrección de la causa subyacente a fin de mejorar la oxigenación tisular:
  - ✍ *Situaciones de bajo gasto cardíaco:* anemia, insuficiencia cardíaca y *shock* hipovolémico.
  - ✍ *Intoxicación por monóxido de carbono:* a pesar de una PaO_2 normal, la administración de oxígeno es beneficiosa debido a su competencia con el monóxido de carbono en su unión a la hemoglobina, que logra reducir la vida media de la carboxihemoglobina (de 320 a 80 minutos).

La oxigenoterapia en situaciones agudas debe finalizar cuando se alcanza una PaO_2 de 60 mm Hg equivalente a una SpO_2 del 90 %. En enfermos sin hipoxemia, pero con riesgo de hipoxia tisular, el tratamiento debe finalizar cuando el equilibrio ácido-base y la situación clínica del paciente indiquen la desaparición de este riesgo.

1.4. Fuentes de oxígeno y modos de suministro

Una vez indicada la oxigenoterapia hay que definir qué fuente de oxígeno se empleará y a través de qué dispositivo se administrará al enfermo.

1.4.1. Fuentes de oxígeno

El oxígeno administrado a un paciente puede provenir de una central, de una bombona o de un concentrador.

1.4.1.1. Central de oxígeno

Es la fuente que se emplea en los hospitales, donde el gas se encuentra comprimido en un depósito central (tanque) que está localizado fuera de la edificación hospitalaria. Desde el tanque parte un sistema de tuberías que distribuye el oxígeno hasta las diferentes dependencias hospitalarias (toma de oxígeno centralizada).

1.4.1.2. Bombonas de oxígeno gaseoso

Se denominan comúnmente «balas de oxígeno». Son grandes botellas o cilindros de acero que contienen oxígeno comprimido en forma gaseosa, a una alta presión (2×12 kPa). A pesar de sus incomodidades, relacionadas con la necesidad de recambios frecuentes en función del flujo, siguen siendo uno de los métodos más utilizados. Hay bombonas de gran volumen (400-1.000 L), con una duración de entre 2 y 8 horas, pero las habitualmente empleadas para transporte de pacientes son de 5 a 20 L, con una duración de entre 30 y 60 minutos según la demanda de flujos de oxígeno. Se utilizan para el traslado de pacientes de una dependencia a otra o como fuente de rescate de seguridad para situaciones en que el hospital o la unidad puedan quedarse sin suministro de gases.

Todas las bombonas de oxígeno tienen en común varios elementos (Fig. 7-2):

✔ Manómetro: mide la presión, en bares, a la que el oxígeno está contenido dentro de la bala.
✔ Manorreductor: adecúa la presión de salida del oxígeno, puesto que en el interior la presión es mucho mayor (hasta 200 bares) que la atmosférica (1 atmósfera, que equivale aproximadamente a 1 bar).
✔ Selector de litros (caudalímetro): permite la salida de oxígeno al exterior de la bala y mide el flujo de salida en L/min.

La duda que más frecuentemente se plantea cuando se trabaja con bombonas de oxígeno es si el volumen contenido en su interior va a ser suficiente para el tiempo que va a durar el traslado de un enfermo. Para calcular ese tiempo, es necesario recordar la ley de Henry, que dice que un gas, en un circuito cerrado, va a tender a ocupar todo el volumen de este. Es decir, el oxígeno va a ocupar siempre todo el volumen de la bala, independientemente de la presión a la que está contenido en ella. Al introducir oxígeno en una bala vacía que tiene un volumen en su interior de 5 L, este ocupará todo el volumen. Si continúa la introducción de oxígeno, el volumen va a permanecer invariable (5 L) y aumentará la presión a la que se está conteniendo, hasta llegar, por ejemplo, a 200 bares. Para conocer el tiempo que va a tardar en consumirse el oxígeno que queda en una bombona es necesario conocer primero el volumen total que contiene la bala a 1 bar de presión. Para ello, se realiza la siguiente ecuación:

Oxígeno a presión ambiental = volumen de la bala (L) × presión de la bala (bares) / presión ambiental (1 bar)

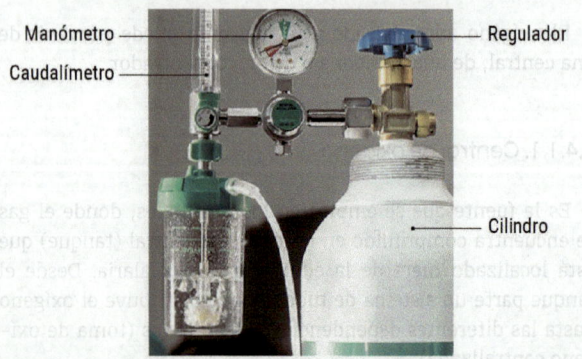

Manómetro ——
Caudalímetro ——
—— Regulador
—— Cilindro

Fig. 7-2 | Componentes de una bala de oxígeno. Cortesía del celador Nicolás Bordoy.

Simplificando la ecuación, resulta:

Oxígeno a presión ambiental = volumen (L) × presión (bares)

Una vez conocido el volumen total que contiene la bala a presión ambiental, queda calcular si ese volumen va a ser suficiente para la duración del tratamiento según las necesidades del enfermo (Fig. 7-3).

1.4.1.3. Concentrador de oxígeno

Se compone de un compresor eléctrico que hace pasar el aire ambiente a través de un filtro, que por absorción y por las diferencias de pesos moleculares entre el nitrógeno y el oxígeno retiene el nitrógeno y proporciona una concentración de oxígeno > 90 % (administrado a un flujo de hasta 3 L/min) (Fig. 7-4). La ventaja más importante es que permite la movilidad del enfermo (conexión de 15 a 20 metros), proporciona cierta autonomía domiciliaria y no precisa recambios. Hay modelos portátiles y ha disminuido considerablemente el ruido de los primeros concentradores. Son baratos, aunque muy ruidosos, y permiten una movilidad limitada. No es el método más adecuado para asegurar un aporte preciso de FiO_2 (controles periódicos de su adecuado funcionamiento) y es poco utilizado en niños. Es, en la actualidad, la fuente de oxígeno más utilizada por los pacientes en ambientes domiciliarios, pero también por equipos de emergencia en situaciones de víctimas en masa o en desastres. No es posible su empleo cuando se requiere un flujo de oxígeno > 3 L/min.

1.4.2. Sistemas de administración tradicionales

Los sistemas de administración, o modos de suministro, de la oxigenoterapia son las interfases que llevarán el oxígeno desde la fuente al enfermo, y deberán escogerse de forma individualizada en función de las necesidades, tanto clínicas y de edad como de grado de tolerabilidad y cumplimiento. Cobran una gran importancia en los pacientes semicríticos y en aquellos enfermos críticos que es necesario transportar hasta su ubicación definitiva en el hospital, ya sea desde el lugar de una emergencia o para la realización de algún tipo de prueba o intervención.

1.4.2.1. Sistemas de bajo flujo (≤ 15 L/min)

Este tipo de dispositivos son capaces de suministrar oxígeno con un flujo y una concentración preestablecidos, pero que podrán variar con el esfuerzo inspiratorio del paciente e incluso verse superados por este. Se incluyen en este grupo las cánulas o gafas nasales, las mascarillas simples y las mascarillas de reinhalación parcial (Fig. 7-5):

✔ Cánulas (gafas) nasales. Administran concentraciones de oxígeno desde el 24 % con flujos de oxígeno entre 1 y 6 L/min (1 L/min = 24 %, 2 L/min = 28 %, 3 L/min = 32 %, 4 L/min = 36 %, 5 L/min = 40 % y 6 L/min = 44 %), si bien estas concentraciones pueden verse reducidas por una mayor frecuencia o intensidad respiratorias del paciente. En la administración > 4 L/min se recomienda el uso de humidificación para

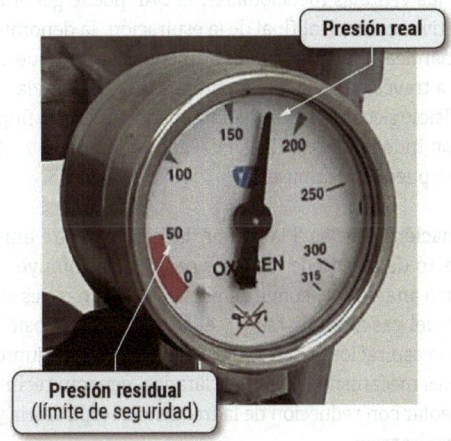

Presión real

Presión residual
(límite de seguridad)

Volumen total:
Capacidad (5 L) × presión real (175 bares) = 875 L

Volumen residual:
Capacidad (5 L) × presión residual (50 bares) = 250 L

Volumen disponible:
Volumen total – volumen residual
875 L – 250 L = 625 L disponibles

Flujo o caudal de oxígeno a administrar:
Gafa nasal a 5 L/min

Duración estimada:
Volumen disponible / flujo a administrar
625 L / 5 L/min = 125 min = 2 h

Fig. 7-3 | Estimación de la duración de una bala de oxígeno de las habitualmente empleadas en el transporte de pacientes (5 L). Cortesía del celador Nicolás Bordoy.

Fig. 7-4 | Concentrador de oxígeno con sus componentes esenciales.

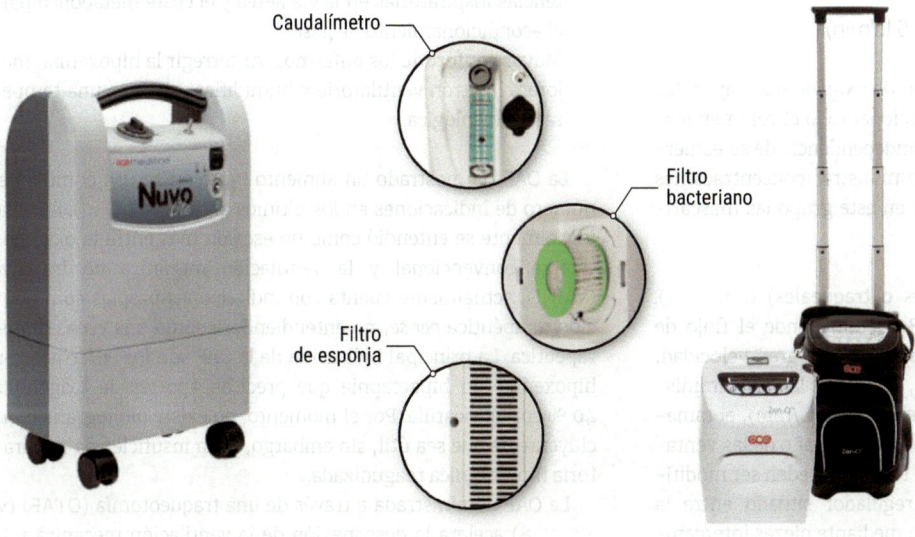

Caudalímetro

Filtro bacteriano

Filtro de esponja

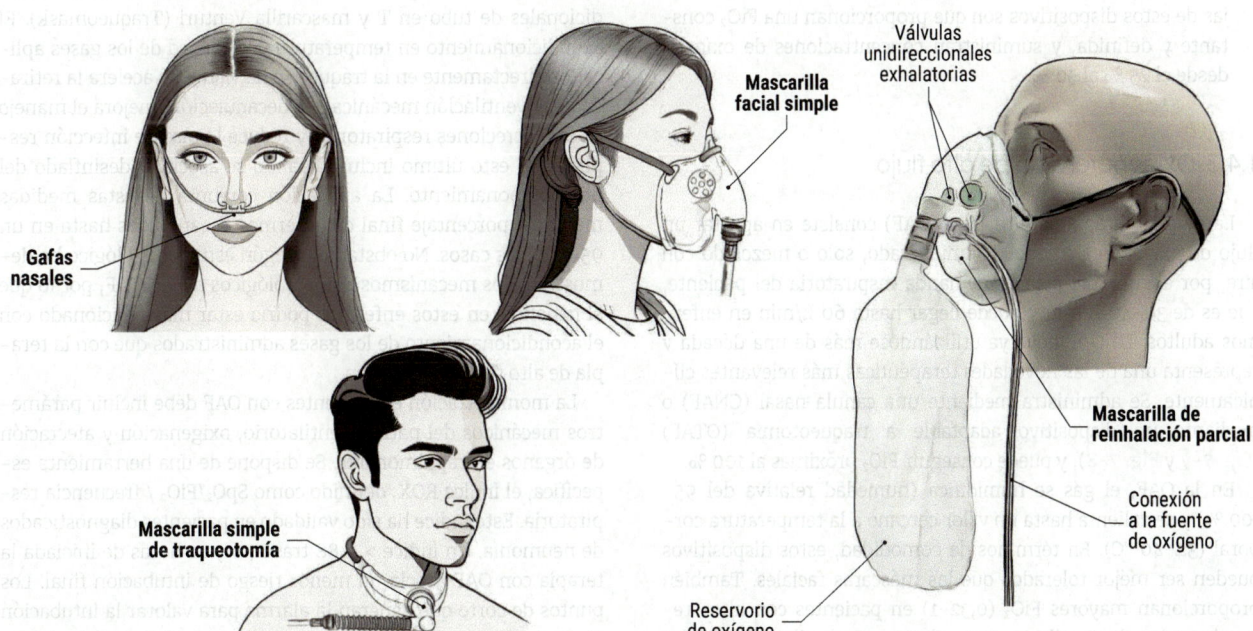

Gafas nasales

Mascarilla facial simple

Mascarilla simple de traqueotomía

Válvulas unidireccionales exhalatorias

Mascarilla de reinhalación parcial

Conexión a la fuente de oxígeno

Reservorio de oxígeno

Fig. 7-5 | Sistemas de administración de oxígeno de bajo flujo (15 L/min).

evitar la irritación de la mucosa nasal, no siendo necesaria en flujos < 4 L/min. Las fosas nasales deben estar permeables

- **Mascarilla simple (facial o de traqueotomía).** Suministra concentraciones de oxígeno del 30 % al 60 % con flujos de 5 a 15 L/min. Requiere un mínimo de 5 L/min para barrer el dióxido de carbono espirado, de modo que el enfermo no lo reinhale.
- **Mascarilla con reinhalación parcial.** El paciente inspira oxígeno de una bolsa reservorio que se ha llenado con oxígeno puro proveniente de la fuente y lo mezcla con aire atmosférico y restos de aire espirado de la mascarilla. Un tercio del volumen corriente espirado permanece en la mascarilla y el resto sale por las válvulas unidireccionales. Suministra concentraciones de oxígeno efectiva del 40 % al 60 % con un flujo de 8 a 15 L/min, que se deberá ajustar de acuerdo con el patrón de ventilación del paciente para mantener siempre inflada la bolsa reservorio.

1.4.2.2. Sistemas de alto flujo (> 15 L/min)

En este tipo de dispositivos el flujo de oxígeno y la capacidad de reserva son suficientes para proporcionar todo el volumen inspirado requerido por el enfermo, con independencia de su esfuerzo inspiratorio, siendo capaces de suministrar concentraciones más precisas de oxígeno. Se incluyen en este grupo las mascarillas tipo Venturi:

- **Mascarillas tipo Venturi (faciales o traqueales)** (Fig. 7-6). Funcionan bajo el principio de Bernoulli, donde el flujo de oxígeno discurre por un conducto estrecho a gran velocidad, mezclándose con el aire ambiente, por lo que la FiO_2 administrada dependerá de tres factores: el flujo (en L/min), el tamaño del orificio interno (constricción) y el tamaño de las ventanas laterales de mezcla. Estos tres factores pueden ser modificados mediante un dispositivo regulador situado entre la fuente de oxígeno y la mascarilla o mediante piezas intercambiables que provocan una FiO_2 específica cada una. Las ventajas de estos dispositivos son que proporcionan una FiO_2 constante y definida, y suministran concentraciones de oxígeno desde el 25 % al 50 %.

1.4.3. Oxigenoterapia de alto flujo

La oxigenoterapia de alto flujo (OAF) consiste en aportar un flujo de oxígeno calentado y humidificado, solo o mezclado con aire, por encima del pico de demanda inspiratoria del paciente, que es de 30-40 L/min y puede llegar hasta 60 L/min en enfermos adultos. La OAF lleva ya utilizándose más de una década y representa una de las novedades terapéuticas más relevantes clínicamente. Se administra mediante una cánula nasal (CNAF) o mediante un dispositivo adaptable a traqueotomía (OTAF) (Fig. 7-7 y Fig. 7-8), y puede conseguir FiO_2 próximas al 100 %.

En la OAF, el gas se humidifica (humedad relativa del 95-100 %) y se calienta hasta un valor cercano a la temperatura corporal (34-40 °C). En términos de comodidad, estos dispositivos pueden ser mejor tolerados que las máscaras faciales. También proporcionan mayores FiO_2 (0,32-1) en pacientes con altos requerimientos de ventilación por minuto, respondiendo así a las demandas inspiratorias del paciente y minimizando la dilución de aire. Además de las ventajas mencionadas, la OAF puede generar una presión positiva continua al final de la espiración, la denominada «PEEP dinámica», que es difícil de medir siempre que el enfermo respire a través de la nariz y mantenga la boca cerrada.

Los efectos fisiológicos de la OAF son dependientes del flujo administrado, con independencia de la FiO_2 aportada (Tabla 7-1). Los principales se pueden resumir en:

- **Mejor oxigenación.** Gracias a la menor dilución con aire ambiente, al efecto de lavado de las fosas nasales (disminuye el espacio muerto anatómico, convirtiendo a las fosas nasales en un reservorio del gas administrado) y al efecto presión positiva al final de la espiración (CPAP) (PEEP dinámica), que, junto a otros posibles mecanismos aún no aclarados, generan reclutamiento alveolar con reducción de la frecuencia respiratoria y del trabajo inspiratorio.
- **Humidificación y calefacción correctas.** Disminuyen las resistencias inspiratorias en la vía aérea y el coste metabólico para el acondicionamiento de gases.
- **Mayor confort de los enfermos.** Al corregir la hipoxemia, mejorar el patrón ventilatorio y humidificar el aire a una temperatura fisiológica.

La OAF ha mostrado un aumento tanto en su uso como en el número de indicaciones en los últimos años (Tabla 7-2). Aunque inicialmente se entendió como un escalón más entre la oxigenoterapia convencional y la ventilación mecánica no invasiva (VMNI), actualmente cuenta con indicaciones propias como opción terapéutica *per se*, no entendiéndose como una escalada terapéutica. La principal indicación de la OAF son los enfermos con hipoxemia sin hipercapnia que precisan aportes de oxígeno > 40 % con mascarilla. Por el momento, no existe bibliografía concluyente de que sea útil, sin embargo, en la insuficiencia respiratoria hipercápnica reagudizada.

La OAF administrada a través de una traqueotomía (OTAF) (v. Fig. 7-8) acelera la desconexión de la ventilación mecánica y la decanulación de los pacientes al compararla con los sistemas tradicionales de tubo en T y mascarilla Venturi (Traqueomask). El acondicionamiento en temperatura y humedad de los gases aplicados directamente en la tráquea se ha visto que acelera la retirada de la ventilación mecánica y la decanulación, mejora el manejo de las secreciones respiratorias y reduce la tasa de infección respiratoria, esto último incluso cuando se asocia al desinflado del neumotaponamiento. La aplicación conjunta de estas medidas mejora el porcentaje final de enfermos decanulados hasta en un 95 % de los casos. No obstante, ningún estudio fisiológico ha demostrado los mecanismos fisiopatológicos de la OTAF, por lo que el beneficio en estos enfermos podría estar más relacionado con el acondicionamiento de los gases administrados que con la terapia de alto flujo en sí misma.

La monitorización en pacientes con OAF debe incluir parámetros mecánicos del patrón ventilatorio, oxigenación y afectación de órganos extrapulmonares. Se dispone de una herramienta específica, el índice ROX, definido como SpO_2/FiO_2 / frecuencia respiratoria. Este índice ha sido validado en pacientes diagnosticados de neumonía. Un índice > 4,88 tras 2, 6 y 12 horas de iniciada la terapia con OAF asocia un menor riesgo de intubación final. Los puntos de corte que generan la alarma para valorar la intubación son 2,85, 3,47 y 3,85, respectivamente. No obstante, la menor mejoría de este índice a lo largo de las 12 primeras horas de apli-

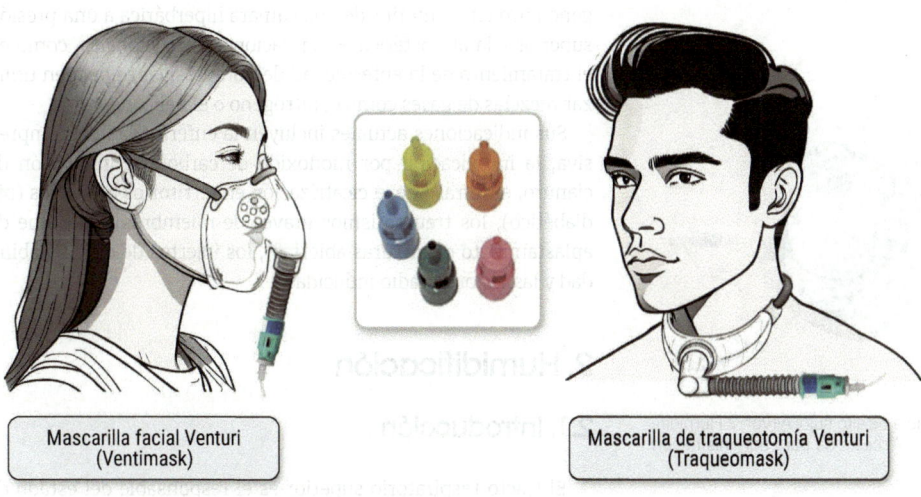

Fig. 7-6 | Sistemas de administración de oxígeno de alto flujo (> 15 L/min). El efecto Venturi puede conseguirse con un regulador o con piezas intercambiables.

Mascarilla facial Venturi
(Ventimask)

Mascarilla de traqueotomía Venturi
(Traqueomask)

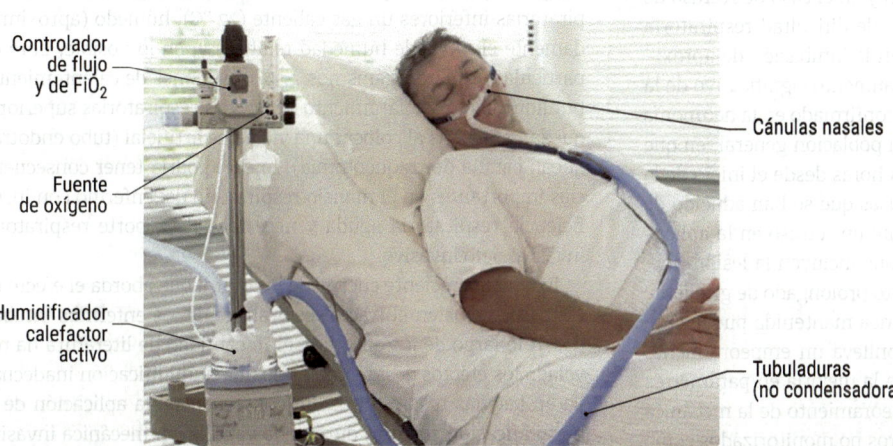

Fig. 7-7 | Dispositivo de oxigenoterapia de alto flujo (OAF). FiO_2: fracción inspirada de oxígeno.

Controlador
de flujo
y de FiO_2

Cánulas nasales

Fuente
de oxígeno

Humidificador
calefactor
activo

Tubuladuras
(no condensadoras)

Tabla 7-1. Mecanismos fundamentales que determinan los efectos terapéuticos de la oxigenoterapia de alto flujo en el enfermo adulto

✔ Lavado del espacio muerto nasofaríngeo
    ✔ Se mejora la eficiencia respiratoria al inundar el espacio anatómico nasofaríngeo con gas limpio y contribuir a disminuir el trabajo respiratorio
    ✔ Esta disminución del espacio muerto anatómico contribuye a establecer mejores fracciones de gases alveolares, facilitando la oxigenación
✔ Efecto CPAP al generar presión positiva
    ✔ Mejora la ventilación-perfusión pulmonar
✔ Disminución de la resistencia inspiratoria relacionada con el paso de aire por la nasofaringe
✔ Mejor complianza y elasticidad pulmonar debido al aire caliente y húmedo
    ✔ Además, genera un efecto beneficioso sobre el movimiento ciliar y el aclaramiento de secreciones
✔ Reducción del trabajo metabólico para adaptar el aire a las condiciones fisiológicas
✔ El oxígeno nasal calentado y humidificado se tolera mejor, especialmente cuando los flujos son > 6 L/min
    ✔ El calentamiento adecuado y la humidificación de las vías aéreas están asociados con una mejor complianza y elasticidad pulmonar en comparación con el gas seco y frío
    ✔ El aire calentado y humidificado genera un efecto beneficioso, independiente de la concentración de oxígeno, sobre el movimiento ciliar y el aclaramiento de secreciones
✔ Los dispositivos son fácilmente aplicables, permiten comer, hablar y movilizar

CPAP: presión positiva continua en la vía aérea; PEEP: presión positiva al final de la espiración.

cación de la terapia también puede ayudar a la detección precoz de los pacientes que fracasan y que se encuentran con valores del índice dudosos. La aplicación de estos puntos de corte podría variar según la etiología del fracaso respiratorio y cabe señalar que solo sido validado en pacientes con neumonía.

Deben tenerse en cuenta algunos riesgos de la OAF. Dado el porcentaje (en torno al 30-50 %) de pacientes que fracasan con oxigenoterapia convencional, el principal riesgo es el retraso de la intubación endotraqueal. No sería correcto hablar de escalada terapéutica puesto que no hay evidencia publicada para el uso de la VMNI como paso intermedio a la intubación. Este riesgo se detectó igualmente en el caso de la VMNI para la indicación de fracaso

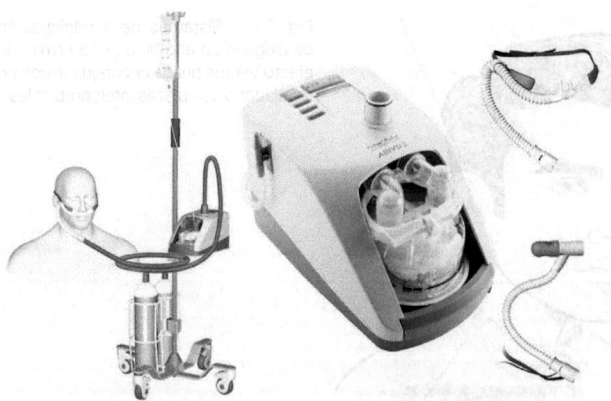

Fig. 7-8 | Sistema integrado de oxigenoterapia de alto flujo: Airvo™ 2 Humidification System (Fisher & Paykel Healthcare). Accesorios para administración nasal (ONAF) y traqueal (OTAF).

respiratorio establecido postextubación y en el caso de retraso de intubación en enfermos con síndrome de dificultad respiratoria aguda (SDRA), en los que un retraso en la intubación de aproximadamente 12 horas se asoció con un aumento significativo de la mortalidad. Para el caso de OAF, se ha confirmado en la neumonía secundaria a virus influenza H1N1 y en población general, en que se ha descrito un punto de corte en 48 horas desde el inicio de la terapia con alto flujo. Las posibles causas que se han aducido de este peor pronóstico son principalmente un retraso en la aplicación de PEEP, mediante mecanismos que incluyen la lesión pulmonar autoinducida, en que un aumento prolongado de gradiente de presión transpulmonar por una disnea mantenida puede empeorar el proceso inflamatorio que conlleva un empeoramiento pulmonar; también se ha indicado que la mejoría en parámetros gasométricos puede maquillar un empeoramiento de la mecánica ventilatoria, con deterioro de parámetros no monitorizados como trastornos de ventilación-perfusión, colapso alveolar con deterioro de la ventilación alveolar, desarrollo de fatiga muscular y el desarrollo o empeoramiento de la disfunción orgánica.

1.4.4. Oxigenoterapia hiperbárica

Es una modalidad terapéutica que se fundamenta en la obtención de presiones parciales de oxígeno elevadas al respirar oxígeno puro en el interior de una cámara hiperbárica a una presión superior a la atmosférica. En situaciones excepcionales, como en el tratamiento de la enfermedad descompresiva, se pueden utilizar mezclas de gases como el nitrógeno o el helio.

Sus indicaciones actuales incluyen la enfermedad descompresiva, la intoxicación por monóxido de carbono e inhalación de cianuro, el retraso de la cicatrización en territorios hipóxicos (pie diabético), los traumatismos graves de miembros (síndrome de aplastamiento o fracturas abiertas), los injertos de difícil viabilidad y las lesiones radio inducidas.

2. Humidificación

2.1. Introducción

El tracto respiratorio superior es el responsable del estado de los gases que son inspirados con el fin de entregar a las vías respiratorias inferiores un gas caliente (32 °C), húmedo (aproximadamente el 95 % de humedad relativa) y, en lo posible, libre de partículas y microorganismos. Estas funciones de calentamiento, humidificación y aclaramiento de las vías respiratorias superiores quedan anuladas al colocar una vía aérea artificial (tubo endotraqueal, cánula de traqueotomía), lo cual podría tener consecuencias importantes en el manejo respiratorio del enfermo con insuficiencia respiratoria aguda y necesidad de soporte respiratorio invasivo o no invasivo.

Existe un creciente cuerpo de literatura que aborda el efecto de los gases secos en el tracto respiratorio de los enfermos intubados. A lo largo de los años una gran cantidad de literatura ha revelado los efectos desfavorables de una humidificación inadecuada en las vías respiratorias. En consecuencia, la aplicación de la humidificación correcta durante la ventilación mecánica invasiva es considerada actualmente un estándar de práctica clínica habitual.

La humedad es la cantidad de agua en estado de vapor contenida en un gas. La humedad generalmente se caracteriza en términos de humedad absoluta o relativa. La humedad absoluta es el peso del agua presente en un volumen determinado de gas y suele expresarse en miligramos por litro. La humedad relativa es la relación entre el peso real del vapor de agua (humedad absoluta) y la capacidad del gas para mantener el agua a una temperatura específica. Siempre que la cantidad de gas contenido en una muestra sea igual a su capacidad de vapor de agua, la humedad relativa es del 100 % y el gas está completamente saturado. Es importante comprender que la capacidad de vapor de agua de una muestra aumentará exponencialmente a la temperatura. Por tanto, si la humedad absoluta permanece constante, la humedad relativa disminuirá cuando la temperatura aumente (porque aumenta el denominador), y la humedad relativa aumentará cuando la temperatura disminuya (porque disminuye la capacidad de retener vapor de agua). En la última situación, a medida que el contenido de agua en el gas excede su capacidad de retención, el agua se condensará en gotitas líquidas. Esta situación se vuelve particularmente relevante para los enfermos ventilados mecánicamente, ya que el agua líquida tiende a acumularse en el punto inferior del tubo, aumentando la resistencia al suministro de gas. A nivel del mar, la capacidad del gas para retener agua a temperatura corporal y la presión saturada (BTPS) es de 43,9 mg de agua por litro de gas. La Tabla 7-3 muestra los requisitos de humedad para el su-

Tabla 7-2. Indicaciones de la oxigenoterapia de alto flujo

- Prevención de intubación en el fracaso respiratorio
- Fracaso respiratorio hipoxémico agudo grave
- Pacientes inmunodeprimidos
- Fracaso respiratorio hipercápnico:
  - Durante los descansos de la ventilación mecánica no invasiva
  - En la EPOC estable que no asocie SAOS
- Preoxigenación para intubación endotraqueal
- Alternativa en pacientes intolerantes a la ventilación mecánica no invasiva:
  - Tras la extubación
  - En Urgencias
  - En cuidados paliativos
- Oxigenación en pacientes traqueostomizados

EPOC: enfermedad pulmonar obstructiva crónica; SAOS: síndrome de apnea obstructiva del sueño.

ministro de gas en diferentes sitios anatómicos de las vías respiratorias.

El intercambio de calor y humedad es una de las funciones más importantes del sistema respiratorio. El tejido conectivo de la nariz se caracteriza por un rico sistema vascular de numerosas venas de paredes delgadas. Este sistema venoso se encarga de calentar el aire inspirado para aumentar su capacidad de carga de humedad. A medida que el aire inspirado desciende por las vías respiratorias, alcanza un punto en el que su temperatura es de 37 °C y su humedad relativa es del 100 %. Este punto se conoce como límite de saturación isotérmica, y generalmente se encuentra a 5 cm debajo de la carina. La mucosa respiratoria está revestida por epitelio ciliado cilíndrico seudoestratificado y con numerosas células caliciformes. Estas células, así como las glándulas submucosas debajo del epitelio, son responsables de mantener la capa mucosa, que sirve como trampa para patógenos y como interfaz para el intercambio de humedad. A nivel de los bronquíolos terminales, el epitelio se torna de tipo cuboideo simple con mínimas células caliciformes y escasas glándulas submucosas. Por lo tanto, la capacidad de estas vías respiratorias para mantener el mismo nivel de humidificación que mantienen las vías respiratorias superiores es limitada. Durante el proceso de exhalación, el gas espirado transfiere calor a la mucosa de las vías respiratorias superiores. A medida que disminuye la temperatura de las vías respiratorias, también disminuye la capacidad de retener agua. Por tanto, el agua condensada es reabsorbida por la mucosa, recuperando su hidratación. Es importante destacar que en períodos de clima frío la cantidad de agua condensada puede exceder la capacidad de la mucosa para aceptar agua. Por lo tanto, el agua restante se acumula en la vía aérea superior con la consiguiente rinorrea.

Después de la intubación endotraqueal, a medida que las vías respiratorias superiores pierden su capacidad para calentar y humedecer el gas inhalado, el límite de saturación isotérmica se desplaza hacia abajo por las vías respiratorias. Esto impone una carga sobre el tracto respiratorio inferior, ya que no está bien preparado para el proceso de humidificación. En consecuencia, la administración de gases medicinales parcialmente fríos y secos provoca un daño potencial al epitelio respiratorio que se manifiesta por un aumento del trabajo respiratorio, atelectasia, secreciones espesas y deshidratadas, tos y broncoespasmo. En particular, existen otros factores que pueden desplazar el límite de saturación isotérmica distalmente y producir los mismos efectos, como la respiración bucal, la respiración con aire frío y seco o una ventilación por minuto alta.

Para evitar las consecuencias antes mencionadas asociadas a la falta de humidificación en pacientes ventilados mecánicamente, se han introducido en la práctica clínica una variedad de dispositivos (humidificadores). En los siguientes párrafos describimos los tipos actuales de humidificadores utilizados en la ventilación mecánica.

2.2. Tipos de humidificadores

Los humidificadores son dispositivos que agregan moléculas de agua al gas. Se clasifican en activos o pasivos en función de la presencia de fuentes externas de calor y agua (humidificadores activos) o la utilización de la temperatura e hidratación del propio enfermo para conseguir la humidificación en respiraciones sucesivas (humidificadores pasivos).

2.2.1. Humidificadores activos

Los humidificadores activos (HH, *heat humidifiers*) actúan permitiendo el paso del aire en el interior de un depósito de agua caliente. Estos dispositivos se colocan en la rama inspiratoria del circuito del ventilador, proximales al ventilador. Una vez que el aire se carga con vapor de agua en el depósito, circula a lo largo de la rama inspiratoria hacia las vías respiratorias del paciente. Como la condensación de vapor de agua puede acumularse a medida que disminuye la temperatura ambiente de la rama inspiratoria, estos sistemas se utilizan con la adición de trampas de agua, que requieren una evacuación frecuente para evitar el riesgo de contaminación del circuito.

La Fig. 7-9 muestra un diagrama de un HH con un cable calentador en la rama inspiratoria. Se muestran ambos sensores de temperatura, uno al lado del paciente y el otro a la salida del depósito calentador. Funciona a 50 °C para lograr una humedad absoluta de 84 mg/L en el costado del humidificador, pero solo logra una humedad absoluta de 44 mg/L debido a una condensación significativa en la tubería. Para minimizar este problema, los humidificadores calentados generalmente se suministran con cables calentados (HWH, *heated-wire humidifiers*) a lo largo de la rama inspiratoria. Estos humidificadores tienen sensores en la salida del humidificador y en la pieza en «Y», cerca del enfermo. Estos sensores funcionan en forma de circuito cerrado y proporcionan retroalimentación continua a un regulador central para mantener la temperatura deseada en el nivel distal (pieza en «Y»). Cuando la temperatura real excede o disminuye más allá de cierto extremo, el sistema de alarma se activa. Aunque el sistema ideal debería permitir autocorrecciones basadas en los niveles de humedad, los sensores disponibles en el mercado proporcionan información basada en los cambios de temperatura.

El ajuste de la temperatura habitual para los HH actuales es de 37 °C. El rendimiento de los humidificadores puede verse afectado por la temperatura ambiente, así como por la ventilación por minuto del enfermo. En la última situación, un aumento en la ventilación por minuto que mantenga la misma temperatura del reservorio calentado puede no ser adecuado para administrar la humedad absoluta adecuada al enfermo. Por lo tanto, algunos humidificadores se complementan con sistemas de compensación automática que calculan la cantidad de energía térmica necesaria para humidificar cierto volumen de gas y cambian la temperatura del depósito de agua en consecuencia. Lellouche *et al.* estudiaron el rendimiento de dos HWH y HH sin cables calentados bajo diferentes temperaturas ambiente: alta (28-30 °C) y normal (22-24

Tabla 7-3. Requisitos de humedad para el suministro de gas en diferentes sitios anatómicos de las vías respiratorias

Lugar anatómico	Requisitos de humedad
Nariz o boca	50 % de HR con HA de 10 mg/L a 22 °C
Hipofaringe	95 % de HR con HA de 28-34 mg/L a 29-32 °C
Tráquea	100 % de HR con HA de 36-40 mg/L a 31-35 °C

HA: humedad absoluta; HR: humedad relativa.

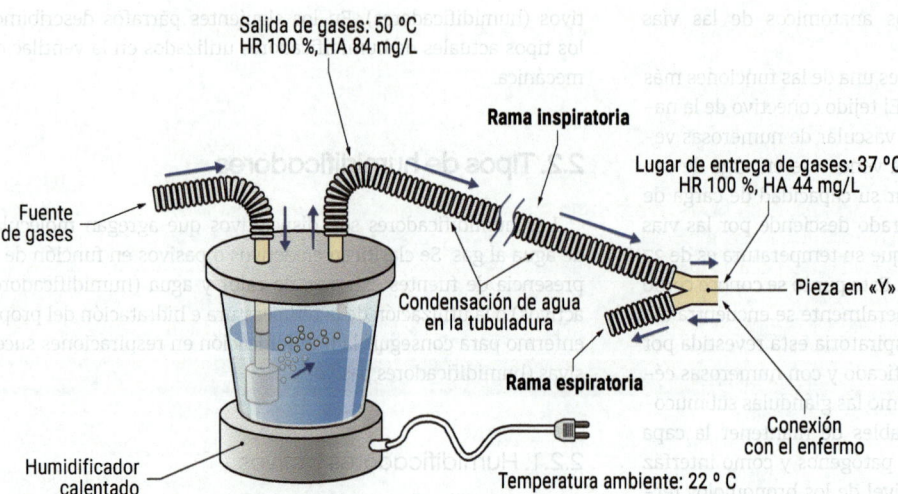

Fig. 7-9 | Representación gráfica de un humidificador calentado y condensación. HA: humedad absoluta; HR: humedad relativa.

Salida de gases: 50 °C
HR 100 %, HA 84 mg/L

Rama inspiratoria

Lugar de entrega de gases: 37 °C
HR 100 %, HA 44 mg/L

Fuente de gases

Condensación de agua en la tubuladura

Rama espiratoria

Pieza en «Y»

Humidificador calentado

Conexión con el enfermo

Temperatura ambiente: 22 °C

°C). Los autores también investigaron el rendimiento del dispositivo cambiando la temperatura del gas dentro de los ventiladores y bajo dos niveles diferentes de ventilación por minuto (Vm): Vm baja de 10 L/min y Vm alta de 21 L/minuto. La presencia de alta ventilación por minuto y temperatura ambiente resultó en una reducción del rendimiento de humidificación, con una humedad absoluta de menos de 20 mg H $_\Omega$/L. Uno de los humidificadores probados tenía un sistema de compensación automática para cambios en la ventilación por minuto. Este modelo logró niveles de humedad absoluta más altos que los que dependían solo de sensores de temperatura. Además, otros estudios también han reforzado el efecto de la temperatura ambiente, la variación en la ventilación por minuto y la temperatura del gas del ventilador en los niveles de humedad absoluta que reciben los enfermos. En particular, algunos estudios indican que los HH sin cables calentados logran niveles más altos de humidificación que los HWH. Sin embargo, es claro que se asocian con más condensación y secreciones respiratorias. Por lo tanto, estos tipos de humidificadores se están volviendo cada vez más impopulares entre los proveedores. Como se mencionó anteriormente, los cables inspiratorios calentados pueden minimizar la condensación. Sin embargo, el aire exhalado puede formar lluvia en la rama espiratoria. Esto ha llevado a la utilización de circuitos de doble hilo calentado (DHW). Esta práctica ha reemplazado el uso de circuitos de cables calefaccionados individuales (SHW) en algunos países. Otra técnica descrita para limitar el condensado en la rama espiratoria es utilizar circuitos espiratorios porosos.

2.2.2. Humidificadores pasivos

Los intercambiadores de calor y humedad (HME, *heat and moisture exchangers*) también se denominan «narices artificiales» porque imitan la acción de la cavidad nasal en la humidificación de gases. Funcionan con el mismo principio físico, ya que contienen un elemento condensador que retiene la humedad de cada respiración exhalada y la devuelve a la siguiente respiración inspirada. A diferencia de los HH, que se colocan en la rama inspiratoria del circuito, estos dispositivos se colocan entre la pieza en «Y». Esto puede aumentar la resistencia al flujo de aire no solo durante la inspiración, sino también durante la fase espiratoria.

En situaciones en las que se necesita la administración de medicamentos en aerosol, los HME deben retirarse del circuito para evitar la deposición de aerosoles en los filtros HME. De lo contrario, se deben utilizar HME con capacidad para cambiar de «función HME» a «función de aerosol».

Los diseños iniciales de los HME usaban condensadores hechos de elementos metálicos que tenían una alta conductividad térmica. Por lo tanto, podían recuperar solo el 50 % de la humedad exhalada por el enfermo. Así, proporcionaban una humidificación de 10-14 mg H_2O/L, a volúmenes corrientes que oscilaron entre 500 mL y 1.000 mL. Estos dispositivos se conocían como «HME simples». No se desecharon, y crearon una resistencia significativa durante la ventilación mecánica. Los diseños más nuevos de HME incluyen HME hidrofóbicos, higroscópicos hidrofóbicos combinados e higroscópicos puros. En los HME hidrofóbicos, el condensador está hecho de un elemento repelente al agua con baja conductividad térmica que mantiene gradientes de temperatura más altos que en el caso de los HME simples. En los HME hidrofóbicos higroscópicos combinados, se agrega una sal higroscópica (cloruro de calcio o litio) dentro del HME hidrofóbico. Estas sales tienen una afinidad química para atraer partículas de agua y así aumentar la capacidad de humidificación del HME. Durante la espiración, el vapor se condensa tanto en el elemento como en las sales higroscópicas. Durante la inspiración se obtiene vapor de agua de las sales, consiguiéndose una humedad absoluta que oscila entre 22 y 34 mg H_2O/L. Se descubrió que los HME hidrofóbicos causaban un mayor estrechamiento en el diámetro del tubo endotraqueal en comparación con los higroscópicos. Por lo tanto, los HME antes mencionados no se utilizan con frecuencia.

Los filtros se pueden agregar a los HME hidrofóbicos o higroscópicos, lo que da como resultado un filtro de intercambio de calor y humedad (HMEF). Estos filtros funcionan por filtración electrostática o mecánica. En concreto, en función del mecanismo predominante aplicado, estos filtros pueden clasificarse en filtros plisados o electrostáticos. Los filtros plisados tienen fibras más densas y menos cargas electrostáticas, mientras que los electrostáticos tienen más cargas electrostáticas y fibras menos densas. Los filtros plisados funcionan mejor como barreras contra patógenos bacterianos y virales que los electrostáticos. Sin embargo, confieren una mayor resistencia al flujo de aire. La naturaleza plisada de la membrana provoca un flujo de aire turbulento, lo que aumenta la deposición del patógeno en el interior del filtro. Los filtros electrostáticos están sujetos a un campo eléctrico. Dado que las bacterias y los virus llevan cargas eléctricas, quedan atrapados dentro del campo eléctrico de los filtros. Estos filtros suelen tener poros más grandes que las membranas plisadas y dependen principalmente del mecanismo electrostático. Estos filtros añaden poco efecto al proceso de humidificación y aumenta la resistencia al paso de aire, por lo que se utilizan principalmente como barreras a los patógenos.

Los estándares de diseño y rendimiento de los HME están definidos por la Organización Internacional de Normalización (ISO). De acuerdo con estos estándares, el HME apropiado debe tener al menos un 70 % de eficiencia y proporcionar al menos 30 mg/L de vapor de agua. En un estudio, Lellouche *et al.* evaluaron de forma independiente la capacidad de humidificación de 32 HME usando un modelo que simulaba condiciones de ventilación fisiológicas reales. Sorprendentemente, el 36 % de los HME analizados tenían un humedad absoluta de 4 mg H_2O/L inferior a la indicada por el fabricante. De hecho, en algunos de ellos la diferencia fue > 8 mg H_2O/L.

Intuitivamente, como los HME eliminan el problema de la condensación de los tubos, pueden considerarse como «elementos de elección» para prevenir la neumonía asociada a la ventilación (NAV). Sin embargo, sigue siendo controvertido si la presencia de condensado en las tuberías representa un factor importante para el desarrollo de NAV en circuitos bien mantenidos. Además, los HME también presentan algunas deficiencias. Específicamente, la impactación de secreciones o sangre dentro del dispositivo puede aumentar la resistencia de las vías y el trabajo respiratorios. En circunstancias extremas se ha informado de la obstrucción completa de las vías respiratorias. Por lo tanto, la selección de enfermos se convierte en un componente esencial en el uso de HME. La Tabla 7-4 muestra las contraindicaciones para el uso de HME.

2.3. Monitorización de los sistemas de humidificación

Las pautas recientes publicadas por la American Association for Respiratory Care (AARC) recomiendan una temperatura de 33 ± 2 °C con una humedad relativa del 100 % y un nivel de vapor de agua de 44 mg/L. A pesar de estas pautas, el médico comúnmente enfrenta el problema de depender de diferentes humidificadores sin estar seguro de la precisión del dispositivo. Las evaluaciones independientes plantean dudas sobre la validez de los datos incluidos por el fabricante. El medio más fiable para medir la humedad es mediante el uso de un sistema higrómetro-termómetro. Sin embargo, estos dispositivos no siempre están disponibles al lado de la cama para cada enfermo. En consecuencia, se han

sugerido diferentes marcadores sustitutos para monitorizar los niveles de humidificación. Los sustitutos más populares son las características de secreción, la observación visual de la condensación en el sistema de tubos. En general, el volumen de secreciones es directamente proporcional al grado de humidificación. La humidificación excesiva aumentará el volumen de secreciones, y la humidificación subóptima dará lugar a la formación de moldes, espesamiento de las secreciones y disminución de su volumen. Sin embargo, esta relación asume que la humedad es el único factor que influye en el volumen de secreción. De hecho, el volumen de secreción puede verse alterado por la administración de medicamentos en aerosol, la frecuencia de succión y la instilación de solución salina.

En un ensayo clínico aleatorio prospectivo en 45 pacientes con ventilación mecánica se evaluó si la observación visual del condensado en las tubuladuras se correlacionaría con los estudios higrométricos de HME y HH. Un observador independiente que desconocía los resultados higrométricos calificó el condensado en el sistema de tuberías de la siguiente manera: seco, solo humedad, humedad más algunas gotas de agua, humedad más varias gotas de agua, humedad más numerosas gotas de agua y goteo. Interesantemente, hubo una correlación significativa entre el método de observación visual y las medidas higroscópicas.

A pesar de los datos descritos anteriormente, todavía no existe un consenso claro sobre una forma universal de evaluar la idoneidad de la humidificación en pacientes con vía aérea artificial.

2.4. Selección del humidificador apropiado

2.4.1. Rendimiento de humidificación

De acuerdo con las pautas de AARC, los HH deben proporcionar un nivel de humedad absoluta entre 33 y 44 mg H_2O/L, mientras que los HME deben proporcionar un mínimo de 30 mg H_2O/L. Según la evidencia disponible, los HME higroscópicos hidrofóbicos combinados deberían ser la primera opción si se selecciona la humidificación pasiva, ya que tienen una mejor capacidad de humidificación que los hidrofóbicos. De hecho, un ensayo controlado aleatorizado que comparó el HME hidrofóbico higroscópico versus el HME hidrofóbico versus el HH y con ventilaciones por minuto de 10,8 L/min, 11,6 L/min y 10,2 L/min, mostró que después de 72 horas el diámetro medio del tubo endotraqueal había disminuido en 6,5 mm con el HME hidrofóbico, 2,5 mm con el HME hidrofóbico higroscópico y 1,5 mm con el HH. En un ensayo prospectivo controlado aleatorizado multicéntrico los pacientes que se esperaba que necesitaran ventilación mecánica durante más de 48 horas se asignaron al azar a un HMEF hidrofóbico higroscópico combinado o a un HWH. La oclusión del tubo endotraqueal ocurrió en cinco pacientes en el

Tabla 7-4. Contraindicaciones para el uso de intercambiadores de calor y humedad (HME) de acuerdo con las guías de práctica clínica de la American Association for Respiratory Care (AARC) de 2012

- ✔ Cuando hay pérdida en el volumen corriente espirado (p. ej., fístulas broncopleurocutáneas grandes o presencia de fuga en el manguito del tubo endotraqueal)
- ✔ En pacientes tratados con volúmenes corrientes bajos, como aquellos con síndrome de dificultad respiratoria aguda
- ✔ En pacientes con desconexión difícil de la ventilación mecánica y aquellos con reserva respiratoria limitada
- ✔ En pacientes hipotérmicos con temperatura corporal < 32 °C
- ✔ En pacientes con volúmenes de ventilación por minuto elevados (> 10 L/min)

HWH y en solo un enfermo en el grupo HMEF. Sin embargo, esta diferencia no fue estadísticamente significativa.

Con respecto a la duración del uso de los sistemas de humidificación pasivos, existe controversia y preocupación acerca de la disminución del rendimiento con un uso prolongado. Por lo tanto, la mayoría de los fabricantes recomiendan cambiar el HME cada 24 horas. Este problema ha sido un área de la investigación en evolución. En un estudio prospectivo no hubo aumento en la resistencia del HME higroscópico hidrofóbico si se cambiaba cada 48 horas frente a cada 24 horas. Por último, un estudio para registrar los accidentes de vía aérea realizado en más de 7.900 enfermos ventilados mecánicamente durante 6 años se objetivó lo siguiente: en los 3 años iniciales del estudio, los HMEF se cambiaron cada 24 horas, y este período se asoció con ningún episodio de la oclusión del tubo traqueal; sin embargo, en los últimos 3 años del estudio los HMEF se cambiaron cada 48 horas, lo que se asoció con 13 oclusiones del tubo traqueal de 2.932 sujetos.

Es importante mencionar que, dado que los HME son dispositivos pasivos que requieren retención de calor para brindar una función efectiva, se consideran contraindicados para enfermos hipotérmicos con temperaturas < 32 °C. De hecho, en un ensayo cruzado prospectivo aleatorizado que incluyó nueve pacientes con hipotermia moderada después de un paro cardíaco para examinar el efecto de los HME, se encontró que los HME se asociaron a una humidificación insuficiente en comparación con los HH.

2.4.2. Efecto sobre la mecánica ventilatoria

Los humidificadores pasivos HME tienen efectos desfavorables sobre los parámetros de ventilación. Aumentan el espacio muerto, lo que a su vez disminuye la ventilación alveolar y conduce a un aumento de la $PaCO_2$. Por lo tanto, para mantener el mismo nivel de ventilación alveolar, se debe aumentar el volumen corriente, lo que expone a los pacientes a una lesión pulmonar inducida por el volumen. En los enfermos que respiran espontáneamente, la adición del espacio muerto asociado con los HME puede aumentar el trabajo respiratorio, lo que impide la liberación de la ventilación mecánica.

Existen otras circunstancias clínicas donde la elección del sistema de humidificación puede tener relevancia clínica. Se han reportado diferentes estudios para disminuir y optimizar la $PaCO_2$ y el espacio muerto en enfermos con SDRA, especialmente cuando se usan HH en lugar de HME. Además, durante la fase de desconexión de la ventilación mecánica, aunque el espacio muerto agregado por los HME puede ser trivial, puede afectar negativamente el proceso de destete en enfermos con reserva respiratoria limitada, relacionado con un aumento en el espacio muerto y la hiperinflación dinámica, y ello pudiera contribuir al desarrollo de la PEEP intrínseca.

2.4.3. Relación con el desarrollo de neumonía asociada a la ventilación

En 1998, un metanálisis que incluyó cinco estudios controlados aleatorios realizados entre 1990 y 1997 encontró tasas de NAV más bajas con el uso de HME en comparación con los HH. Sin embargo, estas tasas más bajas de NAV se hallaron principalmente en solo uno de los cinco estudios incluidos. En los metanálisis

posteriores no se han encontrado diferencias en las tasas de NAV entre HH y HME. Sin embargo, en la última revisión sistemática y metanálisis de Cochrane de 2017 la evidencia disponible indica que no hay diferencias entre los HME y los HH en los resultados primarios de obstrucciones de las vías respiratorias, neumonía y mortalidad. Sin embargo, la baja calidad general de esta evidencia hace que sea difícil confiar en estos resultados. Se necesita más investigaciones que comparen los HME con los HH, particularmente en poblaciones pediátricas y neonatales, pero también se necesitan más estudios que comparen de manera más efectiva diferentes tipos de HME entre sí, así como diferentes tipos de HH.

En España, en el documento de la Sociedad Española de Medicina Intensiva Crítica y Unidades Coronarias (SEMICYUC) del proyecto Neumonía Zero se recogen las recomendaciones acerca del tipo de humidificación empleada (HME versus HH) según la evidencia disponible. En las diferentes guías la recomendación en cuanto al uso de HME o HH ha sido diferente. Las guías canadienses, las de la American Thoracic Society (ATS) y las de los Centers for Disease Control and Prevention (CDC) recomiendan, basándose en siete estudios aleatorizados, el uso de HME, dado que reducen la colonización bacteriana del circuito del respirador (aunque no han demostrado una reducción en la incidencia de NAV). Las guías europeas de 2009 concluyen que no se puede hacer una recomendación en cuanto al tipo de humidificación en lo que respecta a reducir la incidencia de NAV. El un metanálisis realizado para conocer el impacto de los diferentes tipos de humidificación no se encuentra una reducción del riesgo de NAV (OR 0,85; IC95 % 0,62-1,16) con ninguno de los tipos de humidificadores utilizados. Los HME tienen un menor coste, se utilizan mayoritariamente en todas las unidades y su empleo es sencillo; Sin embargo, no está bien establecida su duración. En algunos estudios aleatorizados la prolongación del intercambiador HME de cada 24 a 48 horas, a 5 días y a 7 días, no aumentó la incidencia de NAV.

Por todo ello, se considera que no hay datos para establecer que un tipo de humidificador es superior a otro en términos de reducción de la NAV. Es posible que el empleo de humidificación con HME sistemáticamente en todos los enfermos sea coste-efectivo y que utilizar los HH sea necesario en aquellos pacientes que requieran un mayor grado de humidificación o tengan contraindicaciones como hemoptisis o altas necesidades ventilatorias.

2.4.4. Recomendaciones y conclusiones finales

Se debe recomendar la humidificación de las vías respiratorias en todos los pacientes que reciben VMI y concluir que representa una intervención clave (Tabla 7-5). Los ajustes inadecuados del humidificador o la selección de dispositivos pueden afectar negativamente los resultados clínicos al dañar la mucosa de las vías respiratorias, prolongar la ventilación mecánica o aumentar el trabajo respiratorio. Los humidificadores pueden funcionar de forma pasiva o activa, según la fuente de calor y humedad. Según el escenario clínico, la selección del humidificador puede cambiar con el tiempo. Por lo tanto, el conocimiento de las ventajas y desventajas de cada uno de estos dispositivos es fundamental para los profesionales del cuidado respiratorio.

Tabla 7-5. Recomendaciones para el uso de humidificadores siguiendo los criterios de *Grading of Recommendations Assessment, Development, and Evaluation* (GRADE)

- ✔ Se recomienda la humidificación en todos los pacientes que reciben ventilación mecánica invasiva (grado de recomendación GRADE 1A)
- ✔ Se sugiere la humidificación activa para la VMNI, ya que puede mejorar la adherencia y la comodidad (grado de recomendación GRADE 2B)
- ✔ Al proporcionar humidificación activa a pacientes que reciben ventilación invasiva, se sugiere que el dispositivo proporcione un nivel de humedad entre 33 mg H_2O/L y 44 mg H_2O/L y una temperatura del gas entre 34 °C y 41 °C en el circuito «Y», con una humedad relativa del 100 % (grado de recomendación GRADE 2B)
- ✔ Al proporcionar humidificación pasiva a pacientes sometidos a ventilación mecánica invasiva, se sugiere que el HME proporcione un mínimo de 30 mg H_2O/L (grado de recomendación GRADE 2B)
- ✔ No se recomienda la humidificación pasiva para VMNI (grado de recomendación GRADE 2C)
- ✔ Cuando se proporciona humidificación a pacientes con volúmenes corrientes bajos, como cuando se utilizan estrategias de ventilación con protección pulmonar, no se recomiendan los HME porque aportan espacio muerto adicional, lo que puede aumentar el requisito de ventilación y la $PaCO_2$ (grado de recomendación GRADE 2B)
- ✔ Se sugiere que los HME no se utilicen como estrategia de prevención de la neumonía asociada a la ventilación mecánica (grado de recomendación GRADE 2B)

1A: fuerte recomendación; evidencia de alta calidad. 2B: recomendación débil; evidencia de calidad moderada. HME: intercambiadores de calor y humedad; VMNI: ventilación no mecánica invasiva.

3. Aerosolterapia

3.1. Introducción a la aerosolterapia en ventilación mecánica

Los pacientes con soporte ventilatorio invasivo pueden requerir la administración de medicamentos en forma de aerosol. Esta terapia puede utilizar un inhalador de dosis medida presurizado (pMDI, *pressurized metered-dose inhaler*) o bien un nebulizador, junto a los dispositivos que permitan la administración del aerosol en el circuito de ventilación. Sin embargo, el depósito real del medicamento que se absorbe en la mucosa bronquial es bajo, dependiendo del método de ejecución y de diversos factores que están relacionados con el circuito y el ventilador, así como con el propio medicamento y el enfermo.

De acuerdo con estudios observacionales, se estima que la utilización de la aerosolterapia en las unidades de cuidados intensivos afecta aproximadamente a una quinta parte de los enfermos ventilados, y los fármacos administrados más frecuentes son los broncodilatadores y los corticosteroides.

En este apartado se revisan algunos aspectos relacionados con las características de los aerosoles que es necesario conocer para comprender mejor los fenómenos y variables que influyen sobre el depósito pulmonar de las partículas de un aerosol. El conocimiento de esta área le permitirá al clínico poder tomar decisiones en la práctica clínica de forma crítica al administrar un aerosol en un enfermo con soporte respiratorio.

3.2. Características físicas del aerosol

3.2.1. Definición

Se define un aerosol como una suspensión de partículas sólidas o líquidas en un medio gaseoso, que tienden a depositarse en la primera superficie con la que entran en contacto. La terapia inhalatoria o aerosolterapia corresponde a la administración de un aerosol a un enfermo con fines terapéuticos.

3.2.2. Tamaño de la partícula y masa

El tamaño de las partículas es una característica física muy importante al considerar la eficiencia en el depósito pulmonar de un aerosol. El diámetro aerodinámico (DAE) es, por definición, el diámetro de una esfera con densidad 1 ($\rho = 1$), que posee la misma velocidad terminal de depósito que la partícula en consideración. Al considerar las características de la partícula, esta variable independiente puede correlacionar el efecto del diámetro geométrico y la densidad de la partícula. Expresado en forma más simple, el diámetro aerodinámico corresponde al producto del diámetro de la partícula multiplicado por la raíz cuadrada de la densidad de la partícula.

Un dato importante es el llamado «diámetro aerodinámico de masa mediana» (DAMM). Este representa el tamaño de las partículas de un aerosol expresado en micrómetros, y constituye la dosis que llega a impactar, excluidas las que se depositan en la garganta. El DAMM normaliza el tamaño de la partícula al comportamiento de una gota de agua esférica, que por definición tiene una densidad de 1. Ya que los aerosoles de uso médico no tienen nunca un diámetro, forma o densidad uniforme, el DAMM es determinado por métodos de impacto inercial, dispersión y difracción de láser o de procesamiento digital de imágenes, entre otros.

El método primario para determinar el diámetro de las partículas y su distribución es el impactador inercial de cascada. La distribución del tamaño aerodinámico de las partículas se construye con las cantidades de medicamento depositadas en cada colector. La suma de la masa de medicamento recolectada por el aparato se reporta como «dosis entregada». Al realizar la suma parcial de la masa de medicamento en los colectores de diámetro más pequeño, se obtiene la «dosis respirable» o «dosis de partículas finas», cuyo límite se puede fijar arbitrariamente en partículas menores de 6,4, 5,0 o 3,0 µm. Con frecuencia la «dosis de partículas finas» (o dosis respirable) incluye aquellas con diámetros entre 1 a 5 µm.

Cuando una partícula de aerosol aumenta su tamaño, también lo hace su masa. Al doblar el radio de una esfera, el volumen aumenta aproximadamente ocho veces. Al aumentar el volumen, la masa se incrementa proporcionalmente. A medida que la masa de la partícula de aerosol aumenta, la gravedad tendrá mayor influencia sobre ella y permanecerá suspendida por menor tiempo. El rango respirable de partículas está comprendido entre 0,1 y 6 μm.

Otro dato que hay que considerar es la velocidad final de deposición, que es la velocidad con que la partícula caerá desde el aire debido a la gravedad. Está relacionada con su tamaño y densidad. Teniendo en cuenta el tamaño de las partículas, se podrá conocer su mecanismo de deposición en la vía aérea o en el parénquima.

3.2.3. Naturaleza física de las partículas

3.2.3.1. Higroscopia

La higroscopia es la tendencia intrínseca de un material a captar humedad desde su ambiente. Se ve influida por la cristalinidad del material y la morfología de las partículas. Los medicamentos higroscópicos presentan mayor riesgo de inestabilidad física y química. La humedad puede captarse dentro del dispositivo previamente a la entrega o bien después de emitida la dosis hacia la vía aérea, donde la partícula se encuentra con un ambiente húmedo y tibio (en la carina, 37 °C y un 99 % de humedad relativa). La partícula susceptible va a experimentar un crecimiento higroscópico, lo que aumenta su masa y dimensiones. Al ser inhalada, esta partícula tiende a depositarse en la vía aérea en una localización más proximal que la de una partícula de aerosol no higroscópico. Esto se debe a que las partículas higroscópicas tienden a coalescer, formando partículas de mayor masa y volumen, las cuales tienden a estar suspendidas por menor tiempo.

3.2.3.2. Tonicidad

La tonicidad hace refiere a la concentración de solutos en una solución, en relación con la concentración en los fluidos corporales. Al generar un aerosol con una solución hipertónica (> 0,9 % de cloruro de sodio), sus partículas serán higroscópicas, aumentando su tamaño. Una solución isotónica (0,9 % de cloruro de sodio) generará partículas de aerosol con afinidad neutral por el agua. La partícula tiende a permanecer estable. Una solución hipotónica (< 0,9 % de cloruro de sodio) generará partículas de aerosol con tendencia a liberar agua, con disminución de su tamaño y su masa.

3.2.3.3. Carga eléctrica

Debido a los métodos empleados al generar un aerosol, las partículas poseen una carga eléctrica. Este fenómeno parece tener muy poco efecto sobre la fisiología del paciente, pero influye sobre el depósito pulmonar al interaccionar las partículas con las paredes de los dispositivos empleados. Las partículas con carga positiva tienen un tránsito más lento en la capa mucosa de la vía aérea.

3.3. Mecanismos de aerosolterapia

Si bien la inhalación de sustancias con fines medicinales está descrita en la historia con una antigüedad mayor a los 4.000

años, en el siglo XIX fueron concebidos los precursores de los nebulizadores actuales, como los atomizadores. En la actualidad hay diversas formas de entrega de aerosoles, pero se describirán dos de los métodos más utilizados en ventilación mecánica: nebulizadores por chorro (jet) o neumáticos (JN) y los inhaladores de dosis medida (MDI).

3.3.1. Nebulizador por chorro (jet) o neumático

Su funcionamiento está basado en el principio de Bernoulli, que consiste en movilizar gas a alta presión a través de un orificio restringido que está posicionado para atraer el fluido desde un tubo capilar inmerso en la solución hacia adentro de la corriente de gas. El aerosol se forma cuando el chorro rompe el fluido que fluye desde el capilar. El impacto contra un plafón o espera sobre el capilar remueve las partículas grandes, lo que permite que vuelvan al reservorio, mientras las partículas más pequeñas se mantienen suspendidas en el gas y viajan desde el nebulizador hacia el exterior.

Hay tres variables principales que están relacionadas con el rendimiento de este tipo de nebulizadores: el tiempo de nebulización, el tamaño de la partícula producida y la cantidad de fármaco aerosolizado.

3.3.1.1. Tiempo de nebulización

El tiempo requerido para entregar el volumen deseado es directamente proporcional al volumen de líquido colocado en el reservorio del nebulizador e inversamente proporcional al flujo que lo propulsa. Se ha estudiado este factor, y la dificultad radica en determinar qué momento se elige para definir el final del procedimiento. Se han definido tres posibles momentos de finalización de la nebulización:

- El tiempo de salpicado es el momento en el que el aerosol se vuelve errático y puede ser visto y oído.
- El tiempo total es el momento en que el aerosol cesa por completo.
- El tiempo clínico es un tiempo ubicado entre los dos anteriores y es básicamente cuando el operador decide finalizar el procedimiento.

Con 3 mL de volumen en el reservorio se han estudiado cinco marcas diferentes de nebulizadores, arrojando un valor promedio de 7,3 minutos para el tiempo total de salpicado, 9,9 para el tiempo clínico y 12,8 para el tiempo total.

Un dato importante que hay que tener en cuenta es la viscosidad de la solución que se usa. Sustancias más oleosas como los antibióticos (a diferencia de los broncodilatadores) necesitan mayor propulsión para mantener la nebulización dentro de tiempos estándares. Usando como ejemplo el salbutamol, con un volumen de 4 mL a un flujo constante de 6 L/min, el tiempo aproximado es de 13 minutos, en tanto que un volumen igual de gentamicina al mismo flujo puede llevar hasta 25 minutos.

Otro factor que se debe tener en cuenta cuando se usan JN durante la ventilación mecánica es el momento en que es entregado el aerosol. Aquellos ventiladores que puedan entregar el aerosol solo durante la inspiración generarán un mejor aprovechamiento de la dosis empleada.

3.3.1.2. Tamaño de la partícula producida

Seguramente este es el factor concluyente para definir el lugar de deposición del fármaco en la vía aérea. En el enfermo ventilado el porcentaje de partículas que viajan por el circuito hasta alcanzar la vía aérea puede depender del vapor de agua contenido en el gas inspirado. Además, el tamaño de la partícula producida por el nebulizador es inversamente proporcional al flujo propulsor que recibe el dispositivo. Hess *et al.* encontraron que el DAMM varió inversamente con flujos entre 6 L/min y 10 L/min, consiguiendo las partículas entre 1 μm y 5 μm con los flujos más altos.

3.3.1.3. Cantidad de fármaco aerosolizado

Los factores que pueden afectar a la cantidad de fármaco liberado por estos nebulizadores son el volumen de llenado y las características propias del nebulizador. Incrementos en el volumen de llenado del reservorio dan como resultado una baja concentración de medicamento que queda en el recipiente como volumen muerto del nebulizador.

Por otra parte, debido a la gran área de superficie que se crea entre las partículas de aerosol y el gas seco propulsor, se genera un proceso de evaporación. Esto produce una concentración del fármaco durante el tiempo que dura el procedimiento (del 5 % al 37 %). En la mayoría de los nebulizadores de pequeño volumen el volumen muerto es aproximadamente de 1 mL. A veces suele ser efectivo agregar unos mililitros de solución diluyente al volumen muerto que queda en el nebulizador para aprovechar esa cantidad de medicamento de alta concentración.

3.3.2. Inhaladores de dosis medida

Estos pequeños envases, que son comúnmente llamados «aerosoles», pueden liberar hasta 200 dosis desde su interior y habitualmente los pacientes los usan en forma directa o con ayuda de espaciadores. Para poder ser usados durante la ventilación mecánica, estos dispositivos deben ser conectados a una cámara espaciadora o a un adaptador en línea con características específicas para ser incluidos en el circuito ventilatorio.

Básicamente, el MDI consiste en un envase que contiene fármaco en forma de suspensión o cristales con distintos propelentes y agentes de dispersión. Al activar el disparador del dispositivo, previa agitación del envase, la presión de vapor del propelente llega a aproximadamente 3.000 mm Hg (400 kPa). De esta forma se produce el proceso de aerosolización del contenido, generando partículas con un DAMM de entre 2 y 3 μm.

El dispositivo espaciador (interfase) que se necesita para adaptar el MDI al circuito ventilatorio puede ser un simple conector circular con una válvula que permite generar el disparo o una cámara espaciadora. Una cámara con un espacio de 150 mL o más puede asegurar un porcentaje mayor de fármaco depositado en la vía aérea. El mantener al aerosol en suspensión dentro de un espacio mayor que el diámetro de la tubuladura disminuye la cantidad de partículas que se depositan por impactación inercial o por sedimentación. Esto da tiempo a que la niebla sea arrastrada por el flujo inspiratorio del ventilador. El problema es que estas aerocámaras aumentan considerablemente el espacio muerto y, por lo tanto, el volumen comprimido de circuito. El retirarlas una vez finalizada la sesión de aerosolterapia es lo apropiado, pero esto genera la desconexión del circuito, lo que aumenta el riesgo de contaminación y descompresión de la vía aérea.

3.4. Administración de aerosoles durante la ventilación mecánica invasiva

Han de tenerse en cuenta ciertos aspectos en el empleo de la aerosolterapia durante la ventilación mecánica invasiva. Entre ellos, cabe destacar la selección del dispositivo de aerosol, la colocación del nebulizador y el uso concomitante de humidificación y modalidades ventilatorias.

3.4.1. Selección de dispositivo de aerosol

De acuerdo con las guías de consenso internacional, se recomienda el nebulizador de malla vibratoria (VMN, *vibrating mesh nebulizer*) o el pMDI con espaciador para administrar la medicación en aerosol, sin establecer una clara preferencia entre ambos dispositivos. El uso en línea de un JN continuo produce cambios en el volumen corriente, los patrones de flujo inspiratorio y la fracción de oxígeno inspirado, y la eficiencia de la administración de aerosol es baja, por lo que no se prefiere el JN para la administración de aerosol en este entorno.

Al comparar la administración de medicación en aerosol a través de la ventilación mecánica, los *estudios in vitro* han mostrado una mayor eficacia de administración de aerosol con el VMN que con el JN, independientemente de la ubicación del nebulizador y la configuración del ventilador. Del mismo modo, cuando se colocaron el pMDI y el espaciador en la rama inspiratoria antes de la pieza en «Y», la eficacia de la administración de aerosol con pMDI y espaciador fue mayor que la del JN continuo en los estudios *in vitro*. Por tanto, se prefieren el VMN y el pMDI con espaciador al JN continuo. Cuando se colocaron el VMN y el pMDI con espaciador en la rama inspiratoria antes de la pieza en «Y», la dosis inhalada de broncodilatador fue similar entre los dos dispositivos. Por lo tanto, se prefieren tanto el VMN como el pMDI con espaciador para la administración de aerosol durante la ventilación mecánica. En particular, los VMN suelen ser más caros que los JN, por lo que puede ser más rentable reservar el uso del VMN para enfermos que requieren tratamientos frecuentes en aerosol o medicamentos más costosos.

3.4.2. Colocación del nebulizador

La posición del dispositivo de aerosolterapia es importante para garantizar el efecto farmacológico esperado. Cuando se utiliza un VMN o un JN durante la ventilación invasiva, se recomienda colocar el nebulizador en la rama inspiratoria, lejos de la pieza en «Y» y hacia el lado del respirador.

Con el flujo sesgado durante la ventilación mecánica, generalmente se encuentra una dosis inhalada más alta cuando el VMN se coloca cerca del ventilador que cuando se coloca cerca del paciente. Sin embargo, en ausencia de flujo sesgado, los hallazgos de dos estudios *in vitro* fueron contradictorios. Para el JN continuo se encontró una dosis inhalada más alta con la colocación cerca del ventilador que cerca del paciente sin flujo sesgado, mientras que con flujo sesgado se informó una dosis inhalada similar con ambas ubicaciones. Además, colocar el JN cerca del ventilador tiene la ventaja práctica de una menor posibilidad de contaminación por las secreciones del paciente.

3.4.3. Uso concomitante de humidificación y modalidades ventilatorias

En los pacientes que utilizan un HH, no debería desconectarse el humidificador para la terapia de aerosol. En pacientes que utilizan un HME, se recomienda retirar o evitar el intercambiador HME durante la administración del aerosol. Los HME generalmente se consideran una barrera para la administración de fármacos en aerosol en enfermos ventilados, y se ha informado de que los HME con filtro de alta eficiencia reducen las dosis administradas a < 0,5 %. Por lo tanto, los HME deberían retirarse entre el generador de aerosol y las vías respiratorias del enfermo durante la administración del aerosol. Sin embargo, retirar los humidificadores tipo HME del circuito del respirador puede provocar el desreclutamiento pulmonar y aumentar el riesgo de infección.

No se han encontrado beneficios al cambiar la modalidad ventilatoria ni la configuración de los parámetros ventilatorios con el único propósito de mejorar la eficacia de la administración de aerosoles. Tampoco se han encontrado diferencias significativas en las respuestas de broncodilatación entre volúmenes corrientes de 8 mL/kg y 12 mL/kg en pacientes con enfermedad pulmonar obstructiva crónica ventilados. No se han encontrado diferencias significativas en la dosis inhalada o en las respuestas de broncodilatación con PEEP versus sin PEEP, ni el uso de una pausa al final de la inspiración de 5 segundos. Finalmente, la modalidad controlada por volumen (VC), en comparación con el flujo constante, podría disminuir la dosis inhalada, y se ha reportado un aumento en la dosis inhalada a medida que aumenta el tiempo inspiratorio.

Por tanto, teniendo en cuenta la literatura contradictoria, la incertidumbre acerca de la influencia del cambio de los parámetros ventilatorios y la aparición de disincronías y alterar la interacción entre el enfermo y el ventilador, no se encuentra evidencia disponible a favor de cambiar la modalidad ventilatoria o la configuración de los parámetros ventilatorios con el único propósito de mejorar la administración de aerosol.

3.5. Administración de aerosol durante soportes respiratorios avanzados

3.5.1. Ventilación mecánica no invasiva

Para la administración de aerosoles mediante VMNI, frente a la aerosolterapia convencional, en términos generales, debería colocarse el nebulizador en línea con VMNI, ya que tiene una eficiencia de administración de aerosol similar o mayor que usar el nebulizador con una máscara, y no debe interrumpirse la sesión de VMNI para la administración de la aerosolterapia a través de una máscara.

Durante la VMNI mediante un circuito de rama única, el nebulizador continuo deber ir colocado entre la válvula de exhalación y la mascarilla. Respecto a la VMNI que utiliza un circuito de dos ramas, hay poca evidencia disponible sobre la colocación comparativa del nebulizador; el nebulizador se puede colocar en la rama inspiratoria de la misma manera que en un circuito de ventilación invasiva de dos ramas. En términos generales, cuando esté disponible, se debe preferir el VMN al JN para la administración en aerosol.

Asimismo, debe tenerse en cuenta el tipo de interfase facial. Cuando se coloca un nebulizador continuo en línea con VMNI, se prefiere la administración de aerosol con una mascarilla «*non-vented*» a una mascarilla «*vented*», debido a que la eficiencia de administración del aerosol es mayor en la primera, independientemente de la configuración del ventilador y de los tipos de nebulizador. En cambio, cuando se utiliza una mascarilla «*non-vented*», no existe evidencia que apoye el uso de circuitos de una o dos ramas para la administración de aerosol.

Los estudios tanto *in vivo* como *in vitro* no han mostrado ningún efecto significativo de la humidificación en la administración de aerosoles a través de VMNI, independientemente del tipo de nebulizador. Esta diferencia puede explicarse por las temperaturas y la humidificación más bajas del gas inspirado utilizado durante la VMNI que la ventilación invasiva a medida que atraviesa la nariz. Por lo tanto, no existe evidencia que apoye el apagado del humidificador durante la administración de aerosol mediante VMNI.

3.5.2. Oxigenoterapia nasal de alto flujo

La eficacia de la administración de aerosoles mediante oxigenoterapia nasal de alto flujo frente a la terapia con aerosoles convencional es similar a la de un nebulizador y una máscara. En cualquier caso, no debería suspenderse el tratamiento con oxigenoterapia nasal de alto flujo para administrar un nebulizador con mascarilla o boquilla debido al riesgo de interrupción del oxígeno y del posible efecto de presión positiva del dispositivo. Además, colocar un nebulizador con una mascarilla mientras el enfermo recibe simultáneamente oxigenoterapia con CNAF reduce significativamente la dosis inhalada del fármaco en aerosol.

Durante la administración de aerosol a través de CNAF, se prefiere un nebulizador VMN a un JN, dado que tanto los estudios *in vitro* como *in vivo* mostraron una mayor eficiencia de la administración de aerosoles con VMN que con JN. Adicionalmente, se recomienda colocar el nebulizador en la entrada del humidificador. Además, el JN es impulsado por oxígeno comprimido o aire, por lo que la introducción del flujo de gas adicional afectaría los flujos o la entrega de FiO_2 durante el tratamiento con CNAF, mientras que es poco probable que el VMN influya en los flujos o en la FiO_2. Por lo tanto, se prefiere el VMN al JN. Cuando el flujo de CNAF es > 10 L/min, la dosis inhalada con un nebulizador colocado en la entrada del humidificador es mayor en comparación con el nebulizador colocado cerca de la cánula nasal.

Puntos clave

✔ La oxigenoterapia es una medida terapéutica para el enfermo con insuficiencia respiratoria aguda.

✔ La oxigenoterapia ha de administrarse siempre con las mejores condiciones de humificación en pacientes con soporte respiratorio invasivo y no invasivo.

✔ La necesidad de soporte respiratorio (invasivo o no invasivo) implica consideraciones de humidificación de la vía aérea artificial para evitar efectos indeseables de la oxigenoterapia.

✔ La humidificación adecuada de la vía artificial previene de complicaciones pulmonares (atelectasias) y favorece la eliminación de secreciones bronquiales.

✔ La aerosolización adecuada permite la entrega de medicamentos en la vía aérea de los pacientes.

Bibliografía

American Association for Respiratory Care; Restrepo RD, Walsh BK. Humidification during invasive and noninvasive mechanical ventilation: 2012. Respir Care. 2012;57(5):782-8.

Ari A. Aerosol therapy in Pulmonary Critical Care. Respir Care. 2015;60(6):858-74.

Branson RD. Humidification for patients with artificial airways. Respir Care. 1999;44(6):630-41.

Dhand R. Inhalation therapy in invasive and noninvasive mechanical ventilation. Curr Opin Crit Care. 2007;13(1):27-38.

Ehrmann S, Roche-Campo F, Bodet-Contentin L, et al. Aerosol therapy in intensive and intermediate care units: prospective observation of 2808 critically ill patients. Intensive care Med. 2016;42(2):192-201.

Gillies D, Todd DA, Foster JP, Batuwitage BT. Heat and moisture exchangers versus heated humidifiers for mechanically ventilated adults and children. Cochrane Database Syst Rev. 2017;9(9):CD004711.

Hess D, Fisher D, Williams P, Pooler S, Kacmarek RM. Medication nebulizer performance. Effects of diluent volume, nebulizer flow, and nebulizer brand. Chest. 1996;110(2):498-505.

Lacherade J, Auburtin M, Cerf C, et al. Impact of humidification systems on ventilator-associated pneumonia: a randomized multicenter trial. Am J Respir Crit Care Med. 2005;172(10):1276-82.

Lellouche F, Taille S, Maggiore SM, et al. Influence of ambient and ventilator output temperatures on performance of heated-wire humidifiers. Am J Respir Crit Care Med. 2004;170(10):1073-9.

Li J, Liu K, Lyu S, et al. Aerosol therapy in adult critically ill patients: a consensus statement regarding aerosol administration strategies during various modes of respiratory support. Ann Intensive Care. 2023;13:63.

Masclans JR, Pérez-Terán P, Roca O. The role of high flow oxygen therapy in acute respiratory failure. Med Intensiva. 2015;39(8):505-15.

Proyecto SEMICYUC Prevención Neumonía asociada a ventilación mecánica Neumonía Zero. Disponible en: https://semicyuc.org/wp-content/uploads/2018/12/informe-revision-expertos.pdf [último acceso: Diciembre 2023].

Ramos Gómez LA, Benito Vales S. Apéndice A. Índices y formulas útiles en ventilación mecánica. En: Benito S, Ramos LA. Fundamentos de la ventilación mecánica. Marge Medica Books; 2012. p. 243-52.

Siemieniuk RAC, Chu DK, Kim LH, et al. Oxygen therapy for acutely ill medical patients: a clinical practice guideline. BMJ. 2018;363:k4169.

Solomita M, Palmer LB, Daroowalla F, et al. Humidification and secretion volume in mechanically ventilated patients. Respir Care. 2009;54(10):1329-35.

8 Ventilación mecánica

F. Frutos Vivar

➤ **Orientación para el estudio**

En este capítulo se exponen las bases de la ventilación mecánica invasiva. Inicialmente se expone la taxonomía, descrita por Chatburn, de los modos de ventilación y una breve descripción de los modos de ventilación utilizados más frecuentemente y de los modos alternativos incorporados en los ventiladores de nueva generación. A continuación se detallan los parámetros que se deben programar para iniciar la ventilación mecánica y los parámetros resultantes de esa programación que se han relacionado con el pronóstico, así como una descripción de las asincronías más frecuentes. El final del capítulo se dedica al proceso de la desconexión de la ventilación mecánica y de la extubación programada.

1. Introducción

La ventilación con presión positiva invasiva es la base del soporte vital respiratorio. Los objetivos de la ventilación con presión positiva invasiva son proporcionar una ventilación alveolar adecuada y mantener el reclutamiento pulmonar.

2. Modos de ventilación invasiva

2.1. Taxonomía

Existen casi 200 denominaciones para los modos ventilatorios en los ventiladores que son utilizados en las unidades de cuidados intensivos. Evidentemente, no existe ese número de modos diferentes, pues muchos son similares, aunque se denominen de forma distinta. En 2014, con el objetivo de clasificar los modos en grupos con características similares, Chatburn *et al.* propusieron una taxonomía para la ventilación mecánica.

Un modo de ventilación mecánica puede definirse, en general, como un patrón predeterminado de interacción enfermoventilador. Se construye utilizando tres componentes básicos: *a)* variable de control de la respiración (controlada por volumen o controlada por presión), *b)* secuencia de respiración (controlada, asistida o espontánea) y *c)* esquema o sistema de selección (manual, servo, automático). Para el desarrollo de esa taxonomía se han descrito diez constructos o mandamientos básicos:

1. Una respiración es un ciclo de flujo positivo (inspiración) seguido de un flujo negativo (espiración) en la curva flujotiempo.

2. Una respiración es asistida si el ventilador realiza una parte o la totalidad del trabajo respiratorio.

3. Un ventilador asiste la respiración utilizando una variable de control (volumen o presión) basada en la ecuación de movimiento del sistema respiratorio [$P(t) = EV(t) + R\dot{V}(t)$]. Esta ecuación relaciona presión (P), volumen (V) y flujo (V̇) como variables continuas en el tiempo (t) con los parámetros de elastancia (E) y resistencia (R). Para que la asistencia sea controlada por volumen (VC) se deben programar el volumen y el flujo. En la asistencia controlada por presión (PC) es la presión inspiratoria la que se programa.

4. Las respiraciones se clasifican de acuerdo a criterios de inicio y final o ciclado de la inspiración:

✔ La inspiración se inicia cuando una variable de activación o *trigger* alcanza un umbral preestablecido. Los *trigger* pueden ser de tiempo o de indicadores del esfuerzo inspiratorio (cambios en presión o flujo, señales eléctricas derivadas del movimiento diafragmático).

✔ La inspiración finaliza (*cycled-off*) cuando una variable de ciclado alcanza un umbral preestablecido. Estas variables pueden ser de tiempo, presión, volumen, flujo o señales eléctricas derivadas del movimiento diafragmático.

5. La inspiración puede ser iniciada por el enfermo o por el ventilador.

6. Las respiraciones se clasifican como espontáneas o mandatorias en función de lo establecido en el punto anterior. En las respiraciones espontáneas el enfermo mantiene el control de la respiración. Esta respiración puede ser asistida o no asistida. Una respiración mandatoria es aquella en la que el enfermo ha perdido el control, por lo tanto, es siempre asistida.

7. Los ventiladores suministran tres secuencias respiratorias básicas (*breath sequence*):

✔ Ventilación mandatoria/obligatoria continua (CMV): secuencia respiratoria en la que no hay respiraciones espontáneas.

✔ Ventilación mandatoria/obligatoria intermitente (IMV): secuencia respiratoria donde se entremezclan respiraciones espontáneas y mandatorias. Hay tres variaciones de esta secuencia respiratoria:

   ✺ Las respiraciones mandatorias son fijas según la frecuencia respiratoria programada (modo de ventilación: *synchronized intermittent mandatory ventilation*, SIMV).

   ✺ Las respiraciones mandatorias se aportan cuando la respiración espontánea es menor que la frecuencia respiratoria prefijada. Es decir, las respiraciones espontáneas suprimen las respiraciones mandatorias (modo de ventilación: *biphasic/bilevel positive airway pressure* S/T, BiPAP S/T).

   ✺ Las respiraciones mandatorias se aportan cuando el volumen minuto es inferior a un umbral prefijado (modo de ventilación: *adaptive support ventilation*; ASV).

✔ Ventilación espontánea continua (CSV).

8. Los ventiladores suministran cinco patrones ventilatorios básicos (VC-CMV, VC-IMV, PC-CMV, PC-IMV y PC-CSV). Un patrón ventilatorio es una secuencia respiratoria (CMV, PCV, CSV) con una variable de control (volumen o presión) para las respiraciones mandatorias (o para las espontáneas en la secuencia CSV).

9. Dentro de cada patrón ventilatorio hay varios tipos de ventilación que se diferencian por su esquema o sistema de selección (fijo o *set-point,* dual, bio-variable, servo, adaptativo, óptimo e inteligente). El esquema o sistema de selección (*targeting scheme*) es la relación que existe entre la entrada (*input*) programada por el operador y la salida (*output*) generada por el ventilador para alcanzar un patrón ventilatorio específico. El proceso de programar o ajustar un modo de ventilación puede considerarse como la elección de diferentes «dianas» (*target values* o parámetros programables) que alcanzar: volumen circulante, flujo inspiratorio, presión inspiratoria, tiempo inspiratorio, frecuencia respiratoria, presión positiva al final de la espiración (PEEP), concentración inspirada de oxígeno (O) y concentración de dióxido de carbono (CO_2) al final de la espiración. Una vez programados o seleccionados los *input* o *target values,* el patrón ventilatorio es el resultado del *targeting scheme* o sistema de elección indicado en el respirador:

✔ **Fijo o *set-point* (s).** El operador programa los *targets values* y el ventilador únicamente los aplica. Los ejemplos más simples son los modos controlados por volumen (se programa volumen circulante, flujo inspiratorio) y los modos controlados por presión (se programa presión inspiratoria, tiempo inspiratorio).

✔ **Dual (d).** Es un esquema de selección que permite al ventilador cambiar entre control de volumen y control de presión durante una sola inspiración.

✔ **Bio-variable (b).** Es un esquema de selección que permite al ventilador ajustar automáticamente la presión inspiratoria (o el volumen circulante) de forma aleatoria para reproducir la variabilidad observada durante la respiración normal.

✔ **Servo (r).** Es un esquema de selección por el cual la salida (*output*) del respirador (p. ej., la presión inspiratoria) es el resultado automático de una entrada (*input*) variable (p. ej., esfuerzo inspiratorio).

✔ **Adaptativo (a).** Es un esquema de selección que permite al ventilador establecer un *target value* (p. ej., presión en una respiración) para conseguir otro *target value* (p. ej., volumen circulante medio en varias respiraciones).

✔ **Óptimo (o).** Es un esquema de selección que ajusta automáticamente los parámetros ventilatorios para optimizar alguna variable (p. ej., esfuerzo inspiratorio o trabajo respiratorio).

✔ **Inteligente (i).** Es un esquema de selección que ajusta automáticamente la ventilación utilizando programas de inteligencia artificial como la lógica difusa (*fuzzy logic*), los sistemas expertos basados en reglas y las redes neuronales artificiales.

10. Atendiendo a los anteriores principios se ha definido una taxonomía de la ventilación mecánica con cuatro niveles jerárquicos similares a la taxonomía biológica (Tabla 8-1). Así, un modo de ventilación se clasifica según:

✔ Orden: variable de control.
✔ Clase o familia: secuencia respiratoria básica.

✔ Género: esquema de selección primario.
✔ Especie: esquema de selección secundario.

Se podría considerar añadir un quinto nivel (variedad) en caso de modos que llevan incorporados algoritmos propios (p. ej., compensación automática del tubo).

2.2. Modos de ventilación principales

2.2.1. Ventilación controlada por volumen

El ventilador proporciona un volumen circulante preestablecido durante cada inspiración en respuesta a un esfuerzo inspiratorio del enfermo (ventilación asistida) o sin este esfuerzo (ventilación controlada). Para asegurar una ventilación minuto adecuada se programa una frecuencia respiratoria de respaldo (*back-up rate*). Además se programa el tiempo inspiratorio (Ti) o la relación inspiración-espiración (I:E), el flujo máximo, la PEEP y la fracción inspirada de oxígeno (FiO_2). La presión inspiratoria es una variable dependiente y está influida por la mecánica respiratoria y el esfuerzo del enfermo. Cuando la vía aérea es ocluida al final de la inspiración y el flujo cesa, la presión de las vías respiratorias cae hasta alcanzar la presión meseta (Pplat). El patrón de flujo inspiratorio suele ser un flujo cuadrado. La ventilación controlada por volumen es ciclada por tiempo o por volumen.

2.2.2. Ventilación controlada por presión

Es un modo de ventilación iniciada por el enfermo (ventilación asistida) o por tiempo (controlada), limitada por presión y ciclada por tiempo o por flujo. Los parámetros específicos que se programan, además de la PEEP, la FiO_2 y la frecuencia respiratoria, son la presión inspiratoria, el tiempo inspiratorio (Ti) o la relación inspiración-espiración (I:E) y el tiempo de la rampa de presión (*rise time*). El volumen y el flujo son variables dependientes y varían tanto con la mecánica respiratoria como con el esfuerzo del enfermo. Durante la fase inspiratoria, el flujo es aportado rápidamente por el ventilador hasta alcanzar un valor cercano a la presión preestablecida, momento en el que el ventilador intenta mantener esta presión constante y el flujo disminuye gradualmente según el nivel de presión preestablecido y las propiedades mecánicas del sistema respiratorio hasta el final de la inspiración. La forma de onda de la presión durante la inspiración es prácticamente constante (cuadrada) y la forma de onda del flujo es de flujo desacelerado. Cuando el Ti es lo suficientemente largo para que el flujo llegue a cero, la presión preestablecida está en equilibrio con la presión alveolar máxima al final de la respiración y es igual a la presión meseta. El ciclado de inspiración a espiración está determinado por tiempo. Durante la espiración, la presión se libera bruscamente y el pulmón se vacía por las fuerzas pasivas de retroceso hasta que la presión de las vías respiratorias es igual a la PEEP preestablecida. Si el tiempo espiratorio (Te) es lo suficientemente largo para alcanzar un flujo nulo, la presión alveolar tendrá el mismo valor de PEEP.

Tabla 8-1. Clasificación de los modos de ventilación de acuerdo a la taxonomía descrita por Chatburn *et al.*

Variable de control (Orden)	Secuencia respiratoria básica (Clase)	Esquema de selección primario (Género)	Esquema de selección secundario (Especie)	(Variedad)	Nomenclatura Código	Nombre del modo de ventilación*
Volumen	CMV	Dual	-		VC-CMVd	*Volume control with pressure-limited ventilation*
Volumen	CMV	Fijo	-	-	VC-CMVs	*Volume control* / SIMV
Volumen	IMV	Fijo	Fijo	-	VC-IMVs,s	*SIMV volume control* con *pressure support*
Volumen	IMV	Fijo	Fijo	Servo	VC-IMVs,sr	SIMV con *automatic tube compensation*
Volumen	IMV	Adaptativo	Fijo	-	VC-IMVa,s	*Mandatory minute volume ventilation*
Volumen	IMV	Adaptativo	Fijo	Servo	VC-IMVa,sr	*SIMV volume control* con *tube-resistance compensation* / *Mandatory minute volume ventilation + automatic tube compensation*
Volumen	IMV	Dual	Adaptativo	Fijo	VC-IMVda,s	*Mandatory minute volume ventilation with pressure-limited ventilation*
Volumen	IMV	Dual	Adaptativo	Fijo Servo	VC-IMVda,sr	*Mandatory minute volume ventilation with pressure-limited ventilation* con *Automatic Tube Compensation*
Volumen	IMV	Dual	Adaptativo	-	VC-IMVd,a	Automode® *(volume control to volume support)*
Volumen	IMV	Dual	Servo		VC-IMVd,s	SIMV con *pressure-limited ventilation*
Volumen	IMV	Dual	Fijo	Servo	VC-IMVd,sr	SIMV con *pressure-limited ventilation* con *automatic tube compensation*
Presión	CMV	Adaptativo	-	-	PC-CMVa	CMV con *Autoflow* / *Adaptive pressure ventilation CMV* / *Pressure-regulated volume control* / *Assist control pressure regulated volume control*
Presión	CMV	Adaptativo	Servo	-	PC-CMVa,r	CMV con *Autoflow* y *automatic tube compensation* / *Adaptive pressure ventilation CMV* con *tube-resistance compensation*
Presión	CMV	Fijo	-	-	PC-CMVs	*Pressure control ventilation* / *Pressure control ventilation plus assisted*
Presión	CMV	Fijo	Servo	-	PC-CMVs,r	*Pressure Control CMV* con *automatic tube compensation*
Presión	IMV	Adaptativo	Fijo	-	PC-IMVa,s	*Adaptive pressure ventilation* SIMV

Continúa...

Tabla 8-1. Clasificación de los modos de ventilación de acuerdo a la taxonomía descrita por Chatburn et al. (Cont.)

Variable de control (Orden)	Secuencia respiratoria básica (Clase)	Esquema de selección primario (Género)	Esquema de selección secundario (Especie)	(Variedad)	Nomenclatura Código	Nombre del modo de ventilación*
Presión	IMV	Adaptativo	Fijo	-	PC-IMVa,s	Mandatory minute volume with Autoflow
						SIMV con Autoflow
						SIMV pressure-regulated volume control
						SIMV volume control con pressure support
Presión	IMV	Adaptativo	Servo	-	PC-IMVa,r	SIMV volume control con tube compensation
						Mandatory minute volume ventilation con Autoflow y automatic tube compensation
Presión	IMV	Adaptativo	Servo	Fijo Servo	PC-IMVar,sr	Adaptive pressure ventilation SIMV con tube-resistance compensation
						SIMV con Autoflow y automatic tube compensation
Presión	IMV	Adaptativo	Adaptativo	-	PC-IMVa,a	Automode® (pressure-regulated volume control to volume support)
						Bi-level con pressure support
						Pressure control ventilation con pressure support
						APRV
						Pressure control SIMV
						DuoPAP®
Presión	IMV	Fijo	Fijo	-	PC-IMVs,s	BiVent®
						Automode® (pressure control to pressure support)
						BiLevel® con automatic tube compensation
						BiLevel® airway pressure ventilation volume guaranteed
						SIMV pressure control con pressure support
						BiLevel® con automatic tube compensation
Presión	IMV	Fijo	Servo	-	PC-IMVs,r	SIMV pressure control con automatic tube compensation
Presión	IMV	Fijo	Servo	Fijo Servo	PC-IMVsr,sr	APRV con automatic tube compensation

Continúa...

Tabla 8-1. Clasificación de los modos de ventilación de acuerdo a la taxonomía descrita por Chatburn et al. (Cont.)

Variable de control (Orden)	Secuencia respiratoria básica (Clase)	Esquema de selección primario (Género)	Esquema de selección secundario (Especie)	(Variedad)	Nomenclatura Código	Nombre del modo de ventilación*
Presión	IMV	Fijo	Servo	Fijo Servo	PC-IMVsr,sr	*Pressure control ventilation* con *automatic tube compensation*
Presión	IMV	Óptimo	Inteligente	Óptimo Inteligente	PC-IMVoi,oi	ASV®/IntelligentASV®
Presión	IMV	Óptimo	Inteligente Servo	Óptimo Inteligente Servo	PC-IMVoir,oir	ASV®/IntelligentASV® con *automatic tube compensation*
Presión	CSV	Adaptativo	-	-	PC-CSVa	*Volume support*
Presión	CSV	Inteligente	-	-	PC-CSVi	SmartCare®
						Pressure support
Presión	CSV	Fijo	-	-	PC-CSVs	CPAP
						Automatic tube compensation
						CPAP/pressure support con *automatic tube compensation*
Presión	CSV	Servo	-	-	PC-CSVr	*Neurally adjusted ventilatory assist* (NAVA®)
						Proportional assist ventilation
Presión	CSV	Fijo	Servo	-	PC-CSVs,r	Presión soporte/CPAP con *automatic tube compensation*

* Se muestra el nombre original de los modos de ventilación que aparecen en los ventiladores Covidien, Draeger, General Electric, Hamilton, y Maquet. Modificada de Chatburn RL. Classification of mechanical ventilators and modes of ventilation. En: Martin Tobin, editor. Principles and Practice of Mechanical Ventilation. 3ª ed. New York: MacGraw-Hill; 2013 y Chatburn RL, El-Khatib M, Mireles-Cabodevila E. A taxonomy for mechanical ventilation: 10 Fundamentals maxims. Respir Care. 2014;59:1747-63. *Secuencia respiratoria básica:* CMV: ventilación mandatoria/obligatoria continua; IMV: ventilación mandatoria/obligatoria intermitente; CSV: ventilación espontánea continua. *Esquema de selección:* s: fijo o *set-point;* d: dual; r: servo; a: adaptativo; o: óptimo; i: inteligente. *Modos de ventilación:* APRV: *airway pressure release ventilation;* ASV: *adaptive support ventilation;* CMV: *control mechanical ventilation;* CPAP: *continuous positive airway pressure;* SIMV: *synchronized intermittent mandatory ventilation.*

2.2.3. Ventilación controlada por volumen y regulada por presión

La ventilación controlada por volumen y regulada por presión (CVRP) es un modo de ventilación mecánica que combina la ventilación con control de volumen y presión. Este tipo de ventilación es una forma de control adaptativo de la ventilación que permite el ajuste automático de los objetivos (presión frente a volumen) durante varias respiraciones para mantener un objetivo seleccionado; en este caso, el volumen. En este modo se programa un volumen circulante. El ventilador compara los valores de volumen y presión de la respiración anterior y aumenta o disminuye los niveles de presión. El nivel de presión que se suministra está entre la PEEP y 5 cm H_2O por debajo del límite de presión superior. Si se alcanza esta presión, el ventilador activa una alarma indicando que el volumen aportado puede ser inferior al programado. Por otra parte, el ventilador ajusta el flujo (decelerado) cuando cambia la distensibilidad pulmonar. Si la distensibilidad pulmonar

disminuye o la resistencia de las vías respiratorias aumenta, el flujo aumenta. Si la distensibilidad pulmonar aumenta o la resistencia de las vías respiratorias disminuye, el flujo se reduce. Además del volumen circulante, se programa una frecuencia respiratoria. Las respiraciones pueden ser activadas por el enfermo o por tiempo.

2.2.4. Presión de soporte

Es un modo de ventilación activada por el enfermo, limitada por presión y ciclada por flujo. El flujo y volumen que suministra el ventilador van a depender de la presión inspiratoria programada, de la resistencia de la vía aérea, de la complianza pulmonar y del esfuerzo inspiratorio del enfermo. El ciclado de inspiración a espiración es generalmente activado por una disminución en el flujo inspiratorio desde su pico máximo hasta un umbral que está predeterminado en la mayoría de los ventiladores: un valor absoluto de flujo (entre 2 y 6 L/min) o un porcentaje del flujo inspiratorio máximo (entre 12 % y 25 %). En ventiladores de última generación se permite fijar este criterio de ciclado intentando adaptar el tiempo inspiratorio mecánico al tiempo inspiratorio neural del enfermo. Aumentado el porcentaje del flujo inspiratorio máximo al cual el ventilador cicla de inspiración a espiración, se obtiene un tiempo inspiratorio más corto que puede ser beneficioso en enfermos con enfermedad pulmonar obstructiva. Por el contrario, disminuyendo el porcentaje del flujo se obtiene un tiempo inspiratorio más largo que podría beneficiar a enfermos con una distensibilidad pulmonar disminuida.

Este modo pertenece al grupo con una secuencia respiratoria básica de ventilación espontánea continua, por lo que se debe establecer un mecanismo de seguridad en caso de apnea. En general, se establece un modo de ventilación de apnea que se activa cuando el ventilador no detecta un esfuerzo inspiratorio espontáneo tras un tiempo previamente determinado.

2.2.5. *Biphasic/bilevel positive airway pressure* y *airway pressure release ventilation*

La *biphasic/bilevel positive airway pressure* (BiPAP) y la *airway pressure release ventilation* (APRV) son un modo de ventilación intermitente controlada por presión y se suele aplicar utilizando una relación inspiración/espiración inversa. Por lo tanto, hay respiraciones obligatorias o mandatorias (es decir, activadas y cicladas por la máquina) y respiraciones espontáneas (es decir, activadas y cicladas por el paciente). Las respiraciones mandatorias son activadas por tiempo, limitadas por presión y cicladas por tiempo. Las respiraciones espontáneas pueden producirse durante y entre las respiraciones mandatorias. Dado que la APRV es una alternancia entre dos niveles de presión positiva continua en la vía aérea (CPAP), la amplitud de la respiración obligatoria se denomina P_{high} en lugar de presión inspiratoria, y la duración se denomina T_{high} en lugar de tiempo inspiratorio. Este tiempo se debe ajustar para que sea lo suficientemente largo para permitir la ventilación espontánea. Del mismo modo, la presión espiratoria se denomina P_{low} y el tiempo espiratorio (tiempo de liberación) se denomina T_{low}. Este tiempo se suele programar inferior a 1,5 s o 1,5 veces la constante de tiempo espiratoria.

La diferencia entre APRV y BiPAP radica en que en la APRV se suele utilizar una relación I:E inversa, mientras que en la BiPAP no se hace. Además, en la APRV se suele programar un T_{low} corto, mientras que en la BiPAP no existe ninguna restricción sobre el T_{low}.

Este tipo de ventilación se ha denominado con diferentes nombres: BiPAP (Draeger Medical), BiLevel (Covidien), Bi-Vent (Maquet), BiPhasic (CareFusion General Electric) y DuoPAP (Hamilton).

2.3. Modos alternativos de ventilación

2.3.1. *Adaptive support ventilation*

La *adaptive support ventilation* (ASV) es un modo asistido, controlado por presión, con un sistema automático de regulación de los parámetros ventilatorios en respuesta a cambios en la mecánica del sistema respiratorio y del patrón de ventilación espontánea. Está disponible en los ventiladores Hamilton.

El principio básico de su funcionamiento se basa en la fórmula de Otis. Mediante esta ecuación se calcula la frecuencia respiratoria ideal, que es la que se asocia con un menor gasto energético, para lo que se tiene en cuenta el espacio muerto, la ventilación minuta y la constante de tiempo espiratoria. Inicialmente se introducen en el ventilador los datos de peso del enfermo, el porcentaje deseado de ventilación minuto (100 % es igual a 100 mL/kg/min), la FiO_2, la PEEP y un límite superior de presión inspiratoria. A continuación, el sistema determina la constante de tiempo espiratoria mediante el análisis de la curva de flujo-volumen espiratoria. Posteriormente, el algoritmo automático ajusta la presión inspiratoria, la relación de tiempo inspiratorio/espiratorio y la frecuencia respiratoria para mantener el objetivo de ventilación minuto dentro de un rango establecido para evitar la respiración rápida y superficial o un volumen de inflación excesivo. Para la determinación de la frecuencia respiratoria óptima, el ventilador asume un espacio muerto, según el nomograma de Radford, de 2,2 mL/kg.

2.3.2. *Neurally adjusted ventilatory assist*

La *neurally adjusted ventilatory assist* (NAVA) es un modo proporcional de ventilación que suministra la asistencia inspiratoria en base a la actividad eléctrica del diafragma (EAdi), que refleja el impulso respiratorio central y que se mide con una sonda esofágica con electrodos. Este modo está disponible en los ventiladores Maquet/Servo.

NAVA es un modo único en comparación con todos los demás modos de ventilación, ya que utiliza una señal fisiológica (EAdi) para iniciar el ciclo respiratorio, para establecer el nivel de asistencia inspiratoria y para la finalización del ciclo. El ciclado se inicia cuando el ventilador detecta un cambio en la señal EAdi superior al umbral establecido (principalmente 0,5 µV). La asistencia inspiratoria es proporcional a la EAdi a lo largo del ciclo inspiratorio, que se mide cada 16 ms, y se amplifica con un nivel NAVA establecido. La denominada ganancia de proporcionalidad (nivel de NAVA, en cm H_2O/µV) se programa según la siguiente fórmula: Paw = (nivel de NAVA × EAdi) + PEEP. Así, cuando la amplitud de la EAdi es de 10 µV y el nivel de NAVA de 1,5 cm H_2O/µV, la presión inspiratoria sería 15 cm H_2O por encima de la PEEP. Cuando la señal de EAdi alcanza el 40-70 % de la señal de EAdi máxima, el ventilador interrumpe la asistencia inspiratoria y abre la válvula espiratoria.

Se han propuesto diferentes métodos para establecer el nivel de NAVA:

✔ Ajuste para que la asistencia inspiratoria sea similar a la presión inspiratoria observada en una prueba con presión de soporte.

✔ Método basado en la respuesta del volumen circulante y de la presión inspiratoria a niveles ascendentes de NAVA. Partiendo de niveles bajos, se produce un aumento gradual hasta un determinado nivel de NAVA a partir del cual el volumen circulante y de la presión inspiratoria alcanzan una meseta. El nivel óptimo de NAVA sería el que coincidiera con el cambio de fase ascendente a fase de meseta de los valores de volumen circulante y de presión inspiratoria.

- ✔ Ajuste a un nivel de NAVA que alcance el 60 % de la EAdi máxima obtenida tras una prueba de ventilación espontánea con presión de soporte de 7 cm H_2O y PEEP 0.
- ✔ Establecer el nivel de NAVA para conseguir la misma ventilación minuto observada en una prueba previa de 5 minutos de presión de soporte ajustada para obtener un volumen circulante de 6-8 mL/kg de peso ideal y una frecuencia respiratoria de 20-30 respiraciones por minuto (rpm).

2.3.3. *Proportional assisted ventilation*

La *proportional assisted ventilation* (PAV) es un modo proporcional de ventilación que funciona amplificando el esfuerzo inspiratorio del enfermo proporcionando el soporte necesario para mejorar el equilibrio entre capacidad o carga y demanda. Está disponible en los ventiladores Puritan-Bennett.

En este modo el *trigger* funciona de forma similar a otros modos, detectando el esfuerzo inspiratorio mediante determinaciones instantáneas de flujo y volumen. La proporcionalidad de la asistencia viene determinada por la ecuación de movimiento del sistema respiratorio. Según esta ecuación, la presión total que debe aplicarse para insuflar el pulmón debe superar la presión resistiva (flujo × resistencia) y la presión de retracción elástica (volumen × elastancia) del sistema respiratorio. Durante la ventilación asistida, la presión total es la suma de la presión generada por la contracción muscular del paciente (Pmus) y la presión generada por el ventilador (Pvent).

En la versión original de este modo los niveles de asistencia de flujo y volumen debían ser ajustados manualmente. Esto requería una estimación de las características mecánicas pasivas, resistencia y elastancia, al inicio del ajuste y de forma intermitente. Una vez conocidas, la presión de asistencia que ofrece el ventilador se determina por la suma de la asistencia de flujo y de volumen [Pvent = (%Asistencia de flujo) × resistencia + (%Asistencia de volumen) × elastancia]. Debido a los cambios de la mecánica respiratoria, el sistema requería la medición frecuente de la elastancia y la resistencia con riesgo de que la asistencia fuese excesiva o insuficiente en caso de error de estimación o de falta de concordancia entre los valores estimados y los reales. Actualmente hay disponible una versión mejorada, denominada ventilación asistida proporcional con factores de ganancia ajustables a la carga (PAV+). Esta modalidad ofrece dos mejoras: la medición no invasiva y semicontinua de la mecánica respiratoria, que permite el ajuste automático del nivel de asistencia. Esta medición se realiza introduciendo breves pausas (300 ms) al final de la inspiración, cada 8-15 respiraciones, para estimar la resistencia y la elastancia, y el ajuste automático de la asistencia de flujo y volumen, que se convierte en una fracción constante de los valores medidos de resistencia y elastancia. Durante la ventilación en modo PAV+ simplemente hay que ajustar el porcentaje con el que el ventilador debe asistir el esfuerzo del paciente. Así, un nivel de asistencia del 80 % significa que el ventilador contribuirá en un 80 % a la presión total alcanzada, dejando el 20 % restante al paciente (Proporcionalidad = %Asistencia × 100 - %Asistencia). Para un nivel de asistencia del 80 %, la proporcionalidad será 2; así, el ventilador multiplica la presión instantánea de asistencia por un factor de 2.

2.3.4. Ventilación mandatoria intermitente sincronizada

En la ventilación mandatoria intermitente sincronizada (SIMV) el ventilador suministra una frecuencia respiratoria preestablecida (obligatoria o mandatoria) con un volumen circulante programado y, al mismo tiempo, permite las respiraciones espontáneas. Las respiraciones obligatorias pueden ser en forma de volumen preestablecido (limitadas por flujo y cicladas por volumen), presión (limitadas por presión y cicladas por tiempo cíclico) o una combinación de presión y volumen. Si el paciente no activa el ventilador, este aportará las respiraciones mandatorias de acuerdo con la frecuencia preestablecida.

2.3.5. Ventilación de alta frecuencia

En ventilación de alta frecuencia (HFV) la frecuencia respiratoria establecida supera ampliamente la frecuencia respiratoria normal y el volumen circulante es muy bajo, incluso inferior a la ventilación del espacio muerto anatómico.

Hay cuatro tipos de HFV:

- ✔ **Ventilación de alta frecuencia oscilatoria (HFOV).** En esta técnica el volumen circulante fijado es inferior al de la ventilación de espacio muerto, y las frecuencias respiratorias son muy elevadas, oscilando entre 300 y 900/minuto. La técnica utiliza un diafragma oscilante para suministrar frecuencias respiratorias muy altas. El ajuste principal es la presión media de las vías respiratorias, ya que el flujo oscila en torno a una presión arterial media constante debido a las altas frecuencias respiratorias (frecuencia). El volumen corriente también se conoce como amplitud y viene determinado por varios factores, como el tamaño del tubo endotraqueal utilizado y la frecuencia respiratoria establecida.
- ✔ **Ventilación de alta frecuencia con presión positiva (HPPV).** Se administra mediante un ventilador convencional en el que las frecuencias respiratorias se fijan en límites máximos. Esta técnica está obsoleta y se utiliza muy poco.
- ✔ **Ventilación de alta frecuencia con *jet* (HFJV).** Este método se utiliza principalmente en neonatos. En esta técnica se administra la mezcla de oxígeno-aire a través de una cánula de calibre 14-16 insertada en el tubo endotraqueal. Proporciona una frecuencia respiratoria de entre 100 y 150/minuto con volúmenes circulante muy bajos, inferiores a 1 mL/kg. La exhalación es pasiva. La dispersión de Taylor es el método de intercambio de gases en la HFJV.
- ✔ **Ventilación de alta frecuencia percusiva (HFPV).** Se trata de una combinación de ventilación de alta frecuencia y ventilación convencional (ventilación controlada por presión). Puede describirse como una ventilación de alta frecuencia que oscila entre dos niveles de presión diferentes.

3. Parámetros programables (*target values*)

3.1. Volumen circulante o volumen *tidal*

Es el parámetro programable principal en los modos controlados por volumen. El volumen circulante (Vc o Vt) se debe programar para obtener una presión meseta inferior a 30 cm H_2O o una presión de conducción o distensión alveolar (*driving pressure*) –que es la diferencia entre la presión meseta y la PEEP o la relación volumen corriente/compliancia pulmonar– inferior a 14 cm H_2O. En general, el volumen circulante resultante será entre 6-8 mL/kg de peso ideal. Para el cálculo del peso ideal se tiene en cuenta el sexo y la talla: hombres: 50,0 + 0,905 × (altura en cm) - 152,4; mujeres: 45,5 + 0,905 × (altura en cm) - 152,4). En enfermos con lesión pulmonar aguda o síndrome de dificultad respiratoria aguda es posible que sea necesario programar un volumen circulante inferior a 6 mL/kg de peso ideal. Aunque, dado que la lesión pulmonar en el síndrome de dificultad respiratoria aguda no es homogénea, el volumen circulante se podría fijar en función del volumen pulmonar aireado; por ejemplo, la capacidad funcional residual o la capacidad pulmonar total. No obstante, se necesitan más estudios para evaluar el límite seguro de estas dos capacidades cuando se utilizan para fijar el volumen circulante. Otra posible variable para fijar el volumen circulante sería la presión transpulmonar al final de la inspiración (P_L = presión meseta - presión pleural o esofágica). Se ha estimado que el límite para evitar la sobredistensión es una P_L de 15 cm H_2O al final de la inspiración, que corresponde aproximadamente al 70-75 % de la capacidad pulmonar total.

3.2. Presión inspiratoria

Es el parámetro programable principal en los modos controlados por presión. Se suele pautar inicialmente a un nivel inferior a 20 cm H_2O y, posteriormente, se debe modificar para obtener un volumen circulante de 6-8 mL/kg de peso ideal. La presión programada se mantiene constante durante el tiempo inspiratorio. La diferencia entre la presión alveolar y la presión programada genera un flujo decreciente que depende de la compliancia y la resistencia del sistema respiratorio (y por lo tanto de la constante tiempo, τ).

3.3. Presión positiva al final de la espiración

La PEEP se aplica en pacientes ventilados mecánicamente para mejorar el intercambio de gases y la mecánica respiratoria mediante el aumento del volumen pulmonar al final de la espiración (EELV, *end-expiratory lung volume*). De forma rutinaria se programan niveles bajos de PEEP (generalmente 5 cm H_2O). Se han utilizado varias estrategias para determinar la PEEP óptima, como la evaluación del punto de inflexión inferior de la curva presión-volumen y la aplicación de una PEEP 2 cm H_2O mayor que ese punto, el uso de algoritmos que combinan la PEEP y la FiO_2, la medición de la presión transpulmonar con un catéter esofágico o el cálculo mediante técnicas como la tomografía de impedancia eléctrica.

3.4. Frecuencia respiratoria

La frecuencia respiratoria debe ajustarse durante la ventilación mecánica para mantener un volumen minuto adecuado a las demandas metabólicas del paciente. Si se precisa una frecuencia respiratoria elevada para mantener los niveles de presión arterial de dióxido de carbono ($PaCO_2$) dentro de un rango seguro, puede alterarse la relación inspiratoria-espiratoria, lo que puede inducir hiperinsuflación dinámica o PEEP intrínseca debido a un tiempo espiratorio corto. Una frecuencia respiratoria alta también puede causar daño pulmonar debido al reclutamiento/desreclutamiento cíclico.

3.5. Flujo inspiratorio/velocidad de flujo

La velocidad de flujo es la rapidez con la que el gas entra en la vía aérea. En algunos respiradores se programa el volumen o la presión y el tiempo o porcentaje de Ti, y el respirador ajusta el flujo automáticamente para conseguir esta programación. En la ventilación por volumen, la velocidad de flujo depende del volumen corriente y del Ti. Si el volumen se mantiene constante, el flujo es tanto más rápido cuanto menor sea el Ti. Si el Ti se mantiene constante, el flujo es más rápido cuanto mayor sea el volumen. En otros respiradores el flujo inspiratorio se programa tanto en las modalidades de volumen como en las de presión.

Algunos respiradores permiten modificar, en las modalidades de volumen, la forma del flujo:

- **Flujo constante (de onda cuadrada).** Es el más habitual. La velocidad de flujo se mantiene igual durante todo el tiempo inspiratorio. El flujo es cero durante la pausa inspiratoria.
- **Flujo decelerado.** Es el característico de la modalidad de presión y de las modalidades mixtas o de doble control. El aire entra muy rápido al comienzo de la inspiración, y la velocidad va disminuyendo según progresa.
- **Flujo acelerado.** Es muy lento al principio de la inspiración y va aumentando según progresa.
- **Flujo sinusoidal.** Se inicia de forma lenta, se acelera hasta alcanzar un máximo que se mantiene durante un tiempo y luego se enlentece de forma progresiva.

3.6. Sensibilidad del *trigger*

Es el dispositivo que permite que el respirador abra su válvula inspiratoria. La sensibilidad puede ser activada de dos formas:

- **Por flujo.** El esfuerzo del enfermo crea un flujo negativo en las tubuladuras que, al ser detectado por el respirador, produce la apertura de la válvula inspiratoria. Algunos respiradores seleccionan automáticamente un nivel fijo de sensibilidad por flujo, mientras que en otros debe programarse entre 1 y 3 L/min.

✔ **Por presión.** El esfuerzo inspiratorio del enfermo genera una presión negativa que, al ser detectada, activa la apertura de la válvula inspiratoria. La sensibilidad por presión se suele programar entre -1 y -2 cm H_2O.

Se ha considerado que el *trigger* por flujo precisa menos esfuerzo por parte del enfermo, pero en los ventiladores de última generación el esfuerzo necesario es similar con los dos tipos de *trigger*.

La sensibilidad debe ajustarse para que el enfermo consiga abrir la válvula con el menor esfuerzo posible. Sin embargo, hay que evitar que el nivel de sensibilidad sea demasiado bajo, ya que la aparición de turbulencias dentro de las tubuladuras podría ser interpretada por el ventilador como el inicio de la inspiración del enfermo y generar autociclado.

3.7. Pendiente, rampa de aceleración de flujo o tiempo de ascenso inspiratorio (*rise time*)

Es el tiempo necesario para que el ventilador alcance la presión de soporte programada. El tiempo de subida debe ajustarse a las condiciones del enfermo. En teoría, los pacientes con un esfuerzo o estimulo inspiratorio alto deberían beneficiarse de una rampa rápida, mientras que los que tienen un estímulo inspiratorio bajo podrían beneficiarse de una rampa más lenta.

4. Parámetros derivados

4.1. Presión meseta, presión *plateau* o presión estática

La presión meseta es la presión aplicada al final de la inspiración sobre las pequeñas vías aéreas y alvéolos. Se mide alargando el tiempo en la inspiración para que la presión pulmonar se equilibre en ese volumen. La magnitud de la presión meseta depende de la distensibilidad del sistema respiratorio y del volumen circulante, y representa la presión de retroceso elástico del pulmón. Una presión meseta elevada puede sugerir un riesgo de sobredistensión alveolar.

4.2. Presión de conducción o distensión alveolar (*driving pressure*)

Indica la relación normalizada del volumen circulante respecto a la complianza estática del sistema respiratorio ($\Delta P = Vt/C_{RS}$). Esta relación puede calcularse, en los enfermos que no realizan esfuerzos inspiratorios, como presión meseta - PEEP.

4.3. Poder mecánico o potencia mecánica (*mechanical power*)

Durante la ventilación mecánica la energía cambia de eléctrica a potencial, cinética y térmica. Esta transferencia de energía puede contribuir a la lesión pulmonar. Esta energía transferida del ventilador a los pulmones por cada respiración individual se denomina «energía mecánica», y la energía transferida por unidad de tiempo se denomina «poder mecánico» o «potencia mecánica». La potencia mecánica se calcula a partir de dos ecuaciones:

✔ Ecuación de movimiento del sistema respiratorio: [P = Ers × ΔV + Raw × $\dot{V}$ + PEEP].
✔ Ecuación de trabajo o energía: [W = ΔP × ΔV]

donde P es la presión, Ers es la elastancia del sistema respiratorio, Raw es la resistencia de la vía aérea, $\dot{V}$ es el flujo inspiratorio, $PEEP$ es la presión positiva al final de la espiración y V es el volumen.

Desde donde se deduce:

$$Potencia\ mecánica = 0,098 \times FR \times$$
$$\left\{ \Delta V^2 \times [\tfrac{1}{2} \times Ers + FR \times \tfrac{(1+I:E)}{60 \times I:E} \times Raw] + \Delta V \times PEEP \right\}$$

Esta ecuación se puede simplificar, para facilitar su cálculo, como:

✔ Ventilación con control de volumen con pausa inspiratoria:

$$Potencia\ mecánica = 0,098 \times VT \times FR \times (Ppico - \tfrac{Pdriving}{2})$$

✔ Ventilación con control de volumen sin pausa inspiratoria:

$$Potencia\ mecánica = [VT \times FR \times (Ppico + PEEP + \tfrac{Flujo}{6})]$$
$$/20$$

✔ Ventilación con control de presión:

$$Potencia\ mecánica = 0,098 \times VT \times FR \times (Pdriving + PEEP)$$

4.4. Presión positiva al final de la espiración intrínseca o auto-PEEP

Se mide realizando una oclusión sobre la válvula espiratoria del circuito inmediatamente antes del comienzo de un nuevo ciclo respiratorio. Es una estimación de la presión alveolar al final de la espiración que se pone de manifiesto en condiciones de flujo cero. La persistencia de flujo espiratorio en este momento indica que la presión alveolar no ha llegado a 0 cm H_2O o al nivel de PEEP extrínseca prefijado debido a diferentes motivos: *a)* por obstrucción del flujo aéreo espiratorio o por incremento del esfuerzo espiratorio (hiperinsuflación con limitación al flujo aéreo); *b)* cuando la frecuencia respiratoria o el volumen corriente son relativamente altos y el tiempo espiratorio es relativamente corto para las propiedades (resistencia y complianza) del sistema respiratorio (hiperinsuflación dinámica sin limitación del flujo aéreo); *c)* existe una espiración activa que influye sobre la presión alveolar al final de la espiración y genera un gradiente entre los alvéolos y la presión atmosférica sin sobredistensión pulmonar.

5. Asincronías

Los desequilibrios entre las necesidades de los enfermos y la asistencia aportada por el ventilador producen las denominadas asincronías o asincronismos (Fig. 8-1). Las asincronías más frecuentes son:

Asincronía		Fase del ciclo respiratorio donde aparece	Estrategia
Retraso en la activación (*Trigger delay*) 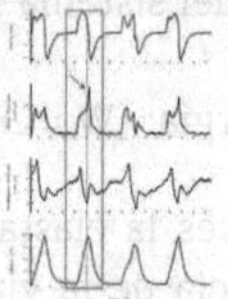		Inspiración	• Ajustar tiempo inspiratorio • Aumentar PEEP para contrarrestar auto-PEEP • Revisar intercambiador de calor-humedad
Asincronía de flujo (*Inspiratory flow mismatching*) 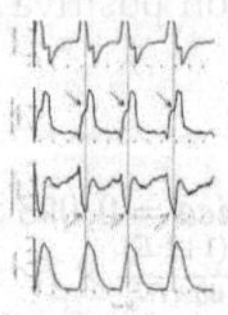		Inspiración	• Aumentar flujo inspiratorio • Disminuir estímulo respiratorio (ajustar analgesia y sedación)
Ciclado prematuro (*Short cycling*) 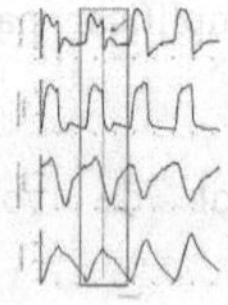		Inspiración	• Aumentar tiempo inspiratorio • Ajustar el criterio para inicio de espiración en presión de soporte • Usar modos proporcionales de ventilación
Activación inversa (*Reverse triggering*) 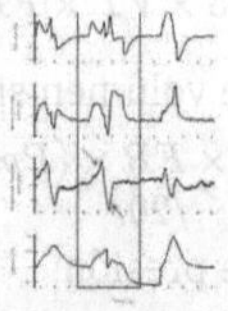		Inspiración	• Disminuir sedación • Valorar bloqueo neuromuscular en caso de SDRA y generación de *breath stacking*
Doble activación (*Double triggering*) 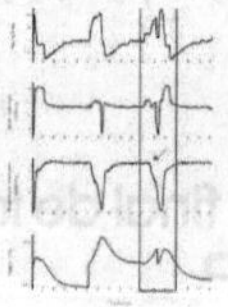		Transición inspiración a espiración	• Aumentar tiempo inspiratorio • Intentar presión de soporte con ajuste del criterio para inicio de la espiración • Valorar bloqueo neuromuscular en caso de SDRA y generación de *breath stacking*
Esfuerzo ineficaz (*Ineffective inspiratory effort*) 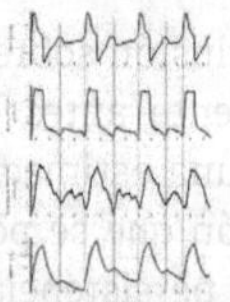		Espiración	• Ajustar sensibilidad • Evaluar atrapamiento aéreo • Evitar sobreasistencia • Aumentar PEEP para contrarrestar auto-PEEP

Fig. 8-1 | Asincronías más frecuentes y estrategias para su control. Imágenes reproducidas con permiso, de © 2020 Annals of Thoracic Medicine. Published by Wolters Kluwer-Medknow. PEEP: presión positiva al final de la espiración; SDRA: síndrome de dificultad respiratoria aguda.

✔ **Retraso en la activación** (*trigger delay*). Se define como un desfase mayor de 100 ms entre el inicio del esfuerzo del paciente y el inicio del flujo suministrado por el ventilador

✔ **Asincronía de flujo** (*inspiratory flow mismatching*). El flujo de gas suministrado por el ventilador es inferior a las demandas de flujo inspiratorio del paciente. Las asincronías de flujo parecen ser más comunes con los modos ventilatorios que suministran un flujo fijo (modos controlados por volumen) en comparación con modos en los que se va ajustando el flujo respiración a respiración (modos controlados por presión).

✔ **Asincronías de ciclado.** Desajuste entre el estímulo del centro respiratorio del paciente y el tiempo inspiratorio del ventilador. Si el tiempo inspiratorio del ventilador supera el tiempo inspiratorio neurológico del paciente, se produce un retraso en el ciclado (*delayed cycling*) Si el tiempo inspiratorio ajustado del ventilador es inferior al tiempo inspiratorio neurológico del paciente, puede producirse un ciclado corto (*short cycling* o *premature cycling*).

✔ **Activación inversa** (*reverse triggering*). Es una asincronía en la que el ventilador desencadena las contracciones del músculo diafragmático a través de la activación del centro respiratorio del paciente en respuesta a la insuflación pasiva de los pulmones.

✔ **Doble activación** (*double triggering*). Consiste en dos ciclos que pueden o no estar separados por un tiempo espiratorio muy corto. Se produce cuando el esfuerzo inspiratorio del enfermo continúa en el ciclo espiratorio del ventilador y desencadena una segunda respiración antes completarse la espiración.

✔ **Esfuerzo ineficaz** (*ineffective inspiratory effort*). Se define como el esfuerzo del paciente que no puede activar el ventilador. El esfuerzo ineficaz es una asincronía entre el impulso respiratorio y el *trigger* inspiratorio

✔ **Autodisparo** (*auto-trigger*). Es una respiración mecánica que no es provocada por el esfuerzo inspiratorio del paciente y que no se corresponde con una respiración mandatoria u obligatoria. El auto-*trigger* puede ser causado por un umbral de sensibilidad extremadamente sensible o por cambios en la presión y el flujo que pueden estar relacionados con fugas o agua en las tubuladuras.

6. Desconexión de la ventilación mecánica

El proceso de desconexión, retirada o liberación de la ventilación mecánica (conocido tradicionalmente también como *weaning* o destete) se inicia una vez que se ha producido una mejoría o resolución de la causa que motivó la instauración de la ventilación mecánica y cumple una serie de criterios: *a)* relación $PaO_2/FiO_2 > 200$ o $SpO_2 > 90\%$ con $FiO_2 \leq 0,4$ y PEEP ≤ 5 cm H_2O; *b)* estabilidad hemodinámica definida como ausencia de hipotensión clínicamente significativa, que no requiere fármacos vasoactivos o requiere fármacos vasoactivos a dosis bajas (dopamina o dobutamina < 5 µg/kg/min); *c)* temperatura < 38 °C; *d)* hemoglobina > 8 g/dL; *e)* nivel de consciencia adecuado, definido como paciente despierto o que se le despierta fácilmente. El proceso se continúa con la realización de tres pruebas diagnósticas consecutivas: una medición de predictores de tolerancia a la prueba de respiración espontánea, una prueba de respiración espontánea y una prueba de extubación (Fig. 8-2).

6.1. Medición de predictores de tolerancia a la prueba de respiración espontánea

Aunque la mayoría de los pacientes que cumplen los criterios previamente descritos pueden ser liberados de la ventilación mecánica, hasta un 35 % no toleran la prueba de respiración espontánea. Basándose en los datos experimentales de estudios con personas sanas y animales y en los datos observacionales en pacientes con signos de fatiga de los músculos respiratorios durante una prueba de desconexión fracasada, algunos investigadores postulan que el fracaso en la prueba de respiración espontánea puede precipitar un daño en la musculatura respiratoria y prolongar la duración de la ventilación mecánica. Por ello, se han buscado criterios que permitan identificar los pacientes que van a fracasar en la prueba de respiración espontánea, de tal manera que no se sometan prematuramente a esta prueba. En la literatura se han descrito diversos predictores para evaluar la tolerancia a la prueba de respiración espontánea (Tabla 8-2). Probablemente el mejor predictor es el índice de respiración rápida superficial o índice de Yang-Tobin, que es la relación entre frecuencia respiratoria y volumen circulante (expresado en litros). Un valor umbral de 105 rpm/L tuvo una sensibilidad de 0,97, una especificidad de 0,64, un valor predictivo positivo de 0,78, un valor predictivo negativo de 0,95 y un área bajo la curva ROC de 0,89.

6.2. Prueba de respiración espontánea y *weaning*

La implementación de un protocolo de desconexión consistente en una prueba diaria de respiración espontánea cuando el enfermo cumple criterios ha demostrado que reduce el tiempo de desconexión. Aproximadamente un 80 % de los enfermos que reciben ventilación mecánica pueden ser extubados tras un corto

Tabla 8-2. Predictores para evaluar la tolerancia a la prueba de respiración espontánea

Medida de la función neuromuscular

- ✔ Presión inspiratoria máxima (PI_{max}, fuerza inspiratoria negativa)
- ✔ Presión de oclusión de la vía aérea ($P_{0,1}$)
- ✔ Capacidad vital
- ✔ Ventilación máxima voluntaria
- ✔ Capacidad diafragmática para generar presión y flujo ($P_{tr,stim}$)
- ✔ Fracción de engrosamiento del diafragma (TFdi)
- ✔ Esfuerzo inspiratorio relativo
- ✔ Cociente de esfuerzo inspiratorio
- ✔ Impedancia inspiratoria efectiva
- ✔ Tasa máxima de relajación diafragmática
- ✔ Umbral de reclutamiento de dióxido de carbono
- ✔ Esfuerzo inspiratorio sostenido
- ✔ Potencia de la señal de flujo inspiratorio

Medida de la carga de los músculos respiratorios

- ✔ Volumen minuto
- ✔ Complianza del sistema respiratorio (Crs,st)

Medida del efecto sistémico de la prueba de respiración espontánea

- ✔ Cambios en pH y PCO_2 de la mucosa gástrica
- ✔ Coste respiratorio de oxígeno
- ✔ Saturación venosa mixta de oxígeno (SvO_2) y saturación venosa central de oxígeno ($ScvO_2$)

Índices integrados o calculados

- ✔ Índice de respiración rápida superficial o índice de Yang-Tobin (f/Vt)
- ✔ Índice CROP
- ✔ *Weaning Index*
- ✔ *Integrative Weaning Index*

período de observación durante el cual el paciente respira a través de un tubo en T. Se ha sugerido que el fracaso de la prueba de respiración espontánea en algunos pacientes se puede deber a que el tubo endotraqueal impone una carga resistiva a los músculos respiratorios que es inversamente proporcional a su diámetro. Por ello, se ha propuesto la realización de la prueba de respiración espontánea con una CPAP o con una presión de soporte que contrarreste esa carga. A estas teóricas ventajas de la presión de soporte se le pueden poner algunas limitaciones: en primer lugar, se ha demostrado que el trabajo respiratorio de los pacientes intubados es similar se utilice tubo en T, CPAP de 5 cm H_2O o presión de soporte de 5 cm H_2O, y que este trabajo respiratorio es similar o superior una vez extubado, lo que puede indicar que el tubo endotraqueal no ejerce ninguna influencia en la carga de los músculos respiratorios; en segundo lugar, el nivel de presión de soporte que hace desaparecer la carga de los músculos respiratorios puede sobrepasar las condiciones de la respiración espontánea y contribuir a sobreestimar la capacidad del paciente para respirar espontáneamente; y en tercer lugar, el nivel de presión de soporte varía mucho de paciente a paciente. Así, se observa que el nivel necesario para vencer la resistencia del tubo endotraqueal varía de 3 a 14 cm H_2O. Se han propuesto fórmulas para estimar el nivel de presión de soporte como la siguiente: presión de soporte compensadora = pico de flujo inspiratorio × resistencia.

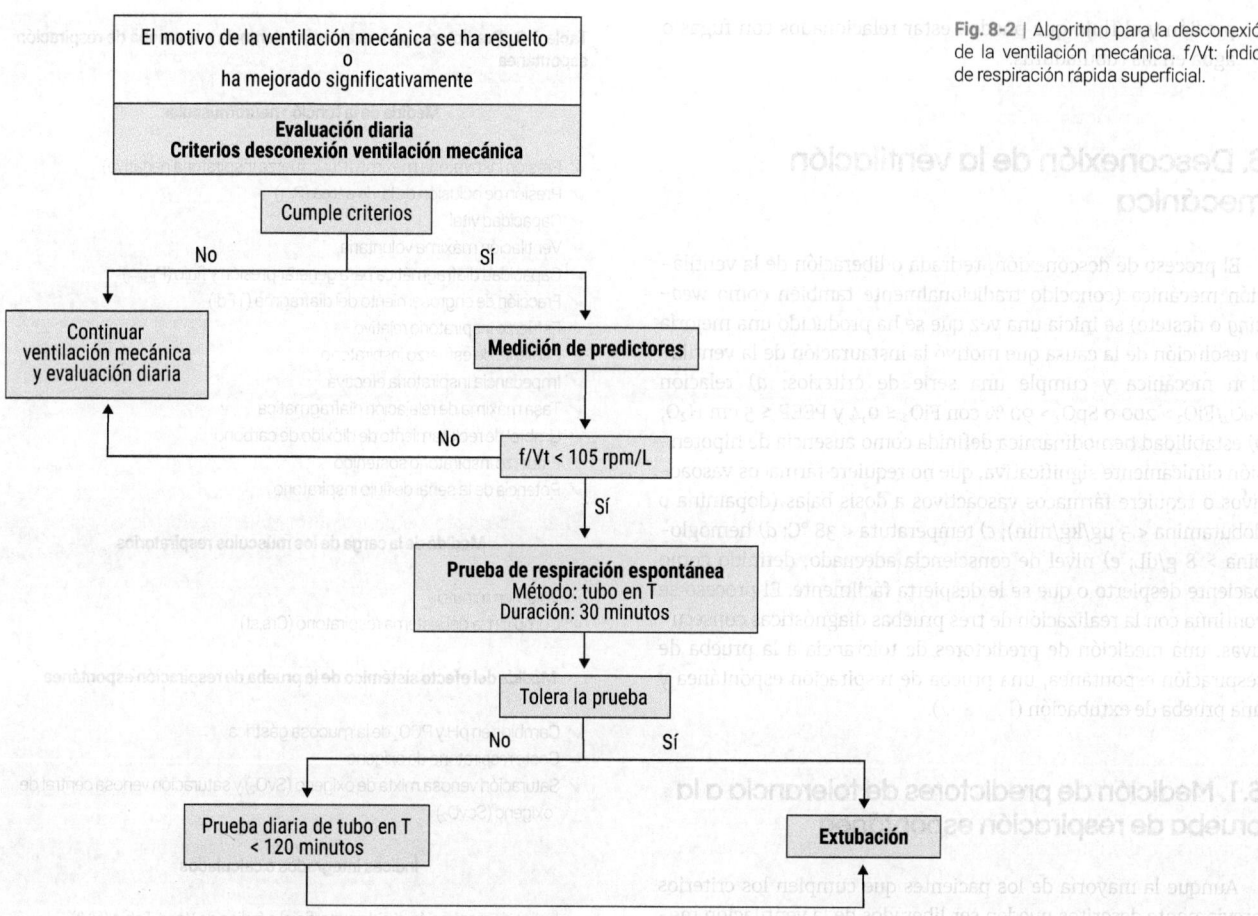

Fig. 8-2 | Algoritmo para la desconexión de la ventilación mecánica. f/Vt: índice de respiración rápida superficial.

Varios ensayos clínicos han comparado la prueba de respiración espontánea con tubo en T y con presión de soporte con niveles menores de 8 cm H_2O. Evaluados conjuntamente en un metanálisis, se concluye que no hay diferencias significativas en la tasa de extubación con éxito entre el grupo de tubo en T y el grupo de presión de soporte (*odds ratio* 0,91; intervalo de confianza al 95 % [IC95 %] 0,78 a 1,07). Además, en comparación con el grupo de presión de soporte, la prueba de respiración espontánea con tubo en T no se asocia a un aumento en la tasa de reintubación (*odds ratio* 0,99; IC95 % 0,78 a 1,26).

En los ventiladores de nueva generación se incluye la compensación automática del tubo (ATC) o compensación a la resistencia del tubo (TRC), diseñada para compensar, de manera continua, la caída de presión que ocurre a través del tubo endotraqueal, programando a continuación el nivel de presión de soporte que compensa esa caída de presión. Para su programación es necesario introducir el tamaño del tubo endotraqueal y el porcentaje de compensación deseado (generalmente 100 %). La compensación automática del tubo ha sido evaluada, como método para la prueba de respiración espontánea, en varios ensayos clínicos con resultados favorables en la tasa de éxito en la primera prueba de respiración espontánea: riesgo relativo (RR) con la compensación automática del tubo frente a otros modos de 0,33 (IC95 % 0,18 a 0,62), pero con tasas de reintubación similares: RR con la compensación automática del tubo frente a otros modos de 0,86 (IC95 % 0,56 a 1,32).

En lo que refiere a la duración de la prueba de respiración espontánea, tradicionalmente se ha establecido, de manera arbitraria, en 2 horas, pero se ha observado que los enfermos que fracasan en la prueba de respiración espontánea empiezan a mostrar signos de intolerancia precozmente. Los ensayos clínicos han demostrado que una prueba de respiración espontánea de 30 minutos de duración es igual de efectiva que una duración de 2 horas.

En los pacientes que fracasan en la primera prueba de respiración espontánea hay que determinar las posibles causas del fracaso (Tabla 8-3) para intentar su corrección e iniciar el proceso de desconexión o liberación de la ventilación mecánica. Los métodos tradicionales que disponemos para ello son:

✔ **Tubo en T en períodos intermitentes y progresivamente prolongados.** Su ventaja es que permite que los períodos de respiración espontánea se alternen con períodos de descanso cuando el enfermo es reconectado al respirador. Esto es muy importante, ya que, si se acepta que los músculos respiratorios pueden presentar, por una parte, atrofia secundaria a la ventilación mecánica y, por otra, fatiga secundaria a la restauración de la respiración espontánea, será necesario asegurar un tiempo de descanso para su recuperación completa. Otra ventaja del tubo en T es que ofrece poca resistencia al flujo de gas y no supone una carga extra de trabajo respiratorio, ya que no hay ni circuitos ni válvulas del respirador. El único factor que puede influir en el trabajo respiratorio resistivo es el tubo endotraqueal. Cuando se utiliza el tubo en T, el flujo que se debe aportar por la rama inspiratoria debe ser al menos el doble de

Tabla 8-3. Causas de fracaso de la prueba de respiración espontánea

✔ Fracaso de los músculos respiratorios:
- ✔ Disminución de la capacidad neuromuscular:
  - • Alteraciones en el centro respiratorio
  - • Disfunción del nervio frénico
  - • Alteraciones en el funcionamiento de los músculos respiratorios:
    - ○ Hiperinflación
    - ○ Disfunción diafragmática
  - • Malnutrición
  - • Alteraciones electrolíticas: hipofosfatemia, hipomagnesemia
  - • Debilidad muscular adquirida en la unidad de cuidados intensivos
- ✔ Aumento en la carga de los músculos respiratorios/aumento en las necesidades ventilatorias:
  - • Aumento en la producción de dióxido de carbono
  - • Aumento del espacio muerto
  - • Aumento del trabajo respiratorio

✔ Alteraciones cardíacas:
- ✔ Disfunción ventricular izquierda
- ✔ Síndrome coronario agudo

✔ Causas no cardiopulmonares:
- ✔ Asociadas al ventilador: circuitos, humidificador
- ✔ Causas psicológicas

la ventilación minuto espontánea del enfermo, con el objetivo de alcanzar el pico del flujo inspiratorio del paciente o flujo instantáneo. En la rama espiratoria se debe colocar una pieza de un tamaño suficiente que evite la entrada de aire ambiente al mismo tiempo que impida que se produzcan fenómenos de *rebreathing*. La principal desventaja del tubo en T está relacionada con la falta de conexión a un respirador, con lo que pierde parte de la monitorización del enfermo. Una posible solución a este inconveniente sería la monitorización con tomografía de impedancia eléctrica.

✔ **Presión positiva continua en la vía aérea (CPAP).** Algunos pacientes se pueden beneficiar de niveles bajos de CPAP, alrededor de 5-7 cm H_2O, en lugar del tubo en T. Se ha observado que la desconexión con CPAP en pacientes con enfermedad pulmonar obstructiva crónica (EPOC) y PEEP intrínseca puede reducir la carga inspiratoria mecánica que supone la auto-PEEP, con disminución del trabajo respiratorio y de la sensación de disnea.

✔ **Presión de soporte (PS).** El nivel de presión de soporte que se debe ir ajustando durante la desconexión ha sido evaluado de diferentes formas: frecuencia respiratoria más baja, actividad diafragmática sin signos de fatiga muscular, adecuado coste respiratorio de oxígeno, $P_{0,1}$ por debajo de 3,2 cm H_2O o por debajo de 2,9 cm H_2O, que es el nivel donde se ha observado que desaparece la actividad del músculo esternocleidomastoideo, o producto presión-tiempo inspiratorio inferior a 125 cm H_2O × s/min. En resumen, todos estos estudios concluyen que el nivel de presión de soporte óptimo es aquel que mantiene la frecuencia respiratoria por debajo de 25 rpm. Una práctica habitual es ir disminuyendo, dos o tres veces al día, el nivel de presión de soporte de 2 a 4 cm H_2O. Se requiere que el enfermo tolere bien una presión de soporte ≤ 7 cm H_2O para poder ser extubado.

✔ **Ventilación mandatoria intermitente sincronizada (SIMV).** Cuando la SIMV se utiliza como método de destete, se recomienda que la frecuencia mandatoria se vaya reduciendo pro-

gresivamente de 1 a 3 respiraciones/minuto en cada paso, monitorizándose el pH tras cada cambio. Si el pH permanece entre 7,30 y 7,35, se considera que se puede seguir disminuyendo la frecuencia respiratoria.

De los ensayos clínicos que han comparado estos modos para la desconexión de la ventilación mecánica no es posible identificar una técnica superior, pero lo que sí parece confirmarse es que la SIMV puede prolongar el *weaning* más que el tubo en T o la presión de soporte.

En los últimos años se han descrito nuevas aplicaciones de técnicas habituales y nuevos métodos de ventilación que pudieran tener algún papel en la desconexión de la ventilación mecánica en los enfermos con desconexión difícil o prolongada:

✔ **Ventilación con presión positiva no invasiva.** En un intento de disminuir las complicaciones asociadas a la ventilación mecánica prolongada, algunos autores han explorado el papel de la ventilación no invasiva en la desconexión de la ventilación mecánica. En esencia, el proceso consiste en que los enfermos que fracasan en una prueba de respiración espontánea sean extubados e inmediatamente conectados a ventilación no invasiva. Se han publicado varios ensayos clínicos que evalúan esta técnica como modo de desconexión de la ventilación mecánica. Teniendo en cuenta las limitaciones de los mismos (pequeño tamaño muestral, inclusión casi exclusiva de enfermos con EPOC, gran heterogeneidad en las estrategias utilizadas para la desconexión tanto en el grupo de desconexión invasiva como en el grupo de desconexión no invasiva), un metanálisis de datos individuales concluye que los enfermos asignados a desconexión con ventilación no invasiva tuvieron una menor duración de la ventilación mecánica invasiva en comparación con el grupo de control (diferencia media -3,43; IC95 % -5,17 a -1,69 días; $p<0,001$), un riesgo reducido de neumonía asociada a la ventilación (*odds ratio* 0,24; IC95 % 0,08 a 0,71; $p=0,014$), una reducción del tiempo de permanencia en la unidad de cuidados intensivos (razón de tiempo 0,81; IC95 % 0,68 a 0,96; $p=0,015$) y en el hospital (razón de tiempo 0,81; IC95 % 0,69 a 0,95; $p=0,010$), sin diferencias en la mortalidad.

✔ **Desconexión con sistemas de circuito cerrado (*closed-loop*).**
- ✔ *Adaptive support ventilation (ASV).* En los pacientes en fase de desconexión de la ventilación mecánica, se va disminuyendo el porcentaje de volumen mínimo y la ASV irá reduciendo progresivamente y automáticamente la presión inspiratoria. La desconexión será completa cuando todas las respiraciones sean espontáneas y el enfermo mantenga un adecuado intercambio gaseoso durante unas horas con una presión inspiratoria menor de 8 cm H_2O. Los estudios que han evaluado la ASV como método de desconexión sugieren que podría simplificar el manejo ventilatorio y reducir el tiempo hasta la extubación.
- ✔ *Neurally adjusted ventilation assist (NAVA).* La mejoría en la función respiratoria o en la demanda ventilatoria disminuye la Eadi. Teniendo en cuenta que la presión suministrada con NAVA es proporcional a la Eadi, a medida que mejore el estado respiratorio del enfermo, disminuirá la Eadi y la presión aplicada será inferior, llegando a un nivel que permita la desconexión completa. Todavía no hay suficientes estudios que evalúen la desconexión con este modo.

Proportional assisted ventilation (PAV+). Con este modo se recomienda ir disminuyendo el %Asistencia un 10-20 % cada 2 horas; si no hay signos de intolerancia, se disminuye hasta un %Asistencia del 10-20 % para poder considerar la extubación. En caso de signos de dificultad respiratoria se aumenta el %Asistencia.

- **Sistemas de desconexión automatizados.** A diferencia de los métodos previamente descritos, los sistemas de desconexión automatizados disponibles no son nuevos modos de ventilación sino estrategias automáticas de desconexión de la ventilación mecánica basadas en un modo de ventilación ya existente como es la presión de soporte o la ASV. Actualmente disponemos de tres sistemas: SmartCare®, Mandatory Rate Ventilation (MRV) e IntelliVent-ASV®. De todos ellos, el sistema más evaluado es el SmartCare®, disponible en los ventiladores Draeger Evita. Este sistema aplica continuamente un protocolo de desconexión con cambios en la presión de soporte basados en mediciones de la frecuencia respiratoria, del volumen circulante y de la presión parcial de dióxido de carbono al final de la espiración (EtCO$_2$). Para iniciar el funcionamiento del sistema, el médico introduce información del paciente (peso, antecedentes de enfermedad pulmonar crónica y/o enfermedad neurológica), tipo de vía aérea artificial (tubo endotraqueal o traqueotomía) y tipo de humidificación (intercambiador de calor-humedad o humidificador de calor activo). Tras ello se inicia el proceso de desconexión. Inicialmente el sistema se adapta para mantener al paciente en un estado de confort respiratorio (ventilación normal), para lo cual adapta la presión de soporte, aumentando o disminuyendo entre 2 y 4 cm H$_2$O, según los datos de frecuencia respiratoria (límites normales 15-30 rpm; en enfermos con patología neurológica aumenta el límite superior a 34 rpm), volumen circulante (límites normales > 300 mL) y EtCO$_2$ (límites normales < 55 mm Hg; en enfermos con EPOC sube el límite a 65 mm Hg), cuyo promedio se calcula cada 2-5 minutos. Una vez que el paciente se encuentra en la situación de ventilación normal, el sistema reduce o aumenta la presión de soporte, dependiendo de las necesidades del enfermo, cada 15, 30 o 60 minutos en función del nivel previo de presión de soporte, hasta llegar a una presión de soporte variable dependiendo del tipo de vía aérea artificial y del tipo de humidificador (5 cm H$_2$O para humidificador de calor activo y traqueotomía, 7 cm H$_2$O para humidificador de calor activo y tubo endotraqueal, 9 cm H$_2$O para humidificador de calor-humedad y traqueotomía, 12 cm H$_2$O para humidificador de calor-humedad y tubo endotraqueal). Una vez que se llega a este nivel de soporte, se considera que el enfermo inicia una prueba de respiración espontánea cuya duración es determinada por el patrón respiratorio y el nivel de presión de soporte al que inició el proceso de desconexión. Si durante ese tiempo el paciente presenta un patrón respiratorio diferente a la ventilación normal o a la hiperventilación, el sistema considera que ha fracasado la prueba de respiración espontánea y aumenta la presión de soporte hasta obtener un patrón de ventilación normal. En caso de estabilidad del patrón respiratorio, el respirador mostrará un mensaje indicando que el enfermo está preparado para ser extubado. Este sistema –que no se recomienda en enfermos con patología neurológica que afecte al control de la respiración, en enfermos sobresedados, en pacientes con broncoespasmo grave, en enfermos con delirio/agitación y en enfermos con polineuropa-

tía/miopatía grave– ha sido evaluado en varios ensayos clínicos con diferentes resultados debido a la evaluación de diferentes desenlaces y a diferencias en el protocolo de desconexión de la ventilación mecánica en el grupo de desconexión no automática.

Según todo lo expuesto, la mejor recomendación sería realizar una prueba diaria de respiración espontánea con tubo en T. Como alternativa, para ahorrar el coste del tubo en T se podrían utilizar los ajustes de flujo del ventilador, con el nivel de presión de soporte y la PEEP en cero (*flow-by*). Si se tolera durante 30-120 minutos, se puede evaluar la posibilidad de extubación. En un ensayo clínico con asignación aleatoria se ha observado que, en los enfermos que toleraban una prueba de respiración espontánea, un descanso de 1 hora conectados a un modo asistido-controlado antes de la extubación disminuía la tasa de reintubación. Sin una plausibilidad biológica evidente que explique estos hallazgos, serían necesarios más estudios para generalizar esta práctica clínica. Si hay signos de intolerancia, se debe reconectar al paciente a un modo de ventilación asistida-controlada y esperar 24 horas antes de iniciar una nueva prueba. Esta práctica simplifica el trabajo de enfermeras y médicos y podría evitar la fatiga de los músculos respiratorios. Los músculos respiratorios pueden requerir 24 horas o más para recuperarse de una sobrecarga.

7. Extubación programada

Una vez que el paciente ha pasado con éxito la primera prueba de respiración espontánea (*weaning* sencillo), un proceso de desconexión/*weaning* difícil (menos de 7 días desde la primera prueba de respiración espontánea) o desconexión/*weaning* prolongada (más de 7 días desde la primera prueba de respiración espontánea), hay que decidir si puede ser extubado con garantías de no precisar reintubación. Para ello hay que evaluar:

- **Estado neurológico.** Tradicionalmente se ha considerado la necesidad de que el enfermo tuviese un adecuado nivel de consciencia, definido como una puntuación en la Escala de Coma de Glasgow (GCS) ≥ 11 puntos, para extubarle con garantías de éxito. Se ha descrito una relación significativa entre nivel de consciencia y el éxito de la extubación. Por cada punto que aumenta la GCS, el éxito de la extubación aumenta un 39 %. Una GCS ≥ 8 puntos en el momento de la extubación se asocia con una tasa de éxito del 75 %, frente a un 33 % en los enfermos con una GCS < 8 puntos. Además, los pacientes incapaces de realizar tres de las siguientes cuatro acciones: abrir los ojos, seguir con la mirada, apretar la mano y sacar la lengua, tuvieron un riesgo relativo de fracaso de la extubación de 4,3 (IC95 % 1,8 a 10,4), con una sensibilidad de la prueba de 0,43, una especificidad de 0,90, una razón de probabilidad positiva de 4,3 y negativa de 0,63. En contraste, otros autores no encuentran relación entre el nivel de consciencia y el fracaso en la extubación. En un estudio que incluyó a 136 pacientes con patología neurológica con una mediana en la GCS de 7 puntos (un 63 % con una GCS £ 8 puntos) que cumplían criterios para desconexión de la ventilación mecánica, un 73 % de los pacientes fueron extubados en las primeras 48 horas tras cumplir los criterios, mientras que el 27 % restante fueron extubados tras 48 horas (el 25 % de ellos más de 6 días después de cumplir los criterios). La tasa de reintubación fue similar en los dos grupos (17,2 % en el grupo sin retraso en la extubación frente al 18,9 % en los pacientes en los que se retrasó la extubación; *p*=0,8). Relacionado con el estado neurológico, se ha reportado la posible asociación entre delirio y desenlace de la extubación: varios estudios han observado una relación significativa entre delirio y fracaso en la extubación.

✔ **Eficacia de la tos.** La tos es un mecanismo defensivo innato que previene la aspiración y elimina cuerpos extraños de la vía aérea. Su eficacia depende de aspectos físicos/mecánicos (músculos respiratorios, secreción mucosa, calibre de la vía aérea y laringe) y de la integridad de las vías neurofisiológicas. Hay una correlación entre la fuerza de la tos, estimada por el flujo espiratorio máximo de tos, y estimadores de la fuerza muscular como la presión inspiratoria máxima (PI_{max}) y la presión espiratoria máxima (PE_{max}). Por ello, es razonable inferir que la medición del flujo espiratorio máximo de tos antes de la extubación puede proporcionar información sobre la probabilidad de una extubación con éxito. En la Tabla 8-4 se muestran los resultados de los estudios que han evaluado la relación entre la fuerza de la tos y el fracaso en la extubación. La medición de este parámetro tiene algunas limitaciones: por un lado, una exactitud diagnóstica variable y moderada, y por otro, para medir el pico espiratorio máximo de tos se precisa de un espirómetro con conector especial para su conexión a filtro bacteriano y al tubo endotraqueal, y no suele estar disponible en todas las unidades, aunque hay alguna experiencia en medir el pico de flujo de tos usando el medidor de flujo interno de algún ventilador como el Puritan-Bennet 840.

✔ **Secreciones traqueobronquiales.** El tercer factor que hay que valorar es la cantidad y características de las secreciones traqueales. Varios estudios han evaluado la capacidad predictiva de diferentes evaluaciones en el fracaso de la extubación con resultados muy variables, aunque se puede concluir que la cantidad de las secreciones se asocia con el desenlace de la extubación (v. Tabla 8-4).

✔ **Permeabilidad de la vía aérea superior.** La siguiente consideración que hay que plantearse es si el paciente tiene alguna lesión en la vía aérea superior que aumente la posibilidad de obstrucción de la vía aérea tras la intubación. Esta se puede evaluar mediante la prueba de la fuga aérea o mediante ecografía laríngea:

⚕ *Prueba de la fuga aérea.* Como la presencia del tubo impide una correcta visualización de la vía aérea superior, una prueba de fuga aérea (*cuff-leak test*) podría ser útil en la evaluación de su permeabilidad. Esta prueba consiste en desinflar el neumotaponamiento del tubo endotraqueal para evaluar la fuga de aire que se produce alrededor del mismo. Una fuga aérea pequeña o la ausencia de fuga pueden sugerir la existencia de obstrucción de la vía aérea. El resultado de la prueba se puede expresar como cualitativo (presencia o ausencia de fuga) o cuantitativo, estimando, en valor absoluto o relativo, la diferencia entre el volumen circulante espirado con el balón inflado y tras el desinflado del mismo. Varios estudios han evaluado la capacidad de esta prueba para predecir la obstrucción de la vía aérea superior. En un metanálisis que incluía 16 estudios diagnósticos y seis ensayos clínicos se observó que la exactitud diagnóstica de la prueba depende de la población incluida, de la duración de la intubación y del método para estimar la fuga.

⚕ *Ecografía laríngea.* La exploración con ultrasonidos de la laringe previa a la extubación ha sido evaluada para el diagnóstico de edema de vía aérea superior. Se han publicado varios estudios que valoran esta técnica. En general, los resultados reportados hasta el momento no muestran una superioridad de la ecografía laríngea frente a la prueba de la fuga aérea.

Una vez identificados los pacientes con riesgo elevado de estridor postextubación debemos valorar qué medidas podemos adoptar para disminuir el riesgo de reintubación por obstrucción de la vía aérea superior. Una opción es realizar la extubación con personal experto y material necesario para el manejo de la vía aérea difícil, observando la posibilidad de tener que realizar una traqueotomía de emergencia. También se ha propuesto la administración de esteroides sistémicos previamente a la extubación. Los efectos de este tratamiento se han evaluado en varios ensayos clínicos analizados en diferentes metanálisis, con resultados poco concluyentes (Tabla 8-5).

7.1. Fracaso de la extubación

La incidencia de reintubación varía entre un 3 % y un 23 % en las series publicadas. El riesgo de reintubación aumenta con la edad, es mayor en enfermos con patología médica y, sobre todo, con patología neurológica, con la sedación administrada durante la ventilación mecánica y con la duración de la ventilación mecánica.

Los motivos de reintubación se pueden dividir en dos grandes grupos. El primero englobaría las causas relacionadas con la vía aérea, como obstrucción de la vía aérea (edema de glotis, estenosis traqueal, laringoespasmo), aumento en el volumen de secreciones pulmonares y aspiración. Se caracterizan por su aparición precoz, en las primeras horas tras la extubación. Para el manejo de la obstrucción de la vía aérea se recomienda la nebulización de adrenalina (se ha demostrado igual de eficaz la adrenalina normal que la adrenalina racémica, sin que se haya observado un aumento significativo en los efectos sistémicos de la primera) junto a la administración de corticoides intravenosos. Asimismo, la administración de una mezcla de oxígeno y helio puede reducir la resistencia en la vía aérea y mejorar la obstrucción. Finalmente, la aplicación de una mascarilla de CPAP puede también disminuir la resistencia y reducir el trabajo respiratorio, dando tiempo para que la inflamación y el edema se puedan resolver. El segundo grupo suelen ser motivos que aparecen más tardíamente, como edema agudo de pulmón o infección respiratoria.

Teniendo en cuenta que el fracaso de la extubación se relaciona con mal pronóstico, se han realizado ensayos clínicos para evaluar el efecto de la ventilación con presión positiva no invasiva o la oxigenoterapia de alto flujo acondicionada por gafas nasales para la prevención de la insuficiencia respiratoria postextubación y la reintubación. Así, la aplicación precoz, tras la extubación, de ventilación con presión positiva no invasiva o de oxigenoterapia de alto flujo por gafas nasales se asocia a una prevención de la insuficiencia respiratoria postextubación cuando se compara con la oxigenoterapia convencional (RR 0,45; IC95 % 0,27 a 0,78 para la ventilación invasiva frente a la oxigenoterapia convencional, y RR 0,46; IC95 % 0,25 a 0,84 para la oxigenoterapia de alto flujo por gafas nasales frente a la oxigenoterapia convencional) y a una

Tabla 8-4. Características operativas de la fuerza de la tos y de la cantidad de secreciones en la predicción del fracaso de la extubación

		S	E	RP+	RP–	Año y autor
	≤ 80 L/min	0,78	0,78	3,50	0,29	2015 Kutchak
	≤ 70 L/min	0,80	0,58	1,89	0,34	2017 Duan
	≤ 71,15 L/min	0,80	0,89	7,60	0,22	2019 Liang
	≤ 62,4 L/min	0,89	0,64	2,47	0,17	2015 Duan
		0,74	0,69	2,42	0,37	2003 Smina
		0,77	0,66	2,26	0,35	2004 Salam
		0,58	0,93	8,28	0,44	2013 Smailes
	≤ 60 L/min	0,53	0,64	1,50	0,73	2014 Liu
		0,70	0,64	1,93	0,46	2017 Gobert
		0,64	0,44	1,15	0,81	2019 Vivier
Pico de flujo de la tos		0,68	0,69	2,22	0,46	2020 Almeida
		0,68	0,71	2,34	0,45	2009 Gao
	≤ 58,5 L/min	0,79	0,78	3,59	0,27	2010 Su
	≤ 56 L/min	0,73	0,87	5,38	0,34	2017 Bai
Fuerza de la tos	≤ 55 L/min	0,91	0,85	6,23	0,11	2020 Almeida
	≤ 49,8 L/min	0,70	0,66	2,05	0,45	2014 Duan
	≤ 50 L/min	0,67	0,74	2,58	0,45	2020 Norisue
	≤ 45 L/min	0,70	0,94	11,15	0,32	2020 Almeida
	≤ 35 L/min	0,79	0,71	2,72	0,29	2009 Beuret
	≤ 29,35 L/min	1,00	0,67	3,00	–	2010 Lu
	Tos débil[1]	0,82	0,56	1,87	0,31	2001 Khamiees
		0,80	0,50	1,61	0,39	2001 Khamiees
		0,80	0,50	1,60	0,40	2004 Salam
	Test de la tarjeta blanca negativo[2]	0,50	0,77	2,18	0,65	2009 Wang
		0,95	0,81	5,09	0,06	2021 Elkholy
		0,27	0,77	1,19	0,94	2006 Frutos-Vivar
	Tos débil/ausente[3]	0,19	0,92	2,37	0,88	2017 Dos Reis
		0,78	0,40	1,31	0,54	2018 Jaber
		0,58	0,93	8,59	0,45	2018 Ma

Continúa...

Tabla 8-4. Características operativas de la fuerza de la tos y de la cantidad de secreciones en la predicción del fracaso de la extubación (Cont.)

		S	E	RP+	RP–	Año y autor
Fuerza de la tos	Tos débil/ausente[3]	0,81	0,32	1,15	0,59	2018 Sanson
		0,31	0,67	0,95	1,02	2018 Michetti
		0,76	1,00	-	0,24	2019 Wang
	Tos ineficaz[4]	0,85	0,71	2,90	0,21	2013 Huang
		0,33	0,92	4,29	0,72	2015 Thille
		0,18	0,85	1,22	0,96	2019 Vivier
		0,20	0,93	2,80	0,86	2020 Thille
		0,45	0,81	2,40	0,68	2009 Wang
	Semi-Quantitative Cough Strength Score ≤ 3[1]	0,75	0,51	1,52	0,49	2015 Duan
		0,49	0,93	6,97	0,55	2018 Aziz
		0,27	0,96	7,29	0,76	2018 Abbas
Secreciones	Moderadas/abundantes	0,61	0,89	5,49	0,44	2001 Khamiees
		0,79	0,62	3,01	0,47	2007 Mokhlesi
	Frecuencia aspiraciones ≤ 2 h	0,59	0,94	10,0	0,43	2001 Khamiees
	Cantidad > 2,5 mL/h	0,71	0,62	1,87	0,47	2004 Salam
	Secreciones moderadas/abundantes[5]	0,51	0,75	2,05	0,65	2017 Dos Reis
	Secreciones abundantes[6]	0,60	0,67	1,80	0,60	2015 Thille

[1] Estimada por el *Semi-Quantitative Cough Strength Score*: escala para estimación de la fuerza de la tos graduada desde 0 (tos débil) a 5 (tos fuerte). [2] Test de la tarjeta blanca: consiste en solicitar al paciente que tosa en una tarjeta situada a 1-2 cm del tubo endotraqueal: si los pacientes son capaces de alcanzar la tarjeta se consideraba como test positivo. [3] La fuerza de la tos se gradúa como 0 (ausente), 1 (movimiento de aire audible a través de la vía aérea), 2 (tos audible pero débil), 3 (tos claramente audible), 4 (tos fuerte) y 5 (tos fuerte con accesos múltiples). [4] La fuerza de la tos se gradúa como 0 (ausente), 1 (débil), 2 (intermedia), 3 (buena) y 4 (muy buena); se define tos ineficaz como una puntuación de 0 a 2. [5] El volumen de secreciones se gradúa como ausentes o mínimas: necesidad de aspiración cada 2-4 horas, moderadas: aspiración cada 1-2 horas, abundantes: aspiración cada hora. [6] La cantidad de secreciones se gra-dúa como 0 (ausentes), 1 (baja cantidad), 2 (intermedias), 3 (abundantes) y 4 (muy abundantes); se define secreciones abundantes como una puntuación de 3 o 4. E: especificidad; RP+: razón de probabilidad positiva (*likelihood ratio* positiva); RP–: razón de probabilidad negativa (*likelihood ratio* negativa); S: sensibilidad.

disminución en la necesidad de reintubación (RR 0,55; IC95 % 0,39 a 0,77 para la ventilación invasiva frente a la oxigenoterapia convencional, y RR 0,55; IC95 % 0,35 a 0,86 para la oxigenoterapia de alto flujo por gafas nasales frente a la oxigenoterapia convencional). En la comparación entre ventilación con presión posi- tiva no invasiva y oxigenoterapia de alto flujo por gafas nasales no hay diferencias significativas, aunque sí se ha observado que el tratamiento alternando ambas técnicas es superior a la oxigenoterapia de alto flujo por gafas nasales sola.

Tabla 8-5. Metanálisis que han evaluado la asociación entre dosis y tiempo de administración de los esteroides sistémicos y la obstrucción de vía aérea superior (estridor o edema laríngeo) y la reintubación

Año y autor		Estridor y edema laríngeo	Reintubación
2008 Fan	Dosis única[1]	0,61 (0,36 a 1,02)	0,45 (0,18 a 1,12)
	Dosis múltiple[1]	0,14 (0,08 a 0,23)	0,19 (0,07 a 0,50)

Continúa...

Tabla 8-5. Metanálisis que han evaluado la asociación entre dosis y tiempo de administración de los esteroides sistémicos y la obstrucción de vía aérea superior (estridor o edema laríngeo) y la reintubación **(Cont.)**

Año y autor		Estridor y edema laríngeo	Reintubación
2008 Fan	Dosis única[1]	0,61 (0,36 a 1,02)	0,45 (0,18 a 1,12)
	Dosis múltiple[1]	0,14 (0,08 a 0,23)	0,19 (0,07 a 0,50)
2009 Jaber	< 2 h antes de la extubación[2]	0,81 (0,53 a 1,25)	0,88 (0,48 a 1,61)
	> 4 h antes de la extubación[2]	0,41 (0,05 a 3,59)	0,55 (0,32 a 0,94)
	Dosis múltiple, 12-24 h antes de la extubación[2]	0,20 (0,11 a 0,37)	0,25 (0,07 a 0,83)
2009 Khemani	Dosis única, < 12 h antes de la extubación[2]	0,86 (0,57 a 1,30)	0,95 (0,52 a 1,72)
	Dosis única, 24 h antes de la extubación[2]	0,37 (0,13 a 1,02)	0,26 (0,05 a 1,29)
2009 McCraffey	Duración de tratamiento < 12 h[1]	-	0,79 (0,49 a 1,26)
	Duración de tratamiento > 12 h[1]	-	0,41 (0,26 a 0,64)
2017 Kuriyama	Dosis acumulada de esteroides[3]	−0,001 (−0,002 a 0,001)	0,00 (−0,002 a 0,002)
	Número de dosis[3]	−0,15 (−0,42 a 0,12)	-0,003 (−0,39 a 0,38)
	Tiempo desde primera dosis hasta extubación[3]	−0,01 (−0,04 a 0,02)	0,01 (−0,04 a 0,06)
2021 Ahn	Dosis única frente a placebo[1]	-	0,31 (0,14 a 0,69)
	Dosis múltiple frente a placebo[1]	-	0,43 (0,25 a 0,72)
	Dosis múltiple frente a dosis única[1]	-	1,22 (0,32 a 4,74)

[1] *Odds ratio* (IC95 %) modelo de efectos aleatorios. [2] *Risk ratio* (IC95 %) modelo de efectos aleatorios. [3]Coeficiente de regresión (IC95 %).

Puntos clave

- La taxonomía propuesta por Chatburn clasifica cada modo de ventilación utilizando tres componentes básicos: *a)* variable de control de la respiración, *b)* secuencia de respiración y *c)* esquema o sistema de selección.
- Ningún modo de ventilación ha demostrado ser superior a otro. Los modos más utilizados en la práctica clínica habitual son la ventilación controlada por volumen, la ventilación controlada por presión, la ventilación controlada por volumen y regulada por presión, la presión de soporte y la *biphasic positive airway pressure* (BiPAP).
- En los ventiladores de nueva generación se han incorporado nuevos modos de ventilación (ASV, NAVA, PAV+) que tienen como característica común que el respirador se adapta al enfermo.
- Los parámetros de mecánica pulmonar que se deben monitorizar por su relación con el pronóstico son la presión meseta, la *driving presion* y la potencia mecánica.
- También, por su relación con el pronóstico, se deben monitorizar las asincronías.
- La desconexión de la ventilación mecánica es un proceso de tres pruebas diagnósticas consecutivas: una medición de predictores de tolerancia a la prueba de respiración espontánea, una prueba de respiración espontánea y una prueba de extubación.
- La recomendación para la desconexión de la ventilación mecánica sería realizar una prueba diaria de respiración espontánea con tubo en T. Si se tolera durante 30-120 minutos, se puede evaluar la posibilidad de extubación.
- Para decidir la extubación hay que evaluar cuatro factores: estado neurológico, secreciones bronquiales, eficacia de la tos y permeabilidad de la vía aérea superior.

Bibliografía

Chatburn RL, El-Khatib M, Mireles-Cabodevila E. A taxonomy for mechanical ventilation: 10 fundamental maxims. Respir Care. 2014;59(11):1747-63.

Fernando SM, Tran A, Sadeghirad B, et al. Noninvasive respiratory support following extubation in critically ill adults: a systematic review and network meta-analysis. Intensive Care Med. 2022;48(2):137-47.

Frutos-Vivar F, Esteban A. Desconexión de la ventilación mecánica. ¿Por qué seguimos buscando métodos alternativos? Med Intensiva. 2013;37(9):605-17.

Gordo Vidal F, Medina Villanueva A, Abella Álvarez A, Lobo Valb uena B, Fernández Ureña S, Hermosa Gelbard C, editores. Fundame n- tos en ventilación mecánica del paciente crítico. Las Palmas de Gran Canaria: Tesela ediciones; 2019.

Jhou HJ, Chen PH, Ou-Yang LJ, Lin C, Tang SE, Lee CH. Methods of weaning from mechanical ventilation in adult: a network meta-analysis. Front Med (Lausanne). 2021;4(8):752984.

MacIntyre N, Rackley C, Khusid F. Fifty years of mechanical ven tilation-1970s to 2020. Crit Care Med. 2021;49(4):55 8-74.

Mirabella L, Cinnella G, Costa R, et al. Patient-ventilator asynchronies: clinical implications and practical solutions. Respir Care. 2020;65(11):1751-66.

Silva PL, Rocco PRM. The basics of respiratory mechanics: venti lator-derived parameters. Ann Transl Med. 2018;6(19):376.

Slutsky AS. History of mechanical ventilation: from Vesalius to ventilator-induced lung injury. Am J Respir Crit Care Med. 2015;191(10):1106-15.

Tobin MJ, editor. Principles and practices of mechanical ventil ation. 3ª ed. New York: MacGraw-Hill; 2013.

Torrini F, Gendreau S, Morel J, et al. Prediction of extubation outcome in critically ill patients: a systematic review and meta-analysis. Crit Care. 2021;25 (1):391.

9 Intercambio extracorpóreo de gases sanguíneos

M. P. Fuset Cabanes

➤ Orientación para el estudio

La oxigenación por membrana extracorpórea (ECMO) y la eliminación extracorpórea de dióxido de carbono (ECCO$_2$R) son sistemas extracorpóreos que se utilizan dentro de la estrategia terapéutica de la insuficiencia respiratoria aguda grave en pacientes que no responden adecuadamente a la ventilación mecánica convencional.

1. Introducción

Los sistemas extracorpóreos de intercambio de gases son dispositivos que se utilizan para proporcionar soporte vital a pacientes que presentan una insuficiencia respiratoria grave que no responden a las medidas terapéuticas convencionales. Estos sistemas funcionan mediante la eliminación de dióxido de carbono y la entrega de oxígeno a través de un circuito extracorpóreo.

Existen diferentes tipos de sistemas extracorpóreos de intercambio de gases, que se utilizan en función de las necesidades del paciente y la condición médica subyacente. Los dos principales son:

✔ **ECMO** (*extracorporeal membrane oxygenation*). Es un sistema de oxigenación por membrana extracorpórea que se utiliza para proporcionar soporte circulatorio y respiratorio en pacientes con insuficiencia respiratoria y/o cardíaca aguda grave. Este sistema utiliza una bomba para extraer la sangre del cuerpo del paciente mediante una cánula insertada en una vena y la impulsa a un oxigenador de membrana, que oxigena la sangre y además elimina el dióxido de carbono. Esta sangre se devuelve al paciente a través de un circuito extracorpóreo y otra cánula introducida en una arteria u otra vena. El proceso de ECMO es similar al de una circulación extracorpórea utilizada en la cirugía cardíaca, pero con la diferencia de que la ECMO se usa para pacientes que requieren soporte circulatorio y/o respiratorio continuo por un período más prolongado de tiempo. Existen dos configuraciones principales según el soporte que se quiera proporcionar al paciente, pero en ambas se produce una oxigenación de la sangre: la configuración ECMO venovenosa (ECMO-VV) para proporcionar un soporte respiratorio y la ECMO venoarterial (ECMO-VA) para dar soporte cardíaco-circulatorio.

✔ **ECCO$_2$R** (*extracorporeal carbon dioxide removal*). Es un tipo de terapia extracorpórea que se utiliza para eliminar el exceso de dióxido de carbono en pacientes con insuficiencia respiratoria aguda y acidosis respiratoria. Es similar a la terapia ECMO pero se centra específicamente en la eliminación de dióxido de carbono en lugar de proporcionar soporte de oxígeno y circulatorio. Durante la terapia ECCO$_2$R se utiliza un sistema extracorpóreo para retirar la sangre del paciente, pasarla a través de un dispositivo de eliminación de dióxido de carbono y luego devolverla al paciente. El dispositivo de eliminación de dió-

xido de carbono utiliza una membrana que separa el dióxido de carbono de la sangre y lo elimina, permitiendo que la sangre vuelva a entrar en el cuerpo con niveles más bajos de dióxido de carbono.

Ha recibido varias nominaciones a lo largo de los años, en relación sobre todo a los flujos sanguíneos utilizados:

⌀ ECCO$_2$R de bajo flujo (250-500 mL/min) y de medio flujo (cuando se emplean unos 1.000 mL/min).

⌀ Técnicas de diálisis respiratoria (*respiratory dialysis*) o diálisis pulmonar (*lung dialysis*) cuando se emplean flujos bajos < 250 mL.

⌀ Diálisis de dióxido de carbono (*CO$_2$ dialysis*) cuando se integra en un dispositivo de depuración renal.

2. Evidencia científica de los dispositivos extracorpóreos de gases sanguíneos

En la actualidad existe una cantidad significativa de evidencia científica que respalda el uso de dispositivos extracorpóreos de gases sanguíneos, como la ECMO y la ECCO$_2$R, en pacientes con insuficiencia respiratoria y/o cardíaca aguda.

La técnica de ECMO fue desarrollada originalmente en la década de 1970 para el tratamiento de recién nacidos con insuficiencia respiratoria. Posteriormente se expandió su uso en adultos con insuficiencia respiratoria aguda grave y como soporte circulatorio en pacientes con *shock* cardiogénico refractario.

Aunque la ECMO-VV ha sido ampliamente utilizada en pacientes con insuficiencia respiratoria aguda grave, la mayoría de los estudios que han evaluado su eficacia han sido estudios observacionales y no estudios aleatorizados controlados. Sin embargo, se han llevado a cabo algunos estudios aleatorizados que han evaluado la eficacia de la ECMO-VV en comparación con la ventilación mecánica convencional.

Uno de los principales estudios aleatorizados es el estudio CESAR (*Conventional ventilatory support vs extracorporeal membrane oxygenation for severe adult respiratory failure*), publicado en 2009. Este estudio reclutó a 180 pacientes con síndrome de dificultad respiratoria aguda (SDRA) y los asignó aleatoriamente a recibir tratamiento con ECMO-VV o tratamiento convencional. Los resultados mostraron que el grupo de ECMO-VV tuvo una tasa de supervivencia significativamente mayor (63 %

vs. 47 %), y que los pacientes tratados con ECMO tuvieron una mayor probabilidad de recibir el alta hospitalaria sin discapacidad grave.

En 2018 se publicó el estudio EOLIA (*ECMO to rescue lung injury in severe ARDS*), que reclutó a 249 pacientes con SDRA y los asignó aleatoriamente a recibir tratamiento con ECMO-VV o tratamiento convencional. Los resultados no mostraron una diferencia significativa en la tasa de supervivencia entre los grupos (35 % en el grupo de ECMO vs. 46 % en el grupo control). Sin embargo, se realizó un análisis de subgrupos que incluyó solo a pacientes que habían sido referidos a centros especializados en ECMO, y se observó una reducción significativa en la mortalidad a los 90 días en el grupo de ECMO, sobre todo el subgrupo de pacientes más jóvenes.

Otro estudio importante es el análisis retrospectivo del registro de la Extracorporeal Life Support Organization (ELSO) publicado en 2020 por Barbaro. Este estudio examinó el uso de la ECMO en pacientes con COVID-19. Los datos se recopilaron desde enero hasta abril de 2020, y se compararon con pacientes con gripe tratados con ECMO en la temporada de 2017-2018. El estudio incluyó 1.035 pacientes con COVID-19 que recibieron ECMO en 213 centros de todo el mundo. Los resultados mostraron una tasa de mortalidad del 37,4% en pacientes con COVID-19 tratados con ECMO, en comparación con una tasa del 29,4 % en pacientes con gripe. Sin embargo, a medida que avanzaba la pandemia y se adquiría más experiencia en el uso de la ECMO para el tratamiento de la COVID-19, la mortalidad disminuyó en los pacientes con COVID-19.

Se han publicado diversos metanálisis sobre el uso de la ECMO-VV que sugieren que este sistema puede mejorar la supervivencia y disminuir la estancia en cuidados intensivos de los pacientes con SDRA grave y refractarios a la ventilación mecánica convencional, incluyendo aquellos con COVID-19. Aunque las principales limitaciones son la heterogeneidad de los estudios incluidos, la falta de control de variables y la posible presencia de sesgos.

Respecto a la evidencia científica del uso de los ECCO$_2$R en pacientes críticos, hay varios estudios y metanálisis publicados recientemente, y aunque sugieren que la eliminación extracorpórea de dióxido de carbono puede ser una estrategia efectiva y segura para el manejo de la hipercapnia refractaria en ciertos subgrupos de pacientes críticos, se necesitan más estudios para realizar una adecuada selección de pacientes y poder obtener más beneficios y minimizar los riesgos.

El ensayo clínico SUPERNOVA (*Strategy of ultra-protective lung ventilation with extracorporeal CO$_2$ removal for new-onset moderate to severe ARDS*), publicado en 2019, incluyó pacientes con hipercapnia refractaria y evaluó el uso de ECCO$_2$R. El estudio mostró que la técnica fue segura y efectiva en la reducción del dióxido de carbono arterial, pero no se observó una reducción significativa en la mortalidad hospitalaria o en la duración de la ventilación mecánica en los pacientes tratados con ECCO$_2$R.

El ensayo clínico REST (*Protective ventilation with veno-venous lung assist in respiratory failure*), publicado en 2021, evaluó el uso de ECCO$_2$R en combinación con la ventilación mecánica. La técnica mejoró la oxigenación y redujo la hipercapnia en comparación con la ventilación mecánica sola. Se observó una reducción de la duración de la ventilación mecánica pero no hubo una reducción significativa en la mortalidad hospitalaria.

Ambos estudios, aunque sean aleatorizados, han sido muy controvertidos y criticados por sus múltiples limitaciones.

En un reciente metanálisis de 2023 publicado por Zhou *et al.*, concluye que no existe un beneficio clínico significativo en cuanto a la mortalidad y sí muestra unos mejores resultados clínicos en pacientes con enfermedad pulmonar obstructiva crónica (EPOC) que son una menor tasa de intubación y de necesidad de traqueotomía así como menos días de ventilación mecánica.

Actualmente se encuentran en fase de análisis y reclutamiento nuevos ensayos clínicos, con los que se espera poder mostrar más evidencia científica y aclarar las indicaciones del uso de ECCO$_2$R.

3. Oxigenación por membrana extracorpórea

Como se ha mencionado, el sistema de ECMO es un dispositivo de soporte vital que, según la configuración del circuito, podrá realizar la función pulmonar o cardiopulmonar.

3.1. Indicaciones y contraindicaciones

3.1.1. Oxigenación por membrana extracorpórea venoarterial

Como soporte circulatorio, la ECMO-VA está indicada en situaciones de *shock* cardiogénico refractario siempre como puente a un objetivo: recuperación, trasplante cardíaco, toma de decisiones terapéuticas o cambio a otro tipo de asistencia de larga duración.

Hay diferentes etiologías que pueden precisar de soporte cardiorrespiratorio (Tabla 9-1). Es muy importante también tener en cuenta las contraindicaciones para la colocación, con el fin de evitar la futilidad (Tabla 9-2). Las contraindicaciones relativas hay que valorarlas de forma individualizada en cada paciente evaluando los riesgos y beneficios. También es aconsejable apoyarse en escalas que estimen las posibilidades de supervivencia, comoSAVE *Score* (*Survival After Veno-Arterial ECMO*), PRESET *Score* (*Prediction of Survival on ECMO Therapy*), SAPS III (*Simplified Acute Physiology Score III*), ENCOURAGE *Score* en infartos de agudo de miocardio (*Prediction of Cardiogenic shock Outcome for AMI Patients Salvaged by VA-ECMO*).

3.1.2. Oxigenación por membrana extracorpórea venovenosa

Como soporte respiratorio, la ECMO-VV se considera una terapia de rescate en casos de insuficiencia respiratoria refractaria a otras medidas cuya realización es imprescindible antes de indicar este soporte respiratorio: ventilación mecánica protectora, uso de relajantes musculares y al menos una maniobra de decúbito prono. También se puede considerar antes de la ECMO el uso de vasodilatadores inhalados cuando existe una relación entre la presión parcial de oxígeno (PaO$_2$) y la fracción inspirada de oxígeno (FiO$_2$) menor de 150, o valorar la realización de maniobras de reclutamiento alveolar.

Tabla 9-1. Indicaciones de la oxigenación por membrana extracorpórea venoarterial

- *Shock* cardiogénico secundario a infarto de miocardio que no responde al tratamiento y se ha realizado revascularización coronaria
- Miocarditis fulminante o aguda
- Tromboembolismo pulmonar con disfunción grave del ventrículo derecho y *shock*
- Intoxicación aguda por fármacos cardiodepresores
- Pacientes con tormenta eléctrica que no responden a tratamiento antiarrítmico y/o ablación por radiofrecuencia
- Disfunción miocárdica asociada a la sepsis en casos muy determinados
- Como soporte circulatorio durante la realización de ciertos procedimientos en pacientes de alto riesgo (intervencionismo coronario percutáneo, ablación en casos de arritmias, colocación de endoprótesis aórtica vía percutánea, colocación de clips mitrales por vía percutánea, etc.)
- Pacientes tras parada cardíaca en casos muy concretos
- Poscirugía cardíaca sin posibilidad de desconexión de la circulación extracorpórea a pesar de una adecuada corrección quirúrgica
- *Shock* cardiogénico poscardiotomía refractario con posibilidad de recuperación de la función cardíaca o es candidato a reintervención quirúrgica
- Pacientes con descompensación clínica de un cuadro de insuficiencia cardíaca aguda o crónica reagudizada que no responden al tratamiento y sobre los que se plantea una actuación resolutiva de su etiología
- Pacientes en lista de espera para trasplante cardíaco que sufran deterioro hemodinámico
- Pacientes con fallo primario del injerto tras trasplante cardíaco

Con la pandemia por SARS-CoV-2 se han modificado las contraindicaciones y se han definido con más claridad los parámetros clínicos para indicar el uso de la ECMO-VV. Así pues, se debe indicar la colocación de ECMO-VV en las siguientes circunstancias clínicas:

- PaO_2/FiO_2 < 60 mm Hg durante más de 6 horas.
- PaO_2/FiO_2 < 50 mm Hg durante más de 3 horas.
- pH < 7,20 con $PaCO_2$ > 80 mm Hg durante más de 6 horas con independencia de la PaO_2/FiO_2.

Las contraindicaciones en pacientes con infección por SARS-CoV-2 se han definido de modo más estricto y hay modificaciones tanto en las relativas como en las absolutas. Se consideran contraindicaciones relativas una edad superior a 65 años, estado de inmunosupresión, insuficiencia cardíaca avanzada u altas dosis de vasopresores en pacientes no candidatos a ECMO como soporte circulatorio. En cuanto a las contraindicaciones absolutas, se añaden las siguientes novedades respecto a las clásicas (Tabla 9-3):

- Fragilidad del paciente tipo 3 según la Escala Clínica de Fragilidad (CFS).

Tabla 9-2. Contraindicaciones de la oxigenación por membrana extracorpórea venoarterial

Absolutas	Relativas
- Enfermedad crónica terminal - Neoplasia no controlada - Daño neurológico irreversible diagnosticado - Insuficiencia aórtica grave - Disección aórtica no corregida - Corazón no recuperable en paciente no candidato a trasplante ni a asistencia de larga duración - Fracaso multiorgánico establecido	- Edad (valorar posibilidades de recuperación cardíaca o de trasplante cardíaco) - Contraindicaciones para anticoagular - Obesidad mórbida (IMC > 40 kg/m^2)

IMC: índice de masa corporal.

- Ventilación mecánica pre-ECMO más de 10 días con comorbilidades tales como enfermedad renal grado III, cirrosis, demencia, diabetes incontrolada con disfunción orgánica secundaria, enfermedad vascular periférica grave, enfermedad pulmonar avanzada, estado de malnutrición, etcétera.
- Contraindicación para anticoagular.
- Sangrado incontrolado.
- No aceptar transfusiones de hemoderivados.

3.2. Componentes del sistema

Todos los sistemas están conformados por los mismos elementos: cánulas, tubuladuras, bomba, oxigenador de membrana, sensor de flujo, intercambiador de calor y mezclador aire/oxígeno (Fig. 9-1). Con el tiempo, los diversos sistemas disponibles en el mercado se han ido perfeccionando: se han hecho más compactos, lo que permite realizar traslados interhospitalarios, y los componentes del circuito están revestidos por sustancias biocompatibles, lo que disminuye el riesgo de formación de trombos y de las necesidades de anticoagulación.

Conocer las diferentes partes del sistema es fundamental para garantizar el correcto funcionamiento y poder detectar y solucionar las complicaciones que provengan del propio dispositivo:

- **Cánulas.** Son unas tubuladuras que se insertan en el paciente. Son cánulas de poliuretano o polivinilo reforzadas con anillos de acero inoxidable, que presentan flexibilidad y resistencia al acodamiento, son radiopacas y permiten altos flujos. Existen de diferentes diámetros y longitudes para adaptarse a cada tipo de pacientes, tanto adultos como pediátricos. Se colocan dos cánulas: una cánula de drenaje (extrae la sangre del paciente) y otra de retorno (devuelve la sangre del sistema al paciente). La cánula de drenaje suele ser multiperforada, para favorecer el drenaje de la sangre, y la cánula de retorno uniperforada. La inserción más habitual es la periférica (ya sea percutánea o quirúrgica) y los vasos a canular dependerán del tipo de asistencia que queramos realizar y de las características del paciente. Se puede utilizar una única cánula de doble luz en ciertos casos de ECMO como asistencia respiratoria.

Tabla 9-3. Contraindicaciones clásicas de la oxigenación por membrana extracorpórea venovenosa

Absolutas	Relativas
✔ Enfermedad crónica terminal	✔ Edad
✔ Neoplasia no controlada	✔ Inmunosupresión
✔ Daño neurológico irreversible diagnosticado	✔ Contraindicaciones para anticoagular
✔ Fracaso multiorgánico establecido	✔ Obesidad mórbida (IMC > 40 kg/m^2)
	✔ Comorbilidades: enfermedad cardíaca crónica, enfermedad pulmonar no reversible sin posibilidad de trasplante pulmonar, cirrosis hepática descompensada, etc.
	✔ Ventilación mecánica > 7 días

IMC: índice de masa corporal.

✔ **Líneas del sistema.** Son las tubuladuras que conectan las cánulas insertadas en el paciente con la bomba y el oxigenador. La línea de drenaje conecta la cánula de salida del paciente y dirige la sangre hacia el oxigenador mediante la presión de succión negativa generada por la bomba. La línea de retorno conecta el oxigenador con la cánula de entrada al paciente introduciendo la sangre oxigenada mediante una presión positiva. Según el modelo de sistema, puede haber una línea intermedia que conecta la bomba con el oxigenador.

✔ **Bomba.** La bomba que se utiliza en la ECMO es centrífuga y genera un flujo continuo. Actualmente la mayoría de las bombas están suspendidas magnéticamente con el motor sin fijaciones mecánicas (levitación magnética), lo cual hace que se reduzca el riesgo de hemólisis. Es un propulsor con unas aspas o conos de plástico que rotan a alta velocidad para generar una presión negativa y producir la entrada de sangre en la bomba, y a su vez genera una presión positiva en la salida para poder expulsar la sangre.

✔ **Sensor de flujo.** Se coloca a la salida del oxigenador para conocer el volumen de sangre por minuto que se está inyectando al paciente de forma continua según las necesidades de soporte.

✔ **Oxigenador.** Facilita tanto la oxigenación de la sangre como el lavado de dióxido de carbono. Los oxigenadores que se utilizan actualmente son de larga duración y están provistos de fibras de polimetilpenteno impermeables al plasma. Hay en el mercado diferentes tipos de oxigenadores que soportan más o menos flujo y tienen una duración mayor o menor.

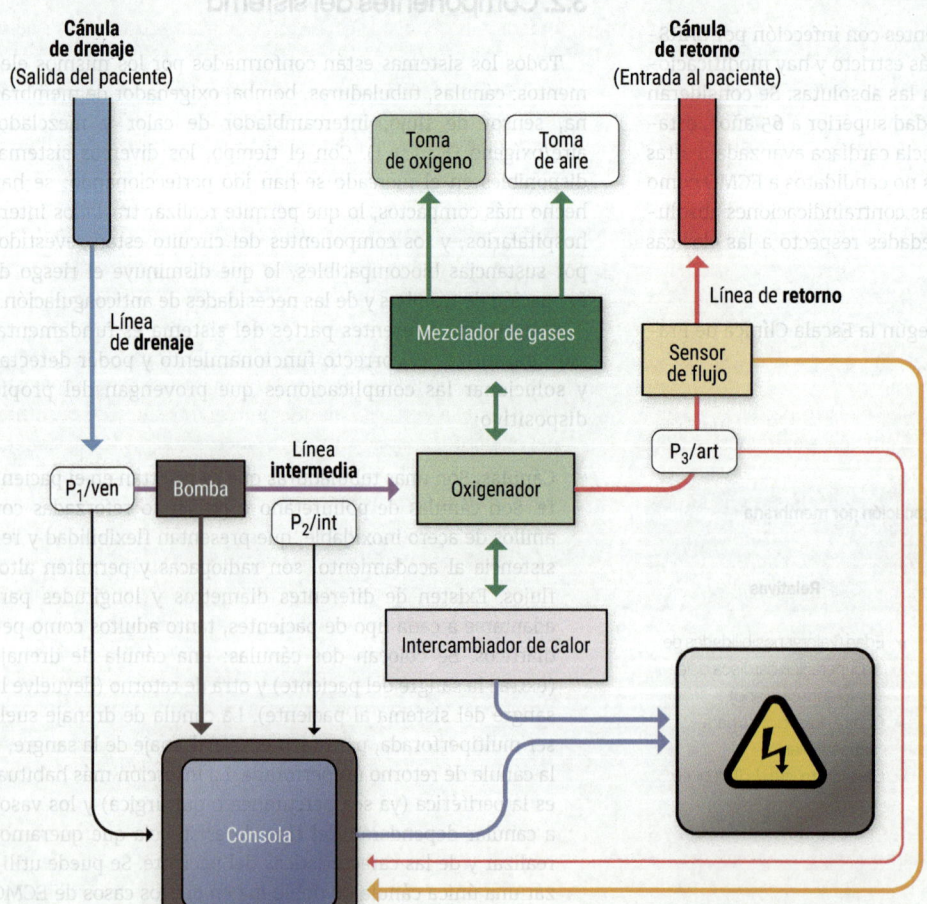

Fig. 9-1 | Esquema de los componentes del circuito de oxigenación por membrana extracorpórea. P$_1$/ven: presión venosa o de drenaje; P$_2$/int: presión interna entre la bomba y el oxigenador; P$_3$/art: presión de retorno.

✔ **Consola.** Es la que suministra la fuerza electromotriz a la bomba centrífuga mediante un motor. Permite la monitorización y medición de diferentes parámetros así como regular el flujo de sangre inyectado al paciente según las necesidades de cada momento. Los datos esenciales son el flujo en litros/minuto y las revoluciones por minuto de la bomba. Los principales datos hemodinámicos que proporciona son diferentes presiones en distintos puntos del circuito: prebomba (P1 o venosa), entre bomba y oxigenador (P2 o intermedia), postoxigenador (P3 o arterial). Hay consolas que miden la hemoglobina y la saturación de la sangre que entra en el sistema. El sensor de flujo también se conecta a la consola para poder controlar el flujo de sangre que estamos infundiendo al paciente, así como para detectar la presencia de burbujas en el sistema. Las consolas han ido evolucionando y cada vez son de menor tamaño y peso, y poseen baterías que permiten la desconexión de la red para realizar traslados sin necesidad de precisar la conexión a la red eléctrica.

✔ **Mezclador de gases.** Es un sistema de suministro de gases clínicos que consigue la mezcla con la concentración de oxígeno (FiO$_2$) deseada y un caudalímetro que proporciona el flujo adecuado en litros/minuto al oxigenador. El control de la eliminación de dióxido de carbono se realiza variando el flujo de gas del mezclador; si se aumenta el flujo de gas, aumentamos la eliminación de dióxido de carbono al disminuir la presión parcial de dióxido de carbono en la fase gaseosa, y viceversa. El control del aporte de oxígeno se lleva a cabo aumentando o disminuyendo la FiO$_2$ del gas suministrado por el mezclador. El mezclador de gases está conectado al oxigenador por medio de una tubuladura.

✔ **Módulo de normotermia.** Se adapta mediante unas mangueras al oxigenador, que posee un serpentín por donde circula agua del calentador a una temperatura variable, permitiendo enfriar o calentar la sangre en contacto con dicho para mantener en la medida de lo posible la normotermia, ya que la sangre presenta una pérdida de calor al circular por el circuito. La temperatura que podemos conseguir oscila entre 33 °C y 39 °C.

3.3. Canulación y configuración

Según el tipo de soporte que necesite nuestro paciente, elegiremos la configuración más idónea. También elegiremos el tipo de cánulas según el flujo que queramos aportar, las características anatómicas del paciente, el diámetro de los vasos y la situación clínica.

Si queremos proporcionar soporte respiratorio con ECMO-VV, el flujo objetivo será 60-80 mL/kg/min. Para ello necesitaremos:

✔ **Cánula de drenaje.** El diámetro (19-31 Fr) y la longitud (38-55 cm) dependerán de las características morfológicas del paciente y de la anatomía de sus vasos. Se recomienda que sean cánulas multiperforadas para facilitar el máximo drenaje de la sangre y así poder proporcionar mayor flujo. La inserción más utilizada es en la vena femoral.

✔ **Cánula de retorno.** Hay diferentes posibilidades de colocación según la configuración que decidamos: yugular o femoral. Su diámetro oscilará entre 15 y 25 Fr y la longitud será variable. Es recomendable que esta cánula es sea uniperforada.

Las principales configuraciones de la **ECMO-VV** son:

✔ **Configuración femoroyugular.** La cánula de drenaje se inserta en la vena femoral y asciende hasta la cava inferior a nivel infradiafragmático. La cánula de retorno se inserta generalmente en la yugular derecha, y su extremo distal quedará ubicado en la aurícula derecha. En casos muy seleccionados se puede colocar en la yugular izquierda, pero es más dificultosa su correcta colocación y tiene más incidencia de complicaciones como perforación vascular o cardíaca. Es importante que la distancia entre ambas cánulas sea de al menos 10-13 cm para evitar problemas de recirculación.

✔ **Configuración femorofemoral.** En este caso ambas cánulas son insertadas en ambas venas femorales y ascienden por la cava inferior. La cánula de drenaje quedará inferior a la cánula de retorno, que debe quedar insinuada a nivel de la aurícula derecha. Para evitar recirculación también debemos dejar ambos extremos distales separados al menos unos 10 cm.

✔ **Configuración yugular con cánula de doble luz.** Se trata de una cánula con dos luces con un diámetro entre 16 y 31 Fr que se inserta generalmente en la yugular derecha (la inserción en el lado izquierdo es más dificultoso y con mayor riesgo de tener complicaciones vasculares). Se trata de un tipo de cánula más difícil de colocar, ya que hay que ser muy precisos; por este motivo hay que colocarla guiada por radioscopia o ecografía (transesofágica y en menor medida transtorácica). Esta configuración queda restringida a casos con imposibilidad de otros accesos vasculares, pacientes que precisan deambulación precoz (pretrasplante pulmonar) o pacientes con necesidad de menos aporte de oxígeno (pacientes que están mejorando de una ECMO-VV previa, con el fin de progresar en cuanto a la movilización precoz y la extubación).

La canulación de una **ECMO-VA** para proporcionar un soporte circulatorio puede ser central o periférica:

✔ **Configuración central.** Se utiliza más tras la cirugía cardíaca, aunque actualmente se intenta colocar en todos los casos por vía periférica, ya que tiene menos complicaciones a corto, medio y largo plazo, sobre todo de tipo infeccioso y de sangrado.

✔ **Configuración periférica.** La más utilizada es la femorofemoral y tiene la peculiaridad que precisa de cánula de perfusión del miembro para asegurar el riego en el miembro inferior canulado. Puede realizarse la canulación del paquete femoral del mismo lado o heterolateral, dependiendo de las características anatómicas (se eligen los vasos de mayor tamaño y, además, en las arterias se evita canular vasos con arteriosclerosis) y de la urgencia en la colocación (se recomienda heterolateral para ser más rápidos en iniciar el soporte). Se utilizan las siguientes cánulas:

  ⌀ *Cánula de drenaje.* Se inserta en la vena femoral, con un diámetro 19-29 Fr y una longitud 38-55 cm. Para mejorar el drenaje de la sangre debe ser una cánula multiperforada, cuyo extremo distal debe quedar a nivel de la unión de la vena cava inferior con la aurícula derecha.

  ⌀ *Cánula de retorno.* Se inserta en la arteria femoral y su extremo distal debe quedar a nivel infrarrenal. Son cánulas uniperforadas con un diámetro de 15-21 Fr y una longitud de 15-23 cm.

Cánula de perfusión distal de miembro inferior. Es una cánula de pequeño tamaño (6-8 Fr) que desempeña un papel importante para asegurar la perfusión del miembro canulado en la arteria femoral. Se coloca en sentido anterógrado de la arteria femoral superficial del mismo lado y se conecta a la cánula de retorno o línea arterial mediante una llave de tres pasos.

En casos de arteriosclerosis femoral, o si las arterias son tan pequeñas que no es seguro que puedan proporcionar un flujo adecuado, se puede colocar la cánula de retorno en la arteria subclavia. Esta configuración femoroaxilar necesita de la realización de una incisión del tórax y la colocación de prótesis para poder conectar la cánula con el vaso, y hay que realizar un control del flujo que puede recibir el brazo del lado de la arteria canulada.

Las técnicas de canulación son tres:

✔ **Técnica percutánea.** Se ha utilizado sobre todo en la ECMO-VV, pero es la que se emplea con mayor frecuencia en la actualidad ya que se asocia a menor incidencia de complicaciones infecciosas y de sangrado. Se utiliza la técnica Seldinger con dilatadores múltiples y progresivos. Se debe realizar la punción guiada por ecografía y se ha de comprobar la correcta inserción de la guía metálica también por ecografía vascular o ecocardiografía.

✔ **Técnica semiabierta.** Se basa en la inserción de la cánula con la técnica de Seldinger pero bajo visualización directa a través de una incisión sobre el punto de entrada del vaso. Para minimizar las complicaciones hemorrágicas e infecciosas se suelen tunelizar las cánulas sin que salgan directamente por la incisión realizada.

✔ **Técnica abierta o quirúrgica.** Es la empleada en la canulación central, en la que se accede directamente a la aorta y la aurícula derecha. También se utiliza para la colocación de la cánula de retorno en la canulación femoroaxilar.

3.4. Manejo

El manejo diario de la ECMO una vez colocado el sistema resulta la fase más compleja y debe ser controlado por un equipo multidisciplinar especializado que incluya personal médico y de enfermería formado en la técnica, así como personal de otras especialidades que intervengan directamente, como pueden ser el equipo de fisioterapia y de perfusión, y otras especialidades relacionadas directamente con la prevención, detección y tratamiento de complicaciones.

Para poder ser rigurosos en el control diario de los pacientes con ECMO se recomienda seguir una lista de verificación de tareas a realizar por todos los miembros del equipo asistencial y de las pruebas a solicitar para el control global del paciente.

Los aspectos más importantes que hay que tener en cuenta durante los días de soporte asistido con ECMO son: control de la anticoagulación, prevención y tratamiento de infecciones, control de la función renal, monitorización hemodinámica y cardiológica, conseguir un estado nutricional óptimo, realizar una monitorización neurológica exhaustiva, iniciar una rehabilitación motora precoz, realizar pruebas para descartar y/o prevenir complicaciones, etcétera.

3.4.1. Control de la anticoagulación

Nuestro objetivo debe ir encaminado a buscar un equilibrio entre el riesgo de trombosis y el riesgo hemorrágico. Para ello debemos realizar una correcta selección del fármaco anticoagulante, optimizar la monitorización hemostática y tener un adecuado conocimiento de las posibles complicaciones hematológicas para prevenirlas y tratarlas si surgen.

El fármaco más utilizado es la heparina sódica en perfusión continua, aunque cada vez se administran más los inhibidores directos de la trombina (bivalirudina y argatrobán).

La monitorización de la anticoagulación de los pacientes con ECMO debe ser multimodal:

✔ **Tiempo de coagulación activada (TCA o ACT,** *activated clotting time***).** Mide el tiempo de la formación del coágulo de fibrina después de la adición de activadores de la coagulación (caolín o celite). Se mide en segundos y el rango de correcta anticoagulación depende de los protocolos de cada centro, pero se acepta entre 160 y 220 s. Su principal ventaja es la disponibilidad rápida del resultado, pero los principales inconvenientes son sobre todo la variabilidad de los resultados por factores técnicos (tipo de activador o de analizador, profesional que realiza la prueba) y/o por factores clínicos (número de plaquetas, niveles de fibrinógeno, niveles de antitrombina III, niveles de hemoglobina, hipotermia, dilución).

✔ **Tiempo de tromboplastina parcial activada (TTPa).** Mide el tiempo en segundos desde que el factor XII activado forma fibrina tras añadir calcio, fosfolípidos y un activador. Se correlaciona mejor que el TCA y no hay tanta variación interindividual, es más barato y todos los hospitales lo miden. Pero precisa de laboratorio, el resultado no es inmediato y sus resultados se pueden ver alterados por fármacos, hematocrito y déficits de factores de la coagulación.

✔ **Actividad antifactor Xa (anti-Xa).** Es un test basado en la habilidad de la heparina para catalizar la inhibición de la antitrombina III al factor Xa. Se correlaciona mejor con la dosis de heparina que el TTPa y el TCA, y no se ve influido por trombocitopenia, coagulopatía o dilución. Pero el resultado no es inmediato, puede verse alterado por hiperbilirrubinemia, hemólisis o hiperlipemia, y no todos los centros disponen de su medición las 24 horas los 365 días del año.

✔ **Test viscoelásticos: tromboelastografía (TEG) y tromboelastometría rotacional (ROTEM).** Proporcionan información sobre la formación inicial de la fibrina, la cinética de su formación y el desarrollo del coágulo, la estabilidad y lisis del coágulo y sobre la función plaquetaria. Las ventajas de estas pruebas son la obtención de resultados en minutos y que realizan una medida global de la hemostasia (plaquetas, coagulación y fibrinógeno). Los inconvenientes son el precio elevado, la no disponibilidad en todos los centros y la necesidad de saber interpretar correctamente los resultados. Aunque el uso de estas pruebas ha aumentado en los últimos años, su empleo en pacientes con ECMO no ha supuesto una disminución de complicaciones hemorrágicas ni de la mortalidad. Tienen su máxima aplicación en los casos de resistencia a la heparina y en casos de hemorragias para optimizar las transfusiones.

La ELSO ha propuesto en sus últimas guías unas recomendaciones del manejo de la perfusión de heparina combinando los niveles de anti-Xa con el TTPa o el TCA.

3.4.2. Control de infecciones

Las infecciones son una de las complicaciones más comunes de los pacientes críticos con ECMO. Dado que pueden ocurrir en cualquier momento durante la asistencia con ECMO, se deben tomar toda una serie de medidas y controles dirigidos a prevenirlas y detectarlas.

En los pacientes con ECMO el diagnóstico y el tratamiento de las infecciones supone un reto, dado que los parámetros clínicos y bioquímicos habituales no tienen la misma validez y el tratamiento, tanto antibiótico como el control del foco, tiene características especiales que obligan a realizar una evaluación específica. No existe evidencia científica para el uso sistemático de antibióticos como profilaxis de infección en los pacientes con ECMO, aunque puede estar justificada en ciertos casos como en pacientes inmunodeprimidos o con tórax abierto. Para prevenir las infecciones en los pacientes con ECMO, la ELSO ha realizado una serie de recomendaciones que se recogen en la Tabla 9-4.

Se debe realizar una evaluación clínica completa y sistemática para detectar signos precoces de infección, ya que el diagnóstico de infección asociada a la ECMO es difícil pues hay signos no valorables o artefactados, como pueden ser la temperatura o el incremento de reactantes de fase aguda, que pueden verse elevados por la respuesta inflamatoria inducida por el propio sistema ECMO. En el control analítico es importante ver la tendencia evolutiva de los marcadores bioquímicos de infección y realizar cultivos microbiológicos en caso de mínima sospecha.

Respecto a los antibióticos que se utilicen, hay que tener en cuenta los cambios farmacocinéticos que se producen en los pacientes por diferentes motivos: la extracción directa del circuito, el aumento del volumen de distribución y la disminución de la depuración del fármaco. Se recomienda la monitorización de los niveles plasmáticos de los antibióticos para evitar una infradosificación o, en casos que haya insuficiencia renal concomitante, se administren dosis tóxicas.

Tabla 9-4. Recomendaciones de la Extracorporeal Life Support Organization (ELSO 2012) para prevenir infecciones en pacientes con oxigenación por membrana extracorpórea

✔ Aplicar protocolos para prevenir la neumonía asociada a ventilación mecánica y la bacteriemia relacionada con catéter

✔ Fortalecer la adherencia al lavado de manos

✔ Retirada precoz de accesos venosos innecesarios

✔ Evitar la toma de muestras directamente del circuito

✔ Administrar medicamentos en perfusión continua evitando desconexiones del circuito

✔ Usar clorhexidina como solución de elección para la desinfección

✔ Realizar descontaminación oral y gastrointestinal cuando los pacientes se encuentren colonizados

✔ Uso precoz de nutrición enteral

✔ Uso de un acceso exclusivo para la nutrición parenteral

✔ Mantener aislados a los pacientes colonizados por gérmenes resistentes

✔ No se recomienda la profilaxis antibiótica sistemática; si se usa, no prolongar más de 48 horas (casos seleccionados)

3.4.3. Control neurológico

La monitorización neurológica de un paciente en ECMO debe ir encaminada al control de la dosis de sedación, relajación y analgesia, así como a la detección precoz de complicaciones mediante la exploración neurológica y diversas pruebas complementarias y la monitorización de diversos parámetros.

La elección de los fármacos para sedar y analgesiar debe estar recogida en un protocolo en cada centro. Hay que tener en cuenta la unión a proteínas de los fármacos, la lipofilia y la posibilidad de secuestro por parte del circuito ECMO, para evitar el uso de una dosis muy elevada fuera de ficha técnica. Los fármacos que se recomiendan en la actualidad son: hidromorfona, morfina, dexmedetomidina, ketamina, clonazepam, lorazepam, quetiapina y haloperidol. Hay que evitar el uso de fentanilo, remifentanilo, propofol, midazolam, diazepam y gabapentina. También se está utilizando con buenos resultados la sedación inhalatoria con gases como el sevofluorano y el isofluorano, ya que no existe secuestro por la membrana.

De forma rutinaria se debe hacer una exploración neurológica básica, sobre todo teniendo en cuenta los cambios pupilares. La monitorización con oximetría cerebral (NIRS, *near-infrared spectroscopy*) permite detectar complicaciones como el síndrome de Arlequín y fenómenos isquémicos. El uso diario y continuo del índice biespectral (BIS, *bispectral index*) permite realizar una sedación óptima según el momento clínico del paciente y también es útil para el diagnóstico de muerte encefálica. El Doppler transcraneal es útil para la detección de microembolismos cerebrales, para optimizar el flujo cerebral y en el diagnóstico de muerte encefálica. Otras pruebas quedan restringidas ante la sospecha o aparición de complicaciones: electroencefalograma, potenciales evocados somatosensoriales, tomografía axial cerebral (la resonancia magnética no puede realizarse incompatibilidad con el dispositivo).

3.4.4. Control de la función renal

El riñón es especialmente susceptible al flujo no pulsátil que proporciona la ECMO, pero la aparición de fracaso renal durante la asistencia es multifactorial.

El control exhaustivo de la función renal es imprescindible, y diariamente hay que tener en cuenta las siguientes consideraciones: realizar un adecuado balance hídrico adaptado a la situación clínica del paciente evitando la sobrehidratación, efectuar una monitorización analítica de los parámetros de función renal y de iones, un control de los parámetros de hemólisis que puede favorecer la aparición de fracaso renal, además del control del color de la orina y de la aparición de ictericia, evitar altas dosis de diuréticos y plantear un inicio de la terapia de reemplazo renal continua de forma precoz. La terapia de reemplazo renal continua se puede conectar a la ECMO para evitar un nuevo acceso venoso. Hay múltiples formas posibles de conexión con sus diferentes ventajas e inconvenientes, y hay que decidir en cada caso la mejor configuración.

3.4.5. Manejo respiratorio

Hay que tener en cuenta siempre la dificultad del control respiratorio, ya que disponemos generalmente de tres sistemas simultáneos: pulmones nativos, ventilación mecánica y ECMO.

Los objetivos de saturación son diferentes en los casos de ECMO-VV o ECMO-VA (> 85 % y > 92 % respectivamente), y en todos los casos intentaremos reducir al máximo la FiO_2 de la ventilación mecánica. Para tratar de evitar o disminuir los efectos nocivos de la ventilación mecánica intentaremos, siempre que sea posible, su desconexión (es más factible en ECMO-VA) y, de no ser posible, se realizará una ventilación protectora o ultraprotectora, con volúmenes corrientes y frecuencias respiratorias bajas y siempre buscando la PEEP óptima para evitar el colapso alveolar.

En la ECMO-VV la hipoxemia refractaria es más frecuente y habrá que descartar diferentes complicaciones del paciente (neumotórax, atelectasias, hemorragias pulmonares, disfunción cardíaca asociada, etc.). También se tendrá que observar la existencia de recirculación y valorar la recolocación de las cánulas. Cuando todos estos factores se hayan evaluado y descartado, habrá que examinar si existe disfunción de la membrana (valorando que la PaO_2/FiO_2 posmembrana sea > 150 y que no haya acúmulos de fibrina o trombos). Siempre que sea posible, se aumentará el flujo de la ECMO al máximo (6-7 L/min), teniendo en cuenta que habrá que vigilar la hemólisis. Otro factor que hay que tener en cuenta es el nivel de hemoglobina, que en casos de hipoxemia refractaria se recomienda que se > 10 g/dL. En casos de gasto cardíaco elevado, nos podemos plantear su disminución mediante la perfusión de β-bloqueantes o la hipotermia. La colocación en prono del paciente con ECMO es factible y segura si se realiza por un equipo entrenado, y hay grupos que la realizan de forma precoz ante una hipoxemia o cuando ya se han realizado todas las medidas previamente citadas y no hay mejoría en la oxigenación.

3.5. Complicaciones

Las complicaciones de la ECMO se dividen en dos grupos principalmente: las mecánicas o propias del sistema y las del paciente. En la Tabla 9-5 se resumen las principales complicaciones de los pacientes con soporte ECMO teniendo en cuenta las diferencias entre los tipos de soporte (ECMO-VV y ECMO-VA). Lo más importante es conocerlas, prevenirlas, saber cómo actuar ante su aparición y disponer de todos los medios (técnicos y profesionales) para resolverlas.

4. Sistemas de extracción de dióxido de carbono

El mecanismo de acción de los sistemas $ECCO_2R$ se basa en la eliminación directa del exceso de dióxido de carbono reduciendo así los efectos nocivos de la carga de dióxido de carbono en el organismo.

4.1. Indicaciones y contraindicaciones

Las principales indicaciones que han demostrado mayor eficacia de la $ECCO_2R$ son:

- ✔ Pacientes con EPOC agudizada, para evitar el fracaso de la ventilación mecánica no invasiva.
- ✔ Pacientes con EPOC agudizada, para disminuir los días de ventilación mecánica invasiva.
- ✔ Pacientes con SDRA moderado (PaO_2/FiO_2 100-200) en ventilación mecánica invasiva, para facilitar las estrategias protectoras y ultraprotectoras y evitar los efectos nocivos de la propia ventilación mecánica.
- ✔ Para facilitar la retirada de la ventilación mecánica invasiva.
- ✔ Como puente al trasplante pulmonar.
- ✔ En el postoperatorio del paciente trasplantado pulmonar.
- ✔ Hipercapnia de difícil control en situaciones determinadas como el estado asmático refractario, neumotórax bilateral incontrolable o en el manejo de la hipertensión intracraneal.

Las contraindicaciones absolutas del uso de $ECCO_2R$ son similares a las descritas en la ECMO, sobre todo las relacionadas con el estado basal y las comorbilidades del paciente, y la contraindicación relativa para anticoagular. La contraindicación más importante y la primera que hay considerar antes de decidir la colocación de un sistema de $ECCO_2R$ es la existencia de hipoxemia grave (PaO_2/FiO_2 < 100-150). También hay que tener en cuenta que no existe recomendación de su uso en el embarazo, por los posibles riesgos para el feto y la madre.

4.2. Componentes del sistema

Un sistema de $ECCO_2R$ se compone de los mismos elementos que el que se emplea en la ECMO-VV pero con algunas diferencias por el uso de flujos mucho más bajos. Los elementos principales son: cánulas, tubuladuras del circuito extracorpóreo, bomba, cartucho con la membrana respiratoria, consola, intercambiador de gases y el módulo de control de temperatura.

Las diferencias principales están en las cánulas y el tipo de membrana. En general se recomiendan cánulas únicas de doble luz y que el acceso se realice por la vena yugular interna derecha para promover la deambulación y fisioterapia, aunque también se puede colocar a nivel femoral. En general el calibre de las cánulas oscila entre 14 y 17 Fr, aunque en aquellos en que se combine con la terapia de reemplazo renal continua pueden emplearse cánulas de 13 Fr. La membrana es similar a la de la ECMO, pero la superficie más reducida (0,3-0,5 m²) al requerir flujos más bajos y solo necesitar la difusión de dióxido de carbono.

4.3. Canulación y configuración

Como ya hemos indicado, se recomienda el uso de una única cánula venosa, que se insertará de forma percutánea y bajo guía ecográfica para evitar complicaciones vasculares y para aumentar la posibilidad de canulación en el primer intento.

Tabla 9-5. Complicaciones de la oxigenación por membrana extracorpórea

Complicaciones propias del sistema	Complicaciones del paciente
	Comunes de ECMO-VA y ECMO-VV

Complicaciones propias del sistema		
	✔ Hipotermia	✔ Fracaso renal agudo sobrecarga de volumen
	Cardiopulmonares	
	✔ Hemotórax/neumotórax	
	✔ Taponamiento cardiaco	
	Vasculares	**Hematológicas**
	✔ Rotura de vaso	✔ Hemorragias
✔ Disfunción del oxigenador	✔ Linfedema	✔ Trombosis
✔ Ruptura o salida de sangre de las tubuladuras		✔ Hemólisis
✔ Decanulación	**Neurológicas**	✔ Resistencia a heparina
✔ Desconexión de llaves conectadas en el circuito	✔ Delírium	✔ Trombocitopenia
✔ Entrada de aire en el circuito	✔ Estatus epiléptico	✔ Trombocitopenia inducida por heparina
✔ Salida de plasma por el oxigenador	✔ Ictus isquémico	✔ Síndrome de déficit de factor de Von Willebrand adquirido
✔ Disfunción de la bomba	✔ Hemorragia intraparenquimatosa	✔ Déficit de factores de coagulación
✔ Variaciones en el flujo de bomba	✔ Muerte encefálica	✔ Coagulación vascular diseminada
✔ Succión de la cánula de drenaje		✔ Disfunción plaquetaria
✔ Alteración en las presiones de la ECMO	**Infecciosas**	
✔ Sensado de flujo inadecuado	✔ Locales pericánulas	
✔ Disfunción mezclador de gases	✔ Sistémicas	

Propias de ECMO-VV	Propias de ECMO-VA
✔ Recirculación	✔ Fenómeno de mezcla o *watershed*
✔ Hipoxemia	✔ Distensión ventricular izquierda y congestión pulmonar
✔ Disfunción del ventrículo derecho	✔ Síndrome del arlequín o norte/sur o hipoxemia diferencial
✔ Edema en cuello (canulación yugular)	✔ Isquemia en miembro inferior (canulación de retorno femoral)
	✔ Hiperaflujo en miembro superior (canulación de retorno axilar)
	✔ Embolias y flujo cerebral inadecuado o excesivo (canulación central)
	✔ Lesión o disección de la aorta (canulación central)
	✔ Arritmias auriculares, desgarros o sangrado en aurícula o cava y embolias aéreas (canulación central en aurícula)

ECMO-VA: oxigenación por membrana extracorpórea venoarterial; ECMO-VV: oxigenación por membrana extracorpórea venovenosa.

Si se decide el uso de dos cánulas, están son de menor tamaño que las de la ECMO, dados los bajos flujos necesarios. En este caso la canulación será también periférica y preferiblemente percutánea, y la configuración será femoroyugular o femorofemoral.

4.4. Manejo

Los parámetros que hay que monitorizar son principalmente los niveles de dióxido de carbono y la oxigenación, ya que el empeoramiento de la hipoxemia nos obligará a cambiar de tipo de asistencia a una ECMO-VV.

Las estrategias de ventilación, los modos y los parámetros de la ventilación mecánica no invasiva o invasiva se guiarán según la entidad clínica que ha indicado el soporte con el ECCO$_2$R (SDRA o EPOC) y atendiendo a la situación clínica del paciente en cada momento. Hay que controlar el intercambio de gases, ya que se debe intentar alcanzar fundamentalmente una oxigenación adecuada con la ventilación mecánica, dado que este soporte no oxigena. También hay que vigilar la eliminación de dióxido de carbono por la ventilación mecánica, ya que con los sistemas de

ECCO$_2$R se logra una eliminación máxima de un 30 % del dióxido de carbono del organismo. Es necesario también el control de la mecánica respiratoria (disnea, aumento de trabajo respiratorio, frecuencia respiratoria baja, control de la auto-PEEP, etc.), para evitar complicaciones derivadas de la ventilación asistida, o valorar la necesidad de ventilación mecánica invasiva en aquellos pacientes que se encuentren sin ella.

El control de la anticoagulación es similar al realizado en la ECMO, siendo el fármaco más utilizado la heparina. Los rangos de anticoagulación son ligeramente más elevados, al tener flujos más pequeños (el rango de TTPa es de 1,5 a 2,3 veces el valor normal y el de TCA se mantiene en 180-220 s).

4.5. Complicaciones

A pesar de que cada vez los sistemas son más seguros, es necesario conocer las complicaciones propias e inherentes al uso del sistema y garantizar una atención segura y efectiva del paciente.

Aunque algunas complicaciones pueden variar según el modelo de ECCO$_2$R, las principales se resumen en la Tabla 9-6.

Tabla 9-6. Complicaciones del sistema de extracción de dióxido de carbono

Relacionadas con el sistema		Relacionadas con el paciente
Mecánicas	**Relacionadas con circuito**	
✔ Fallo de la bomba ✔ Disfunción del oxigenador ✔ Fallo del calentador ✔ Entrada aire en el circuito ✔ Embolismo	✔ Sangrado en el lugar de la canulación ✔ Posición inadecuada de la cánula ✔ Desplazamiento de las cánulas ✔ Acodaduras en el sistema	✔ Mayor hipoxemia ✔ Sangrado relacionado con anticoagulación o con complicaciones hematológicas ✔ Hemólisis ✔ Trombocitopenia inducida por heparina o por el sistema ✔ Trombosis

Puntos clave

✔ El uso de la ECMO como soporte respiratorio y/o cardiorrespiratorio no es un primer eslabón en la estrategia terapéutica en pacientes con insuficiencia respiratoria aguda grave pero debe plantearse su colocación cuando la terapia convencional es refractaria tras realizar una valoración de los riesgos y beneficios y descartar contraindicaciones para su uso.

✔ La ECMO-VV está indicada en casos de insuficiencia respiratoria refractaria con hipoxemia y/o acidosis respiratoria con hipercapnia.

✔ Los sistemas de ECCO₂R pueden ser utilizados en casos muy concretos de insuficiencia respiratoria en los que exista una hipercapnia con acidosis respiratoria pero no exista un problema grave en la oxigenación.

✔ El uso de los dispositivos de intercambio extracorpóreo de gases sanguíneos debe quedar restringido a centros con una amplia casuística en la patología, con gran experiencia y formación adecuada en las diferentes técnicas, y que dispongan de unos servicios y pruebas complementarias específicas para poder tratar las complicaciones derivadas tanto de la patología como de los sistemas extracorpóreos utilizados.

Bibliografía

Abrams DC, Brenner K, Burkart KM, et al. Pilot study of extracorporeal carbon dioxide removal to facilite extubation and ambulation in execrations of chronic obstructive pulmonary disease. Ann Am Thorac Soc. 2013;10(4):307-4.

Allescher J, Rasch S, Wiessner JR, et al. Extracorporeal carbon dioxide removal with the Advanced Organ Support system in critically ill COVID-19 patients. Artif Organs. 2021;45(12):1522-32.

Barbaro RP, MacLaren G, Boonstra PS, et al. Extracorporeal membrane oxygenation support in COVID-19: an international cohort study of the Extracorporeal Life Support Organization registry. Lancet. 2020;396(10257):1071-8.

Barbaro RP, MacLaren G, Boonstra PS, et al. Extracorporeal membrane oxygenation for COVID-19: evolving outcomes from the International Extracorporeal Life Support Organization Registry. Lancet.;398(10307):1230-8.

Combes A, Fanelli V, Pham T, et al.; European Society of Intensive Care Medicine Trials Group and the Strategy of Ultra-Protective lung ventilation with Extracorporeal CO₂ Removal for New-Onset moderate to severe ARDS (SUPERNOVA) investigators. Feasibility and safety of extracorporeal CO(2) removal to enhance protective ventilation in acute respiratory distress syndrome: the SUPERNOVA study. Intensive Care Med. 2019;45(5):592-600.

Fernández-Mondéjar E, Fuset-Cabanes MP, et al. The use of ECMO in ICU. Recommendations of the Spanish Society of Critical Care Medicine and Coronary Units. Med Intensiva (Engl Ed). 2019;43(2):108-20.

Harnisch LO, Moerer O. Contraindications to the initiation of veno-venous ECMO for severe acute respiratory failure in adults: a systematic review and practical approach based on the current literature. Membranes (Basel). 2021;11(8):584.

Illum B, Odish M, Minokadeh A, et al. Evaluation, treatment, and impact of neurologic injury in adult patients on extracorporeal membrane oxygenation: a review. Curr Treat Options Neurol. 2021;23(5):15.

McNamee JJ, Gillies MA, Barrett NA, et al. effect of lower tidal volume ventilation facilitated by extracorporeal carbon dioxide removal vs standard care ventilation on 90-day mortality in patients with acute hypoxemic respiratory failure: The REST Randomized Clinical Trial. JAMA. 2021;326(11):1013-23.

Ostermann M, Lumlertgul N. Acute kidney injury in ECMO patients. Crit Care. 2021;25(1):313.

Patel B, Arcaro M, Chatterjee S. Bedside troubleshooting during venovenous extracorporeal membrane oxygenation (ECMO). J Thorac Dis. 2019;11(Suppl 14):S1698-S1707.

Peek GJ, Mugford M, Tiruvoipati R, et al. Efficacy and economic assessment of conventional ventilatory support versus extracorporeal membrane oxygenation for severe adult respiratory failure (CESAR): a multicentre randomised controlled trial. Lancet. 2009;374:1351-63.

Pérez Vela JL, Lesmes González de Aledo A, Marín Mateos H. Manejo práctico general de la ECMO VA. En: Pérez Vela JL, Renes Carreño E, editores. Principios básicos de la ECMO en adultos. Ed. Tantin; 2020.

Roberts JA, Bellomo R, Cotta MO, et al. Machines that help machines to help patients: optimising antimicrobial dosing in patients receiving extracorporeal membrane oxygenation and renal replacement therapy using dosing software. Intensive Care Med. 2022;48(10):1338-51.

Schmidt M, Hodgson C, Combes A. Extracorporeal gas exchange for acute respiratory failure in adult patients: a systematic review. Critical Care. 2015;19(1):99.

Shekar K, Badulak J, Peek G, et al. Extracorporeal Life Support Organization Coronavirus Disease 2019 Interim Guidelines: A Consensus Document from an International Group of Interdisciplinary Extracorporeal Membrane Oxygenation Providers. ASAIO J. 2020;66(7):707-21.

Torregrosa S, Fuset MP, Castelló A, et al. Oxigenación de membrana extracorpórea para soporte cardíaco o respiratorio en adultos. Cir Cardiov. 2009;16:163-77.

Zeibi Shirejini S, Carberry J, McQuilten ZK, et al. Current and future strategies to monitor and manage coagulation in ECMO patients. Thromb J. 2023;21(1):11.

Zhou Z, Li Z, Liu C, Wang F, Zhang L, Fu P. Extracorporeal carbon dioxide removal for patients with acute respiratory failure: a systematic review and meta-analysis. Ann Med. 2023;55(1):746-59.

10 Insuficiencia respiratoria aguda

E. Piacentini Gómez, C. Ferrer Peretó y C. Palencia Amador

◀ Orientación para el estudio

En este capítulo se trata la insuficiencia respiratoria aguda hipoxémica. Comienza con un repaso de la fisiología, se revisan los mecanismos que determinan la aparición de hipoxemia y las diferentes entidades clínicas en que se presenta. Finalmente se revisan los tratamientos disponibles y se discute su utilidad en cada situación.

1. Definiciones

La *insuficiencia respiratoria aguda* se define como la incapacidad del organismo para mantener los niveles arteriales de oxígeno (O_2) y dióxido de carbono (CO_2) adecuados para las demandas del metabolismo celular.

La *hipercapnia* es el aumento de los niveles de presión arterial de dióxido de carbono ($PaCO_2$) por encima de lo normal, mientras que la *hipoxemia* es la disminución de los niveles de presión arterial de oxígeno (PaO_2) por debajo de lo normal. Ambas definiciones llevan implícitos los valores determinados como normales de la gasometría arterial en una persona de pie, en reposo, a nivel del mar y ajustado por edad: pH 7,35-7,45, PaO_2 80-100 mm Hg, $PaCO_2$ 35-45 mm Hg.

En este capítulo nos centraremos en la insuficiencia respiratoria aguda hipoxémica, independientemente de si coexiste alteración de la $PaCO_2$ o no.

2. Mecanismos fisiopatológicos de la insuficiencia respiratoria aguda

Hace 1.000 millones de años las condiciones ambientales en la Tierra permitieron el desarrollo de la ventilación oxidativa, es decir, el aprovechamiento del oxígeno ambiental por las mitocondrias condujo a la complejidad creciente de la vida animal. Para poder continuar con la respiración celular, el oxígeno debe ser trasportado desde el exterior hasta el interior de las células, donde tiene lugar la fosforilación oxidativa. A lo largo de este proceso entran en juego diversos sistemas fisiológicos y en cada paso puede producirse un fallo que conduzca a la insuficiencia respiratoria aguda (Fig. 10-1).

Para sistematizar el estudio de los mecanismos fisiopatológicos de la insuficiencia respiratoria debemos conocer algunas definiciones:

- ✔ **Presión parcial de oxígeno en sangre (PO_2):** el oxígeno disuelto en sangre genera una presión que puede medirse; corresponde al 3 % del contenido total de oxígeno.
- ✔ **Contenido de oxígeno (CaO_2):** cantidad de oxígeno total que trasporta la sangre, depende en su mayor parte de la hemoglobina (Hb) y se calcula como:

$$CaO_2 = Hb\ (g/dL) \times \text{saturación de la Hb} \times 1,34 + (PaO_2 \times 0,031)$$

- ✔ **Trasporte de oxígeno (DO_2):** determinado por el CaO_2 y el gasto cardíaco (GC):

$$DO_2 = CaCO_2 \times GC$$

- ✔ **Consumo tisular de oxígeno (VO_2):** el correcto transporte de oxígeno es esencial para garantizar el adecuado VO_2, que se calcula como:

$$VO_2 = GC \times (CaO_2 - CvO_2)$$

- ✔ **Presión alveolar de oxígeno (PAO_2):** para comprender el valor de PO_2 en relación con la ventilación alveolar debemos conocer el valor de PAO_2, que se deduce de la ecuación del gas alveolar simplificada:

$$PAO_2 = [(Patm - PH_2O) \times FiO_2] - PaCO_2/R$$

donde *Patm* es la presión atmosférica, PH_2O es la presión del vapor de agua, FiO_2 es la fracción inspirada de oxígeno, $PaCO_2$ es la presión arterial de dióxido de carbono y *R* es el cociente respiratorio (en condiciones basales se asume que es 0,8).

Teniendo en mente estos conceptos, es posible clasificar los diversos mecanismos que pueden producir hipoxia al alterar uno o más de los pasos necesarios para mantener la homeostasis del oxígeno (Fig. 10-2):

1. Ventilación (transferencia de oxígeno desde el medio ambiente hacia los pulmones).
2. Intercambio pulmonar de oxígeno.
3. Transporte de oxígeno.
4. Utilización tisular de oxígeno.

Para lograr la adecuada oxigenación, las alteraciones de los pasos mencionados pueden tener lugar en los propios pulmones (mecanismos intrapulmonares) o ser extrapulmonares (Tabla 10-1).

2.1. Mecanismos extrapulmonares

2.1.1. Disminución de la presión inspirada de oxígeno

Se trata de una situación poco habitual, de sencillo diagnóstico. Ocurre cuando se inhalan gases distintos que el aire ambiente (FiO_2 baja) o en altura (PO_2 baja). En el individuo sano existe un grado variable de heterogeneidad.

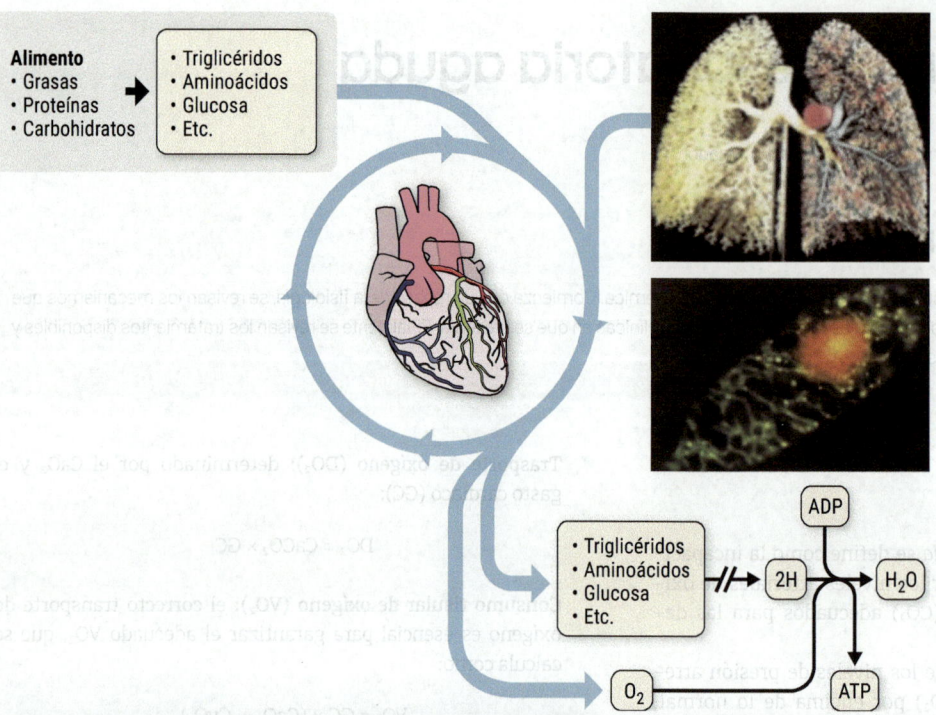

Fig. 10-1 | Utilización del oxígeno. El metabolismo aeróbico permitió el desarrollo de formas complejas de vida. ADP: difosfato de adenosina; ATP: trifosfato de adenosina; H_2O: agua; O_2: oxígeno.

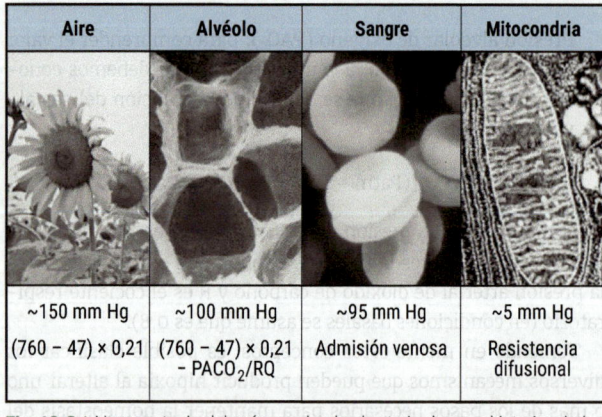

Aire	Alvéolo	Sangre	Mitocondria
~150 mm Hg	~100 mm Hg	~95 mm Hg	~5 mm Hg
$(760 - 47) \times 0{,}21$	$(760 - 47) \times 0{,}21 - PACO_2/RQ$	Admisión venosa	Resistencia difusional

Fig. 10-2 | Homeostasis del oxígeno desde el exterior hasta el interior de las mitocondrias, donde tiene lugar la utilización del oxígeno en la fosforilación oxidativa. La presión parcial de oxígeno disminuye en los sucesivos pasos del ciclo. PAO_2: presión alveolar de oxígeno; RQ: cociente respiratorio.

2.1.2. Hipoventilación

Como se desprende de la ecuación del gas alveolar simplificada (v. arriba), la disminución de la ventilación minuto produce disminución de la PAO_2 por aumento de la $PaCO_2$. La hipoventilación puede deberse al deterioro del sistema respiratorio central, coma, estados crepusculares de la consciencia o a causas neuromuscu-

lares periféricas. En todos los casos mencionados el parénquima pulmonar está preservado (Tabla 10-2).

2.1.3. Disminución de la saturación venosa mixta

Se denomina «saturación venosa mixta» a la saturación de oxígeno que hay en la sangre que llega a la arteria pulmonar. Una fracción de dicha sangre pasa directamente a la circulación general sin realizar intercambio gaseoso (*shunt* fisiológico). En condiciones de enfermedad pulmonar, con presencia de relación ventilación/perfusión (V/Q) disminuida o aumento de la fracción de *shunt*, la disminución de la presión venosa de oxígeno determina disminuciones significativas en la PaO_2.

Cualquier situación fisiopatológica que suponga un desequilibrio entre el transporte de oxígeno y el consumo de oxígeno genera una disminución de la presión venosa de oxígeno y, en consecuencia, de la saturación venosa de oxígeno. Esto incluye la disminución del gasto cardíaco, la disminución del contenido arterial de oxígeno, el aumento del consumo tisular de oxígeno y los factores que desplazan la curva de disociación de la oxihemoglobina (Tabla 10-3).

Tabla 10-1. Mecanismos extrapulmonares e intrapulmonares que determinan la aparición de hipoxemia	
Mecanismos extrapulmonares	**Mecanismos intrapulmonares**
✔ Disminución de la presión inspirada de oxígeno ✔ Hipoventilación ✔ Disminución de la saturación venosa mixta	✔ Limitación de la difusión de gases por alteración de la barrera alveolocapilar ✔ Áreas de relación ventilación/perfusión (V/Q) bajas ✔ *Shunt*

Tabla 10-2. Causas de hipoventilación

Sistema nervioso central
- ✔ Intoxicaciones por fármacos depresores
- ✔ Drogas de abuso
- ✔ Consumo de alcohol
- ✔ Traumatismo de cráneo
- ✔ Accidente cerebrovascular
- ✔ Meningoencefalitis
- ✔ Hipoventilación alveolar primaria

Sistema nervioso periférico
- ✔ Traumatismo raquídeo
- ✔ Poliomielitis
- ✔ Mielitis transversa
- ✔ Síndrome de Guillain-Barré

Músculos y placa neuromuscular
- ✔ Miastenia grave
- ✔ Enfermedades neuromusculares degenerativas
- ✔ Botulismo
- ✔ Tétanos
- ✔ Alteraciones hidroelectrolíticas: hipocalemia, hipofosfatemia
- ✔ Fatiga de los músculos respiratorios por aumento excesivo del trabajo

Caja torácica
- ✔ Fracturas costales, *volet* torácico
- ✔ Cifoescoliosis extrema

Diafragma
- ✔ Parálisis diafragmática
- ✔ Traumatismo del diafragma

Pleura
- ✔ Neumotórax a tensión
- ✔ Derrame pleural masivo

2.2. Mecanismos intrapulmonares

2.2.1. Limitación de la difusión

La difusión alterada de oxígeno a través de la membrana alveolocapilar implica un equilibrio incompleto entre el gas alveolar y la sangre capilar. El gradiente de difusión de oxígeno se altera

Tabla 10-3. Causas que determinan una disminución de la presión venosa mixta de oxígeno

Factores primarios	**Gasto cardíaco disminuido** ✔ *Shock* hipovolémico ✔ *Shock* cardiogénico **Consumo de oxígeno aumentado** ✔ *Shock* séptico ✔ Ejercicio extremo ✔ Síndrome neuroléptico maligno
Factores secundarios	✔ Disminución de la concentración de hemoglobina ✔ Aumento del pH ✔ Disminución de la P50

cuando hay un engrosamiento de la barrera de hematosis, pero, dado que el equilibrio de oxígeno se alcanza en el primer tercio del tiempo de tránsito capilar de los eritrocitos, la hipoxemia solo se manifiesta cuando dicho tiempo se acorta de forma muy considerable (p. ej., gasto cardiaco muy aumentado). Este mecanismo de hipoxemia es muy poco frecuente de observar en pacientes con patología aguda y se ha descrito en pacientes con fibrosis pulmonar avanzada en situación de ejercicio.

2.2.2. Desequilibrio ventilación/perfusión (V/Q)

La máxima eficiencia en el intercambio gaseoso se alcanza cuando la ventilación y el flujo pulmonar están balanceados (relación V/Q de 1). Esta situación es «ideal», pero en el pulmón real, incluso en individuos sanos, existe un grado variable de heterogeneidades en la relación V/Q (Fig. 10-3).

El desequilibrio V/Q es el principal determinante de hipoxemia en la mayoría de las situaciones clínicas. La presencia de unidades alveolares hipoventiladas y bien perfundidas (V/Q < 1) determina una disminución de la PaO₂, cuya magnitud final será resultado de la eficiencia del patrón respiratorio, del grado de deterioro de las unidades alveolares afectadas y de la vasoconstricción hipóxica (el aumento del tono arteriolar en áreas mal ventiladas para desviar el flujo hacia áreas mejor ventiladas en un intento de restablecer la relación V/Q).

El aumento de la FiO₂ permite compensar, mediante el incremento de la PAO₂, la hipoxemia producida por V/Q bajas. Utilizando una FiO₂ de 1, solo las unidades alveolocapilares con ventilación 0 (*shunt*) generan hipoxemia.

Es importante recordar que las unidades alveolocapilares con relaciones V/Q mayores que 1 (bien ventiladas pero mal perfundidas) no contribuyen a generar hipoxemia.

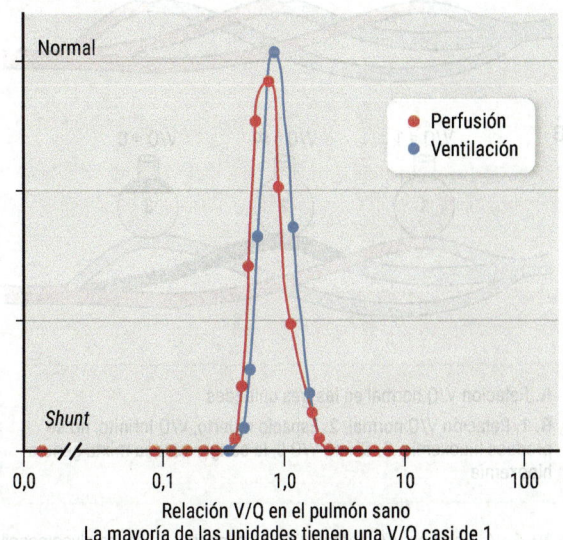

Fig. 10-3 | La relación entre ventilación y perfusión (V/Q) en la mayoría de las unidades alveolocapilares es cercana a 1 (0,8).

2.2.3. *Shunt*

La fracción de *shunt* es el porcentaje de flujo sanguíneo total que no pasa por los alvéolos ventilados, transfiriendo sangre venosa mixta hacia el sistema arterial. Como decíamos antes, en las áreas donde la ventilación es 0, el uso de FiO_2 de 1 no corrige la hipoxemia. En condiciones normales, entre el 2 % y el 4 % del gasto cardíaco que llega al ventrículo derecho se distribuye hacia las arterias bronquiales y no realiza intercambio gaseoso (*shunt* fisiológico).

En algunos pacientes puede presentarse *shunt* intracardíaco (con desviación de derecha a izquierda). En otras circunstancias pueden abrirse fístulas arteriovenosas pospulmonares. Sin embargo, a gran distancia del resto, la causa más común de *shunt* es la presencia de áreas alveolocapilares sin ventilación, donde la relación V/Q es 0 (Fig. 10-4).

3. Entidades clínicas que causan insuficiencia respiratoria aguda

3.1. Atelectasia

La atelectasia es un colapso completo o parcial de una parte del pulmón. Puede ser laminar, regional, de un lóbulo o incluso de un pulmón entero.

El mecanismo de producción de la atelectasia puede ser obstrucción de la vía aérea o colapso del parénquima por presión externa (en el neumotórax).

Se ha demostrado que la presencia de atelectasias de diversa magnitud es la causa fundamental del desarrollo de hipoxemia aguda en el período postoperatorio. Durante las intervenciones quirúrgicas bajo anestesia general concurren tres factores que influyen en el balance de fuerzas biofísicas que determinan la estructura normal del parénquima pulmonar: aumento de la presión intrapleural, disminución de la presión alveolar y disminución del surfactante alveolar. Como resultado de la interacción de estos factores se produce el cierre de la vía aérea (Fig. 10-5).

El diafragma, como principal músculo de la ventilación, contribuye significativamente a la expansión pulmonar, pero también a la aparición de atelectasias durante su relajación. Durante la ventilación espontánea, el desplazamiento diafragmático, y en consecuencia la expansión pulmonar, es mayor en las regiones dependientes que en las no dependientes. Esto se debe a la composición y localización de las fibras musculares en el diafragma, que producen una relación de longitud-tensión favorable en la región dorsal. La pérdida del tono diafragmático durante la anestesia afecta el balance de fuerzas que actúan sobre los pulmones, llevando a una pérdida de las zonas dependientes y al desarrollo de atelectasias.

Durante las cirugías laparoscópicas se realiza neumoperitoneo, con el consiguiente aumento de la presión intraabdominal y el desequilibrio de fuerzas que afectan la expansión pulmonar. Este efecto es sinérgico con la pérdida de tono diafragmático y puede condicionar atelectasias de hasta el 30-40 % del parénquima pulmonar.

Independientemente del origen de las atelectasias, desde un punto de vista funcional, el tejido colapsado pasa a ser un área sin ventilación, pero con la perfusión mantenida, por lo que constituye un espacio donde la relación V/Q es muy baja, o incluso puede llegar a ser de 0, es decir, se generan áreas de *shunt*.

El tratamiento de las atelectasias va dirigido a la recuperación de las áreas colapsadas. Es posible utilizar maniobras de reclutamiento, aumentar la presión positiva al final de la espiración (PEEP) de forma escalonada, colocar al paciente en decúbito lateral con el pulmón afectado arriba y, en caso de atelectasia masiva, realizar una fibrobroncoscopia urgente (Fig. 10-6).

3.2. Edema agudo de pulmón

El aumento de la presión hidrostática puede producirse por insuficiencia sistólica del ventrículo izquierdo o por la insuficiencia diastólica del mismo ventrículo. En ambos casos el aumento de la presión capilar pulmonar determina la aparición de edema en los alvéolos y, por consiguiente, una disminución de la relación V/Q de grado variable, pero que rara vez llega a condicionar la aparición de zonas con *shunt*.

En este contexto de relaciones V/Q bajas, la administración de oxígeno mejora la hipoxemia, dando tiempo a que el tratamiento dirigido (disminución de la precarga y/o de la poscarga del ventrículo izquierdo) produzca la desaparición del edema y la mejora definitiva de la hipoxemia. La implementación de ventilación asistida (no invasiva o invasiva) con PEEP moderada mejora de forma casi inmediata la hipoxemia.

3.3. Tromboembolia pulmonar

La presencia de trombos en la circulación pulmonar puede generar un amplio espectro de anormalidades en el intercambio gaseoso, yendo de la normoxia a la hipoxemia grave. Dado que el

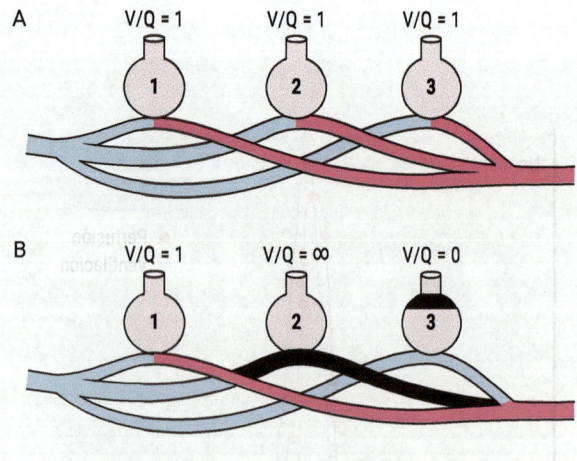

A. Relación V/Q normal en las tres unidades
B. 1. Relación V/Q normal. 2. Espacio muerto, V/Q infinito, no se produce hipoxemia. 3. *Shunt*, V/Q 0, la sangre venosa mixta genera hipoxemia

Fig. 10-4 | A. Relación V/Q normal (0,8-1) en las tres unidades alveolocapilares representadas. B. Relación normal en 1; en 2 ocurre una obstrucción al flujo capilar, lo que genera una unidad con espacio muerto; en 3 hay una obstrucción en la ventilación alveolar, lo que genera una unidad con *shunt*.

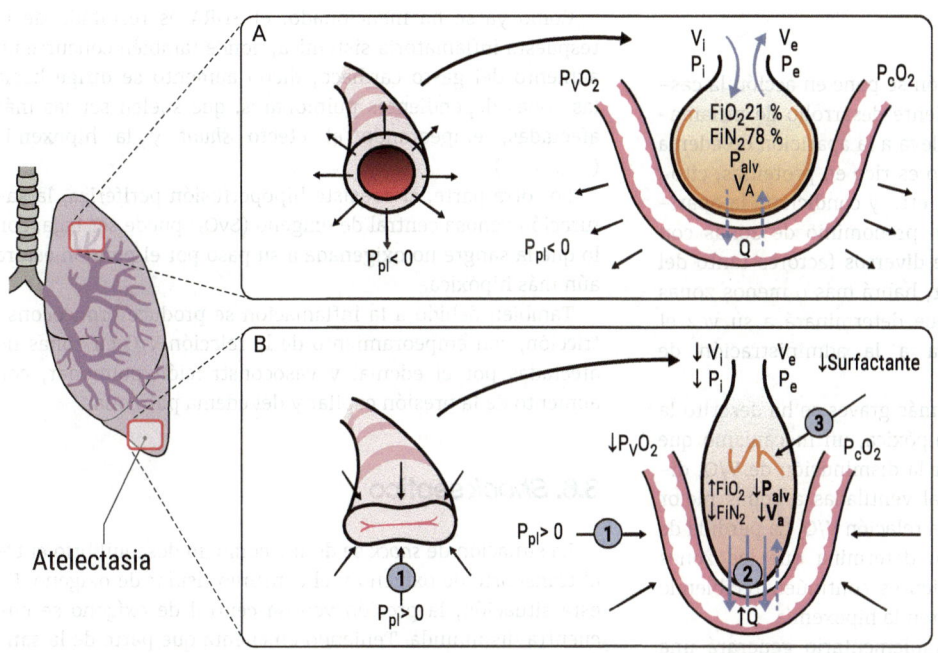

Fig. 10-5 | A. Unidad pulmonar en condiciones basales. La presión pleural negativa, el surfactante y la estructura alveolar estable mantienen la ventilación alveolar normal. B. Atelectasia: 1. La presión pleural está aumentada y conlleva una disminución de la ventilación alveolar. 2. El aumento de la absorción del gas alveolar reduce la presión intraluminal. 3. La alteración del surfactante agrava el proceso de colapso pulmonar. FiN_2: fracción inspirada de nitrógeno; FiO_2: fracción inspirada de oxígeno; Palv: presión alveolar; P_cO_2: presión capilar de oxígeno; P_e: presión espiratoria; P_i: presión inspiratoria; Ppl: presión pleural; P_vO_2: presión venosa de oxígeno; Q: flujo sanguíneo; V_A: ventilación alveolar; V_e: volumen espiratorio; V_i: volumen inspiratorio.

mecanismo primario es la obstrucción al flujo sanguíneo, las áreas donde tiene lugar el trombo tienen relaciones V/Q elevadas (es decir, se comportan como espacio muerto) y, por consiguiente, no generan hipoxemia. La aparición de hipoxemia está mediada mayormente por la aparición de zonas con relaciones V/Q bajas, inducidas por la redistribución intrapulmonar del flujo (dado que el gasto cardíaco sigue pasando por el circuito pulmonar, si hay zonas cerradas, el flujo se dirige hacia las abiertas). Si se genera (mediante hiperventilación) un aumento de la ventilación de forma proporcional al aumento de flujo en dichas zonas, se reestablece la relación V/Q; en caso contrario, se generan áreas con V/Q bajas, que son las responsables de la hipoxemia. Con el paso del tiempo, el tejido pulmonar afectado por los trombos desarrolla edema inflamatorio, lo que contribuye a la aparición de más áreas con V/Q bajas (Fig. 10-7).

En casos de tromboembolia pulmonar masiva, que generan hipertensión pulmonar, puede haber *shunt* intracardíaco de derecha a izquierda por la reapertura del foramen oval permeable.

En todo caso, dado el mecanismo explicado, en la gran mayoría de los casos de tromboembolia pulmonar el aporte de oxígeno permite una corrección de la hipoxemia. El empleo de ventilación mecánica debe considerarse si hay signos de agotamiento del aparato ventilatorio o si hay *shock* o deterioro de la consciencia.

Hipoxemia y/o alteraciones mecánicas compatibles con atelectasia

Manejo empírico. Aumento transitorio de FiO_2, aspiración de secreciones, aumento de PEEP

Radiología
Ecografía pulmonar

Persisten las alteraciones

• Considerar lateralización, maniobras de reclutamiento
• Aumentar la PEEP
• En casos graves, realizar fibrobroncoscopia urgente

Fig. 10-6 | Algoritmo del manejo de las atelectasias en pacientes bajo ventilación mecánica. FiO_2: fracción inspirada de oxígeno; PEEP: presión positiva al final de la espiración.

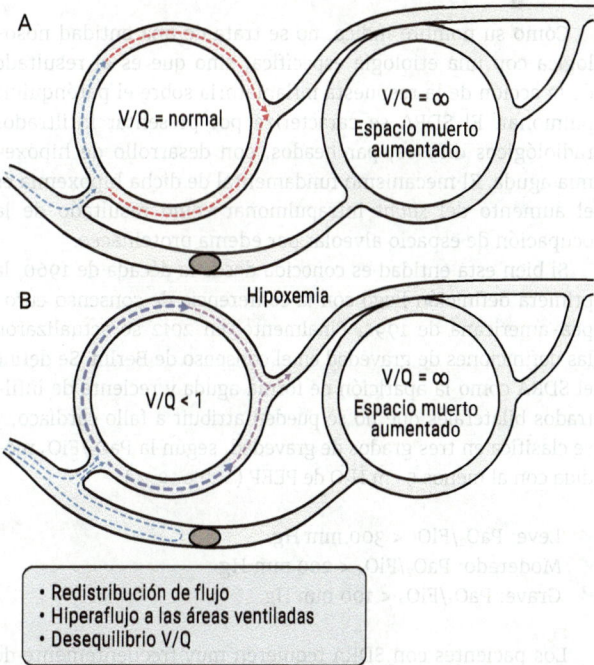

Fig. 10-7 | Mecanismo principal que determina la aparición de hipoxemia en la tromboembolia pulmonar. A. Se produce una obstrucción al flujo capilar que determina la aparición de áreas con relaciones V/Q elevadas. El flujo vascular se redirige. B. El aumento del flujo vascular a las zonas bien perfundidas determina un hiperflujo que supera la ventilación minuto de dichas áreas, lo que provoca una relación V/Q baja que determina el desarrollo de hipoxemia.

3.4. Neumonía

Cuando se produce una infección se pone en acción la cascada inmunitaria con el consiguiente desarrollo de inflamación, que en el caso del pulmón lleva a la aparición de edema alveolar inflamatorio. Este líquido es rico en proteínas, citocinas, restos celulares, bacterias, etc., y condiciona la aparición de zonas de V/Q bajas, con predominio de zonas con *shunt* verdadero. Dependiendo de diversos factores tanto del huésped como del agente agresor, habrá más o menos zonas con *shunt* o con V/Q bajas, lo que determinará a su vez el grado de hipoxemia refractaria a la administración de oxígeno.

En las neumonías bacterianas más graves se ha descrito la pérdida de la vasoconstricción hipóxica, un mecanismo que normalmente permite compensar la disminución de V/Q, dirigiendo el flujo desde zonas mal ventiladas a zonas mejor ventiladas, para reequilibrar así la relación V/Q. La pérdida de dicho mecanismo compensatorio determina que las zonas mal ventiladas en áreas dependientes continúen recibiendo mayor flujo y perpetúen o empeoren la hipoxemia.

El tratamiento con oxígeno suplementario generará una corrección más o menos parcial de la hipoxemia, dependiendo, como se ha dicho, del grado de *shunt* existente. La implementación de ventilación mecánica permite recuperar partes del pulmón mal ventiladas o incluso colapsadas y mejorar así la V/Q y la hipoxemia.

Las neumonías de cualquier origen pueden ser desencadenar un síndrome de dificultad respiratoria aguda (SDRA).

3.5. Síndrome de dificultad respiratoria aguda

Como su nombre indica, no se trata de una entidad nosológica con una etiología específica, sino que es el resultado de la acción de la respuesta inflamatoria sobre el parénquima pulmonar. El SDRA se caracteriza por presentar infiltrados radiológicos difusos, parcheados, con desarrollo de hipoxemia aguda. El mecanismo fundamental de dicha hipoxemia es el aumento del *shunt* intrapulmonar como resultado de la ocupación de espacio alveolar por edema proteináceo.

Si bien esta entidad es conocida desde la década de 1960, la primera definición llegó con la conferencia de consenso europea-americana de 1994. Finalmente, en 2012 se actualizaron las definiciones de gravedad en el consenso de Berlín. Se define el SDRA como la aparición de forma aguda y reciente de infiltrados bilaterales que no se pueden atribuir a fallo cardíaco, y se clasifica en tres grados de gravedad, según la PaO_2/FiO_2 medida con al menos 5 cm H_2O de PEEP (Tabla 10-4):

✔ Leve: PaO_2/FiO_2 < 300 mm Hg.
✔ Moderado: PaO_2/FiO_2 < 200 mm Hg.
✔ Grave: PaO_2/FiO_2 < 100 mm Hg.

Los pacientes con SDRA requieren muy frecuentemente de ventilación mecánica invasiva (VMI), lo que conlleva el uso de sedación profunda, relajación muscular, FiO_2 elevada y decúbito supino prolongado, todos ellos factores relacionados con la formación de atelectasias.

Como ya se ha mencionado, el SDRA es resultado de la respuesta inflamatoria sistémica, donde también concurre un aumento del gasto cardíaco; dicho aumento se dirige hacia las zonas dependientes pulmonares, que suelen ser las más afectadas, empeorando el efecto *shunt* y la hipoxemia (Fig. 10-8).

Por otra parte, si coexiste hipoperfusión periférica, la saturación venosa central de oxígeno (SvO_2) puede ser baja, con lo que la sangre no oxigenada a su paso por el pulmón estará aún más hipóxica.

También debido a la inflamación se produce broncoconstricción, con empeoramiento de la relación V/Q en zonas no afectadas por el edema, y vasoconstricción pulmonar, con aumento de la presión capilar y del edema pulmonar.

3.6. *Shock* séptico

La situación de *shock* se define como un desequilibrio entre el transporte de oxígeno y el consumo tisular de oxígeno. En esta situación, la presión venosa central de oxígeno se encuentra disminuida. Teniendo en cuenta que parte de la sangre venosa mixta pasará a la circulación arterial sin realizar intercambio gaseoso, una disminución de la presión venosa de oxígeno puede contribuir a la generación de hipoxemia. Como explicamos más arriba, cuando se aumenta concomitantemente la fracción de *shunt* intrapulmonar, el efecto se magnifica (p. ej., en el caso de neumonía bacteriana como causa del *shock* séptico).

En la situación de *shock* séptico se generan además cambios muy marcados en la microcirculación, lo que determina la presencia de hipoxia tisular, aumento de la extracción de oxígeno y agravamiento de la hipoxemia por disminución aún mayor de la saturación venosa de oxígeno (Fig. 10-9).

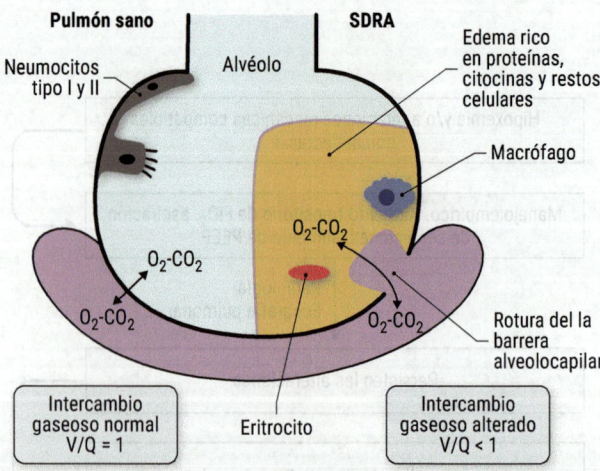

Fig. 10-8 | Síndrome de dificultad respiratoria aguda (SDRA). Se observa la aparición de edema proteináceo, inflamatorio, que ocupa el espacio alveolar. Se produce la pérdida de la barrera alveolocapilar, con microhemorragia pulmonar y mayor aflujo de glóbulos blancos, que magnifican la respuesta inflamatoria. El intercambio gaseoso está alterado, con áreas de V/Q baja, pero también con áreas de *shunt* intrapulmonar. CO_2: dióxido de carbono; O_2: oxígeno.

Tabla 10-4. Consenso de Berlín. Definición de síndrome de dificultad respiratoria aguda

Tiempo de aparición	Dentro de 1 semana de una nueva noxa, o un empeoramiento de los síntomas respiratorios
Imágenes radiológicas	Opacidades bilaterales, no explicables por derrame, colapso o nódulos pulmonares
Origen del edema	Exclusión de origen cardiogénico
Hipoxemia	✔ Leve: PaO_2/FiO_2 300-200 mm Hg con PEEP ≥ 5 cm H_2O ✔ Moderada: PaO_2/FiO_2 200-100 mm Hg con PEEP ≥ 5 cm H_2O ✔ Grave: PaO_2/FiO_2 < 100 mm Hg con PEEP ≥ 5 cm H_2O

FiO_2: fracción inspirada de oxígeno; PaO_2: presión arterial de oxígeno; PEEP: presión positiva al final de la espiración.

4. Tratamiento

Independientemente de la causa de la insuficiencia respiratoria hipoxémica, los objetivos terapéuticos van dirigidos a la corrección de la causa subyacente, mejorar el aporte de oxígeno e intentar minimizar la carga de trabajo respiratorio excesivo.

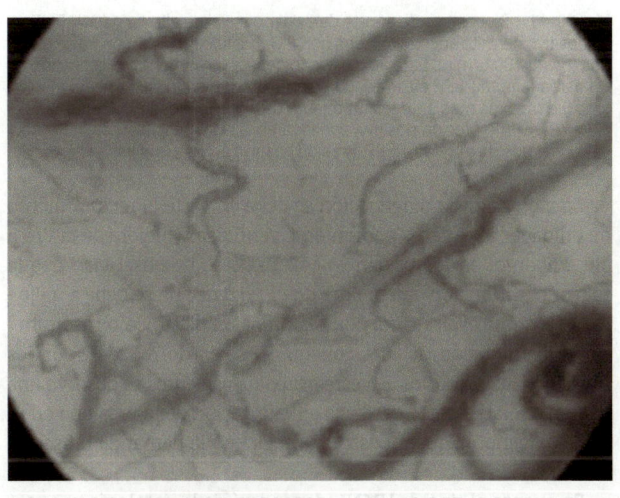

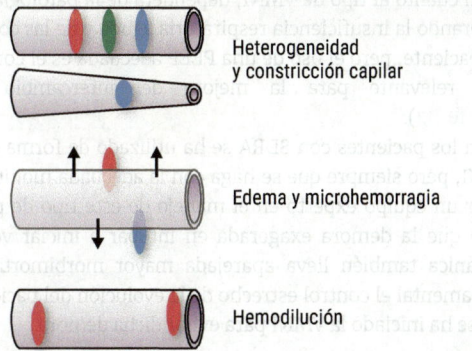

Fig. 10-9 | Alteraciones de la microcirculación en el *shock* séptico. Aparece heterogeneidad y constricción capilar, con áreas que no están perfundidas en los diferentes parénquimas. En otras áreas los capilares están dilatados y existe hemodilución, con la consiguiente disminución del trasporte de oxígeno local. Además, coexisten áreas de edema y permeabilidad aumentada, con fuga de hematíes y proteínas al intersticio, dificultando así la correcta difusión de oxígeno en los tejidos periféricos.

4.1. Oxigenoterapia

La oxigenoterapia es una medida de soporte vital indicada en todo paciente que se encuentre en estado crítico, cuyo objetivo es garantizar las necesidades de oxígeno de los tejidos. Los sistemas de administración de oxígeno más empleados son las gafas nasales, las mascarillas de tipo Venturi y las mascarillas con reservorio. Según las características y gravedad del cuadro clínico se utilizará uno u otro.

Es importante recordar que, a excepción de la situación de disminución de la concentración de oxígeno ambiental (intoxicaciones con humo, con monóxido de carbono, etc.), en el resto de las causas de hipoxemia aguda la oxigenoterapia no es más que una medida paliativa para mantener vivo al paciente en espera de que se consiga la corrección del factor etiológico que motivó dicha deuda de oxígeno.

En cuanto a la eficacia de la administración de oxígeno, la corrección de la hipoxemia dependerá en gran parte del grado de alteración V/Q presente; si hay más *shunt* que V/Q baja, no se observará un aumento de la saturación de oxígeno por más FiO_2 elevada que se utilice.

También cabe destacar que la administración de concentraciones de oxígeno elevadas por tiempo prolongado puede desencadenar fenómenos de inflamación y daño alveolar, por lo que se recomienda mantener la FiO_2 lo más baja posible, en niveles suficientes para garantizar el transporte de oxígeno necesario, sin buscar normalizar la saturación de oxígeno (Fig. 10-10).

4.2. Oxígeno nasal de alto flujo

El uso de dispositivos que proveen oxígeno nasal de alto flujo (ONAF) (30-100 L/min) se ha demostrado beneficioso en situaciones de hipoxemia aguda en diversas patologías (Fig. 10-11).

Además del confort que aporta el hecho de que el oxígeno entregado esté humidificado y a la temperatura corporal, dos son los mecanismos principales que explican la mejoría de la oxigenación y de la mecánica ventilatoria de los pacientes al utilizar ONAF:

✔ Aumenta la resistencia espiratoria, produciendo presión positiva teleespiratoria. Se ha estimado un aumento de la PEEP de 1 cm/10 L/min. Con valores usuales de terapia ONAF se logra una PEEP entre 4 y 6 cm H_2O. Se ha demostrado un aumento del volumen pulmonar de fin de espiración (reclutamiento alveolar).

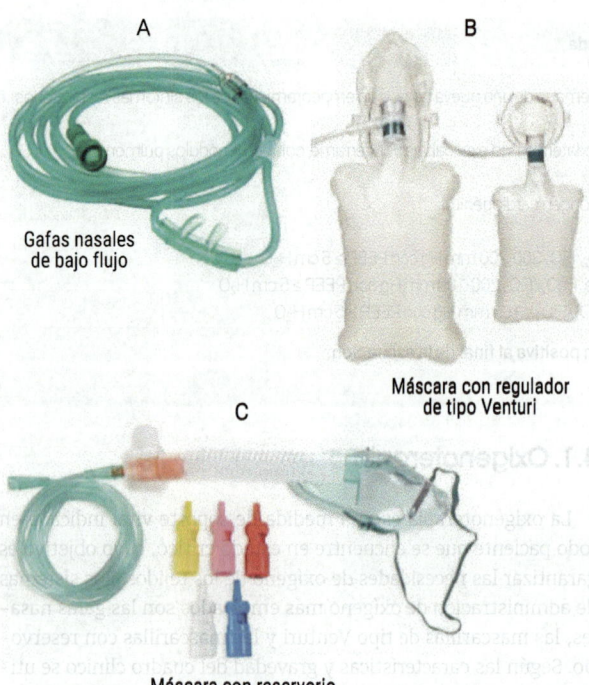

A

B

Gafas nasales de bajo flujo

Máscara con regulador de tipo Venturi

C

Máscara con reservorio

Fig. 10-10 | Diversos dispositivos para proveer suplemento de oxígeno. A. Gafas nasales de bajo flujo (hasta 5 L/m; más puede generar incomodidad). B. Máscara con regulador de tipo Venturi: permite aportes de FiO_2 variable, desde un 24 % hasta un 50-60 %. C. Máscara con reservorio: la bolsa-reservorio permite aportes de oxígeno con FiO_2 cercana al 100 %. FiO_2: fracción inspirada de oxígeno.

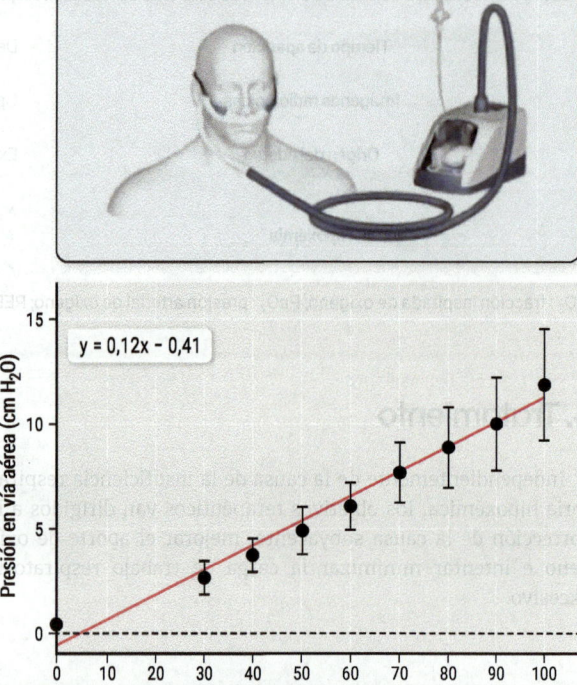

$y = 0,12x - 0,41$

Fig. 10-11 | Dispositivo de aporte de oxígeno nasal de alto flujo (ONAF). Este dispositivo permite aportar oxígeno con FiO_2 hasta del 100 %, con flujos elevados (hasta 100 L/min). Este flujo elevado genera un aumento de la presión en vía aérea (efecto PEEP o CPAP), que contribuye a disminuir el trabajo respiratorio y a mejorar, mediante reclutamiento de algunas áreas alveolares, la relación V/Q. CPAP: presión positiva continua en las vías respiratorias; FiO_2: fracción inspirada de oxígeno; PEEP: presión positiva al final de la espiración.

✓ Disminuye la resistencia inspiratoria, con lo que se genera mejor gradiente inspiratorio.

Ambos efectos contribuyen a disminuir el trabajo respiratorio y mejorar la relación V/Q.

La contraindicación más clara es la pérdida del estado de consciencia, dado que solo debe emplearse en pacientes conscientes y colaboradores.

4.3. Ventilación mecánica no invasiva

La ventilación mecánica no invasiva (VMNI) para tratar la insuficiencia respiratoria aguda tiene el potencial de mejorar la disnea, reducir el trabajo respiratorio y, en consecuencia, la necesidad de intubación y de VMI, disminuyendo así las complicaciones asociadas a dicha técnica.

Hasta hace relativamente pocos años se consideraba que la VMNI no era adecuada para tratar la insuficiencia respiratoria hipoxémica aguda, quedando su utilización solo indicada para la hipoxemia crónica y la hipercapnia.

En pacientes con enfermedad pulmonar obstructiva crónica (EPOC), con retención crónica de dióxido de carbono, el uso de oxigenoterapia suele acompañarse de un aumento de la PCO_2, lo que limita su utilidad. En estos pacientes la mejora de la oxigenación que se logra con la VMNI no se acompaña de dicho aumento de la PCO_2. De hecho, la velocidad con la que se corrige el pH y la PCO_2 se puede utilizar como predictor del éxito de la técnica de VMNI.

La mejoría de la oxigenación se debe en parte al reclutamiento de unidades alveolares pobremente ventiladas (mejora de la V/Q); sin embargo, en los pacientes con EPOC se ha observado que la mayor contribución a la mejora de la oxigenación se debe a mejorar el patrón respiratorio, con disminución del trabajo respiratorio y disminución así del consumo tisular de oxígeno por los músculos respiratorios. En este grupo de pacientes se observó una disminución del gasto cardíaco sin afectación de la presión venosa de oxígeno, lo que muestra la mejora en la demanda muscular de oxígeno.

En cuanto al tipo de VMNI, dependerá de la patología que esté generando la insuficiencia respiratoria aguda y de las condiciones del paciente, pero el uso de una PEEP adecuada es el componente más relevante para la mejora del intercambio gaseoso (Fig. 10-12).

En los pacientes con SDRA se ha utilizado de forma exitosa la VMNI, pero siempre que se haga con la adecuada monitorización y por un equipo experto en el manejo de este tipo de pacientes, dado que la demora exagerada en intubar e iniciar ventilación mecánica también lleva aparejada mayor morbimortalidad. Es fundamental el control estrecho de la evolución del paciente en el que se ha iniciado la VMNI para evitar dicha demora.

4.4. Ventilación mecánica invasiva

La VMI es un pilar fundamental del tratamiento de la insuficiencia respiratoria aguda hipoxémica. Los objetivos fisiológicos

Máscara nasal · Máscara facial

Máscara oronasal · Helmet

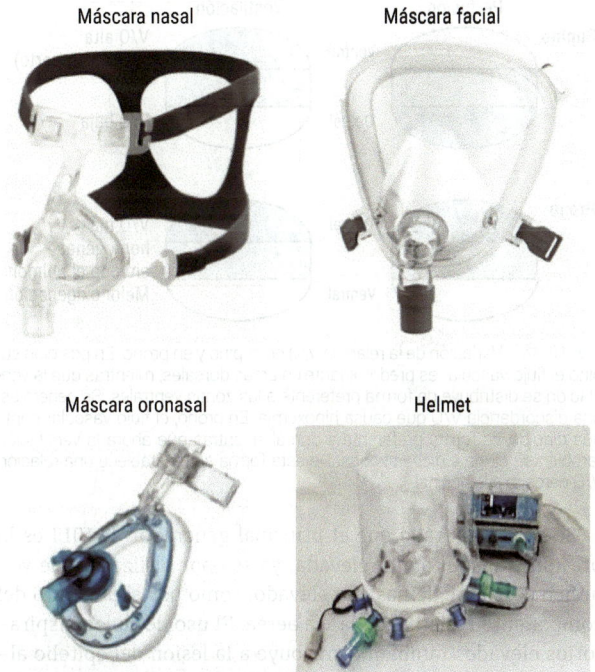

Fig. 10-12 | Diversas interfaces para la ventilación no invasiva. Se observan interfaces que varían desde la máscara nasal hasta el casco completo (Helmet). La selección de la interfaz más adecuada es fundamental para asegurar el éxito de la técnica, que varía en función de las características del paciente y de la patología subyacente.

de la VMI son: mejorar la ventilación alveolar, mejorar la relación V/Q, aumentar la capacidad de reserva funcional, disminuir el trabajo respiratorio, aumentar el transporte de oxígeno y disminuir el consumo de oxígeno.

La necesidad de iniciar la VMI viene dada por:

- La disminución del estado de consciencia, que impide realizar VMNI.
- El grado de trabajo respiratorio exagerado, que llevará al colapso del sistema muscular ventilatorio.
- El grado de hipoxemia aguda que no pueda manejarse con ONAF o VMNI.
- Situaciones de *shock* donde el consumo de oxígeno esté elevado de forma excesiva.

La VMI debe usarse siempre en áreas preparadas de forma adecuada, con todo el sistema de monitorización continua de las constantes vitales, y debe llevarla a cabo un equipo profesional debidamente entrenado. El uso de VMI fuera de las unidades de cuidados intensivos se ha documentado recientemente durante la primera ola de la epidemia de coronavirus SARS-CoV-19. Este uso *ex loco*, debido a la emergencia e imposible de evitar, conllevó mayor riesgo y aumento de la morbimortalidad.

Durante la VMI, con el paciente sedado y posiblemente relajado, el patrón de distribución de la perfusión se sigue dirigiendo a las áreas más dependientes del pulmón igual que en una persona despierta que ventila espontáneamente. Sin embargo, el patrón de distribución de la ventilación alveolar se altera radicalmente, de manera que la ventilación se distribuye preferentemente hacia las áreas no dependientes. Durante la VMI en posición supino la presión se aplica de forma similar a lo largo del pulmón, despla-

zando el diafragma de forma pasiva y permitiendo reclutar áreas de las bases pulmonares que podrían estar atelectasiadas.

El tipo de flujo con el que se entrega el volumen corriente en cada ciclo también contribuye a la distribución más homogénea del aire en el tejido pulmonar. Sobre todo en presencia de lesión pulmonar aguda heterogénea, con unidades alveolares que tienen diferentes constantes de vaciado, el uso de flujo decremental permite una redistribución de la ventilación alveolar por los fenómenos de *pendelluft*.

El empleo de PEEP durante la VMI se ha mostrado como el mecanismo más eficiente para la mejora de la hipoxemia en los pacientes que presentan *shunt* aumentado. La PEEP incrementa la capacidad de reserva funcional, reclutando alvéolos cerrados, colapsados o inundados de material líquido, y aumentando las áreas de tejido pulmonar que pasan a realizar hematosis (aun con V/Q bajas, siempre es mejor que áreas de *shunt* puro). Además, la aplicación de PEEP tiene efectos sobre la perfusión pulmonar, redirigiendo el flujo desde áreas muy dañadas hacia áreas mejor ventiladas, con un claro efecto beneficioso en la V/Q global.

Por otra parte, niveles demasiado elevados de PEEP producen dos efectos contraproducentes: *a)* generan sobredistensión alveolar de áreas pulmonares bien ventiladas y desaparición de flujo capilar por sobrepresión, con el consiguiente aumento del espacio muerto; *b)* disminuyen el retorno venoso al corazón derecho, con la consiguiente caída del gasto cardíaco, que puede llegar a condicionar hipotensión arterial y empeorar la hipoxia tisular por caída del transporte de oxígeno (Fig. 10-13).

Se ha discutido de forma extensa acerca de cómo fijar el nivel de PEEP óptimo para cada paciente y en cada situación fisiopatológica, y lo cierto es que no existe una «*magic bullet*» que resuelva las incógnitas. A lo largo de la evolución de la enfermedad, debe valorarse diariamente (a veces más de una o dos veces al día) cuál es el nivel de PEEP adecuado para el paciente en esa situación concreta. Para guiarnos, se han descrito diversos métodos, a los que remitimos al lector para una más detallada valoración (Tabla 10-5).

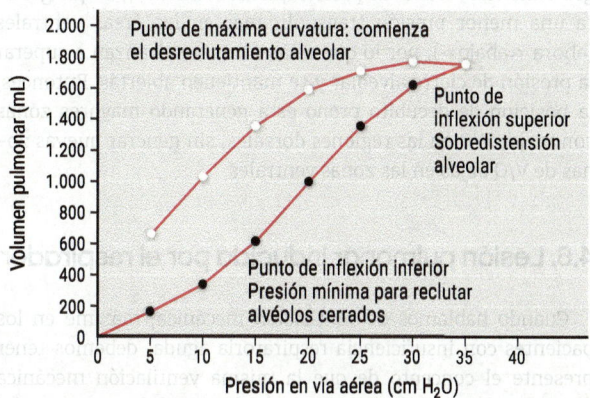

Fig. 10-13 | Curva presión-volumen del sistema respiratorio. Mediante la obtención de pares de puntos presión-volumen puede construirse la curva. El punto de inflexión inferior de la curva inspiratoria se ha considerado el punto de inicio del reclutamiento alveolar. El punto de inflexión superior se ha considerado el inicio de la sobredistensión, proponiéndose entonces que el ciclo tidal oscile entre ambos puntos de inflexión. Siendo la PEEP un fenómeno espiratorio, el punto óptimo debería coincidir con el punto de máxima curvatura de la rama espiratoria, momento en el que comenzaría a desreclutarse el pulmón. PEEP: presión positiva al final de la espiración.

Tabla 10-5. Métodos propuestos para decidir el nivel de presión positiva al final de la espiración ideal

- ✔ Uso arbitrario de niveles elevados (15-20 cm H_2O)
- ✔ Uso de tabla PEEP/FiO₂ según el estudio ARDSNet
- ✔ PEEP de acuerdo con la máxima compliancia pulmonar
- ✔ PEEP por encima del punto de inflexión de curva presión-volumen
- ✔ Método escalonado (reclutamiento o desreclutamiento)
- ✔ PEEP según el mínimo grado de *shunt* intrapulmonar
- ✔ PEEP según el mínimo espacio muerto
- ✔ PEEP según la presión transpulmonar (medición de presión esofágica)
- ✔ PEEP según la tomografía por impedancia
- ✔ PEEP según cambios en la tomografía computarizada torácica secuencial

PEEP: presión positiva al final de la espiración.

4.5. Decúbito prono

Aproximadamente dos tercios de los pacientes que presentan SDRA con hipoxemia grave se benefician de pasar de la posición de decúbito supino a la posición de prono. El mecanismo por el que se produce la mejora en la oxigenación es por una mejora en la relación V/Q global de los pulmones. Esto se logra mediante la redistribución de la ventilación alveolar hacia las áreas dorsales (que en supino están más colapsadas y donde se desarrolla mayor número de infiltrados pulmonares), al mismo tiempo que la distribución del flujo arterial no cambia, permaneciendo mayor en las áreas que eran dependientes en supino pero que ahora están «arriba» (Fig. 10-14).

Se ha demostrado que en pacientes con SDRA en posición supina existe un incremento de la presión pleural sobre el eje vertical, lo que provoca que la presión transpulmonar de las áreas dorsales del pulmón no exceda la presión de apertura de la vía aérea pequeña, contribuyendo al colapso alveolar. En dicha posición supina, la compliancia de la caja torácica es mayor en la región ventral (es más distensible la caja torácica en el esternón que en la columna dorsal), lo que favorece la distribución de la ventilación hacia dichas áreas, que son hacia las que no se dirige el flujo en forma preferente, aumentando así las áreas con V/Q bajas. Al cambiar a posición prona, el gradiente gravitacional vertical de presión pleural es menor, lo que genera una menor presión transpulmonar en las áreas ventrales (ahora «abajo»), por lo que estas áreas no alcanzan a superar la presión de cierre alveolar y se mantienen abiertas. Entonces, la posición de decúbito prono está generando mayores zonas con mejor V/Q en las regiones dorsales, sin generar nuevas zonas de V/Q bajas en las zonas ventrales.

4.6. Lesión pulmonar inducida por el respirador

Cuando hablamos de ventilación mecánica, máxime en los pacientes con insuficiencia respiratoria aguda, debemos tener presente el concepto de que la misma ventilación mecánica puede producir lesión pulmonar aguda, con daño estructural y perpetuación o empeoramiento de la hipoxemia. Esta lesión pulmonar se ha denominado lesión pulmonar inducida por el respirador (VILI, por sus siglas en inglés). Es el resultado de la interacción de la ventilación mecánica sobre un parénquima pulmonar que presenta diferentes grados de lesión previa, y es muy similar al daño observado en los pacientes con SDRA.

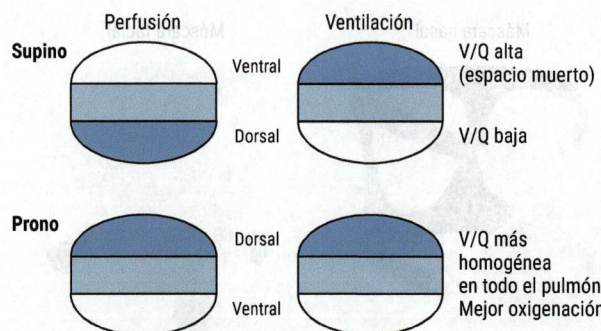

Fig. 10-14 | Variación de la relación V/Q en supino y en prono. En posición supino el flujo vascular es predominante en áreas dorsales, mientras que la ventilación se distribuye de forma preferente a las zonas ventrales. Se genera así una discordancia V/Q que causa hipoxemia. En prono, el flujo vascular continúa dirigido de forma preferente a dorsal, mientras que ahora la ventilación también se dirige a dichas zonas. De esta forma se reestablece una relación V/Q cercana a la normal.

Se ha demostrado que el principal generador de VILI es la presión transpulmonar elevada, ya sea por utilización de volumen corriente demasiado elevado, como por el aumento del componente resistivo de la vía aérea. El uso de flujos inspiratorios elevados también contribuye a la lesión del epitelio alveolar, al generar un aumento del *shear stress* sobre el mismo.

El uso de PEEP por debajo del punto de cierre alveolar también facilita la aparición de VILI, por un mecanismo de apertura y cierre cíclico que genera aumento de la tensión superficial del alvéolo (en ausencia del surfactante pulmonar, situación muy habitual en la lesión pulmonar aguda).

En todo caso, la suma de las distintas fuerzas que tensionan físicamente las células alveolares se traduce en la producción de mediadores inflamatorios que aumentan y perpetúan la lesión pulmonar, con la consiguiente hipoxemia (Fig. 10-15).

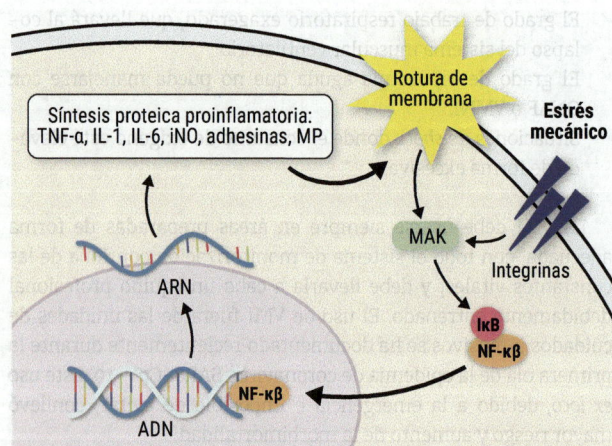

Fig. 10-15 | Lesión pulmonar inducida por el respirador (VILI). Los estímulos mecánicos agresivos y repetidos provocan la rotura de la membrana celular, así como la estimulación de integrinas de membrana que traducen dichos estímulos en señales intracelulares, vía MAK. Esta cascada determina el desanclaje del factor nuclear κ/β y su traslocación al núcleo. Allí se une al ADN e induce la producción de un gran número de moléculas que forman parte del sistema de inflamación, ocasionando así daño al epitelio alveolar, de apariencia similar al hallado en el síndrome de dificultad respiratoria aguda. IL: interleucina; iκβ: inhibidor del factor nuclear κβ; iNO: óxido nítrico inhalado; MP: metaloproteinasas; NF-κβ: factor nuclear κβ; TNF-α: factor de necrosis tumoral α.

4.7. Líquidos y pulmón

En los pacientes con insuficiencia respiratoria hipoxémica producida por el aumento del edema pulmonar hidrostático (p. ej., en el fallo cardíaco) está claro que el tratamiento incluirá una restricción hídrica y el uso de diuréticos.

El SDRA, por otra parte, ocurre generalmente en el contexto de otras disfunciones orgánicas, cuyo origen a su vez es una infección y en las cuales el manejo de líquidos es mucho más complejo y plantea controversias.

La formación de edema alveolar en estos pacientes tiene más de una causa. Se observa un aumento de la permeabilidad endotelial, como resultado de la respuesta inflamatoria, al mismo tiempo se produce un aumento de las resistencias poscapilares, con el consiguiente aumento de la presión capilar pulmonar; de forma sinérgica ambos hechos contribuyen a la formación de edema. Por otra parte, la pared capilar es muy fina, lo que permite, en condiciones normales, una buena difusión de gases. Dicha pared está expuesta a estrés mecánico, determinado por las resistencias vasculares, la velocidad del flujo y la viscosidad de la sangre capilar. Todos estos factores están incrementados en el SDRA, llevando a una situación de fallo capilar por estrés (Fig. 10-16).

La suma de estrés del lado alveolar (utilización de ventilación mecánica poco cuidadosa, con elevada presión transpulmonar) y el estrés capilar determina un aumento del edema alveolar. Se ha observado, inclusive, mediante microscopia electrónica, el paso de eritrocitos hacia el espacio alveolar a través de la disrupción de la barrera alveolocapilar.

El manejo de líquidos en estos casos debe balancearse de forma adecuada, según la fase de la enfermedad. El estudio FACCT demostró que en los pacientes con SDRA que no están en fase de reanimación aguda del *shock*, el manejo conservador de líquidos mejora la función pulmonar y aumenta los días libres de ventilación mecánica. Se recomienda que los pacientes sin vasopresores generen un balance negativo de 500-1.000 mL/día, incluso con el uso de diuréticos.

En cuanto a la fase más temprana del SDRA, en los pacientes sépticos, se está llevando a cabo un estudio multicéntrico que intenta valorar si la estrategia liberal de fluidos en la reanimación es mejor o peor que una estrategia más restrictiva, apoyada con uso anticipado de vasopresores. Se valora entre otros objetivos el desarrollo y evolución de la insuficiencia respiratoria aguda hipoxémica con ambas estrategias.

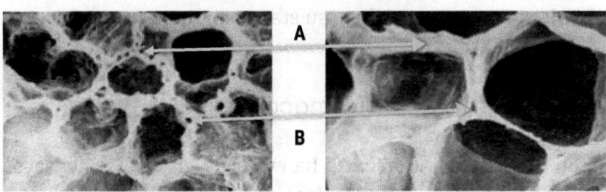

Fallo capilar por estrés

Colapso de los vasos alveolares

Cizallamiento de los vasos extraalveolares

Fig. 10-16 | En el síndrome de dificultad respiratoria aguda durante la ventilación mecánica se genera estrés capilar pulmonar, que sumado al aumento de la permeabilidad inducida por la inflamación causa edema intersticial. El manejo de líquidos en este síndrome debe balancearse en forma cautelosa.

4.8. Terapias adyuvantes

4.8.1. Bloqueadores neuromusculares

Los pacientes con insuficiencia respiratoria grave presentan muchas veces un *drive* respiratorio elevado, con el consiguiente uso excesivo de la musculatura respiratoria. Durante la VMI, estos pacientes pueden sufrir disincronías con el respirador de magnitud variable y presentar en los ciclos espontáneos de ventilación una presión transpulmonar elevada, con el desarrollo de VILI. Por ello se ha propuesto el uso de bloqueadores neuromusculares en las fases tempranas. Un estudio de 2010 encontró que el uso de bloqueantes neuromusculares en perfusión continua en las primeras 48 horas de ventilación mecánica en pacientes con SDRA grave se relacionaba con una mejor evolución. Estos resultados no fueron replicados en un estudio más reciente, de 2019, que no encontró diferencias significativas entre los pacientes con relajantes musculares y los que no los usaban.

La recomendación vigente a día de hoy es no utilizar bloqueantes musculares de forma rutinaria y reservarlos para aquellos pacientes en los que la ventilación protectora no puede administrarse adecuadamente por excesivas asincronías del paciente con el respirador, aquellos con riesgo elevado de lesión pulmonar por aumento de la presión transpulmonar y aquellos que presenten dificultades serias para lograr niveles seguros de saturación arterial.

4.8.2. Inhalación de óxido nítrico

La inhalación de óxido nítrico (iNO) causa una vasodilatación selectiva pulmonar en aquellas regiones que presentan una ventilación alveolar más elevada, lo que produce una derivación del flujo pulmonar hacia dichas zonas y, en consecuencia, mejora la relación V/Q y con ello la oxigenación (Fig. 10-17). A pesar de esta base fisiológica y de la evidencia aislada en la mejora de la saturación en la mayoría de pacientes que reciben iNO, no ha podido demostrarse en ningún ensayo clínico que la evolución del SDRA mejore con esta técnica.

Otra vía terapéutica que se ha explorado durante la epidemia de COVID-19 ha sido el uso de iNO en combinación con ONAF. Se ha descrito como terapia para ganar tiempo (considerando la potencial reversibilidad de la lesión pulmonar inducida por el virus) en pacientes que presentaban contraindicaciones para el uso de VMI. En la experiencia de los autores, la aplicación de esta terapia permitió la supervivencia de un paciente que había recibido de forma reciente un autotrasplante de médula ósea, padecía neumonitis grave por COVID-19 y tenía clara indicación de no utilizar VMI.

A pesar de existir publicadas series de casos exitosos, en el único estudio aleatorizado donde se ha evaluado esta terapia los resultados han sido negativos; por lo tanto, a día de hoy, no tiene indicación fuera de uso compasivo o dentro de ensayos clínicos.

También se ha propuesto el uso de iNO como puente, si el paciente es tributario de ello, para iniciar la oxigenación por membrana extracorpórea (ECMO), dado que la implementación de dicha técnica es compleja y requiere tiempo.

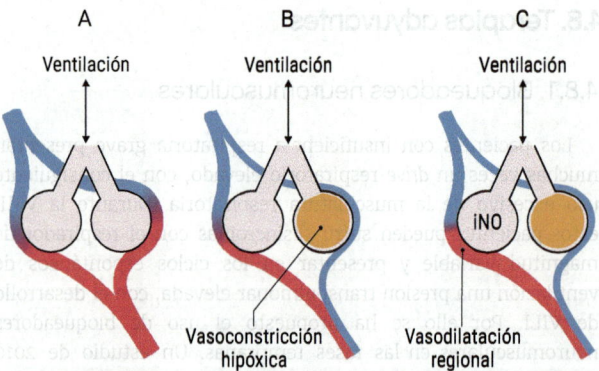

Fig. 10-17 | Efecto de la inhalación de óxido nítrico (iNO). A. Situación basal. B. Ocupación del espacio alveolar, aparición de *shunt*. En dicha área se desarrolla vasoconstricción hipóxica como mecanismo compensatorio. C. Al llegar a las áreas con ventilación conservada, el óxido nítrico genera vasodila-tación local, lo que aumenta el flujo y generan una relación V/Q más cercana a la normal.

En resumen, no hay recomendaciones establecidas para el uso de iNO en pacientes con insuficiencia respiratoria aguda.

4.8.3. Oxigenación extracorpórea

La ECMO venovenosa se ha propuesto como terapia de rescate para los pacientes con insuficiencia respiratoria grave. La ECMO provee niveles de oxigenación adecuados al mismo tiempo que disminuye el riesgo de VILI al permitir minimizar las fuerzas mecánicas que actúan sobre un pulmón dañado (Fig. 10-18).

El estudio EOLIA encontró una reducción en la mortalidad de los pacientes con SDRA grave en el grupo ECMO comparado con aquellos del grupo control (35 % vs. 46 %), aunque sin alcanzar significación estadística (p=0,09).

Posteriormente se publicó un estudio que reanalizaba los mismos datos del estudio EOLIA pero aplicando un análisis bayesiano. Utilizando el teorema de Bayes, se demuestra que, en un rango de asunciones (desde fuerte optimismo hasta fuerte escepticismo) *a priori* acerca del posible beneficio de la ECMO, la pro-

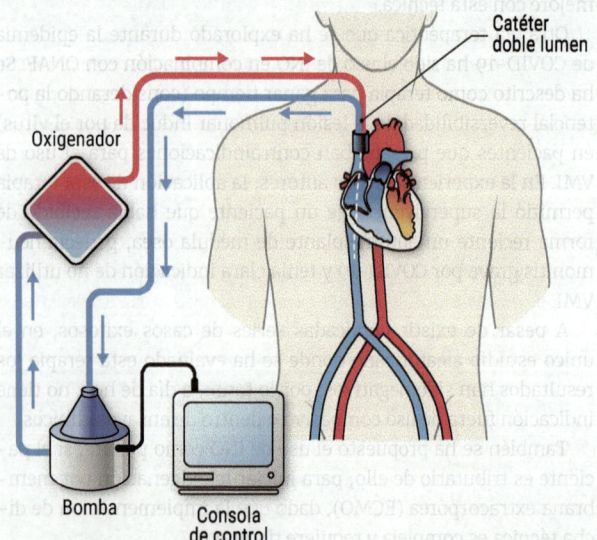

Fig. 10-18 | Esquema que muestra el circuito de la oxigenación extracorpórea venovenosa (ECMO).

babilidad *a posteriori* de que haya algún grado de beneficio es muy alta, entre un 88 % (en la asunción apriorística escéptica) y un 99 % (en la asunción optimista). El grado de «entusiasmo» previo con la ECMO condiciona la probabilidad *a posteriori*: en el caso de la reducción de riesgo absoluto (disminución de la mortalidad) del 2 %, la probabilidad oscila de un 98 % a un 78 %. Para una reducción del 20 % (que es el rango de beneficio que pretendía demostrar el estudio original), la probabilidad oscila entre el 2 % y el 0 %. Este estudio viene a señalar que, aunque el resultado del ensayo original no llega a la significación estadística según la lógica frecuentista, la utilidad de la ECMO en el rango de pacientes más graves parece altamente probable.

4.8.4. Corticoides

El uso de corticoides como terapia adyuvante en el SDRA se ha considerado desde casi el inicio de la descripción del síndrome. Algunos estudios con más de 30 años, con defectos de diseño, escaso tamaño muestral, numerosos sesgos, etc., mostraban resultados variables, sin permitir hacer una recomendación; en particular, el grupo de Meduri publicó dos ensayos aleatorizados (en 1998 y en 2007) donde encontraban claros beneficios para los pacientes con SDRA utilizando metilprednisolona. Estos resultados no han sido refrendados por otros grupos. Por ejemplo, en 2006 se publicó un ensayo aleatorizado, con más participantes, que no encontró diferencias favorables y que sugirió incluso que en los pacientes con SDRA persistente más allá de 2 semanas el uso de corticoides es potencialmente dañino. Varios metanálisis posteriores han intentado aclarar el tema, algunos de ellos han mostrado mejora en la mortalidad y otros no, dependiendo del diseño incluido.

En 2020 se publicó un estudio de Villar *et al.* con 227 pacientes que mostró mejoría clínica, menos días de ventilación mecánica y disminución de la mortalidad en pacientes con SDRA que recibieron dexametasona en las fases tempranas de la enfermedad, comparado con los que recibieron placebo.

De esta forma, para inicios de 2020 no se había establecido una recomendación clara y con consenso de la comunidad científica acerca del empleo de corticoides en el SDRA, pero su uso parecía reforzarse.

En los siguientes 2 años, debido a la pandemia COVID-19, se han publicado una serie de estudios que, en conjunto, apoyan el uso de dexametasona en las primeras etapas de la insuficiencia respiratoria aguda y SDRA por COVID-19, llegando a establecerse su empleo de forma sólida.

Si bien la extrapolación al SDRA de otros orígenes (otros virus, origen bacteriano, extrapulmonar, etc.) no está clara, parece prometedor reemprender el estudio de dichos fármacos en el SDRA grave en general, en su etapa temprana.

4.8.5. Otras terapias farmacológicas

En los últimos 30 años se ha evaluado en diversos ensayos clínicos el uso de β_2-adrenérgicos, antitrombina, proteína C recombinante activada, heparina, interferón β, prostaglandinas, surfactante instilado, vitamina C, antioxidantes y otros fármacos. Ninguna estrategia ha demostrado mejorar la evolución de la insuficiencia respiratoria grave del SDRA.

5. Conclusiones

La insuficiencia respiratoria aguda hipoxémica es una afectación grave que puede comprometer la vida del enfermo de forma inminente.

El reconocimiento precoz de las condiciones fisiopatológicas que están detrás de la insuficiencia respiratoria y la identificación de la entidad causal permitirán implementar el mejor tratamiento dirigido a sostener la situación aguda de hipoxemia, restaurar la homeostasis y resolver la causa fundamental.

En los últimos 20 años los avances implementados en este tipo de pacientes en las unidades de cuidados críticos han permitido un descenso importante de la mortalidad y una disminución de las secuelas a largo plazo.

La reciente pandemia de COVID-19 ha puesto de relieve la vital función de los cuidados críticos para el manejo de estos pacientes graves y complejos.

El continuo desarrollo de las estrategias de ventilación mecánica y la investigación de nuevos fármacos permitirán en un futuro próximo despejar las incógnitas que todavía persisten y mejorar aún más los resultados de los pacientes con insuficiencia respiratoria aguda grave.

i Puntos clave

✔ La insuficiencia respiratoria aguda es la incapacidad de mantener los niveles adecuados de oxígeno. Es una afectación grave que puede comprometer la vida del paciente de forma inminente.

✔ Pueden ocurrir alteraciones en cualquiera de los diversos pasos de la homeostasis del oxígeno y generar hipoxemia.

✔ Dentro de los mecanismos que causan hipoxemia, el desarrollo de áreas pulmonares con una relación V/Q baja y la disminución de la presión venosa mixta de oxígeno son los más frecuentes de observar.

✔ La oxigenoterapia es una medida de soporte vital indicada en todo paciente que se encuentre en estado crítico, cuyo objetivo es garantizar las necesidades de oxígeno de los tejidos.

✔ La ventilación mecánica, tanto no invasiva como invasiva, es un pilar fundamental del tratamiento de la insuficiencia respiratoria aguda hipoxémica. Se debe tener presente que ambas técnicas son complejas, requieren monitorización estrecha y entrañan riesgos.

✔ Si bien existen diversas terapias adyuvantes, no hay un fármaco específico para el tratamiento de la hipoxemia aguda.

Bibliografía

Adhikari NKJ, Dellinger RP, Lundin S, et al. Inhaled nitric oxide does not reduce mortality in patients with acute respiratory distress syndrome regardless of severity: systematic review and meta-analysis. Crit Care Med. 2014;42(2):404-12.

Albaiceta GM, Piacentini E, Villagrá A, Lopez-Aguilar J, Taboada F, Blanch L. Application of continuous positive airway pressure to trace static pressure-volume curves of the respiratory system. Crit Care Med. 2003;31(10):2514-9.

Angus DC, Derde L, Al-Beidh F, et al. Effect of hydrocortisone on mortality and organ support in patients with severe COVID-19. JAMA. 2020;324(13):1317-29.

Beitler JR, Sarge T, Banner-Goodspeed VM, et al. Effect of titrating positive end-expiratory pressure (PEEP) with an esophageal pressure-guided strategy vs an empirical high PEEP-Fio2 strategy on death and days free from mechanical ventilation among patients with acute respiratory distress syndrome. JAMA. 2019;321(9):846-57.

Biasi Cavalcanti B, Aranha Suzumura É, Nasi Laranjeira L, et al.; Writing Group for the Alveolar Recruitment for Acute Respiratory Distress Syndrome Trial (ART) Investigators. (2017) Effect of lung recruitment and titrated positive endexpiratory pressure (PEEP) vs low PEEP on mortality in patients with acute respiratory distress syndrome: a randomized clinical trial. JAMA. 2017;318(14):1335-45.

Briel M, Meade M, Mercat A, et al. Higher vs lower positive end-expiratory pressure in patients with acute lung injury and acute respiratory distress syndrome: systematic review and meta-analysis. JAMA. 2010;303(9):865-73.

Combes A, Hajage D, Capellier G, et al. Extracorporeal membrane oxygenation for severe acute respiratory distress syndrome. N Engl J Med. 2018;378(21):1965-75.

Dreyfuss D, Saumon G. Ventilator-induced Lung Injury: lessons from experimental studies. Am J Respir Crit Care Med. 1998;157(294):323.

Dubin A, Henríquez E, Hernández G. Monitoring peripheral perfusion and microcirculation. Curr Opin Crit Care. 2018;24(3):173-80.

Ferreyro BL, Angriman F, Munshi L, et al. Association of noninvasive oxygenation strategies with all-cause mortality in adults with acute hypoxemic respiratory failure: a systematic review and meta-analysis. JAMA. 2020;324(1):57-67.

Frat JP, Thille AW, Mercat A, et al. High-flow oxygen through nasal cannula in acute hypoxemic respiratory failure. N Engl J Med. 2015;372:2185-96.

Gattinoni L, Carlesso E, Cressoni M. Selecting the 'right' positive end-expiratory pressure level. Curr Opin Crit Care. 2015;21(1):50-7.

Goligher EC, Tomlinson G, Hajage D, et al. Extracorporeal membrane oxygenation for severe acute respiratory distress syndrome and posterior probability of mortality benefit in a post hoc Bayesian analysis of a randomized clinical trial. JAMA. 2018;320(21):2251-9.

Guérin C, Albert RK, Beitler J, et al. Prone position in ARDS patients: why, when, how and for whom. Intensive Care Med. 2020;46(12):2385-96.

Hernández G, Ospina-Tascón GA, Damiani LP, et al. The ANDROMEDA SHOCK Investigators and the Latin America Intensive Care Network (LIVEN). Effect of a Resuscitation Strategy Targeting Peripheral Perfusion Status vs Serum Lactate Levels on 28-Day Mortality Among Patients With Septic Shock: The ANDROMEDA-SHOCK Randomized Clinical Trial. JAMA. 2019;321(7):654-64.

Lagier D, Zeng C, Fernández-Bustamante A, Vidal Melo MF. Perioperative Pulmonary Atelectasis: Part II. Clinical Implications. Anesthesiology. 2022;136:206-36.

Lewis SR, Pritchard MW, Thomas CM, Smith AF. Pharmacological agents for adults with acute respiratory distress syndrome (Review). Cochrane Database Syst Rev. 2019;7(7):CD004477.

Meduri GU, Bridges L, Shih M-C, Marik PE, Siemieniuk RA, Kocak M. Prolonged glucocorticoid treatment is associated with improved ARDS outcomes: analysis of individual patients' data from four randomized trials and trial-level meta-analysis of the updated literature. Intensive Care Med. 2016;42:829-40.

Menk M, Estenssoro E, Sahetya SK, et al. Current and evolving standards of care for patients with ARDS. Intensive Care Med. 2020;46:2157-67.

Network NH Lung, and Blood Institute Acute Respiratory Distress Syndrome (ARDS) Clinical Trials, Wiedemann HP, Wheeler AP, Bernard GR, et al. Comparison of two fluid-management strategies in acute lung injury. N Engl J Med. 2006;354(24):2564-75.

Papazian L, Forel JM, Gacouin A, et al. Neuromuscular blockers in early acute respiratory distress syndrome. N Engl J Med. 2010;363(12):1107-16.

Parke RL, Bloch A, McGuinness SP. Effect of very-high-flow nasal therapy on airway pressure and end-expiratory lung impedance in healthy volunteers. Respir Care. 2015;60(10):1397-403.

Patel BK, Wolfe KS, Pohlman AS, Hall JB, Kress JP. Effect of noninvasive ventilation delivered by helmet vs face mask on the rate of endotracheal intubation in patients with acute respiratory distress syndrome: a randomized clinical trial. JAMA. 2016;315(22):2435-41.

The ARDS Definition Task Force. Acute respiratory distress syndrome: the Berlin definition. JAMA. 2012;307:2526-33.

The RECOVERY Collaborative Group. Dexamethasone in hospitalized patients with Covid-19. N Engl J Med 2021;384:693-704.

Villar J, Ferrando C, Martínez D, et al. Dexamethasone treatment for the acute respiratory distress syndrome: a multicentre, randomized controlled trial. Lancet Respir Med. 2020;8(3):267-76.

Withers A, Ching Man TC, D'Cruz R, et al. Highlights from the Respiratory Failure and Mechanical Ventilation 2020 Conference. ERJ Open Res. 2021;7:00752-2020.

Zeng C, Lagier D, Lee JW, Vidal Melo MF. Perioperative Pulmonary Atelectasis: Part I Biology and Mechanisms. Anesthesiology. 2022;136:181-205.

11 Enfermedad pulmonar obstructiva crónica

M. M. Fernández Fernández

⤻ Orientación para el estudio

El manejo adecuado de la agudización del enfermo con enfermedad pulmonar obstructiva crónica es relevante, dada la elevada incidencia de esta patología en la población general. Además de conocer el tratamiento médico, es crucial extremar el cuidado en el manejo ventilatorio. La aplicación de ventilación mecánica no invasiva, detectar cuándo se necesita intubación y realizarla de la manera adecuada, programar el ventilador y saber cómo monitorizar la mecánica pulmonar son las bases fundamentales que se desarrollan en este capítulo.

1. Introducción

La enfermedad pulmonar obstructiva crónica (EPOC) es una patología con elevada incidencia e importantes consecuencias clínicas como son: deterioro en la calidad de vida, reducción de la capacidad pulmonar, disminución o empeoramiento de la capacidad física y numerosas hospitalizaciones, asociándose así gran morbilidad y mortalidad. Se estima que cada año mueren en España más de 18.000 personas a causa de la EPOC. Esta enfermedad constituye la quinta causa de muerte entre los varones, con una tasa anual de 60 muertes por 100.000 habitantes, y la séptima para las mujeres, con una tasa anual de 17 muertes por 100.000 habitantes.

Una temprana identificación del cuadro clínico y la consiguiente instauración de los tratamientos farmacológico y ventilatorio adecuados son vitales para mejorar el pronóstico de estos pacientes.

2. Definición y etiopatogenia

La EPOC se caracteriza fundamentalmente por el estrechamiento de la luz de las vías respiratorias que provoca un aumento de la resistencia al flujo aéreo. Este fenómeno puede deberse a diferentes motivos: oclusión parcial de la luz bronquial, afectación de la musculatura lisa de las paredes bronquiales o de sus glándulas mucosas, o destrucción del parénquima pulmonar. En la mayoría de las ocasiones coexisten varios de estos mecanismos y, en función de la lesión pulmonar que predomine, se clasifica en enfisema y bronquitis crónica.

El **enfisema** se caracteriza por una distensión de los espacios aéreos distales al bronquíolo terminal, con destrucción de sus paredes y, por tanto, del parénquima pulmonar, lo que conduce a una disminución de las fuerzas de tracción sobre las vías respiratorias provocando que su diámetro se vaya estrechando, siendo esto lo que finalmente da lugar a la limitación al flujo aéreo. El tabaquismo es uno de los factores patogénicos principales, ya que, a través de la estimulación de los macrófagos, se liberan factores quimiotácticos que atraen a los neutrófilos y estos, a su vez, liberan elastasa, que es una enzima lisosómica que destruye la elastina del parénquima.

La **bronquitis crónica** se define como un aumento de la producción de moco en el árbol bronquial que genera una expectoración excesiva. Esta se define como la expectoración casi a diario que dura más de 3 meses al año durante 2 años consecutivos. El tabaquismo y la contaminación ambiental son los principales responsables del cuadro clínico, los cuales producen una inflamación crónica de la mucosa bronquial. Esta inflamación y la acumulación de secreciones en la luz bronquial son las responsables del estrechamiento de las vías respiratorias y la limitación al flujo aéreo.

En la bronquitis crónica hay dos tipos de presentación clínica, el tipo A y el tipo B. El paciente característico con un tipo de bronquitis de tipo A es de constitución asténica, con el tórax expandido en exceso, que refiere falta de aliento progresiva, pudiendo faltar la tos, y, en caso de existir, se trata de una tos con escaso esputo blanco. Estos pacientes suelen tener solo una hipoxemia moderada sin hipercapnia. La radiografía de tórax muestra sobredistensión con un diafragma aplanado, mediastino estrecho y aumento de la transparencia retroesternal. Estos pacientes eran denominados «sopladores rosados». Por otro lado, existen los pacientes con bronquitis de tipo B. Estos cursan con tos crónica durante varios años, exacerbaciones agudas con esputo francamente purulento, empeoramiento de la disnea de esfuerzo y suelen tener antecedentes de tabaquismo. Los pacientes presentan una constitución robusta, con plétora y cierto grado de cianosis. La auscultación revela roncus dispersos. Puede haber signos de retención de líquidos con ingurgitación yugular y edemas maleolares. Estos pacientes presentan hipoxemia grave con hipercapnia. La radiografía de tórax muestra cierta hipertrofia cardíaca, campos pulmonares congestionados y líneas paralelas («vías de tranvía»), que corresponden a engrosamiento de las paredes de los bronquios inflamados. Estos pacientes se conocían como «sopladores azules».

3. Fisiopatología

La limitación al flujo aéreo se manifiesta fundamentalmente durante la espiración (fase pasiva del ciclo respiratorio), lo que hace que el tiempo espiratorio necesario para alcanzar la capacidad residual funcional sea más prolongado. Además, existe una pérdida en el retroceso elástico del pulmón, por lo que, si el tiempo espiratorio no es suficiente, el aire inspirado no tiene tiempo de salir y se produce atrapamiento aéreo (volumen pulmonar teleespiratorio por encima de la capacidad residual funcional), hiperinsuflación pulmonar, aumento del espacio muerto anatómico y aplanamiento de la curvatura normal del diafragma, lo que provoca disminución de la eficiencia de la bomba ventilatoria y, consecuentemente, mayor trabajo respiratorio.

3.1. Intercambio de gases

La EPOC tiene una afectación heterogénea, con zonas de diversas características mecánicas, lo que da lugar a una ventilación alveolar (V) desigual. Al mismo tiempo, la destrucción parenquimatosa asociada a la enfermedad se acompaña de destrucción del lecho capilar pulmonar y alteraciones en la perfusión (Q), lo que unido a los fenómenos de vasoconstricción hipóxica desemboca en diferentes alteraciones de la relación ventilación/perfusión (V/Q). La vasoconstricción hipóxica es la respuesta local a la presión de oxígeno (PO_2) alveolar baja, disminuyendo así la perfusión de regiones poco o mal ventiladas, lo que reduce la hipoxemia arterial. Esto explica por qué al administrar broncodilatadores como el salbutamol se observa un ligero descenso de la presión arterial de oxígeno (PaO_2), ya que la acción vasodilatadora de los β-adrenérgicos aumenta el flujo sanguíneo de las áreas mal ventiladas.

En cuanto a la presión arterial de dióxido de carbono ($PaCO_2$), puede encontrase dentro de los límites de la normalidad en pacientes con EPOC leve o moderada. Esto se debe a que el aumento de la $PaCO_2$ estimula a los quimiorreceptores centrales, aumentando así la ventilación de los alvéolos con el incremento del trabajo respiratorio. A medida que se agrava la enfermedad, se ha descrito una menor sensibilidad del centro respiratorio al estímulo del dióxido de carbono, y, además, cuando la demanda ventilatoria sobrepasa la capacidad de la musculatura respiratoria, se produce la insuficiencia respiratoria aguda con hipoxemia, hipercapnia y el correspondiente descenso del pH. Cuando la hipercapnia aparece lentamente, el sistema renal es capaz de compensar la acidosis respiratoria consecuente aumentando la producción de bicarbonato, pero cuando aumenta de forma aguda, por ejemplo, por una infección aguda, es cuando aparece acidosis respiratoria aguda.

Cabe recordar que en el patrón enfisematoso existe predominantemente un aumento del espacio muerto y, sin embargo, en el bronquítico predominan las zonas de V/Q bajas y de *shunt*.

3.2. Interacción corazón-pulmón

A nivel cardiovascular, la EPOC genera un incremento progresivo de la presión arterial pulmonar por aumento de las resistencias vasculares pulmonares en relación con la destrucción del lecho vascular pulmonar y la vasoconstricción hipóxica, entre otros. La hipertensión pulmonar provoca un aumento de la poscarga del ventrículo derecho, que se dilata progresivamente y da lugar al *cor pulmonale* crónico. El trabajo cardíaco está normalmente aumentado porque funciona en la parte alta de la curva de Starling, con tendencia a aumentar más con el ejercicio.

Ante una agudización grave, puede aparecer dilatación aguda del ventrículo derecho, lo que provoca un desplazamiento del septo interventricular y una reducción del llenado ventricular izquierdo debido a la interdependencia entre ambos ventrículos. La hiperinsuflación aumenta la presión intratorácica positiva, acentuando el descenso de retorno venoso y la precarga de ambos ventrículos. La hipotensión será el efecto más común de la disminución de la precarga, y se acentúa con la hipovolemia, habiéndose descrito casos de disociación electromecánica, por lo que, si se sospecha hiperinsuflación en un paciente ventilado mecánicamente, se recomienda desconectar el respirador durante 20-30 segundos para facilitar así la salida del aire atrapado de forma pasiva. La presión intratorácica se transmite parcialmente a la circulación y, por lo tanto, influye en los valores medidos de la presión venosa central y la presión de enclavamiento, lo que debe tenerse en cuenta en la monitorización hemodinámica.

4. Diagnóstico y clasificación

El diagnóstico de sospecha de la EPOC es clínico (disnea y expectoración) y se confirma mediante espirometría. El volumen espiratorio forzado en el primer segundo (FEV_1), la capacidad vital (CV), el volumen espiratorio forzado como porcentaje de la capacidad vital ($FEV/CVF\%$), el flujo espiratorio medio máximo ($FEF_{25-75\%}$) y el flujo espiratorio máximo al 50 % y 75 % de la capacidad vital están reducidos.

Una FEV_1/FVC menor de 0,7 o menor que el límite normal para la edad, no reversible por completo tras la administración de un broncodilatador, será un dato confirmatorio. La Iniciativa Global para la EPOC (GOLD) recomienda repetir la espirometría en los pacientes con FEV_1/FVC entre 0,6 y 0,8.

La GOLD propone una clasificación de la EPOC en función del $FEV_1 \%$ respecto del teórico:

- GOLD 1 (leve): $FEV_1 \% \geq 80\%$ del teórico.
- GOLD 2 (moderada): $FEV_1 \%$ 50-79 % del teórico.
- GOLD 3 (grave): $FEV_1 \%$ 30-49 % del teórico.
- GOLD 4 (muy grave): $FEV_1 \% < 30 \%$ del teórico.

5. Agudización: diagnóstico y tratamiento

La agudización de la EPOC es una causa frecuente de ingreso hospitalario. Se manifiesta como un incremento de los síntomas basales de la enfermedad, con aumento de la tos y la expectoración y empeoramiento de la disnea habitual que puede llegar a la insuficiencia respiratoria hipercápnica grave.

La primera causa de agudización es la infección respiratoria, lo que supone el 70 % del total. Aproximadamente el 20 % de los pacientes hospitalizados presentan o desarrollan insuficiencia respiratoria hipercápnica, que aparece como consecuencia del fracaso o agotamiento de la musculatura respiratoria, siendo este un factor de riesgo de mortalidad.

La evaluación inicial es similar a la de cualquier otro paciente respiratorio. Es de utilidad la realización de una gasometría para la determinación de PO_2, PCO_2 y pH en una muestra de sangre arterial.

El tratamiento de la agudización de la EPOC se fundamenta en dos pilares: tratamiento farmacológico y tratamiento de soporte.

5.1. Tratamiento farmacológico

5.1.1. Tratamiento broncodilatador

Pese a que en la EPOC el grado de reversibilidad de la obstrucción del flujo aéreo es escaso, el papel de los broncodilatadores es importante. Se recomienda:

✔ β-agonistas tipo 2 de acción corta inhalados (salbutamol) y agonistas muscarínicos inhalados/anticolinérgicos (bromuro de ipratropio). Se administrarán combinación cada 1-2 horas inicialmente y se reducirán según la respuesta. La administración intravenosa no está indicada en la EPOC (por el riesgo de arritmias, hipopotasemia, temblor y acidosis láctica). Tanto los nebulizadores como los inhaladores de dosis medidas pueden utilizarse para la administración de agonistas β_2 en pacientes ventilados mecánicamente, con una fuerza de recomendación de grado A. Las ventajas de los inhaladores de dosis medidas son su bajo coste, la ausencia de contaminación y la mejor dosificación. El uso de nebulizaciones implica más comodidad y menor carga de trabajo. La administración de aerosoles a pacientes ventilados mecánicamente es problemática, ya que las medicaciones tienden a acumularse en las tubuladuras y en el tubo endotraqueal. El uso del inhaladores de dosis medidas mejora la eficiencia del procedimiento a un coste menor (4 *puffs* producen el máximo efecto broncodilatador), si bien es imprescindible que la técnica sea la correcta, es decir, asegurar un volumen corriente suficiente (al menos 500 mL), un tiempo inspiratorio superior al 30 % del total del ciclo, una correcta sincronización ventilador-enfermo, la activación del dispositivo al inicio de la inspiración, mantener una pausa teleinspiratoria de 3-5 segundos, permitir la espiración pasiva y repetir la técnica cada 20-30 segundos hasta alcanzar la dosis total.

✔ Otros broncodilatadores:

⌑ Las xantinas (teofilina/aminofilina) han demostrado una mínima o nula eficacia añadida excepto si el paciente llevaba este tratamiento de forma crónica antes de la descompensación.

⌑ La adrenalina no posee mayor potencia broncodilatadora que los β-miméticos, y no se debe administrar (ni nebulizada ni sistémica) por sus numerosos efectos secundarios.

⌑ Los opiáceos se desaconsejan tanto en la inducción para la intubación como durante el resto de la evolución, especialmente el cloruro mórfico (por su liberación histamínica y consiguiente broncoconstricción), y se prefieren el propofol y la ketamina, ambos con efectos broncodilatadores, si bien el propofol provoca principalmente hipotensión (en ocasiones profunda) y la ketamina se asocia a alucinaciones, aumento de secreciones, hipertensión arterial e intracraneal y en ocasiones laringospasmo.

⌑ El uso de anestésicos inhalados (halotano, isoflurano, etc.) se ha descrito con frecuencia en la literatura, aunque presenta como inconvenientes el broncospasmo de rebote al interrumpir su uso y el escaso flujo que los respiradores de anestesia son capaces de administrar.

⌑ El heliox (mezcla 80:20 de helio y oxígeno) puede considerarse en pacientes en los que fracasan los tratamientos convencionales, si bien no existe evidencia científica concluyente que respalde claramente su uso.

5.1.2. Corticoides sistémicos

Los corticoides sistémicos han mostrado su eficacia en la EPOC reagudizada grave con mala respuesta al tratamiento broncodilatador. Si bien no hay consenso en cuanto a qué dosis administrar, se aconseja una pauta de 0,5 mg/kg de metilprednisolona cada 6-8 horas, con rápida reducción de dosis, no superando las 2 semanas de tratamiento.

5.1.3. Antibioterapia

Recordemos que las infecciones bronquiales son los principales desencadenantes de las reagudizaciones de la EPOC. Un 25-50 % de estos enfermos presentan colonización bacteriana en sus vías aéreas bajas, asociada a un mayor componente inflamatorio.

Si el paciente presenta síntomas iniciales consistentes en incremento de su grado de disnea y/o secreción de esputo o empeoramiento de sus características, es necesario iniciar antibioterapia activa contra *Haemophilus influenzae*, *Streptococcus pneumoniae*, *Moraxella catharalis* y bacterias atípicas, comprobando el estado de inmunización del paciente, pese a que un número considerable corresponde a virus (p. ej., rinovirus). Recuérdese que el uso de macrólidos aporta una mayor actividad antiinflamatoria, mejora la acción contra *S. pneumoniae* e inhibe la producción de citocinas en la vía aérea estimuladas por sobreinfecciones debidas a rinovirus.

En los pacientes con agudización moderada-grave y que requieran ingreso se deben tener en cuenta los factores de riesgo para microorganismos multirresistentes.

5.2. Tratamiento de soporte

5.2.1. Oxigenoterapia

La oxigenoterapia debe iniciarse de inmediato para corregir la hipoxemia, pero teniendo en cuenta que debemos prevenir el aumento de la $PaCO_2$ y la consiguiente narcosis hipercápnica, por lo que es esencial la titulación de la fracción inspirada de oxígeno (FiO_2), no sobrepasando el objetivo de saturación arterial de oxígeno del 90 % (88-92 %) o una PaO_2 entre 55 y 70 mm Hg. Cifras más altas pueden empeorar la hipercapnia y se asocian a mayor mortalidad. Si alcanzando este objetivo se produce un empeoramiento de la acidosis respiratoria, estamos ante una clara indicación de soporte ventilatorio.

5.2.2. Corrección de desequilibrios hidroelectrolíticos y acidobásicos

El componente inflamatorio crónico en pacientes con EPOC y en asmáticos conduce a un remodelado del pulmón y en último término a enfisema. Es más probable que aparezca edema pulmonar al verse comprometido el drenaje linfático, incluso con moderada reposición de volumen.

Si bien la acidosis metabólica puede coexistir (p. ej., acidosis láctica), la mayor parte de los pacientes con EPOC reagudizada y los asmáticos presentan acidosis respiratoria. El aumento de la $PaCO_2$ conlleva un aumento en el flujo sanguíneo cerebral y de la presión intracraneal, el gasto cardíaco y las concentraciones de catecolaminas circulantes, la presión de la arteria pulmonar y la sobrecarga del ventrículo derecho, así como una disminución del tono vascular periférico.

Como ya se ha mencionado, la indicación de administrar bicarbonato es discutible, y antes es preferible optimizar la ventilación mecánica y la situación cardiocirculatoria. La alcalosis respiratoria yatrogénica debida a hiperventilación puede agravar una alcalosis metabólica compensatoria en la EPOC con hipercapnia crónica en ventilación mecánica. Los síntomas aparecen con pH ≥ 7,55, y por encima de 7,70 es posible la aparición de convulsiones, coma, arritmias y parada cardíaca.

5.2.3. Soporte nutricional

Mientras que los pacientes asmáticos rara vez presentan déficits nutricionales, los de EPOC frecuentemente sufren desequilibrios entre el aporte y el consumo energético debido a la inflamación crónica y el esfuerzo extra que deben hacer continuamente, y muestran pérdida de masa muscular e incluso caquexia. El soporte nutricional precoz, preferentemente por vía enteral, tiene como objetivo compensar las necesidades metabólicas de estos enfermos, y hay que ser cuidadosos en no suplementar excesivas cantidades de hidratos de carbono, ya que incrementan la producción de dióxido de carbono y el consumo de oxígeno.

5.2.4. Tratamiento ventilatorio

El uso de dispositivos de ventilación mecánica no invasiva (VMNI) e invasiva (VMI) está reservado para pacientes que presenten acidosis respiratoria, deterioro del nivel de consciencia, signos de agotamiento. En este apartado también se deben contemplar los sistemas de soporte extracorpóreo: ($ECCO_2R$ y ECMO).

6. Soporte ventilatorio

Hasta aquí hemos visto cómo la limitación del flujo aéreo influye en la eficacia de la mecánica respiratoria de las siguientes maneras:

- ✓ Incrementa la variación de presión necesaria para vencer la resistencia de la vía aérea para un determinado flujo.
- ✓ La hiperinsuflación (y destrucción del parénquima pulmonar) aumenta el espacio muerto ventilatorio y, por lo tanto, el volumen minuto requerido para lograr una correcta ventilación alveolar.
- ✓ La auto-PEEP (presión positiva al final de la espiración) o PEEP intrínseca (PEEPi) es generada por el volumen de aire «atrapado» en los pulmones y ocasiona un mayor trabajo respiratorio para activar el *trigger* inspiratorio.
- ✓ La capacidad muscular se ve alterada para afrontar el aumento en la carga de trabajo respiratorio (alteración de la geometría de la pared torácica-diafragma, alteración metabólica por hipoxemia-acidosis, caquexia en el paciente EPOC, etcétera).

Así pues, el principal objetivo de la ventilación mecánica en este tipo de pacientes es proporcionar una mejora en el intercambio gaseoso y el suficiente descanso a la musculatura respiratoria.

6.1. Ventilación mecánica no invasiva

La evidencia actual apoya como primera medida el uso de la VMNI en los pacientes que cumplan los criterios establecidos, pero teniendo en cuenta que aquellos con enfermedad más grave precisarán intubación y conexión a VMI.

La VMNI es la terapia inicial de elección para el tratamiento de la EPOC agudizada con insuficiencia respiratoria aguda hipercápnica (pH < 7,35, $PaCO_2$ > 45 mm Hg y frecuencia respiratoria > 20-24 rpm). Esta técnica ha conseguido disminuir la necesidad de intubación de estos pacientes en un 65 % y su mortalidad en un 50 %. La terapia mediante VMNI para el manejo de la EPOC agudizada debe realizarse en una unidad que disponga de monitorización estrecha y personal entrenado en su manejo.

Durante un ciclo respiratorio, en condiciones normales el cambio pulmonar durante la espiración viene determinado por una constante de tiempo que depende de la resistencia de la vía aérea y de la complianza pulmonar. Así, en cada ciclo respiratorio se llega al volumen de relajación o volumen de reserva espiratoria, que es por tanto el volumen de gas que hay dentro de los pulmones al final de una espiración tranquila y corresponde al punto de equilibrio entre la retracción elástica del pulmón y de la caja torácica. En la agudización de la EPOC el flujo espiratorio es demasiado lento para permitir a los pulmones vaciarse por completo, de forma que la capacidad residual funcional es mayor que este volumen, lo que resulta en el atrapamiento aéreo. Esto hace que la presión alveolar al final de la espiración sea mayor que la presión atmosférica (Fig. 11-1), de manera que, para iniciar la inspiración, es preciso generar una presión negativa sobre el espacio pleural mayor que en condiciones normales (Fig. 11-2). La presión positiva teleespiratoria aplicada sobre la vía aérea a través de la VMNI, llamada presión positiva espiratoria en la vía aérea (EPAP) o presión positiva al final de la espiración (PEEP), es capaz de contrarrestar la presión alveolar al final de la espiración del aire atrapado y así disminuir el esfuerzo de la musculatura necesario para iniciar la siguiente inspiración (Fig. 11-3). La presión positiva durante la fase inspiratoria de la VMNI, conocida como presión positiva inspiratoria en la vía aérea (IPAP) o presión de soporte (PS), permite generar un volumen corriente adecuado que supone una ayuda a la musculatura respiratoria. Debemos conocer cómo funcionan los diferentes tipos de ventilador, ya que algunos añaden la presión de soporte sobre la PEEP, (p. ej., PEEP 5 cm H_2O y PS 15 cm H_2O = presión total en la vía aérea 20 cm H_2O) y otros, sin embargo, aplican ambas presiones desde el nivel 0 (lo que significaría, en el mismo ejemplo, PEEP 5 cm H_2O y PS 15 cm H_2O = presión total en la vía aérea 10 cm H_2O, resultado de 15 − 5).

6.1.1. Recomendaciones de ajuste

El ajuste de los parámetros en la VMNI se realizará en función del esfuerzo inspiratorio del paciente, la mecánica respiratoria, el volumen corriente o volumen *tidal* y la frecuencia respiratoria. Así, las recomendaciones son las siguientes:

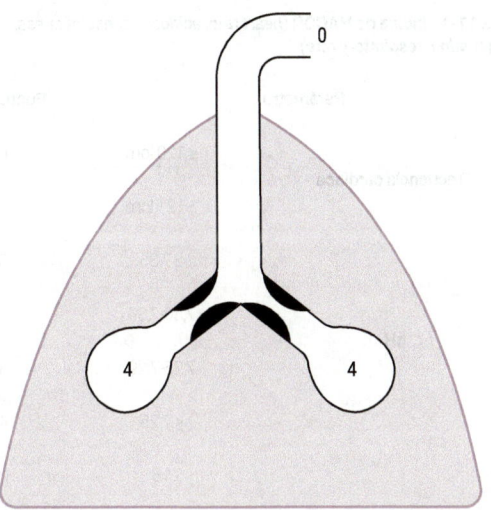

Fig. 11-1 | En la EPOC, cuando hay atrapamiento aéreo, la presión alveolar te-leespiratoria (4 cm H$_2$O) es mayor que la presión atmosférica (0 cm H$_2$O). EPOC: enfermedad pulmonar obstructiva crónica.

✔ **PS.** Se recomienda siempre un modo de PS con PEEP, con un nivel de PS que asegure un volumen corriente de 6 a 8 mL/kg de peso ideal del paciente; en general se consigue con niveles de PS inferiores a 15 cm H$_2$O.

✔ **Sensibilidad del *trigger*.** Se recomienda programar la sensibilidad por flujo en lugar de por presión, debido a que de esta forma se disminuye el trabajo respiratorio, y ajustarlo en un rango de 1 a 3 L/min en caso de ser por flujo, y de –0,5 a –2 cm H$_2$O en caso de ser por presión, comprobando siempre que el ventilador no cicle automáticamente, lo que ocurre cuando la sensibilidad programada es muy baja.

✔ **Fracción inspirada de oxígeno (FiO$_2$).** Programar la FiO$_2$ mínima para conseguir una saturación de oxígeno entre el 88 % y el 92 %. La finalidad es mantener una oxigenación

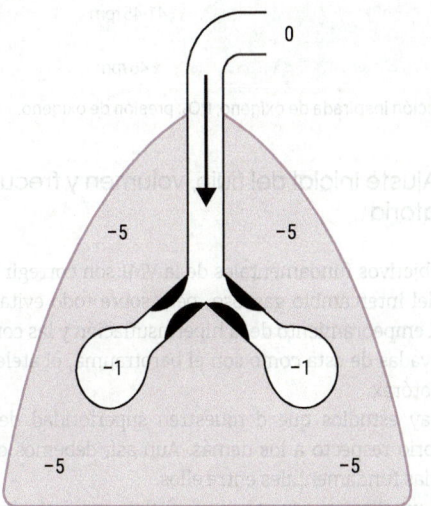

Fig. 11-2 | La presión negativa que la musculatura respiratoria ha de generar en el espacio pleural ha de ser superior a la presión alveolar del aire atrapado al final de la espiración. En el gráfico, la presión pleural ha de caer hasta –5 cm H$_2$O para bajar la presión alveolar a –1 cm H$_2$O y así generar flujo.

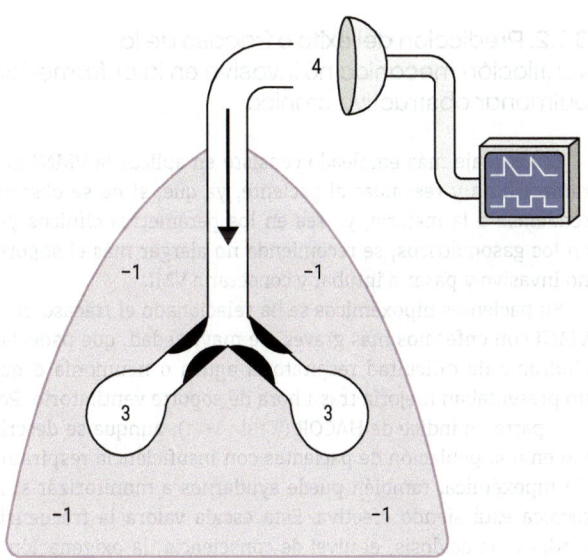

Fig. 11-3 | La presión positiva aplicada mediante la ventilación mecánica no invasiva permite contrarrestar la presión alveolar del aire atrapado al final de la espiración y disminuir así el esfuerzo inspiratorio. La presión negativa necesaria en la pleura para generar flujo es de –1 cm H$_2$O.

mínima adecuada y evitar daño por hipoxemia o hiperoxemia.

✔ **PEEP.** Se debe iniciar con valores bajos e ir ajustándolos según el confort del paciente y según veamos que desaparecen los esfuerzos inefectivos.

El tiempo inspiratorio, la rampa o la velocidad de rampa son diferentes formas de denominar a la velocidad con la que queremos que entre el aire. Sabemos que cuanto más rápido entre el aire durante la fase inspiratoria, más tiempo tendremos para la espiración dentro del mismo ciclo respiratorio. Así que esto nos lleva a programar tiempos inspiratorios cortos o rampas muy rápidas, pero debemos tener en cuenta que en la VMNI la adaptación del paciente es fundamental y en ocasiones no se toleran flujos muy rápidos. De la misma manera, si pautamos que el aire entre demasiado lentamente, esto también llevará al rechazo de la técnica por parte del paciente. Así, debemos estar a su lado e ir ajustándolo según veamos la adaptación del ventilador al patrón ventilatorio del paciente.

Estar al lado del paciente observándolo para valorar la adaptación así como visualizar las curvas de flujo y presión es crucial para detectar asincronías. La causa más frecuente de asincronía es la presencia de fugas y los esfuerzos inefectivos, que en algunos pacientes pueden reducirse aumentando la PEEP.

Para el éxito de la VMNI es fundamental encontrar la interfase o mascarilla que mejor se adapte a las características anatómicas del paciente. Asimismo, durante los primeros minutos debemos ser tolerantes con las fugas, dar tiempo al paciente para que se acostumbre a respirar dentro del sistema e ir progresivamente ajustando las sujeciones y modificando los parámetros ventilatorios hasta conseguir adaptar la ventilación al patrón respiratorio del paciente y que este respire lo más confortablemente posible. En ocasiones se pueden administrar analgésicos y/o sedantes para disminuir la sensación disneica, la ansiedad y facilitar así la tolerancia de la VMNI, pero debemos manejar estos fármacos con un cuidado extremo y saber que se ha asociado la necesidad de sedación y analgesia durante la VMNI con mayor mortalidad.

6.1.2. Predicción del éxito o fracaso de la ventilación mecánica no invasiva en la enfermedad pulmonar obstructiva crónica

El abordaje más empleado consiste en aplicar la VMNI durante 1 hora y reevaluar al paciente, ya que, si no se observa tendencia a la mejoría, ya sea en los parámetros clínicos y/o en los gasométricos, se recomienda no alargar más el soporte no invasivo y pasar a intubar y conectar a VMI.

En pacientes hipoxémicos se ha relacionado el fracaso de la VMNI con enfermos más graves, de mayor edad, que padecían síndrome de dificultad respiratoria aguda o neumonía o que no presentaban mejoría tras 1 hora de soporte ventilatorio. Por otra parte, el índice de HACOR (Tabla 11-1), aunque se describió en una población de pacientes con insuficiencia respiratoria hipoxémica, también puede ayudarnos a monitorizar si la técnica está siendo efectiva. Esta escala valora la frecuencia cardíaca, la acidosis, el nivel de consciencia, la oxigenación y la frecuencia respiratoria. Un valor en la escala de HACOR mayor de 5 tras 1 hora de VMNI se ha relacionado con el fracaso de la técnica.

6.2. Ventilación mecánica invasiva

La decisión de intubar a un paciente con EPOC es fundamentalmente clínica. El paro respiratorio o el colapso cardiocirculatorio son, como en cualquier otro caso, causa obligada para intubar, pero además hay una serie de signos clínicos que nos pueden ayudar a decidir cuándo intubar a un paciente con EPOC que está ya bajo tratamiento broncodilatador, corticoterapia y soporte ventilatorio con VMNI. La alteración del nivel de consciencia, la aparición de estupor en un paciente previamente despierto, la presencia de signos de fatiga respiratoria que se puede manifestar por una aparente disminución de la frecuencia respiratoria, lo que nos debe poner sobre la pista de que el paciente está exhausto, la incapacidad para hablar con frases completas, el tiraje intercostal, el silencio auscultatorio, la descoordinación toracoabdominal, la bradicardia y la aparición de pulso paradójico, que es la caída de presión mayor de 10 mm Hg durante la inspiración, son signos clínicos de gravedad que nos alertan sobre la necesidad inminente de intubación. La presencia de hipercapnia con acidosis respiratoria en la gasometría no se considera en sí misma un criterio de intubación.

Una vez se decide proceder a la intubación de un paciente con EPOC, esta tiene una serie de particularidades: debemos elegir el tubo orotraqueal de mayor diámetro según las condiciones del paciente, para disminuir las resistencias y optimizar la limpieza de secreciones, y, además, seguir la técnica de secuencia rápida para evitar la manipulación excesiva de la vía aérea, que podría conducir a un laringoespasmo y/o empeorar el broncoespasmo ya presente en estos pacientes. Una vez insertado el tubo orotraqueal, se debe evitar ventilar con bolsa de tipo ambú por la hiperinsuflación que ocasionaríamos y el elevado riesgo de provocar un neumotórax. La hipotensión que aparece como consecuencia de la hiperinsuflación se trata con la administración de fluidos, y se recomienda desconectar el tubo orotraqueal del ventilador unos segundos para permitir así la salida pasiva del aire.

Tabla 11-1. Índice de HACOR (*heart rate, acidosis, consciousness, oxygenation, respiratory rate*)

Parámetro		Puntuación
Frecuencia cardíaca	≤ 120 lpm	0
	≥ 121 lpm	1
pH	≥ 7,35	0
	7,30-7,34	2
	7,25-7,29	3
	< 7,25	4
Escala de Coma de Glasgow	15	0
	13-14	2
	11-12	5
	≤ 10	10
PO_2/FiO_2	≥ 201 mm Hg	0
	176-200 mm Hg	2
	151-175 mm Hg	3
	126-150 mm Hg	4
	101-125 mm Hg	5
	≤ 100 mm Hg	6
Frecuencia respiratoria	≤ 30 rpm	0
	31-35 rpm	1
	36-40 rpm	2
	41-45 rpm	3
	≥ 46 rpm	4

FiO_2: fracción inspirada de oxígeno; PO_2: presión de oxígeno.

6.2.1. Ajuste inicial del flujo, volumen y frecuencia respiratoria

Los objetivos fundamentales de la VMI son corregir las alteraciones del intercambio gaseoso, pero sobre todo evitar la aparición o el empeoramiento de la hiperinsuflación y las complicaciones derivadas de esta como son el barotrauma, el atelectrauma y el neumotórax.

No hay estudios que demuestren superioridad de un modo ventilatorio respecto a los demás. Aun así, debemos conocer las diferencias fundamentales entre ellos.

En la ventilación por volumen, el flujo inspiratorio y el volumen circulante programados se mantienen constantes y constituyen las variables independientes. El tiempo inspiratorio viene determinado por el flujo y el volumen prefijados, mientras que la presión depende de la resistencia de la vía aérea y de la distensibilidad toracopulmonar.

En la ventilación controlada por presión, la presión inspiratoria programada es constante y se establece como variable independiente, mientras que el volumen y el flujo varían de acuerdo con el nivel de presión establecido y con los cambios en la impedancia a la ventilación. El tiempo inspiratorio se prefija en el ventilador, mientras que el flujo disminuye a medida que la presión alveolar se aproxima a la presión aplicada a la vía aérea.

En general, se utiliza el modo ventilación asistida-controlada por volumen con flujo cuadrático para poder monitorizar adecuadamente la mecánica pulmonar. Inicialmente programaremos un volumen corriente o *tidal* entre 6 y 8 mL/kg de peso ideal y una frecuencia respiratoria baja, de 12-14 rpm, con una relación entre inspiración y espiración (I:E) alargada (1:3-1:5). Para conseguirlo, debemos utilizar flujos inspiratorios altos (> 80-100 L/min). El objetivo inicial será conseguir un pH mayor de 7,25 y PaO_2 de entre 55 y 80 mm Hg.

Recordemos que cuando pautamos una serie de parámetros en la VMI, estamos definiendo cómo será cada uno de los ciclos respiratorios. Así, una relación I/E 1:2 significa que la duración del tiempo espiratorio es el doble de la del tiempo inspiratorio, y que, por tanto, el tiempo inspiratorio constituye el 33 % del ciclo respiratorio (%Ti), que también puede expresarse como Ti/Ttot = 0,33. Por tanto, los términos I/E 1:2, %Ti 33 %, Ti/Ttot 0,33 significan lo mismo. La modificación de la relación I/E determina variaciones en la duración del tiempo inspiratorio y del espiratorio; de esta manera, una relación I/E 1:3, por ejemplo, determina un aumento del tiempo espiratorio, lo que permite vaciados pulmonares más completos, siendo este el mecanismo más eficaz en la prevención del atrapamiento aéreo.

La aplicación de PEEP extrínseca o externa (PEEPe) debería realizarse siempre que haya PEEPi, con el fin de reducir los esfuerzos para disparar el *trigger*. Sin embargo, no se debe aplicar PEEPe a pacientes con EPOC mientras se encuentren en modalidades ventilatorias controladas, sin que exista por tanto disparo del *trigger*, con el fin de maximizar la exhalación y prevenir la sobredistensión regional, reservándose para cuando se inicie el modo asistido y reducir así el esfuerzo necesario para disparar el *trigger* por parte del paciente.

Teniendo en cuenta que la PEEPi aumenta el esfuerzo para disparar el *trigger* del ventilador, otro punto importante es el ajuste del *trigger*. En modos controlados, ya sea volumen control o presión control, que el *trigger* sea por presión o por flujo no se han demostrado beneficios de uno sobre el otro.

Debemos tener en cuenta que un *trigger* excesivamente sensible activará más ciclos de los necesarios, lo que generará alcalosis respiratoria, mientras que un *trigger* demasiado «duro» incrementará el trabajo respiratorio y provocará más esfuerzos ineficaces. De hecho, los esfuerzos ineficaces se relacionan con un *trigger* excesivamente sensible, con elevados niveles de presión soporte, con un volumen *tidal* alto y con un elevado pH. Se recomienda ajustar el *trigger* inspiratorio a -2 cm H_2O cuando es de presión y a 2-3 L/min cuando es de flujo. Asimismo, ajustar el *trigger* espiratorio (también llamado *cycling-off*) puede ayudar a reducir la hiperinsuflación dinámica de estos pacientes.

Titular la FiO_2 no solo permitirá reducir el riesgo de toxicidad asociado a elevadas concentraciones de oxígeno, sino que, en la EPOC, reducirá el grado de supresión del centro respiratorio. En este caso se deberá titular la FiO_2 para alcanzar una saturación de oxígeno de al menos el 88 % al inicio.

6.2.2. Monitorización de la función pulmonar y efectos de la ventilación mecánica invasiva

Una vez se ha intubado al paciente y conectado a la VMI, debemos monitorizar rápidamente una serie de parámetros:

- **Presión pico (Ppico).** Es la presión en la vía aérea principal o de mayor tamaño, que está elevada en estos pacientes por la elevada resistencia de la vía aérea. No obstante, tiene escaso valor clínico ya que también se eleva por los altos flujos inspiratorios disipándose al llegar al alvéolo, por la presencia de secreciones bronquiales, neumotórax, etcétera.
- **Presión meseta o *plateau* (Pplat).** Es la presión cuando se realiza una pausa inspiratoria de 0,5-1 segundo en el ventilador. Refleja la presión alveolar. Hay consenso general en que, para minimizar el riesgo de volutrauma y barotrauma, debe mantenerse la presión meseta por debajo de 30 mm Hg. Es un buen indicador de hiperinsuflación ya que se mide en inspiración cuando todas las vías aéreas están comunicadas. Así, un aumento de la presión meseta es reflejo de la existencia de una elevada presión al final de la espiración.
- **Resistencia de la vía aérea (Raw).** En los pacientes con EPOC es importante monitorizar la resistencia de la vía aérea (Raw, *resistance airway pressure*), que está francamente aumentada. Podemos hacerlo con la fórmula: Raw = Ppico - Pplat/flujo. En los pacientes con EPOC podemos encontrar valores de Raw > 20-25 cm H_2O/L/s. Su descenso a flujo constante reflejará una mejora de la limitación al flujo aéreo.
- **PEEPi o auto-PEEP.** Uno de los retos es evitar el desarrollo de presión teleespiratoria intrínseca, denominada PEEPi o auto-PEEP. Podemos detectar su presencia observando la curva de flujo del ventilador. Cuando el flujo no llega a cero al final de la espiración antes de la siguiente insuflación, es un claro indicativo de la existencia de auto-PEEP. También realizar una pausa espiratoria, con el paciente sedado y bien adaptado a la VMI, nos permite conocer el valor de la auto-PEEP, ya que lo normal es que al final de la espiración la presión de la vía aérea llegue a cero, pero en estos pacientes la presión permanece positiva. Aun así, debemos tener en cuenta que con esta maniobra solo podremos hallar la presión que se genera en los alvéolos que tienen sus bronquios abiertos, quedando por tanto un volumen de aire/presión que no se puede detectar, pues al estar los bronquíolos cerrados, no se comunican con la vía aérea principal, y esta es la denominada PEEPi oculta (Fig. 11-4). También podemos desenmascararla mediante la aplicación de incrementos sucesivos de 3 cm H_2O de PEEPe, ya que en el momento en que las presiones meseta y pico aumenten, la PEEPe habrá sobrepasado la auto-PEEP.
- **Volumen teleinspiratorio (Vei).** La determinación del volumen teleinspiratorio sobre la capacidad residual funcional es la única medida que se ha demostrado que predice las complicaciones de la hiperinsuflación. Se calcula el volumen total de gas exhalado en un paciente en parálisis muscular tras 60 segundos de apnea. Un volumen teleinspiratorio mayor de 20 mL/kg se considera predictivo de complicaciones como hipotensión y barotrauma. Debido a las limitaciones para calcular el volumen teleinspiratorio en la práctica diaria, se emplea en

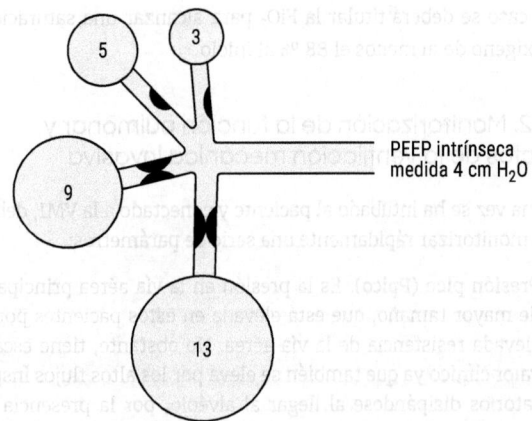

PEEP intrínseca
medida 4 cm H_2O

Fig. 11-4 | La PEEP intrínseca (PEEPi) medida con el respirador solo refleja la presión de las unidades alveolares cuyos bronquios están abiertos y comunicados con el ventilador. Sin embargo, la presión de las unidades cuyas vías respiratorias sufren un cierre prematuro no se detecta, y se denomina PEEP intrínseca oculta. PEEP: presión positiva al final de la espiración.

su lugar la PEEPi y la presión meseta, ya que, como se ha comentado, ambas aumentan en situación de hiperinsuflación dinámica.

6.2.3. Valoración y reajuste de los parámetros del ventilador

Hay que tener en cuenta que entre los factores asociados a la lesión pulmonar inducida por el ventilador es muy importante conocer cuál fue la programación inicial de este para prevenir la aparición de volutrauma/barotrauma, atelectrauma y la toxicidad asociada a la oxigenoterapia ($FiO_2 > 0,5-0,6$).

Cuando, a pesar de haber optimizado los parámetros del ventilador, la presión meseta continúa elevada y en la curva de flujo espiratorio comprobamos cómo este no llega a cero, la siguiente maniobra que se recomienda es reducir el volumen corriente y la frecuencia respiratoria. Esto inevitablemente conduce a lo que se conoce como «hipoventilación controlada», que es, por tanto, una estrategia ventilatoria en la que los objetivos se limitan a mantener la oxigenación y el volumen minuto imprescindibles para evitar la acidosis extrema. Para ello es necesario alcanzar un profundo nivel de sedación y en ocasiones el empleo de relajantes neuromusculares de vida media corta, con el consiguiente riesgo de miopatía en estos enfermos (especialmente si se encuentran en tratamiento esteroideo), siendo preferible su uso en bolos y con monitorización con tren de cuatro.

Cuando el inicio de la inspiración sea desencadenado por el paciente, la PEEP pautada por el respirador (PEEPe) debe ser suficiente para contrarrestar la PEEPi y evitar así los esfuerzos ineficaces.

La aplicación de PEEPe debería realizarse siempre que haya PEEPi, con el fin de reducir los esfuerzos para disparar el *trigger*, ya que los intentos para superar la PEEPi suponen una de las principales causas de fracaso respiratorio en las exacerbaciones de EPOC, además de una causa mayor de fracaso en la desconexión al ventilador de pacientes con obstrucción al flujo aéreo. Es difícil calcular cuál es la PEEPe exacta que necesita un paciente que empieza a ventilar espontáneamente en un modo de soporte. Varias son las razones: la afectación heterogénea de esta patolo-

gía hace que igualar la PEEPi pueda distender alvéolos sanos y empeorar así la situación clínica del paciente; la medición de la PEEPi en un paciente despierto es casi imposible, y basarnos en las mediciones previas es un error, ya que la PEEPi varía en relación con los parámetros respiratorios con los que esta se midiese; la posición del paciente y los cambios en la mecánica respiratoria relacionados con la evolución/mejoría de la enfermedad. Lo más sencillo es preguntar al paciente sobre su grado de confort y disnea mientras aumentamos la PEEPe muy gradualmente, de modo que él mismo será consciente del alivio en la carga de trabajo por el contrabalanceo de la PEEPi. Si bien no hay evidencia científica adecuada, hay consenso en cuanto a que la PEEPe debe ser un 80 % de la PEEPi.

6.2.4. Sistemas de soporte extracorpóreo: $ECCO_2R$ y ECMO

La acidosis hipercápnica, mientras en otros tejidos como el cerebro puede causar vasodilatación, en los pulmones produce vasoconstricción, aumentando la presión arterial pulmonar media, lo cual, añadido a los efectos de la ventilación de presión positiva, conduce a un importante aumento de la poscarga del ventrículo derecho.

La **eliminación extracorpórea de dióxido de carbono ($ECCO_2R$)** es un paso intermedio entre el soporte ventilatorio convencional y el soporte total con oxigenación por membrana extracorpórea (ECMO), ya que permite sustituir parte de la necesidad ventilatoria y, por tanto, disminuir los requerimientos de ventilación minuto de la ventilación mecánica convencional. La diferencia técnica fundamental de la $ECCO_2R$ con la ECMO es el reducido flujo sanguíneo que emplea (300-500 mL/min), que es suficiente para la eliminación de la mayoría del dióxido de carbono producido por el metabolismo, dada la mayor solubilidad y cinética lineal de este gas en el plasma. La ventaja fundamental de usar una menor velocidad de flujo de sangre es que permite utilizar cánulas de menor calibre y un mejor control de la anticoagulación.

Es en 2012 cuando se publica el primer estudio clínico sobre la seguridad y eficacia del uso de la $ECCO_2R$ en pacientes con insuficiencia respiratoria hipercápnica. Se trata de un estudio retrospectivo, multicéntrico, en el que el 90 % de los pacientes del grupo $ECCO_2R$ no requirió ventilación invasiva. Como principal complicación informaron de episodios hemorrágicos. Sin embargo, no demostraron diferencias en la mortalidad.

Recientemente, Barret *et al.* aplicaron este sistema en pacientes con riesgo elevado de fracaso de la VMNI por presentar pH < 7,30 tras ≥ 1 hora de soporte ventilatorio. En el grupo de pacientes en los que se aplicó la $ECCO_2R$ el soporte ventilatorio con VMNI se retiró más precozmente, y los valores de pH y $PaCO_2$ mejoraron de manera significativa a las 4 horas de inicio del tratamiento. Asimismo, la disnea también mejoró rápidamente tras el inicio de la terapia de extracción de dióxido de carbono.

Braune y su equipo publicaron un estudio multicéntrico, realizado en cinco unidades de cuidados intensivos europeas, en el que incluyeron pacientes con EPOC en los que la VMNI fracasaba. En el grupo de pacientes a los que se les aplicó $ECCO_2R$ se evitó la intubación en el 56 % de los casos. Como complicaciones destacan la hemorragia en un tercio de los casos. También estos pacientes necesitaron menos días de VMI a pesar de no hallar diferencias en la estancia ni en la mortalidad. Posiblemente el pequeño tamaño de la muestra sea una de las limitaciones más importantes del estudio.

Finalmente, y ante la falta de evidencia sobre el uso de estos dispositivos en la insuficiencia respiratoria hipercápnica, ya que no se han realizado estudios aleatorizados, se publicó un consenso europeo sobre sus indicaciones. En este se acordó que se usarían en los pacientes con EPOC que estuviesen en riesgo de fracasar con la VMNI o bien en aquellos que se intuban tras el fracaso de la misma. El fracaso de la VMNI se define como la no disminución de la $PaCO_2$ ni de la frecuencia respiratoria, siendo estos los dos criterios para iniciar la terapia $ECCO_2R$.

Esta técnica, innovadora y prometedora, ha avanzado mucho y ahora puede colocarse como un circuito en serie con el filtro de las técnicas de reemplazo renal, lo que simplifica mucho su utilización y las complicaciones asociadas. Aunque la evidencia es limitada, podría ser un soporte en aquellos pacientes con EPOC con escasa respuesta al soporte ventilatorio con VMNI, siempre que su situación clínica lo permita y se aplique de forma precoz bajo estricta monitorización. Asimismo, también podría ser utilizado para acelerar la desconexión o *weaning* de la ventilación mecánica, ya que reduce el trabajo respiratorio al mantener estable los niveles de $PaCO_2$ y previene los esfuerzos inefectivos y sus consecuencias.

Por su parte, los **sistemas ECMO** permiten un soporte total de la función pulmonar, oxigenación y lavado del dióxido de carbono. El flujo de sangre y la capacidad de transportar oxígeno, que depende de la concentración de hemoglobina, condicionan la oxigenación. Por otro lado, el lavado de dióxido de carbono depende no solo del flujo sanguíneo sino también del flujo de gas a través de la membrana (*sweep gas*). Además, estos sistemas pueden proporcionar soporte hemodinámico en pacientes que han sufrido fallo cardiopulmonar.

La aplicación de estos sistemas en los pacientes con EPOC permite mejorar la evolución cuando se utilizan como puente al trasplante pulmonar en lugar de la VMI, con lo que se evitan las complicaciones asociadas a la misma y posibilita además que realicen programas de rehabilitación, llegando así en mejores condiciones al trasplante.

7. Desconexión de la ventilación mecánica

La desconexión o destete de la ventilación mecánica (*weaning*) es un momento crucial en todo paciente ventilado mecánicamente, ya que la VMI *per se* tiene efectos deletéreos sobre el parénquima pulmonar y sobre el estado clínico del paciente, por lo que es aconsejable iniciar el destete lo más precozmente posible.

Una vez se cumplen los criterios clínicos clásicos, se debe realizar una prueba de respiración espontánea diaria. También se pueden usar nuevos índices, como la *ratio* ventilatoria (VR, *ventilatory ratio*), que da una idea del espacio muerto. Esta se calcula con la fórmula:

$$VR = VM \times PaCO_2 / VM\ predicho \times 37,5$$

donde *VM* es la ventilación minuto y *VM predicho* = 100 × peso ideal.

Es necesaria una VR < 2 para poder mantener la ventilación espontánea, mientras que una VR > 2 se asocia con prolongación en la duración de la VMI.

Existen varios métodos de desconexión de la ventilación mecánica, sin que se haya demostrado la superioridad de ninguno en concreto. Lo que sí es conveniente es utilizar un protocolo de *weaning*, como mostró el estudio de Ely *et al.*, en el que protocolizar el destete de la VM acortó el tiempo de desconexión de la VMI sin aumentar las tasas de fracaso.

La manera más clásica es la prueba de tubo en T diaria: en la prueba en T el paciente respira espontáneamente, sin apoyo del respirador, y se ha demostrado una tasa de éxito del 77 % tras 30 minutos de desconexión. Nunca se debe sobrepasar los 120 minutos para evitar la fatiga, debido a que el tubo orotraqueal incrementa el trabajo respiratorio.

La literatura más reciente demuestra que la disminución progresiva del soporte ventilatorio (reducción paulatina de la FiO_2, la PEEP y el nivel de presión de soporte), y basándose en el patrón respiratorio, la idoneidad del intercambio gaseoso, la estabilidad hemodinámica y el confort del paciente, parece relacionarse con una menor tasa de fracaso de la extubación y una menor necesidad de reintubación no solo en los pacientes con EPOC. Conviene recordar que si asistimos en exceso a estos pacientes, podemos promover la asincronía paciente-ventilador y sus complicaciones.

Estudios recientes han demostrado que, en los pacientes que superan la prueba de respiración espontánea, reconectarlos a la VMI con los mismos parámetros que tenían con anterioridad a dicha prueba durante 1 hora reduce el fracaso de la extubación y la necesidad de reintubación.

En caso de que fracase el proceso del *weaning*, será preciso reevaluar inmediatamente las posibles causas y adoptar medidas específicas. Los pacientes que no superen la prueba de destete deberían tener un período de descanso en una modalidad ventilatoria confortable de al menos 24 horas antes de realizar una nueva prueba de ventilación espontánea. Las modalidades controladas habitualmente son necesarias para el relax del enfermo, pero deberían emplearse los modos asistidos con nivel de presión de soporte alto, porque permiten una mejor sincronía ventilador-paciente y previenen la atrofia muscular. Tras 24 horas de reposo, debe reiniciarse un nuevo protocolo de destete.

Cabe destacar que en la EPOC el empleo de la VMNI tras la extubación puede evitar la reintubación. También la utilización de oxigenoterapia de alto flujo se ha relacionado con una menor tasa de fracaso de la extubación y una menor necesidad, por tanto, de reintubación.

En ocasiones, y ante repetidos fracasos en la prueba de respiración espontánea, podemos plantear la necesidad de realizar una traqueostomía. Esta debe ser una decisión multidisciplinar y acordada con el propio paciente y su familia, ya que la realización de la misma no va a cambiar o modificar el pronóstico de su enfermedad.

8. Tratamiento de las complicaciones

Además de tratar de forma inmediata, y como se hace habitualmente, las complicaciones más graves relacionadas principalmente con la hiperinsuflación pulmonar, como son el neumotórax y la inestabilidad hemodinámica, debemos tener presente que, al tratarse de síndromes inflamatorios, la fiebre es un síntoma común en la evolución de la EPOC.

Las infecciones y las sobreinfecciones son factores que hay que tener en cuenta durante la estancia del paciente, más considerando que la mayor parte de estos pacientes presentan colonización bacteriana en sus vías aéreas bajas. Las atelectasias aparecen frecuentemente, siendo un problema clínico ya no solo por la hipoxemia que provocan sino también porque conllevan mayor riesgo de infección. Esta es una de las razones para iniciar precozmente el destete de la ventilación mecánica y pasar, en cuanto sea posible, a una modalidad de soporte que permita reducir la sedación, y activar la tos y la movilización de las secreciones por parte del paciente. Será necesario aspirar las secreciones endotraqueales con una sonda, intentando no dañar la mucosa traqueobronquial, pero no aspirando con frecuencia excesiva por la posible aparición de atelectasias por aspiración. Asimismo, iniciar precozmente la fisioterapia respiratoria, aun con el paciente adormilado, para evitar o disminuir la debilidad adquirida en la unidad de cuidados intensivos es un tema importante que hay que tener en cuenta en el manejo de estos pacientes. Sobre el tema de la fisioterapia y la movilización precoz de los pacientes en unidades de cuidados intensivos, hay bibliografía que apoya claramente su utilidad para mejorar la funcionalidad de los pacientes tras ser dados de alta de la unidad.

Los pacientes con EPOC reagudizada pueden presentar taquicardia sinusal y taquiarritmias como resultado de hipoxia, estrés, trabajo respiratorio, tratamiento simpaticomimético, etc. Las interacciones pulmón-corazón debidas a la hiperinsuflación pulmonar afectan al gasto cardíaco, con resultado de hipotensión y *shock*. En la EPOC, la hipertensión pulmonar suele acarrear miocardiopatía, insuficiencia cardíaca derecha y coronaria. El tratamiento se basará en el control de estos factores (sedación, titular β$_2$-agonistas, evitar la hiperinsuflación, excluir cardiopatía isquémica, etcétera).

Puntos clave

✔ Es importante conocer en qué modo los mecanismos fisiopatológicos de la EPOC cambian la fisiología normal del aparato respiratorio.
✔ La VMNI es la terapia inicial de elección para el tratamiento del paciente con EPOC agudizada, consciente y hemodinámicamente estable, con insuficiencia respiratoria aguda hipercápnica (pH < 7,35, PaCO$_2$ > 45 mm Hg y frecuencia respiratoria > 20-24 rpm).
✔ También es primordial conocer el papel de la hiperinsuflación pulmonar dinámica y cómo diagnosticar la auto-PEEP.
✔ Saber monitorizar e interpretar las curvas y presiones del ventilador permitirá ajustar sus distintos parámetros (volumen corriente, flujo, frecuencia respiratoria, tiempo inspiratorio, relación I:E, *trigger*, FiO$_2$).

Bibliografía

Antonelli M, Conti G, Moro M, et al. Predictors of failure of noninvasive positive pressure ventilation in patients with acute hypoxemic respiratory failure: a multi-center study. Intensive Care Med. 2001;27(11):1718-28.

Barrett N, Hart N, Daly K, et al. A randomised controlled trial of non-invasive ventilation compared with extracorporeal carbon dioxide removal for acute hypercapnic exacerbations of chronic obstructive pulmonary disease. Ann Intensive Care. 2022;12(1):36.

Blanch L, Villagra A, Sales B, et al. Asynchronies during mechanical ventilation are associated with mortality. Intensive Care Med. 2015;41(4):633-41.

Braune S, Sieweke A, Brettner F, et al. The feasibility and safety of extracorporeal carbon dioxide removal to avoid intubation in patients with COPD unresponsive to noninvasive ventilation for acute hypercapnic respiratory failure (ECLAIR study): multicentre case-control study. Intensive Care Med. 2016;42:1437-44.

Combes A, Auzinger G, Capellier G, et al. ECCO2R therapy in the ICU: consensus of a European round table meeting. Crit Care. 2020;24:490.

Dadam MM, Gonçalves ARR, Mortari GL, et al. The Effect of Reconnection to Mechanical Ventilation for 1 Hour After Spontaneous Breathing Trial on Reintubation Among Patients Ventilated for More Than 12 Hours: A Randomized Clinical Trial. Chest. 2021;160(1):148-56.

Demoule A, Brochard L, Dres M, et al. How to ventilate obstructive and asthmatic patients. Intensive Care Med. 2020;46:2436-49.

Duan J, Wang S, Liu P, et al. Early prediction of noninvasive ventilation failure in COPD patients: derivation, internal validation, and external validation of a simple risk score. Ann Intensive Care 2019;9(1):108.

Ely EW, Baker AM, Dunagan DP, et al. Effect on the duration of mechanical ventilation of identifying patients capable of breathing spontaneously. N Engl J Med. 1996;335:1864-9.

Fernández M, González-Castro A, Magret M, et al. Reconnection to mechanical ventilation for 1 h after a successful spontaneous breathing trial reduces reintubation in critically ill patients: a multicenter randomized controlled trial. Intensive Care Med. 2017;43(11):1660-7.

Jain S, Hanania N, Guntupalli K. Ventilation of patients with asthma and obstructive lung disease. Crit Care Clin. 1998;14(4):685-705.

Kluge S, Braune SA, Engel M, et al. Avoiding invasive mechanical ventilation by extracorporeal carbon dioxide removal in patients failing noninvasive ventilation. Intensive Care Med. 2012;38:1632-9.

Net A, Benito S. Ventilación mecánica. Springer; 1988.

Pisani L, Polastri M, Pacilli A, Nava S. Extracorporeal lung support for hypercapnic ventilatory failure. Respir Care. 2018;63(9):1174-9.

Proklou A, Papadakis E, Kondili E, et al. Ventilatory ratio threshold for unassisted breathing: a retrospective exploratory analysis. Respir Care. 2021;66(11):1699-703.

Rochwerg B, Brochard L, Elliott MW, et al. Official ERS/ATS clinical practice guidelines: noninvasive ventilation for acute respiratory failure. Eur Respir J. 2017;50(2):1602426.

Romay E, Ferrer R. Eliminación extracorpórea de CO_2: fundamentos fisiológicos y técnicos y principales indicaciones. Med Intensiva. 2016;40(1):33-8.

Soriano JB, Miravitlles M. Datos epidemiológicos de EPOC en España. Arch Bronconeumol. 2007;43 Supl 1:2-9.

West JB. Fisiopatología pulmonar. Conceptos fundamentales. Editorial Médica Panamericana; 1987.

12 Hipertensión y embolia pulmonares

D. A. Rodríguez Serrano, S. Gallego Zarzosa y R. Molina Montero

◤ Orientación para el estudio

En este capítulo se exponen los conceptos etiológicos, fisiopatológicos y de manejo terapéutico tanto de la hipertensión pulmonar crónica como de la hipertensión pulmonar aguda, cuyo mayor exponente es el tromboembolismo pulmonar agudo.

1. Hipertensión pulmonar

1.1. Introducción

La hipertensión pulmonar es un trastorno fisiopatológico y hemodinámico definido por el aumento de la presión arterial pulmonar (PAP) media ≥ 25 mm Hg en reposo, medida por cateterismo cardíaco derecho.

Existen diversas clasificaciones, siendo una de las más útiles la etiológica, por su implicación pronóstica terapéutica.

1.2. Clasificación

En la Tabla 12-1 se recoge la clasificación etiológica de la hipertensión pulmonar y en la Tabla 12-2 la clasificación hemodinámica.

1.3. Epidemiología

La hipertensión pulmonar crónica afecta a todas las edades, razas y género, aunque en cómputo total predomina en mujeres (*ratio* desde 1,7 a 4,8:1). La hipertensión arterial pulmonar idiopática y la hereditaria son las más raras, estimándose en 5-15 casos por cada millón de adultos. En cómputo total, la esquistosomiasis es la causa más común de hipertensión pulmonar, pero en zonas donde esta enfermedad no es endémica la causa más frecuente de hipertensión pulmonar suele ser la debida a cardiopatía izquierda.

1.4. Fisiología de la circulación pulmonar

El pulmón posee un doble sistema arterial: el de las arterias bronquiales (para la nutrición de los tejidos de sostén), que se origina en la aorta descendente y drena al sistema venoso a través de las venas bronquiales; y el sistema de las arterias y venas pulmonares, destinadas al intercambio alveolocapilar de gases.

En este último sistema, el tronco arterial se origina en el ventrículo derecho. Los vasos se van ramificando en el interior de los pulmones acompañando de forma paralela a los bronquios. Dentro de las unidades respiratorias, las arterias y arteriolas pulmonares se localizan en el centro y dan lugar a arteriolas precapilares, de las cuales surgen los capilares pulmonares como una red que cubre las paredes alveolares. Estos capilares alveolares se unen en la periferia de los acinos y drenan las vénulas localizadas

---

Tabla 12-1. Clasificación etiológica de la hipertensión pulmonar

1. Hipertensión arterial pulmonar (HAP)

- ✔ Idiopática, hereditaria, inducida por fármacos y tóxicos, asociada a: enfermedad del tejido conectivo, infección por VIH, hipertensión portal, cardiopatías congénitas, esquistosomiasis

1'. Enfermedad venooclusiva pulmonar y/o hemangiomatosis capilar pulmonar

1". Hipertensión pulmonar persistente del recién nacido

2. Hipertensión pulmonar debida a cardiopatía izquierda

- ✔ Disfunción sistólica o diastólica del ventrículo izquierdo
- ✔ Enfermedad valvular
- ✔ Obstrucción congénita/adquirida del tracto de entrada/salida del ventrículo izquierdo y miocardiopatías congénitas
- ✔ Estenosis congénita o adquirida de las venas pulmonares

3. Hipertensión pulmonar debida a enfermedad pulmonar y/o hipoxemia

- ✔ Enfermedad pulmonar obstructiva crónica
- ✔ Enfermedad pulmonar intersticial difusa
- ✔ Otras enfermedades pulmonares con patrón mixto restrictivo y obstructivo
- ✔ Trastornos respiratorios del sueño
- ✔ Hipoventilación alveolar
- ✔ Exposición crónica a grandes alturas
- ✔ Anomalías del desarrollo pulmonar

4. Hipertensión pulmonar tromboembólica crónica y otras obstrucciones de las arterias pulmonares

- ✔ Hipertensión pulmonar tromboembólica crónica
- ✔ Otras obstrucciones de las arterias pulmonares: angiosarcoma, otros tumores intravasculares, arteritis, estenosis congénitas de las arterias pulmonares, hidatidosis

5. Hipertensión pulmonar de mecanismo no establecido y/o multifactorial

- ✔ Enfermedades hematológicas: anemia hemolítica, trastornos mieloproliferativos, esplenectomía
- ✔ Enfermedades sistémicas: sarcoidosis, histiocitosis pulmonar, linfangioleiomiomatosis, neurofibromatosis
- ✔ Trastornos metabólicos: enfermedad del almacenamiento del glucógeno, enfermedad de Gaucher, trastornos tiroideos
- ✔ Otros: microangiopatía pulmonar tumoral trombótica, mediastinitis fibrosante, insuficiencia renal crónica, hipertensión pulmonar segmentaria

Tabla 12-2. Clasificación hemodinámica de la hipertensión pulmonar

Definición	Características	Grupos clínicos
Hipertensión pulmonar	PAPm ≥ 25 mm Hg	Todos
Hipertensión pulmonar precapilar	PAPm ≥ 25 mm Hg PEAP ≤ 15 mm Hg	1, 3, 4 y 5
Hipertensión pulmonar poscapilar	PAPm ≥ 25 mm Hg PEAP > 15 mm Hg	2 y 5

PAPm: presión arterial pulmonar media; PEAP: presión de enclavamiento de la arteria pulmonar.

en los septos interlobulares. Al final, convergen en dos grandes troncos venosos en cada pulmón que drenan directamente en la aurícula izquierda.

Respecto a las arterias pulmonares, hay dos tipos básicos en función de la estructura de su capa media: arterias elásticas y musculares. Las elásticas son vasos de conducción y altamente distensibles a bajas presiones. A medida que van disminuyendo de calibre, va desapareciendo la capa elástica y aumenta el músculo liso hasta que se pierde el tejido elástico de la capa media y las arterias se vuelven musculares. La transición entre arterias musculares y arteriolas no es brusca, sino que pierden progresivamente la capa muscular y quedan formadas por una fina capa íntima y una única lámina elástica. Como resultado, la circulación pulmonar es un sistema de alto flujo, baja resistencia y gran capacidad de reserva. Los vasos que confieren resistencia al sistema son las arterias musculares.

Los mecanismos reguladores de la circulación pulmonar son:

- ✔ Control nervioso (adrenérgico). Los vasos pulmonares expresan receptores adrenérgicos α y β que ayudan a regular el tono vascular produciendo vasoconstricción y vasodilatación respectivamente. La estimulación excesiva de receptores α_1-adrenérgicos produce contracción, proliferación y crecimiento del músculo liso.
- ✔ Control humoral (mediadores vasculares). En este grupo se incluyen las prostaglandinas (vasodilatadores sintetizados por células endoteliales que inhiben también la agregación plaquetaria), óxido nítrico (vasodilatador pulmonar sintetizado en el endotelio vascular con efecto antitrombótico al inhibir la activación plaquetaria y que inhibe el crecimiento de las células musculares lisas vasculares), serotonina (potente vasoconstrictor liberado por las plaquetas, que promueve loa hipertrofia e hiperplasia de las células del músculo liso vascular), angiotensina II (vasoconstrictor pulmonar que induce proliferación celular) y endotelina 1 (sintetizada también en el endotelio, siendo vasoconstrictor y mitógeno).
- ✔ Control local (vasoconstricción hipóxica). Es el mecanismo regulador más importante de la distribución del flujo pulmonar. A la larga, la hipoxia crónica puede producir una elevación sostenida de la PAP, remodelado vascular y desarrollo de hipertensión pulmonar. El mecanismo de vasoconstricción hipóxica está mediado por cambios en la permeabilidad de la membrana celular a distintos iones en las células de la musculatura lisa de los vasos pulmonares.

1.5. Fisiopatología de la hipertensión pulmonar

La hipertensión pulmonar se produce por una alteración de la función endotelial, a veces relacionada con una susceptibilidad genética o con la exposición a distintos agentes desencadenantes. Esta disfunción endotelial conduce a un desequilibrio de agentes vasoactivos con predominio de la vasoconstricción. Esta, de manera crónica, genera cambios morfológicos en la pared de las arterias pulmonares, con remodelado de la pared vascular. Otros contribuyentes de la respuesta son la inflamación y la trombosis *in situ*.

Todos estos mecanismos determinan los cambios obliterativos típicos observados en el árbol vascular pulmonar, que incrementan las resistencias vasculares pulmonares (Fig. 12-1). Este aumento en las resistencias produce una carga de trabajo excesiva sobre el ventrículo derecho.

1.6. Diagnóstico

En la Fig. 12-2 se resume el algoritmo diagnóstico de la hipertensión pulmonar.

1.6.1. Presentación clínica

Inicialmente, la sintomatología aparece con el ejercicio, siendo lo más frecuente la disnea, fatiga, debilidad e incluso en algunas ocasiones angina o síncope. Los síntomas se van incrementando a medida que va progresando el fracaso del ventrículo derecho, como ocurre con la distensión abdominal y los edemas maleolares.

En algunos pacientes la presentación clínica puede estar relacionada con la aparición de complicaciones mecánicas de la hipertensión pulmonar y la distribución anómala del flujo sanguí-

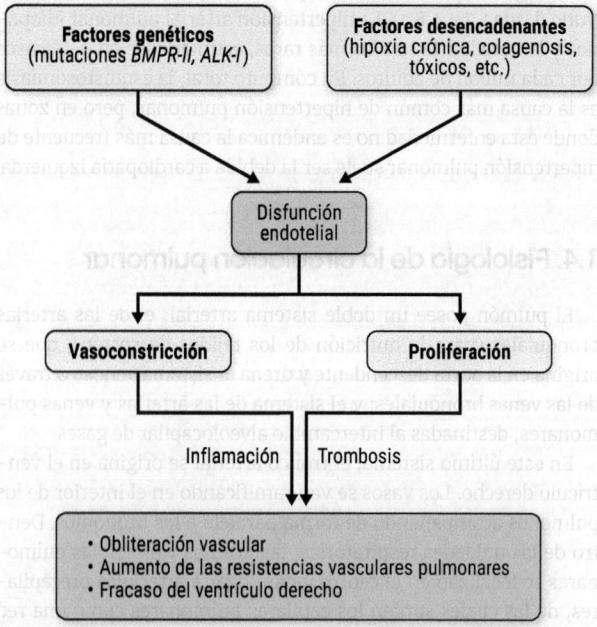

Fig. 12-1 | Fisiopatología de la hipertensión pulmonar.

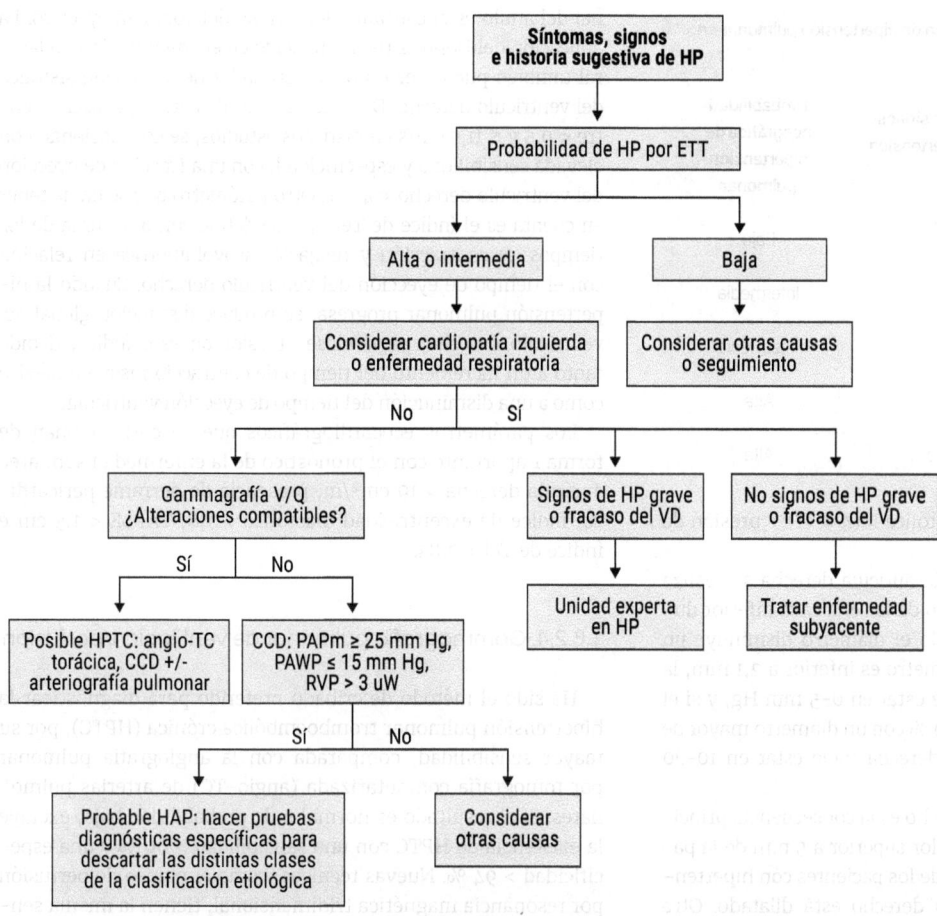

Fig. 12-2 | Algoritmo diagnóstico. CCD: cateterismo cardíaco derecho; ETT: ecocardiograma transtorácico; HAP: hipertensión arterial pulmonar; HPTC: hipertensión pulmonar tromboembólica crónica; PAPm: presión arterial pulmonar media; PAWP: presión de oclusión arterial pulmonar; RVP: resistencia vascular pulmonar; TC: tomografía computarizada; uW: unidades Wood; V/Q: ventilación/perfusión; VD: ventrículo derecho.

neo en el lecho vascular pulmonar (hemoptisis, ronquera, etcétera).

En la exploración física se pueden encontrar distintos signos como aumento de la onda A yugular, desdoblamiento marcado del segundo ruido cardíaco (S2), un tercer ruido cardíaco (S3) ventricular derecho, soplo de insuficiencia tricuspídea, hepatomegalia, edemas periféricos o ascitis.

1.6.2. Pruebas complementarias

1.6.2.1. Electrocardiograma

Un trazado normal en el electrocardiograma no excluye la existencia de hipertensión pulmonar, dado que las alteraciones son más habituales en casos moderados o graves. Puede aparecer onda P pulmonar, desviación derecha del eje cardíaco, datos de hipertrofia de ventrículo derecho, bloqueo de rama derecha y prolongación del QTc. La aparición de arritmias supraventriculares (sobre todo el *flutter* auricular) puede ocurrir en casos avanzados.

1.6.2.2. Radiografía de tórax

Al igual que con el electrocardiograma, una imagen normal no excluye la existencia de hipertensión pulmonar. Como hallazgos más importantes se pueden encontrar diámetros de la arteria

pulmonar interlobar > 17 mm, hipertrofia del ventrículo derecho con diámetro transverso > 15 cm, oligohemia periférica, vasos pulmonares adelgazados de manera súbita o plétora pulmonar.

1.6.2.3. Ecocardiografía

Es el método no invasivo de elección para el estudio del paciente con sospecha de hipertensión pulmonar. Aporta información muy útil sobre parámetros que condicionan el pronóstico y la evolución de la enfermedad (Tabla 12-3 y Tabla 12-4). En la valoración mediante esta técnica diagnóstica se pueden incluir tres objetivos distintos: detección de valores elevados de la PAP, evaluación funcional del ventrículo derecho y realización de un diagnóstico diferencial para detectar condiciones subyacentes.

La insuficiencia tricuspídea es un hallazgo muy común en los pacientes con hipertensión pulmonar. Puede ser consecuencia de la dilatación del anillo tricúspide y la alteración morfológica del ventrículo derecho, o de la tracción de las cuerdas tendinosas de las valvas. La gravedad de la insuficiencia tricuspídea no se correlaciona con el grado de hipertensión pulmonar. En ausencia de estenosis pulmonar u obstrucción al tracto de salida del ventrículo derecho, la PAP sistólica es igual a la presión sistólica del ventrículo derecho. La PAP sistólica se determina a partir del pico del gradiente de presión sistólica desde el ventrículo derecho a la aurícula derecha, calculado mediante la ecuación de Bernoulli ($4 \times V^2$), donde V es la velocidad sistólica pico de la insuficiencia tricuspídea medida con Doppler continuo, al que se le añade la pre-

Tabla 12-3. Probabilidad ecocardiográfica de hipertensión pulmonar en pacientes sintomáticos

Velocidad de insuficiencia tricuspídea (m/s)	Presencia de otros signos ecográficos de hipertensión pulmonar	Probabilidad ecográfica de hipertensión pulmonar
≤ 2,8 o no medible	No	Baja
≤ 2,8 o no medible	Sí	Intermedia
2,9-3,4	No	Intermedia
2,9-3,4	Sí	Alta
> 3,4	No necesario	Alta

sión de la aurícula derecha: PAP sistólica = $(4 \times V^2)$ + presión de aurícula derecha.

La estimación de la presión de la aurícula derecha se realiza midiendo los cambios en el diámetro de la vena cava inferior durante la respiración normal (cuando el diámetro disminuye un 50 % o más en inspiración y el diámetro es inferior a 2,1 mm, la presión en la aurícula derecha suele estar en 0-5 mm Hg, y si el colapso inspiratorio es menor del 50 % con un diámetro mayor de 2,1 mm, la presión en la aurícula derecha suele estar en 10-20 mm Hg).

La hipertrofia del ventrículo derecho es la consecuencia principal del aumento de poscarga: un valor superior a 5 mm de la pared es significativo y en la mayoría de los pacientes con hipertensión pulmonar grave el ventrículo derecho está dilatado. Otro signo morfológico que se puede encontrar con frecuencia es el « signo de la D» , que se refiere al abombamiento del septum interventricular hacia el ventrículo izquierdo. El aumento del área de la aurícula derecha es un reflejo de una alta presión en la aurícula derecha como consecuencia del aumento de presión diastólica del ventrículo derecho y la insuficiencia tricuspídea funcional. El derrame pericárdico en un paciente con hipertensión pulmonar grave es la manifestación de fallo cardíaco derecho y está relacionado con alteración en el drenaje venoso y linfático debido al aumento de presión de la aurícula derecha.

La determinación de la fracción de eyección del ventrículo derecho mediante ecografía es difícil, por lo que se han desarrollado métodos indirectos para valorar la función ventricular derecha.

La excursión sistólica del plano del anillo tricúspide (TAPSE) es el movimiento longitudinal del anillo lateral de la tricúspide hacia el ápex del ventrículo derecho. Se correlaciona con la función sistólica del ventrículo derecho, ya que el desplazamiento longitudi-

nal del anillo es el causante del cambio del volumen eyectivo. La aplicación del Doppler tisular pulsado en el anillo tricúspide lateral también puede ser un buen estimador de la función sistólica del ventrículo derecho. Distintos puntos de corte, que oscilan entre < 9,5 y ≤ 11,5 cm/s en distintos estudios, se correlacionan con elevada sensibilidad y especificidad, con una fracción de eyección del ventrículo derecho < 45 %. Otro parámetro que se ha de tener en cuenta es el índice de Tei, que se define como la suma de los tiempos de contracción y relajación isovolumétrica en relación con el tiempo de eyección del ventrículo derecho. Cuando la hipertensión pulmonar progresa, se produce disfunción global del ventrículo derecho, elevándose el valor de este índice, debido tanto a un incremento del tiempo de contracción isovolumétrica como a una disminución del tiempo de eyección ventricular.

Los parámetros ecocardiográficos que se correlacionan de forma importante con el pronóstico de la enfermedad son: área aurícula derecha > 19 cm²/m, presencia de derrame pericárdico, índice de excentricidad diastólico > 1,8, TAPSE < 1,5 cm e índice de Tei > 0,83.

1.6.2.4. Gammagrafía pulmonar de ventilación/perfusión

Ha sido el método de cribado preferido para diagnosticar la hipertensión pulmonar tromboembólica crónica (HPTC), por su mayor sensibilidad, comparada con la angiografía pulmonar por tomografía computarizada (angio-TC) de arterias pulmonares. Si el resultado es normal o de probabilidad baja, excluye la existencia de HPTC con una sensibilidad > 90 % y una especificidad > 94 %. Nuevas técnicas, como el mapeo de perfusión por resonancia magnética tridimensional, tienen la misma sensibilidad que la gammagrafía tradicional para el cribado de HPTC.

1.6.2.5. Tomografía computarizada de alta resolución, tomografía computarizada de contraste y angiografía pulmonar

La tomografía computarizada (TC) es una técnica de imagen ampliamente disponible que puede proporcionar información importante sobre las alteraciones vasculares, cardíacas, parenquimatosas y mediastínicas. Se sospecha la existencia de hipertensión pulmonar si se observa un aumento del diámetro de la arteria pulmonar (≥ 29 mm) o del cociente diámetro pulmonar:aorta ascendente (≥ 1,0). Un cociente segmentario arteria:bronquio > 1:1 en tres o cuatro lóbulos tiene alta especificidad para la hipertensión pulmonar.

Tabla 12-4. Signos ecocardiográficos sugerentes de hipertensión pulmonar

Ventrículos	Arteria pulmonar	VCI y AD
Diámetro basal VD/VI > 1,0	Tiempo de aceleración del flujo de salida del VD > 105 ms y/o muesca mesosistólica	Diámetro de VCI > 21 mm con disminución del colapso inspiratorio (< 50 % con inspiración profunda)
	Velocidad de regurgitación pulmonar > 2,2 m/s	Área AD > 18 cm²
Aplanamiento del tabique interventricular		
	Diámetro de arteria pulmonar > 25 mm	

AD: aurícula derecha; VCI: vena cava inferior; VD: ventrículo derecho; VI: ventrículo izquierdo; VD/VI: relación ventrículo derecho e izquierdo.

La TC de alta resolución proporciona vistas detalladas del parénquima pulmonar y facilita el diagnóstico de enfermedad pulmonar intersticial y enfisema. También permite apreciar signos de hipertensión venosa pulmonar, como el engrosamiento de septos, lo que puede sugerir la presencia de enfermedad venooclusiva pulmonar.

La angio-TC de contraste de la arteria pulmonar es útil para determinar si la HPTC es accesible por cirugía. La angiografía pulmonar debe realizarse a los pacientes con sospecha de HPTC, con el fin de identificar a los que podrían beneficiarse de tromboendarterectomía.

1.6.2.6. Resonancia magnética cardíaca

La RM cardíaca permite la evaluación del tamaño, la morfología y la función del ventrículo derecho; además es posible evaluar de manera no invasiva el flujo sanguíneo.

La angiografía por RM tiene un valor potencial en el estudio de la vasculatura pulmonar de algunos pacientes especialmente en determinados contextos clínicos, como cuando se sospecha la existencia de embolias crónicas en mujeres embarazadas o cuando el uso de medios de contraste yodados está contraindicado.

1.6.2.7. Analítica sanguínea e inmunología

La mayoría de estas determinaciones se han hecho previamente al ingreso en la unidad de cuidados intensivos. Están dirigidas a evaluar el potencial trombótico y descartar enfermedades del tejido conectivo (anticuerpos antinucleares, anticentrómero, etcétera).

1.6.2.8. Pruebas de función respiratoria

Las pruebas de función respiratoria (espirometría forzada, volúmenes pulmonares, prueba de difusión de monóxido de carbono, polisomnografía) permiten descartar una enfermedad respiratoria como causa de hipertensión pulmonar y se realizan en general antes o después del ingreso en la unidad de cuidados intensivos.

1.6.2.9. Cateterismo cardíaco derecho

Es la prueba que permite confirmar el diagnóstico, valorar la gravedad de la enfermedad y ayudar a establecer su pronóstico. Es un procedimiento con baja tasa de morbilidad y mortalidad cuando se realiza en centros con experiencia. Se debe realizar después de otras pruebas para que pueda dar respuesta a preguntas específicas que surjan en ellas y evitar un procedimiento innecesario si se descubre un diagnóstico alternativo.

Las mediciones que se realizan durante este estudio hemodinámico son: PAP, presión en la aurícula derecha, presión de enclavamiento pulmonar, gasto cardíaco, resistencias vasculares pulmonares (es necesaria una resistencia > 3 uW para el diagnóstico de hipertensión pulmonar) y la saturación venosa mixta.

1.6.2.10. Pruebas de vasorreactividad pulmonar

Las pruebas de vasorreactividad pulmonar para identificar a los pacientes candidatos a tratamiento con altas dosis de bloqueadores de los canales de calcio solo están indicadas para pacientes con hipertensión pulmonar idiopática, hipertensión pulmonar heredable e hipertensión pulmonar inducida por drogas o tóxicos.

Estas pruebas deben realizarse en el momento del cateterismo cardíaco derecho. La prueba estándar se realiza con óxido nítrico inhalado a 10-20 partes por millón, pero se pueden emplear también epoprostenol, adenosina e iloprost inhalado. Para considerar la prueba como positiva se necesitan tres requisitos:

- ✔ Disminución de la PAP media ≥ 10 mm Hg.
- ✔ Que la PAP media alcance un valor absoluto ≤ 40 mm Hg.
- ✔ Que el gasto cardíaco no se modifique o que aumente.

1.6.2.11. Pruebas genéticas

Se debe referir a centros especializados a los pacientes con hipertensión pulmonar idiopática considerada esporádica o inducida por anorexígenos y a los pacientes con hipertensión pulmonar familiar para que reciban asesoramiento genético y se sometan al cribado de la mutación *BMPR2*.

1.7. Evaluación pronóstica

En la Tabla 12-5 se muestran los principales parámetros pronósticos y la mortalidad a 1 año de los pacientes con hipertensión pulmonar crónica.

2. Tromboembolismo pulmonar agudo

2.1. Introducción

Dentro de las causas de hipertensión pulmonar destacan los síndromes embólicos agudos, que suponen un riesgo vital al producirse una obstrucción de la arteria pulmonar o de sus ramas por distintos materiales (trombo, aire, grasa o líquido amniótico). La obstrucción de la arteria pulmonar puede producir un fallo agudo del ventrículo derecho, lo que constituye una situación crítica.

La enfermedad tromboembólica engloba la trombosis venosa profunda (TVP) y el tromboembolismo pulmonar (TEP). Es la tercera enfermedad cardiovascular más frecuente, con una incidencia anual global de 100-200/100.000 habitantes.

La epidemiología del TEP es difícil de determinar, ya que puede permanecer asintomático o ser un hallazgo casual; en algunos casos la primera manifestación del TEP puede ser la muerte súbita.

Dado que los pacientes mayores de 40 años tienen mayor riesgo que los pacientes más jóvenes y que el riesgo se duplica aproximadamente con cada década posterior, se espera que en el futuro un número cada vez mayor de pacientes sean diagnosticados de TEP.

Tabla 12-5. Evaluación del riesgo. Mortalidad estimada a 1 año en la hipertensión pulmonar crónica

Factores pronósticos	< 5 %	5-10 %	> 10 %
Signos clínicos de insuficiencia cardíaca derecha	Ausentes	Ausentes	Presentes
Progresión de síntomas	No	Lenta	Rápida
Síncope	No	Síncope ocasional Síncope de repetición	
CF-OMS	I, II	III	IV
PM6M	> 440 m	165-440 m	< 165 m
Prueba de esfuerzo cardiopulmonar	VO$_2$ pico > 15 mL/min/kg (> 65 % del predicho) VE/VCO$_2$ < 36	VO$_2$ pico 11-15 mL/min/kg (35-65 % del predicho) VE/VCO$_2$ 36-44,9	VO$_2$ pico < 11 mL/min/kg (< 35 % del predicho) VE/VCO$_2$ ≥ 45
Concentración plasmática de NT-proBNP	BNP < 50 ng/L NT-proBNP < 300 ng/L	BNP 50-300 ng/L NT-proBNP 300-1.400 ng/L	BNP > 300 ng/L NT-proBNP > 1.400 ng/L
Imagen (ETT, RMC)	Área de AD < 18 cm² sin derrame pericárdico	Área de AD 18-26 cm² con derrame pericárdico mínimo o ausente	Área de AD > 26 cm² con derrame pericárdico
Parámetros hemodinámicos	PAD < 8 mm Hg IC ≥ 2,5 L/min/m^2 SvO$_2$ > 65%	PAD 8-14 mmHg IC 2,0-2,4 L/min/m^2 SvO$_2$ 60-65%	PAD > 14 mmHg IC < 2,0 L/min/m^2 SvO$_2$ < 60%

AD: aurícula derecha; BNP: péptido natriurético cerebral; CF-OMS: clase funcional de la Organización Mundial de la Salud; ETT: ecocardiograma transtorácico; IC: índice cardíaco; NT-proBNP: fracción N-terminal del propéptido natriurético cerebral; PAD: presión auricular derecha; PM6M: prueba de la marcha de 6 minutos; RMC: resonancia magnética cardíaca; SvO$_2$: saturación de oxígeno en sangre venosa mixta; VE/VCO$_2$: cociente entre ventilación por minuto y producción de dióxido de carbono; VO$_2$: consumo de oxígeno.

2.2. Factores de riesgo

En la aparición de la enfermedad tromboembólica intervienen factores de riesgo relacionados con el paciente (normalmente permanentes) y otros relacionados con el entorno (normalmente temporales). También puede aparecer embolia pulmonar en ausencia de cualquier factor de riesgo conocido (Tabla 12-6).

El riesgo de TEP varía con los diferentes tipos de cáncer: las malignidades hemáticas, el cáncer de pulmón, gastrointestinal, pancreático y el cáncer cerebral conllevan el riesgo más alto.

En mujeres fértiles, los anticonceptivos orales son el factor predisponente más frecuente. Cuando ocurre durante la gestación, es una causa importante de muerte materna. El riesgo es mayor en el tercer trimestre de la gestación y las primeras 6 semanas posparto, y 3 meses después del parto es hasta 60 veces mayor que el de las mujeres no gestantes. La fertilización in vitro aumenta aún más el riesgo de enfermedad tromboembólica asociada a la gestación.

2.3. Fisiopatología

La embolia pulmonar aguda interfiere tanto en la circulación como en el intercambio de gases. La oclusión de más del 30 % del área transversal total del lecho arterial pulmonar puede producir consecuencias hemodinámicas por fallo del ventrículo derecho. Existe una vasoconstricción inicial mediada por la liberación de tromboxano A$_2$ y serotonina que contribuye al aumento inicial de la resistencia vascular pulmonar, efecto que puede revertirse mediante vasodilatadores.

El aumento brusco de la resistencia vascular pulmonar da lugar a la dilatación del ventrículo derecho, alterando sus propiedades contráctiles, y aumentando la presión y el volumen de este ventrículo. El tiempo de contracción del ventrículo derecho se prolonga, y aumenta la presión en la arteria pulmonar para restablecer el flujo en el lecho vascular pulmonar obstruido; todo esto junto con la vasoconstricción sistémica son mecanismos compensatorios que estabilizan de forma temporal la presión sanguínea sistémica.

El grado de adaptación inmediata del ventrículo derecho es pequeño, ya que posee una pared delgada que no es capaz de generar una PAP media > 40 mm Hg. Al prolongarse el tiempo de contracción del ventrículo derecho hacia la diástole temprana del ventrículo izquierdo, se produce una inclinación hacia la izquierda del septo interventricular. La aparición de un bloqueo de rama derecha del haz puede aumentar la desincronización de los ventrículos. Como resultado, se ve afectado el llenado del ventrículo izquierdo y puede dar lugar a una reducción del gasto cardíaco y contribuir a la hipotensión sistémica y la inestabilidad hemodinámica.

El infarto del ventrículo derecho tras un TEP no es frecuente, pero se pueden dañar los miocitos y verse reducida la fuerza contráctil como resultado del desequilibrio entre el suministro y la demanda de oxígeno.

Tabla 12-6. Factores de riesgo de trombosis venosa profunda y tromboembolismo pulmonar

Riesgo alto	Riesgo moderado	Riesgo bajo
✔ Fractura de extremidad inferior	✔ Cirugía artroscópica de rodilla	✔ Reposo en cama > 3 días
✔ Hospitalización por insuficiencia cardiaca o fibrilación auricular (en 3 meses previos)	✔ Enfermedades autoinmunes	✔ Diabetes mellitus
	✔ Transfusión de sangre	✔ Hipertensión arterial
✔ Prótesis de cadera/rodilla	✔ Vía venosa central	✔ Sedestación prolongada (p. ej., viaje)
✔ Traumatismo importante	✔ Quimioterapia	
✔ IAM (en 3 meses previos)	✔ ICC, insuficiencia respiratoria	✔ Edad en aumento
✔ TVP previa	✔ Agentes estimuladores de eritropoyesis	✔ Cirugía laparoscópica
✔ Lesión de médula espinal		✔ Obesidad
	✔ Terapia hormonal*	✔ Gestación
	✔ Fecundación *in vitro*	✔ Venas varicosas
	✔ Infección (neumonía, ITU, VIH)	
	✔ Enfermedad inflamatoria intestinal	
	✔ Cáncer	
	✔ Anticonceptivos orales	
	✔ ACVA paralítico	
	✔ Posparto	
	✔ Trombosis venosa superficial	
	✔ Trombofilia	

*Depende de la formulación. ACVA: accidente cerebrovascular; IAM: infarto agudo miocardio; ICC: insuficiencia cardiaca congestiva; ITU: infección de tracto urinario; TVP: trombosis venosa profunda; VIH: virus de la inmunodeficiencia humana.

La hipoxemia en el TEP se debe a alteraciones en la relación ventilación/perfusión (V/Q), secundarias a zonas de flujo reducido (vasos obstruidos) en combinación con zonas de flujo excesivo (vasos no obstruidos), junto a alteraciones hemodinámicas (situación de bajo gasto cardíaco) (Fig. 12-3).

En un tercio de los pacientes se puede detectar la presencia de un foramen oval permeable (*shunt* derecha-izquierda) que puede dar lugar a hipoxemia grave y a la aparición de émbolos paradójicos y accidente cerebrovascular.

Por último, pueden aparecer áreas de hemorragia alveolar secundarias a pequeños émbolos distales, que dan como resultado hemoptisis, pleuritis y efusión pleural, presentación que se conoce como «infarto pulmonar».

La causa principal de un nuevo deterioro hemodinámico en las primeras 24-48 horas son los fenómenos de émbolos recurrentes.

2.4. Diagnóstico

2.4.1. Diagnóstico clínico

El diagnóstico temprano del TEP puede pasar desapercibido, ya que los signos y síntomas clínicos son inespecíficos, según el grado de obstrucción y la situación cardiopulmonar previa del paciente. Cuando la presentación clínica hace sospechar un TEP, hay que realizar más pruebas. Los síntomas típicos de disnea, taquipnea y dolor torácico, aunque inespecíficos, están presentes en más del 90 % de los casos.

La hipotensión arterial y el *shock* son presentaciones clínicas raras, aunque importantes, ya que implican mayor mortalidad precoz. El síncope no es frecuente, pero se puede producir, aunque no exista inestabilidad hemodinámica. La embolia pulmonar también puede ser asintomática y descubrirse casualmente al realizar una prueba diagnóstica para otra enfermedad o en la autopsia. En el TEP central el dolor torácico puede tener un carácter típico de angina, que posiblemente refleja isquemia del ventrículo

derecho y requiere un diagnóstico diferencial con el síndrome coronario agudo o la disección aórtica. Hasta en un 30 % de los pacientes con TEP no se pueden detectar factores de riesgo.

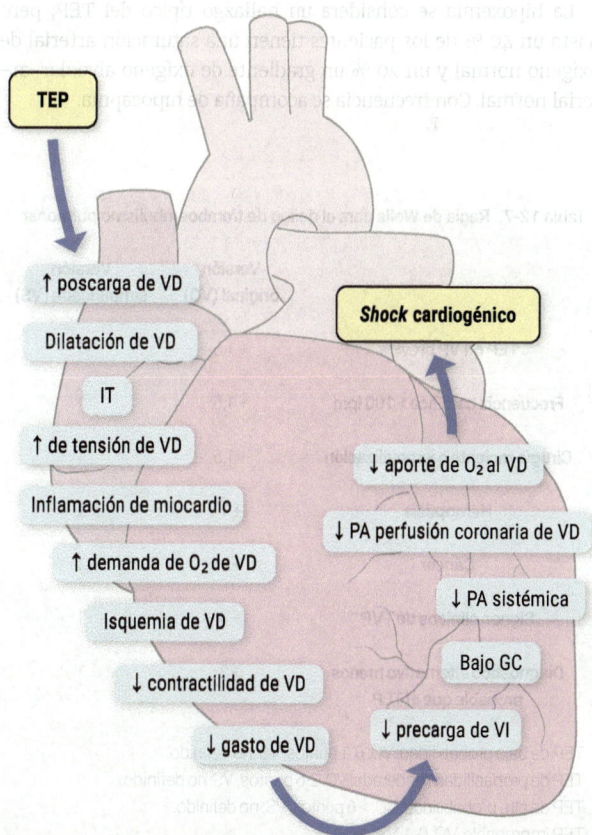

Fig. 12-3 | Fisiopatología del tromboembolismo pulmonar. GC: gasto cardíaco; IT: insuficiencia tricuspídea; O₂: oxígeno; PA: presión arterial; TEP: tromboembolismo pulmonar; VD: ventrículo derecho; VI: ventrículo izquierdo.

Debido a que los síntomas son inespecíficos y hay variabilidad en la forma de presentación del TEP, se han desarrollado varias reglas de predicción clínica. De ellas, la más utilizada es la regla de Wells *et al.* (Tabla 12-7). Esta regla se ha validado ampliamente usando tanto un esquema de tres categorías (probabilidad clínica de TEP baja, moderada o alta) como un esquema de dos categorías (TEP probable o improbable). Es simple y se basa en información fácil de obtener, aunque hay un elemento subjetivo (« diagnóstico alternativo menos probable que el TEP») que puede reducir la reproducibilidad entre observadores. La regla de Geneva (Ginebra) revisada es también simple y está estandarizada (Tabla 12-8). Ambas están validadas adecuadamente. También han sido validadas las versiones simplificadas de ambas reglas.

2.4.2. Electrocardiograma

El hallazgo de signos de sobrecarga del ventrículo derecho, tales como inversión de las ondas T en las derivaciones V1-V4, un patrón QR en V1, patrón $S_I Q_{III} T_{III}$ y bloqueo incompleto o completo de la rama derecha del haz puede ser de utilidad y aparecer en los casos más graves de TEP. En el TEP agudo pueden aparecer arritmias auriculares, especialmente fibrilación auricular.

2.4.3. Diagnóstico de laboratorio

2.4.3.1. Gasometría arterial

La hipoxemia se considera un hallazgo típico del TEP, pero hasta un 40 % de los pacientes tienen una saturación arterial de oxígeno normal y un 20 % un gradiente de oxígeno alveolar-arterial normal. Con frecuencia se acompaña de hipocapnia.

Tabla 12-7. Regla de Wells para el riesgo de tromboembolismo pulmonar

	Versión original (VO)	Versión simplificada (VS)
TEP o TVP previos	+ 1,5	1
Frecuencia cardíaca > 100 lpm	+ 1,5	1
Cirugía reciente o inmovilización	+ 1,5	1
Hemoptisis	+ 1	1
Cáncer	+ 1	1
Signos clínicos de TVP	+ 3	1
Diagnóstico alternativo menos probable que el TEP	+ 3	1

TEP de baja probabilidad: VO: 0-1 puntos, VS: no definido.
TEP de probabilidad moderada: VO: 2-6 puntos, VS: no definido.
TEP de alta probabilidad: VO: > 6 puntos, VS: no definido.
TEP improbable: VO: 0-4, VS: 0-1.
TEP probable: VO: ≥ 5; VS: ≥ 2.

TEP: tromboembolismo pulmonar; TVP: trombosis venosa profunda.

Tabla 12-8. Regla de Geneva revisada para el riesgo de tromboembolismo pulmonar

	Versión original (VO)	Versión simplificada (VS)
TEP o TVP previos	3	1
Frecuencia cardíaca 75-94 lpm	3	1
Frecuencia cardíaca ≥ 95 lpm	5	2
Cirugía o fractura en el último mes	2	1
Hemoptisis	2	1
Cáncer activo	2	1
Dolor en extremidad inferior unilateral	3	1
Dolor a la palpación venosa profunda en extremidad inferior y edema unilateral	4	1
Edad > 65 años	1	1

TEP de baja probabilidad: VO: 0-3; VS: 0-1.
TEP de probabilidad intermedia: VO: 4-10; VS: 2-4.
TEP de alta probabilidad: VO: ≥ 11; VS: ≥ 5.
TEP improbable: VO: 0-5; VS: 0-2.
TEP probable: VO: ≥ 6; VS: ≥ 3.

TEP: tromboembolismo pulmonar; TVP: trombosis venosa profunda.

2.4.3.2. Marcadores de lesión cardíaca

Ni la troponina ni el péptido natriurético son diagnósticos de TEP, pero permiten la estratificación del riesgo.

2.4.3.3. Dímero D

La concentración de dímero D en plasma está elevada en presencia de trombosis aguda, a causa de la activación simultánea de la coagulación y la fibrinólisis. El valor predictivo negativo (VPN) del estudio de dímero D es alto (≥ 99 %), y un valor normal hace que sean improbables el TEP o la TVP aguda. Por ello, la determinación del dímero D debe ser la primera prueba que se realice cuando no exista una alta sospecha. Es decir, un resultado negativo en un paciente con baja o moderada probabilidad excluye con cierta seguridad el diagnóstico de TEP. El dímero D es útil para descartar la enfermedad, pero no para realizar el diagnóstico.

Por otro lado, también se produce una elevación del dímero D en una amplia variedad de afecciones (cirugía, traumatismo, inflamación, etc.). En consecuencia, el valor predictivo positivo de altos valores de dímero D es bajo, y su estudio no es útil para la confirmación diagnóstica.

La especificidad del dímero D en el posible TEP disminuye de manera constante con la edad, hasta casi un 10 % en pacientes mayores de 80 años. La evidencia reciente indica el uso de puntos de corte ajustados por edad para mejorar el rendimiento del estudio de dímero D en ancianos.

2.4.4. Diagnóstico radiológico

2.4.4.1. Radiografía de tórax

Los hallazgos de la radiografía de tórax son normalmente inespecíficos, pero es útil para excluir otras causas de disnea o dolor torácico. Los signos clásicos sugestivos de infarto pulmonar como la oligohemia focal (signo de Westermark) o un infiltrado triangular no bien definido con base pleural (joroba de Hampton) son raros.

2.4.4.2. Ultrasonografía venosa de compresión

En la mayoría de los casos el TEP se origina a partir de una TVP en una extremidad inferior. La ultrasonografía venosa de compresión (USC) tiene una sensibilidad superior al 90 % y una especificidad de aproximadamente el 95 % para la TVP sintomática. Esta prueba muestra TVP en un 30-50 % de los pacientes con TEP, y se considera suficiente el hallazgo de TVP proximal en pacientes con sospecha de TEP para justificar el tratamiento anticoagulante sin más pruebas. La USC es la prueba de elección en embarazadas. El único criterio diagnóstico validado para la TVP es una compresibilidad incompleta de la vena, que indica la presencia de un coágulo, o visualizar la presencia de trombos en el sistema venoso profundo de miembros inferiores. El resultado normal no excluye el diagnóstico de TEP.

2.4.4.3. Angiografía pulmonar por tomografía computarizada

La angio-TC se ha convertido en el método de imagen de elección para valorar la vasculatura pulmonar de pacientes con sospecha de TEP. Permite visualizar hasta, al menos, el nivel segmentario.

Existen varios estudios que han proporcionado evidencia a favor de la TC como prueba de imagen que por sí sola puede excluir un TEP. Los datos indican que una TC multidetector negativa es un criterio adecuado para excluir el TEP en pacientes con una probabilidad clínica de TEP no alta. El valor predictivo positivo de la TC multidetector es menor en pacientes con una baja probabilidad clínica de TEP, y se puede considerar la realización de más pruebas, especialmente si los coágulos se limitan a las arterias segmentarias o subsegmentarias. La significación clínica del TEP subsegmentario aislado en la angio-TC es cuestionable. En un paciente con TEP subsegmentario aislado y sin TVP proximal, la decisión de iniciar tratamiento anticoagulante debería ser individualizada, teniendo en cuenta la probabilidad clínica y el riesgo de sangrado.

El descubrimiento casual de TEP en la TC sin sospecha clínica es un problema cada vez más frecuente, que surge en un 1-2 % de todos las TC torácicas. No hay datos sólidos para guiar la decisión sobre cómo tratar con anticoagulantes el TEP no sospechado, pero la mayoría de los expertos están de acuerdo en que los pacientes con cáncer y los que tienen coágulos a nivel lobular o más proximal deberían ser tratados con anticoagulantes.

2.4.4.4. Gammagrafía pulmonar

La gammagrafía de ventilación/perfusión es una prueba diagnóstica establecida para la sospecha de TEP. Es la técnica más sensible para su diagnóstico; sin embargo, no siempre está disponible, consume tiempo y en ocasiones la inestabilidad del paciente contraindica su realización. Por otro lado, es una técnica segura y se han descrito pocas reacciones alérgicas. Al ser un procedimiento con menos radiación y necesidad de contraste que la TC, sería de elección en pacientes ambulatorios con baja probabilidad clínica y una radiografía de tórax normal, en mujeres gestantes, alergia al contraste e insuficiencia renal grave.

Los resultados de la exploración de pulmón se clasifican en tres niveles:

- ✔ Exploración normal (que excluye el TEP).
- ✔ Alta probabilidad (considerado diagnóstico de TEP en la mayoría de pacientes).
- ✔ No diagnóstico.

Estudios prospectivos de resultados clínicos han indicado que es seguro retirar la anticoagulación a los pacientes con un estudio de perfusión normal.

Realizar solo un estudio de perfusión es aceptable para pacientes con una radiografía torácica normal; cualquier defecto de perfusión en esta situación se debe considerar una discordancia.

La elevada frecuencia de estudios de probabilidad intermedia no diagnósticos ha sido motivo de crítica, ya que indican la necesidad de realizar más pruebas diagnósticas. Se han propuesto diversas estrategias para solucionar este problema, especialmente la incorporación de la probabilidad clínica.

2.4.4.5. Angiografía pulmonar

Casi no se realiza, ya que la angio-TC, menos invasiva, ofrece una precisión diagnóstica similar. Es una prueba invasiva no exenta de complicaciones.

2.4.4.6. Angiografía por resonancia magnética

Se trata de una técnica prometedora, pero aún no está lista para la práctica clínica debido a su baja sensibilidad, su alta proporción de pruebas no concluyentes y su escasa disponibilidad en la mayoría de los entornos de Urgencias.

2.4.4.7. Ecocardiografía

La ecocardiografía es fundamental en el diagnóstico y el manejo del TEP, ya que permite estratificar el riesgo y definir el pronóstico.

Como se comentó previamente, el TEP agudo puede dar lugar a sobrecarga por presión y disfunción del ventrículo derecho, que pueden detectarse por ecocardiografía. Tiene un VPN de un 40-50 %, por lo que un resultado negativo no puede excluir TEP. Por otro lado, en ausencia de TEP, puede existir disfunción del ventrículo derecho por otras patologías (infarto de ventrículo derecho, etc.). Se encuentra dilatación del ventrículo derecho en al menos un 25 % de los pacientes con TEP, y su detección, ya sea por ecocardiografía o por TC, es útil para la estratificación de riesgos de la enfermedad.

Hallazgos ecocardiográficos como un patrón de eyección del ventrículo derecho alterado, o la contractilidad disminuida de la pared libre del ventrículo derecho en comparación con el vértice del ventrículo derecho (signo de McConnell), tienen un alto valor predictivo positivo (VPP) de TEP. Pueden ser necesarios otros signos ecocardiográficos de sobrecarga por presión para evitar un falso diagnóstico de TEP agudo en pacientes con infarto del ventrículo derecho, que puede dar imágenes semejantes al signo de McConnell; también puede ser útil medir la TAPSE, y se ha visto que nuevos parámetros ecocardiográficos de la función del ventrículo derecho, derivados del estudio por Doppler tisular y la valoración de la tensión de la pared, resultan afectados por la presencia de TEP agudo, pero son inespecíficos y pueden ser normales en pacientes hemodinámicamente estables a pesar del TEP.

El examen ecocardiográfico no está recomendado como parte de las pruebas diagnósticas para pacientes normotensos hemodinámicamente estables con sospecha de TEP (no de alto riesgo). Esto es contrario a la sospecha de TEP de alto riesgo, en la que la ausencia de signos ecocardiográficos de sobrecarga o disfunción del ventrículo derecho prácticamente excluye el TEP como causa del deterioro hemodinámico. En cambio, en un paciente con inestabilidad hemodinámica y sospecha de TEP, los signos de sobrecarga por presión y disfunción del ventrículo derecho justifican el tratamiento de reperfusión de urgencia si no es posible realizar una angio-TC inmediata.

Los trombos móviles en el corazón derecho confirman esencialmente el diagnóstico de TEP, y su presencia se asocia a disfunción del ventrículo derecho y alta mortalidad precoz.

2.5. Clasificación

La clasificación se basa en el riesgo de mortalidad precoz, que viene determinado por la repercusión hemodinámica del TEP. Se basa en el estado clínico del paciente en el momento de la presentación.

Se habla de TEP de «alto riesgo» en presencia de *shock* o hipotensión arterial persistente. Aparece en un 5-10 % de los casos y se asocia a una mortalidad superior al 15 %. El TEP de «no alto riesgo» es aquel que se presenta con estabilidad hemodinámica.

Las recientes guías europeas definen claramente la inestabilidad hemodinámica como:

- Parada cardíaca que requiere reanimación cardiopulmonar.
- *Shock* obstructivo: presión arterial sistólica < 90 mm Hg o necesidad de vasopresores para alcanzar una presión arterial ≥ 90 mm Hg a pesar de un estado adecuado de llenado, e hipoperfusión sistémica con afección de órganos (estado mental alterado, piel fría y húmeda, oliguria/anuria, aumento de la concentración sérica de lactato).
- Hipotensión persistente: presión arterial sistólica < 90 mm Hg o caída de la presión arterial sistólica ≥ 40 mm Hg, que dura más de 15 minutos y no está causada por arritmia de nueva aparición, hipovolemia o sepsis.

A su vez, se puede dividir a los pacientes con estabilidad hemodinámica en: TEP de riesgo intermedio, que supone el 50 % de los casos y se asocia a una mortalidad en torno al 3-15 %, y TEP de bajo riesgo, con una mortalidad inferior al 1 %.

Los biomarcadores, junto con las pruebas de imagen, antecedentes comórbidos y agravantes, son útiles para clasificar a los pacientes en riesgo bajo y riesgo intermedio. Además de poder clasificar a los de riesgo intermedio en dos subgrupos: riesgo intermedio-alto y riesgo intermedio-bajo (Tabla 12-9). Esto tendrá importantes implicaciones terapéuticas, fundamentado en la elevada mortalidad de los pacientes con riesgo intermedio-alto.

2.6. Estrategias diagnósticas

La prevalencia de TEP confirmado entre los pacientes sometidos a pruebas diagnósticas por sospecha de enfermedad ha sido más bien baja (10-35 %) en grandes series. Por ello está justificado el uso de algoritmos diagnósticos (Fig. 12-4 y Fig. 12-5).

2.6.1. Sospecha de tromboembolismo pulmonar de alto riesgo (con inestabilidad hemodinámica)

La probabilidad clínica de TEP en estos casos es generalmente alta. El diagnóstico diferencial incluye disfunción valvular aguda, taponamiento, síndrome coronario agudo y disección aórtica. La prueba inicial más útil sería la ecocardiografía transtorácica, en la que se va a ver disfunción del ventrículo derecho si el TEP es la causa de la inestabilidad hemodinámica. Si el paciente está muy inestable como para realizar más pruebas, este hallazgo sería suficiente para realizar la reperfusión inmediata. Si hiciéramos un ecocardiograma transesofágico, podríamos visualizar trombos en la arteria pulmonar y sus ramas principales. La USC sería una prueba auxiliar que podría detectar TVP proximal.

2.6.2. Sospecha de tromboembolismo pulmonar sin inestabilidad

Ante la sospecha de TEP sin inestabilidad, las pruebas que habría que realizar son:

- **Angio-TC.** La mayoría de los pacientes con posible TEP no tienen la enfermedad, por lo que la angio-TC no debería ser la prueba de primera línea; primero deberíamos fijarnos en la probabilidad clínica. En Urgencias, la determinación del dímero D en pacientes con probabilidad baja o intermedia sería el primer paso, ya que permite descartar el TEP en aproximadamente un 30 % de los pacientes, con un riesgo tromboembólico a 3 meses para los pacientes no tratados inferior al 1 %. No deberíamos determinar el dímero D de pacientes con alta probabilidad clínica, por su bajo VPN en esta población. La angio-TC sería la prueba de segunda línea en pacientes con dímero D alto, y la de primera línea en los que tienen probabilidad clínica de TEP alto.
- **USC.** La realización de una USC antes de la TC puede ser una opción para pacientes con contraindicaciones relativas a esta.

Tabla 12-9. Clasificación del tromboembolismo pulmonar

	Inestabilidad hemodinámica	IGEP III-IV o IGEPs ≥ 1	TC o ecografía con disfunción de VD	Troponina elevada
TEP de alto riesgo	Sí[1]	Sí (no necesario)	Sí	Sí (no necesario)
TEP de riesgo intermedio-alto	No	Sí	Sí	Sí
TEP de riesgo intermedio-bajo	No	Sí	Uno de los dos o ninguno	
TEP de bajo riesgo	No	No[2]	No	No

[1]La inestabilidad hemodinámica combinada con TEP confirmado en angio-TC y/o evidencia de disfunción del VD en la ETT es suficiente para clasificar a un paciente en la categoría de TEP de riesgo alto. En estos casos no es necesario calcular la puntuación PESI ni la determinación de troponinas u otros biomarcadores cardiacos. [2]En la ETT (o angio-TC) pueden estar presentes signos de disfunción del VD a pesar de una clase PESI I-II o una puntuación PESIs de 0. Hasta que se conozcan las implicaciones de estas discrepancias en el tratamiento del TEP, se debe clasificar a estos pacientes en la categoría de riesgo interme-dio. ETT: ecocardiografía transtorácica; IGEP: Índice de Gravedad de Embolia Pulmonar); IGEPs: Índice de Gravedad de Embolia Pulmonar simplificado); TEP: tromboembolismo pulmonar; VD: ventrículo derecho.

✔ **Gammagrafía de V/Q.** Si está disponible es útil en pacientes con dímero D alto y contraindicación para TC. Es diagnóstica en un 30-50 % de los pacientes con posible TEP.

2.7. Valoración pronóstica

2.7.1. Parámetros clínicos

A la vez que se realiza el diagnóstico de TEP, es preciso realizar una evaluación del pronóstico para la estratificación del riesgo y la toma de decisiones terapéuticas.

Los síntomas y signos clínicos de insuficiencia aguda del ventrículo derecho (hipotensión arterial persistente y *shock* cardiogénico) indican alto riesgo de muerte precoz.

Diversas reglas de predicción basadas en parámetros clínicos se han mostrado de utilidad en la valoración pronóstica de pacientes con TEP. De ellas, el Índice de Gravedad de Embolia Pulmonar (IGEP; en inglés PESI, *Pulmonary Embolism Severity Index*) es la puntuación más extensamente validada hasta la fecha, y diferencia entre los pacientes de riesgo bajo e intermedio (Tabla 12-10). Debido a su complejidad, se ha validado una versión simplificada, el IGEPs (o PESIs). En pacientes con TEP, el IGEPs cuantificó su pronóstico a 30 días mejor que el índice de *shock*, y un IGEPs de 0 fue al menos tan preciso como los parámetros de imagen y los biomarcadores.

Los pacientes de bajo riesgo (IGEP I-II o IGEPs bajo riesgo) no precisan más estudios y se les podría dar de alta de manera temprana y seguir de manera ambulatoria. En los demás (IGEP III-V o IGEPs de alto riesgo) se deberá realizar un ecocardiograma y determinar marcadores bioquímicos.

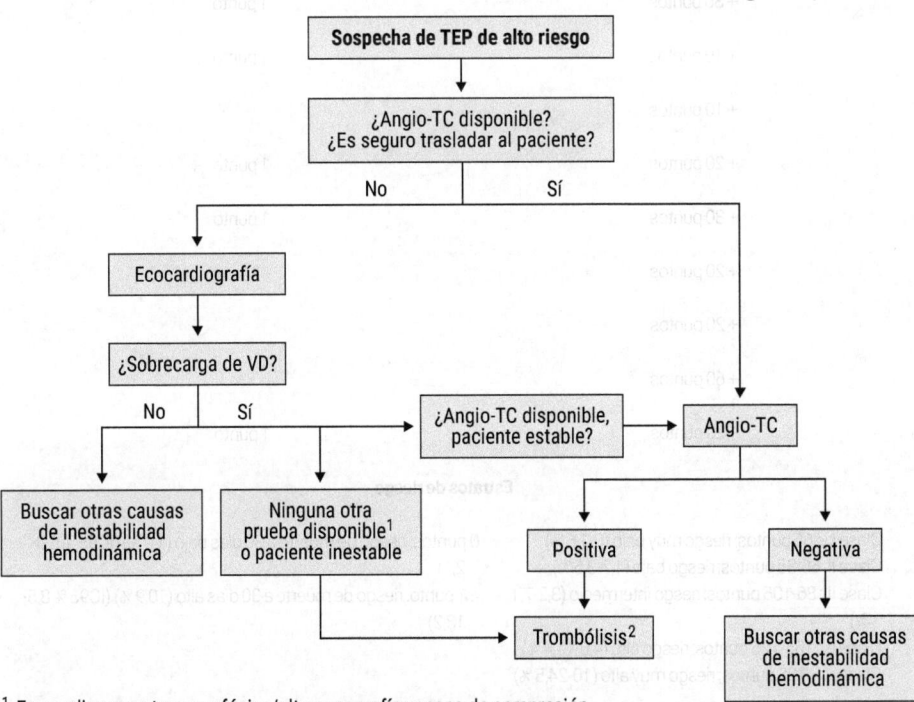

Fig. 12-4 | Algoritmo diagnóstico en la sospecha de tromboembolismo pulmonar con inestabilidad hemodinámica. Angio-TC: angiografía por tomografía computarizada; TEP: tromboembolismo pulmonar; VD: ventrículo derecho.

[1] Ecocardiograma transesofágico/ultrasonografía venosa de compresión
[2] Si la trombólisis está contraindicada, como alternativas se pueden realizar: embolectomía quirúrgica/tratamiento dirigido por catéter

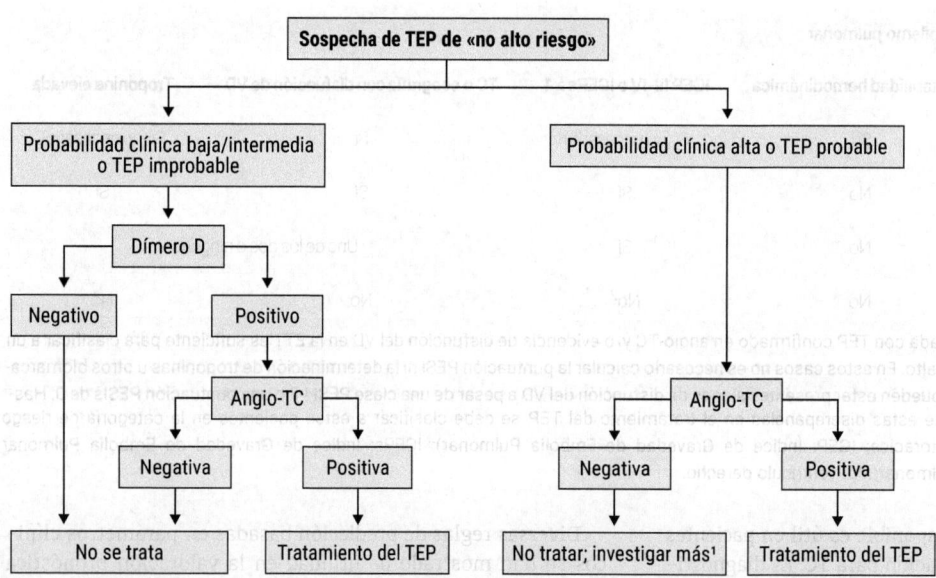

Fig. 12-5 | Algoritmo diagnóstico para sospecha de tromboembolismo pulmonar de «no alto riesgo». Angio-TC: angiografía por tomografía computarizada; TEP: tromboembolismo pulmonar.

¹En pacientes con angio-TC negativa y alta probabilidad clínica se pueden realizar otras pruebas antes de retirar el tratamiento

Tabla 12-10. Índice de Gravedad de Embolia Pulmonar (IGEP) original y simplificado (IGEPs). Riesgo de mortalidad a los 30 días tras un episodio de tromboembolismo pulmonar

Parámetro	Versión original (IGEP)	Versión simplificada (IGEPs)
Edad	Edad en años	1 punto (si > 80 años)
Sexo masculino	+ 10 puntos	-
Cáncer	+ 30 puntos	1 punto
Insuficiencia cardíaca crónica	+ 10 puntos	1 punto
Enfermedad pulmonar crónica	+ 10 puntos	
Pulso > 110 lpm	+ 20 puntos	1 punto
Presión arterial sistólica < 100 mm Hg	+ 30 puntos	1 punto
Frecuencia respiratoria > 30 rpm	+ 20 puntos	
Temperatura < 36 °C	+ 20 puntos	
Estado mental alterado	+ 60 puntos	
Saturación arterial de oxihemoglobina < 90 %	+ 20 puntos	1 punto
Estratos de riesgo		
Clase I: ≤ 65 puntos; riesgo muy bajo (0-1,6 %) Clase II: 66-85 puntos; riesgo bajo (1,7-3,5 %) Clase III: 86-105 puntos; riesgo intermedio (3,2-7,1 %) Clase IV: 106-125 puntos; riesgo alto (4,0-11,4 %) Clase V: > 125 puntos; riesgo muy alto (10-24,5 %)	0 puntos: riesgo de muerte a 30 días bajo (1,0 %) (IC95 % 0,0-2,1) ≥ 1 punto: riesgo de muerte a 30 días alto (10,9 %) (IC95 % 8,5-13,2)	

2.7.2. Imagen de ventrículo derecho por ecocardiografía o angiografía pulmonar por tomografía computarizada

Se han descrito hallazgos ecocardiográficos, previamente mencionados, que indican disfunción del ventrículo derecho en al menos el 25 % de los pacientes con TEP. Los metanálisis demuestran que la disfunción del ventrículo derecho se asocia a alto riesgo de muerte a corto plazo en pacientes sin inestabilidad hemodinámica, pero su VPP general es bajo. La ecocardiografía puede identificar también un *shunt* de derecha a izquierda a través de foramen oval permeable y la presencia de trombos en el corazón derecho, ambos asociados a mayor mortalidad en pacientes con TEP.

Las vistas de cuatro cámaras del corazón por angio-TC pueden detectar un aumento del ventrículo derecho como un indicador de disfunción del ventrículo derecho (cociente ventrículo derecho/ventrículo izquierdo > 0,9).

2.7.3. Pruebas de laboratorio y biomarcadores

La concentración de **péptidos natriuréticos** refleja la gravedad del deterioro hemodinámico y presumiblemente de la disfunción del ventrículo derecho en el TEP. En pacientes normotensos, el VPP de muerte precoz de las concentraciones elevadas de péptido natriurético cerebral (BNP) o su propéptido N-terminal (NT-pro-BNP) es bajo. Por otro lado, valores bajos de BNP o NT-proBNP pueden identificar a pacientes con un resultado clínico a corto plazo favorable, por su alto VPN.

Los marcadores de lesión miocárdica, basados fundamentalmente en el aumento de la **troponina**, que clasifica a los pacientes en riesgo intermedio, se elevan en el 30-60 % de los pacientes con TEP. Su VPP de mortalidad precoz relacionada con el TEP no es muy alto, varía del 12 % al 44 %, pero su VPN es alto, independientemente de los análisis y los valores de corte utilizados.

Otros biomarcadores son los valores séricos elevados de **creatinina** y una **tasa de filtración glomerular estimada** disminuida, que se relacionan con la mortalidad por cualquier causa a 30 días en el TEP agudo.

La elevación de la **lipocalina asociada a gelatinasa de neutrófilos** y de la **cistatina C**, que indican lesión renal aguda, tiene valor pronóstico.

2.8. Estrategia de valoración pronóstica

Los pacientes con sospecha de TEP hemodinámicamente inestables con *shock* o hipotensión van a ser identificados como de alto riesgo.

Los pacientes que no presentan inestabilidad hemodinámica no se encuentran en situación de alto riesgo de resultado precoz adverso. En ellos, una vez que se confirma el diagnóstico de TEP, habría que reestratificar el riesgo. Para esto nos basaremos en el IGEP e IGEPs mencionados con anterioridad. Consideramos que los pacientes normotensos con un IGEP de clase ≥ III o IGEPs ≥ 1 constituyen un grupo de riesgo intermedio. Dentro de esta categoría, clasificamos a los pacientes tanto con disfunción del ventrículo derecho como con aumento de marcadores cardíacos (so-

bre todo troponina) en una categoría de riesgo intermedio-alto. Los pacientes con ventrículo derecho normal o títulos normales de marcadores pertenecen a un grupo de riesgo intermedio-bajo.

Los pacientes con IGEP de clase I-II o IGEPs 0, con biomarcadores elevados o signos de disfunción de ventrículo derecho, se clasificarían como de riesgo intermedio-bajo. No obstante, actualmente no se considera necesario realizar sistemáticamente pruebas de imagen o de laboratorio en presencia de IGEP bajo o IGEPs 0, ya que en estos casos no se ha visto que tengan implicaciones terapéuticas.

3. Tratamiento de la hipertensión pulmonar crónica

3.1. Tratamiento en fase aguda de la hipertensión arterial pulmonar (grupo 1)

Aunque la supervivencia de los pacientes con hipertensión pulmonar a los 3 años del diagnóstico ha mejorado desde un 48 % en los años noventa hasta un 83 % en la actualidad, el 25-40 % de los pacientes que ingresan en la unidad de cuidados intensivos fallecen durante su estancia en el hospital. El 10-25 % de los supervivientes morirán en los primeros 6 meses tras el alta. Un 45-80 % de los pacientes fallecen por fallo del ventrículo derecho.

3.1.1. Optimización del balance hídrico

Los pacientes que se encuentren en situación de fallo deben ser estrechamente vigilados con monitorización invasiva de la presión arterial. Hay que prestar atención especialmente al balance hídrico, ya que tanto la hipovolemia como la hipervolemia pueden tener efectos adversos. La hipervolemia empeorará la función ventrículo derecho y favorecerá la hipoperfusión de los órganos. Será necesario el uso de diuréticos e incluso diálisis para evitarla.

3.1.2. Tratamiento farmacológico

Los distintos fármacos disponibles son:

✔ **Dobutamina.** Cardiotónico que actúa sobre los receptores β1-adrenérgicos cardíacos. Es el inotropo de elección. Mejora la contractilidad cardíaca, disminuye la poscarga del ventrículo izquierdo y a dosis < 5 µg/kg/min disminuye la resistencia vascular pulmonar y aumenta el gasto cardíaco. A dosis superiores puede causar taquicardia, lo que sería deletéreo para estos pacientes, ya que reduce el tiempo de llenado ventricular.
✔ **Milrinona.** Inhibidor de la fosfodiesterasa tipo 3. Mejora la contractilidad, reduciendo así la PAP y la resistencia vascular pulmonar, y aumentando el gasto cardíaco. Sin embargo, tiene mayor efecto arritmogénico y se acumula en fallo renal. Disminuye las resistencias vasculares sistémicas, por lo que puede provocar hipotensión.
✔ **Noradrenalina.** Catecolamina que actúa sobre los receptores β1-adrenérgicos mejorando el gasto cardíaco y sobre los α-adrenérgicos provocando vasoconstricción y aumentando la

presión vascular sistémica. Si aparece hipotensión con dobutamina, es el vasopresor de elección. La fenilefrina y la epinefrina no se recomiendan. La vasopresina se puede usar en combinación con noradrenalina.

✔ **Prostaciclinas.** Si el paciente se encuentra bajo tratamiento ya con prostaciclinas y desarrolla un fallo derecho mayor por hipertensión pulmonar, se debe intentar incrementar la dosis de prostaciclina si es posible. Si no es bien tolerada, se puede administrar inhalada o usar óxido nítrico. Es importante no suspenderlas, ya que pueden generar «efecto rebote», con empeoramiento de la función cardíaca derecha e hipoxemia. El epoprostenol es el más efectivo de los fármacos disponibles para el tratamiento de la hipertensión arterial pulmonar grave. Tiene un efecto vasodilatador local directo, inhibe la agregación plaquetaria y la formación del trombo.

✔ **Sildenafilo.** Inhibe la hidrólisis de monofosfato de guanosina cíclico y genera relajación de la musculatura lisa vascular pulmonar periférica en presencia de óxido nítrico. Podría ser una alternativa, dado su tiempo de acción menor que el resto de los fármacos orales, los cuales habitualmente no son de ninguna utilidad en fase aguda.

✔ **Óxido nítrico inhalado.** Aprobado para la hipertensión pulmonar asociada a cirugía cardíaca, induce la expresión de monofosfato de guanosina cíclico en el endotelio vascular, que actúa sobre la musculatura lisa e induce la vasodilatación pulmonar. No debe interrumpirse bruscamente, ya que puede generar un «efecto rebote» con aumento de la PAP y/o un empeoramiento de la oxigenación.

3.2. Tratamiento de la hipertensión pulmonar secundaria a cardiopatía izquierda (grupo 2)

No hay un tratamiento específico, sino que se basará en el tratamiento de la enfermedad de base que origina el fallo izquierdo. En estos pacientes no se deben utilizar vasodilatadores arteriales pulmonares, que podrían empeorar el edema pulmonar. De hecho, ninguno de los fármacos aprobados para el tratamiento de la hipertensión arterial pulmonar tiene efecto beneficioso en estos pacientes. La única excepción a esta norma es en caso de que coexistan a la vez cardiopatía izquierda e hipertensión arterial pulmonar primaria.

3.3. Tratamiento de la enfermedad pulmonar tromboembólica crónica (grupo 4)

3.3.1. Tratamiento farmacológico

Para el tratamiento farmacológico de la enfermedad pulmonar tromboembólica crónica (grupo 4) disponemos de:

✔ **Tratamiento anticoagulante con antagonistas de la vitamina K**, manteniendo el índice internacional normalizado (INR) en 1,5-2,5. De momento no hay evidencia suficiente para recomendar los inhibidores directos del factor X.

✔ **Vasodilatadores pulmonares**, si la cirugía estuviera contraindicada, por los hallazgos histopatológicos comunes entre la hipertensión arterial pulmonar y la tromboembólica. El uso de riociguat está aprobado para pacientes adultos con HPTC con

clase funcional II-III de la Organización Mundial de la Salud, con HPTC inoperable o HPTC persistente o recurrente a pesar de tratamiento quirúrgico, para mejorar la capacidad de realizar ejercicio.

3.3.2. Tratamiento quirúrgico

Los distintos tratamientos quirúrgicos son:

✔ **Endarterectomía pulmonar.** Es el tratamiento de elección en pacientes con HPTC cuyas lesiones sean abordables quirúrgicamente. Consiste en retirar el endotelio de la arteria pulmonar, requiriendo hipotermia y circulación extracorpórea, y extraer las lesiones tromboembólicas asentadas en la arteria pulmonar común. Se trata de un procedimiento de alto riesgo, con un 5-8 % de mortalidad intrahospitalaria. En principio no tiene contraindicaciones por edad o comorbilidad. Un 50-70 % de los pacientes son operables, aunque la decisión debe tomarla un equipo experto. El flujo arterial se recupera por completo en el 50 % de los pacientes, y en la mayor parte del resto la hipertensión pulmonar residual deja de precisar tratamiento crónico. El 20 % de los pacientes operados, sin embargo, quedan con hipertensión pulmonar significativa.

✔ **Angioplastia pulmonar.** Opción terapéutica para pacientes inoperables. Se dilatan las lesiones estenóticas con balón en las arterias pulmonares distales. Suelen precisarse varias sesiones. Es menos invasiva que la endarterectomía pulmonar.

3.4. Soporte mecánico en la hipertensión pulmonar

La hipertensión pulmonar en adultos, a diferencia de lo que ocurre en los niños, suele ser irreversible y no cuenta con tratamiento curativo salvo el trasplante pulmonar, o la endarterectomía en caso de enfermedad tromboembólica. Por tanto, hasta hace unos años era impensable el soporte vital extracorpóreo en adultos, ya que el destete del mismo parecía imposible y el riesgo durante la canulación, excesivo. Sin embargo, con los avances más recientes, e individualizando muy bien los casos a los que se aplica la terapia, es posible utilizarla. El soporte mecánico en la hipertensión pulmonar puede realizarse con oxigenación por membrana extracorpórea (ECMO), fundamentalmente venoarterial, o con dispositivos sin bomba (Novalung®).

Sin embargo, dado el mal pronóstico y la elevada mortalidad de estos pacientes, hay que ser muy estrictos a la hora de decidir iniciar soporte mecánico. Las indicaciones fundamentales son:

✔ Puente a la recuperación en pacientes con fallo derecho reversible o sin tratamiento previo para la hipertensión arterial pulmonar.

✔ Puente a la decisión del trasplante, si está pendiente de completar la evaluación para entrar en lista.

✔ Puente al trasplante en pacientes aceptados para dicho procedimiento.

Hay que tener en cuenta que la conexión a ECMO está sujeta a complicaciones graves durante la canulación y como resultado del uso de la ventilación mecánica y sedación prolongadas. Por tanto, debe retrasarse hasta el momento que sea la última opción terapéutica, pero no tanto como para que el paciente presente un deterioro tal que contraindique esta técnica. Se plantea así el concepto de « awake ECMO» , en que el soporte se realiza sobre un paciente despierto y capaz de colaborar con los ejercicios de fisioterapia respiratoria.

Las indicaciones para la implantación de la **ECMO venorterial** son:

- ✔ **Puente al trasplante.** La ECMO está indicada en pacientes con hipertensión pulmonar grupos 1, 3 o 5, en lista de trasplante, que tienen una descompensación aguda (anemia, arritmias cardíacas, infección, TEP o embarazo pueden ser algunas de las causas), o progresión de la enfermedad a pesar de tratamiento máximo. Los criterios de exclusión se relacionan con comorbilidades que contraindicarían el trasplante: fallo renal irreversible, sepsis, desacondicionamiento grave o intubación prolongada.
- ✔ **Puente a la recuperación.** Se puede plantear tanto si existe un deterioro agudo secundario a una causa reversible, como si es preciso para optimizar el tratamiento médico. También en pacientes que además de hipertensión pulmonar presenten fallo derecho refractario, ya que es capaz de proporcionar soporte circulatorio drenando la sangre de la vena cava y por tanto la precarga y la tensión del ventrículo derecho, apoyando además al ventrículo izquierdo, con lo que se minimiza su insuficiencia al introducir sangre oxigenada en la aorta. En cualquier caso, debe decidirlo de manera individualizada un equipo multidisciplinar.
- ✔ **Puente a la cirugía.** En pacientes con hipertensión arterial pulmonar con riesgo de descompensación hemodinámica intraoperatoria, como los pacientes con enfermedad tromboembólica crónica a los que se vaya a realizar una endarterectomía pulmonar. También en pacientes que, tras realizarse trasplante, requieran soporte vital extracorpóreo hasta la recuperación de la función del ventrículo derecho, ya que la reducción de la precarga permite al ventrículo hipertrófico y dilatado adaptarse a la reducción de la resistencia vascular pulmonar, disminuyendo la sobrecarga en el lecho vascular pulmonar y moderando el riesgo de daño por reperfusión. Además, permite al ventrículo izquierdo adaptarse al aumento de la precarga y facilita el intercambio gaseoso correcto.

A la hora de considerar la configuración hay que tener en cuenta la gravedad de la enfermedad de base, si es reversible, el estado respiratorio y hemodinámico del paciente, su anatomía, si hay shunt intrapulmonar, la edad, fragilidad, comorbilidades, duración prevista del ECMO y si es necesario solo soporte respiratorio o también hemodinámico.

El hecho de que la terapia se inicie como venonosa no significa que no pueda convertirse en venoarterial en algún momento de la evolución si se deteriora el estado hemodinámico. Habitualmente se inicia en configuración femorofemoral, aunque puede pasarse al hemicuerpo superior para incrementar la oxigenación del mismo y evitar el « síndrome del arlequín» . En ocasiones puede canularse adicionalmente la vena yugular interna para optimizar la perfusión cerebral y coronaria.

La configuración preferida para los pacientes despiertos es en el hemicuerpo superior, que facilita la movilidad. Es importante no perder el acondicionamiento físico de cara al trasplante o a la recuperación, particularmente en los pacientes del grupo 1, que van a someterse a trasplante pulmonar.

3.5. Tratamiento quirúrgico de rescate

3.5.1. Atrioseptostomía

Recomendada si existe hipertensión arterial pulmonar grave y fallo cardíaco derecho a pesar de haber recibido terapia médica máxima. Consiste en crear un shunt entre las aurículas izquierda y derecha que disminuya el llenado ventricular derecho y aumente el izquierdo. Esto provoca que sangre sin oxigenar entre a la circulación sistémica, pero como el transporte de oxígeno mejora al incrementarse el gasto cardíaco, tiene beneficios clínicos y hemodinámicos.

3.5.2. Trasplante pulmonar

Si no existe respuesta a otros tratamientos, la última opción terapéutica para pacientes seleccionados con hipertensión arterial pulmonar es el trasplante de pulmón. Dado el riesgo de descompensación de este tipo de pacientes, la evaluación para trasplante debe hacerse sin tardanza. La supervivencia al primer, tercer, quinto y décimo año es del 66 %, 57 %, 47 % y 27 %, respectivamente, aunque la supervivencia al año en algunos hospitales llega a ser superior al 90 %. Se puede realizar unipulmonar, bipulmonar y combinado con cardíaco, aunque este último no es muy frecuente ya que la función del ventrículo derecho se suele recuperar plenamente tras el trasplante.

4. Tratamiento en fase aguda del tromboembolismo pulmonar

4.1. Tratamiento de soporte y hemodinámico

La insuficiencia aguda del ventrículo derecho con bajo gasto sistémico resultante es la principal causa de muerte de los pacientes con TEP e inestabilidad hemodinámica. Por lo tanto, el tratamiento de soporte es vital.

No está indicada la expansión agresiva con fluidos, ya que puede empeorar la función del ventrículo derecho por sobreestiramiento mecánico o por mecanismos reflejos que deprimen la contractilidad. Un aumento modesto en los fluidos puede ser beneficioso en pacientes con presión normal e índice cardíaco bajo.

Con frecuencia es necesario el uso de **vasopresores:**

- ✔ **Noradrenalina.** Solo se usará en pacientes hipotensos. Mejora la función del ventrículo derecho por su efecto inotrópico positivo, a la vez que mejora la perfusión coronaria del ventrículo derecho y aumenta, por efecto α, la presión arterial sistémica.

✔ **Dobutamina.** Indicada en pacientes con bajo índice cardíaco y presión sistémica normal. Es el fármaco de primera elección frente a dopamina, amrinona y milrinona.

✔ **Adrenalina.** Agonista α_1, α_2, β_2 y β_3 adrenérgico, con mayor actividad β, que produce vasoconstricción y actividad inotropa y cronotropa positiva.

Los **vasodilatadores** (óxido nítrico y levosimendán) disminuyen la PAP y la resistencia vascular pulmonar, pero el principal problema es la falta de especificidad para la vasculatura pulmonar tras su administración sistémica (intravenosa) en el caso del levosimendán, y la necesidad de administración continua de forma inhalada en el caso del óxido nítrico. No se ha probado la eficacia clínica de estos fármacos.

La **hipoxemia** (saturación de oxígeno < 90 %) se produce por el desequilibrio entre ventilación y perfusión, y generalmente revierte con la administración de oxígeno salvo en casos de foramen oval permeable o comunicación interauricular. La terapia (oxigenoterapia convencional, cánula nasal de alto flujo, ventilación mecánica invasiva o no invasiva) se escogerá en función del grado de hipoxemia y las características del paciente. Cuando se requiere ventilación mecánica, hay que tener cuidado con sus efectos hemodinámicos adversos (precaución con la presión positiva al final de la espiración). Se debe usar ventilación protectora con volumen corriente bajo (aproximadamente 6 mL/kg de peso corporal magro) en un intento de mantener la meseta de presión inspiratoria final por debajo de 30 cm H_2O.

4.2. Anticoagulación

En pacientes con TEP agudo se recomienda la anticoagulación para prevenir tanto la muerte precoz como las recurrencias que se asocian a mal pronóstico. Debe durar al menos 3 meses. En esta fase se debe administrar anticoagulación parenteral, ya sea heparina no fraccionada (HNF), heparinas de bajo peso molecular (HBPM) o fondaparinux, desde antes de tener las pruebas diagnósticas en los pacientes con probabilidad clínica intermedia o alta, y durante los primeros 5-10 días (Tabla 12-11). Debe solaparse con el inicio de un antagonista de la vitamina K, o bien puede ir seguida de la administración de uno de los nuevos anticoagulantes orales no dependientes de la vitamina K (NACO). En algunos casos la anticoagulación es necesaria durante más de 3 meses, o bien de forma indefinida para la prevención secundaria, tras sopesar el riesgo de recurrencia frente al riesgo de sangrado.

4.2.1. Antagonistas de la vitamina K

Se debe iniciar el tratamiento con antagonistas de las vitamina K lo antes posible. Simultáneamente, hay que mantener la anticoagulación con heparina al menos 5 días, y hasta que el INR llegue a 2-3 durante 2 días consecutivos.

4.2.2. Anticoagulantes orales no dependientes de la vitamina K (rivaroxabán, dabigatrán, apixabán, edoxabán)

Los resultados de las pruebas que utilizan NACO en el tratamiento del TEP indican que, en términos de eficacia, estos agentes no son inferiores al régimen estándar de heparina/ antagonistas de las vitamina K, y que, en especial en el sangrado importante, posiblemente sean más seguros. Actualmente se puede considerar a los NACO como una alternativa al tratamiento estándar.

El rivaroxabán y el apixabán permiten el inicio directo sin tratamiento previo y concomitante de HBPM o fondaparinux. El edoxabán de momento no está aprobado para el tratamiento del TEP.

La duración del tratamiento anticoagulante (dependiendo de la causa) suele ser como mínimo de 3 meses. En enfermos con cáncer, durante los primeros 3-6 meses se ha de considerar tratamiento con HBPM, continuando posteriormente con antagonistas de la vitamina K o HBPM indefinidamente o hasta que el cáncer se considere curado.

4.3. Trombólisis

El tratamiento trombolítico del TEP restaura la perfusión pulmonar más rápidamente que la anticoagulación con HNF sola. Los beneficios hemodinámicos de la trombólisis se limitan a los primeros días; en los supervivientes, las diferencias ya no son evidentes 1 semana después del tratamiento. Los pacientes que se benefician de esta terapia son los de riesgo intermedio-alto y con inestabilidad hemodinámica.

Se debe detener la infusión de HNF durante la administración de estreptocinasa o urocinasa, mientras que se puede continuar con ella durante la infusión de activador tisular del plasminógeno recombinante (Tabla 12-12). Los regímenes acelerados administrados en 2 horas son preferibles a las infusiones prolongadas.

En los pacientes que reciben trombólisis y previamente han recibido HBPM o fondaparinux se debe retrasar el inicio de HNF hasta 12 horas después de la última inyección de HBPM si la recibían cada 12 horas, o hasta 24 horas después si la recibían una vez al día. Se continúa la anticoagulación con HNF durante las siguientes horas a la trombólisis, por el riesgo de sangrado y la posibilidad de revertir de inmediato el efecto anticoagulante de la heparina.

Más del 90 % de los pacientes responden a la trombólisis. Se observa mayor beneficio cuando se inicia en las primeras 48 horas desde la aparición de los síntomas, aunque pueden usarse incluso 2 semanas después.

El tratamiento trombolítico conlleva un importante riesgo de sangrado. Se han descrito tasas de sangrado intracraneal de entre el 1,9 % y el 2,2 %.

En la Tabla 12-13 se muestran las contraindicaciones para la fibrinólisis.

Tabla 12-11. Anticoagulación parenteral

Anticoagulante	Dosis	Comentarios
Heparina no fraccionada	✔ Inicial: 80 UI/kg i.v. en bolo ✔ Mantenimiento: 18 UI/kg/h ✔ Ajustar con TTPa 1,5-2,5 veces el valor control	De elección si TEP de alto riesgo o insuficiencia renal, obesidad mórbida o alto riesgo de sangrado Recomendada si se considera tratamiento fibrinolítico
Heparinas de bajo peso molecular	✔ Enoxaparina: 1 mg/kg cada 12 h, 1,5 mg/kg cada 24 h ✔ Tinzaparina: 175 U/kg cada 24 h ✔ Dalteparina: 100 U/kg cada 12 h, 200 U/kg cada 24 h ✔ Nadroparina: 86 U/kg cada 12 h, 171 U/kg cada 24 h	Menos riesgo de trombocitopenia inducida por heparina
Fondaparinux	5 mg si peso < 50 kg; 7,5 mg si 50-100 kg; 10 mg si > 100 kg	Contraindicado si existe un aclaramiento de creatinina < 30 mL/min, y se reduce la dosis a un 50 % si es 30-50 mL/min

TEP: tromboembolismo pulmonar; TTPa: tiempo de tromboplastina parcial activada (o tiempo de cefalina).

4.4. Otros tratamientos

Otras alternativas de tratamiento para el TEP son:

✔ **Embolectomía quirúrgica.** Indicada en casos de TEP masivo, donde la fibrinólisis no puede realizarse o ha fracasado. Los pacientes que reciben trombólisis preoperatoria tienen más riesgo de sangrado, pero no es una contraindicación absoluta de embolectomía quirúrgica. También ha de ser valorada en pacientes con foramen oval permeable o con trombos intracardíacos. Los resultados mejoran si los pacientes son intervenidos antes de desarrollar *shock* cardiogénico.

✔ **Tratamiento dirigido por catéter percutáneo.** Se considera como una alternativa a la embolectomía quirúrgica para los pacientes con indicación de terapia de reperfusión (pacientes de alto riesgo) con contraindicación para la fibrinólisis sistémica o como terapia de rescate si resulta fallida.

✔ **Filtros venosos.** Se usan en pacientes con contraindicación absoluta para la anticoagulación y en recurrencias de TEP a pesar de una correcta anticoagulación. Pueden ser permanentes o no permanentes. Estos últimos, a su vez, pueden ser temporales, que se retiran en días, o recuperables, que se pueden dejar durante períodos más largos. Se recomienda retirarlos tan pronto como resulte seguro utilizar anticoagulantes.

Tabla 12-12. Tipos de fibrinolíticos

	Régimen acelerado	Perfusión continua
Estreptocinasa	$1,5 \times 10^6$ UI en 2 h	250.000 UI en 30 min seguido de 100.000 UI en 12-24 h
Urocinasa	3×10^6 UI en 2 h	4.400 UI/kg en 10 min seguido de 4.400 UI/kg/h en 12-24 h
rtPA	100 mg en 2 h o 0,6 mg/kg en 15 min (máx. 50 mg)	

rtPA: activador tisular del plasminógeno recombinante.

Tabla 12-13. Contraindicaciones para la fibrinólisis

Contraindicaciones absolutas*
- ✔ ACVA hemorrágico o ACVA de origen desconocido en cualquier momento
- ✔ ACVA isquémico en los 6 meses anteriores
- ✔ Daño o neoplasias en el sistema nervioso central
- ✔ Trauma mayor, cirugía o trauma en el sistema nervioso central en las 3 semanas previas
- ✔ Sangrado gastrointestinal en el último mes
- ✔ Riesgo de sangrado conocido

Contraindicaciones relativas
- ✔ Accidente isquémico transitorio en los 6 meses anteriores
- ✔ Reanimación cardiopulmonar traumática
- ✔ Terapia con anticoagulantes orales
- ✔ Gestación o primera semana postparto
- ✔ Sitio de punción no compresible
- ✔ Hipertensión arterial refractaria (presión arterial sistólica > 180 mm Hg)
- ✔ Enfermedad hepática avanzada
- ✔ Endocarditis infecciosa
- ✔ Úlcera péptica activa

*Las contraindicaciones absolutas podrían convertirse en relativas en un paciente con TEP de alto riesgo vital inmediato. ACVA: accidente cerebrovascular agudo.

Puntos clave

- ✔ La hipertensión pulmonar crónica afecta a todas las edades, razas y género (predomina en mujeres).
- ✔ El ecocardiograma es el método no invasivo de elección para el estudio del paciente con sospecha de hipertensión pulmonar.
- ✔ La definición de inestabilidad hemodinámica en el TEP incluye la parada cardíaca, el *shock* obstructivo y la hipotensión persistente.
- ✔ El tratamiento de la hipertensión pulmonar aguda y crónica debe ser valorado individualmente.
- ✔ Los pacientes que se benefician de la trombólisis en el TEP son los de riesgo intermedio-alto y con inestabilidad hemodinámica.

Bibliografía

Barberá JA, Román A, Gómez-Sánchez MA, et al. Guía de diagnóstico y tratamiento de la hipertensión pulmonar: resumen de recomendaciones. Arch Bronconeumol. 2018:54(84):205-15.

Galiè N, Humbert M, Vachiery JC, et al. 2015 ESC/ERS Guidelines for the diagnosis and treatment of pulmonary hypertension: The Joint Task Force for the Diagnosis and Treatment of Pulmonary Hypertension of the European Society of Cardiology (ESC) and the European Respiratory Society (ERS): Endorsed by: Association for European Paediatric and Congenital Cardiology (AEPC), International Society for Heart and Lung Transplantation (ISHLT). Eur Respir J. 2015;46:903-75.

Guerra Ramos FJ. Papel de la ecocardiografía ante la sospecha de hipertensión pulmonar. Arch Bronconeumol. 2011;47(supl 7):7-11.

Hoeper MM, Ghofrani HA, Grünig E, Klose H, Olschewski H, Rosenkranz S. Pulmonary hypertension. Dtsch Arztebl Int. 2017;114(5):73-84.

Kondo T, Okumura N, Adachi S, Murohara T. Pulmonary hypertension: diagnosis, management, and treatment [Internet]. Nagoya University Graduate School of Medicine, School of Medicine; 2019. Disponible en: https://doi.org/10.18999/nagjms.81.1.19 [último acceso: Marzo de 2023].

Konstantinides SV, Meyer G, Becattini C, et al. The Task Force for the diagnosis and management of acute pulmonary embolism of the European Society of Cardiology (ESC). 2019 ESC Guidelines for the diagnosis and management of acute pulmonary embolism developed in collaboration with the European Respiratory Society (ERS): The Task Force for the diagnosis and management of acute pulmonary embolism of the European Society of Cardiology (ESC). Eur Respir J. 2019;54(3):1901647.

Konstantinides SV, Torbicki A, Agnelli G, et al. Guía de práctica clínica de la ESC 2014 sobre el diagnóstico y el tratamiento de la embolia pulmonar aguda. Rev Esp Cardiol. 2015;68(1):64.e1-e45.

Patel R, Aronow WS, Patel L, et al. Treatment of pulmonary hypertension. Med Sci Monit. 2012;18(4):RA31-39.

Pedraza Serrano F, De Miguel Díez J, Sánchez Muñoz G. Generalidades diagnósticas de la hipertensión pulmonar. En: Gaudó Navarro, García-Salmones Martín. Hipertensión pulmonar (HP). Monografías Neumomadrid. Volumen XIV/2010. p. 37-46.

Rodríguez Nieto MJ, Villar Álvarez F. Fisiopatología e histopatología de la hipertensión arterial pulmonar (HAP). En: Gaudó Navarro, García-Salmones Martín. Hipertensión pulmonar (HP). Monografías Neumomadrid. Volumen XIV/2010. p. 9-16.

Rosenzweig EB, Gannon WD, Madahar P, et al. Extracorporeal life support bridge for pulmonary hypertension: A high-volume single-center experience. The Journal of Heart and Lung Transplantation. 2019;38(12):1275-85.

Sarkar MS, Desai PM. Pulmonary hypertension and cardiac anesthesia: Anesthesiologist's perspective. Ann Card Anaesth. 2018;21(2):116-22.

Simonneau G, Galiè N, Rubin LJ, et al. Clinical classification of pulmonary hypertension. J Am Coll Cardiol 2004;43(Suppl 1):S5-S12.

Simonneau G, Montani D, Celermajer DS, et al. Haemodynamic definitions and updated clinical classification of pulmonary hypertension. Eur Respir J. 2019;53:1801913.

Torbic H. Management of pulmonary arterial hypertension in the ICU. J Pharm Pract. 2019;32(3):303-13.

Uresandi F, Monreal M, García-Bragado F, et al. National Consensus on the Diagnosis. Risk Stratification and Treatment of Patients with Pulmonary Embolism. Arch Bronconeumol. 2013;49:534-47.

13 Patología pleural en el paciente crítico

M. Colmenero Ruiz, O. Moreno Romero y M. T. Cruces Moreno

◢ Orientación para el estudio

Los problemas que se generan en la cavidad pleural son consecuencia de su ocupación por contenido líquido (derrame pleural) o aéreo (neumotórax). Ello produce un cambio en las presiones intratorácicas y efectos adversos en el sistema cardiorrespiratorio. La ecografía se ha constituido en la técnica de imagen de elección para el diagnóstico de la patología pleural en el paciente crítico, por su portabilidad, no invasividad, rapidez y precisión. El drenaje de la cavidad pleural debe realizarse de manera segura mediante la inserción de tubos o catéteres. La técnica percutánea es la recomendada actualmente en la mayoría de las ocasiones.

1. Introducción: anatomía y fisiología de la cavidad pleural

El espacio pleural es una cavidad tapizada por una membrana llena de líquido situada entre la pared torácica y el pulmón. La pleura tiene dos capas. La capa visceral recubre la superficie pulmonar y la capa parietal recubre la pared torácica, las estructuras mediastínicas y la cúpula diafragmática. La fina capa de líquido que la ocupa proporciona la lubricación entre las dos estructuras y permite el acoplamiento mecánico durante el ciclo respiratorio.

La pleura está compuesta por células mesoteliales y tejido conectivo subyacente que contiene vasos sanguíneos y linfáticos. Las células mesoteliales pleurales secretan fosfolípidos como sustancia lubricante y diferentes citocinas antiinflamatorias. La pleura parietal se nutre de los capilares sanguíneos sistémicos, mientras que la pleura visceral recibe flujo de la circulación bronquial. Los linfáticos se generan desde unos poros (estomas) situados en la pleura parietal.

El líquido es constantemente producido, filtrado y luego drenado del espacio pleural. La salida del líquido pleural se produce a través de varios mecanismos. De manera pasiva atendiendo a la ecuación de Starling (gradientes de presión hidrostática y oncótica) y de forma activa mediante el transporte de solutos a través de la membrana celular o por pequeñas vesículas llamadas caveolas. Aunque el principal mecanismo de drenaje pleural es el extenso sistema linfático pleural, a través de los poros pleurales parietales.

En condiciones de respiración espontánea normal, la presión intrapleural es negativa durante todo el ciclo respiratorio. La presión pleural es la resultante de las fuerzas opuestas de expansión de la caja torácica y de retracción elástica pulmonar. Durante la inspiración, la contracción de los músculos (diafragma e intercostales externos) genera una presión más negativa, lo que permite la expansión de la caja torácica y la insuflación de los pulmones. Al final de la espiración, la presión pleural se mantiene negativa respecto a la presión atmosférica (de −3 a −5 cm H_2O al alcanzar la capacidad residual funcional), con lo que la presión transpulmonar sigue siendo ligeramente positiva, lo que evita el colapso (atelectasia) pulmonar.

2. Diagnóstico de la patología pleural

2.1. Principios generales

La patología de la cavidad pleural, en la mayoría de los casos, se manifiesta con la presencia de derrame. No obstante, entidades como el neumotórax y los engrosamientos o masas/tumores pleurales no siempre van a ir asociados al mismo. La determinación de la etiología será fundamental para su tratamiento, siendo de gran ayuda el análisis del líquido. La toracocentesis diagnóstica ecoguiada a pie de cama es un procedimiento simple y seguro que permite tomar muestras, visualizar, examinar microscópicamente y analizar el contenido químico, microbiológico y celular del líquido.

2.2. Pruebas diagnósticas

2.2.1. Radiografía de tórax convencional

La radiografía de tórax convencional sigue siendo fundamental para el diagnóstico y seguimiento de las lesiones torácicas. Se utilizan varias proyecciones: posteroanteriores, laterales, oblicuas y en decúbito con proyección anteroposterior. Esta última es la habitual en pacientes críticos ya sea en supino o prono. Una desventaja importante de esta proyección es el hecho de que las estructuras localizadas en la parte anterior del tórax (incluido el corazón) parecen tener un tamaño mayor del real debido a un efecto de magnificación.

El neumotórax se observa como una ausencia de la trama pulmonar, pudiéndose distinguir la línea de la pleura visceral retraída; aunque los neumotórax pequeños apicales pueden no visualizarse, sobre todo en la radiografía en decúbito supino. Los neumotórax se clasifican como grandes en una radiografía frontal de tórax si la distancia del margen del pulmón a la pared torácica es de 2 cm desde la pared torácica a nivel del hilio o de 3 cm desde el vértice del pulmón. En la tomografía computarizada (TC) un neumotórax grande ocupa más del 20 % del hemitórax ipsilateral.

Los derrames se acumulan en zonas declives por efecto de la gravedad, quedando el pulmón «flotando» sobre ellos. El derrame condiciona un retroceso elástico del pulmón «normal», lo que deriva en una atelectasia secundaria, más grave cuanto mayor sea el derrame. Hasta un total de 75 mL de líquido se pueden acumular en el espacio subpulmonar posterior sin provocar derrame visible. En bipedestación se necesita un mínimo de 175 mL para borrar el ángulo costofrénico lateral, y solo cuando alcanza los 500 mL es posible visualizarlo. Si consigue alcanzar la cuarta costilla, podemos decir que hay aproximadamente 1.000 mL de líquido acumulado. La acumulación de líquido provoca la curva de Ellis Damoiseau, una línea de concavidad superior, fenómeno también llamado «signo del menisco» (Fig. 13-1A). En posición lateral, con 75 mL se consigue borrar el seno costofrénico posterior y visualizarse el derrame (Fig. 13-1B).

Los derrames pleurales masivos, especialmente en el lado izquierdo, producen atelectasia pasiva significativa o completa del pulmón con desviación mediastínica contralateral además de un aplanamiento o inversión diafragmática, haciendo que el diafragma, normalmente convexo, parezca cóncavo en bipedestación (Fig. 13-1C).

En decúbito supino, el líquido se acumula a lo largo de la cara posterior del tórax y provoca un efecto de filtro o velo del hemitórax afectado con mala definición del margen diafragmático, pudiéndose identificar un gradiente de opacidad decreciente hacia el vértice torácico (Fig. 13-1D y Fig. 13-1E). Las características a favor del derrame pleural frente a una neumonía/condensación en esta proyección son las siguientes: vasos pulmonares visibles a través de la opacidad creada por el derrame, no hay broncograma aéreo, engrosamiento de las líneas paravertebrales al entrar el líquido en el espacio pleural mediastínico.

2.2.2. Tomografía computarizada

La TC es capaz de detectar derrames pleurales de menos de 15 mL, además de determinar características diferenciales entre trasudado o exudado y plantear un posible factor etiológico en caso de administración de contraste intravenoso. También puede facilitarnos la medición del espesor pleural, diagnosticar pequeños neumotórax anteriores, procesos parenquimatosos subyacentes, fístulas broncopleurales periféricas y lesiones o defectos diafragmáticos (especialmente aquellos con herniación torácica que borran la silueta cardíaca o el diafragma y provocan falsa elevación del diafragma), así como diferenciar el empiema del absceso pulmonar y servirnos de guía en la toracocentesis diagnóstica y/o terapéutica en caso de empiemas loculados.

2.2.3. Ecografía pleuropulmonar

El concepto POCUS (*point of care ultrasound*) se traduce al castellano como «ultrasonido en el punto de acción». Puede tener dos tipos de interpretaciones. La primera, llevar el ecógrafo al lugar donde se encuentre el paciente (pie de cama); la segunda, realizar el diagnóstico diferencial y guía del tratamiento *in situ* y de forma dinámica o en tiempo real, tan importante en los cuidados intensivos. Como técnica, la ecografía es muy operador-dependiente, precisando de un aprendizaje y con ciertas limitaciones en la precisión para determinadas patologías.

Entre sus ventajas se encuentran:

✔ **Guía para realizar procedimientos pleurales.** Su uso conlleva una tasa menor de complicaciones en la torcocentesis diagnóstica y terapéutica o en la aspiración/biopsia de lesiones pleurales.

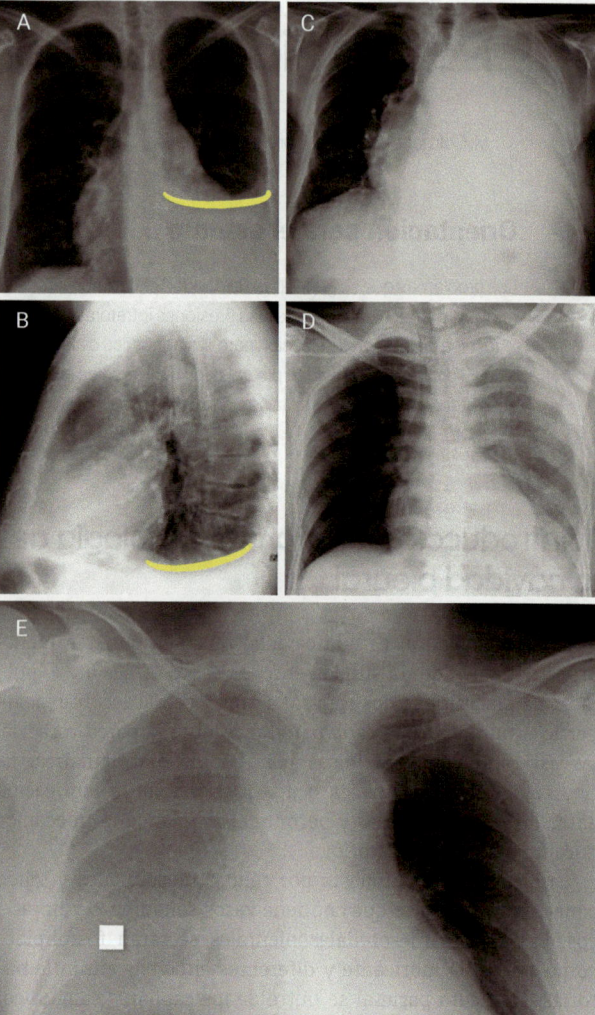

Fig. 13-1 | A. Radiografía de tórax en bipedestación posteroanterior: derrame pleural izquierdo y «signo del menisco». B. Radiografía de tórax en bipedestación lateral: derrame pleural en el seno costofrénico posterior. C. Radiografía de tórax en bipedestación: derrame pleural masivo izquierdo con desplazamiento mediastínico contralateral. D. Radiografía de tórax en decúbito supino: derrame pleural izquierdo moderado-grave. E. Radiografía de tórax en decúbito supino: derrame pleural derecho grave.

✔ **Detección de patología pleural.** La ecografía pleural es más sensible que la radiografía para detectar el líquido pleural y diferenciarlo de la consolidación pulmonar en el paciente crítico, pero menos sensible que la TC. Es superior a la TC para detectar el derrame pleural tabicado y para diferenciar el líquido pleural de la invasión tumoral de la pared torácica, el engrosamiento pleural y las masas pleurales.

✔ **Coste reducido y sin exposición a la radiación ionizante.**

2.3. Conceptos básicos de ecografía pleuropulmonar

El principio fundamental de la ecografía es el reflejo de las ondas de ultrasonido de los tejidos que se van interponiendo en el camino del haz que genera el transductor. La ecogenicidad del tejido se refiere a la capacidad para reflejar y/o transmitir ondas ultrasónicas en el contexto de los tejidos circundantes. Traducido a una escala de grises, las estructuras ecogénicas altamente reflectantes (hueso) aparecen blancas, en contraste con estructuras anecoicas, no reflectantes o negras. Los términos «hipoecoico», «isoecoico» e «hiperecoico» son descripciones de la cantidad de brillo generada por las estructuras o tejidos en la escala de grises descrita. Debido a que solo una pequeña proporción de las ondas penetra en el aire, y el aire es un medio desfavorable para la transmisión del sonido, el pulmón aireado aparece como un gris homogéneo en lugar de una entidad estructural directa.

Los derrames pleurales y las consolidaciones con extensión periférica proporcionan imágenes reales, mientras que el resto de la ecografía pulmonar se basa en la interpretación de artefactos derivados de la interfase generada aire/tejido.

Las estructuras pulmonares y pleurales se visualizan utilizando el modo B o bidimensional, mientras que el movimiento pleural se puede evaluar a través del modo M o unidimensional. Los signos se originan en la línea pleural; por ello es importante identificarla siempre. La mayoría de los signos son dinámicos. Para la adquisición de imágenes pulmonares, lo ideal es utilizar preajustes de «pulmón» en el ecógrafo, que desactivan los algoritmos de suavizado de imágenes y artefactos, y reducen el rango dinámico, para poder evaluar mejor los artefactos, tan importantes en este modo. Para la adquisición de imágenes pleurales o consolidaciones, los preajustes de «abdomen» en el ecógrafo serán los ideales para su visualización optimizada.

2.3.1. Elección de la sonda

Las sondas más utilizadas son (Fig. 13-2):

- **Lineal o de alta frecuencia (7,5-10 MHz).** Presenta alta resolución y baja penetrancia. Visualiza la morfología pleural: irregularidades, quistes subpleurales, consolidaciones con afectación periférica, diagnóstico de neumotórax y derrame pleural.
- *Phased array*, **sonda cardiológica, sectorial o de baja frecuencia (3,5 MHz).** Tiene alta penetrancia, lo que permite obtener imágenes de estructuras profundas dentro del tórax. Facilita la exploración entre los espacios intercostales por su diseño. En caso de no disponer de esta sonda, se puede utilizar la sonda abdominal curvilínea convexa, que también es de baja frecuencia y alta penetrancia.

2.3.2. Posicionamiento del paciente

De forma convencional, la posición preferida es la sentada erguida. En los pacientes críticos o inestables se prefiere la posición supina o semisupina o con cabecero a 30º y con el brazo ipsilateral en abducción (Fig. 13-3). En el caso de derrame, si este es

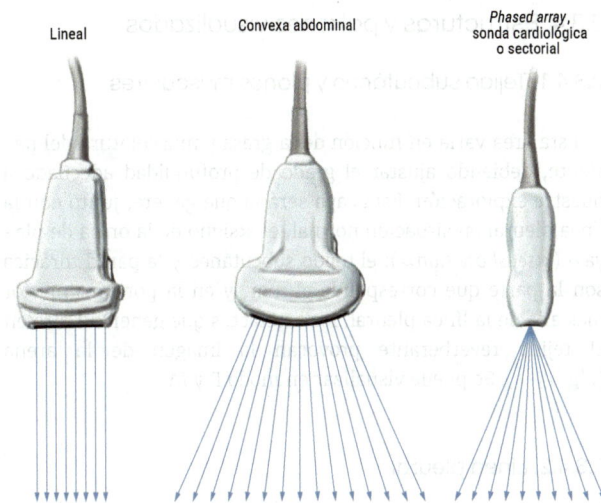

Lineal   Convexa abdominal   *Phased array,* sonda cardiológica o sectorial

Fig. 13-2 | Sondas para ecografía pleuropulmonar.

grande, puede identificarse en la línea axilar media. Si es pequeño, puede identificarse moviendo la sonda a una posición más posterior, de modo que se presione contra el colchón y se incline hacia posición cefálica.

2.3.3. Exploración

Se realizará generalmente en decúbito supino, haciendo hincapié en los planos anteriores y laterales. El método más estandarizado es posicionar el transductor en vertical, transversal a las costillas con la marca en cefálica. Visualizaremos dos arcos costales (hueso, hiperecoico o blanco) con su sombra acústica posterior (anecoica o negra) y la línea pleural entre ellos. Iremos realizando un barrido de todos los campos de arriba hacia abajo en línea recta y comparando ambos hemitórax (zona anterior y lateral; zona posterior solo si el paciente lo permite y es necesario).

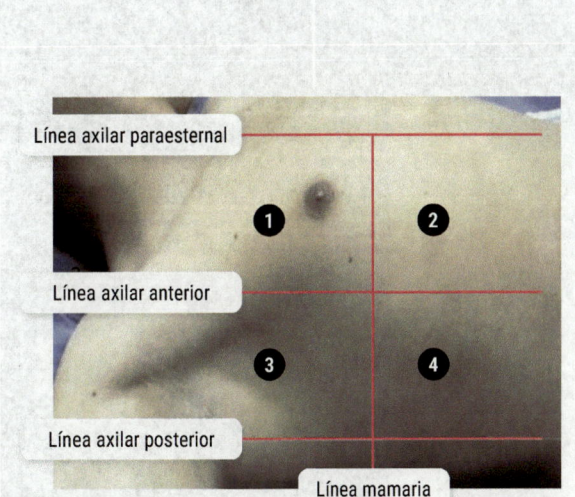

Línea axilar paraesternal
Línea axilar anterior
Línea axilar posterior
Línea mamaria

Fig. 13-3 | Posicionamiento del paciente.

2.3.4. Estructuras y patrones visualizados

2.3.4.1. Tejido subcutáneo y planos musculares

Esta área varía en función de la grasa y musculatura del paciente, debiendo ajustar el grado de profundidad adecuado a nuestra exploración. Esta capa será la que genere, junto con la línea pleural en situación normal, el «signo de la orilla de playa» («*seashore sign*»): el tejido subcutáneo y la pared torácica son la parte que corresponde al mar, y en la porción inferior más allá de la línea pleural, los artefactos que genera el aire en el tejido reverberante provocan la imagen de la arena (Fig. 13-4). Se puede visualizar en modo B y M.

2.3.4.2. Línea pleural

Se visualiza como una línea blanca (hiperecoica), formada por la pleural visceral y parietal, de unos 2 mm de grosor, a 0,5 cm por debajo de dos espacios costales, que corta las costillas en forma transversal y deja su sombra acústica posterior, generando el llamado «signo del murciélago» (Fig. 13-5). En movimiento, tanto en modo B como M, podremos visualizar las pleuras moverse entre sí, a lo que se denomina «*sliding*» o «deslizamiento» (Vídeo 13-1).

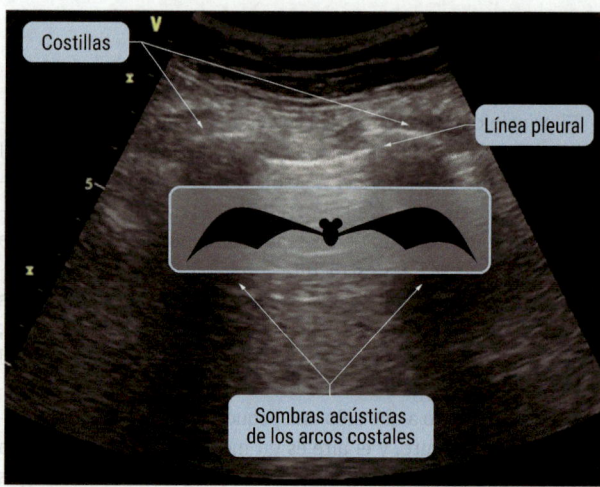

Fig. 13-5 | «Signo del murciélago».

Cuando hay derrame, las pleuras visceral y parietal se separan por la acumulación de líquido, y si cambiamos a modo M (dinámico), se puede visualizar el llamado «signo del sinusoide» (Fig. 13-6).

El pulmón aireado subyacente a las pleuras fusionadas, dado que son altamente reflectantes, genera imágenes reverberantes y equidistantes en toda la profundidad del espacio pulmonar y que traducen un patrón de aireación fisiológica. Son las llamadas «líneas A» (Fig. 13-7).

Dentro de la visualización pleural, será importante ver su morfología. Si adquiere forma irregular, engrosada o con «bocados» en su parte inferior, suele traducir inflamación o quistes subpleurales, típicas de procesos neumónicos o inflamatorios pulmonares, que siempre son patológicos; es el llamado «signo del límite irregular», «dientes de sierra» o «*shred sign*». De la línea pleural saldrán múltiples líneas Z y B (Fig. 13-8).

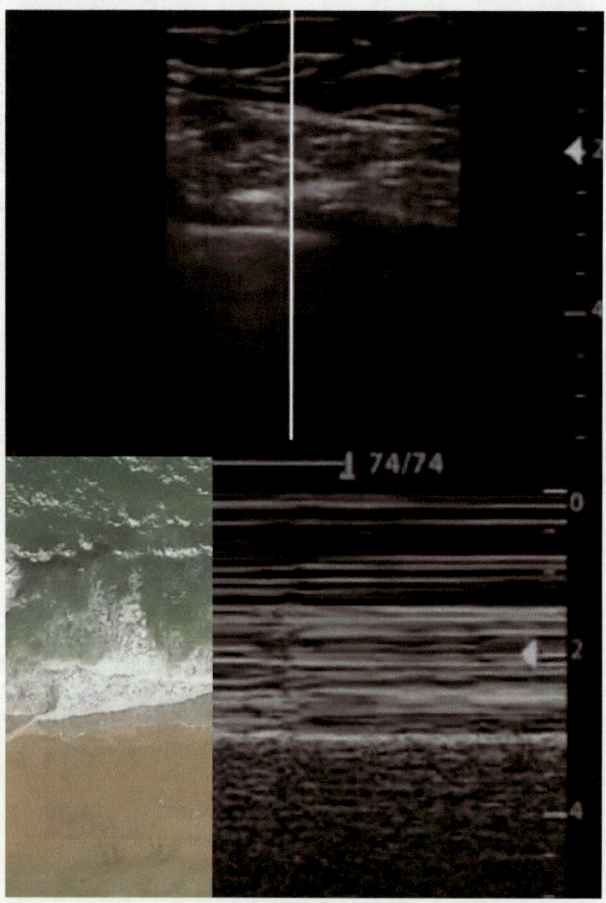

Fig. 13-4 | «Signo de la orilla de playa» («*seashore sign*»).

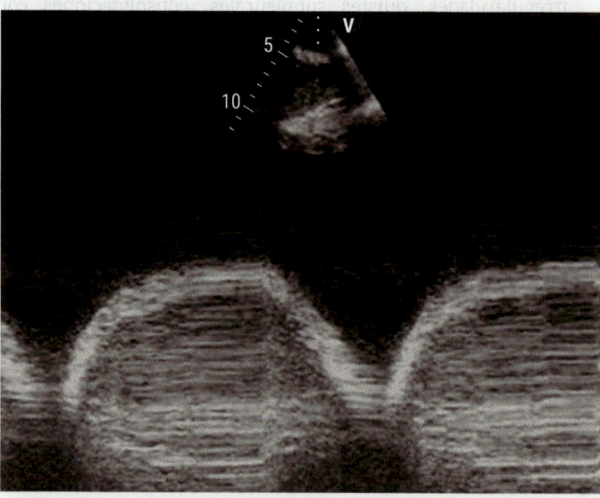

Fig. 13-6 | Derrame pleural con «signo del sinusoide». Movimientos en modo M (abajo) en inspiración y espiración.

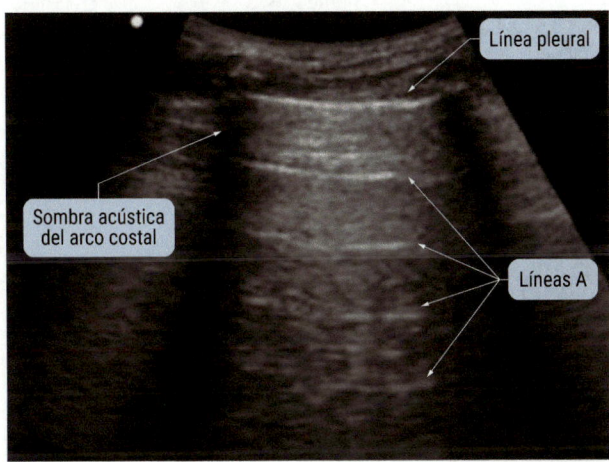

Fig. 13-7 | Líneas A.

2.3.4.3. Artefactos

Los artefactos son imágenes que no se corresponden con ninguna estructura definida. Suelen partir de la línea pleural y moverse con ella:

✔ **Líneas B o «en cola de cometa».** Son líneas hiperecogénicas verticales que parten de la pleura y alcanzan toda la profundidad de la exploración. Suelen ser fisiológicas hasta 2 por campo, entre dos arcos costales. Son habituales en campos inferiores, mientras que en los superiores suelen traducir patología. Corresponden a patología alveolar (edema, si hay menos de 3 mm de separación entre ellas o coalescencia en casos graves) o patología intersticial (síndrome de dificultad respiratoria aguda, con fibrosis si hay más de 7 mm de separación) (Fig. 13-9 y Vídeo 13-2).

✔ **Líneas E.** A diferencia de las líneas B, estas parten de la pared torácica y se ven en el enfisema subcutáneo.

✔ **Líneas Z.** También parten de la pleura, pero, a diferencia de las B, solo alcanzan las zonas más superficiales y no siempre traducen patología.

2.3.4.4. Pulmón (atelectasia/consolidación)

El pulmón solo se visualizará si se condensa o se compacta, adquiriendo aspecto hipoecogénico.

En las zonas inferiores será fundamental localizar el diafragma. El grado de atelectasia depende del tamaño del derrame pleural; a mayor derrame, mayor atelectasia. En su interior puede albergar zonas hiperecoicas de aire retenido (blanco), también llamado «patrón C» o de «islotes», y puede presentar un broncograma estático, más frecuente en las atelectasias, o dinámico, donde el aire retenido se desliza en sentido hacia el transductor con los movimientos respiratorios, típico de las condensaciones neumónicas (Fig. 13-10A y Vídeo 13-3).

El modo Doppler puede ser útil para diferenciar un derrame pleural pequeño de un engrosamiento pleural, y una atelectasia o un infarto pulmonar de una condensación neumónica, mostrando esta última estructuras vasculares normales (Fig. 13-10B). En ambas, al estar el pulmón compactado, suele adquirir un aspecto similar al hígado, por ello se llama «hepatizado» o «*tissue like*», y traduce una afectación translobar (Fig. 13-10C y Vídeo 13-4).

2.3.4.5. Derrame pleural

El derrame anecoico suele ser un trasudado, mientras que la presencia de ecogenicidad o tabicaciones suele indicar un exudado.

En la visualización tendremos la típica imagen de «signo de la medusa», ya que el pulmón condensado flota sobre el líquido acumulado, signo visible en modo B y M (Fig. 13-11). El engrosamiento pleural mayor de 3 mm, la nodularidad pleural o la anomalía pulmonar coexistente, como la consolidación de un absceso, se asocia con derrame exudativo. Un patrón de remolino, definido como múltiples partículas ecogénicas, móviles y flotantes dentro del derrame, también llamado «signo del plancton», se asocia con derrame pleural exudativo.

En función de estos patrones se puede definir el derrame como:

✔ **Simple:** totalmente anecoico (v. Fig. 13-11A y Vídeo 13-5).

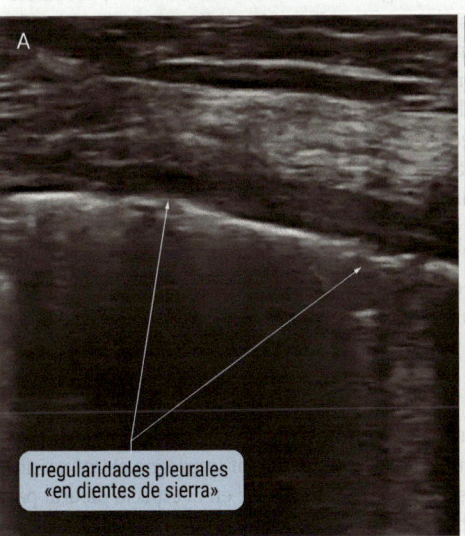
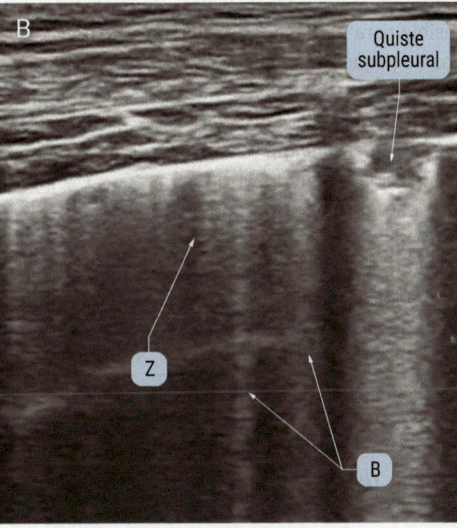

Fig. 13-8 | Alteraciones pleurales. A. Irregularidades «en dientes de sierra». B. Pleura engrosada, múltiples líneas Z, líneas B y quiste subpleural.

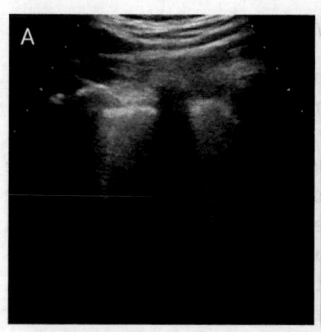
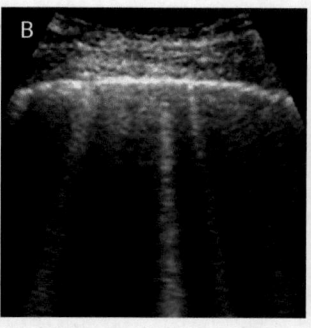
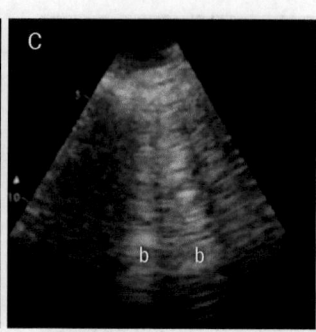

Fig. 13-9 | Líneas B. A. Líneas B fisiológicas (≤ 2 por campo). B. Líneas B patológicas (> 3 por campo); patrón intersticial: 7 mm separación. C. Líneas B patológicas (> 3 por campo); patrón alveolar: 3 mm de separación o confluyentes. Patrón gris homogéneo.

✔ **Complejo no tabicado o sin septos:** puede contener material puntiforme en su interior, «signo del plancton» (Fig. 13-12A y Vídeo 13-6).

✔ **Complejo tabicado o septado:** material interior con forma de filamentos o tabiques (Fig. 13-12B y Vídeo 13-7).

✔ **Ecogénico difuso:** con ecogenicidad aumentada de forma homogénea que sugiere la presencia de sangre, proteínas y fibrina.

Para la cuantificación del derrame se han desarrollado numerosos métodos, de los que los más utilizados son:

✔ **Roch et al.** (Fig. 13-13A). Con la sonda puesta en el espacio intercostal en logitudinal, realizammos la medición de la máxima distancia entre el pulmón y la pared torácica posterior en base pulmonar a 3 cm (PLDbase) y a nivel del quinto espacio intercostal (PLD5), así como la distancia entre el diafragma y el pulmón en corte transversal (LD). Encontraron que la medición PLDbase a 3 cm se correlacionaba mejor con el volumen del derrame y que una distancia mayor de 5 cm predecía en más del 86 % un derrame de al menos 500 mL.

✔ **Balik et al.** (Fig. 13-13B). Medición de la distancia (C) a la altura de la línea axilar posterior en la base pulmonar y al final de la espiración, con la sonda colocada transversal (perpendicular a la columna). Este método es el más extendido debido a su facilidad en la práctica clínica habitual. Volumen (mL) = 20 × C (mm).

2.3.4.6. Neumotórax

La ecografía es especialmente sensible para el diagnóstico del neumotórax, incluso para detectar los de pequeño tamaño y anteriores, imposibles de visualizar con la radiografía convencional.

Dado que se produce una separación de ambas pleuras, lo primero que encontraremos será una ausencia del *sliding* o deslizamiento pleural en modo B, con la traducción en modo M de la desaparición de la «orilla de la playa» para formar el «signo de la estratosfera» o «código de barras» (Fig. 13-14A; v. Vídeo 13-1), dada la ausencia del artefacto por aireación detrás de la línea pleural. No es un signo patognomónico, ya que otros procesos que impiden la movilización de las pleuras también lo provocan (atelectasia completa, intubación selectiva, contusión pulmonar o las consolidaciones). El hallazgo patognomónico será encontrar el «punto de pulmón» («*lung point*») (Fig. 13-14B y Vídeo 13-8), donde encontramos el deslizamiento de las pleuras de nuevo adheridas y que suele ser lateral y/o posterior, apareciendo como una «cortina» tanto en modo B como M. Los signos

que descartan neumotórax son la presencia de líneas B o Z (dado que parten de las pleuras). También el llamado «signo de pulso pulmón», movimiento pleural en sincronía con las pulsaciones cardíacas, el cual se genera por la falta de ventilación regional, que descarta el neumotórax (Vídeo 13-9).

Asociando los diferentes artefactos y signos, se puede plantear un posible diagnóstico etiológico (Tabla 13-1).

2.3.5. Limitaciones de la ecografía

Constituyen limitaciones para la ecografía la obesidad, musculatura hipertrofiada, deformidades de la caja torácica, edema o enfisema subcutáneo excesivo, cirugía reciente, vendajes de la pared torácica o la incapacidad para colocar al paciente inestable en la posición adecuada.

2.4. Análisis del líquido pleural

Para obtener el líquido pleural es necesario realizar una toracocentesis, procedimiento que se explicará más adelante. Las características del líquido y su análisis nos permitirán determinar la naturaleza y probable etiología del mismo.

Su obtención no será necesaria en caso de un diagnóstico clínico probable, como un cuadro viral o una insuficiencia cardíaca clínicamente evidente si no asocian características atípicas (derrames bilaterales de tamaños significativamente dispares, especialmente si es mayor en el lado izquierdo, dolor pleurítico, fiebre, características sugestivas de infección o cáncer, ecocardiograma inconsistente con insuficiencia cardíaca o una mala evolución de esta con un tratamiento correcto).

Tras la aspiración, se recogerá en contenedores estériles y se enviarán a analizar entre dos y cuatro botes de unos 3-5 mL cada uno para proceder al análisis bioquímico y de celularidad (glucosa, proteínas, lactato-deshidrogenasa [LDH], triglicéridos, colesterol, adenosina-desaminasa [ADA], entre otros), cultivo en medios comunes y para la determinación de bacilos ácido-alcohol resistentes (si hay sospecha de una etiología tuberculosa); otro para muestras de microbiología de reacción en cadena de la polimerasa u otras técnicas más complejas y otro más para citología. Su análisis nos permite diferenciar:

✔ **Trasudado.** Como producto de las fuerzas hidrostáticas desequilibradas. La causa más frecuente es la insuficiencia cardíaca. El líquido del edema pulmonar impregna el intersticio y la pleura visceral, acumulándose así en el espacio pleural para ser reabsorbido por los linfáticos de la pleura parietal. Los de-

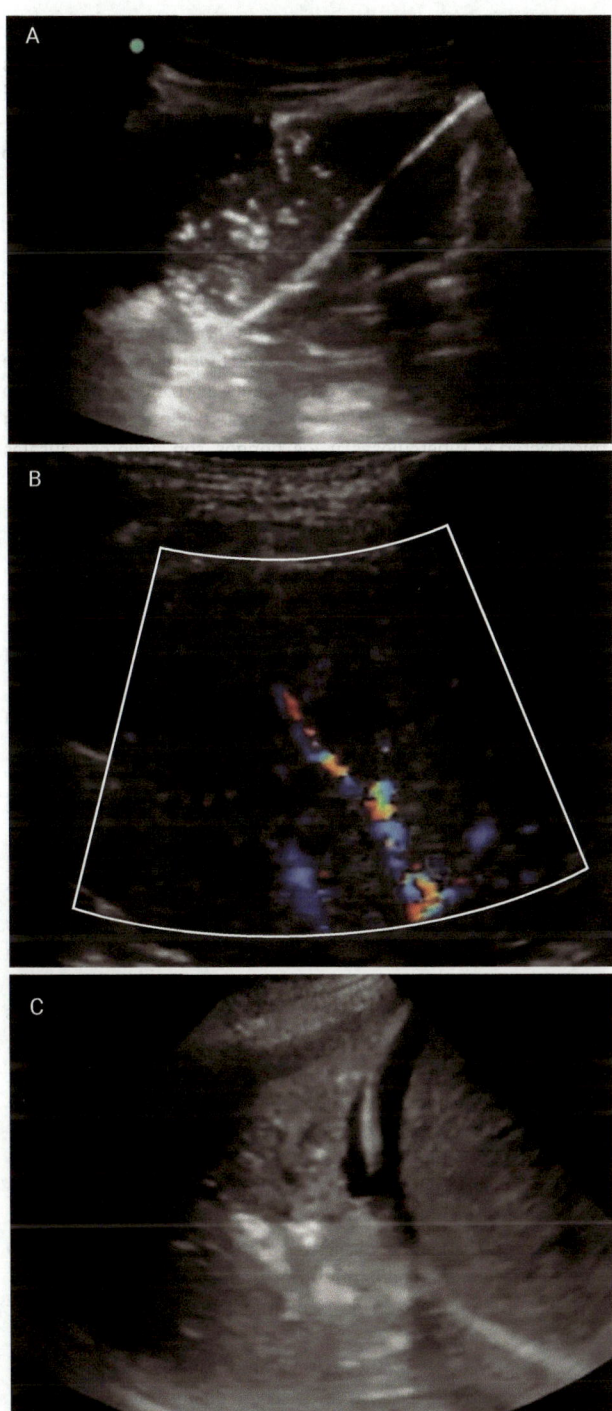

Fig. 13-10 | Consolidación pulmonar. A. Consolidación pulmonar con patrón de aire retenido. Es necesario visualizar con movimiento para discernir si presenta broncograma estático o dinámico y diferenciar atelectasia de neumonía (arriba). B. Consolidación pulmonar con aplicación del modo Doppler. Permite visualizar estructuras vasculares normales, compatible con neumonía más que atelectasia (derecha). C. Consolidación pulmonar. Aspecto «hepatizado» o «*tissue like*» que traduce condensación translobar (arriba).

rrames pleurales relacionados con la insuficiencia ventricular izquierda son bilaterales en casi el 90 % de los casos y suelen ser simétricos. Otras causas de trasudados serían: la cirrosis hepática, la insuficiencia renal, la pericarditis constrictiva, el hipotiroidismo, el posparto, el síndrome nefrótico y la diálisis

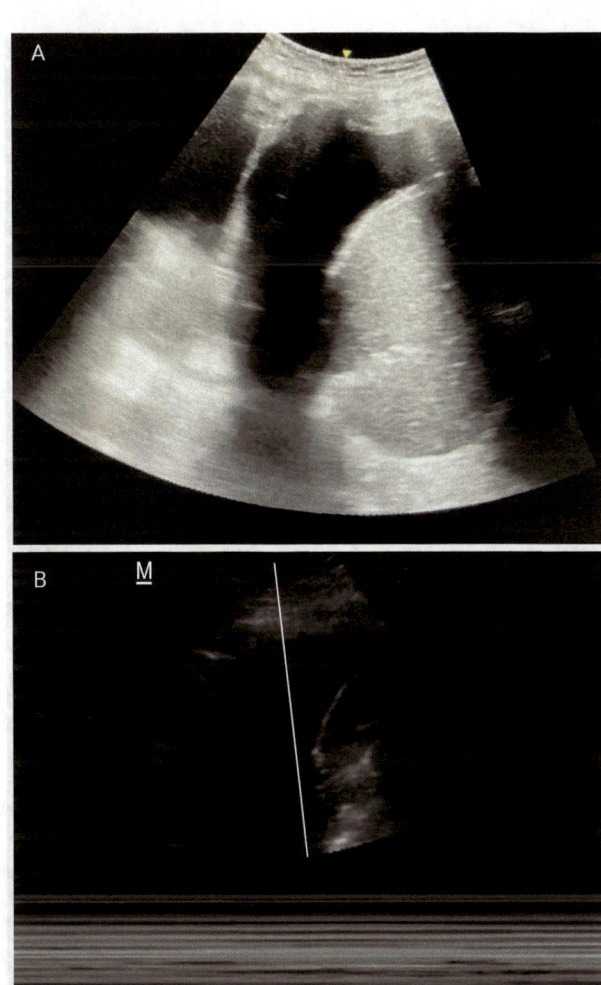

Fig. 13-11 | Derrame pleural. A. Derrame pleural simple (a la izquierda, «signo de la medusa»). B. Derrame pleural con «signo de la medusa» en modo B (arriba) y M (abajo).

peritoneal. En ocasiones, se pueden locular simulando masas o seudotumores que desaparecen con el tiempo. Una exploración con TC a veces puede determinar la verdadera naturaleza de dicha masa al mostrar su contenido líquido y su relación con las fisuras, excluyendo así un origen intrapulmonar. La TC puede identificar pequeñas acumulaciones de gas, loculaciones o engrosamiento y realce pleurales, características que no se encuentran en un derrame pleural trasudativo.

✔ **Exudado.** La causa más frecuente es la neumonía, que resulta en un derrame paraneumónico estéril o un empiema, seguida de los tumores malignos. Los derrames pleurales exudativos unilaterales grandes en pacientes jóvenes son sospechosos de tuberculosis, mientras que en personas mayores con frecuencia indican un proceso maligno.

Para realizar el diagnóstico diferencial, tradicionalmente se han utilizado los **criterios de Light**, prueba con alta sensibilidad

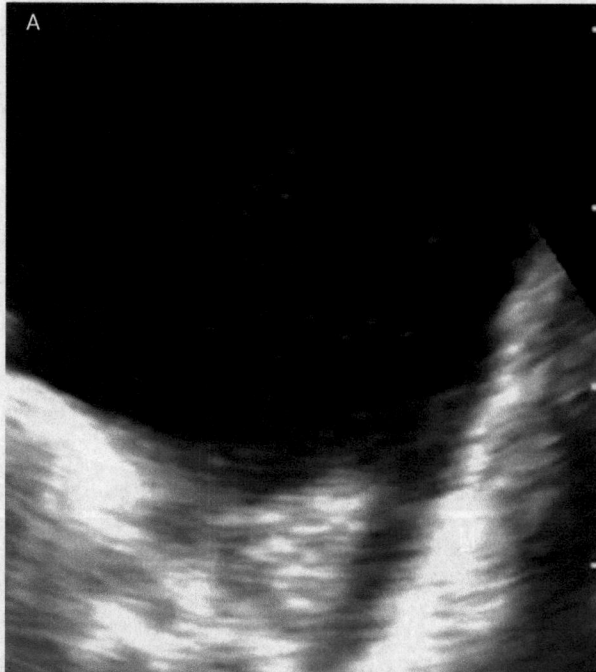

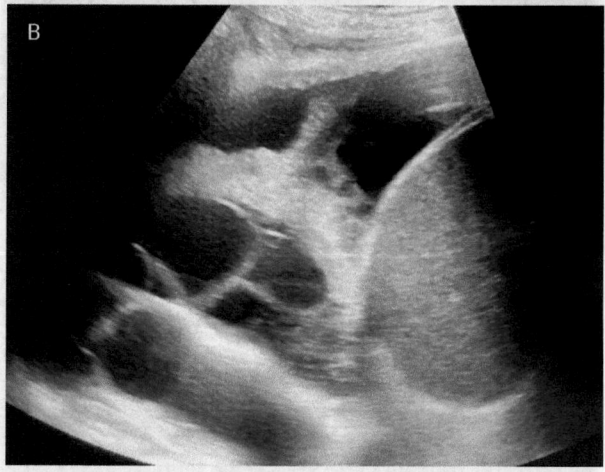

Fig. 13-12 | A. Derrame pleural complejo con «signo del plancton». B. Derrame pleural complejo tabicado.

(96 %) y baja especificidad (83 %), importante para no pasar por alto un exudado por las implicaciones pronósticas y terapéuticas que conlleva. Se define el líquido como exudado si cumple al menos uno de los siguientes tres criterios:

✔ Proporción de proteínas en líquido pleural/proteínas plasma superior a 0,5.
✔ Proporción de LDH en líquido pleural/LDH plasma superior a 0,6.
✔ LDH del líquido pleural superior a dos tercios del límite alto de normalidad del laboratorio.

Sin embargo, algunos trasudados pueden clasificarse erróneamente como exudados debido a la menor especificidad de la regla. En caso de sospecha de insuficiencia cardíaca como causa del exudado, Light propone determinar el gradiente albúmina plasmática-albúmina pleural, y si es mayor de 1,2 g/dL, probablemente será un falso positivo. También el gradiente de proteínas > 3,1 g/dL se corresponde con un trasudado.

Centrándonos en los exudados, mencionaremos algunas consideraciones especiales de las entidades más frecuentes en las unidades de cuidados intensivos: el empiema y el derrame pleural maligno.

La definición de **empiema** viene determinada por el aspecto macroscópico de sobreinfección, que es purulento, o por el aislamiento de un germen en los cultivos. La principal causa es la neumonía, seguida de los procedimientos quirúrgicos y los traumatismos. Entre los microorganismos más frecuentemente asociados se encuentran las especies de estreptococos, bacterias anaerobias (*Bacteroides* y *Peptostreptococcus*) o la flora mixta aeróbica-anaeróbica. Las bacterias aeróbicas como *Staphylococcus* resistente a la meticilina y las bacterias gramnegativas (p. ej., *Enterobacter* o *Pseudomonas*) se encuentran en los empiemas nosocomiales. Las micobacterias tuberculosas y los hongos son agentes causales menos frecuentes.

El diagnóstico radiológico del empiema puede facilitarse mediante la TC. Encontramos tres etapas en su evolución:

✔ **Etapa 1 inflamatoria o exudativa temprana:** > 15.000 leucocitos/µL).
✔ **Etapa 2 fibrinopurulenta:** se forman adherencias dentro del derrame).
✔ **Etapa 3 organizativa:** formación de una gruesa exfoliación pleural.

La ecografía puede visualizar adherencias tempranas durante la etapa fibrinopurulenta de un empiema. Las adherencias lineales, irregulares y en forma de panal predicen dificultades en el drenaje. En las etapas fibrinopurulenta y de organización, una TC con contraste intravenoso muestra un fuerte realce de las pleuras visceral y parietal, lo que produce el «signo de la pleura dividida», además de encontrarse engrosada y superar los 3 mm.

Para diferenciarlos de los abscesos pulmonares, los empiemas tienden a comprimir el pulmón adyacente en lugar de destruirlo, y suelen tener paredes más delgadas y lisas que los abscesos pulmonares. Además, los empiemas tienden a formar un ángulo obtuso con la pared torácica, mientras que los abscesos suelen formar un ángulo agudo.

Un nivel gas-líquido en un empiema sugiere la presencia de una fístula broncopleural. Las centrales ocurren con mayor frecuencia después de procedimientos quirúrgicos o traumatismos y pueden confirmarse mediante broncoscopia. Las periféricas suelen ser una complicación de la neumonía necrosante y precisar diagnóstico por TC.

Los empiemas tuberculosos tienden a persistir durante décadas y presentan una extensa calcificación de la pleura.

El 80 % de los **derrames pleurales malignos** son consecuencia de un carcinoma de pulmón, mama, ovario y los linfomas, incluido el linfoma del paciente con virus de la inmunodeficiencia humana. Los mecanismos de formación incluyen: aumento de la permeabilidad de la membrana pleural y de los capilares, disminución del aclaramiento debido a obstrucción linfática y obstrucción bronquial que conduce a atelectasias y a una marcada disminución regional de la presión intrapleural, lo que favorece la acumulación de líquido pleural.

Entre los hallazgos en la TC que sugieren un derrame pleural maligno se incluyen una pleura irregular, nodular o engrosada y un realce de la pleura visceral después de la administración de contraste intravenoso, aunque también puede verse en la infla-

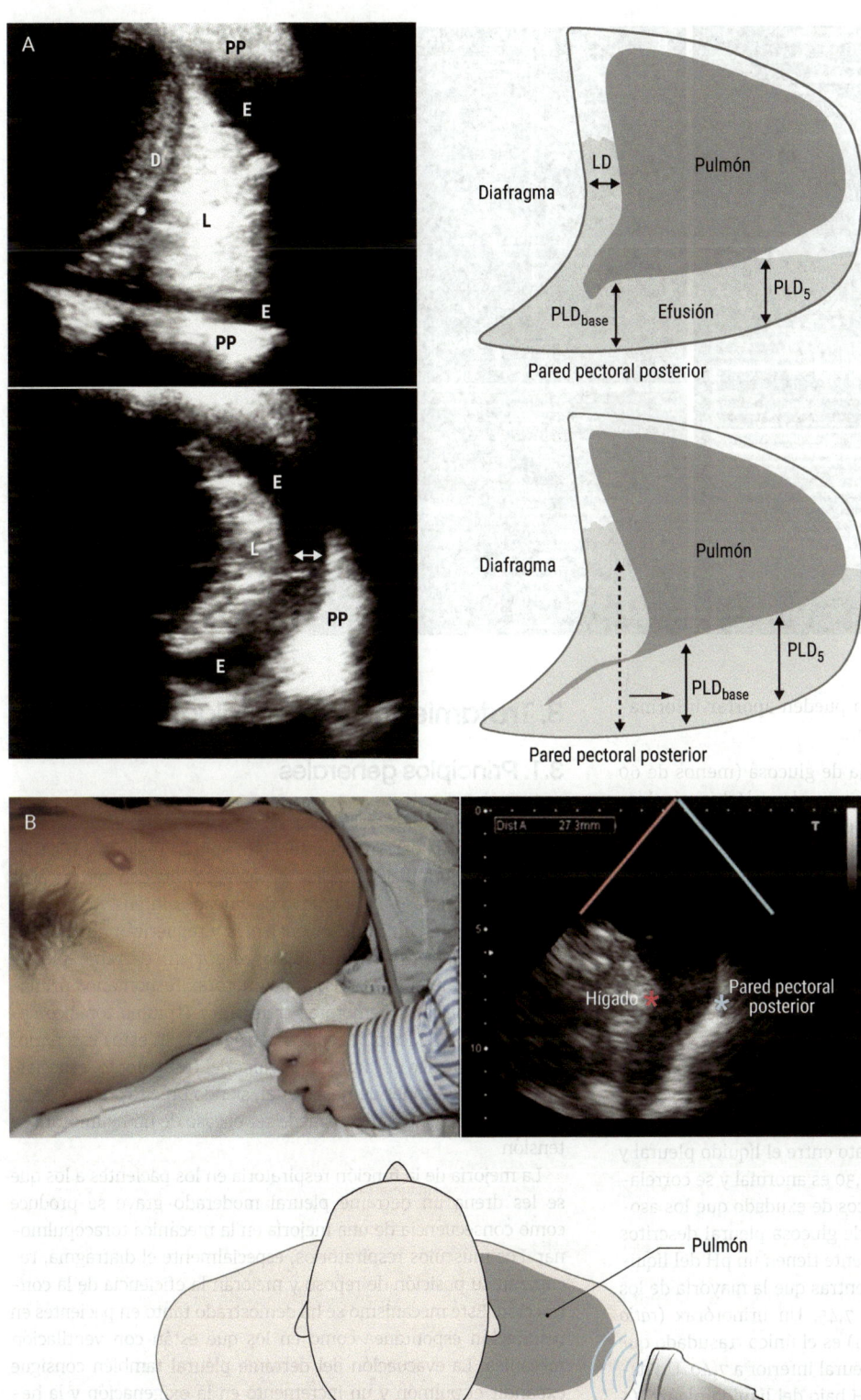

Fig. 13-13 | Cuantificación del derrame pleural. A. Método de Roch *et al.* Sonda en longitudinal. B. Método de Balik *et al.* Sonda en transversal. D: diafragma, E: derrame; L: *lung;* PP: pared pectoral.

mación. El tamaño de los derrames malignos varía, pero los tumores malignos metastásicos son la causa más común de un derrame pleural masivo que oblitera un hemitórax completo. Los derrames malignos también pueden volverse loculados como los empiemas (Fig. 13-15).

El **hemotórax** se define por la presencia de un líquido con más del 50% del hematocrito de la sangre del paciente. No es fiable la cuantificación de la hemoglobina ni del hematocrito por el aspecto del líquido. El hemotórax puede tener su origen en múltiples fuentes vasculares, desde la aorta a vasos arteriales o venosos de la pared torácica.

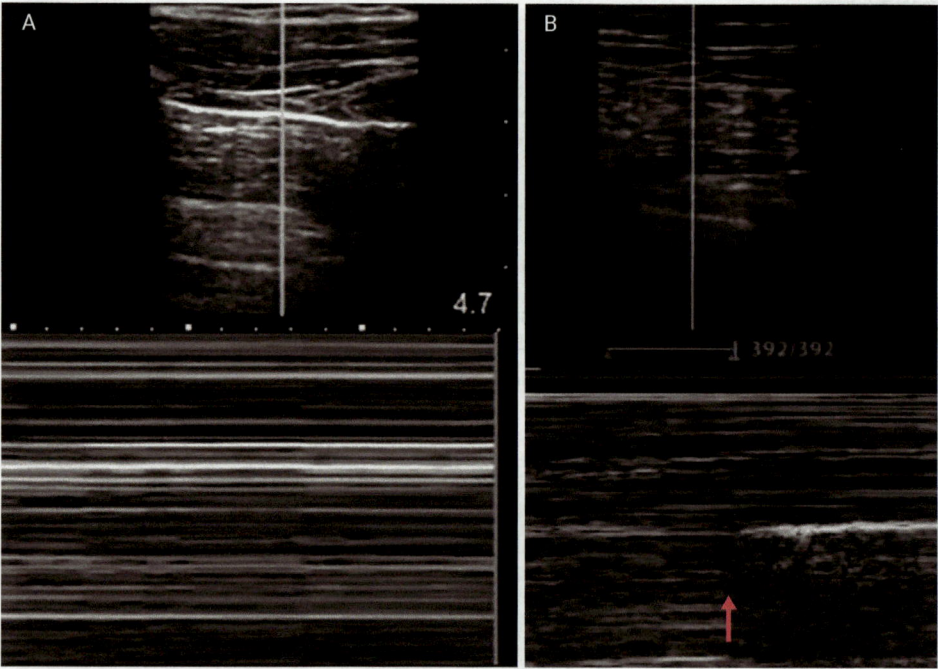

Ciertos componentes del líquido pueden aportar información añadida, entre los que destacan:

- **Glucosa.** Una concentración baja de glucosa (menos de 60 mg/dL) o una proporción de glucosa pleural/glucosa plasmática inferior a 0,5 reducen el diagnóstico diferencial del exudado a las siguientes posibilidades: paraneumónico complicado o empiema, enfermedad reumática o lúpica, derrame tuberculoso o rotura esofágica. Todos los demás exudados y los trasudados tienen una concentración de glucosa en el líquido pleural similar a la de la sangre. Por el contrario, los derrames pleurales con concentraciones elevadas de glucosa pueden estar causados por catéteres venosos centrales mal insertados o migración de líquido de diálisis peritoneal desde el espacio intraperitoneal.
- **pH.** Debe medirse con un gasómetro, nunca con papel reactivo. El pH pleural normal es de aproximadamente 7,60, debido a un gradiente de bicarbonato entre el líquido pleural y la sangre. Un pH por debajo de 7,30 es anormal y se correlaciona con los mismos diagnósticos de exudado que los asociados a concentraciones bajas de glucosa pleural descritos arriba. Los trasudados generalmente tienen un pH del líquido pleural entre 7,40 y 7,55, mientras que la mayoría de los exudados oscilan entre 7,30 y 7,45. Un urinotórax (*ratio* creatinina pleural/plasmática > 1) es el único trasudado que puede tener un pH del líquido pleural inferior a 7,40. Un derrame paraneumónico con un pH bajo del líquido pleural (≤ 7,15) indica una alta probabilidad de necesidad de drenaje del espacio pleural.
- **Amilasa.** No se determina de forma rutinaria. Su medición puede ser necesaria para diagnosticar en caso de sospecha, derrame pancreático (agudo o crónico), derrame relacionado con perforación esofágica o malignidad por tumor gastrointestinal. Se considera positivo si hay una *ratio* amilasa pleural/plasmática mayor de 1.

3. Tratamiento de la patología pleural

3.1. Principios generales

La mayoría de los trastornos del espacio pleural están asociados a la enfermedad subyacente. Estos se irán resolviendo a medida que mejora dicho proceso. Otras veces pueden ser la causa primera del ingreso en la unidad de cuidados intensivos o de un empeoramiento clínico de los pacientes y requerirán un abordaje específico. Dentro de estas causas destacan: derrame pleural (simple o complejo), empiema, neumotórax (espontáneo primario o secundario) y hemotórax traumático (trauma torácico cerrado o abierto o lesión de vasos yatrógena). En estos escenarios el **drenaje torácico** es la piedra angular del tratamiento, especialmente en situaciones de riesgo vital, siendo precisa su colocación de forma emergente, como puede ser el caso de un neumotórax a tensión.

La mejoría de la función respiratoria en los pacientes a los que se les drena un derrame pleural moderado-grave se produce como consecuencia de una mejoría en la mecánica toracopulmonar. Los músculos respiratorios, especialmente el diafragma, recuperan su posición de reposo y mejoran la eficiencia de la contracción. Este mecanismo se ha demostrado tanto en pacientes en respiración espontánea como en los que están con ventilación mecánica. La evacuación del derrame pleural también consigue expandir el pulmón y un incremento en la oxigenación y la hemodinámica, pero no son los responsables de la mejoría de la sensación de disnea.

Exceptuando el drenaje de un neumotórax espontáneo, la administración de una única dosis de antibioterapia profiláctica antes del procedimiento ha demostrado una reducción en la tasa de neumonía y empiema.

Antes de detallar el procedimiento y las consideraciones que se han de tener en cuenta en la realización de un drenaje, es impres-

Tabla 13-1. Asociación de diferentes artefactos y signos para un diagnóstico etiológico

	Líneas A	Líneas B	Consolidación	Derrame	Morfología pleural	*Sliding*	Signos específicos
Neumonía	+ Si hay afectación periférica	Confluentes unilaterales o bilaterales	+ Hepatización o *tissue-like* si es translobar	+/–	Regular Irregular («dientes en sierra») Colecciones subpleurales	Ausente si hay afectación periférica o translobar	Broncograma aéreo: Si dinámico (60% VPP 90% Doppler suele ser positivo
Atelectasia			+	+/–		Ausente si es masiva Permite visualizar pulso pulmonar	Broncograma estático o patrón C Si hay derrame, «signo de la medusa»
Tromboembolismo pulmonar	+	+/– Si hay infarto		+/–		Si hay infarto, similar a neumonía	Doppler en consolidación alterado Doppler miembros inferiores +/–
Neumotórax	+	Siempre ausentes		+/– Si hay trauma	Regular	Ausente	«Código de barras» o «estratosfera» «Punto pulmón»
Neumopatía intersticial		Bilaterales 7 mm de separación		+/–	Engrosada, irregular, quistes y consolidaciones subpleurales		TCAR patológica
Edema pulmonar - Insuficiencia cardíaca		Bilaterales simétricas < 3 mm de separación		+/– Suele ser bilateral	Regular		Si hay ICC, la VCI es congestiva
Distrés		+ +/– Si hay neumonía		+/– COVID derrame leve bilateral	Puede ser patológica Similar a intersticiopatías		
Asma	+	Ausentes	+/– Si hay atelectasia				

ICC: insuficiencia cardíaca congestiva; VCI: vena cava inferior; VPP: valor predictivo positivo; TCAR: tomografía computarizada de alta resolución.

cindible hablar de la ecografía torácica como herramienta imprescindible a la hora de planificar una entrada segura en el espacio pleural y minimizar el riesgo de complicaciones.

3.2. Ecografía torácica dirigida al drenaje

Su uso es fundamental tanto en la toracocentesis evacuadora como diagnóstica.

Si hay posibilidad de cooperación, la posición ideal es en decúbito supino, con la cama incorporada a 45-60°, el paciente ligeramente rotado y con el brazo del lado afecto en abducción sobre la cabeza, con el fin de exponer el área axilar. Es recomendable que un asistente mantenga al paciente en esta posición.

El drenaje se puede realizar de forma ecodirigida en el mismo acto, en cuyo caso se recubrirá la sonda con una funda y se utilizará gel estéril. Otra opción muy empleada es marcar previamente la zona haciendo una muesca firme con un capuchón de aguja. Si se opta por esta, es imprescindible que el paciente no se mueva

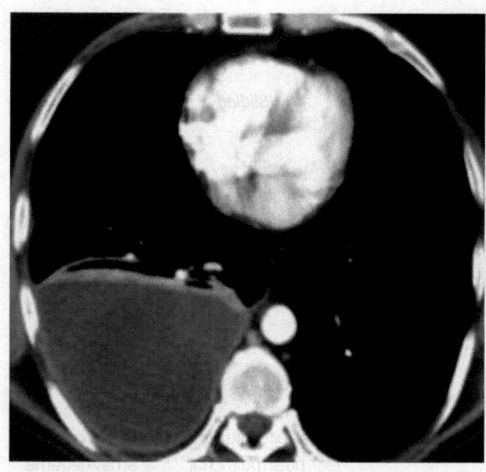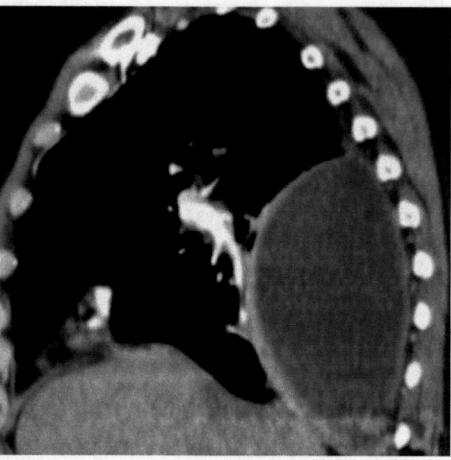

Fig. 13-15 | Tomografía computarizada de tórax: empiema. Realce tras entrada de contraste en la pleura visceral.

en el intervalo de tiempo hasta la realización de la punción, ya que el líquido libre tiende a moverse. Si esto sucede, o bien ha transcurrido mucho tiempo entre la localización y el procedimiento, es obligatorio repetir la ecografía para volver a verificar el sitio.

Identificaremos las estructuras anatómicas típicas, incluyendo el diafragma con el hígado o bazo subyacentes, el pulmón, la pared torácica, el corazón y la aorta descendente (si el sitio previsto de punción es la pared torácica posterior inferior izquierda). Seguidamente documentaremos la presencia y la ubicación de deslizamiento pulmonar y de líneas B; la desaparición de estos signos tras el procedimiento nos puede prealertar de un posible neumotórax. Una «ventana segura» de punción se ha estimado que requiere, al menos, una distancia mayor de 1 cm de líquido desde la pleura parietal a la profundidad máxima del derrame. El ángulo del transductor define el ángulo de inserción posterior de la aguja, generalmente intentando que este sea perpendicular a la piel. La profundidad se mide con un calibrador a partir de una imagen congelada en la pantalla. De ser más profunda que la aguja de toracocentesis, será necesario utilizar una más larga (se podría usar una aguja de punción lumbar).

3.3. Lugar de inserción y procedimiento de drenaje

En situaciones de emergencia puede que no se disponga de un ecógrafo. Tanto en el drenaje de neumotórax como de derrames, a nivel axilar la punción se debe realizar en el llamado «triángulo de seguridad», que se encuentra delimitado anteriormente por el borde del músculo pectoral mayor, posteriormente por el borde del músculo dorsal ancho, inferiormente por el quinto espacio intercostal y superiormente por la base de la axila. Ante neumotórax puros, la punción también se puede realizar en el segundo espacio intercostal, línea media clavicular. Para identificar este espacio, nos podemos guiar por el ángulo de Louis, reborde ligero situado unos 2,5 cm por debajo de la escotadura esternal que se encuentra justo al nivel de la segunda costilla. Para los pacientes con un neumotórax simple y sin complicaciones, la colocación a través del abordaje medio clavicular anterior se asocia con una reducción del dolor en el sitio de inserción.

Se debe revisar el historial del paciente, incluidas las características clínicas pertinentes a la indicación actual, y realizar una exploración física para identificar posibles elementos que podrían dificultar o impedir el procedimiento (cardiomegalia, *situs* inverso, tumor mediastínico o cirugía torácica previa, entre otros). Dentro del material necesario se incluye: guantes, bata, gasas y paños estériles, gorro, solución antiséptica, aguja subcutánea e intramuscular, seda, conector universal de látex y tubo, junto con el sistema de drenaje que se haya seleccionado, generalmente cerrado tricameral.

La premedicación con ansiolíticos, sedantes, analgésicos o atropina no suele ser necesaria, aunque puede considerarse su uso de forma individual.

Procederemos a esterilizar un área amplia en el sitio de punción y montaremos el campo estéril. Instilaremos anestésico local, inicialmente con una aguja subcutánea en la epidermis, y posteriormente con una intramuscular en los planos más profundos, avanzando hacia el borde superior de la costilla a lo largo de la trayectoria definida por el examen ultrasonográfico. Cada vez que avancemos con la aguja, se aspirará con el émbolo para evitar una inyección intravascular del anestésico. Continuaremos avanzando hasta atravesar la pleura parietal con intención de llegar al espacio pleural; el retorno de líquido nos indica que estamos en dicha localización y confirma/determina la distancia piel-espacio pleural. Retiraremos ligeramente la aguja para instilar adicionalmente anestésico con el objetivo de anestesiar las terminaciones nerviosas pleurales parietales, zona más dolorosa. Si hemos optado por realizar una disección roma, anestesiaremos muy bien el periostio de la costilla por encima y por debajo. Retiraremos la aguja.

Seguidamente procederemos a colocar el drenaje, que podrá realizarse con diferentes técnicas. Independientemente de la que utilicemos, la punción se debe realizar sobre el borde superior de la costilla inferior del espacio intercostal y a menos de 10 cm de la columna para evitar dañar el paquete vasculonervioso.

En cuanto a los tubos de drenaje, su calibre se mide en unidades French (Fr) (1 mm de diámetro = 3 Fr). De este modo, 12 Fr equivalen a 4 mm de diámetro externo. Se considera que un grosor menor o igual a 14 Fr es de pequeño calibre, 14-20 Fr es intermedio y más de 20 Fr es de gran calibre.

Con respecto al tubo «ideal», aunque hay abundantes datos que muestran que el de pequeño calibre es comparable a los de gran calibre, no hay ensayos controlados aleatorizados de las grandes patologías pleurales que apoyen dicha observación. Como regla general, los tubos dirigidos hacia la zona anterior son mejores para drenar el aire, y los tubos con un recorrido posterior son mejores para drenar líquidos.

Las diferentes técnicas de colocación son las siguientes:

- ✔ **Técnica de Seldinger.** Es la más utilizada para la colocación de tubos ≤14 Fr. Hay *kits* en el mercado que incluyen el equipo necesario. Los pasos a seguir son los siguientes (Fig. 13-16 y Vídeo 13-10):

  - ⌀ Insertaremos la aguja introductora o trocar hasta la cavidad pleural. Pasaremos a través de ella una guía metálica de unos 15-30 cm. Esta consta de una punta distal flexible en «J», un dispositivo de inserción que endereza dicha punta para su encaje en el pabellón de la aguja introductora y un serpentín dispensador que facilita el control de la inserción. Retiraremos la aguja introductora, dejando una porción de guía metálica de unos 20 cm.

  - ⌀ Pasaremos el dilatador/dilatadores, de menor a mayor diámetro, a través de la guía metálica previa incisión con bisturí de unos 0,5 cm de piel de forma paralela a la costilla. Una vez en el espacio pleural, el dilatador se mueve hacia delante (no más de 2 cm) y hacia atrás con

un movimiento de rotación para ensanchar el trayecto por el tejido subcutáneo y la pleura parietal.

  - ⌀ Retiraremos el dilatador e insertaremos el catéter pleural a través de la guía metálica. El catéter se dirige hacia abajo y atrás si se pretende evacuar líquido, y hacia arriba y adelante en los neumotórax. La profundidad de inserción debe ser la suficiente para garantizar el drenaje, no siendo necesaria la introducción completa. En general el catéter pleural consta de: un dispositivo interno extraíble que da rigidez e impide el acodamiento sobre la guía, lo que facilita la inserción; un extremo distal abierto con dos orificios laterales para maximizar el drenaje; una válvula hemostática en la porción proximal que facilita la retirada de la guía metálica; y una línea y punta radiopacas para confirmar su correcto emplazamiento en una radiografía. Es importante no introducir el catéter hasta no visualizar la guía por el extremo proximal; para ello deberemos desenroscar la válvula hemostática. Una vez visualizada, podremos introducir el catéter y retirar en bloque la guía y el dispositivo interno extraíble. Avanzaremos el tubo hasta que el último orificio de drenaje esté completamente dentro de la cavidad, al menos 2 cm en adultos.

  - ⌀ Acoplaremos el conector del catéter con un sistema de drenaje tricameral a través de un conector universal de látex. Fijaremos el catéter a la piel mediante puntos de sutura (lo suficiente para evitar que se salga, pero sin obstruirlo). Se recomienda también fijar una porción del tubo del sistema tricameral a la piel del paciente con objeto de evitar salidas por tracción de este.

- ✔ **Disección roma.** Se usa para tubos ≥ 16 Fr. Aunque cada vez se utiliza menos, posee algunas ventajas, especialmente en pacientes con paredes torácicas gruesas. Se desaconseja el uso de un trocar afilado para ayudar en la inserción de un tubo, ya que aumenta significativamente el riesgo de perforación de órganos. Los pasos a seguir son:

  - ⌀ Realizar una pequeña incisión (2-3 cm en adultos) por debajo del espacio que hayamos elegido, sobre piel y tejido celular subcutáneo, paralelo al espacio intercostal y que nos permita el paso del dedo índice.

  - ⌀ Con un mosquito o pinza de Kelly, realizaremos una disección roma disecando progresivamente los planos musculoaponeuróticos, creando una pequeña tunelización hacia el espacio elegido. Siempre junto al borde superior de la costilla inferior.

  - ⌀ Con la pinza cerrada, empujaremos sobre la porción superior de la costilla y la pleura parietal hasta introducirnos en la cavidad pleural. La abriremos para extender los músculos intercostales y la pleura (saldrá aire o líquido). Es importante colocar el dedo índice cerca de la punta a la hora de realizar la entrada para limitar la misma y evitar un daño pulmonar por una punción profunda inadvertida.

  - ⌀ Introduciremos el dedo índice para asegurar el trayecto e inspeccionar la cavidad pleural.

  - ⌀ Clamparemos el tubo de tórax en su extremo distal con la pinza y lo introduciremos a través del orificio creado. Desclamparemos y valoraremos la normoposición, visualizando condensación con la respiración o salida de líquido.

  - ⌀ El resto de los pasos son los mismos que en la técnica Seldinger, aunque con esta técnica puede ser necesario dar un punto adicional en la zona de la incisión y es recomendable dejar un punto de colchonero para la retirada del mismo.

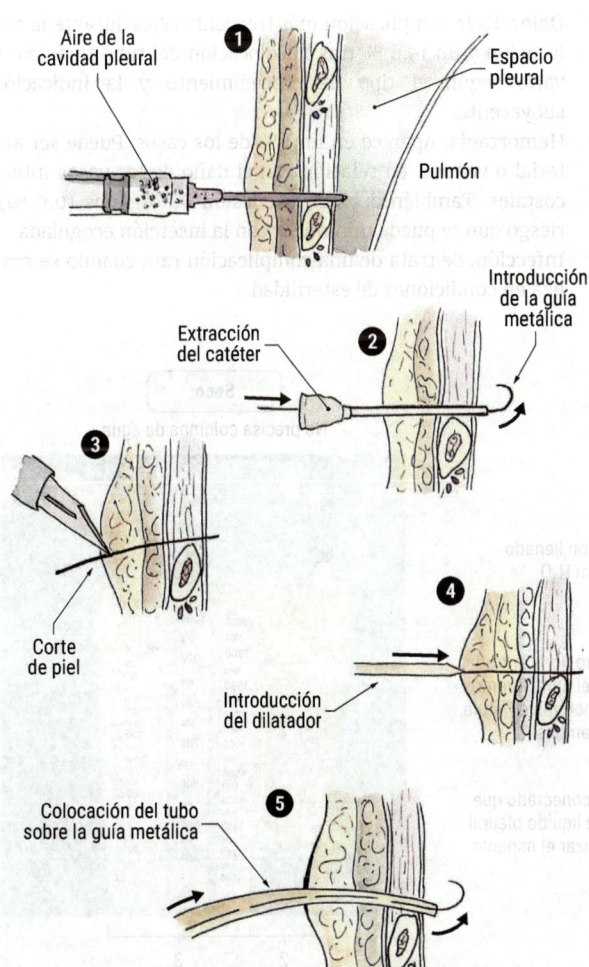

Fig. 13-16 | Inserción de drenaje pleural mediante técnica de Seldinger.

Tras la colocación de cualquier tubo de drenaje, debemos realizar una radiografía de tórax para confirmar la posición y evaluar la expansión pulmonar.

3.4. Sistema de drenaje tricameral

Es el sistema de drenaje cerrado más frecuentemente usado. Consta de una cámara recolectora, otra de sellado de agua (funciona como una válvula unidireccional) y una tercera de control de succión (ejerce una aspiración negativa al espacio intrapleural) (Fig. 13-17).

El sistema de aspiración puede ser:

✔ **Húmedo.** Se llena la cámara de succión con suero fisiológico o agua estéril generalmente entre –10/–20 cm de agua (depende de la indicación), que será el equivalente a la presión de aspiración ejercida. Se puede conectar o no a una fuente de aspiración regulada con un manómetro de pared, aunque es importante saber que la cantidad de succión depende de la columna de agua y no del manómetro. Deberá valorarse el nivel de agua para reponerla si lo requiere debido a fenómenos de evaporación. La cámara de sellado se llena con 2 cm de agua también, y adopta un color azul permitiendo la salida de aire pero no su entrada desde el exterior. Esta cámara puede identificar la presencia de fuga aérea al objetivar burbujeo de aire durante la espiración (en ventilación espontánea) o inspiración (en ventilación mecánica).

✔ **Aspiración seca.** Presenta un regulador de aspiración rotatorio sin necesidad de columna de agua y un fuelle expandible que indica que la succión está conectada y funcionando.

Una vez evacuado el contenido, la retirada del drenaje se realizará en espiración si el paciente está en ventilación espontánea y en inspiración si está con ventilación mecánica.

3.5. Contraindicaciones para realizar una toracocentesis o toracostomía

Entre las contraindicaciones para la toracocentesis se incluyen: líquido pleural insuficiente, infección de la piel o herida en el sitio de inserción de la aguja y diátesis hemorrágica grave (INR > 2, trombocitopenia < 50.000/µL). En cuanto a la diátesis hemorrágica grave, no está claro si debe corregirse previamente al procedimiento, ya que, con el advenimiento del ultrasonido, series de casos no han demostrado un mayor riesgo de sangrado en estos entornos. En ausencia de datos, la decisión de revertir la coagulopatía y/o trombocitopenia debe individualizarse valorando la urgencia de la intervención y los posibles efectos que se desea conseguir.

La ventilación mecánica no se considera una contraindicación *per se*, independientemente de la presión positiva al final de la espiración elegida, aunque estos pacientes pueda existir un mayor riesgo de neumotórax, particularmente neumotórax a tensión.

3.6. Complicaciones del drenaje

Durante la realización del drenaje pueden surgir distintas complicaciones:

✔ **Dolor.** Es la complicación más frecuente (8 % durante la colocación y un 15,6 % tras la colocación del tubo torácico) y varía según el tipo de procedimiento y la indicación subyacente.
✔ **Hemorragia.** Aparece en un 1 % de los casos. Puede ser arterial o venosa, en relación con el daño de los vasos intercostales. También aparece por lesión de órganos (0,6 %), riesgo que se puede minimizar con la inserción ecoguiada.
✔ **Infección.** Se trata de una complicación rara cuando se realiza en condiciones de esterilidad.

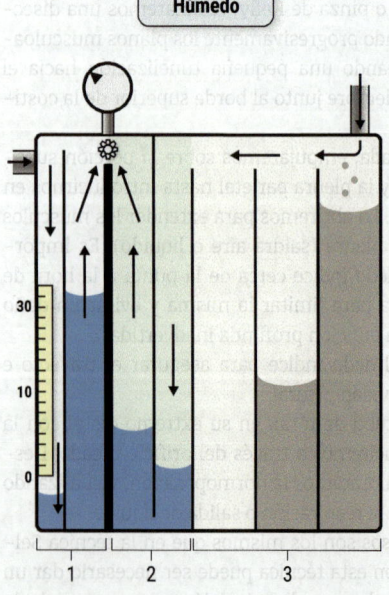

Húmedo

1. Columna de agua:
Es el control de aspiración con llenado de agua, suelen usarse 20 cm H_2O
Presenta burbujeo suave

2. Sello de agua:
Permite la salida del aire pero no la entrada. Solo necesita 2 cm H_2O. En él apreciaremos el burbujeo en caso de neumotórax o fístula, en inspiración, espiración o ambas

3. Cámara recolectora:
Compartimento graduado y conectado que recoge y mide el volumen de líquido pleural en mililitros y permite visualizar el aspecto macroscópico del derrame

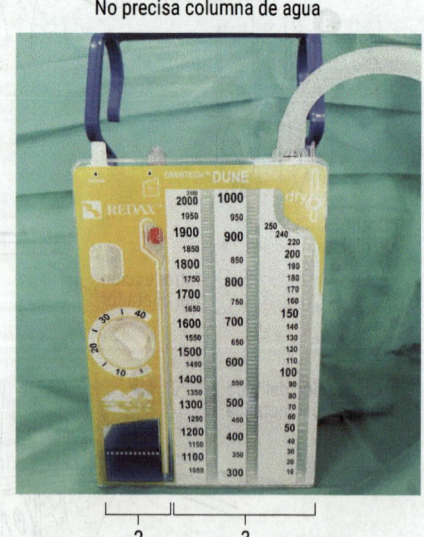

Seco

No precisa columna de agua

Fig. 13-17 | Sistema recolector. Drenaje tricameral.

✓ **Lesión de órganos.** Se produce lesión de órganos (incluidos el hígado, el bazo y el diafragma) en el 0,6 % de las colocaciones de tubos torácicos.

✓ **Edema pulmonar postreexpansión.** Debe sospecharse cuando un paciente desarrolla disnea, tos e hipoxemia tras la evacuación de un derrame pleural. Generalmente sucede en las primeras horas, pero está descrito hasta las 24 horas siguientes. Puede presentarse como opacidades «en vidrio deslustrado» ipsilaterales y, con menor frecuencia, bilaterales en las imágenes del tórax. El tratamiento consiste en medidas de apoyo como aporte de oxígeno o inclusive ventilación mecánica según la gravedad. El uso de medicamentos como los esteroides y los diuréticos no ha demostrado ser beneficioso y sigue siendo incierto. Podemos intentar prevenirlo, como se mencionó anteriormente, incidiendo en que más que un volumen de drenaje inicial determinado, debemos evitar amplias variaciones en las presiones intrapleurales. Sin embargo, estudios recientes no han corroborado dichas relaciones de causalidad. Siempre que no exista un hemotórax agudo y no haya fuga de aire significativa, es razonable pinzar la sonda durante un período de tiempo, aproximadamente 1 hora, en especial si el paciente comienza a toser, presenta dolor torácico, disnea o desaturación. Otra forma es ajustando el grado de aspiración si se ha iniciado la misma. Esperaremos a la desaparición de los síntomas para reanudar el drenaje.

4. Consideraciones especiales según la patología

4.1. Empiema

Las consideraciones específicas en el tratamiento del empiema son:

✓ **Tratamiento conservador.** En el empiema nunca se hará tratamiento conservador, ya que siempre requerirá drenaje. Iniciaremos antibioterapia atendiendo a los microorganismos causantes más frecuentes y las características del paciente.

✓ **Colocación de drenaje.** Es la norma. Podemos encontrarnos dificultades ante la presencia de derrames loculados, donde será imprescindible la ayuda de métodos de imagen como los anteriormente mencionados. El derrame se puede drenar fácilmente en la etapa 1.

✓ **Terapia fibrinolítica.** En las etapas 2 y 3 es probable que requiera de fibrinólisis intrapleural y/o decorticación en etapas más avanzadas. La administración de fibrinolíticos intrapleurales para el tratamiento de los derrames paraneumónicos complejos o empiemas no ha demostrado beneficios en términos de reducción de la mortalidad. Varios ensayos clínicos (MIST-2, ADAPT) sí han evidenciado disminuir la necesidad de intervención quirúrgica, especialmente si se combina con el antiinflamatorio α-dornasa (DNAsa). La principal complicación del uso de fibrinolíticos es la hemorragia, que sucede en el 1,8-10 % de los casos, con menor frecuencia con el uso de urocinasa frente al activador tisular del plasminógeno recombinante (rTPA).

4.2. Hemotórax traumático

Las consideraciones específicas en el tratamiento del hemotórax traumático son:

✓ **Tratamiento conservador.** Indicado en hemotórax pequeños sin inestabilidad hemodinámica. Controlaremos el dolor y monitorizaremos su intensidad. En caso de inestabilidad, iniciaremos una reanimación agresiva con fluidoterapia intravenosa y transfusión de hemoderivados. La lesión de los vasos intercostales suele ser el origen del hemotórax, tanto en traumatismos cerrados como penetrantes. Dentro de los penetrantoes se debe incluir el hemotórax yatrógeno durante la colocación de un drenaje por otra entidad. En estos casos la angio-TC es una prueba con alta sensibilidad para la localización no invasiva del vaso lesionado. Permite, a su vez, plantear un tratamiento local en el mismo acto mediante embolización, que es el tratamiento de elección en pacientes estables con un bajo riesgo de complicaciones.

✓ **Colocación de drenaje.** Indicado en hemotórax moderados y graves. El tamaño del tubo se elige en función de las preferencias personales. Múltiples estudios han obtenido resultados similares entre los de gran calibre y pequeño calibre, habiéndose demostrado una menor tasa de aparición de dolor con los últimos. Independientemente de cuál coloquemos, es imprescindible vigilar tanto la oclusión como la salida del mismo. Debemos dirigir el tubo hacia atrás, incluso si estamos ante la presencia de un hemoneumotórax, ya que la prioridad es drenar la sangre y monitorizar su pérdida.

✓ **Aspiración.** Se recomienda comenzar directamente con succión de -20 cm H_2O y aumentar si fuera necesario para lograr la expansión torácica, a excepción de derrames pleurales muy cuantiosos, para evitar grandes diferencias de presión.

✓ **Terapia fibrinolítica.** Se puede considerar si hay un drenaje inadecuado que dé lugar a un hemotórax retenido con las complicaciones que de ello se pueden derivar. No obstante, la evacuación quirúrgica se considera el tratamiento definitivo, especialmente cuando se sospecha la persistencia de una hemorragia activa.

✓ **Retirada del drenaje.** Se procederá a la retirada del drenaje una vez hayamos evacuado el contenido hemático comprobándolo por radiografía o bien por ecografía pulmonar.

✓ **Mala evolución.** La exploración quirúrgica mediante toracoscopia videoasistida o toracotomía anterolateral puede ser necesaria en los pacientes que siguen teniendo una gran cantidad de hemorragia activa, definida como más de 1,5 L de sangre en las primeras 24 horas o más de 200 mL/h durante 2-3 horas consecutivas, o lesión de órganos vitales.

4.3. Neumotórax

El tratamiento del neumotórax depende de la causa y de la condición clínica del paciente (Fig. 13-18):

✓ **Tratamiento conservador.** Se puede plantear en neumotórax pequeños y espontáneos que cursen de manera asintomática. Como explicaremos a continuación, el drenaje de un neumotórax en un paciente con ventilación mecánica es imperativo

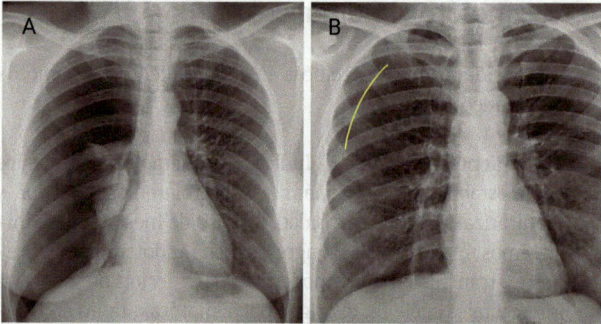

Fig. 13-18 | Imágenes de neumotórax. A. Neumotórax masivo derecho con colapso pulmonar. B. Neumotórax periférico derecho.

excepto cuando la cuantía no lo permita o cuando se sospeche su presencia aunque no se visualice (neumotórax ocultos). Este pequeño subgrupo de pacientes entra dentro del manejo conservador si se dispone de la posibilidad de colocar un drenaje de rescate de manera inmediata. La estrategia alternativa de colocar de entrada un drenaje no ha demostrado mejoría en la supervivencia. Aunque estos casos precisan una rigurosa monitorización debido a que presentan un alto riesgo de progresar a un neumotórax clínicamente relevante.

✔ **Drenaje.** Se realizará diferenciando dos escenarios:

   ✔ *Emergente.* Indicado en pacientes con soporte ventilatorio mecánico que evolucionen rápidamente hacia un neumotórax a tensión o bien en pacientes que se presenten con este en el contexto clínico que fuera. El alto riesgo de un desenlace fatal ante una demora del tratamiento justifica proceder al drenaje del mismo si la sospecha clínica es elevada guiándonos por los signos y/o síntomas sin necesidad de otras pruebas complementarias. Ocasionalmente se podría hacer uso de la ecografía pulmonar si se encuentra disponible y se sabe manejar. En función del entorno clínico, la experiencia del operador y el material disponible, podremos comenzar con la colocación de una aguja conectada a un angiocatéter de moderado calibre (14-16 Fr) con 4,5 cm de longitud hasta que se aprecie una ráfaga de aire audible, y este a su vez conectado a una jeringa llena de líquido. Realizaremos la punción en el segundo o tercer espacio intercostal, línea medioclavicular. Sin embargo, hasta en un 35 % de los pacientes la cánula estándar de 4,5 cm puede no ser lo suficientemente larga para penetrar la pared torácica y llevar al fracaso del tratamiento. Esto se puede evitar mediante el uso de un trocar (7 cm de longitud) o bien la misma cánula colocada en el cuarto o quinto espacio intercostal en la línea medioaxilar, respetando el triángulo de seguridad al contener esta zona menos grasa y masa muscular. Sin embargo, esta área conlleva el riesgo de lesión pulmonar en pacientes en decúbito supino. La colocación de un drenaje torácico es posible en el manejo inicial si el operador tiene la experiencia suficiente. De no ser así, tras la evacuación con cánula y una vez estabilizado el paciente, la sustitución por el mismo es la norma. Debemos mencionar en este apartado el **neumotórax abierto** en el contexto de grandes lesiones de la pared torácica. El equilibrio entre la presión intratorácica y la presión atmosférica es inmediato, dado que el aire tiende a seguir el camino de menor resistencia. Cuando la abertura en la pared del pecho es de aproximadamente dos ter-

cios el diámetro de la tráquea o mayor, el aire pasa preferiblemente a través del defecto de la pared con cada inspiración. Entonces la ventilación efectiva se ve afectada y lleva al paciente a hipoxia e hipercapnia. Previamente a la colocación del drenaje, el cual se realizará alejado de la zona abierta, se ocluirá esta con cualquier vendaje oclusivo únicamente por tres de los cuatro lados, para crear un efecto *flutter*-válvula. A medida que el paciente inspira, el apósito ocluye la herida evitando la entrada de aire; durante la exhalación, el extremo abierto permite que el aire escape.

   ✔ *Urgente.* Colocaremos directamente un tubo de tórax, previa prueba de imagen, en pacientes en respiración espontánea que muestren repercusión clínica aunque con estabilidad hemodinámica y/o neumotórax grandes, y en pacientes con soporte ventilatorio mecánico si la cuantía lo permite.

✔ **Tubo.** Las guías actuales abogan por tubos de bajo calibre colocados mediante la técnica de Seldinger. Si tras la colocación de un tubo con un calibre determinado no se produce el drenaje adecuadamente, se procederá a su sustitución por uno de mayor diámetro.

✔ **Aspiración.** Para las fugas de aire espontáneas, es decir, nada más introducir el tubo en un neumotórax, no se precisa de succión. Tras ello, si el neumotórax no se ha resuelto completamente, se sugiere iniciar a –10 cm H_2O e ir aumentando según sea necesario. Una fuga de aire persistente sin una reexpansión completa es la razón habitual para el aumento de esta.

✔ **Retirada del drenaje.** En la mayoría de los casos, cuando se resuelve la fuga de aire y el pulmón se mantiene expandido, se puede retirar el tubo torácico. Previamente se puede pinzar el tubo durante unas horas para reevaluar una posible recidiva mediante radiografía y/o ecografía.

✔ **Mala evolución.** Una fuga mantenida durante 5 a 7 días, se denomina «fuga persistente». Desde la implementación de la ventilación pulmonar protectora la incidencia ha disminuido, aunque en pacientes con patología pulmonar subyacente esta puede aparecer con mayor frecuencia. El tratamiento inicial puede ser conservador, aunque en otras ocasiones puede requerir técnicas de sellado mediante broncoscopia o cirugía. Las declaraciones de consenso del American College of Chest Physicians de 2001 y la British Thoracic Society recomiendan consultar con Cirugía Torácica después de 3-5 días de fuga persistente en el caso de neumotórax espontáneos, para plantear un tratamiento definitivo quirúrgico. Si bien esta técnica sigue siendo el método más efectivo para tratar el neumotórax recurrente o persistente, las características de los pacientes críticos implican que dicha intervención no sea posible. En este contexto, aunque no hay pautas de manejo establecidas, se puede considerar un manejo conservador y, de fallar este, plantear terapias definitivas no quirúrgicas como intervenciones broncoscópicas y parches de sangre. El manejo conservador comienza por plantear la retirada de la ventilación mecánica si el paciente la tiene y es posible. De precisar continuar con ella, debemos minimizar la presión media de las vías respiratorias mediante la reducción del volumen corriente y la presión al final de la espiración así como la presión de succión, y usar ventilación ciclada por presión; estas medidas pueden evitar la persistencia de la fístula.

Puntos clave

- La presión pleural negativa es generada por los músculos respiratorios durante la inspiración con el objetivo de aumentar la caja torácica y realizar la expansión pulmonar y la ventilación alveolar.
- La ocupación de la cavidad pleural por líquido (derrame) o aire (neumotórax) aumenta la presión pleural e intratorácica y genera compresión pulmonar y repercusión hemodinámica. En algunos casos se trata de emergencias si su instauración es rápida o a tensión.
- La ecografía ayuda a clasificar los derrames en simples y complejos y a estimar su volumen. También orienta sobre la presencia de un neumotórax y en la colocación segura de un tubo de drenaje.
- El drenaje de un derrame es mandatorio si se confirma su naturaleza infecciosa (empiema). En los casos de pacientes en ventilación mecánica la decisión es más controvertida, pero se recomienda para facilitar la retirada de la misma.
- La técnica de elección de colocación de un tubo de drenaje en la cavidad pleural es la percutánea, a través de una guía y con un tubo de tamaño menor de 14 Fr. Se debe insertar en la línea medio-axilar, en el cuarto o quinto espacio intercostal (triángulo de seguridad). En el caso de neumotórax, se puede colocar en la línea medioclavicular, segundo espacio intercostal.
- Tras la evacuación de un hemotórax traumático se debe cuantificar el débito para decidir la necesidad de intervención quirúrgica.

Bibliografía

Brogi E, Gargani L, Bignami E, et al. Thoracic ultrasound for pleural effusion in the intensive care unit: a narrative review from diagnosis to treatment. Crit Care. 2017;21(1):325.

Clements TW, Sirois M, Parry N, et al. OPTICC: A multicentre trial of Occult Pneumothoraces subjected to mechanical ventilation: The final report. Am J Surg. 2021;221(6):1252-8.

Feller-Kopman D, Light R. Pleural disease. N Engl J Med. 2018;378(8):740-51.

Feller-Kopman D, Berkowitz D, Boiselle P, Ernst A. Large Volume thoracentesis and the risk of reexpansion pulmonary edema. Ann Thorac Surg. 2007;84:1656-61.

Fysh ETH, Smallbone P, Mattock N, et al. Clinically Significant Pleural Effusion in Intensive Care: A Prospective Multicenter Cohort Study. Crit Care Explor. 2020 Jan 29;2(1):e0070.

Lentz RJ, Lerner AD, Pannu JK, Merrick CM, Roller L, Walston C. Routine monitoring with pleural manometry during therapeutic large-volume thoracentesis to prevent pleural-pressure-related complications: a multicentre, single-blind randomised controlled trial. Lancet Respir Med. 2019;7:447-55.

Razazi K, Boissier F, Neuville M, et al. Pleural effusion during weaning from mechanical ventilation: a prospective observational multicenter study. Ann Intensive Care. 2018;8(1):103.

Vetrugno L, Bignami E, Orso D, et al. Utility of pleural effusion drainage in the ICU: An updated systematic review and META-analysis. J Crit Care. 2019;52:22-32.

 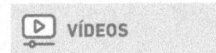

Hemoptisis, semiahogamiento y lesiones por inhalación

M. C. Martínez González, A. Barroso González y M. J. Furones Lorente

---

◀ Orientación para el estudio

En este capítulo se describen tres cuadros graves que comprometen sobre todo la vía aérea y en último lugar la vida del paciente. Se pretende hacer una revisión actualizada de dichas patologías atendiendo especialmente al entendimiento de la fisiopatología, para culminar con la comprensión de su mejor manejo actualizado según la evidencia.

---

1. Hemoptisis

1.1. Introducción

La hemoptisis es la salida de sangre a través de la vía respiratoria. Abarca desde la tinción del esputo con estrías hasta la expectoración de sangre fresca en cantidades masivas. Se dice que es masiva cuando hay 500 mL o más de sangre; esta representa un 5 % de todas las hemoptisis, con una mortalidad del 50 % si no se trata de manera adecuada. Es un signo de alarma por ser manifestación de enfermedades graves como el cáncer broncogénico, o bien por suponer en sí una amenaza para la vida si es una hemoptisis masiva.

Existe dos circuitos sanguíneos a nivel pulmonar: uno de baja presión formado por las arterias pulmonares, cuya rama principal nace del ventrículo derecho dividiéndose en dos arterias principales a la entrada de cada pulmón, y otro de alta presión formado por las arterias bronquiales, cuyas ramas salen directamente de la aorta torácica. En la mayoría de las ocasiones (90 %) la hemoptisis se debe al sangrado de estas últimas o sus ramas.

1.2. Etiología

Debido a la variable etiología de la hemoptisis (Tabla 14-1), es importante plantear un correcto diagnóstico diferencial para llegar a un adecuado diagnóstico etiológico.

Actualmente las causas más frecuentes de hemoptisis en los países desarrollados son la bronquitis, el carcinoma broncogénico, las bronquiectasias y las neumonías. En los pacientes que precisan embolización las causas más frecuentes son las bronquiectasias (40 %), las metástasis pulmonares (14 %), el carcinoma broncogénico (12 %) y la infección por hongos (7 %).

Como mecanismos patogénicos cabe mencionar el del carcinoma, que se relaciona con la inflamación y la necrosis de los vasos del tejido tumoral, a tener en cuenta en varones de más de 40 años con antecedente tabáquico. El tumor carcinoide, otra causa frecuente de hemoptisis, ocasiona hemorragia porque es un tumor muy vascularizado, el más frecuente en jóvenes. En la bronquitis la hemoptisis se debe al aumento de la vascularización de la mucosa bronquial. En las bronquiectasias la causa es también la hipervascularización de la mucosa e hipertrofia de las arterias bronquiales. En las enfermedades infecciosas (abscesos, neumo-

nías, etc.) el sangrado se debe a la invasión de los vasos, formación de trombos y necrosis tisular.

En un 5-20 % de los casos de hemoptisis no se llega a un diagnóstico etiológico tras un estudio completo, y se cataloga como idiopática o criptogénica.

1.3. Manifestaciones

1.3.1. Confirmación

Ante todo, es necesario confirmar y asegurarse de que se trata de una hemoptisis y que la sangre proviene del tracto respiratorio subglótico (no de regiones supraglóticas como la cavidad oral o el tracto digestivo). Primero conviene realizar, en caso de ser posible, un examen de la cavidad oral, fosas nasales y un examen otorrinolaringológico para descartar un origen supraglótico.

Para un diagnóstico diferencial con la hematemesis, se debe valorar la existencia previa de enfermedades digestivas (hepáticas, ulcus gastroduodenal o reflujo gastroesofágico) y averiguar si el sangrado se acompaña de síntomas digestivos como náuseas, vómitos o dolor abdominal.

En el caso de presentar antecedentes cardiorrespiratorios o de que la hemoptisis se acompañe de tos o disnea, esto puede orientarnos hacia un origen broncopulmonar.

Es útil para el diagnóstico examinar las características de la sangre: la de la vía aérea suele tener un color rojo brillante, aspecto espumoso y pH alcalino; la procedente del aparato digestivo suele ser negra («posos de café»), no espumosa, con pH ácido y puede tener restos alimenticios.

1.3.2. Anamnesis y exploración

Es importante conocer datos relevantes como si el sangrado es agudo o crónico (hemoptisis recurrente en bronquiectasias, tuberculosis o bronquitis crónica). Se deben tener en cuenta los factores de riesgo para carcinoma broncogénico (tabaquismo principalmente, pero también exposición a asbesto) y para tuberculosis pulmonar (contacto con pacientes bacilíferos, inmunodeprimidos, etc.); hay que investigar la existencia de enfermedades cardíacas, lupus eritematoso sistémico, síndrome de Goodpasture o granulomatosis de Wegener, tratamientos anticoagulantes y antiagregantes plaquetarios, así como posibles antecedentes de

Tabla 14-1. Etiología de la hemoptisis

Enfermedades pulmonares no infecciosas
- Bronquitis crónica
- Bronquiectasias, fibrosis quística
- Secuestro pulmonar
- Cuerpo extraño

Neoplasias
- Carcinoma broncogénico (en especial epidermoide y microcítico)
- Tumor metastásico (cáncer de laringe, mama, colon, riñón, melanoma)
- Tumor carcinoide bronquial

Enfermedades infecciosas
- Tuberculosis (infección activa o lesiones cicatriciales hipervascularizadas)
- Neumonías bacterianas y abscesos pulmonares
- Infecciones víricas del parénquima pulmonar y traqueobronquitis
- Infecciones fúngicas: aspergilosis broncopulmonar, aspergiloma, mucormicosis
- Infecciones parasitarias: quistes hidatídicos y otras parasitosis

Enfermedades cardiovasculares
- Tromboembolismo pulmonar e infarto pulmonar
- Estenosis mitral, edema agudo de pulmón, insuficiencia cardíaca izquierda
- Endocarditis
- Síndrome de Eisenmenger
- Hipertensión pulmonar primaria
- Síndrome de vena cava superior
- Aneurisma de aorta
- Malformaciones vasculares (telangiectasias, fístulas arteriovenosas)
- Cirugía correctora de cardiopatías congénitas

Enfermedades sistémicas
- Enfermedad de Churg-Strauss
- Lupus eritematoso sistémico, enfermedad mixta del tejido conectivo, esclerodermia
- Enfermedad de Schönlein-Henoch
- Síndrome de hemorragia alveolar: poliangeítis microscópica, granulomatosis de Wegener, síndrome de Goodpasture, hemosiderosis pulmonar idiopática
- Sarcoidosis
- Histiositosis X
- Linfangiomiomatosis
- Amiloidosis

Causas yatrogénicas
- Complicaciones de la broncoscopia
- Prótesis endobronquiales
- Complicación de la punción-aspiración con aguja fina
- Intubación traqueal, traqueotomía
- Rotura de arteria pulmonar por catéter de Swan-Ganz
- Fármacos anticoagulantes, amiodarona, vinblastina
- Radioterapia y braquiterapia endobronquial

Enfermedades hematológicas
- Coagulación intravascular diseminada
- Trombocitopenia y disfunciones plaquetarias
- Leucemia
- Hemofilia

Traumatismos
- Contusión pulmonar

Otras causas
- Consumo de cocaína, crack
- Hemoptisis catamenial
- Formas idiopáticas

traumatismo torácico, manipulación diagnóstica/terapéutica y aspiración de cuerpos extraños.

Son de importancia los síntomas acompañantes: si aparece con disnea, dolor torácico o signos de trombosis venosa profunda, hay que descartar tromboembolismo pulmonar como causa principal. Si la disnea se acompaña de ortopnea, expectoración espumosa y tos espumosa, hay que pensar en edema agudo de pulmón.

La exploración física es especialmente importante tanto para la orientación diagnóstica como para la evaluación de la gravedad de la hemoptisis, y hay que evaluar sobre todo el compromiso hemodinámico y respiratorio:

- Evaluación de signos de alarma respiratoria y circulatoria: frecuencia respiratoria y cardíaca, presencia de cianosis, empleo de musculatura accesoria de respiración, estado de la

perfusión periférica, presión arterial y auscultación cardiopulmonar.
- Si no existe gravedad extrema: evaluar la presencia de telangiectasias, signos de vasculitis, chapetas malares, equimosis o contusiones; examen cardiovascular minucioso (auscultación cardíaca, ingurgitación yugular, reflujo hepatoyugular, edemas en miembros inferiores); palpación de cadenas ganglionares cervicales, supraclaviculares y axilares; exploración abdominal y de miembros inferiores.

1.3.3. Gravedad de la hemoptisis

Es imprescindible la cuantificación de la hemoptisis, aunque no siempre es real bien por deglución o bien por quedarse la sangre en el árbol bronquial contralateral.

Se diferencian dos tipos de hemoptisis: amenazante y no amenazante, según comprometa o no la vida del paciente, ya sea por el volumen o por la escasa reserva cardiopulmonar que tenga. Sin un criterio claramente fijo, se considera amenazante cuando la hemorragia supera los 500 mL en 24 horas o cuando la cuantía del sangrado supera los 100 mL/h.

1.4. Diagnóstico

La urgencia con la que debe realizarse el estudio diagnóstico y la ubicación del paciente deben estar en relación con la gravedad de la hemorragia y con la sospecha etiológica.

1.4.1. Pruebas iniciales

Las prueba iniciales son las siguientes:

- ✓ **Análisis de sangre.** Es importante, más que por la anemia aguda (que es rara), para dilucidar una anemia microcítica en un proceso crónico o hemorragia alveolar. Recuento de leucocitos en procesos infecciosos, inflamatorios o enfermedades malignas. Alteraciones de la coagulación en diátesis hemorrágicas. Analíticas específicas orientadas para sospechas etiológicas como marcadores tumorales, propéptido natriurético cerebral, dímero D, autoanticuerpos, etcétera.
- ✓ **Electrocardiograma.** Para evaluar la repercusión cardiorrespiratoria o detectar cardiopatía acompañante.
- ✓ **Gasometría arterial.** Sobre todo si hay insuficiencia respiratoria.
- ✓ **Radiografía de tórax.** Es la exploración más importante en la valoración inicial y la más útil para localizar el sitio del sangrado. Sin embargo, su normalidad no excluye la posibilidad de etiología neoplásica. Por otro lado, el patrón alveolar en zonas declives puede deberse a la acumulación debida a la gravedad y no ser el origen del sangrado.
- ✓ **Estudio del esputo.** Estudio microbiológico con tinción de Gram y Ziehl-Neelsen, cultivos convencionales y en medio de Löwenstein-Jensen. Estudio citológico si se sospecha un origen neoplásico.

Si con lo anterior no se llega a un diagnóstico etiológico o existe un sangrado grave, se realizarán otras exploraciones.

1.4.2. Pruebas dirigidas

Las pruebas dirigidas incluyen:

- ✓ **Broncoscopia.** Está indicada cuando con las pruebas anteriores no se ha alcanzado un diagnóstico, sobre todo en mayores de 40 años con factores de riesgo para carcinoma broncogénico. Tiene tres misiones: ubicar el sitio de sangrado, identificar la causa y controlarlo. Para un buen rendimiento en cuanto a la localización, se recomienda realizar la broncoscopia en las 48 primeras horas desde el inicio del sangrado. Si se practica durante la hemoptisis, no agrava la misma, aunque si es masiva requiere anestesia general. Se localiza el sangrado por visión directa de lesión endobronquial o por identificación de

coágulos que lo sugieran. El estudio se completará con la toma de muestras anatomopatológicas o microbiológicas que proceda.
- ✓ **Tomografía computarizada (TC).** Permite el diagnóstico de algunas enfermedades bronquiales, como las bronquiectasias, con una sensibilidad y una especificidad superiores al 90 %. También ayuda a reconocer lesiones de la vía aérea o del parénquima no visibles en la radiografía de tórax y a decidir qué técnica diagnóstica siguiente o tratamiento son los más apropiados. Con contraste se posibilita el estudio del mediastino y facilita el diagnóstico de malformaciones arteriovenosas. La TC helicoidal permite incluso detectar arterias causantes. Con la TC multidetectora se podría localizar y detectar la causa en un alto porcentaje mientras se analiza el mediastino y el parénquima pulmonar y se obtienen esquemas angiográficos útiles para la planificación de la embolización.

1.5. Tratamiento

1.5.1. Tratamiento de la hemoptisis leve

Indiaco en sangrados menores de 20-30 mL en 24 horas con el paciente estable y buen estado. El tratamiento puede realizarse de forma ambulatoria iniciando el estudio diagnóstico para instaurar un tratamiento específico. Se recomienda reposo, abstención tabáquica, antitusígenos y antibioterapia si se sospecha infección.

1.5.2. Tratamiento de la hemoptisis moderada

Está indicado el ingreso hospitalario para vigilar la evolución. Las medidas generales comprenden reposo absoluto, decúbito ipsilateral al lugar del origen del sangrado si se conoce, dieta absoluta, canalización de vía venosa y reserva de sangre, cuantificación del volumen de sangrado y oxígeno suplementario si ejerce compromiso respiratorio moderado. Se debe valorar el controvertido uso de antifibrinolíticos (ácido tranexámico), ya que puede acortar la duración de la hemoptisis, aunque no hay clara evidencia en cuanto al riesgo/beneficio.

1.5.3. Tratamiento de la hemoptisis masiva o amenazante

Puede ser necesario ingresar al paciente en una unidad de cuidados intensivos con posibilidad de realizar de forma urgente TC, fibrobroncoscopia, arteriografía y eventualmente tratamiento quirúrgico.

Los principales objetivos del tratamiento son: asegurar la permeabilidad de la vía aérea y la oxigenación, estabilidad hemodinámica, localización del sangrado y su detención, así como identificar y tratar la causa de la hemoptisis en la medida de lo posible.

En caso de sangrado activo importante o precisar aislamiento de la vía aérea por insuficiencia respiratoria o hemodinámica, se debe valorar para la intubación el uso de un tubo grande (nº 8) que permita el empleo de un fibrobroncoscopio con canal de aspiración amplio.

La **broncoscopia** permite localizar, filiar y tratar en la medida de lo posible, aunque a veces sea transitoriamente. Los tratamientos endoscópicos posibles son:

- Vasoconstricción local con lavados con suero fisiológico frío o instilación de adrenalina diluida al 1/10.000 o al 1/20.000, con aspiraciones repetidas de la sangre de la vía aérea.
- Taponamiento de la luz bronquial con la punta del fibrobroncoscopio, efectuando una aspiración continua a fin de provocar un colapso distal y detener así el sangrado.
- Bloqueo de la luz bronquial mediante un catéter con un balón hinchable distal (catéter de Fogarty o de Foley).
- Instilación bronquial de sustancias con efectos tópicos procoagulantes, como la trombina o el fibrinógeno-trombina.
- Braquiterapia, que produce una fibrosis cicatricial.
- Fotocoagulación con láser, plasma argón o crioterapia, útiles en el sangrado por lesiones visibles endoscópicamente.

La **arteriografía bronquial** localiza y trata el sangrado. Permite la localización con signos directos de extravasación de contraste (3,6-10 % solamente) o indirectos de hipervascularización, la aparición de cortocircuitos broncopulmonares y aneurismas bronquiales. Se recomienda cateterizar primero las arterias bronquiales y continuar con las sistémicas. La utilidad terapéutica se basa en la posibilidad de embolización de los vasos sangrantes, con una tasa de éxito superior al 85 %, aunque la de recurrencias en primeras semanas es del 14-20 %. Son complicaciones infrecuentes, aunque graves, de esta técnica el síndrome postembolización, la mielitis transversa o el síndrome de sección medular por oclusión de la arteria espinal anterior o de ramas espinales anómalas.

El **tratamiento quirúrgico urgente** está indicado cuando la hemoptisis es incontrolada con las técnicas anteriores. Tiene una alta mortalidad y morbilidad. Siempre es preferible la intervención quirúrgica electiva si se ha identificado la enfermedad causal.

2. Semiahogamiento

2.1. Introducción

Pese a que el manejo del ahogamiento ha progresado en cuanto a las maniobras de reanimación, sigue tratándose de una causa de muerte importante, sobre todo en la infancia, con una incidencia de 1,5-1,6/100.000 habitantes al año en piscinas privadas (50 %), lagos, ríos, corrientes, riadas (20 %), y bañeras (15 %). Existen dos mecanismos fundamentales: por aspiración de agua o mediante asfixia producida por laringoespasmo. La fisiopatología viene definida por la aparición de hipoxia e hipotermia, fundamentalmente. Las complicaciones son múltiples, especialmente cardíacas y neurológicas. La aplicación correcta de medidas de reanimación en el propio lugar del accidente puede disminuir la tasa de mortalidad.

2.2. Mecanismos

Existen varias clases de semiahogamiento en virtud de los fenómenos fisiopatológicos y causa de la muerte: el ahogamiento con aspiración se refiere a las personas que fallecen como resultado de alteraciones pulmonares causadas por la aspiración de fluido mientras están sumergidas; el ahogamiento sin aspiración a aquellas que fallecen como resultado de una obstrucción respiratoria y asfixia mientras están sumergidos; el semiahogamiento con aspiración se refiere a individuos que sobreviven, al menos inicialmente, tras una inmersión y aspiración de fluidos; y el semiahogamiento sin aspiración hace referencia a personas que sobreviven, al menos inicialmente, tras una asfixia por inmersión.

También se puede clasificar al ahogado como «ahogado húmedo» y «ahogado seco»: el primero aspira agua y el segundo presenta un laringoespasmo para evitar la aspiración.

Las posibles causas del semiahogamiento y su incidencia son las siguientes:

- Exceso de confianza: 31,3 %.
- No saber nadar: 28,3 %.
- Agotamiento: 21,7 %.
- Hundimiento en aguas profundas: 16,2 %.
- Pérdida de apoyo: 10,1 %.
- Atrapamiento u obstáculos para nadar: 5,4 %.

2.3. Lesiones

Los tejidos dérmicos suelen presentarse con coloración rosada y la piel con vello erecto por la contracción de los músculos erectores del pelo.

En el estudio *post mortem* se encuentra un líquido viscoso debido al edema pulmonar en el árbol respiratorio. Los pulmones se presentan distendidos y con petequias abundantes. El examen microscópico puede mostrar elementos presentes en el agua del mar (como arena, barro, algas o diatomeas). Se encuentra también congestión capilar difusa en las paredes de los alvéolos. El tracto gastrointestinal puede estar lleno de líquido ingerido y de cuerpos extraños. También se pueden observar diversos grados de alteraciones electrolíticas y los glóbulos rojos están edematizados, hemolizados o dentados.

2.4. Mecanismos fisiopatológicos

2.4.1. Alteraciones pulmonares y del equilibrio ácido-base

La hipoxia es el efecto más relevante y deletéreo que se produce en el semiahogamiento, aunque los cambios fisiopatológicos que la generan dependen del tipo de agua, dulce o salada.

Atendiendo a la premisa de que en condiciones normales el cociente ventilación/perfusión (V/Q) es aproximadamente 1, si se aspira agua salada se hallan áreas pulmonares rellenas de líquido bien perfundidas, pero no ventiladas, lo que contribuye al *shunt* intrapulmonar al disminuir el cociente V/Q, que se acerca a 0; así se contribuye a la hipoxia. La aspiración de agua salada no altera de forma significativa el surfactante.

Al aspirar agua dulce el líquido se absorbe y pasa al torrente sanguíneo. Además, este líquido hipotónico altera las propiedades del surfactante pulmonar, de manera que su tensión superficial no desciende de forma máxima y genera inestabilidad y colapso alveolar, causa principal del *shunt* intrapulmonar y la hipoxemia.

También puede aspirarse contenido gástrico por incompetencia por los mismos mecanismos pero con lesiones más graves, por lo que precisará un tratamiento más intenso y prolongado. Además, el daño o hipoxia cerebral puede generar edema pulmonar neurogénico, que clínicamente no se puede diferenciar del edema por aspiración de agua.

La gasometría refleja hipoxia arterial, hipercapnia y acidosis marcada, lo que refleja el daño pulmonar, pero no es sinónimo de valor pronóstico o supervivencia.

2.4.2. Alteraciones en la volemia y el medio interno

Es difícil la aspiración de suficiente líquido como para causar cambios en la volemia que supongan un peligro para el paciente. Para ello son necesarias cantidades significativas, aunque la concentración de electrolitos en plasma puede variar dependiendo de la cantidad y del tipo de líquido aspirado. En casos excepcionales la aspiración de una pequeña cantidad puede inducir alteraciones electrolíticas importantes.

2.4.3. Cambios en la hemoglobina y el hematocrito

Si se aspira un gran volumen de líquido hipotónico se produce hemólisis y elevación de la hemoglobina plasmática y descenso del hematocrito, pero son hallazgos poco frecuentes.

2.4.4. Alteraciones cardiovasculares y renales

Se han descrito algunos cambios en el trazado del electrocardiograma y, ocasionalmente, en casos de grandes volúmenes aspirados, incluso arritmias mortales como fibrilación ventricular. La función renal se puede afectar por necrosis tubular debido a la acidosis láctica e hipoxia, así como a la hemoglobinuria y hemoglobinemia de la hemólisis. En general los niños pueden resucitarse tras largos períodos de parada.

2.4.5. Alteraciones neurológicas

La pérdida de consciencia u obnubilación con capacidad de recuperación casi total (90 % de los pacientes) es una manifestación común por la hipoxia cerebral. Dada la alta capacidad de resucitación tras parada cardíaca en los niños, es más frecuente objetivar lesiones cerebrales debido a que sus neuronas no toleran la hipoxia tanto como sus corazones.

2.5. Tratamiento

Tiene importancia pronóstica dependiendo de si el paciente ha recibido un tratamiento inmediato en el lugar del accidente o lo ha recibido en el hospital, aunque existen diversos factores que pueden modificar el pronóstico (tiempo de inmersión, tipo y temperatura del agua, aparición de vómitos, etc.).

2.5.1. Tratamiento inmediato

La atención prehospitalaria del paciente semiahogado consiste en:

- ✔ Rescate rápido.
- ✔ Precauciones con la columna vertebral.
- ✔ Liberación de la vía aérea.
- ✔ Reanimación cardiopulmonar: si el sujeto está inconsciente, avisar al sistema de emergencia e iniciar el boca a boca y masaje cardíaco 30:2.
- ✔ Oxigenoterapia complementaria a todos los pacientes.
- ✔ Acceso venoso (lo antes posible).
- ✔ Traslado del paciente al hospital.

2.5.2. Tratamiento hospitalario

Se basa en estos puntos iniciales básicos:

- ✔ Asegurar una oxigenación adecuada.
- ✔ Comprobar la integridad de la columna vertebral.
- ✔ Búsqueda de otras lesiones.
- ✔ Tratamiento de la hipotermia.

Se procurará mantener una saturación de oxígeno en sangre periférica adecuada (> 91-92 %) y una presión de oxígeno arterial > 60 mm Hg en adultos y > 80 mm Hg en niños, con un flujo de oxígeno del 40-50 %. En caso de objetivarse trabajo respiratorio (disnea, mala mecánica respiratoria, uso de musculatura accesoria, etc.) o bien precisar más fracción inspirada de oxígeno para alcanzar estas cifras objetivo, habrá que valorar la necesidad de aislamiento de la vía aérea y la conexión a ventilación mecánica, no solo por el edema pulmonar sino por la posibilidad de aparición de dificultad respiratoria secundaria. En este contexto se requerirá presión positiva al final de la espiración (PEEP). En algunos casos, según la gravedad, podría ser necesario, además de sedoanalgesia intravenosa, asociar relajantes musculares para mantener la sincronía respiratoria y mejorar el patrón ventilatorio de la caja torácica.

La ventilación con presión positiva continua (CPAP) no invasiva debería reservarse para pacientes conscientes y con pocas posibilidades de vómitos.

La hipotermia es un importante problema que hay que resolver, ya que no solo puede inmovilizar a la víctima en el lugar del accidente y ser causa de ahogamiento, sino también ser responsables de fibrilación ventricular primaria y otras alteraciones metabólicas. En general, la hipotermia grave indica inmersión prolongada y es signo de mal pronóstico. Sin embargo, hay que tener en cuenta que puede producirse una supervivencia a inmersiones superiores a 40 minutos en agua fría con temperaturas inferiores a 20 °C (temperaturas corporales inferiores a 30 °C). La función de la hipotermia no está clara, pero posiblemente reduzca el gasto metabólico y aumente la tolerancia a la hipoxia produciendo desviación del gasto cardíaco hacia el encéfalo, el corazón y los pulmones. Por otro lado, hay que tener en cuenta que si se reanima a un paciente que sufre hipotermia, habría que calentar la temperatura corporal hasta 30-32 °C antes de abandonar el esfuerzo de reanimación.

Se deben realizar gasometrías seriadas para valorar la gravedad y la evolución, y radiografías de tórax para descartar la existencia de edema pulmonar o la aparición de signos de dificultad respiratoria, aunque esta imagen puede ser normal tras el incidente.

El tratamiento del broncoespasmo, desequilibrio electrolítico, convulsiones, hipotermia, arritmias, hipotensión e hipertensión intracraneal, será específico en cada caso.

Conviene realizar un vaciamiento gástrico con sonda nasogástrica para ayudar a prevenir el vómito, y se colocará una sonda de Foley para controlar la diuresis.

El empleo inicial de antibióticos y corticoides no altera la evolución de la neumonía por aspiración ni la del edema pulmonar. No está indicado, sin embargo, en el caso de inmersión en aguas contaminadas. Puede valorarse el uso de ampicilina, gentamicina, vancomicina o cefalosporinas tras enviar muestras de cultivo de secreciones y sangre en caso de síndrome febril.

2.5.3. Resumen de la actuación hospitalaria ante el paciente semiahogado

Las actuaciones comprenden:

- Descartar lesión de la columna.
- Laboratorio: hematocrito, hemoglobina, gasometría, electrolitos, glucosa, coagulación, orina.
- Radiografía de tórax.
- Electrocardiograma.
- Control pulmonar: oxígeno, alto flujo de oxígeno, intubación, presión positiva (PEEP, CPAP).
- Sonda nasogástrica con débito a bolsa.
- Sonda de Foley y control de la diuresis.
- Vigilar: oxigenación, equilibrio ácido-base, temperatura corporal.
- Valorar y tratar: función renal, situación cerebral, hipoglucemia, hipotermia.

3. Lesiones por inhalación

3.1. Introducción

Las lesiones o quemaduras de la vía aérea, bien en la mucosa o en el parénquima pulmonar, se producen por acción directa de la transferencia de calor, o por la inhalación de humo o productos químicos de la combustión incompleta de los compuestos orgánicos e inorgánicos. La incidencia es del 5 % al 35 %, y se incrementa de un 2 % hasta un 55 % dependiendo de si la superficie corporal quemada es menor del 20 % o es mayor del 80 %; de igual forma se incrementa la mortalidad del 20 % al 30 %.

La denominación de lesión por inhalación abarca la quemadura térmica, la química y la intoxicación sistémica. A su vez, se puede clasificar en lesión de la vía aérea superior, inferior o del parénquima pulmonar.

La extensión depende de varios factores: escenario abierto o cerrado, fuente de origen, temperatura, concentración y la solubilidad de los humos y gases producidos por la combustión, la duración del fuego y el tiempo de exposición.

Es de difícil manejo, siendo un desafío tanto por la necesidad de un buen conocimiento de la fisiopatología como por el buen manejo perioperatorio. El diagnóstico de lesión por inhalación es complicado, y no existe proporción entre la gravedad de la quemadura cutánea y la lesión pulmonar.

3.2. Fisiopatología

3.2.1. Fase 1

En la fase 1 puede aparecer intoxicación por monóxido de carbono debido a la combustión de material orgánico o inorgánico. El monóxido de carbono se une a la hemoglobina y provoca, junto con el sistema mitocondrial de la citocromo-oxidasa, un desplazamiento del transporte de oxígeno y consecuentemente el deterioro del metabolismo aeróbico. Los síntomas están directamente relacionados con las concentraciones de carboxihemoglobina. El cianuro también es un agente asfixiante liberado por la combustión de materiales plásticos. Se produce asfixia por inhibición de la oxidación celular.

3.2.2. Fase 2

El daño del parénquima pulmonar causado por irritación química aparece entre las 24 y las 96 horas de la noxa. Aparece edema de la vía aérea, edema pulmonar, traqueobronquitis, atelectasias, incremento de las resistencias de la vía aérea y disminución de la complianza y de los volúmenes pulmonares.

Según la localización, las lesiones por inhalación se clasifican en:

- **Lesión de la vía aérea superior o supraglótica.** Se debe al intercambio de calor eficiente en la orofaringe y nasofaringe. Inmediatamente se produce eritema, ulceraciones, edema y afectación de la función ciliar, lo que aumenta el riesgo de infecciones por alterarse la función de eliminación. Esto, junto con la secreción de secreciones espesas favorece la aparición de obstrucción de vía aérea distal, atelectasia y alteración del intercambio gaseoso.
- **Lesión del árbol medio o traqueobronquial.** Debida a químicos en el humo y también por inhalación de gases nocivos, líquidos y el fuego directo en las vías aéreas. La inhalación de humo estimula terminaciones nerviosas motoras y sensoriales para liberar neuropéptidos que provocan broncoconstricción y óxido nítrico sintetasa, con lo que se generan especies reactivas de oxígeno. Estos neuropéptidos funcionan induciendo una respuesta inflamatoria que perpetúa la broncoconstricción, el aumento de la permeabilidad vascular y la vasodilatación, lo que favorece el daño celular local y la pérdida de vasoconstricción pulmonar hipóxica. El flujo sanguíneo bronquial aumenta liberando leucocitos polimorfonucleares activados y citocinas en el pulmón, lo que aumenta la respuesta inflamatoria.
- **Lesión del parénquima pulmonar.** El intervalo de tiempo desde la lesión hasta la disminución de la presión de oxígeno se correlaciona con la gravedad de la lesión pulmonar. Puede aparecer atelectasia y colapso alveolar, lo que provoca un aumento del flujo transvascular, disminución del agente ten-

soactivo y pérdida de vasoconstricción, y, en consecuencia, alteración de la oxigenación. Además se altera gravemente la hemostasia alveolar y disminuye la actividad fibrinolítica, con depósito masivo de fibrina, lo que causa un desequilibrio de la ventilación-perfusión.

Hay aumento del riesgo de neumonía debido a la obstrucción y el colapso, a su vez incrementada por la alteración de la función de los macrófagos alveolares, los leucocitos polimorfonucleares y los mecanismos de eliminación mucociliar.

La lesión por inhalación que se produce al respirar sustancias tóxicas formadas por combustión o pirólisis da lugar a la potencial y grave toxicidad sistémica. Los dos gases más relevantes asociados son el monóxido de carbono y el cianuro.

En la literatura se encuentra otra clasificación: **lesión anóxica** (por disminución de oxígeno y aumento de monóxido de carbono) y **lesión química** (secundaria a sustancias tóxicas que surgen de la combustión de partículas).

3.3. Manifestaciones clínicas

Las manifestaciones clínicas dependen de la localización y de las sustancias químicas producidas, así como del porcentaje de monóxido de carbono acumulado en sangre (Tabla 14-2).

Suele aparecer una sintomatología inicial general debida a la acumulación del monóxido de carbono que consiste en mareo, sensación nauseosa o vómito. La intoxicación por monóxido de carbono debe descartarse en todo paciente que presente inhalación de humo. Debe medirse mediante cooximetría.

Tabla 14-2. Sintomatología de la lesión por inhalación según el porcentaje de monóxido de carbono en sangre

% CO_2	Síntomas
0-10	Ninguno (en pacientes con cardiopatía coronaria puede presentarse angina)
10-20	Ligera cefalea, angina de esfuerzo, disnea con ejercicio enérgico
20-30	Cefalea palpitante, disnea con ejercicio moderado
30-40	Cefalea intensa, náuseas y vómitos, debilidad, alteraciones visuales, alteración del raciocinio
40-50	Síncope, taquicardia, taquipnea y disnea de reposo
50-60	Coma, convulsiones, respiración de Cheyne-Stokes
60-70	Compromiso de la función cardiorrespiratoria
70-80	Muerte

La sintomatología puede iniciarse de forma progresiva; en este caso la ronquera y la disnea suelen preceder al cuadro. En casos más graves aparecerá disnea y parada respiratoria posterior a la obstrucción de la vía aérea superior. A veces existe ausencia de síntomas al inicio y se retrasa su aparición hasta 18-72 horas tras la quemadura; entonces aparece tos irritativa o desarrollo de insuficiencia respiratoria 24 a 48 horas después por atelectasias, disminución de la complianza pulmonar o dificultad para eliminar secreciones abundantes.

De 4 a 5 días tras la exposición suele resolverse el edema de la vía aérea superior. En estos casos la exploración laringotraqueal es útil para descartar lesiones en la mucosa superior o en las cuerdas vocales, aunque no informa del compromiso traqueobronquial. La irritación de dicha mucosa puede producir tos y broncorrea durante varios días. En 3 o 4 días la mucosa afectada se necrosa, pudiéndose desprender y aumentar la viscosidad de las secreciones.

3.4. Diagnóstico

El diagnóstico definitivo se basa en el examen directo de las vías aéreas, siendo el broncoscopio flexible el patrón oro. Muchas veces no se cuenta con el material necesario para llegar al diagnóstico y nos basamos en en las manifestaciones clínicas, lo que es difícil, ya que encontraremos pacientes en los que, a pesar de tener compromiso de la vía aérea, no presentan síntomas.

3.4.1. Estudios complementarios

Son los siguientes:

- ✔ **Radiografía simple.** Es la prueba más disponible pero poco eficaz, con escasa utilidad en la fase aguda y alto porcentaje de falsos negativos (92 %) con un retraso en el tiempo de aparición de hallazgos de hasta 24 a 36 horas. Existen escalas, como la descrita por Peitzman *et al.*, para valorar el grado de afectación pulmonar; sin embargo, una vez pasadas 48 horas es difícil el diagnóstico diferencial entre lesión por inhalación, infección pulmonar, edema pulmonar hidrostático o síndrome de dificultad respiratoria aguda. En la Tabla 14-3 se muestran la valoración de los hallazgos radiográficos en la lesión por inhalación.
- ✔ **TC de tórax.** Considerado un método útil para la evaluación de la lesión. Existe un sistema de puntuación para valorar la gravedad de los hallazgos.
- ✔ **Escáner pulmonar con xenón 133.** Permite valorar la relación ventilación/perfusión al detectar acumulación del xenón más de 90 segundos. Su capacidad diagnóstica es mayor del 87 %.
- ✔ **Niveles de carboxihemoglobina.** Niveles inferiores a un 15 % no presentan síntomas, niveles del 15-39 % producen cefalea, confusión, náuseas, alteración del estado sensorial y letargo, y niveles del 50-60 % causan alteración del estado mental, alucinaciones, delirio y alteraciones vasculares.
- ✔ **Gasometría arterial.** Método sencillo y accesible. Aparece disminución de la presión parcial de oxígeno y elevación de la de dióxido de carbono.

Tabla 14-3. Valoración de los hallazgos radiográficos en lesión por inhalación

0	Normal
1	Edema perivascular o peribronquial
2	Edema alveolar o intersticial en el tercio inferior de los campos pulmonares
3	Si se extiende a los dos tercios inferiores de los campos pulmonares
4	Si ocupa la totalidad del campo pulmonar

✔ **Fibrobroncoscopia flexible.** Es la prueba estándar de oro en la lesión por inhalación. Es capaz de detectar el eritema, acúmulos de hollín, ulceración o edema. Su precisión es del 86 %. Además, mediante este método se facilita la intubación orotraqueal, así como la aspiración y el lavado bronquial de secreciones y la aspiración de tapones y restos de carbón. Ayuda a predecir el pronóstico en cuanto a daño respiratorio y a detectar neumonía de forma precoz. En la Tabla 14-4 se muestra la valoración del grado de lesión según la broncoscopia flexible.

3.4.2. Algoritmo diagnóstico

El proceso para el diagnóstico es el siguiente:

✔ **A. Sospecha de lesión por inhalación.** Presencia de quemaduras faciales, quemaduras de vibrisas nasales, tos con esputo carbonáceo, disfonía o disnea, dolor torácico o hemoptisis, cianosis, taquipnea, estridor, broncoespasmo, asimetría en movimientos respiratorios.
✔ **B. Valoración de factores de riesgo para lesión por inhalación.** Mediante las siguientes averiguaciones: ¿el paciente se encontraba en un espacio cerrado y/o abierto?, ¿cuál fue la fuente de origen?, ¿a qué temperatura se encontraba?, ¿cuánto tiempo estuvo expuesto?, ¿tuvo pérdida del estado de alerta?

Tras valorar A y B, se actuará de la siguiente manera:

✔ **Caso afirmativo:**
  ⊘ Si está disponible, se realizará una broncoscopia flexible y se estimará el grado de lesión según la clasificación (v. Tabla 14-4).

⊘ Si no es posible lo anterior, se realizará una radiografía de tórax (aunque los hallazgos son inespecíficos), una TC si se dispone de ella, una gasometría arterial y la determinación de los valores de carboxihemoglobina.
✔ **Caso negativo:** se vigilarán los datos de compromiso respiratorio y se valorará mediante laringoscopia directa.

3.5. Tratamiento

El tratamiento se basa inicialmente en la estabilización del paciente, con especial cuidado en el manejo de la vía aérea.

3.5.1. Manejo de la vía aérea

La vía aérea del paciente quemado es considerada una vía aérea difícil. Debido a la inflamación, secreciones, presencia de sangrado, exudado, etc., se dificulta el sellado hermético para la ventilación con mascarilla. De todos modos, en la fase aguda (hasta el cierre de la última cicatriz) la vía aérea es cambiante, pudiendo variar la presencia de los predictores de vía aérea difícil según la evolución. Por esta razón, en el manejo inicial de la vía aérea del quemado se deberá considerar una intubación, aunque se presuma que sea transitoria mientras dure la distorsión. En casos más graves ha de valorarse la traqueostomía. No está claro el beneficio de la ventilación mecánica invasiva frente a la no invasiva.

En cuanto al manejo general de la vía aérea del paciente quemado, al final la decisión se debe tomar en torno a la valoración inicial de cada paciente.

Algunos de los indicadores generales de necesidad de intubación orotraqueal son:

✔ Obstrucción de la vía aérea superior.
✔ Inhabilidad para expulsar secreciones.
✔ Hipoxemia a pesar de oxígeno al 100 %.
✔ Paciente con deterioro neurológico.
✔ Fatiga muscular.
✔ Hipoventilación ($PCO_2 > 50$ mm Hg y pH < 7,2).
✔ $PaO_2/FiO_2 < 200$.
✔ Edema de la vía aérea superior.

Tabla 14-4. Grado de lesión por inhalación según el broncoscopio flexible

Grado	Lesión	Características
0	No	Ausencia de depósitos de carbón, edema, broncorrea u obstrucción
1	Leve	Áreas leves e irregulares de eritema, depósitos de carbón en bronquios proximales
2	Moderada	Depósitos de carbón y eritema moderados, broncorrea, con o sin compromiso de bronquios
3	Grave	Inflamación grave, con depósitos de carbón abundantes y tejido friable, broncorrea y obstrucción bronquial
4	Masiva	Abundante desprendimiento de mucosa, zonas de necrosis, obliteración intraluminal

3.5.2. Fluidoterapia

Existe controversia sobre el uso de la fluidoterapia. Las observaciones sugieren que grandes volúmenes de resucitación, que a menudo se requieren en estos pacientes, pueden acentuar el edema faríngeo que predispone la obstrucción aguda de la vía aérea superior.

Los pacientes con lesión por inhalación requieren un aporte durante las primeras 24 horas de 5,7 mL/kg/% de superficie cor-poral quemada frente a los 3,98 mL/kg/% superficie corporal quemada en los pacientes sin lesión por inhalación. Para grandes quemados se puede usar la fórmula de Parkland:

Cantidad de fluido = 4 × peso (kg) × ASC (porcentaje de área de superficie corporal)

3.5.3. β₂-agonistas

El uso de β₂-agonistas como broncodilatadores puede activar el sistema mucociliar y aumentar el barrido de secreciones. Sin embargo, existe controversia sobre su empleo, ya que la resistencia de la vía aérea se produce precisamente por el edema de la mucosa. Se aconseja una valoración individual.

3.5.4. Antagonistas de receptores muscarínicos

Su mecanismo de acción se basa en que el aumento de la actividad parasimpática puede generar constricción de la fibra lisa,

por lo que, al inhibir dicha respuesta, se consigue una disminución de presiones, de la secreción de moco y de la liberación de citocinas.

3.5.5. Mucolíticos

Se pueden emplear agentes mucolíticos como la N-acetilcisteína, pero se debe tener en cuenta el efecto broncoconstrictor que a veces puede producir y valorar premedicar con broncodilatador.

3.5.6. Tratamiento cuestionado

Ciertos tratamientos tienen un uso cuestionado en las lesiones por inhalación:

- Anticoagulantes inhalados: con el objetivo de disminuir la formación de tapones de fibrina.
- Antibióticos: el uso profiláctico no está indicado.
- Corticoides: lejos de beneficiar, se ha visto un aumento de la mortalidad en quemados.
- Oxígeno hiperbárico: indicado en lesiones donde se sospeche niveles de carboxihemoglobina superiores al 30 %.

ℹ **Puntos clave**

- La mayoría de los casos de hemoptisis (90 %) se deben al sangrado de las arterias de alta presión, las bronquiales o sus ramas.
- En hemoptisis masivas con sangrado activo es imprescindible valorar el aislamiento de la vía aérea por insuficiencia respiratoria o hemodinámica.
- En la hemoptisis es importante la posibilidad de disponer urgentemente de TC, fibrobroncoscopia, arteriografía y eventualmente tratamiento quirúrgico.
- La hipoxemia es la alteración más relevante que genera hipoxia en el semiahogamiento y se debe a la alteración de la relación V/Q por el colapso y relleno alveolar de líquido.
- La lesión por inhalación puede producirse por acción directa de la transferencia de calor, o por la inhalación de humo o productos químicos de la combustión.
- La sospecha de lesión por inhalación debe estar presente pese a no presentar el paciente gran extensión de lesiones cutáneas. La fibrobroncoscopia flexible es el patrón oro para el diagnóstico de la lesión por inhalación.

Bibliografía

Bai C, Huang H, Yao X, et al. Application of flexible bronchoscopy in inhalation lung injury. Diagn Pathol. 2013;8:174.

Blasco J, Moreno L, Milano G, Calvo C, Jurado A. Ahogamientos y casi ahogamientos en niños. An Pediatr (Barc). 2005;62:20-4.

Dave BR, Sharma A, Kalva SP, Wicky S. Nine-year single-center experience with transcatheter arterial embolization for hemoptysis: medium-term outcomes. Vasc Endovascular Surg. 2011;45:258-68.

Garnica Escamilla MA, González Martínez KI, Marín Landa OM, Laredo Sánchez EC, Sánchez Zúñiga MJ, Carrillo Esper R. Lesión por inhalación, qué hay de nuevo. Med Crit. 2021;35(4):206-15.

Haro Estarriol M, Vizcaya Sánchez M, Jiménez López J, Tornero Molina A. Etiología de la hemoptisis: análisis prospectivo de 752 casos. Rev Clín Esp. 2001;201:696-700.

Ibrahim WH. Massive haemoptysis: the definition should be revised. Eur Respir J. 2008;32:1131.

Ketai LH, Mohammed TL, Kirsch J, et al; Expert Panel on Thoracic Imaging. ACR appropriateness criteria hemoptysis. J Thorac Imaging. 2014;29:19-22.

Khalil A, Fartoukh M, Parrot A, Bazelly B, Marsault C, Carette MF. Impact of MDCT angiography on the management of patients with hemoptysis. AJR Am J Roentgenol. 2010;195:772-8.

Komatsu T, Sowa T, Fujinaga T, Handa N, Watanabe H. Tracheo-innominate artery fistula: two case reports and a clinical review. Ann Thorac Cardiovasc Surg. 2013;19:60-2.

Milano G, Calvo C. El niño casi ahogado. En: Casado J, Serrano A, editores. Urgencias y tratamiento del niño grave. Madrid: Ergón; 2000. p. 481-5.

Moctezuma-Paz LE, Páez-Franco I, Jiménez-González S, et al. Epidemiologia de las quemaduras en México. Rev Esp Méd Quir. 2015;20:78-82.

Muniappan A, Tapias LF, Butala P, et al. Surgical therapy of pulmonary aspergillomas: a 30-year North American experience. Ann Thorac Surg. 2014;97:432-8.

Orlowski JP. Drowning, near-drowning, and ice-water submersions. Pediatr Clin North Am. 1987;34:75-81.

Ramírez Mejía AR, Méndez Montero JV, Vásquez-Caicedo ML, Bustos García de Castro A, Cabeza Martínez B, Ferreirós Domínguez J. Radiological evaluation and endovascular treatment of hemoptysis. Curr Probl Diagn Radiol. 2016;45(3):215-24.

Sakr L, Dutau H. Massive hemoptysis: an update on the role of bronchoscopy in diagnosis and management. Respiration. 2010;80:38-58.

Sibert JR, Lyons RA, Smith GS, et al. Preventing deaths by drowning in children in the Unitad Kingdom: have we made progress in 10 years? Population based study. BMJ. 2002;324:1070-1.

Vázquez-Torres J. Retos en el diagnóstico y manejo de la lesión por inhalación. Rev Mex Anest. 2014;37(Supl. 1):S218-S221.

Woodson L, Talon MD, Traber DL, Herndon DN. Diagnosis and treatment of inhalation injury. In: Total Burn Care: Fourth Edition. Elsevier Inc. 2012. p. 229-237.e3.

Problemas cardiovasculares

15 Fisiología del sistema circulatorio

A. Pérez Madrigal y J. Mesquida Febrer

➤ **Orientación para el estudio**

En este capítulo se resume de manera global la fisiología del sistema circulatorio. Si bien no nos podemos extender en los detalles, establece una buena base para poder entender más adelante el desarrollo de los problemas circulatorios que se expondrán en los siguientes capítulos y los principios de monitorización hemodinámica del paciente crítico.

1. Objetivo del sistema cardiovascular

La respiración celular aeróbica, con su punto final en la mitocondria, necesita de un aporte suficiente de oxígeno y otros sustratos, como la glucosa. Para ello, pulmones, corazón y vasculatura forman un complejo sistema que va a ser responsable del aporte continuo y adecuado de oxígeno y nutrientes a los tejidos. Este transporte de oxígeno desde el aire hasta la mitocondria implica una serie de procesos de convección y difusión.

Así, podríamos decir que existen cuatro fases en el transporte de oxígeno a los tejidos: 1) paso del aire de la atmósfera hasta los pulmones a través de las vías respiratorias, por fenómeno de convección; 2) traspaso de las moléculas de oxígeno a través de la membrana alveolar del alvéolo al capilar pulmonar, por fenómeno de difusión; 3) transporte de oxígeno a los diferentes tejidos a través del torrente sanguíneo, fundamentalmente ligado a la hemoglobina, de nuevo por convección; 4) paso del oxígeno a través de la membrana capilar y líquido intersticial hasta la mitocondria, de nuevo mediante difusión (Fig. 15-1).

Los fenómenos convectivos, como la ventilación alveolar y la circulación sanguínea, son fenómenos activos que consumen energía, mientras que la difusión a través de la membrana alveolocapilar o la pared celular son fenómenos pasivos que dependen de un gradiente de presión parcial de oxígeno. Las dos primeras fases del transporte de oxígeno van a depender de un correcto funcionamiento del sistema respiratorio, y las dos últimas fases serán responsabilidad del sistema cardiovascular.

1.1. Transporte global de oxígeno (DO₂)

El oxígeno en sangre se transporta mayoritariamente unido a la hemoglobina y en menor proporción disuelto en sangre. Se denomina *contenido arterial de oxígeno* (CaO₂) a la cantidad de oxígeno transportado en sangre y que comprende tanto la fracción unida a la hemoglobina como la fracción disuelta. Se calcula mediante la siguiente ecuación:

$$CaO_2 = (1.34 \times Hb \times SaO_2) + (PaO_2 \times 0,0031)$$

Donde *Hb* es la hemoglobina (g/dL), *SaO₂* es la saturación arterial de oxígeno (%) y *PaO₂* es la presión parcial arterial de oxígeno (mm Hg).

El transporte global de oxígeno o DO₂ (*delivery of oxygen*) es la medida de flujo de oxígeno a los tejidos, y viene dado por el gasto cardíaco (GC) y el contenido arterial de oxígeno (CaO₂). Teniendo en cuenta que el gasto cardíaco es el producto del

volumen sistólico (VS) por la frecuencia cardíaca (FC), se puede definir:

$$DO_2 \ (mL/min) = GC \ (L/min) \times CaO_2 \ (mL \ O_2/dL \ sangre \ arterial)$$

$$DO_2 = (VS \times FC) + [(1,34 \times Hb \times SaO_2) + (PaO_2 \times 0,0031)]$$

Como se puede deducir de la ecuación, alteraciones en el gasto cardíaco, la saturación de oxígeno o el contenido de hemoglobina pueden modificar el transporte de oxígeno. Cabe destacar que el paciente crítico es especialmente susceptible de padecer este tipo de alteraciones. Remarcaremos, además, que el valor de DO₂ es un parámetro global y no describe las diferencias regionales que puedan aparecer entre los diferentes tejidos, pues el flujo de oxígeno puede variar en función de la respuesta microcirculatoria a la demanda metabólica.

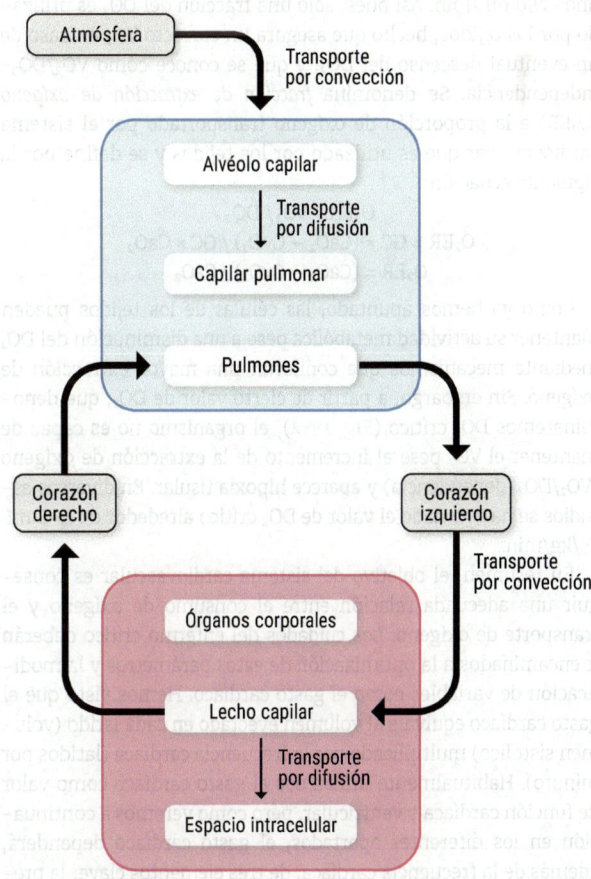

Fig. 15-1 | Transporte de oxígeno.

1.2. Consumo de oxígeno (VO₂)

Estrechamente relacionado con el DO₂ está el VO₂ o consumo global de oxígeno, que corresponde a la cantidad de oxígeno consumida por los tejidos por minuto. Se puede calcular mediante el análisis directo de gases respiratorios o indirectamente derivado del gasto cardíaco y la diferencia del contenido arteriovenoso de oxígeno, mediante la ecuación de Fick:

$$VO_2 = GC \times (CaO_2 - CvO_2)$$

donde VO_2 es el consumo de oxígeno (mL O_2/min), GC es el gasto cardíaco (L/min), CaO_2 es el contenido arterial de oxígeno (mL O_2/dL en sangre arterial) y CvO_2 es el contenido venoso de oxígeno (mL O_2/dL en sangre venosa mixta).

Diferentes factores pueden modificar el consumo de oxígeno. En el paciente crítico se debe tener en cuenta que los eventos traumáticos, cirugías, quemaduras, el dolor, la agitación, la inflamación y sepsis, la fiebre o temblores son factores que aumentan el consumo de oxígeno. Por contra, la sedación, analgesia, hipotermia o ventilación mecánica disminuyen el consumo de oxígeno.

1.3. Fracción de extracción de oxígeno (O₂ER) y transporte de oxígeno (DO₂) crítico

Para conseguir una correcta funcionalidad de los tejidos, el organismo debe mantener un adecuado equilibrio entre el DO₂ y el VO₂. En el individuo sano, el DO₂ es de unos 1.000 mL/min, valor que excede sobradamente a la demanda de oxígeno, que es de unos 250 mL/min. Así pues, solo una fracción del DO₂ es utilizado por los tejidos, hecho que asegura un correcto VO₂ en caso de un eventual descenso del DO₂, y que se conoce como VO₂/DO₂-independencia. Se denomina *fracción de extracción de oxígeno* (O₂ER) a la proporción de oxígeno transportado por el sistema cardiovascular que es utilizado por los tejidos y se define por la siguiente ecuación:

$$O_2ER = VO_2 / DO_2$$
$$O_2ER = GC \times (CaO_2 - CvO_2) / GC \times CaO_2$$
$$O_2ER = (CaO_2 - CvO_2) / CaO_2$$

Como ya hemos apuntado, las células de los tejidos pueden mantener su actividad metabólica pese a una disminución del DO₂ mediante mecanismos que conllevan una mayor **extracción de oxígeno**. Sin embargo, a partir de cierto valor de DO₂, que denominaremos DO₂ crítico (Fig. 15-2), el organismo no es capaz de mantener el VO₂ pese al incremento de la extracción de oxígeno (VO₂/DO₂-dependencia) y aparece hipoxia tisular. En diversos estudios se ha estimado el valor de DO₂ crítico alrededor de 4-8 mL O_2/kg/min.

En resumen, el objetivo del sistema cardiovascular es conseguir una adecuada relación entre el consumo de oxígeno y el transporte de oxígeno. Los cuidados del enfermo crítico deberán ir encaminados a la optimización de estos parámetros y la modificación de variables como el gasto cardíaco. Hemos visto que el gasto cardíaco equivale al volumen eyectado en cada latido (volumen sistólico) multiplicado por la frecuencia cardíaca (latidos por minuto). Habitualmente utilizamos el gasto cardíaco como valor de función cardíaca y ventricular, pero como veremos a continuación en los diferentes apartados, el gasto cardíaco dependerá, además de la frecuencia cardíaca, de tres elementos clave: la pre-

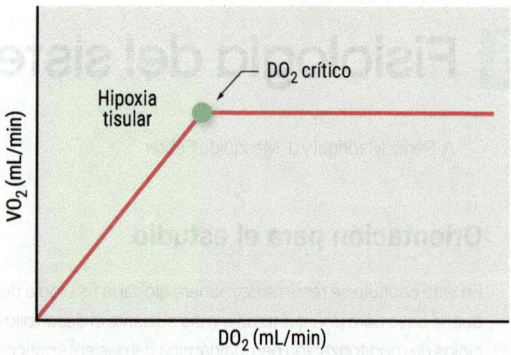

Fig. 15-2 | Punto de transporte de oxígeno (DO₂) crítico. En situación basal, el DO₂ se sitúa muy a la derecha del DO₂ crítico, excediendo de sobras la demanda de consumo de oxígeno (VO₂). A partir del punto de DO₂ crítico, el VO₂ es dependiente del DO₂ y aparece hipoxia tisular.

carga, la contractilidad y la poscarga. Así pues, la función ventricular no solo dependerá de la fuerza de bombeo del corazón, sino que entrarán en juego otros elementos. En el paciente crítico en situación de *shock* será fundamental evaluar cada uno de estos parámetros para poder optimizar el gasto cardíaco de forma adecuada. También cabe recordar que la idoneidad del aporte de oxígeno a los tejidos, además de requerir de un DO₂ adecuado, va a necesitar una correcta presión de perfusión, puesto que, en ausencia de un correcto gradiente de presiones, el flujo sanguíneo a los tejidos va a verse deteriorado. Así pues, en el paciente crítico, veremos que la aproximación a la evaluación y optimización del DO₂ va a hacerse siempre en el contexto de la restauración de una presión de perfusión suficiente.

2. Anatomía del sistema cardiovascular y ciclo cardíaco

El sistema cardiovascular se puede dividir en dos grandes compartimentos dispuestos en serie (uno detrás de otro): *a)* la circulación pulmonar, compuesta por el corazón derecho y los pulmones, y *b)* la circulación sistémica, en la que el corazón izquierdo proporciona sangre a los diferentes órganos. Los corazones derecho e izquierdo bombean la misma cantidad de sangre cada minuto, cantidad denominada *gasto cardíaco*. Cabe destacar, sin embargo, que las presiones en las cavidades derechas (aurícula y ventrículo) son significativamente más bajas que las de las cavidades izquierdas (aurícula y ventrículo). Asimismo, la circulación pulmonar tiene presiones considerablemente inferiores a las de la circulación sistémica.

Los órganos sistémicos están dispuestos de forma paralela (uno al lado del otro), de manera que reciben sangre oxigenada (sangre arterial). El flujo sanguíneo a cada tejido puede variar en función de las demandas metabólicas, pudiendo adaptarse a situaciones de mayor o menor demanda. La piel, por ejemplo, tolera bien una bajada temporal del flujo sanguíneo, reacondicionando la sangre para beneficio de otros órganos. Otros, en cambio, como el cerebro o el músculo cardíaco, precisan de la mayor parte del flujo sanguíneo para desempeñar sus funciones metabólicas básicas, de manera que no acomodan el flujo a través de ellos para redirigirlo a otra parte. Toda la sangre de los órganos sistémicos se recoge mediante el sistema venoso y regresa al corazón derecho (aurícula derecha) a través de la vena cava. De la aurícula derecha pasa por la válvula tricúspide al ventrículo derecho y desde ahí se bombea a través de la válvula pulmonar a las arterias pulmonares. La sangre recogida por las venas pulmonares (sangre oxigenada) será devuelta a la aurícula izquierda y de allí, a través de la válvula mitral, pasará al ventrículo izquierdo. Desde el ventrículo izquierdo se bombea la sangre a través de válvula aórtica hacia la arteria aorta, para ser distribuida al resto del organismo.

La pared del corazón está formada por tres capas: *a)* el endocardio, una capa fina de células epiteliales; *b)* el miocardio, formado por fibras musculares estriadas cardíacas dispuestas de forma circular, longitudinal y oblicua; y *c)* el pericardio, una capa compuesta por dos láminas que recubre todo el corazón con un espacio virtual entre láminas llamado cavidad pericárdica.

2.1. Células del músculo cardíaco y excitación cardíaca

Las células de nuestro organismo se caracterizan por un potencial eléctrico (voltaje) a través de sus membranas, los potenciales de membrana, que son debidos a la diferencia de concentración y características iónicas entre el citoplasma celular y el líquido intersticial que rodea las células. La difusión de iones, fundamentalmente Na^+, Ca^{2+} y K^+, se realiza a través de canales integrados en la membrana. En las células musculares la contracción se produce por un rápido cambio de voltaje en la membrana de la célula, llamado potencial de acción, secundario a cambios transitorios de la permeabilidad de dichos iones a través de la membrana.

Las células del músculo cardíaco son fibras musculares estriadas de menor longitud que el músculo esquelético. A diferencia del resto de músculos de nuestro cuerpo, estas células son capaces de contraerse de forma automática y rítmica sin necesidad de estímulo externo. Existen dos tipos de fibra cardíaca: las fibras automáticas o de respuesta lenta y las fibras de respuesta rápida. Las fibras automáticas son capaces de generar y conducir el potencial de acción mientras que las de respuesta rápida no son automáticas en condiciones basales y requieren un estímulo; solamente en algunas situaciones pueden funcionar de forma automática, pero a un ritmo más lento.

El sistema eléctrico del corazón es un sofisticado aparato de conducción compuesto por el nodo sinusal, el nodo auriculoventricular, el haz de His y las fibras de Purkinje. A través de este sistema se propaga el potencial de acción de forma rápida a todo el miocardio. Las células presentes en el nodo sinusal son fibras automáticas que presentan un ritmo más alto que el resto, de manera que actúan de células marcapasos para el resto del corazón y marcan el ritmo de la frecuencia cardíaca. El impulso se transmite del nodo sinusal a través de las aurículas hasta el nodo auriculoventricular, donde continuará a través de células de conducción lenta y provocará una ligera demora entre la contracción auricular y ventricular. A partir de allí seguirá el impulso por las células de conducción rápida de las fibras de Purkinje para lograr una conducción sincronizada de ambos ventrículos.

2.2. Control de la frecuencia cardíaca

El ritmo cardíaco normal viene determinado, como hemos comentado anteriormente, por la actividad automática espontánea de las células del nodo sinusal. El tiempo de despolarización espontánea determinará a qué frecuencia late el corazón. Ante la ausencia de influencia exterior, las células del nodo sinusal mantienen una frecuencia intrínseca de 100 latidos por minuto.

El sistema nervioso autónomo juega un papel determinante en la regulación del ritmo de contracción. Por un lado, la activación del sistema parasimpático desencadenará una liberación de acetilcolina en las células del nodo sinusal que modificará la permeabilidad de la membrana haciendo más lenta la frecuencia de despolarización y aumentando el tiempo entre latidos. Como existe una actividad basal del sistema parasimpático, la frecuencia cardíaca normal en reposo se acerca a los 70 latidos por minuto. Por otro lado, la activación del sistema simpático generará liberación de noradrenalina sobre las células cardíacas provocando un acortamiento del tiempo entre latidos y aumentando la frecuencia cardíaca.

Además del sistema nervioso autónomo, la frecuencia cardíaca puede verse alterada por otros factores: alteraciones iónicas, hormonas, temperatura, elasticidad de la pared auricular, etc., que veremos más adelante en este capítulo.

2.3. Ciclo cardíaco

El ciclo cardíaco consiste en la contracción y relajación sincronizadas de aurículas y ventrículos para el correcto llenado del corazón y la adecuada eyección de sangre a la circulación. Durante todo el ciclo cardíaco se producen cambios tanto en presión como en volumen en las diferentes cavidades del corazón derecho e izquierdo. Los fenómenos mecánicos en el corazón derecho se producen al mismo tiempo que en el corazón izquierdo, pero con la particularidad de trabajar con valores de presión más bajos, tal y como ya se ha comentado anteriormente.

El ciclo cardíaco se inicia con la onda P del electrocardiograma (ECG) y se divide en dos fenómenos conocidos como sístole (en la que se produce la contracción ventricular y eyección de sangre del ventrículo) y diástole (fase de reposo del miocardio y en la que se produce el llenado de las cavidades ventriculares). Tanto la sístole como la diástole presentan fases diferenciadas. A continuación, detallaremos las siete fases del ciclo cardíaco y los diferentes fenómenos que se producen en cada una. Los cambios de presión simultáneos en aurícula, ventrículo y arteria aorta a lo largo del ciclo cardíaco se pueden ver representados en la Fig. 15-3:

1. **Sístole auricular.** La onda P del ECG simboliza la despolarización eléctrica de la aurícula, que marcará el inicio de la contracción auricular. La contracción de las aurículas conlleva un aumento de presión en la cavidad auricular que dirigirá la sangre hacia el ventrículo a través de la válvula auriculoventricular abierta. La inercia del retorno venoso de la vena cava y las venas pulmonares hacia la aurícula impedirá que haya un flujo retrógrado de la sangre, aunque se producirá un leve ascenso de la presión a nivel venoso (correspondiente a la onda a del pulso venoso, que puede observarse cuando monitorizamos la presión venosa central). Como veremos a continuación, el llenado ventricular dependiente de esta contracción auricular supone, en condi-

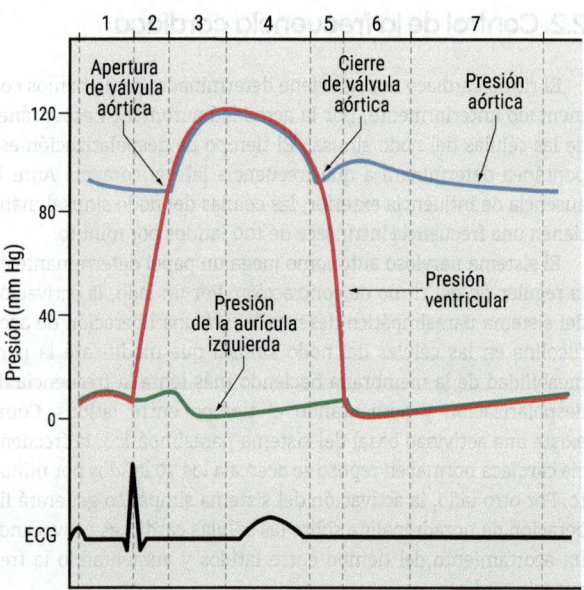

Fig. 15-3 | Ciclo cardíaco. Las siete fases del ciclo cardíaco en relación con la presión ventricular (línea roja), presión aórtica (línea azul) y presión auricular (línea verde). Abajo se representa la línea del electrocardiograma.

ciones basales, solo un 10 % del llenado ventricular, siendo este fundamentalmente dependiente del llenado pasivo que se produce *a posteriori*. Sin embargo, durante el ejercicio o ante una taquicardia de cualquier origen, el tiempo de llenado pasivo se acorta (puesto que se acorta el tiempo del ciclo cardíaco) y el llenado auricular pasa a tener una contribución mayor al llenado total del ventrículo (hasta un 40 %). Una vez finaliza la contracción auricular, la presión en la cavidad auricular cae hasta ser inferior a la presión ventricular. Al final de esta primera fase, el ventrículo se encuentra en su máximo volumen, al que se denomina *volumen telediastólico* (VTD). La presión dentro del ventrículo al final de esta primera fase se denomina *presión telediastólica* (PTD).

2. Fase de contracción isovolumétrica. En esta fase las válvulas pulmonar y aórtica continúan cerradas. La onda Q del ECG es la que marcará el inicio de esta segunda fase y representará la despolarización ventricular. De acuerdo con la ley de Laplace, la presión intraventricular es directamente proporcional a la tensión de la pared y el grosor de la misma e inversamente proporcional al radio. La rápida contracción de los ventrículos provocará un aumento brusco de la presión ventricular, que se situará por encima de presión auricular y provocará el cierre de las válvulas auriculoventriculares (mitral en el caso del corazón izquierdo, tricúspide en el corazón derecho). Este cierre valvular corresponde al primer ruido cardíaco de la exploración física. La contracción de los músculos papilares impedirá el prolapso de las válvulas auriculoventriculares hacia las aurículas. El tiempo que transcurre mientras las válvulas auriculoventriculares y las válvulas semilunares (pulmonar y aórtica) están cerradas corresponde al tiempo de contracción isovolumétrica, puesto que se produce un aumento de presión dentro del ventrículo que no va acompañado de un cambio de volumen (válvulas cerradas, no entra ni sale sangre). De forma simultánea, se va produciendo el retorno venoso continuo de sangre a las aurículas.

3. Fase de eyección rápida. El aumento de presión intraventricular por encima de la presión arterial aórtica y pulmonar provoca la apertura de las válvulas semilunares y la rápida salida de

sangre de los ventrículos a la arteria pulmonar y aórtica. En esta fase rápidamente se alcanza el valor máximo de presión arterial (sistólica) pulmonar y aórtica.

4. Fase de eyección lenta. Una vez finalizada la despolarización ventricular, empieza la fase de repolarización ventricular (marcada por la onda T del ECG), que desencadenará una disminución de la tensión generada por el miocardio. En esta fase el vaciado del corazón se enlentece y empieza a caer la presión en el tracto de salida del ventrículo. También, de forma simultánea, las aurículas continúan llenándose gracias al retorno venoso y seguimos viendo un aumento gradual de presión dentro de las aurículas.

5. Fase de relajación isovolumétrica. La caída progresiva de la presión intraventricular, debida a la salida de sangre a través del tracto de salida del ventrículo y el cese de la contracción miocárdica, provocará el cierre de las válvulas pulmonar y aórtica. Cuando el valor de presión ventricular desciende por debajo de la presión arterial, se produce un gradiente hacia el ventrículo que provocará el cierre de las válvulas semilunares. Este cierre corresponde al segundo ruido cardíaco durante la auscultación en la exploración física y se asocia a una incisura o *notch* en la curva de presión arterial. Durante esta fase las válvulas semilunares y auriculoventriculares permanecerán cerradas y continuará la relajación miocárdica sin acompañarse de cambio de volumen. Al volumen remanente en la cavidad ventricular al final de esta fase se le denomina *volumen telesistólico* (VTS). Durante una contracción en un paciente sano, el volumen eyectado corresponde al 60 % aproximadamente del volumen total. La diferencia entre el volumen telediastólico (al final de la fase de llenado) y volumen telesistólico (al final de la fase de eyección) se denomina *volumen sistólico*. Se denomina *fracción de eyección* (FE) al cociente entre el volumen sistólico (VS) y el volumen telediastólico. Una persona sana presenta una fracción de eyección por encima del 55 %.

$$VS = VTD - VTS$$
$$FE = (VTD - VTS) / VTD$$

6. Fase de llenado rápido. Durante esta fase la presión intraventricular sigue bajando hasta llegar a estar por debajo de la presión auricular. Cuando esto pasa, se produce la apertura de las válvulas auriculoventriculares. A partir de aquí se inicia un proceso de llenado rápido pasivo. Debido a un proceso de relajación activa del ventrículo, la presión ventricular sigue bajando pese al inicio de la entrada de sangre, hecho que favorece dicho llenado rápido de forma precoz. Aquellas patologías cardíacas que produzcan una alteración en la relajación verán afectado su proceso de llenado pasivo debido a un menor gradiente de presión y por tanto menor llenado pasivo. Es también en estos casos donde la fase de llenado auricular adquiere mayor relevancia, contribuyendo de forma más significativa al llenado.

7. Fase de llenado lento. Ocurre al final de la fase de llenado pasivo. A medida que los ventrículos se van llenando de sangre, se produce una disminución de la distensibilidad y una mayor dificultad al llenado pasivo.

3. Retorno venoso y precarga

3.1. Definiciones

La ley de Frank-Starling describe la relación que existe entre la longitud de la fibra miocárdica y la fuerza de contracción. Explicado de forma simple, podríamos decir que cuanto más se estira la fibra del miocardio, es decir, cuanto más lleno está el corazón, mayor será la contracción y mayor el volumen eyectado. Este fenómeno ocurre hasta un límite, donde la fibra miocárdica llega a un nivel de estiramiento a partir del cual la capacidad de contracción disminuirá (Fig. 15-4). La precarga hace referencia a la longitud de la fibra miocárdica al final de la diástole y equivaldría a la cantidad de volumen en el ventrículo justo antes de la sístole ventricular (volumen telediastólico).

Nuestro organismo tiene la capacidad de aumentar el volumen de sangre que llega al corazón y así conseguir un aumento del volumen sistólico. Las venas tienen una complianza 30 veces superior a las arterias y el sistema venoso almacena dos tercios del volumen sanguíneo total actuando como un gran reservorio de sangre (Tabla 15-1).

Según la ley de Hagen-Poiseuille, el flujo de un fluido (Q) a través de un circuito (como, por ejemplo, el sistema cardiovascular) dependerá del gradiente de presión que existe en el circuito y la resistencia de este:

$$Q = (P1 - P2) / R$$

donde $P1$ es la presión al inicio del circuito, $P2$ es la presión al final y R equivaldría a la resistencia.

Aplicando la ley de Hagen-Poiseuille al ventrículo izquierdo, podemos determinar que el valor de gasto cardíaco (GC) equivaldría al cociente entre la caída de presión del sistema en la circulación sistémica (presión arterial media o PAM – presión de la aurícula derecha o P_{AD}) y las resistencias vasculares sistémicas (RVS):

$$GC = (PAM - P_{AD}) / RVS$$

Asumiendo que el retorno venoso (RV) equivale al gasto cardíaco (el corazón solo puede bombear el volumen que le llega), podemos establecer que el retorno venoso dependerá del gradiente de presión del circuito (en este caso, la presión media sistémica o $P_{ms} - P_{AD}$) entre la resistencia del sistema venoso (Rv):

$$RV = (P_{ms} - P_{AD}) / Rv$$

La resistencia al flujo, tanto en la circulación sistémica (RVS) como en el sistema venoso (Rv), es directamente proporcional a la longitud del circuito (l) y la viscosidad de la sangre (η), e inversamente proporcional al radio de los vasos.

$$R = 8 \eta l / \pi r^4$$

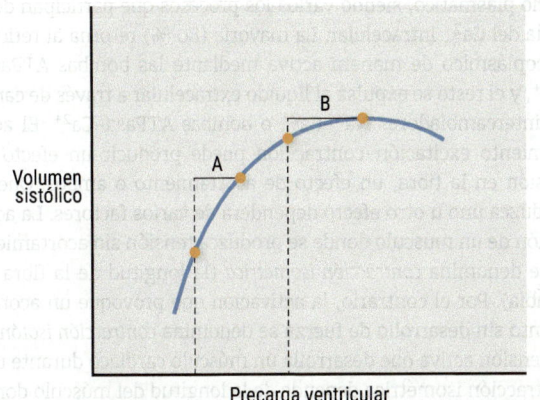

Fig. 15-4 | Representación esquemática de la curva de Frank-Starling. A: Zona de dependencia de precarga: los cambios en la precarga generarán grandes cambios de volumen sistólico. B: Zona de independencia de precarga: la fibra miocárdica está muy estirada y los cambios en la precarga no supondrán grandes cambios de volumen sistólico.

Tabla 15-1. Distribución del volumen de sangre en el sistema circulatorio

Estructura	Porcentaje del total de volumen sanguíneo (%)
Sistema venoso sistémico	64
Sistema arterial sistémico	13
Capilares	7
Circuito pulmonar	9
Corazón	7

En el paciente crítico asumimos la longitud y el radio como los mayores determinantes de las resistencias vasculares. Cabe destacar, sin embargo, que en situaciones como una resucitación hídrica agresiva con volumen de baja viscosidad o pacientes en circulación extracorpórea que reciben grandes cantidades de volumen, la alteración de la viscosidad puede ser determinante en los cambios de las resistencias vasculares.

3.2. Determinantes del retorno venoso

Los determinantes del retorno venoso serán fundamentalmente: *a)* la presión de la aurícula derecha; *b)* la presión circulatoria de llenado o presión media sistémica; y *c)* las resistencias vasculares del sistema venoso.

La *presión de la aurícula derecha* (P_{AD}) equivale a la presión que «se opone» al retorno venoso. La contracción cardíaca «vacía» el corazón generando una presión de la aurícula derecha baja y favoreciendo el gradiente de llenado de la aurícula. De forma fisiológica y en condiciones sanas, la presión de la aurícula derecha es muy baja (0-5 mm Hg). Guyton definió, a mediados de los años cincuenta del siglo pasado, el concepto de *presión media de llenado circulatorio* como la presión que ejerce el volumen de sangre en los vasos cuando no hay flujo sanguíneo, en situación de parada circulatoria. La *presión media sistémica* (P_{ms}) o *presión media de llenado sistémica* equivaldría a la fuerza no pulsátil que ejerce la sangre en las paredes de los vasos en condiciones de flujo (no en parada circulatoria), con valores bastante similares a la presión de llenado circulatorio, pero no iguales.

La presión media sistémica no depende de la función de bomba cardíaca, sino del contenido (volumen de sangre) y el continente (la complianza o distensibilidad vascular). La complianza vascular es una medida estática, una característica del sistema independientemente del flujo, que ejerce un papel fundamental en la generación de la onda de flujo. En el supuesto caso de que nuestro sistema circulatorio no fuera distensible sino rígido, un aumento de presión al inicio del circuito, como ocurre con la contracción sistólica, sería absorbido a lo largo del circuito y no existiría un gradiente para generar una onda de flujo. Sin embargo, al tener un sistema vascular distensible, la onda de flujo se produce gracias a que parte del circuito absorbe transitoriamente volumen e inmediatamente lo libera. Esta distensibilidad permite un cambio de volumen para generar un cambio de presión.

Cabe remarcar que no todo el volumen de los vasos sanguíneos participa en la distensión de las paredes elásticas de la circulación. En situación basal, solo un 30 % del volumen total distiende los vasos y genera una presión media sistémica. A este volumen se le denomina *volumen estresado*. Por el contrario, el volumen de sangre que se encuentra en los vasos pero no ejerce una presión se denomina *volumen no estresado*. El 70 % del volumen estresado se encuentra en el sistema venoso y es el principal contribuyente a la presión media sistémica (Fig. 15-5). Además de la presión de aurícula derecha, la presión media sistémica de llenado y las resistencias vasculares, debemos añadir el *volumen estresado* a los principales determinantes del retorno venoso.

Para generar mayor retorno venoso y, en consecuencia, mayor volumen sistólico, nuestro organismo deberá disminuir la presión de la aurícula derecha o aumentar la presión media sistémica para garantizar un gradiente de presión que genere una entrada de sangre a la aurícula. Cuanto más baja sea la presión de la aurícula derecha (disminución en la presión generada por la función de bomba del corazón), mayor será el flujo de retorno al corazón. Esto ocurrirá hasta un límite, donde la presión de los vasos intratorácicos sea inferior a la presión extratorácica. En este momento se producirá el colapso de los vasos y el cese momentáneo del retorno venoso (Fig. 15-6).

Por otro lado, la presión media sistémica de llenado puede verse aumentada por un aumento del volumen venoso total (mediante la infusión de volumen, por ejemplo) o por conversión de parte del volumen no estresado a volumen estresado (mediante la administración de fármacos vasopresores). La administración de vasopresores como la noradrenalina afecta al valor de las resistencias vasculares venosas y conlleva también un cambio en el retorno venoso (v. Fig. 15-6).

4. Contractilidad

La contractilidad cardíaca hace referencia a la capacidad del corazón de generar trabajo externo independientemente de la precarga y la poscarga. El corazón funciona como una bomba generadora de energía hidráulica que mantiene una circulación efectiva.

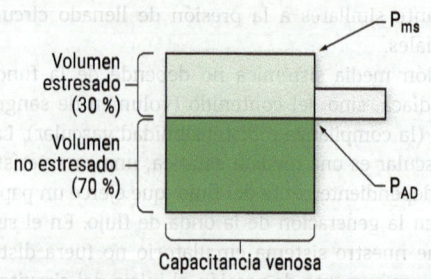

Fig. 15-5 | El sistema venoso supone dos tercios del total de volumen sanguíneo. Dentro del territorio venoso, el volumen se distribuye en dos compartimentos: 1) volumen no estresado: mínimo volumen requerido antes de que empiece a existir una presión de distensión en las paredes. No genera flujo fuera del reservorio venoso. Es el volumen intravascular presente con presión media sistémica de 0 mm Hg; y 2) volumen estresado: volumen adicional que causa presión de distensión en la pared vascular y refleja el volumen circulante efectivo. Contribuye a la presión media sistémica. Cuanta mayor cantidad, mayor gradiente P_{ms}-P_{AD} y mayor retorno venoso. P_{AD}: presión en la aurícula derecha; P_{ms}: presión media sistémica.

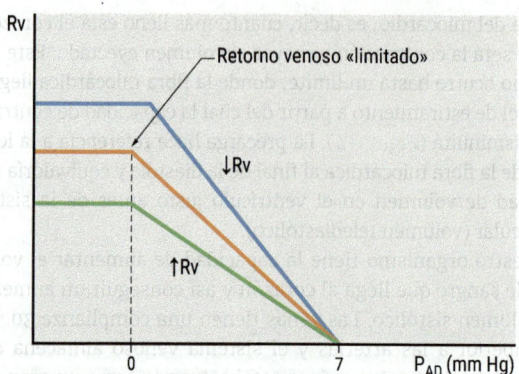

Fig. 15-6 | El retorno venoso (línea naranja) aumentará con el descenso de la presión de la aurícula derecha hasta un límite (cuando la presión de los vasos intratorácicos sea inferior a los extratorácicos y colapsen). Cambios en las resistencias venosas conllevan cambios en el retorno venoso (líneas azul y verde). P_{AD}: presión en la aurícula derecha; Rv: resistencias venosas.

4.1. Contracción del músculo cardíaco

La contracción de las células del miocardio es posible gracias a la propagación rápida y efectiva del potencial de acción que desencadenará un acoplamiento de excitación-contracción causante de la contracción mecánica. Durante el acoplamiento de excitación-contracción se produce una elevación drástica en la concentración intracelular de Ca^{2+} libre. Este proceso es posible gracias a las características de las fibras de miocardio, que disponen de un retículo sarcoplásmico capaz de secuestrar grandes cantidades de calcio durante la diástole y los túbulos T, que son extensas invaginaciones de la membrana celular conectadas al retículo sarcoplasmático. Además, los miocardiocitos poseen gran cantidad de mitocondrias para garantizar una adecuada provisión de trifosfato de adenosina (ATP) y así satisfacer la demanda metabólica del miocardio. Cuando la onda de despolarización pasa a través de la membrana celular del músculo y los túbulos T, se libera Ca^{2+} del retículo sarcoplasmático al líquido intracelular. Es esta subida rápida de calcio en plasma celular la que desencadena el acortamiento del sarcómero por la interacción actina-miosina y la contracción muscular. La interacción actina-miosina requiere energía del ATP.

La contracción termina por la reducción de la concentración de calcio plasmático, siendo varios los procesos que participan de la caída del Ca^{2+} intracelular. La mayoría (80 %) retorna al retículo sarcoplásmico de manera activa mediante las bombas ATPasa-Ca^{2+}, y el resto se expulsa al líquido extracelular a través de canales intercambiadores Na^+-Ca^{2+} o bombas ATPasa-Ca^{2+}. El acoplamiento excitación-contracción puede producir un efecto de tensión en la fibra, un efecto de acortamiento o ambos. Que se produzca uno u otro efecto dependerá de varios factores. La activación de un músculo donde se produzca tensión sin acortamiento se denomina *contracción isométrica* (la longitud de la fibra no cambia). Por el contrario, la activación que provoque un acortamiento sin desarrollo de fuerza se denomina *contracción isotónica*. La tensión activa que desarrolla un músculo cardíaco durante una contracción isométrica depende de la longitud del músculo donde ocurre la contracción. La tensión que desarrolla el músculo cardíaco durante una contracción isométrica depende en gran parte de la longitud del músculo en el momento de la contracción. Existe una *tensión en reposo* que es necesaria para «estirar» la fibra muscular en reposo y una *tensión activa o desarrollada* que es la producida por el músculo durante la contracción. La *tensión total* que ejerce un músculo durante una contracción equivale a la suma de la tensión de reposo y la activa.

4.2. Relación presión-volumen ventricular

La curva clásica de función ventricular (Fig. 15-7) relaciona la precarga o presión telediastólica del ventrículo con el gasto cardíaco (L/min). Clásicamente se utilizan los valores de presión de la aurícula derecha (ventrículo derecho) o la presión capilar pulmonar de enclavado (ventrículo izquierdo) como valores de precarga ventricular. Actualmente, el principal parámetro utilizado para la valoración de la función cardíaca en el paciente crítico es la determinación del gasto cardíaco, pero por desgracia su valor no es un parámetro que mida exclusivamente la contractilidad o función de bomba del corazón, sino que depende de otros factores como la precarga y la poscarga. Existen diferentes parámetros para evaluar la contractilidad de forma independiente, aunque sus aplicaciones en la práctica clínica en la actualidad son muy limitadas.

Una manera gráfica y entendible de estudiar la contractilidad cardíaca es a través de los bucles presión-volumen. En una gráfica (Fig. 15-8) están representados los cambios de presión intraventricular (eje de ordenadas) en contraposición a los cambios de volumen (eje de abscisas) a lo largo del ciclo cardíaco. Debemos imaginar que medimos la presión y el volumen en el ventrículo izquierdo durante sucesivos ciclos cardíacos, siendo cada bucle un ciclo completo. Las características de inotropismo, precarga y poscarga de cada individuo serán las que determinarán la morfología y pendiente que dibuja el bucle.

En la Fig. 15-9 se pueden observar las fases de llenado ventricular (representado por la letra *a*), contracción isovolumétrica (letra *b*), eyección ventricular (letra *c*) y la relajación isovolumétrica (letra *d*). El volumen telediastólico (VTD) es el máximo volumen de llenado al final de la diástole, mientras que el volumen telesistólico (VTS) corresponde al remanente ventricular al final de la sístole. La anchura del bucle corresponde al volumen sistólico, que anteriormente hemos visto era equivalente a la diferencia entre volumen telediastólico y volumen telesistólico. El área correspondiente al interior del bucle corresponde al trabajo sistólico

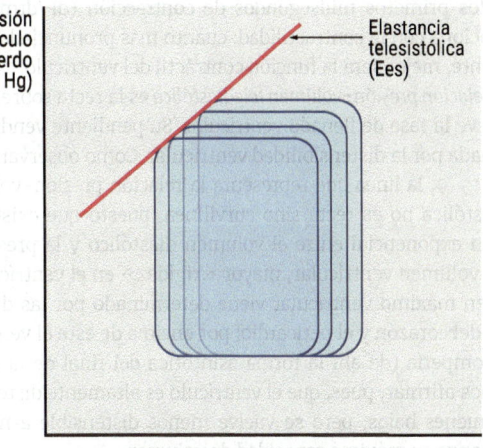

Fig. 15-8 | Representación de varios bucles presión-volumen (cada bucle representa un ciclo cardíaco). La pendiente de la relación presión-volumen ventricular al final de la sístole (línea roja) corresponde a la elastancia telesistólica.

o *stroke work* (SW). El concepto de *stroke work* hace referencia al trabajo realizado por el ventrículo izquierdo para eyectar el volumen sistólico a la aorta, y se puede calcular mediante el producto entre el volumen sistólico (VS) y la presión arterial media (PAM). Asimismo, se puede definir como trabajo cardíaco o *cardiac work* (CW) el producto entre el *stroke work* y la frecuencia cardíaca (FC):

$$SW = VS \times PAM$$

$$CW = SW \times FC$$

Valdría la pena remarcar que para el cálculo de estos parámetros entra en juego la presión arterial media y, por tanto, incorporan la poscarga en la valoración de la función cardíaca, no siendo un parámetro exclusivo de la contractilidad miocárdica. Una medida alternativa para la valoración de la contractilidad intrínseca del miocardio dejando fuera la poscarga sería el análisis del cambio de presión intraventricular durante la fase de contracción isovolumétrica (cuando las válvulas están cerradas y, por tanto, queda fuera la influencia de la poscarga). La pendiente máxima de ascenso sistólico de la curva de presión ventricular du-

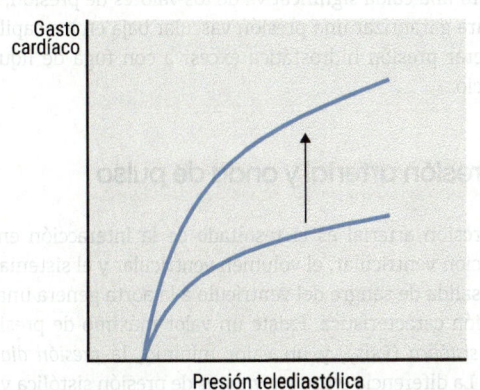

Fig. 15-7 | Curva de función ventricular. Relación entre la precarga del ventrículo izquierdo (presión telediastólica) y el gasto cardíaco. La curva se desplaza hacia arriba e izquierda con el aumento de la contractilidad, el aumento de distensibilidad diastólica o la caída de la poscarga.

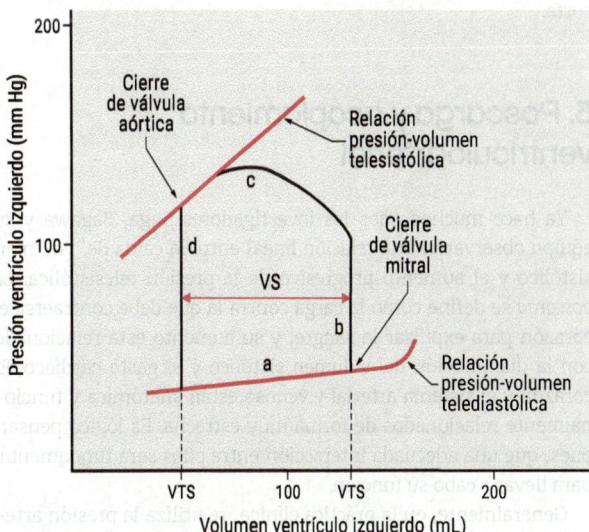

Fig. 15-9 | Representación del bucle presión-volumen. VS: volumen sistólico; VTS: volumen telesistólico.

rante los primeros milisegundos de contracción (dP/dtmáx) se correlaciona con la contractilidad: cuanto más pronunciada sea la pendiente, mejor será la función contráctil del ventrículo.

La *relación presión-volumen telediastólica* es la recta sobre la que se mueve la fase de llenado ventricular. Su pendiente vendrá determinada por la distensibilidad ventricular. Como observamos en la Fig. 15-9, la línea que representa la relación presión-volumen telediastólica no es recta sino curvilínea, puesto que existe una relación exponencial entre el volumen diastólico y la presión. A mayor volumen ventricular, mayor «rigidez» en el ventrículo. El volumen máximo ventricular viene determinado por las dimensiones del corazón y el pericardio; por encima de este el ventrículo se rompería (de ahí la forma asintótica del final de la línea). Podemos afirmar, pues, que el ventrículo es altamente distensible a volúmenes bajos, pero se vuelve menos distensible a medida que alcanza su máxima capacidad de volumen.

Por otro lado, la presión máxima desarrollada por el ventrículo para cualquier volumen ventricular queda representada en la *relación presión-volumen telesistólica*, que define la máxima presión generada para cualquier volumen ventricular, y el valor de su pendiente se denomina *elastancia telesistólica* (Ees). Esta pendiente que dibujan los bucles presión-volumen se considera un buen índice de valoración de la contractilidad cardíaca debido a su independencia de valores carga y frecuencia cardíaca en rango fisiológico. Un aumento de la contractilidad se traducirá en un aumento de la elastancia telesistólica de forma proporcional. De la misma manera que pasaba con la relación presión-volumen telediastólica, la relación presión-volumen telesistólica no es completamente lineal, puesto que el ventrículo tiene un límite de presión máxima que puede generar.

Cuando representamos los bucles presión-volumen del corazón derecho e izquierdo por separado, podemos apreciar algunas diferencias entre ellos debido a las particularidades de cada uno. Ya sabemos que las presiones sistólicas generadas por el ventrículo derecho serán más bajas, pero, además, toda la eyección ventricular se realizará rápidamente al alcanzar la presión sistólica máxima (debido a las bajas presiones del sistema arterial pulmonar). Esto hará que la morfología del bucle sea menos rectangular que en el lado izquierdo, puesto que la fase de eyección ventricular (representado por la letra *c* de la Fig. 15-9) será más corta.

5. Poscarga y acoplamiento ventriculoarterial

Ya hace muchos años los investigadores Suga, Sagawa y su equipo observaron una relación lineal entre la caída del volumen sistólico y el aumento progresivo de la presión telesistólica. La *poscarga* se define como la carga contra la que debe contraerse el corazón para expulsar la sangre, y su aumento está relacionado con la disminución del volumen sistólico y el gasto cardíaco. El corazón y el sistema arterial y venoso están anatómica y funcionalmente relacionados de forma muy estrecha. Es lógico pensar, pues, que una adecuada interacción entre ellos será fundamental para llevar a cabo su función.

Generalmente, en la práctica clínica, se utiliza la presión arterial aórtica, la presión arterial sistémica y las resistencias vasculares como parámetros de monitorización de la poscarga, aunque

el concepto es más complejo y entran en juego diversos componentes del sistema cardiocirculatorio. Antes de proseguir con la relación ventriculoarterial, valdría la pena hacer un repaso fisiológico del sistema vascular y la presión arterial.

5.1. Sistema vascular arterial y venoso

El sistema vascular colabora en el cumplimiento de la función principal del aparato cardiocirculatorio: el transporte e intercambio de oxígeno y nutrientes. A la salida del ventrículo izquierdo encontramos la aorta, arteria principal que recoge la sangre eyectada por el ventrículo y la distribuye al resto del cuerpo. De la aorta se ramificarán las arterias grandes y sucesivamente las arterias pequeñas, arteriolas y capilares, formando un entramado que llegará a todos los órganos y tejidos. Los capilares a su vez se unificarán de forma escalonada en vénulas, venas y finalmente desembocará la sangre en la vena cava (Tabla 15-2).

Cabe destacar que tanto las arterias pequeñas como las arteriolas (< 200 μm) suponen los principales reguladores de presión de perfusión y flujo sanguíneo a los tejidos. Están ampliamente enervadas por el sistema nervioso autónomo y se constriñen o dilatan en función de la demanda metabólica. Son muy susceptibles a sustancias como hormonas (catecolaminas, angiotensina II, etc.), cambios iónicos (p. ej., potasio), óxido nítrico producido en el endotelio vascular y otras sustancias. A partir de diámetros inferiores a 10 μm hablamos de capilares, caracterizados por la ausencia de músculo liso en su pared. Pese a que el diámetro individual de los capilares es el más pequeño de todos, su gran número total hace que representen un área transversal 1.000 veces superior a la aorta, hecho que favorece un enlentecimiento de la velocidad de la sangre durante su paso por ellos. El gran número, la velocidad lenta del flujo de sangre y la gran superficie que ocupan convierten a los capilares en el sitio ideal para llevar a cabo el intercambio de oxígeno y nutrientes. Ya hemos visto que la mayor parte del volumen sanguíneo se encuentra almacenado en el territorio venoso. Tanto las vénulas como las venas tienen capacidad de contraerse o dilatarse en respuesta a diferentes estímulos.

La presión arterial es máxima en la aorta y arterias grandes, donde la resistencia al flujo sanguíneo es baja y se pierde poca energía durante el paso por estas. Es a partir de las arterias pequeñas y arteriolas donde se produce un aumento significativo de la resistencia al flujo de sangre. Este aumento de resistencias producirá una caída significativa de los valores de presión, necesaria para garantizar una presión vascular baja en los capilares y no generar presión hidrostática excesiva con fuga de líquido al intersticio.

5.2. Presión arterial y onda de pulso

La presión arterial es el resultado de la interacción entre la contracción ventricular, el volumen ventricular y el sistema arterial. La salida de sangre del ventrículo a la aorta genera una onda de presión característica. Existe un valor máximo de presión, la *presión sistólica* (Psis), y un valor mínimo, la *presión diastólica* (Pdias). La diferencia entre los valores de presión sistólica y diastólica se denomina *presión de pulso* (PP). Los principales determinantes de la presión arterial sistólica serán el volumen sistólico, la distensibilidad del sistema vascular, la velocidad de la onda de

Tabla 15-2. Tamaño y función de los vasos sanguíneos

Tipo	Diámetro (mm)	Función
Aorta	25	Amortiguamiento y distribución
Arterias grandes	1-4	Distribución
Arterias pequeñas	0,2-1,0	Distribución y resistencia
Arteriolas	0,01-0,20	Resistencia (regulación presión/flujo)
Capilares	0,006-0,010	Intercambio
Vénulas	0,01-0,2	Intercambio, recogida y capacitancia
Venas	0,2-5,0	Capacitancia (reserva sanguínea)
Vena cava	35	Recolección

pulso en las arterias grandes y el grado de reflexión de la onda de presión en las arterias periféricas. De la misma manera, la presión diastólica dependerá de la complianza arterial, la frecuencia cardíaca y la resistencia vascular, que depende de la longitud y el diámetro de los vasos.

La *distensibilidad* o *complianza* hace referencia al cambio de volumen que se genera por un determinado cambio de presión ($\Delta V/\Delta P$). La mayor proporción de fibras de elastina respecto a las fibras de músculo liso de la aorta y grandes vasos garantiza unas propiedades elásticas que proporcionan una gran distensibilidad al circuito. Cuando la sangre es eyectada en la aorta, gracias a la complianza de los grandes vasos no se produce una subida brusca y alta de presión, sino que la aorta «amortigua» la presión de pulso absorbiendo parte de la energía en distender sus paredes.

Durante la propagación de la onda de pulso a través del sistema arterial, a nivel de las arterias pequeñas y arteriolas se genera una onda de reflexión en sentido retrógrado hacia la aorta. El tono vasomotor, la distensibilidad arterial y la velocidad de propagación tanto de la onda anterógrada como retrógrada son determinantes en su aparición y magnitud. Se denomina *índice de aumento aórtico* al incremento de la presión central producido por el retorno de la onda de reflexión en sístole.

La *presión arterial media* (PAM) corresponde al valor medio de presión en el circuito arterial durante todo el ciclo de pulso aórtico y se considera un buen indicador de la presión de perfusión tisular. Se calcula mediante la siguiente fórmula:

$$PAM = Pdias + 1/3 \, (Psis - Pdias)$$

5.3. Acoplamiento ventriculoarterial

Debido a que el ventrículo izquierdo expulsa sangre hacia la aorta, la elastancia ventricular o elastancia telesistólica (Ees) interactúa con la elastancia aórtica o arterial (Ea) durante la fase de eyección sistólica cuando la válvula aórtica está abierta.

Si volvemos al bucle presión-volumen (Fig. 15-10), ya hemos visto que la línea que une los puntos de presión-volumen telesistólica define la elastancia telesistólica, un buen parámetro indicador de la función contráctil. Cuando nos referimos a la elastancia arterial aplicamos el mismo concepto que en la elastancia ventricular: supone el cambio de presión necesario para generar un cambio de volumen ($\Delta P/\Delta V$) y es inversamente proporcional a la distensibilidad ($\Delta V/\Delta P$). El valor de elastancia arterial, más allá de ser un indicador de «rigidez de los vasos», es la variable que integra todos aquellos factores extracardíacos que impiden el vaciado del corazón. Existe una fórmula matemática basada en el modelo de tres elementos de Windkessel que calcula la elastancia aórtica (Ea) en función de los tiempos sistólico (t_s) y diastólico (t_d), las resistencias vasculares totales (R_t) y la constante de tiempo diastólica (τ). Podemos aproximar un valor de elastancia aórtica con la pendiente de la recta que relaciona la presión telesistólica (Pes) y el volumen sistólico (VS) en el bucle presión-volumen (v. Fig. 15-10):

$$Ea = R_t \, [t_s + \tau \times (1 - e^{-td/\tau})]$$
$$Ea \approx Pes / VS$$

Con todo lo dicho anteriormente, el cociente Ea/Ees supone la expresión matemática del acoplamiento o interacción ventriculoarterial. Anteriormente hemos visto que el *stroke work* (SW) corresponde al área que dibuja el bucle presión-volumen y representa la fracción de energía del ventrículo destinada a la eyección del volumen sistólico. Sin embargo, se dibuja un área fuera del bucle delimitada por las relaciones presión-volumen telesistólica y telediastólica y la fase de relajación isovolumétrica del bucle (v. área punteada de la Fig. 15-10). Esta área corresponde a la energía que gasta el ventrículo durante la fase de relajación isovolumétrica y recibe el nombre de *energía potencial* (PE). En consecuencia, la energía mecánica total generada durante la sístole para unas condiciones de carga y contractilidad determinadas corresponderá a la suma del área dentro del bucle o *stroke work* (SW) y la energía potencial (PE), y se denomina *área presión-volumen* (PVA). Se ha demostrado que existe una correlación lineal entre el área presión-volumen y el consumo de oxígeno del miocardio (MVO_2). Se define como *eficiencia ventricular* la relación entre el trabajo mecánico efectivo ventricular (SW) y el consumo del miocardio (estimado mediante la PVA):

$$Eficiencia \; ventricular \approx SW / PVA$$

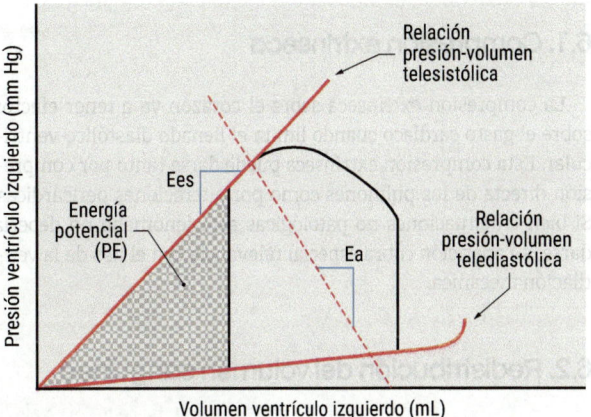

Fig. 15-10 | Elastancia telesistólica (Ees) y elastancia arterial (Ea) en el bucle presión-volumen.

En condiciones normales, el ventrículo trabaja en aquellas circunstancias que le permitan un mínimo consumo de oxígeno para una máxima eficiencia ventricular. El acoplamiento ventricular (expresado como Ea/Ees) que consigue una eficiencia ventricular óptima se sitúa cerca de 0,5, esto es, Ea = ½ Ees. Se produce un *desacoplamiento ventriculoarterial* cuando el valor de la elastancia arterial supera el valor de elastancia telesistólica (Ea/Ees > 1), comprometiendo el trabajo cardíaco y la eficiencia ventricular. La edad o diversas patologías (algunas de ellas muy prevalentes como la hipertensión arterial) pueden provocar un aumento de la elastancia arterial. En estos casos, el acoplamiento ventriculoarterial dependerá de la respuesta contráctil del miocardio y su capacidad de compensar el aumento de poscarga. Se producirá un aumento de elastancia telesistólica para mantener un adecuado acoplamiento a expensas de una pérdida de eficiencia ventricular y una limitación de la respuesta al ejercicio. Por otro lado, si lo que ocurre es una disminución de la elastancia telesistólica (como ocurre en la insuficiencia cardíaca sistólica o el *shock* cardiogénico), el bajo rendimiento cardíaco hará que el corazón se vuelva muy sensible a los cambios en la elastancia arterial. Mínimos cambios en la elastancia arterial provocarán grandes desacoplamientos ventriculoarteriales, con la consecuente disfunción del sistema. Diversos estudios han demostrado que el acoplamiento ventriculoarterial es un factor determinante en el rendimiento cardiovascular y un fuerte predictor de mortalidad.

6. Interacción corazón-pulmón

Puesto que el corazón y el pulmón se encuentran ubicados dentro de la caja torácica, ambos órganos están sujetos a interactuar de forma permanente, y la correcta comprensión de dicha interacción será fundamental a fin de tener un conocimiento integral tanto del sistema cardiovascular como del sistema respiratorio.

Los cambios en la presión intratorácica que se dan durante el ciclo respiratorio provocan diferentes efectos sobre la función cardíaca. Dichos efectos podrían resumirse en: efecto de la compresión extrínseca sobre el corazón, efectos sobre la redistribución del volumen sanguíneo (retorno venoso y lecho vascular pulmonar), interdependencia ventricular y efectos sobre la poscarga ventricular (de ambos ventrículos).

6.1. Compresión extrínseca

La compresión extrínseca sobre el corazón va a tener efectos sobre el gasto cardíaco cuando limita el llenado diastólico ventricular. Esta compresión extrínseca puede darse tanto por compresión directa de los pulmones como por alteraciones pericárdicas. Si bien en situaciones no patológicas este fenómeno no debería darse, su aparición cobra especial relevancia con el uso de la ventilación mecánica.

6.2. Redistribución del volumen sanguíneo

Los cambios en la presión intratorácica que se dan durante el ciclo respiratorio tienen un efecto directo sobre el retorno venoso.

Así, durante la inspiración (presión intratorácica negativa) la presión telediastólica del ventrículo derecho va a disminuir y este recibirá mayor volumen sanguíneo, y durante la espiración se dará el fenómeno opuesto. En condiciones de ventilación mecánica, los cambios en la presión intratorácica van a darse de forma inversa y, por tanto, el llenado del ventrículo derecho disminuirá durante la inspiración y se incrementará durante la espiración. A esto debemos añadir el efecto de la presión positiva sobre el lecho vascular pulmonar, favoreciendo el vaciado del volumen sanguíneo venoso hacia el ventrículo izquierdo durante la inspiración. Estos fenómenos van a ser fundamentales para la correcta comprensión de la variación del volumen sistólico o de la presión de pulso durante la ventilación mecánica en la evaluación de la precarga-dependencia, tal como se expondrá más adelante.

6.3. Interdependencia ventricular

La interdependencia ventricular se refiere a la interacción de ambos ventrículos a través del septo que se produce latido a latido. Debido a la poca distensibilidad del pericardio, cambios en la presión de llenado de uno de los ventrículos van a tener un efecto inmediato sobre el otro. En situaciones fisiológicas normales la inspiración produce un incremento inmediato del llenado del ventrículo derecho, con un desplazamiento septal, limitando el llenado del ventrículo izquierdo. Una vez más, este fenómeno puede amplificarse y convertirse en un problema grave en el contexto del paciente crítico, o con el simple uso de la ventilación mecánica. Patologías como el tromboembolismo pulmonar o la dificultad respiratoria grave con afectación de ventrículo derecho se traducirán en una afectación del ventrículo izquierdo por el fenómeno de interdependencia ventricular, lo que puede provocar una situación de hipotensión arterial y/o *shock*.

6.4. Poscarga ventricular

Como ya se ha apuntado con anterioridad, la poscarga se define como la carga contra la que debe luchar el ventrículo para eyectar la sangre. Los cambios en la presión intratorácica van a generar cambios a nivel de la aorta torácica, produciendo cambios en la poscarga. Aunque cabría imaginar que el incremento en la presión intratorácica producirá una compresión de la aorta torácica y, por tanto, incrementará la poscarga del ventrículo izquierdo, algunos autores proponen que la presión intratorácica desplaza el volumen sanguíneo aórtico hacia el abdomen, disminuyendo así la poscarga del ventrículo izquierdo. Sin embargo, durante la ventilación mecánica está ampliamente aceptado que el incremento en la presión intratorácica se traduce en un descenso en la poscarga del ventrículo izquierdo. Este fenómeno cobra especial importancia en situaciones de insuficiencia cardíaca, aunque los efectos beneficiosos de la ventilación mecánica sobre la poscarga serán difíciles de separar de sus efectos sobre el descenso en la precarga y en el trabajo cardíaco.

En situaciones de ventilación mecánica es importante recordar que el incremento de presión intratorácica, además de disminuir el retorno venoso al ventrículo derecho, también puede generar un incremento en la poscarga del mismo. Este fenómeno puede darse sobre todo en condiciones de mala compliancia pulmonar, donde la presión positiva tiene mayor transmisión sobre el árbol vascular pulmonar, pudiendo llegar a precipitar el fallo del ventrículo derecho.

7. Regulación de la circulación

7.1. Sistema nervioso autónomo y control humoral

El sistema nervioso autónomo y las hormonas circulantes desempeñan un papel fundamental en la regulación de la función cardiovascular.

Distintas regiones del sistema nervioso central (entre ellas el hipotálamo, el tronco encefálico, la médula espinal o el córtex cerebral) reciben aferencias nerviosas de los sensores situados a nivel periférico (en las arterias, venas y cavidades cardíacas). Estos receptores captarán señales de presión (barorreceptores), volumen, composición química de la sangre (quimiorreceptores) u osmolaridad plasmática (osmorreceptores). Cambios en cualquiera de estas señales serán detectados en los centros nerviosos, que a su vez responderán mediante la activación del sistema nervioso simpático o parasimpático. En condiciones normales de reposo existe un tono vagal basal mediado por el sistema parasimpático que mantiene una frecuencia cardíaca de reposo, por debajo de la frecuencia intrínseca de las células marcapaso del seno auricular. La estimulación del sistema nervioso simpático producirá en el corazón un aumento del cronotropismo (frecuencia cardíaca), inotropismo (contractilidad cardíaca) y dromotropismo (velocidad de conducción). Además, estimulará la vasoconstricción de arterias y arteriolas (aumentando las resistencias vasculares) y venas y vénulas (movilizando el volumen sanguíneo venoso no estresado). El sistema nervioso parasimpático disminuirá el cronotropismo, el inotropismo (más pronunciadamente en aurículas) y el dromotropismo del corazón. El efecto vasodilatador del sistema nervioso parasimpático solo afecta a determinados órganos como los genitales. Además de la presión, el volumen, la osmolaridad o los cambios en la composición de la sangre (hipoxemia, hipercapnia, acidosis, etc.), otros estímulos como el dolor, la temperatura, estímulos propioceptivos o la hipertensión intracraneal también pueden desencadenar una respuesta del sistema nervioso autónomo con efectos cardiovasculares.

Además del sistema nervioso autónomo, otras muchas sustancias humorales están implicadas en la regulación de la circulación.

Las *catecolaminas* (adrenalina, noradrenalina) son hormonas producidas en las glándulas suprarrenales y en los vasos sanguíneos en respuesta a un estímulo simpático. La adrenalina tendrá un efecto predominantemente β a concentraciones bajas, actuando sobre los receptores β_1 y β_2, y efecto α a mayores concentraciones (α_1 y α_2). La noradrenalina se une preferentemente a receptores β_1 y α_1, mientras que la unión a β_2 y α_2 es débil.

El *eje renina-angiotensina-aldosterona* tiene un papel importante en la regulación del volumen sanguíneo, la presión arterial y la función cardiovascular. La estimulación simpática de los riñones (vía receptores β_1), la baja presión en la arteria renal o la baja concentración de sodio en el túbulo distal (debida a una caída de la filtración glomerular) son algunos de los factores que estimulan la secreción de renina, activando el eje renina-angiotensina-aldosterona. La activación de los receptores de angiotensina II modulará un incremento de la vasoconstricción y la presión arterial, inhibirá la recaptación de noradrenalina en la sinapsis neuronal prolongando su efecto adrenérgico, aumentará la secreción de aldosterona, estimulará la liberación de vasopresina, activará el reflejo de la sed y potenciará la hipertrofia cardíaca y vascular.

El *péptido natriurético auricular* es un aminoácido sintetizado en los miocitos auriculares en respuesta a la distensión auricular, la estimulación por angiotensina II y endotelina y la estimulación simpática. Produce una regulación a largo plazo del balance de sodio y agua, volumen sanguíneo y presión arterial, en contraposición a los efectos de la angiotensina II (disminuye la producción de renina y aldosterona, aumenta el filtrado glomerular y elimina agua y sodio).

La *vasopresina* u *hormona antidiurética* se secreta en el hipotálamo y actúa tanto en los riñones como en los vasos sanguíneos. Por un lado, estimula la reabsorción de agua en el túbulo colector de las nefronas, concentrando la orina y produciendo un aumento de volumen sanguíneo y presión arterial. Por otro lado, también produce una vasoconstricción arterial por su efecto en los vasos sanguíneos. La fabricación de esta hormona y su almacenamiento estarán regulados por múltiples estímulos, entre ellos los receptores cardiopulmonares, que se inhiben ante situaciones de hipovolemia, o los osmorreceptores, que se activan con los cambios de osmolaridad (producidos, por ejemplo, por deshidratación).

Como podemos deducir, múltiples mecanismos están implicados en la regulación de la circulación y función cardiovascular. Aunque cada uno tiene su efecto específico, es importante destacar que todos estos mecanismos están integrados y relacionados unos con otros mediante un complejo sistema. Además, debemos tener en cuenta que no todos los mecanismos tienen efecto con la misma rapidez. Mientras algunos actúan en cuestión de segundos o minutos (sistema nervioso autónomo o efecto catecolaminérgico), otros tardarán horas o días en producir cambios relevantes en el gasto cardíaco o la presión arterial.

7.2. Regulación regional de la circulación

Los órganos y tejidos tienen la propiedad de poder regular, hasta cierto punto, el flujo sanguíneo que les llega. La mayor proporción del gasto cardíaco (> 80 %) se distribuye al aparato gastrointestinal, riñones, músculo esquelético y corazón, aunque el total de estos órganos no supera el 50 % de la masa corporal. Factores ambientales (calor, frío, humedad, etc.) o cambios en la demanda metabólica de los órganos (período posprandial, ejercicio físico, inflamación sistémica, etc.) modifican el flujo relativo a los distintos órganos, habilidad que se denomina *regulación local*. Los mecanismos responsables de esta regulación dependerán fundamentalmente de los vasos sanguíneos, especialmente del endotelio, y de los tejidos circundantes, que secretarán sustancias que tendrán efectos vasoactivos. Por ejemplo, un aumento del metabolismo celular comportará una menor presión parcial de oxígeno en el tejido, que provocará una vasodilatación arteriolar. Otras sustancias producidas en los tejidos como adenosina, dióxido de carbono, ion hidrógeno (H^+), potasio (K^+) u hormonas paracrinas (histamina, prostaglandinas, etc.) también modificarán el tono vasomotor de arterias y arteriolas regulando el flujo de llegada de sangre a los tejidos.

En cuanto al endotelio, sabemos que tiene un papel principal en la regulación del tono del músculo liso vascular y del flujo sanguíneo regional. En el endotelio se producen sustancias vasoactivas en respuesta a múltiples estímulos (hipoxia, sustancias humorales, fuerzas mecánicas de cizallamiento, etc.). Entre estas sustancias valdría la pena destacar dos potentes agentes vasodilatadores, el óxido nítrico y la prostaciclina. Por el contrario, la endotelina 1 actuaría como un potente vasoconstrictor.

La autorregulación es la habilidad intrínseca de los órganos para mantener un flujo constante de sangre en los tejidos pese a cambios en la presión de perfusión, como ya se ha comentado en apartados anteriores. La presión de perfusión se define como la diferencia entre la presión arterial (P_A) y la presión venosa (P_V). El flujo de sangre a los tejidos (F) será proporcional a la presión de perfusión e inversamente proporcional a las resistencias (R):

$$F = P_A - P_V / R$$

Cuando se produce una caída en la presión de perfusión y el flujo de sangre, se activan mecanismos que alteran el músculo liso arteriolar provocando un efecto vasodilatador y produciendo una caída de las resistencias vasculares. Esta caída de resistencias favorecerá un aumento del flujo de sangre hacia ese tejido, que recuperará en cuestión de minutos el flujo de sangre. De forma opuesta, un aumento de la presión de perfusión activará la vasoconstricción de las arteriolas, produciendo un aumento de la resistencia al flujo de sangre y una disminución de la presión de perfusión. Esta capacidad autorreguladora se mantiene dentro de un rango de presión de perfusión y tiene límites incluso en aquellos órganos con gran capacidad autorreguladora como el cerebro o el corazón. Cuando la presión de perfusión disminuye por debajo de 60-70 mm Hg en dichos órganos, las arterias pequeñas y las arteriolas están en su máxima vasodilatación y a partir de aquí se pierde la actividad vasodilatadora. Además, por encima de valores de presión de perfusión muy altos (> 170 mm Hg) se alcanza la máxima vasoconstricción de los vasos y el flujo aumenta con el aumento de presión (Fig. 15-11). Mecanismos de regulación neurohumorales o patologías como la hipertensión arterial crónica pueden desviar la curva de autorregulación hacia un lado y otro.

La capacidad de vasodilatación del lecho vascular va a provocar el incremento de flujo sanguíneo por encima de los valores basales del tejido, fenómeno que se conoce como *hiperemia*. Este fenómeno puede darse de forma activa o de forma reactiva. La *hiperemia activa* corresponde al incremento del flujo sanguíneo re-

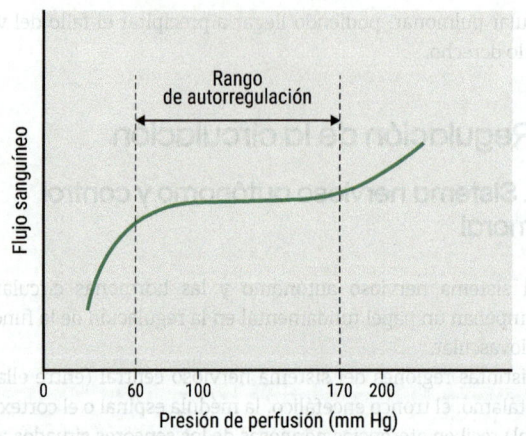

Fig. 15-11 | Autorregulación del flujo sanguíneo. Cuando la presión de perfu-sión disminuye por debajo de 60-70 mm Hg, las arterias pequeñas y las arte-riolas están en su máxima vasodilatación y a partir de aquí se pierde la activi-dad vasodilatadora. Por el contrario, por encima de valores de presión de per-fusión muy altos (> 170 mm Hg) se alcanza la máxima vasoconstricción de los vasos y el flujo aumenta con el aumento de presión.

gional asociado a un aumento de la actividad metabólica. Cuando se produce un aumento de la actividad metabólica de los tejidos (p. ej., por contracción del músculo esquelético, aumento de la actividad cardíaca o cerebral o por mayor actividad intestinal en período posprandial), esta provoca una caída de las resistencias arteriolares y un fenómeno de reclutamiento de vasos sanguíneos. La *hiperemia reactiva* hace referencia al aumento transitorio del flujo sanguíneo regional después de un breve período de isquemia, frecuentemente producido por una oclusión temporal de la arteriola que hace caer el flujo a cero. Una vez se restablece la circulación de la sangre, el flujo aumenta rápidamente hasta valores por encima de los basales durante unos minutos, tras los cuales se restablece el flujo normal. Este fenómeno se desencadena por sustancias producidas en el endotelio y los tejidos durante el período de isquemia, y se ha utilizado en la práctica clínica para evaluar la función endotelial de los tejidos. Por ejemplo, la alteración en la función endotelial de la musculatura esquelética en forma de compromiso en la hiperemia reactiva se ha correlacionado con el pronóstico de diferentes entidades clínicas en las que el endotelio tiene un papel fundamental, como son las infecciones graves.

Puntos clave

- ✔ El transporte global de oxígeno o DO_2 es la medida de flujo de oxígeno a los tejidos y viene dado por el gasto cardíaco (GC) y el contenido arterial de oxígeno (CaO_2). Se calcula mediante la fórmula: $DO_2 = (VS \times FC) + [(1,34 \times Hb \times SaO_2) + (PaO_2 \times 0,0031)]$.
- ✔ El gasto cardíaco depende, además de la frecuencia cardíaca, de tres elementos clave: la precarga, la contractilidad y la poscarga. Todos ellos son objeto de estudio del paciente crítico para optimizar su manejo y tratamiento.
- ✔ El ciclo cardíaco se divide en siete fases: sístole auricular, fase de contracción isovolumétrica, fase de eyección rápida, fase de eyección lenta, fase de relajación isovolumétrica, fase de llenado rápido y fase de llenado lento. Debemos conocer los cambios de presión y volumen en las cavidades cardíacas a lo largo del ciclo, así como el funcionamiento del músculo cardíaco y el sistema de conducción.
- ✔ El control de la circulación se realiza mediante un complejo sistema integrado que incluye la acción del sistema nervioso autónomo, el control humoral y un control regional.
- ✔ El pulmón y el corazón interactúan dentro de la caja torácica tanto a nivel anatómico como funcional. Los cambios de presión intratorácica a lo largo del ciclo respiratorio provocarán efectos en el sistema circulatorio.

Bibliografía

Berlin DA, Bakker J. Understanding venous return. Intensive Care Med. 2014;40(10):1564-6.

Berne RM, Levy MN. Cardiovascular Physiology. 8ª ed. Mosby; 2001.

Costanzo LS. Physiology. 4ª ed. Saunders Elsevier.

Dunn J-OC, Mythen MG, Grocott MP. Physiology of oxygen transport. BJA Education. 2016;16(10):341-8.

Feihl F, Broccard AF. Interactions between respiration and systemic hemodynamics. Part I: basic concepts. Intensive Care Med. 2009;35(1):45-54.

Feihl F, Broccard AF. Interactions between respiration and systemic hemodynamics. Part II: practical implications in critical care. Intensive Care Med. 2009;35(2):198-205.

Funk DJ, Jacobsohn E, Kumar A. The role of venous return in critical illness and shock-part I: physiology. Crit Care Med. 2013;41(1):255-62.

Guyton AC, Hall JE. Textbook of medical physiology. 11ª ed. Elsevier Saunders; 2006.

Guyton AC, Jones CE, Coleman TG. Circulatory physiology: cardiac output and its regulation. 2ª ed. Saunders; 1973.

Guyton AC, Polizo D, Armstron GG. Mean circulatory filling pressure measured immediately after cessation of heart pumping. Am J Physiol. 1954,179:261-7.

Hameed SM, Aird WC, Cohn SM. Oxygen delivery. Crit Care Med. 2003;31(12 Suppl):S658-67.

Jansen JR, Maas JJ, Pinsky MR. Bedside assessment of mean systemic filling pressures. Current Opin Crit Care. 2010;16(3):231-6.

Johnson PC. Autoregulation of blood flow. Circ Res. 1986;59:483-95.

Klabunde RE. Cardiovascular Physiology Concepts. 2ª ed. Lippincott Williams & Wilkins; 2012.

Leach RM, Treacher DF. The pulmonary physician in critical care * 2: oxygen delivery and consumption in the critically ill. Thorax. 2002;57(2):170-7.

Magder S. Bench-to-bedside review: An approach to hemodynamic monitoring – Guyton at the bedside. Critical Care. 2012;16:236.

McLellan SA, Walsh TS. Oxygen delivery and haemoglobin. BJA Education. 2004;4(4):123-6.

Mesquida J, Borrat X, Lorente JA, Masip J, Baigorri F. Objetivos de la reanimación hemodinámica. Med Intensiva. 2011;35(8):499-508.

Mohrman DE, Heller LJ. Cardiovascular Physiology. 6ª ed. McGraw-Hill; 2006.

Monge García MI, Santos A. Understanding ventriculo-arterial coupling. Ann Transl Med. 2020;8(12):795.

Morelli A, De Backer D. The ten principles behind arterial pressure. Intensive Care Med. 2018;44(6):911-4.

Mulroney, SE. Netter's essential physiology. Saunders Elsevier; 2009.

Pinsky MR, Brochard L, Mancebo J. Applied Physiology in Intensive Care Medicine. Springer-Verlag Berlin Heidelberg; 2006.

Pinsky MR. Functional Hemodynamic monitoring: applied physiology at bedside. En: Vincent JL, editor. Yearbook of Intensive Care Med. Springer-Verlag; 2002. p. 537-51.

Sagawa K, Maughan L, Suga H, Sunagawa K. Cardiac Contraction and the Pressure-Volume Relationship. Oxford University Press; 1988.

Sagawa K. The left ventricular pressure-volume diagram revisited. Circ Res. 1978;43:677-8.

Silbernagl S, Lang F. Fisiología, texto y atlas. Editorial Médica Panamericana; 2009.

Sunagawa K, Sagawa K, Maughan WL. Ventricular interaction with the loading system. Ann Biomed Eng. 1984;12:163-89.

Walley KR. Left ventricular function: time-varying elastance and left ventricular aortic coupling. Crit Care. 2016;20(1):270.

16 Cateterización vascular y cateterización vascular ecoguiada

J. C. Igeño Cano y F. Yuste Bustos

➤ **Orientación para el estudio**

La cateterización vascular, ya sea de venas centrales o de arterias, forma parte de la actividad rutinaria de los servicios de Medicina Intensiva. Tanto la implantación de catéteres centrales de acceso central, como la de catéteres centrales de inserción periférica o PICC (*peripherally inserted central catheter*) y la de catéteres arteriales, requiere que el clínico conozca perfectamente los fundamentos teóricos antes de lanzarse a la práctica. En este capítulo explicaremos las correspondientes indicaciones y contraindicaciones, las posibles complicaciones que podemos encontrar y daremos soluciones a problemas frecuentes mediante consejos basados en la experiencia de la práctica diaria. En el primer apartado explicaremos cómo ejecutar las técnicas mediante referencias anatómicas y en el segundo aprenderemos cómo realizar estas técnicas de manera ecoguiada.

1. Cateterización vascular

1.1. Cateterización venosa central de acceso central

Se trata de la implantación (punción, introducción y fijación final a la piel) de un catéter, generalmente de poliuretano, para su uso a corto plazo (habitualmente menos de 30 días) dentro de una vena, abocando la punta del catéter a la vena cava superior o inferior, a 1-2 cm de la entrada de esta en la aurícula derecha.

Se denomina «de acceso central» porque el lugar de inserción es una vena de grueso calibre que desemboca directamente o casi directamente en el corazón. Los accesos centrales recomendados son las venas subclavia, yugular interna y femoral común, tanto derecha como izquierda.

Forssmann fue el primero en insertar un catéter hasta el corazón desde las venas de su propio brazo. Pero fue Aubaniac quien, a principios de los años cincuenta del siglo pasado, comunicó la primera punción de la vena subclavia. Desde entonces esta técnica se ha hecho imprescindible en los servicios de Medicina Intensiva.

La finalidad de estos catéteres es la de tener un acceso venoso de calidad, fijo, con plenas garantías, con fines terapéuticos y/o diagnósticos. A través de este catéter podremos administrar grandes volúmenes de soluciones de baja o alta osmolaridad, numerosa cantidad de fármacos, fármacos irritantes vasculares y realizar mediciones y estudios de diverso tipo (presiones, volúmenes, analíticas sanguíneas, etcétera).

Es fundamental recordar que en el seno de una emergencia en la que debemos canalizar una vena de manera urgente, cuando es necesario administrar rápidamente una gran cantidad de volumen, es preferible canalizar una vena periférica mediante un catéter corto y grueso (14-16 Gauges) en el brazo (aunque a veces la vena yugular externa es una buena elección). De acuerdo con la ley de Hagen-Poiseuille (que determina el flujo laminar de un líquido incompresible y uniformemente viscoso a través de un cilindro, con sección circular constante), la velocidad de flujo es directamente proporcional al cuadrado del radio de la cánula intravascular e inversamente proporcional a su longitud. Por lo tanto,

yor, hasta el doble que una luz de una vía central (325 mL/min). Además, la técnica es más rápida, más sencilla y no requiere de personal experto en cateterización de vías centrales.

1.1.1. Catéteres centrales

Antiguamente el material utilizado para los catéteres era el cloruro de vinilo o el polietileno. Actualmente se utiliza el poliuretano, que es suficientemente rígido a temperatura ambiente para introducirlo de manera fácil, y posteriormente, dentro del torrente sanguíneo y a una temperatura de 35 °C a 37 °C, se vuelve blando y flexible, con lo que disminuyen los efectos nocivos sobre la pared del vaso. Aparte de eso, su baja tasa de trombosis y su histocompatibilidad e inercia química los hacen ideales para esta técnica.

Los diferentes fabricantes ofrecen multitud de posibilidades en cuanto a la longitud del catéter (desde 15 a 60 cm) y al número y diámetro de las luces a usar (de una a cinco luces de varios diámetros).

Cuando se utilizan como accesos las venas subclavia o yugular, recomendamos utilizar un catéter de 20 cm, y cuando se accede por vía femoral, es preferible un catéter de 60 cm.

En cuanto a las luces, habitualmente se recomienda emplear las menos posibles para disminuir el riesgo de infección. En la práctica habitual, tratando con pacientes críticos, vemos cómo lo más recomendado es utilizar siempre que sea posible un catéter de tres luces con un diámetro total de 7 French.

Para medir el diámetro externo del catéter la unidad de medida es el French (Fr o F), nacido de la escuela francesa o de Charièrre. Si se divide el número de French entre tres, se obtiene el valor casi exacto en milímetros, por lo que 7 Fr equivalen a 2,3 mm. Para medir el diámetro interno (de las luces) se usa el Gauge (G). Los catéteres de tres luces poseen dos luces de 18 G (equivale a 0,838 mm cada una) y una mayor, que mide 16 G (1,194 mm). El sistema Birmingham Wire Gauge (abreviado como BWG) es una norma empleada para especificar el grosor (diámetro) del alambre o hilo, tiras y tubos metálicos, adoptado en Gran Bretaña a partir del 1884 y a continuación utilizado para estandarizar las medidas. Cuanto menor es el número Gauge, mayor es el diámetro de la luz.

Cada luz desemboca en el catéter a una distancia diferente. La luz proximal (18 G) termina a 4,4 cm del extremo distal. La luz medial (18 G) termina a 2,2 cm del extremo distal. La luz distal termina en la punta del catéter. Esta distancia es vital para que las distintas perfusiones de las diferentes luces no se mezclen.

El **uso de las luces** es el siguiente:

- **Luz proximal (18 G).** Se emplea para la perfusión de aminas vasoactivas (noradrenalina, adrenalina, dopamina, dobutamina, levosimendán, isoprotenerol, etc.). De esta manera, si administramos bolos por las otras luces, no arrastraremos las aminas, evitando administrar indirectamente bolos de estas con el consecuente efecto indeseable. Junto a las aminas se pueden administrar nitroglicerina y amiodarona. Si no se están perfundiendo aminas, se puede administrar sueroterapia y medicación.
- **Luz medial (18 G).** Se usa para la nutrición parenteral, la insulina y la albúmina.
- **Luz distal (16 G).** Transductor de presión venosa central. Se emplea para la perfusión continua de sueroterapia, sedación, analgesia y bloqueo neuromuscular. También para la perfusión continua de furosemida y medicación puntual. La furosemida en perfusión continua se administra por la luz distal, pero si existiera una luz libre o solamente con suero, es preferible administrarla por ella.

En caso de precisar transfusión de hemoderivados, si todas las luces están ocupadas lo indicado es:

1. Canalizar una vía periférica.
2. Si no es posible o no es conveniente lo primero: parar la nutrición parenteral, lavar la luz medial y trasfundir por esta. Mientras, administrar por la luz distal suero glucosado al 5 % al ritmo que iba la nutrición parenteral.

La punta del catéter ha de ser blanda, redondeada y maleable, para no dañar la pared del vaso ni durante la inserción ni durante su uso. Su superficie ha de ser lisa e histocompatible, para evitar el depósito de componentes sanguíneos y la formación de trombos. El catéter ha de ser radiopaco para poder ser visto mediante radiografía, aunque cada vez más se usan otros métodos como la ecografía o sistemas de navegación en tiempo real como el Sherlock 3CG®, el Pilot TLS® o el dispositivo Arrow® VPS-Rhythm®, que usan el electrocardiograma intracavitario (sobre todo para los PICC).

Otros catéteres utilizados son los de depuración extrarrenal. Tienen doble luz, una para extraer la sangre que entrará en el circuito de la máquina de hemodiálisis (con una marca roja y llamado «arterial» aunque la sangre se extrae de una vena) y otra con una marca azul (llamada «línea venosa») para devolver la sangre depurada al torrente circulatorio. Son catéteres gruesos, ya que deben permitir un alto flujo de recambio sanguíneo. Están disponibles con las dos luces en paralelo o bien concéntricas (coaxiales), rectos o curvos (estos últimos más cómodos para venas yugulares). Su calibre en adultos va desde los 11 a los 14 Fr y su longitud oscila entre los 15 y los 25 cm (los cortos se usan para accesos yugulares y los largos para femorales). La punta puede

ser igual a la de los catéteres centrales normales o «en cañón de escopeta». La extracción de sangre tiene lugar desde el orificio más proximal (salida arterial) a unos 2-3 de la punta (entrada venosa).

Finalmente, cabe mencionar los introductores percutáneos. Son catéteres de corta longitud que se insertan en las venas centrales y poseen una válvula de hemostasia mediante la cual se introduce a través de ellos el catéter de la arteria pulmonar, también conocido como «catéter de Swan-Ganz», o un cable eléctrico de marcapasos de uso transitorio. Estos introductores también poseen un puerto lateral mediante el cual se pueden infundir líquidos o fármacos e incluso extraer muestras sanguíneas, en el caso de que se haya retirado el catéter o el cable interior previamente (incluso con ellos dentro, cuando la diferencia entre la luz del introductor y el diámetro del catéter interno es notable). Su diámetro suele ser grande, de unos 8-10 Fr, por lo que pueden ser muy útiles para realizar una infusión rápida de gran volumen.

1.1.2. Indicaciones y contraindicaciones

Las **indicaciones** de la cateterización venosa central de acceso central son las siguientes (aunque siempre ha de valorarse la relación riesgo-beneficio y tener en cuenta las particularidades del paciente):

- Cuando se prevé un uso prolongado de la vía venosa.
- Si otros accesos son inadecuados.
- Imposibilidad de canalizar vías periféricas (colapso por *shock* hipovolémico, parada cardíaca, etc.), o imposibilidad de mantenerlas.
- Monitorización hemodinámica altamente invasiva: medición de presión venosa central, uso de la arteria pulmonar con catéter de Swan-Ganz, técnicas de termodilución, cálculos oximétricos centrales, etcétera).
- Administración de gran cantidad y/o variedad de líquidos o productos sanguíneos lenta o rápidamente durante largo tiempo.
- Administración de fármacos agresivos, irritantes o tóxicos para el endotelio (citostáticos, potasio, calcio en altas concentraciones, etcétera).
- Administración de aminas vasoactivas. Solo en casos de inestabilidad hemodinámica, si las dosis son muy bajas y se presume una resolución del problema en corto espacio de tiempo, se podría utilizar un acceso periférico.
- Nutrición parenteral de alta osmolaridad (> 800 mOsm/L).
- Necesidad de depuración renal extracorpórea o plasmaféresis.
- Implantación de marcapasos endovenoso intracavitario transitorio.
- Cateterización preoperatoria en pacientes seleccionados (monitorización invasiva intraoperatoria, postoperatorio complejo con posibilidad de aparición de complicaciones graves o de larga estancia en la unidad de cuidados intensivos, etcétera).

Las **contraindicaciones** son:

- Trombosis conocida del vaso (de ahí la utilidad de una ecografía preprocedimiento así como la lectura exhaustiva de la historia clínica).

✔ Inflamación, infección o tumoración de la zona.

✔ Alteraciones anatómicas conocidas o detectadas mediante ecografía.

✔ La plaquetopenia y la coagulopatía son contraindicaciones relativas. Se ha demostrado se pueden realizar cateterizaciones venosas centrales con recuentos de plaquetas inferiores a 10.000/µL siempre que las realice un clínico con contrastada experiencia, por lo que este es el factor más determinante. Por supuesto, se han de seguir las normas dictadas por la evidencia científica, y salvo que exista sangrado activo, se han de trasfundir plaquetas previamente, solo si el recuento es menor de 10.000/µL (siempre que se disponga de tiempo suficiente). Igualmente, nuestra experiencia aconseja evitar en estos casos la vía subclavia por su mayor dificultad para comprimir en caso de sangrado. En última instancia, si existe riesgo de sangrado, siempre se ha de utilizar la técnica ecoguiada, ya que bien ejecutada evitará el problema incluso canalizando la vena subclavia. En caso de coagulopatía importante, se pueden usar previamente correctores como el plasma fresco congelado, vitamina K o factores de coagulación, eligiendo uno u otro según la gravedad de la alteración, la ausencia de contraindicaciones, una adecuada valoración beneficio/riesgo y el tiempo del que se disponga. Las alteraciones graves con índice internacional normalizado (INR) > 3,5 e incluso > 7 responden a factores de coagulación dependientes de la vitamina K, como Octaplex®, con lo que se normaliza el INR en 1 hora.

✔ Son contraindicaciones específicas para cateterizar la vena subclavia: pacientes que no tolerarían un neumotórax: *a)* por tener el pulmón contralateral gravemente afectado (en estos casos se aconseja canalizar la vena del lado afecto): neumotórax, traumatismo grave, neumonía grave unipulmonar); *b)* por tener patología pulmonar generalizada muy grave, como deformación torácica importante o síndrome de dificultad respiratoria aguda (SDRA) grave. Otras contraindicaciones son: enfisema pulmonar grave, obesidad o caquexia extremas y fractura de hombro, clavícula o costillas proximales. La técnica ecoguiada y la elevada experiencia del clínico pueden convertir estas contraindicaciones en relativas o directamente eliminar alguna de ellas.

✔ Son contraindicaciones específicas para cateterizar la vena yugular: estenosis carotídea homolateral, punción arterial contralateral (por haber intentado previamente la yugular contralateral) y pacientes neurocríticos.

✔ Son contraindicaciones específicas para cateterizar la vena femoral: siempre que sea posible y seguro canalizar una vía venosa subclavia o yugular, en caso de infección inguinal (gangrena de Fournier), cirugía inguinal reciente, filtro de cava implantado, trombosis venosa profunda de las piernas y pacientes con trauma abdominal penetrante (debido al riesgo de rotura de la vena cava).

1.1.3. Selección de la vena

Aunque existen recomendaciones para elegir la vena más adecuada, será el clínico quien deba aunar sus conocimientos y experiencia junto a las características del paciente (presente y futuro plausible), para tomar la elección más adecuada.

Durante el proceso de aprendizaje, la vena subclavia es considerada más compleja que la yugular y la femoral, con el agravante de la posibilidad de provocar un neumotórax. Por ello recomendamos a los principiantes que empiecen por dominar la cateterización femoral y yugular, preferentemente en pacientes no conscientes y con la técnica programada (nunca en el seno de una emergencia).

Las recomendaciones sobre el lugar a elegir se pueden ver alteradas en ciertos casos si se decide utilizar la técnica ecoguiada, ya que una visión directa del vaso lo puede cambiar todo. Un clínico con gran experiencia y conocimientos, si además domina la cateterización vascular mediante ecografía, puede acceder a la vía que considere más idónea por encima de cualquier recomendación escrita que no tenga en cuenta estas cuestiones.

La vena subclavia es de ordinario la preferente en el paciente crítico, salvo en casos que especificaremos:

✔ En condiciones normales, ante un paciente crítico, la vía de elección es la vena subclavia. Más todavía en situación de hipovolemia y *shock*, ya que es la última en colapsarse, gracias al soporte que le proporciona tanto a ella como a la vena axilar el estar rodeadas por la fascia *colli* media y por el músculo subclavio, que mantienen su calibre (hasta cierto punto) para favorecer el retorno venoso. Por otra parte, se trata de una vía mucho más cómoda para un paciente consciente que el acceso yugular, y también está más alejada de la vía oral-nasal o de una posible traqueostomía (y por lo tanto de las secreciones de pueden salir de estas, contaminando el catéter). La segunda vía que considerar en el paciente crítico es la yugular.

✔ Habitualmente, se ha de evitar en la medida de lo posible la cateterización de la vena femoral, por ser la que presenta mayor riesgo de infección y por la gran variabilidad anatómica de la zona, que muchas veces no cumple con las referencias descritas en los tratados de anatomía. Si no queda más remedio que usarla, se aconseja retirarla en cuanto sea posible. No obstante, se debe tener en cuenta que, en caso de alteraciones de la hemostasia, es una vena de muy fácil compresión.

✔ Insuficiencia respiratoria grave con parénquima pulmonar gravemente afectado (SDRA): de preferencia la vena subclavia si el clínico es experimentado, más todavía con técnica ecoguiada. En otro caso, recomendamos canalizar la yugular. En caso de existir previamente neumotórax o de que un pulmón se encuentre inservible se debe cateterizar la subclavia homolateral.

✔ Preparación preoperatoria programada que exige vía central: salvo cuestiones especiales, se debe canalizar la yugular. Estos pacientes pueden pasar horas en planta de hospitalización sin monitorizar, y cateterizar una subclavia podría desembocar en un neumotórax que diera la cara en su habitación o al ser conectados a ventilación mecánica en el quirófano.

✔ Paciente neurocrítico: vena subclavia. Aunque no parezca significativo, si ocupamos la luz yugular, el drenado venoso puede verse disminuido en pacientes cuya autorregulación cerebral puede ser crítica y necesitan un drenaje venoso óptimo, cumpliendo con la teoría de Monro-Kellie; además, se pueden producir trombos en su localización.

✔ Depuración extrarrenal: vena yugular. Aunque habitualmente se cateteriza la vena femoral, esto es porque ya suele estar implantada una vía central supradiafragmática, lo que hace que el clínico prefiera no acumular catéteres en un mismo lugar: si juntamos un catéter central con uno de hemodiálisis, ambos supradiafragmáticos, la luz arterial, en caso de estar próxima a los extremos de las luces de vía central por las que se infunden medicamentos, puede extraer parte de ellos una vez vertidos al torrente sanguíneo, haciendo que disminuya su acción. No se aconseja implantarlo en la vena subclavia porque esta puede sufrir estenosis importante tras la depuración extrarrenal.

✔ Nutrición parenteral total prolongada: vena subclavia. Es preferible por la comodidad para pacientes conscientes. Si la perfusión es prolongada, el riesgo de infección es menor (si solo es esta función, un PICC sería la opción preferible).

✔ Reanimación cardiopulmonar. Ante la imposibilidad de cateterizar un vaso periférico (la primera opción), se recomienda un acceso óseo, con el fin de no interrumpir la reanimación cardiopulmonar. Si ello no fuera posible, un clínico con experiencia puede canalizar la vena femoral durante la reanimación.

✔ Catéter de la arteria pulmonar: vena yugular derecha (es menos tortuosa y va directa de manera recta al ventrículo derecho). En caso de tener que canalizar la subclavia, es preferible la izquierda porque se dirige más directa a la aurícula.

✔ Marcapasos transitorio intracavitario: vena yugular derecha, debido a su menor tortuosidad, con un trayecto prácticamente recto hasta el ventrículo derecho. En caso de tener que canalizar la subclavia, aunque la izquierda presenta una menor tortuosidad y va más directa, habría que valorar si se va a implantar un marcapasos definitivo en las siguientes horas o días, ya que el abordaje para el marcapasos también se realiza por el lado izquierdo, por lo que entonces sería preferible realizar el abordaje del marcapasos transitorio por la subclavia derecha.

1.1.4. Técnica de Seldinger

La técnica de Seldinger fue descrita por este autor en el año 1953 y es la que actualmente se recomienda para cateterizar vías venosas centrales, arterias e incluso realizar traqueotomías percutáneas. El procedimiento Seldinger se explica a continuación (Fig. 16-1).

Para cateterizar una vena central, pinchamos la piel sobre ella con una aguja gruesa, que llamaremos «de Seldinger», conectada a una jeringa con la que aspiramos ejerciendo presión negativa mientras avanzamos hacia el vaso. En el momento en que la punta de la aguja entra en el vaso, notamos un cambio de presión ya que la sangre entra en la jeringa (habitualmente una jeringa de 10 mL previamente llena de 1 o 2 mL de suero fisiológico). En ese momento paramos la introducción (la sangre ha de entrar en la jeringa claramente; si no es así, avanzamos 0,5-1 mm más, ya que, al ser biselada, puede que la punta de la aguja haya entrado solo parcialmente, y debe entrar entera). A continuación desconectamos la jeringa e introducimos una guía metálica por dentro de la aguja hasta que esta se coloque claramente dentro del vaso (el estilete de la aguja puede medir de 6,3 a 7,8 cm, más la cánula de plástico, por lo que debemos introducir la guía más allá de esta

longitud total). A continuación sacamos la aguja manteniendo la guía en el sitio sin que se mueva. Posteriormente introducimos un dilatador por el extremo externo de la guía (por eso se denomina guía) y avanzamos dilatando la piel hasta entrar en el vaso (se introduce completamente hasta el final, realizando un pequeño giro con él mientras entramos en la piel). A veces, si la piel es muy dura, puede ser necesario que antes de introducir el dilatador pinchemos esta con la punta de un bisturí junto a la guía, para facilitar la entrada del dilatador. Lo volveremos a sacar para introducir a continuación el catéter venoso a través de la guía, cuidando de que esta no se introduzca también: no introduciremos el catéter en la piel hasta que no asome el extremo proximal de la guía por la conexión del catéter distal. Entonces agarraremos la guía a ese nivel para que no se mueva e introduciremos el catéter hasta el lugar deseado.

1.1.5. Material necesario

Salvo en una emergencia, no es correcto ni ortodoxo usar como mesa de instrumental el cuerpo del paciente con paños o sábanas estériles colocados encima.

Se prepararán dos mesas de Mayo.

En la primera mesa de Mayo se depositará:

✔ Bata estéril.
✔ Paños estériles y sábana estéril.
✔ Guantes estériles.

En la segunda mesa de Mayo (sobre un empapador impermeable y encima un paño estéril) se colocará:

✔ Un *set* de vía central que debe contener, como mínimo, para la técnica más habitual: catéter, aguja de Seldinger, dilatador y guía metálica.
✔ El resto del material estéril será: jeringas de 10 mL, aguja de carga (1,6 × 38 mm), aguja intramuscular (0,8 × 38 mm), cazoleta para llenar de suero fisiológico, gasas, funda estéril de sonda de ecógrafo (si se va emplear) y bisturí desechable con hoja n° 11.

Como sistema de fijación del catéter, dependiendo del paciente, el clínico y el servicio, prepararemos sutura de seda de aguja recta 2/0 o algún sistema de fijación no invasiva, como los sistemas adhesivos Grip-lock® o Stat-lock®, o el de fijación subcutánea SecurAcath®.

Fuera de mesa se dispondrá lo siguiente:

✔ Clorhexidina al 2 % y al 4 % (jabonosa).
✔ Gel ecogénico (si se va a realizar la técnica ecoguiada).
✔ Apósito transparente específico para catéteres centrales.
✔ Apósito de gasa (para colocar en lugar del anterior en caso de excesivo sangrado tras terminar la técnica).
✔ Crema o gel anestésico tópico.
✔ Mepivacaína al 2 % (ampolla de 10 mL) u otro anestésico similar para infiltración intradérmica y subcutánea, sin adrenalina.
✔ Suero fisiológico (viales de 10 mL, con los que llenar la cazoleta).

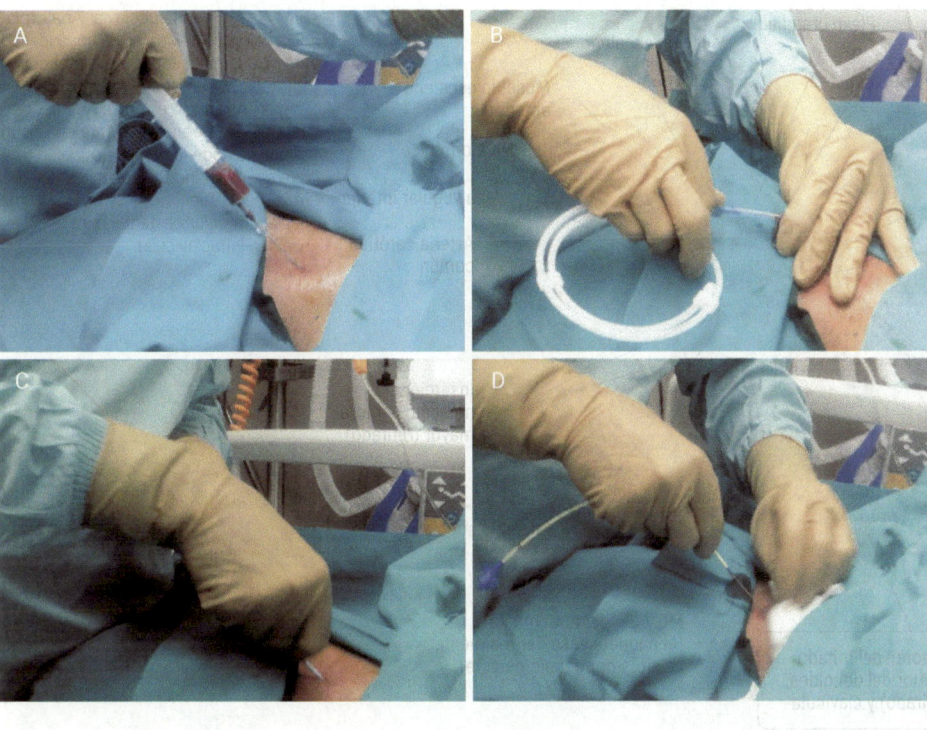

Fig. 16-1 | Técnica de Seldinger para la cateterización vascular. A. Punción de la vena. B. Inserción de la guía metálica dentro del canal de la aguja. C. Una vez retirada la aguja, se ha introducido un dilatador en la piel, entrando en el vaso. D. Se retira el dilatador y se introduce el catéter a través de la guía metálica (siempre ha de haber guía visible entre la piel y la punta del catéter).

✔ Para tapar o conectar los extremos de las tres luces: tapones convencionales o con válvula antirretorno, llaves de tres pasos o «pulpitos» y bioconectores, dependiendo de lo existente en el servicio (la evidencia recomienda el uso de bioconectores en luces con bolos intermitentes).

La guía debe ser firme a la vez que flexible, con punta en «J» y extremo redondeado, para no dañar la pared venosa.

La aguja puede ser valvulada o no. Estas últimas poseen una segunda conexión de acceso en «Y» que es la que se conecta a la jeringa y que evita la salida de sangre al exterior e impide la entrada de aire y microorganismos, ya que no hay que separar la jeringa para introducir la guía, que entra por el otro puerto.

1.1.6. Vena subclavia. Técnica de cateterización por referencias anatómicas

1.1.6.1. Anatomía

La unión de las venas basílica y braquial forma la vena axilar, que pasa por debajo del pectoral menor. A continuación, en el momento en que traspasa el borde superior de la primera costilla, se transforma en la vena subclavia. Su cara inferior se sitúa sobre el músculo escaleno anterior (este la separa de la arteria, que está más profunda, haciendo que la vena sea ventral y la arteria, dorsal). Sobre el escaleno discurre el nervio frénico. La vena subclavia, en contra de lo que pueda parecer por dibujos que podemos observar en alguna literatura no muy fiel, no transcurre exactamente paralela a la clavícula todo su trayecto antes de descender hacia la cava, sino que traza una suave curva ascendente hasta situarse detrás de la clavícula en su porción más superior y dibuja un cayado a la altura del tercio medio clavicular, para comenzar a descender hasta unirse a la yugular interna para formar el tronco braquiocefálico). La unión de los troncos braquiocefálicos derecho e izquierdo forma la cava superior (Fig. 16-2).

La subclavia se encuentra a solo 5 mm por encima de la pleura apical en algunos puntos. Tiene una longitud de unos 4 cm y en decúbito supino su diámetro puede abarcar de los 7 a los 20 mm. Este no varía con el ciclo respiratorio debido al soporte tisular, del que ya hemos hablado.

1.1.6.2. Abordaje infraclavicular

Para el abordaje infraclavicular de la vena subclavia se procederá de la siguiente forma:

1. Colocación del paciente en decúbito supino con el brazo extendido pegado al cuerpo. Explorar la zona: valorar la piel y la anatomía de la zona, especialmente la clavícula (grosor, tortuosidad), asegurándonos de que no existen anomalías que contraindiquen la técnica en ese lugar y familiarizándonos con su anatomía.
2. Lavar la zona extensamente incluyendo el cuello y el pecho hasta llegar más allá del *yugulum* esternal utilizando clorhexidina jabonosa (solución con concentración al 4 %). No se recomienda el rasurado de la zona, ya que aumenta el riesgo de infección. En todo caso, y solo si es imprescindible, se pueden utilizar cremas depilatorias. Posteriormente aplicaremos clorhexidina al 2 % en la zona de punción. La clorhexidina se debe dejar secar al aire.
3. Mientras preparan las dos mesas con el material ya descrito previamente, el clínico se lavará realizando el lavado antiséptico. Contrariamente a lo que se viene haciendo, ya no se recomienda el uso del cepillo, sino usar únicamente las manos o en todo caso, la esponja. Parar retirar posible suciedad de las uñas sí se recomienda usar una espátula.

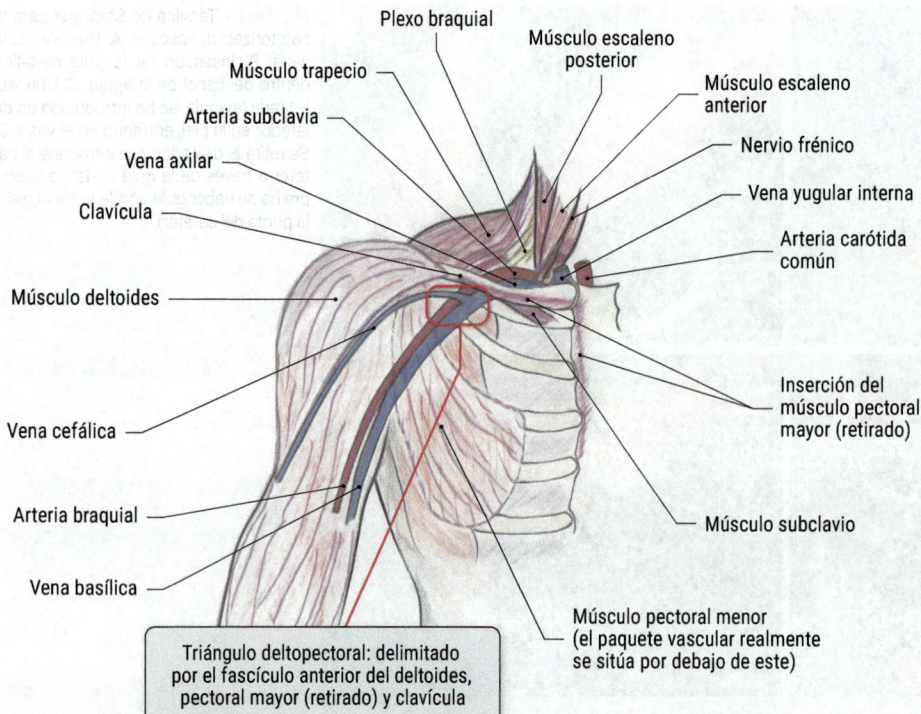

Plexo braquial

Músculo escaleno posterior

Músculo trapecio

Músculo escaleno anterior

Arteria subclavia

Nervio frénico

Vena axilar

Vena yugular interna

Clavícula

Arteria carótida común

Músculo deltoides

Inserción del músculo pectoral mayor (retirado)

Vena cefálica

Arteria braquial

Músculo subclavio

Vena basílica

Músculo pectoral menor (el paquete vascular realmente se sitúa por debajo de este)

Triángulo deltopectoral: delimitado por el fascículo anterior del deltoides, pectoral mayor (retirado) y clavícula

Fig. 16-2 | Vena subclavia. Anatomía y abordaje infraclavicular. La zona ideal de inserción es el triángulo deltopectoral, evitando así perforar el músculo pectoral mayor. Al aducir el brazo y extenderlo caudalmente con el paciente en decúbito supino, toda la zona de punción (más lateral) desciende respecto a la zona más medial, por lo que se ha de apuntar hacia el *yugulum* esternal para la cateterización infraclavicular.

4. Se debe usar mascarilla y gorro (que deben colocarse antes del lavado), bata estéril y guantes estériles.

5. Colocaremos la cabeza del paciente hacia el lado contralateral. Lo taparemos con paños estériles y una sábana cubriendo toda la cama y dejando al descubierto la zona de punción. Volveremos a aplicar clorhexidina al 2 %.

6. Realizaremos la preparación de todo el material situados ya en el lugar donde vamos a realizar la técnica (al lado del paciente, pegados a su hombro). Cargaremos en una jeringa de 10 mL la anestesia local. Cargaremos 2 mL de suero fisiológico en otra jeringa de 10 mL y la conectaremos a la aguja de Seldinger. Recomendamos purgar todas las luces del catéter y colocar todo el material en el orden en que se va a utilizar. La punta de la guía suele ser curva, por lo que, para prepararla, hay que atrasarla un poco dentro de su funda para eliminarla y que podamos entrar cómodamente dentro de la aguja de Seldinger.

7. Pincharemos la piel con la aguja de anestesia, con el bisel hacia arriba, justo en el surco o espacio deltopectoral y no más allá, con la intención de no agredir la fascia y el músculo pectoral mayor. Lo haremos alejados unos milímetros de la clavícula, intentando meternos debajo de ella mientras apuntamos hacia el *yugulum* esternal; para ello, conforme vamos entrando debajo y avanzando, vamos disminuyendo el ángulo de entrada, hasta poder situarnos debajo de la clavícula y paralelos a ella (de esta forma no profundizaremos y disminuiremos el riesgo de provocar un neumotórax o de invadir la arteria subclavia). Para ello podemos ayudarnos del dedo pulgar de la mano que no sostiene la jeringa (mientras, el índice de dicha mano debe estar colocado sobre el *yugulum* esternal). Al pinchar unos milímetros alejados de la clavícula, podremos entrar en un ángulo de 30°, e incluso menor a ve-

ces, y avanzar sin chocar con la clavícula ni tener que hacer rectificaciones de ángulo, ni doblar la aguja.

8. Si realizamos bien esta técnica y la anatomía del paciente es favorable, no necesitaremos tocar la clavícula ni infiltrar su periostio. Nada más entrar en piel con la aguja de anestesia/localización, aspirando en todo momento, pararemos y realizaremos un habón. Continuaremos aspirando e infiltrando anestesia mientras nos dirigimos al *yugulum* esternal. Esta técnica también se usa para localizar la vena, detectar si hemos realizado una punción arterial o detectar, si sale aire, si hemos pinchado la pleura. Si entra en la jeringa sangre venosa, debemos parar y retirar la aguja para, sin perder de vista el lugar de la punción, volver a entrar por él, con la aguja de Seldinger siguiendo la misma trayectoria.

9. Entraremos aspirando mientras avanzamos en dirección al *yugulum* esternal, por debajo de la clavícula, paralelos a esta. En el momento en que refluya claramente sangre a la jeringa, notando el cambio de presión, giraremos en el sentido de las agujas del reloj 90°, para poner el bisel mirando hacia abajo (en dirección a la aurícula derecha). Según la anatomía del paciente y lo alejado del lugar de punción, podemos encontrar la vena habiendo introducido desde 3 a 6 cm de aguja.

10. Agarraremos la aguja con la mano libre a la vez que la apoyamos sobre el paciente, para formar un bloque (paciente-aguja–mano) que produzca una inmovilidad absoluta. Desconectaremos la jeringa de la aguja girando. Es importante que previamente no la conectemos demasiado floja (se puede desconectar involuntariamente mientras entramos) ni demasiado fuerte (el esfuerzo para desconectarla puede hacer que nos movamos y perdamos la vena).

11. Retiraremos la jeringa, introduciremos por dentro de la aguja la guía metálica y la avanzaremos más allá de la punta, procurando no entrar en la aurícula derecha (unos 15-20 cm suelen ser adecuados). Si observamos un trastorno del ritmo cardíaco en el monitor, debemos retirar unos centímetros de guía rápidamente.

12. Retiraremos la aguja sin desplazar la guía y agarraremos firmemente esta, de nuevo. A continuación, dilataremos.

13. Sacamos el dilatador. Puede ser preciso presionar con gasa el punto de inserción si sangra demasiado. A continuación introduciremos el catéter por la guía (la forma correcta de hacerlo se describe en el apartado «Técnica de Seldinger»). Tras retirar la guía del todo con el catéter colocado a la distancia deseada, cerramos la luz distal. Salvo la luz distal por la que hemos introducido la guía, durante la introducción del catéter las demás luces han de estar cerradas.

14. Comprobaremos que refluye sangre por todas las luces, aspirando con una jeringa con suero en posición vertical y devolviendo la sangre a la vez que el suero limpia la luz, para volver a cerrar.

15. Fijaremos el catéter a la piel con un dispositivo de fijación incruenta o en su defecto con sutura 2/0. Limpiaremos la zona y colocaremos un apósito transparente.

16. Colocaremos en los extremos de las luces los dispositivos que se vayan a utilizar, dejando cerradas las luces que no sean necesarias.

1.1.6.3. Abordaje supraclavicular

La incidencia de neumotórax y mal posición podría ser algo menor con este abordaje, sin embargo, es el menos utilizado y no existe evidencia suficiente para recomendarlo como primera elección.

Para el abordaje supraclavicular nos colocaremos en la cabecera del paciente. Identificaremos el ángulo que forman el borde externo del músculo esternocleidomastoideo y la clavícula. Insertaremos la aguja de anestesia/localización (y posteriormente la de Seldinger) justo en el ángulo que forman estas dos estructuras. La aguja se avanza en la bisectriz de ese ángulo, por debajo de la clavícula, hacia la mamila contralateral para intentar entrar en el bulbo venoso yugulosubclavio. Solemos encontrar la vena a 1 o 2 cm de la piel (pudiendo llegar a los 4 cm). El resto del procedimiento es idéntico a lo relatado previamente.

1.1.7. Vena yugular. Técnica de cateterización por referencias anatómicas

1.1.7.1. Anatomía

El seno sigmoides, al atravesar el agujero yugular, pasa a denominarse vena yugular interna. Inmediatamente debajo de la base del cráneo presenta una dilatación fusiforme (el golfo o seno de la yugular). Desciende vertical y oblicuamente por debajo del músculo esternocleidomastoideo (tras pasar su porción medial, pasa por debajo del triángulo formado por sus dos cabezas). Su recorrido abarca desde el pabellón auricular hasta la cara posterior de la articulación costoclavicular, donde se reúne con la vena subclavia para formar el tronco venoso braquiocefálico. A este ni-

vel se dilata y en su parte craneal presenta una válvula (*bulbus valvularis*) que no debemos pinchar. Posteriormente desemboca en la vena cava superior.

Su diámetro en decúbito supino oscila de 10 mm a 22 mm en sujetos sanos, pudiendo estar prácticamente colapsada en casos de hipovolemia, aunque con maniobras de Valsalva, posición de Trendelemburg a 15° o la instauración de ventilación mecánica puede distenderse lo suficiente como para disminuir la dificultad de su cateterización.

La vena yugular no se encuentra muy profunda, habitualmente a 0,7 o 1,2 cm de la piel, aunque esto se ve claramente influido por el índice de masa corporal del paciente y la anatomía de su cuello.

Es importante conocer las relaciones anatómicas vecinas para cuidar de no hacer daño durante la cateterización: discurre posterolateral a la arteria carótida hasta la región inferior del cuello, donde se sitúa justo anterior y externa a la arteria carótida, pero las relaciones anatómicas pueden variar. La carótida se denomina *común* hasta la parte más craneal del tiroides, dividiéndose desde ahí en *carótida interna* y *externa*. Las cúpulas pleurales se sitúan inmediatamente por debajo de la unión entre la vena yugular y la subclavia (la cúpula izquierda es más alta). Detrás de la arteria carótida interna se encuentra el ganglio estrellado y el tronco simpático cervical. En la raíz del cuello, los nervios frénico y vago. El conducto torácico se encuentra posterior a la yugular izquierda. La yugular derecha va directa al corazón; sin embargo, la izquierda debe dar un giro radical que puede provocar malposiciones y malfuncionamiento del catéter (Fig. 16-3).

1.1.7.2. Abordaje anterior

La técnica comparte casi todos los puntos con la cateterización de la vena subclavia, por lo que desarrollaremos a continuación tan solo los elementos diferenciadores.

La exploración incluye auscultar ambas carótidas. Al girar la cabeza del paciente al lado contralateral, basta con 30°, para no elongar y cerrar demasiado la vena. Nos colocaremos en la cabecera del paciente.

En cuanto a la técnica, se procederá de la siguiente forma: a mitad del cuello (en hombres a la altura de la prominencia del cartílago tiroides), con la cabeza girada hacia el lado contralateral, palparemos la arteria carótida con la mano libre, que debe ser la opuesta al lugar donde vamos a pinchar (por lo tanto, lo correcto siempre es canalizar la vena con la mano homónima al lugar de cateterización, sea o no nuestra mano dominante). Un error muy común es presionar fuertemente mientras intentamos apartar la arteria hacia medial. Esto no es conveniente, ya que, una vez pinchada la vena, al dejar de presionar y desviar con dicha mano para seguir operando, toda la anatomía cambiará y perderemos la vena.

Una vez hemos detectado el latido carotídeo en su punto más fuerte, introduciremos la aguja de anestesia en piel, a una distancia de 0,5 a 1 cm de ese punto. Con una inclinación de 45°, aspirando e instilando anestésico, siempre apuntando en dirección a la mamila homolateral. Lo habitual es que a 1 cm de profundidad (incluso antes a veces), nos introduzcamos en la vena (quizás en algún paciente se encuentre a 1,5 o 2 cm, pero no más). Entonces retiraremos la aguja de anestesia y continuaremos la técnica como la describimos para la vena subclavia. Si no tenemos éxito, saldremos y repetiremos la técnica con un ángulo más lateral

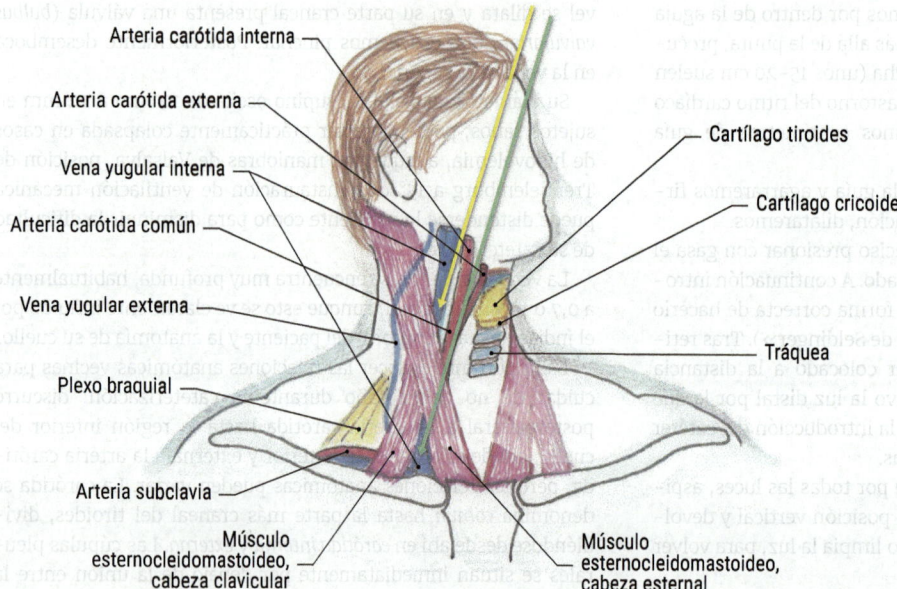

Arteria carótida interna

Arteria carótida externa

Vena yugular interna

Arteria carótida común

Vena yugular externa

Plexo braquial

Arteria subclavia

Músculo esternocleidomastoideo, cabeza clavicular

Cartílago tiroides

Cartílago cricoides

Tráquea

Músculo esternocleidomastoideo, cabeza esternal

Fig. 16-3 | Vena yugular. Anatomía y abordajes anterior y central. Las referencias anatómicas están representadas con el paciente en decúbito supino y con la cabeza rotada hacia el lado izquierdo, para abordar la vena yugular derecha. En amarillo: abordaje anterior. En verde: abordaje central.

(unos 5°). En este caso, obviamente, no hay que girar la aguja para que el bisel apunte hacia la cava superior. La ventaja de esta técnica es que la incidencia de neumotórax es baja, salvo que el clínico avance demasiado (erróneamente) la aguja hasta alcanzar la cúpula pleural.

Esta técnica se realizará siempre con la mano ipsilateral, aunque no sea nuestra mano dominante (la vena derecha se pincha con la mano derecha mientras la mano izquierda se usa para localizar el pulso y ayudar en la técnica).

En la secuencia que abarca Vídeo 16-1, Vídeo 16-2, Vídeo 16-3 y Vídeo 16-4, aunque el procedimiento se realice de manera ecoguiada (esta técnica se estudiará más adelante), podemos ver cómo se realiza correctamente la cateterización de una vena yugular interna en su abordaje anterior mediante la técnica de Seldinger desde la inserción de la aguja hasta la fijación del catéter.

1.1.7.3. Abordaje central

Este abordaje trata de canalizar la yugular en su trayecto dentro del triángulo que forman los dos vientres del músculo esternocleidomastoideo con la clavícula. El vértice, por lo tanto, es superior y la base es inferior. Se trata de un abordaje mucho más caudal que el anterior, por lo que la vena tiene un mayor calibre, pero también es cierto que se acerca mucho más a las cúpulas pleurales.

Primero se localiza el pulso de la carótida común dentro de este triángulo. Dado que la arteria se sitúa medial, solo debemos presionarla muy suavemente para mantener localizado el pulso, mientras pinchamos la piel lateral a la carótida, a 1 cm de distancia, a 45° y en dirección a la mamila ipsilateral. Desde aquí continuaremos con la técnica habitual. Con este abordaje a veces podemos encontrar la vena algo más profundamente, pero en todo caso, si llegamos a 3-4 cm y no ha sido así, en ningún caso hay que profundizar más. Reevaluaremos posición y técnica para volver a intentarlo más lateralmente.

1.1.7.4. Abordaje posterior

El punto de punción se encuentra a la misma altura del vértice del triángulo que usamos para el acceso central, pero desplazado lateralmente, pegado al borde lateral de músculo esternocleidomastoideo, 1 cm por encima del lugar donde la yugular externa lo cruza o 5 cm por encima de la clavícula. La punción se realiza apuntando hacia el *yugulum* esternal, con el ángulo que resulte según la anatomía del paciente. En este acceso encontramos la vena muy profunda (hasta 5-6 cm). La vena yugular se interpone entre la carótida y la punta de la aguja, protegiéndola.

1.1.8. Vena femoral. Técnica de cateterización por referencias anatómicas

1.1.8.1. Anatomía

La vena femoral común es una prolongación de la poplítea. En ella desemboca principalmente la safena mayor. La zona de punción es el triángulo femoral o de Scarpa, por donde pasa el paquete vasculonervioso, que contiene, de medial a lateral y contiguos uno al otro: vena, arteria y nervio femorales (usualmente para recordarlo se usa la expresión «VAN como VAN»). Este triángulo limita a nivel superior con el ligamento inguinal, que se extiende desde la espina ilíaca anterosuperior hasta la sínfisis púbica, justo debajo del pliegue inguinal en la piel. A partir de ahí, por el hiato inguinal, sale dicho paquete y la vena femoral pasa a denominarse *vena ilíaca externa*.

El triángulo dentro del que se encuentran vena, arteria y nervio femorales presenta una elevadísima proporción de variantes anatómicas. La más típica es encontrar la arteria superpuesta por encima de la vena.

Aunque de las tres venas comentadas para cateterizar, esta es la que más se infecta, también es una vena con ventajas: se puede comprimir más fácilmente en caso de necesidad, no está rodeada de órganos vitales como el pulmón y su canalización no interfiere durante la reanimación cardiopulmonar (Fig. 16-4).

1.1.8.2. Abordaje

La mayoría de los pasos son comunes a los relatados en la cateterización de la vena subclavia. Explicaremos aquí sus particularidades.

Esta es la vía más fácil de las tres y la que aconsejamos para que el clínico empiece su aprendizaje.

Colocaremos la pierna en rotación externa y abducción. Localizaremos el pulso femoral, 2 cm por debajo del ligamento inguinal. Cuando localicemos el pulso, debemos seguir buscando hasta que encontremos el punto donde este es más fuerte, ya que su fuerza y amplitud puede engañarnos y hacer que creamos estar sobre la arteria, cuando tan solo estamos muy cerca.

La vena femoral se encuentra pegada a la arteria. A una distancia de 1 a 1,5 cm del punto central de la arteria femoral se debe encontrar el centro de la vena femoral en dirección medial. En dicho lugar insertaremos la aguja de anestesia/localizadora y, tras pinchar la piel, comenzaremos a avanzar aspirando e infiltrando la zona. Tanto la aguja de anestesia como la de Seldinger se han de dirigir con el bisel mirando a las 12 en punto, con una inclinación de 45° a 60° y, si se ha respetado la abducción y rotación externa, apuntando al hombro contralateral.

Igual que para la yugular, esta técnica se realizará siempre con la mano ipsilateral aunque no sea nuestra mano dominante. El resto del procedimiento es común a los demás accesos.

Lo habitual (dependiendo del índice de masa corporal del paciente) es localizar la vena a unos 2-4 cm de la piel.

Si no palpamos pulso arterial, trazaremos una línea imaginaria desde la cresta ilíaca anterosuperior hasta el pubis y la dividiremos entre 3 (medial, medio y lateral). La arteria se suele situar en la unión de los segmentos medial y medio. La vena estará de 1 a 2 cm medial a ese punto. En pacientes muy obesos la vena puede encontrarse muy profunda.

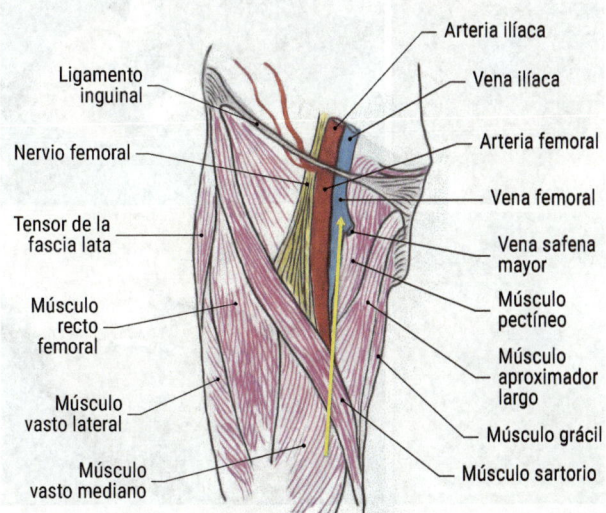

Fig. 16-4 | Vena femoral. Pierna derecha en posición neutra. Flecha amarilla de abordaje: si la pierna se abduce demasiado, la punción se ha de dirigir hacia el hombro contralateral.

Labels in figure:
Arteria ilíaca
Vena ilíaca
Arteria femoral
Vena femoral
Vena safena mayor
Músculo pectíneo
Músculo aproximador largo
Músculo grácil
Músculo sartorio
Ligamento inguinal
Nervio femoral
Tensor de la fascia lata
Músculo recto femoral
Músculo vasto lateral
Músculo vasto mediano

Es muy importante realizar la punción por debajo del ligamento inguinal (unos 2 cm) y no invadirlo, ya que esto puede acabar en una punción retroperitoneal.

1.1.9. Ubicación correcta del catéter venoso central, comprobación y fijación

La correcta colocación de los catéteres superiores debe procurar que la punta de este quede de 1 a 2 cm de la entrada en la aurícula derecha. En la literatura tradicional se indica que el tercer espacio intercostal anterior se corresponde con la unión de la vena cava superior y la aurícula derecha, o que la carina está justo encima de dicha unión, por lo que pueden ser puntos de referencia útiles.

Realmente no es necesario ser tan milimétricos, ya que, si la punta se sitúa dentro de la caja torácica, cerca de la aurícula pero sin traspasar su entrada, el catéter servirá igualmente para administrar tratamientos y realizar mediciones diagnósticas. Por tanto, no es relevante quedarnos algo cortos, lo importante es no pasarnos de largo (por desgracia es habitual observar catéteres de 20 cm introducidos totalmente y que luego se han de recolocar porque la punta está demasiado avanzada).

Para ello es fundamental saber cuánto debemos introducir el catéter. Si no disponemos de medios de control de la distancia durante el procedimiento, usaremos la radiografía de tórax posprocedimiento. Introduciremos el catéter y lo fijaremos a piel a la siguiente distancia:

- ✔ Vena yugular (anterior o central) y subclavia derecha: para 1,70 m de altura, habitualmente 14,5 cm (rango de 13 a 16 cm).
- ✔ Vena yugular (anterior o central) y subclavia izquierda: para 1,70 m de altura, habitualmente 18,5 cm (rango de 16 a 20 cm).

Aunque existen fórmulas y tablas para ajustar la profundidad del catéter según el lugar de inserción, la altura e incluso el peso del paciente, consideramos que la colocación será adecuada tomando como guía las medidas que recomendamos, pero adecuándolas al fenotipo del paciente (altura, índice de masa corporal, longitud del tórax y el cuello) y teniendo en cuenta si la punción se realiza más proximal o distal dentro del área de punción.

En aquellos lugares donde no se sigue un protocolo que respeta estas distancias, la colocación aberrante varía entre el 5 % y el 25 %. En los lugares donde sí se respeta, es menor de un 1 %.

En cuanto a la vena femoral, si se usa un catéter corto (20 cm), se introducirá totalmente. Aconsejamos sin embargo utilizar catéteres de 60 cm y medir previamente con una cinta métrica la distancia desde el lugar de punción hasta la probable entrada de la cava inferior en la aurícula derecha.

1.1.9.1. Métodos de localización de la punta del catéter durante el procedimiento

Estos métodos tienen una mayor tasa de precisión en la colocación de la punta del catéter durante el procedimiento y por lo tanto evitan tener que recolocar el catéter:

✔ **Electrocardiograma intraauricular.** El catéter se introduce con la guía metálica justo en su punta, sin sobresalir. Al extremo de la guía próximo a nosotros (que queda fuera del catéter) se conecta un cable de derivación cuyo extremo libre se conecta a un interruptor. A este interruptor conectamos la derivación cutánea del hombro derecho (cable rojo). Este interruptor con las dos derivaciones (la del catéter y la cutánea) se conecta al monitor de constantes, donde observamos el ritmo cardíaco. Existen otros sistemas que no usan la guía metálica, sino una solución de electrolitos instilada dentro de la luz distal: a la cánula del extremo proximal de la luz se conecta una pieza que, además de dejar pasar la guía, sirve para conectar el cable de derivación intracavitario. Cuando la punta del catéter entra en la aurícula, la onda P del electrocardiograma se eleva. Entonces se retira lentamente hasta que vuelve a su tamaño normal. Y entonces volvemos a retirar 2 cm, donde lo dejamos. Se han reportado tasas de éxito superiores al 90 %. En los pacientes con arritmias, fibrilación auricular o catéteres implantados la onda P no se modifica, por lo que esta técnica no está recomendada. Con este sistema, la comprobación por radiología podría ser selectiva para determinados pacientes.

✔ **Fluoroscopia intraprocedimiento.** Este método obliga a trasladar al paciente a una sala plomada y a que el personal se vista con trajes de protección. Es aparatoso y presenta un gasto de tiempo además de deteriorar la seguridad del paciente. Por ello no es recomendable.

La comprobación mediante ecografía se explicará en el apartado sobre cateterización ecoguiada.

1.1.9.2. Comprobación tras el procedimiento. Radiografía de tórax

Aunque los métodos de electrocardiograma intracavitario como el Sherlock 3CG®, el Pilot TLS® o el dispositivo Arrow® VPS-Rhythm® pueden ser válidos para colocar la punta del catéter correctamente en tiempo real, solo eliminan la necesidad de realizar una radiografía posprocedimiento cuando la colocación se lleva a cabo cuidadosamente, por un clínico experto y no existen dudas sobre su colocación. Además, hay que tener en cuenta las siguientes cuestiones: *a)* En los pacientes críticos se suelen realizar otras técnicas como la intubación, la conexión a ventilación mecánica o la inserción de una sonda gástrica. *b)* No hay estudios de envergadura ni guías clínicas que desechen definitivamente el uso de la radiografía en el acceso central. *c)* Es necesario valorar si han surgido complicaciones durante la inserción, como por ejemplo un neumotórax al implantar una vía subclavia o incluso una yugular interna. *d)* Muchas patologías del paciente crítico precisan de una radiografía de tórax al ingreso.

Todos estos factores nos llevan a recomendar realizar siempre una radiografía de tórax inmediata. En cuanto a la identificación del neumotórax, debemos tener presente que una radiografía de tórax posprocedimiento que resulte normal no descarta al 100 % un neumotórax, ya que puede producirse de forma tardía, o simplemente no ser visible en ese momento. Por lo que es recomendable repetir la radiografía a las 24 y a las 48 horas.

En cuanto a la tradicional preocupación sobre la radiación que recibe el paciente, esto no está justificado. El Reglamento de Protección Sanitaria contra Radiaciones Ionizantes establece que el límite de la dosis efectiva para el público en general es de 1 miliSeavert (mSv)/año. Aun así, la radiación que recibe una persona por fuentes naturales se estima en 2,4 mSv/año. Y el riesgo estimado de desarrollar cáncer debido a la radiación médica es de un 10 % por una exposición a lo largo de la vida de 1 Sv (1.000 mSv). Sin embargo, una radiografía con un equipo portátil estándar produce una radiación sobre el paciente de unos 0,18 mSv.

1.1.9.3. Fijación del catéter

Para fijar el catéter existen métodos nuevos que comportan no tener que realizar una sutura, evitando agredir al paciente. Sistemas adhesivos Grip-lock® o Stat-lock® o el de fijación subcutánea SecurAcath® son seguros y efectivos. Sin embargo, aunque las guías clínicas aconsejan evitar las suturas con un nivel de evidencia II y parece que estos dispositivos pueden disminuir las infecciones y los desplazamientos, su coste hace que esto no se haya generalizado.

En cuanto a la sutura tradicional, existen varias maneras de fijar el catéter (Fig. 16-5):

✔ **Fijación directa a la piel del extremo proximal.** El extremo proximal del catéter, donde se separan las tres luces, dispone de dos orificios laterales para fijar el catéter directamente a la piel dando dos puntos de sutura, uno para cada orificio.

✔ **Cierre de mariposa (*grip*) de dos piezas.** En los *sets* de vía central existe un dispositivo compuesto por dos piezas con alas laterales que se montan una sobre otra y el catéter se aloja en medio. Se usa cuando queda un trozo de catéter libre desde la piel hasta el extremo final. Se suturan a la piel los dos orificios

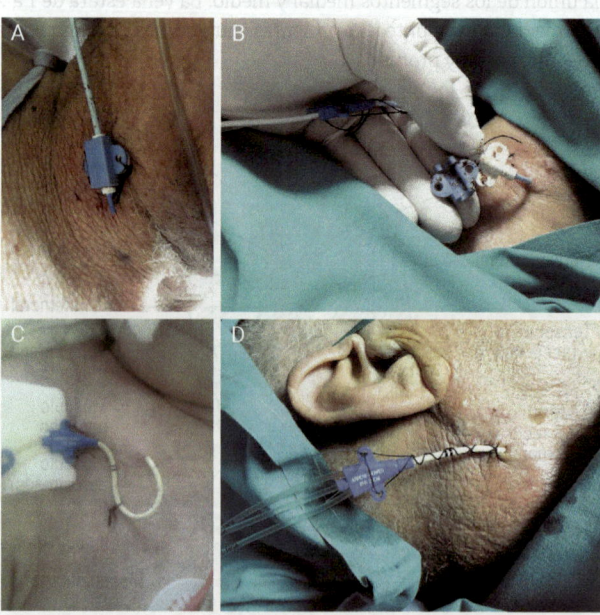

Fig. 16-5 | A. Fijación con *grip*: debido a una fijación insuficiente, el catéter se ha ido desplazando hasta llegar a salirse de la piel. B. Acumulación de sangre y coagulación de esta dentro de un *grip* tras 2 días de fijación. C. Fijación sin *grip* claramente insuficiente y mal realizada. D. Fijación correcta. Sin *grip*, con trenza. Bien realizada, permite que el catéter no se mueva y se mantenga limpio.

que traen a cada lado. Este sistema, ampliamente usado, presenta dos inconvenientes fundamentales: el primero es que la pieza no inmoviliza al catéter, con lo que es frecuente ver cómo, aunque ella sigue fija a la piel, el catéter se desplaza dentro de ella hasta salirse del paciente e incluso de la misma pieza. El segundo es que dentro de la pieza se acumula suciedad, restos de sangre, sudor, etc. Consideramos que es una fijación totalmente desaconsejable que debería erradicarse.

✓ **Trenza con sutura.** Especialmente útil cuanto más catéter queda fuera del paciente. Es la misma forma de fijación que se usa para los drenajes quirúrgicos. Se trata de atravesar con la aguja la piel del paciente por debajo del catéter justo en su entrada a piel, para abrazarlo y hacer el primer nudo. A partir de ahí, siempre sin estrangular el catéter, se va realizando una trenza, anudando cada vez que los dos extremos dan una vuelta alrededor del catéter y finalmente pasando los extremos por los agujeros del extremo final para terminar con un nudo final. Esta fijación, siendo cruenta, tiene la ventaja de ser limpia y de no desplazarse con los movimientos que los profesionales han de realizar para manejarlo, limpiarlo, etcétera.

A continuación, y tras una higiene minuciosa, se colocará un apósito transparente que permita la visión directa del lugar de entrada. A veces, transitoriamente, es necesario colocar un apósito de gasa si la zona rezuma excesiva sangre, para sustituirlo por uno transparente en cuanto sea posible.

1.1.10. Contratiempos y complicaciones

Los factores más asociados a complicaciones son la inexperiencia del clínico, las situaciones de emergencia y la obstinación terapéutica con reiteradas punciones sin éxito.

1.1.10.1. Neumotórax

En la vena yugular su incidencia ronda el 1 %. En la vena subclavia la incidencia oscila del 1 % al 5 % según las series (menor del 1 % en clínicos experimentados). En ambas, el mayor riesgo tiene lugar cuando la punción se hace demasiado baja y en pacientes con enfisema o conectados a ventilación mecánica, sobre todo con presión positiva al final de la espiración (PEEP) elevada. Si la punción venosa (o arterial) se comunica con la punción pleural, se puede añadir a este problema la aparición de un hemotórax.

En pacientes en ventilación espontánea, algunos documentos recomiendan pinchar mientras el paciente espira o hace una pausa espiratoria, para disminuir el riesgo. En espiración el pulmón disminuye su tamaño y la pleura apical se aleja de la zona de punción. Aunque esta pausa espiratoria sería ideal y se debe considerar, no suele ser factible: el tiempo de punción (salvo en clínicos muy experimentados y en condiciones muy favorables) es más largo y errático en su duración de lo deseable, no pudiendo ajustarse al ritmo respiratorio acelerado, y también errático en los pacientes críticos (menos todavía será posible que realicen una pausa espiratoria unos segundos).

Bajo ventilación mecánica controlada, eliminamos la presión negativa espontánea y por lo tanto el riesgo de embolia gaseosa. Sin embargo, la insuflación con presión positiva y la PEEP crean otros problemas: las excursiones pulmonares y el aumento del tamaño pulmonar en las zonas más apicales tanto en inspiración como en espiración (en esta última influyen tanto la PEEP como el posible atrapamiento aéreo).

Para evitar el neumotórax en pacientes bajo ventilación mecánica se ha aconsejado tradicionalmente provocar una pausa espiratoria prolongada con PEEP de 0 cm H_2O al realizar la punción o al menos eliminarla. Sin embargo, valores de PEEP $\leq$ 5 cm H_2O son bajos y *per se* no presentan un riesgo mayor, ya que respecto a una PEEP de 0 cm H_2O la presión pulmonar media apenas varía.

Hasta el 50 % de los neumotórax inmediatos pueden ser pequeños e indetectables en las radiografías portátiles de tórax, ya que el paciente se encuentra en decúbito supino y no puede espirar al realizarse la prueba. La ecografía es superior para detectar el neumotórax apical yatrogénico tras una cateterización central.

1.1.10.2. Embolia venosa

El gradiente de presión produce una entrada accidental de aire desde el exterior hacia la vena a través de la aguja al ser desconectada durante la punción, también al abrir alguna de las luces del catéter o al retirarlo. Cuanto menor es la presión venosa central, mayor es la posibilidad de que ocurra. Por lo tanto, la presión negativa originada por la inspiración de un paciente en respiración espontánea puede facilitarla. Y la presión positiva intratorácica de la ventilación mecánica, dificultarla.

Los síntomas pueden ser: hipoxemia brusca, insuficiencia cardíaca derecha, edema agudo de pulmón, ictus (ante defectos septales) o *shock*. Es posible auscultar un soplo «en rueda de molino». La existencia de embolia venosa se puede confirmar mediante ecografía torácica a pie de cama.

El tratamiento más efectivo es la prevención, colocando al paciente al que se va a canalizar una vena subclavia o yugular en Trendelemburg a 15°. Si sucede, podemos intentar aspirar el aire mediante el catéter, colocando a la vez al paciente en decúbito lateral izquierdo mientras administramos oxígeno al 100 %.

1.1.10.3. Malposición

El catéter en la vena subclavia puede acabar atravesando el tórax y desembocando en la subclavia contralateral, o desviándose a una de las dos venas yugulares (normalmente a la ipsilateral). El catéter yugular puede entrar tanto en la subclavia ipsilateral como en la contralateral (esto es más raro). Un clínico con experiencia puede recolocarlo sin necesidad de realizar una nueva punción; usualmente, con una nueva guía metálica, retirando el catéter unos centímetros y rotando la cabeza del paciente al lado contrario, para volver a introducirlo.

1.1.10.4. Perforación de la pared venosa

Está más asociada a cateterización de venas subclavia y yugular izquierdas, sobre todo en personas mayores. Cuando el catéter no gira 90° para introducirse en la cava y apuntar a la aurícula, la punta del catéter queda perpendicular a la pared de la vena cava y comienza a erosionarla, por lo que a partir del cuarto o quinto o día puede producirse la perforación y desembocar en un derrame pleural o pericárdico. Aparte de drenar el derrame y retirar el catéter, se debe realizar interconsulta a Cirugía Vascular o Radiología Intervencionista.

1.1.10.5. Punción de estructuras vecinas

La lesión del plexo braquial y del nervio frénico supone un 3 % y un 1,5 % respectivamente. Otras lesiones que pueden ocurrir son: lesión traqueal, parálisis de cuerdas vocales, lesión tiroidea, quilotórax por punción del conducto torácico, punción esofágica y mediastinitis, lesión del nervio femoral, etcétera.

1.1.10.6. Estenosis de la vena subclavia

Se produce en el 15-50 % de los pacientes en los que se inserta un catéter de depuración extrarrenal.

1.1.10.7. Punción de la arteria subclavia

Con una incidencia del 0,5 % al 1 %, es más probable que suceda cuando realizamos una punción más profunda y cercana a la clavícula. En ese caso se realizará compresión por encima y debajo de la clavícula durante 5-10 minutos. Posteriormente se realizarán ecografías seriadas para valorar la aparición de una fístula o un seudoaneurisma.

1.1.10.8. Punción de la arteria carótida

Se da con una frecuencia del 0,5 % al 11 % según las series, y disminuye por debajo del 1 % si se realiza mediante ecografía. Una punción con la aguja de anestesia (y localizadora) o con la aguja de Seldinger requiere compresión de la zona durante 5 minutos (más si existe coagulopatía). El problema es importante si dilatamos erróneamente la arteria o colocamos el catéter. En ese caso, nunca hay que retirarlo, y debemos solicitar la valoración urgente por Cirugía Vascular.

1.1.10.9. Punción de la arteria femoral

Esta es la complicación más frecuente (de un 7,1 % a un 15 %), aunque no la más grave. La compresión de la zona durante unos minutos solucionará el problema, salvo ante trastornos hemostáticos o si se ha dilatado o introducido el catéter, en cuyo caso debemos valorar el realizar una interconsulta a Cirugía Vascular. Hay que hacer ecografías seriadas para valorar la aparición de fístulas o seudoaneurismas.

La punción demasiado elevada de la vena femoral es muy arriesgada, ya que se corre el riesgo de provocar una hemorragia retroperitoneal o una punción intestinal. Esto ocurre cuando se punciona sobre el ligamento inguinal o muy cercano a él y se profundiza demasiado. Por otro lado, cuando la guía o el catéter tienen dificultades para avanzar, forzar estos puede llevar a rupturas valvulares, perforaciones renales o lesiones en ramas de la vena cava inferior, sobre todo al usar catéteres largos.

1.1.10.10. Trombosis

Son mucho más frecuentes en la vena femoral, usando catéteres más gruesos y largos, más días de catéter o manipulación excesiva durante su inserción. Pueden originar embolias a distancia. Se han objetivado hasta un 10-21 % de trombosis mediante ecografía (hasta un 33-67 % con el paso de los días). Solo el 1 % de ellas produce clínica.

Podemos encontrar manguitos de fibrina que rodean al catéter, trombos intracatéter obstruyendo las luces, trombos murales o que obstruyan totalmente la vena. Una vez detectados, hay que retirarlos y valorar la administración de tratamiento anticoagulante según sus características y tamaño. La presencia de trombos está asociada a una mayor tasa de infecciones.

1.1.10.11. Arritmias cardíacas

Pueden aparecer en la cateterización yugular o subclavia o al usar un catéter largo femoral. Se producen al entrar la guía en la aurícula e incluso el ventrículo derecho durante el procedimiento y suelen ceder inmediatamente al retirar la guía unos centímetros.

1.1.10.12. Obstrucción del catéter

Puede obstruirse por fibrina o precipitación de soluciones (medicación o nutrición parenteral). Primero es necesario descartar problemas como acodamientos o que el catéter esté haciendo pared. Puede ser parcial (podemos administrar soluciones, pero la sangre no refluye) o total. La obstrucción puede ser interna o por la formación de una vaina de fibrina que recubra la salida de la luz. Usando la técnica del *push-stop-push* con 20 mL de suero fisiológico, se puede resolver el problema. A veces puede ser necesario usar urocinasa. En último caso, debemos sustituir el catéter.

1.1.10.13. Rotura del catéter o la guía

Se puede producir por mal estado del catéter o la guía, extracción de la guía a través de la aguja o excesiva manipulación. El catéter subclavio de larga duración a veces sufre compresión entre la clavícula y la primera costilla. Requerirá extraer el material mediante cirugía o cateterismo.

1.1.10.14. Infección asociada al catéter

En su aparición influyen factores como la calidad de la técnica de inserción y de la asepsia, el acceso elegido, el material del catéter, la manipulación, la calidad de los cuidados o la duración del catéter. La implantación del Proyecto Bacteriemia Zero, extraído del programa de Provonost, así como de los programas educativos ha supuesto una gran mejora en la tasa de infecciones y sepsis asociadas a los catéteres centrales.

Aunque tradicionalmente se ha apuntado a una mayor tasa de infecciones en el acceso femoral y menor en la subclavia, parece que esto no está tan claro. Y no está demostrado que la infección de catéteres sea menos frecuente en la vena subclavia que en la yugular interna. En el capítulo «Infecciones relacionadas con dispositivos insertados» se realiza una amplia revisión de este tema.

1.2. Cateterización arterial

Los métodos no invasivos que miden la presión arterial (tanto oscilométricos como por auscultación mediante los sonidos de Korotkoff) pueden proporcionar lecturas erróneas de hasta 10 mm Hg en la presión sistólica (suelen infraestimarla). Estos errores son mayores en pacientes hemodinámicamente inestables, incluso sin poder determinar la presión ante hipotensión extrema.

La inserción de un catéter dentro de una arteria permite monitorizar el flujo sanguíneo arterial de manera exacta y continua, latido a latido. Gracias a un transductor de presión, obtendremos en el monitor una imagen permanente de la morfología, volumen y presión del pulso arterial. Nos dará información inmediata del estado hemodinámico del paciente, de su respuesta a líquidos, a aminas o a la presión del ventilador (estas cuestiones se abordarán en el capítulo «Monitorización hemodinámica»). También es un acceso vascular permanente para extraer muestras de sangre arterial y valorar distintos parámetros.

Para cateterizar una arteria se puede utilizar un angiocatéter tradicional de poliuretano o teflón como el usado para canalizar vías venosas periféricas, o bien un catéter específico para dicho propósito, acompañado de aguja y guía metálica, que utiliza la técnica de Seldinger para su inserción. Estos últimos suelen estar hechos de teflón, poliuretano o polietileno. Lo ideal es que sean transparentes y tengan un revestimiento hidrófilo. Su tamaño suele ser de 4 Fr para la arteria radial o de 5 Fr para la arteria femoral.

Una vez colocados, se conectan a un dispositivo presurizado, con suero fisiológico heparinizado, que evita la acumulación de sangre en el tubo y permite lavar el catéter cuando se desea. Aunque en algunos lugares no se utiliza heparina por temor a la trombocitopenia, no hay un consenso sobre el tema y en nuestro servicio no hemos encontrado ese inconveniente, por lo que seguimos recomendando su uso.

1.2.1. Indicaciones y contraindicaciones

Las **indicaciones** de la cateterización arterial son:

✔ Monitorización hemodinámica en pacientes inestables o con elevada probabilidad de estarlo en las siguientes horas: necesidad de medición de presión arterial invasiva y de las características de la onda del pulso arterial en tiempo real, administración de aminas, precarga-dependencia (predicción de la respuesta a fluidos mediante el análisis de la variación de la presión del pulso), monitorización invasiva del gasto cardíaco y otros parámetros hemodinámicos invasivos.
✔ Necesidad de gasometrías arteriales frecuentes: problemas respiratorios, del equilibrio ácido-base, pacientes en ventilación mecánica, etc. (habitualmente aquellos pacientes en los que presumamos que serán necesarias dos o más muestras sanguíneas arteriales en 24 horas). En determinados pacientes

sin problemas de oxigenación, las gasometrías pueden ser venosas, ahorrándonos invadir una arteria y el riesgo que conlleva (en pacientes inestables, además de no estar recomendada esta práctica, esto no es válido porque la correspondencia con los valores arteriales puede verse demasiado alterada).
✔ Inserción de balón de contrapulsación intraaórtico.
✔ Administración intraarterial de fármacos.
✔ Inserción de *stents*.
✔ Embolización.

Son **contraindicaciones generales**:

✔ Cirugía vascular previa en la misma extremidad.
✔ Lugar de la punción infectado o con quemaduras profundas.
✔ Evidencia de trombosis, embolia o aterosclerosis grave.
✔ Coagulopatía grave (relativa).
✔ Infarto agudo de miocardio e ictus (salvo inestabilidad hemodinámica o respiratoria).

Son **contraindicaciones propias de la arteria radial**:

✔ Evidencia de ausencia de circulación colateral.
✔ Enfermedad de Raynaud.

1.2.2. Selección de la arteria

En el servicio de Medicina Intensiva la cateterización preferente es la radial. Lugares de segunda elección pueden ser la arteria femoral, axilar, dorsal del pie y la arteria braquial (estas tres últimas se canalizan con muy poca frecuencia).

Comúnmente, el segundo lugar de elección es la femoral cuando la arteria radial no puede ser cateterizada. Esto ocurre sobre todo en situaciones de *shock* grave e hipovolemia, obesidad o edema importantes. En otras ocasiones la guía metálica puede no progresar a pesar de una correcta punción, o cuando un vasoespasmo inherente a la punción impide culminar la técnica. Esta técnica requiere de bastante habilidad, lo que hace que su éxito tenga una relación directa con la experiencia y habilidad del clínico. Es imprescindible conocer previamente la anatomía arterial y las variantes de la normalidad más comunes.

1.2.3. Material necesario

En la primera mesa de Mayo se colocará lo siguiente:

✔ Bata estéril.
✔ Paños y sábanas estériles.
✔ Guantes estériles.

En la segunda mesa de Mayo (sobre empapador y paño estéril) se colocará:

✔ *Set* de cateterización que contiene al menos: catéter, guía metálica y aguja de Seldinger.
✔ Jeringas de 10 mL, cazoleta con suero, paquetes de gasas, material de sujeción no invasivo o en su defecto sutura de seda de aguja recta 2/0 y bisturí desechable con hoja del nº 11.

Fuera de mesa se situará:

- ✔ Apósito de gasa y transparente.
- ✔ Suero fisiológico, viales de 10 mL (dos).
- ✔ Clorhexidina al 2 % y al 4 % (jabonosa).
- ✔ Mepivacaína al 2 % u otro anestésico sin adrenalina.
- ✔ Aguja de carga (1,6 × 38 mm).
- ✔ Aguja hipodérmica (0,5 × 25 mm).
- ✔ Cables de medición arterial.
- ✔ Columna de sujeción del transductor.
- ✔ Presurizador.
- ✔ Suero fisiológico de 500 mL más 1.000 UI de heparina.
- ✔ Transductor de presión.

1.2.4. Arteria radial. Técnica de cateterización por referencias anatómicas

La arteria radial es una rama de la braquial, al igual que la cubital. Discurre muy superficial a la altura de la muñeca, por lo que su pulso suele ser fácilmente palpable. Su recorrido abarca desde la fosa cubital hasta la apófisis estiloides del radio. En dicha zona no suele presentar variaciones anatómicas. Se sitúa justo medial a la apófisis estiloides del radio y lateral al tendón del flexor radial del carpo.

A la altura de la mano, ambas arterias se anastomosan mediante los arcos palmar profundo, palmar superficial y carpal, además de una amplia red palmar. A nivel de los arcos anastomóticos podemos encontrar variantes de la normalidad (incluso la inexistencia de alguno de estos arcos: un 3 % el palmar profundo y un 50 % el superficial). Al menos uno de los dos arcos palmares debería estar presente y tener la suficiente calidad circulatoria para que no haya problemas posteriores.

Previamente a su cateterización, se recomienda valorar la calidad de la circulación colateral para que no se produzca una isquemia fatal de la mano o los dedos. Tradicionalmente se ha utilizado el test de Allen modificado (por Wright): comprimimos las arterias radial y cubital proximalmente al sitio de la punción mientras el paciente cierra y abre la mano repetidamente hasta quedar pálida (algo que realizará un clínico si el paciente está inconsciente, pero dificultará tanto su realización como la veracidad de la prueba). Al abrir la mano, quitaremos la presión sobre la zona cubital y observaremos cuánto tiempo tarda la mano en recuperar la coloración. Esto también se realizará con la arteria radial. La mano debe recuperar su coloración en 5-10 segundos (diferentes estudios indican desde 3 hasta 15 segundos). Si no es así, existe un problema en la circulación colateral que desaconseja la punción.

Hoy en día se sabe que la fiabilidad del test de Allen es baja (grado de recomendación 1C), pudiendo dar tanto falsos negativos como falsos positivos. Por otra parte, la isquemia de la mano es muy poco frecuente (hay estudios de cirugía en los que se ha sacrificado la arteria radial y posteriormente solo algún paciente aislado ha presentado algún grado de claudicación durante actividades intensas). También se ha utilizado la pulsioximetría para este test sin que haya consenso sobre ello.

Nuestras recomendaciones son: *a)* tener en cuenta los antecedentes del paciente (esclerodermia o vasculopatía) y las situaciones clínicas de alto riesgo (aminas a dosis muy altas de forma mantenida); *b)* utilizar la ultrasonografía Doppler por parte de un clínico experto para valorar la calidad de la arteria, su morfología, diámetro y flujo (podría usarse también para valorar la respuesta al test de Allen modificado); *c)* por último, lo más importante es reevaluar la perfusión de la mano frecuentemente de manera protocolizada.

Para la cateterización de la arteria radial se procederá de la siguiente forma:

1. Aplicación de anestesia tópica. Si bien cualquier punción puede ser dolorosa, la de la arteria lo es mucho más, debido a su capa muscular inervada. En pacientes conscientes, cuando la situación clínica (tiempo) lo permita y si la piel está intacta, podemos aplicar anestesia tópica, por ejemplo, EMLA® (3 g para una superficie aproximada de 20 cm²): limpiar el área y aplicar la crema, cubriendo posteriormente con un apósito durante 60 minutos previamente a la canalización. Si la arteria radial está muy superficial, con esta medida podemos evitar la infiltración con anestésico local intradérmico, que invariablemente alterará la anatomía y dificultará la técnica.
2. Colocar al paciente en decúbito supino, con el brazo del lado por donde se va a canalizar separado del cuerpo unos 10 cm y bien extendido.
3. Lavar la zona con clorhexidina jabonosa al 4 % y dejar secar al aire.
4. Colocar un amplio campo estéril.
5. Colocación del clínico. La técnica puede requerir mucha meticulosidad, sobre todo en pacientes complejos. Por ello es muy importante que el clínico esté cómodo, con el brazo del paciente a una altura adecuada. Aconsejamos bajar la cama y que el clínico se siente en un taburete. Muchas veces el éxito depende en un alto tanto por ciento de que tanto el paciente como el clínico adopten una posición correcta y cómoda.
6. Colocación del brazo. A pesar de que algunos manuales aconsejan una dorsiflexión de la mano a 30-60° usando un rulo debajo, esto no hará sino dificultar la técnica, elongar y estrechar artificialmente la arteria y, también, que al soltarla durante la técnica una vez hemos puncionado perdamos la canalización. En nuestro servicio dejamos la mano en posición relajada y neutra, paralela a la cama. En algunos casos otro operador (también estéril) mantiene la mano estirada: esto garantiza el máximo calibre radial y que la anatomía se mantenga todo el proceso. En cuanto a atar la mano, opinamos que esto es una aberración: como hemos dicho, otro operador puede sujetarla para que no se mueva.
7. Colocaremos la guía metálica muy cerca de la zona, para no perder tiempo ni movernos demasiado en cuanto pinchemos la arteria.
8. Si estamos cateterizando el brazo derecho, nos sentaremos perpendiculares al brazo. Utilizaremos la mano izquierda para palpar el pulso y la derecha para puncionar. Si estamos cateterizando el brazo izquierdo, será al revés. Da igual si somos diestros o zurdos. Esta es la forma ortodoxa de hacerlo y es la más efectiva.
9. Palpamos el pulso en la muñeca, lo más distal posible, sin llegar a la estiloides.
10. Si vamos a infiltrar anestesia local, lo haremos a ambos lados de la zona de punción, muy superficiales, con cuidado de aspirar previamente, infiltrando dos pequeños habones para que la anatomía varíe lo menos posible.

11. A 0,5 cm distalmente al punto en que tenemos el dedo palpando (y que no estará apretando), introducimos la aguja de Seldinger (sin estar conectada a jeringa alguna) con el bisel hacia arriba y en un ángulo de 30° si la arteria se palpa muy superficial (lo habitual), o de 45° si está algo más profunda. La arteria suele estar muy superficial, por lo que no tiene sentido profundizar más allá de 0,5 cm salvo en pacientes edematosos u obesos. Si hemos alcanzado esta profundidad y no sale sangre por la aguja, debemos retirarla. Es importante hacer esto lentamente ya que algunas veces, aunque hemos puncionado la arteria, la sangre brota al retirar esta.

12. Una vez brote sangre de manera pulsátil (en paradas cardíacas y pacientes con hipotensión extrema esto no sucederá), es importante introducir muy sutilmente un poco más, ya que a veces no todo el bisel ha entrado en la arteria (esto puede no ser necesario si vemos claramente una pulsatilidad excelente). Cuando estemos dentro, sujetamos la aguja con la mano que tomaba el pulso, formando un bloque inmóvil: paciente-aguja-mano del operador. A continuación, con la mano libre, introducimos la guía metálica y retiramos la aguja. Posteriormente introducimos el catéter (no se usa dilatador).

13. Con cierta frecuencia no se puede introducir la guía metálica a pesar de ver claramente la sangre pulsátil. En estos casos se puede introducir algo más la aguja, o bien rotarla levemente, o aumentar o disminuir el ángulo de entrada. La experiencia hace que este inconveniente se resuelva con mayor acierto.

14. Tras colocar el catéter, debemos ver claramente cómo sale sangre pulsátil por este. A veces puede no ser así por un vasoespasmo transitorio o porque el catéter esté algo obstruido (si la manipulación ha sido larga con varios intentos). Un lavado con el equipo presurizado puede solucionarlo.

15. Si hay dudas sobre si el catéter está en una vena (no vemos pulsatilidad en un paciente muy hipotenso o la sangre es muy oscura), podemos realizar una gasometría antes de fijar el catéter para comprobarlo. De todas formas, cuando veamos un registro con pulsatilidad arterial en el monitor, podremos fijar la arteria.

16. La fijación puede realizarse como hemos dicho, con métodos no invasivos o suturando a ambos lados. Aconsejamos que el servicio de Medicina Intensiva incorpore fijaciones no traumáticas.

17. Comprobación de la arteria. Una vez conectada al transductor de presión, es importante comprobar que la onda es adecuada (no está infra o supraamortiguada). Para ello, tras haber realizado un calibrado a 0 mm Hg de presión en el monitor y con la escala de milímetros de mercurio adecuada, se realiza un lavado de 2-3 segundos y se analiza el trazo durante el lavado y posterior a él. La morfología adecuada corresponde a una onda cuadrada que tras el lavado realiza una reverberación con 2-3 picos a menos de 1 mm de distancia (frecuencia de 0,25 Hz). La onda normal debe tener un pico redondeado y una escotadura dícrota (la onda arterial radial es trifásica: pico sistólico, muesca dícrota y pico diastólico; sin embargo, la morfología de la onda femoral es bifásica y no suele mostrar la muesca dícrota). Un sistema hiperamortiguado no tendrá reverberaciones tras el lavado, y uno infraamortiguado las tendrá exageradas, a una distancia mayor y con unas ondas pulsátiles posteriores picudas (pudiendo aumentar falsamente los valores hasta 25 mm Hg). (Se aconseja consultar el capítulo «Monitorización hemodinámica» y sus figuras correspondientes al trazado arterial).

1.2.5. Arteria femoral. Técnica de cateterización por referencias anatómicas

La arteria ilíaca se transforma en femoral a la altura del ligamento inguinal. Discurre paralela y lateral a la vena, y medial al nervio, dentro del paquete vasculonervioso del triángulo de Scarpa.

Según si el paciente esté delgado u obeso/edematoso, podremos encontrar la arteria desde 1-2 cm hasta 5 cm de profundidad.

En cuanto al procedimiento:

1. Se seguirán los mismos pasos que para la arteria radial, pero usando un catéter y una aguja mayores. Para la técnica, el paciente se debe colocar igual que para canalizar la vena femoral, con la pierna en abducción y rotación externa. Esta vez sí pincharemos donde notamos el pulso femoral con mayor fuerza.

2. Al palpar el pulso, pincharemos distalmente a nuestro dedo, a 45° y en dirección al hombro contralateral, siempre 2 cm por debajo del ligamento inguinal.

3. Es muy importante no avanzar demasiado, ya que, si la aguja continúa en profundidad y cranealmente, podemos puncionar estructuras adyacentes y provocar daños importantes como por ejemplo una hemorragia retroperitoneal.

4. Al insertar la guía, es probable que no podamos avanzarla. Hay que tener en cuenta la edad y antecedentes del paciente, ya que las placas ateroscleróticas pueden ser las culpables. Otro motivo, en pacientes muy obesos, puede ser la obstrucción de la aguja por la gran cantidad de tejido que se ha de atravesar hasta llegar a la arteria. Se puede conectar una jeringa y lavar un poco si creemos que estamos dentro, o intentar maniobras como las descritas para la arteria radial, pero en ningún caso hay que forzar la introducción de la guía más allá de estas maniobras.

5. Para la arteria femoral sí puede ser necesario usar un dilatador fino.

1.2.6. Complicaciones de la cateterización arterial

Las complicaciones graves alcanzan menos del 1 % de los casos.

1.2.6.1. Dolor en la zona de punción

Esta complicación requiere un examen minucioso y en ocasiones cambiar el catéter de localización.

1.2.6.2. Trombosis

Es la complicación más común. Sobre todo en la arteria radial y muy poco en la femoral. Está relacionada con el tiempo y la aparatosidad de la manipulación durante la cateterización, el diámetro del catéter y el número de punciones. Su aparición también puede ocurrir días después de retirar el catéter. El peor resultado posible es la isquemia.

1.2.6.3. Isquemia

Puede ser transitoria, por vasoespasmo o por mal posición. Puede ser consecuencia o no de una trombosis. También se ha visto que la aparición de hematoma en el lugar de punción se relaciona con un incremento en la incidencia de oclusión de la arteria. La hipotensión mantenida con aminas a dosis altas eleva el riesgo de sufrirla. La principal herramienta contra esta complicación es la valoración continua de la extremidad y la sustitución del catéter en caso de observar indicios de padecerla.

1.2.6.4. Seudoaneurisma

Se asocia normalmente a una mala y descuidada técnica de inserción.

1.2.6.5. Hematoma y hemorragia

Los hematomas locales son más frecuentes cuando la técnica se realiza de manera no ortodoxa y por personal no entrenado, con frecuentes punciones y sobrepasando la profundidad recomendada. Los hematomas locales se solucionan con compresión local, pero el hematoma retroperitoneal requiere cirugía.

1.2.6.6. Embolia arterial gaseosa

Extremadamente rara, más asociada a catéteres axilares y braquiales. Se puede prevenir con un adecuado purgado de los sistemas y evitando que los lavados puntuales sean agresivos y prolongados.

1.2.6.7. Infección y sepsis

La zona de punción se ha de observar diariamente. En caso de detectar signos de infección, deben retirarse los catéteres. En caso de sepsis, aunque la incidencia de responsabilidad por parte de la arteria es mucho menor que por parte de la vena, estos catéteres también deben ser retirados y cultivados.

1.2.6.8. Lesión del nervio contiguo

La lesión de los nervios femoral y radial se suele infraestimar; sin embargo, sucede más frecuentemente de lo que se cree. Se asocia a punciones repetidas.

1.2.6.9. Fístula arteriovenosa

Esta complicación se da sobre todo en la arteria femoral, debido a las variantes anatómicas existentes. Cuando la técnica ha

ido mal y se sospecha punción en ambos vasos, se debe vigilar con ecografías seriadas.

1.2.6.10. Punción ósea

Igualmente ocurre más de lo esperado en ambas localizaciones. Claramente se asocia a una mala técnica en la que el clínico profundiza demasiado. La principal consecuencia es el dolor, y puede llegar a provocar osteomielitis en casos extremos.

1.2.6.11. Anemia yatrogénica

El hecho de disponer de una arteria cateterizada puede llevar a un exceso de toma de muestras sanguíneas y, por ende, a la llamada coloquialmente «anemia por vampirismo». Una buena práctica aconsejada es la de no realizar toma de muestras de rutina, sino tan solo cuando sean estrictamente necesarias.

2. Cateterización vascular ecoguiada

2.1. Introducción

El uso de la ultrasonografía para la cateterización vascular proporciona amplias ventajas. Podemos realizar una evaluación previa del lugar de punción, del vaso y sus estructuras adyacentes, tener una visión directa durante el procedimiento para realizarlo de una manera más segura y exacta, disminuyendo el tiempo de manipulación, el de punciones e intentos fallidos, y por lo tanto el índice de complicaciones inmediatas y tardías, entre otros el de trombosis e infecciones.

También podremos realizar un estudio tras el procedimiento para valorar cómo ha quedado el catéter y diagnosticar complicaciones inmediatas.

La Agency for Healthcare Research and Quality (AHRQ) recomienda utilizar la ecografía para la implantación de los catéteres venosos centrales como una de sus 11 prácticas para mejorar la atención al paciente. El National Institute for Health and Care Excellence (NICE) propone el uso sistemático de la canalización venosa ecoguiada dentro del marco de sus normas.

En definitiva, nos encontramos ante una técnica que aumenta la seguridad del paciente y la relación eficacia/coste (eficiencia) por su disminución de complicaciones, agresión al paciente, catéteres a usar, etc. Esto redundará en una ostensible mejora de la calidad asistencial.

Cabe resaltar que una de las mayores utilidades que tiene la técnica de canalización vascular ecoguiada es la de disminuir las posibilidades de provocar dolor en los pacientes. Evitar el dolor en un paciente es practicar una medicina más humana. Según Hipócrates, «la medicina es ciencia y arte de curar». La ciencia es el ultrasonido y el arte es nuestra mano. Seamos pues, científicos y artistas y, en definitiva, unos profesionales más preparados... y más humanos.

2.2. Fundamentos básicos de la cateterización vascular ecoguiada

Son los siguientes:

1. Para catéteres venosos centrales, el ecógrafo se ha de colocar en el lado opuesto del paciente y del vaso que se va a canalizar. Para canalizar un PICC o una vía periférica (brazos), el ecógrafo se puede situar también a la cabecera del paciente.
2. Se utilizará un transductor lineal de alta frecuencia, con poca penetración pero alta definición (desde 8 hasta 15 MHz).
3. Existen dos maneras de insonar un vaso: transversalmente (se realiza una punción fuera de plano) o longitudinalmente (se realiza una punción sobre plano).
4. Es recomendable disponer de agujas hiperecogénicas especiales para ecografía. Aunque hoy en día muchos ecógrafos disponen del realce de aguja, este solo sirve para la punción sobre plano (visión longitudinal del vaso).
5. Siempre se realizará una ecografía preprocedimiento transversal y longitudinalmente, para: *a)* confirmar la orientación correcta del transductor, presentando la pantalla en la misma dirección en la que está colocado el transductor. *b)* Identificar el vaso, localización, diámetro, patologías, profundidad y disposición de estructuras adyacentes. Así confirmaremos o descartaremos su cateterización y conoceremos el terreno en el que entramos. *c)* Es fundamental que midamos el diámetro del vaso, porque un catéter jamás debe ocupar más de un tercio de este, para evitar así la obstrucción del retorno venoso y el edema y trombosis consecuentes. *d)* Seleccionar la mejor ganancia y profundidad que nos permitan identificar y estudiar perfectamente todas las estructuras, para no tener que manipular el ecógrafo cuando comencemos la técnica estando estériles.
6. Características ecográficas de las venas: morfología no circunferencial (elíptica), colapsables (al presionar con el transductor, se aplastan y colapsan, salvo en presencia de trombo intraluminal total), pulsatilidad venosa (sin sístole/diástole) y velocidad de flujo lenta.
7. Características ecográficas de las arterias: morfología circunferencial, no colapsables, pulsátiles con sístole/diástole y velocidad de flujo alta.
8. Esterilidad:

✔ Para vías periféricas es suficiente con un preservativo que cubra el transductor previamente impregnado de gel ecográfico. Para vías centrales, PICC y arterias, se utilizará una funda específica que recubre el transductor y todo el cable (pueden servir ciertas fundas de artroscopia).
✔ El gel para la piel ha de ser estéril. En su defecto podemos utilizar clorhexidina al 2 %. En nuestro servicio de Medicina Intensiva hemos comprobado que no existe diferencia en la calidad de la imagen utilizando gel ecográfico respecto al uso de clorhexidina al 2 %. El inconveniente de la clorhexidina es que se seca rápidamente, y pueden ser necesarias muchas más impregnaciones durante el procedimiento. También se puede utilizar el lubricante hidrosoluble en cánulas estériles del sondaje vesical.

✔ La técnica es mucho más fácil y exitosa cuando es un solo operador el que maneja el transductor y la aguja para la canulación (técnica a dos manos). Esto se debe a una mejor coordinación entre el ojo y la mano del mismo operador.
✔ La mano no dominante será la que porte el transductor en todo momento.

Técnica ecolocalizada o técnica ecoguiada. La técnica ecolocalizada también se denomina *asistida por ecografía o ecofacilitada*. En ella tan solo se usa la ecografía preprocedimiento, para poder identificar el vaso y las estructuras adyacentes, evaluar su morfología, diámetro, posibles alteraciones (trombosis, seudoaneurismas, etc.), profundidad y, según esta, estimar la angulación óptima de la aguja para el acceso. Se determina el punto óptimo de punción, se marca y a continuación se realiza la técnica sin ecógrafo. La técnica ecoguiada, también denominada *técnica en tiempo real* o *guiada por ecografía*, implica lo previo, pero se mantiene el uso del ecógrafo durante todo el proceso de inserción de la aguja, guiando esta continuamente hasta entrar en el vaso. Esta es la técnica que recomendamos.

2.3. Cateterización venosa ecoguiada

2.3.1. Descripción general

Se describen a continuación las principales técnicas para la cateterización venosa ecoguiada.

2.3.1.1. Técnica transversal o fuera de plano

En la técnica transversal o fuera de plano el transductor se sitúa de manera que corta el vaso transversalmente, visualizándose el vaso como una estructura redondeada (Fig. 16-6). Esta técnica permite ver todas las paredes del vaso (anterior, posterior, medial y lateral) y, simultáneamente, las estructuras adyacentes a este (arterias, nervios, etc.). Su aprendizaje es más rápido que el de la técnica sobre plano.

En cuanto al procedimiento, en primer lugar insonamos la zona y observamos el vaso como una estructura ovoidea e incluso ligeramente achatada (esto ocurre si comprimimos demasiado). Tras identificar el vaso que se quiere canalizar, valoramos todo lo comentado en valoramos todo lo comentado en el punto 5 del apartado «Fundamentos básicos de la cateterización vascular ecoguiada».

Usaremos la técnica del triángulo equilátero para cateterizar el vaso:

1. Colocamos el transductor a 90° con la piel.
2. Medimos la distancia de la superficie del vaso a la piel.
3. Situamos el vaso en el centro de la pantalla.
4. Desde el centro del transductor, insertamos la aguja en la piel. El lugar de punción se sitúa a la misma distancia que existe desde la superficie del transductor hasta la pared del vaso, con un ángulo de 45°. Lo que hacemos es formar un ángulo rectángulo: la distancia desde el transductor en la piel hasta la pared del vaso y desde el transductor hasta el lugar de punción son los catetos de un triángulo rectángulo

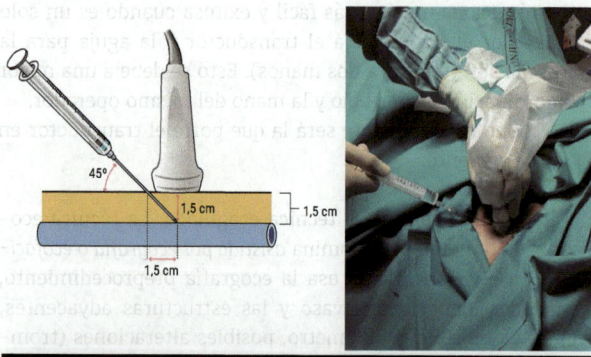

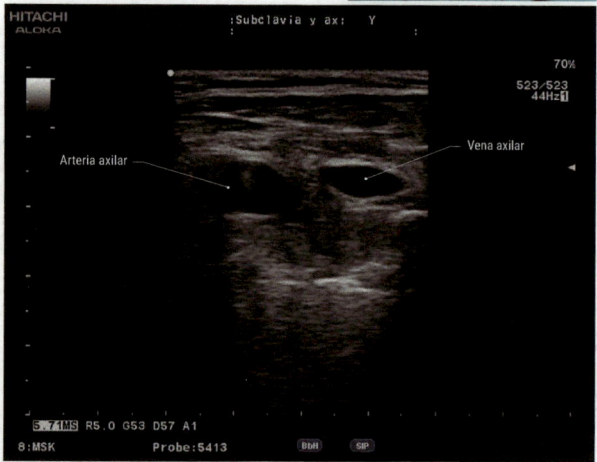

Fig. 16-6 | Ángulo de entrada fuera de plano (transversal). La aguja entrando a 45° es la hipotenusa de un triángulo rectángulo. La distancia desde la piel hasta la superficie del vaso es la misma a la que se ha de puncionar desde el centro del transductor, y estas distancias forman los dos catetos. En la imagen ecográfica todavía no hemos situado la vena en el centro de la pantalla. Procedemos a canalizar una vena axilar.

y forman un ángulo de 90°. Y la aguja a 45° traza un trayecto uniendo los dos extremos y formando la hipotenusa).

5. Una vez hemos puncionado la piel, dirigiremos nuestra mirada a la pantalla del ecógrafo y ya no dejaremos de observarlo. Seguiremos avanzando la aguja a 45° hasta que veamos cómo empieza a hundirse la pared del vaso en su parte central.

6. Si hemos cumplido los pasos escrupulosamente, inmediatamente veremos la punta de la aguja (hipercogénica) y su sombra acústica. A continuación la aguja perforará el vaso y sentiremos un cambio de presión en la jeringa, que sostenemos con la mano dominante.

7. Miraremos hacia esta y, si efectivamente ha entrado sangre, soltaremos el transductor y con esa mano agarraremos la aguja y retiraremos la jeringa.

8. Introduciremos la guía metálica y retiraremos la aguja, volveremos a coger el transductor y lo colocaremos paralelamente al vaso para obtener una vista longitudinal (sobre plano) para comprobar que la guía está dentro del vaso. Si nos encontramos a nivel torácico, hay que comprobar vasos contralaterales e ipsilaterales por si nuestra inserción no ha avanzado hacia la vena cava superior sino a otro vaso. A nivel femoral, avanzaremos hasta donde podamos seguir viendo la guía metálica. En ocasiones, con esta exploración secundaria nos podemos encontrar con una canalización arterial o la ruptura de la pared posterior venosa y la guía fuera del vaso. De ahí la importancia de esta comprobación antes de usar el dilatador.

En el Vídeo 16-5 se muestra una cateterización fuera del plano de una vena femoral. En el Vídeo 16-6 se muestra una cateterización fuera de plano de una vena yugular interna. En el Vídeo 16-7 se muestra la comprobación de la guía intravascular en una vena axilar-subclavia.

Uno de los inconvenientes de la técnica fuera de plano es que podemos estar viendo el cuerpo de la aguja en vez de su punta. Con ello, hay más posibilidades de puncionar la pared posterior del vaso, con las complicaciones que eso puede conllevar.

Existe otra forma de punción que en nuestro servicio llamamos *técnica basculante*: la técnica comienza igual, pero una vez introducida la aguja en la piel tan solo unos milímetros (sin avanzar demasiado), inclinamos hacia atrás la cola del transductor disminuyendo los grados de ataque, hasta que vemos la punta de la aguja. A partir de ahí, a la vez que avanzamos con la aguja, vamos verticalizando el transductor (las dos manos se mueven a la vez), de tal forma que el haz de ultrasonidos que insona la punta va siguiendo a esta durante todo el trayecto. De esta forma las posibilidades de acierto son mayores y es muy raro que se perfore la pared posterior del vaso.

2.3.1.2. Técnica longitudinal o sobre plano

El procedimiento es el siguiente:

1. Para usar esta técnica, comenzaremos insonando el vaso transversalmente, con el fin de identificar estructuras y aprovechar todas las ventajas preprocedimiento que este corte nos puede dar y que hemos descrito en el punto 5 del apartado «Fundamentos básicos de la cateterización vascular ecoguiada».

2. Posteriormente giraremos el transductor 90° sobre sí mismo, con la marca ecográfica mirando hacia nosotros, manteniéndonos perpendiculares sobre la piel, pasando así a ver el vaso como una tubería alargada.

3. A continuación introduciremos la aguja pegados al extremo del transductor más próximo a nosotros, con un ángulo de 30° respecto a la piel (Fig. 16-7). Si el ecógrafo tiene realce de aguja, hay que activarlo.

4. Pasaremos a mirar la pantalla del ecógrafo y no dejaremos de hacerlo durante el resto de la punción.

5. Visualizaremos la entrada en la piel de la aguja y continuaremos visualizándola mientras se acerca a la pared del vaso.

6. Una vez veamos entrar la aguja en el vaso, deberemos notar un cambio de presión en la jeringa (de no ser así, como es una técnica bidimensional, estaremos a algún lado del vaso y no alineados).

7. Notado el cambio de presión y mirando la jeringa llena de sangre, continuaremos con el procedimiento tal y como se ha relatado en la técnica fuera de plano.

La técnica sobre plano plantea más problemas técnicos y comporta una curva de aprendizaje más laboriosa, pero es mucho más segura por su gran control de la punción y se asocia a menos complicaciones en manos experimentadas.

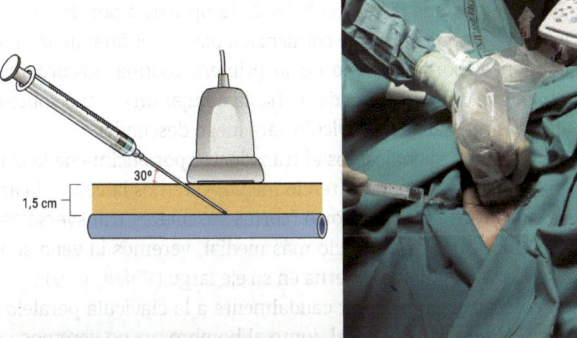

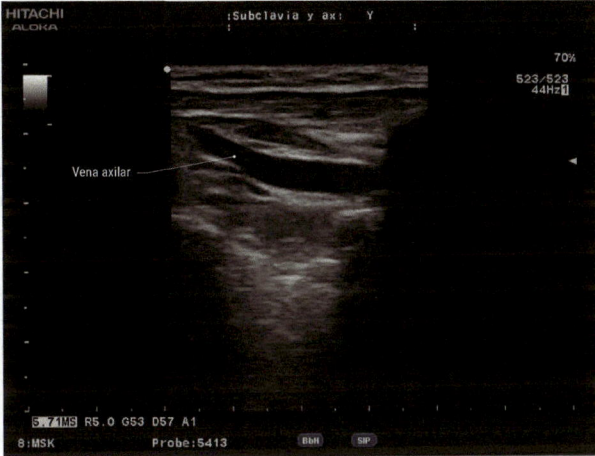

Fig. 16-7 | Ángulo de entrada sobre plano (longitudinal). Procedemos a canalizar una vena axilar.

Otros inconvenientes son que no proporciona imágenes simultáneas de las estructuras adyacentes, es más complicada en estructuras más profundas, en vasos filiformes o muy colapsados, o si hay falta de espacio (por ejemplo, para canalizar venas yugulares en cuellos cortos).

No obstante, una vez que el clínico posea la suficiente experiencia, recomendamos que utilice esta técnica, ya que la diferencia respecto a la otra es importante.

2.3.2. Cateterización ecoguiada de la vena yugular interna

La evidencia científica recomienda la canalización ecoguiada frente a la realizada mediante referencias anatómicas, tanto urgentes como programadas, con un nivel I de evidencia. Presenta una tasa de mayor éxito al primer intento, menos tiempo de procedimiento y ahorro en costes.

La tasa de fracaso es del 7 % al 19 % cuando se usan la técnica por referencias anatómicas. Y es que existen variaciones anatómicas de hasta el 36 % según las series. Además, al rotar la cabeza para la técnica, en algunas ocasiones la arteria se superpone a la vena.

Hasta el 3 % de los pacientes pueden tener una vena yugular interna pequeña (esta proporción aumenta en pacientes hipovolémicos). Por eso, identificar el tamaño mejora la tasa de éxito y se reducen las complicaciones. Igualmente, los pacientes con enfermedad arterial carotídea o parche carotídeo precisan de esta técnica ecoguiada para reducir eventos fatales.

2.3.2.1. Ecografía preprocedimiento

Para realizar la ecografía preprocedimiento se seguirán los siguientes pasos (Vídeo 16-8):

1. Colocar el transductor en modo transversal al cuello, a nivel cervical medio (a la altura del centro del tiroides). Observaremos el eje corto de la vena yugular interna, la arteria carótida medial y algo posterior a esta, y a continuación el tiroides (Fig. 16-8).
2. Ajustar ganancia y profundidad.
3. Inspeccionar toda la zona y el vaso. Hacia arriba la vena se va haciendo cada vez más pequeña. Superficial y lateral, se sitúa la vena yugular externa.
4. Hacia abajo, el diámetro de la vena yugular interna aumenta progresivamente, hasta que vemos aparecer la vena subclavia en su eje longitudinal o largo. También nos encontramos nuevamente con el final de la vena yugular externa, que podremos ver en su eje largo, corto, o mixto (según el paciente).
5. Si inclinamos el transductor disminuyendo los grados desde su cola hacia la piel, veremos cómo se forma el tronco venoso braquiocefálico por la unión de estos vasos. El final de la vena yugular interna, justo antes de desembocar en el tronco venoso braquiocefálico, no es un buen lugar para realizar la punción, porque podemos dañar la válvula que existe a ese nivel (*bulbus valvularis venae jugularis internae*).
6. Giraremos el transductor 90° para tener una visión longitudinal de todo el vaso.
7. Determinaremos si el vaso es óptimo, su lugar de punción y la profundidad.
8. En la vena yugular interna es preferible un abordaje un poco más inferior (desde la mitad hacia abajo, el vaso es mayor y sigue cercano a la piel).
9. En caso de estenosis de la arteria carotídea o presencia de un parche postangioplastia, es mejor abordar el lado contralateral. No obstante, si no hubiera más remedio, una buena técni-

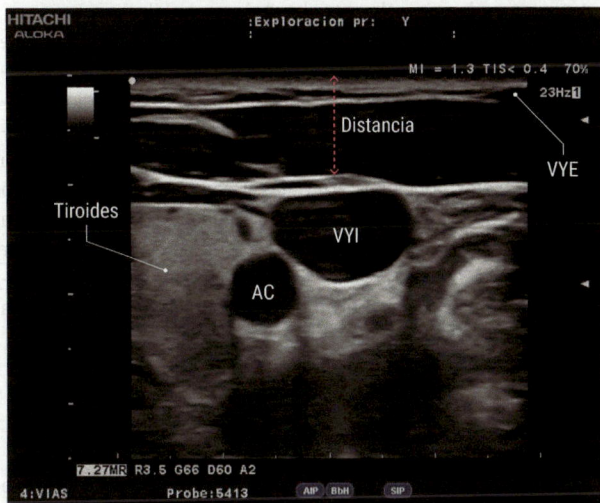

Fig. 16-8 | Anatomía vascular cervical obtenida mediante ecografía preprocedimiento. La distancia desde la piel hasta la superficie de la vena yugular interna es de 1 cm. AC: arteria carótida; VYE: vena yugular externa; VYI: vena yugular interna.

ca ecográfica disminuye casi a cero las posibilidades de invasión arterial.

2.3.2.2. Procedimiento ecoguiado

Consiste en lo siguiente:

1. Con el ecógrafo al lado contrario, la imagen ajustada previamente y preparado el material y el campo de punción de manera aséptica, comenzaremos.
2. Nos colocamos en una postura cómoda, cogemos el transductor con la mano no dominante y la jeringa con la dominante.
3. Aplicaremos la técnica fuera de plano (transversal) o sobre plano (longitudinal) para la canalización.
4. Una vez puncionada la vena, introducida la guía metálica y retirada la aguja, usaremos el transductor e insonaremos el vaso canalizado, así como ambas venas subclavias y la yugular contralateral.
5. Comprobado que la guía metálica está dentro del vaso deseado, continuaremos la técnica para introducir el catéter.

2.3.2.3. Ecografía posprocedimiento

Tras colocar el catéter, realizaremos una ecografía de la línea pleural pulmonar apical para comprobar que existe deslizamiento pleural y no se ha producido un neumotórax. Podemos utilizar la sonda sectorial a nivel subxifoideo para intentar valorar la presencia del catéter en aurícula o ventrículo derechos.

Si hubo dificultades durante el procedimiento, debemos revisar toda la zona para descartar hematomas, fístulas, daño de los nervios frénico y vago, etcétera.

2.3.3. Cateterización ecoguiada de la vena subclavia

Aclararemos primero que la cateterización de la vena subclavia que recomendamos realmente aborda la vena axilar.

La evidencia no es tan firme como en otros abordajes, aunque sugiere que la técnica ecoguiada mejora la tasa de éxito, disminuye el riesgo de complicaciones relacionadas con la punción y reduce la duración del procedimiento en comparación con las técnicas de puntos de referencia «a ciegas». Existe más consenso en cuanto a evitar punciones arteriales y hematomas (no tanto en evitar neumotórax). Canalizar la vena axilar y que sea realizada por un clínico con experiencia parecen puntos clave. Al canalizar la axilar, entramos en la vena en una zona externa a la caja torácica, con la consecuente disminución del riesgo de perforar la pleura.

2.3.3.1. Ecografía preprocedimiento

La anatomía del lado izquierdo difiere levemente de la del lado derecho, simplemente porque el tronco braquiocefálico suele ser más largo (ya que la vena cava se encuentra en el lado derecho).

Recordemos que la vena subclavia siempre está por delante de la arteria homónima, y que comienza a partir del final de la vena axilar, en el borde externo de la primera costilla. Recordemos también que discurre ascendente hasta dibujar un cayado sobre el tercio más medial de la clavícula para luego descender.

Por lo tanto, si colocamos el transductor por encima de la clavícula, paralelo a ella, en el tercio medio, veremos la vena y la arteria subclavias en su eje corto (cortes vasculares transversales), y si lo colocamos en su tercio más medial, veremos la vena subclavia y la vena yugular externa en su eje largo (Vídeo 16-9).

Al colocar el transductor caudalmente a la clavícula paralelo a ella, en su tercio más lateral, junto al hombro, ya no veremos las subclavias, sino la vena y arteria axilares en el eje corto (circunferenciales) (v. Fig. 16-6).

Una vez ahí, rotamos el transductor en sentido contrario a las agujas del reloj, con la marca ecográfica del transductor mirando hacia nosotros, para así seguir el trayecto de la vena axilar.

Entonces veremos cómo la vena axilar pasa de verse en su eje corto, a verse longitudinalmente en todo su esplendor. Al situarse fuera de la caja torácica, sí podremos ver que se colapsa parcialmente con la inspiración en ventilación espontánea.

Las venas subclavia y axilar se sitúan ventralmente y algo más caudales a las arterias homónimas, con lo cual, siempre las veremos más cerca del transductor. Si apuntamos más cranealmente, veremos tan solo la arteria axilar (v. Fig. 16-7).

2.3.3.2. Procedimiento ecoguiado

Tras preparar el material necesario y manteniendo la esterilidad en el paciente, en la sonda y en nosotros mismos, comenzaremos el procedimiento de cateterización ecoguiada.

Existe controversia sobre si es mejor sobre plano o fuera de plano. Nuestra experiencia en pacientes reales es mucho mejor sobre plano, habiendo realizado una exploración ecográfica previa transversal.

Tras identificar adecuadamente la vena, introduciremos la aguja inclinándola 30° por el extremo del transductor más cercano a nosotros, con el realce de aguja seleccionado en el transductor. Veremos cómo la aguja aparece en la esquina superior de la pantalla y avanza poco a poco hasta que entramos en el vaso.

A continuación repetiremos los pasos explicados para la cateterización de la vena yugular interna, incluidos los pasos de revisión posprocedimiento (Vídeo 16-10).

2.3.4. Cateterización ecoguiada de la vena femoral

El triángulo dentro del que se encuentran vena, arteria y nervio femorales presenta una elevadísima proporción de variantes anatómicas, de ahí que las punciones por referencias anatómicas presenten una elevada tasa de fallos. El error más común es la punción arterial accidental. La variación más típica es encontrarnos la arteria superpuesta por encima de la vena total o parcialmente (Vídeo 16-11). La vena puede incluso encontrarse duplicada, envolviendo a la arteria femoral, y si realizamos demasiado caudalmente la punción podemos introducirnos accidentalmente en una salida anómala de la arteria femoral profunda. Esto da una idea de lo valioso que es el uso de la ecografía a este nivel.

Se recomienda el uso sistemático de la ecografía para la canalización de la vena femoral.

2.3.4.1. Ecografía preprocedimiento

Para realizar la técnica, colocaremos el transductor transversalmente para localizar el sistema circulatorio femoral y confirmar su anatomía (Fig. 16-9).

Nuevamente haremos un *mapping* de toda la zona para valorar todo aquello de lo que hemos hablado previamente: anatomía de la zona, características del vaso, profundidad, etcétera.

2.3.4.2. Procedimiento ecoguiado

Según la anatomía del paciente y la pericia del clínico, se abordará el vaso sobre plano o fuera de plano (aconsejamos la segunda opción).

Una vez localizado el vaso ideal y su lugar de acceso, procederemos a la canalización utilizando lo aprendido hasta ahora para la canalización de vías centrales ecoguiadas (incluida la confirmación de que la guía se encuentra dentro del vaso adecuado).

2.3.4.3. Ecografía posprocedimiento

Se revisará la zona, comprobando la integridad de las estructuras adyacentes (sobre todo la arteria).

2.3.5. Catéter central insertado periféricamente

Las siglas en inglés PICC hacen referencia al catéter central de inserción periférica. La implantación del PICC en el siglo XXI difiere de las técnicas usadas anteriormente, cuando se canalizaban venas superficiales del antebrazo guiándose por la técnica de palpación y con referencias anatómicas. Esta técnica «a ciegas» conllevaba un mayor riesgo de fracaso técnico y un au-

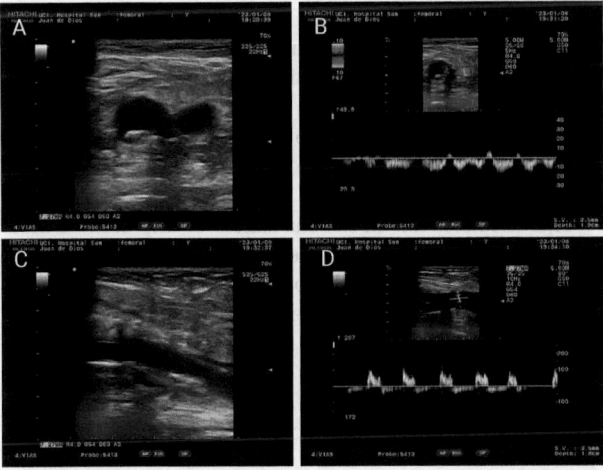

Fig. 16-9 | Vena femoral. Anatomía ecográfica. A. Modo bidimensional: arteria a la izquierda y vena a la derecha (como se puede comprobar en la figura B, con el Doppler pulsado). C. Visión sobre plano o longitudinal de la arteria, como se puede comprobar si colocamos el Doppler pulsado sobre ella (D).

mento de complicaciones. La técnica ecoguiada permite canalizar venas profundas siguiendo el orden de elección por recorrido y calibre.

La técnica actual más usada de inserción es la micro-Seldinger o MST y ecoguiada, realizando un reconocimiento ecográfico previo a la implantación.

La estrategia adecuada para elegir la implantación de un PICC en vez de un acceso central es la de seleccionar el catéter según la estrategia basada en los principios de preservación y cuidado de los vasos (VHP, *vessel health and preservation*):

✔ Catéter idóneo.
✔ Para el paciente idóneo.
✔ En el momento idóneo.

En la actualidad el catéter PICC se considera de primera elección en pacientes crónicos, pacientes en tratamiento con quimioterapia e infusor domiciliario, nutrición parenteral, antibioterapia domiciliaria, etc. Es una técnica efectuada por enfermería, con una excelente coste-eficacia.

2.3.5.1. Elección del catéter venoso central de inserción periférica y exploración previa

Existen diferentes tipos de PICC en el mercado, fabricados con distintos materiales y destacando el poliuretano de última generación tipo *bodysoft*, muy biocompatible, con un sistema de cerrado tipo *clamp* de bulldog, de una, dos o tres luces y de distintos calibres, tan evolucionados en la actualidad, que están comercializando catéteres con 5 Fr, con paredes más delgadas y que permiten un alto flujo de infusión. Son catéteres con longitud variable y además existen milimetrados, de manera que se pueden cortar e implantar la longitud de catéter que el paciente necesita. El ajuste de longitud o corte se puede realizar a nivel distal cortando la punta antes de la inserción o a nivel proximal después de la inserción.

Se inserta en una vena del tercio medio del brazo (vena basílica, braquial y cefálica) y su punta está ubicada en la unión cavoauricular.

Lo primero que haremos será un *mapping* ecográfico, con el fin de visualizar las venas desde el tercio medio del brazo hasta la altura del hombro, en eje transversal o longitudinal. Se recomienda usar los métodos RaPeVA (*Rapid Peripheral Venous Assesment*) y RaCeVA (*Rapid Central Vein Assessment*), ambos del grupo italiano GAVeCeLT (*Gli Accessi Venosi Centrali a Lungo Termine*), que permiten una rápida valoración ecográfica.

Lo habitual es que encontremos una anatomía en la que se observe (Fig. 16-10):

✔ Vena basílica (más medial).
✔ Dos venas braquiales (a veces tres o cuatro) con la arteria braquial en medio y debajo de ellas. Esta estructura está por encima del húmero. Esta relación formará lo que se conoce coloquialmente como el «signo de Mickey Mouse» por razones evidentes, y nos ayudará a identificar estructuras, pero no siempre será tan evidente debido a las variaciones anatómicas. Justo encima de la arteria braquial se encuentra el nervio mediano.
✔ Vena cefálica (más lateral).

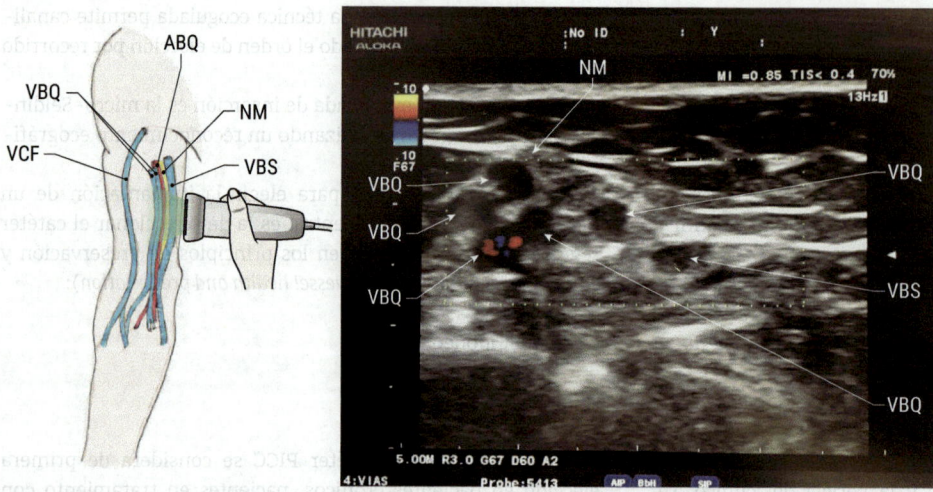

Fig. 16-10 | Anatomía vascular ecográfica en el tercio medio del brazo. Mapeo previo a la cateterización de un catéter venoso central de inserción periférica (PICC). Paciente con cuatro venas braquiales. ABQ: arteria braquial; NM: nervio mediano; VBQ: vena braquial; VBS: vena basílica; VCF: vena cefálica.

La vena más aconsejable para canalizar es la basílica, que discurre en un surco entre el húmero y el bíceps, ventralmente. Es una vena suficientemente grande (4-6 mm) y superficial (10-25 mm). Además, se encuentra bastante apartada de estructuras nerviosas que pudiéramos dañar (nervios cubital, mediano y radial). Igualmente, se prefiere usar la derecha por existir menos riesgo de complicaciones (entre otras cosas, el trayecto es más corto y con menos ángulos hasta llegar a la cava superior).

En segundo lugar se consideraría la vena braquial (con un exquisito control ecográfico de arteria braquial y nervio mediano, y suspendiendo la técnica ante síntomas de daño nervioso o de introducción en la arteria braquial). En pacientes muy obesos se puede considerar canalizar la vena cefálica.

Es aconsejable no intentar canalizar venas más profundas de 30 mm.

El PICC nunca debe ocupar más de un tercio del diámetro de la vena. Para ello hay una simple regla: el diámetro de la vena en milímetros debe ser tan grande como el del catéter medido en French; si la vena mide 6 mm de diámetro, el catéter como máximo debe medir 6 Fr. Dado que 3 Fr equivalen a 1 mm de diámetro, al insertar un catéter de 6 Fr estaríamos insertando un catéter de 2 mm de diámetro dentro de un vaso de 6 mm, esto es, cumpliendo la regla de un tercio del diámetro del vaso.

2.3.5.2. Procedimiento de inserción

Antes de la preparación hay que identificar al paciente, informarle del procedimiento y obtener la firma del consentimiento informado.

La preparación antes del procedimiento consiste en:

1. Lavado de manos.
2. Paciente colocado en posición supina y el brazo en ángulo recto con el tórax.
3. *Mapping* ecográfico y elección de la vena.
4. Asepsia de la piel del paciente, preparación de la zona de punción y campo estéril. Nuevo lavado de manos y vestimenta estéril (gorro, mascarilla, bata, guantes estériles, etc.) del profesional que realiza la técnica. Hay que seguir todas las medidas estrictas de asepsia y cumplir las recomendaciones del proyecto Bacteriemia Zero.

Como mencionamos más arriba, la técnica más usada es ecoguiada y micro-Seldinger o Seldinger modificada. Esta técnica lleva un introductor pelable, a través del cual se introduce el catéter y que además sirve para dilatar. Previamente a la dilatación aplicaremos anestesia local, para evitar el dolor.

Se puede resumir la técnica en los siguientes pasos (Vídeo 16-12):

1. *Mapping* ecográfico.
2. Punción de la vena de elección con técnica ecoguiada.
3. Insertar la guía.
4. Retirar la aguja.
5. Aplicar anestésico local (mepivacaína al 2 %).
6. Después de ello y mientras hace efecto el anestésico, medimos desde el punto de punción a la línea media clavicular y 2º-3er espacio paraesternal derecho, si el catéter que vamos a implantar es milimetrado y hay que cortarlo antes de colocarlo, para adaptarlo a la necesidad del paciente.
7. Realizar incisión pequeña con el bisturí.
8. Insertar el introductor pelable.
9. Retirar el dilatador y guía.
10. Insertar el catéter.
11. Pelar el introductor.
12. Limpiar el lugar de punción.
13. Conectar el bioconector a la luz del catéter.
14. Lavar con 10 mL de suero fisiológico con técnica *push-stop-push* y presión positiva.
15. Sellado del catéter con suero fisiológico, citrato o heparina, con un volumen equivalente al 120 % del volumen muerto del catéter.
16. Fijar el catéter con un sistema adhesivo (Grip-lock® o Stat-lock®) o de anclaje subcutáneo.
17. Podemos cerrar el punto de punción con pegamento tisular.
18. Colocar un apósito transparente. Los hay con disco central de clorhexidina y de muchos tipos.

2.3.5.3. Comprobación de la punta del catéter

La comprobación y verificación de la punta del catéter es algo de obligado cumplimiento. La punta ha de situarse en la unión cavoauricular. El riesgo de complicaciones aumenta de forma notable con una punta de catéter mal ubicada.

El método con mejor relación coste-eficacia es el electrocardiográfico, según las últimas referencias. Este método consiste en conectar mediante un cable el catéter al sistema electrocardiográfico. El parámetro de referencia para comprobar la correcta colocación de la punta es la onda P auricular. A medida que la punta del catéter se va acercando al nódulo sinusal, la onda P aumenta hasta hacerse máxima al entrar en la aurícula.

2.3.5.4. Mantenimiento del catéter

Las complicaciones más comunes de este tipo de catéter son la trombosis, lesiones cutáneas, infección, oclusión y vaina fibroblástica.

Las curas se realizarán cada 7-10 días y siempre que el apósito esté sucio, haya presencia de sangre o esté despegado. Se realizará de forma estéril, de la siguiente manera:

- Limpieza y desinfección, tanto del punto de inserción como la zona circundante. Cambiaremos el apósito y el bioconector. En el caso de anclaje subcutáneo, no hay que cambiarlo; de ahí el coste-beneficio de este tipo de fijación.
- Revisar y comprobar la posición, reflujo, punto de inserción y estado del catéter.
- Lavar con 10 mL de suero fisiológico o 20 mL en caso de extracción sanguínea o transfusión.
- Sellar el catéter, como hemos descrito anteriormente.
- Registrar lo realizado, para tener continuidad y seguimiento del mantenimiento del catéter.

2.3.5.5. Retirada del catéter

Las complicaciones más comunes asociadas a la implantación de PICC son las siguientes:

- Trombosis
- Lesiones cutáneas.
- Infección.
- Oclusión (que puede ser irreversible).
- Mal funcionamiento por vaina fibroblástica.
- Obstrucción irreversible.
- Lesión mecánica.
- Mal funcionamiento por otras causas.

En estos casos hay que retirar el PICC (salvo en caso de oclusión reversible).

2.3.6. Catéter Midline o catéter de línea media

2.3.6.1. Características y beneficios

El catéter de línea media es un acceso vascular fiable y duradero que supone una alternativa, sin tener que implantar o irse a una vía central. Su longitud varía entre 4 y 25 cm, y están fabrica-

dos de un poliuretano de clase IIa (de 1 mes de duración) o de clase III (duración superior a 1 mes). Es un material con una elevada biocompatibilidad, por lo que produce menos riesgo de lesionar la íntima venosa y una alta resistencia química, por lo que los fármacos irritantes no lo debilitan.

Tiene los siguientes beneficios:

- Permite un acceso vascular periférico que facilita el acceso a un calibre de vena suficiente grande y por tanto con mayor flujo de sangre como para evitar las complicaciones relacionadas con una localización muy periférica de la punta del catéter, como son flebitis o extravasación.
- Las guías internacionales recomiendan este tipo de catéter para la infusión de terapias no hiperosmolares y con pH entre 5 y 9, superiores a 6 días.
- Ofrece una mayor durabilidad, por lo que se pueden reducir los pinchazos y, por tanto, preservar el capital venoso del paciente. El capital venoso perdido no se recupera.
- La técnica de inserción es poco invasiva, lo que ayuda a prevenir complicaciones precoces como el edema, el hematoma, mal funcionamiento del catéter, sangrado, etcétera.

2.3.6.2. Implantación del catéter

La técnica usada es la Seldinger pura, que existe desde hace muchos años y es la conocida en las unidades de cuidados intensivos para la colocación de vías centrales y arteriales. En esta técnica, la aguja sirve para localizar la vena y la guía para canalizarla y guiar el catéter. Se trata de una técnica *over the wire*, o lo que es lo mismo, encima de la guía.

Para la aplicación de la técnica de Seldinger es necesario:

- Una aguja de punción fina.
- Una guía (es recomendable que sea de nitinol, que es un material antiacodamiento).
- Un dilatador para dilatar el punto de punción.

La técnica se puede resumir en los siguientes pasos:

1. Es necesario el uso de ecografía para poder visualizar las venas, realizando un *mapping* ecográfico, ya que los vasos de primera elección son las venas basílica o cefálica, que son vasos profundos.
2. Punción con la aguja, lo que permite la localización de la vena.
3. Inserción de la guía, lo que permite la canalización de la vena.
4. Retirada de la aguja, quedando la guía en la vena.
5. Inserción del catéter encima de la guía (la guía se debe tener siempre visible y asomando por el extremo del catéter).
6. Retirada de la guía.

Los pasos previos a la implantación, la asepsia de la piel, las medidas de barrera completas siguiendo las recomendaciones del proyecto Bacteriemia Zero son los mismos que los usados en el implante de cualquier acceso vascular.

2.4. Cateterización arterial ecoguiada

La inserción de un catéter arterial se dificulta mucho ante la presencia de los problemas propios de los pacientes críticos: edema, obesidad, hipotensión, hipovolemia y vasoconstricción. Además, una punción fallida produce un espasmo arterial inmediato que hace muy difícil el éxito en un nuevo intento, sobre todo en la arteria radial.

La vasculatura femoral sufre muchas variaciones, con superposición de la arteria femoral sobre la vena femoral común hasta en un 65 % de las ocasiones.

Los últimos estudios han demostrado mejores resultados con el uso de la técnica ecoguiada en cuanto a tasas de éxito y menores complicaciones. Incluso han reportado mejores resultados que con el uso de la ecografía en la canalización venosa central. Shiloh *et al.* demostraron una mejora del 71 % al primer intento en la canalización de la arteria radial frente a la técnica por referencias anatómicas.

Diferentes metanálisis avalan la preferencia del uso de la ecografía para la cateterización arterial. Aparte del mayor índice de éxito en la primera punción, menos intentos de media y un menor tiempo de técnica, la visión directa proporciona una disminución del riesgo de lesionar otras estructuras y de aparición de complicaciones como hematomas, seudoaneurismas o fístulas (además del diagnóstico precoz de estas).

Con un transductor lineal de alta frecuencia podremos abordar las arterias radial, femoral, braquial, axilar y dorsal del pie. Hablaremos aquí principalmente de las arterias radial y femoral.

2.4.1. Cateterización ecoguiada de la arteria radial

La técnica de canalización de la arteria radial, sobre todo en pacientes hipovolémicos, requiere de una curva de aprendizaje mayor que para otras técnicas y bastante más habilidad.

2.4.1.1. Exploración preprocedimiento

A priori nos bastará con utilizar el modo B (bidimensional) y una exploración transversal. Con el modo B veremos la arteria pulsando y las estructuras adyacentes. Al presionar con el transductor se deformarán las venas, y las arterias solo comenzarán a colapsarse cuando ya lo hayan hecho las primeras.

No es tan raro a ciertos niveles que haya confusión en la identificación de vena y arteria (por situaciones de bajo gasto, transmisión del pulso arterial a una vena pegada o variaciones anatómicas con trasposición de vasos). Si hay dudas sobre la pulsatilidad, se puede usar el Doppler color y el pulsado (Fig. 16-11). Pero realmente basta con presionar algo más con el transductor para ver que la arteria pulsa más claramente.

Esta exploración previa es vital debido a la gran cantidad de anomalías en la anatomía que podemos encontrar. Con la cateterización arterial radial ecoguiada disminuiremos de manera importante las complicaciones asociadas a esta técnica.

Si usamos el Doppler para identificar la arteria debemos tener en cuenta lo siguiente: debemos orientar y angular correctamente el transductor, para ver de color rojo el pulso de la arteria que se acerca y de color azul el de la vena que se aleja (con Doppler co-

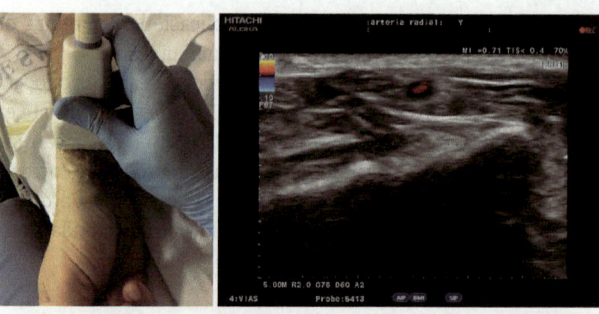

Fig. 16-11 | Ecolocalización de arteria radial fuera de plano (visión transversal del vaso). En este caso se ha utilizado el Doppler color. Obsérvese la cercanía de la arteria a la piel.

lor). También para ver la onda pulsátil con su componente sistólico y diastólico, positiva (por encima de la línea de base). El flujo venoso se verá como una línea continua con «colinas que suben y bajan», salvo si existen presiones venosas muy elevadas y/o transmisión del pulso arterial por continuidad de paredes. Igualmente, si insonamos un área con una válvula venosa, el movimiento de esta puede simular un pico sistólico.

En el Vídeo 16-13 se muestra la exploración ecoguiada de la arteria radial.

2.4.1.2. Técnica de cateterización ecoguiada de la arteria radial

El uso de un ecógrafo justifica más claramente todavía lo innecesario de colocar la mano en una flexión dorsal forzada (v. Vídeo 16-13).

Ya estériles y habiendo medido la profundidad a la que se encuentra la arteria, la insonaremos primero fuera de plano. A continuación iniciaremos la punción como deseemos: sobre plano o fuera de plano.

Aunque habitualmente usando la técnica fuera de plano introducimos la aguja con un ángulo de 45°, hay que tener en cuenta que cuanto más superficial esté el vaso, menor ha de ser el grado de ataque y menos hemos de angularnos. Por ello, en arterias muy superficiales (lo habitual), aunque realicemos la técnica fuera de plano debemos introducir la punta de la aguja pegados al transductor y en un ángulo de 30°.

Al no tener la aguja conectada a una jeringa y no entrar aspirando, sino únicamente con la aguja de Seldinger, no vamos a notar ningún cambio de presión al entrar en la arteria. Por ello, la técnica es diferente.

Continuaremos introduciendo la aguja sin dejar de mirar la pantalla y el recorrido de esta. Cuando estemos tocando la pared de la arteria, alternaremos rápida y continuamente la visión de un campo a otro (de la pantalla a la aguja) para ver si sale la sangre. Otra solución mucho mejor es que un segundo operador nos avise de la salida de sangre.

A continuación soltamos el transductor e introducimos la guía, y nuevamente insonamos el vaso de manera longitudinal, para comprobar la situación de la guía dentro de la arteria. Si esto es así, ya podemos terminar la canalización.

Recomendamos aprender cuanto antes la técnica longitudinal o sobre plano para canalizar la arteria radial (algo nada fácil cuando el vaso es pequeño, como en el caso de la arteria radial, pero tremendamente efectivo cuando se domina a base de práctica). Aunque en los vasos pequeños es más difícil de ejecutar, existen más posibilidades de dañar la pared posterior de un vaso pequeño con la técnica transversal (fuera de plano). En todo caso, la técnica ecolocalizada o ecofacilitada puede ser de una inestimable ayuda en los inicios del aprendizaje.

2.4.2. Cateterización ecoguiada de la arteria femoral

En cuanto a la canalización de la arteria femoral, es más fácil usar un abordaje longitudinal o sobre plano, con una exploración previa transversal que nos avise de las numerosas alteraciones anatómicas a ese nivel.

Asimismo, siempre hay que pinchar 2 cm por debajo del ligamento inguinal como mínimo, a fin de evitar punciones retroperitoneales.

La técnica será la misma que para la arteria radial.

3. Consejos y recordatorios

Finalmente, resumimos una serie de consejos y recordatorios:

✔ Antes del procedimiento se debe informar al paciente y obtener su consentimiento informado por escrito, siempre que la situación clínica lo permita.
✔ Ser ordenados, metódicos y ortodoxos.
✔ Ser limpios y muy exquisitos con la asepsia.
✔ Pensar muy bien si la vía es realmente necesaria: no hay que infravalorar posibles daños o complicaciones secundarias.
✔ Evitar a toda costa el dolor durante el procedimiento (usar anestesia tópica o intradérmica).
✔ Ponerse cómodo. Gran parte del éxito depende de ello.
✔ Colocar correctamente al paciente.
✔ Cuanto más caudalmente, mejor se canaliza la vena yugular, pero no hemos de llegar a las válvulas previas al tronco braquiocefálico.
✔ Mucho cuidado con la parte más proximal de la vena subclavia izquierda (está pegada al conducto torácico).
✔ Las venas subclavia y axilar no se colapsan en pacientes hipovolémicos, porque están rodeadas de prolongaciones de la fascia *colli* y media y la del subclavio, que las mantienen dilatadas para favorecer el retorno sanguíneo. Por eso presentan mayor riesgo de embolia gaseosa.
✔ Siempre nos preocupamos por no puncionar una arteria cuando estamos intentando canalizar una vena, pero no hay que olvidar los daños que podemos causar a las estructuras nerviosas. Por ello, aconsejamos un repaso intenso de la anatomía en cualquier libro de texto.
✔ El clínico debe aprender a realizar la punción con las dos manos.
✔ Se suelen introducir demasiado los catéteres en las venas yugulares y subclavias. Por ello, tras realizar la radiografía de tórax de control, con demasiada frecuencia se suele tener que retirar el catéter unos centímetros y volver a fijar. Se deben conocer y respetar las distancias adecuadas para cada acceso.
✔ Colocar un catéter de depuración extrarrenal al lado de una vía central puede hacer que se absorba por su luz arterial la medicación que sale por el catéter central.

✔ Una punción arterial accidental en una yugular de un paciente sin la vía aérea aislada desaconseja puncionar el lado contralateral. Si ocurre una punción arterial bilateral se puede comprometer la vía aérea.
✔ Se prefiere el lado derecho del cuello para la canulación de la vena yugular interna, porque los vasos siguen un curso recto hacia la aurícula derecha. El lado derecho es particularmente adecuado para la colocación de cables marcapasos temporales, catéteres de hemodiálisis y catéteres de arteria pulmonar.
✔ A veces cuesta avanzar la guía o el catéter porque choca contra una válvula. No hay que forzar el catéter. Puede servir realizar rotaciones de la guía o variar la posición del cuello del paciente o de la pierna.
✔ No extraer la guía por dentro de la aguja porque se puede romper y dejar un trozo intravascular.
✔ Las compresiones recomendadas para realizar hemostasia tras pinchar el vaso equivocado se deben realizar con uno o dos dedos justo sobre el punto de punción y no intentado abarcar una zona más amplia con la mano o el puño.
✔ La arteria a menudo se atraviesa inicialmente sin flujo de sangre. Por lo tanto, la aguja siempre debe retirarse lentamente, ya que se puede lograr el éxito mientras se retira esta.
✔ Cuando estemos infiltrando la anestesia, colocaremos la aguja de Seldinger con la jeringa a nuestro lado. De esta manera, si infiltrando la anestesia accidentalmente localizamos el vaso, podremos entrar inmediatamente por el mismo sitio y en la misma dirección, lo que aumenta las posibilidades de éxito. La guía también debe estar a nuestro lado para evitar movernos para buscarla tras pinchar el vaso.
✔ El aumento de presiones en el ventilador, la hipoxemia o la inestabilidad hemodinámica propios de un neumotórax yatrogénico pospunción pueden aparecer hasta 24-48 horas después de haber realizado la técnica.
✔ El orden de aprendizaje debe ser: paciente sedado antes que despierto, vía femoral antes que yugular, y finalmente subclavia.
✔ Todas las venas y arterias que usualmente se canalizan en cuidados intensivos y emergencias pueden canalizarse de manera ecoguiada.
✔ Se debe volver a realizar una ecografía de control cuando se ha introducido la guía, antes de introducir el dilatador, por motivos de seguridad.
✔ No ejercer una excesiva presión ni con el transductor ni con los dedos exploradores.
✔ Las agujas hiperecoicas y los ecógrafos con guías de aguja en el transductor o con realce de la aguja en el *software* pueden paliar problemas de visión.
✔ No se debe usar nunca clorhexidina o yodo directamente sobre un transductor. Hay que protegerlo con un preservativo o un apósito trasparente.
✔ Realizar siempre un estudio detallado previo con el ecógrafo.
✔ Para usar la técnica ecográfica es necesario dominar previamente la técnica por referencias anatómicas.
✔ Optimizar los controles de ganancia y profundidad antes de lavarnos y ponernos estériles.
✔ Centrar bien el vaso en la pantalla del ecógrafo.

✔ Apoyar el antebrazo (el codo) que sostiene el transductor sobre el paciente, para evitar movernos y cansarnos.

✔ Los pacientes que no pueden mantener decúbito supino durante la cateterización se benefician claramente de la técnica ecoguiada.

✔ Muchas contraindicaciones dejan de serlo si se usa la ecografía.

✔ Sería deseable que existiera un protocolo de cateterización vascular en los servicios de Medicina Intensiva. También deben crearse equipos de terapia intravenosa al servicio de todo el hospital.

✔ Los servicios de Medicina Intensiva deben tener quirofanillos o boxes específicos para realizar estas técnicas a

pacientes externos al servicio en condiciones de Bacteriemia Zero y realizadas por personal experto.

✔ Recomendamos que los servicios de Medicina Intensiva preparen *sets* completos añadiendo a la bandeja de la casa comercial todo lo necesario, para una rápida y completa disposición del material.

✔ También recomendamos la existencia de carros móviles ya preparados con estos *sets*, para realizar las técnicas a pie de cama, de manera idéntica para todo el servicio, junto a la existencia y cumplimiento de protocolos de uso de estas técnicas, con la finalidad de eliminar la variabilidad y mejorar la calidad y la seguridad de estos procedimientos.

Puntos clave

✔ Antes de cateterizar una vía central es necesario saber identificar sus complicaciones y ser capaz de solucionarlas.

✔ Es necesario conocer perfectamente los diferentes dispositivos intravasculares y sus características, así como su adecuado manejo y cuidado diario.

✔ La metodología de implantación debe ser ortodoxa. No debería existir variabilidad clínica entre profesionales ante iguales procedimientos, para garantizar la seguridad, calidad y efectividad de estos.

✔ Las técnicas deben realizarse mediante una asepsia ejemplar, siguiendo las directrices de Bacteriemia Zero.

✔ El clínico debe conocer y dominar la técnica de implantación «a ciegas» mediante referencias anatómicas. Una vez aprendida esta, siempre se ha de optar por la cateterización ecoguiada si está disponible.

Bibliografía

American Society of Anesthesiologists Task Force on Central Venous Access; Rupp SM, Apfelbaum JL, Blitt C, Caplan RA, Connis RT, et al. Practice guidelines for central venous access: a report by the American Society of Anesthesiologists Task Force on Central Venous Access. Anesthesiology. 2012;116(3):539-73.

Andropoulos DB, Bent ST, Skjonsby B, Stayer SA. The optimal length of insertion of central venous catheters for pediatric patients. Anesth Analg. 2001;93(4):883-6.

Baum PA, Matsumoto AH, Teitelbaum GP, Zuurbier RA, Barth KH. Anatomic relationship between the common femoral artery and vein. CT evaluation and clinical significance Radiology. Radiology. 1989;173(3):775-7.

Carmona Monge FJ, Martínez Lareo M, Núñez Reiz A. Canalización arterial radial guiada por ultrasonidos: descripción de la técnica y revisión de la literatura [Ultrasound guided radial artery cannulation: procedure description and literature review]. Enferm Intensiva. 2011;22(4):144-9.

Costa F, van Leeuwen MA, Daemen J, et al. The Rotterdam Radial Access Research: Ultrasound-Based Radial Artery Evaluation for Diagnostic and Therapeutic Coronary Procedures. Circ Cardiovasc Interv. 2016;9(2):e003129.

DeLoughery TG, Liebler JM, Simonds V, Goodnight SH. Invasive line placement in critically ill patients: do hemostatic defects matter? Transfusion. 1996;36(9):827-31.

Deshpande KS, Hatem C, Ulrich HL, et al. The incidence of infectious complications of central venous catheters at the subclavian, internal jugular, and femoral sites in an intensive care unit population. Crit Care Med. 2005;33(1):13-20.

Dronen S, Thompson B, Nowak R, Tomlanovich M. Subclavian vein catheterization during cardiopulmonary resuscitation. A prospective comparison of the supraclavicular and infraclavicular percutaneous approaches. JAMA. 1982;247(23):3227-30.

Feller-Kopman D. Ultrasound-guided internal jugular access: a proposed standardized approach and implications for training and practice. Chest. 2007;132(1):302-309.

Fortune JB, Feustel P. Effect of patient position on size and location of the subclavian vein for percutaneous puncture. Arch Surg. 2003;138:996-1000.

Fragou M, Gravvanis A, Dimitriou V, et al. Real-time ultrasound-guided subclavian vein cannulation versus the landmark method in critical care patients: a prospective randomized study. Crit Care Med. 2011;39(7):1607-12.

Gorski LA, Hadaway L, Hagle ME, et al. Infusion Therapy Standards of Practice, 8th Edition. J Infus Nurs. 2021;44(1S Suppl 1):S1-S224.

Graber D, Dailey RH. Catheter flow rates updated. J Am Coll Emerg Physicians. 1977;6:518.

Grau D, Clarivet B, Lotthé A, Bommart S. Parer S. Complications with peripherally inserted central catheters (PICCs) used in hospitalized patients and outpatients: a prospective cohort study. Antimicrob Resist Infect Control. 2017;6:18.

Gregg SC, Murthi SB, Sisley AC, Stein DM, Scalea TM. Ultrasound-guided peripheral intravenous access in the intensive care unit. J Crit Care. 2010;25(3):514-9.

Harting BP, Talbot TR, Dellit TH, et al. University HealthSystem Consortium quality performance benchmarking study of the insertion and care of central venous catheters. Infect Control Hosp Epidemiol. 2008;29(5):440-2.

Hernandez D, Díaz F, Rufino M, et al. Subclavian vascular access stenosis in dialysis patients: Natural history and risk factors. J Am Soc Nephrol. 1998; 9:1507-10.

Hernández Hernández MA, Alvarez Antoñan C, Pérez-Ceballos MA. Complicaciones de la canalización de una vía venosa central [Complications of the cannulation of a central venous line]. Rev Clin Esp. 2006;206(1):50-3.

Horiuchi T, Okuda C, Kurita N, et al. A novel technique for ultrasound-guided central venous catheterization under short-axis out-of-plane approach: «stepwise flashing with triangulation». J Anesth. 2017; 31(5):789-93.

Iserson KV. The origins of the gauge system for medical equipment. J Emerg Med. 1987;5(1):45-8.

Karakitsos D, Labropoulos N, De Groot E, et al. Real-time ultrasound-guided catheterisation of the internal jugular vein. a prospective comparison with the landmark technique in critical care patients. Crit Care. 2006;10(6):R162.

Kusminsky RE. Complications of central venous catheterization. J Am Coll Surg. 2007;204(4):681-96.

Lalu MM, Fayad A, Ahmed O, et al.; Canadian Perioperative Anesthesia Clinical Trials Group. Ultrasound-Guided Subclavian Vein Catheterization: A Systematic Review and Meta-Analysis. Crit Care Med. 2015;43(7):1498-507.

Lamperti M, Bodenham AR, Pittiruti M, et al. International evidence-based recommendations on ultrasound-guided vascular access. Intensive Care Med. 2012;38 (7):1105-17.

Lorente L, León C. Cateterización venosa femoral: ¿realmente hay que evitarla? [Femoral venous catheterization. Does it really need to be avoided?]. Med Intensiva. 2009;33(9):442-9.

McGee W, Ackerman BL, Rouben LR, et al. Accurate placement of central venous catheters: A prospective, randomized, multicenter trial. Crit Care Medicine. 1993;21:1118-23.

Molina-Mazón CS, Martín-Cerezo X, Domene-Nieves de la Vega G, Asensio-Flores S, Adamuz-Tomás J. Comparative study on fixation of central venous catheter by suture versus adhesive device. Enferm Intensiva (Engl Ed). 2018;29(3):103-12.

O'Leary R, Ahmed SM, McLure H, et al. Ultrasound-guided infraclavicular axillary vein cannulation: a useful alternative to the internal jugular vein. Br J Anaesth. 2012;109(5):762-8.

O'Grady NP, Alexander M, Burns LA, et al. Guidelines for the prevention of intravascular catheter-related infections. Clin Infect Dis. 2011;52(9):e162-e193.

Palomar M, Alvarez-Lerma F, Riera A, et al.; Bacteriemia zero Working Group. Impact of a National Multimodal Intervention to Prevent Catheter-Related Bloodstream Infection in the ICU: The Spanish Experience. Crit Care Med. 2013;41(10):2364-72.

Parienti JJ, Thirion M, Megarbane B, et al. Femoral vs jugular venous catheterization and risk of nosocomial events in adults requiring acute renal replacement therapy. JAMA. 2008;299:2413-22.

Peres PW. Positioning central venous catheters: a prospective survey. Anaesth Intensive Care. 1990;18(4):536-9.

Pinelli F, Pittiruti M, Van Boxtel T, et al. GAVeCeLT-WoCoVA Consensus on subcutaneously anchored securement devices for the securement of venous catheters: Current evidence and recommendations for future research. J Vasc Access. 2021;22(5):716-25.

Pittiruti M, Pinelli F; GAVeCeLT Working Group for Vascular Access in COVID-19. Recommendations for the use of vascular access in the COVID-19 patients: an Italian perspective. Crit Care. 2020;24(1):269.

Ribezzo S, Spina E, Di Bartolomeo S, Sanson G. Noninvasive techniques for blood pressure measurement are not a reliable alternative to direct measurement: a randomized crossover trial in ICU. ScientificWorldJournal 2014;2014:353628.

Rothschild JM. Ultrasound guidance of central vein catheterization. En: Shojania KG, Duncan BW, McDonald KM, Wachter RM, Markowitz AJ, editors. Making health care safer: a critical analysis of patient safety practices. 1ª ed. Agency for Healthcare Research and Quality, Evidence Report/Technology Assessment No. 43; 2001. p. 245-53.

Rowe MS, Arnold K, Spencer TR. Catheter securement impact on PICC-related CLABSI: A university hospital perspective. Am J Infect Control. 2020;48(12):1497-500.

Salmela L, Aromaa U. Verification of the position of a central venous catheter by intra-atrial ECG. When does this method fail? Acta Anaesthesiol Scand. 1993;37(1):26-8.

Scheer B, Perel A, Pfeiffer UJ. Clinical review: complications and risk factors of peripheral arterial catheters used for haemodynamic monitoring in anaesthesia and intensive care medicine. Crit Care. 2002;6(3):199-204.

Seldinger SI. Catheter replacement of the needle in percutaneous arteriography; a new technique. Acta radiol. 1953;39(5):368-76.

Shiloh AL, Savel RH, Paulin LM, Eisen LA. Ultrasound-guided catheterization of the radial artery. A systematic review and meta-analysis of randomized controlled trials. Chest. 2011;139(3):524-9.

Soni N, Arntfield R, Kory P. Point of care ultrasound. 2ª ed. Elsevier Head Sciences; 2019.

Sosa Barrios RH, Burguera Vion V, Gomis Couto A. Accesos Vasculares Percutáneos: Catéteres. Nefrología al día. 2021. Disponible en: https://www.nefrologiaaldia.org/326 [último acceso: Mayo 2023].

Stonelake PA, Bodenham AR. The carina as a radiological landmark for central venous catheter tip position. Br J Anesthesia. 2006; 96:335-40.

Troianos CA, Hartman GS, Glas KE, et al. Guidelines for performing ultrasound guided vascular cannulation: recommendations of the American Society of Echocardiography and the Society of Cardiovascular Anesthesiologists. J Am Soc Echocardiogr. 2011;24(12):1291-318.

Vezzani A, Brusasco C, Palermo S, et al. Ultrasound localization of central vein catheter and detection of postprocedural pneumothorax: an alternative to chest radiography. Crit Care Med. 2010;38:533-8.

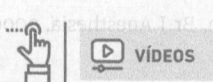

17 Monitorización hemodinámica

M. Á. Gracia Romero, J. C. Igeño Cano y A. Breval Flores

⤢ Orientación para el estudio

Antes de iniciar el estudio de este capítulo es primordial adquirir los conocimientos fisiológicos del sistema cardiovascular que se han desarrollado en el capítulo «Fisiología del sistema circulatorio».

Descubriremos qué es la monitorización hemodinámica, cuándo debemos introducirla, qué alternativas tenemos y aprenderemos a estratificar y protocolizar su uso, lo que permitirá una individualización del tratamiento. Aunque en la actualidad existen muchos sistemas de monitorización, hemos desarrollado los más utilizados.

Este capítulo se complementa con el capítulo «Shock y síndrome de disfunción multiorgánica», donde se desarrollan detalladamente y de forma práctica varios sistemas de monitorización hemodinámica en el seno de dicha patología.

1. Introducción

El objetivo principal que tiene la optimización hemodinámica mediante el aporte de fluidos, la administración de catecolaminas o el uso de sistemas de soporte cardiovascular en el paciente crítico, es aumentar el gasto cardíaco y mantener una perfusión tisular adecuada que garantice un aporte de oxígeno adecuado a las células en cada situación. La hipoperfusión tisular puede provocar disfunción de múltiples sistemas orgánicos e incluso la muerte.

Existe controversia sobre las indicaciones, volumen y riesgos en la administración y en la desescalada de la fluidoterapia en el paciente crítico, ya que hay evidencia de que una repleción inadecuada o una sobrecarga en su administración pueden ser perjudiciales. Por todo esto, la sueroterapia debe ser considerada como un fármaco y evaluar su correcta indicación, posología, dosificación y retirada.

Por otro lado, no solo debemos manejar adecuadamente el aporte de fluidos, también debemos hacerlo con los fármacos vasoactivos, así como evaluar la respuesta secundaria a la administración de ambos mediante una evaluación dinámica y continua.

Las técnicas de monitorización hemodinámica pueden ayudarnos en este planteamiento. Para cada fase de la enfermedad, la evaluación y el manejo hemodinámico debería ser individualizado, y los distintos aparatos de monitorización hemodinámica nos pueden ayudar a evaluar la presencia de hipovolemia absoluta o relativa, disfunción cardíaca, deterioro de las resistencias vasculares, respuesta a la administración de fluidos o necesidad de iniciar la depleción de volumen.

La monitorización hemodinámica debe basarse en mediciones fisiológicas y realizarse con la frecuencia e invasión apropiadas. El principal reto del especialista en Medicina Intensiva es interpretar adecuadamente el conjunto de datos que le proporcionan estos sistemas de monitorización, sin aplicar una terapia inmediata en función de las cifras que se visualizan. Es vital tener unas nociones de fisiología (y de la fisiopatología de las principales enfermedades o síndromes susceptibles de ser monitorizados) para poder interpretar los datos.

2. ¿Qué es la monitorización hemodinámica?

La monitorización hemodinámica es una herramienta que facilita el diagnóstico precoz del paciente inestable, identificando las alteraciones cardiocirculatorias responsables de la hipoperfusión tisular y el shock circulatorio.

El primer y fundamental parámetro al que van dirigidas las mediciones hemodinámicas es el gasto cardíaco, así como el volumen sistólico. Usualmente los problemas se dividen en aquellos con gasto cardíaco bajo y aquellos con gasto cardíaco elevado. De los grandes síndromes que alteran el gasto cardíaco, los que lo disminuyen son el shock hipovolémico, el shock cardiogénico y el shock obstructivo. Y se encuentra elevado en el shock distributivo (principalmente séptico) y otras situaciones como fiebre, ejercicio, enfermedades hepáticas, tirotoxicosis, embarazos, beriberi, fístulas arteriovenosas, dolor, cuadros de ansiedad, respuesta inflamatoria sistémica y embarazo.

Los parámetros de vigilancia tradicionales (frecuencia cardíaca, presión arterial, presión venosa central o saturación de oxígeno en sangre periférica) han demostrado ser insuficientes como indicadores de la entrega y el consumo de oxígeno debido a la puesta en marcha de mecanismos compensatorios. Otros parámetros como la saturación venosa central y mixta de oxígeno, el lactato, la precarga, la precarga-dependencia, el trabajo cardíaco y la poscarga, estimados o medidos mediante diferentes sistemas, han supuesto un salto cualitativo en la calidad del conocimiento hemodinámico de los pacientes.

Aunque en múltiples ocasiones estos se utilizan para contrastar un juicio clínico o guiar un tratamiento, el desconocimiento de una correcta base fisiológica por parte del clínico ha llevado a problemas en su interpretación, lo que ha facilitado que los estudios no demuestren mejoría en la supervivencia con su uso.

Para que la monitorización hemodinámica repercuta de forma beneficiosa sobre el paciente, debe necesariamente estar asociada a un manejo adecuado, una interpretación de los datos obtenidos exacta y un tratamiento efectivo que haga mejorar el pronóstico. La utilidad de los sistemas de monitorización no debería evaluarse solamente por la exactitud y fiabilidad de sus medidas, sino también por la capacidad de modificar favorablemente la evolución de los pacientes.

Las técnicas de monitorización existentes, mediante estimaciones de volúmenes y presiones, resultan imprescindibles para realizar una terapia guiada por objetivos. No obstante, ninguna de estas estimaciones refleja exactamente la volemia del paciente, ya que todas pueden afectarse por la función cardíaca, la permeabilidad vascular y las presiones intratorácicas.

Todos los intensivistas deberían poseer los conocimientos básicos para la correcta manipulación e interpretación de los sistemas de monitorización, para evitar errores y artefactos derivados de una incorrecta calibración y mantenimiento adecuado de estos. Debería, por tanto, estar estandarizado el procedimiento sobre la correcta calibración de cualquier sistema de monitorización, con la intención de obtener datos fiables.

La enfermería tiene un papel fundamental en los procedimientos de implantación, calibración, manipulación, mantenimiento y retirada de los dispositivos, así como en la atención continuada de los pacientes portadores de los mismos.

3. Sistemas de monitorización hemodinámica

La monitorización hemodinámica del paciente crítico basada exclusivamente en la presión arterial y la frecuencia cardíaca resulta a menudo insuficiente para un manejo adecuado. Cuando dichos parámetros se encuentran alterados, es debido a que ya se ha producido una descompensación de los mecanismos compensatorios y el daño al organismo ya se encuentra instaurado.

De hecho, estos pacientes pueden continuar mostrando datos de hipoxia tisular, como aumento de lactato y caída de la saturación venosa mixta y central de oxígeno (SvO_2/$SvcO_2$) incluso después de haber sido «optimizados» y haber normalizado sus constantes vitales (hasta el 80 % de los pacientes pueden persistir en *shock* con unas constantes vitales normalizadas). Por lo tanto, mantener el equilibrio entre la entrega de oxígeno y el consumo de oxígeno a los tejidos es esencial para el equilibrio de la homeostasis celular, previniendo la hipoxia de los tejidos y la insuficiencia multiorgánica posterior.

Clásicamente la monitorización hemodinámica se basaba en la medición invasiva de la presión arterial y venosa (sistémica y pulmonar) y del gasto cardíaco. Aunque su uso inadecuado se asocia a defectos y complicaciones, la monitorización invasiva sigue siendo uno de los medios más utilizados para evaluar la situación hemodinámica del paciente en la unidad de cuidados intensivos.

Existen numerosos sistemas y métodos de monitorización en la actualidad. La elección de cuál utilizar dependerá de los conocimientos y de qué necesitemos evaluar. También, de cuál domina mejor el clínico. Las nuevas técnicas de monitorización son prometedoras, pero, por diversas razones, aún no han alcanzado una aceptación generalizada, por lo que todavía las más clásicas son las que más se usan en la actualidad.

La presión venosa central (PVC) se ha utilizado clásicamente como marcador de la precarga del ventrículo derecho, y se acepta que los valores muy bajos indican hipovolemia, mientras que los valores extremadamente altos sugieren una nocividad del tratamiento con fluidos.

El catéter de la arteria pulmonar permite una evaluación completa del perfil hemodinámico y es particularmente útil para indicar el riesgo de edema pulmonar a través de la presión de la arteria pulmonar ocluida (PAPo).

Además del gasto cardíaco y la precarga, la termodilución transpulmonar mide el agua pulmonar extravascular, el cual es un marcador independiente de mortalidad en patologías como el síndrome de dificultad respiratoria aguda. La ecocardiografía permite estimar el estado de la volemia del paciente a través de los volúmenes y presiones intracardíacas.

Debido a la alta complejidad de nuestros pacientes, es primordial entender que las técnicas de monitorización no son excluyentes entre sí, pudiendo conseguirse una información complementaria cuando se combinan entre ellas. Es un error anclarse en el conocimiento de un solo sistema de monitorización y no usarlos en combinación, en el caso de que sea necesario, para un manejo individualizado de nuestros pacientes, siempre destacando la menor invasividad posible.

Cuando un médico decide monitorizar debe tener en cuenta tres criterios:

✔ Que la monitorización sea pertinente, realmente necesaria.
✔ Que la tecnología sea fiable.
✔ Que los datos obtenidos servirán para la toma de decisiones y serán empleados en las decisiones terapéuticas.

El principal objetivo de cualquier monitorización es ofrecer información útil al médico para que con ella y otros datos pueda realizar el mejor diagnóstico posible que conduzca al tratamiento más adecuado.

Los distintos sistemas de monitorización se pueden clasificar en:

✔ **Invasivos**: dispositivos que son insertados en el sistema cardiovascular del paciente con el fin de obtener una serie de parámetros que se generan en este sistema.
✔ **No invasivos**: dispositivos que al utilizarlos no alteran la barrera cutánea, disminuyendo así las complicaciones asociadas a infecciones.

3.1. Monitorización invasiva

La evolución de la monitorización hemodinámica y de sus objetivos terapéuticos está estrechamente ligada a los avances tecnológicos. La monitorización hemodinámica comenzó con el catéter de Swan-Ganz. Posteriormente, debido a su invasividad no exenta de complicaciones y, como veremos posteriormente, con un beneficio cuestionado, se desarrollaron nuevos dispositivos mínimamente invasivos.

Si bien en sus inicios el catéter de arteria pulmonar (CAP) era el sistema predominante, la aparición de nuevos dispositivos mínimamente invasivos facilitó la elaboración de algoritmos terapéuticos cuyos objetivos son más fácilmente aplicables.

Antes de desarrollar cada uno de los sistemas, es preciso destacar los factores que pueden repercutir en la validez de los trazados y medidas de los registros obtenidos con los sistemas de monitorización hemodinámica. Los factores pueden deberse a:

✔ **Circunstancias clínicas del paciente.** Las principales circunstancias están relacionadas con alteraciones en la función cardíaca y alteraciones provocadas por la presión intratorácica y/o por la hipertensión intraabdominal.

✔ **Factores relacionados con el conocimiento y experiencia en el manejo del sistema e interpretación de los datos.** Es en este apartado donde toma mayor importancia la labor de enfermería, ya que la mayoría de los errores y artefactos vienen determinados sobre todo por la obtención incorrecta de las medidas y la no validación de los trazados.

Los efectos colaterales de los errores técnicos de calibración, registro de medidas e interpretación de los datos con enfoques terapéuticos equivocados pueden tener importantes consecuencias y llevarnos a escenarios clínicos erróneos e iniciar un tratamiento inadecuado. Por ello es de vital importancia contar con una metodología adecuada tanto en la técnica de la monitorización como en la interpretación de los datos obtenidos.

Todos los intensivistas deben conocer las técnicas de preparación, instauración, calibración y correcto mantenimiento de todos estos sistemas, aunque se trate de una cuestión habitualmente manejada por el personal de enfermería.

En el siguiente apartado proponemos una metodología.

3.1.1. Metodología recomendada de calibración de un sistema de monitorización invasiva

3.1.1.1. Precauciones antes de la inserción

Antes de insertar cualquier catéter, debe realizarse un electrocardiograma y un simple estudio de coagulación (tiempo de protrombina, tiempo de tromboplastina parcial activada y número de plaquetas). Ante la presencia de alteraciones de la coagulación, existe un riesgo aumentado de sangrado, y se recomienda bien su corrección si es posible o, en caso de necesidad, elegir una vía central que pueda ser comprimida en caso de sangrado.

3.1.1.2. Preparación

Se seguirán los siguientes pasos:

1. Montar el sistema de monitorización de presión. Una vez elegido el equipo y el sistema adecuado, debemos purgar la bolsa de suero y el transductor. Deberemos colocar la bolsa de suero salino dentro del manguito de presión y colgarlo en el soporte de sueros (aún sin inflar). Lavar las líneas y el sensor únicamente por gravedad (sin presión en el manguito de presión), manteniéndolas en posición vertical y dejando que la columna de fluido suba por la línea empujando el aire hacia el exterior hasta que el líquido alcance el final de la línea. Presurizar la bolsa de presión hasta que alcance los 300 mm Hg y eliminar cualquier posible burbuja residual.

2. Conectar el cable de presión no desechable compatible con el monitor de cabecera al transductor de presión y al monitor de cabecera.

3. Nivelar la llave del transductor con respecto al eje flebostático.

4. Abrir la llave al aire atmosférico. Ajustar a cero la presión.

3.1.1.3. Intervenciones que se han de realizar en un sistema de presión

La obtención de lecturas hemodinámicas con exactitud depende del entendimiento esencial de los componentes del equipo de monitorización hemodinámica. Los componentes claves para la exactitud de la replicación de los trazados incluyen el cero de referencia, la nivelación y calibración del sistema de traductor/amplificador, y la valoración de la frecuencia de respuesta y coeficiente de resistencia (amortiguación) del sistema de tubuladuras. El cero de referencia y la nivelación son las acciones más importantes cuando queremos obtener unos valores hemodinámicos exactos, dado el grado de error a que pueden inducir. La valoración de la frecuencia de respuesta y el coeficiente de resistencia a través de la prueba de lavado es de lo más importante.

✔ **Técnica de nivelación.** Situar la luz de la llave de tres vías abierta en el mismo plano (nivel) que el del final del catéter que va a ser usado para realizar las medidas. Paciente con cabecera incorporada a 30°, traductor con llave de tres vías nivelado en el cuarto espacio intercostal a nivel esternal y línea media axilar.

✔ **Calibración cero.** Abrir la llave de tres vías al aire y activar la llave de función cero del monitor (amplificador). El ajuste a cero debe realizarse al menos una vez cada 8 horas.

✔ **Respuesta dinámica adecuada.** Se valorará la respuesta del sistema dinámico mediante la prueba de lavado o test de la onda cuadrada (Fig. 17-1).

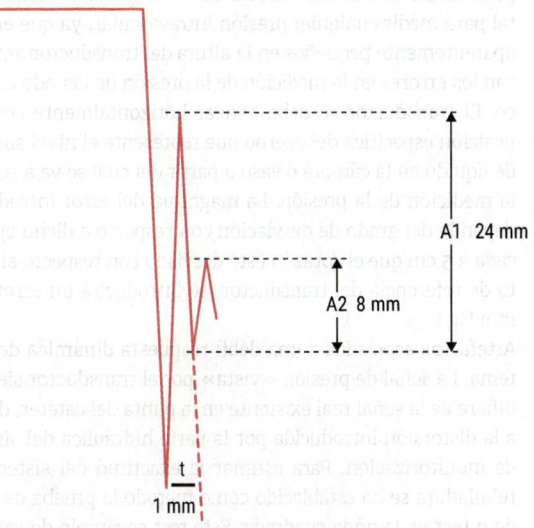

A1 24 mm

A2 8 mm

t

1 mm

Fig. 17-1 | Prueba de lavado o test de la onda cuadrada: evaluación de la amortiguación de un sistema de monitorización presión.

3.1.1.4. Mantenimiento de un sistema transductor de presión

Para el mantenimiento se seguirán estos pasos:

1. Mantener el nivel de los transductores: debe volverse a nivelar el transductor siempre que la altura del paciente o su posición cambie en relación con el mismo.
2. Volver a ajustar a cero el transductor: el ajuste a cero del transductor de presión debe realizarse al menos cada 8 horas.
3. Confirmar la presión del manguito de presión: hay que mantener una presión de 300 mm Hg para asegurar un flujo continuo de la solución salina y de la exactitud del sistema.
4. Comprobar el volumen de la bolsa de lavado: cambiarla cuando esté a menos de un cuarto del contenido total para asegurar un flujo constante de la solución de lavado y la exactitud del sistema.
5. Comprobar la integridad del sistema: hay que asegurarse de que no existan burbujas en el sistema (ya que pueden formarse a lo largo del tiempo), de que las llaves estén debidamente alineadas, de que las conexiones no presenten fugas y de que el catéter no se encuentre acodado.
6. Comprobar la respuesta de frecuencia: realizar una prueba de onda cuadrada cada 8-12 horas, o cada vez que se crea necesario, para evaluar una posible sobreamortiguación o subamortiguación del sistema.

3.1.1.5. Errores y artefactos debidos a una manipulación inadecuada del equipo de un sistema de presiones

En lo referente a la manipulación, calibración y mantenimiento del sistema de monitorización, es imprescindible el conocimiento y experiencia de todo el equipo clínico.

✔ **Repercusión de una nivelación inapropiada en las lecturas de presión.** La colocación correcta del transductor es fundamental para medir cualquier presión intravascular, ya que errores aparentemente pequeños en la altura del transductor amplifican los errores en la medición de la presión de llenado cardíaco. El transductor se debe alinear horizontalmente con una posición específica del cuerpo que represente el nivel superior de líquido en la cámara o vaso a partir del cual se va a realizar la medición de la presión. La magnitud del error introducido depende del grado de desviación con respecto a dicho eje. Por cada 2,5 cm que el corazón esté desviado con respecto al punto de referencia del transductor, se introducirá un error de 2 mm Hg (Fig. 17-2).

✔ **Artefactos asociados a una débil respuesta dinámica del sistema.** La señal de presión «vista» por el transductor siempre difiere de la señal real existente en la punta del catéter, debido a la distorsión introducida por la parte hidráulica del sistema de monitorización. Para estimar la exactitud del sistema de tubuladura se ha establecido como método la prueba de lavado o test de la onda cuadrada. Este test es simple de realizar, relativamente fácil y rápido. Los transductores de presión fisiológica presentan amortiguación. Una amortiguación óptima tiene como resultado una forma de onda y un valor visua-

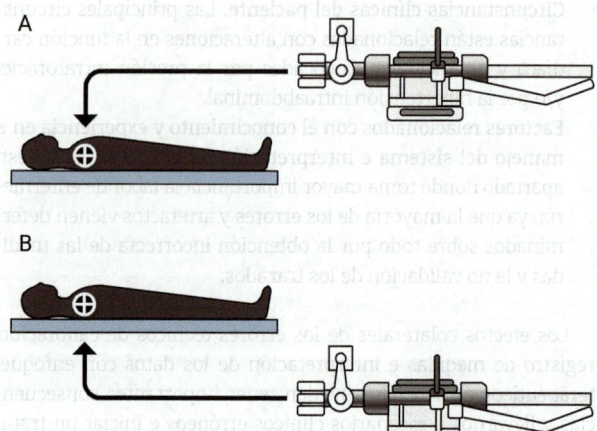

Fig. 17-2 | Nivelación inapropiada en lecturas de presión. A. Se realizará una lectura de presión más baja de las reales si el corazón queda más bajo que el transductor de presión. B. En el caso contrario, se realizará una lectura de presión más alta si el corazón queda más alto que el transductor de presión.

lizado fisiológicamente correcto. Un sistema de presión fisiológica sobreamortiguado dará como resultado una presión arterial sistólica subestimada y una presión arterial diastólica sobreestimada. Un sistema de presión fisiológica subamortiguado dará como resultado una presión arterial sistólica sobreestimada y una presión arterial diastólica subestimada. En la Fig. 17-3 se muestran los distintos trazados que pueden aparecer con la prueba de lavado.

3.1.2. Sistemas de monitorización invasiva y mínimamente invasiva

3.1.2.1. Presión venosa central

La PVC sigue siendo una de las medidas hemodinámicas más utilizada para evaluar el estado de la volemia del paciente y decidir la administración de fluidos. Existe consenso en que las medidas aisladas de la PVC (con cualquier valor) no son suficientes para evaluar este parámetro y plantear un objetivo.

Un uso adecuado de las mediciones de la PVC requiere del conocimiento de una base fisiológica y de sus limitaciones.

3.1.2.1.1. Fundamentos fisiológicos

La PVC refleja la interacción entre la función del ventrículo derecho y la función del retorno venoso. Es por ello que un valor

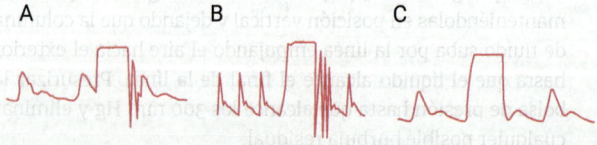

Fig. 17-3 | Artefactos en la respuesta dinámica del sistema. A. Trazado normal, las oscilaciones van disminuyendo de altura progresivamente después de la onda cuadrada; se verían 1,5-2 oscilaciones. B. Curva resonante o sistema subamortiguado: aparecen muchas oscilaciones de la misma altura y separadas entre sí. C. Curva amortiguada o sistema sobreamortiguado: al aplicar el lavado no aparece ningún tipo de oscilación, sino una caída lenta de la curva cuadrada.

aislado de la PVC puede implicar varios estados de la función cardíaca y del retorno venoso. Los cambios en la PVC pueden ser consecuencia de las variaciones en la función cardíaca, en el retorno venoso o en ambos.

En una persona sana, la PVC es cercana a cero, y para un rendimiento óptimo el corazón siempre intentará mantener la PVC lo más baja posible. Cambios en el retorno venoso o en el gasto cardíaco no se asocian a cambios significativos en la PVC. Esto se explica porque la PVC resulta de la interacción entre el retorno venoso y la función del ventrículo derecho. Mientras se mantenga la función del ventrículo derecho, la PVC se mantendrá lo más baja posible.

Por otro lado, debemos tener en cuenta que la PVC no equivale a precarga, ya que la PVC es una presión intracavitaria y la precarga se define no solo por la presión intravascular sino también por la presión que rodea al corazón. Si a la presión intramural (presión de la aurícula derecha o PVC) le restamos la presión externa o extramural (presión pericárdica, que es equivalente a la presión pleural), obtenemos la presión transmural. Dicha presión transmural es la que define la precarga cardíaca.

No obstante, cuando la presión extramural y la complianza ventricular permanecen estables, los cambios en la PVC sí reflejan cambios en la precarga del ventrículo derecho.

Por el contrario, en situaciones patológicas en las que existe un aumento de la presión pleural y pericárdica (p. ej., en la hipertensión abdominal o la hiperinsuflación pulmonar), ese aumento se transmite a las cavidades cardíacas y, por tanto, se produce una elevación de la PVC (aunque la precarga puede afectarse en sentido contrario y reducirse).

3.1.2.1.2. Medición

Uno de los errores más comunes es consecuencia de los problemas en la calidad de la medición de la PVC. Para su medición se requiere un catéter venoso central cuya punta se encuentre insertada en la vena cava superior hasta la entrada de la aurícula derecha y conectada a un transductor de presión electrónico que a su vez esté conectado a un monitor que muestre una onda de presión continua.

La nivelación es crucial para que los valores sean correctos, debiéndose colocar el transductor a la altura del punto medio de la aurícula derecha (5 cm por debajo del ángulo esternal).

Otro dato importante es que la medida debe realizarse al final de la espiración. En condiciones normales, la presión pleural es cercana a cero al final de la espiración y el efecto de la presión externa puede ser despreciado, siendo en estos casos la PVC la más cercana a la presión transmural de la aurícula derecha.

En el caso de respiración espontánea, el valor más real será el más alto que se visualice en la curva, correspondiendo al final de la espiración (ya en inspiración la presión negativa disminuye las presiones infraestimando el valor real). Por el contrario, en el caso de ventilación mecánica el valor más real se mide al final de la espiración y será el más bajo de la curva, ya que la presión positiva influye mucho menos en la espiración que en la inspiración. Es imprescindible que el volumen corriente sea mayor de 6-8 mL/kg, tomándose en caso contrario el valor medio que se muestre en el monitor. Si existe presión positiva al final de la espiración (PEEP), es preciso realizar un factor de corrección de la PEEP transmitida al tórax, que se estima alrededor del 40-50 % del va-

lor de PEEP que habría que sumar a la PVC (p. ej., con una PEEP de 10 cm H_2O habría que sumar unos 4 mm Hg al valor de PVC obtenido).

La medición más exacta de la PVC se debe realizar al final de la espiración, en un punto en que coincida el inicio de la onda «a» con el P-R del electrocardiograma: congelando las curvas, podremos calcular el punto medio entre la onda «a» y el seno «x», PVC = (a + v)/2 (eventualmente se puede detectar una muesca dícrota a mitad de onda o punto «z», que corresponde a este valor). Los monitores más modernos utilizan este método sin que tengamos que realizarlo manualmente, pero el clínico debería ser capaz de efectuar estas medidas manualmente identificando todos los parámetros y curvas.

3.1.2.1.3. Cuándo utilizar la presión venosa central

La medición de la PVC en combinación con la medida del gasto cardíaco es útil siempre que se realice de forma dinámica en la evaluación de los cambios del sistema cardiovascular ante los tratamientos instaurados («*fluid challenge*», introducción de inotropos y/o vasoactivos y, la forma más sencilla, monitorizarla coincidiendo con los ciclos respiratorios). Podríamos afirmar que un paciente no es dependiente de la precarga cuando el trazado de la PVC no oscila con los movimientos respiratorios. En cambio, durante la ventilación mecánica, cuanto más aumente la PVC durante la presión positiva, más probable es que el paciente sea dependiente de la precarga (Fig. 17-4).

Cuando queramos evaluar la eficacia que ha tenido la administración de fluidos en la precarga ventricular, determinaremos que el efecto ha sido positivo si objetivamos un incremento en el retorno venoso, la precarga del ventrículo derecho y el gasto cardíaco. En la práctica clínica podemos decir que la precarga ventricular ha tenido una respuesta eficaz a la administración de fluidos cuando se produce un aumento de al menos 2 mm Hg en la PVC. Si además de este incremento se produce también un aumento del gasto cardíaco, podremos decir que la respuesta a la administración de fluidos ha sido eficaz. Por el contrario, si pese al aumento de la PVC no aumenta el gasto cardíaco (o incluso disminuye), la respuesta no habría sido eficaz y el paciente no sería precarga-dependiente. Este es el concepto de precarga-dependencia y precarga-independencia. En el último caso, ante la ausencia de aumento de la PVC, se puede deducir que el volumen ha sido insuficiente para aumentar la presión sistémica media de llenado, o que, debido a un trastorno de permeabilidad capilar, se ha producido una extravasación del mismo al espacio intersticial.

3.1.2.2. Catéter de Swan-Ganz: presión de la arteria pulmonar ocluida

Aunque el catéter de arteria pulmonar (CAP) contribuyó a aumentar el conocimiento del sistema cardiovascular y a diferenciar los distintos tipos de *shock*, durante los últimos años se ha producido un desplome de su uso debido a la alerta de múltiples estudios que concluían un uso «no rutinario» debido a su seguridad, fiabilidad y validez. Con la aparición de otros sistemas de monitorización menos invasivos, durante unos años pasó a estar en desuso, y las generaciones más noveles de nuestra especiali-

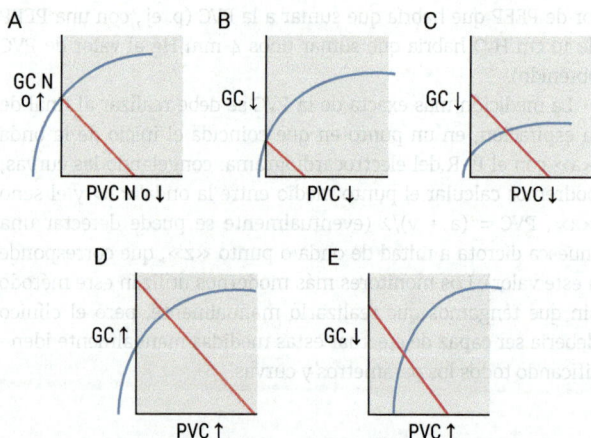

Fig. 17-4 | Evaluación del escenario hemodinámico tras la medida simultánea del gasto cardíaco y la presión venosa central. A. Función cardíaca conservada. B. Hipovolemia. C. Disfunción cardíaca. D. Hipervolemia. E. Aumento de la presión extramural, pleural, pericárdica e intraabdominal. GC: gasto cardíaco; N: normal; PVC: presión venosa central.

dad desconocen la interpretación de los trazados y su información en la fisiología del paciente.

Aunque distintos metanálisis no habían demostrado diferencias con su uso en cuanto a la mortalidad ni al descenso de las estancias hospitalarias, hay que considerar que el aumento de la morbilidad comunicado puede ser debido al abuso de inótropos y vasodilatadores sin haber optimizado el uso de los mismos. Por otro lado, en los últimos metanálisis existe controversia sobre su uso en el *shock* cardiogénico, ya que se ha observado un descenso de la mortalidad a corto plazo. No obstante, se necesitan más estudios prospectivos para confirma dicha hipótesis.

La monitorización con el CAP permite medir el volumen sistólico y por tanto el gasto cardíaco de forma continua o intermitente, conocer la presión de la arteria pulmonar (PAP), estimar la presión de llenado del ventrículo izquierdo a través de la medida de la presión de la arteria pulmonar ocluida (PAPo) y calcular la presión capilar pulmonar (PCP); esta última es uno de los principales factores de la ecuación de Starling, que define el movimiento de fluidos a través de la membrana y la formación del edema pulmonar. También nos proporcionará información sobre los índices de trabajo cardíaco y las resistencias vasculares sistémicas y pulmonares.

3.1.2.2.1. Fundamentos fisiológicos

El CAP refleja el perfil hemodinámico del paciente relacionando la presión intravascular izquierda, la presión intravascular derecha y el gasto cardíaco.

En la práctica clínica diaria es muy frecuente confundir los términos PAPo (presión de la arteria pulmonar ocluida, también conocida como «de enclavamiento») y PCP (presión capilar pulmonar) tanto al medirlos como al interpretarlos.

Denominamos PAPo a la presión que registramos tras el inflado del balón, produciendo estanqueidad de la rama ocluida con desaparición del flujo reflejado por la amortiguación del trazado pulsátil de la arteria pulmonar. De esta forma creamos una columna estática de sangre entre la punta del CAP y las venas pulmonares (concretamente en el punto J o unión del drenaje venoso ocluido y los no ocluidos). Por tanto, la PAPo es una presión ve-

nosa, intermedia entre la PCP y la presión media de la aurícula izquierda (PAI). La diferencia entre PAPo y PCP va a depender del gasto cardíaco y de la resistencia venosa anterior al punto J.

La PCP, por el contrario, es una medida de la presión en los capilares pulmonares, relacionada con el intercambio de fluidos entre los capilares y el intersticio pulmonar, y no con la presión de llenado del ventrículo izquierdo.

Al ser la PAPo una presión venosa y la PCP una presión capilar, la PCP será mayor que la PAPo. Es por ello que, por ejemplo, en la insuficiencia cardíaca estarán aumentadas tanto la PAPo como la PCP. Pero puede ocurrir que la PCP esté aumentada y la PAPo normal o disminuida, como por ejemplo sucede en la hipertensión pulmonar.

Siempre que se use un dispositivo hay que saber interpretar sus valores, por lo que es necesario conocer que la presión de aurícula derecha es 2-6 mm Hg, la presión del ventrículo derecho es 15-25 mm Hg de sistólica y 0-5 mm Hg de diastólica, la presión en la arteria pulmonar es 15-30 mm Hg de sistólica, 8-15 mm Hg de diastólica y 9-19 mm Hg de media, y la presión de enclavamiento es 6-12 mm Hg.

Cuando se infla el balón del CAP desaparece la presión de pulso (sistólica y diastólica pulmonar) y aparece la presión de enclavamiento pulmonar, distinguiéndose la onda «a», que coincide con la diástole ventricular, y la onda «v», que coincide con la sístole ventricular (la onda «a» coincide en el electrocardiograma localizaremos con el final del complejo QRS y la onda «v» con el final de la onda T, poco antes de la onda P) (Fig. 17-5).

La onda «a» se genera con la válvula mitral abierta y se correlaciona con la presión de llenado de ventrículo izquierdo, mientras que la onda «v» se genera con la válvula mitral cerrada y equivale a la presión de llenado de la aurícula izquierda. En condiciones normales ambas son de la misma amplitud (cambios mínimos en la presión de aurícula izquierda durante sístole y diástole), pero cuando existen ondas anómalas (onda V gigantes, por ejemplo, en la insuficiencia mitral), tanto la presión media de la aurícula izquierda como la presión enclavada son mayores que la presión de llenado de ventrículo izquierdo.

La hipervolemia puede ser una causa frecuente de aumento en la magnitud de las ondas V. La sobredistensión de la aurícula izquierda influye en la porción inclinada de su curva de distensibilidad. Esto es que pequeños cambios de volumen producen grandes cambios de presión. Hasta un tercio de los pacientes con insuficiencia mitral grave pueden no mostrar ondas V gigantes.

La insuficiencia tricúspidea tiene una onda V menos prominente que la insuficiencia mitral, con una onda Y prominente.

Por otro lado, para poder medir la PCP tenemos que observar detalladamente la transición desde la presión pulsátil en la arteria pulmonar hasta la presión de enclavamiento. Inicialmente se produce una fase rápida, que corresponde al descenso de presión a través de las arterias pulmonares, y posteriormente una fase lenta, que corresponde al descenso presión de las venas pulmonares. El punto de inflexión entre una y otra representaría la PCP. Una ecuación sencilla para poder calcularla es:

$$PCP = PAPo + 0,4 (PAPm - PAPo)$$

donde *PCP* es la presión capilar pulmonar, *PAPo* es la presión de la arteria pulmonar ocluida y *PAPm* es la presión media de la arteria pulmonar.

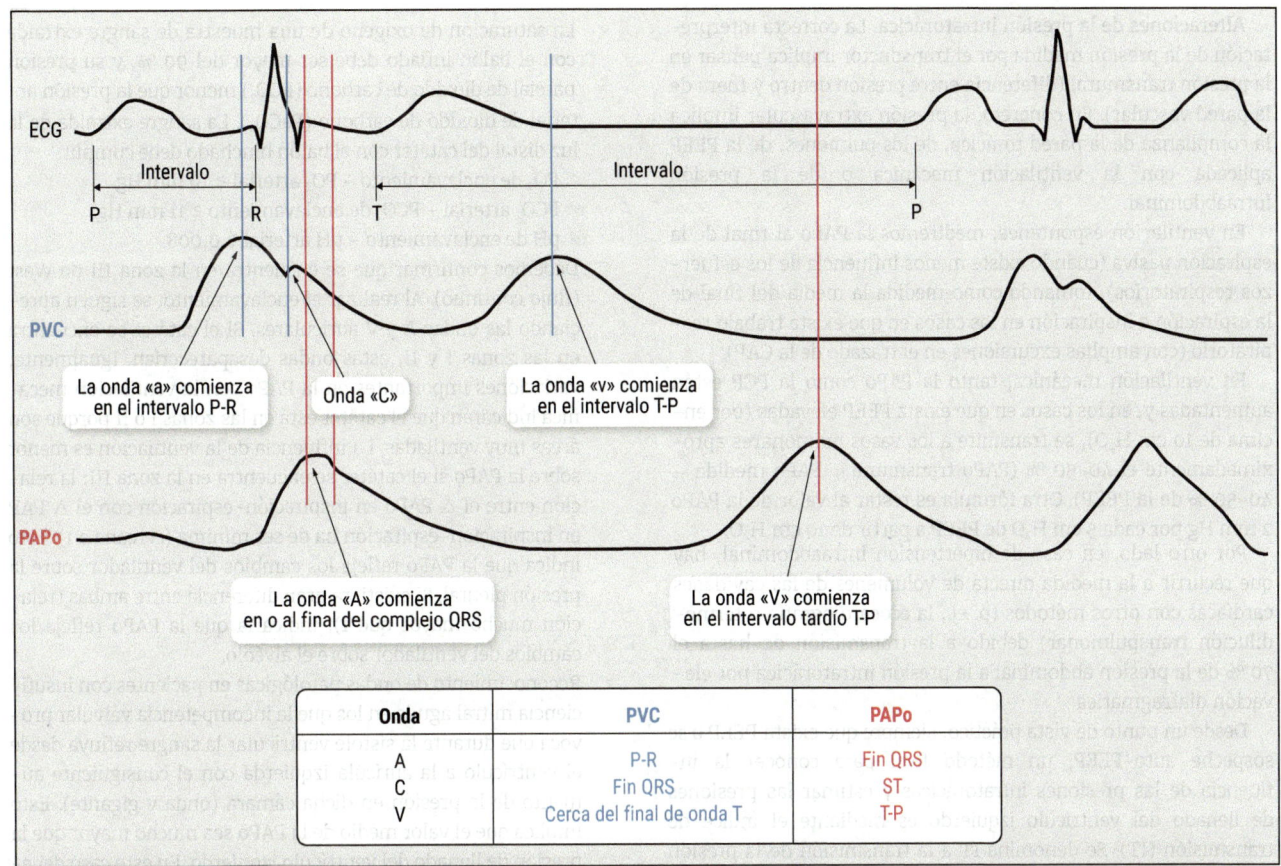

Fig. 17-5 | Diferencias en la correlación con el electrocardiograma (ECG) de la presión venosa central (PVC) y la presión de la arteria pulmonar ocluida (PAPo) de las ondas «a», «c» y «v».

Los requisitos prácticos para poder utilizar esta ecuación son: confirmar previamente la posición correcta del catéter, establecer la influencia de la presión intratorácica sobre las presiones intravasculares medidas y reconocer la existencia de ondas patológicas en el trazado de la arteria pulmonar.

Por ello, para interpretar el registro del CAP debemos tener conocimiento de los distintos factores que influyen en sus medidas. Se puede distinguir entre los factores relacionados con el paciente y los factores relacionados con el procedimiento.

Dentro de los **factores relacionados con el paciente** se incluyen las alteraciones de la función cardíaca y las alteraciones de la presión intratorácica.

Alteraciones de la función cardíaca. La función cardíaca va a estar sobre todo influida por la distensibilidad miocárdica y de los obstáculos en el circuito:

✔ **Distensibilidad miocárdica.** La relación presión-volumen diastólica no es lineal. Por ello, la misma carga de volumen puede influir en un distinto incremento de la presión en función del lugar de la curva donde se encuentre. Por otro lado, un problema diastólico implica un cambio en la curva presión-volumen con una mayor pendiente y desplazamiento. En esta situación es frecuente que la presión de llenado del ventrículo izquierdo exceda a la PAI a causa de la presión generada por la contracción auricular («patada auricular») justo antes de la sístole ventricular. La medida de la PAPo en estas circunstancias registra cifras elevadas probablemente con gasto cardíaco bajo, lo que podría implicar un cambio en el

tratamiento (iniciar diuréticos y/o vasoactivos). Por tanto, en este caso la PAPo en nuestros pacientes no refleja con frecuencia el llenado ventricular y no puede ser utilizada como medida o indicador de precarga [PAPo = PAI ≠ PdfVI ≠ VdfVI] (siendo PdVI la presión al final de la diástole del ventrículo izquierdo y VdfVI el volumen al final de la diástole del ventrículo izquierdo).

✔ **Obstáculos en el circuito.** Cualquier obstrucción (total o parcial) que origine una pérdida de continuidad entre la punta de catéter con la aurícula izquierda causará una PAPo no válida que estará aumentada, excediendo las presiones medias de aurícula izquierda y diastólica final de ventrículo izquierdo. Entre las causas de obstrucción se encuentran: *a*) obstrucción parcial entre aurícula izquierda y ventrículo izquierdo por estenosis mitral o mixoma auricular; *b*) regurgitación de la válvula mitral; *c*) insuficiencia aórtica; *d*) obstrucciones en las venas pulmonares. Por otro lado, el catéter debe estar alojado en la zona III de West (campos basales pulmonares donde el flujo sanguíneo es el óptimo), ya que si se alojara en las zonas I o II, las mediciones serían erróneas (mayor aireación y menor flujo sanguíneo). Por lo tanto, si tuviéramos una presión extracardíaca aumentada (p. ej., por PEEP elevadas), la zona pulmonar donde se aloja el catéter se comportaría como una zona II a pesar de encontrarse físicamente en una zona III (flujo intermitente), lo que provocaría que la PAPo midiera la presión alveolar. En estas circunstancias, la PAPo no mide el llenado del ventrículo izquierdo (PAPo ≠ presión venosa ≠ PAI ≠ PdfVI).

Alteraciones de la presión intratorácica. La correcta interpretación de la presión medida por el transductor implica pensar en la presión transmural (diferencia entre presión dentro y fuera de la pared vascular). En concreto, la presión extravascular implica la complianza de la pared torácica, de los pulmones, de la PEEP aplicada con la ventilación mecánica o de la presión intraabdominal.

En ventilación espontánea, mediremos la PAPo al final de la espiración pasiva (cuando existe menos influencia de los esfuerzos respiratorios), tomando como medida la media del final de la espiración e inspiración en los casos en que exista trabajo respiratorio (con amplias excursiones en el trazado de la CAP).

En ventilación mecánica, tanto la PAPo como la PCP están aumentadas y, en los casos en que exista PEEP elevadas (por encima de 10 cm H_2O), se transmite a los vasos pulmonares aproximadamente el 40-50 % (PAPo transmural = PAPo medida – 40-50 % de la PEEP). Otra fórmula es restar al valor de la PAPo 2 mm Hg por cada 5 cm H_2O de PEEP a partir de 10 cm H_2O.

Por otro lado, en caso de hipertensión intraabdominal, hay que recurrir a la medida directa de volúmenes de las cavidades cardíacas con otros métodos (p. ej., la ecocardiografía o termodilución transpulmonar) debido a la transmisión de hasta el 70 % de la presión abdominal a la presión intratorácica por elevación diafragmática.

Desde un punto de vista práctico, siempre que exista PEEP o se sospeche auto-PEEP, un método fácil para conocer la influencia de las presiones intratorácicas y estimar las presiones de llenado del ventrículo izquierdo es mediante el índice de transmisión (IT). Se denomina IT a la transmisión de la presión en la vía aérea al espacio intravascular, y para calcularlo dividiremos los incrementos en la PAPo y en la presión alveolar observados durante el ciclo respiratorio según la ecuación:

$$IT = \Delta \text{ PAPo} / \Delta \text{ Presión alveolar}$$

Donde Δ *PAPo* es igual a la PAPo medida al final de la inspiración menos la PAPo medida al final de la espiración, y Δ *Presión alveolar* es igual a la presión meseta en la vía aérea menos la PEEP total (en mm Hg). Una vez calculado el IT, debemos restar a la PAPo medida durante el final de la espiración el resultado de multiplicar la PEEP total (en mm Hg) por dicho IT:

$$\text{Presión de llenado} = \text{PAPo} - (IT \times \text{PEEP total})$$

Dentro de los **factores relacionados con el procedimiento** se incluyen los ocasionados por el proceso de cateterización (arritmias principalmente) y por daños vasculares, además de los producidos a largo plazo, como la trombosis y la infección.

3.1.2.2.2. Mediciones en el catéter de la arteria pulmonar

Los principales errores que podemos cometer en las mediciones del CAP son los relacionados con la preparación del transductor y a la hora de «realizar el cero» para fijar la altura al nivel de la aurícula izquierda. Por otra parte, la validación del trazado se comprobará de la siguiente forma:

✔ La PAPo tiene que ser menor que la PAP diastólica, salvo si existe onda V gigante o el paciente presentaba hipertensión pulmonar.
✔ Debemos identificar las ondas «a» y «v» con claridad y un trazado que sea reproductible tras repetidos inflados/desinflados del balón, visualizando claramente las curvas de PAPo y PAP.

✔ La saturación de oxígeno de una muestra de sangre extraída con el balón inflado debe ser mayor del 90 %, y su presión parcial de dióxido de carbono (PCO_2) menor que la presión arterial de dióxido de carbono ($PaCO_2$). La sangre extraída de la luz distal del catéter con el balón hinchado debe cumplir:
  ✏ PO_2 de enclavamiento - PO_2 arterial ≥ 19 mm Hg.
  ✏ PCO_2 arterial - PCO_2 de enclavamiento ≥ 11 mm Hg.
  ✏ pH de enclavamiento - pH arterial ≥ 0,008.
✔ Debemos confirmar que se encuentra en la zona III de West (flujo continuo). Al realizar el enclavamiento, se siguen apreciando las ondas A y V auriculares. Si el catéter se encuentra en las zonas I y II, estas ondas desaparecerían. Igualmente, variaciones importantes en la PAPo con la ventilación mecánica indicarán que el catéter está en las zonas I o II porque son áreas muy ventiladas. La influencia de la ventilación es menor sobre la PAPo si el catéter se encuentra en la zona III: la relación entre el Δ PAPo en inspiración-espiración con el Δ PAP en inspiración-espiración ha de ser mínima (cercana a 1). Esto indica que la PAPo refleja los cambios del ventilador sobre la presión pleural. Si existiera gran diferencia entre ambas (relación mucho mayor que 1), indicaría que la PAPo refleja los cambios del ventilador sobre el alvéolo.
✔ Reconocimiento de ondas patológicas en pacientes con insuficiencia mitral aguda en los que la incompetencia valvular provoca que durante la sístole ventricular la sangre refluya desde el ventrículo a la aurícula izquierda con el consiguiente aumento de la presión en dicha cámara (onda v gigante). Esto implica que el valor medio de la PAPo sea mucho mayor que la presión de llenado del ventrículo izquierdo. En este caso debemos medir la presión más cercana a la telediástole del ventrículo en el trazado de la PAPo, que se corresponde al valor medio de la onda «a» (en el caso de no identificar la onda «a» podemos tomar como valor la base de la onda «v»). En otras ocasiones es la onda «a» la que presenta un valor mucho mayor que la presión de llenado del ventrículo izquierdo, como ocurre en la estenosis mitral y en el bloqueo auriculoventricular. En estos casos no podremos considerar la PAPo una medida de presión de llenado del ventrículo izquierdo.

3.1.2.2.3. Cuándo utilizar la presión de la arteria pulmonar ocluida

Como hemos explicado anteriormente, existen situaciones que están en entredicho en el paciente crítico, por lo que la monitorización con el CAP se ha relegado principalmente a los siguientes escenarios:

✔ Cuando exista un problema diagnóstico en un paciente con infiltrado pulmonar y sospecha de afectación cardíaca o valoración de hipertensión pulmonar.
✔ Aunque esta utilidad está cuestionada, los valores extremos de la PAPo pueden ayudar a guiar una reanimación de fluidos. En cambio, la medición del gasto cardíaco mediante el CAP refleja los valores medios de los 3-5 minutos anteriores. Es por ello que no sería adecuado para evaluar la capacidad de respuesta a los fluidos.
✔ El CAP proporciona una evaluación fiable de la oxigenación tisular con la oxigenación venosa mixta y los índices derivados del dióxido de carbono.

3.1.2.3. Termodilución transpulmonar

La termodilución transpulmonar es en la actualidad el *gold standard* de la monitorización del gasto cardíaco, sobre todo en el *shock* séptico. Los sistemas más conocidos son el PICCO® y el VolumeView®.

Mediante los distintos sistemas que utilizan la termodilución transpulmonar podemos monitorizar el gasto cardíaco de forma continua y los distintos volúmenes de los principales compartimentos intratorácicos. Por otro lado, podemos realizar una medición continua del volumen sistólico mediante el análisis del contorno de pulso. Por último, incorporan medidas de dinámicas de precarga a partir de variaciones de la presión del pulso arterial y del volumen sistólico, así como medidas de contractilidad miocárdica y en algunos casos de la potencia cardíaca.

3.1.2.3.1. Fundamentos fisiológicos

Por medio de la inyección intravascular de una sustancia (denominada *indicador*) y la medida de su concentración en un punto posterior, se construye una curva de conservación del indicador entre los dos puntos. El indicador se inyecta en una vía central y se detecta en una arteria sistémica (femoral o axilar). Si el flujo es alto, el indicador se diluirá rápidamente, y al contrario si el flujo es bajo. Conociendo la cantidad de indicador y si experimenta pérdida o ganancia entre ambos puntos, se podría calcular el flujo mediante la ecuación de conservación de masas.

Existen varios indicadores, de los que el más utilizado es la temperatura gracias a la introducción de la ecuación de Stewart-Hamilton. Esta curva se obtiene mediante la caída de la temperatura al 70 % y al 35 % de la caída máxima de la temperatura, y se definen tres áreas, siendo la tercera la más baja, con una relativa baja señal que se puede aumentar con la administración de más suero y que esté más frío. Otras modificaciones de la curva pueden estar condicionadas por la administración de sueros fríos que varían la actividad sinusal, con reducción de la frecuencia cardíaca y modifican la lectura del gasto cardíaco verdadero.

Una vez se estima el gasto cardíaco mediante la termodilución, ya se puede estimar de forma continua analizando el contorno de la onda de pulso arterial.

En la práctica clínica la onda de contorno de pulso ha demostrado ser fiable incluso en situaciones de inestabilidad hemodinámica. No obstante, cuando el paciente sufra un cambio brusco intrínsecamente o en su terapia, ya sean cambios hemodinámicos o respiratorios, se debe realizar una nueva calibración. De hecho, aunque no existan estos cambios, se recomienda una nueva calibración como mínimo cada 12 horas.

A partir de ecuaciones y algoritmos en la curva de termodilución se pueden calcular los volúmenes intratorácicos. Entre ellos destaca el agua extravascular pulmonar, que es un predictor independiente de mortalidad. El agua extravascular pulmonar medida como índice (ELWI) puede elevarse por un aumento de la presión intravascular (puede estar asociado a una disfunción cardíaca o a un aumento o mala gestión de la volemia) o por un aumento de la permeabilidad capilar (p. ej., en el *shock* séptico). Este parámetro, cuando está elevado, es factor pronóstico independiente de aumento de la mortalidad en el síndrome de dificultad respiratoria aguda.

Hay que tener en cuenta algunas consideraciones: en la insuficiencia tricúspidea grave el flujo retrógrado atenúa el pico térmico, aumentando el área bajo la curva del lavado por recirculación del volumen inyectado. La presencia de un cortocircuito izquierda-derecha o derecha-izquierda puede provocar falsas elevaciones del gasto cardíaco, en el último supuesto por el paso del trazador a cavidades izquierdas.

La diferencia entre la tecnología de termodilución transpulmonar de los sistemas semiinvasivos (TDtp) y la termodilución convencional de Swan-Ganz es la siguiente:

- ✔ En la termodilución convencional con el catéter de Swan-Ganz:
  - ✐ Se utiliza como punto de inyección la vena cava.
  - ✐ Como segundo punto de recepción se usa la arteria pulmonar.
  - ✐ Ambos sensores se encuentran en el mismo catéter. Para acceder a la arteria pulmonar, el catéter tiene que invadir la aurícula y ventrículo derechos impidiendo el correcto cierre de la válvula tricúspide (de separación entre aurícula y ventrículo).
  - ✐ Se utiliza la medida de la presión capilar pulmonar para estimar la respuesta del corazón a una carga de volumen.
- ✔ En la TDtp:
  - ✐ Se utiliza como punto de inyección la vena cava superior.
  - ✐ Como segundo punto de recepción se usa una arteria central sistémica.
  - ✐ Para el cálculo de la precarga se utilizan volúmenes.
  - ✐ El recorrido del volumen frío por el lecho vascular permite el cálculo del agua extravascular pulmonar indexada (ELWI).

Los valores paramétricos del catéter de termodilución cardíaca y transpulmonar se pueden consultar en el capítulo «*Shock* y síndrome de disfunción multiorgánica».

3.1.2.3.2. Medidas dinámicas de precarga-dependencia

Las medidas dinámicas de precarga-dependencia se basan en los cambios cíclicos que la ventilación mecánica controlada induce sobre el retorno venoso y sobre el volumen sistólico. Mientras se consideran parámetros estáticos de precarga las presiones intracardíacas (PVC y PAPo), los volúmenes telediastólicos y el tiempo de eyección del ventrículo izquierdo, se consideran parámetros dinámicos de precarga (precarga-dependencia) los que veremos en adelante: variación de la presión de pulso (VPP), variación de volumen sistólico (VVS), variaciones de la presión del pulso arterial durante la maniobra de Valsalva y variaciones respiratorias del diámetro de la vena cava.

La ventilación mecánica con presión positiva produce un aumento de la presión intratorácica, que durante la inspiración genera sobre el lado izquierdo del corazón un aumento transitorio de su llenado y del volumen sistólico, debido al efecto de compresión o «estrujamiento» que ejerce sobre el sistema venoso pulmonar volcando toda esta sangre al corazón izquierdo. Por otro lado, de forma simultánea, se produce un descenso del llenado del corazón derecho al disminuir el retorno venoso. La consecuencia es que durante la espiración el ventrículo izquierdo se encuentra relativamente vacío debido a que durante la inspiración las venas pulmonares se «exprimen» y no son suficientemente rellenadas desde el ventrículo derecho, el cual igualmente no fue adecuadamente llenado por disminución previa del retorno venoso. En resumen, se produce un aumento del volumen sistólico del ventrículo izquierdo durante la inspiración y una disminución de este durante la espiración. Además, la presión positiva intratorácica en la inspiración facilita la «expulsión» de sangre desde el ventrículo derecho hacia los vasos sanguíneos arteriales extratorácicos, ya que esta presión ayuda a vencer con más facilidad la resistencia vascular.

Esta interacción entre corazón y ventilación con presión positiva se manifiesta con cambios cíclicos en el volumen sistólico y, en consecuencia, en la presión arterial sistémica. Por lo tanto, con un decalaje en el monitor de unas fracciones de segundo, la inspiración del ventilador producirá una elevación de la curva de presión arterial, y la espiración un descenso de esta. Para explicarlo fácilmente, cuanto más vacío esté un corazón (menor sea la volemia), más influirá la presión del ventilador sobre este, amplificándose las diferencias en el volumen sistólico entre la inspiración y la espiración, y por lo tanto, la diferencia de la curva de presión arterial entre estos dos momentos será mayor. Sin embargo, cuanto más lleno esté un corazón (mayor sea la volemia), menos influirá la presión positiva sobre él (al estar bien replecionado de volumen), y los cambios en la curva de presión arterial entre la inspiración y la espiración serán mucho menores.

La capacidad de medir estos cambios permite establecer dos **índices dinámicos de precarga**: la **variación de la presión de pulso (VPP)** y la **variación de volumen sistólico (VVS)**.

La determinación de la VVS se realiza mediante el análisis del contorno de la onda de pulso con la siguiente fórmula:

$$VVS = (VSmáx - VSmín) / VS\ medio \times 100$$

Consideramos que una VVS ≥ 10 % predice un incremento del gasto cardíaco (> 15 %) en respuesta a la administración de fluidos (precarga-dependiente) (Fig. 17-6).

Por otro lado, la presión de pulso (PAS - PAD) es directamente proporcional al volumen sistólico e inversamente proporcional a la complianza arterial. Su fórmula es (Fig. 17-7):

$$VPP = (PPmáx - PPmín) / PP\ media \times 100$$

Un valor del 13 % indicaría precarga-dependencia.

Para medir ambas utilizamos la presión arterial invasiva, implantando un catéter radial, femoral o braquial, nivelado a la altura de la aurícula derecha. Este determina latido a latido, de manera continua, la presión arterial sistólica, diastólica y media. La presión arterial media (PAM) es la que refleja mejor la perfusión sanguínea a los tejidos y órganos, basándose sobre todo en la presión diastólica, ya que los órganos principales se perfunden básicamente en diástole. Para ello, utiliza la fórmula: PAM = (2PAD + PAS)/3.

En el caso de la VPP, para medirla de manera manual, aconsejamos disminuir la velocidad de barrido a 6 mm/s, aislando la curva en una pantalla aparte y usando los cursores para medir los picos máximos y mínimos (sístole y diástole) en la onda de presión arterial más alta (final de la insuflación del ventilador) y más baja (final de la espiración).

El conocimiento y la evaluación de las medidas dinámicas de precarga-dependencia nos pueden proporcionar un conocimiento más amplio de nuestro sistema cardiovascular si se evalúan en conjunto. La **elastancia arterial dinámica** es un término utilizado en cuidados intensivos para referirse a la capacidad de las arterias de adaptarse a las variaciones de flujo sanguíneo; esto es, la capacidad de las arterias de expandirse y contraerse según las condiciones fisiológicas en cada momento, evaluando de esta manera el sistema cardiovascular. Si llevamos este término a la práctica clínica, sus valores están inversamente relacionados con la complianza arterial; el grado de normalidad oscila entre 0,8 y 1,2 unidades, y varía en función de la edad, el género y otros factores.

La elastancia arterial dinámica (Eadyn) se calcula mediante el cociente:

$$Eadyn = VPP / VSS$$

Diferentes estudios afirman que si un paciente es precarga-dependiente y tiene una elastancia arterial dinámica $> 0,8$, no solo aumentará su gasto cardíaco al administrarle una carga de fluidos, sino que además aumentará la presión arterial. Incluso estudios recientes han evidenciado que la elastancia arterial dinámica podría ser un índice potencial de la eficiencia cardiovascular durante el *shock* séptico. Por último, cambios agudos en el sistema cardiovascular de los pacientes, tales como vasodilatación o vasoconstricción, se traducen en cambios significativos de la elastancia arterial dinámica, relacionándose no solo con la carga arterial sino con factores cardíacos, por lo que este parámetro debería considerarse más como un índice del acoplamiento ventriculoarterial.

Existen excelentes monitores que obtienen la medida del gasto cardíaco de forma precisa, relacionando la presión de pulso, el volumen sistólico, datos del paciente (edad, sexo, peso, talla), la complianza aórtica y la resistencia vascular. Para ello, a partir del modelo de Windkessel clásico, podemos estimar desde la monitorización de la presión arterial invasiva el volumen sistólico y el gasto cardíaco (porción sistólica de la onda de presión arterial). Puesto que la estimación del volumen sistólico está influida por la impedancia de la aorta, es necesario medir el gasto con termodilución, calibrando de esta forma el equipo, y posteriormente analizar la curva de pulso arterial (PICCO®, VolumeView®).

No obstante, en el mercado hay excelentes monitores contrastados que ofrecen el gasto cardíaco de forma muy precisa sin la necesidad de calibración. Entre estos dispositivos destacamos:

✓ **FloTrac®/Vigileo®**. Utiliza un método no invasivo de medición de contorno de la onda de pulso llamado análisis del área bajo la curva de presión arterial. Mediante un catéter arterial se realiza el análisis de la onda de presión, el cual, mediante distintos algoritmos, estudia la forma, el tamaño y la velocidad de la onda, estimando el gasto cardíaco y las resistencias vasculares. La calibración externa es reemplazada por factores de corrección que dependen de la PAM y de medidas antropométricas (edad, sexo, peso y altura del paciente). Se basa en el principio de que la presión de pulso (diferencia entre la PAS y la PAD) es proporcional al volumen sistólico e inversamente proporcional a la distensibilidad aórtica. Para su monitorización se necesita exclusivamente la señal de una presión arterial invasiva, que, aunque suele ser canalizada a nivel radial, se ha visto una correlación excelente con los nuevos *softwares* si se canaliza a nivel femoral. Dentro de los parámetros hemodinámicos que podemos medir se encuentran:

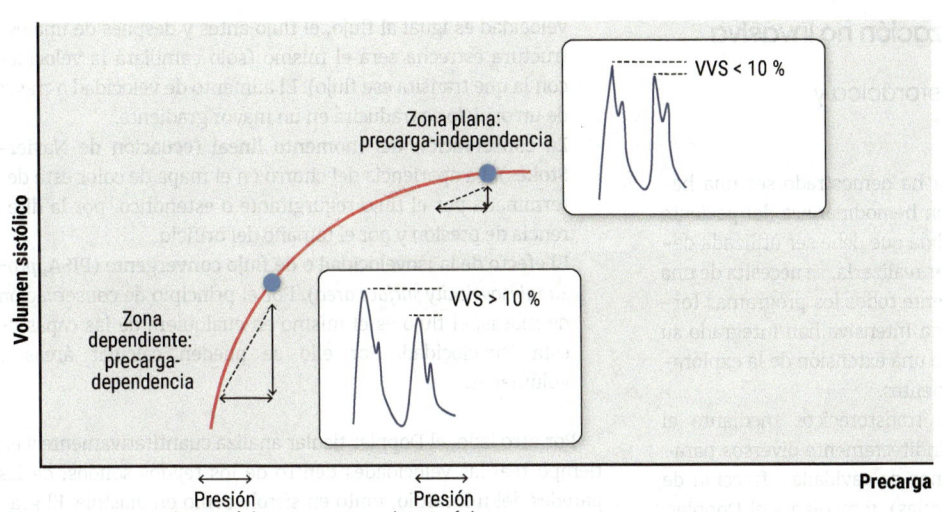

- Volumen sistólico.
- Variación del volumen sistólico.
- PAM.
- Resistencia vascular sistémica.
- Gasto cardíaco.
- **Mostcare®**. Permite una estimación continua del volumen sistólico y, por ende, del gasto cardíaco. Respecto al anterior monitor, incorpora la diferencia de evaluar la presión dícrota (presión al final de la sístole, que coincide con el cierre de la válvula aórtica). Proporciona información sobre la relación entre la función sistólica y las características del árbol arterial (acoplamiento ventriculoarterial), y se acepta que su valor es fisiológicamente cercano al valor de la PAM. Entre sus medidas de registro hemodinámico destacan:
  - Parámetros de poscarga:
    - Elastancia arterial: es la relación entre la presión telesistólica y el volumen sistólico, analizados desde un punto de vista dinámico.
    - Eadyn: el concepto de elastancia arterial dinámica ya ha sido mencionado en este capítulo. En un estudio reciente se validó no solo en ventilación mecánica sino también en ventilación espontánea.

  - Parámetros de contractilidad:
    - Dp/DTmax: para ello analiza la pendiente de ascenso sistólico en la curva de presión arterial, evaluando de esta forma la contracción isovolumérica del ventrículo izquierdo.
  - Parámetros de eficiencia:
    - Eficiencia del ciclo cardíaco: se basa en la energía necesaria para generar un determinado volumen sistólico, lo cual va a depender de la interacción entre la fracción de eyección del ventrículo izquierdo y el sistema arterial (acoplamiento ventriculoarterial).
- **ProAQT®**. Al igual que el sistema Vigileo®, utiliza la medición del análisis del área bajo la curva de presión arterial. A diferencia de los anteriores, se puede calibrar de forma manual mediante los datos de ultrasonidos.

Diversos estudios han comparado los distintos sistemas de monitorización sin encontrar diferencias estadísticamente significativas entre ellos. No obstante, ante el manejo de intervenciones con cambios continuos en la hemodinámica del paciente (p. ej., cirugía abdominal compleja), se ha comprobado que estos sistemas pueden diferir en sus medidas.

Aunque tanto VPP como VVS se consideran excelentes medidas dinámicas de precarga, debemos conocer sus limitaciones en la práctica clínica para evitar una toma de decisiones erróneas. Existen una serie de condicionantes para que estas medidas sean válidas:

- Paciente en ventilación mecánica totalmente controlada, sin interferir con el ventilador (sin respiraciones espontáneas).
- No deben existir arritmias cardíacas (obviamente interfieren con las mediciones).
- El volumen *tidal* empleado ha de ser > 8 mL/kg de peso ideal para que la influencia de la presión intratorácica sobre el corazón sea adecuada.
- Se debe descartar disfunción ventricular derecha, ya que puede mostrar falsos positivos.

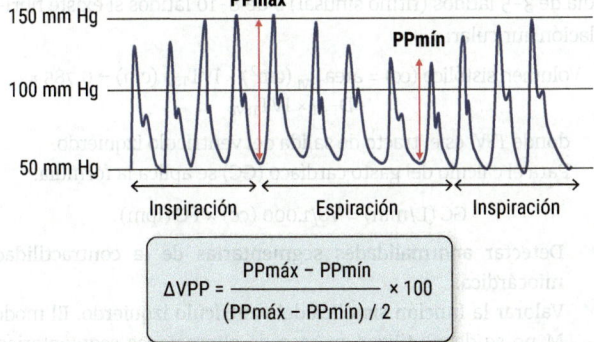

$$\Delta VPP = \frac{PPm\acute{a}x - PPm\acute{i}n}{(PPm\acute{a}x - PPm\acute{i}n)\,/\,2} \times 100$$

Fig. 17-7 | Cálculo de la variación de la presión de pulso. PPmáx: presión de pulso máxima durante la inspiración; PPmín: presión de pulso mínima durante la espiración; VPP: variación de la presión de pulso.

3.2. Sistemas de monitorización no invasiva

3.2.1. Ecocardiografías transtorácica y transesofágica

La **ecocardiografía transtorácica** ha demostrado ser una herramienta muy útil en la evaluación hemodinámica del paciente crítico y constituye la primera medida que debe ser utilizada debido a su carácter inocuo. Para poder realizarla, se necesita de una formación previa, aunque actualmente todos los programas formativos del especialista en Medicina Intensiva han integrado su práctica diaria reconociéndola como una extensión de la exploración física rutinaria de nuestros pacientes.

Los métodos ecocardiográficos transtorácicos mediante el modo M y bidimensional evalúan indirectamente diversos parámetros hemodinámicos (dimensiones de cavidades, fracción de eyección, movimiento septal y válvulas), y mediante el Doppler, medidas hemodinámicas como gasto cardíaco, gradientes de presión, áreas valvulares y presiones intracardíacas. No obstante, estas medidas deberían combinarse con medidas no invasivas como la saturación de oxígeno en el sistema venoso central y otras medidas de hipoperfusión tisular antes de tomar una actitud terapéutica (lactato u oliguria).

La **ecocardiografía transesofágica**, en comparación con la transtorácica, tiene una mejor ecogenicidad, siendo esencial en los casos en ventilación mecánica donde la ventana ecogénica es limitada.

La evaluación ecocardiográfica incluye la evaluación de la función sistólica y diastólica del ventrículo izquierdo, así como función del ventrículo derecho, el pericardio, la medición del volumen sistólico y el gasto cardíaco, y la evaluación de la hipovolemia y la respuesta a los fluidos.

Todas las ventanas y ejes son fundamentales para realizar una adecuada visión global, completa y segura de la situación hemodinámica. En la evaluación de flujos hay que ser meticulosos y exactos al alinear el flujo y el haz de ultrasonidos.

3.2.1.1. Fundamentos fisiológicos

Utilizando el efecto Doppler se calculan gradientes, presiones intracavitarias, áreas valvulares, flujos, etc.

Existen cuatro principios básicos para la obtención de datos hemodinámicos con ultrasonidos:

- **La conservación de energía en un fluido (ecuación de Bernoulli).** Los cambios de presión a través de un orificio se pueden calcular sumando la aceleración de la sangre a través del orificio, la fuerza de la inercia y la resistencia al flujo de las interfases entre la sangre y el orificio. En términos prácticos, solo se considera la aceleración de la sangre a través de un orificio (ecuación simplificada de Bernoulli), donde el cálculo del gradiente de presión se efectúa al considerar la velocidad final elevada al cuadrado y multiplicada por 4. Utilizando el Doppler de onda continua se pueden calcular los gradientes de presión dentro y fuera del corazón.
- **La conservación de la masa (ecuación de continuidad).** Se considera que todo el volumen sanguíneo que llega a la aurícula derecha saldrá por la aorta. Si definimos que el área por la

velocidad es igual al flujo, el flujo antes y después de una estructura estrecha será el mismo (solo cambiará la velocidad con la que transita ese flujo). El aumento de velocidad a través de un orificio se traducirá en un mayor gradiente.
- **La conservación del momento lineal (ecuación de Navier-Stokes).** La apariencia del chorro en el mapa de color está determinada por el flujo regurgitante o estenótico, por la diferencia de presión y por el tamaño del orificio.
- **El efecto de la isovelocidad o de flujo convergente (PISA,** *proximal isovelocity surface area*). Por el principio de conservación de masas, el flujo es el mismo en cualquiera de las capas de esta isovelocidad. Por ello se pueden calcular áreas y volúmenes.

Por otro lado, el Doppler tisular analiza cuantitativamente y en tiempo real las velocidades dentro de los tejidos sólidos, de las paredes del miocardio, tanto en sístole como en diástole. El gradiente ventricular de velocidad parietal es un parámetro que varía de forma directamente proporcional a la diferencia de velocidades entre endocardio y epicardio, e inversamente proporcional al grosor de la pared. Se obtienen dos parámetros independientes: la movilidad parietal, que refleja la amplitud del movimiento y se identifica con el engrosamiento parietal sistólico, y la velocidad miocárdica, velocidad parietal o tisular, que es una propiedad intrínseca de las paredes miocárdicas, por lo que es posible identificar diferentes velocidades durante el ciclo cardíaco.

3.2.1.2. Mediciones básicas mediante ecografía cardíaca

Mediante la evaluación ecocardiográfica se pueden realizar las siguientes mediciones básicas:

- **Calcular el volumen sistólico y el gasto cardíaco** (Fig. 17-8). Para su medición es preciso tener la medida del anillo valvular, asumiendo que es un área circular y constante. Se mide el diámetro del anillo (D) trazando la línea entre la inserción de las dos valvas en el momento de máxima apertura. Calcularemos el mismo mediante la fórmula:

$$\text{Área del anillo} = \pi \times r^2 = 3{,}141 \times D^2 / 4 = 0{,}785 \times D^2$$

Determinaremos la integral velocidad-tiempo (IVT) haciendo planimetría bajo la curva del flujo correspondiente a la válvula aórtica. Ha de colocarse al mismo nivel en el que se realizaron las mediciones para calcular el área. Lo correcto es realizar una media de 3-5 latidos (ritmo sinusal) o de 8-10 latidos si existe fibrilación auricular:

$$\text{Volumen sistólico (cc)} = \text{área}_{TSVI} \, (cm^2) \times IVT_{TSVI} \, (cm) \rightarrow 0{,}785 \times D_{TSVI} \times IVT_{TSVI}$$

donde *TSVI* es el tracto de salida del ventrículo izquierdo.

Para el cálculo del gasto cardíaco (GC) se aplica la fórmula:

$$\text{GC (L/min)} = VS/1.000 \, (cc) \times FC \, (lpm)$$

- **Detectar anormalidades segmentarias de la contractilidad miocárdica.**
- **Valorar la función sistólica del ventrículo izquierdo.** El modo M no se debe utilizar en caso de alteraciones segmentarias. Aun así, si no las hay, calcular la fracción de acortamiento está en desuso. Sin embargo, en modo M, el desplazamiento sistólico del anillo mitral (MAPSE) sí puede ser útil (una excursión

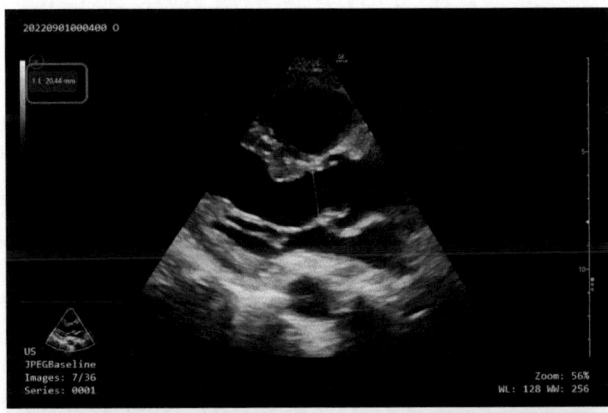

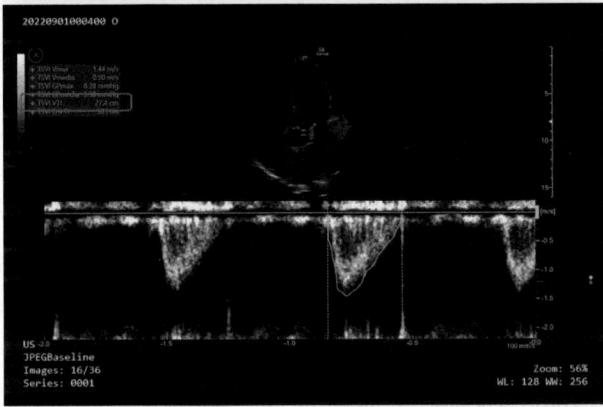

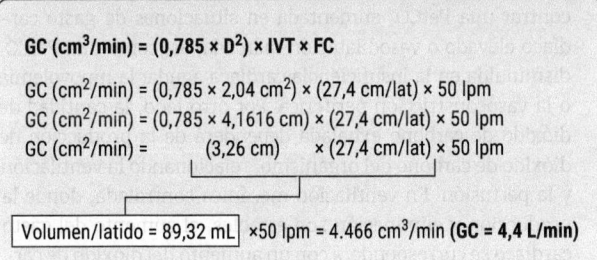

$$GC\ (cm^3/min) = (0,785 \times D^2) \times IVT \times FC$$

$$GC\ (cm^2/min) = (0,785 \times 2,04\ cm^2) \times (27,4\ cm/lat) \times 50\ lpm$$
$$GC\ (cm^2/min) = (0,785 \times 4,1616\ cm) \times (27,4\ cm/lat) \times 50\ lpm$$
$$GC\ (cm^2/min) = \qquad (3,26\ cm) \quad \times (27,4\ cm/lat) \times 50\ lpm$$

Volumen/latido = 89,32 mL ×50 lpm = 4.466 cm³/min **(GC = 4,4 L/min)**

Fig. 17-8 | Cálculo del diámetro del anillo valvular y de la integral velocidad-tiempo para el cálculo del volumen sistólico y del gasto cardíaco en la ecocardiografía transtorácica en un paciente con una frecuencia cardíaca de 50 lpm. FC: frecuencia cardíaca; GC: gasto cardíaco; IVT: integral velocidad-tiempo.

del anillo mitral > 8 mm tiene una correlación con una FEVI > 50 %). El método Simpson se debe utilizar realizando las mediciones apicales en visión de cuatro y dos cámaras. Y el método «de visu», siendo válido, solo pueden aplicarlo clínicos con experiencia y tras visionar el corazón al menos desde dos ventanas diferentes (la apariencia de deterioro de la contractilidad desde una sola ventana no es válida en ningún caso).

✓ **Valorar la función sistólica del ventrículo derecho.** se utilizan variables indirectas como el desplazamiento sistólico del anillo tricuspídeo (TAPSE), siendo el valor medio de 19 mm y el punto de corte a partir del cual se considera una función ventricular derecha deprimida < 15 mm, y la velocidad del anillo tricuspídeo mediante el Doppler tisular. El valor normal es > 12 cm/s (Fig. 17-9). En cuanto a los ventrículos, su volumen y su fracción de eyección, debemos reseñar que, a pesar de que pueda parecer paradójico, los pacientes que presentan una dilatación biventricular, con aumento de los volúmenes intracavitarios durante las fases iniciales de la sepsis (del 2º al 7º día) y con disminución de la fracción de eyección, tienen mejor

pronóstico que los que no dilatan sus cavidades. Esto sucede debido a un fenómeno de adaptabilidad de las cavidades cardíacas, que se dilatan para preservar el volumen latido y provocan una disminución de la fracción de eyección. Si esto no se produce, indicará una disfunción diastólica secundaria a infiltración inflamatoria, edema, aumento de la rigidez cardíaca o uso excesivo de catecolaminas.

✓ **Valorar si existe disfunción valvular.**

✓ **Valorar si existe disfunción diastólica.** A través de las velocidades del flujo transmitral podemos valorar la función diastólica del ventrículo izquierdo (relación E/A). Mediante el Doppler tisular (DTI), podemos hacer una valoración directa de la contracción y relajación del músculo cardíaco, siendo menos sensible a los cambios de precarga este parámetro y no variando con los cambios de R-R. De esta manera obtendremos el valor del llenado rápido (E tisular o e´) y de la contracción auricular (A tisular), pudiendo relacionar la E mitral y la E tisular (E/e´). Es conveniente que la e´ sea la media entre la e´ del anillo septal y lateral. Valores de E/e´ > 9 son sugestivos de disfunción diastólica (Fig. 17-10).

✓ **Descartar obstrucción dinámica del tracto de salida del ventrículo izquierdo.**

✓ **Valorar la** precarga-dependencia. Los parámetros dinámicos del flujo aórtico por ultrasonidos son útiles para determinar la respuesta a volumen, y se hace de la misma manera que para determinar la VPP mediante la curva de presión arterial invasiva en pacientes en ventilación mecánica.

✓ **Medir la colapsabilidad de la vena cava superior.** En ventilación mecánica, la presión positiva de la inspiración aumenta la presión pleural disminuyendo la transmural. Esto determina un cierto colapso de la cava superior. Cuanto más hipovolémico esté el paciente, mayor será la influencia de la presión positiva del ventilador sobre el descenso de la presión transmural y más acusado es este colapso. Mediante ecografía transesofágica en modo M se mide el diámetro máximo telespiratorio (Dmax) y mínimo teleinspiratorio (Dmin) para calcular el índice de colapsabilidad de la vena cada superior (ICVCS) mediante la siguiente fórmula (cálculo expresado en porcentaje):

$$ICVCS = [(Dmax - Dmin)/\ Dmax] \times 100\ \%$$

La colapsabilidad de la vena cava superior parece predecir mejor la respuesta a volumen que la distensibilidad de la vena cava inferior. Ha demostrado tener mayor valor predictivo positivo que la vena cava inferior en la evaluación de la precarga-dependencia de los pacientes en ventilación mecánica. Para una sensibilidad y especificidad del 100 %, el punto de corte sería 36 %. No obstante, las medidas extremas pequeñas de la vena cava inferior con pequeño diámetro y una distensibilidad menor del 50 % también tienen un aceptable valor predictivo.

✓ **Medir la distensibilidad de la vena cava inferior.** En ventilación mecánica, el efecto que se producía sobre la vena cava superior se invierte, y con la presión inspiratoria intratorácica, la cava inferior se distiende. Los cálculos son diferentes si el paciente está en ventilación mecánica o espontánea. En *ventilación mecánica*, de los dos métodos existentes para medir el índice de distensibilidad de la vena cava inferior (IDVCI), el siguiente coloca el punto de corte para la precarga-dependencia en el 12 %:

$$IDVCI = (Dmáx - Dmín)\ /\ [(Dmáx + Dmín)/2] \times 100\ \%$$

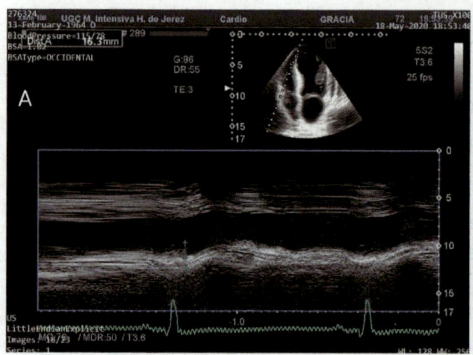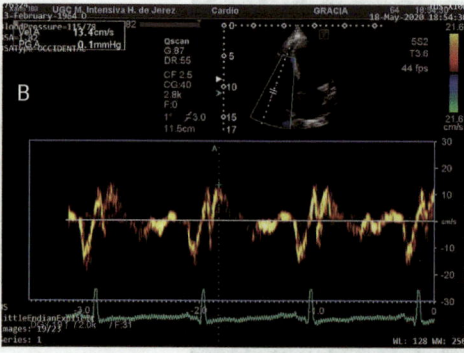

Fig. 17-9 | Evaluación ecocardiográfica de la función ventricular derecha. A. TAP-SE (desplazamiento sistólico del anillo tricuspídeo). B. Cálculo de DTI-s (velocidad del anillo tricuspídeo mediante el Doppler tisular).

El punto de corte del 18 % que se ha observado en otros estudios no se debe aplicar para esta fórmula. Variaciones entre el 12 % y el 40 % del diámetro de la vena cava inferior presentan áreas bajo la curva de 0,69 a 0,71 para predecir la respuesta a volumen. En *ventilación espontánea*, la vena cava inferior se colapsa con la inspiración. En este caso, la correlación entre el diámetro de la vena cava inferior y la PVC se puede estimar de la siguiente manera: para un diámetro < 1,5 cm y un colapso de la vena cava inferior > 50 %: 0-5 mm Hg; para un diámetro de 1,5-2,5 cm con colapso > 50 %: 5-10 mmHg; para un diámetro de 1,5-2,5 cm y un colapso < 50 %: 10-15 mm Hg; y para un diámetro > 2,5 cm con colapso inspiratorio < 50 %: 15-20 mm Hg. No obstante, se ha comprobado que la correlación de los valores extremos es la más exacta (v. capítulo «*Shock* y síndrome de disfunción multiorgánica»).

✔ El mejor parámetro para predecir la respuesta a volumen es la **variabilidad del flujo aórtico** durante las variaciones respirofásicas (medición del tracto de salida del ventrículo izquierdo). Una variación > 12 % de la IVT permite identificar a los respondedores con un área bajo la curva ROC de 0,92 (Fig. 17-11).

✔ Podemos **predecir una situación de bajo gasto e hipovolemia con el fenómeno de «*kissing walls*»** (las paredes opuestas del corazón se tocan en la sístole) con un aceptable valor predictivo.

3.2.2. Otros sistemas de monitorización no invasiva

Existen otros sistemas de monitorización que permiten evaluar el estado hemodinámico del paciente crítico sin necesidad de sidad de ser invasivos. Pueden aportar información indirecta o directamente:

✔ **Capnografía.** Se puede obtener el valor de dióxido de carbono en la meseta espiratoria (o PetCO$_2$), que refleja su concentración en el aire alveolar e indirectamente la concentración arterial de dióxido de carbono. La PaCO$_2$ es entre 1 y 5 mm Hg superior a la PetCO$_2$; un gradiente PaCO$_2$–PetCO$_2$ > 10-20 mm Hg refleja un intercambio gaseoso ineficaz, lo cual puede ser consecuencia de un problema hemodinámico. Podemos encontrar una PetCO$_2$ aumentada en situaciones de gasto cardíaco elevado o vasodilatación marcada, así como una PetCO$_2$ disminuida en la insuficiencia cardíaca aguda, la hipovolemia o la vasoconstricción periférica. Por otro lado, la cantidad de dióxido de carbono exhalada dependerá de la producción de dióxido de carbono del organismo, relacionando la ventilación y la perfusión. En ventilación mecánica controlada, donde la producción y eliminación son estables, el aumento del gasto cardíaco se corresponderá con un aumento del dióxido de carbono exhalado. Si realizamos cualquier maniobra de expansión de volumen, como la elevación pasiva de las piernas o una carga de volumen, monitorizando de forma continua el dióxido de carbono, un aumento de dióxido de carbono exhalado nos permitirá identificar a los pacientes precargadependientes.

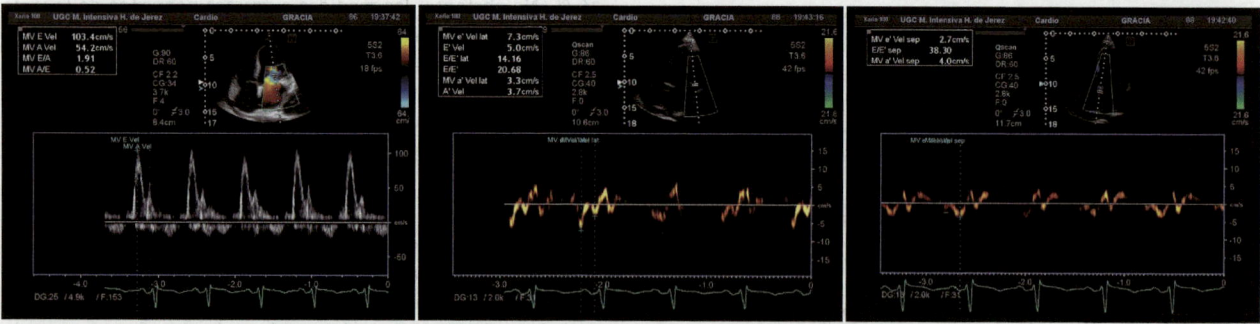

Fig. 17-10 | Valoración de la función diastólica mediante ecocardiografía transtorácica a través de las velocidades del flujo transmitral y del Doppler tisular (DTI) (relación E/e´).

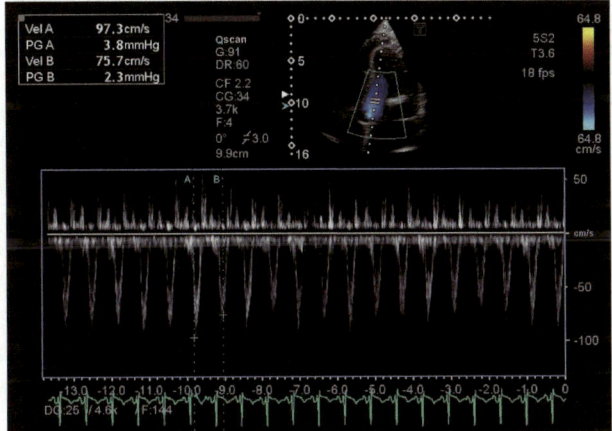

Fig. 17-11 | Valoración de la dependencia de precarga mediante la ecocardiografía transtorácica. En ventilación mecánica controlada se comprueba la variabilidad del flujo aórtico con el aumento de la presión intratorácica.

✓ **Bioimpedancia y biorreactancia eléctrica.** Se basa en determinar el volumen sistólico por medio de los cambios que ocurren en la impedancia eléctrica de la cavidad torácica durante la eyección sistólica de sangre desde el corazón. Consiste en pasar una corriente eléctrica de alta frecuencia y baja magnitud por medio de unos electrodos, y en función de la resistencia que ofrezcan las estructuras torácicas a su paso podemos analizar de forma indirecta el contenido de líquido torácico, por lo que cambios en el gasto cardíaco pueden dar lugar a cambios en la bioimpedancia torácica. Los avances tecnológicos han modificado estos sistemas ofreciendo con la introducción de más electrodos una bioimpedancia eléctrica corporal. Entre los distintos sistemas de monitorización se encuentran Nicom® (biorreactancia), Aescolum® (velocimetría eléctrica) y Clearsight® (pletismografía fotoeléctrica de la onda de pulso).

4. Protocolo de monitorización hemodinámica en una unidad de cuidados intensivos

La introducción de un protocolo de monitorización hemodinámica permite no solo tener una rutina de trabajo estructurada basada en una terapia guiada por objetivos sino también la individualización del tratamiento de nuestros pacientes.

Aunque este algoritmo puede ser sustituido según los distintos recursos que se tengan, lo importante antes de elaborarlo es (Fig. 17-12):

✓ Definir los criterios de inclusión de la monitorización.
✓ Conocer previamente el objetivo que queremos alcanzar o evaluar con la monitorización.
✓ Individualizar la monitorización elegida según la situación clínica del paciente, con la menor invasividad posible.
✓ Protocolizar cuándo se realizará la desescalada de la monitorización cuando no sea necesaria.

En cuanto a los **criterios de inclusión** para la monitorización hemodinámica, comprenden:

✓ Hipoperfusión tisular (oliguria, acidosis láctica, obnubilación, agitación, confusión o taquicardia persistente).
✓ Hipotensión arterial mantenida definida por presión arterial sistólica < 90 mm Hg.
✓ Insuficiencia respiratoria con criterios de gravedad e infiltrados pulmonares bilaterales.

Los **objetivos terapéuticos** serían:

✓ **Fase inicial.** Perfusión tisular adecuada ($SvcO_2$ > 70 %, normalización de ácido láctico, diuresis ≥ 0,5 mL/kg):
  ⌀ Administración de fluidos para optimizar la precarga.
  ⌀ Alcanzar índice cardíaco ≥ 3 L/ min/m².
  ⌀ Alcanzar PAM ≥ 65 mm Hg (75 mm Hg si hay antecedentes de hipertensión arterial o lesión en el sistema nervioso central).
✓ **Fase de estabilización.** Facilitar la reabsorción del edema sin comprometer la perfusión tisular ($SvcO_2$, ácido láctico y diuresis) ni empeorar la función renal:
  ⌀ Balance equilibrado o negativo mediante restricción hídrica y/o tratamiento depletivo.
  ⌀ Mantener índice cardíaco ≥ 3 L/min/m² ($SvcO_2$ > 70 %).
  ⌀ Mantener PAM ≥ 65 mm Hg (75 mm Hg si hay antecedentes de hipertensión arterial o lesión en el sistema nervioso central).

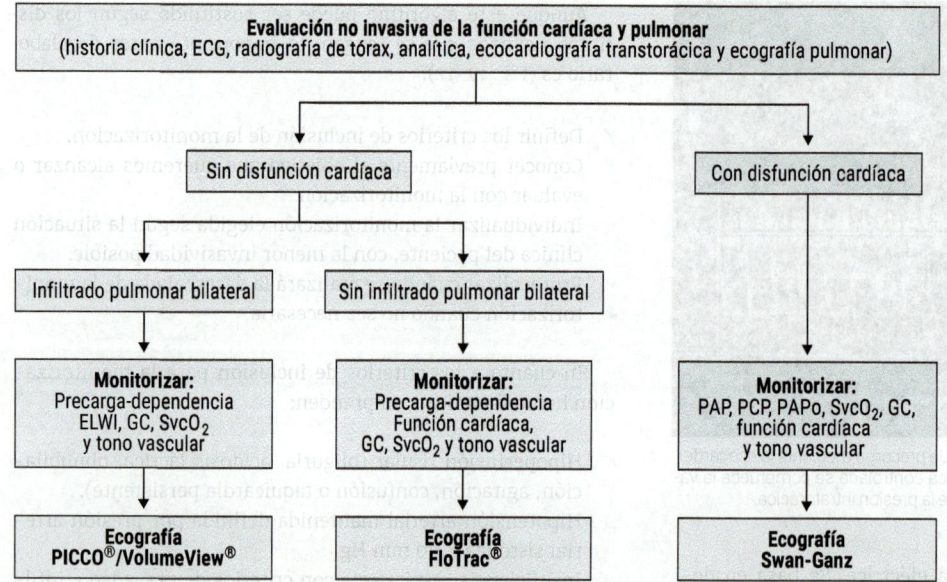

Fig. 17-12 | Ejemplo de protocolo de monitorización hemodinámica en una unidad de cuidados intensivos de un hospital de segundo nivel. En función de los recursos, podría sustituirse por otros métodos de monitorización. ELWI: índice de agua pulmonar extravascular; GC: gasto cardíaco; PAP: presión arterial pulmonar; PAPo: presión de la arteria pulmonar ocluida; PCP: presión capilar pulmonar; SvcO₂: saturación de oxígeno en el sistema venoso central.

Puntos clave

- La monitorización hemodinámica debe basarse en mediciones fisiológicas y realizarse con la frecuencia e invasión apropiadas, siendo primordial tener unas nociones de fisiología para poder interpretar los datos.
- Es fundamental la estandarización del procedimiento sobre la correcta calibración de cualquier sistema de monitorización, con la intención de obtener datos fiables que posteriormente no induzcan a errores en su interpretación.
- Las técnicas de monitorización no son excluyentes entre sí, puede conseguirse una información complementaria cuando se combinan entre ellas.
- La elaboración de un protocolo de monitorización hemodinámica en nuestras unidades nos permite una terapia guiada por objetivos y la individualización del tratamiento.
- Es importante conocer no solo cuándo debemos introducir la monitorización hemodinámica en nuestros pacientes sino también cuándo realizar su desescalada y evitar así las yatrogenias en el caso innecesario de invasividad de las mismas.

Bibliografía

De Backer D, Heenen S, Piagnerelli M, Koch M, Vincent JL. Pulse pressure variations to predict fluid responsiveness: influence of tidal volume. Intensive Care Med. 2005;31:517-23.

Dubée V, Hariri G, Joffre J, et al. Peripheral tissue hypoperfusion predicts post intubation hemodynamic instability. Ann Intensive Care. 2022;12(1):68.

Hernández G, Messina A, Kattan E. Invasive arterial pressure monitoring: much more than mean arterial pressure! Intensive Care Med. 2022;48(10):1495-7.

Hill B, Smith C. Central venous pressure monitoring in critical care settings. Br J Nurs. 2021;30(4):230-6.

Jardin F, Delorme G, Hardy A, Auvert B, Beauchet A, Bourdarias JP. Reevaluation of hemodynamic consequences of positive pressure ventilation: emphasis on cyclic right ventricular afterloading by mechanical lung inflation. Anesthesiology. 1990;72(6):966-70.

Monge García MI, Santos Oviedo A. Why should we continue measuring central venous pressure? Med Intensiva. 2017;41(8):483-6.

Monnet X, Teboul JL. Volume responsiveness. Curr Opin Crit Care. 2007;13:549-53.

Safadi S, Murthi S, Kashani KB. Use of ultrasound to assess hemodynamics in acutely ill patients. Kidney360. 2021;2(8):1349-59.

Suess EM, Pinsky MR. Hemodynamic monitoring for the evaluation and treatment of shock: What is the current state of the art? Semin Respir Crit Care Med. 2015;36(6):890-8.

Vincent JL, Joosten A, Saugel B. Hemodynamic monitoring and support. Crit Care Med. 2021;49(10):1638-50.

Wyler von Ballmoos M, Takala J, Roeck M, et al. Pulse-pressure variation and hemodynamic response in patients with elevated pulmonary artery pressure: a clinical study. Crit Care. 2010;14:R111.

18 Parada cardíaca y resucitación

M. Rubio Regidor, C. Rodríguez Solís y A. L. Morales Romero

✦ Orientación para el estudio

En este capítulo se exponen y explican los algoritmos de soporte vital avanzado haciendo hincapié en las causas reversibles de parada cardíaca y puntualizando situaciones especiales de atención a la parada. Además, se incluye el manejo de la parada cardíaca en paciente con infección por SARS-CoV-2 y unas pinceladas de los cuidados tras la recuperación de la parada cardíaca. Te recomendamos estudiar los algoritmos ayudándote de las explicaciones del texto, recordar la posibilidad de realizar resucitación cardiopulmonar en decúbito prono y fijar los conceptos clave de neuropronosticación.

1. Resucitación cardiopulmonar

1.1. Introducción

Para la elaboración de este documento se han empleado las recomendaciones más actualizadas hasta la fecha de las principales sociedades científicas en relación con la parada cardíaca (PCR): European Resuscitation Council (ERC, 2021), American Heart Association (AHA, 2020), ambas sustentadas por las recomendaciones emitidas por el International Consensus on Cardiopulmonary Resuscitation and Emergency Cardiovascular Care Science with Treatment Recommendations del International Liaison Committee on Resuscitation (ILCOR, 2020, 2021). El Consejo Español de Resucitación Cardiopulmonar (CERCP), integrado en el ERC, basa sus recomendaciones en las guías del ERC.

1.2. Epidemiología

La PCR continúa siendo una de las principales causas de mortalidad y morbilidad en todo el mundo. Aunque las cifras varían entre países, tanto la incidencia como el pronóstico de una PCR difieren según se trate de PCR extrahospitalarias o intrahospitalarias. Son múltiples los factores que contribuyen a esta variabilidad: consideraciones con relación a qué sujetos deberían ser considerados o excluidos, el empleo de diferentes métodos de medida respecto a incidencias, diferencias geográficas o tipos de asistencia de emergencia médica, con o sin planes de actuación oficiales establecidos, así como la variabilidad existente en el abordaje de la situación tanto a nivel individual como de los equipos destinados a la atención de estas situaciones.

Si nos remitimos a los datos europeos de los que disponemos, la incidencia anual de PCR extrahospitalaria (PCR-EH) en Europa oscila entre 67 y 170 por 100.000 habitantes (ERC), aunque solo en el 50-60 % de los casos se iniciaron o continuaron maniobras de resucitación por los servicios de emergencias. La supervivencia al alta del hospital en este grupo se encuentra en el 8 % aproximadamente (0-18 %).

Siguiendo con datos europeos, y en relación con las PCR intrahospitalarias (PCR-IH), se encuentran entre 1,5 y 2,8 por 1.000 admisiones, cifra menor que la descrita en Estados Unidos (6-7 por 1.000 admisiones), con una supervivencia al alta hospitalaria/30 días del 15-34 %. Es importante tener en cuenta

que, aunque muchos factores no pueden ser modificados (edad, sexo, comorbilidad, etc.), en muchas otras ocasiones existen hechos que pueden mejorar el pronóstico: ubicación en la que tiene lugar la PCR en el ámbito hospitalario, presencia de monitorización en el momento de la PCR, la fibrilación ventricular como el primer ritmo monitorizado o el tiempo transcurrido desde la pérdida de pulso hasta el inicio de las maniobras de resucitación.

Los datos relacionados con las PCR-IH en España son reducidos, y se basan principalmente en publicaciones selectivas de centros hospitalarios, sin que existan registros multicéntricos oficiales por el momento que centralicen esta información. Por este motivo, existe poca información actualizada acerca de incidencia o desenlaces, medidos bajo unos mismos estándares, con carácter global y oficial.

1.3. Cadenas de supervivencia. Reconocimiento de la parada cardíaca y prevención

Tanto la AHA como el ERC confirman la importancia de las cadenas de supervivencia con el objetivo de mejorar los resultados a través del cumplimiento secuencial de los eslabones. Sin embargo, la AHA define de forma más concreta cuáles son los distintos eslabones que forman parte de ellas. Se establecen dos cadenas distintas para las PCR-EH (Fig. 18-1) y las PCR-IH (Fig. 18-2) en los adultos. De forma abreviada, se pueden resumir en:

- ✔ **PCR-EH:** activación del sistema de emergencia ⟶ RCP de alta calidad ⟶ desfibrilación ⟶ soporte vital avanzado ⟶ cuidados post-PCR ⟶ recuperación.
- ✔ **PCR-IH:** detección precoz y prevención ⟶ activación del sistema de emergencia ⟶ RCP de alta calidad ⟶ desfibrilación ⟶ cuidados post-RCP ⟶ recuperación.

Poniendo el foco en las PCR-IH, insisten en la importancia de la prevención precoz, en función del deterioro fisiológico que a menudo precede a la PCR y que puede ser utilizado como oportunidad para reconocer dicho empeoramiento y anticiparse a ella. Para optimizar el reconocimiento durante este período, proponen el empleo de sistemas de alerta precoz (EWS, *early warning scores*) que mejorarían la monitorización de estos pacientes y la identificación en caso de deterioro y que reducirían el tiempo de atención por parte de equipos de respuesta, disminuyendo así la incidencia de PCR-IH y la mortalidad.

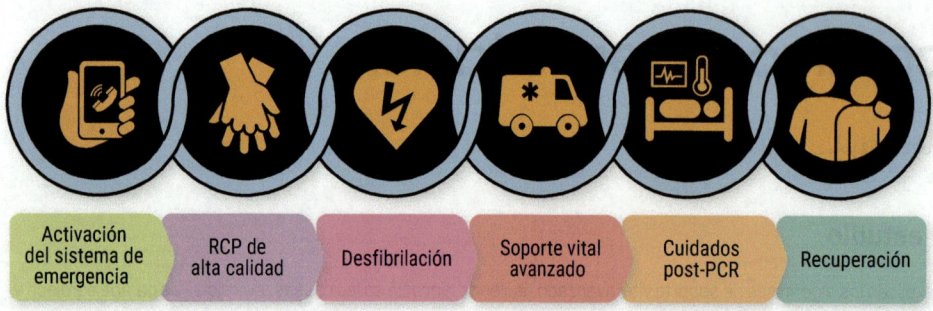

Fig. 18-1 | Representación de la cadena de supervivencia en la parada cardíaca extrahospitalaria. Adaptada de: Guía de la American Heart Association de 2020, Part 3: Adult Basic and Advanced Life. Circulation. 2020;142(16_suppl_2):S366-S468. PCR: parada cardíaca; RCP: resucitación cardiopulmonar.

El resumen expuesto a continuación está fundamentalmente basado en el soporte vital avanzado para adultos que presentan una PCR intrahospitalaria, las causas más frecuentes de la PCR y su aplicación en situaciones especiales, siguiendo las recomendaciones emitidas por el ERC en 2021, fundamentadas a su vez en la revisión de la evidencia científica realizada por el ILCOR en el año 2020. Son, por tanto, las recomendaciones aceptadas igualmente por el CERCP.

1.4. Soporte vital básico

Se apuntan únicamente puntos clave, así como la decisión de mantener la coherencia con las recomendaciones de ediciones anteriores con el objetivo de facilitar el aprendizaje y la confianza de cualquier testigo:

1. Reconocer precozmente la parada cardíaca e iniciar la RCP, con especial insistencia en iniciarla en cualquier persona que no responda a estímulos con una respiración ausente o anormal (lenta o dificultosa).
2. Alertar a los servicios de emergencia, haciendo uso del teléfono móvil (modo altavoz o manos libres) mientras se inician las compresiones o, si no es el caso, dejando momentáneamente a la víctima si es preciso para activar al servicio de emergencias y posteriormente iniciar la RCP.
3. Iniciar compresiones: «centro del pecho», con al menos 5 cm de profundidad, a un ritmo de 100-120 lpm y sin interrupciones, alternando 30 compresiones con 2 ventilaciones de rescate (o bien compresiones ininterrumpidas).
4. Conseguir un desfibrilador externo automatizado y seguir sus instrucciones.
5. Formación en RCP.

Tanto en el caso de soporte vital básico como avanzado, si el reanimador es personal sanitario se recomienda confirmar la ausencia de ritmo carotídeo.

1.5. Soporte vital avanzado

Las recomendaciones son:

1. Prestar atención a los signos premonitorios que preceden a las PCR.
2. Dar prioridad a las compresiones torácicas de calidad y con mínimas interrupciones, la desfibrilación precoz y el tratamiento de las causas reversibles.
3. Manejo de vía aérea básica o avanzada (esta última solo en caso de reanimador experimentado).
4. Administrar adrenalina precozmente en la PCR no desfibrilable.
5. Considerar la RCP extracorpórea (RCPe) como tratamiento de rescate en centros habilitados para ello.

Como se mencionó en el soporte vital básico, si el reanimador es personal sanitario se recomienda confirmar la ausencia de ritmo carotídeo.

La secuencia de acciones que forman parte del soporte vital avanzado queda reflejada en el algoritmo con el mismo nombre (Fig. 18-3). En él se describen las distintas recomendaciones en función del ritmo inicial (desfibrilable o no desfibrilable) y se introducen las causas reversibles, que se desarrollan de forma más detallada en apartados posteriores.

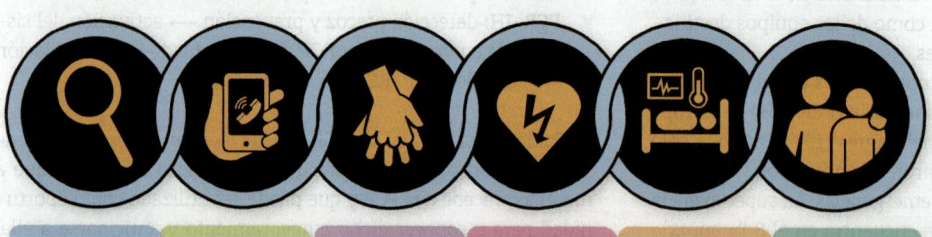

Fig. 18-2 | Representación de la cadena de supervivencia en la parada cardíaca intrahospitalaria. Adaptada de: Guía de la American Heart Association de 2020, Part 3: Adult Basic and Advanced Life. Circulation. 2020;142(16_suppl_2): S366-S468. PCR: parada cardíaca; RCP: resucitación cardiopulmonar.

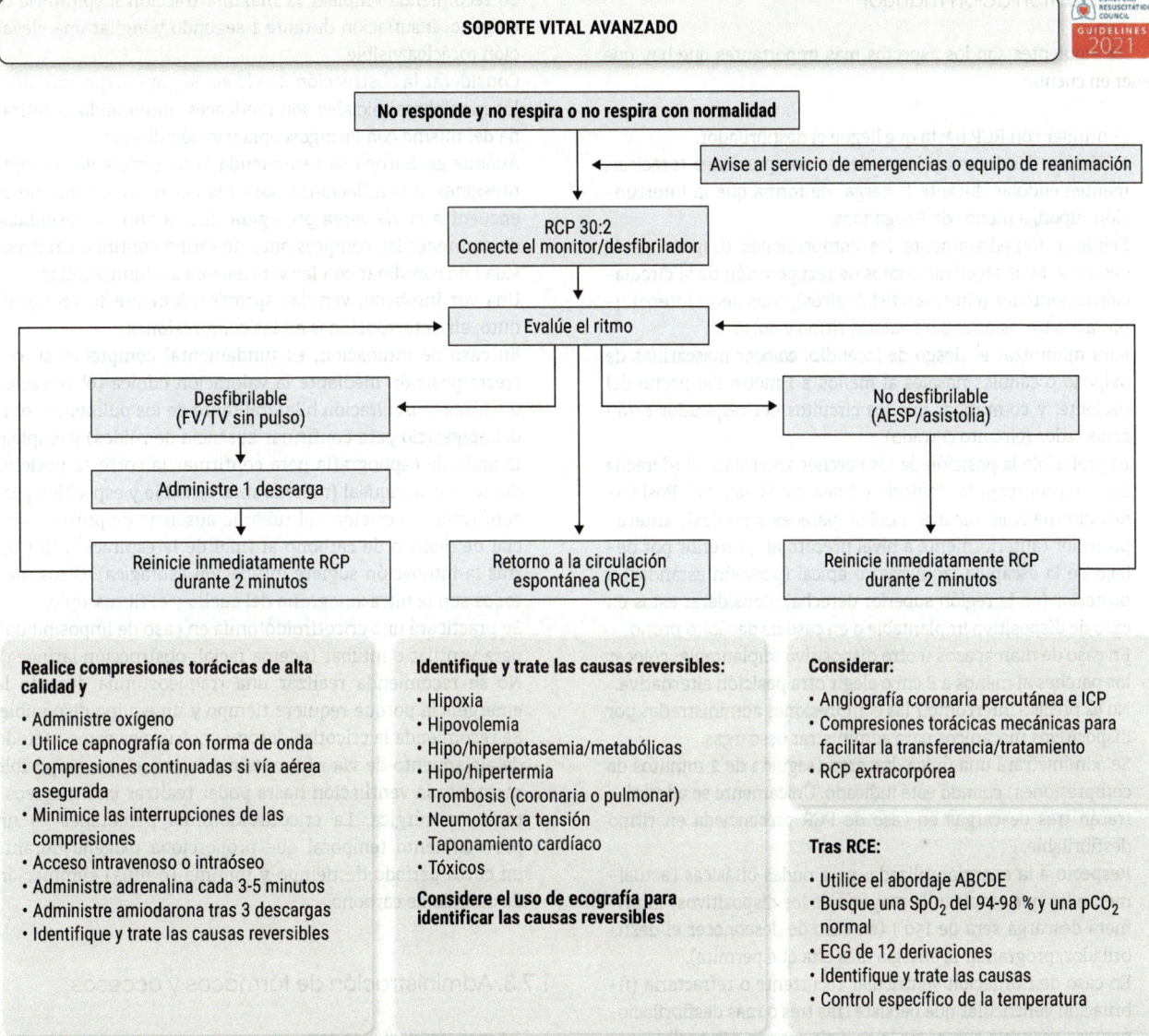

Fig. 18-3 | Algoritmo de soporte vital avanzado según el European Resuscitation Council (ERC). Adaptado de: European Resuscitation Council Guidelines 2021: Adult Advanced life support. Resuscitation. 2021;161:115-51. Traducción oficial al castellano del Consejo Español de RCP (CERCP). AESP: actividad eléctrica sin pulso; FV/TV: fibrilación ventricular/taquicardia ventricular; ICP: intervención coronaria percutánea; pCO_2: presión de dióxido de carbono; PCR: parada cardíaca; RCP: resucitación cardiopulmonar; SpO_2: saturación periférica de oxígeno.

1.6. Prevención de la parada cardíaca intrahospitalaria

Entre las estrategias de prevención de la PCR-IH se proponen, a modo de resumen:

1. Sistemas de alerta precoz (EWS, *early warning scores*) para identificar a los pacientes con riesgo de deterioro clínico.
2. Formación del personal tanto en el reconocimiento de la PCR como en la llamada para solicitud de ayuda, monitorización y la atención a los enfermos agudos.
3. Equipos de respuesta ante el paciente crítico o con riesgo de deterioro inminente.
4. Estrategias de comunicación y transmisión de información efectivas.

5. Ubicación de los pacientes en áreas adecuadas (monitorización o personal con las competencias necesarias).
6. Política de revisión de las PCR para encontrar puntos de mejora.

1.7. Tratamiento de la parada cardíaca

El reconocimiento de la PCR, el inicio de la RCP y la desfibrilación precoz debe realizarse en menos de 3 minutos cuando esté indicado.

A continuación se describen las cuestiones básicas que se han de tener en consideración durante el soporte vital avanzado.

1.7.1. Desfibrilación manual

Los siguientes son los aspectos más importantes que hay que tener en cuenta:

- ✔ Continuar con RCP hasta que llegue el desfibrilador.
- ✔ Minimizar las interrupciones de las compresiones torácicas, manteniéndolas durante la carga, de forma que la interrupción suponga menos de 5 segundos.
- ✔ Reiniciar inmediatamente las compresiones después de la descarga. Si se objetivan signos de recuperación de la circulación espontánea (clínicos o fisiológicos), considerar interrumpir las compresiones para valorar ritmo y pulso.
- ✔ Para minimizar el riesgo de incendio, colocar mascarillas de oxígeno o cánulas nasales al menos a 1 metro del pecho del paciente, y comprobar que los circuitos del respirador están conectados (circuito cerrado).
- ✔ Es preferible la posición de los parches anterolateral (derecha del esternón/bajo la clavícula y línea medio-axilar). Posiciones alternativas: biaxilar (ambas paredes laterales), antero-posterior (anteriormente a nivel precordial, posterior por debajo de la escápula izquierda) o apical (posición estándar) y posterior (en la región superior derecha). Considerar estas en caso de dispositivo implantable o en caso de decúbito prono.
- ✔ En caso de marcapasos u otro dispositivo implantable: colocar los parches al menos a 8 cm o elegir otra posición alternativa.
- ✔ No es preciso interrumpir las compresiones administradas por dispositivos mecánicos para administrar descargas.
- ✔ Se administrará una única descarga (seguida de 2 minutos de compresiones) cuando esté indicado. Únicamente se administrarán tres descargas en caso de PCR presenciada en ritmo desfibrilable.
- ✔ Respecto a la energía utilizada: para ondas bifásicas (actualmente las que emplean la mayoría de los dispositivos) la primera descarga será de 150 J (en caso de desconocer el desfibrilador, programar la energía más alta que permita).
- ✔ En caso de fibrilación ventricular recurrente o refractaria (fibrilación ventricular que persiste tras tres o más desfibrilaciones), se aconseja aumentar la energía cuando sea posible, revisar la posición correcta de los parches o recolocar estos en una posición alternativa (cambio de vector). Existen actualmente estudios en marcha sobre la efectividad de una doble desfibrilación secuencial, empleando dos desfibriladores de forma simultánea en los casos de fibrilación ventricular refractaria.
- ✔ Minimizar, si es posible, la presión positiva al final de la espiración aplicada, ya que aumenta la impedancia transtorácica.

1.7.2. Vía aérea y ventilación

Las recomendaciones son las siguientes:

- ✔ Se sugiere el empleo de mascarilla-bolsa autoinflable (Ambu®) o intubación traqueal según la experiencia del reanimador (menos de 5 segundos desde la interrupción de las compresiones hasta la intubación).

- ✔ Se recomienda emplear la máxima fracción inspiratoria de oxígeno, insuflación durante 1 segundo y vigilar una elevación torácica visible.
- ✔ Considerar la obstrucción de vía aérea por cuerpo extraño si las maniobras iniciales son ineficaces, intentando la retirada del mismo con laringoscopia y visión directa.
- ✔ Aunque en Europa se recomienda la secuencia de 30 compresiones-2 ventilaciones para los casos en los que no se encuentra la vía aérea protegida, ILCOR abre la posibilidad de mantener las compresiones de forma continua sin necesidad de coordinar con las ventilaciones administradas.
- ✔ Una vez intubado, ventilar aproximadamente 10 veces/minuto, sin interrupciones en las compresiones.
- ✔ En caso de intubación, es fundamental comprobar su correcta posición mediante la valoración clínica (observación del tórax, auscultación bilateral tanto de los pulmones como del epigastrio para confirmar ausencia de ruidos) y emplear la onda de capnografía para confirmar la correcta posición del tubo orotraqueal (método más sensible y específico para confirmar la posición del tubo: la ausencia de presión parcial de dióxido de carbono al final de la espiración ($EtCO_2$) tras la intubación sugiere intubación esofágica). Otros métodos son la ultrasonografía del cuello y el fibroscopio.
- ✔ Se practicará una cricotiroidotomía en caso de imposibilidad para ventilar o intubar (edema facial, obstrucción laríngea). No se recomienda realizar una traqueostomía durante la emergencia porque requiere tiempo y un equipo disponible. Se recomienda la cricotiroidotomía quirúrgica como método de aislamiento de vía aérea definitivo con el que es posible mantener la ventilación hasta poder realizar una traqueostomía quirúrgica. La cricotiroidotomía percutánea es un procedimiento temporal que proporciona oxígeno durante un corto período de tiempo y mínima (o nula) eliminación de dióxido de carbono.

1.7.3. Administración de fármacos y accesos

Las recomendaciones son:

- ✔ Acceso intravenoso (periférico) como primera opción; considerar el acceso intraóseo si la vía venosa no es posible (según la AHA, acceso intraóseo antes que acceso venoso central; si no es posible otra vía, considerar el acceso intratraqueal).
- ✔ Administrar adrenalina 1 mg lo antes posible en caso de ritmo no desfibrilable, y tras la tercera descarga en caso de ritmo desfibrilable. En ambos casos, repetir durante 3-5 minutos. En caso de administrar tres desfibrilaciones consecutivas, estas serán consideradas como una a la hora de considerar la siguiente dosis de adrenalina.
- ✔ De acuerdo con ILCOR, el ERC tampoco apoya el uso de vasopresina durante la PCR (sola o junto a adrenalina).
- ✔ Administrar amiodarona 300 mg por vía intravenosa (i.v.) si persiste la fibrilación ventricular o la taquicardia ventricular sin pulso tras la tercera descarga, pudiendo administrar una dosis adicional de 150 mg después de la quinta descarga. Si se decide emplear lidocaína, comenzar con 100 mg i.v. tras la tercera descarga con dosis adicional de 50 mg tras la quinta descarga si persiste el ritmo desfibrilable.

✔ No se recomienda el uso rutinario de trombólisis en la PCR excepto si hay sospecha o confirmación de tromboembolismo pulmonar (aun así, la recomendación es débil, con muy bajo nivel de evidencia). En caso de administrar un fármaco trombolítico, considerar prolongar la RCP durante 60-90 minutos.

✔ Solo se administrarán fluidos en caso de sospecha de PCR por hipovolemia.

1.7.4. Otros soportes

Las recomendaciones sobre el uso de otros soportes son:

✔ **Capnografía.** Se recomienda emplear la onda de capnografía para comprobar la colocación correcta del tubo endotraqueal, para monitorizar la calidad de la RCP, para detectar la recuperación del pulso durante la RCP y como método pronóstico: aunque valores mayores de $EtCO_2$ se asocian a mayores tasas de recuperación del pulso y supervivencia, los valores bajos no deben emplearse como único dato para interrumpir la resucitación. Un valor de $EtCO_2 < 10$ mm Hg durante la RCP está asociado con peor pronóstico.

✔ **Ecografía.** Siempre deben realizarla operadores especializados y se deben evitar interrupciones de las compresiones. Su principal utilidad es la de descartar causas tratables como el neumotórax o el taponamiento cardíaco. La dilatación ventricular derecha aislada debe considerarse con precaución como diagnóstico de embolia pulmonar masiva.

✔ **Dispositivos de compresión mecánica.** Solo se usarán si no son posibles las compresiones manuales de alta calidad, como en los casos de transporte en ambulancia o helicóptero, durante una coronariografía, la realización de pruebas diagnósticas como tomografía computarizada (TC) o como puente a RCPe, o si suponen un riesgo para el rescatador, y siempre en manos de equipos entrenados.

1.7.5. Resucitación cardiopulmonar extracorpórea

En localizaciones donde sea posible su implementación, se recurre a la RCPe cuando las medidas de soporte vital avanzado no han sido eficaces y se plantean intervenciones como la coronariografía para intervencionismo percutáneo, la trombectomía pulmonar o el recalentamiento tras una PCR por hipotermia.

Existen actualmente diversos ensayos clínicos en marcha, aunque no hay recomendaciones universalmente aceptadas de momento para saber en qué pacientes estaría indicada y en qué momento. Los criterios empleados actualmente son: PCR presenciales, inicio de RCPe en menos de 60 minutos desde el inicio de la RCP, pacientes jóvenes (< 65-70 años) sin comorbilidades importantes que permitan una vida posterior independiente, y la existencia de una causa conocida o tratable para la PCR. Su implementación requiere de una gran disponibilidad de recursos.

1.8. Tratamiento de la parada cardíaca en situaciones especiales

Se incluye como tales determinadas circunstancias especiales (fundamentalmente las que implican causas reversibles de la PCR), la PCR en localizaciones específicas (como quirófano, sala de hemodinámica, cirugía cardíaca, unidad de diálisis, odontología, medios de transporte -durante el vuelo, en helicóptero de emergencia, transporte marítimo-, realización de deporte, ahogamiento o en la atención a múltiples víctimas) y en pacientes especiales (asma y enfermedad pulmonar obstructiva crónica, enfermedad neurológica, obesidad y embarazo).

En cualquiera de los casos se insiste en conceptos comunes esenciales a todas ellas:

1. Evaluación del caso a través del abordaje ABCDE, tomando las medidas de precaución pertinentes.
2. Aplicación de soporte vital avanzado con los recursos disponibles.
3. Priorizar y tratar las causas reversibles, insistiendo en las 4 H y las 4 T.
4. Modificar el algoritmo en función de causas, entornos o grupos especiales de pacientes.
5. Considerar el traslado en caso de precisar RCPe.

1.8.1. Circunstancias especiales: 4 H y 4 T

Las 4 H y 4 T designan causas reversibles:

✔ Hipoxemia, hipovolemia, hiper e hipopotasemia, hiper e hipotermia.
✔ Trombosis coronaria o pulmonar, taponamiento cardíaco, neumotórax a tensión y tóxicos.

1.8.1.1. Hipoxemia

Causa reversible que se recomienda tratar con la máxima fracción inspirada de oxígeno disponible. ILCOR y ERC sugieren la estrategia convencional de RCP frente a la de «solo compresiones» para aquellas personas entrenadas para ello.

1.8.1.2. Hipovolemia

Las recomendaciones según las distintas situaciones son:

✔ **PCR traumática.** En la Fig. 18-4 se muestra el algoritmo específico. Se confiere especial relevancia al abordaje de las causas reversibles (fundamentalmente hipoxemia, hipovolemia, neumotórax y taponamiento), con prioridad frente a las compresiones torácicas, y causas de *shock* (hipovolémico, obstructivo, neurogénico). Empleo de ecografía para detectar la causa. Controlar la hipovolemia mediante compresión externa, gasas hemostáticas, torniquetes o cinturón pélvico. Con equipos expertos y escenarios específicos, plantear el control de la hipovolemia «no compresible» mediante métodos de oclusión aórtica como es la toracostomía de resucitación o el REBOA (oclusión aórtica a través de balón endovascular).

✔ **Anafilaxia.** Reconocimiento por alteraciones en la vía aérea (fundamentalmente edema), respiratorias (tos o sibilancias), hemodinámicas (hipotensión), con o sin lesiones cutáneas. Suspender inmediatamente la causa. Administrar 0,5 mg de adrenalina intramuscular (en la región anterolateral del muslo) y repetir a los 5 minutos en caso de refractariedad. Administrar solución de cristaloide (500 mL en 5-10 minutos inicialmente; posteriormente puede ser necesaria gran cantidad de fluidos). En caso de refractariedad, administrar bolo de adrenalina i.v. (20-50 μg) o perfusión, o hacer uso de otros vasopresores como vasopresina, noradrenalina, fenilefrina o metaraminol, así como glucagón en caso de tratamiento previo con β-bloqueantes. No existen evidencias que apoyen el uso de esteroides o antihistamínicos en la resucitación inicial; considerar su uso en los casos con clínica compatible con asma o *shock* refractario (según las guías específicas).

✔ **Sepsis.** Se recomienda seguir las recomendaciones publicadas en la guía *Surviving Sepsis Guidelines Hour-1 bundle*: medición de ácido láctico, obtención de hemocultivos previamente a la administración de antibioterapia de amplio espectro, admi-

nistración de volumen (30 mL/kg si hay hipotensión o el ácido láctico es > 4 mmol/L) y soporte vasopresor durante o tras la administración de fluidos para una presión arterial media ≥ 65 mm Hg. *En caso de PCR:* seguir las recomendaciones convencionales, insistiendo en el tratamiento de la hipoxemia con la mayor concentración de oxígeno e intubación si es posible, así como la administración de soluciones cristaloides durante la resucitación.

1.8.1.3. Hiperpotasemia, hipopotasemia y otras alteraciones hidroelectrolíticas

Las recomendaciones son:

✔ **Hiperpotasemia.** Se recomienda el abordaje ABCDE convencional, determinación del potasio sérico y realización de un electrocardiograma. En las últimas recomendaciones consideran de especial relevancia el tratamiento de la hiperpotasemia previamente a la PCR según su diferente gravedad. *En caso de PCR*, se recomienda:

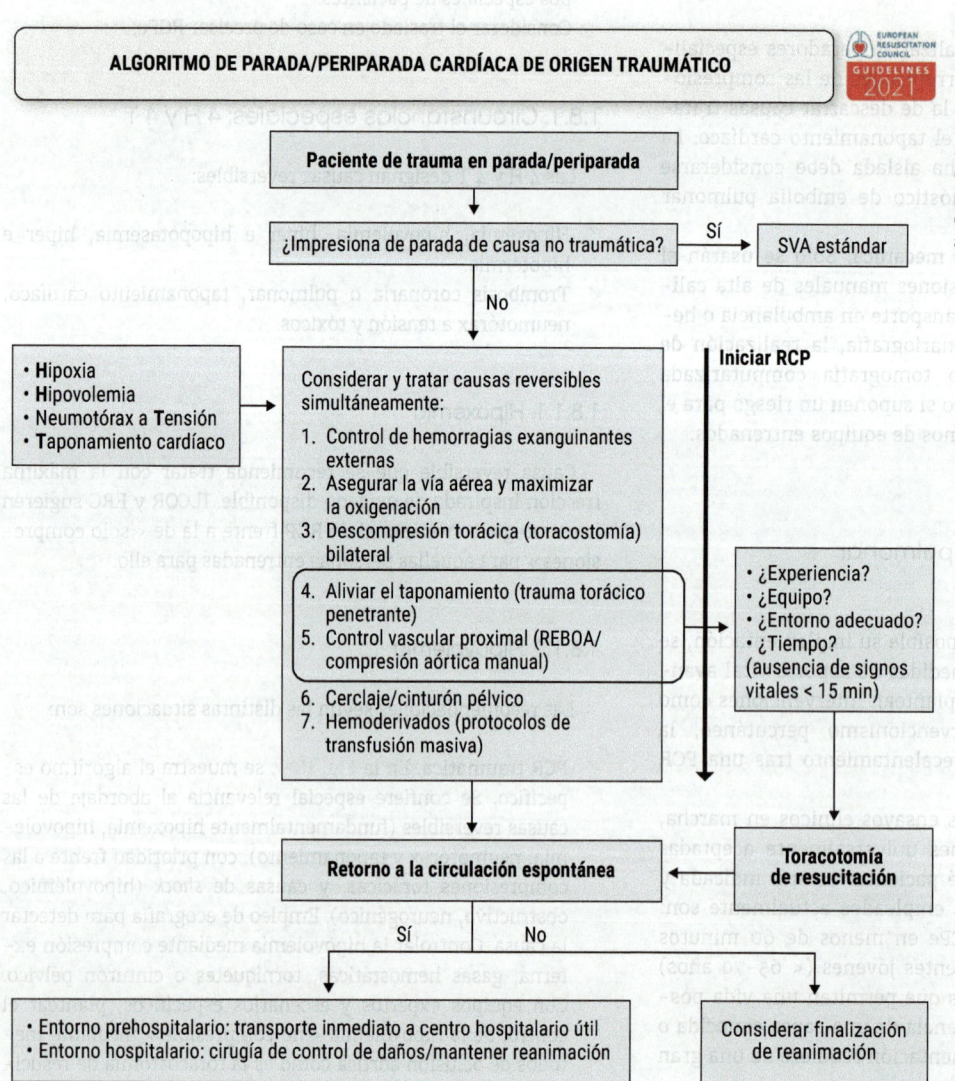

ALGORITMO DE PARADA/PERIPARADA CARDÍACA DE ORIGEN TRAUMÁTICO

Paciente de trauma en parada/periparada

↓

¿Impresiona de parada de causa no traumática? → Sí → **SVA estándar**

↓ No

• Hipoxia
• Hipovolemia
• Neumotórax a **T**ensión
• **T**aponamiento cardíaco

Considerar y tratar causas reversibles simultáneamente:
1. Control de hemorragias exanguinantes externas
2. Asegurar la vía aérea y maximizar la oxigenación
3. Descompresión torácica (toracostomía) bilateral
4. Aliviar el taponamiento (trauma torácico penetrante)
5. Control vascular proximal (REBOA/ compresión aórtica manual)
6. Cerclaje/cinturón pélvico
7. Hemoderivados (protocolos de transfusión masiva)

Iniciar RCP

• ¿Experiencia?
• ¿Equipo?
• ¿Entorno adecuado?
• ¿Tiempo? (ausencia de signos vitales < 15 min)

Retorno a la circulación espontánea

Sí / No

Toracotomía de resucitación

• Entorno prehospitalario: transporte inmediato a centro hospitalario útil
• Entorno hospitalario: cirugía de control de daños/mantener reanimación

Considerar finalización de reanimación

Fig. 18-4 | Algoritmo de parada cardíaca traumática según el European Resuscitation Council (ERC). Adaptado de: European Resuscitation Council Guidelines 2021: Adult Advanced life support. Resuscitation. 2021;161:115-51. Traducción oficial al castellano del Consejo Español de RCP (CERCP). RCP: resucitación cardiopulmonar; SVA: soporte vital avanzado.

- *Medidas de protección miocárdica*: bolo rápido i.v. de 10 mL de cloruro cálcico al 10 % (repetir en caso de PCR prolongada o refractaria).
- *Medidas para desplazar el potasio al compartimento intracelular*: 25 g de glucosa i.v. (250 cc de glucosado al 10 % o 125 cc de glucosado al 20 %) con 10 U de insulina rápida, y bicarbonato sódico 50 mmol i.v. en bolo rápido.
- *Medidas para eliminar el potasio del organismo*: diálisis, considerar soporte vital extracorpóreo si es factible.
- **Hipopotasemia.** Aunque la velocidad máxima de reposición recomendada es 20 mmol/h, en caso de arritmias inestables o PCR inminente se recomiendan reposiciones de hasta 2 mmol/min durante 10 minutos, seguidas de 10 mmol en 5-10 minutos. La repleción de magnesio puede facilitar la corrección de la hipopotasemia.
- **Hipomagnesemia y *torsade de pointes*.** Administrar 2 g de sulfato magnésico en 1-2 minutos. En otros casos de hipomagnesemia grave o sintomática, administrar en 10-15 minutos.

1.8.1.4. Hipotermia e hipertermia

1.8.1.4.1. Hipotermia

Existe hipotermia si la temperatura central es < 35 °C y se distinguen diferentes grados:

- Grado I o leve si la temperatura es 32-35 °C.
- Grado II o moderada si es 28-32 °C.
- Grado III o grave si es < 28 °C y hay signos vitales presentes.
- Grado IV o grave si hay ausencia de signos vitales (temperatura variable).

Se establece la diferencia entre hipotermia primaria (exposición al frío) o secundaria (por enfermedad u otras causas). Siempre que sea posible, se transferirá al paciente a un centro con posibilidad de soporte extracorpóreo y se empleará dicho soporte en caso de presión arterial < 60 mm Hg, acidosis o EtCO$_2$ < 10 mm Hg.

Las actuaciones según estemos ante una PCR o ante un caso de hipotermia por avalancha son:

- **PCR.** Chequear los signos vitales durante 1 minuto (exploración, electrocardiograma, EtCO$_2$ y ecografía): una persona con hipotermia grave puede sobrevivir con resucitación a pesar de no tener signos vitales (si la hipotermia se desarrolla antes que la hipoxia y la PCR, la hipotermia disminuye la demanda de oxígeno protegiendo cerebro y corazón). Para estimar la probabilidad de supervivencia tras una PCR por hipotermia grave con previsión de inicio de técnicas de RCPe, se recomienda emplear la escala HOPE (escala de elección, que valora edad, sexo, temperatura central y potasio sérico al ingreso hospitalario, con o sin asfixia y tiempo de RCP hasta el inicio previsto de RCPe), la escala ICE o la medición del potasio sérico (menos seguro). Las compresiones y ventilaciones deberán realizarse de forma estándar, pero un paciente hipotérmico puede no responder a fármacos vasoactivos (adrenalina, amiodarona) o desfibrilación. Por este motivo, se recomienda retrasar tanto la administración de adrenalina u otros fármacos vasoactivos como la desfibrilación hasta que el paciente

alcance los 30°C; una vez alcanzados los 30 °C, administrar adrenalina cada 6-10 minutos; cuando alcance los 35 °C, se instaurará la frecuencia habitual (cada 3-5 minutos). En caso de PCR, siempre que sea posible, trasladar al paciente a un centro con posibilidad de soporte extracorpóreo aunque el ritmo sea asistolia y no haya sido presenciado. En caso de temperatura < 28 °C, puede incluso retrasarse el inicio de la RCP si se considera peligroso o realizarla de forma intermitente.

- **Avalancha.** La causa principal de la PCR es la hipoxia. Si la persona ha estado sepultada < 60 minutos, iniciar RCP estándar al menos 20 minutos; si ha estado sepultada > 60 minutos sin lesiones que comprometan la vida, iniciar RCP y considerar soporte extracorpóreo; si ha estado sepultada > 60 minutos con evidencia de obstrucción de vía aérea, la RCP puede considerarse fútil.

1.8.1.4.2. Hipertermia

La hipertermia se debe a un fracaso en la termorregulación, razón por la cual la temperatura central aumenta por encima de los valores de normotermia. Puede desencadenar fracaso multiorgánico y PCR. Se distinguen síncope por calor, agotamiento por calor y golpe de calor.

- **Golpe de calor.** Hipertermia importante (temperatura central > 40 °C), síntomas neurológicos (alteración del nivel de consciencia, crisis o coma) y exposición reciente (pasiva o tras ejercicio); pueden asociar además taquicardia, taquipnea o hipotensión arterial. Seguir ABCDE para la valoración. Prioridad: trasladar al paciente a un ambiente frío y enfriamiento activo a través de métodos inmersivos en agua fría (más eficaz) hasta temperatura < 39 °C u otros métodos conductivos, convectivos o evaporativos. Buscar un ritmo de enfriamiento > 0,1 °C/min. Administrar líquidos isotónicos o hipertónicos. En caso de paciente crítico, emplear métodos de enfriamiento avanzados con dispositivos de enfriamiento interno o externo.
- **Hipertermia maligna.** Alteración farmacogenética de la homeostasis del calcio en el músculo esquelético secundaria a la exposición a anestésicos halogenados y succinilcolina. Se produce un flujo incontrolado de calcio al interior de la célula muscular, lo que provoca una crisis hipermetabólica con contracturas musculares, depleción de trifosfato de adenosina y muerte celular. Se recomienda retirar el agente desencadenante, mantener la normocapnia y corregir la acidosis (bicarbonato si es preciso) y la hiperpotasemia. La administración de dantroleno puede ser útil. En caso de PCR, aplicar el algoritmo y los métodos de control de temperatura (enfriamiento activo) estándar. Si se consigue la recuperación del pulso, el 25 % puede experimentar una recaída.

1.8.1.5. Trombosis

1.8.1.5.1. Tromboembolismo pulmonar

- **Prevención.** Abordaje ABCDE. Administrar oxígeno con alto flujo. Es característica la aparición de hipoxemia e hipocapnia repentina. En presencia de *shock* o hipotensión arterial persistente, considerar que se trate de un tromboembolismo pulmonar de alto riesgo. Principal causa de muerte: disfunción ventricular derecha (evitar la expansión agresiva con volumen; puede ser preciso soporte vasoactivo o inotrópico). Se recomienda iniciar tratamiento con heparina durante el proceso diagnóstico, preferiblemente no fraccionada si hay hipotensión/*shock* o se plantea trombólisis. Pueden ser de ayuda en el diagnóstico los criterios ecocardiográficos (aunque el valor predictivo negativo es del 40-50 %); una angio-TC confirmará el diagnóstico. Plantear tratamiento trombolítico en caso de inestabilidad hemodinámica (tromboembolismo pulmonar de alto riesgo), así como embolectomía quirúrgica o trombólisis local intraarterial como tratamiento alternativo de rescate.

✔ **En caso de PCR.** Generalmente se presenta en forma de actividad eléctrica sin pulso. Valores de $EtCO_2$ < 13 mm Hg con compresiones bien realizadas pueden apoyar el diagnóstico de tromboembolismo pulmonar (no específico). Considerar la realización de ecocardiografía. No hay evidencia que recomiende un fármaco trombolítico o una dosis concreta en caso de PCR, aunque cuando este se ha administrado se recomienda valorar la prolongación de la RCP al menos 60-90 minutos. Considerar trombectomía quirúrgica o percutánea cuando el tromboembolismo pulmonar sea una causa conocida. Considerar la RCPe cuando la RCP fracasa, aunque no hay ensayos clínicos aleatorizados disponibles y la selección de los pacientes o el tiempo de inicio de la terapia tampoco están definidos.

1.8.1.5.2. Trombosis coronaria

✔ **Prevención.** Se puede prevenir fomentando la detección de los factores de riesgo cardiovascular, apoyando la educación para la salud para reducir el retraso hasta la primera atención, promoviendo el soporte vital básico de la población, garantizando los recursos adecuados, mejorando los indicadores de calidad asistencial y detectando signos que sugieran trombosis coronaria para la activación del Código Infarto de miocardio.

✔ **En caso de PCR.** Realizar RCP. Si se consigue una recuperación del pulso de forma mantenida, establecer la estrategia de reperfusión: *a)* En caso de infarto con elevación del ST, se indica la intervención coronaria percutánea en menos de 120 minutos desde el diagnóstico; si esto no fuera posible, realizar trombólisis prehospitalaria y trasladar a un centro con posibilidad de intervención coronaria percutánea. *b)* En caso de infarto sin elevación del ST, considerar diagnósticos alternativos (no coronarios) y realizar coronariografía urgente (≤ 120 minutos) si se sospecha isquemia persistente o inestabilidad hemodinámica o eléctrica. Se puede demorar la coronariografía en caso de estabilidad. Si la recuperación del pulso no es mantenida, considerar si la RCP es fútil (en cuyo caso se suspendería la RCP) o no fútil, en cuyo caso se consideraría trasladar al paciente a un centro con intervencionismo percutáneo continuando la RCP.

1.8.1.6. Taponamiento cardíaco

El taponamiento cardíaco supone una alta mortalidad, sin cambios desde las últimas guías clínicas. El diagnóstico es ecocardiográfico. Requiere la descompresión inmediata a través de una toracotomía de resucitación en caso de traumatismo torácico penetrante (cumpliendo los criterios de equipo experto, con medios adecuados y en el lugar adecuado, con tiempo < 15 minutos desde la pérdida de signos vitales hasta su realización) o pericardiocentesis, guiada por ultrasonidos siempre que sea posible.

1.8.1.7. Neumotórax a tensión

Secundario a traumatismo, enfermedad respiratoria o yatrogénico. El diagnóstico es clínico y ecográfico. Requiere una descompresión rápida de forma prioritaria frente a otras maniobras: con aguja (de al menos 7 mm de longitud) en el segundo espacio intercostal, línea media clavicular, seguida de toracostomía abierta y colocación de un tubo/drenaje torácico. La toracostomía abierta es la primera opción en caso de PCR traumática.

1.8.1.8. Tóxicos

✔ **Prevención de la PCR.** Aplicar ABCDE sistemático. Valorar la intubación precoz por el riesgo de parada respiratoria por obstrucción de la vía aérea. La hipotensión arterial generalmente responde a administración de líquidos. Monitorizar electrolitos. La administración del antídoto debería ser precoz en caso de disponer de él.

✔ **En caso de PCR.** Evitar respiración boca-boca si la intoxicación es por productos químicos (cianuro, sulfuro de hidrógeno, corrosivos u organofosforados). Considerar prolongar la resucitación, particularmente en pacientes jóvenes (dar tiempo a que el tóxico pueda ser metabolizado o excretado durante las maniobras). Ante la duda, consultar con centros específicos para recabar información. Considerar en pacientes seleccionados la RCP con soporte extracorpóreo cuando la RCP es refractaria y el entorno es adecuado. Se describen además medidas específicas para:

  ⌀ *Descontaminación*: irrigación de piel (agua) y ojos (salino) al menos durante 15 minutos y 30 minutos respectivamente; lavado gástrico con carbón activado, solo indicado durante la primera hora de la ingestión y contraindicado si la vía aérea no está protegida; considerar irrigaciones intestinales (tóxicos de liberación lenta o recubiertos).

  ⌀ *Aumentar la eliminación*: con múltiples dosis de carbón activado, diuresis forzada, alcalinización de orina o hemodiálisis.

  ⌀ *Antídotos específicos.*

La AHA 2020 dedica un apartado especial a la *PCR secundaria a la sobredosificación por opiáceos.* La sobredosis de opiáceos puede conducir a una depresión del sistema nervioso central, lo que puede conllevar una parada respiratoria y posteriormente una PCR. Asegurar una vía aérea permeable y una ventilación adecuada son prioridades, por tanto, en el paciente que se encuentra en situación de peri-PCR. En caso de que exista pérdida de pulso, la atención debe focalizarse en la realización de maniobras de soporte vital, y administrar naloxona durante la resucitación, siempre que no suponga un retraso en la realización de una RCP de calidad (en realidad no hay estudios que demuestren mejora en los resultados tras la administración de la misma).

1.8.2. Pacientes especiales

1.8.2.1. Asma y enfermedad pulmonar obstructiva crónica

Si ocurre PCR en estas condiciones, generalmente es en ritmo no desfibrilable. Se recomienda la intubación precoz y el empleo de oxígeno a alta concentración. Descartar neumotórax a tensión. En caso de atrapamiento de aire/hiperinsuflación, valorar la desconexión de la ventilación mecánica y aplicar presión manual (para reducir el atrapamiento). Ventilar con 8-10 respiraciones por minuto y volumen suficiente para objetivar la elevación torácica, incrementando el tiempo espiratorio. Considerar RCPe (oxigenación por membrana extracorpórea) en caso de ser posible su acceso inmediato.

1.8.2.2. Enfermedad neurológica

Sin cambios en su manejo respecto al algoritmo estándar. Causas más frecuentes: hemorragia subaracnoidea, hemorragia intracerebral, crisis epilépticas e ictus cerebral. Especial insistencia en síntomas previos y en pruebas de imagen precoces. Es más frecuente en ritmos no desfibrilables. La supervivencia es peor que en el grupo de PCR de etiología cardiológica.

1.8.2.3. Obesidad

Aunque no se describen cambios en el algoritmo estándar, existen condiciones inherentes a la obesidad que dificultan las maniobras de RCP: acceso al paciente, transporte, valoración, accesos venosos, manejo de la vía aérea, calidad de las compresiones torácicas y eficacia de la medicación vasoactiva o de la desfibrilación:

- **Compresiones torácicas.** Se recomienda realizar compresiones más profundas (máximo 6 cm), cambios más frecuentes de reanimador o el uso de dispositivos mecánicos.
- **Desfibrilación.** Cuando se requieran choques sucesivos, escalar el nivel de energía seleccionada (se desconoce el nivel óptimo); se recomienda el uso de palas (con presión manual) frente a los parches.
- **Vía aérea.** Anticipar una posible dificultad para la intubación, siendo recomendable que esta se realice de forma precoz (si no fuera posible, emplear un dispositivo supraglótico).

1.8.2.4. Embarazo

Las principales causas de PCR en el embarazo son: cardiopatía (23 %), tromboembolismo (16 %), epilepsia y enfermedad vascular (13 %), sepsis (10 %), enfermedades mentales (10 %), hemorragia (8 %), cáncer (4 %) y preeclampsia (2 %):

- **Descompresión aortocava.** Es más fácil y efectivo realizar un desplazamiento manual uterino hacia la izquierda, manteniendo la posición en supino; si no fuera posible y hubiera que recurrir a la lateralización, no deberá ser mayor a 15-30°.

- **Compresiones torácicas.** Se realizarán 100-120 por minuto, a 5-6 cm de profundidad en la mitad inferior del esternón. No se recomienda la utilización de dispositivos mecánicos.
- **Cesárea** *perimortem*. Considerarla en el momento de la PCR en las gestantes de más de 20 semanas o en el caso de que el útero sea palpable por encima del ombligo. Si la resucitación no ha sido efectiva en los primeros 4 minutos, realizar cesárea de urgencia con el objetivo de conseguir la extracción a los 5 minutos de iniciada la PCR.
- **RCPe.** Considerarla en ambiente adecuado, con mejores resultados si el inicio es previo a la PCR.
- **Desfibrilación.** Sin cambios. No existe evidencia de efectos adversos sobre el feto.
- **Vía aérea.** Considerar a la paciente embarazada como paciente de alto riesgo de intubación difícil y de broncoaspiración.
- **Causas reversibles.** Especial insistencia en:
  - Hemorragia: antes o después del parto; es importante contar con un protocolo de hemorragia masiva. La administración de 1 g de ácido tranexámico i.v. (especialmente en las primeras 3 horas) reduce la mortalidad de la hemorragia posparto.
  - Enfermedad cardiovascular: infarto de miocardio (intervención coronaria percutánea de elección), disección de aorta o miocardiopatía posparto.
  - Preeclampsia o eclampsia; embolismo de líquido amniótico (tratamiento de soporte).

1.8.3. Localizaciones especiales

1.8.3.1. Parada cardíaca en el quirófano

La PCR en el quirófano tiene una mortalidad de al menos el 50 %. Se insiste en el reconocimiento precoz, priorizando las causas reversibles:

- **Hipovolemia.** Administración de hemoderivados o cristaloides, a la vez que se aborda el control del foco hemorrágico (cirugía, endoscopia o técnicas endovasculares), con ayuda de la ultrasonografía.
- **Anafilaxia.** Los bloqueantes neuromusculares son la principal causa farmacológica (60 % de los casos); la administración de adrenalina podrá ser intravenosa y lo más precoz posible.
- **Toxicidad sistémica por anestésicos locales.** Por acción directa sobre la célula miocárdica, generalmente a los 1-5 minutos de la administración (30 segundos-60 minutos). Administrar emulsión lipídica al 20 % como terapia de rescate, aunque su eficacia es controvertida. Las compresiones torácicas (en decúbito supino o prono) no deberán retrasar el abordaje de las causas reversibles. Considerar masaje cardíaco interno o RCPe como terapia de rescate.

Es importante que exista un líder que coordine la situación de forma efectiva, al igual que un equipo organizado y disponibilidad de protocolos institucionales de apoyo en estas situaciones.

1.8.3.2. Paciente intervenido de cirugía cardíaca

La mortalidad en esta situación se halla en torno al 50 %. La mayoría de las causas son reversibles: fibrilación ventricular (50 %), taponamiento cardíaco y hemorragia masiva. Es fundamental el entrenamiento adecuado del equipo. Debería implementarse el empleo de listas de verificación (*checklists*) específicas de seguridad. Es fundamental la corrección de las causas reversibles y la reesternotomía de emergencia, que se realizará en los primeros 5 minutos durante los primeros 10 días del postoperatorio. En caso de ritmo desfibrilable, priorizar tres desfibrilaciones consecutivas antes de comenzar con compresiones como paso previo a la reesternotomía. En caso de asistolia o bradicardia extrema, colocar marcapasos epicárdico o transcutáneo. El masaje cardíaco interno consigue mejor flujo coronario y presión de perfusión sistémica.

✔ **Fármacos empleados.** Administrar amiodarona o lidocaína intravenosas después de tres desfibrilaciones inefectivas. Sin embargo, no existe evidencia suficiente para recomendar dosis de 1 mg de adrenalina, debido a los riesgos potenciales por la hipertensión que puede producir, en aquellos pacientes en los que está indicada la desfibrilación y la reesternotomía precoz. Considerar, en todo caso, dosis menores.
✔ **Balón de contrapulsación.** Coordinado con masaje cardíaco, puede mejorar la perfusión coronaria y cerebral. Considerar la RCPe si a pesar de la reesternotomía no se ha conseguido recuperar el pulso, en aquellas cirugías mínimamente invasivas o si han transcurrido más de 10 días desde la cirugía inicial.

1.8.3.3. Sala de hemodinámica

Al margen del soporte avanzado habitual, determinados procedimientos pueden tratar determinadas causas de la PCR: intervención coronaria percutánea, pericardiocentesis, marcapasos. Es útil la ultrasonografía y la angiografía para el diagnóstico (incluida la ecocardiografía transesofágica). La principal modificación respecto al protocolo habitual es la recomendación de tres desfibrilaciones consecutivas, en caso de ritmo desfibrilable, antes de comenzar las compresiones. En caso de precisar radiación, considerar el empleo de dispositivos mecánicos de compresión ante una RCP prolongada. Valorar, igualmente, el empleo de dispositivos ventriculares percutáneos o RCPe.

1.8.3.4. Unidad de diálisis

El 70-80 % de las PCR en diálisis ocurren durante el tratamiento. La hiperpotasemia y la sobrecarga de volumen son las principales causas. Otras causas reversibles son las alteraciones electrolíticas y las variaciones bruscas de volumen. Debe seguirse el algoritmo de soporte vital avanzado estándar, con la circunstancia especial de que la máquina de hemodiálisis debe interrumpirse y retornar el volumen de sangre. Si la máquina de diálisis no es a prueba de desfibrilación, debe ser desconectada del paciente para la misma, de acuerdo a lo dispuesto por la International Electrotechnical Commission (IEC). Se puede emplear el acceso venoso de diálisis para la administración de medicación durante la PCR.

1.8.3.5. Odontología

Una PCR en este contexto generalmente es debida a comorbilidades ya existentes, complicaciones del procedimiento (sangrado, secreciones, edema de tejidos), reacciones alérgicas (clorhexidina, anestésicos locales, látex) o síndrome coronario agudo. El escenario debe contar con el equipo necesario y específico para llevar a cabo la RCP y con profesionales capaces de llevarla a cabo.

Como circunstancias especiales, en caso de PCR se deberán retirar los materiales sólidos que ocupen la cavidad oral, reclinar la silla hasta la posición horizontal para iniciar compresiones torácicas, o considerar mover al paciente al suelo.

1.9. Interrupción de las maniobras de resucitación cardiopulmonar

Los criterios de inicio y finalización de la RCP, según se propone en ILCOR, deberían estar validados a nivel local y deberían hacerse constar en la historia clínica. Se hace referencia, igualmente, a la necesidad de disponer de criterios de traslado interhospitalario cuando se requieran técnicas de RCPe o en caso de pandemia (recursos limitados), así como criterios transparentes para la identificación de candidatos para la donación de órganos.

Aunque con un nivel muy bajo de evidencia, se propone considerar los siguientes criterios:

✔ **Criterios inequívocos.** Cuando no se puede asegurar la seguridad del reanimador, existe una lesión mortal evidente o la muerte es irreversible, o cuando exista una directiva válida y relevante que contraindique la RCP.
✔ **Criterios que pueden apoyar la decisión.** Asistolia persistente tras 20 minutos de soporte vital avanzado en ausencia de causa reversible, PCR no presenciada en un ritmo no desfibrilable cuando el riesgo de daño sobrepase los beneficios, o cualquier otra evidencia según la cual la RCP sería inconsistente con las preferencias del paciente o no se persiga su mejor interés.
✔ **Otros criterios.** Otros criterios que, de forma individual, no deberían justificar la toma de decisión son: tamaño pupilar, duración de la RCP, valor de $EtCO_2$, comorbilidad, ácido láctico o si se trata de un intento autolítico.

2. Resucitación cardiopulmonar en el paciente con SARS-CoV-2

ILCOR ha identificado y examinado los principios relevantes para la RCP y la atención cardiovascular de emergencia en pacientes con COVID-19, buscando un consenso en las recomendaciones de tratamiento. El ERC publicó a finales de abril de 2020 dichas recomendaciones, que se basan en tres ideas fundamentales:

✔ La protección del equipo humano.
✔ Reanimar primando la no maleficencia y siempre respetando los derechos del paciente.
✔ Asegurar siempre la escena, a los reanimadores y a la víctima.

En el paciente en PCR con infección por SARS-CoV-2 el pronóstico sigue dependiendo de la rapidez de actuación. Sin embargo, la posibilidad de contagio durante una RCP es extremadamente alta, dado el riesgo de generar aerosoles durante el procedimiento, especialmente durante el aislamiento de la vía área y la realización de compresiones torácicas. Por todo ello, se tiene en cuenta que el tiempo requerido para lograr una atención segura (protección de uno mismo, los compañeros y el paciente) es una parte aceptable de la resucitación.

2.1. Recomendaciones del European Resuscitation Council para el soporte vital avanzado en adultos con parada cardíaca intrahospitalaria con COVID-19 sospechado o confirmado

Las recomendaciones del ERC en estos casos son las siguientes:

1. Identificar lo antes posible a cualquier paciente con COVID-19 o sospecha de tenerlo que esté en riesgo de deterioro agudo o PCR. Tomar las medidas adecuadas para prevenir la PCR.
2. Evitar la RCP sin el equipo de protección adecuado.
3. Determinar para quiénes no sería adecuada la decisión de intento de RCP. Los pacientes con insuficiencia respiratoria grave por COVID-19 que no se considerarían aptos para la intubación traqueal y la ventilación mecánica o el soporte de múltiples órganos tienen muy poca probabilidad de sobrevivir al intento de resucitación después de una PCR.
4. Si un paciente no responde y no respira normalmente, grite pidiendo ayuda y solicite un desfibrilador. Buscar signos de vida o pulso arterial. No escuche las respiraciones ni coloque la mejilla cerca del rostro del paciente.
5. Las compresiones torácicas y las intervenciones en la vía aérea son procedimientos que generan aerosoles. El equipo que va a realizar la RCP se debe poner el equipo de protección para prevención de la transmisión aérea antes de iniciar las compresiones torácicas y/o intervenciones en la vía aérea: como mínimo, una mascarilla FFP3 (FFP2 o N95 si la FFP3 no está disponible), protección para los ojos y la cara, bata de manga larga y guantes.
6. Es poco probable que la colocación de los parches del desfibrilador y la administración de una descarga sea un procedimiento que genere aerosoles. Si hay un desfibrilador disponible: encenderlo de inmediato, colocar los parches y administrar una descarga si el ritmo es fibrilación ventricular/taquicardia ventricular sin pulso. Aunque la mayoría de las PCR en pacientes con COVID-19 son en ritmos no desfibrilables, el elevado riesgo trombótico de estos pacientes y la prolongación del QT asociada a los tratamientos farmacológicos pueden ocasionar PCR en ritmos desfibrilables, donde la mortalidad es previsiblemente muy inferior.

7. Si el paciente permanece en fibrilación ventricular o taquicardia ventricular y tiene el equipo de protección contra la transmisión aérea, iniciar las compresiones torácicas. Si no es así, administrar hasta dos descargas adicionales (si está indicado) mientras otras personas del equipo se colocan el equipo de protección.
8. Todo el personal que no sea necesario debe mantener la distancia del paciente y permanecer protegido.
9. Si no hay signos de vida, iniciar las compresiones torácicas y ventilación manual con la bolsa autoinflable con una relación compresión-ventilación de 30:2. La ventilación manual con bolsa-mascarilla debe ser realizada por personal experimentado y usando la técnica de dos personas (una máscara mal ajustada o mal sellada generará aerosoles). Asegurarse de que haya un filtro viral (filtro HME o filtro HEPA) entre la bolsa autoinflable y la vía aérea (mascarilla, vía aérea supraglótica, tubo traqueal) para filtrar las respiraciones exhaladas.
10. Se debe aislar la vía respiratoria mediante intubación o dispositivo supraglótico lo más temprano posible para minimizar el período de ventilación con la bolsa autoinflable. Considerar la videolaringoscopia para la intubación traqueal, ya que permitirá que el intubador permanezca más lejos de la vía aérea del paciente. Si se ha colocado un dispositivo supraglótico, utilizar la relación de ventilación con compresión torácica de 30:2, haciendo una pausa en las compresiones torácicas para permitir la ventilación.
11. Considerar suspender la RCP de manera temprana si se han abordado las causas reversibles tratables de PCR. Si existe la necesidad de una RCP prolongada, considerar el uso de un dispositivo mecánico de compresión torácica. Asegúrese de quitarse adecuadamente el equipo de protección para evitar la autocontaminación.

2.2. Pacientes en la unidad de cuidados intensivos: resucitación cardiopulmonar en pacientes en decúbito prono

Según estudios hasta la fecha, existe una elevada mortalidad en pacientes con COVID-19 en unidades de cuidados intensivos y en ventilación mecánica invasiva que sufren una PCR. Recomiendan considerar el riesgo/beneficio de continuar con las maniobras de RCP si no existe una causa identificable después del tercer ciclo en pacientes con ritmos no desfibrilables. Los ritmos desfibrilables en general tienen mejor pronóstico y suele existir una causa desencadenante.

En las recomendaciones del ERC se establecen medidas para realizar RCP en caso de que el paciente se encuentre en decúbito prono. Aunque la mayoría de estos pacientes estarán intubados, en algunos casos los pacientes con COVID-19 despiertos no intubados también pueden estar en decúbito prono. En este caso, siempre con el equipo de protección adecuado, hay que girar inmediatamente al paciente en decúbito supino antes de comenzar las compresiones torácicas y facilitar el acceso a la vía aérea.

En el caso de una PCR en un paciente intubado en decúbito prono, es posible administrar compresiones torácicas presionando la espalda del paciente. Esto puede proporcionar cierta perfusión de órganos vitales mientras un equipo se prepara para colocar al paciente en decúbito supino, de la siguiente manera:

1. Con el equipo de protección adecuado, comprimir entre las escápulas a la profundidad y frecuencia habituales (5-6 cm a dos compresiones por segundo). La colocación de las manos entre T7 y T9 ubica las compresiones sobre la sección transversal más grande del ventrículo izquierdo.

2. Colocar al paciente en decúbito supino si:

✔ Las compresiones son ineficaces: si la línea arterial muestra una presión diastólica < 25 mm Hg.
✔ Se necesita realizar intervenciones que requieran que el paciente esté en decúbito supino (p. ej., problemas con la vía aérea).
✔ Hay incapacidad de restaurar la circulación espontánea.

3. Girar al paciente en decúbito supino requiere ayuda adicional.

4. Las opciones de colocación de las pegatinas del desfibrilador en posición de decúbito prono incluyen anterior-posterior (frontal y posterior) o biaxilar.

Las ventajas de la RCP en decúbito prono no están claras. Es posible que la rigidez de la articulación costovertebral permita que se ejerza una mayor fuerza sobre el corazón que las compresiones realizadas sobre la articulación esternocostal, que es más débil y frágil. Otra razón es que la eficacia de las compresiones podría aumentar debido a la restricción del movimiento de las estructuras abdominales si la pared abdominal anterior permanece en contacto con una superficie firme, y pueden deprimir el esternón de manera más eficiente debido a la superficie dura colocada debajo del esternón.

En cuanto a las desventajas, puede ser más extenuante que en la posición supina debido a una articulación costovertebral más rígida que requiere más presión para comprimir.

Los estudios observacionales y los informes de casos descritos determinan que la RCP en decúbito prono proporcionan un apoyo hemodinámico y ventilatorio comparable a la RCP en decúbito supino. Además, puede ser la única opción plausible para los pacientes que no pueden colocarse en decúbito supino.

3. Cuidados postresucitación

3.1. Introducción

En el momento de la recuperación de la circulación espontánea tras una PCR se deben iniciar, lo más pronto posible e independientemente del lugar donde esto ocurra, una serie de medidas encaminadas a evitar o disminuir las consecuencias del denominado «síndrome posparada cardíaca», que incluye:

✔ La *causa precipitante* de la PCR, que debe identificarse, tratarse y evitar que se repita.
✔ El *daño hipóxico-isquémico cerebral*, que se asocia con estados de hipotensión, hipoxemia e hiperoxemia, pirexia, alteraciones de la glucemia y convulsiones. Todos ellos son problemas frecuentes en estas circunstancias.
✔ La *disfunción miocárdica*, que suele recuperarse a los 2-3 días de forma espontánea pero que puede requerir intervenciones específicas sobre todo si la etiología de la parada ha sido cardíaca.

✔ El *síndrome de isquemia/reperfusión sistémico*, que supone la activación de cascadas inmunológicas y de la coagulación que favorecen la disfunción multiorgánica y aumentan el riesgo de infección.

Las medidas encaminadas a su prevención y tratamiento se resumen de la siguiente manera:

✔ Identificación, tratamiento y prevención secundaria de la causa precipitante de la PCR.
✔ Manejo inicial del paciente tras la recuperación de la circulación espontánea.
✔ Control de la temperatura corporal.
✔ Medidas generales de tratamiento.

3.2. Identificación, tratamiento y prevención secundaria de la causa precipitante de la parada cardíaca

Si la causa de la PCR no ha sido identificada y tratada durante la RCP se debe continuar el estudio de la misma para poder realizar un tratamiento dirigido una vez recuperada la circulación espontánea.

Para ello es fundamental realizar una exploración clínica completa y solicitar pruebas de laboratorio que incluyan bioquímica, gasometría y hemograma. Se debe valorar también la realización de una radiografía de tórax urgente. Debemos tener en cuenta que la realización de estas pruebas generales no debe retrasar la realización de otras más específicas.

Así, ante la sospecha clínica o electrocardiográfica de isquemia miocárdica se debe realizar una coronariografía urgente. En caso de ser negativa, o no necesaria su realización de forma urgente, debemos continuar el estudio con una TC craneal, angio-TC pulmonar y/o *body*-TC.

En este aspecto la mayor controversia reside sobre la necesidad y el momento adecuado en que se debe realizar la exploración de las arterias coronarias, que se resume de la siguiente manera según las últimas guías disponibles (AHA 2020, ERC 2021):

✔ **Parada con alta sospecha de causa cardíaca:**
  ✑ Con elevación del ST: se debe realizar una coronariografía emergente.
  ✑ Sin elevación del ST pero con inestabilidad clínica o eléctrica: se debe considerar la realización de una coronariografía emergente.
✔ **Parada con baja sospecha de causa cardíaca** (sin alteración del ST y estabilidad hemodinámica) pero sin otra causa probable: valorar la realización de coronariografía diferida.

3.3. Manejo inicial: abordaje ABC

Consiste en lo siguiente:

✔ **A:** *Airway* (vía aérea). Aquellos pacientes que permanezcan comatosos tras la recuperación de la circulación espontánea o aquellos que tengan otra indicación para iniciar sedación y ventilación mecánica deben ser intubados según el estándar general por un operador experimentado. Se recomienda la comprobación de la correcta posición del tubo endotraqueal mediante capnografía.

- B: *Breathing* (oxigenación y ventilación). A los pacientes que no requieran intubación se les debe administrar oxigenoterapia. Inicialmente se recomienda el uso de fracción inspirada de oxígeno (FiO_2) de 1 hasta poder obtener una saturación periférica de oxígeno (SpO_2) fiable o una muestra arterial de la presión parcial de oxígeno (PaO_2). Cuando esto sea posible, el objetivo será mantener una SpO_2 del 94-98 % o una PaO_2 de 75-100 mm Hg, evitando tanto la hipoxemia, que puede favorecer la encefalopatía hipóxico-isquémica, como la hiperoxemia y el subsiguiente aumento en radicales libres de oxígeno, que igualmente son dañinos. Las variaciones de dióxido de carbono pueden provocar aumentos y descensos en la perfusión cerebral y por tanto en la presión intracraneal. El objetivo tras la recuperación de la circulación espontánea será mantener una presión parcial arterial de dióxido de carbono ($PaCO_2$) en rango de normocapnia (35-45 mm Hg), estando indicado, como en otros pacientes críticos, el uso de ventilación mecánica protectora con volúmenes *tidal* de 6-8 mL/kg de peso ideal. Cabe destacar que la $PaCO_2$ se debe medir de forma frecuente (valorar el uso de capnografía) en pacientes bajo estrategia de control de la temperatura, ya que la hipotermia puede favorecer la hipocapnia.
- C: *Circulation* (circulación). Tras la recuperación de la circulación espontánea, tan pronto como sea posible, se debe monitorizar la presión arterial de forma invasiva con un catéter arterial, y se debe realizar una ecocardiografía que ayudará a la identificación de la causa de la PCR, a cuantificar el grado de disfunción miocárdica y a guiar el manejo hemodinámico.

No existe suficiente evidencia para establecer un objetivo concreto de presión arterial media ni de frecuencia cardíaca, por lo que se recomienda aquel que permita una diuresis > 0,5 mL/Kg/h y lactato decreciente. La bradicardia, especialmente en situaciones de control de la temperatura, no se debe tratar a no ser que coexista con datos de hipoperfusión.

En relación con la fluidoterapia y el uso de fármacos vasoactivos y de dispositivos de asistencia ventricular, en caso de que fuesen necesarios, se recomienda individualizar según los mismos principios que con el paciente crítico general.

El uso de esteroides tras la recuperación de la circulación espontánea no está recomendado de forma generalizada (se limita su uso a las indicaciones habituales para el resto de pacientes críticos) y, aunque existen publicaciones recientes a favor de su empleo durante la PCR, esta indicación tampoco está recogida actualmente por las guías de práctica clínica.

3.4. Control de la temperatura corporal

La indicación del manejo de la temperatura dirigido (TTM, *temperature target management*) se basa en modelos animales en los que la hipotermia inducida ha resultado neuroprotectora y ha mejorado los resultados clínicos tras una PCR recuperada. Actualmente se trata de un tema controvertido y con numerosas variaciones según publicaciones recientes:

- Las **guías de la AHA 2020** y **ERC 2021** recomiendan mantener TTM (32-36 °C) durante al menos 24 horas en adultos que no

obedecen órdenes tras la recuperación de la circulación espontánea independientemente de si la parada ha sido intrahospitalaria o extrahospitalaria y del primer ritmo identificado. En las 72 horas posteriores se debe evitar la fiebre (> 37,7 °C). No se pronuncian a favor de ningún método concreto de enfriamiento, pero se posicionan en contra del uso de fluidos intravenosos para el enfriamiento en la atención prehospitalaria.
- Posteriormente, en **2022**, un **documento de consenso ESICM-ERC** propone la monitorización continua de la temperatura y evitar de forma proactiva la fiebre (> 37,7 °C) en los pacientes que se mantienen comatosos tras la recuperación de la circulación espontánea durante al menos 72 horas. Igualmente se posicionan en contra del uso de fluidos intravenosos para el enfriamiento en la atención prehospitalaria y recomiendan no recalentar de forma activa a los pacientes que presentan hipotermia tras la recuperación de la circulación. En este documento se recalca asimismo la posibilidad de que algunos pacientes sí se beneficien del control de temperatura entre 32 y 36 °C, especialmente aquellos con parada en ritmo no desfibrilable y parada de etiología no cardíaca, y también que puede existir una ventana de enfriamiento en la que este sí sea realmente eficaz, aunque esto aún no ha sido estudiado en ensayos clínicos aleatorizados.

3.5. Tratamiento general en la unidad de cuidados intensivos

La mayoría de las recomendaciones en este apartado están extrapoladas de estudios de pacientes críticos que, aunque incluyen a pacientes tras PCR, no son específicos:

- **Control de crisis comiciales.** Dado que estas empeoran el pronóstico neurológico, se recomienda tratar las crisis comiciales (convulsivas y no convulsivas) cuando sean diagnosticadas, pero no de forma profiláctica. Los fármacos de elección son el valproato y el levetirazetam, quedando la fenitoína relegada por su mayor efecto hipotensor. Aunque aún no está incluido en las guías de práctica clínica, recientemente se ha publicado un ensayo clínico aleatorizado con 172 pacientes en el que no se describen diferencias en el pronóstico neurológico entre los pacientes con crisis comiciales electroencefalográficas (no convulsivas) que han recibido tratamiento para las mismas y los que no.
- **Tratamiento antibiótico profiláctico.** No se recomienda el uso de profilaxis antibiótica de manera sistemática.
- **Sedación y control del dolor.** En caso de necesitar medicación para el control del dolor y proporcionar una adecuada sedación, se recomienda el uso de fármacos de vida media corta que permitan la exploración neurológica precoz tras su retirada, siempre que sean tolerados por la situación hemodinámica del paciente. Se debe evitar el bloqueo neuromuscular para favorecer la exploración neurológica, pero mantiene sus indicaciones habituales además del tratamiento de los escalofríos durante TTM.
- **Nutrición.** Se deben seguir los criterios generales para la nutrición del paciente crítico, pudiéndose iniciar la misma incluso durante las fases de menor temperatura en caso de TTM.

✔ **Profilaxis de úlceras de estrés.** La mayoría de los pacientes, tras la recuperación de la circulación espontánea, cumplen criterios de alto riesgo para sangrado gastrointestinal (tratamiento anticoagulante, antiagregante, etc.), por lo que se recomienda su administración.

✔ **Profilaxis de trombosis venosa profunda.** Se debe individualizar según las recomendaciones generales para pacientes de unidades de cuidados intensivos.

✔ **Control glucémico.** Se recomienda el mismo rango glucémico (140-180 mg/dL) que para la población crítica general.

3.6. Aproximación al pronóstico neurológico

Tras la recuperación de la circulación espontánea son pocas las muertes que se producen por la persistencia de la causa precipitante de la PCR, siendo la mayoría consecuencia de la adecuación del esfuerzo terapéutico tras haber diagnosticado un mal pronóstico neurológico a consecuencia de la encefalopatía hipóxico-isquémica. En la mayoría de las publicaciones al respecto el pronóstico neurológico se expresa en función de la puntuación en la escala *Cerebral Performance Categories* (CPC) (Tabla 18-1). Sin embargo, no hay consenso en qué se considera mal pronóstico neurológico. El algoritmo que aquí se propone es el planteado por el ERC, que en diferentes estudios ha demostrado ser altamente específico considerando valores entre 3 y 5 como indicativos de mal pronóstico (Fig. 18-5).

Ningún predictor de mal pronóstico es 100 % exacto, por lo que se debe realizar un abordaje multimodal mediante examen clínico, electrofisiología, biomarcadores y pruebas de imagen:

✔ **Examen clínico.** Se considera la base de la neuropronosticación y debe realizarse en ausencia de posibles confusores como la sedación o la hipotermia. El primer paso es una exploración neurológica general que ayude a determinar el nivel de consciencia, de tal manera que todos aquellos pacientes que a las 72 horas de la PCR puntúan ≤ 3 en la respuesta motora de la Escala de Coma Glasgow (GCS) son candidatos a una exploración exhaustiva y a la realización de estudio multimodal. En estos pacientes seleccionados, la ausencia bilateral del reflejo pupilar o corneal y la presencia de mioclonías o estatus mioclónico son aspectos de la exploración clínica que apuntan hacia un pobre resultado neurológico.

✔ **Neurofisiología.** Son indicadores de mal pronóstico neurológico los patrones electroencefalográficos altamente malignos (supresión de la actividad de fondo con o sin descargas periódicas y supresión de ráfagas o *burst-suppression*), las convulsiones inequívocas en el electroencefalograma (EEG) durante las primeras 72 horas tras la recuperación de la circulación espontánea y la ausencia bilateral de onda N20 en los potenciales somatosensoriales corticales evocados (SSEP).

✔ **Biomarcadores en suero.** Las ventajas de los biomarcadores son fundamentalmente sus resultados cuantitativos y que no se ven afectados por la sedación. Sin embargo, su realización no está disponible en todos los centros y existen dudas sobre los valores de referencia, ya que no existen estudios en grandes poblaciones. El biomarcador más utilizado es la enolasa neuroespecífica (NSE), que presenta típicamente un pico a las 48-96 horas en pacientes con mal pronóstico neurológico.

✔ **Pruebas de imagen.** La neuroimagen tras la PCR permite detectar y cuantificar el daño cerebral en forma de edema citotóxico. La tomografía computarizada (TC) y la resonancia magnética (RM) son las pruebas más comúnmente utilizadas.

En resumen, la neuropronosticación debe realizarse bajo un abordaje multimodal y en ausencia de factores confusores. Desde el momento de la recuperación de la circulación espontánea se puede comenzar a planear y realizar estudios dirigidos que tendrán su máximo valor cuando se interpreten a las 72 horas tras la recuperación de la circulación espontánea.

En ese momento, en aquellos pacientes con respuesta motora ≤ 3 en la GCS y que cumplen dos o más de los siguientes requisitos se considera altamente probable un mal resultado neurológico:

✔ Ausencia de reflejos pupilares y corneales.
✔ Ausencia de onda N20 en SSEP.
✔ EEG altamente maligno.
✔ NSE > 60 µg/L.
✔ Estatus mioclónico.
✔ Lesión anóxica extensa y difusa en la TC/RM cerebral.

4. Conclusiones

La PCR es una de las principales causas de morbimortalidad en todo el mundo, con grandes diferencias en su incidencia y pronóstico según su localización (intrahospitalaria o extrahospitalaria). Las recomendaciones para el abordaje del paciente en situación de PCR se basan en el seguimiento de la llamada cadena de supervivencia y de los algoritmos de soporte vital básico/avanzado.

La cadena de supervivencia de la PCR intrahospitalaria se inicia con la detección precoz y prevención de la PCR, seguida de la activación del sistema de emergencia, la realización de una resucitación de calidad y desfibrilación precoz si estuviese indicada. Tras la recuperación del pulso se deben iniciar los cuidados postresucitación, siendo la recuperación neurológica y funcional el último eslabón de la cadena.

Conocer en profundidad el algoritmo de soporte vital avanzado es fundamental en la formación del médico intensivista. Dentro del algoritmo destacamos la necesidad de actuar con rapidez y calidad. El reconocimiento de la parada y el inicio de la resucita-

Tabla 18-1. Escala *Cerebral Performance Categories* (CPC)

CPC 1	Buena situación cerebral: consciente, puede tener una vida normal
CPC 2	Discapacidad cerebral moderada: consciente, puede llevar una vida independiente e incluso trabajar en un entorno controlado
CPC 3	Discapacidad cerebral grave: consciente pero dependiente para las actividades de la vida diaria
CPC 4	Coma o estado vegetativo
CPC 5	Muerte cerebral

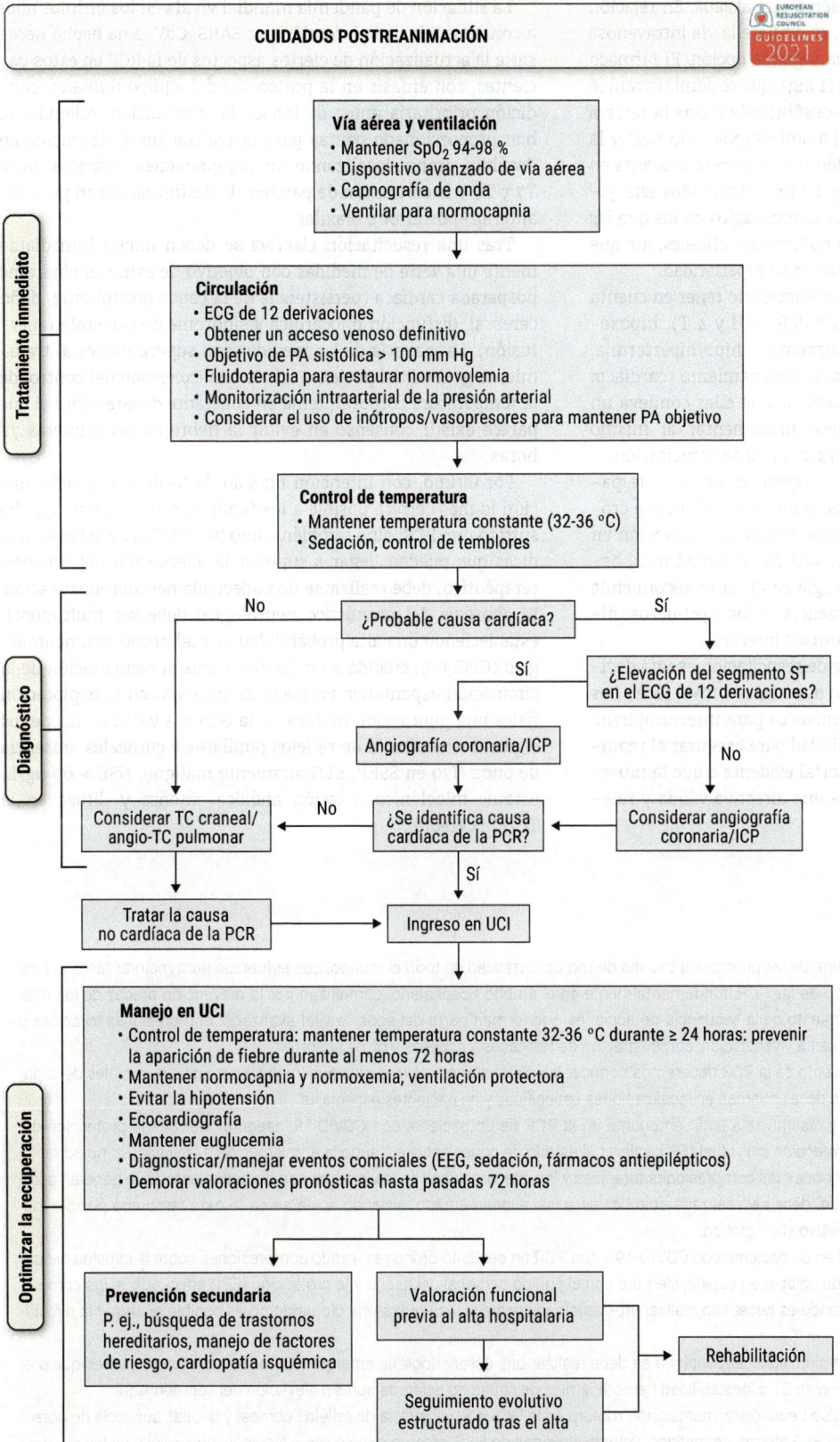

Fig. 18-5 | Algoritmo de cuidados pos-treanimación según el European Resuscitation Council (ERC). Adaptado de: European Resuscitation Council Guidelines 2021: Adult Advanced life support. Resuscitation. 2021;161:115-51. Traducción oficial al castellano del Consejo Español de RCP (CERCP). ECG: electrocardiograma; EEG: electroencefalograma; ICP: intervención coronaria percutánea; PA: presión arterial; pCO$_2$: presión de dióxido de carbono; PCR: parada cardíaca; RCP: resucitación cardiopulmonar; SpO$_2$: saturación periférica de oxígeno; TC: tomografía computarizada; UCI: unidad de cuidados intensivos.

CUIDADOS POSTREANIMACIÓN

Tratamiento inmediato

Vía aérea y ventilación
• Mantener SpO$_2$ 94-98 %
• Dispositivo avanzado de vía aérea
• Capnografía de onda
• Ventilar para normocapnia

Circulación
• ECG de 12 derivaciones
• Obtener un acceso venoso definitivo
• Objetivo de PA sistólica > 100 mm Hg
• Fluidoterapia para restaurar normovolemia
• Monitorización intraarterial de la presión arterial
• Considerar el uso de inótropos/vasopresores para mantener PA objetivo

Control de temperatura
• Mantener temperatura constante (32-36 °C)
• Sedación, control de temblores

Diagnóstico

¿Probable causa cardíaca? — No / Sí

¿Elevación del segmento ST en el ECG de 12 derivaciones? — Sí / No

Angiografía coronaria/ICP

Considerar angiografía coronaria/ICP

Considerar TC craneal/angio-TC pulmonar — No

¿Se identifica causa cardíaca de la PCR? — Sí

Tratar la causa no cardíaca de la PCR

Ingreso en UCI

Optimizar la recuperación

Manejo en UCI
• Control de temperatura: mantener temperatura constante 32-36 °C durante ≥ 24 horas: prevenir la aparición de fiebre durante al menos 72 horas
• Mantener normocapnia y normoxemia; ventilación protectora
• Evitar la hipotensión
• Ecocardiografía
• Mantener euglucemia
• Diagnosticar/manejar eventos comiciales (EEG, sedación, fármacos antiepilépticos)
• Demorar valoraciones pronósticas hasta pasadas 72 horas

Prevención secundaria
P. ej., búsqueda de trastornos hereditarios, manejo de factores de riesgo, cardiopatía isquémica

Valoración funcional previa al alta hospitalaria

Seguimiento evolutivo estructurado tras el alta

Rehabilitación

ción (incluyendo la desfibrilación precoz si está indicada) deben realizarse en menos de 3 minutos, y la desfibrilación no debe suponer una interrupción mayor de 5 segundos de las compresiones torácicas. Las compresiones deben realizarse en el centro del pecho alcanzando al menos los 5 cm de profundidad y a un ritmo de 100-120 por minuto, alternando 30 compresiones con 2 ventilaciones de rescate hasta que la vía aérea esté aislada. En relación con la administración de fármacos, se prefiere la vía intravenosa a la intraósea, siendo esta última la segunda opción. El fármaco principal en la RCP es la adrenalina (1 mg), que se administrará lo antes posible en caso de ritmo no desfibrilable y tras la tercera descarga en ritmos desfibrilables. La amiodarona (300 mg) y la lidocaína (100 mg) aparecen también tras la tercera descarga en el algoritmo de ritmos desfibrilables. En los últimos años está ganando popularidad la RCPe en casos seleccionados en los que las medidas de soporte vital avanzado no han sido eficaces, aunque se necesitan más estudios que confirmen su superioridad.

Durante la resucitación es siempre necesario tener en cuenta las principales causas reversibles de PCR (4 H y 4 T): hipoxemia, hipovolemia, hipo/hiperpotasemia, hipo/hipertermia, trombosis (coronaria o pulmonar), taponamiento cardíaco, neumotórax a tensión y tóxicos. Cada una de ellas conlleva un tratamiento específico que se debe implementar al mismo tiempo que se desarrolla el algoritmo general de resucitación.

Existen también consideraciones especiales en caso de pacientes asmáticos o con enfermedad pulmonar obstructiva crónica, obesos y embarazadas, así como según la localización en la que ocurra el evento (quirófano, sala de hemodinámica, hemodiálisis, etc.). En centros de cirugía cardíaca se recomienda valorar la reesternotomía de emergencia en los 5 primeros minutos y la realización de masaje cardíaco interno.

La finalización de las maniobras de resucitación es una decisión difícil que debería apoyarse en directrices a nivel local. Los criterios que se aceptan como inequívocos para interrumpir/no iniciar las maniobras son: imposibilidad para asegurar al reanimador, existencia de una lesión mortal evidente o que la muerte sea irreversible, y cuando exista una directiva válida y relevante que contraindique la RCP.

La situación de pandemia mundial vivida en los últimos años a consecuencia de la infección por SARS-CoV-2 ha hecho necesaria la actualización de ciertos aspectos de la RCP en estos pacientes, con énfasis en la protección del equipo humano, condición prioritaria antes de iniciar la resucitación. Además, se han proporcionado pautas para la realización de la misma en decúbito prono, localizando las compresiones torácicas entre T7 y T9 y la colocación de parches de desfibrilación en posición anterior-posterior o biaxilar.

Tras una resucitación efectiva se deben iniciar inmediatamente una serie de medidas con objetivo de evitar el síndrome posparada cardíaca (persistencia de la causa precipitante, daño cerebral, disfunción miocárdica y síndrome de isquemia reperfusión). La mayoría de las medidas son superponibles al tratamiento general del paciente crítico con excepción del control de la temperatura corporal, tema en constante debate sobre el que parece existir consenso en evitar la fiebre en las primeras 72 horas.

Por último, con intención no solo de facilitar una información lo más certera posible a los familiares del paciente que ha sufrido una PCR, sino también como base de las decisiones médicas que pueden llegar a suponer la adecuación del esfuerzo terapéutico, debe realizarse una adecuada neuropronosticación. El abordaje del pronóstico neurológico debe ser multimodal, estableciendo una alta probabilidad de mal pronóstico neurológico (CPC 3-5) cuando a las 72 horas tras la recuperación de la circulación espontánea un paciente presenta en la exploración física una puntuación motora en la GCS ≤ 3 y dos o más de los siguientes: ausencia de reflejos pupilares y corneales, ausencia de onda N20 en SSEP, EEG altamente maligno, NSE > 60 μg/L, estatus mioclónico o lesión anóxica extensa y difusa en la TC/RM cerebral.

Puntos clave

✔ La PCR continúa siendo una de las principales causas de morbimortalidad en todo el mundo. Los esfuerzos para mejorar tanto la incidencia como el pronóstico de las PCR, fundamentalmente en el ámbito hospitalario, comienzan por la prevención precoz de las mismas, así como el conocimiento de la secuencia de acciones que forman parte del soporte vital avanzado: compresiones torácicas y desfibrilación precoz, vía aérea y ventilación, administración de fármacos y accesos y otros soportes.

✔ Para un adecuado tratamiento de la PCR deberemos conocer las circunstancias especiales que impliquen causas reversibles de la parada, así como el abordaje de las mismas en localizaciones específicas y en pacientes especiales.

✔ Son puntos importantes y distintivos a tener en cuenta en la RCP de un paciente con COVID-19: asegurar siempre la protección del equipo con equipos de protección individual (EPI); valorar el estado de consciencia evitando la aproximación a la vía aérea; no administrar ventilaciones «boca a boca»; las compresiones torácicas y las intervenciones en la vía aérea son procedimientos que generan aerosoles; la ventilación manual debe ser realizada solo por personal experimentado, aislando la vía aérea lo más temprano posible mediante intubación o dispositivo supraglótico.

✔ Es posible realizar la RCP en un paciente con COVID-19 y con PCR en decúbito prono realizando compresiones sobre la espalda del paciente. Son indicaciones de colocar en supino, siempre con el equipo personal necesario y la protección (EPI) adecuada: si las compresiones son ineficaces, cuando es necesario realizar intervenciones sobre la vía respiratoria o cuando no es posible restaurar la circulación espontánea.

✔ Tras la recuperación de la circulación espontánea se debe realizar una coronariografía emergente a todos aquellos pacientes que presenten elevación del segmento ST o inestabilidad hemodinámica de causa no aclarada aun sin elevación del segmento ST.

✔ Son datos de mal pronóstico neurológico: puntuación motora en la GCS ≤ 3 y ausencia de reflejos corneal y pupilar, ausencia de potenciales N20 bilateral, patrón EEG altamente maligno, valores elevados de NSE, estatus mioclónico y lesiones isquémicas en las pruebas de imagen.

Bibliografía

Aliaño Piña M, Ruiz Villén C, Galán Serrano J, Monedero Rodríguez P. Resucitación cardiopulmonar durante la pandemia por COVID-19 en España. Rev Esp Anestesiol Reanim. 2021;68(8):437-42.

Anez C. Cardiopulmonary resuscitation in the prone position in the operating room or in the intensive care unit: a sistematic review. Anesth Analg. 2021;132(2):285-92.

Cheruku S. Reanimación cardiopulmonar en pacientes de unidad de cuidados intensivos con enfermedad por coronavirus 2019. Cardiothorac Vasc Anesth. 2020;34(10):2595-603.

Cheskes S, Verbeek PR, Drennan IR, et al. Defibrillation strategies for refractory ventricular fibrillation. N Engl J Med. 2022;387:1947-56.

Dankiewicz J, Cronberg T, Lilja G, et al.; TTM2 Trial Investigators. Hypothermia versus Normothermia after Out-of-Hospital Cardiac Arrest. N Engl J Med. 2021;384(24):2283-94.

Gräsner JT, Herlitz J, Tjelmeland IBM, et al. European Resuscitation Council Guidelines 2021: Epidemiology of cardiac arrest in Europe. Resuscitation. 2021;161:61-79.

Jorge-Pérez P, Loma-Osorio P, Martín-Cabeza MM, et al. Recomendaciones en reanimación cardiopulmonar en pacientes con COVID-19. REC: CardioClinics. 2020;55(3):165-9.

Lascarrou JB, Merdji H, Le Gouge A, et al. CRICS-TRIGGERSEP Group. Targeted temperature management for cardiac arrest with nonshockable rhythm. N Engl J Med. 2019;381(24):2327-37.

López-Messa JB. ¿Cuál debe ser la duración apropiada de los intentos de resucitación cardiopulmonar? Med Intensiva. 2017;41(3):188-90.

Lott C, Truhlář A, Alfonzo A, et al. European Resuscitation Council Guidelines 2021: Cardiac arrest in special circumstances. Resuscitation. 2021;161:152-219.

Magid DJ, Aziz K, Cheng A, et al. Part 2: Evidence Evaluation and Guidelines Development. 2020 American Heart Association Guidelines for Cardiopulmonary Resuscitation and Emergency Cardiovascular Care. Circulation. 2020;142 (suppl 2):S358-S365.

Mentzelopoulos SD, Couper K, Van de Voorde P, et al. European Resuscitation Council Guidelines 2021: Ethics of resuscitation and end of life decisions. Resuscitation. 2021;161:408-32.

Merchant RM, Topjian AA, Panchal AR, et al. Part 1: Executive Summary 2020 American Heart Association Guidelines for Cardiopulmonary Resuscitation and Emergency Cardiovascular Care. Circulation. 2020;142 (suppl 2):S337-S357.

Nolan JP, Maconochie I, Soar J, et al. ILCOR Executive Summary 2020 International Consensus on Cardiopulmonary Resuscitation and Emergency Cardiovascular Care Science With Treatment Recommendations. Resuscitation. 2020;156:A1-A22.

Nolan JP, Sandroni C, Böttiger BW, et al. European Resuscitation Council and European Society of Intensive Care Medicine guidelines 2021: post-resuscitation care. Intensive Care Med. 2021;47(4):369-421.

Nolan JP, Monsieurs KG, Bossaert L, et al. European Resuscitation Council COVID-19 guidelines executive summary. Resuscitation. 2020;153:45-55.

Panchal AR, Bartos JA, Cabañas JG, et al.; Adult Basic and Advanced Life Support Writing Group. Part 3: Adult Basic and Advanced Life Support: 2020 American Heart Association Guidelines for Cardiopulmonary Resuscitation and Emergency Cardiovascular Care. Circulation. 2020;142(16_suppl_2):S366-S468.

Perkins GD, Grasner JT, Semeraro F, et al. European Resuscitation Council Guidelines 2021: Executive summary. Resuscitation. 2021;161:1-60.

Rodríguez Yago MA. Recomendaciones sobre reanimación cardiopulmonar en pacientes con sospecha o infección confirmada por SARS-CoV-2 (COVID-19). Resumen ejecutivo. Med Intensiva. 2020;44(9):566-76.

Rossel F, coordinador. Proyecto OHSCAR (Out-of-Hospital Spanish Cardiac Arrest Registry): Informe sobre la situación de la Parada Cardíaca Extrahospitalaria en España. Disponible en: https://www.cercp.org/wp-content/uploads/2022/03/OHSCAR-2020-Informe-PCR-Espana-OHSCAR-2.pdf [último acceso: abril 2023].

Ruijter BJ, Keijzer HM, Tjepkema-Cloostermans MC, et al.; TELSTAR Investigators. Treating Rhythmic and Periodic EEG Patterns in Comatose Survivors of Cardiac Arrest. N Engl J Med. 2022;386(8):724-34.

Sandroni C, Nolan JP, Andersen LW, et al. ERC-ESICM guidelines on temperature control after cardiac arrest in adults. Intensive Care Med. 2022;48(3):261-9.

Semeraro F, Greif R, Bottiger BW, et al. European Resuscitation Council Guidelines 2021: Systems saving lives. Resuscitation. 2022;172:229-36.

Soar J, Bottiger BW, Carli P, et al. European Resuscitation Council Guidelines 2021: Adult advanced life support. Resuscitation. 2021;161:115-51.

Suverein MM, Delnoij TSR, Lorusso R, et al. Early Extracorporeal CPR for Refractory Out-of-Hospital Cardiac Arrest. N Engl J Med. 2023;388:299-309.

Traducción Oficial del Consejo Español de Resucitación Cardiopulmonar (CERCP) del documento: European Resuscitation Council Guidelines 2021. Resumen ejecutivo. Disponible en: https://www.batega.es/descargas/recomanacions-ERC-_resum-executiu_-traduccio-oficial-CCR.pdf [último acceso: abril 2023].

Wyckoff MH, Singletary EM, Soar J, et al. ILCOR Summary Statement. 2021 International Consensus on Cardiopulmonary Resuscitation and Emergency Cardiovascular Care Science with Treatment Recommendations. Summary From the Basic Life Support; Advanced Life Support; Neonatal Life Support; Education, Implementation, and Teams; First Aid Task Forces; and the COVID-19 Working Group. Resuscitation. 2021;169:229-311.

19 *Shock* y síndrome de disfunción multiorgánica

J. C. Igeño Cano y M. Gracia Romero

◀ Orientación para el estudio

Para manejar las complejas y peligrosas alteraciones del *shock* es importante tener conocimientos clave en muchos campos de la Medicina Intensiva. A la capacitación en situaciones de emergencia y soporte vital le ha de acompañar indefectiblemente un profundo conocimiento de la fisiología cardiovascular y hemodinámica, así como de la fisiopatología del *shock*, tanto general como específica de cada tipo.

El clínico debe dominar los factores que determinan aporte, consumo, utilización de oxígeno y su equilibrio. Debe no solo conocer los diferentes perfiles hemodinámicos, sino entender el porqué de cada uno de ellos. Debe saber qué monitorizar, cómo y cuándo, para poder actuar adecuada y precozmente sobre todos los factores corregibles, mientras identifica y soluciona la etiología del *shock*.

Como tema de vital importancia en los servicios de Medicina Intensiva por su gravedad, amplitud, multidisciplinariedad e incidencia, se integran conocimientos de varios ámbitos de la Medicina Intensiva y haremos referencia a varios capítulos de este tratado donde temas específicos que le atañen se tratan con mayor profundidad. Ocasionalmente, de manera intencionada, hemos repetido y ampliado algunos de ellos, para que el lector afiance conceptos teóricos y prácticos. En todo caso, este capítulo, junto a los de fisiología cardiovascular y monitorización hemodinámica, se deberían estudiar de forma integrada.

1. Introducción

Tradicionalmente, desde un punto de vista clínico, a pie de cama, e incluso desde un punto de vista coloquial, se ha definido el *shock* como un síndrome caracterizado por una insuficiencia circulatoria con hipotensión. En la Conferencia de Consenso de 1991 se definió el *shock* séptico como la «hipotensión inducida por sepsis que persiste a pesar de una reanimación adecuada con líquidos». Actualmente se manejan criterios más complejos y exactos que incluyen el sistema cardiovascular, la microcirculación, el metabolismo, la fisiología celular, la regulación bioquímica y hormonal, etc. y, por supuesto, la oxigenación. Un paciente en *shock* no tiene por qué encontrarse hipotenso (sobre todo en los estadios iniciales, entre otras razones, debido a la actuación de los mecanismos compensadores). De hecho, puede manifestar hipertensión. Aunque, obviamente, la hipotensión agravará la enfermedad.

El *shock* es un síndrome determinado por la hipoxia tisular, y por lo tanto celular, en el contexto de una insuficiencia circulatoria que comporta una inadecuada perfusión de los tejidos. Es de carácter agudo, y si persiste en el tiempo, provocará apoptosis celular, disfunción multiorgánica, fallo multiorgánico y la muerte.

La hipoxia celular se produce por una alteración del equilibrio entre el transporte o entrega de oxígeno (DO_2) (D por *delivery*) y el consumo de este por parte del organismo (VO_2) (V por *uptake*), de tal forma que las demandas de oxígeno de los tejidos y órganos no son adecuadamente cubiertas por los diferentes sistemas de aporte.

La hipoxia celular determinará una cascada de acontecimientos adversos. A estos se unirán los derivados de la etiología del *shock*, que puede ser diversa y de mayor o menor complejidad. Por lo tanto, nos encontraremos con dos problemas:

- ✔ Los derivados de la patología precipitante.
- ✔ Los derivados del estado de hipoperfusión tisular.

En 2016, en el 3er Congreso Internacional sobre Sepsis y Shock Séptico, expertos de la Society of Critical Care Medicine (SCCM) y la European Society of Intensive Care Medicine (ESICM) recomendaron que el *shock* séptico se definiera como un «subtipo o subgrupo» de sepsis en el cual las particularmente profundas anormalidades circulatorias, celulares y metabólicas están asociadas a mayor riesgo de mortalidad que en la sepsis en solitario. Este consenso determinaba a continuación cómo identificar a los pacientes con *shock* séptico: «con necesidad de vasopresores para mantener una presión arterial media (PAM) ≥ 65 mm Hg y niveles de lactato ≥ 2 mmol/L (18 mg/dL) en ausencia de hipovolemia».

Este ejemplo sirve para comprender la importancia de hablar un mismo idioma y distinguir claramente la definición, la etiología y la fisiopatología del *shock* (sobre todo a nivel microcirculatorio, tisular y celular) de sus síntomas y signos, ya que estos no son sino la manifestación de una realidad previa que comenzó a gestarse antes de que aparecieran.

Estamos ante otra patología tiempo-dependiente del paciente crítico sobre la que es necesario actuar en tres frentes simultáneamente, de manera precoz y enérgica:

1. Tratar los síntomas hemodinámicos e instaurar el soporte vital necesario.
2. Identificar y tratar la causa desencadenante.
3. Detectar cuál es el determinante principal de la disoxia para actuar sobre él.

El resultado final puede llevar a la muerte si no se actúa de manera temprana y adecuada (esta puede ocurrir incluso aunque se realice una excelente praxis).

2. Epidemiología

Según las series y el tipo de unidad de cuidados intensivos (UCI), hasta un tercio de los pacientes ingresados en ellas presentan o presentarán un episodio de *shock* circulatorio de mayor o menor relevancia. Con mayor frecuencia son cuadros progresivos, sobre todo porque el *shock* séptico, más insidioso, es con mucho el más frecuente (el *shock* abrupto es menos frecuente y se da principalmente en jóvenes).

De las diferentes formas de *shock* que posteriormente abordaremos, el más común es el *shock* distributivo (esta alta prevalencia se debe principalmente al *shock* séptico, con mucha menor presencia del neurogénico y el anafiláctico), seguido del cardiogénico, el hipovolémico y, por último, el obstructivo. No obstante, estos porcentajes dependen del tipo de hospital y su situación: los hospitales terciarios de referencia para trauma en centros urbanos tienen un porcentaje mucho más alto de *shock* hipovolémico de causa hemorrágica. Aunque hay pocos estudios que documenten la evolución en la epidemiología del *shock*, diversos hospitales han registrado un aumento de su prevalencia en los últimos años, compensado con un descenso de la mortalidad.

La etiología del *shock* cardiogénico ha cambiado en los últimos años, superando en su etiología la insuficiencia cardíaca al síndrome coronario agudo, pero persistiendo su elevada mortalidad, cercana al 90 % en algunas series.

En cuanto al *shock* séptico, con una mortalidad mayor del 40 %, se ha observado un aumento de los casos que ingresan desde Urgencias respecto a los que lo hacían desde la planta de hospitalización, aunque estos últimos presentan mayor mortalidad, seguramente debido a la mayor comorbilidad y complejidad que conllevan los pacientes ingresados. Las variables significativamente asociadas con la mortalidad en este tipo de *shock* no han variado demasiado: niveles de lactato, afectación respiratoria, hipoglucemia, trombocitopenia, coagulopatía y afectación renal. La hipotensión parece haber dejado de ser decisiva, probablemente por un mejor reconocimiento y tratamiento precoz gracias a la política educacional que se ha llevado a cabo a nivel mundial sobre la sepsis y el *shock* séptico.

3. Fisiopatología y métodos diagnósticos

Los siguientes mecanismos pueden intervenir única o simultáneamente en la fisiopatología del *shock*: transporte de oxígeno (DO_2), consumo de oxígeno (VO_2), extracción de oxígeno (O_2ER) y uso defectuoso del oxígeno aportado a la célula (hipoxia citopática por disfunción celular/mitocondrial).

El manejo del *shock* debe incluir el identificar cuáles de estos cuatro aspectos se encuentran alterados para intervenir sobre ellos. La monitorización hemodinámica formará parte del arsenal diagnóstico para evaluar y guiar nuestras actuaciones, siendo un elemento más que integrar en la toma de decisiones.

En el balance de oxígeno influyen los cuatro puntos comentados, siendo los principales actores el DO_2 y el VO_2. Aunque podremos actuar sobre ambos, nuestra influencia será mucho mayor sobre el primero: el transporte o aporte de oxígeno a los tejidos y, en definitiva, a las células.

3.1. Transporte de oxígeno (DO_2)

El DO_2 suele ser de tres a cuatro veces mayor que el VO_2 en condiciones normales. Los determinantes del DO_2 son el contenido de oxígeno en la sangre arterial (CaO_2) y el gasto cardíaco (GC).

3.1.1. Contenido de oxígeno arterial (CaO_2)

El CaO_2 está determinado por:

- ✓ La cantidad de hemoglobina en sangre.
- ✓ La cantidad de oxígeno unido (asociado) a la molécula de hemoglobina, que determina la saturación de oxihemoglobina (SaO_2).
- ✓ El oxígeno disuelto en plasma, que se mide por la presión parcial de oxígeno (PaO_2).

El CaO_2 es el que se encuentra disponible en la circulación arterial, pero no equivale al oxígeno útil, ya que este sería el que los tejidos logran extraer y el que utilizan adecuadamente las células.

La hemoglobina es el principal contenedor de oxígeno y el principal aportador del mismo a los tejidos; por lo tanto, la disminución del nivel de hemoglobina en sangre afectará directamente al DO_2. Cada gramo de hemoglobina transporta de 1,34 a 1,39 mL de oxígeno si la afinidad (asociación) entre ellos es máxima (cercana al 100 %). Al llegar a los tejidos, el oxígeno se disocia de la hemoglobina y esta cede aproximadamente un tercio a los tejidos. En circunstancias normales, por lo tanto, la SaO_2 será de un 98-100 %, y una vez cedido el oxígeno a los tejidos, la saturación venosa de oxihemoglobina (SvO_2) rondará el 70 % (Fig. 19-1).

El oxígeno libre en plasma arterial se determina por la solubilidad de oxígeno en plasma y la PaO_2. La solubilidad de oxígeno en plasma depende de la temperatura corporal. A una temperatura corporal normal, si la oxihemoglobina está saturada al 100 %, la PaO_2 será de 100 mm Hg y el oxígeno disuelto en plasma será de 3 mL/L. En la práctica, cuantificamos la cantidad de oxígeno libre en plasma arterial usando su presión parcial (PaO_2). Aunque cuantitativamente hace una escasa contribución al contenido de oxígeno en sangre, influye de manera vital en la cesión de este a los tejidos por parte de la hemoglobina (disociación de la hemoglobina).

3.1.1.1. Disociación de la hemoglobina

Es uno de los grandes mecanismos compensatorios de la hipoxia celular. Si los tejidos necesitan más oxígeno (bien porque les está llegando en escasa cantidad o bien porque hayan aumentado su metabolismo), comenzarán a extraer más oxígeno de la sangre, tanto de la molécula de hemoglobina como del plasma. La caída del oxígeno plasmático es un estímulo para el hematíe. Le indica que debe ceder más oxígeno desde la molécula de hemoglobina hacia los tejidos. Este mecanismo está directamente relacionado con la capacidad de extracción de oxígeno por parte de los tejidos (O_2ER), que veremos más adelante.

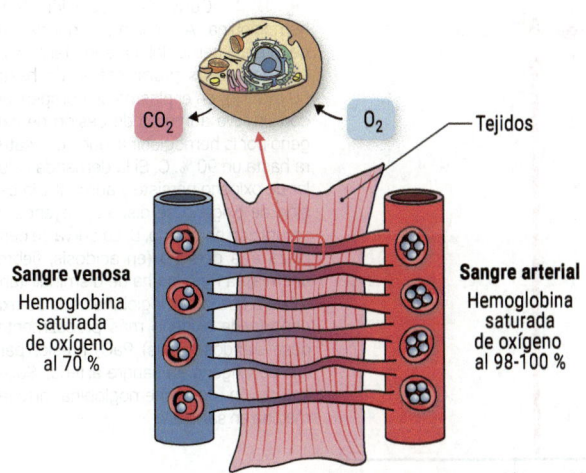

Fig. 19-1 | Representación simbólica de la cesión de oxígeno a los tejidos y la saturación venosa de oxihemoglobina (SvO$_2$) resultante, con una extracción de oxígeno (O$_2$ER) fisiológica (30 %).

3.1.1.2. Curva de disociación de la hemoglobina

Pequeñas caídas en la PaO$_2$ no tendrán una excesiva relevancia y se acompañarán de leves caídas en la SaO$_2$ arterial debido a los pequeños aumentos en la disociación para ceder más oxígeno a los tejidos. Sin embargo, al descender a los 60 mm Hg de PaO$_2$, la disociación ya cae hasta el 90 %. Si el *shock*, la hipoxia celular, etc. persisten o se agravan, la PaO$_2$ continuará cayendo y la desaturación será grave a partir de los 40 mm Hg, por una cesión masiva de oxígeno a los tejidos.

Todo esto demuestra la enorme reserva de oxígeno presente en el organismo. Si el cuadro persiste sin intervención, la disociación continuará hasta agotar dicha reserva.

Algunas situaciones que pueden o suelen presentarse en el *shock*, como la anemia, la acidosis o el aumento de temperatura en el *shock* séptico, provocan que el organismo desplace «inteligentemente» la curva hacia la derecha, lo que implica que se ceda oxígeno con menores caídas de PaO$_2$, es decir, antes (Fig. 19-2).

3.1.2. Gasto cardíaco

El gasto cardíaco es el otro determinante de transporte de oxígeno a los tejidos mediante el flujo circulatorio. Se calcula multiplicando el volumen sistólico por la frecuencia cardíaca durante un minuto. Su valor aproximado en reposo es 4,6-6 L/min, aunque lo más correcto es manejar el índice cardíaco (IC), que incluye la superficie corporal (GC/m^2): 3,4 L/min/m^2 (rango 2,8 a 4,2).

El volumen sistólico corresponde a la cantidad de sangre eyectada por el ventrículo izquierdo (VI) en cada latido. En reposo es de 60-80 mL/latido. El indexado (más correcto) incluye la superficie corporal, y su valor normal medio es de 47 mL/latido/m^2 (rango 30-65). El volumen sistólico depende de la precarga, la poscarga y la contractilidad cardíaca.

El gasto cardíaco determinará la cantidad de sangre, y por lo tanto de oxígeno, que llegará a los tejidos y órganos; por tanto, aunque influirá, no determinará el que ingresa dentro de la cé-

lula, ya que en ese punto entrará en juego la capacidad de extracción de oxígeno.

Realmente, sus valores normales en reposo no son el objetivo en el paciente crítico, ya que el gasto cardíaco objetivo dependerá de los procesos fisiopatológicos y del estado del paciente, y todo está influido por demasiadas variables. Siendo ortodoxos, el gasto cardíaco en un *shock* no es alto ni bajo, sino adecuado o inadecuado a las circunstancias del momento.

Las mediciones de gasto cardíaco y volumen sistólico se pueden estimar fielmente mediante catéteres de termodilución transpulmonar (PICCO® o VolumeView®) o transcardíaca (catéter arterial pulmonar o de Swan-Ganz). En ambos se inyecta un bolo de solución salina isotónica a una determinada temperatura, en una vena central previa a su entrada en la aurícula derecha.

El sistema transpulmonar utiliza un termistor colocado en la punta de un catéter arterial, habitualmente femoral, para recoger la llegada de ese bolo de suero administrado tras haber circulado por el sistema cardiopulmonar, y analiza variaciones de temperatura, tiempo de tránsito principal o el tiempo de descenso de la curva generada por el bolo. El sistema añade el análisis del contorno del pulso arterial y utiliza esos datos, junto a otros parámetros y constantes vitales, para que su algoritmo calcule, entre otros, volumen sistólico, gasto cardíaco, volúmenes de precarga, complianza aórtica, resistencias vasculares y todo un compendio de valores hemodinámicos del paciente en *shock*. El simple comportamiento de la onda de calibración de termodilución puede ser tremendamente significativo en determinados casos (Fig. 19-3).

En el caso de la termodilución transcardíaca, la muestra final de sangre calentada se recoge a la altura de la arteria pulmonar. Estima igualmente el gasto cardíaco y otros valores como las resistencias vasculares, pero en vez de calcular volúmenes de llenado, calcula la precarga mediante presiones.

También se puede realizar una estimación del gasto cardíaco mediante sistemas mínimamente invasivos que usan solo el análisis del contorno de la onda del pulso, su velocidad y la reflexión del árbol vascular, con una deducción logarítmica. Sistemas como el FloTrack®/Vigileo®, ProAQT® o Mostcare® (este último también se sirve de la muesca dícrota para proporcionar valores hemodinámicos) no utilizan termodilución y no precisan calibración periódica. Estos sistemas se describen ampliamente en el capítulo «Monitorización hemodinámica»). Estos sistemas proporcionan los siguientes datos: presión arterial, volumen sistólico, gasto cardíaco, resistencias vasculares sistémicas y variación del volumen sistólico o de la presión del pulso.

En última instancia, también es posible estimar el gasto cardíaco mediante ecografía cardíaca, multiplicando la frecuencia cardíaca por el volumen/latido, que se calcula midiendo el diámetro del tracto de salida del ventrículo izquier-do (TSVI) y la integral velocidad-tiempo (IVT) en el mismo (esto se desarrolla en profundidad y con una figura a propósito en el capítulo «Monitorización hemodinámica»):

$$GC \ (L/min) = [(0{,}785 \times D_2) \times IVT \ del \ TSVI] \times FC$$

Analizaremos ahora los diferentes factores que debemos valorar en un *shock* y que influirán en el volumen sistólico y, por lo tanto, en el gasto cardíaco.

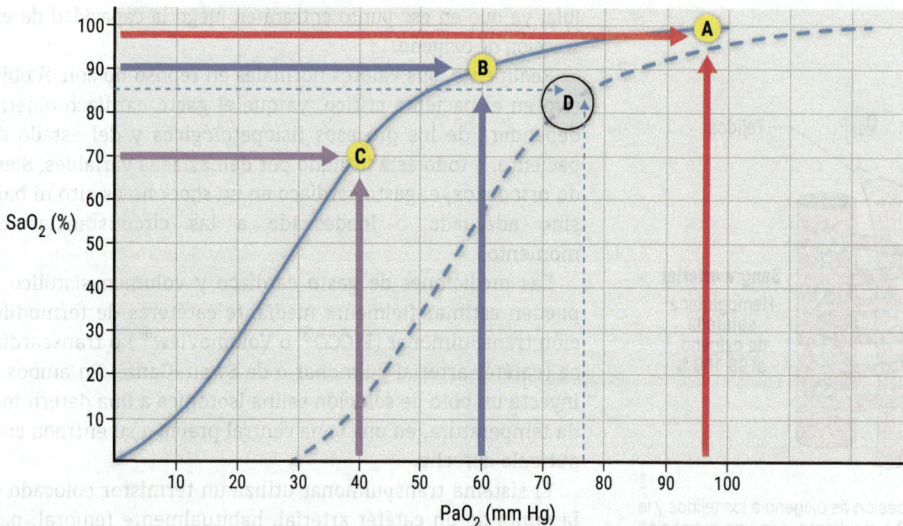

Fig. 19-2 | Curva de disociación de la hemoglobina. A. Cesión normal de oxígeno de la hemoglobina a los tejidos. B. Los descensos prominentes (de hasta 60 mm Hg) en el plasma se compensan con un leve aumento de cesión de oxígeno por la hemoglobina, que se desatura hasta un 90 %. C. Si la demanda celular de oxígeno persiste y aumenta, la cesión de oxígeno se dispara, cayendo la saturación en picado. D. La curva se desplaza a la derecha (en acidosis, fiebre, anemia): la PaO$_2$ no ha de disminuir tanto, para que la hemoglobina ceda su oxígeno (cede oxígeno más precozmente, desaturándose antes). PaO$_2$: presión parcial de oxígeno en sangre arterial; SaO$_2$: saturación de oxihemoglobina arterial medida en sangre.

3.1.2.1. Precarga y precarga-dependencia

La precarga se define como la tensión máxima de las fibras miocárdicas antes de iniciarse la contracción ventricular. Esta tensión se produce al estirarse las fibras miocárdicas con el llenado del ventrículo. Esto hace que la precarga esté determinada por la distensibilidad ventricular y por el retorno venoso al corazón, reflejando el volumen telediastólico ventricular y, lo más importante, el volumen intravascular del paciente.

El retorno venoso es uno de los condicionantes del llenado ventricular. Depende del gradiente de presión existente entre la presión media de llenado de todo el árbol circulatorio (mayor) y la presión en la aurícula derecha (menor). Y eso genera un flujo de retorno venoso.

El gasto cardíaco que se genera en el ventrículo derecho debe ser igual al del ventrículo izquierdo. Y el gasto cardíaco por minuto debe ser igual al retorno venoso (ya que es un circuito cerrado).

Por eso, la hipotensión arterial sistémica hace disminuir el gradiente, provocando una disminución del llenado ventricular y de la poscarga. Así, cuando administramos volumen, no lo hacemos para llenar directamente el corazón derecho, sino para elevar la presión media de llenado sistémico y así aumentar el retorno venoso. Igualmente, por eso, cuando disminuye la presión sobre la aurícula derecha, aumenta este gradiente, lo que aumenta el gasto cardíaco primero derecho, luego izquierdo, a continuación el retorno venoso y finalmente el llenado del ventrículo derecho.

Cabe resaltar que todas las situaciones que disminuyen la presión por delante de la aurícula derecha o generan una presión negativa sobre ella, como la inspiración en ventilación espontánea, pueden disminuir la presión de la aurícula derecha y aumentar el gasto cardíaco. Y todas aquellas situaciones que aumentan la presión por delante de la aurícula derecha o generan una compresión extrínseca sobre ella (tromboembolismo pulmonar, taponamiento cardíaco, neumotórax, disfunción del ventrículo izquierdo, presión positiva de la ventilación mecánica), pueden aumentar la presión de la aurícula derecha y disminuir el gasto cardíaco.

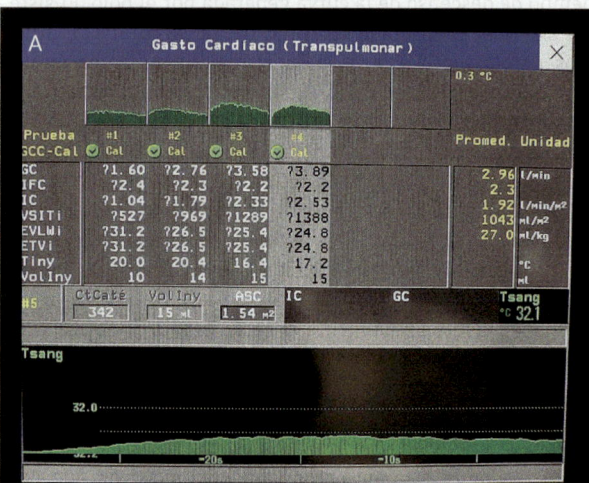

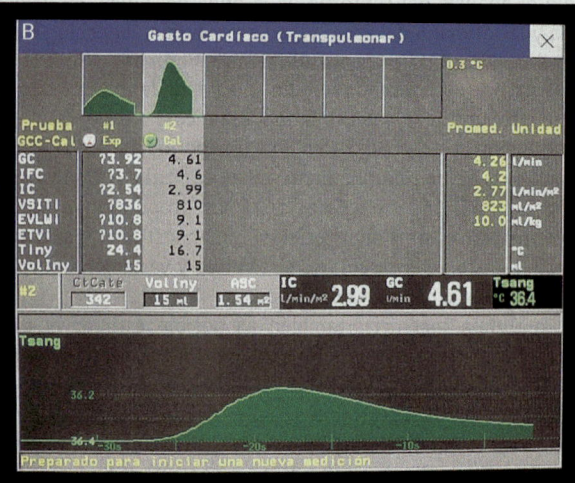

Fig. 19-3 | Curva de termodilución transpulmonar. A. Paciente con un *shock* cardiogénico grave tras sufrir una parada cardíaca (hipotérmico). Se confirmó la disfunción cardíaca grave mediante una ecografía cardíaca. B. El mismo paciente 96 horas después, recuperado. Obsérvese, más allá de los valores numéricos, la diferencia en la morfología de la curva de la muestra que recoge el termistor arterial tras su paso por la circulación transpulmonar.

Según Otto Frank y Ernest Starling, el aumento de la precarga aumenta la fuerza de contracción ventricular, haciendo que aumente el volumen sistólico. Por lo tanto, un volumen telediastólico óptimo es la fuerza principal de contracción ventricular, de un adecuado volumen sistólico y, en consecuencia, del gasto cardíaco. (Un gasto cardíaco que es equivalente en ambos ventrículos: si el gasto cardíaco del ventrículo derecho cae, el del ventrículo izquierdo lo hará en la misma medida.)

Este volumen telediastólico provoca una presión telediastólica. Por eso, en la clínica, como es difícil medir la precarga directamente, usamos volúmenes y presiones para estimarla y así determinar la volemia del paciente. Las presiones y los volúmenes son medidas estáticas que se aproximan a la precarga real en sujetos sanos o en enfermos poco complejos. En pacientes en *shock* las alteraciones fisiopatológicas y las intervenciones como la ventilación mecánica hacen que debamos interpretar las mediciones con precaución y nunca como único modo de diagnóstico y de guía de nuestras actuaciones.

Por ejemplo, la disfunción diastólica (deterioro de la relajación y distensibilidad del ventrículo izquierdo), tanto crónica como producida por la inflamación y el edema en el *shock* séptico, disminuye la precarga, manteniendo indicadores de presión falsamente altos para su evaluación.

3.1.2.1.1. Evaluación de la precarga mediante parámetros estáticos

3.1.2.1.1.1. Presiones de llenado

La presión venosa central (PVC) mide la presión en la vena cava superior, justo antes de la aurícula derecha. Por lo tanto, también mide la presión auricular y la del ventrículo derecho en telediástole. La presión de la arteria pulmonar ocluida (PAPo) mide la presión en la aurícula izquierda y la del ventrículo izquierdo en telediástole. También es un indicador de la fuerza hidrostática potencial que expulsa el líquido de los capilares pulmonares.

Al ser presiones vasculares intratorácicas, se ven influidas por todo lo que eleve la presión intratorácica. En el paciente crítico usualmente son la ventilación mecánica, la hiperinsuflación pulmonar dinámica por obstrucción al flujo espiratorio y la hipertensión abdominal grave.

Por ejemplo, la hipertensión abdominal producirá los siguientes efectos:

- ✔ Presión intraabdominal > 10 mm Hg: inicio de cifras falsamente elevadas de PVC y PAPo; aumento de la poscarga por la compresión mecánica de los lechos vasculares; el volumen sistólico y el gasto cardíaco comienzan a disminuir; reducción del flujo arterial hepático.
- ✔ Presión intraabdominal > 15 mm Hg: disminución de la precarga por disminución del retorno venoso y como consecuencia de la disminución del volumen sistólico; el diafragma comprime el ventrículo izquierdo.
- ✔ Presión intraabdominal 15-20 mm Hg: aumento de presión sobre vena renal; oliguria.
- ✔ Presión intraabdominal > 20 mm Hg: anuria; disminución de la perfusión esplácnica con deterioro de la mucosa y la microcirculación; metabolismo anaerobio, acidosis y producción de radicales libres.

- ✔ Presión intraabdominal > 30 mm Hg: se afecta directamente la contractilidad cardíaca.

3.1.2.1.1.2. Influencia de la ventilación mecánica en las presiones de llenado

La influencia de la ventilación mecánica durante todo el ciclo respiratorio viene dada por la presión pulmonar media, pero, dado que las mediciones de ambos parámetros (PVC y PAPo) se han de realizar al final de la espiración (también en ventilación espontánea), será la presión positiva al final de la espiración (PEEP) la que más influya en una sobreestimación de los valores, a la vez que dificulta y disminuye el retorno venoso.

El retorno venoso y por lo tanto el llenado auricular derecho disminuyen debido a la PEEP porque esta se transmite directamente al pericardio (más cuanto mayor sea esta). La diferencia entre la presión de la aurícula derecha (PAD) y la presión extracavitaria sobre el pericardio (Ppc) es la presión transmural (Ptm):

$$Ptm = PAD - Ppc$$

La presión transmural es la que hace que se llenen aurícula y ventrículo derechos. Por ello, si la presión transmural disminuye, caerá el llenado de la aurícula derecha.

Como la PEEP aumenta la presión extracavitaria sobre el pericardio directamente, si aplicamos la fórmula, esto disminuye la presión transmural, haciendo caer el retorno venoso y el llenado cardíaco derecho. El resultado final es la caída del gasto cardíaco. Por otro lado, ese aumento de presión que disminuye la precarga también dará valores elevados que sobreestiman el volumen intracardíaco.

En cuanto a sus valores normales en ventilación espontánea, la PVC en individuos sanos se mantiene en torno a 0-6 mm Hg (en una persona algo deshidratada, al generar presión negativa con la inspiración, puede disminuir hasta -1 a -2 mm Hg). La PAPo se mueve entre 6 y 12 mm Hg (media 9 mm Hg).

Como hemos dicho, los valores se alteran con la ventilación mecánica: en estudios realizados con valores de PEEP no muy elevados, algunos autores defienden que con 10 cm H_2O de PEEP se transmite aproximadamente un 50 % al pericardio (con lo cual la medición de la PVC se magnificaría en unos engañosos 5 mm Hg más). Para la PAPo, diferentes investigaciones calculan una sobreestimación de 3 mm Hg por cada 5 cm H_2O de PEEP.

La realidad es que las presiones aumentan indicando valores que sobreestiman el volumen de llenado y que lo hacen más cuanto mayor es la presión positiva del ventilador, ¿pero cuánto exactamente? Diferentes factores como la complianza pulmonar, la complianza vascular, la distensibilidad cardíaca, la presión intraabdominal, alteraciones valvulares cardíacas, etc. son demasiados como para poder determinar y generalizar una fórmula exacta.

Si bien no debemos infraestimar la gran utilidad de la PVC en pacientes en ventilación espontánea, en la ventilación mecánica este es un dato mucho menos fiable, que será mejor usar como un dato más, junto a otros, para establecer conclusiones. No obstante, aunque los valores extremos y las tendencias pueden ser más orientativos, es obvio que los valores bajos de PVC o PAPo en un paciente con presión positiva intratorácica no son fisiológicamente lógicos y apuntarían con mayor claridad a una volemia insuficiente.

Es importante recordar algo sobre la PVC antes de continuar. El llenado del ventrículo derecho es un determinante de la precarga. Esta se puede estimar mediante la PVC, pero en ningún caso es lo mismo. Incluso en ocasiones puede no representarla en absoluto. Un claro ejemplo de esto es el de aquellos cuadros que comprimen las cavidades cardíacas derechas por un aumento de presión extrínseca (taponamiento cardíaco, neumotórax o ventilación mecánica con altas presiones). El resultado es el de unas cavidades con bajo volumen de llenado, incluso a veces colapsadas y por lo tanto con una precarga claramente baja, pero si medimos la PVC en la cava superior, estará elevada.

3.1.2.1.2. Volúmenes y áreas ventriculares telediastólicas

Los volúmenes se miden mediante técnicas de termodilución. Las presiones no afectan la medición real de volumen, por lo que su estimación de la precarga es mucho más exacta.

Se puede calcular el volumen telediastólico del ventrículo derecho indexado (VTDVDi) mediante termodilución transcardíaca (VTDVDi normal 91 ± 16 mL/m²), o el volumen telediastólico biventricular indexado (GEDVi, *global end diastolic volume index*) mediante termodilución transpulmonar (GEDVi normal = 650-800 mL/m²). Los volúmenes globales e indexados nos ayudarán a optimizar la volemia en el seno del *shock*.

La ecocardiografía puede estimar la precarga en función del tamaño de las áreas ventriculares: un área telediastólica del ventrículo izquierdo (TDVI) < 5 cm/m² es específica de precarga baja, pero es poco sensible.

Es importante abordar el concepto de precarga-dependencia.

La ley de Frank-Starling relaciona precarga, contractilidad y volumen sistólico. Estudiando la curva regida por esta ley, entenderemos la dependencia existente entre estos factores. Como hemos visto previamente, una precarga optimizada con un llenado ventricular adecuado produce una contractilidad más potente y por lo tanto un mayor volumen sistólico: esta es la zona de precarga-dependencia. Pero esto tiene un límite: llegará un momento en que aumentar la precarga no supondrá ninguna mejoría (entraremos en la zona de independencia de precarga). De hecho, a partir de dicho punto, si continuamos elevando la precarga con la administración de fluidos, puede incluso que aparezcan efectos indeseables secundarios a hipervolemia. Una curva óptima de Frank-Starling será la de un paciente en el que pequeños aumentos en la precarga generen grandes aumentos en el volumen sistólico. Los pacientes con insuficiencia cardíaca asociada (sistólica y/o diastólica) gestionan mal el volumen porque tienen aplanada la curva de Frank-Starling (la zona de precarga-independencia aparece más precozmente). Aumentar su precarga en ese punto puede provocar edema pulmonar yatrogénico. Aunque en determinados casos puede ser inevitable provocar una congestión pulmonar secundaria para salvar la vida del paciente, esto solo debe suceder de manera consciente, habiendo determinado perfectamente la situación clínica y los parámetros hemodinámicos, e intentando que nunca ocurra como un incidente no previsto (Fig. 19-4).

Cabe señalar que cada paciente tiene su propia curva de Frank-Starling y, por lo tanto, su propia precarga-dependencia en el seno de un *shock*. Incluso el mismo paciente puede presentar diferentes curvas y comportamientos durante las diferentes fases de su enfermedad.

Para un correcto manejo del *shock*, la evaluación de la precarga-dependencia es fundamental, sobre todo en los estadios iniciales. Estos parámetros no miden la precarga, sino que predicen en qué zona de la curva de Frank-Starling se haya el paciente: predicen si al administrar volumen y aumentar la precarga, aumentará o no el volumen sistólico (y por lo tanto el gasto cardíaco).

Existen diferentes medios descritos en la literatura para aplicar según el paciente se encuentre en ventilación mecánica o espontánea. Pueden ser estáticos o dinámicos. Los estáticos, con poca validez bajo ventilación mecánica y algo más en ventilación espontánea, intentan predecir la precarga-dependencia a partir de valores que reflejan la precarga. Los dinámicos, mucho más fiables, son el resultado de modificaciones transitorias de la precarga, pudiendo ser provocadas o no por el clínico y también reversibles o no. Los métodos dinámicos son cuantificativos, por lo que también miden el mayor o menor grado de precarga-dependencia.

Es preciso aclarar que una precarga-dependencia positiva no obliga al aporte de volumen. Esa es una decisión que tomaremos en una situación que ha de ser congruente con la clínica.

Los métodos de evaluación de la precarga se desarrollan más ampliamente en el capítulo «Monitorización hemodinámica».

A continuación se describen algunos de los métodos más fiables y comunes para valorar la precarga-dependencia en un paciente con *shock*.

3.1.2.1.3. Evaluación de la precarga-dependencia en ventilación espontánea

Los métodos más habitualmente empleados son:

✔ **Presiones de llenado.** Se acepta que valores de PVC < 5 mm Hg y de PAPo < 7 mm Hg podrían predecir precarga-dependencia. Aunque su uso estandarizado no está recomendado, esto es como único parámetro guía y no como complementario.

✔ **Diámetro y colapsabilidad de la vena cava inferior con la inspiración.** La presión negativa inspiratoria aumenta el retorno venoso, colapsando la vena cava inferior. Básicamente es un indicador de precarga, pero valores muy bajos o altos pueden predecir la respuesta al volumen: diámetros < 12 mm con un colapso > 50 % indicarían precarga-dependencia, y diámetros cercanos a los 20 mm con colapso < 25 % predicen precarga-independencia (estos son valores aproximados y dentro de un contexto clínico congruente). No obstante, siendo prácticos, a nivel clínico, al tratar un *shock* y más allá de las mediciones, una cava grande que no se colapsa indicará precarga elevada y una cava muy pequeña (casi cerrada) que se colapsa totalmente con la inspiración indica precarga baja.

3.1.2.1.4. Evaluación de la precarga-dependencia en ventilación mecánica

Los métodos más habitualmente empleados son:

✔ **Variación respiratoria del volumen sistólico (VVS) y variación de la presión del pulso (VPP).** Una VVS ≥ 10 % y una VPP ≥ 13 % reflejan precarga-dependencia en ventilación mecánica

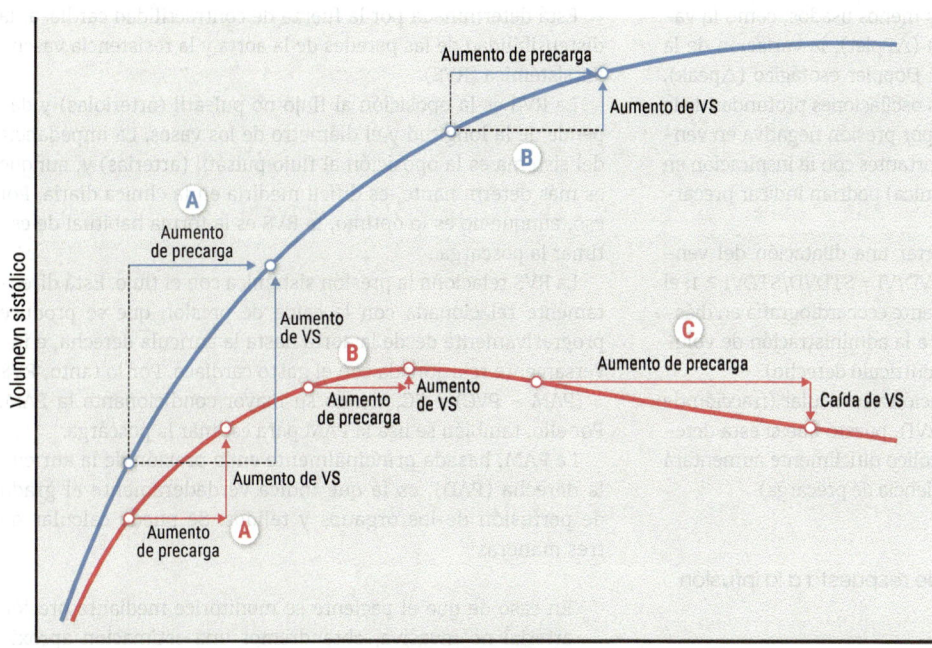

Fig. 19-4 | Adaptación de la curva de Frank-Starling (v. Fig. 15-4): paciente sin patología cardíaca (línea azul). En rojo, curva de Frank-Starling en un paciente con insuficiencia cardíaca sistólica (crónica o aguda): A. Zona de precarga-dependencia: los cambios en la precarga generarán grandes cambios de volumen sistólico (VS). B. Zona de precarga-independencia: la fibra miocárdica está muy estirada y los cambios en la precarga no supondrán grandes cambios de volumen sistólico. C: Aumentos en la precarga supondrán una caída precoz del volumen sistólico. Nótese cómo se alcanza mucho antes la zona de precarga-independencia al aumentar la precarga.

controlada mientras se cumplan una serie de requisitos (ventilación mecánica controlada sin intervención del paciente con volumen corriente o *tidal* ≥ 8 mL/kg de peso ideal, ausencia de arritmias cardíacas y ausencia de disfunción del ventrículo derecho). En algunos casos podemos aumentar transitoriamente el volumen corriente a 8 mL.

✔ **Variaciones respiratorias de las venas cavas.** Este método requiere una importante curva de aprendizaje, destreza y meticulosidad. Hacerlo de manera incorrecta es fácil y nos puede llevar a error. Se puede utilizar en pacientes con arritmias cardíacas:

   ❧ *Vena cava inferior.* La presión positiva inspiratoria eleva la presión intratorácica obstruyendo el retorno venoso y distendiendo la vena cava inferior extratorácica. La variación de su diámetro con los ciclos respiratorios en ventilación mecánica controlada medida mediante ecografía (sin insuficiencia del ventrículo derecho asociada ni compliancia pulmonar deteriorada y con un volumen corriente ≥ 8 mL/kg de peso ideal) muestra precarga-dependencia con un índice de distensibilidad ≥ 18 % (otros autores, utilizando otra fórmula de cálculo, refieren un 12 %).

   ❧ *Vena cava superior (intratorácica).* Lo que produce la inspiración es un colapso, por el aumento de la presión transmural, de ahí que lo que se mide es un índice de colapsabilidad: para la vena cava superior el punto de corte es un 36%.

La fórmula para el estudio de la variación respiratoria del diámetro (D) de la vena cava inferior en ventilación mecánica con un punto de corte en el 18 % es:

Índice de distensibilidad = [(Dmáx − Dmín) / Dmin] × 100

Y la fórmula con punto de corte en el 12 % es:

$$\Delta D_{ivc} = \frac{Dm\acute{a}x - Dm\acute{i}n}{(Dm\acute{a}x + Dm\acute{i}n)/2} \times 100$$

✔ **Prueba de oclusión teleespiratoria.** Se realiza una pausa espiratoria durante 15 segundos (idéntica a la usada para medir

auto-PEEP): si el gasto cardíaco o la presión del pulso arterial (PAS − PAD) aumentan ≥ 5 %, existe precarga-dependencia . El problema principal es que se trata de una pausa muy prolongada y hay que seleccionar qué tipo de pacientes la pueden tolerar.

3.1.2.1.5. Evaluación de la precarga-dependencia con métodos válidos en ventilación mecánica y espontánea

Los métodos más habitualmente empleados son:

✔ **Volúmenes telediastólicos.** Como método estático, un GEDVi < 600 mL/m² y un VTDVDi: < 90 mL/m² predicen precarga-dependencia.

✔ **Prueba de elevación pasiva de las piernas.** Consiste en la elevación de las piernas del paciente a 45° durante 60-90 segundos. Equivale a una carga de 300 mL de volumen. Si el gasto cardíaco se eleva > 10 %, el volumen sistólico > 12 % o el flujo aórtico medido mediante Doppler esofágico > 10 %, existe precarga-dependencia. Se precisa, por tanto, un sistema de monitorización continua del gasto cardíaco. Si no se dispone de él, un aumento significativo de la PAM invasiva puede sugerir (en el adecuado contexto clínico) precarga-dependencia. También hay estudios que asocian precarga-dependencia con un aumento de la presión parcial de dióxido de carbono al final de la espiración (EtCO₂) > 5 % tras esta maniobra. La maniobra puede elevar la presión intracraneal en pacientes con deterioro de la autorregulación cerebral y puede alterarse con sistemas de compresión de miembros inferiores, *shock* hemorrágico y cardiogénico.

✔ *Fluid challenge.* Se administran 4 mL/kg de cristaloides en 5-10 minutos: si el gasto cardíaco se eleva > 15 %, existe precarga-dependencia. A diferencia de los anteriores, no es predictivo, ya que el volumen se infunde previamente al resultado.

Existen otros métodos predictivos menos usados, como la variación de la onda de pulsioximetría (ΔPplet), la variación de la velocidad del flujo aórtico mediante Doppler esofágico (Δpeak), etc. Asimismo, se ha sugerido que las oscilaciones profundas de la PVC (caídas importantes al inspirar por presión negativa en ventilación espontánea o aumentos importantes con la inspiración en presión positiva en ventilación mecánica) podrían indicar precarga-dependencia.

Por último, es importante descartar una dilatación del ventrículo derecho (índice de superficie VD/VI = STDVD/STDVI ≥ 1; el valor normal es < 0,6), medida mediante ecocardiografía en diástole, ya que es una contraindicación a la administración de volumen (indica una afección grave del ventrículo derecho).

También debemos calcular la función ventricular (fracción de eyección del ventrículo derecho o FEVI), puesto que si está deteriorada, indicará que el volumen sistólico difícilmente aumentará tras las cargas de volumen (independencia de precarga).

3.1.2.1.6. El problema de la falta de respuesta a la infusión de líquidos

Nos podemos encontrar en un escenario en el que, a pesar de diagnosticar una precarga disminuida y precarga-dependencia, las presiones de llenado no aumenten y el volumen sistólico tampoco aun con la administración de fluidos. Esto se puede deber a varias causas:

✔ Si el déficit es muy importante, tardaremos más en objetivar resultados.
✔ Capacitancia venosa elevada (por deterioro del tono vascular).
✔ Aumento marcado de la permeabilidad endotelial.

El primer caso es el habitual en la hipovolemia absoluta ante una disminución objetiva de volumen intravascular, tanto por pérdidas hacia el exterior del organismo como por escape del líquido intravascular al intersticio. Los dos siguientes son habituales en la hipovolemia relativa, que se da en casos como la sepsis y el *shock* séptico, cuando los vasos sanguíneos se dilatan por disminución de la tensión en su pared, aumentando su capacitancia. De esta manera disminuye la proporción de volumen estresado (el que ejerce una presión sobre el vaso) y aumenta la de volumen no estresado (que contribuye poco a la presión media o de llenado sistémica). Habitualmente este problema se debe a una disfunción del sistema simpático perivascular y del endotelio (y su glucocáliz). La disfunción endotelial también es la responsable del aumento de la permeabilidad de la pared vascular y fuga de líquido al intersticio, por lo que suele ir acompañada también de hipovolemia absoluta. De ahí la falta de respuesta inicial al volumen no solo a nivel clínico, sino también en las mediciones paramétricas.

3.1.2.2. Poscarga

La poscarga es la tensión que genera el ventrículo para contraerse totalmente y eyectar el volumen sistólico, oponiéndose y venciendo a la resistencia del sistema arterial. Por ello tiene una relación inversa con el gasto cardíaco.

Está determinada por la fuerza de contractilidad cardíaca, la distensibilidad de las paredes de la aorta y la resistencia vascular sistémica (RVS).

La RVS es la oposición al flujo no pulsátil (arteriolas) y depende de la longitud y el diámetro de los vasos. La impedancia del sistema es la oposición al flujo pulsátil (arterias) y, aunque es más determinante, es difícil medirla en la clínica diaria. Por eso, aunque no es lo óptimo, la RVS es la forma habitual de estimar la poscarga.

La RVS relaciona la presión sistémica con el flujo. Está directamente relacionada con la caída de presión que se produce progresivamente desde la aorta hasta la aurícula derecha, e inversamente relacionada con el gasto cardíaco. Por lo tanto, RVS = (PAM – PVC) / GC, siendo su mayor condicionante la PAM. Por ello, también se usa la PAM para estimar la poscarga.

La PAM, basada principalmente en la presión de la aurícula derecha (PAD), es la que indica verdaderamente el grado de perfusión de los órganos y tejidos. Se puede calcular de tres maneras:

✔ En caso de que el paciente se monitorice mediante presión arterial no invasiva, obtendremos una estimación aproximada con la fórmula: PAM = [(2 × PAD) + PAS] / 3.
✔ Monitorización mínimamente invasiva: con un catéter intraarterial, el sistema de monitorización calculará la PAM arterial de manera continua, latido a latido. También dispondremos de información al analizar la morfología de la onda, sobre todo de la diástole.
✔ Monitorización altamente invasiva y termodilución: el sistema determina las mediciones exactas de cada parámetro y realiza el cálculo usando la fórmula: PAM = (GC × RVS) + PVC.

Aunque la PAM no equivale exactamente a las RVS ni a la poscarga, sí proporciona una idea muy aproximada de esta, que sirve para monitorizar continuamente las tendencias en respuesta al tratamiento.

Habitualmente, la RVS suele compensar el comportamiento del gasto cardíaco: si este cae, la RVS aumenta para intentar acoplar el diámetro de los vasos al contenido vascular disminuido y mantener así una adecuada presión de perfusión a los tejidos. En los casos en que el tono vascular se ve deteriorado (sepsis), la vasodilatación resultante se traducirá en una disminución de la RVS, por lo que el organismo intentará aumentar el gasto cardíaco.

3.1.2.3. Contractilidad

La contractilidad es la capacidad de las fibras miocárdicas de contraerse durante la sístole. Está influida por la precarga y la poscarga.

Una precarga muy disminuida (p. ej., en un paciente hipovolémico) distenderá menos el ventrículo en diástole, haciendo que la contracción cardíaca sea menos efectiva y el volumen sistólico menor. Además, producirá una taquicardia compensadora que reducirá el tiempo de cada ciclo cardíaco y la diástole, lo que también deteriorará el volumen sistólico. En definitiva, aunque la contractilidad no se encuentre alterada, si la precarga es baja, el volumen sistólico caerá.

En cuanto a la poscarga, si está elevada, enfrentará una resistencia vascular elevada contra el vaciado ventricular, haciendo menos efectiva la contracción, que se «esforzará» al máximo sin conseguir resultados óptimos (disminución de la eficiencia cardíaca). Esto producirá un sufrimiento miocárdico (por eso no es de extrañar que las cifras de troponina se eleven ante patologías con poscarga muy elevada). Este «esfuerzo miocárdico» puede tener consecuencias, como una insuficiencia cardíaca transitoria, un síndrome coronario agudo o el debut de un *shock* cardiogénico.

En el seno del *shock*, la contractilidad cardíaca puede verse afectada de dos maneras (más todavía en pacientes con insuficiencia cardíaca preexistente):

- ✔ Por agresión directa al sistema contráctil con deterioro objetivo de este.
- ✔ Por factores que no alteran objetivamente la capacidad contráctil pero disminuyen su eficiencia: ante una precarga baja o en situaciones de poscarga muy elevada.

Para evaluar correctamente la contractilidad cardíaca debemos emplear la ecografía cardíaca y evaluar la fracción de eyección del ventrículo izquierdo (FEVI). Es preciso distinguir también alteraciones groseras (como insuficiencias o roturas valvulares), el estado de la precarga y alteraciones diastólicas.

Se debe evaluar la contractilidad del ventrículo derecho mediante el TAPSE (*tricuspid annular plane systolic excursion*), ya que valores < 15 mm son patológicos y pronósticos.

La disfunción también puede ser diastólica. En todo caso, para su evaluación mediante el Doppler tisular remitimos al lector al capítulo «Monitorización hemodinámica».

Cuando en una monitorización altamente invasiva observemos índices de trabajo cardíaco bajos o potencia cardíaca baja, no podemos caer en la simplista idea de que la contractilidad está dañada sin confirmar antes que hay un problema de precarga o poscarga (más habitualmente la primera). La ecocardiografía podrá arrojar más luz sobre el caso.

3.1.2.4. Aclaramiento de dióxido de carbono

En condiciones fisiológicas la sangre venosa tiene un contenido de dióxido de carbono (CO_2) mayor que la arterial, debido a la descarga de dióxido de carbono producto del metabolismo aerobio celular. Este dióxido de carbono venoso es transportado al sistema alveolar pulmonar para ser exhalado. El contenido de dióxido de carbono tiene una relación lineal con las presiones de dióxido de carbono en plasma (pCO_2).

Si la pCO_2 arterial depende de la ventilación alveolar y nos informa del estado ventilatorio del paciente, la pCO_2 venosa depende del gasto cardíaco y el retorno venoso (que condicionan el flujo sanguíneo que llega al alvéolo) y también del metabolismo tisular.

Si el gasto cardíaco está deteriorado, la sangre venosa no llega adecuadamente al alvéolo pulmonar, por lo que la eliminación de dióxido de carbono disminuye, produciéndose una acumulación de dióxido de carbono venoso por disminución del aclaramiento. En realidad, existe un deterioro de transporte del dióxido de carbono venoso hasta el alvéolo, secundario a bajo gasto.

Otra causa de aumento del dióxido de carbono puede ser un exceso de producción por parte de la célula debido a un metabolismo deteriorado.

Si, como referencia, el valor habitual de pCO_2 arterial es 35-45 mm Hg, la pCO_2 venosa suele estar 5 mm Hg por encima y la presión de dióxido de carbono en aire espirado ($PetCO_2$) estará unos 2-3 mm Hg por debajo.

ΔpCO_2. En situaciones de *shock*, las múltiples revisiones han encontrado que una diferencia venoarterial de pCO_2 (ΔpCO_2) > 6 mm Hg (utilizando medidas seriadas) se asocia a niveles de lactato mayores y a una saturación venosa central de oxígeno ($SvcO_2$) más baja, lo que se ha relacionado con peores resultados clínicos, hemodinámicos, de perfusión tisular y una mayor mortalidad. Incluso puede servir para evaluar el tratamiento con fluidos y catecolaminas. También se relaciona bien con las alteraciones microcirculatorias. Aunque tiene limitaciones, se aconseja utilizar el ΔpCO_2 junto al lactato y la SvO_2 o $SvcO_2$ en la monitorización y manejo de *shock*. Ayudará a determinar mejor los problemas de disoxia tisular.

Índice $PetCO_2/PaCO_2$. Si el dióxido de carbono no llega al alvéolo adecuadamente, tampoco se exhalará, por lo que la $PetCO_2$ se verá muy disminuida respecto a la arterial (más disminuida cuanto más grave sea el cuadro de bajo gasto cardíaco). El índice $PetCO_2/PaCO_2$ determina esta gravedad. La cifra normal es de 0,92. Cuanto menor sea este índice, mayor será la alteración.

3.2. Consumo de oxígeno (VO_2)

El organismo consume basalmente alrededor de un 30 % de todo el DO_2, por lo que, ante un aumento del VO_2 transitorio (fluctuaciones espontáneas) o en situaciones de estrés moderado (ejercicio físico o enfermedad no crítica), el exceso de DO_2 proporciona un amplio margen para que el equilibrio de oxígeno se mantenga y no se altere la homeostasis.

Los problemas ante un aumento de VO_2 surgen cuando:

- ✔ Las demandas son demasiado altas: el organismo no alcanza a satisfacer ese aumento de VO_2 a pesar de aumentar su capacidad de producción y transporte.
- ✔ Los mecanismos responsables del transporte (DO_2) se vuelven insuficientes durante el episodio:
  - ✐ Por agotamiento debido a la excesiva duración del episodio.
  - ✐ Por agotamiento precoz en pacientes con baja reserva funcional: los mecanismos responsables del DO_2 ya eran insuficientes antes de apareciera el aumento de VO_2 (pacientes muy añosos y/o con insuficiencia crónica de órganos, diagnosticada o no).
  - ✐ Porque la propia enfermedad causante del aumento de VO_2 agreda a alguno de los órganos y mecanismos responsables del DO_2.
  - ✐ Por el círculo vicioso creado por el *shock*: la propia hipoxia celular resultante deteriora aún más los productores del DO_2.
- ✔ Se produce un deterioro de la capacidad de extracción de oxígeno (O_2ER).

En realidad, un aumento del VO_2 no es lo que desequilibra al organismo *per se*, sino que dichas demandas no se vean satisfechas. Dicho de otro modo, «que el hambre celular no sea saciada». Aunque el DO_2 satisfaga este aumento de VO_2, si la situación se mantiene en el tiempo, los mecanismos responsables del aumento de DO_2 acabarán claudicando y se instaurará la disoxia y el *shock*.

A pie de cama, podemos saber si el VO_2 por parte de la célula está o no satisfecho y ajustado o no a su metabolismo utilizando dos parámetros: la SvO_2 y las concentraciones de lactato. Estos se han de valorar de manera combinada (su validez aislada es menor, sobre todo la de la SvO_2). Por supuesto, para que su valor sea representativo, se deben utilizar en el contexto de la enfermedad y asociándolos al resto de síntomas, signos y determinaciones analíticas y hemodinámicas que veremos más adelante.

3.2.1. Saturación venosa mixta de oxígeno (SvO_2) y saturación venosa central de oxígeno ($SvcO_2$)

Estos parámetros son el resultado de complejas interacciones y adaptaciones entre el DO_2 el VO_2 y la extracción de oxígeno desde la sangre arterial por parte de los tejidos (O_2ER).

Como comentamos antes, la hemoglobina arterial que llega a los tejidos debe ir saturada de oxígeno al 98-100 %. Si los tejidos extraen alrededor del 30 % del oxígeno arterial en circunstancias normales, la sangre venosa que recoge el oxígeno no utilizado por los tejidos y órganos llegará a la arteria pulmonar (mezclándose la sangre de la vena cava superior e inferior, por eso se llama mixta) y habrá una SvO_2 del 65-75 % (puede sufrir fluctuaciones espontáneas de un 5 % de media en personas sanas).

Midiendo la SvO_2 estimaremos la cantidad de oxígeno utilizada por los tejidos. La SvO_2 se obtiene de manera continua (fibra óptica) o intermitente (gasometría de muestras sanguíneas) mediante un catéter insertado en la arteria pulmonar o catéter de Swan-Ganz. La $SvcO_2$ insertada en una vena central antes de la entrada superior de la aurícula derecha es menos invasiva, aunque solo refleja el consumo de la parte superior de cuerpo.

La $SvcO_2$ suele ser mayor a la SvO_2 en un promedio de 7 ± 4 %. Por el contrario, si el paciente está en *shock* con hipoperfusión, la que más disminuye es la mixta (SvO_2 5-7 % por debajo de la central). Esto es debido a dos motivos principales:

- El territorio esplácnico es enorme y su hipoperfusión produce un consumo elevadísimo de oxígeno por las células y una gran desaturación de la hemoglobina.
- En situaciones de hipoperfusión, la autorregulación cerebral preserva el flujo cerebral y su DO_2 a niveles adecuados para su supervivencia durante más tiempo, por lo que la extracción también es normal durante mucho más tiempo y eso deteriora menos las mediciones en la vena cava superior:
  - En el contexto del *shock*, los valores de SvO_2 que indican un DO_2 disminuido hacia los tejidos (CaO_2 o gasto cardíaco bajos) son: SvO_2 < 65 % y $SvcO_2$ < 70 %.
  - Por el contrario, un aumento de SvO_2 > 75 % indica, *a priori*, un fallo en la extracción de oxígeno por los tejidos (esto es propio del daño inflamatorio celular de la sepsis y el *shock* séptico).

Aunque en el pasado ha llegado a defenderse el uso de la $SvcO_2$ sustituyendo casi totalmente a la SvO_2 argumentándose una menor invasividad y valores bien correlacionados, esto es más cierto cuando encontramos valores bajos en determinaciones seriadas.

Sin embargo, valores elevados de $SvcO_2$ pueden ser engañosos, por lo que, en solitario, este nunca puede ser un parámetro guía. Los autores recomendamos que en el seno de un *shock* complejo se valore cuidadosamente, según la gravedad y el contexto, la necesidad de medir la SvO_2 mejor que la $SvcO_2$.

Aconsejamos realizar dos medidas separadas entre sí 2-3 minutos para confirmar la coherencia en los valores obtenidos.

Las diferentes situaciones clínicas que podemos encontrar integran conceptos y valores de SvO_2 y de O_2ER. Por lo tanto, las describiremos al final del apartado sobre la O_2ER.

Debemos interpretar los resultados de saturación venosa con cautela. Los mecanismos compensatorios y el tratamiento instaurado (oxigenoterapia, ventilación mecánica, fluidoterapia, fármacos vasoactivos, etc.) pueden hacer que las saturaciones venosas se sitúen en un rango de aparente normalidad. Por lo tanto, unos valores normales no excluyen una disoxia tisular. Sin embargo, unos valores patológicos sí nos servirán de orientación (sobre todo en los estadios iniciales de la enfermedad).

3.2.2. Lactato

La glucólisis aerobia que tiene lugar en la mitocondria utiliza el oxígeno que llega a la célula para oxidar la glucosa, los aminoácidos y los ácidos grasos. Así genera electrones en forma de NADH (dinucleótido de nicotinamida y adenina reducido) y FADH (dinucleótido de flavina y adenina reducido). Estos electrones, mediante unos transportadores, se unen a la molécula de oxígeno generando ATP (trifosfato de adenosina) y H_2O. El ATP, al hidrolizarse, produce la energía que precisa el organismo. Podemos decir que, gracias al oxígeno, una molécula de glucosa produce unos 36 moles de ATP (36 moles de pura energía).

Igualmente, el ATP mantiene los gradientes iónicos celulares mediante la bomba de sodio-potasio-ATP, permitiendo el intercambio de sodio y calcio entre la célula y su medio exterior.

Si el organismo entra en hipoxia celular ocurre lo siguiente:

- Disfunción de la glucólisis aerobia, con escasez en la producción de ATP (energía) necesario para las funciones vitales.
- Disfunción de la bomba sodio-potasio-ATP, impidiendo la entrada de sodio y la salida de calcio de la célula. Este acúmulo de calcio intracelular iniciará una cascada de eventos que llevará a la muerte celular.

Si la glucólisis aerobia no funciona debido a la hipoxia celular, el organismo recurrirá a otros mecanismos mucho menos efectivos para producir energía:

- Glucólisis anaerobia: el NADH se reoxidará a NAD mediante la reacción de la lactato-deshidrogenasa, lo que producirá ATP, aunque tan solo serán dos moléculas de ATP.
- Otras reacciones que intentan suplir esta hipoxia son las de la creatina ciclasa y la de la adenilato-cinasa. La primera muy poco eficiente y la segunda (que busca producir adenosina como vasodilatador para aumentar el flujo sanguíneo) puede provocar daño celular y liberación de sustancias proinflamatorias.

La glucólisis anaerobia es en realidad un mecanismo compensador que busca un beneficio para el organismo, pero su escasa aportación de ATP solo retrasa levemente lo inevitable. Por otro lado, la reacción de la lactato-deshidrogenasa utilizada para producir las dos moléculas de ATP produce un efecto concomitante muy importante: también produce dos moléculas de lactato.

Por lo tanto, en un estado de *shock*, la producción de lactato nos indicará la gravedad de la hipoxia: a más hipoxia, más uso de la vía anaerobia y más producción de lactato. Los niveles normales de lactato en sangre se sitúan en < 2 mmol/L (18 mg/dL). Las concentraciones iniciales de lactato y su ritmo de disminución mientras tratamos el *shock* son fuertes predictores de supervivencia, por lo que la evaluación continuada de sus valores nos ayudará a guiar nuestras intervenciones. Es un test fundamental para el cribado de la hipoxia tisular. En el manejo de *shock* se debe determinar la lactacidemia cada 1-2 horas: si el aclaramiento es mayor del 10 % del valor anterior, aparentemente nuestro manejo está siendo correcto. Lo contrario debería alertarnos y deberíamos reevaluar la situación y nuestras decisiones. La velocidad de descenso es determinante. No obstante, debemos entender que si detectamos tardíamente el *shock* e iniciamos su tratamiento también tardíamente, con cifras de lactato ya muy aumentadas, es muy probable que pase más tiempo del deseado hasta que el lactato comience a descender.

Según esto, el lactato tan solo sería un producto de desecho que nos guiaría en el manejo del *shock*, pero su acumulación también tiene efectos deletéreos debido a la acidosis que provoca (acidosis láctica de tipo A). El organismo, en circunstancias normales, produce y utiliza lactato de manera equilibrada, principalmente en el hígado, al participar en el metabolismo de la glucosa. Sin embargo, el estado de *shock* también afecta al hígado, por lo que el lactato deja de metabolizarse, sumándose así este problema a la glucólisis anaerobia como causas de hiperlactacidemia.

Existen otras entidades que podrían producir hiperlactacidemia no debida a hipoperfusión sistémica (acidosis láctica de tipo B) y que debemos descartar. Por supuesto, estas causas también pueden darse concomitantemente en pacientes con clínica sugestiva de *shock* (muchas de estas enfermedades pueden ir acompañadas de hipovolemia u otras alteraciones que pueden inducir a la hipoperfusión). En otras ocasiones también se puede asociar un *shock* de cualquier etiología a enfermedades preexistentes productoras de lactato e incluso pueden acentuarse debido al *shock* (Tabla 19-1).

3.2.3. Equilibrio ácido-base

El exceso de bases negativo (EB normal + 2 a −2 mmol/L) es un marcador de acidosis metabólica mucho más específico que el bicarbonato. En el seno del *shock*, el aumento de sus valores negativos indica la gravedad de la hipoperfusión, al verse influido por los niveles de lactato. También puede alterarlo la insuficiencia renal, la pérdida de bicarbonato o el agotamiento de este al intentar tamponar la acidosis o la cetosis. No es superior al lactato, pero se debe tomar como otro marcador más en la toma de decisiones.

3.3. Extracción de oxígeno (O₂ER)

La O₂ER es la cantidad de oxígeno que la célula es capaz de ingresar en su interior de todo el que es transportado hasta ella. Sin embargo, ese no es el oxígeno útil, sino la cantidad de oxígeno que una vez dentro de ella es capaz de utilizar con resultados óptimos. Obviamente, tanto la O₂ER como el DO₂ influyen en este oxígeno útil, pero es importante tener presente esta diferencia: «La extracción de oxígeno por la célula no equivale al oxígeno que utiliza la célula de manera óptima».

La extracción de oxígeno se calcula:

$$O_2ER = VO_2 / DO_2$$

Si despejamos VO₂, la fórmula quedará así:

$$VO_2 = DO_2 \times O_2ER$$

Esto significa que para mantener un adecuado VO₂ (para satisfacer el «hambre celular») el DO₂ y la O₂ER aumentarán o disminuirán compensándose entre ellos. Por ejemplo, si el DO₂ disminuye comprometiendo a los tejidos, la O₂ER aumentará. Al menos hasta que su capacidad de extracción se sature.

De todas formas, durante el *shock* puede alcanzarse un punto en que ni el aumento de DO₂ ni el de O₂ER sean capaces de satisfacer el aumento de VO₂. Son el punto de DO₂ crítico y la O₂ER saturada. Ambos determinan el comienzo de la glucólisis anaerobia y, por lo tanto, la producción de lactato, la acidosis, el deterioro celular, la apoptosis y toda una cascada de fenómenos de desregulación homeostática que desembocarán en la disfunción multiorgánica y la muerte.

En la sepsis y el *shock* séptico la microcirculación y otros factores que afectan a la O₂ER pueden estar dañados, por lo que el punto de DO₂ crítico se puede alcanzar antes.

La O₂ER también tiene un punto crítico de saturación, el 50 %. El nivel normal de extracción es del 25 % (20-30 %). Si la extracción llega al 50 %, el VO₂ no se satisfará y se llegará al umbral anaeróbico.

La relación entre la SaO₂ y la SvO₂ es la relación entre el oxígeno que llega a los tejidos y el que vuelve sin haber sido extraído, por lo que: O₂ER = SaO₂ − SvO₂.

La SaO₂ se puede determinar por gasometría arterial o por oximetría del pulso (pulsioximetría), comprobando siempre previamente que no existe decalaje entre estas dos medidas, ya que en determinados casos la pulsioximetría puede estar alterada y no ser válida. Por lo tanto, podríamos monitorizar la O₂ER mediante pulsioximetría y muestras de SvO₂ o SvcO₂ continuas (o puntuales mediante gasometría). En pacientes inestables los autores recomendamos utilizar una muestra de sangre arterial para medir la SaO₂ si el paciente tiene un catéter arterial implantado.

Los diferentes escenarios clínicos y la relación entre O₂ER y SvO₂ se explican en la Fig. 19-5.

3.4. Alteraciones de la microcirculación

La microcirculación es el lugar donde se intercambiarán los productos transportados por la sangre y los tejidos. Su alteración en el *shock* es determinante: una microcirculación alterada afectará tanto al transporte/aporte de oxígeno como a su extracción por la célula. La alteración de la microcirculación en el *shock* está relacionada con la disfunción orgánica y la mortalidad. Las alteraciones de la microcirculación pueden diferir según el tipo de *shock*, siendo mucho más complejas en la sepsis y el *shock* séptico.

Tabla 19-1. Causas de hiperlactacidemia no debidas a hipoperfusión tisular

- Alteración de la función hepática
- Hepatectomía subtotal en las primeras horas poscirugía
- Pacientes diabéticos intoxicados por metformina (sobre todo si asocian insuficiencia renal)
- Cetoacidosis diabética
- Pacientes oncológicos (las células neoplásicas pueden cambiar a glucólisis anaerobia)
- Alcoholismo y cetoacidosis alcohólica
- Intoxicación por metanol y etilenglicol
- Tratamiento antirretroviral para el virus de la inmunodeficiencia humana
- Tratamiento con agonistas β-adrenérgicos:
  - Adrenalina intravenosa: aumenta las cifras de lactato, tanto por aumento de su producción (por hipoperfusión esplácnica y aumento de la glucólisis en el músculo esquelético) como por disminución de la absorción hepática
  - β-agonistas inhalados a altas dosis, en crisis de broncoespasmo grave (la teoría se basa en un aumento de glucólisis y lipólisis que desembocaría en una acumulación exagerada de piruvato en el citoplasma. Este exceso no puede entrar en la mitocondria. Al no entrar en la mitocondria, se transforma en lactato)
- Feocromocitoma (por el mismo mecanismo que la adrenalina intravenosa)
- Defectos mitocondriales congénitos o adquiridos: v. apartado «Uso defectuoso del oxígeno aportado a la célula (hipoxia citopática por disfunción celular/mitocondrial)»

La microcirculación está controlada por el sistema simpático perivascular y las células endoteliales:

- La presión de perfusión (diferencia entre la presión de entrada y de salida de un territorio) interviene en la regulación del flujo sanguíneo microcirculatorio de manera que las arteriolas modulan el tono vascular a la entrada y a la salida (esfínter precapilar y poscapilar) para intentar ajustar el flujo microvascular a las demandas metabólicas de los tejidos. En caso de detectarse un descenso en el DO_2, un ascenso del VO_2 o si los barorreceptores detectan una disminución de la presión de perfusión, tendrá lugar una vasodilatación o una vasoconstricción según requieran diferentes áreas en función de si están afectadas o no. Para ello se activarán bien mediadores de vasodilatación como la adenosina o el óxido nítrico (producido entre otros por el hematíe), o bien sistemas compensadores de vasoconstricción o de aumento de la volemia como:
  - *Sistema simpaticoadrenal.* Libera catecolaminas para elevar la frecuencia cardíaca y la contractilidad cardíaca, intentando aumentar el gasto cardíaco (será difícil que lo consiga en el *shock* cardiogénico y en el obstructivo si no se soluciona la causa). Produce vasoconstricción arteriolar y venular (el 80 % del volumen circulante se encuentra en el sistema venoso).
  - *Sistema renina-angiotensina-aldosterona.* Vasoconstricción directa por aumento de angiotensina II. Liberación de aldosterona que retiene sodio y por lo tanto líquido, tratando de mantener la volemia.
  - *Secreción de vasopresina.* La vasopresina (hormona antidiurética) retiene agua libre de sodio (eleva el volumen circulante) y tiene un efecto vasoconstrictor directo.
- La vasoconstricción tiene lugar porque las arteriolas intentan disminuir su diámetro (aumentando así la RVS) para adaptarse a un volumen sanguíneo disminuido por el bajo gasto cardíaco o a una vasodilatación (como en el caso del *shock* distributivo). Así logran movilizar la sangre que albergan y que presentaba dificultades en su transporte por la diferencia entre el continente y el contenido (la baja cantidad de volumen estresado disminuye la perfusión).

- Al aumentar la presión arterial gracias a la vasoconstricción, también aumenta el gradiente entre la presión de llenado sistémica y la presión de la aurícula derecha, aumentando el retorno venoso, la precarga y por lo tanto el gasto cardíaco.
- El problema es que una excesiva vasoconstricción mantenida puede deteriorar el flujo sanguíneo (aunque esta vasoconstricción respeta la circulación de las arterias coronarias y cerebrales). Otro problema es que, en fases avanzadas del *shock*, existe una vasodilatación resistente a los efectos de las catecolaminas y la angiotensina II.
- La hipoxemia y ciertas agresiones citoquímicas (estas últimas sobre todo en el *shock* séptico y anafiláctico) producen un daño al endotelio (especialmente al glucocáliz), que provoca un aumento de la permeabilidad. El aumento de la permeabilidad provocará un edema intersticial que empeorará la difusión de oxígeno y la extracción de este por parte de la célula. Esto se puede ver agravado por una fluidoterapia a dosis no individualizadas, con resucitaciones volumétricas a veces exageradas, en las que se tarda demasiado en recurrir a las catecolaminas, aumentando el edema y añadiendo una hemodilución que disminuye el transporte de oxígeno.
- Las alteraciones propias de la sepsis y el *shock* séptico también producen deformación de los hematíes, inhibición de la fibrinólisis y un estado proadhesivo de leucocitos, plaquetas y otros elementos dentro del vaso. Todo ello desemboca en la generación de microtrombos, deteriorando el DO_2 a nivel microvascular y la cesión de oxígeno a los tejidos.

La hipoxia tisular hace que los territorios menos vitales sufran una vasoconstricción (primero la piel y a continuación el músculo estriado) para desviar la perfusión a los órganos vitales. Esas zonas hipoperfundidas sufrirán una alteración más precoz con un aumento de la O_2ER y una disminución de la cantidad de hemoglobina.

Por ello, sería ideal contar con técnicas a pie de cama para evaluar la oxigenación a nivel local, lo que nos dará una idea del estado de la microcirculación y la oportunidad de comenzar el tratamiento más precozmente. Para ello existen métodos directos (visión directa de la microvasculatura) o indirectos (evalúan la oxigenación tisular resultante del estado microcirculatorio):

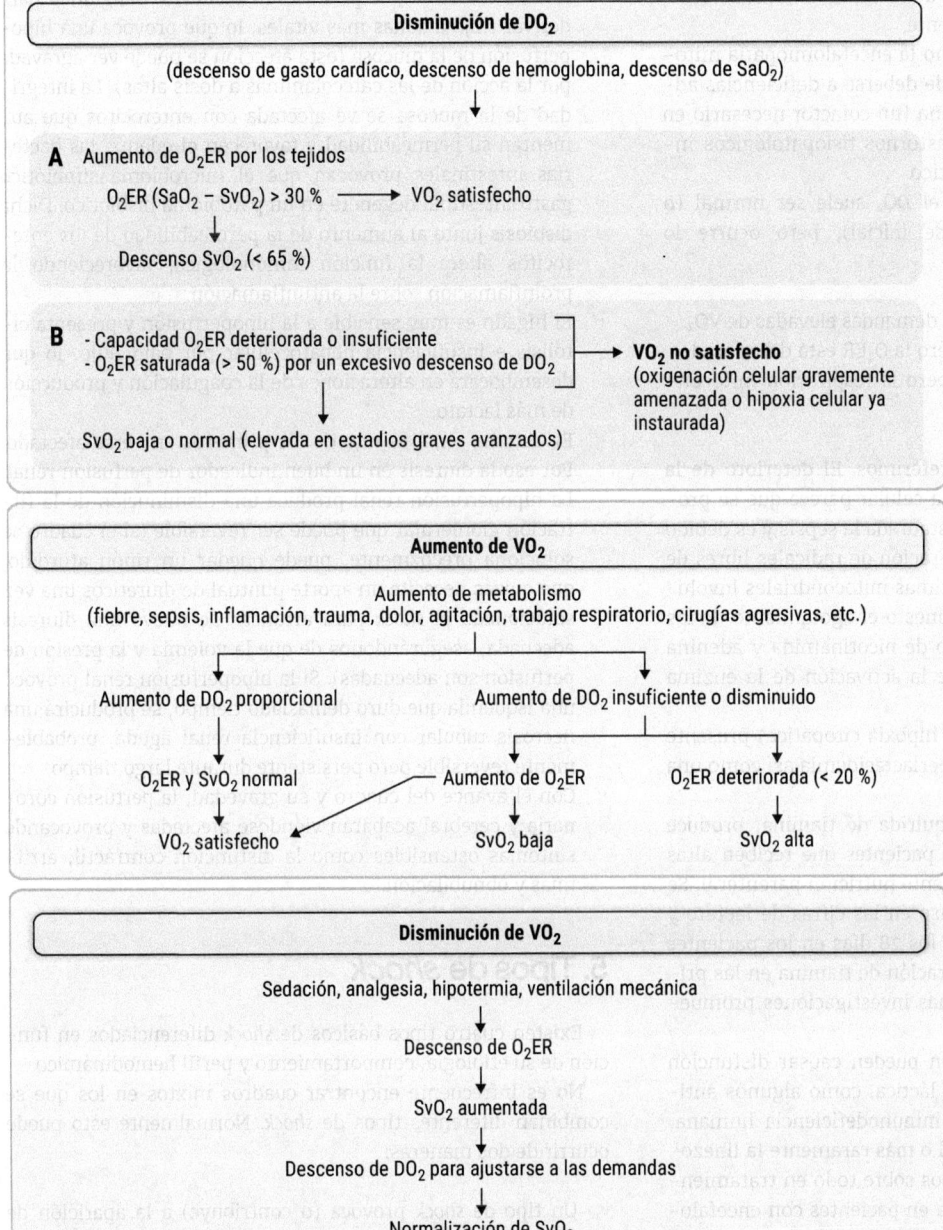

Fig. 19-5 | Comportamiento de la extracción de oxígeno y saturación venosa de oxígeno en diferentes escenarios clínicos. DO_2: transporte de oxígeno; O_2ER: extracción de oxígeno; SaO_2: saturación de oxihemoglobina arterial medida en sangre; SvO_2: saturación venosa de oxígeno; VO_2: consumo de oxígeno.

Disminución de DO_2

(descenso de gasto cardíaco, descenso de hemoglobina, descenso de SaO_2)

A Aumento de O_2ER por los tejidos

O_2ER ($SaO_2 - SvO_2$) > 30 % → VO_2 satisfecho

Descenso SvO_2 (< 65 %)

B
- Capacidad O_2ER deteriorada o insuficiente
- O_2ER saturada (> 50 %) por un excesivo descenso de DO_2 → **VO_2 no satisfecho** (oxigenación celular gravemente amenazada o hipoxia celular ya instaurada)

SvO_2 baja o normal (elevada en estadios graves avanzados)

Aumento de VO_2

Aumento de metabolismo
(fiebre, sepsis, inflamación, trauma, dolor, agitación, trabajo respiratorio, cirugías agresivas, etc.)

Aumento de DO_2 proporcional

Aumento de DO_2 insuficiente o disminuido

O_2ER y SvO_2 normal

Aumento de O_2ER

O_2ER deteriorada (< 20 %)

VO_2 satisfecho

SvO_2 baja

SvO_2 alta

Disminución de VO_2

Sedación, analgesia, hipotermia, ventilación mecánica

Descenso de O_2ER

SvO_2 aumentada

Descenso de DO_2 para ajustarse a las demandas

Normalización de SvO_2

✔ **Métodos directos.** La videomicroscopia sublingual portátil evalúa el flujo, la densidad vascular y la heterogeneidad de la perfusión. Es el patrón de referencia para la medición de la microcirculación a pie de cama. El examen clínico del relleno capilar, estigmas cutáneos propios de la hipoperfusión cutánea o la diferencia entre temperatura central y temperatura del dedo del pie también entran dentro de la categoría de métodos directos.

✔ **Métodos indirectos.** La monitorización de la presión de dióxido de carbono tisular (sublingual o gástrica) está reservada a estudios experimentales. Sin embargo, la saturación tisular de oxígeno (StO_2) medida mediante espectroscopia de luz en el espectro cercano al infrarrojo (NIRS) sobre la eminencia hipotenar o el antebrazo se ha utilizado más consistentemente en *shock* de origen traumático (hipovolémico). Con un valor me-

dio de 87 ± 6 %, refleja el equilibrio entre el aporte y el consumo local de oxígeno, por lo que su descenso puede ser causado por descenso del flujo microcirculatorio o por aumento del VO_2. Con un umbral de < 75 % en la eminencia tenar, parece que se puede predecir un déficit de DO_2 y $SvcO_2$.

3.5. Uso defectuoso del oxígeno aportado a la célula (hipoxia citopática por disfunción celular/mitocondrial)

La hipoxia citopática se produce cuando la capacidad de las células para utilizar el oxígeno disponible está comprometida, habitualmente por un deterioro de la respiración mitocondrial. Aunque el resultado final será el mismo que el producido por un descenso del DO_2 o de la O_2ER o de un aumento de VO_2 insatisfecho, el mecanismo de la disoxia es diferente.

Existen causas congénitas, como la encefalomiopatía mitocondrial congénita. También puede deberse a deficiencias adquiridas, como el déficit de tiamina (un cofactor necesario en procesos mitocondriales), o a trastornos fisiopatológicos inherentes a la sepsis y el *shock* séptico.

En el caso del *shock* séptico, el DO_2 suele ser normal (o transitoriamente alto en la fase inicial), pero ocurre lo siguiente:

1. El DO_2 no es suficiente para las demandas elevadas de VO_2.
2. El DO_2 podría ser suficiente, pero la O_2ER está deteriorada.
3. El DO_2 podría ser suficiente, pero la respiración mitocondrial está deteriorada.

El problema 1 es al que nos referimos. El deterioro de la respiración mitocondrial o hipoxia celular parece que se produce muchas horas después de instaurada la sepsis y es debido a varios mecanismos como la liberación de radicales libres de óxido nítrico, la inhibición de enzimas mitocondriales involucradas en el transporte de electrones o el agotamiento de las reservas celulares de dinucleótido de nicotinamida y adenina (NAD+/NADH) como resultado de la activación de la enzima poli-(ADP-ribosa)-polimerasa-1.

La disfunción mitocondrial (la hipoxia citopática) presente en la sepsis también producirá hiperlactacidemia así como una SvO_2 elevada.

En cuanto a la deficiencia adquirida de tiamina, produce acidosis láctica especialmente en pacientes que reciben altas dosis de glucosa y muy especialmente nutrición parenteral. Se ha demostrado incluso un descenso en las cifras de lactato y una disminución de mortalidad a los 28 días en los pacientes con *shock* séptico tras la administración de tiamina en las primeras 24 horas, por lo que algunas investigaciones promueven su uso en el *shock* séptico.

Algunos medicamentos también pueden causar disfunción mitocondrial adquirida y acidosis láctica, como algunos antirretrovirales para el virus de la inmunodeficiencia humana, infusión de altas dosis de propofol o más raramente la linezolida, de la que se han descrito casos sobre todo en tratamientos prolongados y al administrarla en pacientes con encefalopatía mitocondrial congénita.

4. Consecuencias del *shock* sobre órganos y sistemas

Cuando no somos capaces de revertir el *shock* o al menos de mejorar el cuadro suficientemente, el déficit de perfusión y la disoxia tisular van afectando a diferentes órganos (Fig. 19-6):

✔ A nivel respiratorio, la taquipnea (para compensar la hipoxia tisular y la acidosis) eleva el trabajo respiratorio hasta el agotamiento del paciente. Además, este trabajo terminará aumentando el VO_2 hasta un 30 % más. Las altas cargas de trabajo del aparato respiratorio mantenidas acaban por producir alteraciones fisicoquímicas en los alvéolos y el endotelio que desembocan en edema pulmonar e hipoxemia.

✔ A nivel intestinal, se produce un secuestro sanguíneo para derivar flujo a zonas más vitales, lo que provoca una hipoperfusión de la mucosa (esta afección se puede ver agravada por la acción de las catecolaminas a dosis altas). La integridad de la mucosa se ve afectada con enterocitos que aumentan su permeabilidad y favorecen el edema; las bacterias intestinales provocan que el microbioma simbiótico gastrointestinal degenere en un patobioma disbiótico. Dicha disbiosis junto al aumento de la permeabilidad de los enterocitos altera la función inmunológica, favoreciendo la proinflamación sobre la antiinflamación.

✔ El hígado es muy sensible a la hipoperfusión y presenta citólisis e insuficiencia hepatocelular por bajo flujo, lo que desembocará en alteraciones de la coagulación y producción de más lactato.

✔ El sistema renal es uno de los primeros en verse afectado. Por eso la diuresis en un buen indicador de perfusión renal. La hipoperfusión renal produce una disminución de la filtración glomerular que puede ser reversible (si el cuadro se soluciona precozmente, puede quedar un riñón aturdido, que quizás necesite un aporte puntual de diuréticos una vez solucionado el *shock* para arrancar de nuevo una diuresis adecuada, asegurándonos de que la volemia y la presión de perfusión son adecuadas). Si la hipoperfusión renal provocó una isquemia que duró demasiado tiempo, se producirá una necrosis tubular con insuficiencia renal aguda, probablemente reversible pero persistente durante largo tiempo.

✔ Con el avance del cuadro y su gravedad, la perfusión coronaria y cerebral acabarán viéndose afectadas y provocando síntomas ostensibles como la disfunción contráctil, arritmias y obnubilación.

5. Tipos de *shock*

Existen cuatro tipos básicos de *shock* diferenciados en función de su etiología, comportamiento y perfil hemodinámico.

No es infrecuente encontrar cuadros mixtos en los que se combinan diferentes tipos de *shock*. Normalmente esto puede ocurrir de dos maneras:

✔ Un tipo de *shock* provoca (o contribuye) a la aparición de otro (*shock* secundario): el *shock* inicial provoca el deterioro de otro órgano que lleva a otro tipo de *shock*, sobre todo si existía patología crónica; por ejemplo, un paciente con un *shock* séptico por neumonía puede sufrir un cuadro de *shock* cardiogénico secundario, sobre todo si padecía una insuficiencia cardíaca previa.

✔ Dos tipos de *shock* aparecen simultáneamente y de manera concomitante; por ejemplo, un paciente con *shock* hipovolémico por politraumatismo grave puede presentar paralelamente un *shock* obstructivo por neumotórax.

La clasificación tradicional distingue cuatro tipos de *shock*: hipovolémico, cardiogénico, obstructivo y distributivo. A nivel hemodinámico, estos cuatro tipos se dividen básicamente en dos:

✔ *Shock* por fallo en el DO_2 (gasto cardíaco bajo): hipovolémico, cardiogénico y obstructivo.

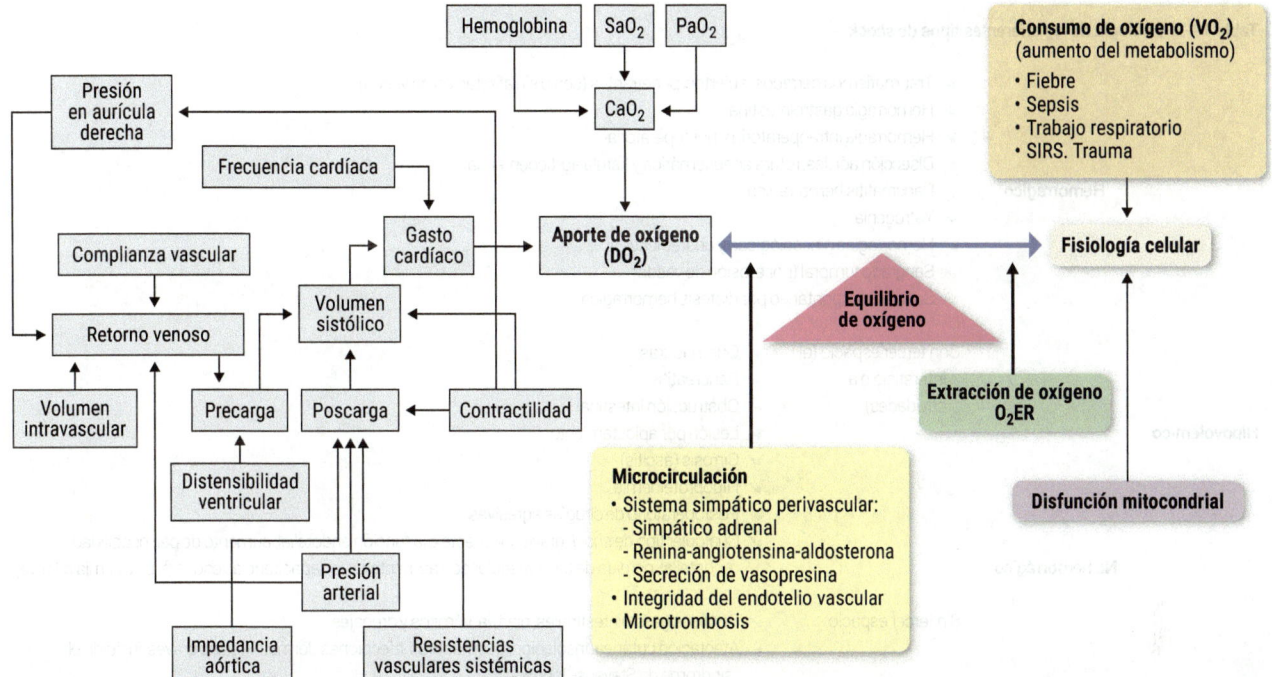

Fig. 19-6 | Esquema que resume los determinantes del equilibrio de oxígeno que se pueden ver alterados en el *shock*. CaO$_2$: contenido de arterial de oxígeno; DO$_2$: transporte de oxígeno; O$_2$ER: extracción de oxígeno; PaO$_2$: presión parcial de oxígeno en sangre arterial; SaO$_2$: saturación de oxihemoglobina arterial medida en sangre; SIRS: síndrome de respuesta inflamatoria sistémica; VO$_2$: consumo de oxígeno.

✔ *Shock* por aumento de VO$_2$ no satisfecho (con o sin fallo en la O$_2$ER): distributivo.

La etiología de los diferentes tipos de *shock* se desarrolla en la Tabla 19-2 y el perfil hemodinámico de cada uno se esquematiza en la Fig. 19-7.

5.1. *Shock* hipovolémico

En el *shock* hipovolémico se produce una pérdida de líquido con reducción absoluta (no relativa) del volumen intravascular. La alteración principal es la reducción de la precarga. El corazón no tiene suficiente volumen para bombear: el volumen sistólico cae y por tanto también el gasto cardíaco. Las causas pueden ser hemorrágicas o no hemorrágicas. Las no hemorrágicas pueden provocar o no, dependiendo de su etiología, un tercer espacio por deterioro de la permeabilidad.

Inicialmente tiene lugar una «hipovolemia compensada»: activación del sistema simpático, taquicardia, vasoconstricción periférica con aumento de la poscarga (las RVS estarán elevadas). Hay un transvase de líquido intersticial hacia dentro del vaso. Se activa el sistema renina-angiotensina-aldosterona para retener sodio y agua. La médula comienza a producir eritrocitos. A pesar de que la contractilidad esté conservada, la función cardíaca puede estar disminuida por el déficit de precarga.

En el *shock* hemorrágico los mecanismos compensadores pueden funcionar hasta un límite del 30 % de pérdidas sanguíneas, enmascarando la gravedad del cuadro. Más allá comienza la descompensación.

Si existe traumatismo grave, hasta un tercio pueden presentar coagulopatía asociada, con aumento del INR, plaquetopenia y descenso del fibrinógeno (< 2 g/L). El glucocáliz endotelial, al igual que en el *shock* séptico, también se verá afectado.

Al disminuir el DO$_2$, inmediatamente aumenta la O$_2$ER. En el momento en que la O$_2$ER llega al 50 %, el VO$_2$ comienza a bajar: es el inicio de la hipoxia celular, del metabolismo anaeróbico y del *shock* más florido.

5.2. *Shock* cardiogénico

La alteración principal es el fallo de bomba. Se deteriora directamente el volumen sistólico, lo que conduce a un descenso del gasto cardíaco. Se trata de una insuficiencia cardíaca aguda muy grave que suele ser sistólica, aunque también puede añadirse un fallo diastólico más o menos acusado.

Existen tres grupos etiológicos: arritmias, alteraciones mecánicas o alteraciones del miocardio (miopatías).

Los mecanismos que intentan compensar un fallo de bomba para mantener los tejidos perfundidos y oxigenados son la taquicardia (como en casi todos los cuadros de bajo gasto), la elevación de la poscarga (RVS) y un aumento de O$_2$ER con mayor cesión de oxígeno desde la hemoglobina a la célula, disminuyendo considerablemente la SvO$_2$. Aunque las RVS se elevan, no logran compensar la gran caída de gasto cardíaco, por lo que la PAM terminará cayendo precozmente, presentándose hipotensión franca.

La taquicardia no se activa cuando la causa del *shock* es una bradiarritmia. Si la causa es una taquiarritmia, la caída posterior de la perfusión tisular y la hipoxia celular acabarán acelerándola aún más. Igualmente, el acortamiento del tiempo de llenado diastólico terminará afectando a la precarga y empeorando el volumen sistólico.

El fallo de bomba hace que el volumen que llega al corazón no se gestione adecuadamente y se acumule retrógradamente. La precarga se eleva, con lo que las presiones de llenado (PVC y

Tabla 19-2. Etiología de los diferentes tipos de *shock*

Hipovolémico	**Hemorrágico**		✔ Traumatismos cerrados, abiertos, penetrantes (con o sin afectación de vasos) ✔ Hemorragia gastrointestinal ✔ Hemorragia intraoperatoria y postoperatoria ✔ Disección aórtica, rotura aneurismática y fístula aorticoentérica ✔ Pancreatitis hemorrágica ✔ Yatrogenia ✔ Hemorragias ginecológicas y obstétricas ✔ Sangrado tumoral (por erosión de vasos) ✔ Sangrado espontáneo por diátesis hemorrágica
	No hemorrágico	Con tercer espacio (al intersticio o a cavidades)	✔ Quemaduras ✔ Pancreatitis ✔ Obstrucción intestinal ✔ Lesión por aplastamiento ✔ Cirrosis (ascitis) ✔ Hipoproteinemia ✔ Postoperatorio de cirugías agresivas ✔ Cualquier tipo de *shock* grave que afecte a la función endotelial: aumento de permeabilidad endotelial, perdida de tono vascular con aumento de la capacitancia venosa (hipovolemia relativa)
		Sin tercer espacio	✔ Pérdidas gastrointestinales: diarrea, vómitos y drenajes ✔ Afectación cutánea: insolación, quemaduras, afecciones dermatológicas graves, incluido el síndrome de Stevens-Johnson ✔ Pérdidas renales: poliuria por diuresis osmótica o inducida por fármacos, nefropatías perdedoras de sal, hipoaldosteronismo) ✔ Deshidratación ✔ Fiebre
Cardiogénico	**Arrítmico**		✔ Taquiarritmias ✔ Bradiarritmias: principalmente bradicardia grave mantenida, bloqueo auriculoventricular completo y Mobitz II. (La bradicardia que aparece en el seno de un infarto, si no es transitoria y secundaria a fibrinólisis, tiene mal pronóstico). Medicamentos bradicardizantes
	Mecánico		✔ Poscardiotomía ✔ Ruptura valvular o papilar aguda (especial precaución si aparece soplo en foco mitral en las 24-72 horas posteriores a un infarto agudo de miocardio) ✔ Estenosis o insuficiencias valvulares graves ✔ Mixoma auricular y otros tumores cardíacos ✔ Ruptura ventricular (3er-7º día tras infarto agudo de miocardio) ✔ Defectos septales
	Miopático		✔ Infarto agudo de miocardio de gran extensión (> 40 % de su masa) ✔ Miocardiopatía dilatada agudizada ✔ Insuficiencia cardíaca agudizada ✔ Aturdimiento cardíaco tras isquemia prolongada: síndrome posparada cardíaca, hipotensión, poscirugía cardíaca ✔ Agresión mediada por sepsis o *shock* séptico ✔ Miocarditis ✔ Contusión miocárdica ✔ Miocardiopatía por tóxicos (cocaína, monóxido de carbono, etc.)
Obstructivo			✔ Embolia pulmonar (trombótica o gaseosa) ✔ Cualquier obstrucción grave al flujo de la arteria pulmonar, o hipertensión pulmonar grave ✔ Neumotórax a tensión ✔ Taponamiento cardíaco ✔ Pericarditis constrictiva grave ✔ Miocardiopatía restrictiva grave ✔ Hiperinflación dinámica grave (ventilación mecánica) ✔ Síndrome compartimental abdominal
Distributivo	**Séptico**		Derivado de sepsis por cualquier microorganismo responsable

Continúa...

Tabla 19-2. Etiología de los diferentes tipos de *shock*   (Cont.)

		Síndrome de respuesta inflamatoria sistémica grave de causa no infecciosa: pancreatitis aguda, quemaduras, trauma, síndrome posparada cardíaca, postinfarto de miocardio, post-*bypass* coronario, perforación de vísceras, embolia de líquido amniótico, embolia grasa, síndrome de fuga capilar sistémica idiopática
Distributivo	**No séptico**	Neurogénico: trauma espinal, traumatismo craneoencefálico, inyección subdural de anestésico durante anestesia epidural
		Anafiláctico: mediado por IGE o no, todo tipo de alergias, idiopático
		Vasoplejia por medicamentos, reacciones transfusionales, síndrome de *shock* tóxico

PAPo) estarán muy elevadas, al igual que los volúmenes telediastólicos. A nivel pulmonar la sangre se acumula en su vasculatura, produciendo una congestión con aumento de su presión intravascular y fuga capilar hacia el intersticio y posteriormente a los alvéolos. El edema intersticial y la inundación alveolar deterioran el intercambio gaseoso por difusión, lo que conduce a una hipoxemia que agravará los síntomas de *shock*.

En este tipo de *shock*, donde las cámaras derechas están hipervolémicas, la presión positiva de la ventilación mecánica mejorará el cuadro. Dichas presiones ejercen un efecto de «estrujamiento» de toda la vasculatura pulmonar congestionada y un aumento del flujo de las venas pulmonares, lo que provoca un «volcado» de sangre hacia el corazón izquierdo. La presión positiva intratorácica también ayuda al vaciamiento del ventrículo derecho en cada inspiración, y apoyará de la misma manera al ventrículo izquierdo, venciendo la resistencia vascular extratorácica y aumentando el volumen sistólico.

La causa más frecuente de *shock* cardiogénico es el infarto agudo de miocardio o sus complicaciones subsecuentes.

El infarto de ventrículo derecho con fallo derecho asociado, aun presentando hipotensión, no se cataloga como un *shock* cardiogénico. La acumulación retrógrada de líquido produce ingurgitación yugular y congestión hepática, pero sin edema pulmonar. Es importante realizar un diagnóstico adecuado ya que su tratamiento requiere un aporte de volumen mucho mayor que en el *shock* cardiogénico.

Es conveniente recordar que, aunque *a priori* el *shock* cardiogénico suele requerir depleción de volumen, hay ocasiones en las que puede ser necesario un cierto aporte de líquidos, lo que habrá que analizar con cuidado.

Mención aparte merece el *shock* cardiogénico poscardiotomía, dado que asocia un fallo cardíaco, con la vasoplejia posterior a la cirugía cardíaca, y cursa con *shock* distributivo hasta en el 5 % de

las ocasiones. Además, el 40 % de ellos simultanea una insuficiencia de ventrículo derecho. Por estos motivos se trata del más grave de los cuadros de *shock* cardiogénico, con una incidencia del 6 % de los operados en las peores series y una muy elevada mortalidad. En este cuadro tienen lugar diferentes fenómenos fisiopatológicos secundarios a la lesión por isquemia-reperfusión y a la circulación extracorpórea. Hay una entrada masiva de calcio intracelular que agrede a la célula de forma importante, la reperfusión libera radicales libres que causan un estrés oxidativo secundario, y se produce un aturdimiento miocárdico que se agrava hasta convertirse en un *shock*. La circulación extracorpórea también produce fenómenos de respuesta inflamatoria sepsis-*like*.

5.3. *Shock* obstructivo

La alteración principal es la obstrucción del flujo sanguíneo que llena o vacía las cavidades cardíacas. No sucede exactamente lo mismo en todos los cuadros obstructivos.

En todos los casos, al caer el gasto cardíaco, se activa el sistema simpático elevando las RVS y el sistema renina-angiotensina-aldosterona intentando retener sodio y volumen. Se produce taquicardia e hipotensión. Inmediatamente se activa la extracción de oxígeno para que el VO_2 no se vea afectado.

La presión que estos cuadros ejercen sobre la aurícula derecha hace que el gradiente entre la presión sistémica de llenado y el retorno venoso sea menor, disminuyendo el llenado ventricular y el gasto cardíaco.

Las causas más frecuentes en la UCI son el taponamiento cardíaco, la embolia pulmonar masiva e hipertensión pulmonar grave, y el neumotórax a tensión.

Shock	Precarga	PVC	Gasto cardíaco	Poscarga	O_2ER	SvO_2 / $SvcO_2$
Hipovolémico	↓	↓	↓	↑	↑	↓
Cardiogénico	↑	↑	↓	↑	↑	↓
Obstructivo	↓*	↑	↓	↑	↑	↓
Distributivo	↓	↓	↑ o normal (a veces bajo)	↓	↓	↑ o normal

Fig. 19-7 | Parámetros hemodinámicos habituales del *shock* sin intervención clínica correctora. *Es preciso diferenciar el aumento de presión venosa central del aumento de precarga: la precarga del ventrículo derecho disminuye en el taponamiento cardíaco y el neumotórax (cavidades hipovolémicas) pero aumenta en la embolia pulmonar masiva. En el ventrículo izquierdo la precarga cae en todos los tipos. Estos son valores orientativos, pues pueden variar debido a la existencia de cuadros mixtos. También pueden variar según la gravedad, etiología, estadio del *shock* (inicial o avanzado,

persistencia o no de mecanismos compensadores, etc.); por ejemplo, en las fases iniciales del *shock* hipovolémico no habrá descenso del gasto cardíaco gracias a los mecanismos compensadores. O_2ER: extracción de oxígeno; PVC: presión venosa central; SvO_2: saturación venosa de oxígeno; $SvcO_2$: saturación venosa central de oxígeno.

5.3.1. Taponamiento cardíaco

Cuando un derrame pericárdico aumenta demasiado su presión sobre las cavidades cardíacas, se impide el retorno venoso y por lo tanto el llenado del ventrículo derecho y la aurícula derecha, al estar colapsados. El llenado de cavidades está disminuido, por lo que la precarga también lo está. Sin embargo, las presiones de llenado están elevadas por la presión que ejerce el líquido pericárdico sobre estas (encontraremos una PVC muy elevada en un corazón derecho hipovolémico). Como el gasto cardíaco del ventrículo derecho cae, también lo hará el del ventrículo izquierdo. A esto se añade que la compresión extrínseca obstaculiza la contracción y la sístole del ventrículo izquierdo, aumentando la poscarga.

Cada inspiración hará que la presión negativa llene el ventrículo derecho lo suficiente como para que su tabique protruya contra un ventrículo izquierdo ya de por sí también colapsado. Esto hará que la presión arterial sistólica disminuya más de un 10 % en cada inspiración (es el pulso paradójico de Kussmaul).

5.3.2. Embolia pulmonar masiva e hipertensión pulmonar grave aguda

Cuando este cuadro es grave (obstrucción del lecho pulmonar > 60 %) se producen profundas alteraciones hemodinámicas. La obstrucción y/o la vasoconstricción exageradas en las arterias pulmonares aumentan su resistencia, suponiendo un obstáculo a la sístole del ventrículo derecho, que determina la disminución de su volumen sistólico, dilatación y aumento de presión. Esto tiene las siguientes consecuencias:

- Isquemia del ventrículo derecho que disminuirá más todavía su función.
- Aumento de la presión de la aurícula derecha, lo que disminuye el retorno venoso.
- Disminución del gasto cardíaco del ventrículo derecho y, consecuentemente, disminución del llenado del ventrículo izquierdo, de su precarga y su gasto cardíaco.
- Presión del ventrículo derecho dilatado sobre el ventrículo izquierdo a través del tabique interventricular, comprometiendo también el llenado del ventrículo izquierdo.
- Alteración de la V/Q pulmonar, que provoca hipoxemia que agravará el cuadro de *shock*.

En el ventrículo derecho la precarga y la poscarga se elevan. En el ventrículo izquierdo la precarga disminuye y la poscarga se eleva. El gasto cardíaco de ambos ventrículos cae, con hipotensión manifiesta, mientras las RVS están elevadas.

5.3.3. Neumotórax a tensión

La entrada de aire dentro de la pleura sin salida de este aumenta la presión intratorácica (obviamente, este efecto es mucho más intenso bajo ventilación mecánica). La presión intratorácica actúa como una obstrucción al retorno venoso, con:

- Deterioro del llenado de cavidades derechas y colapso (disminución de la precarga).
- Deterioro del volumen sistólico del ventrículo derecho, con caída del gasto cardíaco de ambos ventrículos.
- Contracción del ventrículo izquierdo dificultada por el aumento de las presiones intratorácicas.

Todo se traduce en un bajo gasto cardíaco con aumento de las RVS e hipotensión.

5.4. *Shock* distributivo

La principal alteración en el *shock* distributivo es la vasodilatación: un deterioro en las propiedades de la pared vascular produce una vasodilatación sistémica, lo que provoca, en primer lugar, una discrepancia entre el continente y el contenido vascular que conduce a una hipovolemia relativa, y en segundo lugar, un aumento de la permeabilidad que conduce a una hipovolemia absoluta. Por lo tanto, la precarga y las RVS estarán disminuidas.

Los agentes responsables de estos cambios dependerán de la etiología del *shock*. Los tipos más frecuentes son: séptico, anafiláctico y neurogénico.

El gasto cardíaco suele estar normal o elevado, al menos en la fase inicial del *shock* séptico. Pero puede actuar de distinta manera según el tipo de *shock* y el momento de este. La O_2ER suele estar deteriorada, por lo que al menos hasta que las intervenciones clínicas tengan efecto, la SvO_2 será alta o normal.

5.4.1. *Shock* séptico

Las alteraciones fisiopatológicas que se producen en el *shock* séptico derivan de la agresión producida por los microorganismos que intervienen en la sepsis más toda la cascada de acontecimientos posteriores que tienen lugar en el organismo a diferentes niveles. Aquí nos limitaremos a describir el resultado de estas. Para un análisis profundo, remitimos al lector al bloque de enfermedades infecciosas y en concreto al capítulo «Sepsis».

Los productos de la pared bacteriana (endotoxinas, ácido teicoico, etc.) y las exotoxinas, además de agredir directamente al lecho microvascular, se unen a las moléculas del huésped dañado produciendo una activación celular del sistema mononuclear-fagocítico y una cascada de liberación y activación de sustancias proinflamatorias, células, sistema de complemento, proteínas, óxido nítrico y radicales libres, entre otros.

El resultado de la compleja cascada de acontecimientos resulta en una disfunción de la coagulación con inhibición de los mecanismos fibrinolíticos, desequilibrio de la homeostasis vasoconstricción-vasodilatación heterogénea por regiones, con superioridad de esta última a nivel sistémico, aumento de la permeabilidad y disfunción endotelial con alteración del glucocáliz (disminuye su grosor y se deteriora su funcionalidad), lo que provoca un descenso de la tensión de la pared vascular y aumento de su permeabilidad; concomitantemente existe un aumento de la adhesión de leucocitos, plaquetas y otros componentes al endotelio.

Se generan microtrombosis con áreas de *shunt* circulatorio. Disminuye la capilaridad y la densidad del árbol microvascular. Como el lecho microvascular está dañado (principalmente el endotelio) y aumenta el edema intersticial, la difusión de oxígeno está dificultada.

Existe un aumento del VO_2 secundario al aumento del metabolismo producido por la agresión infecciosa y a la vez una disminución de la O_2ER por el daño microvascular.

La vasodilatación y el aumento de permeabilidad producen una hipovolemia relativa y absoluta, además de un deterioro del transporte sanguíneo, que terminará disminuyendo la precarga.

Inicialmente, los mecanismos compensadores (taquicardia, vasoconstricción) aumentan el gasto cardíaco, pero posteriormente acaba normalizándose.

A nivel sistémico, el fallo en la perfusión y la hipoxia celular acaban con los mismos resultados que en otros tipos de *shock*, pero con el importante componente añadido del daño propio de la sepsis.

Miocardiopatía séptica. En los diferentes estudios realizados mediante ecografía, su incidencia oscila entre el 30 % (si solo se incluye la disfunción sistólica del ventrículo izquierdo) y el 60 % (si además se incluye la disfunción diastólica de ambos ventrículos), aunque no en todos estos casos tiene por qué darse una repercusión clínica ostensible. Se trata de un fenómeno reversible que puede aparecer desde el inicio de la sepsis y persistir hasta 4-7 días, y parece que es más frecuente en individuos jóvenes. Se produce una disminución de la fracción de eyección con un aumento del volumen telediastólico debido a un deterioro de la contractilidad. Son varios los factores que agreden a la función contráctil del miocardio: la liberación de óxido nítrico está mediada por endotoxinas, activación del sistema de complemento y mediadores inflamatorios como las interleucinas 1 y 6 y el factor de necrosis tumoral. Esto provoca una disminución de la sensibilidad al calcio por parte de las miofibrillas. También se produce disfunción mitocondrial y disfunción de receptores β-adrenérgicos. La hipoxia celular en caso de *shock* séptico provoca un déficit de ATP y más liberación de óxido nítrico que agrede a las mitocondrias de las células miocárdicas.

5.4.2. *Shock* por síndrome de respuesta inflamatoria sistémica sin infección asociada

Más allá de los criterios usados para catalogar a un paciente de síndrome de respuesta inflamatoria sistémica (SIRS), nos centraremos en que se trata básicamente de un síndrome clínico caracterizado por una fuerte respuesta inflamatoria.

Aunque principalmente su etiología es infecciosa, existen otras situaciones no infecciosas, de carácter importante, que pueden generarlo y amenazar la vida (pancreatitis aguda, síndrome postparada cardíaca, politraumatismo y grandes quemados, etcétera).

Si el agente responsable es suficientemente agresivo, la respuesta inflamatoria del organismo será mayor y producirá alteraciones propias de *shock* distributivo, muy parecidas a las del *shock* séptico, con vasodilatación, aumento de la permeabilidad capilar (tercer espacio), hipovolemia absoluta y relativa, aumento del metabolismo, deterioro de la extracción de oxígeno, etcétera.

5.4.3. *Shock* anafiláctico

Tras una primera sensibilización por un antígeno al que el organismo es hipersensible (alimentos, medicamentos, látex) que suele pasar inadvertida y está mediada por inmunoglobulina E (IgE), en un segundo contacto se desarrolla una reacción de hipersensibilidad de tipo I de manera inmediata que libera mediadores inflamatorios. «La primera exposición carga el arma y la segunda aprieta el gatillo».

Se activan los mastocitos y estos liberan histamina. La histamina retrae el endotelio aumentando la permeabilidad y el edema intersticial. También estimula la secreción de óxido nítrico y prostaciclina (vasodilatadores). Disminuye la precarga, el gasto cardíaco y las RVS. Hay un descenso del DO_2 y la O_2ER está deteriorada.

5.4.4. *Shock* neurogénico

El *shock* neurogénico, fuertemente asociado a las lesiones medulares, también se puede dar en el traumatismo craneoencefálico o por tóxicos que afecten al centro cardiocirculatorio cerebral.

El *shock* medular es un cuadro neurológico que conlleva el *shock* neurogénico como una más de sus manifestaciones. Es propio de las lesiones medulares por encima de D6 y acontece por la lesión de las cadenas simpáticas ganglionares laterales a dicho nivel. Esto causa una pérdida de la autorregulación de la presión arterial y de las RVS. La precarga acabará afectándose y por tanto el gasto cardíaco.

Se comporta como un *shock* distributivo, pero con bradicardia (más frecuente en lesiones de C1 a C5) o sin taquicardia refleja compensadora, por lo que se le puede añadir un componente de *shock* cardiogénico. Si el paciente es politraumatizado, se le añadirá un componente de *shock* hipovolémico.

6. Manejo del *shock*: diagnóstico y tratamiento

«El síntoma que mejor nos avisa de la gravedad de un paciente es la taquipnea».

El *shock* es una emergencia médica. La práctica clínica óptima debe ir dirigida a reconocer el *shock* y su etiología con el mínimo número de síntomas y signos posibles. La detección precoz implica mayor facilidad y menor tiempo para su resolución, así como una reducción de la mortalidad. Si la atención se demora en demasía, aunque posteriormente consigamos una estabilización, la cascada de acontecimientos fisiopatológicos ocurridos durante ese tiempo perdido traerá nefastas consecuencias *a posteriori*, con el desarrollo de un síndrome de disfunción multiorgánica acompañante, mucho más complejo de tratar y con mayor mortalidad.

La demora de la atención inicial al *shock* incluye el retraso en el control del foco. Cualquier medida terapéutica destinada a reparar la causa desencadenante no puede sufrir demora. En el caso de la sepsis y el *shock* séptico las últimas recomendaciones de la Surviving Sepsis Campaign (SSC) recomiendan como mejor práctica identificar y controlar cualquier foco de infección tan pronto como sea posible. Como ejemplo, un caso habitual es la necesidad de reintervención quirúrgica ante una dehiscencia de sutura intestinal que muestra signos de *shock* oculto y donde los mecanismos compensadores y el tratamiento intensivo están amortiguando y controlando los síntomas más evidentes, mientras el deterioro de la homeostasis y del equilibrio de oxígeno siguen avanzando de manera insidiosa porque persiste el mecanismo agresor. Si estos pacientes entran tardíamente en el quirófano, aunque se mantengan estables durante la reintervención, es habitual que durante las primeras horas posquirúrgicas desarrollen manifestaciones claras de *shock* y disfunción multiorgánica debido al agotamiento de la reserva funcional y de los mecanismos compensadores, con la intervención quirúrgica tardía como último golpe agresor y de estrés a un organismo demasiado deteriorado. Esta cascada de acontecimientos no debería extrañar a ningún clínico. Si ante un cuadro de *shock* por esta causa u otras similares se demora la intervención 24 horas con la esperanza de que el paciente mejore sin control del foco, el deterioro de la homeostasis y la apoptosis celular por hipoxia habrán avanzado tanto que posiblemente el paciente ya no podrá ser intervenido, o saldrá del quirófano tan deteriorado que horas después el cuadro de fallo multiorgánico será irreversible y la necesidad de limitar el esfuerzo terapéutico inevitable.

Las manifestaciones clínicas del *shock* derivan de una oxigenación y perfusión tisular inadecuadas, respuestas compensatorias y etiología responsable. Por lo tanto, el diagnóstico debe ir dirigido a identificar las anomalías fisiológicas y su causa, mientras el tratamiento se dirige a tratar los síntomas (principalmente los hemodinámicos) optimizando un flujo sanguíneo y un aporte de oxígeno adecuados, disminuyendo el VO_2 y tratando de solucionar la causa desencadenante.

Cabe distinguir entre *shock* indiferenciado y *shock* oculto:

- ✔ *Shock* **indiferenciado.** Sin identificación etiológica. Se tratará siguiendo el esquema ABCDE. Intentaremos identificar al menos el tipo de *shock* (distributivo, hipovolémico, cardiogénico o hipovolémico) y así trataremos el síndrome. Esta puede ser la clave del éxito, ya que ganaremos tiempo. Si nos podemos determinar inicialmente la causa exacta, actuaremos al menos sobre los síntomas del *shock*: intubación y conexión a ventilación mecánica, cateterización venosa, optimización de la volemia, administración de catecolaminas, antibióticos, etc. Así podremos conseguir que el paciente no fallezca, no empeore, se estabilice con tratamiento intensivo o incluso mejore, ganando tiempo para descubrir la causa del *shock*. Lo importante es que habrá un paciente vivo para hacerlo.
- ✔ *Shock* **oculto.** Sin signos y síntomas evidentes (en estadios muy precoces, algunos mecanismos compensadores que pueden dar la alarma ni siquiera se han puesto en marcha). Sospechar un *shock* es la principal arma para no obviarlo. Para ello es vital conocer la historia clínica y tener un profundo conocimiento de las diferentes etiologías posibles y la fisiopatología del *shock*.

En cuanto al manejo del *shock*, siendo fieles a lo que realmente sucede en la clínica en el día a día, este se compone de tres fases en escalada. Escalar desde la primera a las siguientes o no hacerlo dependerá de la etiología, la gravedad, la complejidad y el manejo adecuado en tiempo correcto.

6.1. Primer escalón. Evaluación y manejo inicial del paciente con *shock* o sospecha de *shock*

El paciente con *shock*, en la mayoría de los casos, habrá sido asistido previamente por otros clínicos, bien en una emergencia extrahospitalaria, en el servicio de Urgencias hospitalario o en cualquiera otra área del hospital si el paciente se encontraba ingresado. Incluso pueden tratarse de pacientes ya ingresados en el servicio de Medicina Intensiva.

Dependiendo de esos factores, el paciente podrá tener o no una serie de medidas terapéuticas y diagnósticas previamente instauradas. El manejo inicial también dependerá de si nos encontramos dentro de una UCI o en otro lugar que no dispone del mismo material (esto suele ser lo más frecuente).

Describimos a continuación el manejo inicial (primer escalón) orientado a una atención inicial fuera de la UCI.

6.1.1. Anamnesis

Si disponemos de tiempo (no existe parada cardíaca o riesgo inminente de esta) realizaremos una adecuada anamnesis. Se debe recopilar información escrita y verbal de los clínicos que han atendido al paciente si los hubiera, de la familia y del propio paciente si se encuentra capacitado: antecedentes, situación vital basal y enfermedad actual (proceso que lo ha llevado a su estado actual). Esto incluye evoluciones y pruebas complementarias (analíticas, gasometrías, pruebas de imagen, etc.) relacionadas con el episodio.

Una detallada anamnesis hará que al pasar a explorar al paciente ya vayamos orientados a detectar o descartar un *shock* (visible u oculto).

6.1.2. Exploración física, monitorización de constantes y evaluación de pruebas complementarias

La exploración física debe ser sistemática y enfocada a identificar tipología, grado de gravedad y etiología. Podemos encontrar solo alteraciones sutiles, con ausencia de muchos síntomas/signos o cuadros muy floridos (Tabla 19-3).

La monitorización básica inicial incluirá: ritmo cardíaco (frecuencia cardíaca), presión arterial, frecuencia respiratoria, SaO_2 mediante onda del pulso (SpO_2), temperatura y diuresis.

En cuanto a las pruebas complementarias, si están disponibles cuando valoremos al paciente, nos ayudarán a determinar la gravedad del *shock*, su etiología y a la estabilización inicial las siguientes: electrocardiograma, gasometría, hemograma, estudio de coagulación y bioquímica básica: lactato, pO_2, pCO_2, pH, exceso de bases, bicarbonato, hemoglobina, plaquetas, leucocitos, coagulación, creatinina, urea, sodio, potasio, bilirrubina, enzimas hepáticas y proteína C reactiva.

Realizaremos una monitorización continua y reevaluaciones continuadas.

Uso de la ecografía en la evaluación inicial. Si es posible, en el lugar de actuación podemos realizar una primera evaluación hemodinámica rápida (en 1 minuto) que nos oriente mejor sobre:

Tabla 19-3. Valoración: exploración física, monitorización de constantes y evaluación de pruebas complementarias

Valoración	Síntomas y signos	Causa plausible
Aspecto general de la piel	Palidez. Cianosis (acra al inicio) Sudoración *Livedo reticularis* o piel moteada Hipotermia Relleno capilar prolongado	Por mala perfusión cutánea (vasoconstricción) (flujo sanguíneo derivado a órganos vitales) Principalmente en *shock* con bajo gasto cardíaco
	Hipertermia	*Shock* de origen séptico
Neurológica	Agitación u obnubilación	Por deterioro de perfusión y oxigenación cerebral
Respiratoria	Taquipnea, disnea, uso de músculos accesorios, respiración paradójica abdominal	Por aumento del VO_2 o por descenso del DO_2 los mecanismos compensadores intentan aumentar el CaO_2. La taquipnea intenta compensar una hipoxia tisular o una acidosis metabólica/láctica La respiración paradójica informa de un agotamiento del diafragma (fracaso respiratorio inminente) precediendo a la intubación
	Baja SpO_2	Por bajo contenido de oxígeno arterial en la hemoglobina Por presión arterial baja, hipotermia
	Crepitantes pulmonares	Por edema pulmonar. Propio de: ✔ *Shock* cardiogénico ✔ Resucitación volumétrica agresiva ✔ Mala gestión del volumen por el organismo ✔ Alteración de la permeabilidad del endotelio vascular pulmonar
Hemodinámica	Taquicardia sinusal	Mecanismo compensador para aumentar el gasto cardíaco
	Bradicardia sinusal	Causa de *shock* cardiogénico Consecuencia de un *shock* neurogénico
	Arritmias	Causa de *shock* cardiogénico (asociada o no a infarto agudo de miocardio) Síntoma de: ✔ Sufrimiento miocárdico por elevadas exigencias como mecanismo compensador ✔ Miocardiopatía séptica ✔ Poscarga elevada
	Hipotensión	Cualquiera de los cuatro tipos de *shock* Indica que los mecanismos compensadores fracasan
Renal	Oliguria o anuria	Cualquiera de los cuatro tipos Hipoperfusión renal por bajo gasto cardíaco
Gasometría	Hiperlactacidemia Exceso de bases < −2	Produce acidosis metabólica y láctica, alteración de la homeostasis, taquipnea y taquicardia
Laboratorio	Anemia	Por sangrado o por hemodilución en caso de resucitaciones agresivas
	Leucocitosis	Se puede dar en cualquier cuadro que provoque estrés al organismo (SIRS) y no solo en el *shock* séptico
	Trombocitosis	Consecuencia del elevado estrés del organismo
	Hiperglucemia	Por estrés: se produce un aumento de las hormonas contrarreguladoras de la insulina (glucagón, cortisol, catecolaminas y hormona del crecimiento) y una resistencia periférica a la insulina
	Elevación de creatinina y urea	Secundaria a hipoperfusión renal

Continúa...

Tabla 19-3. Valoración: exploración física, monitorización de constantes y evaluación de pruebas complementarias (Cont.)

Valoración	Síntomas y signos	Causa plausible
Laboratorio	Bilirrubina y enzimas de citólisis hepática elevadas	El hígado es un órgano especialmente sensible a la hipoperfusión
	Hipernatremia	Pacientes deshidratados (la hipernatremia también se puede producir tras grandes aportes de suero fisiológico)
	Hiperpotasemia	Pacientes deshidratados. Insuficiencia renal prerrenal. Apoptosis celular. Posparada cardíaca

CaO_2: contenido arterial de oxígeno; DO_2: transporte de oxígeno; SpO_2: saturación de hemoglobina por oximetría de pulso (pulsioximetría); SIRS: síndrome de respuesta inflamatoria sistémica; VO_2: consumo de oxígeno.

✔ Estimación de la precarga mediante valoración de diámetro y variación de la vena cava.
✔ Contractilidad (fracción de eyección ventricular).
✔ Alteraciones groseras evidentes (roturas valvulares, cardíacas, taponamiento cardíaco, etcétera).

Podemos extender esta ecografía rápidamente al tórax y al abdomen tanto para detectar la etiología del *shock* como para evaluar daños secundarios: hemoneumotórax, edema pulmonar, neumonía, hemorragia intraabdominal, etcétera).

En la Tabla 19-4 se muestran los parámetros hemodinámicos y de laboratorio de uso más habitual en el manejo del *shock*, con sus valores en rango de normalidad.

6.1.3. Tratamiento inicial

Mientras realizamos la exploración inicial, debemos solucionar inmediatamente cualquier problema potencialmente mortal que el paciente presente (sangrado masivo, neumotórax a tensión, arritmia maligna, taponamiento cardíaco, etcétera).

Paralelamente, iniciaremos las medidas necesarias para estabilizar al paciente centrándonos en mejorar la perfusión y el DO_2, disminuir el VO_2 y procurar el soporte vital necesario. Esto se realizará de manera proporcional, adecuando las medidas a la gravedad de los síntomas.

En este abordaje inicial (minutos) monitorizaremos la respuesta al tratamiento con parámetros básicos y de respuesta rápida: inspección de la piel, nivel de consciencia, frecuencia cardíaca, presión arterial, frecuencia respiratoria, temperatura, trabajo respiratorio, SpO_2 y diuresis. Modularemos el tratamiento según dicha respuesta.

6.1.3.1. Vía aérea

Se procederá a la intubación si existe deterioro del nivel de consciencia o si es necesaria ventilación mecánica por cualquier otro motivo (insuficiencia respiratoria, inestabilidad hemodinámica grave, etcétera).

6.1.3.2. Ventilación

Se usará desde oxigenoterapia con mascarilla de alto flujo hasta ventilación mecánica según nivel de consciencia, trabajo respiratorio, hipoxemia, e inestabilidad hemodinámica. La ventilación mecánica disminuirá el trabajo respiratorio reduciendo el VO_2 (también lo disminuirá la sedación y analgesia necesarias para mantenerla). Los pacientes con inestabilidad hemodinámica grave suelen requerir ventilación mecánica. El trabajo respiratorio puede llegar a consumir el 20-30 % del gasto cardíaco durante el *shock*.

Como hemos visto en el *shock* cardiogénico, la presión positiva de la ventilación mecánica tiene efectos hemodinámicos positivos que provocan un efecto beneficioso en pacientes hipervolémicos; sin embargo, en pacientes hipovolémicos, al iniciar la ventilación, es común que se produzca un deterioro hemodinámico, para el que habremos de estar preparados. De hecho, en algunos casos de duda sobre la etiología del *shock* o en casos mixtos donde se duda sobre cuál de ellos predomina, el efecto provocado por la instauración de la ventilación mecánica nos puede orientar sobre cuál es el síndrome que predomina.

6.1.3.3. Circulación

6.1.3.3.1. Accesos venosos

Para infundir líquidos a elevado ritmo en la atención inicial se deben usar catéteres periféricos de 14-16 G mejor que vías centrales (estos doblan la velocidad de infusión de líquidos).

6.1.3.3.2. Resucitación volumétrica inicial

Se realizará con cristaloides, para intentar aumentar la precarga y la PAM hasta 65 mm Hg, presión a la que se presume una adecuada perfusión de todos los órganos. La última evidencia ha demostrado con un nivel de certeza moderada que una PAM objetivo más elevada no disminuye la mortalidad, aunque sí podría tener un impacto en una menor necesidad de terapia de reemplazo renal posterior en pacientes hipertensos crónicos.

Aplicando la fisiopatología básica y la experiencia de cualquier clínico, es lógico deducir que en algunos pacientes hipertensos crónicos nos podemos ver abocados a individualizar esta PAM objetivo y podría ser necesario llegar a los 75-80 mm Hg. La gravedad, el tiempo de evolución y el grado de control de la hipertensión crónica de un paciente en estado basal pueden influir notablemente en sus necesidades de presión de perfusión durante el *shock*; algo que podremos evaluar según su respuesta al tratamiento con PAM de 65 mm Hg. En todo caso, para estos pacientes

Tabla 19-4. Parámetros hemodinámicos y de laboratorio útiles en la evaluación del *shock*

	Parámetro	Rango de normalidad (aprox.)
	Gasto cardíaco (GC)	4,6-6 L/min
	Índice cardíaco (IC)	2,5-4,5 L/min/m^2
	Volumen sistólico indexado (VSi)	40-60 mL/m^2
Precarga	Volumen de sangre intratorácico	850-1.000 mL/m^2
	Volumen global telediastólico	650-800 mL/m^2
	Volumen telediastólico del ventrículo derecho indexado	91 ± 16 mL/m^2
	Presión venosa central	0-6 mm Hg
	Presión de la arteria pulmonar ocluida	6-12 mm Hg
	Variación de la presión del pulso	Negativa si ≤ 13 %
	Variación del volumen sistólico	Negativa si ≤ 10 %
	Variación del diámetro de la cava inferior en ventilación mecánica	Negativa si < 18 % o 12 % (según fórmula aplicada)
Precarga-dependencia	Elevación pasiva de las piernas	Negativa si GC < 10 %
	Prueba de oclusión teleespiratoria	Negativa si GC < 5 %
	Fluid challenge	Negativo si < 15 %
	Diámetro y colapsabilidad de la vena cava inferior en ventilación espontánea	Positiva si diámetro < 12 mm con colapso inspiratorio < 50 %
	Función cardíaca indexada	4,5-6,5 L/min
	Fracción de eyección global	25-35 %
Función cardíaca	Fracción de eyección del ventrículo izquierdo (mediante ecocardiografía)	> 55 %
	Velocidad de aumento de presión arterial (dPmax)	1.200-2.000 mm Hg/s
	Índices de trabajo sistólico del ventrículo derecho	7-12 g × m/m^2
	Índices de trabajo sistólico del ventrículo izquierdo	40-60 g × m/m^2
	Presión arterial media	70-90 mm Hg
Poscarga	Resistencias vasculares sistémicas	1.000-1.500 dyn/s/cm^5
	Resistencias vasculares sistémicas indexadas	1.700-2.400 dyn/s/cm^5/m^2
	Resistencias vasculares pulmonares	120-250 dyn/s/cm^5
Afectación pulmonar	Agua extravascular pulmonar	3,0-7,0 mL/kg
	Permeabilidad vascular pulmonar	1,0-3,0

Continúa...

Tabla 19-4. Parámetros hemodinámicos y de laboratorio útiles en la evaluación del *shock* (Cont.)

	Parámetro	Rango de normalidad (aprox.)
Relación transporte-consumo de oxígeno	Lactato arterial	0,5-1,6 mmol/L
	Lactato venoso	0,5-2,2 mmol/L
	Exceso de bases	+2 hasta −2 mmol/L
	Saturación venosa mixta de oxígeno	65-70 %
	Saturación venosa central de oxígeno	70-75 %
	Diferencia venoarterial de pCO_2	< 6 mm Hg
	Índice $PetCO_2/PaCO_2$	≥ 0,92
	Tasa de O_2ER	20-30 %
	Índice de aporte de oxígeno	520-720 mL/min/m^2
	Índice de consumo de oxígeno	100-170 mL/min/m^2

O_2ER: fracción de extracción de oxígeno; pCO_2: presión de dióxido de carbono; $PetCO_2/PaCO_2$: índice de presión parcial de dióxido de carbono en aire espirado/presión parcial de dióxido de carbono en sangre arterial.

puede que este objetivo sea suficiente en la atención inicial y que sea posteriormente, tras alcanzar una cierta estabilidad y según nuevas mediciones, cuando debamos plantearnos subir la PAM objetivo.

Cabe señalar que en el *shock* séptico se ha estudiado una PAM objetivo mayor (hasta 80-85 mm Hg) y no hubo diferencias en la mortalidad pero sí más arritmias. En los pacientes hipertensos crónicos una PAM objetivo de 80-85 mm Hg se asoció a menor necesidad de terapia de reemplazo renal. Es necesario documentar la gravedad de la hipertensión crónica: tiempo de evolución, número de fármacos y si habitualmente está controlada o no. Esto nos ayudará a determinar una PAM objetivo individualizada (junto con la respuesta del paciente al tratamiento).

Las últimas recomendaciones sobre el *shock* séptico sugieren administrar cristaloides balanceados. Probablemente lo más adecuado sea un uso mixto, siempre individualizado, comenzando con suero salino o Ringer lactato y recurriendo a las soluciones balanceadas si la reanimación se prolonga demasiado, para evitar por ejemplo la acidosis hiperclorémica secundaria al suero salino al 0,9 % (v. capítulo «Fluidoterapia»).

En algunos tipos de *shock* cardiogénico, como el infarto agudo de miocardio (IAM), la embolia pulmonar o la insuficiencia cardíaca, la administración de cargas de volumen está *a priori* contraindicada. Esto puede cambiar según la volemia del paciente, pudiendo requerir algún aporte extra en determinados momentos.

Aunque en las últimas recomendaciones sobre el *shock* séptico se recomienda una resucitación inicial con un bolo de cristaloides de 30 mL/kg como mínimo en 3 horas (obviamente esta dosis y ritmo nada tienen que ver con el tratamiento de un *shock* hemorrágico), en este texto recomendamos un manejo que también utilice la individualización.

Los bolos de fluidos en el manejo inicial han de individualizarse según la gravedad del cuadro, su etiología, constantes vitales, diuresis y estatus neurológico (el cerebro y el riñón se perfunden en diástole, por lo que son unos grandes indicadores del estado de perfusión sistémica). Pueden ser necesarias importantes cargas de volumen «a chorro».

El *shock* hipovolémico puede requerir de 2 a 3 L de suero tan solo en los primeros minutos. En cuanto a la transfusión de hemoderivados en la atención inicial, su papel principal tiene lugar en el caso del *shock* hemorrágico, la hemorragia digestiva y la ginecológica. El mecanismo de la lesión, la pérdida de sangre estimada y la clínica son las que guían el aporte de derivados sanguíneos en la valoración inicial del politraumatismo grave. La hemorragia digestiva también depende no solo de la hemoglobina, sino de lo agudo del cuadro y la gravedad de la pérdida (si es objetivable) y la clínica. Remitimos al lector a la lectura de los capítulos correspondientes.

6.1.3.3.3. Inicio de catecolaminas

Tras los primeros minutos de resucitación volumétrica, si no alcanzamos la PAM objetivo, debemos comenzar a infundir catecolaminas, preferentemente noradrenalina (0,01-3,3 µg/kg/min, pudiendo elevar esta dosis puntual y transitoriamente hasta 5 µg/kg/min). Si no se dispone de noradrenalina, la segunda opción es adrenalina (0,05-1 µg/kg/min) o dopamina (para el *shock*: 10-20 µg/kg/min) hasta disponer de la primera. Las últimas evidencias y recomendaciones indican que a dosis bajas y durante un corto espacio de tiempo se pueden emplear accesos periféricos (mejor cuanto más cerca de la fosa cubital) y monitorizar su acción mediante presión arterial no invasiva. El inicio precoz de catecolaminas reduce la mortalidad. (V. capítulo «Fármacos vasoactivos»).

Dado que el tono vascular puede estar deteriorado, con vasos distensibles, capacitancia venosa elevada y un volumen estresante «útil» disminuido, no es recomendable emplear megadosis de cristaloides de manera prolongada con la única finalidad de retrasar el inicio de las catecolaminas a costa de «abotargar» primero al paciente antes de usarlas.

Para empezar, los pacientes con enfermedades graves e insuficiencias orgánicas previas no suelen responder bien a los fluidos por un deterioro endotelial y una vasoplejia acompañante que sí reacciona bien a las catecolaminas. Y por otro lado, es preferible una acción mixta, intentando expandir el contenido del vaso con volumen a la vez que contraemos su diámetro y elevamos su resistencia con las catecolaminas, que conseguirán convertir parte del volumen no estresado en volumen estresado y ayudar a conseguir una adecuada presión de perfusión, evitando los efectos deletéreos asociados a la exagerada hipervolemia (aumento del edema intersticial, edema pulmonar, empeoramiento de la difusión de oxígeno y su extracción por los tejidos, hemodilución, edema de asas intestinales, etcétera).

6.1.3.3.4. Control del dolor

El dolor se ha de valorar y tratar de manera preferente, utilizando el escalón adecuado de analgesia para que desaparezca. El fentanilo a dosis de 50-150 μg en bolo intravenoso rápido tiene escasos efectos adversos sobre la hemodinámica y el nivel de consciencia. El dolor eleva el VO_2 y además puede justificar taquicardia, taquipnea e hipertensión que nos confundan en nuestra evaluación. De todas formas, no es ético atender al paciente sin abortar este síntoma.

6.2. Segundo escalón. Manejo avanzado del paciente con *shock* con monitorización mínimamente invasiva

Aunque el cuadro se resuelva o el paciente se estabilice tras la atención inicial, seguirá requiriendo monitorización, tratamiento y cuidados especializados. Por lo tanto, se haya solucionado o no, debe ser trasladado a una UCI lo antes posible.

Se haya resuelto o no, tras la atención inicial, habitualmente subiremos un segundo escalón en el manejo.

Según la etiología del *shock*, previamente se puede requerir el traslado a quirófano (*shock* hemorrágico por politraumatismo, traumatismo torácico, disección aórtica o *shock* séptico por dehiscencia de sutura, etc.) o al servicio de Hemodinámica (*shock* cardiogénico por IAM).

También puede ser necesaria una prueba de imagen previa como la tomografía computarizada (TC), que se realizará si el estado del paciente lo permite.

La ecografía a pie de cama en este momento puede evitar un traslado para realizar una TC en determinados casos, lo que puede salvar la vida del paciente. Por ejemplo, está validado que ante un politraumatismo con inestabilidad hemodinámica más un eco-FAST (*focused abdominal sonography in trauma*) positivo, se realice de inmediato una laparotomía en el quirófano, sin precisarse una TC. Igualmente, casos como un hemotórax o neumotórax masivo también se pueden beneficiar de ecografía y tratamiento inmediato a pie de cama.

Aunque describiremos el manejo del *shock* grave en la UCI, existen cuadros de rápida resolución donde el paciente se puede recuperar rápidamente tras una primera intervención (p. ej., tras reparar la causa del sangrado en un traumatismo abdominal). No obstante, el tiempo que el paciente ha permanecido en *shock*, el retraso en el inicio del tratamiento y la gravedad del cuadro durante ese tiempo determinarán que *a posteriori*, ya en la UCI, el paciente que parecía haberse estabilizado pueda comenzar a sufrir alteraciones propias de *shock* y síndrome de disfunción multiorgánica, por lo que siempre es necesaria una monitorización intensiva y continua y un tratamiento que optimice la fisiología y la homeostasis del paciente. Incluso, es necesaria una reanimación preventiva (hiperreanimación) para ir por delante de la enfermedad en todo momento previendo este posible deterioro.

Escalaremos las medidas diagnósticas y terapéuticas según lo requiera el cuadro, reevaluando continuamente al paciente y buscando diagnósticos alternativos o añadidos.

6.2.1. Actuaciones inmediatas al ingreso

Son las siguientes:

- ✔ Reevaluación del paciente.
- ✔ Continuar con fluidoterapia y catecolaminas necesarias para mantener la PAM objetivo.
- ✔ Reevaluación del sistema de oxigenoterapia o ventilación necesario.
- ✔ Cateterización de vía central (preferentemente subclavia o yugular) o, en casos seleccionados, un PICC (*peripheral inserted central catheter*) de al menos dos luces.
- ✔ Cateterización de arteria (preferentemente radial).
- ✔ Solicitud de nuevas pruebas complementarias: esto incluye pruebas de imagen, ampliación de analíticas sanguíneas que incluyan biomarcadores adecuados a la sospecha etiológica, cultivos en caso de *shock* séptico (hemocultivos y otros que sean necesarios según la sospecha clínica).
- ✔ Si el paciente tiene un catéter venoso o urinario insertado en los días previos, se retirará y cultivará.
- ✔ Sondaje urinario si no se ha realizado previamente.
- ✔ Pacientes intubados:
  - ✍ Sonda nasogástrica.
  - ✍ Sonda de temperatura central.
  - ✍ Sedoanalgesia.

6.2.2. Monitorización y optimización de la hemodinámica y el equilibrio de oxígeno

Los objetivos son:

- ✔ Alcanzar la PAM objetivo.
- ✔ Optimizar el DO_2.
- ✔ Disminuir el VO_2.
- ✔ Mejorar la O_2ER.
- ✔ Continuar tratando la causa del *shock*.

La terapia guiada por objetivos es ideal para el manejo del *shock*, pero tal y como se formuló hace más de dos décadas (se estudió tan solo en la sepsis y el *shock* séptico y estaba diseñada para un manejo inicial, es decir, para las primeras horas en un servicio de Urgencias), le daba un papel predominante a la $SvcO_2$ y generalizaba metas como la PVC y la diuresis > 0,5 mL/kg/h de manera idéntica para todos los pacientes.

Aunque el cambio de paradigma de Rivers fue fundamental para un mejor manejo del *shock*, la evidencia científica más actual y la experiencia en Medicina Intensiva indican que la terapia guiada por objetivos ha de tender a normalizar los parámetros fisiológicos principales que determinan el *shock* de manera óptima, para lo que se requiere:

✓ Individualización.
✓ Toma de decisiones basada en la recopilación e integración de monitorización multiparamétrica y datos de laboratorio (Fig. 19-8).

En este segundo escalón sumaremos a la monitorización básica la presión arterial invasiva, la PVC y una ecografía cardíaca.

Los sistemas mínimamente invasivos que usan la onda del pulso (FloTrack®/Vigileo®, ProAQT® o Mostcare®) podrían ser útiles en esta fase inicial del *shock*, sobre todo si ya estaban implantados en pacientes en los que se preveía que podrían surgir complicaciones (p. ej., en pacientes con cirugías complejas de alta morbilidad y patologías previas de riesgo). Dado que no se consi-

deran un *gold standard* en el *shock*, para decidir implantarlos habría que valorar tanto la complejidad del *shock* (potencialmente reversible en un corto espacio de tiempo) como sus posibilidades de empeorar y tener que utilizar un sistema de monitorización más invasivo, sobre todo en caso de posible alteración de la permeabilidad vascular y daño pulmonar.

Optimización de la presión arterial media y precarga-dependencia. La PAM y la precarga-dependencia son los principales indicadores de administración de volumen y catecolaminas. Si se usan grandes cantidades de cristaloides sin llegar a los objetivos, podemos añadir cargas de albúmina al 20 % (no hay un punto de corte en la cantidad de cristaloides). En cuanto al uso de coloides, no está recomendado el uso de coloides de tipo hidroxietilalmidón, aunque se hace una salvedad en el caso de hipovolemia por hemorragia aguda si los cristaloides no son suficientes (con una dosis máxima de hidroxietilalmidón de 30 mL/kg en 24 horas). En todo caso, esto solo puede ser practicado fuera de Europa, dado que la European Medicines Agency (EMA) ha retirado su comercialización. En cuanto a las gelatinas, no se contempla un beneficio que justifique su uso.

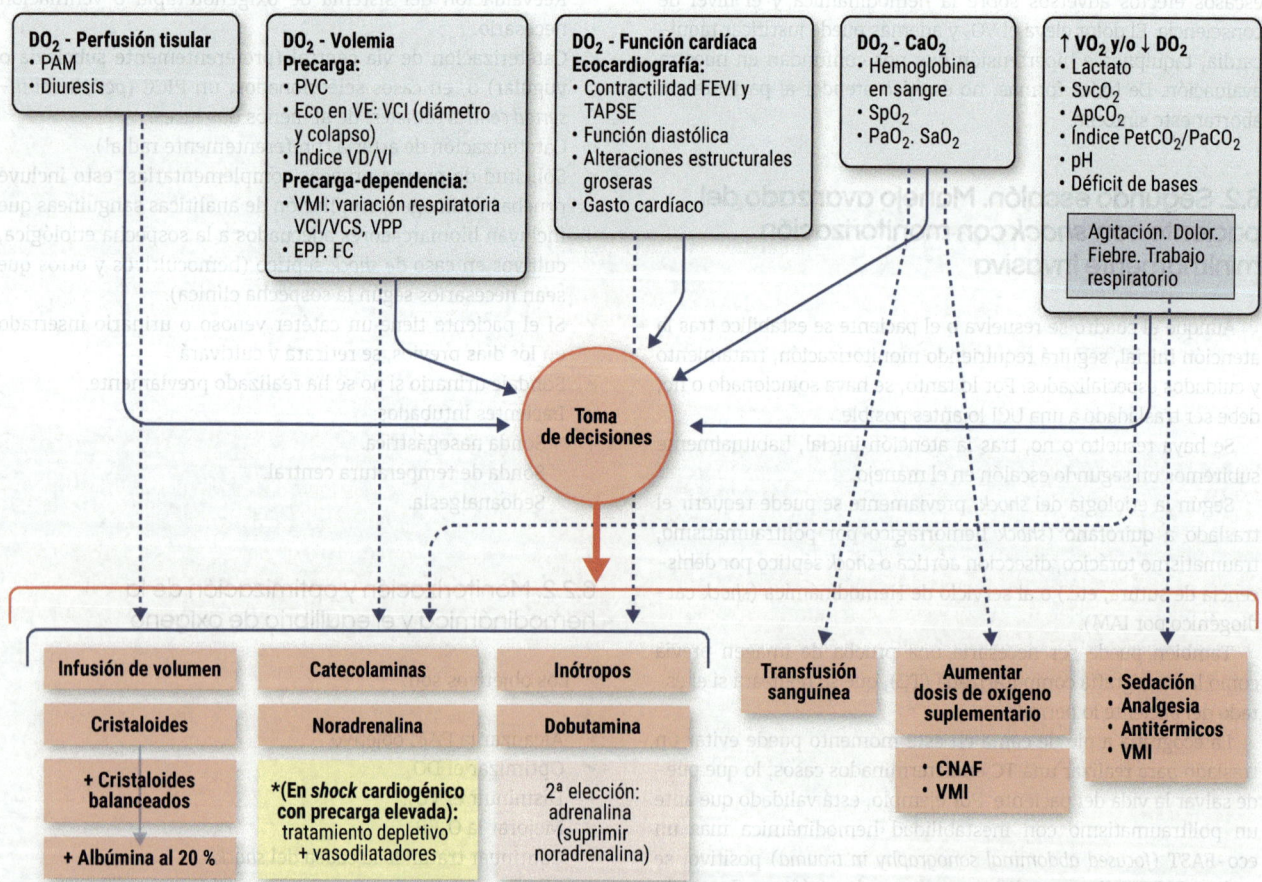

Fig. 19-8 | Segundo escalón: toma de decisiones en el *shock* con monitorización mínimamente invasiva. Tiempo de permanencia en el segundo escalón: 2-3 horas. Si no conseguimos alcanzar los objetivos deseados tras ese tiempo, o el paciente empeora antes, avanzaremos al siguiente escalón (v. Fig. 19-9). La monitorización y el manejo del *shock* escalan proporcionalmente según su evolución. La toma de decisiones se basa en la recopilación e integración de múltiples parámetros; no obstante, las flechas punteadas señalan los datos que determinan principalmente cada tratamiento. ΔpCO$_2$: diferencia venoarterial de dióxido de carbono; CaO$_2$: contenido arterial de oxígeno; CNAF: cánula nasal de alto flujo; DO$_2$: transporte de oxígeno; EPP: elevación pasiva de las piernas; FC: *fluid challenge*; FEVI: fracción de eyección del ventrículo izquierdo; PAM: presión arterial media; PaO$_2$: presión parcial de oxígeno en sangre arterial; PetCO$_2$/PaCO$_2$: índice de presión parcial de dióxido de carbono en aire espirado/presión parcial de dióxido de carbono en sangre arterial; PVC: presión venosa central; SaO$_2$: saturación de oxihemoglobina arterial medida en sangre; SpO$_2$: saturación de hemoglobina por oximetría de pulso (pulsioximetría); SvcO$_2$: saturación venosa central de oxígeno; TAPSE: *tricuspid annular plane systolic excursion*; VCI: vena cava inferior; VCS: vena cava superior; VD: ventrículo derecho; VE: ventilación espontánea; VI: ventrículo izquierdo; VMI: ventilación mecánica invasiva; VO$_2$: consumo de oxígeno; VPP: variación de la presión del pulso.

Catecolaminas. Se administrará noradrenalina a dosis de 0,01-3,3 µg/kg/min, pudiendo elevarla en situaciones puntuales y transitoriamente hasta 5 µg/kg/min. Como se ha referido previamente, se recomienda un inicio precoz de catecolaminas antes de llegar a una sobrecarga excesiva de volumen sobre el paciente, ya que la sobrecarga y el retraso en el tratamiento con catecolaminas aumenta la morbilidad y la mortalidad. La administración de volumen se ha de ajustar adecuadamente de manera individualizada utilizando todos los parámetros posibles.

Variación de la presión del pulso. En esta fase, si el paciente está en ventilación mecánica, mediremos la VPP. En ventilación espontánea podemos usar medidas con menor validez, pero que pueden ser de valiosa ayuda para estimar la precarga-dependencia, como el análisis de las variaciones respiratorias en el diámetro de la vena cava o las superficies ventriculares diastólicas.

Deterioro de la contractilidad. Puede ser primario o secundario (p. ej., por miocardiopatía séptica). Una vez confirmado, iniciaremos tratamiento con dobutamina (5-20 µg/kg/min). Si el paciente tiene un deterioro real y objetivable de la contractilidad cardíaca y la precarga es adecuada, la presión arterial subirá al subir el gasto cardíaco. No se debe utilizar la dobutamina ni otro inótropo vasodilatador a ciegas sin objetivar previamente un inotropismo cardíaco negativo y asegurarnos de que la precarga está optimizada, ya que es en esos casos cuando el tratamiento inotrópico resultará deletéreo, objetivando mayor hipotensión y taquicardia, por no estar indicado. En casos de *shock* séptico y disfunción cardíaca asociada se debe añadir dobutamina a la noradrenalina o, como alternativa, utilizar solo adrenalina (0,05-1 µg/kg/min). En el *shock* cardiogénico podríamos administrar como segunda línea levosimendán (0,05-0,2 µg/kg/min) en vez de dobutamina.

Disfunción diastólica. Dependiendo de la causa se podrá o no paliar este problema. Sobre la taquicardia compensadora que deteriora el llenado diastólico poco se puede hacer (solo se actuará si es extrema). Alteraciones propias de la edad o alteraciones estructurales crónicas no son solucionables. Casos más agudos como el IAM, una vez resuelta la causa, pueden requerir de bastante tiempo bajo tratamiento hasta que la distensibilidad ventricular se recupere. En casos de fibrilación auricular rápida aguda y secundaria el protagonismo de la contracción auricular en el gasto cardíaco en situación de *shock* sube de un 10 % basal a un 40 %, por lo que sería deseable conseguir un ritmo sinusal sin disminuir mucho la frecuencia cardíaca. Lo deseable es optimizar la hemodinámica para que la fibrilación auricular pueda ceder sola, aunque podemos precisar de cierta ayuda con fármacos como la amiodarona, siempre que sea aguda y que los factores precipitantes y los parámetros hemodinámicos se encuentren más estabilizados.

Aumento exagerado de la poscarga. Una urgencia hipertensiva puede afectar a la bomba cardíaca y convertirse en una emergencia hipertensiva con *shock* cardiogénico (sobre todo en pacientes con insuficiencia cardíaca previa). También podemos encontrarnos con una compensación exagerada de las RVS como respuesta a cualquier *shock* cardiogénico. En estos casos tanto la precarga como la poscarga están elevadas, y objetivaremos una clínica de insuficiencia cardíaca congestiva y edema pulmonar con hipoxemia e incluso trabajo respiratorio. En estos casos se debe disminuir la precarga y la poscarga utilizando diuréticos y vasodilatadores (nitroglicerina 10-400 µg/min o nitroprusiato 0,3-10 µg/min).

Aumento del aporte de oxígeno. Inicialmente puede conseguirse con cánula nasal de alto flujo. Si no fuera suficiente, no está indicado instaurar ventilación mecánica no invasiva en el seno del *shock* y debe recurrirse a la ventilación mecánica invasiva. El retraso de la ventilación mecánica invasiva en el seno del *shock* aumenta la mortalidad.

Transfusión de hematíes. Las últimas guías aconsejan una política restrictiva en la transfusión de hematíes para el *shock* séptico (umbral: 7 g/dL). Los últimos estudios sobre *shock* cardiogénico recomiendan un umbral de 7,5 a 8 g/dL. En el *shock* hipovolémico los niveles se mantienen igualmente alrededor de los 7 g/dL, salvo en el hemorrágico, donde no son solo los niveles de hemoglobina los que marcan la indicación, sino la velocidad del cuadro y la clínica.

Aclaramiento de lactato. Se ha de medir cada 1-2 horas. Si el *shock* está muy avanzado, las primeras mediciones pueden no cumplir con el esperado descenso del 10 %, pero al menos se puede observar una tendencia.

Acidosis metabólica. Se puede compensar parcialmente en ventilación mecánica con un aumento del volumen minuto mientras empleamos las medidas para optimizar el balance de oxígeno, que son las que equilibrarán adecuadamente el pH, pero esto puede tardar demasiado si el pH es demasiado bajo. No está indicado administrar bicarbonato a ciegas en un cuadro de *shock*, ni ante cualquier nivel de acidosis metabólica. Solo en circunstancias en las que el pH se encuentre demasiado comprometido (< 7,25-7,20) en situación de inestabilidad hemodinámica. En estos casos, mientras actúa el tratamiento, se administrará bicarbonato 1 molar, calculando la dosis de la siguiente forma: peso × exceso de bases × 0,3. La mitad de los moles calculados se administrará en 30 minutos, repitiendo la gasometría 45 minutos más tarde para evaluar una nueva administración.

Diuresis. La habitual referencia de 0,5-1 mL/kg/h no es válida en el *shock*, aunque sí orientativa. En la diuresis intervienen muchos factores, entre otros la cantidad de volumen infundido al paciente, el llenado previo de los compartimentos vasculares, la distensibilidad vascular, el grado de permeabilidad, la PAM, la presión de perfusión renal, el tiempo de hipoperfusión renal, el deterioro instaurado del filtrado glomerular, etc. Al optimizar los parámetros hemodinámicos debemos observar una diuresis mayor, clara y caliente al tacto de la sonda, salvo en casos en los que se haya instaurado una necrosis tubular.

A partir del inicio de la monitorización y la terapia dirigida, realizaremos reevaluaciones frecuentes de todos los parámetros, constantes, exploración física, etc., valorando la respuesta al tratamiento pautado y los posibles cambios en este.

6.3. Tercer escalón. Manejo del *shock* refractario y/o complejo con monitorización altamente invasiva

Si el paciente continúa empeorando o tras 2-3 horas no conseguimos alcanzar los objetivos deseados, subiremos un tercer escalón. Recurriremos a una monitorización más invasiva y también a otras estrategias terapéuticas (Fig. 19-9).

Hay que tener en cuenta que no solo debemos intentar optimizar parámetros hemodinámicos macrocirculatorios, sino que nuestras actuaciones influirán en la mejora de los parámetros microcirculatorios.

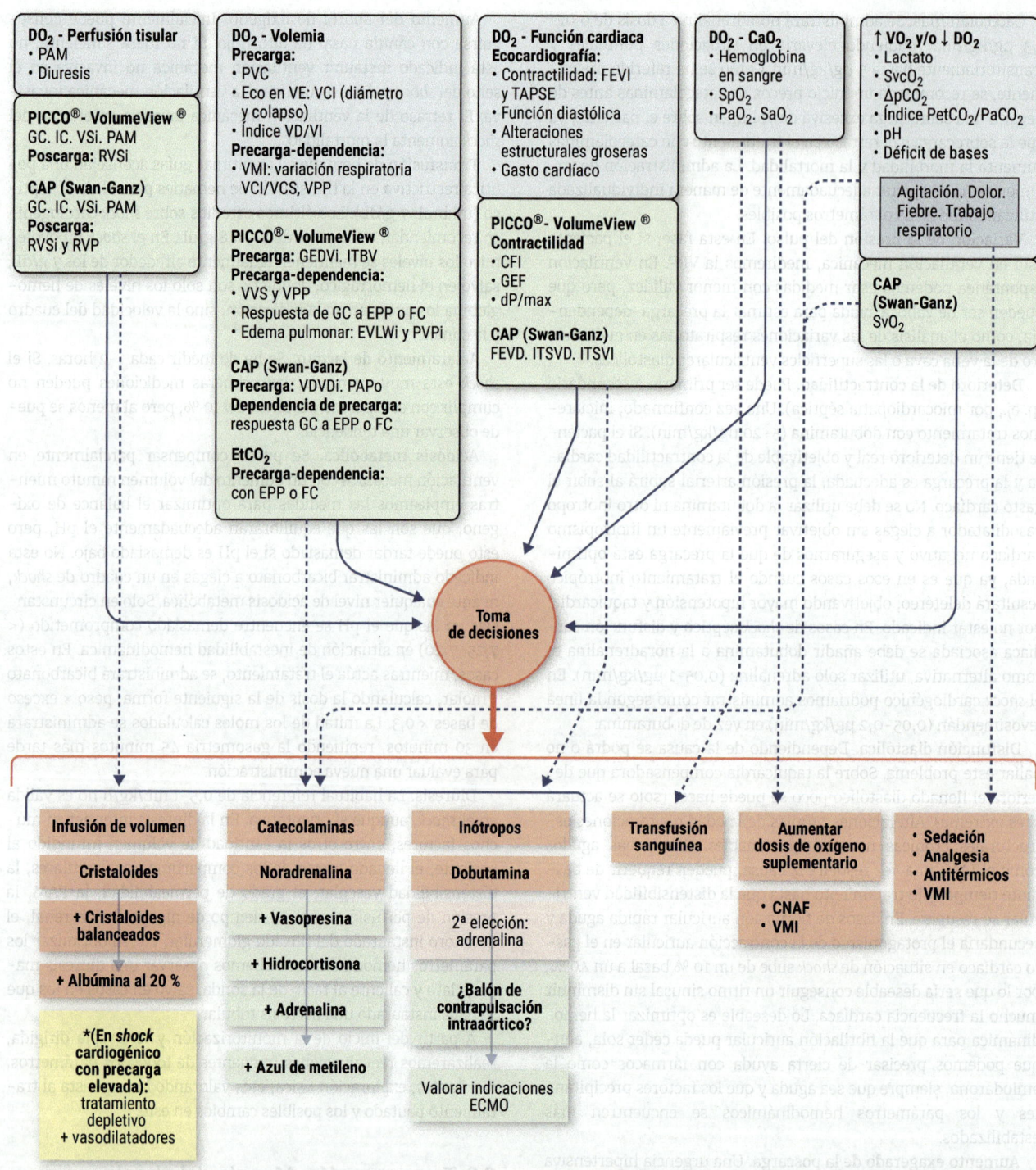

DO₂ - Perfusión tisular
- PAM
- Diuresis

PICCO® - VolumeView®
GC. IC. VSi. PAM
Poscarga: RVSi

CAP (Swan-Ganz)
GC. IC. VSi. PAM
Poscarga:
RVSi y RVP

DO₂ - Volemia
Precarga:
- PVC
- Eco en VE: VCI (diámetro y colapso)
- Índice VD/VI
Precarga-dependencia:
- VMI: variación respiratoria VCI/VCS, VPP

PICCO® - VolumeView®
Precarga: GEDVi. ITBV
Precarga-dependencia:
- VVS y VPP
- Respuesta de GC a EPP o FC
- Edema pulmonar: EVLWi y PVPi

CAP (Swan-Ganz)
Precarga: VDVDi. PAPo
Dependencia de precarga:
respuesta GC a EPP o FC

EtCO₂
Precarga-dependencia:
con EPP o FC

DO₂ - Función cardiaca
Ecocardiografía:
- Contractilidad: FEVI y TAPSE
- Función diastólica
- Alteraciones estructurales groseras
- Gasto cardíaco

PICCO® - VolumeView®
Contractilidad
- CFI
- GEF
- dP/max

CAP (Swan-Ganz)
FEVD. ITSVD. ITSVI

DO₂ - CaO₂
- Hemoglobina en sangre
- SpO₂
- PaO₂. SaO₂

↑ VO₂ y/o ↓ DO₂
- Lactato
- SvcO₂
- ΔpCO₂
- Índice PetCO₂/PaCO₂
- pH
- Déficit de bases

Agitación. Dolor. Fiebre. Trabajo respiratorio

CAP (Swan-Ganz)
SvO₂

Toma de decisiones

Infusión de volumen
Cristaloides
+ Cristaloides balanceados
+ Albúmina al 20 %
*(En *shock* cardiogénico con precarga elevada):* tratamiento depletivo + vasodilatadores

Catecolaminas
Noradrenalina
+ Vasopresina
+ Hidrocortisona
+ Adrenalina
+ Azul de metileno

Inótropos
Dobutamina
2ª elección: adrenalina
¿Balón de contrapulsación intraaórtico?
Valorar indicaciones ECMO

Transfusión sanguínea

Aumentar dosis de oxígeno suplementario
- CNAF
- VMI

- Sedación
- Analgesia
- Antitérmicos
- VMI

Fig. 19-9 | Tercer escalón. Toma de decisiones en el *shock* avanzado y complejo con monitorización altamente invasiva. Ampliación de la figura 19-8 (segundo escalón). Tras 2 a 3 horas de tratamiento de segundo escalón. En verde, escalada en los sistemas de monitorización y nuevas decisiones terapéuticas. ΔpCO₂: diferencia venoarterial de dióxido de carbono; CaO₂: contenido arterial de oxígeno; CAP: catéter de la arteria pulmonar; CFI: *cardiac function index*; CNAF: cánula nasal de alto flujo; DO₂: transporte de oxígeno; dP/max: velocidad de aumento de la presión arterial; ECMO: oxigenación por membrana extracorpórea; EPP: elevación pasiva de las piernas; EtCO₂: presión de dióxido de carbono al final de la espiración; EVLWi: *extravascular lung water index*; FC: *fluid challenge*; FEVD: fracción de eyección del ventrículo derecho; FEVI: fracción de eyección del ventrículo izquierdo; GC: gasto cardíaco; GEDVi: *global end diastolic volumen index*; GEF: *global eyection fraction*; IC: índice cardíaco; ITBV: *intrathoracic blood volume*; ITSVD: índice de trabajo sistólico del ventrículo derecho; ITSVI: índice de trabajo sistólico del ventrículo izquierdo; PAM: presión arterial media; PaO₂: presión parcial de oxígeno en sangre arterial; PAPo: presión de la arteria pulmonar ocluida; PetCO₂/PaCO₂: índice de presión parcial de dióxido de carbono en aire espirado/presión parcial de dióxido de carbono en sangre arterial; PVC: presión venosa central; PVPi: permeabilidad vascular pulmonar indexada; RVP: resistencias vasculares pulmonares; RVSi: resistencias vasculares sistémicas indexadas; SaO₂: saturación de oxihemoglobina arterial medida en sangre; SpO₂: saturación de hemoglobina por oximetría de pulso (pulsioximetría); SvO₂: saturación venosa de oxígeno; SvcO₂: saturación venosa central de oxígeno; TAPSE: *tricuspid annular plane systolic excursion*; VCI: vena cava inferior; VCS: vena cava superior; VD: ventrículo derecho; VDVDi: volumen diastólico del ventrículo derecho indexado; VE: ventilación espontánea; VI: ventrículo izquierdo; VMI: ventilación mecánica invasiva; VO₂: consumo de oxígeno; VPP: variación de la presión del pulso; VSi: volumen sistólico indexado; VVS: variación del volumen sistólico.

Recurriremos a una monitorización más avanzada con sistemas que usan el análisis de la onda del pulso y la termodilución transpulmonar con análisis de volúmenes como el sistema PICCO® o el VolumeView®, o un sistema de estimación del gasto cardíaco mediante termodilución transcardíaca y medición de presiones: catéter de la arteria pulmonar o catéter de Swan-Ganz. Estos sistemas proporcionan variables puntuales y también continuas, como el gasto cardíaco, la variación de la presión del volumen sistólico, la PAM o las RVS.

Deberíamos realizar una ecografía cardíaca más avanzada y una ecografía pulmonar: tener una imagen directa de la bomba cardíaca es un bien preciado, aunque hay que tener en cuenta que las medidas son puntuales y dependientes del observador. Podemos realizar una evaluación de la anatomía cardíaca, valorar la función de ambos ventrículos y los deterioros segmentarios de la contractilidad, estimar presiones de llenado, datos de congestión pulmonar, derrames pleurales que sugieran tercer espacio, atelectasias o focos neumónicos. También reevaluar posibles alteraciones graves como neumotórax o taponamiento cardíaco, que habrían sido evaluados previamente pero pueden aparecer más tardíamente o no haber sido detectados.

La monitorización mínimamente invasiva del gasto cardíaco mediante sistemas de análisis del contorno del pulso sin termodilución no se recomienda si existe grave alteración del tono vascular.

El endotelio vascular y la microcirculación pulmonar se deterioran como sucede a nivel sistémico, por lo que se altera el transporte de fluidos. Si objetivamos un deterioro de la oxigenación, debemos considerar la probabilidad de que el aumento de la permeabilidad y un exceso del volumen administrado o una mala autogestión del mismo hayan producido edema pulmonar secundario (el síndrome de dificultad respiratoria aguda secundario al *shock*, predominantemente al *shock* séptico, tarda más en instaurarse). Como el epitelio alveolar también se lesiona, se puede producir inundación alveolar. La implantación de un sistema de termodilución transpulmonar medirá, además del resto de los parámetros hemodinámicos, el agua pulmonar extravascular, el índice de permeabilidad vascular pulmonar y el volumen global telediastólico indexado.

La mejor monitorización invasiva avanzada del *shock* aconseja usar un sistema de termodilución transpulmonar y análisis de la onda del pulso, asociando ecografía cardíaca.

El catéter de Swan-Ganz, al ser más invasivo y poder verse afectado en sus mediciones por las presiones intratorácicas, está más relegado a la hipertensión pulmonar, el fallo ventricular derecho y al postoperatorio de la cirugía cardíaca.

En el *shock* cardiogénico el catéter de Swan-Ganz es más útil que en el resto de los tipos de *shock*; incluso en el *shock* obstructivo. Es el dispositivo de elección en el *shock* poscardiotomía. En todo caso, su menor coste y su mayor antigüedad pueden suponer una ventaja: puede estar disponible en lugares donde los otros sistemas no lo estén, por lo que sigue siendo vital conocer sus indicaciones y manejo. Uno de los principales problemas de este sistema es su infrautilización por desconocer todas sus posibilidades. Aconsejamos a los intensivistas estudiar más amplia y profundamente sobre ello en monografías específicas.

Continuaremos valorando la precarga y la precarga-dependencia: si el paciente no cumple requisitos para realizar VPP y VVS, utilizaremos otros medios como la prueba de elevación pasiva de las piernas (EPP), el *fluid challenge* o el EtCO$_2$.

Como hemos comentado, si el aporte de volumen empieza a ser muy elevado, hay que monitorizar el agua pulmonar extravascular.

Vasopresina. Si la PAM sigue comprometida (o tenemos otros datos de hipoperfusión) a pesar de haber realizado una adecuada resucitación volumétrica y la noradrenalina ha subido hasta 0,5 µg/kg/min, analizaremos las RVS indexadas. Si están bajas, existe un problema de vasodilatación (probablemente estemos hablando de un *shock* séptico): se sugiere entonces iniciar la administración de vasopresina a 0,01 UI/min, hasta un máximo de 0,03 UI/min (0,04 UI/min puntual y transitoriamente) en vez de escalar noradrenalina (disminuiremos así los efectos deletéreos de altas dosis de noradrenalina, y la vasopresina mejora la perfusión gastrointestinal). Uno de los requisitos es que la RVS sea < 1.500 dyn/s/cm^5. Ante RVS persistentemente bajas con gasto cardíaco inadecuado a pesar de tratamiento óptimo, valoraremos asociar adrenalina (especialmente si se asocia disfunción de la contractilidad).

Deterioro de la contractilidad. Aunque los sistemas de termodilución nos informen de una función cardíaca deteriorada, estos índices pueden estar influidos por una precarga inadecuada o alteraciones estructurales, por lo que es necesario confirmar un deterioro real de la contractilidad mediante ecocardiografía. Si todo el tratamiento previo está correctamente pautado y optimizado, pero, a pesar de ello, la bomba cardíaca continua disfuncionante, habrá que evaluar si existen indicaciones para implantar un balón de contrapulsación intraaórtico u oxigenación por membrana extracorpórea (ECMO).

Hidrocortisona. Si tras 3-4 horas de tratamiento con catecolaminas no conseguimos nuestros objetivos, es probable que el paciente padezca una insuficiencia suprarrenal secundaria al *shock*. Iniciaremos tratamiento con hidrocortisona (50 mg cada 6 horas intravenosa o en perfusión continua), hasta que las catecolaminas estén en franca retirada, o a los 7 días (sin necesidad de descenso paulatino).

Azul de metileno. Se puede emplear en el *shock* grave por vasodilatación refractario a catecolaminas (*shock* séptico, *shock* tras cirugía cardíaca con circulación extracorpórea y *shock* anafiláctico). Específicamente, los pacientes que desarrollan un *shock* vasodilatador después de una cirugía cardíaca tienen una mayor probabilidad de hemorragia postoperatoria, daño renal y hepático, disfunción neurológica e insuficiencia respiratoria. En el caso del *shock* séptico, si la vasopresina no ha dado resultado previamente y las dosis de catecolaminas siguen en aumento, podemos usar azul de metileno. Este, al actuar sobre la óxido nítrico-sintasa, la guanilato-ciclasa y la relajación inducida por acetilcolina, mejorará el tono vascular y disminuirá su permeabilidad. Aunque su evidencia es más limitada, parece que aumenta la PAM, las RVS, el gasto cardíaco y la contractilidad del ventrículo izquierdo en caso de que se encuentre deprimida. Monitorizaremos su efecto midiendo estos parámetros y otros sobre la perfusión tisular, como el descenso del lactato. La dosis es de un bolo de 2 mg/kg en 30 minutos y posteriormente una perfusión de 0,5 mg/kg/h, incrementable hasta 2 mg/kg/h durante 4 horas. La piel y las mucosas se pueden teñir de azul y la orina tornarse verde. Se deben monitorizar los posibles efectos secundarios (como arritmias o alteración de la V/Q pulmonar), pero estos se suelen dar con altas dosis y en todo caso son transitorios. No se recomienda en caso de deficiencia de glucosa 6-fosfato-deshidrogenasa (G6PD), toma de determinados antidepresivos (inhibidores de la monoaminooxidasa, inhibidores selectivos de la recaptación de serotonina o inhibidores de la recaptación de serotonina y norepinefrina), hipertensión pulmonar e insuficiencia respiratoria grave (en este caso es relativa y hay que individualizar la decisión). En el caso específico del *shock* séptico, debemos asegurarnos de que hay posibilidades reales de curación (el paciente es viable), para usarlo con la intención de ganar tiempo mientras otros tratamientos y la propia biología del paciente actúan.

Resucitación metabólica. Existe controversia sobre la administración de tiamina y vitamina C en caso de *shock* séptico con hipoxia citopática, aunque la explicación fisiopatológica es plausible debido a su acción sobre el funcionamiento mitocondrial. Las últimas guías de la Surviving Sepsis Campaign (SSC) sugieren no usar vitamina C. Respecto a la tiamina, los pacientes sépticos tienen un particular riesgo de déficit de esta por el aumento del estrés oxidativo mitocondrial, la posible disminución de la ingesta y la comorbilidad subyacente. Las consecuencias documentadas de un déficit de tiamina incluyen acidosis láctica, hipotensión y muerte. El estudio de Woolum *et al.* con dosis superiores a estudios previos (500 mg/8 h durante 72 horas) encontró una asociación con un mayor aclaramiento de lactato y una disminución de la mortalidad a los 28 días. Aunque las investigaciones continúan y se requieren más estudios aleatorizados, dado su alto perfil de seguridad y bajo coste, los beneficios potenciales superan a los posibles riesgos, por lo que se puede valorar iniciar su administración en las primeras horas del *shock* séptico.

Balón de contrapulsación intraaórtico. Se usará en caso de fallo de bomba, cuando las indicaciones sean las adecuadas. En algunos casos se debe esperar la respuesta al tratamiento con volumen y catecolaminas. En otros se debe implantar bien como puente a una intervención (complicaciones mecánicas) o bien esperando la recuperación de la contractilidad una vez solucionado el problema (por ejemplo, un IAM con FEVI < 30 % que ya ha sido reperfundido).

Soporte extracorpóreo con membrana de circulación extracorpórea (ECMO). Podría ser útil en casos de *shock* cardiogénico refractario (p. ej., poscardiotomía) o incluso en el *shock* séptico siempre que se asocie a una disfunción miocárdica grave. Se sugiere que la disfunción del ventrículo derecho se podría beneficiar de la técnica venovenosa, mientras que la disfunción del ventrículo izquierdo se beneficiaría de una arteriovenosa. También se han usado dispositivos de asistencia biventricular y ventricular izquierda.

7. Otras cuestiones

7.1. El desafío de la diuresis: volemia y daño renal

La oliguria persistente durante más de 6 horas es un criterio que hay que tener en cuenta como predictor de lesión renal aguda de causa prerrenal, que puede desembocar en una necrosis tubular por bajo gasto. La primera medida de tratamiento en el cuadro agudo es la optimización de los parámetros hemodinámicos: una volemia y una presión de perfusión tisular adecuadas.

Puede que, una vez que el *shock* haya mejorado y los parámetros hemodinámicos se encuentren más estables, observemos una oliguria que no derive de una necrosis tubular, sino de una disfunción transitoria, un «aturdimiento» renal consecuencia del bajo flujo sufrido previamente y que podría responder a una dosis baja de furosemida siempre que la precarga, el gasto cardíaco y la PAM estén perfectamente optimizadas. En todo caso, es preciso confirmar previamente que precarga y PAM son adecuadas.

Algunos pacientes a los que se les ha administrado una importante cantidad de líquidos intravenosos pueden persistir oligúricos. El clínico no puede caer en el error de administrar diuréticos presumiendo que la volemia ya ha sido optimizada. Debe evaluarla previamente, ya que algunos pacientes pueden requerir grandes cantidades de volumen (la pancreatitis grave es un caso típico). Igualmente, puede que el paciente tenga una precarga bien optimizada, pero requiera una PAM o un gasto cardíaco mayor para que la perfusión renal sea la adecuada, antes de intentar un estímulo diurético. Por lo que se ha de evaluar este aspecto (tanto la necesidad de aumentar dosis de vasopresores como la de iniciar o aumentar inotrópicos). En ambos casos, la administración de diuréticos sería no solo inefectiva, sino contraproducente.

La persistencia de anuria/oliguria en el seno del *shock* con los parámetros hemodinámicos bien optimizados (precarga, contractilidad y presión de perfusión), sin respuesta a furosemida, es indicación de iniciar terapia de reemplazo renal continua sin demora. Además, si el fallo renal está instaurado, la diuresis habrá dejado de ser un elemento de ayuda en la valoración de la respuesta hemodinámica a nuestras actuaciones. Más allá de la indicación de la terapia de reemplazo renal como consecuencia de las alteraciones hemodinámicas del *shock*, para valorar las indicaciones sobre su instauración por otros motivos como los secundarios a la sepsis, depuración de mediadores inflamatorios, hiperlactacidemia, etc., remitimos al lector a la lectura de los capítulos correspondientes en este tratado.

En pacientes críticos por otro motivo, que desarrollan un *shock* tras varios días de ingreso y en los que se presume o confirma un estado de desnutrición y sarcopenia, los valores de creatinina, aunque suelen elevarse, no se corresponden proporcionalmente con el nivel de daño renal: la desnutrición asociada a la enfermedad crítica, a una inadecuada nutrición desacoplada del metabolismo de la enfermedad y la hipoproteinemia instaurada son algunos de los factores etiológicos. Sin embargo, en pacientes previamente sanos y correctamente nutridos, durante la fase aguda-subaguda del *shock* (hasta 48 horas), pequeñas alteraciones de los niveles de creatinina sí son fiables para estimar la función renal y guiar nuestras actuaciones.

7.2. Nutrición enteral en el *shock*

Su administración precoz (en las primeras 24 horas) suscita ciertas reticencias o dudas debido a la posibilidad de provocar una isquemia mesentérica no oclusiva y necrosis intestinal en un intestino hipoperfundido con trastornos en la mucosa. La última evidencia y las revisiones realizadas muestran, sin embargo, seguridad clínica y mejores resultados, influyendo en una disminución de la mortalidad. Se ha demostrado que la nutrición enteral preserva la función de barrera intestinal, promueve la simbiosis y mantiene la función inmunológica normal para prevenir complicaciones posteriores.

Actualmente se aconseja su inicio precoz, pero a dosis tróficas (250-500 mL/24 h). Obviamente, se debe individualizar cada caso y tratar el tema con mesura (p. ej., según la etiología, no tomaremos las mismas decisiones sobre este tema en un paciente oncológico con una dehiscencia de sutura intestinal que en un paciente con un *shock* séptico por meningitis). En todo caso, según las ca-racterísticas del paciente, quizás se pueda esperar algo más (has-ta 24-48 horas), pero bajo ningún concepto es aconsejable, si se quiere realizar una buena praxis, mantener al paciente varios días sin nutrición enteral en ausencia de contraindicaciones que lo justifiquen.

 Puntos clave

✔ El *shock* es una emergencia médica y, por lo tanto, sus posibilidades de curación son dependientes del tiempo.
✔ El clínico no debe guiarse solo por parámetros hemodinámicos, también debe hacerlo por parámetros microcirculatorios y de equilibrio de oxígeno, sobre todo en los casos de *shock* oculto, que se da en estadios iniciales.
✔ Se debe actuar sobre los factores que determinan el DO_2 y el VO_2 aumentando el primero y disminuyendo el segundo, a la vez que se diagnostica y trata la causa precipitante.
✔ Retrasar la resolución de la causa precipitante aumenta la mortalidad.
✔ En la evaluación hemodinámica el objetivo es optimizar la precarga, la función cardíaca y la poscarga.
✔ Los métodos de evaluación de precarga-dependencia deben ser utilizados como base fundamental para la administración de volumen.
✔ El aporte de volumen debe ser individualizado para alcanzar una PAM inicial de 65 mm Hg.
✔ Los valores de lactato combinados con la saturación venosa se deben evaluar cada 1-2 horas como guía de nuestras actuaciones.
✔ Las catecolaminas se deben iniciar de manera precoz si no hay respuesta inicial al volumen, sin llegar a sobrecargar al paciente de lí-quidos intravenosos antes de instaurarlas.
✔ La escalada de monitorización y tratamiento debe ser proporcional al estadio del *shock*, debiendo ir siempre un paso por delante del cuadro.

Bibliografía

American College of Chest Physicians/Society of Critical Care Medicine Consensus Conference: definitions for sepsis and organ failure and guidelines for the use of innovative therapies in sepsis. Crit Care Med. 1992;20(6):864-74.

Arméstar F, Mesalles E, López-Ayerbe J, Roca J. Depresión miocárdica moderada-grave en el *shock* séptico: estudio piloto. Med Intensiva. 2012;36(6):445-6.

Azkárate I, Choperena G, Salas E, et al. Epidemiology and prognostic factors in severe sepsis/septic shock. Evolution over six years. Med Intensiva. 2016;40(1):18-25.

Barbier C, Loubières Y, Schmit C, et al. Respiratory changes in inferior vena cava diameter are helpful in predicting fluid responsiveness in ventilated septic patients. Intensive Care Med. 2004;30(9):1740-6.

Borges Sa M, Salaverría I, Couto Cabas A. Fluidoterapia en la sepsis y el *shock* séptico. Med Intensiva. 2022;46(S1):14-25.

Caballer A, Nogales S, Gruartmoner G, Mesquida J. Monitorización hemodinámica en la sepsis y el *shock* séptico. Med Intensiva. 2022;46(S1):38-48.

Carayannopoulos KL, Pidutti A, Upadhyaya Y, et al. Mean arterial pressure targets and patient-important outcomes in critically ill adults: a systematic review and meta-analysis of randomized trials. Crit Care Med. 2023;51(2):241-53.

Carrasco Rueda JM, Gabino González GA, Sánchez Cachi JL, Pariona Canchiz RP, Valdivia Gómez AF, Aguirre Zurita ON. Invasive hemody-namic monitoring by Swan-Ganz pulmonary artery catheter: concepts and utility. Arch Peru Cardiol Cir Cardiovasc. 2021;2(3):175-86.

Chiscano-Camón L, Plata-Menchaka E, Ruiz-Rodríguez JC, Ferrer R. Fisiopatología del *shock* séptico. En: Resucitación del paciente con sepsis y shock séptico. Med Intensiva. 2022;46(Supl 1):1-13.

Citerio G, Mazza L, Crespi M. Síndrome compartimental abdominal: ¿un amigo o un enemigo en el campo de la neurotraumatología? En: Net A, Marruecos-Sant L, editores. El paciente neurocrítico. Ars Médica; 2006. p. 357-72.

De Backer D, Donadello K, Sakr Y, et al. Microcirculatory alterations in patients with severe sepsis: impact of time of assessment and rela-tionship with outcome. Crit Care Med. 2013;41(3):791-9.

De Pascale G, Antonelli M, Deschepper M, et al. Poor timing and failure of source control are risk factors for mortality in critically ill pa-tients with secondary peritonitis. Intensive Care Med. 2022;48(11):1593-606.

Del Río-Carbajo L, Nieto-del Olmo J, Fernández-Ugidos P, Vidal-Cortés P. Estrategia integral de reanimación del paciente con sepsis y *shock* séptico. Med Intensiva. 2022;46(S1):60-71.

Diaztagle Fernández JJ, Rodríguez Murcia JC, Sprockel Díaz JJ. La diferencia venoarterial de dióxido de carbono en la reanimación de pa-cientes con sepsis grave y *shock* séptico: una revisión sistemática. Med Intensiva. 2017;41(7):401-10.

Dueck MH, Klimek M, Appenrodt S, Weigand C, Boerner U. Trends but not individual values of central venous oxygen saturation agree with mixed venous oxygen saturation during varying hemodynamic conditions. Anesthesiology. 2005;103(2):249-57.

Evans L, Rhodes A, Alhazzani W, et al. Surviving sepsis campaign: international guidelines for management of sepsis and septic shock 2021. Intensive Care Med. 2021;47(11):1181-247.

Feissel M, Michard F, Faller JP, Teboul JL. The respiratory variation in inferior vena cava diameter as a guide to fluid therapy. Intensive Care Med. 2004;30(9):1834-7.

Fink MP. Bench-to-bedside review: Cytopathic hypoxia. Crit Care. 2002;6(6):491-9.

Gachot B, Bedos JP, Veber B, Wolff M, Regnier B. Short-term effects of methylene blue on hemodynamics and gas exchange in humans with septic shock. Intensive Care Med. 1995;21(12):1027-31.

Gruartmoner G, Mesquida J, Baigorri F. Saturación tisular de oxígeno en el paciente crítico. Med Intensiva. 2014;38(4):240-8.

Gruartmoner G, Mesquida J, Ince C. Microcirculatory monitoring in septic patients: Where do we stand? Med Intensiva. 2017;41(1):44-52.

Hernández Alonso B, Muñoz Collado E, Trigo Pacheco C, Maza Rodríguez B. Consecuencias hemodinámicas de la tromboembolia pulmonar masiva. Med Intensiva. 2002;26(2):81-2.

Hurst JW, Rackley CE, Sonnenblick EH, Wenger NK. The Heart: Arteries and veins. 7ª ed. McGraw-Hill; 1990.

Ira Fox S. Fisiología humana. 15ª ed. McGraw-Hill; 2021.

Jansen TC, van Bommel J, Schoonderbeek FJ, et al. Early lactate-guided therapy in intensive care unit patients: a multicenter, open-label, randomized controlled trial. Am J Respir Crit Care Med. 2010;182(6):752-61.

Jentzer JC, Ahmed AM, Vallabhajosyula S, et al. Shock in the cardiac intensive care unit: Changes in epidemiology and prognosis over time. Am Heart J. 2021;232:94-104.

Maddirala S, Khan A. Optimizing hemodynamic support in septic shock using central and mixed venous oxygen saturation. Crit Care Clin. 2010;26(2):323-33.

Madias NE, Goorno WE, Herson S. Severe lactic acidosis as a presenting feature of pheochromocytoma. Am J Kidney Dis. 1987;10(3):250-3.

Mikkelsen ME, Miltiades AN, Gaieski DF, et al. Serum lactate is associated with mortality in severe sepsis independent of organ failure and shock. Crit Care Med. 2009;37(5):1670-7.

Narváez I, Canabal A, Martín C, et al. Incidence and evolution of sepsis-induced cardiomyopathy in a cohort of patients with sepsis and septic shock. Med Intensiva. 2018;42(5):283-91.

Noll ML, Fountain RL, Duncan CA, Weaver L, Osmanski VP, Halfmann S. Fluctuation in mixed venous oxygen saturation in critically ill medical patients: a pilot study. Am J Crit Care. 1992;1(3):102-6.

Ochagavía A, Zapata L, Carrillo A, Rodríguez A, Guerrero M, Ayuela JM. Evaluación de la contractilidad y la poscarga en la unidad de cuidados intensivos. Med Intensiva. 2012;36(5):365-74.

Ospina-Tascón GA, Umaña M, Bermúdez WF, et al. Can venous-to-arterial carbon dioxide differences reflect microcirculatory alterations in patients with septic shock? Intensive Care Med. 2016;42(2):211-21.

Patel JJ, Rice T, Heyland DK. Safety and outcomes of early enteral nutrition in circulatory shock. J Parenter Enteral Nutr. 2020;44(5):779-84.

Pedreira PR, García-Prieto E, Albaiceta GM, Taboada F. Respuesta inflamatoria y apoptosis en la lesión pulmonar aguda. Med Intensiva. 2006;30(6):268-75.

Pérez Arellano JL. Sisinio de Castro. Manual de Patología General. 8ª ed. Elsevier; 2019.

Pérez Vela JL, Llanos Jorge C, Duerto Álvarez J, Jiménez Rivera JJ. Clinical management of postcardiotomy shock in adults. Med Intensiva. 2022;46(6):312-25.

Riera J, Romay E, Ferrer R. Management of myocardial dysfunction in septic shock. Potential role of extracorporeal membrane oxygenation. Med Intensiva. 2018;42(5):301-5.

Sabatier C, Monge I, Maynar J, Ochagavia A. Valoración de la precarga y la respuesta cardiovascular al aporte de volumen. Med Intensiva. 2012;36(1):45-55.

Singer M, Deutschman CS, Seymour CW, et al. The Third International Consensus Definitions for Sepsis and Septic Shock (Sepsis-3). JAMA. 2016;315(8):801-10.

Stacpoole PW. Lactic acidosis and other mitochondrial disorders. Metabolism. 1997;46(3):306-21.

Supinski GS, Schroder EA, Callahan LA. Mitochondria and critical illness. Chest. 2020;157(2):310-22.

Vincent JL, De Backer D. Circulatory shock. N Engl J Med. 2013;369(18):1726-34.

Woolum JA, Abner EL, Kelly A, Thompson Bastin ML, Morris PE, Flannery AH. Effect of thiamine administration on lactate clearance and mortality in patients with septic shock. Crit Care Med. 2018;46(11):1747-52.

20 Procedimientos y dispositivos de soporte circulatorio

J. L. Pérez Vela y S. Temprano Vázquez

◀ Orientación para el estudio

El objetivo de este capítulo es que el lector llegue a comprender cuáles son los objetivos que buscamos cuando utilizamos los dispositivos de soporte circulatorio mecánico y qué pacientes pueden ser subsidiarios de beneficiarse de los mismos, entender cómo funcionan y qué ayuda pueden aportar cada uno de los diferentes sistemas de soporte circulatorio mecánico y conocer que estos dispositivos se utilizan en pacientes críticos complejos que requieren soporte multiorgánico completo.

1. Indicación y selección del paciente

La decisión del implante de un dispositivo de soporte circulatorio mecánico en un paciente debe estar basada en múltiples variables, y ser tomada por un equipo experimentado formado por al menos el cirujano cardíaco, el médico intensivista y un cardiólogo. Para tal decisión, siempre debemos tener en cuenta la edad biológica del paciente, las funciones orgánicas, las alteraciones de la coagulación, el estado nutricional y los datos de disfunción multiorgánica. Además, se debe considerar crucial y valorar dentro de la situación cardiovascular el estado de la función ventricular derecha, para poder decidir el dispositivo más adecuado. Por otro lado, una consideración primordial que hay que tener en cuenta es si el paciente es potencial candidato a trasplante cardíaco o no.

Si se decide realizar el implante del dispositivo, en cuanto al momento de la implantación, es importante hacerlo de forma precoz, evitando el desarrollo de fracasos orgánicos irreversibles por hipoxia tisular.

Más allá de conseguir un control hemodinámico de la situación clínica y un soporte orgánico adecuado, los dispositivos mecánicos se implantan con diferentes objetivos:

✔ **Puente a la recuperación.** De utilidad en pacientes que pueden mejorar en los días posteriores hasta alcanzar una función ventricular que les permita prescindir del soporte circulatorio (p. ej., miocarditis, poscardiotomía, etc.). En los pacientes que presenten contraindicaciones absolutas para el trasplante o asistencia circulatoria de larga duración, es la única opción posible. En el momento en que presenten signos hemodinámicos y ecocardiográficos de recuperación miocárdica se intentará el destete del soporte mecánico y se comprobará que el enfermo podrá mantener la función ventricular antes de retirar el dispositivo.

✔ **Puente a la decisión.** En pacientes en los que se inicia un soporte circulatorio para poder manejarlos clínicamente mientras les evaluamos de una manera más detenida y poder decidir las posibles opciones terapéuticas ulteriores. En general, son pacientes en los que existen dudas sobre la recuperabilidad o no del daño orgánico sufren. Así, es importante confirmar que el resto de los órganos solo presentan un daño funcional y que, por tanto, se pueden recuperar, sin afectación neurológica irreversible, antes de decidir si son candidatos a otro tipo de terapias en caso de no recuperación, como el trasplante cardíaco o asistencia ventricular de larga duración. En estos, habitualmente se iniciará un soporte circulatorio urgente para revertir la situación inicial, como una oxigenación por membrana extracorpórea venoarterial (ECMO-VA) periférica. Posteriormente, si el paciente recupera estabilidad y se comprueba la ausencia de daños irreversibles, puede estar indicado progresar a algún tipo de asistencia ventricular puente al trasplante o soporte definitivo.

✔ **Puente al trasplante.** Son pacientes sin posibilidad de recuperar la función cardíaca y que cumplen criterios para poder ser trasplantados. El soporte circulatorio mecánico permite que pacientes con *shock* cardiogénico puedan sobrevivir y mantener una aceptable función orgánica hasta que aparezca un órgano compatible y el paciente pueda ser trasplantado.

En general, la decisión de un implante estará basada en las guías y recomendaciones de las sociedades científicas, que a su vez se basan en el consenso de expertos y en trabajos observacionales, dado que existen pocos estudios aleatorizados, con un elevado número de enfermos. La Tabla 20-1 muestra las indicaciones generales de implante de un dispositivo de soporte circulatorio mecánico y la Tabla 20-2 las indicaciones en el *shock* cardiogénico poscardiotomía.

Una adecuada selección de los pacientes está ligada a las posibilidades de éxito con estos dispositivos. En cualquiera de los casos, la implantación de un dispositivo debe realizarse de una manera precoz, antes de que la lesión orgánica sea irreversible. Entre las consideraciones más importantes que se han de tener en cuenta en cada individuo concreto, en las recomendaciones de la International Society for Heart and Lung Transplantation (ISHLT) cabe destacar la edad, las funciones orgánicas (renal, pulmonar, hepática, neurológica), las alteraciones de la coagulación, la posible situación infecciosa, el estado nutricional, tumores, situación psicológica y el fracaso multiorgánico, además de la situación cardiovascular (siendo fundamental el estado de la función ventricular derecha).

La selección del dispositivo en cada caso particular dependerá de la situación clínica del paciente, motivo para el implante, características del mismo, disponibilidad y experiencia del equipo quirúrgico y asistencial.

Tabla 20-1. Indicaciones generales de los dispositivos de soporte circulatorio mecánico en el *shock* cardiogénico

Dispositivo	Indicación
BCIAo	Indicación rutinaria no recomendada. Puede usarse en pacientes con *shock* cardiogénico y complicaciones mecánicas del IAM y *shock* no relacionado IAM (poscardiotomía)
Bomba microaxial (Impella®)	Puede usarse en el *shock* cardiogénico estadio C y D, potencialmente reversible o candidatos a asistencia de larga duración o trasplante
ECMO-VA	Puede usarse en el *shock* cardiogénico estadios C, D y E, potencialmente reversible o candidatos a asistencia de larga duración o trasplante, fundamentalmente si: ✔ Asocian insuficiencia respiratoria ✔ Presentan fracaso biventricular (derecho e izquierdo) ✔ Pacientes seleccionados posparada cardíaca refractaria
Asistencia ventricular	Puede usarse en el *shock* cardiogénico estadio C y D, potencialmente reversible o candidatos a asistencia de larga duración o trasplante
ECPella®	ECMO-VA y necesidad de descarga ventricular izquierda
BiPella®	Puede usarse en el fracaso ventricular derecho e izquierdo, sin insuficiencia respiratoria

BCIAo: balón de contrapulsación intraaórtico; ECMO-VA: oxigenación por membrana extracorpórea venoarterial; IAM: infarto agudo de miocardio.

El tratamiento global del *shock* cardiogénico se escapa de los objetivos de este capítulo. La necesidad de manejar de una manera multimodal los diferentes soportes orgánicos en estos complejos pacientes se esquematiza en la Fig. 20-1.

2. Contraindicaciones para el implante de un dispositivo de soporte circulatorio

Está claro que no se debe implantar un dispositivo de soporte circulatorio mecánico si no existen criterios de indicación. En la mayoría de las ocasiones la contraindicación no es absoluta, de manera que se deben valorar las posibles contraindicaciones en cada caso concreto, evaluando de manera individualizada los posibles beneficios frente las potenciales complicaciones. Así, existen una serie de factores que imposibilitan o dificultan el resultado final favorable de un paciente al que se plantea la implantación de una asistencia circulatoria.

Son **contraindicaciones absolutas:**

✔ Fracaso multiorgánico establecido e irreversible (dos o más órganos, además del cardiovascular).
✔ Infección sistémica: no se debe implantar una asistencia circulatoria en caso de *shock* séptico no controlado.
✔ Parada cardíaca prolongada, con más de 60 minutos de no flujo o bajo flujo.
✔ Afectación neurológica grave por anoxia, ictus recientes o en evolución.

✔ En el *shock* poscardiotomía: cuando la cirugía cardíaca no ha sido «completa» y el paciente no sale de la circulación extracorpórea, con función ventricular previa muy deteriorada y hay evidencia que se ha producido un infarto extenso, no se debe considerar la asistencia ventricular, excepto en aquellos pacientes que puedan ser candidatos a trasplante cardíaco. Tampoco está indicada en la hemorragia intraoperatoria no corregible quirúrgicamente y no debida a un trastorno de coagulación.
✔ Hemorragias activas: salvo las que sean potencial y rápidamente corregibles, ya que los pacientes precisan tratamiento anticoagulante.

Son **contraindicaciones relativas:**

✔ Insuficiencia orgánica crónica grave: en principio, los pacientes con cirrosis hepática o enfermedad pulmonar crónica grave no deben ser considerados candidatos.
✔ Insuficiencia renal crónica con aclaramiento de creatinina < 30 mL/min en tratamiento sustitutivo. En este caso se considera contraindicación absoluta salvo que se trate de un paciente joven candidato a trasplante renal.
✔ La presencia de arritmias ventriculares no es contraindicación absoluta. En estos casos se debe colocar un soporte circulatorio con soporte biventricular.
✔ La hemorragia intraoperatoria debida a una alteración de la coagulación y, por tanto, corregible.

En cuanto a las **condiciones generales**, los factores más importantes son:

✔ **Edad.** Es una contraindicación relativa; se debe considerar la edad biológica del paciente.
✔ **Afectación orgánica aguda o crónica.** Cuando la disfunción de un órgano es aguda, suele estar relacionada o condicionada con el problema hemodinámico y ser reversible, en función del grado de afectación. A veces puede resultar difícil pronunciarse sobre la irreversibilidad de la afectación. En cambio, una enfermedad crónica grave suele ser una contraindicación de soporte y trasplante cardíaco.
✔ **Otros factores.** Estado nutricional, enfermedades asociadas con expectativa de vida corta, trastornos psiquiátricos, drogadicción y apoyo sociofamiliar. Las contraindicaciones para la anticoagulación y la trombocitopenia inducida por la heparina también deben considerarse como potenciales contraindicaciones.

Es importante reseñar que con frecuencia existen contraindicaciones relativas y deben ser consideradas como factores de riesgo que, si se asocian, pueden contraindicar un implante. En definitiva, la selección adecuada o inadecuada de los candidatos a la colocación de un soporte circulatorio influye directamente con en resultados de este, por lo que se deben evaluar minuciosamente y de manera individualizadan por un equipo multidisciplinar experto, las ventajas y los inconvenientes en cada caso.

Tabla 20-2. Indicaciones y recomendaciones sobre dispositivos de soporte circulatorio mecánico en el shock cardiogénico poscardiotomía

Recomendaciones	Clase	Nivel
Se recomienda que el soporte en el SCP se inicie antes de la instauración de la disfunción multiorgánica o el metabolismo anaeróbico (lactato < 4 mmol/L) en pacientes con posibilidad de recuperación miocárdica sin sangrado incontrolable que requiera cirugía	I	B
Cuando la probabilidad de recuperación de la función miocárdica es baja solo se recomienda soporte mecánico en pacientes potencialmente elegibles para trasplante cardíaco o soporte mecánico de largo plazo	I	C
Se recomienda el uso precoz de SCM tras cirugía cardíaca en los pacientes con BCIAo y tratamiento médico óptimo, con fracaso del destete del *bypass* extracorpóreo o en situación hemodinámica muy comprometida	I	B
Antes de iniciar SCM se deben valorar las comorbilidades importantes, edad avanzada, niveles de lactato y función renal, ya que son factores de riesgo asociados a mortalidad	IIa	B
El tipo y modo de SCM debe basarse en la situación hemodinámica y las características del paciente: fracaso univentricular o biventricular, fracaso derecho y/o izquierdo, fracaso circulatorio pre/intra/postoperatorio, disfunción ventricular aguda o crónica, *shock* cardiogénico o parada cardíaca	IIa	C
Se debe considerar la ECMO con canulación periférica en pacientes con SCP en presencia de disfunción ventricular izquierda o biventricular	IIa	B
En la ECMO periférica con canulación femoral debe considerarse colocar una cánula de perfusión distal para disminuir el riesgo de isquemia del miembro	IIa	B
Se debe considerar la configuración Oxy-RVAD en el fracaso aislado del ventrículo derecho refractario	IIb	C
Si hay isquemia en el miembro, a pesar de la perfusión anterógrada, se debe considerar el acceso de la femoral contralateral, la arteria axilar o el acceso central	IIa	C
La canulación de la arteria axilar/subclavia o la canulación aórtica central se debe considerar como alternativa a la canulación femoral, sobre todo para soportes prolongados	IIb	C
La canulación directa a través del ápex del ventrículo izquierdo debe considerarse para drenaje del ventrículo izquierdo y para la conversión a asistencia ventricular ventrículo izquierdo-*like* (ápex de ventrículo izquierdo-arteria subclavia)	IIb	C
Las configuraciones hibridas/alternativas (VVA, VAV u otras, incluyendo dispositivos adicionales) se deben considerar en pacientes con ECMO-VV o ECMO-VA con fracaso cardíaco, síndrome de Arlequín (hipoxemia diferencial), fracaso respiratorio, hipoxemia refractaria, drenaje venoso insuficiente y/o estasis en ventrículo izquierdo	IIb	C
En determinadas situaciones hemodinámicas o alteraciones estructurales cardíacas se debe considerar el uso asociado de otros dispositivos: BCIAo, dispositivos transaórticos o transeptales	IIa	C
Puede considerarse el implante de un BCIAo en casos de disfunción ventricular moderada durante el destete del *bypass* previo a iniciar SCM. O en presencia de insuficiencia cardíaca aguda tras salida de *bypass*, previamente a iniciar SCM	IIb	C
No se recomienda el implante del BCIAo en los casos de disfunción grave del ventrículo izquierdo o disfunción biventricular como primera opción si existe imposibilidad de destete del *bypass* o insuficiencia cardíaca aguda posterior al destete del *bypass*	III	C
Puede considerarse asociar el BCIAo a un dispositivo SCM en pacientes con escasa o ausencia de apertura de la válvula aórtica al iniciar el SCM con el flujo elegido	IIb	C
El uso de un dispositivo microaxial transvalvular (percutáneo o axilar) puede considerarse en el SCP como primera opción o concomitante con un SCM en presencia de una disfunción aislada del ventrículo izquierdo. O en pacientes con escasa o ausencia apertura de la válvula aórtica al iniciar el SCM con el flujo elegido	IIb	C
El uso de dispositivos de asistencia ventricular a corto plazo en pacientes con SCP (disfunción aislada de ventrículo derecho) puede considerarse como opción terapéutica primaria	IIb	C
Si hay signos de distensión del ventrículo izquierdo y estasis, cierre de la válvula aórtica y edema pulmonar, se recomienda el uso de acciones conservadoras (manipulación del flujo de ECMO, vasodilatadores, uso de PEEP), incluyendo el BCIAo para facilitar la descarga del ventrículo izquierdo. En los casos que no responden a las medidas previas se recomienda el uso de otros dispositivos para descargar el ventrículo izquierdo (p. ej. transaórticos)	I	B
Si hay signos de distensión de ventrículo izquierdo y estasis, cierre de la válvula aórtica y edema pulmonar, puede considerarse la septostomía de descarga	IIb	C

BCIAo: balón de contrapulsación intraaórtico; ECMO: oxigenación por membrana extracorpórea; PEEP: presión positiva al final de la espiración; SCM: soporte circulatorio mecánico; SCP: *shock* cardiogénico poscardiotomía; VA: venoarterial; VAV: venoarteriovenosa; VV: venovenosa; VVA: venovenoarterial.

3. Dispositivos mecánicos de soporte circulatorio

Existen múltiples dispositivos de asistencia circulatoria. En este apartado y de una manera resumida se exponen las características de los principales sistemas, así como sus diferencias, ventajas e inconvenientes.

3.1. Dispositivos percutáneos y mínimamente invasivos

3.1.1. Balón de contrapulsación intraaórtico

El balón de contrapulsación intraaórtico (BCIAo) consta de un balón de 30-50 mL montado sobre un catéter que se sitúa en la aorta descendente y que se hincha durante la diástole cardíaca desplazando el volumen sanguíneo (proporcional al tamaño del balón) de manera pulsátil hacia la aorta proximal (Fig. 20-2). Se deshincha durante la sístole, reduciendo la poscarga del ventrículo izquierdo.

Así, el inflado del balón durante la diástole aumenta la perfusión coronaria, cerebral, renal y mesentérica, con aumento de la presión arterial media, mientras que su desinflado en el inicio de la sístole disminuye la poscarga y la presión telediastólica del ventrículo izquierdo. De esta manera se reduce el trabajo y consu-

mo de oxígeno por el miocardio. También disminuye secundariamente la poscarga del ventrículo derecho.

Todo ello modifica modestamente el volumen sistólico y el gasto cardíaco, aumentándolo en torno a 0,5 L/min, por lo que su soporte será insuficiente en el *shock* cardiogénico grave; sin embargo, su soporte, aunque parcial, en determinados pacientes es muy útil pues proporciona una ayuda suficiente para estabilizar la situación hemodinámica.

Conceptualmente, beneficia a los pacientes con disfunción e isquemia del ventrículo izquierdo. Durante muchos años ha sido el dispositivo más usado. Y aunque un estudio aleatorizado relativamente reciente (IABP-SHOCK II) y varios metanálisis han rele-

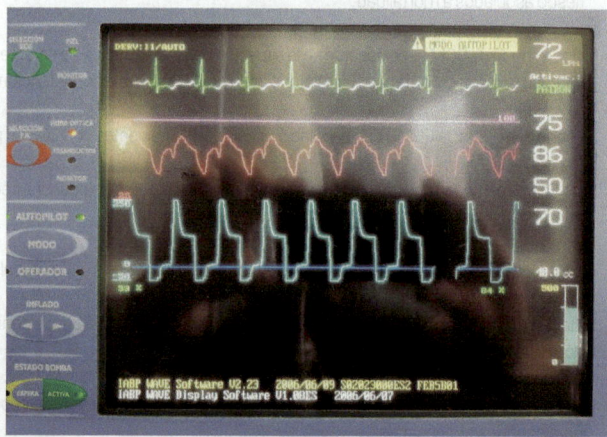

Fig. 20-2 | Consola de balón de contrapulsación intraaórtico.

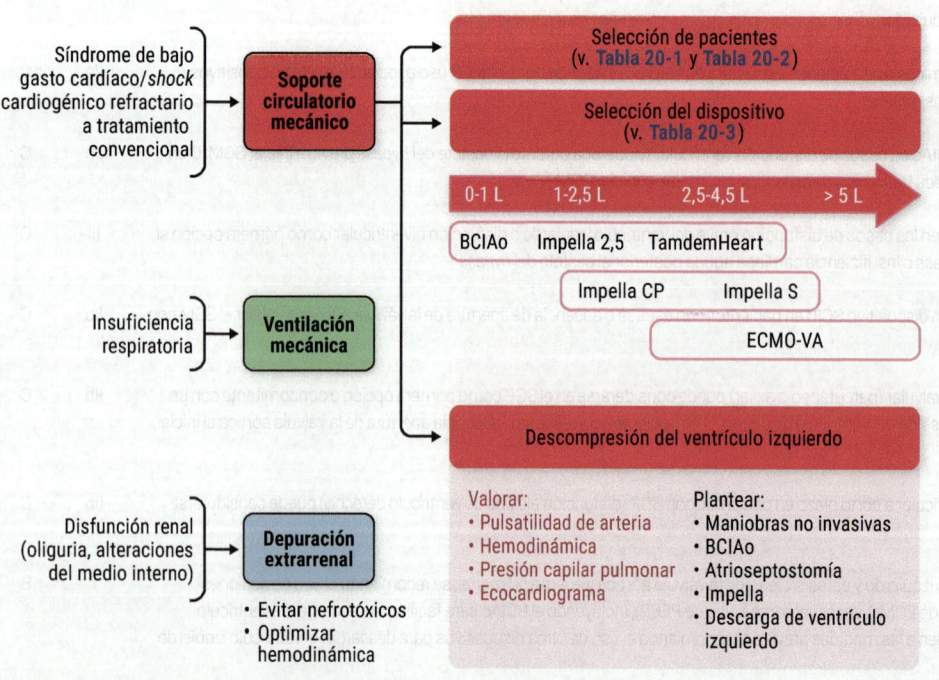

Fig. 20-1 | Aproximación multimodal al manejo de la disfunción multiorgánica en el síndrome de bajo gasto cardíaco/*shock* cardiogénico. BCIAo: balón de contrapulsación intraaórtico; ECMO-VA: oxigenación por membrana extracorpórea venoarterial.

gado al BCIAo a un segundo plano (al no haber diferencias de mortalidad en el *shock* cardiogénico secundario al infarto agudo de miocardio), continúa siendo útil en algunos escenarios, como es el *shock* cardiogénico secundario a complicaciones mecánicas del infarto, el *shock* cardiogénico poscardiotomía, las cirugías de revascularización coronaria de alto riesgo y el destete dificultoso de la circulación extracorpórea.

Como ventajas de este sistema de soporte está la facilidad, rapidez de inserción y la familiaridad en el manejo del dispositivo. Su implantación suele ser por vía arteria femoral, de forma percutánea, y es relativamente sencilla salvo en casos de arteriosclerosis avanzada. La punta del balón debe quedar aproximadamente a 2 cm de la salida de la arteria subclavia izquierda.

Las principales complicaciones están relacionadas con la técnica, como son la isquemia del miembro, fenómenos tromboembólicos, plaquetopenia y hemólisis. Está contraindicado en la insuficiencia aórtica moderada-grave, la disección aórtica y el aneurisma de aorta.

También puede implantarse, mediante un *graft*, a través de la arteria axilar y directamente en la aorta (en casos seleccionados).

Su uso de forma concomitante con la ECMO-VA periférica puede resultar de utilidad para contrarrestar el aumento de poscarga creada por esta y facilitar la apertura de la válvula aórtica.

3.1.2. Oxigenación por membrana extracorpórea venoarterial (ECMO-VA) periférica

La ECMO-VA periférica es un dispositivo de soporte vital extracorpóreo que extrae la sangre venosa del paciente (desaturada) y la conduce a un oxigenador de membrana, donde se produce la oxigenación y la retirada de dióxido de carbono de la sangre venosa extraída y que pasa a su través. Posteriormente, esta sangre se impulsa mediante una bomba centrífuga y se devuelve al paciente, a una arteria (Fig. 20-3).

La ECMO-VA periférica se implanta insertando una cánula venosa desde la vena femoral hasta la vena cava inferior-aurícula derecha. Y se devuelve mediante una cánula de retorno que conduce la sangre hasta el sistema arterial, ya sea en la arteria femoral o en la arteria axilar. Así, proporciona al paciente un soporte circulatorio biventricular y soporte respiratorio.

Está indicada fundamentalmente en pacientes en situación de *shock* cardiogénico que no responden a tratamiento convencional y que tienen posibilidades potenciales de recuperación o acceso a tratamientos específicos, como podría ser la revascularización miocárdica, el trasplante cardíaco o bien dispositivos de asistencia circulatoria de larga duración. También está indicada como soporte extracorpóreo en casos seleccionados de parada cardíaca: medidas iniciales de soporte vital avanzado infructuosas, parada cardíaca de causa potencialmente reversible y en las que se puedan realizar intervenciones específicas (intervención coronaria percutánea, trombectomía pulmonar), en personas con baja comorbilidad, parada cardíaca presenciada que reciban reanimación cardiopulmonar RCP de calidad y en las que se instaure la ECMO-VA antes de los 60 minutos de la parada cardiorrespiratoria.

Uno de los principales inconvenientes es el aumento de la poscarga y el trabajo del ventrículo izquierdo. Esto puede conducir a la dilatación del ventrículo izquierdo y el desarrollo de un edema agudo de pulmón. Además, en esta configuración, se puede evolucionar a cierre de la válvula aórtica, lo que aumenta el grado de

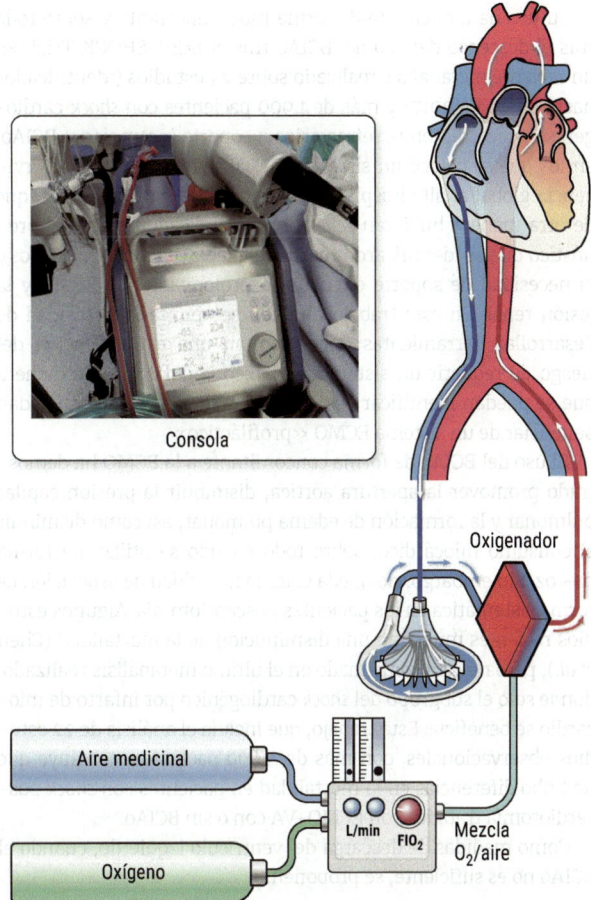

Fig. 20-3 | Esquema de oxigenación por membrana extracorpórea venoarterial y consola.

la distensión y la trombosis intraventricular. Por otro lado, durante el soporte con ECMO-VA femoral el flujo retrógrado que entra por la arteria femoral se mezcla con el flujo anterógrado producido por la eyección del ventrículo izquierdo, lo que puede provocar hipoxemia del hemicuerpo superior. Por ello, la monitorización debería incluir pulsioximetría y análisis de gases arteriales en el miembro superior derecho.

Se ha trabajado mucho en este aspecto para intentar disminuir la elevación de la poscarga y facilitar la apertura de la válvula aórtica. El manejo de la ECMO obteniendo el gasto cardíaco mínimo que permita un metabolismo aerobio y manteniendo fármacos inotrópicos a dosis bajas puede ser suficiente para evitar esta complicación. El sistema requiere anticoagulación.

Entre las ventajas que se esgrimen a favor de estos dispositivos está la versatilidad, eficacia y sencillez de implantación y su uso clínico en unidades de cuidados intensivos por un período de días o semanas. Los sistemas de soporte extracorpóreos con membrana de oxigenación intercalada son una de las opciones más extendidas en el soporte del *shock* cardiogénico tras un infarto agudo de miocardio (IAM), así como el soporte en la intervención coronaria percutánea y en el *shock* poscardiotomía. Sus múltiples configuraciones, el soporte circulatorio completo en caso de disfunción biventricular y también respiratorio, la facilidad y rapidez de puesta en marcha a pie de cama, lo convierten en una opción muy atractiva.

Su uso ha aumentado de forma muy importante y sobre todo tras el descenso del uso del BCIAo tras el IABP-SHOCK Trial. En un reciente metanálisis realizado sobre 24 estudios (identificados hasta enero de 2017) y más de 1.900 pacientes con *shock* cardiogénico poscardiotomía refractarios a soporte inotrópico y BCIAo, en los que se colocó un sistema ECMO, se objetivó una supervivencia global al alta hospitalaria de 30,8 % de los pacientes, que de otra manera hubieran fallecido. Los indicadores de mal pronóstico que se identificaron fueron la edad avanzada (> 70 años), la necesidad de soporte circulatorio prolongado con ECMO y la lesión renal. En este trabajo también se apunta la necesidad de desarrollar herramientas que permitan una estratificación del riesgo de requerir un sistema mecánico circulatorio, de manera que se puedan identificar pacientes de alto riesgo que se puedan beneficiar de un sistema ECMO «profiláctico».

El uso del BCIAo de forma concomitante a la ECMO ha demostrado promover la apertura aórtica, disminuir la presión capilar pulmonar y la formación de edema pulmonar, así como disminuir el consumo miocárdico, sobre todo cuando se utiliza de forma precoz. Sin embargo, no queda clara la necesidad de asociación de forma sistemática en los pacientes poscardiotomía. Algunos estudios recientes muestran una disminución de la mortalidad (Chen *et al.*), pero no está confirmado en el último metanálisis realizado, donde solo el subgrupo del *shock* cardiogénico por infarto de miocardio se beneficia. Este trabajo, que incluía el análisis de 22 estudios observacionales, con más de 4.600 pacientes, concluye que no hubo diferencias en la mortalidad en pacientes con *shock* poscardiotomía tratados con ECMO-VA con o sin BCIAo.

Como medidas de descarga del ventrículo izquierdo, cuando el BCIAo no es suficiente, se proponen:

- El uso de Impella® 2.5, pues descomprime de forma efectiva el ventrículo, mejorando el edema pulmonar.
- La colocación de una cánula de drenaje en el ápex o la aurícula izquierda. Esta sería una solución quirúrgica al problema, ya sea de forma transcutánea o mediante reesternotomía conectando en «Y» al drenaje venoso del sistema.
- La realización de una septostomía auricular.

Además, ha de vigilarse siempre la posibilidad de que, con la recuperación de pulsatilidad, la sangre desoxigenada del ventrículo izquierdo salga hacia los troncos supraaórticos, con la posible lesión cerebral hipóxica y desoxigenación del hemicuerpo superior, lo que se conoce como el síndrome del arlequín. Para ello se debe monitorizar mediante pulsioximetría y catéter arterial radial el miembro superior derecho.

Una alternativa a la canulación arterial femoral es el uso de la canulación arterial axilar. El aumento de la poscarga es menor que a nivel femoral, por lo que permite mayor descarga del ventrículo izquierdo, evitando también la esternotomía y sus complicaciones. Además, evita el síndrome de arlequín, pues es un vaso libre de arteriosclerosis, y permite la movilización del paciente, por lo que es una opción interesante cuando prevemos un soporte circulatorio prolongado. En cambio, no puede realizarse en el contexto emergente, ya que la canulación de la arteria axilar es más dificultosa y ha de hacerse en quirófano.

Una configuración que puede resultar de utilidad es la ECMO venoarteriovenosa (VAV). En esta configuración se extrae la sangre desde una cánula venosa y el flujo de retorno se divide en dos: una parte retorna a territorio arterial y la otra a territorio venoso (aurícula derecha). Estaría indicada en pacientes con fracaso respiratorio y cardíaco concomitante. Así, se utiliza como *upgrade* en pacientes en los que durante su evolución en ECMO-VA (para soporte circulatorio) desarrollan fracaso respiratorio. Puede ser el caso de la adquisición de una neumonía, edema pulmonar (síndrome del arlequín) o lesión pulmonar secundaria a ventilación mecánica en un paciente en el que se tenía colocada una ECMO-VA por *shock* cardiogénico. O bien, al contrario, tendría utilidad en pacientes durante una ECMO venovenosa (ECMO-VV) por insuficiencia respiratoria que desarrollan *shock* cardiogénico. Es el caso de la descompensación o desarrollo de fracaso ventricular derecho o *shock* cardiogénico en un paciente en el que se había colocado una ECMO-VV por síndrome de dificultad respiratoria aguda. El flujo de retorno debe ser balanceado y ajustado por un *clamp* ajustable. Se requieren dos sensores de flujo para lograr balancear los flujos hacia ambas cánulas de retorno. Es una configuración más compleja y más difícil de manejar. Cada cambio en los ajustes del flujo puede influir en la precarga, la poscarga y la oxigenación en cada zona de mezcla de cada cánula de retorno.

Otras complicaciones derivadas son el sangrado e infección del lugar de canulación, así como la isquemia del miembro inferior en el que se inserta la cánula arterial. Este riesgo ha disminuido de forma importante con la implantación de una cánula de reperfusión distal a la cánula arterial. Está contraindicada en la insuficiencia aórtica moderada-grave, la disección aórtica y el aneurisma de aorta.

3.1.3. Impella®

El Impella® es un sistema de soporte circulatorio mecánico con bomba microaxial, transvalvular, que transfiere la sangre desde la cavidad ventricular izquierda a la raíz aórtica (por encima de la válvula aórtica). De forma directa, descarga el ventrículo izquierdo y disminuye la tensión de la pared y el consumo miocárdico de oxígeno, con aumento de la presión arterial media, mejora de la perfusión periférica y disminución de la presión capilar pulmonar. Comparado con el BCIAo, el Impella produce un mayor aumento del gasto cardíaco.

Se coloca sobre un catéter *pigtail* de implantación fundamentalmente transcutánea y puede dar soporte circulatorio tanto al ventrículo izquierdo como al derecho, según el tipo de dispositivo y el modo de implante. Las bombas para dar soporte al ventrículo izquierdo (Impella 2.5, Impella CP e Impella 5.0/LP) se implantan por vía femoral, de forma percutánea, salvo el Impella 5.0/LD, que requiere acceso quirúrgico por vía femoral o axilar; en cualquier caso, siempre guiado por fluoroscopia y/o ecocardiografía. El dispositivo se coloca de forma que la bomba axial queda a través de la válvula aórtica, aspirando la sangre del ventrículo izquierdo y expulsándola en la aorta ascendente. De esta manera se consigue un aumento del gasto cardíaco y de la perfusión coronaria, además de una disminución del volumen y presión telediastólica y descompresión del ventrículo izquierdo. Estos dispositivos microaxiales trabajan a altas revoluciones, alcanzando distintos flujos según el tipo de dispositivo: aproximadamente 1,7 L/min en el Impella 2.5; 3,2 L/min en el Impella CP y 4,2 L/min en el Impella 5.0/LP.

También existe un dispositivo homónimo para el soporte del ventrículo derecho, que se implanta por vena femoral (Impella RP). Este se ha diseñado para soportar el fracaso del ventrículo derecho asociado a asistencia ventricular izquierda o en el contexto del *shock* cardiogénico. El puerto que succiona se queda colocado en la vena cava inferior y la bomba lanza el flujo hasta la arteria pulmonar, proporcionando un flujo continuo en torno a 4 L/min.

La implantación es relativamente poco agresiva y consigue una mejoría casi instantánea del gasto cardíaco, la descarga del ventrículo izquierdo y la disminución del trabajo miocárdico. Su uso ha aumentado de forma exponencial los últimos años en el *shock* cardiogénico postinfarto y en los cateterismos de alto riesgo. Sin embargo, varios estudios aleatorizados en el *shock* cardiogénico no han demostrado una diferencia significativa en la supervivencia ni a corto ni a largo plazo respecto al BCIAo. También se ha utilizado en el *shock* poscardiotomía, sobre todo en pacientes sometidos a cirugía de revascularización. En este contexto, y de forma similar al *shock* postinfarto, hay varios estudios, con un limitado número de pacientes, en los que se compara el Impella con otros dispositivos (BCIAo, ECMO-VA), y no han demostrado de forma clara su superioridad.

Los dispositivos Impella 2.5 ofrecen un gasto cardíaco limitado, pero pueden ser de utilidad para descomprimir el ventrículo izquierdo cuando el aumento de la poscarga producida por una ECMO periférica produce dilatación ventricular y edema pulmonar. Los dispositivos Impella 5.0/LP podrían ser de utilidad en los pacientes con *shock* cardiogénico postinfarto con marcada depresión de la función ventricular izquierda, y en los pacientes con *shock* poscardiotomía tras cirugía de revascularización o cirugía mitral que presenten un fracaso único de ventrículo izquierdo y no tengan una hipertrofia importante. En un metanálisis realizado con seis estudios en 163 pacientes, en el que se incluyeron 35 *shocks* cardiogénicos poscardiotomía, se encontró una evolución muy favorable y una elevada supervivencia.

Ninguno de los dispositivos de la familia Impella es de elección en el colapso circulatorio súbito, dado que no dan soporte circulatorio biventricular y su colocación requiere de un tiempo mínimo y bajo eco/fluoroscopia.

Los Impella RP puede ser útiles en los pacientes con fracaso de ventrículo derecho tras cirugía, o tras implantación de asistencia ventricular izquierda. Aunque existe algún caso aislado de fracaso biventricular con soporte mediante Impella izquierdo (5.0) y derecho (RP), el soporte con ECMO es más completo y coste-efectivo. En el estudio multicéntrico Recover Right, realizado en 30 pacientes con fracaso ventricular derecho en los que se colocó un Impella RP, se describe una supervivencia a los 30 días del 73 %.

El Impella requiere heparinización local del dispositivo. Como complicaciones, las series destacan un fallo y paro de bomba en torno al 15 %, además del 13-28 % de desplazamiento que requirió recolocación. Otras complicaciones son la hemólisis, el sangrado en el punto de inserción, los eventos cerebrovasculares y la afectación valvular en menor medida.

Está contraindicado en las prótesis aórticas mecánicas, insuficiencia aórtica moderada-grave, estenosis aórtica (área valvular aórtica < 0,6 cm^2), hipertrofia ventricular, defecto septal, trombosis ventricular y arteriosclerosis importante hace que su escenario de acción en el contexto de la cirugía cardíaca se vea reducido.

3.1.4. HeartMate® percutáneo

El dispositivo HeartMate® dispone de un sistema mecánico de bomba impulsora microaxial, similar al Impella, que también se implanta de manera percutánea. De igual manera, la bomba impulsora cruza la válvula aórtica, extrae la sangre del ventrículo izquierdo y la impulsa a la aorta ascendente. El acceso es por la arteria femoral con una vía con un diámetro de 24 F. Puede proporcionar hasta 4 L/min.

3.1.5. TandemHeart®

TandemHeart® es un sistema de soporte circulatorio mecánico extracorpóreo, centrífugo, de flujo continuo. Fue creado inicialmente como soporte ventricular izquierdo, está compuesto por una bomba centrífuga de flujo continuo y una/dos cánulas, y ofrece varias configuraciones. En general, se realiza una canulación periférica. La disposición tradicional se compone de una cánula venosa que, a través de una septostomía, se aloja en la aurícula izquierda, y una cánula de retorno en la circulación arterial. De esta forma la sangre es drenada de la aurícula izquierda e impulsada mediante una centrífuga que consigue un flujo de hasta 5 L/min al sistema arterial (femoral o axilar).

La implantación del dispositivo asocia un aumento inmediato de la presión arterial media y el índice cardíaco, con disminución de la presión capilar pulmonar y mejoría de la perfusión sistémica. Por otro lado, TandemHeart permite la colocación de un oxigenador intercalado en el circuito.

Recientemente se ha desarrollado un sistema con una única cánula y dos luces (Protek Duo®) que se coloca por vía yugular interna y que permite dar soporte al ventrículo derecho, aspirando sangre en la aurícula derecha y eyectándola en la arteria pulmonar. Este sistema puede ser de utilidad también para manejar el fracaso ventricular derecho asociado al implante de una asistencia ventricular izquierda.

También se puede realizar su inserción por vía minitoracotomía a través del ápex, aspirando sangre en el ventrículo izquierdo y eyectándola en la aorta, de una forma similar al Impella.

Varios estudios realizados en pacientes con *shock* cardiogénico postinfarto, coronariografía de riesgo y descompensación de insuficiencia cardíaca no encontraron diferencias significativas en la mortalidad cuando se comparó este dispositivo con el uso del BCIAo. En el contexto del *shock* poscardiotomía hay escasa experiencia clínica. En los pacientes con trombos en el ventrículo izquierdo, sustitución valvular aórtica con prótesis mecánica o miocardiopatía hipertrófica grave, este sistema puede ser fundamental para establecer el soporte circulatorio.

Las potenciales complicaciones asociadas al procedimiento, que debe hacerse bajo fluoroscopia y por manos expertas, son el taponamiento cardíaco y la comunicación interauricular tras su retirada. Las complicaciones asociadas a su uso son la hemorragia en el punto de punción, la isquemia arterial y la hipotermia. La necesidad de un laboratorio de hemodinámica y su relativa complejidad de implantación hacen que no sea un dispositivo de elección en el colapso circulatorio súbito.

3.1.6. Otros dispositivos

3.1.6.1. Dispositivo de *bypass* cardiopulmonar LifeBridge®

Es un dispositivo similar a una ECMO-VA periférica. Combina una bomba centrífuga con un oxigenador, por lo que proporciona soporte hemodinámico y respiratorio. El dispositivo se implanta de manera percutánea incluyendo una cánula venosa colocada en la vena cava inferior/aurícula derecha. Tras la oxigenación de la sangre, esta se bombea a través de una cánula arterial de 15-21 Fr en la arteria ilíaca/aorta abdominal.

3.1.6.2. Sistema i-cor (Xenios®)

Es una bomba con una membrana de oxigenación. La bomba genera un flujo pulsátil fisiológico sincronizado con el electrocardiograma y puede combinarse con el uso de ECMO-VA. El flujo pulsátil podría proporcionar una mejor preservación de la función renal y el tono vascular sistémico, así como reducir la presión sistólica y la distensión del ventrículo izquierdo.

Los flujos de estos dispositivos varían en función de los tamaños de las cánulas y de las características de cada paciente (volemia, presión arterial, etc.). Pueden utilizarse en pacientes en *shock* cardiogénico o tras una parada circulatoria. Su uso también se ha extendido, al igual que los dispositivos citados previamente, a procedimientos intervencionistas de alto riesgo.

3.2. Sistemas mecánicos que requieren esternotomía

Se trata de soportes que requieren apertura esternal. Pueden estar indicados en pacientes que no pueden ser desconectados del soporte de circulación extracorpórea, o en pacientes que pensamos que van a requerir soporte circulatorio mecánico prolongado durante más tiempo.

3.2.1. Oxigenación por membrana extracorpórea venoarterial (ECMO-VA) central

Los componentes de este sistema mecánico son los mismos que en el sistema de ECMO-VA periférica, pero su inserción requiere esternotomía: se aloja la cánula de drenaje en la aurícula derecha y la de retorno directamente en la raíz aórtica. Con esta configuración se realiza un soporte biventricular (no independiente) que muestra un perfil hemodinámico favorable para la recuperación de la función miocárdica y evita el aumento de la poscarga del ventrículo izquierdo.

En un metanálisis realizado sobre 17 estudios observacionales retrospectivos que incluyeron casi 1.700 pacientes a los que se les implantó una ECMO-VA (el 85 % con *shock* poscardiotomía), se compara la canulación central (42 %) con la periférica (58 %). En los resultados se objetiva que no hay una superioridad en la supervivencia y, sin embargo, sí un mayor riesgo de hemorragia mediastínica, transfusión y necesidad de terapias de reemplazo renal en los pacientes con ECMO-VA central respecto a la ECMO-VA periférica.

La ECMO-VA central puede ser una opción útil en los pacientes que no consiguen ser desconectados de la circulación extracorpórea con el mediastino abierto, pudiendo incluso utilizar las cánulas ya emplazadas para la realización de la circulación extracorpórea.

Las complicaciones principales asociadas al proceso son la hemorragia, la reintervención y la infección mediastínica, además de la trombosis ventricular y la embolia sistémica.

3.2.2. Asistencias monoventriculares o biventriculares de corta-media duración

Hay varios sistemas mecánicos con los que se consigue asistir de forma independiente cada uno de los ventrículos, lo que permite individualizar el soporte circulatorio de manera univentricular o biventricular y aumentar la magnitud de este soporte.

Pueden ser de flujo continuo centrífugo o neumático. Su inserción central requiere esternotomía. En la asistencia izquierda existe la posibilidad de colocar la cánula de drenaje en la vena pulmonar, la aurícula izquierda o el ventrículo izquierdo directamente, mientras que la de retorno se suele colocar en la aorta ascendente. En la asistencia derecha se coloca la cánula de drenaje en la aurícula derecha y la de retorno en la arteria pulmonar.

Cuando la función ventricular izquierda está muy deteriorada y la cánula de drenaje queda en la aurícula o vena pulmonar, existe el riesgo de que la sangre remansada en el ventrículo forme coágulos intraventriculares, con el consiguiente riesgo de embolias sistémicas. El riesgo disminuye si la cánula de drenaje se coloca en el ápex ventricular. En este tipo de soporte también existe la posibilidad de intercalar un oxigenador en el circuito y funcionar como un sistema ECMO.

Algunos centros utilizan este tipo de sistemas mecánicos como terapia de primera línea en el *shock* poscardiotomía, sobre todo cuando existe dificultad para salir de la circulación extracorpórea. En cambio, otros centros lo usan como tratamiento de segunda línea cuando el paciente ha estado algunos días con otros dispositivos de soporte técnicamente más fáciles de iniciar y de forma transcutánea pero la disfunción ventricular no mejora. Las complicaciones son las mismas que las observadas en el resto de los dispositivos centrales.

En nuestro medio la asistencia más utilizada es la CentriMag®. Es un sistema de asistencia circulatoria mecánica de corta-media duración que utiliza una bomba centrífuga paracorpórea. Esta bomba, de flujo laminar continuo, se caracteriza por que funciona por levitación magnética, lo que permite minimizar la fricción y la generación de calor y, con ello, disminuir la hemólisis. Este dispositivo es capaz de generar hasta 8-10 L/min a un rango de 5.500 rpm. Permite una asistencia ventricular izquierda, derecha o biventricular, dependiendo de la localización y el emplazamiento de las cánulas. Puede también utilizarse como parte de un circuito de ECMO añadiendo un oxigenador que aporte también soporte respiratorio. Con esta asistencia la hemodinámica es dependiente del flujo sanguíneo (el de la bomba más el del propio paciente) y de las resistencias vasculares, por lo que la consecución de estos objetivos se materializa en la práctica controlando precarga y poscarga, adaptando el flujo de la bomba y con las mínimas dosis de fármacos vasoactivos para conseguir los objetivos. La bomba es muy sensible al aumento de poscarga.

Las principales ventajas de esta asistencia son que permite mejorar la hemodinámica de forma estable para revertir el fracaso orgánico y miocárdico (aporta flujos ≥ 5 L/min), proporciona drenaje del ventrículo izquierdo, presenta bajo riesgo tromboembólico requiriendo dosis bajas de anticoagulación, permite la extubación y movilización del paciente, así como una fácil reconversión a asistencia de larga duración. En nuestro entorno es una buena alternativa para realizar el puente al trasplante en pacientes con insuficiencia cardíaca crónica descompensada.

Una alternativa a la esternotomía media en el implante de este dispositivo (especialmente si solo se va a implantar una asistencia izquierda) es el acceso mínimamente invasivo a través de una minitoracotomía izquierda para el drenaje a través del ápex del ventrículo izquierdo, y una miniesternotomía/minitoracotomía anterior derecha por el segundo espacio intercostal para la aorta ascendente, o realizar una disección de la arteria axilar/subclavia izquierda o derecha para la cánula de retorno. Este abordaje puede resultar útil en pacientes con cirugía cardíaca previa o en los que se implanta como puente al trasplante para evitar la manipulación previa del mediastino.

En general se usa como soporte a corto-medio plazo como puente a decisión o a recuperación. En una revisión sistemática realizada en 2014 por Borisenko *et al.* se identificaron 53 publicaciones y 999 pacientes con buenos resultados tanto en su uso como asistencia ventricular como cuando se emplea como parte de un circuito de ECMO. Las complicaciones más importantes fueron el sangrado, la insuficiencia renal y las infecciones.

Este tipo de soporte circulatorio también es muy útil en enfermos con fracaso ventricular derecho. Bhama *et al.* analizan su experiencia con 80 pacientes a los que se tiene que implantar una asistencia derecha (CentriMag): 16 % en pacientes con *shock* poscardiotomía, 31 % en trasplantados cardíacos y 53 %en pacientes que reciben un dispositivo de asistencia ventricular izquierda. Muestran unos buenos resultados, consiguiendo un destete de la bomba con éxito en el 46 % de los *shocks* poscardiotomía, 84 % de los trasplantados y 83 % de los pacientes con asistencia izquierda. La supervivencia fue peor en los pacientes con *shock* poscardiotomía.

Cabe recordar que, en ocasiones, tras colocar una asistencia en el ventrículo izquierdo, puede ocurrir el colapso de un ventrículo derecho que parecía funcionante, lo que obliga a la colocación de algún tipo de soporte circulatorio mecánico de ventrículo derecho. Esta complicación, que aumenta de forma clara la mortalidad, es prevenible evaluando la probabilidad de fracaso del ventrículo derecho y, por tanto, colocando una asistencia biventricular. Existen varias escalas que conjugan parámetros clínicos, bioquímicos y ecocardiográficos que ayudan a predecirlo con mayor o menor acierto. Los mejores resultados se han obtenido mediante el *strain rate* y el *speckle tracking*, midiendo el pico global sistólico longitudinal por el gradiente pico sistólico entre el ventrículo derecho y la aurícula derecha (PSSrL × ΔP_{RV-RA}), y el índice de adaptación a la carga (LAI). No obstante, la aproximación a este tema escapa de los objetivos de este capítulo.

En la Tabla 20-3 se resumen las principales características de los distintos dispositivos.

4. Conclusiones

Los dispositivos de soporte circulatorio mecánico son una parte esencial en el manejo de los pacientes críticos, con *shock* cardiogénico, refractario a medidas habituales y dosis crecientes de fármacos vasoactivos. Se utilizan, en los pacientes indicados, para lograr la estabilización hemodinámica y orgánica del paciente, ganando el tiempo suficiente para conseguir la recuperación miocárdica, para tomar una decisión más elaborada o llevar al paciente al trasplante cardíaco u otros dispositivos de asistencia de larga duración.

El conocimiento de los criterios de selección adecuados, las contraindicaciones, las características de los diferentes sistemas de soporte, sus mecanismos de acción, sus ventajas y limitaciones, nos proporcionará una mayor probabilidad de éxito en nuestros resultados.

En el presente capítulo estudiamos sistemas mínimamente invasivos (como el BCIAo, la ECMO-VA, sistemas microaxiales transvalvulares, TandemHeart y otros) y sistemas que requieren esternotomía (como la ECMO-VA central y las asistencias ventriculares de corta-media duración).

Debemos ser conscientes de que la mayor parte de las recomendaciones con dispositivos de soporte circulatorio mecánicos están basadas en opiniones de expertos y estudios observacionales, con mayor o menor número de pacientes, pero queda pendiente la realización de estudios comparativos, con un importante número de enfermos, que comparen los resultados con los distintos dispositivos y que proporcionen mayor solidez a nuestras decisiones.

Tabla 20-3. Principales características de los distintos dispositivos de soporte circulatorio mecánico

	Percutáneo				Quirúrgico		
	BCIAo	**TandemHeart**	**Impella 2.5/5.0/LD/CP/RP**	**ECMO VA periférica**	**ECMO central**	**DAV centrífuga**	**DAV neumática**
Mecanismo	Contrapulsación intraaórtica	Flujo continuo centrífugo	Flujo continuo axial	Flujo continuo centrífugo	Flujo continuo centrífugo	Flujo continuo centrífugo	Flujo neumático pulsátil
Soporte	VI	VI/VD según configuración	VI (RP → VD)	VI + VD, oxigenación	VI + VD, oxigenación	VI/VD/BiV	VI/VD/BiV
Efecto en VI	↓ poscarga y trabajo del VI ↑ GC 0,5 L/min	↓ poscarga VI Protekduo: soporte VD	Descarga VI	↑ poscarga VI (axilar < femoral)	Descarga VA y ↓ trabajo	Descarga VA y ↓ trabajo	Descarga VA y ↓ trabajo
Flujo máximo	-	hasta 5 L/min	2.5: 1,7 L/min CP: 4,3 (3,2) L/min 5.0/LD: 5 L/min (4,2 reales)	Dependiente del diámetro de cánulas (5 L/min aprox.)	Dependiente del diámetro de cánulas (5-8 L/min aprox.)	9 L/min	7 L/min
Duración	Días	14 días	2.5/CP: 4 días 5.0/LP: 6 días RP: 14 días	30 días	30 días	30 días	80 días (media)
Ventajas	Inserción rápida, a pie de cama	Estabilidad de flujos	Perfil hemodinámico Implante sencillo	Inserción rápida, a pie de cama, oxigenación	Estabilidad de flujo Perfil hemodinámico	Estabilidad de flujo Perfil hemodinámico ± oxigenador	Soporte durable Perfil hemodinámico
Complicaciones	Embolia, daño vascular, trombopenia	Requiere septostomía, CIA post, migración de cánula, taponamiento	Migración, lesión en VAo/ventrículo, taponamiento, hemólisis, embolia, isquemia	Trombosis VI, EAP, síndrome del arlequín, hemorragia, isquemia de miembro	Hemorragia, embolia	Hemorragia, embolia	Hemorragia, ACV
Contraindicado	IAo moderada-grave, disección aórtica, vasculopatía	IAo moderada-grave, disección aórtica, vasculopatía	Trombo ventricular, prótesis aórtica mecánica, estenosis aórtica < 0,6 cm, IAo moderada-grave, trombosis ventricular, CIA/CIV, HVI moderada-grave	IAo moderada-grave, disección aórtica, vasculopatía, hemorragia incontrolable	Disección aórtica, hemorragia incontrolable	Imposibilidad de anticoagulación	Imposibilidad de anticoagulación

ACV: accidente cerebrovascular; BCIAo: balón de contrapulsación intraaórtico; BiV: biventricular; CIA: comunicación interauricular; CIV: comunicación interventricular; DAV: dispositivos de asistencia ventricular; EAP: edema agudo de pulmón; ECMO: oxigenación por membrana extracorpórea; GC: gasto cardíaco; HVI: hipertrofia del ventrículo izquierdo; IAo: insuficiencia aórtica; VA: venoarterial; VAo: válvula aórtica; VD: ventrículo derecho; VI: ventrículo izquierdo.

Puntos clave

✔ La decisión de implante de un dispositivo de soporte circulatorio debe ser consensuada por el equipo multidisciplinar y debe estar basada en una valoración completa (factores cardíacos y sistémicos) e individualizada. El implante debe realizarse de manera precoz en la evolución clínica.

✔ La adecuada selección de pacientes está asociada a las posibilidades de éxito. La selección del dispositivo dependerá de la situación clínica del paciente, motivo para el implante, disponibilidad y experiencia del equipo asistencial.

✔ Los diferentes dispositivos tienen distintos mecanismos de acción, proporcionan distinto soporte, tienen sus indicaciones específicas, sus ventajas y limitaciones, que hay que conocer para indicar el más adecuado en cada circunstancia concreta y para poder manejar de forma correcta el dispositivo en el paciente.

Bibliografía

Anderson MB, Goldstein J, Milano C, et al. Benefits of a novel percutaneous ventricular assist device for right heart failure: The prospective RECOVER RIGHT study of the Impella RP device. J Heart Lung Transplant. 2015;34:1549-60.

Aneman A, Brechot N, Brodie D, et al. Advances in critical care management of patients undergoing cardiac surgery. Intensive Care Med. 2018;44(6):799-810.

Archilletti F, Giuliani L, Dangas GD, et al. Timing of mechanical circulatory support during primary angioplasty in acute myocardial infarction and cardiogenic shock: systematic review and meta-analysis. Catheter Cardiovasc Interv. 2022;99:998-1005.

Baran DA, Jaiswal A, Henning F, Potapov E. Temporary mechanical circulatory support: devices, outcomes and future directions. J Heart Transplant. 2022;41:678-91.

Batsides G, Massaro J, Cheung A, Solesz E, Ramzy D, Anderson MB. Outcomes of Impella 5.0 in cardiogenic shock. A systematic review and meta-analysis. Innovations 2018.;13(4):254-60.

Bhama JK, Bansal U, Winger DG, et al. Clinical experience with temporary right ventricular mechanical circulatory support. J Thorac Cardiovasc Surg. 2018.;156(5):1885-91.

Borisenko O, Wylie G, Payne J, et al. Thoratec CentriMag for temporary treatment of refractory cardiogenic shock or severe cardiopulmonary insufficiency: A systematic literature review and meta-analysis of observational studies. ASAIO J. 2014;60:487-97.

Campos Rubio V. Criterios hemodinámicos y funcionales de indicación de una asistencia en la insuficiencia cardiaca aguda (*shock* cardiogénico). Cir Cardiovasc. 2009;16(2):99-104.

Caravaca Pérez PJ, Delgado Jiménez JF. ECMO vs otras asistencias circulatorias en el tratamiento de pacientes con insuficiencia cardiaca avanzada-*shock* cardiogénico. En: Pérez Vela JL, Renes Carreño E, editores. Principios básicos de la ECMO en adultos. Ediciones Tantín; 2020. p. 131-48.

Castells Cuch E. Contraindicaciones y complicaciones de la asistencia circulatoria mecánica. Cir Cardiovas. 2009;16(2):179-86.

Chen K, Hou J, Tang H, Hu S. Concurrent implantation of intra-aortic balloon pump and extracorporeal membrane oxygenation improved survival of patients with postcardiotomy cardiogenic shock. Artif Organs. 2019;43(2):142-9.

Chieffo A, Dudek D, Hassager C, et al. Joint EAPCI/ACVC expert consensus document on percutaneous ventricular assist devices. Eur Heart J Acute Cardiovasc Care. 2021;10(5):570-83.

Dandel M, Krabatsch T, Falk V. Left ventricular vs. biventricular mechanical support: Decision making and strategies for avoidance of right heart failure after left ventricular assist device implantation. Int J Cardiol. 2015;198:241-50.

Fernández-Mondéjar E, Fuset-Cabanes MP, Grau-Carmona T, et al. The use of ECMO in ICU. Recommendations of the Spanish Society of Critical Care Medicine and Coronary Units. Med Intensiva (Engl Ed). 2019;43(2):108-20.

Fitzsimons MG, Nicoara A, Maisonave Y. Short-term mechanical circulatory assist devices: initiation and management considerations. UpToDate. 2021. Disponible en: https://www.medilib.ir/uptodate/show/127006 [último acceso: Abril 2023].

Gilotra NA, Stevens GR. Temporary mechanical circulatory support: a review of the options, indications, and outcomes. Clin Med Insights Cardiol. 2015;8(Suppl 1):75-85.

Hajjar LA, Teboul JL. Mechanical circulatory support devices for cardiogenic shock: state of the art. Crit Care. 2019;23(1):76.

Henry TD, Tomey MI, Tamis-Holland JE, et al; American Heart Association Interventional Cardiovascular Care Committee of the Council on Clinical Cardiology; Council on Arteriosclerosis, Thrombosis and Vascular Biology; and Council on Cardiovascular and Stroke Nursing. Invasive management of acute myocardial infarction complicated by cardiogenic shock: a scientific statement from the American Heart Association. Circulation. 2021;143(15):e815-e829.

Jeevanandam V, Eisen HJ, Pinto DS. Short-term mechanical circulatory assist devices. UpToDate. 2022. Disponible en: https://www.medilib.ir/uptodate/show/1492 [último acceso: Abril 2023].

Jessup M, Nuñez-Gil IJ. Insuficiencia cardiaca y asistencias ventriculares: nuevas respuestas para antiguas preguntas. Rev Esp Cardiol. 2008; 61(12):1231-5.

Jiménez Rivera JJ, Llanos Jorge C, López Gude MJ, Pérez Vela JL; en representación del GTCICYRCP. Perioperative management in cardiovascular surgery. Med Intensiva (Engl Ed). 2021;45(3):175-83.

Khorsandi M, Dougherty S, Bouamra O, et al. Extra-corporeal membrane oxygenation for refractory cardiogenic shock after adult cardiac surgery: a systematic review and meta-analysis. J Cardiothorac Surg. 2017;12:55.

Klodell CT, Staples ED, Aranda JM Jr, et al. Managing the post-left ventricular assist device patient. Congest Heart Fail. 2006;12:41-5.

Lemor A, Ya'qoub L, Basir MB. Mechanical circulatory support in acute myocardial infarction and cardiogenic shock. Interv Cardiol Clin. 2021;10:169-84.

Lorusso R, Raffa GM, Alenizy K, et al. Structures review of postcardiotomy extracorporeal membrane oxygenation: part 1-Adult patients. J Heart Lung Transplant. 2019;38:1125-43.

Marbach JA, Chweich H, Miayashita S, Kapur NK. Temporary mechanical circulatory support devices: updates from recent studies. Curro Pin Cardiol. 2021;36:375-83.

Martín Badía I, Pagliarani Gil P, Pérez Vela JL, Renes Carreño E, Pérez de la Sota E, Montejo González JC. Awake VA-ECMO in cardiogenic shock: an experience with future potential. Rev Esp Cardiol (Engl Ed). 2020;73(10):851-3.

Meani P, Gelsomino S, Natour E, et al. Modalities and effects of left ventricle unloading on extracorporeal life support: a review of the current literature. Eur J Heart Fail. 2017;19 Suppl 2:84-91.

Miller PE, Solomon MA, McAreavey D. Advanced percutaneous mechanical circulatory support devices for cardiogenic shock. Crit Care Med. 2017;45:1922-9.

Pérez Vela JL, Lesmes González de Aledo A, Marín Mateos H. Manejo general de la ECMO VA. En: Pérez Vela JL, Renes Carreño E, editores. Principios básicos de la ECMO en adultos. Ediciones Tantín; 2020. p. 113-30.

Pérez Vela JL, Llanos Jorge C, Duerto Álvarez J, Jiménez Rivera JJ. Clinical management of postcardiotomy shock in adults. Med Intensiva (Engl Ed). 2022;46(6):312-25.

Pérez Vela JL, Renes Carreño E, Rodríguez Biendicho A, Molina Collado Z. Indicaciones y contraindicaciones de la ECMO VA. Scores en ECMO VA. En: Pérez Vela JL, Renes Carreño E, editores. Principios básicos de la ECMO en adultos. Ediciones Tantín; 2020. p. 101-12.

Raffa GM, Kowalewski M, Brodie D, et al. Meta-analysis of peripheral or central ECMO in postcardiotomy and non-postcardiotomy shock. Ann Thorac Surg. 2019;107(1):311-21.

Samsky MD, Morrow DA, Proudfoot AG, Hochman JS, Thiele H, Rao SV. Cardiogenic shock after acute myocardial infarction: a review. JAMA. 2021;326(18):1840-50.

Thiele H, Zeymer U, Neumann FJ, et al. Intraaortic balloon support for myocardial infarction with cardiogenic shock. N Engl J Med. 2012;367:1287-96.

Vallabhajosyula S, O'Horo JC, Antharam P, et al. Concomitant intra-aortic balloon pump use in cardiogenic shock requiring veno-arterial extracorporeal membrane oxygenation. Circ Cardiovasc Interv. 2018;11(9):e006930.

Welker C, Huang J, Ramakrishna H. Analysis of the 2020 EACTS/ELSO/AATS Expert guidelines on the management of adult postcardiotomy extracorporeal life support. J Cardiothoracic Vasc Anesth. 2022;36:2207-19.

Wilson SR, Mudge GH, Stewart GC, Givertz MM. Evaluation for a ventricular assist device. Selecting the appropriate candidate. Circulation. 2009;119:2225-32.

Zeymer U, Bueno H, Granger CB, et al. Acute Cardiovascular Care Association position statement for the diagnosis and treatment of patients with acute myocardial infarction complicated by cardiogenic shock: A document of the Acute Cardiovascular Care Association of the European Society of Cardiology. Eur Heart J Acute Cardiovasc Care. 2020;9(2):183-97.

21 Insuficiencia cardíaca aguda

L. Zapata Fenor, C. Gomila Sintes y M. Flores Orella

↗ Orientación para el estudio

Este capítulo se centra en comprender las claves para el diagnóstico y manejo de los pacientes con insuficiencia cardíaca aguda y se hace hincapié en aquellos aspectos particulares de los pacientes críticos.

1. Introducción

La insuficiencia cardíaca es un importante problema de salud pública que afecta a más de 25 millones de pacientes en todo el mundo. A pesar de los notables avances en el tratamiento de la insuficiencia cardíaca crónica (ICC) durante las últimas tres décadas, el tratamiento de la insuficiencia cardíaca aguda (ICA) ha cambiado poco, y el resultado después del alta sigue siendo deficiente. Los tratamientos de primera línea para la ICA incluyen diuréticos intravenosos, vasodilatadores y fármacos inótropos. Un tratamiento prometedor a corto plazo pueden ser las terapias mecánicas de corta duración.

1.1. Definición

La insuficiencia cardíaca es un síndrome clínico que se manifiesta con síntomas principales (p. ej., disnea, ortopnea y fatiga) que pueden ir acompañados de signos clínicos (p. ej., presión venosa yugular elevada, edema periférico y crepitantes pulmonares). Es el resultado de una anomalía estructural y/o funcional del corazón que repercute en una disminución del gasto cardíaco o en la necesidad de mantener unas presiones de llenado ventricular elevadas para mantener un gasto cardíaco normal.

La identificación de la etiología de la anomalía cardíaca subyacente es obligatoria en el diagnóstico de la ICA, ya que la patología específica puede determinar el tratamiento posterior. Generalmente, la ICA se debe a una disfunción miocárdica sistólica, diastólica o ambas. Sin embargo, la patología de las válvulas, el pericardio y las anomalías del ritmo cardíaco y la conducción también pueden causar o contribuir a la aparición de ICA.

La ICA puede ser la primera manifestación de una insuficiencia cardíaca (nueva aparición) o, más frecuentemente, deberse a una descompensación de una ICC. Existen factores extrínsecos específicos que pueden precipitar la ICA en pacientes con disfunción cardíaca preexistente (p. ej., infección, estrés, interrupción de la medicación crónica, balance de líquidos positivo). En pacientes críticos estos factores precipitantes son frecuentes y provocan la descompensación en forma de ICA en pacientes ingresados en la unidad de cuidados intensivos por otros motivos.

1.2. Epidemiología

En los países desarrollados la incidencia de insuficiencia cardíaca ajustada por edad presenta una tendencia decreciente, presumiblemente como reflejo de un mejor manejo de la enfermedad cardiovascular. A pesar de esto, debido al envejecimiento de la población, la incidencia general está aumentando. La prevalencia de la insuficiencia cardíaca es del 1,2 % de los adultos, aumentando con la edad: desde alrededor del 1 % para los menores de 55 años hasta más del 10 % en los mayores de 70 años.

Respecto a la ICA, es una de las principales causas de hospitalización en personas mayores de 65 años y se asocia con altas tasas de mortalidad y rehospitalización. La mortalidad intrahospitalaria oscila entre el 4 % y el 10 %. La mortalidad al año posterior al alta puede ser del 30 %.

Cabe destacar que aquellos pacientes con insuficiencia cardíaca de nueva aparición, en comparación con los pacientes con ICA descompensada, pueden tener una mortalidad intrahospitalaria más alta, pero tienen tasas más bajas de mortalidad posterior al alta y de rehospitalización.

2. Fisiopatología

Los principales eventos fisiopatológicos que desempeñan un papel crucial en la fisiopatología de la ICA son: la activación neurohormonal e inflamación, la congestión venosa y disfunción endotelial, la lesión renal, la remodelación miocárdica y las comorbilidades (Fig. 21-1).

2.1. Activación neurohormonal e inflamación

El papel de la activación neurohormonal en el desarrollo de la ICC está bien establecido. En esta, durante el curso temprano, la activación del sistema nervioso adrenérgico y el sistema renina-angiotensina-aldosterona (SRAA) induce cambios adaptativos que permiten mantener el gasto cardíaco a través de mecanismos que incluyen un incremento de la contractilidad cardíaca, retención de sodio, líquidos y vasoconstricción periférica. Sin embargo, con el tiempo, estos mecanismos se vuelven perjudiciales, dando como resultado una mayor disfunción cardíaca y de órganos diana al aumentar la proliferación de fibroblastos, el estrés oxidativo y el depósito de matriz extracelular. Tanto es así que, en el tratamiento de la ICC, los fármacos inhibidores del SRAA y del sistema adrenérgico son considerados el tratamiento de elección.

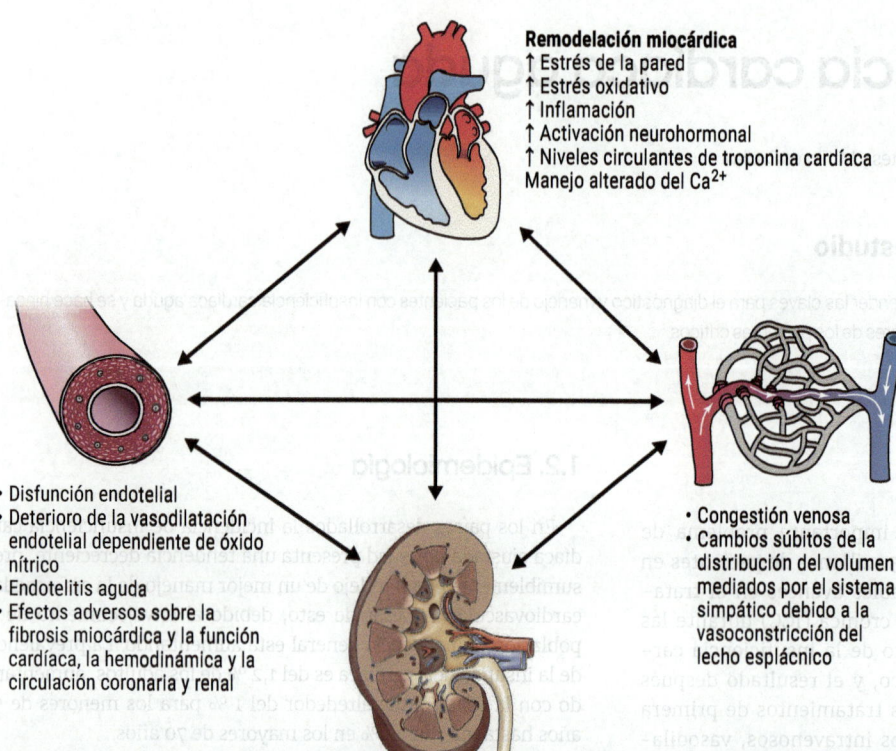

Remodelación miocárdica
↑ Estrés de la pared
↑ Estrés oxidativo
↑ Inflamación
↑ Activación neurohormonal
↑ Niveles circulantes de troponina cardíaca
Manejo alterado del Ca^{2+}

- Disfunción endotelial
- Deterioro de la vasodilatación endotelial dependiente de óxido nítrico
- Endotelitis aguda
- Efectos adversos sobre la fibrosis miocárdica y la función cardíaca, la hemodinámica y la circulación coronaria y renal

- Congestión venosa
- Cambios súbitos de la distribución del volumen mediados por el sistema simpático debido a la vasoconstricción del lecho esplácnico

- Empeoramiento de la función renal
- Estimulación del SRAA
- Retención de sodio y líquidos
- Vasoconstricción periférica

Fig. 21-1 | Fisiopatología en la insuficiencia cardíaca aguda. La remodelación miocárdica, la disfunción endotelial, la congestión venosa y el empeoramiento de la función renal contribuyen a la fisiopatología de la insuficiencia cardíaca aguda. Adaptado de Mentz y O'Connor. Pathophysiology and clinical evaluation of acute heart failure. Nat Rev Cardiol. 2016;13:28-35. SRAA: sistema renina-angiotensina-aldosterona.

Los niveles de biomarcadores neurohormonales, como la renina plasmática, la aldosterona, la norepinefrina y la endotelina 1, están elevados en los pacientes con ICA. Aunque esta elevación de componentes del SRAA puede inducir cambios hemodinámicos, se considera que contribuye más a los efectos sobre remodelación cardíaca a largo plazo. En la ICA también se encuentran elevados los niveles de biomarcadores inflamatorios (citocinas, interleucinas y factores de necrosis tumoral, así como la proteína C reactiva), pudiendo contribuir a un entorno protrombótico y proapoptótico subyacente.

Los ensayos clínicos, como el BLAST-HF, realizados para evaluar la introducción de la inhibición del SRAA durante la hospitalización por ICA para mejorar el pronóstico de los pacientes no han demostrado beneficios respecto al placebo.

2.2. Congestión venosa y disfunción endotelial

La congestión venosa tiene un papel central en la fisiopatología de la ICA a través de mecanismos que implican la activación neurohormonal, la activación de las células endoteliales y el empeoramiento de la insuficiencia renal.

En pacientes con disfunción ventricular derecha la congestión venosa da como resultado una congestión retrógrada, tanto a nivel hepático, desarrollando ascitis, como sistémico, desarrollando edemas periféricos, presentándose características ticamente con clínica de sobrecarga de volumen.

En los pacientes que no se presentan con un aumento ponderal sustancial, el desarrollo de síntomas de congestión se debe a una rápida translocación de sangre al volumen circulante efectivo secundaria a una vasoconstricción del lecho esplácnico mediada por actividad simpática.

Independientemente de cómo se establezca, la congestión venosa conduce a un ciclo de activación neurohormonal a través de mecanismos de retroalimentación positiva que aumentan la expresión de angiotensinógeno, dando como resultado fibrosis y apoptosis en forma de isquemia subendocárdica, lo que exacerba aún más la disfunción cardíaca y la disminución de la función renal en la ICA.

La disfunción endotelial también se ha asociado con el desarrollo y la progresión de la ICA. La generación y el metabolismo del óxido nítrico endotelial, además de los niveles de prostaglandinas y citocinas, pueden influir en la función miocárdica, la hemodinámica y la circulación coronaria y renal.

2.3. Lesión renal

El empeoramiento de la función renal al ingreso en pacientes con ICA se asocia a un peor pronóstico. Históricamente la disfunción renal en la ICA se ha relacionado con un gasto cardíaco insuficiente y una reducción del flujo anterógrado. Sin embargo, los estudios de la última década sugieren que la congestión venosa, en lugar de la reducción del gasto cardíaco, es el principal impulsor de la disfunción renal. En este escenario la congestión venosa se ve afectada no solo por el volumen, sino también por los cambios en el tono venoso y la activación simpática, mediados por la activación neurohormonal y la inflamación.

2.4. Lesión miocárdica

Los niveles plasmáticos de troponina están elevados en la mayoría de los pacientes con ICA, incluso en ausencia de isquemia clínica, debido al aumento del estrés parietal, el estrés oxidativo, la inflamación, la activación neurohormonal y el intercambio alterado de calcio. Los mecanismos por los cuales la lesión miocárdica contribuye a la fisiopatología subyacente de la ICA siguen sin estar claros. Un aumento en la expresión de marcadores adicionales de lesión miocárdica y de recambio de la matriz extracelular durante la ICA sugiere que, en comparación con la ICC, los episodios de ICA se caracterizan por necrosis miocárdica acelerada y remodelación miocárdica.

2.5. Comorbilidades

La enfermedad pulmonar obstructiva crónica, la anemia, la diabetes mellitus, los trastornos respiratorios del sueño, la depresión, la obesidad y la fragilidad contribuyen al desarrollo de la ICA a través de mecanismos que incluyen la inflamación y la activación del SRAA y del sistema nervioso simpático.

3. Clasificación

Actualmente, en pacientes ambulatorios, la insuficiencia cardíaca se clasifica según la fracción de eyección, debido a la diferencia pronóstica y de tratamiento que ello conlleva. Encontramos tres grupos de pacientes: con fracción de eyección preservada (≥ 50 %), con fracción de eyección moderadamente deprimida (41-49 %) y con fracción de eyección reducida (≤ 40 %).

Sin embargo, la ICA se clasifica según la presentación clínica respecto al estado de congestión y perfusión, lo que aporta una valoración pronóstica y terapéutica ampliamente reconocida. Inicialmente propuesta por Forrester y Waters (1978), esta clasificación tiene en cuenta el índice cardíaco con valor de corte 2,2 L/min/m² para definir normo-hipoperfusión, y la presión capilar pulmonar con valor de corte 18 mm Hg para definir la presencia de congestión.

Dicha clasificación fue posteriormente adaptada por Nohria *et al.* (2003) teniendo en cuenta únicamente la valoración clínica a pie de cama. Esta clasificación considera dos parámetros: el grado de congestión (húmedo-seco) y el grado de perfusión (frío-caliente). La Fig. 21-2 muestra esquemáticamente los cuatro escenarios clínicos que se derivan de esta clasificación. Aquellos pacientes que se presentan sin congestión ni hipoperfusión se catalogan como «secos-calientes»; los que presentan signos de congestión sin hipoperfusión se catalogan como «húmedos-calientes»; los que presentan hipoperfusión sin signos de congestión se clasifican como «secos-fríos», y finalmente los pacientes que se presentan con congestión y mala perfusión son «húmedos-fríos».

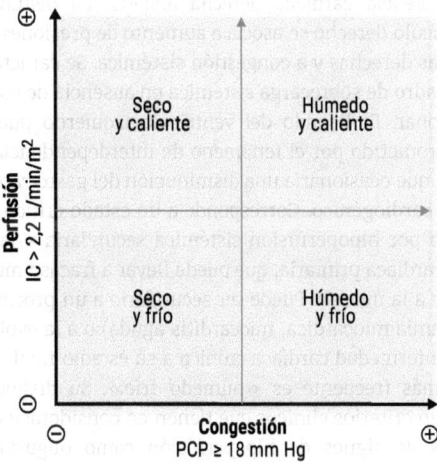

Fig. 21-2 | Evaluación del perfil hemodinámico utilizando la situación de congestión y perfusión de los pacientes con insuficiencia cardíaca propuesto por Forrester (1978) y Nohria (2003). El perfil que representa el estado hemodinámico deseado es en el que los pacientes con insuficiencia cardíaca están tanto descongestionados como calientes. Los pacientes que se clasifican en el perfil húmedo y frío presentan hipoperfusión y presiones de llenado elevadas, mientras que los pacientes en el perfil cálido y húmedo muestran presiones de llenado elevadas sin perfusión reducida. IC: índice cardíaco; PCP: presión capilar pulmonar.

En una publicación derivada del registro ESC-EORP-HFA Heart Failure Long-Term, donde se incluyeron más 7.800 pacientes, se evaluó el impacto de la clasificación clínica sobre los resultados clínicos intrahospitalarios y a largo plazo. El 70 % de los pacientes se presentaron con fenotipo «húmedo-caliente», siendo la forma de presentación clínica más frecuente en todas las entidades que se cursan con ICA menos en el *shock* cardiogénico, cuyo fenotipo más frecuente fue el «húmedo-frío». La mayor tasa de mortalidad intrahospitalaria y al año de seguimiento, al igual que de reingreso, la presentaron los pacientes con fenotipo «húmedo-frío». La presencia de congestión al alta fue identificada como un importante factor independiente de mortalidad y reingreso.

Teniendo en cuenta estos cuatro fenotipos hemodinámicos y clínicos, podemos definir cuatro entidades clínicas en las que puede incluirse al paciente con ICA. Dichas categorías pueden a menudo superponerse:

✔ **ICC descompensada.** Corresponde a la entidad más frecuente, representando el 50-70 % de los episodios de ICA. Su principal mecanismo es la disfunción del ventrículo izquierdo, así como la retención de sal y agua. Suele aparecer de forma más gradual (en días). Sus fenotipos más frecuentes suelen ser «húmedo-caliente» y «seco-frío».

✔ **Edema pulmonar cardiogénico.** Su aparición es más rápida y súbita, debido al aumento de la poscarga del ventrículo izquierdo y/o a la presencia de disfunción diastólica del ventrículo izquierdo. La distribución de líquido a nivel pulmonar explica la presentación clínica en forma de aumento del trabajo respiratorio (estertores pulmonares, taquipnea, ortopnea, uso de musculatura accesoria) e insuficiencia respiratoria aguda. El fenotipo clínico más frecuente es el «húmedo-caliente». Hemodinámicamente se acompaña de aumento de la presión telediastólica del ventrículo izquierdo y de la presión capilar pulmonar.

✔ **Insuficiencia cardíaca derecha aislada.** La disfunción del ventrículo derecho se asocia a aumento de presiones intracavitarias derechas y a congestión sistémica. Se caracteriza por un cuadro de sobrecarga sistémica en ausencia de congestión pulmonar. El llenado del ventrículo izquierdo puede estar comprometido por el fenómeno de interdependencia ventricular, que ocasionaría una disminución del gasto cardíaco.

✔ *Shock* **cardiogénico.** Corresponde a un estado crítico caracterizado por hipoperfusión sistémica secundaria a la disfunción cardíaca primaria, que puede llevar a fracaso multiorgánico y a la muerte. Puede ser secundario a un proceso agudo (isquemia miocárdica, miocarditis aguda) o a la evolución de una enfermedad cardíaca crónica a su estadio final. Su fenotipo más frecuente es «húmedo-frío». Su diagnóstico se basa en criterios clínicos que tienen en consideración la presencia de signos de hipoperfusión como oliguria, estado mental alterado, extremidades frías, disminución de la presión de pulso, así como de la presencia de alteraciones bioquímicas (hiperlactacidemia, acidosis metabólica, alteración de las pruebas hepáticas, elevación de creatinina). La hipoperfusión no siempre implica hipotensión, debido al fenómeno de vasoconstricción compensatoria. En 2019 se publicó un consenso de la Society for Cardiovascular Angiography and Interventions (SCAI) que establecía una clasificación del *shock* cardiogénico en cinco estadios de la A a la E (en orden creciente de gravedad). Esta clasificación ha demostrado en numerosas series tener un valor pronóstico, además de homogeneizar los criterios para identificar a estos pacientes y servir de guía para optimizar el tratamiento.

4. Diagnóstico

El proceso diagnóstico de la ICA se inicia considerando la historia clínica, los antecedentes médicos conocidos, la anamnesis y la exploración física (Fig. 21-3). Estos últimos son de vital importancia para identificar a aquellos pacientes con signos de gravedad como hipoperfusión periférica, hipotensión, emergencia hipertensiva, arritmias o el síndrome coronario agudo, condiciones que requieren de una monitorización estrecha, tratamiento rápido y precoz, y muchas veces de ingreso en unidades de cuidados intensivos. El retraso en el diagnóstico es un factor relacionado con un aumento de la mortalidad en pacientes con ICA.

4.1. Historia clínica

La mayoría de los pacientes hospitalizados por ICA tienen antecedentes de insuficiencia cardíaca. Los posibles factores que contribuyen al empeoramiento de los síntomas de insuficiencia cardíaca deben dilucidarse a partir de la historia clínica del paciente. Los datos de los estudios ICA-UCI y OPTIMIZE-HF indican que los principales factores precipitantes son una infección concomitante, la cardiopatía isquémica, el balance hídrico positivo y las arritmias.

Por otro lado, aquellos pacientes que desarrollan ICA de debut requieren una evaluación adicional para realizar el diagnóstico de la entidad que provoca la insuficiencia. Los datos del estudio ICA-UCI indican que en la mayoría de los pacientes que presentan una ICA de debut la cardiopatía isquémica es la principal entidad etiológica.

4.2. Exploración física

Además de la historia clínica, un examen físico completo es otro componente crítico en la evaluación clínica de los pacientes con ICA. Los objetivos principales del examen físico son confirmar el diagnóstico de ICA, identificar posibles factores desencadenantes y determinar la gravedad de la enfermedad para guiar la clasificación y el manejo del paciente.

Una presión arterial sistólica baja se ha identificado como una variable clínica importante asociada con un aumento de la mortalidad en pacientes con ICA. En pacientes con ICC el aumento de la frecuencia cardíaca se ha relacionado con un aumento de mortalidad, por lo que el control de la frecuencia cardíaca se ha convertido en un objetivo terapéutico. Sin embargo, en pacientes con ICA una frecuencia cardíaca elevada no se correlaciona con un aumento de mortalidad. No queda claro a qué se debe esta falta de relación, pero se cree que en la ICA el aumento de la frecuencia cardíaca puede ser un mecanismo compensatorio para mantener el gasto cardíaco.

En el momento de la exploración física clasificaremos a nuestros pacientes en los perfiles hemodinámicos mencionados anteriormente según el grado de congestión (húmedo-seco) y el grado de perfusión (frío-caliente). Los signos y síntomas de hipoperfusión pueden incluir hipotensión, extremidades frías, cansancio, obnubilación y oliguria, mientras que la evidencia de congestión (sobrecarga de volumen) puede incluir presión venosa yugular alta, edemas, ortopnea y ascitis.

4.3. Exploraciones complementarias

4.3.1. Pruebas de laboratorio

Los datos de laboratorio son un componente fundamental de la evaluación clínica de los pacientes con ICA.

Una gasometría arterial (disponible rápidamente mediante «*point of care*») mostrará la presencia de alteraciones en el intercambio gaseoso, así como del equilibrio ácido-base, algunos iones y el ácido láctico.

Una analítica sanguínea inicial deberá incluir la función renal, las pruebas de función hepática e iones. Los niveles séricos de sodio, de nitrógeno ureico en sangre y de creatinina pueden proporcionar una idea del estado neurohormonal y metabólico, y pueden ayudar a identificar la disfunción renal concomitante, que, como hemos visto, tiene un papel determinante en la ICA. Otras pruebas que podrían solicitarse según la sospecha clínica o la necesidad de valoración pronóstica son: el dímero D en caso de sospechar un tromboembolismo pulmonar, la hormona tiroestimulante (TSH) si existe sospecha de hipotiroidismo o hipertiroidismo como desencadenante, y la procalcitonina si se sospecha de un cuadro séptico concomitante.

Los péptidos natriuréticos –BNP (péptido natriurético cerebral), NT-proBNP (porción N-terminal del propéptido natriurético tipo B), MR-proANP (región media de propéptido natriurético auricular)– tienen un papel establecido tanto en el diagnóstico como en el pronóstico de la ICA. Los péptidos natriuréticos son

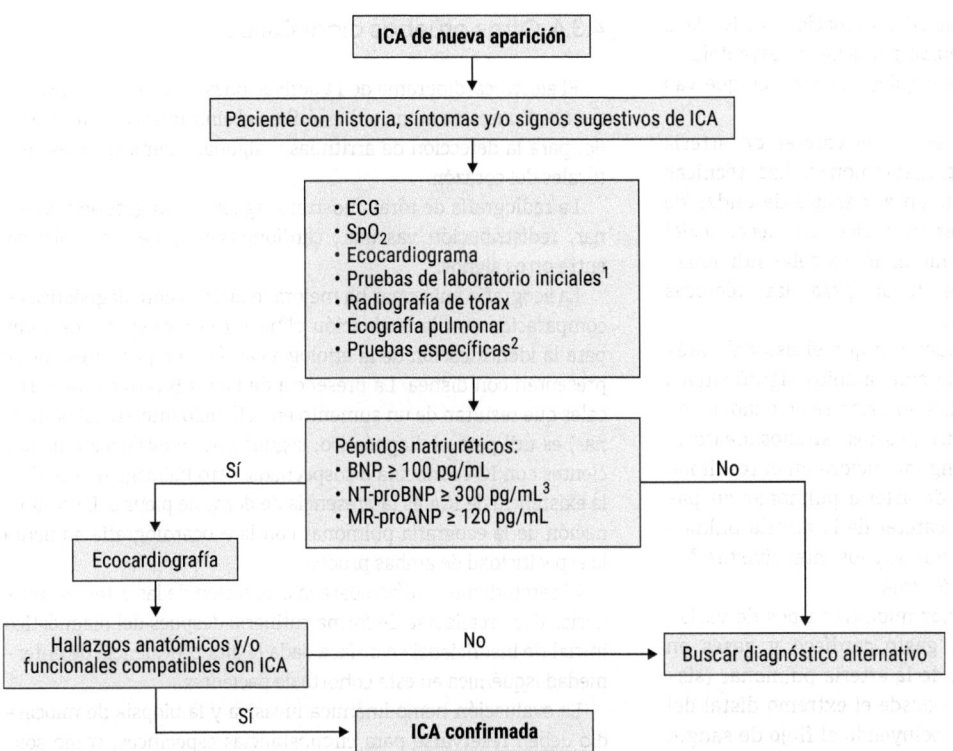

Fig. 21-3 | Adaptación del algoritmo diagnóstico propuesto por las *Guías para el diagnóstico y tratamiento de la insuficiencia cardíaca aguda y crónica* de la European Society of Cardiology (ESC). [1]Las pruebas iniciales incluyen troponina, creatinina, urea, electrolitos, función hepatica, además de hormona tiroestimulante (TSH), dímero D y procalcitonina si hay sospecha de infección como causa desencadenante. [2]Otras exploraciones específicas incluyen la coronarografía y la angio-TC pulmonar. [3]Valores según edad: NT-proBNP ≥ 450 pg/mL si < 55 años, ≥ 900 pg/mL si la edad es entre 55 y 75 años, y ≥ 1.800 pg/mL si > 75 años. BNP: péptido natriurético cerebral; ECG: electrocardiograma; ICA: insuficiencia cardíaca aguda; MR-proANP: región media de propéptido natriurético auricular; NT-proBNP: porción N-terminal del propéptido natriurético tipo B; SpO$_2$: saturación de oxígeno en sangre periférica.

especialmente valiosos en casos de incertidumbre diagnóstica, como la disnea en el contexto de enfermedad pulmonar concomitante, y poseen un alto valor predictivo negativo en pacientes críticos. En la interpretación de los valores séricos de los péptidos natriuréticos es importante considerar que existen una serie de condiciones no cardíacas en las que podemos encontrar concentraciones falsamente elevadas (edad avanzada, ictus, hemorragia subaracnoidea, fracaso renal, anemia, síndromes paraneoplásicos). De igual forma podríamos encontrar valores normales o bajos en pacientes obesos o en el edema pulmonar agudo hipertensivo (*flash pulmonary edema*).

Otros biomarcadores novedosos de sobrecarga de volumen, como el antígeno carbohidratado 125 (CA-125), o de fibrosis miocárdica, como galectina-3 y ST2, se han asociado con resultados clínicos en algunos ensayos y podrían ser objetivos terapéuticos novedosos, pero su papel en la evaluación de pacientes con ICA requiere más estudios.

4.3.2. Ecocardiografía

La ecocardiografía se utiliza en la ICA para confirmar el diagnóstico, identificar posibles causas subyacentes, la fisiopatología asociada y controlar la respuesta al tratamiento.

Las guías recomiendan la evaluación ecocardiográfica inmediata para pacientes con sospecha de ICA de debut o con inestabilidad hemodinámica.

En pacientes que se presentan en forma de edema pulmonar agudo, el principal hallazgo ecocardiográfico estará relacionado con un aumento de la presión en la aurícula izquierda. Si bien la ecocardiografía no puede medir directamente los valores de presión en la aurícula izquierda, existen parámetros derivados en la ecocardiografía que se pueden utilizar para estimar esta presión de forma no invasiva. Los índices que se han propuesto incluyen

la valoración del patrón de llenado transmitral del ventrículo izquierdo (relación E/A, tiempo de desaceleración de la onda E y tiempo de relajación isovolumétrica) y el intervalo de tiempo entre el inicio del flujo de entrada mitral diastólico temprano (E) y la velocidad diastólica temprana anular (e') por imagen Doppler tisular, y la relación E/e'. Todos estos parámetros presentan una serie de limitaciones, a la vez que precisan un nivel avanzado de conocimiento en ecocardiografía y deben ser interpretados con cautela en pacientes críticos.

La fracción de eyección del ventrículo izquierdo ha sido el principal parámetro utilizado para el diagnóstico, tratamiento y estratificación de los pacientes con insuficiencia cardíaca. Sin embargo, este parámetro tiene varias limitaciones que son particularmente relevantes en el contexto agudo, como la dependencia de la precarga y poscarga. Asimismo, la presencia de una fracción de eyección preservada no descarta la ICA.

En pacientes con insuficiencia cardíaca derecha aislada los principales hallazgos ecocardiográficos incluyen la dilatación del ventrículo derecho, hipocinesia del ventrículo derecho (con o sin preservación apical), movimiento septal anormal y dilatación de la vena cava inferior. Parámetros cuantitativos como la excursión sistólica del anillo tricúspide (TAPSE) o la identificación de una insuficiencia tricúspide secundaria, que permite estimar la presión sistólica arterial pulmonar, también son de utilidad.

Otros hallazgos por valorar en la ecocardiografía de pacientes con sospecha clínica de ICA son derrame pericárdico, alteraciones segmentarias de la motilidad, grado de insuficiencia mitral o alteraciones estructurales como la hipertrofia.

4.3.3. Monitorización invasiva

Como hemos visto, la ecocardiografía es la herramienta más útil en el diagnóstico de ICA, ya que permite una evaluación hemodinámica completa además de una determinación precisa de la causa del problema cardíaco. Sin embargo, tiene la desventaja de ser una técnica discontinua y que requiere habilidades que van más allá del nivel básico.

Las técnicas invasivas comprenden el catéter de arteria pulmonar y la termodilución transpulmonar. Las técnicas mínimamente invasivas comprenden el análisis de ondas de pulso no calibradas y el Doppler esofágico. La elección del dispositivo de monitorización hemodinámica debe individualizarse, existiendo todavía un lugar para las técnicas invasivas.

Estudios observacionales demuestran que el uso del catéter de arteria pulmonar se asocia con cambios significativos en el tratamiento y que estos pueden estar relacionados con mejores resultados. Por el contrario, varios estudios aleatorizados no han podido detectar ninguna mejora en el resultado asociado con el uso del catéter de arteria pulmonar en pacientes críticos. Sin embargo, el catéter de la arteria pulmonar todavía tiene algunas indicaciones, y los intensivistas deben saber cómo usarlo de forma óptima.

El catéter de la arteria pulmonar mide tres tipos de variables: presiones intravasculares, gasto cardíaco y gases en sangre venosa mixta. La presión de la arteria pulmonar (sistólica, diastólica, media) se mide desde el extremo distal del catéter. Cuando se infla el balón, ocluyendo el flujo de sangre distal a este punto de una rama de la arteria pulmonar, se obtiene la presión de oclusión de la arteria pulmonar. Esta presión representa principalmente la presión en las grandes venas pulmonares, lo que refleja la presión en la aurícula izquierda, que, en ausencia de cualquier anomalía de la válvula mitral, es igual a la presión telediastólica del ventrículo izquierdo. La presión de la aurícula derecha se mide desde el extremo proximal del catéter y es equivalente a la presión venosa central. Las mediciones de la presión de la arteria pulmonar están particularmente indicadas en los casos de disfunción ventricular derecha, donde la evaluación de la poscarga del ventrículo derecho es crucial para el diagnóstico y para guiar la terapia.

El gasto cardíaco se mide de forma intermitente mediante inyección en bolo semicontinuamente con catéteres equipados con termistores intraventriculares, teniendo en cuenta que la precisión de las mediciones semicontinuas del gasto cardíaco es inferior a la de la termodilución clásica. También hay que tener en cuenta que la medición del gasto cardíaco por termodilución puede estar sesgada en la regurgitación tricúspidea grave y el *shunt* intracardíaco. La termodilución también tiende a sobrestimar valores de gasto cardíaco inferiores a 2,5 L/min.

El catéter de arteria pulmonar también permite la medición de la saturación venosa central de oxígeno y la saturación venosa mixta de oxígeno en la arteria pulmonar. Cada evaluación hemodinámica debería ir acompañada de la medición de la saturación venosa mixta de oxígeno, ya que permite interpretar el gasto cardíaco considerando el transporte de oxígeno en relación con el consumo de oxígeno.

Así pues, el catéter de arteria pulmonar va a ser de gran utilidad para caracterizar el tipo de *shock*, la adecuación del gasto cardíaco, el diagnóstico de edema pulmonar cardiogénico o guiar el tratamiento de la insuficiencia cardíaca aguda.

4.3.4. Otras pruebas diagnósticas

El electrocardiograma de 12 derivaciones (dentro de los primeros 10 minutos de atención) es útil en el síndrome coronario agudo, para la detección de arritmias y algunas alteraciones estructurales del corazón.

La radiografía de tórax mostrará signos de congestión pulmonar, redistribución vascular, cardiomegalia y derrame pleural, entre otros signos.

La ecografía pulmonar ha mejorado la precisión diagnóstica en comparación con la evaluación clínica y la radiografía de tórax para la identificación de la etiología cardíaca en pacientes que se presentan con disnea. La presencia de líneas B (artefactos verticales que resultan de un aumento en el líquido intersticial pulmonar) es útil para el diagnóstico, seguimiento y evaluación de pacientes con ICA conocida o sospechada. Otro hallazgo que sugiere la existencia de ICA es la presencia de derrame pleural. La combinación de la ecografía pulmonar con la ecocardiografía aumenta la especificidad de ambas pruebas.

El cateterismo cardíaco para la evaluación de las arterias coronarias debe realizarse de forma rutinaria después del diagnóstico inicial de insuficiencia cardíaca dada la alta prevalencia de enfermedad isquémica en esta cohorte de pacientes.

La evaluación hemodinámica invasiva y la biopsia de miocardio deben reservarse para circunstancias específicas, como sospecha de miocarditis o amiloidosis cardíaca primaria.

5. Tratamiento

La ICA es un síndrome con una presentación heterogénea y su manejo diferirá en función de la presentación clínica principal, pero también en función de su etiología.

El manejo inicial se debe orientar a la búsqueda de causas específicas de la ICA, ya que en muchos casos pueden tener un tratamiento concreto. Estas causas se resumen con el algoritmo CHAMPIT: síndrome coronario agudo, emergencia hipertensiva, arritmias (p. ej., rápidas o bradicardia grave/alteración de la conducción), causas mecánicas agudas (p. ej., insuficiencia valvular aguda, rotura de pared libre, defecto septal), embolia pulmonar aguda, infección y taponamiento (Fig. 21-4).

Después de la exclusión de estas condiciones, que necesitan ser tratadas/corregidas con urgencia, el manejo de la ICA diferirá según el fenotipo hemodinámico y clínico del paciente (Tabla 21-1 y Fig. 21-5 y Fig. 21-6).

5.1. Oxigenoterapia y soporte ventilatorio

En la ICA se recomienda iniciar oxigenoterapia en aquellos pacientes con saturación de oxígeno en sangre periférica (SpO_2) < 90 % o presión arterial de oxígeno (PaO_2) < 60 mm Hg. No se debe usar oxígeno de forma rutinaria en pacientes no hipoxémicos, ya que provoca vasoconstricción y reducción del gasto cardíaco.

La ventilación con presión positiva no invasiva mejora la insuficiencia respiratoria, aumenta la oxigenación y el pH, y disminuye la presión parcial de dióxido de carbono (pCO_2) y el trabajo respiratorio. Aunque un gran ensayo aleatorizado tuvo resultados

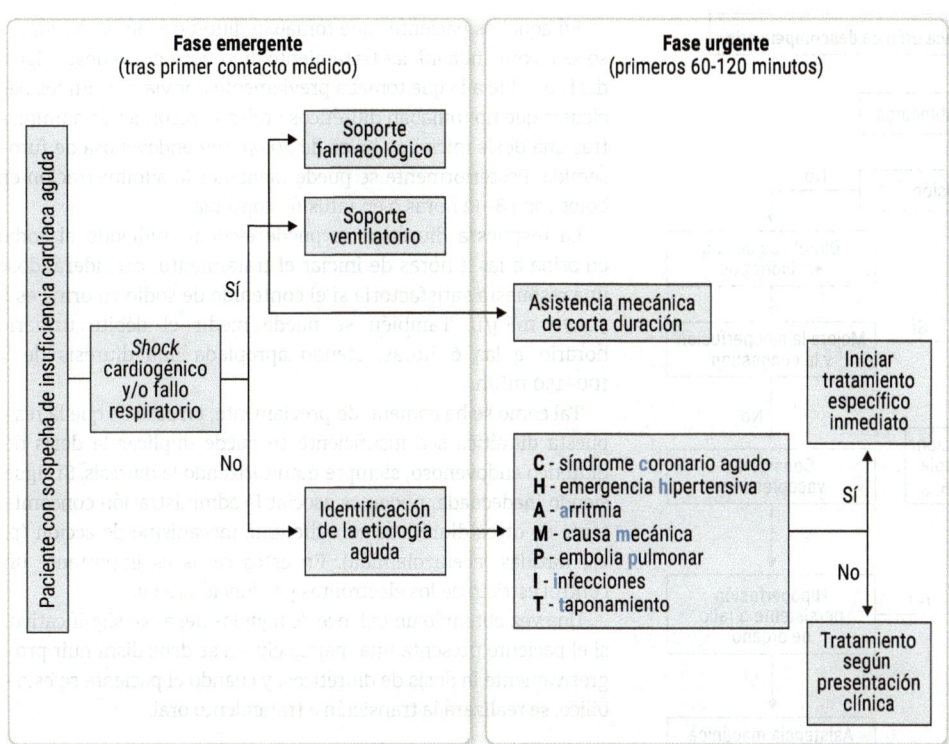

Fig. 21-4 | Manejo inicial del paciente con sospecha de insuficiencia cardíaca aguda. Se diferencia una fase emergente, que se inicia desde el primer contacto médico del paciente, y una fase urgente, que incluye los siguientes 60-120 minutos. Es de suma importancia la búsqueda de causas específicas de insuficiencia cardíaca aguda, ya que en muchos casos pueden tener un tratamiento concreto. Estas causas se resumen con el acrónimo CHAMPIT.

neutrales, los metanálisis sugieren que puede mejorar la disnea, reducir la necesidad de intubación y disminuir la mortalidad, en comparación con la oxigenoterapia tradicional. La ventilación con presión positiva no invasiva debe iniciarse lo antes posible en pacientes con dificultad respiratoria (frecuencia respiratoria > 25 rpm, SpO$_2$ < 90 %) para mejorar el intercambio de gases y reducir

la tasa de intubación endotraqueal. Es importante monitorizar la presión arterial durante la ventilación con presión positiva no invasiva, ya que el aumento de presión intratorácica disminuye el retorno venoso y la precarga ventricular derecha e izquierda, y, en consecuencia, puede también disminuir el gasto cardíaco y la presión arterial. Debe usarse con mucha precaución en aquellos

Tabla 21-1. Objetivos y tratamientos de la insuficiencia cardíaca aguda en función del fenotipo clínico

	Insuficiencia cardíaca crónica descompensada	Edema pulmonar cardiogénico	Insuficiencia cardíaca derecha aislada	*Shock* cardiogénico
Signos	✔ Húmedo y caliente ✔ Seco y frío	✔ Húmedo y caliente	✔ Seco y frío ✔ Húmedo y frío	✔ Húmedo y frío
Hallazgos hemodinámicos	✔ Aumento de la presión telediastólica del ventrículo izquierdo ✔ Gasto cardíaco normal o bajo ✔ Presión arterial normal o baja	✔ Aumento de la presión telediastólica del ventrículo izquierdo ✔ Gasto cardíaco normal ✔ Presión arterial normal o alta	✔ Aumento de la presión telediastólica del ventrículo derecho ✔ Gasto cardíaco bajo ✔ Presión arterial baja	✔ Aumento de la presión telediastólica del ventrículo izquierdo ✔ Gasto cardíaco bajo ✔ Presión arterial baja
Objetivos del tratamiento	✔ Identificar los precipitantes ✔ Descongestión ✔ Corrección de la hipoperfusión (si se presenta)	✔ Descongestión ✔ Reducir la poscarga del ventrículo izquierdo	✔ Descongestión ✔ Corrección del gasto cardíaco y la inestabilidad hemodinámica	✔ Identificar la causa subyacente ✔ Estabilización hemodinámica ✔ Manejo de la disfunción orgánica
Tratamientos	✔ Diuréticos ✔ Agentes inótropos/vasopresores ✔ Asistencia mecánica de corta duración ✔ Técnicas de reemplazo renal	✔ Oxígeno (cánulas de alto flujo o ventilación mecánica no invasiva) ✔ Diuréticos ✔ Vasodilatadores	✔ Diuréticos ✔ Agentes inótropos/vasopresores ✔ Asistencia mecánica de corta duración ✔ Técnicas de reemplazo renal	✔ Agentes inótropos/vasopresores ✔ Asistencia mecánica de corta duración ✔ Técnicas de reemplazo renal

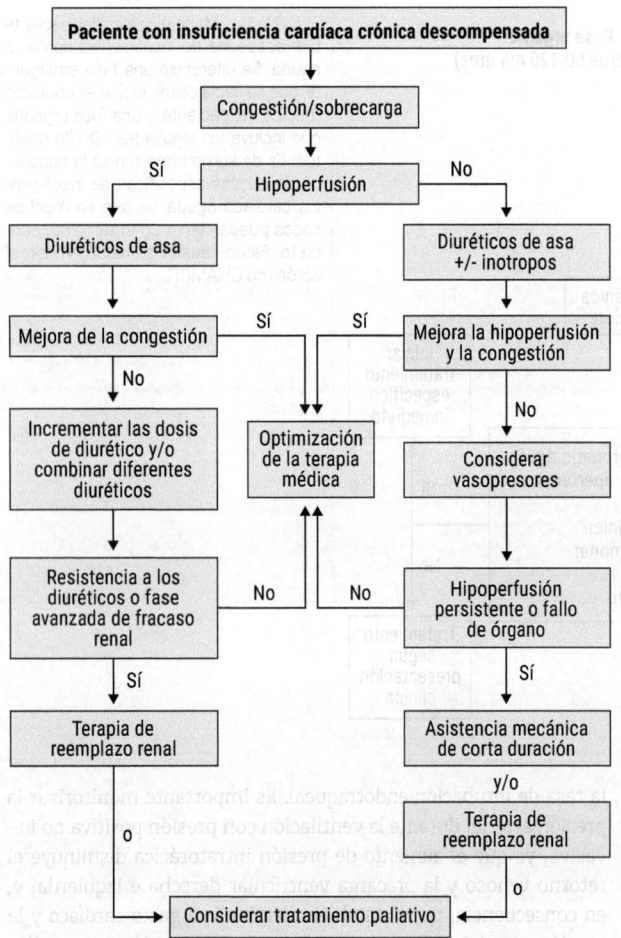

Fig. 21-5 | Algoritmo de tratamiento del paciente con insuficiencia cardíaca crónica descompensada. El algoritmo difiere según el paciente muestre o no signos de hipoperfusión. En aquellos pacientes con fases avanzadas de insuficiencia cardíaca en los que se ha descartado la opción del trasplante debe plantearse el tratamiento paliativo. Adaptada de McDonagh et al. 2021 ESC Guidelines for the diagnosis and treatment of acute and chronic heart failure. Eur Heart J. 2021;42:3599-726.

pacientes con disfunción del ventrículo derecho, ya que el aumento de la resistencia vascular pulmonar y la poscarga del ventrículo derecho pueden ser perjudiciales en estos pacientes.

Se recomienda la intubación orotraqueal si progresa la insuficiencia respiratoria a pesar de la administración de oxígeno o ventilación no invasiva.

5.2. Diuréticos

Los diuréticos endovenosos son un tratamiento fundamental de la ICA. Su indicación principal es el tratamiento de la congestión y la sobrecarga de líquidos. Los diuréticos de asa son los más utilizados, ya que tienen un inicio de acción rápido y mayor efectividad. Actualmente aún no está bien definida su dosificación. Las estrategias de dosis altas de diuréticos han demostrado una mayor rapidez en la resolución de la disnea y de la pérdida de peso; sin embargo, pueden causar una mayor activación neurohormonal y alteraciones de electrolitos, lo que se asocia a peores resultados clínicos. Por lo tanto, se recomienda iniciar el tratamiento diurético endovenoso a dosis bajas, evaluar la respuesta diurética y aumentar la dosis en los casos que se precise mayor ritmo diurético.

En aquellos pacientes que tomaban diuréticos antes del ingreso se recomienda iniciar tratamiento diurético endovenoso a igual dosis o doble a la que tomaba previamente por vía oral. En los pacientes que no tomaban diuréticos orales se recomienda administrar una dosis inicial en bolos de 20-40 mg endovenosa de furosemida. Posteriormente se puede mantener la administración en bolos cada 8-12 horas o en infusión continua.

La respuesta diurética se puede evaluar midiendo el sodio en orina a las 2 horas de iniciar el tratamiento, considerándose una respuesta satisfactoria si el contenido de sodio en orina es > 50-70 mEq/L. También se puede medir el débito urinario horario a las 6 horas, siendo apropiada una diuresis de > 100-150 mL/h.

Tal como se ha comentado previamente, en caso de que la respuesta diurética sea insuficiente se puede duplicar la dosis de diurético endovenoso, siempre monitorizando la diuresis. Si sigue siendo inadecuada, podemos asociar la administración concomitante de otros diuréticos con diferente mecanismo de acción (p. ej., tiazidas, acetazolamida). En estos casos es importante un control estricto de los electrolitos y la función renal.

Una vez obtenido un balance de líquidos negativo significativo, si el paciente presenta una mejora clínica se debe disminuir progresivamente la dosis de diuréticos, y cuando el paciente se estabilice, se realizará la transición a tratamiento oral.

5.3. Vasodilatadores

Los vasodilatadores intravenosos (p. ej., solinitrina o nitroprusiato) son fármacos que dilatan los vasos arteriales y venosos, con lo que reducen el retorno venoso al corazón y la poscarga.

Su principal indicación son los pacientes con ICA y presión arterial sistólica > 110 mm Hg, pacientes con síndrome coronario agudo o regurgitación mitral grave que empeora la disfunción del ventrículo izquierdo. Siempre se utilizarán como terapia coadyuvante al tratamiento diurético y con el objetivo de aliviar los síntomas, ya que no han demostrado beneficio en términos de mortalidad.

Se iniciarán a dosis bajas y se irán ajustando en función de la presión arterial y los síntomas. Los nitratos se inician, en general, con un bolo seguido de una infusión continua. La nitroglicerina se puede administrar en bolos de 1-2 mg en pacientes con hipertensión grave y edema agudo de pulmón.

Deben ser administrados con precaución para evitar una disminución excesiva de la precarga y la poscarga, y se recomienda su uso bajo una monitorización respiratoria y hemodinámica estrecha.

5.4. Inótropos

Los fármacos inótropos deben reservarse para aquellos pacientes con ICA y disfunción sistólica del ventrículo izquierdo, gasto cardíaco bajo y/o presión arterial sistólica < 90 mm Hg que ocasione una mala perfusión de los órganos vitales.

Deben usarse bajo monitorización hemodinámica invasiva o estrecha, iniciarse a dosis bajas y titularse la dosis en función de la respuesta.

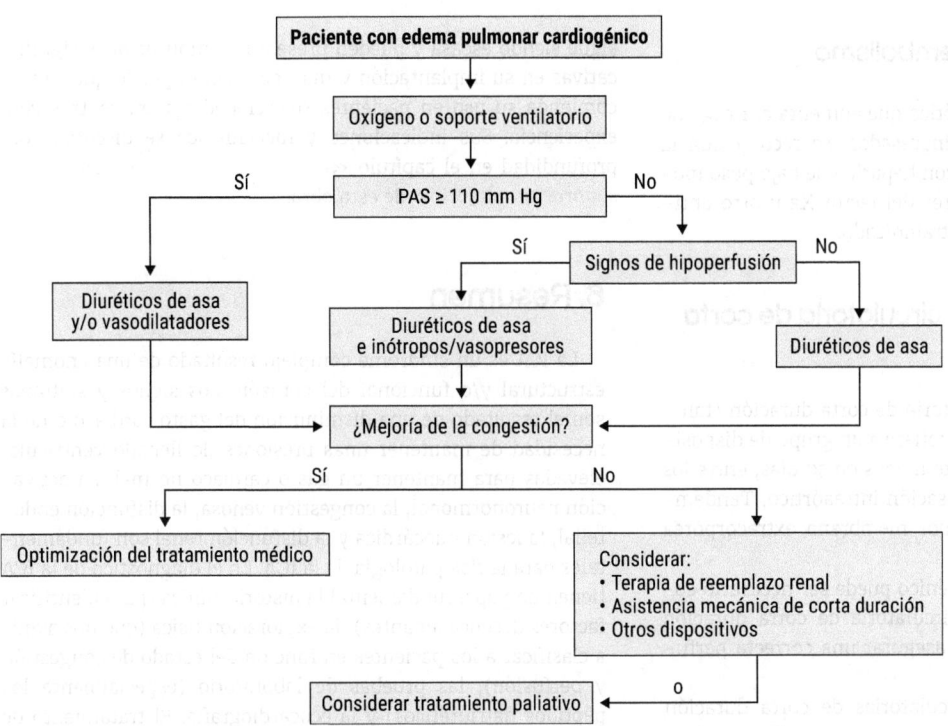

Fig. 21-6 | Algoritmo de tratamiento del paciente con edema pulmonar cardiogénico. La descongestión y el soporte ventilatorio con ventilación no invasiva son una piedra angular del tratamiento. Adaptada de McDonagh et al. 2021 ESC Guidelines for the diagnosis and treatment of acute and chronic heart failure. Eur Heart J. 2021;42: 3599-726. PAS: presión arterial sistólica.

Se pueden clasificar los inótropos en función de su mecanismo de acción:

- ✔ Agonistas β-adrenérgicos (p. ej., dobutamina, dopamina): pueden causar taquicardia sinusal, aumentar la frecuencia ventricular en pacientes con fibrilación auricular o inducir isquemia miocárdica.
- ✔ Inhibidores de la fosfodiesterasa tipo 3 (p. ej., milrinona, enoximona).
- ✔ Moduladores de sensibilidad al calcio (p. ej., levosimendán).

Tanto los inhibidores de la fosfodiesterasa tipo 3 como el levosimendán pueden ser preferibles a la dobutamina para los pacientes que toman bloqueadores β, ya que tienen mecanismos de acción distintos. Por otra parte, debido a la vasodilatación periférica excesiva y a la hipotensión que ocasionan ambos (inhibidores de la fosfodiesterasa tipo 3 y levosimendán), hemos de asegurar una correcta monitorización del paciente, sobre todo cuando se administran en dosis altas y/o cuando se comienza con una dosis en bolo. Puede ser un factor limitante importante.

En general, la elección de un agente inótropo específico se guía por la presión arterial, las arritmias concurrentes y la disponibilidad del fármaco.

5.5. Vasopresores

Los vasopresores son fármacos con una acción vasoconstrictora arterial periférica. Su uso en pacientes con ICA tiene el objetivo de aumentar la perfusión de los órganos vitales. En pacientes con insuficiencia cardíaca avanzada o *shock* cardiogénico se puede considerar su combinación con fármacos inótropos, ya que si se usan de forma única pueden causar un aumento de la poscarga del ventrículo izquierdo que puede ser contraproducente.

Los estudios apoyan el uso de la noradrenalina como vasopresor de primera elección, ya que tanto la dopamina como la adrenalina se asocian a un aumento de la mortalidad en los pacientes con *shock* cardiogénico.

5.6. Opiáceos

Los opiáceos son un potente analgésico y sedante que alivia la sensación de disnea y la ansiedad. Los análisis retrospectivos sugieren que la administración de morfina en pacientes con ICA se asocia con una mayor frecuencia de ventilación mecánica, hospitalización más prolongada, mayor admisión en la unidad de cuidados intensivos y una mortalidad superior. Además, presenta efectos secundarios dependientes de la dosis, como náuseas, hipotensión, bradicardia y depresión respiratoria.

Por lo tanto, no se recomienda el uso rutinario de opiáceos en la ICA, aunque se pueden considerar en pacientes seleccionados, particularmente en caso de dolor, ansiedad o como tratamiento paliativo.

5.7. Digoxina

La digoxina es un antiarrítmico de clase V indicado para el control de la frecuencia cardíaca. Se debe considerar su uso en pacientes con fibrilación auricular con frecuencia ventricular rápida (> 110 lpm). Puede administrarse en bolos de 0,25-0,5 mg intravenosos si no se ha utilizado previamente.

Se debe usar con precaución en pacientes con alteración de la función renal o ancianos.

5.8. Profilaxis del tromboembolismo

La ICA es un estado protrombótico que aumenta el riesgo de trombosis venosa en pacientes ingresados. Se recomienda la profilaxis del tromboembolismo con heparina de bajo peso molecular, no fraccionada, inhibidores del factor Xa u otro anticoagulante, a menos que esté contraindicado.

5.9. Asistencia mecánica circulatoria de corta duración

La asistencia mecánica circulatoria de corta duración (también conocida como temporal) se refiere a un grupo de dispositivos normalmente usados durante menos de 30 días, entre los que destacan: balón de contrapulsación intraaórtico, Tandem-Heart®, Impella®, oxigenación por membrana extracorpórea (ECMO) y CentriMag® Levitronix.

En pacientes con *shock* cardiogénico puede ser necesario colocar una asistencia mecánica circulatoria de corta duración para mejorar el gasto cardíaco y asegurar una correcta perfusión de los órganos diana.

Las asistencias mecánicas circulatorias de corta duración pueden ser tratamientos utilizados como puente a la recuperación, a tomar una decisión o a colocar otro soporte de mayor duración.

La evidencia respecto a los resultados de estos dispositivos sigue siendo escasa y pueden presentar complicaciones significativas en su implantación y mantenimiento, por lo que se recomienda su uso en pacientes seleccionados y en centros con experiencia. Sus indicaciones y mecanismos se discuten con profundidad en el capítulo «Procedimientos y dispositivos de soporte circulatorio» de esta obra.

6. Resumen

La ICA es un síndrome complejo resultado de una anomalía estructural y/o funcional del corazón. Los signos y síntomas son el resultado de una disminución del gasto cardíaco o de la necesidad de mantener unas presiones de llenado ventricular elevadas para mantener un gasto cardíaco normal. La activación neurohormonal, la congestión venosa, la disfunción endotelial, la lesión miocárdica y la disfunción renal son fundamentales para la fisiopatología de la ICA. En el diagnóstico de la ICA tienen un papel fundamental la historia clínica (para identificar factores desencadenantes), la exploración física (que nos ayuda a clasificar a los pacientes en función del estado de congestión y perfusión), las pruebas de laboratorio (especialmente los péptidos natriuréticos) y la ecocardiografía. El tratamiento de la ICA con congestión pulmonar ha cambiado poco en los últimos años; sin embargo, en la ICA con hipoperfusión (*shock* cardiogénico) las asistencias mecánicas circulatorias de corta duración presentan resultados prometedores.

---

i Puntos clave

- ✔ La ICA es un síndrome complejo caracterizado por el empeoramiento de los signos y síntomas de insuficiencia cardíaca.
- ✔ La activación neurohormonal, la congestión venosa, la disfunción endotelial, la lesión miocárdica y la disfunción renal son fundamentales en la fisiopatología de la ICA.
- ✔ La evaluación clínica de los pacientes con ICA incluye una historia clínica en busca de los desencadenantes, un examen físico específico y pruebas complementarias y de laboratorio.
- ✔ La clasificación de los pacientes con ICA en función del grado de congestión y de perfusión permite una rápida identificación de los más graves y escoger la mejor estrategia terapéutica.
- ✔ En aquellos pacientes que se presentan con congestión sin hipoperfusión, los diuréticos desempeñan un papel fundamental en el tratamiento.
- ✔ Los pacientes que se presentan con hipoperfusión precisarán fármacos inótropos, vasoactivos o incluso asistencias mecánicas circulatorias de corta duración para optimizar la perfusión y prevenir complicaciones.

Bibliografía

Abraham WT, Fonarow GC, Albert NM, et al. Predictors of in-hospital mortality in patients hospitalized for heart failure: insights from the Organized Program to Initiate Lifesaving Treatment in Hospitalized Patients with Heart Failure (OPTIMIZE-HF). J Am Coll Cardiol. 2008;52:347-56.

Castiglione V, Aimo A, Vergaro G, Saccaro L, Passino C, Emdin M. Biomarkers for the diagnosis and management of heart failure. Heart Fail Rev. 2022;27:625-43.

Chioncel O, Mebazaa A, Harjola V-P, et al. Clinical phenotypes and outcome of patients hospitalized for acute heart failure: the ESC Heart Failure Long-Term Registry. Eur J Heart Fail. 2017;19:1242-54.

Colombo PC, Onat D, Sabbah HN. Acute heart failure as «acute endothelitis» interaction of fluid overload and endothelial dysfunction. Eur J Heart Fail. 2008;10:170-5.

Combes A, Price S, Slutsky AS, Brodie D. Temporary circulatory support for cardiogenic shock. Lancet. 2020;396:199-212.

Conrad N, Judge A, Tran J, et al. Temporal trends and patterns in heart failure incidence: a population-based study of 4 million individuals. Lancet. 2018;391:572-80.

De Backer D, Biston P, Devriendt J, et al. Comparison of dopamine and norepinephrine in the treatment of shock. N Engl J Med. 2010;362:779-89.

De Chambrun MP, Donker DW, Combes A. What's new in cardiogenic shock? Intensive Care Med. 2020;46:1016-9.

Fallick C, Sobotka PA, Dunlap ME. Sympathetically mediated changes in capacitance: redistribution of the venous reservoir as a cause of decompensation. Circ Heart Fail. 2011;4:669-75.

Felker GM, Butler J, Collins SP, et al. Heart failure therapeutics on the basis of a biased ligand of the angiotensin-2 type 1 receptor. Rationale and design of the BLAST-AHF study (Biased Ligand of the Angiotensin Receptor Study in Acute Heart Failure). JACC Heart Fail. 2015;3(3):193-201.

Felker GM, Lee KL, Bull DA, et al. Diuretic strategies in patients with acute decompensated heart failure. N Engl J Med. 2011;364:797-805.

Gil V, Domínguez-Rodríguez A, Masip J, Peacock WF, Miró Ò. Morphine use in the treatment of acute cardiogenic pulmonary edema and its effects on patient outcome: a systematic review. Curr Heart Fail Rep. 2019;16:81-8.

Heidenreich PA, Bozkurt B, Aguilar D, et al. 2022 AHA/ACC/HFSA Guideline for the Management of Heart Failure: A Report of the American College of Cardiology/American Heart Association Joint Committee on Clinical Practice Guidelines. Circulation. 2022;145:e895-e1032.

Léopold V, Gayat E, Pirracchio R, et al. Epinephrine and short-term survival in cardiogenic shock: an individual data meta-analysis of 2583 patients. Intensive Care Med. 2018;44:847-56.

Masip J, Peacock WF, Price S, et al. Indications and practical approach to non-invasive ventilation in acute heart failure. Eur Heart J. 2018;39:17-25.

Matsue Y, Damman K, Voors AA, et al. Time-to-furosemide treatment and mortality in patients hospitalized with acute heart failure. J Am Coll Cardiol. 2017;69:3042-51.

McDonagh TA, Metra M, Adamo M, et al. 2021 ESC Guidelines for the diagnosis and treatment of acute and chronic heart failure. Eur Heart J. 2021;42:3599-726.

Mebazaa A, Nieminen MS, Filippatos GS, et al. Levosimendan vs. dobutamine: outcomes for acute heart failure patients on beta-blockers in SURVIVE. Eur J Heart Fail. 2009;11:304-11.

Mentz RJ, O'Connor CM. Pathophysiology and clinical evaluation of acute heart failure. Nat Rev Cardiol. 2016;13:28-35.

Pivetta E, Goffi A, Lupia E, et al. Lung ultrasound-implemented diagnosis of acute decompensated heart failure in the ED: A SIMEU Multicenter Study. Chest. 2015;148:202-10.

Price S, Platz E, Cullen L, et al. Expert consensus document: Echocardiography and lung ultrasonography for the assessment and management of acute heart failure. Nat Rev Cardiol. 2017;14:427-40.

Publication Committee for the VMAC Investigators (Vasodilatation in the Management of Acute CHF). Intravenous nesiritide vs nitroglycerin for treatment of decompensated congestive heart failure: a randomized controlled trial. JAMA. 2002;287:1531-40.

Reudelhuber TL, Bernstein KE, Delafontaine P. Is angiotensin II a direct mediator of left ventricular hypertrophy? Time for another look. Hypertens (Dallas, Tex 1979). 2007;49:1196-201.

Sethi NJ, Nielsen EE, Safi S, Feinberg J, Gluud C, Jakobsen JC. Digoxin for atrial fibrillation and atrial flutter: A systematic review with meta-analysis and trial sequential analysis of randomised clinical trials. PLoS One. 2018;13:e0193924.

Thiele H, Zeymer U, Neumann FJ, et al. Intraaortic balloon support for myocardial infarction with cardiogenic shock. N Engl J Med. 2012;367:1287-96.

Zapata L, Guía C, Gómez R, et al. Clinical presentation and outcomes of acute heart failure in the critically ill patient: A prospective, observational, multicentre study. Med Intensiva (Engl Ed). 2023;47(4):221-31.

Síndromes coronarios agudos

J. Martín Miranda, H. Martín Ávila y J. Villegas del Ojo

◢ Orientación para el estudio

Es fundamental que el médico intensivista conozca profundamente la fisiopatología, presentación clínica y manejo diagnóstico y terapéutico del síndrome coronario agudo en todas sus variantes. En este capítulo se aborda el reconocimiento precoz del tipo de síndrome coronario agudo y la activación del sistema adecuado de tratamiento invasivo así como la administración del no invasivo, con un correcto conocimiento de la farmacología más apropiada en cada caso. «El tiempo es miocardio», por lo que el absoluto dominio de esta patología tiempo-dependiente es vital en la formación de un intensivista.

Este capítulo se terminó de escribir poco antes de la publicación por parte de la European Society of Cardiology (ESC) de las nuevas guías sobre el síndrome coronario agudo. Al final del capítulo, el lector podrá encontrar un anexo que, siguiendo su publicación, resume las modificaciones necesarias del texto.

1. Conceptos y definiciones

En la mayoría de los síndromes coronarios agudos (SCA) el proceso fisiopatológico inicial es una complicación de una placa de ateroma en el interior de una arteria coronaria que da lugar a un proceso de trombosis intracoronaria mediado por la activación plaquetaria y la respuesta inflamatoria local. Este trombo formado puede ocluir totalmente la luz del vaso y producir una isquemia transmural cuya manifestación electrocardiográfica será una elevación del segmento ST, y hablaremos, por tanto, de un SCA con elevación del ST (SCACEST), o bien la obstrucción puede ser solo parcial y dar lugar a una isquemia subendocárdica que determinará diferentes grados de lesión miocárdica, y en estos casos hablaremos de un SCA sin elevación del ST (SCASEST), que podrá manifestarse electrocardiográficamente de distintas maneras, con descenso del ST, elevación transitoria del ST, inversión de la onda T o incluso con electrocardiograma (ECG) normal.

La «Cuarta Definición Universal de Infarto Agudo de Miocardio» acepta como diagnóstico de infarto la detección de un aumento o descenso de los valores de biomarcadores cardíacos (preferiblemente la troponina), con al menos uno de los valores por encima del límite superior de referencia del percentil 99, junto con al menos una de las siguientes condiciones:

✔ Síntomas de isquemia miocárdica.
✔ Cambios significativos en el ST/onda T nuevos o presumiblemente nuevos o bloqueo de rama izquierda nuevo.
✔ Desarrollo de ondas Q patológicas en el ECG.
✔ Evidencia por imagen de pérdida de miocardio viable o de nueva aparición, o anomalías regionales nuevas en la motilidad de la pared miocárdica.
✔ Identificación de un trombo intracoronario mediante angiografía o autopsia.

En cuanto al criterio de aumento o descenso de los valores de troponina, con al menos uno de los valores por encima del percentil 99, debemos entender que ha de haber un cambio entre valores, es decir: tiene que haber un delta positivo, una diferencia de valores entre la primera y segunda troponina mayor al 20 %. Esto puede ocurrir como ascenso o como descenso, pero al menos

una determinación ha de situarse por encima del percentil 99. En la práctica diaria, no obstante, con una sintomatología característica y un único valor de troponina alterado, el clínico ha de comenzar el manejo del infarto agudo de miocardio (IAM).

Diferentes estudios incluso afirman que con un solo valor de troponina cinco veces por encima del percentil 99 se podría aseverar que un paciente tiene un IAM sin necesidad de controles posteriores, siempre que se acompañe de las condiciones referidas anteriormente.

2. Etiopatogenia y fisiopatología

Desde siempre se ha considerado al SCA como la expresión clínica de un espectro continuo y dinámico de isquemia miocárdica con un denominador común: la inestabilidad y rotura de una placa de ateroma vulnerable y la formación de un trombo local intracoronario. Pero en estudios *postmortem* se ha visto que muchas de las placas que producen este fenómeno no eran necesariamente obstructivas. Muchas de las placas con una placa fibrosa fina acaban evolucionando con estabilización, y un gran número de SCA surgen sobre segmentos coronarios que no tienen estas características, o en situaciones relacionadas con mecanismos ajenos a la trombosis coronaria.

Se proponen cuatro mecanismos fisiopatológicos basándose en pruebas de imagen intravascular y criterios anatomopatológicos:

✔ **Rotura de la placa con inflamación sistémica.** En estos casos la inflamación estaría detrás de los casos de IAM con trombo intracoronario. Es en esta situación donde los macrófagos juegan un papel fundamental en la destrucción de la matriz extracelular de la placa aterosclerótica. Se liberan una serie de sustancias, como metaloproteinasas y catepsinas, que producen la fisura o úlcera que motiva la formación del trombo intracoronario. La participación de un mecanismo inflamatorio en estos casos se refleja en la elevación de la proteína C reactiva.
✔ **Rotura de la placa sin inflamación sistémica.** Si la rotura de la placa ocurre sin datos de inflamación sistémica (proteína C reactiva baja), los mecanismos de trombosis son más locales. Aquí entrarían a formar parte del mecanismo lesional de ma-

nera importante el sistema nervioso simpático y la liberación de catecolaminas endógenas.

✔ **Erosión de la placa.** En estos casos la erosión superficial de la placa no involucra el mecanismo inflamatorio mediado por macrófagos. Aquí las lesiones tienen un componente fibrótico sin núcleo lipídico. Serían los neutrófilos los responsables fisiopatológicos y se identificaría una mayor concentración de mieloperoxidasas.

✔ **SCA sin trombo intracoronario.** El mecanismo de isquemia no está relacionado con la placa inestable, sino con una alteración funcional de la circulación coronaria como puede ser el vasoespasmo.

3. Clasificación

Según el resultado del ECG, los SCA se clasifican en:

✔ SCACEST.
✔ SCASEST.

Los IAM se clasifican en (Tabla 22-1):

✔ **IAM tipo 1.** Causado por una enfermedad coronaria atero-trombótica que suele precipitarse por la rotura o erosión de una placa aterosclerótica.

✔ **IAM tipo 2.** Causado por el desajuste entre el aporte y la demanda de oxígeno.

✔ **IAM tipo 3.** Provoca muerte súbita. Es el IAM de aquellos pacientes que sufren muerte cardíaca con síntomas compatibles con isquemia miocárdica acompañados de alteraciones presuntamente nuevas en el ECG o fibrilación ventricular, que mueren antes de obtenerse muestras sanguíneas para la determinación de biomarcadores o antes de que se haya producido un aumento detectable, o cuando el IAM se detecta por autopsia.

Tabla 22-1. Tipos de infarto agudo de miocardio

IAM tipo 1	Debido a la rotura placa de ateroma	
IAM tipo 2	Causado por el desajuste entre aporte y demanda de oxígeno	
IAM tipo 3	Provoca muerte súbita	
IAM tipo 4	Tipo 4a	Tras angioplastia
	Tipo 4b	Por trombosis del *stent*
	Tipo 4c	Por reestenosis del *stent* o reestenosis después de la angioplastia con balón
IAM tipo 5	*Bypass*	

✔ **IAM tipo 4.** Serían aquellos infartos relacionados con procedimientos cardíacos. El IAM tipo 4 requiere que se produzca una elevación de los valores de troponina cardíaca más de cinco veces por encima del límite superior de referencia del percentil 99. Se clasifica a su vez en:
  ✅ IAM Tipo 4a: tras angioplastia.
  ✅ IAM Tipo 4b: por trombosis del *stent*.
  ✅ IAM Tipo 4c: por reestenosis del *stent* o reestenosis después de la angioplastia con balón.

✔ **IAM tipo 5.** IAM relacionado con la cirugía de revascularización coronaria que se define arbitrariamente por la elevación de los valores de troponina cardíaca diez veces por encima del límite superior de referencia del percentil 99.

4. Diagnóstico

Los pilares fundamentales para el diagnóstico del SCA son:

✔ **Historia clínica.** Debe orientarse a recabar los factores de riesgo cardiovascular, antecedentes personales, tratamiento domiciliario y características del dolor.

✔ **Exploración física.** Debe buscar datos de inestabilidad hemodinámica (hipotensión arterial, taquicardia, hipoperfusión periférica), soplos o extratonos cardíacos, así como presencia de crepitantes.

✔ **ECG.** Se realizará un ECG de 12 derivaciones con la intención inicial de diferenciar entre los SCACEST de aquellos que no tengan elevación del ST.

Las tres actuaciones deben realizarse en un tiempo ≤ 10 minutos.

4.1. Criterios clínicos

El dolor torácico de origen isquémico generalmente se caracteriza por ser un dolor de más de 20 minutos de duración que aparece más frecuentemente en reposo, descrito como opresivo e intenso, de localización precordial/retroesternal, con o sin irradiación. Si se irradia, lo hace generalmente hacia el cuello o la mandíbula, el miembro superior izquierdo o la espalda, pudiendo describir el paciente otras irradiaciones (miembro superior, epigastrio, etcétera).

Es importante estar alerta en las mujeres, personas mayores y personas diabéticas, donde los síntomas suelen ser atípicos (dolor epigástrico, dolor torácico no descrito como opresivo, disnea creciente, etc.), lo que lleva a retrasos en consultar y en ocasiones a no sospechar del diagnóstico o a no realizar pruebas diagnósticas con la celeridad necesaria.

4.2. Exploración física

Es fundamental realizar una exploración dirigida buscando datos de inestabilidad hemodinámica (hipotensión arterial, taquicardia, hipoperfusión periférica), soplos o extratonos cardíacos, así como presencia de crepitantes. Hay que prestar atención a la existencia de soplos que puedan indicar un daño valvular secundario a la isquemia (sobre todo en el foco mitral).

4.3. Criterios electrocardiográficos

En cuanto al ECG, las guías consideran un SCACEST si se cumplen ciertos criterios típicos o atípicos:

- **Criterios típicos.** Elevación persistente (> 20 minutos) del segmento ST ≥ 1 mm en al menos dos derivaciones contiguas:
  - Para V_2 y V_3 en hombres: se requieren elevaciones de al menos 2 mm en > 40 años y de 2,5 mm en < 40 años.
  - Para V_2 y V_3 en mujeres: se requieren elevaciones de 1,5 mm.
  - Elevaciones > 0,5 mm en V_7-V_9 (> 1 mm en hombres < 40 años).
- **Criterios atípicos** (Tabla 22-2):
  - ECG con bloqueo de rama izquierda del haz de His de nueva aparición o desconocido.
  - ECG con ritmo ventricular estimulado por marcapasos.
  - En el nuevo documento de consenso del SCACEST se hace hincapié en otros patrones ECG donde no hay elevación del ST pero que confieren gravedad y mal pronóstico:
    - Descenso concordante del ST > 1 mm en seis derivaciones con QRS predominantemente negativo y elevación en aVR.
    - Bloqueos de rama derecha del haz de His con elevaciones del ST.
    - Patrón de Winter.
    - Síndrome de Wellens.

Es necesario recordar que en los casos de sospecha de SCASEST, pese a que el paciente presente un ECG normal sin cambios, se deberán estimar los biomarcadores en sangre y realizar ECG seriados para confirmar el diagnóstico.

5. Manejo del síndrome coronario agudo

5.1. Manejo inicial

En el manejo inicial del SCACEST se llevarán a cabo una serie de medidas de soporte básicas similares a las que se tomarán ante la sospecha clínica de un SCASEST. Es posteriormente, una vez hecho el diagnóstico diferencial entre ambas entidades, cuando cambiará la estrategia terapéutica. Mientras en el SCACEST el fin del tratamiento es «*abrir la arteria*» mediante reperfusión, en el SCASEST el objetivo es «*mantener la arteria abierta*» hasta la realización de una angiografía coronaria dependiendo de la situa-ción clínica del paciente y su estratificación de riesgo.

Lo fundamental es realizar un diagnóstico lo más precozmente posible, por lo que en los primeros 10 minutos desde el primer contacto con el paciente se realizará:

- Toma de constantes: presión arterial, frecuencia cardíaca y saturación de oxígeno (SpO₂).
- Historia clínica y exploración física.
- ECG.

Tras esta primera valoración inicial, veremos si el dolor torácico que refiere el paciente es sugestivo de isquemia coronaria o, por el contrario, es de origen no coronario (en este último caso se realizará el despistaje diagnóstico y tratamiento específicos).

Tabla 22-2. Presentaciones atípicas en el electrocardiograma

Bloqueo de rama izquierda del haz de His

Los criterios de Sgarbossa-Smith pueden ser utilizados para aumentar la precisión diagnóstica en pacientes con SCACEST y Bloqueo de rama izquierda:
- Elevación concordante del segmento ST ≥ 1 mm en derivaciones con complejo QRS positivo
- Elevación discordante del segmento ST ≥ 5 mm en derivaciones con complejo QRS negativo
- Descenso concordante del segmento ST ≥ 1 mm en derivaciones con QRS predominantemente negativo V_1-V_3, lo que indica isquemia inferobasal (especialmente si la onda T terminal es positiva)

Ritmo ventricular estimulado con marcapasos

En la estimulación del ventrículo derecho el ECG también muestra morfología de bloqueo de rama izquierda, y las reglas anteriormente descritas pueden aplicarse al diagnóstico de IAM en el paciente con ritmo estimulado, aunque son menos específicas

Descenso concordante del ST

Se considera SCACEST cuando exista un descenso concordante del ST > 1 mm en seis derivaciones con elevación del ST en aVR, o descenso en V_1-V_4 sobre todo si hay elevación del ST > 0,5 mm en V_7-V_9

Bloqueo de rama derecha del haz de His

La elevación de > 1 mm del ST o alteraciones en la repolarización del ST o alteraciones de la onda T en pacientes con bloqueo de rama derecha, sobre todo si no se conocía anteriormente, debe interpretarse como elevación del ST salvo que estas alteraciones se encuentren en V_1-V_4, que son las que se hallan más alteradas por el trastorno de la conducción

Patrón de Winter

Infradesnivel del segmento ST de 1-3 mm, en derivaciones precordiales (V_1-V_4), con una onda T alta y simétrica en las mismas derivaciones, asociado con supradesnivel del segmento ST en aVR, lo que se corresponde con una lesión grave de la arteria descendente anterior

Síndrome de Wellens

Ondas T invertidas o bifásicas en precordiales derechas, las cuales lo categorizan en dos tipos diferentes:
- El tipo I, encontrado en el 24 % de los casos, presenta ondas T bifásicas en las derivadas V_2 y V_3 con una elevación insignificante o inexistente del segmento ST
- El tipo II es el más frecuentemente encontrado; se caracteriza por la presencia de ondas T invertidas, profundas y simétricas en precordiales derechas, aunque también pueden encontrarse de V_1-V_5

Una vez considerado que el dolor se debe a un SCA con/sin elevación del ST, las medidas de soporte básico que se deben adoptar son:

✔ **Monitorización ECG continua.** Se recomienda que esta monitorización se lleve a cabo, inicialmente, con dispositivos con capacidad para poder desfibrilar de forma rápida ante la presencia de arritmias malignas como la fibrilación ventricular y la taquicardia ventricular.

✔ **Canalización de dos vías periféricas.** Para extracción de analítica y administración de medicación, evitando así cualquiera otra punción.

✔ **Tratamiento del dolor y la ansiedad.** En pacientes sintomáticos está indicado el alivio del dolor con opioides, dado que la estimulación simpática por el dolor causa vasoconstricción, con el consiguiente aumento de la poscarga y del consumo de oxígeno:

   ✐ Cloruro mórfico en bolos de 2-4 mg vía intravenosa, que se puede repetir cada 5-15 minutos (si no hay acceso vascular, administrar 5 mg por vía subcutánea cada 5-15 minutos) hasta el control del dolor o la aparición de efectos secundarios indeseables. Se debe administrar con precaución si la presión arterial sistólica es < 90 mm Hg.

   ✐ No utilizar antiinflamatorios no esteroideos, por sus posibles efectos protrombóticos.

   ✐ La ansiedad en esta situación de estrés puede tratarse con ansiolíticos como las benzodiacepinas.

✔ **Oxígeno.** Hasta hace relativamente poco se utilizaba de manera rutinaria en todos los pacientes, pero actualmente las guías clínicas indican que el aporte de oxígeno solo estaría indicado cuando la SpO_2 se sitúe por debajo del 90 % y/o ante datos de fallo cardíaco. Se ha sugerido que la hiperoxia puede aumentar el daño miocárdico por su efecto vasoconstrictor.

✔ **Tratamiento antianginoso.** Administraremos nitroglicerina preferentemente vía intravenosa y con monitorización continua de la presión arterial si el paciente presenta dolor y no existen contraindicaciones (estas son presión arterial sistólica < 90 mm Hg, sospecha de infarto de ventrículo derecho o toma en las últimas 48 horas de inhibidores de la fosfodiesterasa como sildenafilo, vardenafilo o similares). Se administrará con precaución si la frecuencia cardíaca > 100 lpm o < 50 lpm. En caso de no tener un acceso intravenoso utilizaremos la vía sublingual.

✔ **Antiagregación.** Se iniciará la antiagregación tan pronto como sea posible:

   ✐ El primer antiagregante es similar para ambas entidades: ácido acetilsalicílico (AAS), que se administrará a todos los pacientes con SCA. La dosis de carga es de 300 mg por vía oral masticada. En caso de contraindicación al AAS se administrará clopidogrel en dosis de carga de 300 mg vía oral, excepto en > 75 años, en los que la dosis de carga será de 75 mg vía oral.

   ✐ El segundo antiagregante dependerá de la entidad a tratar (si es con o sin elevación del ST) y según la estrategia de reperfusión elegida. Se desarrollará posteriormente en los tratamientos individualizados.

✔ **Anticoagulación.** Igualmente se desarrollará posteriormente según la entidad y el tratamiento indicado.

✔ **Reperfusión.** Se elegirá la estrategia de reperfusión más apropiada para cada enfermo.

5.2. Tratamiento del SCACEST

El tratamiento precoz del SCACEST mediante una adecuada estrategia de reperfusión (angioplastia primaria y/o fibrinólisis) en las primeras 12 horas de evolución mejora significativamente la evolución de los pacientes ya que reduce la mortalidad en fase aguda, disminuye el tamaño del infarto y reduce la probabilidad de desarrollar insuficiencia cardíaca posterior (Fig. 22-1). La angioplastia primaria y la fibrinólisis son los métodos de reperfusión indicados en aquellos SCACEST en los que han transcurrido menos de 12 horas de evolución desde el comienzo de los síntomas.

La angioplastia primaria es el tratamiento de elección dentro de los primeros 120 minutos desde el primer contacto médico que establece el diagnóstico, siempre que sea posible, ya que optimiza la eficacia de la reperfusión.

Por otro lado, la fibrinólisis intravenosa sería el método a utilizar si no es posible la realización de una angioplastia primaria en el tiempo adecuado, siempre que no esté contraindicada o que el paciente no esté en *shock* cardiogénico. Así pues, la fibrinólisis será la terapia de reperfusión indicada en aquellos hospitales donde no sea posible la realización de una angioplastia primaria en los tiempos establecidos. Se seguirá de traslado al hospital de referencia para la realización de un intervencionismo coronario de rescate o diferido. En los casos en que esté indicada, el tiempo para realizar la fibrinólisis deberá ser antes de transcurridos 30 minutos desde el diagnóstico de SCACEST.

Dada la importancia de los tiempos para la elección del tipo de reperfusión, se describen a continuación los tiempos de referencia que se han de tener en cuenta.

5.2.1. Tiempos de referencia en el SCACEST

Los tiempos de referencia para la terapia de reperfusión en el SCACEST son (Tabla 22-3):

✔ **Primer contacto médico (PCM).** Se entiende como primer contacto médico el profesional médico que atiende por primera vez al paciente y realiza el diagnóstico del SCACEST mediante clínica y ECG de 12 derivaciones.

✔ **Tiempo desde el inicio de síntomas hasta PCM.** Tiempo transcurrido desde la aparición de los síntomas en el paciente hasta el PCM.

✔ **Tiempo desde la primera asistencia sanitaria hasta la valoración del ECG.** Tiempo que transcurre desde la primera atención sanitaria hasta la valoración del primer ECG de 12 derivaciones que establece el diagnóstico. Este tiempo debe ser ≤ 10 minutos.

✔ **Tiempo PCM-Llegada a hospital con capacidad para intervención coronaria percutánea primaria (ICPP).** Tiempo que transcurre desde el PCM hasta la llegada del paciente al hospital con capacidad de realizar ICPP. El tiempo óptimo queda establecido en 90 minutos. El traslado debería ser directamente a la sala de hemodinámica.

✔ **Tiempo de llegada al hospital con ICPP-Balón.** Tiempo desde la llegada del paciente al hospital con capacidad de realizar ICPP hasta la apertura de la arteria responsable. Se esta-

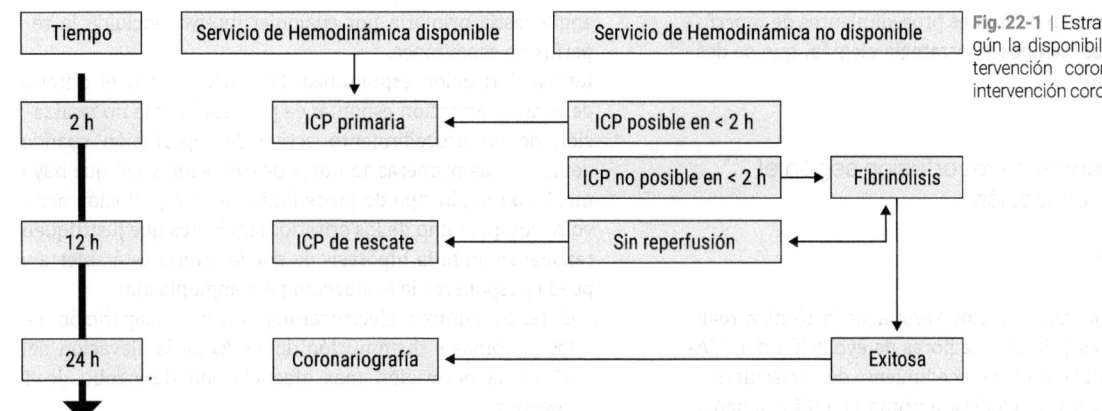

Fig. 22-1 | Estrategia de reperfusión según la disponibilidad de realizar una intervención coronaria percutánea. ICP: intervención coronaria percutánea.

blece como tiempo ideal para ello menos de 30 minutos. Aquí existen dos posibilidades:

- Si el PCM se realiza fuera de un hospital con capacidad de realizar ICPP, el tiempo de traslado debe ser como máximo de 90 minutos, contemplándose así 30 minutos adicionales desde la llegada al hospital hasta la apertura de la arteria responsable.
- Si el PCM es en un hospital con capacidad de ICPP y no se requiere traslado, el tiempo óptimo para abrir la arteria debe ser el menor posible, y siempre < 60 minutos contabilizados desde el PCM.

- **Tiempo DIDO («*door in to door out*»).** Tiempo que transcurre desde que un paciente llega a un hospital sin capacidad para realizar ICPP, hasta que sale de ese hospital para ser trasladado a un hospital que dispone de alerta de hemodinámica. Incluye el tiempo empleado desde el PCM en dicho centro hospitalario hasta que sale del mismo para ser trasladado al centro de referencia para ICPP. El tiempo DIDO óptimo establecido por el Sistema Nacional de Salud en la cardiopatía isquémica es de 30 minutos.
- **Tiempo de traslado entre hospitales.** Si se ha realizado fibrinólisis en un hospital sin capacidad para ICPP, el tiempo para trasladar al paciente al hospital de referencia para la realización de la misma deberá ser < 12 horas en caso de necesidad

de angioplastia de rescate (por fibrinólisis fallida), y preferentemente dentro de las 24 horas para angioplastia diferida (si la fibrinólisis ha sido favorable).

- **Tiempo PCM-Aguja.** Tiempo desde el PCM hasta la realización de fibrinólisis. Tanto si el PCM se realiza en un contexto extrahospitalario como en un hospital sin capacidad de realización de ICPP y si, por los tiempos de traslados, se confirma no poder realizar ICPP antes de los 120 minutos, el retraso hasta la realización de fibrinólisis debe ser < 30 minutos, siempre que esté indicada.

Una vez realizada la fibrinólisis el paciente deberá ser trasladado a un hospital con capacidad de ICPP siguiendo las siguientes recomendaciones:

- Si tras la evaluación del éxito de la fibrinólisis (60-90 minutos) se concluye que el resultado es fallido, se realizará el traslado de manera inmediata para realizar una angioplastia de rescate.
- Si la fibrinólisis es eficaz, se deberá realizar una angioplastia diferida preferentemente dentro de las 24 horas de iniciado en SCACEST (entre 2 y 24 horas).

Tabla 22-3. Tiempos de referencia para la terapia de reperfusión

Intervalo	Objetivo de tiempo
Tiempo máximo desde el primer contacto médico hasta el ECG y diagnóstico	≤ 10 minutos
Retraso máximo desde el diagnóstico de SCACEST hasta la angioplastia en pacientes en los que se elige estrategia de angioplastia primaria	≤ 120 minutos
Tiempo máximo desde el diagnóstico de SCACEST hasta el paso de la guía en pacientes que acuden a hospitales con programa de angioplastia primaria	≤ 60 minutos
Tiempo máximo desde el diagnóstico de SCACEST hasta el paso de la guía en pacientes trasladados a hospitales con programa de angioplastia primaria	≤ 90 minutos
Tiempo máximo desde el diagnóstico de SCACEST hasta el bolo o la infusión de fibrinolítico en pacientes en los que no se pueden alcanzar tiempos para angioplastia primaria	≤ 10 minutos
Tiempo desde el inicio de la fibrinólisis hasta la evaluación de su eficacia	60-90 minutos
Tiempo desde el inicio de la fibrinólisis exitosa hasta la angiografía	2-24 horas

ECG: electrocardiograma.

Así pues, se distinguen diferentes procedimientos de reperfusión atendiendo a los tiempos y estrategia elegida, que se describen a continuación.

5.2.2. Procedimientos de reperfusión según el momento de su realización

Son los siguientes (Fig. 22-2):

✔ **Reperfusión miocárdica precoz.** Sería aquella técnica realizada dentro de las primeras 12 horas de evolución del SCACEST y no precedida de otro procedimiento de revascularización. Esta podrá ser la angioplastia primaria o ICPP si hablamos de un procedimiento mecánico, o bien mediante fibrinólisis en caso de procedimiento farmacológico. La angioplastia primaria es la técnica de reperfusión de elección siempre que pueda realizarse en los plazos de tiempo indicados y en hospitales con capacidad para su realización. De acuerdo con una declaración de consenso sobre el tratamiento del IAM durante la pandemia de COVID-19, la ICPP sigue siendo el tratamiento estándar para pacientes que acuden a centros de ICP (≤ 90 minutos del primer contacto médico) durante la pandemia. Este consenso también señala que no todos los pacientes con COVID-19 que tienen elevación del ST con o sin obstrucción coronaria aguda se beneficiarán de alguna estrategia de reperfusión.

✔ **Angioplastia de rescate.** Sería la que se realiza dentro de las primeras 12 horas de evolución del SCACEST, que está precedida de fibrinólisis y se ha establecido que no existen criterios de reperfusión.

✔ **Angioplastia diferida.** Es la que se realiza después de 12 horas de evolución del SCACEST y preferentemente dentro de las primeras 24 horas. Está indicada en aquellos pacientes que han sido tratados o no con fibrinólisis (aunque tengan criterios de reperfusión), o que no hayan sido sometidos a

angioplastia primaria por cualquier motivo, incluida la reperfusión espontánea.

✔ **Revascularización espontánea.** Podemos utilizar el criterio de revascularización espontánea para explicar la no realización de un procedimiento activo de reperfusión cuando dentro de las primeras 12 horas de evolución y sin que haya mediado ningún tipo de procedimiento de reperfusión activo se cumplan uno de los criterios siguientes que justifiquen razonablemente la hipótesis de que la arteria está abierta y pueda posponerse la evaluación para angioplastia:

⊘ Criterios clínicos-electrocardiográficos: desaparición de los síntomas y disminución del 70 % de la elevación del ST en la derivación más afectada con desarrollo de T negativa.

⊘ Criterio angiográfico: arteria responsable abierta con flujo TIMI 3 y sin una lesión residual que a juicio del hemodinamista requiera angioplastia inmediata.

5.2.3. Tratamiento si el procedimiento elegido es la angioplastia primaria

El tratamiento en caso de que el procedimiento elegido sea la angioplastia primaria consiste en unas medidas generales, antiagregación, y anticoagulación:

✔ **Medidas generales:**

⊘ Paciente en decúbito supino, ligeramente incorporado y en reposo.

⊘ Desfibrilador preparado y cercano al paciente. Carro de parada equipado de fácil acceso.

⊘ Monitorización continua de ECG. Monitorización de presión arterial y SpO$_2$.

⊘ Dos accesos periféricos permeables, preferentemente en el brazo izquierdo. Si es en el brazo derecho, mejor en flexura, evitando la mano o muñeca derechas.

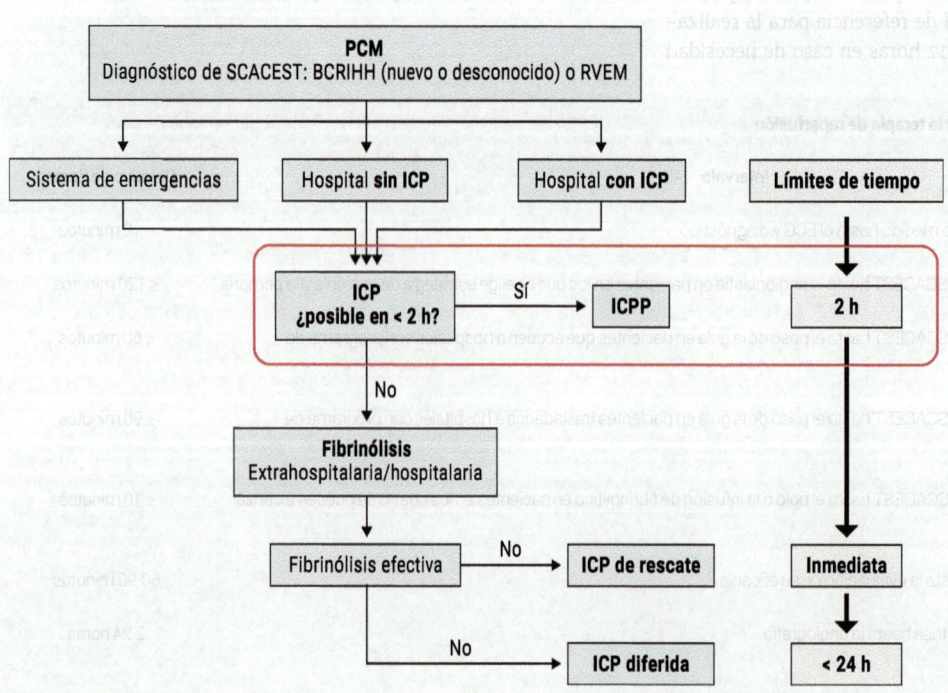

Fig. 22-2 | Procedimientos de reperfusión según el momento de realización. BCRIHH: bloqueo completo de rama izquierda del haz de His; SCACEST: síndrome coronario agudo con elevación del segmento ST; ICP: intervención coronaria percutánea; ICPP: intervención coronaria percutánea primaria; PCM: primer contacto médico; RVEM: ritmo ventricular estimulado por marcapasos.

- ☞ Oxigenoterapia solo si la SpO$_2$ < 90 %, el paciente presenta disnea, signos de insuficiencia cardíaca o *shock*.
- ☞ Vasodilatación: nitroglicerina si el paciente presenta dolor y presión arterial elevada.
- ☞ Tratamiento del dolor: si persiste el dolor, cloruro mórfico.
- ☞ Ansiolíticos: se administrarán si el paciente se encuentra muy ansioso a pesar del control del dolor.
- ☞ Si el paciente presenta un nuevo episodio de dolor, disnea o un cuadro neurovegetativo, realizar nuevo ECG.
- ☞ Medicación (Fig. 22-3).
- ✔ **Antiagregación.** Se realizará doble antiagregación tan pronto como sea posible:
  - ☞ *Primer antiagregante:* AAS a dosis de carga de 300 mg vía oral masticada, seguida de una dosis de 100 mg/24 h. El AAS se administrará a todos los pacientes desde el primer contacto con el sistema sanitario excepto si presentan alergia al AAS o si ya lo están tomando. En caso de duda se administrará el fármaco. Si el paciente es alérgico al AAS se consultará el antiagregante a elegir y la dosis del mismo.
  - ☞ *Segundo antiagregante:*
    - Ticagrelor: dosis de carga de 180 mg vía oral y continuar con 90 mg/12 h vía oral. Precaución en caso de bradicardia, edad avanzada, alto riesgo de sangrado o asma bronquial.
    - Clopidogrel: administrar en caso de contraindicación a otros antiagregantes o si el paciente está anticoagulado. Dosis de carga de 600 mg vía oral seguida de una dosis de mantenimiento de 75 mg/d. Si ha recibido previamente una dosis de 300 mg, completar hasta los 600 mg con otra dosis de 300 mg antes del cateterismo. En pacientes > 75 años solo se administrarán 75 mg vía oral.

- ✔ **Anticoagulación.** Administrar heparina no fraccionada (heparina sódica) intravenosa ajustada al peso.

5.2.4. Tratamiento si el procedimiento elegido es la fibrinólisis

Hay que guiarse por los criterios de inclusión y descartar las contraindicaciones (Tabla 22-4).

A continuación, tras instaurar las **medidas generales**, continuaremos con el tratamiento:

- ✔ **Medicación** (procedimiento óptimo antes de transcurridos 30 minutos desde el diagnóstico):
  - ☞ *Completar doble antiagregación:* añadir al AAS clopidogrel en dosis de carga de 300 mg vía oral. En pacientes > 75 años solo se dará una carga de 75 mg vía oral.
  - ☞ *Anticoagulación:* heparinas de bajo peso molecular (enoxaparina) con la siguiente secuencia:
    - 30 mg en bolo intravenoso seguido inmediatamente por la primera administración subcutánea de 1 mg/kg (máxima dosis de 100 mg). Se continuará con 1 mg/kg/12 h vía subcutánea hasta la revascularización.
    - No administrar bolo inicial a > 75 años, hombres con creatinina ≥ 2,5 mg/mL o mujeres con ≥ 2 mg/mL.
  - ☞ *Tratamiento fibrinolítico:* administración única intravenosa en 10 segundos de dosis de tenecteplasa según el peso del paciente una vez comprobado que no existen contraindicaciones para la misma (Tabla 22-5). Antes y después de la administración de tenecteplasa lavar la vía venosa con 10 mL de suero salino fisiológico.

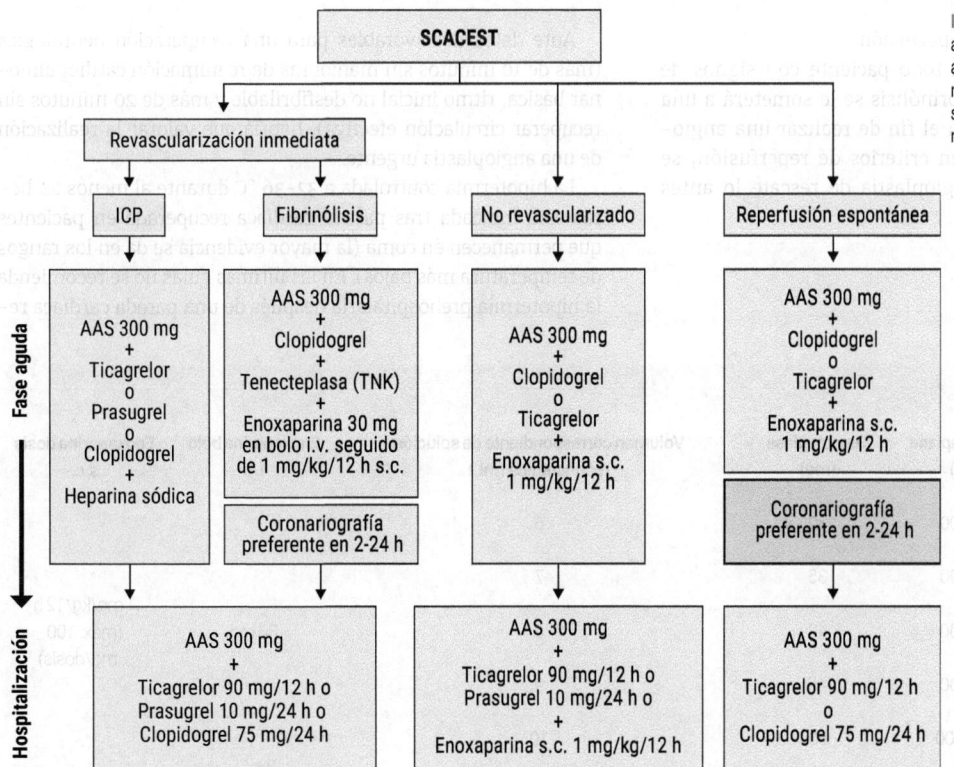

Fig. 22-3 | Medicación en el SCACEST: antiagregantes y anticoagulación. AAS: ácido acetilsalicílico; SCACEST: síndrome coronario agudo con elevación del segmento ST; ICP: intervención coronaria percutánea.

Tabla 22-4. Criterios de inclusión y contraindicaciones de la fibrinólisis

Criterios de inclusión

✓ Dolor típico que no cede con nitroglicerina sublingual
✓ Evolución de > 20 min y < 6 h
✓ ECG con elevación del segmento ST > 2 mm en dos o más derivaciones
✓ Previamente al inicio del tratamiento:
  ☑ PAS > 100 mm Hg
  ☑ PAD < 110 mm Hg
  ☑ FC > 50 lpm

Contraindicaciones

Contraindicaciones absolutas
✓ Hemorragia intracraneal previa o ACV de origen desconocido en cualquier momento
✓ ACV isquémico en los 6 meses precedentes
✓ Daño en el sistema nervioso central o neoplasias o malformación arteriovenosa
✓ Trauma/cirugía/lesión craneal importante en las 3 semanas previas
✓ Hemorragia gastrointestinal en el último mes
✓ Trastorno hemorrágico significativo actual o durante los últimos 6 meses
✓ Disección aórtica
✓ Punciones no compresibles en las últimas 24 h (biopsia hepática, punción lumbar, etc.)

Contraindicaciones relativas
✓ Accidente isquémico transitorio en los 6 meses precedentes
✓ Tratamiento anticoagulante oral
✓ Embarazo o primera semana posparto
✓ Hipertensión arterial refractaria (PAS > 180 o PAD > 110 mm Hg)
✓ Enfermedad hepática avanzada
✓ Endocarditis infecciosa
✓ Úlcera péptica activa
✓ Reanimación cardiopulmonar prolongada durante las últimas 2 semanas

ACV: accidente cardiovascular; ECG: electrocardiograma; FC: frecuencia cardíaca; PAD: presión arterial diastólica; PAS: presión arterial sistólica.

✔ **Valorar la eficacia de la reperfusión.** Se valorará la eficacia a los 60-90 minutos desde la administración del fibrinolítico. Se considerará la realización de una angioplastia de rescate si el paciente presenta signos de que no ha habido reperfusión:
  ⊘ Persistencia de los síntomas de isquemia.
  ⊘ Inestabilidad hemodinámica o eléctrica.
  ⊘ Elevación del ST > 50 % de la elevación máxima presentada.
  ⊘ Ausencia de arritmias de reperfusión.
✔ **Angioplastia programada.** A todo paciente con signos de reperfusión después de la fibrinólisis se le someterá a una angioplastia programada con el fin de realizar una angioplastia diferida. Si no existen criterios de reperfusión, se procederá a realizar una angioplastia de rescate lo antes posible.

5.2.5. Parada cardíaca en el SCACEST

La angioplastia primaria está indicada ante una parada cardíaca recuperada si:

✔ El ritmo inicial es desfibrilable.
✔ Si no hay signos de SCACEST pero existe alta sospecha de isquemia miocárdica.

Ante datos desfavorables para una recuperación neurológica (más de 10 minutos sin maniobras de reanimación cardiopulmonar básica, ritmo inicial no desfibrilable y más de 20 minutos sin recuperar circulación efectiva), habría que valorar la realización de una angioplastia urgente.

La hipotermia controlada a 32-36 °C durante al menos 24 horas está indicada tras parada cardíaca recuperada en pacientes que permanecen en coma (la mayor evidencia se da en los rangos de temperatura más bajos). En las últimas guías no se recomienda la hipotermia prehospitalaria después de una parada cardíaca re-

Tabla 22-5. Dosis de tenecteplasa

Peso corporal del paciente (kg)	Tenecteplasa (U)	Tenecteplasa (mg)	Volumen correspondiente de solución reconstituida (mL)	Enoxaparina bolo i.v.	Enoxaparina dosis s.c.
< 60	6.000	30	6		
≥ 60 a < 70	7.000	35	7		
≥ 70 a < 80	8.000	40	8	30 mg	1 mg/kg/12 h (máx. 100 mg/dosis)
≥ 80 a < 90	9.000	45	9		
≥ 90	10.000	50	10		

cuperada. La hipotermia produce una absorción más lenta, un inicio más tardío de la acción y una disminución de los efectos de los antiagregantes plaquetarios. La hipotermia en ningún caso debe retrasar la angioplastia primaria cuando esté indicada.

5.2.6. Aspectos técnicos durante la angioplastia primaria

Las recomendaciones son:

- Se recomienda el acceso radial sobre el femoral.
- Se recomienda actuar sobre la arteria responsable dejando el resto de las lesiones para un segundo tiempo antes de su alta hospitalaria, aunque en caso de *shock* cardiogénico sí se consideraría actuar sobre todas las lesiones.
- Se aconseja la utilización de *stents* farmacoactivos sobre los metálicos simples.
- No se recomienda la aspiración rutinaria de trombos.
- Valorar el uso de balón de contrapulsación en situaciones de isquemia en curso y existencia de áreas de riesgo isquémico si no se puede realizar angioplastia sobre la arteria responsable.

5.3. Tratamiento del SCASEST

El espectro clínico del SCASEST es muy variable e incluye desde pacientes sin síntomas hasta personas con isquemia persistente, inestabilidad eléctrica o hemodinámica o parada cardíaca. La correlación a nivel histológico es necrosis miocárdica (infarto de miocardio sin elevación del segmento ST) o, menos frecuentemente, isquemia miocárdica sin necrosis (angina inestable). Hay que recordar que ante la sospecha de SCASEST, pese a que el paciente presente un ECG normal, se deberán estimar los valores de los biomarcadores en sangre y realizar ECG seriados para confirmar el diagnóstico.

La guía de 2020 para el manejo de los SCASEST incluye algunos puntos relevantes y novedosos que seguramente cambiarán la forma de tratar a nuestros pacientes. Las principales novedades son:

- La importancia del uso de biomarcadores de alta sensibilidad (troponinas) para mejorar el diagnóstico de SCASEST en menor tiempo.
- Algoritmo de diagnóstico rápido (0 h/1 h).
- Terapia antiplaquetaria con prasugrel de elección si la anatomía coronaria es conocida.
- Estrategia invasiva.

5.3.1. Troponinas de alta sensibilidad

Las determinaciones de las troponinas ultrasensibles (hs-cTn) son más recomendables que la determinación de troponinas de menor sensibilidad, ya que tienen mayor precisión diagnóstica y el mismo coste. Debido a su alta sensibilidad y precisión diagnóstica para la detección del infarto de miocardio durante su presentación, las determinaciones de hs-cTn permiten acortar el tiempo hasta la realización de la segunda determinación de troponina cardíaca.

Para el diagnóstico, cuando se dispone de hs-cTn, no se recomienda solicitar de forma rutinaria otros marcadores como la creatina-cinasa (CK) o la isoenzima de la creatina-cinasa (CK-MB). Esta última disminuye más rápidamente tras el infarto de miocardio y puede ser útil para determinar el momento en que se produjo daño miocárdico y detectar el reinfarto precoz. Y debe considerarse la medición del péptido natriurético cerebral en plasma para ganar información pronóstica adicional a la que facilita la troponina, ya que proporciona información acerca de muerte, insuficiencia cardíaca aguda y desarrollo de fibrilación auricular.

Existen otros biomarcadores, como la proteína C reactiva de alta sensibilidad o la copeptina, que pueden tener algún valor pronóstico, pero su papel adicional a los anteriores biomarcadores mencionados o a la escala GRACE es pobre y no se recomienda su medición de rutina.

Se recomienda realizar una angiotomografía coronaria como alternativa a la angiografía invasiva para excluir SCA cuando existe una probabilidad leve a intermedia de enfermedad coronaria y cuando los valores de troponina o el ECG son normales o no concluyentes.

En la Tabla 22-6 se muestran las posibles causas de elevación de la troponina no correspondientes a SCA.

5.3.2. Algoritmo de diagnóstico rápido

Los niveles de hs-cTn aumentan rápidamente, por lo general, dentro de la primera hora después del inicio de los síntomas y permanecen elevados durante un período de tiempo variable (días). Debido a la elevada precisión de estas troponinas surgieron los algoritmos 0 h/1 h y 0 h/2 h (Fig. 22-4).

Se recomienda el algoritmo 0 h/1 h (la mejor opción, toma de muestras de sangre a las 0 hora y 1 hora) o el algoritmo de 0 h/2 h (segunda opción, toma de sangre a las 0 hora y 2 horas). Estos algoritmos combinados con los hallazgos clínicos y ECG permiten

Tabla 22-6. Posibles causas de elevación de la troponina no correspondientes a síndrome coronario agudo

- Disfunción renal crónica o aguda
- Insuficiencia cardíaca congestiva grave, aguda y crónica
- Crisis hipertensiva
- Taquiarritmias o bradiarritmias
- Embolia pulmonar, hipertensión pulmonar grave
- Enfermedades inflamatorias: miocarditis, miopericarditis
- Enfermedad neurológica aguda, incluidos accidentes cerebrovasculares o hemorragia subaracnoidea
- Disección aortica, valvulopatía aórtica o miocardiopatía hipertrófica
- Hipotiroidismo
- Rabdomiólisis
- Hipotiroidismo
- Síndrome de balonización apical (miocardiopatía de *tako-tsubo*)
- Enfermedades infiltrativas: amiloidosis, hemocromatosis, sarcoidosis, esclerodermia, etc.
- Toxicidad farmacológica: adriamicina, 5-fluorouracilo, herceptina, veneno de serpiente
- Quemaduras: cuando afectan a más del 30 % de la superficie corporal
- Pacientes críticos, especialmente con insuficiencia respiratoria o sepsis
- Contusión cardíaca, ablación, marcapasos, cardioversión o biopsia endomiocárdica

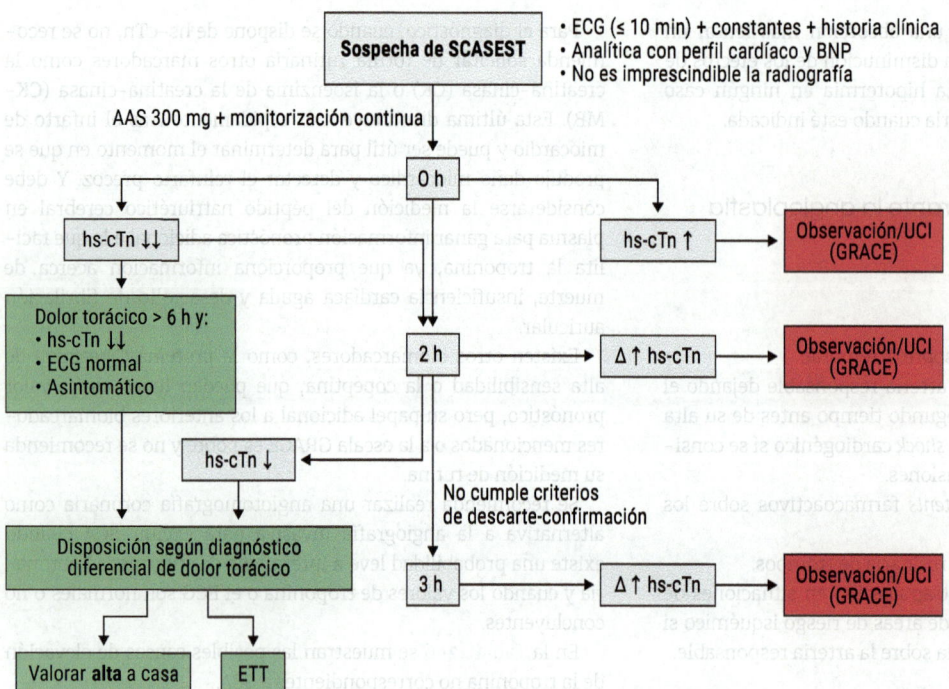

Fig. 22-4 | Algoritmo diagnóstico del SCASEST. AAS: ácido acetilsalicílico; BNP: péptido natriurético cerebral; ECG: electrocardiograma; ETT: ecocardiograma transtorácico; hs-cTn: troponina cardíaca ultrasensible; SCASEST: síndrome coronario agudo sin elevación del segmento ST; UCI: unidad de cuidados intensivos.

identificar a los pacientes candidatos para el alta precoz y tratamiento ambulatorio.

Hay tres consideraciones fundamentales que hay que tener en cuenta a la hora de aplicar estos algoritmos:

✔ Los algoritmos solo se deben utilizar en conjunto con toda la información clínica disponible, incluyendo una valoración detallada de las características del dolor torácico y el ECG.

✔ En los pacientes que consultan con un dolor torácico muy reciente (en la primera hora desde el inicio), la segunda determinación de niveles de troponina debería realizarse a las 3 horas, debido al tiempo necesario para que se libere al torrente sanguíneo.

✔ Se ha detectado una elevación tardía de los niveles de troponina en hasta un 1 % de los pacientes. Por lo tanto, en pacientes en que la sospecha cínica sigue siendo alta o si el paciente presenta dolor recurrente, se deben seriar los niveles de troponina.

5.3.3. Terapia antiplaquetaria

El tratamiento antitrombótico es obligatorio para los pacientes con SCASEST, se sometan o no a tratamiento invasivo. La elección del tratamiento, la combinación de fármacos, el momento de inicio y la duración dependen de varios factores intrínsecos (características del paciente, presentación clínica y comorbilidades) y extrínsecos (relacionados con el procedimiento). A la hora de elegir el tratamiento se debe tener en cuenta tanto el riesgo isquémico (escala GRACE) como el riesgo hemorrágico de los pacientes (escala CRUSADE), influyen en la elección, la dosis y la duración del tratamiento antitrombótico (Tabla 22-7).

Según la evidencia disponible, no se recomienda la administración sistemática de pretratamiento con un inhibidor del P2Y12 para los pacientes con SCASEST de los que se desconozca la

anatomía coronaria y se planifique una estrategia invasiva temprana. En caso de una estrategia invasiva diferida, se puede considerar el pretratamiento con un inhibidor del P2Y12 para algunos pacientes seleccionados y teniendo en cuenta su riesgo hemorrágico.

El prasugrel debería considerarse como antiagregante de elección en pacientes con SCASEST posterior a la realización de angioplastia y conocida la anatomía coronaria. El posible beneficio del prasugrel frente a ticagrelor o clopidogrel podría estar relacionado con una mejor función endotelial.

5.3.4. Estrategia invasiva

La estrategia invasiva sistemática en las primeras 24 horas tras el ingreso está recomendada para el SCASEST basándose en las concentraciones de hs-cTn, una puntuación GRACE > 140 puntos (Tabla 22-8) y la presencia de cambios dinámicos o presumiblemente nuevos del segmento ST, ya que esta estrategia se asocia a una tasa menor de eventos adversos coronarios y una mayor supervivencia a corto plazo (Fig. 22-5).

La estrategia invasiva inmediata (< 2 horas) está indicada en pacientes muy inestables, dependiendo de su estado hemodinámico y de la presencia de arritmias, insuficiencia cardíaca aguda o dolor torácico persistente. En otras presentaciones clínicas puede seguirse una estrategia invasiva selectiva según el resultado de las pruebas no invasivas o evaluación clínica de riesgo.

5.3.5. Tratamiento del SCASEST

5.3.5.1. Medidas generales

Las medidas generales son similares a las adoptadas en el SCACEST.

Tabla 22-7. Escala de riesgo hemorrágico CRUSADE

Hematocrito		Aclaramiento de creatinina (mL/min)		FC (lpm)		PAS (mm Hg)			
Predictor	Puntuación	Predictor	Puntuación	Predictor	Puntuación	Predictor	Puntuación	Predictor	Puntuación
< 31	9	≤ 15	39	≤ 70	0	≤ 90	10	Mujeres	8
31-33,9	7	16-30	35	71-80	1	91-100	8	IC asociada	7
34-36,9	3	31-60	28	81-90	3	101-120	5	EV o ictus previos	6
37-39,9	2	61-90	17	91-100	6	121-180	1	DM	6
≥ 40	0	91-120	7	101-110	8	181-200	3		
		≥ 121	0	111-120	10	≥ 201	5		
				≥ 121	11				
								TOTAL	

Riesgo de sangrado: ≤ 20: muy bajo; 21-30: bajo; 31-40: moderado; 14-50: alto; > 50: muy alto.

DM: diabetes mellitus; EV: enfermedad vascular; FC: frecuencia cardíaca; IC: insuficiencia cardíaca; PAS: presión arterial sistólica.

5.3.5.2. Tratamiento antitrombótico

5.3.5.2.1. Anticoagulación

El tratamiento periintervencionismo tiene como fin inhibir la actividad de la trombina. Se recomienda el uso de anticoagulación parenteral en todos los pacientes en el momento del diagnóstico y especialmente durante los procedimientos de revascularización.

La heparina no fraccionada ajustada al peso es el medicamento de elección, en bolo intravenoso de 70-100 IU/kg durante la intervención coronaria.

Una opción adicional es la enoxaparina en aquellos pacientes que tengan tratamiento previo con este fármaco (no se debe hacer cambio del tipo de heparina por aumento del riesgo de sangrado). La dosis es de 1 mg/kg/12 h por vía subcutánea. En los mayores de 75 años, se administrará el 75 % de la dosis, y en caso de insuficiencia renal, la dosis será de 1 mg/kg/24 h.

Tabla 22-8. Escala de riesgo y evaluación isquémica GRACE

Edad (años)		FC		PAS (mm Hg)		Creatinina (mg/dL)		Clase Killip	
Rango	Puntos	Rango	Puntos	Rango	Puntos	Rango	Puntos	Rango	Puntos
40-49	18	< 70	0	< 80	63	< 0,39	2	Clase I	0
50-59	36	70-89	7	80-99	58	0,4-0,79	5	Clase II	21
60-69	55	90-109	13	100-119	47	0,8-1,19	8	Clase III	43
70-79	73	110-149	23	120-139	37	1,2-1,59	11	Clase IV	64
≥ 80	91	150-199	36	140-159	26	1,6-1,99	14		
		≥ 200	46	160-199	11	2-3,99	23		
				≥ 200	0	≥ 4	31		

PCR al ingreso: 43 puntos

Elevación de troponina: 15 puntos

Desviación ST: 30 puntos

FC: frecuencia cardíaca; PAS: presión arterial sistólica; PCR: proteína C reactiva.

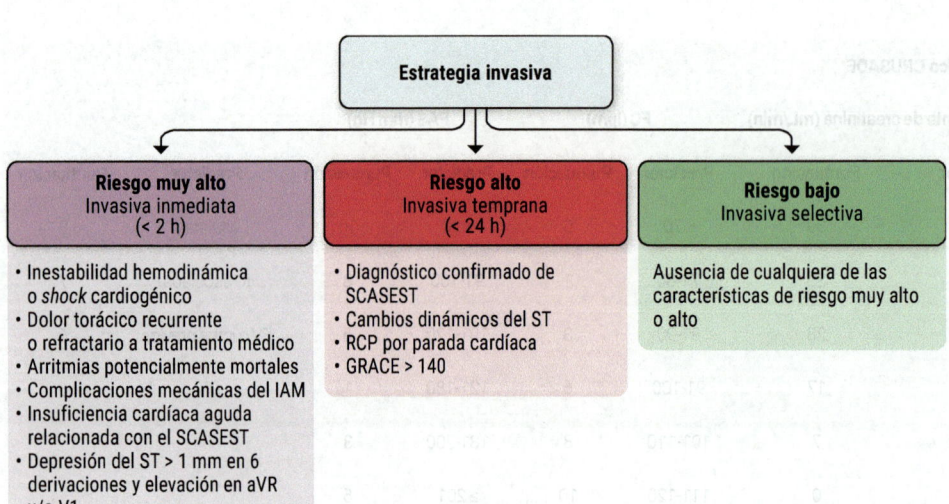

Fig. 22-5 | Estrategia invasiva en el SCASEST. IAM: infarto agudo de miocardio; RCP: reanimación cardiopulmonar; SCASEST: síndrome coronario agudo sin elevación del segmento ST.

Una alternativa con menor grado de recomendación es la bivalirudina.

En casos de tratamiento médico o limitaciones logísticas para transferir al paciente para ICP dentro de los plazos requeridos se recomienda Fondaparinux 2,5 mg/día vía subcutánea y una dosis única de heparina no fraccionada en el momento de la intervención.

La terapia anticoagulante después de una ICP exitosa debe ser suspendida, excepto en pacientes con aneurisma del ventrículo con formación de trombos o con fibrilación auricular u otras condiciones que requieran continuar la anticoagulación.

5.3.5.2.2. Antiagregación

En el momento del diagnóstico debe darse una dosis de carga de AAS 300 mg por vía oral.

Como novedad importante, no se recomienda el uso de los inhibidores de P2Y12 como pretratamiento en los pacientes con anatomía coronaria desconocida o ICP temprana (< 24 horas).

El prasugrel debería considerarse como antiagregante de elección en pacientes con anatomía coronaria conocida.

Los inhibidores de la glucoproteína IIb/IIIa solo se deben emplear como tratamiento de rescate o en caso de complicaciones periprocedimiento.

5.3.5.3. Tratamiento invasivo

La estrategia invasiva varía en función del riesgo de los pacientes (v. Fig. 22-5):

✔ **Muy alto riesgo**. Si cumplen los siguientes criterios debe realizarse en < 2 horas:
  ✍ Inestabilidad hemodinámica o *shock* cardiogénico.
  ✍ Dolor torácico recurrente.
  ✍ Arritmias malignas.
  ✍ Complicaciones mecánicas de infarto.
  ✍ Depresión ST > 1 mm en 6 derivaciones y elevación del ST en aVR y/o V1.

✔ **Alto riesgo**. Si cumplen los siguientes criterios debe realizarse en las primeras 24 horas:
  ✍ Diagnóstico de SCASEST.
  ✍ Cambios dinámicos del ST.
  ✍ Parada cardíaca recuperada.
  ✍ Escala GRACE > 140 puntos.
✔ **Bajo riesgo**:
  ✍ Ausencia de las características de riesgo alto o muy alto.

5.3.5.4. Tratamiento antitrombótico postintervención y a largo plazo de pacientes con SCASEST

Las recomendaciones son (Fig. 22-6):

✔ Se recomienda aspirina y un potente inhibidor P2Y$_{12}$, preferiblemente el prasugrel, aunque el ticagrelor es otra buena opción, ambos preferibles al clopidogrel.
✔ El tratamiento debe prolongarse al menos 12 meses, independientemente del tipo de *stent*, a menos que haya contraindicaciones para el tratamiento dual.
✔ En los pacientes con alto riesgo trombótico sin riesgo incrementado de sangrado mayor se recomienda tratamiento dual extendido más allá del año.
✔ En los pacientes con alto riesgo de sangrado (PRECISE-DAPT ≥ 25) se puede considerar interrumpir el inhibidor de P2Y12 incluso entre 3 y 6 meses post-ICP o incluso antes en aquellos con muy alto riesgo de sangrado (episodio de sangrado reciente en el último mes o cirugía electiva).
✔ En casos de riesgo alto de sangrado la terapia antiplaquetaria dual inicial debería ser AAS y clopidogrel.
✔ Si el riesgo de isquemia es alto o moderado y el riesgo de sangrado bajo se propone mantener doble antiagregación más de 12 meses.
✔ Recientemente se ha aprobado una nueva estrategia de terapia antitrombótica con rivaroxabán a bajas dosis (2,5 mg/12 h) más AAS, que demostró reducir el punto de isquemia y mortalidad sin incrementar las complicaciones hemorrágicas.

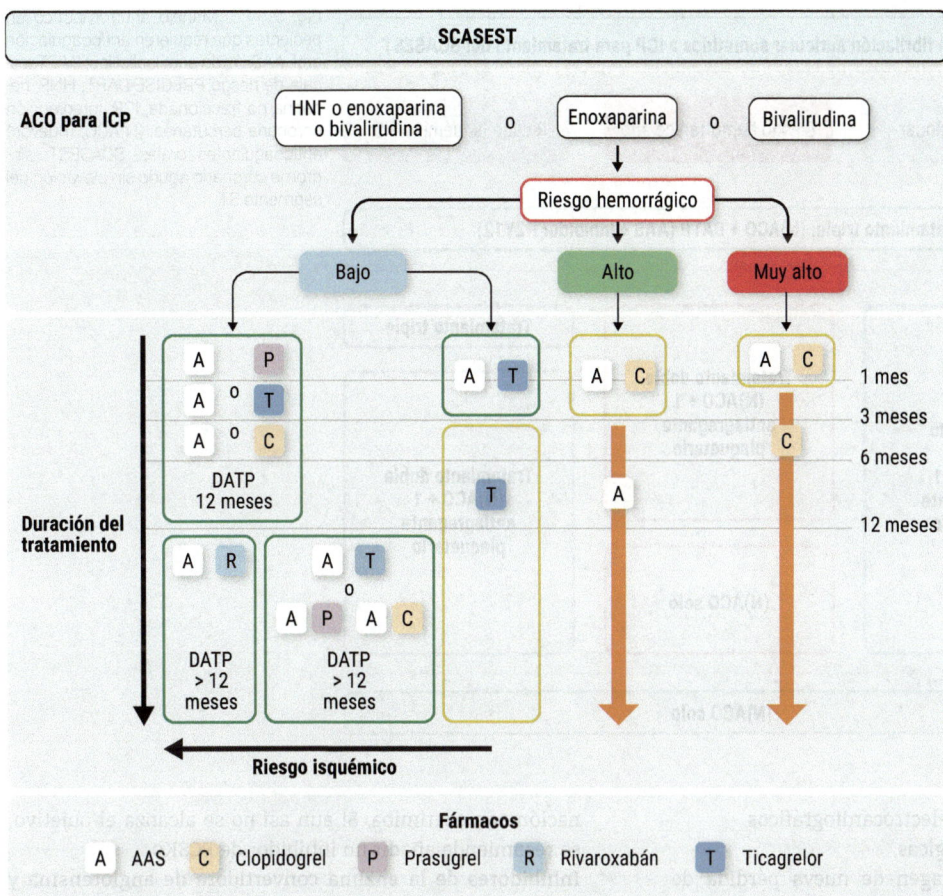

Fig. 22-6 | Algoritmo de tratamiento antitrombótico postangioplastia en el SCASEST. ACO: anticoagulantes orales; DAPT: escala de riesgo PRECISE-DAPT; HNF: heparina no fraccionada; ICP: intervención coronaria percutánea; SCASEST: síndrome coronario agudo sin elevación del segmento ST.

5.3.5.5. Manejo antitrombótico en pacientes que requieren tratamiento con anticoagulación oral

Las recomendaciones son (Fig. 22-7):

✔ **IAMSEST e indicación de tratamiento anticoagulantes por fibrilación auricular:** los anticoagulantes orales (ACO) se deben continuar durante la realización de la ICP. Posteriormente a esta se recomienda:
  ⊘ Período corto inicial (1 semana) de tratamiento antitrombótico triple: ACO + AAS y clopidogrel, continuando durante 12 meses con doble: ACO + 1 antiagregante (preferiblemente clopidogrel) y luego continuar solo con el ACO.
  ⊘ Alternativas:
    • Si hay alto riesgo de sangrado: tratamiento dual (ACO + clopidogrel) acortando a 6 meses.
    • Si hay alto riesgo de isquemia: la triple terapia extenderse 1 mes y luego pasar a dual hasta completar el año.
✔ **Anticoagulación en pacientes que tomaban ACO:**
  ⊘ Si toman ACO diferentes a los antagonistas de la vitamina K, independientemente de la hora de la última dosis, se le administra una dosis baja de un anticoagulante intravenoso (p. ej., enoxaparina intravenosa 0,5 mg/kg o heparina no fraccionada 60 UI/kg).
  ⊘ Si los ACO son antagonistas de la vitamina K, solo deben recibir la dosis de anticoagulante intravenoso.

✔ **Anticoagulación si los pacientes precisan** *bypass*:
  ⊘ Si están anticoagulados presentan un aumento del riesgo de sangrado, por lo tanto:
    • Interrumpir los antagonistas de vitamina K previamente al procedimiento.
    • Si la cirugía fuese urgente, administrar vitamina K y concentrado protrombínico.
  ⊘ Si están anticoagulados con anticoagulantes directos, en estos casos:
    • Interrumpir 48 horas previamente a la airugía.
    • Si la cirugía es urgente, administrar complejo protrombínico.
  ⊘ Una vez controlada la posibilidad de sangrado tras la cirugía restaurar tratamiento dual: ACO + 1 antiagregante.

6. MINOCA (infarto sin obstrucción coronaria)

El diagnóstico de MINOCA se realiza en pacientes con IAM que cumplen los siguientes criterios:

✔ Detección de una elevación o caída de troponina cardíaca con al menos un valor por encima del límite superior de referencia del percentil 99 y evidencia clínica de infarto corroborada por uno de los siguientes:
  ⊘ Síntomas de isquemia miocárdica.

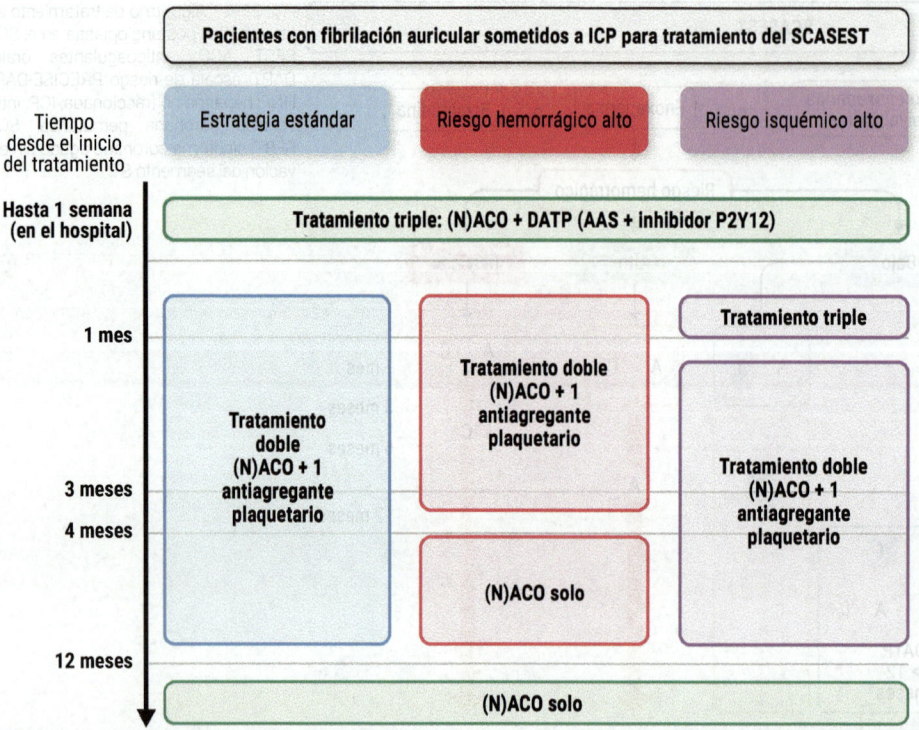

Fig. 22-7 | Manejo antitrombótico en pacientes que requieren anticoagulación oral. AAS: ácido acetilsalicílico; DAPT: escala de riesgo PRECISE-DAPT; HNF: heparina no fraccionada; ICP: intervención coronaria percutánea; (N)ACO: (nuevos) anticoagulantes orales; SCASEST: síndrome coronario agudo sin elevación del segmento ST.

- Nuevos cambios isquémicos electrocardiográficos.
- Desarrollo de ondas Q patológicas.
- Evidencia detectada por imagen de nueva pérdida de miocardio viable o anomalía en la motilidad de la pared con un patrón compatible con una causa isquémica.
- Arterias coronarias no obstruidas en la angiografía: ausencia de enfermedad obstructiva en la angiografía (ausencia de estenosis coronaria > 50 %) en cualquier vaso pericárdico importante. Esto incluye a pacientes con:
  - Arterias coronarias normales (ausencia de estenosis angiográfica).
  - Irregularidades luminales leves (estenosis angiográfica < 30 %).
  - Lesiones coronarias ateroscleróticas moderadas (estenosis > 30 % pero < 50 %).
- Ausencia de un diagnóstico alternativo para la presentación clínica: sepsis, embolia pulmonar, miocarditis, etc.

7. Tratamiento farmacológico a largo plazo tras un síndrome coronario agudo

A continuación se describe el tratamiento a largo plazo para los pacientes que han sufrido un SCA, excepto el tratamiento antitrombótico:

- **Hipolipemiantes.** Se recomienda la administración de estatinas. El objetivo es reducir el colesterol LDL al menos un 50 % del valor basal o alcanzar valores < 55 mg/dL. Si el objetivo no se alcanza después de 4-6 semanas con la dosis máxima tolerada de estatinas, se recomienda la combi-

nación con ezetimiba. Si aun así no se alcanza el objetivo, se recomienda añadir un inhibidor de PCSK9.
- **Inhibidores de la enzima convertidora de angiotensina y antagonistas de los receptores de angiotensina II.** Se recomienda administrar inhibidores de la enzima convertidora de angiotensina (o antagonistas de los receptores de angiotensina II en caso de intolerancia) a pacientes con insuficiencia cardíaca y fracción de eyección del ventrículo izquierdo reducida (< 40 %), diabetes o enfermedad renal crónica, excepto si hay contraindicaciones (insuficiencia renal, hiperpotasemia), para reducir la morbimortalidad cardiovascular y la mortalidad por todas las causas.
- **β-bloqueantes.** Recomendados para pacientes con disfunción sistólica del ventrículo izquierdo o insuficiencia cardíaca con fracción de eyección del ventrículo izquierdo reducida (< 40 %).
- **Antagonistas de receptores de mineralocorticoides.** Están recomendados para pacientes con disfunción sistólica del ventrículo izquierdo o insuficiencia cardíaca con fracción de eyección del ventrículo izquierdo reducida (< 40 %).
- **Inhibidores de la bomba de protones.** Recomendados en todos los pacientes en tratamiento con AAS u otros antiagregantes.

8. Complicaciones en el síndrome coronario agudo

La principal causa de mortalidad intrahospitalaria tras un IAM es la insuficiencia cardíaca secundaria a la disfunción ventricular y/o la presencia de una de las complicaciones del IAM.

8.1. Insuficiencia cardíaca

La insuficiencia cardíaca es la complicación más frecuente y puede estar desencadenada por disfunción sistólica, diastólica o ambas, así como por distintos grados de patología valvular, especialmente la insuficiencia mitral isquémica. El *shock* cardiogénico representa el grado más avanzado de insuficiencia cardíaca aguda y supone la principal causa de mortalidad.

La insuficiencia mitral aguda después de un IAM puede deberse a diferentes mecanismos como dilatación del anillo mitral por dilatación del ventrículo izquierdo, disfunción del músculo papilar por isquemia en su zona de inserción o por rotura parcial o completa de las cuerdas del músculo papilar. Suele ser más frecuente en los infartos de cara inferior.

8.2. Arritmias

Las arritmias y los trastornos de conducción se observan con frecuencia en las primeras horas después de un infarto. Las más frecuentes son:

- **Extrasístoles ventriculares.** Frecuentes en las primeras 24 horas. Actualmente solo se indica su tratamiento si son sintomáticas y para ello se emplean los β-bloqueantes.
- **Taquicardia ventricular.** Las rachas de taquicardia ventricular no sostenidas son frecuentes en las primeras horas tras un infarto y no parecen estar en relación con un aumento de la mortalidad. La taquicardia ventricular sostenida requiere tratamiento inmediato dependiendo de la estabilidad del paciente, con cardioversión eléctrica si está inestable o tratamiento farmacológico si existe buena tolerancia clínica.
- **Fibrilación ventricular.** Es una emergencia y requiere identificación y tratamiento inmediato mediante desfibrilación eléctrica, seguida de maniobras de reanimación cardiopulmonar hasta recuperar el pulso y el ritmo.
- **Bloqueos auriculoventriculares.** Los bloqueos auriculoventriculares asociados a un infarto inferior suelen ser suprahisianos y se asocian a bradicardia transitoria con un ritmo de escape con QRS estrecho, con una mortalidad baja. Sin embargo, los bloqueos asociados a infartos anteriores suelen ser infrahisianos y se asocian a un QRS inestable y ancho, con un peor pronóstico y con posibilidad de requerir implante de marcapasos.
- **Fibrilación auricular.** Es la arritmia más frecuente. En estos casos la prioridad es evitar un evento tromboembólico.

8.3. Complicaciones mecánicas

Incluyen la rotura de la pared libre ventricular, la rotura del septo interventricular, la insuficiencia mitral aguda secundaria a la rotura de la válvula mitral a nivel de los músculos papilares y sus cuerdas, y el seudoaneurisma ventricular:

- **Rotura de la pared libre ventricular.** Hoy en día, con el tratamiento de reperfusión, la incidencia ha disminuido al 1 %, pero así y todo supone hasta un 10 % de las muertes tras un infarto de miocardio. Generalmente aparece tras un infarto

transmural y se produce en los primeros 5 días en la mitad de los casos, y en las primeras 2 semanas en el 90 %. Se han descrito distintos aspectos que se relacionan como factores de riesgo de esta complicación como son: edad avanzada, sexo femenino, hipertensión arterial, primer episodio de SCA y ausencia de circulación colateral en el vaso culpable. El tratamiento de elección es la reparación quirúrgica.
- **Rotura del septo interventricular.** Aparece con más frecuencia en pacientes de edad avanzada, sexo femenino, hipertensos, en el contexto de un primer infarto con retraso o ausencia de tratamiento efectivo de reperfusión. Puede desarrollarse en las primeras 24 horas, aunque es más frecuente su aparición entre el 2º al 5º día. Hay que sospecharla ante la aparición de un soplo holosistólico rudo en el contexto de un empeoramiento hemodinámico y datos de insuficiencia cardíaca.
- **Aneurisma y seudoaneurisma.** Los aneurismas verdaderos contienen pared miocárdica y los seudoaneurismas son roturas del miocardio que se encuentran contenidas por pericardio, hematoma o trombo organizado sellando el defecto de la pared.

8.4. Complicaciones inflamatorias

Son las siguientes:

- **Pericarditis temprana.** Es aquella que suele aparecer entre 24-96 horas tras el infarto. Es más frecuente en los infartos transmurales. El tratamiento más eficaz es el AAS a dosis altas o la colchicina. Deben evitarse los tratamientos con corticoides y antiinflamatorios no esteroideos, ya que pueden interferir en la cicatrización y expansión del infarto además de interferir con los antiagregantes.
- **Pericarditis tardía (síndrome de Dressler).** Suele observarse alrededor de los 2 meses tras el infarto. Se postula un cierto componente autoinmune en su etiología. La sintomatología y el tratamiento es similar al de la pericarditis aguda, aunque en este caso el uso de antiinflamatorios y corticoides estaría indicado en casos refractarios tras 4 semanas de tratamiento convencional.

8.5. Daño renal agudo

Múltiples factores pueden contribuir a un empeoramiento (generalmente transitorio) en la función renal: administración de contraste, insuficiencia cardíaca, ateroembolia por colesterol, etcétera.

8.6. Eventos hemorrágicos

Suelen ser leves y debidos a la combinación de tratamientos antitrombóticos y procedimientos invasivos: sangrados en el punto de punción, hematuria tras sondaje, sangrado de encías, etcétera.

9. Anexo. Actualización basada en las nuevas guías SCA 2023

Es la primera vez que los SCA con y sin elevación del segmento ST han sido incluidos en una misma guía de práctica clínica de la ESC, entendiendo entonces los SCA como un continuo que va desde la angina inestable, pasando por el IAMSEST al IAMCEST. En general, el tratamiento de los SCA es similar, la diferencia principal generalmente radica en la fase de estabilización (primeras 24-48 horas).

A modo de resumen, pasamos a concretar las principales novedades de estas guías SCA 2023 respecto a las previas:

1. Quizás la principal novedad, y sobre la que van a girar las demás, radica en la nueva clasificación que se propone y que no es más si el proceso requiere una reperfusión inmediata o no; es decir: **RIR (requiere reperfusión inmediata) versus No RIR (no requiere reperfusión inmediata)**. Esta nueva clasificación está destinada a facilitar la decisión inicial sobre la reperfusión inmediata o no del manejo de pacientes con SCA más allá de los hallazgos electrocardiográficos (con o sin elevación del segmento ST).

2. En los pacientes con SCA se recomienda una estrategia invasiva. Esta estrategia es tiempo-dependiente. **En el IAMCEST y el IAMSEST de muy alto riesgo se recomienda una estrategia invasiva inmediata:**

- Pacientes con IAMSEST: se recomienda una estrategia invasiva; si son de alto riesgo, debe considerarse una estrategia invasiva precoz (< 24 horas).
- Pacientes con IAMCEST en los que no puede realizarse una angioplastia en el tiempo indicado (antes de 120 minutos desde el momento del diagnóstico): está indicado el tratamiento fibrinolítico, siempre que sea dentro de las 12 horas del inicio del dolor y sin mediar contraindicaciones.

3. El tratamiento antitrombótico está indicado en todos los pacientes con SCA, independientemente de si es con o sin elevación del ST y de la estrategia de tratamiento. Consiste en un tratamiento antiagregante plaquetario y anticoagulante:

- El **AAS** se recomienda para todos los pacientes con SCA en una dosis de carga inicial y una dosis de mantenimiento a largo plazo.
- Además del AAS, se recomienda un **inhibidor del receptor P2Y12**, que debe mantenerse durante 12 meses, a menos que exista alto riesgo de sangrado.

En cuanto a la elección del inhibidor del receptor P2Y12, se recomiendan prasugrel y ticagrelor en lugar de clopidogrel. El prasugrel debe considerarse preferible al ticagrelor en los pacientes con SCA que han sido sometidos a angioplastia.

El pretratamiento con un inhibidor del receptor P2Y12 (antes de la angiografía coronaria) en pacientes con IAMSEST no se recomienda de forma rutinaria, pero sí puede considerarse en pacientes con IAMCEST.

Se recomienda la anticoagulación parenteral con heparina de bajo peso molecular en todos los pacientes en el momento del diagnóstico.

4. Algunos pacientes con SCA tienen una indicación de anticoagulación oral (ACO) a largo plazo, generalmente por fibrilación auricular. En estos pacientes se recomienda como estrategia por defecto un **triple esquema antitrombótico** (TAT) de hasta 1 semana (AAS, inhibidor P2Y12 y un ACO), seguido de un **doble esquema antitrombótico** (DAT) con un ACO directo (ACOD) a la dosis recomendada para la prevención del accidente cerebrovascular y un único antiagregante plaquetario oral (preferiblemente clopidogrel).

5. En la parada cardíaca:

- Se recomienda una estrategia de angioplastia primaria en pacientes con parada cardíaca reanimada y un ECG con elevación persistente del ST (o equivalentes como, por ejemplo, bloqueo completo de rama izquierda no conocido).
- No se recomienda una angioplastia primaria rutinaria en pacientes con un ECG sin elevación persistente del ST (o equivalentes).

6. En los pacientes con SCA complicado con *shock* cardiogénico se recomienda una angioplastia primaria. No se recomienda el uso rutinario de balón de contrapulsación intraaórtico en pacientes con SCA con *shock* cardiogénico sin complicaciones mecánicas.

7. En los pacientes que presentan una disección coronaria espontánea la angioplastia solo se recomienda en aquellos con síntomas y signos de isquemia miocárdica persistente, una amplia zona de miocardio en peligro y un flujo anterógrado reducido.

8. En los pacientes con enfermedad de múltiples vasos (EMV) se recomienda basar la estrategia de revascularización (angioplastia del vaso culpable, angioplastia multivaso) en el estado clínico y las comorbilidades del paciente, así como en la complejidad de su enfermedad coronaria, de acuerdo con los principios de manejo de la revascularización miocárdica:

- En los pacientes con enfermedad de múltiples vasos que presentan *shock* cardiogénico se recomienda la angioplastia solo del vaso culpable durante el procedimiento índice.
- En los pacientes con IAMCEST sometidos a angioplastia primaria se puede completar la revascularización durante la angioplastia índice o en un plazo de 45 días.
- En los pacientes con IAMSEST y enfermedad de múltiples vasos debe considerarse la revascularización completa, preferiblemente durante el procedimiento índice, dado que pueden existir dudas sobre el vaso responsable.
- En los pacientes con IAMCEST se recomienda que las decisiones relativas a la angioplastia del vaso no culpable se basen en la gravedad angiográfica, mientras que en los pacientes con IAMSEST puede considerarse la evaluación funcional invasiva de la gravedad de la arteria no responsable durante el procedimiento índice.

9. Se recomienda el implante de un marcapasos definitivo en el contexto de bloqueo auriculoventricular de alto grado si este no se resuelve en un período de 5 días tras el infarto.

10. El término MINOCA hace referencia a la situación en la que los pacientes presentan síntomas sugestivos de SCA y muestran elevación de cifras de troponina sin lesiones coronarias significativas en el momento de la angiografía coronaria (estenosis arterial coronaria < 50 % en cualquier vaso epicárdico principal):

✔ En todos los pacientes con un diagnóstico inicial de MINO-CA se recomienda seguir un algoritmo diagnóstico para determinar la causa subyacente.

✔ La resonancia magnética cardíaca es una herramienta diagnóstica clave en pacientes con un diagnóstico inicial de MINOCA.

ℹ Puntos clave

✔ Todo paciente con SCA debe recibir el tratamiento adecuado de reperfusión coronaria (fibrinólisis farmacológica o angioplastia transluminal coronaria percutánea) lo más precozmente posible.

✔ Se deben reconocer todos los criterios diagnósticos del SCA con y sin elevación del segmento ST.

✔ Se deben conocer las estrategias de reperfusión más apropiadas para cada paciente tanto en el SCACEST como en el SCASEST.

✔ El primer antiagregante es el AAS. El segundo antiagregante dependerá de la entidad a tratar (si es con o sin elevación del ST) y según la estrategia de reperfusión elegida.

✔ La troponina se puede ver alterada por muchas causas no derivadas de un SCA, sobre todo en el paciente crítico.

✔ El diagnóstico se ha de realizar evaluando los antecedentes del paciente mediante una adecuada anamnesis e historia clínica junto con la valoración de pruebas complementarias, nunca basándonos únicamente en los niveles de troponina y los resultados del ECG.

✔ La fibrinólisis será la terapia de reperfusión indicada en aquellos hospitales donde no sea posible la realización de una angioplastia primaria en los tiempos establecidos (120 minutos).

✔ En los pacientes que consultan con un dolor torácico muy reciente (en la primera hora desde el inicio), la segunda determinación de niveles de troponina debería realizarse a las 3 horas, debido al tiempo necesario para que se libere al torrente sanguíneo.

Bibliografía

Ayala Barroso I, Martín Martín AF. Urgencias HUNSC. Manual de actuación. Hospital Universitario Nuestra Seora de Candelaria; 2012.

Cai Q, Mehta N, Sgarbossa EB, et al. The left bundle-branch block puzzle in the 2013 ST-elevation myocardial infarction guideline: from falsely declaring emergency to denying reperfusion in a high-risk population. Are the Sgarbossa Criteria ready for prime time? Am Heart J. 2013;166(3):409-13.

CODICAN. Código Infarto Canarias. Asistencia al infarto agudo de miocardio con elevación del segmento ST (IAMCEST) en la Comunidad Autónoma de Canarias. Gobierno de Canarias; 2017.

Collet JP, Thiele H, Barbato E, et al. 2020 ESC Guidelines for the management of acute coronary syndromes in patients presenting without persistent ST-segment elevation. Eur Heart J. 2021;42(14):1289-367.

Collet JP, Thiele H, Barbato E, et al. Guía ESC 2020 sobre el diagnóstico y tratamiento del síndrome coronario agudo sin elevación del segmento ST. Rev Esp Cardiol. 2021;74(6): 544.e1-544.e73.

Grupo de Trabajo de la SEC para la guía ESC 2020 sobre el tratamiento del síndrome coronario agudo sin elevación del segmento ST, Revisores expertos para la guía ESC 2020 sobre el tratamiento del síndrome coronario agudo sin elevación del segmento ST, Comité de Guías de la SEC. Comentarios a la guía ESC 2020 sobre el tratamiento del síndrome coronario agudo sin elevación del segmento ST. Rev Esp Cardiol. 2021;74(6):482-7.

Ibáñez B, James S, Agewall S, et al. 2017 ESC Guidelines for the management of acute muocardial infarction in patients presenting with ST-segment elevation. Eur Herat J. 2018;39(2):119-77.

Ibáñez B, James S, Agewall S, et al. Guía ESC 2017 sobre el tratamiento del infarto agudo de miocardio en pacientes con elevación del segmento ST. Rev Esp Cardiol. 2017;70(12):1082.e1-1082.e61.

Jobs A, Mehta SR, Montalescot G, et al. Optimal timing of an invasive strategy in patients with non-ST-elevation acute coronary syndrome: a meta-analysis of randomised trials. Lancet. 2017;390(10096):737-46.

Kite TA, Gershlick AH. High-risk NSTE-ACS: high time for robust data. Eur Heart J. 2021;42(4):352.

Martín Miranda J, Rodríguez Esteban M, Ayala Barroso I. Protocolo Síndrome Coronario Agudo HUNSC. Hospital Universitario Nuestra Seora de Candelaria; 2012.

Marzal D, López-Sendón JL, Roldán I, directores. Proceso asistencial simplificado del síndrome coronario agudo. Sociedad Española de Cardiología; 2015.

Núñez Gil IJ, Viana Tejedor A. CardioAgudos. Sociedad Española de Cardiología; 2014.

Sousa-Uva M, Neumann FJ, Ahlsson A, et al. 2018 ESC/EACTS Guidelines on myocardial revascularization. Eur J Cardiothorac Surg. 2019;55(1):4-90.

Thygesen K, Alpert JS, Jaffe AS, et al. Fourth Universal Definition of Myocardial Infarction (2018). J Am Coll Cardiol. 2018;72(18):2231-64.

Villegas del Ojo J, Martín Miranda J, Sánchez Ruiz J, Castro García J, León Jiménez J, Benezet Mazueco J. Protocolo asistencial IAM no ST elevado. Hospital Universitario de Jerez; 2021.

23 Arritmias y dispositivos relacionados

F. M. Andrade Rodado, C. A. Montenegro Moure y C. Giménez-Esparza Vich

↵ Orientación para el estudio

En este capítulo se describen las principales características electrocardiográficas de las bradiarritmias y taquiarritmias, así como el diagnóstico diferencial que se debe realizar y las bases de su tratamiento. Además, se explican las características de los dispositivos de estimulación cardíaca y las indicaciones para implantar un marcapasos definitivo. Por último, se dan las claves para identificar las principales complicaciones derivadas del implante de un marcapasos definitivo.

1. Introducción

Las arritmias cardíacas son frecuentes en las unidades de cuidados intensivos (UCI). La prevalencia de las taquicardias supraventriculares (TSV) y de las taquicardias ventriculares (TV) está en torno al 44-90 % de los ingresos en UCI. Se observa la presencia de estas arritmias con más frecuencia en las UCI de pacientes cardiológicos y con menos frecuencia en las UCI de trauma.

Las causas más frecuentes de aparición de arritmias dentro de la UCI son las infecciones, los trastornos hidroelectrolíticos, fármacos, isquemia, hipoxia, anemia y cambios en el estado de la volemia y de la situación hemodinámica.

Las arritmias ventriculares, aunque se presentan con menor frecuencia que las supraventriculares, tienen una mortalidad hospitalaria en torno al 73 %, significativamente más alta que la mortalidad de las TSV, que está en torno al 29 %. Además, la presencia de TV recurrentes es un factor de riesgo para mortalidad intrahospitalaria, deterioro hemodinámico y lesión cerebral anóxica; de ahí la importancia de una identificación precoz para reducir los eventos adversos.

Para avanzar en el conocimiento y el tratamiento de las bradiarritmias es importante recordar aspectos fisiológicos del sistema de conducción cardíaco:

El **potencial de acción de los cardiomiocitos** se divide en:

✓ **Fase 0.** Despolarización por entrada rápida de sodio. Los fármacos que bloquean el sodio retrasan el potencial de acción.
✓ **Fase 1.** Repolarización rápida por salida de sodio.
✓ **Fase 2.** Meseta. Por entrada de calcio.
✓ **Fase 3.** Repolarización por entrada de potasio. Los fármacos que bloquean el potasio prolongan la repolarización.
✓ **Fase 4.** Recuperación del potencial de acción de membrana.

El **sistema de conducción** consta de nodo sinoauricular, nodo auriculoventricular (AV), haz de His, ramas izquierda y derecha del haz de His y fibras de Purkinje.

Los impulsos se inician en el nodo sinoauricular, generando la despolarización auricular. Estos impulsos llegan al nodo AV, donde se genera un retraso que permite la contracción auricular con la expulsión de sangre a los ventrículos (durante su relajación). El impulso generado viaja por el haz de His, la rama izquierda, la rama derecha y las fibras Purkinje, causando la despolarización ventricular.

2. Bradiarritmias

Las bradiarritmias o bradicardias se clasifican en:

✓ Enfermedad del nodo sinusal (dificultad para iniciar el impulso).
✓ Bloqueo AV (bloqueo a nivel de la conducción AV).
✓ Bloqueo de rama.

2.1. Enfermedad del nodo sinusal

La enfermedad del nodo sinusal o síndrome del seno enfermo engloba un espectro de disfunciones sinoauriculares que van desde la bradicardia sinusal (generalmente benigna), a la parada sinusal o el síndrome bradicardia-taquicardia.

Las causas más comunes de enfermedad del nodo sinusal son:

✓ **Intrínsecas:** degenerativa, enfermedad de Chagas, leptospirosis, enfermedad isquémica, infiltrativa, trastornos genéticos, trastornos congénitos, lupus, esclerodermia, artritis reumatoide, miopatías, fiebre reumática, enfermedad de Lyme, enfermedad ósea de Paget y difteria.
✓ **Extrínsecas:** trastornos hidroelectrolíticos como la hiperpotasemia y la hipomagnesemia, hipotiroidismo, trastornos autonómicos, hipertensión intracraneal, cirugía cardíaca, ablación, cateterismo, fármacos que enlentecen el nodo sinusal como β-bloqueantes, calcioantagonistas, digoxina y amiodarona.

Dentro de todas las causas mencionadas anteriormente, la más frecuente en mayores de 60 años son la fibrosis y las canalopatías auriculares. En paciente jóvenes con disfunción sinusal debemos descartar un origen congénito, inflamatorio o isquémico.

2.1.1. Manifestaciones clínicas

El síntoma cardinal es el síncope o el presíncope, que se produce debido a la parada sinusal o por bloqueo sinoauricular. Los pacientes pueden presentar otros síntomas como mareo, sudoración, dolor torácico, disnea, debilidad, fatiga y dificultad para realizar las actividades básicas de la vida diaria.

2.1.2. Clasificación

La enfermedad del nodo sinusal se clasifica en:

- ✔ Bradicardia sinusal.
- ✔ Bloqueo sinoauricular:
  - ✔ Primer grado.
  - ✔ Segundo grado Mobitz I.
  - ✔ Segundo grado Mobitz II.
  - ✔ Tercer grado.
- ✔ Paro sinusal.
- ✔ Síndrome de taquicardia-bradicardia.
- ✔ Otros trastornos de la conducción AV asociados a la disfunción sinusal.

2.1.2.1. Bradicardia sinusal

Se define bradicardia como la frecuencia cardíaca < 60 lpm. Es una definición arbitraria porque algunos pacientes pueden presentar frecuencias cardíacas mayores que no son suficientes para suplir las necesidades fisiológicas y hemodinámicas. Puede presentarse secundaria al sueño fisiológico, el deporte en jóvenes, hipertonía vagal, apnea del sueño, hipotermia, fármacos bradicardizantes, hipotiroidismo, tumores mediastínicos o alteraciones de tipo central (neurológicas).

2.1.2.2. Bloqueo sinoauricular

A su vez se clasifica en:

- ✔ **Primer grado.** Se retrasa la conducción del impulso desde el nodo sinusal hasta el tejido auricular. No tiene hallazgos en el electrocardiograma (ECG).
- ✔ **Segundo grado.** Algún estímulo sinusal no se conduce a la aurícula. Se subdividen en:
  - ✔ Mobitz tipo I: se observa una disminución progresiva del intervalo P-P hasta que desaparece un estímulo sinusal y se genera una pausa; la duración de la pausa suele ser inferior a la suma de dos intervalos P-P consecutivos.
  - ✔ Mobitz tipo II: encontraremos un intervalo P-P constante hasta que desaparece un impulso sinusal; la pausa es múltiplo del intervalo P-P inmediatamente anterior.
- ✔ **Tercer grado.** No hay conducción desde el nodo sinusal a la aurícula; por lo tanto, no se puede diagnosticar mediante ECG. El hallazgo suele ser un ritmo de escape que proviene del nodo AV.

Solo se pueden ver en el ECG los bloqueos sinoauriculares de segundo grado.

2.1.2.3. Paro sinusal

La actividad del nodo sinusal se detiene y en el ECG desaparecen las ondas P durante minutos o segundos. Este paro sinusal genera un latido de escape en la unión AV (red de seguridad).

2.2. Bloqueos auriculoventriculares (bloqueos a nivel de la conducción auriculoventricular)

2.2.1. Bloqueo auriculoventricular de primer grado

Se trata de un retraso en la conducción a través del nodo AV que se mantiene constante en cada ciclo cardíaco. La relación onda P seguida de un complejo QRS se mantiene. En el ECG el intervalo PR es > 0,2 segundos.

2.2.2. Bloqueo auriculoventricular de segundo grado

Se dividen en:

- ✔ **Mobitz tipo I o fenómeno de Wenckebach.** El intervalo PR presenta un alargamiento progresivo con cada latido cardíaco hasta que una onda P no va seguida de un complejo QRS. Este tipo de bloqueos pueden ocurrir por hipervagotonía o enfermedad del tejido de conducción. Suele ser benigno y no requiere tratamiento.
- ✔ **Mobitz tipo II.** En este tipo de bloqueo el intervalo PR es constante hasta que una onda P no se sigue de un complejo QRS. Este tipo de bloqueo puede progresar a bloqueo AV de tercer grado (Fig. 23-1).

2.2.3. Bloqueo auriculoventricular de tercer grado

En este tipo de bloqueo la conducción AV esta interrumpida. Tanto las aurículas como los ventrículos trabajan de manera independiente. Se genera, por lo tanto, un ritmo de escape ventricular. No se mantiene ninguna relación entre las ondas P y los complejos QRS del ventrículo. La frecuencia suele estar entre 20 y 40 lpm.

Si el bloqueo se genera en la unión AV, se suele observar en el ECG complejos QRS estrechos (los latidos de escape se originan en el haz de His). Si el bloqueo se genera por debajo del nodo AV, se suelen observar en el ECG complejos QRS anchos (los latidos de escape se originan de la rama izquierda o derecha del haz de His).

Los pacientes con bradicardia sintomática pueden tener clínica de *shock*, síncope, isquemia miocárdica y signos de insuficiencia cardíaca.

En cuanto al tratamiento, el algoritmo de la bradicardia sintomática de las guías de reanimación cardiopulmonar recomienda administrar como tratamiento inicial atropina; sin embargo, en aquellos pacientes con bloqueo AV de alto grado (Mobitz tipo II o

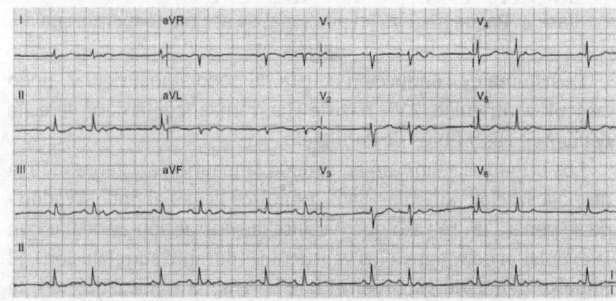

Fig. 23-1 | Bloqueo auriculoventricular de segundo grado Mobitz tipo II.

bloqueo AV de tercer grado), donde el riesgo de asistolia es mayor, la administración de atropina puede aumentar la frecuencia sinusal, ocasionar menor conducción de estímulos al ventrículo y empeorar el grado de bloqueo AV. Por lo tanto, si el paciente persiste con bradicardia sintomática a pesar de tratar las causas que producen el bloqueo, se puede optar por administrar isoprenalina, y si no se obtiene respuesta y persiste el bloqueo de alto grado, está indicado implantar un marcapasos transvenoso provisional.

2.3. Bloqueos de rama

Tras pasar el haz de His, las fibras de conducción se dividen en rama izquierda y rama derecha. Por lo tanto, el bloqueo de cualquiera de estas dos ramas retrasa la despolarización del ventrículo.

2.3.1. Bloqueo de rama izquierda

Se produce una despolarización septal de derecha a izquierda. En el ECG se observa una onda Q pequeña en V_1 y una onda R pequeña en V_6. La despolarización del ventrículo derecho generará en el ECG una onda R en V_1 y onda S en V_6.

2.3.2. Bloqueo de rama derecha

Se produce una despolarización tardía del ventrículo derecho que lo hace a través del ventrículo izquierdo (despolarización septal de izquierda a derecha) y produce un patrón en el ECG de onda R' en V_1, onda Q septal y onda S en V_6.

2.3.3. Bloqueo bifascicular

Se trata de la combinación del bloqueo de rama derecha con el hemibloqueo anterior (eje desviado a la izquierda con QRS positivo en DI y negativo en DII) o bloqueo de rama derecha con hemibloqueo posterior (eje desviado a la derecha, QRS negativo en DI y aVL, complejos QRS con morfología qR, con Q prominentes).

2.3.4. Bloqueo trifascicular

Se define como cualquier tipo de bloqueo bifascicular más un bloqueo AV de primer grado. Para el diagnóstico se debe realizar un estudio electrofisiológico que confirme un intervalo HV largo.

3. Taquicardias de QRS estrecho (taquicardias supraventriculares)

Se define como taquicardia de QRS estrecho o TSV el ritmo que se origina por encima o en el haz de His. La frecuencia cardíaca de este tipo de arritmias suele ser > 100 lpm. La mayoría de estas taquicardias son regulares, a excepción de la fibrilación auricular (FA). Suele definirse también como toda taquicardia diferente a la TV y a la FA. Sin embargo, esto genera controversia porque, por definición, una FA es una TSV. Electrocardiográficamente las TSV se caracterizan por una taquiarritmia de QRS estrecho (< 0,12 milisegundos), aunque algunas pueden presentarse con QRS ancho (> 0,12 milisegundos). El mecanismo de las TSV se caracteriza por automatismo, fenómenos de reentrada y actividad desencadenada.

3.1. Manifestaciones clínicas

Clínicamente, los pacientes con TSV suelen presentarse con síntomas como fatiga, malestar torácico, disnea, mareo y, con menos frecuencia, alteración del estado de consciencia. Los pacientes que desarrollan taquimiocardiopatía pueden presentar signos y síntomas de insuficiencia cardíaca. Los ancianos pueden presentar clínica de síncope y en aquellos con preexcitación ventricular la muerte súbita puede ser una presentación clínica.

La evaluación inicial incluye: historia clínica, examen físico, ECG de 12 derivaciones, hemograma, perfil bioquímico con función renal y electrolitos, hormonas tiroideas y una ecocardiografía transtorácica.

Para orientar el mecanismo e iniciar un tratamiento adecuado, el ECG de 12 derivaciones debe ser realizado idealmente durante el episodio de taquicardia.

3.2. Clasificación

Las TSV que debemos conocer son:

- Taquicardia sinusal.
- Taquicardia auricular
- Aleteo o *flutter* auricular.
- Fibrilación auricular.
- Taquicardia por reentrada nodal.
- Taquicardia por vía accesoria.

3.2.1. Taquicardia sinusal

Se trata de un ritmo sinusal con frecuencia cardíaca > 100 lpm que ocurre como respuesta normal a una demanda fisiológica (por lo tanto, no es anormal y no requiere tratamiento, más allá de diagnosticar las causas que la provocan y tratarlas).

Dentro de las causas destacan: situaciones de ansiedad, ingesta de estimulantes, ejercicio físico, dolor, fiebre, hipovolemia, crisis hipertiroidea, insuficiencia cardíaca, estimulación simpática, tromboembolismo pulmonar, feocromocitoma e inhibición vagal.

Si tras haber tratado las causas reversibles persiste la taquicardia sinusal y los síntomas, se puede optar por el uso de ivabradina (IIa B) o β-bloqueantes (IIa C).

3.2.2. Taquicardia auricular

En la taquicardia auricular los estímulos se generan en un foco ectópico diferente al nodo sinusal. Algunos pacientes pueden tener más de un foco (multifocal: diferentes focos ectópicos con ondas P de diferentes morfologías).

Dentro de las principales causas están la cardiopatía reumática, isquémica, hipertensiva, prolapso mitral, crisis tiroidea, enfermedades del pericardio, enfermedad pulmonar obstructiva crónica e intoxicación digitálica.

La frecuencia auricular suele estar entre 120-250/min. Con frecuencias superiores a 250/min puede producirse bloqueo AV.

3.2.3. Aleteo o *flutter* auricular

El aleteo o *flutter* auricular se genera por un circuito de macrorreentrada dependiente del istmo cavotricuspídeo (*flutter* típico). Este circuito se mueve en sentido contrario a las agujas del reloj, lo que genera una despolarización a través de ambas aurículas y una onda de *flutter*.

El *flutter* común se caracteriza por frecuencias auriculares de 250-350/min y ondas F predominantemente negativas en la cara inferior. El no común se caracteriza por ondas F positivas en la cara inferior y negativas en V_1 y una activación de circuito de macrorreentrada en sentido horario.

En el ECG encontraremos la típica imagen «en dientes de sierra».

Las características ECG del *flutter* auricular son:

- Ondas P sustituidas por ondas F («dientes de sierra»). Sentido horario: ondas F positivas en la cara interior.
- Localización más frecuente: DII, DIII y aVF.
- Frecuencia auricular: 250-350/min.
- QRS rítmicos: conducción 2:1, 3:1, 4:1, etc., con intervalos RR regulares.
- QRS arrítmicos: distintos grados de conducción AV sin ningún orden preestablecido (2:1, 3:1, 4:1), y entonces se denomina *flutter* con conducción AV variable.

Dentro del tratamiento, se sigue la estrategia del control del ritmo con cardioversión eléctrica a 75-100 J o control de la frecuencia (< 110 lpm en la fase aguda) con β-bloqueantes o calcioantagonistas (verapamilo, diltiazem). No se recomiendan la propafenona ni la flecainida para revertir a ritmo sinusal.

3.2.4. Fibrilación auricular

Se trata de la arritmia más frecuente en la población general y se presenta en el 31 % de los pacientes ingresados en la UCI.

Los factores de riesgo para desarrollar una FA en la UCI se recogen en la Tabla 23-1.

Es una taquiarritmia supraventricular con activación eléctrica auricular descoordinada y consecuentemente una contracción auricular ineficiente. Se presenta con síntomas como disnea, fatiga, palpitaciones, dolor u opresión torácica, síncope y alteraciones del sueño.

Existen tres tipos de FA:

- **Paroxística.** Duración < 7 días. Son episodios de FA que alternan con ritmo sinusal. Se incluyen los episodios que revierten con medicación antiarrítmica antes de 7 días.
- **Persistente.** Duración > 7 días (es posible que durante su evolución nos planteemos una estrategia de control de ritmo). Se incluye la FA en la que se desconoce el tiempo de evolución.

Tabla 23-1. Factores de riesgo para desarrollar fibrilación auricular en la unidad de cuidados intensivos

Relacionados con el paciente	✔ Edad avanzada ✔ Cardiopatía crónica ✔ Hipertensión arterial ✔ Enfermedad renal crónica ✔ Enfermedad pulmonar obstructiva crónica
Relacionados con el ingreso en la unidad de cuidados intensivos	✔ Hipotensión e hipovolemia ✔ *Shock* ✔ Sobrecarga hídrica ✔ Trastornos hidroelectrolíticos ✔ Uso de vasopresores e inótropos ✔ Pacientes posquirúrgicos

- **Permanente.** Duración > 7 días y sin plantear una estrategia de control del ritmo, solo control de frecuencia.

Las características ECG de la FA son:

- Intervalos R-R completamente irregulares (cuando la conducción AV no está afectada).
- Ausencia de ondas P.
- Activación auricular irregular.

A la hora de decidir cuál es el tratamiento adecuado en la fase aguda se tendrán en cuenta aspectos como el tiempo de instauración de la FA, la toma previa de anticoagulantes, la presencia de cardiopatía estructural y la estabilidad hemodinámica.

Es de suma importancia valorar el riesgo embólico con la escala CHA_2DS_2-VASc. Si la puntuación en esta escala es > 1 se debe considerar la anticoagulación, y si es > 2 la anticoagulación está indicada.

En pacientes mayores con cardiopatía estructural (FEVI < 40 %) y FA conocida o con un período de instauración > 48 horas o incierto, se opta por el control de frecuencia (< 110 lpm), que se realiza con fármacos β-bloqueantes, calcioantagonistas o digoxina.

En pacientes jóvenes sin cardiopatía estructural, con FA y período de instauración < 48 horas, se opta por el control del ritmo. La cardioversión eléctrica con dosis 100 J, 150 J y 200 J de energía bifásica está indicada en casos de inestabilidad hemodinámica. Si tras la cardioversión eléctrica el paciente persiste con FA, se debe considerar el control de la frecuencia cardíaca y valorar la indicación de anticoagulación.

La cardioversión farmacológica de la FA solo está indicada para pacientes hemodinámicamente estables tras considerar el riesgo tromboembólico. Los fármacos recomendados para la cardioversión farmacológica son los de clase Ic, como flecainida, propafenona, dofetilida e ibutilida (estas dos escasamente utilizadas), siempre y cuando el paciente no presente contraindicaciones (hipertrofia del ventrículo izquierdo significativa, disfunción sistólica del ventrículo izquierdo o cardiopatía isquémica). La amiodarona intravenosa está indicada fundamentalmente en caso de insuficiencia cardíaca.

Otro fármaco disponible es el vernakalant (clase III), un antiarrítmico con efecto selectivo sobre las aurículas debido a la capacidad que tiene para inhibir canales específicos del músculo auricular (canales de potasio ultrarrápidos y canales dependientes de acetilcolina). Su administración se realiza por vía intravenosa. El vernakalant está contraindicado en pacientes con estenosis aórtica, insuficiencia cardíaca, síndrome coronario agudo, hipotensión, intervalo QT prolongado, bradicardia grave, disfunción del nodo sinusal y bloqueo AV de alto grado.

En pacientes con síndrome del seno enfermo, alteraciones de la conducción AV o QTc prolongado (> 500 milisegundos) no se debe intentar la cardioversión farmacológica, excepto cuando se haya valorado el riesgo de proarritmia y bradicardia.

3.2.5. Taquicardia por reentrada nodal

Se considera la taquicardia más frecuente y ocurre principalmente en el sexo femenino, con una relación 3:1 con respecto al sexo masculino. Existen las típicas (80-90 %) y las atípicas. Además, este tipo de taquicardia suele tener dos vías: una α, de conducción lenta y período refractario corto, y otra β, de conducción rápida y período refractario largo. La reentrada nodal común se origina cuando una extrasístole auricular se conduce por la vía lenta y retorna a la aurícula por la vía rápida, lo que genera que la taquicardia se perpetúe. La forma típica presenta una actividad auricular y ventricular simultánea.

Las características ECG en la **forma típica** son:

✔ Onda P dentro del complejo QRS.
✔ Seudo S en la cara inferior.
✔ Seudo R en V_1.
✔ Intervalo RP menor que intervalo PR.

Las características ECG en la **forma atípica** (poco frecuente) son:

✔ Ondas P negativas en DII, DIII, aVF.
✔ RP mayor que PR.

3.2.6. Taquicardia por vía accesoria

Las vías accesorias son restos embrionarios de músculo especializado que constituyen un puente eléctrico anómalo que permite que el estímulo pase de la aurícula al ventrículo, provocando una activación precoz del ventrículo. La presencia de un haz anómalo (haz de Kent) favorece la aparición de un síndrome de preexcitación ventricular (activación ventricular por el nodo AV y por una vía anómala que conduce con mayor rapidez que el sistema de conducción específico). La forma más frecuente de preexcitación es el llamado **síndrome de Wolf-Parkinson-White**, caracterizado electrocardiográficamente por un PR corto (< 0,12 segundos), QRS entre 100-200 milisegundos y onda δ (empastamiento al inicio del QRS).

Dentro de este grupo podemos distinguir:

✔ **Taquicardia ortodrómica.** Es la más frecuente. El estímulo pasa lentamente por el nodo AV y activa los ventrículos, posteriormente sube y pasa por la vía accesoria para volver otra vez a la aurícula y hacia abajo, cerrando el circuito. El ECG se parece a la taquicardia por reentrada intranodal. Suelen tener un QRS estrecho.
✔ **Taquicardia antidrómica.** La diferencia de esta arritmia con respecto a las otras es el sentido del circuito. En este caso los impulsos bajan al ventrículo por la vía accesoria (conducción anterógrada) y regresan por el nodo AV de forma contraria (antidrómica). Suelen tener un QRS ancho.
✔ **Fibrilación auricular en el síndrome de Wolf-Parkinson-White** (Fig. 23-2). Estos pacientes presentan una prevalencia de FA mayor que la población general. Pueden presentarse con una taquicardia de QRS ancho irregular mal tolerada y con elevado de riesgo de progresar a fibrilación ventricular (FV) y causar muerte súbita. El tratamiento para este tipo de arritmias con preexcitación es la cardioversión eléctrica. En este tipo de pacientes se deben evitar los fármacos que enlentecen el nodo AV y favorecen la conducción por la vía accesoria. Se recomienda usar fármacos como la procainamida o la amiodarona. El tratamiento definitivo es la ablación del haz anómalo, eficaz en más del 90 % de los casos.

3.3. Tratamiento urgente de las taquicardias supraventriculares

A la hora de tratar este tipo de arritmias es importante disponer de un monitor con desfibrilador, canalizar un acceso venoso central o disponer de dos vías venosas periféricas de grueso calibre. El uso de fármacos sedantes y analgésicos intravenosos durante la cardioversión eléctrica obliga al intensivista a tener preparado todo el aparataje para tratar un posible compromiso de la vía aérea durante el procedimiento; por lo tanto, será necesario disponer de cánulas de Guedel, bolsa autohinchable, sistemas de aspiración de secreciones respiratorias, oxigeno, cánulas nasales, mascarilla de oxigenoterapia, mascarilla con reservorio, laringoscopio, tubos orotraqueales de diferentes tamaños, guía de Eschmann y videolaringoscopio. Todo esto con la intención de garantizar una atención de alta calidad al paciente crítico.

El paso inicial en el tratamiento de la TSV será la valoración de la estabilidad hemodinámica del paciente. Así, se distinguen dos escenarios:

✔ **Paciente con signos de inestabilidad hemodinámica** (dolor torácico, insuficiencia cardíaca, mala perfusión periférica o pobre relleno capilar, hipotensión arterial, alteración del nivel de consciencia). El tratamiento de elección será la cardioversión eléctrica sincronizada, previa administración de analgésicos y sedantes intravenosos, garantizando perfectamente al paciente una adecuada sedoanalgesia.
✔ **Paciente con estabilidad hemodinámica.** Maniobras vagales, masaje del seno carotídeo (se debe realizar previamente una auscultación carotídea para no efectuar el masaje si existen

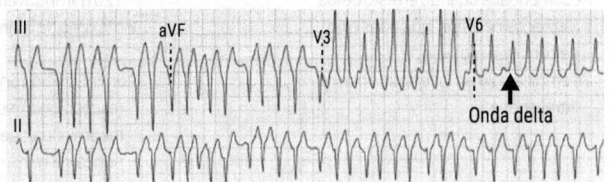

Fig. 23-2 | Fibrilación auricular con preexcitación.

soplos carotídeos). En ciertos casos es necesario administrar adenosina para que la taquicardia se enlentezca lo suficiente como para poder realizar un diagnóstico preciso (no usar en pacientes asmáticos y enfermedad pulmonar obstructiva; puede desencadenar FA o *flutter* auricular, sobre todo en pacientes con vía accesoria).

Teniendo claro el tipo de TSV, aplicaremos un tratamiento específico, tanto para el control de la frecuencia cardíaca como para revertir el ritmo a sinusal (esto último en caso de FA < 48 horas).

El tratamiento de la FA ya se ha comentado más arriba y también se recoge en la Tabla 23-2.

Otros fármacos disponibles que ayudan a controlar la frecuencia cardíaca son los β-bloqueantes y los calcioantagonistas no dihidropiridínicos (diltiazem y verapamilo).

En la Fig. 23-3 se muestra el algoritmo de tratamiento de las taquicardias de QRS estrecho.

4. Taquicardias de QRS ancho (taquicardias ventriculares)

Las taquicardias de QRS ancho o TV se definen como toda taquicardia de QRS ancho (> 0,12 segundos) con una frecuencia cardíaca superior a 100 lpm.

Pueden ser sostenidas si duran más de 30 segundos o no sostenidas si el período de duración es inferior a 30 segundos. Pueden ser regulares o irregulares. Según su morfología, pueden ser monomórficas o polimórficas. Se caracterizan por ser positivas o negativas en V_1 con presencia de bloqueo de rama derecha o bloqueo de rama izquierda (Tabla 23-3).

Tabla 23-3. Características de las taquicardias ventriculares

Duración	Ritmo	Morfología
> 30 segundos (sostenida)	Regular	Monomórficas
< 30 segundos (no sostenida)	Irregular	Polimórficas

4.1. Manifestaciones clínicas

Los pacientes con TV suelen presentar los tres síntomas principales: palpitaciones, presíncope y síncope. Las palpitaciones en el contexto de la TV tienen un patrón súbito de aparición y desaparición que puede ir acompañado con presíncope o síncope. Por lo tanto, la presencia de episodios súbitos de colapso con pérdida de consciencia orienta a descartar como causa de los síntomas las arritmias ventriculares. También es de suma importancia preguntar por la aparición de episodios de síncope o presíncope durante el ejercicio, en supino o sentado, y síntomas como disnea, dolor torácico y fatiga. La presencia de antecedentes familiares de muerte súbita de origen cardíaco es otro dato muy importante para tener en cuenta. Si a través de la anamnesis existen antecedentes de enfermedad coronaria (infarto agudo de miocardio previo) el origen será en más del 96 % ventricular.

4.2. Clasificación

Se clasifican en:

✓ Taquicardias de QRS ancho regulares.
✓ Taquicardias de QRS ancho irregulares.
✓ Ritmo idioventricular acelerado.
✓ TV monomorfas (complejos QRS iguales).
✓ TV polimorfas (complejos QRS cambiantes).

Tabla 23-2. Fármacos para el control del ritmo en la fibrilación auricular en la fase aguda

Fármaco	Vía de administración	Dosis	Mantenimiento	Efectos secundarios
Flecainida	Oral/intravenosa	Oral: 200-300 mg Intravenosa: 1,5-2 mg/kg en 10 min	No	Hipotensión, *flutter* auricular con conducción 1:1, prolongación del segmento QT Contraindicaciones: enfermedad coronaria o estructural significativa
Propafenona	Intravenosa	Intravenosa: 1,5-2 mg/kg en 10 min	No	Hipotensión, bradicardia, *flutter* auricular con conducción 1:1, precaución en pacientes con enfermedad cardíaca con FEVI < 35 %.
Amiodarona Recomendada cuando el resto de los fármacos no están indicados o no se consigue el objetivo Se emplea solo en fase aguda por vía intravenosa	Intravenosa	5 mg/kg en infusión entre 20-120 min intravenosa; un máximo de 3 infusiones en 24 h Administración en bolo (excepcional): se recomienda que sea lenta y nunca < 3 min	10-20 mg/kg/24h Máximo 1.200 mg en 24 h	Hipotensión, bloqueo AV, insuficiencia cardíaca, flebitis, retraso en la reversión a ritmo sinusal, prolongación del intervalo QT, *torsade de pointes*

AV: auriculoventricular; FEVI: fracción de eyección del ventrículo izquierdo.

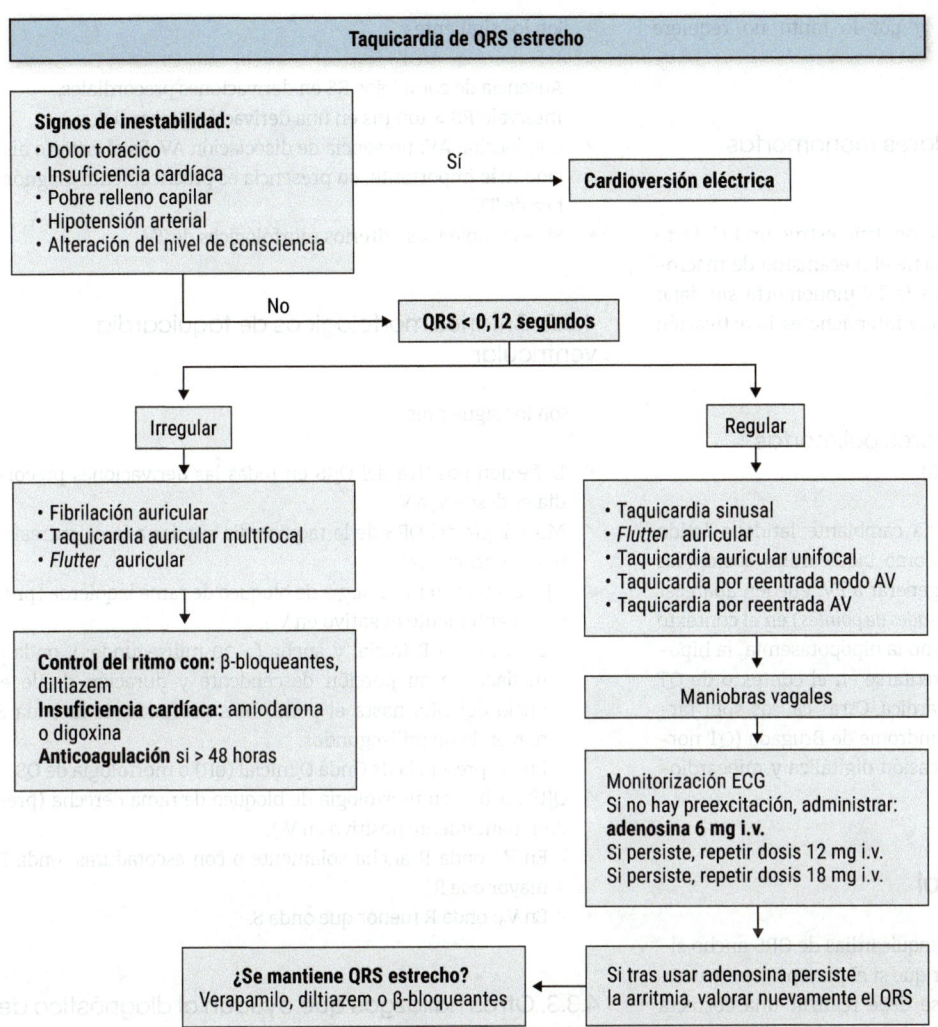

Fig. 23-3 | Algoritmo de tratamiento de las taquicardias de QRS estrecho. AV: auriculoventricular; ECG: electrocardiograma.

Taquicardia de QRS estrecho

Signos de inestabilidad:
• Dolor torácico
• Insuficiencia cardíaca
• Pobre relleno capilar
• Hipotensión arterial
• Alteración del nivel de consciencia

Sí → **Cardioversión eléctrica**

No → **QRS < 0,12 segundos**

Irregular
• Fibrilación auricular
• Taquicardia auricular multifocal
• *Flutter* auricular

Control del ritmo con: β-bloqueantes, diltiazem
Insuficiencia cardíaca: amiodarona o digoxina
Anticoagulación si > 48 horas

Regular
• Taquicardia sinusal
• *Flutter* auricular
• Taquicardia auricular unifocal
• Taquicardia por reentrada nodo AV
• Taquicardia por reentrada AV

Maniobras vagales

Monitorización ECG
Si no hay preexcitación, administrar:
adenosina 6 mg i.v.
Si persiste, repetir dosis 12 mg i.v.
Si persiste, repetir dosis 18 mg i.v.

Si tras usar adenosina persiste la arritmia, valorar nuevamente el QRS

¿Se mantiene QRS estrecho?
Verapamilo, diltiazem o β-bloqueantes

No hay respuesta a lo anterior: cardioversión eléctrica

4.2.1. Taquicardias de QRS ancho regulares

TV monomorfa sostenida, TSV por bloqueo de rama o conducida con aberrancia por bloqueo de rama preexistente, mediada por vía accesoria (antidrómica) y taquicardia mediada por marcapasos (pacientes portadores de dispositivos bicamerales o tricamerales) (Fig. 23-4).

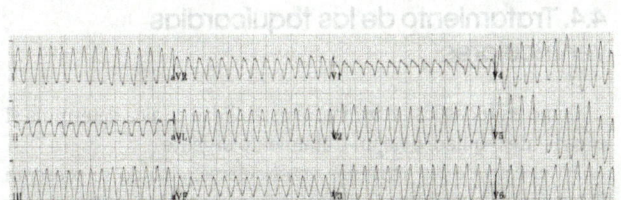

Fig. 23-4 | Taquicardia de QRS ancho regular.

4.2.2. Taquicardias de QRS ancho irregulares

TV polimórfica (*torsades de pointes*), FA preexcitada por una vía accesoria con conducción anterógrada, FA conducida con bloqueo de rama.

Lo más frecuente en el 80 % de los casos es que toda taquicardia de QRS ancho regular sea una TV. Por otro lado, están las TSV con conducción anterógrada por vía accesoria, que representan aproximadamente el 20 %.

4.2.3. Ritmo idioventricular acelerado

Es un ritmo originado en el ventrículo con una frecuencia entre 60 y 100 lpm. El mecanismo se debe a un aumento del automatismo. Puede ser un marcador de reperfusión, por lo que a menudo se ve como una arritmia por reperfusión en el contexto de un infarto agudo de miocardio. También puede aparecer con fármacos como digoxina, tóxicos como cocaína y toxicidad por anestésicos volátiles, así como con el uso de isoproterenol o epinefrina. Dada su frecuencia, el ritmo idioventricular acelerado casi nunca provoca compromiso hemodinámico y por lo tanto no requiere tratamiento.

4.2.4. Taquicardias ventriculares monomorfas (complejos QRS iguales)

Lo más frecuente es la presencia de daño estructural (infarto agudo de miocardio), donde interviene el mecanismo de macro-rreentrada, y lo menos frecuente es la TV monomorfa sin daño estructural, donde el mecanismo que interviene es la activación ventricular focal.

4.2.5. Taquicardias ventriculares polimorfas (complejos QRS cambiantes)

Presentan un QRS de morfología cambiante latido a latido (Fig. 23-5). Cuando se presentan como taquicardias sostenidas producen síncope con riesgo de degenerar a FV. Pueden aparecer en presencia de un QT alargado (*torsades de pointes*) en el contexto de trastornos hidroelectrolíticos como la hipopotasemia, la hipomagnesia y la hipocalcemia o presentarse en el contexto de QT normal como en la isquemia miocárdica. Otras causas son: farmacológicas, QT largo congénito, síndrome de Brugada (QT normal), TV catecolaminérgica, intoxicación digitálica y miocardiopatía hipertrófica.

4.3. Diagnóstico diferencial

El diagnóstico diferencial de las taquicardias de QRS ancho sigue siendo un reto. Cabe mencionar que si el paciente se encuentra estable hemodinámicamente, se debe realizar una correcta anamnesis, ecocardiografía transtorácica, ECG de 12 derivaciones y pruebas farmacológicas, ya que un diagnóstico erróneo de la taquiarritmia puede tener consecuencias graves para el paciente.

Existen diferentes criterios y algoritmos para el diagnóstico de TV, entre los que destacan: Wellens (derivaciones V_1 y V_6), Kindwall (derivaciones V_1, V_2, V_6, TV con morfología de BRI), Brugada (derivaciones precordiales), Vereckei (derivación aVR), Pava (derivación DII). En este capítulo mencionaremos los criterios de Brugada y los criterios morfológicos.

4.3.1. Criterios de Brugada

Descritos en 1991, tiene una sensibilidad del 98 % y una especificidad del 96 %.

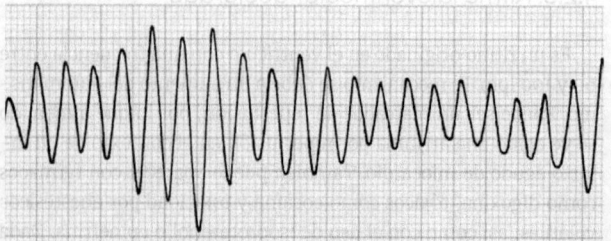

Fig. 23-5 | Taquicardia ventricular polimorfa.

Son los siguientes:

- Ausencia de complejos RS en derivaciones precordiales.
- Intervalo RS > 100 ms en una derivación precordial.
- Conducción AV: presencia de disociación AV. Es el criterio aislado más importante, su presencia es prácticamente diagnóstica de TV.
- Si se cumplen los criterios morfológicos de TV.

4.3.2. Criterios morfológicos de taquicardia ventricular

Son los siguientes:

- Deflexión positiva del QRS en todas las derivaciones precordiales desde V_1 a V_6.
- Morfología del QRS de la taquicardia similar a la de extrasístoles ventriculares.
- QRS ancho con morfología de bloqueo de rama izquierda (predominantemente negativo en V_1):
  - En V_1: onda R inicial y ancha (> 30 milisegundos), onda S mellada en su porción descendente y duración desde el inicio del QRS hasta el punto más profundo de la onda S mayor de 60 milisegundos.
  - En V_6: presencia de Onda Q inicial (qR) o morfología de QS.
- QRS ancho con morfología de bloqueo de rama derecha (predominantemente positivo en V_1):
  - En V_1: onda R ancha solamente o con escotaduras, onda R mayor que R'.
  - En V_6: onda R menor que onda S.

4.3.3. Otros hallazgos que ayudan al diagnóstico de la taquicardia ventricular

Hay otros datos que pueden servir para establecer el diagnóstico de TV:

- Latidos de captura (latidos sinusales estrechos intercalados con los latidos de QRS ancho).
- Latidos de fusión (QRS de morfología intermedia entre los latidos ventriculares y los latidos sinusales).
- Relación ventriculoauricular > 1 (más QRS que ondas P).
- Con morfología de bloqueo de rama derecha, si QRS > 140 milisegundos.
- Con morfología de bloqueo de rama izquierda, si QRS > 160 milisegundos.
- Desviación extrema del eje cardíaco entre -90° y -180°.

4.4. Tratamiento de las taquicardias ventriculares

Como en todas las arritmias, la estabilidad clínica determina si el paciente requiere o no un tratamiento urgente.

En el caso de las arritmias ventriculares, cuando se presenta TV sostenida que progresa a inestabilidad hemodinámica el tratamiento de elección es la cardioversión eléctrica con 120-150 J.

Los fármacos disponibles para el tratamiento de este tipo de arritmias son amiodarona 300 mg intravenosa en 10-20 minutos y procainamida 10-15 mg/kg intravenosa en 20 minutos. La procainamida prolonga el intervalo QT con el riesgo de desarrollar *torsades de pointes*. En pacientes con disfunción sistólica grave puede producir hipotensión, ensanchamiento del QRS y está contraindicada en la insuficiencia renal crónica. Otra opción en el tratamiento de las TV en el paciente portador de desfibrilador automático implantable (DAI) es la sobreestimulación.

Si la TV (polimórfica) se presenta en el contexto una cardiopatía isquémica aguda, se administrará lidocaína, a una dosis inicial de 100 mg en inyección intravenosa lenta (> 2 minutos), que puede repetirse, si es necesario, en dosis de 50 mg cada 5 minutos, hasta un total de 200 mg. Se puede administrar en perfusión intravenosa (2 mg/min), diluyendo 1.000 mg de lidocaína en 500 mL de solución glucosada al 5 %, a una velocidad de infusión continua de 60 mL/h con incrementos progresivos de 0,5 mg/min, es decir, 15 mL/h hasta el control de la arritmia o hasta la aparición de efectos secundarios o hasta alcanzar una dosis máxima de 4 mg/min o 120 mL/h.

En la Fig. 23-6 se muestra el algoritmo de tratamiento de las taquicardias de QRS ancho.

4.5. Tormenta arrítmica

Se trata de una emergencia vital que se caracteriza por episodios recurrentes de arritmias ventriculares, con más de tres episodios sostenidos de TV, FV o descargas apropiadas del DAI en un plazo de 24 horas.

Suele desarrollarse cuando sobre una alteración anatómica vulnerable como una cardiopatía estructural o una cicatriz postinfarto actúa un factor desencadenante como las alteraciones hidroelectrolíticas, extrasístoles ventriculares y efectos secundarios de fármacos.

La incidencia oscila es del 10-20 % en pacientes portadores de DAI para prevención secundaria y del 4 % en portadores de DAI para prevención primaria. Tienen mayor riesgo de desarrollar una tormenta arrítmica los pacientes con cardiopatía isquémica crónica, infarto agudo de miocardio, síndrome de Bru-

gada, síndrome de QT largo, displasia arritmogénica de ventrículo derecho y miocardiopatía hipertrófica.

La TV monomorfa (86-97 %) es la forma más frecuente de presentación de la tormenta arrítmica. Lo más frecuente es que se presente con episodios de TV (diferentes morfologías) con inestabilidad hemodinámica tratados por el DAI. También puede presentarse como FV, TV + FV y TV polimórfica aislada.

El tratamiento de la TV/FV dependerá, en primer lugar, del tipo de arritmia y la estabilidad hemodinámica. Lo primero es interrogar acerca del dispositivo para verificar que el tratamiento de la TV/FV sea el correcto. El siguiente paso es analizar los registros intracavitarios del dispositivo, que muestran la frecuencia de presentación de la arritmia. Por último, reprogramar el DAI para limitar las descargas y favorecer la interrupción de los episodios de TV/FV con terapias antitaquicardia.

El tratamiento incluye la administración de fármacos y la ablación. Dentro del arsenal farmacológico, salvo contraindicaciones, están disponibles la amiodarona y los β-bloqueantes. Otras opciones farmacológicas son la lidocaína y la procainamida.

Tratar el componente adrenérgico es muy importante, por lo que la sedación y la analgesia intravenosa pueden ayudar a disminuir la descarga adrenérgica relacionada con los choques que recibe el paciente. Finalmente, si la tormenta arrítmica es refractaria, estaría indicada la intubación orotraqueal y la conexión a ventilación mecánica invasiva para administrar fármacos sedantes intravenosos como propofol o benzodiacepinas.

5. Dispositivos de estimulación cardíaca: marcapasos cardíaco

El tratamiento definitivo de las bradicardias sintomáticas requiere de la estimulación de las células miocárdicas para lograr la propagación del impulso eléctrico que promueva la contractilidad del músculo cardíaco.

El marcapasos, desde el punto de vista eléctrico, es aquella fuente de energía externa que aporta el impulso eléctrico, que al contactar con el corazón o estructuras cercanas (en el caso de marcapasos externo) es capaz de producir la contracción muscular.

Así, un marcapasos está constituido básicamente por:

- ✔ **Carcasa del generador de impulsos:** parte externa del generador, biocompatible normalmente de titanio, de extremos romos y con el cabezal de conexiones en su parte superior.
- ✔ **Sistema de conexión de sondas:** situado en la parte superior de la carcasa, construido con silicona o poliuretano, con entradas para los diferentes electrodos (mono, bicameral o tricameral) que se fijan con tornillos por el lateral de cada canal o entrada.
- ✔ **Batería interna:** suelen ser baterías de litio combinado con otros materiales que hacen posible un tamaño reducido manteniendo una longevidad y rendimiento adecuados.
- ✔ **Circuito electrónico de salida y de entrada:** destinados al envío del impulso y detección de señales intracavitarias.
- ✔ **Unidad central de proceso y memoria interna:** encargados del procesamiento de información, almacenaje y ejecución de las funciones programadas.

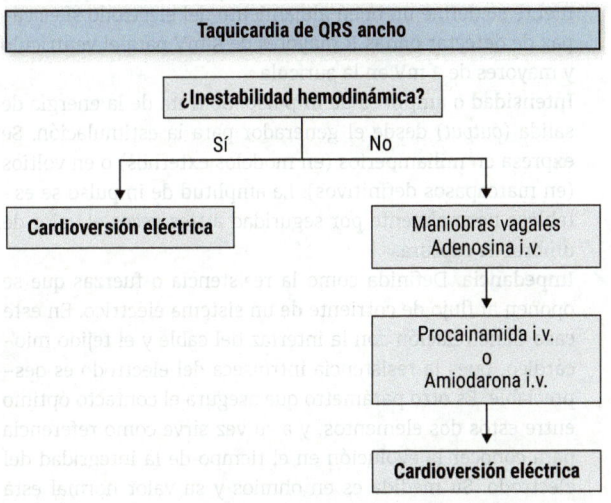

Fig. 23-6 | Algoritmo de tratamiento de las taquicardias de QRS ancho.

- **Circuitos de telemetría bidireccional:** son capaces de establecer conexión con el programador para recoger información diagnóstica y ejecutar cambios en la programación y funcionamiento del dispositivo. El enlace se realiza a través de sistemas de ondas de radio, wifi e incluso telefonía fija o móvil en los casos de telemetría a distancia.
- **Sistema de sondas o electrodos:** encargados de la transmisión bidireccional del impulso y señales endocavitarias, en contacto con el endocardio y conectados al generador en el cabezal de este.

5.1. Estimulación cardíaca

En función de la etiología de la bradicardia y de la situación clínica del paciente, la estimulación cardíaca se puede llevar a cabo mediante:

- Estimulación mediante marcapasos transitorio o provisional.
- Estimulación con marcapasos definitivo.

5.1.1. Estimulación transitoria o provisional

En el proceso agudo del paciente sintomático la estimulación transcutánea constituye el tratamiento de soporte inicial mientras se prepara y dispone para un marcapasos intravenoso (no proporciona un estímulo ventricular fiable, por lo que solo debe usarse en situaciones extremas bajo estricta monitorización). Hay que tener en cuenta que la estimulación transcutánea es molesta e incluso dolorosa, por lo que se debe informar al paciente y administrar una correcta analgesia y sedación.

La estimulación transitoria está indicada en aquella bradicardia con deterioro hemodinámico (síntomas o signos relacionados con bajo gasto en relación con la bradicardia: mareo, síncope o encefalopatía, insuficiencia cardíaca, oligoanuria o fracaso renal), sea reversible o no, en la que existe refractariedad a las medidas farmacológicas. Las indicaciones de la electroestimulación transitoria se recogen en la Tabla 23-4.

El proceso de implante de un electrodo transvenoso consiste en la inserción de un electrocatéter que se sitúa en contacto directo con el miocardio y se conecta a una fuente de energía (generador) capaz de proporcionar el estímulo eléctrico para efectuar la contracción cardíaca.

La técnica consiste en el acceso venoso central, normalmente yugular o femoral dependiendo de la experiencia del médico (se reserva la vía subclavia para el implante del dispositivo definitivo).

Tabla 23-4. Indicaciones para el implante de marcapasos transitorios

- Bloqueo auriculoventricular de alto grado sin escape (como puente a definitivo)
- Bradiarritmias con riesgo vital (intervenciones percutáneas, etc.)
- Infarto agudo de miocardio
- Toxicidad por fármacos y/o hidroelectrolitos
- Cateterismo, valvuloplastia o angioplastia de alto riesgo
- Recambio de generador en pacientes dependientes (como protección)

Se procede a la canalización de un introductor normalmente de 6-8 Fr para posteriormente introducir el electrocatéter. La técnica se puede realizar mediante seguimiento por fluoroscopia o «a ciegas» sin salir del *box* de la UCI con un catéter con balón de flotación (en situaciones de gravedad extrema).

Los electrodos endocárdicos pueden tener dos formas de fijación al músculo cardíaco: activa o pasiva. En la forma activa, a través de una espiral desplegada en la punta del extremo distal del electrodo, este penetra en el miocardio a modo de «sacacorchos» para anclarse al mismo. La forma pasiva es aquella en las que este extremo distal está constituido por una punta en forma de anzuelo formado por patillas de silicona que se anclan en las trabéculas del endocardio. Según lo recientemente publicado en la literatura, se recomienda la fijación activa en las situaciones de estimulación transitoria a largo plazo por su mayor seguridad y comodidad.

Por otro lado, cabe mencionar que también existe la estimulación a través de electrodos epicárdicos que se fijan a la pared externa del pericardio, lo cual indica que para su implantación es necesario cirugía torácica. La implantación epicárdica generalmente se realiza en combinación con otros tipos de cirugía cardíaca. También es el tipo de cable que se suele implantar en pediatría, ya que evita la dislocación a medida que el corazón del niño crece de tamaño. Puede ser igualmente de carácter transitorio (cirugía cardíaca reciente) o definitiva, y su fijación normalmente es de tipo activa.

Los **parámetros eléctricos** necesarios en el implante son:

- **Frecuencia básica de estimulación.** Frecuencia de salida mínima programada que se considere necesaria para mantener una situación hemodinámica óptima.
- **Umbral de estimulación.** Se define como la energía mínima necesaria para poder realizar una estimulación cardíaca efectiva (despolarización miocárdica o captura). Se expresa en voltios y es uno de los parámetros esenciales, pues asegura una correcta colocación y contacto electrodo-miocardio y permite el ajuste del nivel de consumo de batería.
- **Sensibilidad o detección.** Consiste en la medida de la amplitud de la señal intracavitaria a través del electrodo implantado antes de la conexión del generador. Dicha señal se mide en milivoltios. Indica la calidad del contacto del electrodo y si estamos en la cavidad cardíaca correcta. Comúnmente se define un buen alojamiento del electrodo si es capaz de detectar ondas R mayores de 5 mV para el ventrículo y mayores de 2 mV en la aurícula.
- **Intensidad o amplitud de impulso.** Se trata de la energía de salida (*output*) desde el generador para la estimulación. Se expresa en miliamperios (en modelos externos) o en voltios (en marcapasos definitivos). La amplitud de impulso se establece normalmente por seguridad a tres veces el valor de umbral de captura.
- **Impedancia.** Definida como la resistencia o fuerzas que se oponen al flujo de corriente de un sistema eléctrico. En este caso tiene relación con la interfaz del cable y el tejido miocárdico, pues la resistencia intrínseca del electrodo es despreciable. Es otro parámetro que asegura el contacto óptimo entre estos dos elementos, y a su vez sirve como referencia para conocer la evolución en el tiempo de la integridad del electrodo. Su medida es en ohmios y su valor normal está entre 200 y 2.000 Ohm.

Por último, el concepto de **modo de estimulación** es otra característica de necesario entendimiento en la fisiología de la electroestimulación;

✔ El **modo sincrónico o a demanda** hace referencia a la capacidad del sistema de marcapasos de poder ejecutar la estimulación en función de la actividad intrínseca del paciente, por lo cual es capaz de inhibirse en presencia de actividad, o de estimular si se cumple el intervalo máximo programado según la frecuencia.

✔ El **modo asincrónico o de estimulación fija** es aquel en el que el marcapasos estimula a la frecuencia básica programada independientemente de la actividad intrínseca del paciente.

En la estimulación transvenosa transitoria por lo general la cámara estimulada es el ventrículo, independientemente de la etiología de la bradiarritmia, puesto que se trata de un procedimiento de urgencias en donde interesa la estabilización hemodinámica del paciente; sin embargo (como se describe en el apartado de marcapasos definitivo), es posible la estimulación unicameral auricular (enfermedad del nodo sinusal), ventricular, o bicameral (aurícula y ventrículo).

5.1.2. Marcapasos definitivo

5.1.2.1. Formas de estimulación e indicaciones

La implantación definitiva de un sistema de estimulación, sea transvenoso o epicárdico, constituye la técnica en donde todo este sistema eléctrico queda alojado mediante la realización de un bolsillo a nivel subcutáneo o submuscular. Normalmente se realiza por canalización subclavia y creando un bolsillo subcutáneo, quedando el generador ubicado en la separación entre el tejido celular subcutáneo y la fascia del pectoral mayor.

La estimulación cardíaca puede ser, en función de la etiología de la bradicardia, unicameral, bicameral o incluso tricameral en el caso de marcapasos resincronizador. En el año 2002, a través de la North American Society of Pacing and Electrophysiology (NASPE) y el British Pacing and Electrophysiology Group (BPEG), se actualizó la nomenclatura o código universal para definir la forma de estimulación de los dispositivos (Tabla 23-5).

El objetivo de la estimulación cardíaca en pacientes con bradicardias secundarias a bloqueo AV tiene significación al reducir la mortalidad (secundaria a muerte súbita por asistolia o arritmias ventriculares secundarias), disminuir la tasa de insuficiencia cardíaca, reducir la morbilidad y mejorar la calidad de vida de los pacientes (síncopes y caídas frecuentes).

Por otro lado, en la enfermedad del nodo sinusal la electroestimulación supone el tratamiento de los síntomas, por lo tanto, tiene efecto en la disminución de la morbilidad y mejoría de la calidad de vida.

Por último, en aquellos pacientes con bradicardias por síncope neuromediado la estimulación cardíaca sirve para la prevención de los eventos (síncopes recurrentes) en los casos en los que esté indicado su implante.

Las indicaciones de la electroestimulación definitiva y del modo de estimulación han sido actualizadas en las últimas guías de la European Society of Cardiology (ESC) del año 2021 y se resumen en la Tabla 23-6 y en la Fig. 23-7.

Existen situaciones especiales en la práctica clínica en donde se plantean dudas sobre el implante de un sistema de estimulación definitivo en patologías que cursan con bradicardias como complicación o proceso evolutivo de la enfermedad, aunque en muchos casos la evidencia no es del todo clara, teniéndose que valorar en función de los riesgos y beneficios que suponen para el paciente. A modo de resumen, en la Tabla 23-7 se citan las indicaciones con mayor nivel de evidencia.

5.1.2.2. Complicaciones del implante de marcapasos definitivo

Algunas de las descritas no son exclusivas de la técnica definitiva (también pueden darse durante la estimulación transitoria).

5.1.2.2.1. Derivadas de la técnica de implante

Son las siguientes:

✔ **Hematoma del bolsillo, decúbito y extrusión.** Los hematomas constituyen complicaciones no del todo infrecuentes y se desarrollan en mayor medida en pacientes anticoagulados. Normalmente se aboga por un tratamiento conservador y evaluación periódica de la herida. En casos de hematomas de gran volumen es necesario la evacuación y/o drenaje del mismo. A veces en pacientes delgados el decúbito del dispositivo surge por posicionamiento (normalmente del generador) en zonas de escaso tejido celular subcutáneo, lo que genera un pliegue y protrusión importante que con el tiempo puede derivar en la extrusión del dispositivo (Fig. 23-8).

✔ **Infección del dispositivo.** En relación normalmente con procesos de extrusión o complicaciones de la herida del bolsillo. Se debe considerar que el dispositivo está infectado en todos los casos de extrusión del material (electrodo o generador), y por lo general constituye una indicación de explantación total del sistema. Los gérmenes más frecuentes suelen ser cocos grampositivos (*Staphylococcus epidermidis*, seguido del *Staphylococcus aureus*). Se requiere un estudio microbiológico y pruebas de imagen como ecocardiografía en casos en los que se sospeche infección sistémica y progresión a endocarditis.

✔ **Fallo en el daño del electrodo (aislantes y conductor).** Como consecuencia de la instrumentalización durante el implante o por desgaste con el tiempo. Pueden producirse fallos de captura por aumento de umbral o estimulación intermitente. En caso de daño en el aislante es frecuente modificaciones de la impedancia (suelen ser bajas).

✔ **Dislocación y microdislocación del electrodo.** Se trata de la complicación precoz más frecuente. El electrodo sufre un movimiento espontáneo del sitio de implante y genera errores (normalmente fallos de captura). La microdislocación es la forma en donde no se evidencia de manera clara un movimiento de localización en la posición del electrodo y, sin embargo, el funcionamiento es inadecuado.

✔ **Penetración y perforación.** Son formas infrecuentes pero muy graves por el riesgo de derrame pericárdico y taponamiento cardíaco secundario. Pueden ser agudas (en el proceso de implantación) o subagudas (desarrollándose en días o semanas incluso), y suelen ser más frecuentes por electrodos de fija-

Tabla 23-5. Código NASPE 2002

I: Cámara estimulada	II: Cámara detectada	III: Respuesta ante detección	IV: Modulación en frecuencia	V: Estimulación multisitio
O = ninguna	O = ninguna	O = ninguna	O = ninguna	O = ninguna
A = aurícula	A = aurícula	T = *trigger*	R = modulación	A = aurícula
V = ventrículo	V = ventrículo	I = inhibición		V = ventrículo
D = dual (A+V)	D = dual (A+V)	D = dual (A+V)		D = dual (A+V)
S = A o V	S = A o V			

ción pasiva, por ser más rígidos. Normalmente producen fallos en la estimulación, evidenciándose umbrales elevados e incluso fallos de detección. También pueden observarse contracciones diafragmáticas, por contacto directo con el músculo. Precisan manejo quirúrgico normalmente con cirugía cardiovascular (Fig. 23-9).

5.1.2.2.2. Derivadas del funcionamiento del sistema

Son las siguientes:

✓ **Fallos de captura.** Constituye una forma grave y potencialmente letal en pacientes dependientes de marcapasos. Se identifica electrocardiográficamente por la aparición de espigas no seguidas de una despolarización (complejo QRS). Dentro de las causas de fallos de captura podemos distinguir las que se recogen en la Tabla 23-8. En ocasiones se pueden observar fallos de captura sin salida de espícula (artefacto ausente); en este caso, cabe destacar entre las causas las siguientes: agotamiento de la batería, sobredetección o seudomalfunción (por histéresis, cambio de modo, etcétera).
✓ **Fallos de detección.** Cuando el circuito no es capaz de reconocer la actividad intrínseca cardíaca y se produce estimulación inadecuada, nos encontraremos ante un infrasensado. Por el contrario, si el marcapasos se inhibe de manera inadecuada ante señales diferentes a una onda P o R, será un fenómeno de sobredetección. La sobredetección conlleva una infraestimulación, mientras que el infrasensado conlleva una estimulación asíncrona. Dentro de las causas de la sobredetección se encuentran: detección de la onda T, campo lejano (detección en una cámara de la corriente de despolarización en otra) o miopotenciales (sensado anómalo de estímulo muscular o externo) (Fig. 23-10).
✓ **Taquicardia mediada por marcapasos.** El concepto viene ligado a la estimulación cardíaca bicameral. Se trata de un fenómeno de taquicardia en asa cerrada (lo más frecuente) y se produce cuando existe conducción retrógrada de ventrículo a aurícula, actuando el marcapasos como vía de reentrada. Se suele iniciar por una de las siguientes formas: extrasístole ventricular, fallo de captura auricular, infrasensado o sobresensado auricular o intervalo AV prolongado. La frecuencia cardíaca a la que va suele ser la frecuencia máxima de seguimiento, aunque no siempre. Su terminación puede realizarse al colocar un imán sobre el generador; sin embargo, el marcapasos dispone de algoritmos para reconocer y terminarla.

✓ **Síndrome de marcapasos.** Se denomina así a la complicación derivada de la pérdida de la sincronía AV en pacientes normalmente con implante de dispositivos monocamerales VVI con conservación del ritmo sinusal (actividad auricular), aunque también se ha descrito en marcapasos bicamerales con programación incorrecta. Algunos de los síntomas o signos más frecuentes son palpitaciones, hipotensión, empeoramiento de la capacidad funcional, con disnea de grado variable e incluso insuficiencia cardíaca.

5.2. Selección del modo de estimulación y estimulación fisiológica

La selección del modo de estimulación tiene como objetivo lograr la estimulación más cercana a la intrínseca o fisiológica. Los estudios hasta la fecha han comparado, en este sentido, la estimulación monocameral (ventricular) frente a la estimulación conservando la sincronía AV (algoritmos de estimulación en modos AAI/DDD) (Tabla 23-9).

En dos estudios se demostró que existe una mejora en la calidad de vida en pacientes con enfermedad del nodo sinusal en los que se realiza una estimulación más fisiológica. Desde el punto de vista de reducción de la insuficiencia cardíaca, en este mismo grupo de pacientes la estimulación en AAI era significativa con respecto a VVI; sin embargo, no se hallaron diferencias al comparar DDD y VVI.

En cuanto a la tasa de incidencia de FA, la estimulación ventricular en pacientes con actividad intrínseca (p. ej., enfermedad del nodo sinusal) aumenta el riesgo de desarrollo de esta arritmia. Existe una reducción significativa de la FA en pacientes con conservación de sincronía AV, aunque no está del todo claro en pacientes con bloqueo AV con necesidad de mayor estimulación ventricular y en mayores de 80 años.

La mortalidad, hasta la fecha, tampoco se ha visto reducida al comparar los dos modos de estimulación.

Por todo ello, el objetivo de los algoritmos de estimulación actualmente se basa en evitar la estimulación ventricular innecesaria (mínima estimulación ventricular). El concepto de histéresis está en relación con estos algoritmos; además de favorecer una estimulación más fisiológica, la histéresis es efectiva en términos de ahorro de energía. Se puede distinguir:

✓ **Histéresis de frecuencia.** En este tipo el dispositivo, programado a una frecuencia mínima de estimulación, es capaz de disminuirla para lograr la salida del ritmo intrínseco del paciente dentro de unos valores de seguridad.

Tabla 23-6. Resumen de las indicaciones de implante de marcapasos definitivo en la bradicardia y la enfermedad del sistema de conducción

	Recomendación	Clase y nivel de evidencia
Enfermedad del nodo sinusal		
Síntomas claramente atribuidos a la bradicardia	Indicado	I B
Enfermedad del nodo sinusal en forma de bradicardia-taquicardia para corregir las bradiarritmias y facilitar el tratamiento farmacológico[1]	Indicado	I B
Síncope recurrente con pausas asintomáticas > 6 segundos debidas a parada sinusal	Se puede considerar	IIb C
Probabilidad de que los síntomas se atribuyan a la bradicardia sin evidencia concluyente	Se puede considerar	IIb C
Asintomáticas o de causas reversibles	No indicado	III C
Bloqueo AV		
2º o 3er grado (avanzado o alto grado) infranodular 2:1, permanente o paroxístico con o sin síntomas	Indicado	I C
Fibrilación auricular y bloqueo AV de 3er grado (avanzado o alto grado) permanente o paroxístico con o sin síntomas	Indicado	I C
Bloqueo AV 2º grado tipo 1 intrahisiano o infrahisiano sintomático	Se debe considerar	IIa C
Bloqueo AV de primer grado (intervalo PR > 0,3 segundos) y síntomas similares a los del síndrome de marcapasos atribuibles claramente	Se debe considerar	IIa C
Causas reversibles	No indicado	III C
Bloqueo de rama		
Síncope inexplicado y estudio electrofisiológico anómalo: intervalo His-ventrículo > 70 milisegundos o bloqueo de His-Purkinje de 2º-3er grado[2]	Indicado	I B
Bloqueo de rama alternante con o sin síntomas	Indicado	I C
Síncope inexplicado y bloqueo bifascicular sin estudio diagnóstico	Se puede considerar	IIb B
Bloqueo de rama asintomático	No indicado	III C
Síncope reflejo		
Mayor de 40 años con síncopes recurrentes, impredecibles y graves por[3]: ✔ Síndrome cardioinhibitorio carotídeo ✔ Respuesta cardioinhibitoria tras basculación ✔ Pausas sintomáticas espontáneas > 3 segundos o asintomáticas > 6 segundos por parada sinusal o bloqueo AV	Indicado	I A
Síncopes sensibles a adenosina	Puede considerarse	IIb B
Síncope sin respuesta cardioinhibitoria documentada	No indicado	III B
Síncope inexplicable con caídas		
Síncope sin evidencia de bradicardia o trastornos de la conducción	No indicado	III C
Caídas inexplicadas sin evidencia de explicación documentada	No indicado	III B

[1]A menos que se prefiera la ablación de la taquiarritmia. [2]Demostrado durante estimulación auricular incremental o farmacológicamente. [3]Indicada la estimulación bicameral para prevenir recurrencias. AV: auriculoventricular; HV: intervalo His-ventrículo.

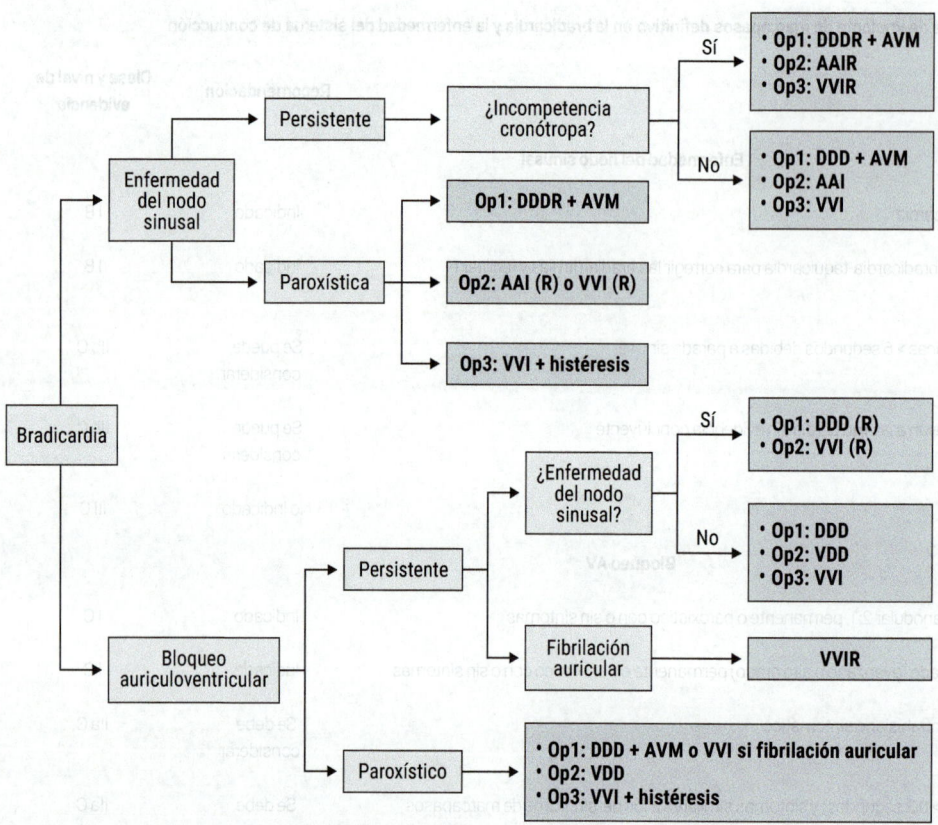

Fig. 23-7 | Indicación de modos de estimulación. AAI: estimula y detecta solo en la aurícula; AVM: manejo auriculoventricular; DDD: estimula y detecta en ambas cámaras; Op1: opción por defecto; Op2: si hay algún motivo para evitar cables; Op3: si hay comorbilidad importante; VDD: estimula en el ventrículo y detecta en ambas cámaras; VVI: estimula y detecta solo en el ventrículo.

✔ **Histéresis del intervalo AV.** Es la forma de favorecer la estimulación ventricular intrínseca a partir de un evento auricular, normalmente prolongando a unos valores no mayores de 230-250 milisegundos. Tiene su indicación en pacientes con enfermedad del nodo sinusal o con bloqueo AV intermitente.

La insuficiencia cronótropa se define como las alteraciones en la forma de taquicardizarse un paciente, que incluyen la incapacidad de aumentar la frecuencia cardíaca a partir de cierto punto o cambios de la frecuencia durante el ejercicio (aumento lento o caída brusca de la frecuencia), y suelen ser evidentes en sujetos con enfermedad del nodo sinusal.

A través de la tecnología se han desarrollado sistemas de modulación de la frecuencia. Así, los marcapasos disponen de sensores capaces de detectar señales fisiológicas para adaptar la frecuencia cardíaca en función de las necesidades del paciente. Los sensores mayormente utilizados se basan en interpretaciones a

---

Tabla 23-7. Estimulación cardíaca en situaciones especiales

✔ Bloqueo AV permanente en el contexto de infarto agudo de miocardio tras al menos 5 días

✔ Bloqueo AV avanzado o completo tras cirugía cardíaca: 5 días o menos si el ritmo de escape es bajo

✔ Bloqueo AV completo o de alto grado que persista 24-48 horas después de TAVI

✔ Bloqueo de rama alternante de nueva aparición después de TAVI

✔ Bloqueo AV congénito de alto grado o completo si:
  ✓ Sintomático
  ✓ Pausas > 3 veces la longitud del ciclo de escape ventricular
  ✓ Escape con QRS ancho
  ✓ QTc prolongado
  ✓ Ectopia ventricular compleja
  ✓ Ritmo ventricular < 50 lpm

✔ Enfermedades neuromusculares tales como distrofia miotónica tipo 1 y bloqueo AV de 2º o 3er grado o intervalo His-ventricular > 70 ms, con o sin síntomas

AV: bloqueo auriculoventricular; TAVI: implante valvular transaórtico.

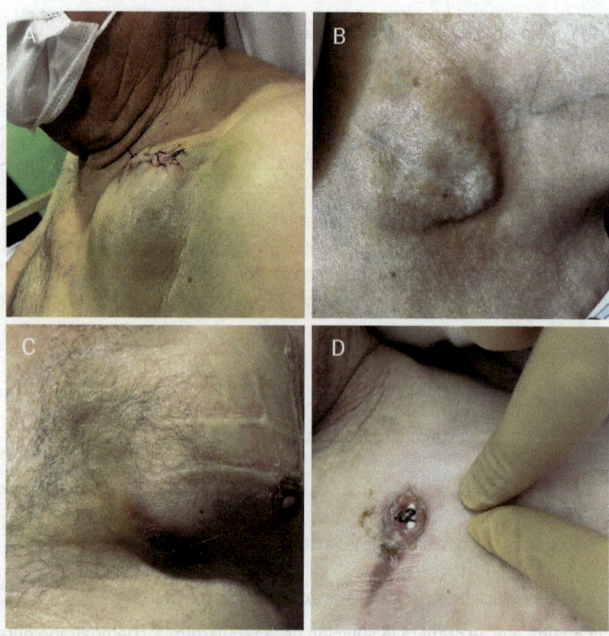

Fig. 23-8 | A. Hematoma del bolsillo. B-C. Decúbito del dispositivo. D. Extrusión del sistema.

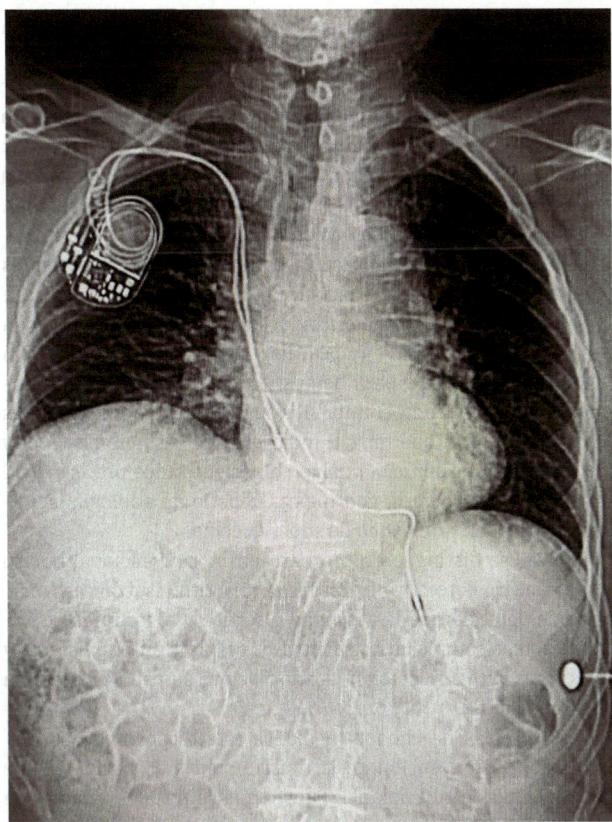

Fig. 23-9 | Macrodislocación del electrodo ventricular con perforación al mediastino.

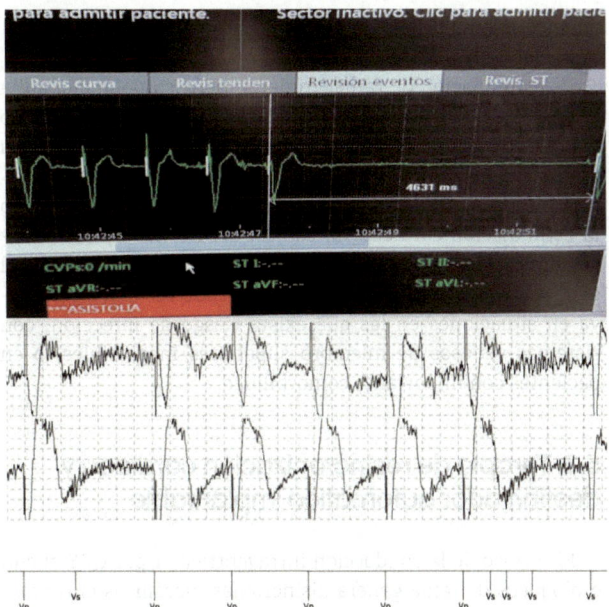

Fig. 23-10 | Fenómeno de sobredetección por miopotenciales. Registro en telemetría hospitalaria de pausa mayor de 4 segundos (arriba), comprobado en monitor el sobresensado (Vs) por miopotenciales (abajo).

través de acelerómetros, cambios de impedancias a nivel de la caja torácica o en función de la frecuencia respiratoria. La activación de esta función corresponde a la cuarta letra del código internacional de la NASPE «R».

La selección del sitio de posición del electrodo ventricular está ampliamente debatida. Se conoce que la estimulación en el ápex del ventrículo derecho conlleva asincronías marcadas de la contractilidad ventricular, y en pacientes con disfunción sistólica iz-

quierda se ha descrito incluso un aumento en la mortalidad. Aun así, existen controversias sobre la mejor ubicación para la estimulación, proponiéndose como alternativas el tracto de salida del ventrículo derecho, el haz de His y la rama izquierda.

La estimulación fisiológica, hoy en día, se define como las nuevas formas de estimulación cardíaca que permiten estimular de forma directa el sistema eléctrico de conducción y, de esta manera, ser lo más parecido a la del corazón.

La estimulación hisiana tiene como objetivo ofrecer una estimulación sobre este sistema de conducción evitando así las disincronías interventricular e intraventricular, e incluso corrigiéndolas si aparecen. Se ha propuesto no solo como posicionamiento ideal para la electroestimulación en bradicardias, sino que también se han comparado sus beneficios con la terapia de resincronización cardíaca con resultados esperanzadores. Tal es así que actualmente se debe considerar como alternativa si existen dificultades o imposibilidad de canalización del seno coronario durante el implante de un resincronizador.

En contra, a nivel técnico es un procedimiento que conlleva mayor dificultad, que requiere polígrafos para la localización del sitio, mayor tiempo de cirugía y con umbrales elevados, lo que supone menor vida media de las baterías, por lo que se ha planteado el implante de un cable de respaldo en el ventrículo derecho

---

Tabla 23-8. Causas de fallo de captura

- Dislocación del electrodo
- Aumento de umbral
- Bloqueo de salida (fibrosis)
- Perforación
- Fractura de electrodo

Tabla 23-9. Nuevas recomendaciones con respecto a los modos de estimulación

- Para los pacientes con enfermedad del nodo sinusal y un marcapasos de DDD se recomienda minimizar la estimulación ventricular innecesaria mediante la programación
- Para los pacientes con incompetencia cronotrópica y síntomas claros durante el ejercicio se debe considerar la DDD con respuesta en frecuencia
- Debe considerarse la ablación de fibrilación auricular para evitar el implante de marcapasos en pacientes con bradicardia relacionada con fibrilación auricular o pausas de preautomatismo sintomáticas tras la conversión de la fibrilación auricular, teniendo en cuenta la situación clínica
- Para los pacientes con enfermedad del nodo sinusal en forma de bradicardia-taquicardia se puede considerar la programación de estimulación antitaquicardia auricular
- Para los pacientes con fibrilación auricular permanente que necesiten un marcapasos se recomienda la estimulación ventricular con respuesta en frecuencia
- Para los pacientes con bloqueo auriculoventricular se debe preferir la DDD a la estimulación ventricular unicameral para evitar el síndrome de marcapasos y mejorar la calidad de vida

ante situación difíciles como dependencia de marcapasos o umbrales altos al implante.

La estimulación de rama izquierda tiene su potencial aplicación teóricamente; sin embargo, su técnica no está del todo extendida y no existen actualmente recomendaciones para su aplicación.

Por último, desde no hace poco se ha ensayado y realizado la estimulación cardíaca sin cables, desarrollada para resolver limitaciones generalmente asociadas con los bolsillos del generador y cables transvenosos, pudiendo ser una alternativa en situaciones en las que exista riesgo de infección, con sistemas venosos de miembro superiores inaccesibles, o en pacientes con importante comorbilidad.

5.3. Terapia de resincronización cardíaca y desfibrilador automático implantable

El retraso de la conducción intraventricular por QRS ancho o bloqueos de rama genera disincronías mecánicas entre aurícula y ventrículo, entre ambos ventrículos y en el ventrículo izquierdo, suponiendo un efecto deletéreo en pacientes con insuficiencia cardíaca y fracción de eyección deprimida.

El objetivo de la terapia de resincronización cardíaca es la estimulación auriculobiventricular de manera sincronizada mediante la aproximación de un tercer cable o electrodo a través del seno coronario (normalmente la vena posterolateral) para la estimulación a nivel ventricular izquierdo.

Los estudios publicados hasta la fecha han supuesto algunas modificaciones con respecto al subgrupo de pacientes que se benefician de esta terapia. Actualmente, la resincronización cardíaca tiene indicación en pacientes con insuficiencia cardíaca sintomática que, pese al tratamiento médico óptimo, cumplen con las siguientes características:

- **Clase funcional:** las recomendaciones son aplicables a pacientes clase II-IV de la clasificación NYHA (New York Heart Association) de cualquier etiología.
- **Ancho y morfología del QRS:**
  - Se benefician aquellos con QRS > 150 milisegundos.
  - Se benefician en mayor medida pacientes con bloqueo de rama izquierda independientemente del ancho del QRS.
  - Los pacientes con bloqueo de rama derecha solo se benefician si presentan BRI enmascarado en el ECG.
  - Las mujeres con QRS entre 130 y 149 milisegundos tienen mejor respuesta al tratamiento.
  - No se recomienda la resincronización si el QRS es < 130 milisegundos.
- **Fracción de eyección:** la mayoría de los estudios incluyen pacientes con FEVI < 35 %, aunque alguno propone FEVI < 40 %.
- **Ritmo:**
  - La mayoría de los estudios se han realizado en pacientes en ritmo sinusal.
  - FA permanente o persistente: en pacientes clase NYHA III y IV siempre que se disponga de estrategias de garantía de estimulación biventricular lo más cercana al 100 % (ablación del nodo AV).

Por otro lado, en pacientes con necesidad de estimulación con marcapasos, actualmente se establece la indicación de implante mediante terapia de resincronización cardíaca (TCR) por encima de la estimulación convencional si el paciente presenta bloqueo AV e insuficiencia cardíaca con fracción de eyección < 40 %. Estos pacientes presentan una cardiopatía muy avanzada que en muchas ocasiones es causante de arritmias malignas. Estudios de carácter observacional han demostrado una mejoría en los eventos cardiovasculares y mortalidad en pacientes con terapia de resincronización con desfibrilador (TRC-D) en comparación a un resincronizador-marcapasos (TRC-M), con una mayor ventaja en la miocardiopatía isquémica, aunque sin una solidez evidente para demostrar su superioridad. Actualmente se recomienda el implante de TRC-D para los pacientes candidatos a DAI que tengan indicación de resincronización, y se debería optar por esta misma en pacientes que precisen TRC especialmente jóvenes, con miocardiopatía de etiología isquémica, con buen pronóstico de supervivencia.

El DAI se distingue de un marcapasos convencional por su capacidad de detectar y tratar las taquiarritmias, con mecanismos de detección de la actividad eléctrica y algoritmos de actuación más complejos que incluyen la terapia antitaquicardia y descargas de cardioversión-desfibrilación, sumado a la terapia antibradicardia.

Las terapias de choque mediante este dispositivo han demostrado la prevención de la muerte súbita en pacientes que tienen indicado su implante. Puesto que se trata de terapias de desfibrilación, los requerimientos de energía de un DAI imponen varios retos y precisan circuitos de carga de alto voltaje, condensadores para almacenar la energía de descarga y un electrodo con una bobina de choque, a diferencia de un marcapasos. La energía máxima capaz de almacenar un condensador varía entre 30 y 42 J.

En cuanto al funcionamiento, la tecnología del desfibrilador se basa en un algoritmo de detección de arritmias en función de la frecuencia ventricular, a partir de la cual se programan y definen diferentes «zonas» con abordajes terapéuticos definidos. La mayoría constan de tres zonas: dos definidas como TV (TV lenta y TV rápida) y una como FV.

Las terapias tienen un orden ascendente en cuanto a «agresividad» (el objetivo es acabar con la taquicardia de manera precoz). En función de la zona de detección, puede iniciarse terapia antitaquicardia y hasta un máximo de cinco descargas por episodio (ocho si se encuentra en zona FV). Las terapias antitaquicardia consisten en la sobreestimulacion cardíaca por encima de la frecuencia detectada, en forma de «ráfagas» o «rampas», con el objetivo de finalizar la taquicardia. Normalmente, en la zona TV lenta se suelen programar terapias antitaquicardia o incluso observación sin terapias. En la zona TV rápida se programan terapias antitaquicardia limitadas y posteriormente terapia de choque.

Las indicaciones de implante de DAI se pueden resumir en:

- **Profilaxis primaria:** insuficiencia cardíaca sintomática con FEVI < 35 %, sin infarto de miocardio en los últimos 40 días.
- **Profilaxis secundaria:** supervivientes de FV o TV con inestabilidad hemodinámica (muerte súbita cardíaca) y expectativa de vida > 1 año independientemente de la FEVI.

Puntos clave

- ✔ La arritmia más frecuente es la FA. Ante su presencia se debe valorar el riesgo de embolia arterial periférica.
- ✔ La estabilidad hemodinámica determina si el paciente requiere o no un tratamiento eléctrico inmediato.
- ✔ Toda taquicardia de QRS ancho regular será considerada TV hasta que se demuestre lo contrario.
- ✔ Es importante correlacionar los síntomas del paciente con la situación hemodinámica y el ECG de base, antes de definir el implante de marcapasos definitivo.

Bibliografía

Al-Khatib SM, Stevenson WG, Ackerman MJ, et al. 2017 AHA/ACC/HRS guideline for management of patients with ventricular arrhythmias and the prevention of sudden cardiac death: a report of the American College of Cardiology/American Heart Association Task Force on Clinical Practice Guidelines and The Heart Rhythm Society. Heart Rhythm. 2018;15:e73-e189.

Asirvatham SJ, Friedman PA. Cardiac pacing, defibrillation and resynchronization. 4ª ed. Wiley Blackwell; 2021.

Brugada J, Katritsis DG, Arbelo E, et al. 2019 ESC Guidelines for the management of patients with supraventricular tachycardia. The task force for the management of patients with supraventricular tachycardia of the European Society of Carrdiology (ESC): Senaratne et al 15 developed in collaboration with the Association for European Pediatric and Congenital Cardiology (AEPC). Eur Heart J. 2020;41(5):655-720.

Brugada J, Katritsis DG, Arbelo E, et al. Guía ESC 2019 sobre el tratamiento de pacientes con taquicardia supraventricular. Rev Esp Cardiol. 2020;73(6)496.e1-496.e60.

Brugada P, Brugada J, Mont L, Smeets J, Andries EW. A new approach to the differential diagnosis of a regular tachycardia with a wide QRS complex. Circulation. 1991;83:1649-59.

Cano Calabria L, Moreno J, Osca J, et al. Programación del DAI. Documento elaborado por un grupo independiente de médicos. Cuadernos de Estimulación Cardíaca. Disponible en: https://secardiologia.es/images/stories/secciones/estimulacion/cuadernos-estimulacion/15/consenso-programacion-del-dai.pdf [último acceso: Mayo 2023].

Cardenas A, Roca J. Tratado de Medicina Intensiva. Elsevier; 2016.

De Juan Montiel J, Olague J. Seguimiento del paciente con marcapasos. Disfunciones del sistema de estimulación. Efectos de indicación o programación incorrecta: síndrome de marcapasos. Rev Esp Cardiol. 2007; Supl. 7:126-44.

De Ponti R, Marazzato J, Marazzi R, et al. Randomized comparison of intravenous procainamide vs. intravenous amiodarone for the acute treatment of tolerated wide QRS tachycardia: the PROCAMIO study. Eur Heart J. 2017;38(7):1329-35.

García Urra F, Porres JM. Marcapasos y tratamiento eléctrico de las arritmias. Impresión Libros; 2016.

Gillis A, Chung M. Pacing the right ventricle: To pace or not to pace? Heart Rythm. 2005;2:2011-206.

Glikson M, Nielsen JC, Kronborg MB, et al. 2021 ESC Guidelines on cardiac pacing and cardiac resynchronization therapy: Developed by the Task Force on cardiac pacing and cardiac resynchronization therapy of the European Society of Cardiology (ESC) With the special contribution of the European Heart Rhythm Association (EHRA). Rev Esp Cardiol (Engl Ed). 2022;75(5):430.

Ho SY, Sanchez-Quintana D. Anatomy and pathology of the sinus node. J Interv Card Electrophysiol. 2016;46:3-8.

January CT, Wann LS, Calkins H, et al. 2019 AHA/ACC/HRS Focused Update of the 2014 AHA/ACC/HRS Guideline for the Management of Patients with Atrial Fibrillation: A Report of the American College of Cardiology/American Heart Association Task Force on Clinical Practice Guidelines and the Heart Rhythm Society. J Am Coll Cardiol. 2019;74:104-32.

Jordán-Martínez L, Rivera-López R, Bermúdez-Jiménez F, et al. Bloqueo auriculoventricular en pacientes en tratamiento con fármacos bradicardizantes. Variables predictoras de la necesidad de implante de marcapasos. Rev Esp Cardiol. 2020;73:554-60.

Lamas GA, Dawley D, Splaine K, Folland ED, Friedman PL, Antman EM. Documented symptomatic bradycardia and symptom relief in patients receiving permanent pacemakers: an evaluation of the joint ACC/AHA pacing guidelines. Pacing Clin Electrophysiol. 1988;11:1098-104.

Lamas GA, Lee K, Sweeney M, et al.. The mode selection trial (MOST) in sinus node dysfunction: design, rationale, and baseline characteristics of the first 1000 patients. Am Heart J. 2000;140(4):541-51.

Medina Ravell V, Medina Malpica O, Medina-Malpica NA, et al. Infecciones de sistemas marcapasos y cardiodesfibriladores. Extracción de electrodos Intracardíacos y catéteres endovasculares. Rev Iberoam Arrit. 2013;4(1):92-113.

Montejo JC, García A, Marco P. Manual de Medicina Intensiva. 4ª ed. Elsevier; 2012.

Olshansky B, Day JD, Moore S, et al. Is dual-chamber programming inferior to single-chamber programming in an implantable cardioverter-defibrillator? Results of the INTRINSIC RV (Inhibition of Unnecessary RV Pacing With AVSH in ICDs) study. Circulation. 2007;115(1):9-16.

Ortega DF. Is traditional resynchronization therapy obsolete? Is para-hisian pacing the new paradigm? Rev Electro y Arritmias. 2019;11:38-40.

Ortega DF. Present and future in physiological pacing, state of the art. Austin J Clin Cardiol. 2022;8(2):1091.

Priori SG, Blomstrom-Lundqvist C, Mazzanti A, et al. 2015 ESC Guidelines for the management of patients with ventricular arrhythmias and the prevention of sudden cardiac death: the task force for the management of patients with ventricular arrhythmias and the prevention of sudden cardiac death of the European Society of Cardiology (ESC) Endorsed by: association for European Paediatric and Congenital Cardiology (AEPC). Europace. 2015;17(3):1601-87.

Reinelt P, Karth GD, Geppert A, Heinz G. Incidence and type of cardiac arrhythmias in critically ill patients: a single center experience in a medical-cardiological ICU. Intensive Care Med. 2001;27(2):1466-73.

Senaratne JM, Sandhu R, Barnett CF, Grunau B, Wong GC, van Diepen S. Approach to Ventricular Arrhythmias in the Intensive Care Unit. J Intensive Care Med. 2021;36(7):731-48.

Soar J, Böttiger BW, Carli P, et al. European Resuscitation Council Guidelines 2021: Adult advanced life support. Resuscitation. 2021;161:115-51.

Sweeney M, Hellkamp A. Adverse effect of ventricular pacing on heart failure and atrial fibrillation among patients with normal baseline QRS duration in a clinical trial of pacemaker therapy for sinus node dysfunction. Circulation. 2003 7;107(23):2932-7.

Taquicardia mediada por marcapasos (TMM), marcapasos bicamerales y desfibriladores. Rev. B, ES. 2012;002-1524:1-3.

Toff W, Skehan JD, De Bono DP, Camm AJ. The United Kingdom pacing and cardiovascular events (UKPACE) trial. United Kingdom Pacing and Cardiovascular Events. Heart. 1997;78(3):221-3.

Tracy C, Boushahri A. Managing Arrhythmias in the Intensive Care Unit. Crit Care Clin. 2014;30:365-90.

Valderrabano RJ, Blanco A, Santiago-Rodríguez EJ, et al. Risk factors and clinical outcomes of arrhythmias in the medical intensive care unit. J Intensive Care. 2016;4:9.

Vogler J, Breithardt G, Eckardt L. Bradiarritmias y bloqueos de la conducción. Rev Esp Cardiol. 2012;65:657-67.

Wilkoff BL, Cook JR, Epstein AE, et al. Dual-chamber pacing or ventricular backup pacing in patients with an implantable defibrillator: the Dual Chamber and VVI Implantable Defibrillator (DAVID) Trial. JAMA. 2002;288(24):3115-23.

24 Enfermedad valvular cardíaca aguda

X. Peris Cuello, Á. García del Campo y R. Ferrer Roca

✦ Orientación para el estudio

Este capítulo se ocupa de las valvulopatías agudas, que, si bien son poco frecuentes, en caso de retraso en el diagnóstico y en el tratamiento comportan una elevada morbimortalidad. Empezaremos con unas consideraciones generales, para después estudiar en detalle la etiología, la fisiopatología, las manifestaciones clínicas, la semiología exploratoria, las pruebas complementarias y el tratamiento de la insuficiencia mitral aguda y de la insuficiencia aórtica aguda, para finalmente hacer también referencia a la trombosis valvular protésica obstructiva y no obstructiva.

1. Introducción

La enfermedad valvular cardíaca sigue constituyendo a día de hoy una entidad clínica de primer orden en el conjunto de la patología cardiovascular. A lo largo de los últimas cinco décadas se han producido sin embargo importantes cambios en la distribución etiológica de las valvulopatías. Así, en los países desarrollados ha disminuido drásticamente la incidencia de fiebre reumática y por lo tanto también de valvulopatía reumática. A su vez, coincidiendo con el progresivo envejecimiento de la población, han aumentado de manera notable las valvulopatías degenerativas.

En la práctica clínica diaria las valvulopatías agudas (tanto la descompensación de una valvulopatía crónica y previamente estable como las valvulopatías de instauración aguda propiamente dichas, esto es, insuficiencia mitral aguda e insuficiencia aórtica aguda) son poco frecuentes, pero aun así representan un importante reto para los clínicos debido a la elevada morbimortalidad asociada. El retraso en el diagnóstico y por lo tanto también en el tratamiento a menudo comporta consecuencias devastadoras para el paciente, y es por ello que el diagnóstico y el tratamiento precoces van a resultar de vital importancia para mejorar el pronóstico. Así, hay que sospechar siempre la posibilidad de una disfunción valvular aguda en cualquier paciente que presente inestabilidad hemodinámica o signos de congestión pulmonar de rápida instauración.

Este capítulo se centrará en las que acabamos de denominar valvulopatías agudas propiamente dichas, así como en la trombosis protésica valvular.

2. Consideraciones generales y evaluación inicial

La insuficiencia cardíaca aguda como manifestación clínica de una enfermedad valvular puede ocurrir en la fase final de una valvulopatía crónica, sea debida al deterioro continuado de la condición clínica o bien como consecuencia de una causa precipitante, que a su vez puede ser cardíaca (fibrilación auricular, isquemia miocárdica o endocarditis, entre otras) o no cardíaca (p. ej., una infección respiratoria intercurrente). Alternativamente, la insuficiencia cardíaca aguda puede ocurrir en pacientes sin valvu-lopatia estructural significativa previa, como consecuencia por ejemplo de una endocarditis aguda, síndrome aórtico agudo, traumatismo torácico cerrado o bien rotura o disfunción de músculo papilar en el contexto de un infarto agudo de miocardio. En estos casos la valvulopatía aguda resulta muy mal tolerada clínicamente debido a la ausencia de mecanismos adaptativos previos.

El diagnóstico de insuficiencia cardíaca aguda se basa en la integración de los datos obtenidos en la historia clínica, exploración física y exámenes complementarios.

La monitorización del paciente con insuficiencia cardíaca aguda debe iniciarse cuanto antes, al tiempo que se llevan a cabo pruebas diagnósticas orientadas a establecer la etiología.

La evaluación clínica inicial debe prestar especial atención a la presión arterial, frecuencia cardíaca, frecuencia respiratoria, saturación de oxígeno (pulsioximetría), temperatura y diuresis.

La disnea es el síntoma más frecuente de la insuficiencia cardíaca aguda y se debe a la congestión pulmonar por acumulación de líquido, primero a nivel del intersticio pulmonar y después también en el espacio alveolar (edema pulmonar agudo). A menudo se asocia hipotensión arterial así como presencia de signos de hipoperfusión periférica por disminución del volumen de eyección sistólica (volumen sistólico) y por lo tanto del gasto cardíaco (cianosis central, frialdad distal, lividECES, retraso en el tiempo de relleno capilar, acidosis metabólica con hiperlactacidemia, oliguria y disminución del nivel de consciencia).

La auscultación cardíaca puede detectar cadencias de galope presistólico (4R) o protodiastólico (3R), así como soplos cardíacos que pueden orientar a una valvulopatía específica. La auscultación respiratoria puede detectar estertores crepitantes, sibilancias (asma cardial) y también hipofonesis y soplo espiratorio por derrame pleural.

El electrocardiograma (ECG) de 12 derivaciones aportará información acerca del ritmo cardíaco y posibles alteraciones de la repolarización por isquemia miocárdica aguda.

La radiología de tórax puede mostrar cardiomegalia, signos de hipertensión venocapilar pulmonar, derrame pleural y cisural o edema pulmonar agudo (patrón alveolar hiliofugal bilateral « en alas de mariposa »).

Las pruebas de laboratorio en la evaluación inicial de la insuficiencia cardíaca aguda incluyen la determinación de troponinas cardioespecíficas y péptidos natriuréticos como el péptido natriurético cerebral (BNP) o la porción N-terminal del propéptido natriurético tipo B (NT-proBNP). La determinación de los péptidos natriuréticos de tipo B (que se sintetizan en los cardiomiocitos ventriculares en respuesta al aumento de presión diastólica ventricular) en pacientes con disnea aguda tiene un elevado valor predictivo negativo para descartar insuficiencia cardíaca. El BNP y el NT-proBNP no son totalmente equivalentes; así, a diferencia del BNP, que tiene metabolización plasmática (sustrato de neprilisina) con escasa eliminación renal, el NT-proBNP es de eliminación exclusivamente renal, y por lo tanto, la insuficiencia renal tiene mayor efecto en las concentraciones plasmáticas de NT-proBNP que de BNP.

La ecocardiografía constituye en la actualidad la herramienta fundamental para la evaluación de los pacientes con insuficiencia cardíaca aguda, dado que frecuentemente permite establecer el diagnóstico de la valvulopatía aguda, así como de su mecanismo y gravedad. Permite además evaluar la función sistólica biventricular y estimar las presiones pulmonares. La ecocardiografía transesofágica será necesaria en caso de visualización subóptima por ecocardiografía transtorácica y durante la monitorización ecocardiográfica intraoperatoria.

Debido a los avances en las técnicas de imagen, el cateterismo cardíaco derecho rara vez será necesario para el diagnóstico o manejo de los pacientes con una valvulopatía aguda. Respecto a la coronariografía, debería realizarse preoperatoriamente excepto en determinadas circunstancias, como la presencia de inestabilidad hemodinámica que no lo permita, pacientes jóvenes sin factores de riesgo cardiovascular o cuando se haya objetivado la existencia de una gran vegetación frente al *ostium* del tronco común izquierdo

En la Tabla 24-1 se resume la aproximación diagnóstica a la disfunción valvular aguda.

Respecto al tratamiento de las valvulopatías agudas, la intervención quirúrgica sigue siendo la principal opción terapéutica en las valvulopatías agudas, pero el desarrollo de técnicas intervencionistas percutáneas ofrece en algunos casos una alternativa válida a la cirugía (Tabla 24-2).

3. Insuficiencia mitral aguda

La válvula mitral tiene dos velos o valvas (anterior o anteromedial y posterior o posterolateral) que en condiciones normales permiten un área en diástole de 4-6 cm², y los bordes libres de ambas valvas coaptan en sístole a una distancia de 5-10 mm por debajo del plano anular. La valva anterior y la valva posterior se subdividen en tres lóbulos, segmentos o festones (A1-3 y P1-3) (Fig. 24-1).

El correcto funcionamiento de la válvula mitral depende no tan solo de la integridad de los velos, sino también del resto de las estructuras que conforman el aparato valvular, incluyendo el anillo valvular, las cuerdas tendinosas y los músculos papilares posteromedial y anterolateral. Normalmente cada músculo papilar proporciona cuerdas tendinosas a las dos valvas.

La insuficiencia mitral se caracteriza por el paso retrógrado de sangre en sístole desde el ventrículo izquierdo a la aurícula izquierda.

En los países desarrollados la insuficiencia mitral crónica es la segunda valvulopatía más frecuente (tras la estenosis valvular aórtica).

Tabla 24-1. Aproximación diagnóstica a la disfunción valvular aguda

Examen físico	✔ Poco fiable ✔ Considerar disfunción valvular aguda en todos los pacientes con edema pulmonar agudo
Ecocardiografía transtorácica	✔ Diagnóstico de la etiología de la valvulopatía ✔ Cuantificación de la gravedad de la regurgitación ✔ Medición de la fracción de eyección ventricular izquierda ✔ Estimación de las presiones pulmonares
Ecocardiografía transesofágica	✔ Sensible para detectar vegetaciones valvulares ✔ Detección de absceso paravalvular ✔ Esencial para estudiar disfunción de prótesis valvular mitral ✔ Útil para estudiar disfunción de prótesis valvular aórtica
Cateterismo derecho	✔ No fiable para el diagnóstico de enfermedad valvular ✔ Puede ser de utilidad para conocer y optimizar las condiciones de carga
Tomografía computarizada	✔ Sensible y específica para el diagnóstico de síndrome aórtico agudo
Cateterismo izquierdo	✔ Cuando está indicada la realización de una coronariografía preoperatoria

3.1. Etiología

Clásicamente la insuficiencia mitral se ha dividido en insuficiencia mitral primaria u orgánica (válvula mitral estructuralmente afectada) y secundaria o funcional (válvula estructuralmente normal pero disfuncionante debido a afectación primaria ventricular izquierda).

Se pueden distinguir cuatro mecanismos principales de regurgitación mitral (clasificación de Carpentier):

✔ **Tipo I.** Movimiento normal de los velos, bien con los bordes libres coaptando a 5-10 mm por debajo del plano anular (presencia de hendidura o *cleft* en un velo mitral en el contexto de una cardiopatía congénita o presencia de una o varias perforaciones en uno o ambos velos como consecuencia de una endocarditis), o bien con deficiente coaptación de los velos por dilatación o deformación anular secundaria a un remodelado ventricular izquierdo adverso (cardiopatía isquémica o cardiomiopatía dilatada).

✔ **Tipo II.** Prolapso de uno o ambos velos. El cuerpo del velo que prolapsa se encuentra al menos 2 mm por encima del plano anular. El borde libre puede situarse también en sístole por encima del plano anular, y entonces se denomina *flail leaflet*. La insuficiencia mitral de tipo II puede ser consecuencia de un prolapso valvular mitral (enfermedad de Barlow, síndrome de Marfan, síndrome de Ehlers-Danlos), rotura de cuerdas (en el contexto de prolapso valvular mitral, endocarditis o traumatismo) o rotura de músculo papilar (en el contexto de infarto agudo de miocardio o traumatismo).

✔ **Tipo IIIa.** Los velos se encuentran engrosados y retraídos y puede haber engrosamiento y fusión cordal, fusión comisural y calcificación del aparato valvular (valvulopatía reumática o

Tabla 24-2. Aproximación terapéutica a la disfunción valvular aguda

- ✔ Diagnóstico mediante estudio ecocardiográfico: diferenciar disfunción valvular aguda de descompensación aguda de una enfermedad valvular crónica
- ✔ Tratar la enfermedad subyacente que ha causado la disfunción valvular aguda (endocarditis, infarto agudo de miocardio, etc.)
- ✔ Monitorización hemodinámica invasiva para optimizar las condiciones de carga mediante utilización de diuréticos, vasodilatadores u otros agentes
- ✔ Consultar con el servicio de Cirugía Cardíaca tan pronto como se haya diagnosticado la disfunción valvular aguda
- ✔ Balón de contrapulsación intraaórtico para la insuficiencia mitral aguda
- ✔ Considerar intervención quirúrgica o intervención percutánea

procesos reumático-*like*, síndrome carcinoide, síndrome hipereosinofílico, tratamiento con fenfluramina-fentermina). El movimiento de los velos presenta restricción tanto en sístole como en diástole y puede originar tanto estenosis como insuficiencia mitral.

- ✔ **Tipo IIIb**. Insuficiencia mitral funcional. La disfunción miocárdica localizada en la cara inferior del ventrículo izquierdo (fibrosis miocárdica, aneurisma ventricular) puede desplazar el músculo papilar posterior en sentido posterolateral provocando restricción sistólica del movimiento del velo posterior (*leaflet tethering*) (Fig. 24-2).

En caso de disfunción sistólica global del ventrículo izquierdo, el cambio de geometría ventricular (elipsoide a esferoide) desplaza ambos velos en sentido posterolateral y apical, impidiendo así su normal coaptación en sístole. Otros mecanismos que pueden causar insuficiencia mitral funcional son: *a)* disfunción sistólica ventricular izquierda, que reduce la fuerza de cierre de la válvula mitral y en ocasiones produce insuficiencia mitral incluso con *tethering* ligero; *b)* disincronía de los músculos papilares en algunos pacientes con bloqueo de la rama izquierda del haz de His o por estimulación ventricular con marcapasos desde el ventrículo derecho, de

modo que un músculo papilar se contrae mientras el otro se relaja.

En la mayoría de las ocasiones la insuficiencia mitral aguda se presenta en pacientes con regurgitación mitral crónica (insuficiencia mitral primaria u orgánica) en los que por algún motivo aumenta de forma aguda la gravedad de la insuficiencia (endocarditis aguda sobre válvula nativa o rotura de cuerda tendinosa en el contexto de enfermedad valvular mitral degenerativa o de prolapso valvular mitral).

La endocarditis infecciosa es una causa frecuente de insuficiencia mitral aguda: las vegetaciones pueden interferir en la normal coaptación de los velos, puede producirse la destrucción o perforación de los velos, la rotura de una cuerda tendinosa o la destrucción del anillo valvular por un absceso.

La isquemia miocárdica aguda es otra causa frecuente de insuficiencia mitral aguda: rotura parcial o completa de músculo papilar, dilatación anular por disfunción sistólica aguda del ventrículo izquierdo, o finalmente por remodelado ventricular adverso.

Respecto al remodelado ventricular negativo o adverso, tanto en el infarto inferior o inferoposterior como en el infarto anterior será necesario el remodelado local posterior o el remodelado global que incluya la cara posterior para producir insuficiencia mitral

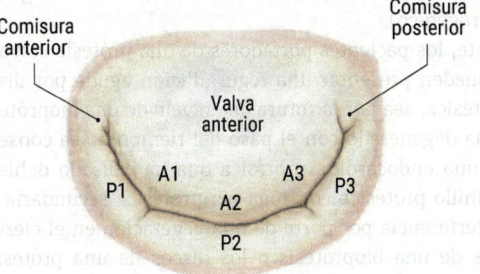

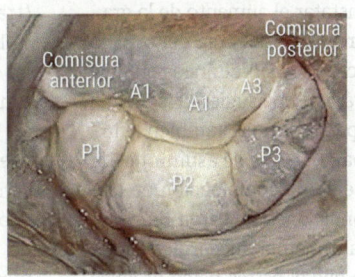

Fig. 24-1 | Anatomía de la válvula mitral. Festones de la válvula mitral.

A

B

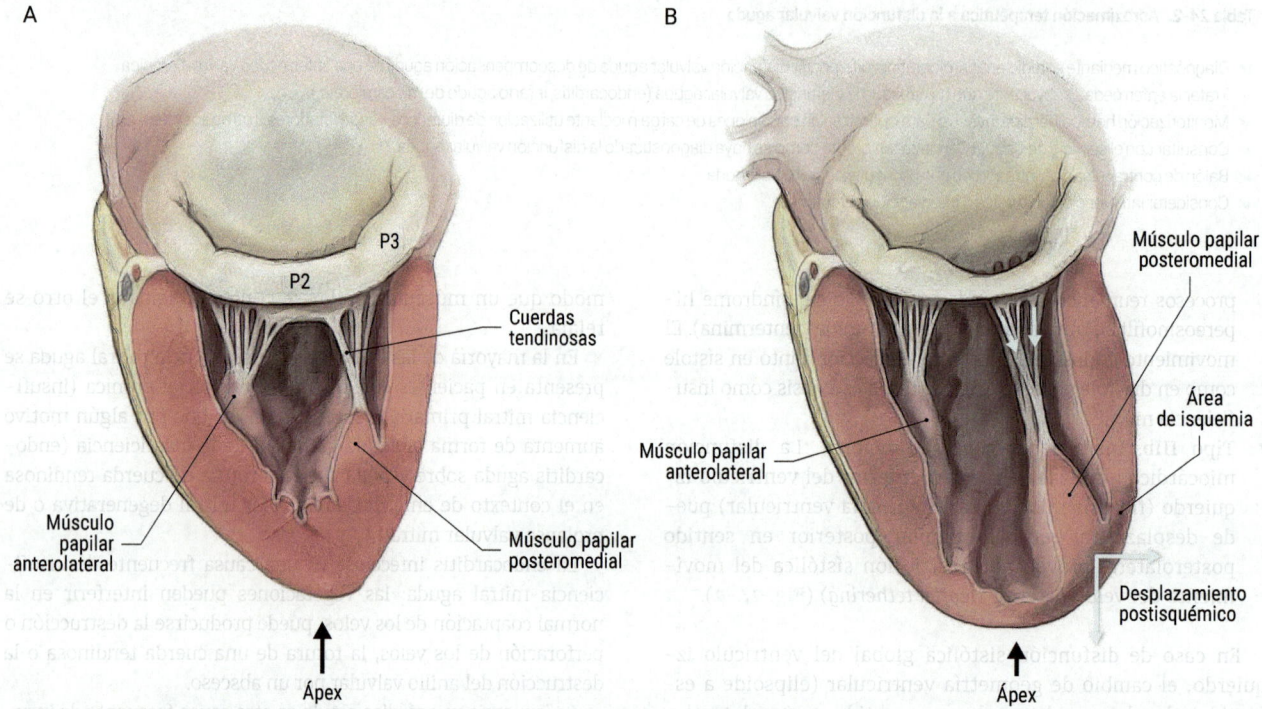

P3

P2

Cuerdas
tendinosas

Músculo
papilar
anterolateral

Músculo papilar
posteromedial

Ápex

Músculo papilar
posteromedial

Músculo papilar
anterolateral

Área
de isquemia

Desplazamiento
postisquémico

Ápex

Fig. 24-2 | Representación gráfica de insuficiencia mitral tipo IIIb por desplazamiento posterolateral del músculo papilar posteromedial.

isquémica. El remodelado posterior tracciona en sentido postero-lateral el músculo papilar posterior produciendo *tethering* de ambos velos, aunque predominantemente del posterior, causando insuficiencia mitral con *jet* excéntrico posterior (*tethering* asimétrico). El remodelado global asociado al infarto anterior extenso produce tracción en sentido apical de los dos músculos papilares causando insuficiencia mitral con *jet* central (*tethering* simétrico). En todo caso, la insuficiencia mitral isquémica por remodelado adverso no se asocia pues a un *jet* excéntrico anterior.

La insuficiencia mitral funcional isquémica por remodelado adverso (o cualquier insuficiencia mitral funcional) tiene un comportamiento dinámico, pues la gravedad hemodinámica varía con los cambios en las condiciones de carga del ventrículo izquierdo. Así, la gravedad aumenta y los síntomas empeoran con el ejercicio físico como consecuencia del aumento en el retorno venoso y por lo tanto del volumen ventricular izquierdo, del efecto *tethering* sobre los velos (sobre todo el velo posterior) y del diámetro anular. El comportamiento dinámico de la insuficiencia mitral isquémica puede explicar la aparición de edema pulmonar agudo durante el ejercicio físico en pacientes con infarto inferior antiguo, función sistólica global conservada del ventrículo izquierdo, sin isquemia residual y con insuficiencia mitral leve en reposo. La ecocardiografía de estrés permite constatar el aumento de la gravedad de la insuficiencia mitral (incremento del área del orificio regurgitante efectivo $\geq 13\ mm^2$) sin cambios simultáneos en ECG y sin aparición de signos ecocardiográficos que sugieran isquemia miocárdica. La hipertensión arterial puede agravar también la insuficiencia mitral funcional. Sin embargo, antes de asumir que la insuficiencia mitral dinámica se debe a una combinación de *tethering* basal y la variación en las condiciones de carga del ventrículo izquierdo, debe descartarse la isquemia miocárdica aguda en relación con el ejercicio físico, ya que el estrés físico produce

un aumento del consumo miocárdico de oxígeno debido a la taquicardia y a la elevación de la tensión parietal del ventrículo izquierdo (la elevación de la tensión parietal se debe por una parte al aumento de la precarga que se produce al incrementar el retorno venoso y por otra parte al aumento de la poscarga por hipertensión arterial). En estos casos, la ecocardiografía de estrés, además de aumentar la gravedad de la insuficiencia mitral, va a poner de manifiesto cambios electrocardiográficos y va a provocar la aparición de alteraciones de la contractilidad parietal regional. En estos pacientes la revascularización miocárdica puede revertir la insuficiencia mitral.

El comportamiento dinámico de la insuficiencia mitral funcional puede ser responsable del fracaso en la desconexión de la ventilación mecánica, al aumentar las condiciones de carga del ventrículo izquierdo.

Otras causas de insuficiencia mitral aguda funcional por disfunción sistólica aguda del ventrículo izquierdo, además de la isquemia miocárdica aguda, son la miocarditis aguda, la cardiomiopatía de estrés o síndrome de *tako-tsubo*, la cardiomiopatía periparto o la carditis reumática aguda.

Los procedimientos terapéuticos invasivos, como la valvuloplastia con balón, pueden provocar insuficiencia mitral aguda (trauma yatrogénico).

Finalmente, los pacientes portadores de una prótesis valvular mitral pueden presentar una regurgitación aguda por disfunción protésica, sea por la rotura de un velo de una bioprótesis que se ha degenerado con el paso del tiempo o sea consecuencia de una endocarditis protésica que ha causado dehiscencia del anillo protésico con fuga periprotésica secundaria o debida a interferencia por parte de una vegetación en el cierre de los velos de una bioprótesis o los discos de una prótesis mecánica.

En la Tabla 24-3 se resumen las causas y mecanismos de la insuficiencia mitral aguda.

3.2. Fisiopatología

En caso de insuficiencia mitral, durante la fase de eyección sistólica el ventrículo izquierdo dirige la sangre hacia la aorta pero también hacia la aurícula izquierda. A mayor presión aórtica (poscarga), mayor volumen de regurgitación hacia la aurícula izquierda. Asimismo, cuanto mayor sea el área del orificio regurgitante, mayor será también el volumen de regurgitación. El volumen regurgitado en sístole hacia el interior de la aurícula izquierda volverá al ventrículo izquierdo durante la fase de llenado diastólico, produciéndose así una sobrecarga ventricular de volumen.

Hay notables diferencias en la fisiopatología de la insuficiencia mitral según sea crónica o aguda.

Cuando la insuficiencia mitral es crónica, el ventrículo izquierdo adopta como mecanismo de compensación la dilatación, evitando así el aumento de la presión diastólica intracavitaria, si bien con el tiempo dicha dilatación acabará causando disfunción sistólica ventricular. Por otra parte, en caso de insuficiencia mitral crónica, la aurícula izquierda se dilata aumentando su distensibilidad, y eso le permite acoger el volumen extra de sangre regurgitada sin que se produzca elevación importante de la presión auricular y por lo tanto de la presión en el territorio vascular venocapilar pulmonar. Por todo ello, en la insuficiencia mitral crónica predominará la semiología de bajo gasto cardíaco sobre la congestión pulmonar (que ocurrirá en una fase evolutiva más tardía).

Si se trata de una insuficiencia mitral de instauración aguda, la sobrecarga brusca de volumen en una aurícula izquierda de tamaño normal y escasa distensibilidad producirá un aumento rápido de la presión intraauricular que se transmitirá de forma retrógrada al territorio venocapilar pulmonar (onda v prominente en el registro gráfico de la curva de presión capilar pulmonar) y provocará la rápida aparición de síntomas de congestión pulmonar (edema pulmonar agudo), aunque en estos casos suelen aparecer también y de forma simultánea signos y síntomas secundarios a la disminución del gasto cardíaco como consecuencia de la reducción del volumen de eyección sistólica ventricular izquierda (por regurgitación en sístole a la aurícula izquierda a través de la válvula incompetente, aun cuando el ventrículo izquierdo mantenga una función sistólica correcta o incluso hiperdinámica, con el consiguiente aumento de la fracción de eyección y del volumen sistólico global), con hipotensión arterial y signos de hipoperfusión periférica (*shock* cardiogénico).

Como mecanismo de compensación a la disminución del gasto cardíaco, las resistencias vasculares sistémicas aumentan para intentar mantener así la presión de perfusión orgánica; sin embargo, ello conlleva un marcado incremento de la poscarga que dificulta la eyección sistólica del ventrículo izquierdo, y a su vez un aumento del volumen regurgitante a la aurícula izquierda, con lo que se establece un círculo vicioso que causa un mayor deterioro del paciente.

En la Fig. 24-3 se esquematiza la fisiopatología de la insuficiencia mitral aguda.

3.3. Manifestaciones clínicas y semiología

La mayoría de los pacientes con insuficiencia mitral aguda debutan con clínica de disnea súbita o rápidamente progresiva por el edema pulmonar agudo, en muchas ocasiones con inestabilidad hemodinámica asociada, aunque algunos pacientes con insuficiencia mitral primaria u orgánica crónica, que por algún motivo presentan agudización de los síntomas, al disponer de cierto grado de adaptación ventricular previa pueden manifestar sintomatología menos grave.

En caso de cardiopatía isquémica pueden aparecer episodios de edema pulmonar agudo por insuficiencia mitral en relación con isquemia miocárdica aguda (que se puede manifestar clínicamente en forma de angina o bien puede ser silente, hecho este que puede dificultar el diagnóstico).

Frecuentemente se constata taquicardia sinusal, hipotensión arterial y signos de hipoperfusión periférica que traducen la situación de *shock* cardiogénico. A la auscultación cardíaca suele haber un tercer ruido (S3) o cadencia de galope protodiastólico, y el soplo sistólico de insuficiencia mitral aguda, a diferencia de lo que ocurre en la insuficiencia mitral crónica, suele ser corto, acabando antes del segundo ruido (S2), debido a la rápida reducción del gradiente de presión transvalvular entre el ventrículo izquierdo y la aurícula izquierda; tanto es así que, de hecho, en ocasiones el soplo es inaudible. La baja intensidad y duración del soplo pueden también deberse a hipotensión arterial, que resulta en una mayor reducción del gradiente de presión transvalvular mitral en sístole.

Además, puede haber síntomas y signos exploratorios propios o específicos de la causa de la insuficiencia mitral, como fiebre o fenómenos embólicos periféricos en caso de endocarditis aguda, o dolor torácico típico en caso de isquemia miocárdica aguda

En la Tabla 24-4 se muestran las diferencias clínicas y semiológicas entre la insuficiencia mitral aguda y la crónica.

Tabla 24-3. Causas y mecanismos de insuficiencia mitral aguda

- ✓ Endocarditis mitral sobre válvula nativa o sobre prótesis valvular biológica o mecánica: las vegetaciones pueden interferir en la coaptación de los velos o en el cierre de los discos de una prótesis mecánica, pueden destruir y perforar los velos o las cuerdas tendinosas o pueden provocar dehiscencia y fuga periprotésica
- ✓ Rotura de músculo papilar en el contexto de un infarto agudo de miocardio
- ✓ Rotura de cuerda(s) tendinosa(s): espontánea o idiopática, en el contexto de degeneración mixoide del aparato valvular, prolapso valvular mitral (enfermedad de Barlow), síndrome de Marfan, síndrome de Ehlers-Danlos, endocarditis infecciosa o traumatismo torácico
- ✓ Insuficiencia mitral funcional aguda secundaria a infarto agudo de miocardio, miocarditis aguda, síndrome de *tako-tsubo*, cardiomiopatía periparto o carditis reumática aguda: dilatación y disfunción sistólica ventricular izquierda o alteración de la contractilidad segmentaria ventricular izquierda
- ✓ Insuficiencia mitral aguda secundaria a valvulotomía mitral percutánea con balón (yatrogénica)

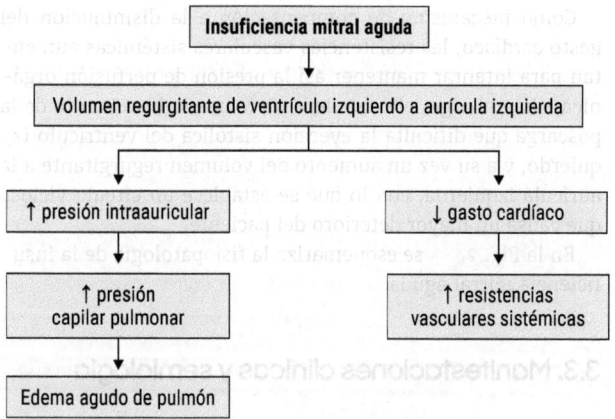

Fig. 24-3 | Fisiopatología de la insuficiencia mitral aguda.

3.4. Pruebas complementarias

El ECG puede evidenciar taquicardia sinusal o fibrilación auricular con respuesta ventricular rápida así como trastornos inespecíficos de la repolarización. Puede haber datos ECG de isquemia miocárdica aguda, sea porque se trata de la causa de la insuficiencia mitral o bien secundaria a disminución de la presión de perfusión coronaria en relación con la situación de profunda inestabilidad hemodinámica.

Tabla 24-4. Diferencias clínicas y semiológicas entre insuficiencia mitral aguda y crónica

Hallazgo	Aguda	Crónica
Insuficiencia cardíaca congestiva	Instauración rápida/súbita	Instauración lenta/insidiosa
Ritmo cardíaco	Taquicardia sinusal	Fibrilación auricular
Punto de máximo impulso apical	Hiperdinámico y no desplazado	Desplazado inferolateralmente
Sonidos cardíacos		
✔ S3	Presente	Presente
✔ S4	Presente si ritmo sinusal	Ausente si fibrilación auricular
Soplo de regurgitación mitral	Suave y corto	Pansistólico
Irradiación del soplo de regurgitación mitral	Hacia la base	Hacia la axila
Gasto cardíaco	Disminuido	Normal
Fracción de eyección del ventrículo izquierdo	Normal a reducida	Normal a aumentada
Presión telediastólica ventricular izquierda	Aumentada	Normal
Tamaño ventricular izquierdo	Normal	Aumentado

La radiología de tórax suele mostrar edema pulmonar agudo. En algunas ocasiones, si el *jet* de regurgitación se dirige predominantemente hacia una vena pulmonar, puede observarse un patrón de ocupación de espacio aéreo afectando únicamente a un lóbulo pulmonar (Fig. 24-4).

En caso de insuficiencia mitral aguda no suele haber cardiomegalia (que sí suele ser evidente, a expensas de cavidades izquierdas, en la insuficiencia mitral crónica).

El estudio mediante ecocardiografía Doppler transtorácica resulta esencial (como en el resto de las valvulopatías) para el diagnóstico de la insuficiencia valvular (cuantificando su gravedad hemodinámica), para conocer el mecanismo responsable de la regurgitación valvular (diagnóstico etiológico), el tamaño de las cavidades cardíacas, la función sistólica biventricular y la posible reparabilidad quirúrgica de la válvula. Ante la sospecha clínica se debe realizar lo más precozmente posible (Tabla 24-5).

La gravedad de la insuficiencia mitral se cuantifica ecocardiográficamente mediante el cálculo del área del orificio regurgitante efectivo y del volumen regurgitante. En algunas situaciones, como en las insuficiencias mitrales funcionales, el área del orificio regurgitante efectivo puede no ser constante, pues puede aumentar si lo hace la presión sistólica ventricular izquierda o disminuir con la utilización de fármacos vasodilatadores que disminuyan la poscarga:

✔ La insuficiencia mitral primaria u orgánica se considera grave cuando el área del orificio regurgitante efectivo es ≥ 40 mm^2 y el volumen regurgitante ≥ 60 mL.
✔ En la insuficiencia mitral funcional o secundaria los correspondientes umbrales de gravedad son un área del orificio regurgitante efectivo ≥ 20 mm^2 y un volumen regurgitante ≥ 30 mL.

La presencia de una insuficiencia mitral grave con un ventrículo izquierdo no dilatado e hiperdinámico debe hacer sospechar la instauración aguda de la regurgitación valvular.

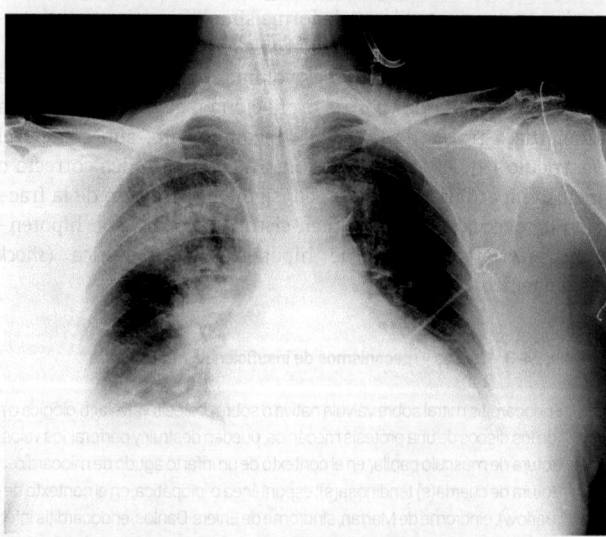

Fig. 24-4 | Radiografía de tórax de un paciente con insuficiencia mitral aguda en situación de edema pulmonar agudo. Se aprecia la distribución asimétrica del patrón alveolar (congestión pulmonar) que predomina en el hemicampo pulmonar derecho.

Tabla 24-5. Hallazgos ecocardiográficos que indican insuficiencia mitral hemodinámicamente grave

Parámetros	Insuficiencia mitral grave
	Cualitativos
Morfología valvular	*Flail leaflet*, rotura de cuerda(s) tendinosa(s), rotura de músculo papilar, perforación de velo, defecto amplio de coaptación, alteración segmentaria de la contractilidad ventricular izquierda
Flujo con Doppler color	*Jet* central grande o *jet* excéntrico dirigido hacia la pared lateral de la aurícula izquierda alcanzando su techo
Zona de convergencia de flujo (radio de la hemiesfera de convergencia de flujo/método PISA*)	Amplia (> 0,9 cm)
Señal Doppler continuo	Triangular/densa
	Semicuantitativos
Ancho de vena contracta	≥ 7 mm (> 8 mm biplanar) con *jet* central que ocupa > 40 % del área de la aurícula izquierda o con *jet* Coanda que se arremolina en la aurícula izquierda
Flujo en venas pulmonares	Flujo sistólico reverso en venas pulmonares
Flujo de llenado transmitral	Onda E dominante con velocidad máxima ≥ 1,5 m/s

Cuantitativos	Primaria	Secundaria
ORE (mm²)	≥ 40	≥ 20
Volumen de regurgitación (mL)	≥ 60	≥ 30

*El método PISA puede infraestimar la insuficiencia mitral en orificios no circulares y en la insuficiencia mitral que varía a lo largo de la fase sistólica del ciclo cardíaco (esta variación es más llamativa en las insuficiencias mitrales funcionales, en las que la insuficiencia es de predominio telesistólico). ORE: área del orificio regurgitante efectivo; PISA: *proximal isovelocity surface area*.

El estudio con ecocardiografía transesofágica permite obtener imágenes de gran resolución, y por ello resulta especialmente útil en pacientes portadores de prótesis mecánicas o cuando el estudio transtorácico no ha permitido establecer con precisión el diagnóstico (Fig. 24-5).

Como se comentó antes, en los casos en que se sospecha insuficiencia mitral isquémica dinámica, el estudio ecocardiográfico de estrés puede ser de gran utilidad, aunque debe realizarse en situación clínica estable.

El cateterismo cardíaco izquierdo con coronariografía no se indica de forma rutinaria en pacientes con insuficiencia mitral aguda clínicamente inestables, excepto en los casos en que se sospe-

che isquemia miocárdica como causa de la insuficiencia mitral. La ventriculografía con contraste, si bien permite diagnosticar la regurgitación valvular, aumenta de forma significativa la presión intracavitaria y suele ser mal tolerada, por lo que debe evitarse.

En caso de cateterismo derecho (catéter de Swan-Ganz), es característica la presencia de una gran onda v en el registro de presión capilar pulmonar (a veces se denomina «ventricularización» del registro de presión capilar pulmonar).

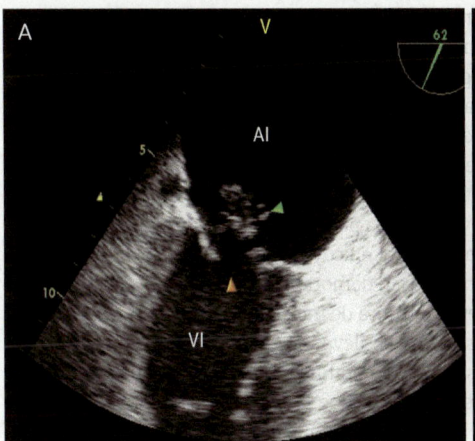
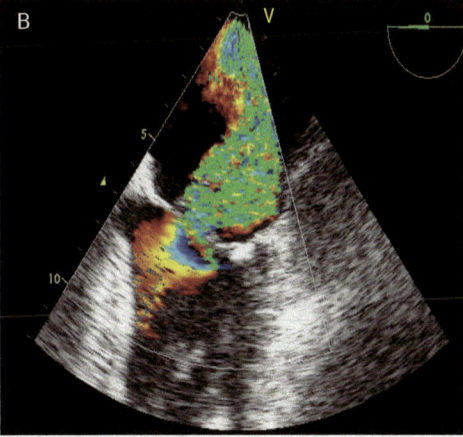

Fig. 24-5 | Ecocardiograma transesofágico de un paciente con insuficiencia mitral aguda por rotura de músculo papilar. A. La flecha verde señala el músculo papilar, que evierte hacia la aurícula izquierda. La flecha naranja muestra la falta de coaptación de los velos mitrales. B. Estudio con Doppler color del mismo paciente que muestra una insuficiencia mitral masiva. AI: aurícula izquierda. VI: ventrículo izquierdo.

3.5. Tratamiento

La insuficiencia mitral aguda constituye una emergencia médica y quirúrgica. Si bien en la mayoría de los casos se debe indicar tratamiento quirúrgico emergente, el tratamiento médico inicial es fundamental para la estabilización hemodinámica del paciente (Fig. 24-6).

La monitorización hemodinámica avanzada suele ser obligatoria en estos pacientes, sea invasiva mediante un catéter de arteria pulmonar o mínimamente invasiva mediante un sistema PiCCO®. También es importante el adecuado soporte ventilatorio (que con frecuencia obliga a intubación traqueal y conexión a ventilación mecánica).

Los fármacos vasodilatadores, en especial el nitroprusiato sódico, permiten reducir las resistencias vasculares sistémicas y así la poscarga del ventrículo izquierdo, de modo que por un lado disminuye la presión telediastólica del ventrículo izquierdo (PTDVI) y por otro se favorece la eyección sistólica hacia la aorta, aumentando así el gasto cardíaco y a su vez disminuyendo el volumen regurgitante transmitral a la aurícula izquierda y la congestión pulmonar. Se debe administrar la máxima dosis tolerada que no provoque síntomas por hipotensión arterial sistémica. Se administran diuréticos de asa para mejorar los síntomas asociados a la congestión pulmonar. En pacientes con hipotensión arterial y disfunción sistólica ventricular izquierda la administración de fármacos con efecto inótropo positivo como la dobutamina o la milrinona puede ser de utilidad, aunque se debe monitorizar la respuesta de forma cuidadosa por el elevado riesgo de intolerancia, especialmente en pacientes ya taquicárdicos o con cardiopatía isquémica inestable.

La utilización del balón de contrapulsación intraaórtico permite aumentar la presión arterial diastólica y media, aumentando así el flujo coronario, y disminuir la PTDVI y las resistencias vasculares sistémicas, por lo que puede ser de utilidad en el manejo de estos pacientes, especialmente en aquellos con isquemia miocárdica o disfunción sistólica ventricular izquierda significativa.

Hay pocos casos descritos en la literatura, y por lo tanto la experiencia clínica es limitada, respecto a la utilización de otros tipos de asistencia ventricular, como es la oxigenación por membrana extracorpórea venoarterial (ECMO-VA) o el sistema Impella®, para la estabilización inicial de estos pacientes.

En los casos de insuficiencia mitral aguda funcional grave por isquemia miocárdica aguda (*tethering* mitral agudo) el tratamiento médico intensivo y la implantación de un balón de contrapulsación intraaórtico pueden ser suficientes para mejorar la regurgitación mitral, dado que habitualmente el *tethering* mitral mejorará una vez se haya conseguido la reperfusión miocárdica mediante tratamiento trombolítico o intervención coronaria percutánea. La intervención quirúrgica en estos pacientes debería reservarse como terapia de segunda línea cuando la insuficiencia mitral no mejora con tratamiento médico intensivo y revascularización miocárdica.

En la insuficiencia mitral aguda orgánica grave el tratamiento quirúrgico suele ser imprescindible, aun siendo una cirugía de muy alto riesgo que en algunas series alcanza una mortalidad de alrededor del 50 %. El tipo y el momento de la intervención quirúrgica dependerán de la etiología de la insuficiencia mitral, el estado general del paciente y la experiencia del equipo quirúrgico.

Generalmente la reparación valvular suele ser preferible al recambio valvular. Sin embargo, en la mayoría de los casos de insuficiencia mitral aguda orgánica la anatomía valvular no permite asegurar una buena reparación y requiere el implante de una prótesis. Brevemente, la insuficiencia mitral degenerativa debida a un prolapso valvular segmentario puede repararse con una baja tasa de recurrencia y reintervención. Sin embargo, la posibilidad de reparar con éxito el prolapso extenso (multifestón), las válvulas con afectación reumática y la insuficiencia mitral con calcificación extensa de velos y anillo, no es tan consistente, ni tan siquiera en manos de cirujanos experimentados. El tipo de prótesis, mecánica o biológica, se debe escoger según las características del paciente, tal y como sucede en las valvulopatías crónicas, pues no hay datos concluyentes en la literatura que confieran mayor beneficio a uno u otro tipo de prótesis en estas circunstancias.

En los pacientes con insuficiencia mitral grave por destrucción valvular por una endocarditis infecciosa se recomienda la intervención quirúrgica urgente si el paciente se halla en situación de insuficiencia cardíaca refractaria o presenta fístulas intercavitarias, mientras que si no presenta signos de insuficiencia cardíaca es preferible demorar la cirugía hasta haber completado el tratamiento antibiótico, aunque en estos casos el control clínico debe ser exhaustivo y valorar la posible aparición de signos incipientes de insuficiencia cardíaca, en cuyo caso se deberá proceder a la intervención quirúrgica sin demora.

Los pacientes con rotura de músculo papilar presentan un pronóstico ominoso si no se lleva a cabo la intervención quirúrgica en las primeras horas, generalmente mediante sustitución valvular, que es más expeditiva que la reparación (que, sin embargo, podría llevarse a cabo en casos muy seleccionados). Si la situación

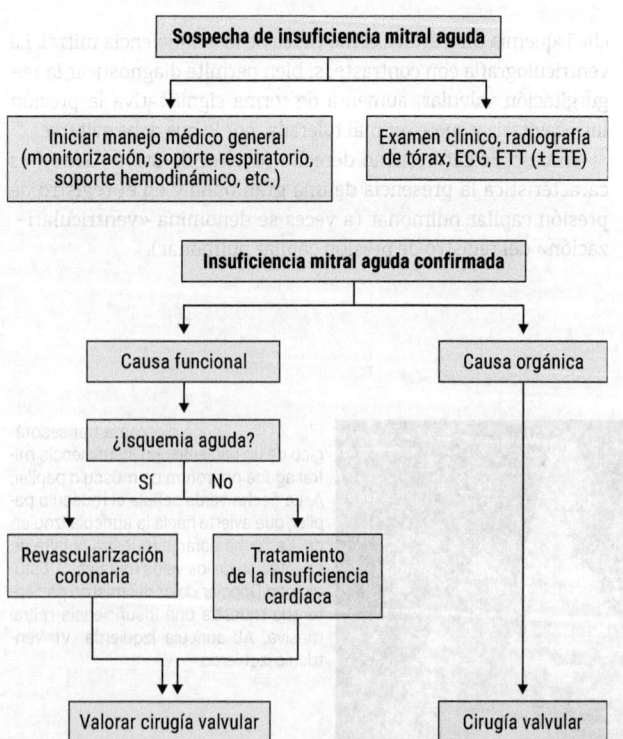

Fig. 24-6 | Algoritmo de manejo de la insuficiencia mitral aguda. La indicación de cirugía en la insuficiencia mitral aguda funcional se reserva para casos muy seleccionados con mala respuesta al tratamiento médico. ECG: electrocardiograma; ETE: ecocardiograma transesofágico; ETT: ecocardiograma transtorácico.

clínica lo permite, en estos pacientes es conveniente realizar una coronariografía diagnóstica preoperatoria para valorar la necesidad de revascularización miocárdica concomitante.

En cuanto a la reparación percutánea de la válvula mitral utilizando el dispositivo Mitraclip® (se trata de un clip que aproxima los extremos de ambos velos mitrales creando así un orificio valvular doble y estabilizando la dilatación anular en sentido anteroposterior, y que se implanta por vía percutánea y punción transeptal), las recomendaciones actuales indican que se trata de una opción a considerar en pacientes con insuficiencia mitral hemodinámicamente grave, sea primaria (orgánica) o fundamentalmente secundaria (funcional), que se hallan sintomáticos a pesar de un tratamiento médico óptimo, cumplen los criterios ecocardiográficos de eligibilidad, presentan un elevado riesgo quirúrgico o el riesgo es prohibitivo y por lo tanto son inoperables, y tienen una expectativa de vida superior a 1 año. En todo caso, la experiencia con el uso del dispositivo Mitraclip® en situaciones de insuficiencia mitral aguda grave con edema pulmonar agudo y *shock* cardiogénico es anecdótica.

4. Insuficiencia aórtica aguda

La insuficiencia valvular aórtica consiste en la regurgitación de sangre en diástole desde la aorta al ventrículo izquierdo. La insuficiencia aórtica puede ser crónica o aguda, y en este último caso produce un rápido deterioro clínico del paciente, por l o que requiere un diagnóstico y tratamiento precoces.

4.1. Etiología

La insuficiencia valvular aórtica aguda puede ser debida a la afectación primaria de los velos valvulares (como en la endocarditis infecciosa), a un síndrome aórtico agudo (fundamentalmente disección aórtica tipo A de Stanford), a un traumatismo torácico cerrado, a la disfunción aguda de una prótesis valvular o puede ser yatrogénica tras una valvuloplastia percutánea con balón o tras la implantación transcatéter de una bioprótesis aórtica (Tabla 24-6).

La endocarditis infecciosa representa la causa más frecuente de insuficiencia aórtica aguda, tanto en válvulas nativas como en válvulas protésicas. Puede ser consecuencia de la perforación de los velos, de un prolapso valvular por destrucción del anillo o de una falta de coaptación por interposición de una vegetación. Asimismo, los abscesos perivalvulares pueden fistulizar a cavidades izquierdas (aurícula o ventrículo) mimetizando una insuficiencia aórtica aguda.

Tabla 24-6. Causas de insuficiencia valvular aórtica aguda

- ✓ Endocarditis infecciosa
- ✓ Síndrome aórtico agudo (disección aórtica tipo A de Stanford). Condiciones predisponentes o asociadas: hipertensión arterial, síndromes de Marfan, Ehlers-Danlos y Loeys-Dietz, válvula aórtica bicúspide, coartación de aorta, síndrome de Turner
- ✓ Traumatismo torácico cerrado
- ✓ Yatrogénica (posvalvuloplastia con balón o post-TAVI)
- ✓ Disfunción aguda de una prótesis valvular aórtica

TAVI: implante valvular aórtico transcatéter.

Otra causa frecuente de insuficiencia aórtica aguda es la disección aórtica tipo A de Stanford o tipos I y II de la clasificación de DeBakey, que puede comprometer el cierre valvular por distintos mecanismos: la dilatación de la raíz aórtica puede traccionar los velos valvulares y provocar un déficit de coaptación central; el *flap* intimal de la disección pude prolapsar a través de la válvula e impedir también su correcto cierre; y por último, la extensión de la disección hasta la inserción de uno de los velos en la unión sinotubular o hasta el propio velo puede causar prolapso de este y regurgitación aórtica (en este caso no central sino excéntrica).

Respecto a los traumatismos torácicos cerrados, que pueden lacerar un velo aórtico o su inserción en la unión sinotubular y causar su prolapso, constituyen una causa infrecuente de insuficiencia aórtica aguda. En todo caso, por su localización anterior, la válvula aórtica es la que se afecta con más frecuencia en los traumatismos torácicos.

4.2. Fisiopatología

La insuficiencia aórtica consiste en la regurgitación durante la diástole de parte del volumen de eyección sistólica desde la aorta al ventrículo izquierdo, y ello resulta en una sobrecarga de volumen de dicha cavidad ventricular.

En caso de regurgitación crónica, la sobrecarga de volumen condiciona una progresiva dilatación e hipertrofia excéntrica del ventrículo izquierdo que le permite inicialmente aumentar el volumen sistólico y mantener el gasto cardíaco compensando hemodinámicamente la insuficiencia aórtica. En estos casos, el ventrículo izquierdo, al dilatarse y aumentar su complianza, puede acomodar el volumen regurgitado en diástole sin que se produzca una elevación significativa de la PTDVI.

En la insuficiencia aórtica aguda el ventrículo izquierdo tiene un volumen normal y escasa complianza, por lo que se produce un rápido aumento de la PTDVI, que se transmite retrógradamente y ello se traduce clínicamente en disnea rápidamente progresiva por congestión pulmonar (edema pulmonar agudo).

La isquemia miocárdica es frecuente en estos pacientes, dado que la regurgitación aórtica aguda produce una reducción del flujo diastólico coronario que resultará en una disminución de la perfusión miocárdica y, por lo tanto, en el aporte miocárdico de oxígeno, al tiempo que la elevación de la PTDVI y la taquicardia aumentan la demanda miocárdica de oxígeno. La reducción del flujo diastólico coronario en la insuficiencia aórtica aguda se debe a la combinación de disminución de la presión diastólica aórtica, elevación de las presiones diastólicas del ventrículo izquierdo y el efecto Venturi que sobre el flujo coronario anterógrado ejerce el flujo regurgitante transvalvular aórtico. Este *mismatch* entre aporte y demanda miocárdica de oxigeno será más importante en caso de enfermedad coronaria aterosclerótica obstructiva, o cuando el flujo coronario se ve comprometido por una disección aórtica que afecte los *ostium* coronarios.

Dado que la presión diastólica del ventrículo izquierdo no dilatado y poco distensible aumenta rápidamente como consecuencia de la regurgitación aórtica aguda, a menudo ya en mesodiástole dicha presión excederá a la de aurícula izquierda, provocando así el cierre precoz de la válvula mitral (estenosis mitral funcional) y, por lo tanto, un mayor aumento de la presión auricular.

En la insuficiencia aórtica aguda el volumen sistólico y el gasto cardíaco se encuentran reducidos, y es por ello que además de disminuir la presión arterial diastólica, también suele hacerlo la presión arterial sistólica. Así, a diferencia de lo que ocurre en la insuficiencia aórtica crónica, en la forma aguda la presión de pulso o presión diferencial se encuentra solo ligeramente aumentada; sin embargo, una presión diferencial aumentada (aunque solo sea ligeramente) en un paciente con fallo cardíaco agudo sugerirá regurgitación aórtica aguda.

La taquicardia es un importante mecanismo de compensación hemodinámica en la insuficiencia aórtica aguda, pues contribuye a aumentar el gasto cardíaco y además reduce la duración de la fase diastólica del ciclo cardíaco (y por lo tanto el intervalo de tiempo durante el que ocurre la regurgitación).

4.3. Manifestaciones clínicas

En la mayoría de las ocasiones la insuficiencia aórtica aguda grave resulta muy mal tolerada clínicamente, de modo que los pacientes presentan disnea rápidamente progresiva por edema pulmonar agudo e inestabilidad hemodinámica con hipotensión arterial y signos de hipoperfusión periférica en relación con un *shock* cardiogénico.

Puede acompañarse de síntomas secundarios a la patología que causó la regurgitación, como por ejemplo dolor torácico en pacientes con síndrome aórtico agudo o fiebre en pacientes con endocarditis.

Debido a la rápida igualación de presiones entre el ventrículo izquierdo y la aorta, muchos de los signos clásicos en la exploración física de la insuficiencia aórtica crónica debidos al aumento de la presión diferencial (por aumento de la presión arterial sistólica y disminución de la presión arterial diastólica) y a los latidos hiperdinámicos, como el pulso *magnus, celer et altus*, el signo de Musset (balanceo sincrónico de la cabeza con los latidos cardíacos), la pulsación de la úvula o la pulsación del lecho capilar de los dedos por transiluminación, entre otros muchos, no están presentes o son menos manifiestos en los pacientes con insuficiencia aórtica aguda.

El soplo diastólico suele ser de corta duración, y el primer ruido cardíaco (S1) suele ser débil o ausente debido al cierre precoz de la válvula mitral. El segundo ruido (S2) también suele ser débil por disminución de la intensidad de su componente aórtico. Frecuentemente se ausculta tercer ruido (S3) y, por lo tanto, cadencia de galope protodiastólico

En la Tabla 24-7 se recogen las diferencias clínicas y semiológicas entre la insuficiencia aórtica aguda y la crónica.

4.4. Pruebas complementarias

El ECG suele mostrar taquicardia sinusal y alteraciones inespecíficas de la repolarización.

La radiografía de tórax muestra típicamente una silueta cardíaca de tamaño normal con signos de congestión pulmonar. En los pacientes con insuficiencia aórtica secundaria a disección aórtica, en ocasiones puede aparecer un mediastino superior ensanchado si hay dilatación de aorta ascendente o arco aórtico, o un aumento del tamaño de la silueta cardíaca si hay derrame pericárdico.

Tabla 24-7. Diferencias clínicas y semiológicas entre la insuficiencia aórtica aguda y crónica

Hallazgo	Aguda	Crónica
Insuficiencia cardíaca congestiva	Instauración rápida/súbita	Instauración lenta/insidiosa
Ritmo cardíaco	Taquicardia sinusal	Ritmo regular
Punto de máximo impulso del latido apical	No hiperdinámico y no desplazado	Hiperdinámico y desplazado inferolateral
Presión del pulso (presión diferencial)	Normal	Amplia
Sonidos cardíacos		
✔ S3	Presente	Ausente
✔ S4	Ausente	Habitualmente ausente
Soplo de regurgitación aórtica	Suave y corto	Holodiastólico
Gasto cardíaco	Disminuido	Normal
Presión telediastólica ventricular izquierda	Aumentada	Normal
Tamaño del ventrículo izquierdo	Normal	Aumentado

El estudio con ecocardiograma Doppler color es esencial para el diagnóstico, si bien, como sucede en otras valvulopatías agudas, los parámetros clásicos pueden infraestimar la gravedad hemodinámica de la valvulopatía (Tabla 24-8). Tal como ocurre en la insuficiencia mitral grave, la presencia de una insuficiencia aórtica grave con un ventrículo izquierdo no dilatado e hiperdinámico debe hacer sospechar la instauración aguda de la regurgitación valvular. El estudio ecocardiográfico puede también revelar la etiología de la insuficiencia valvular (Fig. 24-7). Si el estudio transtorácico no resulta concluyente, será imprescindible llevar a cabo un estudio transesofágico.

En los pacientes con sospecha de disección aórtica, la realización de una angio-TC puede ser de utilidad para confirmar el diagnóstico y evaluar la extensión de la disección y la posible afectación visceral, aunque su realización estará condicionada a la situación hemodinámica del paciente.

La coronariografía no se suele indicar en pacientes inestables que requieran intervención quirúrgica emergente, y estará contraindicada en caso de sospecha de síndrome aórtico agudo. Igual

Tabla 24-8. Parámetros ecocardiográficos que indican insuficiencia aórtica hemodinámicamente grave

✔ Ancho de vena contracta > 6 mm

✔ Tiempo de hemipresión del flujo de regurgitación < 250 ms

✔ Cierre precoz de la válvula mitral

✔ Flujo reverso pandiastólico en la aorta abdominal

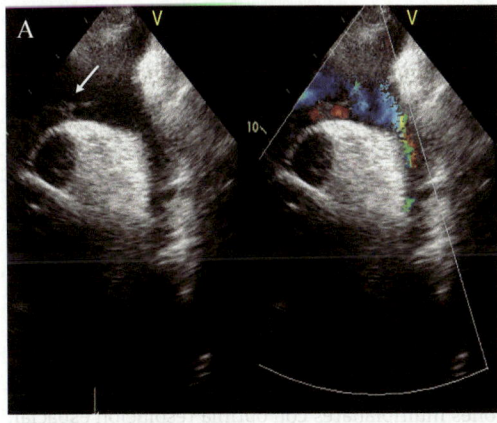
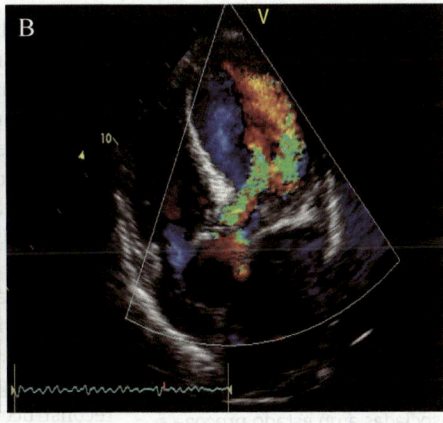

Fig. 24-7 | Ecocardiograma transtoráci-co de un paciente con insuficiencia aórti-ca aguda en el contexto de un síndrome aórtico agudo. A. Plano supraesternal donde se aprecia el *flap* intimal a nivel del cayado aórtico (flecha) con flujo a través de ambas luces (derecha). B. Plano apical de cinco cámaras modifica-do en diástole donde se aprecia una re-gurgitación aórtica grave.

que en otras valvulopatías, el estudio invasivo estará indicado cuando la ecocardiografía no sea concluyente o cuando exista discrepancia entre los hallazgos clínicos y los ecocardiográficos. En el aortograma la insuficiencia aórtica grave se caracteriza por opacificación diastólica del ventrículo izquierdo tan densa (3+) o más densa (4+) que en la raíz aórtica. Hemodinámicamente, la insuficiencia aórtica aguda se caracteriza por: *a)* aumento de la presión de pulso en la aorta (especialmente en la insuficiencia aórtica crónica); *b)* desaparición de la escotadura o *notch* dicrótico en el registro de presión aórtica (especialmente en la insuficiencia aórtica aguda); *c)* la PTDVI se aproxima a la presión diastólica aórtica; y *d)* la PTDVI es mayor que la presión capilar pulmonar media. Los puntos *c* y *d* se observan en la insuficiencia aórtica aguda y en la insuficiencia aórtica crónica descompensada.

4.5. Tratamiento

Igual que la insuficiencia mitral aguda, la insuficiencia aórtica aguda grave representa una emergencia quirúrgica debido a la mala tolerancia hemodinámica. El tratamiento médico inicial es fundamental para la estabilización del paciente hasta el momento de la intervención quirúrgica. Sin embargo, la cirugía no debería retrasarse en favor de los esfuerzos para conseguir dicha estabilización médica.

Además de una adecuada monitorización y soporte ventilatorio, se puede considerar la utilización de fármacos vasodilatadores como el nitroprusiato sódico para reducir la poscarga. Los β-bloqueantes, al aumentar la duración de la diástole, pueden favorecer la regurgitación, por lo que no deberían emplearse, excepto en casos de insuficiencia aórtica secundaria a disección aórtica, contexto en el que pueden ser necesarios (generalmente se utiliza labetalol o esmolol) para disminuir la tensión parietal aórtica y mejorar el control tensional; de hecho, deberían asociarse siempre a los vasodilatadores de acción directa como el nitroprusiato sódico.

Los fármacos con efecto inótropo positivo (como la dobutamina) pueden ser de utilidad al mejorar la contractilidad miocárdica y aumentar así el volumen sistólico, aunque están contraindicados en pacientes con disección aórtica.

La utilización del balón de contrapulsación intraaórtico está formalmente contraindicada en estos pacientes debido a que el inflado del balón en diástole favorece la regurgitación aórtica. Otros tipos de asistencia ventricular mecánica, como es la oxigenación por membrana extracorpórea venoarterial (ECMO-VA) o el

sistema Impella®, tampoco son de utilidad, ya que gran parte del volumen eyectado a la circulación sistémica retorna al ventrículo izquierdo por incompetencia valvular.

En pacientes inestables sin contraindicaciones el tratamiento quirúrgico es de elección. La actuación quirúrgica sobre la válvula aórtica va a depender de la etiología de la insuficiencia aórtica y de las características propias del paciente. Así, en una disección aórtica, si la estructura valvular se halla conservada, se puede intentar preservar la válvula y realizar tan solo una sustitución de la aorta ascendente (control de la puerta de entrada). Sin embargo, en otros casos no será factible conservar la válvula nativa y será necesario el recambio valvular.

La insuficiencia aórtica aguda grave como complicación yatrogénica de intervenciones percutáneas es rara. En todo caso, dicha complicación como consecuencia de una valvuloplastia aórtica con balón exige cirugía de sustitución valvular aórtica o la implantación transcatéter de la válvula aórtica de modo urgente. Si la insuficiencia aórtica aguda ocurre después de implantar una válvula transcatéter, el tratamiento puede consistir en reposicionamiento de la bioprótesis, implantación de una nueva bioprótesis transcatéter o cirugía de sustitución valvular aórtica.

5. Trombosis protésica valvular

La trombosis protésica es una complicación poco frecuente en pacientes portadores de prótesis valvulares cardíacas, pero cuando ocurre, acarrea una elevada morbimortalidad, en especial si se trata de una trombosis obstructiva.

5.1. Etiología

Se han descrito diversos factores que influyen en la trombogenicidad de las prótesis valvulares (Tabla 24-9).

Puede tratarse de factores relacionados con la propia prótesis; así, la trombosis ocurre casi exclusivamente en las prótesis mecánicas (es excepcional en las prótesis biológicas) y es más frecuente en las prótesis mecánicas monodisco (prótesis de disco basculante) que en las prótesis mecánicas bidisco.

Por otro lado, la localización de la prótesis es otro factor importante, pues aquellas en posición tricuspídea son las que presentan un mayor riesgo de complicación trombótica. Respecto a las prótesis en posición izquierda, la posición mitral confiere un

Tabla 24-9. Factores que predisponen a la trombosis protésica valvular

- ✔ Tipo de prótesis valvular (prótesis valvular mecánica monodisco)
- ✔ Localización de la prótesis valvular (tricuspídea, mitral)
- ✔ Situaciones de bajo gasto cardíaco
- ✔ Embarazo y estados procoagulantes
- ✔ Interrupciones o mal control del tratamiento anticoagulante

riesgo entre dos y tres veces mayor de trombosis que la posición aórtica.

La situación hemodinámica del paciente, concretamente los estados de bajo gasto cardíaco, puede también favorecer la trombosis protésica valvular.

El embarazo y otras situaciones asociadas a un estado procoagulante (enfermedad oncológica, trombogenicidad de causa molecular como el síndrome antifosfolípido, mutación G20210A del gen de la protrombina, factor V Leiden, déficit de antitrombina III, déficit de proteína C o déficit de proteína S, entre otros) aumentan el riesgo de trombosis protésica.

De especial importancia en la práctica clínica son las interrupciones del tratamiento anticoagulante (p. ej., para llevar a cabo una intervención quirúrgica) o un mal control de dicho tratamiento (INR), pues condicionan un elevado riesgo de trombosis protésica.

5.2. Fisiopatología y manifestaciones clínicas

La gravedad de las manifestaciones clínicas dependerá del grado de obstrucción que se produzca en la prótesis. La trombosis obstructiva se presenta habitualmente con síntomas de instauración aguda, dado que resulta en un aumento súbito de las presiones intracavitarias, que en el caso de las prótesis valvulares izquierdas se traduce en un aumento de la presión capilar pulmonar y edema pulmonar agudo. La obstrucción al flujo anterógrado puede ocasionar un descenso súbito del gasto cardíaco que derivará en una situación de *shock* cardiogénico o incluso muerte súbita. Los pacientes con grados menos elevados de obstrucción protésica pueden presentar una clínica menos grave en forma de disnea de esfuerzo progresiva o eventos embólicos.

Las trombosis protésicas no obstructivas frecuentemente son asintomáticas (trombosis protésicas subclínicas) y se diagnostican de forma casual al realizar un control ecocardiográfico, aunque este hecho no debe interpretarse como propio de una enfermedad banal, pues estos pacientes pueden presentar fenómenos embólicos o evolucionar a una trombosis obstructiva.

5.3. Diagnóstico

Se debe sospechar una trombosis protésica en cualquier paciente portador de una prótesis valvular cardíaca que presente semiología de insuficiencia cardíaca (disnea) o cualquier evento embólico. La sospecha será más elevada si ha habido un período previo de anticoagulación inadecuada o una situación trombogénica como las comentadas anteriormente.

La exploración física puede revelar la disminución o abolición de los clics protésicos, así como los signos propios de la congestión pulmonar o del bajo gasto cardíaco en los casos de mayor gravedad.

El estudio ecocardiográfico con Doppler transtorácico es esencial para establecer el diagnóstico. Si bien puede resultar difícil evaluar la movilidad de los discos, el aumento de los gradientes transvalvulares, la disminución del área del orificio valvular efectivo o la aparición de una fuga protésica central apoyan el diagnóstico. El estudio transesofágico y el estudio con ecografía 3D, al obtener imágenes de mayor resolución, permiten visualizar sin problemas el trombo protésico y la restricción del movimiento de los discos. El estudio transesofágico está especialmente indicado para la evaluación de prótesis en posición mitral o prótesis monodisco en posición aórtica (Fig. 24-8).

La tomografía computarizada multidetector permite realizar reconstrucciones multiplanares con óptima resolución espacial, con lo que se consigue una mejor caracterización del movimiento de los discos de la prótesis, y además puede diferenciar el trombo del *pannus* (la ecocardiografía transesofágica también permite diferenciar trombo y *pannus* en función de la ecodensidad obtenida).

La fluoroscopia también permite visualizar de forma precisa el movimiento de los discos protésicos y, por lo tanto, puede ser de utilidad diagnóstica, si bien la información así obtenida es limitada y no puede de ninguna manera sustituir el estudio ecocardiográfico.

5.4. Tratamiento

La trombosis valvular protésica comporta una elevada morbimortalidad a pesar de un tratamiento óptimo.

En las trombosis no obstructivas el tratamiento anticoagulante con perfusión intravenosa de heparina no fraccionada (con estrecha monitorización ecocardiográfica del tamaño del trombo) suele resolver la gran mayoría de casos, sobre todo si el trombo es de pequeño tamaño (< 10 mm). Frecuentemente se añade tratamiento antiagregante con ácido acetilsalicílico oral a dosis de 100 mg/24 h, si bien el beneficio de dicha práctica clínica no está bien establecido. En trombos de gran tamaño o móviles, o si la trombosis protésica no responde al tratamiento anticoagulante, se debe plantear el tratamiento quirúrgico. El tratamiento fibrinolítico es una opción poco utilizada en los casos de trombosis no obstructiva y se considera habitualmente reservada para pacientes con indicación quirúrgica pero en los que dicha opción se considera contraindicada por un riesgo inasumible.

En las trombosis obstructivas la elección del tratamiento dependerá de la situación hemodinámica del paciente, de posibles comorbilidades asociadas y de los factores que han precipitado la trombosis, aunque todas las opciones de tratamiento van a comportar un riesgo elevado (Fig. 24-9).

En pacientes con buena tolerancia hemodinámica y en los que se haya constatado una inadecuada anticoagulación como causa de la trombosis protésica valvular, el tratamiento con heparina no fraccionada, asociada o no a ácido acetilsalicílico y con un estrecho seguimiento ecocardiográfico, puede ser suficiente en algunos casos para resolver la trombosis. Si no se resuelve, se deberá considerar el tratamiento fibrinolítico o la cirugía de sustitución valvular, optando por uno u otro en función de la situación clínica y la presencia o no de comorbilidades asociadas.

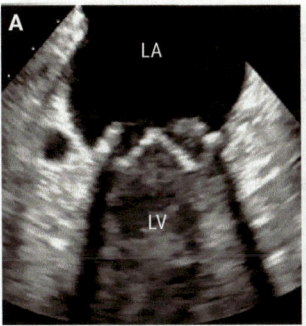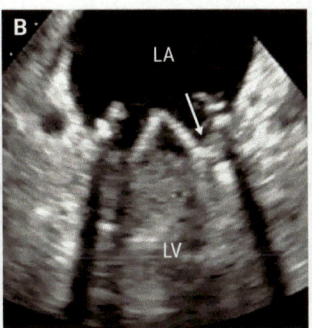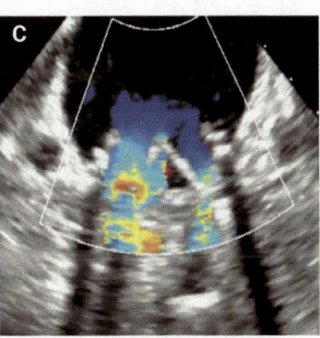

Fig. 24-8 | Ecocardiograma transesofágico de un paciente con trombosis de una prótesis mecánica en posición mitral. En sístole (A), los discos protésicos se encuentran en posición cerrada y causan un artefacto de reverberación en el interior del ventrículo izquierdo (LV). Durante la diástole (B), se observa una obertura mínima de uno de los discos (flecha blanca) debido a la presencia de un trombo. Con Doppler color (C) se observa flujo transprotésico tan solo a través de un lado de la prótesis, mientras que se constata tan solo un jet muy estrecho en el lado del disco cuya movilidad está afectada por la presencia del trombo.

La intervención quirúrgica comporta una elevada morbimortalidad, especialmente en caso de indicación urgente y más aún considerando que se trata de una reintervención. Por su parte, la fibrinólisis comporta un elevado riesgo de complicaciones hemorrágicas, fenómenos embólicos y recurrencia de la trombosis.

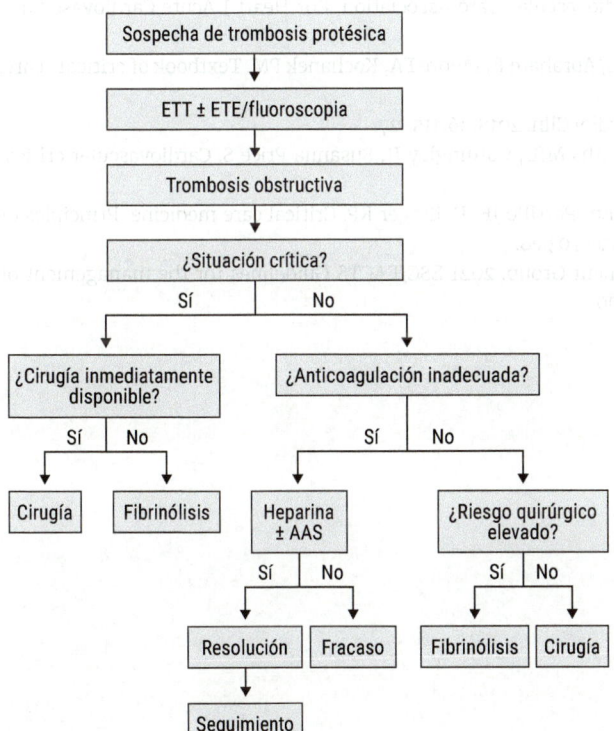

Fig. 24-9 | Algoritmo de tratamiento de la trombosis protésica obstructiva. AAS: ácido acetilsalicílico; ETE: ecocardiograma transesofágico; ETT: ecocardiograma transtorácico.

El tratamiento fibrinolítico se considera de primera elección en pacientes con trombosis de una prótesis valvular en posición derecha, debido a una mayor tasa de resultado satisfactorio y menor riesgo de embolismo. La fibrinólisis es menos efectiva en la trombosis protésica mitral, trombosis de evolución crónica o presencia de *pannus*.

En pacientes en situación crítica por inestabilidad hemodinámica y baja comorbilidad asociada la cirugía de sustitución valvular es el tratamiento de elección, siendo recomendable implantar una prótesis de baja trombogenicidad. En aquellos casos en que la cirugía se considere contraindicada por las comorbilidades asociadas o cuando no se puede llevar a cabo de forma inmediata (paciente que se encuentra en un centro hospitalario que no dispone de cirugía cardíaca y su situación clínica no permite el traslado al centro de referencia), se debe considerar el tratamiento fibrinolítico. En pacientes inestables se suele utilizar una pauta rápida o acelerada de fibrinólisis, bien con rTPA (forma recombinante del activador tisular del plasminógeno o alteplasa) 10 mg en bolo intravenoso de 1-2 minutos y después 90 mg intravenosos en perfusión durante 90 minutos, junto con heparina no fraccionada (bolo intravenoso 80 UI/kg seguido de perfusión intravenosa a dosis inicial 18 UI/kg/h y ajustando después la velocidad para conseguir un tiempo de tromboplastina parcial activada entre 1,5 y 2,5 veces el valor control), o bien con estreptocinasa 150.000 UI en perfusión intravenosa durante 60 minutos, en este caso sin asociar heparina no fraccionada.

Finalmente, cabe mencionar que se han descrito casos de trombosis protésica en pacientes que utilizaban anticoagulantes orales de acción directa (anti-Xa o antitrombina), que no deben emplearse como tratamiento anticoagulante en pacientes portadores de prótesis valvulares mecánicas.

Puntos clave

✔ Se debe sospechar la posibilidad de una disfunción valvular aguda en cualquier paciente que presente inestabilidad hemodinámica o signos de congestión pulmonar de rápida instauración.

✔ El diagnóstico de insuficiencia cardíaca aguda se basa en la integración de los datos obtenidos en la historia clínica, la exploración física y los exámenes complementarios.

✔ La ecocardiografía constituye en la actualidad la herramienta fundamental para la evaluación inicial y el seguimiento de los pacientes con una valvulopatía aguda.

✔ Tanto la insuficiencia mitral aguda como la insuficiencia aórtica aguda constituyen emergencias quirúrgicas debido a la mala tolerancia hemodinámica.

✔ Se debe sospechar la existencia de una trombosis protésica en cualquier paciente portador de una prótesis valvular cardíaca que desarrolle semiología de insuficiencia cardíaca (disnea) o cualquier evento embólico.

✔ En la trombosis valvular protésica obstructiva la elección del tratamiento (anticoagulación, tratamiento fibrinolítico o intervención quirúrgica) dependerá de la situación hemodinámica, de las comorbilidades asociadas y de los factores que han precipitado la trombosis, aunque todas las opciones van a comportar un riesgo elevado.

Bibliografía

Bojar RM. Synopsis of adult cardiac surgical disease. En: Bojar RM. Manual of perioperative care in adult cardiac surgery. 6ª ed. John Wiley & Sons Ltd.; 2021. p. 1-119.

Ducrocq G, Thuny F, Lung B, Vahanian A. Acute valve disease and endocarditis. En: Tubaro M, Vranckx P, Price S, Vrints C. The ESC Textbook of intensive and acute cardiovascular care. 3ª ed. Ox ford University Press; 2021. p. 560-70.

Hanna EB. Valvular disorders. En: Practical Cardiovascular Medi cine. 1ª ed. John Wiley & Sons Ltd.; 2017. p. 157-210.

Hsiao R, Blanchard D, Greenberg B. Acute presentations of valvular heart disease. En: Brown DL. Cardiac intensive care. eª ed. Elsevier; 2018. p. 25 7-74.

Lancellotti P, Price S, Edvardsen T, et al. The use of echocardiography in acute cardiovascular care: Recommendations of the European Association of Cardiovascular Imaging and the Acute Cardiovascular Care Association. Eur Heart J Acute Cardiovasc Care. 2015;4(1):3-5.

Linefsky JP, Otto CM. Emergency heart valve disorders. En: Vinc ent JL, Abraham E, Moore FA, Kochanek PM. Textbook of critical care. 7ª ed. Elsevier; 2017. p. 593-601.e1.

Maheshwari V, Barr B, Srivastava M. Acute valvular heart diseas e. Cardiol Clin. 2018;36:115-27.

Price S, Gibson D. Mitral valve disease. Aortic valve disease. En: Griffiths MJD, Cordingley JJ, Susanna Price S. Cardiovascular critical care. 1ª ed. Blackwell Publishing; 2010. p. 315 -46.

Turi ZG, Pasala TKR, Ruiz CE. Valvular heart disease in critical care. En: Parrillo JE, Dellinger RP. Critical care medicine. Principles of diagnosis and management in the adult. 5ª ed. Elsevie r; 2019. p. 470-5 03.e8.

Vahanian A, Beyersdorf F, Praz F, et al; ESC/EACTS Scientific Document Group. 2021 ESC/EACTS Guidelines for the management of valvular heart disease. Eur J Cardiothorac Surg. 2021;60(4):72 7-800.

25 Síndrome aórtico agudo

J. Rodríguez Gómez y R. León López

↰ Orientación para el estudio

En este capítulo se aborda el estudio del síndrome aórtico agudo. Se ha puesto especial énfasis en los estudios diagnósticos, la baja especificidad de los signos y síntomas que puede dar lugar a errores diagnósticos, el abordaje terapéutico inicial y el papel del abordaje intervencionista.

1. Introducción

El término «síndrome aórtico» incluye clásicamente tres patologías que afectan a la pared aórtica: disección de aorta aguda (DAA), hematoma intramural (HIM) y úlcera aterosclerótica aórtica penetrante (UAAP). Algunos autores consideran que dentro de esta patología deben incluirse el seudoaneurisma y el traumatismo aórtico. Se denomina síndrome aórtico agudo (SAA) cuando el proceso se desarrolla en un período inferior a 2 semanas.

Aristóteles (384-322 a. C.), estudioso en anatomía comparada, empezó a utilizar el término «aorta» para describir la estructura anatómica de la que «colgaba» el corazón. Varios siglos después, el Dr. Frank Nicholls, en 1760, fue el primero en describir mediante autopsia una dilatación de aorta ascendente con rotura de la túnica íntima asociada. A pesar de los avances, el SAA continúa siendo en el siglo XXI un reto diagnóstico y terapéutico con una elevada letalidad.

2. Etiopatogenia, clasificación y pronóstico

La pared aórtica consta de tres túnicas o láminas: íntima (tapizada por endotelio), media (más gruesa, con las láminas elásticas interna y externa y músculo liso) y la adventicia (con colágeno, *vasa vasorum* y tejido linfático). La ruptura de las túnicas íntima/media de la pared es el elemento común en el SAA.

En la DAA se produce una disrupción de la túnica media por un hematoma o paso de flujo sanguíneo que separa los planos laminares de la túnica y, como resultado, un *flap* vascular con un falso lumen; la causa más frecuente es un desgarro de la túnica íntima (interna). La disección puede ser anterógrada o retrógrada. En la separación de la luz verdadera y falsa se pueden producir, entre otros, la obstrucción de la salida del flujo en algunos territorios sanguíneos (p. ej., *ostium* coronario, isquemia mesentérica), insuficiencia de la válvula aórtica, paso de sangre al saco pericárdico con progresión a taponamiento cardíaco o la ruptura de la propia pared. En la DAA la aorta ascendente está afectada en el 60 % de los casos, manteniéndose íntegra en el 40 %; al contrario, en el HIM la afectación de la aorta descendente es más frecuente (60 %) en comparación con la aorta ascendente (30 %) y el arco aórtico (10 %).

Existen diferentes clasificaciones de la DAA, si bien las más extendidas son la de Stanford y la de DeBakey, que en ambos casos siguen criterios anatómicos de la lesión. En la de Stanford, la clasificación se basa en la afectación (tipo A) o no (tipo B) de la aorta ascendente, mientras que en la de DeBakey se valora el origen de la disección y su extensión (Tabla 25-1).

Si bien clásicamente en la clasificación de Stanford tipo B se incluye la afectación del arco aórtico sin afectación aorta ascendente, algunos autores proponen utilizar el término «tipo No-A-No-B» para la afectación de arco aórtico, independientemente del origen (bien en el arco aórtico, o bien retrógradamente por la afectación de aorta descendente), por las diferentes connotaciones en la afectación de áreas de perfusión y curso natural de la enfermedad. En otras publicaciones se propone la clasificación TEM con objetivo de facilitar la descripción de la DAA, clasificación que incluye el tipo de disección (T), el punto de entrada (E) y la existencia de mal perfusión de órganos (M).

Las complicaciones están estrechamente relacionadas con la localización de la disección. Cuando existe afectación de aorta ascendente (tipo A de Stanford) puede desarrollarse insuficiencia valvular aórtica (40-75 %), taponamiento cardíaco (< 20 %), insuficiencia renal (< 20 %), derrame pleural (< 15 %), isquemia miocárdica (10 %), afectación neurológica (< 10 %), isquemia mesentérica (< 5 %), lesión neurológica (accidente cerebrovascular o daño medular; 10-40 %) hasta en la mitad de los casos transitoria, o rotura de pared (7 %). En cambio, en la DAA sin afectación de aorta ascendente (DAA tipo B de Stanford) son significativamente menos frecuentes la afectación cardíaca, los déficits neurológicos, la ruptura (< 3 %) e incluso el fallo renal (10 %), con similar frecuencia afectación distal de miembros (10 %),

En relación con la frecuencia de estas complicaciones, la mortalidad es significativamente mayor en los pacientes con DAA tipo A de Stanford, que llega a ser superior al 40 %. Este pronóstico empeora en pacientes con presentación abrupta del dolor, situación de *shock* hemodinámico, taponamiento cardíaco, insuficiencia renal y edad superior a 70 años. En la DAA tipo B de Stanford la mortalidad se reduce hasta el 10 %, si bien puede verse incrementada en situaciones de *shock* hemodinámico, isquemia de órganos (como la isquemia mesentérica, con una mortalidad superior al 80 %), insuficiencia renal asociada (mortalidad superior al 50 %) o ruptura contenida.

El HIM se caracteriza por una hemorragia en el interior de la túnica íntima con la ausencia de *flap* o luz falsa. Sus características dinámicas (un tercio de ellos puede evolucionar hacia una estabilización, otro tercio hacia una DAA y otro tercio hacia el desarrollo de un aneurisma sacular) obligan al seguimiento es-

Tabla 25-1. Clasificaciones de la disección aórtica aguda

Clasificación de Stanford		
Tipo	**Afectación o no de aorta ascendente**	
Tipo A	Afectación de aorta ascendente	Tipo I y II de DeBakey
Tipo B	Sin afectación de aorta ascendente	Tipo III de DeBakey

Clasificación de DeBakey		
Tipo	**Origen de la disección y extensión**	
Tipo I	Origen en la aorta ascendente, con compromiso del arco y aorta descendente con frecuencia	
Tipo II	Disección originada y limitada a la aorta ascendente	
	Origen distal a los troncos supraórticos con extensión variable en la aorta descendente	
Tipo III	IIIa	Limitada a aorta torácica
	IIIb	Extensión de afectación subdiafragmática

trecho. El pronóstico está también relacionado con la localización del hematoma, siendo peor en el caso de afectación de la aorta ascendente (mortalidad del 14-36 %) en comparación con la afectación de la aorta descendente (mortalidad del 14-20 %).

Por último, la UAAP es consecuencia de la ulceración de una placa de aterosclerosis de tamaño variable con progresión a la lámina elástica. Se caracteriza por un mayor riesgo de rotura de pared (hasta el 40 %) en comparación con la DAA. Debido a que la afectación está más localizada en ambas patologías, son más infrecuentes la afectación valvular, el taponamiento y el daño isquémico relacionado con la hipoperfusión de otros órganos.

3. Epidemiología

Se estima una incidencia del SAA de 30 casos por millón de habitantes al año con la siguiente distribución: 80-95 % DAA, 5-25 % HIM y 5 % UAAP. Es posible que la incidencia pueda ser mayor por un infradiagnóstico debido a errores diagnósticos o fallecimientos súbitos prehospitalarios sin diagnóstico anatomopatológico.

Es más frecuente en varones (70 %) y en una media de edad de 60 años (el 30 % mayores de 70 años). El HIM y la UAAP son más frecuentes en pacientes mayores de 70 años.

4. Diagnóstico

4.1. Factores de riesgo y presentación clínica

Los factores que incrementan el riesgo de SAA están relacionados con patologías que aumentan el estrés sobre la pared aórtica o la predisposición de la ruptura de la misma por aumento de la fragilidad. El 75 % de los pacientes tienen historia de hipertensión arterial o alguna patología vascular asociada.

Otros factores relacionados son el antecedente de feocromocitoma, el consumo de estimulantes (cocaína), traumatismos de alta energía con deceleración asociada o coartación de aorta. Algunas de las patologías que están relacionadas con una disminución de la resistencia de la pared vascular son: síndrome de Marfan (afectación congénita del componente elástico; supone la principal causa de DAA en menores de 40 años), síndrome de Ehler-Danlos (afectación congénita de tejido conectivo), intervención quirúrgica previa, válvula aórtica bicúspide, vasculitis sistémicas, síndrome de Turner, antecedentes familiares de disección, síndrome de Loeys-Dietz, aneurisma de aorta ascendente o embarazo (causa frecuente de DAA en mujeres menores de 40 años).

Se ha estimado una incidencia del 0,06 % en relación con procedimientos vasculares percutáneos, cada vez más presentes en el diagnóstico y tratamiento de patologías vasculares, si bien suelen presentar mejor pronóstico con tratamiento no quirúrgico y conservador.

La sospecha en la evaluación clínica constituye la piedra angular para la solicitud de pruebas complementarias y con ello el diagnóstico e inicio precoz del tratamiento.

El síntoma cardinal en el SAA es el dolor torácico, que está presente en el 95 % de los pacientes. Puede manifestarse con algunas características propias: presentación repentina, lacerante, percepción de urgencia, intensidad elevada y con localización centrotorácica e irradiación a otras áreas (interescapular). Puede acompañarse de síncope, cortejo vegetativo o incluso *shock* en las formas graves.

La alteración de la exploración en los pulsos distales está presente en tan solo un tercio de los pacientes. Se pueden asociar otros síntomas derivados de la interrupción del flujo a otros territorios, como déficits neurológicos o dolor secundario a isquemia coronaria.

No es infrecuente que la poca especificidad de los síntomas descritos pueda dar lugar a errores diagnósticos (dolor osteoarticular de columna, síndrome coronario agudo, accidentes cerebrovasculares), con consecuencias irreversibles y graves.

El déficit de pulsos o los síntomas relacionados con la isquemia sin afectación de otros territorios (p. ej., afectación neurológica) son menos frecuentes en el HIM y la UAAP.

4.2. Exploraciones complementarias: estudios analíticos, electrocardiograma y radiografía de tórax

Los hallazgos analíticos en los pacientes con SAA son altamente inespecíficos. Pueden objetivarse con alteraciones similares a procesos hemorrágicos (descenso de hemoglobina y alargamiento de los tiempos de coagulación), elevación de reactantes de fase aguda/inflamación (leucocitosis y aumento de la proteína C reactiva) o bien complicaciones asociadas (elevación de troponinas T e I, creatinina, creatina-fosfocinasa, aspartato aminotransferasa/alanina-aminotransferasa y lactato).

En los últimos años el estudio del dímero D ha adquirido un creciente valor. En algunos estudios se estima que un punto de corte de 500 ng/mL (similar al del tromboembolismo pulmonar) presenta una sensibilidad del 95 %, una especificidad del 61 % y un valor predictivo negativo del 97 %. Algunos autores consideran que el estudio del dímero D puede facilitar el descartar la presencia de DAA, si bien no existe un consenso, puesto que, por otro lado, se trata de un parámetro altamente inespecífico (se encuentra también elevado, por ejemplo, en la sepsis, en el síndrome de respuesta inflamatoria o en la COVID-19) y puede no elevarse en otras patologías pertenecientes al SAA como la UAAP o el HIM.

El papel de otros biomarcadores como los niveles de metaloproteinasa-9 (elevación en la primera hora) o el factor de crecimiento β (predicción de la ruptura) se está investigando.

Tampoco las alteraciones en el electrocardiograma o en la radiografía de tórax son particularmente específicas y/o sensibles. En la DAA el electrocardiograma es anormal únicamente en un tercio de los pacientes, pudiendo mostrar signos de hipertrofia de ventrículo izquierdo, isquemia coronaria o disminución del voltaje en el caso de taponamiento. La radiografía de tórax puede ser normal hasta en un tercio de los pacientes, pudiendo encontrarse ensanchamiento de mediastino en el 50 % de los casos.

4.3. Técnicas de imagen: confirmación de la sospecha diagnóstica

La tomografía computarizada, las ecografías transtorácica y transesofágica y la resonancia magnética son las técnicas de elección para confirmar y/o descartar una sospecha clínica de SAA, por su alta precisión. La aortografía, antiguo gold standard, ha quedado en desuso. El papel de otras técnicas, como la ultrasonografía intravascular (durante los procedimientos intravasculares) o la tomografía con emisión de positrones con 18F-fluorodesoxiglucosa (captación de áreas de inflamación), es secundario, quedando como técnicas complementarias.

La tomografía computarizada es probablemente el recurso diagnóstico más extendido por su fácil disponibilidad en áreas de atención de urgencias y obtención rápida de imágenes con una elevada precisión. Posee una sensibilidad y especificidad global de hasta el 100 % y el 98 % respectivamente en la DAA. Permite catalogar la zona de lesión de la pared aórtica, la clasificación del riesgo, valorar la extensión de la misma y la afectación o no de áreas vecinas. Estas características, junto con la posibilidad de reconstrucción de imágenes en 3D, pueden ser claves para realizar un diagnóstico precoz, establecer el manejo terapéutico y planificar una posible intervención. Algunas de las desventajas de esta técnica son la necesidad de traslado al área de la exploración, lo que es especialmente complejo en pacientes inestables, la exposición a radiación y la necesidad de administración de contraste yodado intravenoso (alergia, nefrotoxicidad). En algunos casos los artefactos derivados de la exploración, dependientes de equipo/paciente, pueden dificultar el diagnóstico; la propia pulsatilidad de la aorta puede similar *flaps* o defectos falsos positivos, que pueden reducirse en protocolos guiados por electrocardiograma y con equipos de alta resolución (16 o más coronas de detectores, también conocidos como cortes) (Fig. 25-1).

A diferencia de la tomografía computarizada, la ecografía aporta rapidez en la obtención de imágenes a pie de cama, evitando traslados, e información dinámica y funcional de estructuras vasculares. Su realización puede ser complementaria a la información obtenida por la tomografía computarizada y permite anticipar algunos datos hasta la realización de la misma. El papel creciente de la ecografía en los servicios de Urgencias y de Medicina Intensiva, como la ecografía transtorácica dirigida (p. ej., *FoCUS ultrasound*), puede ser útil en el contexto de complicaciones graves en pacientes inestables con insuficiencia valvular aórtica, derrame pericárdico o taponamiento, pero dada su baja precisión no constituye una herramienta útil para la confirmación o descarte diagnóstico del SAA (sensibilidad del 78-100 % en las DAA tipo A y < 50 % para las DAA tipo B).

Además de una elevada precisión diagnóstica (sensibilidad y especificidad del 99 % y 89 % respectivamente), la ecografía transesofágica aporta datos dinámicos de la funcionalidad de estructuras (p. ej., insuficiencia valvular aórtica), que son complementarios a los obtenidos en la tomografía computarizada. Esto es de especial interés para la planificación de la intervención o como técnica intraoperatoria que oriente el manejo quirúrgico o evalúe sus resultados. Como inconvenientes, requiere de la sedación del paciente, la disponibilidad de un experto para la realización de la misma y es poco útil en la evaluación de la extensión de la lesión y compromiso de otras áreas.

A pesar de la elevada precisión de la resonancia magnética (sensibilidad y especificidad del 98 %), la limitada disponibilidad en algunas áreas de urgencias, la necesidad de traslado del paciente y la mayor duración de la técnica en comparación con otras exploraciones, la convierten en una opción secundaria en la fase aguda. Los pacientes con claustrofobia o que porten dispositivos metálicos pueden condicionar la realización de la técnica o generar artefactos. Puede tratarse de una opción en pacientes que se benefician de evitar contrastes yodados (alergia/nefrotoxicidad), necesidad de confirmación diagnóstica o en aquellos casos conocidos que precisen imágenes de alta precisión anatómica para identificar la localización del *flap* aórtico, evaluar el grado de insuficiencia valvular o la identificación de las luces falsa/verdadera para planificar el manejo terapéutico.

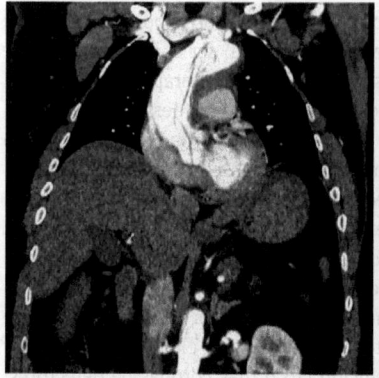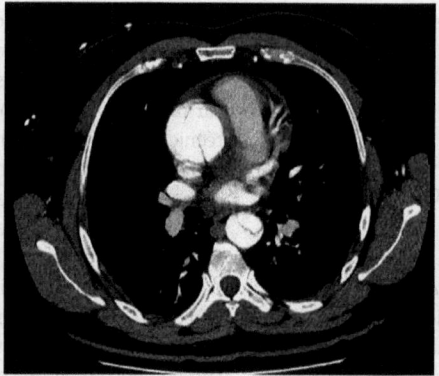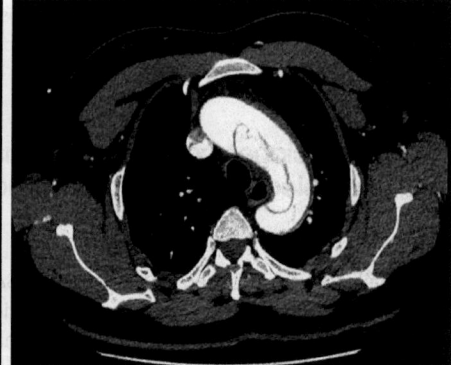

Fig. 25-1 | Tomografía computarizada: síndrome aórtico agudo.

4.4. Integración de la evaluación clínica y solicitud de exploraciones complementarias. Algoritmos diagnósticos

La complejidad de la integración de hallazgos clínicos inespecíficos y la necesidad de estudios complementarios que diagnostiquen/descarten una enfermedad aórtica aguda ha dado lugar a la propuesta de algunos algoritmos diagnósticos como el de la Sociedad Europea de Cardiología (2014). El objetivo de estos es orientar la solicitud de pruebas complementarias en pacientes con dolor torácico, cuantificando el riesgo, dirigir las pruebas complementarias necesarias y reducir errores diagnósticos con posibles consecuencias fatales.

5. Tratamiento

Si bien el manejo del paciente con SAA requiere un equipo especializado en el tratamiento de patología de pared aórtica, en más de un 70 % de los casos el diagnóstico se encuentra en centros periféricos y, por tanto, el tratamiento médico debe comenzarse precozmente hasta su traslado.

5.1. Manejo inicial

Independientemente de la actitud intervencionista o conservadora, es prioritario desde el diagnóstico un tratamiento médico dirigido a reducir el estrés o presión sobre la pared aórtica con el objetivo de limitar la extensión del daño o la ruptura de la propia pared. Para ello, el objetivo será un adecuado control del dolor (opioides intravenosos), reducción de la contractilidad cardíaca y frecuencia y control de la presión arterial (objetivo de presión arterial sistólica 100-120 mm Hg). Los β-bloqueantes intravenosos son los fármacos de primera línea (p. ej., labetalol, esmolol), si bien los fármacos antagonistas del calcio no hidropiridínicos (verapamilo y diltiazem) son también una alternativa. Otros vasodilatadores (p. ej., nitroglicerina, nitroprusiato) son complementarios para alcanzar los parámetros objetivo, pero se debe tener en cuenta que pueden producir taquicardia.

En este escenario, los pacientes con SAA precisan de una monitorización estrecha para ajustarse de la manera más precisa posible a los objetivos terapéuticos evitando eventos adversos (como hipotensión arterial, náuseas y vómitos asociados) y adap-

tarse a los cambios clínicos que puedan presentarse (p. ej., ruptura, taponamiento). En casos de inestabilidad hemodinámica, los pacientes pueden precisar aislamiento de la vía aérea con intubación y conexión a ventilación mecánica, diagnóstico de la causa de *shock* (realización de ecocardiografía) y tratamiento de la misma (p. ej., pericardiocentesis si hay taponamiento).

5.2. Disección de aorta aguda con afectación de aorta ascendente

Tras el diagnóstico de una DAA con afectación de aorta ascendente debe considerarse una cirugía emergente para evitar la progresión a taponamiento cardíaco o ruptura aórtica.

Se ha estimado que la mortalidad en pacientes no intervenidos después de las primeras 48 horas es superior al 60 %, lo que justifica este manejo agresivo y precoz. A pesar de ello, se estima una mortalidad quirúrgica del 15-35 %, si bien esta puede incrementarse en centros con menor experiencia y en casos con demora diagnóstica y afectación del arco aórtico, y la incidencia de lesiones neurológicas puede ser superior al 15 %.

Técnicamente la intervención precisa el apoyo de circulación extracorpórea. La necesidad de parada circulatoria total se puede asociar a complicaciones cerebrales, si bien se utilizan técnicas de protección cerebral como la hipotermia moderada (26-28 °C) o profunda (10-22 °C), la perfusión cerebral selectiva o técnicas de perfusión cerebral con hipotermia anterógrada.

Algunos factores de riesgo de presentar lesiones neurológicas asociadas son el tiempo de parada, la presencia de inestabilidad asociada o la edad superior a 60 años.

El objetivo prioritario es la exclusión de la puerta de entrada, y existe una amplia variedad de abordajes dependiendo de la localización, extensión y preferencias quirúrgicas.

La técnica puede incluir la escisión de la lámina íntima, obliteración del falso lumen, reconstrucción de la aorta ascendente con material sintético con o sin reimplantación de arterias coronarias, restauración de la competencia valvular aórtica o recambio de la misma y reconstrucción de la aorta distal.

Es un tema de debate el abordaje de los casos en los que se asocia además una afectación de la aorta descendente (conservador frente a intervencionista). En estos casos, la reparación aislada de la aorta ascendente/arco es más sencilla, pero, por otro lado, en algunos pacientes pueden quedar obstrucciones al flujo en algunas áreas, con un síndrome de malperfusión (hasta en un 30 %), pudiendo beneficiarse de una intervención «extendida» de la aorta. Se plantea en estos casos combinar técnicas endovasculares con la reparación endovascular de la aorta torácica (TEVAR, *thoracic endovascular aortic repair*). El objetivo es el cierre del punto de entrada, la exclusión de la falsa luz y la reperfusión de las ramas arteriales obstruidas mediante la implantación de *stents* o fenestración del falso lumen u *ostium* arteriales obstruidos.

En algunos casos de DAA de aorta ascendente los equipos pueden indicar un tratamiento conservador teniendo en cuenta las características del paciente o la presencia de lesiones irreversibles. El pronóstico de lesiones neurológicas está en relación con el tiempo desde el inicio de los síntomas hasta la intervención, quedando limitadas si el tiempo transcurrido es inferior a 5 horas.

5.3. Disección de aorta aguda sin afectación de aorta ascendente

El abordaje en pacientes sin afectación de aorta ascendente no complicados y con estabilidad clínica es médico inicialmente. En ciertos casos, algunos autores apuntan a que el tratamiento endovascular puede mejorar la evolución de la lesión aórtica y el pronóstico a largo plazo, si bien no existe aún consenso y las indicaciones pueden cambiar en el futuro.

La presencia de complicaciones como inestabilidad/*shock*, ruptura, isquemia distal, progresión de la disección, hematoma o aneurisma, requiere de un abordaje intervencionista. En estos casos existe una mayor tendencia a la realización de técnicas TEVAR (recomendación I, nivel de evidencia C; Sociedad Europea de Cardiología 2014), quedando la cirugía abierta como alternativa.

5.4. Hematoma intramural y úlcera aterosclerótica aórtica penetrante

Al igual que en la DAA, en el HIM y la UAAP los casos de afectación de aorta ascendente (tipo A) son indicativos de cirugía urgente, pues se estima una mortalidad superior al 40 %.

En algunos casos específicos puede valorarse una actitud conservadora con seguimiento estrecho: pacientes con alta comorbilidad, dimensión aórtica pequeña (< 50 mm) y engrosamiento de la pared < 11 mm.

La mortalidad se ve reducida en la afectación de la aorta descendente (tipo B). En los casos no complicados de este tipo el tratamiento médico es la primera opción. La afectación tipo B complicada requiere de intervención endovascular/quirúrgica; dada la naturaleza localizada de la lesión, existe una mayor inclinación a usar técnicas intervencionistas endovasculares TEVAR (recomendación IIa nivel de evidencia C; Sociedad Europea de Cardiología) en lugar de cirugía abierta (recomendación IIb, nivel de evidencia C; Sociedad Europea de Cardiología), si bien no existen ensayos controlados y aleatorizados al respecto.

6. Futuro

Las perspectivas de futuro en esta patología contemplan como objetivo la reducción de la mortalidad, aún muy elevada. Para ello deben incluirse programas educacionales en áreas de Urgencias, con un papel fundamental en la detección precoz para evitar errores diagnósticos o demoras, que están directamente relacionadas con la mortalidad. El estudio del dímero D puede adquirir mayor importancia en los próximos años. Futuros estudios evaluarán el papel creciente de las técnicas endoscópicas en algunas indicaciones específicas de pacientes con DAA tipo B en situación estable (TEVAR), o en DAA tipo A; una estabilización de la lesión endovascular puede evitar una degeneración de la pared que evolucione a aneurisma y, en último caso, a ruptura de la pared.

 Puntos clave

- ✔ El término síndrome aórtico incluye la disección de aorta aguda, el hematoma intramural y la úlcera aterosclerótica aórtica penetrante.
- ✔ La sospecha en la evaluación clínica constituye la piedra angular para la solicitud de pruebas complementarias y, con ello, el diagnóstico e inicio precoz del tratamiento. La baja especificidad de los síntomas puede dar lugar a errores diagnósticos.
- ✔ La tomografía computarizada tiene una elevada especificidad y sensibilidad para el diagnóstico, y se complementa con los estudios ecocardiográficos, que aportan información dinámica y funcional a pie de cama.
- ✔ Independientemente de la actitud intervencionista/conservadora, es prioritario desde el diagnóstico un tratamiento médico dirigido a reducir el estrés o presión sobre la pared aórtica.
- ✔ En la DAA con afectación de aorta ascendente (tipo A de Standford o tipo I y II de DeBakey) debe valorarse una actitud intervencionista. En el caso de DAA sin afectación de aorta ascendente (tipo B de Standford o tipo III de DeBakey) el tratamiento suele ser conservador, salvo evolución desfavorable, donde adquieren mayor relevancia las técnicas percutáneas.

Bibliografía

Bossone E, LaBounty TM, Eagle KA. Acute aortic syndromes: diagnosis and management, an update. Eur Heart J. 2018;39(9):739-749d.

Bossone E, Ranieri B, Romano L, et al. Acute aortic syndromes: diagnostic and therapeutic pathways. Heart Fail Clin. 2020;16(3):305-15.

Erbel R, Aboyans V, Boileau C, et al.; ESC Committee for Practice Guidelines. 2014 ESC Guidelines on the diagnosis and treatment of aortic diseases: Document covering acute and chronic aortic diseases of the thoracic and abdominal aorta of the adult. The Task Force for the Diagnosis and Treatment of Aortic Diseases of the European Society of Cardiology (ESC). Eur Heart J. 2014;35(41):2873-926.

Evangelista Masip A. Avances en el síndrome aórtico agudo [Progress in the acute aortic syndrome]. Rev Esp Cardiol. 2007;60(4):428-39.

Fukui T. Management of acute aortic dissection and thoracic aortic rupture. J Intensive Care. 2018;6:15.

Mussa FF, Horton JD, Moridzadeh R, Nicholson J, Trimarchi S, Eagle KA. Acute aortic dissection and intramural hematoma: a systematic review. JAMA. 2016;316(7):754-63.

Tsai TT, Nienaber CA, Eagle KA. Acute aortic syndromes. Circulation. 2005;112(24):3802-13.

26 Emergencias hipertensivas

E. del Campo Molina, R. M. Pérez Manrique y F. Rivera Espinar

➤ Orientación para el estudio

En este capítulo distinguiremos la emergencia de la urgencia hipertensiva. Aprenderemos las distintas formas de presentación de la emergencia hipertensiva y revisaremos los fármacos que se emplean en esta patología.

1. Epidemiología

Las emergencias hipertensivas suponen la presencia de un episodio de hipertensión arterial (HTA) grave, con cifras de presión arterial superiores a 180/120 mm Hg. Se acompañan de signos de lesión de órganos diana (cerebro, arterias, retina, riñón y/o corazón). Esto llevó a concebir el acrónimo BARKH (*brain*, *arteries*, *retina*, *kidney*, *heart*), que permite no solo una identificación rápida de las patologías presentadas a consecuencia de la emergencia hipertensiva, sino también enfocar el tratamiento en los órganos afectados (Fig. 26-1), ya que estas lesiones avanzan rápidamente con un posible desenlace mortal.

El aumento agudo de las cifras de presión arterial es motivo frecuente de asistencia a los servicios de urgencias. En una encuesta de datos administrativos recopilados durante 3 años en 1.290.804 pacientes adultos en 114 hospitales, los valores de presión arterial sistólica superiores a 180 mm Hg involucraron el 13,8 % de los casos.

El tratamiento de la HTA ha reducido de forma notable el número de casos de HTA grave no controlada, aunque el 1-7 % de los pacientes hipertensos pueden presentar una emergencia hipertensiva a lo largo de su vida. Sin embargo, la tasa de emergencias hipertensivas hospitalarias fue mucho más baja, ya que supuso solo uno cada 200 pacientes.

Curiosamente, esta tasa se ha mantenido relativamente estable durante las últimas dos décadas; sin embargo, parece ser mayor en los países en desarrollo, donde vive más del 5 % de la población con presión arterial alta.

· Se considera que la mortalidad de la emergencia hipertensiva es aproximadamente del 4 %, siendo los valores elevados de presión arterial fundamentales para provocar daños en los órganos y, por lo tanto, para determinar el pronóstico.

Las emergencias hipertensivas se tratan en la unidad de cuidados intensivos, con reducción de la presión arterial de manera progresiva con un fármaco de acción breve por vía intravenosa, cuya dosis se modifica en función de la respuesta. Se considera apropiada una reducción del 20-25 % en la presión arterial media en 60 minutos, con titulación de la dosis de acuerdo con los síntomas.

2. Clasificación

Las crisis hipertensivas se pueden dividir en:

✔ **Emergencia hipertensiva.** Se define como el aumento agudo de las cifras de presión arterial que provoca o puede provocar daño a alguno de los órganos diana. Requiere hospitalización, en algunos casos incluso en unidades de cuidados intensivos, y un control inmediato de la presión arterial con fármacos intravenosos si es necesario, con el objetivo de evitar un mayor daño orgánico o prevenir la aparición de complicaciones a corto-medio plazo.

Las formas de presentación más frecuentes de emergencia hipertensiva son:
- Ictus isquémico o hemorrágico.
- Encefalopatía hipertensiva (cefalea, déficit visual, disminución nivel de consciencia).
- Edema agudo de pulmón.
- Insuficiencia cardíaca congestiva.
- Otras menos frecuentes: disección aórtica, intoxicación por cocaína, feocromocitoma, eclampsia/preeclampsia, infarto agudo de miocardio o hipertensión maligna.

✔ **Urgencia hipertensiva.** Se define como el aumento de las cifras de presión arterial sin signos ni síntomas de fallo orgánico asociado. La hospitalización puede no ser necesaria y puede

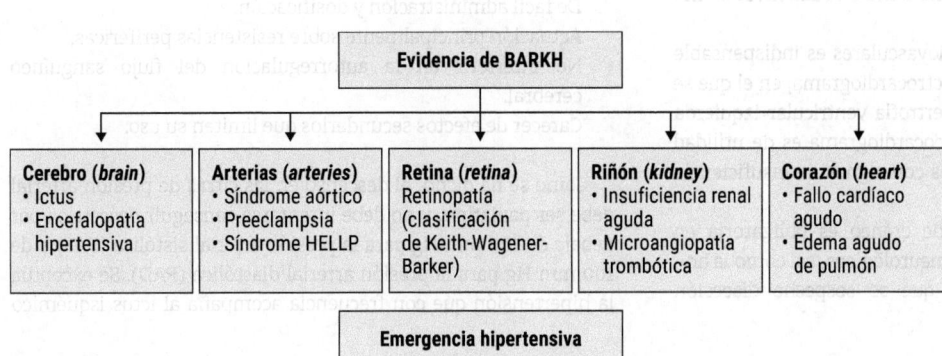

Evidencia de BARKH

Cerebro (*brain*)	Arterias (*arteries*)	Retina (*retina*)	Riñón (*kidney*)	Corazón (*heart*)
• Ictus • Encefalopatía hipertensiva	• Síndrome aórtico • Preeclampsia • Síndrome HELLP	Retinopatía (clasificación de Keith-Wagener-Barker)	• Insuficiencia renal aguda • Microangiopatía trombótica	• Fallo cardíaco agudo • Edema agudo de pulmón

Emergencia hipertensiva

Fig. 26-1 | Algoritmo simplificado basado el acrónimo BARKH (cerebro, arterias, retina, riñón y corazón) para una identificación rápida de las emergencias hipertensivas y el daño orgánico agudo asociado.

manejarse de forma ambulatoria. Su manejo y tratamiento es importante y necesario por la posibilidad de convertirse en una emergencia hipertensiva.

✔ **Seudourgencia hipertensiva.** Se define como el aumento brusco de las cifras de presión arterial secundario a un evento inmediato como puede ser un ataque de ansiedad o pánico, un episodio de dolor intenso o un síndrome de abstinencia. El tratamiento de dicha causa provoca la corrección de la presión arterial.

3. Evaluación inicial

La evaluación inicial debe comprender:

✔ Es necesaria una exhaustiva historia clínica del paciente con crisis hipertensiva que incluya antecedentes médicos y quirúrgicos, con especial atención a la historia de HTA y episodios previos.

✔ Valoración de fármacos potencialmente causantes de aumentos de presión arterial como corticoides, antiinflamatorios no esteroideos, estrógenos, ciclosporina, carbamacepina, metoclopramida, etc.), así como del tratamiento que estaba siguiendo el paciente para la HTA y su correcto cumplimiento.

✔ Investigación del consumo de tóxicos como la cocaína (se ha identificado en algunas publicaciones como la causa del 5-10 % de las crisis hipertensivas).

✔ La medición de la presión arterial debe hacerse repetidamente y siguiendo las instrucciones del manguito en cuanto a tamaño y posición. Debe medirse en ambos brazos y, si existe diferencia entre las dos mediciones, se medirá también en ambos miembros inferiores. En algunos casos de seudourgencias hipertensivas, con un reposo de 30 minutos puede corregirse la cifra de presión arterial (hasta el 30 % de las crisis hipertensivas en algunas publicaciones).

✔ El examen de fondo de ojo puede identificar exudados, hemorragia y/o edema de papila. Sin embargo, es muy poco frecuente su realización en la práctica clínica.

✔ En caso de emergencia hipertensiva debe realizarse una determinación analítica con hemograma y bioquímica (glucosa, creatinina, urea y electrolitos). Si se sospecha una forma secundaria a otra patología de base, se pueden determinar la renina plasmática, la aldosterona y las catecolaminas. Un examen de orina con proteinuria y hematuria puede ser también de utilidad.

✔ La insuficiencia renal crónica es una comorbilidad habitual en estos pacientes, siendo el riñón uno de los posibles órganos diana de la emergencia hipertensiva. La morbilidad y la mortalidad de estos pacientes se incrementa en cada nivel de insuficiencia renal aguda.

✔ En pacientes con síntomas cardiovasculares es indispensable una radiografía de tórax y un electrocardiograma, en el que se pueden encontrar signos de hipertrofia ventricular izquierda y/o sobrecarga o isquemia. El ecocardiograma es de utilidad igualmente en aquellos pacientes con signos de insuficiencia cardíaca congestiva.

✔ La tomografía computarizada de cráneo es obligatoria en aquellos pacientes con síntomas neurológicos, así como la angiotomografía torácica en los que se sospeche disección aórtica.

4. Manejo inicial de las crisis hipertensivas

La mayoría de los pacientes con crisis hipertensivas son del tipo urgencia hipertensiva (no tienen evidencia de fallo orgánico asociado). Generalmente reflejan un control inadecuado de una HTA crónica y el mejor tratamiento son antihipertensivos por vía oral. El ingreso hospitalario no está indicado y deben derivarse a Atención Primaria para un control posterior y adecuación de su tratamiento de base si procede. La reducción en las cifras de presión arterial debe ser gradual.

Ante un cuadro de emergencia hipertensiva se debe:

✔ Valorar el ingreso en la unidad de cuidados intensivos y monitorizar la situación hemodinámica del paciente, dado que hay fallos orgánicos que pueden aumentar la morbimortalidad del cuadro.

✔ Administrar fármacos por vía intravenosa, preferiblemente de acción corta y dosis ajustable.

✔ Reducir las cifras de presión arterial un 20-25 % en las primeras 2 horas. La normalización completa se puede completar en varias horas o días incluso. La única excepción a esta reducción progresiva es el diagnóstico de aneurisma/disección de aorta, donde se debe actuar rápidamente para conseguir cifras de presión arterial < 120/80 mm Hg.

Es labor fundamental del médico que se atiende a un paciente con cifras de presión arterial desproporcionadamente elevadas distinguir entre una emergencia hipertensiva y una urgencia hipertensiva, ya que, si bien es obvio que el tratamiento de las emergencias hipertensivas comporta un beneficio para la salud del paciente ya observable a corto plazo, el tratamiento de ciertas formas de urgencia hipertensiva aún no ha demostrado su utilidad sobre la disminución de eventos cardiovasculares ligados a la HTA, que es en esencia el objetivo final que perseguimos en el tratamiento de esta patología.

El protocolo de tratamiento debe basarse en la propia emergencia hipertensiva y en el ABCDE para estabilizar al paciente si existe algún fallo orgánico o es premonitorio que este pueda poner en peligro su vida: asegurar vía aérea (A), función pulmonar: ventilación y oxigenación (B), estado circulatorio y hemodinámico (C), discapacidad física y estado neurológico (D), y exposición del paciente (E).

En la actualidad disponemos de un gran arsenal terapéutico. El fármaco ideal debería tener las siguientes características:

✔ Rapidez de acción.
✔ Acción progresiva y sostenida.
✔ Acción proporcional a las cifras de presión arterial inicial.
✔ De fácil administración y dosificación.
✔ Actuación principalmente sobre resistencias periféricas.
✔ No interferir en la autorregulación del flujo sanguíneo cerebral.
✔ Carecer de efectos secundarios que limiten su uso.

Como se ha dicho, el descenso en las cifras de presión arterial debe ser paulatino, y no debe intentarse conseguir descensos por debajo de 160 mm Hg para la presión arterial sistólica (PAS) o de 100 mm Hg para la presión arterial diastólica (PAD). Se exceptúa la hipertensión que con frecuencia acompaña al ictus isquémico agudo, ya que en la mayoría de estos casos la presión arterial desciende de forma espontánea durante las primeras horas o días, por lo que no se deberá tratar salvo:

✔ Cuando exista una elevación extrema de los niveles de presión arterial (PAS > 220 mm Hg o PAD > 120 mm Hg).
✔ Cuando existan otras complicaciones secundarias a la elevación de la presión arterial que puedan poner en peligro la vida del paciente.
✔ Cuando esté indicado un tratamiento fibrinolítico o anticoagulante. En estos casos la elevación de la presión arterial deberá tratarse a partir de cifras de PAS > 185 mm Hg o de PAD > 110 mm Hg.

En caso de hemorragia cerebral, la actitud es algo diferente y dependerá no solo de las cifras de presión arterial sino también de la existencia o no de elevación de la presión arterial intracraneal. En los pacientes con HTA de larga evolución se produce una alteración progresiva de los barorreceptores. Esto, añadido al daño cerebral secundario a la hemorragia, puede provocar una alteración de la autorregulación cerebral, por lo que su presión de perfusión pasará a depender directa y exclusivamente de las cifras de presión arterial.

No obstante, en la decisión sobre la rapidez del descenso de la presión arterial también influirá la situación ante la que nos encontremos. En general, ante una emergencia hipertensiva se requerirá un descenso de la presión arterial en el plazo máximo de 1 o 2 horas a fin de evitar lesiones irreversibles sobre los órganos diana, intentando siempre no realizar descensos bruscos.

4.1. Fármacos más usados

4.1.1. Labetalol

Farmacodinamia. Es un fármaco bloqueador β-adrenérgico no cardioselectivo y bloqueador α-adrenérgico selectivo, predominando el efecto α₁. Actúa reduciendo las resistencias vasculares periféricas, sin provocar taquicardia refleja ni modificar de forma significativa el gasto cardíaco.

Farmacocinética. Su acción comienza a los 5 minutos y persiste de 3 a 6 horas.

Presentación habitual. Ampollas de 100 mg en 10 mL.

Administración:

✔ Bolo intravenoso lento, en dosis de 20 mg cada 5 minutos, hasta el control de las cifras tensionales o hasta un máximo de 200 mg.
✔ Si persisten las cifras de presión arterial altas, se puede usar en perfusión continua y comenzar a dosis de 0,5 mg/min hasta un máximo de 2 mg/min, hasta la normalización de la presión arterial.

Condiciones especiales. Hay que protegerlo de la luz. Se puede indicar la forma oral para lograr el control prolongado.

Contraindicaciones. Está contraindicado en el asma, enfermedad pulmonar obstructiva crónica, insuficiencia cardíaca, bradicardia marcada, *shock* cardiogénico y bloqueo auriculoventricular de segundo y tercer grado.

4.1.2. Esmolol

Farmacodinamia. Es un agente β-bloqueante selectivo (cardioselectivo) de los receptores adrenérgicos. A dosis terapéuticas no posee una actividad simpatomimética intrínseca ni una actividad estabilizadora de la membrana.

Presentación habitual. Ampollas de 100 mg en 10 mL.

Administración:

✔ Bolo: 500 µg/kg/min en 1 minuto por vía intravenosa lenta.
✔ Perfusión: 50-300 µg/kg/min, aunque se pueden utilizar dosis de 25 µg/kg/min.

Condiciones especiales. No debe emplearse en el embarazo.

Contraindicaciones. Bradicardia sinusal grave (menos de 50 pulsaciones por minuto), síndrome de disfunción sinusal, trastornos graves de conductancia del nodo auriculoventricular (sin marcapasos), bloqueo auriculoventricular de segundo o tercer grado, *shock* cardiogénico, hipotensión grave, insuficiencia cardíaca descompensada, feocromocitoma no tratado, hipertensión pulmonar, crisis asmática aguda y acidosis metabólica. En caso de administración intravenosa concomitante o reciente de verapamilo, no se debe administrar en un plazo de 48 horas posteriores a la interrupción del tratamiento con verapamilo.

4.1.3. Nitroprusiato sódico

Farmacodinamia. Este nitrato exógeno parece actuar de la misma manera que el vasodilatador endógeno óxido nítrico, un factor de relajación derivado del endotelio. Es un vasodilatador principalmente arterial, aunque también actúa en la zona venosa. No ejerce efectos positivos ni negativos sobre el sistema nervioso autónomo o central. El efecto antihipertensivo desaparece en el término de minutos tras suspender el fármaco.

Farmacocinética. Inicio de acción rápido (de 3 a 5 minutos).

Presentación habitual. Ampollas de 5 mL para disolver 50 mg.

Perfusión. Dosis inicial es de 0,25 µg/kg/min hasta llegar a 8 µg/kg/min.

Condiciones especiales. La administración de hidroxocobalamina previene la intoxicación por cianuro. Hay que protegerlo de la luz. Usar solo con suero glucosado al 5 %.

Contraindicaciones relativas. Hipertensión intracraneal y disfunción renal o hepática por aumento de toxicidad de tiocianatos y cianatos.

Toxicidad. El nitroprusiato es metabolizado a cianuro por grupos sulfhidrilo de los hematíes, y este, a su vez, es rápidamente metabolizado a tiocianato en el hígado. Si los niveles de tiocianato se mantienen altos (> 10 mg/dL) durante días, la toxicidad se puede manifestar como fatiga, náuseas, desorientación y psicosis. Cuando se sospeche intoxicación por cianuro debido a la acidosis metabólica y la hiperoxemia venosa, se debe suspender el nitroprusiato y administrar por vía intravenosa 4-6 mg de una solución al 3 % de nitrito de sodio en 2-4 minutos, seguida de una infusión de 50 mL de una solución al 25 %. La toxicidad se produce por una administración excesivamente rápida o durante períodos prolongados de tiempo, y puede provocar visión borrosa, acúfenos, confusión y convulsiones. La sobredosis puede revertirse mediante diálisis.

4.1.4. Nitroglicerina

Farmacodinamia. Vasodilatador de predominio venoso que reduce la precarga, la presión de llenado del ventrículo izquierdo y el consumo de oxígeno del miocardio. Como produce dilatación de arterias coronarias, es de utilidad en pacientes con angina inestable, infarto de miocardio o insuficiencia ventricular izquierda aguda. Comparado con el nitroprusiato sódico, mantiene mejor el flujo sanguíneo regional distal a la estenosis coronaria, por lo que es preferible a aquel en la cardiopatía isquémica. A dosis bajas (30-50 µg/min) produce vasodilatación venosa y coronaria, y disminuye precarga, y a dosis altas (50-200 µg/min) la vasodilatación es venosa y arterial, disminuyendo precarga y poscarga.

Farmacocinética. Inicio inmediato.

Presentación habitual. Ampollas de 25 mg en 5 mL o 50 mg en 10 mL.

Administración. Perfusión 5-10 µg/min, aumentando de 5-10 µg cada 3-5 minutos según la respuesta hasta un máximo de 400 µg/min.

Contraindicaciones. No usar en pacientes con hipovolemia.

4.1.5. Urapidilo

Farmacodinamia. Es un antagonista selectivo de los receptores α_1 postsinápticos periféricos y centrales, por lo que produce vasodilatación por acción doble, ya que disminuye la resistencia vascular periférica y la presión arterial sin modificar el gasto cardíaco ni producir taquicardia refleja.

Presentación habitual. Ampollas de 50 mg en 10 mL.

Administración:

✔ Bolo: se aconseja administrar un bolo de 10 mg por vía intravenosa en 20 segundos, seguido de bolos de igual cantidad hasta llegar a 50 mg en total. Siempre en bolo intravenoso lento. Aunque en el prospecto del fármaco se aconseja administrar 25 mg en el bolo, estas dosis habitualmente provocan hipotensión importante.

✔ Perfusión: 10-180 mg/h.

Condiciones especiales. El urapidilo atraviesa la barrera placentaria y debe limitarse en la lactancia. Su uso en el embarazo (eclampsia y preeclampsia) ha demostrado ser efectivo.

4.1.6. Furosemida

Farmacodinamia. Es un diurético de asa. Indicado fundamentalmente en la insuficiencia cardíaca y/o el edema agudo de pulmón con precarga elevada.

Presentación habitual. Ampollas de 20 mg en 2 mL.

Administración:

✔ Bolo: administrar bolos de 20-40 mg por vía intravenosa cada 30 minutos si es necesario.

✔ Perfusión: con una velocidad no superior a 4 mg/min (10-40 mg/h).

Condiciones especiales. Se excreta por la leche. Contraindicada en la lactancia.

Contraindicaciones. Fallo renal como resultado de intoxicación por nefrotóxicos hepatotóxicos. Pacientes precomatosos/comatosos con encefalopatía hepática.

4.1.7. Hidralacina

Farmacodinamia. La principal ventaja de este vasodilatador directo como fármaco parenteral es para el médico, porque puede ser administrado en inyecciones intramusculares repetidas, así como por vía intravenosa.

Farmacocinética. Su acción es prolongada y de comienzo bastante lento. La reducción de presión arterial se produce unos 15-30 minutos tras su administración, aunque es difícil de predecir su efecto hipotensor y difícilmente corregible, por lo que ya no se recomienda su uso en estas situaciones, incluida la eclampsia.

Presentación. 1 ampolla de 20 mg para disolver.

Administración. Bolo de 5-40mg por vía intramuscular/intravenosa lenta.

Condiciones especiales. No se recomienda la administración en soluciones que contengan glucosa, fructosa, lactosa y maltosa.

Contraindicaciones. Aunque la experiencia clínica no incluye ninguna evidencia de efectos adversos en el feto, en caso de embarazo solo deberá usarse si el beneficio esperado justifica el riesgo potencial.

4.1.8. Calcioantagonistas dihidropiridínicos

Farmacodinamia. El nicardipino es un bloqueante de los canales de calcio dihidropiridínico con menor efecto inótropo negativo que la nifedipina y actúa en forma primaria como vasodilatador. Se emplea con mayor frecuencia en pacientes con hipertensión postoperatoria y durante el embarazo.

Presentación habitual. Ampollas de 5 ml con 5 mg.

Administración. Perfusión 5 mg/h por vía intravenosa, que se incrementa cada 15 minutos hasta un máximo de 15 mg/h.

Precauciones. Este fármaco puede causar sofocos, cefaleas y taquicardia, y puede reducir la tasa de filtración glomerular en pacientes con insuficiencia renal. A menos que se administre a través de una vía venosa central, diluir hasta alcanzar una concentración de 0,1-0,2 mg/mL antes de administrar.

Contraindicaciones. Estenosis aórtica grave, hipertensión compensatoria (es decir, en caso de una derivación arteriovenosa o coartación aórtica), angina inestable y durante un período de 8 días después de un infarto de miocardio.

4.2. Patologías asociadas a la emergencia hipertensiva

Existen varias patologías asociadas a la emergencia hipertensiva y en cada caso hay que tratar las cifras de presión arterial y la causa etiológica que la produce.

4.2.1. Disección aórtica

El tratamiento emergente de esta patología exige el manejo estabilizador sobre la presión arterial y la frecuencia cardíaca. La disección de aorta tiene un manejo más agresivo: se debe disminuir la presión arterial inmediatamente (5-10 minutos), llegando a una PAS < 120 mm Hg y una frecuencia cardíaca < 60 lpm en los primeros 30 minutos.

Los fármacos elegidos serían los β-bloqueantes por vía intravenosa (labetalol, esmolol) y un vasodilatador arterial potente como es el nitroprusiato. Una alternativa posible es su uso con clevedipino o nicardipino, los cuales han demostrado ser eficaces en esta patología.

4.2.2. Ictus isquémico

Durante la fase aguda (primeras 6 horas) hay que tener precaución al disminuir la presión arterial, ya que podríamos disminuir la presión de perfusión en el cerebro, lo que podría provocar un aumento de la isquemia cerebral y, en consecuencia, acentuar las secuelas neurológicas.

Las guías de la American Heart Association recomiendan tratamiento si la PAS es > 220 mm Hg o la PAD es > 120 mm Hg. Lo ideal es disminuir un 15 % la presión arterial en las primeras 24 horas.

En los pacientes candidatos a fibrinólisis se debe mantener la PAS < 180 mm Hg o la PAD < 110 mm Hg para evitar complicaciones de sangrado con el fibrinolítico.

Los fármacos recomendados son β-bloqueantes, α-bloqueantes, vasodilatadores como el urapidilo y, en casos resistentes, nitroprusiato.

4.2.3. Ictus hemorrágico

Al igual que en el isquémico, se debe valorar la bajada o el mantenimiento de las cifras de presión arterial y encontrar el equilibrio entre mantener una presión de perfusión y reducir el riesgo de resangrado, por lo que se recomienda mantener una presión arterial media < 130 mm Hg y una presión intracraneal > 60-80 mm Hg.

La encefalopatía hipertensiva es un diagnóstico de exclusión una vez descartadas otras patologías neurológicas.

Como fármacos se utilizan β-bloqueantes y, como alternativa, vasodilatadores arteriales.

Se debe intentar no usar nitroglicerina ni nitroprusiato, ya que la vasodilatación que producen puede causar un aumento del volumen sanguíneo, edema cerebral y, por tanto, un aumento de la presión intracraneal.

4.2.4. Encefalopatía hipertensiva

Se deben disminuir las cifras tensionales un 10-15 % en las primeras 2 horas sin pasar del 25 % durante las primeras 24 horas.

Los fármacos usados son labetalol, nitroprusiato sódico y nicardipino; para algunos autores el nicardipino es el fármaco de primera línea por su potencia y su fácil titulación.

4.2.5. Insuficiencia cardíaca aguda y edema agudo de pulmón

Los fármacos de primera elección son los vasodilatadores venosos para la disminución de la precarga y los arteriales para disminuir la poscarga. De igual manera, podremos usar la furosemida para disminuir el volumen circulante y la precarga.

Dependiendo de la causa, no deben usarse de entrada los β-bloqueantes o los antagonistas del calcio, ya que pueden reducir el cronotropismo y el inotropismo cardíaco y provocar un empeoramiento del proceso.

4.2.6. Síndrome coronario agudo

El objetivo es reducir la presión arterial en un 20 % durante las primeras 2 horas y alcanzar una presión arterial < 160/100 mm Hg en las 4-6 horas siguientes.

Los fármacos usados deben reducir la presión arterial y la frecuencia cardíaca, disminuyendo así el consumo miocárdico de oxígeno, además de producir vasodilatación coronaria para mejorar el flujo sanguíneo y aumentar su transporte. El medicamento de elección es la nitroglicerina, a la que se le pueden asociar β-bloqueantes.

4.2.7. Insuficiencia renal aguda

La HTA grave puede producir daño renal o puede ser consecuencia de otra patología renal como glomerulonefritis aguda, vasculitis o estenosis de arterias renales.

Los fármacos más utilizados son labetalol o nicardipino. Se debe intentar reducir la presión arterial un 10-20 % en las primeras 24 horas.

4.2.8. Crisis hiperadrenérgicas

Las crisis hipertensivas asociadas a la liberación de catecolaminas pueden aparecer en pacientes con feocromocitoma y en aquellos en tratamiento con inhibidores de la monoaminooxidasa que ingieren alimentos ricos en tiramina (queso fermentado, cerveza, hígado, plátano, chocolate, etc.), en quienes suspenden bruscamente el tratamiento antihipertensivo con fármacos como clonidina o antagonistas β-adrenérgicos, o en aquellos que consumen drogas simpaticomiméticas (cocaína, anfetaminas o fenciclidina).

Cuando hay lesión en órganos, estas crisis implican un gran riesgo para la vida del paciente.

4.2.9. Hipertensión arterial en el embarazo

La preeclampsia y la eclampsia son patologías graves en la mujer embarazada, con elevación de la PAS ≥ 160 mm Hg y/o la PAD ≥ 110 mm Hg, y por lo general van asociadas a proteinuria, presentándose desde la semana 20 del embarazo.

El tratamiento está orientado a reducir la presión arterial y mantener una adecuada presión de perfusión placentaria. El tratamiento definitivo es la finalización del embarazo extrayendo el feto.

Los fármacos intravenosos que se usan son labetalol, hidralacina y urapidilo.

Puntos clave

✔ Es importante distinguir entre urgencia y emergencia hipertensivas, e identificar las distintas formas en que se manifiesta la emergencia hipertensiva.

✔ Se debe conocer el tratamiento de la emergencia hipertensiva y los distintos fármacos antihipertensivos disponibles.

Bibliografía

Bakris GL. Emergencias hipertensivas. Manual MSD. Revisado 2022. Disponible en: https://www.msdmanuals.com/es-es/profesional/trastornos-cardiovasculares/hipertensi%C3%B3n/hipertensi%C3%B3n-renovascular [último acceso: Mayo 2023].

Brathwaite L, Reif M. Hypertensive emergencies: a review of common presentations and treatment options. Cardiol Clin. 2019;37(3):275-86.

Broderick J, Connolly S, Feldmann E, et al. Guidelines for the management of spontaneous intracerebral hemorrhage in adults: 2007 update: a guideline from the American Heart Association/American Stroke Association Stroke Council, High Blood Pressure Research Council, and the Quality of Care and Outcomes in Research Interdisciplinary Working Group. Circulation. 2007;116(16):e391-413.

Brooks TW, Finch CK, Lobo BL, et al. Blood pressure management in acute hypertensive emergency. Am J Health Syst Pharm 2007; 64:2579-82.

Committee on Obstetric Practice. Committee opinion no. 623: Emergent therapy for acute-onset, severe hypertension during pregnancy and the postpartum period. Obstet Gynecol. 2015;125:521-5.

El Farra J, Bean C, Martin JN. Management of hypertensive crisis for the obstetrician/gynecologist. Obstet Gynecol Clin North Am. 2016;43:623-37.

Elliott WJ. Clinical features in the management of selected hypertensive emergencies. Prog Cardiovasc Dis. 2006;48:316-25.

Garriguet J, López-Cordero A, Becerra ML, et al. Tratamiento de la preeclampsia grave con urapidil. Clin Invest Gin Obst. 2001;28(10):410-3.

Kernan WN, Ovbiagele B, Black HR, et al. Guidelines for the prevention of stroke in patients with stroke and transient ischemic attack: A guideline for healthcare professionals from the American Heart Association/American Stroke Association. Stroke. 2014;45:2160-236.

Kumar N, Simek S, Garg N, et al. Thirty-day readmissions after hospitalization for hypertensive emergency. Hypertension. 2019;73(1):60-7.

Majidi S, Suarez JI, Qureshi AI. Management of acute hypertensive response in intracerebral hemorrhage patients after ATACH-2 trial. Neurocrit Care. 2016;21:1-100.

Mena G, Giraudon I, Alvarez E, et al. Cocaine-related health emergencies in Europe: a review of sources of information, trends and implications for service development. Eur Addict Res. 2013;19:74-81.

Miller J, Kinni H, Amer A, Levy PD. Therapies to reduce blood pressure acutely. Curr Hypertens Rep. 2016;18:43.

Muiesan ML, Salvetti M, Amadoro V, et al; Working Group on Hypertension, Prevention, Rehabilitation of the Italian Society of Cardiology, the Societa' Italiana dell'Ipertensione Arteriosa. An update on hypertensive emergencies and urgencies. J Cardiovasc Med (Hagerstown). 2015;16(5):372-82.

Peacock F, Amin A, Granger CB, et al. Hypertensive heart failure: patient characteristics, treatment, and outcomes. Am J Emerg Med. 2011; 29:855-62.

Polgreen LA, Suneja M, Tang F, et al. Increasing trend in admissions for malignant hypertension and hypertensive encephalopathy in the United States. Hypertension. 2015;65(5):1002-7.

Rosei EA, Salvetti M, Farsang C. European Society of Hypertension Scientific Newsletter: treatment of hypertensive urgencies and emergencies. J Hypertens. 2006;24:2482-5.

Rossi GP, Rossitto G, Maifredini C, et al. Management of hypertensive emergencies: a practical approach. Blood Press. 2021;30(4):208-19.

Shorr AF, Zilberberg MD, Sun X, et al. Severe acute hypertension among inpatients admitted from the emergency department. J Hosp Med. 2012;7(3):203-10.

Sobrino Martínez J, Doménech Feria-Carot M, Morales Salinas A, Coca Payeras A. Crisis hipertensivas: urgencia y emergencia hipertensiva [Hypertensive crisis: urgency and hypertensive emergency]. Medwave. 2016;16(Suppl4):e6612.

Szczech LA, Granger CB, Dasta JF, et al. Acute kidney injury and cardiovascular outcomes in acute severe hypertension. Circulation 2010; 121:2183-91.

Van der Does Y, van Loon LM, Alsma J, et al. Noninvasive blood pressure and cardiac index measurements using the Finapres Portapres in an emergency department triage setting. Am J Emerg Med 2013;31:1012-6.

Varon J. Treatment of acute severe hypertension: current and newer agents. Drugs. 2008;68(3):283-97.

Vaughan CJ, Delanty N. Hipertensive emergencies. Lancet. 2000;356:411-7.

Vlcek M, Bur A, Woisetschlager C, et al. Association between hypertensive urgencies and subsequent cardiovascular events in patients with hypertension. J Hypertens. 2008;26:657-62.

Whelton PK, Carey RM, Aronow WS, et al. 2017 ACC/AHA/AAPA/ABC/ACPM/AGS/APhA/ASH/ASPC/NMA/PCNA Guideline for the Prevention, Detection, Evaluation, and Management of High Blood Pressure in Adults: A Report of the American College of Cardiology/American Heart Association Task Force on Clinical Practice Guidelines. Hypertension. 2018;71(6):e13-e115.

Zampaglione B, Pascale C, Marchisio M, et al. Hypertensive urgencies and emergencies. Prevalence and clinical presentation. Hypertension. 1996;27(1):144-7.

Problemas neurológicos

Problemas neurológicos

IV

27 Fisiología y fisiopatología del sistema nervioso

M. B. Guardiola Grau, A. Figueras Castilla y J. Pérez Bárcena

◢ Orientación para el estudio

En este capítulo se expone la fisiología y la fisiopatología del sistema nervioso. Entender los conceptos de presión intracraneal, flujo sanguíneo cerebral, presión de perfusión cerebral y edema cerebral, así como los mecanismos que regulan su normal funcionamiento y su alteración tras una lesión, nos permitirá, en los próximos capítulos que completan esta sección, comprender los hallazgos clínicos que se encuentran en diferentes situaciones patológicas.

1. Fisiología del sistema nervioso central

El sistema nervioso central (SNC) es una estructura compleja que carece de parangón en cuanto a la enorme complejidad de los procesos de pensamiento y acciones de control que es capaz de realizar. Recoge millones de estímulos por segundo, que es capaz de procesar y memorizar continuamente, adaptando las respuestas del cuerpo a las condiciones que lo rodean, tanto internas como externas.

El SNC está formado por:

- Encéfalo anterior, que se divide en:
  - Hemisferios cerebrales.
  - Diencéfalo (tálamo e hipotálamo).
- Tronco del encéfalo, que consta de:
  - Mesencéfalo.
  - Protuberancia.
  - Bulbo raquídeo.
- Cerebelo.
- Médula espinal.

1.1. Función integradora del sistema nervioso

Una de las funciones más importantes del sistema nervioso consiste en elaborar la información que le llega de tal modo que dé lugar a las respuestas motoras y mentales adecuadas. El encéfalo descarta más del 99 % de toda la información sensitiva que recibe por carecer de interés o de importancia. Pero cuando una información sensitiva importante excita la mente, de inmediato resulta encauzada hacia las regiones motoras e integradoras oportunas del encéfalo para suscitar las respuestas deseadas. Esta canalización y tratamiento de la información se denomina «función integradora del sistema nervioso».

1.2. Principales niveles de función del sistema nervioso central

El sistema nervioso humano ha heredado unas capacidades funcionales especiales correspondientes a cada etapa recorrida por el desarrollo evolutivo del hombre. Los principales niveles del SNC que presentan unas características funcionales específicas son el nivel medular, el nivel encefálico inferior o subcortical y el nivel encefálico superior o cortical.

1.2.1. Nivel medular

Los circuitos neuronales de la médula originan:

- Los movimientos de la marcha.
- Los reflejos para retirar una parte del organismo de los objetos dolorosos.
- Los reflejos para poner rígidas las piernas para sostener el tronco en contra de la gravedad.
- Los reflejos que controlan los vasos sanguíneos locales, los movimientos digestivos o la excreción urinaria.

En realidad, los niveles superiores del sistema nervioso no suelen operar enviando señales directamente hacia la periferia del cuerpo sino hacia los centros de control en la médula, simplemente «ordenando» que estos centros ejecuten sus funciones.

1.2.2. Nivel encefálico inferior o subcortical

Gran parte de lo que llamamos actividades inconscientes del organismo están controladas por las regiones inferiores del encéfalo: el bulbo raquídeo, la protuberancia, el mesencéfalo, el hipotálamo, el tálamo, el cerebelo y los ganglios basales.

1.2.3. Nivel encefálico superior o cortical

La corteza cerebral es un enorme almacén de recuerdos. Jamás funciona en solitario, sino que siempre lo hace asociada a los centros inferiores del sistema nervioso. Sin su concurso, el funcionamiento de los centros encefálicos inferiores a menudo es impreciso. El inmenso depósito de información cortical suele convertir estas funciones en operaciones determinadas y precisas. La corteza cerebral resulta fundamental para la mayor parte de los procesos de nuestro pensamiento, pero no puede funcionar por su cuenta. En realidad, son los centros encefálicos inferiores, y no la corteza, los que despiertan en ella la vigilia, abriendo así su banco de recuerdos a la maquinaria cerebral del razonamiento. Por tanto, cada porción del sistema nervioso cumple unas funciones específicas. Pero es la corteza la que destapa todo un mundo de información almacenada para su uso por la mente.

1.3. Vías sensitivas para la transmisión de señales somáticas en el sistema nervioso central

Casi toda la información sensitiva de los segmentos somáticos corporales penetra en la médula espinal a través de las raíces dorsales de los nervios raquídeos. Desde su punto de entrada, estas señales son transmitidas por la médula y más tarde por el encéfalo a través de una de las dos vías sensitivas alternativas siguientes:

✔ El sistema de la columna dorsal-lemnisco medial.
✔ El sistema anterolateral.

Estos dos caminos vuelven a reunirse parcialmente a nivel del tálamo.

El sistema de la columna dorsal-lemnisco medial transporta señales en sentido ascendente básicamente por las columnas dorsales de la médula hacia el bulbo raquídeo en el encéfalo. A continuación, después de hacer sinapsis y cruzar al lado opuesto a este nivel, las señales siguen subiendo a través del tronco del encéfalo hasta el tálamo dentro del lemnisco medial.

Por el contrario, las señales del sistema anterolateral, nada más entrar en la médula espinal procedentes de las raíces dorsales de los nervios raquídeos, hacen sinapsis en las astas dorsales de la sustancia gris medular, después cruzan al lado opuesto y ascienden a través de sus columnas blancas anterior y lateral. Su terminación se produce a todos los niveles de la parte inferior del tronco del encéfalo y en el tálamo.

Estos dos sistemas se diferencian en que las fibras nerviosas presentan un acusado grado de orientación espacial con respecto a su origen en el caso de la columna dorsal-lemnisco medial, mientras que el sistema anterolateral permite una orientación espacial mucho menor. Estas discrepancias caracterizan de inmediato los tipos de información sensitiva que pueden transmitirse por ambos sistemas. La información sensitiva que debe enviarse con rapidez y con una fidelidad temporal y espacial recurre básicamente al sistema de la columna dorsal-lemnisco medial; la que no requiere una comunicación veloz o dotada de gran fidelidad espacial utiliza sobre todo el sistema anterolateral.

El sistema anterolateral posee una capacidad especial de la que carece el sistema dorsal: la propiedad de transmitir un amplio espectro de modalidades sensitivas. El sistema dorsal se encuentra limitado a tipos concretos de sensibilidad mecanorreceptora.

Los tipos de sensaciones transmitidas por los dos sistemas son:

✔ **Sistema de la columna dorsal-lemnisco medial:**
  ✐ Sensaciones de tacto que requieren un alto grado de localización del estímulo.
  ✐ Sensaciones de tacto que requieren la transmisión de una fina gradación de intensidades.

✐ Sensaciones fásicas, como las vibratorias.
✐ Sensaciones que indiquen un movimiento contra la piel.
✐ Sensaciones posicionales desde las articulaciones.
✐ Sensaciones de presión que tengan que ver con una gran finura en la estimación de su intensidad.
✔ **Sistema anterolateral:**
  ✐ Dolor.
  ✐ Sensaciones térmicas, incluidas las de calor y de frío.
  ✐ Sensaciones de presión y de tacto grosero capaces únicamente de una burda facultad de localización sobre la superficie corporal.
  ✐ Sensación de cosquilleo y picor.
  ✐ Sensaciones sexuales.

1.4. Corteza somatosensitiva

La corteza cerebral humana forma un mapa constituido por regiones denominadas áreas de Brodmann según su diferente estructura histológica. La corteza cerebral tiene una gran cisura central que se extiende en sentido horizontal cruzando el cerebro. Las señales sensitivas pertenecientes a cualquier modalidad de la sensación terminan en la corteza cerebral inmediatamente por detrás de la cisura central. La mitad anterior del lóbulo parietal se ocupa casi por completo de la recepción e interpretación de las señales somatosensitivas. La mitad posterior aporta unos niveles aún más altos de interpretación. Las señales visuales acaban en el lóbulo occipital y las señales auditivas en el lóbulo temporal.

La porción de la corteza cerebral que queda delante de la cisura central y constituye la mitad posterior del lóbulo frontal se llama corteza motora y está dedicada casi en su integridad a controlar las contracciones musculares y los movimientos del cuerpo. Un ingrediente principal de este control motor llega en respuesta a las señales somatosensitivas recibidas desde las porciones corticales sensitivas, que mantienen informada a cada instante a la corteza motora sobre las posiciones y los movimientos de las diferentes partes del cuerpo.

1.4.1. Capas de la corteza somatosensitiva y su función

La corteza cerebral contiene seis capas de neuronas, comenzando por la capa I, próxima a la superficie cerebral, y siguiendo cada vez por zonas más profundas hasta la capa VI. Las neuronas de cada capa ejecutan funciones diferentes a las de las otras. Algunas de ellas son las siguientes:

✔ La señal sensitiva entrante excita en primer lugar la capa neuronal IV; a continuación se propaga hacia la superficie de la corteza y también hacia otras capas más profundas.
✔ Las capas I y II reciben señales de entrada difusas inespecíficas procedentes de los centros inferiores del encéfalo, que facilitan regiones corticales específicas.
✔ Las neuronas de las capas II y III envían axones hacia las porciones emparentadas entre sí de la corteza cerebral en el lado opuesto del cerebro a través del cuerpo calloso.
✔ Las neuronas de las capas V y VI mandan axones hacia las partes más profundas del sistema nervioso. Las de la capa V en general son mayores y proyectan hacia zonas más alejadas,

como los ganglios basales, el tronco del encéfalo y la médula espinal, donde controlan la transmisión de la señal. Desde la capa VI, un número especialmente grande de axones se extiende hasta el tálamo y suministran señales corticales que interaccionan con las señales sensitivas de entrada que llegan al tálamo y sirven para regular sus niveles excitadores.

La corteza sensitiva está organizada en columnas verticales de neuronas; cada columna detecta un lugar sensitivo diferente en el cuerpo con una modalidad sensitiva específica.

1.4.2. Función del tálamo en la sensibilidad somática

Cuando se destruye la corteza somatosensitiva de un ser humano, esa persona pierde las sensibilidades táctiles más críticas, pero recupera un ligero grado de sensibilidad táctil grosera. Debe suponerse que el tálamo (lo mismo que otros centros inferiores) posee una pequeña capacidad de distinguir las sensaciones táctiles, aun cuando normalmente se dedica sobre todo a transmitir este tipo de información hacia la corteza.

Sin embargo, la desaparición de la corteza somatosensitiva ejerce un efecto escaso sobre la percepción individual de las sensaciones dolorosas y solo un efecto moderado sobre la percepción de la temperatura. Hay razones para pensar que la parte baja del tronco del encéfalo, el tálamo y otras regiones basales del encéfalo emparentadas con ellas representan un papel dominante en el discernimiento de estas sensibilidades.

1.4.3. Funciones motoras de la médula espinal

La información sensitiva se integra a todos los niveles del sistema nervioso y genera las respuestas motoras adecuadas, que comienzan en la médula espinal con los reflejos musculares relativamente sencillos, se extienden hacia el tronco del encéfalo con unas actividades más complicadas y finalmente alcanzan el cerebro, donde están controladas las tareas musculares más complejas.

Sin los circuitos neuronales especiales de la médula, hasta los sistemas de regulación motora más complejos del cerebro serían incapaces de causar cualquier movimiento voluntario. Los circuitos encargados de los movimientos, como el vaivén de las piernas para caminar, están en la médula, pero precisan que el cerebro envíe señales que hacen llegar órdenes a la médula espinal para poner en acción el proceso de la marcha.

El cerebro envía instrucciones para controlar las actividades medulares secuenciales: facilitar los movimientos de giro cuando sean necesarios, inclinar el cuerpo hacia adelante durante la aceleración, pasar de los movimientos de la marcha a los del salto según sea preciso, y controlar y vigilar contantemente el equilibrio. Todo esto se lleva a cabo mediante las señales analíticas y las órdenes generadas en el cerebro. Pero también requiere de los numerosos circuitos neuronales de la médula espinal que son objeto de estos mandatos. Tales circuitos apenas aportan nada más que una pequeña fracción del control directo sobre los músculos.

1.5. Organización de la médula espinal para las funciones motoras

La sustancia gris medular es la zona de integración para los reflejos medulares. Las señales sensitivas penetran en ella casi exclusivamente por las raíces sensitivas (posteriores). Después de entrar, cada una viaja hacia dos destinos diferentes:

- ✔ Una rama del nervio sensitivo termina casi de inmediato en la sustancia gris de la médula y suscita reflejos medulares segmentarios de ámbito local y otros efectos a este nivel.
- ✔ La otra rama transmite sus impulsos hacia niveles más altos del sistema nervioso: las zonas superiores de la propia médula, el tronco del encéfalo o incluso la corteza cerebral.

1.6. Control de la función motora por la corteza y el tronco del encéfalo

La mayoría de los movimientos voluntarios puestos en marcha por la corteza cerebral se realizan cuando esta estructura activa patrones de funcionamiento almacenados en las regiones inferiores del encéfalo: la médula, el tronco del encéfalo, los ganglios basales y el cerebelo. Estos centros inferiores, a su vez, mandan señales de control específicas hacia los músculos.

Para unos cuantos tipos de movimientos la corteza prácticamente posee una vía directa hacia las motoneuronas anteriores de la médula, que sortea varios centros motores en su camino. Esto es lo que sucede especialmente en el control de los movimientos finos y diestros de los dedos y de las manos.

1.6.1. Corteza motora y fascículo corticoespinal

Ocupando el tercio posterior de los lóbulos frontales está la corteza motora por delante del surco cortical central; por detrás queda la corteza somatosensitiva, que le suministra gran parte de las señales empleadas para iniciar las actividades motoras.

La corteza motora se divide en tres subáreas, cada una de las cuales posee su propia representación topográfica para los grupos musculares y las funciones motoras específicas:

- ✔ Corteza motora primaria.
- ✔ Área premotora.
- ✔ Área motora suplementaria.

1.6.1.1. Corteza motora primaria

La corteza motora primaria ocupa la primera circunvolución de los lóbulos frontales por delante del surco central o cisura de Rolando. Comienza desde su zona más lateral, situada en el surco lateral o cisura de Silvio, se extiende hacia arriba hasta la porción más superior del cerebro y a continuación desciende por la profundidad de la cisura longitudinal.

La representación topográfica de las zonas musculares del cuerpo en la corteza motora primaria comienzan con la región de la cara y la boca cerca del surco lateral, la del brazo y la mano en la porción intermedia de la corteza motora primaria, el tronco cerca del vértice del cerebro y las áreas de las piernas y los pies en la parte de la corteza motora primaria que se introduce en la cisura longitudinal. Más de la mitad de toda la corteza motora primaria se encarga de controlar los músculos de las manos y del habla. La estimulación puntual de estas áreas motoras para las manos y el habla pocas veces provoca la contracción de un solo músculo, lo normal es que esta maniobra actúe sobre un grupo de músculos. La excitación de una neurona aislada en la corteza motora suele activar un movimiento específico en vez de un músculo específico. Para hacerlo, excita un patrón de músculos independientes, cada uno de los cuales aporta su propia dirección y fuerza de movimiento muscular.

1.6.1.2. Área premotora

El área premotora queda por delante de la corteza motora primaria y se extiende hacia abajo en dirección al surco lateral y hacia arriba en dirección a la cisura longitudinal, donde limita con el área motora suplementaria, que cumple unas funciones análogas a las del área premotora. La organización topográfica de la corteza premotora es, a grandes rasgos, la misma que la de la corteza motora primaria, con las zonas para la boca y la cara en una situación más lateral; a medida que asciende aparecen las áreas de las manos, los brazos, el tronco y las piernas.

Las señales nerviosas generadas en el área premotora dan lugar a patrones de movimientos mucho más complejos que los patrones puntuales originados en la corteza motora primaria. Para ejecutar una acción, la parte más anterior del área premotora crea antes una imagen motora del movimiento muscular total que vaya a efectuarse. A continuación, en la corteza premotora posterior la imagen va a excitar cada patrón sucesivo de actividad muscular necesario para su realización. Esta porción posterior de la corteza premotora envía sus impulsos directamente a la corteza motora primaria para activar músculos específicos a través de los ganglios basales y el tálamo hasta regresar a la corteza motora primaria. La corteza premotora, los ganglios basales, el tálamo y la corteza primaria constituyen un sistema general intrincado que se encarga de controlar los patrones complejos de la actividad muscular coordinada.

1.6.1.3. Área motora suplementaria

El área motora suplementaria posee otra organización topográfica para controlar la función motora. Sobre todo ocupa la cisura longitudinal, pero se extiende unos pocos centímetros por la corteza frontal superior. Las contracciones suscitadas al estimular esta zona suelen ser bilaterales en vez de unilaterales. Esta área funciona en consonancia con el área premotora para aportar los movimientos postulares de todo el cuerpo, los movimientos de fijación de los diversos segmentos corporales, los movimientos posturales de la cabeza y de los ojos, y como base para el control motor más fino de los brazos y de las manos a cargo del área premotora y de la corteza motora primaria.

1.6.2. Transmisión de señales desde la corteza motora a los músculos

Las señales motoras se transmiten directamente desde la corteza hasta la médula espinal a través del fascículo corticoespinal, e indirectamente por múltiples vías accesorias en las que intervienen los ganglios basales, el cerebelo y diversos núcleos del tronco del encéfalo. Las vías directas están más dedicadas a los movimientos detallados y bien diferenciados, especialmente en los segmentos distales de las extremidades, sobre todo en las manos y los dedos.

1.6.2.1. Fascículo corticoespinal (vía piramidal)

La vía de salida más importante de la corteza motora es el fascículo corticoespinal, llamado vía piramidal. El 30 % más o menos de este fascículo nace en la corteza motora primaria, otro 30 % lo hace en las áreas motoras premotora y motora suplementaria, y el 40 % en las áreas somatosensitivas por detrás del surco central.

Tras salir de la corteza, atraviesa el brazo posterior de la cápsula interna y después desciende por el tronco del encéfalo para formar las pirámides del bulbo raquídeo. La mayoría de las fibras piramidales cruzan a continuación hacia el lado opuesto en la parte inferior del bulbo y descienden por los fascículos corticoespinales laterales de la médula, para finalizar sobre todo en las interneuronas de las regiones intermedias de la sustancia gris medular; unas cuantas fibras terminan en neuronas sensitivas de relevo situadas en el asta posterior y muy pocas lo hacen directamente en las motoneuronas anteriores que dan origen a la contracción muscular.

Algunas fibras no cruzan hacia el lado opuesto en el bulbo raquídeo, sino que descienden por el mismo lado de la médula constituyendo los fascículos corticoespinales ventrales. Muchas de estas fibras acaban cruzando al lado contrario de la médula a la altura del cuello o de la región torácica superior. Estas fibras pueden estar dedicadas al control de los movimientos posturales bilaterales por parte de la corteza motora suplementaria.

1.6.2.2. Vías nerviosas recibidas por la corteza motora

El funcionamiento de la corteza motora está controlado sobre todo por las señales nerviosas procedentes del sistema somatosensitivo y en cierta medida de otros sistemas de la sensibilidad como la audición y la visión. Una vez que se recibe la información sensitiva, la corteza motora opera en consonancia con los ganglios basales y el cerebelo para excitar un curso de acción motora adecuado. Las vías nerviosas más importantes que llegan a la corteza motora son las siguientes:

- Fibras subcorticales procedentes de las regiones vecinas de la corteza cerebral, sobre todo de:
  - Las áreas somatosensitivas de la corteza parietal.
  - Las áreas adyacentes de la corteza frontal por delante de la corteza motora.
  - Las cortezas visual y auditiva.

Fibras subcorticales que llegan a través del cuerpo calloso desde el hemisferio cerebral opuesto. Estas fibras conectan las áreas correspondientes de las cortezas de ambos lados del encéfalo.

Fibras somatosensitivas que acceden directamente desde el complejo ventrobasal del tálamo. Transportan sobre todo señales táctiles cutáneas y señales articulares y musculares desde la periferia del cuerpo.

Fascículos surgidos en los núcleos ventrolateral y ventroanterior del tálamo, que a su vez reciben señales desde el cerebelo y los ganglios basales. Estas vías suministran unos impulsos necesarios para la coordinación entre las funciones de control del movimiento a cargo de la corteza motora, los ganglios basales y el cerebelo.

Fibras originadas en los núcleos intralaminares del tálamo. Estas fibras controlan el nivel general de excitabilidad de la corteza motora, del mismo modo que actúan sobre esta variable en la mayoría de las demás regiones de la corteza cerebral.

1.7. Función del tronco del encéfalo en el control de la función motora

El tronco del encéfalo consta del bulbo raquídeo, la protuberancia y el mesencéfalo. Constituye una prolongación de la médula espinal que asciende hacia la cavidad craneal, porque contiene núcleos sensitivos y motores capaces de cumplir funciones de este tipo para las regiones de la cara y la cabeza, del mismo modo que la médula espinal desempeña estas funciones desde el cuello hacia abajo.

El tronco del encéfalo es dueño de sí mismo y se encarga de muchas funciones de control especiales como las siguientes:

Control de la respiración.
Control del aparato cardiovascular.
Control parcial del funcionamiento digestivo.
Control de muchos movimientos estereotipados del cuerpo.
Control del equilibrio.
Control de los movimientos oculares.

El tronco del encéfalo sirve como estación de relevo para las señales de mando procedentes de los centros nerviosos superiores. Esta estructura es importante para el control del equilibrio y el movimiento del cuerpo en su conjunto. Tienen relevancia especial los núcleos reticulares y los núcleos vestibulares del tronco del encéfalo.

1.8. Función de los núcleos reticulares y vestibulares

1.8.1. Antagonismo excitador-inhibidor entre los núcleos reticulares pontinos y bulbares

Los núcleos reticulares se dividen en dos grupos principales:

Núcleos reticulares pontinos, con una situación un poco posterior y lateral en la protuberancia y que se extiende hacia el mesencéfalo.

Núcleos reticulares bulbares, que ocupan toda la longitud del bulbo en una posición ventral y medial cerca de la línea media.

Estos dos conjuntos de núcleos tienen un funcionamiento básicamente antagonista entre sí: los pontinos excitan los músculos antigravitatorios y los bulbares los relajan.

1.8.2. Función de los núcleos vestibulares para excitar la musculatura antigravitatoria

La misión específica de los núcleos vestibulares consiste en controlar selectivamente los impulsos excitadores enviados a los diversos músculos antigravitatorios para mantener el equilibrio como respuesta a las señales procedentes del aparato vestibular.

1.9. El cerebelo y sus funciones motoras

El cerebelo representa un papel fundamental en la coordinación temporal de las actividades motoras y en el paso suave y rápido desde un movimiento muscular al siguiente. Sirve para regular la intensidad de la contracción muscular cuando varía la carga a la que se encuentra sometida, lo mismo que para controlar las interacciones instantáneas que son necesarias entre los grupos musculares agonistas y antagonistas.

El cerebelo sirve para ordenar las actividades motoras y también verifica y efectúa ajustes de corrección en las actividades motoras del cuerpo durante su ejecución para que sigan las señales motoras dirigidas por la corteza cerebral motora y otras partes del encéfalo.

El cerebelo recibe constantemente información actualizada acerca de la secuencia deseada de contracciones musculares desde las áreas encefálicas de control motor. También le llega información sensitiva continua desde las porciones periféricas del organismo, que comunica las variaciones sucesivas en el estado de cada una de ellas. A continuación, el cerebelo contrasta los movimientos reales descritos por la información sensitiva periférica de retroalimentación con los movimientos pretendidos por el sistema motor. Si la comparación entre ambos no resulta satisfactoria, entonces devuelve unas señales subconscientes instantáneas de corrección hacia el sistema motor para aumentar o disminuir los niveles de activación de cada músculo específico.

El cerebelo colabora con la corteza cerebral en la planificación por anticipado del siguiente movimiento secuencial una fracción de segundo antes, mientras se está ejecutando el movimiento actual, lo que ayuda a la persona a pasar con suavidad de un movimiento al siguiente. A la vez aprende de sus errores: si un movimiento no sucede exactamente tal como se pretende, el circuito cerebeloso aprende a realizar otro más potente o más débil la próxima vez. Para ello se producen cambios en la excitabilidad de las neuronas cerebelosas oportunas, para que las contracciones musculares posteriores tengan una correspondencia mejor con los movimientos pretendidos.

El sistema nervioso recurre al cerebelo para coordinar las funciones de control motor en las siguientes tres zonas:

Vestibulocerebelo. Consta de los pequeños lóbulos cerebelosos floculonodulares y las porciones adyacentes del vermis. Aporta los circuitos nerviosos para la mayoría de los movimientos relacionados con el equilibrio corporal.

✔ **Espinocerebelo.** Está constituido por la mayor parte del vermis del cerebelo posterior y anterior, además de las zonas intermedias adyacentes a sus dos lados. Proporciona el circuito encargado de coordinar los movimientos de las porciones distales de las extremidades, en especial los de las manos y los dedos.

✔ **Cerebrocerebelo.** Está compuesto por las grandes zonas laterales de los hemisferios cerebelosos, que quedan a los lados de las zonas intermedias. Recibe todas sus conexiones desde la corteza cerebral motora y las cortezas somatosensitiva y premotora adyacentes en el cerebro. Transmite su información de salida en un sentido ascendente de nuevo hacia el cerebro, actuando de un modo autorregulador junto al sistema sensitivomotor de la corteza cerebral para planificar los movimientos voluntarios secuenciales del tronco y las extremidades, haciéndolo con una antelación hasta de décimas de segundo con respecto al movimiento verdadero. Esto se llama «concepción de la imagen motora» de los movimientos que se van a realizar.

1.10. Los ganglios basales y su función motora

Los ganglios basales ayudan a planificar y controlar los patrones complejos de movimiento muscular, al regular las intensidades relativas de cada movimiento independiente, su dirección y la ordenación de los movimientos paralelos y sucesivos múltiples destinados a alcanzar un objetivo motor específico complicado.

Constituyen otro sistema motor auxiliar que en general no funciona por su cuenta sino íntimamente vinculado con la corteza cerebral y el sistema de control motor corticoespinal. Reciben la mayoría de sus señales aferentes desde la misma corteza cerebral y también devuelven casi todas sus señales eferentes a esta estructura.

Los ganglios basales están formados por el núcleo caudado, el putamen, el globo pálido, la sustancia negra y el núcleo subtalámico. Están situados en una posición lateral y alrededor del tálamo, ocupando una gran parte de las regiones internas de ambos hemisferios cerebrales.

Las funciones más importantes de los ganglios basales son:

✔ Ayudar a la corteza en la ejecución de patrones de movimientos subconscientes pero aprendidos.
✔ Contribuir a la planificación de numerosos patrones de movimientos paralelos y secuenciales que la mente ha de reunir para ejecutar una tarea intencionada.

1.11. La corteza cerebral

El elemento funcional de la corteza cerebral es una fina capa de neuronas que cubre la superficie de todas las circunvoluciones del cerebro.

1.11.1. Funciones que cumple cada capa de la corteza cerebral

La mayoría de las señales sensitivas específicas que llegan desde el cuerpo acaban en la capa cortical IV; en cambio, la mayor parte de las señales emitidas abandonan la corteza partiendo de unas neuronas situadas en las capas V y VI. Las fibras muy grandes dirigidas hacia el tronco del encéfalo y la médula en general nacen en la capa V, y la enorme cantidad destinada al tálamo surge de la capa VI. Las capas I, II, III cumplen la mayor parte de las funciones asociativas intracorticales, siendo especialmente elevado el número de neuronas en las capas II y III que realizan conexiones horizontales cortas con las áreas corticales adyacentes.

Todas las áreas de la corteza cerebral poseen amplias conexiones aferentes y eferentes de ida y vuelta con las estructuras más profundas del encéfalo. Es importante la relación entre la corteza cerebral y el tálamo. Cuando se lesionan ambas estructuras a la vez, el deterioro sufrido por las funciones cerebrales es mucho mayor que cuando se daña la corteza en solitario, porque la excitación talámica de esta última resulta necesaria para casi toda la actividad cortical.

1.11.2. Función interpretativa global de la parte posterior del lóbulo temporal superior: área de Wernicke

Las áreas de asociación somática, visual y auditiva se reúnen entre sí en la parte posterior del lóbulo temporal superior, donde convergen los lóbulos temporal, parietal y occipital. Esta zona está especialmente desarrollada en el lado dominante del cerebro y ocupa el lugar más importante entre todos los elementos de la corteza cerebral, con vistas a alcanzar los niveles de comprensión más altos del funcionamiento cerebral que llamamos «inteligencia».

Las funciones interpretativas generales del área de Wernicke y de la circunvolución angular, así como las funciones que cumplen las áreas del lenguaje y del control motor, suelen estar mucho más desarrolladas en un hemisferio cerebral que en el otro; este lado recibe el nombre de «hemisferio dominante».

1.11.3. Función del cuerpo calloso y la comisura anterior

Las fibras del cuerpo calloso proporcionan abundantes conexiones nerviosas en ambos sentidos que unen la mayor parte de las áreas corticales respectivas de los dos hemisferios cerebrales, excepto en el caso de las porciones anteriores de los lóbulos temporales; estas zonas, incluida la amígdala, están interconectadas por fibras que atraviesan la comisura anterior.

Una de las funciones del cuerpo calloso y la comisura anterior consiste en poner la información almacenada en la corteza de un hemisferio a disposición de las áreas corticales correspondientes del hemisferio opuesto.

1.12. Flujo sanguíneo cerebral

El flujo sanguíneo cerebral (FSC) normal por término medio a través del cerebro de una persona adulta es de 50-65 mL/min por 100 g de tejido. Para todo el encéfalo esta cantidad asciende a 750-900 mL/min o, lo que es lo mismo, el 15 % del gasto cardíaco en reposo.

El FSC está regulado por:

- ✔ La concentración de dióxido de carbono.
- ✔ La concentración de iones hidrógeno.
- ✔ La concentración de oxígeno.

1.12.1. Aumento del flujo sanguíneo cerebral como respuesta a una concentración excesiva de dióxido de carbono o de iones hidrógeno

El aumento de la concentración de dióxido de carbono en la sangre arterial que irriga el encéfalo eleva mucho el FSC. El dióxido de carbono incrementa el FSC al combinarse primero con el agua de los líquidos corporales para formar ácido carbónico, con la posterior disociación de este ácido para producir iones hidrógeno. A continuación los iones hidrógeno provocan una dilatación de los vasos cerebrales, que es casi directamente proporcional al aumento de su concentración hasta llegar a un límite del flujo sanguíneo, más o menos al doble de lo normal.

Cualquier otra sustancia que acentúe la acidez del tejido cerebral, y por tanto incremente la concentración de iones hidrógeno, elevará el FSC por el mismo procedimiento.

1.12.2. Importancia del control ejercido por el dióxido de carbono y los iones hidrógeno sobre el flujo sanguíneo cerebral

Una concentración alta de iones hidrógeno reduce mucho la actividad neuronal. Por tanto, es una suerte que su incremento también provoque un aumento del FSC, que a su vez retira del tejido cerebral iones hidrógeno, dióxido de carbono y otras sustancias formadoras de ácidos. La pérdida de dióxido de carbono elimina ácido carbónico de los tejidos; este hecho, junto a la extracción de otros ácidos, normaliza la concentración de iones hidrógeno. Dicho mecanismo sirve para mantener una concentración constante de iones hidrógeno en los líquidos cerebrales y ayuda así a conservar la actividad neuronal a un nivel normal y constante.

1.12.3. La falta de oxígeno actúa como factor regulador del flujo sanguíneo cerebral

Excepto en los períodos de intensa actividad cerebral, la tasa de utilización de oxígeno por parte del tejido cerebral permanece dentro de unos límites estrechos: es casi exactamente de 3,5 (± 0,2) mL de oxígeno cada 100 g de tejido cerebral por minuto. Si el flujo sanguíneo que llega al encéfalo pasa a ser insuficiente como para suministrar la cantidad necesaria mencionada, el mecanismo encargado de provocar una vasodilatación en circunstancias de falta de oxígeno se pone inmediatamente en marcha, con lo que devuelve el FSC y el transporte de oxígeno hasta los tejidos del cerebro prácticamente a sus condiciones normales. El valor normal de la presión de oxígeno del tejido cerebral es de 35 a 40 mm Hg. Cuando desciende por debajo de 30 mm Hg, se ponen en marcha los mecanismos de regulación para incrementar el flujo sanguíneo que recibe. El mecanismo de regulación local sobre el FSC por parte del oxígeno constituye una respuesta protectora muy importante contra el descenso de la actividad neuronal cerebral y contra cualquier trastorno en la capacidad mental.

El flujo sanguíneo del encéfalo varía en cada segmento individual hasta un 100-150 % en cuestión de segundos como respuesta a los cambios ocurridos en la actividad neuronal local.

1.12.4. Autorregulación del flujo sanguíneo cerebral cuando varía la presión arterial

El FSC está autorregulado con suma precisión dentro del intervalo de presión arterial que va desde 60 hasta 140 mm Hg. La presión arterial media (PAM) puede bajar bruscamente hasta 60 mm Hg o subir hasta 140 mm Hg sin que se produzca ningún cambio apreciable en el flujo que llega. En las personas hipertensas, la autorregulación del FSC actúa incluso cuando la PAM sube hasta 160-180 mm Hg.

1.12.5. Función del sistema nervioso simpático en el control del flujo sanguíneo cerebral

El sistema circulatorio cerebral posee una potente inervación simpática que asciende desde los ganglios simpáticos cervicales superiores en el cuello y llega al encéfalo acompañando a las arterias cerebrales. Esta inervación se encarga de las grandes arterias y también de las que penetran en el parénquima encefálico. El corte de los nervios simpáticos o su estimulación leve o moderada suelen provocar muy pocos cambios en el FSC debido a que el mecanismo de autorregulación que rige esta variable puede anular los efectos nerviosos.

Cuando la presión media sube bruscamente hasta un nivel excepcionalmente alto, tal como sucede al realizar un ejercicio extenuante o en otras circunstancias de actividad circulatoria excesiva, el sistema nervioso simpático normalmente contrae lo suficiente las arterias cerebrales de mayor tamaño grande e intermedio para impedir que la presión elevada llegue hasta los vasos sanguíneos cerebrales más pequeños. Esto es importante para prevenir las hemorragias vasculares en el encéfalo.

1.13. Líquido cefalorraquídeo

Toda la cavidad que encierra el encéfalo y la médula espinal tiene una capacidad de unos 1.600 a 1.700 mL, de los que unos 150 mL están ocupados por el líquido cefalorraquídeo (LCR) y el resto por el encéfalo y la médula. El LCR está presente en los ventrículos cerebrales, en las cisternas que rodean por fuera al encéfalo y en el espacio subaracnoideo alrededor del encéfalo y de la médula espinal. Todas estas cavidades se encuentran conectadas entre sí y la presión del LCR se mantiene a un nivel sorprendentemente constante.

Una función fundamental del LCR consiste en amortiguar el encéfalo dentro de su bóveda sólida. Ambos poseen la misma densidad, por lo que el encéfalo se limita a flotar en el seno del LCR.

La presión normal del LCR en una persona tumbada en posición horizontal es de 10 mm Hg.

La velocidad normal de formación del LCR es muy constante, por lo que sus cambios rara vez constituyen un factor que influya en el control de la presión. Las vellosidades aracnoideas funcionan como válvulas que permiten la salida del LCR y de su contenido hacia la sangre de los senos venosos mientras que impiden el retroceso de la sangre en un sentido opuesto. Esta acción valvular de las vellosidades deja que el LCR comience a fluir hacia la sangre cuando su presión supera en 1,5 mm Hg a la de la sangre de los senos venosos. Si la presión aumenta más, las válvulas se abren con mayor amplitud, por lo que en condiciones normales esta variable casi nunca asciende más que unos pocos milímetros de mercurio por encima de la presión en el interior de los senos venosos cerebrales.

En los estados patológicos a veces las vellosidades quedan bloqueadas por grandes partículas sólidas, por una fibrosis o por un exceso de células sanguíneas que se hayan filtrado hacia el LCR en los casos de una enfermedad cerebral. Tal bloqueo puede elevar la presión del LCR.

1.14. Metabolismo cerebral

El encéfalo requiere oxígeno y nutrientes para satisfacer sus necesidades metabólicas.

1.14.1. Índice metabólico cerebral total e índice metabólico de las neuronas

En condiciones de vigilia en reposo, al metabolismo cerebral le corresponde aproximadamente el 15 % del metabolismo total del organismo, aunque su masa no supone más que el 2 % de la masa corporal íntegra. Por tanto, en reposo el metabolismo cerebral por unidad de masa tisular es unas 7,5 veces el metabolismo medio que existe fuera de los tejidos del sistema nervioso.

La mayor parte de este exceso sucede en las neuronas, no en los tejidos gliales de soporte. La principal necesidad metabólica neuronal consiste en bombear iones a través de sus membranas, sobre todo para transportar sodio y calcio al exterior de la membrana neuronal y potasio a su interior. Cada vez que una neurona conduce un potencial de acción, estos iones atraviesan las membranas, lo que acentúa la necesidad de transportarlos de nuevo para restablecer las diferencias de concentración iónicas adecuadas a través de las membranas neuronales. En el curso de las actividades cerebrales excesivas el metabolismo neuronal puede subir de un 100 % hasta un 150 %.

1.14.2. Demandas especiales de oxígeno por parte del cerebro: ausencia de un metabolismo anaerobio apreciable

La mayoría de los tejidos del organismo pueden vivir sin oxígeno durante varios minutos, y algunos hasta 30 minutos. Durante este tiempo las células tisulares obtienen su energía a través de procesos de metabolismo anaerobio, lo que significa su liberación mediante la degradación parcial de la glucosa y el glucógeno, pero sin combinarse con oxígeno; esto solo aporta energía a expensas de consumir una tremenda cantidad de glucosa y glucógeno, pero mantiene vivos a los tejidos.

El encéfalo no es capaz de efectuar un gran metabolismo anaerobio. Una de las razones para ello estriba en el elevado índice metabólico de las neuronas, por lo que la mayor parte de la actividad neuronal depende de la liberación de oxígeno cada segundo desde la sangre.

En condiciones normales casi toda la energía utilizada por las células del encéfalo llega por la glucosa extraída de la sangre.

2. Fisiopatología del sistema nervioso central

A continuación se presenta una revisión de los principales mecanismos fisiopatológicos que se desencadenan en el sistema nervioso cuando aparece una noxa que altera su normal funcionamiento.

2.1. Hipertensión intracraneal

El espacio intracraneal está compuesto por el encéfalo, envuelto por las leptomeninges (piamadre y aracnoides), la duramadre, una red arteriovenosa que lo nutre y el LCR, todo ello dentro de la calota craneal, estructura no deformable ni expansible, en la que se mantiene de forma fisiológica una presión intracraneal (PIC) normal, en adultos y en supino, entre 7 mm Hg y 15 mm Hg.

La dinámica de la PIC se rige por la teoría de Monro-Kellie, en la que se postula que la suma de los volúmenes intracraneales (encéfalo 83 %, LCR 11% y sangre 6 %) es constante, y que para mantener la PIC en un rango de normalidad el aumento de uno de los volúmenes implicará necesariamente la disminución de uno de los demás. De forma fisiológica existen mecanismos de autorregulación que buscan mantener la PIC en valores de normalidad:

- ✔ Desplazamiento de LCR al espacio subaracnoideo espinal, región de mayor complianza.
- ✔ Vasoconstricción de los vasos de capacitancia cerebrales (sinusoides venosos y venas piales).
- ✔ Desplazamiento discreto de los huesos craneales sobre sus suturas (en los niños).

Los aumentos de la PIC que sobrepasen estos mecanismos compensadores pueden comprometer la presión de perfusión cerebral (PPC) y el FSC.

La PPC hace referencia al gradiente de presión entre la llegada de sangre al encéfalo y su salida. La PAM es la presión de llegada al encéfalo, que se calibra a nivel de la aurícula derecha. En condiciones fisiológicas la presión venosa yugular (PVY) es la presión de salida del encéfalo, y se calibra también a nivel de la aurícula derecha. Pero en condiciones patológicas la presión que rodea los vasos intracraneales (PIC) aumenta y es mayor a la

PVY, tomándose la PIC como presión de salida para el cálculo de la PPC. Así, en la práctica clínica diaria la PPC se define con la siguiente fórmula:

$$PPC = PAM - PIC$$

Sus valores de normalidad son entre 60 mm Hg y 70 mm Hg.

2.2. Flujo sanguíneo cerebral

El FSC es la cantidad de sangre que circula por el territorio vascular cerebral por unidad de tiempo. La tasa de flujo laminar que circula por un vaso se rige por la ley de Hagen-Poiseuille, siendo directamente proporcional a la diferencia de presión que se establece entre la entrada y la salida del vaso y al diámetro del mismo, e inversamente proporcional a la viscosidad del líquido, que depende de factores como la hemoglobina, la agregabilidad plaquetaria y la presencia de proteínas plasmáticas, entre otros.

En condiciones fisiológicas los principales determinantes del FSC son la PPC y la resistencia vascular cerebral (RVC), determinada por el diámetro de los vasos sanguíneos cerebrales:

$$FSC = PPC / RVC$$

Su valor de normalidad es de 50 mL/100 g/min, lo que supondría unos 800 mL/min (un 15 % del gasto cardíaco total).

En el adulto sano existen vías de control que regulan de forma estricta el FSC mediante fenómenos de vasoconstricción o vasodilatación de la vasculatura cerebral, con el objetivo de mantener un suministro cerebral de oxígeno (CDO_2) ajustado a los requerimientos metabólicos del cerebro. Estos mecanismos de control son: la tasa metabólica cerebral de oxígeno ($CMRO_2$), la temperatura, la autorregulación cerebral y el contenido arterial de dióxido de carbono ($PaCO_2$) y de oxígeno (PaO_2).

La tasa metabólica cerebral de oxígeno y la temperatura presentan una relación lineal ascendente con el FSC, de manera que a mayor tasa metabólica o mayor temperatura, mayor será el FSC. La autorregulación cerebral hace referencia a la capacidad de la vasculatura cerebral de responder a los cambios en la PPC. Cuando este mecanismo está intacto, los cambios en la PPC no alterarán el FSC en un amplio rango de presiones (entre 60 a 150 mm Hg). Pero tras la lesión cerebral, la autorregulación puede verse afectada de manera que el FSC no aumente en respuesta a la caída de la PPC. Esta incapacidad para mantener un suministro cerebral de oxígeno adecuado puede conducir a isquemia y podrá aumen-tar la lesión cerebral preexistente (lesión secundaria). En relación con la $PaCO_2$, por cada milímetro de mercurio que esta aumenta, el FSC aumenta un 2-6 %, e inversamente con el descenso de PaO_2, aumentando especialmente cuando la PaO_2 decae por debajo de 50 mm Hg. Este mecanismo metabólico de autorregulación cerebral permite mantener un FSC lo más constante posible cuando la PAM se mantiene entre 60 mm Hg y 150 mm Hg, pero fuera de estos límites o tras una lesión cerebral se pierde la capacidad de autorregulación y el FSC se hace dependiente de la PAM (Fig. 27-1).

Además de lo previo, en pacientes críticos en los que se hayan implantado métodos de neuromonitorización cerebral, el análisis de la onda de la PIC, en el monitor y a pie de cama del enfermo, puede ofrecer información sobre la relación entre la PIC y el volumen intracraneal. La onda de presión generada desde el corazón modifica la morfología de la curva de PIC en cada ciclo cardíaco. En ella podemos identificar tres componentes o picos:

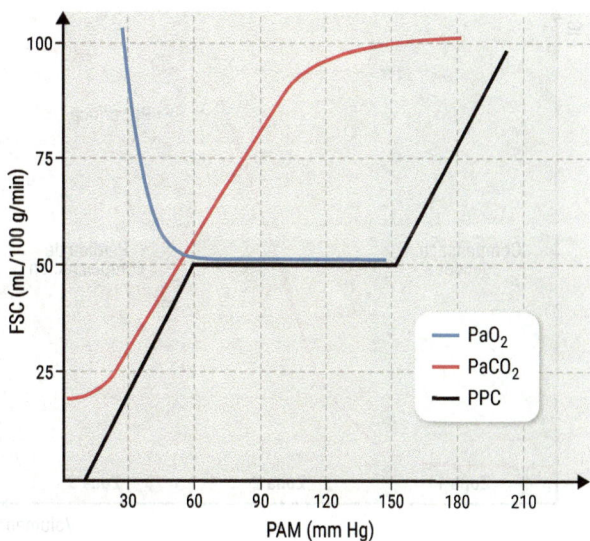

Fig. 27-1 | Autorregulación cerebral. FSC: flujo sanguíneo cerebral; PAM: presión arterial media; $PaCO_2$: presión arterial de dióxido de carbono; PaO_2: presión arterial de oxígeno; PPC: presión de perfusión cerebral.

✔ **P1, onda de percusión:** refleja la presión arterial transmitida desde el plexo coroideo al ventrículo cerebral y de este al parénquima cerebral.
✔ **P2, onda *tidal* de rebote craneal:** refleja la distensibilidad.
✔ **P3, onda dícrota:** corresponde al cierre de la válvula aórtica.

Cuando los mecanismos compensatorios están preservados, P1 será mayor que P2 y P3. Pero cuando aumente la PIC o disminuya la distensibilidad intracraneal, la onda P2 aumentará de tamaño y P1 se afilará, pudiéndose llegar a fusionar ambas, lo que indica una relación de baja distensibilidad (Fig. 27-2).

De forma gráfica, la PIC y el volumen intracraneal se relacionan siguiendo un patrón sigmoide, en el que se pueden definir tres segmentos. En el primero de ellos la curva es plana, las reservas compensatorias son adecuadas y a pesar del aumento del volumen intracraneal la PIC se mantiene en valores de normalidad. Si el volumen sigue aumentando, los mecanismos compensatorios se agotan y rápidamente la curva se eleva, donde pequeños cambios de volumen intracraneal producen grandes cambios de PIC. Finalmente, si el volumen sigue aumentando, se llega al punto crítico, donde el aumento de la PIC comprometerá el flujo sanguíneo que llega al cerebro (Fig. 27-3).

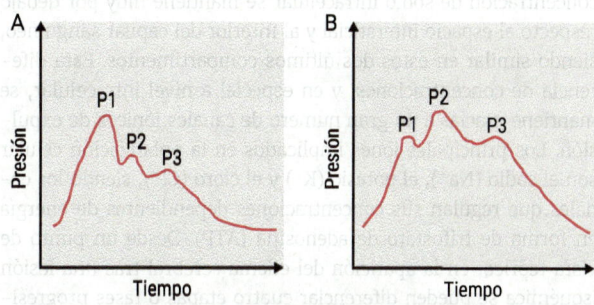

Fig. 27-2 | Morfología de la curva de presión intracraneal. A. Morfología normal, donde se observa que P1 > P2. B. Morfología de distensibilidad cerebral reducida, donde se observa que P2 > P1 y ambas curvas tienden a fusionarse.

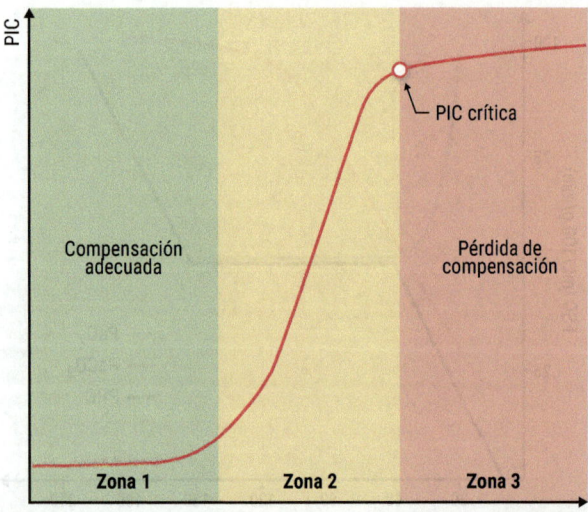

Fig. 27-3 | Relación entre presión y volumen intracraneal. En la zona de compensación adecuada (zona 1), los grandes cambios de volumen son tolerados y no provocan cambios en la presión intracraneal. A medida que el volumen sigue aumentando y las reservas se agotan (zona 2), se puede llegar al punto de presión intracraneal crítica, donde se pierde la capacidad de compensación y los aumentos de volumen pueden llegar a comprometer el flujo sanguíneo cerebral (zona 3). PIC: presión intracraneal.

2.3. Edema cerebral

El edema cerebral es una inflamación patológica del cerebro que puede desarrollarse en un patrón focal o difuso después de cualquier tipo de lesión neurológica. La descripción más simple de edema cerebral es definirlo como una acumulación excesiva de líquido en el espacio extracelular o intracelular de las células cerebrales. Descrita en 1896, la ecuación de Ernest Starling postula que la filtración (Qf) de un fluido a través de un capilar depende del equilibrio entre la diferencia de presiones hidrostáticas (P) y el gradiente oncótico (σ), establecido por la diferencia de presiones coloidales (π) entre el interior del capilar (c) y el intersticio (i), multiplicado por un coeficiente de filtración (Kf):

$$Qf = Kf \left[(Pc - Pi) - \sigma (\pi c - \pi i) \right]$$

Sin embargo, actualmente se han descrito múltiples mecanismos fisiopatológicos en el desarrollo del edema cerebral, como la disrupción de la barrera hematoencefálica, la alteración de bombas iónicas celulares, la variación de gradientes oncóticos y respuestas inflamatorias.

En condiciones fisiológicas, a nivel de los tejidos cerebrales la concentración de sodio intracelular se mantiene muy por debajo respecto al espacio intersticial y al interior del capilar sanguíneo, siendo similar en estos dos últimos compartimentos. Esta diferencia de concentraciones, y en especial a nivel intracelular, se mantiene gracias a un gran número de canales iónicos de expulsión. Los principales iones implicados en la polarización celular son el sodio (Na^+), el potasio (K^+) y el cloro (Cl^-), siendo los canales que regulan sus concentraciones dependientes de energía en forma de trifosfato de adenosina (ATP). Desde un punto de vista teórico, en la aparición del edema cerebral tras una lesión isquémica se pueden diferenciar cuatro etapas o fases progresivas, que son el edema citotóxico, el edema iónico, el edema vasogénico y finalmente la transformación hemorrágica:

- ✔ **Edema citotóxico.** Inicialmente, tras la lesión isquémica el déficit energético generado por esta dificulta el mantenimiento del gradiente iónico entre el interior celular y su entorno, produciéndose finalmente una entrada neta de Na^+ en el interior de las neuronas isquémicas. La entrada de Na^+ aumentará el gradiente oncótico arrastrando agua al interior celular.
- ✔ **Edema iónico.** Como consecuencia del edema citotóxico, en las células endoteliales se produce una sobreexpresión de canales catiónicos, tanto a nivel luminal como en el lado intersticial, que permite que moléculas de Na^+ atraviesen desde el compartimento intravascular hasta el espacio extracelular. Este movimiento iónico de nuevo arrastrará agua hacia el espacio intersticial.
- ✔ **Edema vasogénico.** Resultado de la ruptura de las uniones estrechas entre las células endoteliales, los capilares aumentan su fenestración y permiten la extravasación hacia el espacio intersticial de sustancias con elevado peso molecular, lo que favorece en este punto la aparición de fuerzas hidrostáticas que aumentarán el edema a este nivel.
- ✔ **Transformación hemorrágica.** Finalmente, la pérdida completa de la integridad del endotelio capilar conducirá a la extravasación de sangre o transformación hemorrágica.

2.4. Enfermedad cerebrovascular isquémica

La dinámica del flujo sanguíneo que circula a través de los grandes vasos intracraneales se rige por la ley de Hagen-Poiseuille, donde el flujo (Q) que circula por un cilindro depende de la diferencia o caída de presiones (ΔP) que se establece a la entrada y la salida del mismo, el radio (r) elevado a la cuarta potencia, la longitud del vaso (L) y la viscosidad de la sangre (η):

$$Q = \Delta P \pi r^4 / 8L\eta$$

De la ecuación previa se puede extraer que el factor más determinante del flujo sanguíneo es el radio del vaso sanguíneo, puesto que es elevado a la cuarta, por lo que la oclusión de un vaso intracraneal reduce de forma drástica el flujo cerebral de la región encefálica que el vaso irriga. Si el FSC disminuye por debajo de 20 mL/100 g/min, se produce isquemia cerebral sin infarto, y aparecerá el infarto si esta hipoperfusión se mantiene en el tiempo (horas) o si el flujo sigue disminuyendo por debajo de 16-18 mL/100 g/min. La ausencia completa de flujo cerebral origina la muerte del tejido encefálico en un lapso de 4 a 10 minutos.

Durante las fases iniciales de la oclusión arterial se producen diferentes mecanismos fisiopatológicos que conducen, de no ser restablecido el flujo cerebral, a la muerte neuronal:

- ✔ **Necrosis.** La falta de sustratos energéticos (glucosa) priva a la célula de la producción de ATP en las mitocondrias. Sin este, las bombas iónicas de la membrana neuronal dejan de funcionar y las neuronas se despolarizan, lo que favorece la penetración y el aumento intracelular de calcio y sodio (Ca^{2+}/Na^+), moléculas que en elevadas concentraciones en el interior de la célula inducen la activación de cascadas proteolíticas y finalmente la rotura de la membrana celular, del citoesqueleto y la muerte celular.
- ✔ **Respuesta inflamatoria.** La inflamación inducida tras la oclusión facilita la adherencia leucocitaria y la producción de ácido araquidónico, que induce la formación de radicales libres, los cuales dañan a las mitocondrias y finalmente producen la muerte celular.

✔ **Liberación de glutamato.** La despolarización inducida por los procesos previos también provoca la liberación de glutamato en las terminaciones sinápticas. El exceso de esta sustancia es neurotóxica y facilita de la penetración intracelular de calcio (Ca^{2+}).

✔ **Apoptosis.** El daño mitocondrial producido activará rutas apoptóticas intracelulares.

De especial importancia en la enfermedad cerebral isquémica es el tejido que rodea al centro del infarto. Este sufre de fenómenos de isquemia, pero su disfunción es potencialmente reversible; por tanto, el tiempo de isquemia tendrá un papel fundamental en esta capacidad de recuperación, evitando que esta región no se convierta en tejido cerebral infartado. Esta área se conoce como «región de penumbra isquémica». Podemos identificar esta zona mediante técnicas de neuroimagen avanzadas como la tomografía computarizada cerebral de perfusión o la resonancia magnética cerebral de perfusión.

De forma general, se pueden diferenciar tres mecanismos fisiopatológicos de la enfermedad cerebral isquémica: trombótico, embólico y hemodinámico (Tabla 27-1).

2.5. Hemorragia intracraneal

2.5.1. Hemorragia intraparenquimatosa

Entre las causas más frecuentes de hemorragia intraparenquimatosa, la hipertensión arterial es la más frecuente pero la angiopatía por amiloide cerebral, la presencia de malformaciones arteriovenosas o los traumatismos craneoencefálicos son otras causas bien conocidas de hemorragia intraparenquimatosa.

La hemorragia intraparenquimatosa hipertensiva suele ser consecuencia de la rotura espontánea de una pequeña arteria penetrante en la profundidad del cerebro. Las ubicaciones más frecuentes son los ganglios basales (putamen, tálamo) y la protuberancia. La hipertensión prolongada conduce a la presencia de lipohialinosis, cambios microscópicos degenerativos a nivel de las paredes de los vasos penetrantes de pequeño y mediano tamaño, la pérdida de la lámina íntima y media, y finalmente conduce a la formación de microaneurismas responsables en última instancia de la hemorragia.

En la angiopatía por amiloide cerebral el depósito de péptido β-amiloide (Aβ) en las paredes de los pequeños vasos leptomeníngeos y corticales es el responsable de los cambios degenerati-

vos, caracterizados por pérdida de células musculares lisas, engrosamiento de la pared, disminución del diámetro luminal y finalmente formación de microaneurismas y microhemorragias.

Los traumatismos craneales con frecuencia son causa de hemorragia intracraneal, siendo las localizaciones más frecuentes los lóbulos frontales y temporales y los espacios subaracnoideo (por debajo de la aracnoides), subdural (entre la duramadre y la aracnoides) y epidural (entre la duramadre y el cráneo).

Sea cual sea la causa de la ruptura inicial del vaso, la hemorragia puede ser escasa o formar un gran coágulo (hematoma) que comprima el tejido adyacente, lo que aumentará drásticamente y en poco tiempo la PIC y provocará una herniación cerebral y, de no ser corregido a tiempo, la muerte. En otras ocasiones la sangre penetra en el sistema ventricular y causa hidrocefalia, aumentando considerablemente la morbilidad. Además, en el tejido circundante al hematoma se produce edema cerebral (incluso desde las primeras 3 horas), que posteriormente, y hasta los 10-20 días, puede aumentar y comprometer de nuevo la PIC.

Debido a los productos sanguíneos liberados y al plasma, se mediará la activación de respuestas inflamatorias, la activación de la cascada de la coagulación y la formación de depósitos de hierro responsables en parte de la lesión cerebral secundaria tras la hemorragia intracraneal. Como mecanismo reparador, a partir de las 48 horas de la hemorragia, los macrófagos y las células gliales serán los responsables de fagocitar el coágulo, que en el plazo de unos 6 meses será sustituido por una cavidad revestida por tejido cicatricial glial y macrófagos cargados de hemosiderina.

2.5.2. Hemorragia subaracnoidea

La hemorragia subaracnoidea se caracteriza por la extravasación de sangre en el espacio subaracnoideo o leptomeníngeo, habitualmente por la rotura de un aneurisma cerebral (80-85 %), lo que se conoce como hemorragia subaracnoidea aneurismática, pero también puede deberse a malformaciones vasculares, tumores cerebrales, traumatismo cerebral o, de forma excepcional, alteraciones de la pared de los vasos sanguíneos o trastornos de la coagulación.

Centrándonos en la etiología más frecuente, los aneurismas cerebrales se desarrollan en el curso de la vida, con una prevalencia estimada alrededor del 2 %. Se cree que algún factor de crecimiento angiogénico (como la endoglina) y el estrés hemodinámico en las bifurcaciones arteriales estarían implicados en el desarrollo y rotura de los aneurismas intracerebrales. Desde un punto de vista histológico, la pared del aneurisma se compone de

Tabla 27-1. Mecanismos fisiopatológicos de la enfermedad cerebral isquémica

Trombótico	Secundario a la estenosis u oclusión de una arteria intracraneal o extracraneal de los troncos supraaórticos, producido por la alteración aterosclerótica de la pared arterial En el caso de la circulación venosa, la trombosis, especialmente si involucra a un seno (sagital, recto o transverso), producirá la obstrucción del drenaje venoso del encéfalo y conducirá a la tumefacción cerebral por edema
Embólico	La oclusión arterial está producida por un émbolo originado en otro punto del sistema vascular. Puede ser arterial (embolia arteria-arteria), de una arteria intracraneal, de un tronco arterial supraaórtico o del cayado aórtico, cardíaco (embolia corazón-arteria), pulmonar o de la circulación sistémica (embolia paradójica) por defectos del tabique interauricular
Hemodinámico	Ocasionado por un bajo gasto cardíaco o por hipotensión arterial, también puede producirse por inversión de la dirección del flujo sanguíneo por fenómenos de robo en contexto de malformaciones arteriovenosas

la capa íntima y la adventicia sin la capa muscular, sustituida por una capa de fibras elásticas disgregadas y rotas.

Cuando se produce la ruptura del saco aneurismático, la sangre invade el espacio subaracnoideo de forma brusca, lo que provoca un aumento de la PIC que, de seguir aumentando, podría llegar a igualarse con la PAM y comprometer el FSC. La caída del FSC que se produce en este punto genera una respuesta defensiva de tipo Cushing, con una liberación catecolaminérgica en el torrente sanguíneo que induce a la hipertensión arterial e intenta restablecer el FSC.

Incluso en los pacientes que sobreviven al evento inicial pueden acontecer complicaciones, como el resangrado y la hidrocefalia aguda, que pueden generar hipertensión intracraneal y, en casos graves, comprometer la vida del enfermo. La otra complicación conocida en el contexto de la hemorragia subaracnoidea aneurismática es el vasoespasmo cerebral y el desarrollo secundario de isquemia cerebral tardía. Tradicionalmente, el desarrollo de isquemia cerebral tardía se limitaba al concepto fisiopatológico de vasoespasmo cerebral y a la disminución secundaria del FSC. Sin embargo, existe actualmente una visión más global de la enfermedad que postula que la isquemia cerebral tardía se inicia en fases muy iniciales tras la hemorragia subaracnoidea aneurismática y engloba dos mecanismos principales: el primero se inicia dentro de las primeras 72 horas tras la hemorragia, por aumento de la PIC inducida por la hemorragia y condiciona isquemia cerebral global y/o a la presencia de lesiones mecánicas debidas a la hidrocefalia aguda, mecanismo que se conoce como lesión cerebral temprana; y otro secundario a los componentes sanguíneos extravasados minutos después de la hemorragia subaracnoidea aneurismática. Estos componentes extravasados (fibrinógeno y fibrina) son liberados al espacio subaracnoideo o al LCR y actúan como patrones moleculares asociados a lesión, los cuales son reconocidos por los receptores celulares y, en consecuencia, se activan diferentes cascadas proinflamatorias que liberan citocinas, sustancias vasoactivas y especies reactivas de oxígeno que actuarán como mediadores entre la lesión cerebral temprana y la aparición de vasoespasmo cerebral, favoreciendo todas ellas la apoptosis de las células endoteliales y perpetuando la lesión endotelial. Por otro lado, la lesión directa a nivel de las células endoteliales, debida a hipoxia e isquemia cerebral, induce el descenso de la producción de moléculas contrarreguladoras como, por ejemplo, el óxido nítrico, lo que condiciona un descenso de la vasodilatación dependiente del endotelio.

2.6. Traumatismo craneoencefálico

Clásicamente se han diferenciado dos fases evolutivas que acontecen tras un traumatismo craneoencefálico: el daño primario y el daño secundario. Sin embargo, actualmente se considera el daño cerebral como un continuo, aunque con fines académicos seguimos definiéndolos por separado.

2.6.1. Daño cerebral primario

El daño cerebral primario hace referencia a las lesiones que acontecen en el momento inmediato tras la actuación del mecanismo lesional. Estos mecanismos pueden ser: de impacto directo en el cráneo, por lesión penetrante, fenómenos de aceleración o desaceleración rápida, con la posibilidad de generar lesiones por contragolpe (contralaterales al lugar del impacto), o por la exposición a la onda expansiva tras una explosión. Estas fuerzas cinéticas pueden provocar movimientos bruscos del tejido encefálico, que al golpear contra la calota craneal producirán el daño cerebral. Además, tras el impacto se generan fuerzas de rotación y cizallamiento que pueden lesionar tejidos encefálicos no directamente implicados con el impacto, lesionando axones que se encuentran dentro de tractos de sustancia blanca subcortical. Las lesiones que acontecen tras el daño primario se pueden clasificar como extracerebrales (fracturas craneales, hematoma epidural, hematoma subdural agudo, hemorragia subaracnoidea traumática) o intraparenquimatosas (contusión cerebral hemorrágica o no hemorrágica, lesión axonal traumática, edema cerebral, hemorragia intraventricular).

Una gran parte de las lesiones descritas previamente, y en especial las que implican la formación de hematomas, pueden aumentar de forma brusca el volumen intracraneal y con ello provocar la aparición de herniación cerebral, que, de no corregirse rápidamente, podrá comprometer la vida del enfermo. En el contexto del traumatismo craneoencefálico se diferencian cinco tipos de herniación cerebral: subfalcial, transtentorial central (ascendente o descendente), transtentorial lateral (anterior/uncal o posterior/parahipocampal), transesfenoidal, tonsilar y externas (Fig. 27-4).

2.6.2. Daño cerebral secundario

El daño cerebral secundario es aquel que se produce a nivel molecular o celular, secundario al daño primario y que puede acontecer desde las primeras horas tras el traumatismo craneoencefálico o de forma diferida. Además, factores extracraneales como la hipotensión, la hipoxia, la hemorragia o la hiperglucemia pueden inducir o agravar el daño secundario. Dentro del daño secundario se encuentran la isquemia cerebral, el edema cerebral, la hidrocefalia, la hipertensión intracraneal y la infección.

Fisiopatológicamente, y entendiendo la lesión cerebral como un proceso, tras la lesión inicial se produce una respuesta inflamatoria local mediada principalmente por los astrocitos y la microglía, que secretarán citocinas proinflamatorias (factor de necrosis tumoral, interleucina 6 e interleucina 1). Estas citocinas son las responsables de la movilización de células inmunitarias y gliales hacia el lugar de la lesión, produciendo edema e inflamación. Simultáneamente a estos mecanismos, el FSC puede verse comprometido por fenómenos de hipoperfusión secundarios a un aumento de la PIC o una disminución de la presión arterial por hipotensión, lo que puede condicionar la aparición de fenómenos de isquemia cerebral, alterar finalmente el metabolismo energético cerebral y favorecer la aparición de edema cerebral secundario.

2.7. Estatus epiléptico

Una convulsión es un fenómeno paroxístico producido por descargas anormales, excesivas e hipersincrónicas de un grupo de neuronas del SNC.

Epidural · Subdural · Contusiones

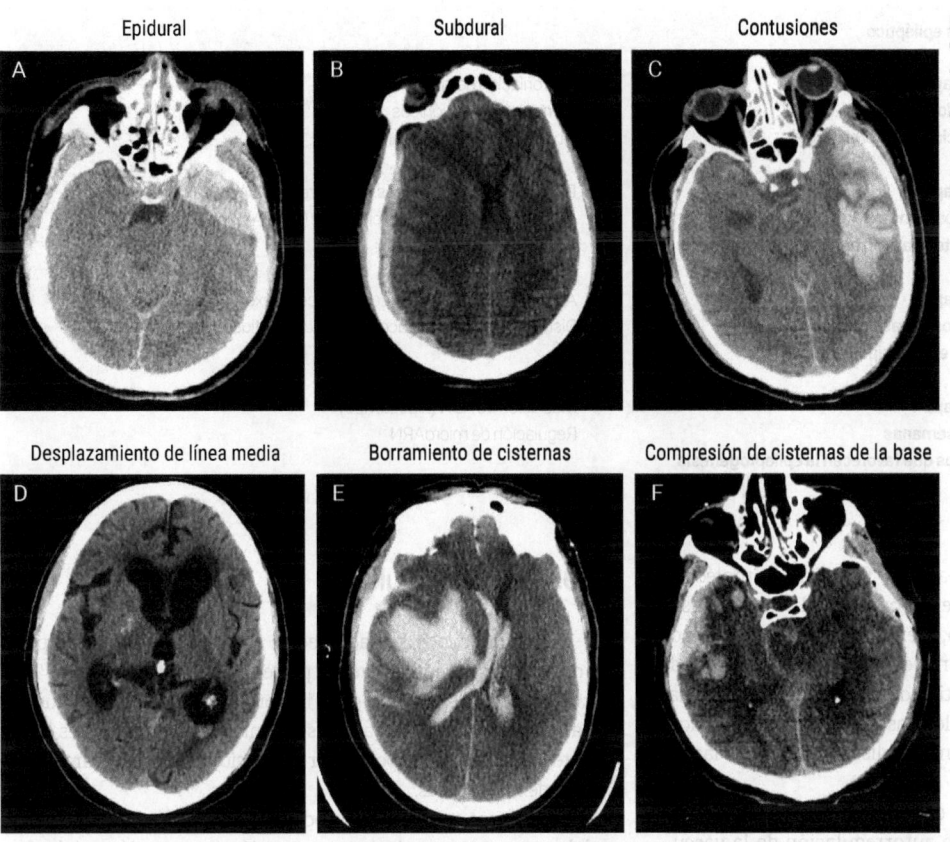

Desplazamiento de línea media · Borramiento de cisternas · Compresión de cisternas de la base

Fig. 27-4 | Imágenes de traumatismo craneoencefálico. A. Hematoma epidural agudo temporal izquierdo. B. Hematoma subdural agudo de la convexidad derecha. C. Extensa contusión hemorrágica izquierda. D. Hidrocefalia. E. Hematoma intraparenquimatoso postraumático abierto al sistema ventricular con grave desplazamiento de línea media. F. Efecto masa con colapso de cisternas de la base (perimesencefálicas).

Según la zona afecta, las manifestaciones clínicas varían desde una llamativa actividad tónico-clónica hasta fenómenos no convulsivos o de experiencias subjetivas difíciles de identificar por un observador. La actividad se inicia en una zona muy restringida a nivel de la corteza cerebral y luego se propaga hacia las regiones colindantes, con lo que se pueden diferenciar dos fases: la de inicio de la convulsión y la de propagación de la convulsión. En la fase de inicio se produce una despolarización prolongada de la membrana neuronal debida a la entrada de calcio extracelular (Ca^{2+}), que induce la apertura de los canales de sodio (Na^+) dependientes de voltaje, la entrada de Na^+ y la generación de potenciales de acción repetitivos. Posteriormente, mediado por los receptores del ácido aminobutírico γ (GABA) o por los canales de potasio (K^+), se produce un potencial de hiperpolarización. En condiciones normales se evita la propagación de las descargas gracias a la hiperpolarización normal de la región circundante, pero si se reclutan un número suficiente de neuronas, puede producirse una pérdida de la inhibición circundante y se propagará la actividad convulsiva hacia otras áreas contiguas o a distancia a través de conexiones locales corticales o vías comisurales largas como el cuerpo calloso. La mayoría de las convulsiones son breves y autolimitadas.

El estatus epiléptico se define como una convulsión prolongada (al menos 5 minutos de actividad convulsiva continua) o dos o más convulsiones con recuperación incompleta del nivel de consciencia entre ellas. De forma general, el estatus epiléptico se produce cuando fallan los mecanismos normales que limitan una convulsión. Este fallo puede ocurrir por una excitación anormal excesiva durante el curso de una convulsión o por una pérdida de los mecanismos inhibidores endógenos.

Se han agrupado en cuatro etapas los cambios fisiopatológicos progresivos que pueden llevar de una convulsión simple al establecimiento del estatus epiléptico (Tabla 27-2).

El estatus epiléptico se divide en:

- Estatus epiléptico focal: se produce una convulsión repetitiva sin pérdida de consciencia.
- Estatus epiléptico convulsivo o generalizado: el paciente no recupera el nivel de consciencia entre convulsiones tónico-clónicas generalizadas.
- Estatus epiléptico no convulsivo: se define como un estado confusional prolongado de 30 minutos o más, que involucra un nivel variable de consciencia alterada.

En todos ellos, y especialmente en el estatus epiléptico no convulsivo, el electroencefalograma revela la actividad y confirma el diagnóstico. Es conocido que el estatus epiléptico convulsivo causa daño neuronal y muerte celular, pero el estatus epiléptico no convulsivo también puede provocarlo, y de hecho, la enolasa sérica neuronal (marcador de lesión neuronal) se eleva en ambos casos.

2.8. Parada cardíaca

El cerebro depende casi exclusivamente del metabolismo aeróbico de la glucosa. En condiciones normales la glucosa se metaboliza a ácido pirúvico (piruvato) y este, junto al oxígeno, entrará en el ciclo del ácido tricarboxílico (ácido cítrico o ciclo de Krebs) para la conocida fosforilación oxidativa, con la formación final de ATP. En condiciones fisiológicas, por cada molécula de glucosa

Tabla 27-2. De la convulsión al estatus epiléptico

Etapa 1 **Milisegundos-segundos** **Convulsión potencialmente prolongada**	✓ Fosforilación de proteínas ✓ Cierre de canales iónicos ✓ Liberación de neurotransmisores
Etapa 2 **Segundos-minutos** **Favorece la farmacorresistencia a las benzodiacepinas**	✓ Disminución de receptores inhibidores (GABA$_A$ β2/β3 y γ2) ✓ Aumento de receptores excitadores (NMDA y AMPA)
Etapa 3 **Minutos-horas** **Mantenimiento del estado hiperexcitable**	✓ Aumento de la expresión de sustancia P (excitadora) ✓ Disminución de la producción de neuropéptido Y (inhibidor)
Etapa 4 **Días-semanas** **Cambios genéticos y epigenéticos que favorecen la epileptogénesis**	✓ Metilación de ADN (hipocampo) ✓ Regulación de microARN

degradada a dióxido de carbono y agua se formaran 38 moléculas de ATP. Pero en caso de no disponer de oxígeno, el piruvato pasará por un metabolismo anaeróbico, menos eficiente en la producción de ATP, y en el que por cada molécula de glucosa degradada a ácido pirúvico y NAD+ (dinucleótido de nicotinamida y adenina) se formarán únicamente dos moléculas de ATP, produciéndose como producto final de este metabolismo el ácido láctico (lactato).

La disponibilidad continua de oxígeno en el cerebro se asegura gracias a los mecanismos de autorregulación de la vasculatura cerebral, que controlan el FSC en un amplio rango de presiones sanguíneas (v. Tabla 27-1). Cuando la presión sanguínea baja lo suficiente para hacer inefectivos los mecanismos de autorregulación, aumenta la extracción de oxígeno de la sangre, pero de seguir bajando, o en el caso de parada cardíaca, la interrupción del FSC agotará las reservas de oxígeno en tan solo 10 segundos, lo que impedirá el metabolismo aeróbico de la glucosa. Además, la liberación excesiva de glutamato y su recaptación reducida conducen a la activación de los receptores NMDA (N-metil-D-aspartato) y la consiguiente activación de la cascada isquémica. Esta condiciona un aumento de sodio a nivel intracelular (edema citotóxico), la alteración del citoesqueleto y finalmente la muerte celular. Además, la ausencia de flujo venoso facilita la acumulación de lactato y piruvato, productos finales del metabolismo anaeróbico, potenciando el daño neuronal a este nivel.

Desde un punto de vista teórico, tras la recuperación de la circulación espontánea el daño de reperfusión induce la aparición de edema iónico y vasogénico por alteración de la barrera hematoencefálica. En este contexto se produce un aumento del agua a nivel intracelular y extracelular, pero manteniéndose el contenido total de agua intracerebral constante. Esto explicaría en parte la ausencia de aumento de la PIC en este escenario clínico, a diferencia de lo descrito tras la enfermedad cerebrovascular aguda isquémica o el traumatismo craneoencefálico. En el momento actual se desconoce si el edema cerebral tras la parada cardíaca debe ser un objetivo terapéutico o es un marcador de lesión anóxica grave.

2.9. Lesión medular

Dentro del conducto raquídeo se encuentra la médula espinal, y de esta, a diferentes niveles, parten los nervios espinales. Toda esta estructura tiene una gran importancia funcional, ya que actúa como conducto de transmisión entre las vías aferentes y eferentes, además de proporcionar inervación autónoma para la mayoría de las vísceras.

Las fuerzas que pueden producir lesión a nivel espinal se engloban en tres mecanismos: compresión (compresión axial, afectación de elementos osteotendinosos anteriores e integridad de los posteriores), distracción (flexión o extensión, afectación de los elementos osteotendinosos anteriores o posteriores) y dislocación (pérdida de todos los elementos de sustentación). Las lesiones en cualquier nivel de la médula espinal podrán producir pérdida de la función de dicho nivel, pero, quizás más importante, también la interrupción de los tractos descendentes motores y ascendentes sensitivos que discurren en su interior.

Tras la lesión inicial se distinguen dos fases: la lesión primaria y la secundaria. La lesión primaria es consecuencia directa de la aplicación de las fuerzas mecánicas contra la medula espinal. Se produce rotura de axones, membranas celulares y vasos sanguíneos, lo que provoca la aparición de edema y focos hemorrágicos que perpetúan la lesión medular. La lesión secundaria es a consecuencia de la isquemia, e incluye la liberación de radicales libres, aumento del estrés oxidativo, disfunción iónica y mitocondrial, produciendo en última instancia muerte celular.

2.10. Alteración del nivel de consciencia

Ante un deterioro del nivel de consciencia debemos plantearnos si esta situación es debida a un daño hipóxico, una noxa metabólica o por lesión cerebral estructural.

El daño hipóxico ha sido expuesto anteriormente en este mismo capítulo. La hipoxemia (especialmente por debajo de 30 mm Hg), la hipercapnia, la hipertermia o la hipotensión son causas metabólicas de un bajo nivel de consciencia, y a menudo el contexto clínico y la determinación de una gasometría arterial podrán confirmar el diagnóstico. Por lo que hace referencia al daño estructural, los sustratos anatómicos necesarios para mantener el nivel de consciencia dependen principalmente del sistema reticular activador ascendente. Para su correcto funcionamiento, este sistema requiere de la integridad estructural y funcional de la región superior de la protuberancia, parte inferior del mesencéfalo, el córtex cerebral y las vías que los conectan de forma directa. Además, existen vías de conexión a través del hipotálamo en la región ventral o del tálamo en la dorsal (circuito talamocortical). Un trastorno de la consciencia podrá tener su origen por afectación difusa o multifocal del córtex cerebral o por lesión directa del sistema reticular activador ascendente en el tronco del encéfalo o de sus vías de conexión cortical.

Puntos clave

✔ Una de las funciones más importantes del sistema nervioso consiste en elaborar la información que le llega de tal modo que dé lugar a las respuestas motoras y mentales adecuadas.

✔ El sistema nervioso humano ha heredado unas capacidades funcionales especiales correspondientes a cada etapa recorrida por el desarrollo evolutivo del hombre.

✔ La corteza cerebral es un enorme almacén de recuerdos y jamás funciona en solitario, sino que siempre lo hace asociada a los centros inferiores del sistema nervioso.

✔ En el adulto sano y en supino, la PIC normal se encuentra entre 7 mm Hg y 15 mm Hg. Tras una lesión, los aumentos de PIC que sobrepasen los mecanismos compensadores pueden comprometer la PPC y el FSC.

✔ Los mecanismos de control que regulan el FSC son la tasa metabólica cerebral de oxígeno, la temperatura, la autorregulación cerebral y el contenido arterial de dióxido de carbono y de oxígeno.

✔ En el edema cerebral secundario a lesión isquémica, desde un punto de vista teórico, se pueden diferenciar cuatro etapas o fases progresivas: el edema citotóxico, el edema iónico, el edema vasogénico y finalmente la transformación hemorrágica.

Bibliografía

Almeida TF, Roizenblatt S, Tufik S. Afferent pain pathways: a neuroanatomical review. Brain Res. 2004;1000(1-2):40-56.

Andrews PJ, Citero G. Intracranial pressure. Part one: Historical overview and basic concepts. Intensive Care Med. 2004;30:1730-33.

Betjemann J, Lowenstein D. Status epilepticus in adults. Lancet Neurol. 2015;14:615-24.

BlanK T. Molecular determinants mediating effects of acute stress on hippocampus-dependent synaptic plasticity and learning. Mol Neurobiol. 2004;29:131-8.

Brooks VB. Cerebellar control of posture and movement. En: Handbook of Physiology. Sec. 1, Vol II. American Physiological Society; 1981. p. 877.

Chester M. Regulation and modulation of pH in the brain. Physiol Rev. 2003;83(4):1183-221.

Galeiras Vázquez R, Ferreiro Velasco ME, Mourelo Fariña M, Montoto Marqués A, Salvador de la Barrera S. Update on traumatic acute spinal cord injury. Part 1. Med Intensiva. 2017;41(4):237-47.

Gore JC. Principles and practice of functional MRI of the human brain. J Clin Invest. 2003;112:4-9.

Greenberg S, Ziai W, Cordonnier C, et al. 2022 Guideline for the management of patients with spontaneuos intracerebral hemorrhage: a guideline from the American Heart Association/American Stroke Association. Stroke. 2022 Jul;53(7):e282-e361.

Grillner S. Muscle twitches during sleep shape the precise muscles of the withdrawal reflex. Trends Neurosci. 2004;27:169-71.

Lumb MB. Hypotalamic and midbrain circuitry that distinguishes between escapable and inescapable pain. News Physiol Sci. 2004;19:22-6.

Pears S, Jackson SR. Cognitive neuroscience: vision and touch are constat companions. Curr Biol. 2004;14(9):R349-50.

Pérez J, Llompart JA, O'Phelan K. Intracraneal pressure monitoring and management of intracranial hypertension. Crit Care Clin. 2014;30(4):735-50.

Roth J, Harré EM, Rummel C, Gerstberger R, Hübschle T. Signaling the brain in systemic inflammation: role of sensory circumventricular organs. Front Biosci. 2004;9:290-300.

Ruchira MJ, Kochanek PM, Simard JM. Pathophysiology and treatment of cerebral edema in traumatc brain injury. Neuropharmacology. 2019;145:230-46.

Schweighofer N, Doya K, Kuroda S. Cerebellar aminergic neuromodulation: towards a functional understanding. Brain Res Brain Res Rev. 2004;44(2-3):103-16.

Simard JM. Brain oedema in focal ischaemia: molecular pathophysiology and theoretical implications. Lancet Neurol. 2007;6(3):258-68.

Suzuki H, Kanamaru H, Kawakita F. Cerebrovascular pathophysiology of delayed cerebral ischemia after aneurysmal subarachnoid hemorrhage. Histol Histopathol. 2021;36:143-58.

Wijdicks EF, Sheth KN, Carter BS, et al. Recomendations for the management of cerebral and cerebellar infarction with swelling: a statement for healthcare professionals from the American Heart Association/American Stroke Association. Stroke. 2014;45(4):1222-38.

Exploración neurológica

E. Abril Palomares

◤ **Orientación para el estudio**

En este capítulo procedemos a describir la exploración neurológica básica en cualquier paciente que ingrese en nuestras unidades, de manera que podamos conocer mejor el funcionamiento del sistema nervioso, para comprender mejor la normalidad y detectar en la exploración básica los hallazgos patológicos cuando aparezcan. De esta manera tratamos de construir una guía sistemática básica sobre la que poder sostenernos y en la que podemos constituir una referencia a la hora de guiar nuestra exploración.

1. Estado mental

La exploración del estado mental se corresponde con la parte inicial de cualquier evaluación neurológica básica en nuestros pacientes. Así, y tras la conversación inicial, establecemos algunas nociones básicas generales como son su estado de alerta y de atención, con el fin de determinar si el paciente es capaz de establecer una conversación con nosotros y responder de manera adecuada a todas las resoluciones que le sean planteadas y las diversas actividades que comprenden cualquier exploración neurológica básica.

En la evaluación deberemos detectar la presencia de trastornos del pensamiento o contenido anormal del mismo, como serían las alucinaciones, variaciones del estado de ánimo y el humor y de la percepción de la realidad. En el caso de que el paciente no presente un estado de alerta adecuado, deberemos pensar que pueda existir una patología subyacente o trastornos que deriven en una disminución del nivel de consciencia o estados de coma (v. capítulo «Depresión del nivel de consciencia»).

2. Funciones superiores

Dentro de este apartado evaluaremos aquellas funciones de control cortical y que establecen uno de los comportamientos básicos en todo ser humano, como son el lenguaje, el reconocimiento, la ejecución de acciones, la memoria y la orientación.

2.1. Lenguaje

En una simple conversación con el paciente podremos detectar alteraciones del lenguaje. Por ello, debemos conocer las partes lingüísticas que se han de explorar y las consecuentes zonas que las originan, detalles estos que nos pueden orientar hacia la zona afectada.

El área correspondiente al lenguaje se encuentra en la sustancia gris cortical del hemisferio dominante, que en el caso de los diestros, que representan un 90 % de la población, será para la gran mayoría de ellos (99 %) el izquierdo en lo que respecta a las funciones lingüísticas; por el contrario, las personas zurdas presentan un patrón repartido entre ambos hemisferios (un 60 % en lesiones del hemisferio izquierdo), de manera que

no solo las lesiones son menos graves, sino que presentan mayor capacidad de recuperación funcional.

De manera general se pueden distinguir dos grandes zonas implicadas en diversos aspectos formales del lenguaje como es elegir y encontrar las palabras adecuadas (nominar) y la comprensión de lo que se lee y escucha, deletrear y la gramática. Cabe recordar que estas zonas no son exclusivas y que todos los componentes de la red del lenguaje están interconectados entre sí y con las partes circundantes de los lóbulos frontal, parietal y temporal, pero destacan dos grandes áreas (Fig. 28-1):

✔ **Área de Broca (área 44).** Corresponde a la zona anterior de la *pars triangular* o *pars opercular* de la circunvolución frontal inferior. Una lesión en esa zona afecta a la fluidez del lenguaje verbal y a la estructura gramatical de las oraciones.
✔ **Área de Wernicke (áreas 39 y 40).** Localizada en la zona posterior de la circunvolución temporal superior o *gyrus supramarginalis*, es decir, en la unión parietotemporal. Su afectación interfiere en la capacidad de comprender el lenguaje bien escrito o hablado, experimentando dificultad para expresar pensamientos mediante palabras y afirmaciones comprensibles.

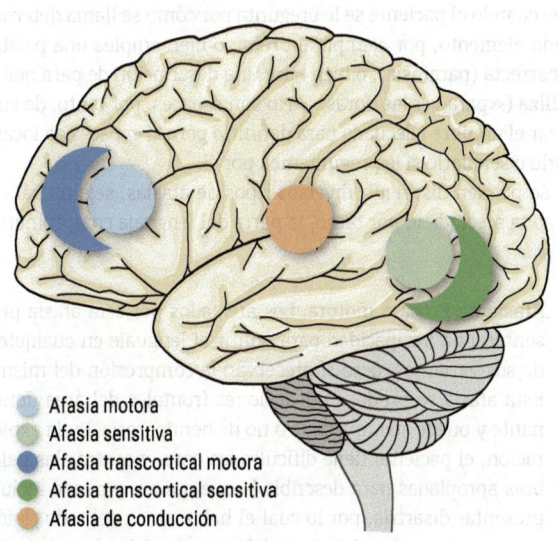

- ● Afasia motora
- ● Afasia sensitiva
- ● Afasia transcortical motora
- ● Afasia transcortical sensitiva
- ● Afasia de conducción

Fig. 28-1 | Localización de lesiones relacionadas con la afasia. En la figura se representa el hemisferio izquierdo en un paciente diestro.

Para la exploración del lenguaje en nuestros pacientes deberemos tomar en cuenta diversos aspectos en el discurso, como son la fluencia, la compresión, la capacidad nominativa, la repetición, la lectura y la escritura. Todo ello nos orientará a localizar en qué lugar se produce la alteración, de manera que examinaremos las diversas partes secuencialmente:

✔ **Fluencia.** Hace referencia no solo a la producción de palabras durante una conversación sino también a la melodía, la longitud y el volumen, así como el número de fonemas que empleamos para elaborar las frases.

✔ **Comprensión.** Para valorarla haremos preguntas que incluyan elementos dispares; por ejemplo: «¿Pueden volar los coches?», «¿Pueden aullar las vacas?». Además, podemos cuestionar la funcionalidad de objetos cotidianos: «¿Para qué funciona esto que llevo en la muñeca?», «¿Con esto que tengo en la mano puedo escribir?».

✔ **Nominación.** Es la capacidad de reproducir el nombre de los objetos que presentamos a los pacientes, bien sea el nombre con el que se les denomina, o bien solo una parte del mismo, su color o cualquier otra característica. Esta capacidad es la que universalmente se pierde en todas las afasias.

✔ **Repetición.** Se trata de pedir al paciente que vuelva a nominar lo que le decimos, con frases como: «Hoy sale el sol pero mañana lloverá». Es importante que no sea una frase demasiado larga, que no supere el tiempo de atención limitada de un paciente sano. Se mantiene conservada en las afasias transcorticales.

✔ **Lectura y escritura.** Si el tiempo lo permite, valoraremos la lectura haciendo que el paciente lea en voz alta un texto sencillo, pudiendo solicitarle al final que nos responda acerca de lo que ha leído para conocer si lo entiende correctamente. También puede ser interesante valorar su capacidad de escritura, pidiéndole que escriba un texto sencillo que vayamos dictándole.

Una vez establecidos estos apartados básicos del lenguaje, deberemos conocer las patologías que se derivan de las alteraciones de diferentes niveles. Las alteraciones del lenguaje se denominan **afasias**. El rasgo más común en la gran mayoría de las afasias es la deficiencia de la capacidad de nominar (**anomia**), de manera que cuando al paciente se le pregunta por cómo se llama determinado elemento, por ejemplo un reloj, o bien emplea una palabra incorrecta (**parafasia**), o bien hace una descripción de para qué se utiliza («para ver las horas»). No son capaces, por tanto, de emplear el nombre adecuado para definirlo pero sí capaces de localizarlo o señalarlo si le preguntamos por él.

Se pueden distinguir diversos tipos de afasias, según cuál sea la zona afectada y, por tanto, la parte del lenguaje comprometida (Tabla 28-1):

✔ **Afasia de Broca o motora.** Los afectados por esta afasia presentan una incapacidad para emitir el lenguaje en cualquiera de sus variantes, pero sí preservan la compresión del mismo. Esta afasia se produce por lesiones frontales del área dominante y puede acompañarse o no de hemiparesia. En la exploración, el paciente tiene dificultades para encontrar las palabras apropiadas para describir lo que quiere, y puede incluso presentar disartria, por lo cual el habla no es del todo fluida, con un orden normal de las palabras y una falta de caracterís-

ticas gramaticales de manera que recuerda mucho a un mensaje telegráfico. El paciente responde sí o no a diversas cuestiones sin ser capaz de establecer una conversación fluente. Dado que la alteración se encuentra anterior a la cisura de Rolando, el habla es escasa (no fluente) y la producción de palabras pobre (se emiten menos de 50 palabras por minuto). Puede acompañarse de otras alteraciones lingüísticas como agramatismo (organización anómala de frases) y tendencia a frases cortas, o en otros apartados, como por ejemplo no ordenar bien sufijos y prefijos, tiempos verbales u otros elementos correspondientes a la sintaxis de las frases; incapacidad para leer en voz alta o comprender las palabras y oraciones escritas (alexia); incapacidad para expresar ideas o pensamientos por escrito (agrafia); o dificultad en la coordinación de los músculos del brazo y la mano (disgrafia). Estos pacientes se frustran con facilidad y pueden estar deprimidos.

✔ **Afasia de Wernicke o sensitiva.** Los pacientes no comprenden palabras y oraciones habladas o escritas, lo que conduce al uso de parafasias, varios rodeos a la hora de hablar, e incluso al empleo de neologismos, de manera que pueden estar verborreicos (100-200 palabras por minuto); es decir, aumenta su fluencia pero no emplean muchos sustantivos, por lo cual les resulta difícil describir algo, dado que predomina la ausencia de contenido lingüístico. Puede aparecer sustitución de unas palabras por otras (parafasias), creación de otras nuevas o incluso de palabras ininteligibles (jergafasia). En algunas ocasiones los pacientes muestran una disociación entre lo que se pregunta y la acción que realizan; por ejemplo, ante la pregunta «¿cuántos hijos tienes?», el paciente cierra los ojos o levanta la mano. En general los pacientes no son conscientes de su alteración.

✔ **Afasia de conducción.** Se produce por lesiones del fascículo arcuato, ínsula, córtex auditivo y sustancia temporoparietal blanca subyacente. En este caso la comprensión del lenguaje permanece intacta pero está muy alterada la repetición, por lo que el habla es fluida pero puede contener muchas parafasias, de manera que al nominar, no hay un deletreo correcto de las palabras. La lectura también se ve alterada.

✔ **Afasias transcorticales (motora o sensitiva).** Debidas a daños en los territorios frontera de las grandes arterias corticales, con causas comunes en nuestras unidades como parada cardiorrespiratoria, demencia o intoxicación por monóxido de carbono. Presentan las mismas características de las afasias de las que derivan pero, a diferencia de ellas, conservan la capacidad de repetición.

✔ **Afasias globales.** Son las más graves y frecuentes, y se acompañan de lesiones extensas en áreas posteriores y anteriores (alteración de la arteria carótida interna o cerebral media en su origen). Los afectados suelen presentar además déficits motores graves. En términos generales podemos decir que es una disfunción combinada de las áreas de Broca y de Wernicke.

Para finalizar este apartado lingüístico, hay que recordar otros términos relacionados, como la alteración del nivel de la articulación del discurso (**disartria**) permaneciendo la compresión intacta; la alteración en el ritmo del habla de manera que resulta una elaboración monótona (**disprosodia**); y la ausencia de emisión del lenguaje (**afemia o mutismo**). Todas estas alteraciones pueden estar en relación con las áreas del lenguaje pero no son exclusivas

Tabla 28-1. Partes del lenguaje que se afectan según el tipo de afasia

	Motora	Sensitiva	Transcortical motora	Transcortical sensitiva	Conducción	Global
Fluencia	↓	P N o↑	X	P	P	↓
Compresión	P	X	P	X	P	X
Nominación	X	X	X	X	X	X
Repetición	X	X	P	X	X	X

X: alteración; P: función preservada; ↓: disminuida; ↑: aumentada; N: normal.

del mismo, y por tanto deberemos pensar en otros trastornos y áreas asociadas, como se verá en otros capítulos de esta obra.

2.2. Reconocimiento

En esta parte de la exploración se trata de establecer la nominación de personas, objetos o elementos previamente conocidos por el paciente. El área encargada de esta función se localiza en la red cortical occipitotemporal. Las alteraciones en este ámbito se conocen como **agnosias**, que se definen como la incapacidad para reconocer un estímulo visual, auditivo o táctil en ausencia de alteración primaria en esas áreas. Para ello el paciente debe estar alerta, atento, no disfásico y con una percepción con las vías de integración primarias sin alteraciones. Reconoceremos distintos tipos de agnosia según cuál sea la capacidad primaria alterada:

✔ **Agnosia visual.** Con una percepción visual normal, el paciente es incapaz de reconocer estímulos o objetos que se presentan en su campo visual. Para explorarla simplemente interrogaremos al paciente acerca de objetos de uso cotidiano: un reloj, un bolígrafo, etc.; si existe patología, a pesar de conservar la integridad del lenguaje, el sujeto será incapaz de reconocer de qué objeto se trata. Existen diversas variables, como la **prosopagnosia**, que es la incapacidad para reconocer rostros humanos previamente conocidos, y la **simultagnosia** o incapacidad de percibir dos estímulos de manera simultánea. Este tipo de agnosia responde a lesiones en las áreas de asociación occipitales bilaterales.

✔ **Agnosia táctil (astereoagnosia).** Conservando la sensibilidad táctil primaria, se define como la incapacidad para reconocer un objeto solo con estímulos táctiles (retirando el estímulo visual y el auditivo). Para su exploración, facilitaremos un objeto conocido al paciente para que lo reconozca con los ojos cerrados; si presenta esta alteración no podrá indicarnos qué objeto es, aunque sí describir diversas características del mismo como la temperatura, la forma, el tamaño o la rugosidad. Esta alteración se debe a lesiones del lóbulo parietal contralateral.

✔ **Asomatognosia.** Se define como la falta de reconocimiento de partes corporales como propias y se produce por la lesión parietal del hemisferio no dominante. Se detecta rápidamente, dado que si señalamos o mostramos una parte corporal (pie o mano) el paciente no la reconoce como suya.

✔ **Anosognosia.** Es la ausencia de conciencia de enfermedad, de manera que el paciente puede no reconocer que hay una zona del campo visual que no ve o que no puede mover una pierna. Como la anterior, se debe a alteraciones de la zona parietal del hemisferio no dominante.

2.3. Ejecución de acciones

La ejecución de acciones se establece en la sustancia gris, localizada en la red prefrontal y encargada del control ejecutivo de la cognición. Comprende diversas áreas cuya alteración queda englobada bajo la determinación de **apraxia**, es decir, la incapacidad del paciente para llevar a cabo acciones cuando se le indique, bien por imitación o ante una orden verbal, estando íntegra la comprensión y sin déficits primarios que interfieran en la movilidad. Se describen diversos tipos:

✔ **Apraxia ideatoria.** Incapacidad para llevar a cabo una secuencia de acciones motoras; por ejemplo, sacar un lápiz de un estuche y afilarle punta, a pesar de que cada una de las partes que componen la acción por separado se puede realizar sin dificultad. Se puede observar en patologías comunes como la enfermedad de Alzheimer y en estados confusionales, pero puede deberse a lesiones bilaterales.

✔ **Apraxia ideomotora.** Aparece en lesiones en áreas frontales y parietales izquierdas. Es la más común. Consiste en la incapacidad para realizar cualquier acción motora por sencilla que sea, de manera que el paciente, conservando la integración de las áreas, no es capaz de, por ejemplo, tocarse la nariz o cruzar los dedos cuando se le ordena verbalmente que lo haga.

✔ **Apraxia del vestido.** Se debe a lesiones parietoccipitales. El paciente, al que se le facilitan las prendas de vestir, no es capaz de colocárselas ni en el orden ni en la manera adecuados.

✔ **Apraxia de la marcha.** Característica de patologías como lesiones frontales bilaterales o de la hidrocefalia normotensiva del adulto. Para explorarla, pediremos al paciente (que previamente debía realizar el desarrollo de la marcha con normalidad) que, estando en bipedestación, realice la deambulación. Si presenta la patología, constataremos que no le es posible caminar, pero sí es capaz de realizar la ejecución motora en otras posiciones como sedestación y en decúbito.

✔ **Apraxia de la construcción.** Se debe a lesiones hemisféricas derechas. El paciente pierde las relaciones espaciales entre las diferentes partes de una figura bidimensional, de manera que si le indicamos que dibuje un cubo, será incapaz de unir sus diferentes lados o lo realizará de una manera muy simplificada.

2.4. Memoria

Función situada en la red límbica. Para evaluar la memoria podemos realizar varias preguntas orientadas en dos procesos temporales diferentes.

Para la memoria a corto plazo, indicaremos al paciente que repita una serie de seis a siete números aleatorios (p. ej., 3, 9, 13, 25, 46 y 99), de manera que los reproduzca en el mismo orden primero seguidamente a su nombramiento y después transcurridos unos 5 minutos, para evaluar la capacidad de retentiva. Además, en este apartado se le puede preguntar por lo que desayunó ese día o a qué hora se ha despertado. La no realización de esta actividad sugiere incapacidad, confusión, delirio o quizá un problema de percepción de lenguaje.

Para indagar por la memoria a largo plazo, deberemos insistir en que recuerde cosas o eventos que sucedieron hace meses o años con preguntas como: «¿Cómo se llamaba tu mejor amigo del colegio?» o «¿Cómo se llama el pueblo donde nació tu padre?».

2.5. Orientación

Esta función se sitúa en la zona parietofrontal. Existen tres niveles en los que establecer cómo se encuentra nuestro paciente, de manera que en la exploración determinaremos con unas preguntas sencillas si se encuentra orientado tanto en persona («¿Cuál es tu segundo apellido?», «¿En qué ciudad naciste?»), en tiempo («¿Sabrías decirme el mes en el que estamos?», «¿En qué estación del año estamos?» ") y por último en espacio («¿Qué lugar es este?»).

No debemos olvidar que todas estas valoraciones no solo son subjetivas sino que en gran parte dependen del estado emocional, situación de la patología clínica y otras variables de los pacientes a la hora de emitir las respuestas; por lo que ante la constatación de una respuesta errónea o inapropiada, tendremos que realizar de manera paralela una serie de exploraciones complementarias para poder diagnosticar las alteraciones que nos permitan establecer una evaluación neurológica correcta.

3. Síndromes lobares

En este apartado se describen las patologías englobadas en las alteraciones de los lóbulos cerebrales, cuyas características principales se resumen en la Fig. 28-2. El conocimiento de las características regionales que engloba cada zona puede ayudarnos a localizar una posible lesión o alteración. Una vez que hayamos detectado el conjunto de síntomas comunes desencadenados de cada zona, nos podremos aproximar a la zona afectada. Por eso, para su exploración, más que seguir una sistemática, conviene evaluar el conjunto de síntomas que suelen ser comunes a cada zona:

✓ **Lóbulo frontal.** Supone el centro de control de los impulsos, de manera que las lesiones en esta zona producirán alteraciones del control de los mismos, con desinhibición, impulsivi-

dad o actitudes opuestas a lo previo en la personalidad, como el mutismo y la abulia, que se acompañan no solo de la incapacidad de tomar iniciativas sino también de la incapacidad para analizar problemas. Además, como comentamos en el apartado anterior, en este lóbulo se localiza el área lingüística motora, por lo que su afectación produce afasia motora e incluso mutismo, siempre y cuando se altere dentro del hemisferio dominante. Una zona importante situada en este lóbulo corresponde a las áreas motoras y premotoras, de manera que su alteración produce parálisis espástica contralateral. Es importante recordar que cada zona corporal se localiza de manera somatotópica según la representación clásica del homúnculo: según la zona dañada, se afectará de manera concreta la parte que sea representada en la corteza. De manera homónima, y como veremos más adelante, sucede lo mismo con la parte sensitiva. Por último, es importante conocer que aquí se localiza el centro de la mirada conjugada, por lo que su lesión produce el desvío de la misma hacia el lado de la lesión.

✓ **Lóbulo temporal.** En el caso de una afectación del hemisferio no dominante se produce cuadrantanopsia homónima superior (v. más adelante trastornos campimétricos), además de la incapacidad para alguna función superior como puede ser reconocer melodías. Por el contrario, si se daña el hemisferio dominante, además del déficit visual, habrá afasia sensitiva o de Wernicke. De manera común se presentan alucinaciones auditivas, y en el caso de afectación bilateral, además puede haber sordera cortical por alteración del hipocampo.

✓ **Lóbulo parietal.** Se producen alteraciones sensitivas con hipoestesia contralateral, así como de las funciones superiores mencionadas en el apartado previo (agnosias y apraxias). También se acompaña de déficit visual con cuadrantanopsia homónima inferior.

✓ **Lóbulo occipital.** El centro de la visión se localiza en la llamada corteza visual primaria, por lo que en los defectos campimétricos (v. más adelante) se producirá una hemianopsia homónima contralateral con respeto de la visión macular; en este caso siempre y cuando sea una lesión unilateral, porque para inducir una ceguera de origen cortical se deben lesionar ambos hemisferios. En algunas ocasiones pacientes con ceguera cortical pueden negar su ceguera (anosognosia visual).

4. Pares craneales y síndromes troncoencefálicos

Se conoce como tronco de encéfalo la estructura que se encuentra justo debajo de los tálamos bilaterales y que se continúa caudalmente con la médula espinal cervical. Se divide en tres partes: mesencéfalo, protuberancia y bulbo raquídeo. En esta área se transmite la información motora eferente, como es el control de la musculatura de la laringe, faringe, pupilar, ocular, facial y visceral para la cabeza y el cuello, y la aferente sensorial, en la que se incluye la información auditiva, gustativa, vestibular y visceral.

Es importante conocer la relación del tronco de encéfalo con los respectivos núcleos de los pares craneales, de manera que las lesiones de tronco de encéfalo van asociadas a lesiones de pares craneales y serán estos los que nos indiquen el nivel de la lesión. Situados en extrema relación con el tronco del encéfalo, el conocimiento de la anatomía y recorrido de los pares craneales nos

Fig. 28-2 | Características de los síndromes lobares.

Localización	Áreas afectadas	Patología
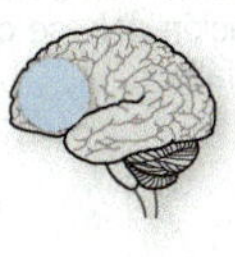 Lóbulo frontal	• Comportamiento • Habla • Movilidad • Mirada conjugada	• Mutismo o desinhibición • Afasia motora • Plejia • Mirada a la lesión
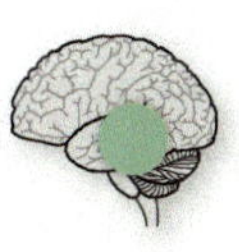 Lóbulo temporal	• Audición • Visión • Habla	• Alucinaciones auditivas, sordera • Cuadrantanopsia contralateral superior • Afasia sensitiva
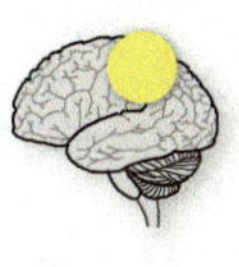 Lóbulo parietal	• Sensibilidad • Visión	• Hipoestesia, apraxia y agnosia • Cuadrantanopsia contralateral inferior
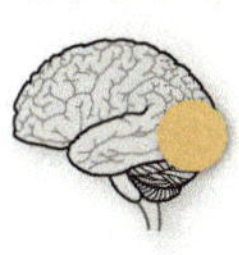 Lóbulo occipital	• Visión	• Hemianopsia homónima contralateral • Ceguera cortical

permitirá establecer las lesiones cuando aparezcan. Todos los núcleos de los pares craneales se encuentran en la zona dorsal o posterior del tronco del encéfalo, y todos salen por la parte anterior, salvo el cuarto, que constituye la excepción ya que sale por la parte posterior. La organización es la siguiente (Fig. 28-3):

✔ **Medial.** Comprende los núcleos de los pares motores que inervan la musculatura esquelética: pares oculocefálicos, que inervan la musculatura extraocular, como son el III, el IV y el VI; y el par craneal XII, que inerva la musculatura lingual.

✔ **Lateral.** Comprende los núcleos de los pares motores que inervan los músculos branquiales: par VII, que inerva los músculos faciales; par V, que inerva los músculos de la mandíbula; y pares IX y X, que inervan los músculos de la laringe y la faringe.

✔ **Más lateral.** Comprende todos los núcleos de pares sensoriales: par craneal V y par VIII (núcleos vestibulares y cocleares); y par solitario.

La excepción a esta organización la constituyen el I y el XI pares craneales, que no salen por el tronco.

Las características de los diferentes pares craneales son:

✔ **I par craneal (nervio olfatorio).** Sin relación con el tronco del encéfalo, se encarga de la percepción olfatoria y presenta poca aplicación en la exploración diaria clínica.

✔ **II par craneal (nervio óptico).** Se puede considerar una excepción parcial, ya que, aunque las proyecciones principales son las vías visuales, que no se proyectan hacia el tallo encefálico, el extremo aferente del reflejo de las pupilas a la luz se comunica por medio del II par craneal al mesencéfalo. Para explorarlo bastaría con examinar el reflejo pupilar con un estímulo lumínico, cuya recepción corresponde a este par.

✔ **III, IV y VI pares craneales (nervios oculocefálicos).** La parálisis de estos pares produce diplopia binocular, mientras que la monocular se observa en luxaciones del cristalino. Para observar la afectación en la movilidad, haremos que el paciente siga

un punto fijo (como puede ser la punta de nuestro dedo) a través de todos los ejes del campo ocular, mientras nosotros observamos si se queda paralizado el movimiento ocular en algún sitio o el paciente refiere visión doble por parálisis en algún punto:

∅ *III par craneal (nervio motor ocular común).* Localizado en el mesencéfalo superior. Su lesión se caracteriza clínicamente por la debilidad de los músculos inervados por sus ramas, que se dividen en superior: músculo recto superior y elevador del párpado superior e inferior, músculo recto inferior, recto interno, oblicuo menor y ganglio ciliar, que contiene fibras pupilomotoras. Las lesiones compresivas, como puede ser un aneurisma de la arteria comunicante posterior, producen midriasis arreactiva seguida de afectación de la musculatura extraocular; por el contrario, las lesiones isquémicas respetan la pupila, ya que se localiza en la porción central del nervio, situándose las fibras pupilas motoras periféricamente. Además, al afectar a los músculos elevadores, una lesión de este par produce ptosis bilateral por limitación bilateral de la elevación, con la limitación a la aducción y depresión ocular. Así, el ojo ipsilateal afecto queda volteado hacia fuera y ligeramente deprimido, de forma que el ojo solo puede moverse de manera lateral. La pupila permanece fija y dilatada.

∅ *IV par craneal (nervio patético y núcleo troclear).* Localizado en el mesencéfalo inferior, inerva el músculo oblicuo mayor contralateral. Su alteración produce una diplopia vertical que aumenta al mirar hacia abajo y al lado opuesto de la lesión. Los pacientes característicamente presentan desviación de la cabeza hacia el lado opuesto de la lesión, ya que la inclinación hacia el mismo lado aumenta la diplopia. La causa más frecuente son los traumatismos craneales, especialmente frontales, así como la neuropatía isquémica por enfermedad de pequeño vaso.

∅ *VI par craneal (nervio motor ocular externo).* Localizado en la protuberancia inferior, presenta dos porciones. Una la constituye el fascículo longitudinal medial, que inerva el múscu-

Par craneal	Área de acción	Patología
I par*	Olfato	Anosmia
II par	Visual	Agudeza visual y pupila
III par	Músculos extraoculares	Mirada vertical, párpado y pupila
IV par	Músculos extraoculares	Mirada en rotación interna
V par	Cara y córnea	Sensibilidad de la cara y masticación
VI par	Músculos extraoculares	Mirada horizontal
VII par	Músculos de la cara	Movilidad facial
VIII par	Equilibrio y audición	Desequilibrio e hipoacusia
IX par	Faringe y lengua	Disfagia
X par	Reflejo nauseoso	Disartria y disfonía
XI par*	Trapecio	Elevación de los hombros
XII par	Lengua	Movilidad lingual

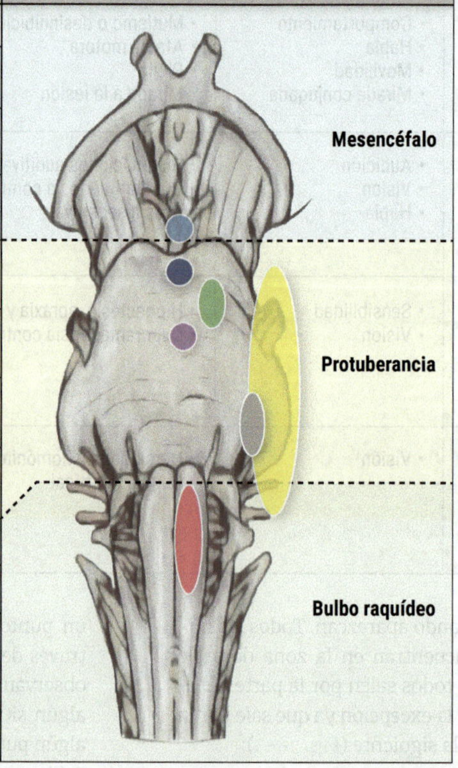

Mesencéfalo

Protuberancia

Bulbo raquídeo

Fig. 28-3 | Relación de las partes de tronco del encéfalo con los núcleos de los pares craneales y lesiones que se producen con su alteración. *No se conectan con el tallo encefálico.

lo recto interno del III par contralateral, permitiendo la visión conjugada en el plano horizontal; su lesión produce la oftalmoplejia internuclear, es decir, la parálisis de la aducción de un ojo con nistagmo en el ojo aducente, como sucede en patologías como la esclerosis múltiple y en otras lesiones vasculares. La otra porción la constituyen otras fibras que inervan el VI par propiamente dicho y el músculo recto externo, que se encarga de la abducción de la mirada, de manera que una alteración a este nivel impide mover el ojo hacia fuera. Este par se ve alterado con mucha facilidad con la elevación de la presión intracraneal bien sea por un tumor o una hipertensión intracraneal benigna.

✔ **V par (nervio trigémino).** El V par craneal tiene núcleos en los tres niveles del tallo encefálico (aunque sus fibras principales entran a la altura de la protuberancia). Desde el punto de vista motor, irriga músculos de la masticación, y desde el de la sensibilidad, músculos de toda la hemicara. Se compone de tres ramas: oftálmica, maxilar y mandibular. Las manifestaciones de su alteración incluyen dolor en la hemicara ipsilateral (más frecuente), hipoestesia, desviación de la mandíbula hacia el lado enfermo y abolición del reflejo corneal. La correlación topográfica de sus diferentes partes es:

∅ *División oftálmica (V_1):* frente, labio superior y mitad superior de la córnea.
∅ *División maxilar (V_2):* mejilla, párpado inferior, mitad inferior de la córnea, techo de la boca, labio, encías y dientes superiores.
∅ *División mandibular (V_3):* labio, encías y dientes inferiores, mandíbula inferior y parte anterior de la lengua.

✔ **VII par (nervio facial).** De origen en la protuberancia, inerva las glándulas lagrimales, las salivales submaxilar y sublingual, así como los dos tercios posteriores de la lengua y la musculatura de la mímica facial. Pueden existir lesiones a dos niveles: lesión periférica y lesión supranuclear. La periférica produce la debilidad de los músculos de la hemicara ipsilateral completa, de manera que al intentar sonreír se desvía la boca hacia el lado sano y el paciente presenta la frente sin arrugas y dificultad al cierre del párpado ipsilateral. Por el contrario, la lesión supranuclear (central–cortical) produce parálisis únicamente de la parte inferior de la hemicara contralateral; es decir, al sonreír, la boca se desvía hacia el lado afectado, ya que la inervación de la parte inferior es ipsilateral, mientras que la elevación de la parte superior es bilateral y por tanto está preservada.

✔ **VIII par (nervio estatoacústico).** Está también localizado en la protuberancia y formado a su vez por dos nervios: el vestibular, que interviene en la regulación del equilibrio en el espacio, y el coclear, que es sensorial y transmite los estímulos auditivos. La lesión del coclear produce *tinnitus* o acúfenos y disminución de la agudeza auditiva, mientras que la afectación del vestibular causa desequilibrio y trastornos del vértigo.

✔ **IX par (nervio glosofaríngeo).** Inerva los músculos constrictor superior de la faringe y estilofaríngeo, ambos necesarios para la acción posterior de la lengua en la faringe. Su alteración produce disfagia leve, pérdida de la sensibilidad en la zona más posterior de la lengua y, principalmente, pérdida del reflejo nauseoso y desviación de la pared posterior faríngea hacia el lado sano (signo de la cortina de Vernet). Para la exploración de este par preguntaremos al paciente si puede tragar correctamente la saliva o algún fluido como agua, además de solicitarle que abra la boca para valorar la posición de la úvula y los músculos faríngeos.

✔ **X par (nervio vago).** Su lesión produce disartria, disfagia, disfonía y anestesia laríngea. Es muy rara su lesión aislada, por lo que suele estar también implicado en la alteración del reflejo nauseoso. Para su exploración indicaremos al paciente que hable y prestaremos especial atención a la modulación de la voz. Además podemos estimular la parte posterior del paladar para comprobar el reflejo nauseoso, con lo que también comprobaremos su integridad.

✔ **XI par (nervio accesorio).** Con inervación puramente motora para los músculos trapecios y esternocleidomastoideo, su alteración produce debilidad muscular ipsilateral, de manera que, al indicar al paciente que se encoja o levante los hombros, no podrá realizar dicha acción.

✔ **XII par (nervio hipogloso).** Nervio motor puro que inerva la lengua ipsilateral (músculo genioglose). Su lesión produce atrofia ipsilateral, de manera que al protruir la lengua, esta se desvía hacia el lado enfermo.

Existen versiones combinadas de varios pares craneales, de las que la más característica es la afectación del seno cavernoso, donde confluyen la lesión del III par y otras como las del IV y VI, así como de las ramas V_1 y V_2 del trigémino. A este nivel la pupila puede ser normal, pero la presentación de un síndrome de Horner (v. más adelante en defectos pupilares) junto con paresia oculomotora combinada es patognomónica de una lesión del seno cavernoso.

Así pues, el conocimiento de los pares craneales nos orientará a localizar el nivel de la lesión, que servirá para establecer los diferentes síndromes troncoencefálicos característicos, resumidos en la Fig. 28-4.

5. Trastornos campimétricos y pupilares

Ambos trastornos se comentan juntos porque engloban el recorrido de la vía visual desde la corteza, encargada de la visión en la zona occipital, hasta las vías y sinapsis que se establecen hasta la pupila con los haces simpáticos y parasimpáticos, que determinan tanto su tamaño como la reactividad a estímulos luminosos.

Según el nivel en que surja la afectación se distinguen diferentes alteraciones en el campo visual. Deberemos buscar «puntos ciegos» o «negros» en la exploración de nuestros pacientes: fijando la vista en un dedo o un objeto, lo desplazaremos a lo largo de todo el campo del visual del paciente con el fin de valorar si es visto en todos los puntos. Con carácter general podremos establecer (Fig. 28-5):

✔ **Lesiones en la mácula y la retina.** Suelen producir una reducción concéntrica del campo visual, en la retina proporcional según cuál sea la zona afectada, y en la mácula escotomas centrales, por tratarse de la zona de máxima agudeza visual.

✔ **Lesiones del nervio óptico.** Producen ceguera total del ojo afectado.

✔ **Lesión en el quiasma.** Producen hemianopsias o cuadrantanospsias heterónimas bitemporales, como las causadas por craneofaringiomas (cuadrantanopsia inferior), aneurimas o tumores que comprometan la hipófisis (cuadrantanopsia superior).

Síndrome	Localización	Área afectada	Clínica
Claude y Benedikt	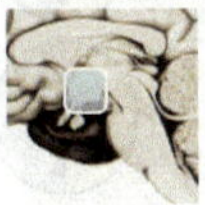	• III par • Núcleo rojo	• Paresia del III par • Temblor o ataxia
Parinaud (mesencefálico dorsal)	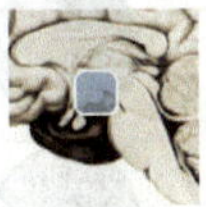	• III par	• Parálisis de la mirada hacia arriba • Anisocoria y midriasis • Dificultad para la acomodación
Weber	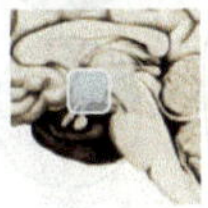	• Vía piramidal • III par	• Hemiparesia contralateral • Pupila dilatada arreactiva
Cautiverio (*locked-in*)	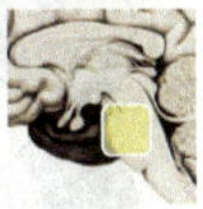	• Centro lateral pontino	• Tetraplejia • Movilidad ocular horizontal
Foville	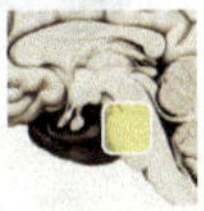	• Vía piramidal • VI par • VII par	• Tetraplejia • Movilidad ocular horizontal
Bulbar medial	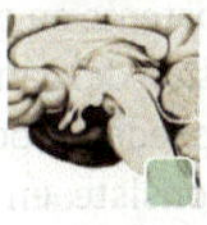	• XII par • Vía piramidal • Lemnisco medial	• Fasciculaciones y paresia lingual • Hemiplejia contralateral • Ataxia sensitiva
Bulbar lateral (Wallenberg)	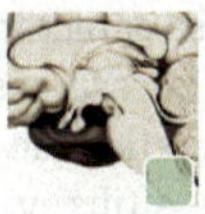	• Núcleos vestibulares • Núcleo ambiguo • VI, V par • Cerebelosa	• Vértigo • Disartria y disfagia • Diplopia • Hipoestesia facial y corporal • Síndrome de Horner • Ataxia cerebelosa

Fig. 28-4 | Características de los síndromes troncoencefálicos.

✔ **Lesiones retroquiasmáticas (en el lóbulo occipital, radiaciones ópticas, cuerpo geniculado y cintillas).** Producen defectos homónimos, de manera que las lesiones más próximas al córtex cuasan defectos congruentes y las más alejadas incongruentes. La alteración de las cintillas da lugar a hemianopsia homónima contralateral y alteración pupilar. Por su parte, la alteración de las radiaciones ópticas, si son temporales, producen cuadrantanopsia homónima contralateral superior, y por el contrario, si son parietales, cuadrantanopsia homónima contralareral inferior. Por último, la lesión de la corteza occipital dará lugar a hemianopsia homónima contralateral congruente con respeto macular.

Con respecto a los defectos pupilares, cabe señalar que un 20 % de la población tiene una diferencia de tamaño pupilar que varía entre uno y dos milímetros; por tanto, esta se considera una diferencia normal con la luz, y se denomina anisocoria esencial.

En cuanto a los síndromes pupilares más comunes, se diferencian cinco principalmente:

✔ **Pupila tónica de Adie.** Se caracteriza por un defecto unilateral, generalmente con una pupila midriática que no responde a la luz y a la hora de acomodar la respuesta es lenta y tónica, por

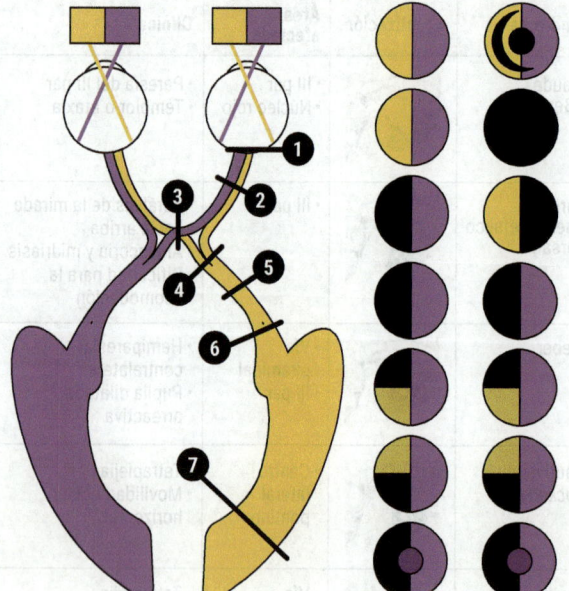

Fig. 28-5 | Defectos campimétricos según el área de afectación.

Nº	Lugar de lesión
1	Mácula y retina
2	Nervio óptico
3	Quiasma
4	Cintillas
5	Radiaciones temporales
6	Radiaciones parietales
7	Corteza

lo que la anisocoria se hace más patente en condiciones de luminosidad. Está causa por una lesión del ganglio ciliar, con un número diverso de causas que la pueden producir.

✔ **Pupila de Argyll-Robertson.** Consiste en una disociación en la acomodación con respecto al reflejo pupilar. Se trata de una afectación bilateral que se caracteriza por unas pupilas mióticas irregulares con escasa respuesta a la luz pero que siguen conservando el reflejo de acomodación. Es característica de enfermos de sífilis y con una lesión mesencefálica.

✔ **Pupila de Marcus-Gunn.** También conocida como defecto pupilar aferente relativo, consiste en la disociación del estímulo luminoso, de manera que existe una disminución en la respuesta constrictora tras el estímulo lumínico directo pero conservando el reflejo consensuado; es decir, si se produce una contracción normal al iluminar el ojo contralateral, indica lesión del nervio óptico ipsilateral.

✔ **Lesión de fibras simpáticas o síndrome de Horner.** Cursa con la tríada de miosis, ptosis y enoftalmos. La pupila se contrae por la luz y con los estímulos cercanos. La anisocoria se muestra con mayor facilidad de la oscuridad. Se produce por la lesión en cualquier parte de la vía simpática: ganglio cervical, cadena simpática paravertebral, plexo pericarotídeo, ramas del trigémino y nervios ciliares largos.

✔ **Lesión de fibras parasimpáticas.** Se caracteriza por una dilatación pupilar sin respuesta a la luz. Conviene recordar que las lesiones isquémicas del III par inicialmente respetan la pupila porque las fibras parasimpáticas se sitúan en la porción externa y, por tanto, son más susceptibles a cualquier patología compresiva: hernicación uncal y aneurismas. Esta alteración se produce por la lesión en cualquiera de los niveles del III par: desde el ganglio ciliar, los nervios ciliares cortos hasta el músculo constrictor de la pupila.

6. Cerebelo

Esta estructura, que rodea al tronco del encéfalo, se encarga de la coordinación de los movimientos. De manera general las zonas cerebelosas centrales se encargan de coordinar la postura y del movimiento del tronco en lo relativo al equilibrio y la marcha, lo que se denomina «coordinación del eje axial»; por contra, las estructuras cerebelosas laterales se encargan de los movimientos de las extremidades con determinación de movilidad más fina, lo que se conoce como «coordinación apendicular».

6.1. Coordinación apendicular

Para explorar esta estructura debemos realizar diversas maniobras con movimientos rápidos.

Una maniobra puede ser valorar ambas manos en pronación y supinación; con ella se valora no solo la capacidad de realizar el movimiento sino la simetría entre ambos lados corporales. Por ejemplo, se puede pedir al paciente que una de las manos quede en supino, como si fuera una tostada de pan, y la otra pronosupine sobre ella como si untara mantequilla haciendo movimiento alterno con ambas manos.

Otra maniobra clásica de exploración es la denominada «punta de dedo-nariz»: se pide al paciente que, extendiendo los brazos a ambos lados de la cara, toque con la punta de uno de los dedos, de manera alternativa con ambas manos, la punta de su nariz. Se puede realizar inicialmente con los ojos abiertos y posteriormente con los ojos cerrados. Una posible variable es que el paciente toque de manera sucesiva y con diferentes grados de rapidez su nariz tras tocar la punta del dedo del examinador, que se va moviendo en diferentes planos y a distintas velocidades.

Los movimientos oculares son útiles en la valoración de la función cerebelosa, de manera que alguna anomalía en el movimiento puede sugerir disfunción a ese nivel. Tenemos que estar atentos a la aparición de nistagmo, es decir, el movimiento involuntario rápido de los ojos, que puede ser con la mirada al frente o provocado con la mirada a los extremos.

6.2. Coordinación del eje axial (marcha y postura)

Este apartado no siempre se va a poder evaluar en nuestros pacientes porque requiere mantener la bipedestación y caminar.

Conviene recordar que el cerebelo se encarga del tono muscular y el mantenimiento del equilibrio. Los trastornos de la coordinación se conocen como ataxia, que se define como el trastorno que, sin debilidad motora y en ausencia de apraxia, altera la dirección y amplitud del movimiento voluntario, así como de la postura y el equilibrio. Hay que tener en cuenta que en estas funciones no solo participa el cerebelo sino también el sistema vestibular ótico y el sistema de la sensibilidad propioceptiva. Lo que caracteriza a la afectación cerebelosa es que puede persistir con ayuda visual y no se agrava tan intensamente con el cierre de los ojos. Además, se puede asociar con disartria, nistagmo, temblor cinético e hipotonía, todo lo cual se puede valorar fácilmente al estar el paciente en supino e incitarle a deambular.

7. Función motora

La función motora está sometida a un control muy estrecho de diversas partes del sistema nervioso central, desde la corteza motora, los ganglios basales, pasando por el cerebelo y la médula espinal, todo ello centrado en el sistema piramidal.

En la exploración de la función motora hay que tener en cuenta el tono muscular, la masa muscular y la fuerza:

- **Tono muscular.** Puede ser normal, o estar aumentado o disminuido. Se observará en el paciente cualquier oposición al movimiento pasivo, valorando la resistencia al mismo. Un paciente con un tono normal ofrece un poco de resistencia al movimiento que efectuemos repetidamente con cualquier grupo muscular (por ejemplo, flexoextender el codo), pero tras esa variación fisiológica deberemos establecer si el paciente presenta excesiva resistencia (hipertonía) o apenas muestra oposición (hipotonía).
- **Masa muscular.** Se valora mediante la exploración de los diferentes grupos musculares (por ejemplo, de las extremidades) y se puede evaluar de manera sencilla en aquellos grupos musculares bilaterales al comparar por ejemplo el bíceps femoral o braquial de una extremidad con respecto al de la otra. Siempre se debe tener en cuenta que la masa se correlacione con diversos factores, como son la edad, el sexo, el estado nutricional y físico de los pacientes, así como la existencia de patología o toma de medicación que puede afectarla.
- **Fuerza.** Un déficit de la misma, o lo que conocemos como paresia o parálisis, se puede cuantificar mediante una escala del cero al cinco (Tabla 28-2).

Es importante conocer que, según sea el nivel en el que se produzca la lesión motora, dará lugar a una serie de alteraciones específicas, que de modo práctico se pueden resumir en (Tabla 28-3):

Tabla 28-2. Cuantificación de la fuerza motora

Número	Contracción	Movimiento	Contra gravedad	Contra resistencia
0	No	No	No	No
1	Sí	No	No	No
2	Sí	Sí	No	No
3	Sí	Sí	Sí	No
4	Sí	Sí	Sí	Sí pero ↓
5	Sí	Sí	Sí	Sí

- **Lesiones de primera motoneurona (vía piramidal a nivel corticoespinal o corticobulbar, sustancia blanca y cápsula interna).** Producen parálisis de ambos grupos musculares sin afectar a músculos individuales. No existen fasciculaciones ni fibrilaciones, y los reflejos se muestran aumentados, con respuesta patológica al reflejo cutaneoplantar extensor, lo que se conoce como signo de Babinski, además de un aumento del tono muscular.
- **Lesiones de segunda motoneurona (asta anterior medular y núcleos motores troncoencefálicos).** Producen parálisis que pueden afectar a pequeños grupos musculares e incluso músculos aislados, con tono muscular disminuido, presencia frecuente de fasciculaciones y fibrilaciones, reflejos miotáticos hipoactivos o ausentes y manteniendo la normalidad de la respuesta al estímulo cutaneoplantar flexor. Deberemos tener en cuenta que si la lesión asocia trastornos sensitivos, con frecuencia indica lesión del nervio periférico.

8. Función sensitiva

En este apartado deberemos conocer que existen diferentes modalidades sensitivas como son la percepción del dolor (nonicepción), la posición, la vibración, el tacto ligero y la percepción de la temperatura. Debido a la gran variabilidad anatómica que distribuye la función sensitiva y a que veces se da una disociación entre modalidades, resulta complicado establecer la ubicación de las diferentes zonas en el sistema central, pero de manera general y paralelamente a lo comentado en la zona motora, existen zonas de distribución característica según sea su salida a nivel medular, lo que se conoce como dermatomas.

Para evaluar los diferentes tipos sensitivos, se realizarán una serie de maniobras sencillas:

- La **nonicepción** se explora con estímulos táctiles; por ejemplo, mediante la estimulación con una aguja en ambas extremidades y ocultando el estímulo visual al paciente (para que no refiera la zona señalada por visualizar el objeto). Deberemos aplicar la misma fuerza de estímulo para saber si es simétrica dentro de una misma zona o comparando ambos lados.
- La **posición y la vibración**, modalidades ambas que discurren por la columna posterior de la médula espinal, se evalúan de nuevo sin estímulo visual. Por ejemplo, para valorar la posición podemos mover las falanges de una mano para saber si

Tabla 28-3. Diferencia entre alteraciones de primera y segunda motoneurona

Zona afecta	Tono	Tipo de parálisis	Músculos afectos	Fasciculaciones o fibrilaciones	Reflejos osteotendinosos	Reflejo cutaneoplantar
Primera motoneurona	Aumentado	Espástica	Amplios grupos	No	Vivos	Extensor (Babinski)
Segunda motoneurona	Disminuido	Flácida	Aislados	Sí	Disminuidos o ausentes	Flexor (normal)

las dirigimos hacia arriba o hacia abajo. La vibración se puede valorar aplicando un dispositivo que la emita directamente sobre el paciente en diferentes zonas y comparando su percepción.

✓ El **tacto fino o ligero** se puede evaluar con el mero roce con cualquier objeto.
✓ La **percepción de la temperatura** se puede explorar usando cualquier elemento frío o caliente.

La distribución de los déficits sensoriales es indicativa de la localización lesionada dentro del sistema nervioso. Así, si la alteración sensitiva coincide con la zona específica de un dermatoma se podría relacionar con una raíz o nervio periférico; una lesión de la mitad del cuerpo sugiere lesión cortical, y si se localiza en una extremidad, sugiere lesión periférica. Las lesiones talámicas afectan a todas las sensibilidades del hemicuerpo contralateral y, por el contrario, como veremos más adelante, hay síndromes medulares con afectación disociada según los tipos de sensibilidad, alterando unos y conservando otros tipos.

Dentro de la gradación de las alteraciones dentro de este campo, se pueden clasificar en dos grupos: por un lado, la ausencia completa (**anestesia**) o disminución (**hipoestesia**) de la percepción de estímulos sensoriales; y por otro, los síntomas positivos: las **parestesias**, que son percepciones anómalas sin que medie un estímulo, y las **disestesias**, que son sensaciones anómalas tras la presencia de ese estímulo.

9. Reflejos y síndromes medulares

Existen diferentes tipos de reflejos medulares en los que interviene una red complicada en la que participan grandes partes del sistema nervioso central, desde la corteza medular hasta su finalización en los órganos o las partes motoras.

La cuantificación de los reflejos se clasifica en una escala del 0 al 4 (Tabla 28-4), donde el 2 representa los reflejos normales, hacia el 0 la disminución hasta la ausencia, y hasta el 4 su aumento hasta el clono, que se conoce como la oscilación rítmica de una parte del cuerpo desencadenada por el estiramiento rápido y que se considera un signo de espasticidad.

Como en otras determinaciones previas, debemos explorar comparativamente ambos hemicuerpos, así como las extremidades superiores frente a las inferiores. De manera general es importante conocer que las lesiones de neuronas motoras superiores (lesiones de médula espinal o corticales) ocasionan respuestas hiperactivas, y por el contrario, las lesiones que afectan a neuronas motoras inferiores, que albergan los nervios periféricos, sus raíces y los músculos, generan reflejos hipoactivos (como ya se explicó en el apartado de la función motora).

Existen diversos tipos de reflejos, y aunque cada uno comprende unas vías y neuronas específicas cuyo conocimiento sobrepasa el nivel de este capítulo, es básico conocer algunos reflejos básicos que exploraremos en nuestra práctica:

✓ **Reflejo miotático o de estiramiento muscular.** Consiste en el movimiento involuntario después del estiramiento de los husos musculares tras el golpe con un martillo de exploración, por ejemplo, sobre el ejemplo clásico del tendón aquíleo y la contracción involuntaria que le sigue; para ello el músculo debe estar completamente relajado.
✓ **Reflejo flexor o de retirada.** Ante un estímulo sensorial cutáneo cualquiera, especialmente si es doloroso, se produce una contracción de los músculos flexores con una relajación de los extensores. Se puede explorar con la aplicación de una aguja sobre una extremidad, con la consecuente retirada de la misma si se percibe el estímulo nociceptivo.
✓ **Reflejos autónomos.** Regidos por el sistema simpático y parasimpático, regulan diferentes actividades como son los reflejos de órganos intestinales, la sudoración y cambios en el tono vascular. Aunque son más difíciles de explorar o inducir, están presentes en nuestra actividad diaria habitual debido a que se muestran en nuestros sistemas de monitorización. Permiten ver la variación en la presión arterial y frecuencia cardíaca ante la aplicación de diferentes medicaciones o estímulos.

Para finalizar, en la Fig. 28-6 se resumen las manifestaciones patológicas más frecuentes según sea el nivel de lesión en las diferentes alteraciones medulares, que se desarrollarán con más detenimiento en el capítulo «Lesión medular aguda».

10. Conclusiones

La exploración neurológica constituye una herramienta en la que se engloban aspectos muy variados y en ocasiones de gran complejidad, pero conocer la normalidad nos ayuda a detectar al-

Tabla 28-4. Clasificación de los reflejos osteotendinosos

0	Arreflexia
1	Hiporreflexia
2	Reflejos normales
3	Hiperreflexia
4	Clonos

Tabla 28-5. Esquema de exploración sistemática neurológica

Campo a explorar	Preguntas o ejercicio a realizar
Estado mental	✔ Consciente y atento
Funciones superiores	✔ Orientación en espacio, tiempo y lugar
	✔ Lenguaje: establecer una conversación y fijarnos si el habla es fluida, nomina, comprende y repite adecuadamente
	✔ Ejecución de acciones: «Toma este boli y escribe tu nombre»
	✔ Reconocimiento: «¿Qué es esto y para qué sirve?»
	✔ Memoria: «¿Qué has desayunado?», «¿Dónde estabas en el día de tu anterior cumpleaños?»
Pares craneales	✔ Percibir un olor característico (I par)
	✔ Movilidad ocular siguiendo la punta del dedo (III, IV y VI par)
	✔ Sensibilidad de la cara (V par)
	✔ Hinchar los carrillos y cerrar fuerte los ojos (VII par)
	✔ Escuchar un sonido simétricamente (VIII par)
	✔ Abrir la boca, inducir la náusea y deglutir (IX y X par)
	✔ Levantar los hombros (XI par)
	✔ Sacar la lengua (XII par)
Pupilas y campimetría	✔ Tamaño basal, contracción directa y consensuada con la luz
	✔ Puntos ciegos mirando un punto fijo y moviendo las manos
Cerebelo	✔ Maniobra punta de dedo-nariz, bipedestación y marcha
Motor	✔ Movilidad de las cuatro extremidades, tono muscular, masa muscular y fuerza
Sensitivo	✔ Percepción de dolor, tacto fino, temperatura, vibración y posición en diferentes partes, comparando lateralidades
Reflejos	✔ Reflejo aquíleo y cutaneoplantar, reflejo de flexión al estímulo doloroso

Nombre	Localización de la lesión	Etiología más frecuente	Áreas afectadas
Mielopatía transversa	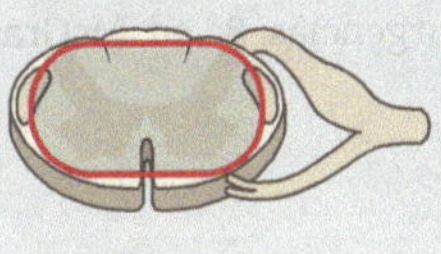	Esclerosis múltiple y lupus sistémico *Shock* medular	• Todas las sensibilidades • Plejia arrefléxica inicial • Disautoniomías
Lesión de las columnas posterolaterales	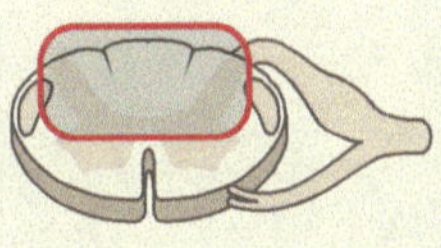	VIH Déficit de vitamina B_{12}	• Sensibilidad propioceptiva • Espasticidad e hiperreflexia
Síndrome de la arteria espinal anterior	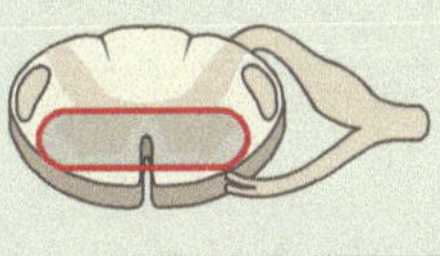	Afectación de la aorta abdominal (disección)	• Plejia con disfunción vesical e intestinal • Anestesia dolorosa y térmica
Hemisección medular (Brown-Séquard)	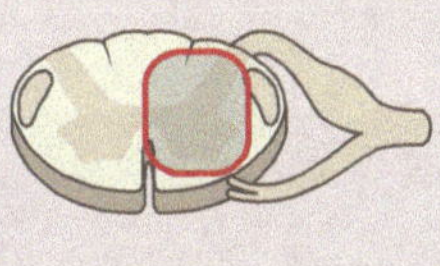	Lesiones extramedulares (compresión o herida)	• Parálisis espástica ipsilateral • Sensibilidad térmica y algésica contralateral • Sensibilidad propioceptiva ipsilateral
Síndrome medular central	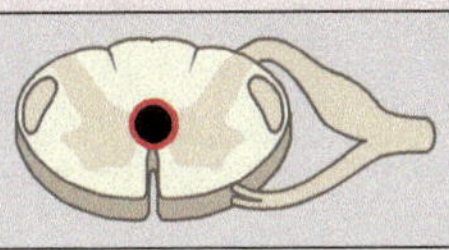	Tumores Siringomielia	• Déficit sensitivo disociado
Síndrome cordonal posterior	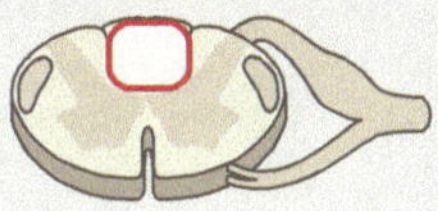	Sífilis	• Arreflexia • Incontinencia urinaria

Fig. 28-6 | Tipos de síndrome medulares.

teraciones sutiles que nos pueden orientar no solo al origen anatómico de la patología sino a las exploraciones complementarias necesarias para confirmar nuestras sospechas.

Con el fin de simplificar estas limitaciones que surgen de su extensa amplitud, proponemos a modo de resumen un esquema (Tabla 28-5) para poder sistematizar la exploración y que de esta manera intentemos al menos chequear todos los aspectos y poder establecer de manera precoz la existencia de alteraciones patológicas sea cual se el nivel en el que se presenten, para que de este modo formen parte de nuestra práctica habitual.

Puntos clave

- ✔ La exploración neurológica inicial de cualquier paciente ha de incluir la valoración del estado mental para después pasar a evaluar las funciones superiores.
- ✔ Dentro de las funciones superiores se encuentran el lenguaje, el reconocimiento, la ejecución de acciones, la memoria y la orientación.
- ✔ Las partes esenciales del lenguaje que se han de explorar son: fluencia, comprensión, nominación, repetición, lectura y escritura.
- ✔ Todos los pares craneales salen del tronco del encéfalo, a excepción del I y el XI.
- ✔ En la función motora deberemos explorar diversas características como son: tono muscular, masa, fuerza, lesiones de primera y de segunda motoneurona.

Bibliografía

Berkowitz AL, editor. Neurología clínica y neuroanatomía. Un enfoque basado en la localización. McGraw Hill; 2020.

Geschwind N. Current concepts: aphasia. N Engl J Med. 1971;284:654.

Mario D, Cardinali DP. Sistema motor I: médula espinal. Tono muscular. Control de la postura y del equilibrio. Generación del movimiento. En: Fernández-Tresguerres JA, editor. Fisiología humana. 5ª ed. McGraw Hill; 2020.

Kalser J, Roulet-Perez E. Neurologic assessment. Handbook of Clinical Neurology. Elsevier Health Sciences; 2020.

Ropper AH, Samuels MA, Klein JP, Prasad S, editores. Adams y Victor. Principios de neurología. 11ª ed. McGraw Hill, 2020.

Vanja CD, Aminoff MJ. Trastornos sensitivos. En: Papadakis MA, editor. Diagnóstico clínico y tratamiento McGraw Hill; 2022.

Vanja CD, Hauser SL. Neuralgia del trigémino, parálisis de Bell y otros trastornos de los pares craneales. En: Loscalzo J, editor. Harrison. Principios de Medicina Interna. 21ª ed. McGraw Hill; 2022.

Walker RA, Srikar A. Urgencias oftalmológicas. En: Tintinalli JE. Tintinalli. Medicina de urgencias. 8ª ed. McGraw Hill; 2018.

Procedimientos diagnósticos y de neuromonitorización

J. A. Álvarez Fernández, J. C. Igeño Cano y J. Trenado Álvarez

◀ Orientación para el estudio

La neuroimagen permite detectar daños estructurales intracraneales y las técnicas de neuromonitorización analizan la repercusión de esos daños en la función encefálica. Mientras que la neuroimagen tiene un carácter intermitente, la neuromonitorización tiene un carácter continuo y multimodal y puede evaluar simultáneamente diferentes parámetros fisiológicos.

1. Introducción

El pronóstico de los pacientes neurocríticos se puede modificar favorablemente identificando con prontitud lesiones estructurales intracraneales o infecciones. Como en cualquier otro tipo de paciente gravemente enfermo, se deben controlar estrictamente los parámetros sistémicos (intercambio gaseoso, hemodinámica, temperatura corporal, etc.). De forma específica, se puede intentar influir favorablemente en su evolución monitorizando el consumo de oxígeno, el flujo sanguíneo y el metabolismo cerebrales.

2. Neuroimagen

Las técnicas de neuroimagen incluyen ecografía, tomografía computarizada, resonancia magnética y angiografía. Sus hallazgos permiten descartar masas y herniaciones intracraneales, evaluar el grado de lesión cerebral o identificar la lesión vascular responsable de un déficit isquémico. Algunas tecnologías pueden distinguir entre el tejido cerebral que está irreversiblemente lesionado y el que es potencialmente recuperable, lo que permite una mejor selección de pacientes para la aplicación de tratamientos específicos. La mayor limitación actual para el uso de algunos de estos procedimientos es su disponibilidad y la necesidad de desplazar al paciente fuera de la unidad de cuidados intensivos (UCI) para su realización.

2.1. Ecografía

La ecografía cerebral o ecografía Doppler transcraneal (EDTC) utiliza los ecos y artefactos generados por ultrasonidos de alta potencia y baja frecuencia, que son introducidos al interior del cráneo a través de unas zonas óseas de menor grosor («ventanas»), de localización temporal, occipital y orbitaria (Fig. 29-1).

Mediante el modo B (brillo o bidimensional) se consiguen visualizar de forma aproximada estructuras intracraneales óseas (Fig. 29-2) y del tronco del encéfalo (Fig. 29-3). Los hallazgos en las regiones de interés se describen como hipoecogénicos, isoecogénicos o hiperecogénicos, asignándose como valor medio de referencia la ecogenicidad obtenida en los estudios del hígado, por coincidir con la ecogenicidad promedio del cuerpo humano. La combinación dúplex de los modos B y Doppler color (flujo color) o

Doppler de potencia (angio-Doppler) permite visualizar la totalidad de los vasos del polígono de Willis (v. Fig. 29-3).

Orientando el haz de ultrasonidos hacia craneal, la situación de la línea media se podrá conocer de forma precisa mediante la exploración ecográfica en modo B de la posición del tercer ventrículo. Se encontrará normalmente en la mitad de la línea trazada entre la superficie interna de ambas tablas óseas de la bóveda craneal, y se podrán aceptar desviaciones máximas de hasta 5 mm hacia cada lado. Podrá también medirse la anchura del tercer ventrículo, que normalmente será de 2 a 6 mm, considerándose anormal por encima de este valor (Fig. 29-4).

La EDTC aporta información en tiempo real y puede ser realizada por el intensivista a pie de cama, sin tener que desplazar al paciente de la UCI, pero requiere entrenamiento y experiencia para su realización. La tan conocida «operador-dependencia» puede ser mitigada con una aplicación metodológica estricta, pero, en cualquier caso, un 5-10 % de los pacientes presentarán dificultad insalvable de ventana acústica, incluso tras la administración intravenosa de sustancias ecopotenciadoras (ecocontrastes) como el hexafluoruro de azufre (SonoVue®).

2.2. Tomografía computarizada

La tomografía computarizada (TC) es la obtención de imágenes de cortes o secciones de alguna región anatómica mediante el escaneo rotacional con rayos X alrededor del cuerpo. En los modernos dispositivos de TC se emplea la técnica de avance espiral simultáneo al escaneo (TC helicoidal), lo que acorta los tiempos de realización y mejora la calidad de las imágenes, pero a expensas de una mayor irradiación del paciente.

A partir de los datos de absorción de los rayos X en el volumen de tejidos examinado, se reconstruyen imágenes anatómicas mediante una escala de densidades predeterminada en unidades Hounsfield (HU). Por consenso, se asignó como valor medio de referencia la densidad promedio del cuerpo humano; los hallazgos en las regiones de interés se describen como hipodensos, isodensos o hiperdensos.

La administración intravenosa de contrastes (habitualmente yodados) mejora la información obtenida con la TC en lo referente a la delimitación más precisa de anormalidades como masas intracraneales o tejidos inflamados, y permite también el análisis de los vasos sanguíneos, pudiendo obtenerse imágenes angiográficas de alta calidad (angio-TC) (Fig. 29-5).

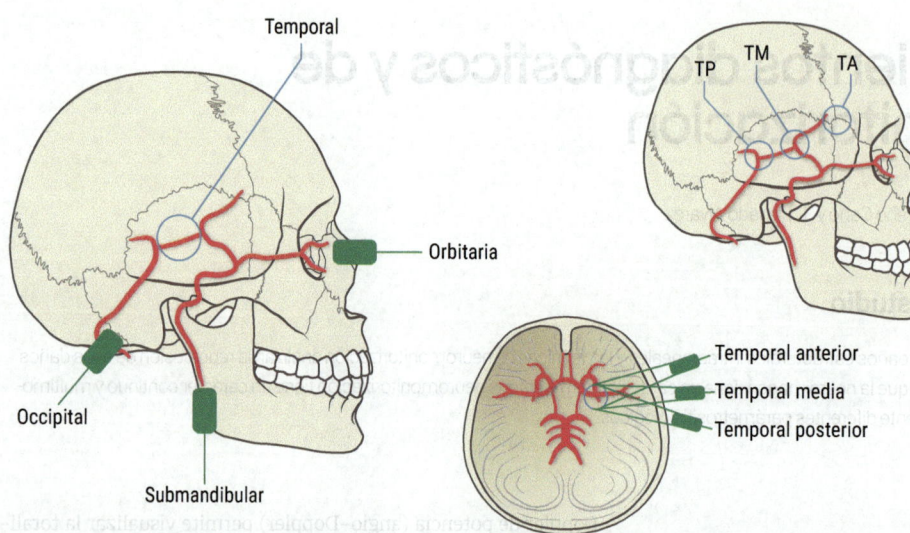

Fig. 29-1 | Ventanas óseas craneales para ecografía cerebral.

Del escaneo transversal continuo del volumen examinado mediante TC se pueden reconstruir además cortes secundarios del grosor deseado y en una orientación tridimensional (3D) (Fig. 29-6). Esta posibilidad de obtener con TC imágenes reconstruidas en planos no transversales ha hecho que en la actualidad se haya abandonado formalmente la antigua denominación de tomografía axial computarizada (TAC), aunque todavía está presente en el vocabulario habitual.

Además del desplazamiento fuera de la UCI, las altas dosis acumulativas de radiación ionizante recibidas por el paciente y los posibles efectos secundarios de la administración de contrastes yodados deben tenerse en consideración antes de indicar la realización de una TC.

2.3. Resonancia magnética

La resonancia magnética (RM), también conocida como tomografía por resonancia magnética (TRM), es una técnica no invasiva que utiliza un fenómeno físico basado en las propiedades mecánico-cuánticas de los núcleos atómicos de las moléculas presentes en todas las células para obtener información sobre la estructura y composición de los tejidos a analizar. Esta información es procesada por ordenadores y transformada en imágenes que permiten reconstrucciones 3D.

A diferencia de la TC, la TRM no usa radiación ionizante, sino campos magnéticos que interactúan, habitualmente, con los núcleos de hidrógeno del agua corporal, siendo detectables por el escáner. Estas señales pueden ser manipuladas («potenciadas») con campos magnéticos adicionales y así reconstruir imágenes de las regiones exploradas. La intensidad de la señal de cada volumen de medición (vóxel) determina el valor de intensidad en la escala de grises de un píxel en la pantalla del monitor, hablándose de imágenes hipointensas, isointensas e hiperintensas.

Para una intensidad de campo magnético determinada (medida en unidades tesla), la señal de TRM dependerá de la densidad de protones excitables, los tiempos de relajación tras la excitación

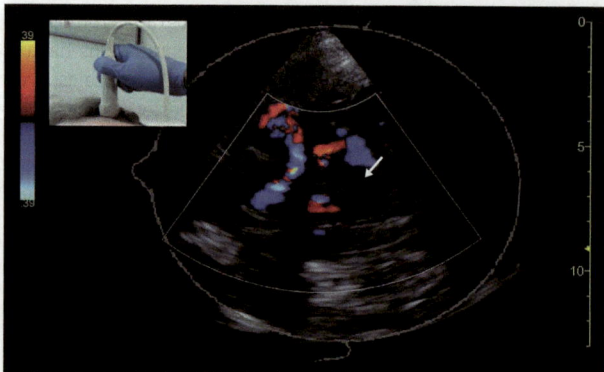

Fig. 29-3 | Ecografía Doppler transcraneal de la base del cráneo. Se observan el mesencéfalo (flecha) y por delante las arterias del polígono de Willis.

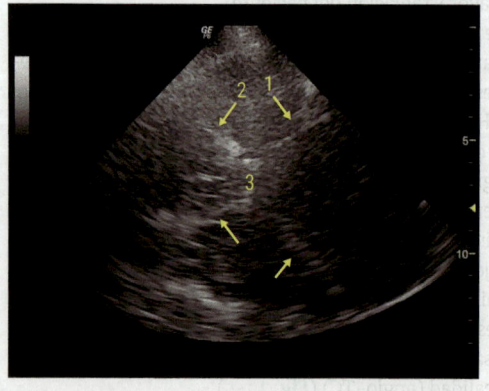

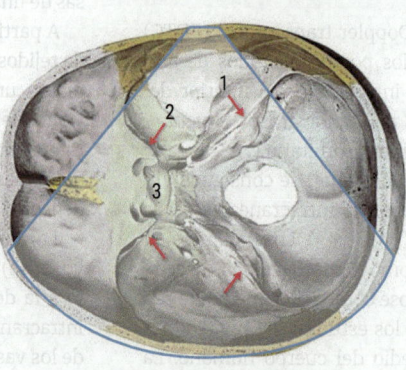

Fig. 29-2 | Ecografía Doppler transcraneal de la base del cráneo. 1. Peñasco del hueso temporal. 2. Ala menor del hueso esfenoides. 3. Silla turca. El menor detalle de la ecografía se debe al empleo de ultrasonidos de alta potencia y baja frecuencia, que tienen alta penetración pero muy baja resolución.

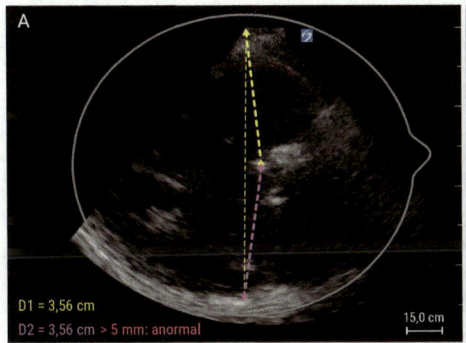
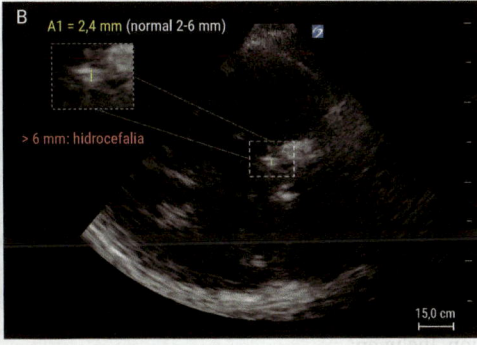

Fig. 29-4 | Ecografía Doppler transcraneal del tercer ventrículo. Valoración de la línea media (A) y de la anchura (B).

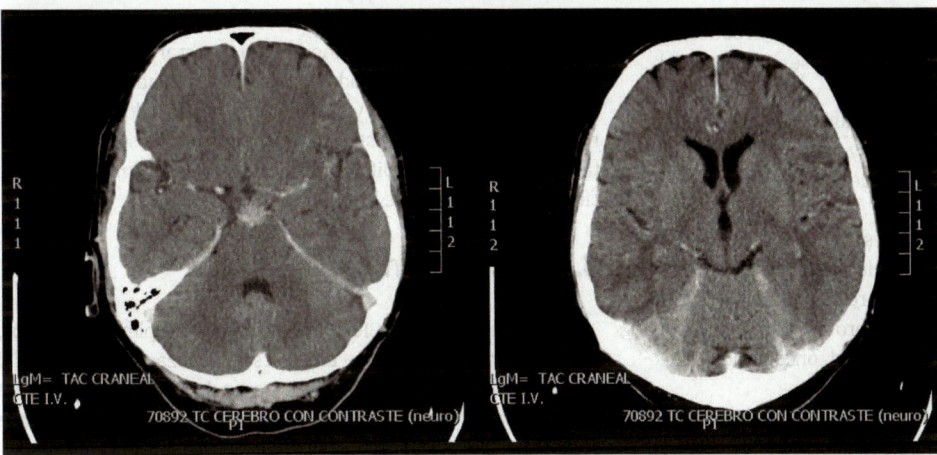

Fig. 29-5 | Tomografía computarizada craneal con administración de contraste.

magnética (T1 o longitudinal y T2 o transversal) y los movimientos de protones en el volumen de medición. Una exploración encefálica completa incluirá siempre una secuencia potenciada T1-T2 (secuencia «spin echo») (Fig. 29-7):

✔ En T1, las sustancias encefálicas gris y blanca son reconstruidas en sus mismos tonos de gris, mientras que el líquido cefalorraquídeo (LCR) es reconstruido en negro, haciendo que la imagen sea fácilmente interpretable por el examinador por ser la más comparable con la anatomía y con las familiares imágenes de la TC cerebral.

✔ En T2, las imágenes son representadas invirtiendo los tonos de gris en la sustancia blanca, que aparecerá oscura, y del LCR, que aparecerá hiperintenso (blanco), pero manteniendo el tono de la sustancia gris, lo que puede aumentar la capacidad de discriminación, especialmente en lo referente a estructuras vasculares.

✔ En la denominada «recuperación de la inversión atenuada de fluido» (FLAIR, *fluid-attenuated inversion recovery*) se anula la señal del agua del LCR, manteniendo el resto de intensidades de T2, lo que da como resultado que las alteraciones patológicas que contengan agua (tumores, inflamación, etc.) se observen hiperintensas. Esto resulta especialmente útil en el estudio de la extensión de tumores y en la evaluación de infartos lacunares, placas de esclerosis múltiple, hemorragia subaracnoidea, traumatismo craneoencefálico y meningitis u otras enfermedades leptomeníngeas.

Las sustancias paramagnéticas (p. ej., gadolinio-DTPA, gadolinio-diamida, manganeso y otras) acortan el tiempo de relajación

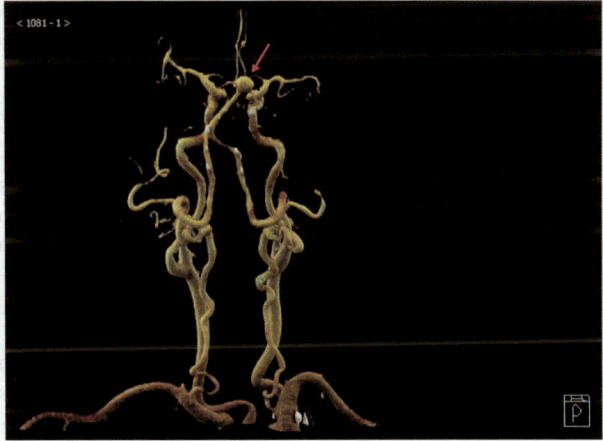

Fig. 29-6 | Angiotomografía computarizada con reconstrucción 3D. La flecha señala un aneurisma sacular de la arteria basilar. Cortesía del doctor Antonio Luna Alcalá (HT Médica).

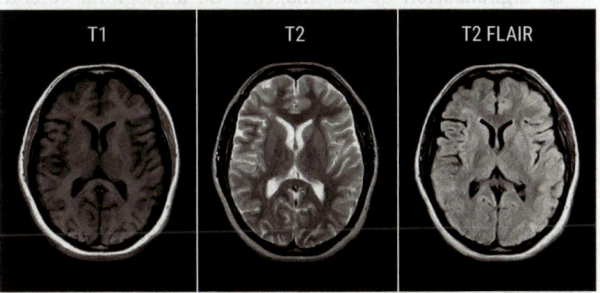

Fig. 29-7 | Imágenes de tomografía por resonancia magnética cerebral potenciadas en T1, T2 y T2 FLAIR.

T1, lo que da como resultado un aumento en la intensidad de una señal lesional en las imágenes T1 en comparación con su entorno. Cuando se usan como medio de contraste, mejoran la información clínica en ciertos casos, proporcionando información sobre la presencia o ausencia de realce de contraste de una lesión, la extensión del área que muestra realce de contraste y el patrón de mejora de esta región. Las estructuras de la base del cráneo y de la región infratentorial, así como el canal espinal, se aprecian mejor en la TRM que en la TC, debido al mayor contraste de tejidos blandos y la falta de interferencia por artefactos óseos.

Los riesgos para la salud de la TRM deben ser tenidos en cuenta antes de indicar su realización. Incluyen:

✔ Riesgos inmediatos evitables derivados de la introducción de un objeto o material en la sala donde se encuentra el equipo.
✔ Riesgos inmediatos inevitables motivados por corrientes magnéticas en el interior de los tejidos y calentamiento corporal, usualmente bajos, pero se ha de considerar la relación riesgo/beneficio en cada caso.
✔ Riesgos asociados al uso de contrastes, ya sea directamente o por su acumulación, no solo en pacientes con función renal alterada sino también con función renal normal.
✔ Riesgos derivados de una exposición prolongada a campos magnéticos, especialmente su capacidad oncogénica, que son actualmente desconocidos.

2.4. Angiografía

La angiografía o arteriografía cerebral proporciona imágenes detalladas de los vasos sanguíneos extracraneales e intracraneales, tanto estáticas como en movimiento (cineangiografía). Para conseguirlo, se utiliza la inyección intravenosa de un medio de contraste yodado levemente hiperosmolar, habitualmente mediante catéteres largos introducidos con la técnica de acceso percutáneo de Seldinger y progresados hasta la región de interés. La angiografía cerebral es el método de referencia tradicional para evaluar lesiones vasculares (estenosis, obstrucción, malformaciones arteriovenosas, aneurismas, disecciones, vasculitis, etc.) (Fig. 29-8A).

Una variante de esta técnica es la angiografía cerebral con sustracción digital (ACSD), en la que las imágenes de los vasos sanguíneos se toman antes y después de la inyección del contraste, y luego una computadora sustrae la imagen precontraste de la imagen poscontraste, con lo que se aíslan las imágenes de las luces vasculares oscurecidas (Fig. 29-8B).

La digitalización de las imágenes de angiografía cerebral permite la reconstrucción tridimensional, lo que posibilita detectar lesiones que podrían pasar desapercibidas en una imagen plana y estudiar de forma mucho más detallada las características de dichas lesiones (Fig. 29-9).

Pueden producirse complicaciones en el punto de inyección (habitualmente la arteria femoral), como sangrado, seudoaneurisma, rotura de placas de ateroma o infección, pero su frecuencia es baja, aunque aumenta con la edad del paciente. Además de la posible aparición de reacciones y toxicidad por el contraste, debe tenerse también en cuenta que la dosis de radiación utilizada puede variar y ser importante en función de la duración del procedimiento.

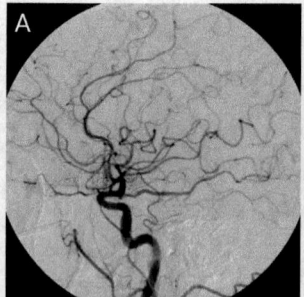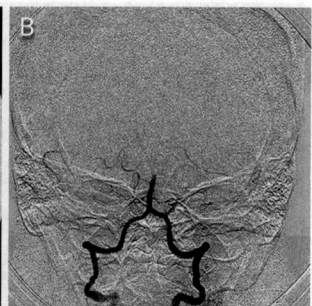

Fig. 29-8 | A. Angiografía cerebral. B. Angiografía cerebral con sustracción digital.

Un factor limitante de la angiografía cerebral es su disponibilidad, pues debe ser realizada en instalaciones adecuadas (habitualmente de alto coste) y por médicos capacitados (en general, radiólogos intervencionistas especializados), que solo suelen estar disponibles en hospitales de mediana o alta complejidad y no siempre las 24 horas de los 365 días del año.

3. Punción lumbar

La mayor parte del LCR es producido por los plexos coroideos, ubicados intracranealmente en diversas localizaciones dentro del sistema ventricular. El LCR fluye a través de los ventrículos y sale del sistema ventricular a través de los agujeros de Luschka, que son dos orificios situados en los ángulos laterales del cuarto ventrículo, y el agujero de Magendie, situado centralmente en la proximidad de los anteriores. Desde ellos, el LCR ingresa al espacio subaracnoideo para rodear el cerebro y la médula espinal, y se reabsorbe al torrente sanguíneo a través de las granulaciones aracnoideas adyacentes al seno venoso sagital superior.

La tasa de producción de LCR es de unos 20-25 mL/h, o de 450-500 mL/día, y su volumen total en un momento determinado es de unos 150 mL, por lo que la reabsorción y regeneración del volumen total de LCR se produce tres o cuatro veces al día. Los ventrículos contienen solo el 20 % del volumen total de LCR y la cantidad restante se distribuye dentro de los espacios subaracnoideos y cisternas craneales y espinales. Una gran cantidad de LCR se encuentra en la región lumbar.

La punción lumbar es un procedimiento invasivo que se realiza para acceder al LCR, ya sea con fines diagnósticos o terapéuticos. Otros procedimientos, como la punción cisternal directa, han sido abandonados por su elevado riesgo, quedando relegados a casos

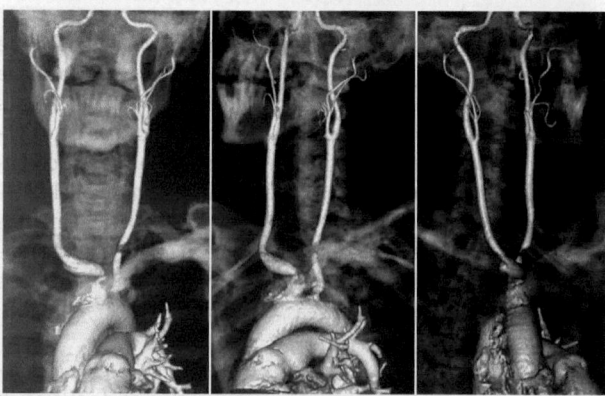

Fig. 29-9 | Angiografía con reconstrucción 3D.

de absoluta imposibilidad de realización de una punción lumbar y solo practicados por personal muy entrenado.

Para realizar una punción lumbar se perfora la piel en la parte inferior de la espalda, entre ambas crestas ilíacas (espacio intervertebral L3-L4 o L4-L5), empleando una aguja larga y delgada, dotada de un fiador o mandril, y se avanza hasta perforar la duramadre espinal y acceder al espacio subaracnoideo lumbar. Los pacientes suelen posicionarse en decúbito lateral (habitualmente izquierdo), con las rodillas flexionadas de forma forzada, o sentados en el borde de la cama (especialmente en pacientes obesos) con el tórax y los brazos reposando en una silla o mesa (Fig. 29-10).

La punción lumbar se usa para la medición directa de la presión dentro del espacio, que se mide en milímetros de mercurio (mm Hg) con un manómetro o en centímetros de agua (cm H₂O) con una regla. Esta presión es habitualmente (pero no siempre) equivalente a la presión dentro de la cavidad craneal. La punción lumbar se emplea también para la recolección de LCR bien con fines terapéuticos descompresivos o bien para su examen (se emplean cuatro tubos, cada uno con 2-10 mL, y se valora la transparencia, color, celularidad, bioquímica y microbiología; se requiere un tubo extra si se desean otros análisis específicos) (Tabla 29-1). Puede emplearse también para la inyección de fármacos de administración intratecal o de contrastes radiopacos para realización de mielografías.

La punción lumbar debe ser indicada de forma adecuada y realizada por médicos cualificados. Sus contraindicaciones relativas incluyen la infección del sitio de punción, diátesis hemorrágicas e hipertensión intracraneal ya conocida con riesgo de precipitar una herniación transtentorial o cerebelosa. Otras posibles complicaciones descritas tras la punción lumbar incluyen cefalea, fuga de LCR, infección local *versus* meningitis, hematoma epidural espinal, lesión de la raíz nerviosa, hematoma subdural intracraneal y quiste epidermoide.

Tabla 29-1. Análisis del líquido cefalorraquídeo

Presión de apertura: 10-20 cm H₂O (7-15 mm Hg)

Color: transparente o incoloro

	Estudio	
Parámetro	**Unidades convencionales**	**Unidades del Sistema Internacional**
Recuento celular	< 5 células/mm³	<5 células/mm³
Glucosa*	45-65 mg/dL	2,5-3,5 mmol/L
Cloro	43-47 mg/dL	121-133 mmol/L
Proteínas totales	15-30 mg/dL	15-30 mg/dL
Lactato	< 27 mg/dL	< 3 mmol/L

*Un valor < 40 % del nivel plasmático medido simultáneamente se considera anormal.

4. Neuromonitorización

Neuromonitorizar es observar el curso de uno o de varios parámetros fisiológicos cerebrales para detectar posibles anomalías. Habitualmente se registran de forma simultánea, por lo que se denomina «multimodal» o «multiparámetro». Su aplicación en el paciente neurocrítico proporciona al clínico una visión muy completa de la fisiopatología del cerebro lesionado y de la respuesta al tratamiento.

En la Tabla 29-2 se relacionan los distintos procedimientos de neuromonitorización.

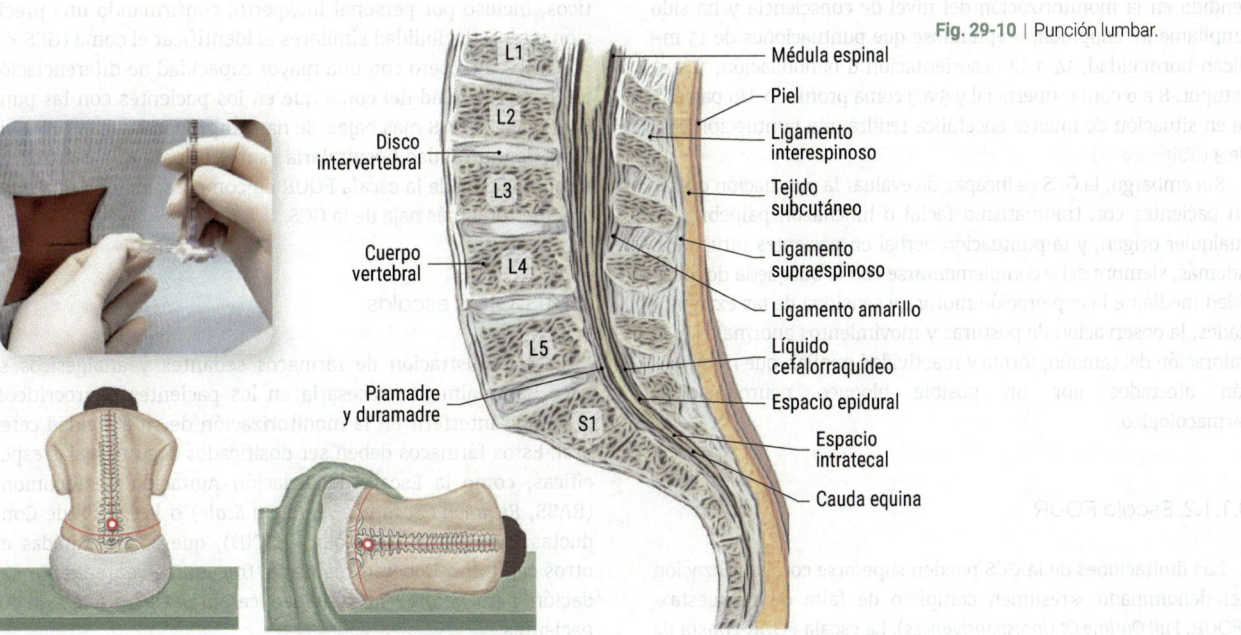

Fig. 29-10 | Punción lumbar.

Médula espinal
Piel
Ligamento interespinoso
Tejido subcutáneo
Ligamento supraespinoso
Ligamento amarillo
Líquido cefalorraquídeo
Espacio epidural
Espacio intratecal
Cauda equina

Disco intervertebral
Cuerpo vertebral
Piamadre y duramadre

L1
L2
L3
L4
L5
S1

Tabla 29-2. Procedimientos de neuromonitorización

Monitorización de la actividad cerebral	✓ Exploración clínica (Escala de Coma de Glasgow y *FOUR Score*) ✓ Pruebas neurofisiológicas (electroencefalografía, índice biespectral y potenciales evocados)
Monitorización de la perfusión cerebral	✓ Presión intracraneal (invasiva y no invasiva) ✓ Ultrasonografía Doppler transcraneal ✓ Tomografías de difusión y perfusión ✓ Otras pruebas (flujometría láser Doppler, gammagrafía con xenón 133, PET/SPECT, flujometría por termodifusión)
Monitorización de la oxigenación cerebral	✓ Oximetría cerebral (NIRS) ✓ Saturación venosa yugular de oxígeno ✓ Presión tisular de oxígeno
Análisis neuroquímico	✓ Microdiálisis

NIRS: *near-infrared spectroscopy*; PET: tomografía computarizada por emisión de positrones; SPECT: tomografía computarizada de emisión de un fotón único.

4.1. Monitorización de la actividad cerebral

4.1.1. Exploración clínica

La exploración clínica de un paciente neurocrítico deberá monitorizar dos aspectos esenciales: cambios en el nivel de consciencia y presencia de focos de disfunción cerebral.

4.1.1.1. Escala de Coma de Glasgow

La Escala de Coma de Glasgow (GCS, *Glasgow Coma Score*), sencilla y reproducible, está basada en la exploración de las respuestas oculares, verbales y motoras de un paciente. La GCS se ha extendido en la monitorización del nivel de consciencia y ha sido ampliamente adoptada, aceptándose que puntuaciones de 15 indican normalidad, 14 a 12 desorientación u obnubilación, 11 a 9 estupor, 8 a 6 coma superficial y 5 a 3 coma profundo. Un paciente en situación de muerte encefálica tendrá una puntuación GCS de 3 (Tabla 29-3).

Sin embargo, la GCS es incapaz de evaluar la puntuación ocular en pacientes con traumatismo facial o hinchazón palpebral de cualquier origen, y la puntuación verbal en pacientes intubados. Además, siempre debe complementarse con la búsqueda de focalidad mediante la exploración motora y sensitiva de las extremidades, la observación de posturas y movimientos anormales, y la valoración del tamaño, forma y reactividad pupilar, que no se verán afectados por un posible bloqueo neuromuscular farmacológico.

4.1.1.2. Escala FOUR

Las limitaciones de la GCS pueden superarse con la utilización del denominado «resumen completo de falta de respuesta» (FOUR, *Full Outline Of Unresponsiveness*). La escala FOUR consta de

---

Tabla 29-3. Escala de Coma de Glasgow

Puntuación	Apertura ocular (O)	Respuesta verbal (V)	Respuesta motora (M)
6			Obedece órdenes
5		Orientada	Localiza el estímulo doloroso
4	Espontánea	Confusa	Movimiento de retirada
3	A la voz	Inapropiada	Flexora (decorticación)
2	Al dolor	Sonidos incomprensibles	Extensora (descerebración)
1	Ausente	Ausente	Ausente

Se suman las mejores puntuaciones de las tres exploraciones O + V + M (p. ej., GCS = 14).
✓ Consciencia = 15.
✓ Obnubilación/desorientación = 14-13-12.
✓ Estupor = 11-10-9.
✓ Coma < 9; superficial = 8-7-6; profundo = 5-4-3.
En presencia de intubación o traqueotomía se suman O+1+M y se añade una T (p. ej., GCS = 11T).

cuatro componentes (ojos, motor, tronco encefálico y respiración) y cada componente tiene una puntuación máxima de 4 (Fig. 29-11).

La escala FOUR aporta mayor detalle neurológico que la GCS al describir los reflejos troncoencefálicos y los patrones de ventilación, y permite reconocer diferentes etapas en una herniación. Los resultados de la escala FOUR han sido validados en comparación con la GCS al ser aplicados en pacientes neurocríticos, incluso por personal inexperto, confirmando una precisión y reproducibilidad similares al identificar el coma (GCS < 9 = FOUR < 13), pero con una mayor capacidad de diferenciación de la profundidad del coma que en los pacientes con las puntuaciones de GCS más bajas. Se ha comprobado que la probabilidad de mortalidad hospitalaria es mayor para una puntuación total más baja de la escala FOUR en comparación con una puntuación total más baja de la GCS.

4.1.1.3. Otras escalas

La administración de fármacos sedantes y analgésicos se hace habitualmente necesaria en los pacientes neurocríticos, pudiendo interferir en la monitorización de su actividad cerebral. Estos fármacos deben ser dosificados según escalas específicas, como la Escala de Sedación-Agitación de Richmond (RASS, *Richmond Sedation-Agitation Scale*) o la Escala de Conductas Indicadoras del Dolor (ESCID), que serán tratadas en otros capítulos. Deberán realizarse frecuentes ventanas sin sedación para valorar la actividad cerebral espontánea de los pacientes.

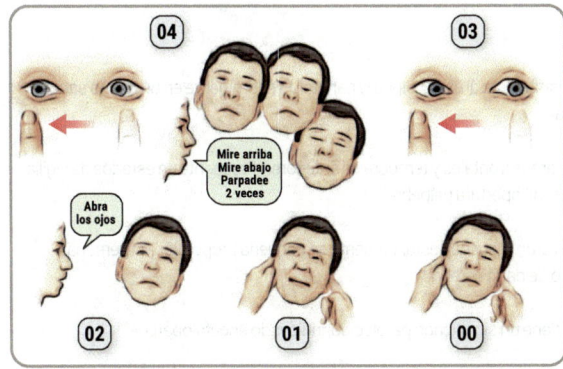

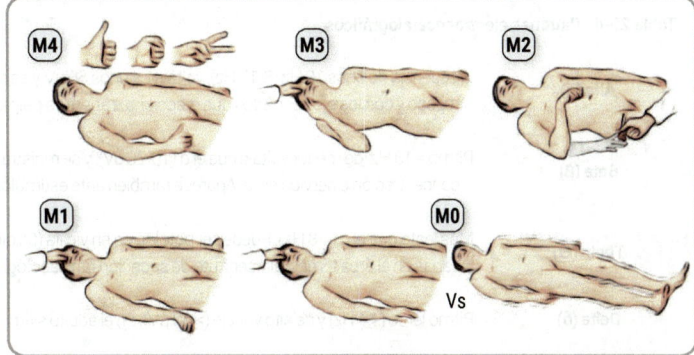

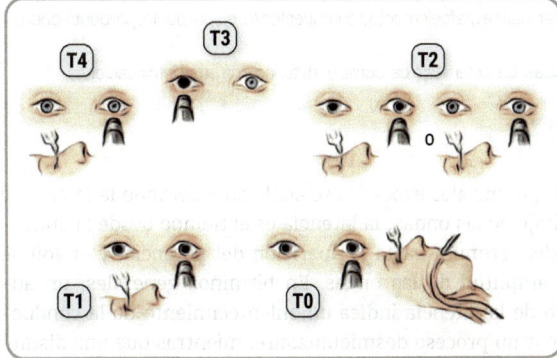

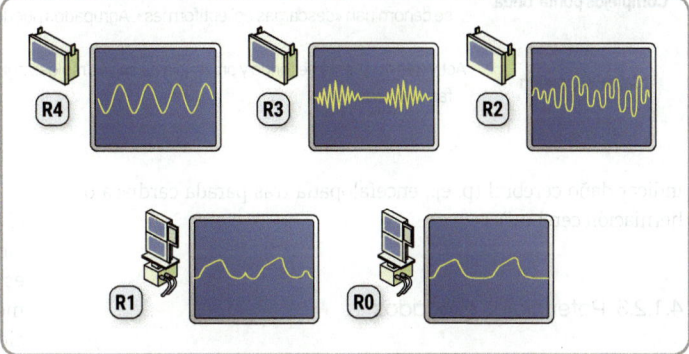

Fig. 29-11 | Escala FOUR. O: respuestas oculares. M: respuestas motoras. T: tronco del encéfalo. R: patrón respiratorio. Modificado de Wijdicks et al. Validation of a New Coma Scale: The FOUR Score. Ann Neurol. 2005;58:585-93.

4.1.2. Pruebas neurofisiológicas

4.1.2.1. Electroencefalografía

La electroencefalografía (EEG) evalúa los ritmos eléctricos de actividad encefálica predominantes de fondo y los grafoelementos («puntas» y «husos») de presentación intermitente o paroxística (Tabla 29-4).

La persistencia de un ritmo lento monótono o de un ritmo α sin modificaciones ante estímulos (coma α) es indicativa de lesión profunda y de muy mal pronóstico de recuperación funcional neurológica. Sin mediar sedación farmacológica, la ausencia de señales («EEG plano» o «silencio electrocerebral») es un criterio legal para confirmar una sospecha clínica de muerte encefálica.

La evaluación EEG debería realizarse idealmente de forma continua, para lo cual los equipos más recientes de monitorización de cabecera de paciente incorporan módulos específicos.

Otras pruebas como la magnetoencefalografía (MEG), que es el registro de campos magnéticos generados por corrientes eléctricas intraneuronales, las imágenes de fuente magnética (MSI, *magnetic source images*), que son el registro conjunto de la localización de la fuente MEG con imágenes anatómicas obtenidas por TRM, y la imagen de fuente eléctrica (ESI, *electric source image*), que es una técnica de imagen basada en modelos que integran componentes espaciales y temporales de EEG, son similares o incluso superiores a la EEG, pero su escasa disponibilidad y elevado coste hacen que sean un recurso poco utilizado en la práctica clínica.

4.1.2.2. Electroencefalografía procesada

La EEG procesada utiliza trasformaciones matemáticas (p. ej., transformada de Fourier) para generar valores numéricos de la actividad eléctrica cerebral. Hay diversas modalidades (p. ej., entropía espectral, Narcotrend®, SedLine®), pero el más utilizado en pacientes neurocríticos es el **índice biespectral** (BIS), que compara el grado de coherencia entre las diferentes frecuencias de un EEG obtenido de forma simplificada con cuatro sensores adheridos a la frente del paciente (Fig. 29-12).

El BIS cuantifica la actividad del sistema nervioso central en una escala de 0 a 100: cifras de 100-80 reflejan vigilia, 80-60 depresión leve, 60-40 depresión moderada, 40-20 depresión profunda y < 20 sobresedación o coma muy profundo. La tasa de supresión (TS) muestra en el monitor el porcentaje de tiempo del último minuto en el que no se ha registrado actividad eléctrica alguna. Para que los resultados sean fiables, el índice de calidad de la señal (ICS) deberá ser mayor del 90 % (óptimo > 95 %) y la actividad electromiográfica registrada simultáneamente deberá ser menor del 35 % (óptimo < 30 %).

El BIS es útil en cualquier tipo de paciente crítico para el ajuste adecuado de la sedación, y es imprescindible en los pacientes paralizados con relajantes musculares. Especial interés tiene la detección de la sobresedación, con su bien conocido efecto perjudicial inmunosupresor. Un valor añadido del BIS es la detección de crisis epilépticas (BIS elevado en pacientes clínicamente comatosos).

En los pacientes neurocríticos, además de las indicaciones mencionadas, el BIS permitirá monitorizar específicamente la tendencia de la TS, normal entre 0 y 10, y cuyo aumento podría

Tabla 29-4. Patrones electroencefalográficos

Alfa (α)	Frecuencia de unos 10 Hz (8-13 Hz), voltaje de unos 50 μV, y se registra en las áreas occipital y parietal. Predominante en un adulto sano, en reposo y con los ojos cerrados que reacciona a apertura palpebral
Beta (β)	Ritmo > 13 Hz, de menor voltaje que el α (10-20 μV), y se registra en áreas frontales y temporales anteriores. Frecuente en estados de vigilia concentración o nerviosismo. Aparece también ante estímulos como apertura palpebral
Theta (Θ)	Más lento que el α (4-8 Hz). Puede ser patológico en vigilia (fisiológico en el sueño), estar presente en pequeña proporción en personas sanas en el área temporal y ser fruto de sedación farmacológica o de daño cerebral
Delta (δ)	Ritmo lento (< 4 Hz) y de alto voltaje (> 50 μV). En el adulto siempre tiene un significado patológico, indicando encefalopatía
Complejos punta-onda	Onda rápida y de gran voltaje seguida de una onda lenta. Aparecen en pacientes epilépticos o con predisposición genética a la epilepsia, y se denominan «descargas epileptiformes». Agrupados pueden dar lugar a grafoelementos compuestos (p. ej., polipunta, polipunta-onda)
Salva-supresión	Actividad muy lenta de fondo y presencia de salvas rápidas agrupadas. Característico del coma barbitúrico y de otras intoxicaciones farmacológicas

indicar daño cerebral (p. ej., encefalopatía tras parada cardíaca o herniación cerebral).

4.1.2.3. Potenciales evocados

Al conducirse por una vía nerviosa, un estímulo sensorial (visual, auditivo o sensitivo) provoca unas respuestas en distintos puntos de la vía que pueden registrarse mediante electrodos semejantes a los del EEG, colocados sobre el *scalp* o en otros lugares. Estas respuestas provocadas por el estímulo se denominan «potenciales evocados» y su obtención es mucho más compleja que la del EEG debido a su pequeño voltaje (unos 0,5 μV), lo que hace que queden enmascarados por la actividad EEG, que es de potencial mucho mayor (unos 50 μV). Para obtener y registrar los potenciales evocados es necesario un procesamiento computarizado con el fin de «sustraerlos» de la actividad EEG de fondo.

El análisis de los potenciales evocados incluye desde la estructura sensorial inicial y las vías nerviosas de conducción hasta los centros de procesamiento subcorticales y corticales. A medida que el estímulo se conduce centralmente, la actividad electrofisiológica de las distintas estructuras neuronales genera ondas o potenciales característicos. Los potenciales evocados más utilizados en cuidados neurocríticos son los somatosensoriales (PESS), aunque también pueden realizarse auditivos (PEA) y visuales (PEV).

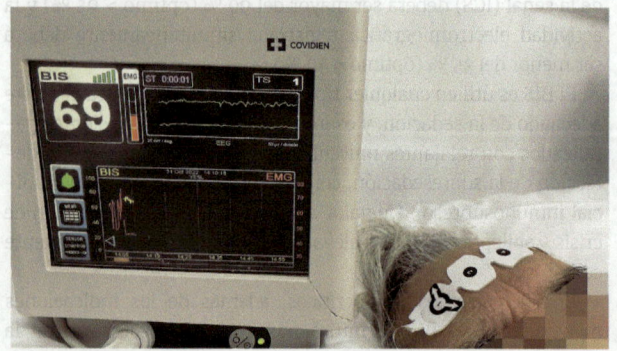

Fig. 29-12 | Índice biespectral.

Los potenciales evocados se analizan valorando la latencia y el voltaje de las ondas: la latencia es el tiempo desde la aplicación del estímulo hasta la aparición del potencial y el voltaje es la amplitud de las ondas. En términos generales, un aumento de la latencia indica un enlentecimiento de la conducción por un proceso desmielinizante, mientras que una disminución del voltaje suele indicar una pérdida de fibras nerviosas funcionantes. Los potenciales evocados no se verán interferidos por la presencia de fármacos sedantes o relajantes ni por la hipotermia, pero exigen la integridad anatómica de las vías nerviosas evaluadas (p. ej., el nervio mediano o el plexo braquial).

El componente de los PESS más utilizado en cuidados neurocríticos es el N20, que evalúa la integridad encefálica cortical y de las vías de conducción desde el punto de estimulación en el nervio mediano, incluyendo su paso por el tronco del encéfalo (Fig. 29-13). Transcurridas 72 horas desde una lesión encefálica, la anormalidad del componente N20 de los PESS sugerirá daño cerebral y mal pronóstico de recuperación funcional neurológica (ominoso en caso de ausencia bilateral); sin embargo, su presencia no garantizará un buen pronóstico.

4.2. Monitorización de la perfusión cerebral

La presión de perfusión cerebral (PPC) es la diferencia entre la presión arterial media (PAM) y la presión intracraneal (PIC): PPC = PAM – PIC. La PPC permite estimar el estado del flujo sanguíneo cerebral (FSC = PPC / RVC), siendo la resistencia vascular cerebral (RVC) el estado de permeabilidad intraluminal de la microcirculación (vasoconstricción o vasodilatación).

4.2.1. Presión intracraneal

La PIC es la presión hidrostática media en el interior de la cavidad craneal, con una oscilación normal entre 5 y 15 mm Hg, una anormalidad compensada entre 15 y 20 mm Hg, y un valor de anormalidad sintomática (hipertensión intracraneal o HIC) establecido en más de 20 mm Hg. La PIC es la consecuencia de la interacción entre el cerebro, el LCR y la sangre.

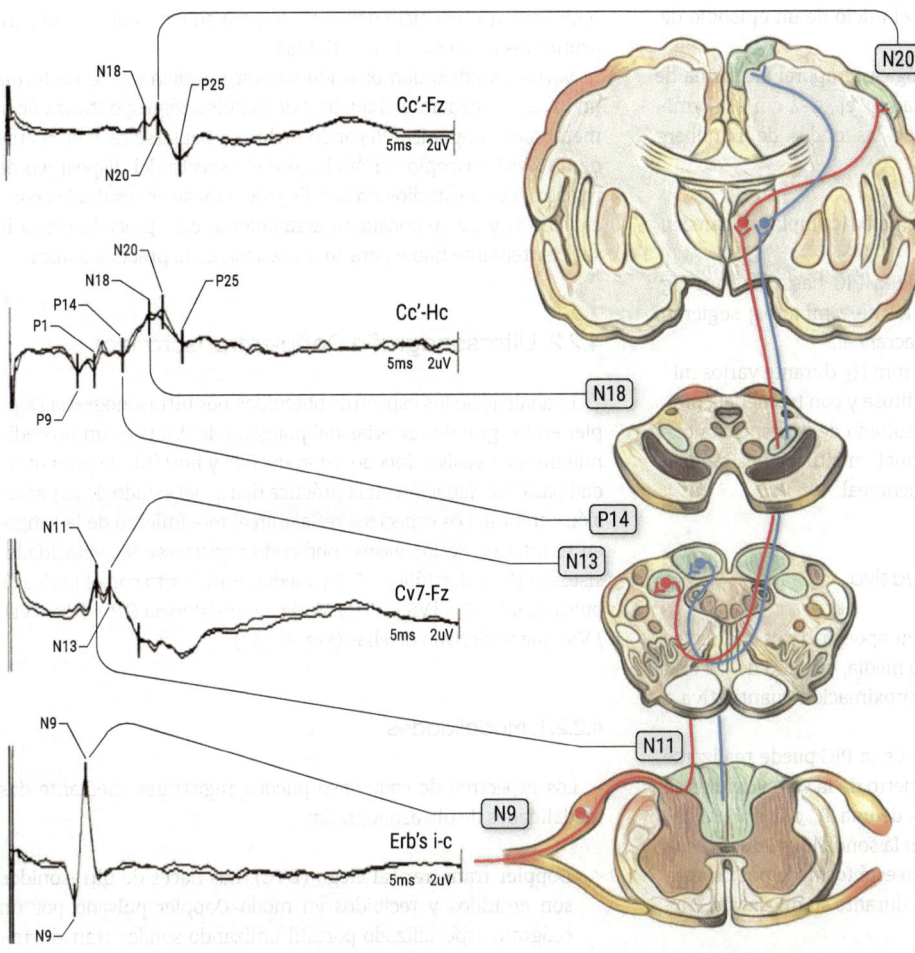

Fig. 29-13 | Potenciales evocados somatosensoriales registrados a diferentes niveles generadores tras la estimulación de nervio mediano en la muñeca. Cc': córtex parietal contralateral; Cv7: apófisis espinosa de la séptima vértebra cervical; Erb's i-c: puntos de Erb ipsilateral y contralateral; Fz: frontal medio; Hc: hombro contralateral; N9: plexo braquial; N11: entrada de raíces en astas dorsales y cordones posteriores; N13: estructuras cervicales altas y bulbares (núcleos de los cordones posteriores); P14: parte más caudal del lemnisco medial; N18: lemnisco medial a nivel mesencefálico. N20: córtex somatosensitivo primario (áreas 3, 1, 2 de Brodmann).

4.2.1.1. Presión intracraneal invasiva

En el paciente neurocrítico es necesario con frecuencia medir directamente la PIC al no poder estimarse su valor de forma precisa con otros métodos no invasivos. Los instrumentos usados utilizan manometría directa con columna de líquido (cm H_2O; transformar en mm Hg multiplicando por 0,74), manometría indirecta con columna de aire o líquido acoplada a un sistema de mercurio (mm Hg) o sistemas de fibra óptica con transductor en el extremo (mm Hg).

Los sensores de PIC pueden colocarse en posición epidural, subdural, intraparenquimatosa, interventricular o intraespinal, siempre que sea posible en el hemisferio cerebral más afectado por el daño primario, y tienen como objetivo intentar prevenir la lesión cerebral secundaria El sistema de referencia de la monitorización de la PIC es el catéter intraventricular, pues da una idea muy precisa de la presión global y además permite extraer LCR para su análisis y como medida terapéutica en caso de aumento anormal de la PIC (Fig. 29-14).

El registro continuo del valor de la PIC permite calcular la PPC y otros parámetros de utilidad emergente, como el índice de reactividad de la presión (PRx, *cerebral pressure reactivity index*), que es un análisis durante 4 minutos de la correlación entre la PAM y la PIC que permite valorar la reactividad cerebrovascular, tener una idea general de la capacidad de autorregulación cere-

bral (PRx negativo normal y positivo alterado; peor pronóstico si PRx > 0,2) y ayudar a conocer la PPC óptima de cada paciente, en combinación con otras técnicas.

Además de registrar su valor numérico, la monitorización de las ondas de PIC permitirá el análisis de su morfología, que tiene tres componentes: dos sistólicos (P1 u onda de percusión, que representa las pulsaciones arteriales, y P2 u onda de rebote, que refleja la distensibilidad global intracraneal) y uno diastólico (P3 u onda dícrota, que representa las pulsaciones venosas tras el cierre de la válvula aórtica). El análisis morfológico puede aportarnos datos sobre la distensibilidad cerebral, la

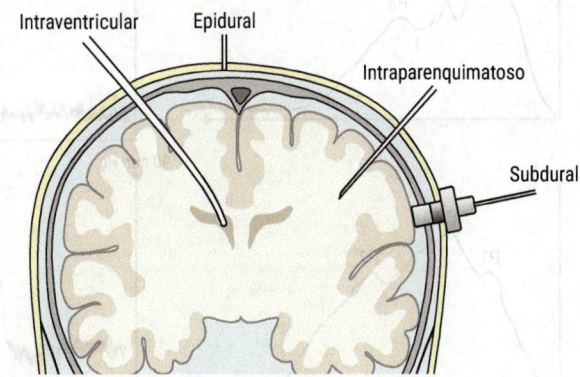

Fig. 29-14 | Monitorización invasiva de la presión intracraneal.

presión del LCR, el drenaje venoso o el inicio de un episodio de HIC (Fig. 29-15A).

Por otro lado, la evolución morfológica temporal en forma de registro continuo de muy baja velocidad (p. ej., 2-4 cm/s) permitirá además observar la existencia de las ondas de Lundberg (Fig. 29-15B):

✔ **Ondas C:** son esporádicas, breves y de baja amplitud, carecen de relevancia clínica.
✔ **Ondas B:** frecuentes elevaciones de la PIC hasta 50 mm Hg que duran varios segundos, en ciclos de 2 minutos; sugieren alteración de la distensibilidad intracraneal.
✔ **Ondas A:** elevaciones de más de 50 mm Hg durante varios minutos; sugieren isquemia cerebral difusa y con frecuencia preceden a la herniación, siendo el resultado de la respuesta cerebrovascular autorreguladora normal en situaciones de disminución de la distensibilidad intracraneal.

4.2.1.2. Presión intracraneal no invasiva

Las pruebas de neuroimagen pueden aportar datos indirectos sobre la PIC (p. ej., posición de la línea media, tamaño de las cisternas), pero además permiten una aproximación cuantitativa a su valor.

La estimación no invasiva del valor de la PIC puede realizarse de una manera fiable midiendo el diámetro de la vaina del nervio óptico (DVNO), ya sea en las imágenes de una TC o una TRM cerebrales, o registrado a pie de cama con la sonda lineal de un ecógrafo general. La vaina del nervio óptico está formada por las meninges que acompañan al globo ocular durante su migración embrionaria hacia la órbita (Fig. 29-16).

A una profundidad estandarizada por consenso de 3 mm desde la base de la papila al nivel de la retina, un DVNO < 5,5 mm se asociará a una PIC invasiva < 20 mm Hg, y un DVNO > 6,5 mm a una PIC invasiva > 20 mm Hg, quedando una zona gris entre 5,5 mm y 6,5 mm en la que la asociación no será tan precisa y deberá recurrirse a otras pruebas. Esta medición no invasiva será de utilidad para pacientes que no puedan ser monitorizados de forma invasiva porque no haya disponibilidad, tengan contraindicación

o no haya un beneficio demostrado para su patología como para asumir los riesgos de la invasividad.

Varios estudios han buscado valorar también la PIC de forma no invasiva mediante el análisis de la pulsación espontánea de la membrana timpánica, llegando incluso a hablarse recientemente de un «estetoscopio cerebral» por el aspecto del dispositivo de registro. Estos estudios no han llegado a mostrar resultados concluyentes, y no se considera actualmente este procedimiento lo suficientemente fiable para su utilización en la práctica clínica.

4.2.2. Ultrasonografía Doppler transcraneal

El análisis de los espectros obtenidos por ultrasonografía Doppler en las grandes arterias del polígono de Willis es un procedimiento no invasivo, inocuo, reproducible y portátil, de gran utilidad para la evaluación en la práctica diaria del estado de la perfusión cerebral. Los espectros reflejarán el movimiento de la sangre en el interior de los vasos, pudiendo registrarse las velocidades sistólica (VS), diastólica (VD) y media (Vm), junto con el índice de pulsatilidad (IP = [VS − VD] / Vm) y de resistencia (IR = [VS − VD] / VS) que se derivan de ellas (Fig. 29-17).

4.2.2.1. Modalidades

Los espectros de cada vaso pueden registrarse mediante dos modalidades de ultrasonografía:

✔ **Doppler transcraneal ciego (DTC).** Los haces de ultrasonidos son emitidos y recibidos en modo Doppler pulsado por un ecógrafo especializado portátil utilizando sondas transductoras de tipo lapicero, monocristal y monofrecuencia (1-2 MHz), y son introducidos en el cráneo por las ventanas temporal, occipital u orbitaria (Fig. 29-18). Los espectros se localizan de forma «ciega», por la profundidad y orientación de cada vaso (Tabla 29-5).
✔ **Ecografía cerebral con Doppler transcraneal (EDTC).** A través de las mismas ventanas acústicas, los vasos se visualizan empleando la combinación dúplex de los modos B y Doppler co-

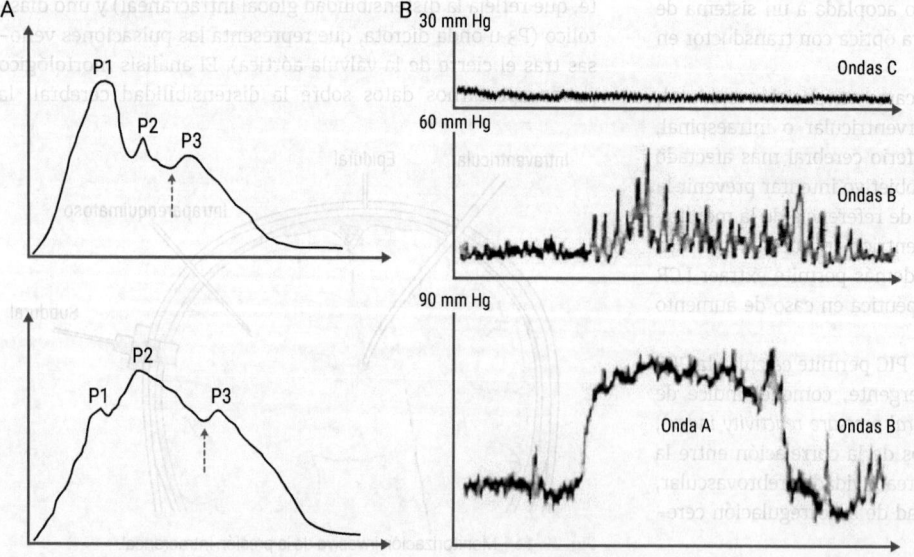

Fig. 29-15 │ Morfología de la presión intracraneal. A. Onda individual normal y onda con baja distensibilidad intracraneal. La flecha señala el final de la sístole mecánica por el cierre de la válvula aórtica (incisura dícrota). B. Registros temporales a muy baja velocidad con ondas C, B y A.

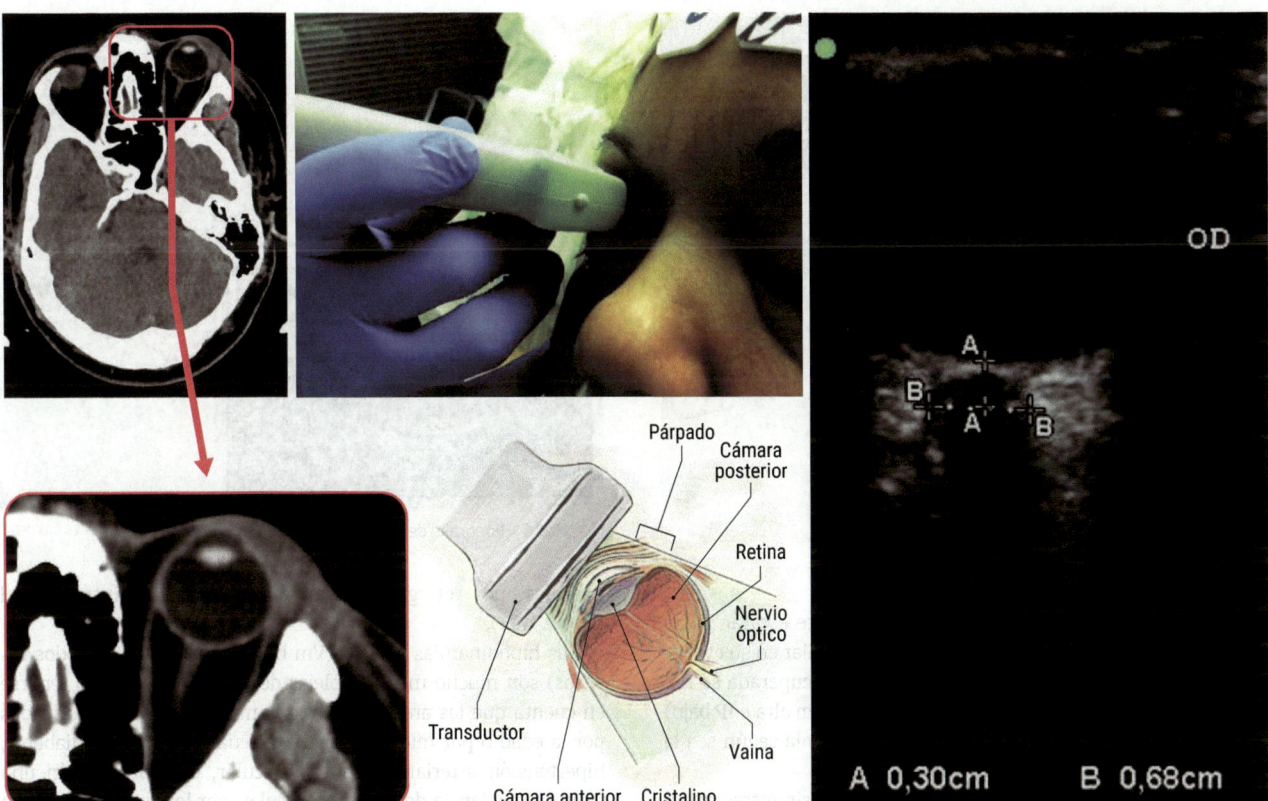

Fig. 29-16 | El diámetro de la vaina del nervio óptico puede ser valorado mediante tomografía computarizada craneal y por ecografía.

lor (flujo color) o Power Doppler (angio-Doppler) de un ecógrafo general dotado de sondas transductoras de tipo sectorial (*phased array*), multicristal y multifrecuencia de 2-4 MHz (**Fig. 29-19**).

4.2.2.2. Doppler transcraneal y flujo sanguíneo cerebral

El flujo sanguíneo es el resultante del producto entre la velocidad de la sangre y el área del vaso que atraviesa, por lo que si el diámetro se mantiene constante (como ocurre en los grandes vasos del polígono de Willis), las velocidades registradas por el DTC/EDTC son un fiel reflejo del flujo sanguíneo cerebral (FSC).

Los valores combinados de Vm e IP obtenidos con DTC/EDTC reflejan la dificultad de avance (impedancia) del FSC en el circuito vascular intracraneal. Un aumento de la Vm (hiperdinamia) y un descenso del IP (baja impedancia) reflejarán una resistencia baja del circuito y será debido a problemas focales (estenosis o vasoespasmo de una arteria cerebral) o difusos (hiperaflujo); por el contrario, la HIC aumentará la resistencia global del circuito, por lo que la Vm disminuirá (hipodinamia) mientras que el IP aumentará (alta impedancia), reflejando que el interior del cráneo está ofreciendo una mayor resistencia al avance de la sangre (**Fig. 29-20**).

Con el DTC/EDTC pueden monitorizarse de forma fiable los espectros hiperdinámicos de forma que se puede registrar la evolución de los cambios que se producirán tras los momentos inicia-

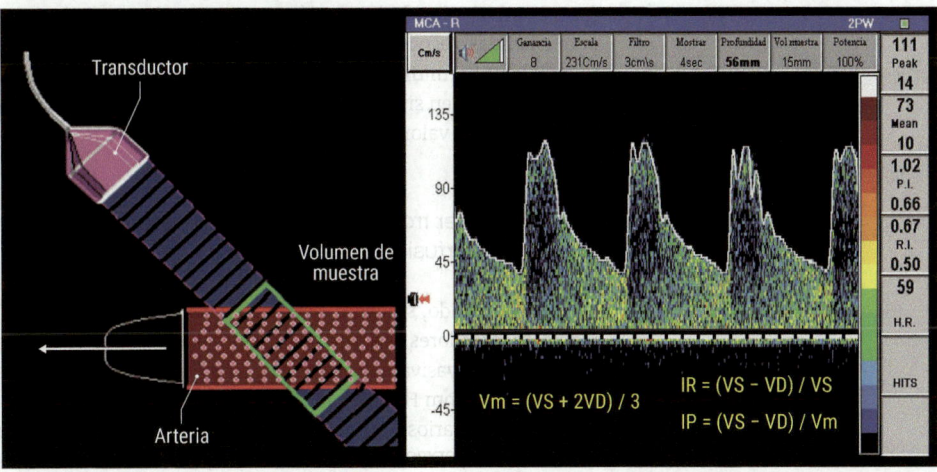

Fig. 29-17 | Ultrasonografía Doppler espectral. IP: índice de pulsatilidad (Gosling y King); IR: índice de resistencia (Pourcelot); VD: velocidad diastólica final; Vm: velocidad media; VS: velocidad sistólica máxima.

$$Vm = (VS + 2VD) / 3$$

$$IR = (VS - VD) / VS$$

$$IP = (VS - VD) / Vm$$

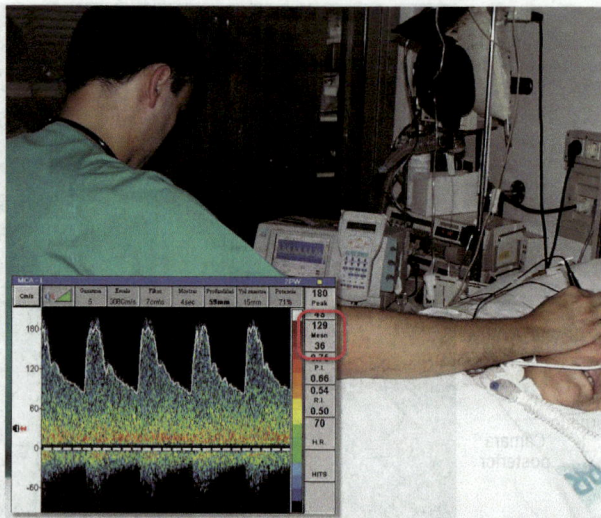

Fig. 29-18 | Doppler transcraneal ciego.

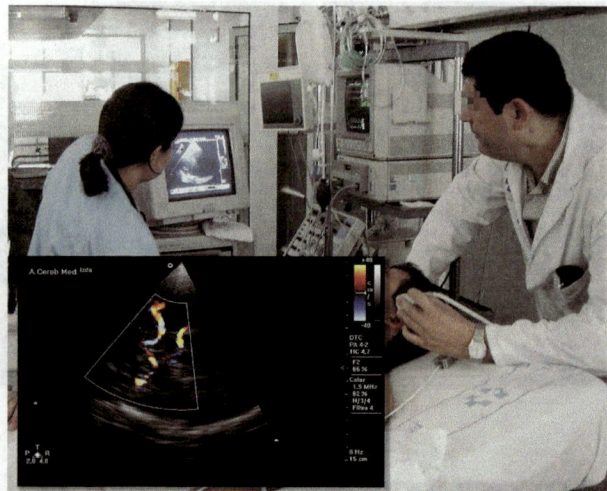

Fig. 29-19 | Ecografía cerebral con Doppler transcraneal.

les. Los registros hiperdinámicos difusos siempre estarán indicando alguna anomalía que hay que explicar y vigilar en su evolución. En la reperfusión tras la parada cardíaca recuperada se registrarán inicialmente espectros de hiperaflujo (Vm alta e IP bajo) para luego producirse normalización o hipodinamia según sea la evolución del paciente favorable o desfavorable.

En la hiperdinamia localizada de una estenosis intracraneal no se registrarán cambios, pues estos se producirán muy lentamente, pero en el vasoespasmo cerebral la Vm seguirá aumentando y el IP disminuyendo hasta que se produzca un infarto cerebral, lo que provocará el aumento focal de la impedancia del circuito y el cambio a un patrón espectral focal hipodinámico de baja Vm y alta IP. De forma similar, la presencia simultánea de HIC hará que sea mayor la resistencia al avance del FSC, por lo que la hiperdinamia que provoca un vasoespasmo mostrará valores de Vm menos altos y de IP menos bajos de los es-

Tabla 29-5. Localización de los vasos en el Doppler transcraneal ciego

Vaso	Siglas	Distancia (mm)	Velocidad media (cm/s)
Arteria cerebral anterior	ACA	55-75 mm	50 ± 10
Arteria cerebral media	ACM	45-55 mm	60 ± 10
Bifurcación carotídea	BIF	55-65 mm	50 ± 10
Arteria oftálmica	OFT	30-55 mm	20 ± 10
Sifón carotídeo	SIF	50-60 mm	45 ± 10
Arteria carótida interna extracraneal distal	ACIE	40-50 mm	40 ± 10
Arteria cerebral posterior	ACP	65-80 mm	45 ± 10
Arteria basilar	AB	80-100 mm	40 ± 10
Arteria vertebral distal	AV4	65-80 mm	35 ± 10

perables por el grado real de obstrucción intraluminal (Fig. 29-21).

Las hipodinamias difusas (Vm bajas con IP altas en todos los vasos) son mucho más complejas de interpretar. Deberá tenerse en cuenta que las afectaciones de la microcirculación motivadas por la edad o por microangiopatía de cualquier origen (diabetes, hipertensión arterial, demencia vascular, etc.) provocarán una mayor impedancia del circuito vascular, por lo que se registrarán espectros generalizados hipodinámicos y de alta pulsatilidad. Igualmente, en situaciones de bajo gasto cardíaco o estenosis carotídeas extracraneales, se obtendrán los mismos registros hipodinámicos con Vm disminuida e IP aumentado, pero sin que haya aumento de impedancia en el circuito, sino simplemente fenómenos de vasoconstricción para adaptarse a la disminución del FSC. Por todo ello se justifica la necesidad de poner siempre los registros en el contexto clínico y de realizar un completo estudio ecográfico vascular precoz (corazón, arterias carótidas y arterias cerebrales) a todo paciente neurocrítico.

Los registros hipodinámicos focales podrán indicar anomalías (p. ej., zonas de infarto cerebral), pero también angulación del vaso que simulará alteraciones y que podrá ser detectada con una exploración minuciosa.

La dificultad de ventana acústica está presente en un 5-10 % de los pacientes, y suele ser mayor en mujeres y en pacientes con demencia. La utilización de transductores de muy baja frecuencia (p. ej., 1 MHz) y la administración intravenosa de sustancias ecopotenciadoras (ecocontrastes) como el hexafluoruro de azufre (SonoVue®) permitirán registrar los espectros arteriales para su análisis incluso en situaciones en las que el encéfalo no pueda ser adecuadamente valorado en su morfología.

4.2.2.3. Doppler transcraneal, presión intracraneal y presión de perfusión cerebral

Se ha intentado, sin éxito, estimar el valor numérico de la PIC mediante los valores espectrales de la velocidad del FSC obtenidos de forma no invasiva con ultrasonografía Doppler, apreciándose errores de ±10 mm Hg que son inaceptables en la práctica clínica. Sin embargo, varios autores han conseguido estimar de forma fiable con DTC/EDTC los valores de la PPC, siendo la fórmula más

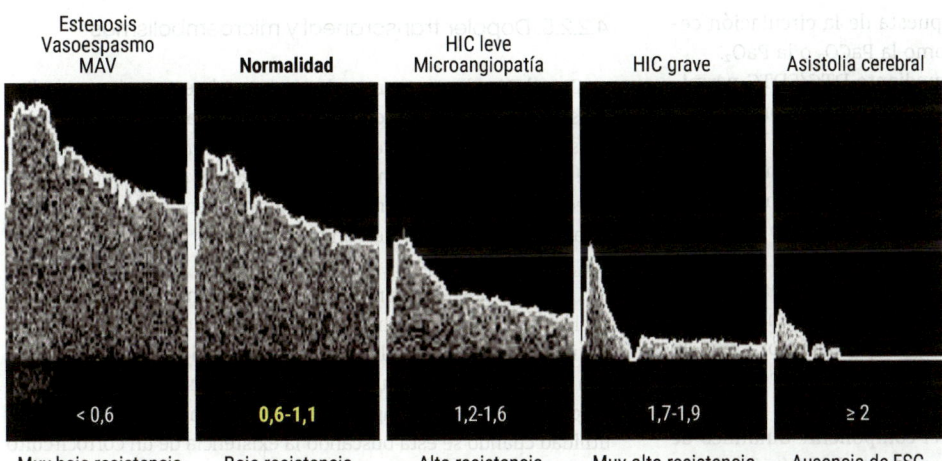

precisa la de Czsonyka *et al.* (PPC = [PAM × 3VD] / [Vm + 14]), pero no es el valor absoluto sino la tendencia evolutiva la que tendrá una mayor utilidad práctica.

El análisis de la morfología de los espectros Doppler y de sus características de velocidad y pulsatilidad sí que permiten una aproximación cualitativa a la presencia o no de HIC. Así, los espectros característicos de la HIC mostrarán una velocidad del FSC disminuida y una pulsatilidad aumentada (Fig. 29-22).

La respuesta al tratamiento normalizará la morfología de los espectros, pero en la HIC sin respuesta al tratamiento se progresará de forma inexorable hacia un equilibrio entre las presiones de entrada (PPC) y salida (PIC) del circuito, lo que se reflejará en un mayor descenso de la Vm y un afilamiento sistólico de los espectros por aumento del IP, pudiendo llegarse a una situación de flujo cero o, incluso, de reverberación del flujo (Fig. 29-23).

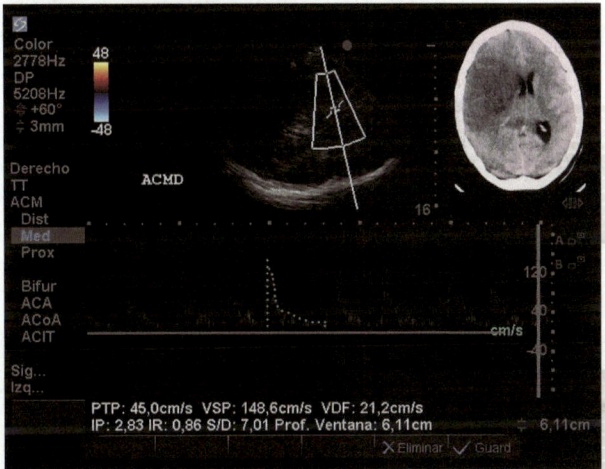

Fig. 29-22 | Doppler transcraneal en la hipertensión craneal de un paciente con edema hemisférico secundario a ictus de la bifurcación carotídea intracraneal derecha. Disminución de la velocidad media (denominada PTP en este ecógrafo) y aumento del índice de pulsatilidad (IP).

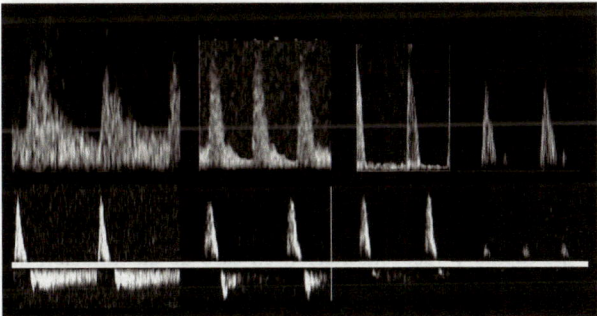

Fig. 29-23 | Evolución de los espectros Doppler en una hipertensión craneal sin respuesta al tratamiento.

4.2.2.4. Doppler transcraneal y autorregulación cerebral

La autorregulación o vasorregulación cerebral es la capacidad intrínseca del cerebro para mantener el FSC y evitar la isquemia. Incluye una regulación de presión, lo que significa que el FSC se mantendrá cuando la PPC varíe (siempre que las variaciones estén dentro de 50 y 150 mm Hg), y una reac-

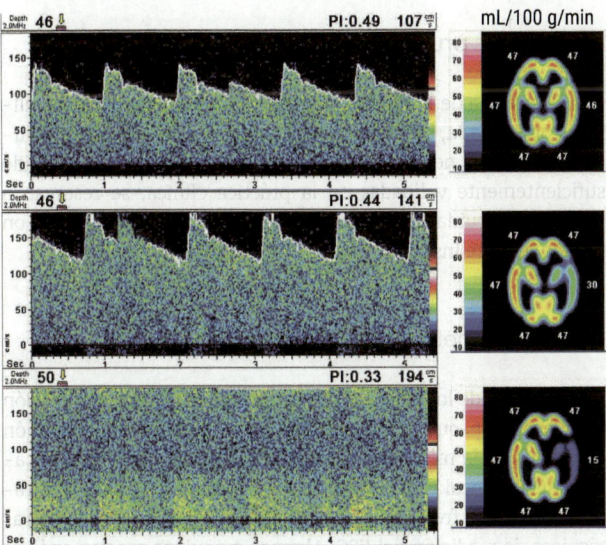

Fig. 29-21 | Evolución de los espectros del Doppler transcraneal en un vasoespasmo. Se registran cambios en la pulsatilidad (PI en este ecógrafo) y la velocidad media (cm/s) antes de que la isquemia sea detectada por una técnica compleja de flujo como la SPECT.

tividad vasomotora, que es la respuesta de la circulación cerebral a cambios en parámetros como la $PaCO_2$ o la PaO_2.

El análisis espectral realizado mediante DTC/EDTC permite evaluar ambos componentes de la autorregulación.

✔ **Regulación de presión**. La medición de los componentes dinámico y estático mediante DTC/EDTC es un procedimiento muy preciso que se realiza registrando los cambios de la Vm en la arterias cerebrales medias tras manipular la PAM con fármacos o con hinchado/deshinchado de un manguito situado en el muslo. Sin embargo, su riesgo de inestabilización limita su aplicación práctica en el manejo de pacientes neurocríticos. Un procedimiento menos preciso, pero efectivo, seguro y fácil de aplicar en la práctica clínica, para medir el componente dinámico de la regulación de presión es la **respuesta hiperémica transitoria** (THR, *transient hyperemic response*) o **maniobra de Giller**, que se basa en la vasodilatación compensatoria de las arteriolas que se produce después de una compresión breve (5 segundos) de la arteria carótida común. La maniobra se realiza con registro mediante DTC/EDTC de los cambios en la VS en la arteria cerebral media homolateral (Fig. 29-24). La compresión de la arteria carótida común provocará una reducción inicial de al menos un 40 % de la VS en la arteria cerebral media, lo que llevará a una reducción equivalente en la PPC. Si la autorregulación está intacta, las arteriolas cerebrales responderán con vasodilatación, disminuyendo la RVC y manteniendo el FSC constante, por lo que al liberar la compresión habrá un aumento temporal de la VS al encontrarse con una microcirculación dilatada, tendiendo luego a la normalización. Este aumento podrá comprobarse excluyendo el primer ciclo y calculando la relación entre la VS alcanzada dos ciclos después y la VS previa a la compresión. El valor normal promedio de la THR es 1,2 (IC95 % 1,17-1,24), y cuando es menor de 1,1 indica que la autorregulación está alterada.

✔ **Reactividad vasomotora**. El segundo componente de la autorregulación es la respuesta a modificaciones en la actividad cerebral, en la oxigenación, la ventilación o el equilibrio ácido-base, que producirán cambios adaptativos en la microcirculación cerebral orientados a mantener intacta la entrega de oxígeno y glucosa a las células cerebrales. Especial consideración merecen los cambios en la ventilación que provocarán vasodilatación en caso de hipercapnia y vasoconstricción en caso de disminución del dióxido de carbono en la sangre. Estos cambios pueden ser medidos de forma segura y fiable mediante DTC/EDTC registrando la Vm en las arterias cerebrales medias en respuesta a manipulaciones en la ventilación (apnea *versus* hiperventilación) o administración inhalada de carbógeno al 5 % (con un 95 % de oxígeno). A esta prueba se le denomina **estudio de la reserva hemodinámica cerebral** (RHC) o **rango máximo de dilatación**, y aunque su realización no está indicada en pacientes neurocríticos graves, podría ser de gran utilidad en los casos leves y moderados, por su gran capacidad para la detección de pacientes de alto riesgo de isquemia o edema cerebral (Fig. 29-25).

4.2.2.5. Doppler transcraneal y microembolismos

Con el Doppler transcraneal se pueden detectar microembolismos en forma de los denominados sonidos transitorios de alta intensidad (HITS, *high intensity transient sounds*), que son señales que atraviesan verticalmente los espectros ultrasónicos y que pueden ser registradas mediante monitorización continua unilateral o simultánea de ambas arterias cerebrales medias (Fig. 29-26).

Los HITS pueden aparecer de forma espontánea, tras la realización de procedimientos intervencionistas o tras la manipulación inadvertida de una lesión carotídea desde la superficie cutánea cervical. Los HITS pueden también inducirse mediante la inyección de suero salino agitado desde una vena periférica, de gran utilidad cuando se está buscando la existencia de un cortocircuito derecha-izquierda cardíaco (foramen oval permeable) o extracardíaco (malformación arteriovenosa pulmonar) (Fig. 29-27).

4.2.3. Tomografías de difusión y perfusión

La TC y la RM convencionales registran muy bien la presencia en lugares anormales de las densidades o intensidades tisulares habituales (p. ej., sangre extravascular, tumores, etc.), pero son incapaces de detectar los cambios sutiles producidos por la isquemia hasta transcurridas 12 horas y ser ya muy evidentes los signos de infarto cerebral. La tomografía por resonancia magnética potenciada en difusión (DWI, *diffusion-weighted image*) detecta en minutos la acumulación anormal intracelular de agua por edema citotóxico en tejidos irreversiblemente infartados o alrededor de lesiones focales.

Por otro lado, tanto con TC como con RM, la inyección rápida de un contraste y un protocolo específico permiten dibujar mapas de distribución del FSC (perfusión) y detectar áreas de tejido con afectación isquémica potencialmente reversible («penumbra»). La necesidad de desplazamientos fuera de la UCI limita su empleo como procedimiento de neuromonitorización.

4.2.4. Otras pruebas

A diferencia de las pruebas anteriores, que tienen utilidad clínica comprobada, existen otras que, bien por su baja disponibilidad, por su alta necesidad de especialización, o por no haber sido suficientemente validadas en la práctica clínica, se reservan a unidades de cuidados neurocríticos altamente capacitadas o son principalmente instrumentos de investigación.

4.2.4.1. Flujometría láser Doppler

El análisis de los cambios producidos al reflejarse una emisión láser en una pequeña muestra de tejido permite una valoración del estado de la microcirculación tanto invasiva (directa, con calentamiento local del tejido) como no invasiva (asociada a ultrasonidos de baja frecuencia), con muy buena correlación con otras técnicas de medición del FSC. Algunas máquinas asocian análisis oximétrico. Sin duda es uno de los procedimientos más prometedores para su próxima incorporación a la práctica clínica.

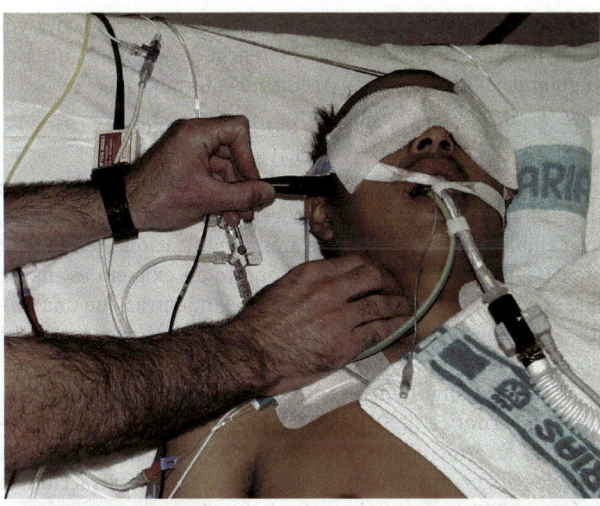

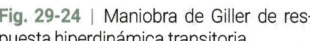
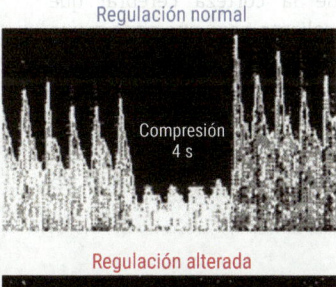
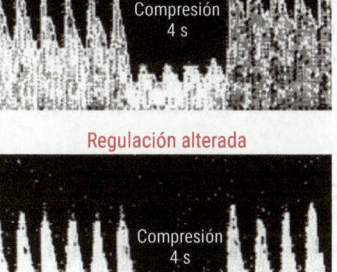

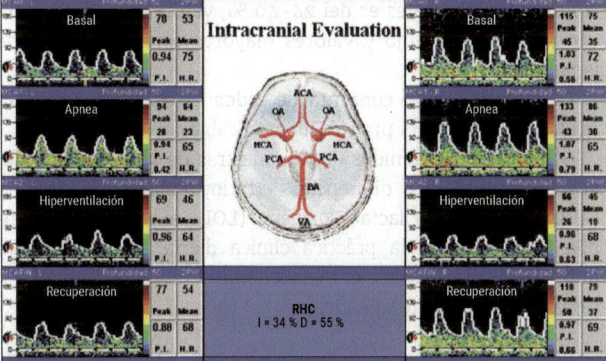

Fig. 29-25 | Estudio de la reserva hemodinámica cerebral (RCH). Paciente con estenosis carotídea bilateral. Se considera anormal por debajo del 60 % y exhausta por debajo del 30 %.

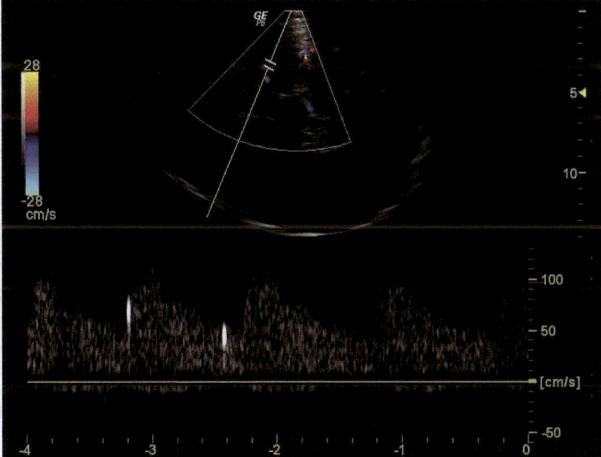

Fig. 29-26 | Sonidos transitorios de alta intensidad producidos por microembolismos en el registro espectral de una arteria cerebral media.

4.2.4.2. Gammagrafía con xenón 133

La colocación del paciente en un detector de rayos γ permite la medición cuantitativa del FSC regional tras la inhalación o la inyección (intraarterial o intravenosa) de un isótopo radiactivo como el xenón 133 y el posterior cálculo de su aclaramiento y recirculación. Hay hospitales que disponen de detec-

tores portátiles para realizar el procedimiento sin desplazar al paciente.

4.2.4.3. Tomografía computarizada por emisión de positrones y tomografía computarizada de emisión de un fotón único

La TC por emisión de positrones (PET) o de emisión de un fotón único (SPECT) son técnicas de medicina nuclear. Cuando compuestos marcados con isótopos radiactivos se inyectan a dosis trazadoras, su emisión de positrones o fotones puede ser detectada en instalaciones especiales. Las imágenes representan la acumulación del isótopo radiactivo y pueden reflejar, por ejemplo, el FSC, el metabolismo del oxígeno o de la glucosa, o la concentración de transportadores de la dopamina. En la actualidad estos procedimientos se realizan mediante instalaciones que fusionan las imágenes obtenidas con las de una TC craneal realizada de forma simultánea (PET-TC y SPECT-TC).

4.2.4.4. Flujometría por termodifusión

La medida invasiva de la termodilución o termodifusión en la corteza cerebral se utiliza para determinar el FSC de manera continua a nivel regional. La técnica consiste en la colocación de dos

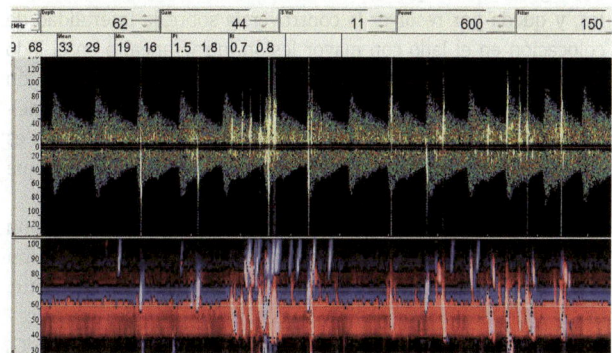

Fig. 29-27 | Sonidos transitorios de alta intensidad provocados por inyección de microburbujas. Se trata de un cortocircuito cardíaco derecha-izquierda por foramen oval permeable persistente.

pequeños discos en la zona de la corteza cerebral que interese evaluar: uno de ellos se calienta para que genere una temperatura determinada y el segundo disco capta el cambio de temperatura producido en el tiempo, y mediante un analizador de dilución de temperatura estima el flujo del tejido cerebral en cada minuto evaluado en centímetros cúbicos por cada 100 g de tejido cerebral (valor normal de 18-25 mL/100 g/min).

4.3. Monitorización de la oxigenación cerebral

Un cerebro aparentemente bien perfundido puede no estar bien oxigenado debido a cambios en la microcirculación. Esta situación puede detectarse monitorizando los parámetros oximétricos, para lo que se dispone de técnicas no invasivas e invasivas.

4.3.1. Oximetría cerebral

La oximetría cerebral o espectroscopia del infrarrojo cercano (NIRS) es una técnica no invasiva utilizada para observar en tiempo real cambios en la oxigenación cerebral a nivel regional (SrO_2). La técnica se basa en la colocación de dos parches sobre la piel a nivel frontal, que son capaces de transmitir una luz infrarroja cercana (700-1.000 nm) que es absorbida por los tejidos cerebrales hasta unos 2-4 cm de profundidad. Los valores normales oscilan entre 55 % y 65 %, siendo un descenso de la SrO_2 indicativo de una alta extracción tisular de oxígeno por un insuficiente aporte, mientras que un aumento de SrO_2 indicará una baja extracción de oxígeno debida a perfusión excesiva o a daño celular grave. Aunque se ha cuestionado su utilidad en valores absolutos, la monitorización continua tiene una alta sensibilidad en la detección precoz de cambios en la oxigenación cerebral.

4.3.2. Saturación venosa yugular de oxígeno

La saturación yugular de oxígeno (SjO_2) puede registrarse situando la punta de un catéter a nivel del bulbo mediante una canalización retrógrada de la vena yugular interna. La SjO_2 puede monitorizarse de forma intermitente, mediante el muestreo de sangre venosa extraída, o de forma continua, empleando un catéter especial de fibra óptica. En ambos casos se estará analizando la sangre mezclada procedente de los senos venosos intracraneales, y queda por resolver la controversia sobre la lateralidad de colocación en el lado con mayor lesión intracraneal o en el lado dominante del paciente (habitualmente el derecho). La posición correcta del catéter debe comprobarse de forma frecuente mediante una radiografía lateral de cráneo, pues la ecografía no es capaz de obtener registros fiables de la punta del catéter, lo que resulta un factor limitante de su uso en la práctica clínica.

El valor normal de la SjO_2 está alrededor del 60-70 %, con un rango entre 55 % y 75 %. Valores inferiores al 55 % indican un aumento del consumo de oxígeno (p. ej., sedación insuficiente, crisis epiléptica no convulsiva) o una disminución del aporte cerebral de oxígeno (isquemia); de forma inversa, valores de SjO_2 superiores al 75 % indican exceso de transporte (hiperemia) o disminución del consumo de oxígeno.

El análisis gasométrico simultáneo arterial periférico y yugular permite el cálculo de la diferencia de contenido arterioyugular de oxígeno ($Da-jO_2$) mediante la fórmula:

$$Da-jO_2 = 1,34 \times Hb \times [(SaO_2 - SjO_2)/100] + [0,0031 \times (PaO_2 - PjO_2)]$$

La $Da-jO_2$ en condiciones fisiológicas es 4-8 Vol% (1-3 µmol/mL). Si el consumo de oxígeno se mantiene constante, los cambios en la $Da-jO_2$ reflejarán modificaciones en el FSC; si la $Da-jO_2$ es < 1 µmol/mL, el aporte de oxígeno es mayor que el consumo («perfusión de lujo»), mientras que una $Da-jO_2$ > 3 µmol/mL sugiere que el consumo es mayor que el aporte (isquemia).

El registro simultáneo continuo de la saturación pulsioximétrica periférica (SpO_2) y de la SjO_2 permitirá conocer la diferencia arterioyugular de oxígeno sin tener que recurrir a cálculos engorrosos, mediante el coeficiente de extracción de oxígeno (CEO_2), que es la resta de los dos valores, y que en condiciones normales es del 24-40 %; valores menores indican perfusión de lujo y valores mayores son indicadores de isquemia.

La interpretación conjunta de todos estos datos mejorará la utilidad clínica del procedimiento (Tabla 29-6).

Otros valores obtenidos desde muestras de sangre del bulbo yugular, como las diferencias arterioyugulares de lactatos (AVDL) o el índice lactato-oxígeno (LOI), a pesar de su amplia utilización en la práctica clínica diaria, no ofrecen una información fiable sobre el metabolismo cerebral que permita la toma de decisiones terapéuticas.

4.3.3. Presión tisular de oxígeno

La medición de la presión tisular de oxígeno ($PtiO_2$) se puede realizar a través de un catéter polarográfico del tipo Clark (diámetro de 5 mm y área de sensibilidad de 14 mm^2) insertado al mismo tiempo que un catéter de PIC intraparenquimatoso y conectado a un monitor. La monitorización continua del valor de la $PtiO_2$ indicará la disponibilidad de oxígeno cerebral e, indirectamente, el estado del balance entre la oferta y la demanda de oxígeno.

Todo aumento del consumo de oxígeno (sedación insuficiente, hipertermia, convulsiones, etc.) o disminución del FSC (hipotensión arterial, hipoxemia, hipocapnia, vasoespasmo, edema con HIC, etc.) dará lugar a descensos de la $PtiO_2$; por el contrario, un aumento del transporte de oxígeno o una disminución del consumo darán lugar a un aumento de la $PtiO_2$.

La valoración combinada de la SjO_2 y la $PtiO_2$ aumenta su utilidad clínica (Tabla 29-7).

Tabla 29-6. Interpretación de la saturación yugular de oxígeno

Interpretación	SjO_2 (%)	$Da-jO_2$ (µmol/mL)	CEO_2 (%)
Isquemia	< 55	> 3	> 40
Normal	55-75	1-3	24-40
Hiperemia	> 75	< 1	< 24

CEO_2: coeficiente de extracción de oxígeno; $Da-jO_2$: diferencia de contenido arterioyugular de oxígeno; SjO_2 : saturación yugular de oxígeno.

Tabla 29-7. Interpretación combinada de la presión tisular de oxígeno y la saturación yugular de oxígeno

$PtiO_2$	$Da\text{-}jO_2$	Tipo de hipoxia	Causa
↓	↑	Isquemia	↓FSC
↓	Ø	↓ extracción de O_2 (hipoxia, anemia o alta afinidad)	↓PaO_2 ↓Hb ↓P50
		Cortocircuito (*shunt*)	A-V
↓	↓	Disperfusión (desde el capilar a la mitocondria)	Edema
		Histotóxica	Tóxicos
Ø	Ø	Desacoplamiento	ATP/mitocondrias
↓	↑	Hipermetabólica	↑ demanda celular

Modificado de Siggaard-Andersen O, Gothgen IH, Fogh-Andersen N, Larsen LH. Oxygen status of arterial and mixed venous blood. Crit Care Med. 1995;23:1284-93. ATP: trifosfato de adenosina; $Da\text{-}jO_2$: diferencia de contenido arterioyugular de oxígeno; FSC; flujo sanguíneo cerebral; Hb: hemoglobina; PaO_2: presión arterial de oxígeno; $PtiO_2$: presión tisular de oxígeno.

4.4. Análisis neuroquímico

Perfusión y oxigenación son las variables que suelen guiar la práctica clínica en el manejo de los pacientes neurocríticos. Sin embargo, se ignora la repercusión e intensidad que los cambios en dichas variables tienen en el metabolismo celular y la adapta-ción a dichos cambios en cada paciente en concreto.

La monitorización metabólica a la cabecera del paciente puede conseguirse mediante la realización de análisis repetidos del LCR o con microdiálisis cerebral (MCD), mediante un sensor que se introduce junto con un catéter de PIC intraparenquimatoso. Se inyecta localmente, a un ritmo de infusión conocido y modificable, un líquido de dializado que se mezcla con el líquido intersticial cerebral y del que se extrae una micromuestra. Las sustancias que se miden son metabolitos relacionados con la utilización de los sustratos energéticos por parte del cerebro (glucosa, piruvato y lactato), aminoácidos neurotransmisores excitatorios (glutamato), marcadores de lesión celular (glicerol, proteína S-100) o de alteración proteica (urea), y otras sustancias como citocinas, metabolitos del óxido nítrico, N-acetilaspartato, etcétera.

Los valores normales de estas sustancias y la interpretación clínica de sus cambios se resumen en la Tabla 29-8.

5. Conclusiones

El pronóstico de los pacientes neurocríticos se puede modificar favorablemente con el empleo sistemático de procedimientos diagnósticos, como las pruebas de neuroimagen y la punción lumbar, y de neuromonitorización multimodal orientada al conocimiento de la actividad, la perfusión, la oxigenación y el metabolismo cerebrales.

La disponibilidad de los procedimientos y la necesidad de desplazar a los pacientes lejos de la seguridad de las UCI son las variables que limitan el empleo de todas estas técnicas, algunas de las cuales solo están disponibles en centros de alta especialización en cuidados neurocríticos.

Tabla 29-8. Interpretación de los resultados de la microdiálisis

Situación (ritmo de infusión)	Glucosa (mmol/L)	Lactato (mmol/L)	Piruvato (µmol/L)	Índice lactato/piruvato	Glicerol (µmol/L)	Glutamato (µmol/L)
Paciente anestesiado (1,0 µL/min)	1,2±0,6	1,2±0,6	70±24	22±6	28±16	17±12
Paciente despertando (1,0 µL/min)	0,9±0,6	1,4±0,9	103±50	21±6	42±29	7±5
Paciente despierto (0,3 µL/min)	1,7±0,9	2,9±0,9	166±47	23±4	82±44	16±16
Isquemia cerebral (0,3 µL/min)	0,1±0,2	8,9±6,5	31±46	>23±4	570±430	380±240

Modificado de Reinstrup P, Ståhl N, Mellergård P, Uski T, Ungerstedt U, Nordström CH. Intracerebral microdialysis in clinical practice: baseline values for chemical markers during wakefulness, anesthesia, and neurosurgery. Neurosurgery. 2000;47(3):701-9.

Puntos clave

- ✔ La neuroimagen intenta detectar las causas del daño cerebral.
- ✔ La neuromonitorización multimodal registra simultáneamente la evolución de diversos parámetros fisiológicos en respuesta al daño cerebral.
- ✔ La actividad cerebral, clínica y eléctrica, es el parámetro fundamental en la neuromonitorización.
- ✔ Deben registrarse aquellos parámetros invasivos y no invasivos que permitan saber cómo es perfundido el cerebro y cómo es oxigenado, pero también si esto satisface sus necesidades metabólicas.

Bibliografía

Álvarez-Fernández JA, Yus-Teruel S, De la Calle Reviriego B. Ecografía clínica cerebral. Alteraciones hemodinámicas. En: Álvarez-Fernández JA, Vicho-Pereira R, Vollmer-Torrubiano I, et al., editores. Máster *online* de ecografía clínica para emergencias y cuidados críticos. Universidad CEU Cardenal Herrera. Tech Education, Rights & Technologies; 2019.

Bhatia A, Gupta AK. Neuromonitoring in the intensive care unit. I. Intracranial pressure and cerebral blood flow monitoring. Intensive Care Med. 2007;33:1263-71.

Bhatia A, Gupta AK. Neuromonitoring in the intensive care unit. II. Cerebral oxygenation monitoring and microdialysis. Intensive Care Med. 2007;33:1322-8.

Le Roux P, Menon DK, Citerio G, et al. The International Multidisciplinary Consensus Conference on Multimodality Monitoring in Neurocritical Care: a list of recommendations and additional conclusions: a statement for healthcare professionals from the Neurocritical Care Society and the European Society of Intensive Care Medicine. Neurocrit Care. 2014;21 Suppl 2:S282-S296.

Marín-Caballos AJ, Murillo-Cabezas F, Domínguez-Roldan JM, Leal-Noval SR, Rincón-Ferrari MD, Muñoz-Sánchez MA. Monitorización de la presión tisular de oxígeno (PtiO$_2$) en la hipoxia cerebral: aproximación diagnóstica y terapéutica. Med Intensiva. 2008;32:81-90.

Poca MA, Sahuquillo J, Monforte R, Vilalta A. Métodos globales de monitorización de la hemodinámica cerebral en el paciente neurocrítico: fundamentos, controversias y actualizaciones en las técnicas de oximetría yugular. Neurocirugía. 2005;16:301-22.

Rasulo FA, Hopkins P, Lobo FA, et al. Processed electroencephalogram-based monitoring to guide sedation in critically ill adult patients: Recommendations from an International Expert Panel-Based Consensus. Neurocrit Care. 2023;38(2):296-311.

Revuelto-Rey J, Egea-Guerrero JJ, Muñoz-Sánchez MA, Murillo-Cabezas F. La microdiálisis cerebral en el ámbito clínico actual. Med Intensiva. 2012;36:213-9.

Vespa PM. Multimodality monitoring and telemonitoring in neurocritical care: from microdialysis to robotic telepresence. Curr Opin Crit Care. 2005;11:133-8.

Wartenberg KE, Schmidt JM, Mayer SA. Multimodality monitoring in neurocritical care. Crit Care Clin. 2007;23:507-38.

Wijdicks EF, Bamlet WR, Maramattom BV, Manno EM, McClelland RL. Validation of a new coma scale: The FOUR score. Ann Neurol. 2005;58:585-93.

30 Confusión, agitación y delírium

L. López Pérez y V. Gómez Tello

↗ Orientación para el estudio

Junto con el coma, dentro las alteraciones agudas del estado mental del enfermo crítico se encuentran la confusión, la agitación y el delírium. Teniendo en cuenta la importancia de las consecuencias y la repercusión del delírium, es necesario conocer los factores de riesgo y las herramientas para su diagnóstico y monitorización, que nos permitan desarrollar estrategias de prevención y, en caso necesario, establecer las medidas farmacológicas más adecuadas.

1. Introducción. Historia y terminología

Al igual que otros órganos, el cerebro se puede afectar en la enfermedad crítica. La principal expresión de la disfunción cerebral aguda es el delírium (si existe respuesta a los estímulos verbales o físicos; en caso contrario, hablaríamos de coma). Es un cuadro frecuente tanto en las unidades de cuidados intensivos (UCI) como en los pacientes hospitalizados. Consiste en un cuadro agudo y fluctuante que cursa con inatención, pensamiento desorganizado y alteraciones del nivel de consciencia. La confusión y la agitación pueden ser manifestaciones del delírium, si bien hay otras muchas causas y patologías médicas que las pueden provocar.

La palabra «delírium» deriva del latín *delirare*, que significa trastornarse («salirse del surco»). Fue Celso, en su obra *De Medicina*, el que utilizó el término «delírium» para relacionarlo con cambios mentales asociados a las enfermedades físicas. Inouye desarrolló para su diagnóstico la escala *Confusion Assesment Method* (CAM), y Wesley Ely, en 2001, hizo la adaptación CAM-ICU para los pacientes críticos que no podían comunicarse verbalmente.

En la literatura médica se han empleado muchos términos para referirse al cuadro de delírium (síndrome confusional, síndrome orgánico agudo, psicosis de UCI, encefalopatía, fallo cerebral agudo, etc.). Para evitar esa confusión, en 2008 se celebró una conferencia de consenso en la que se estableció el término «delírium» como el adecuado y el que se debe utilizar en los diferentes escenarios clínicos. El término «encefalopatía» se continúa utilizando sobre todo en el ámbito de la Medicina Interna y la Neurología (encefalopatía hepática, encefalopatía urémica, etc.) y tiene una connotación de letargia, bradipsiquia y disminución del nivel de consciencia, por lo que viene a equivaler al delírium hipoactivo. En un nuevo consenso desarrollado en 2020 se acordó la utilización del término «encefalopatía aguda» para referirse a un proceso patológico cerebral que tiene un curso clínico rápido (menos de 1 mes), que se puede presentar clínicamente como delírium, delírium subsindrómico o coma en caso de una marcada disminución del nivel de consciencia (todos ellos implican un cambio de la situación cognitiva basal). En este consenso se recomienda no utilizar términos como «estado confusional agudo», «disfunción cerebral aguda», «fallo cerebral agudo» o «estado mental alterado». Por otra parte, es habitual emplear en la práctica clínica el término «delirio» de forma intercambiable con «delírium»; pero «delirio» debe reservarse para el síntoma

psiquiátrico que consiste en una «alteración del contenido del pensamiento que corresponde a una creencia falsa, basada en una deducción errónea acerca de la realidad externa que posee una completa certeza de significación, refractaria al razonamiento e inquebrantable ante la experiencia personal o la demostración objetiva de terceros».

2. Agitación, confusión y delírium

2.1. Agitación

Se define la agitación como una alteración del comportamiento con aumento de la actividad motora a menudo sin dirección, con desasosiego e inquietud, agresividad verbal o física, estrés emocional y pensamiento desorganizado.

Además del delírium hay muchas causas que pueden producir agitación: cuadros psiquiátricos como la esquizofrenia o un brote maníaco, procesos de demencia (en torno al 50 % de los casos de enfermedad de Alzheimer y otras formas de demencia cursan con agitación), alteraciones metabólicas, intoxicaciones y cuadros de abstinencia, determinados fármacos entre los que cabe destacar los anticolinérgicos y las benzodiacepinas (en pacientes ancianos y con deterioro cognitivo pueden provocar reacciones paradójicas), cuadros neurológicos (ictus, tumores, encefalitis), procesos infecciosos (cuadros febriles, sepsis.), etcétera.

La agitación es el resultado de una interacción entre determinantes neurobiológicos y ambientales como pueden ser: enfermedades agudas o infecciones, procesos inflamatorios sistémicos, dolor no controlado, alteraciones del sueño, alteraciones sensoriales, factores psicológicos (ansiedad o miedo), determinados fármacos o sustancias como el alcohol (intoxicaciones y cuadros de abstinencia), ausencia de luz natural, etcétera.

Existen varias escalas para establecer el grado de agitación en la UCI:

- *Motor Activity Assesment Scale* (MAAS), con siete niveles de agitación.
- *Riker Sedation-Agitation-Scale* (SAS), con tres niveles de agitación (total 7 puntos).
- *Richmond Agitation Sedation Scale* (RASS), con cuatro niveles de agitación (total 10 puntos).

El manejo de la agitación comprende los siguientes componentes:

1. Conocer la situación cognitiva y el estado mental previo del paciente.
2. Control y corrección de las causas y factores desencadenantes: alteraciones metabólicas, control del dolor y de la temperatura, evitar sondas y catéteres innecesarios, así como episodios de retención urinaria o estreñimiento, etcétera.
3. Estrategia de medidas no farmacológicas.
4. Control farmacológico. El fármaco más empleado es el haloperidol, con una dosis de 2-10 mg que se puede repetir hasta conseguir el control de la agitación. La alternativa son los neurolépticos atípicos, pero tardan más en hacer efecto. En ocasiones puede ser necesario profundizar la sedación para controlar el cuadro de agitación. Las benzodiacepinas están indicadas en la agitación derivada de síndromes de abstinencia.

2.2. Confusión

El término «confusión» hace referencia a la alteración del nivel de consciencia, que constituye un elemento esencial del delírium, por lo que nos remitimos a los distintos aspectos que sobre el mismo se desarrollan en este capítulo.

2.3. Delírium

2.3.1. Definición

El delírium es un síndrome que se caracteriza por presentar alteraciones del nivel de consciencia y cognitivas que se desarrollan de forma aguda y con un carácter fluctuante.

De acuerdo con la DSM-5 de 2013 los criterios diagnósticos son:

✔ Alteración de la atención: afectación del nivel de alerta y de la relación con el medio, con disminución de la capacidad para dirigir, mantener o cambiar la atención.
✔ Asociado a alteraciones cognitivas: déficit de memoria, desorientación, alteraciones del lenguaje o desarrollo de trastornos de la percepción (alucinaciones o ideas delirantes) no explicadas completamente por un trastorno neurocognitivo previo.
✔ Se desarrolla en un corto período de tiempo y tiene un carácter fluctuante.
✔ Estas alteraciones son consecuencia fisiopatológica de una patología orgánica, una intoxicación o un cuadro de abstinencia.
✔ No existe un nivel de consciencia gravemente disminuido (el paciente no está en coma).

2.3.2. Epidemiología

Tras los primeros estudios se estableció una incidencia de delírium en pacientes críticos en torno al 20-50 %, que aumentaba al 60-80 % en caso de ventilación mecánica. Debido a las mejoras

experimentadas en los últimos años en relación con la analgesia, la sedación y el manejo del delírium, su incidencia ha disminuido en muchas UCI hasta el 25 % (p. ej., en el estudio de Collet de 2018 sobre uso de haloperidol y delírium).

La duración es muy variable en función del tipo de paciente, pero generalmente suele durar entre 2 y 8 días.

2.3.3. Consecuencias

Las consecuencias del delírium tanto a corto como a largo plazo incluyen:

✔ Aumento de la mortalidad, que se relaciona con la duración del delírium. Causalidad no clara.
✔ Aumento de episodios de autoextubación, de traqueotomías y de neumonía asociada a ventilación mecánica.
✔ Prolongación de la duración de la ventilación mecánica.
✔ Aumento de la duración de la estancia en UCI y hospitalaria.
✔ Aumento de los costes relacionados con la asistencia sanitaria.
✔ Síndrome post-UCI: desarrollo de deterioro cognitivo persistente; en el estudio BRAIN-ICU (Pandharipande, 2013) se estableció una asociación independiente con la duración del delírium.
✔ No está tan clara la relación con la depresión, la ansiedad o el trastorno de estrés postraumático.
✔ Genera además inquietud, incomprensión y estrés en los familiares.

3. Fisiopatología

Los mecanismos fisiopatológicos que conducen al delírium no están todavía bien establecidos, y se han desarrollado varias hipótesis que no tienen por qué ser excluyentes:

✔ **Alteración de los neurotransmisores.** Se produciría un desequilibrio en la síntesis, liberación y eliminación de determinados neurotransmisores. La alteración más aceptada es que se produce un exceso de actividad dopaminérgica y un déficit de actividad colinérgica:
  ⌀ Dopamina: es importante para la función motora, atención y funciones cognitivas.
  ⌀ Acetilcolina: interviene en la activación cortical, la atención, el aprendizaje, la memoria y los componentes motores del comportamiento. Según la hipótesis colinérgica, los niveles de acetilcolina están disminuidos, algo que se ha comprobado en los procesos de demencia. Por otra parte, la reserva colinérgica disminuye con la edad.
  ⌀ Otros: noradrenalina, serotonina, histamina, N-metil-D-aspartato (NMDA), etcétera.
✔ **Neuroinflamación.** Hay citocinas proinflamatorias que se liberan en la respuesta inflamatoria sistémica y atraviesan la barrera hematoencefálica, como son IL-1β, TNFα, IL-8 e IL-6, que a su vez inducen a la microglía a producir citocinas inflamatorias. Ello da lugar a alteración de la permeabilidad vascular, daño endotelial y formación de microtrombos, que a su vez condiciona una disminución del flujo sanguíneo cerebral, vasoconstricción e interferencia con la síntesis de neurotransmisores. También puede provocar apoptosis.

✔ **Hipoperfusión e hipoxia.** Originan una disminución del metabolismo oxidativo cerebral con alteración del equilibrio de neurotransmisores. En algunas autopsias realizadas en pacientes con delírium se han observado frecuentes lesiones isquémicas en el hipocampo.

✔ **Alteraciones metabólicas.** Disfunción del metabolismo de la glucosa y aumento de la disponibilidad de algunos aminoácidos como la fenilalanina y el triptófano por alteraciones de la barrera hematoencefálica.

✔ **Melatonina.** Niveles bajos de melatonina se han relacionado con algunos síntomas del delírium, así como con alteraciones del sueño.

✔ **Fármacos.** Benzodiacepinas, opiáceos y fármacos con efecto anticolinérgico.

✔ **Polimorfismos genéticos.** En algún estudio se ha relacionado el delírium con la apolipoproteína E4, que a su vez se ha implicado en el Alzheimer precoz.

4. Factores de riesgo

Son muchos los factores de riesgo para desarrollar delírium identificados en diversos estudios y revisiones sistemáticas. Se suelen dividir en factores predisponentes y precipitantes.

4.1. Factores predisponentes

Se incluyen entre los factores predisponentes enfermedades y circunstancias previas que facilitan la aparición del delírium. Tienen que ver con la vulnerabilidad individual y generalmente son factores no modificables:

✔ Edad avanzada (es el factor de riesgo más importante relacionado con el delírium hipoactivo).
✔ Deterioro cognitivo y procesos de demencia.
✔ Comorbilidades (sobre todo hipertensión arterial enfermedad, pulmonar obstructivas crónica, insuficiencia renal crónica, vasculopatías, etcétera).
✔ Trastornos psiquiátricos como la depresión.
✔ Alcoholismo o tabaquismo.
✔ Malnutrición.
✔ Alteraciones sensoriales.
✔ Fármacos previos (psicofármacos, medicación anticolinérgica, polifarmacia).

Cabe señalar la existencia de un factor protector: la reserva cognitiva, condicionada en buena medida por el nivel de educación, así como por el ejercicio físico y las actividades de ocio.

4.2. Factores precipitantes

Se dividen a su vez en dependientes del proceso agudo y dependientes del entorno y el tratamiento.

4.2.1. Dependientes del proceso agudo

Este tipo de factores precipitantes generalmente no son modificables. Se incluyen en este grupo:

✔ Gravedad de la enfermedad (APACHE II).
✔ Situación de coma al ingreso.
✔ Cirugía: cirugía urgente, tipo de cirugía (ortopédica, cardíaca).
✔ Politraumatismos, traumatismos craneoencefálicos.
✔ Enfermedades neurológicas (ictus, lesiones ocupantes de espacio cerebrales, etcétera).
✔ Insuficiencia renal o hepática.
✔ Otras alteraciones metabólicas.
✔ Sepsis.
✔ *Shock.*
✔ Abstinencia de alcohol u otras drogas.

4.2.2. Dependientes del entorno y el tratamiento

Suelen ser factores modificables sobre los que podemos intervenir y desarrollar estrategias de prevención:

✔ Dolor insuficientemente tratado.
✔ Tipo de sedación (el objetivo debe ser una sedación ligera, dinámica y secuencial; entre las consecuencias de la sedación profunda hay una mayor incidencia de delírium).
✔ Sed y deshidratación.
✔ Estreñimiento e impactación fecal.
✔ Ansiedad o miedo.
✔ Restricciones físicas (sondas, catéteres, tubo orotraqueal y cánula de traqueotomía).
✔ Sujeciones mecánicas.
✔ Alteración del ciclo sueño-vigilia (ruidos, ausencia de luz natural, etcétera).
✔ Aislamiento, ausencia de contacto con familiares.
✔ Fármacos: determinados medicamentos pueden precipitar el cuadro, siendo este uno de los factores de riesgo más prevalentes y sobre el que podemos influir con mayor eficacia. Los más importantes son:

  ✍ *Benzodiacepinas:* factor de riesgo independiente de delírium, especialmente en perfusión. Actúan a través del sistema GABA (el principal inhibidor del sistema nervioso central). El midazolam tiene una vida media corta, pero, por su metabolismo hepático con eliminación renal, se puede acumular y provocar sobresedación, con prolongación de la ventilación mecánica y de la estancia en UCI.

  ✍ *Anticolinérgicos:* una de las hipótesis en relación con el desarrollo del delírium, así como del deterioro cognitivo, es el déficit colinérgico. Son fármacos con efectos anticolinérgicos: escopolamina, antihistamínicos, ranitidina, paroxetina, antidepresivos tricíclicos, algunos neurolépticos como la olanzapina, meperidina, furosemida, digoxina o prednisolona.

  ✍ *Opiáceos:* sobre todo cuando se utilizan como sedación (no como analgesia adecuada). El más delirógeno es la meperidina, seguida de la morfina.

5. Clasificación: tipos y fenotipos

El delírium es un síndrome con diferentes mecanismos fisiopatológicos que no tiene manifestaciones uniformes. Clásicamente se distinguen diferentes tipos según la actividad psicomotora. También se han establecido varios fenotipos de delírium según su etiología.

5.1. Tipos motores de delírium

Según las manifestaciones psicomotoras, se puede distinguir:

- **Delírium hiperactivo.** Cursa con aumento del número y velocidad de los movimientos, incontrolados e ineficientes, con un estado de excitabilidad, inquietud y desasosiego. Su prevalencia se sitúa en el 5-15 %. Los pacientes con delírium hiperactivo tienen más riesgo de autoextubación y arrancamiento de dispositivos, pero el pronóstico es mejor que en las otras formas (menor estancia hospitalaria, menor número de secuelas, etc.). Aunque las alucinaciones e ideas delirantes son más frecuentes en el hiperactivo, pueden aparecer en cualquier subtipo. Es más frecuente en cuadros de abstinencia.
- **Delírium hipoactivo.** Se caracteriza por una disminución de la actividad motora, así como reducción del nivel de alerta, con letargia, bradipsiquia, disminución de interacción con el medio y del lenguaje, apatía y afectividad plana. Su prevalencia está en torno al 45 % y se asocia con mayor tiempo de ventilación mecánica y estancias en UCI, mayor inmovilidad con menor participación en actividades de rehabilitación, mayor incidencia de úlceras por presión y mayor número de secuelas a largo plazo. La edad es un factor de riesgo independiente para desarrollarlo y se asocia con más frecuencia a causas metabólicas.
- **Delírium mixto.** Cuando alternan el hiperactivo y el hipoactivo. Supone el 40-55 %.

5.2. Fenotipos clínicos de delírium

En el estudio MIND-ICU (Girard, 2018) se estudia la influencia en las secuelas cognitivas a largo plazo de los distintos fenotipos de delírium que se definen:

- **Hipóxico.** Formas relacionadas con la hipoxia como desencadenante.
- **Séptico.** Forma parte del síndrome de respuesta inflamatoria sistémica. Se produce neuroinflamación con infiltración de neutrófilos y monocitos, con liberación de citocinas proinflamatorias y activación de la microglía.
- **Metabólico.** Relacionado con procesos metabólicos como el fallo renal o hepático.
- **Asociado a sedación.** Es la forma más frecuente y también es el más modificable, sobre el que más posibilidades tenemos de intervenir a través de las pautas de sedación.
- **No clasificado.** Corresponde a otras formas de delírium no bien definidas.

La duración del delírium en los fenotipos hipóxico, séptico, por sedación y no clasificado se asoció en el estudio con peores resultados en las pruebas cognitivas a los 12 meses, no sucediendo lo mismo con el fenotipo metabólico.

6. Formas especiales de delírium

6.1. Delírium postoperatorio

El delírium postoperatorio presenta algunas características peculiares derivadas del hecho quirúrgico. Así, dentro de la fisiopatología, tiene cierta relevancia el sistema colinérgico. Se ha descrito en este sentido el síndrome anticolinérgico central, con síntomas inmediatos tras la cirugía. También cabe señalar la agresión quirúrgica, la respuesta inflamatoria que se produce en ciertas cirugías como la cardíaca o la existencia de mecanismos de isquemia-reperfusión. La incidencia de delírium postoperatorio es muy variable en función del paciente y de la cirugía, y se sitúa entre el 10 % y el 70 %.

En relación con los factores de riesgo, cobra importancia el tipo de cirugía, siendo más frecuente en la cirugía urgente, en las cirugías ortopédicas (suelen practicarse en personas de edad avanzada: en torno al 60 % de los ancianos con cirugía de cadera desarrollan delírium), la cirugía cardíaca y la cirugía abdominal, torácica o vascular con necesidad de UCI.

En cuanto al tipo de anestesia, no se ha observado diferencia entre la sedación con propofol o la inhalatoria; pero con la anestesia raquídea disminuye la incidencia de delírium al poderse realizar una sedación más superficial.

Un factor de riesgo importante es el dolor postoperatorio, habiéndose comprobado que su mal control incrementa la incidencia de delírium hasta nueve veces. Es necesaria una buena estrategia analgésica que lo evite, como la analgesia multimodal con ahorradores de opiáceos.

Otro factor que hay tener en cuenta es la depleción de líquidos en el postoperatorio.

Se han desarrollado escalas específicas para predecir el riesgo de delírium postoperatorio.

En cuanto a la profilaxis farmacológica, hay varios ensayos que han demostrado eficacia en la prevención del delírium postoperatorio de los neurolépticos (haloperidol, olanzapina, risperidona) y la dexmedetomidina. Asumiendo el mecanismo neuroinflamatorio del delírium postoperatorio, se han realizado ensayos clínicos con ketamina, estatinas o corticoides, sin resultados positivos. En cualquier caso, es fundamental la aplicación de medidas preventivas no farmacológicas.

6.2. Delírium y COVID-19

Durante la pandemia de SARS-CoV-2 se ha comprobado un aumento de la incidencia de delírium en pacientes críticos: por un lado, debido a un incremento de los factores de riesgo, y por otro, condicionado por la existencia de cierto neurotropismo y neurotoxicidad del SARS-CoV-2, con la posibilidad de presentar episodios de encefalopatía aguda (incluso hay casos de encefalitis autoinmune) así como una respuesta inflamatoria exacerbada.

En un estudio realizado en dos UCI francesas (Helms, 2020) con 150 pacientes, se observó una incidencia de delírium del 79,5 %, con un 18,6 % ya presente al ingreso en UCI. Llamativamente, la mayoría eran delírium hiperactivos (un 86,6 %). Se hicieron resonancias magnéticas cerebrales en las que se detectaron defectos de perfusión, alteraciones en la sustancia blanca y microhemorragias, con hiperintensidad de en espacios subaracnoideos, así como datos de inflamación en el líquido cefalorraquídeo (aumento de proteínas, de la IgG y de la IL-6, y presencia de bandas oligoclonales). Por el contrario, no se encontraron virus mediante RT-PCR.

En otro estudio de prevalencia de factores de riesgo de delírium y COVID-19 (Pun, 2019) sobre 2.088 pacientes, con una mortalidad del 28,8 %, el 55 % presentó delírium y el 81 % coma. El uso de benzodiacepinas y la ausencia de visitas familiares fueron los principales factores modificables detectados.

Estos datos se corresponden con la experiencia vivida, especialmente en las primeras olas, debido a la sobrecarga asistencial, a las medidas de aislamiento, los cuadros de síndrome de dificultad respiratoria aguda (SDRA) grave con necesidad de un número elevado de pronos, el aumento de las infecciones nosocomiales, así como la elevada rotación del personal y la necesidad de recurrir a las UCI extendidas. Se abandonó la monitorización rutinaria del delírium, aumentó el empleo de pautas de sedación más delirógenas, así como la sedación profunda y el bloqueo neuromuscular prolongado, y se redujo el uso de medidas preventivas no farmacológicas. Todo ello supuso además un aumento de las secuelas que constituyen el síndrome post-UCI, sobre todo de la debilidad adquirida en UCI, y de las secuelas cognitivas (alteraciones de memoria, deterioro cognitivo duradero, etc.) y mentales, con un incremento especialmente del trastorno de estrés postraumático. En cuanto al tratamiento, se emplearon los agonistas α_2 y los neurolépticos, probablemente a dosis más altas de las habituales. También se dio una mayor incidencia de dolor neuropático (pronos, afectación directa del virus, etc.), con indicación de tratamiento con gabapentina o pregabalina.

7. Evaluación y monitorización

7.1. Escalas

El diagnóstico de delírium requiere, por una parte, una sospecha clínica y un conocimiento de los factores precipitantes, y por otra, la utilización de herramientas o escalas de diagnóstico y monitorización.

Se han desarrollado varias escalas, aunque son dos las que usan habitualmente, al estar validadas en pacientes críticos intubados y ser las recomendadas por las guías PADIS (*Pain, Agitation/Sedation, Delirium, Inmobility and Sleep disruption*) de 2018: la escala *Confusion Assessment Method for the ICU* (CAM-ICU) y la *Intensive Care Delirium Screening Checklist* (ICDSC). Se deben aplicar de forma protocolizada.

Existen otras escalas de uso más limitado y no validadas para pacientes intubados, como la *Nursing Delirium Scale* (Nu-DESC) y la *Neelon and Champagne Scale* (NEECHAM). El *Mini-Mental Test* es más bien una herramienta para evaluar las funciones cognitivas de forma global.

Para poder aplicar una escala de delírium en la UCI, el paciente no debe estar en coma, es decir, tiene que responder a estímulos verbales: debe tener una puntuación RASS igual o superior a −3. Existe, en este sentido, una variabilidad de resultados positivos según el nivel de sedación (si se pasa a evaluar de un RASS de −2 a uno de −3, aumentan un 20 % los positivos). Se ha descrito el «delírium rápidamente reversible relacionado con la sedación» para referirse a aquel que desaparece en menos de 2 horas tras haberse suspendido la sedación y que desde el punto de vista pronóstico equivale a no haber tenido delírium; suponía el 12 % de las evaluaciones (Patel, 2014).

Se pueden encontrar recursos de formación en relación con el uso de estas escalas, así como otros aspectos relacionados con el delírium en www.icudelirium.org.

7.1.1. *Confusion Assessment Method for the ICU* (CAM-ICU)

Fue desarrollada y validada por Wesley Ely en 2001 siguiendo los criterios del DSM-4R, con una adaptación posterior a los criterios del DSM-5. Es la más utilizada, y existen versiones validadas en más de 30 idiomas. Es una escala dicotómica (positiva o negativa para delírium) de fácil aplicación, que sirve para realizar la evaluación en el momento de aplicarla. Se recomienda usar al menos dos o tres veces al día o en caso de cambios agudos.

En el estudio de la validación de la primera versión tenía una sensibilidad del 93 % y una especificidad del 98 %, si bien posteriormente se han modificado esos resultados: en una revisión sistemática de 2012 (Gusmao-Flores) la sensibilidad agrupada fue del 80 % y la especificidad del 96 %.

Aplicación (Fig. 30-1). En primer lugar, hay que comprobar que el paciente no está en coma (en cuyo caso sería «no evaluable»). Si la puntuación RASS es igual o superior a −3 (aunque probablemente sea más adecuado igual o superior a -2), se valoran cuatro criterios:

1. Comienzo agudo o fluctuación.
2. Inatención: mediante un test auditivo (*Attention Screening Test*, ASE) o un test visual en caso de no poder realizar la prueba auditiva o si su resultado es poco claro.
3. Alteración del nivel de consciencia: cuando el nivel de RASS es diferente de 0.
4. Pensamiento desorganizado: en caso de presentar RASS de 0, se evalúa la existencia de pensamiento desorganizado mediante una orden y cuatro preguntas.

La CAM-ICU es positiva si se cumplen los criterios 1 y 2 más el criterio 3 o el criterio 4.

7.1.2. *Intensive Care Delirium Screening Checklist* (ICDSC)

Consta de ocho criterios, siendo el primero la valoración del nivel de consciencia. La información se obtiene de los registros evolutivos de las 24 horas anteriores y se considera positiva con una puntuación igual o superior a 4 puntos. Permite el diagnóstico del delírium subsindrómico cuando se obtienen menos de 4 puntos. Este tipo de delírium está asociado a peores resultados

RASS: si ≥ –3, evaluar CAM-ICU   Si RASS < 3: no evaluable

1. Cambio agudo o curso fluctuante:

¿Ha habido un cambio agudo sobre la situación mental basal?

2. Inatención: positivo si > 2 errores (sobre 10):

a. Test auditivo: apretar la mano al oír la letra A en CASABLANCA
b. Test visual (si hay dudas o no se puede realizar el auditivo): se muestran 5 imágenes que hay que identificar al mezclarlas con otras 5

3. Nivel de consciencia alterado: RASS diferente de 0

4. Pensamiento desorganizado: positivo si > 1 error (sobre 5):

a. 4 preguntas sí/no: ¿Flota una piedra en el agua? ¿Hay peces en el mar? ¿Pesa más 1 kg que 2 kg? ¿Se puede usar un martillo para clavar un clavo?
b. Una orden sencilla (enseñar dos dedos al paciente y que haga lo mismo)

CAM-ICU positivo si: criterios 1 y 2 + criterio 3 o 4

Fig. 30-1 | Escala *Confusion Assessment Method for the ICU* (CAM-ICU).

que los obtenidos si no se ha tenido delírium. Inicialmente se atribuyó una sensibilidad del 99 % y una especificidad del 64 %, con unos valores posteriores en la revisión sistemática citada del 74 % y 81 % respectivamente.

Aplicación (Fig. 30-2). Valorar el nivel de consciencia (si el paciente está en coma no se completa la evaluación, y si está bajo sedación, no se tiene en cuenta ese punto) hasta completar los ocho criterios.

1. Nivel de consciencia alterado:

(si A o B, no seguir)

A- No respuesta: 0
B- Respuesta a estímulos intensos/repetidos: 0
C- Respuesta a estímulos normales/moderados: 0
D- Despertar normal: 0
E- Respuesta exagerada a estímulos normales: 1

2. Falta de atención: 0/1

3. Desorientación: 0/1

4. Alucinaciones/delirios/psicosis: 0/1

5. Agitación o hipoactividad psicomotora: 0/1

6. Lenguaje o estado de ánimo inapropiados: 0/1

7. Alteraciones en el ciclo sueño-vigilia: 0/1

8. Fluctuación de los síntomas: 0/1

ICDSC positivo: ≥ 4 puntos
Delírium subsindrómico: < 4 puntos (1-3)

Fig. 30-2 | Escala *Intensive Care Delirium Screening Checklist* (ICDSC).

7.2. Gravedad

Para valorar la gravedad del delírium no existen muchos recursos. En la práctica clínica se usan escalas fundamentalmente en investigación y son las siguientes:

✔ *Delirium Rating Scale* (DRS).
✔ **CAM-S:** validada en la población general y en cirugía no cardíaca.
✔ **CAM-ICU-7:** según los resultados de la escala RASS y la CAM-ICU se otorga una puntuación entre 0 y 7 puntos. Presenta una buena correlación entre puntuaciones altas y la mortalidad intrahospitalaria, así como con la duración de la estancia en UCI, no así con la posibilidad de ser dado de alta al domicilio.

7.3. Modelos predictivos

Se han desarrollado modelos o escalas para intentar predecir la aparición de delírium en pacientes que ingresan en la UCI estratificándolos en niveles de riesgo. Las dos más utilizadas fueron desarrolladas por el grupo holandés de Van den Boogard:

✔ **PRE-DELIRIC** (*Prediction Model for Delirium*). Incluye diez predictores que se recaban en las primeras 24 horas de ingreso (edad, APACHE II, coma, tipo de paciente, infección, acidosis metabólica, dosis de morfina, uso de sedantes, valor de la urea, ingreso urgente).
✔ **E-PRE-DELIRIC** (*Early Prediction Model for Delirium*). Incluye nueve predictores que se recogen al ingreso en la UCI (edad, deterioro cognitivo, alcoholismo, tipo de paciente, presión arterial media, uso de corticoides, presencia de insuficiencia respiratoria, valor de la urea, ingreso urgente).

En estudios que comparan los diferentes modelos, aquellos que se llevan a cabo con variables de las primeras 24 horas tienen mayor capacidad predictiva. El E-PRE-DELIRIC es más fácil de realizar y además se puede hacer en el momento del ingreso. Hasta el momento estos modelos tienen utilidad en la investigación más que en la práctica clínica habitual.

7.4. Otros estudios

El diagnóstico de delírium es esencialmente clínico, si bien se han realizado estudios con pruebas de imagen (resonancia magnética) y con el electroencefalograma, cuyo papel de momento se sitúa en el campo de la investigación:

✔ **Resonancia magnética.** Permite diagnosticar problemas estructurales previos que expliquen el delírium y también puede proporcionar información sobre el pronóstico cognitivo. Se han podido observar imágenes de hiperintensidad de la sustancia blanca y en algunos casos de atrofia.
✔ **Electroencefalograma.** Se ha observado un enlentecimiento generalizado con aumento de ondas Θ o δ y disminución de la actividad α. El electroencefalograma, por otra parte, puede servir para descartar estados epilépticos no convulsivos, que se pueden asociar con delírium.

- **Biomarcadores.** No se ha relacionado hasta el momento el delírium con ningún biomarcador en plasma o líquido cefalorraquídeo. Se han estudiado la enolasa neuronal específica, la proteína S100-β (se ha asociado con la duración del delírium posquirúrgico) y la proteína tau. Asimismo, los valores elevados de proteína C reactiva se han asociado con una mayor incidencia de delírium.

8. Profilaxis: medidas no farmacológicas

La prevención del delírium se basa en el empleo de medidas no farmacológicas para corregir los factores de riesgo modificables. Aunque de forma individual la evidencia que lo apoya es escasa, la estrategia de control del delírium se basa en el empleo de un conjunto de medidas de forma integrada. Se estima que implementando las medidas no farmacológicas se puede evitar al menos un tercio de los casos de delírium. Podemos citar las siguientes:

- **Evitar fármacos delirógenos.** Como son benzodiacepinas, anticolinérgicos y opiáceos.
- **Reorientación.** De tipo verbal, mediante la utilización de relojes, calendarios, etcétera.
- **Estimulación cognitiva.** Actividades como TV, realidad virtual, sistemas de comunicación aumentativa.
- **Familia.** Horarios extendidos, implicación en los cuidados y en la estimulación cognitiva.
- **Entorno.** Mejorar las condiciones de confort de la UCI.
- **Ayudas sensoriales.** Audífonos y gafas.
- **Musicoterapia.** Mejor con la música que oigan habitualmente los pacientes.
- **Liberar.** Retirar sondas, catéteres, elementos de monitorización (pegatinas), así como tubos endotraqueales y cánulas que no sean necesarios.
- **Sujeciones mecánicas.** Es un factor de riesgo del delírium y de la aparición de un trastorno de estrés postraumático. Se ha comprobado, además, que su uso incrementa la incidencia de aquello que pretende prevenir como son las autoextubaciones y el arrancamiento de dispositivos, con aumento de la ansiedad y la agitación, así como del uso de benzodiacepinas, opiáceos y neurolépticos.
- **Higiene del sueño.** En el paciente crítico se altera la cantidad y la calidad del sueño, constituyendo un factor de riesgo relevante. Para su control se ha propuesto: disminuir los ruidos innecesarios, uso de sonómetros, reducir cuidados e intervenciones nocturnas, promover el despertar diurno, uso de antifaces y tapones, empleo de técnicas de relajación, etc. En relación con las medidas farmacológicas para mejorar el sueño, las guías PADIS no recomiendan el uso de ningún fármaco, pero se pueden hacer las siguientes consideraciones: hay que intentar evitar las benzodiacepinas (salvo si se usan habitualmente), aunque hay algún ensayo favorable con zolpidem; existen antidepresivos como la trazodona y la mirtazapina con propiedades hipnóticas; también se pueden emplear, sobre todo en caso de delírium, neurolépticos atípicos con efecto sedante como la quetiapina; se puede usar la dexmedetomidina nocturna a dosis bajas (aumenta el sueño reparador y disminuye la incidencia de delírium). Aunque no se ha comprobado la eficacia de la melatonina en pacientes críticos y dado que carece de efectos adversos, se está empezando a utilizar como hipnótico.
- **Movilización precoz.** La debilidad muscular adquirida en la UCI aparece con frecuencia en pacientes sometidos a ventilación mecánica y es una de las principales secuelas a largo plazo que constituyen el síndrome post-UCI. Se ha comprobado la eficacia de los programas de rehabilitación y movilización precoz.

Se recomiendan los paquetes de medidas multicomponente para optimizar la prevención del delírium, con estudios que avalan su eficacia cuando se aplican las medidas de forma integrada:

- **ABCDEF** (Pandharipande, 2010):
  - **A** («*Assess, prevent and manage pain*»): evaluar y tratar el dolor mediante una estrategia multimodal, con opiáceos a la dosis adecuada y no opiáceos como adyuvantes.
  - **B** («*Both SAT and SBT*»): ventana de sedación y test de respiración espontánea diario; supone la aplicación de sedación por objetivos, monitorizándola y evitando la sobresedación.
  - **C** («*Choice of sedation*»): sedación dinámica, evitando las benzodiacepinas y empleando pautas no delirógenas: dexmedetomidina, propofol, remifentanilo o la sedación inhalatoria con sevofluorano o isoflurano.
  - **D** («*Delirium monitoring and management*»): evaluación diaria del delírium con escalas validadas; uso de estrategias de prevención no farmacológica, evitando o reduciendo al máximo los fármacos delirógenos; tratamiento de síntomas hiperactivos con dexmedetomidina o neurolépticos, ajustando la dosis y la duración del tratamiento.
  - **E** («*Early mobility and exercise*»): movilización y rehabilitación precoz.
  - **F** («*Family presence*»): participación de la familia.
  - Recientemente (Chanques, 2020) se ha propuesto añadir la «**R**» para hacer referencia a la adaptación del paciente al respirador mediante estrategias que minimicen las asincronías y modalidades que reduzcan el uso de sedación profunda y la relajación.
- **eCASH** («*Early comfort using analgesia, minimal sedatives and maximal human care*»). Desarrollado por Vincent (2016), describe una serie de medidas para proporcionar confort al paciente, priorizando la analgesia, con una sedación dinámica y colaborativa, y facilitando el sueño, la movilización precoz y la participación de la familia.

9. Medidas farmacológicas

Aunque la estrategia terapéutica del delírium se basa en el control de factores de riesgo y en la puesta en marcha de medidas no farmacológicas, hay un porcentaje no desdeñable de pacientes que acaban presentando síntomas que requieren un control, sobre todo agitación y otros como ansiedad, miedo, alucinaciones, etcétera.

En relación con el tratamiento farmacológico hay que recordar que, en primer lugar, hay que tratar adecuadamente la enfermedad o alteraciones que han desencadenado el delírium (sepsis, fiebre, alteraciones metabólicas, intoxicaciones o cuadros de abstinencia, etc.), así como evitar fármacos delirógenos.

Teniendo en cuenta la evidencia disponible, la guía PADIS de 2018 no recomienda el uso de ningún agente farmacológico en la prevención del delírium o en el tratamiento del delírium subsindrómico (muy baja calidad de evidencia). Hay estudios que demuestran la eficacia del haloperidol y de neurolépticos atípicos (risperidona, olanzapina), así como de la dexmedetomidina en la prevención del delírium postoperatorio, pero esos resultados no son extrapolables a otros pacientes críticos. En cuanto al tratamiento, no se recomienda el uso rutinario de haloperidol o de neurolépticos atípicos, pero sí para controlar síntomas hiperactivos (con la menor dosis y duración necesarias), así como el uso de dexmedetomidina como sedación de transición en pacientes en ventilación mecánica que presentan síntomas de delírium.

9.1. Neurolépticos

9.1.1. Haloperidol

Es una butirofenona que actúa bloqueando los receptores dopaminérgicos D_2 corticales, mesolímbicos y nigroestriatales (síntomas extrapiramidales). Es eficaz frente a los síntomas positivos (agitación, alucinaciones, etc.). Es el fármaco más utilizado para el control de la agitación, por su facilidad de administración por vía intravenosa con un efecto rápido y aceptable seguridad. La dosis habitual es de 1 a 5 mg intravenosos en bolo que se puede repetir. Como efectos secundarios destacan: síntomas extrapiramidales, alargamiento del QTc y en raros casos arritmias ventriculares (evitar su uso si QTc > 500 ms), sedación, disminución del umbral convulsivógeno, acatisia, etcétera.

Los estudios HOPE y el REDUCE no han demostrado eficacia en la prevención del delírium con haloperidol (si en el control de la agitación); sin embargo, en otro estudio del ultimo autor la profilaxis con haloperidol en pacientes no quirúrgicos con riesgo elevado de delírium sí fue eficaz.

9.1.2. Neurolépticos atípicos

Presentan un perfil amplio de unión a receptores de diferentes neurotransmisores (dopamina, serotonina, histamina, acetilcolina, α_1-adrenérgicos, etc.). Tienen menos efectos secundarios y mejor tolerancia que el haloperidol, pero se administran por vía enteral. Existe una variabilidad individual en la respuesta a los neurolépticos, siendo la quetiapina y la olanzapina los más empleados.

9.1.2.1. Quetiapina

Con una afinidad baja por los receptores dopaminérgicos y muy alta por los de serotonina e histamina, tiene un marcado efecto sedante. Con un inicio de acción rápido y una vida media de 3 a 6 horas, apenas tiene efectos extrapiramidales. La dosis inicial es 25 mg/12 h y se puede subir hasta 200 mg/12 h.

Un estudio piloto con quetiapina frente a placebo (Devlin, 2010), aunque con defectos metodológicos, demostraba una reducción significativa del tiempo de resolución y de la duración del delírium. En el estudio MIND USA (Girard, 2018) no se observó diferencia en el tratamiento del delírium comparando ziprasidona, haloperidol y placebo.

9.1.2.2. Olanzapina

Bloquea los receptores de la acetilcolina y la serotonina. Tiene mayor efecto sobre los síntomas psicóticos (positivos), pero también actúa sobre los negativos, con un efecto antidepresivo. Tiene la ventaja de tener un efecto más predecible que otros neurolépticos (biodisponibilidad del 80 %, no metabolitos activos). Dentro de los efectos secundarios están las alteraciones metabólicas, con un menor efecto sobre la prolongación del QTc. La dosis inicial es de 5 mg cada 24 horas (en ancianos puede ser 2,5 mg) con mantenimiento de 10 a 20 mg al día.

9.1.2.3. Otros

Otros neurolépticos son la risperidona (el que menos efecto anticolinérgico tiene), la ziprasidona y el aripiprazol (agonista parcial D_2, no provoca sedación, ni efectos extrapiramidales, ni hiperprolactinemia).

9.2. Agonistas α_2

9.2.1. Dexmedetomidina

Es un agonista de los receptores α_2 (*locus caeruleus*, médula y periféricos), con una afinidad ocho veces mayor que la clonidina, y que administrado en perfusión intravenosa permite una titulación precisa. Tiene un inicio de acción en 15 minutos y una vida media de 2-3 horas, con metabolitos hepáticos inactivos. Los principales efectos secundarios son hemodinámicos (hipotensión y bradicardia). La dosis es de 0,2 a 1,4 µg/kg/h. Permite una sedación colaborativa con efecto analgésico y ansiolítico. La acción sobre el delírium se debe al efecto ahorrador de sedantes GABA delirógenos (benzociacepinas) y de opiáceos, lo cual se ha comprobado en los estudios que comparaban ambas pautas de sedación (MENDS, SEDCOM, etcétera).

En el estudio DahLIA (Reade, 2016) la dexmedetomidina demostró más eficacia en el control del delírium y la reducción del tiempo de ventilación mecánica que el placebo en pacientes con desconexión compleja. En otro estudio (Carrasco, 2016) en pacientes con delírium hiperactivo en respiración espontánea, la perfusión de dexmedetomidina resultó eficaz como tratamiento de rescate de la agitación en los que el haloperidol había fallado.

9.2.2. Clonidina

Se puede utilizar en el tratamiento de síndromes de abstinencia (alcohólica o benzodiacepinas). Dosis oral: entre 0,15 mg cada 8 horas y 0,3 mg cada 6 horas.

9.3. Otros fármacos

9.3.1. Estatinas

No hay estudios que justifiquen su uso como profilaxis del delírium (con resultados contradictorios), pero sí se ha comprobado que su retirada en pacientes que las tomaban previamente aumenta la incidencia de delírium.

9.3.2. Melatonina y análogos (ramelteon)

Han mostrado en algunos estudios tendencia a disminuir la incidencia del delírium y pueden mejorar la calidad del sueño.

9.3.3. Inhibidores de la colinesterasa (rivastigmina y donepezilo)

Se desaconseja su uso tanto en la profilaxis como en el tratamiento del delírium.

9.3.4. Ácido valproico

Se ha empleado (en series de casos) como alternativa o tratamiento adyuvante en el control del delírium refractario, basándose en sus mecanismos de acción múltiple (disminuye la actividad de receptores NMDA y glutamato, aumento de la actividad GABA, acetilcolina, serotonina y melatonina, efecto neuroinflamatorio y sobre el estrés oxidativo, etc.). Puede estar indicado en el delírium hiperactivo refractario, sobre todo si hay historia de demencia, trastorno previo del ánimo, uso de drogas o abstinencia alcohólica.

9.3.5. Benzodiacepinas

Pueden estar indicadas en cuadros de abstinencia (alcohol, opiáceos, etc.) y en síndromes de ansiedad generalizada.

10. Algoritmo de manejo del delírium

En la Fig. 30-3 se muestra un algoritmo del manejo del delírium, que resume tanto la prevención no farmacológica, como las medidas farmacológicas.

Puntos clave

✔ El delírium es un síndrome orgánico cerebral transitorio de inicio agudo y carácter fluctuante que cursa con alteración del nivel de consciencia, anomalías de la atención y pensamiento desorganizado, y que tiene importantes consecuencias tanto a corto como a largo plazo.
✔ Se debe evaluar y monitorizar mediante una de las dos escalas validadas: CAM-ICU o ICDSC.
✔ Su abordaje terapéutico se basa en el desarrollo de medidas de prevención no farmacológicas.
✔ Para el control de la agitación y otros síntomas se pueden emplear haloperidol, neurolépticos atípicos o agonistas α_2 como la dexmedetomidina, que está indicada como sedación de transición en pacientes con desconexión compleja de la ventilación mecánica con síntomas de delírium.

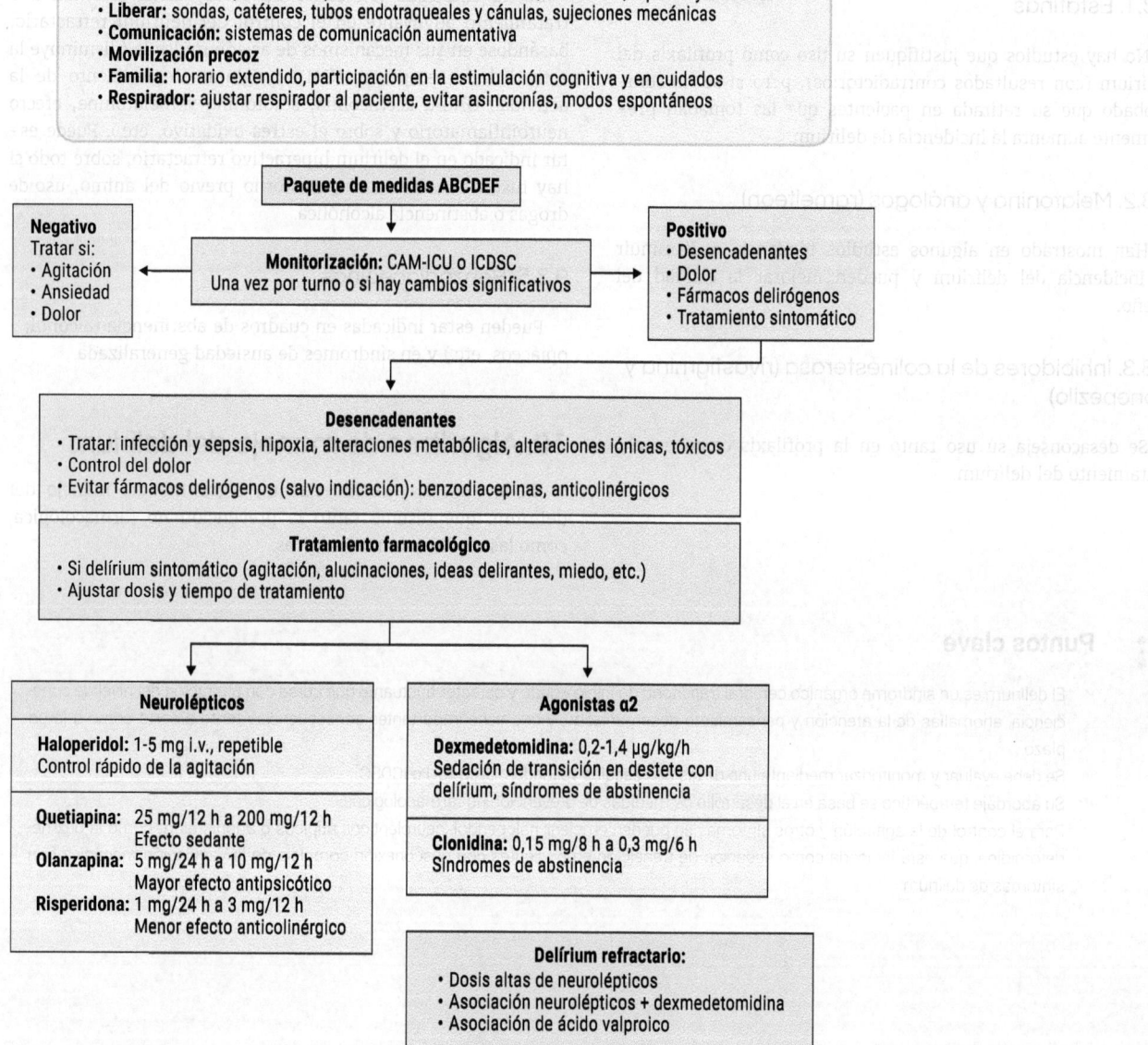

Fig. 30-3 | Algoritmo de manejo del delírium.

Bibliografía

American Psychiatric Association. Diagnostic and Statistical Manual of Mental disorder: DSM-5. 5ª ed. American Psychiatric Association; 2013.

Bannon L, McGaughey J, Verghis R, et al. The effectiveness of non-pharmacological interventions in reducing the incidence and duration of delirium in critically ill patients: a systematic review and meta-analysis. Intensive Care Med. 2019;45(1):1-12.

Barnes-Daly MA, Phillips G, Ely EW, et al. Improving hospital survival and reducing brain dysfunction at seven California community hospitals: implementing PAD guidelines via the ABCDEF bundle in 6064 patients. Crit Care Med. 2017;45(2):171-8.

Burry L, Hutton B, Williamson DR, et al. Pharmacological interventions for the treatment of delirium in critically ill adults. Cochrane Database Syst Rev. 2019;9(9):CD011749.

Devlin JW, Roberts RJ, Fong JJ, et al. Efficacy and safety of quetiapine in critically ill patients with delirium: a prospective, multicenter, randomized, double-blind, placebo-controlled pilot study. Crit Care Med. 2010;38(2):419-27.

Devlin JW, Skrobik Y, Gélinas C, et al. Clinical Practice Guidelines for the Prevention and Management of Pain, Agitation/Sedation, Delirium, Immobility, and Sleep Disruption in Adult Patients in the ICU. Crit Care Med. 2018;46(9):e825-e873.

Ely EW, Inouye SK, Bernard GR, et al. Delirium in mechanically ventilated patients: validity and reliability of the confusion assessment method for the intensive care unit (CAM-ICU). JAMA. 2001;286(21):2703-10.

Giménez-Esparza Vich C, Alcántara Carmona S, García Sánchez M. Delirium in COVID-19. Practical aspects of a frequent association. Med Intensiva (Engl Ed). 2022;46(6):336-40.

Girard TD, Exline MC, Carson SS, et al. Haloperidol and ziprasidone for treatment of delirium in critical illness. N Engl J Med. 2018;379(26):2506-16.

Girard TD, Thompson JL, Pandharipande PP, et al. Clinical phenotypes of delirium during critical illness and severity of subsequent long-term cognitive impairment: a prospective cohort study. Lancet Respir Med. 2018;6(3):213-22.

Green C, Bonavia W, Toh C, Tiruvoipati R. Prediction of ICU Delirium: Validation of current delirium predictive models in routine clinical practice. Crit Care Med. 2019;47(3):428-35.

Helms J, Kremer S, Merdji H, et al. Delirium and encephalopathy in severe COVID-19: a cohort analysis of ICU patients. Crit Care. 2020;24(1):491.

Hughes CG, Boncyk CS, Culley DJ, et al. American Society for Enhanced Recovery and Perioperative Quality Initiative Joint Consensus Statement on Postoperative Delirium Prevention. Anesth Analg. 2020;130(6):1572-90.

Lobo-Valvuena B, Molina R, López de la Olica C, Gordo Vidal F. Delirium: ¿How can we protect our patients? Detection and treatment strategies. ICU Management and Practice, Acute Pain Management. 2022;22(3):141-4.

Morandi A, Brummel NE, Ely EW. Sedation, delirium and mechanical ventilation: the «ABCDE» approach. Curr Opin Crit Care. 2011;17(1):43-9.

Morandi A, Pandharipande P, Trabucchi M, et al. Understanding international differences in terminology for delirium and other types of acute brain dysfunction in critically ill patients. Intensive Care Med. 2008;34(10):1907-15.

Pandharipande PP, Ely EW, Arora RC, et al. The intensive care delirium research agenda: a multinational, interprofessional perspective. Intensive Care Med. 2017;43(9):1329-39.

Pandharipande PP, Girard TD, Jackson JC, et al. Long-term cognitive impairment after critical illness. N Engl J Med. 2013;369(14):1306-16.

Pandharipande PP, Girard TD, Jackson JC, et al. Long-term cognitive impairment after critical illness. N Engl J Med. 2013;369(14):1306-16.

Pun BT, Badenes R, Heras La Calle G, et al. Prevalence and risk factors for delirium in critically ill patients with COVID-19 (COVID-D): a multicentre cohort study [published correction appears in Lancet Respir Med. 2021 Jan 27]. Lancet Respir Med. 2021;9(3):239-50.

Reade MC, Finfer S. Sedation and delirium in the intensive care unit. N Engl J Med. 2014;370(5):444-54.

Rengel KF, Pandharipande PP, Hughes CG. Postoperative delirium. Presse Med. 2018;47(4 Pt 2):e53-e64.

Sher Y, Miller Cramer AC, Ament A, Lolak S, Maldonado JR. Valproic acid for treatment of hyperactive or mixed delirium: rationale and literature review. Psychosomatics. 2015;56(6):615-25.

Slooter AJC, Otte WM, Devlin JW, et al. Updated nomenclature of delirium and acute encephalopathy: statement of ten Societies. Intensive Care Med. 2020;46(5):1020-2.

Stollings JL, Kotfis K, Chanques G, Pun BT, Pandharipande PP, Ely EW. Delirium in critical illness: clinical manifestations, outcomes, and management. Intensive Care Med. 2021;47(10):1089-103.

Tobar E, Romero C, Galleguillos T, et al. Método para la evaluación de la confusión en la unidad de cuidados intensivos para el diagnóstico de delírium: adaptación cultural y validación de la versión en idioma español. Med Intensiva. 2010;34(1):4-13.

Vincent JL, Shehabi Y, Walsh TS, et al. Comfort and patient-centred care without excessive sedation: the eCASH concept. Intensive Care Med. 2016;42(6):962-71.

31 Depresión del nivel de consciencia

M. Cid Cumplido y L. C. Charris Castro

✐ Orientación para el estudio

En este capítulo se realiza una revisión de las causas y la fisiopatología de la alteración del nivel de consciencia. Asimismo, se describe cómo realizar una adecuada valoración neurológica, los estudios complementarios y un algoritmo de manejo en los servicios de Urgencias y las unidades de cuidados intensivos.

1. Introducción

En los servicios hospitalarios, una de las patologías con mayor prevalencia es la atención de pacientes con bajo nivel de consciencia. Es de vital importancia conocer la etiología, fisiopatología, recursos diagnósticos y tratamientos de las probables causas para realizar un manejo apropiado de esta entidad.

La consciencia es el estado en el que el individuo se da cuenta de sí mismo y del medio donde se encuentra. La conducta consciente está formada por dos componentes fisiológicos: el despertar y el contenido de la consciencia, que pueden describirse mediante dos cualidades: el nivel de alerta (*arousal*), y la experiencia de consciencia o contenido (*awareness*).

Las vías de excitación que se originan en el tronco del encéfalo activan redes de consciencia en la corteza cerebral a través de sinapsis en el tálamo y el prosencéfalo, o alternativamente a través de la inervación directa de la propia corteza. Sin el despertar (*arousal*), la consciencia no es posible, como se observa en pacientes en coma con lesiones en el tronco del encéfalo pero sin daño anatómico en la corteza cerebral.

El contenido de la consciencia representa la suma de todas las funciones mediadas a nivel cortical cerebral, incluyendo tanto respuestas cognitivas como afectivas.

El sueño es una forma fisiológica recurrente (no patológica) de reducción de la consciencia, en la que la capacidad de respuesta del sistema neuronal responsable de la función cognitiva está globalmente reducida, lo que hace que el cerebro no responda fácilmente a los estímulos ambientales. La alteración patológica de la relación entre los sistemas que son responsables de la vigilia y el sueño puede afectar la consciencia.

La diferencia principal entre dormir y el estado de coma es que el sueño es intrínsecamente reversible: la aparición de un estímulo suficiente devuelve al individuo a un estado normal de vigilia.

El bajo nivel de consciencia es un continuo estado de alerta reducida. Se puede clasificar en:

- **Somnolencia.** Simula un sueño ligero. Se caracteriza por una excitación fácil que puede persistir durante períodos breves de tiempo.
- **Estupor.** Se refiere a un umbral más bajo para la excitabilidad (en el que el paciente puede ser despertado por estímulos vigorosos), acompañado de comportamiento motor que lleva a evitar o retirarse ante los estímulos nocivos.
- **Coma.** Es la forma más grave. Se define como un estado de sueño profundo en el que el paciente no puede ser despertado y se mantiene con los ojos cerrados.

El estupor y la somnolencia suelen ir acompañados de cierto grado de confusión cuando el paciente es alertado.

El coma se encuentra entre las emergencias neurológicas más comunes que se presenta en los servicios de Urgencias; por tanto, requiere una adecuada valoración y un enfoque organizado.

2. Anatomía y fisiología del coma

A finales del siglo XIX el neurólogo británico John Hughlings-Jackson propuso que la consciencia era la suma total de la actividad en los hemisferios cerebrales, por lo que solo podía ser eliminada por lesiones que dañaran simultáneamente ambos hemisferios cerebrales.

A principio de 1890 Mauthner describió que el estupor en pacientes con encefalopatía de Wernicke estaba asociado con lesiones a nivel de la materia gris que rodea los acueductos cerebrales y la parte caudal del tercer ventrículo. En la época actual, el reciente nacimiento de la neurocirugía comenzó a reportar casos en los que la pérdida de la consciencia se asoció con lesiones localizadas en la parte superior del tronco encefálico y el diencéfalo caudal.

Constantin Von Economo, psiquiatra y neurólogo austriaco, basándose en sus observaciones en pacientes con encefalitis letárgica (no descrita previamente), propuso la teoría de un centro dual para la regulación del sueño y la vigilia, que surge del tronco encefálico superior y pasa a través de la materia gris que rodea el acueducto cerebral y el tercer ventrículo; y un área promotora del sueño a nivel hipotalámico anterior.

Estas observaciones fueron la base de los estudios realizados por Ranson en 1939, Nauta en 1946, y Swett y Hobson en 1968, que demostraron que las lesiones posterolaterales en el hipotálamo en monos, ratas y gatos podían reproducir la somnolencia prolongada descrita previamente por Von Economo.

El área promotora del sueño a nivel del hipotálamo anterior fue confirmada experimentalmente en ratas y gatos por Nauta en 1946 y Sterman y Clemente en 1960, respectivamente.

El sistema de activación reticular ascendente está compuesto por una red compleja y difusa de neuronas que se proyectan desde múltiples núcleos del tronco encefálico (dentro y adyacentes al núcleo reticular clásico) a la corteza, a través de vías talámicas y extratalámicas. Estas vías generalmente se denominan «específicas de neurotransmisores» e incluyen fibras serotoninérgicas del subnúcleo del rafe de la protuberancia anterior y el mesencéfalo, fibras noradrenérgicas del *locus coeruleus* de la protuberancia anterior, fibras dopaminérgicas del área tegmental ventral del mesencéfalo caudal, fibras colinérgicas del núcleo pedúnculo-pontino y núcleo tegmental laterodorsal del mesencéfalo caudal y la protuberancia rostral, y fibras glutamatérgicas del complejo parabraquial en la protuberancia rostral.

El despertar (*arousal*) está mediado por la conectividad del sistema de activación reticular ascendente con el hipotálamo, que participa en la regulación de la función autonómica y los ciclos circadianos de sueño-vigilia, y con el prosencéfalo basal, que participa en la activación cortical y la integración autonómica.

El coma es el resultado de una alteración en el sistema de activación reticular ascendente en el tronco cerebral, en la corteza cerebral o en ambos a la vez. Todas aquellas anormalidades que afecten los mecanismos activadores del tronco cerebral del mesencéfalo y/o protuberancia y del diencéfalo producen coma.

Casi todos los casos de coma se pueden atribuir a:

✓ Anomalías generalizadas de los hemisferios cerebrales.
✓ Actividad reducida de los sistemas de alerta talamocortical.

3. Etiología

La alteración del estado de consciencia está producida por procesos que pueden afectar significativamente los hemisferios cerebrales o las estructuras subcorticales incluyendo tálamo, diencéfalo y tronco de encéfalo (Tabla 31-1). Estos procesos se dividen en dos grupos:

✓ Lesiones primarias del sistema nervioso, dentro de las cuales podemos encontrar:
  ✒ Traumatismos craneoencefálicos graves con capacidad de generar lesiones axonales difusas.
  ✒ Hemorragias subaracnoideas causadas por la ruptura de aneurismas cerebrales.
  ✒ Hemorragias intracerebrales de origen hipertensivo o de otra causa que afectan a estructuras implicadas en el nivel de consciencia.
  ✒ Encefalopatías isquémico-anóxicas secundarias a parada cardiorrespiratoria.
✓ Manifestaciones secundarias a alteraciones sistémicas como patologías metabólicas, tóxicas y endocrinológicas.

Plum y Posner proponen una clasificación de las alteraciones de la consciencia según el tiempo de evolución, que determina los estados agudos, subagudos y crónicos (Tabla 31-2).

3.1. Estados agudos

3.1.1. *Clouding of consciousness*

Consiste en un estado de vigilia o consciencia mínimamente reducida, que puede asociarse a hiperexcitabilidad e irritabilidad alternando con somnolencia. Con frecuencia, estos pacientes no están del todo desorientados en tiempo y en lugar. En el examen físico se observan desatentos, con pobre desempeño en repetir números hacia atrás, dificultad para recordar detalles o significados de historias. La reducción de la consciencia suele ser prominente durante el día, y durante la noche puede predominar la agitación.

La fisiopatología de este estado no está del todo aclarada. Algunos autores han identificado una reducción del flujo cerebral regional bilateralmente en la corteza frontotemporal y ganglios basales derechos. Otros estudios han implicado la reducción de la función colinérgica: exceso de liberación de dopamina, noradrenalina y glutamato, con aumento y reducción de la actividad del ácido γ-aminobutírico.

3.1.2. Delírium

Es un estado mental caracterizado por una percepción errónea de los estímulos sensoriales, a menudo acompañado de alucinaciones vívidas.

Los pacientes suelen estar desorientados, primero en tiempo, después en lugar y finalmente en persona en su medio ambiente. Rara vez son conscientes de quienes son. Están a menudo temerosos o irritables y pueden reaccionar exageradamente o malinterpretar las actividades normales del personal sanitario.

El delírium o las alucinaciones pueden dejar fuera de contacto al paciente con el entorno. Los estados delirantes tienden a presentarse rápidamente y rara vez duran más de 4 a 7 días. Fragmentos de percepciones erróneas pueden persistir durante varias semanas, especialmente entre alcohólicos y pacientes con afectación cerebral por enfermedades del colágeno.

El delírium asociado a agitación puede aparecer ocasionalmente como consecuencia de lesiones focales de la corteza parieto-occipito-temporal derecha, aunque generalmente es indicativo de deterioro bilateral de función cortical en estados tóxicos-metabólicos.

El delírium se desarrolla en profundidad en el capítulo «Confusión, agitación y delírium».

3.1.3. Obnubilación

Es una reducción leve a moderada del estado de alerta acompañada de un menor interés por el entorno. Estos pacientes tienen una menor respuesta a la estimulación. Existe un incremento en el número de horas de sueño y pueden mantenerse somnolientos entre el tiempo de sueño profundo.

3.1.4. Estupor

Es una condición de sueño profundo o comportamiento similar a la falta de respuesta del paciente que solo puede ser despertado con un estímulo continuo y vigoroso. Cuando se encuentra en estado de máximo despertar, el nivel de la función cognitiva puede verse afectado. Estos pacientes se pueden diferenciar de aquellos con deterioro psiquiátrico, como catatonia o depresión grave, porque pueden ser despertados por una estimulación vigorosa para responder a estímulos simples.

Tabla 31-1. Etiología de las alteraciones del estado de consciencia

Lesiones estructurales del sistema nervioso

Supratentoriales

- ✔ Hemorragia talámica
- ✔ Hidrocefalia
- ✔ Hematoma epidural o subdural
- ✔ Absceso/empiema epidural
- ✔ Trombosis de senos venosos
- ✔ Vasculitis
- ✔ Encefalitis vírica
- ✔ Encefalomielitis diseminada aguda
- ✔ Traumatismo craneoencefálico

- ✔ Oclusión arterial cerebral anterior
- ✔ Tumores durales o subdurales
- ✔ Hemorragias, tumores e infecciones subaracnoideas
- ✔ Hemorragias y tumores intracerebrales
- ✔ Lesión carotídea isquémica
- ✔ Leucoencefalopatía asociada con quimioterapia
- ✔ Esclerosis múltiple
- ✔ Leucodistrofia cerebral
- ✔ Púrpura trombocitopénica trombótica

Infratentoriales

- ✔ Oclusión arteria basilar
- ✔ Tumor, hemorragia, infarto y absceso cerebeloso
- ✔ Hemorragia pontina
- ✔ Infarto de tronco encefálico

- ✔ Hemorragia de tronco encefálico
- ✔ Síndrome de encefalopatía posterior reversible
- ✔ Mielinólisis central pontina

Lesiones no estructurales del sistema nervioso

Tóxicas

- ✔ Sobredosis de fármacos (opioides, benzodiacepinas, barbitúricos, neurolépticos, acetaminofeno, etc.)
- ✔ Drogas de abuso (alcohol, etilenglicol, cocaína)

- ✔ Exposición a tóxicos (monóxido de carbono, metales pesados)

Metabólicas

- ✔ Encefalopatía de Wernicke
- ✔ Hipotermia
- ✔ Encefalopatía hepática
- ✔ Insuficiencia renal (uremia)
- ✔ Acidosis láctica

- ✔ Encefalopatía (hipoxia, hipercapnia)
- ✔ Hipoglucemia, hiperglucemia
- ✔ Hiponatremia, hipernatremia
- ✔ Hipercalcemia
- ✔ Hipotiroidismo

Infecciosas

- ✔ Meningitis bacteriana
- ✔ Encefalitis vírica
- ✔ Malaria

- ✔ Sífilis
- ✔ Sepsis

Psiquiátricas

- ✔ Catatonia

3.1.5. Síndrome de enclaustramiento

Describe un estado en el que el paciente es «desconectado» del sistema nervioso, lo que produce una parálisis de las cuatro extremidades y de los pares craneales bajos. Estos pacientes suelen conservar el control vertical de los movimientos oculares y la apertura de los párpados, así como del nivel de vigilia y del contenido de consciencia.

Se requiere una alta sospecha por parte del examinador para distinguirlos de los pacientes en coma. La causa más común es una lesión de la base y del tegmento pontino que interrumpe el control cortical descendente de las funciones motoras.

Patologías con neuropatía subaguda de motoneurona como el síndrome de Guillain-Barré pueden cursar con esta sintomatología, aunque en estos casos suele haber antecedentes de parálisis subaguda.

3.2. Alteraciones subagudas o crónicas

3.2.1. Demencia

Se define como un deterioro de los procesos mentales duradero y con frecuencia progresivo debido a una causa orgánica. Suele ir acompañado de una disminución del estado de alerta.

Tabla 31-2. Clasificación de las alteraciones de la consciencia según Plum y Posner

Agudas	✔ *Clouding of consciousness* ✔ Delírium ✔ Obnubilación ✔ Estupor ✔ Síndrome de enclaustramiento ✔ Coma
Subagudas o crónicas	✔ Demencia ✔ Hipersomnia ✔ Abulia ✔ Mutismo acinético ✔ Estado de mínima consciencia ✔ Estado vegetativo

Los pacientes que sufren esta condición suelen estar despiertos y alertas, pero a medida que empeora la patología, pueden responder a los estímulos en menor medida y eventualmente evolucionar hacia un estado vegetativo. Tienen, igualmente, un aumento significativo del riesgo de desarrollar delírium cuando presentan una comorbilidad o cuando desarrollan una enfermedad cerebral asociada.

3.2.2. Hipersomnia

Es un estado caracterizado por un sueño excesivo, pero de apariencia normal, en donde el sujeto, aunque sea brevemente, despierta cuando es estimulado. En algunas alteraciones agudas o crónicas del estado de consciencia se produce sueño excesivo, con dificultad en las funciones cognitivas. En los estados de hipersomnia, el sueño parece normal y las funciones cognitivas son adecuadas cuando el paciente está despierto. La hipersomnia es el resultado de una disfunción talámica.

3.2.3. Abulia

Es un estado de apatía en el que el paciente responde lentamente, si es que lo hace, a estímulos verbales y generalmente no inicia conversación o actividad. Cuando el estímulo es persistente, las funciones cognitivas pueden ser normales. A diferencia de la hipersomnia, el paciente parece completamente despierto en la mayoría de las ocasiones.

La abulia usualmente se asocia con enfermedad bilateral del lóbulo frontal, y cuando es grave, puede evolucionar a mutismo acinético.

3.2.4. Mutismo acinético

Se trata de una condición de inmovilidad silenciosa del paciente, que aparenta estar alerta (conserva el estado de vigilia), sin respuesta a estímulos; además, presenta ausencia de espasticidad o reflejos anormales. Esta condición caracteriza ciertos estados subagudos o crónicos de alteración de la consciencia en la que los ciclos de vigilia-sueño se recuperan, pero en la que se puede observar actividad mental casi completamente ausente y carencia de actividad motora. Estos pacientes tienen lesiones que incluyen

el hipotálamo y el prosencéfalo adyacente, con vías corticoespinales íntegras.

3.2.5. Estado de mínima consciencia

Es una condición de alteración grave de la consciencia a nivel global con elementos de vigilia, en la que la evidencia de consciencia de sí mismo o del medio ambiente no se puede demostrar.

Al igual que en el estado vegetativo, en el estado de mínima consciencia existe una condición de transición que surge de la recuperación del coma o empeoramiento de la enfermedad neurológica progresiva. En algunos pacientes puede ser una condición esencialmente permanente.

3.2.6. Estado vegetativo

Este estado se caracteriza por la recuperación del estado de vigilia, que se manifiesta por períodos de apertura ocular acompañados del mantenimiento de la pérdida completa del contenido de consciencia y del entorno. En algunos pacientes esta condición suele reemplazar al coma.

Generalmente se mantiene la regulación de las funciones cardiorrespiratorias, la regulación autonómica visceral y la funcionalidad de los pares craneales llevadas a cabo por el tronco encefálico.

Solo una minoría de los casos pueden evolucionar favorablemente y recuperar el contenido de la consciencia. El resto permanece sin cambios, con un mal pronóstico vital asociado a su morbilidad.

Se denomina «estado vegetativo persistente» a aquel que se mantiene más de 1 mes, y «estado vegetativo permanente» cuando se diagnostica la irreversibilidad de dicho estado.

3.2.7. Coma

Del griego «sueño profundo o trance», es un estado de falta de respuesta en el que el paciente permanece con los ojos cerrados y no puede ser despertado para responder a estímulos, incluso cuando estos se realizan vigorosamente. En algunos casos puede responder a estímulos dolorosos realizando gestos faciales y respuesta de retirada estereotipada de extremidades, pero sin efectuar movimientos de localización ni movimientos defensivos.

A medida que el coma se profundiza, la capacidad de respuesta del paciente, incluso ante estímulos dolorosos, puede disminuir o desaparecer. Es difícil equiparar la falta de respuesta motora a la profundidad del coma, dado que las estructuras neuronales que regulan la respuesta motora son distintas a las que regulan la consciencia y pueden verse afectadas de manera diferente por trastornos cerebrales específicos.

4. Valoración general

Determinar las causas de la disminución aguda del nivel de consciencia es un desafío para el clínico. El deterioro clínico del nivel de consciencia es una emergencia clínica y requiere de una exploración rigurosa y sistemática con el objeto de llegar a un diagnóstico etiológico. Los datos que describen el cuadro deben indagarse desde justo antes del inicio del coma. Los cuadros agudos son sugestivos de eventos vasculares (hemorragias subaracnoideas, isquemia cerebral, traumática, estatus epiléptico, etc.), mientras que los cuadros de instauración subaguda son más sugerentes de enfermedad sistémica con afectación del sistema nervioso central, como son las etiologías séptica, metabólica, paraneoplásica, tumoral de origen extracraneal, tumoral primaria del sistema nervioso central, etcétera.

El clínico debe determinar rápidamente si la causa del deterioro es estructural o metabólica, para establecer unas pautas específicas dentro del manejo general emergente.

El examen general inicial debe ser riguroso, sistemático y completo. El objetivo fundamental es tratar de identificar etiologías tratables de forma específica, como infecciones, trastornos metabólicos, convulsiones, intoxicaciones/sobredosis o lesiones quirúrgicas.

A continuación se describe la exploración sistemática que el clínico debe llevar a cabo.

4.1. Signos vitales y examen general

El patrón respiratorio nos puede orientar hacia la localización de la lesión, incluso a la etiología, como es el caso de la hiperventilación cuando existe acidosis metabólica, teniendo en cuenta siempre que las medidas de soporte suelen enmascarar las formas más características (Fig. 31-1).

La hipertensión extrema puede sugerir encefalopatía hipertensiva, síndrome de leucoencefalopatía posterior reversible, hemorragia hipertensiva a nivel intracerebral, cerebeloso o de tronco cerebral.

La hipertermia puede hacer sospechar la presencia de infección, golpe de calor o intoxicación anticolinérgica, aunque también puede deberse a daño estructural. La hipotermia puede ser accidental por exposición a temperaturas bajas, primaria en relación con la disfunción hipotalámica como en la encefalopatía de Wernicke o en algunos tumores, o secundaria como en el caso de insuficiencia suprarrenal, hipotiroidismo, sepsis e intoxicación por alcohol o drogas, etcétera.

Otros hallazgos de interés en la exploración se recogen en la Tabla 31-3.

4.2. Examen neurológico y escalas de valoración

El examen neurológico tiene vital importancia para establecer unas pautas de actuación y es necesario para orientar el diagnóstico hacia una patología estructural o secundaria a disfunción metabólica.

La evaluación clínica del nivel de consciencia debe determinar el estado de alerta del paciente en respuesta a estímulos verbales y a la estimulación somatosensorial (Tabla 31-4). Se puede realizar la estimulación sobre el nervio supraorbitario o el ángulo mandibular, presión sobre el músculo trapecio, presión esternal o en el lecho ungueal.

La **Escala de Coma de Glasgow** (GCS) tiene una puntuación máxima de 15 puntos y mínima de 3 puntos. En ella se evalúa la apertura ocular, la respuesta verbal y la respuesta motora, puntuándose en cada grupo 4, 5 y 6 puntos respectivamente (Tabla 31-5). La respuesta motora es la más importante. Tiene buena fiabilidad interobservador y es de fácil uso. Como limitación, no incluye la valoración del tronco cerebral. La GCS ha sido asociada al pronóstico en patologías como la lesión cerebral traumática, la hemorragia subaracnoidea y la meningitis bacteriana. Su utilidad disminuye en pacientes intubados, afásicos o bajo efecto de sedación.

La **Escala FOUR** (*Full Outline Of Unresponsiveness*) (Tabla 31-6) se fundamenta en la evaluación de cuatro componentes: reflejos del tronco cerebral, respuesta ocular, respuesta motora y respiración, cada uno con una puntuación máxima de 4. Esta graduación proporciona información más detallada que la GCS, y permite detectar alteraciones como el síndrome de enclaustramiento y el estado vegetativo.

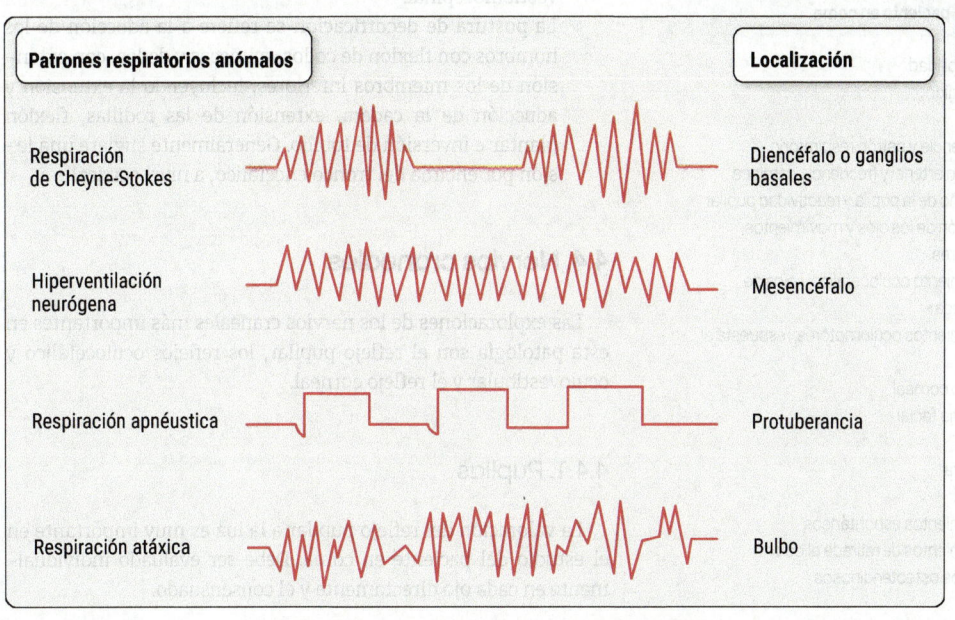

Fig. 31-1 | Patrones respiratorios anómalos.

Tabla 31-3. Examen clínico del paciente en coma

Examen	Hallazgos específicos	Orientación diagnóstica
Piel	Petequias, ictericia, cianosis, hemorragia conjuntival	Coagulopatía, encefalopatía hepática, sobredosis de drogas, encefalopatía hipercápnica
Territorios linfáticos	Adenopatías	Etiología infecciosa en inmunocomprometidos, enfermedades linfoproliferativas
Cabeza	Heridas, contusiones retroauriculares, erosiones	Traumatismos
Ojos	Eritema periorbital, equimosis, papiledema	Traumatismo, hipertensión intracraneal
Orejas	Hemotímpano	Traumatismo
Nariz	Exceso de secreciones	Traumatismo
Cuello	Rigidez, aumento tiroideo	Hemorragia subaracnoidea, infección del sistema nervioso central, disfunción tiroidea (hipotiroidismo o hipertiroidismo)
Hemodinámica	Arritmias, *shock*, hipertensión arterial de difícil control	Encefalopatía hipóxico-isquémica, encefalopatía posterior reversible (PRESS)
Abdomen	Hepatomegalia	Encefalopatía hepática
Miscelánea	Cuerpos cetónicos, patrón respiratorio, fiebre, laceración en la lengua, incontinencia	Cetoacidosis diabética, intoxicación alcohólica, infección, estado postictal

4.3. Respuestas motoras

Para explorar las respuestas motoras se valora la posición del paciente en reposo, la presencia de movimientos espontáneos, asimetría, tono muscular, reflejos y movimientos anormales:

- La **asterixis** (pérdida momentánea de la postura manifestada como un temblor, principalmente observado en las manos) es más frecuente en pacientes letárgicos y desaparece con el coma. Está asociada con frecuencia a trastornos me-

Tabla 31-4. Evaluación neurológica del paciente en coma

Nivel de consciencia	✓ Excitabilidad ✓ Contenido
Función del tronco cerebral	✓ Frecuencia y patrón respiratorio ✓ Presión arterial y frecuencia cardíaca ✓ Tamaño de la pupila y reactividad pupilar ✓ Posición de los ojos y movimientos oculares ✓ Movimiento oculocefálico; «ojos de muñeca» ✓ Movimientos oculomotores; respuesta al frío ✓ Reflejo corneal ✓ Simetría facial
Actividad motora	✓ Postura ✓ Tono ✓ Movimientos espontáneos ✓ Movimientos de retirada al dolor ✓ Reflejos osteotendinosos

tabólicos o tóxicos. Se ha descrito asterixis unilateral en pacientes con lesiones de mesencéfalo o tálamo.

- Las **mioclonías multifocales** son sacudidas arrítmicas de un músculo o grupo muscular que se asocian a trastornos metabólicos intensos o tóxicos.
- Las **posturas de descerebración y de decorticación** son respuestas motoras anormales que pueden ser encontradas ante un estímulo doloroso:
  - La **postura de descerebración** consiste en la extensión bilateral de los miembros inferiores, aducción y rotación interna de los hombros y extensión de los codos y las muñecas. Está asociada a lesiones bilaterales mesencefálicas y protuberanciales que permiten que predomine el tracto vestibuloespinal.
  - La **postura de decorticación** se refiere a la aducción de los hombros con flexión de codos, muñecas y dedos, con extensión de los miembros inferiores, incluyendo la extensión y aducción de la cadera, extensión de las rodillas, flexión plantar e inversión de tobillo. Generalmente sugiere una lesión por encima del tronco encefálico, a nivel cortical.

4.4. Nervios craneales

Las exploraciones de los nervios craneales más importantes en esta patología son el reflejo pupilar, los reflejos oculocefálico y oculovestibular y el reflejo corneal.

4.4.1. Pupilas

La valoración del reflejo pupilar a la luz es muy importante en el estudio del paciente en coma. Debe ser evaluado individualmente en cada ojo directamente y el consensuado.

Tabla 31-5. Escala de Coma de Glasgow	
Parámetro	**Puntuación**
Apertura ocular	
Espontánea	4
Respuesta a estímulo verbal	3
Respuesta al dolor	2
Sin apertura ocular	1
Repuesta verbal	
Orientado	5
Confuso	4
Palabras inapropiadas	3
Sonidos incompresibles	2
Sin respuesta verbal	1
Respuesta motora	
Obedece órdenes	6
Localiza en respuesta al dolor	5
Retira en respuesta al dolor	4
Flexión anormal al estímulo doloroso	3
Extensión al estímulo doloroso	2
Sin respuesta motora	1

Tabla 31-6. Escala FOUR (*Full Outline Of Unresponsiveness*)	
Parámetro	**Puntuación**
Respuesta ocular	
Dirige la mirada horizontal o verticalmente o parpadea dos veces cuando se le solicita	4
Abre los ojos espontáneamente pero no dirige la mirada	3
Abre los ojos a estímulos sonoros intensos	2
Abre los ojos estímulos nociceptivos	1
Ojos cerrados, no los abre al dolor	0
Respuesta motora	
Eleva los pulgares, cierra el puño o hace el signo de la victoria cuando se le pide	4
Localiza al dolor (aplicando un estímulo supraorbitario o temporomandibular)	3
Respuesta flexora al dolor (incluye respuestas en decorticación y retirada) en extremidad superior	2
Respuesta extensora al dolor	1
No respuesta al dolor o estado mioclónico generalizado	0
Reflejos de tronco	
Ambos reflejos corneales y fotomotores presentes	4
Reflejo fotomotor ausente unilateral	3
Reflejos corneales o fotomotores ausentes	2
Reflejos corneales y fotomotores ausentes	1
Reflejos corneales, fotomotores y tusígeno ausentes	0
Respiración	
No intubado, respiración rítmica	4
No intubado, respiración de Cheyne-Stokes	3
No intubado, respiración irregular	2
Intubado, respira por encima de la frecuencia del respirador	1
Intubado, respira a la frecuencia del respirador o apnea	0

Las alteraciones de este reflejo en el paciente en coma pueden ocurrir por:

- Herniación hacia abajo de estructuras temporales mesiales por una masa supratentorial en expansión y/o desplazamiento lateral en el compartimento supratentorial con estiramiento del nervio oculomotor contra el *clivus*.
- Lesiones primarias del tronco encefálico.

Se debe evaluar el tamaño y la simetría pupilar. Las pupilas tienen entre 3 y 7 mm de diámetro, y deben ser iguales, aunque alrededor del 20 % de las personas sin patología neurológica tienen una diferencia de hasta 1 mm en el tamaño pupilar.

Las pupilas se mantienen sin cambios en condiciones metabólicas y tóxicas, excepto en ciertos síndromes tóxicos que cursan con miosis y midriasis.

Se observan pupilas dilatadas (midriasis) en síndromes excitatorios como es la intoxicación por simpatimométicos (anfetaminas, cocaína, efedrina), anticolinérgicos (atropina, antidepresivos tricíclicos, difenidramina) o alucinógenos (3,4-metilendioximetanfetamina [MDMA] –derivado de la anfetamina–, ketamina, LSD), y en los síndromes serotoni-nérgicos (intoxicación por antidepresivos tricíclicos, inhibidores de la recaptación de serotonina).

Por el contrario, se encontrarán pupilas contraídas (miosis) en la intoxicación por opioides (fentanilo, morfina, oxicodona) y colinérgicos (agentes organofosforados, agentes nerviosos como el gas sarín, pilocarpina o fisostigmina).

4.4.2. Movimientos oculares

Las vías que producen los reflejos oculomotores se encuentran adyacentes a las áreas del tronco encefálico necesarias para la consciencia (sistema de activación reticular ascendente).

En los pacientes con bajo nivel de consciencia los movimientos oculares itinerantes conjugados bilaterales indican que no existe daño del tronco encefálico. Este es un signo de pronóstico favorable cuando se observa precozmente después de una lesión hipóxico-isquémica.

Los movimientos oculares horizontales pueden ser valorados mediante los reflejos oculocefálico y oculovestibular:

- **Reflejo oculocefálico.** Está maniobra está contraindicada en pacientes con sospecha o diagnóstico de lesión cervical. Se realiza una rotación abrupta de la cabeza de un lado a otro en el plano horizontal, manteniendo los párpados abiertos. La respuesta es negativa (individuo sano) cuando se presenta una desviación conjugada de los ojos en el sentido contrario a la rotación. La respuesta es positiva (patológica) si los ojos acompañan a la cabeza en el giro (ausencia de respuesta) o existe una asimetría, lo que implica lesión del tronco. Este singo se denomina «ojos de muñeca». *Aclaración*: La expresión «ojos de muñeca», usada para caracterizar la exploración como patológica, está basada en los ojos de las antiguas muñecas de trapo o cerámica en las que los ojos estaban siempre fijos en las órbitas (cosidos, pegados o pintados). Si giramos la cabeza de una persona sana bruscamente hacia un lado, sus ojos no acompañarán a la cabeza en ese giro, sino que se mantendrán en la posición original. Será unas fracciones de segundo después cuando los ojos se muevan para centrarse dentro de las órbitas. Esto, obviamente, no lo podían hacer dichas muñecas, cuyos ojos permanecían fijos ante cualquier movimiento. En el ser humano, realizar un giro de cabeza brusco y que los ojos acompañen al giro por estar fijos es patológico, y es lo que corresponde a aquellos «ojos de muñeca». El problema surge cuando hace unas décadas se comenzaron a fabricar muñecas cuyos ojos simulaban bastante bien el movimiento normal humano, no acompañando al giro brusco de la cabeza. Esto ha dado lugar a múltiples malentendidos, no solo en la clínica, sino incluso en libros de texto y artículos científicos, en los que no debemos caer. Por lo tanto, la expresión «ojos de muñeca» se refiere a las muñecas más antiguas y es la caracterización de una patología que se define por que los ojos permanecen inmóviles, en el centro de las órbitas y acompañan a la cabeza en su giro.
- **Reflejo oculovestibular.** Previamente al inicio de la maniobra se debe realizar la valoración de la integridad del tímpano y la ausencia de obstrucción del conducto auditivo por cerumen. Se eleva la cabeza y el tronco superior a 30° y por medio de una jeringa con un catéter de calibre pequeño se administran al menos 50 mL de agua fría dentro del canal auditivo. Este estímulo produce en personas sanas una desviación de los ojos hacia el lado estimulado, aparición de nistagmo de fase rápida hacia el oído no irrigado, náuseas y vómitos.

Si existe lesión en el tronco encefálico, ambos reflejos a menudo se encuentran ausentes o son anormales.

La ausencia de repuesta en estimulación del reflejo oculovestibular con reflejos pupilares normales plantea la posibilidad de encefalopatía de Wernicke, que afecta selectivamente los reflejos oculovestibulares sin afectar otros reflejos del tronco encefálico.

4.4.3. Reflejo corneal

La rama aferente del reflejo corneal surge de pequeñas fibras desmielinizadas en la córnea, mediada por el quinto par (trigémino) y el núcleo. Posteriormente, las interneuronas activan las partes dorsales de los núcleos faciales ipsilateral y contralateral en la protuberancia. Esto se expresa por la contracción de ambos músculos orbiculares cuando se toca la córnea. También existen conexiones con el núcleo oculomotor, de modo que los globos oculares se mueven hacia arriba al mismo tiempo que se cierran los párpados.

La exploración del reflejo corneal se realiza mediante la estimulación suave del borde de la córnea con papel enrollado o algodón, y se observa si hay parpadeo.

La pérdida de este reflejo puede ocurrir en intoxicaciones profundas o coma de origen tóxico. La ausencia de reflejo corneal durante más allá de las 24 horas posteriores a una parada cardiorrespiratoria es un indicador de pobre pronóstico (en ausencia de sedación). El reflejo corneal también puede estar reducido o ausente de manera habitual en pacientes ancianos o con diabetes.

5. Otras pruebas

Para la evaluación del paciente se pueden utilizar otras pruebas:

- **Pruebas de laboratorio.** Hemograma completo, glucosa en sangre, electrolitos en sangre, creatinina, urea, nitrógeno urémico, coagulación (tiempo de tromboplastina y protrombina, INR), gasometría arterial, pruebas de función hepática (AST, ALT y GGT), búsqueda de tóxicos en orina y sangre.
- **Electrocardiograma de 12 derivaciones.** Es de utilidad para descartar patología cardíaca, arritmias, trastornos del sistema específico de conducción secundarios a intoxicaciones medicamentosas o por tóxicos, y también trastornos hidroelectrolíticos.
- **Tomografía computarizada craneal.** Se debe realizar de manera urgente si existen datos de focalidad neurológica, fiebre o papiledema. Permite una valoración rápida de cambios en las estructuras intracraneales. Es con mayor frecuencia la prueba de imagen de elección en la evaluación inicial. Exceptuando las lesiones focales del tronco encefálico, es muy sensible para detectar causas estructurales del coma, incluyendo la hemorragia subaracnoidea, otras hemorragias intracraneales, hidrocefalia aguda, tumores, edema cerebral importante e ictus isquémicos.
- **Angiotomografía.** Puede ser útil para valorar la circulación venosa y arterial intracraneal y extracraneal, particularmente cuando se sospecha lesión isquémica del tronco encefálico.

✔ **Resonancia magnética cerebral con difusión.** Si la causa permanece desconocida, es útil en pacientes con sospecha de encefalopatía herpética, ictus cerebrales precoces, especialmente si se sospecha lesión a nivel de tronco encefálico, ante múltiples pequeñas hemorragias o ante una alteración de la sustancia blanca asociada a probable lesión axonal difusa traumática. La resonancia magnética necesita más tiempo para su realización y puede ser difícil la monitorización en pacientes inestables. En ocasiones, ante la alta sospecha de lesión medular aguda es necesario realizarla de manera emergente para un diagnóstico y manejo específico precoces.

✔ **Punción lumbar.** Se debe realizar ante la sospecha de meningitis/encefalitis. Previamente se ha de realizar una tomografía cerebral para descartar hipertensión craneal, que desaconsejaría la punción. También puede ser útil para evaluar la presencia de hemorragia subaracnoidea cuando la tomografía en normal y persiste una alta sospecha diagnóstica. No solo se debe analizar el líquido cefalorraquídeo (bioquímica, microbiología y patología), sino que también se ha de medir su presión de apertura previamente a la toma de muestras, utilizando una columna de manometría con el valor habitualmente en centímetros de agua (cm H_2O). Se consideran normales valores de 18 a 25 cm H_2O en sedestación y de 6 a 18 cm H_2O en decúbito lateral (1 cm H_2O equivale a 0,73 mm Hg).

✔ **Electroencefalograma (EEG).** Es útil para descartar/confirmar posibles crisis comiciales no convulsivas, ya sea la causa del coma desconocida o en lesiones de causa conocida.

✔ **Potenciales evocados (visuales, auditivos y somatosensoriales).** Se han utilizado ampliamente para la valoración del paciente en situación de coma por daño neurológico agudo, sobre todo para establecer el pronóstico. En general, su valor no supera a la exploración clínica, exceptuando los potenciales somatosensoriales. La ausencia de ondas somatosensoriales corticales es específica de mal pronóstico en los casos de encefalopatía hipóxico-isquémica. La persistencia de estas ondas en pacientes con lesiones neurológicas graves tras traumatismo puede ser signo de recuperación hasta en un tercio de los pacientes, y la ausencia de estas es signo de mal pronóstico. Los potenciales somatosensoriales no se ven alterados por la sedación, e incluso están presentes en situaciones de sobredosificación por sedantes donde el EEG es isoeléctrico. Para establecer el pronóstico, deben ser interpretados en el contexto clínico y junto a un EEG. En un estudio de 34 casos de encefalopatía postanóxica se analizó el valor predictivo combinando de examen clínico, registro de EEG y potenciales somatosensoriales en un período de observación de 2 años. En el día 3º, o a partir de este día, los pacientes con respuesta motora en extensión al dolor y registro EEG patológico (baja amplitud, < 50 μV, ritmo δ, no reactividad; o supresión con < 20 μV, coma α/θ, no reactividad; descargas epileptiformes), o estos mismos pacientes con respuesta motora en flexión y/o ausencia bilateral de potenciales somatosensoriales, invariablemente tuvieron un peor resultado. Sin embargo, algunos pacientes con EEG alterado y potenciales somatosensoriales presentes normales pueden recuperarse, por lo que sería necesario mantener el soporte vital hasta establecer un pronóstico definitivo.

✔ **Otras pruebas de laboratorio.** Incluyen hemocultivos, pruebas tiroideas y adrenales, carboxihemoglobina, concentración de drogas específicas. Se deben realizar de acuerdo con el nivel de sospecha o si la causa se mantiene desconocida.

6. Diagnóstico diferencial del paciente en coma

6.1. Principales causas del coma

El alcoholismo, el traumatismo craneoencefálico y las enfermedades cerebrovasculares representan la mayoría de las causas de coma en los pacientes ingresados. Otras causas de hospitalización incluyen epilepsia, sobredosis de drogas, infecciones, intoxicaciones, descompensaciones diabéticas, etcétera.

En los casos de coma de origen metabólico, la confusión y el estupor preceden a los síntomas motores. La asterixis, las mioclonías, el temblor y las convulsiones son hallazgos comunes, además de la hiperventilación central. De este modo, cuando el examen neurológico indica que hay una afectación difusa a múltiples niveles, esto nos puede llevar a la conclusión de que existe una intoxicación como causa del estado de coma.

Cuando el origen es supratentorial, produce compresión y desplazamiento de las estructuras del sistema nervioso central. Usualmente se presentan signos neurológicos de forma asimétrica, y progresa en sentido rostrocaudal, proyectando la clínica de un área anatómica concreta en un momento determinado.

Cuando la causa es infratentorial, ya sea una masa o una lesión destructiva por isquemia, por ejemplo, se asocia con disfunción del tronco encefálico o inicio repentino del coma.

Los signos del tronco encefálico siempre preceden o acompañan el inicio del coma y siempre incluyen anomalías en los movimientos oculares. La parálisis de los nervios craneales suele estar presente. El patrón de respiración irregular suele preceder al inicio del estado de coma.

Las afectaciones metabólicas, los traumatismos craneoencefálicos, los accidentes cerebrovasculares y las intoxicaciones se abordan de forma específica en otros temas de este tratado.

6.2. Encefalopatía hipóxico-isquémica

La encefalopatía hipóxico-isquémica es la más común y devastadora causa de coma en las unidades de cuidados intensivos. Este término se refiere a un diagnóstico fisiopatológico que abarca los efectos de varios grados de afectación cerebral tras episodios de isquemia, que en ocasiones se ve complicado por la hipoxemia. Uno de los casos más frecuentes es la encefalopatía tras parada cardíaca. En la actualidad, la tasa de mortalidad de la parada cardíaca extrahospitalaria es extremadamente elevada, y solo un 13 % de los que la sufren sobreviven, según el registro español *Out-of-Hospital Spanish Cardiac Arrest Registry* (OSHCAR). De ellos, una cuarta parte lo hace con algún tipo de secuela neurológica. Son pocas las medidas que han demostrado mejorar el pronóstico de estos pacientes. Una de las más eficaces es el reconocimiento temprano del cuadro clínico, seguido del inicio oportuno de una reanimación cardiopulmonar efectiva.

Otras causas importantes de isquemia cerebral documentadas al ingreso en las unidades de cuidados intensivos son los períodos de hipotensión, fallo cardíaco, estrangulamiento, asfixia o ahogamiento, cirugía con *bypass* cardiopulmonar, soporte venoarterial con oxigenador de membrana extracorpórea, estatus epiléptico, arteriosclerosis cerebral difusa, incremento de la presión intracraneal, espasmo arterial cerebral, síndrome de hiperviscosidad, traumatismo craneoencefálico, etcétera.

El grado de daño neuronal en la encefalopatía hipóxico-isquémica depende en gran parte del desajuste o *mismatch* que se produce entre la demanda metabólica y el aporte y liberación de sustratos (principalmente oxígeno y glucosa) al cerebro. Por ejemplo, el cerebro puede tolerar 45 minutos de parada circulatoria con una completa recuperación si se mantiene con hipotermia inducida a 18 °C. Por el contrario, un cerebro con una actividad metabólica que está ocho veces por encima de lo normal durante el estado epiléptico sufrirá daño neuronal después de 2 horas, incluso con un mantenimiento perfecto de la oxigenación, la glucosa y la presión arterial.

Los síndromes neurológicos que siguen a una parada cardíaca y a la resucitación cardiopulmonar son diversos y dependen de: *a)* el tiempo de isquemia (tiempo de parada cardíaca hasta iniciar las maniobras de resucitación cardiopulmonar; *b)* la calidad de la resucitación cardiopulmonar; *c)* la arteriosclerosis; *d)* el síndrome postresucitación; y *e)* el óptimo manejo del síndrome postparada cardiopulmonar, principalmente. Los pacientes que permanecen en coma menos de 12 horas tras la parada suelen tener una buena recuperación; sin embargo, en aquellos que tras 12 horas permanecen en coma el pronóstico no suele ser bueno.

La mayoría de los pacientes que sobreviven a una parada cardíaca se encuentran en coma inmediatamente después de la recuperación de la circulación como resultado de la isquemia cerebral transitoria y difusa. Uno de cada tres pacientes tiene una recuperación de la consciencia retrasada, esto es, 72 horas después de la instauración del tratamiento de control de temperatura (TTM, *targeted temperature management*) y la suspensión de la sedación, y un 23 % permanecen en coma tras una semana de ingreso. Entre el 15 % y el 30 % de los pacientes con buen pronóstico se despiertan entre 48 horas y 10-12 días después de suspender la sedación. Pueden sufrir como secuelas amnesia permanente, demencia, paresia bibraquial o cuadriparesia, ceguera cortical, convulsiones, mioclonía y ataxia. Si el coma persiste durante 1 semana, la recuperación es rara, y la mayoría de los pacientes están abocados a un estado vegetativo persistente. Cuando esto ocurre, suele deberse a la necrosis laminar de la corteza cerebral con preservación de la función del tronco del encéfalo.

Al principio del curso de la encefalopatía hipóxico-isquémica, los signos neurológicos específicos pueden predecir el resultado con un alto grado de capacidad. En un estudio de 210 pacientes, la ausencia de respuestas pupilares en el primer día después estaba asociada con mal pronóstico. Ningún paciente de los que carecían de reflejos corneales después del primer día recuperó la consciencia. Después de 3 días, la falta de respuestas motoras intencionales predijo un mal resultado en todos los pacientes (estado vegetativo persistente o grave afectación neurológica). Ciertos signos tempranos se asociaron con una buena recuperación. En el primer día, los siguientes signos se asociaron con al menos un 50 % de probabilidad de recuperar la función independiente: respuestas verbales de cualquier tipo, movimientos oculares o respuestas motoras, reflejos oculares normales y respuesta a órdenes verbales.

La causa de la encefalopatía hipóxico-isquémica no es una simple respuesta a la parada circulatoria. Se ha acumulado evidencia de que el cerebro puede tolerar un período más largo de isquemia de lo que se pensaba anteriormente si se cumplen ciertas condiciones. Después de un período de 10 minutos de una isquemia cerebral global, si la circulación se restaura adecuadamente, hay una hiperemia marcada, posteriormente seguida por una caída retardada y progresiva en el flujo sanguíneo cerebral a niveles considerablemente por debajo de los valores previos a la parada. En algunos casos el metabolismo cerebral se mantiene elevado ante el bajo flujo sanguíneo, situación que empeora los efectos de la isquemia inicial.

Parece que parte del daño se debe a la falta de reperfusión adecuada después de la reanimación, el llamado «fenómeno sin reflujo» o «*no-reflow phenomenon*». Los mecanismos de hipoperfusión retardada y sin reflujo son poco conocidos, pero pueden deberse a espasmo arterial difuso, alteración de los niveles de los canales de calcio, existencia de prostaglandinas vasoconstrictoras y coagulación intravascular. Incluso cuando los niveles trifosfato de adenosina se recuperan rápidamente como evidencia de reperfusión exitosa, las neuronas muestran daño morfológico progresivo, lo que sugiere que la lesión pueda deberse en gran parte a la reperfusión, en lugar de a la isquemia *per se*. La síntesis de proteínas persistentemente deteriorada tras la reperfusión puede evitar que la célula repare el daño. Además, las vías apoptóticas parecen estar activadas, desencadenando la muerte neuronal. Al mismo tiempo se inician otros cambios bioquímicos después de la isquemia que causan daño neuronal tardío: elevación del calcio intracelular, liberación de aminoácidos excitatorios neurotóxicos (glutamato y aspartato), lesión por reoxigenación con la formación de radicales libres superóxido y acidosis láctica cerebral.

La fisiopatología del flujo sanguíneo cerebral alterado y el metabolismo tras la parada cardíaca es compleja, y apunta a varias ventanas de oportunidad donde los efectos devastadores de la isquemia cerebral global pueden mejorarse. En este sentido, el mecanismo del beneficio del control de la temperatura después de una lesión cerebral anóxica tiene diferentes efectos potencialmente beneficiosos en el manejo posparada cardíaca: *a)* reduce el metabolismo permitiendo que los órganos toleren períodos de isquemia más prolongados sin que se produzca un daño irreversible; *b)* tiene el potencial de reducir los daños producidos por la reperfusión, especialmente los daños neurológicos inducidos por la liberación de mediadores inflamatorios tras recuperar el flujo sanguíneo. La hipotermia también reduce la respuesta inflamatoria, que suele producir un aumento de la presión intracraneal. También reduce el riesgo de fiebre (y sus efectos deletéreos cerebrales en estos pacientes) secundaria a la respuesta inflamatoria sistémica. Cualquier protocolo de aplicación del control de temperatura (TTM) debería incluir aspectos relacionados con la técnica, con la prevención de complicaciones, con el manejo general del paciente y con la valoración neurológica, ya que es necesaria la elaboración de un protocolo que especifique de forma clara a qué pacientes se va a realizar la terapia, y de qué forma se va a efectuar, con el fin de homogeneizar el tratamiento de los pacientes y optimizar los resultados.

Para el establecimiento temprano de un pronóstico funcional de estos pacientes debemos distinguir entre un despertar lento y un daño irreversible o catastrófico, haciéndolo de forma estructurada y multimodal. Esto es primordial para adecuar el esfuerzo terapéutico. El pronóstico funcional queda establecido entre los 3 y los 6 meses tras el episodio. Un mal pronóstico funcional incluye la muerte de causa neurológica, el estado vegetativo y la discapacidad grave. La recomendación más extendida para realizar un neuropronóstico correcto es la aproximación multimodal con diversos elementos (clínicos, instrumentales y de laboratorio) como son la exploración clínica, el EEG, los potenciales evocados, los biomarcadores y la resonancia magnética cerebral.

7. Manejo inicial

El manejo inicial y el tratamiento del paciente en coma deben establecerse de inmediato, incluso antes de conocer la etiología, para prevenir el daño secundario y las complicaciones.

La secuencia que debemos establecer es la del ABCDE: A: vía aérea, B: respiración, C: circulación, D: daño neurológico, E: exposición.

En caso de no ser necesaria la intubación y conexión a ventilación mecánica, se administrará oxígeno suplementario para mantener unos niveles de SpO_2 > 96 %, sin hiperoxigenar al paciente (salvo en caso de ser necesaria una preoxigenación porque vayamos a intubar al paciente). En pacientes graves, la medición de la pO_2 mediante gasometría será crucial, así como valorar si es preciso un catéter arterial en casos de mediciones frecuentes. En caso de conexión a ventilación mecánica, igualmente garantizaremos la normooxemia.

En los pacientes con una puntuación en la GCS ≤ 8 se debe proceder a la intubación orotraqueal para proteger la vía aérea, ya sean pacientes politraumatizados o aquellos que presenten hipoxemia, vómito reciente o pobre reflejo de la tos o nauseoso. Previamente al aislamiento de la vía aérea se puede utilizar una cánula orofaríngea.

En los pacientes con traumatismo craneoencefálico y/o con sospecha de traumatismo cervical se debe proceder al aislamiento de la vía aérea sin maniobras de hiperextensión del cuello, utilizando bien intubación nasotraqueal con fibrobroncoscopia, cricotirotomía o incluso traqueostomía emergente percutánea para tener una vía aérea definitiva, según el algoritmo de vía aérea del que disponga el centro, de la experiencia del equipo y del caso en concreto.

Tras la aplicación de la ventilación mecánica, debe extraerse una muestra de gases para ajustar los parámetros ventilatorios. Es importante tener una adecuada normooxigenación y normoventilación.

Se debe efectuar un manejo hemodinámico óptimo, que debe ser guiado por objetivos y con un control muy preciso. Los períodos de hipotensión, por cortos que sean, pueden provocar daño por isquemia, con lo que se debe insertar un catéter arterial al ingreso y/o utilizar un sistema de monitorización avanzado.

Mantener un volumen intravascular adecuado es crucial, ya que los momentos de hipovolemia pueden provocar isquemia; de ahí que sea necesario su control. Resulta en ocasiones un desafío clínico disponer de un sistema que lo mida de forma clara y fiable.

La medida de presión venosa central se ha asociado con complicaciones por congestión, ya que no está claro qué niveles implican la necesidad de una actuación clínica y en qué sentido. Otros datos que se tienen en cuenta son el balance hídrico, el incremento de peso corporal o la visualización de edemas. En este sentido, el desarrollo de la ecografía como *point-of-care* (POCUS) es actualmente una herramienta clave en la valoración de la situación hemodinámica del paciente inestable y la valoración de la congestión venosa, que tiene un papel muy importante en la producción de efectos adversos en el paciente crítico. Permite a los clínicos realizar una valoración a pie de cama de la situación hemodinámica a tiempo real. Con las modalidades Doppler podemos evaluar el volumen y los factores ligados a la congestión, así como los límites de la capacitancia venosa, que darán un aumento rápido de las presiones.

Las soluciones recomendadas para reponer la volemia son las isotónicas, y deben evitarse las hipotónicas, dado que es importante mantener la osmolaridad plasmática en los límites normales. La administración de líquidos hipotónicos como la glucosa puede aumentar el riesgo de edema cerebral o empeorarlo si ya existiera.

En numerosas ocasiones se hace necesario, en el camino a la estabilización, el uso de catecolaminas para manejar una adecuada presión de perfusión cerebral y visceral.

Como parte inicial de manejo del paciente en coma cabe señalar:

- ✔ Además de la secuencia ABCDE, debemos tener asegurado el nivel de glucemia en sangre con mediciones continuas. Para ello, tras la extracción de muestras biológicas (sangre, orina, líquido cefalorraquídeo) que se enviarán al laboratorio para su análisis, nos aseguraremos de mantener una adecuada normoglucemia con mediciones frecuentes. El daño por hipoglucemia es muy deletéreo.
- ✔ Al mismo tiempo debe administrarse tiamina 100 mg por vía intramuscular o intravenosa para evitar el síndrome de Wernicke-Korsakoff.
- ✔ Si estamos ante un caso de alta sospecha de síndrome de hipertensión intracraneal, se debe establecer su medición de forma inmediata para su control y tratamiento.
- ✔ Hay que realizar tratamiento y prevención de las convulsiones.
- ✔ Se debe llevar un control estricto del equilibrio ácido-base, ya que tanto la alcalosis como la acidosis metabólica pueden ser deletéreas.
- ✔ Asimismo, se tratarán las infecciones sistémicas o locales.
- ✔ Se llevará un control de temperatura óptimo. La hipertermia pude ser secundaria a problemas infecciosos, pero también a daño hipotalámico. Debe tenerse en cuenta que el incremento de 1 °C puede incrementar hasta en un 10 % la demanda metabólica cerebral. La hipertemia por sí misma puede exacerbar los efectos deletéreos de la isquemia, la hipoxemia, la hipoglucemia, etc. Por tanto, debe ser controlada de forma inmediata.
- ✔ En cuanto a la hipotermia moderada, no está claro el beneficio en pacientes con traumatismo craneoencefálico, estando algo más establecido el tratamiento de control de temperatura en las primeras horas-días de ingreso en los pacientes con daño neurológico secundario a parada cardíaca. Lo que sí está establecido, en cualquier caso, es tener un óptimo control de temperatura dentro de los objetivos iniciales del abordaje del paciente neurocrítico, evitando temperaturas corporales > 36 °C.
- ✔ Asimismo, en los casos de lesión hipóxico-isquémica se debe establecer el uso del protocolo establecido en el centro, con el fin de homogeneizar el tratamiento de los pacientes y optimizar los resultados.
- ✔ En determinados casos de coma se hace uso de antídotos específicos. Este tema se aborda de modo específico en el capítulo «Intoxicación y envenenamiento», así como otras causas de coma.

8. Pronóstico

Si bien es posible establecer el pronóstico para pacientes en coma de causa no traumática, particularmente el daño cerebral postanóxico, no existen herramientas precisas para determinar qué pacientes con un estado de coma por otras causas evolucionarán a un estado vegetativo, cuáles son los que se recuperarán y cómo será el resultado funcional futuro.

En general, el curso clínico y el resultado a largo plazo del estado vegetativo persistente dependen en parte de la etiología y de la gravedad de la lesión cerebral. Otros factores también determinantes son: las características del paciente, como por ejemplo el estado premórbido (edad avanzada, comorbilidades, personalidad, funcionamiento cognitivo, etc.), el mecanismo del traumatismo, la presencia y la gravedad de las lesiones extracraneales, la respuesta del paciente a las medidas terapéuticas iniciales, la calidad de la atención sanitaria multidisciplinar posterior y el ambiente social.

En las discapacidades residuales incluyen deficiencias tanto cognitivas como físicas, y la recuperación más rápida suele ocurrir dentro de los primeros 6 meses después de la lesión, pero la mejoría puede continuar durante años.

La recuperación de la consciencia en el estado vegetativo persistente postraumático es poco probable después de 12 meses, tanto en adultos como en la población pediátrica. Para el estado vegetativo persistente no traumático la recuperación después de 3 meses es extremadamente rara.

Los pacientes con trastorno degenerativo o anomalías congénitas es muy poco probable que recuperen la consciencia después de varios meses de estado vegetativo persistente.

En general, en todos los pacientes que permanecen en estado vegetativo persistente su esperanza de vida se ve reducida sustancialmente. Generalmente oscila entre 2 y 5 años, y la supervivencia más allá de los 10 años es extremadamente inusual. La calidad de vida está influida en gran medida por las complicaciones que acompañan al cuidado crónico de estos pacientes.

Los pacientes que recuperan la consciencia después de sufrir un traumatismo craneal a menudo quedan con discapacidades graves. El principal coste general de la discapacidad por lesión cerebral es la pérdida de empleo. Solo la mitad de todos los pacientes con empleo a tiempo completo antes de sufrir una lesión cerebral grave pudieron regresar al trabajo a tiempo completo, y la mayoría de ellos lo hicieron con un nivel ocupacional más bajo al previo.

9. Conclusiones

El estado de consciencia se utiliza para explicar la situación de un paciente en relación con su capacidad para interactuar con el entorno y comprender la realidad. Las alteraciones en el nivel de consciencia son un motivo habitual de consulta en los servicios de Urgencias y unidades de cuidados críticos. La etiología puede ser neurológica y/o causas sistémica.

Se emplean distintas escalas estandarizadas para establecer el grado de alteración del nivel de consciencia y orientar el manejo y seguimiento del paciente, como la GCS (la más utilizada) y la escala FOUR, que permite la valoración de alteraciones a nivel del tronco encefálico, pudiendo detectar alteraciones como el síndrome de enclaustramiento y el estado vegetativo.

La valoración clínica se realiza a través de la respuesta pupilar, la valoración de reflejos y la respuesta motora.

La tomografía computarizada es el estudio de elección en el algoritmo diagnóstico para la evaluación e identificación de las causas.

El manejo y el tratamiento del paciente en coma deben establecerse de inmediato, incluso antes de conocer la etiología, para prevenir el daño secundario, las complicaciones y el pronóstico.

Las discapacidades residuales incluyen deficiencias tanto cognitivas como físicas, y la recuperación puede darse desde los 6 meses hasta años después.

ℹ Puntos clave

✔ Los pacientes con bajo nivel de consciencia son una importante causa de consulta a Urgencias y unidades de cuidados intensivos en los hospitales.

✔ El estado de coma es un proceso potencialmente mortal que requiere una estabilización inmediata y un enfoque estructurado para el diagnóstico y tratamiento.

✔ El diagnóstico diferencial es amplio. Con frecuencia se clasifica en causas a nivel de sistema nervioso supratentorial e infratentorial, y causas fuera del sistema nervioso como tóxicas, metabólicas e infecciosas.

✔ Cuando esté disponible la información médica del paciente, esta puede ser de gran utilidad para determinar la etiología del bajo nivel de consciencia. En todos los casos, un examen físico exhaustivo puede ayudar con el diagnóstico diferencial.

✔ El tratamiento definitivo dependerá en última instancia de la causa que lo ocasiona.

Bibliografía

Ahmadi S, Sarveazad A, Babahajian A, Ahmadzadeh K, Yousefifard M. Comparison of Glasgow Coma Scale and Full Outline of UnResponsiveness score for prediction of in-hospital mortality in traumatic brain injury patients: a systematic review and meta-analysis. Eur J Trauma Emerg Surg. 2022 Sep 24.

Beckstead JE, Tweed WA, Lee J, MacKeen WL. Cerebral blood flow and metabolism in man following cardiac arrest. Stroke. 1978;9(6):569-73.

Booth CM, Boone RH, Tomlinson G, Detsky AS. Is this patient dead, vegetative, or severely neurologically impaired? Assessing outcome for comatose survivors of cardiac arrest. *JAMA.* 2004;291(7):870-9.

Carlsson CA, von Essen C, Lofgren J. Factors affecting the clinical course of patients with severe head injuries. 1. Influence of biological factors. 2. Significance of posttraumatic coma. J Neurosurg. 1968;29:242-51.

Chen R, Bolton CF, Young B. Prediction of outcome in patients with anoxic coma: a clinical and electrophysiologic study [published correction appears in Crit Care Med 1996;24(7):1277]. Crit Care Med. 1996;24(4):672-8.

Edlow BL, Takahashi E, Wu O, et al. Neuroanatomic connectivity of the human ascending arousal system critical to consciousness and its disorders. *J Neuropathol Exp Neurol. 2012;71(6):531-46.*

Ferrer Roca R, Sánchez Salado JC, Chico Fernández M, et al. Management of temperature control in post-cardiac arrest care: an expert report. Manejo con control de temperatura en los cuidados posparada cardiaca: documento de expertos. Med Intensiva (Engl Ed). 2021;45(3):164-74.

Fischer M, Rüegg S, Czaplinski A, et al. Inter-rater reliability of the Full Outline of UnResponsiveness score and the Glasgow Coma Scale in critically ill patients: a prospective observational study. Crit Care. 2010;14(2):R64.

Fuller PM, Sherman D, Pedersen NP, Saper CB, Lu J. Reassessment of the structural basis of the ascending arousal system. J Comp Neurol. 2011;519(5):933-56.

Gooday HMK. Outcomes and Prognosis. En: Whitfield PC, Welbourne J, Thomas E, Summers F, Whyte M, Hutchinson PJ, editores. Traumatic Brain Injury: A Multidisciplinary Approach. 2ª ed. Cambridge University Press; 2020. p. 364-76.

Levy DE, Caronna JJ, Singer BH, Lapinski RH, Frydman H, Plum F. Predicting outcome from hypoxic-ischemic coma. JAMA. 1985;253(10):1420-6.

Karpenko A, Keegan J. Diagnosis of Coma. Emerg Med Clin North Am. 2021;39(1):155-72.

Kowalski RG, Buitrago MM, Duckworth J, et al. Neuroanatomical predictors of awakening in acutely comatose patients. Ann Neurol. 2015;77:804-16.

Kramer AA, Wijdicks EFM, Snavely VL, et al. A multicenter prospective study of interobserver agreement using the Full Outline of Unresponsiveness score coma scale in the intensive care unit. Crit Care Med. 2012;40(9):2671-6.

Loza A, Del Nogal F, Macías D, et al. Predictors of mortality and neurological function in ICU patients recovering from cardiac arrest: A Spanish nationwide prospective cohort study. Med Intensiva (Engl Ed). 2020;44(8):463-74.

Nolan JP, Neumar RW, Adrie C, et al. Post-cardiac arrest syndrome: epidemiology, pathophysiology, treatment, and prognostication. A Scientific Statement from the International Liaison Committee on Resuscitation; the American Heart Association Emergency Cardiovascular Care Committee; the Council on Cardiovascular Surgery and Anesthesia; the Council on Cardiopulmonary, Perioperative, and Critical Care; the Council on Clinical Cardiology; the Council on Stroke. Resuscitation. 2008;79(3):350-79.

Parvizi J, Damasio AR. Neuroanatomical correlates of brainstem coma. *Brain. 2003;126(Pt 7):1524-36.*

Josephson S, Ropper AH, Hauser SL. Coma. En: Loscalzo J, Fauci A, Kasper D, Hauser S, Longo D, Jameson J, editores. Harrison's Principles of Internal Medicine. 21ª ed. McGraw Hill; 2022.

Posner JB, Clifford B. Saper CB, Schiff N, Plum F. Plum and Posner's Diagnosis of Stupor and Coma. 4ª ed. Oxford University Press; 2007.

Rosell-Ortiz F, Escalada-Roig X, Fernández Del Valle P, et al. Out-of-hospital cardiac arrest (OHCA) attended by mobile emergency teams with a physician on board. Results of the Spanish OHCA Registry (OSHCAR). Resuscitation. 2017;113:90-5.

Safar P. Resuscitation from clinical death: pathophysiologic limits and therapeutic potentials. Crit Care Med. 1988;16(10):923-41.

Sakusic A, Rabinstein AA. Acute coma. Neurol Clin. 2021;39(2):257-72.

Sandroni C, D'Arrigo S, Cacciola S, et al. Prediction of poor neurological outcome in comatose survivors of cardiac arrest: a systematic review. Intensive Care Med. 2020;46(10):1803-51.

Stambrook M, Moore AD, Peters LC, Deviaene C, Hawryluk GA. Effects of mild, moderate and severe closed head injury on long-term vocational status. Brain Inj. 1990;4(2):183-90.

Traub SJ, Wijdicks EF. Initial diagnosis and management of coma. Emerg Med Clin North Am. 2016;34(4):777-93.

Van Dongen KJ, Braakman R, Gelpke GJ. The prognostic value of computerized tomography in comatose head-injured patients. J Neurosurg. 1983;59:951-7.

Wijdicks EF, Bamlet WR, Maramattom BV, Manno EM, McClelland RL. Validation of a new coma scale: The FOUR score. Ann Neurol. 2005;58(4):585-93.

32 Epilepsia en las unidades de cuidados intensivos

L. Corral Ansa y R. Soley Corderas

⊀ Orientación para el estudio

El estatus epiléptico es una emergencia neurológica y su reconocimiento y tratamiento inmediato es fundamental para evitar que se haga refractario. Se deben iniciar las medidas generales con el ABC (vía aérea, respiración y cardiovascular), el tratamiento farmacológico dirigido al estatus y las pruebas diagnósticas a la vez. Se debe avanzar con los tratamientos de forma escalonada según las revisiones que hay al respecto, a pesar de la falta de evidencia.

Los pacientes críticos no neurológicos y sobre todo los neurocríticos pueden presentar crisis epilépticas convulsivas o no convulsivas que es importante diagnosticar y tratar.

1. Introducción

La epilepsia es una afección crónica, de etiología diversa, caracterizada por crisis recurrentes debidas a una descarga excesiva de las neuronas cerebrales (crisis epiléptica) asociada con diversas manifestaciones clínicas. Las crisis epilépticas únicas, ocasionales o las que aparecen durante una enfermedad aguda no constituyen una epilepsia.

Una crisis epiléptica, comicial o convulsión es un paroxismo súbito y de corta duración debido a una descarga síncrona y anómala de un conjunto neuronal del sistema nervioso central, resultado de una descompensación entre mecanismos excitatorios e inhibitorios. Cuando existe actividad motora, se conoce como «crisis convulsiva» o «convulsión», y la mayoría son de corta duración y autolimitadas.

El estatus epiléptico se considera cualquier actividad convulsiva generalizada de más de 5 minutos de duración, o dos o más crisis durante las cuales el paciente no retorna a su situación previa de consciencia. Aproximadamente un 7 % de los pacientes con epilepsia, en algún momento de la evolución de su epilepsia, pueden sufrir un estatus epiléptico.

El estatus epiléptico es una emergencia neurológica que requiere una atención inmediata por los servicios de emergencias extrahospitalarios y hospitalarios, y a menudo necesitan ingreso en unidades de cuidados intensivos (UCI). La incidencia de crisis epilépticas en la UCI es muy variable, entre un 3 % y un 34 %, y pueden presentarse en pacientes con antecedentes de crisis epiléptica, en pacientes neurocríticos o en pacientes con otras enfermedades médicas o quirúrgicas.

2. Estatus epiléptico

2.1. Epidemiología, definiciones y fisiopatología

La incidencia anual de estatus epiléptico está alrededor de 10-41 por 100.000 habitantes. Es una emergencia neurológica, ya que tiene una elevada mortalidad. La mortalidad del estatus epiléptico se sitúa alrededor del 20 %, 17-39 % en el estatus epiléptico refractario y 30-50 % en el estatus epiléptico superrefractario,

aunque en edades avanzadas y en estado de postanoxia puede llegar al 70 %.

Se considera estatus epiléptico cualquier actividad convulsiva generalizada de más de 5 minutos de duración, o dos o más crisis sin recuperar la consciencia. El estatus epiléptico refractario es aquel estatus epiléptico que se mantiene más de 30-60 minutos, a pesar del tratamiento adecuado con fármacos de primera y segunda línea (23-43 % de los estatus epilépticos), y el estatus epiléptico superrefractario es aquel que se mantiene a pesar de haber inducido el coma farmacológico o la reaparición del mismo al retirar el coma (10-15 % de los estatus epilépticos). El estatus epiléptico sutil o no convulsivo puede presentar alteración del nivel de consciencia y puede asociarse o no a actividad motora sutil con registro de electroencefalograma (EEG) de estatus epiléptico.

En el estatus epiléptico, la International League Against Epilepsy (ILAE) define dos tiempos: el t_1 es el momento en el cual se considera una crisis demasiado larga, y el t_2 es el momento a partir del cual hay un riesgo elevado de secuelas a largo plazo. El t_1 es el momento en el que hay que iniciar el tratamiento y el t_2 es el momento en el que hay que decidir un tratamiento más agresivo para evitar las secuelas. Estos tiempos son diferentes para los diferentes tipos de crisis (Fig. 32-1).

Tras una crisis epiléptica se ponen en marcha mecanismos compensatorios que hacen que ceda, pero cuando fallan, por aumento de mecanismos excitatorios o defecto de mecanismos inhibitorios endógenos, la crisis no cede y los pacientes entran en estatus epiléptico. La presión intracraneal y el flujo cerebral aumentan, y la diferencia arterioyugular de oxígeno disminuye, pero si el estatus persiste, desciende la presión tisular de oxígeno y el lactato aumenta.

Al inicio de una crisis epiléptica, en primer lugar aumentan los neurotransmisores; la apertura y cierre de los canales iónicos y la fosforilación de las proteínas preparan el escenario para una posible prolongación de la actividad epileptiforme. En segundo lugar, en minutos se puede producir la endocitosis de algunas subunidades de los receptores inhibitorios del ácido γ-aminobutírico (GABA) y un aumento de los receptores excitatorios del N-metil-D-aspartato (NMDA). En tercer lugar, en los siguientes minutos o horas se produce la alteración en la expresión de neuropéptidos excitatorios que aumentan (sustancia P) o inhibitorios que disminuyen (neuropéptido Y), manteniendo un estado de hi-

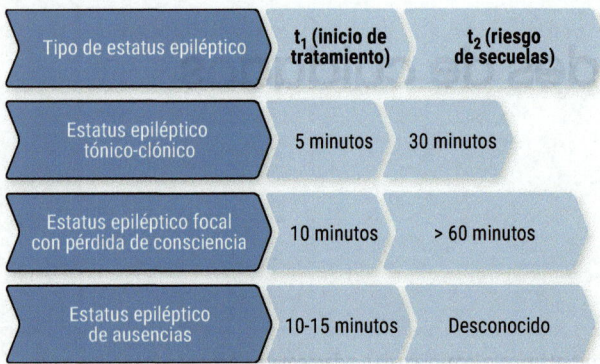

Tipo de estatus epiléptico	t₁ (inicio de tratamiento)	t₂ (riesgo de secuelas)
Estatus epiléptico tónico-clónico	5 minutos	30 minutos
Estatus epiléptico focal con pérdida de consciencia	10 minutos	> 60 minutos
Estatus epiléptico de ausencias	10-15 minutos	Desconocido

Fig. 32-1 | Tiempos del estatus epiléptico para diferentes tipos de crisis según la International League Against Epilepsy (ILAE).

perexcitación. Y en cuarto lugar, en días y semanas, se pueden producir cambios genéticos y epigenéticos que actúan sobre la expresión genética, la metilación del ADN en el hipocampo y la regulación del micro-ARN. La disminución de los receptores GABA probablemente sea la responsable de la resistencia a las benzodiacepinas. A partir de los 30-60 minutos se puede producir destrucción neuronal sobre todo en el tálamo, hipocampo y neocórtex, por mecanismos de excitotoxicidad, necrosis, apoptosis y disfunción mitocondrial.

A nivel sistémico, inicialmente se produce una descarga de catecolaminas masiva y un estado de adrenergia que provoca hipertensión arterial, taquicardia y arritmias, que posteriormente puede evolucionar a hipotensión. Puede aparecer edema pulmonar neurogénico o cardiogénico, insuficiencia respiratoria hipoxémica, broncoaspiración e hipoventilación secundaria a la hipertonía muscular y a los fármacos. La hiperglucemia inicial de estrés puede convertirse en hipoglucemia. La extrema actividad muscular puede producir rabdomiólisis y acidosis láctica. Un 80 % presentan de los pacientes pH < 7,3 y una tercera parte un pH < 7,0. La hiperpotasemia, debido a la acidosis y la lesión muscular, puede precipitar arritmias cardíacas. Hay hiperreactividad vegetativa con hipertermia, hipersecreción salival y bronquial, sudoración profusa y deshidratación. Los pacientes presentan leucocitosis sistémica y puede haber pleocitosis en el líquido cefalorraquídeo. La deshidratación, la rabdomiólisis y la mioglobinuria pueden precipitar el fracaso renal. Aunque si la crisis se soluciona rápido, la acidosis y la mayoría de las alteraciones sistémicas se resuelven espontáneamente.

En los casos de estatus epiléptico refractario o superrefractario la necesidad de fármacos antiepilépticos (FAE) y/o sedantes con estancias en UCI y/o hospitalarias prolongadas con inmovilidad y estado crítico puede añadir secuelas a largo plazo.

2.2. Etiología y pronóstico

Cerca del 54 % de los estatus epilépticos ocurren en pacientes no epilépticos, y en un 10-30 % de los casos no se encuentra una causa precipitante del estatus. Las causas desencadenantes son diferentes en pacientes epilépticos y no epilépticos. En epilépticos, lo más frecuente es la infradosificación o modificación del tratamiento, y en los no epilépticos, las lesiones neurológicas agudas o residuales de causa vascular, traumática, tóxica y/o metabólica (Tabla 32-1). En los niños, más de la mitad son secundarios a infecciones.

El pronóstico depende de la etiología, la edad, la duración, el tipo de estatus epiléptico y la respuesta al tratamiento. La edad y algunas causas no son modificables, pero sí se puede actuar acortando la duración. Haber presentado un estatus epiléptico aumenta el riesgo de padecer crisis posteriormente 3,3 veces más que si solo se ha presentado una crisis. La escala pronóstica STESS (*Status Epilepticus Severity Score*) y la escala STESS modificada (mSTESS) sirven para valorar el pronóstico según el nivel de consciencia, el tipo de crisis, la edad, crisis previas y la escala de Rankin basal (Tabla 32-2): la mortalidad es superior al 80 % para una puntuación en la mSTESS mayor de 4. Es importante tener en cuenta el pronóstico, sobre todo cuando se plantea aumentar la agresividad o intensidad terapéutica ante un estatus epiléptico refractario o superrefractario.

Los pacientes que están en UCI tienen riesgo de padecer una crisis epiléptica o estatus epiléptico, y además pueden ser no convulsivos por la situación en la que se encuentran bajo sedación y por el uso de relajantes musculares. Pueden aparecer en hasta un 8-10 % de los pacientes de una UCI médica, cardíaca, quirúrgica o por sepsis, y hasta en un 34-61 % de los pacientes neurocríticos.

2.3. Manifestaciones clínicas y diagnóstico

El diagnóstico de una crisis o de un estatus epiléptico es fundamentalmente clínico.

2.3.1. Manifestaciones clínicas

Desde un punto de vista clínico se pueden clasificar en:

- **Estatus convulsivos o sintomatología motora prominente:**
  - Tónico-clónicos: actividad clónica o tónica sostenida, bilateral, simétrica o no, continua o intermitente, con alteración del nivel de consciencia; las crisis pueden presentarse como generalizadas de entrada (estatus epiléptico convulsivo primario) o evolucionar desde un estatus epiléptico focal (estatus epiléptico focal que evoluciona a bilateral, antes llamado secundariamente generalizado).
  - Mioclónicos: movimientos musculares incontrolables, rápidos, focales o generalizados, con o sin deterioro de consciencia; en adultos son secundarios a encefalopatías agudas o subagudas graves (metabólicas, hipóxicas, isquémicas).
  - Focal motor:
    - Estatus epiléptico focal simple: repetición seriada de crisis focales motoras (jacksoniano).
    - Epilepsia parcial continua: mioclonías repetidas que afectan a un grupo muscular y que pueden agravarse con la estimulación sensorial y prolongarse horas y días.
    - Estatus adversivo.
    - Estatus oculoclónico.
    - Paresia ictal o crisis focal inhibitoria.
  - Focal tónico.
  - Hipercinético.
- **Estatus no convulsivos:**
  - En coma: estatus epiléptico larvado o sutil: suele aparecer al inicio de encefalopatías metabólicas graves o ser consecuencia de una convulsión tónico-clónica generalizada,

Tabla 32-1. Etiología y desencadenantes del estatus epiléptico

Con epilepsia previa		✔ Modificación o incumplimiento del tratamiento ✔ Abuso/privación de alcohol ✔ Infección intercurrente ✔ Privación de sueño ✔ Embarazo y parto ✔ Otras (similares a no epilépticos)
Sin epilepsia previa	**Niños**	✔ Infección febril sistémica
	Sintomático **Adultos**	✔ Enfermedad cerebrovascular ✔ Traumatismo craneoencefálico ✔ Abstinencia a tóxicos (alcohol) o fármacos ✔ Intoxicación farmacológica (tricíclicos, neurolépticos) o de sustancias ilícitas (cocaína, estricnina) ✔ Infección aguda del sistema nervioso central (meningitis, encefalitis) ✔ Tumores o abscesos cerebrales ✔ Encefalopatía hipóxico-isquémica ✔ Alteraciones metabólicas (hipocalcemia, hipoglucemia, hiperglucemia no cetósica, hiponatremia, insuficiencia renal, sepsis) ✔ Enfermedades inmunológicas ✔ Radioterapia ✔ Contraste por vía intravenosa ✔ Otras
	Idiopático	

Tabla 32-2. Escalas pronósticas de estatus epiléptico STESS y mSTESS

Criterio	Características	STESS	mSTESS
Nivel de consciencia	Alerta o somnoliento/confuso	0	0
	Estuporoso o coma	1	1
Tipo de crisis	Parcial simple	0	0
	Parcial compleja, mioclónicas, ausencias	1	1
	Convulsiva generalizada o convulsiva en coma	2	2
Edad	< 70 años	0	0
	> 70 años	2	2
Crisis previas	Sí	0	0
	No o desconocido	1	1
Escala de Rankin modificada (mRS) basal	0 sin discapacidad		0
	1-3 discapacidad leve-moderada		1
	≥ 4 discapacidad grave		2
	TOTAL	**0-6**	**0-8**

STESS: *Status Epilepticus Severity Score*; mSTESS: STESS modificada.

inadvertida o parcialmente tratada. Se caracteriza por una profunda depresión del nivel de consciencia y a veces sutiles manifestaciones motoras. El diagnóstico se hace mediante EEG, que revela descargas continuas bilaterales. Es de mal pronóstico, por la etiología y por el habitual retraso en su diagnóstico.

🔗 Sin coma: estatus epiléptico no convulsivo:
  • Generalizado: estatus por ausencias (típico, atípico o mioclónico). Confusión mental fluctuante, desde la simple obnubilación hasta el estupor, a veces asociado a mioclonías de miembros.
  • Focal (no motor):
    ◦ Sin alteración del nivel de consciencia (auras continuas sensitivas, auditivas, olfativas, visuales, gustativas, emocionales).
    ◦ Estatus afásicos.
    ◦ Estatus epiléptico con alteración de nivel de consciencia: estado confusional, fluctuante, con trastornos del comportamiento (frontales) o con discretos automatismos oroalimentarios, gestuales o verbales (temporales); requiere tratamiento inmediato.
  • Desconocido generalizado o focal: estatus autonómico.

El estatus epiléptico de debut (NORSE, *new onset status epilepticus*) es una forma rara de estatus que habitualmente va precedida de algún pródromo. La mitad de los casos son de causa desconocida, en los de causa identificada la más común es la encefalitis autoinmune.

No todos los movimientos convulsivos son de causa epileptiforme, ni todo lo que no se mueve no es epileptiforme. Los movimientos de causa no epileptiforme pueden ser de causa psicógena o de otras causas médicas, y en el paciente crítico es más frecuente que sean por causas médicas, metabólicas o medicamentosas como síncopes, tiritona, temblores, rigidez, alteraciones posturales o distonías. Las características de los movimientos no epileptiformes pueden ser: movimientos asincrónicos y asimétricos cuando afectan a las cuatro extremidades, movimientos que se pueden modificar al mover la extremidad afectada cuando solo afectan a una extremidad, y movimientos de la cabeza repetitivos del tipo «decir sí o no». Por ello, para conocer la causa y establecer el diagnóstico, además de la clínica, hay que realizar exploraciones complementarias .

2.3.2. Diagnóstico y exploraciones complementarias

El estudio y las exploraciones complementarias necesarias para conocer la etiología se llevarán a cabo a la vez que se inicia el manejo del paciente y el tratamiento inicial del estatus epiléptico. Es necesario realizar una rápida historia y exploración clínica en busca de factores predisponentes (medicación, privación alcohólica o retirada de sedación), metabolopatía, lesión estructural cerebral, hipertensión intracraneal, enfermedad cardiovascular como fuente embolígena o sepsis y otros posibles factores desencadenantes.

Se realizarán lo antes posible, según la historia clínica, las siguientes exploraciones complementarias:

- Analítica: bioquímica (glucosa, iones incluyendo calcio, magnesio y fosforo, función hepática y renal, proteínas, proteína C reactiva, amonio, lactato, creatina-cinasa), hemograma, coagulación y gasometría.
- Niveles de FAE en los pacientes epilépticos.
- Electrocardiograma y radiografía de tórax y, si lo requiere, de abdomen.
- Tomografía computarizada (TC) craneal (junto con angio-TC o TC de perfusión si se considera necesaria para establecer un diagnóstico diferencial).
- Detección de drogas, en especial cocaína, si se sospechan.
- Punción lumbar si se sospecha infección.

La resonancia magnética (RM) es útil para detectar lesiones cerebrales que no se han visto en la TC o para filiar lesiones sospechosas observadas en la TC. La RM en fase aguda podría ser útil para la localización de la zona epileptógena, ya que puede detectar diferentes alteraciones, como la hiperperfusión cortical cerebral debido al incremento de la demanda metabólica por la actividad ictal o edema citotóxico por daño cerebral.

El EEG digital, con y sin vídeo, es de elección, y permite la monitorización continua durante largos períodos. Aunque hayan cedido las crisis clínicas, se ha detectado actividad eléctrica crítica hasta en un 48 % de los casos, y estatus epiléptico eléctrico hasta en un 14 %. Un 10 % de los pacientes críticos con nivel de consciencia disminuido puede tener estatus epiléptico eléctrico, aunque no hayan tenido crisis previas. Además de detectar estatus epiléptico no convulsivo, el EEG permite valorar la respuesta terapéutica correcta en el estatus epiléptico refractario (desaparición de crisis, patrón salva-supresión o aplanamiento). Existen unos criterios de consenso (criterios de Salzburgo) sobre actividad epiléptica eléctrica en estatus epilépticos no convulsivos, en donde una crisis electrográfica se define por la presencia en el EEG de descargas epileptiformes de: *a)* ≥ 2,5 Hz durante ≥ 10 segundos, o *b)* cualquier patrón con una evolución definida que dure ≥ 10 segundos. Se define como crisis electroclínica un claro cambio clínico asociado temporalmente a un patrón EEG, de cualquier duración, o una mejoría clínica o eléctrica con un FAE. Cuando existen patrones epileptiformes que no alcanzan los criterios establecidos se emplea el término de «*ictal-interictal continuum*» o «posible estatus electroencefalográfico», cuyo significado clínico no está establecido.

El registro de EEG habitual es de 20-30 minutos, y es preferible hacerlo con vídeo para registrar los movimientos del paciente junto a la actividad electroencefalográfica. Siempre que haya habido una crisis o estatus epiléptico sin recuperación, o imposibilidad de valoración neurológica por sedación, se debe hacer un EEG lo antes posible, y sería importante alargar su registro siempre que se considere necesario para valorar la evolución y la respuesta al tratamiento. En caso necesario, hay que considerar la monitorización continua con vídeo-EEG (EEGc).

La American Clinical Neurophysiology Society (ACNS) publicó las siguientes recomendaciones para la monitorización EEGc en el paciente crítico para detectar crisis epilépticas y/o estatus epiléptico:

- Alteración del estado mental persistente después de un estatus epiléptico convulsivo generalizado u otras convulsiones clínicamente evidentes.
- Lesión cerebral supratentorial aguda con alteración del estado mental.
- Estado mental fluctuante o alteración inexplicable del estado mental sin daño cerebral agudo conocido.
- Patrones electroencefalográficos del espectro *continuum* ictal-interictal, como descargas periódicas y actividad δ rítmica lateralizada.
- Riesgo clínico de convulsiones enmascaradas por la administración de relajantes musculares.
- Eventos clínicos paroxísticos sospechosos de posibles convulsiones.

La monitorización EEGc es compleja y requiere material, medios y sobre todo personal experto para su lectura e interpretación en tiempo real que a menudo no están disponibles en muchos centros. De hecho, el EEGc respecto al EEG rutinario intermitente no ha demostrado mejorar la morbimortalidad, aunque sí detecta más episodios de actividad epileptiforme y sirve para hacer más modificaciones del tratamiento, lo cual puede que en futuros estudios y con el tiempo repercuta en una mejor evolución de los pacientes.

En caso de no disponer de EEGc, el monitor del índice biespectral (BIS) es una opción. El monitor de BIS aporta la información del número del BIS (medida cuantitativa del nivel de consciencia basada en el análisis digital de las ondas cerebrales), la calidad de la señal, la electromiografía y la tasa de supresión. En el monitor del BIS también se pueden observar dos ondas de EEG en el unilateral y cuatro en el bilateral de la región frontal, lo cual nos puede ayudar a detectar actividad epiléptica en esta región en cualquier momento. Además, un registro de EEG de salva-supresión de 3-5 salvas/minuto se corresponde con un BIS < 20 y con una tasa de supresión > 60-70 %, información que puede ser útil en caso de que haya que inducir un coma farmacológico como tratamiento del estatus refractario.

2.4. Tratamiento

El tratamiento pretende conseguir el cese de la crisis epiléptica lo antes posible para evitar la resistencia a los FAE, que haría que durara más la crisis. El estatus epiléptico tónico-clónico generalizado y el parcial complejo son emergencias que requieren un diagnóstico rápido y un tratamiento inmediato. No debe retrasarse el tratamiento por no disponer de EEG. Cuando un tratamiento falla, se pasa inmediatamente al siguiente nivel. «El tiempo es cerebro». El estatus larvado, sin embargo, sí requiere confirmación electroencefalográfica.

El tratamiento inicial de primer nivel con benzodiacepinas y el de segundo nivel con FAE están relativamente bien protocolizados. Cuando los fármacos de primera y segunda elección fallan, estamos ante un estatus epiléptico refractario, en el que no existe consenso sobre los tratamientos de tercer nivel. A la vez que se inician las medidas generales y el tratamiento del estatus, hay que buscar la causa desencadenante para tratarla también si es posible (Fig. 32-2).

2.4.1. Medidas generales

El tratamiento del estatus epiléptico comienza con las medidas de soporte vital, aplicables a todo paciente con deterioro del nivel de consciencia. Al mismo tiempo, el objetivo del tratamiento es finalizar la crisis con FAE por vía venosa o bien identificando y tratando la causa o el factor desencadenante, corrigiendo las complicaciones sistémicas y previniendo las recurrencias.

Se administran 100 mg de tiamina en caso de alcoholismo sospechado o conocido, y 50 mL de glucosa al 50 % si se sospecha o se constata hipoglucemia.

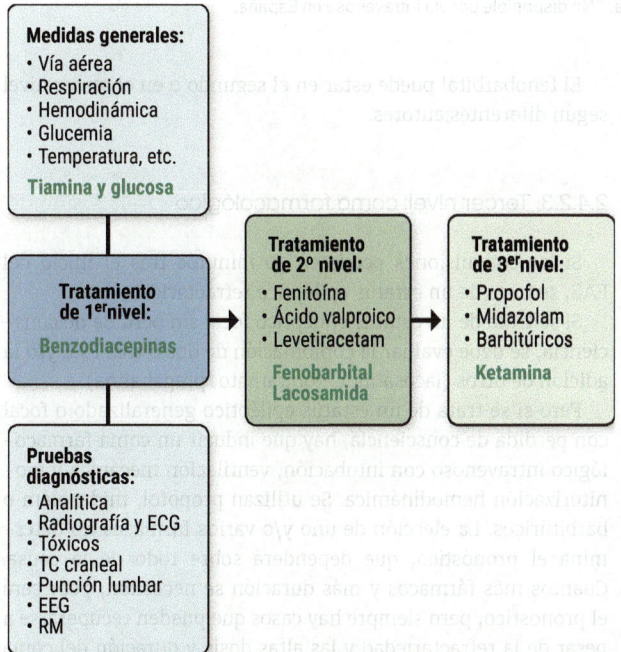

Fig. 32-2 | Manejo y tratamiento del paciente con estatus epiléptico. ECG: electrocardiograma; EEG: electroencefalograma; RM: resonancia magnética; TC: tomografía computarizada.

2.4.2. Tratamiento farmacológico

En la Tabla 32-3 se resume el tratamiento farmacológico de los dos primeros niveles.

2.4.2.1. Primer nivel: benzodiacepinas

El primer nivel de tratamiento se debe administrar a los 0-5 minutos de la crisis.

Entre las benzodiacepinas que se usan están el diazepam (5-10 mg), el clonazepam (1-2 mg), el midazolam (5-10 mg) o el lorazepam (2-4 mg), todos por vía intravenosa. Las tres primeras tienen un comienzo de acción rápido, inferior a 3 minutos. La duración del efecto anticonvulsivo es mayor con clonazepam y lorazepam (12-24 horas) que con diazepam (2 horas). En España no se dispone de lorazepam intravenoso. En caso de imposibilidad de administración intravenosa puede administrarse diazepam por vía rectal (0,5 mg/kg), midazolam intramuscular (0,15 mg/kg) u oral (0,3 mg/kg). Hay que administrar una nueva dosis del mismo fármaco a los 2-5 minutos si la crisis no ha cedido.

Los efectos secundarios de las benzodiacepinas son sedación, depresión respiratoria o hipotensión.

2.4.2.2. Segundo nivel: fármacos antiepilépticos

En el segundo nivel se administran FAE intravenosos a los 5-20 minutos de la crisis.

Los FAE que se emplean son:

- **Fenitoína.** Dosis de 18-20 mg/kg a 50 mg/min en suero fisiológico. En ancianos, la administración ha de ser más lenta, a 25 mg/min (duración 20 a 30 minutos). Si hay arritmias o cardiopatía grave, la fenitoína puede estar contraindicada. Tiene efecto antiepiléptico prolongado y se administra tras una benzodiacepina o cuando ésta ha fallado. Los efectos secundarios de las hidantoínas son: hipotensión, trastornos de la conducción y repolarización cardíaca, y alargamiento del intervalo QT o lesión de tejidos blandos si se extravasa; rara vez hipoglucemia. Se debe evitar en gente mayor.
- **Ácido valproico.** De eficacia similar a la fenitoína en su utilización como fármacos de segundo nivel. Se administran 20-30 (15-60) mg/kg a 100 mg/min, seguido de 1 mg/kg/h, aumentando a 1,5 mg/kg/h en caso de haber recibido fenitoína (por inducción enzimática). La incidencia de efectos adversos (encefalopatía con hiperamoniemia, hepatitis tóxica) es baja en la fase aguda. Contraindicado en coagulopatía, hepatopatía, pancreatopatía y antecedentes de porfiria. El ácido valproico es de primera elección en estatus epilépticos mioclónicos o de ausencias. Tiene interacciones importantes con la fenitoína y los carbapenémicos.
- **Levetiracetam.** Tiene un mecanismo de acción diferente al resto de los FAE, ya que no afecta a los receptores del glutamato ni de GABA y tiene buena biodisponibilidad. Precipita con fenitoína, pero puede administrarse con ácido valproico o benzodiacepinas. La dosis de carga es de 20-60 mg/kg en 10-15 minutos. Su eficacia y la ausencia de efectos secunda-

Tabla 32-3. Tratamiento farmacológico del estatus epilépticos en los dos primeros niveles

	Dosis inicial (mg/kg)	Adultos (mg)	Mantenimiento	Efectos secundarios
Primer nivel (0-5 minutos): benzodiacepinas				
Diazepam i.v.[1]	0,1-0,3	5-10		
Clonazepam i.v.	0,01-0,03	1-2		Sedación
Midazolam i.v.[2]	0,1-0,3	5-10		Hipotensión
Lorazepam i.v.[3]	0,05-0,2	2-4		Depresión respiratoria
Segundo nivel (5-20 minutos; < 30 minutos)				
Fenitoína	18-20		125 mg/8 h	Hipotensión Arritmias
Ácido valproico	20-30 (15-60) 100 mg/min		1.200-4.000 mg/24 h en perfusión según niveles	Hepatotoxicidad Hiperamoniemia Trombocitopenia Pancreatitis
Levetiracetam	20-60 10-15 min		1.000-1.500 mg/12 h	Agitación
Fenobarbital	20 50-75 mg/min			Sedación Hipotensión Depresión respiratoria Neurotoxicidad Exantema
Lacosamida	200-400 (5-10 min)		100-200 mg/12 h	Sedación Hipotensión Arritmias

[1] Se puede administrar por vía rectal (0,5 mg/kg) en caso de imposibilidad de administración intravenosa. [2] Se puede administrar por vía intramuscular (0,15 mg/kg) u oral (0,3 mg/kg) en caso de imposibilidad de administración intravenosa. [3] No disponible por vía intravenosa en España.

rios notables promueve su utilización incluso como fármaco de primer nivel.

- **Fenobarbital.** Dosis de 20 mg/kg a 50-75 mg/min. Entre sus efectos secundarios destacan: sedación, depresión respiratoria, hipotensión, neurotoxicidad o exantema. Como opción, se puede administrar una dosis adicional de 5-10 mg/kg. A pesar de su eficacia, cada vez se utiliza menos como antiepiléptico y en tratamiento continuado, debido a sus efectos adversos.

- **Lacosamida.** Dosis de 200 mg intravenosos y 100-200 mg/12 h también intravenosos. Disponible por vía intravenosa desde 2008, se ha utilizado en casos de estatus epiléptico refractario de diferentes tipos y estadios, consiguiendo que ceda en un 56 % en algunos casos.

Se pueden solicitar los niveles de FAE, sobre todo en pacientes epilépticos en tratamiento previo con estos, y aunque no todas estas determinaciones se puedan hacer de urgencia, esta información puede ser de ayuda durante el manejo, o posteriormente para conocer la etiología desencadenante.

Un estudio reciente no encuentra diferencias en el control de la crisis y en efectos adversos entre fosfenitoína, levetiracetam o ácido valproico.

El fenobarbital puede estar en el segundo o en el tercer nivel según diferentes autores.

2.4.2.3. Tercer nivel: coma farmacológico

Si las convulsiones persisten 30 minutos tras el inicio del FAE, se trata de un estatus epiléptico refractario.

Si se trata de un estatus epiléptico focal sin pérdida de consciencia, se debe evaluar la combinación de dos o tres FAE y/o la adición de otros (lacosamida, topiramato, pregabalina).

Pero si se trata de un estatus epiléptico generalizado o focal con pérdida de consciencia, hay que inducir un coma farmacológico intravenoso con intubación, ventilación mecánica y monitorización hemodinámica. Se utilizan propofol, midazolam o barbitúricos. La elección de uno y/o varios fármacos no determina el pronóstico, que dependerá sobre todo de la causa. Cuantos más fármacos y más duración se necesiten, peor será el pronóstico, pero siempre hay casos que pueden recuperarse a pesar de la refractariedad y las altas dosis y duración del coma farmacológico. Las dosis requeridas pueden producir efectos secundarios hemodinámicos y sistémicos graves.

Se requiere monitorización EEGc con el objetivo de suprimir las crisis u obtener trazado de salva-supresión. Una vez conseguido el objetivo, se ha de mantener entre 12 y 24 horas, con una retirada gradual y manteniendo los FAE en niveles correctos.

Las pautas de administración son:

✓ **Propofol.** Inicialmente la dosis es de 2 mg/kg en 5 minutos; si persisten las crisis, puede administrarse un bolo de 1 mg/kg cada 5 minutos, seguido de una perfusión de 2-5 mg/kg/h. Se recomienda no pasar de los 5 mg/kg/h durante 48 horas, debido al riesgo de aparición del síndrome de infusión de propofol, que conlleva alta mortalidad si no se diagnostica de manera oportuna, y es de mayor riesgo en niños y en tratamientos con corticoides o catecolaminas, debiéndose monitorizar triglicéridos, lactato y enzimas musculares.

✓ **Midazolam.** Se administran 0,1-0,2 mg/kg en bolo, que puede repetirse en dosis de 0,05 mg/kg, seguida de 0,1-0,4 hasta 2,0 mg/kg/h, adaptado también a los datos hemodinámicos y electroencefalográficos. Efectos secundarios: hipotensión, depresión respiratoria y taquifilaxia.

✓ **Tiopental sódico.** La dosis es de 2-3 mg/kg en 2-3 minutos, seguida de 3-5 mg/kg/h. Si persisten las crisis, administrar 100 mg en bolo y aumentar la velocidad en 0,5-1 mg/kg/h hasta 5 mg/kg/h, según la tolerancia hemodinámica. Para retirarlo, disminuir la velocidad 0,5-1 mg/kg/h cada 6 horas si no reaparecen las convulsiones. El **pentobarbital** se administra a dosis inicial de 5-15 mg/kg en 60 minutos y mantenimiento de 0,5-3 mg/kg/h. Efectos secundarios: hipotensión, depresión respiratoria, depresión miocárdica, trombocitopenia, broncoplejia, acidosis, íleo e inmunosupresión.

2.4.2.4. Cuarto nivel

Son medidas sobre las que no hay evidencia. Si el estatus epiléptico persiste tras 24 horas a pesar del coma farmacológico o si reaparece al retirar el mismo, se habla de estatus epiléptico superrefractario (con una mortalidad del 30-50 %).

En estos casos:

✓ Hay que considerar la combinación de dos o más anestésicos.
✓ También es el momento de reevaluar los pasos anteriores: errores en el diagnóstico o en la administración de fármacos, y asegurar dosis y/o niveles séricos adecuados.
✓ Hay que identificar y corregir las causas o complicaciones.
✓ Se debe considerar la asociación de otros FAE: lacosamida, carbamacepina, topiramato, lamotrigina, clormetiazol, pregabalina o perampanel.

Las siguientes opciones terapéuticas disponibles no tienen evidencia clínica y están basadas en series cortas. La elección debe ser individualizada según los factores de riesgo del paciente, las interacciones y la vía de administración:

✓ **Ketamina.** Actúa sobre los receptores NMDA, por lo que puede ser una opción de tratamiento en los superrefractarios (dosis inicial 1-3 mg/kg y mantenimiento hasta 5 mg/kg/h). Efectos secundarios: aumento de la presión intracraneal, aumento de la presión intraocular, alteraciones psiquiátricas y cardiovasculares.

✓ **Agentes inhalantes.** Como isofluorano, óxido nitroso o halotano.

✓ **Sulfato de magnesio.** Reduce la actividad de los receptores anti-NMDA. Se puede utilizar en estatus epiléptico mioclónico, eclampsia o enfermedad mitocondrial, a dosis de 4 g en 20 minutos, seguida de 1 g/h hasta 2-6 g/h para conseguir niveles de 3,5 mmol/L.

✓ **Etomidato.** Dosis de 0,3 mg/kg en bolo y hasta 7,2 mg/kg/h. Con pocos efectos cardiovasculares, pero riesgo de inhibición de la síntesis de cortisol, que es reversible.

✓ **Lidocaína.** Bloquea los canales de sodio. La dosis es de 1,5-2 mg/kg intravenosos en bolo y 3-4 mg/kg/h de mantenimiento.

✓ **Hipotermia 32-35 °C.** Se utiliza en casos aislados. Disminuye la tasa metabólica, el consumo de oxígeno y de trifosfato de adenosina (ATP), la disfunción mitocondrial, la sobrecarga intracelular de calcio y el estrés oxidativo, entre otros efectos.

✓ **Inmunoterapia.** Se emplea cuando se sospecha encefalitis de causa autoinmune que produce crisis o estatus. Es rara su utilización si no hay sospecha autoinmune:

  ✐ Corticoides: 1 g cada 3 días y mantenimiento 1 mg/kg/día.
  ✐ Inmunoglobulinas: 0,4 g/kg/día.
  ✐ Plasmaféresis.

✓ **Piridoxina (vitamina B$_6$ 180-600 mg).** De utilización rutinaria en niños y en déficits adquiridos de piridoxina.

✓ **Cirugía de resección.** Incluye resección focal, transección subpial múltiple o cuerpo calloso.

✓ **Dieta cetogénica.** De utilización en niños con encefalopatía epiléptica grave.

✓ **Otros.** Estimulación transcraneal magnética, estimulación vagal y terapia electroconvulsiva.

Otro FAE que se puede emplear en este nivel es el brivaracetam, fármaco nuevo que se administra a dosis de 100 mg intravenosos y 100 mg/12 h. Otros solo se pueden administrar por vía digestiva, como carbamacepina, topiramato (200-400 mg vía oral/sonda nasogástrica, 300-1.600 mg/24 h en 2-4 dosis), perampanel (4 mg hasta 12 mg vía oral/sonda nasogástrica), lamotrigina o pregabalina.

3. Crisis epilépticas convulsivas y no convulsivas en las unidades de cuidados intensivos

Las crisis epilépticas convulsivas o no convulsivas en las UCI pueden aparecer en pacientes con antecedentes de epilepsia, con lesión cerebral aguda o con otras patologías médicas o quirúrgicas. Es importante la información de la historia clínica, con una buena anamnesis y la observación descriptiva de las características previas a la sospecha de la crisis epiléptica o deterioro neurológico como cambios de comportamiento, cambios del lenguaje, aumento o disminución del tono muscular, focalidad motora o de los movimientos oculares, movimientos de la lengua y duración de la posible crisis. En el período poscrítico puede aparecer de manera transitoria debilidad focal, hiperreflexia focal o afasia, que podrían indicar el lugar de la lesión subyacente.

Como se ha mencionado antes, no todos los movimientos convulsivos son de causa epileptiforme, ni todo lo que no se mueve no es epileptiforme, por lo que la monitorización con EEG es indispensable para poder realizar el diagnóstico. En los pacientes de UCI se pueden producir movimientos por síncopes, temblores por frío o no, rigidez, distonías musculares o posturales por causas médicas o medicamentosas.

En los pacientes con daño cerebral agudo se pueden administrar FAE de forma profiláctica o monitorizar y tratar las crisis o el estatus cuando aparezca:

- **Convulsiones posthipoxia.** Las mioclonías en la encefalopatía hipóxica son de mal pronóstico; se tratan con valproato y clonazepam.
- **Neurocirugía.** La profilaxis perioperatoria clásicamente se hacía con fenitoína en pacientes que van a ser sometidos a un procedimiento neuroquirúrgico, ya que tienen un riesgo del 15 % de presentar convulsiones. Hoy en día se puede utilizar levetiracetam.
- **Traumatismos craneoencefálicos.** Profilaxis de epilepsia precoz (primera semana) con fenitoína en pacientes afectados de traumatismo craneoencefálico con evidencia en la TC de con-

tusiones corticales, hemorragia, hematoma, herida penetrante o una puntuación en la Escala de Coma de Glasgow ≤ 10. Se puede utilizar levetiracetam, aunque hay poca evidencia, y el único inconveniente es que puede producir agitación como efecto secundario, que también es frecuente en el traumatismo craneoencefálico.

- **Accidentes cerebrovasculares.** Tienen convulsiones en el 3-6 % de los casos, sobre todo en las primeras 48 horas. Lo más importante para evitar la lesión neuronal es el cuidadoso control hemodinámico. Solo un pequeño grupo de estos pacientes necesitan un tratamiento antiepiléptico.
- **Convulsiones relacionadas con el alcohol.** Las convulsiones por privación alcohólica ocurren a las 72 horas de la abstinencia y suelen ser de tipo tónico-clónico. Están indicadas las benzodiacepinas.
- **Eclampsia.** Además de las benzodiacepinas y la extracción urgente del feto, se recomienda el sulfato de magnesio.

Puntos clave

- El estatus epiléptico es una emergencia neurológica que requiere una atención inmediata y continua desde los primeros minutos hasta su resolución.
- La causa más frecuente en pacientes epilépticos es el cambio o el incumplimiento de la medicación, y en los no epilépticos las lesiones vasculares, traumáticas, tóxicas y metabólicas.
- El estatus epiléptico puede ser convulsivo o no convulsivo. La monitorización EEGc es de gran ayuda para el diagnóstico y para valorar la respuesta al tratamiento.
- Las benzodiacepinas son el tratamiento de ptimera línea. La fenitoína, el ácido valproico, el levetiracetam y el fenobarbital son los fármacos de segunda línea.
- No existe consenso sobre los tratamientos de tercera y cuarta línea, entre los que se encuentran: propofol, midazolam, barbitúricos, ketamina y otros.

Bibliografía

Betjemann JP, Lowenstein DH. Status epilepticus in adults. Lancet Neurol. 2015;14(6):615-24.

Boggs JG. Seizure management in the intensive care unit. Curr Treat Options Neurol. 2021;23(11):36.

Brophy GM, Bell R, Claassen J, et al. Guidelines for the evaluation and management of status epilepticus. Neurocrit Care. 2012;17(1):3-23.

Chang J, Claassen J. Seizures in the critically ill. Handb Clin Neurol. 2017;141:507-29.

Corral-Ansa L, Herrero-Meseguer JI, Falip-Centellas M, Aiguabella-Macau M. Status epilepticus. Med Intensiva. 2008;32(4):174-82.

Ferlisi M, Hocker S, Trinka E, et al. Etiologies and characteristics of refractory status epilepticus cases in different areas of the world: Results from a global audit. Epilepsia. 2018;59:100-7.

Ferlisi M, Hocker S, Trinka E, Shorvon S. The anesthetic drug treatment of refractory and super-refractory status epilepticus around the world: Results from a global audit. Epilepsy Behav. 2019;101:106449.

Glauser T, Shinnar S, Gloss D, et al. Evidence-based guideline: Treatment of convulsive status epilepticus in children and adults: Report of the guideline committee of the American Epilepsy Society. Epilepsy Curr. 2016;16(1):48-61.

González-Cuevas M, Santamarina E, Toledo M, et al. A new clinical score for the prognosis of status epilepticus in adults. Eur J Neurol. 2016;23(10):1534-40.

Herman ST, Abend NS, Bleck TP, et al. Consensus Statement on Continuous EEG in Critically Ill Adults and Children, Part I. J Clin Neurophysiol. 2015;32(2):87-95.

Hirsch LJ, Fong MWK, Leitinger M, et al. American Clinical Neurophysiology Society's Standardized Critical Care EEG Terminology: 2021 Version. J Clin Neurophysiol. 2021;38(1):1-29.

Hirsch LJ, Gaspard N. Status epilepticus. 2013;767-94.

Hocker S. Systemic complications of status epilepticus - An update. Epilepsy Behav. 2015;49:83-7.

Kapur J, Elm J, Chamberlain JM, et al. Randomized Trial of Three Anticonvulsant Medications for Status Epilepticus. N Engl J Med [Internet]. 2019;381(22):2103-13.

Leitinger M, Beniczky S, Rohracher A, et al. Salzburg Consensus Criteria for Non-Convulsive Status Epilepticus - approach to clinical application. Epilepsy Behav. 2015;49:158-63.

Liu A, Pang T, Herman S, Pascual-Leone A, Rotenberg A. Transcranial magnetic stimulation for refractory focal status epilepticus in the intensive care unit. Seizure. 2013;22(10):893-6.

Lowenstein DH, Alldredge B. Clinical features of generalized status epilepticus. N Engl J Med. 1998;338(14):970-6.

Meierkord H, Boon P, Engelsen B, et al. EFNS guideline on the management of status epilepticus in adults. Eur J Neurol. 2010;17(3):348-55.

Mercadé Cerdá JM, Toledo Argani M, Mauri Llerda JA, López Gonzalez FJ, Salas Puig X, Sancho Rieger J. Guía oficial de la Sociedad Española de Neurología de práctica clínica en epilepsia. Neurologia. 2016;31(2):121-9.

Outin H, Blanc T, Vinatier I. Emergency and intensive care unit management of status epilepticus in adult patients and children (new-born excluded). Société de réanimation de langue franaise experts recommendations. Rev Neurol (Paris). 2009;165(4):297-305.

Prasad M, Krishnan PR, Sequeira R, Al-Roomi K. Anticonvulsant therapy for status epilepticus. Cochrane Database Syst Rev. 2014; 2014(9):CD003723.

Rosenthal ES. Seizures, Status epilepticus, and continuous EEG in the Intensive Care Unit. Continuum (Minneap Minn). 2021;27(5):1321-43.

Rossetti AO, Logroscino G, Milligan TA, Michaelides C, Ruffieux C, Bromfield EB. Status Epilepticus Severity Score (STESS): A tool to orient early treatment strategy. J Neurol. 2008;255(10):1561-6.

Rossetti AO, Schindler K, Sutter R, et al. Continuous vs routine electroencephalogram in critically ill adults with altered consciousness and no recent seizure: A multicenter randomized clinical trial. JAMA Neurol. 2020;77(10):1225-32.

Sen A, Jette N, Husain M, Sander JW. Epilepsy in older people. Lancet. 2020;395(10225):735-48.

Shorvon S, Ferlisi M. The treatment of super-refractory status epilepticus: A critical review of available therapies and a clinical treatment protocol. Brain. 2011;134(10):2802-18.

Tejeiro J. Status epilepticus. 2003;36(7):661-79.

Trinka E, Cock H, Hesdorffer D, et al. A definition and classification of status epilepticus - Report of the ILAE Task Force on Classification of Status Epilepticus. Epilepsia. 2015;56(10):1515-23.

Trinka E, Höfler J, Leitinger M, Rohracher A, Kalss G, Brigo F. Pharmacologic treatment of status epilepticus. Expert Opin Pharmacother. 2016;17(4):513-34.

Varelas PN, Spanaki MV, Mirski MA. Seizures and the Neurosurgical Intensive Care Unit. Neurosurg Clin N Am. 2013;24(3):393-406.

Zafar SF, Subramaniam T, Osman G, Herlopian A, Struck AF. Electrographic seizures and ictal-interictal continuum (IIC) patterns in critically ill patients. Epilepsy Behav. 2020;106:107037.

33 Ictus isquémico

J. Trenado Álvarez

◀ Orientación para el estudio

En este capítulo nos centraremos en los aspectos más importantes que se deben tener en cuenta al abordar el tratamiento de un paciente con ictus isquémico agudo. El papel del especialista en cuidados intensivos es crucial en esta enfermedad, ya que se trata de una patología tiempo-dependiente, con decisiones terapéuticas controvertidas en ocasiones, y con necesidad de monitorización y tratamientos de soporte intensivo.

1. Definición de ictus

Se define el ictus como la alteración súbita del flujo sanguíneo cerebral, lo que comporta la alteración, ya sea de forma momentánea o permanente, de la función cerebral. El término «ictus» proviene del latín, y significa «golpe». El uso de este término ha sido recomendado por el Grupo Español de Estudio de las Enfermedades Cerebrovasculares (GEECV) de la Sociedad Española de Neurología (SEN) para referirse de forma genérica al infarto cerebral y a la hemorragia intracerebral o subaracnoidea.

Una década atrás el único tratamiento posible era el de soporte (monitorización cardiorrespiratoria, control del medio interno prestando atención a los iones, glucemia, etc.) y la prevención de complicaciones (neumonías broncoaspirativas, úlceras por presión, etcétera).

Aun así, la creación en los años noventa de las Unidades de Ictus, formadas por personal entrenado y con unos protocolos de trabajo, permitió reducir la morbimortalidad asociada a esta patología.

También en esta época se pusieron en marcha los primeros estudios clínicos que evaluaron la eficacia y seguridad del tratamiento trombolítico en el ictus isquémico, lo que suponía un gran avance, al testar el primer tratamiento específico para la patología. Los ensayos fueron los siguientes: NINDS, National Institute of Neurological Disorders and Stroke rt-PA Stroke Study; ECASS I y II, European Cooperative Acute Stroke Study; ATLANTIS, The Alteplase Thrombolysis for Acute Noninterventional therapy in Ischemic Stroke.

Tras la publicación de los resultados del estudio NINDS, la Food and Drug Administration (FDA) autorizó la utilización del activador tisular del plasminógeno recombinante (rtPA) para el tratamiento del ictus isquémico. Sus resultados demostrados que el rtPA, administrado a dosis de 0,9 mg/kg por vía intravenosa en las primeras 3 horas desde el inicio de los síntomas, lograba una mejoría en la situación funcional de los pacientes a los 3 meses, aun cuando existía un incremento en la incidencia de hemorragias cerebrales sin que ello aumentase tampoco la mortalidad.

En el ámbito europeo se autorizó el uso del tratamiento trombolítico dentro del protocolo del registro SITS-MOST (Safe Implementation of Thrombolysis in Stroke-Monitoring Study), registro de seguimiento abierto creado para evaluar la seguridad y eficacia de este tratamiento en la práctica clínica habitual.

Fruto de estos resultados se generalizó el uso del tratamiento trombolítico en las primeras 3 horas de evolución de los síntomas.

Estudios posteriores como el ECASS-III (European Cooperative Acute Stroke Study) mostraron cómo este beneficio se extendía más allá de esta ventana de tratamiento de las 3 horas (hasta 4,5 horas desde el inicio de la sintomatología), lo que ha permitido ampliar la ventana de tratamiento con el rtPA.

2. Epidemiología

La enfermedad cerebrovascular (ECV) supone una de las principales causas de morbilidad y mortalidad en el mundo, representando entre la población adulta la segunda causa de muerte y la primera de invalidez.

El ictus representa la tercera causa de mortalidad a nivel mundial, detrás de la cardiopatía isquémica y el cáncer, según las estadísticas de la Organización Mundial de la Salud.

En Europa, diferentes estudios muestran una incidencia mayor entre los hombres que entre las mujeres, aumentando con la edad, y que varía según las regiones (240 por 100.000 habitantes en Dijon [Francia] hasta 600 por 100.000 habitantes en Novosibirsk [Rusia]), con resultados similares cuando se analiza la población española.

En España, y de acuerdo con los datos del Instituto Nacional de Estadística del año 2015, la ECV causó 28.434 muertes (12.077 hombres y 16.357 mujeres), representando la tercera causa de muerte tras las enfermedades neoplásicas y la patología respiratoria.

Existe un claro predominio de los ictus isquémicos, que representan el 80 % del total; además, estos van precedidos hasta en un 15 % de los casos de un ataque isquémico transitorio (AIT). El AIT incrementa de forma muy importante el riesgo de sufrir un ictus en las semanas siguientes.

3. Etiología y clasificación del ictus

El ictus isquémico se produce cuando tiene lugar una alteración en el aporte sanguíneo a un territorio encefálico, provocando un déficit neurológico establecido.

El Grupo de Estudio de Enfermedades Cerebrovasculares (GEECV) de la Sociedad Española de Neurología (SEN) distingue las siguientes etiologías (clasificación adaptada del Laussane Stroke Registry y Guías SEN): ataque isquémico transitorio, ictus aterotrombótico (aterotrombosis de arteria grande), ictus cardioembólico, ictus lacunar (enfermedad arterial de pequeño vaso), ictus de etiología infrecuente, ictus de etiología indeterminada, hemorragia intracerebral y trombosis venosa cerebral.

3.1. Ataque isquémico transitorio

Clásicamente se había definido el AIT como una focalidad neurológica de duración inferior a las 24 horas causada por una insuficiencia vascular independientemente de su etiología.

Puesto que el criterio temporal era arbitrario y con frecuencia se encontraban infartos cerebrales en los estudios de imagen posteriores, se ha propuesto una nueva definición basada en los hallazgos de la prueba de neuroimagen y no tanto en el criterio temporal. Así, la ausencia de infarto cerebral en las técnicas de neuroimagen tras un episodio de focalidad neurológica (isquemia cerebral o retiniana) de breve duración (normalmente inferior a una hora) sería la definición más aceptada en la actualidad.

Los AIT se pueden clasificar según:

- El territorio vascular afectado: carotídeo, vertebrobasilar y de localización indeterminada cuando los síntomas se pueden atribuir a una afectación tanto de la circulación cerebral anterior como posterior.
- Las manifestaciones clínicas: retiniano (ya sea en forma de amaurosis *fugax* o ceguera monocular transitoria), hemisférico cortical, lacunar y atípico.

3.2. Ictus aterotrombótico (aterotrombosis de arteria grande)

Infarto de tamaño medio o grande, de topografía cortical o subcortical y localización carotídea o vertebro basilar, en el que se cumple alguno de los criterios siguientes:

- Aterosclerosis con estenosis: estenosis ≥ 50 % del diámetro luminal u oclusión de la arteria extracraneal o intracraneal de gran calibre (cerebral media, cerebral posterior o tronco basilar), en ausencia de otra etiología.
- Aterosclerosis sin estenosis: presencia de placas o estenosis < 50 % en la arteria extracraneal o intracraneal, en ausencia de otra etiología y con al menos dos factores de riesgo vascular: edad > 50 años, hipertensión arterial, diabetes mellitus, tabaquismo o hipercolesterolemia.

3.3. Ictus cardioembólico

Infarto de tamaño medio o grande, de topografía cortical, en el que se evidencia, en ausencia de oclusión o estenosis arterial significativa concurrente, alguna cardiopatía embolígena (Tabla 33-1).

3.4. Ictus lacunar (enfermedad arterial de pequeño vaso)

Infarto de pequeño tamaño (< 15 mm), localizado en el territorio de las arteriolas perforantes cerebrales, que ocasiona clínica-

Tabla 33-1. Cardiopatías embolígenas

Alto riesgo embolígeno (candidatos a anticoagulación si no hay contraindicación)	Bajo riesgo embolígeno (no candidatos a anticoagulación)
✓ Fibrilación auricular, *flutter* auricular	✓ Prolapso valvular mitral
✓ Prótesis valvulares mecánicas	✓ Calcificación grave del anillo mitral
✓ Estenosis mitral	✓ Comunicación interauricular
✓ Infarto de miocardio reciente (< 1 mes)	✓ Aneurisma del septo interauricular
✓ Trombos en cavidades izquierdas	✓ Infarto crónico con hipocinesia y fracción de eyección normal
✓ Mixoma auricular	✓ Foramen oval permeable
✓ Endocarditis infecciosa	
✓ Miocardiopatía dilatada (fracción de eyección < 35 %)	
✓ Acinesia segmentaria del ventrículo izquierdo	
✓ Enfermedad del seno	
✓ Ateromas aórticos complejos	

mente un síndrome lacunar ya sea motor puro, sensitivo puro, sensitivo-motor, hemiparesia atáxica y disartria (mano torpe), en un paciente que presenta factores de riesgo cardiovascular y en el que se ha descartado otra etiología.

3.5. Ictus de etiología infrecuente

Infarto de tamaño variable, de localización diversa y en cuyo origen se ha descartado la causa aterotrombótica, cardioembólica o lacunar.

En lo referente a su etiología, suele deberse a enfermedades sistémicas u otras patologías focales vasculares, siendo más frecuente en pacientes jóvenes. Su etiología habitualmente tiene un tratamiento específico (Tabla 33-2).

3.6. Ictus de etiología indeterminada

Infarto de tamaño variable, de localización diversa, en el que:

- Coexisten dos o más etiologías probables.
- La causa es ignota tras un estudio completo.
- El estudio es incompleto o insuficiente, con lo que no se pueden descartar el resto de las etiologías.

Por otra parte, y si atendemos al perfil evolutivo, podríamos establecer la siguiente clasificación:

- **Progresivo.** La clínica inicial empeora, ya sea porque aumenta la focalidad, porque se añade nueva clínica o ambas situaciones.
- **Con tendencia a la mejoría o con secuelas mínimas.** La focalidad mejora progresivamente, de tal modo que a las 3 semanas de la aparición de esta la recuperación es ≥ 80 % del total.

Tabla 33-2. Causas del ictus de etiología infrecuente

Arteriopatías no inflamatorias
- ✔ Disección arterial
- ✔ Displasia fibromuscular
- ✔ Síndrome de Sneddon
- ✔ Síndrome de moyamoya
- ✔ Arteriopatía postradioterapia
- ✔ Angiodisplasias
- ✔ Enfermedades hereditarias:
  - ✔ Homocistinuria
  - ✔ Síndrome de Marfan
  - ✔ Enfermedad de Fabry
  - ✔ Síndrome de Ehlers-Danlos
  - ✔ Seudoxantoma elástico
  - ✔ CADASIL
- ✔ Angiopatía amiloide cerebral
- ✔ Síndrome de Susac

Arteriopatías inflamatorias no infecciosas
- ✔ Vasculitis sistémicas necrotizantes:
  - ✔ Panarteritis nodosa clásica
  - ✔ Angeítis de Churg-Strauss
  - ✔ Síndromes de solapamiento
- ✔ Vasculitis por hipersensibilidad:
  - ✔ Vasculitis asociadas al abuso de drogas
  - ✔ Vasculitis asociadas a:
    - • Lupus eritematosos sistémico
    - • Artritis reumatoide
    - • Síndrome de Sjögren
    - • Esclerodermia
    - • Enfermedad inflamatoria intestinal
- ✔ Granulomatosis de Wegener
- ✔ Arteritis de células gigantes:
  - ✔ Arteritis temporal
  - ✔ Arteritis de Takayasu
- ✔ Enfermedad de Behçet
- ✔ Vasculitis aislada del sistema nervioso central
- ✔ Otros síndromes:
  - ✔ Síndrome mucocutáneo linfonodular
  - ✔ Tromboangeítis de Buerger
  - ✔ Síndrome de Cogan
- ✔ Enfermedad de Eales

Arteriopatías inflamatorias infecciosas
- ✔ Sífilis
- ✔ Meningitis bacteriana aguda
- ✔ Meningitis tuberculosa
- ✔ Bacteriemia
- ✔ Brucelosis
- ✔ Listeriosis
- ✔ Rickettsiosis
- ✔ Virus de la inmunodeficiencia humana
- ✔ Criptococosis
- ✔ Mucormicosis
- ✔ Cisticercosis

Coagulopatías y enfermedades hematológicas
- ✔ Púrpura trombótica trombocitopénica
- ✔ Coagulación intravascular diseminada
- ✔ Déficit de antitrombina III
- ✔ Déficit de proteínas C y S
- ✔ Trombocitemia esencial
- ✔ Hemoglobinuria paroxística nocturna
- ✔ Anticonceptivos orales
- ✔ Embarazo y puerperio
- ✔ Drepanocitosis
- ✔ Síndrome nefrótico
- ✔ Policitemia vera
- ✔ Síndromes de hiperviscosidad:
  - ✔ Policitemia
  - ✔ Leucemia
  - ✔ Mieloma
  - ✔ Macroglobulinemia
  - ✔ Crioglobulinemia

Secundario a vasoespasmo y otras causas
- ✔ Hemorragia subaracnoidea
- ✔ Encefalopatía hipertensiva
- ✔ Angiografía cerebral
- ✔ Migraña
- ✔ Encefalomitocondriopatías
- ✔ Trombosis venosas sépticas y asépticas
- ✔ Arteriopatías traumáticas

- ✔ **Estable.** No se ha modificado la clínica. El tiempo que debe transcurrir hasta que se considere estable varía según el territorio afecto; así, para el territorio carotídeo se sitúa en 24 horas, mientras que en el caso de la circulación posterior han tenido que transcurrir al menos 72 horas.

3.7. Hemorragia intracerebral

La hemorragia intracerebral se define como la presencia de sangrado en el parénquima cerebral, secundario a una ruptura vascular, independientemente de que exista o no afectación del espacio intraventricular y/o subaracnoideo.

Si bien es mucho menos frecuente que el ictus isquémico, pues solo representa un 10 % de las ECV, se asocia a una mayor morbimortalidad y a un peor resultado funcional tanto a corto como a largo plazo (solo un 20 % de los pacientes son independientes a los 6 meses).

Las hemorragias intracerebrales pueden ser primarias o secundarias atendiendo a la causa del sangrado. Aunque las primeras son las predominantes, representando en torno al 80 % del total de los casos, las secundarias, por asociarse a causas con un tratamiento específico que puede evitar las recurrencias (tumores, malformaciones arteriovenosas, trastornos de la coagulación, etc.), adquieren una gran importancia a la hora de su identificación.

3.8. Trombosis venosa cerebral

Su incidencia de presentación es baja (3-4 casos por millón de población) y con un claro predominio en el sexo femenino (el 75 % de los casos son mujeres).

Sus etiologías son muy diversas, tales como alteraciones genéticas protrombóticas (déficit de antitrombina III, déficit de proteína C y S, mutación del factor V de Leiden, hiperhomocisteinemia de causa genética), estados protrombóticos adquiridos (síndrome nefrótico, anticuerpos antifosfolípido, hiperhomocisteinemia, embarazo, puerperio), infecciones (estructuras de vecindad, meningitis, infección sistémica), enfermedades inflamatorias (lupus eritematoso sistémico, sarcoidosis, etc.), enfermedades hematológicas (leucemia, trombocitopenia, etc.), fármacos (anticonceptivos orales, asparaginasa, tamoxifeno, etc.) o traumatismos, lo que obliga a un estudio sistemático posterior para descartar estas causas.

4. Factores de riesgo

La ECV no se debe a una causa única, y los factores de riesgo relacionados con ella son diversos. Clásicamente los factores de riesgo se han clasificado en tradicionales o convencionales y factores emergentes, y cada categoría puede dividirse además en modificables y no modificables.

4.1. Factores de riesgo convencionales en el ictus

4.1.1. Factores de riesgo no modificables

Entre los factores convencionales pero no modificables cabe destacar:

- ✔ **Edad.** Factor de riesgo fundamental, de tal manera que el riesgo de sufrir un ictus se duplica cada década a partir de los 55 años.
- ✔ **Sexo.** El riesgo es mayor entre los hombres, exceptuando los grupos de edad correspondientes a los 35 a 44 años y al de ≥ 85 años.

✓ **Raza.** Se ha visto una mayor incidencia en la raza negra, asociándose a una mayor mortalidad también independientemente del grupo de edad.

4.1.2. Factores de riesgo modificables

Entre los factores convencionales modificables cabe destacar:

✓ **Hipertensión arterial.** Es sin duda el factor de riesgo que más se relaciona con la ECV, tanto en el ictus isquémico como en el hemorrágico, asociándose de manera especial a la hemorragia intracerebral que se localiza a nivel de los ganglios basales y a los infartos lacunares. El estudio Framingham mostró que la población hipertensa presenta un mayor riesgo de sufrir un ictus (3,1 mayor en los varones y 2,9 en las mujeres). Asimismo, el estudio HOPE (Heart Outcomes Prevention Evaluation) demostró que el tratamiento con inhibidores de la enzima convertidora de angiotensina es capaz de lograr una reducción del 24 % en la incidencia de enfermedad vascular entre los pacientes con historia previa de ECV. Pese a ello, tanto si hay una sospecha de ictus hemodinámico como en la fase aguda del ictus, no es recomendable un control de la presión arterial que conlleve descensos bruscos de la misma, para evitar así una isquemia sobreañadida a la ya existente.

✓ **Diabetes mellitus.** La diabetes mellitus aumenta entre 2 y 6 veces el riesgo de ictus, por lo que se aconseja un control estricto de la glucemia en estos pacientes con el propósito de reducir las complicaciones tanto microvasculares como macrovasculares. Este control, unido a la vigilancia y control de otros factores como la presión arterial, permite la reducción del riesgo de hasta un 44 %.

✓ **Lípidos sanguíneos.** La alteración del perfil lipídico en cualquiera de sus variantes (triglicéridos, colesterol LDL y colesterol HDL) es un factor de riesgo de enfermedad vascular bien conocido. Por este motivo, el uso previo de estatinas y su utilización en la fase aguda tras un ictus suponen un factor protector y reducen el riesgo de recurrencia tras un episodio de ictus isquémico.

✓ **Consumo de tabaco y alcohol.** Aunque ambos se relacionan con un mayor riesgo de ictus, el aumento de la dosis de alcohol consumida parece aumentar claramente el riesgo de hemorragia intracerebral, mientras en el caso del tabaco no existe una relación tan clara con un subtipo determinado.

✓ **Enfermedad cardíaca.** De entre todas las patologías cardíacas (insuficiencia cardíaca, patología coronaria, etc.) que suponen un riesgo aumentado para sufrir ECV, la fibrilación auricular no valvular es la más importante, siendo la causante de la mitad de los episodios de ictus cardioembólicos. Por ello, la anticoagulación de estos pacientes es fundamental para reducir el riesgo de recurrencia de estos episodios. Una buena valoración, que incluya el riesgo de complicaciones hemorrágicas y la presencia de otros factores de riesgo vascular, ayudará en la decisión de la elección del tratamiento más adecuado en cada caso.

4.2. Factores de riesgo emergentes en el ictus

Como factores de riesgo emergentes se incluyen:

✓ **Hiperhomocisteinemia.** Niveles elevados de homocisteína se han asociado con un riesgo incrementado de enfermedad cardiovascular.

✓ **Síndrome de apnea-hipopnea del sueño.** Se ha probado que la presencia de este síndrome se asocia a un mayor riesgo de ictus, y que su tratamiento mediante presión positiva continua en las vías respiratorias ayuda a reducir el impacto de este factor de riesgo.

✓ **Ictus silentes.** Se pueden definir como aquellas áreas de infarto objetivadas en la prueba de neuroimagen sin que presenten clínica acompañante y que se descubren durante la realización de una prueba de neuroimagen por otro motivo. A pesar de la ausencia de repercusión clínica, se ha observado que su existencia aumenta el riesgo de ictus y de posterior deterioro cognitivo.

✓ **Foramen oval permeable.** Su presencia, independientemente de la edad del paciente, constituye un factor de riesgo para padecer un ictus. Más controvertido es el riesgo de recurrencia que implica, y la terapéutica a aplicar en caso de detectarse (tratamiento médico *versus* cierre del agujero).

✓ **Genética e ictus.** Algunos estudios sugieren la existencia de correlación entre determinados perfiles genéticos y el riesgo de sufrir un ictus, especialmente en la población joven. Pese a ello, no debemos olvidar el importante peso de los factores de riesgo adquiridos.

5. Manifestaciones clínicas

La clínica que causará la isquemia cerebral va a depender del tamaño, de la zona cerebral y el vaso afecto, así como de la etiología.

5.1. Clasificación clínica de los ataques isquémicos transitorios

Según el territorio afectado la clínica variará:

✓ **AIT carotídeo.** Se manifiesta como pérdida de fuerza en las extremidades izquierdas, disfunción sensitiva en las extremidades izquierdas, disartria, amaurosis *fugax* en el ojo derecho y hemianopsia homónima izquierda si afecta al lado derecho; o como pérdida de fuerza en el hemicuerpo derecho, disfunción sensitiva en el hemicuerpo derecho, afasia, amaurosis *fugax* en el ojo izquierdo y hemianopsia homónima derecha si afecta al lado izquierdo.

✓ **AIT vertebrobasilar.** La afectación tanto motora como sensitiva puede ser unilateral o bilateral, a la que se añadirán síntomas visuales (ceguera binocular transitoria y hemianopsia homónima unilateral o bilateral, diplopia) y trastornos del lenguaje (disartria).

5.2. Clasificación clínica de los ictus isquémicos

La clasificación más extendida, por la correlación de la clínica con la neuroimagen y con la evolución natural de la enfermedad, es la propuesta del Oxforshire Community Stroke Project (OCSP), que diferencia cuatro tipos de ictus (Tabla 33-3 y Fig. 33-1, Fig. 33-2, Fig. 33-3 y Fig. 33-4).

6. Diagnóstico

6.1. Proceso diagnóstico

Si nos encontramos ante una clínica sugestiva de ictus debemos:

- ✔ Confirmar el diagnóstico de ictus y descartar otras patologías que imiten la clínica.
- ✔ Establecer su tipología (isquémica o hemorrágica).
- ✔ Localizar su topografía y extensión.
- ✔ Valorar el estado del sistema vascular.
- ✔ Conocer su etiología y patogenia.

Todo ello debe completarse en el menor tiempo posible. Para ello nos basaremos en la historia clínica, la exploración física y neurológica y las exploraciones complementarias (con especial atención a las técnicas de neuroimagen).

Tabla 33-3. Clasificación clínica de los ictus isquémicos propuesta por el Oxforshire Community Stroke Project (OCSP)

Clasificación topográfica	Características clínicas
Infarto total de la circulación anterior o TACI (*total anterior circulation infarction*) (v. Fig. 33-1)	✔ Lesiones extensas de los hemisferios cerebrales, con afectación tanto cortical como subcortical o profunda. Se caracteriza por la existencia de los tres criterios siguientes: ☑ Afectación de las funciones cerebrales corticales (afasia, discalculia o alteraciones visuoespaciales) ☑ Déficit motor y/o sensitivo en al menos dos de las tres partes (cara, extremidad superior y extremidad inferior) del hemicuerpo contralateral a la lesión cerebral ☑ Hemianopsia homónima, contralateral a la lesión cerebral ✔ Representan el 15-17 % de todos los infartos cerebrales, y la lesión puede estar localizada en la arteria carótida interna (ACI) o en la primera porción de la arteria cerebral media (ACM) ✔ El mecanismo embólico es claramente más frecuente que el aterotrombótico
Infarto parcial de la circulación anterior o PACI (*partial anterior circulation infarction*) (v. Fig. 33-2)	✔ Lesiones más restringidas que las del TACI y predominantemente corticales. Cumple alguno de los criterios siguientes: ☑ Alteración de las funciones cerebrales corticales ☑ Se cumplen dos de los tres criterios de TACI ☑ Déficit motor y/o sensitivo más restringido que el clasificado como infarto lacunar (LACI) (p. ej., monoparesia) ✔ Es el tipo de infarto más frecuente (35 %) ✔ La embolia y la trombosis son los mecanismos patogénicos responsables de los PACI en una proporción similar
Infarto lacunar o LACI (*lacunar infarction*) (v. Fig. 33-3)	✔ Lesiones pequeñas y profundas ✔ Ausencia de alteración de las funciones cerebrales superiores y de trastornos campimétricos. Requiere la presencia de un síndrome lacunar: ☑ Síndrome motor puro que afecte al menos a dos de las tres partes del hemicuerpo contralateral (cara, brazo o pierna) ☑ Síndrome sensitivo puro que afecte al menos a dos de las tres partes del hemicuerpo contralateral ☑ Síndrome sensitivo-motor que afecte al menos a dos de las tres partes del hemicuerpo contralateral ☑ Hemiparesia-ataxia ipsilateral (hemiparesia atáxica) ☑ Disartria-mano torpe ☑ Movimientos anormales focales y agudos: hemicorea, hemibalismo, hemiparkinson ✔ Representan el 25 % de todos los infartos ✔ Lesión arterial en arterias perforantes lenticuloestriadas, tálamo-perforantes, tálamo-geniculadas y perforantes de la basilar
Infarto de la circulación posterior o POCI (*posterior circulation infarction*) (v. Fig. 33-4)	✔ Infartos del territorio vertebrobasilar. Debe cumplir alguno de los criterios siguientes: ☑ Afectación ipsilateral de los nervios craneales con déficit motor y/o sensitivo contralateral ☑ Déficit motor y/o sensitivo bilateral ☑ Trastornos oculomotores ☑ Disfunción cerebelosa sin déficit ipsilateral de las vías largas ☑ Hemianopsia homónima aislada o ceguera cortical ✔ Representan el 25 % de todos los infartos ✔ Las arterias afectadas pueden ser las vertebrales, la basilar o cerebrales posteriores

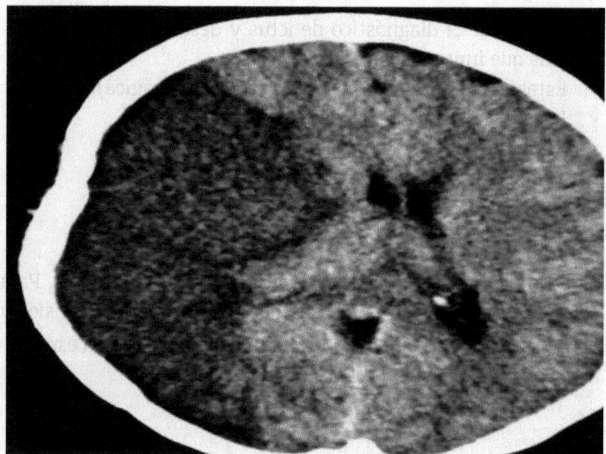

Fig. 33-1 | Tomografía computarizada craneal de un infarto total de la circulación anterior o TACI (*total anterior circulation infarction*).

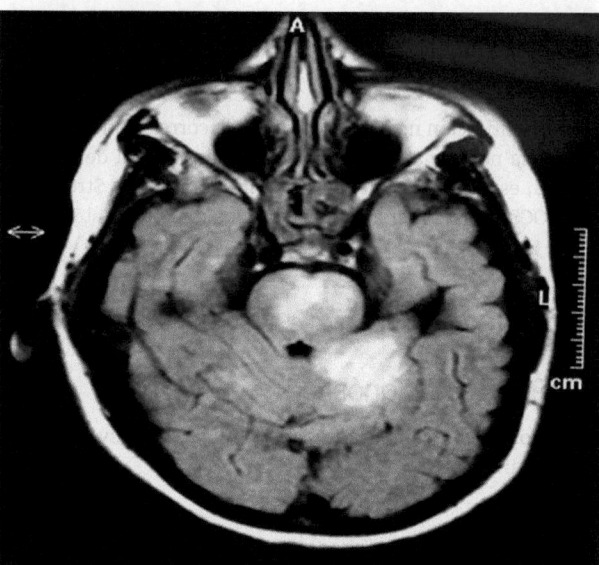

Fig. 33-4 | Resonancia magnética de un infarto de la circulación posterior o POCI (*posterior circulation infarction*).

Dentro de las exploraciones complementarias incluiremos una analítica general (con hemograma, coagulación y bioquímica básica) y la radiografía de tórax. Asimismo, realizaremos un electrocardiograma, dada la estrecha relación entre la patología cardíaca y el ictus, ya sea como causa de este (claro ejemplo es la fibrilación auricular) o ante el desarrollo de complicaciones secundarias.

6.2. Neuroimagen

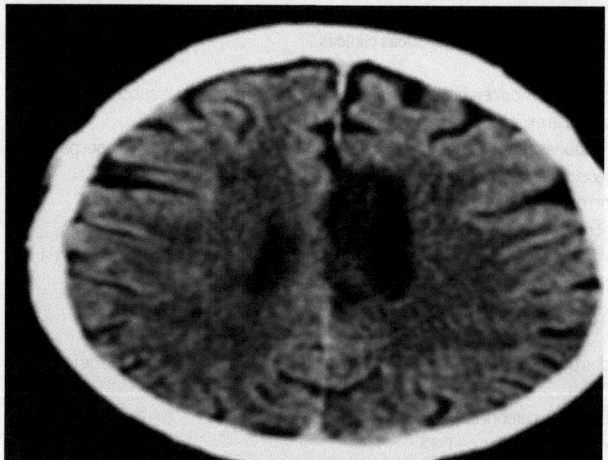

Fig. 33-2 | Tomografía computarizada craneal de un infarto parcial de la circulación anterior o PACI (*partial anterior circulation infarction*).

La neuroimagen es fundamental en la evaluación de los pacientes con un ictus, pues permite diferenciar el ictus isquémico del hemorrágico, además de aquellas patologías que puedan simular dicha clínica. Esta diferenciación es fundamental antes de realizar cualquier tratamiento, pues este es totalmente contrapuesto según el tipo de ictus. Además, la neuroimagen avanzada nos puede ayudar a seleccionar a los pacientes para determinados tratamientos.

6.2.1. Tomografía computarizada craneal

Por su disponibilidad y rapidez de obtención, la tomografía computarizada (TC) craneal simple es el examen de primera elección. Permite diferenciar un ictus isquémico del ictus hemorrágico, y descartar lesiones como tumores o hematomas subdurales, cuya clínica de presentación puede ser idéntica a la de un ictus.

Aunque es posible que en las primeras horas de su presentación el ictus isquémico muestre una TC normal, el desarrollo tecnológico con una adquisición de imágenes cada vez superior permite reconocer ya en esta primera fase signos precoces de infarto como:

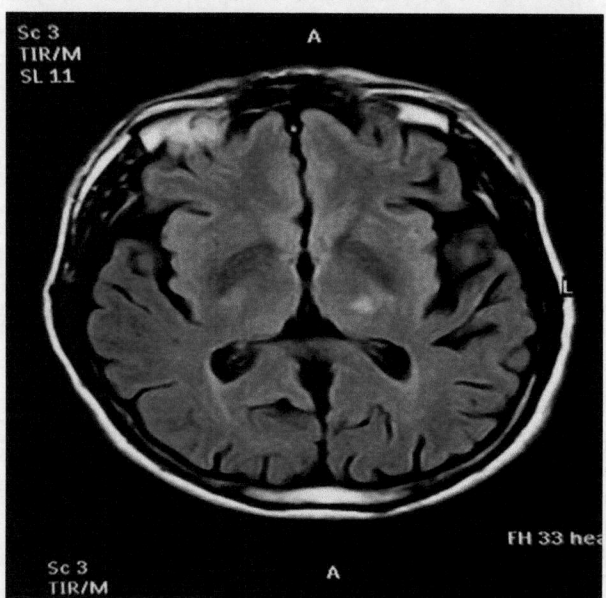

Fig. 33-3 | Resonancia magnética de un infarto lacunar o LACI (*lacunar infarction*).

✔ Hipodensidad focal en los ganglios de la base y en el córtex cerebral: estos territorios son los más sensibles a la isquemia debido a la existencia de vascularización terminal y falta de circulación colateral.

- ✓ Pérdida de la diferenciación entre sustancia gris y sustancia blanca.
- ✓ Borramiento de los surcos de la convexidad: expresión del efecto de masa producido por la presencia de edema cerebral focal.
- ✓ Signo de la arteria cerebral media hiperdensa, por la existencia de trombo o émbolo intravascular.

A pesar de que el origen y significado de estos signos precoces es incierto, la presencia de una hipodensidad establecida en la TC simple debe contraindicar el tratamiento fibrinolítico, si no es posible realizar ningún otro estudio, pues refleja un tejido inviable.

Aun siendo la única prueba necesaria para tomar decisiones respecto al tratamiento de reperfusión dentro de la ventana terapéutica, presenta una serie de limitaciones, como una escasa sensibilidad para la detección de tejido cerebral isquémico en las fases iniciales y la ausencia de capacidad para ofrecer información sobre la vasculatura cerebral.

Por ello, las modernas técnicas de neuroimagen avanzada, como la angio-TC, la TC de perfusión cerebral y la resonancia magnética (RM) cerebral multimodal, complementan la información y ayudan en la toma de decisiones sobre el tratamiento tras la valoración del tejido cerebral potencialmente salvable.

6.2.2. Angiotomografía y tomografía computarizada de perfusión

La angio-TC craneal permite, mediante la administración de contraste endovenoso y la realización de una TC multicorte, la visualización de la vasculatura tanto intracraneal como extracraneal. Este estudio vascular permite valorar la existencia o no de oclusión vascular, su localización y conocer el grado de circulación colateral.

En el caso de la hemorragia intracerebral, nos permitirá conocer las posibles patologías causantes de la hemorragia (aneurismas, malformaciones arteriovenosas, etc.), así como la existencia de extravasación de contraste, lo que se ha relacionado con el crecimiento del hematoma y con el pronóstico.

La TC de perfusión se realiza tras la administración de contraste intravenoso, al mismo tiempo que se monitoriza su paso a través del lecho vascular. Gracias a la relación que existe entre la concentración y atenuación de contraste, y mediante las consolas de trabajo que aplican los algoritmos matemáticos, es posible obtener los mapas de perfusión cerebral. En estos mapas cuantificaremos:

- ✓ **Flujo sanguíneo cerebral:** volumen de sangre que atraviesa una determinada zona cerebral por unidad de tiempo; se mide en mililitros de sangre por 100 gramos de tejido por minuto (mL/100 g/min).
- ✓ **Volumen sanguíneo cerebral:** volumen total de sangre que contiene una determinada zona del cerebro; se mide en mililitros de sangre por 100 gramos de tejido cerebral (mL/100 g).
- ✓ **Tiempo hasta el pico:** tiempo que transcurre desde el inicio de la inyección del trazador hasta que se obtiene el máximo cambio de señal; se mide en segundos.

- ✓ **Tiempo de tránsito medio:** tiempo medio que emplea la sangre desde la entrada arterial hasta la salida venosa; se mide en segundos.
- ✓ **Permeabilidad vascular:** informa sobre la alteración de la barrera hematoencefálica; el paso de contraste a través de esta implicaría su rotura.

La diferencia entre el tiempo hasta el pico y el volumen sanguíneo cerebral permite valorar el tejido viable (lo que se conoce como *mismatch*).

En el caso de que el *mismatch* sea significativo, desde el punto de vista de la neuroimagen el paciente es candidato a tratamiento revascularizador. Esto es de especial utilidad en los pacientes con un tiempo de inicio de la clínica desconocido, los que han sufrido un ictus del despertar y aquellos que han superado la ventana para un tratamiento fibrinolítico endovenoso.

6.2.3. Resonancia magnética craneal

La RM convencional no ha demostrado mayor sensibilidad que la TC en la detección precoz de la isquemia cerebral, pues las secuencias estándar (T1, T2 o FLAIR) no detectan la isquemia aguda. Debido a esto, la RM convencional no debe considerarse una exploración de primera elección en el diagnóstico temprano de la isquemia cerebral.

Sin embargo, la imagen en difusión ponderada (DWI, *diffusion-weighted image*) ha demostrado ser la técnica de neuroimagen más sensible y específica, incluso en fases muy tempranas (pocos minutos tras el inicio de síntoma), y permite identificar tanto el tamaño como la localización de la lesión, así como hacer una estimación de su tiempo de evolución.

La RM por perfusión permite identificar la oclusión de una arteria, siendo aún más precoz que la DWI en la identificación de las lesiones isquémicas agudas, además de permitir valorar el estado de la circulación colateral.

La RM multimodal, que combina estudios de difusión y perfusión, permite detectar diferencias entre el área isquémica detectada por ambas técnicas y tomar decisiones sobre la terapia de reperfusión en base a la viabilidad del tejido valorado a través del porcentaje del *mismatch*.

Si comparamos la RM con la TC, hay que destacar las limitaciones adicionales de la RM, como son su mayor coste, una disponibilidad relativamente limitada, la duración relativamente larga de la prueba, su susceptibilidad a artefactos de movimiento y las contraindicaciones relativas al paciente (claustrofobia, marcapasos cardíacos o implantes de metal).

6.3. Neurosonología

6.3.1. Doppler/dúplex transcaneal

El Doppler/dúplex transcraneal, mediante el efecto Doppler, permite conocer la velocidad del flujo sanguíneo de las arterias intracraneales a través de diferentes ventanas óseas (temporal, occipital y orbitaria, principalmente), con lo que se puede obtener una información rápida, inmediata y de forma no invasiva sobre la existencia y localización de una oclusión o estenosis intracraneal.

No solo se trata de una técnica diagnóstica, sino que también es útil para monitorizar el efecto de los tratamientos fibrinolíticos y potenciar su efecto.

De todos modos, no hay que olvidar dos de sus características que limitan su uso:

✔ Es una técnica operador-dependiente.
✔ Un 10-15 % de los pacientes no poseen una ventana adecuada, porcentaje que se incrementa entre las mujeres de mayor edad.

6.3.2. Doppler de troncos supraaórticos

Su realización a todos los pacientes con ictus isquémico permite valorar la vasculatura cervical (arteria carótida común, externa e interna), siendo posible detectar alteraciones del flujo en estenosis superiores al 50 %.

Es una técnica no invasiva, de fácil realización y que permite una valoración hemodinámica de las lesiones, aunque igualmente se trata de una técnica explorador-dependiente.

7. Tratamiento
7.1. Cadena asistencial del ictus. Código Ictus

El ictus es una urgencia neurológica, lo que implica que la atención y evaluación del paciente con infarto cerebral deba realizarse de manera urgente, para alcanzar un diagnóstico precoz y aplicar el tratamiento adecuado que permita reducir tanto la mortalidad como las secuelas asociadas al mismo.

Este tipo de atención reduce tanto la mortalidad como las complicaciones intrahospitalarias, lo que conlleva un incremento de los pacientes que son independientes tras haber sufrido un ictus. Por lo tanto, la evaluación del paciente con ictus debería llevarse a cabo por expertos en el manejo de esta patología.

Puesto que la mayoría de los pacientes con ictus precisan de ingreso hospitalario, todo paciente con clínica sugestiva debería ser trasladado de manera inmediata a un centro hospitalario que disponga de los recursos para su tratamiento, lo que incluye un circuito y protocolos coordinados con los Sistemas de Emergencias Médicas.

Por ello, en algunas regiones sanitarias y centros hospitalarios se ha implantado un sistema denominado «Código Ictus», en el que, mediante un protocolo de actuación consensuado, los Sistemas de Emergencias Médicas identifican a los pacientes con clínica sugestiva de ictus y los trasladan a los hospitales de referencia con el objetivo de recibir la valoración y el tratamiento de reperfusión si son candidatos a él.

El Ministerio de Sanidad aprobó la «Estrategia Nacional en Ictus», que garantiza el derecho de equidad de todos los ciudadanos españoles a recibir una atención temprana y especializada en caso de sufrir un ictus.

7.2. Unidades de Ictus

En 1996, la Organización Mundial de la Salud y el European Stroke Council, en la Declaración de Helsinborg, afirmaban que la Unidad de Ictus, entendiendo como tal a la unidad específica de cuidados agudos no intensivos para el tratamiento del paciente con ictus, ofrecía el cuidado más efectivo de esta patología.

Varios estudios muestran que el ingreso en las Unidades de Ictus mejora tanto la mortalidad como el resultado funcional si se compara respecto al ingreso en las unidades de hospitalización convencionales. Estas unidades presentan una mayor adherencia a los protocolos de tratamiento, detectando y tratando de manera precoz las complicaciones propias de la patología gracias a que disponen de monitorización continua.

En los casos en los que no se disponga de una Unidad de Ictus, se recomienda la atención por Equipos de Ictus, los cuales están integrados por un grupo multidisciplinario coordinado por un neurólogo y disponen de protocolos de actuación consensuados.

7.3. Tratamiento del ictus en fase aguda
7.3.1. Medidas generales

Existen una serie de cuidados generales en el paciente con ictus que pueden prevenir las complicaciones y mejorar el pronóstico en cuanto a morbimortalidad a medio plazo. Los signos vitales y el estado neurológico del paciente deben ser examinados muy frecuentemente en las primeras 48 horas.

Los principales puntos que hay que tener en cuenta son:

✔ **Vía aérea.** Asegurar su permeabilidad, manteniendo una posición semiincorporada. En cuanto al aporte de oxígeno, solo se recomienda si la saturación de oxígeno en sangre periférica es < 95 %. En caso de coma o compromiso de la función respiratoria (como puede darse en un ictus vertebrobasilar), se recomienda proceder a la intubación orotraqueal y a ofrecer soporte ventilatorio.
✔ **Presión arterial.** La hipertensión arterial es un fenómeno reactivo durante la fase aguda del ictus, por lo que raramente precisa de tratamiento. Este se reserva para aquellos pacientes con presión arterial sistólica > 180 mm Hg o presión arterial diastólica > 105 mm Hg. En el caso de tener que tratarla, se optará por fármacos de vida media corta y efecto predecible y no brusco.
✔ **Fiebre.** Su presencia en la fase aguda se asocia a un peor pronóstico, lo que obliga a su tratamiento de manera agresiva a partir de los 37,5 °C, ya sea con antitérmicos o medidas físicas, además de, obviamente, buscar y tratar su origen.
✔ **Hiperglucemia.** Tanto si el paciente tiene o no diabetes, es común la hiperglucemia durante la fase aguda del ictus. Esta se ha relacionado con un peor pronóstico, por lo que se recomienda mantener la normoglucemia y evitar las soluciones glucosadas, salvo si existe hipoglucemia. El estudio GLIAS mostró que la hiperglucemia > 155 mg/dL en cualquier momento de la evolución se asocia con un peor pronóstico, por lo que se recomienda el tratamiento con insulina con glucemias > 150 mg/dL.
✔ **Nutrición.** Puesto que la nutrición puede estar comprometida debido a la disfagia o al bajo nivel de consciencia, y la desnutrición resultante aumenta el riesgo de aparición de complicaciones, se recomienda el inicio de alimentación en las primeras 48 horas, incluso mediante sonda nasogástrica si es preciso.

✔ **Movilidad y cuidado de la piel.** Para evitar complicaciones ligadas a la misma como trombosis venosa profunda o úlceras por presión, debemos iniciar la movilización en las primeras 24 horas. Además, de cara a mejorar la situación funcional al alta, se debe iniciar el proceso de rehabilitación de forma precoz.

7.3.2. Tratamiento de reperfusión

En la fase aguda del ictus las únicas medidas con beneficio son la atención especializada precoz, el ingreso en una Unidad de Ictus y el tratamiento de reperfusión (sistémico o endovascular).

7.3.2.1. Fibrinólisis intravenosa

Actualmente se dispone de dos fármacos que, infundidos por vía intravenosa, han demostrado su eficacia y seguridad en el ictus isquémico: alteplasa y tenecteplasa.

La alteplasa es un activador recombinante del plasminógeno que cuando se conjuga con la fibrina induce la conversión del plasminógeno en plasmina, facilitando la disolución del coágulo de fibrina. Es el fármaco con mayor calidad de evidencia para el uso en ictus isquémico agudo y el único aprobado de momento para esta indicación por las agencias europeas y españolas del medicamento. Se ha demostrado que los pacientes tratados con alteplasa en ventanas terapéuticas de hasta 4,5 horas tienen hasta un 30 % más de posibilidades de tener una mínima o ninguna discapacidad a los 3 meses frente a placebo, aunque esta ventaja disminuye en un 10 % por cada 30 minutos de retraso. El problema es que hasta una tercera parte de los pacientes que acuden a Urgencias con un ictus tienen un tiempo de evolución de los síntomas desconocido o estos se han detectado al despertar. En los últimos años se han publicado ensayos clínicos que validan el uso de alteplasa más allá de las 4,5 horas en pacientes seleccionados a través de estudios de RM o de neuroimagen avanzada.

La tenecteplasa es una variante de la alteplasa diseñada por bioingeniería para tener mayor especificidad por la fibrina y mayor resistencia a la inactivación por su inhibidor endógeno, en comparación con el tPA natural. La ventaja fundamental es que se administra en un único bolo intravenoso que viene en jeringa precargada, sin que precise de bombas de infusión, disminuyendo así el tiempo de preparación y administración. Aunque la tenecteplasa ha demostrado mejor resultado en términos de recanalización en pacientes candidatos a trombectomía, en el momento actual el grado de evidencia es mayor para el uso de alteplasa sobre tecneteplasa en pacientes no candidatos a trombectomía. Teniendo en cuenta esto, así como los resultados recientemente comunicados del último ensayo clínico en el que se comparan ambos fármacos (Intravenous Alteplase compared to Tenecteplase in Acute Ischemic Stroke, Act RCT), donde la tenecteplasa ha demostrado no inferioridad con respecto a la alteplasa, probablemente asistiremos a la inclusión de la tenecteplasa como fármaco para fibrinólisis sistémica en las próximas guías de tratamiento.

Debemos conocer las indicaciones y las contraindicaciones de la fibrinólisis. Todas ellas tienen diferentes grados de recomendación, en función de la evidencia que recomienda su administración según cada una de las distintas circunstancias que acompañen al paciente.

La dosis de alteplasa es de 0,9 mg/kg, con un máximo de 90 mg, administrando el 10 % de la dosis en bolo durante 1 minuto, y el resto a infundir en 60 minutos.

7.3.2.2. Procedimiento endovascular

La oclusión proximal de un vaso intracraneal importante representa aproximadamente un tercio de todos los ictus de circulación anterior, y la alteplasa solo tiene éxito en la recanalización de un tercio de estos.

El procedimiento endovascular estándar consiste en la realización de un cateterismo arterial, generalmente por vía femoral, aunque también puede hacerse por vía radial o humeral, alcanzando el nivel de la oclusión con un catéter que permite usar diferentes métodos terapéuticos: trombectomía mecánica mediante aspiración o *stent-retriever*, angioplastia con o sin colocación de *stent* o incluso trombólisis intraarterial farmacológica. Se debe realizar con la mayor celeridad posible.

En 2015 se publicaron cinco grandes ensayos clínicos que mostraron el beneficio claro de la trombectomía en las 6 primeras horas desde el inicio de los síntomas en pacientes con ictus isquémico con oclusión de arterias proximales de territorio anterior, lo que la convierte en el tratamiento estándar de atención para estos pacientes. Aquellos que no cumplen los criterios estrictos de estos ensayos aún pueden beneficiarse del tratamiento, aunque con el nivel de evidencia y recomendación más bajo.

Desde 2018 se dispone además de los resultados de dos importantes ensayos clínicos (DAWN y DEFUSE) que demostraron el beneficio de la reperfusión endovascular en período ventana extendida hasta 24 horas en casos seleccionados mediante imagen avanzada.

En algunos casos en los que además de oclusión intracraneal el paciente presenta oclusión carotídea en tándem o estenosis intracraneales, puede ser necesario añadir al procedimiento habitual la realización de una angioplastia extracraneal o intracraneal, con o sin colocación de *stent*, en la fase aguda del ictus.

Si el paciente está recibiendo infusión de rtPA, se continuará con ella hasta completarla.

Al igual que ocurre con la fibrinólisis, el manejo hemodinámico en la reperfusión endovascular adquiere especial relevancia.

En cuanto al manejo de la sedación durante el tratamiento endovascular, también ha habido importante controversia en este sentido, al existir dos propuestas fundamentalmente: sedación mínima o moderada, llamada en la literatura sedación y analgesia de procedimiento (PSA, *procedural sedation and analgesia*), o bien anestesia general y ventilación mecánica. Clásicamente se huía de la anestesia general, a la que se le atribuían peores resultados, en términos de peor resultado funcional y mayor mortalidad. Estos resultados provenían de estudios retrospectivos y metanálisis en los que había claros sesgos de selección, al administrar anestesia general a los pacientes que desde el inicio se presentaban con peor situación clínica e ictus más graves.

En la actualidad, a la luz de la evidencia disponible, el enfoque del manejo de la sedación de estos pacientes debe ser individualizado, aunque esa evidencia nos dice que en principio no hay diferencia en los resultados en términos de resultado funcional ni mortalidad entre utilizar anestesia general o PSA. Incluso podríamos plantear utilizar anestesia general de forma general, ya que sí se ha evidenciado una tasa de reperfusión más elevada en pacientes manejados con este enfoque, aparte de que el neurorradiólogo intervencionista podrá realizar el procedimiento de una forma más cómoda que con el paciente bajo sedación superficial o moderada.

La evidencia que soporta esta recomendación viene derivada en primer lugar de tres ensayos clínicos en los que se aleatorizó a los pacientes con ictus isquémico agudo a recibir PSA o anestesia general, y en los que no se encontró diferencia en los resultados entre ambas propuestas, así como un metanálisis en el que se incluyeron los pacientes de estos tres ensayos clínicos, que encontró incluso resultados favorables a favor del empleo de anestesia general. Por otro lado, un ensayo clínico multicéntrico recientemente publicado, con un importante número de pacientes, refrenda estos resultados, sin encontrar diferencias en cuanto a la mortalidad o al resultado funcional.

Lo que tienen en común todos estos estudios es un protocolo de control hemodinámico muy estricto, y probablemente aquí esté el quid de la cuestión, que el manejo hemodinámico debe ser exquisito, evitando tanto la hipotensión como la hipertensión, así como la variabilidad mantenida en el tiempo.

Durante el procedimiento se realizará una monitorización adecuada mediante electrocardiograma, presión arterial no invasiva cada 3 minutos, pletismografía, frecuencia respiratoria y capnografía.

En caso de que se haya optado por el manejo con PSA, se debe prestar atención a cualquier cambio clínico en el paciente que obligue a pasar al manejo mediante intubación y anestesia general, puesto que estas reconversiones suelen asociar mayor número de complicaciones.

Puntos clave

- La mayoría de los pacientes que sufren un ictus no saben identificar los síntomas. Es importante educar a la población sobre los signos y síntomas del ictus, para que puedan buscar atención médica inmediata y así mejorar el pronóstico.
- El diagnóstico de un ictus es fundamental para establecer su tipología, localización y extensión. Las exploraciones complementarias, especialmente la neuroimagen, son importantes para confirmar el diagnóstico y descartar otras patologías.
- La neuroimagen avanzada, como la TC perfusión o la RM multimodal, es de gran utilidad para valorar el tejido cerebral potencialmente salvable y determinar el tratamiento más adecuado.
- En la fase aguda del ictus, la atención especializada precoz, el ingreso en una Unidad de Ictus y el tratamiento de reperfusión (sistémico o endovascular) son medidas con beneficio demostrado.
- El procedimiento endovascular mediante cateterismo arterial y trombectomía mecánica mediante aspiración o *stent-retriever* ha demostrado beneficios en pacientes con oclusión de arterias proximales.

Bibliografía

Albers GW, Marks MP, Kemp S, et al; DEFUSE 3 Investigators. Thrombectomy for stroke at 6 to 16 hours with selection by perfusion imaging. N Engl J Med. 2018; 378(8):708-8.

Berge E, Whiteley W, Audebert H, et al. European Stroke Organisation (ESO) guidelines on intravenous thrombolysis for acute ischaemic stroke. Eur Stroke J. 2021; 6(1):I-LXII.

Campbell BCV, Ma H, Ringleb PA, et al.; EXTEND, ECASS-4, and EPITHET Investigators. Extending thrombolysis to 4.5-9 h and wake-up stroke using perfusion imaging: a systematic review and meta-analysis of individual patient data. Lancet. 2019; 394(10193):139-147. Erratum in: Lancet. 2020; 395(10241):1906.

Campbell BCV, Mitchell PJ, Churilov L, et al.; EXTEND-IA TNK Investigators. Tenecteplase versus alteplase before thrombectomy for ischemic stroke. N Engl J Med. 2018; 378(17):1573-82.

Demaerschalk BM, Kleindorfer DO, Adeoye OM, et al.; American Heart Association Stroke Council and Council on Epidemiology and Prevention. Scientific Rationale for the Inclusion and Exclusion Criteria for Intravenous Alteplase in Acute Ischemic Stroke: A Statement for Healthcare Professionals from the American Heart Association/American Stroke Association. Stroke. 2016;47(2):581-641.

Ferriero DM, Fullerton HJ, Bernard TJ, et al.; American Heart Association Stroke Council and Council on Cardiovascular and Stroke Nursing. Management of Stroke in Neonates and Children: A Scientific Statement from the American Heart Association/American Stroke Association. Stroke. 2019;50(3):e51-e96

Goyal M, Menon BK, van Zwam WH, et al. HERMES collaborators. Endovascular thrombectomy after large-vessel ischaemic stroke: a meta-analysis of individual patient data from five randomised trials. Lancet. 2016; 387(10029):1723-31.

Langezaal LCM, van der Hoeven EJRJ, Mont'Alverne FJA, et al.; BASICS Study Group. Endovascular therapy for stroke due to basilar-artery occlusion. N Engl J Med. 2021; 384(20):1910-20.

Lees KR, Bluhmki E, von Kummer R, et al; ECASS, ATLANTIS, NINDS and EPITHET rt-PA Study Group. Time to treatment with intravenous alteplase and outcome in stroke: an updated pooled analysis of ECASS, ATLANTIS, NINDS, and EPITHET trials. Lancet. 2010;375(9727):1695-703.

Liu X, Dai Q, Ye R, et al.; BEST Trial Investigators. Endovascular treatment versus standard medical treatment for vertebrobasilar artery occlusion (BEST): an open-label, randomised controlled trial. Lancet Neurol. 2020; 19(2):115-22.

Ma H, Campbell BCV, Parsons MW, et al.; EXTEND Investigators. Thrombolysis guided by perfusion imaging up to 9 hours after onset of stroke. N Engl J Med. 2019; 380(19):1795-803.

Mahawish K, Gommans J, Kleinig T, Lallu B, Tyson A, Ranta A. Switching to Tenecteplase for Stroke Thrombolysis: Real-World Experience and Outcomes in a Regional Stroke Network. Stroke. 2021;52(10):e590-e593.

Marto JP, Kauppila LA, Jorge C, et al. Intravenous thrombolysis for acute ischemic stroke after recent myocardial infarction: case series and systematic review. Stroke. 2019; 50(10):2813-8.

Menon BK, Buck BH, Singh N, et al. Intravenous tenecteplase compared with alteplase for acute ischaemic stroke in Canada (AcT): a pragmatic, multicentre, open-label, registry-linked, randomised, controlled, non-inferiority trial. Lancet. 2022;400(10347):161-9.

Meretoja A, Weir L, Ugalde M, et al. Helsinki model cut stroke thrombolysis delays to 25 minutes in Melbourne in only 4 months. Neurology. 2013; 81(12):1071-6.

Muir KW. Should tenecteplase replace alteplase for acute thrombolysis? Stroke. 2021; 52(3):1091-3.

Nogueira RG, Jadhav AP, Haussen DC, et al.; DAWN Trial Investigators. Thrombectomy 6 to 24 hours after stroke with a mismatch between deficit and infarct. N Engl J Med. 2018; 378(1):11-21.

Nouh A, Amin-Hanjani S, Furie KL, et al.; American Heart Association Stroke Council; Council on Arteriosclerosis, Thrombosis and Vascular Biology; Council on Cardiovascular and Stroke Nursing; Council on Clinical Cardiology; and Council on Lifestyle and Cardiometabolic Health. Identifying Best Practices to Improve Evaluation and Management of In-Hospital Stroke: A Scientific Statement from the American Heart Association. Stroke. 2022;53(4):e165-e175.

Powers WJ, Rabinstein AA, Ackerson T, et al.; American Heart Association Stroke Council. 2018 Guidelines for the Early Management of Patients with Acute Ischemic Stroke: A Guideline for Healthcare Professionals from the American Heart Association/American Stroke Association. Stroke. 2018; 49(3):e46-e110. Erratum in: Stroke. 2018;49(3):e138.

Powers WJ, Rabinstein AA, Ackerson T, et al. Guidelines for the Early Management of Patients with Acute Ischemic Stroke: 2019 Update to the 2018 Guidelines for the Early Management of Acute Ischemic Stroke: A Guideline for Healthcare Professionals from the American Heart Association/American Stroke Association. Stroke. 2019; 50(12):e344-e418. Correction in. Stroke. 2019;50(12):e440-e441.

Renú A, Millán M, San Román L, et al.; CHOICE Investigators. Effect of Intra-arterial Alteplase vs Placebo Following Successful Thrombectomy on Functional Outcomes in Patients with Large Vessel Occlusion Acute Ischemic Stroke: The CHOICE Randomized Clinical Trial. JAMA. 2022;327(9):826-35.

Sandset EC, Anderson CS, Bath PM, et al. European Stroke Organisation (ESO) guidelines on blood pressure management in acute ischaemic stroke and intracerebral haemorrhage. Eur Stroke J. 2021;6(2):XLVIII-LXXXIX.

Sattin JA, Chiong W, Bonnie RJ, Kirschen MP, Russell JA, on behalf of the Ethics, Law, and Humanities Committee, a joint committee of the American Academy of Neurology, American Neurological Association, and Child Neurology Society. Consent Issues in the Management of Acute Ischemic Stroke AAN Position Statement. Neurology. 2022;98:73-9.

Thomalla G, Boutitie F, Ma H, et al.; Evaluation of unknown Onset Stroke thrombolysis trials (EOS) investigators. Intravenous alteplase for stroke with unknown time of onset guided by advanced imaging: systematic review and meta-analysis of individual patient data. Lancet. 2020;396(10262):1574-84.

Thomalla G, Simonsen CZ, Boutitie F, et al.; WAKE-UP Investigators. MRI-Guided Thrombolysis for Stroke with Unknown Time of Onset. N Engl J Med. 2018; 379(7):611-22.

Turc G, Bhogal P, Fischer U, et al. European Stroke Organisation (ESO) - European Society for Minimally Invasive Neurological Therapy (ESMINT) Guidelines on Mechanical Thrombectomy in Acute Ischaemic Stroke. Endorsed by Stroke Alliance for Europe (SAFE). Eur Stroke J. 2019; 4(1):6-12.

34 Hemorragia intracraneal

Y. Peré, E. E. Tejerina Álvarez y J. A. Álvarez Fernández

◤ Orientación para el estudio

Las hemorragias intracraneales, ya sean subaracnoideas, intraparenquimatosas, intraventriculares o subdurales, tienen en común la necesidad de aplicar las medidas generales comunes a cualquier paciente neurocrítico y de realizar pruebas de neuroimagen que identifiquen causas tratables. La precocidad en el tratamiento determinará el pronóstico tanto de supervivencia como de recuperación funcional. La creciente relación de estas patologías con el uso de medicación antiagregante y antiagregante obliga a disponer de pautas y medicamentos adecuados para su reversión.

1. Introducción

Este capítulo se centra en las hemorragias intracraneales (cerebrales, subaracnoideas, intraventriculares y subdurales) que ocurren de forma espontánea, es decir, que no se producen como consecuencia de un traumatismo craneoencefálico ni complicando un procedimiento invasivo del sistema nervioso central. El término «ictus hemorrágico» engloba la hemorragia intracraneal espontánea (HICE) y la hemorragia subaracnoidea aneurismática (HSAa), y se define por una lesión cerebral atribuible a una extravasación aguda de sangre en el parénquima cerebral a partir de la rotura no traumática de un vaso cerebral (HICE), o en el espacio subaracnoideo por la rotura de aneurismas cerebrales o malformaciones vasculares (HSAa). La HICE representa aproximadamente entre el 10 % y el 15 % de todos los ictus, y la HSAa corresponde al 5 % de los mismos, con una mortalidad global que sigue siendo alta (del 30 % al 40 % de los casos) y elevada discapacidad neurológica en los supervivientes, lo que se ha modificado escasamente en los últimos años a pesar de los importantes avances en el diagnóstico y el tratamiento de estas entidades.

2. Hemorragia subaracnoidea

2.1. Introducción

La hemorragia subaracnoidea (HSA) es la salida de sangre hacia el espacio subaracnoideo, localizado entre las capas meníngeas piamadre y aracnoides, que en condiciones normales solo está ocupado por el líquido cefalorraquídeo (LCR) (Fig. 34-1). Esta es una diferencia sustancial con el resto de las hemorragias intracraneales, ya que la HSA interfiere por su localización con el metabolismo y circulación del LCR. Además, en este mismo espacio transcurren las arterias proximales que conforman el polígono de Willis, baña la corteza cerebral y la médula espinal, y puede afectar a los pares craneales.

2.2. Epidemiología

La HSA ocurre en 6-10 de cada 100.000 habitantes, aunque su distribución no es homogénea en todo el mundo, existiendo países como Finlandia o Japón donde la incidencia asciende a más

del doble. Es una enfermedad que mayoritariamente se presenta en adultos jóvenes; sin embargo, cuando sucede en mayores de 65 años, el pronóstico suele ser muy adverso, con alta mortalidad y graves secuelas neurológicas. La HSA es 1,6 veces más frecuente en mujeres.

2.3. Etiología

La causa más frecuente de HSA es la traumática (90 %), pero su relevancia clínica es menor que la de las HSA espontáneas. De las causas no traumáticas, el 90 % de los casos se deben a rupturas de aneurismas arteriales (Tabla 34-1).

2.4. Prevención

Como en otras enfermedades vasculares, existen factores de riesgo modificables y no modificables que favorecen el sangrado de un aneurisma. Entre los modificables se incluyen el tabaquismo, la hipertensión arterial (HTA) y el alcoholismo, y con su tratamiento disminuye el riesgo de HSA. Entre los factores de riesgo no modificables destacan la historia familiar, causas genéticas (p. ej., poliquistosis renal), tratamientos antitrombóticos y el déficit de estrógenos.

En mayores de 20 años la presencia de aneurismas cerebrales es próxima al 5 % (0,2-9,9 %) y el riesgo de ruptura es 6-10 cada 100.000 habitantes. Por lo tanto, aproximadamente, de cada 500 personas portadoras de un aneurisma cerebral, solamente a una

Tabla 34-1. Causas de hemorragia subaracnoidea

Traumáticas (90 %)

No traumáticas (10 %)
- ✔ Ruptura aneurismática (9 %)
- ✔ No aneurismáticas (1 %):
  - ✔ Malformación arteriovenosa
  - ✔ Extensión de un hematoma intraparenquimatoso
  - ✔ Aneurisma micótico
  - ✔ Disección de arterial intracraneales
  - ✔ Abuso de drogas
  - ✔ Angiopatía amiloide
  - ✔ Hemorragia subaracnoidea benigna o perimesencefálica

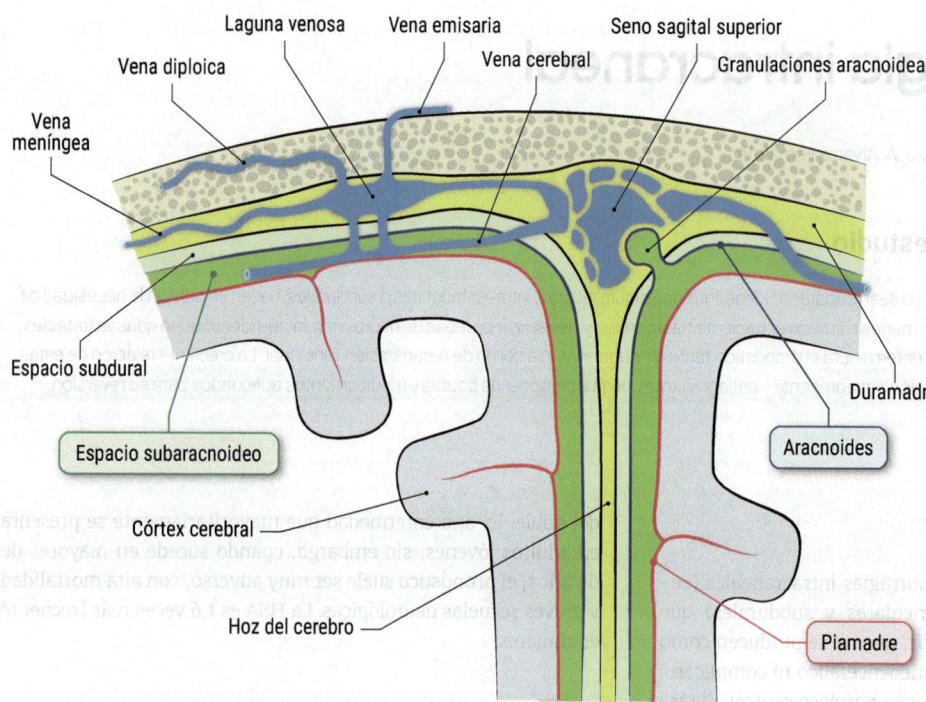

Vena meníngea — Vena diploica — Laguna venosa — Vena emisaria — Seno sagital superior — Vena cerebral — Granulaciones aracnoideas — Espacio subdural — Espacio subaracnoideo — Córtex cerebral — Hoz del cerebro — Duramadre — Aracnoides — Piamadre

Fig. 34-1 | Espacio subaracnoideo (representado en color verde), entre las meninges piamadre (en color rojo, adherida al córtex cerebral) y aracnoides (en color azul, limitando el espacio subdural).

de ellas se le romperá a lo largo de la vida. Es por ello que la prevención secundaria, realizando tratamiento sobre todos los aneurismas hallados de forma incidental, no representa una solución efectiva ni eficiente, ya que proporcionalmente el riesgo del procedimiento terapéutico sería más elevado que el de la ruptura espontánea.

El sangrado es más frecuente en pacientes con aneurismas sintomáticos, pues están expandiéndose y comprimiendo estructuras adyacentes. Los pacientes con sangrado aneurismático son más jóvenes, fuman, beben alcohol y tienen aneurismas con un diámetro > 7 mm, habiendo un ligero predominio de mujeres. Los pacientes sin antecedentes de HSA tienen mayor riesgo de sangrado cuando el aneurisma tiene un tamaño ≥ 10 mm, mientras que si ya hay antecedentes de HSA, el tamaño del aneurisma no influye en el riesgo de un nuevo sangrado. La mortalidad de los pacientes sometidos a cirugía de prevención secundaria es mayor que la de los que presentan un aneurisma no tratado, por lo que intervenir a todo paciente con hallazgo incidental de aneurisma no mejora la mortalidad, y solo se justifica en pacientes con sangrado previo, aneurismas ≥ 10 mm y fumadores menores de 50 años.

Además de los factores de riesgo modificables, el tamaño y la edad, la forma y la ubicación del aneurisma pueden predecir un aumento en el riesgo de ruptura. En la Tabla 34-2 se describen las recomendaciones de las guías de la American Heart Association (AHS) sobre prevención del sangrado aneurismático.

2.5. Diagnóstico

Si bien la mayoría de las veces en la unidad de cuidados intensivos (UCI) se recibe al paciente con el diagnóstico de HSA ya realizado, es muy importante saber diagnosticar no solamente la HSA sino la causa, sobre todo si se trata de un aneurisma, para poder realizar el tratamiento lo más precozmente posible.

El proceso diagnóstico de la HSA puede resumirse en la Fig. 34-2.

2.5.1. Manifestaciones clínicas

La ruptura de aneurismas arteriales es la principal causa de HSA: la sangre se libera bajo presión arterial, por lo que se propaga rápidamente dentro del LCR y aumenta rápidamente la presión intracraneal (PIC). Si el sangrado continúa, sobreviene la muerte o el coma profundo, pero habitualmente el sangrado generalmente dura solo unos segundos, aunque es común que recidive. Con causas de HSA distintas a la ruptura del aneurisma el sangrado es menos abrupto, pero puede continuar durante un período de tiempo más prolongado.

Los síntomas de HSA comienzan abruptamente y ocurren durante la noche en el 30 % de los casos. El síntoma principal es una cefalea intensa y repentina (en el 97 % de los casos), descrita clásicamente como «el peor dolor de cabeza de mi vida», y que se lateraliza hacia el lado del aneurisma en el 30 % de los pacientes. El inicio de la cefalea puede estar asociado a otros síntomas como breve pérdida de consciencia, convulsiones, náuseas, vómitos, déficit neurológico focal o rigidez de nuca. Por lo general, no hay signos neurológicos focales importantes en la presentación, a menos que ocurra sangrado simultáneo en el parénquima cerebral y en el LCR, lo que se denomina «hemorragia meningocerebral».

2.5.2. Neuroimagen

2.5.2.1. Tomografía computarizada

El estudio de elección es la tomografía computarizada (TC) craneal, que aporta unas imágenes hiperdensas (Fig. 34-3).

Tabla 34-2. Recomendaciones de prevención primaria y secundaria de sangrado aneurismático según las guías de la American Heart Association (AHS) de 2012

- ✔ Tratar con medicación la hipertensión arterial para disminuir el riesgo de HSA
- ✔ Se debe evitar el consumo de alcohol y de tabaco para reducir el riesgo de HSA aneurismática
- ✔ Para considerar el riesgo de ruptura del aneurisma, se debe tener en cuenta el tamaño, la ubicación, la edad y el estado de salud del paciente, además del tamaño y las características hemodinámicas
- ✔ Una dieta rica en verduras puede reducir el riesgo de HSA
- ✔ Podría ser razonable estudiar de forma no invasiva a personas con familiares de primer grado con historia de HSA o personas con antecedentes de HSA en la búsqueda de aneurismas nuevos o el rebrote de aneurismas tratados
- ✔ Tras la exclusión de un aneurisma, se recomienda la inmediata realización de un estudio de imagen cerebrovascular para identificar aneurismas remanentes o rebrotes de aneurismas excluidos

HSA: hemorragia subaracnoidea.

La TC craneal tiene una sensibilidad del 95 % para diagnosticar sangrado en el primer día de inicio de los síntomas, pero disminuye al 50 % en la primera semana. Esto puede verse agravado por sangrados de pequeño volumen, anemia o baja definición del equipo utilizado. Por eso hay un grupo de pacientes en los que, sospechando la existencia de una HSA, se realizará una TC y sin embargo no se llegará al diagnóstico, y es en estos casos cuando se debe realizar una punción lumbar para el estudio del LCR.

En una pequeña proporción de pacientes se pueden encontrar falsos positivos de HSA, como son aquellos con antecedentes de contraste intravenoso previo o de patologías como meningitis purulenta, hematoma subdural isodenso o seudo-HSA en casos de parada circulatoria cerebral.

Cuando los síntomas neurológicos son graves, la TC craneal es un estudio que siempre se suele realizar. Sin embargo, algunos registros muestran que uno de cada cuatro pacientes que tienen una HSA diagnosticada consultó previamente en Urgencias por algún síntoma al que no se lo consideró de relevancia. Por otro lado, menos del 1 % de los pacientes que consultan a Urgencias por cefalea tienen una HSA, aunque de los que presentan cefalea intensa, súbita y holocraneana, tendrán sangrado un 10-12 %, por lo que a estos últimos pacientes debería realizárseles siempre una TC craneal.

El llamado Protocolo de Ottawa tiene una sensibilidad del 100 % y una especificidad del 15 % para el diagnóstico de HSA mediante TC. Este protocolo incluye como elegibles para la realización de la TC a pacientes mayores de 16 años, que estén alerta, que presenten cefalea no traumática aguda grave con intensidad máxima dentro de la primera hora de inicio y que cumplan una o más de las siguientes condiciones: *a)* edad > 40 años; *b)* síntomas de dolor o rigidez cervical; *c)* pérdida del conocimiento atestiguada; *d)* comienzo del dolor durante el ejercicio; *e)* dolor de co-

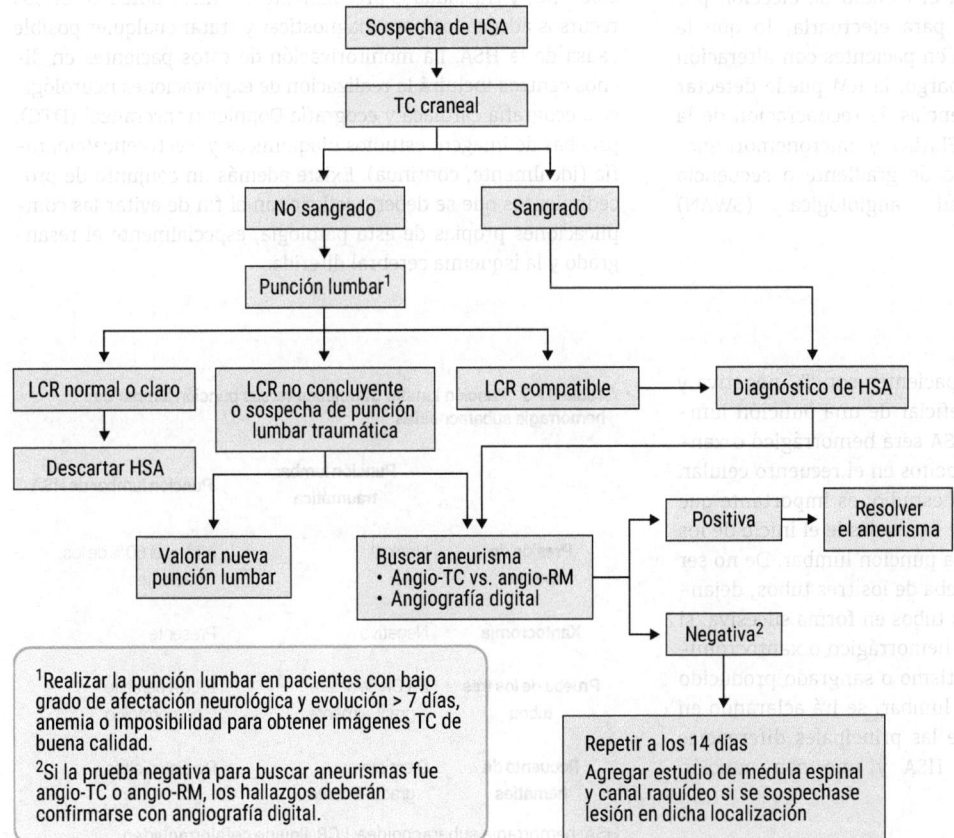

Fig. 34-2 | Diagnóstico de hemorragia subaracnoidea. HSA: hemorragia subaracnoidea; LCR: líquido cefalorraquídeo; TC: tomografía computarizada.

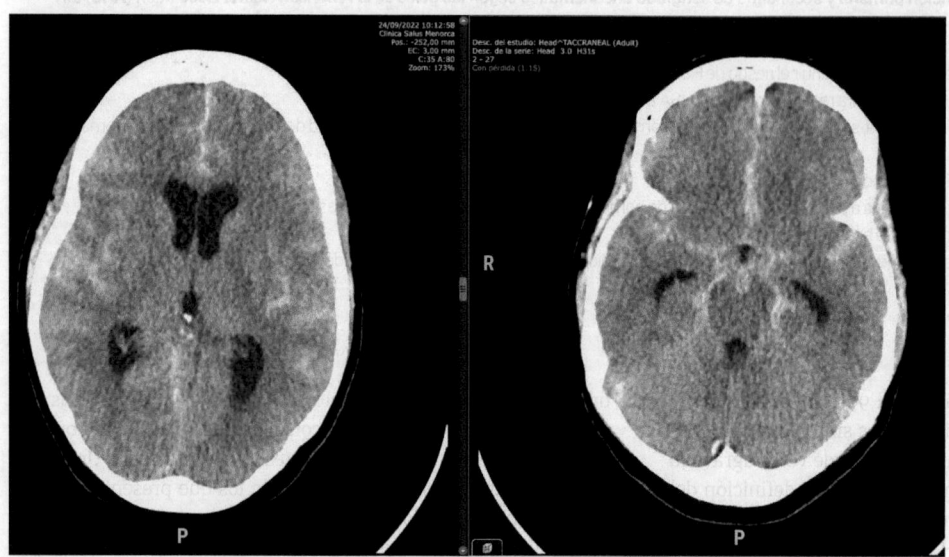

Fig. 34-3 | Tomografía computarizada de una hemorragia subaracnoidea.

mienzo brusco; *f)* limitación de la flexión cervical en el examen físico.

2.5.2.2. Resonancia magnética

Si bien la resonancia magnética (RM) craneal puede identificar una HSA, no se considera el estudio de elección por requerir un tiempo prolongado para efectuarla, lo que la puede hacer difícil su realización en pacientes con alteración del sensorio o agitación. Sin embargo, la RM puede detectar HSA en distintas fases con secuencias de recuperación de la inversión atenuada de fluido (FLAIR) y microhemorragias con secuencias especiales T2 eco de gradiente o secuencia ponderada de susceptibilidad angiológica (SWAN) (Fig. 34-4).

2.5.3. Punción lumbar

Entre el 2 % y el 7 % de los pacientes con TC negativa y sospecha de HSA se pueden beneficiar de una punción lumbar. El LCR de un paciente con HSA será hemorrágico o xantocrómico, con presencia de eritrocitos en el recuento celular. Para aumentar la sensibilidad del estudio, es importante que se deje una ventana de al menos 2 horas desde el inicio de los síntomas hasta la realización de la punción lumbar. De no ser concluyente, se recurrirá a la prueba de los tres tubos, dejando caer gota a gota el LCR en tres tubos en forma sucesiva: si hay HSA, el líquido permanecerá hemorrágico o xantocrómico, pero si se trata de un traumatismo o sangrado producido por el procedimiento de punción lumbar, se irá aclarando en cada tubo. La Tabla 34-3 resume las principales diferencias entre un LCR compatible con HSA y uno con punción traumática.

2.6. Manejo del paciente con hemorragia subaracnoidea

2.6.1. Medidas generales

Los pacientes deberán ser estabilizados (mediante el protocolo ABC) y trasladados precozmente a centros dotados con los recursos adecuados para diagnosticar y tratar cualquier posible causa de la HSA. La monitorización de estos pacientes en dichos centros incluirá la realización de exploraciones neurológicas, ecografía cardíaca y ecografía Doppler transcraneal (DTC), pruebas de imagen, estudios bioquímicos y electroencefalografía (idealmente, continua). Existe además un conjunto de procedimientos que se deben realizar con el fin de evitar las complicaciones propias de esta patología, especialmente el resangrado y la isquemia cerebral diferida.

Tabla 34-3. Punción lumbar traumática versus punción lumbar de hemorragia subaracnoidea

	Punción lumbar traumática	Punción lumbar de HSA
Presión de apertura	Normal	Alta en el 60 % de los pacientes
Xantocromía	Negativo	Presente
Prueba de los tres tubos	El LCR se aclara gradualmente	El LCR persiste hemorrágico
Recuento de hematíes	Disminuye gradualmente	Persisten altos

HSA: hemorragia subaracnoidea; LCR: líquido cefalorraquídeo.

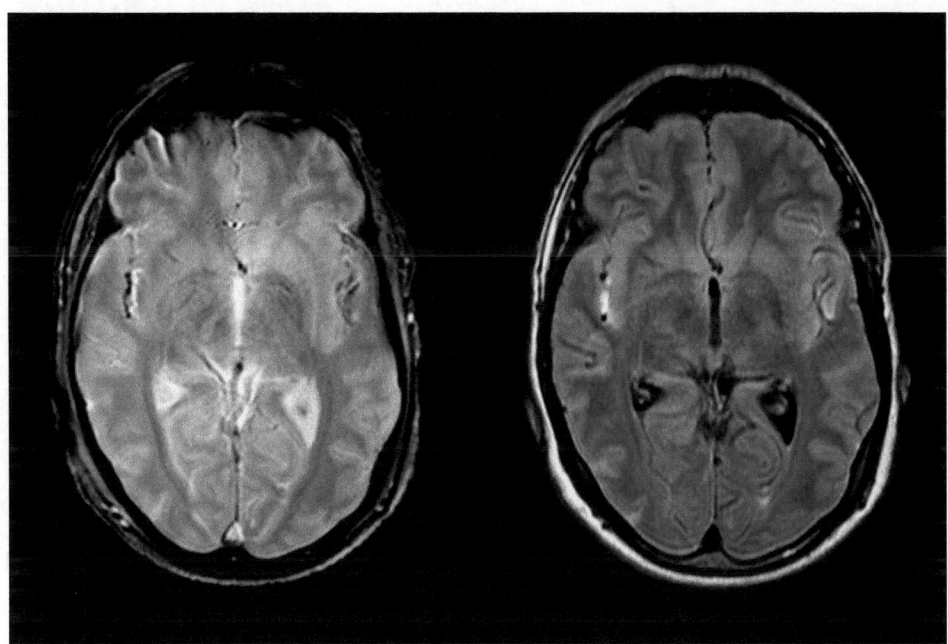

Fig. 34-4 | Tomografía de resonancia magnética que muestra una hemorragia subaracnoidea de predominio en la cisura silviana derecha. Secuencias en T2 eco de gradiente y FLAIR.

2.6.2. Clasificación según escalas de gravedad

Hay varias escalas de clasificación disponibles para la HSA, y su selección se basa en preferencias individuales o institucionales. Ninguna escala es óptima por sí misma para ayudar a dirigir el manejo y detectar cambios clínicos a lo largo del tiempo. Las escalas sirven como pronóstico y predicción de complicaciones, pero no deben utilizarse para decidir la posible limitación del esfuerzo terapéutico en un paciente.

Las escalas para clasificar la HSA se dividen en clínicas, de imagen o combinadas.

2.6.2.1. Escalas clínicas

Las escalas clínicas utilizan el estado neurológico del paciente para clasificar la gravedad de las hemorragias. Las más utilizadas son la de Hunt y Hess de 1968 y la de la World Federation of Neurosurgical Societies (WFNS) de 1988 (Tabla 34-4).

La Escala de Hunt y Hess está basada en el examen neurológico inicial, está muy implantada y es fácil de realizar, con una variabilidad interobservador moderada, pero su terminología es muy subjetiva y las presentaciones atípicas de HSA pueden ser difíciles de clasificar. Aunque en la publicación original fallecieron el 100 % de los pacientes del grado V, esto no se ha confirmado en publicaciones posteriores.

Por su parte, la escala WFNS es sencilla de utilizar y con variables bien definidas para asignar calificaciones, pero utiliza la puntuación de la muy difundida Escala de Coma de Glasgow (GCS) para la valoración del nivel de consciencia, por lo que tiene una gran variabilidad interobservador. De lo mismo adolece la escala de clasificación pronóstica de HSA (*Prognosis on Admission of Aneurysmal Subarachnoid Hemorrhage* o PAASH), conocida desde 1999 y validada en 2008, basada directamente en la GCS y que no ha conseguido extenderse en la práctica clínica.

2.6.2.2. Escalas de imagen

Las escalas de imagen utilizan la apariencia y la cuantificación de la sangre intracraneal en la TC inicial para predecir el riesgo de vasoespasmo cerebral, una de las complicaciones más graves de la HSA. Las más utilizadas son las de Fisher (1980) y la de Fisher modificada (2001).

La Escala de Fisher (Tabla 34-5) es un índice del riesgo de vasoespasmo, pero no del resultado clínico. Ha sido validada prospectivamente y la variabilidad interobservador es excelente.

La Escala de Fisher modificada (Tabla 34-6 y Fig. 34-5) es un índice del riesgo de isquemia cerebral tardía por vasoespasmo tras la HSA y tiene en cuenta el riesgo separado y aditivo del sangrado subaracnoideo y de la hemorragia intraventricular.

Una nueva escala fue propuesta en 2012 por el Instituto Neurológico Barrow (Phoenix, Arizona, Estados Unidos), la *Barrow Neurological Institute Scale* (BNI), basada en el aumento del grosor de la HSA, y resultó ser superior a la Escala de Fisher en la concordancia interobservador e intraobservador y en la predicción del vasoespasmo sintomático, particularmente entre los pacientes de mayor riesgo. Sin embargo, su uso no se ha extendido en la práctica clínica y no se han publicado resultados comparativos con la Escala de Fisher Modificada.

2.6.2.3. Escalas combinadas

Existen, además, escalas que combinan el estado neurológico y el volumen de sangrado en la TC en el momento de la admisión en el hospital. Las más extendidas son la VASOGRADE y la de Ogilvy y Carter.

La escala VASOGRADE incluye tres categorías y utiliza la escala clínica WFNS y la Escala de Fisher modificada (EFm) para predecir el riesgo de isquemia cerebral tardía después de la HSA, asignando un color de acuerdo con la gravedad: verde con WFNS 1 o 2 y EFm 1 o 2; amarillo con WFNS 1 a 3 y EFm 3 o 4; y rojo con

Tabla 34-4. Escalas clínicas de valoración de gravedad en la hemorragia subaracoidea

Hunt y Hess (1968)		World Federation of Neurosurgical Societies (WFNS) (1988)		
Grado	Criterios	Grado	Escala de Coma de Glasgow (GCS)	Déficit motor neurológico
I	Asintomático, mínima cefalea o ligera rigidez de nuca	1	15	No
II	Cefalea moderada o grave, rigidez de nuca y ausencia de déficit neurológico excepto parálisis de pares craneales	2	13-14	No
III	Somnolencia, confusión y déficit neurológico focal leve	3	13-14	Sí
IV	Estupor y hemiparesia moderada a grave	4	7-12	Sí o no
V	Coma profundo y posturas de descerebración	5	3-6	Sí o no

Tabla 34-5. Escala de Fisher (1980)

Grado	Criterios	Probabilidad de vasoespasmo
1	Sangrado no evidente	0%
2	Sangrado difuso o focal < 1 mm	7%
3	Sangrado difuso o focal > 1 mm	35%
4	Sangrado subaracnoideo evidente o no, pero sí intraventricular o intracerebral	21%

WFNS 4 o 5 y cualquier EFm. Los pacientes clasificados como rojos tienen un mayor riesgo de isquemia cerebral tardía al compararlos con los amarillos o los verdes, que tienen riesgos similares menores. Actualmente su empleo no está generalizado.

El sistema de clasificación de Ogilvy y Carter se emplea para predecir el resultado del tratamiento quirúrgico de los aneurismas intracraneales causantes de HSA. Incorpora la edad del paciente, el grado Hunt y Hess, el grado de Fisher y el tamaño del aneurisma (Tabla 34-7). La puntuación total va de 0 a 5, siendo peor el resultado cuanto mayor sea la puntuación. Esta escala tiene una excelente variabilidad interobservador, pues mitiga la subjetividad potencial inherente al sistema de Hunt y Hess al comprimirlo en dos grados (coma o no coma) y también comprime la Escala de Fisher, pero es más compleja de utilizar, requiere

conocer el tamaño del aneurisma y descarta del tratamiento al grado 5 de Hunt y Hess.

2.6.3. Diagnóstico de la etiología del sangrado

El objetivo más importante del paciente con HSA es identificar la causa del sangrado para realizar un tratamiento específico. Para ello, una vez establecido el diagnóstico de HSA, se deberá intentar identificar la causa del sangrado tan pronto como sea posible, ya que, en caso de tratarse una ruptura aneurismática,

Tabla 34-6. Escala de Fisher modificada

Grado	Criterios	Probabilidad de vasoespasmo
0	Sangrado no evidente	0%
1	Sangrado mínimo sin sangrado intraventricular	6%
2	Sangrado mínimo o fino con sangrado intraventricular	15%
3	Coágulo grueso cisternal o en fisuras, sin sangrado intraventricular	35%
4	Coágulo grueso cisternal o en fisuras, con sangrado intraventricular	34%

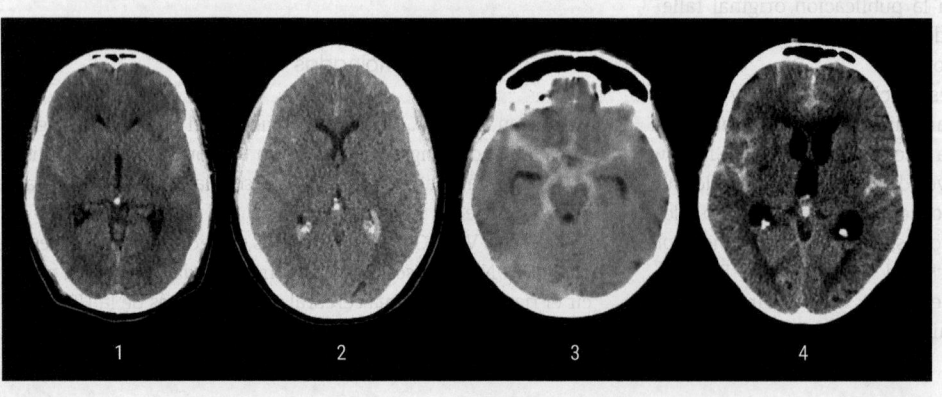

Fig. 34-5 | Escala de Fisher modificada.

Tabla 34-7. Escala de Ogilvy y Carter

Criterio	Puntos
≤ 50 años	0
> 50 años	1
Hunt y Hess grado 0 a 3 (sin coma)	0
Hunt y Hess grado 4 y 5 (en coma)	1
Puntuación de la Escala de Fisher de 0 a 2	0
Puntuación de la Escala de Fisher 3 y 4	1
Tamaño del aneurisma ≤ 10 mm	0
Tamaño del aneurisma > 10 mm	1
Aneurisma gigante de la circulación posterior de ≥ 25 mm	1

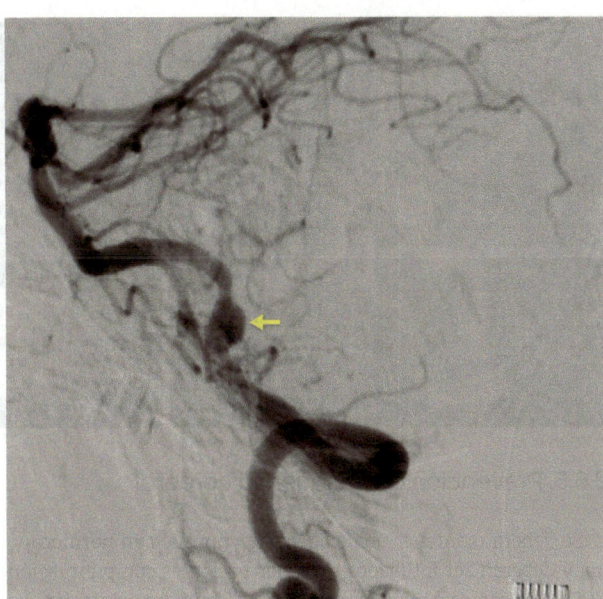

Fig. 34-6 | Angiografía digital que muestra un aneurisma del segmento intracraneal (AV4) de la arteria vertebral izquierda.

la exclusión precoz evitará complicaciones y mejorará el pronóstico.

La prueba de referencia para el diagnóstico de un aneurisma cerebral es la angiografía digital (Fig. 34-6). Sin embargo, como se trata de un estudio invasivo no está libre de complicaciones y no todos los hospitales cuentan con la posibilidad de realizarlo. No obstante, su ventaja radica en la posibilidad de instaurar tratamiento endovascular en el mismo procedimiento diagnóstico. Es por ello por lo que aún se continúa evaluando la sensibilidad y especificidad de otros estudios, así como sus riesgos, con el fin de determinar cuál es el estudio más adecuado para cada paciente.

La angiografía por tomografía computarizada (angio-TC) tiene una sensibilidad del 98 % y una especificidad del 100 % para el diagnóstico de aneurismas cerebrales. Pueden producirse falsos negativos en lesiones menores de 5 mm. Por ello la mayoría de los centros de referencia realizan como primer estudio ante una HSA una angio-TC, dado que se puede realizar de forma precoz, con resultados confiables y mínimos riesgos. También pueden estudiarse mediante angiografía por resonancia magnética (angio-RM), aunque el tiempo de estudio y el no ser superior a la angio-TC la dejan relegada a centros que no tienen disponibles otra opción.

En la Fig. 34-7 se muestran ejemplos de aneurismas con cada una de las pruebas mencionadas.

La neuroimagen puede identificar también un origen no aneurismático de la HSA (Fig. 34-8).

Un primer estudio negativo en busca de aneurisma obligaría a repetir la búsqueda a los 14 días, dado que algunos aneurismas de pequeño tamaño pueden pasar desapercibidos debido a la formación de un trombo hemostático tras el sangrado. No obstante, ante una angio-TC o angio-RM negativas, es mandatorio realizar una angiografía digital.

2.6.4. Prevención del resangrado

La mejor manera de prevenir el resangrado en la HSA es realizar un tratamiento precoz del foco. Hasta que esto se consiga, se deberá interrumpir la administración de cualquier agente anti-trombótico, revertir cualquier anticoagulación y tratar la trombopenia de menos de 100.000/µL. Se evitará la analgesia con antiinflamatorios no esteroideos por su efecto antiagregante plaquetario. La prevención de la trombosis venosa profunda se realizará mediante dispositivos de compresión neumática intermitente. Los agentes antifibrinolíticos como el ácido aminocaproico o el ácido tranexámico no deben usarse de forma rutinaria, aunque algunas guías aún mantienen este último entre sus recomendaciones de manejo inicial de la HSA aneurismática en pacientes con retraso inevitable en el tratamiento del foco, administrando 1 g intravenoso en bolo seguido de una infusión continua de 1 g cada 8 horas y manteniéndolo hasta un máximo de 72 horas.

El control de la HTA y el mantenimiento de una normovolemia son las principales medidas preventivas complementarias:

✓ Se acepta en la actualidad que deben evitarse cifras de presión arterial sistólica (PAS) > 140 mm Hg en pacientes en los que el foco de sangrado aún no fue tratado. Se deben utilizar fármacos antihipertensivos intravenosos y orales para lograr los objetivos de PAS, siendo de elección labetalol, nicardipino, clevidipino o enalapril. Se desaconseja usar fármacos vasodilatadores intravenosos como el nitroprusiato o la nitroglicerina porque pueden aumentar el volumen sanguíneo intravascular cerebral, favoreciendo el sangrado y aumentando la PIC.

✓ Para mantener la volemia se debe utilizar suero salino al 0,9 %, buscando la consecución de un flujo urinario suficiente y de unos iones en valores normales. Se debe tener especial atención al valor de sodio plasmático, ya que la hiponatremia puede causar edema cerebral con el consecuente aumento de la PIC y la disminución de la presión de perfusión cerebral (PPC). La forma de monitorizar la volemia dependerá de la disponibilidad de cada UCI, siendo opciones posibles los procedimientos ecográficos o los cateterismos invasivos.

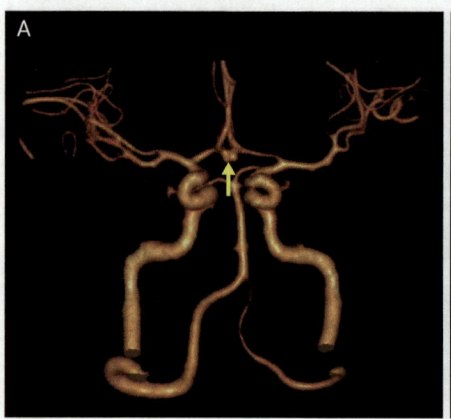 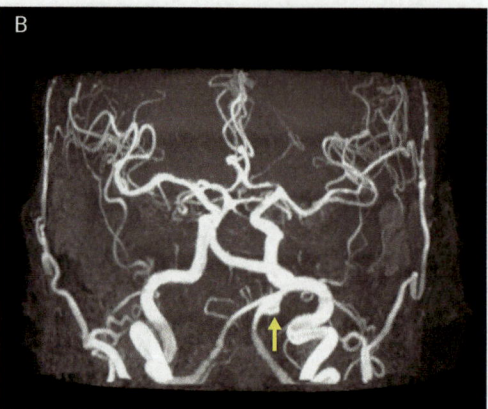

Fig. 34-7 | A. Angio-TC con aneurisma bilobulado de la arteria comunicante anterior (ACoA). B. Angio-RM con aneurisma de la arteria vertebral izquierda (AV4).

2.6.5. Prevención de la isquemia cerebral

Se deberá mantener una oxigenación normal con normocapnia y deberán ser intubados todos los pacientes con puntuación GCS < 9 o con caída de 3 puntos desde la primera valoración. La hipoxemia y el efecto vasoconstrictor de la hipocapnia favorecerán la isquemia. De requerirse hipercapnia permisiva, los valores de pH deberán ser normales. Se deberá evitar la hipotensión, siendo prioritario asegurar una PPC normal desde el primer contacto con el paciente, pues disminuye el riesgo de secuelas neurológicas por daño secundario. Si es necesario, se deberá utilizar una perfusión intravenosa de noradrenalina para lograr el objetivo de PPC. La hemoglobina se mantendrá > 8 mg/dL. Los controles térmico y metabólico serán los habituales en los enfermos neurocríticos, tratando la hipertermia para disminuir el consumo cerebral de oxígeno y evitar el edema cerebral con aumento de la PIC y descenso de la PPC. Las glucemias se intentarán mantener en rangos normales (140-180 mg/dL).

Siguiendo la evidencia disponible, no se recomienda la administración preventiva de magnesio ni de antiepilépticos, aunque la opinión de expertos ha sido con frecuencia favorable a su utilización. Se debe tratar la hipomagnesemia, pues valores por debajo de lo normal se asocian a peor pronóstico por favorecer la aparición de vasoespasmo. De aparecer convulsiones, serán tratadas con fármacos adecuados, evitando el uso de fenitoína,

pues se ha relacionado con un peor pronóstico neurológico y cognitivo.

La realización de una DTC de forma diaria es de gran utilidad para detectar precozmente el vasoespasmo, tanto en pacientes en coma farmacológico como en aquellos que aún no desarrollaron síntomas pero que podrán desarrollarlos e incluso evolucionar a isquemia en caso de no tratarse.

La PIC se monitorizará en aquellos pacientes que se encuentran con mal grado neurológico en los que el control clínico no es suficiente como predictor de aumentos de la PIC. Puede medirse de forma no invasiva mediante la medición ecográfica del diámetro de la vaina del nervio óptico (DVNO) y de forma invasiva mediante catéteres insertados. En pacientes con hidrocefalia que requieran catéter de derivación ventricular externa, este puede utilizarse también para medir la PIC.

El tratamiento farmacológico específico con nimodipino ha demostrado mejorar el pronóstico funcional de los pacientes con HSA, sin que se haya observado una reducción concluyente en la aparición radiológica de vasoespasmo. Este beneficio se asume que es debido a su efecto protector en la unidad neurovascular. El nicardipino ha demostrado reducir un 30 % las cifras de vasoespasmo, sin que redunde en un beneficio funcional para los pacientes. La dosis de nimodipino es 60 mg administrados cada 4 horas por vía oral o enteral dentro de las 48 horas de iniciados los síntomas, y el tratamiento debe mantenerse por 21 días. La vía intravenosa es igualmente efectiva, pero debe realizarse bajo su-

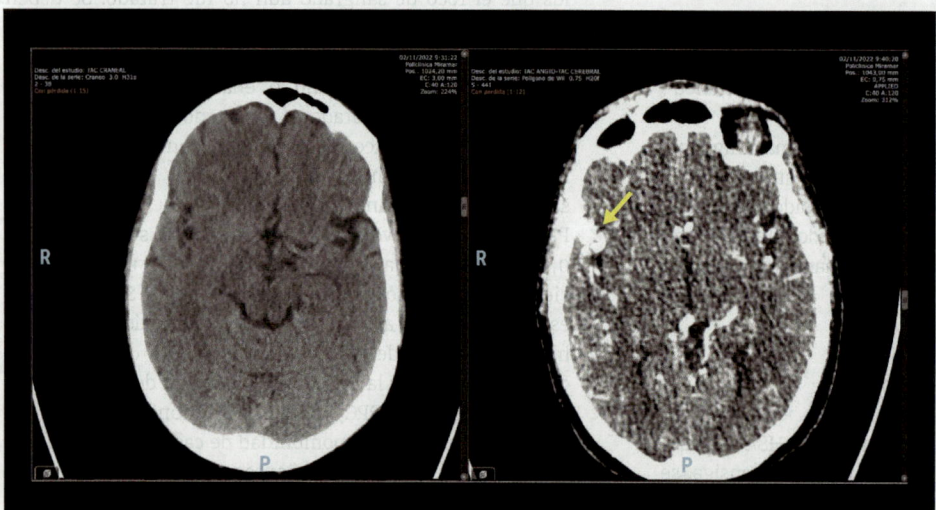

Fig. 34-8 | Hemorragia subaracnoidea de grado Hunt-Hess 1 y Fisher modificada 1 en la tomografía computarizada craneal. La angio-TC muestra la existencia de una malformación arteriovenosa (flecha).

pervisión estricta, ya que puede producir descensos bruscos de la presión arterial con la consecuente hipoperfusión cerebral e isquemia.

2.6.6. Tratamiento del foco de sangrado

El objetivo más importante en la HSA aneurismática es tratar el aneurisma, ya sea por clipaje quirúrgico o por embolización endovascular mediante espirales (*coils*). La decisión de la técnica a emplear será del equipo de neurocirujanos y neurointervencionistas, en función del estado del paciente y de las características anatómicas de la lesión, siendo habitual que sean quirúrgicos los aneurismas de gran tamaño con entrada muy ancha o fácilmente accesibles por su localización muy periférica (Fig. 34-9).

El tratamiento se debería realizar idealmente en las primeras 24 horas de evolución, con independencia de la gravedad clínica inicial. La única excepción razonable serían aquellos pacientes en los que se plantea la limitación del esfuerzo terapéutico por ausencia de reflejos troncoencefálicos o comorbilidad patológica terminal.

2.7. Complicaciones de la hemorragia subaracnoidea aneurismática

2.7.1. Resangrado

El resangrado es una de las complicaciones que pueden aparecer más precozmente en la HSA, de manera que un paciente clasificado según la escala elegida (p. ej., Hunt-Hess) tras el ictus inicial, después del resangrado pueda empeorar rápidamente su grado neurológico y aparecer nuevas hemorragias en la neuroimagen. El mayor riesgo se produce durante las primeras 6 a 12 horas, cuando el coágulo hemostático es menos estable, existiendo un riesgo cercano al 13 % de resangrado en las primeras 24 horas. Se estima que el riesgo posteriormente es cercano al 50 % en los primeros 6 meses en la HSA aneurismática con aneurisma no tratado.

Los pacientes con mayor riesgo de resangrado son los que han sufrido mayor tiempo de espera hasta el tratamiento del aneurisma, un peor estado neurológico al ingreso, un tamaño de aneurisma más grande (especialmente si es > 12 mm), una PAS más alta, presencia de sangre intracerebral o intraventricular, hidrocefalia aguda o mal manejo de un drenaje ventricular externo (por exceso de volumen o velocidad del drenaje). La frecuente realización de maniobras de Valsalva, provocadas por los vómitos, son también favorecedoras. Parece que el resangrado es más frecuente en el sexo femenino y también cuando se realiza angiografía digital con contraste en las primera 3 horas del ictus.

Las HSA que estuvieron precedidas de un «aviso clínico» («hemorragia centinela») o que en la prueba de neuroimagen muestran sangrados de diferente antigüedad cursan con mayor gravedad, pues en realidad ya constituyen un resangrado.

Una vez que se ha producido el resangrado, no hay medidas específicas distintas que realizar, salvo que se indique la realización urgente de una cirugía descompresiva por aumento descontrolado de la PIC.

2.7.2. Vasoespasmo e isquemia cerebral diferida

El vasoespasmo es la complicación más frecuente de la HSA. El 60 % de los pacientes con HSA mostrará vasoespasmo por angiografía, aunque solo el 30 % desarrollará manifestaciones clínicas y solo el 15 % tendrá consecuencias graves por esta complicación. Hay un mayor riesgo de vasoespasmo en las HSA con mayor afectación neurológica, mayor duración del período de inconsciencia (de haberse producido), mayor cantidad de sangre en el espacio subaracnoideo y en las cisternas, y presencia en los ventrículos laterales, edad < 50 años, hiperglucemia y localización del aneurisma en la arteria carótida interna o en la arteria comunicante anterior. Una baja velocidad de aclaramiento de la sangre en el espacio subaracnoideo se relacionará también con un mayor riesgo de vasoespasmo.

La presentación del vasoespasmo comienza clásicamente a partir del cuarto día de sangrado y puede verse hasta el día 21º, donde tiende a disminuir espontáneamente. Sin embargo, las HSA relacionadas con grave afectación neurológica inicial o aneuris-

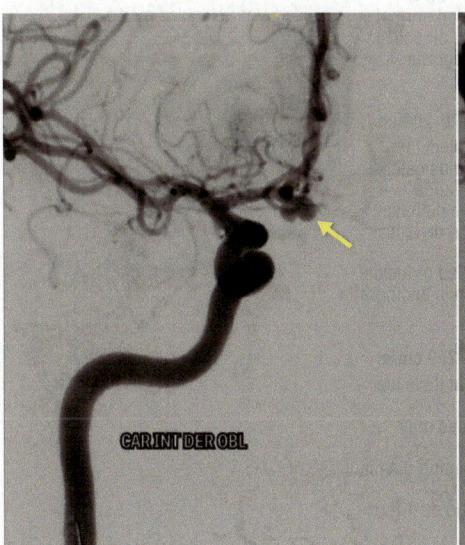
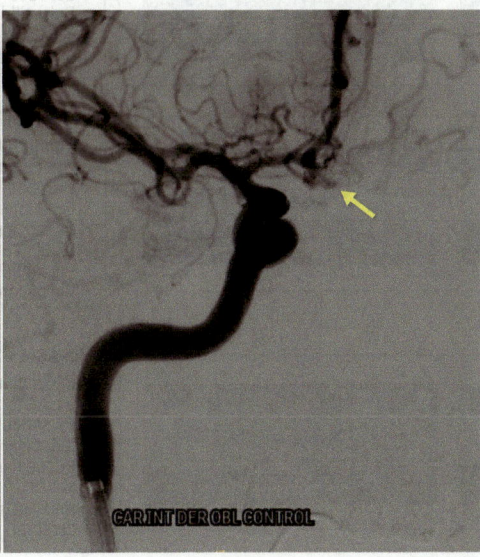

Fig. 34-9 | Tratamiento endovascular de un aneurisma cerebral.

mas de gran tamaño pueden presentar vasoespasmo sintomático más precoz, incluso transcurridas 24-48 horas.

Las manifestaciones clínicas del vasoespasmo son muy variadas e inespecíficas: cefalea, febrícula, deterioro neurológico, trastornos conductuales, diabetes insípida, aparición de déficit motor nuevo o empeoramiento del ya instalado.

El diagnóstico puede realizarse mediante diferentes técnicas, siendo la principal el DTC. El vasoespasmo es una alteración hemodinámica focalizada en una o varias arterias del círculo de Willis y caracterizada por un aumento de la velocidad media (Vm) del flujo sanguíneo, con descenso de su pulsatilidad. Su detección con DTC es altamente precisa en el caso de la arteria cerebral media, pero no tanto en los demás vasos. Según los hallazgos del DTC, el vasoespasmo se clasifica en función de la Vm como (Fig. 34-10):

✔ **Leve:** aumento de la Vm hasta 120 cm/s, lo que indica una reducción de la luz del vaso < 25 %, que no es visible al realizar una angiografía.
✔ **Moderado:** aumento de la Vm entre 120 y 200 cm/s, con turbulencias y ruidos musicales a ambos lados de la línea de base, que representa una reducción de la luz del 25-50 %, ya visible en la angiografía.
✔ **Grave:** aumento de la Vm > 200 cm/s, que representa una reducción > 50 % de la luz arterial y un riesgo inminente de infarto cerebral.

Cuando el grado de vasoespasmo está próximo a la oclusión total del vaso, las Vm tienden a descender con reascenso de su pulsatilidad, dando una falsa sensación de mejoría.

El DTC debe formar parte del seguimiento diario del paciente con HSA, pues puede mostrar vasoespasmo aun antes de que el paciente tenga síntomas y es una muy buena herramienta de seguimiento. Como puede apreciarse en el ejemplo de la Fig. 34-11, cuando una prueba de flujo tan precisa como la tomografía por emisión de fotón único (SPECT) es todavía completamente normal, los cambios pueden ser detectados precozmente con el DTC,

que ya muestra una Vm anormal (107 cm/s), indicativa de vasoespasmo leve. Cuando la SPECT comienza a detectar pequeñas diferencias, el DTC detecta fácilmente un vasoespasmo moderado y casi grave. Los cambios que son claramente visibles en la SPECT se relacionan con Vm indicativas ya de vasoespasmo muy grave.

En ocasiones, el aumento de las Vm se producirá en un escenario de aceleración o descenso del flujo sanguíneo por otra causa, como sucede en el edema cerebral (con pulsatilidad muy aumentada) o en la anemia (con pulsatilidad muy disminuida). En estos casos, o en caso de duda por cualquier motivo, la confirmación del vasoespasmo puede realizarse mediante el denominado «índice hemisférico de Lindegaard» (IL), que es el cociente entre la Vm en la arteria cerebral media y la Vm en la arteria carótida interna extracraneal homolateral: un valor del IL < 3 descarta vasoespasmo, > 3 indica vasoespasmo moderado y > 6 indica que el vasoespasmo será grave (Fig. 34-12).

En aquellos pacientes con sospecha clínica de vasoespasmo pero DTC negativo, y en todos los pacientes con Vm > 120 cm/s en el DTC (con o sin clínica neurológica), se deberá confirmar la presencia de vasoespasmo angiográfico realizando una prueba de neuroimagen (Fig. 34-13), siendo de elección la TC con perfusión (con una sensibilidad diagnóstica del 74 % y una especificidad del 93 %) o la angio-TC (con una sensibilidad del 80 % y una especificidad del 93 %), y recurriéndose solo a la angiografía digital con contraste de no disponerse de las anteriores o de radiólogos expertos en su realización e interpretación.

Debe hacerse una distinción importante entre el vasoespasmo angiográfico, que se observa en el 30-70 % de los angiogramas realizados en pacientes asintomáticos el séptimo día después de la HSA, y el vasoespasmo clínico (DTC o sintomático), que se observa en el 20-30 % de los pacientes y que es el que realmente se asocia con deterioro clínico y presagia un peor pronóstico. Estos dos tipos de vasoespasmo no siempre son coincidentes. Mientras que no se recomienda el tratamiento sistemático del vasoespasmo angiográfico asintomático aislado, salvo que sea grave (reducción de la luz arterial > 50 %), el vasoespasmo clínico (DTC o sintomático) siempre deberá tratarse.

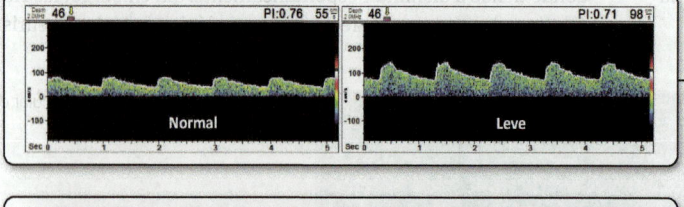

Vm ACM < 120 cm/s:
- Reducción de la luz del vaso < 25 %
- Pulsatilidad normal
- No visible al realizar una angiografía

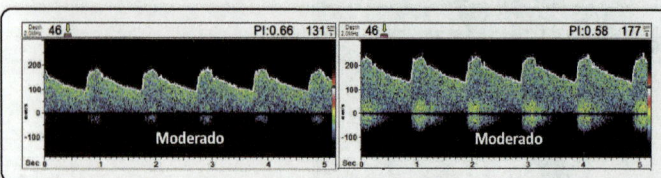

Vm ACM 120-200 cm/s:
- Con turbulencias y ruidos musicales a ambos lados de la línea de base
- Reducción de la luz 25-50 %
- Pulsatilidad reducida
- Visible en la angiografía

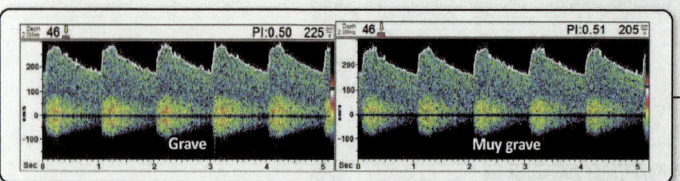

Vm ACM > 200 cm/s:
- Reducción de la luz > 50 %
- Pulsatilidad muy reducida
- Puede llegar a disminuir la Vm
- Alto riesgo de infarto cerebral

Fig. 34-10 | Clasificación del vasoespasmo en la arteria cerebral media en función de la velocidad media. ACM: arteria cerebral media; PI: índice de pulsatilidad; Vm: velocidad media.

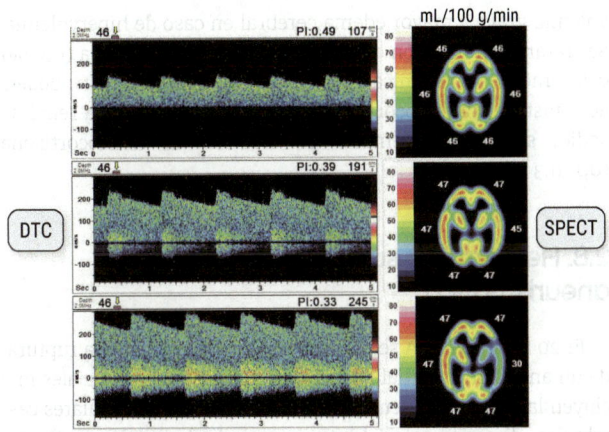

Fig. 34-11 | Evolución de la velocidad media en la arteria cerebral media y la pulsatilidad con su representación en una prueba estándar de flujo sanguíneo (SPECT). DTC: ecografía Doppler transcraneal; PI: índice de pulsatilidad; SPECT: tomografía por emisión de fotón único.

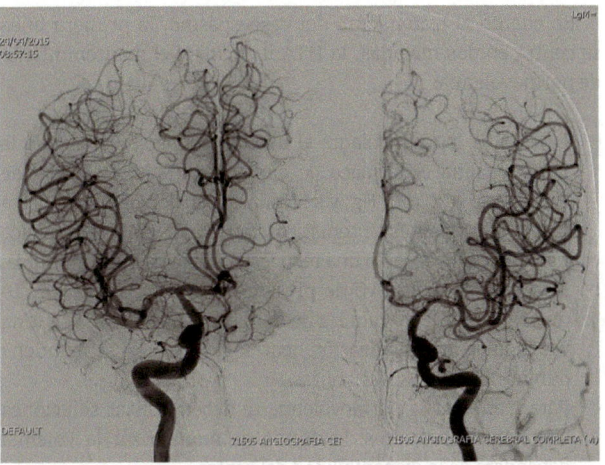

Fig. 34-13 | Vasoespasmo angiográfico de predominio izquierdo y más llamativo en la circulación anterior. Paciente con hemorragia subaracnoidea extensa. No se evidencian aneurismas.

La fisiopatología del vasoespasmo es multifactorial, interviniendo mecanismos muy complejos, que podrían resumirse en tres:

✓ La oxihemoglobina liberada por la ruptura de los eritrocitos produce mediadores que liberan sustancias vasoconstrictoras y se une además al óxido nítrico (vasodilatador), inactivándolo.

✓ La ruptura del endotelio genera activación y agregación de plaquetas y leucocitos con liberación de moléculas de adhesión. Estos leucocitos terminan por infiltrar el endotelio y la capa media. Con el transcurso de los días se genera edema de la pared vascular e infiltración por células plasmáticas, lo que provoca fibrosis subintimal.

✓ La hipoperfusión e isquemia producen liberación de endotelina (vasoconstrictora) en la microcirculación.

El vasoespasmo incluye un componente funcional y otro estructural. El componente funcional suele aparecer en los primeros días del sangrado y se puede mejorar optimizando la volemia y, de ser necesario, aumentando la presión arterial con fármacos vasopresores como la noradrenalina. Sin embargo, en algunos pacientes, a medida que se aproxima el día 14º desde el sangrado, se observa que este tratamiento deja de ser efectivo y se instala el fenómeno de vasoespasmo con síntomas clínicos y manifestaciones en las neuroimágenes. Esto se debe a que la capa íntima de la arteria va modificando su estructura, adoptando una conformación más rígida. Es este segundo grupo de pacientes el que más puede beneficiarse del tratamiento endovascular.

Las consecuencias del vasoespasmo son disminución de la disponibilidad de oxígeno y glucosa, alteración de la autorregulación arterial cerebral, isquemia e infarto cerebrales. Sin embargo, como consecuencia de la HSA, algunos pacientes sufren fenómenos isquémicos no explicados por vasoespasmo de las grandes arterias cerebrales o en localizaciones no relacionadas con la HSA. A este fenómeno se le ha denominado «isquemia cerebral tardía», e incluye síntomas neurológicos de características isquémicas que persisten por más de 1 hora y que no pueden vincularse a otra causa (fiebre, hiponatremia, fármacos, etc.), y coinciden con signos de isquemia en las pruebas de neuroimagen. Las causas de esta isquemia cerebral tardía pueden ser vasoespasmo no registrado, disfunción microcirculatoria, microtrombosis, despolarización cortical o daño cerebral temprano.

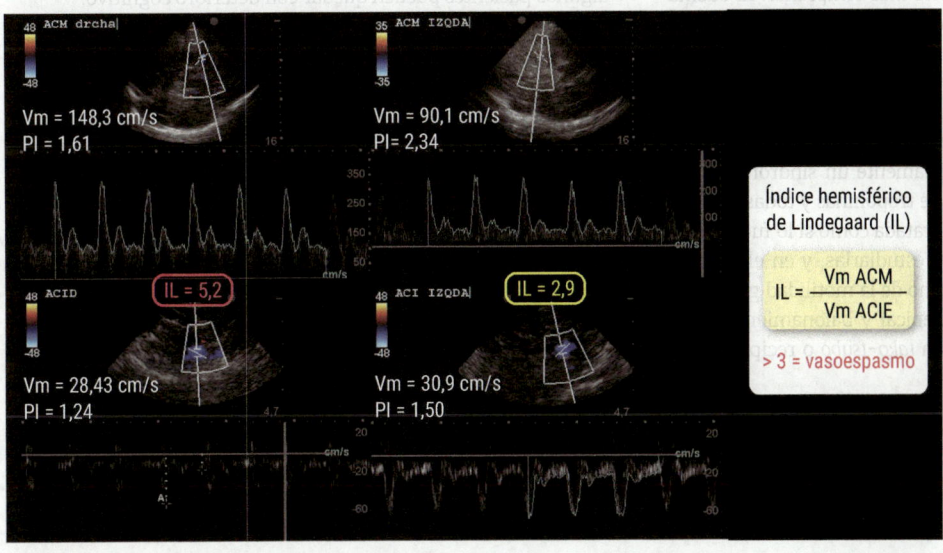

Fig. 34-12 | Índice hemisférico de Lindegaard en un paciente con edema cerebral. ACIE: arteria carótida interna extracraneal; ACM: arteria cerebral media; IL: índice hemisférico de Lindegaard; PI: índice de pulsatilidad; Vm: velocidad media.

En cuanto al tratamiento del vasoespasmo, la primera línea se centra en dos medidas: la HTA inducida y el mantenimiento de normovolemia:

- La HTA se logra mediante el uso de vasopresores, siendo la noradrenalina el fármaco de elección. El objetivo inicial de PAS de 160-180 mm Hg, y se titula en función de la respuesta clínica en pacientes sintomáticos con exploración neurológica fiable. Si no se observa una respuesta adecuada en 30 minutos, se aumenta el objetivo de presión hasta un máximo de 120 mm Hg de PPC, 140 mm Hg de PAM y 220 mm Hg de PAS. Una vez lograda la estabilización neurológica, la HTA se mantiene durante al menos 24-48 horas.
- Para mantener la normovolemia se deben utilizar soluciones cristaloides isotónicas. La forma de monitorizar la volemia dependerá de la disponibilidad del centro.

Cuando la primera línea de tratamiento no es efectiva, o cuando existen contraindicaciones para su utilización, se debe recurrir al tratamiento endovascular, pudiendo realizarse bien una angioplastia con balón (generalmente se reserva para los vasos ≥ 2,0 mm) o bien la administración intraarterial de vasodilatadores.

2.7.3. Otras complicaciones

Además de la hiperglucemia y la fiebre de origen central, comunes con el resto de las lesiones cerebrales y predictoras de peor pronóstico, en la HSA pueden producirse complicaciones encefálicas, cardiovasculares y electrolíticas.

La hipertensión intracraneal, por hidrocefalia o edema cerebral, deberá ser tratada de forma habitual. Las convulsiones o el estado epiléptico no convulsivo tienen mayor incidencia en pacientes con sangrados extensos y en aquellos con hematomas corticosubcorticales, pero no justifican la administración preventiva de antiepilépticos, aunque sí intentar su detección y tratamiento tempranos.

Existe una alta incidencia de alteraciones electrocardiográficas inespecíficas y de arritmias cardíacas en el paciente con HSA, pero solo un 4 % presentan arritmias de relevancia clínica, como taquicardia ventricular, torsión de puntas o asistolia, si bien podrían justificar algunas de las muertes más tempranas. El edema agudo de pulmón neurogénico se cree que lo presenta uno de cada cinco pacientes, pero su incidencia está disminuyendo desde que se desaconsejó la hipervolemia como parte del tratamiento de la HSA, lo cual hace cuestionar su verdadera etiología. La disfunción sistólica ventricular izquierda reversible, también llamada «miocardiopatía por estrés», simula plenamente un síndrome coronario agudo con marcada elevación de troponinas y todas sus posibles complicaciones, debiendo ser tratada como si lo fuera, pero no presentará lesiones coronarias al estudiarlas, y en el ecocardiograma es característico un trastorno de la motilidad global del ventrículo izquierdo con discinesia apical y balonamiento de la punta del corazón, que recuerda a un *tako-tsubo* o recipiente japonés para pescar pulpos.

La hiponatremia se presenta en uno de cada tres pacientes con HSA. Puede ser poliúrica e hipovolémica en relación con un síndrome pierde-sal renal de origen cerebral, o normovolémica en relación con un síndrome de secreción inadecuada de hormona antidiurética. Puede provocar diminución de la PPC si hay hipo-

volemia grave y mayor edema cerebral en caso de hipervolemia. Se tratará con infusión de solución fisiológica isotónica (0,9 %) o levemente hipertónica (3 %), y, si es necesario, se pueden administrar mineralocorticoides para frenar la pérdida renal de sodio, siendo el fármaco de elección la fludrocortisona (0,1-0,3 mg/24 h).

2.8. Hemorragia subaracnoidea no aneurismática

El 20 % de las HSA se deben a una causa distinta a la ruptura de un aneurisma arterial intracraneal. Las causas potenciales incluyen la HSA perimesencefálica, malformaciones vasculares cerebrales, disección arterial intracraneal, síndrome de vasoconstricción cerebral reversible, trombosis venosa cerebral, angiopatía amiloide cerebral (AAC), traumatismo menor o insospechado y causas espinales (malformación vascular, aneurisma o tumor).

Las características clínicas y el manejo de estas situaciones serán similares a los de la HSA aneurismática, debiendo considerarse esta causa hasta que se descarte razonablemente.

Una entidad especial es la HSA perimesencefálica (también llamada «prepontina»), que representa cerca del 10 % de los casos de HSA y la mitad de los casos de HSA no aneurismática. Se define como aquella HSA en la que el sangrado se localiza inmediatamente anterior al mesencéfalo o protuberancia, con posible extensión a cisternas perimesencefálicas, foramen magno, parte proximal de la cisura interhemisférica y parte basal de la cisura silviana. El sangrado en los ventrículos laterales suele estar ausente o ser de poca cuantía (Fig. 34-14).

Las pruebas de neuroimagen empleadas para establecer el diagnóstico deben haber sido realizadas dentro de las primeras 72 horas de producido el ictus y no debe confundirse la HSA perimesencefálica con la HSA con estudios negativos. Se ha especulado con la posibilidad de que no sea realmente un sangrado arterial, sino venoso o microvascular, tratándose en realidad de una emergencia hipertensiva con daño encefálico, lo que podría apoyarse en la presencia sistemática de cifras muy altas de PAS y en la frecuente observación de signos directos o indirectos de edema cerebral.

La HSA perimesencefálica suele tener buen pronóstico, aunque algunos pacientes pueden quedar con deterioro cognitivo.

Las medidas de soporte en la HSA perimesencefálica son similares a las utilizadas en los demás pacientes con HSA. Las complicaciones se presentan en porcentajes muy inferiores a los observados en los sangrados de causa aneurismática. El riesgo de resangrado es inferior al 1 %, por lo que, si esta complicación aparece, estará indicado realizar un nuevo estudio para tratar de identificar un aneurisma que no se haya visualizado previamente.

2.9. Pronóstico de los pacientes con hemorragia subaracnoidea

La HSA tiene una elevada mortalidad y morbilidad:

- El 20 % de los pacientes con HSA fallecen antes de recibir asistencia médica, probablemente por arritmias malignas y parada cardíaca. De los que llegan con vida al hospital, un 30 % no sobrevivirá a la hospitalización como consecuencia

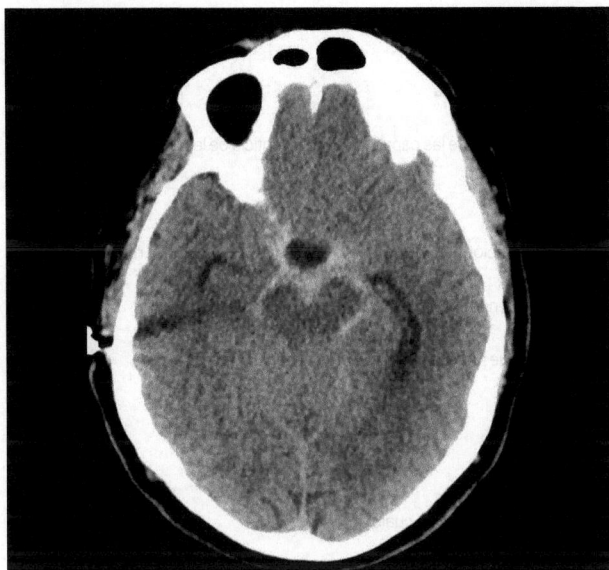

Fig. 34-14 | Hemorragia subaracnoidea perimesencafálica.

de las complicaciones asociadas. Uno de cada cinco pacientes con HSA no sobrevivirá al primer año, siendo el riesgo de muerte mayor en el grupo de pacientes que reciben tratamiento con clipado neuroquirúrgico respecto de aquellos pacientes a los que se les realizó embolización endovascular (probablemente por la mayor complejidad aneurismática de los primeros).

✔ Menos del 10 % de los pacientes que sobreviven tendrán secuelas moderadas o graves. Las secuelas más comunes incluirán déficits motores, epilepsia y alteraciones de la memoria. Casi el 70 % de los supervivientes tendrán algún tipo de secuela cognitiva que le impedirá realizar su vida con el mismo grado de independencia que tenía antes de sufrir el sangrado, siendo además muy frecuentes los trastornos de ansiedad, depresión y estrés postraumático, que son comunes en los pacientes que sobreviven a una enfermedad crítica y a una estancia prolongada en UCI (síndrome post-UCI).

3. Hemorragia intracraneal espontánea

3.1. Introducción

La HICE se define como la extravasación no traumática de sangre proveniente de una estructura vascular dentro del parénquima cerebral, y puede o no extenderse hacia el sistema ventricular o el espacio subaracnoideo. Las estructuras vasculares responsables del sangrado pueden ser arterias, arteriolas, venas, senos venosos o malformaciones arteriovenosas (MAV).

La Tabla 34-8 resume las principales causas de HICE y sus características principales.

Las HICE se pueden clasificar como primarias o secundarias:

✔ Las primarias suponen el 80 % de los casos de hemorragia intracraneal y provienen de dos causas: la HTA y la AAC.
✔ Las secundarias ocurren como consecuencia de otra patología subyacente, como MAV, sangrado tumoral, trombosis de seno venoso, transformación hemorrágica de un ictus isquémico, etcétera.

Los trastornos hemorrágicos adquiridos o congénitos y las situaciones que alteran la hemostasia, como la enfermedad hepática, la terapia antitrombótica o la terapia trombolítica, son factores crecientes de riesgo de HICE o de hemorragia sistémica, pero también pueden identificarse como la causa subyacente cuando la coagulopatía es grave y cuando la evaluación excluye otras fuentes del sangrado.

3.2. Epidemiología

Las HICE causan entre el 10 % y el 25 % de los ictus. Su incidencia es creciente y actualmente es de 16 a 33 casos anuales por cada 100.000 habitantes, siendo más frecuente en los países asiáticos. Aproximadamente uno de cada tres pacientes fallece en los primeros 30 días desde el sangrado y la discapacidad asociada es muy elevada entre los supervivientes.

Los factores de riesgo asociados a la HICE incluyen mal control de la HTA, angiopatía amiloide, consumo de tabaco, alcohol o drogas estimulantes, y edad mayor de 60 años. Parece haber un leve predominio en hombres y en algunas etnias (hispanos, afroamericanos y japoneses). Variaciones en algunos genes como los que codifican la proteína amiloide y la apolipoproteína E parecen tener mayor predisposición al sangrado por aumento del depósito de proteína amiloide en la pared de las arterias cerebrales. La variante de demencia asociada a depósitos de proteína amiloide (enfermedad de Alzheimer) tiene mayor riesgo de HICE. Una excesiva disminución del colesterol total y del colesterol de lipoproteínas de baja densidad (LDL) podría asociarse con un mayor riesgo de HICE.

La medicación antitrombótica aumenta el riesgo de HICE, pero difiere mucho de un tratamiento a otro. El riesgo es especialmente elevado con el uso de anticoagulantes orales (acenocumarol y warfarina) y menor con los anticoagulantes orales de acción directa o ACOD (apixabán, dabigatrán, edoxabán y rivaroxabán). Las heparinas, tanto no fraccionadas como de bajo peso molecular, se asocian con un riesgo elevado de HIC, que es mayor en los tratamientos para anticoagulación que en las profilaxis de trombosis venosa profunda. Los tratamientos trombolíticos tienen un riesgo de HICE bajo en el infarto de miocardio (próximo al 1 %) y es algo mayor en el tratamiento del ictus isquémico agudo (alrededor del 6 %). El tratamiento antiagregante plaquetario tiene un riesgo de HICE menor del 0,5 % de los casos, siendo menor con aspirina que con la monoterapia de clopidogrel, ticagrelor o prasugrel, o la doble antiagregación. Los antinflamatorios no esteroideos no se han relacionado con un mayor riesgo de HICE a pesar de su efecto antiagregante plaquetario.

3.3. Fisiopatología

La fisiopatología de la HICE primaria dependerá del origen del sangrado. Las dos principales causas son la HTA y la AAC.

En la HTA, el sangrado se presenta en el territorio de las pequeñas arterias perforantes que irrigan estructuras profundas encefálicas, siendo vasos de pequeño calibre que nacen directamente de las arterias principales sin que entre ellas medie una reducción progresiva del calibre. En estos pequeños vasos, la hipertensión crónica transmitida por las grandes arterias a lo largo del tiempo genera hipertrofia de la capa íntima y degeneración hiali-

Tabla 34-8. Causas de hemorragia intracraneal espontánea y características principales

Causa	Características
Angiopatía amiloide	Mayores de 60 años. Hemorragias lobares. Depósito de amiloide entre las capas media y adventicia de la pared vascular
Hipertensión arterial	Lipohialinosis de la pared arterial
Hemorragia subaracnoidea	Mayor incidencia en personas de alrededor de 50 años. Localización variable. Afecta principalmente a vasos de mediano calibre
Malformación arteriovenosa	Mayor incidencia antes de los 40 años. Las características dependerán de la localización
Angioma cavernoso	Pacientes menores de 30 años. Sangrado supratentorial, aunque puede verse en cerebelo o tronco del encéfalo
Angioma venoso	Pacientes de alrededor de 40 años. Predominio en lóbulo frontal
Abuso de drogas	Jóvenes y adultos jóvenes
Endocarditis infecciosa	La mayoría de los casos se dan en mayores de 60 años. Puede aparecer en cualquier territorio
Trombosis de seno venoso	Pacientes con estados protrombóticos. Cefalea, hipertensión intracraneal, convulsiones o focalidad neurológica de acuerdo con la región cerebral afectada
Infecciones del SNC	No hay grupos etarios mayoritarios. Focos de sangrado en lóbulos temporales
Tumores del SNC	La edad dependerá de tipo de tumores y sus características clínicas de la localización

SNC: sistema nervioso central.

na del tejido vascular, lo que conlleva pequeños focos de debilidad en la pared e incluso microsangrados. Además, al producirse un ascenso súbito de la presión arterial, estos vasos con debilidad en su pared pueden romperse y dar lugar a extravasación de mayores volúmenes de sangre.

En la AAC se produce la acumulación de proteína amiloide (principalmente el fragmento β-amiloide), lo que genera debilidad de la pared.

3.4. Mecanismos de lesión neurológica

El mecanismo de lesión neurológica inicial vendrá dado por la extravasación de sangre y el daño local que produzca. Según el volumen del hematoma y las características del paciente, pueden producir aumentos súbitos de la PIC, siendo este otro mecanismo de lesión primaria. Con el paso de los minutos y horas, se instalará edema perilesional, puede aparecer hidrocefalia favoreciendo un mayor aumento de la PIC, trastornos de la perfusión tisular, isquemia, aumento de radicales libres y, con ello, los mecanismos de lesión neuronal secundaria que ya se han desarrollado al hablar de la HSA. Como también sucede en la HSA, el exceso de catecolaminas provocado por el sangrado y los trastornos del sistema nervioso autonómico pueden precipitar arritmias, tales como prolongación del intervalo QT, alteraciones en onda T o miocardiopatía por estrés.

3.5. Presentación clínica

La forma de presentación de las HICE es variable dependiendo de la localización de la lesión. En términos generales, se caracteriza por la aparición de síntomas de déficit neurológico o altera-

ción del estado de consciencia que se instalan en forma progresiva, a lo largo de minutos o pocas horas, y que suelen estar precedidos por cefalea (a diferencia del ictus isquémico). Más de la mitad de los pacientes cursan con vómitos, y las convulsiones se presentan en un porcentaje bajo de pacientes (15 %), sobre todo en aquellos con hemorragias lobares.

En cuanto a las características del déficit neurológico, dependerán de la localización y extensión del sangrado (Tabla 34-9), superponiéndose con frecuencia los síntomas de distintas regiones, en función de la extensión del sangrado.

3.6. Diagnóstico

3.6.1. Tomografía computarizada craneal

La TC craneal sin contraste es el estudio más utilizado para el diagnóstico de HICE. La presencia de sangre en forma aguda se verá como un área hiperdensa en la mayoría de los pacientes. Permite localizar el sangrado y orientar hacia su etiología: en la HICE primaria relacionada con HTA los territorios afectados son, en la mayoría de los casos, los territorios profundos de ganglios de la base, tálamo, protuberancia y mesencéfalo, mientras que en la AAC se afectan predominantemente los vasos corticales o corticosubcorticales (Fig. 34-15).

La TC craneal permite además evaluar la morfología del sangrado (p. ej., el aspecto en llama es característico de las AAC, o la presencia de diversas densidades sugiere diversos momentos de sangrado), la existencia de sangre en los ventrículos o subaracnoidea, la posición de la línea media y la presencia de posibles herniaciones.

Tabla 34-9. Localización y manifestaciones clínicas de la hemorragia intracraneal espontánea

Sitio de sangrado y frecuencia	Características clínicas
Putamen (35 %)	Hemiplejia, trastornos de la sensibilidad en un hemicuerpo, hemianopsia homónima, parálisis de la mirada conjugada, estupor o coma
Lobar (30 %)	Trastornos motores del miembro inferior con menos compromiso del superior, si se afecta el lóbulo frontal; hemianopsia contralateral si es el lóbulo occipital. Mayor frecuencia de convulsiones
Tálamo (15 %)	Hemiparesia, hemianestesia, parálisis de la mirada en elevación, desviación de la mirada hacia la punta de la nariz, afasia o heminegligencia
Cerebelo (15 %)	Cefalea occipital, ataxia, vómitos, rigidez de nuca. Puede observarse parálisis de la mirada y compromiso del nervio facial. Si comprime el tronco, puede causar alteraciones del estado de consciencia
Tronco cerebral (5 %)	La afectación protuberancial puede cursar con deterioro del sensorio desde los primeros minutos por interrupción del sistema activador reticular ascendente, con pupilas puntiformes. En el paciente vigil puede verse afasia, ausencia de movilización lateral de la mirada y parálisis facial

Una aportación de especial interés de la TC craneal es el cálculo del volumen del hematoma, expresado en centímetros cúbicos, que tiene gran interés de cara al pronóstico. Aunque se podrían utilizar fórmulas más complejas para el cálculo del volumen en figuras geométricas de tipo elipsoide o esferoide, sigue estando vigente la simplificación de Rashmi *et al.* realizada en 1996, que mostró una excelente correlación con la planimetría al aplicar la fórmula: volumen (cc) = (A × B x C) / 2 (Fig. 34-16):

✔ A y B se obtienen en centímetros en un plano TC transversal, siendo A la mayor extensión lineal del hematoma y B la mayor extensión perpendicular a la línea A en el mismo corte.
✔ El valor de C puede obtenerse por medición directa en un corte coronal o parasagital del hematoma (la mayor de las dos medidas), o multiplicando el número de cortes transversales donde se visualiza el hematoma (descontando el superior y el inferior) por el espesor de corte en centímetros (se facilita en la información de la pantalla de la TC), siendo esta última la modalidad de cálculo más utilizada.

Se ha intentado aumentar la precisión de la medición del volumen del hematoma introduciendo correcciones en la fórmula simplificada, en concreto para obtener el valor de C. En esta variante, para calcular C, cada corte de TC con hemorragia se com-

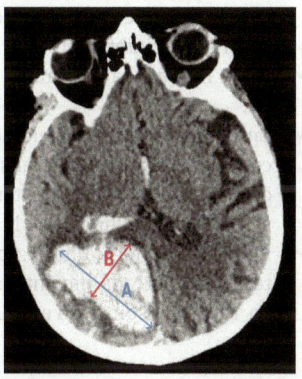

Volumen (cc) = (A × B × C) / 2

A: mayor extensión lineal del hematoma (cm)

B: mayor extensión perpendicular a la línea A en el mismo corte (cm)

C: número de cortes donde se visualiza el hematoma (descontando el superior y el inferior), multiplicado por el espesor de corte en cm

Fig. 34-16 | Cálculo del volumen del hematoma. En el ejemplo: A = 7,4 cm; B = 4,8 cm; y C = 8 cortes de 1 cm = 8 cm. Volumen = 142,08 cc.

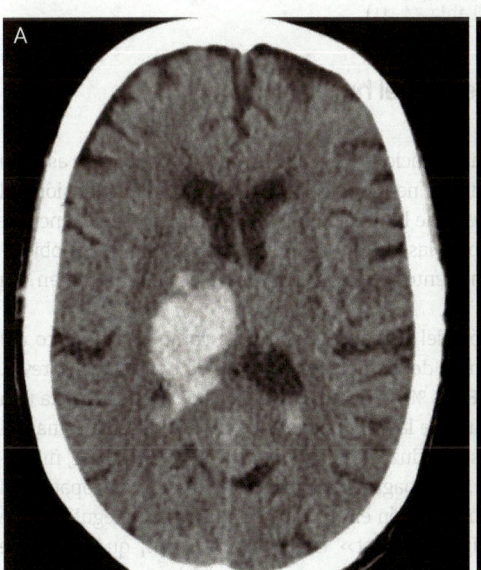
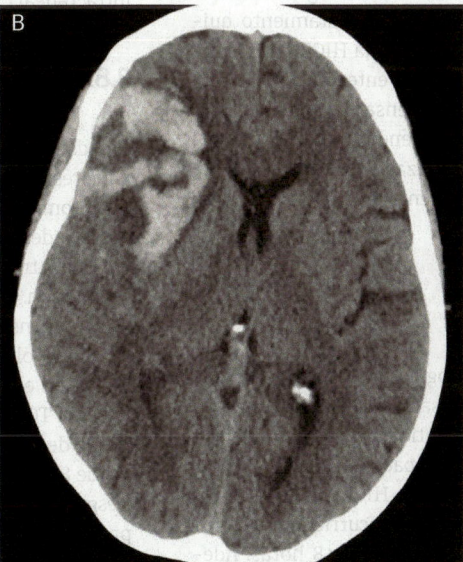

Fig. 34-15 | A. Hemorragia intracraneal espontánea talámica derecha por hipertensión arterial con sangrado intraventricular bilateral. B. Hemorragia intracraneal espontánea frontal derecha por angiopatía amiloide cerebral.

para visualmente con el corte índice de TC en el que se midieron A y B. Un corte de hemorragia individual se cuenta como un corte completo para determinar C si el área de hemorragia es > 75 % del área del corte con la hemorragia más grande. Un corte se cuenta como la mitad si el área de la hemorragia es aproximadamente del 25 % al 75 % del área del corte de hemorragia más grande. El corte no se cuenta si el área es < 25 % del corte de hemorragia más grande.

3.6.2. Resonancia magnética cerebral

La RM cerebral no se considera como el primer estudio a realizar para el diagnóstico inicial ante la sospecha de HICE, siempre que se cuente con una posibilidad de realizar una TC craneal, debido a que requiere mayor tiempo para su realización y mayor colaboración del paciente. A pesar de ello, tiene una sensibilidad elevada para la detección de estas lesiones, similar a la de la TC en fases iniciales, y aún mejor rédito en fases tardías.

Las características de la imagen en la RM cerebral variarán de acuerdo con el tiempo transcurrido desde el sangrado y la secuencia en la que se obtenga:

✔ En la HICE hiperaguda (antes de las 3 horas de producida) la hemoglobina se verá hipointensa o isointensa en secuencias en T1 e hiperintensa en T2.
✔ En la fase aguda (3 horas a 3 días) se verá hipointensa en T2.
✔ En la hemorragia subaguda (3 días a 3 semanas) aparecerá como una señal hiperintensa T1, mientras que en las secuencias en T2 será hipointensa en la primera semana, pero se volverá hiperintensa en la segunda y tercera semanas.
✔ En la fase crónica, una vez pasadas las 3 semanas, presentará una marcada hipointensidad en imágenes ponderadas en T2 y será isointensa en T1.

3.6.3. Estudios vasculares

Está indicado un estudio vascular mediante angio-TC o angio-RM en aquellos casos con indicación de tratamiento quirúrgico y cuando se piense que se trata de una HICE secundaria a otras etiologías menos frecuentes diferentes a la HTA o la AAC (Fig. 34-17yFig. 34-18). Esto debe pensarse en menores de 50 años, en caso de hematomas heterogéneos o con edema perilesional desproporcionado, en localizaciones atípicas y en presencia de síntomas de progresión lenta o con déficit neurológico discordante.

3.7. Pronóstico

La presencia de deterioro neurológico precoz, edema cerebral, hemorragia ventricular, extravasación al espacio subaracnoideo, mal control glucémico o la anticoagulación previa supone un mayor riesgo de muerte y discapacidad.

La mortalidad global del paciente con HICE se sitúa en los primeros 30 días entre el 35 % y el 50 %, ocurriendo la mitad de estos fallecimientos dentro de las primeras 48 horas. Ade-

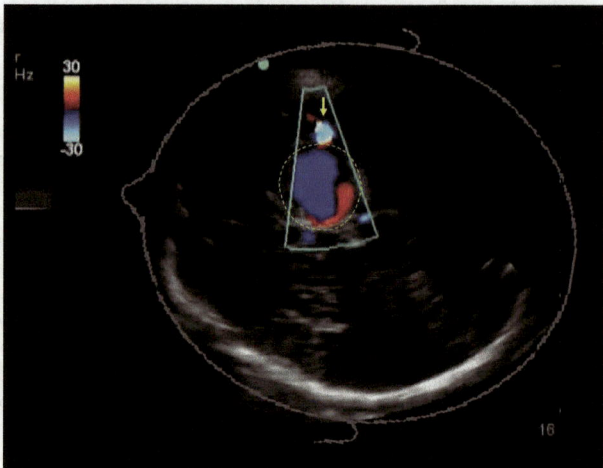

Fig. 34-17 | Ecografía cerebral con Doppler color que muestra un seudoaneurisma gigante en relación con rotura contenida de un aneurisma de la arteria cerebral media izquierda. La línea discontinua representa el contorno del seudoaneurisma, con el signo del yin y yang característico en su interior. La flecha señala la localización del aneurisma roto, con flujo muy acelerado bidireccional a su través (hacia y desde la cavidad seudoaneurismática).

más, la morbilidad asociada es muy elevada, y se estima que solo menos del 40 % de los pacientes recuperados alcanzarán una capacidad funcional independiente tras el evento.

El pronóstico de los pacientes que presentan una HICE dependerá de factores asociados al sangrado y de las propias comorbilidades. El *ICH Score* (*Intracerebral Hemorrhage Score*) fue descrito en el año 2001 y validado externamente en 2004 con el fin de intentar determinar el pronóstico de mortalidad de los pacientes con esta patología. A partir del estado de consciencia valorado mediante la GCS, el volumen del hematoma, la presencia o no de sangrado intraventricular, la localización supratentorial o infratentorial del sangrado y la edad del paciente, se establece un porcentaje de mortalidad prevista a los 30 días del episodio (Tabla 34-10).

La combinación del volumen del hematoma, la edad, la localización del hematoma, la puntuación GCS y la presencia previa de deterioro cognitivo se utiliza para calcular el *ICH Functional Score*, que prevé el porcentaje de pacientes con esa puntuación que logrará independencia funcional a los 90 días tras la hemorragia intracraneal (Tabla 34-11).

3.8. Expansión del hematoma

Existen otras situaciones que afectan al pronóstico y se asocian a peores resultados neurológicos, pero sin duda la expansión del hematoma es una de las más importantes. Su mayor incidencia se observa dentro de las primeras 3 horas, siendo uno de los objetivos del tratamiento corregir los factores que faciliten su producción.

La expansión del hematoma se define como un aumento del 33 % del volumen del hematoma respecto de una imagen previa. Ocurre en el 28-38 % de los pacientes a los que se les realiza una primera TC antes de las 3 horas de haber iniciado los síntomas. El riesgo de que se produzca es mayor en pacientes con HTA, mayores de 80 años, con coagulopatía, alcohólicos o con nefropatías. El riesgo es mayor también en hematomas de forma irregular o que presenten «signo de spot» en la neuroimagen, que se define como una hiperdensidad en un extremo del hematoma que re-

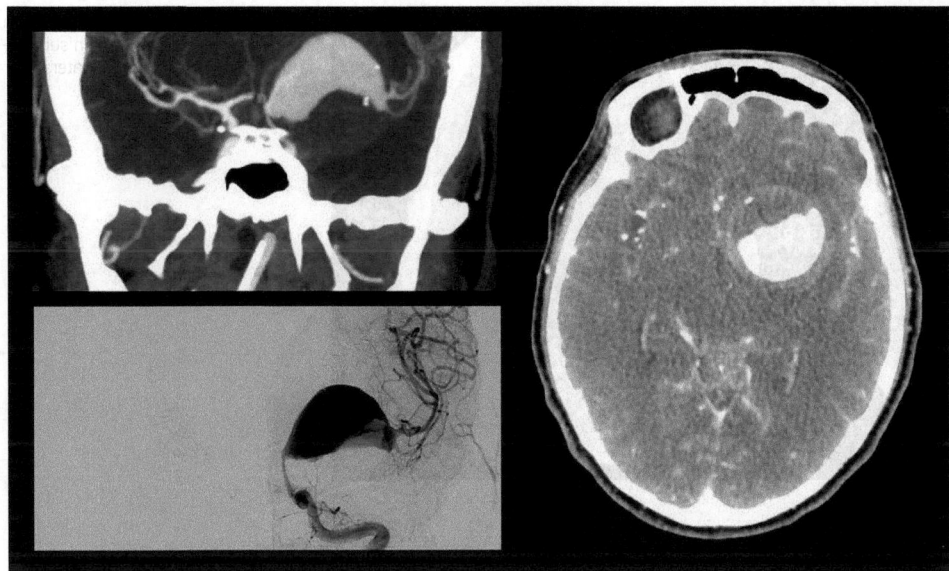

Fig. 34-18 | Disección aneurismática de la arteria cerebral media izquierda causando falsa imagen de hematoma intracraneal.

presenta la extravasación activa de contraste y que se visualiza en la angio-TC o en la TC de cráneo poscontraste intravenoso (Fig. 34-19).

Hay que tener en cuenta que un componente del efecto de masa que provoca la expansión del hematoma no tendrá relación con el resangrado sino que estará causado por el edema cerebral vasogénico que se produce a su alrededor (Fig. 34-20).

3.9. Tratamiento

Como en otras hemorragias del sistema nervioso central, el manejo de la HICE se debe centrar en aplicar un tratamiento médico para limitar la extensión del sangrado y minimizar la lesión neurológica secundaria. En caso de ser necesario, de deberá realizar tratamiento neuroquirúrgico.

3.9.1. Tratamiento médico

Los pacientes con HICE no se diferencian del resto de los pacientes neurocríticos, debiendo aplicarse medidas generales para analgosedación, soportes respiratorio, circulatorio y metabólico-nutricional, tratamiento precoz de la hipertermia y profilaxis de trombosis venosa profunda (medias de compresión

intermitente), broncoaspiración, úlceras gástricas por estrés y úlceras cutáneas por presión. No se recomienda el uso preventivo de fármacos antiepilépticos en todos los pacientes con HICE y solo se administrarán en aquellos que presenten convulsiones.

La hemostasia tras un sangrado intracerebral sucede por los mecanismos habituales de trombosis y coagulación, y también por el efecto mecánico que ejerce la rigidez del cráneo sobre las estructuras internas. En pacientes tratados con fármacos antitrombóticos o anticoagulantes y en pacientes con HTA no controlada su efecto deletéreo sobre el sangrado siempre debe intentar revertirse de forma precoz y sostenida. Se debe prestar especial atención a aquellos pacientes con sospecha clínica de hipertensión intracraneal y con hematomas infratentoriales.

No hay evidencia de que el uso de ácido tranexámico mejore la mortalidad o el pronóstico neurológico en los pacientes con HICE.

En los pacientes tratados con antiagregantes plaquetarios solo podrá realizarse la suspensión inmediata del fármaco, pues la transfusión de plaquetas de forma rutinaria no ha mostrado beneficios y actualmente no se recomienda.

La anticoagulación farmacológica deberá revertirse precozmente de forma específica del siguiente modo:

✔ Warfarina o acenocumarol: concentrado de complejo protrombínico de cuatro factores y vitamina K intravenosa.

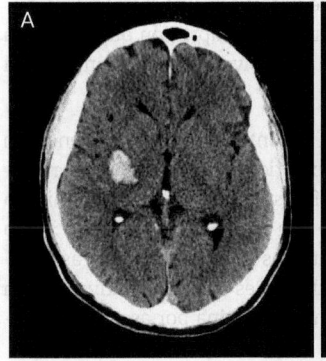 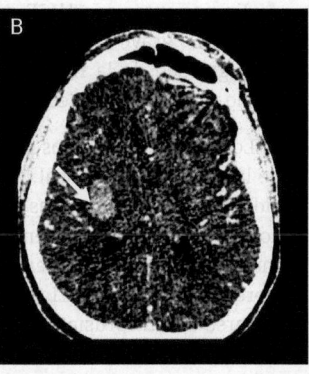 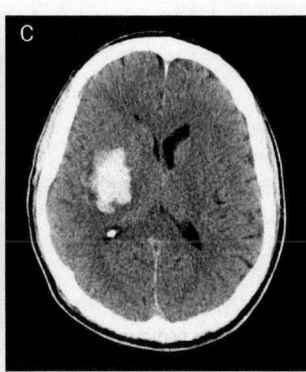

Fig. 34-19 | A. Hemorragia intracerebral espontánea en la tomografía computarizada craneal. B. Angio-TC con «signo de spot» (flecha). C. Expansión del hematoma. Fuente: cortesía de Christen Barras, Radiopaedia.org, rID: 24481.

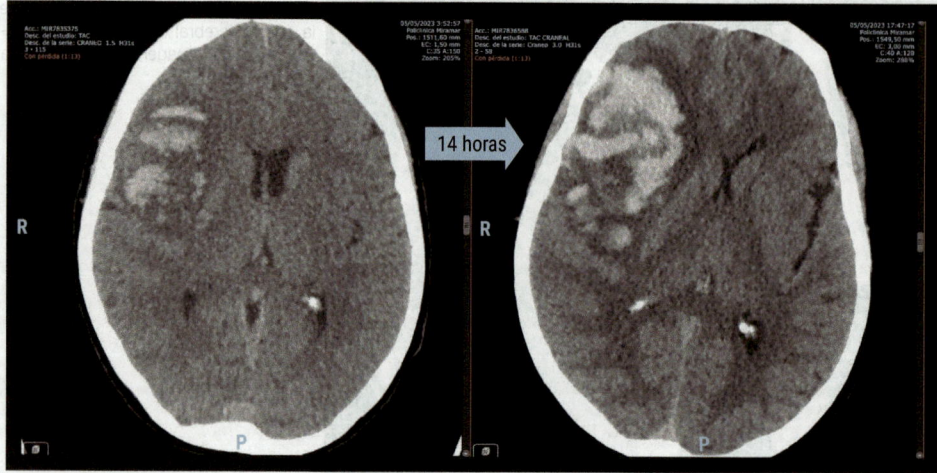

14 horas

Fig. 34-20 | Expansión del hematoma con edema cerebral, herniación subfalcina y colapso ventricular homolateral.

Tabla 34-10. *ICH Score*

Parámetro	Categorías	Puntuación
GCS	3-4	2
	5-12	1
	13-15	0
Volumen	≥ 30 mL	1
	< 30 mL	0
Apertura a ventrículos	Sí	1
	No	0
Localización infratentorial	Sí	1
	No	0
Edad	≥ 80 años	1
	< 80 años	0
Total *ICH Score*		0-6

Interpretación	
Puntuación	**Mortalidad**
5 y 6	100 %
4	94 %
3	72 %
2	26 %
1	13 %
0	0 %

El *ICH Score* predice la mortalidad a los 30 días de una hemorragia intracerebral espontánea. GCS: Escala de Coma de Glasgow.

✔ Dabigatrán: idaricizumab.
✔ Inhibidores del factor Xa (apixabán, edoxabán y rivaroxabán): concentrado de complejo protrombínico de cuatro factores o andexanet α.
✔ Heparina no fraccionada: sulfato de protamina.
✔ Heparinas de bajo peso molecular: andexanet α; el sulfato de protamina es una alternativa.

Deberá controlarse la HTA de acuerdo con los valores de PAS medidos en el momento de la admisión:

✔ En pacientes con HICE que requieren una disminución aguda de la presión arterial, se debe realizar una titulación cuidadosa para garantizar un control continuo, suave y sostenido de la presión, evitando los picos y grandes variaciones de la PAS, lo que puede ser beneficioso para mejorar los resultados funcionales.
✔ Se recomienda iniciar el tratamiento antihipertensivo en las 2 horas siguientes al inicio de la HICE y alcanzar el objetivo en 1 hora para reducir el riesgo de expansión de la hemorragia y mejorar la evolución funcional.
✔ En pacientes con HICE con gravedad de leve a moderada que presentan una PAS entre 150 y 220 mm Hg, la reducción aguda de la PAS hasta 140 mm Hg con el objetivo de mantenerla en el rango de 130 a 150 mm Hg es segura y puede ser razonable para mejorar los resultados funcionales.
✔ En pacientes con HICE con gravedad leve a moderada que presentan una PAS > 150 mm Hg, la reducción aguda de la PAS a < 130 mm Hg es potencialmente perjudicial.
✔ En pacientes con HICE que presentan una hemorragia extensa o grave o que requieren descompresión quirúrgica, la seguridad de la reducción intensiva de la presión arterial no está bien establecida.

Los fármacos elegidos para el control de la HTA dependerán de la disponibilidad local, la experiencia del centro y las necesidades del paciente. Las guías sugieren iniciar tratamiento con nicardipino en pacientes con cifras de PAS inicial > 160 mm Hg y con labetalol en aquellos pacientes con cifras inferiores a dicho valor. El clevidipino es una alternativa. Deben evitarse el nitroprusiato y la nitroglicerina por asociarse a aumentos de la PIC.

Tabla 34-11. *ICH Functional Score*

Parámetro	Categorías	Puntuación
	< 30 mL	4
Volumen	30-60 mL	2
	> 60 mL	0
	< 70 años	2
Edad	70-79 años	1
	≥ 80 años	0
	Lobar	2
Localización	Profundo	1
	Infratentorial	0
GCS	≥ 9	2
	≤ 8	0
Deterioro cognitivo previo	Sí	1
	No	0
Total *ICH Functional Score*		0-11

Interpretación	
Puntuación	Independencia
11	95 %
9-10	75 %
8	48 %
5-7	29 %
0-4	0 %

El *ICH Functional Score* predice la independencia funcional a los 90 días de una hemorragia intracerebral espontánea. GCS: Escala de Coma de Glasgow.

En los pacientes que desarrollan hipertensión intracraneal como consecuencia de una HICE se iniciará tratamiento médico para lograr descender la PIC con las medidas terapéuticas habituales: cabecera de la cama entre 30 y 45°, sedación, tratamiento antiedema cerebral, drenaje de LCR en caso de hidrocefalia y cirugía descompresiva en los casos refractarios.

3.9.2. Tratamiento neuroquirúrgico

Hasta hace algunos años el volumen del hematoma era el factor que determinaba la indicación de la cirugía. Sin embargo, dos grandes estudios multicéntricos, con más de 1.000 pacientes, concluyeron que no había diferencias significativas en la mortalidad y el resultado neurológico a los 6 meses drenando el hemato-

ma a pacientes que no presentaban deterioro neurológico o hidrocefalia.

Hasta el momento la evidencia demuestra que la indicación quirúrgica está justificada en los siguientes casos:

✔ **Hematomas de fosa posterior o hematoma cerebeloso.** En caso de deterioro del sensorio, compresión del tronco encefálico, hidrocefalia obstructiva o en aquellos hematomas en los que el diámetro sea > 3 cm (≥ 15 mL). Para pacientes con HIC cerebelosa e hidrocefalia, la colocación aislada de un drenaje ventricular externo es potencialmente dañina, especialmente si las cisternas basales están comprimidas, y puede ser insuficiente cuando la HIC dificulta el riego sanguíneo al tronco encefálico.
✔ **Hemorragia intraventricular.** Cuando cause hidrocefalia obstructiva que requiera drenaje ventricular externo para su tratamiento.
✔ **Hematomas supratentoriales.** Con deterioro neurológico que se pueda atribuir al efecto de masa del hematoma, ya sea por colapso de los ventrículos o por desviación de la línea media.

El tipo de cirugía será determinado por el neurocirujano, dado que algunos pacientes se beneficiarán de drenaje del hematoma, de craniectomía descompresiva, de drenaje ventricular o de una combinación de varios procedimientos.

Aún no hay evidencia que demuestre que el drenaje de hematomas profundos supratentoriales mejore el resultado neurológico comparado con el tratamiento médico solo. En cuanto a la evacuación mínimamente invasiva del hematoma con cirugía endoscópica o estereotáxica con o sin trombolíticos, es segura y puede ser útil para reducir la mortalidad y mejorar los resultados funcionales, aunque la evidencia aún es limitada.

4. Hemorragia intraventricular

La hemorragia intraventricular (HIV) suele ser secundaria, como complicación de una HSA o de una HICE. Más raramente ocurre de forma primaria, la mitad de las veces en relación con una MAV y la otra mitad de causa no aclarada, aunque puede relacionarse con HTA y consumo de fármacos que alteran la hemostasia.

El debut clínico suele ser en forma de cefalea brusca con náuseas, vómitos y alteración de la consciencia. La TC craneal sin contraste es la técnica diagnóstica de elección, para buscar las causas primarias y descartar hidrocefalia obstructiva (Fig. 34-21).

El tratamiento médico será similar al descrito para las HICE. Tras la estabilización inicial, los pacientes con HIV deberán ser estudiados con RM y con estudios vasculares de neuroimagen para intentar buscar causas que requieran cirugía.

Se colocará un drenaje ventricular externo en los pacientes con hidrocefalia obstructiva y deterioro clínico. La administración por el drenaje ventricular externo de fármacos fibrinolíticos y el drenaje de LCR mediante punción lumbar son objeto de controversia y dependerán de pautas individuales, debiendo realizarse solo en centros con alto volumen de pacientes y experiencia suficiente.

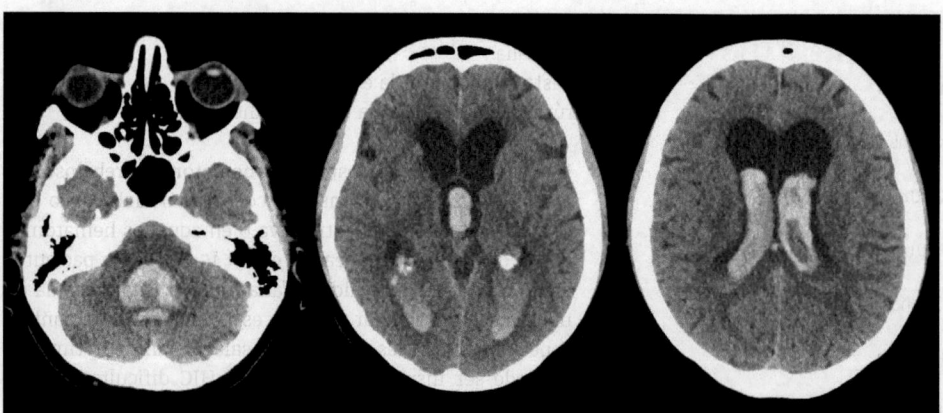

Fig. 34-21 | Hemorragia intraventricular espontánea que provoca hidrocefalia tetraventricular en un paciente con doble antiagregación oral.

5. Hematoma subdural espontáneo

Un hematoma subdural (HSD) es una colección de sangre en el espacio comprendido entre la aracnoides y la duramadre. La mayoría de los casos se producen como consecuencia de un traumatismo craneoencefálico. Sin embargo, hay un pequeño número de casos en los que el sangrado se puede producir de forma espontánea.

La ruptura de las venas tributarias de los senos venosos suele ser la causa más frecuente; sin embargo, entre el 20 % y el 30 % de los casos suceden como consecuencia de la ruptura de las pequeñas arterias corticales. Generalmente la hemostasia se produce por el efecto mecánico que ejerce el aumento de la presión local, aunque en pacientes en tratamiento con medicación antiagregante o anticoagulante esta hemostasia puede verse afectada y generar colecciones de mayor tamaño.

De acuerdo con el tiempo de evolución, los HSD se clasifican en agudos cuando el sangrado se produjo en las últimas 48 horas, subagudos hasta 2 semanas y crónicos a partir de 15 días.

Entre las causas de HSD espontáneo se describen:

✔ Hipotensión intracraneal, por disminución del LCR, que causa un «hundimiento» del encéfalo dentro del cráneo, el cual produce tracción de las venas puente, pudiendo llevar a la ruptura y consecuente sangrado.
✔ Extensión de una HSA o una HICE.
✔ Ruptura de una MAV cortical.
✔ Consumo de cocaína.
✔ Sangrado de neoplasias que comprometen la duramadre.

Algunos factores individuales aumentan el riesgo de estos sangrados, como la atrofia cerebral (que es más común en adultos mayores, por aumento del espacio subdural y tracción de las venas puente), el abuso de alcohol y la medicación antiagregante o anticoagulante.

Los síntomas de los HSD agudos incluyen déficit focal neurológico (según la región de la corteza sobre la que ejerzan su efecto de masa), convulsiones y deterioro del nivel de consciencia hasta el coma (en HSD voluminosos). En cuanto a las manifestaciones de los HSD crónicos destaca que no suelen cursar con focalidad neurológica. Se suelen manifestar como cefalea, alteraciones cognitivas, depresión o apatía, trastornos en la marcha, temblores, rigidez, somnolencia y convulsiones.

El diagnóstico se realiza mediante TC craneal o RM cerebral. La TC craneal permite establecer de forma rápida el diagnóstico, ya sea de HSD agudos, subagudos o crónicos (Fig. 34-22).

La RM puede ser de elección para completar el estudio si hay dudas sobre el tiempo de evolución o para diagnosticar una causa subyacente como responsable del sangrado. Lo mismo ocurre con la realización de estudios vasculares cerebrales en busca de causas que requieran tratamiento precoz.

Una vez realizado el diagnóstico de HSD, se aplicará el tratamiento médico descrito para el resto de los sangrados intracraneales. Debe destacarse la importancia de revertir la anticoagulación en los pacientes bajo tratamiento anticoagulante y la monitorización en una UCI.

La consulta con el neurocirujano se debe realizar siempre, y serán los hallazgos de neuroimagen y la evolución clínica, junto al criterio del neurocirujano, lo que determine la indicación de cirugía. Aunque la decisión de intervención siempre quedará a su criterio, hay situaciones que sugieren que la neurocirugía deberá realizarse de manera rápida cuando el HSD:

✔ Tiene un espesor > 1 cm.
✔ Provoca desviación de la línea media > 5 mm.

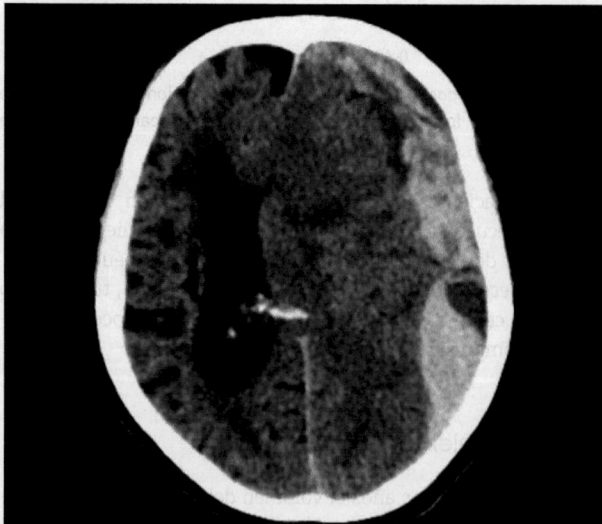

Fig. 34-22 | Hematoma subdural izquierdo extenso con efecto de masa. Se observan áreas líquidas con sangre en diferentes estadios de degradación, lo que sugiere varios episodios de sangrado (hematoma subdural subagudo o crónico).

- Se asocia a otra lesión cerebral que requiera tratamiento quirúrgico (MAV, fractura craneal, etcétera).
- Provoca hidrocefalia o comprime el tronco del encéfalo.

Además, hay indicaciones aceptadas de cirugía de acuerdo con la situación clínica, cuando se sospecha que la colección está produciendo hipertensión intracraneal o comprimiendo directamente estructuras vitales (anisocoria o midriasis bilateral, progresión del deterioro neurológico inicial, disminución > 2 puntos en la GCS inicial o aparición de la tríada de Cushing de bradicardia, hipertensión y depresión respiratoria).

Una vez producido el sangrado, en la colección que no requiera drenaje quirúrgico comenzarán los fenómenos de rotura de hematíes y degradación de la hemoglobina. Esto generará un proceso de activación de fibroblastos y formación de un tejido que tiende a rodear al hematoma, dando lugar a diferentes densidades en la TC craneal, como se apreciaba en la Fig. 34-22.

En ocasiones aparecerán pequeñas comunicaciones entre el espacio subdural y el subaracnoideo, con acumulación de LCR en el espacio subdural formando lo que se conoce como «higroma». Estos higromas pueden generar deterioro neurológico por efecto de masa e incluso aparecer un nuevo sangrado que causará la reagudización de un HSD crónico. Este es un fenómeno frecuente en la etapa crónica del HSD, donde coexisten áreas líquidas junto a áreas hemáticas en reabsorción, y es especialmente frecuente en pacientes que hayan requerido intervención quirúrgica (Fig. 34-23).

Se estima que la mortalidad a los 30 días de los pacientes con HSD es del 17 %, siendo mayor en los grupos de adultos mayores, con coagulopatías o con otras lesiones cerebrales asociadas.

6. Conclusiones

El ictus hemorrágico engloba la HICE y la HSAa, entidades clínicas muy discapacitantes y con una elevada mortalidad. El diagnóstico precoz y la prevención de las complicaciones resultan de vital importancia para tratar de mejorar los desenlaces clínicos de estos pacientes.

La identificación precoz y el tratamiento del aneurisma roto causante de la hemorragia subaracnoidea en las primeras 24 horas reducen el riesgo de resangrado, permiten la instauración

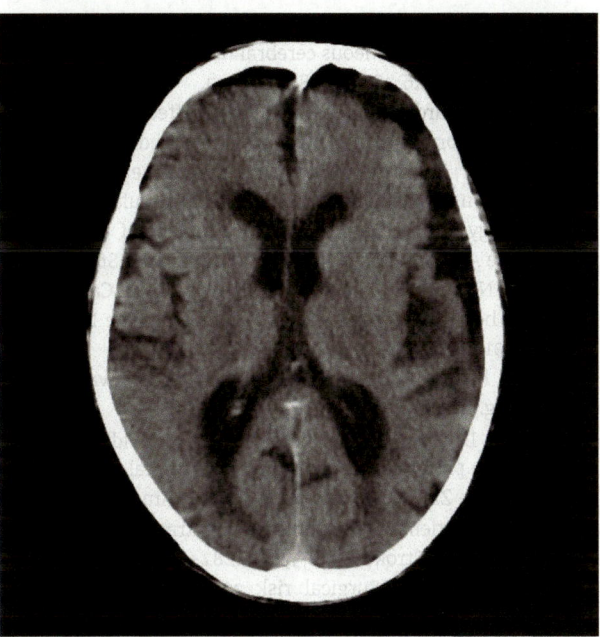

Fig. 34-23 | Higroma subdural bifrontal y temporal izquierdo. Fuente: Jmarchn - Own work, CC BY-SA 3.0, https://commons.wikimedia.org/w/index.php?curid=31709108.

precoz de medidas agresivas para el tratamiento del vasoespasmo y se asocian con menor morbimortalidad. Los avances tecnológicos de los últimos años han permitido obtener mejores resultados funcionales con el tratamiento endovascular que con el tratamiento quirúrgico abierto. Asimismo, el desarrollo y perfeccionamiento de tratamientos médicos y de intervencionismo endovascular dirigidos a la prevención y el tratamiento del vasoespasmo, y la incorporación de distintos sistemas de monitorización de parámetros de función neurovascular, han contribuido a mejorar el pronóstico de los pacientes con HSAa.

En la HICE el tratamiento actual se centra en la prevención de la expansión del hematoma, y los avances en las medidas de soporte, el control de la presión arterial y la reversión de la anticoagulación han facilitado la obtención de mejores resultados clínicos. El papel de la neurocirugía aún no está claro, pero el campo está evolucionando con técnicas mínimamente invasivas prometedoras en grupos seleccionados.

Puntos clave

- Los aneurismas son la causa más frecuente de HSA espontánea.
- Las hemorragias intraparenquimatosas espontáneas se relacionan más frecuentemente con HTA o AAC.
- En las hemorragias intraventriculares es esencial detectar y tratar la hidrocefalia obstructiva.
- Los hematomas subdurales espontáneos pueden ser agudos, subagudos o crónicos, siendo su repercusión clínica la que determina el tipo de tratamiento.
- Las hemorragias intracraneales deben ser tratadas por neurointensivistas en las UCI de centros de referencia con disponibilidad de recursos avanzados de neuroimagen y de tratamientos endovasculares y neuroquirúrgicos.

Bibliografía

Anderson CS, Huang Y, Wang JG, et al.; INTERACT Investigators. Intensive blood pressure reduction in acute cerebral haemorrhage trial (INTERACT): a randomised pilot trial. Lancet Neurol. 2008;7(5):391-9.

Baharoglu MI, Cordonnier C, Al-Shahi Salman R, et al.; PATCH Investigators. Platelet transfusion versus standard care after acute stroke due to spontaneous cerebral haemorrhage associated with antiplatelet therapy (PATCH): a randomised, open-label, phase 3 trial. Lancet. 2016;387(10038):2605-13.

Claassen J, Bernardini GL, Kreiter K, et al. Effect of cisternal and ventricular blood on risk of delayed cerebral ischemia after subarachnoid hemorrhage: the Fisher scale revisited. Stroke. 2001;32(9):2012-20.

Connolly ES Jr, Rabinstein AA, Carhuapoma JR, et al.; American Heart Association Stroke Council; Council on Cardiovascular Radiology and Intervention; Council on Cardiovascular Nursing; Council on Cardiovascular Surgery and Anesthesia; Council on Clinical Cardiology. Guidelines for the management of aneurysmal subarachnoid hemorrhage: a guideline for healthcare professionals from the American Heart Association/american Stroke Association. Stroke. 2012;43(6):1711-37.

Diringer MN, Bleck TP, Claude et al.; Neurocritical Care Society. Critical care management of patients following aneurysmal subarachnoid hemorrhage: recommendations from the Neurocritical Care Society's Multidisciplinary Consensus Conference. Neurocrit Care. 2011;15(2):211-40.

Fisher CM, Kistler JP, Davis JM. Relation of cerebral vasospasm to subarachnoid hemorrhage visualized by computerized tomographic scanning. Neurosurgery. 1980;6(1):1-9.

Frontera JA, Lewin JJ 3rd, Rabinstein AA, et al. Guideline for reversal of antithrombotics in intracranial hemorrhage: A statement for healthcare professionals from the Neurocritical Care Society and Society of Critical Care Medicine. Neurocrit Care. 2016;24(1):6-46.

Greenberg SM, Ziai WC, Cordonnier C, et al.; American Heart Association/American Stroke Association. 2022 Guideline for the management of patients with spontaneous intracerebral hemorrhage: a guideline from the American Heart Association/American Stroke Association. Stroke. 2022;53(7):e282-e361.

Hunt WE, Hess RM. Surgical risk as related to time of intervention in the repair of intracranial aneurysms. J Neurosurg. 1968;28(1):14-20.

International Study of Unruptured Intracranial Aneurysms Investigators. Unruptured intracranial aneurysms--risk of rupture and risks of surgical intervention. N Engl J Med. 1998;339(24):1725-33.

Mendelow AD, Gregson BA, Fernandes HM, et al.; STICH investigators. Early surgery versus initial conservative treatment in patients with spontaneous supratentorial intracerebral haematomas in the International Surgical Trial in Intracerebral Haemorrhage (STICH): a randomised trial. Lancet. 2005;365(9457):387-97.

Post R, Germans MR, Tjerkstra MA, et al.; ULTRA Investigators. Ultra-early tranexamic acid after subarachnoid haemorrhage (ULTRA): a randomised controlled trial. Lancet. 2021;397(10269):112-8.

Sprigg N, Flaherty K, Appleton JP, et al.; TICH-2 Investigators. Tranexamic acid for hyperacute primary IntraCerebral Haemorrhage (TICH-2): an international randomised, placebo-controlled, phase 3 superiority trial. Lancet. 2018;391(10135):2107-15.

35 Traumatismo craneoencefálico

P. López Fajardo, E. Peinado Rueda y J. J. Artazkoz del Toro

◢ Orientación para el estudio

El traumatismo craneoencefálico continúa dejando grandes discapacitados con un alto coste sanitario. El conocimiento de la fisiopatología y de los avances tecnológicos es fundamental para llevar a cabo con éxito un tratamiento preventivo y proactivo de la lesión secundaria.

1. Introducción

El traumatismo craneoencefálico (TCE) se define como la alteración de la función neurológica causada por una lesión directa de las estructuras encefálicas y meníngeas como consecuencia de una fuerza externa traumática. La incidencia supone una mortalidad del 11 %. El 70 % de los TCE tienen una buena recuperación, con una puntuación en el *Glasgow Outcome Score* (GOS) a los 6 meses superior a 3. El 30 % restante se reparte en un 15 % con diferentes grados de discapacidad (moderados, graves o vegetativos), y el otro 15 % fallecen (un 6 % durante su estancia hospitalaria y un 9 % fuera del hospital).

En los últimos años ha habido un cambio epidemiológico en la población, elevándose la edad media 12 años más. Este envejecimiento conlleva peores condiciones basales.

En la etiología del TCE siguen predominando los accidentes de tráfico (colisiones o atropellos), seguidos de caídas. A pesar de los avances en las técnicas de neuromonitorización y en el tratamiento, el pronóstico de este tipo de pacientes se ha quedado en una fase de meseta, lo que implica un impacto directo a nivel sanitario y socioeconómico, dada la dependencia funcional que acarrea.

El TCE, además, representa un factor de riesgo conocido para el desarrollo de enfermedades crónicas neurodegenerativas como Alzheimer y Parkinson.

Las variables que se deben contemplar para determinar el pronóstico son: mecanismo de la lesión traumática, edad, estado pupilar, escala APACHE II, Escala de Coma de Glasgow (GCS) (v. capítulo «Exploración neurológica») tras realizar las maniobras de reanimación y tipo de lesión mostrada por neuroimagen. La hipotensión y la hipoxemia son factores pronósticos independientes de mortalidad.

2. Clasificación clínica y radiológica

El TCE se estratifica clínicamente de menor a mayor gravedad utilizando la GCS: las variables estudiadas incluyen las respuestas motora, verbal y ocular. Se clasifica en leve (GCS 14-15), moderado (GCS 9-13) y grave (GCS ≤ 8).

La tomografía computarizada (TC) simple es el procedimiento radiológico de elección para el diagnóstico, pronóstico y control evolutivo. La clasificación de Marshall se basa en identificar ciertos patrones radiológicos que se asocian a un mayor riesgo de presentar hipertensión intracraneal (HIC) (Tabla 35-1). Las lesiones de tipo III, IV y V implican peor pronóstico.

3. Fisiopatología

Tras un TCE se desencadenan dos tipos de fenómenos fisiopatológicos que incluso se pueden solapar en el tiempo: daño cerebral primario y daño cerebral secundario.

3.1. Daño cerebral primario

Corresponde al propio traumatismo. Se relaciona con el mecanismo y la energía desarrollada en el mismo y traduce macroscópicamente dos tipos de lesión, focal y difusa:

✔ **Lesión focal.** Puede ser única o múltiple. Ocurre frecuentemente en las zonas donde el parénquima cerebral está en contacto con las estructuras óseas (como son los lóbulos frontales y temporales), provocando un cizallamiento. Destacan las lesiones intraparenquimatosas que corresponden a la contusión del parénquima cerebral asociada a hemorragia subpial y edema. Las lesiones extraaxiales engloban hematoma epidural, subdural, hemorragia subaracnoidea y hemorragia intraventricular. Generalmente, la progresión de la hemorragia se prolonga hasta las 24 horas del trauma y hasta 48 horas cuando existe coagulopatía.

✔ **Lesión axonal difusa.** Se relaciona con traumatismos de alta energía. En función de la localización se han descrito tres tipos de lesión axonal difusa de menor a mayor gravedad:
  - *Tipo I*: lesiones que afectan a los centros semiovales de la sustancia blanca subcortical de ambos hemisferios cerebrales, cápsula interna, cápsula externa y cerebelo.
  - *Tipo II*: engloba el tipo I y la lesión del cuerpo calloso.
  - *Tipo III*: engloba los tipos I y II, así como lesión de troncoencéfalo y los cuadrantes dorsolaterales del mesencéfalo.

3.2. Daño cerebral secundario

Corresponde a un fenómeno complejo de progresión del daño. Incluye una respuesta inflamatoria sistémica (síndrome de respuesta inflamatoria sistémica o SIRS) que conlleva la activación de la serie blanca, citocinas, complemento y coagulación, es directamente proporcional a la intensidad del trauma y supone un peor pronóstico. Esto va a potenciar la respuesta inflamatoria local de la microglía, los astrocitos y cambios en la matriz extracelular. A nivel celular se desencadenan fenómenos de neuroinflamación, excitotoxicidad, apoptosis celular, estrés oxidativo con

Tabla 35-1. Clasificación de Marshall

Lesión difusa tipo I	Ausencia de patología intracraneal visible en la tomografía computarizada
Lesión difusa tipo II	Cisternas peritruncales presentes (descarta *swelling*) Estructuras de la línea media (III ventrículo) centradas o mínimamente desplazadas (≤ 5 mm) Lesiones focales < 25 cc
Lesión difusa tipo III	Las cisternas peritroncales aparecen comprimidas o ausentes (*swelling*). Desplazamiento de la línea media ≤ 5 mm Lesiones focales < 25 cc
Lesión difusa tipo IV	Desviación de la línea media ≥ 5 mm en ausencia de lesiones focales > 25 cc El ejemplo más típico de este perfil es el hematoma subdural agudo
Lesión no evacuada Lesión difusa tipo V	Lesiones ≥ 25 cc
Lesión evacuada Lesión difusa tipo VI	Cualquier lesión extirpada quirúrgicamente

tumefacción celular secundarios al aumento del glutamato en el foco, incremento en la concentración de radicales libres y alteraciones en las bombas celulares de sodio y calcio. El edema celular predominante es de tipo citotóxico, relacionado con las acuaporinas (ACP-4), y puede coexistir con el edema vasogénico y el hidrostático. Todos estos fenómenos se relacionan de forma directamente proporcional con la gravedad del trauma, al favorecer la pérdida de la autorregulación y de la complianza cerebral.

Tanto en la lesión primaria como en la secundaria puede instaurarse precoz o tardíamente el edema cerebral difuso o *swelling*, de localización unihemisférica o bihemisférica. La aparición del *swelling* en las primeras horas se ha asociado a un aumento del flujo sanguíneo cerebral (FSC) y metabolismo global, con la particularidad de que se produce un elevado consumo de oxígeno, haciendo al cerebro particularmente vulnerable a la hipotensión e hipoxia.

La fisiopatología del TCE se basa fundamentalmente en tres aspectos: complianza cerebral, FSC y metabolismo cerebral.

3.3. Complianza cerebral

Corresponde a la capacidad que tienen los compartimentos cerebrales (parénquima, intersticio, sangre y líquido cefalorraquídeo) de mantener la presión intracraneal (PIC) en rango normal ante incrementos de volumen en cualquiera de estos componentes. Una vez superados los mecanismos compensatorios, todo incremento en el volumen derivará en una elevación de la PIC de forma exponencial (Fig. 35-1).

El trazado de la curva de PIC muestra un registro con tres componentes: P_1 corresponde a la presión arterial sistólica (PAS), P_2 a la distensibilidad o complianza, y P_3 a la presión arterial diastólica (PAD). En condiciones normales, $P_1 > P_2 > P_3$, con valores normales de PIC ≤ 20 mm Hg. En situación de HIC con complianza alterada, la morfología de la onda mostrará $P_1 < P_2 > P_3$ (Fig. 35-2).

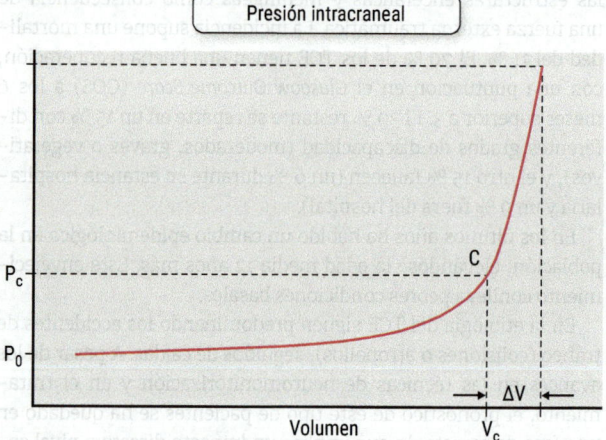

Fig. 35-1 | Relación entre la presión intracraneal y el volumen. ΔV: incremento de volumen; C: punto crítico (donde los mecanismos reguladores se pierden); P_c: presión crítica; P_0: presión normal; V_c: volumen crítico.

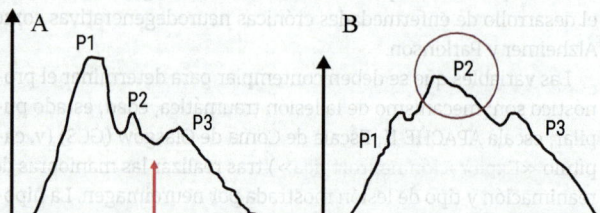

Fig. 35-2 | Trazado de la curva de la presión intracraneal. A. Trazado con $P_1 > P_2 > P_3$. B. Trazado con $P_1 < P_2 > P_3$.

Asimismo, la lectura continua del trazado de la PIC puede mostrar tres patrones:

✔ **Ondas A o *plateau*:** equivalen a elevaciones de la PIC de 50-100 mm Hg durante 5-20 minutos y se asocian a mal pronóstico.

✔ **Ondas B:** ocurren con elevaciones de PIC de 20-60 mm Hg en número de 1-2 por minuto; pueden progresar a ondas A si no se actúa.

✔ **Ondas C:** comportan pequeñas oscilaciones rítmicas del trazado de forma fisiológica y se asocian a PIC de 0-20 mm Hg con una frecuencia 5-8 por minuto.

3.4. Flujo sanguíneo cerebral

El encéfalo dispone de una macrocirculación con dos ejes (anterior o carotídeo y posterior o vertebrobasilar) que confluyen en la base del cráneo (polígono de Willis) y que se comunican por numerosas vías colaterales. Este complejo sistema intenta asegurar un FSC constante. Sin embargo, los territorios frontera están más predispuestos a la isquemia al disponer de un menor número de colaterales y estar sometidos a mayor tensión. Por otro lado, la sustancia gris se beneficia de una mayor irrigación dada su alta actividad sináptica, en tanto que la sustancia blanca es más vulnerable a las alteraciones del FSC por su menor actividad metabólica.

El FSC es una variable dependiente del cociente entre la presión de perfusión cerebral (PPC) y la resistencia vascular cerebral (RVC). La PPC es el resultado de la diferencia entre la presión arterial media (PAM) y la PIC. La RVC se relaciona con el diámetro de los vasos y la viscosidad sanguínea. Otros parámetros que condicionan cambios en el FSC son aquellos relacionados con el transporte de oxígeno, la PAM, el volumen sistólico, la hemoglobina, la presión parcial de oxígeno (PaO_2) y los desplazamientos en la curva de disociación de la hemoglobina.

Se reconocen dos fases evolutivas tras el TCE:

✔ **Fase de isquemia.** Ocurre en las primeras 48 horas y se asocia a la reducción del FSC en relación con el daño anatómico directo de los vasos, al espasmo vascular y a la tumefacción endotelial, que van a disminuir el calibre de las metaarteriolas.

✔ **Fase de hiperemia.** Tras ese período inicial, aparece el período de revascularización o fase de hiperemia, que ocurre entre el 3er y 7º día del TCE, condicionado por la respuesta inflamatoria. La hiperemia creada por vasodilatación puede incrementar la lesión en la zona dañada e incluso extenderse a la zona de penumbra o pericontusional, que se asume como relativamente sana y viable.

En condiciones normales, es necesario que el FSC se mantenga constante, de manera que, ante cambios de la presión arterial o cualquier otro parámetro que lo regule, los vasos sanguíneos respondan con una respuesta vasodilatadora o vasoconstrictora en función de la oferta y demanda de oxígeno sin alterar las cifras de la PIC. Es lo que se denomina «autorregulación cerebral» y representa la relación entre el FSC y la PAM. Este mecanismo se pierde en más del 50 % de los pacientes con TCE grave, pudiendo persistir hasta 4 o 5 días.

Los pacientes con TCE grave suelen presentar un desplazamiento del trazado FSC/PAM hacia la derecha, con un rango de equilibrio más estrecho, lo que hace indispensable mantener cifras iniciales de PPC y PAM al menos en 70 y 90 mm Hg respectivamente. En condiciones normales y autorregulación conservada, los cambios en la PAM dentro de un rango de normalidad no deben elevar la PIC. La pérdida de la autorregulación deja expuesto al cerebro a cambios de la PAM y otros factores externos (Fig. 35-3).

El estudio de la autorregulación cerebral se lleva a cabo analizando los cambios de la PIC en relación con las variaciones de la PAM y aplicando el coeficiente de correlación de Pearson, también denominado PRX (Fig. 35-4).

La metodología se basa en analizar los datos cada 5 minutos durante al menos 8 horas. Representa el coeficiente de correlación entre el incremento de la PIC y el incremento de la PAM. Cuando esto ocurre, la relación entre ΔPIC/ΔPAM va a crear una curva de regresión lineal ascendente, que indica que a medida que aumenta la PAM, aumenta la PIC. Los valores absolutos en los que se maneja este índice son -1 a +1. Las cifras normales que indican que la autorregulación está conservada son ≤ 0. Hay situaciones en que la relación lineal está invertida, lo cual representa que la autorregulación se encuentra dañada y que la disminución de la PAM se acompaña de incrementos en la PIC secundarios a vasodilatación local. Si la autorregulación se altera, es necesario calcular la PPC óptima de forma diaria, pues variaciones ± 5 mm Hg aumentan la mortalidad. Para calcular la PPC óptima se analizan las variables de PAM y PIC en la última situación de autorregulación conservada, escogiendo la cifra de PAM donde la PIC mostró sus valores más bajos.

3.5. Metabolismo cerebral

El requerimiento energético de la neurona es muy elevado. Tan solo en situación de reposo el 20 % del gasto cardíaco se destina al cerebro. El consumo metabólico cerebral de oxígeno ($CMRO_2$) equivale al producto del FSC por la diferencia arterioyugular de oxígeno, por lo que cuando el FSC decae, se incrementan la extracción de oxígeno y la diferencia arterioyugular de oxígeno para mantener el $CMRO_2$. En la fase de isquemia, si el efecto compensador de la extracción resulta insuficiente, provocará hipoxia tisular. En la fase de hiperaflujo, la reintroducción de oxígeno en el cerebro hipometabólico conduce a un desacoplamiento entre demanda metabólica (baja) y aporte de oxígeno (alto). Esto desencadena una serie de fenómenos responsables de la destrucción de las zonas de penumbra y la propagación del daño más allá del área traumatizada.

4. Monitorización multimodal

4.1. Monitorización de la presión intracraneal

La medición y seguimiento de la PIC continúa siendo la técnica de elección de neuromonitorización. Se basa en un sistema de fibra óptica insertado a través de un trépano, bien a nivel extraaxial, intraventricular o intraparenquimatoso. El sensor más utilizado es el parenquimatoso y se inserta en área sana del hemisferio más afectado, o en el caso de lesión difusa, en el hemisferio no dominante. El territorio de elección es la sustancia blanca en la zona frontera entre la arteria cerebral anterior y la arteria cerebral media, ya que tiene la particularidad de ser un lugar muy vulnerable a la isquemia. Además, si ocurre un efecto adverso al introducir el sensor, tiene la ventaja de ser una zona de poca repercusión clínica. En los casos de hidrocefalia aguda obstructiva el sensor de PIC de elección es el drenaje ventricular externo.

Los valores de PIC normal oscilan entre 0 y 20 mm Hg en adultos. Según vaya ascendiendo la PIC, podemos clasificar diferentes grados de HIC:

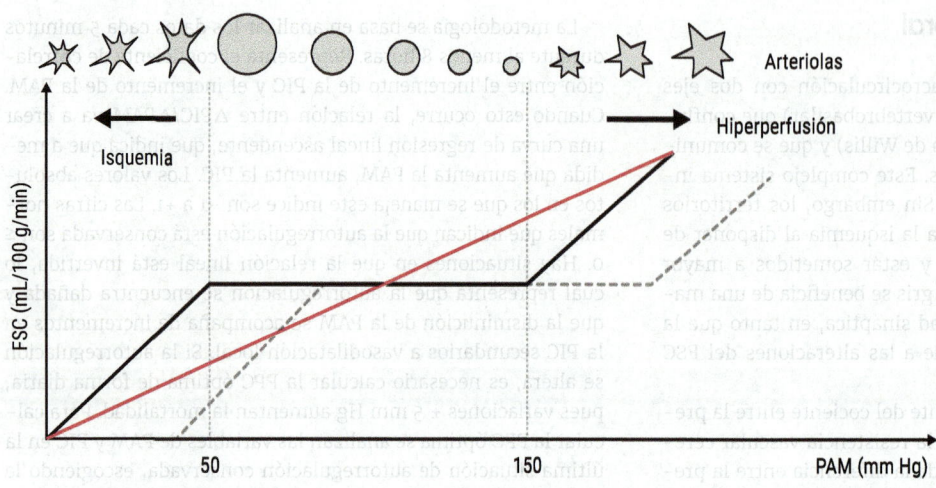

Fig. 35-3 | Relación entre el flujo cerebral sanguíneo y la presión arterial media (FSC/PAM). Situación de autorregulación conservada y abolida (línea roja).

✔ HIC ligera: PIC 21-30 mm Hg.
✔ HIC moderada: PIC 30-40 mm Hg.
✔ HIC grave: PIC > 40 mm Hg.

El objetivo es mantener una PIC ≤ 22 mm Hg o < 15 mm Hg en el caso de craniectomía descompresiva.

4.2. Monitorización de la presión tisular de oxígeno

La PIC diagnostica la existencia de HIC, pero no distingue entre una etiología isquémica o hiperémica. La presión tisular de oxígeno ($PtiO_2$) constituye una medida de flujo cerebral local (abarca unos 14 mm³) y aporta información evolutiva incluso antes de desarrollar HIC. Por tanto, forma una parte fundamental del manejo proactivo y preventivo del trauma (clase III). El catéter se coloca justo al lado del catéter de PIC a través del mismo tornillo.

Sus valores serían:

✔ Hiperemia: > 30 mm Hg.
✔ Normal: 20-30 mm Hg.
✔ Hipoperfusión compensada: 15-19 mm Hg.
✔ Isquemia: 10-15 mm Hg.
✔ Infarto: < 10 mm Hg.

Asimismo, se distinguen diferentes tipos de hipoxia de acuerdo con la clasificación de Siggaard-Andersen (Tabla 35-2).

La monitorización de la $PtiO_2$ tiene como limitación el carácter local de la medida (área de 14 mm³); por ello recomendamos el empleo combinado con técnicas de medida de FSC global. Como inconveniente, el monitor de $PtiO_2$ requiere registrar cada hora la temperatura del paciente, pues cada grado que aumente, se genera un cambio del 4 % al 8 % en la $PtiO_2$. Asimismo, para obtener valores fiables una vez insertado el catéter, debe transcurrir un tiempo de estabilización, cuyo «*run in time*» es de aproximadamente 120 minutos.

4.3. Dúplex transcraneal codificado en color

El dúplex transcraneal codificado en color (DTCC) ofrece una doble funcionalidad: por un lado, el estudio ecográfico bidimensional en modo B, y por otro, la visualización directa en color de los vasos arteriales y venosos (con el análisis del espectro Doppler como medida de FSC global). Por esta razón ostenta un papel privilegiado en la neuromonitorización multimodal y supone un avance en el manejo integral del paciente neurocrítico. Tiene la ventaja de su inocuidad y facilidad de realizarse a pie de cama, lo que evita un aumento de la morbilidad por traslados innecesarios del paciente.

En la práctica clínica diaria el estudio en modo B permite hacer un seguimiento de las lesiones intraparenquimatosas, estimar el grado de la desviación de la línea media/herniación subfalcina cerebral y visualizar el tercer ventrículo para diagnosticar y hacer un seguimiento de la hidrocefalia (Fig. 35-5).

Tabla 35-2. Tipos de hipoxia según la clasificación de Siggaard-Andersen

Tipos de hipoxia	$PtiO_2$
Hipoxia isquémica (disminución del flujo sanguíneo cerebral)	≤ 15 mmHg
Hipoxia por baja extracción (hipoxemia, anemia, curva de disociación de la hemoglobina desplazada a la izquierda)	≤ 15 mmHg
Hipoxia por *shunt* (sepsis)	≤ 15 mmHg
Hipoxia por disperfusión (dificultad en la difusión de oxígeno de la hemoglobina a la mitocondria)	≤ 15 mmHg
Hipoxia histotóxica (inhibición de los citocromos mitocondriales)	N
Hipoxia por desacoplamiento (entre la reducción de oxígeno y la síntesis de ATP)	N
Hipoxia hipermetabólica (incremento de las necesidades metabólicas)	≤ 15 mmHg

ATP: trifosfato de adenosina; N: rango de normalidad.

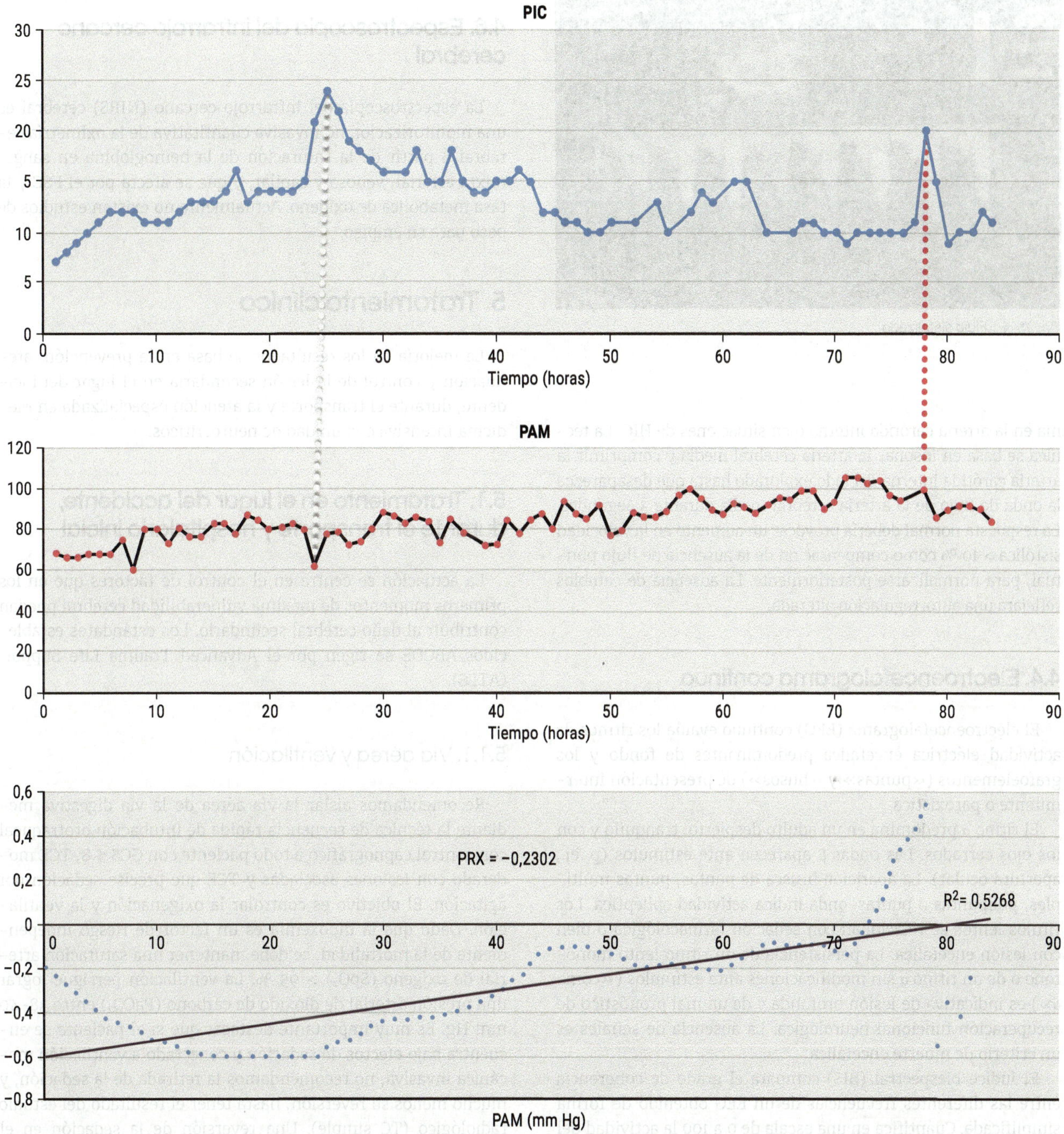

PIC

(gráfica: eje Y de 0 a 30, eje X "Tiempo (horas)" de 0 a 90)

PAM

(gráfica: eje Y de 0 a 120, eje X "Tiempo (horas)" de 0 a 90)

(gráfica: eje Y de -0,8 a 0,6, eje X "PAM (mm Hg)" de 0 a 90)

PRX = −0,2302

R^2= 0,5268

Fig. 35-4 | Pérdida de autorregulación cerebral. PAM: presión arterial media; PIC: presión intracraneal; PRX: coeficiente de correlación de Pearson.

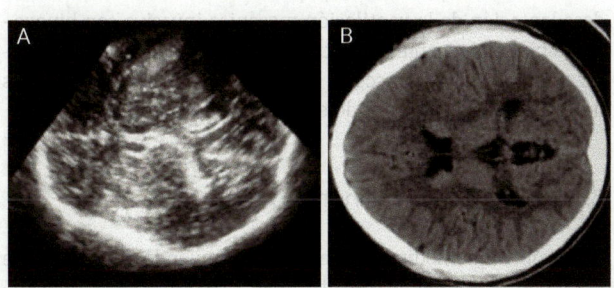

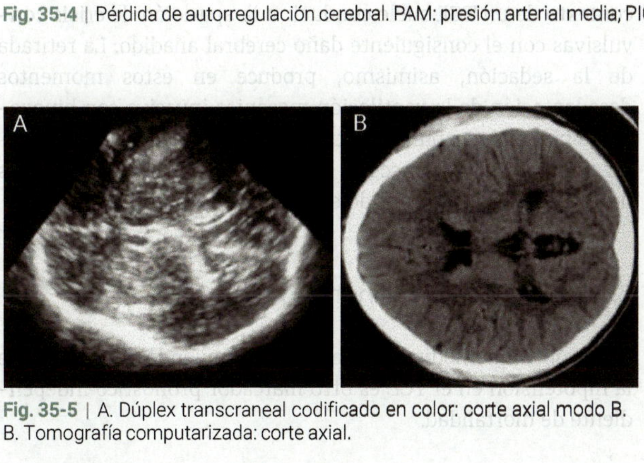

Fig. 35-5 | A. Dúplex transcraneal codificado en color: corte axial modo B. B. Tomografía computarizada: corte axial.

Los parámetros dinámicos valorados en las arterias del polígono de Willis (arteria cerebral media, arteria cerebral anterior, arteria cerebral posterior y arteria basilar) se basan en la medición de las velocidades medias (VM) y el índice de pulsatilidad (IP). Unas curvas de velocidad de flujo sistolizadas y velocidad media en la arteria cerebral media < 35 cm/s con un índice de pulsatilidad > 1,5 son indicativas de HIC isquémica (Fig. 35-6).

Al igual que el PRx, el análisis de la relación ΔVM/ΔPPC continuo nos aporta información sobre el estado de la autorregulación. La prueba de hiperemia transitoria o maniobra de Giller puede ser útil como prueba rápida de autorregulación. No recomendamos su uso en pacientes donde visualicemos en modo B placas de atero-

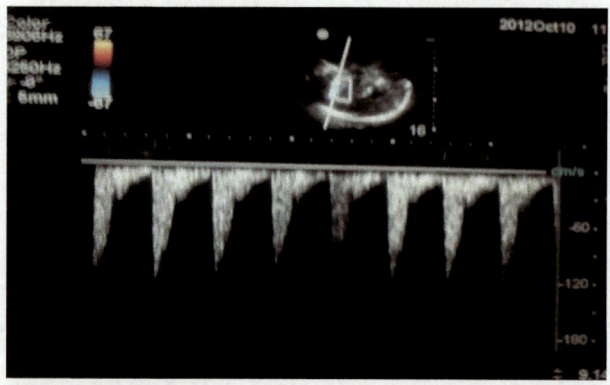

Fig. 35-6 | Flujo sistolizado.

ma en la arteria carótida interna o en situaciones de HIC. La técnica se basa en insonar la arteria cerebral media y comprimir la arteria carótida interna del lado explorado hasta que desaparezca la onda de flujo de la arteria cerebral media durante 3 segundos. La respuesta normal debería provocar un aumento en la velocidad sistólica > 10 % como compensación de la ausencia de flujo puntual, para normalizarse posteriormente. La ausencia de cambios reflejará una autorregulación alterada.

4.4. Electroencefalograma continuo

El electroencefalograma (EEG) continuo evalúa los ritmos de actividad eléctrica encefálica predominantes de fondo y los grafoelementos («puntas» y «husos») de presentación intermitente o paroxística.

El ritmo α predomina en un adulto despierto, tranquilo y con los ojos cerrados. Las ondas β aparecen ante estímulos (p. ej., apertura ocular). La aparición brusca de puntas, puntas múltiples, polipuntas o puntas-onda indica actividad epiléptica. Los ritmos lentos se relacionan con sedación farmacológica o bien con lesión encefálica. La persistencia de un ritmo lento monótono o de un ritmo α sin modificaciones ante estímulos («coma α») es indicativa de lesión profunda y de un mal pronóstico de recuperación funcional neurológica. La ausencia de señales es un criterio de muerte encefálica.

El índice biespectral (BIS) compara el grado de coherencia entre las diferentes frecuencias de un EEG obtenido de forma simplificada. Cuantifica en una escala de 0 a 100 la actividad del sistema nervioso central. Una cifra de 100 refleja vigilia, 80 depresión leve, 60 depresión moderada, 40 depresión profunda y 20 brote de supresión.

4.5. Microdiálisis

Consiste en la monitorización neuroquímica cerebral que estudia los metabolitos procedentes del intersticio cerebral. Analiza los parámetros relacionados con la isquemia cerebral, como son la glucosa, el índice lactato/piruvato, el glutamato y el glicerol. Hoy en día sigue siendo una técnica útil en el estudio del metabolismo cerebral, pero poco aplicable en la práctica clínica diaria.

4.6. Espectroscopia del infrarrojo cercano cerebral

La espectroscopia del infrarrojo cercano (NIRS) cerebral es una monitorización no invasiva cuantitativa de la oximetría cerebral a partir de la saturación de la hemoglobina en sangre mixta arterial, venosa y capilar, y que se afecta por el FSC y la tasa metabólica de oxígeno. Actualmente no existen estudios de peso para su empleo.

5. Tratamiento clínico

La mejoría en los resultados se basa en la prevención, atenuación y control de la lesión secundaria en el lugar del incidente, durante el transporte y la atención especializada en Medicina Intensiva o la unidad de neurocríticos.

5.1. Tratamiento en el lugar del accidente, durante el transporte y hospitalario inicial

La actuación se centra en el control de factores que en los primeros momentos de máxima vulnerabilidad cerebral puedan contribuir al daño cerebral secundario. Los estándares establecidos ABCDE se rigen por el Advanced Trauma Life Support (ATLS).

5.1.1. Vía aérea y ventilación

Recomendamos aislar la vía aérea de la vía digestiva mediante la técnica de secuencia rápida de intubación orotraqueal con control capnográfico a todo paciente con GCS ≤ 8, TCE moderado con lesiones asociadas y TCE que precise sedación por agitación. El objetivo es controlar la oxigenación y la ventilación. Dado que la hipoxemia es un factor de riesgo independiente de la mortalidad, se debe mantener una saturación arterial de oxígeno (SpO_2) > 95 %. La ventilación persigue lograr una presión arterial de dióxido de carbono ($PaCO_2$) entre 38-40 mm Hg. Es muy importante destacar que si el paciente se encuentra bajo efectos de sedación y conectado a ventilación mecánica invasiva, no recomendamos la retirada de la sedación, y mucho menos su reversión, hasta tener el resultado del estudio radiológico (TC simple). Una reversión de la sedación en el contexto de un TCE suele conducir a la aparición de crisis convulsivas con el consiguiente daño cerebral añadido. La retirada de la sedación, asimismo, produce en estos momentos desadaptación de la ventilación mecánica invasiva con hipoxemia e hiper/hipocapnia. Reintroducir la sedación o incluso añadir relajación neuromuscular produce con frecuencia episodios de hipotensión, empeorando el pronóstico del paciente.

5.1.2. Control hemodinámico

El control hemodinámico es crucial, teniendo en cuenta que la hipotensión en el TCE es otro marcador pronóstico independiente de mortalidad.

En ausencia de *shock* hemorrágico asociado, la cifra de PAM óptima se estima en 90 mm Hg. En el caso de TCE grave junto con *shock* hemorrágico y PAS ≤ 75 mm Hg, la cifra de presión arterial óptima va a depender de la edad. Entre 50 y 69 años es recomendable mantener una PAS de 100 mm Hg, y en pacientes < 50 años y > 70 años una PAS de 110 mm Hg. Los objetivos en todos los casos son: lactato < 2,5 mmol/L, pH > 7,3, déficit de base de −3 a −5 (marcador más preciso de sangrado, coagulopatía y gravedad del TCE), temperatura > 35 °C, hemoglobina 7-9 g/dL, plaquetas > 50.000/µL y fibrinógeno > 150 mg/dL (Tabla 35-3).

El tratamiento de elección para restaurar la volemia se basa en la administración de soluciones cristaloides isoosmolares como suero fisiológico al 0,9 %, no estando recomendando el uso de Ringer lactato por su efecto hipotónico. Los coloides tienen un uso restringido por sus efectos en la coagulopatía intravascular diseminada.

La infusión de más de 3 L de cristaloides se asocia en un 50 % a coagulopatía intravascular diseminada y hasta 70 % si se administra más de 4 L. Por este motivo, en situaciones de hipotensión que hayan requerido gran aporte de volumen o sangrado activo que no permita elevar la presión arterial, se puede optar por la administración de suero salino hipertónico al 7,5 % (250 mL en 15 minutos). Esta medida es segura aunque no mejora la supervivencia.

La transfusión de hemoderivados en situaciones de *shock* hemorrágico debe iniciarse de forma precoz con una *ratio* 1:1:1 (concentrado de hematíes, plasma fresco congelado o plaquetas), así como ácido tranexámico dentro de las primeras 3 horas.

Tabla 35-3. Objetivos en el control hemodinámico del traumatismo craneoencefálico con *shock* hemorrágico

Parámetro	Objetivo
Presión arterial sistólica (hasta control de sangrado)	✔ Trauma abierto: 60-70 mm Hg
	✔ Trauma cerrado sin TCE grave: 80-90 mm Hg
	✔ Trauma cerrado con TCE grave:
	✔ 50-69 años: 100 mm Hg
	✔ ≤ 50 o > 70 años: 110 mm Hg
Ácido láctico	< 2,5 mmol/L
pH	> 7,3
	Leve: de −3 a −5
Déficit de base	Moderado: de −6 a −9
	Grave: > −10
Temperatura	> 35 °C
Hemoglobina	7-9 g/dL
Plaquetas	✔ > 50.000/µL
	✔ > 100.000/µL si hay datos de sangrado activo
Fibrinógeno	> 150 mg/dL

TCE: traumatismo craneoencefálico.

5.1.3. Valoración neurológica

Se basa en la GCS, donde la respuesta motora es el parámetro de mayor relevancia. Destacamos la importancia de una respuesta en obediencia (que indica consciencia) con respecto al resto de las respuestas no conexas. Una respuesta motora en la GCS ≤ 5 refleja siempre un estado de no consciencia, por lo que debemos estar alerta en la actitud terapéutica de cara a la neuromonitorización.

La edad, la imagen de TC y el uso de sedación no monitorizada por agitación son parámetros a considerar para una decisión apropiada. Una actitud desacertada en estos momentos es de relevante importancia de cara a unas consecuencias irreversibles en términos de recuperación del paciente. Por tanto, es determinante una correcta valoración del estado de consciencia: no es válida simplemente la aceptación de órdenes erráticas o de movimientos fisiológicos no coordinados como estado voluntario consciente para la toma de decisiones de neuromonitorización.

Previamente al ingreso en la unidad de neurocríticos y siempre que la estabilización hemodinámica lo permita, debe ampliarse el estudio de imagen con TC de cuello, tórax, abdomen y pelvis, incluyendo angio-TC vascular de troncos supraaórticos. Todo paciente con TCE grave puede tener asociadas lesiones de otros órganos y lesiones vasculares, estando todo englobado como un politraumatismo.

Las lesiones vasculares de localización cervical pueden afectar tanto al sistema vertebrobasilar como al carotídeo. Se relacionan con: fractura de Lefort II o III, patrón de subluxación o fractura cervical, afectación del foramen transverso, y fractura base de cráneo con afectación del canal carotídeo. Asimismo, aun con una angio-TC inicialmente normal o dudosa, se sospechará lesión vascular ante la presencia de hematoma cervical que se expande, o déficit neurológico focal, o déficit neurológico no explicable por TC y/o lesión isquémica en la TC de control.

5.2. Manejo en el servicio de Medicina Intensiva

En la actualidad, los servicios de Medicina Intensiva se han superespecializado y, por tanto, ha mejorado la calidad asistencial. El TCE grave debería ser manejado en hospitales de tercer nivel, idealmente por médicos especialistas en neurocríticos.

Se considera necesario el ingreso en la unidad de neurocríticos de todo paciente con TCE grave y TCE moderado con afectación estructural o lesiones asociadas de otros órganos.

5.2.1. Medidas generales

Para mantener la homeostasis sistémica, que directamente va a influir en la estabilidad del parénquima cerebral, es necesaria una monitorización completa basada en el control y seguimiento de los siguientes parámetros: pupilas, EEG o BIS continuo, SpO_2, capnografía continua y gradiente $PaCO_2$/$etCO_2$, temperatura central, PAM con transductor colocado a nivel de la aurícula derecha, monitorización invasiva arterial con mediciones dinámicas (sistemas PICCO® o ProAQT®, entre otros), y presión intraabdominal. En caso de canalización de catéter venoso central, es preferible el acceso subclavio.

Un posible desacoplamiento metabólico cerebral se controla con analgesia y sedación profunda (BIS 40-60 y/o RASS > -3), para disminuir el riesgo añadido de epilepsia e HIC.

Para el control de la complianza se debe mantener el cabecero a 30° sobre el plano horizontal, o en posición anti-Trendelemburg a 30° si se asocian lesiones raquimedulares. El eje cabeza-cuello debe estar alineado. El sistema de fijación del tubo orotraqueal se coloca por encima del pabellón auricular, evitando la compresión del cuello.

Se optimizará la oximetría y ventilación para conseguir una $SpO_2 \geq 92\%$, $PaO_2 > 70$ mm Hg y $PaCO_2$ 35-40 mm Hg. No está indicada la hiperventilación profiláctica.

La PAM objetivo es de 90 mm Hg en las primeras 48 horas o una PPC de 70 mm Hg. Recomendamos el cálculo de la PPC óptima diariamente o ante cualquier alteración en los parámetros de neuromonitorización.

Otras medidas generales incluyen mantener el pH en 7,35-7,45, la natremia en 135-145 mEq/L y la glucemia en 110-180 mg/dL.

Se prioriza la nutrición enteral a la parenteral siempre que no existan contraindicaciones, así como su precocidad (primeras 24-48 horas), con fórmula hiperproteica (25-30 kcal/kg/día y aporte proteico de 1,2-2 g/kg/día) a través de sonda orogástrica, o nasogástrica si no hay fractura de la base del cráneo.

Para la prevención de úlceras de estrés se usan inhibidores de la bomba de protones.

La profilaxis de la trombosis venosa profunda debe instaurarse desde el inicio con medias de compresión neumática intermitente. Una vez transcurridas 48 horas y en ausencia de nuevos sangrados, las medias se pueden sustituir por heparina de bajo peso molecular a dosis profiláctica.

En caso de crisis comicial precoz (definida como aquella acontecida en los primeros 7 días), está indicado su tratamiento. El levetiracetam es el fármaco de elección por sus características farmacocinéticas, ya que no interfiere en la vía metabólica del citocromo P450. No presenta efectos secundarios en el FSC y no requiere control de niveles sanguíneos. Administramos este fármaco como profilaxis ante la presencia de factores de riesgo tales como fractura de cráneo deprimida más de 1 cm, hematoma subdural, herida penetrante de cabeza y postoperatorio neuroquirúrgico.

5.2.2. Monitorización multimodal

La monitorización de la PIC está indicada en el TCE grave con TC patológica, ya que consigue disminuir la estancia hospitalaria y mortalidad a las 2 semanas. También es apropiada en casos de TCE grave sin lesiones estructurales en la TC junto con dos o más de las siguientes características: edad > 40 años, respuesta motora unilateral o bilateral patológica ≤ 4 o PAM < 90 mm Hg tras reposición volumétrica.

Entre las complicaciones destacan el riesgo de hemorragia y de infección, siendo esta última más frecuente con el uso del drenaje ventricular externo.

Además de la PIC, recomendamos monitorizar la extracción de oxígeno mediante la $PtiO_2$. Finalmente, el análisis del FSC global se complementa con el DTCC, que debe realizarse diariamente y/o ante cualquier cambio de PIC/$PtiO_2$.

5.2.3. Pruebas complementarias

La TC de cráneo simple se debe repetir dentro de las siguientes 8-24 horas desde el traumatismo (aprovechamos para hacer el control postinserción de la neuromonitorización), a las 48-72 horas y al cabo de los 7 días (o preferiblemente RM cerebral). Siempre que las medidas generales estén controladas, se repite la TC craneal urgente si se evidencia: caída de 2 puntos en la GCS o de 1 punto en la respuesta motora, cambio pupilar, o ante una elevación de la PIC y/o descenso de la $PtiO_2$.

5.2.4. Indicaciones de cirugía

La cirugía está indicada en los siguientes casos:

- **Lesiones parenquimatosas.** Hay indicación quirúrgica si en las lesiones del parénquima cerebral se objetiva: un deterioro en la GCS atribuible a la lesión, una HIC refractaria con efecto masa en la TC, una puntuación GCS < 8 con contusiones frontales o temporales de más de 20 cc y desviación línea media > 5 mm o cisternas comprimidas, y ante cualquier hematoma superior a 50 cc. En el caso de lesiones de fosa posterior, la indicación se estima si existe alteración neurológica o efecto masa (distorsión del cuarto ventrículo, hidrocefalia u obliteración de las cisternas de la base).
- **Hematomas extraaxiales.** Para asentar la indicación de evacuación quirúrgica diferenciaremos entre hematoma subdural (medido en longitud) si el grosor es > 1 cm con desplazamiento de la línea media > 5 mm, y hematoma epidural (medido en volumen) si el volumen es > 30 cc.
- **Fractura de cráneo deprimida.** En esta situación se plantea la indicación quirúrgica si existe un desplazamiento óseo mayor que el de la calota (aproximadamente 1 cm), una afectación de la duramadre, una afectación del seno, si se sospechan datos de contaminación o por motivos estéticos.
- **Inserción de drenaje ventricular externo.** Está indicado en cualquier momento evolutivo del TCE si se asocia a hidrocefalia aguda obstructiva, pudiéndose también considerar en las primeras 12 horas en casos de GCS < 6 sin colapso ventricular. La altura del drenaje ventricular que corresponde al nivel 0 equivale a la localización del conducto auditivo externo. A partir de este nivel, se modifica en función del débito de líquido cefalorraquídeo o de la resolución de la hidrocefalia aguda. No se ha demostrado que su inserción aumente el riesgo de sangrado, pero requiere un control estricto de la altura de este, dado que funciona como vasos comunicantes. Las variaciones en la elevación del cabecero sin tener precaución de corregir la posición del drenaje ventricular externo pueden provocar diferencias de presión que favorezcan un resangrado. La técnica de inserción puede ser a través de tornillo o tunelizada, siempre garantizando las medidas de asepsia para disminuir el riesgo de infección, que se incrementa exponencialmente a partir del quinto día de su introducción.

5.2.5. Medidas de primer nivel: tratamiento de la isquemia

En el TCE grave es habitual que aparezcan de forma intermitente períodos de isquemia cerebral correspondientes a valores de $PtiO_2 \leq 15$ mm Hg junto con velocidades de flujo en el DTCC disminuidas. La causa más frecuente y habitual es una disminución del FSC por descenso de la PPC, de ahí la importancia del cálculo diario de esta, pues una variación de +/- 5 mm Hg incrementa significativamente la mortalidad. Sin embargo, existen otras causas, tal y como se describen en la clasificación de Siggaard-Andersen (v. Tabla 35-2), que hay que evaluar y optimizar, entre las que destacan los parámetros involucrados en la curva de disociación de la hemoglobina y el desacoplamiento metabólico por hipermetabolismo (p. ej., epilepsia).

Para el tratamiento en estos casos, además de la optimización de la volemia y el resto de medidas generales, la noradrenalina es el fármaco de elección para elevar la PPC. Conjuntamente se aplican otras medidas como ajustar la sedación, añadir anticonvulsivantes e incluso bloqueantes neuromusculares. Los agentes hiperosmolares no están indicados de manera profiláctica.

Si la isquemia progresa a HIC con o sin nueva arreactividad pupilar a pesar de la corrección de las medidas instauradas previamente, será necesario escalar a medidas de primer nivel. El tratamiento osmótico y la inserción de drenaje ventricular externo son las medidas de primer nivel para la isquemia.

Los agentes hiperosmolares constituyen un tratamiento de carácter urgente. El suero salino hipertónico se considera el fármaco de elección, debido a su efecto inmediato y duración aproximada de 120 minutos, teniendo como efectos secundarios la hipopotasemia y la acidosis hiperclorémica. Se suspenderá la infusión de suero salino hipertónico cuando las cifras de natremia alcancen 158 mEq/L y la osmolaridad plasmática llegue a 320 mOsm/kg. No obstante, en ausencia de PAS < 90 mm Hg también se dispone del manitol, pero, a diferencia del suero salino hipertónico, precisa de una integridad de la barrera hematoencefálica, por lo que el resultado final sobre la PIC será inversamente proporcional al grado de lesión de dicha barrera. Como efecto secundario de este último se encuentra la hiperosmolaridad con deshidratación e insuficiencia renal, por lo que se contraindica en la insuficiencia cardíaca, hepática o renal.

Tras el empleo de la medicación hiperosmolar, indicamos realizar una nueva TC que descarte la aparición de nuevas lesiones subsidiarias de tratamiento quirúrgico urgente y/o datos de herniación subfalcina o uncal.

Otra medida de primer nivel (la colocación de drenaje ventricular externo) se aplica aquí si se evidencia el desarrollo de una hidrocefalia aguda obstructiva.

5.2.6. Medidas de primer nivel: tratamiento de la hiperemia

La hiperemia puede desarrollarse con o sin HIC. Se relaciona con una $PtiO_2 \geq 30$ mm Hg y datos de DTCC con velocidades medias de flujo elevadas e índice de Lindegaard < 3 (que la diferencia de aquellos casos con vasoespasmo). Habitualmente, la hiperemia se corrige con el descenso de la PPC, que se logra con la optimización de la sedoanalgesia y relajación, y con el resto de medidas

generales. El uso de la hiperventilación puntual para PCO_2 de 35 mm Hg constituye otra medida de primer nivel.

La persistencia de HIC hace necesaria la realización de una TC craneal.

5.2.7. Medidas de segundo nivel

Ante la refractariedad de las medidas anteriormente mencionadas tras realizar una TC craneal urgente, se valorará la indicación de la craniectomía descompresiva en todo paciente < 65 años que no tenga contraindicaciones. La craniectomía descompresiva puede ser primaria o secundaria según el momento de su realización.

La craniectomía descompresiva primaria es la que se realiza durante la cirugía de evacuación de un hematoma, frecuentemente un hematoma subdural agudo asociado a herniación subfalcina.

La craniectomía descompresiva secundaria es aquella que se realiza cuando las medidas de primer nivel para el control de la HIC han fallado. Teniendo en cuenta que el tejido neuronal tiene un tiempo de isquemia limitado hasta la aparición de lesiones irreversibles, es recomendable realizar la intervención en las primeras 6 horas tras el pico de HIC no controlado.

La craniectomía descompresiva consigue una disminución de la PIC al incrementar la posibilidad de expansión cerebral, y proporcionalmente la PPC, el FSC y la oxigenación cerebral. La técnica quirúrgica debe incluir la realización de una duroplastia, así como de una craniectomía amplia de al menos 12 cm. La localización se escoge según el tipo de lesión: craniectomía descompresiva bifrontal con sección de la hoz del cerebro en lesiones difusas y craniectomía descompresiva fronto-témporo-parieto-occipital en las lesiones focales.

Las contraindicaciones incluyen: puntuación GCS 3/15 con midriasis bilateral paralítica persistente, HIC > 12 horas de evolución, coagulopatía intravascular diseminada y traumatismo devastador.

No es una técnica exenta de riesgos, por lo que se debe seleccionar de forma multidisciplinar el tipo de paciente que se puede beneficiar de ella.

Entre las complicaciones más frecuentes se encuentra el higroma subdural, el síndrome poscraniectomía (o síndrome del colgajo hundido), la ventriculomegalia, el empiema, la fístula del líquido cefalorraquídeo, la diabetes insípida y las convulsiones.

Tras la craniectomía descompresiva suele producirse un aumento de la perfusión-hiperemia secundario al reclutamiento capilar en el área descomprimida debido al defecto óseo. Es máxima a los 7 días y se normaliza al mes aproximadamente.

En nuestra experiencia, los pacientes que muestran hiperemia por hiperaflujo poscraniectomía descompresiva tienen mejor pronóstico que los que no presentan modificación alguna. Los pacientes sometidos a una craniectomía descompresiva quedan sin neuromonitorización de $PIC/PtiO_2$. Por este motivo el seguimiento se hace con BIS y DTCC.

El manejo de la hiperemia requiere controlar las cifras de PAM, y el parámetro guía es la normalización de las velocidades medias de ambas arterias cerebrales medias.

Recomendamos colocar una capelina muy suave en las craniectomías descompresivas laterales.

Actualmente, la reposición del *flap* óseo se tiende a adelantar a los 21 días en ausencia de infección para así evitar el síndrome poscraniectomía.

5.2.8. Hipotermia moderada terapéutica (32-35 °C)

Los mecanismos por los que actúa la hipotermia se basan en la disminución de la respuesta inflamatoria y del metabolismo cerebral, con efectos deletéreos al incrementar el riesgo de coagulopatías, de inmunosupresión o de descenso en la sensibilidad a las catecolaminas. Los estudios multicéntricos revelan un aumento de la mortalidad, peor puntuación en el *Glasgow Outcome Score* con una mayor incidencia de efectos adversos, y síndrome de disfunción multiorgánica en comparación con el tratamiento estándar. En conclusión, la hipotermia moderada no mejora la morbimortalidad en pacientes con TCE grave.

5.2.9. Hipertensión intracraneal refractaria

En última instancia, la inducción al coma barbitúrico puede ser una opción a valorar para lograr el control de la HIC mediante la entrada en brote de supresión (BIS < 20) o isoelectricidad por EEG. El mecanismo de actuación se basa en la reducción del consumo de oxígeno cerebral, siendo su efecto principal la vasoconstricción cerebral. El coma barbitúrico reduce de forma sostenida la PIC hasta en el 50 % de los casos. Es posible lograr este objetivo utilizando doble sedación con midazolam y propofol. El efecto supresor se logra actuando de forma sinérgica sobre receptores GABA y NMDA, evitando los efectos no deseados por el uso de altas dosis de propofol.

La decisión en este tipo de medida exige individualizarse y basarse en el conocimiento y la experiencia del especialista.

La HIC sin respuesta a la craniectomía descompresiva se asocia a un mal pronóstico con discapacidad grave. Es importante decidir juiciosamente en cada caso si se emplea o no esta terapia teniendo en cuenta sus efectos secundarios, que incluyen hipotensión, vasoconstricción (o probablemente vasoplejia cerebral) y depresión de la actividad de los linfocitos T, con alta probabilidad de favorecer la aparición de infecciones y *shock* séptico asociado.

5.2.10. Esquema de tratamiento

En la Fig. 35-7 se muestra el algoritmo de tratamiento del TCE.

6. Conclusiones

El TCE grave continúa siendo un reto para los servicios de Medicina Intensiva. Desde el inicio hay que valorar las variables pronósticas, como son la respuesta motora, la coagulopatía asociada y las imágenes de TC sugestivas de HIC, desconfiando de una primera apariencia ante un paciente agitado con una respuesta motora de la GCS ≤ 5.

La neuromonitorización resulta crucial para el diagnóstico. El tratamiento debe ser siempre escalonado, en riguroso orden, comenzando con las medidas generales para continuar con las medidas de primer nivel y, por último, si no hay respuesta, instaurar las medidas de segundo nivel.

El tratamiento preventivo se basa fundamentalmente en mantener las medidas generales en rango normal y aplicar la PPC óptima. Estos pacientes se caracterizan por tener un comportamiento dinámico, con cambios en sus requerimientos de forma repentina en relación directamente proporcional a la magnitud del trauma.

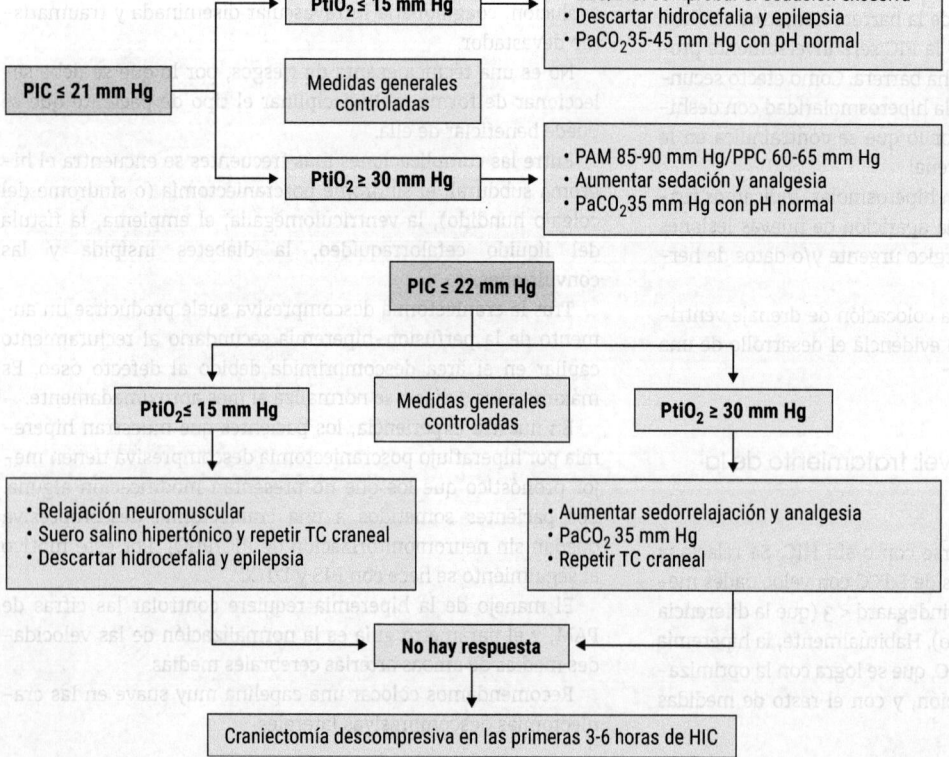

Fig. 35-7 | Algoritmo de tratamiento del traumatismo craneoencefálico. BIS: índice biespectral; EEG: electroencefalograma; $PaCO_2$: presión arterial de dióxido de carbono; PAM: presión arterial media; PIC: presión intracraneal; PPC: presión de perfusión cerebral; $PtiO_2$: presión tisular de oxígeno; TC: tomografía computarizada.

Contenido del diagrama:

- PIC ≤ 21 mm Hg
  - $PtiO_2$ ≤ 15 mm Hg →
    - PAM 90-100 mm Hg/PPC 70-75 mm Hg
    - EEG/BIS: comprobar si sedación excesiva
    - Descartar hidrocefalia y epilepsia
    - $PaCO_2$ 35-45 mm Hg con pH normal
  - Medidas generales controladas
  - $PtiO_2$ ≥ 30 mm Hg →
    - PAM 85-90 mm Hg/PPC 60-65 mm Hg
    - Aumentar sedación y analgesia
    - $PaCO_2$ 35 mm Hg con pH normal

- PIC ≤ 22 mm Hg
  - $PtiO_2$ ≤ 15 mm Hg
    - Relajación neuromuscular
    - Suero salino hipertónico y repetir TC craneal
    - Descartar hidrocefalia y epilepsia
  - Medidas generales controladas
  - $PtiO_2$ ≥ 30 mm Hg
    - Aumentar sedorrelajación y analgesia
    - $PaCO_2$ 35 mm Hg
    - Repetir TC craneal

- No hay respuesta
  - Craniectomía descompresiva en las primeras 3-6 horas de HIC

Puntos clave

- ✔ Es importante valorar y tratar el cuadro hemorrágico asociado al TCE.
- ✔ La lesión secundaria siempre está presente: es dinámica y puede ser reversible.
- ✔ Se debe considerar la neuromonitorización en pacientes con intubación orotraqueal e inconscientes con una respuesta motora en la GCS ≤ 5, que requieren sedación por agitación y presentan TC craneal patológica.
- ✔ No se deben usar agentes hiperosmolares de forma profiláctica en caso de TC con herniación y PIC < 20 mm Hg.
- ✔ Se realizará una craniectomía descompresiva de forma precoz ante una HIC persistente a pesar de un segundo bolo de suero salino hipertónico.
- ✔ La hiperemia producida por la ausencia ósea tras la craniectomía descompresiva se monitoriza mediante DTCC.

Bibliografía

Aaslid R, Lindegaard KF, Sorteberg W, Nornes H. Cerebral autoregulation dynamics in humans. Stroke. 1989;20(1):45-52.

Aaslid R. Transcranial Doppler examination techniques. En: Aaslid R, editor. Transcranial Doppler sonography. Springer; 1986. p. 39-59.

Adams JH, Doyle D, Ford I, Gennarelli TA, Graham DI, Mclellan DR. Diffuse axonal injury in head injury: definition, diagnosis and grading. Histopathology. 1989;15:49-59.

Avezaat CJ, van Eijndhoven JH, Wyper DJ. Cerebrospinal fluid pulse pressure and intracranial volume-pressure relationships. J Neurol Neurosurg Psychiatry. 1979;42(8):687-700.

Caricato A, Melchionda I, Antonelli M. Continuous electroencephalography monitoring in adults in the Intensive Care Unit. Review Critical Care. 2018;22:75.

Carney N, Totten AM, O'Reilly C, et al. Guidelines for the Management of Severe Traumatic Brain Injury, Fourth Edition. Neurosurgery. 2017;80(1):6-15.

Chesnut RM, Marshall LF, Klauber MR, et al. The role of secondary brain injury in determining outcome from severe head injury. J Trauma. 1993;34:216-22.

Cooper DJ, Nichol AD, Bailey M, et al. Effect of early sustained prophylactic hypothermia on neurologic outcomes among patients with severe traumatic brain injury: The POLAR Randomized Clinical Trial. JAMA. 2018;320(21):2211-20.

Cremer O, van Dijk G, van Wensen E, et al. Effect of intracranial pressure monitoring and targeted intensive care on functional outcome alter severe head injury. Crit Care Med 2005;33:2207-13.

Czosnyka M, Smielewski P, Kirkpatrick P, Laing RJ, Menon D, Pickard JD. Continuous assessment of the cerebral vasomotor reactivity in head injury. Neurosurgery. 1997;41:11-7.

Devlin JW, Claire KS, Dulchavsky SA, Tyburski JG. Impact of trauma stress ulcer prophylaxis guidelines on drug cost and frequency of major gastrointestinal bleeding. Pharmacotherapy. 1999;19:452-60.

Giner J, Mesa Galán L, Yus Teruel S, et al. Traumatic brain injury in the new millennium: A new population and new management. Neurologia (Engl Ed). 2022;37(5):383-9.

Hawryluk GWJ, Aguilera S, Buki A, et al. A management algorithm for patients with intracranial pressure monitoring: the Seattle International Severe Traumatic Brain Injury Consensus Conference (SIBICC). Intensive Care Med. 2019;45(12):1783-94.

Hawryluk GWJ, Rubiano AM, Totten AM, et al. Guidelines for the Management of Severe Traumatic Brain Injury: 2020 Update of the Decompressive Craniectomy Recommendations. Neurosurgery. 2020;87(3):427-34.

Hu L, Yang S, Jin B, Wang C. Advanced neuroimaging role in traumatic brain injury: a narrative review. Front Neurosci. 2022;16:872609.

Hutchinson PJ, Kolias AG, Timofeev IS, et al. Trial of decompressive craniectomy for traumatic intracranial hypertension. N Engl J Med. 2016;375(12):1119-30.

Jaeger M, Dengl M, Meixensberger J, Schuhmann MU. Effects of cerebrovascular pressure reactivity-guided optimization of cerebral perfusion pressure on brain tissue oxygenation after traumatic brain injury. Crit Care Med. 2010;38(5):1343-7.

Khellaf A, Khan DZ, Helmy A. Recent advances in traumatic brain injury. J Neurol. 2019;266(11):2878-89.

López Fajardo P, Lubillo Montenegro S. Avances en el traumatismo craneoencefálico. Emergencias. 2009;21:433-40.

López P, Lubillo S, Martín V, Rodriguez S. Manual de dúplex transcraneal codificado en color en el paciente neurocrítico. Hospital Universitario Nuestra Señora de Candelaria; 2013.

Maegele M. Coagulopathy after traumatic brain injury: incidence, pathogenesis, and treatment options. Transfusion. 2013;53 Suppl 1:28S-37S.

Marmarou A, Anderson RL, Ward JD, et al. Impact of ICP instability and hypotension on outcome in patients with severe head trauma. J Neurosurg. 1991;75(Supplement):S59-S66.

Marmarou A, Signoretti S, Fatouros PP, Portella G, Aygok GA, Bullock MR. Predominance of cellular edema in traumatic brain swelling in patients with severe head injuries. J Neurosurg. 2006;104:720-30.

Marshall LF, Marshall SB, Klauber MR, et al. The diagnosis of head injury requires a classification based on computed axial tomography. J Neurotrauma. 1992;9 Suppl 1:S287-S292.

Martin NA, Patwardhan RV, Alexander MJ, et al. Characterization of cerebral hemodynamic phases following severe head trauma: hypoperfusion, hyperemia, and vasospasm. J Neurosurg. 1997;87:9-19.

Menon DK, Schwab K, Wright DW, Maas AI; Demographics and Clinical Assessment Working Group of the International and Interagency Initiative toward Common Data Elements for Research on Traumatic Brain Injury and Psychological Health. Position statement: definition of traumatic brain injury. Arch Phys Med Rehabil. 2010;91(11):1637-40.

Nangunoori R, Maloney-Wilensky E, Stiefel M, et al. Brain tissue oxygen-based therapy and outcome after severe traumatic brain injury: a systematic literature review. Neurocrit Care. 2012;17(1):131-8.

Poca MA, Sahuquillo J, Mena MP, Vilalta A, Riveiro M. Actualizaciones en los métodos de monitorización cerebral regional en los pacientes neurocríticos: presión tisular de oxígeno, microdiálisis cerebral y técnicas de espectroscopía por infrarrojos. Neurocirugia (Astur). 2005;16(5):385-410.

Rovegno M, Soto PA, Sáez JC, von Bernhardi R. Mecanismos biológicos involucrados en la propagación del daño en el traumatismo encéfalo craneano. Med Intensiva. 2012;36(1):37-44.

Salim A, Hadjizacharia P, Dubose J, et al. Persistent hyperglycemia in severe traumatic brain injury: an independent predictor of outcome. Am Surg. 2009;75:25-9.

Sloan MA, Alexandrov AV, Tegeler CH, et al. Assessment: transcranial Doppler ultrasonography: Report of the Therapeutics and Technology assessment Subcommittee of the American Academy of Neurology. Neurology. 2004;62(9):1468-81.

Smielewski P, Czosnyka M, Kirkpatrick P, Pickard JD. Evolution of the transient hiperemia response test in head injured patients. J Neurosurg. 1997;(5):77.

Spahn DR, Bouillon B, Cerny V, et al. The European guideline on management of major bleeding and coagulopathy following trauma: fifth edition. Crit Care. 2019;23(1):98.

Steiner LA, Czosnyka M, Piechnik SK, et al. Continuous monitoring of cerebrovascular pressure reactivity allows determination of optimal cerebral perfusion pressure in patients with traumatic brain injury. Crit Care Med. 2002;30(4):733-8.

Tagliaferri F, Compagnone C, Korsic M, Servadei F, Kraus J. A systematic review of brain injury epidemiology in Europe. Acta Neurochir (Wien). 2006;148:255-68.

Torbey MT, Bhardwaj A. Cerebral blood flow physiology and monitoring. En: Suárez JI, editor. Critical care neurology and neurosurgery. Human Press; 2004. p. 23-37.

Wilson JX, Gelb AW. Free radicals, antioxidants, and neurologic injury: possible relationship to cerebral protection by anesthetics. J Neurosurg Anesthesiol. 2002;14(1):66-79.

36 Lesión medular aguda

A. F. Jiménez Alfonso

Orientación para el estudio

En este capítulo se describen las características más relevantes del paciente con lesión medular aguda, principalmente la de etiología traumática, buscando dar respuesta a las dudas que un profesional que trabaje en un área de críticos pueda plantearse en aspectos fundamentales como la fisiopatología, el diagnóstico clínico y por imagen y en el tratamiento médico y quirúrgico.

1. Introducción

El trauma vertebromedular se define como la lesión del conjunto de estructuras que conforman el eje axial del cuerpo humano. Debido a sus constituyentes vitales y a la complejidad que presentan, es fundamental sospechar su existencia y tratarlo por personal médico especializado en unidades constituidas para este fin.

Este eje axial tiene múltiples funciones, entre ellas ser soporte estructural del tronco, articular su movimiento y, sobre todo, servir de armadura protectora para la médula espinal ante cualquier evento traumático. La lesión medular aguda (LMA) en cualquiera de sus segmentos es la consecuencia más relevante, no solo por las graves repercusiones que presenta, sino por la importante morbimortalidad que reviste y el elevadísimo coste económico que conlleva para el sistema sanitario.

Se define la LMA como el daño estructural del cordón medular secundario a un evento traumático o a un proceso patológico, el cual presenta dos componentes que en el tiempo son consecutivos: la lesión propiamente dicha y la respuesta aguda inflamatoria subsecuente. Este daño por sí mismo y en un órgano tan noble puede provocar cambios temporales o permanentes. Circunstancias como la gravedad del trauma, los mecanismos implicados, el abordaje inicial y su tratamiento definen la evolución y determinan la posibilidad de secuelas a corto y largo plazo.

Asimismo, la LMA se puede clasificar según su etiología en traumática y no traumática. La LMA de etiología traumática (LMAT) ocurre cuando se ve implicado un impacto físico externo secundario a accidentes de tráfico, caídas, precipitaciones, actividades deportivas, autoagresiones o acciones violentas de cualquier índole, etc. La etiología no traumática incluye procesos patológicos entre los que cabe nombrar neoplasias primarias o diseminación metastásica, procesos infecciosos o enfermedades degenerativas, entre otros.

El objetivo fundamental de este capítulo es describir los aspectos y características más relevantes de la LMAT y la importancia que conlleva cualquiera de las intervenciones debido a que inciden directamente en el pronóstico del paciente.

2. Epidemiología

A nivel mundial, la LMAT tiene un impacto considerable en términos de mortalidad y morbilidad, y conlleva una carga relevante para los sistemas de salud debido al costoso y complejo soporte médico que requieren este tipo de pacientes. Esta condición es una de las principales causas de discapacidad, especialmente entre las personas más jóvenes, con un alto impacto en los años vividos con invalidez.

Los accidentes de tráfico, las caídas y la violencia autoinfligida se encuentran entre las causas más comunes.

Hay marcadas variaciones en la incidencia y prevalencia entre países, con diferencias por sexo, mecanismo de lesión, nivel y gravedad del trauma. Esta variabilidad puede explicarse en parte por las condiciones geográficas y culturales, así como por las importantes desigualdades infraestructurales, pero también refleja la presencia de diversos criterios utilizados para identificar y clasificar a los pacientes con LMAT. La incidencia notificada oscila entre 12,1 y 57,8 casos por millón de habitantes en países de altos ingresos y entre 12,7 y 29,7 en países de bajos ingresos. También hay grandes diferencias entre los países Europa, donde la tasa de incidencia más alta se reporta en Portugal (57,8 casos por millón) y Rusia (44,0 casos por millón), mientras que la más baja se reporta en Italia (14,7 casos por millón).

En países como Estados Unidos se estima que 1,3 millones de personas viven con una lesión de la médula espinal, lo que genera un coste aproximado de 7 mil millones de dólares al año. Esto se traduce en una incidencia anual de 40 personas por cada millón de habitantes con LMAT. La mayoría de los afectados son hombres jóvenes, que representan el 80,7 %, con una edad promedio de 28 años, y, como ya hemos mencionado, los accidentes automovilísticos y las precipitaciones son los mecanismos más frecuentes.

Analizando los pacientes con LMAT por edades, podríamos decir que presentan una distribución bimodal. Un primer pico se da entre los 15 y los 29 años, y un segundo repunte, más pequeño pero creciente, en mayores de 50 años, tendencia que continúa en paralelo con el envejecimiento de la población mundial. Es importante destacar que los pacientes mayores de 60 años se ven cada vez más implicados en eventos traumáticos que conllevan un compromiso de la médula espinal, acentuados por los cambios degenerativos subyacentes de la columna vertebral, como la mielopatía cervical degenerativa, más frecuente en este grupo etario. A lo que se agrega una tendencia más habitual de la práctica de actividades deportivas, muchas de ellas de riesgo, conducir vehículos a altas velocidades y la toma de medicamentos como los anticoagulantes, que asocian complicaciones que pueden ensombrecer el pronóstico.

En la mayoría de las series y de metanálisis se estima que la proporción de casos de LMAT en hombres puede llegar hasta un 80 %, mientras que en las mujeres no supera un 20,2 %; en parte justificado por las actividades laborales y comportamientos más arriesgados en el sexo masculino.

Según el mecanismo de acción, los accidentes de circulación y las caídas son los eventos traumáticos con mayor incidencia de LMAT. Los accidentes de tráfico prevalecen en pacientes más jóvenes, mientras que las caídas se observan con más asiduidad en pacientes adultos mayores o ancianos.

Si valoramos qué segmento de la columna vertebral se ve más comprometido, los datos demuestran que la LMAT ocurre con mayor frecuencia a nivel de la columna cervical (60 %), seguida de la torácica (32 %) y la lumbosacra (9 %).

No obstante, los datos epidemiológicos deben ser valoradas con prudencia debido a que no existe gran variedad de estudios en la literatura actual y los existentes se limitan a tamaños muestrales pequeños o a datos de una sola institución, son poco uniformes y gran parte de la información obtenida es extraída de bases de datos diligenciadas con criterios o diagnósticos diferentes. Por otra parte, la ausencia de un registro centralizado, regional y/o nacional, no permite la unificación de la información, haciendo imposible una valoración más objetiva y extrapolable.

3. Atención prehospitalaria

Todo paciente con sospecha de lesión de columna vertebral y/o compromiso medular debe ser inmovilizado hasta que la exploración física y los estudios de imagen descarten o confirmen esta posibilidad.

Una sujeción adecuada se consigue con el paciente en posición neutra, en decúbito supino sin rotación o flexoextensión de la columna vertebral. No se deben realizar esfuerzos para reducir una deformidad obvia o para alinear algún segmento vertebral, por el riesgo de provocar o complicar la lesión ya establecida.

Este proceso requiere de una inmovilización que se inicia a nivel cervical con collarín rígido, además de colchón de vacío, tableros dorsales, cintas y cinturones, para posteriormente trasladar al paciente a una institución de atención médica especializada.

4. Fisiopatología

La fisiopatología de la LMA es dinámica y compleja, e involucra eventos moleculares y bioquímicos interrelacionados. Como proceso, podemos decir que se desarrolla en dos fases: primaria y secundaria (Fig. 36-1).

En la fase primaria, inmediatamente después del evento traumático, comúnmente se producen fracturas, dislocaciones de vértebras o desplazamientos de fragmentos óseos con desgarros del ligamento espinal. Este proceso mecánico conlleva la destrucción del parénquima neural, la interrupción de la red axonal, hemorragia y la interrupción de la membrana glial. Los principales determinantes de la gravedad de la LMAT son el grado de destrucción inicial y la duración de la compresión de la médula espinal.

La fase secundaria se produce por una progresión con más daño químico y mecánico en los tejidos. Conduce a la excitotoxicidad neuronal debido a la alta acumulación de calcio dentro de las células, aumentando las concentraciones de oxígeno reactivo y los niveles de glutamato. Este proceso provoca un daño en los

ácidos nucleicos, las proteínas y los fosfolípidos subyacentes y da como resultado una marcada disfunción neurológica.

La lesión secundaria se divide en tres fases: aguda, subaguda y crónica. La lesión secundaria aguda se caracteriza por daño vascular, desequilibrio iónico, excitotoxicidad, acumulación de radicales libres, aumento de la entrada de calcio, peroxidación lipídica, inflamación, edema y necrosis. Si este proceso persiste, se da paso a la lesión secundaria subaguda, en la que se observa apoptosis neuronal, desmielinización axonal, degeneración walleriana, remodelación axonal y formación de cicatriz glial. La progresión de esta fase da lugar a la lesión secundaria crónica, que se caracteriza por la muerte axonal, la maduración de la cicatriz glial y la formación de cavidades quísticas.

Toda esta cascada de sucesos tiene una importancia capital debido a que provoca isquemia en la médula espinal. La ruptura de pequeños vasos sanguíneos y capilares promueve la extravasación del suministro vascular del cordón, la hipoperfusión conlleva hipotensión y bradicardia, generando un estado de hipovolemia y *shock* neurogénico. La ruptura de estas estructuras vasculares también promueve la extravasación de leucocitos, glóbulos rojos y células inmunitarias, ejerciendo presión sobre los tejidos espinales lesionados e interrumpiendo aún más el flujo sanguíneo, lo que provoca vasoespasmo. Este estado se observa durante las primeras 24 horas, perpetúa la hipovolemia y conduce a la muerte celular y la destrucción tisular.

5. Estabilidad de la columna vertebral

Desde el punto de vista biomecánico, la columna vertebral está constituida por un conjunto de estructuras óseas y ligamentosas que le confieren no solo una excelente estabilidad sino la posibilidad de realizar movimientos en diferentes planos, como la flexoextensión y la rotación.

Las vértebras con sus apófisis, como fracción ósea, presentan una morfología que varía en función del segmento de la columna al cual pertenecen, permitiéndole soportar una carga significativa de peso y ejercer un movimiento de fuerzas según la actividad realizada. Los otros componentes fundamentales son el disco intervertebral y sus ligamentos, el ligamento longitudinal anterior, el ligamento longitudinal posterior, el ligamento supraespinoso, el ligamento amarillo y el ligamento interespinoso.

Buscando evaluar la estabilidad de la columna vertebral, el traumatólogo Francis Denis, en 1983, acuñó el concepto biomecánico de las «tres columnas», que es la división en tres pilares verticales paralelos de este andamiaje óseo-ligamentario y que denominó como columnas anterior, media y posterior (Fig. 36-2). La columna anterior incluye el ligamento longitudinal anterior, la mitad anterior del cuerpo vertebral y del disco intervertebral. La columna media comprende la mitad posterior del disco intervertebral, del cuerpo vertebral y el ligamento longitudinal posterior. La columna posterior está constituida por el ligamento supraespinoso y las apófisis vertebrales. En función del daño y el compromiso que suponga, las lesiones pueden clasificarse como inestables con riesgo de luxación y lesión medular cuando se ven afectadas dos columnas contiguas.

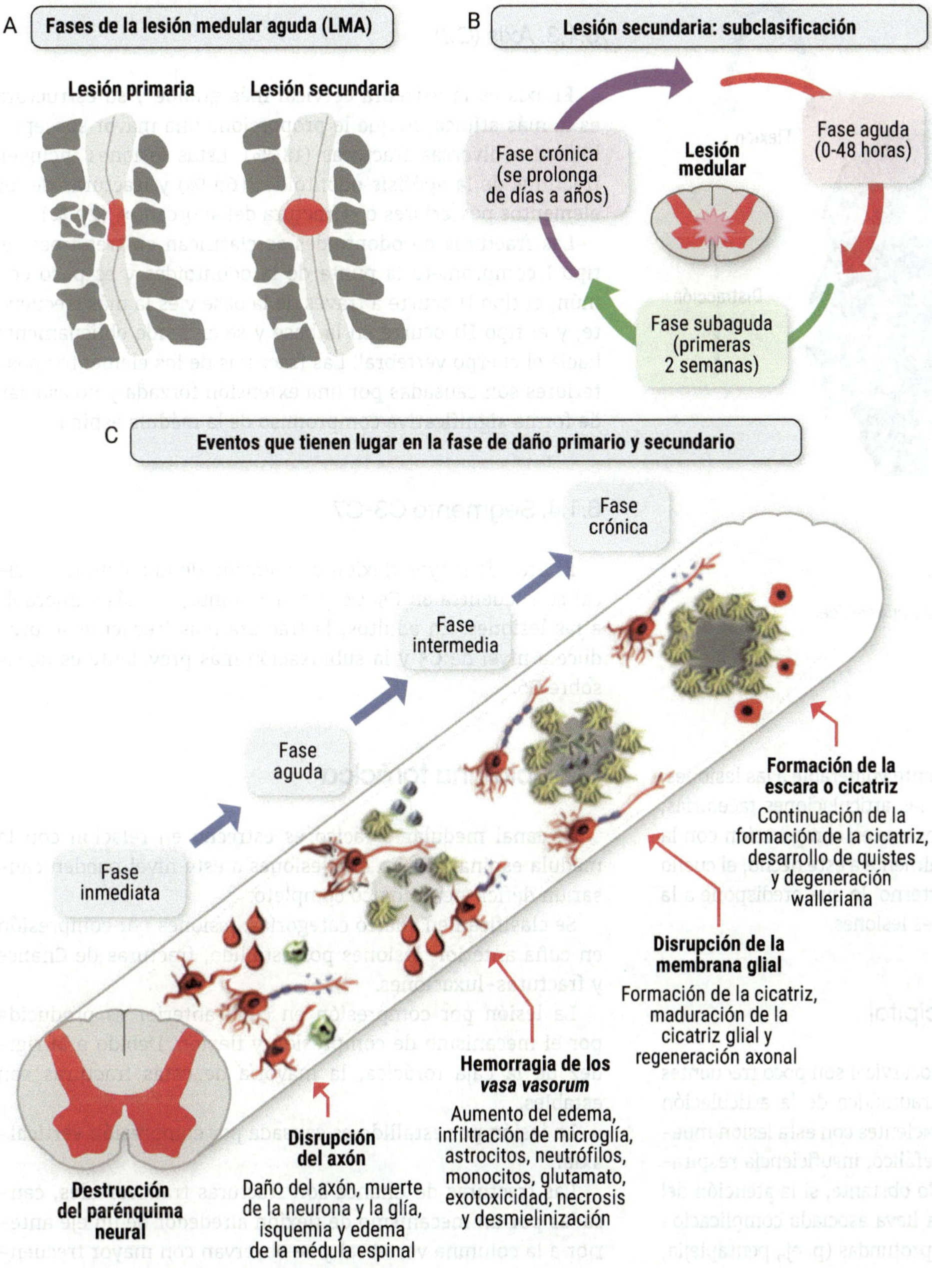

A. Fases de la lesión medular aguda (LMA)

Lesión primaria   **Lesión secundaria**

B. Lesión secundaria: subclasificación

Fase crónica (se prolonga de días a años)

Lesión medular

Fase aguda (0-48 horas)

Fase subaguda (primeras 2 semanas)

Fig. 36-1 | Lesión medular aguda. A. Fases de la lesión. B. Subclasificación de la lesión secundaria según la duración de la lesión. C. Eventos fisiopatológicos según las fases de la lesión.

C. Eventos que tienen lugar en la fase de daño primario y secundario

Fase crónica

Fase intermedia

Fase aguda

Fase inmediata

Formación de la escara o cicatriz
Continuación de la formación de la cicatriz, desarrollo de quistes y degeneración walleriana

Disrupción de la membrana glial
Formación de la cicatriz, maduración de la cicatriz glial y regeneración axonal

Hemorragia de los vasa vasorum
Aumento del edema, infiltración de microglía, astrocitos, neutrófilos, monocitos, glutamato, exotoxicidad, necrosis y desmielinización

Disrupción del axón
Daño del axón, muerte de la neurona y la glía, isquemia y edema de la médula espinal

Destrucción del parénquima neural

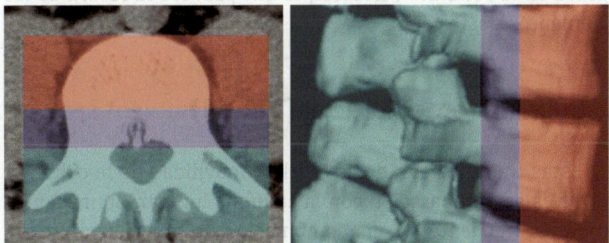

Fig. 36-2 | Columnas anterior, media y posterior.

6. Fracturas asociadas a la columna vertebral

En el trauma vertebromedular se presentan diferentes fuerzas externas, unas más predominantes que otras y de forma individual o en combinación, que provocan lesiones en el eje axial. La identificación de estos mecanismos permite comprender mejor el trauma que presenta el paciente, siendo los más frecuentes la flexión, la extensión, la compresión, la distracción, el cizallamiento y la rotación (Fig. 36-3).

A continuación se describen algunas generalidades de las fracturas más relevantes en los diferentes segmentos vertebrales.

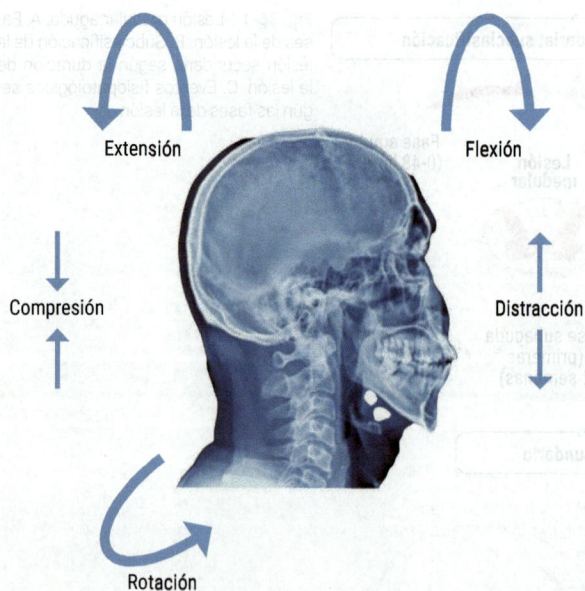

Extensión

Flexión

Compresión

Distracción

Rotación

Fig. 36-3 | Mecanismos lesionales de la columna cervical.

6.1. Columna cervical

La columna cervical es especialmente vulnerable a las lesiones, dada la alineación axial relativa de las articulaciones facetarias, requiriendo menos fuerza para dislocarse en comparación con la columna torácica o lumbar. Adicionalmente a este hecho, el cuello tiene relativamente poco soporte externo, lo que predispone a la columna cervical a sufrir más y peores lesiones.

6.1.1. Articulación atlantooccipital

Las lesiones por disrupción craneocervical son poco frecuentes (19 %) y se deben a una flexión traumática de la articulación atlantooccipital. La mayoría de los pacientes con esta lesión mueren por compromiso del tronco encefálico, insuficiencia respiratoria y parada cardiorrespiratoria. No obstante, si la atención del paciente es precoz, la supervivencia lleva asociada complicaciones como deficiencias neurológicas profundas (p. ej., pentaplejia, tetraplejia y dependencia de la ventilación mecánica).

6.1.2. Atlas (C1)

El atlas es un anillo óseo delgado con amplias superficies articulares. Su lesión se da en un 5 % de las fracturas agudas de columna cervical, y un 40 % de este tipo de lesiones se asocian con fracturas de axis (C2).

El mecanismo típico de lesión es la compresión. Se clasifican en tres tipos: el tipo I son lesiones limitadas al arco dorsal de C1; el tipo II implica una lesión de masa lateral unilateral; y el tipo III o fracturas de Jefferson, son lesiones de tipo estallido con tres o más sitios de fractura en las caras ventral y dorsal del anillo C1. Las fracturas de C1 pueden estar asociadas con rotura del ligamento atlántico transverso, y la incompetencia de esta estructura provoca una articulación C1-C2 inestable.

6.1.3. Axis (C2)

El axis es la vértebra cervical más grande y su estructura es la más atípica, lo que le proporciona una mayor susceptibilidad a diversas fracturas (18 %). Estas lesiones incluyen fracturas de la apófisis odontoides (60 %) y fracturas de los elementos posteriores o «fractura del ahorcado» (20 %).

Las fracturas de odontoides se clasifican en tres tipos: el tipo I compromete la punta de la odontoides y es poco común; el tipo II ocurre a través de la base y es la más frecuente; y el tipo III ocurre en la base y se extiende oblicuamente hacia el cuerpo vertebral. Las fracturas de los elementos posteriores son causadas por una extensión forzada y no asocian de forma significativa compromiso de la médula espinal.

6.1.4. Segmento C3-C7

El área de mayor flexión y extensión de la columna cervical se encuentra en C5-C6 y, por lo tanto, es más vulnerable a las lesiones. En adultos, la fractura más frecuente se produce a nivel de C5 y la subluxación más prevalente es de C5 sobre C6.

6.2. Columna torácica

El canal medular torácico es estrecho en relación con la médula espinal, por lo que lesiones a este nivel pueden causar un déficit neurológico completo.

Se clasifican en cuatro categorías: lesiones por compresión en cuña anterior, lesiones por estallido, fracturas de Chance y fracturas-luxaciones.

La lesión por compresión en cuña anterior es producida por el mecanismo de compresión y flexión. Debido a la rigidez de la caja torácica, la mayoría de estas fracturas son estables.

La lesión por estallido es causada por compresión vertical-axial.

Las fracturas de Chance son fracturas transversales, causadas por un mecanismo de flexión alrededor de un eje anterior a la columna vertebral y se observan con mayor frecuencia en los accidentes automovilísticos. Se pueden asociar a lesiones de gran vaso y lesiones viscerales, fundamentalmente retroperitoneales y abdominales.

Debido a la orientación de las articulaciones facetarias, las fracturas-luxaciones son relativamente poco comunes en la columna torácica y lumbar. Estas lesiones casi siempre son el resultado de una flexión extrema o un traumatismo cerrado grave en la columna vertebral, lo que provoca la rotura de los elementos posteriores.

6.3. Unión toracolumbar (T11-L1)

Estas fracturas son debidas a la inmovilidad de la columna torácica en comparación con la columna lumbar. Su mecanismo más frecuente es una combinación de hiperflexión y rotación, por lo que generalmente son inestables. Son características de pacientes precipitados y de conductores con cinturones de alta seguridad que sufren un mecanismo de flexión con alta transferencia de energía cinética.

6.4. Columna lumbar

Los mecanismos de lesión a nivel de la columna lumbar no difieren de los que se producen en los segmentos cervical y dorsal. La médula espinal termina con el cono medular a nivel L1-L2.

7. Manifestaciones clínicas y abordaje inicial

La clínica de la LMAT se determina por medio de la valoración primaria y secundaria, como se describe en el algoritmo general de reanimación de todo paciente politraumático, resumido con el acrónimo ABCDE:

- ✔ **A. Vía aérea y control del segmento cervical.** Según el nivel de consciencia que se identifique, de acuerdo con la Escala de Coma de Glasgow, el objetivo es asegurar la permeabilidad de la vía aérea. En caso de que la vía aérea no sea sostenible, es prioritario considerar la intubación orotraqueal, manteniendo la columna en posición neutra y asegurando que el esfuerzo por intubar no implique una hiperextensión del segmento cervical con inmovilización bimanual. Si no es posible una intubación orotraqueal clásica, es prioritario el uso de dispositivos supraglóticos de cualquier generación o, si están disponibles, hacer uso de instrumentos como la Frova®, el laringoscopio óptico como el Airtraq® o el videolaringoscopio C-MAC®, etc. Si estas opciones no son viables, se debe optar por realizar una cricotiroidotomía por punción o, en su defecto, una traqueostomía percutánea. Asimismo, es imprescindible una inmovilización segura del segmento cervical, tal y como se especificó en el apartado de atención prehospitalaria.
- ✔ **B. Respiración.** El objetivo es garantizar una ventilación pulmonar y una oxigenación sanguínea óptimas, evitando la hipoxemia y/o hipercapnia, por la posibilidad de que progresen a una parada cardiorrespiratoria. Se deben descartar lesiones con riesgo de muerte inminente como el taponamiento cardíaco, el neumotórax a tensión, el neumotórax abierto y el hemotórax masivo, que conlleven la realización de procedimientos emergentes como punción-descompresión, drenaje cerrado y/o intubación orotraqueal con inicio de ventilación mecánica. Otras lesiones como el tórax inestable (*volet* costal) o la contusión pulmonar bilateral deben ser identificadas de manera precoz para tratarlas y evitar su progresión. En este contexto se debe inspeccionar el patrón respiratorio que sugiera una posible LMA, valorando amplitud, esfuerzo respiratorio, participación diafragmática y uso de musculatura accesoria.
- ✔ **C. Circulación.** El objetivo es garantizar una función cardiocirculatoria correcta para aportar oxígeno y nutrientes a la médula. El fracaso de esta función lleva al *shock*, metabolismo anaerobio, hiperlactacidemia y lesión celular. Se debe realizar una valoración circulatoria mediante la determinación de constantes vitales y de la exploración física (presión arterial, frecuencia cardíaca, perfusión periférica, pulsos y valoración de la precarga). Dadas las características del paciente politraumático, es frecuente que se acompañe de diferentes tipos de *shock* (hipovolémico, cardiogénico etc.), haciendo esto que pasen desapercibidos o sean mal interpretados el *shock* neurogénico y el *shock* medular. A menudo estos dos términos son una fuente de confusión y se usan de forma indistinta, lo que retrasa su identificación y tratamiento, conllevando una mala gestión del paciente. Sus aspectos más relevantes se describen en la Tabla 36-1.
- ✔ **D. Disfunción neurológica.** Tras una correcta evaluación de los puntos A, B y C, el objetivo es hacer una evaluación del estado neurológico del enfermo, valorando la Escala de Coma de Glasgow, las pupilas (diámetro basal, simetría y respuesta a la luz con reflejos fotomotores directo y consensuado), la función motora y sensitiva de las extremidades, signos de intoxicación exógena, alteraciones electrolíticas, hipoglucemia, etc. Posteriormente a esta primera aproximación a la situación neurológica, es prioritario determinar el nivel neurológico (NN). Este se define como el segmento más caudal de la médula espinal con función motora bilateral con actividad mayor a 3/5 y sensorial normal. Según el nivel neurológico, se pueden clasificar en lesiones completas o incompletas.
- ✔ **E. Exposición y control ambiental.** Como en todo paciente politraumático, se debe retirar la ropa para llevar a cabo una valoración completa evitando la hipotermia.

7.1. Lesiones completas

Se definen como la ausencia de todas las actividades motoras y sensoriales por debajo de la lesión. Se deben cumplir los siguientes criterios:

- ✔ Ninguna sensación o movimiento por debajo de tres niveles subyacentes al nivel neurológico.
- ✔ Ausencia de contracción anal voluntaria.
- ✔ Ninguna sensación a la presión a nivel del esfínter anal.
- ✔ Puntuaciones sensoriales en S4-S5 igual a 0.

Las lesiones completas de columna cervical alta (C1-C4) se caracterizan por tetraplejia e insuficiencia respiratoria resultado de la parálisis de los músculos intercostales y del diafragma, con requerimiento en el 100 % de los casos de soporte respiratorio con ventilación mecánica, asociando pérdida sensitiva total por debajo de lesión.

A medida que la lesión es más caudal, se pueden observar diferentes movimientos musculares, como se describe en la Tabla 36-2.

En las lesiones a nivel de C6 continúa la tetraplejia, aunque es posible observar en los miembros superiores flexión del codo. Persiste la afectación de la mecánica respiratoria por compromiso de los músculos intercostales, con una actividad del diafragma normal, dado que a esta altura no hay compromiso del nervio frénico. La sensibilidad está conservada en la región supraclavicular y la cara externa del brazo hasta el codo y el pulgar.

En las lesiones del segmento C7-D1 la respiración no está comprometida. Se observa afectación motora en las cuatro extremidades, pero el paciente tiene capacidad para elevar los hombros, flexionar y extender el codo con extensión de la muñeca.

Tabla 36-1. Diferencias entre el *shock* neurogénico y el *shock* espinal

	Shock neurogénico	*Shock* espinal
Definición	✔ Consecuencia hemodinámica de la LMA ✔ Simpatectomía efectiva y actividad parasimpática sin oposición (pérdida del tono vasomotor y de la inervación simpática del corazón)	✔ Consecuencia del trauma medular directo ✔ Depresión súbita y transitoria de la función neural por debajo del nivel de la lesión
Nivel	✔ Superior a T4-T6	✔ Cualquier segmento
Clínica	✔ Vasodilatación visceral y de los miembros inferiores por pérdida del tono muscular ✔ Hipotensión ✔ Bradicardia paradójica: liberación de la actividad parasimpática ✔ Taquicardia menos intensa que en el *shock* hipovolémico	✔ No genera una alteración hemodinámica ✔ Flacidez ✔ Arreflexia total o casi total ✔ Pérdida o supresión completa de la función motora ✔ Pérdida de la sensibilidad distal a la lesión ✔ Retención urinaria e incontinencia fecal ✔ Ausencia de reflejos bulbocavernoso y cremastérico

Tratamiento	✔ PAM > 85 mm Hg durante 7 días: si pobre respuesta a cristaloides, uso temprano de vasopresores y/o inótropos
	✔ Tratamiento de la bradicardia sintomática: atropina
	✔ Estabilización del foco de fractura
		✔ Estabilización del foco de fractura
		✔ Puede persistir días a semanas y puede prolongarse debido a síndromes tóxicos o sépticos
		✔ Se puede interpretar el final del *shock* espinal si se cumplen uno o más de los siguientes criterios:
		  ✔ Aparición del reflejo bulbocavernoso
		  ✔ Retorno de los reflejos tendinosos profundos
		  ✔ Recuperación de la función de la vejiga refleja

LMA: lesión medular aguda; PAM: presión arterial media.

Las lesiones en los segmentos D2 a D10 se caracterizan por paraplejia. La fuerza muscular en los miembros superiores está intacta. A medida que desciende la lesión, se observa más integridad de la musculatura de la caja torácica. La pérdida sensitiva se observa en niveles por debajo de la lesión.

En las secciones toracolumbares D11 a L5 es fundamental evaluar no solamente la médula espinal, sino los plexos y raíces periféricas. El cuadro clínico varía por posible compromiso de la médula a nivel más distal, el cono medular o la cauda equina. Se debe explorar el reflejo bulbocavernoso y la contracción anal. También

Tabla 36-2. Función muscular según el examen físico y su nivel motor

Nivel motor	Función muscular
C5	Flexión del codo
C6	Extensión de la muñeca
C7	Extensión del codo
C8	Flexión de los dedos
T1	Abducción de los dedos
L2	Flexión de la cadera
L3	Extensión de la rodilla
L4	Dorsiflexión del tobillo
L5	Extensión del primer dedo del pie
S1	Dorsiflexión del tobillo

es fundamental evaluar la alteración sensorial, la fuerza muscular y la presencia o ausencia de los reflejos osteotendinosos de las extremidades inferiores.

En los segmentos S1-S2 se observan déficits en la movilidad de la articulación tibioastragalina, alteración de la sensibilidad del pie, de la parte trasera de la rodilla, muslo y área sacra.

En las lesiones de S3 a S5 no hay parálisis musculares evidentes, pero sí trastornos vesicales, rectales y de la función sexual. La pérdida sensorial incluye el área definida como «silla de montar».

7.2. Lesiones incompletas

Se definen como las lesiones medulares que preservan funciones motoras voluntarias y/o sensitivas por debajo del nivel neurológico. Deben cumplir los siguientes criterios:

✔ Conservación de la contracción anal voluntaria o función sensorial conservada en los segmentos sacros S4-S5.
✔ Presentar alguna función motora más de tres niveles por debajo del nivel motor ipsilateral en cualquier lado del cuerpo.

Dentro de las lesiones incompletas se pueden describir varios síndromes: del cordón central (Schneider), del hemicordón (Brown-Séquard), del cordón anterior y del cordón posterior (Fig. 36-4).

El síndrome del cordón central es el más común (15-25 %). Se presenta en pacientes de edad avanzada, con espondilosis y estenosis cervical preexistentes, después de una caída con hiperextensión cervical. Presentan tetraparesia con pérdida de la fuerza más importante en la parte distal de los miembros superiores y menor afectación en los miembros inferiores, además de disfun-

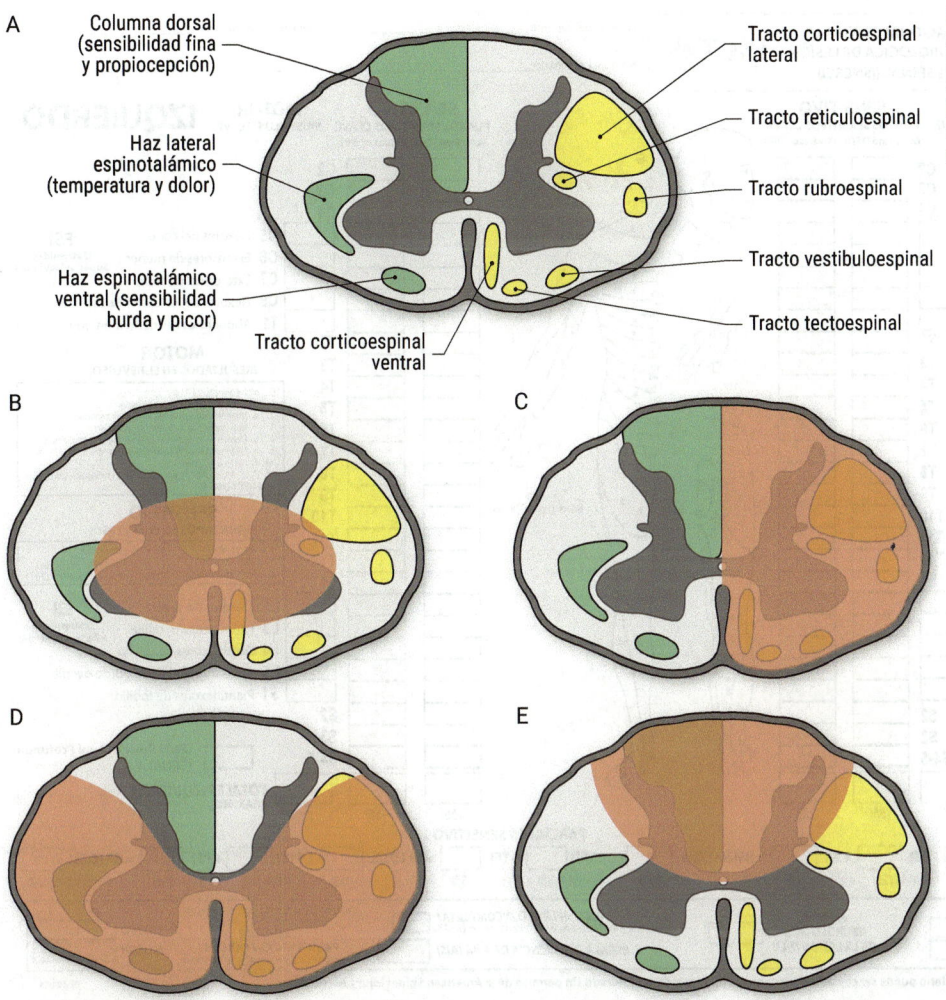

A
- Columna dorsal (sensibilidad fina y propiocepción)
- Haz lateral espinotalámico (temperatura y dolor)
- Haz espinotalámico ventral (sensibilidad burda y picor)
- Tracto corticoespinal ventral
- Tracto corticoespinal lateral
- Tracto reticuloespinal
- Tracto rubroespinal
- Tracto vestibuloespinal
- Tracto tectoespinal

B

C

D

E

Fig. 36-4 | Síndromes medulares incompletos. A. Sección transversal de la médula espinal. B. Síndrome del cordón central. C. Síndrome del hemicordón o Brown-Séquard. D. Síndrome del cordón anterior. E. Síndrome del cordón posterior.

ción de la vejiga y diversos grados de pérdida sensorial (v. Fig. 36-4B).

El síndrome del hemicordón o de Brown-Séquard se observa con mayor frecuencia en personas con LMAT penetrante, secundaria a heridas por arma de fuego y arma blanca. Cursa con pérdida de la función motora, del tacto fino, de la propiocepción y con sensación de vibración ipsilateral a la lesión, y pérdida de la sensación de dolor y de la temperatura contralateral a la lesión (v. Fig. 36-4C).

El síndrome del cordón medular anterior resulta de una lesión por flexión o compresión anterior que provoca una lesión en la arteria vertebral anterior, único sistema de vascularización del tercio anterior medular. Se manifiesta por un déficit motor y sensitivo termoalgésico bilateral, con preservación de la función de los cordones posteriores (sensibilidad profunda inconsciente vibratoria y artrocinética) (v. Fig. 36-4D).

El síndrome del cordón medular posterior tiene una incidencia < 1 %. Se observa en LMAT por mecanismo de compresión e hiperextensión y sobre todo en lesiones no traumáticas en relación con oclusión de la arteria medular posterior, tumores, compresión discal, deficiencia de vitamina B$_{12}$ y con tabes dorsal (v. Fig. 36-4E).

8. Diagnóstico

8.1. Diagnóstico clínico

Posteriormente a la valoración primaria, se realiza la revisión secundaria. En este reconocimiento es fundamental la identificación general de las capacidades y deficiencias funcionales, para determinar la recuperación, el pronóstico y tratamiento de los pacientes.

La American Spinal Injury Association (ASIA) ha definido unos estándares internacionales para la clasificación neurológica de la LMA (ISNCSCI, International Standards for Neurological Classification of Spinal Cord Injury) mediante el registro de la exploración neurológica en una hoja estandarizada (Fig. 36-5).

Tiene su utilidad tanto para clasificar la lesión en el momento agudo, como para evaluar las modificaciones de la lesión neurológica durante su tratamiento y rehabilitación. A continuación se describe la metodología empleada:

✔ **Determinar el nivel sensitivo por ambos costados.** Los niveles sensoriales se califican en una escala de 0 a 2 para

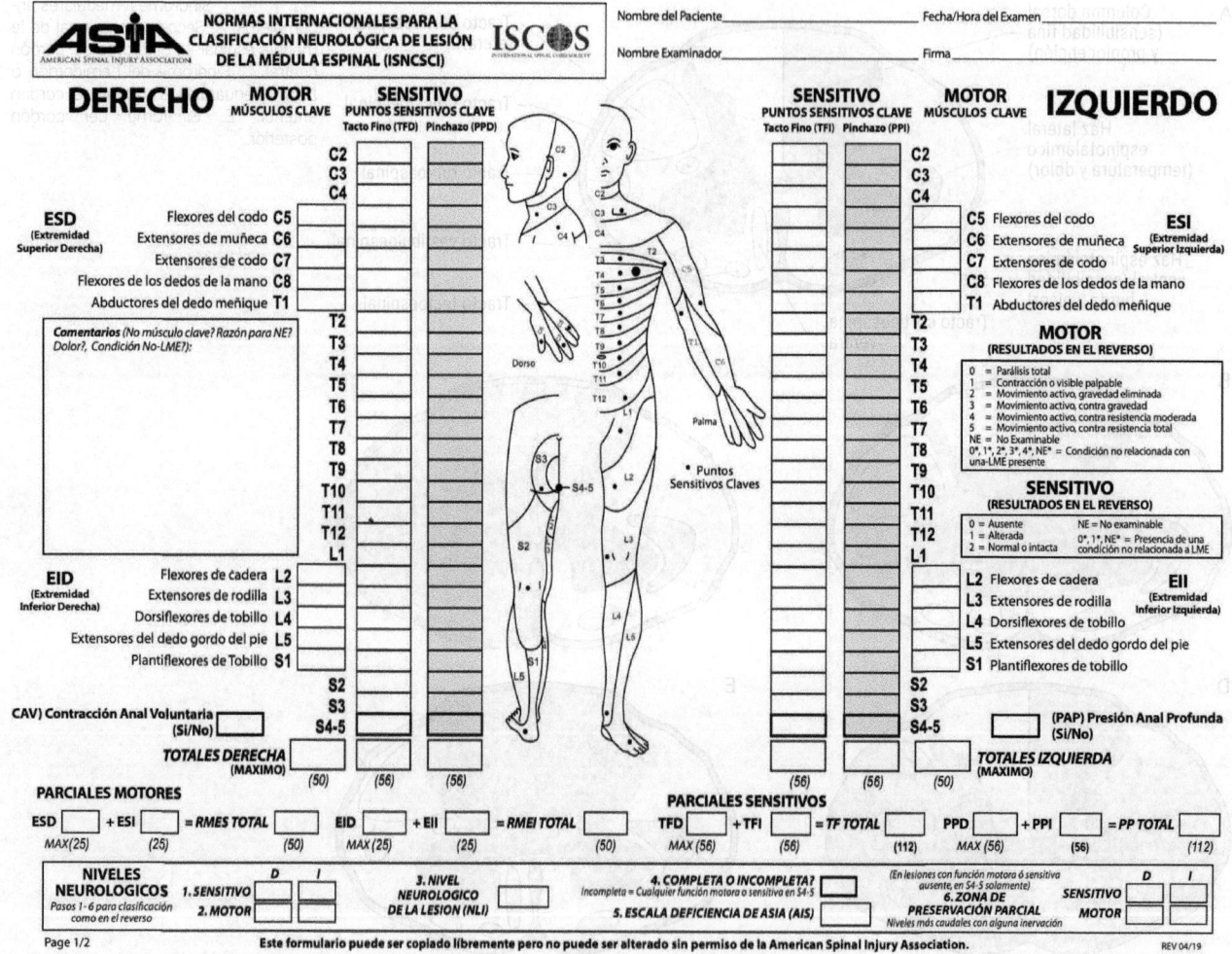

Fig. 36-5 | Normas internacionales para la clasificación neurológica de lesión de médula espinal propuestas por la American Spinal Injury Association (ASIA): International Standards for Neurological Classification of Spinal Cord Injury (ISNCSCI).

cada dermatoma. Hay 28 puntos sensoriales claves para probar, desde C2 a S5. Cada uno se valora por prueba de tacto y dolor. La puntuación máxima posible será de 112 puntos cuando la sensación sea normal.

✔ **Determinar el nivel motor para ambos lados.** Se ponen a prueba 20 músculos principales, 10 en las extremidades superiores y 10 en las inferiores. La puntuación máxima posible será de 100 puntos en pacientes con ninguna debilidad de extremidades.

✔ **Definir el nivel neurológico de la lesión.** Se define como el nivel más caudal en el que la función motora y sensitiva son normales.

✔ **Valorar la contracción y sensibilidad del esfínter anal.**

✔ **Estimar el AIS** (*ASIA Impairment Scale* - Escala de deterioro ASIA). Es la clasificación de acuerdo con cinco grados determinados por la ausencia o preservación de la función motora y sensitiva, e indica la gravedad de dicha lesión. Varía desde la pérdida completa de la sensación y el movimiento (AIS = A) hasta la función neurológica normal (AIS = E) (Tabla 36-3).

8.2. Diagnóstico por imagen

8.2.1. Tomografía computarizada sin contraste

En la sala de trauma, con el paciente estable y si es preciso con la vía aérea asegurada, la tomografía computarizada (TC) es la modalidad de imagen inicial de elección para evaluar tanto la columna cervical como la toracolumbar (Fig. 36-6).

La sensibilidad de este estudio supera el 98 % para la columna cervical y se aproxima al 100 % para la columna toracolumbar. En general, esta técnica ofrece un alto grado de capacidad y utilidad para examinar la columna vertebral. Se recomiendan cortes de no más de 3 mm para obtener imágenes reformateadas en formato axial, planos coronal y sagital en la columna cervical y toracolumbar.

A pesar de la alta sensibilidad de la TC para identificar anomalías óseas, la interpretación puede ser difícil en pacientes con cambios degenerativos importantes u osteopenia. Además, no se representarán las lesiones de los ligamentos o de la médula, aunque pueden ser sugeridas por ciertos patrones de lesión, lo que indica la necesidad de realizar una resonancia magnética (RM).

Tabla 36-3. Escala de deterioro ASIA (AIS, *ASIA Impairment Scale*)

Grado	Tipo	Descripción
A	Completa	Ausencia de la función motora y sensitiva por debajo del nivel de la lesión, que se extiende hasta los segmentos sacros S4-S5
B	Incompleta sensitiva	Preservación de la función sensitiva que se extiende hasta los segmentos sacros S4-S5 y con ausencia de función motora
C	Incompleta motora	Preservación de la función motora por debajo del nivel neurológico Más de la mitad de los músculos por debajo del nivel neurológico tienen un balance muscular < 3 Sin alteraciones sensitivas
D	Incompleta motora	Preservación de la función motora por debajo del nivel neurológico Al menos la mitad de los músculos por debajo del nivel neurológico tienen un balance muscular ≥ 3 Sin alteraciones sensitivas
E	Normal	Las funciones motora y sensitiva son normales en todos los segmentos

Si no es posible la realización de la TC, se realizan radiografías en proyección anteroposterior y lateral de columna cervical, anteroposterior de tórax y anteroposterior de pelvis. Aunque no son particularmente sensibles para la identificación de fracturas sutiles que involucran la columna, pueden ser útiles para detectar lesiones por luxación de fracturas macroscópicas que se asocian con LMA.

8.2.2. Resonancia magnética

Aunque la TC de la columna se considera la primera modalidad de imagen en el entorno agudo, la RM a menudo proporciona datos complementarios, especialmente en pacientes con TC y hallazgos clínicos discordantes. La RM permite la visualización directa de la médula espinal, las raíces nerviosas y los discos, y proporciona un mejor contraste de los tejidos blandos. Es la única modalidad para evaluar la estructura interna de la médula espinal (Fig. 36-7 y Fig. 36-8).

En comparación con la TC, la RM requiere mucho más tiempo para realizarse. El paciente debe ser cooperativo y evitar el movimiento durante el estudio. La realización de una RM puede plantear desafíos al evaluar los pacientes portadores de ventilador, con inestabilidad hemodinámica, claustrofobia o incapacidad para permanecer inmóviles durante un período de tiempo prolongado. La presencia de implantes metálicos puede interferir con las imágenes y pueden impedir realizar la prueba a estos pacientes.

Esta prueba de imagen, de ser posible, debe ser realizada dentro de las primeras 24-48 horas si se presentan algunos de los siguientes supuestos:

✔ Pacientes sin lesión visible en la radiografía o TC que presenten déficits neurológicos o persistencia del dolor.

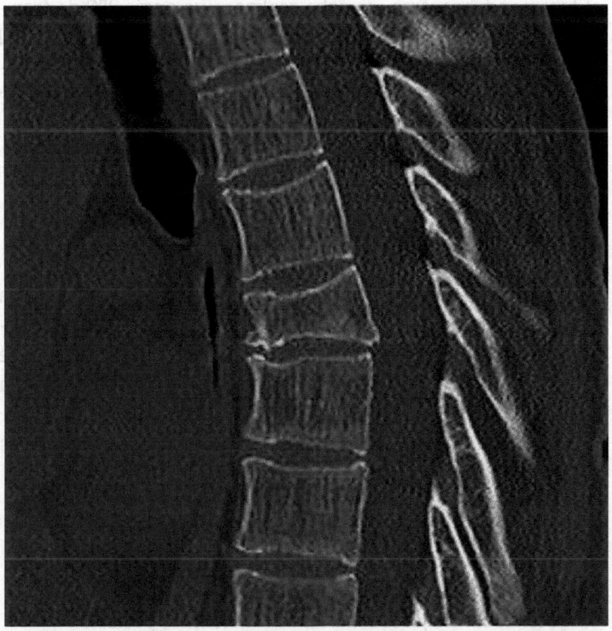

Fig. 36-6 | Tomografía computarizada en corte sagital que muestra una fractura por compresión del cuerpo vertebral T6. La corteza del cuerpo vertebral posterior está intacta.

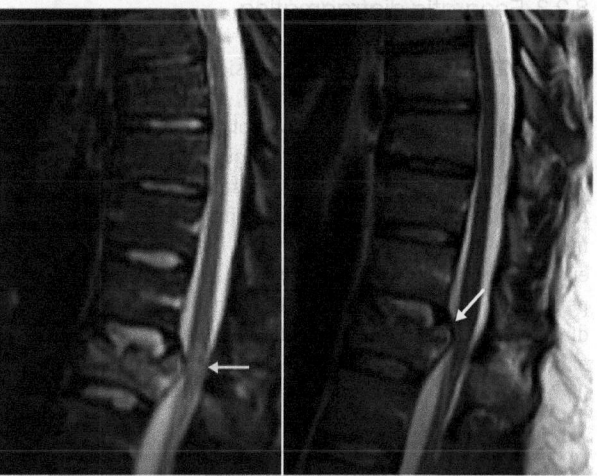

Fig. 36-7 | Resonancia magnética. Las imágenes STIR sagital (izquierda) y ponderada en T2 (derecha) muestran una fractura por estallido T12. Hay afectación de las tres columnas y retropulsión de la corteza posterior, que incide sobre el cono medular (flecha amarilla). Aunque inclinado posteriormente, el ligamento longitudinal posterior parece intacto (flecha blanca).

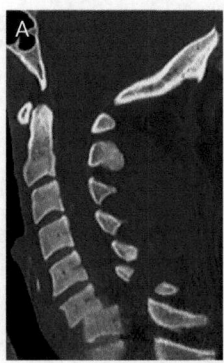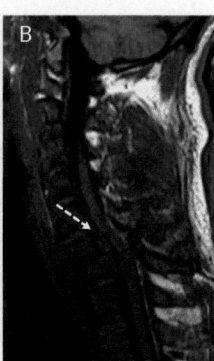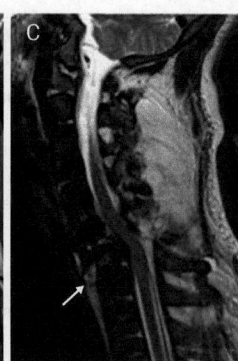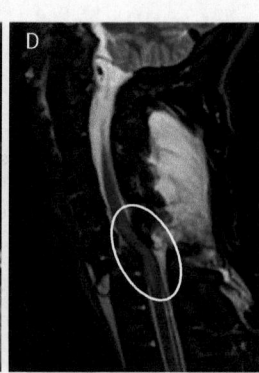

Fig. 36-8 | Las imágenes sagitales (A) de reconstrucción por tomografía computarizada, ponderadas en T1 (B), ponderadas en T2 (C) y STIR (D) muestran fractura-luxación en el nivel C6-C7. Hay una lesión muy importante con rotura de todas las estructuras y el disco extruido anteriormente (flecha blanca). El ligamento longitudinal posterior se elimina del margen posterior de C6 con una pequeña cantidad de hematoma epidural isointenso T1 (flecha discontinua). Se observa rotura del complejo ligamentoso posterior. Hay hiperintensidad intramedular T2/STIR por edema/contusión (círculo).

✔ Pacientes con hallazgos clínicos o de imagen sugestiva de lesiones ligamentosas (hematoma prevertebral, espondilolistesis, ensanchamiento asimétrico del espacio discal, ensanchamiento o dislocaciones de las articulaciones facetarias y ensanchamiento del espacio interespinoso).
✔ Identificar lesiones y el grado de compresión de la médula espinal.
✔ Completar el estudio de lesiones muy significativas o de gran amplitud visualizadas en la TC.
✔ Planificación del tratamiento quirúrgico.

No es necesario realizar RM de rutina a pacientes no evaluables con TC normal y sin déficit neurológico aparente para completar el cribado de lesiones medulares.

Aunque es anecdótico en los adultos, en la población pediátrica, sobre todo en niños menores de 8 años, es posible identificar en la exploración física signos objetivos de mielopatía como resultado de un trauma vertebromedular sin evidencia de fractura o inestabilidad ligamentosa en las radiografías simples de columna y la TC. Su incidencia se estima en el 3,3-32 %. Pang y Wilberger, en 1982, denominaron esta situación como SCIWORA (*spinal cord injury without radiographic abnormality*). La RM es la técnica de elección para el diagnóstico de LMA en estos casos, por su elevada sensibilidad.

8.2.3. Ecografía diafragmática

La LMA se asocia en muchas ocasiones a lesiones del centro respiratorio y del nervio frénico, por lo que determinar la actividad del músculo diafragma, como principal agente de la actividad inspiratoria, es fundamental para el destete de la ventilación mecánica, disminuir la tasa de complicaciones y favorecer la independencia y autonomía del paciente. Actualmente, la ecografía diafragmática es un estudio para realizar en la cabecera del paciente, útil, accesible y repetible, que permite evaluar de forma bilateral la morfología y función diafragmática en tiempo real, facilitando el seguimiento sin exposición a la radiación. La ecografía diafragmática permite determinar:

✔ La medición del desplazamiento o excursión del diafragma con el fin de evaluar la capacidad de este músculo de generar cambios de volumen en la caja torácica.
✔ El grosor y engrosamiento diafragmático.
✔ La fracción de engrosamiento o *thickening fraction*.

8.2.4. Lesión cerebrovascular contundente

La lesión cerebrovascular contundente generada a raíz de un traumatismo cervical con afectación del paquete vascular cervical tiene una incidencia reportada del 2,7-7,6 %. La lesión de las arterias carótida y vertebral no detectada puede llevar a retrasar la terapia y aumentar el riesgo de accidente cerebrovascular, con una mortalidad hasta el 38 % y el 18 %, respectivamente. Los síntomas clínicos iniciales que deben hacer sospechar esta lesión son el soplo carotídeo, el hematoma de cuello en expansión, el déficit neurológico, la evidencia de accidente cerebrovascular isquémico en imágenes y el sangrado arterial.

Las fracturas de columna son el factor predictivo más importante de lesión cerebrovascular contundente, con mayor riesgo para la arteria vertebral. Los estudios de angiografía revelan que hasta el 24 % de los pacientes con una lesión de la columna cervical tienen una lesión de la arteria vertebral concomitante. Los pacientes ancianos con mecanismos de lesión de baja energía, incluidas las caídas desde su propia altura, tienen riesgo de lesión cerebrovascular contundente.

Si se identifican fracturas en el segmento C1-C3, fracturas de la columna cervical con subluxación y fracturas que involucran el foramen transverso, se debe realizar una angio-TC de troncos supraaórticos para descartar dichas lesiones vasculares. Al realizar el diagnóstico, y si existe indicación, es necesario iniciar tratamiento anticoagulante o antiplaquetario cuando se considere clínicamente seguro.

9. Tratamiento

Actualmente no se cuenta con ninguna estrategia terapéutica curativa, ni tampoco un único protocolo a nivel mundial aceptado para minimizar las secuelas de la LMA. Existen una serie de actuaciones médico-quirúrgicas que tienen como objetivo la neuroprotección, principalmente de las agresiones secundarias.

El tratamiento de la LMA debe contemplar los siguientes objetivos:

✔ Asegurar la estabilidad clínica del paciente.
✔ Reducir el efecto de la lesión sobre el tejido nervioso.
✔ Alinear y estabilizar la lesión vertebral traumática.
✔ Obtener los mejores resultados funcionales posibles.
✔ Dar apoyo y asesoramiento psicológico, además de valoración psiquiátrica.

La estabilización del volumen sanguíneo circulante y de la presión arterial en el paciente con trauma vertebromedular y LMA secundaria, con hemorragia o en *shock* neurogénico es clave para mantener la vida, minimizar la isquemia del órgano terminal y mantener la perfusión de la médula espinal. La recomendación actual es mantener una presión arterial media de 85-90 mm Hg desde la atención inicial hasta un total de 7 días después de la lesión. El tratamiento de la hipotensión incluye inicialmente la reposición de volumen con soluciones cristaloides, y si no hay respuesta estable a los líquidos o se evidencia sobrecarga de volumen, está indicado el uso de agentes vasoactivos, siendo la noradrenalina la primera elección, a dosis de 0,1 µg/kg/min en perfusión continua, y ajustar según la respuesta, por su efectos α y β-adrenérgicos.

La pérdida del control simpático secundaria a la LMA aumenta la susceptibilidad a las arritmias cardíacas, siendo la bradicardia sinusal la arritmia más común en la fase aguda. La bradicardia persistente o los episodios intermitentes de bradicardia grave se pueden tratar con agonistas β_2-adrenérgicos (albuterol), agentes cronotrópicos (atropina) o inhibidores de la fosfodiesterasa (aminofilina, teofilina). En raras ocasiones los pacientes con bradicardia resistentes a la medicación pueden beneficiarse de la inserción de un marcapasos.

Asimismo, es un objetivo prioritario identificar y realizar una corrección de la coagulopatía y transfusión de hemoderivados en las fases prequirúrgica y posquirúrgica.

Los pacientes con LMAT con nivel neurológico ≥ C4 presentan alteraciones en la fisiología respiratoria, dinámica respiratoria disminuida o ausente, volúmenes pulmonares bajos, tos débil o ausente, función muscular respiratoria débil y descoordinada, parálisis diafragmática y rigidez de la pared torácica. La disfunción autonómica complica aún más el manejo del paciente, lo que resulta en un aumento de las secreciones, broncoespasmo, edema pulmonar y trastornos respiratorios durante el sueño. Se recomienda traqueostomía percutánea de forma precoz durante los primeros 7 días de ingreso. En niveles neurológicos de C5 en adelante se valorará en función del tipo de lesión, situación respiratoria, respuesta a soporte respiratorio y evolución.

El paciente con LMAT presenta una serie de características clínicas que hacen determinante definir la posición más adecuada durante su ingreso en la UCI, no solo para suministrar un soporte respiratorio adecuado sino, además durante la fase de desconexión de este.

En posiciones erectas, el contenido abdominal se desplaza hacia adelante, «cae» sin oposición y el diafragma se aplana, lo que afecta al mecanismo de expansión de la caja torácica.

En la posición supina, el peso del contenido abdominal obliga al diafragma a un nivel de reposo más alto, de modo que la contracción produce una mayor excursión absoluta del diafragma. Este efecto puede incrementarse cuando la persona con una LMAT que le condicione una tetraplejia se incline 15° hacia abajo desde la posición supina o posición de Trendelenburg, lo que provocará que la capacidad vital aumente en un 6 % adicional. Por lo tanto, se debería adoptar esta posición durante el mayor tiempo posible que el paciente esté con soporte respiratorio (ventilación mecánica) y durante la desconexión de este, siempre que la comorbilidad, las posibles lesiones adicionales o las complicaciones que el paciente presente permitan esta posición.

9.1. Corticoterapia

El componente inflamatorio generado durante el proceso de una LMA es el objetivo de las intervenciones y terapias desarrolladas, entre las que se encuentra la corticoterapia.

La molécula que se ha utilizado principalmente es la metilprednisolona y tiene su justificación en el trabajo realizado por Bracken con el National Acute Spinal Cord Injury Studies (NASCIS), reflejado en los ensayos I (1984), II (1990) y III (1997). Inicialmente estos trabajos mostraron resultados prometedores tanto en modelos animales como en humanos, justificando su uso y ser la base del tratamiento en las últimas dos décadas.

Sin embargo, el uso de metilprednisolona en el contexto de la LAMT ha sido ampliamente estudiado, arrojando una serie de resultados que han provocado una disminución de la confianza en la validez de sus hallazgos, particularmente en el contexto de su mínima efectividad y la asociación con múltiples complicaciones de diferente gravedad. A pesar de todos estos hallazgos, la metilprednisolona todavía es pautada por los profesionales de diferentes especialidades involucradas en la atención de este tipo de pacientes, debido a la falta de tratamientos alternativos y eficaces. En la literatura médica, algunas guías de tratamiento le dan cabida con muy débil indicación al subgrupo de pacientes con LMAT cervical incompleta dentro de las primeras 8 horas del trauma, por haber demostrado una mejoría de la recuperación motora de 3-4 puntos. La recomendación actual es individualizar cada caso, debido a los posibles efectos secundarios que se pueden presentar. Si se decide su pauta, sopesando riesgos y beneficios, se administrará en el paciente con LMAT cervical incompleta dentro de las primeras 8 horas posteriores al traumatismo.

9.2. Tratamiento en investigación

Actualmente, debido a la falta de tratamientos dirigidos, se están estudiando terapias neuroprotectoras, inmunomoduladoras y neurorregenerativas centradas en los procesos fisiopatológicos de la LMA (Fig. 36-9).

A continuación se citan algunas de estas moléculas:

- Bloqueadores de los canales de sodio como el riluzol. Promueven la neuroprotección al retardar la inflamación celular, aumentar la pérdida de ATP y mejorar la integridad de la membrana. Además, detienen la destrucción celular al inhibir la despolarización, la carga de sodio celular y liberar el glutamato superior de las neuronas.
- Bloqueadores de los canales de calcio como el nimodipino y el mibefradil. Los canales de calcio están presentes en la superficie de las neuronas y su bloqueo da como resultado una neuroprotección a largo plazo y el mantenimiento de la homeostasis al mejorar la microcirculación neuronal.
- Tratamientos antioxidativos como el glutatión, los ácidos grasos omega-3 y el ácido docosahexaenoico. El estrés oxidativo destruye proteínas, lípidos y ADN mediante la producción de especies reactivas de oxígeno (ROS) y especies reactivas de nitrógeno (RNS) en el cerebro y la médula espinal. La producción de ROS y RNS aumenta la demanda de ácido ascórbico y altera la capacidad de las enzimas antioxidantes como la superóxido-dismutasa, la catalasa y el glutatión. La producción

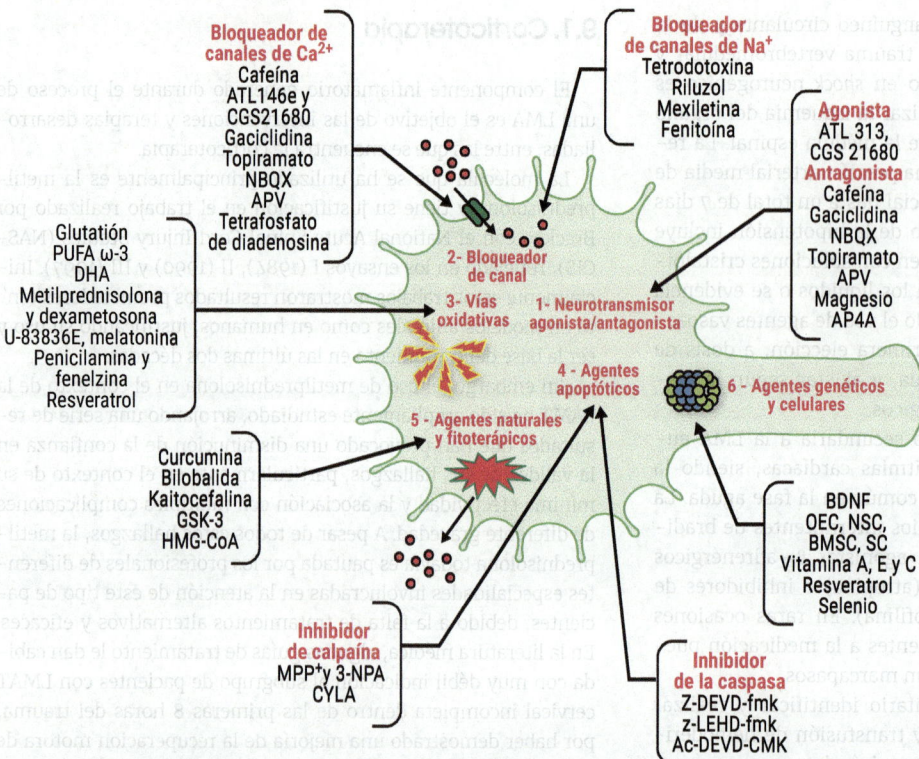

Fig. 36-9 | Vías neuroprotectoras y nuevos enfoques de tratamiento.

Bloqueador de canales de Ca²⁺
Cafeína
ATL146e y CGS21680
Gaciclidina
Topiramato
NBQX
APV
Tetrafosfato de diadenosina

Bloqueador de canales de Na⁺
Tetrodotoxina
Riluzol
Mexiletina
Fenitoína

Agonista
ATL 313,
CGS 21680
Antagonista
Cafeína
Gaciclidina
NBQX
Topiramato
APV
Magnesio
AP4A

Glutatión
PUFA ω-3
DHA
Metilprednisolona y dexametasona
U-83836E, melatonina
Penicilamina y fenelzina
Resveratrol

2 - Bloqueador de canal
3 - Vías oxidativas
1 - Neurotransmisor agonista/antagonista
4 - Agentes apoptóticos
6 - Agentes genéticos y celulares
5 - Agentes naturales y fitoterápicos

Curcumina
Bilobalida
Kaitocefalina
GSK-3
HMG-CoA

BDNF
OEC, NSC,
BMSC, SC
Vitamina A, E y C
Resveratrol
Selenio

Inhibidor de calpaína
MPP⁺ y 3-NPA
CYLA

Inhibidor de la caspasa
Z-DEVD-fmk
z-LEHD-fmk
Ac-DEVD-CMK

de ROS y RNS durante la lesión produce estrés oxidativo en las neuronas sanas y potencia una mayor neurodegeneración. Los antioxidantes son una fracción química que evita que el cuerpo sufra estrés oxidativo al inhibir la oxidación de diferentes moléculas. Por lo tanto, el inhibidor de ROS y RNS contrarresta la oxidación de varias moléculas bioactivas que tienen lugar durante la fase secundaria de la lesión espinal.

✔ **Inhibidores de las vías de señalización relacionadas con la apoptosis como el Z-DEVD-fmk.** Las vías apoptóticas se dividen en dos vías principales: la vía iniciada por el receptor de muerte o extrínseca y la vía mitocondrial o intrínseca. Estas vías se inician mediante la estimulación de las caspasas (aspartato-proteasas asociadas a cisteína), que actúan como un componente vital de la muerte celular programada.

✔ **Suplementos vitamínicos.** Las vitaminas naturales (A, C y E) atacan la generación de ROS y RNS, retrasan el daño celular y contribuyen a reducir las complicaciones como el dolor Y la hinchazón y a mejorar la actividad locomotora.

✔ **Factores de crecimiento y células madre.** El factor de crecimiento transformante β (TGF-β), el factor de crecimiento similar a la insulina-1 (IGF-1), el factor estimulante de colonias de granulocitos (G-CSF), las células madre neurales (NSC), las células madre de la médula ósea (BMSC), las células de envoltura olfatoria (OEC) y las células de Schwann, que actúan como agentes neuroprotectores, constituyen un enfoque innovador que puede resolver los desafíos en el tratamiento de la LMA. Los factores de crecimiento actúan inhibiendo la excitotoxicidad del glutamato, la apoptosis y la activación de TNF-α e IL-1β. Las terapias con células madre reducen los neutrófilos y los macrófagos M1, regulan negativamente TNF-α, IL-1β, IL-6 e IL-12, mejoran la recuperación funcional y disminuyen la apoptosis y la activación microglial, mejorando así las funciones locomotoras y sensoriales.

✔ **Biomateriales.** Se incluyen en este grupo biomateriales como el poli(metacrilato de 2-hidroxietilo) de fase separada (pHEMA), el alginato, los copolímeros de HPMA, el ácido hialurónico, los hidrogeles de agarosa/carbómero, el péptido sintético BD puramatrix y el colágeno. Son tecnologías de bioingeniería que aún están en fase preclínica. Su objetivo es incorporar agentes terapéuticos únicos o múltiples para promover la neuroprotección, la inmunomodulación y la neurorregeneración.

✔ **Terapia inmunosupresora como indometacina, celoxicam, ciclosporina y tacrolimus.** Estos fármacos tienen como objetivo reducir la respuesta inmunitaria después de una LMA.

✔ **Terapias de neurorregeneración.** La vía de remielinización es un objetivo terapéutico atractivo para la medicina regenerativa. Moléculas como la GTPasa o RhoA inhiben el crecimiento neural. Los antagonistas del receptor NOGO-A (proteína de mielina), los anticuerpos anti-NOGO-A o el inhibidor de RhoA-ROCK promueven el crecimiento de neuronas y la regeneración axonal.

9.3. Tratamiento quirúrgico

La intervención quirúrgica tiene como objetivo fundamental estabilizar la columna vertebral y, si es preciso, descomprimir el cordón medular. La compresión continua del cordón medular favorece la isquemia local y potencia la lesión secundaria. La descompresión del cordón medular está indicada cuando en los estudios de imagen se identifiquen lesiones compatibles con hematoma epidural, hemorragia, presencia de fragmentos óseos o de cuerpos extraños.

La literatura evidencia que la descompresión temprana, definida como el procedimiento que se realiza en las primeras 24 horas después de la lesión en pacientes con LMAT incompleta, se asocia con al menos una mejoría del AIS de 2 grados, valorado a los 6 meses posteriores al trauma. Este procedimiento también se relaciona con una disminución de la morbilidad pulmonar y de la duración de la ventilación mecánica, así como una disminución de la estancia hospitalaria y en las unidades de cuidados intensivos.

En los pacientes con LMAT cervical tanto completa como incompleta se ha estudiado el impacto del momento quirúrgico en la recuperación neurológica, identificando una mejora de 2 grados ASIA con respecto a la exploración inicial. En los trabajos realizados, los grupos de cirugía temprana mostraron una mejora del 22,6 % en comparación con el 10,4 % en el grupo de cirugía tardía. Algunos estudios demuestran una mejoría neurológica de la cirugía temprana versus tardía con LMAT cervical completa, lo cual denotaría un cambio de paradigma, debido a que los pacientes con lesiones completas no deberían ser tratados con menor urgencia que los pacientes con LMAT cervical incompleta.

Los resultados quirúrgicos en la LMAT toracolumbar no están tan claros y son motivo de debate. La evidencia muestra que la descompresión quirúrgica dentro de las primeras 24 horas aporta una mejoría de 1 grado ASIA con respecto a la exploración inicial.

El procedimiento quirúrgico consiste en la realización de una reducción abierta del foco de fractura, la descompresión del cordón y una fusión instrumentada. Este tipo de procedimiento se puede realizar a través de un abordaje anterior o posterior. Un aspecto que hay que destacar de la instrumentación es la importancia tanto de la fijación como de la fusión. Estos términos no deben usarse indistintamente. La fijación se refiere al uso de tornillos de masa lateral que se unen con barras de carga superior, lo que funciona como una «barra de refuerzo» o andamio para fijar segmentos inestables, proporcionando estabilidad a corto plazo y evitando el movimiento en los segmentos involucrados. La fusión se refiere a la masa ósea, que en última instancia proporcionará estabilidad a largo plazo en los segmentos. La fusión se crea decorticando el hueso nativo, especialmente en las facetas o espacios discales, los cuales posteriormente se llenan con el autoinjerto o aloinjerto óseo (o ambos), según se considere. El objetivo es crear una fusión ósea a través de los segmentos, generando un gran hueso funcional donde antes había varios huesos.

9.4. Profilaxis de la enfermedad tromboembólica

Los pacientes con LMA tienen una de las tasas más altas de tromboembolismo venoso cuando se asocia con lesiones traumáticas. Los pacientes con edad avanzada, paraplejia, trombofilia y fracturas concomitantes de las extremidades inferiores tienen un riesgo incrementado de desarrollar tromboembolismo venoso después de la lesión.

La profilaxis de tromboembolismo venoso debe iniciarse dentro de las primeras 72 horas una vez que no haya signos clínicos de sangrado o planes para la intervención quirúrgica dentro de las próximas 12 horas. Por lo general, es seguro reanudar la profilaxis de tromboembolismo venoso dentro de las 24 horas posteriores a la intervención quirúrgica. Como primera opción se sugieren las heparinas de bajo peso molecular como la enoxaparina, ajustada según peso y función renal, administrada por vía subcutánea en la pared abdominal posterolateral izquierda o derecha, y deben rotarse entre cada inyección.

La terapia preventiva combinada con medias elásticas o dispositivos de compresión neumática secuencial de las extremidades inferiores y heparinas de bajo peso molecular puede ofrecer una reducción mayor del riesgo de tromboembolismo venoso después de una LMA.

10. Pronóstico

Al revisar la literatura, se identifican varios factores pronóstico que afectan al resultado de la lesión traumática aguda de la médula espinal. Entre ellos podemos nombrar:

- El examen neurológico inicial, donde se valora el nivel y la gravedad de la LMAT, de acuerdo con los estándares internacionales, es la clave para predecir los resultados funcionales.
- La gravedad de la lesión es el principal factor pronóstico para la predicción de la deambulación después de una LMAT.
- La diferencia entre lesiones completas e incompletas no estima de forma adecuada si el paciente podrá o no deambular tras la LMAT. Con el uso de los grados AIS se pueden hacer predicciones más precisas. El grado A de AIS presenta una probabilidad más baja (8,3 %) de marcha independiente 1 año después de la lesión, mientras que el grado D presenta una probabilidad más alta (97,3 %).
- El predictor más importante de un mejor resultado es la retención de la sensación sacra (S4-S5).
- Mantener la presión arterial media > 80-85 mm Hg durante 7 días evita la hipoperfusión tisular y mejora el pronóstico de los pacientes con LMAT.
- La RM puede detectar rápidamente a los pacientes con una lesión cervical y tiene un valor predictivo significativo.
- La descompresión quirúrgica temprana se asoció con un aumento de 2,8 veces en las probabilidades de una mejora de 2 grados en la escala de deterioro de la ASIA.

Puntos clave

- La fisiopatología de la LMAT es compleja, dinámica y se desarrolla en dos fases, primaria y secundaria.
- Los mecanismos implicados en el evento traumático son la flexión, la extensión, la compresión, la distracción, el cizallamiento y la rotación.
- El *shock* neurogénico se caracteriza por una simpatectomía efectiva y actividad parasimpática sin oposición (pérdida del tono vasomotor y de la inervación simpática del corazón), mientras que el shock espinal es la depresión súbita y transitoria de la función neural por debajo del nivel de la lesión.

- ✓ Uno de los objetivos de la reanimación del paciente con LMAT es mantener la presión arterial media > 80-85 mm Hg, no solo por las primeras 72 horas sino durante los primeros 7 días tras el trauma.
- ✓ El tratamiento con corticoterapia se debe individualizar en cada caso, sopesando los riesgos y beneficios de su pauta. Si se indica, se realizará con metilprednisolona en los pacientes con LMAT cervical incompleta dentro de las primeras 8 horas posteriores al traumatismo.
- ✓ La descompresión temprana, definida como el procedimiento que se realiza en las primeras 24 horas después de la lesión en pacientes con LMAT incompleta, se asocia con al menos una mejoría del AIS de 2 grados valorado a los 6 meses del trauma.

Bibliografía

Ahuja CS, Wilson JR, Nori S, et al. (2017). Traumatic spinal cord injury. Nat Rev Dis Primers. 2017;3:17018.

American College of Surgeons. Best Practices Guidelines: spine injury. Trauma Quality Programs. ACS/ACRM; 2022. Disponible en: https://www.facs.org/media/k45gikqv/spine_injury_guidelines.pdf [último acceso: Diciembre 2023].

Anjum A, Yazid MD, Fauzi Daud M, et al. Spinal cord injury: pathophysiology, multimolecular interactions, and underlying recovery mechanisms. Int J Mol Sci. 2020;21(20):7533.

Barbiellini Amidei C, Salmaso L, Bellio S, Saia M. Epidemiology of traumatic spinal cord injury: a large population-based study. Spinal Cord. 2022;60(9):812-9.

Batchelor PE, Wills TE, Skeers P, et al. Meta-Analysis of pre-clinical studies of early decompression in acute spinal cord injury: a battle of time and pressure. PLoS One. 2013 Aug 23;8(8):e72659.

Branco F, Cárdenas DD, Svircev JN. (2007). Spinal cord injury: a comprehensive review. Phys Med Rehabil Clin N Am. 2007;18(4):651-79.

Denis F. The three-column spine and its significance in the classification of acute thoracolumbar spinal injuries. Spine (Phila Pa 1976). 1983;8(8):817-31.

Dowdell J, Kim J, Overley S, Hecht A. Biomechanics and common mechanisms of injury of the cervical spine. Handb Clin Neurol. 2018;158:337-344.

Eckert MJ, Martin MJ. Trauma: spinal cord injury. Surg Clin North Am. 2017;97(5):1031-45.

Eli I, Lerner DP, Ghogawala Z. Acute Traumatic Spinal Cord Injury. Neurol Clin. 2021;39(2):471-88.

Fayssoil A, Behin A, Ogna A, et al. Diaphragm: Pathophysiology and Ultrasound Imaging in Neuromuscular Disorders. J Neuromuscul Dis. 2018;5(1):1-10.

Fehlings MG, Vaccaro A, Wilson JR, et al. Early versus delayed decompression for traumatic cervical spinal cord injury: results of the Surgical Timing in Acute Spinal Cord Injury Study (STASCIS). PLoS One. 2012;7(2):e32037.

Galeiras Vázquez R, Ferreiro Velasco ME, Mourelo Fariña M, Montoto Marqués A, Salvador de la Barrera S. Update on traumatic acute spinal cord injury. Part 1. Med Intensiva. 2017;41(4):237-47.

Golestani A, Shobeiri P, Sadeghi-Naini M, et al. (2022). Epidemiology of Traumatic Spinal Cord Injury in Developing Countries from 2009 to 2020: A Systematic Review and Meta-Analysis. Neuroepidemiology. 2022;56(4):219-239.

Kirshblum S, Snider B, Rupp R, Read MS; International Standards Committee of ASIA and ISCoS. Updates of the International Standards for Neurologic Classification of Spinal Cord Injury: 2015 and 2019. Phys Med Rehabil Clin N Am. 2020;31(3):319-30.

Mercurio G, D'Arrigo S, Moroni R, et al. Diaphragm thickening fraction predicts noninvasive ventilation outcome: a preliminary physiological study. Crit Care. 2021;25(1):219.

Munduteguy M, Garcés J, Romero C, Mazzucco J. SCIWORA (lesión de la médula espinal sin anormalidad radiográfica): Importancia de la resonancia magnética para su diagnóstico. Rev Argent Radiol. 2011; 75(1):19-21.

Taylor EC, Fitzpatrick CE, Thompson SE, Justice SB. Acute Traumatic Spinal Cord Injury. Adv Emerg Nurs J. 2022;44(4):272-80.

Wood KB, Li W, Lebl DR, Ploumis A. Management of thoracolumbar spine fractures. Spine J. 2014;14(1):145-64.

37 Enfermedades neuromusculares

J. Marín Corral, A. Castellví Font y M. Acer Puig

➤ Orientación para el estudio

En este capítulo se exponen las generalidades de las enfermedades neuromusculares y se hace hincapié en dos trastornos de relevancia por su potencial gravedad y, por tanto, con potencial necesidad de manejo en unidades de cuidados intensivos (UCI): la miastenia *gravis* y el síndrome de Guillain-Barré. Se describe también la debilidad adquirida en UCI, que engloba la disfunción diafragmática asociada a la ventilación mecánica, dada su elevada prevalencia en los pacientes graves e implicaciones pronósticas. Además, se añade un apartado sobre los fármacos bloqueantes neuromusculares por su relevancia y particularidades de uso en las UCI.

1. Introducción

Las enfermedades neuromusculares constituyen un amplio grupo de trastornos que se caracterizan por afectar a los componentes de la unidad motora, desde los nervios periféricos a la unión neuromuscular o a la propia fibra muscular.

1.1. Fisiología de la unión neuromuscular

Las fibras de músculo esquelético están inervadas por fibras nerviosas mielinizadas que provienen de las neuronas motoras de las astas anteriores de la médula espinal. Cada terminación nerviosa forma una unión con la fibra muscular que inerva llamada «unión neuromuscular» o «placa motora terminal». La unión neuromuscular es una sinapsis muy especializada que convierte los impulsos eléctricos generados por una neurona motora en actividad motora en una fibra muscular. Esta unión neuromuscular está compuesta por tres componentes: el nervio motor presináptico, el espacio sináptico y la membrana muscular postsináptica con numerosos pliegues denominados «hendiduras subneurales» que aumentan el área donde actuarán los neurotransmisores. El potencial de acción se propaga a través de las fibras motoras hasta la unión neuromuscular, donde se produce una entrada de calcio desde el espacio sináptico al interior de la fibra nerviosa que estimula la liberación de vesículas de acetilcolina hacia el espacio sináptico. La unión de la acetilcolina con los receptores presentes en la membrana muscular postsináptica permite la entrada de sodio al interior de la fibra muscular, con lo que se genera un potencial de acción positivo y se produce la contracción muscular. El potencial de membrana se reestablece mediante la apertura de canales de potasio, y la acetilcolina liberada es eliminada rápidamente por la enzima acetilcolinesterasa, presente a nivel del espacio sináptico, evitando la excitación muscular continuada.

1.2. Generalidades

Las enfermedades neuromusculares agrupan una serie de trastornos que pueden ser de causa genética o tener una etiología adquirida provocada por trastornos autoinmunes o por causas inflamatorias o tóxicas. Implican la afectación o lesión de cualquiera de los elementos involucrados en la transmisión nerviosa a nivel de la placa motora, debido a cambios estructurales en la unión neuromuscular en su conjunto o debido a defectos presinápticos o postsinápticos. La Tabla 37-1 muestra una clasificación de estas enfermedades según la localización lesional.

En el presente capítulo se describirán aquellas patologías neuromusculares que tienen relación con la patología crítica, ya sea por la potencial afectación muscular respiratoria reversible que puede precisar de soporte ventilatorio o por ser consecuencia de la estancia en UCI. Además, dado que los bloqueantes neuromusculares (BNM) son fármacos muy habitualmente utilizados en las UCI, también se incluye un apartado sobre la parálisis inducida por fármacos.

2. Miastenia *gravis*

La miastenia *gravis* es un trastorno autoinmune adquirido de la unión neuromuscular que se caracteriza por debilidad y fatigabilidad de la musculatura esquelética con frecuente afectación ocular, bulbar y respiratoria. Es importante reali-

Tabla 37-1. Clasificación de las enfermedades neuromusculares según la localización de la lesión

Afectación de la motoneurona del asta anterior de la médula espinal	✔ Poliomielitis ✔ Enfermedades degenerativas de la motoneurona: esclerosis lateral amiotrófica
Afectación de la raíz anterior y de nervio periférico	✔ Síndrome de Guillain-Barré ✔ Porfiria aguda intermitente, difteria, neuropatía del enfermo crítico, neuropatías tóxicas
Afectación de la unión neuromuscular	✔ Miastenia *gravis* ✔ Botulismo ✔ Síndrome de Lambert-Eaton
Afectación de la fibra muscular	✔ Miopatías inflamatorias (poliomiositis, dermatomiositis, miopatía necrosante autoinmune) ✔ Miopatía del enfermo crítico ✔ Rabdomiólisis con mioglobinuria grave, dispotasemias, hipofosfatemias

zar un buen diagnóstico diferencial para tener en cuenta qué pacientes podrían requerir ingreso en la UCI.

Constituye el 80 % de las enfermedades neuromusculares y puede desarrollarse a cualquier edad, aunque tiene una presentación bimodal, con un primer pico entre los 20 y 30 años (de predominio femenino) y un segundo pico entre los 50 y 60 años (de predominio masculino). Existe un tipo de miastenia juvenil que se presenta antes de los 15-20 años y es común sobre todo en poblaciones de Asia oriental. Suelen ser secundaria a un déficit congénito de receptores de acetilcolina o asociarse al paso transplacentario de anticuerpos provenientes de la madre, los cuales pueden circular hasta durante 1 mes en el recién nacido.

2.1. Etiología y fisiopatología

La miastenia *gravis* es una enfermedad autoinmune producida por autoanticuerpos dirigidos principalmente contra el receptor de acetilcolina (AchR). Estos anticuerpos se observan en el 80 % de los pacientes y su unión al AchR desencadena una cascada inflamatoria que provoca que los receptores sean endocitados y degradados en el citoplasma, con una reducción de estos a nivel postsináptico. Alrededor de un 10-20 % de los pacientes con miastenia *gravis* son seronegativos para los anticuerpos anti-AChR y una proporción variable presentan anticuerpos contra otras proteínas asociadas a los AchR. Los más frecuentes son los anticuerpos antiproteína cinasa muscular específica (MuSK), que se observan en el 40-70 % de los pacientes con miastenia *gravis* seronegativa para anti-AchR, y los anticuerpos antiproteína 4 relacionada con el receptor de lipoproteína (LRP4). Finalmente, alrededor de un 10 % no presentan anticuerpos anti-AChR ni tampoco relacionados, y son considerados seronegativos, aunque se cree que parte de ello se debe a la falta de sensibilidad en las pruebas de detección.

Es excepcional que diferentes tipos de anticuerpos se encuentren en el mismo paciente (común en miastenias *gravis* tempranas), por lo que los pacientes con miastenia *gravis* pueden agruparse en función de su serología y presentan diferencias en cuanto a la sensibilidad de determinadas pruebas diagnósticas y en la respuesta a algunos tratamientos.

En todo paciente diagnosticado de miastenia *gravis* debe valorarse el estado del timo. Se ha descrito que hasta el 65 % de los pacientes tienen alteraciones tímicas. De estos pacientes, el 75 % presentan una hiperplasia tímica y un 15-20% tienen un timoma. La totalidad de los pacientes con miastenia *gravis* y alteraciones tímicas tienen anticuerpos anti-AchR; sin embargo, aquellos que padecen timoma tienen concomitantemente positivos los anticuerpos anti-MuSK, constituyendo este un hallazgo casi patognomónico de la enfermedad. Aunque no se conoce exactamente el papel del timo en la fisiopatología de la enfermedad, se cree que durante el proceso de maduración tímica los linfocitos T CD4 reaccionan con las células tímicas provocando una cascada inflamatoria que induce la activación de los linfocitos B y genera los anticuerpos anti-AChR.

A pesar de esta base autoinmune, hasta en un 10 % de los casos se ha establecido una predisposición genética asociada a ciertos haplotipos del complejo mayor de histocompatibilidad (HLA-DR1, DR2, DR3, B7 y B8, entre otros) que incrementan mucho el riesgo de padecer la enfermedad en comparación con la población general. Otros factores de riesgo que aumentan la probabilidad de

años, raza negra y padecer enfermedades sistémicas como el hipotiroidismo, enfermedades del colágeno y vasculitis.

2.2. Manifestaciones clínicas

La miastenia *gravis* se caracteriza por una debilidad muscular fluctuante en cualquier músculo estriado o voluntario. Esta debilidad puede ser generalizada o localizada y suele afectar más frecuentemente a la musculatura proximal, a los músculos oculares y a los respiratorios. El patrón de afectación suele ser simétrico, excepto en la afectación ocular, donde es asimétrico. Esta debilidad característicamente aumenta con el ejercicio y el uso repetido de los músculos, fenómeno que se conoce como «fatigabilidad». La sintomatología suele variar a lo largo del día y de un día a otro, y los pacientes suelen presentar una fuerza muscular casi normal por la mañana que progresa a una mayor debilidad al final de día.

Existen múltiples formas de presentación y evolución dependiendo de los mecanismos autoinmunes y los anticuerpos implicados, el estado tímico y las características genéticas, condicionando la respuesta al tratamiento y la afectación clínica. Destacan por su importancia vital las formas con afectación bulbar o respiratoria, así como las crisis miasténicas.

La miastenia *gravis* se clasifica actualmente de acuerdo a su gravedad, y la clasificación más utilizada es la propuesta por la Myasthenia Gravis Foundation of America (MGFA), que divide la enfermedad en dos grupos (miastenia ocular y generalizada) con diferentes estadios del I al V según la gravedad del cuadro clínico (Tabla 37-2).

- **Afectación ocular.** Está presente en un 90 % de los pacientes y suele ser el primer síntoma en dos de cada tres afectados. Provoca diplopia y/o ptosis palpebral asimétrica. La mayoría de estos pacientes desarrollarán una afectación generalizada entre el primer y tercer año, aunque en un 15-20 % de los pacientes los síntomas se limitarán únicamente al área ocular.
- **Afectación orofaríngea o bulbar.** Se observa en uno de cada seis afectados y provoca cambios en la voz, disartria y disfagia, inicialmente a líquidos y posteriormente a sólidos. En ocasiones se afecta la musculatura cervical provocando una incapacidad incluso para levantar la cabeza.
- **Afectación de extremidades.** Suele ser a nivel proximal y con más afectación en las extremidades superiores, por lo que podemos observar dificultad para peinarse o para alcanzar objetos situados en una posición elevada.
- **Crisis miasténica.** Se define como el compromiso muscular generalizado y de la musculatura respiratoria, lo que provoca un cuadro de insuficiencia respiratoria que precisa intubación orotraqueal y ventilación mecánica hasta en un 70 % de los casos. Habitualmente ocurre en los primeros 2-3 años del diagnóstico, aunque en ocasiones se trata de la forma de presentación inicial. Su aparición suele estar relacionada con factores precipitantes, aunque hasta en un 30-40 % de los casos no se encuentra ninguno. Entre los factores más involucrados se encuentran las infecciones respiratorias o gastrointestinales, estresores emocionales, fármacos o cambios en la medicación (Tabla 37-3), embarazo, descompensación de patologías sistémicas y una cirugía o un traumatismo.

Tabla 37-2. Clasificación clínica de la miastenia gravis según la Myasthenia Gravis Foundation of America (MGFA)

Estadio I		Debilidad de la musculatura ocular únicamente
Estadio II[1]	IIA	Debilidad leve de la musculatura axial y/o de extremidades
	IIB	Debilidad leve de la musculatura orofaríngea y/o respiratoria
Estadio III[1]	IIIA	Debilidad moderada de la musculatura axial y/o de extremidades
	IIIB	Debilidad moderada de la musculatura orofaríngea y/o respiratoria
Estadio IV[1]	IVA	Debilidad grave de la musculatura axial y/o de extremidades
	IVB[2]	Debilidad grave de la musculatura orofaríngea y/o respiratoria
Estadio V		Necesidad de intubación orotraqueal y ventilación mecánica

[1] Los estadios II, III y IV pueden asociar o no debilidad de la musculatura ocular. [2] La necesidad de una sonda de alimentación sin intubación se clasifica como IVBb.

2.3. Diagnóstico

Para el diagnóstico de miastenia *gravis* se utilizan habitualmente pruebas farmacológicas, serologías y estudios neurofisiológicos. Además, en todos los pacientes con miastenia *gravis* se deberá descartar mediante una prueba de imagen la existencia de patología tímica como una hiperplasia tímica o un timoma. La tomografía computarizada de tórax es la prueba de elección, pero la resonancia magnética o la tomografía con emisión de positrones serían opciones también válidas.

- **Pruebas farmacológicas.** La más utilizada es la prueba de Tensilón, que consiste en la administración de un inhibidor de acetilcolinesterasa, generalmente edrofonio o neostigmina. En pacientes con miastenia *gravis* se objetiva una mejoría rápida, aunque temporal, de la debilidad muscular.
- **Serologías.** Existen diferentes anticuerpos que se pueden detectar y permiten realizar el diagnóstico de certeza en la mayoría de los casos:

Tabla 37-3. Fármacos promotores de la crisis miasténica

- D-penicilamina
- Toxina botulínica
- Antiarrítmicos (procainamida, lidocaína, quinina, quinidina)
- Sales de magnesio
- Levotiroxina
- β-bloqueantes
- Estatinas
- Anticonvulsivantes (fenitoína y carbamacepina)
- Antagonistas de los canales del calcio
- Relajantes musculares
- Interferón α
- Antibióticos (tetraciclinas, aminoglucósidos, quinolonas, macrólidos, lincosamidas)
- Litio
- Corticosteroides
- Medios de contraste ionizados (yodo, bario, gadolinio)

- *Anticuerpos anti-AchR:* son muy específicos, se observan en el 80 % de los pacientes con miastenia *gravis* generalizada y en el 50 % de los pacientes con afectación ocular.
- *Anticuerpos anti-MuSK:* se encuentran en el 1-10 % de los pacientes con miastenia *gravis* y son más frecuentes en el área mediterránea; se relacionan con una debilidad más grave y una mayor afectación a nivel facial y bulbar junto con una menor afectación ocular y de las extremidades.
- *Anticuerpos anti-LRP4:* se encuentran en el 1-3 % de los pacientes con miastenia *gravis* y se relacionan con una presentación más leve de los síntomas.
- *Anticuerpos antitinina y contra el receptor de rianodina:* aparecen principalmente en pacientes con timoma y se relacionan con miastenia *gravis* de aparición tardía, considerándose un marcador de gravedad.
- **Estudios neurofisiológicos.** La prueba del estímulo repetitivo y la prueba de fibra única constituyen los estudios de elección en el diagnóstico neurofisiológico de las enfermedades de placa neuromuscular:
  - *Prueba del estímulo repetitivo:* consiste en administrar un estímulo eléctrico a bajas y a altas frecuencias con el fin de evaluar la respuesta y la conducción nerviosa. Lo ideal es aplicarlo en un músculo sintomático, y típicamente se realiza sobre el extensor común de los dedos de la mano. Su sensibilidad y especificidad es mayor para pacientes con miastenia *gravis* generalizada con respecto a pacientes con miastenia ocular. El hallazgo típico es un descenso progresivo de la amplitud del potencial de acción tanto a bajas como a altas frecuencias. Una disminución > 10 % se considera como una respuesta anormal.
  - *Prueba de fibra única:* consiste en evaluar la conducción nerviosa sobre una sola fibra muscular y medir la variabilidad (*jitter*) de la latencia entre dos potenciales de acción como respuesta al estímulo eléctrico sobre una misma fibra muscular. Es criterio diagnóstico de miastenia *gravis* una respuesta incremental (> 10 %) del *jitter*. Ante una prueba de fibra única normal, se descarta enfermedad de placa neuromuscular.

2.4. Tratamiento

Dentro del tratamiento de la miastenia *gravis* podemos encontrar tratamiento sintomático, tratamiento inmunomodulador y tratamiento quirúrgico. En este apartado el tratamiento de la crisis miasténica se tratará de manera individualizada.

2.4.1. Tratamiento sintomático

Son fármacos que se usan para controlar los síntomas de la enfermedad, aunque raramente consiguen controlarlos por completo:

- **Inhibidores de la acetilcolinesterasa.** Su mecanismo de acción es retrasar la degradación de la acetilcolina liberada en las hendiduras sinápticas para aumentar la probabilidad de unión a los receptores. Los efectos secundarios de estos fármacos son debidos a sus efectos colinérgicos, y consisten habitualmente en dolor abdominal o diarrea, aunque en ocasiones pueden provocar crisis colinérgicas que implican la retirada del fármaco. Los pacientes con anticuerpos anti-MuSK solo responden a estos fármacos en un 50%. Se incluye:
  - *Piridostigmina*: se administra por vía oral y el inicio de acción es de entre 15 y 30 minutos con una duración de hasta 4-6 horas; la dosis inicial es de 30-60 mg tres veces al día, que puede aumentarse hasta un máximo de 12 mg cada 3-4 horas.
  - *Neostigmina*: se administra por vía intravenosa o intramuscular, por lo que es el fármaco de elección en pacientes hospitalizados con debilidad intensa o crisis miasténica; tiene una vida media corta (60-90 minutos) y la dosis de administración es de 1 mg cada 3-4 horas.
- **Amifampridina.** Bloquea los canales de potasio dependientes del voltaje y de esa forma prolonga la despolarización de la membrana celular presináptica; la dosis habitual es de 10-80 mg/día.

2.4.2. Terapia inmunomoduladora

Cuando el tratamiento sintomático es insuficiente se recomienda añadir fármacos o tratamientos inmunosupresores crónicos:

- **Glucocorticoides.** Son los más utilizados, siendo la prednisona el fármaco de elección, a dosis de 1 mg/kg/d inicialmente, con una reducción progresiva tras controlar la enfermedad hasta la mínima dosis eficaz.
- **Otros inmunosupresores.** En el caso de precisar dosis de prednisona > 30-40 mg/día se recomienda añadir un segundo fármaco inmunosupresor, siendo la azatioprina o el micofenolato mofetilo los fármacos de elección. Como fármacos de segunda línea en casos refractarios se utilizan ciclofosfamida, tacrolimus o rituximab.
- **Inmunoglobulinas.** Se utilizan sobre todo en casos de crisis miasténicas o casos de evolución rápida de la enfermedad. Se administran a una dosis de 2 g/kg repartidos en 2-5 días

y habitualmente se objetiva una mejoría clínica a partir de las 2-3 semanas.
- **Plasmaféresis.** Tratamiento indicado en pacientes con contraindicaciones o efectos secundarios para el tratamiento con inmunoglobulinas. Según los estudios no ha demostrado superioridad en comparación con las inmunoglobulinas. Se efectuarán 5-6 recambios plasmáticos de 2-4 L durante 2 semanas.

2.4.3. Tratamiento quirúrgico (timectomía)

Paralelamente a los tratamientos sintomáticos o inmunomoduladores, la timectomía está indicada en pacientes con timoma y en pacientes jóvenes con miastenia *gravis* generalizada y seropositiva para anticuerpos anti-AchR dentro de los 2-3 primeros años de la enfermedad.

2.4.4. Tratamiento de la crisis miasténica

Ante una crisis miasténica está indicado el tratamiento con inmunoglobulinas o plasmaféresis y con glucocorticoides a dosis de 1 mg/kg/d de prednisona (o dosis equivalente de metilprednisolona). Se recomienda la retirada de los fármacos inhibidores de acetilcolinesterasa en un primer momento, con reintroducción posterior a dosis más bajas cuando se observe la mejoría clínica. Por último, tras una crisis miasténica se recomienda iniciar tratamiento inmunosupresor crónico con fármacos de acción rápida como ciclofosfamida o tacrolimus a dosis de 200-300 mg/d o 0,1 mg/kg/d, respectivamente.

Además, se procederá a intubación orotraqueal para iniciar el soporte ventilatorio con ventilación (VMI). Se recomienda utilizar una modalidad espontánea de tipo presión de soporte con el soporte necesario para unos volúmenes corrientes de 8 mL/lg para mantener una $PaCO_2$ de 35-40 mm Hg. Se recomienda utilizar una presión positiva al final de la espiración (PEEP) de 5-10 cm H_2O para prevenir las atelectasias. Se puede optar por un soporte respiratorio no invasivo de tipo BiPAP en casos determinados, pero en caso de hipoxemia (PaO_2 < 60 mm Hg) o hipercapnia ($PaCO_2$ > 50 mm Hg) se prefiere la VMI. Generalmente se puede retirar el soporte entre la primera y la segunda semana, pero en ocasiones es necesario realizar una traqueostomía.

3. Síndrome de Guillain-Barré

El síndrome de Guillain-Barré (SGB) es una de las causas más frecuentes de debilidad muscular progresiva adquirida. La evolución hasta en un 30 % de los casos a fracaso respiratorio con necesidad de VMI o la aparición de disfunción autonómica lo convierten en una entidad potencialmente grave que precisa en muchos casos de ingreso en UCI.

3.1. Epidemiología

En Europa se ha descrito una incidencia de 1 a 2 casos por 100.000 habitantes al año. Por cada 10 años más de edad la incidencia aumenta en un 20 %, y al contrario que otras enfermedades autoinmunes, afecta más a hombres que a mujeres. El tipo de presentación clínica (SGB clásico o sus variantes) cambia según países, dependiendo de la epidemiología infecciosa local. La variante desmielinizante inflamatoria aguda provoca el 90 % de los casos de Europa y Estados Unidos.

3.2. Etiología

La gran mayoría de pacientes afectos de SGB presentan un antecedente infeccioso (respiratorio o gastrointestinal) en las 4-6 semanas previas al inicio de la clínica. La gastroenteritis por *Campylobacter jejuni* es la causa precipitante más frecuente a nivel global, reportada hasta en un 25 % de los casos, y se ha relacionado con un peor pronóstico de la enfermedad debido a una recuperación más lenta y a la persistencia de secuelas a largo plazo. En Europa, la infección de vías respiratorias altas de carácter vírico suele ser el desencadenante más común. Otras infecciones relacionadas con el desarrollo de SGB descritas a través de series de casos son el citomegalovirus, el virus influenza A y B, el virus de la inmunodeficiencia humana, el virus del Zika y recientemente se han descrito casos relacionados con la COVID-19.

En menor frecuencia, y sin poderse demostrar su total asociación, se han identificado casos de SGB relacionados con la administración de determinadas vacunas. Cabe destacar que en la reciente campaña de vacunación contra la COVID-19 se han detectado casos de SGB tras la administración de la vacuna con vector de adenovirus tanto en Estados Unidos como en Europa, aunque la incidencia es extremadamente baja, dado el alto número de vacunas administradas. A pesar de esto, la capacidad de las vacunas de reducir los casos de SGB secundarios a la infección es muy superior a su poco probable papel como desencadenante, por lo que la vacunación sigue siendo crucial como factor protector para la población.

Algunos fármacos también se han descrito como factores desencadenantes de SGB, como los antagonistas de TNF-α, el tacrolimus o la isotretinoína.

Asimismo, la cirugía, el trauma, el trasplante de médula ósea, el linfoma de Hodgkin, el lupus eritematoso sistémico y la sarcoidosis también se han identificado como desencadenantes de SGB.

En la Tabla 37-4 se resume la etiología del SGB.

3.3. Patogenia

El SGB se produce cuando la respuesta inmune y/o inflamatoria a un desencadenante infeccioso u otro evento como los descritos provoca una reacción cruzada contra epítopos similares presentes en los nervios periféricos. Esta reacción autoinmune puede afectar a todos los nervios mielinizados (motores, sensitivos, craneales y simpáticos). Existen diferentes patrones de lesión, y estos, a su vez, dañan a diferentes nervios, lo que va a determinar el tipo de variante clínica que se va a producir.

La polineuropatía inflamatoria desmielinizante aguda (AIDP, *acute inflammatory demyelinating polyneuropathy*), característica del SGB clásico, se produce cuando la respuesta autoinmune implica la unión a antígenos presentes en las células de Schwann productoras de mielina o a la propia mielina, provocando una respuesta inflamatoria que conducirá a la desmielinización de las fibras nerviosas. Esta desmielinización bloquea la conducción

Tabla 37-4. Etiologías del Síndrome de Guillain-Barré

Infecciones	✔ *Campylobacter jejuni* ✔ Influenza A y B ✔ Virus de la inmunodeficiencia humana ✔ COVID-19 ✔ Virus del Zika ✔ Otros: virus de la varicela-zóster, virus de Epstein-Barr, virus del herpes simple, virus de la hepatitis E, virus del chikungunya, *Escherichia coli*, *Mycoplasma pneumoniae*
Vacunación	✔ Gripe estacional ✔ Tetravalente meningococo ✔ Vacuna frente al herpes zóster recombinante ✔ Vector adenovirus Sars-CoV-2
Fármacos	✔ Antagonista TNF-α ✔ Tacrolimus ✔ Suramina ✔ Isotretinoína
Otros	✔ Cirugía ✔ Traumatismo ✔ Trasplante de médula ósea ✔ Linfoma de Hodgkin ✔ Lupus eritematoso sistémico ✔ Sarcoidosis

eléctrica saltatoria típica, lo que se traduce en un enlentecimiento de la conducción nerviosa y deriva en la debilidad muscular progresiva característica. En la fase de recuperación se produce la remielinización de las fibras, que puede tardar semanas o meses. En algunos casos se puede producir una afectación axonal secundaria, lo que conlleva mayores tiempos de recuperación o incluso una recuperación incompleta.

En el caso de que la afectación autoinmune se produzca contra la membrana axonal, se originan las formas axonales agudas del SGB, tanto la motora pura (neuropatía motora axonal aguda o AMAN, de *acute motor axonal neuropathy*), como la motora sensitiva (neuropatía motora y sensitiva axonal aguda o AMSAN, de *acute motor and sensory axonal neuropathy*). En estas variantes existen autoanticuerpos contra determinados gangliósidos (GM1, GD1a, GD1b) o contra otros antígenos presentes en la membrana axonal (mimetismo molecular) que activan la cascada de citocinas. Se produce una separación de la mielina del axón, una disfunción de los canales de sodio y una alteración de la homeostasis interna del nervio, lo que conduce al enlentecimiento o bloqueo de la conducción nerviosa. En estos casos la recuperación va a depender del grado de afectación axonal: en algunos pacientes la afectación se revierte de forma rápida hasta la recuperación completa, pero en otros la degeneración axonal es tan grave que la recuperación funcional es muy lenta o incompleta.

3.4. Manifestaciones clínicas

El SGB tiene una presentación clínica muy heterogénea.

El conocido como SGB clásico se caracteriza por una debilidad muscular progresiva, ascendente y simétrica de las extremidades, asociada a unos reflejos osteotendinosos disminuidos o abolidos en el 90 % de los casos. Este patrón de SGB clásico también puede incluir afectación sensitiva, afectación de los pares craneales, afectación de la musculatura respiratoria y afectación autonómica, incluso siendo alguna de estas la forma inicial de presentación. La debilidad muscular puede variar desde leve hasta la parálisis completa de las extremidades, los músculos faciales, respiratorios y bulbares, dependiendo de la gravedad de la afectación. Se inicia de forma progresiva desde las piernas, pero en un 10 % de los pacientes puede iniciarse en los brazos o en la musculatura facial. Muchos pacientes (80 %) refieren parestesias en manos y pies, además de dolor en las extremidades debido a la inflamación de las raíces nerviosas.

La presencia de disautonomía supone una de las causas de necesidad de ingreso en UCI, y se caracteriza por inestabilidad hemodinámica (hipotensión o hipertensión), la presencia de arritmias y retención urinaria o íleo paralítico.

La evolución es monofásica, alcanzando el pico de afectación (nadir) a las 2-4 semanas desde el inicio de los síntomas. Si los síntomas siguen progresando pasadas las 8 semanas, se debe pensar en la variante desmielinizante crónica (CIDP, *chronic inflammatory demyelinating polyneuropathy*).

Las diferentes variantes del SGB se diferencian por sus características clínicas y patogénicas, aunque todas pueden compartir características comunes. Existen formas incompletas de estas variantes o variantes con sintomatología localizada o únicamente sensitiva también atribuidas al espectro clínico del SGB.

En la Tabla 37-5 se resumen las variantes del SBG juntos con sus características principales.

3.5. Diagnóstico

Para realizar un diagnóstico de certeza del SGB deberíamos pensar en todas sus variantes y descartar las causas alternativas potencialmente graves.

En el SGB clásico el diagnóstico es fundamentalmente clínico. El análisis del líquido cefalorraquídeo debe realizarse en todos los pacientes. La característica principal será una disociación albuminocitológica, es decir, proteínas elevadas con celularidad normal, aunque es posible que exista un estudio de líquido cefalorraquídeo normal si se realiza antes de los 7 días desde el inicio de los síntomas.

Los estudios electrofisiológicos (electromiograma y estudios de conducción nerviosa) que objetivan la presencia de neuropatía desmielinizante no son necesarios para la confirmación diagnóstica, pero ayudan en caso de dudas diagnósticas, para valorar el grado y tipo de afectación y como marcador pronóstico y de recuperación.

En caso de sintomatología atípica se pueden solicitar anticuerpos antigangliósidos en el suero para la confirmación diagnóstica.

No existen alteraciones características en las pruebas de imagen (tomografía computarizada y resonancia magnética) y estas se suelen realizar para excluir causas alternativas. La ecografía de nervios periféricos podría ser de utilidad para identificar los cambios estructurales característicos de esta entidad.

El diagnóstico diferencial del SGB debe incluir otras neuropatías, enfermedades medulares y miopatías, entre otras.

Tabla 37-5. Variantes y características del síndrome de Guillain-Barré

	Epidemiología	Patogenia	Clínica
Síndrome de Guillain-Barré (SGB)			
Polineuropatía desmielinizante inflamatoria aguda (AIDP)	Europa, Estados Unidos (90 %)	Cascada inflamatoria, desmielinizante	SGB clásico
Neuropatía motora axonal aguda (AMAN)	Asia	Autoanticuerpos contra membrana axonal y gangliósidos	Afectación de fibras motoras
Neuropatía motora y sensitiva axonal aguda (AMSAN)			Afectación más grave de fibras motoras y sensitivas
Síndromes GQ1b			
Síndrome de Miller Fisher (SMF)			Tríada: oftalmoplejia, ataxia, arreflexia
Encefalitis de tronco encefálico de Bickerstaff	Sudamérica, Asia	Anticuerpos contra GQ1b	Encefalopatía, oftalmoplejia y ataxia
Debilidad faringo-cérvico-braquial			Debilidad orofaríngea, de cuello y hombros con disfasia
Otras variantes raras			
Paraparesia			
Pandisautonomía aguda			
SGB sensitivo puro			
Paresia facial y parestesia de extremidades			
Parálisis bulbar aguda			

3.6. Manejo clínico y tratamientos específicos

El tratamiento del SGB se divide en tres pilares fundamentales: monitorización estrecha, tratamiento de soporte e inmunoterapia.

Los pacientes en riesgo de fracaso respiratorio o alteración autonómica son tributarios de ingreso en UCI para vigilancia estrecha. Una rápida progresión de los síntomas puede ayudar a identificar pacientes en riesgo de fracaso respiratorio. Existe la escala *Erasmus GBS Respiratory Insufficiency Score* (EGRIS) para la predicción de fracaso respiratorio durante la primera semana de ingreso. El tratamiento de soporte incluye la monitorización clínica (evaluación periódica de sintomatología, valoración de la deglución y musculatura respiratoria) y hemodinámica. Si hay fracaso respiratorio está indicada la intubación orotraqueal precoz, ya que en estos casos el soporte ventilatorio no invasivo no ha demostrado ventajas. La rehabilitación funcional y respiratoria, pilar fundamental en la recuperación de estos pacientes, debe iniciarse lo más precozmente posible. La monitorización estrecha, en casos de pacientes sin soporte ventilatorio, se debe mantener hasta las 72 horas posteriores a la ausencia de progresión clínica (fase *plateau*).

El tratamiento dirigido de la enfermedad incluye la administración intravenosa de inmunoglobulinas intravenosas o la plasmaféresis. Ninguno de los dos tratamientos ha demostrado ser superior al otro, pero por facilidad de administración y mayor tolerancia, las inmunoglobulinas intravenosas suelen ser de elección. Se administran a dosis de 0,4 g/kg al día durante 5 días. En cuanto a la plasmaféresis, se aconsejan cinco sesiones en un plazo de 2 semanas. Para su administración es necesario disponer de un catéter central de doble luz o dos vías periféricas de calibre adecuado. En caso de refractariedad al tratamiento, no se ha demostrado la eficacia de la administración de un nuevo ciclo de ambas terapias, pero en algunos casos podría valorarse, dada la ausencia de otras medidas terapéuticas. Tras las inmunoglobulinas intravenosas no se recomienda la realización de plasmaféresis ya que esta podría neutralizar las inmunoglobulinas circulantes.

La administración de corticoides no ha demostrado utilidad en el tratamiento del SGB. Actualmente existen estudios en marcha para valorar el rol de la inmunoterapia para esta entidad.

3.7. Evolución y pronóstico

El pronóstico del SGB en general es bueno: un 80 % de los pacientes son capaces de caminar de forma independiente a los 6 meses y la gran mayoría al año. Aun así, existe un porcentaje no despreciable de mortalidad (5 %, llegando hasta el 20 % en pacientes con necesidad de VMI prolongada) y de pacientes que permanecen con secuelas.

Entre los factores predictores de mal pronóstico se encuentran la edad avanzada, el antecedente de infección por *C. jejuni*, la necesidad de VMI y la variante axonal de la enfermedad. Existen escalas pronósticas para valorar la probabilidad de recuperación de la deambulación a los 6 meses (*Erasmus GBS Outcome Score* [EGOS] y *Modified Erasmus Global Outcome Score* [mEGOS]), así como características específicas descritas en los estudios electrodiagnósticos. En general, el pilar fundamental tras el alta del paciente es la rehabilitación funcional con abordaje multidisciplinar que incluya también la valoración y el tratamiento de las posibles secuelas psicológicas de estos pacientes.

4. Disfunción muscular del paciente crítico

La debilidad muscular es un problema frecuente en la UCI. Como se ha descrito en los apartados previos de este capítulo, esta debilidad puede deberse a enfermedades neuromusculares primarias que requieren de ingreso en UCI (miastenia *gravis*, SGB, etc.), pero estas solo suponen menos del 0,5 % de los ingresos. Más frecuentemente, la debilidad muscular sucede como disfunción secundaria mientras los pacientes están ingresados por otras enfermedades agudas, graves y reversibles que frecuentemente precisan de tratamientos de soporte mediante procedimientos invasivos.

En los últimos años la tecnificación de las UCI y la mejora tecnológica de los dispositivos utilizados han permitido un aumento en el pronóstico y la supervivencia de los pacientes, que a su vez ha conducido a objetivar con mayor frecuencia una serie de alteraciones neuromusculares (incluyen tanto neuropatía como miopatía) que actualmente se agrupan dentro del síndrome de debilidad adquirida en la UCI (DAUCI). Aunque la afectación neuromuscular de la DAUCI se puede dar en toda la musculatura estriada, el músculo diafragma presenta unas particularidades y una afectación característica debido a los efectos de la VMI, que han dado lugar a un cuadro clínico diferenciado, la disfunción diafragmática asociada a la VMI (VIDD, *ventilator-induced diaphragm dysfunction*). En este capítulo se tratarán ambas entidades por separado.

4.1. Síndrome de debilidad adquirida en la unidad de cuidados intensivos

4.1.1. Generalidades

Como se ha comentado, la DAUCI agrupa la afectación neuromuscular que presentan los pacientes críticos. Esta puede incluir una afectación característica sistema nervioso periférico (polineuropatía del enfermo crítico) y/o una afectación muscular (miopatía del enfermo crítico). También se han descrito cuadros mixtos, como la polineuromiopatía del enfermo crítico.

La polineuropatía del enfermo crítico es más común y pueden llegar a desarrollarla un 50-80 % de los pacientes graves. Esta alteración produce una degeneración de las vainas de mielina que puede hacer que se retarde la conducción de señales nerviosas, mientras que cuando ocurre en los axones o en la neurona completa, puede hacer que el nervio deje de funcionar. Todo ello conduce a una afectación de las fibras musculares debido a la denervación que sufren, lo que a su vez conlleva la aparición de una serie de síntomas y signos en el paciente: disminución de la sensibilidad, debilidad muscular generalizada, simétrica, con afectación predominante en las extremidades (proximal más que distal), dificultad para deglutir o respirar, espasmos musculares, disminución de los reflejos y neuralgias. Los músculos faciales y oculares suelen permanecer intactos, aunque también se pueden afectar.

La afectación que caracteriza a la miopatía del enfermo crítico es una atrofia de las fibras musculares y una disminución del potencial de acción. En estos pacientes los estudios electrofisiológicos muestran típicamente patrones anormales, y la importante pérdida de masa muscular que presentan (puede exceder el 10 % durante la primera semana) se ha asociado con mal pronóstico funcional.

En la actualidad, debido a la dificultad de realizar exámenes electrofisiológicos en los pacientes ingresados en UCI, a las similitudes entre las manifestaciones clínicas de la polineuropatía del enfermo crítico y la miopatía del enfermo crítico, y a la frecuencia con la que se dan de manera simultánea, muchos autores prefieren utilizar el término DAUCI para referirse a la «debilidad muscular detectada en los enfermos críticos que no puede ser explicada por otro fenómeno que no sea la patología crítica».

4.1.2. Fisiopatología

Los mecanismos fisiopatológicos de la DAUCI todavía son parcialmente desconocidos, en parte por la dificultad de realizar estudios experimentales con muestras biológicas en estos pacientes. En este sentido, estudios animales junto con los resultados de los estudios disponibles en pacientes han contribuido a identificar complejas alteraciones funcionales y estructurales que engloban el sistema nervioso periférico, los nervios periféricos y las miofibrillas.

El principal mecanismo que se ha descrito a nivel estructural es la atrofia muscular, que deriva de un aumento en la degradación proteica y una disminución de la síntesis. A nivel funcional parecen intervenir más factores, desde alteraciones estructurales que incluyen inflamación, necrosis, infiltración de tejido adiposo o fibrosis, hasta alteraciones microcirculatorias, deficiencia bioenergética, inadecuada activación autofágica, disfunción de la membrana y de los canales iónicos e incluso una posible participación del sistema nervioso central.

4.1.3. Diagnóstico

El diagnóstico de la DAUCI es clínico, mediante la evaluación de la fuerza muscular. La escala del Medical Research Council (*MRC Sum Score* o MRC-SS) y la dinamometría medida en la mano (*handgrip*) constituyen el *gold standard* para el diagnóstico.

La MRC-SS evalúa la fuerza en 12 grupos musculares, y las puntuaciones individuales (que van del 0 al 5) se suman con un máximo de puntuación de 60 puntos. Las puntuaciones por debajo de 48 o de 36 indican debilidad significativa y grave respectivamente, y son diagnósticas de DAUCI (Tabla 37-6).

La dinamometría medida en la mano mide la fuerza isométrica en la mano dominante. Los puntos de corte descritos para el diagnóstico de DAUCI son 11 kg (IQR 10-40) en hombres y 7 kg (IQR 0-7,3) en mujeres.

Ambas son pruebas volitivas, es decir, requieren que el paciente esté alerta, cooperativo y motivado, por lo que frecuentemente no se pueden utilizar en las UCI. En estos casos, las pruebas no volitivas, como los estudios electrofisiológicos (electromiografía, prueba del nervio peroneal o PENT, evaluación unilateral combinada del nervio peroneal), la estimulación magnética, la estimulación eléctrica transcutánea o los ultrasonidos, podrían utilizarse

Tabla 37-6. Escala de fuerza muscular del Medical Research Council (MRC-SS)

Miembro superior derecho		Miembro superior izquierdo	
Abducción de hombro	0-5	Abducción de hombro	0-5
Flexión de codo	0-5	Flexión de codo	0-5
Extensión de muñeca	0-5	Extensión de muñeca	0-5
Miembro inferior derecho		**Miembro inferior izquierdo**	
Flexión de cadera	0-5	Flexión de cadera	0-5
Extensión de rodilla	0-5	Extensión de rodilla	0-5
Flexión dorsal de tobillo	0-5	Flexión dorsal de tobillo	0-5

Valor para cada grupo muscular:
0: sin contracción
1: vestigio de contracción muscular
2: movimiento activo sin gravedad
3: Movimiento activo contra la gravedad
4: Movimiento activo contra la gravedad y la resistencia
5: Movimiento activo contra al gravedad y al resistencia máxima

para la evaluación muscular, aunque ninguna de ellas ha demostrado discriminar a los pacientes con DAUCI.

4.1.4. Factores de riesgo

Hasta el momento se han descrito múltiples factores de riesgo para el desarrollo de DAUCI, la mayoría a partir de estudios observacionales.

En primer lugar, algunos de ellos son no modificables, como la gravedad de la patología, el género femenino o la edad. Además, la discapacidad premórbida y la fragilidad pueden predisponer a la gravedad de la debilidad muscular. Curiosamente, la obesidad premórbida se ha descrito como factor protector asociado de manera independiente con el desarrollo de DAUCI.

En segundo lugar, otros son modificables y es importante tenerlos presentes en las UCI. Estos incluyen la hiperglucemia y la administración de nutrición parenteral, pero también otros muchos fármacos habitualmente utilizados en estos pacientes. En este sentido, la dosis y la duración del soporte vasoactivo se ha asociado a un mayor riesgo de desarrollar DAUCI, así como el uso de algunos antibióticos, glucocorticoides o BNM, aunque con resultados contradictorios. La asociación entre la sedación y la debilidad podría ser indirecta, ya que los efectos por separado de los sedantes en comparación con los de la inmovilización y reposo en cama son muy difíciles de evaluar. Pese a todo, la sedación en perfusión continua parece presentar unos efectos más deletéreos que la inmovilización en los pacientes conscientes en ausencia de sedación.

4.1.5. Consecuencias a corto y largo plazo

Existe amplia evidencia de que la DAUCI se asocia con peores resultados a corto plazo. La presencia de DAUCI valorada clínicamente a la retirada de la sedación se ha relacionado de manera independiente con un mayor riesgo de mortalidad intra-UCI y hospitalaria, así como con una mayor duración de la VMI. La DAUCI también se ha asociado con una mayor estancia en UCI y hospitalaria, y con un aumento de los costes hospitalarios. Además, la debilidad muscular en las extremidades inferiores medida a la extubación se ha asociado con un mayor porcentaje de fracaso de la misma. Finalmente, se ha sugerido la debilidad neuromuscular como uno de los mecanismos clave que contribuyen al desarrollo de las patologías relacionadas con la deglución en los pacientes críticos (incluida la disfagia postextubación). Del mismo modo, la debilidad de la musculatura abdominal podría influir en la dificultad para presentar tos efectiva.

Por otro lado, también está bien establecida la relación entre DAUCI y peores resultados a largo plazo. La DAUCI se ha asociado de manera independiente a una mayor mortalidad al año y a los 5 años. Además, algunos estudios sugieren que la mortalidad tardía se ve incrementada cuando los supervivientes de la patología crítica presentaron DAUCI durante la estancia en UCI, todavía más cuando la debilidad muscular persistió hasta el alta de la UCI. Cabe destacar que la presencia de esta patología aparece como determinante para la debilidad muscular persistente y la aparición de comorbilidades e importante afectación de la calidad de vida tras el alta de la UCI y hospitalaria, con una afectación funcional respiratoria y periférica mantenida.

4.1.6. Tratamiento

En los últimos años se han evaluado múltiples intervenciones con el objetivo de prevenir o tratar la DAUCI, aunque con un éxito limitado.

No existen tratamientos efectivos en la actualidad, pero la prevención en cuanto a los factores de riesgo específicos ha demostrado ser útil. Así pues, evitar la hiperglucemia y la administración de nutrición parenteral precoz podría tener efectos beneficiosos en el desarrollo de la DAUCI. La minimización de la sedación y la movilización precoz han sido sin duda las medidas más efectivas para combatir la debilidad y la atrofia de los pacientes críticos. Pese a todo, aunque hay mucha literatura que muestra los efectos beneficiosos de estas intervenciones, la calidad de la evidencia es baja y todavía se necesitan estudios más homogéneos que permitan obtener resultados contundentes que permitan generalizar estas medidas en las UCI.

Dado que en los estadios previos a la movilización activa los pacientes acostumbran a presentar un bajo nivel de consciencia con poca colaboración, se ha sugerido la estimulación eléctrica neuromuscular como método alternativo. Aunque algunos estudios parecían prometedores, las revisiones sistemáticas y los metanálisis no han demostrado mejorías significativas en cuanto a la fuerza muscular o la dependencia de la VMI en los pacientes tratados con estimulación eléctrica neuromuscular en comparación con el tratamiento estándar.

Del mismo modo, aunque se están realizando investigaciones sobre algunos fármacos específicos, las revisiones sistemáticas de las que disponemos no recomiendan ninguno de ellos en la práctica clínica.

4.2. Disfunción diafragmática asociada a la ventilación mecánica invasiva

4.2.1. Generalidades

La ventilación mecánica en modalidades controladas se asocia con efectos adversos sobre la estructura y función del músculo diafragma en una condición que se ha llamado disfunción diafragmática asociada a la VMI (VIDD).

La prevalencia de la VIDD se ha reportado hasta dos veces mayor que la de la DAUCI y puede llegar al 80 % en pacientes con DAUCI que inician el proceso de destete o *weaning*. La VIDD se considera uno de los principales factores que contribuyen a la dificultad para el destete, puede incrementar el tiempo de *weaning* y se asocia con factores pronósticos relacionados con este proceso, con la mortalidad intra-UCI y hospitalaria y con el pronóstico clínico a largo plazo.

4.2.2. Fisiopatología

Diferentes estudios en animales y en donantes de órganos han permitido evaluar la fisiopatología de la VIDD. La VMI en modalidades controladas, incluso tras pocas horas de inactividad diafragmática, reduce la fuerza contráctil del diafragma mediante la generación de atrofia debida a un desequilibrio entre la degradación y la síntesis proteica. En concreto, se ha descrito que la degradación de proteínas musculares (estructurales y funcionales) está mediada por un aumento de la proteólisis por diferentes mecanismos como son la vía ubiquitina-proteasoma, las caspasas o las calpaínas, el estrés oxidativo o la autofagia. Además de la inactividad diafragmática, se conoce que los esfuerzos inapropiados también pueden generar un daño diafragmático que repercuta en su función, y que medicaciones como los corticoides o los BNM, muy utilizados en estos pacientes, pueden exacerbar los efectos deletéreos de la VMI.

4.2.3. Diagnóstico

La evaluación funcional diafragmática en pacientes críticos ventilados sigue siendo una tarea difícil.

La medición de la presión inspiratoria máxima es relativamente sencilla, pero al tratarse de un parámetro esfuerzo-dependiente representa en realidad la acción combinada de todos los músculos inspiratorios y podría estar alterada por la patología subyacente pulmonar. La presión transdiafragmática puede medirse en estos pacientes mediante el registro simultáneo de las presiones esofágica y gástrica con una sonda nasogástrica de doble balón, pero la interpretación de los resultados depende de la colaboración del paciente. En este sentido, la medición de dichas presiones durante la estimulación supramáxima del nervio frénico se ha aceptado como el *gold standard* para cuantificar la función mecánica del diafragma, pero requiere de equipamiento especializado y la toma de mediciones es costosa pues precisa de mucho tiempo, por lo que su papel ha quedado en el campo experimental.

El movimiento diafragmático puede también evaluarse adecuadamente mediante fluoroscopia o resonancia magnética pero el uso de radiación ionizante, la necesidad de desplazar a los pacientes y el elevado coste son factores limitantes.

La ecografía diafragmática es una herramienta cada vez más utilizada en las UCI con finalidades diagnósticas, terapéuticas y de seguimiento. Además de ser una herramienta no invasiva, que se utiliza a pie de cama, presenta una elevada reproducibilidad y la curva de aprendizaje es rápida. Permite una evaluación morfológica y funcional del diafragma. Los dos parámetros mayoritariamente utilizados para la evaluación diafragmática son la excursión diafragmática y la fracción de engrosamiento diafragmático:

✓ **Excursión diafragmática** (Fig. 37-1A). Puede medirse fácilmente con un transductor de 3-5 MHz tanto en modo B como M. La media en pacientes sanos durante la respiración espontánea es 1,34 cm (desviación estándar 0,18), habiéndose propuesto un dintel de excursión < 1,0 cm para confirmar afectación diafragmática y uno de > 2,5 cm en pacientes sometidos a cirugía cardíaca para excluir disfunción diafragmática grave. Pese a todo, este parámetro está sujeto al soporte ventilatorio recibido y a la PEEP, lo que hace que no sea un parámetro adecuado para evaluarlo en pacientes con VMI.

✓ **Fracción de engrosamiento diafragmático** (Fig. 37-1B). Mide el engrosamiento diafragmático en la zona de aposición del músculo con la caja torácica mediante un transductor de ≥ 10 MHz en modo B o M. Está definida como: [(grosor al final de la inspiración) – (grosor al final de la espiración) / grosor al final de la espiración]. Se considera que valores de fracción de engrosamiento < 20 % son indicativos de VIDD. Aunque la fracción de engrosamiento también puede verse alterada por el volumen pulmonar, valores disminuidos se han relacionado directamente con atrofia y se considera un índice de contractilidad muscular diafragmática.

Así pues, ambos parámetros han demostrado correlacionarse con mediciones de función diafragmática en pacientes con respiración espontánea, lo que los hace muy útiles en el proceso de desconexión de la VMI. Además, las particularidades de la ultrasonografía hacen que sea un método de monitorización ideal para realizar el seguimiento y evaluar la evolución de la VIDD. De hecho, en los últimos años se ha demostrado que ambos parámetros y su evolución en el tiempo pueden ser predic-

tores de fracaso en la extubación de estos pacientes. Pese a todo, ambos presentan limitaciones a la hora de evaluar a pacientes en modalidades controladas.

4.2.4. Tratamiento

Como se ha comentado previamente, la atrofia diafragmática generada por la inactividad durante la VMI con modalidades controladas es el principal desencadenante de VIDD. Así pues, tiene sentido pensar que las medidas más efectivas para este síndrome podrían basarse en entrenamiento diafragmático (IMT, *inspiratory muscle training*). Aun así, solo se han desarrollado unos pocos estudios con utilización de válvulas inspiratorias o marcapasos diafragmático con estimulación frénica transvascular, sin poder obtenerse todavía resultados concluyentes.

En este contexto la principal medida terapéutica recomendada y la única que ha demostrado aliviar la VIDD es realizar una ventilación mecánica protectora para el músculo. Esto incluye principalmente el permitir mantener esfuerzos inspiratorios espontáneos siempre que sea posible, así como evitar asincronías entre el paciente y el ventilador. Además, dado que los desencadenantes de la VIDD son a menudo inevitables en los pacientes críticos, existe una necesidad creciente de desarrollar fármacos en este campo. Existen fármacos como los antioxidantes y los agentes inótropos que están siendo evaluados actualmente (p. ej., la teofilina, la digoxina o el levosimendán).

5. Parálisis muscular inducida por fármacos (bloqueantes neuromusculares)

5.1. Introducción

Los fármacos que producen bloqueo neuromuscular, o curarizantes, tienen un uso controvertido en las UCI debido a la poca evidencia respecto a sus beneficios y a las potenciales complicaciones que acarrean. Su uso más extendido es para facilitar la intubación orotraqueal en casos de fracaso respiratorio agudo o para protección de la vía aérea. También para proporcionar una parálisis temporal que facilite ciertos procedimientos como broncoscopias, endoscopias, traqueostomías percutáneas o intervenciones radiológicas, muy habituales en estas unidades. Más allá de estos usos, tienen un papel en diversas entidades como último

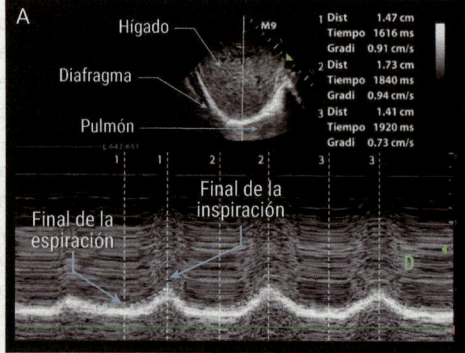
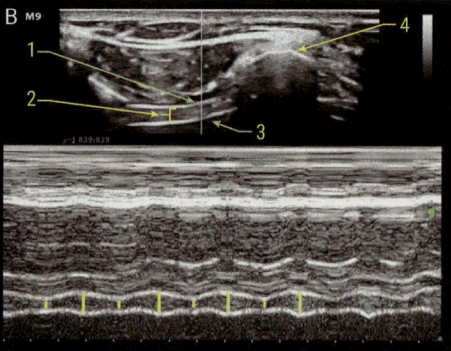

Fig. 37-1 | Ultrasonografía diafragmática. A. Excursión diafragmática medida a partir de la distancia entre el final de la espiración y el final de la inspiración. B. Medición del índice de engrosamiento diafragmático mediante la medición del grosor en inspiración (parte estrecha) y el grosor en espiración (parte ancha). 1: diafragma pleural; 2: músculo diafragma; 3: diafragma peritoneal; 4: costilla.

escalón terapéutico cuando no se consigue el efecto deseado con la analgosedación adecuada (fundamentalmente insuficiencia respiratoria hipoxémica refractaria, hipertensión endocraneal, tratamiento de los temblores en casos de hipotermia terapéutica). La utilización de los BNM en estos campos se basa en recomendaciones de expertos y sociedades científicas, dada la baja evidencia al respecto.

5.2. Clasificación, mecanismos de acción y antídotos

Los BNM producen la parálisis del músculo esquelético bloqueando la transmisión nerviosa a nivel de la unión neuromuscular o placa motora. Según su mecanismo de acción, se dividen en despolarizantes y no despolarizantes (Tabla 37-7).

El único fármaco despolarizante con uso clínico es la **succinilcolina**. Actúa como agonista de los receptores colinérgicos postsinápticos (nicotínicos) desencadenando la despolarización de la placa motora pero bloqueando la transmisión nerviosa. Su efecto es muy rápido (< 30 segundos) y de corta duración (7-12 minutos) a dosis estándar de 1-1,5 mg/kg, lo que la hace un fármaco ideal para la secuencia de intubación rápida en el ámbito mayormente extrahospitalario o quirúrgico. Hasta en el 94 % de los pacientes aparecen fasciculaciones unos segundos antes de la parálisis completa, debido a la despolarización de la placa motora. Su uso en pacientes críticos no está recomendado dados los efectos adversos que presenta. El principal de ellos, y potencialmente más grave, es el aumento transitorio de los niveles de potasio (unos 0,5 mEq/L por cada mg/kg), que puede provocar arritmias letales. Esta hiperpotasemia transitoria se ve potenciada en situaciones de grandes quemados, pacientes sépticos, politraumáticos o en pacientes con miopatía del paciente crítico y otras enfermedades de la membrana neuromuscular en las que los receptores de la acetilcolina se encuentran en mayor densidad (suprarregulación). Otro efecto adverso conocido es la capacidad de desencadenar hipertermia maligna, por lo que se debe evitar su uso en pacientes en riesgo. La succinilcolina se metaboliza por la enzima seudocolinesterasa (butirilcolinesterasa) sin producir metabolitos activos. El déficit de esta enzima en algunas personas hace que sus efectos se prolonguen por más tiempo. No se dispone de antídoto para la succinilcolina.

Los fármacos no despolarizantes antagonizan de forma competitiva la unión de la acetilcolina a la membrana postsináptica, evitando así la despolarización de esta y provocando un efecto más duradero. Se dividen en dos grupos según su estructura molecular:

- **Aminoesteroides.** Tienen una estructura química similar a los esteroides y presentan metabolismo hepático y eliminación renal. Los componentes de este grupo son:
  - *Pancuronio:* no se comercializa en España desde 2005.
  - *Vecuronio:* no está autorizado para su utilización en perfusión continua; su degradación produce un metabolito con actividad significativa, lo que favorece su acumulación.
  - *Rocuronio:* ampliamente utilizado en las UCI por su perfil de seguridad (no produce liberación de histamina), rapidez de acción (1,5-3 minutos) y duración intermedia (30-70 minutos), aunque se deben valorar otros BNM en pacientes con insuficiencia renal o hepática. Su principal uso es para favo-

recer la intubación orotraqueal en pacientes críticos, bolos puntuales para favorecer técnicas invasivas y traslados, y también en perfusión continua en casos de taquifilaxia. Dispone de un antídoto específico, el Sugammadex, que forma un complejo de unión al rocuronio inhibiendo su efecto de forma rápida y muy eficaz; así, revierte en minutos su efecto y sin que se vuelva a producir la relajación muscular.

- **Bencilisoquinolinas.** Pueden liberar histamina, lo que puede producir vasodilatación y taquicardia. Se metabolizan por degradación de Hofmann, por lo que son independientes de la función renal o hepática. Los compuestos son:
  - *Mivacurio:* no está autorizado para la relajación prolongada en las UCI.
  - *Atracurio:* BNM de duración intermedia, con liberación de histamina significativa solo a dosis altas.
  - *Cisatracurio:* principal BNM usado para perfusión continua por su seguridad a nivel renal y hepático. Es tres veces más potente que el atracurio y no presenta liberación de histamina.

5.3. Efectos adversos del uso prolongado de bloqueantes neuromusculares

La principal preocupación del uso prolongado de BNM es la debilidad muscular secundaria. Aunque los estudios hasta la fecha solo demuestran una relación débil entre la debilidad muscular adquirida en UCI y el uso prolongado de BNM, sí existe relación entre una mayor debilidad y el tiempo de uso de BNM (mayor debilidad cuantos más días de uso), fenómeno que se ve potenciado en pacientes con *shock* séptico, más graves, con fracaso renal agudo o con el uso concomitante de corticoides. En este sentido, es muy importante la reevaluación diaria de la necesidad de los BNM, la monitorización de la relajación para el ajuste de dosis y el inicio precoz de la rehabilitación funcional pasiva.

Estos fármacos también están relacionados con la aparición de taquifilaxia, que puede aparecer a partir de las 24-72 horas de su uso, y en mayor frecuencia si hay interferencia de fármacos que antagonizan la función de los BNM o alteraciones en las características fisiológicas del paciente crítico. Esto obliga a reevaluar la necesidad del uso de BNM y, si aún persiste, al cambio del agente bloqueante.

Otras complicaciones que se han de tener en cuenta son el despertar durante la parálisis, la aparición de lesiones corneales, la extubación o la desconexión accidental de la VMI, la aspiración de secreciones acumuladas y el riesgo aumentado de trombosis venosas y lesiones cutáneas por presión. Por tanto, se deben extremar las medidas de higiene y preventivas en estos pacientes, así como la vigilancia y los cambios posturales.

5.4. Monitorización

Todas la UCI deberían disponer de un protocolo de uso y monitorización de los BNM.

En primer lugar, previamente a su uso se debe asegurar la correcta analgesia y sedación del paciente. En casos de administración del BNM en perfusión se aconseja asegurar la correcta sedación mediante la monitorización a través del índice biespectral (BIS), con objetivo de valores entre 40 y 60.

Tabla 37-7. Características de los bloqueantes neuromusculares más utilizados en las unidades de cuidados intensivos

		Despolarizantes	No despolarizantes	
			Aminoesteroides	Bencilisoquinolinas
		Succinilcolina	Rocuronio	Cisatracurio
Dosis	Bolo (mg/kg)	1-2	0,60-1 (1,20 para secuencia de intubación rápida)	0,5-1
	Perfusión (µg/kg/min)	-	5-12	0,8-10
Tiempos de acción	Inicio	< 30 segundos	1,5-3 minutos	4-7 minutos
	Duración	7-12 minutos	30-70 minutos	35-50 minutos
Eliminación		Seudocolinesterasas	Renal y hepática	Hofmann
Efectos adversos		Hiperpotasemia Hipertermia maligna	Acumulación	
Contraindicaciones		Grandes quemados, politraumáticos, enfermedad de placa motora, larga estancia en UCI, predisposición a hipertermia	Valorar su uso en la insuficiencia renal y hepática	
Antídoto		-	Sugammadex	Anticolinesterásicos (neostigmina)

En segundo lugar, se recomienda la monitorización de los BNM, que tiene dos finalidades en los pacientes críticos: *a)* obtener el mínimo grado de bloqueo neuromuscular efectivo para nuestro objetivo y *b)* evitar su acumulación por sobredosificación. La técnica más utilizada en las UCI es la estimulación de un nervio periférico y la evaluación de su respuesta (contracción o tic) en el músculo inervado. El método utilizado suele ser el tren de cuatro (TOF), que consiste en la aplicación en 2 segundos (2 Hz) de cuatro estímulos eléctricos supramáximos con un intervalo entre ellos de 0,5 segundos y la monitorización en el músculo inervado por acelerometría de la respuesta. En ausencia de bloqueo neuromuscular se obtienen cuatro contracciones iguales (contaje del tren de cuatro, TOFC). La intensidad y el número de respuestas obtenidas son inversamente proporcionales a la profundidad del bloqueo neuromuscular:

- TOFC = 1: > 95 % de los receptores nicotínicos están bloqueados.
- TOFC = 2: el 85-95 % de los receptores están bloqueados.
- TOFC = 3: el 80-85 % de los receptores están bloqueados.
- TOFC = 4: el 70-75 % de los receptores están bloqueados.

La relación entre la primera y la cuarta respuesta se conoce como la *ratio* del tren de cuatro (TOFR): una *ratio* de 1 indica ausencia de bloqueo neuromuscular.

Se debe tener en cuenta que la respuesta muscular a estos fármacos es diferente en cada grupo muscular, siendo el diafragma más resistente a los BNM no despolarizantes, aunque con recuperación más rápida debido a una mayor densidad de receptores nicotínicos. En el ámbito de las UCI se recomienda la monitorización del nervio cubital y observar la respuesta en el aductor del pulgar. En situaciones de edema periférico importante o temperatura cutánea < 32 °C en las que no se pueda estimular el nervio cubital, la alternativa recomendada es la estimulación facial a nivel preauricular o estilomastoidea y recoger la estimulación del músculo corrugador u orbicular respectivamente. Estos son más resistentes que el aductor del pulgar y, por tanto, necesitan mayor concentración de BNM. La monitorización por TOF es sencilla y se debería realizar rutinariamente mínimo cada 8 horas para ajustar los niveles de BNM.

Finalmente, en la monitorización de estos pacientes no se debe olvidar la monitorización clínica: cambios en los signos vitales (taquicardia, hipertensión), escalas de comportamiento, detección de esfuerzos respiratorios en las curvas del ventilador, cambios en la curva de la capnografía o movimientos musculares.

ℹ Puntos clave

- Las enfermedades neuromusculares son trastornos que afectan a los componentes de la unidad motora, desde los nervios periféricos a la unión neuromuscular o a la propia fibra muscular.

- La miastenia *gravis* es un trastorno autoinmune que produce debilidad y fatigabilidad muscular debido a la presencia de autoanticuerpos dirigidos principalmente contra el AchR.
- El SGB es una enfermedad autoinmune que se caracteriza por una debilidad muscular progresiva adquirida y puede ser potencialmente grave, provocando insuficiencia respiratoria y/o disfunción autonómica, por lo que puede llegar a precisar de ingreso en UCI.
- La DAUCI es la debilidad muscular adquirida en la UCI que afecta a un gran número de pacientes graves y se relaciona con peor pronóstico a corto y largo plazo.
- La VMI, en especial las modalidades controladas, produce disfunción diafragmática asociada a la VMI (VIDD), y se considera uno de los principales factores relacionados con el fracaso del destete.
- Los usos más habituales de los BNM en las UCI son para facilitar la intubación orotraqueal y ciertos procedimientos invasivos, y pueden ser utilizados como último escalón terapéutico en determinadas situaciones.

Bibliografía

Alhazzani W, Belley-Cote E, Moller MH, et al. Neuromuscular blockade in patients with ARDS: a rapid practice guideline. Intensive Care Med. 2020;46(11):1977-86.

Binks S, Vincent A, Palace J. Myasthenia gravis: a clinical-immunological update. J Neurol. 2016;263:826.

Chakraborty T, Kramer CL, Wijdicks EFM, Rabinstein AA. Dysautonomia in Guillain-Barré Syndrome: prevalence, clinical spectrum and outcomes. Neurocrit Care. 2020;32(1):113-20.

Chamorro C, Silva JA; Grupo de Trabajo de Analgesia y Sedación de la SEMICYUC. Monitorización del bloqueo neuromuscular. Med Intensiva. 2008;32(Supl 1):53-8.

DeBacker J, Hart N, Fan E. Neuromuscular blockade in the 21st century management of the critically ill patient. Chest. 2017;151(3):697-706.

Gilhus NE. Miastenia gravis. N Engl J Med. 2016;375:2570.

Goodfellow JA, Willison HJ. Guillain-Barré syndrome: a century of progress. Nat Rev Neurol. 2016;12(12):723-31.

Gummi RR, Kukulka NA, Deroche CB, Govindarajan R. Factors associated with acute exacerbations of myasthenia gravis. Muscle Nerve. 2019;60:693-9.

Intiso D, Centra AM, Bartolo M, Gatta MT, Gravina M, Di Rienzo F. Recovery and long-term functional outcome in people with critical illness polyneuropathy and myopathy: a scoping review. BMC Neurol. 2022;22(1):50.

Kim WY, Lim CM. Ventilator-induced diaphragmatic dysfunction: diagnosis and role of pharmacological agents. Respir Care. 2017;62(11):1485-91.

Leonhard SE, Mandarakas MR, Gondim FAA, et al. Diagnosis and management of Guillain-Barré syndrome in ten steps. Nat Rev Neurol. 2019;15(11):671-83.

Levine S, Nguyen T, Taylor N, et al. Rapid disuse atrophy of diaphragm fibers in mechanically ventilated humans. N Engl J Med. 2008;358(13):1327-35.

Marin-Corral J, Dot I, Boguña M, et al. Structural differences in the diaphragm of patients following controlled vs assisted and spontaneous mechanical ventilation. Intensive Care Med. 2019;45(4):488-500.

Murray MJ, DeBlock H, Erstad B, et al. Clinical Practice Guidelines for sustained neuromuscular blockade in the adult critically ill patient. Crit Care Med. 2016;44(11):2079-103.

Narayanaswami P, Sanders DB, Wolfe G, et al. International Consensus Guidance for Management of Myasthenia Gravis: 2020 Update. Neurology. 2021;96:114.

Pasnoor M, Dimachkie MM. (2019). Approach to muscle and neuromuscular junction disorders. Continuum (Minneap Minn). 2019;25(6):1536-63.

Pasnoor M, Dimachkie MM, Farmakidis C, Barohn RJ. Diagnosis of myasthenia gravis. Neurol Clin. 2018;36(2):261-74.

Peñuelas O, Keough E, López-Rodríguez L, et al. Ventilator-induced diaphragm dysfunction: translational mechanisms lead to therapeutical alternatives in the critically ill. Intensive Care Med Exp. 2019;7(Suppl 1):48.

Piva S, Fagoni N, Latronico N. Intensive care unit-acquired weakness: unanswered questions and targets for future research. F1000Res. 2019 Apr 17;8:F1000 Faculty Rev-508.

Ponseti JM, Espín E, Armengol M. (2000). Diagnóstico y tratamiento de la miastenia grave. Med Clín. 2000;115(7):264-70.

Price DR, Mikkelsen ME, Umscheid CA, Armstrong EJ. Neuromuscular blocking agents and neuromuscular dysfunction acquired in critical illness: a systematic review and meta-analysis. Crit Care Med. 2016;44(11):2070-8.

Punga AR, Maddison P, Heckmann JM, Guptill JT, Evoli A. Epidemiology, diagnostics, and biomarkers of autoimmune neuromuscular junction disorders. Lancet Neurol. 2022;21(2):176-88.

Renew JR, Ratzlaff R, Hernandez-Torres V, Brull SJ, Prielipp RC. Neuromuscular blockade management in the critically ill patient. J Intensive Care. 2020;24(8):37.

Rezania K, Goldenberg FD, White S. Neuromuscular disorders and acute respiratory failure: diagnosis and management. Neurol Clin. 2012;30(1):161-85.

Rodríguez Cruz PM, Cossins J, Beeson D, Vincent A. The neuromuscular junction in health and disease: molecular mechanisms governing synaptic formation and homeostasis. Front Mol Neurosci. 2020;13:610964.

Sánchez Solana L, Goñi Bilbao I, Ruiz García P, Díaz Agea JL, Leal Costa C. Disfunción neuromuscular adquirida en la unidad de cuidados intensivos. Enferm Intensiva. 2018;29(3):128-37.

Sandiumenge A, Anglés R, Martínez-Melgar JL, Torrado H; Grupo de Trabajo de Analgesia y Sedación de la SEMICYUC. Utilización de bloqueantes neuromusculares en el paciente crítico. Med Intensiva. 2008;32(Supl 1):69-76.

Shahrizaila N, Lehmann HC, Kuwabara S. Guillain-Barré syndrome. Lancet. 2021;397(10280):1214-28.

Shang P, Feng J, Wu W, Zhang HL. Intensive care and treatment of severe Guillain-Barré syndrome. Front Pharmacol. 2021;12:608130.

Shang P, Zhu M, Wang Y, et al. Axonal variants of Guillain-Barré syndrome: an update. J Neurol. 2021;268(7):2402-19.

Szakmany T, Woodhouse T. Use of cisatracurium in critical care: a review of the literature. Minerva Anestesiol. 2015;81(4):450-60.

Toscano G, Palmerini F, Ravaglia S. Guillain-Barré syndrome associated with SARS-CoV-2. N Engl J Med. 2020;382(26):2574-6. Van den Berg B, Walgaard C, Drenthen J, Fokke C, Jacobs BC, van Doorn PA. Guillain-Barré syndrome: pathogenesis, diagnosis, treatment and prognosis. Nat Rev Neurol. 2014;10(8):469-82.

Vanhorebeek I, Latronico N, Van den Berghe G. ICU-acquired weakness. Intensive Care Med. 2020;46(4):637-53.

Verschuuren J, Strijbos E, Vincent A. Neuromuscular junction disorders. Handb Clin Neurol. 2016;133:447-66.

Willison HJ, Jacobs BC, van Doorn PA. Guillain-Barré syndrome. Lancet. 2016;388(10045):717-27.

Yuki N, Hartung HP. Guillain-Barré syndrome. N Engl J Med. 2012;366(24):2294-304.

Problemas renales, hidroeléctricos y endocrinos

V

38 Insuficiencia renal aguda y crónica agudizada

J. Jiménez Clemente, E. Calvo Herranz y M. López García

✒ Orientación para el estudio

La insuficiencia renal aguda es una de las patologías más prevalentes en los pacientes ingresados en las unidades de cuidados intensivos por noxas de cualquier tipo que les condicionan un empeoramiento brusco y recuperable de la función renal o bien la evolución hacia estadios irreversibles que les hacen dependientes de terapias de reemplazo renal temporales o definitivas. A lo largo de este capítulo desgranamos la fisiopatología de la enfermedad renal aguda, su clasificación conforme a la evidencia científica y sus diferentes mecanismos de producción, haciendo hincapié en su diagnóstico mediante diferentes vías incluyendo los cada vez más en auge biomarcadores, que permiten anticipar o prevenir en la medida de lo posible su desarrollo y el tratamiento necesario para la reversión de la enfermedad.

1. Introducción

Hasta el año 2004 había más de 35 clasificaciones diferentes para diagnosticar lesión renal aguda (AKI por sus siglas en inglés, *acute kidney injury*). El término AKI es traducido en castellano como lesión o disfunción renal aguda (DRA), aunque habitualmente se habla de «fracaso renal agudo» en sustitución del término «insuficiencia renal aguda».

Tras múltiples estudios epidemiológicos se consiguió llegar a una definición consensuada denominada RIFLE en el año 2002 (*Risk, Injury, Failure, Loss, End stage*) (Tabla 38-1) en la segunda conferencia de consenso de la Adequate Dialysis Quality Initiative (ADQI) en Vicenza. Poco después es sustituida por la clasificación AKIN (*Acute Kidney Injury Network*) en el año 2007 (Tabla 38-2), que mostraba mayor sensibilidad en el diagnóstico. En el año 2012 aparece la clasificación KDIGO (*Kidney Disease Improving Global Outcomes*), que es la está actualmente en vigencia y, por tanto, deberíamos utilizar (Tabla 38-3).

Asimismo, durante la 23ª conferencia de consenso de la ADQI en 2019 se propuso una nueva clasificación teniendo en cuenta el uso de biomarcadores para la prevención y manejo de la DRA. El estadio 1 se subdivide en tres (1S, 1A y 1B), y el 2 y el 3 en dos subestadios más, según la positividad de los biomarcadores (Tabla 38-4). Los ensayos han demostrado que el inicio oportuno de estrategias preventivas en pacientes con biomarcadores de estrés positivos después de una lesión renal, es decir, el inhibidor tisular de metaloproteinasas 2 (TIMP-2) y la proteína de unión al factor de crecimiento similar a la insulina 7 (IGFBP7), es eficaz para prevenir la DRA.

La DRA se define como la pérdida súbita de la función renal, que se determina sobre la base del aumento de los niveles de creatinina sérica (marcador de la función excretora renal) y la reducción de la diuresis (marcador cuantitativo de la producción de orina), con una duración máxima de 7 días. Si se mantiene la lesión renal en el tiempo, entonces se denomina «enfermedad renal crónica» (ERC o CKD por sus siglas en inglés, *chronic kidney disease*) y supone el deterioro mantenido en el tiempo de la función renal durante más de 3 meses. Tanto la DRA como la enfermedad renal crónica pueden ocurrir en pacientes con o sin antecedentes de enfermedad renal.

2. Epidemiología, incidencia y factores de riesgo

La incidencia hospitalaria de la DRA se sitúa en torno al 5 %, siendo en cuidados intensivos un escenario particular con incidencias que rondan, según los estudios, entre el 25 % y el 45 % de los pacientes. La insuficiencia renal aguda puede incrementar los costes y la estancia hospitalaria y es un factor independiente de mortalidad. En un análisis de más de 5 millones de pacientes dados de alta del hospital, la mortalidad dentro de los 90 días fue del 35 % en aquellos con DRA y del 13 % en aquellos sin DRA. Los pacientes que requieren técnicas de depuración extrarrenal tienen una mortalidad alrededor del 50 %. De los supervivientes, hasta un 25 % de ellos quedarán con enfermedad renal crónica en los próximos 3-5 años. Asimismo, cuantos más días permanezca el paciente en situación de DRA, mayor es su probabilidad de morir. El sexo predominante son varones (60 %) y la edad media de presentación está alrededor de los 60 años.

Los factores de riesgo de DRA incluyen factores ambientales, socioeconómicos y/o culturales, así como factores relacionados con el proceso de atención o exposiciones agudas a tóxicos. Los factores ambientales, que se dan generalmente en países en vías de desarrollo, incluyen sistemas inadecuados de agua potable y aguas residuales, control insuficiente de enfermedades infecciosas y sistemas de atención médica insuficientes. Los factores relacionados con el paciente son el envejecimiento, la fragilidad, la depleción de volumen, hipotensión, anemia, hipoxia y uso de fármacos nefrotóxicos, antecedente de enfermedad renal, cardíaca, hepática o gastrointestinal crónica, diabetes e infecciones graves y sepsis. Causas más raras incluyen predisposiciones genéticas a mioglobinuria, hemoglobinuria y urolitiasis.

3. Fisiopatología

Los riñones son los órganos que actúan a modo de filtro eliminando productos metabólicos y toxinas de la sangre y participando en el control del líquido extracelular, del equilibrio electrolítico y del ácido-base. También producen hormonas como el calcitriol

Tabla 38-1. Criterios de clasificación RIFLE (*Risk, Injure, Failure, Loss, End stage*)

	Tasa de filtración glomerular	Débito urinario
R (*Risk*)	Aumento de la creatinina sérica 1,5 veces o disminución de la TFG > 25 %	< 5 mL/kg/h en 6 horas
I (*Injury*)	Aumento de la creatinina sérica 1,5 veces o disminución de la TFG > 25 %	< 5 mL/kg/h en 12 horas
F (*Failure*)	Aumento de la creatinina sérica 1,5 veces o disminución de la TFG > 25 %	< 3 mL/kg/h en 24 horas o anuria en 12 horas
L (*Loss*)	Insuficiencia renal aguda persistente: pérdida completa de la función renal más de 4 semanas	
E (*End stage*)	Enfermedad renal estadio terminal. Necesidad de diálisis > 3 meses	

TFG: tasa de filtración glomerular.

Tabla 38-2. Clasificación AKIN (*Acute Kidney Injury Network*)

	Creatinina sérica	Disminución del débito urinario
1 (*Risk*)	Aumento de la creatinina sérica > 0,3 mg/dL o 1,5-2 veces el valor basal	< 0,5 mL/kg/h > 6 horas
2 (*Injury*)	Aumento de la creatinina sérica > 2-3 veces el valor basal	< 0,5 mL/kg/h > 12 horas
3 (*Failure*)	Aumento de la creatinina sérica > 4 mg/dL o terapia renal sustitutiva o aumento > 3 veces el valor basal	< 0,5 mL/kg/h en 24 horas o anuria de 12 horas

Tabla 38-3. Clasificación KDIGO (*Kidney Disease Improving Global Outcomes*)

Estadio	Creatinina sérica	Disminución del débito urinario
1	1,5-1,9 veces el valor basal de creatinina sérica o aumento de 0,3 mg/dL o mayor	< 0,5 mL/kg/h > 6 a 12 horas
2	Aumento de la creatinina sérica > 2-2,9 veces el valor basal	< 0,5 mL/kg/h > 12 horas
3	Aumento de la creatinina sérica > 4 mg/dL o terapia renal sustitutiva o aumento > 3 veces el valor basal	< 0,3 mL/kg/h en 24 horas o anuria de 12 horas

Tabla 38-4. Nueva clasificación de disfunción renal aguda de la ADQI (*Adequate Dialysis Quality Initiative*)

Estadio	Criterio funcional	Biomarcador
1S	Sin aumento de la creatinina o < 0,3 mg/dL y sin disminución de la diuresis	Biomarcador positivo
1A	Aumento de la creatinina > 0,3 mg/dL en menos de 48 horas o aumento > 150 % en 7 días y/o diuresis < 0,5 mL/kg/h > 6 horas	Biomarcador negativo
1B		Biomarcador positivo
2A	Aumento de la creatinina > 200 % y/o diuresis < 0,5 mL/kg/h > 12 horas	Biomarcador negativo
2B		Biomarcador positivo
3A	Aumento de la creatinina > 300 % (> 4 mg/dL con aumento agudo de > 0,5) y/o diuresis < 0,3 mL/kg/h > 24 horas o anuria > 12 horas y/o necesidad de terapia renal sustitutiva	Biomarcador negativo
3B		Biomarcador positivo

o la eritropoyetina, y en ellos se activan metabolitos como la enzima renina. La fisiología renal está ligada a una estructura como es el caso del aparato excretor renal para mantener un flujo unidireccional hacia la vejiga, donde se almacena la orina para que pueda posteriormente ser eliminada por la uretra. Para ello, los riñones cuentan con una vascularización privilegiada que, a pesar de su pequeño tamaño, recibe el 20 % del gasto cardíaco. Están inervados por fibras nerviosas simpáticas que regulan la liberación de renina, el flujo sanguíneo renal o la reabsorción de sodio en las células tubulares. Los riñones procesan un volumen enorme de sangre cada día. Cada minuto, el flujo sanguíneo que llega a los glomérulos renales es de unos 1.200 mL de sangre, de los cuales 650 mL corresponden a plasma sanguíneo y, de este, una quinta parte aproximadamente será filtrada en el glomérulo. Esto implica que cada 24 horas los riñones filtran más de 60 veces todo el plasma sanguíneo (Tabla 38-5).

Macroscópicamente, los riñones son normalmente ovalados, con una indentación medial, pesan 150 g y el riñón izquierdo es algo mayor que el derecho. Se localizan a nivel retroperitoneal en la pared posterior del abdomen, a ambos lados de la columna vertebral desde la última vértebra dorsal hasta por encima de la tercera vértebra lumbar. El derecho suele estar algo más bajo que el izquierdo, por el hígado. La cara medial de cada riñón contiene una región con una muesca llamada «hilio» por la que pasan la

Tabla 38-5. Principales funciones de los riñones

Eliminación de productos por la orina: sistema de filtración de productos y toxinas de la sangre	✓ Desechos metabólicos. Sustancias extrañas, químicas y fármacos
Regulación del agua, equilibrio de iones inorgánicos, osmolaridad y del equilibrio ácido-base (en cooperación con los pulmones) en el medio interno	✓ Regulación de la volemia: cantidad de líquido en la sangre ✓ Composición iónica de la sangre: los niveles plasmáticos de diversos iones como sodio, potasio, calcio, cloro y fosfato ✓ pH sanguíneo: la excreción de una cantidad variable de iones de hidrógeno (H^+) hacia la orina y la conservación de los iones bicarbonato (HCO_3^-) intervienen para amortiguar los H^+ de la sangre y mantener constante el pH sanguíneo ✓ Mantenimiento de la osmolaridad de la sangre: mediante la regulación de pérdida de agua y solutos en la orina se mantiene la una osmolaridad constante
Producción de hormonas y enzimas	✓ Regulación de la presión arterial. Los riñones secretan renina que activa el sistema renina-angiotensina-aldosterona. El aumento de renina eleva la presión arterial ✓ Regulación endocrina mediante la producción de calcitriol, que es la forma activa de la vitamina D que participa en la regulación de la homeostasis del calcio. Produce eritropoyetina que estimula la producción de eritrocitos
Gluconeogénesis	✓ Mantenimiento de la glucemia. Los riñones pueden utilizar el aminoácido glutamina para sintetizar nuevas moléculas de glucosa y liberarla hacia la sangre para mantener la glucemia

arteria y vena renales junto a los vasos linfáticos, la inervación y el uréter.

Microscópicamente, la nefrona, la unidad funcional del órgano, y cada riñón alberga entre 800.000 y 1.000.000 de nefronas capaces de formar orina. La senectud, las lesiones o las enfermedades renales harán que disminuya gradualmente el número de nefronas, dado que estas no se regeneran. Sin embargo, la pérdida de nefronas no suele comprometer la función renal porque se producen cambios adaptativos que suplen la funcionalidad en el resto del sistema.

Cada nefrona está localizada en la corteza renal y está formada por un agrupamiento de vasos capilares llamados glomérulos. Los capilares glomerulares tienen una presión hidrostática elevada, de en torno a 60 mm Hg, y están recubiertos en su conjunto por la cápsula de Bowman. El líquido filtrado por estos capilares circula hacia la cápsula de Bowman y después al túbulo proximal. Desde el túbulo proximal, el líquido filtrado discurre hacia el asa de Henle, que desciende hasta la médula renal. El asa de Henle está constituida por una rama descendente y otra ascendente. Las paredes de la rama descendente y el segmento inferior de la rama ascendente del asa de Henle son muy finas y se llaman «segmento fino del asa de Henle». Una vez la rama ascendente del asa de Henle vuelve a la corteza renal, la pared se engruesa y pasa a denominarse «segmento grueso del asa ascendente». En la zona final del segmento grueso de la rama ascendente del asa de Henle se localiza una placa de células epiteliales especializadas, la mácula densa, cuya función es fundamental, como veremos más adelante. A continuación del asa de Henle, el líquido llega al túbulo distal, que se localiza en la corteza renal. Al túbulo distal le sigue el túbulo colector cortical. Hay de ocho a diez conductos colectores corticales que se unen para formar un solo conducto colector mayor que discurre hacia el interior de la médula y se convierte en el conducto colector medular. Los conductos colectores se van uniendo y formando progresivamente conductos cada vez mayores que vacían su contenido en la pelvis renal.

La secreción de sustancias en la formación de la orina se produce de la siguiente forma:

✓ **Túbulo contorneado proximal.** En él se produce la reabsorción y secreción casi total de los principales solutos, además de la reabsorción del 70 % del agua filtrada, y se realiza en condiciones de isotonicidad. Junto con el sodio, mediante cotransporte se reabsorbe la glucosa, los aminoácidos, los fosfatos, sulfatos, etc. Además, el movimiento de sodio condiciona un antitransporte sodio-hidrogenión (NHE3) que facilita la secreción de hidrogeniones y la recuperación del bicarbonato filtrado (este antitransporte es regulado hormonalmente, se inhibe con la paratohormona y el glucagón y se activa con la angiotensina II, α-catecolaminas o la endotelina. En la parte final del túbulo proximal el aumento de la concentración de cloruro hace que este, junto al sodio, pasen en forma de cloruro de sodio por las uniones intercelulares.

✓ **Asa de Henle:**
  - *Rama descendente delgada:* alta permeabilidad al agua y nula reabsorción de cloruro de sodio e impermeabilidad a la urea.
  - *Rama ascendente delgada:* impermeabilidad al agua y permeabilidad al cloruro de sodio, que sale por gradiente químico, así como para la urea, que entra por gradiente químico.
  - *Rama ascendente gruesa:* impermeabilidad al agua, alta actividad de las bombas de sodio-potasio (Na/K) y el cotransportador $Na/K^+/2CL^-$, que saca estos iones del túbulo, por lo que el líquido tubular se hace aún más hipotónico. Este transportador está regulado por la vasopresina, que lo activa.

✓ **Túbulo contorneado distal.** En la superficie apical se encuentra el cotransportador sodio-cloruro (Na/Cl^-) y en el lado basolateral el intercambiador $2Na/Ca^{2+}$, de forma que la reabsorción de sodio supone secreción de calcio y depende del cotransportador apical Na/Cl^-. También se hallan en este túbulo las bombas Na/K y las de calcio y magnesio. La mácula densa se encarga de analizar la concentración tubular de sodio, de forma que cuando esta aumenta, sus células liberan renina.

✓ **Túbulo y conducto colector.** En estos segmentos los transportadores y canales están regulados hormonalmente. En la región apical se expresan canales específicos de sodio regulados por la aldosterona. Los canales específicos de potasio favorecen su secreción y son activados por la aldosterona e inhibidos por el hidrogenión luminal. Cotransporte Na/K con poca actividad. En la región basolateral se hallan las bombas de Na/K reguladas por la aldosterona, y en las células intercalares tipo A los intercambiadores sodio-hidrogenión y cloruro-bicarbonato, además de acuaporinas.

Clínicamente se distinguen tres fases en el fracaso renal agudo:

✓ **Fase de instauración.** Aparece tras la lesión renal. Se inicia con la elevación de los productos nitrogenados y se extiende unos 2-3 días, hasta el momento en que estos se estabilizan. Solo en los fracasos renales oligúricos el inicio coincide con la aparición de oliguria.
✓ **Fase de mantenimiento.** Los productos nitrogenados se mantienen elevados de forma más o menos constante, y persiste la oliguria en las formas oligúricas. Esta fase tiene una duración muy variable, habitualmente entre 1 y 3 semanas.
✓ **Fase de resolución.** Coincide con la reanudación de la diuresis, sobre todo en los fracasos oligúricos, y suele preceder en unos días al descenso de los productos nitrogenados en sangre.

4. Etiología

En la Tabla 38-6 se resume la etiología de los trastornos renales, agrupados en prerrenales, renales o parenquimatosos y posrenales.

4.1. Insuficiencia renal aguda prerrenal

Cuando la perfusión renal disminuye, existe una respuesta fisiopatológica mediada por reacciones hormonales y estímulos nerviosos que condiciona la disminución del flujo de orina y de la eliminación de cloro y sodio por los riñones. Esta orina, sin embargo, se encuentra más concentrada en solutos de desecho (urea, creatinina, fosfatos, amonio), por lo que tiene una osmolalidad elevada. Por ello, si el volumen de orina baja de 500 mL en 24 horas, aunque el riñón funcione correctamente y concentre al máximo de su capacidad, no se conseguirán eliminar todas las sustancias de desecho y se producirá una retención de productos nitrogenados (azotemia). En este caso se habla de insuficiencia renal aguda funcional o prerrenal, por cuanto la respuesta del riñón se desarrolla con fines compensadores y, al revertir la causa, este vuelve a la situación de normalidad. Normalmente durante su curso se asocia con oliguria y el sedimento suele ser normal.

La disfunción renal aguda asociada a la sepsis, si bien responde a etiología multifactorial, la incluiremos en este apartado pues en su fisiopatología tiene un papel importante la hipovolemia relativa como consecuencia del componente distributivo que conlleva la vasodilatación. La hipovolemia absoluta o relativa, la disfunción miocárdica y la hipoxemia hacen de la caída de la perfusión tisular renal un mecanismo de daño renal importante en la sepsis. Sin embargo, eso parece solo cierto en la fase precoz no resucita-

Tabla 38-6. Etiología de los trastornos renales

Trastornos prerrenales	Disminución del gasto cardíaco: insuficiencia cardíaca congestiva, arritmias, embolia pulmonar
	Hipovolemia: pérdidas digestivas, renales, cutáneas o hemorragia
	Disminución del volumen circulante efectivo o hipovolemia relativa: estados de hipoalbuminemia o vasodilatación periférica, vasoplejia
Trastornos renales o parenquimatosos	Alteración de la resistencia vascular renal: aumento de la resistencia vascular aferente o disminución del tono arteriolar eferente
	Anomalías vasculares: arteriosclerosis, arteritis o tromboembolia en arterias renales. Trombosis de las venas renales. Vasculitis
	Glomerulonefritis: síndrome de Goodpasture, mediada por inmunocomplejos, lupus eritematoso sistémico, postinfecciosa, idiopática
	Nefritis intersticial aguda: por fármacos, pielonefritis infecciosa, infiltrativa por linfoma o leucemia
	Anomalías tubulares: obstrucción, necrosis tubular aguda isquémica o tóxica (fármacos, pigmentos)
Trastornos posrenales	Uréter y pelvis renal: obstrucción intrínseca por coágulos. Cálculos o compresión extrínseca por neoplasia maligna, fibrosis retroperitoneal
	Vejiga urinaria: hipertrofia o neoplasia maligna prostática, cáncer vesical, cálculos
	Uretral: estenosis

da, porque una vez establecida la situación hiperdinámica, la hipoperfusión o la isquemia renal no son mecanismos relevantes de daño renal. Los hallazgos histológicos de necrosis tubular aguda no superan el 25 %, evidenciando que existen otros mecanismos de fallo renal diferentes a la isquemia. Los cambios histológicos incluyen infiltración leucocitaria, vacuolización de células tubulares, pérdida del ribete en cepillo, disfunción de las uniones estrechas intercelulares, disfunción de la membrana basal, apoptosis y desprendimiento celular intratubular. En la sepsis el flujo sanguíneo habitualmente está conservado, pero la resistencia vascular renal está disminuida, disminuyendo también secundariamente la tasa de filtración glomerular (TFG). La filtración glomerular depende de la resistencia de las arteriolas aferentes y eferentes. La vasoconstricción de la aferente y/o la vasodilatación de la eferente determinan una caída de la filtración glomerular. En la sepsis se observa vasodilatación aferente y aún mayor eferente, con caída de la filtración glomerular. Aunque el flujo sanguíneo renal tenga una redistribución corticomedular, con perjuicio del medular, los mecanismos compensatorios están conservados y puede no ser un mecanismo significativo de daño. En la sepsis, además del mecanismo hemodinámico, participan en el daño renal la propia respuesta inflamatoria sistémica y el estrés oxidativo (daño inducido por mediadores: citocinas, sustancias vasoactivas, agentes trombogénicos, etc.), la disfunción endotelial o la reprogramación metabólica (regulación a la baja de funciones con elevado gasto energético).

4.2. Insuficiencia renal aguda intrínseca

Si la causa que ha provocado la hipoperfusión renal se prolonga en el tiempo o es muy grave, puede desencadenar un daño hipóxico y oxidativo en las células tubulares renales, con pérdida de polaridad, necrosis y apoptosis celular, que abocaría a un fracaso renal establecido. Dicha lesión se conoce como necrosis tubular aguda.

Por otro lado, a la insuficiencia renal aguda intrínseca se puede llegar por otras causas que no son directamente la hipoperfusión renal, como causas inmunológicas sistémicas o locales, agentes nefrotóxicos directos (que es la causa más frecuente) o problemas vasculares. En muchos casos son varios los mecanismos que conducen al fallo renal, sumándose compromisos en la perfusión y una lesión renal directa por tóxicos, como puede ocurrir en la rabdomiólisis, que cursará con reacción positiva para hemoglobina de la tira reactiva urinaria en ausencia de hematuria en el sedimento, valores muy elevados de creatina-cinasa y de lactato-deshidrogenasa, elevación desproporcionada de la creatinina sérica (por destrucción muscular), baja natriuresis (a diferencia de otras necrosis tubulares agudas), hiperpotasemia, hiperuricemia e hipocalcemia (en la fase inicial).

La insuficiencia renal aguda intrínseca (con daño parenquimatoso) puede ser oligúrica, anúrica o con diuresis conservada, aunque poco concentrada en productos nitrogenados. En el análisis de orina encontraremos cilindros granulosos pigmentados y de células tubulares característicos de la necrosis tubular aguda, generalmente asociados con proteinuria moderada (< 1 g/día) y hematuria microscópica. Los cilindros hemáticos suelen indicar enfermedad glomerular, aunque pueden aparecer en nefritis intersticiales. Se pueden observar cilindros leucocitarios y granulosos no pigmentados en las nefritis intersticiales. La eosinofiluria es característica de la nefritis alérgica intersticial. La proteinuria > 1 g/día sugiere patología glomerular, excreción de cadenas ligeras en el mieloma o nefritis intersticial alérgica por antiinflamatorios. La presencia de grandes cantidades de cristales de urato debe hacer sospechar una nefropatía por uratos, en tanto que los cristales de oxalato e hipurato sugieren toxicidad por etilenglicol. Se debe sospechar la existencia de hemoglobinuria o mioglobinuria si el sistemático de orina detecta hematuria fuertemente positiva y se observan pocos hematíes en el sedimento.

4.3. Insuficiencia renal aguda posrenal u obstructiva

Se caracteriza por una obstrucción al flujo urinario que acaba repercutiendo sobre la correcta función renal y puede llegar, si es bilateral (o unilateral sobre un único riñón que funcione), a provocar anuria (definida como la emisión de orina < 100 mL en 24 horas). En este caso, se habla de fracaso renal agudo obstructivo o posrenal. El grado de reversibilidad es alto, y la función renal retorna con rapidez a sus valores iniciales al corregirse la causa o facilitar simplemente que la orina salga (mediante sondaje, cateterización o nefrostomía). Es frecuente que en el sedimento urinario encontremos piuria y hematuria.

5. Métodos diagnósticos

Se incluyen aquí la creatinina sérica, el nitrógeno ureico en sangre, la diuresis, la bioquímica de orina, la biopsia renal, la microscopia de orina y pruebas radiológicas. Es fundamental una correcta anamnesis y una analítica completa para detectar las posibles etiologías.

5.1. Aclaramiento de creatinina

El aclaramiento de creatinina (CrCl) es el método *gold standard*. Su tasa se aproxima al cálculo de la TFG, ya que el glomérulo filtra libremente la creatinina. Sin embargo, también es secretado por los capilares peritubulares, lo que hace que el aclaramiento de creatinina sobreestime la TFG en aproximadamente un 10-20 %. A pesar del error marginal, es un método aceptado para medir la TFG debido a su facilidad de medición.

5.2. Excreción fraccional de sodio

La excreción fraccional de sodio (EFNa) se usa para diferenciar entre DRA prerrenal y establecida. Esta se basa en el hecho de que los túbulos intactos reabsorben sodio, mientras que los túbulos lesionados no lo hacen. Una excreción fraccional de sodio < 1 % se considera característica de la DRA prerrenal. En condiciones asociadas con lesión tubular aguda o DRA establecida, la excreción fraccional de sodio es > 1 %. Es necesario tener en cuenta que diversas enfermedades agudas y la administración de diuréticos alteran la respuesta del túbulo y pueden dar lugar a resultados erróneos.

5.3. Test de estrés de la furosemida

Consiste en la medición de la producción de orina durante 2 horas después de la administración de 1 g/kg de furosemida en pacientes sin tratamiento previo o 1,5 mg/kg en aquellos con exposición previa clínicamente euvolémicos con DRA temprana. Este test tiene la capacidad predictiva para identificar pacientes con DRA grave y progresiva. El área bajo la curva para predecir la progresión a DRA en estadio 3 de la clasificación AKIN fue 0,87 ± 0,09; (*p*=0,001). El punto de corte ideal para predecir la DRA progresiva durante estas primeras 2 horas fue un volumen de orina < 200 mL (100 mL/h), con una sensibilidad del 87,1 % y una especificidad del 84,1 %.

5.4. Índice de resistencia renal

Descrito por Pourcelot, el cálculo del índice de resistencia renal (IR) y la evaluación semicuantitativa de la perfusión renal mediante Doppler color están estadísticamente asociados con la aparición de DRA, pero tienen un desempeño deficiente en la predicción de DRA persistente en el día 3. La fórmula es: velocidad sistólica máxima menos diastólica final dividido entre velocidad sistólica máxima. Para su medición se utiliza una sonda convexa y *triplex* (modo B + Doppler color + Doppler pulsado). Se debe calcular una media con las distintas medidas obtenidas en cada riñón y valorar si existen diferencias entre un riñón y el contralateral. Lo normal es que el índice de resistencia esté entre 0,55 y 0,75 y que la diferencia entre ambos riñones sea < 5 % (o 0,05). Un aumento de la velocidad telediastólica > 150 cm/s en un paciente con índice de resistencia intrarrenal < 0,75 es altamente sospechoso de estenosis > 80 % (Tabla 38-7).

5.5. Pérdida de la reserva funcional renal

La reserva funcional renal (RFR) se puede utilizar para medir la capacidad del riñón para aumentar la TFG en condiciones de estrés fisiológico y puede servir como un marcador funcional que evalúa la susceptibilidad a la lesión. Mayormente se determina en estudios de pacientes sometidos a cirugía cardíaca y puede servir también como un marcador de recuperación incompleta. Se administra una carga de proteína por vía oral (determinada como 1,2 g/kg de proteína de carne roja) después de un ayuno de 8 horas con una hidratación oral adecuada (10 mL/kg de peso corporal). Se calcula la TFG en reposo y en estrés utilizando el aclaramiento de creatinina endógena: RFR = TFG de estrés más alta − TFG en reposo. Los valores normales de RFR son ≥ 30 mL/min/1,73 m^2.

5.6. Biomarcadores

Los biomarcadores tradicionales de daño renal agudo son la creatinina sérica y la diuresis. Ambos son marcadores de función renal y no indican estrés o daño de las células tubulares renales o cambios estructurales en la nefrona.

5.6.1. Creatinina sérica y diuresis

A pesar de la importancia del desarrollo y uso de esta clasificación estandarizada en la epidemiología del daño renal agudo, la creatinina sérica y la diuresis son marcadores poco sensibles e inespecíficos de la DRA que no explican su duración o la causa y que miden la pérdida de función renal pero no el daño.

Los valores de creatinina sérica están influidos por la edad, el sexo, la masa muscular, el balance de líquidos y los medicamentos que limitan su secreción, y tardan de 24 a 36 horas en aumentar después del daño renal agudo.

Tabla 38-7. Evaluación semicuantitativa de la perfusión renal mediante Doppler color

Parámetro Doppler	Valor normal
Índice de resistencia (IR)	0,55-0,75
Tiempo de aceleración (TA)	< 0,08 s
Aceleración	> 300 cm/s^2

Los valores de diuresis están influidos por la volemia del paciente y el uso de diuréticos.

5.6.2. Urea

La urea se genera en el hígado siguiendo el metabolismo de los aminoácidos y se excreta principalmente por filtración glomerular. Las concentraciones séricas pueden verse afectadas por cambios en la producción de urea como en la hemorragia gastrointestinal y en la enfermedad hepática, y cambios en la absorción tubular durante períodos de hipovolemia. Esto hace que la urea sea un marcador poco fiable de la función renal.

Se han descubierto nuevas moléculas, sustancias biológicas y patrones moleculares celulares en la orina y el suero que se correlacionan con diferentes tipos, fases y vías de daño renal agudo. Estas sustancias se filtran o se liberan de partes de la nefrona en respuesta a diferentes estímulos. Por ejemplo, la lesión de las células tubulares puede detectarse mediante biomarcadores de daño, mientras que el grado de insuficiencia orgánica se estima mediante el uso de biomarcadores funcionales como la creatinina sérica y la diuresis. Los cambios en estos dos parámetros (viabilidad celular y función renal) pueden ocurrir de manera simultánea, secuencial o aislada. La pérdida de la función renal puede o no ser el resultado de una lesión renal, y la lesión renal puede o no conducir a la pérdida de la función renal.

5.6.3. Otros biomarcadores

La combinación de biomarcadores de daños con los criterios funcionales de KDIGO puede permitir una mejor caracterización de los fenotipos del daño renal agudo y mejorar la precisión diagnóstica. En la conferencia de consenso de la ADQI de 2019 se sugiere la incorporación de biomarcadores en la definición de DRA (Tabla 38-8).

Los marcadores más investigados son la lipocalina asociada a la gelatinasa de neutrófilos (NGAL), el producto de un inhibidor tisular de la metaloproteinasa 2 (TIMP-2) y el factor de crecimiento similar a la insulina-proteína de unión 7 (TIMP-2*IGFBP7, Nephrocheck^{TM}), la molécula de lesión renal 1 (KIM-1) y la proteína transportadora de ácidos grasos de tipo hepático (L-FABP). Solo NGAL y TIMP-2*IGFBP7 están disponibles para uso clínico.

5.6.3.1. Lipocalina asociada a la gelatinasa de los neutrófilos

La NGAL se ha aislado principalmente de neutrófilos y en menor cantidad en otros tejidos: riñón, próstata, epitelio respiratorio y digestivo. Un metanálisis sobre la precisión de NGAL urinaria mostró un área bajo la curva de 0,75 para DRA grave con puntos de corte de 12 ng/mL para una sensibilidad del 95 % y de 580 ng/mL para una especificidad del 95 %. Sin embargo, se informa una heterogeneidad significativa relacionada con la población de estudio (probabilidad previa a la prueba), el momento del muestreo, la ventana de predicción y la gravedad de la DRA prevista.

Tabla 38-8. Biomarcadores de daño renal

Biomarcador	Papel biológico	Muestra	Marcador de estrés	Marcador de daño	Marcador funcional	Papel práctico	Limitaciones
AAP; ALP:GGT	Enzimas ubicadas en el borde del cepillo de la porción proximal de células tubulares; liberadas en la orina después del daño tubular	Orina		x		Diagnóstico y medida de la gravedad de DRA	Elevado en ITU, enfermedad cardiovascular, accidente cerebrovascular
CCL14	Quimiocina proinflamatoria; liberada en la orina después del estrés/daño de las células tubulares	Orina		x		Recuperación renal	El rendimiento puede variar en diferentes fenotipos de DRA
CHI3L1	Proteína intracelular de 39 kDa de la familia de la glucósido-hidrolasa; expresada por células endoteliales, macrófagos y neutrófilos y liberada en la orina y el plasma	Orina Plasma		x		Diagnóstico de DRA	Rendimiento limitado en entornos del mundo real como un solo biomarcador
Cistatina C	Inhibidor de cisteína proteasa de 13 kDa producida por células humanas nucleadas; filtrada libremente	Plasma			x	Diagnóstico y medida de la gravedad de DRA	Confundido por edad, sexo, estado inflamatorio, diabetes, albúmina baja, masa muscular, esteroides en dosis altas
DKK3	Glucoproteína derivada de células tubulares renales de 38 kDa; secretada en la orina en condiciones de estrés tubular	Orina	x			Evaluación de riesgo y predicción de DRA	Elevado en ERC
Hepcidina	Hormona peptídica de 2,78 kDa producida predominantemente en los hepatocitos; se filtra libremente en la orina y el plasma	Orina Plasma		x		Diagnóstico y medida de la gravedad de DRA	Disminución en anemia y aumento del estado inflamatorio
HGF	Citocina antifibrótica de las células mesenquimales; involucrada en la regeneración de células tubulares después del DRA	Plasma		x		Gravedad de DRA y recuperación renal	Rendimiento limitado
IL-18	Citocina proinflamatoria de 18 kDa; liberada en la orina después del daño de las células tubulares	Orina		x		Predicción y diagnóstico de DRA	Elevado en estado inflamatorio Falta de valores de corte

Continúa...

Tabla 38-8. Biomarcadores de daño renal (Cont.)

Biomarcador	Papel biológico	Muestra	Marcador de estrés	Marcador de daño	Marcador funcional	Papel práctico	Limitaciones
KIM-1	Glucoproteína transmembranaria producida por la célula del túbulo proximal; liberada en la orina después del daño tubular	Orina		x		Predicción y diagnóstico de DRA y evaluación de la gravedad	Elevado en proteinuria crónica y enfermedades inflamatorias
L-FABP	Chaperona lipídica intracelular de 14 kDa; filtrada libremente y reabsorbida en el túbulo proximal; excretada en la orina después del daño de las células tubulares y medida en orina y plasma	Orina Plasma		x		Diagnóstico de DRA	Asociado con anemia en pacientes no diabéticos
NAG	Enzima lisosomal > 130 kDa; liberada en la orina después del daño tubular	Orina		x		Diagnóstico de DRA	Elevado en diabetes y albuminuria
NGAL	Al menos tres tipos diferentes medidos en la orina y el plasma: ✓ Glucoproteína monomérica de 25 kDa producida por neutrófilos y tejidos epiteliales, incluidos los túbulos ✓ Proteína homodimérica de 45 kDa producida por neutrófilos ✓ Proteína heterodimérica de 135 kDa producida por túbulos	Orina Plasma		x		Diagnóstico y medida de la gravedad de DRA	Elevado en sepsis, ITU, ERC Falta de valores de corte específicos
Netrina-1	Molécula relacionada con la laminina de 50-75 kDa, mínimamente expresada en las células tubulares proximales; liberada en la orina después del daño de las células tubulares	Orina		x		Diagnóstico de DRA	Datos limitados en ERC, diabetes, enfermedad crítica
PENK	Hormona polipeptídica endógena de la médula suprarrenal, sistema inmunitario y tejido renal; libremente filtrada y medida en el plasma	Plasma			x	Diagnóstico y evaluación de la gravedad de DRA y de la recuperación renal	
TIMP-2; IGFB7	Metaloproteinasas liberadas durante el ciclo de detención celular tubular (biomarcador de detención del ciclo celular)	Orina	x			Predicción y diagnóstico de DRA y evaluación de la gravedad	Elevado en diabetes

Adaptado de Ostermann et al. Biomarker-Based Management of AKI: Fact or Fantasy? Nephron. 2022:146:295-301. AAP: alanina aminopeptidasa; ALP: fosfatasa alcalina; CCL14: ligando de quimioquina 14 con motivo C-C; CHI3L1: proteína citinasa 3 like-1; DKK3: dickkopf-3; DRA: disfunción renal aguda; ERC: enfermedad renal crónica; GGT: γ-glutamiltranspeptidasa; HGF: factor de crecimiento del hepatocito; IGFB7: factor de crecimiento similar a la insulina-proteína de unión 7; IL-18: interleucina 18; ITU: infecciones del tracto urinario; KIM-1: molécula de lesión renal 1; L-FABP: proteína transportadora de ácidos grasos de tipo hepático; NAG: N-acetil-β-D-glucosaminidasa; NGAL: lipocalina asociada a la gelatinasa de los neutrófilos; PENK: proencefalina-A; TIMP-2: inhibidor tisular de metaloproteinasas 2.

5.6.3.2. Factor de crecimiento similar a la insulina-proteína de unión 7

El TIMP-2*IGFBP7 (Nephrocheck™) es un marcador urinario de detención del ciclo celular que refleja el estrés celular que precede al daño tisular. Cuenta con la aprobación de la Food and Drug Administration (FDA) y de la European Medicines Evaluation Agency (EMEA) para la predicción de DRA en estadio 2 y 3 dentro de las 12 horas en pacientes críticos con insuficiencia cardíaca y respiratoria. Se han definido puntos de corte de alta sensibilidad (> 0,3) y alta especificidad (> 2,0), lo que permite la estratificación del riesgo.

5.6.3.3. Molécula de lesión renal 1

KIM-1 es una glucoproteína que actúa como receptor para fosfatidilserina y TIM-4 (*T-cell immunoglobulin and mucin domain-4*). Aunque se expresa en diferentes células y tejidos, su expresión se produce principalmente en células del epitelio tubular proximal de las nefronas. Durante el daño en las células epiteliales tubulares se sobreexpresa, y su fracción soluble es secretada en orina y/o filtrada a la sangre. En fases tempranas, KIM-1 tiene una función protectora ante la lesión renal, pero su expresión sostenida en células del epitelio tubular se ha asociado con la enfermedad renal crónica y la fibrosis renal.

5.6.3.4. Proteína transportadora de ácidos grasos de tipo hepático

L-FABP es una proteína de 14 kDa expresada en los túbulos proximales renales. Se han descrito distintas circunstancias que producen elevación de la L-FABP urinaria, como son la insuficiencia renal crónica no diabética, la nefropatía diabética temprana, la glomeruloesclerosis focal idiopática o la poliquistosis renal. Además, al tener L-FABP expresión hepática, los niveles urinarios pueden verse afectados por los niveles séricos.

6. Diagnóstico diferencial

El diagnóstico diferencial de la DRA se recoge en la Tabla 38-9.

7. Pronóstico

El pronóstico de la DRA debe ser considerado en dos vertientes complementarias: por una parte, el pronóstico funcional, encuadrado en la mencionada enfermedad renal, y por otro, el pronóstico vital, considerando la morbimortalidad que ocasiona.

7.1. Pronóstico funcional

Teniendo en cuenta que el espectro de la enfermedad renal es amplio, y asumiendo la enfermedad renal aguda como una recuperación incompleta que sigue a un episodio de DRA, junto con el efecto ya mencionado de la elevada sensibilidad de los sistemas

Tabla 38-9. Diagnóstico diferencial de la disfunción renal aguda

	Prerrenal	Renal o parenquimatoso	Posrenal
Densidad urinaria	> 1.020	< 1.010	< 1.020
Sodio en orina	< 12 mEq/L	> 20 mEq/L	> 40 mEq/L
Osmolaridad urinaria	> 400 mOsm/kg	< 350 mOsm/kg	< 400 mOsm/kg
Relación sodio (Na)/potasio (K) en orina	K > Na	Na > K	
Excreción fraccional de sodio	< 1 %	> 1 %	< 3 %
Creatinina$_o$/Creatinina$_p$	> 40	< 20	
Urea$_o$/Urea$_p$	> 8	< 3	
Urea$_o$/Creatinina$_p$	> 43	< 32	

de clasificación para detectar alteraciones renales y la posibilidad de que aparentemente haya recuperación pero la capacidad de reserva funcional siga alterada, todo ello hace que los datos de que disponemos actualmente en términos de pronóstico a largo plazo aún puedan no ser correctos. Es importante tener en cuenta que en los estudios que incluyen seguimiento a largo plazo la evidencia sugiere que la recuperación de la función renal continúa produciéndose después del alta hospitalaria, con un intervalo de recuperación tan variable como entre los 90 días y los 6 meses hasta el año, y que, por otra parte, en algunos pacientes no se produce modificación alguna en la función renal hasta pasado este primer año. Finalmente, si bien el pronóstico es bueno en un alto porcentaje de casos, se estima que la incidencia de lesión crónica podría situarse entre 7,8 y 8,8 eventos cada 100 pacientes/año. Finalmente, la necesidad de terapia de depuración extrarrenal, aun cuando el paciente se haya recuperado del episodio, aumenta más de tres veces el riesgo de requerir diálisis crónica.

7.2. Pronóstico vital

El incremento de morbimortalidad ocasionado por la DRA se detecta tanto en los casos moderados como graves (incluso para el grado I de la clasificación KDIGO), y tanto si se ha precisado como si no de terapia de depuración extrarrenal. Se asocia, además, el hecho de que la DRA es también un factor de riesgo para la enfermedad cardiovascular, la hipertensión arterial y el riesgo de fracturas o de readmisiones hospitalarias, entre otros eventos. Está claramente demostrada una relación directa entre la aparición de DRA y el riesgo de muerte (mortalidad atribuible con una OR 5,5 veces superior), y distintas series muestran cómo la mortalidad precoz, tanto al año como a los 5 años, es mucho mayor en los pacientes que han presentado un episodio de DRA durante su ingreso en la UCI. Además, este aumento de mortalidad está presente no solo durante su estancia en la UCI, sino que se extiende también al período tras el alta de la misma. Finalmente, incluso la DRA subclínica, aquella que no medimos con los métodos habituales de estratificación, se relaciona con mayor mortalidad al año del alta del paciente de nuestras UCI.

8. Medidas de alerta y prevención de la enfermedad renal

La relación entre DRA y mortalidad a corto plazo sugiere causalidad y su desarrollo es un factor de riesgo para la futura pérdida de función renal, pero también de enfermedad cardiovascular principalmente y muerte. La aparición de estos eventos satélite que ocurren con más frecuencia en los pacientes que han presentado un episodio de DRA en la UCI propició que en las guías KDIGO se recomendase que este grupo de enfermos fueran evaluados a los 3 meses después del episodio de DRA y posteriormente con la periodicidad que sea requerida, ya que tanto la prevención de la DRA como de sus complicaciones es fundamental con vistas a reducir el impacto en la morbimortalidad.

Los nefrotóxicos son moléculas tóxicas para las células renales que actúan fundamentalmente como tóxicos celulares directos o alterando la hemodinámica renal. Pueden ser altas concentraciones de moléculas endógenas (glucosa, mediadores inflamatorios, hemoglobina, mioglobina, paraproteínas, calcio, ácido úrico, etc.) o exógenas (antibióticos, contrastes intravenosos, inmunosupresores, venenos, etc.). El riñón es especialmente vulnerable a la toxicidad por la riqueza de su vascularización y por su capacidad de concentración de los tóxicos en el túbulo. La nefrotoxicidad y la hipoperfusión renal actúan de manera sinérgica en el daño renal. Todas las sustancias expresadas son nefrotóxicas, salvo la furosemida, cuyo potencial daño renal está mediado realmente por la depleción excesiva del volumen intravascular efectivo.

Entre las primeras medidas que se deben adoptar está, dentro del tratamiento, la retirada del mayor número de fármacos nefrotóxicos que sea posible. Entre los que conviene conocer por su uso frecuente, destacan sobre todo dos grupos de antibióticos:

✔ Los aminoglucósidos presentan una incidencia de nefrotoxicidad elevada (hasta un 25 % en algunas series), por lo que las guías KDIGO recomiendan no usarlos como terapia empírica en los pacientes con insuficiencia renal. Su uso debería estar restringido para tratar infecciones graves donde el aminoglucósido es la mejor o única opción. En ese caso, debido a su farmacocinética y toxicidad, lo recomendado es administrar una única dosis diaria, el menor número de días posible y evitar asociaciones con otros nefrotóxicos. Se deben monitorizar los niveles de aminoglucósido sanguíneo (en las primeras 24 horas si se administran varias dosis o a partir de las 48 horas en caso de dosis única diaria).

✔ Los antifúngicos, principalmente la anfotericina B convencional con altas incidencias de nefrotoxicidad. En los últimos años la aparición de formulaciones lipídicas, equinocandinas y los nuevos azoles ha supuesto un cambio importante en los pacientes con sospecha de fungemia que presentan insuficiencia renal aguda. En caso de precisar tratamiento con anfotericina se recomienda usar la forma lipídica o liposomal, antes que la convencional.

Otros fármacos de igual importancia que habrá que retirar en un paciente de alto riesgo de DRA serán los antiinflamatorios no esteroideos, los inhibidores de la enzima convertidora de la angiotensina, los diuréticos y la metformina por el riesgo de acidosis láctica. En cuanto a la enoxaparina, aunque se puede administrar, no hay que olvidar que hay que ajustar la dosis cuando el aclaramiento de creatinina sea < 30 mL/min, siendo la dosis de 30 mg en profilaxis de la enfermedad tromboembólica venosa y de 1 mg/kg/día en escenarios terapéuticos como el tromboembolismo pulmonar o el síndrome coronario agudo sin elevación del ST (SCASEST).

En relación con las medidas que puedan prevenir la DRA hay numerosos estudios en animales con diversas moléculas que han demostrado beneficio en la prevención de esta enfermedad, aunque no se ha aprobado su aplicabilidad en humanos debido a factores heterogéneos de los pacientes y a la falta de definiciones estandarizadas y de objetivos claros en los estudios clínicos. A continuación se presentan las moléculas más estudiadas.

8.1. Diuréticos

Los diuréticos de asa son los que mayor efecto tienen sobre los pacientes con insuficiencia renal. En estudios experimentales se ha objetivado que al inhibir el transporte de sodio se reducen los requerimientos de energía en las células de la porción gruesa del asa de Henle, lo que reduce el consumo renal de oxígeno, disminuye el compromiso isquémico de la médula externa y favorece el arrastre de los restos necróticos.

Por todo ello, los diuréticos se han contemplado tanto en la prevención primaria como en la secundaria, así como en el tratamiento de la DRA establecida. Dado que una de las principales causas de DRA es la depleción de volemia, el administrar diuréticos no estaría indicado, e incluso puede ser causa de yatrogenia y agravar o producir DRA. La bibliografía no muestra diferencias de mortalidad en función del tratamiento diurético, solo la diuresis conservada espontáneamente (sin fármacos) se asocia a mejor pronóstico en el DRA. Asimismo, la furosemida no ha mostrado ser eficaz ni en cuanto a duración de la DRA, ni respecto a la necesidad de diálisis ni al tiempo de recuperación renal.

Las guías KDIGO recomiendan no utilizar diuréticos ni en la prevención de DRA ni en el tratamiento de la DRA establecida. Únicamente pueden valorarse como tratamiento de la DRA en el caso del manejo de la sobrecarga hídrica. Deben usarse durante un tiempo corto y nunca deben retrasar el inicio de la terapia de reemplazo renal (TRR).

8.2. Dopamina

Los estudios muestran ausencia de beneficio de la dopamina, e incluso puede ser perjudicial. Las guías KDIGO recomiendan no usar dopamina a dosis bajas ni en la prevención ni en el tratamiento de la DRA.

8.3. Fenoldopam

El fenoldopam es un agonista del receptor de la dopamina. Se ha estudiado en pacientes tras cirugía cardíaca y sepsis, sin demostrar beneficio probado. Principalmente son estudios pequeños y con mucha variabilidad. Las guías KDIGO recomiendan no usar fenoldopam en la prevención de la DRA.

8.4. Péptido atrial natriurético

Provoca un bloqueo de la reabsorción de sodio aumentando la natriuresis, vasodilata el sistema aferente arterial e inhibe el eje renina-angiotensina. En pacientes posquirúrgicos se han realizado varios estudios valorando esta molécula. Por ahora no se recomienda su uso de forma rutinaria en la profilaxis de la DRA.

8.5. N-acetilcisteína

Estudios realizados en pacientes posquirúrgicos no muestran beneficio de su uso en la prevención de la DRA, por lo que no está recomendada.

8.6. Terapia intensiva con insulina

Múltiples estudios han demostrado que un control estricto de la glucemia es beneficioso en el paciente crítico y presenta beneficios también a nivel renal. Dado que el estudio NICE-SUGAR mostró un riesgo muy elevado de hipoglucemias en los pacientes con control estricto de glucosa, actualmente no se recomienda administrar terapia intensiva insulínica para prevenir la DRA. Las guías KDIGO recomiendan un rango de glucosa de 110-149 mg/dL en el paciente crítico.

8.7. Nutrición

El paciente crítico presenta malnutrición con frecuencia, y esto es un marcador independiente de mortalidad en los pacientes con DRA. Las guías KDIGO recomiendan administrar nutrición que aporte 20-30 kcal/kg/día. Asimismo, no se debe restringir el aporte de proteínas con tal de evitar el aumento de productos nitrogenados para evitar el inicio de la TRR. Debe administrarse 0,8-1 g/kg/día de proteínas en pacientes no catabólicos con DRA sin TRR, 1-1,5 g/kg/día en pacientes con DRA y TRR, y hasta 1,7 g/kg/día en pacientes críticos con TRR continua. Si es posible, es preferible la vía enteral a la parenteral.

8.8. Fluidoterapia

La fluidoterapia es fundamental para asegurar una correcta expansión de volumen, manteniendo una apropiada situación hemodinámica (presión arterial media ≥ 65 mm Hg) y un adecuado ritmo de diuresis. Para ello, son de elección los cristaloides. Los coloides no han demostrado mayor eficacia en la reexpansión, y algunos trabajos los vinculan a mayor mortalidad por reacciones anafilácticas y coagulopatía (gelatinas), y por el aumento de la incidencia de fracaso renal agudo (dextranos y almidones, sobre todo hiperoncóticos).

ⓘ Puntos clave

✔ El fracaso renal agudo es un trastorno heterogéneo muy común en el paciente crítico que asocia una importante morbimortalidad a corto y largo plazo.

✔ Es un empeoramiento brusco de la función renal potencialmente reversible que tiene como consecuencia la retención de urea y otros productos de desecho nitrogenados, lo que genera una disregulación transitoria o permanente en el volumen extracelular y en la concentración de electrolitos.

✔ En 2012 el consorcio KDIGO desarrolló unas guías clínicas en las que clasificó el fracaso renal agudo según una combinación de los criterios de RIFLE y AKIN.

✔ A pesar de la etiología, la DRA es una entidad evolutiva en el tiempo que, aun empezando por la prerrenalidad como causa, puede desembocar en necrosis tubular aguda si se perpetúa el agente causal o no se establece el tratamiento oportuno.

✔ El aclaramiento de creatinina sigue siendo el método gold standard para medir la tasa de filtración glomerular, si bien están en desarrollo y se comienzan a usar biomarcadores predictores de daño y gravedad como NGAL y TIPM-2, ya disponibles en algunos centros para su uso clínico.

Bibliografía

Albert C, Zapf A, Haase M, et al. Neutrophil gelatinase-associated lipocalin measured on clinical laboratory platforms for the prediction of acute kidney injury and the associated need for dialysis therapy: a systematic review and meta-analysis. Am J Kidney Dis. 2020;76(6):826-41 e1.

Bellomo R, Chapman M, Finfer S, et al. Low-dose dopamine in patients with early renal dysfunction: a placebo-controlled randomised trial. Australian and New Zealand Intensive Care Society (ANZICS) Clinical Trials Group. Lancet. 2000;356:2139.

Bellomo R, Ronco C, Kellum JA, et al. Acute renal failure – definition, outcome measures, animal models, fluid therapy and information technology needs: the Second International Consensus Conference of the Acute Dialysis Quality Initiative (ADQI) Group. Crit Care. 2004;8:R204.

Birkelo BC, Pannu N, Siew ED. Overview of diagnostic criteria and epidemiology of acute kidney injury and acute kidney disease in the critically ill patient. Clin J Am Soc Nephrol. 2022;17(5):717-35.

Chawla L, Bellomo R, Bihorac A; on belhaf of the Acute Disease Quality Initiative Workgroup. Acute kidney disease and renal recovery: consensus report of the Acute Disease Quality Initiative (ADQI) 16 Workgroup. Nat Rev Nephrol. 2017;13(4):241-57.

Chawla L, Eggers P, Star R, Kimmel P. Acute kidney injury and chronic kidney disease as interconnected syndromes. N Engl J Med. 2014;371:58-66.

Chawla LS, Davison DL, Brasha-Mitchell E, et al. Development and standardization of a furosemide stress test to predict the severity of acute kidney injury. Crit Care. 2013;17(5):R207.

Darmon M, Bourmaud A, Reynaud M, et al. Performance of Doppler-based resistive index and semi-quantitative renal perfusion in predicting persistent AKI: results of a prospective multicenter study. Intensive Care Med. 2018;44(11):1904-13.

Gameiro J, Branco T, Lopes JA. Artificial intelligence in acute kidney injury risk prediction. J Clin Med. 2020;9(3):678.

Graziani G, Cantaluppi A, Casati S, et al. Dopamine and furosemide in oliguric acute renal failure. Nephron 1984;37:39-42.

Husain-Syed F, Ferrari F, Sharma A, et al. Preoperative renal functional reserve predicts risk of acute kidney injury after cardiac operation. Ann Thorac Surg. 2018;105(4):1094-101.

KDIGO Clinical Practice Guideline for Acute Kidney Injur. Kidney International Supplements. 2012;2(1):1-138.

Lafrance JP, Miller DR. Acute Kidney Injury associates increased long-term mortality. J Am Soc Nephrol. 2010;21:345-52.

Legrand M, Hollinger A, Viellard-Baron A; on belhaf of the French and European Outcome Registry in ICUs (FROG-ICU) Investigators. One-Year Prognosis of Kidney Injury at Discharge From the ICU: A Multicenter Observational Study. Crit Care Med 2019;47:e953-e961.

Marik PE, Iglesias PE. Low-dose dopamine does not prevent acute renal failure in patients with septic shock and oliguria. NORASEPT II Study Investigators. Am J Med. 1999;107(4):387-90.

Mehta RL, Kellum JA, Shah SV, et al; Acute Kidney Injury Network. Acute Kidney Injury Network: report of an initiative to improve outcomes in acute kidney injury. Crit Care. 2007;11(2):R31.

Ostermann M, Karsten E, Lumlertgul N. Biomarker-based management of AKI: Fact or fantasy? Nephron. 2022;146:295-301.

Ostermann M, Zarbock A, Goldstein S, et al. Recommendations on Acute Kidney Injury Biomarkers From the Acute Disease Quality Initiative Consensus Conference: A Consensus Statement. JAMA Netw Open. 2020;3(10):e2019209.

Ostermann M. Diagnosis of acute kidney injury: Kidney Disease Improving Global Outcomes criteria and beyond Curr Opin Crit Care. 2014;20:581-7.

Pickkers P, Darmon M, Hoste E, et al. Acute kidney injury in the critically ill: an updated review on pathophysiology and management. Intensive Care Med. 2021;47(8):835-50.

Pickkers P, Darmon M, Hoste E, et al. Acute kidney injury in the critically ill: an update review on patho`physiology and management. Intensive Care. 2021;47:835-50.

Ronco C, Bellomo R, Kellum JA. Acute kidney injury. Lancet. 2019;394:1949-64.

Ronco C, Bellomo R, Kellum J. Understanding renal functional reserve. Intensive Care Med. 2017;43:917-20.

Soliman I, Frencken J, Peellen L, et al. The predictive value of early acute kidney injury for long-term survival and quality of life of critically ill patients. Crit Care. 2016;20:242-51.

Stevens LA, Coresh J, Greene T, Levey AS. Assessing kidney function--measured and estimated glomerular filtration rate. N Engl J Med. 2006 8;354(23):2473-83.

Uchino S, Kellum J, Bellomo R, et al. Acute renal failure in critically ill patients: a multinational, multicenter study. JAMA. 2005;294:813-8.

Wang H, Muntner P, Chertow G, et al. Acute kidney injury and mortality in hospitalized patients. Am J Nephrol. 2012;35:349-55.

39 Terapias continuas de depuración extrarrenal

F. J. González de Molina Ortiz

➤ Orientación para el estudio

En este capítulo se desarrollan los principales aspectos relacionados con las terapias de depuración extrarrenal en el paciente crítico. Se exponen las indicaciones para el inicio de la terapia, los principios fisicoquímicos del aclaramiento de solutos, los aspectos técnicos y optimización del circuito extracorpóreo. Se presentan de una forma práctica y actualizada las dosificaciones y modalidades actualmente recomendadas, así como las estrategias de permeabilización del circuito, las pautas para su desconexión o retirada y las potenciales complicaciones relacionadas con esta terapia.

---

1. Introducción

Varias de las técnicas empleadas en las unidades de cuidados intensivos tienen como objetivo la sustitución del órgano que disfunciona o ha fracasado. Estas técnicas son habitualmente complejas y requieren un alto nivel de conocimiento del personal sanitario, su manejo es sofisticado y generan elevados costes. Respecto a la función renal, estimaciones recientes sugieren que entre 5-23 % de los pacientes en las unidades de cuidados intensivos desarrollan una lesión renal aguda (LRA) establecida, y más de un 30 % de estos requieren terapias de depuración extrarrenal (TDE). Las TDE tienen como objetivos principales la eliminación del exceso de volumen y solutos en la sangre que se retienen como consecuencia de la disfunción renal y, por tanto, de la disminución de la filtración glomerular. La tasa de mortalidad de los pacientes críticos que requieren TDE ronda el 60 % y casi duplica la mortalidad de pacientes similares que no precisan de estas técnicas.

Las terapias empleadas para la depuración renal pueden ser intermitentes (hemodiálisis intermitente o HDi) o continuas (TCDE). En el paciente crítico existe amplio consenso en utilizar las TCDE. Las ventajas de estas últimas incluyen la mejora en la estabilidad hemodinámica, la capacidad para conseguir mayores volúmenes de ultrafiltrado por día, permitir una mejor optimización del soporte nutricional, adecuación de la dosis de diálisis de forma dinámica y adaptada a las necesidades horarias del paciente y la eliminación de moléculas de mediano tamaño implicadas en la respuesta inflamatoria sistémica.

Cuando un paciente crítico desarrolla LRA debemos tomar varias decisiones clínicas importantes que sin duda tendrán gran impacto en su morbimortalidad. Estas decisiones incluyen la necesidad o indicación de TDE, el momento o *timing* de inicio, la modalidad escogida, la frecuencia y duración, la dosificación o intensidad de la terapia y la anticoagulación del circuito, entre otros factores.

2. Indicaciones

La principal indicación de las TCDE en el paciente crítico es la LRA oligoanúrica en el contexto de disfunción multiorgánica tras una adecuada resucitación con reposición de volumen y soporte vasoactivo. Otras indicaciones son la intoxicación por fármaco o tóxico dializable cuando no existe la posibilidad de realizar una hemodiálisis intermitente o en caso de tóxicos con efecto rebote.

Actualmente, los criterios clásicos con indicación absoluta de TDE son:

- ✓ Pericarditis, encefalopatía, neuropatía o miopatía urémica.
- ✓ Alteración del estado mental relacionada con la uremia.
- ✓ Sobrecarga de volumen resistente a los diuréticos.
- ✓ Hiperpotasemia:
  - ✪ Nivel de potasio > 6 mEq/L.
  - ✪ Hiperpotasemia con cambios en el electrocardiograma que no responden al tratamiento médico o al aumento rápido del potasio.
  - ✪ Nivel de potasio > 5-5,5 mEq/L:
    - • En condiciones donde se produce destrucción tisular (p. ej., síndrome de lisis tumoral, rabdomiólisis, trauma por aplastamiento).
    - • En condiciones donde se produce una mayor y rápida absorción de potasio (p. ej., hemorragia gastrointestinal), particularmente cuando se prevé mayor deterioro de la función renal y oliguria.
- ✓ Acidosis metabólica grave con pH < 7,15, especialmente cuando el paciente no es candidato a la administración de bicarbonato intravenoso debido a sobrecarga de volumen u otras condiciones.
- ✓ Hipermagnesemia > 4 mmol/L con anuria o arreflexia, o hipercalcemia no susceptible de tratamiento médico.
- ✓ Intoxicaciones por tóxicos dializables y en especial por litio, etilenglicol o metanol, metformina o salicilatos.

El momento o *timing* de inicio de la TCDE es aún controvertido y se ha clasificado en los criterios adoptados en los ensayos clínicos como:

- ✓ **Temprano** (*early therapy initiation*). Inicio de la TCDE dentro de las primeras 6 horas de desarrollar LRA en estadio 3, con independencia de si presenta otras indicaciones para la terapia.

✔ **Retrasado** (*late o delayed initiation*). El inicio de la TCDE se retrasa hasta que se desarrolla una indicación absoluta específica (ya mencionadas previamente) y que comprende principalmente la hiperazotemia, sobrecarga de fluidos, diselectrolitemias y alteraciones del equilibrio ácido-base graves.

En todo caso, en la decisión de iniciar las TCDE se recomienda considerar la tendencia de los valores analíticos y no únicamente los umbrales aislados de urea y creatinina, así como la causa de la LRA, otras enfermedades concurrentes o comorbilidades, la situación clínica y el estado metabólico del paciente. Para el control de fluidos se puede valorar un test de respuesta diurética a la furosemida, pero se ha de tener en cuenta que la furosemida no es útil ni en la prevención ni en el tratamiento de la LRA. También se sugiere utilizar un protocolo de manejo hemodinámico guiado por objetivos, con el fin de no provocar más daño renal, tal como se recomienda en pacientes con *shock* séptico y pacientes en postoperatorios de alto riesgo.

Por último, se describen indicaciones no renales de la TDE con diferentes grados de evidencia:

✔ En el caso del síndrome de dificultad respiratoria aguda (SDRA) con LRA la indicación de la TDE puede establecerse de forma más precoz (especialmente si requiere eliminación de $PaCO_2$), dado que ayuda a mejorar la homeostasis interna y consigue un mejor control del balance hídrico evitando la congestión pulmonar.

✔ En la insuficiencia cardíaca crónica la *slow continuous ultrafiltration* (SCUF) se puede utilizar como tratamiento en los pacientes que no responden al tratamiento médico con diuréticos.

✔ En el postoperatorio de cirugía cardíaca con síndrome de disfunción multiorgánica (SDMO) puede considerarse la TDE de forma más precoz con el objetivo de mejorar el estado hemodinámico del paciente. En este supuesto, la coexistencia con el LRA ya de inicio es una constante. Sin embargo, la ultrafiltración profiláctica tanto intraoperatoria como en el postoperatorio inmediato de la cirugía cardíaca en adultos no parece haber demostrado beneficios.

✔ En la insuficiencia hepática aguda/fulminante se pueden utilizar las TDE asociadas o no a sistemas de diálisis con albúmina, a la espera de la mejoría clínica o la disponibilidad de un hígado para trasplante.

✔ En la rabdomiólisis y *crush syndrome* sin LRA no se recomienda la utilización profiláctica de TDE. Si hay LRA se puede considerar la TDE priorizando el componente convectivo en membranas convencionales o la utilización de membranas de alto *cut-off*.

✔ En las acidosis lácticas se pueden usar las TCDE en caso de inestabilidad hemodinámica o SDMO.

3. Principios fisicoquímicos del aclaramiento de solutos en las terapias de depuración extrarrenal

3.1. Eliminación de líquidos: ultrafiltración

La ultrafiltración describe el transporte de agua plasmática a través de una membrana semipermeable impulsada por un gradiente de presión entre el compartimento de la sangre y los compartimentos del líquido de dializado y/o ultrafiltrado. El gradiente o diferencia de presión, de positivo a negativo, da como resultado la eliminación de líquidos del paciente. Cuantitativamente, la ultrafiltración se define por la tasa de ultrafiltración (Q_{UF}):

$$Q_{UF} = DK_{UF} \times PTM$$

donde DK_{UF} es el coeficiente de ultrafiltración del filtro y *PTM* es la presión transmembrana.

3.2. Eliminación de solutos

Los mecanismos que intervienen en el transporte de solutos a través de una membrana semipermeable son principalmente la difusión y la convección. Según el tipo de membrana utilizada puede añadirse un tercer mecanismo, la adsorción.

3.2.1. Difusión

La difusión consiste en el paso de moléculas de un soluto a través de una membrana desde el compartimento con la solución de mayor concentración al compartimento con la solución de menor concentración hasta equilibrar las concentraciones a ambos lados de la membrana. El flujo de un soluto por mecanismo difusivo depende de su coeficiente de difusión (D), de la superficie (A) y del grosor de la membrana (dx), y del gradiente de concentraciones (dc):

$$V_d = (D \times A \times dc)/dx$$

La tasa de difusión es directamente proporcional al gradiente de concentración y al área de la membrana (ley de Fick). La constante de proporcionalidad se conoce como coeficiente de difusión, que aumenta con la temperatura y disminuye con la viscosidad y el tamaño de la molécula. En el mecanismo difusivo tiene una gran importancia el peso molecular del soluto, de forma que, a mayor peso molecular, menor será la tasa de difusión a través de una membrana semipermeable.

3.2.2. Convección

La convección es el mecanismo de transporte de un soluto que se produce como consecuencia de la presión hidrostática generada por el paso de un fluido a través de la membrana (presión transmembrana o PTM). El flujo convectivo de un soluto depende de la ultrafiltración (Q_{uf}), de la concentración del soluto (C_b) y del coeficiente de cribado (S, *sieving*) de la membrana para ese soluto:

$$V_c = Q_{uf} \times C_b \times S$$

donde $S = 1 - \alpha$; y α es la unión a proteínas.

La capacidad de una molécula para atravesar la membrana se expresa como S (coeficiente de cribado o *sieving coefficient*), y se define como la proporción de la concentración de una molécula en el ultrafiltrado con respecto al plasma. De modo que una molécula con un S = 1 pasa libremente la membrana y si S = 0 es totalmente impermeable:

$$S = C_{uf}/C_p$$

donde C_{uf} es la concentración de la molécula en el ultrafiltrado y C_p en el plasma.

El fenómeno de convección es útil en la depuración de moléculas tanto de pequeño tamaño como de tamaño medio. Cuando se utilicen fenómenos convectivos es necesario reponer aquellas pérdidas no deseadas mediante un líquido de reposición. La concentración ideal de electrolitos del líquido de reposición deberá ser similar a la del plasma.

3.2.3. Adsorción

La adsorción es el proceso mediante el cual algunas moléculas quedan atrapadas en la membrana sin llegar a pasar al otro lado del compartimento. La mayoría de las investigaciones sobre la adsorción de moléculas durante las TCDE se han centrado en las citocinas y otros mediadores inflamatorios. Pocos estudios han investigado la adsorción de fármacos en las membranas empleadas en las TCDE, por lo que se desconoce la importancia clínica de este fenómeno y no se suele considerar en el ajuste de dosis en las guías de fármacos ni en los estudios farmacocinéticos/farmacodinámicos clínicos.

3.2.4. Retrofiltración y retrodifusión

Consiste en el paso de un soluto desde el compartimento del líquido de diálisis (retrodifusión) o efluente (retrofiltración) hacia el compartimento sanguíneo y, por tanto, en dirección contraria a los mecanismos descritos anteriormente. Dicho fenómeno suele ser considerado como un fenómeno no deseado en las terapias depurativas.

4. Acceso vascular

Las TCDE actuales son circuitos extracorpóreos venovenosos, para lo cual se utilizan catéteres de doble luz de poliuretano o silicona. Se prefieren con morfología coaxial o «en cañón de escopeta», para minimizar la recirculación. El grosor oscila de 11 a 15 Fr y la longitud de 15 a 20 cm si es de acceso yugular o de 24 a 28 cm si es femoral. La yugular interna derecha junto con las femorales son los accesos de elección, seguidas de la yugular interna izquierda; esta última suele provocar más disfunciones de catéter por la curvatura que realiza en su trayecto hasta la entrada en la aurícula derecha. La inserción de catéteres de diálisis temporales por subclavias suele estar proscrita, por la alta incidencia de trombosis y estenosis que provoca. La inserción debería ser siempre ecoguiada. Las complicaciones se describen en el apartado correspondiente.

5. Líquidos y membranas empleadas en las terapias continuas de depuración extrarrenal

Actualmente los líquidos empleados en las TCDE usan el bicarbonato en lugar de otros tampones tanto en las soluciones de diálisis como de sustitución o reemplazo.

A excepción de situaciones con desequilibrios extremos, las soluciones contienen concentraciones fisiológicas de electrolitos: sodio 140 mmol/L, cloro 110-115 mmol/L, potasio 3-4 mEq/L, calcio 1,25-1,75 mEq/L, magnesio 0,5 y 0,75 mEq/L, y fósforo 1,2 mmol/L. Los líquidos empleados en las terapias bajo anticoagulación regional con citrato (ARC) no contienen calcio y la composición de bicarbonato es menor para compensar la tendencia a la alcalosis por la metabolización del citrato.

Los hemofiltros más empleados en las TCDE están compuestos de membranas sintéticas biocompatibles de polisulfona, polimetilmetacrilato o poliacrilonitrilo. Son hidrófobas, asimétricas y poseen una matriz esponjosa central que les confiere resistencia y que está recubierta por dos películas porosas. Las propiedades del transporte difusivo vienen determinadas por esta matriz esponjosa, mientras que las del transporte convectivo se corresponden con las películas que la recubren. La permeabilidad del filtro depende del tamaño de los poros y del grosor de la membrana. Las membranas de uso habitual tienen un límite de capacidad de filtración de aproximadamente unos 35.000 a 55.000 Da y, por tanto, inferior al peso molecular de la albúmina, de 60.000 Da. Se han descrito reacciones anafilácticas mediadas por las bradicininas durante la diálisis con membranas de AN69 en pacientes que toman inhibidores de la enzima convertidora de angiotensina. Actualmente estas reacciones son excepcionales debido a modificaciones en la superficie de las nuevas membranas de AN69ST, que presentan una menor electronegatividad.

6. Modalidades de terapias continuas de depuración extrarrenal

Las distintas modalidades de TCDE son:

✓ **Hemofiltración venovenosa continua (HFVVC).** El mecanismo físico generado en esta técnica es el convectivo mediante un gradiente de presión. El aclaramiento realizado es igual al volumen de ultrafiltración multiplicado por el *sieving coefficient* y por unidad de tiempo, pudiendo depurar moléculas tanto de pequeño como de mediano tamaño. La reposición del agua plasmática perdida puede realizarse prefiltro, posfiltro o ambas a la vez. Si la reposición se realiza prefiltro (predilución), el hematocrito y la concentración de proteína total en la sangre se reducen significativamente antes de la entrada de sangre en el hemofiltro, lo que reduce la viscosidad y aumentaría la vida media del hemofiltro. Sin embargo, esta dilución reduce significativamente la eficiencia de la terapia. Si se realiza la reposición posfiltro (posdilución), el rendimiento es máximo pero aumenta la fracción de filtración con resultado de mayor hemoconcentración y probabilidad de coagulación del circuito. En general se recomienda realizar una reposición mixta de un tercio prefiltro y dos tercios posfiltro.

✔ **Hemodiálisis venovenosa continua (HDVVC).** El mecanismo físico que utiliza esta técnica para el aclaramiento de moléculas es la difusión. Confronta el flujo sanguíneo contra el líquido de diálisis, de manera que la diferencia de concentraciones genera el intercambio de solutos.

✔ **Hemodiafiltración venovenosa continua (HDFVVC).** Combina los dos mecanismos físicos anteriores, difusión y convección. Actualmente es la técnica más utilizada en pacientes críticos con LRA. El dializado circula a contracorriente con respecto a la sangre y, al mismo tiempo, se obtiene ultrafiltración por convección reemplazándose parcial o totalmente con líquido de reposición, ya sea en modo de predilución o posdilución.

✔ **Ultrafiltración lenta continua (SCUF, *slow continuous ultrafiltration*).** El objetivo es exclusivamente realizar una extracción de fluidos en pacientes con importante sobrecarga de volumen.

✔ **Hemofiltración de alto flujo (HVHF, *high volume hemofiltration*).** El objetivo de esta técnica es eliminar los mediadores inflamatorios de la sepsis. Para ello se prescribían dosis de convección elevadas de > 50 mL/kg/h o bien pulsos de HVHF de > 100 mL/kg/h. Actualmente no se recomienda esta terapia, puesto que no ha demostrado mejoría de la supervivencia y provoca graves diselectrolitemias, eliminación de otras moléculas beneficiosas e hipotermia.

✔ **Hemofiltración de alto punto de corte (*high cut-off hemofiltration*).** Se consigue mediante la utilización de membranas con poros de gran tamaño. El objetivo es eliminar moléculas de tamaño medio tales como mediadores inflamatorios. Este tipo de membranas se debe usar en modalidades difusivas, para evitar la pérdida significativa de albúmina.

Actualmente se recomienda utilizar la HDFVVC o la HFVVC en los casos de pacientes críticos con LRA y SDMO con un objetivo hemodinámico, respiratorio y metabólico, y usar la HDVVC en los casos de enfermedad renal crónica agudizada sin SDMO, o bien tras haber conseguido el objetivo hemodinámico en el supuesto de los pacientes del apartado anterior. Se recomienda utilizar la SCUF en los casos de hiperhidratación refractaria o mal controlada con tratamiento farmacológico.

7. Dosificación en las terapias continuas de depuración extrarrenal

Tras la publicación de los dos grandes estudios multicéntricos, RENAL (*Randomized evaluation of normal vs. augmented level [RENAL] replacement therapy trial*) y ATN (*Intensity of renal replacement therapy in acute kidney injury: perspective from within the Acute Renal Failure Trial Network Study*), se sugiere una dosificación («*best practice*») de 20-25 mL/kg/h. Para logar esta dosis administrada, las guías KDIGO recomiendan prescribir una dosis superior (30-35 mL/kg/h) debido al «*down-time*» que se produce durante la terapia.

Tanto la modalidad como las dosis deben ser dinámicas y flexibles, y adaptarlas a la situación clínica y al estado metabólico del paciente en cada momento de su evolución. De tal forma que,

tras la estabilización de un paciente previamente en situación de SDMO, puede valorarse cambiar a una modalidad de HDFVVC (si previamente estaba en HFVVC) o exclusivamente difusiva (HDVVC), adaptando la dosificación para evitar la hiperdiálisis o la hipodiálisis. Se considera infradosificación si la urea es > 100 mg/dL o la creatinina es > 1,8 mg/dL, y sobredosificación cuando la urea es < 60 mg/dL o la creatinina < 1,2 mg/dL. En los pacientes en estado de hiperhidratación refractaria a diuréticos y que no requieren depuración deberá considerarse la terapia SCUF.

8. Optimización y alarmas del circuito extracorpóreo

Para conseguir el máximo rendimiento del tratamiento se debe procurar la optimización del sistema extracorpóreo. Así pues, deben conocerse y monitorizarse los siguientes parámetros:

✔ **La fracción de filtración (FF)** representa la cantidad de suero plasmático que ultrafiltramos del total de plasma que pasa por el filtro en un determinado período de tiempo. Se recomienda mantener una fracción de filtración < 25 % para evitar la hemoconcentración y la coagulación precoz del circuito.

✔ La obtención de un flujo de ultrafiltrado determinado depende en parte de la permeabilidad de la membrana al agua y del gradiente de presiones que se origina a ambos lados de la membrana. Esta presión se conoce como presión transmembrana (PTM). Una PTM > 200 mm Hg o una PTM que aumenta de forma exponencial indican una coagulación inminente del circuito, por lo que deberá realizarse un cambio programado del filtro con retorno del volumen sanguíneo del circuito.

La **interpretación y monitorización de las alarmas** es la siguiente:

✔ **Presión de entrada (-50 a -150 mm Hg).** Representa la presión negativa ejercida para extraer la sangre del paciente. Si es extremadamente negativa, indica problemas en la luz arterial del catéter (por coagulación, acodamiento o mal posición) o en el trayecto entre el catéter y la bomba de sangre.

✔ **Presión de retorno (+50 a +150 mm Hg).** Representa la presión positiva ejercida para retornar la sangre del paciente. Si es extremadamente positiva, indica problemas en la luz venosa del catéter (por coagulación, acodamiento o mal posición) o coagulación en la cámara cazaburbujas o en el trayecto de retorno hasta el catéter.

✔ **Presión de caída del filtro.** Es la diferencia entre la presión previa al filtro y la presión de retorno. Aumenta con la saturación y coagulación progresiva del hemofiltro.

✔ **Presión transmembrana.** Mide la presión que soporta la membrana del filtro. Aumenta cuando el filtro se va coagulando, cuando los poros de la membrana están saturados o cuando se le está exigiendo al filtro un volumen de ultrafiltrado mayor del que puede conseguir con el flujo de sangre programado.

✔ **Presión de ultrafiltrado.** Mide la presión necesaria para extraer el ultrafiltrado programado. Si es extremadamente negativa, indica coagulación inminente del circuito.

✔ **Aire en el circuito.** Detiene inmediatamente la bomba de sangre y clampa el circuito para evitar embolismo aéreo cuando existe aire en el circuito venoso más allá de la cámara cazaburbujas.

✔ **Sangre en el ultrafiltrado.** Avisa de la presencia de sangre en el líquido de ultrafiltrado por rotura de microfibrillas.

9. Permeabilidad del circuito extracorpóreo en las terapias continuas de depuración extrarrenal

En los pacientes con LRA que requieren TCDE el contacto de la sangre con el circuito extracorpóreo genera la activación de la vía intrínseca y la vía extrínseca de la coagulación plasmática y de las plaquetas. Por esta razón las TCDE requieren alguna forma de anticoagulación cuyo objetivo es la prevención de la coagulación del circuito para lograr una adecuada dosificación diaria de la TCDE y para evitar la pérdida de sangre en el circuito coagulado. Estos beneficios deben sopesarse contra el riesgo de sangrado, las cargas de trabajo y los costes asociados.

No es infrecuente que en pacientes ingresados en unidades de cuidados intensivos existan alteraciones de la coagulación que contraindiquen el uso de anticoagulantes. No es necesaria ninguna anticoagulación del circuito si el paciente presenta alteraciones de la coagulación y/o plaquetarias definidas como:

✔ Trombocitopenia con recuento plaquetario < 50.000/mm^3.
✔ Tiempo de tromboplastina parcial activado > 60 s y/o INR protrombina > 2.
✔ Coagulación intravascular diseminada.

De igual forma, en caso de pacientes que estén bajo anticoagulación sistémica por otros motivos (p. ej., fibrilación auricular), esta sería suficiente para mantener la permeabilidad del circuito. Si en los casos anteriores se presentase coagulación repetida del circuito (habiendo descartado otras causas como por ejemplo un mal acceso vascular), se recomienda añadir anticoagulación regional con citrato.

Las medidas no farmacológicas de permeabilidad del circuito incluyen: un correcto funcionamiento del acceso vascular, aumentar la velocidad de la bomba de sangre que mejora la reología del circuito, la hemodilución con la reposición en prefiltro, ajustar la fracción de filtración por debajo del 25 %, usar terapias en las que predomine el componente difusivo sobre el convectivo, y una respuesta rápida a las alarmas que comporten una parada de la bomba de sangre.

Entre las medidas farmacológicas, la anticoagulación regional con citrato se ha convertido en el anticoagulante de primera elección para las TCDE. El citrato proporciona anticoagulación regional del circuito sin aumentar el riesgo de sangrado del paciente, aumenta la vida del hemofiltro y supone una reducción significativa de los requerimientos de transfusión al compararse con la estrategia de anticoagulación sistémica con heparina. Las propiedades anticoagulantes del citrato se deben a la quelación de calcio ionizado, que causa hipocalcemia en el circuito. El calcio es un cofactor necesario para la activación de factores de la coagulación tanto de la vía extrínseca como en la intrínseca y en la formación de trombina. La coagulación se inhibe tan pronto como el calcio

ionizado cae por debajo de 0,50 mmol/L y es máxima a una concentración de calcio ionizado de 0,25 mmol/L. La mayor parte del complejo citrato-calcio es eliminado en el mismo efluente, por lo que se produce una pérdida neta de calcio que deberá reponerse mediante una bomba externa para evitar la hipocalcemia del paciente. El resto del complejo citrato-calcio que pasa a la circulación sanguínea se metaboliza en el hígado, músculo y riñón, originando el equivalente a tres moléculas de bicarbonato por cada molécula de citrato. De esta forma, los principales eventos adversos derivados de la anticoagulación regional con citrato son la hipocalcemia y los trastornos del equilibrio ácido-base. Sin embargo, actualmente se dispone de protocolos integrados en los monitores y soluciones específicas comercializadas que han aumentado en gran medida la seguridad y facilidad de la anticoagulación regional con citrato. Como contraindicación a su empleo está la disfunción hepática grave, *shock* con marcada hipoperfusión muscular y transfusión de hemoderivados (> 2.500 mL) por riesgo de intoxicación de citrato. Para ello deberemos monitorizar la relación $Ca_{total}/Ca_{iónico}$, cuyo valor > 2,5 indicará acumulación de citrato. Asimismo, se desaconseja cualquier terapia que requiera elevados flujos de sangre (Qs) (probablemente > 150 mL/min), por la elevada sobrecarga de citrato.

En algunos centros la heparina no fraccionada sigue siendo el anticoagulante más utilizado para las TCDE a pesar de la mayor evidencia de sangrado, mayor coagulación de los circuitos, una cinética de la heparina en ocasiones imprevisible y el riesgo de trombocitopenia inducida por heparina. En todo caso, la anticoagulación sistémica con heparina se debe contraindicar en todo paciente cuya situación clínica comporte elevado riesgo de sangrado, como traumatismo o cirugía recientes (especialmente traumatismo craneoencefálico y neurocirugía), sangrado reciente (< 7 días), accidente vascular reciente, aneurisma o malformación arteriovenosa cerebral, hipertensión endocraneal o catéter epidural. La dosificación convencional incluye un bolo de heparina de 2.000 a 5.000 UI que se inyecta en el circuito al inicio del procedimiento, seguido de una infusión continua de heparina en la línea de entrada al circuito entre 5 y 10 UI por kilogramo de peso corporal por hora. Actualmente, se recomienda un objetivo de tiempo de tromboplastina parcial activada más bajo (1-1,4 veces), para prevenir el riesgo de sangrado grave.

Las heparinas de bajo peso molecular también han sido utilizadas en diferentes protocolos pero actualmente están en desuso. Concretamente, en Japón está extendido el uso del nafamostat, que presenta como inconvenientes la posibilidad de anafilaxia, hipercalemia, toxicidad medular y ausencia de antídoto. Por último, el epoprostenol se ha usado como antiagregante plaquetario en los circuitos de TCDE, pero su eficacia es escasa y pueden provocar hipotensión.

10. Desconexión o retirada de las terapias continuas de depuración extrarrenal

La mayor parte de los pacientes con LRA recuperan la función renal de forma progresiva. De este modo, la decisión de finalizar las TCDE implica una mejoría en la función renal y la reversión o mejoría de la patología que motivó la LRA.

La finalización del tratamiento se considerará cuando: *a)* se haya recuperado una tasa de filtración glomerular > 15-20 mL/min, y *b)* con diuresis horaria > 0,5 mL/kg/h sin diurético o > 2.000 mL/d con diurético, suficiente para mantener un balance neutro o negativo. Cuando se cumplan los criterios citados, se debe suspender la terapia durante 12-24 horas y revalorar el reinicio de la depuración. Para poder determinar la tasa de filtración glomerular, la TCDE debe estar interrumpida. Se puede realizar un aclaramiento renal medido en orina de 4 horas, que presenta una aceptable correlación con el aclaramiento medido en orina de 24 horas. En caso de requerir el reinicio de la depuración renal, y si la logística del hospital lo permite, se deberá considerar el uso de otras técnicas depurativas tales como la hemodiálisis intermitente (si hay tolerancia hemodinámica) o terapias híbridas como la diálisis sostenida de baja eficiencia (SLED) o la diálisis diaria extendida (EDD).

11. Complicaciones de las terapias continuas de depuración extrarrenal

Las complicaciones asociadas a las TCDE son múltiples, algunas de ellas potencialmente graves, y están relacionadas con el acceso vascular, el circuito extracorpóreo, la anticoagulación, el soporte metabólico, el aclaramiento de solutos y el balance hídrico.

Las relacionadas con el acceso vascular son similares a las de cualquier catéter venoso central, destacando durante su inserción el hematoma, punción arterial, neumotórax y taponamiento cardíaco. Cabe destacar la disfunción del catéter por malposición, acodamientos y trombosis. Asimismo, existe riesgo de trombosis y estenosis venosa, infección y sepsis por catéter.

Entre las relacionadas con el circuito extracorpóreo destaca la alta incidencia de hipotermia, actualmente minimizada por las nuevas generaciones de calentadores integrados en los monitores

más modernos. Como se ha comentado anteriormente, desde el tratamiento con las nuevas membranas de AN69 las reacciones anafilácticas en pacientes bajo tratamiento con inhibidores de la enzima convertidora de angiotensina son excepcionales.

Otras complicaciones son las alteraciones electrolíticas, principalmente las hipopotasemias e hipofosfatemias, hoy mucho menos frecuentes desde la comercialización de soluciones con niveles fisiológicos de ambos electrolitos y que además evitan la manipulación de las bolsas. La hipocalcemia, la hipomagnesemia y las alteraciones del equilibrio ácido-base pueden producirse durante la anticoagulación regional con citrato si no se sigue un correcto protocolo o una adecuada monitorización.

También deberá considerarse el soporte metabólico, en especial las pérdidas de aminoácidos y micronutrientes asociadas a la terapia, que obligan a una corrección del aporte nutricional y a realizar cálculos de ajuste calórico. La hiperdiálisis y la hipodiálisis son frecuentes, por lo que la dosificación y la modalidad de la terapia deben ser dinámicas y acordes al estado metabólico del paciente. La trombocitopenia en el paciente crítico suele ser multifactorial, aunque puede existir un componente específico de destrucción, adsorción y activación plaquetaria asociado a los circuitos de TCDE. La trombocitopenia inducida por heparina está presente en el diagnóstico diferencial de la plaquetopenia, pero su confirmación suele ser excepcional. El sangrado es una complicación potencialmente grave, en especial en circuitos bajo anticoagulación sistémica con heparina. El riesgo del sangrado por desconexión del circuito y el embolismo aéreo está minimizado por los sistemas de alarma integrados en el circuito. La anemización por coagulación repetida del circuito sin posibilidad de retorno de sangre es siempre un evento adverso evitable y un indicador de baja calidad en el control de las TCDE.

Finalmente, hemos de considerar la potencial infradosificación por aclaramiento de fármacos dializables y en especial varios de los antibióticos y antiepilépticos comúnmente empleados en el paciente crítico.

ℹ **Puntos clave**

- ✔ La principal indicación de las TDE en el paciente crítico es la disfunción renal aguda en el contexto de SDMO.
- ✔ Se prefieren las TCDE frente a la hemodiálisis intermitente, por su mayor tolerancia y adecuación en el paciente crítico.
- ✔ Tanto la modalidad como dosificación deben ser dinámicas y adaptadas a la situación hemodinámica y metabólica en la evolución del paciente.
- ✔ Un adecuado acceso vascular es muy determinante en el correcto funcionamiento del circuito extracorpóreo, así como la monitorización e interpretación de las alarmas.
- ✔ La anticoagulación regional con citrato es actualmente la estrategia de elección en el mantenimiento de la permeabilidad del circuito.
- ✔ Las complicaciones relacionadas con las TDE son evitables en equipos bien formados y con estrictos protocolos de actuación, e incluyen la inserción del acceso vascular ecoguiado y una correcta monitorización del circuito extracorpóreo y del medio interno del paciente.

Bibliografía

Bagshaw SM, Wald R, et al. Timing of initiation of renal-replacement therapy in acute kidney injury. N Engl J Med. 2020;383(3):240-51.

Gaudry S, Hajage D, Martin-Lefevre L, et al. Comparison of two delayed strategies for renal replacement therapy initiation for severe acute kidney injury (AKIKI 2): a multicentre, open-label, randomised, controlled trial. Lancet. 2021;397(10281):1293-300.

Heung M, Yessayan L. Renal replacement therapy in acute kidney injury: controversies and consensus. Crit Care Clin. 2017;33:365-78.

Hoff BM, Maker JH, Dager WE, Heintz BH. Antibiotic dosing for critically ill adult patients receiving intermittent hemodialysis, prolonged intermittent renal replacement therapy, and continuous renal replacement therapy: an update. Ann Pharmacother. 2020;54(1):43-55.

Juncos LA, Chandrashekar K, Karakala N, Baldwin I. Vascular access, membranes and circuit for CRRT. Semin Dial. 2021;34(6):406-15.

Karkar A, Ronco C. Prescription of CRRT: a pathway to optimize therapy. Ann Intensive Care 2020;10:32.

Milles D, Brandenburger T, Dimski T. Regional citrate anticoagulation for continuous renal replacement therapy. Curr Opin Crit Care 2018;24:450-4.

Oh WC, Mafrici B, Rigby M, et al. Micronutrient and amino acid losses during renal replacement therapy for acute kidney injury. Kidney Int Rep. 2019;4(8):1094-108.

Schell-Chaple H. Continuous renal replacement therapy update: an emphasis on safe and high- quality care. AACN Adv Crit Care. 2017;28(1):31-40.

See EJ, Bellomo R. How I prescribe continuous renal replacement therapy. Crit Care. 2021;25(1):1.

40 Trastornos del equilibrio ácido-base

M. J. Broch Porcar, A. Viviani y M. Díaz Guiñón

◁ Orientación para el estudio

En este capítulo se exponen los trastornos del equilibrio ácido-base metabólicos y respiratorios desde su fisiología y los mecanismos de regulación más importantes, las causas más frecuentes, la clínica y el manejo terapéutico. Además, se aportan los pasos a seguir para interpretar correctamente una gasometría, identificar la alteración, los mecanismos compensatorios y trastornos asociados que aproximen a la etiología más probable y, así, optimizar el tratamiento.

1. Introducción

Los trastornos del equilibrio ácido-base son frecuentes e importantes en el paciente crítico. Pueden ser la causa que motiva el ingreso en las unidades de cuidados intensivos y la consecuencia de los tratamientos de soporte orgánico instaurados. Realizar una correcta interpretación ayudará a esclarecer el diagnóstico. Es fundamental que cualquier profesional dedicado al cuidado de pacientes graves profundice en el tema.

2. Fisiología y regulación del equilibrio ácido-base

Los modelos utilizados para describir la fisiología del equilibrio ácido-base utilizan la definición de Lewis de ácido y base, es decir, donadores (ácidos) o aceptores (bases) de protones o hidrogeniones [H$^+$].

La concentración de [H$^+$] en el organismo debe mantenerse constante, alrededor de 40 nmol/L (Ph = 7,40 ± 0,02) en el líquido extracelular, pues cambios en su concentración alterarán la estructura terciaria de las proteínas y afectarán las funciones a nivel celular (sobre todo enzimáticas), tisular y orgánico. Para conservar la estabilidad intervienen varios sistemas de regulación, de los que el sistema de amortiguación plasmático es el de acción más inmediata y el tampón extracelular más importante es el ion bicarbonato. Aunque los órganos clásicos que actúan como sistemas de amortiguación son el aparato respiratorio y el riñón, no hay que olvidar la participación del hígado (neutraliza las bases fuertes con el metabolismo de los aminoácidos), el tubo digestivo (excreta cloro en el estómago y reabsorbe agua, sodio, potasio y bicarbonato en el intestino grueso) y los músculos (sintetizan glutamina y permiten la transferencia de iones NH$_4^+$ sin consumo de bicarbonato).

2.1. Los sistemas tampón o *buffer*

Actúan inmediatamente limitando los cambios de [H$^+$] inducidos por cargas ácidas o alcalinas hasta que empiezan a funcionar otros mecanismos de defensa. Pueden ser intracelulares (albúmina y fosfatos) y extracelulares (hueso y sistema bicarbonato). El más importante es el sistema tampón bicarbonato HCO$_3$/CO$_2$:

$$CO_2 + H_2O <> H_2CO_3 <> HCO_3^- + H^+ \text{ (Ecuación 1)}$$

Es un sistema abierto (permite la salida de CO$_2$ por el aparato respiratorio) y dispone de una regulación independiente de sus dos componentes (el CO$_2$ a través de la respiración y el HCO$_3^-$ por el riñón). Actúa a nivel extracelular y cuantitativamente es el más importante. Una carga ácida aumentará la concentración de [H$^+$] y acelerará la reacción de la ecuación 1 hacia la izquierda, obteniendo CO$_2$ y H$_2$O, siendo el CO$_2$ eliminado por el aparato respiratorio y de esta manera se minimiza el efecto sobre el pH. Cambios opuestos ocurren con las cargas alcalinas. La relación entre los componentes de este sistema constituye la ecuación de Henderson-Hasselbalch.

$$pH = pKa + Log [HCO_3^-] / (pCO_2 \times 0,03) \text{ (Ecuación 2)}$$

El CO$_2$ es sustituido por la presión parcial de CO$_2$ (pCO$_2$) multiplicada por su coeficiente de solubilidad (0,03) y [H$^+$] en mmol/L por su logaritmo negativo (el pH). Con la ecuación de Henderson-Hasselbalch podemos prever los efectos de aumento o disminución de la pCO$_2$ o de la concentración de bicarbonato [HCO$_3^-$] sobre el pH.

2.2. Sistema respiratorio

El sistema respiratorio participa en la homeostasis del equilibrio ácido-base eliminando o reteniendo ácidos volátiles (CO$_2$). Cada día se producen unos 15.000 mmol de CO$_2$ como consecuencia del metabolismo de carbohidratos y lípidos, que se eliminan por el aparato respiratorio para mantener una pCO$_2$ en torno a 40 mm Hg. La ventilación alveolar es controlada por el sistema nervioso central. El CO$_2$ difunde a través de la barrera hematoencefálica y provoca acidosis en el líquido intersticial cerebral, que activa a los quimiorreceptores bulbares, que a su vez estimulan la ventilación alveolar. Lo contrario ocurre si disminuye el CO$_2$ (alcalosis intracerebral). Esta regulación se lleva a cabo rápidamente (minutos-horas).

En los trastornos metabólicos los cambios descritos son más lentos porque el bicarbonato difunde con más dificultad a través de la barrera hematoencefálica y los cambios de pH sanguíneo tardarán más en reflejarse a nivel del líquido intersticial cerebral. Esto explicaría el retraso de 12-24 horas de las respuestas compensadoras respiratorias a los trastornos metabólicos observados en la clínica. Los determinantes de la pCO$_2$ arterial se expresan en la ecuación 3. Resulta evidente que la pCO$_2$ puede elevarse si aumenta la producción de CO$_2$ (VCO$_2$), si disminuye el volumen minuto (VM) y si aumenta la ventilación del espacio muerto (Vd/Vt). Cambios opuestos, la disminuirán.

$$pCO_2 = VCO_2 / (VM \times (1 - Vd/Vt)) \text{ (Ecuación 3)}$$

2.3. Riñón

El riñón controla la vertiente metabólica del equilibrio ácido-base. Regula la reabsorción de bicarbonato y la excreción de protones. Su acción es más lenta (horas-días) pero la más eficaz, pues permite deshacerse de los ácidos fijos (no volátiles) provenientes de la dieta, principalmente del metabolismo proteico (grupos sulfhidrilos de cisteína y metionina). Cada día se produce una carga ácida de aproximadamente 70 mEq de protones (entre 1 y 3 mEq/kg/día dependiendo del tipo de dieta) que el riñón se ocupará de eliminar (excreción ácida urinaria), regenerando el bicarbonato perdido para tamponar esta carga ácida. Además, recupera todo el bicarbonato filtrado a lo largo del día, es decir, 24 mmol/L: (HCO_3^- plasmático) × 0,12 L/min (filtración glomerular) × 24 h = 4.100 mmol/día. Cualquier aumento de la [HCO_3^-] plasmática aumenta la excreción urinaria del mismo, autorregulando sus niveles. La diferencia entre la excreción ácida urinaria y la excreción urinaria de bicarbonato se denomina excreción ácida neta:

Excreción ácida neta = excreción ácida urinaria - excreción urinaria de HCO_3^- (Ecuación 4)

La excreción ácida urinaria está constituida por la acidez titulable (fosfatos, sulfatos) y el sistema NH_3/NH_4^+; al sustituir en la ecuación 4 quedaría:

Excreción ácida neta = (acidez titulable + NH_3/NH_4^+) – (excreción urinaria de HCO_3^-) (Ecuación 5)

La acidez titulable y el sistema NH_3/NH_4^+ desarrollan una labor fundamental para excretar la carga diaria de ácidos fijos. Las bombas secretoras de protones presentes en las células de las nefronas se inhiben cuando el pH tubular alcanza el valor de 4,5, que corresponde a un [H^+] de 30 μmol/L. Es esencial que el pH urinario se mantenga en torno a 4,5-5 para mantener un equilibrio NH_3/NH_4^+ favorable al amonio. Por lo tanto, como el pH urinario mínimo es de 4,5, para eliminar 70 mmol de protones se necesitarían 2.300 L de orina (70 mmol / 0,03 mmol/L = 2.300 L). La función de la acidez titulable y el sistema NH_3/NH_4^+ es atrapar los protones libres para posibilitar que las bombas secretoras sigan funcionando y el pH urinario no baje hasta saturar estos sistemas, permitiendo eliminar grandes cantidades de protones en un volumen de orina reducido. De los 70 mEq de H^+ generados todos los días, 20 mEq son eliminados como acidez titulable y los otros 50 mEq como amonio (NH_4^+). Si se necesita aumentar la excreción de protones (p. ej., en caso de una carga ácida), la excreción de amonio aumentará de forma considerable, mientras que la acidez titulable no cambiará.

La regulación renal del equilibrio ácido-base se realiza en el túbulo proximal y en el túbulo colector:

- **Túbulo proximal.** Reabsorbe el 85-90 % del HCO_3^- filtrado. En la luz tubular el HCO_3^- se combina con un H^+ para formar CO_2 y H_2O, reacción acelerada por la enzima anhidrasa carbónica. El CO_2 difunde dentro de la célula del túbulo proximal, donde se unirá de nuevo al agua para formar HCO_3^- y H^+. El HCO_3^- se reabsorbe y pasa al torrente sanguíneo gracias a las bombas intercambiadoras Cl^-/HCO_3^- de la membrana basola-

teral, y el H^+ se secreta de nuevo a la luz tubular, intercambiándose con un Na^+ (intercambiador Na^+/H^+). El efecto neto es la reabsorción de 1 HCO_3^- y la secreción de 1 H^+.

- **Túbulo colector.** Es el responsable de la acidificación final de la orina. La secreción de H^+ en la luz tubular depende del pH urinario, la actividad mineralocorticoide y la carga negativa tubular. Existen dos tipos de células tubulares que participan en el control del equilibrio ácido-base:
  - *Células principales:* con los canales epiteliales de sodio a nivel apical, que reabsorben Na^+, y los canales de potasio apical, que secretan K^+.
  - *Células intercaladas:* secretan protones a través de una bomba apical H^+-ATPasa y un intercambiador H^+/K^+. A nivel basolateral, reabsorben un HCO_3^- que intercambian con un cloro (intercambiador HCO_3^-/Cl^-).
- **Sistema amoníaco/amonio (NH_3/NH_4^+).** El amoníaco (NH_3) se genera en el túbulo proximal por el metabolismo de la glutamina. Una vez difunde en la luz tubular, atrapa un H^+ formando amonio (NH_4^+), que queda en el túbulo y es eliminado por la orina. Existe también una recirculación medular del NH_4^+, que es reabsorbido activamente en el asa de Henle y de nuevo se secreta como NH_3 en el túbulo colector, atrapando de nuevo un H^+. La síntesis de amonio puede aumentar si se necesita incrementar la excreción de ácido, regulada por la acidosis intracelular y los niveles de potasio plasmático.

3. Interpretación gasométrica

Existen tres modelos para interpretar las alteraciones del equilibrio ácido-base. El más utilizado es el clásico o fisiológico (basado en el bicarbonato), que es el que se seguirá en este capítulo, ya que el método de Siggaard-Andersen (basado en el concepto de exceso de bases) no aporta ventajas, y el método fisicoquímico de Stewart (basado en la electroneutralidad, conservación de masas y disociación del agua) es más complejo, aunque probablemente sea el más completo a la hora de interpretar trastornos extremos del equilibrio ácido-base en pacientes graves. Para el lector interesado se ha seleccionado bibliografía dedicada a este aspecto al final del capítulo.

La interpretación gasométrica del equilibrio ácido-base debe ir siempre acompañada de una correcta anamnesis y exploración física, integradas con el resto de pruebas complementarias. En general, siempre debemos confirmar los valores alterados con una segunda muestra si son extremos o no concuerdan con el estado clínico del paciente. Los valores medidos en los gasómetros son el pH y la pCO_2, mientras que el HCO_3^- se calcula con la ecuación de Henderson-Hasselbalch (v. Ecuación 2).

Es importante distinguir entre acidemia/acidosis y alcalemia/alcalosis:

- Acidemia: pH < 7,38.
- Alcalemia: pH > 7,42.
- Acidosis: procesos fisiopatológicos que tiende a aumentar [H^+].
- Alcalosis: procesos fisiopatológicos que tiende a disminuir [H^+].

Una acidosis no necesariamente presentará un pH ácido si existe alcalosis concomitante, pudiendo tener un pH normal, ácido o alcalino según el trastorno que prevalezca. Lo mismo ocurre en el caso de alcalosis.

Las alteraciones del pH debidas a cambios primarios en la [HCO_3^-] se denominan metabólicas (acidosis y alcalosis metabólicas) y si son por alteraciones de la pCO_2 se conocen como respiratorias (acidosis y alcalosis respiratorias), que pueden ser agudas o crónicas. La presencia de un trastorno metabólico asociado a uno respiratorio se denomina mixto. Los trastornos metabólicos pueden coexistir generando un trastorno doble. Nunca pueden coexistir dos trastornos respiratorios.

3.1. Enfoque diagnóstico

Se procederá de la siguiente manera:

✔ **Paso 1.** Observar el pH. Indica acidemia o alcalemia si el pH no se encuentra en rango de normalidad (7,38-7,42). Un valor normal no descarta alteraciones del equilibrio ácido-base (trastornos mixtos).

✔ **Paso 2.** Valorar [HCO_3^-]: si cambia en la misma dirección que el pH, existe un trastorno metabólico (p. ej., si ambos aumentan hay una alcalosis metabólica); si el cambio es opuesto, habrá un trastorno respiratorio (p. ej., si [HCO_3^-] aumenta y el pH disminuye, hay una acidosis respiratoria).

✔ **Paso 3.** Calcular la respuesta secundaria para descubrir trastornos mixtos, que nunca llegan a normalizar el pH (un pH normal con alteraciones de pCO_2 y [HCO_3^-] indicará un trastorno mixto).

✔ **Paso 4.** Si se trata de acidosis metabólica, calcular la brecha aniónica o *anion gap* (AG) ayuda a descubrir la causa. Se recomienda utilizar el AG corregido (AGc) para el valor de la albúmina.

✔ **Paso 5.** En caso de acidosis metabólica con AG aumentado, determinar el delta *gap* (o delta-delta o bicarbonato corregido) para descubrir trastornos metabólicos dobles o añadidos.

✔ **Paso 6.** Si el AG está aumentado y la causa no es clara, sospechar ingesta medicamentosa. Calcular el *gap* osmolar (diferencia entre la Osm_p medida y calculada, normal < 10 mOsm/kg).

✔ **Paso 7.** Para el diagnóstico etiológico de las acidosis metabólicas con AG normal, utilizar el AG urinario (AGu) o, en casos donde este no tenga valor, el *gap* osmolar urinario.

3.2. Calcular la respuesta secundaria

El cálculo de la respuesta secundaria se realiza de la siguiente forma:

✔ En la acidosis metabólica, por cada 1 mEq/L de descenso de la [HCO_3^-] (desde 24 mEq/L), la pCO_2 debe disminuir 1 mm Hg (desde 40 mm Hg).

✔ En la alcalosis metabólica, por cada 1 mEq/L que aumenta [HCO_3^-] (desde 24 mEq/L), la pCO_2 debe aumentar 0,7 mm Hg (desde 40 mm Hg).

✔ Si la pCO_2 es mayor o menor de la predicha, existirá una acidosis o alcalosis respiratoria asociada.

✔ En la acidosis respiratoria, por cada 10 mm Hg que aumenta la pCO_2 (desde 40 mm Hg), la [HCO_3^-] aumenta 1 mEq/L (desde 25 mEq/L) si es aguda o 3 mEq/L si es crónica.

✔ En la alcalosis respiratoria, por cada 10 mm Hg que desciende la pCO_2 (desde 40 mm Hg), la [HCO_3^-] disminuye 2,5 mEq/L (desde 25 mEq/L) si es aguda o 5 mEq/L si es crónica.

✔ Si la [HCO_3^-] es mayor o menor de lo esperado, habrá alcalosis o acidosis metabólica acompañante.

3.3. Bicarbonato actual y estándar

Los únicos valores medidos por los gasómetros son pH y pCO_2. La [HCO_3^-] se infiere a partir de estos. El [HCO_3^-]$_c$ (*current* o actual) se calcula utilizando la pCO_2 medida del paciente y el estándar [HCO_3^-]$_{STD}$ utilizando una pCO_2 de 40 mm Hg. Así, se elimina la influencia respiratoria sobre el HCO_3^- (v. Ecuación 1), obteniendo un valor de HCO_3^- que describe únicamente el componente metabólico del equilibrio ácido-base. Sin embargo, el bicarbonato real del paciente será el actual, que se usará para realizar todos los cálculos necesarios (AG, déficit de bicarbonato, etc.). Un trastorno respiratorio agudo provocará grandes diferencias entre el [HCO_3^-]$_c$ y [HCO_3^-]$_{STD}$ (> 8-10 mmol/L si es grave).

3.4. Exceso (o déficit) de bases

El exceso (o déficit) de bases (EB) actual es la cantidad de bases que hay que añadir o retirar para retornar 1 L de sangre a un valor de pH de 7,40 en condiciones ideales (pCO_2 de 40 mm Hg a 37 °C). La utilidad teórica de este valor es eliminar por completo el componente respiratorio describiendo únicamente la alteración metabólica responsable de los cambios del pH. La desventaja es que se ha calculado sobre un modelo *in vitro*, sin tener en cuenta el resto del líquido extracelular. Por ello, todos los gasómetros calculan también el exceso de base estándar, que es el exceso de base corregido para el líquido extracelular, utilizando un valor de hemoglobina de 5 g/dL. Los valores normales de exceso de base oscilan entre -3 y +3 mmol/L; los valores menores de -3 indican acidosis metabólica y los mayores de +3 alcalosis metabólica.

3.5. Brecha aniónica o *anion gap*

Siguiendo el principio de electroneutralidad, debe existir un equilibrio entre las cargas positivas y las negativas en el plasma, de tal manera que:

$$(Na^+ + K^+) - (Cl^- + HCO_3^-) = ANM \text{ (aniones no medidos)} - CNM$$
$$\text{(cationes no medidos) (Ecuación 6)}$$

Los cationes medidos (Na^+ y K^+) sobrepasan en 12 mmol/L aproximadamente a los aniones principales medidos del plasma (Cl^- y HCO_3^-). Esta diferencia constituye el *anion gap* (AG), es decir, las cargas negativas de iones no medidos que faltan para alcanzar la electroneutralidad.

Las acidosis metabólicas según el AG pueden ser:

✔ **Acidosis metabólica por pérdida de bicarbonato.** La disminución del HCO_3^- se acompaña de un aumento de Cl^- para conservar la electroneutralidad, manteniendo el AG normal.

✔ **Acidosis metabólica por consumo de bicarbonato.** Existe un ácido (HA) que se ha disociado en un anión (A^-) y un protón (H^+). El protón se une al bicarbonato consumiéndolo, y el A^- ocupa el lugar del bicarbonato como carga negativa, preservando la electroneutralidad. Dado que el cloro se mantiene constante y el anión A^- no es medido (ANM), el AG aumenta.

El valor normal del AG, al obviar el K^+ del cálculo por su escasa contribución, es:

$$Na^+ - (Cl^- + HCO_3^-) = 10 \pm 2 \text{ mmol/L (Ecuación 7)}$$

El 80 % de las cargas negativas del AG corresponden a la albúmina, por lo que en caso de hipoalbuminemia grave (frecuente en pacientes críticos), el AG basal puede disminuir, y puede diagnosticarse al paciente de acidosis metabólica con AG normal a pesar de tener aniones libres circulantes, cuando en realidad se trataría de una acidosis metabólica con AG elevado y se habría clasificado erróneamente la acidosis y por tanto su causa. Corregir el AG con el valor de la albúmina (AGc) reduce el error.

AGc = AG + 2,5 (Alb normal − Alb del paciente) (Ecuación 8)

Aunque poco habitual, el valor del AG puede ser menor de lo normal o negativo (v. Ecuación 6), si los cationes no medidos aumentan o disminuyen de manera exagerada, y suele aparecer ante una mala calibración del gasómetro y en situaciones como la hipergammaglobulinemia (por aumento de los cationes no medidos), en la intoxicación por litio, en la hipercalcemia e hipermagnesemia (cationes ocultos) y en la intoxicación por ácido acetilsalicílico (puede generar seudohipercloremia, que reduce el AG a valores muy negativos).

3.6. Trastornos metabólicos dobles

Un paciente puede sufrir diferentes procesos patológicos y presentar trastornos metabólicos asociados (p. ej., acidosis metabólica más alcalosis metabólica) que se detectarán comparando los cambios del bicarbonato con los del AG.

En caso de una acidosis metabólica aislada con AG aumentado, por cada 1 mmol/L de descenso del HCO_3^-, aumenta 1 mmol/L el AG. Si asocia una alcalosis metabólica, el aumento del AG es mayor que el descenso de HCO_3^- (por cada aumento de 1 mmol/L de AG el HCO_3^- disminuye < 1 mmol/L). Si se añade una acidosis metabólica con AG normal, la disminución de HCO_3^- es mayor que el aumento del AG (por cada 1 mmol/L de aumento del AG el HCO_3^- disminuirá > 1 mmol/L). El cálculo del delta *ratio* permite detectar estas situaciones:

delta AG / delta HCO_3 >>> (AG − 12) / (24 − HCO_3^-) (Ecuación 9)

Si es > 2, existirá una alcalosis metabólica asociada; si es < 1, existirá una acidosis metabólica con AG normal.

3.7. *Anion gap* urinario

El AGu es una medida indirecta de la excreción de amonio (NH_4^+) urinario. Resulta útil para el diagnóstico diferencial de las acidosis metabólicas con AG normal (causa renal frente a digestiva).

AGu = Na^+_u + K^+_u − Cl^-_u (Ecuación 10)

✔ Un valor positivo ($[Cl^-]_u << [Na^+]_u + [K^+]_u$) indica que la orina tiene un exceso de aniones o carga negativa no medida en la orina: existe un anión inesperado. Puede ser bicarbonato o un anión no reabsorbible (cuerpos cetónicos, fármacos, etc.). La acidosis metabólica será de origen renal.

✔ Un valor negativo o 0 ($[Cl^-]_u >> [Na^+]_u + [K^+]_u$) indica que hay un exceso de cargas positivas o cationes no medidos en la orina y que no entran en el cálculo del AGu. Estas cargas positivas son básicamente los iones amonios (NH_4^+), es decir, la excreción de ácidos. En este caso la respuesta renal es apropiada al pH (pierde protones con el NH_4^+) y la acidosis metabólica será de causa digestiva.

En caso de existir otros aniones en la orina (p. ej., cetoácidos) o un pH urinario > 7 (que indica la presencia de un exceso de HCO_3^-), el NH_4^+ se eliminará con estos aniones y no aumentará el Cl^-_u, lo que provocará un valor falsamente positivo de AGu y se diagnosticará erróneamente una pérdida de bicarbonato urinario. En estas situaciones es preferible utilizar el *gap* osmolar urinario.

3.8. *Gap* osmolar urinario

En condiciones normales la Osm_u calculada (con Na^+, K^+ y urea) es menor que la medida, pues no se tienen en cuenta en el cálculo las sales de amonio (NH_4^+) ya que no se miden. El *gap* osmolar urinario normal es positivo, alrededor de 400 mOsm/L.

$$\text{Gap osmolar urinario} = Osm_u \text{ medida} - Osm_u \text{ calculada}$$
$$\text{(Ecuación 11)}$$

$$Osm_u \text{ calculada} = 2 (Na^+ + K^+) + \text{urea (mg/dL)} / 2,8 + \text{glucosa}$$
$$\text{(mg/dL)} / 18 \text{ (Ecuación 12)}$$

Si el *gap* osmolar urinario es < 150 mOsm/L, sugiere una excreción de NH_4^+ insuficiente y la causa de la acidosis metabólica con AG normal sería renal. Sin embargo, el valor es poco fiable si existen sustancias osmóticamente activas como el manitol y en infecciones por bacterias productoras de ureasa que degradan la urea.

3.9. Efectos sobre los electrolitos

Son los siguientes:

✔ **Potasio.** El K^+ se intercambia con los H^+ a nivel celular para mantener la electroneutralidad. Por ello, un cambio de 0,1 de pH (desde 7,4) se acompaña de un cambio en dirección opuesta de 0,6 mmol/L de la concentración de potasio. Así, las acidosis se acompañan de hiperpotasemia y las alcalosis de hipopotasemia. Es importante considerarlo a la hora de iniciar el tratamiento, pues si el potasio está normal o bajo con acidosis, al corregirse esta, el K^+ se desplazará intracelularmente, disminuyendo sus niveles y pudiendo provocar síntomas graves. Lo contrario ocurrirá si se trata de una alcalosis con hiperpotasemia.

✔ **Calcio.** El Ca^{2+} iónico compite con los H^+ para unirse a la albúmina plasmática; por ello, un aumento de $[H^+]$ (acidemia) desplaza el calcio de la albúmina aumentando el Ca^{2+} iónico. Lo contrario ocurre en la alcalosis. Aproximadamente por cada 0,1 de cambio de pH (desde 7,4) el Ca^{2+} iónico cambia 0,1 mmol/L. Es fundamental tener en cuenta estas interacciones a la hora de tratar enfermos con acidosis e hipocalcemia o alcalosis e hipercalcemia.

- **Magnesio.** Efecto parecido al del calcio iónico, aunque más imprevisible y no cuantificable.

4. Trastornos metabólicos

4.1. Acidosis metabólica

Se trata de un trastorno metabólico primario caracterizado por $HCO_3^- < 22$ mmol/L y pH < 7,38 (en ausencia de trastornos mixtos).

4.1.1. Fisiopatología

Los mecanismos básicos que la producen son dos:

- Consumo de bicarbonato, por ácidos exógenos (p. ej., intoxicaciones) o endógenos (p. ej., lactato, uremia).
- Pérdida de bicarbonato a nivel digestivo (p. ej., diarrea) o renal (p. ej., acidosis tubulares).

Para distinguir las dos causas y orientar el diagnóstico diferencial se utiliza el AG, que las divide en:

- Acidosis metabólica con AG normal (por pérdida de bicarbonato).
- Acidosis metabólica con AG aumentado (por consumo de bicarbonato).

4.1.2. Compensación respiratoria

La respuesta secundaria a una acidosis metabólica es un aumento de la ventilación alveolar y una reducción de la pCO_2 para mantener el pH en rango normal. La regla de Winter permite calcular la pCO_2 esperada:

$$pCO_2 \text{ esperada} = 1,5 \times HCO_3^- \text{ actual} + 8 \pm 2 \text{ (Ecuación 13)}$$

Si la pCO_2 del paciente es diferente a la esperada, existirá un trastorno mixto (si es mayor, acidosis respiratoria; si es menor, alcalosis respiratoria). Es muy difícil que la compensación consiga disminuir los niveles de pCO_2 por debajo de 10 mm Hg.

4.1.3. Manifestaciones clínicas

La acidosis metabólica afecta a todos los órganos y aparatos, y en mayor grado cuanto menor sea el pH. Entre las manifestaciones clínicas cabe destacar:

- Sistema cardiovascular: taquiarritmias (especialmente fibrilación auricular), efecto inotrópico negativo si el pH < 7,1, disminución de la respuesta cardíaca y vasomotora a las catecolaminas, y vasoconstricción de la arteria pulmonar con hipertensión pulmonar.
- Sistema respiratorio: taquipnea y/o hiperpnea (respiración de Kussmaul).

- Sistema neurológico: alteración del estado mental y vasodilatación vascular cerebral.
- Otros: disminución del flujo renal y hepático, aumento de la reabsorción ósea (acidosis crónicas).

4.1.4. Acidosis metabólica con *anion gap* aumentado

Las causas se dividen en cuatro categorías: insuficiencia renal, cetoacidosis, lactato y tóxicos.

4.1.4.1. Insuficiencia renal

Se traduce en una lesión renal aguda y enfermedad renal crónica estadios 4 y 5.

En la lesión tubular con filtración glomerular > 30 mL/min se afectan los mecanismos de reabsorción de HCO_3^- a nivel distal y se pierde en la orina, generando acidosis metabólica con AG normal. Además, se libera calcio desde el hueso, que es un tampón importante, y no se consume mucho bicarbonato (no suele disminuir de 16 mmol/L). Si la filtración glomerular es < 30 mL/min, se acumularán ácidos inorgánicos (p. ej., sulfatos) derivados del metabolismo proteico, que consumirán HCO_3^-, por lo que aumentará el AG. Existe también una disminución de la excreción de H^+ (disminución de la síntesis y excreción de NH_4^+ por la pérdida de nefronas funcionantes).

4.1.4.2. Cetoacidosis

La cetoacidosis puede ser diabética, alcohólica y por ayuno:

- **Cetoacidosis diabética.** El déficit (absoluto o relativo) de insulina promueve la lipólisis y la liberación de ácidos grasos, y el exceso de glucagón estimula la producción de cuerpos cetónicos en el hígado a partir de los ácidos grasos libres. Los cuerpos cetónicos (acetato, acetoacetato y β-hidroxibutirato) son responsables del consumo de bicarbonato, provocando la acidosis metabólica con aumento del AG. El diagnóstico se realiza con la historia clínica y la presencia de hiperglucemia (> 300 mg/dL), acidosis metabólica con AG aumentado y cetonemia (> 1 mmol/L). Puede existir cetoacidosis diabética euglucémica en ausencia de hiperglucemia en pacientes de riesgo (p. ej., tratados con glucosúricos, embarazadas). Iniciado el tratamiento, el AG disminuirá hasta normalizarse, pero podría persistir la acidosis si la fluidoterapia administrada ha sido excesiva y con suero salino al 0,9 %, al generar acidosis metabólica con AG normal. Además, los cuerpos cetónicos filtrados en la nefrona pueden actuar a nivel tubular como aniones no reabsorbibles, arrastrando HCO_3^- en la orina.
- **Cetoacidosis alcohólica.** El abuso de alcohol con escasa ingesta de hidratos de carbono provoca cetoacidosis por inhibición de la gluconeogénesis y estimulación de la lipólisis, con descenso de los niveles de insulina y aumento de los niveles de glucagón. Estos pacientes suelen presentarse con trastornos dobles, especialmente alcalosis metabólica debido a los vómitos secundarios al alcohol y la propia acidosis. El tratamiento consiste en interrumpir la ingesta de alcohol, administrar suero glucosado intravenoso y tiamina.

✓ **Cetoacidosis por ayuno.** El perfil hormonal del ayuno prolongado (bajos niveles de insulina y altos niveles de glucagón) es parecido al de la cetoacidosis diabética, provocando un aumento de la lipólisis y liberación de ácidos grasos libres, con aumento de la síntesis de cuerpos cetónicos y desarrollo de acidosis metabólica con AG aumentado. La acidosis no suele ser grave si no hay otros trastornos asociados: la cetonemia no suele sobrepasar los 10 mmol/L, dado que los cuerpos cetónicos actúan como un mecanismo de retroalimentación negativo estimulando la liberación de insulina e inhibiendo la lipólisis. El manejo requiere hidratación y administrar suero glucosado para restablecer una correcta relación insulina/glucagón.

4.1.4.3. Lactato

No está claro cuál es el origen de la acidosis asociada a hiperlactatemia. El lactato se sintetiza a partir del piruvato en una reacción catalizada por la enzima lactato-deshidrogenasa:

$$[\text{Piruvato}] + NADH + H^+ > [\text{Lactato}^-] + NAD^+ \quad (\text{Ecuación 14})$$

En la reacción de síntesis del lactato se consume un protón, generando anión lactato, no ácido láctico. El acúmulo de lactato se produce si aumenta su síntesis (p. ej., en caso de aceleración de la glucólisis, con la *ratio* piruvato/lactato constante en torno a 1:10) o si disminuye su metabolismo (p. ej., en el fallo hepático agudo, con un aumento de la *ratio* piruvato/lactato). Algunas situaciones clínicas aumentan el lactato con un pH normal o incluso alcalino (p. ej., en el estatus asmático o en la perfusión intravenosa de adrenalina). En caso de acidosis metabólica asociada, el aumento de AG no es equimolar respecto al del lactato, siendo la relación ΔAG/Δlactato de 0,6; es decir, el aumento del lactato por sí solo no explica la caída de AG. La hipótesis más aceptada es la interrupción de la respiración celular mitocondrial, con la hidrólisis continua de ATP a ADP y H$^+$, consumiendo bicarbonato y desarrollando acidosis, siendo el aumento del lactato un reflejo del acúmulo de piruvato, que no puede seguir su metabolismo normal por falta de oxígeno, pero no la causa directa de la acidosis metabólica.

Independientemente del origen de la acidosis, la hiperlactatemia es un signo de gravedad y de mal pronóstico (sobre todo si es > 4 mmol/L). Clásicamente la hiperlactatemia se ha clasificado en:

✓ **Tipo A o con hipoxia tisular:**
   ⌀ Disminución del gasto cardíaco: *shock*.
   ⌀ Disminución del CaO$_2$: hipoxemia, anemia grave, etcétera.
   ⌀ Alteración en la utilización oxígeno tisular: sepsis.
✓ **Tipo B o sin hipoxia tisular:**
   ⌀ B1: enfermedad sistémica subyacente, como el fallo hepático.
   ⌀ B2: tóxicos, como el paracetamol.
   ⌀ B3: defectos metabólicos, como los trastornos mitocondriales.

El problema de esta clasificación es que muchas situaciones clínicas pueden tener mecanismos mixtos y la única forma de distinguirlos es midiendo la relación piruvato/lactato en sangre. Es importante establecer el mecanismo causante porque el tratamiento será distinto: por ejemplo, los esfuerzos para aumentar la perfusión tisular no tendrán ningún efecto si la causa de la hiperlactatemia no es la hipoxia tisular.

4.1.4.4. Tóxicos

Entre los tóxicos se encuentran los alcoholes tóxicos, los salicilatos, el ácido piroglutámico y el tolueno:

✓ **Alcoholes tóxicos (metanol, etilenglicol, propilenglicol, alcohol isopropílico).** Provocan acidosis con AG aumentado y *gap* osmolar > 10 mOsm/kg. Estos alcoholes se metabolizan por la enzima alcohol-deshidrogenasa a su respectivo aldehído, que será el responsable de la sintomatología e intoxicación. En las primeras horas tras la ingesta, el *gap* osmolar es mayor que la acidosis (AG poco elevado o normal). A las 12-18 horas, los metabolitos tóxicos se acumulan, aumenta el AG y empeora la acidosis. Por otra parte, el *gap* osmolar disminuye conforme se metabolizan los alcoholes. Por eso la sensibilidad del *gap* osmolar es diferente según las horas de evolución tras la ingesta. Por el mismo motivo, la ingesta de etanol (inhibidor de la enzima alcohol-deshidrogenasa) retrasa la aparición de los síntomas. En la Tabla 40-1 se resumen las características diferenciales de la ingesta de alcoholes tóxicos.
✓ **Salicilatos (aspirina).** A nivel celular provocan desacoplamiento de la fosforilación oxidativa y caída de la síntesis de ATP, estimulan la lipólisis con formación de cuerpos cetónicos y aceleran la glucólisis. Inicialmente existirá alcalosis respiratoria por estimulación directa de los centros respiratorios, y posteriormente aparecerá acidosis metabólica con AG elevado. Las manifestaciones clínicas de la intoxicación aguda serán: náuseas, vómitos, dolor abdominal, taquipnea, *tinnitus*, sordera, letargia, confusión y coma. Los niveles de salicilato son importantes para el diagnóstico, pero no se correlacionan con la toxicidad. No existen antídotos y el tratamiento se basa en medidas de soporte, administrar carbón activado (si han pasado menos de 2 horas tras la ingesta), alcalinizar la orina con bicarbonato intravenoso (para favorecer la eliminación del salicilato) y hemodiálisis en casos graves.
✓ **Ácido piroglutámico (5-oxoprolina).** El ácido piroglutámico es un producto de degradación del glutatión y su acumulación produce acidosis metabólica con AG aumentado y *gap* osmolar normal. Aunque fue descrita inicialmente en niños con déficits hereditarios de glutatión-sintetasa y oxoprolinasa, se han visto formas adquiridas en adultos en casos de sepsis, desnutrición, embarazo y dieta vegana. La intoxicación por paracetamol es una causa de acidosis piroglutámica, pues se deplecionan los niveles de glutatión y aumenta la síntesis de 5-oxoprolina. El tratamiento es de soporte y, en casos graves, hemodiálisis.
✓ **Tolueno.** Utilizado como disolvente en pinturas y colas adhesivas industriales y como droga de abuso por vía inhalatoria por la euforia que produce. Se metaboliza a benzil-alcohol y ácido benzoico, y finalmente a ácido hipúrico. Este último se elimina rápidamente por los riñones. La clínica inicial afecta al sistema nervioso central, con euforia, confusión, mareo y coma. El broncoespasmo es frecuente. A nivel gasométrico se aprecia una acidosis metabólica con AG aumentado cuando los niveles de ácido hipúrico aumentan. Eliminado este ácido por el riñón, es más frecuente observar acidosis metabólica con

Tabla 40-1. Características diferenciales de la ingesta de alcoholes tóxicos

	Fuentes	Clínica	Tratamiento	Comentarios
Metanol	Anticongelantes, aditivos para combustibles	Náusea, vómitos Somnolencia hasta coma Visión borrosa, fotofobia y ceguera	Fomepizol Etanol Hemodiálisis	Síntomas oculares (50 % de los casos)
Etilenglicol	Anticongelantes, disolventes en productos industriales	**Fase 1** (hasta 12 horas tras la ingesta): confusión, euforia y posible coma **Fase 2** (12-24 horas): taquicardia, hipertensión, acidosis metabólica grave y síndrome de dificultad respiratoria aguda **Fase 3** (24-72 horas): lesión renal aguda	Fomepizol Etanol Hemodiálisis	Es típica la hipocalcemia asociada a la acidosis y los cristales de ácido oxálico en orina
Propilenglicol	Diluyente en fármacos intravenosos (fenitoína, diazepam, nitroglicerina, hidralacina)	Desorientación, nistagmo y ataxia Hipotensión y arritmias	Interrupción del fármaco Hemodiálisis	Ocurre muy raramente, en administración prolongada de los fármacos responsables en casos de disfunción hepática/renal
Alcohol isopropílico	Disolvente industrial, productos de limpieza, aditivo de combustibles	Hipotensión Depresión del sistema nervioso central	Hemodiálisis	Es metabolizado a acetona y se puede confundir con una cetoacidosis por la positividad de los cuerpos cetónicos

AG normal e hipopotasemia grave (probablemente debido a una acidosis tubular distal de tipo 1). Es frecuente la lesión renal aguda y la rabdomiólisis. El tratamiento es de soporte y hemodiálisis en caso de lesión renal.

4.1.5. Acidosis metabólica con *anion gap* normal

La pérdida de bicarbonato es la responsable de la acidosis, y las causas se agrupan en pérdidas digestivas y pérdidas renales.

4.1.5.1. Pérdidas digestivas

Las pérdidas digestivas se producen por varias causas:

✔ **Diarrea.** Causa no renal más frecuente de este tipo de acidosis. En las diarreas secretoras la pérdida de bicarbonato por el colon está aumentada y la acidosis metabólica aparece precozmente, mientras que en la diarrea osmótica el riñón compensa inicialmente la pérdida de bicarbonato hasta que se desarrolla hipovolemia y lesión renal aguda. Son frecuentes los trastornos dobles (p. ej., añadirse una acidosis metabólica con AG aumentado por hipoperfusión o una alcalosis metabólica en caso de vómitos).
✔ **Fístulas biliares y pancreáticas.** Las secreciones pancreáticas y biliares son ricas en bicarbonato, y la pérdida (drenajes, fístulas) de estos fluidos puede generarla.
✔ **Derivaciones urinarias.** Sobre todo las que utilizan porciones de intestino como reservorios en sustitución de la vejiga tienen más riesgo de desarrollarla, pues la orina que llega al segmento intestinal es modificada por las bombas iónicas de las células intestinales, con reabsorción de cloro y secreción de bicarbonato. Además, puede haber reabsorción de urea y NH_4^+, que en la sangre se disociará en NH_3 y H^+ provocando acidosis. Es más frecuente en las ureterosigmoidostomías que en las ureteroileostomías.

✔ **Abuso de laxantes.** Causa frecuente en mujeres jóvenes. Además de la acidosis, cursan con hipopotasemia por pérdida de potasio en heces y pueden asociar hipermagnesemia si los laxantes contienen magnesio.
✔ **Colestiramina.** Resina de intercambio aniónico que atrapa bicarbonato y aumenta su pérdida por las heces.

4.1.5.2. Pérdidas renales

La pérdida renal de bicarbonato y la falta de secreción de protones provoca la acidosis metabólica. Para mantener la electroneutralidad y el AG normal, se reabsorbe cloro. Las acidosis tubulares renales constituyen la causa principal, y en el paciente crítico se observan en las tubulopatías por lesión renal aguda, fármacos o trastornos preexistentes exacerbados.

En la Tabla 40-2 se muestran las características de las diferentes acidosis tubulares renales.

4.1.6. Tratamiento de la acidosis metabólica

En la acidosis metabólica con AG normal la administración de bicarbonato está justificada por el mecanismo de la propia acidosis (pérdida de bicarbonato).

En la acidosis metabólica con AG aumentado se debe tratar la causa, que es la que determina el pronóstico y no el valor del pH. La administración de bicarbonato sigue siendo controvertida. La mayoría de los ensayos clínicos no han demostrado beneficios con el bicarbonato, sobre todo en las acidosis asociadas a hiperlactatemia. Sin embargo, si existe *shock* circulatorio refractario con un pH < 7,1, las catecolaminas podrían no ejercer su efecto y, en este contexto, la administración de bicarbonato estaría justificada. Aumentar el pH > 7,1 es una medida *in extremis* para ganar tiempo mientras se instaura el tratamiento definitivo del cuadro, pero hay que tener en cuenta que un exceso de bicarbonato inhibe la gluconeogénesis facilitando el desvío del piruvato a lactato.

Tabla 40-2. Características de las diferentes acidosis tubulares renales

	Mecanismo	Etiología	Diagnóstico
Acidosis tubular tipo I (distal o clásica)	Defecto en la secreción de H^+ en la nefrona distal (células intercaladas)	Síndrome de Sjögren Lupus Nefrolitiasis Uropatía obstructiva	Hipopotasemia Nefrolitiasis Nefrocalcinosis
Acidosis tubular tipo II (proximal)	Defecto de reabsorción de HCO_3^- a nivel tubular proximal	Mieloma múltiple Acetazolamida Síndrome de Fanconi	pH urinario > 5,5 inicialmente, después < 5,5 Hipopotasemia
Acidosis tubular tipo III	Extremadamente rara. Características intermedias entre el tipo I y II		
Acidosis tubular tipo IV (distal)	Hipoaldosteronismo	Nefropatía diabética Diuréticos ahorradores de potasio Trimetropim-sulfametoxazol Déficit de cortisol	pH urinario variable Hiperpotasemia

Todas tienen acidosis metabólica con AG normal, AG urinario positivo y *gap* osmolar urinario < 150 mOsm/kg

AG: *anion gap.*

4.2. Alcalosis metabólica

Trastorno metabólico primario caracterizado por una concentración de HCO_3^- > 26 mmol/L y un pH > 7,42 (en ausencia de trastornos mixtos). Es la alteración del equilibrio ácido-base más frecuente en los pacientes hospitalizados.

4.2.1. Fisiopatología

El umbral de reabsorción renal de HCO_3^- es de 26-28 mmol/L, y si por cualquier razón aumenta en sangre, el riñón tiene una excelente capacidad para eliminarlo desarrollando bicarbonaturia. Para que se desarrolle alcalosis metabólica persistente deben existir:

✔ Un desencadenante que aumente la pérdida de protones o la concentración de bicarbonato.
✔ Factores de mantenimiento que dificulten la eliminación renal de bicarbonato.

4.2.2. Etiología

El desencadenante puede aumentar la pérdida de protones o aumentar el bicarbonato.

4.2.2.1. Por pérdida de protones

Las causas de la alcalosis metabólica debida a pérdida de protones son:

✔ **Causas digestivas.** Las células parietales gástricas secretan unos 50 mmol/h de ácido clorhídrico. Cada protón secretado genera un HCO_3^- que se reabsorbe (es lo que se denomina

«marea alcalina» posprandial). Cuando el contenido gástrico alcanza el duodeno, una cantidad de HCO_3^- igual a la reabsorbida en la marea alcalina se secreta en los jugos biliopancreáticos, manteniendo el balance de HCO_3^- equilibrado. Si se aspira el jugo gástrico (por la sonda nasogástrica) o hay vómitos, no alcanzará el duodeno y no habrá secreción de HCO_3^- pancreático, siendo el efecto neto una ganancia de bicarbonato (alcalosis metabólica). Además, la aspiración constante del contenido gástrico puede disminuir el volumen efectivo circulante, estimulando el sistema renina-angiotensina-aldosterona y perpetuando la alcalosis metabólica. El abuso de laxantes, la clorhidrorrea congénita y algunos tipos de adenoma velloso de colon (donde la diarrea prácticamente no contiene bicarbonato) son causas raras de alcalosis.

✔ **Causas renales:**
  ⌀ *Diuréticos.* Aumentan el aporte de Na^+ al túbulo colector y su reabsorción en las células principales, lo que genera un mayor gradiente electronegativo tubular que facilita la secreción de H^+ por las células intercaladas. Además, la hipovolemia que provocan activa el sistema renina-angiotensina-aldosterona, aumentando la secreción de H^+ y K^+ en el túbulo colector y generando hipopotasemia, que será el mecanismo más importante tanto como factor desencadenante como de mantenimiento.
  ⌀ *Exceso de actividad mineralocorticoide.* La mayoría de las alcalosis metabólicas por la hipovolemia tienen aumentada la actividad de la aldosterona; sin embargo, una pequeña proporción cursan con normovolemia. Se distinguen:
  • Hiperaldosteronismo secundario (con descenso del volumen efectivo circulante): ocurre en la insuficiencia cardíaca descompensada, la cirrosis y la deshidratación. En estos casos, la hipoperfusión renal, la hipocloremia y el aumento de reabsorción de Na^+ acoplado a la secreción de H^+ serán los mecanismos responsables de iniciar y mantener la alcalosis metabólica.

- Hiperaldosteronismo (con volumen efectivo circulante conservado): se asocia a un aumento primario de aldosterona o glucocorticoides. La aldosterona promueve la reabsorción de Na^+ en el túbulo colector, generando un gradiente luminal electronegativo que favorece la secreción de H^+ y disminuye la secreción de HCO_3^-. Es poco frecuente.
- *Hipercapnia.* El aumento de la pCO_2 genera acidosis intracelular tubular que estimula la secreción de H^+. En las acidosis respiratorias crónicas (o en pacientes intubados con ventilación mecánica e hipercapnia permisiva), la corrección demasiado rápida de la pCO_2 genera alcalosis posthipercápnica, dado que el riñón tarda más tiempo en excretar el exceso de bicarbonato.
- *Penicilinas y otros betalactámicos.* Aparecen en sus formulaciones como sales de sodio y, cuando se disocian del sodio, se filtran como aniones libres aumentando la carga tubular negativa, con un ambiente electroquímico favorable para la secreción de protones (efecto anión no reabsorbible).

4.2.2.2. Por ganancia de bicarbonato

En las unidades de cuidados intensivos son causas frecuentes de alcalosis metabólica la infusión de bicarbonato, las transfusiones masivas y la anticoagulación regional con citrato en las técnicas continuas de reemplazo renal (al metabolizarse el citrato en bicarbonato). Los fluidos balanceados que contienen acetato o lactato también pueden generar alcalosis metabólica por este mecanismo.

En pacientes con enfermedad renal crónica terminal (filtración glomerular < 15 mL/min) la reducción de la filtración glomerular los hace susceptibles al desarrollo de alcalosis metabólica si ingieren álcalis, debido a la disminución en la capacidad renal de excretar bicarbonato. Otra causa poco frecuente es el síndrome de calcio y alcalinos, un tipo de alcalosis metabólica secundaria a la ingesta excesiva de sales de carbonato de calcio como tratamiento sintomático de la dispepsia.

4.2.3. Factores de mantenimiento

Cabe citar los siguientes:

- **Reducción del volumen efectivo circulante.** La homeostasis de la volemia prevalece sobre la del equilibrio ácido-base y, en caso de hipovolemia, la activación del sistema renina-angiotensina-aldosterona a través de la aldosterona promueve la reabsorción del HCO_3^- en el túbulo colector, acoplada a la reabsorción de Na^+, para intentar restablecer el volumen efectivo circulante.
- **Hipocloremia.** Es el actor fundamental. Se ha demostrado que la reposición de la volemia con soluciones sin cloro, como la albúmina, no corrige la alcalosis metabólica, mientras que soluciones con sales de cloro lo consiguen, aun en presencia de hipovolemia. La hipocloremia aumenta la secreción de H^+ en la luz del túbulo colector acoplados al cloro (Cl^-) para mantener la electroneutralidad. Disminuye, además, la secreción de HCO_3^-, que en condiciones normales se intercambia con el Cl^- presente en el lumen tubular.

- **Hiperaldosteronismo.** La actividad mineralocorticoide promueve la secreción de H^+ y la reabsorción de HCO_3^- a nivel del túbulo colector, actuando como desencadenante y como factor de mantenimiento.
- **Hipopotasemia.** Si es grave, genera acidosis intracelular, pues el potasio sale de las células intercambiándose con protones para mantener la electroneutralidad. Esta acidosis intracelular genera un gradiente favorable para la secreción tubular de protones en los segmentos distales de la nefrona. Otro mecanismo es el aumento de la síntesis de amonio en el túbulo proximal, generando una molécula de HCO_3^- por cada NH_4^+ excretado.

4.2.4. Compensación respiratoria

La respuesta secundaria respiratoria es la hipoventilación alveolar. El aumento del pH sanguíneo deprime el centro respiratorio provocando hipoventilación e hipercapnia para intentar normalizar el pH.

La compensación respiratoria a una alcalosis metabólica es la menos eficiente de todas, dado que:

- Si la hipoventilación llega a producir hipoxemia, esta estimula el centro respiratorio disminuyendo la eficacia de la compensación. Es excepcional una pCO_2 > 55 mm Hg solo como respuesta secundaria a una alcalosis metabólica.
- La pCO_2 estimula la secreción de protones en el túbulo colector, pues la acidosis intracelular que provoca crea un gradiente electroquímico que favorece la secreción de H^+, contribuyendo a mantener la alcalosis metabólica.

$$pCO_2 \text{ esperada} = pCO_2 \text{ normal } (40 \text{ mm Hg}) + (\Delta HCO_3 \times 0{,}7) \pm 2$$
$$(\text{Ecuación 15})$$

4.2.5. Manifestaciones clínicas

La mayoría de las veces alcalosis metabólica es asintomática. Si aparecen síntomas, estarán relacionados con sus causas (hipovolemia, hipopotasemia). Los niveles de HCO_3^- > 50 mmol/L se han relacionado con crisis convulsivas. Pueden existir síntomas de excitabilidad neuromuscular relacionados con la depleción de Ca^{2+} y Mg^{2+}, con riesgo de arritmias por QTc largo en las alcalosis graves.

4.2.6. Enfoque diagnóstico

Muchas veces, con la anamnesis y la exploración, la causa es evidente (diuréticos, sonda nasogástrica/vómitos, posthipercápnica) y no es necesario realizar pruebas complementarias para llegar al diagnóstico. En casos dudosos, es útil analizar el cloro urinario (Cl^-_u) en una muestra aislada de orina (Tabla 40-3):

- Cl^-_u < 10 mmol/L. Es el grupo más frecuente. Sugiere hiperaldosteronismo secundario a hipovolemia relativa, con aumento de la reabsorción de Na^+ y Cl^-. Se conocen como alcalosis sensibles al cloro, pues se corrigen con la administración de fluidos ricos en cloro (suero salino al 0,9 %). La alcalosis por diu-

Tabla 40-3. Diagnóstico diferencial de las alcalosis metabólicas según el cloro urinario

Alcalosis metabólicas sensibles al cloro $(Cl^-_u < 10\ mmol/L)$			Alcalosis metabólicas resistentes al cloro $(Cl^-_u > 20\ mmol/L)$	
Pérdida digestiva	Vómitos Sonda nasogástrica/aspiración Abuso de laxantes Cloridorrea congénita Adenoma velloso	**Con hipertensión arterial**	Hiperaldosteronismo primario (síndrome de Conn) Síndrome de Liddle Tumores productores de renina Abuso de regaliz Estenosis arteria renal Síndrome de Cushing Producción ectópica de hormona liberadora de corticotropina Exceso aparente de mineralocorticoides Hiperaldosteronismo remediable por glucocorticoides	
Pérdida renal	Diuréticos Fibrosis quística Hipercapnia crónica	**Sin hipertensión arterial**	Síndrome de Bartter Síndrome de Gitelman Síndrome de calcio y alcalinos Diuréticos β-lactámicos y aminoglucósidos Fibrosis quística Aportes exógenos	

Cl^-_u: cloro urinario.

réticos entraría en este grupo fisiopatológico, pero con niveles de Cl^-_u más altos por el mecanismo de acción del fármaco.

✓ $Cl^-_u > 20\ mmol/L$. Causas raras de alcalosis metabólica con normovolemia. También llamadas alcalosis resistentes al cloro, pues no se corrigen con soluciones ricas en cloro. Pueden cursar con y sin hipertensión arterial. Las alcalosis metabólicas por aportes de bicarbonato exógeno pertenecen a este grupo. Si la causa no es evidente por la historia clínica, los niveles de renina y aldosterona ayudarán en el diagnóstico diferencial.

El Na^+ urinario no sería válido para estudiar las alcalosis metabólicas porque la pérdida de HCO_3^- urinario responsable del mantenimiento de las mismas se acompaña de Na^+ para mantener la electroneutralidad y, a pesar de existir hipovolemia relativa, el Na^+ urinario podría estar elevado.

4.2.7. Tratamiento

Las alcalosis metabólicas sensibles al cloro se tratan con suero salino al 0,9 %, pues corrige la hipovolemia y la hipocloremia, además de aprovechar su efecto acidificante. Sin embargo, en pacientes con exceso de agua total corporal y disminución relativa del volumen efectivo circulante (hiperaldosteronismo secundario), la administración de suero salino al 0,9 % no sería una opción, pudiendo utilizar en este caso diuréticos antialdosterónicos (espironolactona, amilorida), pues al bloquear la actividad de la aldosterona en el túbulo colector aumentan la excreción de HCO_3^- y la reabsorción de potasio. Otra opción es la acetazolamida, diurético inhibidor de la anhidrasa carbónica, que inhibe la reabsorción de bicarbonato en el túbulo proximal, generando acidosis metabólica por pérdida de bicarbonato renal, sin olvidar que puede provocar hipopotasemia y perpetuar la alcalosis metabólica. En pacientes con enfermedad pulmonar obstructiva crónica bajo ventilación mecánica invasiva podría utilizarse la acetazolamida durante el destete del ventilador, pues la alcalosis metabólica que

presentan estos pacientes, en teoría, retrasa el destete al inhibir el estímulo respiratorio y su uso podría acelerar el proceso. Sin embargo, los ensayos clínicos realizados no han demostrado efectos beneficiosos respecto al placebo.

En las alcalosis metabólicas cloro resistentes al cloro el tratamiento dependerá de la causa.

Es importante reponer el potasio, porque la hipopotasemia mantiene la alcalosis metabólica, y por la relación entre el grado de hipopotasemia y la incapacidad de eliminar bicarbonato. Sin embargo, la administración de formulaciones con potasio y aniones orgánicos (aspartato, acetato) es contraproducente, pues estos aniones se metabolizan a bicarbonato empeorando la alcalosis. Se recomienda aportar sales de cloro, que contiene potasio y cloro, con el objetivo de conseguir un $K^+ > 4,5\ mmol/L$.

5. Trastornos respiratorios

5.1. Acidosis respiratoria

Trastorno respiratorio primario caracterizado por una $pCO_2 > 42\ mm\ Hg$ y un $pH < 7,38$ (en ausencia de trastornos mixtos).

5.1.1. Fisiopatología

Según la ecuación 3, la acidosis respiratoria puede generarse por tres mecanismos: a) aumento de la producción de CO_2 (VCO_2), b) disminución del volumen minuto (VM) y c) aumento de la ventilación del espacio muerto (Vd/Vt).

En cuanto a la hipercapnia inducida por la oxigenoterapia en pacientes con patología respiratoria crónica, la teoría de la hipoventilación central inducida por oxígeno ha sido desmentida, siendo los mecanismos principales de la misma la reversión de la vasoconstricción hipóxica al aportar oxígeno con descenso de la relación V/Q y el aumento en la liberación del CO_2 unido a la hemoglobina por el efecto Haldane.

5.1.2. Compensación renal

El aumento de la pCO_2 con desarrollo de acidosis incrementa la excreción de H^+ en el túbulo distal (sobre todo a través del NH_4^+) aumentando la [HCO_3^-], lo que permitirá incrementar el pH de nuevo, pero sin llegar a la normalidad. La respuesta renal a la acidosis respiratoria es lenta y es más intensa si es crónica (> 24 horas). Un valor muy elevado será un indicador de cronicidad, pudiendo desenmascarar situaciones de acidosis respiratoria aguda sobre crónica. Si el HCO_3^- del paciente es diferente al esperado, existirá un trastorno metabólico añadido y se calcula de la siguiente forma:

Acidosis respiratoria aguda: HCO_3^- esperado = HCO_3^- normal (24 mmol/L) + $\Delta PaCO_2 \times 0,1$ (Ecuación 16)

Acidosis respiratoria crónica: HCO_3^- esperado = HCO_3^- normal (24 mmol/L) + $\Delta PaCO_2 \times 0,35$ (Ecuación 17)

5.1.3. Etiología

La acidosis respiratoria puede deberse a:

- **Aumento de la producción de CO_2.** Rara vez causa acidosis respiratoria por sí solo, necesita una patología respiratoria concomitante para que haya incrementos significativos, pues la capacidad de compensación de la ventilación es excelente. Causas frecuentes son:
  - Aumento de la actividad muscular: convulsiones, ejercicio físico intenso.
  - Aumento del metabolismo basal: sepsis, fiebre, hipertiroidismo, hipertermia maligna.
  - Lipogénesis: nutrición parenteral.
- **Disminución del volumen minuto (VM).** Es la causa más frecuente y puede producirla cualquier alteración del sistema respiratorio, desde la corteza cerebral hasta la unión neuromuscular y el parénquima:
  - Centros respiratorios: reducción del estímulo respiratorio por fármacos (benzodiacepinas, opiáceos, anestésicos), accidentes cerebrovasculares, traumatismo craneoencefálico, apnea central.
  - Vías neuronales descendentes y médula espinal: mielitis, traumas vertebromedulares, accidentes cerebrovasculares.
  - Nervios periféricos y placa neuromuscular: síndrome de Guillain-Barré y miastenia *gravis*.
  - Diafragma y pared torácica: fatiga muscular de cualquier etiología, miopatías, obesidad, ascitis, cifoescoliosis.
  - Patología pleuropulmonar: derrame pleural, trauma torácico con fracturas costales, neumotórax, enfermedad pulmonar obstructiva grave, síndrome de dificultad respiratoria aguda, fibrosis pulmonar.
- **Aumento de la ventilación del espacio muerto (Vd/Vt).** poco frecuente como causa aislada, pero es un factor añadido en múltiples escenarios. En la hipoperfusión pulmonar de cualquier etiología (fallo del ventrículo derecho, tromboembolismo pulmonar), al disminuir la perfusión alveolar, aumenta la relación V/Q generando un espacio muerto fisiológico y un aumento de pCO_2 a pesar de un adecuado volumen minuto. Otra situación es durante la taquipnea superficial, pues al disminuir el volumen *tidal* (Vt) y permanecer constante el volumen del espacio muerto (Vd) anatómico, aumenta la relación Vd/Vt con hipercapnia. También la sobredistensión alveolar por niveles altos de presión positiva al final de la espiración durante la ventilación mecánica puede producir acidosis por aumento de la relación Vd/Vt.

5.1.4. Manifestaciones clínicas

La hipercapnia aguda produce sobre todo sintomatología neurológica por vasodilatación cerebral (cefalea, confusión, estupor y coma) y cardiovascular (taquicardia, hipertensión arterial, inotropismo negativo, aumento de resistencias vasculares pulmonares y vasoplejia sistémica). Los síntomas serán más graves cuanto mayor sea la acidosis.

Instaurada la compensación renal, los pacientes pueden permanecer asintomáticos a pesar de niveles elevados de CO_2.

5.1.5. Tratamiento

Depende del mecanismo de producción. Como lo más frecuente es la disminución del volumen minuto, el apoyo respiratorio con ventilación mecánica (invasiva o no invasiva) es una medida a tener en cuenta, además de tratar la causa. Sin embargo, en caso de aumento de la relación Vd/Vt por hipoperfusión pulmonar, la acidosis no se corregirá con la ventilación mecánica, e incluso podría empeorar al aumentar el espacio muerto fisiológico si se produce sobredistensión alveolar. El bicarbonato intravenoso no es útil y puede aumentar la producción de CO_2 con empeoramiento de la acidosis intracelular. Como todos los pacientes hipercápnicos tienen hipoxemia (por la ecuación de los gases alveolares), hay que asegurar un correcto aporte de oxígeno para mantener una SpO_2 por lo menos > 88 %. Es fundamental identificar y tratar la causa primaria de la acidosis.

5.2. Alcalosis respiratoria

Trastorno respiratorio primario caracterizado por una pCO_2 < 38 mm Hg y un pH > 7,38 (en ausencia de trastornos mixtos).

5.2.1. Fisiopatología

La causa principal es un aumento del volumen minuto, que produce mayor eliminación de CO_2.

5.2.2. Compensación renal

Se produce de manera análoga pero opuesta a la de la acidosis respiratoria. Si el HCO_3^- del paciente es diferente al esperado, existe un trastorno metabólico añadido. Los cálculos se harán de la siguiente manera:

Alcalosis respiratoria aguda: HCO_3^- esperada = HCO_3^- normal (24 mmol/L) − $\Delta PaCO_2 \times 0,2$ (Ecuación 18)

Alcalosis respiratoria crónica: HCO_3^- esperada = HCO_3^- normal (24 mmol/L) − $\Delta PaCO_2 \times 0,4$ (Ecuación 19)

5.2.3. Etiología

El aumento del estímulo respiratorio de origen central o periférico es la causa principal y se distinguen tres situaciones diferentes:

- **Hipoxemia (o disminución del transporte de oxígeno):** estimula los quimiorreceptores del bulbo carotídeo generando hiperventilación alveolar.
- **Patología pulmonar:** los mecanorreceptores y nociceptores pulmonares pueden provocar hiperventilación independientemente de la presencia de hipoxemia en múltiples patologías respiratorias (p. ej., tromboembolismo pulmonar, neumonía).
- **Estimulación directa de los centros respiratorios:** es la más frecuente y ocurre en caso de ansiedad y otros trastornos psicógenos, en el dolor, trauma, ictus, embarazo, fármacos, acidosis metabólica y cirrosis, entre otros.

5.2.4. Manifestaciones clínicas

Predomina la clínica de la patología de base responsable de la alcalosis. Si la alcalosis es aguda y grave, puede existir sintomatología secundaria a la vasoconstricción cerebral por la hipocapnia (confusión, agitación) y por la hipocalcemia, al desplazarse el calcio intracelularmente (irritabilidad neuromuscular, espasmos carpopedales, tetania, alteraciones electrocardiográficas como alargamiento del QT). Si la alcalosis respiratoria es crónica, como en el embarazo, prácticamente es asintomática, pero es importante reconocerla, ya que la disminución del HCO_3^- se podría interpretar erróneamente como un indicador de acidosis.

5.2.5. Tratamiento

Se dirigirá a tratar la causa.

---

i Puntos clave

- Los trastornos del equilibrio ácido-base son frecuentes en los pacientes críticos y deben ser interpretados junto a la historia clínica y la exploración física.
- La correcta interpretación de la gasometría es fundamental para establecer cuál es el trastorno del equilibrio ácido-base y buscar su causa.
- Es importante evaluar los niveles de electrolitos antes del manejo de estos trastornos, pues su corrección puede alterar los niveles de estos y aparecer sintomatología grave.
- Corregir las alteraciones del equilibrio ácido-base implica diagnosticar y tratar la causa desencadenante.

Bibliografía

Adrogué HJ, Gennari FJ, Galla JH, Madias NE. Assessing acid-base disorders. Kidney Int. 2009;76(12):1239-47.

Adrogué HJ, Madias NE. Secondary responses to altered acid-base status: the rules of engagement. J Am So Nephrol. 2010;21(6):920-3.

Bakker J, Bakker J, Nijsten MW, Jansen TC. Clinical use of lactate monitoring in critically ill patients. An Intensive Care. 2013;3(1):12.

Berend K, de Vries APJ, Gans ROB. Physiological approach to assessment of acid-base disturbances. New Engl J Med. 2014;371(15):1434-45.

Do C, Vasquez PC, Soleimani M. Metabolic alkalosis pathogenesis, diagnosis, and treatment: Core Curriculum 2022. Am J Kidney Dis. 2022;80(4):536-51.

Emmet M. Approach to the patient with a negative anion gap. Am J Kidney Dis. 2016;67(1):143-50.

Emmett M. Metabolic alkalosis: a brief pathophysiologic review. Clin J Am Nephrol. 2020;15(12):1848-56.

Fenves AZ, Emmett M. Approach to patients with high anion gap metabolic acidosis: Core Curriculum 2021. Am J Kidney Dis. 2021;78(4):590-600.

Hamm LL, Nakhoul N, Hering-Smith KS. Acid-base homeostasis. Clin J Am Soc Nephrol. 2015;10(12):2232-22.

Kishen R, Honoré P, Jacobs R, et al. Facing acid-base disorders in the third millennium – The Stewart Approach revisited. Int J Nephrol Renovacs Dis. 2014;7:209-17.

Kraut JA, Madias NE. Differential diagnosis of nongap metabolic acidosis: value of a systematic approach. Clin J Am Soc Nephrol. 2012;7(4):671-9.

Langer T, Brusatori S, Gattinoni L. Understanding base excess (BE): merits and pitfalls. Intensive Care Med. 2022;48(8):1080-3.

Morgan TJ. The Stewart Approach--One Clinician's Perspective. Clin Biochem Rev. 2009;30(2):41-54.

Morgan TJ, Venkatesh B, Bellomo R. Acid-base physiology: comments on 10 contentious assertions. Crit Care Resusc. 2015;17(3):211-3.

Mullins ME, Kraut JA. The role of the nephrologist in management of poisoning and intoxication: Core Curriculum 2022. Am J Kidney Dis. 2022;79(6):877-89.

Rastegar A. Use of the $\Delta AG/\Delta HCO_3^-$ ratio in the diagnosis of mixed acid-base disorders. J Am Soc Nephrol. 2007;18(9):2429-31.

Robergs RA, McNulty CR, Minett GM, Holland J, Trajano G. Lactate, not lactic acid, is produced by cellular cytosolic energy catabolism. Physiology. 2018;33(1):10-2.

Rose BD. Clinical physiology of acid base and electrolyte disorders. 3ª ed. McGraw-Hill Inc.; 2001.

Seifter J, Chang HY. Disorders of acid-base balance: new perspectives. Kidney Dis. 2017;2(4):170-86.

Story DA. Stewart Acid-Base - A simplified bedside approach. Anesth Analg. 2016;123(2):511-5.

Suetrong B, Walley KR. Lactic acidosis in sepsis: It's not all anaerobic. Chest. 2016;149(1):252-61.

Uribarri J, Oh MS. The urine Anion Gap: common misconceptions. J Am Soc Nephrol. 2021;32(5):1025-8.

41 Trastornos hidroelectrolíticos

M. J. Broch Porcar, M. Díaz Guiñón y A. Viviani

◥ Orientación para el estudio

En este capítulo se exponen las principales alteraciones electrolíticas tanto por defecto como por exceso, ordenadas por su frecuencia, su trascendencia y por su infradiagnóstico en los pacientes críticos, incluyendo una reseña fisiopatológica y un abordaje diagnóstico y terapéutico prácticos.

1. Introducción

Para que el organismo funcione correctamente debe existir un equilibrio hidroelectrolítico que asegure la neutralidad eléctrica a nivel celular. Cualquier alteración que modifique los niveles de electrolitos puede alterar las funciones corporales normales y producir complicaciones incluso mortales. Los síntomas de estos trastornos pueden no ser obvios y suelen diagnosticarse tras su determinación en pruebas de laboratorio que indicarán solo el nivel plasmático, pues la distribución corporal es diferente según el compartimento del que se trate. Sin embargo, algunos datos clínicos son sugerentes y deben alertarnos para ser tratados o descartados.

En el manejo de estos trastornos es importante el reconocimiento precoz, la identificación de la causa y la corrección proporcional a la velocidad de instauración y a la gravedad del trastorno. Son frecuentes en los pacientes críticos y se relacionan con un peor pronóstico. La alteración de uno de ellos puede afectar a otro, por lo que es esencial conocer su relación.

2. Trastornos del sodio

Las disnatremias o trastornos en la concentración plasmática del sodio $[Na^+]_p$ son las alteraciones electrolíticas más prevalentes en las unidades de cuidados intensivos. La $[Na^+]_p$ se relaciona con el contenido del agua corporal total (ACT) y las cantidades intercambiables de sodio y potasio (Na_i^+, K_i^+), tal como refleja la fórmula modificada de Edelman:

$$[Na^+] = Na_i^+ + K_i^+ / ACT$$

La alteración en la $[Na^+]_p$ se produce frecuentemente por cambios en el ACT y en ocasiones por alteraciones en las cantidades de Na_i^+ y K_i^+ con sus respectivos aniones, o por una combinación de ambas. La $[Na^+]_p$ habitual es de 135-145 mEq/L.

El sodio es el principal catión extracelular y el determinante de la osmolalidad plasmática (Osm_p) y de la tonicidad. La Osm_p (cantidad de osmoles por kilogramo de agua) se calcula con la ecuación: $2 \times [Na^+]_p$ (mEq/L) + urea (mg/dL) / 5,6 + glucosa (mg/dL) /18, y la tonicidad (concentración de osmoles efectivos) por la ecuación: $2 \times [Na^+]_p$ (mEq/L) + glucosa (mg/dL) /18. La concentración de osmoles efectivos debe ser la misma dentro y fuera de las células. Si se acumulan en un compartimento provocarán cambios en la Osm_p efectiva o tonicidad, desplazando agua del compartimento de menor al de mayor tonicidad

a través de acuaporinas para igualar la concentración a ambos lados de la membrana modificando el volumen celular.

El sodio y la glucosa, osmoles efectivos, contribuyen a la osmolalidad y a la tonicidad, mientras que la urea, permeable a la membrana, contribuye a la osmolalidad sin afectar a la tonicidad.

Por otro lado, los trastornos de la cantidad total de sodio por exceso o por defecto producen cambios en el volumen extracelular (VEC) y ocasionan edemas o hipovolemia respectivamente.

Desde el punto de vista fisiopatológico, la tonicidad es regulada por la hormona antidiurética (ADH), también denominada arginina-vasopresina. Pequeños incrementos de la Osm_p normal (280-295 mOsm/kg) estimulan el mecanismo de la sed y los osmorreceptores hipotálamicos liberando ADH para normalizar la misma. Los osmorreceptores sintetizan propresofisina, y durante el transporte hasta la neurohipófisis, donde se almacena, se escinde en ADH, en neurofisina (proteína transportadora) y en una glucoproteína (cuyo destino se desconoce). Desde la neurohipófisis se libera a la circulación sanguínea para unirse al receptor de la vasopresina V2 en la membrana basolateral del túbulo colector, activando un proceso bioquímico intracelular para que las acuaporinas tipo 2 (AQP-2) se inserten en la membrana apical reabsorbiendo agua que pasará desde la luz de túbulo colector al intersticio y de este a la circulación a través de las AQP-3 y AQP-4 de la membrana basolateral. De esta manera disminuye la excreción de agua libre, desciende la Osm_p y aumenta la Osm urinaria (Osm_u). Por el contrario, si la $[Na^+]_p$ y la Osm_p disminuyen, se inactivan estos mecanismos y se elimina agua libre obteniendo una orina diluida. La capacidad dilutoria del riñón oscila entre 1.200 (máxima concentración de orina en presencia ADH) y 50 mOsm/kg, siempre que exista una cantidad mínima de osmoles (50 mOsm por cada litro de agua).

Por otra parte, la volemia se regula a través de mecanismos neurohormonales. Si desciende la ingesta de sodio, se reduce el VEC, con lo que se estimulan los barorreceptores, que para conservar sodio y agua y restaurar el VEC enviarán mensajes a través del sistema renina-angiotensina-aldosterona (SRAA), el sistema nervioso simpático (SNS) y la ADH, y se inhibe el péptido natriurético auricular (PNA). Por el contrario, al aumentar la ingesta de sodio, se incrementa el VEC, y por las mismas vías se inhiben los mecanismos que retienen sodio y agua (SRAA, SNS, ADH) y se activan los que favorecen su eliminación (PNA) para mantener el VEC.

Al predominar los mecanismos destinados a mantener la volemia sobre los de la tonicidad, es posible desarrollar hiponatremia en situaciones de hipotonicidad con disminución del VEC (p. ej., insuficiencia cardíaca). Entre los factores que contribuyen a la secreción no osmótica de ADH destacan el estrés, el dolor, la disnea, las náuseas, la ventilación mecánica, la hipoglucemia, la hipoxemia e hipercapnia, la sepsis y ciertos fármacos (opiáceos, inhibidores de la bomba de protones, ciclofosfamida, barbitúricos, carbamazepina, antiinflamatorios no esteroideos, inhibidores de la enzima convertidora de angiotensina, β-adrenérgicos, antidepresivos y antipsicóticos, entre otros). Además, en determinadas patologías (neoplasias, infecciones) se sintetiza ectópicamente ADH, originando el síndrome de secreción inadecuada de ADH (SIADH).

2.1. Hiponatremia

La hiponatremina se define como la $[Na^+]_p$ por debajo de 135 mEq/L. Es el trastorno electrolítico más prevalente en el paciente crítico (10-40 %) y la mayoría (40-75 %) se adquieren en el hospital por los tratamientos recibidos.

Se asocia con un incremento en la morbimortalidad, pero por la calidad de los estudios se desconoce si es un marcador de gravedad o un determinante claro de mortalidad. La relación entre hiponatremia y mortalidad es parabólica (a medida que disminuye la $[Na^+]_p$, aumenta la mortalidad hasta cifras de 120 mEq/L, invirtiéndose esta relación con reducciones mayores). Tres hipótesis pueden explicar este hallazgo: *a)* la hiponatremia es la causa directa de mortalidad por edema cerebral o síndrome de desmielinización osmótica cerebral; *b)* la hiponatremia es secundaria a la enfermedad de base, que sería la causa de la mortalidad; y *c)* la hiponatremia exacerba la disfunción orgánica y esta contribuye indirectamente a la mortalidad. También se relaciona con aumento de la estancia en la unidad de cuidados intensivos, con complicaciones postoperatorias, caídas frecuentes y fracturas óseas, así como con alteraciones metabólicas adversas.

2.1.1. Clasificación

La hiponatremia puede clasificarse según varios criterios:

- **Según las cifras de la natremia.** Según este criterio se clasifica en leve (130-134 mEq/L), moderada (125-129 mEq/L) o grave (< 125 mEq/L).
- **Según los síntomas.** Cefalea, bradipsiquia, inestabilidad, trastornos de la memoria, confusión y somnolencia en los casos leves-moderados, y hasta convulsiones, coma, dificultad respiratoria o incluso la muerte por edema cerebral en los graves.
- **Según el tiempo de evolución.** Puede ser aguda (< 48 horas) o crónica (> 48 horas). En la hiponatremia aguda la hipotonicidad extracelular favorece el paso de agua al interior de las células, siendo los astrocitos especialmente sensibles, lo que ocasiona sintomatología neurológica por el edema cerebral, pues los mecanismos de adaptación cerebral no se han puesto en marcha. En una primera fase (6-12 horas) las células gliales secretan electrolitos al espacio extracelular, y en una segunda fase (24-48 horas) secretan osmoles inorgánicos (glutamina y taurina), que arrastrarán agua disminuyendo así el

edema cerebral. Establecidos los mecanismos de adaptación cerebral (48 horas), la corrección de la hiponatremia debe hacerse con cautela, ya que aumentos rápidos de la Osm_p provocan deshidratación celular con posibilidad de lesión estructural neuronal (síndrome de desmielinización osmótica cerebral), que cursa con un curso clínico bifásico y un pronóstico ominoso. Inicialmente aparecen signos de encefalopatía hiponatrémica y tras un período de mejoría (1-7 días) aparecen signos clínicos que dependerán de la localización (pérdida de memoria, déficit de atención, disartria, disfagia, tetraparesia progresiva subaguda, parálisis seudobulbar, ataxia, movimientos extrapiramidales, mutismo, parkinsonismo, catatonia, temblores, convulsiones, síndrome de cautiverio, parálisis respiratoria, coma y muerte). En el adulto hospitalizado la hiponatremia aguda suele ocurrir en el contexto de yatrogenia relacionada con la administración de líquidos hipotónicos en el intraoperatorio o postoperatorio, o con la administración de fármacos (opioides, tiacidas). Como causas extrahospitalarias destaca la asociada con el ejercicio (corredores de maratón), la ingesta de MDMA (3,4- metilendioximetanfetamina) y la potomanía o polidipsia primaria. Sin embargo, la hiponatremia crónica representa la gran mayoría de los casos. Lo habitual es que se desconozca la duración de la misma, y en este sentido, el tratamiento debe realizarse como si fuera crónica, para evitar las consecuencias de una corrección demasiado rápida.

- **Según la relación respecto a la Osm_p normal (280-295 mOsm/kg):**
  - *Hipoosmolar o hipotónica (Osm_p < 280 mOsm/kg) o verdadera.* Si existen osmoles inefectivos en el plasma (urea o etanol), la Osm_p podrá ser normal o alta pero la tonicidad siempre será baja, con las consecuencias clínicas de la hiponatremia hipotónica, incluyendo el edema cerebral.
  - *Isoosmolar o isotónica (Osm_p 280-295 mOsm/kg) o seudohiponatremia.* Es un artefacto del laboratorio en presencia de concentraciones elevadas de proteínas o lípidos que reducirán la contribución acuosa del volumen plasmático. Se evita con la potenciometría directa, utilizada en los gasómetros. Si existen síntomas neurológicos, puede deberse al aumento de la viscosidad sanguínea.
  - *Hiperosmolar (Osm_p > 295 mOsm/kg).* Ocurre si existen solutos osmóticamente activos que desplazan agua desde el espacio intracelular al extracelular, disminuyendo la $[Na^+]_p$. La causa más común es la hiperglucemia y debe aplicarse un factor de corrección (aunque existen diferentes publicados, se sugiere disminuir la natremia 2,4 mEq/L por cada 100 mg/dL que aumenta la glucemia). Otros solutos exógenos (manitol, glicerol, sorbitol o maltosa) pueden actuar de la misma manera. Un *gap* osmolar (Osm medida – Osm calculada) > 10 mOsm/kg implica la presencia de solutos no reconocidos.

2.1.2. Evaluación

Realizar una buena historia clínica, una exploración física y analizar los parámetros bioquímicos y del equilibrio ácido-base pueden orientar hacia la posible causa de la hiponatremia. En ocasiones es evidente, pero otras veces no. La adherencia a algoritmos aumenta la exactitud diagnóstica.

Se proponen los siguientes pasos para realizar un diagnóstico etiológico:

✔ **Paso 1.** Medir la Osm_p e identificar si se trata de una verdadera hiponatremia hipotónica, pues las no hipotónicas no requieren tratamiento.

✔ **Paso 2.** Si existen síntomas graves, es una emergencia médica y precisa tratamiento urgente.

✔ **Paso 3.** Si no requiere tratamiento urgente, se procede a evaluar la Osm_u:

  ⌀ *Osm_u < 100 mOsm/kg:* el mecanismo de excreción de agua libre está intacto pero la ingesta de fluidos supera la capacidad de excreción, la ADH está suprimida y la orina está muy diluida. Ocurre en la ingesta de excesivos líquidos hipotónicos (potomanía, bebedores de cerveza) y también en dietas hipoproteicas o con poca ingesta de solutos (dieta a base de té y tostadas).

  ⌀ *Osm_u > 100 mOsm/kg:* indica fallo del riñón para excretar agua. La orina está concentrada y refleja la presencia de ADH.

✔ **Paso 4.** Se sigue evaluando el sodio urinario ($[Na^+]_u$):

  ⌀ *$[Na^+]_u$ < 30 mEq/L:* indica un descenso del volumen arterial efectivo, ante el cual el riñón, en circunstancias normales, responde reabsorbiendo sodio. Para indagar en sus posibles causas, habrá que fijarse en el VEC, que puede estar aumentado (insuficiencia cardíaca congestiva, cirrosis hepática, síndrome nefrótico) o disminuido por pérdidas extrarrenales de solutos (diarreas, vómitos, quemaduras, etc.). Existen situaciones en las que, a pesar de la disminución del volumen arterial efectivo, el riñón es incapaz de reabsorber sodio y cursan con $[Na^+]_u$ aumentada (siguiente punto): insuficiencia suprarrenal aguda (por el déficit de aldosterona no puede reabsorber sodio), ingesta de diuréticos (provocan natriuresis) y en caso de vómitos (ya que la alcalosis metabólica causa pérdida renal de sodio acompañando al bicarbonato, y en este caso habrá que fijarse en la $[Cl^-]_u$, que si es < 30 mEq/L indicará depleción del VCE).

  ⌀ *$[Na^+]_u$ > 30 mEq/L:* lo primero es preguntar si existe enfermedad renal crónica o ingesta de diuréticos, y si la respuesta es sí, considerar estas causas. De lo contrario, hay que fijarse en el VEC, que puede estar disminuido por pérdidas renales de solutos (déficit de mineralocorticoides, diuresis osmótica [manitol, glucosa], síndrome pierde sal) o normal (déficit aislado de cortisol, SIADH [diagnóstico de exclusión: determinar cortisol y hormonas tiroideas], hipotiroidismo, dolor, náuseas, fármacos).

2.1.3. Tratamiento

El tratamiento de la hiponatremia es complejo. No siempre hay una buena correlación entre la clínica y la natremia. El uso de fórmulas se desaconseja por el riesgo de hipercorrección, y por otra parte, la administración de suero salino hipertónico (SSH) acarrea ciertos riesgos y exige monitorización frecuente.

Se propone la siguiente aproximación terapéutica:

✔ **Paso 1.** Si existe sintomatología grave, administrar SSH 3 %. La mayoría de las recomendaciones se basan en opiniones de expertos. Se sugiere administrar un bolo de 1-2 mL/kg, que se puede repetir en 2-3 ocasiones si persiste la clínica. Se asume que 1 mL/kg de SSH 3 % aumenta la natremia 1 mEq/L aproximadamente. Se pretende aumentar rápidamente 4-6 mEq, sin superar 8 mEq/24 h, para disminuir la presión intracerebral al menos un 50 %. Si los síntomas persisten tras dicho incremento, hay que buscar otras causas que justifiquen la sintomatología. Se monitorizará la $[Na^+]_p$, la Osm_p, la Osm_u y el volumen urinario cada 2 horas hasta que los síntomas mejoren. Antes de administrar SSH 3%, intentar extraer una muestra de orina para determinar iones y Osm_u y orientar la etiología.

✔ **Paso 2.** Si es una hiponatremia crónica sintomática, o la $[Na^+]_p$ es tan baja que un descenso mayor agravaría la sintomatología, administrar SSH 3% 0,5-1 mL/kg. El objetivo será conseguir un incremento entre 4-8 mEq en 24 horas, monitorizando la natremia cada 2 horas para evitar la hipercorrección. Si existen factores de riesgo para desarrollar síndrome de desmielinización osmótica cerebral ($[Na^+]_p$ < 105 mEq/L, cirrosis hepática, alcoholismo, desnutrición, hipocalemia, trasplante hepático, uso de anticalcineurínicos), el límite será 4-6 mEq/24 h.

✔ **Paso 3.** Si se trata de una hiponatremia crónica con sintomatología leve o ausente, estudiar la causa, revisar fármacos potenciales, retirarlos si es posible y dirigir el tratamiento.

✔ **Paso 4.** Tratar con SSH 3% hasta que mejore la sintomatología o se alcance el objetivo: 6-8 mEq/24 h en situaciones agudas, 4-8mEq/24 h en crónicas y 4-6 mEq/24 h si existe riesgo de síndrome de desmielinización osmótica cerebral.

✔ **Paso 5.** Tras la mejoría de los síntomas, administrar el tratamiento más idóneo según la causa (cristaloides, restricción hídrica, vaptanes, urea, diuréticos, etc.):

  ⌀ *Hiponatremia hipotónica hipovolémica.* Se administrará suero salino al 0,9 %. Al aumentar el volumen arterial efectivo, se inhibe la ADH y se promueven amplias diuresis con riesgo de hipercorrección. Hay que anticiparse a este fenómeno e identificar circunstancias con riesgo de corrección rápida como la insuficiencia suprarrenal y la hipovolemia. Otras causas de hiponatremia hipotónica no hipovolémica con riesgo de hipercorrección son: grandes bebedores de cerveza, polidipsia, hipoxemia, náuseas, cirugía, dolor, estrés, fármacos (tiacidas, inhibidores selectivos de la recaptación de la serotonina) y diálisis.

  ⌀ *Hiponatremia hipotónica hipervolémica.* El tratamiento dependerá de la causa. En la insuficiencia cardíaca y la cirrosis, se tratará con restricción de fluidos y diuréticos de asa, con el objetivo de eliminar agua libre. La furosemida será efectiva si la Osm_u > 350-400 mOsm/L. Si no fuese efectivo, en la insuficiencia cardíaca podrían utilizarse, para promover la acuaresis, agentes de segunda línea como los vaptanes (tolvaptán o conivaptán), que no se aconsejan en la cirrosis por hepatotoxicidad y vasoconstricción esplácnica, respectivamente.

  ⌀ *Hiponatremia hipotónica normovolémica.* Si es por déficit de glucocorticoides se administrarán estos; si es por SIADH, se administrarán vaptanes en primer lugar, pues la restricción hídrica en pacientes críticos es difícil de aplicar y no todos los pacientes responden a la misma. Se inicia tolvaptán si la $[Na^+]_p$ > 120 mmol/L y no existe sintomatología grave, a dosis de 7,5 mg al día por vía oral, con un control de la natremia a las 6-8 horas de la administración. Si aumenta > 5 mmol/L, se administrará agua libre y vasopresina para evitar la hipercorrección, entre 0-5 mmol/L, se reevaluará a las 24 horas; si el aumento es < 8 mmol/L, se seguirá con 15 mg vía oral y si es > 8 mmol/L se continuará con 7,5 mg. La dosis diaria es de 7,5-60 mg. No se debe administrar con SSH 3 %. También puede utilizarse urea oral (15-60 mg en 24 horas) o inhibidores del cotransportador de sodio-glucosa 2 como la empaglifozina (10-25 mg/24 h).

✔ **Paso 6.** En caso de hipercorrección, administrar agua libre o glucosado 5 % (una dosis de 3 mL/kg/h disminuirá la natremia aproximadamente 1 mmol/L) y desmopresina intravenosa (1-2 µg/6-8 h).

2.2. Hipernatremia

La hipernatremia es un trastorno multifactorial y lo define una $[Na^+]_p$ > 145 mEq/L y una Osm_p > 295 mOsm/kg H_2O. Según la fórmula de Edelman, se produce por pérdida de agua libre, ganancia de sodio o una combinación de ambas.

En condiciones normales, el aumento de la $[Na^+]_p$ y de la Osm_p estimula el mecanismo de la sed y la síntesis de ADH con el objetivo de normalizarlas. Sin embargo, los pacientes críticos son una población de riesgo, pues la mayoría de las veces, al estar intubados, sedados o inconscientes, el manejo de fluidos depende exclusivamente de los médicos y puede derivar en hipernatremia.

La prevalencia en pacientes críticos es del 10-26 %. Se asocia con un aumento de la mortalidad, mayor estancia hospitalaria y con alteraciones metabólicas adversas. Retrasos en el diagnóstico o en el tratamiento pueden empeorar el pronóstico.

2.2.1. Clasificación

La hipernatremia puede clasificarse según varios criterios:

✔ **Según la cifra de natremia.** Puede ser leve (146-150 mEq/L), moderada (151-159 mEq/L) y grave (> 160 mEq/L).
✔ **Según los síntomas.** Puede ser ligera (debilidad, irritabilidad, nistagmo), moderada (náuseas, vómitos, cefalea, letargia) y grave (convulsiones y coma). La sintomatología, aunque inespecífica, depende de la velocidad de instauración. Por la hipertonicidad, el agua pasa del espacio intracelular al extracelular, se deshidratan las neuronas, se pueden romper los vasos meníngeos y aparecer hemorragias subaracnoideas o cerebrales con déficits neurológicos permanentes.
✔ **Según el tiempo de evolución.** Puede ser aguda (< 48 horas) o crónica (> 48 horas). Si se desconoce el tiempo, se considerará como crónica, pues los riesgos asociados al tratamiento serán menores.
✔ **Según el VEC.** Puede inferirse de la historia clínica, la exploración física y de datos apropiados de laboratorio:
  ⊘ *Hipovolémica.* Existe más pérdida de agua que de sodio. Es la más frecuente al ingreso. Los pacientes suelen presentar una $[Na^+]_u$ < 30 mEq/L; sin embargo, puede ser superior en algunas circunstancias como la administración de diuréticos, la diuresis osmótica, la nefropatía obstructiva o en la fase de recuperación de una necrosis tubular aguda.

  ⊘ *Normovolémica.* Se produce pérdida de agua con una concentración de sodio total normal.
  ⊘ *Hipervolémica.* Hay aumento en la $[Na^+]_p$ y de agua, aunque más de sodio. La mayoría de las veces es por yatrogenia. El diagnóstico puede ser obvio por la exploración (edemas) y por la historia clínica (administración de soluciones hipertónicas con sodio). Es habitual en pacientes hospitalizados con hipoalbuminemia y disfunción renal con edemas e incapacidad de concentrar la orina. En casos dudosos, el cálculo del balance de cationes es mandatorio. Un balance positivo indica ganancia de sodio:

$$Balance: [Na^+ + K^+] \text{ administrados} - [Na^+ + K^+] \text{ eliminados en orina de 24 horas}$$

2.2.2. Evaluación

Se debe realizar una historia clínica y una exploración física, indagar sobre la ingesta de fármacos que puedan producir hipernatremia (lactulosa, diuréticos de asa, manitol, litio, analgésicos, demeclociclina, antibióticos), evaluar datos de laboratorio (osmolalidad e iones en orina y plasma, creatinina, urea) y de imagen (tomografía computarizada cerebral) si se precisa.

Se proponen los siguientes pasos:

✔ **Paso 1.** Excluir que sea un artefacto. La medición con potenciometría indirecta en caso de hipoalbuminemia puede sobreestimar la concentración sérica hasta en 4 mEq/L comparado con la medición directa, y en casos de hiperlipidemia e hiperproteinemia, puede indicarnos una seudonormonatremia. Se debe corregir la natremia si existe hiperglucemia.
✔ **Paso 2.** Determinar si es aguda o crónica, pues orientará el manejo.
✔ **Paso 3.** Averiguar si VEC está disminuido, normal o elevado:
  ⊘ Hipernatremia hipovolémica: ACT ↓↓ y Na^+ corporal ↓:
    • Pérdidas renales: diuresis osmótica, diuréticos, diuresis postobstructiva.
    • Pérdidas extrarrenales: pérdidas gastrointestinales, sudoración, quemados.
  ⊘ Hipernatremia normovolémica: ACT ↓↓ y Na^+ corporal sin cambios:
    • Diabetes insípida central o nefrogénica y diabetes gestacional.
    • Hipodipsia primaria.
  ⊘ Hipernatremia hipervolémica: Na^+ corporal ↑↑ y ACT ↑:
    • Yatrogenia: administración de fluidos con sodio.
    • Causas no yatrogénicas: síndrome de Cushing, hiperaldosteronismo primario y fármacos con alto contenido de sodio.
✔ **Paso 4.** Si la etiología no está identificada, podemos aproximarnos a partir de la Osm_u:
  ⊘ Osm_u > 800 mOsm/kg: indica hipodipsia primaria, sobrecarga de salino o aumento de las pérdidas de agua.
  ⊘ Osm_u 300-800 mOsm/kg: sugiere diuresis osmótica, sin poder excluir el diagnóstico de diabetes insípida parcial. La excreción total de solutos (Osm_u × volumen urinario [L] de 24 horas) puede ser útil. Lo habitual en una dieta típica es 600-900 mOsm/24 h. Un valor > 1.000 mOsm/24 h apunta a diuresis osmótica (por glucosuria o por eliminación de urea).

❧ Osm_u < 300 mOsm/kg: apunta a diabetes insípida. El test de la desmopresina distingue si es central o nefrogénica. Si la Osm_u aumenta un 50 % tras su administración, sugiere origen central.

✔ **Paso 5.** La determinación del aclaramiento de agua libre de electrolitos (CH_2O_e) puede ayudar a discernir entre pérdidas renales o extrarrenales de agua:

  ❧ CH_2O_e positivo [$Na^+ + K^+$]$_u$ < [Na^+_p]: orienta a pérdidas renales (diuresis osmótica por glucosuria u otras sustancias osmóticamente activas, furosemida, recuperación de fracaso renal, diabetes insípida central o nefrogénica).

  ❧ CH_2O_e negativo [$Na^+ + K^+$]$_u$ > [Na^+_p]: sugiere pérdidas extrarrenales (diarrea osmótica, sudoración excesiva).

✔ **Paso 6.** Buscar otros trastornos electrolíticos concomitantes en pacientes con hipernatremia por su alta incidencia. Deben ser monitorizados el potasio, el magnesio, el calcio y el fósforo.

2.2.3. Tratamiento

El tratamiento tiene dos objetivos: corregir la hipertonicidad (la urgencia dependerá de la gravedad de los síntomas y de la velocidad de instauración) y el tratamiento de la causa.

Para calcular el déficit de agua libre existen muchas fórmulas, aunque ninguna superior a otra. Se sugiere utilizar la propuesta por Stern y Silver: administrar 3-4 mL/kg de agua libre de electrolitos para disminuir 1 mEq/L la [Na^+_p]. Es imprescindible realizar una monitorización estricta con controles cada 2 horas de [Na^+_p], Osm y otros iones en plasma y en orina.

La reposición se realiza con agua o glucosado al 5 %, y si existe inestabilidad hemodinámica, con suero salino al 0,9 %. El ritmo de reposición no ha sido estudiado en profundidad y la mayoría son recomendaciones de expertos.

En hipernatremias agudas resulta apropiado reducir la natremia 1 mEq/L por hora durante las primeras 6 horas con un descenso posterior más gradual, y en las crónicas, más lentamente (6-8 mEq/L en 24 horas). Los descensos rápidos de la Osm_p pueden provocar edema cerebral, herniación y muerte. En situaciones con ganancia pura de sodio (hipernatremias hipervolémicas) se administrarán diuréticos de asa para inducir natriuresis y soluciones hipotónicas respecto a la orina para reponer las pérdidas de líquidos.

En caso de una corrección excesivamente rápida con síntomas neurológicos se realizará una estrategia protectora aumentando la natremia con salinos hipertónicos, aunque se necesitan estudios que puedan confirmar esta medida.

3. Trastornos del potasio

El potasio (K^+) corporal total se aproxima a 40-80 mEq/kg. Es el principal catión intracelular pues solo un 2 % se encuentra a nivel extracelular. Gracias a la permeabilidad de la membrana celular y a la bomba Na^+-K^+-ATPasa se mantiene la diferencia de concentración intracelular (150 mEq/L) *versus* extracelular (4,5 mEq/L), que determinará el potencial de reposo de la membrana celular, crucial para la correcta función de los tejidos excitables (sistema muscular y nervioso).

El K^+ se adquiere con la dieta (aproximadamente 100 mEq al día), se absorbe a nivel intestinal y se distribuye en el organismo, siendo sus cifras plasmáticas normales de 3,5 a 5 mEq/L. Su eliminación depende de tres componentes:

✔ **Mecanismo gastrointestinal.** Un 10 % se elimina con las heces.

✔ **Mecanismo renal.** Es el principal regulador. El K^+ se filtra a nivel glomerular y se reabsorbe un 90 % en el túbulo proximal y en el asa ascendente de Henle. El K^+ que se excreta proviene de la secreción tubular por las células principales del túbulo distal y el colector, que variará según la demanda del organismo y estará regulada por:

  ❧ *La cantidad de sodio y flujo intraluminal que alcanza el túbulo distal.* los incrementos de [Na^+] y agua en el túbulo distal estimulan la reabsorción de Na^+ creando un gradiente electronegativo luminal que favorecerá la secreción de K^+. Las situaciones que reducen el aporte de Na^+ al túbulo distal (hipovolemia, hipotensión) impedirán su intercambio por K^+ en las células principales, lo que favorecerá la hipercalemia.

  ❧ *La concentración [K^+]$_p$.* Las variaciones de K^+ regulan la actividad del transportador Na^+-Cl^- sensible a tiacidas en el túbulo distal e influyen en los niveles de Na^+ que alcanzan el túbulo distal y su intercambio con el K^+.

  ❧ *La actividad de la aldosterona.* Es muy importante en este proceso. Tiene tres efectos sobre el túbulo distal: *a)* estimula la bomba H^+-K^+-ATPasa en la membrana basolateral de las células principales y aumenta la concentración intracelular de K^+; *b)* activa los canales apicales en las células principales con reabsorción de sodio, generando un aumento de la electronegatividad en la luz que favorecerá la salida de K^+; *c)* aumenta directamente la permeabilidad de la membrana al K^+. Si el estímulo para la liberación de aldosterona es la depleción de volumen que activa el SRAA, se reabsorbe Na^+, que restaurará el VCE sin aumentar la secreción de K^+. Sin embargo, la hiperpotasemia estimula directamente la liberación de aldosterona, favoreciendo la eliminación de K^+ sin retener Na^+. Esta regulación se conoce como la paradoja de la aldosterona y en ella participan complejos mecanismos objeto de nuevas investigaciones.

✔ **Desplazamiento transcelular.** La mayoría del K^+ es intracelular y en determinadas circunstancias se produce movimiento transcelular, lo que provoca hipopotasemia si entra en la célula o hiperpotasemia si sale.

3.1. Hipopotasemia

La hipopotasemia se define como una [K^+]$_p$ < 3,5 mEq/L (es grave y con riesgo vital si es < 2,5 mEq/L).

La hipopotasemia leve es frecuente en pacientes hospitalizados y suele ser asintomática; sin embargo, la aguda y grave puede tener consecuencias letales. Puede cursar con síntomas y signos intestinales (nauseas, vómitos, íleo, estreñimiento), alteraciones metabólicas (intolerancia a la glucosa, alcalosis metabólica), trastornos renales (polidipsia, poliuria), alteraciones cardíacas (cambios en el ECG: descenso del segmento ST, aplanamiento de ondas T y ondas U, potenciación de la toxicidad por digital, arritmias graves) y alteraciones neuromusculares (debilidad, mialgias, fatiga, piernas inquietas, rabdomiólisis y parálisis con $[K^+]_p$ < 2 mEq/L).

3.1.1. Clasificación

La hipopotasemia se clasifica según el tiempo de evolución en:

✔ **Aguda (< 48 horas).** Se desarrolla en pocas horas y suele ser por desplazamiento del espacio extracelular al intracelular. Puede ocurrir durante el tratamiento de una cetoacidosis diabética (insulina) y en el síndrome de realimentación, con la alcalosis metabólica (la presencia de bicarbonato produce salida de H^+ y entrada de K^+ en la célula; por cada 0,1 unidad que aumenta el pH, la $[K^+]_p$ disminuye 0,6 mEq/L), durante tratamientos con β-adrenérgicos (salbutamol) y barbitúricos, en la hipotermia terapéutica, en la seudohipopotasemia (leucocitosis grave) y en la parálisis periódica familiar.

✔ **Crónica (> 48 horas).** De inicio insidioso, puede deberse a un balance alterado, una ingesta insuficiente (suplementos inadecuados en los fluidos, alcoholismo, anorexia, neoplasias, malabsorción), pérdidas intestinales (vómitos, aspirado gástrico, diarreas, íleo intestinal, ostomías, adenoma velloso, síndrome de Ogilvie, abuso de laxantes), pérdidas renales (bien por exceso de actividad mineralocorticoide como en el hiperaldosteronismo primario y el síndrome de Cushing, bien por alteración en la absorción y secreción renal como en las tubulopatías por hipercalcemia o hipomagnesemia, síndrome de Bartter, síndrome de Gitelman, síndrome de Liddle y síndrome de Fanconi) y por fármacos (diuréticos, anfotericina B, penicilinas antipseudomonas, barbitúricos), o por una combinación de diferentes causas.

3.1.2. Evaluación

El diagnóstico se realizará con la determinación de la $[K^+]_p$ por el laboratorio. Para el diagnóstico etiológico se debe valorar la situación clínica, la volemia, la presencia de trastornos del equilibrio ácido-base y los electrolitos en orina.

El estudio de la excreción urinaria de K^+ en 24 horas es útil para distinguir las pérdidas renales del resto de causas. Los valores < 25-30 mEq/día se interpretan como respuesta apropiada a la hipopotasemia; si son superiores sugieren pérdidas renales. Las desventajas de este estudio son el tiempo de recolección y su interpretación, pues la hipopotasemia aguda grave requiere aporte de K^+ que aumentará su eliminación urinaria y debe tenerse en cuenta en su evaluación. No es interpretable si la diuresis es inferior a 500 mL en 24 horas.

La relación K^+/creatinina en una muestra aislada de orina permite excluir los sesgos por valores alterados con la suplementación. Valores < 13 mEq/g de creatinina (o < 1,5-2,5 mmol/mmol) suelen observarse en las hipopotasemias por desplazamiento transcelular (con riesgo de rebote tras aporte de K^+) y en pérdidas gastrointestinales o aporte insuficiente (junto con alcalosis). Valores mayores se observarán en pérdidas de origen renal.

La evaluación del K^+ urinario en muestras aisladas es de difícil interpretación, y el gradiente transtubular de K^+ ha caído en desuso por sus limitaciones.

Otras exploraciones necesarias según el contexto clínico serán: pH y Osm_u, cloro y sodio urinario, niveles plasmáticos de fósforo, calcio y magnesio, calcio urinario, niveles de digoxina, tóxicos simpaticomiméticos, niveles de TSH y de renina-aldosterona.

3.1.3. Tratamiento

El tratamiento es una emergencia médica en caso de arritmias, rabdomiólisis o alteraciones neuromusculares graves. Será urgente si el $[K^+]_p$ es < 2 mEq/L (o < 3 mEq/L en pacientes tratados con digoxina o con infarto agudo de miocardio).

Por cada 1 mEq/L de descenso del $[K^+]_p$ se estima un déficit corporal de 200-400 mEq. La reposición se hace en forma de cloruro potásico en sueros salinos (no en glucosados ni en bicarbonato, para evitar la rápida redistribución), 10-20 mEq/h (máximo 40 mEq/h en situaciones críticas) en perfusiones durante 2-3 horas. Si se requieren más de 10 mEq/h y una concentración superior a 10 mEq/100 mL, se utilizará una vía venosa central, pues son soluciones muy irritantes y dolorosas. Para evitar la administración inadvertida de una dosis superior, se sugiere un máximo de 60 mEq de cloruro potásico en 1.000 mL o 10 mEq de cloruro potásico en 100-200 mL de suero salino 0,9 % por vía periférica y 40 mEq en 100 mL por vía venosa central. Otra opción consiste en administrar 0,6 mEq/kg si es urgente durante 1-2 horas, y en caso de fallo renal 0,3 mEq/kg/h, con precaución en estos últimos pacientes.

Según el ritmo de corrección, puede precisar monitorización ECG y reevaluación cada 3-6 horas. Al finalizar la infusión el valor del $[K^+]_p$ será el más alto, pero si persiste la causa, hay un importante déficit o fenómenos de redistribución, a las 2-3 horas puede haber disminuido hasta un 50 %.

En situaciones no críticas o en la hipopotasemia leve la reposición será más lenta, e incluso puede realizarse por vía oral (20-160 mEq/24 h en dosis divididas).

Además de aportar K^+, hay que corregir la causa. Las pérdidas renales son las más resistentes al tratamiento si no se trata la misma, al igual que ocurre si existe hipomagnesemia.

Cabe recordar que la reposición de K^+ puede incrementar los niveles plasmáticos de sodio (fórmula de Edelman), y si existe acidemia con hipopotasemia, se debe aportar K^+ antes de corregir la acidemia, pues, al compensarse esta, se desplaza el K^+ intracelularmente, pudiendo empeorar.

3.2. Hiperpotasemia

No existe consenso sobre la cifra que define la hiperpotasemia. Las guías de Resucitación Cardiopulmonar del European Society Council la definen como una $[K^+]_p$ > 5,5 mEq/L, siendo una emergencia si es > 6,5 mEq/L.

A nivel fisiopatológico, al aumentar la concentración de K^+ extracelular, disminuye el gradiente entre compartimentos, se acorta el potencial de acción transmembrana y aparecen las alteraciones en la conducción en tejidos excitables o sintomatología:

✔ **Sintomatología neuromuscular.** Parestesias y fasciculaciones y, en casos graves, parálisis flácida ascendente similar al síndrome de Guillain-Barré respetando los músculos respiratorios.

✔ **Sintomatología cardíaca.** Cambios en el ECG (ondas T picudas, descenso del segmento ST, ensanchamiento del intervalo PR y QRS, pérdida de la onda P y aparición de un patrón sinusoidal premonitorio de fibrilación ventricular y asistolia. Otros patrones: bloqueo de rama derecha y ascenso del segmento ST (de tipo Brugada), o imagen compatible con síndrome coronario agudo con elevación del segmento ST (SCACEST anterior e inferior). La presencia de alteraciones en el ECG se asocia con peor pronóstico. Sin embargo, hasta un 50 % de los pacientes con hiperpotasemia aguda y pacientes en hemodiálisis con hipercalcemia crónica pueden no mostrar alteraciones electrocardiográficas. Valores > 6 mEq/L requieren monitorización cardíaca urgente.

3.2.1. Clasificación

Según el tiempo de evolución, la hiperpotasemia se clasifica en:

✔ **Aguda (< 48 horas).** Se produce por tres mecanismos:
- *Aportes excesivos:* ingesta, infusión de cloruro potásico, trasfusión masiva.
- *Disminución de la excreción renal:* en descensos del flujo renal (hipovolemia, sepsis, insuficiencia cardíaca) o si existe fracaso renal agudo oligúrico.
- *Redistribución al espacio extracelular:* por salida al espacio extracelular (síndrome de lisis tumoral, hemólisis, rabdomiólisis, traumatismos, recalentamiento tras hipotermia, quemaduras, electrocución, hipertermia maligna, succinilcolina, intoxicación por digital, somatostatina, hiperglucemia, hipertonicidad) o por limitación del transporte al espacio intracelular (déficit de insulina, β-bloqueantes, acidosis metabólica hiperclorémica).

✔ **Crónica (> 48 horas).** Puede ocurrir en:
- *Enfermedad renal crónica:* existen mecanismos compensatorios (aumento de la secreción intestinal y regulación al alza de transportadores en túbulos colectores) para mantener los niveles de K^+ en rango normal hasta que la filtración glomerular sea < 15-20 mL/min.
- *Trastornos en la regulación mineralcorticoide:* enfermedad de Addison, hipoaldosteronismo hiporreninémico (p. ej., en la diabetes mellitus), por inhibidores de la renina (inhibidores de la ciclooxigenasa, antiinflamatorios no esteroideos, inhibidores de la enzima convertidora de angiotensina, β-bloqueantes, inhibidores de la calcineurina), inhibidores de la liberación de aldosterona (heparina, ketoconazol), bloqueadores del receptor mineralcorticoide (espironolactona, eplerenona, drospirenona).
- *Defectos en la secreción renal distal de K^+:* acidosis tubular de tipo IV, lupus, postrasplante renal, diuréticos ahorradores de K^+, trimetropim.

3.2.2. Evaluación

El diagnóstico se hará confirmando los niveles plasmáticos elevados en el laboratorio. En pacientes sin alteraciones en el ECG, función renal normal y disociación clínico-analítica, se debe considerar la seudohiperpotasemia (falsa elevación secundaria a hemólisis de la muestra, uso prolongado del torniquete, trombocitosis o leucocitosis). Conviene tener en cuenta que en la acidosis metabólica el K^+ sale al espacio extracelular y que por cada 0,1 que aumenta el valor del pH, los niveles de K^+ se incrementan 0,6 mEq/L.

3.2.3. Tratamiento

La hiperpotasemia grave (> 6,5 mEq/L) con cambios en el ECG y/o con síntomas neuromusculares es una emergencia médica y se tratará inmediatamente. Por orden cronológico, el tratamiento se basa en:

✔ Protección miocárdica, con sales de calcio y de sodio, pues antagonizan su efecto en las membranas celulares:
- Gluconato cálcico al 10 % (2,3 mmol Ca^{2+} en 10 mL) o cloruro de calcio al 10 % (6,8 mmol Ca^{2+} en 10 mL) en 10 minutos. La acción es inmediata. Normaliza las alteraciones del ECG, no reduce los niveles de K^+. Se puede repetir a los 5-10 minutos si no se consigue mejoría. Se efecto dura 30-60 minutos. Como complicaciones puede generar hipercalcemia, potenciar los efectos tóxicos de la digoxina y producir necrosis tisular si hay extravasación.
- SSH 3 %: en caso de hipercalcemia, hiponatremia asociada o intoxicación digitálica. Se administra un bolo de 50 mL. El inicio de acción es inmediato y se desconoce la duración del efecto. Como complicaciones puede producir sobrecarga de volumen, hipertonicidad e incremento de la pCO_2.

✔ Fármacos para redistribuir el K^+ al espacio intracelular, sobre todo en situaciones agudas:
- Insulina con glucosa: 5-10 UI de insulina rápida con 25-50 g de glucosa a pasar en 30 minutos. El inicio de acción es a los 20 minutos, con una duración de 4-6 horas. Requiere monitorización de la glucemia por riesgo de hipoglucemia, que se puede evitar administrando perfusión de glucosado 5 % tras el bolo. En caso de hiperglucemia (> 250 mg/dL) se puede administrar solo insulina.
- Salbutamol nebulizado o intravenoso (equivalentes en términos eficacia): una dosis de 10-20 mg nebulizado disminuye el K^+ 0,4-1,2 mEq/L. El inicio de acción es a los 30 minutos y la duración es de 2 horas. Su efecto se suma al de la insulina. Como efectos adversos puede provocar taquicardia, isquemia miocárdica e hiperlactacidemia sin acidosis metabólica (más frecuentes si se administra por vía intravenosa).
- Bicarbonato sódico: aunque existe controversia en su uso, puede utilizarse en caso de acidosis metabólica grave (pH < 7,20) o si están contraindicadas las sales cálcicas. Se puede emplear bicarbonato hipertónico o isotónico en función de la natremia. La dosis estándar es de 100-250 mL de bicarbonato de sodio 8,4 % en 20 minutos.

✔ Potenciar su eliminación según la gravedad, la volemia del paciente y la función renal:
- Diuréticos de asa: su efecto es impredecible, por lo que se deben asociar siempre otras estrategias. Es de elección la furosemida (40-80 mg intravenosos), con un inicio de acción en 15 minutos y una duración de 2-3 horas. Pueden producir como complicaciones depleción de volumen y otras alteraciones electrolíticas. No se deben administrar en pacientes con enfermedad renal en anuria.

⌀ Terapias de depuración renal: la convencional es más rápida que la continua, pero puede provocar hiperpotasemia de rebote. El inicio de acción es rápido y son de elección si existe fracaso renal oligoanúrico o acidosis metabólica grave. Se prefieren las continuas en pacientes inestables o con fallo multiorgánico, con una dosis inicial elevada (≥ 45 mL/kg/h) que se disminuirá cuando el K⁺ esté controlado.

⌀ Resinas de intercambio iónico (sulfonato de poliestireno) y fármacos emergentes (patiromer y ciclosilicato de zirconio sódico): no están indicados en el manejo agudo.

4. Trastornos del calcio

El calcio es el catión más abundante del organismo; sin embargo, solo el 1 % se encuentra en el plasma. El resto se deposita en dientes y huesos en forma de hidroxiapatita y otras sales. Del calcio plasmático, el 40 % circula unido a la albúmina, el 15 % en forma de complejos con citrato, fosfato y sulfato, y un 45 % en forma libre ionizada [Ca^{2+}_i]. Los cambios en la concentración total del calcio (8,8-10,4 mg/dL o 4,4-5,2 mmol/L) no reflejan el valor del [Ca^{2+}_i], pues en pacientes críticos suele afectarse por alteraciones del equilibrio ácido-base (la acidemia desplaza el calcio de su unión a la albúmina y lo aumenta, y la alcalosis al revés) y por la concentración de proteínas (la hipoalbuminemia disminuye el calcio: 1 g de albúmina se une a 0,8 g de calcio y viceversa), por lo que se recomienda medir la porción ionizada (4,4-5,2 mg/dL o 1,1-1,3 mmol/L).

El metabolismo del calcio está estrechamente relacionado con el del fósforo y el del magnesio, y comparten mecanismos de regulación. La homeostasis del calcio se consigue con la cooperación del esqueleto, el riñón y el intestino, bajo la influencia de la vitamina D_3 (1,25-dihidroxivitamina D3), la paratohormona (PTH), la calcitonina y los niveles de calcio.

Se aporta con la dieta y se absorbe a nivel del intestino delgado gracias a la vitamina D activada. Se filtra el 98% en el glomérulo y se reabsorbe a lo largo de todos los segmentos de la nefrona gracias a la acción de la PTH y la calcitonina, eliminándose un 2 %.

Si aumenta el calcio plasmático, se activa su unión a unos receptores de las glándulas paratiroides inhibiéndose la secreción de la PTH y viceversa. La PTH moviliza el calcio de los depósitos óseos a través de los osteoclastos, estimula la reabsorción del calcio en el túbulo distal y favorece la conversión de la vitamina D_3 a su forma activa, que aumentará la reabsorción intestinal del calcio.

El calcio interviene en múltiples procesos fisiológicos que incluyen la contracción muscular, la conducción nerviosa, la secreción endocrina y exocrina, la coagulación, la inmunidad y el metabolismo óseo, entre otros. Los síntomas dependen de la gravedad y de la velocidad de instauración.

4.1. Hipocalcemia

Se define como un nivel de [Ca^{2+}_i] < 4,4 mg/dL o < 1,1 mmol/L. Es bastante común en pacientes críticos y suele estar causada por:

✔ **Enfermedades que alteran las hormonas que lo regulan.** Pueden cursar con niveles de PTH bajos (hipoparatiroidismo posquirúrgico o autoinmune) o elevados (déficit o resistencia a la

vitamina D). La hipomagnesemia puede cursar con hipocalcemia y con déficit o resistencia a la PTH (niveles de PTH bajos, normales o altos).

✔ **Redistribución interna.** Ocurre en la pancreatitis aguda, en la hiperfosfatemia (en la rabdomiólisis o lisis tumoral, donde se deposita con el calcio), en las metástasis osteoblásticas, en la alcalosis respiratoria (al favorecer la unión del calcio libre a la albúmina) y en la infusión de bicarbonato.

✔ **Fármacos.** Quelantes como el citrato (transfusión de hemoderivados, anticoagulación regional con citrato), fosfato, lactato, foscarnet, bisfosfonatos, denosumab y cisplatino.

✔ **Otros desórdenes.** Sepsis, *shock* tóxico, cirugía y trauma.

La sintomatología afecta al sistema neuromuscular (parestesias, hiperreflexia, tetania –signos de Chvostek y Trousseau–, convulsiones, laringoespasmo, broncoespasmo, irritabilidad, confusión y psicosis) y al sistema cardiovascular (prolongación del intervalo QT, bradicardia, hipotensión refractaria, bloqueo cardíaco, fallo cardíaco y parada cardíaca).

4.1.1. Evaluación

El diagnóstico se realiza con la determinación del [Ca^{2+}_i]. Si se confirma, se determinará el fósforo y el magnesio. Para la orientación etiológica se debe incluir la PTH, la vitamina D y parámetros de función renal.

4.1.2. Tratamiento

La mayoría de los pacientes cursarán con hipocalcemia asintomática o levemente sintomática.

El tratamiento depende de la gravedad:

✔ **Grave ([Ca^{2+}_i] < 3,2 mg/dL o < 0,8 mmol/L) y con síntomas.** Se trata de una urgencia. Se administrará 1 ampolla de gluconato cálcico al 10 % (90 mg de calcio elemental) en 5-10 minutos o 1 ampolla de cloruro cálcico al 10 % (272 mg de calcio elemental) si se dispone de vía venosa central pues es irritante, seguido de una infusión de 500-1.000 mg en 500 mL de glucosado al 5 % en 6 horas bajo monitorización electrocardiográfica. Habrá que monitorizar los niveles de [Ca^{2+}_i] en pacientes bajo perfusión de calcio y vigilar la aparición de toxicidad (hipertensión, náuseas, vómitos, dolor torácico, enrojecimiento). El calcio intravenoso se reserva para pacientes con síntomas, pues puede formar complejos calcio-fósforo y calcificaciones ectópicas.

✔ **Moderada ([Ca^{2+}_i] > 3,2 mg/dL o > 0,8 mmol/L) o crónica.** se prefiere la reposición oral (1-4 g de calcio elemental en varias dosis), aunque también se puede administrar por vía intravenosa. La vitamina D puede aumentar la reabsorción a nivel intestinal.

Hay que tener en cuenta lo siguiente:

✔ Si coincide con hiperfosfatemia, corrigiendo esta puede normalizarse la calcemia.

✔ Si existe déficit de magnesio, la administración de este puede corregir la calcemia sin aportar calcio.

✔ En caso de acidosis metabólica grave, hay que tratar en primer lugar la hipocalcemia, pues la corrección de la acidosis desplaza el [Ca^{2+}i] intracelularmente y puede empeorar la hipocalcemia y precipitar la tetania.

✔ Si hay hipoparatiroidismo, el sobretratamiento y la reposición de vitamina D puede provocar hipercalciuria, nefrolitiasis y calcificaciones de partes blandas.

✔ El calcio se diluye en glucosado o salino. No se debe mezclar con bicarbonato ni con fosfato.

4.2. Hipercalcemia

Se define como un nivel de [Ca^{2+}i] > 5,2 mg/dL o > 1,3 mmol/L. En pacientes críticos es menos frecuente que la hipocalcemia. Se produce generalmente por un aumento de la reabsorción ósea y en ocasiones por defecto en la eliminación renal.

Aunque el 90 % de los casos se asocian a hiperparatiroidismo primario y enfermedades neoplásicas, sus causas más habituales son:

✔ **Mediadas por la PTH.** Como en el hiperparatiroidismo primario y terciario o la ingesta de litio (el litio estimula la PTH).

✔ **No mediadas por la PTH.** Como la secreción ectópica de PTH (o PTH-*like*) o calcidiol (enfermedades linfoproliferativas y granulomatosas incluyendo la tuberculosis), tratamiento con diuréticos tiacídicos, enfermedad renal aguda, rabdomiólisis, trasplante renal, inmovilización prolongada, (pues estimula la reabsorción ósea), enfermedades endocrinas (hipertiroidismo, feocromocitomas), neoplasias e intoxicación por vitamina A o D.

Las manifestaciones clínicas dependen de la cifra y de la rapidez de instauración. Inicialmente son inespecíficas (debilidad, fatiga, ansiedad, somnolencia). Si empeora, aparece sintomatología grave, en la que predominan los síntomas digestivos (vómitos, dolor abdominal e íleo), neurológicos (depresión, alteración del nivel de conciencia, estupor, coma) y cardiovasculares (acortamiento del intervalo QT y arritmias). Puede producir depleción de volumen y fracaso renal agudo. En casos excepcionales, puede provocar pancreatitis aguda y úlcera péptica.

4.2.1. Evaluación

Aunque suele ser aparente por la historia, el diagnóstico lo dará la determinación de la calcemia. Si es sostenida, se solicitarán niveles de PTH y vitamina D.

4.2.2. Tratamiento

Aunque depende de la gravedad y de la causa, todos los casos precisan hidratación.

En función de la gravedad, el tratamiento se basa en:

✔ **Leve ([Ca^{2+}i] ≤ 6 mg/dL o ≤ 1,5 mmol/L).** Retirar el agente causante si es posible, reponer volumen, promover la movilización y evitar diuréticos de asa, pues pueden agravar la pérdida de volumen y aumentar la reabsorción renal del calcio.

✔ **Moderada ([Ca^{2+}i] > 6 y ≤ 7 mg/dL o > 1,5 y ≤ 1,75 mmol/L).** A lo anterior se añadirá expansión de volumen con solución salina isotónica y diuréticos de asa (favorece su eliminación, pero hay que vigilar la posible depleción de volumen).

✔ **Grave ([Ca^{2+}i] > 7 mg/dL o > 1,75 mmol/L).** Es una emergencia incluso sin síntomas, y se dispone de varias estrategias:

  ✅ Potenciar su eliminación: forzar la diuresis con solución salina al 9 % (200-300 mL/h), intentando lograr un balance positivo en las primeras 24 horas, y diuréticos de asa cada 8 horas para duplicar el ritmo de diuresis. Si no hay respuesta, indicar diálisis.

  ✅ Reducir la reabsorción ósea (bisfosfonatos y calcitonina).

  ✅ Disminuir la absorción intestinal del calcio si hay hiperproducción de vitamina D (corticoides).

5. Trastornos del fosfato

El fosfato es un anión fundamentalmente intracelular, pues el 85 % se deposita principalmente en el hueso en forma de hidroxiapatita y otras sales de calcio y un 14 % se encuentra a nivel celular formando parte de moléculas orgánicas como fosfolípidos, ácidos nucleicos, proteínas y compuestos energéticos. Solo el 1 % se encuentra en el plasma como fosfato inorgánico, mayoritariamente en forma libre y filtrable. La concentración plasmática normal es de 2,5-4,5 mg/dL o 0,8-1,45 mmol/L.

El metabolismo del fosfato comparte mecanismos de regulación con el calcio. Se aporta con la dieta y parte se absorbe en el intestino delgado gracias a sistemas hormonales entre los que se encuentran la vitamina D, la PTH, el factor de crecimiento fibroblástico 23 y los niveles plasmáticos de fosfato, eliminándose el resto por las heces. La vitamina D 1,25-dihidroxicolecalciferol estimula la absorción intestinal del fosfato (y del calcio) y la reabsorción en el túbulo proximal (donde se absorbe el 90-95 % y es determinante de las variaciones en los niveles plasmáticos de fosfato), e inhibe la PTH. La PTH actúa favoreciendo la activación renal de vitamina D, estimulando la reabsorción ósea y, a nivel renal, inhibiendo la reabsorción de fosfato.

Además, el fosfato plasmático sufre desplazamiento intracelular en situaciones de aumento de la fosforilación y glucólisis en el hígado y el músculo, con la presencia de glucosa e insulina, o se consume como *buffer* en situaciones de acidosis.

El fosfato participa en múltiples procesos biológicos incluyendo el metabolismo energético, el transporte de oxígeno a los tejidos, la regulación del equilibrio ácido-base, la señalización intracelular, el metabolismo de los ácidos nucleicos, la integridad de las membranas fosfolipídicas y la mineralización ósea.

5.1. Hipofosfatemia

Se define por niveles plasmáticos de fosfato < 2,5 mg/dL o < 0,8 mmol/L, siendo grave cuando es < 1 mg/dL o < 0,32 mmol/L.

La prevalencia de hipofosfatemia es mayor en los pacientes críticos que en población no crítica hospitalizada (15-26 % versus 2-3 %). Puede aparecer en cualquier momento de la estancia, y la incidencia mayor se da en pacientes sépticos, posquirúrgicos, con enolismo crónico, cetoacidosis y pacientes traumatológicos. La hipofosfatemia grave en pacientes críticos se asocia con mayor disfunción orgánica y peor pronóstico.

Aunque la causa suele ser multifactorial, se distinguen tres mecanismos principales:

- **Disminución de la absorción intestinal.** Puede verse afectada en casos de esteatorrea, diarreas, vómitos, aspiración gástrica, ingesta de antiácidos con quelantes del fosfato (aluminio y magnesio) y resistencia o déficit de vitamina D.
- **Excreción renal aumentada.** En el contexto de acidosis metabólica, por fármacos (diuréticos, glucocorticoides, aminoglucósidos, antirretrovirales, antineoplásicos), en expansión de la volemia, pues dificulta la reabsorción de sodio en el túbulo proximal, del que depende, y en algunas enfermedades renales. Especial mención requiere la pérdida de fosfato en el efluente en terapias continuas de depuración extrarrenal, especialmente con altos flujos.
- **Redistribución desde el espacio extracelular al intracelular.** Es la causa más frecuente en pacientes críticos. Ocurre en la alcalosis respiratoria -pues el incremento del pH intracelular estimula la fosfofructocinasa y la glucólisis con desplazamiento intracelular del fosfato (p. ej., en la ventilación mecánica, sepsis, ansiedad, abstinencia alcohólica, encefalopatía hepática, etc.)-, durante las infusiones de glucosa o nutrición parenteral, insulina y glucagón, catecolaminas y algunos fármacos (β_2-agonistas, esteroides), y en los síndromes linfoproliferativos. En este sentido, en pacientes desnutridos con niveles bajos de fosfato podría desencadenarse el síndrome de realimentación o ser el factor precipitante de la rabdomiólisis.

La hipofosfatemia suele ser asintomática hasta que la cifra disminuye de 1,5 mg/dL, en cuyo caso puede cursar con disminución de la contractilidad cardíaca, arritmias, aumento de los requerimientos de soporte vasoactivo, depleción del ácido 2,3-bisfosfoglicérico, dificultad en el destete del respirador, debilidad muscular y diafragmática, mialgias, disfagia, íleo, resistencia a la insulina y encefalopatía, entre otras. Si los valores disminuyen de 1 mg/dL o 0,32 mmol/L pueden aparecer síntomas graves como rabdomiólisis, hemólisis, convulsiones y coma.

La hipofosfatemia puede quedar enmascarada por algunos fármacos (manitol) y, paradójicamente, por la hiperfosfatemia inicial que ocurre en la rabdomiólisis (que es una consecuencia grave de la misma).

5.1.1. Evaluación

Suele hacerse con la determinación de los niveles plasmáticos. La causa puede ser evidente por la historia clínica y, en caso de duda, el análisis de la excreción urinaria de fosfato puede ayudar. Un valor < 100 mg en orina de 24 horas o una excreción fraccional de fosfato < 5 % sugieren redistribución interna y/o déficit en la absorción intestinal; lo contrario iría a favor de pérdidas urinarias. Lo habitual en el paciente crítico es que la causa sea multifactorial.

Dada la alta susceptibilidad de los pacientes críticos a presentar hipofosfatemia, se recomienda su monitorización frecuente y de forma especial en los grupos de riesgo (pacientes sépticos, posquirúrgicos, con cetoacidosis diabética o aquellos bajo terapias continuas de depuración extrarrenal).

5.1.2. Tratamiento

Comienza con su prevención. Se recomienda tratar a los pacientes sintomáticos. No hay evidencia sobre los beneficios del tratamiento de pacientes asintomáticos.

- **Leve (> 1,5 mg/dL).** El aporte oral es suficiente. Se deben triplicar los aportes diarios necesarios con tabletas de fosfato sódico (2,5-3,5 g o 80-110 mmol al día en 2-3 dosis). Se pueden diluir y administrar por sonda nasogástrica. Si se acompaña de déficit de vitamina D, se debe aportar esta para mejorar la absorción intestinal.
- **Grave (< 1 mg/dL).** Se recomienda reposición intravenosa a dosis 0,5-1 mmol/kg hasta 1 mmol/kg. Una dosis estándar puede ser una perfusión de 2,5-5 mg/kg en 6 horas. Existen presentaciones de fosfato potásico y fosfato monosódico (este último indicado si K$^+$ > 4 mEq/L para evitar la hiperpotasemia). Hay que recordar que el fosfato puede formar complejos con el calcio, disminuyendo el Ca$^{2+}_i$, y provocar hipotensión arterial, tetania, depresión miocárdica y calcificaciones metastásicas. Se debe tener especial precaución en pacientes con insuficiencia renal; en pacientes con riesgo de síndrome de realimentación aumentar el aporte calórico de manera gradual, y en pacientes bajo terapias continuas de depuración extrarrenal se puede prevenir utilizando líquidos de diálisis suplementados con fosfato potásico.

5.2. Hiperfosfatemia

Se define como un valor plasmático de fosfato > 5 mg/dL. La mayoría de las veces es multifactorial. Descartada la seudohiperfosfatemia o artefacto en la determinación, que puede ser de causa endógena (paraproteinemia, hiperbilirrubinemia, muestra hemolizada) o exógena (contaminación por heparina, anfotericina B), suele producirse por tres mecanismos principales:

- **Sobrecarga exógena o endógena.** Es rara con la ingesta. Se ha descrito asociada a laxantes o preparaciones intestinales, suplementos endovenosos, hipervitaminosis D y a dosis altas de fosfenitoína como antiepiléptico. La endógena es más frecuente en casos de citólisis masiva cuando se excede la capacidad excretora renal, como ocurre en el síndrome de lisis tumoral, la hemólisis masiva o la rabdomiólisis.
- **Redistribución al espacio extracelular.** Ocurre en la acidosis metabólica y respiratoria.
- **Disminución del aclaramiento renal.** Es la causa más frecuente, sobre todo en pacientes con fracaso renal agudo y crónico, por disminución de la filtración glomerular (< 20-30 mL/min).

5.2.1. Evaluación

Los síntomas suelen ser los de la hipocalcemia. Al formar fosfato de calcio, disminuye el Ca$^{2+}_i$, y suele presentarse con hipotensión arterial, tetania y depresión de la contractilidad cardíaca, entre otros. Además, si el producto es > 70 mg/dL, las sales de fosfato se depositan en tejidos blandos, que en el corazón pueden provocar alteraciones del ritmo.

Se relaciona con estancias prolongadas en la unidad de cuidados intensivos y aumento de las complicaciones, sobre todo en pacientes sépticos.

5.2.2. Tratamiento

Consiste en reducir la ingesta y potenciar la eliminación de fosfato. En pacientes con riesgo (quimioterapia, neoplasias hematológicas) se debe realizar una hidratación adecuada. En casos de hiperfosfatemia grave con función renal conservada, además de la expansión plasmática (favorece su eliminación), se puede añadir acetazolamida (potencia su eliminación). Si coexiste con fracaso renal, puede ser necesaria la diálisis.

6. Trastornos del magnesio

El magnesio es un catión intracelular. La concentración plasmática normal es de 1,6 a 2,6 mg/dL o 0,66-1,05 mmol/L. Aproximadamente el 50-60 % se encuentra en los huesos y el 40-50 % en el compartimento intracelular (músculos y tejidos blandos). Solo el 1 % está en el compartimento plasmático, un 20-30 % unido a proteínas (albúmina), un 15 % formando aniones complejos y el resto en forma ionizada.

Se aporta con la dieta y se absorbe a nivel del yeyuno e íleon. Es filtrado por el riñón (70-80 %) y se reabsorbe en el asa de Henle principalmente, siendo la fracción de excreción en condiciones normales del 5 % del filtrado.

El magnesio es un cofactor en la producción de ATP y participa en más de 300 reacciones enzimáticas celulares, incluyendo la síntesis proteica y de ácidos nucleicos. Además, tiene un papel relevante como coenzima de la bomba Na^+-K^+-ATPasa (mantenimiento de gradientes en membranas), de la Ca^{2+}-ATPasa y otras bombas de protones, lo que explica su papel en la función neuronal, muscular y cardíaca. Participa directamente en la regulación del calcio intracelular afectando al tono vascular y a la regulación de la presión arterial, y modula la respuesta inmunitaria.

6.1. Hipomagnesemia

Se define por valores plasmáticos de magnesio < 1,5 mg/dL. Es frecuente en pacientes críticos cuando ingresan (23-51 %), sobre todo posquirúrgicos (61 %).

En el paciente crítico ocurre generalmente por cuatro mecanismos:

- **Disminución de la absorción intestinal.** Debido a ingesta inadecuada, alcoholismo crónico, desnutrición, nutrición parenteral, fármacos inhibidores de la bomba de protones.
- **Pérdidas renales.** Por expansión de volumen plasmático, diuresis osmótica, alteraciones tubulares, fármacos (aminoglucósidos, diuréticos, ciclosporina, tacrolimus, cisplatino, anfotericina B, pentamidina, digoxina, foscarnet), hipercal-

cemia, hipopotasemia, alcohol y acidosis metabólica, entre otras causas.
- **Pérdidas extrarrenales.** Por diarreas y vómitos, resección intestinal o *bypass* gástrico, y fístulas gastrointestinales.
- **Redistribución.** Por pancreatitis, sepsis, insulina, exceso de catecolaminas y síndrome de realimentación.

6.1.1. Evaluación

La hipomagnesemia cursa principalmente con sintomatología neuromuscular (debilidad, nistagmo vertical, tetania, espasmos musculares, psicosis, convulsiones, delirio, coma), cardiovascular (arritmias ventriculares como las *torsades de Pointes*, potencia el efecto tóxico de la digital) y alteraciones metabólicas (el 42 % asocian hipopotasemia y el 22 % hipocalcemia) que pueden ser resistentes al tratamiento hasta que se normalice el magnesio.

Se asocia a mayor estancia en la unidad de cuidados intensivos, mayor necesidad de ventilación mecánica y peor pronóstico, especialmente en pacientes sépticos.

6.1.2. Tratamiento

La reposición intravenosa está indicada en pacientes sintomáticos o con hipomagnesemia grave (< 1 mg/dL o < 0,5 mmol/L). En caso de arritmias ventriculares graves se administrarán 2 g de sulfato de magnesio intravenoso en 2-5 minutos. En casos menos graves, se administrarán 6 g en perfusión durante 12-24 horas, seguidos de 3-4 g diarios en los 2-6 días siguientes. La velocidad de reposición es importante, ya que tiene una lenta distribución a los tejidos y se elimina rápidamente por excreción renal.

Los pacientes deben ser monitorizados para detectar la aparición de signos de hipermagnesemia.

En general, la reposición intravenosa está contraindicada en pacientes con fracaso renal (si es necesario, reducir la dosis un 50-75 %) y en miastenia *gravis*, por riesgo de crisis miasténica.

6.2. Hipermagnesemia

Es un trastorno infrecuente y se define como una concentración plasmática de magnesio > 2,6 mg/dL o > 1,05 mmol/L. Generalmente suele verse en pacientes con función renal comprometida que están recibiendo aportes (enemas, antiácidos) o con función renal normal y grandes aportes (lisis tumoral, preeclampsia o eclampsia).

6.2.1. Evaluación

Las manifestaciones clínicas son debidas a su efecto sobre el corazón, el sistema nervioso y el músculo liso. Con valores de 4-6 mg/dL aparecen náuseas, vómitos, hipotensión, hiporreflexia, rubor, retención urinaria, debilidad muscular y confusión, y si son > 6 mg/dL, puede aparecer parálisis de músculos respiratorios, coma e incluso la muerte.

6.2.2. Tratamiento

Depende de la gravedad y de la función renal. Los casos leves requieren retirar los aportes y aumentar su eliminación con so-

brecargas de suero salino isotónico y diuréticos (se debe vigilar el resto de iones). Si el paciente presenta síntomas graves, se administrará 1 g de gluconato cálcico intravenoso en 5 minutos, pues contrarresta la toxicidad. Si presentan fracaso renal, requerirán diálisis.

Puntos clave

- ✔ Las alteraciones electrolíticas suponen un gran desafío en la práctica diaria, pues, aunque el diagnóstico se hará con la determinación del nivel plasmático, algunos síntomas y signos clínicos deben alertar de su existencia.
- ✔ Se debe valorar al paciente junto a la analítica y no tratar el electrolito aisladamente.
- ✔ Algunas alteraciones son emergencias médicas y requieren tratamiento urgente.
- ✔ Es importante aproximarse al diagnóstico etiológico para optimizar el tratamiento.
- ✔ La monitorización frecuente es fundamental para evitar complicaciones derivadas del manejo.

Bibliografía

Adrogué HJ, Madias NE. Hyponatremia. N Engl J Med. 2000;342(21):1581-9.

Adrogué HJ, Tucker BM, Madias NE. Diagnosis and management of hyponatremia. A review. JAMA. 2022;328(3):280-91.

Arora SK. Hypernatremic disoders in the intensive care unit. J Intensive Care Med. 2013;(2):37- 45.

Barajas Galindo DE, Ruiz-Sánchez JG, Fernández Martínez A, et al. Documento de consenso sobre el manejo de la hiponatremia del Grupo Acqua de la Sociedad Española de Endocrinología y Nutrición. Endocrinol Diabetes Nutr. 2023;70 Supl 1:7-26.

Berger MM, Appelberg O, Reintam-Blaser A, et al. Prevalence of hypophosphatemia in the ICU - Results of an international one-day point prevalence survey. Clin Nutr. 2021;40(5):3615-21.

Bove-Fenderson E, Mannstadt M. Hypocalcemic disorders. Best Pract Res Clin Endocrinol Metab. 2018;32(5):639-56.

Broch Porcar MJ, Rodríguez Cubillo B, Domínguez-Roldán JM, et al. Documento práctico del manejo de la hiponatremia en pacientes críticos. Med Intensiva. 2019;43(5):302-16.

Chawla A, Sterns RH, Nigwekar SU, Cappuccio JD. Mortality and serum sodium: do patients die from or with hyponatremia? Clin J Am Soc Nephrol. 2011;6(5):960-5.

Clase CM, Carrero JJ, Ellison DH, et al. Potassium homeostasis and management of dyskalemia in kidney diseases: conclusions from a kidney disease: Improving Global Outcomes (KDIGO) Controversies Conference. Kidney Int. 2020;97(1):42-61.

Dépret F, Peacock WF, Liu KD, Rafique Z, Rossignol P, Legrand M. Management of hyperkalemia in the acutely ill patient. Ann Intensive Care. 2019;9(1):1-16.

Fairley J, Glassford NJ, Zhang L, Bellomo R. Magnesium status and magnesium therapy in critically ill patients: A systematic review. J Critical Care. 2015;30(6):1349-58.

Fenske W, Maier SK, Blechschmidt A, Allolio B, Störk S. Utility of the traditional diagnostic approach to hyponatremia: A diagnostic study. Am J Med. 2010;123:652-7.

Hansen BA, Bruserud Ø. Hypomagnesemia in critically ill patients. J Intensive Care. 2018;6(1):21.

Hillier TA, Abbott RD, Barrett EJ. Hyponatremia: evaluating the correction factor for hyperglycemia. Am J Med. 1999;106:399-403.

Kardalas E, Paschou SA, Anagnostis P, Muscogiuri G, Siasos G, Vryonidou A. Hypokalemia: a clinical update. Endocr Connect. 2018;7(4):R135-46.

Laupland KB, Tabah A, Jacobs N, Ramanan M. Determinants of serum magnesium abnormalities and outcome among admissions to the intensive care unit. Anaesth Crit Care Pain Med. 2020;39(6):793-7.

Leung J, Crook M. Disorders of phosphate metabolism. J Clin Pathol. 2019;72:741-7.

Liamis G, Filippatos TD, Elisaf MS. Evaluation and treatment of hypernatremia: a practical guide for physicians. Postgrad Med. 2016;128(3):299-306.

Lindner G, Funk GC. Hypernatremia in critically ill patients. J Crit Care. 2013;28(2):216.e11-20.

Minisola S, Pepe J, Piemonte S, Cipriani C. The diagnosis and management of hypercalcemia. BMJ. 2015;350:h2723.

Palmer BF, Carrero JJ, Clegg DJ, et al. Clinical management of hyperkalemia. Mayo Clin Proc. 2021;96(3):744-62.

Palmer BF, Clegg DJ. Physiology and pathophysiology of potassium homeostasis: Core Curriculum 2019. Am J Kidney Dis. 2019;74(5):682-95.

Reintam Blaser A, Gunst J, Ichai C, et al. Hypophosphatemia in critically ill adults and children – A systematic review. Clin Nutr. 2021;40(4):1744-54.

Seay NW, Lehrich RW, Greenberg A. Diagnosis and management of disorders of body tonicity—Hyponatremia and hypernatremia: Core Curriculum 2020. Am J Kidney Dis. 2020;75(2):272-86.

Sin JCK, Laupland KB, Ramanan M, Tabah A. Phosphate abnormalities and outcomes among admissions to the intensive care unit: A retrospective multicentre cohort study. J Crit Care. 2021;64:154-9.

Soar J, Böttiger BW, Carli P, et al. European Resuscitation Council Guidelines 2021: Adult advanced life support. Resuscitation. 2021;161:115-51.

Spasovski G, Vanholder R, Allolio B, et al. Clinical practice guideline on diagnosis and treatment of hyponatremia. Eur J Endocrinol. 2014;170(3):G1-47.

Sterns RH, Grieff M, Bernstein PL. Treatment of hyperkalemia: something old, something new. Kidney Int. 2016;89(3):546-54.

Sterns R. Treatment of severe hyponatremia. Clin J Am Soc Nephrol. 2018;13(4):641-9.

Suzuki S, Egi M, Schneider AG, Bellomo R, Hart GK, Hegarty C. Hypophosphatemia in critically ill patients. J Crit Care. 2013;28(4):536.e9-536.e19.

Tinawi M. Disorders of Calcium Metabolism: Hypocalcemia and hypercalcemia. Cureus. 2021;13(1):e12420.

Velissaris D, Karamouzos V, Pierrakos C, Aretha D, Karanikolas M. Hypomagnesemia in critically ill sepsis patients. J Clin Med Res. 2015;7(12):911-8.

Verbalis JG, Goldsmith SR, Greenberg A, et al. Diagnosis, evaluation and treatment of hyponatremia: expert panel recommendations. Am J Med. 2013;126:S1-S42.

Wozniak H, Dos Santos Rocha A, Beckmann TS, et al. Hypophosphatemia on ICU admission is associated with an increased length of stay in the ICU and time under mechanical ventilation. J Clin Med. 2022;11(3):581.

42 Alteraciones de la glucemia

J. Villegas del Ojo, J. Martín Miranda y B. Giménez Beltrán

◄ Orientación para el estudio

En este capítulo tratamos tanto la hiperglucemia como la hipoglucemia, siendo la primera la que fisiopatológicamente tiene mayor importancia, dada su elevada prevalencia en los pacientes críticos y su asociación con la morbimortalidad. Desarrollamos la fisiopatología de la hiperglucemia de estrés y la evidencia sobre los efectos beneficiosos del control de la glucemia y los efectos deletéreos de la hipoglucemia. Presentamos un protocolo de insulinoterapia, destacando la importancia de una serie de puntos clave y la necesidad de crear protocolos en cada unidad. Se abordan también las emergencias hiperglucémicas: cetoacidosis diabética y estado hiperosmolar hiperglucémico. Finalmente, proporcionamos un conjunto de recomendaciones para avanzar en la seguridad, calidad y aceptación clínica del control glucémico en cuidados intensivos.

1. Introducción

La hiperglucemia se ha descrito en los pacientes críticos desde hace más de 100 años, siendo Bernard y Lefevre en 1855 quienes por primera vez documentaron que los niveles de glucosa aumentaban durante una enfermedad crítica. Hasta 2001 la hiperglucemia era subestimada en las unidades de cuidados intensivos (UCI); sin embargo, el estudio de Van den Berghe et al. sentó las bases para un enfoque más agresivo. En la actualidad, a pesar de la intensa investigación en este campo durante casi 20 años, aún existe mucho debate sobre el manejo y tratamiento de la hiperglucemia de estrés, generando controversia sobre cuáles son los rangos óptimos, el tipo de monitorización, los tipos de protocolos y los tipos de insulina que se han de utilizar. Quizás el avance tecnológico pueda suministrar las herramientas para diseñar un tratamiento seguro y efectivo de estos pacientes.

2. Respuesta al estrés en el paciente crítico

La hiperglucemia de estrés se caracteriza por la existencia de hiperglucemia, hiperinsulinemia con resistencia periférica a la acción de la insulina e hiperproducción de glucosa. Esta hiperglucemia está causada por una interacción compleja de múltiples bucles de retroalimentación relacionados con la respuesta inflamatoria, la respuesta inmune, las respuestas de las hormonas contrarreguladoras y por la glucemia elevada en sí misma.

Como sabemos, la respuesta primaria al estrés se genera a través del eje hipotálamo-pituitario-suprarrenal. En situación de shock, como resultado de las acciones de la médula suprarrenal, se ha observado un aumento importante en los niveles de epinefrina y norepinefrina, hormonas que participan en la gluconeogénesis hepática y la glucogenólisis.

Además, la norepinefrina induce la lipólisis, aumentando así la cantidad de glicerol entregado al hígado. A su vez, se experimenta un ascenso de los niveles de cortisol, que conlleva un aumento en la concentración de glucosa sérica mediante la activación de enzimas en la vía de la gluconeogénesis, así como inhibiendo la captación de glucosa.

De forma paralela a esta hiperglucemia, los pacientes críticos presentan resistencia a la insulina), la cual promueve un estado catabólico e inicia el fenómeno de lipólisis, exacerbando la resistencia a la insulina mediante la disrupción de la señal de la insulina y de la glucógeno-sintetasa.

Esta resistencia a la insulina se caracteriza, a nivel central, por la incapacidad de suprimir la producción hepática de glucosa. En los tejidos periféricos está mediada por dos mecanismos: la reducción de la captación de glucosa mediada por la insulina debido a defectos en el receptor de insulina y la menor expresión del transportador de glucosa GLUT-4.

Al mismo tiempo, otros mediadores inflamatorios, como el factor de necrosis tumoral α (TNF-α), la interleucina (IL) 1, la IL-6 y la proteína C reactiva (PCR), inhiben la cascada de acción de la insulina y alteran la liberación de adipocinas del tejido adiposo, induciendo resistencia a la insulina en los tejidos periféricos.

Entre hormonas y citocinas se producen mecanismos complejos de feedback positivo y negativo ocurren, llegando finalmente a la producción excesiva de glucosa hepática y a la resistencia a la insulina.

Además, la gravedad de la enfermedad se relaciona de manera directamente proporcional con la elevación de dichas citocinas a nivel plasmático y, por tanto, con la resistencia a la insulina. Es más, la misma hiperglucemia es capaz de exacerbar la respuesta inflamatoria y el estrés oxidativo producido por las citocinas, potenciando un círculo vicioso en el que la hiperglucemia genera más hiperglucemia. Esta hiperglucemia se ve exacerbada por la falta de supresión de la producción endógena de glucosa, añadida a los efectos secundarios de algunos medicamentos (esteroides/catecolaminas) y a la necesidad de soporte nutricional exógeno.

3. Evidencia sobre los efectos adversos de la hiperglucemia en el paciente crítico

En el año 2001 Van den Berghe publicó los resultados de un estudio controlado (Leuven 1) con 1.548 pacientes quirúrgicos críticos, y mostró que el control estricto de la glucemia se asoció con una reducción de la mortalidad en las UCI. El estudio fue objeto de múltiples críticas, pero, a pesar de estas, en 2004 diferentes sociedades científicas recomendaron el control estricto de la glucemia en pacientes críticos, señalando que el manejo adecuado de la hiperglucemia necesitaba convertirse en uno de los objetivos prioritarios. Esta actuación se vio refrendada por estudios posteriores como el de Krinsley *et al.*, que incluyó 1.600 pacientes críticos médico-quirúrgicos, y en el que el grupo de control estricto mostró una reducción de la mortalidad hospitalaria, de la estancia en UCI, de la incidencia de insuficiencia renal aguda y de los requerimientos transfusionales.

En 2006 se publicó el estudio Leuven 2, aplicando el protocolo del estudio Leuven 1 en una UCI médica. Se incluyeron 1.200 pacientes con estancias previstas superiores a 3 días. No se observaron diferencias significativas en cuanto a mortalidad entre los dos grupos excepto si se excluían aquellos pacientes cuya estancia real había sido inferior a 3 días.

Entre 2003 y 2006 Reed *et al.* evaluaron la aplicación de un protocolo de tratamiento intensivo con insulina en una UCI traumatológica, incluyendo 3.536 pacientes, y mostraron una reducción en la mortalidad, en la incidencia de abscesos abdominales y en los días de ventilación mecánica en los pacientes aleatorizados a recibir tratamiento intensivo.

Sin embargo, estudios más recientes han obtenido resultados discrepantes. En 2009 se publicó el estudio multicéntrico NICE-SUGAR, donde se incluyeron 6.104 pacientes de UCI polivalentes con el objetivo de evaluar el impacto sobre la mortalidad a los 90 días de dos rangos de glucemia: estricto (80-110 mg/dL) frente a convencional (140-180 mg/dL). Los autores concluyeron que un objetivo convencional de glucemia se asociaba a menor mortalidad que un control estricto.

Ese mismo año se publicó un metanálisis que incluía los resultados del NICE-SUGAR, cuyas conclusiones fueron que el tratamiento intensivo con insulina solo podría ser de utilidad en UCI quirúrgicas, y que este tratamiento no parecía tener impacto positivo sobre la mortalidad del paciente crítico y aumentaba de modo significativo la incidencia de hipoglucemia grave.

En 2007 Mechanick *et al.* publicaron un nuevo metanálisis en el que se observó que los pacientes en tratamiento intensivo presentaron un riesgo de hipoglucemia (< 40 mg/dL) superior al 25 % (Tabla 42-1).

Por tanto, a la luz de los resultados, sabemos que mantener la glucemia en cifras no inferiores a la euglucemia (considerada como un valor < 180 mg/dL) es seguro para los pacientes críticos.

Tabla 42-1. Comparativa de estudios sobre el control glucémico en pacientes críticos

Leuven 1	NICE-SUGAR
Un único centro	Multicéntrico
Pacientes quirúrgicos	Pacientes médico-quirúrgicos
Control estricto vs. < 215 mg/dL	Control estricto vs. 140-180 mg/dL
Nutrición enteral + parenteral	Nutrición enteral
Monitorización: glucemia arterial	Monitorización: glucemia arterial, venosa y capilar

4. Efectos protectores de la insulina en el paciente crítico

La insulina ejerce sus efectos de protección mediante acción directa, vinculada a sus propiedades antiinflamatorias, e indirecta, mediante el control de la glucemia, siendo a su vez capaz de revertir la resistencia a la insulina en el músculo esquelético mediante el aumento de la captación celular de glucosa actuando sobre el ARN mensajero del transportador GLUT-4 y de la enzima hexocinasa. Con respecto a su acción sobre el metabolismo lipídico, Messoten *et al.* demostraron que la insulina es capaz de controlar la hipertrigliceridemia, así como de reducir los niveles de ácidos grasos libres e incrementar los valores de colesterol HDL y colesterol LDL. En ese mismo estudio se demostró que el control de los lípidos plasmáticos, antes que el control de la glucemia, fue el causante de la disminución significativa de la mortalidad y del desarrollo de síndrome de disfunción multiorgánica. A su vez, la insulina ayuda a revertir la disfunción endotelial objetivada, por ejemplo, en el *shock* séptico, siendo la infusión de insulina capaz de inhibir la producción de óxido nítrico (NO) mediante la inhibición de la enzima NO-sintetasa inducible y mediante la inhibición indirecta de la enzima constitutiva NO-sintasa endotelial, y, por ende, de la síntesis de NO endotelial.

5. Variabilidad de la glucemia

La variabilidad de la glucosa refleja las fluctuaciones de la glucemia durante la enfermedad crítica y se considera actualmente un factor de relevancia semejante al mantenimiento de la glucemia dentro de un rango normal o «próximo a lo normal», siendo un predictor independiente de mortalidad hospitalaria en pacientes críticos. La serie retrospectiva de Krinsley ha demostrado que el efecto deletéreo de la variabilidad de la glucosa es más ostensible en aquellos pacientes previamente no diabéticos y en los que mantienen niveles medios de glucemia dentro del rango de euglucemia (70-99 mg/dL), donde la mortalidad pasa del 5,9 % al 30,1 %. Por otra parte, la variabilidad de la glucosa incrementa el riesgo de hipoglucemia grave (< 40 mg/dL), la cual ha demostrado ser un predictor de mortalidad en el paciente crítico.

6. Objetivo terapéutico del control de la glucemia en patologías específicas

6.1. Infarto agudo de miocardio

La hiperglucemia es un hecho frecuente en los pacientes que ingresan con un infarto agudo de miocardio (IAM), independientemente de si eran diabéticos previamente. Aproximadamente el 10-20 % de los pacientes no diabéticos presentaban hiperglucemia durante el IAM. Además, en aquellos pacientes con áreas extensas de infarto, la hiperglucemia (> 200 mg/dL) se ha identificado como un marcador pronóstico desfavorable, con mayor peso incluso en los pacientes no diabéticos.

Durante años se ha reconocido que las infusiones de glucosa-insulina-potasio en el transcurso de un IAM tenían un efecto beneficioso; sin embargo, estudios más recientes no han podido replicar los resultados (DIGAMI 2, CREATE-ECLA). Sin embargo, en el primer estudio mencionado sí que se objetivó que la hiperglucemia fue un factor independiente de la mortalidad en el IAM, pudiendo inferir que el control de la glucemia en las etapas iniciales del infarto mejora su pronóstico a largo plazo.

6.2. Postoperatorio de cirugía cardíaca

Existe amplia evidencia que avala el control de la glucemia en el postoperatorio de cirugía cardíaca.

En tal sentido, en el mencionado estudio Leuven 1, en el que se comparó el control estricto de glucemia frente al manejo convencional en 1.548 pacientes críticos (el 63 % habían sido sometidos a cirugía cardíaca), se observó una reducción del 42 % en la mortalidad en el grupo asignado a tratamiento intensivo.

De manera similar, Lazar *et al.* evaluaron al azar el impacto del control estricto de glucemia en 141 pacientes diabéticos en el postoperatorio de cirugía cardíaca. En este trabajo el grupo de pacientes asignados a un control metabólico más agresivo presentó una reducción significativa en el uso de inótropos, tasa de fibrilación auricular, estancia hospitalaria e infecciones.

En contraste con los estudios previos, Gandhi *et al.* publicaron en 2007 un estudio aleatorizado en el que el control estricto de glucemia intraoperatorio no mostró reducir eventos en pacientes en el postoperatorio de cirugía cardíaca, y en el análisis de los resultados se encontró una mayor incidencia de accidente cerebrovascular isquémico y mortalidad.

Una de las razones que podrían justificar la discordancia en los resultados podría estar en relación con las diferencias en el diseño de los estudios. En las publicaciones iniciales, en las cuales el control estricto de glucemia mostraba evidencias favorables a favor de este, se utilizaba un límite para implementar el tratamiento con insulina más elevado (> 200 mg/dL); sin embargo, en los estudios más recientes, en los cuales el control estricto de glucemia no mostró ser beneficioso, los pacientes asignados al tratamiento convencional fueron corregidos con insulina desde niveles más bajos.

6.3. Enfermedad neurológica aguda grave

La hiperglucemia en un factor predictor de evolución desfavorable independiente, por lo que el control de la glucemia es un pilar fundamental en estos pacientes.

En el accidente cerebrovascular isquémico la hiperglucemia está presente casi en un 50 %. Además de ser un factor independiente de evolución desfavorable, cabe destacar la inactivación del activador tisular del plasminógeno recombinante en medios hiperglucémicos (o con soluciones de glucosa) y, por ende, peores resultados en la reperfusión cuando se realiza fibrinólisis. En estudios con animales se ha objetivado que la hiperglucemia es deletérea para el tejido reperfundido a través del aporte de glucosa a la zona, empeorando la acidosis intracelular, el edema y las transformaciones hemorrágicas. A su vez, en la hemorragia subaracnoidea se ha demostrado que la hiperglucemia se asocia a una estancia más prolongada en UCI, mayores complicaciones neurológicas (infarto o hidrocefalia) y no neurológicas (infecciones o insuficiencia cardíaca), así como a mayor riesgo de muerte o deterioro funcional.

En 2005 Van den Berghe *et al.* publicaron los resultados del análisis de los 63 pacientes con lesión encefálica aislada extraídos de los 1.548 pacientes del estudio Leuven 1. En dicha serie, los pacientes a los que se les realizó un control estricto presentaron un mejor control de la hemodinámica cerebral, con valores óptimos de presión intracraneal, menores requerimientos de fármacos vasopresores, así como una menor incidencia de convulsiones y diabetes insípida central, presentando también menor incidencia de polineuropatía del paciente crítico y mejor recuperación funcional. Sin embargo, Vespa *et al.*, en un estudio retrospectivo que comparaba 30 controles históricos a los que se les realizó control convencional frente a 14 pacientes a los que se les realizó control estricto de la glucemia, observaron en el grupo de tratamiento intensivo signos de sufrimiento energético cerebral, traducido en un incremento de los niveles de glutamato, de la relación lactato/piruvato y una reducción en los niveles de glucosa en la microdiálisis cerebral, no encontrando una mejoría de resultados clínicos ni de la mortalidad.

En la actualidad existe suficiente evidencia que permite afirmar que el tratamiento intensivo con insulina en pacientes con enfermedad neurológica aguda grave conduce a neuroglucopenia relativa con disfunción energética neuronal, que es causa de lesión encefálica secundaria, en particular cuando el nivel de glucemia sistémica es inferior a 80 mg/dL. Así pues, es posible afirmar que el control estricto de la glucemia en el paciente neurocrítico es deletéreo, por lo que el rango de glucemia óptima en esta categoría de pacientes críticos debe ser de 110-180 mg/dL.

7. Recomendaciones de las organizaciones profesionales

En la Tabla 42-2 se muestran las recomendaciones de algunas sociedades y organizaciones profesionales sobre el control de la glucemia en el paciente crítico.

8. Tipos de insulinoterapia

En la Tabla 42-3 y se muestran los distintos tipos de insulinas y sus características. En la Fig. 42-1 se comparan los tiempos de acción.

8.1. Insulinas prandiales

En este grupo se encuentran la insulina regular o soluble y los análogos aspart, glulisina y lispro. Los análogos tienen un inicio de acción más precoz y una duración de acción más corta. Estos análogos rápidos pueden suponer ventajas frente al tratamiento con insulina regular humana en pacientes que precisan flexibilizar sus horarios de las comidas.

El National Institute for Health and Care Excellence (NICE) recomienda utilizar los análogos inyectados antes de las comidas frente a la utilización de insulina regular.

Tabla 42-2. Recomendaciones de sociedades y organizaciones profesionales sobre el control de la glucemia en el paciente crítico

Año	Sociedad/organización	Inicio del tratamiento	Glucemia objetivo
2016	American Association of Clinical Endocrinologist (AACE) American Diabetes Association (ADA)	180 mg/dL	140-180 mg/dL
2021	Surviving Sepsis Campaign (SCC)	180 mg/dL	< 180 mg/dL
2008	American Heart Association (AHA)	180 mg/dL	140-180 mg/dL

No existen diferencias en cuanto a eficacia y seguridad entre estos análogos.

8.2. Insulinas basales

Incluyen un grupo heterogéneo de insulinas como la insulina isofánica humana (NPH) y análogos múltiples de la insulina como glargina, detemir o degludec. Se caracterizan por tener una acción más prolongada en el tiempo, sin pico. Se suelen aplicar de manera subcutánea una vez al día, habitualmente en horario nocturno.

Su principal riesgo es la presencia de hipoglucemias nocturnas, por lo que se ha ido mejorando su composición hasta las actuales, en las que la frecuencia de hipoglucemia es menor.

8.3. Insulinas combinadas

Existen diferentes mezclas preestablecidas de insulinas de análogos de acción rápida o regular e intermedia. Tienen el in-

conveniente de que el porcentaje de cada insulina es fijo y no se pueden modificar.

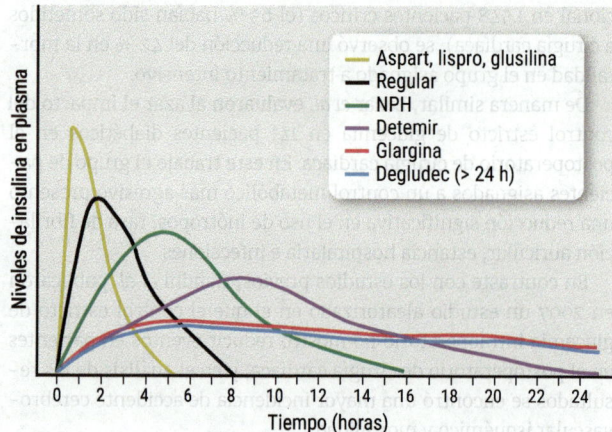

Fig. 42-1 | Tiempos de acción de las diferentes insulinas.

Tabla 42-3. Tipos de insulina

	Farmacocinética	Tipo de insulina	Presentaciones	Inicio de acción	Pico máximo	Duración de acción
Prandiales	Acción ultrarrápida	Lispro	Humalog®	5-15 min	45-5 min	2-4 h
		Aspart	Novorapid®			
		Glulisina	Apidra®			
	Acción rápida	Regular	Actrapid®/Humulina®	30 min	2-4 h	5-8 h
Basales	Acción intermedia	NPH	Insulatard®/Humulina NPH®	2 h	4-8 h	12 h
		Detemir	Levemir®			12-18 h
	Acción lenta	Glargina	Lantus®/Abasaglar®	2 h	Sin pico	20-24 h
			Toujeo®			>36 h
		Degludec	Tresiba®			>40 h
Combinadas	Con insulina humana	Regular + NPH	Humulina 30:70®/Mixtard®	30 min		
	Con análogos de insulina	Aspart + NPA	Novomix®	10-15 min	Doble	12 h
		Lispro + NPL	Humalog Mix®			

NPA: insulina aspart protamina; NPH: insulina isofánica humana; NPL: insulina lispro protamina.

8.4. ¿Qué es la terapia basal-bolo?

El principal objetivo en el tratamiento de la hiperglucemia es imitar el funcionamiento del páncreas. Recordemos que el páncreas va a producir una pequeña cantidad de insulina continuamente para regular la salida de glucosa del hígado, es lo que se llama «insulina basal». Además, cada vez que comemos, el páncreas secreta una cantidad de insulina mayor, que se conoce como «bolo».

La terapia basal-bolo consiste en imitar esta forma de actuar del páncreas. Para ello disponemos hoy en día de dos alternativas: una de ellas es el infusor continuo de insulina y la otra consiste en combinar las diferentes insulinas de la siguiente manera: para cubrir la secreción basal de insulina utilizaríamos insulinas de acción intermedia o lenta y para cubrir los bolos utilizaríamos insulinas de acción rápida.

9. Protocolos de insulinoterapia

Las características principales que deben definir un protocolo de insulinoterapia intravenosa son: eficacia, seguridad y adherencia adecuada.

Para ello se debe diseñar un protocolo que cumpla las siguientes características:

✔ Debe ser dinámico, es decir, basado en las glucemias previas y en la cantidad de insulina perfundida. También debe adaptarse fácilmente a las respuestas individuales del paciente.
✔ Debemos implementar estrategias para minimizar la falta de adherencia observada en las publicaciones, que probablemente esté en relación directa con la escasa formación y soporte percibidos por el personal médico y de enfermería responsable de su seguimiento.
✔ Es fundamental establecer un período de entrenamiento previo a su uso, dado que, si no se realiza de una manera correcta, puede generar un mal control.
✔ El protocolo debe incorporar un algoritmo que permita alcanzar la glucemia objetivo con rapidez y con un riesgo mínimo de hipoglucemia.

Cuando se prescribe una perfusión de insulina, generalmente se prepara una solución 1:1 entre insulina regular o aspártica en una solución de suero fisiológico al 0,9 %. La Food and Drug Administration no ha aprobado todavía otras insulinas de acción rápida como lispro para las perfusiones de insulina.

Para alcanzar la glucemia objetivo, al inicio se puede recomendar la administración de un bolo correspondiente al 10 % de la cifra total de la glucemia del paciente.

Por norma general, la monitorización de la glucemia se realizará de manera horaria y preferiblemente evitando las mediciones de glucemia capilar, especialmente en pacientes con dosis elevadas de vasoactivos, hipoxemia grave, hematocrito bajo, etc. Si la glucemia se mantiene en los valores objetivos durante unas 3-6 horas consecutivas, se puede disminuir su control.

Se debería interrumpir la perfusión siempre que el paciente presente glucemias inferiores a 70 mg/dL.

Tras mantener la glucemia del paciente estable durante aproximadamente 48 horas, se puede valorar la finalización de la perfusión de insulina y el inicio de insulina basal con correcciones de bolos de insulina rápida en pacientes que se encuentren estables y especialmente en aquellos que hayan iniciado la tolerancia oral.

Independientemente del protocolo elegido o de los métodos para llevarlo a cabo, es importante ajustarlo a la práctica asistencial de la unidad en la que se trabaja y que cuente con el apoyo de todo el personal para poder implementarlo y asegurar que se cumplen los niveles objetivo fijados.

En la Fig. 42-2 se muestra un ejemplo de protocolo de insulinoterapia.

10. Efectos adversos de la hipoglucemia

Existen diferentes valores de corte para definir la hipoglucemia. Los más comúnmente utilizados son 40 mg/dL o 45 mg/dL.

La incidencia de hipoglucemia descrita es ampliamente variable, y esto obedece a la definición utilizada y al valor objetivo de glucosa definido en el protocolo de estudio. En tal sentido, cuando la hipoglucemia se define por un valor < 40 mg/dL, su incidencia oscila entre el 2-19 %, en tanto que cuando el criterio diagnóstico es < 60 mg/dL, su incidencia es del 30 %.

El cuadro clínico traduce la disfunción energética neuronal secundaria a neuroglucopenia. En el ámbito de la UCI, este es variable, según los valores de glucemia y de las medidas terapéuticas previamente instauradas. Vriesendorp et al. han establecido como factores de riesgo para la hipoglucemia: tratamiento con insulina, diabetes mellitus previa, sepsis grave, uso de vasopresores, detención no programada de la nutrición sin ajuste de la insulinoterapia, infusión de soluciones bicarbonatadas, insuficiencia renal y uso de técnicas de reemplazo renal continuo.

Por su parte, Krinsley et al. en una revisión retrospectiva analizaron los episodios de hipoglucemia de 102 pacientes críticos. El análisis de regresión logística reveló como factores de riesgo los siguientes: diabetes previa, *shock* séptico, insuficiencia renal, gravedad de la enfermedad crítica, puntuación del APACHE II y la existencia de ventilación mecánica. La mortalidad fue del 55,9 % entre los 102 pacientes que desarrollaron hipoglucemia grave frente al 39,5 % ($p<0,0057$). Asimismo, se identificó la hipoglucemia grave como un predictor independiente de mortalidad (OR 2,28; IC95 % 1,41-3,70; $p<0,008$).

Mechanick et al. publicaron en 2007 los resultados de su metanálisis referente al riesgo relativo de hipoglucemia (< 40 mg/dL) en los pacientes que recibían tratamiento intensivo con insulina. El análisis de los estudios incluidos (siete estudios, n=3.728) permite concluir que el riesgo de hipoglucemia es superior al 25 % entre los pacientes a los que se les realizó tratamiento intensivo (RR 4,97; IC95 % 3,65-6,76; $p<0,001$).

Más recientemente Arabi et al. han establecido en 523 pacientes que la hipoglucemia ocurrió hasta en el 16 %, siendo un factor de riesgo para el desarrollo de la misma el tratamiento intensivo con insulina (OR 50,65; IC95 % 17,36-147,78; $p<0,001$), sexo femenino, diabetes, ventilación mecánica, estancia prolongada en la UCI y técnicas de reemplazo renal continuo.

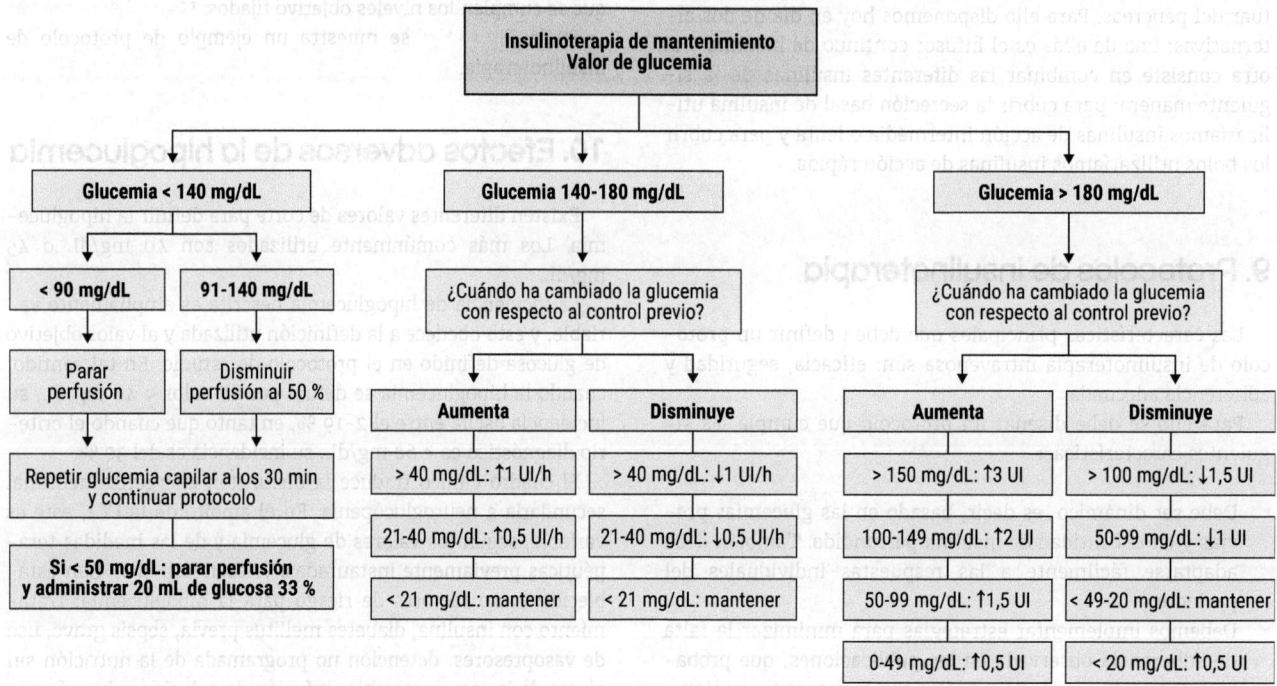

Insulinoterapia de inicio
> 251 mg/dL: 3 UI/h + bolo de 5 UI/h
250-220 mg/dL: inicio a 2 UI/h
219-200 mg/dL: 1,5 UI/h
199-180 mg/dL: 1 UI/h

• Glucemias **horarias las 4 primeras horas** y posteriormente **cada 2 horas**
• Si las glucemias se mantienen dentro de rango (140-180 mg/dL) **tras 4 determinaciones sin necesidad de modificar dosis**, se pueden espaciar los controles **cada 4 horas**

Insulinoterapia de mantenimiento
Valor de glucemia

Glucemia < 140 mg/dL

Glucemia 140-180 mg/dL

Glucemia > 180 mg/dL

< 90 mg/dL

91-140 mg/dL

¿Cuándo ha cambiado la glucemia con respecto al control previo?

¿Cuándo ha cambiado la glucemia con respecto al control previo?

Parar perfusión

Disminuir perfusión al 50 %

Aumenta	**Disminuye**
> 40 mg/dL: ↑1 UI/h	> 40 mg/dL: ↓1 UI/h
21-40 mg/dL: ↑0,5 UI/h	21-40 mg/dL: ↓0,5 UI/h
< 21 mg/dL: mantener	< 21 mg/dL: mantener

Aumenta	**Disminuye**
> 150 mg/dL: ↑3 UI	> 100 mg/dL: ↓1,5 UI
100-149 mg/dL: ↑2 UI	50-99 mg/dL: ↓1 UI
50-99 mg/dL: ↑1,5 UI	< 49-20 mg/dL: mantener
0-49 mg/dL: ↑0,5 UI	< 20 mg/dL: ↑0,5 UI

Repetir glucemia capilar a los 30 min y continuar protocolo

Si < 50 mg/dL: parar perfusión y administrar 20 mL de glucosa 33 %

Fig. 42-2 | Algoritmo de protocolo de insulinoterapia.

Con respecto al tratamiento de la hipoglucemia, se debe evitar la administración excesiva de glucosa parenteral, puesto que la sobrecorrección es potencialmente deletérea. De hecho, Suh et al., en un modelo experimental en ratas, confirmaron que la excesiva corrección con glucosa provoca hiperglucemia de reperfusión y genera radicales libres a través de la activación de la NADPH-oxidasa, lo que provoca una liberación masiva de cinc hacia el espacio extracelular que produce lesión y muerte neuronal, fenómenos que explican el daño neurológico persistente e irreversible.

11. ¿Cuál es el futuro?

Nuestro páncreas está conectado a un «sensor» de glucosa que es continuo y preciso, y que es fundamental para guiar la secreción y realizar un perfecto control de glucemia-secreción de insulina. Sin embargo, a pesar de la aparición de monitores continuos de glucosa, falta un sensor exógeno equivalente al que tiene nuestro páncreas. ¿Cuáles serían los requisitos esenciales para un páncreas artificial en la UCI?: pensamos que una monitorización precisa de glucosa continua en tiempo real junto con un infusor dinámico de insulina intravenoso y un algoritmo adecuado que accione automáticamente la bomba de insulina intravenosa.

Con todo lo expuesto, nos surge la pregunta de si es necesario un «páncreas artificial» u otro dispositivo similar para el control glucémico personalizado en cuidados intensivos, parecido a los que han emergido en la diabetes tipo 1, como son las bombas subcutáneas de insulina.

El futuro está en diseñar un dispositivo donde la monitorización y titulación de insulina estén asistidas por un ordenador basado en mediciones de glucosa (continua o intermitente a alta frecuencia) que pueda permitir un control glucémico ajustado sin aumentar las hipoglucemias y sin aumentar la sobrecarga de trabajo del personal de enfermería.

12. Emergencias hiperglucémicas

12.1. Cetoacidosis diabética

La cetoacidosis diabética (CAD) es una entidad clínica que está predominantemente asociada con la diabetes mellitus tipo 1 en pacientes jóvenes con mal control glucémico. Es menos frecuente en la diabetes tipo 2, siendo característico en este subgrupo que los pacientes sean obesos, de origen africano y estén sometidos a situaciones de estrés (diabetes Flatbush).

La CAD aparece cuando las concentraciones de insulina no son suficientes para cubrir las necesidades basales, siendo la primera manifestación de la diabetes tipo 1 en una proporción minoritaria de pacientes.

Entre los factores fisiológicos desencadenantes se incluyen: infección aguda, enfermedad cardiovascular (IAM o ictus), embarazo y traumatismos. Y entre los fármacos destacan: corticosteroides, diuréticos, simpaticomiméticos y los inhibidores del co-transportador de sodio-glucosa 2 (iSGLT2). Debemos recordar que desde la introducción de los iSGLT2 en pacientes cirróticos, bebedores y embarazadas, la CAD puede ocurrir con niveles de glucosa en sangre más bajos o incluso normales.

12.1.1. Fisiopatología

La deficiencia de insulina y el aumento de las hormonas contrarreguladoras (glucagón, catecolaminas, cortisol) hacen que el cuerpo metabolice triglicéridos y aminoácidos en lugar de glucosa para obtener energía. El glucagón no es determinante en el desarrollo de la CAD en pacientes diabéticos; sin embargo, sí que puede acelerar su instauración junto con hiperglucemia en casos de deficiencia de insulina.

Este desequilibrio conlleva que las concentraciones séricas de glicerol y de ácidos grasos libres (ácido acetoacético y el ácido β-hidroxibutírico principalmente) se eleven debido a la lipólisis y se generen cuerpos cetónicos que provocan cetonemia y acidosis metabólica. En condiciones normales, la insulina bloquea la cetogénesis al inhibir el transporte de los derivados de los ácidos grasos libres a la matriz mitocondrial, pero, en ausencia de insulina, la cetogénesis avanza.

La hiperglucemia secundaria causa diuresis osmótica, que promueve la pérdida de agua y electrolitos con la orina. La excreción urinaria de las cetonas genera una pérdida adicional de sodio y potasio, siendo la natremia baja en general debido a la natriuresis, aunque en ocasiones puede aumentar como resultado de la excreción de grandes volúmenes de agua libre. A su vez se pierden grandes cantidades de potasio; la potasemia inicial típica es normal o alta y posteriormente suele disminuir tras la instauración del tratamiento porque la insulina moviliza el potasio hacia el interior de las células, llegando en ocasiones a producirse una hipopotasemia que puede poner en riesgo la vida del paciente.

12.1.2. Signos y síntomas

La CAD suele desarrollarse de forma rápida en un período de 24 horas, siendo las náuseas y vómitos los síntomas habituales. En los niños es típico el dolor abdominal. En ocasiones aparecen vómitos «en posos de café» (por atonía intestinal, distensión y rotura de vasos mucosos, y, consecuentemente, gastritis hemorrágica).

El letargo y la somnolencia son síntomas de descompensación más grave y se presentan de forma tardía si el cuadro clínico no es diagnosticado y tratado. Los síntomas del agente precipitante pueden actuar como confusores.

Los pacientes pueden sufrir hipotensión arterial y taquicardia debido a la deshidratación y la acidosis, y presentan respiraciones rápidas y profundas para compensar la acidemia (respiraciones de Kussmaul). Tienen un olor característico, como un aliento frutal generado por la acetona espirada. La fiebre no es un signo de la CAD, pero, si se detecta, en general indica una infección subyacente.

El edema cerebral agudo es una complicación que se presenta en menos del 1 %, siendo más frecuente en niños menores de 5 años, cuando la CAD es la manifestación inicial de la diabetes, y adolescentes y adultos jóvenes. La cefalea y el nivel de consciencia fluctuante sugieren esta complicación, que puede estar relacionada con reducciones demasiado rápidas de la osmolalidad sérica o con isquemia encefálica. El retraso en la corrección de la hiponatremia y la administración de bicarbonato son factores de riesgo adicionales para el desarrollo de la misma.

12.1.3. Diagnóstico

Para el diagnóstico de la CAD se deben medir los siguientes parámetros: glucemia, pH arterial, cetonemia, bicarbonato y cálculo de la brecha aniónica o *anion gap*. Los criterios más comúnmente aceptados para establecer el diagnóstico son: hiperglucemia (> 250 mg/dL), pH arterial < 7,3, bicarbonato < 15 mEq/L, *anion gap* > 12 y cetonemia o cetonuria.

Las guías difieren sobre los niveles de hiperglucemia. En general se acepta un nivel de glucosa en sangre > 250 mg/dL (13,8 mmol/L), pero, dado que puede ocurrir una CAD con niveles de glucosa normales o ligeramente elevados, algunas guías no establecen un nivel específico.

Deben buscarse signos y síntomas de la enfermedad desencadenante (p. ej., cultivos o estudios de diagnóstico por la imagen).

La hiperglucemia puede causar hiponatremia dilucional, de manera que la natremia debe corregirse agregando 1,6 mEq/L (1,6 mmol/L) por cada 100 mg/dL (5,6 mmol/L) de aumento de la glucemia por encima de 100 mg/dL (5,6 mmol/L).

A medida que se corrige la acidosis, la potasemia desciende. Una potasemia inicial < 4,5 mEq/L (< 4,5 mmol/L) indica una depleción significativa de potasio real, que se manifestará con la corrección del pH, por lo que requiere una suplementación inmediata.

Podemos encontrar elevados la urea, la creatinina, la hemoglobina y el hematocrito (por la deshidratación). También leucocitosis con desviación a la izquierda, y amilasa y lipasa altas.

12.1.4. Pronóstico

Las tasas de mortalidad general son menores del 1 %; sin embargo, la mortalidad es más alta en adultos mayores y en pacientes con otras enfermedades potencialmente letales. El *shock* o el coma al ingreso del paciente predicen una evolución desfavorable, siendo las causas principales de muerte el *shock*, la hipopotasemia y las infecciones. En estudios más antiguos de niños con edema cerebral, alrededor de una cuarta parte fallecieron y el 15-35 % sobrevivieron con secuelas neurológicas persistentes, lo que destaca la importancia de un diagnóstico precoz y un tratamiento inmediato en este subgrupo de pacientes.

12.1.5. Tratamiento

El tratamiento consiste en la reposición de volumen mediante solución fisiológica por vía intravenosa, corregir la hiperglucemia y la acidosis con insulina por vía intravenosa (siempre que la potasemia sea ≥ 3,3 mEq/L o 3,3 mmol/L) y prevenir la hipopotasemia. Excepcionalmente se añadirá bicarbonato por vía intravenosa (si el pH < 7 después de 1 hora de tratamiento).

12.1.5.1. Reposición de volumen

La reposición hídrica inicial en los adultos se logra típicamente con la infusión intravenosa rápida de 1-1,5 L de solución salina fisiológica (SSF) al 0,9 % en la primera hora, seguida de infusiones de SSF 0,9 % a una velocidad de 250 a 500 mL/h. Pueden ser necesarios bolos adicionales o una velocidad de infusión más rápida en pacientes en *shock*, y/o pueden ser necesarias velocidades más lentas en pacientes con insuficiencia cardíaca o con riesgo de sobrecarga de volumen.

Si la concentración sérica de sodio es normal o alta, la SSF 0,9 % se reemplaza por suero salino al 0,45 % después de la reposición inicial, y cuando la glucemia sea < 200 mg/dL (< 11,1 mmol/L), se inicia tratamiento con dextrosa al 5 % o al 10 %.

12.1.5.2. Corrección de la hiperglucemia y la acidosis

La hiperglucemia se corrige con 0,1 UI/kg de insulina regular en bolo intravenoso, seguido por una infusión intravenosa continua de 0,1 UI/kg/h en SSF 0,9 %. Si la glucemia no desciende 50-75 mg/dL (2,8-4,2 mmol/L) durante la primera hora, deben duplicarse las dosis.

Las cetonas, el pH sérico y la concentración de bicarbonato deben comenzar a desaparecer en las siguientes horas si se administran dosis suficientes de insulina, pero la normalización de las concentraciones séricas de bicarbonato puede tardar 24 horas.

El bicarbonato puede conducir al desarrollo de edema cerebral agudo y no debe administrarse de forma sistemática. Solo debe iniciarse si el pH es < 6,9 o < 7 tras 1 hora de tratamiento, y solo debe intentarse una elevación moderada del pH con dosis de 50-100 mEq (50-100 mmol) administradas durante 2 horas, seguidas por la medición repetida del pH arterial y el potasio sérico.

La concentración de dextrosa puede ajustarse y la dosis de insulina puede reducirse para mantener la glucosa en 150-200 mg/dL (8,3-11,1 mmol/L), pero la infusión intravenosa continua de insulina regular debe mantenerse hasta que el *anion gap* se haya reducido en dos análisis de sangre consecutivos y la sangre y la orina se mantengan negativas para las cetonas.

Puede ser necesaria una mayor duración del tratamiento con insulina y dextrosa en la CAD asociada con el uso iSGLT2.

Se considera resuelto el cuadro con los siguientes criterios: glucemia < 200 mg/dL y al menos dos de los siguientes: bicarbonato en plasma > 15 mEq/L o pH arterial > 7,3 o *anion gap* calculado ≤ 12 mEq/L. A partir de ese momento, si el paciente está estable y puede alimentarse por vía oral y/o enteral, debemos iniciar una pauta subcutánea con bolo basal más bolo preprandial, y la infusión intravenosa debe mantenerse entre 1 y 4 horas después de la dosis inicial por vía subcutánea.

12.1.5.3. Prevención de la hipopotasemia

La prevención de la hipopotasemia requiere la reposición de 20-30 mEq por cada litro de suero por vía intravenosa para mantener una potasemia de 4-5 mEq/L.

Si el potasio es < 3,3 mEq/L, debemos suspender la insulinoterapia y corregirlo a una velocidad de 40 mEq/h hasta que el sea ≥ 3,3 mEq/L. A su vez, si potasio es > 5 mEq/L, debe suspenderse el suplemento de potasio.

Como se mencionó previamente, la potasemia inicial suele ser normal o alta, pero la insulina moviliza el potasio hacia el interior de las células, de manera que deben evaluarse los niveles de potasio cada 1-2 horas en los estadios iniciales para evitar el riesgo de hipopotasemia.

12.1.5.4. Otras medidas

La hipofosfatemia es un hallazgo habitual, pero no pudo determinarse si la reposición de fosfato produce un beneficio en la mayoría de los casos. Si estuviera indicado (p. ej., en la rabdomiólisis, la hemólisis o el deterioro neurológico), pueden infundirse 1-2 mmol/kg de fosfato de potasio durante 6-12 horas. La reposición de fosfato de potasio suele reducir la calcemia, por lo que esta debe controlarse.

Estos pacientes pueden sufrir cuadros de atonía vesical (vejiga adinámica) que puede llegar a desarrollar globo vesical. Aun así, el sondaje urinario no es la norma y solo se realizará en caso de anuria, deterioro del nivel de consciencia, globo vesical o mala evolución. En los estados hiperglucémicos hiperosmolares, debido al deterioro neurológico, el sondaje urinario sí es la norma.

12.2. Estado hiperglucémico hiperosmolar

Esta patología, denominada anteriormente coma no cetósico hiperosmolar hiperglucémico y/o síndrome hiperosmolar no cetósico, es una complicación de la diabetes mellitus tipo 2 que tiene una tasa de mortalidad que alcanza el 20 %. Se da más frecuentemente en personas mayores. La edad, las comorbilidades y el *shock* predicen una evolución desfavorable.

Los factores desencadenantes incluyen: infecciones agudas y otras afecciones médicas coexistentes (enfermedades renales, cardiovasculares [IAM], ictus, hemorragias, traumatismos, diálisis o hiperalimentación); fármacos que alteran la tolerancia a la glucosa (corticoides, tiacidas o simpaticomiméticos) o aumentan la pérdida de líquidos (diuréticos); o la falta de adherencia al tratamiento de la diabetes.

Aunque es una forma de debut o descompensación diabética muy infrecuente en la infancia, su incidencia está aumentando en los últimos años por el incremento de la obesidad y de la diabetes mellitus tipo 2 en ese grupo poblacional.

12.2.1. Fisiopatología

Estos pacientes presentan hiperglucemia sintomática desencadenada en general por un factor de estrés, en el cual la ingesta de líquido es inadecuada, lo que conlleva una deshidratación extrema generada por la diuresis osmótica inducida por la hiperglucemia.

A diferencia de la CAD, no se identifican cetonas en sangre porque la concentración de insulina es adecuada para suprimir la cetogénesis; por ello, la mayoría de los pacientes soporta un período significativamente más largo hasta su diagnóstico, perpetuando una diuresis osmótica, lo que genera una deshidratación cada vez más grave, siendo la glucemia (> 600 mg/dL [> 33,3 mmol/L]) y la osmolalidad plasmática (> 320 mOsm/L) mucho más elevadas que en la CAD.

12.2.2. Signos y síntomas

Pueden existir pródromos como poliuria, polidipsia o polifagia durante días o semanas.

El síntoma principal es la alteración del estado de consciencia (desde la confusión o desorientación hasta el coma) secundaria a la deshidratación extrema asociada a hiperglucemia, hiperosmolalidad y, en general, a uremia elevada. A diferencia de la CAD, pueden aparecer complicaciones de manera frecuente, como temblores, fasciculaciones, convulsiones focales o generalizadas y hemiplejia transitoria.

Pueden aparecer tanto fenómenos trombóticos (por la hemoconcentración) como hemorrágicos (secundarios a una coagulación intravascular diseminada). Otras complicaciones incluyen neumonía aspirativa, insuficiencia renal aguda y síndrome de dificultad respiratoria aguda del adulto. Asimismo, puede aparecer fiebre (sin infección) y taquipnea.

La deficiencia de líquido puede superar los 10 L y el *shock* es una causa habitual de muerte en estos pacientes, por lo que en su debut puede existir taquicardia e hipotensión.

Estos pacientes no suelen tener acidosis metabólica grave en las fases iniciales por la ausencia de producción de cuerpos cetónicos, y solo en las fases más avanzadas pueden presentar acidosis ligera.

12.2.3. Diagnóstico

El diagnóstico se establece por la glucemia y una osmolalidad sérica elevada en ausencia de cuerpos cetónicos. Debemos sospechar esta entidad ante el hallazgo de un nivel muy elevado de glucemia durante la evaluación de un paciente mayor con alteración del estado mental.

Ante la sospecha, debemos medir cetonas en orina para descartar CAD y realizar una analítica y una gasometría sanguínea en la que se incluyan: electrolitos séricos, nitrógeno ureico, creatinina, glucosa y osmolalidad plasmática y biomarcadores de infección.

El potasio es normal, pero el sodio puede ser bajo o alto en función de las deficiencias de volumen. La hiperglucemia puede causar hiponatremia dilucional, de manera que la natremia debe corregirse agregando 1,6 mEq/L (1,6 mmol/L) por cada 100 mg/dL (5,6 mmol/L) de aumento de la glucemia por encima de 100 mg/dL (5,6 mmol/L). Las concentraciones de nitrógeno ureico en sangre y la creatinina suelen estar muy elevadas. El pH arterial suele ser > 7,3, pero en ocasiones puede aparecer una acidosis metabólica leve.

12.2.4. Tratamiento

El tratamiento consiste en reposición de volumen con SSF 0,9 % intravenosa, corrección de la hiperglucemia con insulina intravenosa (siempre que el potasio sea ≥ 3,3 mEq/L) y corrección de la hipopotasemia.

12.2.4.1. Reposición de volumen

La reposición de volumen se hará con SSF 0,9 % 1.000 mL en la primera hora. Pueden administrarse bolos más pequeños (500 mL) si existe riesgo de exacerbación de insuficiencia cardíaca o sobrecarga. Pueden ser necesarios bolos adicionales en pacientes hipotensos. Después de la primera hora, debemos ajustarlo al estado hemodinámico y electrolítico, pero en general deben continuarse a una velocidad de 250 a 500 mL/h.

Para elegir la sueroterapia se debe calcular el sodio corregido: si el sodio es < 135 mEq/L, continuamos con SSF 0,9 %; si el sodio es > 135 mEq/L, continuamos con suero salino 0,45 %. Se debe agregar dextrosa cuando la glucemia esté entre 250-300 mg/dL (13,9-16,7 mmol/L).

12.2.4.2. Corrección de la hiperglucemia

Se corregirá la hiperglucemia con un bolo 0,1 unidades/kg más infusión continua intravenosa de 0,1 UI/kg/h una vez finalizada la administración del primer litro de SSF 0,9 % y corregida la hipopotasemia. En ocasiones, la hidratación puede reducir la glucemia de manera súbita, siendo necesario reducir la dosis de insulina para minimizar el riesgo de hipoglucemia.

En estos pacientes debemos tener cuidado porque una reducción demasiado rápida de la osmolalidad puede ocasionar edema cerebral.

Cuando la glucemia alcanza valores de 300 mg/dL (16,7 mmol/L), debe reducirse la infusión de insulina a niveles basales (1-2 UI/h) hasta que la rehidratación esté completa y el paciente sea capaz de alimentarse. Y cuando el paciente se recupera del episodio agudo, se puede cambiar a insulina subcutánea calculando las dosis equivalentes que requería de insulina intravenosa al día.

12.2.4.3. Corrección de la hipopotasemia

La reposición de potasio es similar a la CAD: 40 mEq/h si el potasio es < 3,3 mEq/L; 20-30 mEq/h si el potasio es 3,3-4,9 mEq/L; y nada si el potasio es ≥ 5 mEq/L.

13. Conclusiones

En el momento actual la hiperglucemia de estrés y el control glucémico en el paciente crítico constituyen un tema controvertido de la Medicina Intensiva. Seguimos teniendo muchos interrogantes con relación a cuáles son los niveles o rangos terapéuticos que deberíamos definir como objetivo en estos pacientes.

Sabemos que la hiperglucemia *per se* es deletérea para el paciente crítico; por lo tanto, debemos diagnosticarla y tratarla. Y a su vez debemos evitar la variabilidad de la glucemia, ya que se ha reconocido a esta variable como un predictor independiente de mortalidad en el paciente crítico.

La infusión de insulina debería iniciarse cuando la glucemia sea > 180 mg/dL, siendo la vía intravenosa la de elección en el paciente crítico. En general, y con la evidencia actual, el rango terapéutico parece estar en 140-180 mg/dL.

Es necesaria la realización e implementación de protocolos de control glucémico en cada UCI, siendo fundamental la correcta monitorización de la glucemia con el objetivo de minimizar el riesgo de hipoglucemia y optimizar el perfil glucémico.

La hipoglucemia (< 40 mg/dL) es un predictor independiente de mortalidad; por lo tanto, debemos evitarla o por lo menos disminuirla con la implementación de algoritmos terapéuticos adecuados, minimizando los errores de monitorización. Asimismo, debemos evitar la sobrecorrección de la hipoglucemia con la finalidad de prevenir el daño neuronal secundario a la hipoglucemia *per se* y a la hiperglucemia de reperfusión.

Quedan muchas dudas sobre si debemos individualizar los objetivos terapéuticos dependiendo de los diferentes perfiles clínicos de los pacientes, dada la heterogeneidad del paciente crítico (paciente con un IAM diabético con tolerancia oral o paciente en *shock* séptico y disfunción multiorgánica con nutrición parenteral). Futuras investigaciones deberán ser capaces de responder algunos interrogantes importantes surgidos a partir de los estudios existentes en la actualidad. Probablemente el mejor control glucémico irá acompañado del desarrollo tecnológico y, por tanto, de la creación del páncreas endocrino artificial del paciente crítico.

Puntos clave

- ✔ Debemos personalizar e individualizar el control glucémico en el paciente crítico, para acercarnos a lo que conocemos como el páncreas endocrino artificial. Por tanto, el futuro será la atención metabólica personalizada.
- ✔ Es necesario que los protocolos sean seguros y efectivos clínica, científica y tecnológicamente, lo cual conllevará mejores resultados para los pacientes.
- ✔ El desarrollo de nuevos dispositivos de infusión continua o dispositivos semiautomáticos de soporte nutricional/insulinoterapia reducirá el error humano, la sobrecarga de trabajo y los riesgos.
- ✔ Debemos diagnosticar precozmente y establecer un tratamiento inmediato ante una emergencia hiperglucémica.
- ✔ La CAD es una complicación metabólica grave de la diabetes, es más frecuente en pacientes diabéticos tipo 1 y precisa un diagnóstico precoz y un tratamiento inmediato. Debemos diagnosticarla cuando se detecta un pH arterial < 7,30 con *anion gap* > 12 y cetonemia en presencia generalmente de hiperglucemia. El tratamiento se fundamenta en tres pilares fundamentales: líquidos intravenosos, insulina intravenosa y corrección hidroelectrolítica.
- ✔ El estado hiperglucémico hiperosmolar es una complicación metabólica grave de la diabetes que se caracteriza por hiperglucemia, deshidratación extrema, hiperosmolalidad plasmática y alteración del nivel de consciencia. Es más frecuente en pacientes mayores con diabetes mellitus tipo 2, pero ya se han descrito casos en la población infantil por el aumento de la obesidad en este grupo poblacional. Las claves en el diagnostico son hiperglucemia grave junto con hiperosmolaridad plasmática en ausencia de cetosis significativa. El déficit hídrico no suele exceder los 10 L, siendo los pilares del tratamiento la administración intravenosa de SSF 0,9 % e insulina intravenosa. En el tratamiento agudo el objetivo de glucemia oscila entre 250-300 mg/dL.

Bibliografía

Barth E, Albuszies G, Baumgart K, et al. Glucose metabolism and catecholamines. Crit Care Med. 2007; 5 (9 Suppl):508-18.

Buse JB, Wexler DJ, Tsapas A, et al. 2019 Update to: Management of Hyperglycemia in Type 2 Diabetes. A Consensus Report by the American Diabetes Association (ADA) and the European Association for the Study of Diabetes (EASD). Diabetes Care. 2020;43:487-93.

Capes SE, Hunt D, Malmberg K, Gerstein HC. Stress hyperglycaemia and increased risk of death after myocardial infarction in patients with and without diabetes: a systematic overview. Lancet. 2000;355:773-8.

Chase G, Shaw G, Le Compte A, et al. Implementation and evaluation of the SPRINT protocol for tight glycaemic control in critically ill patients: a clinical practice change. Critical Care. 2008;12(2):1-15.

Chernow B, Rainey TR, Lake CR. Endogenous and exogenous catecholamines in critical care medicine. Crit Care Med. 1982;10:409-16.

Chua HR, Venkatesh B, Stachowski E, et al. Plasma-Lyte 148 vs 0.9% saline for fluid resuscitation in diabetic ketoacidosis. J Crit Care. 2012;27(2):138-45.

Collier B, Dossett LA, May AK, Díaz JJ. Glucose control and the inflammatory response. Nutr Clin Pract. 2008;23:3-15.

Deedwania P, Kosiborod M, Barrett E, et al. Hyperglycemia and acute coronary syndrome: a scientific statement from the American Heart Association Diabetes Committee of the Council on Nutrition, Physical Activity, and Metabolism. Circulation. 2008;117:1610-9.

DeGeorgia M, Patel V. Critical care management in acute ischemic stroke. J NeuroInterv Surg. 2011;3(1):34-8.

Dungan K, Braithwaite SS, Preiser JC. Stress hyperglycemia. Lancet. 2009;373:1798-807.

Eitel I, Hintze S, de Waha S, et al. Prognostic impact of hyperglycemia in nondiabetic and diabetic patients with ST-Elevation in Myocardial Infarction. Cardiovasc Imaging. 2012;5:708-18.

Fahy BG, Sheehy AM, Coursin DB. Glucose control in the intensive care unit. Crit Care Med. 2009;37(5):1769-76.

Finfer S, Chittock DR, Su SY, et al. Intensive versus conventional glucose control in critically ill patients (NICE-SUGAR study). N Engl J Med. 2009;360:1283-97.

Finfer S, Chittock DR, Su SY, et al. Intensive versus conventional glucose control in critically ill patients. N Engl J Med. 2009;360:1283-97.

French EK, Donihi AC, Korytkowski MT. Diabetic ketoacidosis and hyperosmolar hyperglycemic syndrome: review of acute decompensated diabetes in adult patients. BMJ. 2019;365:l1114.

Funari AP, Zerr KJ, Grunkemeier GL, Starr A. Continuous intravenous insulin infusion reduces the incidence of deep sternal wound infection in diabetic patients after cardiac surgical procedures. Ann Thorac Surg. 1999;67:352-60.

Gandhi G, Nuttall GA, Abel MD, et al. Intensive intraoperative insulin therapy versus conventional glucose management during cardiac surgery. Ann Intern Med. 2007;146:233-43.

Garber AJ, Handelsman Y, Grunberger G, et al. Consensus statement by the American Association of Clinical Endocrinologists and American College of Endocrinology on the comprehensive type 2 diabetes management algorithm 2020 executive summary. Endocrine Practice. 2020;26:107-39.

Griesdale DEG, DeSouza RJ, VanDam RM, et al. Intensive insulin therapy and mortality among critically ill patients: A meta-analysis including NICE-SUGAR study data. CMAJ. 2009;180(8):821-7.

Gunst J, De Bruyn A, Van den Berghe G, et al. Intensive insulin therapy in the critically ill patients. N Engl J Med. 2001;345:1359-67.

Gunst J, De Bruyn A, Van den Berghe G. Glucose control in the ICU. Curr Opin Anaesthesiol. 2019;32(2):156-62.

Khalfallah M, Abdelmageed R, Elgendy E, Hafez YM. Incidence, predictors and outcomes of stress hyperglycemia in patients with ST elevation myocardial infarction undergoing primary percutaneous coronary intervention. Diab Vasc Dis Res. 2020;17(1):1479164119883983.

Kitabchi AE, Umpierrez GE, Miles JM, Fisher JN. Hyperglycemic crises in adult patients with diabetes. Diabetes Care. 2009;32:1335-43.

Kitabchi AE, Umpierrez GE, Murphy MB, et al. Management of hyperglycemic crises in patients with diabetes. Diabetes Care. 2001;24:131.

Kreisberg RA. Diabetic ketoacidosis: new concepts and trends in pathogenesis and treatment. Ann Intern Med. 1978;88:681.

Kreutziger J, Wenzel V, Kurz A, Constantinescu MA. Admission blood glucose is an independent predictive factor for hospital mortality in polytraumatised patients. Intensive Care Med. 2009;(35):1234-9.

Krinsley JS. Effect of an intensive glucose management protocol on the mortality of critically ill adult patients. Mayo Clin Proc. 2004;79:992-1000.

Krinsley JS. Glycemic variability: A strong independent predictor of mortality in critically ill patients. Crit Care Med. 2008;36:3008-13.

Lazar HL, McDonnell M, Chipkin SR, et al. The Society of Thoracic Surgeons Practice Guideline Series: Blood glucose management during adult cardiac surgery. Ann Thorac Surg. 2009;87:663-9.

Lizzo JM, Goyal A, Gupta V. Adult diabetic ketoacidosis. [Updated 2022 Jul 12]. In: StatPearls [Internet]. Treasure Island (FL): StatPearls Publishing; 2023 Jan.

Malmberg K, Ryden L, Wedel H, et al. Intense metabolic control by means of insulin in patients with diabetes mellitus and acute myocardial infarction (DIGAMI 2): Effects on mortality and morbidity. Eur Heart J. 2005;26:650-61.

Manzanares W, Aramendi I. Hiperglucemia de estrés y su control con insulina en el paciente crítico: su evidencia actual. Med Intensiva. 2010;34:273-81.

Marik PE. Critical illness related corticosteroid insufficiency. Chest. 2009;135(1):181-93.

Mechanick JI, Handelsman Y, Bloomgarden ZT. Hypoglicemia in the intensive care Unit. Curr Opin Clin Nutr Metab Care. 2007;10:193-6.

Mehta SR, Yusuf S, Díaz R, et al. Effect of glucose-insulin-potassium infusion on mortality in patients with acute ST-segment elevation myocardial infarction: the CREATE-ECLA randomized controlled trial. JAMA. 2005;293:437-46.

Meijering S, Corstjens AM, Tulleken JE, Meertens JH, Zijlstra JG, Ligtenberg JJ. Towards a feasible algorithm for tight glycaemic control in critically ill patients: a systematic review of the literature. Crit Care. 2006;10:R19.

Messoten D, Swinnwn JV, Vanderhoydonc F, Wouters PJ, Van den Berghe G. Contribution of circulating lipids to the improved outcome of critical illness by glycemic control with intensive insulin therapy. J Clin Endocrinol Metab. 2004;89:219-26.

Nyenwe EA, Kitabchi AE. The evolution of diabetic ketoacidosis: An update of its etiology, pathogenesis and management. Metabolism. 2016;65(4):507-21.

Oddo M, Schmidt JM, Mayer S, Chiolero RL. Glucose control after severe brain injury. Curr Opin Clin Nutr Metab Care. 2008;11:134-9.

Stentz FB, Umpierrez GE, Cuervo R, Kitabchi AE. Proinflammatory cytokines, markers of cardiovascular risks, oxidative stress, and lipid peroxidation in patients with hyperglycemic crises. Diabetes. 2004;53:2079-86.

Stoudt K, Chawla S. Don't sugar coat it: glycemic control in ICU. J Intensive Care Med. 2019;34(11-12):889-96.

Van den Berghe G, Wilmer A, Hermans G, et al. Intensive insulin therapy in the medical ICU. N Engl J Med. 2006;354:449-61.

Van den Berghe G, Wilmer A, Milants I, et al. Intensive insulin therapy in mixed medical/surgical intensive care units: Benefit versus harm. Diabetes. 2006;55:3151-9.

Van den Berghe G. How does blood glucose control with insulin save lives in intensive care? J Clin Invest. 2004;114:1187-95.

Zerr KJ, Furnary AP, Grunkemeier GL, Bookin S, Kanhere V, Starr A. Glucose control lowers the risk of wound infection in diabetics after open heart operations. Ann Thorac Surg. 1997;63:356-61.

43 Enfermedades hipofisarias y suprarrenales

T. Amat Serna y C. Aranda Martínez

◄ Orientación para el estudio

En este capítulo vamos a profundizar en aquellas enfermedades suprarrenales e hipofisarias que consideramos una urgencia dentro de las unidades de cuidados intensivos. Debemos detectarlas y tratarlas lo antes posible, ya que pueden desembocar en situaciones de compromiso vital.

1. Enfermedades hipofisarias

1.1. Síndrome de secreción inadecuada de hormona antidiurética

El síndrome de secreción inadecuada de hormona antidiurética (SIADH) es la causa más frecuente de hiponatremia en pacientes hospitalizados. Se produce como consecuencia de una producción aumentada de hormona antidiurética (ADH), lo que ocasiona hiponatremia y afectación de la excreción de agua.

1.1.1. Etiología

Puede producirse por varias causas:

- Neoplasias: carcinoma broncogénico, timoma, mesotelioma, linfoma, sarcoma de Ewing.
- Enfermedades del sistema nervioso central: meningoencefalitis, hemorragias cerebrales, traumatismos craneoencefálicos, tumores cerebrales, síndrome de Guillain-Barré, apoplejía hipofisaria.
- Enfermedades pulmonares: asma, enfermedad pulmonar obstructiva crónica, neumonía, abscesos pulmonares, insuficiencia respiratoria aguda, ventilación mecánica, síndrome de dificultad respiratoria aguda.
- Fármacos: vasopresina, desmopresina, oxitocina, ciclofosfamida, carbamacepina, fluoxetina, sertralina, antidepresivos tricíclicos.

1.1.2. Fisiopatología

El control de la excreción de agua está regulado por la ADH. Esta hormona se sintetiza en las células neuroendocrinas de los núcleos supraóptico y paraventricular del hipotálamo. Ejerce su función sobre los riñones regulando el volumen y la osmolaridad de la orina; esto es, cuando sus concentraciones en plasma son bajas, los riñones excretan orina en gran cantidad y muy diluida, mientras que si sus concentraciones son altas, los riñones excretan orina muy concentrada y escasa.

Esta secreción de ADH en la neurohipófisis está regulada por:

- **Osmolaridad de los líquidos corporales.** Los osmorreceptores situados en el hipotálamo detectan cambios en la osmolaridad plasmática, siendo el estímulo más potente para la secreción de ADH.
- **Volumen y presión dentro del sistema vascular.** Los barorreceptores localizados en la aurícula derecha y grandes vasos pulmonares, así como en el cayado aórtico y seno carotídeo, detectan los cambios de disminución de volumen y presión arterial que estimularía la liberación de ADH. Por tanto, en situación de *shock*, la ADH retiene agua, disminuyendo la osmolaridad plasmática.
- **Excreción renal de agua.** Sobre los riñones aumenta la permeabilidad de los túbulos colectores al agua a través de los receptores de la vasopresina 2, aumentando así los canales de acuaporinas en los túbulos colectores.

1.1.3. Manifestaciones clínicas

Los síntomas se deben a la hipoosmolaridad, así como al grado de hiponatremia y la rapidez de aparición. Inicialmente los pacientes pueden presentar letargia o confusión, anorexia, náuseas y vómitos y estreñimiento, llegando hasta síntomas más graves como convulsiones, coma profundo o muerte.

Cuando la hiponatremia es < 120 mEq/L o aparece en menos de 24 horas, es sintomática y puede presentar una mortalidad de hasta el 50 %. Sin embargo, cuando la hiponatremia se desarrolla más lentamente, las neuronas se pueden adaptar mejor al gradiente osmótico consecuencia de la disminución de sodio, con una sintomatología mucho más leve e incluso inexistente.

1.1.4. Diagnóstico

Los criterios diagnósticos del SIADH son:

- Hiponatremia: sodio plasmático < 130 mEq/L.
- Osmolaridad plasmática < 275 mOsm/kg.
- Osmolaridad urinaria > 100 mOsm/kg.
- Sodio en orina > 30 mEq/L.
- Normovolemia.
- Ausencia de hipotensión, fallo cardíaco, nefrosis o cirrosis.
- Ausencia de insuficiencia suprarrenal, tiroidea o renal.
- Ausencia de uso reciente de diuréticos.

Debemos diferenciar el SIADH del síndrome pierde-sal de origen cerebral, que cursa con hiponatremia, hipovolemia, balance negativo de sodio y agua (no presente en el SIADH) y osmolaridad plasmática normal o alta.

1.1.5. Tratamiento

En primer lugar, se debe tratar la causa, restringir líquidos, revertir el déficit de sodio e inhibir la acción de la ADH.

Es posible encontrar dos escenarios:

✔ **Hiponatremia de 120-135 mEq/L, asintomática y de instauración lenta (> 48 horas).** En estos casos se lleva a cabo una restricción de líquidos, se administran diuréticos de asa y se debe corregir la hiponatremia a un ritmo de 0,5 mEq/L/h.

✔ **Hiponatremia grave (< 120 mEq/L) y sintomática.** Se trata de una emergencia médica que requiere la administración de suero salino hipertónico al 3 %. Se debe monitorizar el sodio plasmático para no alcanzar cifras > 130 mEq/L o 25 mEq/L en un día, ya que la corrección puede conducir al síndrome de desmielinización osmótica cerebral.

Se pueden utilizar los vaptanes (tolvaptán), que son los antagonistas de los receptores V_2, en aquellos pacientes con SIADH que no responden a tratamiento de primera línea y que no presenten trastornos neurológicos graves. También se usan en otras patologías como la insuficiencia cardíaca congestiva o la cirrosis hepática. Se inicia con una dosis única de 7,5 mg. Es necesario realizar controles de sodio cada 6 horas tras su administración y valorar el estado de hidratación, para ajustar posteriormente la dosis necesaria.

1.2. Diabetes insípida

La diabetes insípida es una alteración del balance hídrico debida a la incapacidad del riñón para retener agua y concentrar la orina como consecuencia de una secreción disminuida de ADH; o a una alteración del receptor presente en el túbulo distal.

1.2.1. Etiología y fisiopatología

Cabe distinguir entre:

✔ **Diabetes insípida central.** Debida a una baja secreción de ADH en el hipotálamo. Puede producirse como consecuencia de trauma craneal, neurocirugía, muerte encefálica, infecciones cerebrales como meningitis o encefalitis, tumores del sistema nervioso central (supraselares, infraselares, aneurismas) o anomalías congénitas (agenesia del cuerpo calloso).

✔ **Diabetes insípida nefrogénica.** En este caso se produce una disminución de la capacidad para concentrar la orina, secundaria a una resistencia congénita o adquirida a la ADH. Como causas podemos encontrar fármacos (litio, aminoglucósidos, anfotericina, foscarnet, antagonistas del receptor V_2 de la vasopresina), enfermedad renal (uropatía obstructiva), hipercalcemia, hipopotasemia, nefropatía sistémica (sarcoidosis, síndrome de Sjögren, amiloidosis, enfermedad de células falciformes) o ser congénita (mutación en el receptor AVP-2 o AQP-2 de la vasopresina).

1.2.2. Manifestaciones clínicas

Los síntomas son los derivados de la hiperosmolaridad plasmática, como sed, polidipsia, nicturia, debilidad, letargia o delírium. Si la natremia es de 155-165 mEq/L, pueden aparecer convulsiones e incluso coma como consecuencia de la deshidratación celular.

1.2.3. Diagnóstico

Debemos sospechar diabetes insípida en todo paciente que comienza con poliuria (> 200 mL/h o 3 mL/kg/h) e hipernatremia (< 145 mEq/L). Otros datos analíticos muestran hipoosmolaridad urinaria (< 150 mOsm/kg) e hiperosmolaridad plasmática elevada (> 290 mOsm/kg).

Para realizar el diagnóstico debemos llevar a cabo una restricción hídrica. Si la osmolaridad plasmática no aumenta por encima de 300 mOsm/kg y la densidad urinaria no aumenta por encima de 1.010, se trataría de una diabetes insípida central o nefrogénica grave. Esta prueba no se puede realizar en pacientes inestables o con hipovolemia importante.

Para diferenciar entre diabetes insípida central o nefrogénica administraremos desmopresina 0,03 g/kg por vía subcutánea o intravenosa. Se repite la osmolaridad 1 o 2 horas después: si esta aumenta más del 50 %, estamos ante una diabetes insípida central.

En el diagnóstico diferencial de la diabetes insípida central debemos incluir:

✔ Respuesta fisiológica normal a la administración de líquidos intraoperatoria y/o hiperhidratación.
✔ Hiperglucemia.
✔ Manitol u otros diuréticos.
✔ Diabetes insípida nefrogénica.
✔ Diabetes insípida parcial, quizás agravada por alguno de los factores anteriores.

En la Tabla 43-1 se muestra el diagnóstico diferencial de la diabetes insípida y el SIADH.

1.2.4. Tratamiento

El tratamiento de elección es la administración exógena de ADH. Se basa en:

✔ Reposición hídrica con sueros hipoosmolares.
✔ Vigilancia estrecha de los balances hídricos.
✔ Determinación de la natremia cada 4-6 horas en las fases iniciales.
✔ Desmopresina 1-2 µg/kg intravenosa o subcutánea dada 6-12 horas. Si la diuresis aumenta y la densidad cae por debajo de 1.005-1.008, la dosis es insuficiente y hay que aumentarla.

Tabla 43-1. Diagnóstico diferencial de la diabetes insípida y el síndrome de secreción inadecuada de hormona antidiurética

	Diabetes insípida	SIADH
Volumen plasmático	Disminuido	Aumentado
Deshidratación/hipovolemia	Sí	No
Osmolaridad plasmática (mOsm/kg)	≥ 300	≤ 270
Osmolaridad urinaria (mOsm/kg)	≤ 300	≥ 500
Cociente osmolaridad urinaria/ osmolaridad plasmática	< 1,5	> 1
Diuresis (mL/kg/h)	> 4	< 1
Na^+ plasmático	≥ 150	≤ 130
Na^+ urinario	≤ 40	≥ 60
ADH en plasma	Disminuida	Aumentada

ADH: hormona antidiurética; SIADH: síndrome de secreción inadecuada de hormona antidiurética

1.3. Apoplejía hipofisaria

La apoplejía hipofisaria es un fenómeno isquémico o hemorrágico que aparece en pacientes con adenoma hipofisario. Se produce como consecuencia de un infarto con aparición posterior de hemorragia y edema del tumor.

1.3.1. Manifestaciones clínicas

Provoca aparición brusca de cefalea, vómitos, alteración del campo visual, afectación de los pares craneales e hipopituitarismo. De esta última, la más grave sería el déficit de cortisol, porque puede provocar hipotensión potencialmente letal.

1.3.2. Diagnóstico

La aparición aguda de los síntomas y la realización de pruebas de imagen (tomografía computarizada o resonancia magnética cerebral) compatibles con una masa hipofisaria confirmarían el diagnóstico. Posteriormente se debería llevar a cabo la determinación de hormonas basales hipofisarias y las correspondientes periféricas, para el diagnóstico de un posible hipopituitarismo transitorio o permanente.

1.3.3. Tratamiento

En ocasiones puede mejorar espontáneamente con el transcurso de las semanas o meses. Como consecuencia del hipopituitarismo puede ser necesario administrar dosis altas de corticoides. Se puede llevar a cabo descompresión quirúrgica en aquellos casos con un deterioro grave de la visión o síntomas neurológicos.

2. Enfermedades suprarrenales

2.1. Insuficiencia suprarrenal aguda

La insuficiencia suprarrenal aguda se define como una disminución absoluta o parcial de la síntesis de hormonas producidas en la corteza suprarrenal. El inicio de la insuficiencia suprarrenal suele ser muy gradual y puede pasar desapercibido hasta que una enfermedad o cualquier estrés precipitan la crisis suprarrenal.

2.1.1. Clasificación y etiología

La insuficiencia suprarrenal aguda puede ser:

✔ Primaria: por lesión glandular.
✔ Secundaria: por lesión del eje hipotalámico-hipofisario.
✔ Terciaria: por retirada brusca de corticoides o situaciones de estrés en pacientes crónicos.

En la Tabla 43-2 se muestran las causas de la insuficiencia suprarrenal primaria y secundaria.

2.1.2. Fisiopatología

La disminución de mineralocorticoides y glucocorticoides conduce a una situación de hipotensión y finalmente a un *shock* mixto con hipovolemia y vasoplejia. En la insuficiencia secundaria no existe déficit de mineralocorticoides, ya que la síntesis de la aldosterona no viene determinada por la hormona adrenocorticotropa (ACTH).

En la insuficiencia suprarrenal, en la enfermedad crítica y el *shock* séptico existe un déficit de secreción central y periférica por el efecto de citocinas circulantes, resistencia de receptores de glucocorticoides, déficit de hormona trasportadora y por una menor inhibición de la producción de óxido nítrico por su sintetasa inducible.

2.1.3. Manifestaciones clínicas

Los síntomas y signos de la insuficiencia suprarrenal dependen de la velocidad y el grado de pérdida de la función suprarrenal, de si se conserva la función mineralocorticoide y del grado de estrés.

Los pacientes con insuficiencia suprarrenal primaria tienen déficit glucocorticoide y mineralocorticoide; en cambio, en la secundaria o terciaria la función mineralocorticoide es normal.

Se puede presentar de formas variables. Las más frecuentes son:

✔ Paciente no diagnosticado que se somete a un estrés médico o quirúrgico.
✔ Tras adrenalectomía, infarto o hemorragia suprarrenal bilateral.
✔ Pacientes críticos con inadecuada actividad celular de los corticoides para hacer frente al estrés de su enfermedad. Es frecuente en el *shock* séptico, con una incidencia en torno al 50-70 %, en el que cursa con resistencia al aporte de volumen y vasopresores.

Tabla 43-2. Causas de la insuficiencia suprarrenal primaria y secundaria

Insuficiencia suprarrenal primaria	Insuficiencia suprarrenal secundaria
✔ Enfermedad de Addison (autoinmunitaria) con o sin otras endocrinopatías ✔ Hemorragia glandular ✔ Infarto o trombosis ✔ Tumores ✔ Infecciones (tuberculosis, citomegalovirus, hongos y sida) ✔ Enfermedades infiltrantes (amiloidosis, sarcoidosis y hemocromatosis)	✔ Tumores ✔ Hemorragia, apoplejía hipofisaria ✔ Infecciones o inflamaciones ✔ Lesiones autoinmunitarias ✔ Radiación ✔ Trauma y cirugía

✔ Paciente diagnosticado que, tras someterse a una cirugía mayor o padecer una enfermedad crítica, no recibe el tratamiento o si lo recibe es inadecuado.

Las manifestaciones clínicas incluyen *shock*, debilidad, letargia, fiebre, confusión o coma. Pueden aparecer también síntomas menores como es dolor abdominal, náuseas o vómitos.

En la analítica podemos encontrar hipoglucemia, hiponatremia, hiperpotasemia o hipercalcemia.

En el enfermo crítico bajo efectos de analgosedación destaca la hipotensión y la taquicardia sin responder al aporte de fluidos y vasopresores.

La causa más común de deficiencia de ACTH y la consiguiente insuficiencia suprarrenal es la administración prolongada de dosis farmacológicas de glucocorticoides.

2.1.4. Diagnóstico

El diagnóstico depende de tener un adecuado nivel de sospecha clínica. La presentación clínica es variable, desde la crisis suprarrenal si el inicio es agudo a síntomas insidiosos y vagos en la crónica.

Las determinaciones de laboratorio confirman el diagnóstico clínico. Hay que determinar en plasma la concentración de cortisol, renina y ACTH, y realizar una bioquímica basal (glucemia e iones).

En el caso de la insuficiencia suprarrenal los hallazgos son:

✔ Secreción de cortisol baja. Hay que determinar si la deficiencia de cortisol es dependiente o independiente del déficit de ACTH y evaluar la función de los mineralocorticoides.
✔ Hipoglucemia, hiponatremia, hiperpotasemia e hipercalcemia.

Según el tipo de insuficiencia suprarrenal los hallazgos son:

✔ Insuficiencia primaria: cortisol basal bajo y ACTH elevada; también se debe evaluar la deficiencia de mineralocorticoides.
✔ Insuficiencias secundaria y terciaria: cortisol basal bajo y ACTH baja.

Tras la prueba de estimulación con ACTH solo existe respuesta en la terciaria. En la insuficiencia terciaria o la del paciente crítico hay diversidad de opiniones sobre las concentraciones de cortisol o la respuesta a la estimulación con ACTH.

Tras la sospecha clínica y las determinaciones del laboratorio que confirmen la existencia de la insuficiencia suprarrenal, hay que filiar la etiología para tratar las posibles causas reversibles.

2.1.5. Tratamiento

La crisis suprarrenal es una emergencia potencialmente mortal que requiere tratamiento inmediato. Ante la sospecha, es necesario iniciar el tratamiento lo más precozmente posible y no esperar a las determinaciones analíticas.

El objetivo es el tratamiento de la hipotensión y la normalización de las alteraciones electrolíticas, además de la corrección del déficit de cortisol. La pauta de tratamiento con glucocorticoides depende del cuadro clínico:

✔ Pacientes no diagnosticados de insuficiencia suprarrenal que presentan situación de *shock* séptico (si se realizara una determinación hormonal, obtendríamos un cortisol < 25 µg/dL): se administra hidrocortisona intravenosa en bolo de 100 mg y después 50 mg cada 6 horas o 200 mg en infusión continua de 24 horas.
✔ *Shock* séptico con resistencia a la infusión de fluidos y vasopresores: 50 mg de hidrocortisona cada 6 horas durante un mínimo de 7 días. No se realizan determinaciones hormonales.
✔ Pacientes críticos con insuficiencia suprarrenal conocida: 100 mg de hidrocortisona cada 6 horas; a los 2-3 días puede cambiarse a pauta oral.
✔ Pacientes sin crisis suprarrenal clara pero con tratamiento previo con corticoides cuando se someten a un proceso infeccioso o cirugía:
  ⊘ Cirugía menor (p. ej., herniorrafia): 25 mg de hidrocortisona el día de la cirugía, para volver el día posterior a la dosis de mantenimiento.
  ⊘ Cirugía moderada (p. ej., colecistectomía o cirugía de articulaciones): 50-75 mg el día de la cirugía y el primer día posquirúrgico, y volver a la dosis habitual al segundo día.
  ⊘ Cirugía mayor (p. ej., cirugía cardíaca): 100-150 mg al día durante 3 días y posteriormente regresar a la dosis habitual.

El glucocorticoide de elección es la hidrocortisona. Los pacientes con insuficiencia suprarrenal primaria precisan sustitución de mineralocorticoides en forma de fludrocortisona, pero no es necesario en el contexto agudo.

2.2. Feocromocitoma

Los feocromocitomas son tumores vascularizados que acumulan y secretan catecolaminas. Pueden proceder de las células de la médula suprarrenal (paraganglios simpáticos) o del cuerpo carotídeo/*glomus* vagal (paraganglios parasimpáticos).

2.2.1. Manifestaciones clínicas

La clínica es provocada por la hipersecreción tumoral de catecolaminas: epinefrina, norepinefrina y dopamina. La tríada clásica es cefalea, taquicardia y sudoración; aunque las formas de manifestación pueden ser variables.

2.2.2. Diagnóstico

Existen situaciones clínicas que deben hacernos sospechar la presencia de un feocromocitoma, como son la actividad hiperadrenérgica (sudoración, cefalea, palpitaciones, temblores, etc.), la hipertensión arterial resistente al tratamiento, los antecedentes familiares de feocromocitoma o determinados síndromes (neurofibromatosis, neoplasias endocrinas múltiples o síndrome de Von Hippel-Lindau), masa suprarrenal descubierta de forma accidental, hipertensión de inicio juvenil (antes de los 20 años) o antecedentes de tumor de estroma gástrico o condromas pulmonares.

La confirmación diagnóstica puede resultar difícil:

✔ Medición catecolaminas en orina de 24 horas o plasma: se considera positiva cuando el nivel de catecolaminas o metanefrinas es el doble del valor de su límite alto de la normalidad.
✔ Puede verse alterada por la técnica de punción, toma de fármacos (levodopa, paracetamol, antidepresivos tricíclicos, etc.), por el estrés y por una enfermedad de base.
✔ Prueba de la clonidina: la clonidina es una agonista de receptores α_2-adrenérgicos de acción central que suprime la liberación de catecolaminas por las neuronas, pero no suprime las producidas por el tumor.
✔ Evaluación radiología: tras la confirmación del exceso de catecolaminas o metabolitos, se solicitarán pruebas de imagen que nos ayuden a localizar el tumor, bien una tomografía computarizada con contraste o una resonancia magnética, que son capaces de detectar el tumor si tiene un tamaño > 3 cm.

Si el diagnóstico es de alta sospecha y no se localiza el tumor con las dos pruebas de imagen citadas, se puede optar por la localización con radionúclidos (I[131] o ^{123}I-metayodobencilguanidina y análogos de ^{111}In-somatostatina) o por la tomografía de emisión de positrones con ^{18}F-dopa o dopamina.

Dentro del diagnóstico diferencial se incluyen situaciones de crisis hipertensivas desencadenadas por el aumento de la actividad simpática como la disfunción neurodegenerativa con el síndrome de Guillain-Barré, fármacos (cocaína, anfetaminas, fenilefrina, etc.), hipertiroidismo, eclampsia, síndrome carcinoide o neuropatías neurovegetativas, entre otras.

2.2.3. Tratamiento

El diagnóstico y la localización de un tumor secretor de catecolaminas requieren su extirpación quirúrgica.

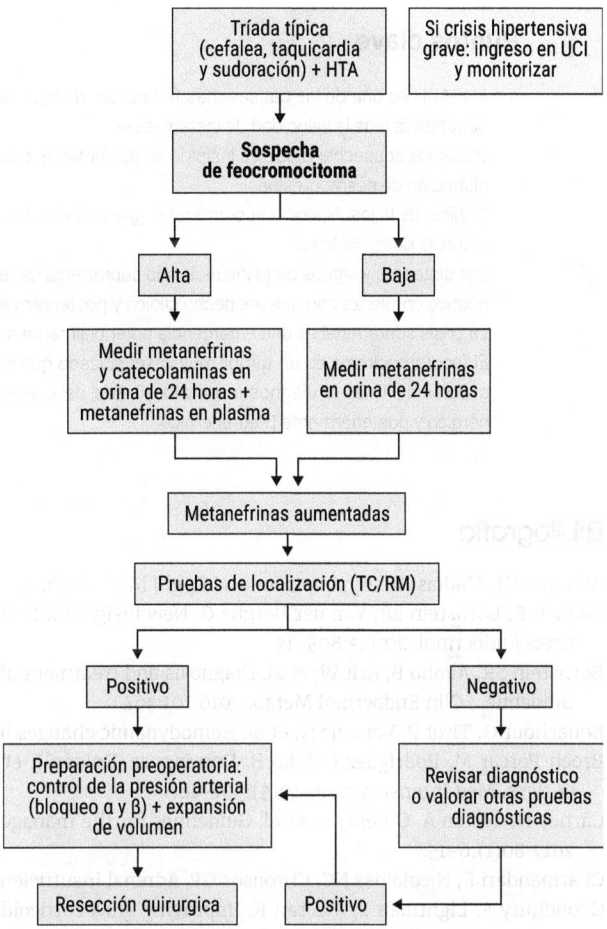

Fig. 43-1 | Algoritmo de diagnóstico y tratamiento del feocromocitoma. HTA: hipertensión arterial; RM: resonancia magnética; TC: tomografía computarizada; UCI: unidad de cuidados intensivos.

Los pasos a seguir son:

✔ **Bloqueo α-adrenérgico con fenoxibenzamina.** Se trata de un bloqueador de larga duración e inespecífico de receptores α_1 y α_2. La dosis inicial es de 20 mg/día que se incrementará progresivamente hasta alcanzar cifras de presión arterial de 120/80 mm Hg.
✔ **Bloqueo β-adrenérgico.** Se llevará a cabo tras conseguir el bloqueo α (nunca antes ya que generaríamos mayor elevación de la presión arterial, dado que el efecto β vasodilatador periférico no es contrarrestado por el efecto α). Se usará propranolol a dosis de 10 mg/6 h, en incremento hasta conseguir un bloqueo β efectivo (frecuencia cardíaca 60-80 lpm).
✔ Tras el correcto bloqueo α y β, se procede a la extirpación quirúrgica.

En la Fig. 43-1 se muestra el algoritmo de diagnóstico y tratamiento del feocromocitoma.

i Puntos clave

- El SIADH es una de las causas más frecuentes de hiponatremia en pacientes hospitalizados. Su gravedad dependerá del grado de hiponatremia y de la velocidad de instauración.
- Debemos sospechar diabetes insípida en pacientes que comiencen con poliuria e hipernatremia. El tratamiento de elección es la administración de desmopresina.
- El inicio de la insuficiencia suprarrenal es gradual y en ocasiones puede pasar desapercibida hasta que una enfermedad o situación de estrés la desencadenan.
- Los síntomas y signos de la insuficiencia suprarrenal dependen de la velocidad y el grado de pérdida de la función suprarrenal. El diagnóstico comienza con una sospecha clínica y posteriormente con las determinaciones hormonales (cortisol y ACTH).
- La crisis suprarrenal es una emergencia potencialmente mortal que requiere tratamiento inmediato.
- El feocromocitoma es un tumor muy vascularizado que secreta catecolaminas. Su tríada sintomática clásica es cefalea, taquicardia y sudoración. Una vez diagnosticada y localizado, debe extirparse quirúrgicamente, pero previamente hay que realizar un bloqueo α-adrenérgico y posteriormente β-adrenérgico.

Bibliografía

Adrogué HJ, Madias NE. Hyponatremia. N Engl J Med. 2000;342(21):1581-9.

Boonen E, Bornstein SR, Van der Berghe G. New insights into the controversy of adrenal function during critical illness. Lancet Diabetes Endocrinol. 2015;3:805-15.

Bornstein SR, Allolio B, Arlt W, et al. Diagnosis and treatment of primary adrenal insufficiency: An Endocrine Society Clinical Practice Guideline. J Clin Endocrinol Metab. 2016;101:364.

Bouachour G, Tirot P, Varache N, et al. Hemodynamic changes in acute adrenal insufficiency. Intensive Care Med. 1994;20:138.

Broch Porcar M, Rodríguez Cubillo B, Domínguez-Roldán J, et al. Documento práctico del manejo de la hiponatremia en pacientes críticos. Med Intensiva. 2019;43(5):302-16.

Carney N, Totten A, O'Reilly C, et al. Guidelines for the management of severe traumatic brain injury, Fourth Edition. Neurosurgery. 2017;80(1):6-15.

Charmandari E, Nicolaides NC, Chrousos GP. Adrenal insufficiency. Lancet. 2014;383:2152.

Choudhury S, Lightman S, Meeran K. Improving glucocorticoid replacement profiles in adrenal insufficiency. Clin Endocrinol (Oxf). 2019;91:367.

Manzanares W, Aramendi I, Langlois P, Biestro A. Hiponatremias en el paciente neurocrítico: enfoque terapéutico basado en la evidencia actual. Med Intensiva. 2015;39(4):234-43.

Montejo González JC, García de Lorenzo y Mateos A, Marco Garde P, Ortiz Leyba C. Manual de Medicina Intensiva. 5ª ed. Elsevier; 2016.

Spasovski G, Vanholder R, Allolio B, et al. Clinical practice guideline on diagnosis and treatment of hyponatraemia. Intensive Care Med. 2014;40:320-31.

44 Trastornos de la función tiroidea

M. González Fernández, N. Quílez Trasobares y J. C. Montejo González

◄ Orientación para el estudio

En este capítulo revisaremos los trastornos principales de la función tiroidea en el paciente crítico haciendo especial hincapié en el diagnóstico y tratamiento de las emergencias tiroideas (tormenta tiroidea y coma mixedematoso), así como en la caracterización del síndrome del enfermo eutiroideo.

1. Introducción

La patología tiroidea constituye un trastorno de prevalencia creciente en nuestra población, con una incidencia variable en función del área geográfica estudiada y el consumo de yodo. Mientras que en Estados Unidos se establece una prevalencia de disfunción tiroidea del 1,2 %, en España se sitúa entre el 4 % y el 10 % de nuestra población. La patología predominante es el hipotiroidismo y, dentro de él, las formas subclínicas. La disfunción tiroidea presenta un claro predominio femenino, especialmente en el caso del hipotiroidismo, y parece tener una incidencia creciente a partir de la edad media de la vida.

Las emergencias tiroideas son formas de presentación poco frecuentes, pero con alta mortalidad asociada, en las que el adecuado conocimiento de su patogénesis así como su diagnóstico y tratamiento precoces son fundamentales para mejorar la supervivencia de nuestros pacientes.

2. Fisiopatología de las hormonas tiroideas

La glándula tiroidea produce dos hormonas relacionadas: tiroxina (T_4) y triyodotironina (T_3), siendo transformada T_4 en T_3 mediante eliminación de uno de sus cuatro átomos de yodo. Ambas hormonas desempeñan un papel principal en la diferenciación celular durante el desarrollo y se encargan de regular funciones termogénicas y metabólicas en la homeostasis del adulto. El eje hipotálamo-hipofisario funciona a través de un sistema de retroalimentación negativa. El hipotálamo produce la hormona liberadora de tirotropina (TRH) que difunde a través de capilares que desembocan en la región anterior de la hipófisis. Allí estimulan la producción y liberación de la hormona estimulante del tiroides (TSH), la cual promueve a su vez la síntesis y secreción de T_4 y T_3 por la glándula tiroidea. Estas proporcionan una retroalimentación negativa sobre la hipófisis y el hipotálamo inhibiendo la producción de TRH y TSH.

El proceso de síntesis de T_4 y T_3 a nivel tiroideo requiere de la producción de tiroglobulina como proteína precursora, la disponibilidad de yodo en el interior de la célula folicular del tiroides y la yodación de los residuos de tirosina de la tiroglobulina por la peroxidasa tiroidea (TPO).

Más del 99 % de T_4 y T_3 viaja en la sangre unido a proteínas transportadoras (globulina transportadora de tiroideas [TBG] en su mayoría, seguida de transtiretina y albúmina) con un *pool* circulante libre que es el verdaderamente disponible para los tejidos. Aparte de la producción a nivel glandular, las desyodinasas tisulares transformarán T_4 en T_3, de forma que solo el 10-20 % de la T_3 circulante procederá de la síntesis glandular directa. La unión a proteínas transportadoras determinará la eficacia de terapias como la plasmaféresis y la posibilidad de fluctuaciones en los niveles hormonales libres derivados de cambios en la afinidad de la proteína transportadora o situaciones de hipoalbuminemia.

3. Hipertiroidismo y tirotoxicosis

La tirotoxicosis es el síndrome clínico de hipermetabolismo que se produce cuando hay un incremento en los niveles de hormonas tiroideas, ya sea por incremento en la función glandular del tiroides (hipertiroidismo) o por trastornos no asociados a hiperfunción glandular. La etiología de la tirotoxicosis se recoge en la Tabla 44-1.

A su vez, el hipertiroidismo puede ser clínico, si se acompaña de las manifestaciones sintomáticas que se recogen en la Tabla 44-2, o subclínico, si cursa de forma asintomática o paucisintomática y asocia niveles de T_4 y T_3 normales con TSH disminuida.

Del mismo modo, puede haber elevación solo de T_4 o de T_3 en función de la capacidad secretora de la glándula y de la actividad de conversión periférica tisular así como situaciones de hipertiroxinemia eutiroidea con pequeñas elevaciones de hormona tiroidea acompañadas de TSH normal en contexto de elevaciones de la TBG.

El diagnóstico de los pacientes con tirotoxicosis se establecerá a partir de una anamnesis detallada, una exploración física pormenorizada, los hallazgos de laboratorio previamente descritos y pruebas de imagen como la ecografía cervical o la gammagrafía tiroidea, entre otras.

4. Tormenta tiroidea

La tormenta tiroidea es la expresión clínica más grave de la tirotoxicosis. Si bien la determinación de su incidencia es difícil debido a la variabilidad de criterios diagnósticos empleados, se estima que está presente en un 1-2 % de los ingresos hospitalarios por tirotoxicosis. En las últimas décadas se ha descrito una dis-

---

Tabla 44-1. Etiología de la tirotoxicosis

Hipertiroidismo:

- ✔ **Primario:** aumento de producción autónoma de T_4 y/o T_3:
  - ✔ Adenoma tiroideo, bocio tóxico multinodular, enfermedad de Graves (anticuerpos estimuladores del receptor de TSH), sobrecarga de yodo (fenómeno de Jod-Basedow), tiroiditis por amiodarona tipo I
  - ✔ TSH ↓, T_4 y T_3 ↑
- ✔ **Secundario:** aumento de la producción de TSH:
  - ✔ Adenoma hipofisario, estimulación cruzada por hCG en tumores germinales y enfermedad trofoblástica, mutaciones de TSH que generan resistencia a la hormona
  - ✔ TSH ↑, T_4 y T_3 ↑

Causas no asociadas a hiperfunción glandular:

- ✔ **Hipersecreción de hormona tiroidea:** tiroiditis (aguda o bacteriana, subaguda como De Quervain o posparto, crónica como Hashimoto o yatrogénica por fármacos como amiodarona tipo II, radiación o trauma)
- ✔ **Administración exógena de hormona tiroidea:** sobredosificación de levotiroxina
- ✔ **Producción ectópica de hormona tiroidea:** estruma ovárico, metástasis de carcinoma tiroideo:
  - ✔ TSH ↓, T_4 y T_3 ↑

T: triyodotironina; T_4: tiroxina; TSH: hormona estimulante del tiroides; hCG: gonadotropina coriónica humana.

---

minución de incidencia debida a un mejor diagnóstico del hipertiroidismo, sin que los pacientes lleguen a situaciones de descompensación grave, y a una mejor preparación preoperatoria antes de la cirugía tiroidea. Es más frecuente en mujeres entre los 20 y los 49 años y en pacientes con enfermedad de Graves.

4.1. Cronología

La cronología de la tormenta tiroidea suele estar constituida por un paciente con hipertiroidismo previo no controlado sobre el que un suceso estresor actúa como desencadenante para precipitar la crisis. Los principales factores pueden ser:

- ✔ **Eventos quirúrgicos:** cirugía tiroidea o extratiroidea, fármacos anestesiológicos, manejo perioperatorio.
- ✔ **Cambios que afecten a la glándula tiroidea:** modificaciones en la medicación antitiroidea, empleo de contrastes yodados, terapia radiactiva con yodo, administración de litio, palpación vigorosa de la glándula.
- ✔ **Procesos generales:** infecciones, deshidratación, cetoacidosis diabética, embarazo, parto.
- ✔ **Fármacos:** quimioterapia citotóxica, aspirina, antiinflamatorios no esteroideos, corticoides, insulina, tiacidas, antidepresivos tricíclicos, amiodarona, inhibidores de tirosina-cinasa, anticuerpos monoclonales y/o intoxicaciones por organofosforados o neurotoxina del marisco.

4.2. Manifestaciones clínicas

Las manifestaciones clínicas de la tormenta tiroidea se recogen en la Tabla 44-2. De ellas, las más frecuentes son la taquicardia sinusal, la encefalopatía y la afectación gastrointestinal.

Tabla 44-2. Manifestaciones clínicas de la tormenta tiroidea

Sistema/aparato	Manifestaciones clínicas
Sistema nervioso central	✔ Fiebre: desproporcionada a hallazgos inflamatorios ✔ Agitación: labilidad emocional, paranoia, psicosis ✔ Estatus epiléptico ✔ Ictus, especialmente en ganglios basales ✔ Trombosis de senos venosos ✔ Disminución del nivel de consciencia
Cardiovascular	✔ Taquiarritmias: taquicardia sinusal, fibrilación auricular, taquicardia supraventricular, taquicardia ventricular ✔ Insuficiencia cardíaca de alto gasto ✔ Miocardiopatía dilatada reversible ✔ Hipertensión arterial y amplitud de onda de pulso ✔ Infarto agudo de miocardio ✔ Hipertensión pulmonar
Respiratorio	✔ Disnea y taquipnea: ↑ demanda de oxígeno + trabajo excesivo de músculos respiratorios ✔ Insuficiencia cardíaca ✔ Tromboembolismo pulmonar
Gastrointestinal	✔ Vómitos ✔ Diarrea ✔ Disfunción hepática: ↑ LDH, transaminasas, bilirrubina
Renal	✔ Glomerulonefritis por inmunocomplejos ✔ Hiperfiltración glomerular ✔ Fracaso renal agudo ✔ Rabdomiólisis ✔ Retención aguda de orina
Alteraciones metabólicas	✔ Hipercalcemia: hemoconcentración + resorción ósea ✔ Insuficiencia suprarrenal relativa ✔ Cetoacidosis y acidosis láctica: lipólisis y cetogénesis ✔ Hiperglucemia: glucogenólisis y resistencia a la insulina ✔ Hipoglucemia: depleción de depósitos
Hematológico	✔ Leucocitosis neutrofílica ✔ Hipercoagulabilidad: ↑ fibrinógeno, factores VIII y IX, factor de Von Willebrand ✔ Aumento en masa eritroide ✔ Incremento en agregación plaquetaria

LDH: lactato-deshidrogenasa.

Puede haber presentaciones atípicas, como la parálisis periódica tirotóxica con hipocalemia en varones asiáticos, o la tirotoxicosis apática en ancianos.

4.3. Diagnóstico

El diagnóstico de tormenta tiroidea se establece por la combinación de: factores de riesgo, tirotoxicosis y un cuadro clínico compatible.

No existen criterios universalmente aceptados, pero hay dos clasificaciones que son las más utilizadas: la escala de Burch-Wartofsky (1993, BWPS) y los criterios diagnósticos de la Asociación Japonesa de Tiroides (2012, AJT). En la escala BWPS se establece una puntuación para las principales manifestaciones clínicas y su gravedad considerando un sumatorio ≥ 45 puntos como altamente sugestivo de tormenta tiroidea y < 25 como poco probable. La escala de la AJT parte del prerrequisito de tirotoxicosis, valora cinco síntomas principales (fiebre, encefalopatía, taquicardia, insuficiencia cardíaca y disfunción gastrointestinal) y clasifica en función de los hallazgos en cuatro combinaciones que se agrupan en dos grupos: TS1 (definitivo) y TS2 (sospecha). Estudios comparativos de ambas escalas han mostrado una mayor sensibilidad de la BWPS.

4.4. Tratamiento

El tratamiento de la tormenta tiroidea requiere un abordaje multimodal con siete objetivos secuenciales fundamentales:

✓ **Bloquear la síntesis de hormona tiroidea y la transformación periférica de T_4 en T_3 - Antitiroideos:**
  ⌀ Los fármacos utilizados para ello son las tionamidas, inhibidores de la peroxidasa tiroidea que producen una disminución en la síntesis de hormona nueva. Los más utilizados son propiltiouracilo (PTU) y el metimazol. El PTU proporciona una mejoría clínica más rápida porque inhibe además la conversión periférica de T_4 en T_3, por lo que se prefiere en cuadros clínicos graves (dosis de carga de 500-1.000 mg seguidos de 200-250 mg cada 4-6 horas por sonda nasogástrica). El metimazol tiene una acción de mayor duración y es menos hepatotóxico, siendo preferible en cuadros sin compromiso vital (20 mg cada 4-6 horas vía oral frente a 30 mg/día vía intravenosa). Aunque existen formulaciones orales, para administración por sonda nasogástrica y rectales, en pacientes críticos o con disfunción gastrointestinal es preferible la vía intravenosa. Sus efectos adversos principales son reacciones exantemáticas, artralgias, fiebre, leucopenia, agranulocitosis y toxicidad hepática.
  ⌀ En tormentas tiroideas debidas a tiroiditis la administración de antitiroideos está contraindicada porque exponen al paciente a sus efectos secundarios y no serán eficaces debido a la naturaleza destructiva de la liberación hormonal.
✓ **Disminuir la liberación de hormona preformada - Soluciones yodadas:**
  ⌀ Para inhibir la liberación de T_4 y T_3 preformadas a la sangre se utilizan soluciones yodadas cuyo empleo se fundamenta en el efecto Wolff-Chaikoff. Este consiste en que el yodo inorgánico a dosis altas inhibe su unión a la tiroglobulina y disminuye la liberación de hormona de la luz folicular una vez se alcanzan unos niveles críticos en sangre. Es un fenómeno transitorio con una duración entre 26 y 50 horas.
  ⌀ Es fundamental que la solución yodada se administre pasada al menos 1 hora de la tionamida para evitar que la glándula asuma el yodo, incremente sus depósitos y potencie la síntesis de hormona tiroidea.
  ⌀ Se puede utilizar Lugol en solución (10 gotas cada 8 horas; cada gota contiene 6,25 mg de yoduro), yoduro de potasio (5 gotas cada 6 horas; cada gota contiene 50 mg de yoduro; o en infusión intravenosa de 0,15-1 g cada 12 horas) o contrastes yodados orales (0,5-1 g cada 24 horas). Su preparación ha de realizarse en Farmacia, y si se administran por vía oral debe diluirse de forma adecuada, ya que son irritan-

tes para la mucosa gastrointestinal. Pueden producir hipersalivación y disgeusia.
  ⌀ En pacientes alérgicos al yodo se puede utilizar como alternativa el carbonato de litio por vía oral (300 mg cada 6 horas con ajuste para niveles entre 0,8 y 1,2 mEq/L).
✓ **Disminuir los efectos hormonales en la periferia:**
  ⌀ *β-bloqueantes.* Corrigen la frecuencia cardíaca, disminuyen la demanda de oxígeno del musculo miocárdico y mejoran la agitación, el temblor, la diarrea y la fiebre. Se inician con frecuencias cardíacas por encima de 130 lpm y se suspenden por debajo de 80 lpm o si condicionan hipotensión o bajo gasto cardíaco. El más utilizado es propranolol (60-80 mg cada 4-6 horas por vía oral), aunque las guías japonesas recomiendan de preferencia el esmolol por su corta vida media y su perfil cardioselectivo (dosis de carga 0,25-0,5 mg/kg intravenoso en bolo seguido de infusión de 0,05-0,1 mg/kg/min). En caso de que existan contraindicaciones para su uso, pueden utilizarse calcioantagonistas. En la fibrilación auricular puede ser precisa la adición de digoxina.
  ⌀ *Corticoides.* Inhiben la conversión periférica de T_4 en T_3 y pueden suplir una potencial insuficiencia suprarrenal relativa derivada del aumento de la tasa metabólica y el rápido recambio del cortisol. Se recomiendan dosis diarias de 300 mg de hidrocortisona u 8 mg de dexametasona intravenosas durante las primeras 24-48 horas, con un descenso progresivo posterior.
  ⌀ *Resinas de intercambio iónico.* Las resinas de colestiramina eliminan T_4 y T_3 mediante su unión a las mismas, impidiendo su inclusión en la recirculación enterohepática y potenciando la excreción de complejos hormona-resina. Se utilizan especialmente en intoxicaciones por levotiroxina y su posología es de 4 g cada 6-8 horas por vía oral.
  ⌀ *Plasmaféresis.* Si tras 24-48 horas de tratamiento multimodal a dosis plenas no se logra mejoría clínica del paciente, si hay una situación de gravedad rápidamente progresiva con compromiso vital o en casos de toxicidad derivada de los fármacos previamente citados, puede plantearse la realización de plasmaféresis. Su fundamento fisiopatológico es la retirada de TBG de la circulación y la reposición con sitios de unión no saturados para la hormona libre. Puede realizarse con albúmina o plasma fresco congelado: el plasma está menos disponible y presenta un mayor riesgo de infección y reacciones infusionales, pero contiene una mayor proporción de TBG, lo que permite una reposición más eficiente. Se recomienda un recambio de 1 a 1,5 veces el volumen plasmático o bien dosis de 40-50 mL/kg por sesión. Su efecto es transitorio, por lo que tiene que ir seguido de una terapia más definitiva y realizar sesiones repetidas cada 2 o 3 días hasta lograr la estabilidad clínica. De forma adicional se puede valorar mantener la hemodiafiltración venovenosa continua entre las sesiones de plasmaféresis, considerando como potenciales beneficios el descenso de la temperatura corporal, la ayuda depurativa a un organismo insuficiente o la eliminación de mediadores inflamatorios.
✓ **Manejo de la descompensación sistémica.** Se efectúa con medidas de soporte como el uso de antipiréticos (paracetamol y medidas físicas, evitando los antiinflamatorios no esteroideos y los salicilatos), hidratación, control glucémico,

tratamiento del *shock*, antipsicóticos si hay agitación, benzodiacepinas en crisis comiciales, profilaxis de las úlceras de estrés y de la enfermedad tromboembólica, etcétera.

✓ **Control del desencadenante.** Cribado mediante el diagnóstico diferencial de posibles precipitantes a partir de una anamnesis detallada, una exploración física exhaustiva y las pruebas complementarias pertinentes.

✓ **Tratamiento definitivo.** La opción idónea de tratamiento definitivo deberá establecerse a partir de una valoración multidisciplinar, considerando como opciones el tratamiento antitiroideo crónico (de preferencia en el embarazo o en pacientes con alta probabilidad de remisión), la administración de yodo radiactivo (en pacientes con elevado riesgo quirúrgico, cirugía o radiación cervical previas, toxicidad farmacológica por antitiroideos, o enfermedad de Graves leve sin orbitopatía significativa) y la tiroidectomía. El abordaje quirúrgico es de elección en pacientes con neoplasia tiroidea, bocios de gran tamaño y/o con extensión retroesternal, así como ante síntomas de compresión cervical. Del mismo modo, la tiroidectomía precoz está indicada en pacientes con tormenta tiroidea y ausencia de mejoría clínica en 24-48 horas a pesar de un tratamiento agresivo, o bien ante efectos secundarios de este, especialmente en pacientes con comorbilidad cardíaca o pulmonar que exigen una resolución rápida. Para su realización es fundamental una adecuada preparación preoperatoria y experiencia quirúrgica.

✓ **Descenso progresivo del tratamiento.** Tras objetivar mejoría clínica (paciente afebril, situación neurológica resuelta y estabilidad hemodinámica) se discontinúa la solución yodada y se descienden progresivamente los corticoides. Los β-bloqueantes se suspenden solo si hay repercusiones sistémicas o bien cuando la función tiroidea ha vuelto a la normalidad. La dosis de tionamidas debe titularse para mantener el eutiroidismo y el PTU permutarse por metimazol de acuerdo con su perfil de seguridad.

Hay situaciones especiales que requieren un manejo adaptado:

✓ **Embarazo.** Existe dificultad diagnóstica porque se confunde con el propio estado hipermetabólico del embarazo. El PTU y el metimazol atraviesan la placenta y, de acuerdo a su perfil de teratogenicidad y toxicidad, se recomienda el PTU en el primer trimestre y el metimazol en el resto del embarazo. No está indicado el alumbramiento a menos que la situación del feto lo requiera. El tratamiento definitivo intenta diferirse porque el yodo radiactivo está contraindicado, y la tiroidectomía prefiere evitarse por el aumento de riesgo de parto pretérmino o aborto espontáneo.

✓ **Ancianos.** Pueden cursar con una presentación atípica, definida como tirotoxicosis apática que asocia depresión, anorexia, estreñimiento, insuficiencia cardíaca, debilidad muscular, etc. Tienen una mayor incidencia de enfermedad nodular, asocian más comorbilidad y, por ende, mayor mortalidad.

4.5. Pronóstico

Si bien la mayoría de los datos pronósticos proceden de estudios de baja calidad científica, la mortalidad de la tormenta tiroidea en las series más recientes oscila entre el 10 % y el 30 %. La principal causa de mortalidad es la disfunción multiorgánica seguida de la insuficiencia cardíaca. Como aspectos principales de morbilidad destacan las secuelas neurológicas como consecuencia de daño cerebral y el desacondicionamiento por debilidad adquirida en UCI. Los potenciales factores descritos que se asocian a una mayor mortalidad son la edad mayor de 60 años, el *shock*, la disfunción neurológica, la necesidad de ventilación mecánica invasiva, la coagulación intravascular diseminada y el tratamiento inapropiado, así como puntuaciones elevadas en las escalas APACHE II (*Acute Physiology And Chronic Health Evaluation II*) y SOFA (*Sequential Organ Failure Assessment Score*).

5. Hipotiroidismo

El hipotiroidismo es una situación clínica asociada al descenso de hormonas tiroideas circulantes (T_4 y T_3) que puede producirse como consecuencia de una disfunción de la glándula tiroidea (hipotiroidismo primario), hipofisaria (hipotiroidismo secundario) o del hipotálamo (hipotiroidismo terciario). Estos dos últimos casos se engloban dentro del hipotiroidismo central, presentan niveles normales o disminuidos de TSH y suelen asociar otros déficits hormonales concomitantes. El hipotiroidismo primario cursa, sin embargo, con niveles de TSH elevados por pérdida de retroalimentación negativa. Las principales etiologías se recogen en la Tabla 44-3.

Los síntomas de la enfermedad son variables en función del grado de déficit hormonal y la velocidad de instauración del mismo, siendo la clínica más manifiesta cuando el cese de producción es completo y abrupto. Dicha sintomatología es secundaria principalmente a dos efectos:

✓ **Disminución de la actividad metabólica:** astenia, bradipsiquia, dificultad para la concentración, pérdida de memoria, intolerancia al frío, estreñimiento, aumento de peso, hiporreflexia, bradicardia, insuficiencia cardíaca, hipercolesterolemia, etcétera.

✓ **Acumulación de glicosaminoglicanos en el espacio intersticial del tejido conectivo con retención hídrica asociada:** piel áspera, seca y fría; alopecia, madarosis, voz ronca, macroglosia, edematización facial de predominio periorbitario así como en manos y pies, síndrome de túnel carpiano, etcétera.

El tratamiento es la reposición de hormona tiroidea con administración de levotiroxina. La dosis puede ser completa (1,6 μg/kg/día) en pacientes jóvenes sin comorbilidad, pero se recomienda iniciar el tratamiento con dosis bajas (25-50 μg/día) en pacientes ancianos y/o con cardiopatía isquémica y realizar una titulación progresiva. En el paciente con tratamiento hormonal previo está indicado iniciar el tratamiento con levotiroxina a la dosis de mantenimiento habitual en pacientes hospitalizados no críticos y valorar administrar una dosis un 25 % superior a la de mantenimiento en pacientes ingresados en UCI.

Dado que los síntomas de hipotiroidismo son en muchas ocasiones inespecíficos y que hay poblaciones especialmente vulnerables al mismo (antecedentes familiares de patología tiroidea, enfermedad autoinmune, terapia con radioyodo, radioterapia de cabeza y cuello, medicaciones tóxicas, etc.) se recomienda el cribado de hipotiroidismo subclínico en pacientes de riesgo y ante hallazgos clínicos y/o analíticos sugestivos, especialmente en

---

Tabla 44-3. Etiología del hipotiroidismo

Primario
- ✓ Congénito
- ✓ Carencial: deficiencia de yodo
- ✓ Autoinmune: tiroiditis de Hashimoto
- ✓ Inflamatorio: tiroiditis subaguda de De Quervain
- ✓ Infiltrativo: amiloidosis, sarcoidosis, tiroiditis de Riedel, hemocromatosis, esclerodermia
- ✓ Yatrogénico: tratamiento con yodo radiactivo, tiroidectomía, radioterapia cervical
- ✓ Farmacológico: exceso de yodo (contrastes yodados, amiodarona), litio, antitiroideos, inhibidores de la tirosina-cinasa, interrupción de tratamiento con levotiroxina

Central
- ✓ Déficit o inactividad aislada de hormona estimulante del tiroides
- ✓ Patología hipofisaria (secundario): tumores, cirugía, radioterapia, procesos infiltrativos, traumatismos, síndrome de Sheehan, formas genético-hereditarias
- ✓ Patología hipotalámica (terciario): tumores, traumatismos, procesos infiltrativos

---

mujeres a partir de la edad media de la vida o durante el embarazo. En él encontraremos niveles de T_4 y T_3 normales a expensas de una TSH incrementada. Aunque existen controversias al respecto, de forma general el tratamiento con levotiroxina está indicado si los niveles de TSH superan las 10 mUI/L, especialmente en pacientes jóvenes o con alto riesgo cardiovascular.

6. Coma mixedematoso

El coma mixedematoso es una emergencia endocrina constituida por un hipotiroidismo grave. Es muy poco frecuente y se presenta principalmente en mujeres a partir de los 60 años con antecedente de patología tiroidea, durante los meses de invierno y ante la exposición a un factor desencadenante. Entre los precipitantes descritos están causas médicas (infección, patología cardiovascular o cerebrovascular, insuficiencia cardíaca, tromboembolismo pulmonar, exposición al frío), farmacológicas (suspensión de tratamiento con levotiroxina, empleo de fármacos sedantes, inicio de medicaciones que alteren la función tiroidea o interfieran con la absorción o el metabolismo de levotiroxina), traumatismos y cirugía. El desencadenante más frecuente son las infecciones seguidas de la discontinuación brusca del tratamiento con levotiroxina.

6.1. Manifestaciones clínicas

Las manifestaciones clínicas del coma mixedematoso se resumen en la Tabla 44-4, siendo las principales la hipotermia, la alteración del nivel de consciencia y el fracaso ventilatorio.

6.2. Diagnóstico

El diagnóstico es fundamentalmente clínico. Deben revisarse los antecedentes personales de patología tiroidea, realizar una anamnesis dirigida a los familiares que permita caracterizar síntomas previos de hipofunción tiroidea, explorar al paciente en búsqueda de semiología compatible así como indagar sobre los posibles desencadenantes del episodio. Sobre ello nos apoyaremos para la determinación analítica correspondiente, si bien, ante una sospecha clínica evidente y una situación de riesgo vital, puede iniciarse el tratamiento a la espera del resultado bioquími-

co. Existen algunas escalas que pueden ayudarnos en el diagnóstico mediante sistemas de puntuación según los síntomas presentes como la escala de Popoveniuc et al., que considera altamente sugestiva de coma mixedematoso una puntuación > 60.

6.3. Tratamiento

El tratamiento del coma mixedematoso debe incluir:

- ✓ **Medidas de soporte:**
  - ✐ *Aislamiento de la vía aérea en pacientes con bajo nivel de consciencia y/o insuficiencia respiratoria global grave.* Debemos tener presente la posibilidad de encontrar una vía aérea difícil debido a la infiltración mixedematosa de tejidos blandos, y actuar en consecuencia realizando una preoxigenación adecuada, estableciendo un plan de intubación y preparando los dispositivos avanzados que consideremos de utilidad. La ventilación mecánica invasiva suele ser precisa únicamente durante las primeras 48 horas del fracaso ventilatorio, con rápida resolución del mismo tras garantizar una adecuada ventilación alveolar y con limitación en la progresión respiratoria condicionada por la hipoxemia. Sin embargo, en algunas ocasiones la disfunción ventilatoria puede persistir más de 3 semanas y hasta 6 meses, ocasionando un *weaning* difícil.
  - ✐ *Estabilización hemodinámica.* Administración de fluidoterapia evitando soluciones hipotónicas que puedan agravar la hiponatremia, asociación de corticoterapia a dosis sustitutivas de estrés, inicio de soporte vasoactivo precoz en pacientes hipervolémicos y diagnóstico diferencial del *shock* que permita su tratamiento eficiente, pudiendo ayudarnos de ecocardiografía o sistemas de termodilución transpulmonar.
  - ✐ *Manejo de la hiponatremia.* Empleo de soluciones hipertónicas con el objetivo de ascender la natremia 10-12 mmol/L en 24 horas y 18 mmol/L en 48 horas, teniendo presente disminuir la agresividad de las medidas una vez alcanzada una natremia > 120 mmol/L. Si se establece el diagnóstico de síndrome de secreción inadecuada de hormona antidiurética, los vaptanes pueden ser de utilidad.
  - ✐ *Tratamiento de las bradiarritmias.* Optimización iónica, soporte cronótropo, estimulación con marcapasos transitorio si es preciso, control de la hipotermia, evitación de fármacos

Tabla 44-4. Manifestaciones clínicas del coma mixedematoso

Sistema/aparato	Manifestaciones clínicas
Sistema nervioso central	✔ Hipotermia: disminución de termogénesis ✔ Síndrome confusional agudo ✔ Alteraciones neuropsiquiátricas ✔ Crisis comiciales focales o generalizadas con EEG inespecífico ✔ Disminución del nivel de consciencia

Cardiovascular	✔ Bradiarritmias: bradicardia sinusal, alargamiento del QT, BAV, complejos de bajo voltaje, extrasistolia
	✔ *Shock* cardiogénico:
	  ✔ Cronotropismo negativo
	  ✔ Inotropismo negativo
	  ✔ ↓ complianza vascular: precarga
	  ✔ ↑ RVP: poscarga
	✔ ↓ consumo de oxígeno periférico: $SvcO_2 > 75\%$
	✔ Derrame pericárdico

Respiratorio	✔ Fracaso ventilatorio:
	  ✔ Hipoventilación central
	  ✔ Obstrucción de vía aérea (SHO/SAHS)
	  ✔ Debilidad de musculatura respiratoria
	✔ Insuficiencia respiratoria aguda global: alteración de la relación ventilación/perfusión
	✔ ↓ sensibilidad de quimiorreceptores a hipercapnia e hipoxia
	✔ Derrame pleural

Gastrointestinal	✔ Enlentecimiento del vaciado gástrico ✔ Íleo paralítico ✔ Megacolon tóxico ✔ Ascitis ✔ Hemorragia digestiva (coagulopatía)
Renal	✔ Disminución de la filtración glomerular: insuficiencia renal ✔ Atonía vesical con retención aguda de orina ✔ Rabdomiólisis
Alteraciones metabólicas	✔ Hiponatremia hipotónica por SIADH ✔ Hipermagnesemia ✔ Hipoglucemia ✔ Insuficiencia suprarrenal relativa
Hematológico	✔ Susceptibilidad a infecciones: granulocitopenia ✔ Coagulopatía: síndrome de Von Willebrand adquirido tipo 1 ✔ Anemia macrocítica (déficit vitamina B_{12}), microcítica (ferropenia) o autoinmune

BAV: bloqueo auriculoventricular; EEG: electroencefalograma; RVP: resistencias vasculares periféricas; SAHS: síndrome de apnea e hipopnea del sueño; SHO: síndrome de hipoventilación por obesidad; SIADH: síndrome de secreción inadecuada de hormona antidiurética; $SvcO_2$: saturación venosa central de oxígeno.

que enlentezcan la conducción auriculoventricular o prolonguen el QT.

  ⊘ *Ascenso progresivo de la temperatura.* Empleo de sistemas convectivos regulables en la hipotermia grave (< 30 ºC), vigilando la repercusión hemodinámica que puede acontecer en el contexto de la vasodilatación periférica durante el ascenso térmico.

  ⊘ *Antibioterapia.* Se iniciará si la clínica y los hallazgos de laboratorio plantean la infección como potencial desencadenante. Algunos autores abogan por la administración de antibioterapia de amplio espectro de forma general ante la alta incidencia de los procesos infecciosos como factores precipitantes.

✔ **Tratamiento farmacológico:**

  ⊘ *Hidrocortisona.* Dosis de 50-100 mg cada 6-8 horas por vía intravenosa. Debe administrarse siempre antes de la levotiroxina, tanto para evitar desencadenar una crisis suprarrenal al aumentar la actividad metabólica como para suplementar la situación de insuficiencia relativa que se produce en el contexto de hipotiroidismo grave.

  ⊘ *Levotiroxina (T_4).* Dosis de 200-400 µg intravenosos en bolo más 50-100 µg cada 24 horas. Las dosis inferiores se preferirán en el caso de pacientes ancianos, con bajo peso o con antecedentes de cardiopatía isquémica o eventos arrítmicos.

  ⊘ *Liotironina (T_3).* Dosis de 5-20 µg intravenosos en bolo más 2,5-10 µg/8 horas. Su administración es controvertida y presenta una recomendación muy débil en las guías de práctica clínica (2C). Es conocido el mayor efecto biológico de la T_3 y la existencia de una disminución en la conversión periférica de T_4 en T_3 en situaciones de hipotiroidismo grave, pero también que su corta vida media puede originar niveles séricos fluctuantes potencialmente deletéreos en pacientes con cardiopatía estructural. Por ello es preferible su uso en pacientes jóvenes sin comorbilidad, pudiendo ser la monoterapia con levotiroxina una opción adecuada en pacientes ancianos con patología cardiovascular.

Tras el tratamiento inicial deberá realizarse una monitorización de la TSH cada 24-48 horas y ajustar la posología del tratamiento en función del descenso de la misma y de la situación clínica del paciente. La levotiroxina deberá administrarse por vía oral cuando el paciente sea capaz de tolerarla, teniendo presente que la dosis estándar es de 1,2-1,4 µg/kg/día y que la dosis oral deberá ser un 25 % más que la intravenosa de acuerdo a su biodisponibilidad. La liotironina puede suspenderse y la hidrocortisona titularse de forma descendente una vez que el paciente se encuentra en una situación clínica óptima: adecuado nivel de consciencia, estabilidad hemodinámica y sin insuficiencia respiratoria.

6.4. Pronóstico

El coma mixedematoso es un cuadro de elevada mortalidad, con cifras en torno al 25-30 %. Son factores de mal pronóstico la edad avanzada, las complicaciones cardíacas, la disminución del nivel de consciencia, la necesidad de ventilación mecánica, la hipotermia persistente (especialmente con temperaturas < 32 ºC) y una puntuación APACHE II > 20 o SOFA > 6. Las principales causas de mortalidad son la insuficiencia respiratoria, la sepsis y la hemorragia digestiva.

7. Síndrome del enfermo eutiroideo

Los pacientes con trastornos sistémicos graves, especialmente los pacientes críticos, pueden tener resultados anormales en las pruebas de función tiroidea. La disminución de T_3 es el hallazgo más frecuente, seguido de una reducción de T_4 en situaciones más prolongadas y de mayor gravedad, con un incremento de la T_3 reversa. Del mismo modo, en la fase de recuperación se normalizan antes los niveles de T_4 que los de T_3.

Clínicamente, los pacientes son eutiroideos y no presentan un aumento compensatorio de la concentración sérica de TSH, sino que esta se encuentra en rango normal o ligeramente disminuida. Dicha alteración se conoce como síndrome del enfermo eutiroideo. Su mecanismo patológico no está claro, y se ha postulado bien como mecanismo adaptativo a la situación de estrés o como una respuesta disregulada a la misma. Parece involucrar modificaciones mediadas principalmente por citocinas inflamatorias a nivel de la producción hormonal hipotálamo-hipofisaria, la conversión periférica tisular de T_4 en T_3 así como la unión de las hormonas tiroideas a sus proteínas transportadoras.

El tratamiento debe dirigirse a la enfermedad subyacente, no estando indicada la suplementación de hormonas tiroideas.

8. Resumen y conclusiones

Los posibles patrones de las pruebas analíticas de función tiroidea se resumen en la Tabla 44-5.

La patología tiroidea tiene una prevalencia moderada en nuestro medio, si bien las emergencias endocrinas a este respecto son cuadros muy poco frecuentes pero de extrema gravedad en los que la instauración de un tratamiento correcto y precoz es fundamental. Tanto la tormenta tiroidea como el coma mixedematoso requieren un alto índice de sospecha clínica para un diagnóstico apropiado, así como la implementación de un tratamiento multimodal. Del mismo modo, debemos tener presente que el síndrome del enfermo eutiroideo es una manifestación del estado de gravedad del paciente y que su tratamiento debe enfocarse en la enfermedad responsable del deterioro clínico.

Tabla 44-5. Patrones analíticos de función tiroidea

TSH sérica	T_4 libre	T_3 total	Interpretación
Funcionamiento normal del eje hipotalámico-hipofisario			
Normal	Normal	Normal	Eutiroideo
Normal	Normal o alta	Normal o alta	Hipertiroxinemia eutiroidea
Normal	Normal o baja	Normal o baja	Hipotiroxinemia eutiroidea
Normal	Baja	Normal o alta	Eutiroideo: tratamiento con T_3
Normal	Baja-normal o baja	Normal o alta	Eutiroideo: tratamiento con extracto de tiroides
Alta	Baja	Normal o baja	Hipotiroidismo primario
Alta	Normal	Normal	Hipotiroidismo subclínico
Baja	Alta o normal	Alta	Hipertiroidismo
Baja	Normal	Normal	Hipertiroidismo subclínico
Alta	Baja	Normal o baja	Hipotiroidismo primario
Alta	Normal	Normal	Hipotiroidismo subclínico
Baja	Alta o normal	Alta	Hipertiroidismo
Baja	Normal	Normal	Hipertiroidismo subclínico
Funcionamiento anormal del eje hipotalámico-hipofisario			
Normal o alta	Alta	Alta	Hipertiroidismo mediado por TSH
Normal o baja*	Baja o baja-normal	Baja o normal	Hipotiroidismo central

*En el hipotiroidismo central, la TSH sérica puede ser baja, normal o ligeramente alta. T_3: triyodotironina; T_4: tiroxina; TSH: hormona estimulante del tiroides.

ⓘ Puntos clave

✔ La prevalencia de la disfunción tiroidea en nuestra población se cifra en torno al 10 %, siendo el hipotiroidismo subclínico la alteración más frecuente, con predominio en mujeres.

✔ La tirotoxicosis es el síndrome clínico que se produce cuando hay un incremento en los niveles de hormonas tiroideas, ya sea por aumento en la función glandular del tiroides (hipertiroidismo, que puede ser primario o secundario) o por trastornos no asociados a hiperfunción glandular.

✔ La tormenta tiroidea es una presentación poco frecuente pero de alta mortalidad que acontece en un paciente con factores de riesgo ante un evento precipitante. Cursa con fiebre, taquicardia, taquipnea, disfunción gastrointestinal y encefalopatía. Su tratamiento incluye antitiroideos, soluciones yodadas, β-bloqueantes, corticoides, secuestradores de ácidos biliares y/o plasmaféresis.

✔ Los síntomas del hipotiroidismo varían en relación con el grado de deficiencia hormonal y su rapidez de instauración. Se producen como consecuencia de la ralentización metabólica y/o del acúmulo intersticial de glicosaminglicanos en el tejido conectivo, con retención hídrica secundaria.

✔ El coma mixedematoso es una emergencia endocrina de alta mortalidad que cursa con disminución del nivel de consciencia, hipotermia, bajo gasto cardíaco e insuficiencia respiratoria global. Su tratamiento consiste en medidas de soporte, administración de hidrocortisona, suplementación con levotiroxina y liotironina y tratamiento del factor desencadenante.

✔ El síndrome del enfermo eutiroideo se presenta en pacientes críticos y cursa con T_3 y T_4 disminuidas asociadas a niveles de TSH normales. Es una expresión de la gravedad de la enfermedad subyacente y su tratamiento es el de la patología causante, no estando indicada la administración de levotiroxina.

Bibliografía

Akamizu T, Satoh T, Isozaki O, et al. Diagnostic criteria, clinical features and incidence of thyroid storm base don nationwide surveys. Thyroid. 2012;22:661-79.

Andersen SL, Olsen J, Laurberg P. Antithyroid drug side effects in the population and in pregnancy. J Clin Metabol. 2016;101:1606-14.

Angell TE, Lechner MG, Nguyen CT, et al. Clinical features and hospital outcomes in thyroid storm: a retrospective cohort study. J Clin Endocrinol Metab. 2015;100:451.

Ardalan MR, Ghabili K, Mirnour R, et al. Hypothyroidism-induced rhabdomyolysis and renal failure. Ren Fail. 2011;33:553-4.

Bekkering GE, Agoritsas T, Lytvyn L. Thyroid hormones treatment for subclinical hypothyroidism: a clinical practice guideline. BMJ. 2019;365:l2006.

Beynon J, Akhtar S, Kearney T, et al. Predictors of outcome in myxedema coma. Crit Care. 2008;12:111.

Boelen A, Kwakkel J, Fliers E. Beyond low plasma T3: local thyroid hormone metabolism during inflammation and infection. Endocr Rev. 2011;32:670-93.

Bourcier S, Coutrot M, Kimmoun A, et al. Thyroid storm in the ICU: a retrospective multicenter study. Crit Care Med. 2020;48:83.

Burch HB, Wartofsky L. Life-threatening thyrotoxicosis. Thyroid storm. Endocrinol Metab Clin North Am. 1993;22:263

Chiha M, Samarasinghe S, Kabaker AS. Thyroid storm: an updated review. J Intensive Care Med. 2015;30:131.

Cohen-Lehman J, Dahl P, Danzi S, Klein I. Effects of amiodarone therapy on thyroid function. Nat Rev Endocrinol. 2010;6(1):34-41.

Ezer A, Caliskan K, Parlakgumus A, Belli S, Kozanoglu I, Yildirim S. Preoperative therapeutic plasma exchange in patients with thyrotoxicosis. J Clin Apher. 2009;24(3):111-4.

Feldt-Rasmussen U, Emerson CH. Further thoughts on the diagnosis and diagnostic criteria for thyroid storm. Thyroid. 2012;22(11):1094-5.

Feller M, Snel M, Moutzouri E, et al. Association of thyroid hormone therapy with quality of life and thyroid-related symptoms in patients with subclinical hypothyroidism: a systematic review and meta-analysis. JAMA. 2018;320:1349-59.

Fliers E, Bianco AC, Langouche L, Boelen A. Endocrine and metabolic considerations in critically ill patients 4: thyroid function in critically ill patients. Lancet Diabetes Endocrinol 2015;3(10):816-25.

Galindo RJ, Hurtado CR, Pasquel FJ, et al. National trends in incidence, mortality and clinical outcomes of patients hospitalized for thyrotoxicosis with and without thyroid storm in the United States, 2004-2013. Thyroid. 2019;29:36.

Hampton J. Thyroid gland disorder emergencies: thyroid storm and myxedema coma. AACN Adv Crit Care. 2013;24(3):325-32.

Illouz F, Braun D, Briet C, Schweizer U, Rodien P. Endocrine side-effects of anti-cancer drugs: thyroid effects of tyrosine kinase inhibitors. Eur J Endocrinol. 2014;171:91-9.

Isozaki O, Satoh T, Wakino S, et al. Treatment and management of thyroid storm: Analysis of the nationwide surveys. Clin Endocrinol (Oxf). 2016;84:912-8.

Jonklaas J, Bianco AC, Bauer J, et al. Guidelines for the treatment of hypothyroidism: prepared by the American Thyroid Association Task Force on Thyroid Hormone Replacement. Thyroid 2014;24:1670.

Jonklaas J, Bianco C, Cappola A, et al. Evidence-based use of levothyroxine/liothyronine combinations in treating hypothyroidism: a consensus document. Thyroid. 2021;31(2):156-82.

Klein I, Ojamaa K. Thyroid hormone and the cardiovascular system: from theory to practice. J Clin Endocrinol Metab. 1994;78:1026.

Klubo-Gwiezdzinska J, Wartofsky L. Thyroid emergencies. Med Clin N Am. 2012;96:385-403.

Kwaku MP, Burman KD. Myxedema coma. J Intensive Care Med. 2007;22(4):224-31.

Mathew V, Misgar RA, Ghosh S, et al. Myxedema coma: a new look into an old crisis. J Thyroid Res. 2011;493462.

Muller C, Perrin P, Faller B, et al. Role of plasma exchange in the thyroid storm. Ther Apher Dial. 2011;15:522

Nayak B, Burman K. Thyrotoxicosis and thyroid storm. Endocrinol Metab Clin North Am. 2006;35:663.

Ono Y, Ono S, Yasunaga H, et al. Factor associated with mortality of thyroid storm: analysis using a national inpatient database in Japan. Medicine (Baltimore). 2016;95:e2848

Papi G, Corsello SM, Pontecorvi A. Clinical concepts on thyroid emergencies. Front Endocrinol. 2014;5:102.

Pearce S, Brabant G, Duntas L, et al. 2013 ETA Guideline: Management of Subclinical Hypothyroidism. Eur Thyroid J. 2013;2:215-28.

Persani L, Brabant G, Dattani M, et al. 2018 European Thyroid Association (ETA) Guidelines on the Diagnosis and Management of Central Hypothyroidism. Eur Thyroid J. 2018;7:225-37.

Popoveniuc G, Chandra T, Sud A, et al. A diagnostic scoring system for myxedema coma. Endocr Pract. 2014;20:808-17.

Ringel MD. Management of hypothyroidism and hyperthyroidism in the intensive care unit. Crit Care Clin. 2001;17:59-74.

Rizzo LFL, Mana DL, Bruno OD, Wartofsky L. Coma mixedematoso. Medicina (B Aires). 2017;77(4):321-8.

Ross DS, Burch HB, Cooper DS, et al. 2016 American Thyroid Association Guidelines for Diagnosis and Management of Hypertiroidism and other causes of Thyrotoxicosis. Thyroid. 2016;26:1343.

Sarlis NJ, Gourgiotis L. Thyroid emergencies. Rev Endocr Metab Disord. 2003;4(2):129-36.

Satoh T, Isozaki O, Suzuki A, et al. 2016 Guidelines for the management of thyroid storm from the Japan Thyroid Association and Japan Endocrine Society (First edition). Endocr J. 2016;63:1025.

Stathatos N, Wartofsky L. Thyrotoxic Storm. J Intensive Care Med. 2002;17(1):1-7.

Szczepiorkowski ZM, Bandarenko N, Kim HC, et al. Guidelines on the use of therapeutic apheresis in clinical practice: evidence based approach from the Apheresis Applications Committee of the American Society for Apheresis. J Clin Apher. 2007;22(3):106-75.

Thyroid disease: assessment and management. London: National Institute for Health and Care Excellence (NICE); 2019 Nov 20.

Problemas gastrointestinales

VI

45 Procedimientos en patología gastrointestinal

F. M. Sánchez Silos y J. C. Igeño Cano

Orientación para el estudio

En este capítulo se reflejan los procedimientos diagnósticos o terapéuticos más habituales que los intensivistas desarrollan en su desempeño diario al enfrentarse a pacientes críticos o potencialmente críticos en relación con la patología gastrointestinal. Son procedimientos desarrollados en la mayoría de las situaciones a pie de cama, de forma precisa y obteniendo un resultado inmediato. Se revisan por tanto los aspectos generales de las indicaciones y contraindicaciones actuales de dichos procedimientos, se proporciona una actualización de las tecnologías emergentes en el campo y se concluye discutiendo posibles direcciones futuras.

1. Endoscopia digestiva

Actualmente la endoscopia digestiva se ha convertido en una herramienta fundamental tanto a nivel diagnóstico como terapéutico en las unidades de cuidados intensivos (UCI) para el manejo de los pacientes críticos, permitiéndonos una evaluación e interpretación en tiempo real de los hallazgos encontrados. En una primera aproximación, la endoscopia digestiva permite ver cuatro grandes campos que desarrollaremos más adelante: el tracto gastrointestinal superior mediante endoscopia digestiva alta (EDA) (orofaringe, esófago, estómago y duodeno proximal); el tracto pancreatobiliar mediante colangiopancreatografía retrógrada endoscópica (CPRE); el tracto gastrointestinal medio (yeyuno e íleon); y el tracto gastrointestinal inferior mediante colonoscopia (íleon distal, colon y recto).

1.1. Indicaciones

Las indicaciones dentro del campo de los cuidados intensivos para cada una de las técnicas las desarrollaremos más adelante, pero destacan situaciones como la hemorragia digestiva alta (HDA) y baja, la ingestión de cuerpos extraños o cáusticos, la colocación de sondas de alimentación, los cuadros de colangitis o pancreatitis graves y el vólvulo intestinal. Por el contrario, la endoscopia digestiva en todas sus formas estará contraindicada cuando se sospeche o exista constancia de perforación de víscera hueca o cuando, de forma general, los beneficios no superen a los riesgos intrínsecos de la prueba. Sin embargo, determinadas situaciones podrían contraindicar la realización de la exploración de forma relativa: inestabilidad hemodinámica o insuficiencia cardíaca grave, protección inadecuada de la vía aérea o hipoxemia, coagulopatía grave o trombocitopenia, o cambios inflamatorios que conlleven mayor riesgo de perforación.

1.1.1. Endoscopia digestiva alta

Las situaciones más comunes en las que vamos a precisar la valoración mediante EDA son la HDA y la ingestión de cáusticos o cuerpos extraños, aunque también se emplea para la colocación de sistemas de nutrición enteral, prótesis esofágicas o gastroduodenales y dilataciones con balón en estenosis esofágicas o gastrointestinales.

Las HDA constituyen una de las principales causas de morbimortalidad mundial, si bien su epidemiología ha cambiado drásticamente, disminuyendo por un lado la incidencia por úlcera péptica, pero aumentando la incidencia por enfermedad neoplásica maligna, angiodisplasia y esofagitis. Las guías recomiendan la endoscopia diagnóstica y terapéutica dentro de las 24 horas para el sangrado no varicoso en pacientes hemodinámicamente estables con HDA. Por el contrario, las guías recomiendan la endoscopia lo antes posible y dentro de las 12 horas para un sangrado por várices. Aunque no hay estudios que ayuden a guiar la práctica sobre el momento de la endoscopia en pacientes con HDA hemodinámicamente inestables, se han hecho importantes avances en este campo que han demostrado mejores resultados con el tratamiento endoscópico urgente en pacientes críticos con inestabilidad hemodinámica o necesidad continua de transfusiones. La evaluación urgente permite diferenciar entre lesiones no varicosas y lesiones varicosas, promoviendo la terapia dirigida, y aunque la resucitación del paciente no debe detenerse, la intervención endoscópica debe realizarse lo antes posible, exigiendo la colaboración entre el médico intensivista, el digestivo, el cirujano y el radiólogo intervencionista. Además, la evaluación urgente permite la identificación y estratificación de estigmas de sangrado, lo que facilita un triaje y una estratificación del riesgo adecuados para determinar la modalidad de tratamiento endoscópico y el riesgo de reproducción.

La reanimación debe iniciarse inmediatamente estableciendo un acceso venoso periférico o central, administración rápida de líquidos, uso de agentes vasoactivos y transfusión de hemoderivados, en espera del manejo endoscópico definitivo. Una vez realicemos la EDA diagnóstica, la acción terapéutica dependerá del tipo de lesión que encontremos.

Si la lesión encontrada es una úlcera simple con base limpia y sin signos de sangrado activo, no se realizará ninguna intervención terapéutica. Si, por el contrario, encontramos una úlcera con sangrado activo en el cráter o un vaso bien identificado sangrante, hay que actuar sobre él.

Los diferentes mecanismos terapéuticos para lograr una adecuada hemostasia se dividen en inyección de sustancias, cauterización térmica y hemostasia mecánica mediante clips. La combinación de varias de ellas permite la obtención de un resultado óptimo en la mayoría de los casos. De este modo podemos instilar en los cuatro cuadrantes de la lesión una solución de suero fisiológico junto con adrenalina, logrando por vasoconstricción una reducción del sangrado activo, y aplicar posteriormente la sonda de electrocoagulación para cauterizar la úlcera, o la colocación de clips hemostáticos que han demostrado un daño tisular mínimo, lo que conduce a una cicatrización de la úlcera potencialmente más rápida.

Otros métodos son:

- **Coagulación con plasma de argón.** Mediante este método se cauterizan los tejidos mediante gas argón ionizado. Es más efectivo para lesiones sangrantes poco profundas y ampliamente definidas como las ectasias vasculares, pero también se ha encontrado tan efectivo en el tratamiento de úlceras como otras modalidades comunes (Fig. 45-1).
- **Aplicación de polvos hemostáticos.** Constituyen una sustancia cohesiva y adhesiva que se aplica mediante ráfagas de dióxido de carbono directamente sobre la lesión hasta que se produce hemostasia. Se ha mostrado eficaz tanto en la HDA como en el sangrado intestinal inferior.
- **Sistema Over-The-Scope-Clip (OTSC)®.** Se trata de un novedoso mecanismo hemostático que se puede utilizar tanto para realizar hemostasia de la lesión como para cerrar fístulas y perforaciones pequeñas.
- **Crioterapia.** En el manejo de las angiodisplasias se ha impuesto la utilización de crioterapia a -89,5 °C con monóxido nítrico.
- **Ecoendoscopia (EUS).** En los últimos años ha alcanzado gran relevancia la utilización de la ecoendoscopia para el manejo de situaciones refractarias al tratamiento combinado. Mediante la EUS logramos visualizar el vaso responsable utilizando Doppler color. Posteriormente inyectamos sustancias esclerosantes en él, hasta que visualicemos una desaparición de la monitorización Doppler. Este mecanismo de angioterapia directa guiada por EUS está logrando imponerse con éxito tanto en lesiones sangrantes ulcerosas como para el manejo del sangrado en las neoplasias malignas y en las varices esofágicas o gástricas. Sin embargo, para estas últimas, la ligadura endoscópica sigue siendo el método de elección y que ofrece mejores resultados, por encima de la escleroterapia.

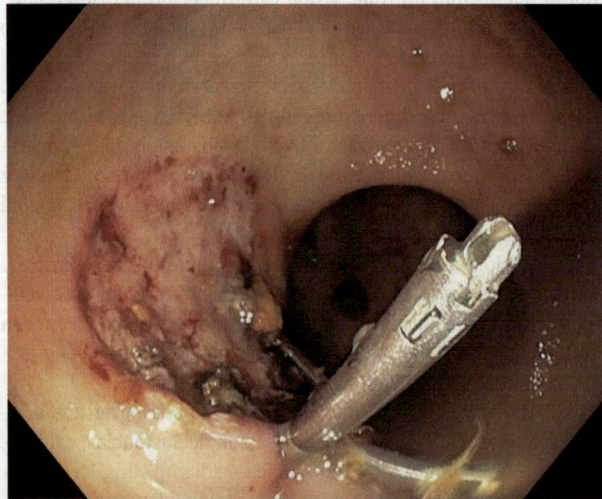

Fig. 45-1 | Tratamiento de una úlcera con terapia combinada mediante plasma de argón y clip hemostático. Cortesía del Dr. Antonio Naranjo.

En definitiva, existen múltiples mecanismos, que se pueden emplear solos o combinados, con los que el médico intensivista, con apoyo del digestivo, el cirujano y el radiólogo intervencionista, puede abordar la HDA con una alta tasa de éxito.

La ingestión de cuerpos extraños y la impactación de bolos alimenticios son frecuentes en la práctica clínica, correspondiendo la mayoría de estas situaciones a la población pediátrica. Hasta el 80-90 % de los cuerpos extraños ingeridos pasan espontáneamente, pero el resto requieren extracción endoscópica, y menos del 1 % necesitarán cirugía para la extracción o para tratar complicaciones. Por ello es necesario un examen físico centrado en el estado general del paciente y para evaluar signos de complicación.

En los casos de impactación de bolos alimenticios es necesario un estudio diagnóstico de la posible enfermedad subyacente, incluida la evaluación histológica, además de la endoscopia terapéutica.

En los casos de cuerpos extraños que provocan una obstrucción completa de la luz esofágica, objetos puntiagudos o pilas, se realizará una EDA emergente dentro de las 2-6 horas, mientras que en casos sin obstrucción completa o cuerpos extraños en el estómago, esta EDA se realizará de forma urgente dentro de las primeras 24 horas.

Por su parte, el tratamiento de la impactación del bolo alimenticio en el esófago se realizará empujando suavemente el bolo hacia el estómago. Si este procedimiento no tiene éxito, se debe considerar la recuperación. En cuanto a la ingesta de cáusticos, constituye un pequeño número en relación con la ingesta de cuerpos extraños. Sin embargo, con frecuencia son potencialmente letales, y es necesario realizar una evaluación endoscópica para clasificar y establecer un pronóstico.

La colocación de sondas o sistemas de alimentación en el paciente crítico es otra de las indicaciones comunes para la realización de EDA, no solo como apoyo a la colocación de sondas nasogástricas (SNG), nasoyeyunales (SNY) u orogástricas en pacientes seleccionados, sino también y más especialmente en la colocación de gastrostomías endoscópicas percutáneas (GEP) en aquellos pacientes críticos con un proceso patológico reversible que probablemente requiera más de 4 semanas de nutrición enteral. Se trata, por tanto, de procedimientos técnicamente simples, que pueden ser realizados a pie de cama en la UCI bajo sedación moderada, pero teniendo en cuenta los riesgos y beneficios al tratarse de pacientes críticos.

Finalmente, también podemos recurrir a la EDA para la realización de dilataciones con balón en estenosis esofágicas y gástricas (cardias o píloro) (Fig. 45-2), así como para la colocación de *stents* metálicos autoexpandibles en el caso de las obstrucciones en el tubo digestivo, generalmente relacionadas con neoplasias malignas, resultando estos últimos eficaces para aliviar la obstrucción y mejorar la calidad de vida del paciente.

1.1.2. Colangiopancreatografía retrógrada endoscópica

La CPRE en el paciente crítico está indicada para la valoración de las vías pancreatobiliares, en aquellos casos en los que exista obstrucción del tracto biliar por cálculos, o en fugas por

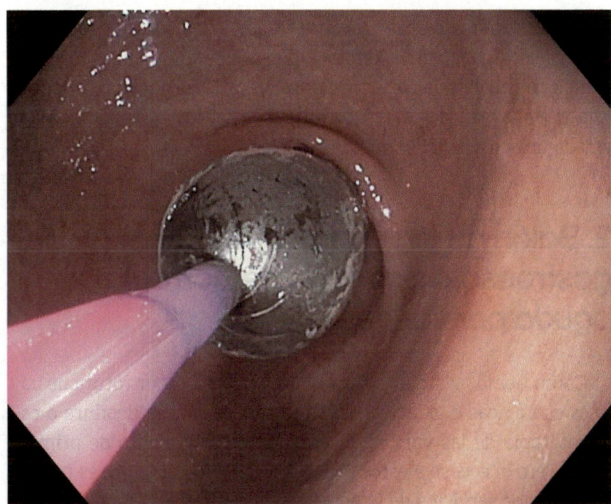

Fig. 45-2 | Dilatación con balón de estenosis esofágica. Cortesía del Dr. Antonio Naranjo.

el conducto biliar o pancreático en casos de complicaciones posquirúrgicas en los que la realización de esfinterotomía y la colocación de *stents* constituyen el tratamiento de elección.

1.1.3. Colonoscopia

La realización colonoscopia de forma urgente en la UCI no es tan frecuente como la EDA, pero sí es un procedimiento necesario en los pacientes críticos, principalmente para la valoración del sangrado gastrointestinal inferior grave, o en casos de obstrucción intestinal secundaria a vólvulo intestinal o neoplasia. Menos frecuente es su uso en las diarreas refractarias ante la sospecha de infección por patógenos o enfermedad inflamatoria intestinal.

El sangrado gastrointestinal inferior es mucho menos frecuente que la HDA, y suele ser una entidad asociada al paciente anciano, en relación, en muchas ocasiones, con tratamientos anticoagulantes o antiagregantes crónicos. En la mayoría de los casos se debe a hemorragias diverticulares, colitis isquémica o también a angiodisplasias, y el punto de sangrado no siempre es fácilmente reconocible. Debido a circunstancias, junto con la necesidad de una correcta preparación colónica, y a que en un número importante de casos finalmente el origen es una HDA, hacen considerar en primer lugar la realización de una EDA, especialmente en casos graves y con inestabilidad hemodinámica, realizando el abordaje tal y como hemos descrito anteriormente.

Una vez descartada la HDA, se realizará la colonoscopia y se aplicarán los mecanismos terapéuticos precisos en cada caso. Aproximadamente alrededor de un 80 % de los casos de sangrado intestinal inferior se resuelven de forma espontánea, si bien la realización de colonoscopia urgente en las siguientes 24-48 horas reduce los tiempos de estancia hospitalaria. Una vez localizado el punto sangrante, la terapia hemostática, al igual que en la HDA, se basará en la combinación de técnicas de inyección y clipaje, o se realizará con termocoagulación.

En aquellos casos graves en los que no se encuentra el punto sangrante se debe recurrir al apoyo de la radiología intervencionista o la localización del punto sangrante mediante técnicas de medicina nuclear.

Otra de las situaciones que precisan de la realización de una colonoscopia urgente en la UCI es la obstrucción colónica aguda, cuyo origen puede encontrarse en neoplasias malignas de colon, enfermedad diverticular o vólvulo intestinal. Esta última entidad, que es consecuencia de una torsión anormal del asa a lo largo de su eje mesentérico que causa una obstrucción en asa cerrada, constituye una verdadera emergencia porque puede evolucionar rápidamente de cuadro obstructivo a isquemia intestinal, con alto riesgo de perforación e incluso una tasa de mortalidad de hasta el 40 % si se produce. Para llegar al diagnóstico, primero es preciso realizar otras exploraciones radiológicas, como la tomografía computarizada abdominal, y de confirmarse el vólvulo, se aplicarán medidas conservadoras, como la resucitación con fluidoterapia intravenosa, los cambios posturales frecuentes, la colocación de SNG y sondas rectales para descompresión, así como la corrección de posibles desequilibrios metabólicos o suspensión de fármacos ralentizadores del tránsito intestinal.

Si fracasan estas medidas, será el momento de la realización de una colonoscopia urgente con mínima insuflación de aire, que es el procedimiento de elección cuando no se constata isquemia intestinal, y suele lograr la resolución del episodio hasta en el 80 % de los casos.

En los casos de obstrucción mecánica de origen neoplásico, siempre que no sean susceptible de cirugía paliativa, puede recurrirse a la colocación de un *stent* metálico autoexpandible. En aquellos casos de obstrucción no mecánica está indicado el tratamiento farmacológico con neostigmina, siempre bajo monitorización intensiva estricta en UCI.

Por otro lado, se debe descartar obstrucción colónica mecánica o megacolon tóxico por infección por *Clostridium difficile* en aquellos pacientes críticos con una dilatación marcada de colon, especialmente por encima de los 12 cm, ya que supone un riesgo muy alto de perforación. En estos casos de seudobstrucción colónica, especialmente en infecciones por *C. difficile* graves refractarias a tratamiento antibiótico, está apareciendo como una oportunidad terapéutica con una alta tasa de éxito el trasplante de microbiota fecal, con aplicación a través de EDA y colonoscopia, si bien está poco estudiado en el paciente crítico.

1.2. Preparación del paciente

Una vez indicada la necesidad de realizar un procedimiento endoscópico digestivo, es necesario llevar a cabo una serie de consideraciones previas, en las que el médico intensivista tiene un papel fundamental, con una visión global del paciente, realizando una adecuada resucitación hemodinámica, corrección de la posible coagulopatía, ofreciendo una adecuada sedación y analgesia, incluso soporte ventilatorio en función de los requerimientos del procedimiento, y en casos seleccionados proporcionando una adecuada cobertura antibiótica.

Una situación con una demanda creciente en los últimos años es el papel del médico intensivista en la sedación del paciente tanto crítico como ambulatorio para la realización de la mayoría de estos procedimientos, ajustando el nivel de sedación desde superficial hasta profundo según la necesidad del caso, e incluso llegando al aislamiento de la vía aérea y anestesia general ante situaciones con alto riesgo de broncoaspiración o alteraciones cardiovasculares.

Del mismo modo, el intensivista se encargará de la aplicación de terapias farmacológicas que faciliten el vaciado gástrico en aquellos casos de HDA, para facilitar la visualización, evaluación e identificación minuciosas de la lesión sangrante.

Así, mediante la identificación y el tratamiento adecuados, se consigue una reducción del riesgo de nuevas hemorragias y de la necesidad de intervención quirúrgica.

Existen estudios recientes que han demostrado que la administración de 250 mg de eritromicina diluida en 100 mL de suero 20 minutos antes del procedimiento favorece la visualización endoscópica, mejora el resultado y disminuye la necesidad de revisión endoscópica en un segundo tiempo.

También es preciso iniciar el tratamiento con somatostatina o sus análogos (octreotida) y vasopresina en aquellos casos en los que se sospeche una HDA por varices, con el fin de reducir las presiones portales y de este modo prevenir la hemorragia recurrente.

Finalmente, la colonoscopia es la única intervención que requiere una preparación intestinal previa al procedimiento, por lo que no siempre se puede realizar de forma urgente y ha de demorarse a las primeras 12-24 horas. No obstante, existen estudios que revelan que la tasa de detección del origen del sangrado tras la preparación intestinal varía entre el 62 % y el 78 %, mientras que en pacientes sin preparación la colonoscopia urgente podría identificar el origen del sangrado en un 76 % de los casos. Por tanto, no está claro si la colonoscopia sin preparación intestinal es más efectiva que la colonoscopia con preparación intestinal, existiendo solo unos pocos ensayos controlados aleatorizados sobre el tema. Aun así, la mayoría de los endoscopistas prefieren la colonoscopia preparada.

En las situaciones urgentes la preparación intestinal puede realizarse mediante enemas y/o soluciones de polietilenglicol administradas por vía oral o a través de SNG, administrando 1 L de solución de polietilenglicol cada 30 a 45 minutos por vía oral o SNG durante unas 2-3 horas, con una media de 5,5 L para mantener la preparación del colon. En ocasiones es necesario administrar 10 mg de metoclopramida intravenosa para mejorar el vaciado gástrico y reducir las náuseas.

1.3. Cuidados y complicaciones posteriores a la endoscopia digestiva

La realización de estos procedimientos endoscópicos es en líneas generales bastante segura, incluso en el contexto del paciente crítico, con una tasa de complicaciones mayores reducida, si bien estos pacientes son mucho más susceptibles de presentar eventos adversos o complicaciones debido a la mayor cantidad de comorbilidades que presentan de base, por lo que es necesario llevar a cabo una monitorización estrecha en las horas sucesivas al procedimiento.

Dentro de las principales complicaciones que podemos encontrar están las inherentes al propio procedimiento, como son las relativas a la sedación (cardiovasculares, respiratorias, reacciones anafilácticas o incluso paradójicas), perforación intestinal (por el propio endoscopio, la insuflación de gases o la utilización de accesorios), sangrado digestivo (al tratar la propia lesión, polipectomía, esfinterotomía), o broncoaspiración de contenido; y las específicas de cada procedimiento en concreto, como los casos de pancreatitis y colangitis post-CPRE, los casos de ulceración o

mediastinitis tras realizar escleroterapia de las varices esofágicas, roturas esofágicas en las dilataciones con balón, o incluso migraciones del *stent* en las obstrucciones en procesos oncológicos, con una elevada tasa de morbimortalidad en todos ellos añadida a la estado crítico previo de nuestros pacientes.

2. Balón de taponamiento gastroesofágico en la hemorragia aguda por varices

Como hemos visto anteriormente, en la HDA por rotura de varices esofágicas o gástricas la EDA urgente, con la ligadura o escleroterapia de las varices, constituye el tratamiento de primera línea. Pero el acceso a estos procedimientos no siempre es posible en todos los servicios de Urgencias o en todas las UCI, ni disponible en muchos casos de forma urgente. Es por ello que el taponamiento con balón sigue siendo hoy en día un mecanismo muy valioso para el tratamiento de las varices esofágicas sangrantes, que constituyen una situación aguda y catastrófica.

El objetivo hemostático se consigue a través de un tubo con múltiples luces, de aproximadamente 1 metro de longitud, que dispone de una serie de manguitos a nivel esofágico y gástrico que se pueden inflar para comprimir tanto las varices esofágicas como las venas submucosas gástricas, a la vez que incorpora una serie de puertos para aspiración a esos niveles que se utilizan con fines diagnósticos y terapéuticos. Está sonda ya tuvo unos primeros modelos en los años treinta y cuarenta del siglo pasado, pero fue alrededor de 1950 cuando se obtuvo el diseño más cercano al actual por parte de Sengstaken-Blakemore, posteriormente modificado y parcialmente mejorado en 1968 por Minnesota, que añadió el puerto de aspiración esofágica. Por tanto, el taponamiento gastroesofágico constituye un puente temporal entre las diversas modalidades de tratamiento ya descritas, que incluye la profilaxis primaria para prevenir el sangrado y la profilaxis secundaria para prevenir el resangrado, y que se realiza en los casos de hemorragias por varices masivas hasta que pueda practicarse posteriormente una ligadura con banda o escleroterapia y la profilaxis secundaria.

2.1. Indicaciones

El control de la hemorragia se consigue entre un 30-90 % de los casos. La disparidad de estos porcentajes se debe principalmente a la importancia de la selección de los pacientes, al uso concomitante de otras modalidades terapéuticas, especialmente farmacológicas, y a la experiencia del personal sanitario en el manejo de estos dispositivos, logrando una menor tasa de éxito en aquellos pacientes en los que ha fracasado el tratamiento farmacológico o han tenido un resangrado precoz.

Tras las consideraciones anteriores, el taponamiento gastroesofágico con balón de Sengstaken-Blakemore o con balón de Minnesota está indicado en aquellos casos de HDA por varices esofágicas o gástricas en los que la EDA emergente/urgente para realizar ligadura o escleroterapia no esté disponible, no sea posible técnicamente o en los que, pese a haberse realizado, esta ha fracasado. Por el contrario, la colocación de este dispositivo está contraindicada en pacientes con cirugía esofágica reciente, estenosis esofágicas y en menor medida en aquellos pacientes diagnosticados de hernia de hiato. Además, se deben ajustar las presiones de hinchado del balón esofágico a cifras más bajas en aquellos pacientes con sesiones de escleroterapia repetidas, ya que el riesgo de perforación esofágica es más alto.

2.2. Inserción, manejo y retirada del balón

Previamente a la inserción del tubo, se deben tener en cuenta una serie de consideraciones sobre el soporte intensivo que hay que suministrar a estos pacientes, para lograr la situación óptima en el momento de la inserción.

De este modo, se debe realizar intubación orotraqueal y aislamiento de la vía aérea a todo paciente con diagnóstico de HDA grave y situación de inestabilidad hemodinámica, o aquellos que presenten una alteración del nivel de consciencia que les impida defender su vía aérea con garantías. Con ello logramos evitar complicaciones respiratorias secundarias a la broncoaspiración de secreciones o posibles regurgitaciones durante el procedimiento de inserción, a la vez que nos facilitará la aspiración de las secreciones que se acumulen en la hipofaringe.

Se debe ofrecer una adecuada sedoanalgesia, con un nivel de sedación adecuado que impida interacciones tanto con el respirador como con el taponamiento con balón, evitando de este modo episodios de náuseas y vómitos que puedan contribuir a una movilización inadecuada del balón o incluso provocar una rotura esofágica.

El control de la situación hemodinámica es otro de los requisitos previos, con corrección de la situación de *shock* y coagulopatía asociada. Para ello se debe asegurar un buen acceso venoso, con dos vías periféricas de gran calibre o un catéter venoso central, e iniciar una resucitación hemodinámica con fluidoterapia intensiva siguiendo las directrices de manejo del *shock* hipovolémico, comenzando con la infusión de soluciones cristaloides, que debe ser titulada de acuerdo con el volumen y el estado de perfusión del paciente. Conjuntamente con esta resucitación se iniciará la infusión de hemoderivados, dentro de una estrategia restrictiva (objetivo de hemoglobina 7 g/dL), ya que existe una revisión sistemática y un metanálisis de cinco ensayos clínicos aleatorizados sobre 1.965 pacientes que demuestran que la estrategia de transfusión restrictiva, en comparación con la estrategia liberal (objetivo de hemoglobina 9 g/dL), reduce el riesgo de mortalidad y resangrado por todas las causas. En cuanto a la corrección de la coagulopatía, esta debe llevarse a cabo asumiendo el beneficio frente a los posibles riesgos en aquellos casos de HDA grave.

También hay que administrar desde el inicio fármacos vasoactivos como terlipresina, vasopresina o análogos de la somatostatina como la octreotida, con el fin de disminuir el flujo portal. De este modo se debe administrar un bolo inicial de 50 mg de octreotida seguido de infusión continua de 50 mg/h durante 3-5 días. En cuanto a la terlipresina, se administrarán 2 mg cada 4 horas, pasando posteriormente a 1 mg cada 4 horas si se controla el sangrado, bajo monitorización continua del paciente debido al riesgo de isquemia miocárdica o periférica.

Desde el ingreso debemos iniciar profilaxis antibiótica durante 7 días con una cefalosporina de tercera generación, ya que un metanálisis reciente sobre 12 ensayos clínicos aleatorizados y 1.240 pacientes ha demostrado que se reduce la mortalidad, el riesgo de infección bacteriana y el resangrado. Finalmente, y previa a la inserción del dispositivo, todo el equipo debe estar disponible, y se ha de comprobar el estado de los globos inflándolos con aire y manteniéndolos bajo agua para ver si hay fugas, y desinflándolos posteriormente.

Para la inserción de la sonda se debe colocar al paciente en decúbito supino con el cabecero ligeramente elevado. Se lubrica adecuadamente el tubo y se introducen 45-60 cm por vía oral (de elección) o nasal (esta última no está recomendada en pacientes con coagulopatía o trombocitopenia) hasta llegar al estómago del paciente.

Una vez ahí, se coloca un manómetro en la luz gástrica y se infla el balón con 80-100 mL de aire, y se realiza una radiografía que muestre el abdomen superior y la parte inferior del tórax, para comprobar la correcta posición del balón en el estómago (más arriba podría provocar rotura esofágica y más abajo rotura duodenal).

Para comprobar la correcta localización del balón también puede utilizarse la ultrasonografía a pie de cama del paciente, mientras se realiza la inserción en tiempo real. Normalmente el estómago es fácil de localizar ecográficamente, pues se encuentra lleno de sangre, y el tubo se visualizará como una línea ecogénica en su interior. En aquellos casos más dificultosos en los que no se objetive con claridad el tubo, se pueden introducir 50 mL de aire por la luz gástrica y se observará un patrón de burbujeo dentro del estómago. El globo gástrico inflado se visualizará como una estructura distinta dentro del estómago, con una superficie curvilínea ecogénica que genera una fuerte sombra acústica, que irá aumentando de tamaño dentro del estómago a medida que continúa el inflado.

Una vez comprobada la correcta localización del balón gástrico, por debajo del diafragma, se continuará inflando el balón hasta un volumen 300-500 mL de aire según se utilice una sonda de Sengstaken-Blakemore o Minnesota.

Se debe anotar la profundidad de inserción desde los dientes, para monitorizar el correcto posicionamiento de la sonda, y clampar con pinzas hemostáticas la entrada del balón gástrico tras la insuflación.

Generalmente la hemorragia se controla simplemente con el inflado del balón gástrico, sin necesidad de tracción o inflado esofágico, pero en aquellos casos donde no se consiga, se colocará un manómetro en la luz esofágica y se inflará este balón con una presión de 30-45 mm Hg, si bien hay autores que recomiendan el inflado inicial de ambos balones tras la inserción en todos los pacientes.

En los casos en los que es necesaria la tracción, se debe unir la sonda a un cordón y se tira de la sonda hasta que se siente resistencia, momento en el que el balón tapona la unión gastroesofágica. A continuación, la sonda se fija de forma segura a un dispositivo de polea y se coloca un peso de 500-1.500 g al otro lado para mantener la tensión en la sonda. Esto suele ser suficiente para detener la hemorragia por várices en un alto número de casos.

Una vez colocado, se deben realizar lavados de los puertos de aspiración para garantizar la permeabilidad de estos. Además, se debe realizar un aspirado y lavado completo del estómago a través de la luz gástrica para prevenir la encefalopatía, dejando posteriormente esa luz con aspiración continua o empleándola para administrar medicación. Sin embargo, la luz esofágica puede mantenerse con aspiración continua o intermitente en función de la cuantía del sangrado.

Se debe realizar una monitorización de las presiones de inflado de los globos y realizar descompresiones del globo esofágico de 5 minutos cada hora para prevenir necrosis de la mucosa esofágica. Una vez que se controla la hemorragia, debe reducirse la presión del globo esofágico de 5 en 5 mm Hg hasta una presión objetivo de 25 mm Hg, y tras evidenciar la ausencia de sangrado se desinfla de forma gradual hasta su totalidad.

El globo gástrico se deja inflado durante 24 a 48 horas adicionales y se puede desinflar cuando no haya evidencia de sangrado. Se deja colocado el tubo 24 horas más y se realizan técnicas para comprobar su correcta localización cada 24 horas, bien mediante radiología o ecografía (Fig. 45-3). Si vuelve a sangrar, se vuelve a inflar. Si persiste el cese de la hemorragia, se retirará el tubo definitivamente.

2.3. Complicaciones del taponamiento con balón gastroesofágico

La neumonía por broncoaspiración es la complicación más frecuente de esta técnica, con una tasa que llega hasta el 12 % de los casos según las series. Otras complicaciones menos frecuentes, pero más graves, que podemos encontrar son generalmente inherentes a la migración de la sonda o mal posicionamiento de la misma en casos de tracción excesiva o tiempos de tracción prolongados. Destacan en estos casos la ulceración esofágica, perforación esofágica, rotura traqueal y obstrucción laríngea. En cuanto al riesgo de resangrado, este es mayor en los primeros días tras el desinflado del globo, y vuelve a los valores previos a las 6 semanas.

3. Colocación de sondas y sistemas de alimentación

Uno de los procedimientos fundamentales en las UCI para el soporte y cuidado de los pacientes críticos es la colocación de sistemas y sondas de alimentación con los que proporcionar a nuestros pacientes un adecuado aporte nutricional. Es de sobra conocido, por las últimas revisiones y guías de práctica clínica, que es preferible el aporte enteral sobre el parenteral, dado que ayuda a prevenir la atrofia de la mucosa gastrointestinal, así como a la

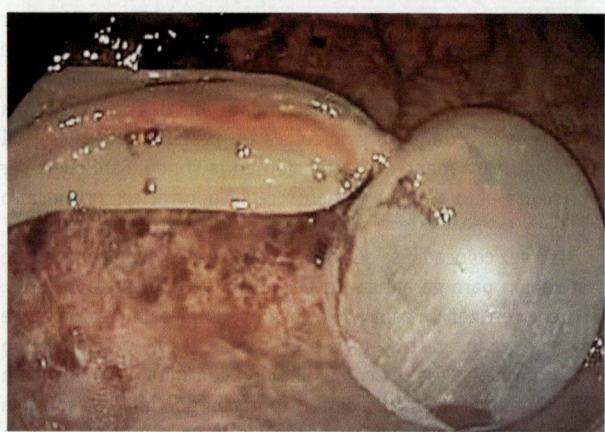

Fig. 45-3 | Comprobación endoscópica de la ausencia de hemorragia previa a la retirada del taponamiento gastroesofágico con balón.

preservación de las funciones intestinales inmunológicas y, por tanto, un mejor uso de los nutrientes. Todo esto, unido a la escasez de contraindicaciones absolutas o relativas (fístulas, obstrucción intestinal, HDA y enfermedad inflamatoria intestinal grave o isquemia intestinal), hace que la vía enteral pueda aplicarse a la mayoría de los enfermos críticos, incluidos casos de pancreatitis aguda grave donde la nutrición a través de SNG o SNY es bien tolerada.

A todo lo anterior debemos sumar que en los últimos años se ha producido un importante desarrollo en cuanto a la aparición de nuevos dispositivos con calibres cada vez más finos y menos reactivos, la aparición de nuevas técnicas para la colocación de estos sistemas de alimentación y de una amplia gama de fórmulas enterales, que han permitido un incremento de la capacidad de proporcionar soporte nutricional enteral a los pacientes críticos.

Una vez demostrada la superioridad de la vía enteral frente a la parenteral, y establecida la ausencia de contraindicaciones para su empleo, se debe decidir el lugar de administración de esta, que variará en función del tracto gastrointestinal del paciente, la duración de la nutrición enteral y el riesgo de aspiración pulmonar. Debemos decidir, por tanto, si realizar el aporte nutricional a nivel gástrico, duodenal o yeyunal, así como la forma de acceder a ese lugar.

En líneas generales, el aporte a nivel gástrico constituye la ruta más común, por ser la más fácilmente accesible, pero no siempre es bien tolerada en los pacientes críticos, ya que es frecuente la presencia de alteraciones de la motilidad gástrica, como la gastroparesia y el retraso en el vaciamiento, lo que además conlleva un incremento del riesgo de broncoaspiración.

Por otro lado, la administración a través de las rutas duodenal o yeyunal disminuye la incidencia de aspiración, ya que brinda la protección de un esfínter pilórico competente, pero el acceso requiere de mayor experiencia y empleo de técnicas especiales. Una ventaja de este lugar de administración es que permite el inicio precoz de la nutrición enteral en los pacientes posquirúrgicos, ya que el íleo postoperatorio afecta principalmente al colon y al estómago y rara vez involucra al intestino delgado.

Para la colocación de estas sondas y sistemas de alimentación podemos utilizar las vías transnasal y transoral (esta última cuando anatómicamente no sea posible la transnasal; por ejemplo, ante una fractura de la base del cráneo), mediante acceso directo o acceso endoscópico, vías que están contraindicadas en casos de estenosis esofágicas; y las vías transgástrica y transyeyunal, también por acceso percutáneo o endoscópico.

3.1. Ruta transnasal

A través de esta vía podemos colocar sistemas nasogástricos o sistemas nasoyeyunales.

3.1.1. Sonda nasogástrica

Las SNG están fabricadas con policloruro de vinilo, poliuretano o silicona y son de varios tamaños. Existen en el mercado gran variedad de tubos disponibles para la descompresión gastrointestinal, la administración de medicamentos o de nutrición enteral, si bien para esto último se prefieren las SNY, por los frecuentes trastornos de la motilidad gástrica que presentan los pacientes críticos.

Dentro de los diferentes tipos, las de policloruro de vinilo son relativamente rígidas y, por lo tanto, más irritantes a largo plazo, y se usan principalmente para la descompresión gastrointestinal, con un tamaño en torno a los 16 Fr. Estos sistemas se suelen utilizar inicialmente para la descompresión gástrica. Una vez lograda esta, muchos clínicos suelen mantenerla para la administración de medicación o de soporte nutricional, lo que puede conllevar la obstrucción de la SNG, o la aparición de ulceraciones, ya que no era este su cometido. Por ello, deberían utilizarse únicamente durante un período corto de tiempo y, en caso de precisarse nutrición, sustituirse por una SNG para soporte nutricional enteral, más fina y flexible.

Al igual que en el caso anterior, existen otras dos situaciones que generan controversia en cuanto a estos sistemas, como son la colocación profiláctica de la SNG en el postoperatorio de cirugía abdominal o torácica (no recomendada en los últimos estudios y solo indicada si aparece íleo adinámico postoperatorio) y la colocación de SNG para la aspiración y el lavado gástrico en las situaciones de hemorragia digestiva con el fin de determinar el origen alto o bajo.

La colocación de la SNG en los pacientes críticos es una técnica sencilla que se realiza a pie de cama, y puede hacerse con el paciente en situación de alerta o con el paciente bajo intubación orotraqueal y sedación profunda. En los pacientes con alteraciones anatómicas o colocación dificultosa puede requerirse el apoyo endoscópico.

Previa a la inserción, se debe calcular la longitud adecuada que se va a introducir, para lo que no existe ningún método infalible dentro de los muchos descritos en la literatura. El más común y utilizado es el de medir la longitud desde la punta de la nariz hasta la punta de la oreja, y de ahí hasta la punta del apéndice xifoides, por lo que no se recomienda introducir más de esa distancia.

En el paciente alerta se lubricará correctamente la punta de la SNG, y con el paciente sentado o semisentado y su cabeza inclinada hacia delante, se introducirá por una de las narinas y se progresará ejerciendo presión horizontalmente. A la altura de la nasofaringe posterior pueden aparecer arcadas. Se le pedirá al paciente que trague a medida que se progresa la SNG para facilitar el avance. En caso de aparición de tos o dificultad para hablar, es posible que la SNG se haya introducido a través de la tráquea y se debe retirar para volver a iniciar el procedimiento. Una vez que la SNG está en el estómago, se debe comprobar su correcta localización, lo que se puede realizar con ayuda de un fonendoscopio, insertando 50 mL de aire mientras auscultamos en la región epigástrica, y confirmarlo de forma definitiva con una radiografía simple de tórax que alcance el abdomen superior. En una revisión sistemática reciente de diez estudios se demostró que la ecografía no tuvo suficiente precisión como prueba única para confirmar la colocación de la SNG, por lo que actualmente la radiografía sigue siendo el mecanismo de elección.

En el paciente intubado, asimismo, se lubricará correctamente la punta del tubo y se introducirá a través de una de las narinas. Al encontrarse el paciente bajo sedación profunda, no se recomienda la colocación «a ciegas», porque el riesgo de que la canalización de la vía aérea pase desapercibida es muy alto, incluso con el neumotaponamiento correctamente hinchado, por lo que se recomienda la utilización de un laringoscopio para guiar la técnica. No obstante, con personal sanitario especializado en el ma-

nejo de pacientes intubados, como es el caso de los médicos intensivistas o los enfermeros de las UCI, se puede realizar, utilizando como apoyo un dedo dentro de la boca para guiar la SNG hacia el esófago, y si falla esta técnica, recurrir al laringoscopio. Posteriormente el procedimiento para colocación y comprobación es el mismo que con el paciente alerta.

3.1.2. Sonda nasoyeyunal

Las SNY son más flexibles y blandas que las SNG, están fabricadas con silicona o poliuretano de diámetro pequeño, y el calibre de su luz varía de los 6 a 14 Fr, con una longitud mayor, que puede llegar en algunos casos hasta los 170 cm.

Las SNG para administrar nutrición enteral no pueden ser utilizadas para la descompresión gástrica, pues colapsan al aplicar la succión, pero las SNY, con dos luces, permiten la descompresión gástrica mientras se administra la nutrición en el yeyuno. Además, algunas de estas SNY tienen puntas con peso de tungsteno diseñadas para facilitar el paso al duodeno a través del peristaltismo normal, o presentan en la punta una «antena» que facilita la colocación con el endoscopio.

La colocación de la SNY, tanto en el paciente alerta como en el paciente intubado, es similar a la inserción de una SNG, y es una vez alcanzado el estómago donde encontramos las principales diferencias. De este modo, la colocación de una SNY a pie de cama en una UCI puede realizarse de tres maneras: «a ciegas», con apoyo de fluoroscopia o con apoyo de endoscopia en los casos refractarios.

3.1.2.1. Técnica «a ciegas»

Se inicia un tratamiento con metoclopramida 10 mg y eritromicina 250 mg intravenosas. Los estudios indican que es suficiente con 20 minutos previos, pero los autores recomendamos esperar 60 minutos. En caso de que la SNY disponga de «antena» en su extremo distal, se cortará. Esta operación se realiza para que la antena del extremo distal de la sonda no dificulte su colocación.

Se extrae el fiador de la sonda y se lubrica. Seguidamente se vuelve a introducir el fiador y se lubrica la sonda. Esto se realiza para evitar el desplazamiento de la sonda al retirar el fiador. Posteriormente se lubrica la punta de la sonda y se introduce a través de una narina (con el fiador colocado) y se hace avanzar por el esófago hacia el estómago unos 40 cm. Llegados a este punto, se insufla aire por el extremo gástrico, se comprueba mediante auscultación que nos encontramos en la cámara gástrica y se realiza una radiografía de tórax para confirmar la correcta posición en el estómago. Otra posibilidad es aspirar una muestra por la luz gástrica y comprobar el pH, que será ácido. En este momento se introducen 500 mL de aire por la luz yeyunal, que es que ahora mismo la que se encuentra dentro del estómago, para tratar de abrir el píloro y así facilitar el paso de la SNY hacia el duodeno. Hay dos opciones:

- ✔ **Opción 1 (paso provocado).** Avanzar suavemente ejerciendo una suave presión, de forma que con cada movimiento peristáltico, la sonda «se cuele» unos centímetros, hasta llegar a los 110 cm (media para 175 cm de altura). Para realizar esta maniobra el técnico ha de tener experiencia en el procedimiento.

- ✓ **Opción 2 (paso espontáneo).** Tras haber insuflado el aire para abrir el píloro, avanzar la sonda 10 cm cada hora (si la actividad peristáltica es débil, se reduce a 10 cm cada 2 horas, y si hay alguna anomalía anatómica en el estómago, se reduce a 5 cm cada 2 horas). Se progresa hasta introducir unos 100-110 cm.

Terminado el procedimiento, retiraremos suavemente el fiador o la guía. Realizaremos una radiografía toracoabdominal para comprobar la correcta colocación de la sonda. Si la SNY no es radiopaca, administraremos 20 mL de contraste para poder visualizarla. Inmediatamente tras la prueba, administraremos 50 mL de agua para evitar la obstrucción de la sonda.

En la radiografía se observará la correcta colocación de los dos extremos: el gástrico en la cámara gástrica y el yeyunal más allá del ligamento de Treitz (Fig. 45-4). Se debe observar que se rellena el yeyuno con sus características ondas peristálticas.

Si la sonda se sitúa en el duodeno pero no ha llegado a ese punto, podemos esperar a que los movimientos peristálticos la vayan empujando hacia dentro (para ello debemos asegurarnos de dejar los suficientes centímetros de sonda sobrante dentro del estómago).

La SNY habrá pasado al duodeno cuando se sitúe a la derecha de la 1ª-2ª vértebra lumbar, y al yeyuno cuando tras recorrer la porción descendente, horizontal y ascendente del duodeno, pase al lado izquierdo de la columna (esto nos indica generalmente que ha pasado el ángulo duodenoyeyunal). Finalmente se fija la SNY y se registra la posición en las coanas nasales.

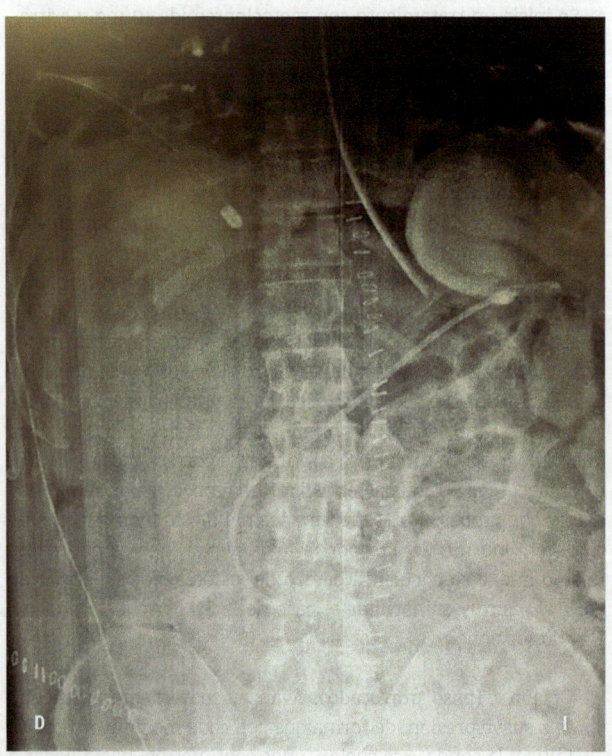

Fig. 45-4 | Radiografía de abdomen de control tras la colocación de una sonda nasoyeyunal mediante la técnica «a ciegas».

3.1.2.2. Técnica con fluoroscopia

Al igual que la técnica «a ciegas», se retira el fiador acoplado a la luz yeyunal de la sonda, se lubrica con lubricante gelatinoso y se vuelve a introducir en la luz yeyunal. El cable guía también se lubricará con este lubricante. Se introduce por una narina el extremo distal de la sonda (junto con el fiador), de la misma forma que en el procedimiento anterior. Una vez comprobada la posición del extremo distal de la sonda en el estómago mediante fluoroscopia (se observa la marca radiopaca), se introducen por la luz yeyunal 500 mL de aire para favorecer su paso transpilórico.

El procedimiento es el mismo que con la técnica «a ciegas», pero con visión directa mediante fluoroscopia. Se sabrá que ha pasado al duodeno cuando la sonda se sitúe a la derecha de la 1ª-2ª vértebra lumbar, y al yeyuno cuando tras recorrer la porción descendente, horizontal y ascendente de duodeno, pase al lado izquierdo de la columna.

Cuando el extremo distal de la sonda haya quedado a la izquierda de la columna (es decir, haya pasado al yeyuno), retiraremos el fiador teniendo cuidado de no retirar la sonda, por lo que se vuelve a comprobar su posición en el yeyuno mediante fluoroscopia. Finalmente se fijará en la nariz y se realizará la radiografía de la misma manera que en el procedimiento anterior.

3.1.2.3. Técnica con apoyo de endoscopia

Dado que el paso transpilórico espontáneo en pacientes en estado crítico puede fracasar debido a la preponderancia de la atonía gástrica, se puede intentar la colocación con asistencia endoscópica, ya que se logra fácilmente en pacientes críticos y también se puede realizar a pie de cama.

Para ello, al igual que en los métodos anteriores, primero pasaremos la SNY por la vía transnasal hasta el estómago. A continuación introducimos el endoscopio hasta la cámara gástrica, y con ayuda de una pinza introducida a través del canal de trabajo, se sujeta la antena situada en la punta de la SNY. El endoscopio, junto con la sonda de alimentación enteral, se hace avanzar distalmente hacia el duodeno tanto como sea posible. Llegados a este punto, continuamos avanzando la sonda todo lo posible mediante el cable con pinzas, pero sin mover el endoscopio. A continuación retiramos el fiador suavemente. Luego retiramos el endoscopio hasta el estómago, sin mover ni la sonda ni las pinzas. Para terminar, despinzamos la sonda y retiramos las pinzas con cuidado para no arrastrar la sonda hacia fuera, y luego retiramos el endoscopio.

Realizaremos la habitual comprobación radiológica.

En el caso de que la sonda acompañe al endoscopio en su retirada, no nos quedará más remedio que, en otro intento, clipar la antena de la sonda a la mucosa yeyunal o, en su defecto, duodenal en su tercera porción.

La colocación endoscópica de la SNY en casos refractarios a la colocación «a ciegas» es muy exitosa, elimina el riesgo de transportar al paciente a la sala de radioscopia y permite iniciar de forma rápida el soporte nutricional, ya que la nutrición enteral puede iniciarse inmediatamente después del procedimiento.

3.2. Ruta percutánea

Pese a que el aporte nutricional enteral mediante SNY puede alargarse en el tiempo, en líneas generales se debe contemplar la colocación de una GEP en aquellos pacientes que van a requerir un soporte nutricional enteral prolongado. Para estos procedimientos se emplean tubos cuyo tamaño oscila entre los 20 y los 28 Fr. Se contempla su uso en aquellos pacientes que tienen un vaciamiento gástrico normal y bajo riesgo de aspiración pulmonar. La principal ventaja es que se pueden realizar a pie de cama en la UCI con apoyo endoscópico y la necesidad de dos operadores.

Las contraindicaciones absolutas para la realización de este procedimiento son: imposibilidad para acceder a la cámara gástrica con el endoscopio, alteraciones incorregibles de la coagulación, peritonitis, ascitis masiva refractaria y obstrucción intestinal. Existen además contraindicaciones relativas entre las que destaca la presencia de ascitis, cáncer y úlcera gástricos.

Para la colocación de una GEP, actualmente existen cuatro procedimientos: tres con apoyo endoscópico, cuyos primeros pasos son comunes en las tres técnicas pero difieren en el método de realizar la comunicación y colocación de la sonda; y el cuarto es un método más reciente guiado por ecografía.

Previamente al inicio del procedimiento se realizará una adecuada sedación del paciente y una EDA diagnóstica para descartar situaciones que impidan continuar el procedimiento. Luego realizaremos una distensión de la cámara gástrica para aproximarla a la pared abdominal y evitar la presencia de asas intestinales interpuestas, y orientaremos el endoscopio hacia la cara anterior del estómago, haciendo transiluminación a nivel de la pared abdominal. Tras ello se localiza el lugar más idóneo para la colocación de la GEP realizando digitopresión a nivel de la pared abdominal y comprobando endoscópicamente la impronta del dedo en la cámara gástrica. Idealmente se debe ubicar en la región subcostal izquierda a unos 2-4 cm de la línea media. Y a partir de aquí difieren cada una de las técnicas.

3.2.1. Técnica de tracción

Es la más clásica y común, pero también es la que tiene mayor riesgo de infección del estoma, al arrastrar gérmenes de la flora orofaríngea.

Cuando se ha localizado el lugar idóneo con el gastroscopio habiendo insuflado aire, se infiltra anestesia en la pared abdominal anterior en el lugar donde veamos la luz del gastroscopio, y se hace una pequeña incisión en la piel, a través de la cual introducimos un catéter de grueso calibre dentro del estómago. Seguidamente se introduce un asa de polipectomía por el endoscopio y se hace que abrace el catéter. Se introduce una guía en bucle por el catéter y se retira el catéter de manera que el asa de polipectomía quede agarrando la guía.

Otra forma de realizarla es usando a través del gastroscopio una pinza en vez de un asa de polipectomía, que pinzará una guía simple que se introduce a través del catéter, pero es más difícil de atar posteriormente su extremo a la sonda de nutrición.

Se retira el gastroscopio con la guía fuera de la boca del paciente. El extremo de la guía transgástrica que sale de la boca del paciente se ata al tubo de gastrostomía preparado y se tracciona del extremo de la guía que sale de la pared abdominal, mientras que el endoscopista va guiando la sonda (lubricada) todo el trayecto hasta salir por la pared abdominal. Finalmente se comprueba con el endoscopio la correcta colocación y se descartan complicaciones hemorrágicas. Se sutura el dispositivo a la pared abdominal y se puede empezar a nutrir al paciente tras 24 horas.

3.2.2. Técnica de empuje

Es similar a la anterior, pero en vez de introducir una guía en bucle por el catéter de la pared abdominal, se introduce una guía normal, que se abraza mediante el asa de polipectomía. A continuación se saca la guía y el gastroscopio por la boca. Introducimos en este extremo, sobre la guía que hemos sacado, una sonda específica, que en el extremo proximal tiene un balón de taponamiento. Empujamos hasta que la guía sale por el extremo proximal. A continuación empujamos la sonda y la guía desde la boca hacia el estómago, mientras un asistente va retirando la guía en el otro extremo, hasta que aparece la sonda por el estoma. Se sigue empujando la sonda hasta que el extremo oral (proximal), que tiene el balón de taponamiento, contacta con la pared gástrica interna. Confirmamos con el endoscopio la situación y la ausencia de complicaciones. Insertamos un disco de seguridad externo a través de la sonda, pegado a la piel, como fijación. Finalmente, se corta la sonda sobrante (se dejan unos 20-25 cm), se comprueba la permeabilidad y se tapona.

3.2.3. Técnica con introductor

Para la colocación del dispositivo utilizaremos la técnica Seldinger de manera similar a la colocación de catéteres venosos centrales, mediante un introductor pelable.

Tras localizar con el endoscopio el lugar adecuado, al igual que en las otras técnicas, se infiltra la pared abdominal con anestésico local y se introduce una aguja de calibre 16 G o 18 G en el estómago. A través de ella se inserta la guía metálica con punta en «J» y se retira la aguja. A través de la guía colocamos un introductor de 16 Fr con una vaina pelable. Tras esto se retiran la guía y el introductor, dejando colocada la vaina, y a través de ella colocamos una sonda de Foley de 14 Fr. Tras inflar el globo de la sonda con 10 mL de suero fisiológico, se retira la vaina y queda colocada la GEP.

3.2.4. Técnica mediante ecografía

Se trata de un procedimiento novedoso para la colocación de una sonda de gastrostomía realizado por médicos intensivistas familiarizados con los procedimientos invasivos guiados por ecografía. Fue descrito por primera vez en 2021, sobre una serie de cinco pacientes críticos, y realizado por médicos intensivistas de forma eficaz y segura, con un tiempo de entrenamiento mínimo y una curva de aprendizaje similar a otros procedimientos ecoguiados.

A diferencia de los anteriores, no requiere endoscopio. Comienza introduciendo una sonda orogástrica con un globo que contiene una barra magnética en su extremo distal a través de la boca hasta el estómago e insuflándolo con aire.

Se coloca un imán externo fuerte, con funda estéril, sobre la superficie abdominal externa preparada para que la punta magnética del globo del tubo gástrico y la pared anterior del estómago entren en contacto con la pared abdominal anterior. Tras lograr la coaptación entre los imanes externo e interno, el imán externo se mueve para maniobrar el balón gástrico hasta la ubicación deseada en el estómago. Se llena el globo intragástrico con líquido coloreado y se busca con el transductor hasta localizarlo. Se infiltra anestesia local en la pared abdominal y con una aguja de 18 G se realiza una punción ecoguiada del globo hasta extraer líquido coloreado. Conseguido esto, se introduce una guía metálica a través de la aguja y el globo, y posteriormente a través de la sonda orogástrica. Se sujeta por un lado la guía en el extremo de la pared abdominal y por otro el de la boca. Retiramos la sonda y el globo hasta que el cable guía sale por la boca (tiene una longitud de 260 cm). Una vez realizado esto, se continúa como en la técnica de empuje. Finalmente se retira la guía dejando la sonda en posición correcta.

3.3. Complicaciones

Una vez visto cómo y para qué colocar los distintos tipos de sondas y dispositivos de alimentación enteral, debemos tener en cuenta las complicaciones asociadas a su colocación.

Aunque la tasa de aparición de complicaciones es muy baja, entre estas destacan la intubación nasopulmonar, más frecuente en pacientes intubados o con nivel de consciencia disminuido; la aspiración de contenido alimenticio, con un alto riesgo de complicaciones y una elevada mortalidad; la intolerancia gastrointestinal, relacionada con trastornos de la motilidad gástrica en el paciente crítico; la contaminación bacteriana, especialmente en aquellos casos de colocación de GEP a través de orofaringe; y la obstrucción de los dispositivos de alimentación, debida a la administración de fármacos a través de ella o a un lavado inadecuado tras la comprobación de residuos.

4. Paracentesis

Otro procedimiento que se puede realizar a pie de cama en la UCI es la paracentesis, con fines fundamentalmente terapéuticos en casos de ascitis grave. En estas situaciones se busca la evacuación de grandes cantidades de líquido, en torno a los 4-5 L, siendo el caso de los pacientes cirróticos descompensados el más común.

Se trata de un procedimiento seguro y eficaz, principalmente si la ascitis es a tensión. Logra un alivio inmediato de la misma y de sus síntomas asociados, contribuyendo a disminuir el dolor abdominal por distensión y a aliviar los síntomas respiratorios al permitir mayor movilidad diafragmática.

Por otra parte, el papel diagnóstico de esta técnica ha ido disminuyendo desde el desarrollo exponencial de la ecografía, si bien aún puede utilizarse para guiar el tratamiento en casos de ascitis o sospecha de peritonitis bacteriana espontánea.

Para realizar la paracentesis en un paciente crítico, debemos colocarlo en decúbito supino, con el cabecero elevado 30-45°, y buscar la zona de punción en la parte inferior del abdomen, lateralmente al músculo recto e inferior al ombligo. Con ello se evita lesionar la arteria y la vena epigástrica inferior. Elegiremos el cuadrante inferior izquierdo sobre el derecho porque en los pacientes en estado crítico puede presentarse distensión cecal.

Una vez colocado el paciente y elegida la zona de punción, se inicia el procedimiento. Se empleará la técnica de la punción con aguja si se trata de obtener una muestra para diagnóstico, o la técnica de introducción de catéter si el objetivo es la evacuación de una gran cantidad de ascitis. En casos loculados o de difícil acceso se recurrirá al apoyo ecográfico para localizar y realizar una punción ecoguiada (Fig. 45-5).

Para la técnica diagnóstica con aguja, se infiltra la piel con anestesia local sobre la zona anteriormente descrita y, a continuación, antes de infiltrar la pared abdominal, se tensa la piel hacia abajo sobre la pared, de tal manera que los puntos de entrada en la piel y en la pared abdominal no coincidan, con lo que evitamos la salida de líquido ascítico al retirar la aguja. Esta técnica se conoce como *Z-track*. Seguidamente introducimos la aguja en la pared mientras aspiramos e infiltramos anestésico de forma alterna. Una vez se obtiene líquido ascítico, se cambia de jeringa y se aspira la cantidad necesaria para el diagnóstico, retirando la aguja una vez finalizado el proceso.

La técnica para evacuación de líquido en casos de ascitis grave es idéntica a la anterior, pero llegado el momento de la punción abdominal, esta se realiza con una aguja de calibre 14 G a 18 G, también utilizando la técnica *Z-track*, y posteriormente mediante técnica Seldinger se introduce un catéter de diámetro 18 G a 20 G hasta evacuar la cantidad de líquido deseada. Como alternativa podemos utilizar una aguja de tipo Veress especial para paracentesis o toracocentesis, que tiene una punta roma accionada por un muelle como mecanismo de seguridad. Se utiliza un sistema u otro para evitar que, al disminuir el volumen ascítico, la punta de la aguja pueda dañar las asas intestinales, lo que puede provocar fácilmente un hemoperitoneo por las alteraciones en la coagulación de los pacientes cirróticos.

En cuanto a las complicaciones de este procedimiento, las más comunes están relacionadas con la propia técnica y las comorbilidades propias que presentan estos pacientes. De este modo, destacan sobre las demás el sangrado, debido a la coagulopatía y trombocitopenias asociadas a la hepatopatía crónica; y la fuga de líquido ascítico persistente, por lo que es importante la punción mediante *Z-track*. También se han descrito casos de disfunción circulatoria inducida por la paracentesis, que ocurre en pacientes

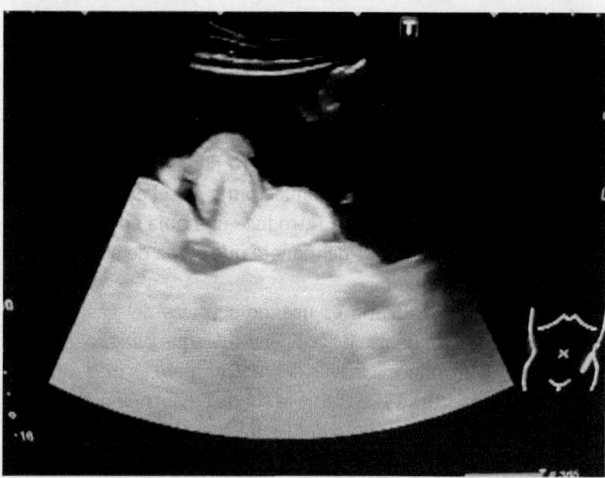

Fig. 45-5 | Imagen ecográfica de ascitis para localizar la zona de punción y realizar una paracentesis evacuadora.

con ascitis crónica grave tras la evacuación de gran volumen y que conlleva un empeoramiento de la hipotensión y vasodilatación arterial, debido entre otras causas a la modificación de las dinámicas del flujo sanguíneo por la descompresión abdominal, por lo que varios metanálisis han demostrado que la administración de 6-8 g de albúmina por cada litro de ascitis extraído ayuda a reducir el riesgo de aparición de esta complicación.

5. Ecografía abdominal

La ecografía ha supuesto un importante avance tanto en el diagnóstico como en el apoyo al resto de las técnicas utilizadas en el paciente con patología gastrointestinal, aportando información en tiempo real a pie de cama del paciente crítico.

En la ecografía en UCI, el médico intensivista es el responsable de todos los aspectos de la adquisición e interpretación de imágenes y de la integración de los resultados.

Al encontrarse los pacientes críticos en general en decúbito supino, las áreas que se explorarán serán: el receso hepatorrenal, el receso esplenorrenal, el cuadrante superior derecho, el cuadrante superior izquierdo, la canaleta paracólica izquierda, la canaleta paracólica derecha y el área suprapúbica con atención a las áreas de la vejiga, rectovesical y rectouterina. Para ello se utilizan principalmente sondas cónvex de baja frecuencia, aunque podemos utilizar sondas lineales de alta frecuencia en casos específicos en los que deseemos observar con mayor detalle una estructura más superficial.

En lo referente a la patología gastrointestinal, la ecografía abdominal permite la valoración de la vía biliar, pudiendo detectar casos de colelitiasis o colecistitis, donde se observa la presencia de cálculos o engrosamiento de la pared, así como signo de Murphy ecográfico positivo.

Para la detección de aire libre intraabdominal, aunque no es la técnica más adecuada, con cierta experiencia se puede discriminar entre neumoperitoneo, aire libre intraluminal (gas dentro de estructuras no intestinales) y aire libre intraparenquimatoso (gas dentro de un órgano).

Su principal utilidad, no obstante, es la detección de líquido libre intraabdominal. Es útil para determinar la presencia de sangre en casos de trauma abdominal cerrado o rotura de aneurisma, o la presencia de colecciones intraabdominales. Para ello se utiliza la técnica FAST (*focused assessment with sonography for trauma*), cuya única contraindicación es la necesidad de cirugía urgente. De este modo, de forma ordenada, rápida y sistemática, se exploran epigastrio, flanco derecho (vista hepatorrenal), flanco izquierdo (vista periesplénica) y pelvis (vistas retrovesicales), buscando líquido libre o colecciones hipoecoicas o anecoicas (Fig. 45-6).

Dado que es una técnica fácil de usar, de bajo coste, reproducible y no invasiva, la ecografía FAST ha reemplazado a la punción peritoneal diagnóstica y al lavado peritoneal diagnóstico. Así, ante una ecografía FAST positiva, el paciente será subsidiario de intervención quirúrgica urgente, mientras que ante una FAST negativa con el paciente hemodinámicamente estable, realizaremos una tomografía computarizada abdominal. Reservaremos el lavado para aquellos casos de FAST negativa y paciente inestable, si bien se recomienda la realización de FAST seriadas, dado que la sensibilidad inicial de la FAST para hemorragia intraperitoneal oscila entre el 63 % y el 100 %, y haciendo exámenes seriados aumenta hasta un 94-100 %.

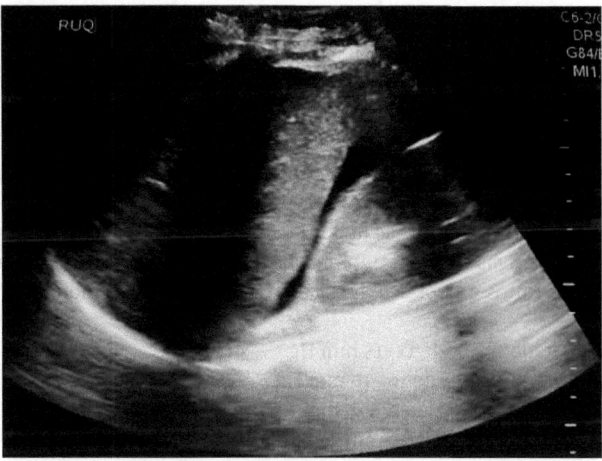

Fig. 45-6 | Imagen con líquido libre en el espacio de Morrison durante la realización de una ecografía FAST en un traumatismo abdominal cerrado. FAST: *focused assessment with sonography for trauma.*

Como ya se ha comentado anteriormente, además de la utilidad diagnóstica de la ecografía de abdomen en los supuestos anteriores, esta exploración a pie de cama puede ser utilizada como apoyo durante la realización de otros procedimientos. Así, la ecografía puede ser útil en la inserción de sondas de alimentación, pues permite la identificación de la SNG en la parte superior del esófago y confirmar su ubicación en el estómago bajo visión directa; o guiar una SNY a posición pospilórica con ayuda de una guía ecográfica, lo que mejora la técnica de inserción «a ciegas», ya que presenta una mayor tasa de éxito, requiere menos tiempo y reduce la necesidad de una radiografía posterior al procedimiento, con el único inconveniente de los casos de heridas abdominales, obesidad o gas intestinal interpuesto que dificulten la visualización correcta.

Otro caso en que la ecografía abdominal puede servir de apoyo es para localizar el adecuado punto de punción en la realización de la paracentesis diagnóstica o evacuadora, lo que se asocia con una mayor tasa de éxito y una menor tasa de complicaciones. Se utiliza una sonda sectorial o cónvex, pues las lineales de alta frecuencia no tienen profundidad suficiente, y se exploran los cuadrantes abdominales laterales inferiores, que son los sitios de elección. Se deben encontrar tres hallazgos muy característicos de la ascitis: un espacio anecoico rodeado de las estructuras anatómicas típicas, la identificación de esos límites anatómicos constituidos por el hígado, el bazo y las asas intestinales, y la identificación de esas asas flotando en el líquido ascítico y movilizándose tras la aplicación de presión con el transductor sobre la pared abdominal.

Tras la identificación del sitio idóneo, este se marca, y se mide la profundidad con la que se va a penetrar con la aguja para alcanzar el líquido, vigilando el ángulo que posteriormente se deberá reproducir con la aguja durante la inserción. Se puede utilizar la función de Doppler color para discriminar la presencia de vasos sanguíneos en la pared abdominal en el trayecto de inserción.

Finalmente, ya se ha comentado en el apartado correspondiente la ayuda de la ecografía para la localización del balón gástrico en el tubo de Sengstaken-Blakemore o Minnesota.

6. Medición de la presión intraabdominal

La presión intraabdominal (PIA) es la presión estacionaria dentro de la cavidad abdominal como resultado de la interacción entre las vísceras y la pared abdominal.

En la mayoría de los pacientes críticos, una PIA de 5-7 mm Hg se considera normal. Se considera hipertensión intraabdominal (HIA) los valores de PIA > 12 mm Hg en tres mediciones consecutivas tomadas a intervalos de 4 a 6 horas, y se clasifica en distintos grados según el valor estimado en cada momento:

- Grado I: PIA de 12-15 mm Hg.
- Grado II: PIA de 16-20 mm Hg.
- Grado III: PIA de 21-25 mm Hg.
- Grado IV: PIA > 25 mm Hg.

Cuando se encuentra de forma sostenida una PIA > 20 mm Hg junto con la aparición de una nueva disfunción orgánica, se habla de síndrome compartimental abdominal, entidad que añade un elevado incremento en la morbimortalidad de nuestros pacientes críticos.

Desde el punto de vista fisiopatológico, la HIA provoca alteraciones en distintos sistemas (Tabla 45-1):

- **Sistema cardiovascular.** Aumento de la presión venosa central y reducción del retorno venoso y por tanto del gasto cardíaco.
- **Sistema respiratorio.** La presión sobre los diafragmas provoca un aumento del riesgo de atelectasias y una reducción de la capacidad residual funcional, hipoxemia e hipercapnia.
- **Sistema urinario.** El riñón es el órgano más sensiblemente afectado, con disminución de la filtración glomerular y aparición de oliguria como uno de los signos más precoces.
- **Sistema nervioso central.** Incremento de la presión intracraneal secundario al aumento de la presión intratorácica, que provoca una reducción del retorno venoso intracerebral, congestión venosa y edema.

- **Sistemas hepático y gastrointestinal.** La HIA favorece el descenso del flujo portal, así como arterial hepático, celíaco y mesentérico, lo que reduce el aclaramiento de lactato a nivel hepático y promueve la dehiscencia de anastomosis intestinal o de la herida quirúrgica.

No todos los pacientes con HIA van a desarrollar un síndrome compartimental abdominal, pero sí presentan un mayor riesgo de aparición aquellos pacientes con patología abdominal crítica, como pueden ser traumatismos abdominales, quemados, pancreatitis graves, trasplantes de hígado, afecciones retroperitoneales y especialmente pacientes posquirúrgicos en los que se realiza una resucitación con fluidoterapia agresiva. Por ello es de vital importancia una adecuada medición y monitorización de la PIA en aquellos pacientes con riesgo elevado de desarrollar síndrome compartimental abdominal.

La medición de la PIA es una estimación indirecta que se realiza a pie de cama y que nos permite conocer la perfusión de los órganos intraabdominales. Para alcanzar esta medida podemos emplear catéteres intragástricos, intracolónicos, intravesicales (vejiga) o medir en la vena cava inferior, ya que la pared de la víscera hueca o estructura vascular actúa como una membrana para transducir la presión.

La medición de la presión intravesical es el método estándar para detectar HIA y síndrome compartimental abdominal, y constituye un método simple, mínimamente invasivo y preciso, ya que la musculatura vesical no imparte presión adicional. Para llevarla a cabo podremos emplear mecanismos comerciales específicos que simplifican esta medición; sin embargo, es un procedimiento que se puede realizar en cualquier UCI con utensilios rutinarios, mediante un equipo de presión venosa central electrónico o manual. Los pasos son los siguientes:

1. Se conecta un manómetro graduado entre la sonda vesical y el tubo del urinómetro.
2. Se localiza el punto 0 a la altura de la sínfisis del pubis, en la línea media axilar.

Tabla 45-1. Relación entre las cifras de presión intraabdominal y los efectos fisiopatológicos en los diferentes sistemas del cuerpo humano

PIA	Sistema cardiovascular	Sistema respiratorio	Sistema urinario	Sistema esplácnico-hepático	Sistema nervioso central
10-15 mm Hg	↑ poscarga ↓ precarga ↑ frecuencia cardíaca	↑ presiones inspiratorias	↓ filtración glomerular	↓ flujo arterial hepático	↑ presión intratorácica
16-20 mm Hg	↓ retorno venoso por presión sobre la vena cava ↓ gasto cardíaco	Hipoxemia ↓ capacidad residual funcional	Oliguria	↓↓ perfusión esplácnica ↓ flujo sanguíneo mesentérico	↓ retorno venoso por presión intratorácica ↑ PIC
21-25 mm Hg	↓↓ presión arterial	Hipercapnia Atelectasias pulmonares basales	Oligoanuria	↓ flujo portal y microcirculación hepática	↑↑ PIC Edema cerebral
> 25 mm Hg	↓↓ contractilidad miocárdica	↑↑ hipoxemia Shunt pulmonar	Anuria	Acidosis metabólica ↑↑ lactacidemia	↑↑ PIC Edema cerebral Hipoperfusión cerebral

PIA: presión intraabdominal; PIC: presión intracraneal.

3. Se adapta a la sonda vesical una llave de tres vías: una irá conectada al tubo del urinómetro y otra al equipo de medición de presión venosa central, conectando la vejiga con la salida del tubo del urinómetro.
4. Con el paciente en decúbito supino y la vejiga vacía, se desconecta el tubo del urinómetro y se introducen por la llave de tres vías 50-100 mL de solución salina en la vejiga.
5. Se gira la llave de tres vías para conectar la sonda vesical con la columna de agua del equipo de presión venosa.
6. El agua desciende hasta detenerse en el valor de la PIA (siempre medido en el momento de la espiración). Proporciona el valor en centímetros de agua (cm H_2O), que tendremos que convertir en milímetros de mercurio (mm Hg) multiplicando la cifra por 0,74, salvo que se haga de forma electrónica obteniendo el valor directamente en el monitor.
7. Se vuelve a conectar el tubo del urinómetro y se coloca la llave de tres vías de modo que conecte el urinómetro con la sonda vesical, para asegurarse de que salen los 100 ml de suero salino introducido.

En los últimos años se ha introducido y empezado a implementar el uso de sensores inalámbricos para la monitorización de la PIA, gracias al importante desarrollo de antenas y redes *bluetooth* o wifi. Estos sistemas constan de un sensor implantado y un receptor externo que proporciona un alto ancho de banda de datos en rangos de 0,2 a 5 metros. Estos esquemas inalámbricos requieren baterías internas que deben recargarse o reemplazarse, lo que a menudo aumenta el tamaño del implante. Estos sistemas emplean acoplamiento electromagnético y usan modulación de amplitud de retrodispersión para detectar cambios de señal, por lo que la monitorización remota de la PIA mide continuamente los cambios de presión hasta 144 horas, operando sin restringir la actividad y la deambulación del paciente.

Puntos clave

- La mayoría de los procedimientos en patología gastrointestinal dentro del servicio de Medicina Intensiva los realiza el médico intensivista, pero debe potenciarse el apoyo y la colaboración de los demás especialistas implicados en estos procesos: digestivos, cirujanos y radiólogos intervencionistas.
- El balón de taponamiento gastroesofágico sigue siendo hoy en día un mecanismo muy valioso para el tratamiento de las varices esofágicas sangrantes en aquellas situaciones donde la EDA no está disponible de forma emergente/urgente.
- La paracentesis diagnóstica/evacuadora en pacientes cirróticos con ascitis es la principal indicación actual de este procedimiento, tras ser desplazado el lavado peritoneal diagnóstico por la ecografía.
- La SNY se ha destacado como el principal sistema de aporte nutricional enteral para pacientes críticos con necesidades de nutrición a medio plazo, siendo una técnica fácilmente realizable por los médicos intensivistas a pie de cama y con baja tasa de contraindicaciones y complicaciones.
- La ecografía se posiciona como el procedimiento diagnóstico y de apoyo de mayor relevancia en la UCI, con un campo de aplicación y soporte cada vez mayor, y con aporte de información interpretable en tiempo real por el médico intensivista.
- El diagnóstico de HIA y síndrome compartimental abdominal requiere la medición de la PIA, ya que los síntomas, signos físicos y hallazgos de imágenes son insuficientes para establecer un diagnóstico claro. Esta medición se puede realizar de forma sencilla y rutinaria a pie de cama en la UCI, y ayuda a prevenir la elevada morbimortalidad asociada al síndrome compartimental abdominal.

Bibliografía

Al Duhailib Z, Dionne JC, Alhazzani W. Management of severe upper gastrointestinal bleeding in the ICU. Curr Opin Crit Care. 2020;26(2):212-8.

American Institute of Ultrasound in Medicine; American College of Emergency Physicians. AIUM practice guideline for the performance of the focused assessment with sonography for trauma (FAST) examination. J Ultrasound Med. 2014;33(11):2047-56.

Anderson RS, Witting MD. Nasogastric aspiration: a useful tool in some patients with gastrointestinal bleeding. Ann Emerg Med. 2010;55(4):364-5.

Baron TH, Wong Kee Song LM. Endoscopic variceal band ligation. Am J Gastroenterol. 2009;104:1083-5.

Bernardi M, Caraceni P, Navickis RJ. Does the evidence support a survival benefit of albumin infusion in patients with cirrhosis undergoing large-volume paracentesis? Expert Rev Gastroenterol Hepatol. 2017;11(3):191-2.

Biggins SW, Angeli P, Garcia-Tsao G, et al. Diagnosis, evaluation, and management of ascites, spontaneous bacterial peritonitis and hepatorenal syndrome: 2021 Practice Guidance by the American Association for the Study of Liver Diseases. Hepatology. 2021;74(2):1014-48.

Birk M, Bauerfeind P, Deprez PH, et al. Removal of foreign bodies in the upper gastrointestinal tract in adults: European Society of Gastrointestinal Endoscopy (ESGE) Clinical Guideline. Endoscopy. 2016;48(5):489-96.

Bridwell RE, Long B, Ramzy M, Gottlieb M. Balloon tamponade for the management of gastrointestinal bleeding. J Emerg Med. 2022;62(4):545-58.

Coppolino F, Gatta G, Di Grezia G, et al. Gastrointestinal perforation: ultrasonographic diagnosis. Crit Ultrasound J. 2013;5 Suppl 1(Suppl 1):S4.

El Sayed G, Tarf S, O'Beirne J, et al. Endoscopy management algorithms: role of cyanoacrylate glue injection and self-expanding metal stents in acute variceal haemorrhage. Frontline Gastroenterol. 2015;6(3):208-16.

European Association for the Study of the Liver. EASL Clinical Practice Guidelines for the management of patients with decompensated cirrhosis. J Hepatol. 2018;69(2):406-60.

Expert Round Table on Ultrasound in ICU. International expert statement on training standards for critical care ultrasonography. Intensive Care Med. 2011;37(7):1077-83.

Gavini H, Lee JH. Endoscopic ultrasound-guided endotherapy. J Clin Gastroenterol. 2015;49(3):185-93.

Geraci G, Sciume' C, Di Carlo G, Picciurro A, Modica G. Retrospective analysis of management of ingested foreign bodies and food impactions in emergency endoscopic setting in adults. BMC Emerg Med. 2016;16(1):42.

Han S, Shannahan S, Pellish R. Fecal microbiota transplant: treatment options for Clostridium difficile infection in the intensive care unit. J Intensive Care Med. 206;31(9):577-86.

Han Samuel Y. Gastrointestinal endoscopy. En: Irwin RS, Lily CM, Mayo PH, Rippe HM, editores. Irwin and Rippe's Intensive Care Medicine. 8ª ed. Lippincott Williams & Wilkins; 2017.

Hoffmann B, Nürnberg D, Westergaard MC. Focus on abnormal air: diagnostic ultrasonography for the acute abdomen. Eur J Emerg Med. 2012;19(5):284-91.

The Abdominal Compartment Society (WSACS) [Internet]. Disponible en: http://www.wsacs.org/ [último acceso: Junio 2023].

Iberti TJ, Lieber CE, Benjamin E. Determination of intra-abdominal pressure using a transurethral bladder catheter: clinical validation of the technique. Anesthesiology. 1989;70(1):47-50.

Kirkpatrick AW, Roberts DJ, De Waele J, et al. Intra-abdominal hypertension and the abdominal compartment syndrome: updated consensus definitions and clinical practice guidelines from the World Society of the Abdominal Compartment Syndrome. Intensive Care Med. 2013;39(7):1190-206.

Laine L, Barkun AN, Saltzman JR, Martel MS, Leontiadis GI. ACG Clinical Guideline: Upper Gastrointestinal and Ulcer Bleeding. Am J Gastroenterol. 2021;116(5):899-917.

Liao CH, Cheng CT, Chen CC, et al. Systematic review of diagnostic sensors for intra-abdominal pressure monitoring. Sensors (Basel). 2021;21(14):4824.

Lin A C-M, Hsu Y-H, Wang T-L, et al. Placement confirmation of Sengstaken-Blakemore tube by ultrasound. Emerg Med J. 2006;23:487.

Malbrain ML, Cheatham ML, Kirkpatrick A, et al. Results from the International Conference of Experts on Intra-abdominal Hypertension and Abdominal Compartment Syndrome. I. Definitions. Intensive Care Med. 2006;32(11):1722-32.

Malbrain ML. Different techniques to measure intra-abdominal pressure (IAP): time for a critical re-appraisal. Intensive Care Med. 2004;30(3):357-71.

Mayo PH, Beaulieu Y, Doelken P, et al. American College of Chest Physicians/La Société de Réanimation de Langue Française statement on competence in critical care ultrasonography. Chest. 2009;135(4):1050-60.

Moore AF, Hargest R, Martin M, Delicata RJ. Intra-abdominal hypertension and the abdominal compartment syndrome. Br J Surg. 2004;91(9):1102-10.

Napolitano LM. Endoscopic placement of feeding tubes. En: Irwin RS, Lily CM, Mayo PH, Rippe HM, editores. Irwin and Rippe's Intensive Care Medicine. 8ª ed. Lippincott Williams & Wilkins; 2017.

Napolitano LM. Paracentesis and diagnostic peritoneal lavage. En: Irwin RS, Lily CM, Mayo PH, Rippe HM, editores. Irwin and Rippe's Intensive Care Medicine. 8ª ed. Lippincott Williams & Wilkins; 2017.

Odutayo A, Desborough MJ, Trivella M, et al. Restrictive versus liberal blood transfusion for gastrointestinal bleeding: a systematic review and metaanalysis of randomised controlled trials. Lancet Gastroenterol Hepatol. 2017; 2:354-60.

Olivieri PP, Abdulmahdi M, Heavner JJ. Bedside percutaneous ultrasound gastrostomy tube placement by critical care physicians. J Clin Ultrasound. 2021;49(1):28-32.

Pavini M, Puyana JC. Gastroesophageal balloon tamponade for acute variceal hemorrhage. En: Irwin RS, Lily CM, Mayo PH, Rippe HM, editores. Irwin and Rippe's Intensive Care Medicine. 8ª ed. Lippincott Williams & Wilkins; 2017.

Pitarch R. Protocolo de colocación SNY. Método Por paso espontáneo o «a ciegas». Hospital de Manacor. 2006. Disponible en: http://www.rccc.eu/ppc/guias/SNY/SNY.htm [último acceso: Junio 2023].

Puiggròs C, Molinos R, Ortiz D, et al. Experience in bedside placement, clinical validity, and cost-efficacy of a self propelled nasojejunal feeding tube. Nutr Clin Pract. 2015;30(6):815-23.

Reintam Blaser A, Starkopf J, Alhazzani W, et al. Early enteral nutrition in critically ill patients: ESICM clinical practice guidelines. Intensive Care Med. 2017;43(3):380-98.

Ruiz Ferrón F, Tejero Pedregosa A, Ruiz García M, et al. Presión intraabdominal y torácica en pacientes críticos con sospecha de hipertensión intraabdominal. Med Intensiva. 2011;35(5):274-9.

Sánchez-Miralles A, Castellanos G, Badenes R, Conejero R. Síndrome compartimental abdominal y síndrome de distrés intestinal agudo. Med Intensiva. 2013;37(2):99-109.

Singer P, Blaser AR, Berger MM, et al. ESPEN guideline on clinical nutrition in the intensive care unit. Clin Nutr. 2019;38(1):48-79.

Stanley AJ, Laine L. Management of acute upper gastrointestinal bleeding. BMJ. 2019;364:l536.

Tielleman T, Bujanda D, Cryer B. Epidemiology and risk factors for upper gastrointestinal bleeding. Gastrointest Endosc Clin N Am. 2015;25:415-28.

Toews I, George AT, Peter JV, et al. Interventions for preventing upper gastrointestinal bleeding in people admitted to intensive care units. Cochrane Database Syst Rev. 2018;6(6):CD008687.

Triantafyllou K, Gkolfakis P, Gralnek IM, et al. Diagnosis and management of acute lower gastrointestinal bleeding: European Society of Gastrointestinal Endoscopy (ESGE) Guideline [published correction appears in Endoscopy. 2021 Jun 17]. Endoscopy. 2021;53(8):850-68.

Tsujimoto H, Tsujimoto Y, Nakata Y, Akazawa M, Kataoka Y. Ultrasonography for confirmation of gastric tube placement. Cochrane Database Syst Rev. 2017;4(4):CD012083.

Van der Merwe SW, van Wanrooij RLJ, Bronswijk M, et al. Therapeutic endoscopic ultrasound: European Society of Gastrointestinal Endoscopy (ESGE) Guideline. Endoscopy. 2022;54(2):185-205.

Vidal MG, Ruiz Weisser J, Gonzalez F, et al. Incidence and clinical effects of intra-abdominal hypertension in critically ill patients. Crit Care Med. 2008;36(6):1823-31.

Wang Y, Ye Z, Ge L, et al. Efficacy and safety of gastrointestinal bleeding prophylaxis in critically ill patients: systematic review and network meta-analysis. BMJ. 2020;368:l6744.

Zhu Y, Yin H, Zhang R, Ye X, Wei J. Endoscopy versus fluoroscopy for the placement of postpyloric nasoenteric tubes in critically ill patients: A meta-analysis of randomized controlled trials. J Crit Care. 2016;33:207-12.

Triantafyllou K, Gkolfakis P, Gralnek IM, et al. Diagnosis and management of acute lower gastrointestinal bleeding. European Society of Gastrointestinal Endoscopy (ESGE) Guideline [published correction appears in Endoscopy. 2021 Jul 17]. Endoscopy. 2021;53(8):850-68.

Tsujimoto H, Tsujimoto Y, Nakata Y, Akazawa M, Kataoka Y. Ultrasonography for confirmation of gastric tube placement. Cochrane Database Syst Rev. 2017;4(4):CD012083.

Van der Merwe SW, van Wanrooij RLJ, Bronswijk M, et al. Therapeutic endoscopic ultrasound: European Society of Gastrointestinal Endoscopy (ESGE) Guideline. Endoscopy. 2022;54(2):185-205.

Vidal MG, Ruiz Weisser J, Gonzalez F, et al. Incidence and clinical effects of intra-abdominal hypertension in critically ill patients. Crit Care Med. 2008;36(6):1823-31.

Wang Y, Ye Z, Ge L, et al. Efficacy and safety of gastrointestinal bleeding prophylaxis in critically ill patients: systematic review and network meta-analysis. BMJ. 2020;368:l6744.

Zhou Y, Yin H, Zhang R, Ye X, Wei J. Endoscopy versus fluoroscopy for the placement of postpyloric nasoenteric tubes in critically ill patients: A meta-analysis of randomized controlled trials. J Crit Care. 2016;33:207-12.

46 Insuficiencia hepática

S. Temprano Vázquez, J. L. Pérez Vela y S. Chacón Alves

✔ Orientación para el estudio

En este capítulo se expone el manejo médico de la insuficiencia hepática aguda y las complicaciones de la insuficiencia hepática crónica que requieren de ingreso en la unidad de cuidados intensivos, incidiendo sobre todo en el fallo hepático agudo. Al final del capítulo el alumno será capaz de saber qué pacientes son subsidiarios de trasplante hepático urgente. Se darán las pautas de tratamiento.

1. Insuficiencia hepática aguda grave

1.1. Introducción

El fallo hepático agudo (FHA) o insuficiencia hepática aguda grave (IHAG) es un síndrome complejo, poco frecuente pero muy grave, que aparece en personas sin enfermedad hepática previa. Es de etiología diversa, como son infecciones, fármacos, enfermedades autoinmunes, factores medioambientales y genéticos. La incidencia global en Occidente se calcula en menos de 10 casos por millón de habitantes. El manejo inicial de esta enfermedad condiciona su evolución posterior. La baja incidencia junto con su heterogeneidad en la presentación hace que la evidencia sobre su manejo sea limitada. A pesar de ello, la supervivencia de los pacientes con IHAG ha mejorado mucho en los últimos años debido tanto a la mejoría del tratamiento de los pacientes críticos, como por su diagnóstico precoz y sobre todo por la posibilidad de realizar trasplantes hepáticos urgentes.

1.2. Definición

La IHAG se define por la rápida aparición de coagulopatía (cociente internacional normalizado [INR] > 1,5) y encefalopatía hepática secundarias a daño hepático en ausencia de enfermedad hepática previa. No obstante, incluye tres causas en las que el cuadro es una manifestación aguda de una hepatopatía crónica (enfermedad de Wilson, reactivación del virus de la hepatitis B en un hígado no cirrótico habitualmente en el contexto de inmunosupresión inducida por quimioterapia, y hepatitis autoinmune).

La IHAG no debe confundirse con el FHA sobre uno crónico, que es una descompensación aguda de una cirrosis que resulta en fallo de otros órganos. Por otro lado, se ha acuñado el término de «daño hepático agudo» para distinguir un cuadro clínico de necrosis hepática grave y coagulopatía sin encefalopatía hepática que puede progresar a FHA pero en algunos casos puede resolverse sin edema cerebral y sin afectación de otros órganos.

La definición ha sufrido modificaciones en función de los autores, pero en general los criterios diagnósticos aceptados son:

- ✔ Hepatopatía aguda.
- ✔ Menos de 26 semanas de evolución.

- ✔ Aparición de encefalopatía hepática como signo de insuficiencia hepática.
- ✔ Disminución de la actividad de protombina por debajo del 40 % o INR ≥ 1,5 como signo biológico de insuficiencia hepática.
- ✔ Hígado previamente sano (con las excepciones mencionadas).

No incluye enfermedades como la hepatitis alcohólica, la descompensación aguda de una hepatopatía crónica, el traumatismo o fracaso hepático posthepatectomía.

En función del tiempo entre la aparición de ictericia y de encefalopatía hepática se describen diferentes cursos clínicos.

O'Grady propugna una clasificación clínica del FHA grave en función del tiempo de inicio de la encefalopatía hepática con relación al comienzo de la ictericia, considerando tres subgrupos que presentan entre sí diferencias en cuanto al pronóstico:

- ✔ **Fallo hepático hiperagudo:** la encefalopatía se inicia en los primeros 7 días del comienzo de la ictericia.
- ✔ **Fallo hepático agudo:** la encefalopatía aparecerá entre los días 8 y 28 desde el comienzo de la ictericia.
- ✔ **Fallo hepático subagudo:** la encefalopatía aparecerá más tardíamente, entre la 5ª y la 12ª semana.

En general los cuadros de curso evolutivo más rápido (hiperagudo y fulminante) suelen presentar más edema cerebral, por lo que el enclavamiento cerebral es la causa de muerte más frecuente en estos pacientes. Sin embargo, en los primeros parece existir una mayor posibilidad de recuperación y supervivencia sin trasplante en comparación con los últimos.

Basados en criterios similares, otros autores clasifican el FHA en solo dos grupos:

- ✔ **Fallo hepático fulminante:** la encefalopatía ocurre antes de las 2 semanas del inicio de la ictericia.
- ✔ **Fallo hepático subfulminante:** la encefalopatía se desarrolla entre la 2ª y la 12ª semana del inicio de la ictericia.

1.3. Etiología

La etiología del fallo hepático fulminante es diversa, con una contribución proporcional variable de los diferentes factores etiológicos en función de la prevalencia de estos en las distintas áreas geográficas. En su conjunto, las hepatitis víricas son responsables de la mayor parte de los casos de hepatitis fulminantes, seguidas por las hepatitis tóxicas y las relacionadas con las tomas de fármacos. A continuación señalaremos las principales etiologías del fallo hepático fulminante, que se resumen en la Tabla 46-1.

En nuestro medio, las causas más frecuentes son las hepatitis víricas y las tóxico-medicamentosas. En los últimos años parece ir en aumento la incidencia de IHAG por sobredosis de paracetamol, principal causa de insuficiencia hepática en los países anglosajones y del norte de Europa. En todos los casos se debe realizar una búsqueda toxicológica exhaustiva y, ante una sospecha, solicitar niveles de paracetamol. Es obligado la búsqueda de posibles infecciones víricas causantes del cuadro, incluido el virus del herpes, así como un cribado toxicológico exhaustivo. El patrón de anomalías hepáticas es útil para determinar un diagnóstico diferencial y puede tener importancia pronóstica, ya que la insuficiencia hepatocelular es más frecuente que se presente de forma aguda y se resuelva en días o semanas, mientras que la insuficiencia hepática con colestasis mixta puede presentarse de manera más subaguda y resolverse más lentamente. La elevación de las enzimas hepáticas también puede ser de ayuda en el diagnóstico, ya que, por ejemplo, se ven elevaciones más importantes (p. ej., GPT > 10.000 U/L) en solo unas pocas etiologías: intoxicación por paracetamol u otra toxicidad por fármacos, hepatitis viral aguda, hepatitis autoinmune y hepatitis isquémica/hipóxica.

Tabla 46-1. Etiología del fallo hepático agudo

Infecciones	✔ Virus de la hepatitis A, B, C, D y E ✔ Virus del herpes, virus de la varicela-zóster ✔ Virus de Epstein-Barr, citomegalovirus ✔ Infecciones tropicales (p. ej., Dengue, leptospirosis, tifus, malaria)
Tóxicos y drogas	✔ Paracetamol ✔ Reacciones idiosincrásicas a fármacos* ✔ Intoxicación por setas (p. ej. *Amanita phalloides*) ✔ Picadura de anémona de mar
Isquemia	✔ Hepatitis isquémica, hipoperfusión, *shock* cardiogénico ✔ Golpe de calor ✔ Cocaína, metanfetamina, efedrina, éxtasis
Vascular	✔ Síndrome de Budd-Chiari ✔ Síndrome de obstrucción sinusoidal
Miscelánea	✔ Hepatitis autoinmune ✔ Enfermedad de Wilson ✔ Síndrome de Reye ✔ Infiltración maligna ✔ Hígado graso agudo del embarazo, eclampsia, síndrome HELLP ✔ Disfunción primaria del injerto tras un trasplante hepático ✔ Criptogenética

*Isoniazida, rifampicina, pirazinamida, sulfonamidas, trimetoprim-sulfametoxazol, amoxicilina-clavulánico, dapsona, ketoconazol, ofloxacino, didanosina, efavirenz, alopurinol, diclofenaco, anestésicos halogenados (halotano, isoflurano), fenitoína, ácido valproico, ácido nicotínico, estatinas, imipramina, propiltiuracilo, disulfiram, lisinopril, labetalol, metildopa, amiodarona, flutamida, metformina, etopósido, gemtuzumab. HELLP: hemólisis, elevación de enzimas hepáticas y trombocitopenia.

Después de la evaluación inicial, es esencial realizar una historia y un examen clínicos completos. Todos los pacientes con insuficiencia hepática deben tener imágenes del hígado. Se puede realizar una ecografía con Doppler para evaluar los conductos biliares, el parénquima hepático y la permeabilidad de la vena porta y las arterias. Con frecuencia se requiere también de una tomografía computarizada con contraste, como por ejemplo en el caso de sospecha de síndrome de Budd-Chiari, porque, aunque la ecografía tiene una sensibilidad de hasta un 75 % en manos experimentadas, la identificación de la oclusión de la vena hepática depende del operador y, por tanto, se necesita una tomografía computarizada para su confirmación. La biopsia hepática sigue siendo el estándar de oro para el diagnóstico, y se puede realizar si las pruebas no invasivas no son reveladoras o si el diagnóstico sospechado basado en pruebas serológicas y de imagen no concuerda con la historia clínica.

1.4. Síntomas

Por definición, los pacientes con FHA tienen signos de insuficiencia hepática con signos de encefalopatía y tiempo de protrombina alargado.

Se caracteriza por un trastorno fisiológico y bioquímico grave, con una progresión precoz a una disfunción multiorgánica que se cree que se debe a un estado proinflamatorio excesivo causado por un daño hepatocelular masivo.

Otras manifestaciones pueden incluir ictericia, hepatomegalia y dolor en el hipocondrio derecho. Muchos de los síntomas iniciales son inespecíficos, como pueden ser malestar general, letargia, anorexia, náuseas y vómitos y prurito.

En la evolución, la progresión de la lesión hepática sola al fracaso multiorgánico puede ocurrir rápidamente, por lo que la atención en las unidades de cuidados intensivos (UCI) es clave. Pacientes que inicialmente estaban anictéricos pueden desarrollar ictericia, y los que tenían cambios mínimos en su estado mental pueden progresar a mayor grado de encefalopatía hepática e incluso llegar a un estado confusional o el coma.

En la Tabla 46-2 se muestra la clasificación de West Haven de la encefalopatía hepática en función de la sintomatología, que es la clasificación más empleada.

1.5. Tratamiento

El tratamiento de los pacientes con FHA incluye asegurarse de que el paciente está siendo tratado en un centro con experiencia en el manejo de estos pacientes y que cuente con un programa de trasplante hepático, ya que solo un 40 % de estos pacientes se recuperarán espontáneamente, e incluso estos pacientes estarán muy graves.

1.5.1. Medidas generales y tratamiento de las complicaciones

Las medidas generales y el tratamiento de las complicaciones son independientes de la etiología de la IHAG (Tabla 46-3).

Tabla 46-2. Clasificación de West Haven de la encefalopatía hepática

Grado	Manifestaciones clínicas	Asterixis
I	✔ Trastorno leve de la consciencia ✔ Confusión leve, escasa capacidad de concentración (atención) ✔ Bradipsiquia ✔ Inversión del ritmo vigilia-sueño ✔ Euforia o depresión, ansiedad ✔ Dificultad para realizar sumas simples	Ausente o episódica
II	✔ Somnolencia, letargia, apatía, desorientación temporoespacial ✔ Conducta inapropiada, desinhibición ✔ Discretos cambios de la personalidad ✔ Alteraciones de la memoria ✔ Disartria, ataxia ✔ Dificultad para realizar restas simples	Positiva
III	✔ Importante deterioro del nivel de consciencia con marcada confusión e incluso estupor, con respuesta a estímulos verbales y dolorosos ✔ Intensa desorientación ✔ Hiperreflexia (Babinski positivo), clonus e incontinencia de esfínteres	Positiva
IV	✔ Coma ✔ Hiperreflexia ✔ Hipotonía	

1.5.1.1. Medidas relativas a los fármacos

Dado que desconocemos la posible hepatotoxicidad de muchos fármacos, es recomendable retirarlos todos excepto los tratamientos hormonales sustitutivos (hormonas tiroideas, insulina etc.).

Las clases de fármacos más frecuentes, aparte del paracetamol, que pueden producir insuficiencia hepática son los antimicrobianos. La forma prototípica del daño hepático idiosincrásico se observa con la isoniazida: el 10-20 % de los pacientes que toman el fármaco en una dosis terapéutica pueden desarrollar anomalías en las enzimas hepáticas. El mecanismo de lesión parece ser la hepatotoxicidad directa causada por la acumulación de un intermediario tóxico.

Por el contrario, se cree que el daño hepático inducido por amoxicilina-clavulánico tiene un mecanismo inmunoalérgico, siendo el componente clavulánico el responsable de la respuesta anómala del huésped. Puede haber una latencia de inicio de hasta 8 semanas. A diferencia de la sobredosis por paracetamol, no existe un antídoto específico para el daño hepático y el tratamiento es de apoyo después de la interrupción del agente culpable.

1.5.1.2. Nutrición

El papel de la terapia nutricional es triple: *a)* proporcionar suficiente energía, vitaminas y elementos traza; *b)* facilitar la adecuada síntesis proteica; y *c)* evitar complicaciones metabólicas como la hipoglucemia, la hiperamoniemia o la hipertrigliceridemia.

La hipoglucemia es un signo ominoso. A menudo los pacientes necesitan suplementos de glucosa continuos. Se debe asegurar una nutrición adecuada dado el estado catabólico del paciente. Para prevenir el catabolismo proteico, se deben evitar las dietas con restricciones importantes de proteínas. Una ingesta de 60 g de proteínas al día puede ser adecuada en estos pacientes. La ingesta de proteínas puede ser temporalmente suspendida en pacientes con hiperamoniemia y reintroducirla lentamente cuando los niveles de amonio mejoren.

La vía oral o enteral está contraindicada en pacientes con encefalopatía hepática grado III o superior si el paciente no tiene aislada la vía aérea, dado el riesgo de broncoaspiración. En estos casos se podría iniciar nutrición parenteral.

1.5.1.3. Alteraciones metabólicas

La acidosis láctica es una complicación grave del FHA. El ácido láctico se acumula como resultado de la hipoxia tisular por hipotensión, además de producirse la disminución del aclaramiento del lactato. La acidosis grave requiere de la administración de bicarbonato y de diálisis. La disfunción renal también pude contribuir a la acidosis.

Es esencial monitorizar y corregir las alteraciones electrolíticas, sobre todo la hiponatremia. La hipoglucemia, como hemos comentado antes, también complica el FHA debido al papel fundamental del hígado en el almacenamiento de los depósitos de glucógeno. Se requiere una destrucción masiva de los hepatocitos para que los niveles de glucosa bajen a rangos que empeoren la función celular.

1.5.1.4. Coagulopatía

La elevación del INR es una característica clave de laboratorio en los pacientes con insuficiencia hepática aguda, que resulta de una síntesis hepática deficiente de factores de la coagulación dependientes de vitamina K. Los pacientes con insuficiencia hepática aguda presentan un equilibrio entre el déficit de factores procoagulantes y anticoagulantes (déficits de factores anticoagulantes proteína C y S), lo que hace que las hemorragias sean poco frecuentes. Por lo tanto, el uso rutinario de plasma fresco u otros factores de coagulación se considera contraindicado, excepto cuando haya una hemorragia significativa o antes de exploraciones invasivas con elevado riesgo de sangrado, ya que puede interferir con las evaluaciones de la función hepática y provocar sobrecarga hídrica. Hay que tener en cuenta que el INR no será útil para determinar el riesgo de sangrado, que puede estar más relacionado con la trombocitopenia, por lo que para guiar el manejo se deben hacer determinaciones de fibrinógeno, tromboelastografía o tromboelastometría rotacional (ROTEM). La corrección puede hacerse con plasma fresco o con factor protrombínico para limitar el exceso de volumen. Un mecanismo de compensación parcial funcional para la trombocitopenia es la elevación en plasma de factor de Von Willebrand, que junto con niveles bajos de su inhibidor ADAMTS13 caracteriza un perfil protrombótico que se asocia a mal pronóstico.

Tabla 46-3. Recomendaciones para el manejo del fallo hepático agudo

	Monitorización	Tratamiento
Sistema cardiovascular	✔ Presión arterial invasiva ✔ Monitorización del gasto cardíaco ✔ Ecocardiografía	✔ Resucitación con fluidos ✔ Noradrenalina como vasopresor de elección ✔ Vasopresina si no hay respuesta ✔ Hidrocortisona 100 mg/8 h i.v.
Sistema respiratorio	✔ Intubación en encefalopatía hepática grados III/IV ✔ Insuficiencia respiratoria	✔ Ventilación mecánica protectora. Succión subglótica ✔ Saturación 94-98 % ✔ pCO_2 35-40 mm Hg

Sistema neurológico	✔ Monitorización no invasiva cerebral:
	  ✔ Doppler transcraneal
	  ✔ Diámetro de la vaina del nervio óptico
		✔ Sedación profunda: RASS −5
		✔ Elevación del cabecero 30-45°
		✔ Temperatura < 37 °C
		✔ Glucemia 150-200 mg/dL
		✔ Sodio 140-145 mmol/L

Sistema digestivo		✔ Profilaxis de úlcera de estrés ✔ Si hay hipoglucemia, infusión de dextrosa ✔ Inicio de nutrición enteral precoz si no hay contraindicaciones ✔ Si hay intolerancia o contraindicación para la nutrición enteral, iniciar nutrición parenteral
Sistema renal	✔ Inserción de catéter Shaldon preferiblemente en femoral y ecoguiado	✔ Precoz si hay disfunción renal ✔ Corrección electrolítica ✔ Objetivo: mantener niveles de amonio < 100 μmol/L
Coagulopatía	✔ Monitorización con tromboelastografía y tromboelastometría rotacional (ROTEM)	✔ No se corregirá de rutina ✔ Corrección en sangrado activo o procedimientos de riesgo alto de sangrado
Infección	✔ Vigilancia de la infección	✔ No inicio de rutina ✔ Inicio precoz de antimicrobianos ante sospecha
Intoxicación por paracetamol		✔ Infusión de N-acetilcisteína sin retraso

RASS: *Richmond Agitation-Sedation Scale.*

1.5.1.5. Encefalopatía hepática

El grado de encefalopatía hepática se correlaciona con el pronóstico de los pacientes con FHA. A mayor grado de encefalopatía hepática, peor pronóstico.

La encefalopatía puede aparecer y progresar de forma muy rápida, por lo que se debe monitorizar el estado neurológico de forma frecuente. Asimismo, hay que evitar y corregir los posibles factores desencadenantes. En pacientes con encefalopatía hepática grados III/IV debemos proceder al aislamiento de la vía aérea, vigilar los signos clínicos de aumento de la presión intracraneal y monitorizar mediante Doppler transcraneal y vigilar el diámetro de la vaina del nervio óptico.

El uso de lactulosa y de rifaximina es controvertido, dado que no hay estudios que demuestren su beneficio: no se recomienda el uso de la rifaximina y la lactulosa podría usarse en la encefalopatía grado I, aunque su uso se considera ineficaz, ya que la generación de amonio es demasiado rápida para poder eliminarse a través de las heces.

1.5.1.6. Complicaciones neurológicas

La gravedad de la encefalopatía hepática en el FHA oscila entre síntomas de confusión leve al coma con edema cerebral.

El edema cerebral está presente en el 25-35 % de los pacientes con encefalopatía grado III y en alrededor del 75 % de los pacientes con encefalopatía grado IV. Las consecuencias de este edema son el aumento de la presión intracraneal (aunque no en todos los casos implica un aumento de esta), hipoxia cerebral y herniación del tronco del encéfalo, que son las causas más frecuentes de muerte en la IHA.

Los pacientes con niveles de amonio > 150 μmol/L se consideran de alto riesgo de aumento de la presión intracraneal. Sin embargo, la incidencia de hipertensión intracraneal ha bajado marcadamente en los últimos años y ahora afecta solo a una minoría de los pacientes. Esto parece deberse a una mejora del tratamiento médico, a una identificación precoz, al uso de técnicas de reemplazo renal, además de al traslado a centros de referencia con programas de trasplante hepático. Deben aplicarse medidas preventivas (dirigidas a disminuir el amonio y evitar factores agravantes) o terapéuticas si es preciso.

Las medidas de neuroprotección generales son: situar el cabecero de la cama a 30°, colocar la cabeza del paciente en posición neutra, mantener al paciente en un ambiente tranquilo libre de estímulos, evitar la fiebre, evitar tanto la hiperglucemia como la hipoglucemia, la hipercapnia y los trastornos hidroelectrolíticos, en especial la hiponatremia, intentado mantener un nivel de sodio plasmático de 145-150 mEq/L, añadiendo suero hipertónico al 3 % en caso necesario; asimismo, ajustar el balance hídrico, aplicar la sedación utilizando sedantes de vida media corta como el propofol, y si el amonio es ≥ de 150 μmol/L, valorar el inicio de terapias de depuración extrarrenal.

La monitorización invasiva de la presión intracraneal tiene el riesgo potencial de provocar hemorragia intracraneal (4,2 %), lo que conlleva una alta mortalidad. Actualmente la incidencia de hipertensión intracraneal ha bajado, por lo que la monitorización invasiva se utiliza escasamente, ya que no hay evidencia firme y no está libre de riesgos, prefiriéndose modalidades no invasivas de medición de la presión intracraneal. Se puede utilizar la monitorización mediante Doppler transcraneal para calcular el flujo sanguíneo cerebral e identificar pacientes con patrón de hipoperfusión. El índice de pulsatilidad se correlaciona con la presión intracraneal y puede predecir el pronóstico.

1.5.1.7. Hemodinámica

En los pacientes con FHA son frecuentes las alteraciones hemodinámicas debido a que presentan resistencias vasculares sistémicas bajas (estado hiperdinámico). Esta hipotensión e inestabilidad hemodinámica son de origen multifactorial. Pueden sufrir disminución del volumen intravascular de origen multifactorial (baja ingesta, tercer espacio) o complicarse con una sepsis. Estos cambios hemodinámicos junto al aumento de la permeabilidad capilar provocan una alteración en el intercambio tisular de oxígeno y en consecuencia favorece la acidosis láctica. Por lo tanto, la mayoría de los pacientes precisarán inicialmente de reanimación con líquidos. Como se ha expuesto anteriormente, se deben evitar los sueros hipotónicos, por lo que el salino al 0,9 % será el suero pautado inicialmente. Se debe evitar la sobrehidratación porque puede empeorar el edema cerebral. No hay evidencia que soporte el uso de albúmina en este contexto.

En los pacientes que persistan hipotensos se iniciará tratamiento con vasopresores. En primer lugar, con noradrenalina. El objetivo es mantener una presión arterial media de al menos 65 mm Hg. Si no responden, se puede añadir vasopresina para conseguir este objetivo.

Estos pacientes pueden desarrollar insuficiencia suprarrenal por lo que se deben añadir corticoides (hidrocortisona intravenosa), si no responden a los vasopresores, igual que en los pacientes con *shock* séptico sin fallo hepático. Deben ser monitorizados mediante ecocardiografía para descartar componente cardiogénico, y efectuar monitorización hemodinámica continua para guiar el soporte de fluidos y farmacológico.

1.5.1.8. Sistema renal

El fallo renal agudo complica la IHA en un 30-50 % de los pacientes. Esta frecuencia es mayor (hasta un 75 %) cuando la etiología del FHA puede además dañar la función renal, como es el caso de la intoxicación por paracetamol.

Una regla crucial en el tratamiento de los pacientes con FHA es el inicio de la terapia de sustitución renal de forma precoz. Este tratamiento debería iniciarse si la oliguria persiste a pesar de la reposición de la volemia y una presión arterial media adecuada, o para la corrección de alteraciones electrolíticas. Se debería considerar en cualquier paciente con amonio sérico > 150 μmol/L, un grado de encefalopatía ≥ II o con edema cerebral, independientemente de la creatinina sérica, ya que las terapias de remplazo renal continuas son efectivas en disminuir la concentración de amonio, mantienen la estabilidad térmica y metabólica, y su uso se asocia con mejoría de la supervivencia, por lo que ahora se considera su aplicación en pacientes con fallo hepático.

1.5.1.9. Vigilancia y prevención de infecciones

Los pacientes con FHA tienen un riesgo mayor de desarrollar infecciones graves; de hecho, es la segunda causa más frecuente de muerte en estos pacientes, por lo que hay que estar atentos a cualquier signo de sospecha como, por ejemplo, deterioro del grado de encefalopatía, aparición de fiebre, aumento de reactantes, etc.

No hay evidencia que avale el uso de antibióticos de forma profiláctica, aunque la European Association for the Study of the Liver (EASL) recomienda en sus guías realizar una vigilancia estrecha y administrar antibióticos de amplio espectro en pacientes con sospecha de sepsis o con empeoramiento de la encefalopatía hepática, o con síndrome de respuesta inflamatoria sistémica y que son potenciales candidatos a trasplante hepático.

Las infecciones, tanto bacterianas como fúngicas, son frecuentes en la IHAG, dada la existencia de una cierta inmunosupresión asociada al cuadro.

1.5.1.10. Soporte respiratorio

La incidencia de fallo respiratorio es baja pero no ausente en el FHA y puede contraindicar la opción del trasplante si se desarrolla hipoxemia refractaria. La protección de la vía aérea es prioritaria en pacientes con empeoramiento de la encefalopatía hepática, en los que no se debe retrasar la intubación orotraqueal. El objetivo es mantener una saturación de oxígeno del 94-98 %, minimizar el riesgo de hipoxemia e hiperoxia, y mantener la normocapnia para reducir un daño secundario cerebral. Se debe aplicar una ventilación mecánica protectora.

1.5.2. Medidas específicas

Son las siguientes:

✓ **N-acetilcisteína.** Se recomienda administrar de forma precoz tanto en el FHA como en la lesión hepática aguda causada por sobreingesta de paracetamol, ya que ha demostrado beneficio en la supervivencia libre de trasplante. Dado el bajo riesgo de efectos adversos y que el paracetamol puede ser un cofactor en otros casos de fallo hepático, se podría administrar sobre todo en casos de causa desconocida o si se sospecha que el paracetamol está implicado. Como hemos comentado, la baja toxicidad de la N-acetilcisteína hizo que se utilizara en casos de FHA no relacionados con paracetamol; sin embargo, no hay evidencia para su utilidad en estos casos. Varios trabajos publicados entre 2020 y 2021 son contradictorios y se basan en estudios de baja calidad. Dada la ausencia de efectos beneficiosos en la supervivencia libre de trasplante, una revisión de la Cochrane no respalda su uso en casos de FHA no relacionados con paracetamol.

✓ **Intoxicación por *Amanitas phalloides*.** En estos casos también es recomendable inducir diarreas (se administran 30 g de sulfato sódico en la misma agua del carbón activado), a no ser que el paciente las presente de forma espontánea. Para bloquear la entrada de amatoxinas en el hepatocito suele administrarse penicilina G sódica (48 M de unidades/día si no hay insuficiencia renal) y silibinina (1.400 mg/día intravenosa) de manera simultánea.

✓ **Infecciones por el virus del herpes simple, herpes 6, herpes zóster, citomegalovirus y virus de la hepatitis B.** El aciclovir y el ganciclovir son las opciones terapéuticas. La administración empírica de aciclovir a dosis altas ante la sospecha de infección por virus del herpes cubre la infección por herpes y también por citomegalovirus. Los pacientes con FHA asociado al virus de la hepatitis B deberán recibir tratamiento con inhibidores nucleósidos de la transcriptasa inversa para reducir el riesgo de recurrencia tras el trasplante hepático. Desafortunadamente, un estudio aleatorizado no demostró mejoría de la supervivencia libe de trasplante con lamivudina frente a placebo.

✓ **Tratamiento inmunosupresor (corticosteroides).** Puede ser eficaz en los casos de origen autoinmune si se administra de forma precoz. Hay que recordar que conlleva un mayor riesgo de infecciones por microorganismos oportunistas, por lo que se recomienda un tratamiento inicial de 5-7 días y, si no hay mejoría, retirarlo y plantear el trasplante hepático.

✓ **Esteatosis aguda del embarazo y síndrome HELLP.** La interrupción del embarazo mejora el pronóstico de estas pacientes.

✓ **Enfermedad de Wilson.** La IHAG por esta enfermedad requiere siempre de trasplante hepático. Los recambios plasmáticos están indicados para atenuar el cuadro de hemólisis e insuficiencia renal secundario a los elevados niveles plasmáticos de cobre, y como puente al trasplante. La D-penicilamina constituye una opción terapéutica de poca eficacia en esta fase de la enfermedad. El cinc, por su efecto limitante de la absorción del cobre a nivel intestinal, es el tratamiento de mantenimiento, pero no existen datos sobre su eficacia en este estadio de la enfermedad. Una vez que aparece la encefalopatía hepática es obligatorio el trasplante hepático, ya que la supervivencia es inexistente. Existe una escala específica de indicación de trasplante hepático urgente en el FHA en esta enfermedad, la Escala de Nazer modificada para la enfermedad de Wilson, que se basa en datos de función hepática (INR, albúmina y bilirrubina), niveles de GOT y cifra de leucocitos en sangre periférica.

✓ **Síndrome de Budd-Chiari.** La realización de una derivación portosistémica intrahepática transyugular junto con anticoagulación puede ser una opción en algunos casos.

1.6. Valoración pronóstica y trasplante hepático

La decisión de llevar a cabo un trasplante hepático depende de la probabilidad de recuperación espontánea de la función hepática. El objetivo es identificar y diferenciar a aquellos pacientes que más se beneficiarán de un trasplante, pues de lo contrario no sobrevivirán, de aquellos que se pueden recuperar espontáneamente.

La evaluación para el trasplante hepático comienza una vez que el paciente cumple con los criterios médicos para IHA, con el objetivo de completar la evaluación del trasplante y colocar al paciente en lista de espera lo antes posible. Los pacientes con FHA que necesitan un trasplante reciben la mayor prioridad en la lista de espera de trasplantes. La supervivencia a 1 año de estos pacientes tras el trasplante es mayor del 80 %.

Además de valorar si el paciente se recuperará espontáneamente, también es importante determinar si tiene contraindicaciones para el trasplante, como enfermedad cardiopulmonar grave o una enfermedad neoplásica, o en casos de sobredosis intencionada, proceder a una valoración psicológica. La presencia de sepsis no controlada (p. ej., infección fúngica invasiva confirmada) o de lesión neurológica irreversible (evidencia de herniación cerebral) puede contraindicar el trasplante hepático.

La identificación de los pacientes que más pueden beneficiarse del trasplante hepático cuenta con la ayuda de varios modelos predictivos basados, en gran medida, en variables clínicas y de laboratorio. Los más ampliamente adoptados y validados son los criterios del King's College (Tabla 46-4), que fueron revisados añadiendo el lactato, aunque existen otros modelos (Clichy, MELD, etc.) que predicen la mortalidad en pacientes con FHA utilizando diferentes criterios según la causa del fallo hepático. Hay enfermedades con criterios de trasplante hepático específicos, como la IHAG por sobredosis de paracetamol o por *Amanitas phalloides* y la enfermedad de Wilson (v. Tabla 46-4). Estos criterios tienen la ventaja de una alta especificidad y de fácil aplicabilidad en la práctica clínica diaria. Lo que resulta evidente es que todas las escalas pronósticas tienen elementos comunes: la edad, el grado de encefalopatía y la alteración de la coagulación. Difieren en considerar o no la etiología del cuadro y los valores de bilirrubina. Como regla general, los factores más importantes de predicción del fallo hepático son el grado de encefalopatía, la edad del paciente y la causa del FHA, siendo la supervivencia libre de trasplante mayor del 50 % para el FHA asociado a intoxicación por paracetamol, hepatitis por virus de la hepatitis A, de causa isquémica o del embarazo. Estos factores reflejan en parte la importancia de la gravedad del daño hepático y la probabilidad de revertir espontáneamente el proceso subyacente o con tratamiento específico (p. ej., N-acetilcisteína en la toxicidad por paracetamol).

1.7. Plasmaféresis

La plasmaféresis terapéutica se usa como tratamiento para la IHA, sobre todo en pacientes que no son candidatos a trasplante. El primer ensayo controlado aleatorizado que mostró efectos beneficiosos y mejoró la supervivencia utilizó un protocolo de alto volumen. Posteriormente, un estudio retrospectivo sugirió la efectividad de la plasmaféresis de bajo volumen, que más recien-

Tabla 46-4. Criterios de trasplante hepático urgente en la insuficiencia hepática aguda grave

	IHAG secundaria a intoxicación con paracetamol
	✔ pH < 7,3 con independencia del grado de encefalopatía
	O los tres siguientes criterios:
	✔ Encefalopatía grado III o IV
	✔ Tiempo de protrombina > 100 s (INR > 6,5)
	✔ Lactato arterial > 5 mmol/L al ingreso o lactato > 4 mmol/L a las 24 h del ingreso excluyendo otras causas de elevación del láctico
Criterios del King's College revisados	**IHAG no secundaria a intoxicación por paracetamol**
	✔ Tiempo de protrombina expresado como INR > 7 (o < 10 % expresado en índice)
	O tres de los siguientes criterios:
	✔ Etiología: virus de la hepatitis no A, no B/fármacos/halotano
	✔ Tiempo de aparición de la ictericia a encefalopatía > 7 días
	✔ Bilirrubina > 18 mg/dL
	✔ Edad < 10 o > 40 años
	✔ Tiempo de protrombina > 50 s (INR > 3,5)
	✔ Ausencia de mejoría evidente con tratamiento convencional en las formas subfulminantes o subaguda
Factor V: etiología viral	✔ Edad < 30 años: factor V < 20 %
	✔ Edad < 30 años: factor V < 30 %, siempre que vaya asociado a encefalopatía hepática de cualquier grado
IHAG secundaria a intoxicación por Amanitas phalloides	✔ Índice de protrombina < 10 % (INR > 6) 4 días después de la ingesta
IHAG secundaria a enfermedad de Wilson	✔ Siempre
	✔ Antes de la aparición de encefalopatía hepática: más de 7 puntos de la puntuación modificada de Nazer para la enfermedad de Wilson (según valores de bilirrubina, leucocitos e INR)

IHAG: insuficiencia hepática aguda grave; INR: cociente internacional normalizado.

temente está respaldado por un ensayo clínico aleatorizado que muestra una mejor supervivencia después de la plasmaféresis de volumen estándar (1,5-2 volúmenes de plasma). Además de reducir el uso de recursos, la plasmaféresis de volumen estándar también puede reducir el riesgo de sobrecarga hídrica y complicaciones asociadas a la transfusión. Pero, por otro lado, tiene la limitación nada despreciable de eliminar la coagulopatía como marcador pronóstico y aumentar potencialmente el riesgo de infecciones de la inmunosupresión inducida por el tratamiento.

1.8. Sistemas de soporte hepático artificial

El propósito de estas técnicas de soporte hepático extracorpóreo es sustituir la función hepática como puente al trasplante o la recuperación. Estos sistemas deberían suplir todas las funciones hepáticas: síntesis, excreción y metabolismo. Hasta la fecha no disponemos de ningún sistema así. En las décadas anteriores se han estudiado diferentes sistemas. El más utilizado ha sido el Molecular Adsorbent Recirculating System (MARS), pero su uso en el FHA solo tiene evidencia de baja calidad y no se recomienda en la actualidad fuera de ensayos clínicos. En los últimos años han aparecido sistemas de nueva generación con resultados más prometedores. Combinan la hemofiltración convencional con cartuchos de hemoadsorción de citocinas y bilirrubina con reducción de los niveles de bilirrubina, pero su impacto en el resultado clínico todavía es desconocido.

En cuanto a los métodos bioartificiales, es decir, que utilizan células hepáticas, los resultados de un estudio multicéntrico no consiguieron reducir la mortalidad global.

2. Insuficiencia hepática crónica (cirrosis)

2.1. Introducción

La cirrosis es un problema a nivel mundial que condiciona una elevada morbilidad y mortalidad. Se trata de una enfermedad progresiva, que deriva de una incapacidad de funcionamiento del hígado debido a la destrucción de los hepatocitos. Por ello, los pacientes con cirrosis presentan frecuentemente complicaciones de su enfermedad que requieren ingreso en la UCI. La encefalopatía hepática grado III/IV, el *shock* séptico, el fracaso agudo sobre crónico y la hemorragia por varices son descompensaciones que precisan de un tratamiento intensivo específico para el paciente cirrótico. La mayor eficacia de los tratamientos empleados en las UCI y la generalización de los programas de trasplante hepático han mejorado sustancialmente el pronóstico del paciente cirrótico crítico, hecho que ha facilitado su ingreso en las UCI.

2.2. Hemorragia digestiva aguda por hipertensión portal

La hemorragia digestiva es una de las principales causas de muerte en pacientes con cirrosis y las varices gastroesofágicas representan la principal fuente de sangrado. Son una consecuencia directa de la hipertensión portal y están presentes hasta en el 50 % de los pacientes con cirrosis, en especial en estadios avanzados (Child B y C). La hemorragia digestiva por este motivo es la casusa más frecuente de ingreso en UCI de un paciente cirrótico.

En cuanto al tratamiento, se debe plantear el ingreso en UCI en pacientes con inestabilidad hemodinámica o sangrado muy abundante no controlado o que requiera para su control de una sonda de Sengstaken-Blakemore o una prótesis esofágica autoexpandible. El tratamiento combinado de fármacos vasoactivos y el control de la hemorragia por vía endoscópica consigue un control inicial del episodio hemorrágico en un 80-90 %. Los agentes vasoactivos deben iniciarse de forma precoz, incluso antes de realizar la endoscopia, ya que su empleo facilita la realización de esta y previene el riesgo de recidiva precoz. Los agentes vasoactivos utilizados son:

✓ **Somatostatina.** Es una hormona oligopéptica que se une a sus receptores y produce una inhibición de péptidos vasodilatadores como el glucagón, causando la vasoconstricción. Se administra en bolo de 250 µg seguido de perfusión de 250-500 µg/h.
✓ **Terlipresina.** Es un análogo de la vasopresina que se une a los receptores V1 e induce vasoconstricción esplácnica. De esta forma reduce el flujo sanguíneo de las colaterales portosistémicas, lo que contribuye a reducir la presión variceal. Se emplea a dosis de 2 mg/4 h por vía intravenosa durante 48 horas, seguido de 1 mg/4 h intravenoso hasta el 5º día.

La **derivación portosistémica percutánea intrahepática** (TIPS, *transjugular intrahepatic portosystemic shunt*) se usa como tratamiento de rescate en caso de fracaso del tratamiento endoscópico y farmacológico combinado. El TIPS permite el control de la hemorragia en más de un 95 % de los casos, pero se asocia a una alta mortalidad. Se ha propuesto el término de «TIPS precoz» para denominar al tratamiento para prevenir el resangrado en las primeras 72 horas en pacientes de alto riesgo de recidiva de hemorragia (Child-Pugh B > 7) con sangrado activo en la endoscopia o Child-Pugh entre 10 y 13. Esta estrategia se asocia a un descenso del fracaso del control de la hemorragia y de la mortalidad, así como a una disminución de la estancia en UCI y hospitalaria.

2.3. Encefalopatía hepática

La encefalopatía hepática es una disfunción cerebral causada por insuficiencia hepática y/o derivaciones portosistémicas. Otros elementos importantes en la fisiopatología de la encefalopatía hepática en los pacientes con cirrosis son las alteraciones en la microbiota, la hiperamoniemia y la respuesta inflamatoria.

Se trata de una complicación frecuente, ya que la presentan hasta el 30-40 % de los pacientes con cirrosis en algún momento de su evolución. Además, conlleva una elevada mortalidad, siendo del 50 % al año de un episodio de encefalopatía hepática grave.

La patogenia de la encefalopatía hepática todavía no está bien dilucidada, pero el amonio juega un papel fundamental. En la mayoría de los casos existe un factor desencadenante, principalmente infecciones bacterianas, estreñimiento, hemorragia digestiva y fármacos como los diuréticos y sedantes.

El diagnóstico se basa en una exploración física e historia clínica compatibles, el hallazgo de hepatopatía crónica y la exclusión de otras enfermedades neurológicas o tóxico-metabólicas que pudieran producir la misma sintomatología. Con respecto a la exploración física, la sintomatología es muy variada, pudiendo oscilar desde una leve alteración del comportamiento hasta el coma. La asterixis es frecuente pero no patognomónica.

En cuanto a las pruebas complementarias, ha de realizarse una analítica completa y pruebas de imagen como tomografía computarizada craneal y electroencefalograma. Con respecto a la analítica, los niveles de amonio en sangre pueden ayudar al diagnóstico. Su elevación (niveles > 100 µg/dL) no es exclusiva de la encefalopatía hepática y además no suele existir correlación entre los niveles de amonio y la gravedad de la encefalopatía. Sin embargo, unos niveles normales de amonio cuestionan que nos encontremos ante una encefalopatía hepática, y unos niveles > 340 µg/dL (200 µmol) presentan un riesgo elevado de edema cerebral.

En función de la sintomatología, la encefalopatía se clasifica en cuatro grados de acuerdo con la clasificación de West Haven (v. Tabla 46-2).

Los pacientes con grados más graves (III y IV) deben ser ingresados en la UCI, donde se realizará aislamiento de la vía aérea mediante intubación orotraqueal para asegura la vía aérea y evitar complicaciones como la broncoaspiración. Una vez intubados, se podrá colocar una sonda nasogástrica y administrar medicación y nutrición enteral. Se debe identificar el factor desencadenante y tratarlo de forma precoz. La reducción de la hiperamoniemia es uno de los aspectos fundamentales del tratamiento. Para ello se emplean disacáridos no absorbibles como la lactulosa y el lactitol. La lactulosa se sigue considerando como primera elección, a dosis de 25 mL cada 1 a 2 horas hasta que se produce la deposición. Luego se podrá administrar cada 8 a 12 horas para conseguir aproximadamente 2-3 deposiciones diarias. Se administrará por vía oral o por sonda nasogástrica en función de la situación neurológica del paciente. A la lactulosa se le puede añadir rifaximina, que ha demostrado reducir la recurrencia de encefalopatía hepática y prevenir los reingresos por esta entidad.

2.4. Síndrome hepatorrenal

La disfunción renal aguda es una complicación muy frecuente de la enfermedad hepática avanzada con cirrosis e hipertensión portal. Ocurre en más del 50 % de los pacientes hospitalizados y se asocia a una mayor morbilidad y mortalidad. Uno de los fenotipos de disfunción renal aguda que pueden aparecer en estos pacientes es el síndrome hepatorrenal (SHR), que supone el 11 % de las causas de disfunción renal aguda en pacientes hospitalizados con cirrosis.

El SHR se caracteriza por un descenso del flujo sanguíneo renal que no responde a la expansión con volumen, siendo un reflejo de la presencia de hipertensión portal grave. La definición y clasificación de este síndrome ha cambiado en los últimos años. Históricamente se hacía una distinción entre SHR tipo 1 y tipo 2 en función del tiempo de aparición del deterioro. Actualmente estos términos ya no se usan, en favor de una nueva definición propuesta en 2015 por el International Club of Ascites (ICA). En la nueva definición se divide a los pacientes con cirrosis y afectación renal en diferentes subgrupos en función de los cambios en la creatinina sérica y/o en el gasto urinario (definido por los criterios KDIGO):

✓ **SHR no AKI.** Incluye aquellos pacientes con disfunción renal aguda de causa distinta al SHR. En este subgrupo se incluyen los de etiología prerrenal, la nefropatía por ácidos biliares y la necrosis tubular aguda.

✔ **SHR AKI.** Incluye aquellos pacientes con disfunción renal aguda secundaria a SHR, siendo una afectación funcional con parénquima renal normal.

✔ **Enfermedad renal crónica.** Incluye aquellos pacientes que presentan cualquier causa que afecta estructuralmente al parénquima, incluyendo glomerulopatías y enfermedad renal intersticial, así como aquellas asociadas a comorbilidades como la diabetes mellitus y la hipertensión arterial.

2.4.1. Fisiopatología

La hipertensión portal y la vasodilatación esplácnica son rasgos característicos de la cirrosis y desempeñan un papel fundamental en el SHR. En la cirrosis se produce una inflamación sistémica, con producción de mediadores inflamatorios, entre ellos óxido nítrico, con efecto vasodilatador, en especial a nivel esplácnico. Esto causa una reducción de la resistencia vascular sistémica, con disminución de la presión arterial, que se compensa inicialmente con un aumento del gasto cardíaco, de forma que se preserva la perfusión renal. De forma paralela, esta situación de hipovolemia relativa debida a la vasodilatación activa los sistemas vasoconstrictores, entre ellos el eje renina-angiotensina-aldosterona, el sistema simpático y la liberación de vasopresina. Todo ello contribuye al aumento de las cifras tensionales, si bien tiene un efecto deletéreo en la función renal, puesto que se produce una vasoconstricción renal intensa que deriva en disminución de la perfusión renal y de la filtración glomerular. Además, se produce un aumento de retención de sodio y agua, con desarrollo de ascitis, edemas e hiponatremia por alteración de la excreción de agua libre. En estadios más avanzados de la cirrosis, el incremento del gasto cardíaco es insuficiente, con descenso de este, lo que contribuye a un mayor deterioro de la función renal.

2.4.2. Criterios diagnósticos

Los criterios diagnósticos del SHR en pacientes con cirrosis hepática se muestran en la Tabla 46-5.

2.4.3. Tratamiento

Ante la sospecha de SHR, lo primero que hay que hacer es suspender los fármacos nefrotóxicos, así como evaluar la situación de volemia del paciente para asegurar una correcta hidratación, sabiendo que la administración de fluidos en estos pacientes ha de hacerse con cautela puesto que desarrollan frecuentemente retención hídrica con edema pulmonar. El SHR es una alteración funcional y es por tanto reversible. El tratamiento de elección es la combinación de albúmina con agentes vasopresores (Tabla 46-6).

El tratamiento debe continuarse hasta que la creatinina alcance el valor inicial o durante 14 días si no hay respuesta al tratamiento. Los pacientes con SHR AKI prolongado pueden ser candidatos para un trasplante simultáneo de hígado y riñón.

Tabla 46-5. Criterios diagnósticos de síndrome hepatorrenal en pacientes con cirrosis hepática

✔ Aumento de la creatinina ≥ 0,3 mg/dL en 48 horas o aumento de creatinina ≥ 1,5 veces el valor basal*

✔ No respuesta tras 2 días consecutivos de suspensión de diuréticos y expansión de volumen con albúmina 1 g/kg/día (al 20-25 %)

✔ Cirrosis con ascitis

✔ Ausencia de *shock*

✔ No historia de reciente utilización de nefrotóxicos (antiinflamatorios no esteroideos, contrastes yodados, aminoglucósidos, etc.)

✔ Ausencia de signos de lesión estructural renal:

    ✔ Ausencia de proteinuria (> 500 mg/día)

    ✔ Ausencia de hematuria (> 50 glóbulos rojos por campo)

    ✔ Ecografía renal normal

* Valor basal: se considera el valor de la creatinina en los 3 últimos meses o el valor más cercano al episodio actual en caso de no disponer de aquel.

2.5. Sepsis y *shock* séptico

La mortalidad hospitalaria de los pacientes cirróticos con sepsis y *shock* séptico es mayor que en los no cirróticos, pues los cirróticos presentan una respuesta sistémica a la infección mayor que los que no padecen cirrosis. La reanimación precoz es tanto más importante en estos pacientes. Los objetivos, sin embargo, pueden ser diferentes a los de la población general, ya que presentan presiones arteriales más bajas, una saturación venosa central de oxígeno más elevada, diuresis y hematocrito más bajo y alteraciones en el metabolismo del lactato.

El diagnóstico precoz y el inicio del tratamiento antibiótico intravenoso lo antes posible es muy importante. Se debe realizar una anamnesis, exploración física, obtención de cultivos (urocultivo, hemocultivos, cultivo de líquido ascítico) y radiografía de tórax. El tratamiento antibiótico empírico recomendado dependerá del tipo de infección y si es comunitaria o nosocomial. El tratamiento empírico recomendado para las infecciones comunitarias son las cefalosporinas de tercera generación o amoxicilina-clavulánico. En las infecciones nosocomiales se recomienda un carbapenémico o piperacilina-tazobactam asociados o no a un glucopéptido. Habrá que tener en cuenta las resistencias de cada lugar. En cuanto a otros tratamientos (vasopresores, fluidos en terapias de soporte renal, esteroides a dosis de estrés, etc.), no difieren del tratamiento de un paciente no cirrótico.

3. Conclusiones

El manejo del paciente con insuficiencia hepática es un campo en rápida evolución con innovadores diagnósticos, pronósticos y tratamientos. Las mejoras en el tratamiento médico han reducido la mortalidad en estos pacientes. El FHA es una enfermedad que debe ser rápidamente diagnosticada para administrar tratamientos específicos y de soporte. La identificación de la etiología permite la administración de estos tratamientos con el potencial cambio del pronóstico. Estos pacientes necesitan de una monitorización neurológica continua para detectar aquellos con alto riesgo de edema cerebral y, por consiguiente, en riesgo de hipertensión intracraneal. Asimismo, se ha de evaluar los factores pronósticos para valorar la necesidad de trasplante hepático, ya que de momento los sistemas de soporte hepático extracorpóreo no

Tabla 46-6. Tratamiento del síndrome hepatorrenal

Elevación de la creatinina	Tratamiento
↑Cr > 0,3 mg/dL (o un ↑1,5 el valor basal con Cr < 1,5 mg/dL	✔ Suspender diurético y vigilar

Cr > 1,5 mg/dL o ↑ Cr 2 o 3 veces el valor basal	✔ Suspender diurético
	✔ Expansión con albúmina 1 g/kg durante 48 horas
	✔ Si no hay respuesta a la expansión de volumen + criterios de SHR, iniciar tratamiento vasopresor:
	   ☑ Terlipresina 0,5-2 mg/4-6 h
	   ☑ Noradrenalina si PAM < 65 mm Hg
	El tratamiento vasopresor debe administrarse junto con albúmina

Cr: creatinina; PAM: presión arterial media; SHR: síndrome hepatorrenal.

han demostrado mejoría en los resultados de supervivencia. El pronóstico de los pacientes con cirrosis hepática ha mejorado en los últimos años debido a los avances en el tratamiento y la posibilidad de trasplante hepático. A menudo presentan complicacio-

nes a lo largo de su enfermedad, que en ocasiones requieren de ingreso en la UCI, por lo que el intensivista debe estar familiarizado con este tipo de complicaciones y con su tratamiento.

 ## Puntos clave

✔ El reconocimiento precoz y el tratamiento agresivo son claves en el manejo del FHA. Los afectados de FHA se debe trasladar a centros de referencia con experiencia en este tipo de pacientes y con programa de trasplantes.

✔ El sangrado es raro a pesar de las alteraciones de la coagulación. No se debe transfundir de rutina a estos pacientes salvo para realizar técnicas con riesgo de sangrado o en pacientes con hemorragia. Se debe guiar por pruebas de coagulación tipo ROTEM.

✔ El tratamiento de la hiperamoniemia con aplicación de técnicas de reemplazo renal de forma precoz ha disminuido la incidencia de edema cerebral y la hipertensión intracraneal.

✔ Los pacientes cirróticos presentan a lo largo de su enfermedad complicaciones graves que requieren de ingreso en la UCI.

✔ La hemorragia digestiva alta, las infecciones, la encefalopatía hepática y el SHR son las causas principales de ingreso en la UCI.

Bibliografía

Bernal W, Wendon J. Acute Liver failure. N Engl J Med. 2013;369:2525-34.

Crismale JF, Friedman SL. Acute liver inyury and Descompensated Cirrohosis. Med Clin North Am. 2020;104(4):647-62.

Escorsell A, Castellote J, Sánchez-Delgado J, Charco R, Crespo G, Fernández J. Manejo de la insuficiencia hepática aguda grave. Documento de posicionamiento de la Sociedad Catalana de Digestología. Gastroenterol Hepatol. 2019;42(1):51-64.

Fernández J, Aracil C, Solà E, et al. Evaluación y tratamiento del paciente cirrótico crítico. Gastroenterol Hepatol. 2016;39(9):607-26.

Gupta K, Bhurwal A, Law C, et al. Acute kidney injury and hepatorenal syndrome in cirrhosis. World J Gastroenterol. 2021;27(26):3984-4003.

Olivo R, Guarrera JV, Pyrsopoulos NT. Liver transplantation for acute liver failure. Clin Liver Dis. 2018;22(2):409-17.

Rajaram P, Subramanian R. Management of acute liver failure in the Intensive Care Unit setting. Clin Liver Dis. 2018;22(2):403-8.

Rodríguez-Perálvarez M, Gómez-Bravo MA, Sánchez-Antolín G, De la Rosa G, Bilbao I, Colmenero J; Spanish Society of Liver Transplantation (SETH) Consensus Panel. Expanding Indications of Liver Transplantation in Spain: Consensus Statement and Recomendations by the Spanish Society of Liver Transplantation. Transplantation. 2021. 105(3):602-7.

Stravitz RT, Lee WM. Acute liver failure. Lancet. 2019;394(10201):869-81.

Vasques F, Cavazza A, Bernal W. Acute liver failure. Curr Opin Crit Care. 2022;28(2):198-207.

47 Hemorragia digestiva

R. Algarte Dolset y J. Ruiz Izquierdo

↱ Orientación para el estudio

En este capítulo se expone la orientación diagnóstica y el tratamiento que se llevan a cabo en el abordaje emergente de la hemorragia digestiva alta (diferenciando la de origen por varices esofágicas debidas a hipertensión portal de la que no lo es), la hemorragia digestiva del tracto medio (frecuentemente de etiología más difícil de definir) y la hemorragia digestiva baja. Es importante la diferenciación anatómica del punto del sangrado así como la etiológica, según deriva de la hipertensión portal, para un mejor tratamiento dirigido y un mayor control de las complicaciones.

1. Introducción

La hemorragia digestiva es aquella que se produce en cualquier parte del aparato digestivo, desde la boca hasta el recto. Se puede clasificar en tres grandes bloques, según el origen del sangrado: hemorragia digestiva alta (HDA), que va desde la boca hasta el ángulo de Treitz; hemorragia digestiva media, que va desde el ángulo de Treitz hasta la válvula ileocecal; y hemorragia digestiva baja (HDB), que va desde la válvula ileocecal hasta el recto.

Todas las hemorragias pueden ser secundarias a alguna patología tanto benigna como maligna/neoplasia. La hemorragia digestiva media es la que ocurre con menor frecuencia y la de más difícil diagnóstico, tanto etiológico como de localización, dada la dificultad de acceso por vía endoscópica, por lo que se precisan otras técnicas como, por ejemplo, la videocápsula endoscópica. La hemorragia que con mayor frecuencia se presenta en los servicios de Urgencias es la HDA, tanto de causa varicosa (secundaria a la rotura de varices en el contexto de una patología hepática crónica) como la no varicosa (siendo la úlcera péptica la causa más habitual).

En este capítulo hablaremos sobre las hemorragias digestivas más habituales, que pueden precisar de ingreso hospitalario y con mayor riesgo de requerir el ingreso en unidades de cuidados críticos.

2. Aspectos generales

Cuando nos enfrentamos a una hemorragia digestiva, independientemente de cuál sea su causa y origen, lo primero que debemos hacer es una valoración clínica del paciente, para poder detectar su nivel de gravedad y así optimizar su tratamiento. Una forma de realizarla rápida y esquemáticamente es con el sistema ABCDE, como el que se utiliza en situaciones de soporte vital avanzado:

✔ A (*airway*): **evaluación de la vía aérea.** La vía aérea del paciente puede estar comprometida y precisar de intubación orotraqueal en casos de HDA masiva, que tiene alto riesgo de broncoaspiración, agitación psicomotriz de difícil control o encefalopatía hepática grave.

✔ B (*breathing*): **evaluación del sistema respiratorio.** Se valora la posibilidad de que el paciente haya podido sufrir una broncoaspiración y/o una insuficiencia respiratoria aguda y que, por tanto, precise de soporte, desde oxigenoterapia simple hasta ventilación mecánica invasiva. El objetivo es mantener un patrón ventilatorio correcto y una saturación de oxígeno alrededor del 96 %.

✔ C (*circulation*): **evaluación del sistema hemodinámico.** Se realiza la toma de constantes vitales, canalización del sistema venoso y obtención de muestras sanguíneas para su análisis en el laboratorio; se incluye un hemograma completo, pruebas de coagulación, función renal (urea, creatinina e ionograma) y un perfil hepático completo. La detección de taquicardia e hipotensión arterial (presión arterial sistólica < 90 mm Hg o presión arterial media < 65 mm Hg) es un signo de gravedad, y su presencia debe hacer sospechar un cuadro de hipovolemia e hipoperfusión tisular, es decir, un cuadro de *shock* hipovolémico. Si se detecta inestabilidad hemodinámica, se debe iniciar resucitación hídrica intensa con cristaloides para revertir la hipoperfusión tisular. Y si no es suficiente con la resucitación hídrica, se iniciará la perfusión de aminas vasoactivas. La transfusión de hematíes vendrá determinada según el valor de hemoglobina. Una transfusión restrictiva se asocia con menor morbimortalidad, por lo que se aconseja transfundir solo cuando la hemoglobina sea ≤ 7 g/dL. En los pacientes con antecedentes de enfermedad cardiovascular (cardiopatía isquémica, vasculopatía cerebral, etc.) se recomienda mantener valores de hemoglobina entre 8 y 9 g/dL. En situaciones de transfusión masiva por hemorragia grave se recomienda la transfusión tanto de plasma fresco como de plaquetas, además de hematíes. Varios estudios recomiendan una proporción 4:2:1 (hematíes, plasma, plaquetas), pudiendo llegar a 1:1:1. El uso de ácido tranexámico no ha demostrado que aporte un mejor control de la hemorragia digestiva, por lo que no se recomienda.

✔ D (*disability*): **evaluación neurológica.** Se analiza el estado neurológico, el nivel de consciencia, signos de encefalopatía hepática, etcétera.

✔ E (*exposure*): **exposición del paciente.** Se realiza una exploración completa del paciente y una historia clínica tanto del episodio agudo como de antecedentes previos. Se valora el tratamiento que sigue, sobre todo si incluye fármacos que pueden facilitar el sangrado como antiagregantes y anticoagulantes.

Tanto en la HDA como en la HDB no se recomienda la retirada de antiagregantes en monoterapia, como puede ser la aspirina a dosis bajas, si se consigue una correcta hemostasia. Solo se recomienda su retirada en pacientes que los tomen por prevención primaria. En prevención secundaria no se recomienda su retirada, por presentar mayor riesgo de mortalidad, no por resangrado sino por aumentar el riesgo de nuevos eventos cardiovasculares como el infarto agudo de miocardio. En el caso de tomar doble antiagregación se recomienda mantener la aspirina y reiniciar el segundo antiagregante al cabo de 5 días.

En cuanto a la anticoagulación, no se ha demostrado que haya más eventos de resangrado o mortalidad si se realiza la endoscopia con niveles terapéuticos de cociente internacional normalizado (INR) < 2,5, por lo que no se debería posponer la endoscopia hasta una completa normalización de la coagulación, pero sí se debe realizar la retirada de la anticoagulación. En los pacientes con inestabilidad hemodinámica, aparte del inicio de resucitación hídrica inicial, se debe corregir la coagulación. Se recomienda el uso de vitamina K, plasma fresco y complejo protrombínico para anticoagulantes antivitamina K, como el acenocumarol. Los nuevos anticoagulantes orales no alteran los valores analíticos de la coagulación, lo que hace más difícil su valoración y corrección. Se recomienda usar el antídoto correspondiente, pero no todos tienen. Se puede valorar el uso de complejo protrombínico y plasma fresco para contrarrestar el efecto anticoagulante. En función del riesgo de nuevos eventos trombóticos, se recomienda posponer hasta 7 días el reinicio de la coagulación, sobre todo en situación de riesgo bajo para nuevos eventos tromboembólicos. En el caso de riesgo alto (válvula cardíaca mecánica, fibrilación auricular con episodios tromboembólicos, etc.) se recomienda iniciar heparina no fraccionada o de bajo peso molecular como tratamiento puente hasta poder reiniciar de nuevo el tratamiento previo.

Con el análisis de todas estas variables se han elaborado varias escalas de gravedad que permiten determinar el riesgo de sangrado y mortalidad, y constituyen una ayuda para decidir la necesidad de realizar ingreso y endoscopia dentro de las primeras 24 horas desde el inicio de la clínica. En la HDA, la Escala de Glasgow-Blatchford ha demostrado mayor sensibilidad, con buen valor predictivo negativo. Los pacientes con valor ≤ 1 tienen poco riesgo, e incluso pueden ser dados de alta con seguimiento ambulatorio. Cuanto más alto es su valor, más riesgo de mortalidad o sangrado. Con un valor ≥ 12 se recomienda ingreso en la unidad de críticos para mayor vigilancia. Para la HDB, la escala con mayor sensibilidad es la de Oakland. Si el paciente presenta un valor ≤ 8, tiene bajo riesgo de mortalidad y sangrado, pudiéndose valorar su alta y el seguimiento ambulatorio.

Se ha demostrado que en los pacientes que se mantienen hemodinámicamente estables durante las primeras 24 horas desde el inicio de la clínica no hay diferencia significativa en cuanto a mortalidad ni control del sangrado si se realiza la endoscopia de forma emergente dentro de las primeras 6 horas *versus* de forma preferente dentro de las primeras 24 horas. Por tanto, se aconseja consensuar con el equipo de endoscopia y realizar la endoscopia de forma preferente. Pero si el paciente se mantiene inestable hemodináamicamente a pesar de la resucitación inicial, es aconsejable realizarla tan pronto como sea posible.

3. Hemorragia digestiva alta no varicosa

La HDA no varicosa es la causa más común de consulta a Urgencias por hemorragia digestiva. La úlcera péptica (gástrica o duodenal) es la etiología más habitual, secundaria al consumo de antiinflamatorios no esteroideos o infección por *Helicobacter pylori*. Por este motivo, ante la presencia de úlcera péptica hay que descartar la existencia de esta bacteria. En caso de que el primer resultado sea negativo, se recomienda revalorar al cabo de 4 semanas para confirmar la negatividad para *H. pylori*.

Con la sospecha de HDA, no es necesario colocar una sonda nasogástrica para hacer un lavado gástrico, ya que su negatividad no descarta que el paciente pueda presentar una HDA. Sí se recomienda administrar 250 mg intravenosos de eritromicina por su efecto secundario como procinético gástrico. Administrada entre 30 y 60 minutos antes de la endoscopia, facilita el vaciamiento gástrico y así la localización del sangrado.

El uso de inhibidores de bomba de protones (IBP), como el omeprazol, antes de la endoscopia no ha demostrado que mejore la mortalidad ni la estancia hospitalaria, pero es recomendable administrar un bolo de 80 mg de omeprazol intravenoso, dado que favorece la hemostasia y conlleva menor tratamiento hemostático en la endoscopia. Hay una diferencia significativa, en cuanto a menor mortalidad y mejor pronóstico, con la administración de IBP a dosis altas durante 72 horas tras la endoscopia. Sin embargo, no hay diferencias significativas si se administra de forma continua con una perfusión de omeprazol 8 mg/hora intravenoso *versus* de forma discontinua en dos bolo al día de dosis altas de IBP, como por ejemplo 80 mg cada 12 horas por vía intravenosa, o incluso se puede plantear la vía oral. Pasadas las primeras 72 horas, se deben mantener los IBP orales a dosis profilácticas en los pacientes con mayor riesgo de resangrado, sobre todo aquellos que toman antiagregantes o anticoagulación.

Mediante la clasificación de Forrest se pueden clasificar las lesiones según las características detectadas por endoscopia.

Se consideran pacientes de alto riesgo aquellos con lesiones:

- ✓ Ia: sangrado en *jet* (arterial).
- ✓ Ib: sangrado «en sábana» (venoso).
- ✓ IIa: úlcera con vaso visible no sangrante.
- ✓ IIb: coágulo adherido.

Se consideran pacientes de bajo riesgo aquellos con lesiones:

- ✓ IIc: úlcera con fondo hemático.
- ✓ III: úlcera con base limpia.

En la HDA no varicosa no está indicada la administración de somatostatina intravenosa, dado que no aporta ningún beneficio.

Si el paciente presenta signos de resangrado, es recomendable hacer una segunda endoscopia para localizar el sangrado y tratarlo. En el caso de que no fuera suficiente o volviera a presentar sangrado, se debe realizar una arteriografía para valorar la embolización arterial. En el caso de que también fallara o no fuera posible realizar una arteriografía, entonces se debe plantear un tratamiento quirúrgico urgente.

4. Hemorragia digestiva alta varicosa

La mayoría de los episodios de HDA asociada a hipertensión portal (HTP) se deben a la ruptura de varices esofágicas (signo patognomónico de HTP) en pacientes con cirrosis hepática (complicación frecuente de esta en el 22-45 % de los casos). Constituye una emergencia médica, con alta recidiva y una mortalidad del 15-20 % en las series más recientes.

Las lesiones debidas a HTP que causan HDA son:

✔ Varices esofágicas (es la causa más frecuente).
✔ Varices gástricas.
✔ Gastropatía por HTP.

4.1. Diagnóstico

El diagnóstico etiológico de la HDA por HTP requiere de la realización de una endoscopia digestiva alta (EDA) que se efectuará una vez conseguida la estabilización del paciente. La realización de la EDA no se ha de demorar más allá de las 24 horas, aunque se individualizarán los tiempos en función de la gravedad. No obstante, sin confirmar la etiología de una HDA, sea o no secundaria a varices esofágicas, se debe intentar realizar la endoscopia lo más rápido posible (idealmente en las primeras 6-12 horas, pues ha demostrado mayor supervivencia). En pacientes cirróticos con episodios previos de HDA secundaria a HTP se podrá demorar si hay estabilización y ausencia de signos de hemorragia activa.

Se establecerá el diagnóstico de HDA por varices esofágicas ante los siguientes hallazgos en la EDA:

✔ *Jet* venoso o babeo en una variz.
✔ Coágulo adherido en una variz (reciente o de fibrina).
✔ Ausencia de otras lesiones aparte de varices en el tracto esofagogastroduodenal.

4.2. Tratamiento

Los objetivos del tratamiento en este tipo de HDA se basan en el consenso BAVENO VII 2021 (consenso internacional de tratamiento para la HTP por varices esofágicas).

El tratamiento del **control hemodinámico y de la hemostasia del foco o punto de sangrado**, se hará como se ha explicado previamente.

En cuanto a la **prevención de las complicaciones** propias de la HDA por varices esofágicas, y teniendo en cuenta que en su mayoría se tratarán de pacientes cirróticos, se prestará especial atención a:

✔ **Encefalopatía hepática.** Aspirar el máximo de contenido hemático gástrico y administrar lactulosa (30 ml/6 h por vía enteral) o lactitol (10 g/6 h por vía enteral). Valorar la indicación de enemas de limpieza, sobre todo en la encefalopatía grados III-IV (700-1.500 mL de suero salino fisiológico o agua con 150-300 mL de lactulosa). Añadir siempre rifaximina en dosis de 1.100-1.200 mg/día por vía enteral o preferiblemente intravenosa como esterilizante intestinal.

✔ **Infecciones bacterianas.** Debe instaurarse desde el ingreso (incluso en Child-Pugh A) la búsqueda y control de posibles infecciones. Las infecciones bacterianas más frecuentes son la peritonitis bacteriana espontánea, las infecciones del tracto urinario y las neumonías (frecuentemente por broncoaspiración o mal manejo de sonda nasogástrica). La infección bacteriana en la HDA secundaria a HTP es un indicador de mal pronóstico y mortalidad. Se recomienda administrar profilácticamente norfloxacino a dosis de 400 mg/12 h enteral durante 1 semana, excepto en presencia de ascitis, encefalopatía, ictericia o malnutrición, donde se debe sustituir por ceftriaxona a dosis de 1 g/día intravenosa 7 días.

✔ **Insuficiencia renal.** El control hemodinámico adecuado es la mejor medida para evitar el deterioro de la función renal.

✔ **Carcinoma hepatocelular y trombosis portal.** A todos los pacientes con HDA por varices esofágicas se les debe realizar preferiblemente una tomografía o una resonancia abdominal para descartar trombosis de la vena esplénica, carcinoma hepatocelular y ver las colaterales portosistémicas para guiar el tratamiento posterior endoscópico.

En cuanto al **tratamiento específico y preventivo de la recidiva** de la HDA destaca la combinación de fármacos vasoactivos con la realización de EDA, que he demostrado ser el manejo más eficaz.

El soporte vasoactivo se debe iniciar lo antes posible, incluso previamente a la EDA emergente, ya que su inicio precoz mejora la eficacia y supervivencia. El tratamiento vasoactivo se ha de mantener un mínimo de 48 horas, pero preferiblemente se mantendrá hasta completar los 5 días. Los fármacos más usados son somatostatina y terlipresina.

La somatostatina es un péptido natural que constituye la primera opción de tratamiento en la HDA por HTP. Su vida media es muy corta, por lo que precisa ser administrada por infusión continua. Se usa para prevenir incrementos de presión portal durante la HDA. Tiene un buen perfil de seguridad, por lo que es apta para pacientes con patología cardiovascular. Los efectos secundarios más frecuentes son los vómitos, en especial cuando se administra en bolo, e hiperglucemia. Los efectos adversos más graves son excepcionales y básicamente son hipoglucemia, hipotensión, bradicardia y bloqueo auriculoventricular. El uso previo a la EDA ha demostrado mejor control de la hemorragia, mayor supervivencia al quinto día, con menor requerimiento transfusional, menor tasa de HDA en la EDA (46-56 % vs. 31-35 %) y menor dificultad en el procedimiento de la EDA.

La posología recomendada de la somatostatina es:

✔ Una ampolla de 250 µg en bolo intravenoso en el momento agudo de la hemorragia (activa o probablemente activa). Si hace falta, repetir bolos adicionales en las primeras horas (1 a 3 bolos).
✔ Perfusión de 3 mg/12 h en infusión continua, disuelta en suero fisiológico (no se puede disolver en suero glucosado). La perfusión se ha de mantener durante 5 días para evitar la recidiva precoz.
✔ La administración de dosis superiores (6 mg/12 h) consigue un efecto mayor y se ha de considerar especialmente en caso de HDA activa durante la endoscopia.

La terlipresina es un análogo sintético de la vasopresina. Tiene un efecto prolongado, por lo que no precisa de infusión continua, pero sí de monitorización. Es un potente vasoconstrictor que logra reducir la presión portal, el flujo de las colaterales y la presión de las varices; de esto se deriva su utilidad para prevenir y tratar el síndrome hepatorrenal. Su administración ha demostrado que aporta una reducción de la mortalidad asociada al episodio hemorrágico (34 %). El efecto secundario más frecuente es el dolor abdominal y en menos del 3 % de los pacientes puede haber isquemia periférica o angina cardiogénico (por ello está contraindicada en la patología isquémica o cardiovascular). Otro efecto frecuente que hay que tener en cuenta y monitorizar es la hiponatremia. La dosis recomendada es 2 mg/4 h hasta lograr un período de 24 horas libres de hemorragia, momento en el que se puede reducir la dosis a 1 mg/4 h. En pacientes con bajo peso (< 50 kg) la dosis debe reducirse a la mitad. Se debe vigilar a los pacientes de más de 70 años por la mayor probabilidad de vasculopatía asociada.

Según algunos estudios, no existen diferencias significativas entre los tres fármacos más comúnmente utilizados (somatostatina, terlipresina, octeotrida) en términos de hemostasia ni perfil de seguridad.

Otras combinaciones farmacológicas como la vasopresina (asociada a nitroglicerina) y la octreótida se han usado de forma excepcional, ante la no disponibilidad de somatostatina ni terlipresina según sea el país de origen o contraindicaciones claras para su uso, pero con mayores tasas de fracaso terapéutico.

El soporte vasoactivo se combinará con EDA terapéutica, que presenta dos opciones:

✔ **Ligadura con bandas elásticas o** *banding*. Esta es la técnica *gold standard*, la forma más recomendada. Es más eficaz en el control primario de la HDA y tiene menos efectos secundarios. La complicación más frecuente, siendo leve, es la ulceración local de la zona bandeada.
✔ **Escleroterapia.** Se recomienda en el caso de imposibilidad de realizar *banding* por técnica difícil o poca disponibilidad. Los fármacos esclerosantes usados en las varices esofágicas son el oleato de etanolamina al 5 % o el polidocanol al 1-2 %, a diferencia de las varices gástricas, donde es más eficaz el cianoacrilato. Tienen mayores efectos secundarios como ulceraciones esofágicas en un 20-40 % de los casos, hemorragia a partir de la úlcera esofágica (5-20 %), estenosis esofágica (5 %), perforación y sepsis (< 4 %), disfagia transitoria (60-80 %), dolor torácico (40-60 %) y derrame pleural (20-30%).

En el caso de varices gástricas, la decisión de aplicar una u otra terapia durante la EDA se individualizará a criterio del endoscopista, por ser técnicamente más dificultosa. En cualquier caso, el polvo homeostático nunca deberá ser el tratamiento EDA de primera línea.

Aunque la evidencia científica sigue sin ser robusta, para optimizar la EDA en aquellos pacientes en los que se objetiva la salida de sangre por la sonda nasogástrica o presentan hematemesis se administrará un bolo de eritromicina intravenosa (125 mg en 50 mL de suero salino) 30 minutos antes de realizar la endoscopia, ya que posee un efecto potente como agonista de la motilina y logra un vaciamiento gástrico rápido que comienza a tener efecto minutos después de la infusión y persiste unas 2 horas.

Si el primer abordaje médico-endoscópico fracasa en el control de la HDA, existen los tratamientos de rescate o puente. Estos se recomiendan especialmente como puente a terapias más definitivas y curativas para el cese de la HDA, como la derivación portosistémica percutánea intrahepática (TIPS, *transjugular intrahepatic portosystemic shunt*) o el trasplante hepático. Estos tratamientos están indicados cuando se presenta una HDA masiva, recidivante o una EDA incompleta e inestabilidad hemodinámica añadida.

Los tratamientos de taponamiento son una terapia puente con tiempo de uso limitado, recomendando un máximo de 24-48 horas, por el alto nivel de complicaciones (perforación 5-10 %, neumonías por aspiración 25-35 %, úlcera y necrosis 10-15 %). Se clasifican en (Fig. 47-1):

✔ **Sonda o balón de Sengstaken-Blakemore.** Indicado para varices esofágicas.
✔ **Sonda o balón de Linton-Nachlas.** Indicado para varices gástricas de localización en el cardias.
✔ *Stents* **metálicos esofágicos autoexpandibles.** Son de elección hasta la colocación del TIPS por su mejor éxito terapéutico en la EDA y control del sangrado, menor requerimiento transfusional, menos efectos adversos en su uso y menor necesidad de TIPS. Son de fácil colocación sin necesidad de EDA para la compresión directa sobre las varices. Es recomendable su retirada al cabo de 7 días.

En situaciones en que la HDA es recidivante o refractaria a pesar del tratamiento inicial combinado de soporte vasoactivo y EDA, o bien frente a la presencia de recidivas precoces (10-15 % de las HDA en primeros 5 días) especialmente en pacientes con buena función hepática (Child-Pugh A o B), se debe considerar la posibilidad de:

✔ TIPS: colocación percutánea de una prótesis autoexpandible para comunicar la porta con el sistema venoso suprahepático y reducir la presión portal.
✔ Embolización transhepática o transyugular.
✔ Inyección de cianoacrilato en caso de varices fúndicas.

4.3. Hemorragia digestiva alta refractaria

En la HDA refractaria podemos encontrarnos dos situaciones:

✔ Sangrado profuso a pesar de la ligadura con bandas elásticas.
✔ Hematemesis fresca pasadas 2 horas de la EDA, *shock* hipovolémico o caída de 3 g de la hemoglobina.

Si no realizamos un tratamiento urgente, la mortalidad es superior al 50 %. Por ello es crucial valorar la terapia de rescate. Se debe plantear una segunda EDA, el taponamiento (con balón o *stent*) y TIPS. En la Fig. 47-2 se muestra el algoritmo de tratamiento.

En cuanto a la implantación de TIPS, se puede interrumpir con alta probabilidad la hemorragia por varices esofágicas si se logra bajar el gradiente de presión venosa portal (GPVP) a una presión < 12 mm Hg, que constituye el objetivo terapéutico. También puede ser útil una reducción relativa del GPVP de al menos un 50 % con respecto al valor inicial previo al TIPS (Fig. 47-3).

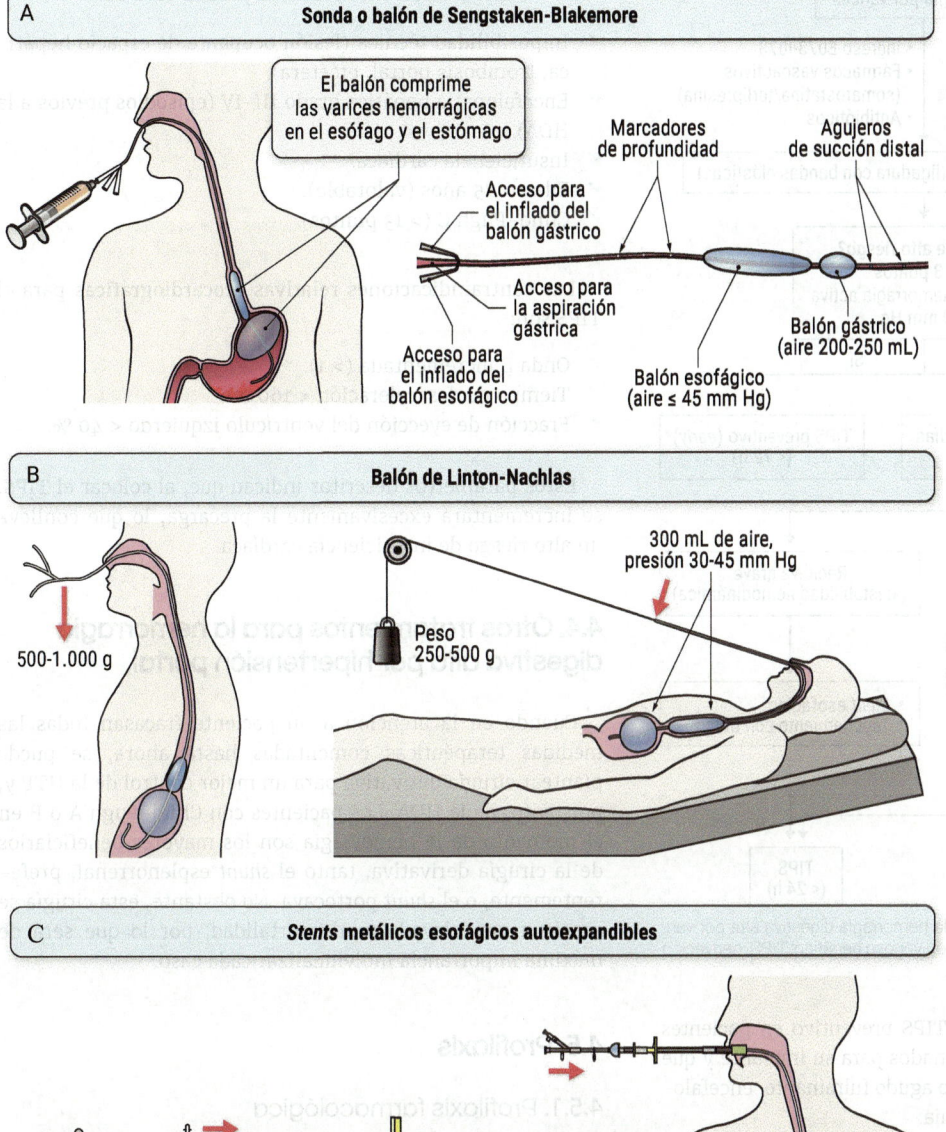

A — Sonda o balón de Sengstaken-Blakemore

El balón comprime las varices hemorrágicas en el esófago y el estómago

Acceso para el inflado del balón gástrico

Acceso para la aspiración gástrica

Acceso para el inflado del balón esofágico

Marcadores de profundidad

Agujeros de succión distal

Balón esofágico (aire ≤ 45 mm Hg)

Balón gástrico (aire 200-250 mL)

B — Balón de Linton-Nachlas

500-1.000 g

Peso 250-500 g

300 mL de aire, presión 30-45 mm Hg

C — *Stents* metálicos esofágicos autoexpandibles

Seguro blanco

Mango de la funda

Anillo protector

Fig. 47-1 | Distintos dispositivos para el tratamiento de rescate o puente de la hemorragia digestiva alta varicosa. En orden de aparición de arriba a abajo: A. Sonda o balón de Sengstaken-Blakemore. B. Sonda o balón de Linton-Nachlas. C. *Stents* metálicos esofágicos autoexpandibles.

Los TIPS se pueden combinar con la embolización para el control de la HDA o para reducir el riesgo de sangrado recurrente por varices gástricas o ectópicas, principalmente en casos en los que, a pesar de una disminución del GPVP, el flujo portal permanece desviado hacia las colaterales.

Hay diferentes tipos de TIPS según su indicación y tiempo de implantación:

✔ **TIPS de rescate/urgente.** Se debe plantear su implante ante la falta de control de la hemorragia. Logra una hemostasia eficaz hasta en un 90 %, aunque dicha situación asocia mal pronóstico y alta mortalidad (55 %). Está indicado en:

 ✐ HDA por varices esofágicas con recidiva precoz al tratamiento sin éxito tras una segunda EDA terapéutica.

✐ HDA por varices gástricas sin éxito tras una primera EDA terapéutica.

✔ **TIPS preventivo (*early*).** A pesar de realizar una EDA terapéutica eficaz, se valorará un TIPS preventivo tras las primeras 72 horas (idealmente durante las primeras 24 horas) si se cumplen los siguientes criterios:

 ✐ Child-Pugh B > 7 o Child-Pugh C ≤ 13 puntos con sangrado activo en la EDA inicial.

 ✐ GPVP > 20 mm Hg en el momento de la HDA.

 ✐ No hepatocarcinoma fuera de los criterios de Milán.

 ✐ Edad < 75 años (valorable).

 ✐ HDA por varices esofágicas (no por varices gástricas).

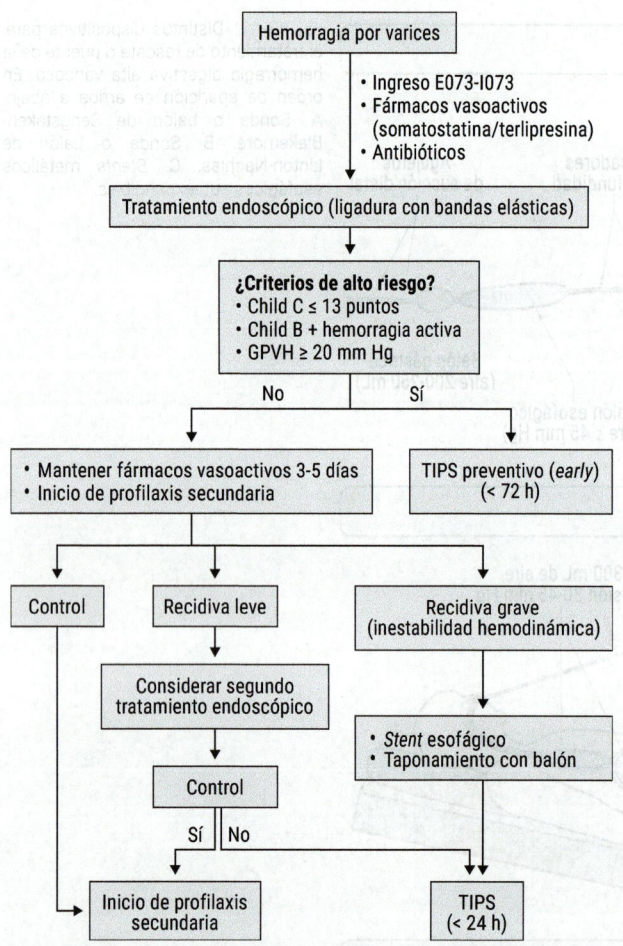

Hemorragia por varices

- Ingreso E073-I073
- Fármacos vasoactivos (somatostatina/terlipresina)
- Antibióticos

Tratamiento endoscópico (ligadura con bandas elásticas)

¿Criterios de alto riesgo?
- Child C ≤ 13 puntos
- Child B + hemorragia activa
- GPVH ≥ 20 mm Hg

No — Sí

- Mantener fármacos vasoactivos 3-5 días
- Inicio de profilaxis secundaria

TIPS preventivo (*early*) (< 72 h)

Control | Recidiva leve | Recidiva grave (inestabilidad hemodinámica)

Considerar segundo tratamiento endoscópico

- *Stent* esofágico
- Taponamiento con balón

Control

Sí | No

Inicio de profilaxis secundaria

TIPS (< 24 h)

Fig. 47-2 | Algoritmo de tratamiento de la hemorragia digestiva alta por varices esofágicas. GPVH: gradiente de presión venoso hepático; TIPS: derivación portosistémica percutánea intrahepática.

Se debe considerar el uso de TIPS preventivo en pacientes que cumplan los criterios mencionados para su implante y que al ingreso presenten fallo hepático agudo fulminante, encefalopatía hepática o hiperbilirrubinemia.

Existe un alto fracaso del TIPS en pacientes con Child–Pugh > 14, MELD > 30 y lactato > 12 mmol/L.

A menos que el trasplante hepático se prevea a corto plazo, se deberá individualizar su indicación.

Las **contraindicaciones relativas** para el TIPS son:

✔ Imposibilidad técnica (lesión ocupante de espacio hepática, trombosis portal, etcétera).
✔ Encefalopatía hepática grado III–IV (episodios previos a la HDA).
✔ Insuficiencia cardíaca.
✔ Edad > 75 años (valorable).
✔ Child–Pugh C (> 13 puntos).

Las **contraindicaciones relativas ecocardiográficas** para el TIPS son:

✔ Onda E incrementada (> 1).
✔ Tiempo de desaceleración < 160 ms.
✔ Fracción de eyección del ventrículo izquierdo < 40 %.

Estos parámetros descritos indican que, al colocar el TIPS, se incrementará excesivamente la precarga, lo que conlleva un alto riesgo de insuficiencia cardíaca.

4.4. Otros tratamientos para la hemorragia digestiva alta por hipertensión portal

Cuando en la atención a un paciente fracasan todas las medidas terapéuticas comentadas hasta ahora, se puede plantear cirugía derivativa para un mejor control de la HTP y, por tanto, de la HDA. Los pacientes con Child–Pugh A o B en el momento de la hemorragia son los mayores beneficiarios de la cirugía derivativa, tanto el *shunt* esplenorrenal, preferentemente, o el *shunt* portocava. No obstante, esta cirugía se asocia a una elevada morbimortalidad, por lo que será de máxima importancia individualizar cada caso.

4.5. Profilaxis

4.5.1. Profilaxis farmacológica

El uso de β-bloqueantes ha demostrado un mejor control de la HTP y, por tanto, un mejor control y prevención de las varices esofágicas y posibles nuevos eventos de HDA por HTP. Se debe iniciar lo más precozmente, tras la retirada del

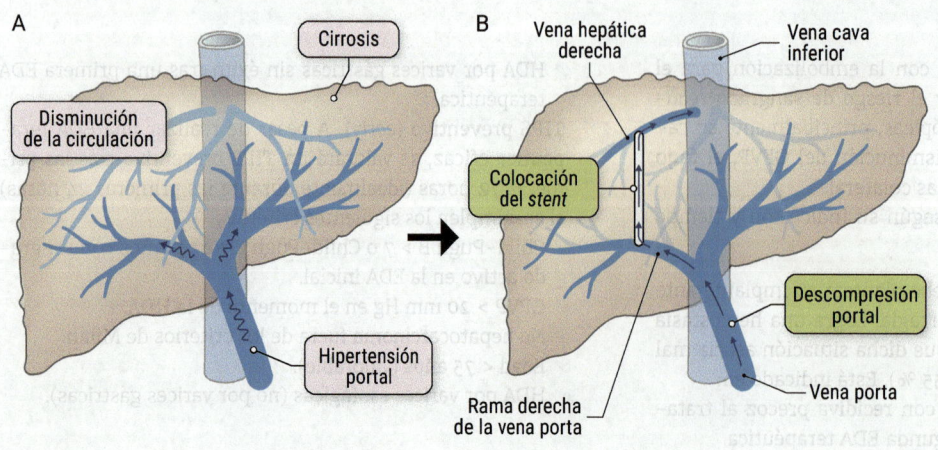

A Cirrosis
Disminución de la circulación
Hipertensión portal

B Vena hepática derecha
Vena cava inferior
Colocación del *stent*
Descompresión portal
Vena porta
Rama derecha de la vena porta

Fig. 47-3 | Detalle de un dispositivo de derivación portosistémica percutánea intrahepática (TIPS): ubicación anatómica y objetivo terapéutico. A. Situación de hipertensión portal. B. Mejora de la hipertensión portal con el *stent* insertado.

soporte vasoactivo de la fase aguda (somatostatina o terlipresina).

Los fármacos recomendados son el propranolol cada 12 horas vía oral o el nadolol cada 24 horas vía oral. Se irá ajustando la dosis hasta lograr disminuir un 25 % la frecuencia cardíaca basal, lo que ha demostrado reducir el gradiente de presión portal que perpetúa la HDA. Alternativamente se pueden asociar nitratos (5-mononitrato de isosorbida) a los β-bloqueantes, ya que se ha demostrado efecto sinérgico y disminución de la tasa de recidiva. En caso de intolerancia a los nitratos (cefalea, hipotensión ortostática), los β-bloqueantes se administrarán solos.

4.5.2. Profilaxis endoscópica

La ligadura con bandas elásticas está indicada como tratamiento único de prevención de la recidiva en caso de contraindicación o intolerancia al tratamiento farmacológico con β-bloqueantes, y asociado a estos en los otros casos como norma general. Así se logra la erradicación de las varices esofágicas en un 90 % de los casos, en 2-4 sesiones, siendo la recidiva de hasta el 48 % según las series.

4.5.3. Otras profilaxis

Los pacientes Child-Pugh B con varices sangrantes en el momento de la endoscopia inicial y los Child-Pugh C < 12 puntos son candidatos a evaluar la colocación de un TIPS dentro de las 72 horas posteriores al episodio de hemorragia, a pesar de que el tratamiento instaurado (terlipresina/somatostatina más ligaduras) haya sido efectivo.

En otros pacientes sin insuficiencia hepática grave (Child-Pugh < 12 puntos) se puede considerar el TIPS u otros procedimientos cuando ha fracasado el tratamiento estándar (endoscópico más vasoactivo). En estos casos es aconsejable individualizar la decisión en función de las comorbilidades del paciente y un estudio hemodinámico hepático, si resulta factible. También hay que valorar la posibilidad de trasplante hepático en un futuro.

4.6. Gastropatía por hipertensión portal

La gastropatía por HTP suele manifestarse en forma de múltiples puntos rojos, planos, en la mucosa gástrica, más frecuentemente en el antro. Estas lesiones, en fases iniciales, dan a la mucosa un aspecto denominado «en mosaico», mientras que en fases más avanzadas se describen como de aspecto «watermelon», puntos granates o marrón-negrosos. En estos casos se pueden ver áreas de lesiones eritematosas, violáceas o prominentes. Estas lesiones pueden causar episodios de HDA, que suelen tener una evolución más benigna que las causadas por varices esofágicas o varices gástricas. Lo más frecuente es que cause anemia ferropénica con requerimiento de transfusiones periódicas. En el episodio agudo, la somatostatina es el fármaco de elección. El propranolol ha demostrado ser eficaz para prevenir la hemorragia recurrente debida a gastropatía por HTP.

5. Hemorragia digestiva baja

La HDB se origina desde la válvula ileocecal hasta el recto, y su signo clínico principal es la hematoquecia. La causa más común es el sangrado diverticular. Otras causas más frecuentes son la colitis isquémica, las angiodisplasias, el cáncer colorrectal o el sangrado pospolipectomía. El alcohol, el tabaco, los antiagregantes y los anticoagulantes son factores de riesgo que pueden facilitar el sangrado diverticular y, en consecuencia, la HDB.

Tras la valoración inicial del paciente, nuestra actuación variará en función de si el paciente presenta inestabilidad hemodinámica o no. En caso de inestabilidad hemodinámica, se iniciará resucitación hídrica más transfusión de hemoderivados si precisa. Se deberá realizar una angiotomografía computarizada para localizar el origen del sangrado. Cuando no se detecta a nivel del colon, hay que valorar realizar una EDA, ya que hasta el 15 % de las HDB en verdad son una HDA con tránsito rápido de la sangre.

En estos pacientes la arteriografía es el tratamiento de primera línea, dado que no se ha podido realizar una preparación óptima para realizar una colonoscopia con éxito. En caso de no controlarse la HDB tras la embolización, se debe plantear el tratamiento quirúrgico.

Los pacientes hemodinámicamente estables y con índice de Oakland > 8 deben ingresar para realizar la preparación del colon y así poder realizar una colonoscopia en mejores condiciones, con objetivo de localizar y tratar con mejor éxito la causa de la HDB. Se recomienda que se realice dentro de las primeras 24 horas desde el inicio de la clínica, ya que reduce la mortalidad, la necesidad de cirugía, la transfusión de hemoderivados y la estancia hospitalaria. Cuando no sea efectivo el control hemorrágico es cuando se debe plantear la arteriografía para una embolización arterial y/o cirugía en el caso de que tampoco sea efectiva la arteriografía o no esté disponible.

ⓘ **Puntos clave**

✔ La HDA varicosa es la asociada a HTP (en su mayoría por varices esofágicas); por ello, la diana terapéutica irá dirigida a reducir el GPVP, con un primer escalón terapéutico en el control del sangrado basado en el uso de soporte vasoactivo (somatostatina, terlipresina o octeotrida) y endoscopia (banding o escleroterapia).

✔ Las terapias de rescate o puente al trasplante hepático en la HDA varicosa incluyen los taponamientos, endoscopias altas repetidas, TIPS, embolización o cirugías derivativas.

✔ Ante una HDA varicosa recidivante habrá que seguir el algoritmo terapéutico que se desarrolla en el capítulo, con especial hincapié en las técnicas específicas para reducir el GPVP, los TIPS, entre otras técnicas derivativas. El tratamiento definitivo curativo será el trasplante hepático.

✔ En la HDA no varicosa siempre hay que descartar la infección por H. pylori.

Bibliografía

Bond A, Smith PJ. British Society of Gastroenterology: diagnosis and management of acute lower gastrointestinal bleeding. Frontline Gastroenterol. 2019;10(4):417-20.

Bosch J, Abraldes JG, Albillos A, et al. Portal hypertension: recommendations for evaluation and treatment: consensus document sponsored by the Spanish Association for the Study of the Liver (AEEH) and the Biomedical Research Network Center for Liver and Digestive Diseases CIBERehd). Gastroenterol Hepatol. 2012;35(6):421-50.

De Franchis R, Bosch J, Garcia-Tsao G, Reiberger T, Ripoll C; Baveno VII Faculty. Baveno VII - Renewing consensus in portal hypertension. J Hepatol. 2022;76(4):959-74.

Escorsell À, Pavel O, Cárdenas A, et al.; Variceal Bleeding Study Group. Esophageal balloon tamponade versus esophageal stent in controlling acute refractory variceal bleeding: a multicenter randomized, controlled trial. Hepatology. 2016;63(6):1957-67.

García-Pagán JC, Caca K, Bureau C, et al. Early use of TIPS in patients with cirrhosis and variceal bleeding. N Engl J Med. 2010;362(25):2370-9.

Garcia-Tsao G, Bosch J. Management of varices and variceal hemorrhage in cirrhosis. N Engl J Med. 2010;362(9):823-32.

Gralnek IM, Stanley AJ, Morris JA, et al. Endoscopic diagnosis and management of nonvariceal upper gastrointestinal hemorrhage (NVUGIH): European Society of Gastrointestinal Endoscopy (ESGE) Guideline – Update 2021. Endoscopy. 2021;53(3):300-32.

Hébert PC, Carson JL. Transfusion threshold of 7 g per deciliter—the new normal. N Engl J Med. 2014;371(15):1459-61.

Ibrahim M, El-Mikkawy A, Abdel Hamid M, et al. Early application of haemostatic powder added to standard management for oesophagogastric variceal bleeding: a randomised trial. Gut. 2019;68(5):844-53.

Laine L, Barkun AN, Saltzman JR, Martel M, Leontiadis GI. ACG Clinical Guideline: Upper Gastrointestinal and Ulcer Bleeding. Am J Gastroenterol. 2021;116:899-917.

Lau JYW, Yu Y, Tang RSY, et al. Timing of endoscopy for acute upper gastrointestinal bleeding. N Engl J Med. 2020;382:1299-308.

Oakland K, Isherwood J, Lahiff C, et al. Diagnostic and therapeutic treatment modalities for acute lower gastrointestinal bleeding: a systematic review. Endosc Int Open. 2017;5(10):E959-E973.

Rodrigues SG, Cárdenas A, Escorsell À, Bosch J. (2019, May). Balloon tamponade and esophageal stenting for esophageal variceal bleeding in cirrhosis: a systematic review and meta-analysis. Semin Liver Dis. 2019;39(2):178-94.

Seo YS, Park SY, Kim MY, et al. Lack of difference among terlipressin, somatostatin, and octreotide in the control of acute gastroesophageal variceal hemorrhage. Hepatology. 2014;60(3):954-63.

Strate LL, Gralnek IM. ACG Clinical Guideline: Management of patients with acute lower gastrointestinal bleeding. Am J Gastroenterol. 2016;111:459-74.

Triantafyllou K, Gkolfakis P, Gralnek IM, et al. Diagnosis and management of acute lower gastrointestinal bleeding: European Society of Gastrointestinal Endoscopy (ESGE) Guideline. Endoscopy. 2021;53(8):850-68.

Vásquez-Quiroga J, Taype-Rondan A, Zafra-Tanaka JH, et al. Guía de práctica clínica para la evaluación y el manejo de la hemorragia digestiva alta en el seguro social del Perú (EsSalud). Rev Gastroenterol Peru. 2018;38(1):89-102.

Villanueva C, Albillos A, Genescà J, et al. β blockers to prevent decompensation of cirrhosis in patients with clinically significant portal hypertension (PREDESCI): a randomised, double-blind, placebo-controlled, multicentre trial. Lancet. 2019;393(10181):1597-608.

Villanueva C, Colomo A, Bosch A, et al. Transfusion strategies for acute upper gastrointestinal bleeding. N Engl J Med. 2013;368(1):11-21.

Wilkins T, Wheeler B, Carpenter M. Upper gastrointestinal bleeding in adults: evaluation and management. Am Fam Physician. 2020;101(5):294-300.

48 Patología biliar

C. López Martín

1. Anatomía de la vía biliar

El hígado es el órgano más grande y pesado del cuerpo, con un peso en torno a 1,2-1,5 kg, y representa el 2,5 % de la masa corporal magra. Macroscópicamente se divide en dos lóbulos, izquierdo y derecho (más grande), separados por el ligamento falciforme. A su vez, cada lóbulo se divide en segmentos funcionalmente independientes, con drenaje biliar y vasos de entrada y salida también independientes.

Las vías biliares transportan la bilis producida en las células hepáticas hasta el duodeno. La vía biliar principal presenta una porción intrahepática formada a partir de la unión de los pequeños conductos biliares que van agrupándose hasta formar los conductos biliares derecho e izquierdo (Fig. 48-1). Confluyen a la altura del hilio hepático formando el conducto hepático común, que desciende por el hilio (porción extrahepática) y termina uniéndose al cístico para formar el colédoco, que desembocará junto al conducto pancreático principal (Wirsung) en la ampolla de Vater, situada en la segunda porción duodenal. La vía biliar principal tiene un diámetro promedio de 6 mm y una longitud de 8-10 cm en el adulto.

La vesícula biliar es la encargada de almacenar la bilis producida por los hepatocitos, condensándola al reabsorber agua y electrolitos, albergando hasta 250 cm³ de bilis. Se encuentra en el extremo proximal del conducto cístico, opuesto a su unión con el hepático común. La encrucijada biliar se sitúa delante de la rama derecha de la vena porta hepática, arriba y a la derecha de la bifurcación arterial.

El flujo que recibe el hígado supone el 25-30 % del total de gasto cardíaco a través del doble circuito compuesto por la arteria hepática (rama del tronco celíaco) y la vena porta (formada por la unión de las venas mesentérica y esplénica). La arteria hepática aporta el 25 % del flujo de sangre oxigenada, que se distribuye por las estructuras no parenquimatosas como los conductos biliares intrahepáticos. El 75 % restante lo suministra la vena porta, que trasporta sangre con los productos derivados de la absorción y digestión de los nutrientes en el tubo gastrointestinal y bazo. El retorno sanguíneo se realiza a través de las venas suprahepáticas (derecha, media e izquierda), que drenan en la cava inferior.

Microscópicamente, el parénquima está formado por los hepatocitos, que son los responsables de la síntesis de proteínas séricas esenciales, de la producción de bilis y trasportadores (ácidos biliares, fosfolípidos, colesterol, lecitina) de la regulación de los nutrientes y metabolismo de sustancias de desecho y tóxicos. Además, está formado por otras células como las células de Kupffer, las células de Ito o estrelladas, las células endotelia-les, los vasos sanguíneos células de conductos biliares y estructuras de soporte.

2. Fisiología de las vías biliares

2.1. Producción y excreción de bilis

La bilis es producida por el hígado e imprescindible para la digestión y absorción de grasas y vitaminas liposolubles (A, D, E y K) en el intestino delgado y para eliminar la excreción renal y digestiva de los productos que resulta tóxicos para el organismo. El 80 % de la bilirrubina se origina de la hemoglobina y el 20 % proviene de la mioglobina, citocromos y otras fuentes. Los macrófagos del bazo, hígado y médula eliminan de la circulación los eritrocitos viejos y anormales, liberando hemoglobina (hemólisis intracelular). El anillo hemo se transforma en biliverdina por la acción de la hemo-oxigenasa, y esta, tras sufrir una reducción, se transforma en bilirrubina libre o no conjugada o indirecta (liposoluble) que se asocia a albúmina sérica y es trasportada al hígado a través de la sangre para ser conjugada con los ácidos glucurónico y diglucurónico (bilirrubina directa, conjugada, hidrosoluble) y se excreta a través de la bilis.

Por tanto, la alteración de la bilirrubina puede tener relación con hepatopatías asociadas (elevaciones moderadas en contexto de hepatopatías, e importantes en el caso de obstrucción de la vía y extrahepática e intrahepática, hepatitis viral, alcohólica o inducida por fármacos o la hiperbilirrubinemia hereditaria) o estar alterada por causas de origen extrahepático, destacando el aumento de la degradación de la hemoglobina (hemólisis, alteración de la eritropoyesis, resolución de hematomas) o el aumento de la degradación de la mioglobina (lesión muscular).

La concentración normal de bilirrubina sérica en adultos es < 1 mg/dL, menos del 5 % de la cual está presente en forma conjugada. La bilirrubina conjugada reacciona rápidamente («directamente») con los reactivos. La medición de la bilirrubina no conjugada requiere la adición de un compuesto acelerador y a menudo se denomina «bilirrubina indirecta».

El término «icteria» se usa a menudo como sinónimo de hiperbilirrubinemia. Sin embargo, un examen clínico cuidadoso no puede detectar icteria hasta que la bilirrubina sérica sea > 2 mg/dL, el doble del límite superior normal. La coloración amarilla se ve mejor en la periferia de las conjuntivas oculares y en las membranas mucosas orales (debajo de la lengua, en el paladar duro). La icteria puede ser el primer o único signo de enfermedad hepática; por lo tanto, su evaluación es de importancia crítica.

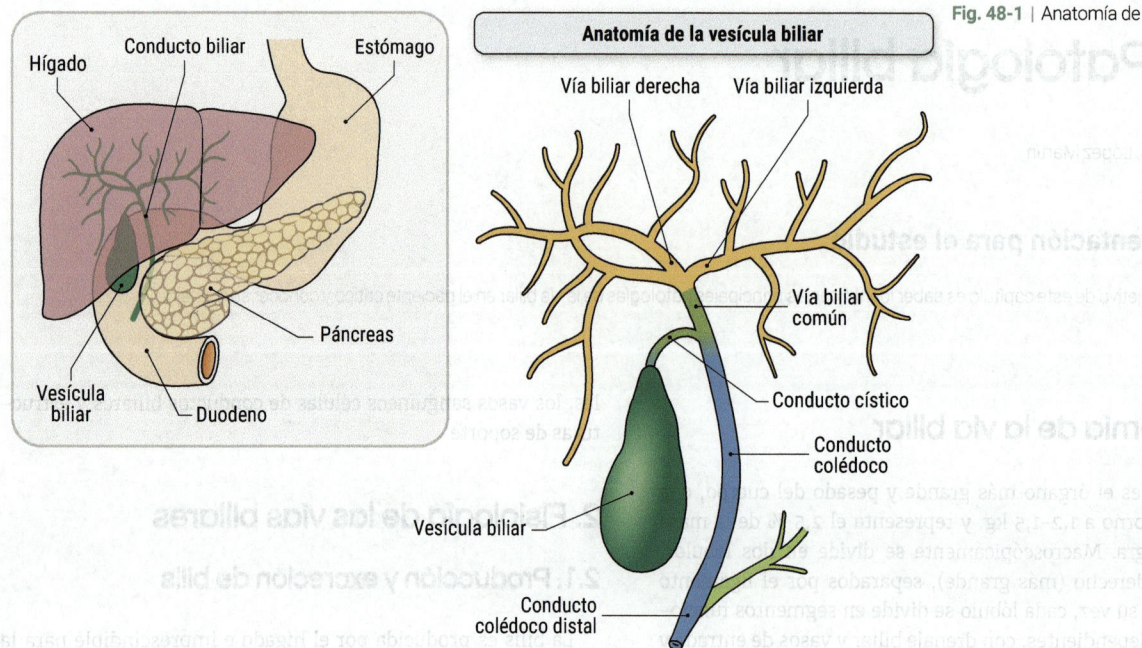

Fig. 48-1 | Anatomía de la vía biliar.

Anatomía de la vesícula biliar

- Hígado
- Conducto biliar
- Estómago
- Páncreas
- Vesícula biliar
- Duodeno

- Vía biliar derecha
- Vía biliar izquierda
- Vía biliar común
- Conducto cístico
- Conducto colédoco
- Vesícula biliar
- Conducto colédoco distal

Para fines clínicos, el tipo predominante de pigmentos biliares en el plasma se puede utilizar para clasificar la hiperbilirrubinemia en dos categorías principales (Fig. 48-2):

- Elevación plasmática de bilirrubina predominantemente no conjugada, debido a la sobreproducción de bilirrubina, alteración de la captación de bilirrubina por parte del hígado o anomalías en la conjugación de bilirrubina.
- Elevación plasmática de la bilirrubina conjugada y no conjugada, debido a enfermedades hepatocelulares, alteración de la excreción canalicular, recaptación defectuosa de la bilirrubina conjugada y obstrucción biliar.

En algunas situaciones, tanto la sobreproducción como la disposición reducida contribuyen a la acumulación de bilirrubina en el plasma. La frecuencia con la que se presentan las diferentes causas de ictericia varía notablemente según múltiples factores, como la edad, la geografía y la clase socioeconómica.

3. Clasificación y causas de la hiperbilirrubinemia asintomática

El aumento de bilirrubina puede deberse a diversos mecanismos, y afecta a la producción de bilirrubina conjugada y no conjugada; por lo tanto, lo clasificaremos en trastornos asociados con hiperbilirrubinemia no conjugada y trastornos asociados con hiperbilirrubinemia conjugada.

3.1. Trastornos asociados con hiperbilirrubinemia no conjugada

Dentro de este bloque distinguimos tres mecanismos fisiopatológicos básicos: sobreproducción de bilirrubina, deterioro de la

captación hepática de bilirrubina y conjugación de bilirrubina alterada.

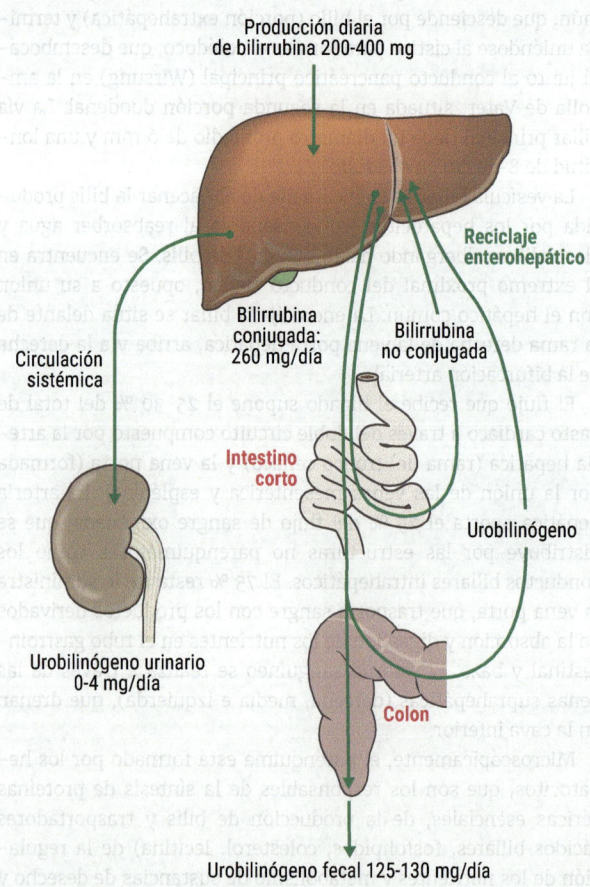

- Producción diaria de bilirrubina 200-400 mg
- Reciclaje enterohepático
- Bilirrubina conjugada: 260 mg/día
- Bilirrubina no conjugada
- Circulación sistémica
- Intestino corto
- Urobilinógeno
- Urobilinógeno urinario 0-4 mg/día
- Colon
- Urobilinógeno fecal 125-130 mg/día

Fig. 48-2 | Mecanismo de producción de la bilis.

3.1.1. Sobreproducción de bilirrubina

Puede deberse a una descomposición excesiva del hemoderivado de la hemoglobina. La hemólisis extravascular o intravascular, la extravasación de sangre en los tejidos o la diseritropoyesis son causas de aumento del catabolismo del hemo.

En cuanto a la concentración de bilirrubina sérica, en una situación de estrés la hemólisis, y por lo tanto la producción de bilirrubina no conjugada, puede aumentar hasta 10 veces. La excreción canalicular de bilirrubina es el paso limitante de la tasa de eliminación de bilirrubina, ya que la capacidad de conjugación hepática normalmente supera la producción máxima de bilirrubina. Estas relaciones explican dos hallazgos en un estado estacionario de máxima producción de bilirrubina en pacientes con función hepática normal:

- La concentración de bilirrubina sérica no excederá los 4 mg/dL en pacientes con función hepática normal; sin embargo, la hemólisis puede conducir a una hiperbilirrubinemia grave en pacientes que tienen incluso una enfermedad hepática leve.
- La proporción de bilirrubina conjugada en plasma (aproximadamente del 3 % al 5 % del total) permanece normal.

3.1.2. Deterioro de la captación hepática de bilirrubina

El deterioro de la entrega de bilirrubina al hígado y los trastornos de la internalización de la bilirrubina por parte del hepatocito dan como resultado una reducción de la captación hepática de bilirrubina. La insuficiencia cardíaca congestiva o las derivaciones portosistémicas (colaterales que ocurren espontáneamente en la cirrosis o derivaciones quirúrgicas) reducen el flujo sanguíneo hepático y el suministro de bilirrubina a los hepatocitos, lo que resulta en una hiperbilirrubinemia predominantemente no conjugada. Otras causas de captación anormal de bilirrubina incluyen la administración de varios fármacos (p. ej., antibióticos). En algunos casos de síndrome de Gilbert se ha notificado alteración de la captación de bilirrubina en la superficie sinusoidal de los hepatocitos.

3.1.3. Conjugación de bilirrubina alterada

La conjugación de bilirrubina reducida como resultado de una actividad reducida o ausente de la UDP-glucuronosiltransferasa se encuentra tanto en varias afecciones adquiridas como en enfermedades hereditarias, como el síndrome de Crigler-Najjar (tipo I y II) y el síndrome de Gilbert.

3.2. Trastornos asociados con hiperbilirrubinemia conjugada

Una variedad de trastornos adquiridos con hiperbilirrubinemia conjugada se pueden clasificar según su histopatología y fisiopatología en obstrucción biliar (colestasis extrahepática), trastornos de causas intrahepáticas y lesión hepatocelular.

3.2.1. Obstrucción biliar (colestasis extrahepática)

En la obstrucción biliar tanto la bilirrubina conjugada como la no conjugada se acumulan en el suero. El diagnóstico generalmente se puede establecer con la ayuda de técnicas de imagen invasivas y no invasivas. El diagnóstico diferencial de hiperbilirrubinemia conjugada debida a obstrucción biliar depende de la edad. En adultos, incluye colelitiasis, tumores intrínsecos y extrínsecos, síndrome de Mirizzi (compresión extrahepática por vesícula distendida), colangitis esclerosante primaria, infecciones parasitarias, linfoma, colangiopatía por sida, pancreatitis aguda y crónica, y estenosis después de procedimientos invasivos. En los niños los quistes de colédoco y la colelitiasis son los más comunes. La compresión extrínseca por tumores u otras anomalías se observa en todos los grupos de edad. En recién nacidos y lactantes pequeños los procesos obstructivos importantes incluyen atresia biliar y quistes de colédoco.

3.2.2. Causas intrahepáticas

Varios trastornos intrahepáticos pueden provocar ictericia y una fosfatasa alcalina sérica elevada (en relación con las aminotransferasas séricas). Esta presentación imita la de la obstrucción biliar, pero los conductos biliares están permeables. Entre dichos trastornos se incluyen (Fig. 48-3):

- **Hepatitis viral.** Puede presentarse como un síndrome predominantemente colestásico con prurito marcado.
- **Hepatitis alcohólica.** La colestasis con fiebre y la leucocitosis suelen ser los signos distintivos de la hepatitis alcohólica. El diagnóstico debe ser altamente considerado en el paciente ictérico con dependencia de etanol.
- **Esteatohepatitis no alcohólica.** Con características similares a la hepatitis alcohólica. Una variedad de condiciones como la diabetes mellitus, la obesidad mórbida, ciertas cirugías o fármacos pueden causar este trastorno.
- **Colangitis biliar primaria.** Se trata de un cuadro colestásico, aunque también existe evidencia de lesión hepatocelular.
- **Fármacos y toxinas.** En relación con la dosis (p. ej., esteroides) o como reacción idiosincrásica o alérgica. Por lo tanto, es imperativo en cada paciente con colestasis dilucidar escrupulosamente el historial de medicación actual y anterior, incluidos los medicamentos recetados y de venta libre (plantas utilizadas en medicinas «naturales»).
- **Sepsis y estados de baja perfusión.** La sepsis bacteriana suele ir acompañada de colestasis. Muchos factores, como la hipotensión, los fármacos y las endotoxinas bacterianas, son responsables de la ictericia en estos pacientes.
- **Malignidad.** Los síndromes paraneoplásicos asociados con la malignidad pueden inducir una forma reversible de colestasis (síndrome de Stauffer).
- **Infiltración hepática.** La amiloidosis, los linfomas, la sarcoidosis o la tuberculosis pueden precipitar la colestasis intrahepática.
- **Enfermedades hereditarias.** Se incluye el síndrome de Dubin-Johnson, el síndrome de Rotor, la colestasis intrahepática familiar progresiva, la colestasis intrahepática recurrente benigna y la colelitiasis asociada a fosfolípidos bajos.

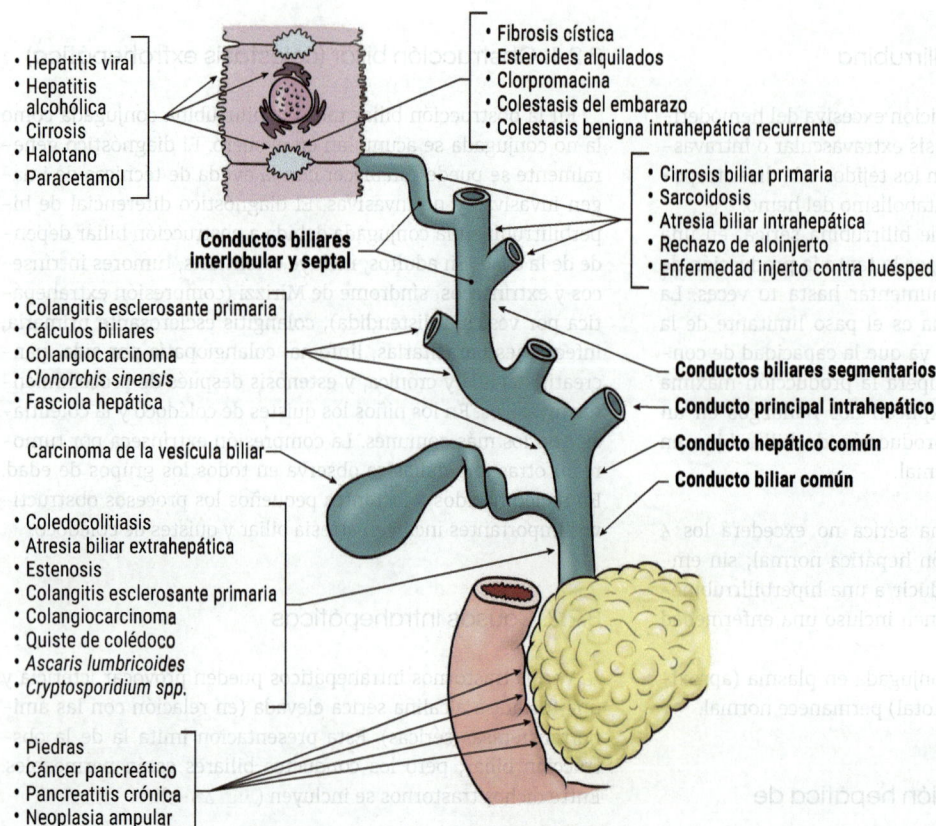

- Hepatitis viral
- Hepatitis alcohólica
- Cirrosis
- Halotano
- Paracetamol

- Fibrosis cística
- Esteroides alquilados
- Clorpromacina
- Colestasis del embarazo
- Colestasis benigna intrahepática recurrente

Conductos biliares interlobular y septal

- Cirrosis biliar primaria
- Sarcoidosis
- Atresia biliar intrahepática
- Rechazo de aloinjerto
- Enfermedad injerto contra huésped

- Colangitis esclerosante primaria
- Cálculos biliares
- Colangiocarcinoma
- *Clonorchis sinensis*
- Fasciola hepática

Conductos biliares segmentarios
Conducto principal intrahepático
Conducto hepático común
Conducto biliar común

Carcinoma de la vesícula biliar

- Coledocolitiasis
- Atresia biliar extrahepática
- Estenosis
- Colangitis esclerosante primaria
- Colangiocarcinoma
- Quiste de colédoco
- *Ascaris lumbricoides*
- *Cryptosporidium spp.*

- Piedras
- Cáncer pancreático
- Pancreatitis crónica
- Neoplasia ampular

Fig. 48-3 | Causas intrahepáticas del aumento de la bilirrubina.

- **Nutrición parenteral.** La esteatosis, la lipidosis y la colestasis se encuentran con frecuencia en pacientes que reciben nutrición parenteral durante al menos 2 o 3 semanas.
- **Postoperatorio.** Generalmente tiene un origen multifactorial. Los niveles séricos de bilirrubina no conjugada pueden aumentar debido a transfusiones de sangre, reabsorción de hematomas y hemólisis después de una cirugía cardíaca. Otros factores contribuyentes incluyen la sepsis, la administración de fármacos hepatotóxicos, la hipoxia postoperatoria, la hipotensión o una hepatitis viral recién adquirida.
- **Después del trasplante de órganos.** Es común en los receptores de trasplantes (especialmente de médula ósea e hígado).
- **Enfermedad de células falciformes.** La ictericia puede resultar de una interacción de varios factores. La concentración sérica de bilirrubina en estos pacientes es más alta de lo normal debido a la combinación de hemólisis crónica y disfunción hepática leve.
- **Colestasis intrahepática del embarazo.** Los cambios patológicos habitualmente desaparecen después del parto.
- **Enfermedad hepática en etapa terminal.** Las características distintivas incluyen ictericia con elevación de la bilirrubina tanto conjugada como no conjugada, así como hipertensión portal y disminución de la función sintética hepática.

3.2.3. Lesión hepatocelular

Estas condiciones no siempre pueden separarse claramente de los síndromes colestásicos debido a la variabilidad en la presentación de estas enfermedades. Sin embargo, existen diferencias ca-

racterísticas entre los dos mecanismos de la enfermedad hepática. La lesión hepatocelular se caracteriza típicamente por la liberación de proteínas intracelulares y pequeñas moléculas en el plasma. Por lo tanto, a diferencia de los síndromes colestásicos, las elevaciones de la bilirrubina sérica conjugada y no conjugada y las sales biliares se acompañan de elevaciones de las concentraciones séricas de enzimas hepatocelulares, como la aspartato-aminotransferasa (AST) y la alanina-aminotransferasa (ALT). En la lesión hepatocelular crónica, el perfil bioquímico cambia con el tiempo a medida que la lesión hepática progresa a cirrosis e insuficiencia hepática. La elevación de las enzimas hepáticas, un marcador de daño hepático activo, se vuelve menos prominente o incluso desaparece. Las manifestaciones primarias en este momento resultan de la alteración de la síntesis de proteínas hepáticas (p. ej., hipoalbuminemia y tiempo de protrombina prolongado) y alteración de la función excretora, lo que lleva a la ictericia (Tabla 48-1).

4. Ictericia y disfunción hepática en la unidad de cuidados intensivos

La ictericia se define como la elevación de la bilirrubina en sangre (> 2 mg/dL), con síntomas clínicos o sin ellos. La ictericia de aparición en unidades de cuidados intensivos (UCI) debe ser considerada como parte de una alteración de las pruebas de función hepática que aparecen con frecuencia en los pacientes críticos. Los pacientes con patología hepática previa son más vulnerables que los que no la presentan, y esta

Tabla 48-1. Clasificación de las lesiones hepatocelulares	
Tóxicas-inmunológicas	✓ Fármacos ✓ Alcohol ✓ Toxina *Amanita phalloides* ✓ Arsénico ✓ Vitamina A ✓ Fosfatos ✓ Cirrosis biliar primaria ✓ Colangitis esclerosante primaria ✓ Hepatitis autoinmune ✓ Síndrome *overlap* ✓ Esteatohepatitis no alcohólica ✓ Colangitis autoinmune
Neoplásicas	✓ Carcinoma hepatocelular ✓ Colangiocarcinoma ✓ Metástasis (carcinoma broncogénico, tracto gastrointestinal, urinario, etc.) ✓ Linfoma ✓ Hepatoblastoma, hemangioendotelioma
Metabólicas/hereditarias	✓ Enfermedad de Wilson ✓ Déficit de α-antitripsina ✓ Porfiria, hemocromatosis ✓ Fibrosis hepática congénita
Sistémicas	✓ Isquemia aguda ✓ Fallo cardíaco grave ✓ Insuficiencia tricuspídea ✓ Pericarditis constrictiva ✓ Síndrome de Budd-Chiari ✓ Enfermedad venooclusiva ✓ Sarcoidosis ✓ Amiloidosis
Infecciosas	✓ Virus: hepatitis virales, herpesvirus, virus hemorrágicos, adenovirus, enterovirus ✓ Bacterias: tuberculosis, leptopirosis, sífilis, brucelosis, rickettsiosis, *Tropheryma whipplei* ✓ Parásitos: protozoos, helmintos ✓ Hongos: cándidas, criptococos, histoplasma

distinción es importante tenerla en cuenta por el factor pronóstico.

Se pueden diferenciar tres grandes patrones de enfermedad hepática:

- **Colestasis:** aumento de bilirrubina conjugada, de la fosfatasa alcalina y de la γ-glutamiltransferasa (GGT).
- **Citólisis o patrón de necrosis hepática:** aumento de transaminasas varias veces su valor normal, aumento de bilirrubina a expensas de ambas fracciones y finalmente aumento de las fosfatasas alcalinas.
- **Mixtas.**

Para su manejo en la UCI debemos conocer el origen del aumento de bilirrubina. No existe claramente una clasificación aceptada, pero, además de por el tipo de bilirrubina elevada, también podemos dividir la ictericia en tres categorías para orientar el manejo terapéutico:

- **Prehepática:** sobreproducción de bilirrubina.
- **Intrahepática:** secundaria a enfermedad de los hepatocitos o a las células del epitelio biliar.
- **Posthepática:** obstrucción de la vía biliar.

Los pacientes de las UCI pueden presentar varias categorías. También debemos tener muy en cuenta la ictericia postoperatoria.

4.1. Disfunción prehepática

La sobreproducción de bilirrubina no conjugada puede provocar ictericia. En el entorno quirúrgico o traumático se debe a la degradación patológica de glóbulos rojos (hemólisis) o a la degradación de eritrocitos después de un sangrado excesivo. La hemólisis deberse a una reacción a la transfusión, a ciertos medicamentos o a los efectos mecánicos debidos a la exposición de los glóbulos rojos a los dispositivos intravasculares. La cirugía puede exacerbar la hemólisis en pacientes con una enfermedad hemolítica preexistente o una predisposición genética a la hemólisis. Los pacientes traumatizados con hemorragia también tienen más probabilidades de necesitar transfusiones de sangre, cuya descomposición puede agravar la ictericia que se observa en estos pacientes.

4.2. Disfunción intrahepática

Son muchas las causas que pueden producir afectación hepatocelular o de los canalículos biliares intrahepáticos en la UCI. Las más frecuentes son:

- **Isquemia.** Se incluyen en este grupo el síndrome de Budd-Chiari, la enfermedad venooclusiva, la congestión pasiva secundaria a fallo cardíaco y la hepatitis isquémica, también llamada hígado de *shock* o hepatitis hipóxica. Se produce por la hipoperfusión hepática aguda y ocurre en el 1 % de los pacientes críticos. La citólisis suele revertir rápidamente al mejorar la perfusión.
- **Toxicidad.** Hasta un 25 % de las hepatitis fulminantes son ocasionadas por fármacos. Dentro de los medicamentos más frecuentes se encuentran: paracetamol, isoniacida, fenitoína, fenobarbital, rifampicina, carbamacepina, eritromicina, amoxicilina-clavulánico y cimetidina.
- **Nutrición parenteral total.** Puede provocar tanto citólisis como colestasis o ambas. Además, la nutrición prolongada puede espesar el barro biliar y causar colecistitis alitiásica.
- **Hepatitis vírica.** Puede ocurrir en un paciente ingresado con exposición previa o como exacerbación de una hepatitis B crónica por tratamiento inmunosupresor.
- **Postrasplante hepático.** La elevación de enzimas de colestasis puede ser el primer indicador de rechazo hepático.

4.3. Disfunción posthepática

Algunas de las causas que pueden provocar elevación extrahepática son: obstrucción del flujo biliar a nivel extrahepático, fugas biliares tras colecistectomía o hepatectomía derecha por lesión de conductos biliares, estenosis biliar posquirúrgica, litiasis biliar extrahepática o colecistitis alitiásica.

4.4. Disfunción multifactorial

Ocurre en la sepsis y en el síndrome de disfunción multiorgánica. El mecanismo de producción es por alteración de la función hepática secundaria a infecciones bacterianas, como la obstrucción biliar por las endotoxinas bacterianas que alteran el metabolismo de la bilirrubina y el trasporte de sales biliares, junto con la hipotensión que ocurre en esta patología, pudiendo asociarse a hemólisis y fármacos. Desde el punto de vista de pruebas de laboratorio se asocia colestasis a un patrón citolítico.

5. Abordaje diagnóstico de la ictericia y la hiperbilirrubinemia

El abordaje diagnóstico del paciente con ictericia comienza con una anamnesis cuidadosa, un examen físico y estudios de laboratorio iniciales. Se formula un diagnóstico diferencial basado en esos resultados y se realizan pruebas adicionales para reducir las posibilidades de diagnóstico.

Aunque la evaluación generalmente no es urgente, la ictericia puede reflejar una emergencia médica en algunas situaciones como hemólisis masiva (p. ej., debido a sepsis por *Clostridium perfringens* o paludismo por *Plasmodium falciparum*), colangitis ascendente e insuficiencia hepática fulminante.

5.1. Historia clínica y examen físico

Se pueden obtener múltiples pistas sobre la etiología a partir de la historia clínica, que debe buscar la siguiente información:

- ✔ Uso de medicamentos, incluidos aquellos a base de hierbas, suplementos dietéticos y drogas recreativas, así como uso de alcohol.
- ✔ Factores de riesgo de hepatitis (p. ej., viajes, posibles exposiciones parenterales).
- ✔ Antecedentes de operaciones abdominales, incluida la cirugía de la vesícula biliar.
- ✔ Antecedentes de trastornos hereditarios, incluidas enfermedades hepáticas y trastornos hemolíticos. Estado serológico.
- ✔ Exposición a sustancias tóxicas.
- ✔ Síntomas asociados.

Los síntomas asociados a menudo ayudan a reducir el diagnóstico diferencial. Como ejemplos podemos destacar:

- ✔ Presencia de fiebre, particularmente cuando se asocia con escalofríos o dolor en el cuadrante superior derecho o antecedentes de cirugía biliar previa: sugiere colangitis aguda.
- ✔ Síntomas como anorexia, malestar general y mialgias: sugieren hepatitis viral.
- ✔ Dolor en el cuadrante superior derecho: sugiere obstrucción biliar extrahepática.

- ✔ Heces acólicas o heces color arcilla: son heces sin el color amarillo-marrón, que normalmente se deriva principalmente de los productos de degradación de la bilirrubina, urobilina y estercobilina. Aunque es raro, se pueden observar en la fase colestásica aguda de la hepatitis viral y en la obstrucción prolongada casi completa del colédoco por cáncer de la cabeza del páncreas o ampolla duodenal.

El examen físico puede revelar un signo de Courvoisier (presencia de una vesícula biliar palpable, causada por una obstrucción distal a la desembocadura del conducto cístico por un tumor maligno) o signos de insuficiencia hepática crónica/hipertensión portal como ascitis, esplenomegalia, angioma «en araña» y ginecomastia. Ciertos hallazgos sugieren enfermedades específicas, como la hiperpigmentación en la hemocromatosis, los anillos de Kayser-Fleischer en la enfermedad de Wilson y los xantomas en la colangitis biliar primaria.

5.2. Pruebas de laboratorio iniciales

Incluyen mediciones de bilirrubina sérica total y no conjugada, fosfatasa alcalina, aminotransferasas (AST y ALT), tiempo de protrombina/INR y albúmina (Tabla 48-2).

Aunque las pruebas hepáticas brindan una guía amplia para la distinción inicial entre las diferentes causas de ictericia, ocurren excepciones. Por ejemplo, la hepatitis viral, que normalmente cursa con una elevación de las aminotransferasas séricas, puede presentarse como un síndrome predominantemente colestásico con prurito marcado.

Ante al hallazgo de un INR elevado, si se corrige con la administración de vitamina K, sugiere una absorción intestinal alterada de vitaminas liposolubles y es compatible con ictericia obstructiva. Por otro lado, un INR elevado que no se corrige con vitamina K sugiere una enfermedad hepatocelular de moderada a grave con alteración de la función sintética (sobre todo si también hay hipoalbuminemia inexplicable).

Otras pruebas de laboratorio se guían según los hallazgos de la historia clínica, el examen físico y las pruebas de laboratorio iniciales. Si se sospecha de lesión hepatocelular, se deben realizar pruebas serológicas para evaluar las causas de la disfunción hepatocelular (pruebas serológicas para hepatitis viral, anticuerpos antimitocondriales para colangitis biliar primaria); anticuerpos antinucleares antimúsculo liso y microsomales de hígado y riñón (para hepatitis autoinmune); niveles séricos de hierro, transferrina y ferritina (para la hemocromatosis); pruebas de función tiroidea; o detección de anticuerpos para la enfermedad celíaca.

5.3. Pruebas de imagen

5.3.1. Ecografía

La ecografía a pie de cama se considera la modalidad de primera línea para el estudio de la ictericia. La naturaleza quística de la vesícula y de las vías biliares cuando están dilatadas, y las ventajas de la ecografía como técnica rápida, no invasiva, repetible, cómoda, de bajo coste, exenta de riesgo y con una sensibilidad y especificidad altas, hacen que se considere la técnica de elección en el estudio de la enfermedad biliar.

Tabla 48-2. Alteraciones en los análisis de laboratorio

	Fosfatasa alcalina	AST/ALT	Causa frecuente	Excepción
Aumento de bilirrubina	Normal	Normales	No lesión hepática o vía biliar. Hemólisis o causa hereditaria	Enfermedad de Wilson
Aumento de bilirrubina	Elevada	Normales	Obstrucción biliar o colestasis intrahepática	Tumores óseos (fosfatasa alcalina elevada)
Aumento de bilirrubina	Normal	Elevadas	Enfermedad hepatocelular intrínseca (p. ej., hepatitis alcohólica AST >> ALT)	

ALT: alanina-aminotransferasa; AST: aspartato-aminotransferasa.

Para el médico, la ecografía es una herramienta valiosa para el estudio de la enfermedad biliar y sus complicaciones, desde alteraciones analíticas en el perfil hepático, pasando por el dolor en el hipocondrio derecho o ictericia, hasta la sospecha de colelitiasis, colecistitis o tumores biliares.

La ecografía biliar a pie de cama ha de ir dirigida a la detección de colelitiasis y permite localizar dónde está la obstrucción y la causa, signos de colecistitis, coledocolitiasis y dilatación de la vía biliar extrahepática. En la mayor parte de las colangitis es capaz de detectar la dilatación del colédoco. Hay que evaluar la presencia de masas y abscesos hepáticos, masas en la cabeza del páncreas, dilatación de la vía biliar y gas en la vena porta. En el caso de la colecistitis, presenta una sensibilidad, especificidad y precisión muy por encima del 97 %. Como valor añadido, la técnica puede permitir una colecistotomía percutánea llevada a cabo por expertos.

Ecográficamente la vesícula biliar tiene forma ovalada, mide en su eje longitudinal < 10 cm y en el eje transversal < 4 cm. El grosor normal de su pared es < 3 mm. Puede presentar variaciones en la forma, localización o número (pliegues, septos, localización intrahepática, duplicaciones o agenesias).

En cuanto a la técnica, en entornos que no sean de emergencia, el examen debe realizarse con el paciente en ayunas durante al menos 8 horas porque los cálculos se ven mejor. Toda la vesícula biliar debe examinarse axial y sagitalmente. Debe hacerse todo lo posible para examinar la salida de la vesícula biliar (bolsa de Hartmann), donde los cálculos biliares pueden ser difíciles de detectar. El cuello de la vesícula biliar debe rastrearse hasta el interior de la porta hepática para excluir cálculos en esta región. Si hay una protuberancia de la vesícula biliar («sombrero frigio»), se debe examinar la porción redundante del fondo.

Respecto a los hallazgos generales ecográficos, los cálculos biliares aparecen como focos ecogénicos que proyectan una sombra acústica. La «grava» es la aparición de múltiples piedras pequeñas que son ecogénicas y proyectan sombras. El «lodo» tiene un aspecto ecogénico pero no proyecta una sombra acústica y representa microlitiasis. Los equipos ecográficos modernos pueden detectar cálculos tan pequeños como de 1,5-2 mm de diámetro.

Los pólipos de la vesícula biliar tienen una apariencia similar a los cálculos biliares, pero no proyectan una sombra acústica.

El engrosamiento de la pared puede ser debido a causas biliares (colecistitis, adenomiomatosis, cáncer, colangitis esclerosante) y causas no biliares (hepatitis, pancreatitis, insuficiencia cardíaca, renal, cirrosis, ascitis, ausencia de ayuno, etcétera).

5.3.2. Ultrasonido endoscópico

Una alternativa para detectar pequeños cálculos es el ultrasonido endoscópico. También incluye una endoscopia superior, que sirve para excluir otras condiciones (p. ej., enfermedad de úlcera péptica).

Durante la ultranosografía endoscópica (USE), un transductor de ultrasonido en la punta de un endoscopio se pone en contacto con el antro gástrico, que está muy cerca de la vesícula biliar, lo que permite la visualización de esta sin interferencia del gas intestinal, el tejido subcutáneo o el hígado.

En cuanto a los resultados, la USE es más sensible que la ecografía transabdominal para la detección de cálculos biliares, especialmente en pacientes obesos o con otras consideraciones anatómicas que limiten la visualización con la ecografía transabdominal.

5.3.3. Tomografía computarizada

En segundo lugar, la prueba de elección, aunque con menor frecuencia para el manejo de la ictericia en la UCI, es la tomografía computarizada (TC) helicoidal. Es más sensible que la ecografía en el diagnóstico de la coledocolitiasis, con una precisión en torno al 75-80 % en caso de obstrucción (100 % en cálculos pigmentarios y 80 % de colesterol) y permite identificar la vesícula dilatada en el 90 % de los casos.

Su principal indicación es el estudio y diagnóstico diferencial de la ictericia obstructiva para descartar tumoraciones de la cabeza pancreática y de la vesícula distal, aunque también es útil en el estudio de la litiasis intrahepática. Las nuevas generaciones de TC helicoidales pueden mejorar el rendimiento de la exploración en el futuro, pero no se considera una prueba de elección en la detección primaria de la coledocolitiasis.

5.3.4. Otras pruebas de imagen

Ante una sospecha de obstrucción biliar o colestasis intrahepática con un estudio de ecografía y TC no concluyente, podemos plantear otras opciones diagnósticas, entre ellas, la colangiopancreatografía por resonancia magnética (CPRM) y la colangiopancreatografía retrógrada endoscópica (CPRE).

La CPRM permite estudiar órganos y sistemas con fluidos en movimiento sin necesidad de administrar ningún tipo de contraste oral o intravenoso. Se trata de un método no invasivo que permite visualizar la vía biliar con una muy alta sensibilidad y especificidad, por lo que sus características la convierten en una prueba ideal. Está limitada en los pacientes obesos y en los portadores de marcapasos, y su sensibilidad disminuye en el estudio de las litiasis de pequeño tamaño. Por otro lado, su elevado precio hace que su disponibilidad sea escasa, por lo que no puede ser considerada actualmente como una técnica de primera elección.

La CPRE se ha convertido en una excelente técnica para el estudio preoperatorio de la vía biliar, con una sensibilidad y especificidad diagnósticas próximas al 100 %. Permite, mediante un endoscopio de visión lateral, canular la papila y opacificar la vía biliar inyectando contraste. Además, la ventaja sobre todas las demás exploraciones es que permite el tratamiento de la coledocolitiasis en el mismo acto mediante esfinterotomía endoscópica y la extracción de los cálculos.

5.4. Otras pruebas realizadas en pacientes seleccionados

5.4.1. Colecistografía oral

La colecistografía oral puede diagnosticar cálculos biliares, pero ha sido reemplazada en gran medida por la ecografía transabdominal, que tiene mayor sensibilidad y especificidad. Esta prueba se usa ocasionalmente en pacientes en los que no se puede realizar un examen de ultrasonido de alta calidad (p. ej., pacientes que son obesos) y para evaluar a aquellos que están siendo considerados para terapia de disolución médica de cálculos biliares.

5.4.2. Colecintigrafía (escaneo HIDA)

La colescintigrafía (escaneo con ^{99m}Tc-ácido iminodiacético hepatobiliar o HIDA) no se usa en el diagnóstico de cálculos biliares, pero es útil para excluir la colecistitis aguda en pacientes que presentan cólico biliar agudo.

6. Patología biliar frecuente en la unidad de cuidados intensivos

6.1. Patología obstructiva de la vía biliar

Los cálculos biliares son comunes. Los pacientes con enfermedad de cálculos biliares pueden ser asintomáticos o pueden presentar cólico biliar o complicaciones de la enfermedad de cálculos biliares.

6.1.1. Terminología

Conviene revisar algunas definiciones relacionadas:

- **Colecistolitiasis.** Presencia de cálculos en la vesícula biliar que no se considera una enfermedad a menos que produzca síntomas.
- **Enfermedad de cálculos biliares.** Presencia de cálculos biliares que causan síntomas.
- **Enfermedad de cálculos biliares no complicada.** Cólico biliar en ausencia de complicaciones relacionadas con los cálculos biliares.
- **Enfermedad de cálculos biliares complicada.** Complicaciones relacionadas con los cálculos biliares, que incluyen colecistitis aguda, colangitis, pancreatitis por cálculos biliares, íleo biliar y síndrome de Mirizzi.

6.1.2. Manifestaciones clínicas

Son las siguientes:

- **Cálculos biliares asintomáticos.** La mayoría son asintomáticos y se detectan incidentalmente en imágenes abdominales. Los pacientes que desarrollan síntomas reportan típicamente cólico biliar.
- **Cálculos biliares sintomáticos.**
- **Cólico biliar.** La descripción clásica es una molestia intensa y sorda ubicada en el cuadrante superior derecho, epigastrio o, con menos frecuencia, el área subesternal, que puede irradiarse hacia la espalda (en particular, el omóplato derecho), es visceral y no se acompaña de peritonismo. El dolor a menudo se asocia con diaforesis, náuseas y vómitos. A pesar del nombre, el dolor del cólico biliar suele ser constante y no cólico. Se relaciona con una ingesta copiosa por contracción de la vesícula biliar y muchos pacientes informan dolor posprandial. Suele durar al menos 30 minutos y se estabiliza en 1 hora. No suelen presentar alteraciones analíticas.

6.1.3. Complicaciones

Los cálculos biliares pueden producir complicaciones:

- **Colecistitis.** Es la complicación más común de los cálculos biliares. Se refiere a un síndrome de dolor en el cuadrante superior derecho, fiebre y leucocitosis junto con inflamación de la vesícula biliar que generalmente se relaciona con la enfermedad de cálculos biliares. El diagnóstico se realiza mediante un cuadro clínico concordante, elevación de la respuesta inflamatoria en estudios de laboratorio y hallazgos en estudios de imagen con ultrasonidos. La ecografía abdominal es la prueba de elección para su diagnóstico. Entre sus complicaciones se encuentran el desarrollo de gangrena y la perforación de la vesícula, lo que constituye una situación potencialmente muy grave. En líneas generales el tratamiento incluirá medidas de soporte y analgesia, administración de antibioterapia e intervención quirúrgica. Las medidas iniciales deben incluir la dieta absoluta, hidratación intravenosa y reposición de un eventual desorden electrolítico (en especial en pacientes que hayan presentado vómitos). En estos primeros momentos es de gran importancia el manejo del dolor, para lo cual se administrarán antiinflamatorios no esteroideos u opioides (morfina, meperidina). En relación con la antibioterapia, es importante iniciarla de forma precoz para evitar complicaciones y mantenerla hasta después de la cirugía. Los gérmenes observados con más frecuencia durante los cuadros de colecistitis aguda son *Escherichia coli*, enterococos, *Klebsiella* y enterobacterias. La antibioterapia debe basarse en el uso de fármacos de amplio espectro que cubran gramnegativos y anaerobios, como piperacilina-tazobactam, ceftriaxona (sola o en asociación con metronidazol) o levofloxacino (en monoterapia o asociado a metronidazol). El tratamiento definitivo es quirúrgico: ha de ser precoz en pacientes con bajo riesgo quirúrgico, y en los casos de alto riesgo que no presenten complicaciones puede plantearse diferir la cirugía o realizar drenajes no quirúrgicos previamente. La colecistectomía laparoscópica es la técnica de elección. Comparada con la cirugía abierta, presenta múltiples ventajas (reduce el dolor postoperatorio, requiere estancias hospitalarias menores, la convalecencia es más breve y el paciente puede reincorporarse a su actividad cotidiana antes, además ofrecer un resultado estético mejor). No obstante, la tasa de complicaciones mayores, en especial las biliares, sigue siendo alta, y la decisión en lo que a la elección de técnica se refiere debe basarse en la experiencia del cirujano.

✔ **Coledocolitiasis con o sin colangitis aguda.** Se trata de la presencia de cálculos biliares dentro del conducto biliar común. La colangitis aguda es un síndrome clínico caracterizado por fiebre, ictericia y dolor abdominal como consecuencia de una infección en el contexto de una obstrucción biliar.

✔ **Pancreatitis por cálculos biliares.** El paso de cálculos biliares a través del tracto biliar puede desencadenar una pancreatitis aguda ya sea por la obstrucción del flujo del conducto pancreático o por la obstrucción de la ampolla, lo que hace que la bilis regrese al conducto pancreático. Los pacientes presentan pancreatitis aguda y pueden tener elevaciones en las pruebas químicas hepáticas (bilirrubina, fosfatasa alcalina y transaminasas) cuando un cálculo biliar obstruye transitoriamente la ampolla.

✔ **Otras complicaciones raras.** Incluyen el cáncer de vesícula biliar, el íleo biliar y el síndrome de Mirizzi (impactación de un cálculo biliar en el conducto cístico, lo que provoca la compresión de la bilis común o del conducto hepático).

6.1.4. Estudios de laboratorio

Los estudios de laboratorio serán en pacientes con litiasis biliar no complicada, tanto durante los períodos asintomáticos como durante las crisis de dolor. Los análisis de sangre anormales (leucocitosis, pruebas hepáticas elevadas o enzimas pancreáticas) sugieren el desarrollo de una complicación de la enfermedad de cálculos biliares.

6.1.5. Diagnóstico diferencial

La patología obstructiva no complicada debe plantear un diagnóstico diferencial con las siguientes patologías:

✔ **Enfermedad de úlcera péptica o dispepsia.** El dolor se limita al epigastrio. Los pacientes pueden tener hinchazón, plenitud abdominal, acidez estomacal o náuseas asociadas.

✔ **Colecistitis aguda.** Se caracteriza por dolor en el cuadrante superior derecho, fiebre y leucocitosis asociada con inflamación de la vesícula biliar. El dolor en el cólico biliar está bien localizado y los pacientes no muestran un signo de Murphy positivo en el examen físico. Los hallazgos en la ecografía transabdominal de la colecistitis aguda que no se observan en pacientes con enfermedad de cálculos biliares sin complicaciones incluyen engrosamiento o edema de la pared de la vesícula biliar y un signo ecográfico de Murphy.

✔ **Coledocolitiasis.** El dolor suele ser más prolongado que el que se observa en la litiasis biliar sin complicaciones. Las aminotransferasas séricas son normales en la litiasis biliar no complicada, pero suelen estar elevadas al comienzo de la obstrucción biliar. Si no se elimina el cálculo, se puede desarrollar un patrón colestásico (aumento de la bilirrubina, de la fosfatasa alcalina y de la GGT desproporcionado con la elevación de las aminotransferasas).

✔ **Disfunción del esfínter de Oddi.** Los pacientes con esta entidad pueden padecer cólico biliar, pero, a diferencia de la patología obstructiva no complicada, tienen pruebas hepáticas anormales y/o dilatación del conducto biliar común.

✔ **Trastorno funcional de la vesícula biliar.** Es un diagnóstico de exclusión. Los pacientes con trastorno funcional de la vesícula biliar padecen cólico biliar, pero no tienen cálculos biliares, lodo ni microlitiasis en las imágenes abdominales.

6.1.6. Tratamiento

El tratamiento de la patología obstructiva no complicada será sintomático, dietético y de soporte, orientado al control del dolor y síntomas.

En caso de cálculos de pequeño tamaño, se puede plantear además la disolución farmacológica de la colelitiasis mediante ácidos biliares (quenodesoxicólico y ursodesoxicólico), que se han utilizado clásicamente en esta indicación y cuyo mecanismo de acción es la reducción de la secreción de colesterol al jugo biliar. Producen además cierta mejora sobre la motilidad vesicular. Asimismo, se pueden usar estatinas, que también reducen la secreción biliar de colesterol, favoreciendo la disolución de las litiasis y previniendo su aparición, u otros como la ezetimiba.

Si los cuadros se repiten o tienen riesgo de presentar complicaciones, debe planearse el tratamiento quirúrgico y realizar una colecistectomía, prefiriendo en la mayoría de los casos el abordaje laparoscópico.

Como alternativas a la cirugía se pueden plantear las siguientes:

✔ **Colecistostomía percutánea.** Indicada en pacientes con contraindicación para recibir anestesia general, colecistitis grave, ingreso hospitalario demorado (más de 72 horas después del inicio de los síntomas) y fracaso del tratamiento antibiótico. El éxito técnico de este procedimiento es alto (82-100 %) y la tasa de complicaciones, entre las que se encuentran el sangrado, la obstrucción del catéter de drenaje o el fracaso técnico, es baja (10 %).

- ✓ **Drenaje endoscópico.** Indicado en pacientes en los que haya dificultades anatómicas para realizar un drenaje percutáneo o en los que este haya fracasado. La decisión de qué técnica utilizar y, dentro de las opciones endoscópicas, qué abordaje elegir debe basarse en la experiencia de los cirujanos o endoscopistas que la realizan.
- ✓ **Drenaje transpapilar.** Mediante una CPRE se puede implantar un catéter en la vesícula a través del conducto cístico. El otro extremo del catéter puede dejarse en la luz duodenal o sacarlo a través de la nariz (drenaje nasobiliar). Se trata de un procedimiento técnicamente complejo, pero cuando se realiza correctamente, la colecistitis se resuelve hasta en un 90 % de los casos.
- ✓ **Drenaje transmural.** Por medio de USE se puede localizar la pared inflamada de la vesícula y realizar una punción de la misma. Posteriormente se puede dilatar el trayecto de la punción e implantar un *stent* que facilitará el drenaje de la vesícula.

6.2. Colecistitis alitiásica

La colecistitis alitiásica se define como una enfermedad necroinflamatoria aguda de la vesícula biliar con una patogenia multifactorial. Hasta un 10 % de todas las colecistitis agudas son alitiásicas, siendo una patología muy frecuente en el paciente crítico y con una morbimortalidad elevada, aunque puede presentarse en pacientes estables sin enfermedad grave.

Se ha informado colecistitis alitiásica en el 0,7-0,9 % de los pacientes después de una reconstrucción aórtica abdominal abierta, en el 0,5 % de los pacientes después de una cirugía cardíaca y en hasta el 4 % de los pacientes que se sometieron a un trasplante de médula ósea. Hay una preponderancia masculina entre los pacientes con colecistitis aguda alitiásica que oscila entre el 40 % y el 80 %.

6.2.1. Etiología

La colecistitis alitiásica se asocia con multitud de situaciones clínicas consideradas de riesgo. Dentro de los pacientes críticos con mayor riesgo de presentarla destacan los recién nacidos, quemados, los que padecen enfermedad coronaria, diabetes mellitus, inmunosupresión, infecciones, traumatismos, politransfusiones, ventilación mecánica, los que están en tratamiento con opioides, los intervenidos de cirugía no biliar, los que padecen sepsis/*shock* séptico, están bajo nutrición parenteral total, y aquellos con vasculitis o enfermedades tromboembólicas.

6.2.2. Fisiopatología

Las situaciones clínicas del apartado anterior provocan estasis e isquemia de la vesícula biliar con respuesta inflamatoria local en la pared vesicular.

En algunos casos las infecciones primarias específicas predisponen a la colecistitis alitiásica; por ejemplo, la colecistitis acalculosa que ocurre en pacientes con sida y otros pacientes inmunodeprimidos, que puede deberse a infecciones oportunistas como microsporidios, criptosporidios o citomegalovirus. Finalmente, se altera el endotelio subyacente, lo que provoca una elevada concentración de las sales biliares, distensión de la vesícula y necrosis tisular, ocasionando en algunos casos hasta perforación de la vesícula.

Una vez que se establece la colecistitis acalculosa, es común la infección secundaria con patógenos entéricos, incluidos *E. coli*, *Enterococcus faecalis*, *Klebsiella* spp., *Pseudomonas* spp., *Proteus* spp. y *Bacteroides fragilis* y cepas relacionadas.

6.2.3. Manifestaciones clínicas

Habitualmente la colecistitis alitiásica se presenta de manera variable e inespecífica, en función de la situación clínica del paciente.

Debemos sospecharla ante pacientes sin posibilidad de comunicación por la sedoanalgesia o ventilación mecánica que presenten fiebre sin evidencia de infección, lecucocitosis (70-80 %) y dolor abdominal de localización imprecisa; al ser más difícil el diagnóstico, puede detectarse incluso en estadio de gangrena o perforación.

En los pacientes conscientes el cuadro clínico puede ser similar a las colecistitis litiásicas y cursar con dolor abdominal en el hipocondrio derecho, signo de Murphy positivo y fiebre. En un 20 % de los pacientes aparece ictericia debido a la progresión de la inflamación hasta el conducto biliar común, así como alteraciones en las pruebas de función hepática. Las complicaciones más frecuentes son peritonitis, sepsis y *shock* séptico.

6.2.4. Diagnóstico

La prueba de elección es la ultrasonografía, tanto para el diagnóstico como para el estudio diferencial. Los datos ecográficos que caracterizan la colecistitis alitiásica incluyen:

- ✓ Ausencia de piedras o barro biliar.
- ✓ Engrosamiento de la pared de la vesícula (> 5 mm) con líquido perivesicular.
- ✓ Signo de Murphy ecográfico positivo.
- ✓ Ausencia de visualización de la vesícula.
- ✓ Colecistitis enfisematosa con burbujas de gas en el fondo de la vesícula (signo de la campana).
- ✓ Absceso perivesicular por perforación de la vesícula biliar.

Si no conseguimos el diagnóstico mediante la ecografía, puede ser útil la TC, cuya precisión parece ser similar a la que se observa con la ecografía. Los hallazgos de la TC que sugieren colecistitis acalculosa incluyen:

- ✓ Engrosamiento de la pared de la vesícula biliar (> 3 mm).
- ✓ Edema subseroso.
- ✓ Líquido pericolecístico.
- ✓ Desprendimiento de la mucosa.

- Gas intramuros.
- Bilis hiperdensa (lodo).
- Distensión de la vesícula biliar (> 5 cm).

En cuanto al uso de la colescintigrafía, el HIDA marcado con tecnecio se inyecta por vía intravenosa y, seguidamente, los hepatocitos lo captan selectivamente y lo excretan en la bilis. Si el conducto cístico es permeable, el trazador entrará en la vesícula biliar, lo que permitirá su visualización sin necesidad de concentración. Normalmente la visualización del contraste dentro del colédoco, la vesícula biliar y el intestino delgado se produce entre 30 y 60 minutos. El fracaso para opacificar la vesícula biliar en 1 hora se considera una prueba positiva. La fuga al espacio pericolecístico sugiere perforación de la vesícula biliar. Como la colescintigrafía tarda horas en realizarse, no se recomienda en pacientes en estado crítico, en los que un retraso en la terapia puede ser potencialmente fatal.

6.2.5. Pruebas de laboratorio

Las alteraciones de los análisis de laboratorio están presentes en el 70-85 % de los pacientes. Las pruebas hepáticas anormales incluyen hiperbilirrubinemia conjugada y un aumento leve de la fosfatasa alcalina sérica y las aminotransferasas séricas.

6.2.6. Diagnóstico diferencial

El diagnóstico diferencial incluye la colecistisis litiásica, la úlcera péptica con o sin perforación, la pielonefritinis derecha y el absceso hepático subfrénico. Para ello debemos basarnos en la exploración física, las pruebas de laboratorio y las pruebas de imagen.

6.2.7. Tratamiento

Como ante cualquier caso de sospecha de sepsis, debemos extraer hemocultivos de manera precoz e iniciar antibioterapia empírica con cobertura para foco abdominal.

La elección del antibiótico dependerá de la exposición previa a antibióticos de amplio espectro, de la situación clínica del paciente y de los factores de riesgo para multirresistentes, flora y sensibilidad habitual de cada centro. De manera general suele iniciarse antibioterapia con piperacilina-tazobactam o carbapenémicos. En los pacientes con alta presión antibiótica, abdomen quirúrgico complejo o estado de inmusupresión o inmunodepresión debemos plantear la asociación de cobertura antifúngica (azoles o equinocandinas).

La terapia definitiva es la colecistectomía y el drenaje de abscesos si fuera necesario, ya sea mediante técnicas quirúrgicas abiertas o laparoscópicas, asumiendo que mediante estas últimas existe más riesgo de lesiones vasculares y de la vía biliar, dada la gran inflamación existente.

Si el paciente está inestable y se contraindica la intervención quirúrgica, se puede plantear el drenaje mediante intervencionismo radiológico y realizar una colecistotomía guiada por pruebas de imagen (ecografía o TC). Esta técnica está contraindicada en los casos que presenten la pared vesicular necrótica o perforada, o

en los que se trate de una colecistitis enfisematosa; y no está exenta de complicaciones de tipo hemorrágicas, mala colocación u obstrucción del drenaje. Si no conseguimos que el paciente mejore, debe replantearse la intervención quirúrgica nuevamente.

6.3. Patología infecciosa: colangitis aguda

La colangitis aguda es un síndrome clínico caracterizado por fiebre, ictericia y dolor abdominal que se desarrolla como resultado de estasis e infección en el tracto biliar. También se conoce como colangitis ascendente. La colangitis fue descrita por primera vez por Charcot como una enfermedad grave y potencialmente mortal; sin embargo, ahora se reconoce que la gravedad puede variar de leve a potencialmente mortal.

Las causas más frecuentes de obstrucción biliar son: cálculos biliares (28-70 %), estenosis biliar benigna (5-28 %) y malignidad (10-57 %), y entre estas la presencia de un tumor en la vesícula biliar, el conducto biliar, la ampolla, el duodeno o el páncreas. También puede ocurrir después de una CPRE (0,5-1,7 %). Otras causas raras de obstrucción que conducen a colangitis aguda incluyen compresión extrínseca del conducto biliar o síndrome de Lemmel, inflamación secundaria a pancreatitis aguda o síndrome de Mirizzi. Las causas intrínsecas de la obstrucción biliar incluyen coágulos de sangre e infecciones parasitarias.

6.3.1. Patogénesis

La colangitis aguda es causada principalmente por una infección bacteriana en un paciente con obstrucción biliar. Las bacterias más comunes aisladas son *E. coli* (25-50 %), seguida de *Klebsiella* (15-20 %) y especies de *Enterobacter* (5-10 %). Las bacterias grampositivas más comunes son los enterococos (10-20 %) y los anaerobios, como *Bacteroides* y *Clostridium*, que suelen estar presentes como parte de una infección mixta, pero las técnicas de cultivo estándar subestiman su frecuencia.

6.3.2. Manifestaciones clínicas

La presentación clásica de la colangitis aguda es fiebre, dolor abdominal e ictericia (tríada de Charcot), aunque solo el 50-75 % de los pacientes con colangitis aguda presentan los tres hallazgos. Los síntomas más comunes son fiebre y dolor abdominal, que se observan en aproximadamente el 80 % de los pacientes, mientras que la ictericia se observa en el 60-70 %. Además, los pacientes con colangitis grave (supurativa) pueden presentar hipotensión y cambios en el estado mental.

Los pacientes con colangitis aguda también pueden sufrir complicaciones por bacteriemia, que incluyen absceso hepático, sepsis, disfunción de múltiples órganos y sistemas y *shock*.

6.3.3. Diagnóstico

Debe sospecharse colangitis aguda en pacientes con fiebre, dolor abdominal e ictericia. En aquellos con la tríada de Charcot y pruebas hepáticas anormales, se procede directamente a la CPRE para confirmar el diagnóstico y realizar el drenaje biliar. En todos los demás pacientes con sospecha se realiza una ecografía transabdominal para buscar dilatación del conducto biliar común o cálculos. Se realiza una TC abdominal en pacientes que tienen una ecografía abdominal normal.

Si la ecografía transabdominal y la TC son normales en un paciente con sospecha de colangitis aguda, se realiza una CPRM. En los casos de pacientes con pruebas hepáticas normales, embarazadas o pacientes con un alto riesgo de complicaciones por la CPRE, se realiza una USE. Si los resultados de la CPRE o de la USE son negativos para la enfermedad del tracto biliar, se deben considerar etiologías alternativas.

En resumen, mediante las pruebas de imagen debemos buscar hallazgos de dilatación biliar o evidencia de la etiología subyacente.

La evaluación de laboratorio incluye hemograma completo, bioquímica con perfil hepático (elevación de proteína C reactiva, evidencia de colestasis: bilirrubina $\geq$ 2 mg/dL, fosfatasa alcalina elevada, GGT, ALT o AST > 1,5 veces el límite superior de lo normal), electrolitos, tiempo de protrombina y tiempo de protrombina/INR. Se debe realizar una prueba de embarazo en todas las mujeres en edad fértil y hemocultivos en todos los pacientes en los que se sospeche colangitis, para ayudar a dirigir la terapia con antibióticos.

6.3.4. Diagnóstico diferencial

El diagnóstico diferencial de la colangitis aguda incluye otras etiologías de dolor abdominal en el cuadrante superior derecho y fiebre. Entre ellas debemos pensar en:

- **Colecistitis aguda.** Los pacientes pueden presentar fiebre y dolor abdominal pero no deben tener niveles significativamente elevados de bilirrubina o fosfatasa. Las imágenes en la colecistitis aguda típicamente revelan un conducto biliar común normal, engrosamiento de la pared de la vesícula biliar y un signo ecográfico de Murphy.
- **Fuga biliar.** Es una complicación de la lesión del conducto biliar, generalmente como una complicación de la colecistectomía laparoscópica. Los pacientes presentan fiebre y dolor abdominal y/o ascitis biliosa. En las imágenes abdominales suelen tener colecciones loculadas contenidas en la fosa de la vesícula biliar o alrededor del hígado, o pueden tener una peritonitis biliar difusa franca.
- **Pancreatitis aguda.** Generalmente los pacientes se presentan con un inicio agudo de dolor abdominal epigástrico y tienen una elevación de la lipasa o de la amilasa sérica tres veces o más que el límite superior normal, así como agrandamiento focal o difuso del páncreas en la TC abdominal con contraste o en la resonancia magnética.
- **Absceso hepático.** Los pacientes pueden presentar dolor en el cuadrante superior derecho, transaminitis o hiperbilirrubinemia. La ecografía y la TC pueden diferenciar entre un absceso hepático y una colangitis aguda.

6.3.5. Tratamiento

A la hora de establecer el plan terapéutico, lo primero que se debe hacer es evaluar la gravedad:

- **Colangitis aguda grave (supurativa).** Se considera grave si se asocia con la aparición de disfunción en al menos un órgano/sistema: cardiovascular (hipotensión que requiere aminas vasoactivas), neurológico (alteración del nivel de consciencia), respiratorio (relación PaO$_2$/FiO$_2$ < 300), disfunción renal o hepática (INR > 1,5), o hematológica (plaquetas < 100.000/μL).
- **Colangitis aguda moderada.** Se define como moderada si se asocia con dos de los siguientes:
  - Recuento anormal de leucocitos (> 12.000/μL, < 4.000/μL).
  - Fiebre 39 °C.
  - Edad $\geq$ 75 años.
  - Hiperbilirrubinemia (bilirrubina total $\geq$ 5 mg/dL).
  - Hipoalbuminemia.
- **Colangitis aguda leve.** Es aquella que no cumple con los criterios de colangitis moderada o grave en el diagnóstico inicial.

El tratamiento se basa en:

- **Soporte.** Según la gravedad, los pacientes con colangitis aguda requieren hidratación intravenosa y corrección de los trastornos electrolíticos asociados, así como analgésicos para el control del dolor. Además, requieren una estrecha vigilancia de la disfunción orgánica y el *shock* séptico.
- **Antibióticos.** En general se usarán regímenes empíricos para las infecciones intraabdominales. La elección de los antibióticos debe tener en cuenta si la infección es adquirida en la comunidad o asociada a la atención médica, así como los factores de riesgo individuales de infección con bacterias resistentes y el riesgo de resultados adversos. El 70-80 % de los pacientes responden al tratamiento antibiótico.
- **Drenaje biliar.** Debe realizarse dentro de las 24 a 48 horas. Los pacientes con colangitis de leve a moderada que no responden al tratamiento conservador durante 24 horas y los pacientes con colangitis grave requieren descompresión biliar urgente (dentro de las 24 horas). La esfinterotomía endoscópica con extracción de cálculos o inserción de *stent* (dependiendo de la causa de la obstrucción) es el tratamiento de elección para establecer el drenaje biliar en la colangitis aguda. Sin embargo, en ocasiones la CPRE no es técnicamente viable o no logra establecer el drenaje biliar. En tales casos el drenaje biliar a menudo se puede lograr mediante drenaje biliar guiado por USE. La colangiografía transhepática percutánea o la descompresión quirúrgica rara vez se realizan y se reservan para casos en los que el drenaje endoscópico falla o no está disponible.
- **Drenaje percutáneo.** El drenaje biliar transhepático percutáneo se realiza cuando el drenaje endoscópico no está disponible o no tiene éxito.
- **Drenaje quirúrgico.** Se reserva para pacientes en quienes no se pueden realizar otros métodos de drenaje biliar o estos han fallado. La descompresión biliar se puede lograr con exploración abierta o laparoscópica del colédoco, con extracción de coledocolitiasis, con o sin colocación de un tubo en «T».

6.3.6. Pronóstico

Las tasas de mortalidad notificadas para la colangitis aguda son muy variables y oscilan entre el 2 % y el 65 %. Con los avances en el tratamiento, la tasa de mortalidad por colangitis ha disminuido, con valores en los estudios más recientes del 11 % o menos. Sin embargo, aunque mejoraron, las tasas de mortalidad de los pacientes con colangitis aguda grave siguen siendo altas (20-30 %).

7. Lesiones yatrogénicas de la vía biliar

Dentro de las lesiones yatrogénicas de la vía biliar debemos mencionar la secundaria a complicaciones de la colecistectomía laparoscópica, dado que a día de hoy es el estándar de atención para la extracción de la vía biliar. Los últimos estudios estiman una incidencia de complicaciones graves tras colecistectomías laparoscópicas del 2,6 % (bastante inferior a la de las abiertas), siendo las distribuciones de las mismas: sangrado 1,97 %, abscesos 0,3%, fuga de bilis 0,9 %, lesión biliar 0,6 % (0,1-0,3 % en colecistectomías emergentes) y lesión intestinal 0,35 %.

Los factores de riesgo relacionados con la causalidad de estas lesiones tienen que ver con la selección del paciente, la experiencia quirúrgica y las limitaciones inherentes al abordaje mínimamente invasivo:

- **Factores anatómicos.** Variantes anatómicas como conducto cístico paralelo al biliar común, conducto cístico corto, conducto de Luschka, arteria hepática derecha reemplazada, etcétera.
- **Factores de la enfermedad.** Son más frecuentes en pacientes con colecistitis aguda con inflamación activa o colecistitis crónica con fibrosis de la fosa de la vesícula biliar o porta hepatitis.
- **Factores del paciente.** Obesidad grave, enfermedad hepática subyacente como la cirrosis o cirugía abdominal previa.
- **Factores técnicos.** La experiencia del cirujano y la experiencia inicial con técnicas mínimamente invasivas más avanzadas (p. ej., la cirugía laparoscópica de incisión única) sugieren más tasas de lesión de la vía biliar en comparación con la colecistectomía laparoscópica convencional.

7.1. Lesión de la vía biliar

La lesión de la vía biliar puede reconocerse durante la realización de la laparoscopia y, en este caso, el cirujano puede plantear reconstruir en cirugía abierta y reparar, o puede pasarle desapercibida y diagnosticarse posteriormente, durante su ingreso en UCI, pudiendo entonces plantear su abordaje por un equipo multidisciplinar (cirujanos, radiólogos intervencionistas, digestivos, etcétera).

Las lesiones de la vía biliar se pueden describir según la clasificación de Strasberg-Bismuth (Fig. 48-4). Pueden distinguirse desde la fuga biliar asintomática, que se resuelve espontáneamente, hasta la obstrucción completa del árbol biliar extrahepático:

- **Tipo A.** Lesión en el conducto cístico o en los conductos biliares de Luschka, sin pérdida de continuidad del árbol biliar.
- **Tipo B.** Oclusión del árbol biliar comúnmente del conducto hepático derecho aberrante (anomalía anatómica que presentan hasta el 2 % de los pacientes y que puede confundirse con el conducto cístico en el punto de inserción en el conducto hepático principal o en el colédoco).
- **Tipo C.** Sección o transección del conducto hepático derecho aberrante.
- **Tipo D.** Daño lateral al conducto biliar común que resulta en una fuga biliar que por lo general se pueden manejar por vía endoscópica.
- **Tipo E.** Daño de los conductos biliares principales. A su vez, este tipo se clasifica según el nivel de lesión (clasificación de Bismuth). Los pacientes suelen presentar ictericia durante semanas o años después de la colecistectomía y casi siempre precisan reparación quirúrgica mediante una hepaticoyeyunostomía. La clasificación de Bismuth distingue:
    - E1 (Bismuth tipo 1): transección > 2 cm desde la confluencia.
    - E2 (Bismuth tipo 2): transección < 2 cm desde la confluencia.
    - E3 (Bismuth tipo 3): transección en el hilio.
    - E4 (Bismuth tipo 4): separación de conductos principales e hilio.
    - E5 (Bismuth tipo 5): lesión tipo C más lesión del hilio.

7.1.1. Fuga de bilis: tipos A, C y D

7.1.1.1. Diagnóstico

Son las fugas de los conductos biliares y císticos. La presentación clínica generalmente se observa a los 2-10 días del procedimiento. Típicamente los pacientes presentan fiebre, dolor abdominal y/o ascitis biliosa con o sin ictericia. Analíticamente es común la leucocitosis y la alteración de la fosfatasa alcalina sérica; la GGT y la bilirrubina estarán levemente elevadas a medida que el cuerpo reabsorba la bilis del tercer espacio.

Debemos realizar una ecografía abdominal para definir la extensión de la fuga de bilis. Se pueden representar como colecciones loculadas contenidas o como peritonitis biliar difusa. Si es necesario, se puede obtener una mejor definición con la realización de una TC, muy sensible para detectar líquido libre intraperitoneal o pélvico. Estas dos herramientas además pueden servir para realizar drenajes percutáneos guiados.

La colangiorresonancia es una forma alternativa de evaluar los conductos biliares, siendo un método no invasivo que permite el diagnóstico de fuga de bilis e identificar los cálculos presentes en el conducto biliar pero que no permite la intervención directa.

7.1.1.2. Tratamiento

Prácticamente todas las lesiones de tipos A y D se pueden manejar mediante la inserción de un *stent* biliar durante la realización de la CPRE. Como alternativa se puede realizar una esfinterotomía. Esta última opción suele preferirse en los casos en los que hay obstrucción del colédoco secundaria a coledocolitiasis.

Fig. 48-4 | Clasificación de Strasberg-Bismuth.

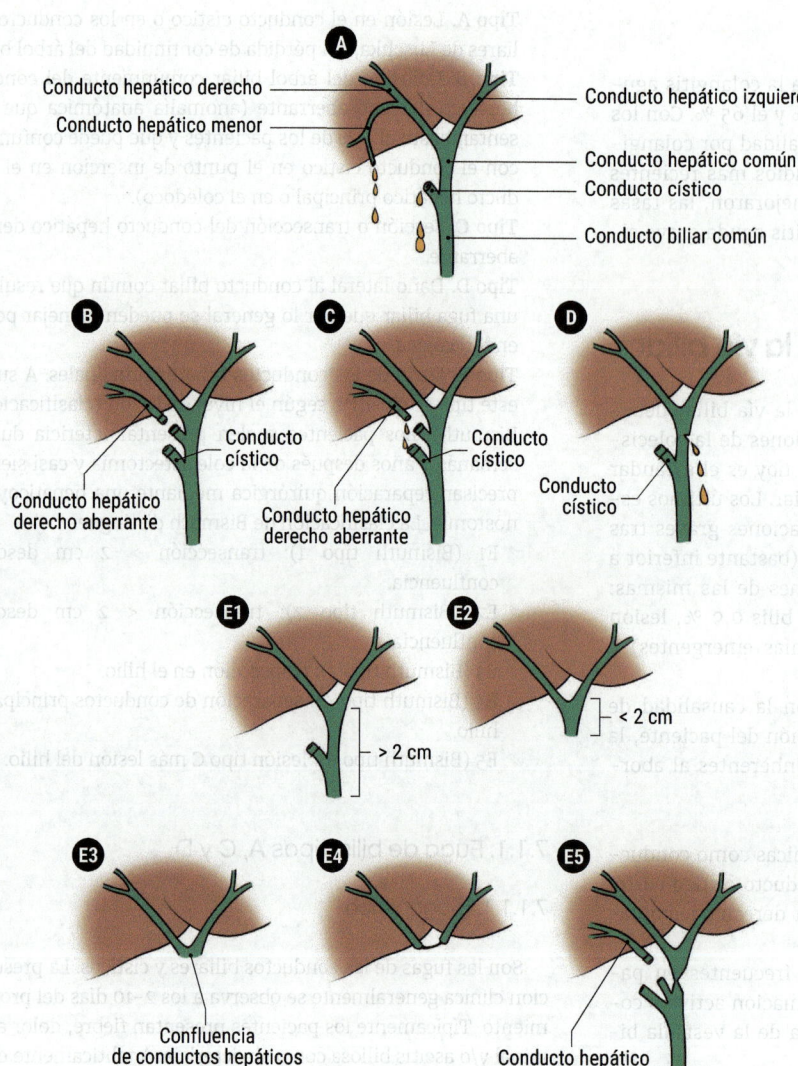

La colocación del *stent* produce una rápida disminución del drenaje de la bilis a través de drenajes percutáneos que a menudo se pueden retirar los siguientes 3 a 5 días.

Si la fuga continúa a pesar de la colocación adecuada del *stent*, puede deberse a una lesión ductal que no está en continuidad con el árbol principal, comúnmente el sistema del conducto hepático derecho, es decir, puede tratarse de una lesión de tipo C.

En las lesiones de tipo A el *stent* se puede retirar tras 2 semanas si el paciente está asintomático, no existen alteraciones analíticas y en la CPRE de control no hay fuga.

En las lesiones de tipos C y D el *stent* se debe mantener en torno a 4 semanas y realizar una exploración con CPRE repetidas. Si persiste la fuga, aunque sea mínima, se debe realizar una esfinterotomía para facilitar el flujo de bilis hacia el duodeno.

7.1.2. Fuga de bilis: tipo B

7.1.2.1. Diagnóstico

Suele ser una lesión oculta que produce colestasis segmentaria y, con los años, atrofia el lóbulo hepático derecho. Algunos pacientes desarrollan colangitis secundaria a infección o incluso cálculos intrahepáticos. La clínica es común a la colangitis. El diagnóstico se realiza mediante CPRE o mediante colangiorresonancia.

7.1.2.2. Tratamiento

El tratamiento es quirúrgico, preferiblemente mediante hepaticoyeyunostomía.

7.1.3. Fuga de bilis: tipo E

7.1.3.1. Diagnóstico

Son las lesiones más graves y son similares a las que se observan con más frecuencia en la colecistectomía abierta. Las manifestaciones clínicas son muy variables, dependiendo de si el conducto principal está completamente seccionado o cortado sin fugas de bilis. La presentación temprana generalmente es inespecífica, con dolor abdominal vago, náuseas y vómitos persistentes, y febrícula. Otros pacientes pueden presentar ictericia semanas o años después de la cirugía.

En las pruebas de imagen se observa oclusión completa o sección transversal del conducto biliar común. La ecografía muestra unos conductos intrahepáticos dilatados. Por lo general, se realiza una CPRE que revela una obstrucción completa en el árbol biliar extrahepático sin relleno de los conductos intrahepáticos.

7.1.3.2. Tratamiento

Si se reconoce una lesión biliar intraoperatoriamente, se puede intentar una reparación quirúrgica mediante drenaje con tubo en «T» del conducto biliar común en el sitio de la lesión. Debe evitarse la reparación primaria de la vía biliar, debido a su alta propensión a ruptura o a la formación de estenosis en el contexto de una vía biliar común de calibre normal. En casos de daño más significativo del conducto, es preferible una hepaticoyeyunostomía.

7.2. Otras lesiones yatrogénicas

La mayoría están relacionadas con la realización de colecistectomías laparoscópicas.

7.2.1. Lesión vascular

Las lesiones biliares por colecistectomía laparoscópica se acompañan de lesiones vasculares concomitantes en el 12-60 % de los casos. Debido a su proximidad al conducto biliar, la arteria hepática derecha se lesiona con mayor frecuencia.

Pueden ser:

- **Lesión de la arteria hepática derecha.** si se reconoce intraoperatoriamente, la reparación de la arteria rara vez es posible y el beneficio general no está claro.
- **Lesiones que involucran la vena porta o las arterias hepáticas comunes o propias.** Son menos comunes pero tienen efectos más graves, incluido un infarto rápido del hígado. Estos pacientes deben ser derivados a un centro hepatobiliar lo antes posible. Los pacientes que sufren un infarto hepático como consecuencia de una lesión vasculobiliar pueden requerir una resección hepática o un trasplante hepático.
- **Complicaciones de sangrado poscolecistectomía laparoscópica.** La incidencia de sangrado incontrolable es < 2 % y puede ocurrir a partir de tres fuentes: el hígado, los vasos sanguíneos o los sitios de inserción del puerto. Cuando los pacientes presentan sangrado tardío, el diagnóstico de hematoma se puede hacer con la visualización de una colección de líquido heterogénea en la ecografía (USE). Si la ecografía no es diagnóstica, se pueden visualizar en la TC. Si el paciente está hemodinámicamente inestable, se recomienda la evaluación directa por relaparoscopia.

7.2.2. Lesión intestinal

La lesión intestinal inadvertida se ha descrito en aproximadamente 1-4 casos de 1.000 procedimientos laparoscópicos en varios informes. Si se observa la lesión en el momento de la cirugía, está indicada la conversión a un procedimiento abierto para su reparación si no se puede reparar por vía laparoscópica.

Los pacientes pueden presentar dolor en el sitio del trocar, distensión abdominal, diarrea, leucopenia y colapso cardiovascular por sepsis, generalmente dentro de las 96 horas posteriores al procedimiento. Si el paciente está séptico o tiene aire libre, está indicada una laparotomía de emergencia. En los casos en que la presentación es más indolente y controlada, es apropiado el manejo estándar de la fístula enterocutánea con soporte nutricional, drenaje adecuado y cuidado de la herida.

7.2.3. Síndrome poscolecistectomía

El síndrome poscolecistectomía es un complejo de síntomas heterogéneos que incluyen dolor abdominal persistente y dispepsia que recurren y persisten después de la colecistectomía.

ⓘ Puntos clave

- La disfunción hepática en los pacientes críticos es una patología frecuente. Debemos prestar especial interés a las más habituales, las causas intrahepáticas.
- El uso de la ecografía en el paciente crítico para su diagnóstico y manejo está en auge, y aún es más importante en la patología biliar.
- Aunque la patología obstructiva de la vía biliar es la más frecuente, en pacientes críticos debemos prestar especial atención a la colecistitis alitiásica, dada su alta prevalencia y morbilidad.
- La patología infecciosa tiene una elevada mortalidad, por lo que un diagnóstico precoz y un adecuado manejo antibiótico son prioritarios.
- Dentro de las complicaciones posquirúrgicas de la vía biliar, las fugas biliares son las más frecuentes e importantes.

Bibliografía

Cárdenas Cruz A. Tratado de Medicina Intensiva. 2ª ed. Elsevier; 2022.

Chiche L, Guieu M, Bachellier P, et al. Liver transplantation for iatrogenic bile duct injury during cholecystectomy: a French retrospective multicenter study. HPB (Oxford). 2022;24:94.

Costi R, Gnocchi A, Di Mario F, Sarli L. Diagnosis and management of choledocholithiasis in the golden age of imaging, endoscopy and laparoscopy. World J Gastroenterol. 2014;20(37):13382-401.

Erlinger S, Arias IM, Dhumeaux D. Inherited disorders of bilirubin transport and conjugation: new insights into molecular mechanisms and consequences. Gastroenterology. 2014;146:1625.

Feng Y, Zhang S, Guo T, et al. Validity and safety of corticosteroids alone without biliary stenting for obstructive jaundice in autoimmune pancreatitis. Pancreatology. 2020;20:1793.

Fuchs M, Sanyal AJ. Sepsis and cholestasis. Clin Liver Dis. 2008;12:151.

Ganpathi IS, Diddapur RK, Eugene H, Karim M. Acute acalculous cholecystitis: challenging the myths. HPB (Oxford). 2007;9:131.

James TW, Baron TH. EUS-guided gallbladder drainage: A review of current practices and procedures. Endosc Ultrasound. 2019;8:S28.

Kimura Y, Takada T, Kawarada Y, et al. Definitions, pathophysiology, and epidemiology of acute cholangitis and cholecystitis: Tokyo Guidelines. J Hepatobiliary Pancreat Surg. 2007;14(1):15-26.

Kiriyama S, Kozaka K, Takada T, et al. Tokyo Guidelines 2018: diagnostic criteria and severity grading of acute cholangitis (with videos). J Hepatobiliary Pancreat Sci. 2018;25(1):17-30.

Lopez-Lopez V, Kuemmerli C, Cutillas J, et al. Vascular injury during cholecystectomy: A multicenter critical analysis behind the drama. Surgery. 2022;172:1067.

Mariat G, Mahul P, Prév t N, et al. Contribution of ultrasonography and cholescintigraphy to the diagnosis of acute acalculous cholecystitis in intensive care unit patients. Intensive Care Med. 2000;26:1658.

Montejo González JC. Manual de Medicina Intensiva. 4ª ed. Elsevier; 2012.

Pereñíguez López A, Egea Valenzuela J, Carballo Álvarez F. Protocolo terapéutico del cólico biliar y la colecistitis aguda. Medicine. 2016;12(8):467-71.

Roy-Chowdhury N, Roy-Chowdhury J. Classification and causes of jaundice or asymptomatic hyperbilirubinemia. [Internet]. UpToDate. Jun 2023. Disponible en: https://www.uptodate.com/contents/classification-and-causes-of-jaundice-or-asymptomatic-hyperbilirubinemia [último acceso: Julio 2023].

Roy-Chowdhury N, Roy-Chowdhury J. Diagnostic approach to the adult with jaundice or asymptomatic hyperbilirubinemia. [Internet]. UpToDate. Jun 2023. Disponible en: https://www.uptodate.com/contents/diagnostic-approach-to-the-adult-with-jaundice-or-asymptomatic-hyperbilirubinemia?search=Diagnostic%20approach%20to%20the%20adult%20with%20jaundice%20or%20asymptomatic%20hyperbilirubinemia&sou [último acceso: Julio 2023].

Segura Grau A, Joleini S, Díaz Rodríguez N, Segura Cabral JM. Ecografía de la vesícula y la vía biliar. Semergen. 2016;42(1):25-30.

Soria Aledo V, Galindo Iñíguez L, Flores Funes D, et al. Is cholecystectomy the treatment of choice for acute acalculous cholecystitis? A systematic review of the literature. Rev Esp Enferm Dig. 2017;109:708.

Vollmer CM Jr, Callery MP. Biliary injury following laparoscopic cholecystectomy: why still a problem? Gastroenterology. 2007;133:1039.

Zakko SF. Overview of gallstone disease in adults. [Internet]. UpToDate. Apr 2022. Disponible en: https://www.uptodate.com/contents/overview-of-gallstone-disease-in-adults?search=Overview%20of%20gallstone%20disease%20in%20adults&source=search_result&selectedTitle=1~150&usage_type=default [último acceso: Julio 2023].

49 Pancreatitis aguda. Perspectiva desde la unidad de cuidados intensivos

D. Vasco Castaño, F. Vasco Castaño y C. Rodríguez Solís

◢ Orientación para el estudio

La pancreatitis aguda, definida como la inflamación aguda no infecciosa del páncreas, es una de las principales causas de hospitalización en la unidad de cuidados intensivos dentro de las enfermedades gastrointestinales. El 15 % de los pacientes desarrollan la forma grave. Las nuevas clasificaciones se basan en los fallos orgánicos. El soporte nutricional debe ser temprano y, preferentemente, por vía enteral. La reanimación agresiva con fluidos y los antibióticos profilácticos son medidas que han cambiado. El abordaje quirúrgico en el síndrome compartimental abdominal y en la necrosis infectada debe ser conservador y mínimamente invasivo. El objetivo de esta revisión es actualizar la evidencia sobre el manejo de la pancreatitis aguda grave.

1. Introducción

La pancreatitis aguda es consecuencia de la activación intracelular prematura de las enzimas digestivas liberadas por el páncreas exocrino. La principal enzima responsable de este proceso es el tripsinógeno. La célula acinar pancreática es la encargada de la secreción de enzimas pancreáticas. El proceso de síntesis de las proteínas se inicia en el retículo endoplásmico rugoso, posteriormente pasan al aparato de Golgi, donde finalmente son destinadas al sitio apropiado, ya sean gránulos de zimógeno, lisosomas u otros compartimientos celulares.

El páncreas libera enzimas proteolíticas, amilolíticas y lipolíticas. Las enzimas proteolíticas, por seguridad, son secretadas en su forma de precursor inactivo y envueltas en forma de zimógenos. Entre las enzimas proteolíticas se encuentran las endopeptidasas (quimotripsina y tripsina), que ejercen su efecto en enlaces de péptidos internos de proteínas y polipéptidos; las exopeptidasas (carboxipeptidasa y aminopeptidasas), que actúan en las terminaciones carboxilo y amino de las proteínas; y por último, la elastasa. Las enzimas amilolíticas, con su principal representante en la amilasa, hidrolizan el almidón hasta formar oligosacáridos y el disacárido maltosa. Las enzimas lipolíticas son la lipasa, la fosfolipasa A_2 y la colesterol-esterasa. La enterocinasa, que se encuentra en la mucosa duodenal, rompe el enlace lisina-isoleucina del tripsinógeno para formar tripsina, y es esta última enzima la que activa los demás zimógenos proteolíticos y la fosfolipasa A_2.

Generalmente, la autodigestión del páncreas es impedida por dos fenómenos: el primero es el envoltorio en gránulos de zimógeno de las enzimas proteolíticas y su síntesis en forma de precursores inactivos; el segundo medio de protección es la síntesis del inhibidor de proteasa (PSTI, *pancreatic secretory trypsin inhibitor*). La disregulación de alguno de estos sistemas de protección activa el zimógeno aumentando las concentraciones intracinares de las enzimas proteolíticas, lo cual va a favorecer la autodigestión de la glándula. De igual manera, la tripsina activará al complemento, la coagulación y la fibrinólisis, llevando así el proceso local más allá de la glándula. El endotelio vascular también tiene un papel importante en la génesis de la extensión de la enfermedad. Estas células endoteliales también resultan afectadas y provocan un daño de la microcirculación y el aumento de la permea-

bilidad vascular por daño en las uniones intercelulares. Estas condiciones favorecen la síntesis de radicales libres, de citocinas proinflamatorias y de enzimas lipolíticas y proteolíticas que llevan al desarrollo de trombosis y necrosis tisular. En los casos más graves el proceso inflamatorio se asocia a un síndrome de respuesta inflamatoria sistémica (SIRS) que afecta a otros órganos, siendo en orden de frecuencia los riñones y los pulmones los órganos más afectados, seguidos de la disfunción cardíaca y vascular. Por último, el desarrollo de fracaso orgánico múltiple aumenta el riesgo de infección del tejido necrótico (por translocación bacteriana) y de predisposición de infección en cada uno de los otros órganos afectados.

La expresión de todo este fenómeno bioquímico da como resultado un estímulo potente de macrófagos que inducen la producción de citocinas proinflamatorias, factor de necrosis tumoral e interleucinas; todos estos factores son directamente proporcionales a la gravedad de la pancreatitis. Toda esta cascada inflamatoria va a repercutir en el fracaso multiorgánico y en las complicaciones asociadas al cuadro clínico.

La incidencia anual de esta patología oscila en torno a 13-45/100.000 personas. La mayoría cursa de forma leve y es autolimitada, y cerca del 15 % son graves. El fracaso orgánico es el principal determinante de gravedad y causa de muerte temprana.

2. Etiología

La etiología de la pancreatitis aguda varía según la región geográfica. Entre las causas más frecuentes están la litiasis biliar (40 %) y la ingesta de alcohol (30 %).

En nuestro medio se presenta más la etiología biliar, y el factor de riesgo más importante para su desarrollo es el diámetro de los cálculos: los < 5 mm tienen mayor posibilidad de generar pancreatitis aguda. Esto se objetivó en un estudio, donde se concluyó que tener un cálculo < 5 mm aumentaba cuatro veces el riesgo de pancreatitis aguda en comparación con individuos con cálculos de mayor tamaño.

En referencia al consumo de alcohol, se requiere generalmente un consumo prolongado (más de 100 g/día de alcohol durante más de 5 años). El alcohol disminuye el umbral de activación de la tripsina. El tipo de alcohol ingerido y su consumo excesivo, en ausencia de cronicidad en el consumo, no representan riesgo.

La hipertrigliceridemia es la tercera causa de pancreatitis aguda (5 %). Cuando las cifras de triglicéridos son > 1.000 mg/dL, el riesgo de pancreatitis asciende hasta un 20 %. En relación con esta etiología, las dislipidemias más asociadas son las de tipo I, IV y V. Es frecuente que estos pacientes tengan episodios repetitivos de pancreatitis. Cualquier factor, ya sea farmacológico o por alcohol, que origine un incremento de los triglicéridos a > 1.000 mg/dL puede generar un episodio de pancreatitis.

Los fármacos son la fuente etiológica en menos del 5 % de los casos de pancreatitis aguda. La mayoría generan una inflamación leve de la glándula ya sea por una reacción de hipersensibilidad o por la generación de un metabolito tóxico. Entre los fármacos más frecuentes están la azatioprina, los estrógenos, la furosemida, las sulfonamidas, la pentamidina, el ácido valproico, los inhibidores de la enzima convertidora de la angiotensina y la tetraciclina.

El tabaquismo se asocia al 50 % de los casos de pancreatitis aguda. Los fumadores activos tienen un 20 % más riesgo de padecer algún tipo de enfermedad pancreática que las personas exfumadoras. Debido a la alta prevalencia del tabaquismo a nivel mundial, se considera el factor de riesgo modificable más importante.

La pancreatitis aguda aparece en un 5-20 % de los pacientes sometidos a colangiopancreatografía retrógrada endoscópica (CPRE). Se ha intentado disminuir su incidencia con el empleo profiláctico de una endoprótesis en el conducto de Wirsung después de la técnica, sin llegar a demostrar una mejoría significativa. Entre los factores de riesgo para que surja la pancreatitis aguda después de la CPRE está la esfinterotomía del conducto pancreático accesorio, la disfunción del esfínter de Oddi y el antecedente de pancreatitis post-CPRE.

Las mutaciones de algunos genes se asocian también a pancreatitis aguda. Generalmente se trata de genes que codifican el tripsinógeno, la quimotripsina C.

Las causas autoinmunes suponen menos del 1 %. Se han descrito dos tipos. La de tipo 1 se caracteriza por afectar al páncreas, las glándulas salivales y los riñones, y se manifiesta por ictericia obstructiva con elevación leve de inmunoglobulina G4. La de tipo 2 generalmente solo afecta al páncreas, se suele manifestar en personas jóvenes y no eleva la inmunoglobulina G4. Ambas entidades tienen buena respuesta a los corticoides.

Los traumatismos abdominales, en especial los penetrantes y particularmente en los que se ve afectada la columna vertebral, tienen el riesgo de desarrollar pancreatitis aguda en cerca de 1 % de los casos.

En cuanto a la etiología infecciosa, también se han descrito casos de pancreatitis aguda en relación con el citomegalovirus, el virus de Epstein-Barr, el virus de la parotiditis y algunos casos por *Ascaris* y *Taenia*.

La importancia de determinar la etiología radica en el tratamiento etiológico del episodio y en la posibilidad de prevenir futuros episodios de pancreatitis aguda.

3. Diagnóstico

Generalmente el diagnóstico de la pancreatitis aguda se efectúa en los servicios de atención inicial.

Se deben cumplir dos o más criterios para realizar un adecuado diagnóstico: dolor abdominal característico, niveles elevados de lipasa (al menos tres veces el valor normal) y hallazgos en las pruebas de imagen, ya sea en la tomografía computarizada (TC), en la ecografía o en la resonancia magnética (RM).

El dolor abdominal en el cuadrante superior, periumbilical o en el epigastrio aparece de forma súbita y puede irradiarse al tórax o a la espalda. Se inicia después de la ingesta de comida o alcohol, y generalmente se acompaña de náuseas, vómitos y distensión abdominal.

El signo de Cullen (equimosis y edema del tejido celular subcutáneo) y el signo de Grey Turner (equimosis en el flanco) se asocian a pancreatitis aguda grave y conllevan mal pronóstico.

En relación con la analítica sanguínea, los niveles de lipasa son más sensibles y específicos que los de amilasa. Se debe tener en cuenta que la hiperamilasemia puede darse en la insuficiencia renal, la parotiditis, la isquemia y en la obstrucción intestinal, y que la lipasa puede elevarse en la peritonitis bacteriana, la isquemia intestinal y la esofagitis.

En cuanto a las pruebas de imagen, se recomienda que en todo paciente con sospecha clínica y analítica de pancreatitis aguda se realice una ecografía abdominal, la cual es útil para el diagnóstico de la etiología biliar; sin embargo, presenta algunas limitaciones, como ser una prueba operador-dependiente y la presencia de gas intestinal, por lo que no es útil para evaluar el pronóstico. Con la TC se puede evaluar el pronóstico de gravedad de la pancreatitis aguda y es el método de elección cuando se tienen dudas diagnósticas. El tiempo óptimo para realizarla es de 72 a 96 horas después del inicio de los síntomas. La RM es útil en los casos de hipersensibilidad al medio de contraste y presenta ventaja respecto a la TC para evaluar el conducto pancreático principal.

Entre los hallazgos analíticos más frecuentes encontramos leucocitosis > 15.000 leucocitos/μL. Los pacientes más graves presentan hemoconcentración con valores de hematocrito > 44 % e hiperazoemia con nitrógeno ureico en sangre > 22 mg/dL, lo que se puede explicar por la pérdida de plasma hacia el espacio retroperitoneal. La hiperglucemia también se observa con frecuencia en estos pacientes y se puede explicar por diversos factores, entre ellos, por la disminución de la liberación de insulina, aumento del glucagón y mayor síntesis de glucocorticoides por las suprarrenales. Hasta un 25 % de los pacientes tienen hipocalcemia.

4. Clasificación

El simposio de Atlanta de 1992 sirvió en su momento para unificar un sistema de clasificación aplicable globalmente. Sin embargo, el desarrollo en los métodos de imagen, sumado a un mejor entendimiento de la fisiopatología de la pancreatitis aguda y del fallo orgánico, hizo necesaria una revisión, la cual se hizo entre 2012 y 2013, tras lo que se presentaron los criterios modificados de Atlanta. Los criterios de Atlanta modificados definen tres grados de pancreatitis: leve, moderada y grave:

- ✔ La pancreatitis aguda leve no presenta fracasos orgánicos, tampoco complicaciones locales definidas como ausencia tanto de necrosis (peri)pancreática.

✔ La pancreatitis aguda moderada se caracteriza por una disfunción orgánica transitoria (< 48 horas) con complicaciones locales, definidas por la presencia de cualquier tipo de necrosis (peri)pancreática estéril.

✔ La pancreatitis aguda grave se define como la que disfunción orgánica persistente (> 48 horas) o la presencia de cualquier grado de necrosis (peri)pancreática infectada.

Ahora, se debe conocer que la disfunción orgánica se basa en la puntuación de Marshall modificada, que, aunque no está validada, es la preferida por los autores del consenso porque se puede calcular de forma rápida tanto en el servicio de urgencias como de hospitalización. En relación con las complicaciones locales, también fueron evaluadas, y se incorporaron los términos de «colección necrótica aguda» (*walled off*) y «necrosis organizada»; ambos términos describen el mismo proceso, pero en diferentes momentos: el primero de ellos hace referencia a las primeras 4 semanas y el segundo de las 4 semanas en adelante.

Existe un segundo sistema de clasificación, la *Determinant Based Classification of Acute Pancreatitis Severity* (DBC). Esta clasificación, quizás más atractiva para los intensivistas, se basa en dos determinaciones de pronóstico para clasificar la gravedad: uno sistémico (fracaso orgánico) y el otro local (necrosis pancreática o peripancreática). De la combinación de estos ítems se establecen unas categorías de pancreatitis leve, moderada, grave y crítica.

Una crítica hacia ambas clasificaciones es que depende de la demostración de complicaciones locales mediante TC con contraste, lo cual no siempre es necesario en las primeras 72 horas. No está claro qué clasificación es superior. Un estudio que comparó las dos clasificaciones para la predicción del pronóstico no encontró diferencias.

5. Predictores de gravedad y pronóstico

En el intento de encontrar el predictor ideal se han propuesto diferentes sistemas de puntuación, como el índice Glasgow. Se han descrito diferentes escalas, todas con el mismo objetivo de intentar predecir qué pacientes se benefician de un manejo más monitorizado y controlado. Entre distintas las escalas, mencionaremos las más utilizadas hasta la fecha:

✔ **Criterios de Ranson.** Presenta una sensibilidad del 80 % en las primeras 48 horas. Tiene en cuenta 11 factores (5 al ingreso y 6 a las 48 horas). Una puntuación ≥ 3 califica la pancreatitis como grave. Entre sus limitaciones destaca el no poder realizar un acercamiento precoz, dado que se necesitan 2 días para realizar una correcta clasificación.

✔ **Escala BALI.** Tiene en cuenta cuatro variables: nitrógeno ureico sanguíneo (BUN) ≥ 25 mg/dL, lactato-deshidrogenasa (LDH) ≥ 300 U/L, edad ≥ 65 años e IL-6 ≥ 300 pg/mL. Estos criterios se evalúan al ingreso y a las 48 horas. Tres variables positivas se asocian con una mortalidad > 25 %, y si son cuatro variables positivas, con una mortalidad ≥ 50 %.

✔ **BISAP** (*Bedside Index of Severity in Acute Pancreatitis*). Actualmente es la más utilizada. Emplea un método estadístico que es capaz de identificar, con cinco variables, el riesgo de mortalidad asociada a la enfermedad: BUN ≥ 25 mg/dL, edad > 60 años, deterioro del nivel de consciencia, signos de SIRS y derrame pleural. Se asigna 1 punto si la variable está presente y 0

si la variable no lo está. Una puntuación < 2 indica una mortalidad < 1 %, una puntuación > 2 indica una mortalidad > 2 % y si la puntuación es > 3 la mortalidad se incrementa hasta un 20 %. Se debe tener en cuenta que realmente al evaluar los signos de SIRS la puntuación pasa a tener más variables y el nivel de consciencia se evaluará con la Escala de Coma de Glasgow.

Otro sistema de puntuación es el índice de gravedad por TC, donde se suma el grado de Balthazar más el grado de necrosis. Con este se evalúa la presencia de inflamación peripancreática y necrosis. Este sistema tiene una sensibilidad del 87 % y una especificidad del 83 %.

En resumen, en la última década ha cobrado especial importancia el papel sistémico de la enfermedad, lo cual deja de lado el criterio morfológico para definir la gravedad y se acopla a la ecuación el fracaso orgánico en relación con la pancreatitis.

6. Fallo orgánico precoz

El fallo orgánico precoz se define como uno o más fracasos orgánicos dentro de las primeras 48 horas desde el comienzo de la pancreatitis. Isenmann *et al.* fueron los primeros en demostrar el impacto que tiene el fracaso orgánico en la mortalidad. Presentaron una serie de 158 pacientes con pancreatitis necrotizante, el 30 % de los cuales sufrieron un fracaso orgánico precoz con aumento de la mortalidad (42 %). Concluyeron que el fracaso orgánico precoz era el factor de riesgo más importante, incluso superando la extensión de la necrosis y la infección. La persistencia del fracaso orgánico disparó la mortalidad entre un 36 % y un 55 %, comparado con una mortalidad del 0-1 % si se resolvía el fracaso en las primeras 48 horas.

Para evaluar la disfunción orgánica se han usado dos escalas: *Múltiple Organ Dysfunction Score* (MODS) de Marshall y la *Sequential Organ Failure Assessment* (SOFA). Ambas se han usado sin llegar a ser validadas como tal para la pancreatitis aguda. La escala SOFA, publicada en 1996 por la European Society of Intensive Care Medicine (ESICM), ha cobrado especial importancia para la valoración de la disfunción multiorgánica, Utiliza una puntuación de 0 a 4 para los seis órganos incluidos. Se debe realizar diariamente, con el peor valor del día anterior. La puntuación tiene una relación directa con la mortalidad, es decir, a medida que aumenta la puntuación, también lo hace la mortalidad.

7. Marcadores bioquímicos

Las variables bioquímicas fueron analizadas por Ranson e Imrie para predecir la gravedad de la pancreatitis aguda. Entre estos marcadores, uno de los más estudiados es el hematocrito, con un seguimiento durante el ingreso y a las 48 horas (después de la reanimación con fluidoterapia). Este análisis sanguíneo es capaz de valorar el estado de reanimación del paciente y, de forma indirecta, la gravedad de la enfermedad. Otros marcadores bioquímicos estudiados son la creatinina y la urea como parámetros de disfunción orgánica. De todas formas, la sensibilidad y la especificidad de estos parámetros no son satisfactorias (79 % y 67 % respectivamente).

Otro marcador utilizado es la proteína C reactiva (PCR), dado que su determinación tiene bajo coste y de fácil acceso. Se ha estudiado para establecer la gravedad y para realizar el seguimiento de la enfermedad. Los estudios basados en la PCR en la pancreatitis se han focalizado en intentar diferenciar la pancreatitis aguda leve de la grave, y han obtenido una precisión diagnostica del 70-80 % cuando el punto de corte es > 150 mg/L en las primeras 48 horas. La PCR no tiene utilidad para evaluar el fracaso orgánico ni tampoco para predecir la infección de la necrosis o el riesgo de muerte.

La procalcitonina, a diferencia de la PCR, sí se correlaciona con la infección bacteriana. Cuando el punto de corte fue > 1,8 ng/mL en un grupo de pacientes, permitió predecir la presencia de infección de la necrosis con una sensibilidad y especificidad > 90 %.

8. Marcadores radiológicos

Desde la clasificación de Atlanta de 1992 se han utilizado los cambios morfológicos del páncreas para clasificar la pancreatitis aguda. Dado el curso natural de la enfermedad, las pruebas de imagen tienen mayor valor en la fase tardía, cuando los cambios morfológicos son más llamativos.

La TC en la fase precoz puede detectar colecciones líquidas y edema (peri)pancreático. Estos cambios morfológicos en la TC sin contraste son la base de la clasificación de Balthazar de 1985. La limitación de esta técnica sin contraste es que es difícil evaluar la necrosis.

El índice de gravedad determinado por TC (CTSI, *TC Severety Index*) es una variante de la clasificación de Balthazar, con la diferencia de que en el CTSI se utiliza medio de contraste. Con ello se logró evaluar el grado y la extensión de la necrosis, pudiendo dividir la extensión de la necrosis pancreática en < 30 %, 30-50 % y > 50 %. En 2004 este índice de gravedad sufrió una modificación (MCTSI) en la que se agregaron las complicaciones extrapancreáticas (derrame pleural, trombosis vasculares, líquido libre).

Es importante conocer en qué momento está indicado realizar una TC. Se realizará ante un diagnóstico incierto, falta de respuesta al tratamiento o empeoramiento clínico a pesar del tratamiento adecuado. También es una indicación cuando se considera realizar una intervención invasiva. El momento óptimo para realizar la TC de forma inicial es a las 72-96 horas del comienzo de los síntomas. En esta primera TC se recomienda usar contraste, 100-150 mL de medio de contraste intravenoso a una velocidad de infusión de 3 mL/s en la fase pancreática o venosa portal. En el seguimiento es suficiente la fase venosa portal sola.

9. Criterios de ingreso en la unidad de cuidados intensivos

De forma general, se debería hacer un especial seguimiento a los pacientes con pancreatitis aguda y por lo menos un fracaso orgánico que se establezca después de la reanimación con fluidoterapia inicial. Existen unos signos de alarma para realizar un seguimiento ante la sospecha de una posible evolución desfavorable. Estos signos de alarma responden a criterios clínicos, analíticos, radiológicos o escalas pronósticas:

✓ **Criterios clínicos:** disminución del nivel de consciencia, hipotensión arterial que no mejora con la reanimación con fluidoterapia, oliguria y anuria.
✓ **Criterios analíticos:** PCR > 150 mg/dL, hematocrito > 44 % (es más sensible para pronóstico adverso si esta cifra se mantiene a las 48 horas del ingreso) y procalcitonina > 0,5 ng/mL en las primeras 24 horas.
✓ **Criterios radiológicos:** derrame pleural y líquido libre peritoneal.
✓ **Escalas pronósticas:** BISAP > 2 y APACHE II > 8.

El principal factor en la evolución de la pancreatitis aguda es la aparición de algún fracaso orgánico, y es más importante si se mantiene durante más de 48 horas. El segundo factor que influye en la evolución es la presencia de un proceso infeccioso pancreático, es decir, la necrosis infectada. Se sabe bien que el manejo precoz de esta patología altera los desenlaces desfavorables, por lo que es de vital importancia hacer un diagnóstico precoz y realizar una clasificación para establecer el sitio de manejo acorde a los hallazgos clínicos, analíticos y de imagen. Para el intensivista, en caso de escasa respuesta al manejo adecuado en planta o en urgencias, o ante el fracaso orgánico con escasa respuesta o deterioro orgánico, la necrosis infectada asociada a un fracaso orgánico debería ser motivo de discusión para el ingreso en la unidad de cuidados intensivos.

10. Manejo inicial de la pancreatitis aguda grave en la unidad de cuidados intensivos

10.1. Reanimación con fluidoterapia

Está demostrado que los pacientes que son reanimados en las primeras 24 horas desde el ingreso en el servicio de urgencias tienen un mejor pronóstico. Esto se explica por la disminución de la respuesta inflamatoria sistémica que se origina al reducir el potencial daño orgánico extrapancreático.

La fisiopatología de la enfermedad se caracteriza por hipovolemia, ya sea por falta de ingesta, emesis, aparición de un tercer espacio, sumada a la vasodilatación generalizada. Como se mencionó anteriormente, el principal factor que se asocia con un pobre resultado es el fracaso orgánico, de ahí la importancia del manejo precoz con fluidoterapia, más cuando se conoce que la vasodilatación sumada a la hipovolemia no solo compromete la microcirculación esplácnica, sino también la propia circulación del páncreas, y favorece la necrosis y la translocación bacteriana por hipoperfusión intestinal, el desarrollo de disfunción multiorgánica y la muerte.

Se entiende entonces que el primer objetivo cuando nos enfrentamos a un paciente crítico con pancreatitis aguda es la repleción de volumen, pero se debe tener en cuenta que el exceso de hidratación ha mostrado un impacto negativo en la evolución, pudiendo originar el desarrollo de síndrome compartimental y edema agudo de pulmón. Gardner *et al.*, en un estudio retrospectivo, sugieren que es más importante el momento del inicio de fluidos que la propia cantidad de volumen administrado. En un estudio chino de 40 pacientes, los investigadores encontraron una reducción en el SIRS basada en el tipo de líquido usado. El lactato Ringer (solución balanceada) disminuyó en mayor proporción los signos de respuesta inflamatoria sistémica y la PCR en comparación con la solución salina. En el subgrupo de pacientes con saturación venosa mixta de oxígeno < 70 %, lactato > 4 mmol/L, oliguria o algún otro dato de hipoperfusión, es preferible la administración de fluidos de forma progresiva, controlada y monitorizada que la administración agresiva.

Entre las recomendaciones de las guías IAP/APA (International Association of Pancreatology/American Pancreatic Association) está administrar 50-100 ml/h de lactato Ringer (recomendación IB fuerte para el tipo de fluido) en las primeras 24 horas hasta alcanzar los siguientes objetivos (recomendación IB débil): Frecuencia cardíaca <120 lpm, presión arterial media > 65 mm Hg y diuresis > 0,5 mL/kg/h.

En relación con los objetivos estáticos y dinámicos, es importante recalcar que la presión venosa central y la presión capilar pulmonar no son recomendables como objetivos de reanimación, dado que no predicen adecuadamente la respuesta a la fluidoterapia. Al monitorizar al paciente con parámetros dinámicos, estamos cuantificando la respuesta cardíaca ante las variaciones de la precarga. La variabilidad de la presión de pulso y la variación del volumen sistólico han sido eficaces para predecir la respuesta a volumen (grado de recomendación fuerte 1C y baja calidad de evidencia). Debemos hacer especial énfasis en la ecocardiografía, pues podría ser de utilidad la medición continua del volumen minuto cardíaco, la integral velocidad tiempo y el volumen sistólico, siendo la principal limitación la ventana acústica.

Entre los objetivos bioquímicos se encuentran un hematocrito del 35-44% y la urea.

10.2. Soporte nutricional en el paciente crítico con pancreatitis aguda grave

La pancreatitis aguda grave genera un estado hipercatabólico, hipermetabólico e hiperdinámico. Se debe tener en cuenta el estado nutricional previo del paciente (hasta un 30 % de las pancreatitis graves son de etiología alcohólica).

La recomendación universal de las diferentes guías es el uso de soporte nutricional en los pacientes con pancreatitis aguda grave, y todas coinciden en que el soporte nutricional debe ser parte del tratamiento de la enfermedad. Esto se demostró en un metanálisis publicado en 2008 que incluyó 15 ensayos clínicos aleatorizados donde se comparó la nutrición enteral o la nutrición parenteral con ningún soporte nutricional. El metanálisis demostró una reducción de la mortalidad del 70 % en los pacientes que recibieron nutrición artificial. Desde entonces todas las sociedades recomiendan el soporte nutricional como parte del tratamiento de la pancreatitis aguda grave.

Sabiendo entonces que se recomienda la nutrición, las investigaciones se centraron en conocer qué presentaba más beneficio: la nutrición enteral o la nutrición parenteral. Respecto a este tema, las guías de las sociedad europea (ESPEN) y americana (ASPEN) coinciden en que la nutrición enteral siempre debe ser la primera opción, incluidos los pacientes con complicaciones pancreáticas como fístulas. Los beneficios con la nutrición enteral se dan al mantener la integridad de la mucosa intestinal, previniendo su disrupción, y disminuyendo asimismo la translocación bacteriana (que puede infectar la necrosis pancreática).

Estos beneficios de la nutrición enteral se demostraron en un metanálisis que incluyó ocho ensayos clínicos aleatorizados y que demostró una disminución de las complicaciones infecciosas, la disfunción orgánica y en consecuencia la mortalidad en pacientes que recibieron nutrición enteral frente a los que recibieron nutrición parenteral total.

La nutrición enteral iniciada de forma precoz se evaluó también en otro metanálisis de 11 ensayos clínicos aleatorizados con 775 pacientes que tenían diagnóstico de pancreatitis aguda. Este metanálisis demostró que la nutrición enteral que se inicia precozmente (en las primeras 48 horas) se asoció con una disminución global de las infecciones, la infección asociada a catéter, las complicaciones pancreáticas infecciosas y una disminución del fracaso orgánico. Estos mismos resultados se dieron también en el subgrupo de pacientes que presentaban una pancreatitis aguda grave.

Está demostrado que el inicio de la nutrición enteral de forma precoz mejora los resultados clínicos cuando se compara con el inicio después del séptimo día. Sabiendo que se prefiere la nutrición enteral a la parenteral y que se recomienda el inicio precoz, ha existido desde entonces mucha controversia en relación con la forma óptima para administrar la nutrición enteral. Entre las diferentes formas de administración está la nutrición por vía nasogástrica y por vía nasoyeyunal. Clásicamente se ha tenido como premisa el reposo pancreático, es decir, disminuir la secreción pancreática estimulada por la secreción gástrica cuando se ingieren alimentos, con el fin de promover la recuperación. Actualmente es bien sabido que incluso los pacientes con pancreatitis aguda grave se benefician de un tránsito activo intestinal, así sea con dosis tróficas de nutrición enteral. En un metanálisis que incluyó 157 pacientes de tres ensayos clínicos aleatorizados, se asignaron los pacientes a recibir nutrición enteral gástrica *versus* nasoyeyunal. En los resultados no se observaron diferencias en la tolerancia, tampoco en la seguridad de la nutrición administrada por una vía u otra. Más importante es que no se encontraron diferencias en la mortalidad, tampoco en las complicaciones infecciosas o la disfunción multiorgánica. Los autores del metanálisis concluyen que la nutrición enteral por sonda nasogástrica es segura y bien tolerada, comparada con la vía nasoyeyunal.

Las recomendaciones actuales están a favor de la vía de administración nasogástrica, dado que presenta menos dificultades técnicas, no se requiere de un personal altamente entrenado y tiene menos costes. Los pacientes que presentan gastroparesia e intolerancia a la nutrición enteral gástrica se benefician de la nutrición por sonda nasoyeyunal.

El aporte de nutrientes por vía enteral o parenteral se basa en el aporte calórico de 25-30 kcal/kg/día (sin exceder un aporte > 4 g/kg/día de glucosa), un aporte proteico de 1-1,8 g/kg/día y un aporte de lípidos de 0,7-1,5 g/kg/día. Son recomendables las fórmulas poliméricas y las oligoméricas. Se recomienda el uso de glutamina en pacientes con pancreatitis aguda grave que reciben nutrición parenteral.

10.3. Uso de antibióticos en pacientes con pancreatitis aguda grave en la unidad de cuidados intensivos

Existen dos indicaciones claras sobre el uso de antibióticos. La primera indicación es en pacientes con una infección extrapancreática (colangitis, neumonía asociada a la ventilación mecánica, neumonía nosocomial, infección urinaria, bacteriemia). La segunda es la infección peripancreática o intrapancreática o infección de la necrosis. La infección extrapancreática es la causa más común de sepsis, se da en alrededor un 40-70 % de los pacientes y arroja una mortalidad en torno al 20-50 %. La infección intrapancreática o peripancreática es un reto diagnóstico, diagnosticándose la mayoría de los casos después de descartar los procesos extrapancreáticos.

Ante los pocos estudios farmacocinéticos/farmacodinámicos de los antibióticos en el páncreas, se recomienda usar antimicrobianos con buena penetración pancreática, como son los carbapenémicos, cefepima, ceftazidima, piperacilina-tazobactam, ciprofloxacino, vancomicina, linezolida y metronidazol. Se debe tener en cuenta que la necrosis aséptica se presenta con relativa frecuencia en pacientes con pancreatitis aguda grave, y aparece de una forma indistinguible a un proceso séptico, manifestándose con repercusión hemodinámica, signos de respuesta inflamatoria sistémica y en ocasiones disfunción multiorgánica. Es difícil definir el momento en que la necrosis aséptica se infecta; normalmente ocurre entre el séptimo y décimo día desde el inicio de los síntomas y son pacientes que suelen mostrar un empeoramiento clínico. En este grupo de pacientes se recomienda realizar una TC de abdomen con contraste para evaluar focos pancreáticos o peripancreáticos. Si la TC detecta imágenes sospechosas de un foco infectado, se recomienda realizar una aspiración del contenido por medio de una punción-aspiración con aguja fina (PAAF), ya sea guiada por ecografía o TC, y enviar a cultivar este contenido. Mientras se reporta el contenido de los cultivos, se debe iniciar tratamiento antibiótico empírico con cobertura para bacilos gramnegativos, anaerobios y cocos. El segundo escenario es el paciente.

La necrosis pancreática aséptica se infecta en orden de frecuencia por diseminación hematógena, seguida por la translocación bacteriana, colangitis y perforación de víscera hueca. Según la evidencia actual, hasta el momento no se recomienda el inicio de tratamiento antibiótico profiláctico, o para evitar la progresión de una necrosis aséptica a una infectada o para disminuir la incidencia de infección peripancreática. La única recomendación para el inicio de terapia antimicrobiana es la presencia de una infección diagnosticada. Al iniciar el manejo empírico, ante la sospecha de infección y en espera de los resultados de los cultivos, no se recomienda el uso de antifúngicos de entrada. La duración del tratamiento dependerá de la valoración clínica día a día y de la etiología de la infección: normalmente, si se trata de abscesos, la terapia antibiótica suele durar entre 4 y 6 semanas.

10.4. Complicaciones extrapancreáticas

10.4.1. Hipertensión intraabdominal y síndrome compartimental abdominal

La presión que existe dentro de la cavidad abdominal en pacientes no críticos generalmente es subatmosférica (< 0 mm Hg); sin embargo, en los pacientes críticos, dada la reanimación con fluidoterapia, el valor puede llegar a ser normal (hasta 12 mm Hg). Se habla de hipertensión intraabdominal cuando la presión en esta cavidad es > 12 mm Hg, y se define síndrome compartimental abdominal cuando la presión es > 20 mm Hg de

forma sostenida y asociada al desarrollo de un nuevo fracaso orgánico.

Se debe tener en cuenta no solo el valor de la presión intraabdominal (PIA) sino también la presión de perfusión abdominal (PPA), y conociendo que PPA = PAM - PIA, nuestro objetivo siempre debe ser tener una adecuada PPA, es decir, en torno a 60 mm Hg. Conociendo entonces esta ecuación, se puede actuar aumentando la PAM con soporte vasoactivo o disminuyendo la PIA ya sea con tratamiento médico o quirúrgico. Entre el tratamiento médico está el uso de procinéticos, sonda rectal y nasogástrica, disminuir el volumen de líquidos a infundir, reducir el volumen corriente, ajustar la sedación y el bloqueo neuromuscular. El tratamiento quirúrgico se reserva para aquellos pacientes refractarios al tratamiento médico y que continúan con al menos un fracaso orgánico nuevo. Entre las opciones quirúrgicas se incluye la colocación de un catéter de drenaje percutáneo y la laparotomía. En los casos de descompresión quirúrgica y presencia de necrosis se debe mantener la integridad de la transcavidad de los epiplones y la cavidad retroperitoneal para disminuir el riesgo de infección de la necrosis peripancreática.

10.4.2. Lesión renal aguda

El fracaso renal se encuentra entre los más comunes en las primeras horas desde el ingreso del paciente. Este fracaso se suele manifestar por deterioro de la función renal, asociado o no a oliguria y elevación de productos nitrogenados.

El tratamiento inicial suele tener como objetivo aumentar la presión de perfusión renal, inicialmente por medio de la terapia con líquidos. El uso de la terapia de reemplazo renal va más allá de suplir la función renal. Como se mencionó anteriormente, la pancreatitis aguda grave es una inflamación no solo de la glándula pancreática, sino que también genera una respuesta inflamatoria exagerada, con producción de interleucinas, factor de necrosis tumoral y otros factores proinflamatorios. La hemofiltración ha sido estudiada para eliminar sustancias inflamatorias, pero los estudios has mostrado resultados contradictorios; sin embargo, existen datos que sugieren un efecto benéfico en la evolución del SIRS y el fracaso orgánico. Si seguimos esta línea, en caso de estar indicada la terapia de reemplazo renal, se recomienda el inicio precoz, y en caso de inestabilidad hemodinámica, la terapia continua. Hasta el momento no existe suficiente evidencia para otorgar una recomendación fuerte al uso de forma rutinaria de la hemodiafiltración en pacientes con pancreatitis aguda grave.

10.4.3. Complicaciones locales

Generalmente, las complicaciones locales suelen ser diagnosticadas después de excluir las infecciones extrapancreáticas. Se presentan como SIRS, fracaso orgánico o deterioro hemodinámico. Se describen mediante la TC, que logra diferenciar la localización (peri)pancreática, el contenido (líquido, sólido o gas) y el grosor de la pared.

Entre las complicaciones locales, la necrosis pancreática infectada merece especial atención, dada la morbimortalidad que genera. La TC puede definir correctamente las características del páncreas y sus estructuras adyacentes. Según las imágenes, la pancreatitis aguda grave se puede dividir en pancreatitis intersticial edematosa o necrotizante.

Se han descrito cuatro tipos de colecciones:

- Colecciones líquidas agudas.
- Seudoquistes.
- Colecciones necróticas agudas (estériles o infectadas) de menos de 4 semanas: contienen líquido y necrosis (peri)pancreática y pueden ser múltiples.
- Necrosis amuralladas o encapsuladas (estériles o infectadas) de más de 4 semanas: es un tejido necrótico encapsulado (peri)pancreático que está envuelto por una pared inflamatoria.

La clasificación de estas colecciones es importante, dado que no todas necesitan intervención; por ejemplo, el seudoquiste y la colección líquida aguda, que generalmente están dentro del espectro de la pancreatitis edematosa, no requieren más que seguimiento. De forma contraria, la colección necrótica aguda y la necrosis amurallada, que forman parte de la pancreatitis aguda necrotizante, pueden llegar a requerir algún tipo de intervención durante su evolución.

10.4.4. Necrosis infectada

Desde el punto de vista morfológico, pueden darse dos tipos de pancreatitis aguda grave: la pancreatitis aguda edematosa intersticial y la pancreatitis aguda necrosante, en función de la presencia o ausencia de necrosis.

La necrosis pancreática suele definirse por la ausencia de realce del parénquima pancreático tras la administración de contraste intravenoso. Es recomendable que la prueba de imagen se haga después de las primeras 72 horas desde el inicio de los síntomas, dado que, por una parte, el edema pancreático inicial puede en ocasiones simular una necrosis y, por otra parte, la necrosis pancreática se considera un proceso evolutivo. La necrosis infectada se considera una complicación tardía, dado que su presentación suele ocurrir hacia las 2 semanas después del inicio de la enfermedad. Todavía no se conoce completamente cómo se desarrolla la infección de las necrosis, aunque la mayoría de las infecciones son generadas por bacterias intestinales, más frecuentemente por gramnegativas. Se presumen dos vías que explicarían la infección de la necrosis: la primera es la translocación bacteriana desde el intestino, debido a la disfunción de la barrera intestinal, y la segunda por diseminación hematógena.

10.4.4.1. Diagnóstico

El diagnóstico de la necrosis infectada se realiza por medio de la TC con contraste, como se mencionó anteriormente. El cuadro típico es un paciente con deterioro clínico (fiebre, sepsis, fracaso orgánico) después del 14° día desde el inicio de los síntomas. En estos pacientes la TC puede identificar burbujas de gas en una colección. La formación de gas en las colecciones (peri)pancreáticas demuestra una infección con una certeza alta; sin embargo, esta solo se produce en aproximadamente la mitad de los pacientes con necrosis infectada.

Cuando la TC no es concluyente y se tiene un alto índice de sospecha clínica, se debería realizar una PAAF, que tiene una sensibilidad del 79 % y una tasa de falsos negativos del 12-25 %. Se desconoce la introducción de microorganismos por medio de la PAAF en una colección estéril, pero se sospecha que es < 1 %. La PAAF se puede repetir después de un resultado negativo y un alto índice de sospecha de infección. La RM puede diferenciar mejor las colecciones sólidas de las líquidas; sin embargo, este método no aporta un valor adicional para el diagnóstico de la necrosis infectada, aunque podría aportar más información para valorar las opciones de tratamiento invasivo.

10.4.4.2. Tratamiento

Como primera opción, se recomienda el drenaje percutáneo de la necrosis infectada, previamente a la cirugía si esta es necesaria. El objetivo del drenaje percutáneo no es la resección del tejido, sino más bien el control del foco séptico.

Se podría pensar en el uso de biomarcadores como la procalcitonina como predictor de la presencia de infección de la necrosis; sin embargo, los estudios en unidades de cuidados intensivos que pretenden diferenciar infección de inflamación guiados por este polipéptido han excluido a pacientes con pancreatitis aguda grave, por lo cual no se pueden extrapolar estos datos a nuestros pacientes.

A nivel microbiológico, los organismos comúnmente cultivados de las muestras de las necrosis infectadas son bacterias intestinales, enterobacterias como *Escherichia coli* en un 20 %, *Enterobacter* en un 10 %, *Enterococcus faecalis* en un 22 % y *Enterococcus faecium* en un 20 %, y anaerobios en un 12,5 %.

Se debe tener en cuenta que el tratamiento con múltiples antibióticos de amplio espectro puede causar una profunda alteración en la flora endógena, promoviendo el crecimiento de especies de *Candida*. Las infecciones por hongos previas al tratamiento antibiótico ocurren en un 5-8 % de los casos, pero tras el tratamiento antibiótico la incidencia de infección por hongos aumenta hasta un 20 %.

A la hora de dirigir el tratamiento antibiótico debemos tener presente el estado de distribución de líquidos de nuestro paciente (tercer espacio), los cambios en la concentración de proteínas plasmáticas, la función renal y hepática y la penetrancia al tejido pancreático necrótico. Entre los antibióticos que cumplen con los requisitos se encuentran los carbapenémicos, las cefalosporinas, las fluoroquinolonas y pieracilina-tazobactam. No hay evidencia de que alguna combinación de antibióticos sea superior en términos de eficacia y seguridad en la necrosis infectada. Se recomienda evaluar la excreción de creatinina para ajustar la dosis. La infusión continua de antibióticos betalactámicos ha demostrado mejorar los objetivos de farmacocinética y farmacodinamia (tiempo por encima de la concentración mínima inhibitoria), particularmente en infecciones de pacientes graves; sin embargo, no hay estudios relevantes en pacientes con pancreatitis aguda grave.

La cobertura empírica de *Candida* no está recomendada, pero sí se recomienda determinar el índice de puntuación de colonización por *Candida*, para identificar a los pacientes con bajo riesgo de infecciones invasivas (índice < 0,5). En la pancreatitis se usa el índice de Hall. Cuando los cultivos son positivos para *Candida*, se recomienda la terapia con equinocandinas; incluso si la *Candida* es sensible a los azoles, se recomienda en primer lugar las equinocandinas, dado que se demostró que es superior en una población de pacientes sépticos con candidiasis invasiva y candidemia en unidades de cuidados intensivos.

Uno de los puntos de mayor controversia en relación con el tratamiento antibiótico de la necrosis infectada es su duración, que está determinada en gran medida por el control de la fuente. Una vez se inicia el control del foco, es razonable suspender los antibióticos después de 5 a 7 días. Dado que en ocasiones es difícil evaluar el control adecuado del foco, pueden ser necesarios ciclos prolongados para pacientes con signos continuos de sepsis.

Por último, se deben interpretar con extremo cuidado las muestras tomadas de los drenajes abdominales, dado que muchos de los cultivos positivos son por colonización, más si las muestras se han tomado de pacientes estables y sin signos de respuesta inflamatoria sistémica.

10.4.4.2.1. Tratamiento quirúrgico de la necrosis infectada

Se debe tener presente que los hallazgos microbiológicos junto con los de la PAAF no condicionan la actitud quirúrgica. Las opciones invasivas deben ir de menos a más, insistiendo inicialmente en los abordajes endoscópicos y laparoscópicos y posteriormente la laparotomía. En definitiva, los hallazgos microbiológicos positivos no implican una indicación quirúrgica, y tampoco un hallazgo negativo la descarta.

El momento ideal para la necrosectomía es en la fase tardía de la enfermedad; es decir, la indicación quirúrgica se establecerá según el fracaso orgánico del paciente, la perforación de víscera hueca, la isquemia intestinal y el síndrome compartimental (se recomienda en este caso cirugía descompresiva sin necrosectomía).

Las indicaciones para drenar las colecciones en la pancreatitis aguda se pueden englobar en dos tipos:

- Sospecha clínica o documentada de necrosis infectada con fracaso orgánico.
- Necrosis estéril que genere obstrucción digestiva o biliar y disrupción ductal con síntomas persistentes.

Se realizará drenaje percutáneo dirigido con control radiológico y colocación de *pig tail* del mayor grosor posible. En ocasiones se requiere de más de un drenaje y de lavados. En cuanto al drenaje endoscópico guiado por ecoendoscopia, como norma la distancia entre la pared digestiva y la colección necrótica no ha de ser > 1 cm, lo que permite retirar el material necrótico a través del tubo digestivo. Este abordaje podría requerir de varias sesiones.

10.4.4.2.2. Lavados peritoneales

La formación de líquido peritoneal se debe a la pérdida de líquido pancreático secundario a la rotura y generalmente a la necrosis del parénquima pancreático. Este líquido suele rodear el páncreas y cubrir la cavidad peritoneal. Es rico en proteasas y citocinas proinflamatorias, lo que contribuye al desarrollo del estado inflamatorio y el fracaso orgánico. El uso del lavado peritoneal se fundamenta en disminuir los mediadores inflamatorios, los niveles de IL-1, IL-6 e IL-8 y aumentar la IL-10.

El beneficio clínico del lavado peritoneal en la pancreatitis aguda grave sigue siendo controvertido, dado que los ensayos clínicos arrojan resultados contradictorios. Como consecuencia de ello, ninguna de las guías clínicas hace una recomendación positiva sobre el uso del lavado peritoneal.

En una revisión de Cochrane de diez ensayos clínicos con 469 pacientes, el lavado peritoneal no resultó favorable estadísticamente en comparación con el manejo conservador en el desenlace primario de mortalidad. De forma contraria, las revisiones que se han publicado en China muestran un posible beneficio a favor de los lavados peritoneales. En un metanálisis de 2016 en el que se agrupó la información de 15 ensayos clínicos con un número total de 899 pacientes se concluyó que el lavado peritoneal presenta un efecto beneficioso en pacientes con pancreatitis aguda grave; sin embargo, los resultados se deben interpretar con cautela debido al riesgo general de sesgo de los estudios. Todavía quedan muchas preguntas sobre el lavado peritoneal: ¿diámetro del drenaje?, ¿número de drenajes?, ¿duración?, ¿momento indicado para aplicarlo?, ¿líquidos a infundir?

11. Conclusiones

La pancreatitis aguda es una inflamación no infecciosa de la glándula pancreática que genera una importante respuesta inflamatoria sistémica en los casos más graves, en los que se puede desarrollar fracaso multiorgánico que puede conllevar la muerte. Es una de las principales causas de hospitalización en la unidad de cuidados intensivos teniendo en cuenta el subgrupo de pacientes con enfermedades del sistema digestivo.

Desde la clasificación de Atlanta de 1992 el manejo de esta entidad se mantiene en constante evolución, siendo la nutrición, el tratamiento de la necrosis y del síndrome compartimental, la reanimación con fluidos y la antibioterapia los temas que más se han estudiado.

Puntos clave

- El conocimiento de la fisiopatología de la pancreatitis aguda es fundamental para entender su evolución, el desarrollo de la disfunción multiorgánica y las complicaciones propias de la enfermedad.
- La búsqueda de la etiología es un pilar fundamental para prevenir nuevas recurrencias. Se debe realizar una búsqueda activa en todo paciente en que se descarten las dos causas etiológicas principales en nuestro medio (biliar y alcohólica).
- El tratamiento de la pancreatitis aguda grave ha cambiado de manera significativa en los últimos años. Actualmente la mayoría de los pacientes que ingresan en unidades de cuidados intensivos tienen un mejor pronóstico a 28 días.

Bibliografía

Balthazar EJ, Ranson JH, Naidich DP, Megibow AJ, Caccavale R, Cooper MM. Acute pancreatitis: prognostic value of CT. Radiology. 1985;156(3):767-72.

Cacopardo B, Pinzone M, Berretta S, et al. Localized and systemic bacterial infections in necrotizing pancreatitis submitted to surgical necrosectomy or percutaneous drainage of necrotic secretions. BMC Surg. 2013;13(Suppl 2):S50.

Cruz-Santamaria DM, Taxonera C, Giner M. Update on pathogenesis and clinical management of acute pancreatitis. World J Gastrointest Pathophysiol. 2012;3(3):60-70.

De Madaria E, Soler-Sala G, Sanchez-Paya J, et al. Influence of fluid therapy on the prognosis of acute pancreatitis: a prospective cohort study. Am J Gastroenterol. 2011;106(10):1843-50.

De Waele JJ. Acute pancreatitis. Curr Opin Crit Care. 2014;20(2):189-95.

De Waele JJ. Rational use of antimicrobials in patients with severe acute pancreatitis. Semin Respir Crit Care Med. 2011;32(2):174-80.

De Waele JJ, Rello J, Anzueto A, et al. Infections and use of antibiotics in patients admitted for severe acute pancreatitis: data from the EPIC II study. Surg Infect (Larchmt). 2014;15(4):394-8.

De Waele JJ. Use of antibiotics in severe acute pancreatitis. Expert Rev Anti Infect Ther. 2010;8(3):317-24.

Díaz Ratanarat R, Brendolan A, Piccinni P. Pulse high-volume haemofiltration for treatment of severe sepsis: effects on hemodynamics and survival. Crit Care. 2005;9:R294-R302.

Dong Z, Petrov MS, Xu J, Shanbhag S, Windsor JA, Pang S. Peritoneal lavage for severe acute pancreatitis: a systematic review of randomised trials. World J Surg. 2010;34(9):2103-8.

Enver Z. Treatment of severe acute pancreatitis and its complications. World J Gastroenterol. 2014;20:13879-92.

Evans L, Rhodes A, Alhazzani W, et al. Surviving sepsis campaign: international guidelines for management of sepsis and septic shock 2021. Intensive Care Med. 2021;47(11):1181-47.

Gardner TB, Vege SS, Pearson RK, Chari ST. Fluid resuscitation in acute pancreatitis. Clin Gastroenterol Hepatol. 2008;6(10):1070-6.

Gianotti L, Meier R, Lobo DN, et al. ESPEN Guidelines on Parenteral Nutrition: pancreas. Clin Nutr. 2009;28(4):428-35.

Isenmann R, Rau B, Beger HG. Early severe acute pancreatitis: characteristics of a new subgroup. Pancreas. 2001;22(3):274-8.

Kambhampati S, Park W, Habtezion A. Pharmacologic therapy for acute pancreatitis. World J Gastroenterol. 2014;20:16868-80.

Li JY YT, Chen YH, Yuan YH, Zhong W, Zhao LN, Chen QK. Enteral nutrition within 48hs of admission improves clinical outcomes of acute pancreatitis by reducing complicaction: a meta-analysis. PLOS One. 2013;8(6):1-12.

Li Z, Xia C, Zhang L, Zhang Y, Liu Z, Qiu F. Peritoneal lavage for severe acute pancreatitis: a meta-analysis and systematic review. Pancreas. 2016;45(6):806-13.

Lytras D, Manes K, Triantopoulou C, et al. Persistent early organ failure: defining the high-risk group of patients with severe acute pancreatitis? Pancreas. 2008;36:249-54.

Mao EQ, Fei J, Peng YB, Huang J, Tang YQ, Zhang SD. Rapid hemodilution is associated with increased sepsis and mortality among patients with severe acute pancreatitis. Chin Med J (Engl). 2010;123(13):1639-44.

McClave SA, Taylor BE, Martindale RG, et al. Guidelines for the Provision and Assessment of Nutrition Support Therapy in the Adult Critically Ill Patient: Society of Critical Care Medicine (SCCM) and American Society for Parenteral and Enteral Nutrition (A.S.P.E.N.). JPEN J Parenter Enteral Nutr. 2016;40(2):159-211.

Munhoz Filho HL, Batigalia F, Funes HL. Clinical and therapeutic correlations in patients with slight acute pancreatitis. Arq Bras Cir Dig. 2015;28:24-7.

Otsuki M, Takeda K, Matsuno S, et al. Criteria for the diagnosis and severity stratification of acute pancreatitis. World J Gastroenterol. 2013;19(35):5798-805.

Petrov MS PR, Emelyanov NV. Systematic review: nutritional support in acute pacreatitis. Alim Pharmacol Ther. 2008;(28):704-12.

Portelli M, Jones CD. Severe acute pancreatitis: Pathogenesis, diagnosis and surgical management. Hepatobiliary Pancreat Dis Int. 2017;16:155-9.

Quinlan JD. Acute pancreatitis. Médico Am Fam. 2014;90:632-9.

Sun JK MX, Li WQ, Tong ZH, Li J, Zheng SY. Effects of early enteral nutrition on immune function of severe acute pancreatitis patients. Gastroenterology. 2013;19:917-22.

Tenner S, Baillie J, DeWitt J, Vege SS. American College of Gastroenterology guideline: management of acute pancreatitis. Am J Gastroenterol. 2013;108(9):1400-1415.

Van Woerkom RC, Adler DG. Acute pancreatitis: contemporary diagnosis and management. J Clin Outcomes Manag. 2012;19(1):13-26.

Working Group IAP/APA Acute Pancreatitis Guidelines. IAP/APA evidence-based guidelines for the management of acute pancreatitis. Pancreatology. 2013;13(4 Suppl 2):e1-15.

Yi F GL, Zhao J, et al. Meta-analysis: total parenteral nutrition versus total enteral nutrition in predicted severe acute pancreatitis. Intern Med. 2012(51):523-30.

50 Obstrucción e íleo intestinal

E. Navas Moya

◀ Orientación para el estudio

En este capítulo se expone la fisiopatología, las manifestaciones clínicas, la exploración física pertinente, los exámenes diagnósticos y el tratamiento del íleo paralítico. Asimismo, se abordan las distintas formas de presentación de dicho cuadro. Es importante tener en cuenta esta entidad sobre todo en pacientes críticos que pueden sufrir este tipo de complicaciones, donde hay que saberla detectar para poder ofrecer al paciente las distintas opciones terapéuticas en función de las características de la oclusión intestinal que presenta.

1. Introducción

La obstrucción intestinal se define como la detención del tránsito intestinal, de forma completa y persistente en algún punto del intestino delgado o grueso. Cuando la obstrucción no es completa o persistente se habla de suboclusión intestinal.

Existen dos cuadros clínicos distintos que es importante diferenciar y que responden a entidades diferentes. Hablamos de obstrucción mecánica cuando existe un obstáculo al paso del contenido intestinal (pudiendo acompañarse de compromiso vascular) y de íleo paralítico cuando no hay una verdadera interrupción del tránsito intestinal sino una detención o enlentecimiento.

2. Etiología

La obstrucción intestinal puede ser aguda o crónica, mecánica o adinámica, y simple o estrangulada; asimismo, puede producirse en el intestino delgado o grueso.

Hay diferentes causas que pueden generar obstrucción o íleo paralítico (Tabla 50-1).

En el intestino delgado, las adherencias y hernias son las lesiones más habituales como causa de obstrucción aguda, llegando a constituir el 70-75 % de todos los casos. Sin embargo, las adherencias casi nunca producen obstrucción del colon, mientras que el carcinoma, la diverticulitis del sigma y el vólvulo son, por este orden, sus etiologías más habituales. En pacientes con laparotomías previas de cualquier edad la primera causa de obstrucción son las bridas y las adherencias.

La causa más frecuente de obstrucción es en sí mismo el íleo adinámico. En el desarrollo de este cuadro interviene el componente hormonal del sistema suprarrenal. El íleo adinámico aparece cuando la ausencia de estimulación nerviosa refleja impide el peristaltismo en un intestino por lo demás normal. Puede aparecer después de cualquier agresión al peritoneo, y su intensidad y duración dependen, hasta cierto grado, del tipo de lesión peritoneal.

3. Fisiopatología

La detección del tránsito gastrointestinal provoca un acúmulo del contenido intestinal, una disminución de la absorción y la aparición del tercer espacio. Esta alteración del funcionamiento favorece la proliferación bacteriana, el aumento de presión intraluminar, de edema y estasis venosa y la alteración hidroelectrolítica, que evolucionarán a traslocación bacteriana, posible gangrena-perforación o trombosis e isquemia intestinal. Finalmente, si no se resuelve la obstrucción mecánica o adinámica, puede desencadenar sepsis de origen intestinal.

4. Manifestaciones clínicas

Los síntomas y signos son muy variables y dependen, sobre todo, de la localización y la causa de la obstrucción, así como del tiempo transcurrido desde el comienzo. El paciente típico con obstrucción intestinal aguda presenta un cuadro de retortijones, vómitos, distensión abdominal y alteración del ritmo intestinal. Esta clínica puede estar disminuida en pacientes ancianos o puede llegar a abdomen agudo.

Entre los síntomas que podemos encontrar están:

- **Dolor.** Se localiza en la proyección del sitio comprometido en forma de cólicos intermitentes acompañados en ocasiones por borborigmos (oleadas). El dolor puede aliviarse cuando por agotamiento muscular la peristalsis decae.
- **Vómitos.** Síntoma frecuente. Cuanto más alta es la oclusión, más temprano es el vómito, que puede ir desde alimentario y bilioso hasta fecaloideo, e indica un pronóstico serio.
- **Constipación.** Detención de materias y gases (tiene más importancia desde el punto de vista semiológico la no expulsión de gases).
- **Oliguria.** Debida a la deshidratación.
- **Distensión abdominal.** Timpanismo a la percusión. Más selectiva en la obstrucción mecánica y generalizada en el íleo paralítico.

Son signos de alarma para descubrir la estrangulación: fiebre, taquicardia, hipersensibilidad abdominal y leucocitosis.

5. Exploración física

El examen general nos aportará datos de la gravedad evolutiva. Hay que valorar la afectación del estado general, el estado de hidratación, la fiebre, la alteración del pulso y presión arterial, así como la actitud en que está el paciente. Tempra-

Tabla 50-1. Causas de obstrucción intestinal

Obstrucción mecánica	Íleo paralítico

✔ Extraluminar:
  ✔ Hernia
  ✔ Bridas adhesivas
  ✔ Torsión
  ✔ Vólvulo
  ✔ Invaginación
  ✔ Compresión extrínseca
✔ Parietal:
  ✔ Neoplasia
  ✔ Diverticulitis
  ✔ Hematoma parietal
  ✔ Proceso inflamatorio
✔ Intraluminar:
  ✔ Impactación fecal
  ✔ Cuerpo extraño
  ✔ Bezoar
  ✔ Parasitosis (anisakiosis, etc.)
	✔ Adinámico:
	  ✔ Posquirúrgico
	  ✔ Peritonitis
	  ✔ Alteraciones metabólicas: uremia, coma diabético, mixedema, hipocalemia
	  ✔ Traumatismos, procesos abdominales inflamatorios (apendicitis, pancreatitis, etc.)
	  ✔ Compromiso medular
	  ✔ Fármacos
	  ✔ Retención aguda de orina
	  ✔ Proceso retroperitoneal (pielonefritis, litiasis ureteral, hematomas)
	  ✔ Enfermedades torácicas (neumonía basal, fracturas costales, infarto agudo de miocardio)
	✔ Espástico:
	  ✔ Intoxicación por metales pesados
	  ✔ Porfirias
	✔ Vascular:
	  ✔ Embolia arterial
	  ✔ Trombosis venosa

namente en el íleo mecánico complicado y más tardíamente en el funcional pueden aparecer signos de gravedad como *shock* y sepsis.

La exploración física incluye:

✔ **Inspección.** Hay que inspeccionar el abdomen en busca de cicatrices de intervenciones previas y de hernias inguinales. Apreciaremos si el abdomen está distendido (de forma general en el íleo adinámico o local en el íleo mecánico).

✔ **Auscultación.** Se realizará previamente a la palpación para no alterar la frecuencia de ruidos intestinales. Se valora la frecuencia y características de estos ruidos. Al principio se aprecian ruidos hidroaéreos aumentados, de lucha y metálicos (en el intestino delgado), borborigmo (en el intestino grueso) y en fases avanzadas silencio abdominal.

✔ **Percusión.** Ayuda a evaluar la distensión dependiendo de su contenido, gaseoso (timpanismo) o líquido (matidez), y será dolorosa si hay afectación de las asas o del peritoneo.

✔ **Palpación.** Debe ser superficial y profunda, ha de realizarse con extrema suavidad y comenzando siempre desde las zonas más distales al dolor. El dolor selectivo a la descompresión abdominal, considerado esencial en el diagnóstico de irritación peritoneal, está ausente en gran número de ancianos. El vientre en tabla puede estar ausente en muchos pacientes mayores, y el signo de rebote típico dependerá de la localización del proceso, de la integridad del sistema nervioso y de la velocidad de instauración del cuadro.

✔ **Tacto rectal.** Detecta la presencia o no de tumores, fecaloma o restos hemáticos y un fondo de saco de Douglas doloroso por afectación peritoneal. Debe realizarse después del estudio radiológico. La presencia de heces en el tacto no descarta la oclusión intestinal.

6. Diagnóstico

El diagnóstico es fundamentalmente clínico. Ante la sospecha del cuadro de obstrucción intestinal habrá que solicitar una analítica y una prueba complementaria de confirmación.

6.1. Analítica

En la analítica podremos encontrar:

✔ En la bioquímica y el hemograma:
  ✔ Hemoconcentración secundaria a la deshidratación.
  ✔ Leucocitosis, que podrá indicar compromiso vascular.
  ✔ Anemia, en el caso de pérdidas crónicas por neoplasias.
✔ Alteraciones en la bioquímica en forma de diselectrolitemia secundaria al secuestro de volumen o la etiología del íleo paralítico (hiponatremia, hipocalemia, acidosis/alcalosis metabólica, elevación de urea/creatinina).
✔ Aumento de lactato-deshidrogenasa, creatina-cinasa o acidosis metabólica en caso de isquemia intestinal.

6.2. Pruebas de imagen

6.2.1. Radiografía de abdomen

La radiografía de abdomen es la primera prueba que debemos solicitar, ya que nos puede dar información del momento del proceso y la etiología. Mostrará típicos niveles hidroaéreos horizontales con cámara gaseosa, cambio de posición de los gases intestinales si se trata de una obstrucción mecánica o inmovilidad en el íleo paralítico en las placas seriadas. También aporta información sobre la localización (en el colon o en el intestino delgado) y permite la visualización del vólvulo. Se puede realizar con enema con contraste a baja presión, lo que permite evidenciar procesos neoplásicos o la zona de la obstrucción.

6.2.2. Tomografía computarizada abdominal

La tomografía abdominal con contraste nos dará la confirmación del diagnóstico y su etiología. Actualmente es la prueba que se realiza con más frecuencia, dada la eficiencia. Se tiene que valorar la utilización de contraste si existe riesgo de empeoramiento de la función renal.

7. Tratamiento

El tratamiento debe iniciarse desde la fase diagnóstica si existen alteraciones electrolíticas, deshidratación o signos de sepsis.

7.1. Íleo funcional

El íleo funcional se trata inicialmente de manera conservadora mediante:

✔ Dieta absoluta.
✔ Sonda nasogástrica en aspiración si existen vómitos o dilatación del intestino delgado.
✔ Control hidroelectrolítico guiado por analítica.
✔ Control de diuresis (sondaje vesical).
✔ Control del dolor (evitar mórficos para no perpetuar el íleo).
✔ Antibioterapia empírica si se sospecha translocación bacteriana:
  ✪ En el íleo paralítico u obstrucción por bridas será suficiente con una cefalosporina con actividad anaerobicida (cefoxitina, cefotaxima), betalactámicos (amoxicilina-clavulánico, piperacilina-tazobactam) o quinolonas (ciprofloxacino o levofloxacino).
  ✪ En los casos graves con inestabilidad hemodinámica asociada se recomienda: carbapenémicos (imipenem, meropenem, ertapenem), clindamicina o metronidazol más un aminoglucósido, clindamicina o metronidazol más una cefalosporina de tercera generación, o clindamicina o metronidazol más una fluoroquinolona.

Si en 24-48 horas el cuadro no mejora, o si empeora (aumento de la leucocitosis, del dolor o signos de irritación peritoneal) en caso de aparecer en el postoperatorio temprano, estaría indicada la revisión quirúrgica.

7.2. Íleo mecánico

El íleo mecánico simple se trata al inicio de la forma conservadora mencionada en el íleo funcional.

En casos de impactación fecal, se procederá a su eliminación de forma manual o bien con enemas de aceite mineral templado.

En el íleo mecánico complicado por estrangulación por hernia/brida o en la seudoobstrucción que no se resuelve en 48 horas, se indica tratamiento quirúrgico urgente.

La cirugía emergente está indicada si existe riesgo de complicaciones isquémicas y peritoníticas:

✔ Hernias estranguladas e incarceradas.
✔ Peritonitis/neumoperitoneo.
✔ Estrangulación intestinal y sospecha.
✔ Vólvulos no sigmoideos.

✔ Vólvulos sigmoideos con toxicidad y peritonitis.
✔ Obstrucción completa.

La laparotomía permite una exploración abdominal completa, liberación de bridas o hernias, extirpación de causas obstructivas cuando es posible (resección intestinal, tumoral) o derivación del tránsito, bien por derivaciones internas (entero-enterostomías) o hacia el exterior (ileostomía, colostomía).

La nutrición se iniciará de forma parenteral hasta que el paciente tolere la nutrición enteral o la oral.

7.3. Tratamiento en la unidad de cuidados intensivos

El tratamiento en la unidad de cuidados intensivos difiere por la monitorización invasiva, que nos permite un tratamiento más dirigido de la obstrucción. Se aconsejan controles analíticos frecuentes para el manejo del desequilibrio hidroelectrolítico (ionograma, gasometría, osmolaridad plasmática), cateterización de vía central, control de la volemia con monitorización dinámica, sondaje vesical para el control de la diuresis horaria, monitorización cardiopulmonar, etcétera.

Si el paciente presenta sepsis con otros fracasos orgánicos, puede ser necesario el inicio de soporte vasoactivo, ventilación mecánica o terapia continua de reemplazo renal.

8. Síndrome de Ogilvie

Se trata de una dilatación colónica aguda sin obstrucción mecánica que lo justifique. Suele ocurrir en pacientes hospitalizados o institucionalizados con una enfermedad grave o tras cirugía y se asocia con alteración metabólica o administración de medicación. Las causas más frecuentes son la patología traumática no quirúrgica, la infección y la enfermedad cardíaca (el 10 % de los casos). Las patologías quirúrgicas más frecuentes son la cesárea y la cirugía de cadera. También se incluye el trasplante renal.

La clínica más frecuente es la distensión abdominal, que se produce a lo largo de 1 semana aunque puede aparecer rápidamente en 24-48 horas. El 80 % de los pacientes presentan también dolor abdominal y el 60 % náuseas y vómitos. En un 50-40 % aparece diarrea o estreñimiento. Hay una variante de Ogilvie con megacolon en la que se asocia diarrea con la que existe mucha pérdida de potasio y responde peor al tratamiento.

El riesgo de perforación intestinal aumenta cuando el diámetro es > 10-12 cm y cuando la distensión se prolonga más allá de los 6 días.

El diagnóstico más fiable se realiza mediante tomografía computarizada abdominal, en la que se objetivará distensión colónica proximal sin obstrucción mecánica.

En cuanto al tratamiento, al inicio se seguirán las mismas pautas conservadoras asociadas al uso de descompresión por tubo rectal. En caso de no resolverse en 4-5 días, se recomienda la descompresión colonoscópica. Algunos casos graves requieren intervención quirúrgica por perforación e incluso colectomía total.

Puntos clave

- ✔ La obstrucción intestinal es la detención del tránsito intestinal, completa o incompleta, en algún punto del intestino delgado o grueso.
- ✔ Los dos cuadros clínicos son la obstrucción mecánica y el íleo paralítico.
- ✔ Las adherencias y hernias son las lesiones más habituales como causa de obstrucción aguda de intestino delgado.
- ✔ El carcinoma, la diverticulitis y el vólvulo son las causas más frecuentes de obstrucción colónica.
- ✔ Los síntomas son dolor, vómitos, constipación, oliguria y distensión abdominal.
- ✔ El tratamiento puede realizarse mediante medidas conservadoras o intervención quirúrgica.

Bibliografía

Bassy Iza N, Esteban Dombriz MJ. Obtrucción intestinal. Tratado de Geriatría para residentes. Sociedad Española de Geriatría y Gerontología (SEGG); 2006. p. 575-9.

Dang C, Aguilera P. Acute abdominal abdominal pain. Four classifications can guide assessment and management. Geriatrics. 2002;57(3):30-2.

Drozdz W, Lejman W, Tusinski M. Mechanical bowel obstruction. Surgical problem at the turn of the XIX-XX century, and the XX-XXI century. One institutional experience. Przegl Lek. 2005;62(2):105-10.

Fevang BT, Fevang JM, Soreide O, Suanes K, Viste A. Delay in operative treatment among patients with small bowel obstruction. Scand J Surg. 2003;92(2):131-7.

Grassi R, Captabiana S. Ogilvie's syndrome (acute colonic pseudo-obstruction). Review of the literature and report of 6 additional cases. Radice Med. 2005;109(4):370-5.

Harnsberger CR, Markel JA, Avavi K. Postoperative ileus. Clin Colon Rectal Surg. 2019;32(3):166-70.

Kossi JA. Surgical workload and cost of postoperative adhesion related intestinal obstruction: importance of previous surgery. World J Surg. 2004;28(7):666-70.

Lewis LM, Banet GA, Blanda M. Etiology and clinical course abdominal pain in senior patient. A prospective multicenter study. J Gerontolol Biol Sci Med. 2005;60(8):1071-6.

Lubawski J, Saclarides T. Postoperative ileus: strategies for reduction. Ther Clin Risk Manag. 2008;4(5):913-7.

Monzón Rodríguez R, Geroy Gómez CJ, García Valdéz F, Ulloa Capestany J, Misas Menéndez M. Guía de práctica clínica para la oclusión intestinal. MediSur [Internet]. 2009;7(1):128-32.

Schwarz NT, Beer-Stotz D, Bauer AJ. Pathogenesis of paralytic ileus. Ann Surg. 2002; 235(1):31-40.

Stakenborg N, Gomez-Pinilla J, Boeckastaas GE. Postoperative ileus: Pathophysiology. Current therapeutic approaches. Hands Exp Pharmacol. 2017;239:39-57.

Vanek VW, Al-Salti M. Acute pseudo-obstruction of the colon (Ogilvie's syndrome). An analysis of 400 cases. Dis Colon Rectum. 1986;29(3):203-10.

Vather R, O'Grady G, Bissett IP, Dinning PG. Postoperative ileus: mechanisms and future directions for research. Clin Exp Pharmacol Physiol. 2014;41(05):358-70.

Vázquez JM. Protocolo diagnóstico y terapéutico del síndrome de obstrucción intestinal. Medicine. 2004;9(6):421-6.

51 Hipertensión intraabdominal

C. Ferrer Peretó, C. Palencia Amador y A. J. Falcón Marchena

◀ Orientación para el estudio

La hipertensión intraabdominal y el síndrome compartimental abdominal son entidades patológicas que afectan a los pacientes críticos de forma transversal, independientemente de si sufren patología abdominal primaria o no. Su presencia empeora la morbimortalidad de estos pacientes. Su detección precoz e instaurar medidas para su corrección es de suma importancia para mejorar el pronóstico de estos pacientes.

1. Introducción histórica

Hace casi 100 años el fisiólogo y cirujano americano Emerson publicó un extenso estudio de la presión intraabdominal (PIA) en el ser humano. La historia de la PIA comienza con una observación de 1851, donde se constata que los esfuerzos espiratorios extremos producen la pérdida de pulso arterial, y de ahí la importancia que tendría poder conocer la naturaleza y magnitud de las presiones dentro de la cavidad abdominal. En 1865 se describieron por primera vez las variaciones de la PIA en el ser humano, tomando las mediciones con un balón intrarrectal. En 1873 se describió la relación entre la PIA y el flujo de orina: a mayor presión abdominal, menor producción de orina. En 1878 se demostró que al aumentar la PIA disminuía el retorno venoso al corazón, y en 1890 se comprobó que una PIA muy elevada impedía la respiración y provocaba la muerte en animales de experimentación. Finalmente, en 1909 se estudió la PIA en pacientes con ascitis y se hallaron valores positivos de presión abdominal, por lo que se determinó que la PIA es el resultado de la combinación de las fuerzas de la presión hidroestática y de la presión de la pared abdominal. Además se demostró que la PIA aumenta en inspiración y disminuye en espiración pasiva.

En el citado estudio de Emerson se concluye que: *a)* la PIA es ligeramente mayor que la atmosférica (1-5 mm Hg); *b)* la presión abdominal es igual en cualquier punto del abdomen que se mida; *c)* la contracción del diafragma es la causa principal del aumento de la presión durante la inspiración; *d)* la relajación farmacológica de los músculos abdominales produce una caída de la presión abdominal a cero; *e)* el aumento de la PIA produce fallo cardíaco y, finalmente, parada cardíaca.

A mediados del siglo XX varios estudios encuentran que el compartimiento abdominal se comporta como un espacio homogéneo y líquido (es decir, que se aplica la ley de Pascal), cuya presión está principalmente determinada por el gradiente gravitacional.

Finalmente, el número de trabajos científicos acerca de la PIA ha ido en aumento constante y en los últimos años se han desarrollado los conceptos de hipertensión intraabdominal (HIA) y síndrome compartimental abdominal (SCA) como entidades clínicas de interés en el ámbito de los cuidados intensivos. En diciembre de 2004 tuvo lugar el primer congreso del SCA, donde médicos especialistas de diferentes áreas involucradas en el diagnóstico y tratamiento de esta entidad consensuaron una serie de definiciones que fueron publicadas en 2006. En dicho congreso se fundó la World Society of the Abdominal Compartment Syndrome

(WSACS, https://www.wsacs.org/), donde se reconoció la necesidad de un enfoque cohesivo para promover la investigación, fomentar la educación y mejorar la supervivencia de los pacientes con HIA y/o SCA.

2. Definiciones

Conviene definir previamente algunos conceptos:

- **Presión intraabdominal (PIA).** La PIA es la presión que existe dentro de la cavidad abdominal en estado de estabilidad. La PIA varía con la respiración: aumenta con la inspiración y disminuye en la espiración. Debe expresarse en milímetros de mercurio (mm Hg). El valor normal oscila entre ser subatmosférica y estar levemente por encima del cero (2-5 mm Hg), pero en las personas obesas puede estar aumentada sin ser patológica.
- **Presión de perfusión abdominal (PPA).** La PPA se calcula como la presión arterial media (PAM) menos la PIA: PAM − PIA. Se ha propuesto como un indicador de la perfusión de las vísceras abdominales. En algunos estudios este parámetro demostró tener alta sensibilidad para predecir la evolución de los pacientes con HIA y SCA. Un valor de PPA ≥ 60 mm Hg es un indicador de buena evolución y se correlaciona con mayor supervivencia.
- **Gradiente de filtración renal (GF).** Un gradiente de filtración renal insuficiente es el factor clave en el desarrollo de la insuficiencia renal inducida por la HIA. El gradiente de filtración se puede definir como la diferencia entre la presión de filtración glomerular y la presión del túbulo renal proximal. La presión de filtración glomerular se puede asumir igual a la PPA y, en caso de HIA, la presión en el túbulo renal proximal es igual a la PIA. Entonces, el gradiente de filtración es igual a PAM − 2 PIA.
- **Determinación de la presión intraabdominal.** Dado que se ha demostrado que el examen físico se correlaciona mal con el valor de la PIA, la medición ajustada de esta es fundamental para prevenir o diagnosticar el SCA. Se han propuesto diversos métodos, tanto directos (punción abdominal o laparoscopia) como indirectos (a través de la vejiga, el recto, el estómago y el útero), para determinar la PIA. Se están desarrollando métodos de monitorización continua de la PIA, tanto gástricos como vesicales. El método transvesical intermitente con un volumen instilado de 25 mL de suero salino continúa siendo el de referencia. La PIA se debe determinar al final de la espira-

ción, con el paciente en posición supina, haciendo el cero del transductor en la línea media axilar y eliminando las contracciones de los músculos abdominales (Fig. 51-1).

✔ **Hipertensión intraabdominal.** En los pacientes críticos la PIA suele ser más elevada que en los pacientes estables, siendo normal en el rango de 5-8 mm Hg. La cirugía abdominal reciente, la sepsis grave con disfunción multiorgánica, la reanimación agresiva con fluidos, la ventilación mecánica, etc. son factores que se asocian con un incremento de PIA (Tabla 51-1). Para diagnosticar HIA debe darse un aumento sostenido de la PIA que refleje un fenómeno intraabdominal. Se define HIA como: *a)* el aumento de la PIA > 12 mm Hg, medida en tres determinaciones espaciadas a lo largo de 4 a 6 horas; o *b)* una PPA < 60 mm Hg, registrada en dos determinaciones entre 1 y 6 horas. La HIA se clasifica en cuatro grados (Tabla 51-2).

✔ **Síndrome compartimental abdominal.** El SCA se define como la presencia de PIA ≥ 20 mm Hg con o sin PPA < 60 mm Hg, registrada en tres ocasiones entre 1 y 6 horas y la aparición de uno o más fallos orgánicos que no estaban presentes previamente. A diferencia de la HIA, el SCA no tiene grados, es un fenómeno «todo o nada». El SCA se clasifica en primario, secundario y terciario o recurrente:

  ✔ *SCA primario.* Se caracteriza por la presencia de HIA aguda o subaguda como resultado de una causa intraabdominal (trauma abdominal, pancreatitis aguda, rotura de aneurisma de aorta abdominal, peritonitis secundaria, fractura pélvica con sangrado, hemoperitoneo, etc.), que frecuentemente requiere cirugía precoz o una intervención intravascular.

  ✔ *SCA secundario.* Se define como toda condición que determine un aumento de la PIA y fallo orgánico que no sea de causa abdominal.

  ✔ *SCA terciario o recurrente.* Se designa así a la condición en la que el SCA se desarrolla después de un procedimiento quirúrgico o de tratamiento médico de un SCA primario o secundario (p. ej., la persistencia de SCA después de laparotomía descompresiva). También se le llama «crónico» o incluso «abierto». Ocasionalmente, algunos pacientes pueden presentar signos de SCA primario y secundario a la vez (p. ej., un paciente con trauma abdominal que requiere reanimación agresiva con fluidos después de una cirugía de control de daños). En la Tabla 51-3 se relacio-

Tabla 51-1. Factores de riesgo para desarrollar hipertensión intraabdominal/síndrome compartimental abdominal

✔ Hipotermia (temperatura central < 33 °C)
✔ Politransfusión (> 10 unidades de hematíes en 24 h)
✔ Coagulopatía (plaquetopenia < 55.000, o TTPa 2 veces mayor a lo normal, o TP < 50 %, o INR > 1,5)
✔ Sepsis grave (definida según el Consenso Europeo-Americano de 1992)
✔ Infección intraabdominal/absceso abdominal
✔ Peritonitis
✔ Cirrosis/ascitis
✔ Ventilación mecánica
✔ Neumonía
✔ Cirugía abdominal, especialmente abdómenes con cierre a tensión
✔ Reanimación con fluidos masiva (> 5 L/24 h)
✔ Gastroparesia/íleo
✔ Vólvulo intestinal
✔ Gran quemado
✔ Politraumatismo grave
✔ Índice de masa corporal > 30 kg/m^2
✔ Pancreatitis aguda grave
✔ Laparotomía de control de daños
✔ Diálisis peritoneal

INR: cociente internacional normalizado; TP: tiempo de protrombina; TTPa: tiempo de tromboplastina parcial activada.

nan diferentes situaciones clínicas con la clasificación de HIA y SCA.

3. Epidemiología de la hipertensión intraabdominal y del síndrome compartimental abdominal

Si bien originalmente se pensaba que la HIA y el SCA solo podían aparecer en pacientes con patología quirúrgica abdominal, hoy día se reconoce una gran variedad de situaciones patológicas no quirúrgicas que también pueden cursar con aumento de la PIA. Se recomienda que la medición de la PIA debería contemplarse en todos los pacientes críticos.

A pesar del aumento de interés en la HIA y su relación con el desarrollo de fallos orgánicos, todavía hay relativamente pocos datos epidemiológicos publicados. Dos estudios, uno multicéntrico y el otro en un único hospital, coinciden en una incidencia de HIA > 30 % al ingreso en la unidad de cuidados intensivos (UCI). El trabajo multicéntrico, llevado a cabo en 14 UCI de seis países, incluyó a todos los pacientes que ingresaron a lo largo de 1 mes. Se reclutaron 265 pacientes. Al ingreso, el 32 % de los pacientes tenía una PIA > 12 mm Hg. El 4 % desarrolló SCA. El otro estudio reclutó 93 pacientes en 6 meses y mostró una incidencia del 31 % al ingreso en la UCI. Además, demostró que durante la estancia en la UCI otro 33 % de los pacientes

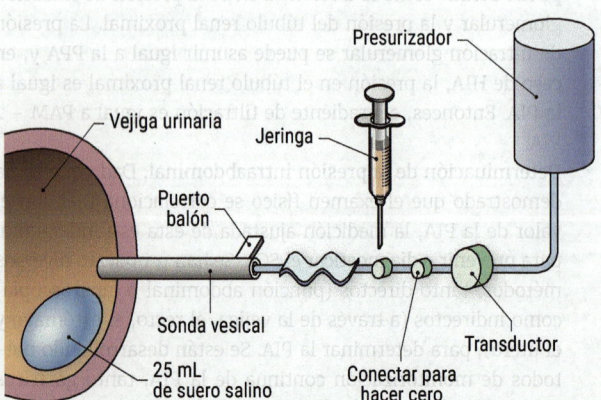

Fig. 51-1 | Método intravesical para la monitorización de la presión intraabdominal.

Tabla 51-2. Clasificación de la hipertensión abdominal

✔ Grado I: PIA 12-15 mm Hg
✔ Grado II: PIA 16-20 mm Hg
✔ Grado III: PIA 21-25 mm Hg
✔ Grado IV: PIA > 25 mm Hg

PIA: presión intraabdominal.

Tabla 51-3. Aplicaciones clínicas de la clasificación de hipertensión intraabdominal/síndrome compartimental abdominal

Paciente	Tiempo	Causa	Clase	Grado HIA
Shock séptico secundario a neumonía grave. PIA 13 mm Hg	Agudo	Médica	Secundario	I
Cirrosis con sangrado varices esofágicas. *Shock.* PIA inicial 22 mm Hg	Agudo	Médica	Primario	III
Trauma abdominal con lesión hepática, hipotensión y presión alta en vía aérea. PIA inicial 40 mm Hg	Agudo	Trauma	Primario	IV
Shock séptico secundario a perforación intestinal. Antes de quirófano PIA 25 mm Hg	Agudo	Cirugía	Primario	IV
Gran quemado. En día 7 desarrolla PIA 22 mm Hg	Subagudo	Quemado	Secundario	III
Trauma abdominal cerrado. Cirugía de control de daños. Cierre abdominal a las 2 semanas. En día 3 postoperatorio desarrolla oliguria. PIA 28 mm Hg, PPA < 50 mm Hg	Subagudo	Trauma	Recurrente	IV
Hepatopatía crónica, neumonía aguda. PIA 18 mm Hg	Crónico	Médica	Primario	II

HIA: hipertensión intraabdominal; PIA: presión intraabdominal; PPA: presión de perfusión abdominal.

desarrolló HIA, con una incidencia total del 64 % y una estancia en la UCI de 7 días.

La Tabla 51-4 resume los datos epidemiológicos de HIA y SCA según el tipo de paciente crítico.

4. Fisiopatología

La cavidad abdominal, limitada por el piso pélvico, la pared abdominal y el diafragma, tiene una gran elasticidad, por lo que grandes cambios de volumen se acompañan de pequeños aumentos de la presión. Durante la laparoscopia convencional, la instilación de 5 L de gas en la cavidad abdominal produce un incremento imperceptible de la PIA.

La fisiopatología subyacente al SCA es similar a la de otros síndromes compartimentales. El aumento de la presión dentro de un compartimiento lleva a alteraciones del flujo de los órganos asentados en dicho compartimiento, comenzando por la microcirculación y, progresivamente, afectando al retorno venoso y al flujo arterial. Así, hay un umbral de PIA a partir del cual se produce un

Tabla 51-4. Prevalencia de la hipertensión intraabdominal y del síndrome compartimental abdominal en diferentes grupos de pacientes según el umbral de la presión intraabdominal

Umbral	Total (n = 97)	Médico (n = 57)	Quirúrgico (n = 40)
PIA$_{máx}$ ≥ 12 mm Hg	57 (59 %)	31 (54 %)	26 (65 %)
PIA$_{máx}$ ≥ 15 mm Hg	28 (29 %)	17 (30 %)	11 (27 %)
PIA$_{máx}$ ≥ 20 mm Hg	8 (8 %)	6 (10 %)	2 (5 %)
PIA$_{med}$ ≥ 12 mm Hg	23 (24 %)	14 (25 %)	9 (22 %)
PIA$_{med}$ ≥ 15 mm Hg	9 (9 %)	7 (12 %)	2 (5 %)
PIA$_{med}$ ≥ 20 mm Hg	4 (4 %)	2 (3,5 %)	2 (5 %)

PIA$_{máx}$: presión intraabdominal máxima; PIA$_{med}$: presión intraabdominal media.

proceso de retroalimentación positivo, que se alcanza cuando la elevación de la PIA obstruye el retorno venoso, produciéndose una rémora venosa que aumenta la presión en el compartimiento. Con una PIA de alrededor de 20 mm Hg se produce una disminución efectiva del flujo arterial a los tejidos, con la consiguiente isquemia de los órganos intraabdominales y la activación de la cascada inflamatoria. Los fenómenos inflamatorios conducen a un aumento del *leak* capilar, con incremento del edema de órganos y un aumento de la PIA, perpetuando el círculo vicioso. Este es el modelo conocido como «*second hit*». De forma asociada, se produce una disminución del drenaje linfático, que contribuye a aumentar el edema y la PIA.

Las manifestaciones clínicas y sistémicas del SCA están relacionadas con las consecuencias de la HIA en los diferentes órganos.

5. Efecto del aumento de presión intraabdominal sobre la función de los diferentes órganos y sistemas

Si bien la HIA y su caso extremo, el SCA, afectan a todo el organismo, generalmente sus síntomas comienzan por un sistema, que en la mayoría de los casos es el renal o el gastrointestinal. A medida que se desarrolla el SCA, aparecen las manifestaciones de máxima gravedad, con colapso respiratorio y cardiovascular.

5.1. Sistema renal

Los riñones son especialmente vulnerables al efecto de la HIA dada su posición anatómica y su elevada demanda de flujo vascular.

La afectación renal asociada a un aumento de la presión abdominal fue descrita hace más de 100 años y la fisiopatología de dicha entidad fue sugerida en 1983, pero solo recientemente se ha reportado en grandes series de pacientes. El primer estudio que mostró una directa asociación entre el aumento de PIA y el desarrollo de insuficiencia renal aguda en pacientes postoperados de cirugía abdominal es de 1999 y el primer estudio que demostró la misma asociación, pero en pacientes críticos no quirúrgicos, es de 2008. En este último trabajo se encontró que el «umbral» de PIA para predecir el desarrollo de fracaso renal agudo era de 12 mm Hg. Esta sensibilidad de los riñones a elevaciones modestas de la PIA se debe, probablemente, a la natural anatomía del sistema renal vascular, donde los dos sistemas de capilares están dispuestos en serie.

En los pacientes críticos, dada la alteración general de la homeostasis, se considera que hay un proceso multifactorial relacionado con efectos tanto macrohemodinámicos como microhemodinámicos, endocrinos y paracrinos que llevan al fallo renal. El efecto más directo del aumento de la PIA es un aumento de la resistencia vascular renal. En un modelo animal de HIA se estudió el índice de resistividad de la arteria renal en relación con aumentos de PIA, y se encontró una correlación lineal entre ambos valores. Los autores sugieren que el Doppler renal podría utilizarse como indicador muy temprano de riesgo de desarrollar insuficiencia renal aguda en el contexto de HIA.

También se ha demostrado que un aumento de la resistencia venosa renal desempeña un papel importante, pues produce disminución de la filtración glomerular y aumento de la secreción de renina y angiotensina. Recientemente se ha estudiado el efecto del aumento de la PIA sobre ambos flujos renales, arterial y venoso. Durante la elevación experimental de la PIA se produce una disminución en paralelo de ambos flujos vasculares, con redistribución del flujo hacia fuera del riñón. Simultáneamente tiene lugar una redistribución de la microcirculación renal, con reducción del flujo capsular y un discreto aumento del flujo en la médula renal, lo que podría explicar el descenso del volumen urinario. El otro efecto importante y paralelo del aumento de PIA es la disminución de la PPA por un doble mecanismo, dado que la PPA es el resultado de restar a la PAM la PIA y que la HIA produce una disminución del gasto cardíaco (v. más adelante, efectos sobre el sistema cardiovascular), con la consiguiente caída de la PAM. De hecho, se ha sugerido que el aumento de la PAM con noradrenalina podría restaurar la PPA y recuperar el flujo renal, aun cuando la PIA se mantenga en valores supranormales.

El aumento de la PIA también eleva directamente la presión sobre el parénquima renal y sobre los uréteres, pero se ha descartado que esto sea un factor relevante en el desarrollo del fallo renal asociado a HIA. Otro factor que sí está implicado es la liberación del eje renina-angiotensina-aldosterona inducida por el aumento de PIA.

En resumen, en los pacientes críticos la PIA es un factor clave en el desarrollo de fallo renal. Esta asociación se observó con valores de PIA de 12 mm Hg. Dado que el sistema renal es el más precoz en verse afectado por la progresión de HIA, la valoración no invasiva del flujo vascular renal puede contribuir a detectar precozmente el desarrollo de SCA.

5.2. Sistema cardiovascular

El aumento de la PIA se asocia a una disminución del gasto cardíaco y a un aumento de la presión venosa central (PVC), de la resistencia vascular sistémica, de la presión en la arteria pulmonar y de la presión de la arteria pulmonar ocluida (PAPo). El gasto cardíaco disminuye sobre todo a expensas de un menor volumen sistólico, dado que el aumento de la PIA produce una disminución

del retorno venoso (precarga) y un aumento de la resistencia vascular sistémica (poscarga).

Se debe tener en cuenta que el aumento de la PIA produce una elevación de la PVC y de la PAPo (ambos valores se utilizan normalmente para la valoración de la precarga) aun en situación de hipovolemia efectiva. Por otra parte, la hipovolemia agrava el efecto negativo de la HIA sobre el gasto cardíaco. Por lo tanto, debe asegurarse una reposición de volumen enérgica, aun con valores elevados de PVC o PAPo. La reducción de la descarga sistólica se ha observado con PIA >10 mm Hg. La caída del gasto cardíaco determina una disminución en el flujo vascular de los órganos esplácnicos. Esta reducción puede conducir a la hipoxia tisular y a la lesión isquémica de los órganos del sistema gastrointestinal.

Recientemente ha ganado interés en el campo de los cuidados críticos el estudio de la microcirculación en diferentes órganos y en las diferentes situaciones hemodinámicas que pueden atravesar los pacientes críticos. En el contexto de la HIA se ha observado una disminución del flujo capilar en diferentes órganos en respuesta directa a la elevación de PIA. Esta disminución no es homogénea, siendo mayor en la corteza renal y en las serosas del intestino delgado y colon, y marcadamente menor en la mucosa intestinal.

5.3. Sistema respiratorio

Richardson y Trinkle describieron la aparición de hipoxemia en perros a los que se les aumentaba la PIA. Estos hallazgos fueron confirmados y extendidos posteriormente.

El aumento de la PIA produce un aumento de la presión pleural y de la presión pico inspiratoria, y una disminución de la distensibilidad del sistema respiratorio a expensas, sobre todo, de un aumento de la elastasa de la caja torácica. En los pacientes ventilados mecánicamente el aumento de la PIA produce una disminución de la excursión diafragmática, con un consecuente efecto restrictivo sobre los pulmones y una disminución de la ventilación, aumento de la presión inspiratoria y disminución de la elasticidad pulmonar y de la capacidad residual funcional. Esta pérdida de la capacidad residual funcional conlleva alteraciones de la relación ventilación/perfusión (V/Q), con el desarrollo de hipoxemia e hipercapnia. La disminución de la PIA mediante cirugía se sigue de un inmediato descenso de la presión intratorácica y una mejora de la relación PaO_2/FiO_2. En condiciones de aumento del *leak* capilar, como ocurre en la mayoría de los pacientes críticos sometidos a ventilación mecánica, el aumento de la PIA produce un gran aumento del edema pulmonar. Esto puede deberse al aumento de las presiones de llenado ventricular y a una disminución del drenaje linfático pulmonar, inducidos por el aumento de la presión intratorácica. El aumento de la presión de fin de espiración no produce aumentos de PIA y permite revertir parcialmente los efectos deletéreos de la HIA sobre el pulmón.

En resumen, la HIA produce una disminución de la elasticidad del sistema respiratorio y un aumento del edema pulmonar, con disminución de la pO_2 y aumento de la pCO_2. Además, el desarrollo de presiones intratorácicas elevadas favorece el desarrollo de lesión pulmonar aguda, con la liberación de mediadores inflamatorios y perpetuación de un círculo vicioso.

5.4. Sistema gastrointestinal

La PPA, definida como PAM − PIA, es la presión media de perfusión de los órganos intestinales. El estudio de la perfusión de las vísceras abdominales se ha llevado a cabo de forma indirecta a través de la medición del pH intramucoso (pHi) con el tonómetro, y de forma directa mediante el estudio de los flujos vasculares mesentéricos y de cada órgano en particular.

En 1987 Caldwell *et al.* demostraron una importante disminución de los flujos vasculares del estómago, intestino delgado, colon, páncreas, hígado y bazo cuando la PIA se incrementó de forma experimental desde basal a 10, 20 y 30 mm Hg. Dado que el gasto cardíaco con una PIA de 20 mm Hg también disminuyó, los investigadores calcularon el índice flujo vascular/gasto cardíaco y demostraron una disminución de los flujos vasculares esplácnicos mayor que la proporcional a la caída del gasto cardíaco. Estudios posteriores confirmaron la disminución del flujo mesentérico, vascular intestinal, hepático y pancreático asociados a aumentos de la PIA. En estudios de tonometría se ha comprobado repetidas veces en modelos animales que elevaciones moderadas de la PIA (entre 10 y 15 mm Hg) producen acidosis intramucosa (hipoxia tisular). Esta misma observación se realizó en pacientes sometidos a cirugía abdominal mayor. Más específicamente se ha demostrado una disminución de la pO_2 intramucosa en animales de experimentación con PIA de 15 mm Hg, y también de la saturación de oxígeno intramucosa en pacientes sometidos a laparoscopia, con valores de PIA de 8-12 mm Hg.

La isquemia intestinal, aun transitoria, puede favorecer la translocación bacteriana. En un estudio con ratas se observó una correlación entre el aumento de la PIA entre 20 y 25 mm Hg y la aparición de bacterias en los nódulos linfáticos mesentéricos. La asociación entre HIA y translocación bacteriana fue mayor cuando, previamente al aumento de la PIA, se produjo isquemia/reperfusión intestinal. Cuando la elevación de la PIA fue prolongada en el tiempo no se hallaron bacterias en los nódulos linfáticos, pero sí en el bazo y en el hígado.

Recientemente se ha estudiado la microcirculación del sistema gastrointestinal en un modelo animal de HIA. Se observó que con aumentos sucesivos de PIA el flujo en la serosa y en la mucosa del estómago, intestino delgado y colon disminuyó. Pero, interesantemente, las alteraciones de la microcirculación no fueron homogéneas. El flujo descendió significativamente más en la serosa del intestino delgado y el colon que en la mucosa de dichos órganos, siendo el más preservado el flujo en la mucosa del intestino delgado. Estas diferencias pueden reflejar mecanismos de protección de la microcirculación intraintestinal.

Un punto de especial interés es el efecto del aumento de la PIA sobre el flujo hepático. Además de una reducción en el flujo vascular hepático, se ha demostrado una disminución aún mayor en el flujo portal inducido por la HIA; incluso se ha sugerido que la disminución en el flujo hepático total se debe más a una reducción del flujo portal que a una alteración del flujo de la arteria hepática. De cualquier forma, es cierto que estas alteraciones del flujo hepático se han correlacionado con alteraciones de la microcirculación intrahepática y con alteraciones de la funcionalidad hepática, tanto en el estado redox de las mitocondrias como en la depuración de verde de indocianina.

Por último, se ha demostrado que incrementos de la PIA de hasta 10 mm Hg en pacientes cirróticos con várices esofágicas produce un aumento de la presión y del volumen de las varices, así como un aumento de la presión de la pared de dichos vasos, lo que sugiere que un aumento de la PIA puede ser el desencadenante del sangrado por varices esofágicas.

En resumen, la HIA se asocia a una reducción del flujo vascular en todos los órganos esplácnicos, con alteraciones de la microcirculación aun con cifras de PIA moderadas. Los cambios de flujo se relacionan con alteraciones funcionales de importancia en el intestino delgado, el colon y el hígado. La PIA elevada se asocia también con isquemia y edema intestinal, por lo que aumenta el riesgo de translocación bacteriana.

5.5. Sistema nervioso central

Hay una creciente evidencia científica que vincula la PIA con la presión intracraneal (PIC). El primer estudio experimental que encontró una correlación positiva entre ambas presiones mostró que elevaciones de la PIA por encima de 15 mm Hg producían aumentos de la PIC de 10 mm Hg (basal) hasta 17 mm Hg. Este efecto fue más marcado si previamente los animales tenían hipertensión intracraneal. Los siguientes estudios con animales de experimentación confirmaron dicha relación causal y permitieron elaborar la hipótesis del mecanismo que relaciona ambas presiones. Los estudios de Bloomfield *et al.* y de Rosenthal *et al.* corroboran que el aumento de la PIA produce un aumento de la presión intratorácica, con compresión de la cava inferior a la altura del diafragma. Esto genera un aumento de la PVC que a su vez dificulta el drenaje del plexo lumbar y del sistema nervioso central, aumentando la PIC. Esta hipótesis es acorde con la doctrina de Monroe-Kelly, que expresa que, dado que el cráneo es un compartimiento no expansible, el aumento de volumen de cualquier componente intracraneal determina un aumento de la PIC. Más aún, cuando los animales fueron previamente pleuropericardiotomizados, la elevación de la PIA no produjo elevación de la PVC y la PIC no aumentó.

En los seres humanos se observó también la misma correlación entre HIA y elevación de la PIC. En un estudio en pacientes con traumatismo craneal ingresados en UCI, se comprobó que el aumento de la PIA desde 4 hasta 15 mm Hg producía un rápido aumento de la PVC y de la presión en el bulbo de la yugular, con un consecuente aumento de la PIC de 10 hasta 16 mm Hg. En tres reportes diferentes de casos se observó que una descompresión abdominal produjo un descenso en la PIC en pacientes con traumatismo craneal y PIC elevada. Estos hallazgos sugieren que debería evitarse la laparoscopia en pacientes con elevación de la PIC.

6. Tratamiento

Si bien la descompresión quirúrgica mediante laparotomía está considerada como el tratamiento de elección para los pacientes con PIA elevada y disfunción orgánica, es en el extenso grupo de pacientes con HIA, que va desde PIA normal hasta el SCA, donde se debe intentar optimizar el tratamiento médico.

En gran medida, el mejor tratamiento del SCA es la prevención. El reconocimiento de los factores asociados con el desarrollo de la HIA permite detectar precozmente a los pacientes críticos en riesgo. El tratamiento de estos pacientes se basa en cuatro principios: *a)* monitorización seriada de la PIA; *b)* optimización de la perfusión sistémica y de la función de los diferentes sistemas en los pacientes con PIA elevada; *c)* instaurar medidas específicas para disminuir la PIA; *d)* la descompresión quirúrgica precoz para la HIA refractaria. En la Fig. 51-2 se muestra el algoritmo propuesto por la Conferencia Internacional de Expertos en HIA y SCA.

6.1. Reanimación con fluidos

La reanimación enérgica con fluidos para corregir la hipovolemia y evitar la hipoperfusión de los diferentes órganos es un pilar del tratamiento de los pacientes críticos. Mantener un volumen intravascular adecuado es fundamental para los pacientes con HIA/SCA, dado que la hipovolemia agrava los efectos fisiopatológicos de la HIA. Sin embargo, el balance hídrico positivo es uno de los principales determinantes de la elevación secundaria de PIA. Hay, así, una controversia aún no resuelta acerca de la mejor estrategia de reanimación con fluidos. La actual recomendación, basada en la mejor evidencia científica, es utilizar coloides o cristaloides hiperoncóticos más que suero fisiológico en la reanimación con fluidos en pacientes con HIA/SCA. Además, se recomienda vigilar de forma estrecha la fluidoterapia con objetivos claros de reanimación, para evitar la sobrerreanimación en pacientes con HIA/SCA. En este sentido, se ha sugerido que la PPA podría servir de forma segura como «*end-point*» de la reanimación con fluidos. En un estudio retrospectivo, Cheatham *et al.* hallaron que la PPA ≥ 50 mm Hg se correlacionaba con mejor pronóstico. En dos estudios siguientes el mismo grupo de investigadores encontró que la mejor PPA era ≥ 60 mm Hg. La actual recomendación es mantener la PPA entre 50 y 60 mm Hg, evitando la sobrehidratación y utilizando, si es necesario, fármacos vasopresores.

6.2. Sedación y analgesia

La adecuada sedación y analgesia de los pacientes críticos puede disminuir el tono de los músculos toracoabdominales y disminuir la PIA. Por otra parte, evitar la agitación, el dolor y la disincronía con el respirador son estándares de cuidados críticos.

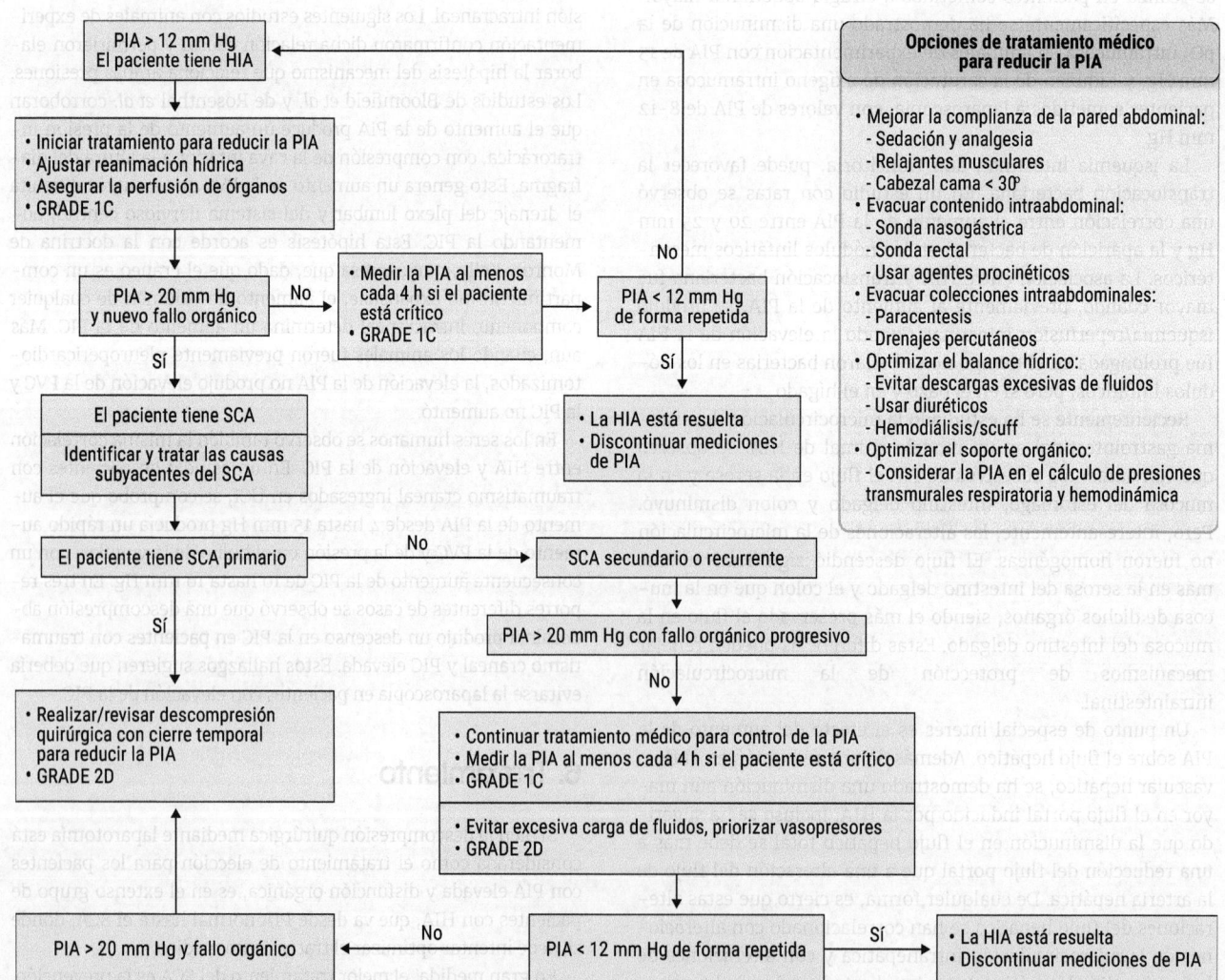

Fig. 51-2 | Algoritmo de tratamiento de la hipertensión intraabdominal y del síndrome compartimental abdominal. GRADE: *Grading of Recommendations, Assessment, Development and Evaluation;* HIA: hipertensión intraabdominal; PIA: presión intraabdominal; PPA: presión de perfusión abdominal; SCA: síndrome compartimental abdominal.

6.3. Bloqueadores neuromusculares

En varios reportes se ha sugerido que el uso de bloqueadores neuromusculares disminuyó la PIA en pacientes con valores moderadamente elevados. Actualmente un solo estudio prospectivo ha demostrado reducir significativamente la PIA en 9 de 10 pacientes con HIA utilizando un bolo de cisatracurio. El potencial beneficio de los bloqueadores neuromusculares debe contraparse con los riesgos de la parálisis muscular en los enfermos críticos. La actual recomendación en pacientes con grado moderado de HIA es intentar un uso muy corto de los bloqueadores neuromusculares mientras se evalúan otras alternativas para el tratamiento de la HIA.

6.4. Descompresión nasogástrica/colónica y uso de agentes procinéticos

En los pacientes críticos, con alteraciones electrolíticas, reanimación enérgica con fluidos, analgesiados con opiáceos, etc., es muy común la aparición de íleo gastrointestinal. La acumulación de aire y/o líquido en el intestino puede aumentar la PIA. El uso de sondas nasogástricas y/o rectales para descomprimir el abdomen es una técnica relativamente poco invasiva que se ha utilizado con éxito para disminuir la PIA en casos moderados de HIA. El uso de agentes procinéticos, como la metoclopramida, la eritromicina o la nesotigmina, también puede mejorar la evacuación intestinal y disminuir la PIA.

6.5. Diuréticos y técnicas de reemplazo renal

La instauración precoz de alguna técnica de reemplazo renal en los pacientes con HIA/SCA y fallo renal parece ser más eficaz y segura que la sobrecarga de volumen. En un estudio en pacientes cirróticos e HIA el empleo de diuréticos y albúmina disminuyó la PIA.

6.6. Descompresión percutánea

El drenaje percutáneo de líquido ascítico, pus, aire o sangre, sea bajo control ecográfico, tomográfico o sin control por imágenes, ha demostrado disminuir la PIA y restaurar la perfusión de los órganos abdominales. Esta estrategia mínimamente invasiva parece más eficaz en los pacientes con HIA/SCA secundario. En los pacientes refractarios a dicha maniobra está indicada la descompresión quirúrgica.

6.7. Descompresión abdominal

La descompresión quirúrgica del abdomen es el tratamiento estándar para los pacientes con SCA. Cuando las disfunciones orgánicas son evidentes, es probablemente la única intervención que puede salvar la vida del paciente. En los pacientes quirúrgicos con alto riesgo de desarrollar SCA, dejar el abdomen «abierto» (descompresión presuntiva) ha demostrado reducir el desarrollo de SCA y mejorar la supervivencia.

Una descripción de las diferentes técnicas quirúrgicas y de la discusión acerca del cierre definitivo excede los propósitos del actual capítulo, por lo que se remite al lector a una revisión extensa.

7. Futuras direcciones

Dada la utilidad de la medición de la PIA en los pacientes críticos en riesgo de desarrollar HIA/SCA, se ha propuesto mejorar la monitorización mediante dispositivos que permitan una medición continua de esta.

Otro punto de interés y de actual controversia es determinar si la PIA en los pacientes con ventilación mecánica debería medirse en la posición semiincorporada, con la cabecera de la cama en 30-45° de inclinación. Esta posición es la habitual en estos pacientes, dado que permite disminuir el riesgo de neumonía asociada a ventilación mecánica. Se ha observado que los pacientes en dicha posición presentan PIA mayores que en supino. No está determinado el valor real de dichos valores de PIA, dado que las definiciones de los grados de HIA se han elaborado con mediciones tomadas en posición supina.

Finalmente, dado el actual interés en el campo de la PIA, se están llevando a cabo diversos estudios multicéntricos para poder evaluar mejor el valor pronóstico de la PIA y desarrollar algoritmos de trabajo para optimizar el tratamiento de la HIA.

8. Conclusiones

En los últimos años se han desarrollado los conceptos de HIA y SCA como entidades clínicas de interés en el ámbito de los cuidados intensivos. En 2004 se realizó el primer congreso del SCA y se consensuaron una serie de definiciones, publicadas en 2006. La HIA se define como la PIA ≥ 12 mm Hg y se clasifica en cuatro grados de gravedad, siendo el SCA el grado máximo. La incidencia de HIA en los pacientes críticos es elevada. El aumento de la PIA conduce a una disminución del flujo vascular a los órganos esplácnicos, un aumento de la presión intratorácica y una disminución del retorno venoso, con caída del gasto cardíaco. Estas alteraciones fisiopatológicas se siguen, en caso de persistir la HIA, del desarrollo de fallo multiorgánico. La mortalidad del SCA sin tratamiento es mayor del 60 %. La descompresión quirúrgica es el tratamiento indicado para los pacientes con SCA. En los pacientes con HIA moderada se debe optimizar el tratamiento médico. La implantación de medidas médicas para disminuir la PIA y la realización precoz de la descompresión abdominal en caso de SCA mejoran la supervivencia de los pacientes críticos con HIA.

> ## ⚡ Puntos clave
>
> ✔ La incidencia de HIA es elevada en los pacientes críticos.
> ✔ La aparición de HIA o SCA conlleva una elevada morbimortalidad.
> ✔ La monitorización de la PIA en los pacientes críticos con factores de riesgo de desarrollar HIA/SCA es actualmente un estándar de tratamiento.
> ✔ La implantación de medidas médicas que puedan disminuir la PIA y la realización precoz de la descompresión abdominal en caso de SCA mejoran la supervivencia de los pacientes críticos con HIA.

Bibliografía

Andrews PJ, Citerio G. Intracranial pressure. Part one: historical overview and basic concepts. Intensive Care Med. 2004;30:1730-3.

Balogh Z, Moore FA, Goettler CE, Rotondo MF, Schwab CW, Kaplan MJ. Surgical management of abdominal compartment syndrome. En: Ivatury RR, Cheatham ML, Malbrain MLNG, Sugrue M, editores. Abdominal compartment syndrome. Landes Biomedical; 2006. p. 266-96.

Bloomfield GL, Blocher CR, Fakhry IF, Sica DA, Sugerman HJ. Elevated intraabdominal pressure increases plasma renin and aldosterone levels. J Trauma. 1997;42:997-1005.

Bloomfield GL, Ridings PC, Blocher CR, Marmarou A, Sugerman HJ. A proposed relationship between increased intraabdominal, intrathoracic, and intracranial pressure. Crit Care Med. 1997;25:496-503.

Caldwell CB, Ricotta JJ. Changes in visceral blood flow with elevated intraabdominal pressure. J Surg Res. 1987;43:14-20.

Citerio G, Vascotto E, Villa F, Celotti S, Pesenti A. Induced abdominal compartment syndrome increases intracranial pressure in neurotrauma patients: a prospective study. Crit Care Med. 2001;29:1466-71.

Cullen DJ, Coyle JP, Teplick R, Long MC. Cardiovascular, pulmonary, and renal effects of massively increased intraabdominal pressure in critically ill patients. Crit Care Med. 1989;17:118-25.

Chang M, Miller P, D'Agostino R, Wayne M. Effects of abdominal decompression on cardiopulmonary function and visceral perfusion in patients with intraabdominal hypertension. J Trauma. 1998;44:440-5.

Cheatham ML, Malbrain ML, Kirkpatrick A, et al. Results from the International Conference of Experts on Intra-abdominal Hypertension and Abdominal Compartment Syndrome. II Recommendations. Intensive Care Med. 2007;33:951-62.

Cheatham ML, Malbrain ML. Abdominal perfusion pressure. En: Ivatury RR, Cheatham ML, Malbrain ML, Sugrue M, editores. Abdominal compartment syndrome. Landes Biomedical; 2006. p. 69-81.

Cheatham ML, Malbrain ML. Cardiovascular implications of abdominal compartment syndrome. Acta Clin Belg Suppl. 2007;1:98-112.

Cheatham ML, White MW, Sagraves SG, Johnson JL, Block EF. Abdominal perfusion pressure: a superior parameter in the assessment of intraabdominal hypertension. J Trauma. 2000;49:621-6.

Dalfino L, Tullo L, Donadio I, Malcagni V, Brienza N. Intra-abdominal hypertension and acute renal failure in critically ill patients. Intensive Care Med. 2008;34:707-13.

De Laet I, Hoste E, Verholen E, De Waele JJ. The effect of neuromuscular blockers in patients with intra-abdominal hypertension. Intensive Care Med. 2007;33:1811-4.

Diebel LN, Dulchavsky SA, Wilson RF. Effect of increased intraabdominal pressure on mesenteric arterial and intestinal mucosal blood flow. J Trauma. 1992;33:45-8.

Diebel LN, Wilson RF, Dulchavsky SA, Saxe J. Effect of increased intraabdominal pressure on hepatic arterial, portal venous, and hepatic microcirculatory blood flow. J Trauma. 1992;33:279-82.

Doty JM, Saggi BH, Blocher CR, et al. Effect of increased renal parenchymal pressure on renal function. J Trauma. 2000;48:874-7.

Emerson H. Intra-abdominal pressures. Arch Intern Med. 1911;7:754-84.

Escorsell A, Ginés A, Llach J, et al. Increasing intraabdominal pressure increases pressure, volume, and wall tension in esophageal varices. Hepatology. 2002;36:936-40.

Ferrer C, Piacentini E, Molina E, Trenado J, Sánchez B, Nava JM. Higher peep levels results in small increases in intraabdomial pressure in critical care patients. Intensive Care Med. 2008;34 Suppl 1:S140.

Ferrer C, Piacentini E, Trenado J, Nava JM. Intra-abdominal pressure measured in supine position underestimates the real value in mechanical ventilated patients. Intensive Care Med. 2007;33 Suppl 2:32.

Gargiulo NJ III, Simon RJ, Leon W, Machiedo GW. Hemorrhage exacerbates bacterial translocation at low levels of intra-abdominal pressure. Arch Surg. 1998;133:1351-5.

Gattinoni L, Pelosi P, Suter PM, Pedoto A, Vercesi P, Lissoni A. Acute respiratory distress syndrome caused by pulmonary and extrapulmonary disease. Different syndromes? Am J Respir Crit Care Med. 1998;158:3-11.

Josephs LG, Este-McDonald JR, Birkett DH, Hirsch EF. Diagnostic laparoscopy increases intracranial pressure. J Trauma. 1994;36:815-9.

Kashtan J, Green JF, Parsons EQ, Holcroft JW. Hemodynamic effects of increased abdominal pressure. J Surg Res. 1981;30:249-55.

Malbrain ML, Cheatham M, Kirkpatrick A, et al. Results from the Conference of Experts on Intra-abdominal Hypertension and Abdominal Compartment Syndrome. Part I: Definitions. Intensive Care Med. 2006;32:1722-32.

Malbrain ML, Chiumello D, Pelosi P, et al. Prevalence of intraabdominal hypertension in critically ill patients: a multicentre epidemiological study. Intensive Care Med. 2004;30:822-9.

Malbrain ML, Deeren D, Nieuwendijk R, De Potter TJ. Partitioning of respiratory mechanics in intraabdominal hypertension. Intensive Care Med. 2003;29:S85.

Malbrain ML. Abdominal perfusion pressure asa prognostic marker in intraabdominal hypertension. En: Vincent JL, editor. Yearbook of intensive care and emer- gency medicine. Springer; 2002. p. 792-814.

Malbrain ML. Different techniques to measure intraabdominal pressure (IAP): time for a critical re-appraisal. Intensive Care Med. 2004;30:357-71.

Parr MJ, Olvera CI. Medical management of abdominal compartment syndrome. En: Ivatury RR, Cheatham ML, Malbrain ML, Sugrue M, editores. Abdominal com-partment syndrome. Landes Biomedical; 2006. p. 232-9.

Parra MW, Al-Khayat H, Smith HG, Cheatham ML. Paracentesis for resuscitation-induced abdominal compartment syndrome: an alternative to decompressive laparotomy in the burn patient. J Trauma. 2006;60:1119-21.

Ranieri VM, Brienza N, Santostasi S, et al. Impairment of lung and chest wall mechanics in patients with acute respiratory distress syndrome: role of abdominal distension. Am J Respir Crit Care Med. 1997;156:1082-91.

Richards WO, Scovill W, Shin B, Reed W. Acute renal failure associated with increased intraabdominal pressure. Ann Surg. 1983;197:183-7.

Richardson JD, Trinkle JK. Hemodynamic and respiratory alterations with increased intraabdominal pressure. J Surg Res. 1976;20:401-10.

Sugrue M, Bauman A, Jones F, et al. Clinical examination is an inaccurate predictor of intraabdominal pressure. World J Surg. 2002;26:1428-31.

Sugrue M, D'Amours S. The problems with the positive end expiratory pressure (PEEP) in association with abdominal compartment syndrome (ACS). J Trauma. 2001;51:419-20.

Sugrue M, Jones F, Deane SA, Bishop G, Bauman A, Hillman K. Intraabdominal hypertension is an independent cause of postoperative renal impairment. Arch Surg. 1999;134:1082-5.

Vidal MG, Ruiz Weisser J, González F, et al. Incidence and clinical effects of intraabdominal hypertension in critically ill patients. Crit Care Med. 2008;36:1823-31.

Wauters J, Claus P, Brosens N, McLaughlin M, Malbrain M, Wilmer A. Pathophysiology of renal hemodynamics and renal cortical microcirculation in a porcine model of elevated intraabdominal pressure. J Trauma. 2009;66:713-9.

52 Isquemia intestinal aguda

S. Ramos Sáez, J. C. Frías Pareja y J. López Libano

◢ Orientación para el estudio

La isquemia intestinal aguda es la interrupción del flujo sanguíneo a nivel intestinal. Se puede dividir en dos grandes entidades en función de si afecta al intestino delgado o al intestino grueso: isquemia mesentérica y colitis isquémica, respectivamente.

La isquemia mesentérica aguda es una patología muy grave, pero afortunadamente poco frecuente; afecta principalmente a la arteria mesentérica superior y su principal causa es el embolismo arterial. El dolor abdominal periumbilical intenso y con una exploración física bastante anodina suele ser el síntoma guía. Generalmente los pacientes requieren tratamiento quirúrgico y el pronóstico suele ser malo.

La colitis isquémica es la causa más frecuente de isquemia intestinal aguda. Su principal causa (95 %) es no oclusiva. Cursa con dolor abdominal leve o moderado, tenesmo y hematoquecia o diarrea sanguinolenta. Generalmente se resuelve con tratamiento de soporte y los pacientes no requieren cirugía. Tiene mejor pronóstico, siendo su tasa de mortalidad sin y con cirugía menor del 5 % y del 40 %, respectivamente.

1. Clasificación

La isquemia intestinal se puede clasificar en función de distintas características:

✔ **Tiempo de aparición:**
  ↪ Aguda: aparición repentina.
  ↪ Crónica: hipoperfusión intestinal que ocurre cuando aumentan las demandas en relación con la ingesta; generalmente se desarrolla en pacientes con arteriosclerosis a nivel intestinal, pero esta entidad no es objeto de estudio en este capítulo.
✔ **Segmento intestinal afectado:**
  ↪ Intestino delgado: isquemia mesentérica.
  ↪ Colon: isquemia colónica o colitis isquémica.
✔ **Mecanismo de producción:**
  ↪ Oclusiva:
    • Arterial: la oclusión puede ser por embolia o por trombosis.
    • Venosa: trombosis.
  ↪ No oclusiva: se produce por bajo flujo sanguíneo a nivel intestinal consecuencia de un bajo gasto cardíaco y/o vasoconstricción (fármacos vasoactivos, vasopresores endógenos, cocaína, etc.) en dicho territorio.

2. Anatomía vascular intestinal

El aporte sanguíneo al tracto intestinal se realiza a través del tronco celíaco, la arteria mesentérica superior (AMS) y la arteria mesentérica inferior (AMI). Estas tres arterias establecen anastomosis entre ellas que pueden conseguir una suplencia adecuada en caso de períodos transitorios de perfusión inadecuada de alguna de las ramas y también en la isquemia crónica.

El tronco celíaco sale de la aorta. Está formado por la arteria hepática, la arteria esplénica y la arteria gástrica izquierda. Las ramas del tronco celíaco están intensamente intercomunicadas entre sí y con la AMS, lo que hace que la isquemia a ese nivel (isquemia gástrica) sea rara.

La AMS sale 1-2 cm por debajo del tronco celíaco e irriga al duodeno distal, yeyuno, íleon, ciego, colon ascendente y la mitad proximal del colon transverso.

La AMI es de menor calibre que la AMS. Irriga parte del colon transverso y colon descendente. Junto con la AMS forma el arco de Riolano o arteria marginal de Drummond, desde donde salen las arterias rectas que penetran en la pared intestinal.

La circulación venosa sigue una disposición bastante parecida a la arterial y forma la vena porta, que atraviesa el hígado antes de drenar la sangre a la circulación general.

3. Fisiopatología

La circulación esplácnica recibe entre el 10 % y el 35 % del gasto cardíaco dependiendo de si se encuentra en ayunas o con alimentación. La extracción intestinal de oxígeno es relativamente baja, lo que permite que llegue suficiente oxígeno al hígado a través de la vena porta. De esta forma, el flujo sanguíneo intestinal debe reducirse al menos un 50 % del nivel normal para que el intestino sufra isquemia. Numerosos mecanismos de control contribuyen a la regulación del tono vascular intestinal. Esta regulación del flujo sanguíneo es una adaptación que permite redirigir la sangre del intestino al cerebro durante períodos de hipotensión sistémica.

El flujo de la circulación intestinal depende de:

✔ Factores generales: presión arterial, gasto cardíaco, viscosidad sanguínea, etcétera.
✔ Factores locales que actúan a nivel de la pared intestinal: sistema nervioso autónomo, eje renina-angiotensina, vasopresina, catecolaminas, gastrina, secretina, etcétera.

El intestino delgado es capaz de compensar aproximadamente un 75 % de la reducción de su flujo sanguíneo durante 12 horas sin que aparezca un daño significativo; sin embargo, después de períodos prolongados de isquemia aparece vasoconstricción, lo que aumenta la presión y reduce el flujo colateral. El colon es más vulnerable a la hipoperfusión ya que recibe menos flujo que el resto del tracto gastrointestinal y, además, su microvasculatura está menos desarrollada que la del intestino delgado, por lo que ante una isquemia importante puede empezar a aparecer necrosis de las vellosidades intestinales a las 8-16 horas.

La mucosa es la primera en afectarse, sufriendo necrosis y posterior ulceración. Tras las primeras 12 horas de isquemia (menos en el caso del colon), se produce infiltración de polimorfonucleares, los capilares pierden su integridad y aparece edema de la submucosa que posteriormente se convierte en hemorragia si la isquemia persiste. Primero habrá exudado de líquido proteico a la luz intestinal, que luego se hará sanguinolento. Una vez rota la barrera mucosa, se produce translocación bacteriana. Finalmente se produce la necrosis de la capa muscular, pudiendo haber perforación intestinal.

Es importante mencionar la lesión por reperfusión, que ocurre cuando hay una isquemia parcial y se reperfunde el intestino. Se produce por la liberación de radicales libres de oxígeno y productos tóxicos derivados de la hipoperfusión junto con la activación de los neutrófilos. Esta lesión por reperfusión puede ocasionar un fallo multiorgánico.

4. Isquemia mesentérica aguda

La isquemia mesentérica aguda (IMA) es la hipoperfusión brusca del intestino delgado. Esta situación compromete la viabilidad intestinal y, si no se restaura el flujo sanguíneo, ocasiona un cuadro de extrema gravedad que en un alto porcentaje de casos termina con la muerte del paciente. Desgraciadamente, su presentación clínica es inespecífica y con frecuencia el diagnóstico es tardío, lo que ensombrece aún más el pronóstico. Su principal causa es la embolia de la AMS.

4.1. Etiología

Las causas de la IMA son:

✓ Embolia arterial mesentérica.
✓ Trombosis arterial mesentérica.
✓ Trombosis venosa mesentérica.
✓ IMA no oclusiva.

4.1.1. Embolia arterial aguda mesentérica

Es la causa más frecuente de IMA, representando aproximadamente el 50 % de los casos. Los émbolos se suelen originar con más frecuencia en la aurícula izquierda, como consecuencia de arritmias como la fibrilación auricular, pero también pueden tener su origen en un ventrículo izquierdo con mala función, válvulas cardíacas afectas de endocarditis e incluso provenir de aterosclerosis de la aorta. La mayoría de estos émbolos se alojan a unos 3-10 cm distalmente al origen de la AMS respetando el yeyuno proximal y el colon, por lo que una isquemia mesentérica con yeyuno proximal indemne nos hará pensar en un origen embólico frente a una trombosis.

4.1.2. Trombosis arterial aguda mesentérica

Constituye el 25 % de los casos de IMA y generalmente se asocia a arteriosclerosis previa. La placa de ateroma va progresando durante años y estrechando progresivamente la luz del vaso hasta que lo ocluye completamente o la placa se inestabiliza y se trombosa. Suele ocurrir en pacientes de edad avanzada, con historia de isquemia intestinal crónica (dolor posprandial, pérdida de peso, «miedo a comer», etc.). El trombo suele localizarse al inicio de la AMS, por lo que el territorio afectado es mayor. Pero la trombosis también puede ocurrir en el contexto de otras patologías como vasculitis, disección mesentérica, aneurisma micótico, displasia fibromuscular, estados de hipercoagulabilidad, terapia con estrógenos, etcétera.

4.1.3. Trombosis venosa mesentérica

Supone menos del 10 % de los casos de IMA. La obstrucción del flujo venoso genera edema a nivel de la pared intestinal que, si se mantiene en el tiempo, ocasiona isquemia. Rara vez afecta al colon.

La trombosis se atribuye a la concurrencia de los tres factores que componen la tríada de Virchow: estasis venosa, disfunción endotelial e hipercoagulabilidad; pero aproximadamente un 20 % de estas trombosis venosas son idiopáticas.

Los estados de hipercoagulabilidad pueden ser genéticos (factor V tipo, déficit de proteína S o C, déficit de antitrombina III, síndrome antifosfolipídico) o adquiridos (neoplasias, alteraciones hematológicas o anticonceptivos orales).

Algunas de las situaciones que pueden ocasionar estasis venosa son hipertensión portal, pancreatitis, enfermedad inflamatoria intestinal, sepsis y trauma abdominal.

4.1.4. Isquemia mesentérica aguda no oclusiva

Es la causa en el 20 % de las ocasiones y generalmente se debe a la vasoconstricción ocasionada por bajo flujo esplácnico. Suele ocurrir en pacientes críticos con comorbilidades importantes o hemodinámicamente inestables. La hipovolemia junto con el uso de fármacos vasoconstrictores puede precipitar una isquemia no oclusiva.

4.2. Epidemiología

La IMA es una patología con una incidencia global baja: 0,09-0,2 % de todos los ingresos de Urgencias. Representa una causa infrecuente de dolor abdominal, pero un diagnóstico precoz y una pronta intervención son fundamentales para reducir la alta tasa de mortalidad, que va del 50 % hasta el 80 %. Su incidencia ha aumentado en los últimos años debido al envejecimiento de la población, el acúmulo de factores de riesgo cardiovascular y un mayor número de pacientes en estado crítico.

En general, la principal causa de IMA es la embolia arterial, pero en pacientes jóvenes sin enfermedad cardiovascular la trombosis venosa es la principal causa de IMA.

En cuanto a los factores de riesgo, cualquier condición que reduzca la perfusión intestinal o predisponga a la embolia, trombosis arterial o venosa o a la vasoconstricción supondrá un factor de riesgo. Los factores de riesgo varían en función de la etiología de la isquemia intestinal (Tabla 52-1).

4.3. Manifestaciones clínicas

El dolor abdominal es el síntoma más frecuente en los pacientes con IMA. Suele ser periumbilical (es menos frecuente en otros cuadrantes abdominales), de aparición brusca y su característica típica es que es desproporcionado para las escasas alteraciones que se encuentran en la exploración física. Cuando se trata de una trombosis venosa, el dolor suele ser de establecimiento más insidioso y puede aparecer y desaparecer hasta hacerse permanente.

Los pacientes también suelen presentar náuseas, vómitos y diarrea. Conforme el cuadro avanza, si se desarrolla infarto intestinal, pueden aparecer signos de peritonitis a la exploración, fiebre, diarrea sanguinolenta, rectorragia y *shock*. Un tercio de los pacientes presenta la tríada de dolor abdominal, fiebre y hemocultivos positivos.

La exploración física puede ser normal al principio o mostrar simplemente una distensión abdominal sin signos de peritonismo, pero conforme la isquemia intestinal progresa, el abdomen estará más distendido, desaparecerán los ruidos hidroaéreos y aparecerán signos de irritación peritoneal.

4.3.1. Embolia arterial mesentérica

La tríada de presentación típica es dolor abdominal intenso con escasos hallazgos significativos a la exploración física, vaciamiento intestinal (vómitos y diarreas) y presencia de una fuente de émbolos (la causa más frecuente es la fibrilación auricular).

El dolor es típicamente brusco, muy intenso, periumbilical y con frecuencia asociado a náuseas y vómitos, pero sin hallazgos muy significativos en la exploración física.

Un tercio de los pacientes tiene historia de embolismos previos. La falta de un tratamiento anticoagulante adecuado debe hacernos sospechar esta etiología.

4.3.2. Trombosis arterial mesentérica

En la trombosis arterial generalmente los pacientes padecen arteriosclerosis y suelen referir una historia previa de dolor posprandial, náuseas y pérdida de peso, aunque otras veces tiene una presentación similar a la de la embolia arterial y es indistinguible.

4.3.3. Trombosis venosa mesentérica

Mientras que la IMA de etiología embólica y por trombosis arterial suele afectar a pacientes mayores de 60 años, la trombosis venosa mesentérica afecta a pacientes más jóvenes, en torno a los 40 años.

Hasta el 50 % de los pacientes tienen antecedentes de trombosis venosa profunda o tromboembolismo pulmonar. El factor V Leiden es el estado de hipercoagulabilidad que con más frecuencia se detecta, hasta en un 20-40 % de los casos de trombosis venosa mesentérica.

Aunque como ya se ha mencionado la presentación clínica puede ser un dolor abdominal periumbilical muy agudo y de inicio súbito, en el caso de la trombosis venosa este dolor con frecuencia es subagudo y va evolucionando durante períodos más prolongados, hasta 2 semanas. La mitad de los pacientes aquejan náuseas y vómitos. En la exploración física encontraremos distensión abdominal, pero es más raro encontrar signos de peritonismo, ya que el curso clínico de esta patología es más subagudo y tarda más en evolucionar a infarto intestinal.

4.3.4. Isquemia mesentérica aguda no oclusiva

Suele ocurrir en pacientes críticos, sedados y bajo ventilación mecánica, por lo que suele ser difícil de detectar. Se debe sospechar en pacientes con hipoperfusión mesentérica secundaria a

Tabla 52-1. Factores de riesgo de la isquemia mesentérica aguda

Etiología	Factores de riesgo
Embolia arterial	Arritmias, valvulopatías, endocarditis, aneurisma ventricular, disfunción ventricular grave, infarto agudo de miocardio reciente, cirugía cardíaca, *shock* cardiogénico, colocación de balón de contrapulsación intraaórtico, ateroesclerosis aórtica, aneurisma aórtico, infección grave por SARS-CoV-2
Trombosis arterial	Arterioesclerosis, hipertensión arterial, diabetes, hiperlipidemia, síndrome antifosfolípidico, enfermedades vasculíticas (poliarteritis, lupus eritematoso sistémico, púrpura de Schölein-Henoch), insuficiencia cardíaca congestiva, aneurisma de la arteria mesentérica superior, hipercoagulabilidad, terapia con estrógenos, displasia fibromuscular
Trombosis venosa	Procesos inflamatorios abdominales (pancreatitis, diverticulitis), síndromes mieloproliferativos, hipertensión portal y cirrosis, antecedentes de trombosis venosa, trombofilia adquirida (neoplasias, anticonceptivos orales), enfermedad intestinal inflamatoria, adenopatías mesentéricas (infección viral por Influenza), trombofilias genéticas (factor V Leiden, déficit de proteína S y C, déficit de antitrombina III, resistencia a la proteína C activada, síndrome antifosfolipídico), escleroterapia endoscópica, cirugía abdominal (cirugía bariátrica, esplenectomía), insuficiencia cardíaca derecha, infección grave por SARS-CoV-2
No oclusiva	Fallo cardíaco/*shock* cardiogénico, vasculopatía periférica, insuficiencia aórtica, *shock* séptico, arritmias, administración de fármacos vasoconstrictores, abuso de cocaína/metanfetaminas, *bypass* cardiopulmonar reciente, insuficiencia renal crónica/diálisis, grandes quemados, pancreatitis aguda grave

shock, en tratamiento con fármacos vasoactivos y que sufren un empeoramiento significativo sin otra causa que lo justifique.

La intensidad y localización del dolor abdominal es más variable. Generalmente comienza con síntomas inespecíficos como dolor abdominal moderado que gradualmente progresa, sensación de plenitud, náuseas y vómitos, aunque, como ya hemos mencionado, no siempre el paciente puede describir los síntomas.

4.4. Diagnóstico

4.4.1. Pruebas de laboratorio

Actualmente no hay ningún parámetro de laboratorio que pueda usarse de forma rutinaria para una detección precoz de la isquemia intestinal. Los valores de laboratorio no son específicos y tienen poco valor diagnóstico en esta patología. Una vez establecido el diagnóstico, algunos parámetros sí que nos servirán para valorar la progresión de la enfermedad.

Valores normales de laboratorio no excluyen la IMA, aunque suele ser infrecuente esta presentación. El 75 % de los pacientes tienen leucocitosis con desviación a la izquierda; el recuento suele ser mayor cuanto mayor es la zona isquémica, siendo proporcional a la extensión y duración de la isquemia.

El 50 % de los pacientes sufren acidosis metabólica; de hecho, un paciente con dolor abdominal agudo y acidosis metabólica tiene una isquemia mesentérica hasta que se demuestre lo contrario. El lactato sérico se eleva ante la hipoperfusión tisular, pero la capacidad hepática de eliminarlo hace que no se correlacione con el infarto intestinal. Un lactato sérico normal no excluye la IMA.

El dímero D se eleva de forma muy precoz. Un dímero D normal nos puede ayudar a excluir la IMA, pero unos niveles elevados no confirman el diagnóstico; además, no diferencia isquemia aguda de isquemia crónica.

Marcadores derivados de la mucosa como la proteína de unión a ácidos grasos intestinales (I-FABP) o el α-glutatión S-transferasa (GST) aún están bajo evaluación y se necesitan más estudios para validar su valor.

Puede haber un aumento inespecífico de enzimas: fosfatasa alcalina, lactato-deshidrogenasa (LDH), creatina-fosfocinasa (CPK) y amilasa. Si estas se encuentran elevadas, son un marcador de necrosis establecida.

4.4.2. Radiología

La radiografía simple de abdomen tiene un papel muy limitado en el diagnóstico de la isquemia mesentérica, sobre todo en los estadios iniciales. Una radiografía normal (más del 25 % de los casos) no excluye la isquemia mesentérica, y cuando hay alteraciones, generalmente son muy inespecíficas. Algunas de estas alteraciones inespecíficas son la distensión de asas intestinales y el íleo adinámico. Los hallazgos más específicos ocurren en un 25 % de los pacientes y se deben a que la enfermedad ya está más avanzada: impresiones dactilares, neumatosis de la pared intestinal, gas en la vena porta e incluso neumoperitoneo.

4.4.3. Tomografía computarizada

La tomografía computarizada (TC) con contraste intravenoso es la prueba de elección para el diagnóstico de la IMA. Tiene una alta especificidad (100 %) y sensibilidad (93 %). Debe realizarse tan pronto como sea posible ante la sospecha de un paciente con IMA. No está indicado el contraste oral.

La TC muestra tanto los trastornos vasculares como las lesiones isquémicas intestinales, el mesenterio y el peritoneo. Algunos de los hallazgos que indican isquemia mesentérica son: engrosamiento de la pared intestinal, neumatosis intestinal con gas en la vena porta, dilatación intestinal, estasis mesentérica, trombosis portomesentérica o infarto de órgano sólido. Además, la TC descarta otras causas de dolor abdominal agudo.

La presencia de neumatosis intestinal no indica necesariamente que haya un infarto transmural, pero el infarto intestinal es mucho más probable en los pacientes que presentan dicha neumatosis intestinal o gas a nivel de la vena mesentérica o porta.

Se prefiere la TC sobre la resonancia magnética por su menor coste, rapidez y facilidad de realización, pero la resonancia con contraste es más sensible para el diagnóstico de la trombosis venosa mesentérica.

4.4.4. Arteriografía

La arteriografía se sigue considerando la prueba *gold standard* ya que nos permite ver con exactitud la vascularización arterial y distinguir la causa oclusiva de la no oclusiva. Proporciona un mapa quirúrgico para la revascularización y permite administrar vasodilatadores y trombolíticos en el caso de que estén indicados. Pero, a pesar de todo esto, no está indicado hacerla de rutina ya que no está exenta de controversias debido a sus dificultades técnicas, a que aporta escasa información del grado de viabilidad intestinal y puede retrasar la cirugía. No está indicada si el paciente está inestable, presenta peritonitis o el equipo tiene poca experiencia.

4.5. Tratamiento

Los pilares del tratamiento son restaurar el flujo sanguíneo intestinal y conseguir una estabilidad clínica, si es necesario resecando los segmentos intestinales no viables. Es fundamental que el tratamiento sea precoz, ya que la viabilidad intestinal es muy alta (cercana al 100 %) dentro de las primeras 12 horas de isquemia, y se reduce al 54 % entre las 12 y las 24 horas y al 18 % más allá de las 24 horas.

En la Fig. 52-1 se muestra el algoritmo de tratamiento de la IMA.

4.5.1. Medidas generales

Antes de efectuar cualquier procedimiento invasivo es fundamental estabilizar la situación clínica del paciente. Para ello se debe realizar un tratamiento de soporte:

✔ Fluidoterapia, siendo de elección los cristaloides.
✔ Oxígeno suplementario.

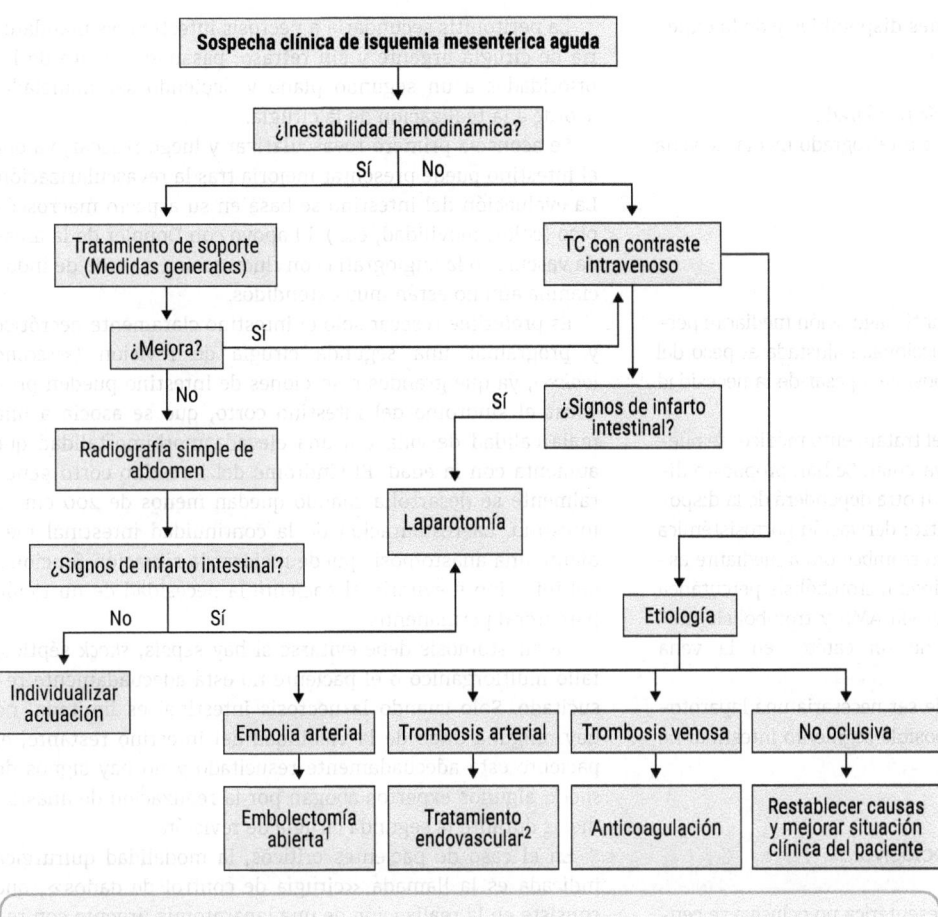

- Evitar el uso de vasopresores en la medida de lo posible. Si es necesario, optar por fármacos que tengan menor efecto a nivel mesentérico: dobutamina, dosis bajas de dopamina y milrinona. Asimismo, debe evitarse la digoxina, ya que también reduce el flujo de la circulación esplácnica.
- Dieta absoluta y colocación de sonda nasogástrica para descomprimir.
- Antibióticos de amplio espectro: deben administrase desde el principio, ya que al ser la mucosa la primera en afectarse por la isquemia, el riesgo de translocación bacteriana es alto y con ella el riesgo de sepsis.
- Anticoagulación con heparina no fraccionada.
- Inhibidores de la bomba de protones: omeprazol, pantoprazol, etcétera.

4.5.2. Tratamiento específico según la etiología

4.5.2.1. Embolismo arterial

La embolectomía abierta es el tratamiento de elección en el caso de IMA por embolia arterial, pero actualmente no hay ensayos clínicos que comparen dicha cirugía con el tratamiento endo-

vascular, por lo que, si no hay evidencia de necrosis intestinal y se dispone de la experiencia y los recursos necesarios, se puede intentar un abordaje endovascular. No obstante, en la mayoría de los casos se prefiere el abordaje abierto, ya que de esta forma podemos evaluar directamente la viabilidad intestinal.

La embolectomía abierta generalmente se realiza mediante una laparotomía media. Se hace una arteriotomía transversa, previo clampaje proximal y distal, y se limpia la arteria.

En cuanto al tratamiento endovascular, se intentará una aspiración mecánica del émbolo o una trombólisis (si no hay contraindicaciones), y si es necesario, se hará también una angioplastia transluminal percutánea con o sin colocación de *stent*.

4.5.2.2. Trombosis arterial

El tratamiento endovascular es el tratamiento de primera elección en el caso de una trombosis aguda de la AMS cuando no hay compromiso de la integridad intestinal. Debe realizarse lo antes posible si está disponible.

La intervención más común es la angioplastia transluminal percutánea y la colocación de *stent*. Cuando es necesario hacer una cirugía abierta porque hay que resecar intestino necrótico o cuando el tratamiento endovascular falla, el tratamiento dependerá de las opciones disponibles y de la experiencia del centro:

- ✔ Colocación abierta de *stent* por vía retrógrada.
- ✔ *Bypass* convencional anterógrado o retrógrado mediante vena o injerto sintético.

4.5.2.3. Trombosis venosa

El tratamiento de elección es la anticoagulación mediante perfusión continua de heparina no fraccionada ajustada al peso del paciente y debe iniciarse lo antes posible a pesar de la necesidad de intervención quirúrgica.

Si el paciente empeora a pesar del tratamiento médico, se puede considerar el tratamiento endovascular. Se han propuesto diversas técnicas y la elección de una u otra dependerá de la disponibilidad y la experiencia en el centro: derivación portosistémica percutánea intrahepática (TIPS) con trombectomía mediante aspiración mecánica y trombólisis directa, trombólisis percutánea transhepática, trombólisis indirecta vía AMS y trombólisis mediante la colocación quirúrgica de un catéter en la vena mesentérica.

Si los síntomas progresan, puede ser necesaria una laparotomía exploradora para evaluar un posible segmento intestinal no viable.

4.5.2.4. Isquemia intestinal no oclusiva

El tratamiento de la isquemia mesentérica no oclusiva se centra en la corrección de las condiciones clínicas (fallo cardíaco, sepsis, etc.) y farmacológicas (vasoactivos) que ocasionan vasoconstricción esplácnica, además de intentar mejorar la perfusión mesentérica y una rápida identificación de infarto intestinal y su resección.

El principal factor que mejora la perfusión mesentérica es la restauración de la volemia intravascular y la estabilidad hemodinámica. Un tratamiento adicional es el uso de vasodilatadores administrados mediante un catéter directamente colocado en la AMS con el fin de revertir el vasoespasmo que está causando la isquemia.

El diagnóstico de IMA no oclusiva debería confirmarse, en caso de no haber contraindicaciones, mediante una angiografía y, si se confirma, administrar directamente vasodilatadores en la AMS. Los vasodilatadores más usados son el alprostadil (prostaglandina E1) y la papaverina.

La decisión de intervenir quirúrgicamente dependerá de si hay signos de peritonitis, perforación o empeoramiento progresivo del paciente.

4.5.3. Cirugía

Cualquier paciente con IMA y signos de peritonitis debe ser sometido a cirugía urgente si las comorbilidades y la situación clínica del paciente hacen posible un tratamiento curativo. También debe considerarse la cirugía en un paciente diagnosticado de isquemia intestinal, aunque no haya signos de peritonitis, si su situación clínica empeora a pesar de haber iniciado tratamiento.

La peritonitis secundaria a necrosis intestinal es mandatoria de cirugía urgente y sin retraso, pasando el resto de las prioridades a un segundo plano y debiendo ser manejadas acorde a la realización de la cirugía.

Se aconseja primero revascularizar y luego resecar, ya que el intestino puede presentar mejoría tras la revascularización. La evaluación del intestino se basa en su aspecto macroscópico (color, movilidad, etc.). El apoyo con Doppler de la arcada vascular o la angiografía con fluoresceína o verde de indocianina aún no están muy extendidos.

Es preferible resecar solo el intestino claramente necrótico y programar una segunda cirugía de revisión («*second look*»), ya que grandes resecciones de intestino pueden provocar el síndrome del intestino corto, que se asocia a una mala calidad de vida y a una elevada morbimortalidad que aumenta con la edad. El síndrome del intestino corto generalmente se desarrolla cuando quedan menos de 200 cm de intestino. La restauración de la continuidad intestinal mediante una anastomosis puede mejorar la situación funcional del intestino y evitarle al paciente la necesidad de nutrición parenteral permanente.

La anastomosis debe evitarse si hay sepsis, *shock* séptico, fallo multiorgánico o el paciente no está adecuadamente resucitado. Solo cuando la necrosis intestinal es limitada, no hay ninguna duda de la viabilidad del intestino restante, el paciente está adecuadamente resucitado y no hay signos de *shock*, algunos expertos abogan por la realización de anastomosis durante la segunda cirugía de revisión.

En el caso de pacientes críticos, la modalidad quirúrgica indicada es la llamada «cirugía de control de daños», que consiste en la realización de una laparotomía urgente con resección del intestino necrótico sin practicar anastomosis ni estoma (se dejan dos muñones) y trombectomía/embolectomía abierta (si está indicada). A continuación se trasladará al paciente a la unidad de cuidados intensivos para continuar con la resucitación. Debe programarse la segunda cirugía de revisión, el ya mencionado «*second look*», en las siguientes 48 horas. En estos casos debe considerarse el cierre abdominal temporal mediante dispositivos de presión negativa, ya que ello facilita el abordaje para una segunda cirugía de revisión y además favorece la cicatrización de la herida quirúrgica.

Se ha visto que la actitud de la segunda cirugía de revisión en las siguientes 48 horas se asocia a una disminución significativa de la morbimortalidad.

En los pacientes con importantes comorbilidades, situación clínica preterminal o edad muy avanzada, la decisión de realizar una laparotomía puede no ser la más apropiada. En el caso de que la cirugía se considere un tratamiento fútil, se debe desestimar y se han de indicar cuidados paliativos.

5. Colitis isquémica

La colitis isquémica es la causa más frecuente de isquemia intestinal y afecta a pacientes de edad más avanzada que la IMA. Se debe sospechar en pacientes que refieren dolor en el hemiabdomen inferior y diarrea sanguinolenta o hematoquecia. La mayoría de los casos, a diferencia de la IMA, son transitorios y se resuelven sin secuelas. Solo el 15 % evoluciona a necrosis intestinal.

5.1. Etiología

Las causas de la colitis isquémica pueden ser:

- **No oclusiva.** Es la causa más frecuente de colitis isquémica, supone el 95 % de los casos. Es más frecuente que afecte a las áreas propensas a la isquemia: punto de Griffith (flexura esplénica del colon) y punto de Sudeck (unión rectosigmoidea). El colon izquierdo es el que más frecuentemente se afecta, un 75 % de las veces. La afectación aislada del colon derecho es menos frecuente, pero cuando ocurre se asocia a mayor mortalidad.
- **Embolia arterial.** Puede producirse embolismo procedente de una fuente embolígena en los vasos mesentéricos o por yatrogenia en instrumentación aórtica. Es raro que esta etiología curse solo con colitis isquémica sin asociar concomitantemente una IMA.
- **Trombosis arterial.** Ocurre en pacientes con arteriosclerosis del territorio intestinal, pero, como sucede con la embolia arterial, rara vez esta etiología produce colitis isquémica aislada y casi siempre asocia una IMA. También puede acontecer como complicación de la ligadura de la AMI durante la cirugía de reparación de la aorta.
- **Trombosis venosa mesentérica.** Es muy raro que la trombosis venosa afecte al colon y, cuando lo hace, también afecta al intestino delgado.

5.2. Epidemiología

La colitis isquémica tiene una incidencia anual de unos 17,7 casos/100.000 habitantes y supone el 9-24 % de todos los pacientes ingresados por hemorragia digestiva baja. La tasa de mortalidad de la colitis isquémica no necrosada es baja, menor del 5 %, pero cuando es necesaria la cirugía, la mortalidad aumenta y llega al 40 %; no obstante, es menor que la mortalidad asociada a la IMA.

Los principales factores de riesgo son:

- Comorbilidad cardiovascular: en concreto, la colitis isquémica asociada a infarto agudo de miocardio tiene más probabilidad de complicaciones y peor pronóstico.
- Hemodiálisis: debido a la hipotensión inducida por esta.
- Fármacos: laxantes, inmunomoduladores, drogas ilegales (cocaína, anfetaminas, etcétera).
- Ejercicio extremo: maratón, triatlón, etcétera.
- Trombofilia hereditaria o adquirida: las trombofilias tienen mayor relevancia en los casos de colitis isquémica de personas jóvenes o recurrentes.
- Colonoscopia: la insuflación puede ocasionar un barotrauma, pero es muy infrecuente.
- Otros: historia de colon irritable o estreñimiento, diabetes, COVID-19 grave, *bypass* cardiopulmonar, cirugía o instrumentación de la aorta, etcétera.

5.3. Manifestaciones clínicas

La presentación clínica más frecuente es el dolor abdominal leve-moderado, de tipo cólico, localizado en el hemiabdomen inferior y la fosa iliaca izquierda, con marcado tenesmo y en las siguientes 24 horas hematoquecia o diarrea sanguinolenta. La región más frecuentemente afectada es el colon izquierdo, seguido del colon más distal, el colon derecho y por último la pancolitis.

La colitis isquémica de colon derecho cursa hasta en un 59 % de los casos con dolor abdominal sin sangrado rectal, pero cuando hay sangrado este es más grave. Los factores de riesgo más asociados a la colitis isquémica de colon derecho son: fibrilación auricular, enfermedad coronaria y enfermedad renal crónica. Estos pacientes necesitan con mayor frecuencia cirugía y tienen peor pronóstico.

La colitis isquémica gangrenosa se caracteriza por aumento de la sensibilidad abdominal con defensa y signo del rebote a la exploración abdominal, fiebre e íleo paralítico. Los factores de riesgo más frecuentes son: enfermedad renal crónica en estadio V y vasculopatía periférica.

Se han establecido una serie de factores de gravedad que se asocian a mal pronóstico y en función de los cuales se clasifica la colitis isquémica (Tabla 52-2).

5.4. Diagnóstico

Debemos sospechar colitis isquémica en todo paciente con algún factor de riesgo de los ya mencionados, dolor abdominal en el hemiabdomen inferior y diarrea sanguinolenta o hematoquecia.

5.4.1. Pruebas de laboratorio

Como ya se ha mencionado en el apartado de la IMA, no hay ningún marcador de laboratorio que sea específico de colitis isquémica. La alteración de los parámetros de laboratorio es similar a la de la IMA.

Tabla 52-2. Clasificación de la colitis isquémica en función de los factores de gravedad

Tipo de colitis isquémica	Factores de gravedad
Leve (sin factores de gravedad)	✔ Género masculino ✔ Hipotensión (PAS < 90 mm Hg) ✔ Taquicardia (FC > 100 lpm)
Moderada (1-3 factores de gravedad)	✔ Dolor abdominal sin sangrado rectal ✔ BUN >20 mg/dL ✔ Hemoglobina < 12 g/dL
Grave (> 3 factores de gravedad)	✔ LDH > 350 UI/L ✔ Sodio sérico < 136 mEq/L ✔ Leucocitos > 15.000/µL ✔ Colonoscopia: úlceras en la mucosa del colon

BUN: nitrógeno ureico sanguíneo; FC: frecuencia cardíaca; LDH: lactato-deshidrogenasa; PAS: presión arterial sistólica.

No está indicada la realización de estudios de coagulación para descartar una trombofilia, excepto en los pacientes menores de 40 años o en los casos recurrentes.

5.4.2. Radiología

La radiografía simple de abdomen es inespecífica y tiene las mismas características que en la IMA.

5.4.3. Tomografía computarizada

La TC con contraste intravenoso y oral es la prueba de imagen de elección para el diagnóstico de colitis isquémica. Los hallazgos de la TC son: edema y engrosamiento de la pared intestinal, signo de la huella dactilar, etc. La presencia de neumatosis intestinal o gas en la vena porta debe hacer sospechar un infarto del colon.

5.4.4. Colonoscopia

Debe realizarse a todo paciente con sospecha de colitis isquémica en las primeras 48 horas, insuflando la menor cantidad de aire posible. Está contraindicada si el paciente presenta signos de peritonitis. Se realizará después de la TC para confirmar el diagnóstico. Encontraremos una mucosa edematosa, friable, con úlceras, eritematosa e incluso cianótica en estadios más avanzados; un signo altamente específico de colitis isquémica es el «signo de la raya única», que es una banda inflamatoria y eritematosa con erosiones y úlceras a lo largo de todo su eje longitudinal que suele medir más de 5 cm. La colonoscopia nos permite delimitar los segmentos afectados. Se recomienda tomar biopsia de las áreas sospechosas de isquemia.

5.4.5. Diagnóstico diferencial

Habrá que hacer diagnóstico diferencial principalmente con: IMA, colitis infecciosa, diverticulitis y enfermedad intestinal inflamatoria. Generalmente, en la IMA el dolor es más intenso, de instauración más brusca y asociado a vómitos, mientras que en la colitis isquémica el dolor es más leve, de inicio más insidioso y suele asociar hematoquecia.

5.5. Tratamiento

Dependerá de la etiología y la gravedad del cuadro, pero en la mayoría de los pacientes el cuadro se resuelve espontáneamente sin tratamiento específico, solo con tratamiento de soporte.

En la Fig. 52-2 se muestra el algoritmo de tratamiento de la colitis isquémica.

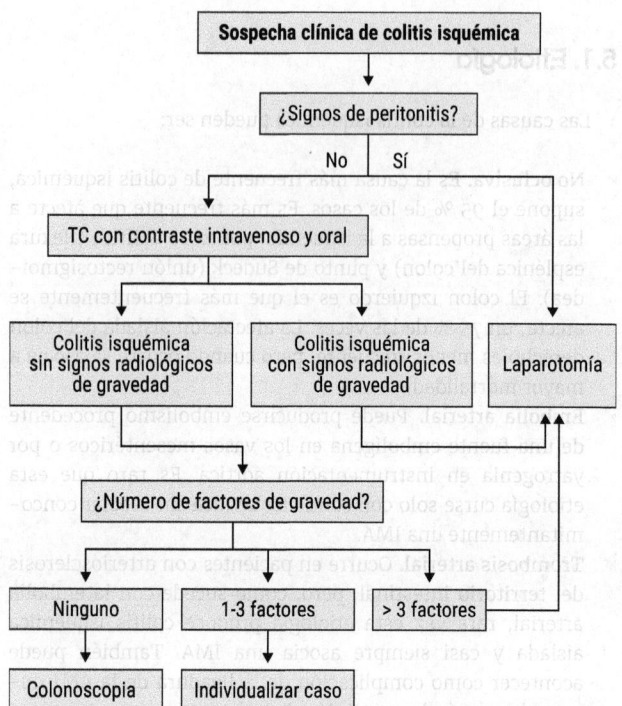

Fig. 52-2 | Algoritmo de tratamiento de la colitis isquémica. TC: tomografía computarizada.

5.5.1. Medidas generales

Son las siguientes:

- ✔ Dieta absoluta y colocación de sonda nasogástrica.
- ✔ Fluidoterapia intravenosa.
- ✔ Intentar corregir las causas desencadenantes.
- ✔ Evitar en la medida de lo posible vasoactivos y digoxina.
- ✔ Antibióticos de amplio espectro: no hay tanta evidencia de su beneficio como en la IMA y solo están indicados en los casos de colitis isquémica moderada y grave. La duración del tratamiento antibiótico no está establecida, pero se recomienda que sea den por lo menos 3 días.

En esta patología no está indicado el uso rutinario de anticoagulación, solo se administrará cuando haya una causa oclusiva.

5.5.2. Cirugía

La cirugía está indicada en los siguientes casos: signos de peritonitis, sangrado masivo, pancolitis fulminante con o sin megacolon tóxico, gas en la vena porta o neumatosis intestinal en las pruebas de imagen, y deterioro clínico.

El tipo de cirugía dependerá del segmento de colon afectado:

- ✔ **Colon derecho:** está indicada su resección; se realizará ileostomía o anastomosis en función de la situación del paciente y de los bordes a anastomosar, pero en general se debe evitar en pacientes hemodinamicámente inestables o con colitis isquémica grave.

- **Colon izquierdo:** sigmoidectomía o hemicolectomía izquierda junto con estoma y muñón del colon distal (operación de Hartmann).
- **Mayor parte del colon:** colectomía subtotal con ileostomía terminal.

En la colitis isquémica no hay tanta evidencia para la realización de una segunda cirugía de revisión («*second look*»), pero si se realiza, debe hacerse en las siguientes 12-24 horas.

Los factores de riesgo para la mortalidad perioperatoria son: bajo gasto cardíaco, fallo renal agudo, colectomía total o subtotal, lactato > 2,5 mmol/L y necesidad de catecolaminas preoperatorias (v. Fig. 52-2).

Puntos clave

- La IMA es una patología poco frecuente, pero potencialmente mortal. Sus causas pueden ser: embolia arterial (la más frecuente), trombosis arterial, trombosis venosa y no oclusiva.
- Los factores de riesgo más frecuentes según la etiología son: fibrilación auricular (embolia arterial), arteriosclerosis (trombosis arterial), estados de hipercoagulabilidad (trombosis venosa) y paciente crítico con *shock* y en tratamiento con fármacos vasoactivos.
- El síntoma más frecuente en la IMA es el dolor abdominal periumbilical intenso de aparición brusca con escasos hallazgos significativos a la exploración física.
- La prueba diagnóstica de elección es la TC abdominal con contraste intravenoso.
- El objetivo del tratamiento es restablecer la perfusión intestinal. Según la etiología será:
  - Embolia arterial: embolectomía abierta.
  - Trombosis arterial: tratamiento endovascular.
  - Trombosis venosa: anticoagulación, preferiblemente con heparina no fraccionada.
  - No oclusiva: restablecer la causa y mejorar la situación clínica del paciente.
- En el caso de signos de peritonitis habrá que realizar una laparotomía urgente y resección de los segmentos intestinales necrosados, siendo lo más conservadores posible. Se recomienda una segunda cirugía de revisión («*second look*») en las siguientes 24-48 horas.
- La colitis isquémica es la causa más frecuente de isquemia intestinal aguda, tiene mejor pronóstico que la IMA y su principal causa es no oclusiva (95 %).
- Algunos de sus factores de riesgo son: comorbilidad cardiovascular, diabetes, hemodiálisis y antecedentes de colon irritable y estreñimiento.
- La presentación clínica más frecuente de la colitis isquémica es el dolor abdominal leve-moderado en el hemiabdomen inferior y la fosa ilíaca izquierda, tenesmo y hematoquecia o diarrea sanguinolenta.
- La prueba de imagen que se ha de realizar en primer lugar es una TC con contraste intravenoso y oral, y en las siguientes 48 horas una colonoscopia, si no está contraindicada, para confirmar el diagnóstico.
- La mayor parte de los casos se resuelven con tratamiento de soporte.

Bibliografía

Acosta S. Mesenteric ischemia. Curr Opin Crit Care. 2015;21(2):171-8.

Bala M, Kashuk J, Moore EE, et al. Acute mesenteric ischemia: guidelines of the World Society of Emergency Surgery. World J Emerg Surg. 2017;12:38.

Björck M, Koelemay M, Acosta S, et al. Management of the Diseases of Mesenteric Arteries and Veins. Clinical Practice Guidelines of the European Society of Vascular Surgery (ESVS). Eur J Vasc Endovasc Surg. 2017;53(4):460-510.

Brandt LJ, Feuerstadt P, Longstreth GF, Boley SJ; American College of Gastroenterology. ACG clinical guideline: epidemiology, risk factors, patterns of presentation, diagnosis, and management of colon ischemia. Am J Gastroenterol. 2015;110(1):18-44; quiz 45.

Clair DG, Beach JM. Mesenteric ischemia. N Engl J Med. 2016;374:959.

Debus ES, Muller-Hulsbeck S, Kolbel T, Larena-Avellaneda A. Intestinal ischemia. Int J Colorectal Dis. 2011;26(9):1087-97.

Endean E, Barnes SL, Kwolek C, et al. Surgical management of thrombotic acute intestinal ischaemia. Ann Surg. 2001;233:801-8.

Gilani R. Acute mesenteric arterial occlusion. UpToDate. 2022.

Grubel P, Lamont JT, Nandakumar G. Colonic ischemia. UpToDate. 2022.

Ryer EJ, Kalra M, Oderich GS, et al. Revascularization for acute mesenteric ischemia. J Vasc Surg. 2012;55(6):1682-9.

Tendler DA, Lamont JT, Grubel P. Mesenteric venous thrombosis in adults. UpToDate. 2022.

Tendler DA, Lamont JT. Nonocclusive mesenteric ischemia. UpToDate. 2021.

Tendler DA, Lamont JT. Overview of intestinal ischemia in adults. UpToDate. 2022.

Tilsed JVT, Casamassima A, Kurihara H, et al. ESTES guidelines: acute mesenteric ischaemia. Eur J Trauma Emerg Surg. 2016;42:253-70.

J. López Libano, S. Ramos Sáez y J. C. Frías Pareja

↙ **Orientación para el estudio**

El objetivo de este capítulo es definir la entidad y el alcance de la enfermedad inflamatoria intestinal y describir las complicaciones graves y poten-cialmente letales a que puede dar lugar junto con su diagnóstico y tratamiento. Enfermedad de naturaleza presumiblemente autoinmune, los tra-tamientos se basan en el uso de aminosalicilatos y corticoides. Previamente hay que haber indagado en los antecedentes familiares de enferme-dad inflamatoria intestinal, intolerancias alimentarias y los signos de una posible colitis infecciosa asociada. El tratamiento quirúrgico está indica-do cuando fracasa el médico; en particular y de forma urgente, en los casos de colitis fulminante y megacolon tóxico.

1. Definición

La enfermedad inflamatoria intestinal (EII) es un proceso in-flamatorio crónico, presumiblemente autoinmune, que afecta a los segmentos más distales del tubo digestivo y que cursa en bro-tes, con períodos de actividad y de remisión.

Se distinguen dos formas clínicas:

- Colitis ulcerosa.
- Enfermedad de Crohn.

En ocasiones, ni la clínica ni las características histopatológi-cas permiten diferenciar un cuadro del otro, y entonces se llama colitis indeterminada.

2. Recuerdo histológico

El intestino delgado tiene 6 m de largo y está constituido por tres porciones: el duodeno, el yeyuno y el íleon, que es la más lar-ga y termina en la válvula ileocecal. La función del intestino del-gado es finalizar la digestión de los alimentos iniciada en el estó-mago y absorber los nutrientes.

El intestino grueso se extiende desde la válvula ileocecal hasta el ano cruzando el abdomen de derecha a izquierda. Y se divide en cinco porciones: el ciego, las tres partes del colon (ascendente, transverso y descendente), el sigma, el recto y el ano. La función del intestino grueso es la reabsorción del agua y las sales minera-les y la eliminación de los materiales de desecho.

La pared intestinal está estratificada en cuatro capas: mucosa, submucosa, muscular y serosa (Fig. 53-1).

3. Manifestaciones clínicas

La colitis ulcerosa es una enfermedad de comienzo insidioso que se manifiesta generalmente como una diarrea sanguinolenta de predominio nocturno con retortijones y síndrome rectal (te-nesmo y urgencia defecatoria).

En la enfermedad de Crohn, por el contrario, no suele haber sangre en las heces, la diarrea es de mayor volumen y predomi-nan los síntomas sistémicos: fiebre, anorexia y pérdida de peso.

La colitis ulcerosa abarca desde el recto hasta el colon as-cendente, afecta de forma difusa la mucosa y la submucosa y distorsiona la arquitectura de las vellosidades y las criptas. La inflamación es concéntrica y produce úlceras, generalmente poco profundas. La mucosa inflamada tiene aspecto friable y sangra al menor contacto. La transición con las zonas de mu-cosa normal es abrupta (Fig. 53-2).

En la enfermedad de Crohn es más frecuente la afectación del íleon, las úlceras son característicamente longitudinales y la mucosa adquiere un aspecto de empedrado, porque se alter-nan zonas sanas con zonas de inflamación granulomatosa. Un tercio de los pacientes presentan enfermedad perianal (v. Fig. 53-2).

4. Diagnóstico

En la anamnesis es importante indagar acerca de los antece-dentes familiares de EII, intolerancias alimentarias conocidas, tratamientos antibióticos o antiinflamatorios en curso y signos de una posible colitis infecciosa asociada o desencadenante. Hay que conocer el momento de inicio de la sintomatología, las características y número de las deposiciones, si hay síndrome rectal, fiebre o pérdida de peso, y explorar la presencia de en-fermedad perianal y posibles manifestaciones extraintestinales de la enfermedad.

Además del hemograma, la coagulación y la bioquímica bá-sica, hay que solicitar en todos los casos un coprocultivo y un examen de toxina del *Clostridium difficile*.

La radiografía simple de abdomen es clásicamente la técnica de imagen de referencia. La tomografía computarizada (TC) abdominal estaría indicada en caso de complicaciones, aunque en la práctica habitual contemporánea es a menudo la primera prueba diagnóstica.

En los brotes graves de colitis ulcerosa no se debe realizar una colonoscopia completa, pero sí una rectosigmoidoscopia flexible para evaluar las lesiones rectales y tomar biopsias que permitan descartar o diagnosticar la infección por citomegalo-virus (Vídeo 53-1).

Cuando se sospecha una enfermedad de Crohn, sí es necesa-ria la ileocolonoscopia completa, pero no hay inconveniente en posponerla hasta que el enfermo haya superado la fase aguda del brote.

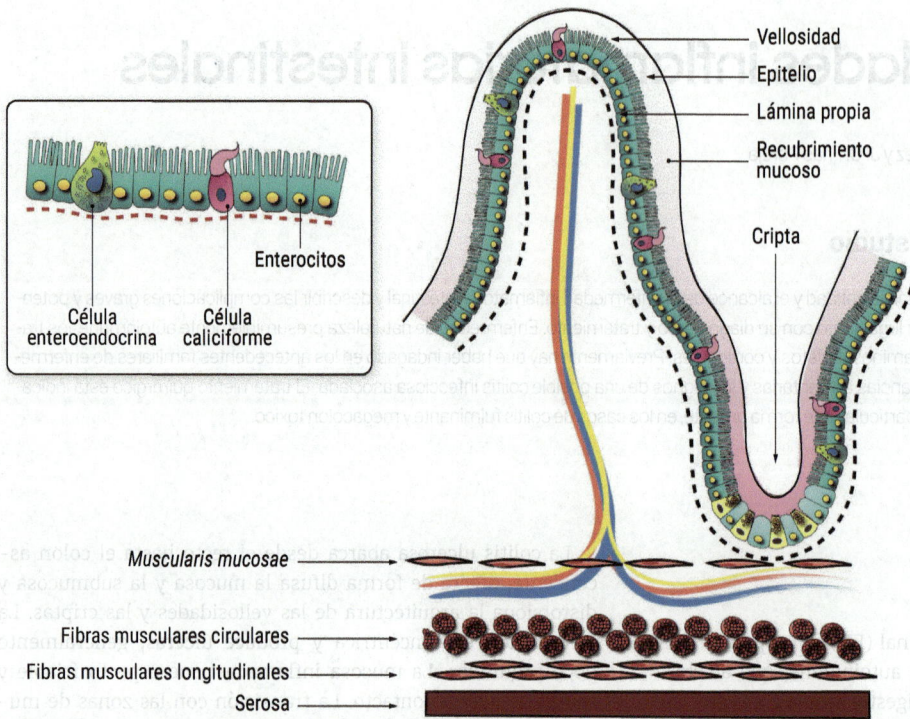

Vellosidad
Epitelio
Lámina propia
Recubrimiento mucoso

Cripta

Enterocitos

Célula enteroendocrina
Célula caliciforme

Muscularis mucosae
Fibras musculares circulares
Fibras musculares longitudinales
Serosa

Fig. 53-1 | Histología de la pared intestinal. La submucosa contiene nervios (plexo de Meissner), vasos sanguíneos y fibras elásticas de colágeno, y se pliega para aumentar la superficie de absorción formando las vellosidades. El eje de cada vellosidad es la lámina propia y entre cada dos vellosidades hay una cripta de Lieberkühn. En el interior de estas criptas se hallan las células de Paneth, ricas en lisozima con actividad bactericida, y las células madre pluripotenciales. Las fibras musculares se estructuran en dos capas: una interna, circular, y otra externa, longitudinal. Entre ambas se sitúa el plexo mientérico o de Auerbach. La serosa está constituida por tejido conectivo y recubierta por el mesenterio. La mucosa y la submucosa del intestino grueso son similares a las del intestino delgado, con la salvedad de que en el grueso no hay vellosidades, la capa muscular longitudinal no es continua, sino que forma tres cordones bien diferenciados, las tenias, y en el ano el epitelio se hace poliestratificado. La ausencia de vellosidades y, en consecuencia, de vasos linfáticos en el intestino grueso limita la diseminación de infecciones y tumores.

Es necesario hacer el diagnóstico diferencial con otras patologías frecuentes que afectan al colon y al recto, algunas infecciosas, como la colitis por *Campylobacter* o por citomegalovirus, y otras no infecciosas, como la colitis isquémica, la diverticulitis o el carcinoma colorrectal (Tabla 53-1).

Existen sistemas de clasificación para establecer de forma objetiva la gravedad de un brote de EII, como las clasificaciones de Montreal para la colitis ulcerosa (Tabla 53-2) y para la enfermedad de Crohn (Tabla 53-3) y el índice de Truelove-Witts para la colitis ulcerosa (Tabla 53-4).

Los pacientes con EII pueden presentar con cierta frecuencia afectación de otros órganos y sistemas diferentes del digestivo; en concreto, el osteoarticular, la piel y los ojos. Algunas de estas alteraciones no tienen relación con la actividad de la EII y otras pueden preceder en años a su diagnóstico (Tabla 53-5).

5. Tratamiento

Los objetivos generales del tratamiento de la EII son controlar el brote, inducir la remisión y mantenerla, evitando en lo posible el ingreso y la cirugía.

No está indicada de entrada la administración de antibióticos de amplio espectro de forma empírica, entre otras cosas porque favorecen el riesgo de infección por *C. difficile*. Solo estarían justificados si existen signos de toxicidad o complicaciones extraintestinales.

5.1. Tratamiento médico

El tratamiento médico se basa en el empleo de aminosalicilatos (mesalacina) por vía tópica rectal a dosis de 1 g al día para inducir la remisión y 1 g dos o tres veces por semana para mantenerla. La

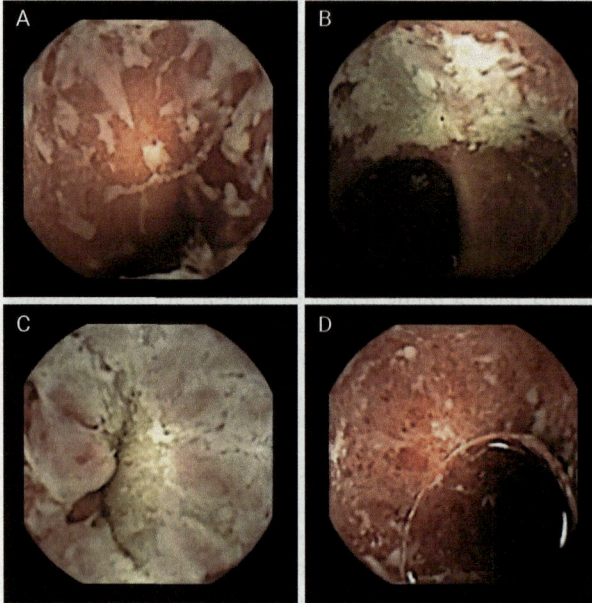

Fig. 53-2 | Imágenes endoscópicas en la enfermedad inflamatoria intestinal. A. Brote moderado de colitis ulcerosa en el colon sigmoide. Se aprecia una mucosa ampliamente ulcerada con exudados fibrinosos, eritematosa y friable al roce, no hay áreas respetadas, patrón típico de afectación continuo y limitado a la mucosa. B. Visión en inmersión (Pillcam) del colon ascendente de un paciente con un brote grave de enfermedad de Crohn. Se aprecia una gran úlcera con fondo de fibrina rodeado de mucosa respetada, patrón típico de afectación discontinuo o parcheado del Crohn. C. Imagen del íleon medio con una estenosis fibrótica total en un paciente con enfermedad de Crohn mal controlada. Se pueden ver las consecuencias de la afectación transmural y estenosante de la enfermedad. D. Ileítis terminal en un brote grave de colitis ulcerosa. Se aprecia toda la mucosa ulcerada y cubierta de fibrina, con la afectación continua y limitada a la mucosa típica de la colitis ulcerosa. Cortesía del Dr. Mario González, Servicio de Digestología del Hospital Juaneda Miramar de Palma de Mallorca.

Tabla 53-1. Diagnóstico diferencial de la enfermedad inflamatoria intestinal

Síndrome del intestino irritable	✔ Las pruebas digestivas son normales. No hay signos de toxicidad ni diarrea sanguinolenta
Ileítis aguda	✔ Apendicitis aguda ✔ Patología ginecológica: tuboovaritis, enfermedad inflamatoria pélvica
Colitis isquémica	✔ Suele aparecer en pacientes de edad avanzada con factores riesgo cardiovascular
Colitis infecciosa	✔ Agudas autolimitadas: *Yersinia, Shigella, Campylobacter, Giardia* ✔ Oportunistas: *Mycobacterium avium*, citomegalovirus, *Cryptosporidium*
Proctitis infecciosa	✔ Producida por gérmenes de transmisión sexual: virus del herpes simple, *Neisseria gonorrhoae, Treponema palidum, Chlamydia tracomatis*
Colitis por fármacos	✔ Antiinflamatorios no esteroideos, quimioterápicos, antibióticos, ticlopidina, colchicina, olmesartán
Neoplasia digestiva	✔ Adenocarcinoma de colon, linfoma intestinal
Otras	✔ Enfermedad celíaca, diverticulitis, colitis actínica, hipertiroidismo, colitis microscópica (linfocítica y colágena)

mesalacina se puede usar además por vía oral (aunque siempre asociada a la administración rectal) a dosis de 4 g al día durante la inducción y 2 g al día en el mantenimiento.

En los brotes moderados y graves hay que emplear corticoides (prednisona 1 mg/kg/día). Los corticoides no deben plantearse como tratamiento de mantenimiento y hay que suspenderlos al alcanzar la remisión. Si no es posible ir reduciendo progresivamente la dosis, se entra en una situación de corticodependencia. Esto ocurre en un 10-30 % de los brotes, mientras que otro 10-30 % resultan resistentes al tratamiento (corticorresistencia). En estos casos es preciso emplear tratamientos inmunomoduladores o biológicos.

Dentro del grupo de los inmunomoduladores tenemos:

✔ **Azatioprina.** La dosis de mantenimiento es de 2,5 mg/kg/día. Es un fármaco de acción lenta, hay que esperar al menos 6

meses para empezar a ver alguna respuesta y tiene potenciales efectos adversos como la mielodepresión y el aumento de la incidencia de neoplasias.

✔ **Metotrexato.** La dosis de remisión es de 25 mg/semana durante 16 semanas y la de mantenimiento de 12,5-15 mg/semana. También puede producir toxicidad medular, neumonitis intersticial y fibrosis hepática. Hay que asociar al tratamiento ácido fólico a razón de 1 mg/semana, 1-2 días después de la administración del fármaco.

Tabla 53-2. Clasificación de Montreal para la colitis ulcerosa

	Extensión (E)
E1	Proctitis ulcerosa. Enfermedad limitada al recto
E2	Colitis izquierda. La enfermedad no supera el ángulo esplénico
E3	Colitis extensa. La enfermedad se extiende más allá del ángulo esplénico

	Gravedad (S)
S0	Colitis en remisión. No hay síntomas de enfermedad
S1	Colitis leve. Menos de 5 deposiciones al día con o sin sangre. Sin fiebre, leucocitosis, anemia ni aumento de la VSG
S2	Colitis moderada
S3	Colitis grave. Más de 4 deposiciones al día, con sangre. Fiebre, taquicardia. Anemia y aumento de la VSG (> 30 mm/h).

VSG: velocidad de sedimentación globular.

Tabla 53-3. Clasificación de Montreal para la enfermedad de Crohn

	Edad de comienzo (A)
A1	Edad < 16 años
A2	Edad 17-40 años
A3	Edad > 40 años

	Localización (L)
L1	Íleon (incluye el ciego)
L2	Colon
L3	Íleon distal y colon
L4	Afectación proximal al íleon

	Fenotipo o comportamiento (B)
B1	Inflamatorio
B2	Estenosante
B3	Fistulizante
p	Enfermedad perianal. Se añade a las anteriores

Tabla 53-4. Índice de Truelove-Witts para la colitis ulcerosa

Variable	3 puntos	2 puntos	1 punto
Nº de deposiciones al día	>6	4-6	<4
Presencia de sangre en la deposición	+++	+	–
Hemoglobina (g/dL) ✔ Hombre ✔ Mujer	<10 <10	10-14 10-12	>14 >12
Albúmina (g/L)	<30	30-32	>32
Fiebre (°C)	>38	37-38	<37
Taquicardia (lpm)	<100	80-100	<80
VSG (mm/h)	<30	15-30	<15
Leucocitosis (células/μL)	<13.000	10.000-13.000	<10.000
Calemia (mEq/L)	<3	3-3,8	>3,8

Brote inactivo: < 11
Brote leve: 11-15
Brote moderado: 16-21
Brote grave: 22-27

VSG: velocidad de sedimentación globular.

✔ **Ciclosporina A.** La dosis de remisión es de 2 mg/kg/día y la de mantenimiento de 8 mg/kg/día si hay buena respuesta a los 7 días. Sus efectos adversos son dosis-dependientes e incluyen: nefrotoxicidad, hipertensión arterial, hiperlipidemia, temblor, hirsutismo, toxicidad digestiva y, muy raramente, crisis convulsivas.

Los fármacos biológicos que se emplean son anticuerpos monoclonales antifactor de necrosis tumoral α: infliximab, adalimumab, golimumab, vedolizumab y tofacitinib. Como los inmunomoduladores, aumentan la susceptibilidad a las infecciones, pueden producir reacciones infusionales graves y síndrome lupus-*like*.

Están contraindicados en cualquier situación en la que exista una infección activa, incluidos abscesos perianales, en la insuficiencia cardíaca y si el paciente ha sufrido una neoplasia en los 5 años previos.

Cuando se comparan con ciclosporina como tratamiento de rescate, su eficacia es similar, con tasas de respuesta en torno al 40 %.

El infliximab se emplea con mayor frecuencia en tratamientos ambulatorios, en pacientes con niveles de albúmina disminuidos (< 23 g/L) y en pacientes con niveles de colesterol y magnesio bajos, que están en mayor riesgo de sufrir eventos adversos neurológicos por ciclosporina.

No hay suficientes evidencias para recomendar el empleo de adalimumab, golimumab, vedolizumab o tofacitinib como tratamientos de rescate.

Tabla 53-5. Manifestaciones extraintestinales de la enfermedad inflamatoria intestinal

Manifestaciones osteoarticulares	✔ Articulaciones periféricas: ☑ Oligoartritis asimétrica de grandes articulaciones ☑ Poliartritis simétrica de pequeñas articulaciones ☑ Entesitis ☑ Dactilitis ☑ Artralgia y fibromialgia ✔ Esqueleto axial: ☑ Espondilitis lumbar ☑ Sacroileítis unilateral aislada ☑ Espondilitis anquilosante
Manifestaciones dermatológicas	✔ Manifestaciones cutáneas específicas (comparten hallazgos histológicos con la EII): ☑ Enfermedad perianal de la enfermedad de Crohn: fístulas, fisuras, abscesos y úlceras ☑ Enfermedad de Crohn metastásica: placas eritematosas, nódulos abscesificados y tumores ulcerosos ✔ Manifestaciones cutáneas reactivas (comparten el mecanismo patogénico con la EII, pero no la histología): ☑ Pioderma gangrenoso: pústulas eritematosas que se ulceran, exudan y duelen, típicamente en la cara anterior de las piernas ☑ Síndrome de Sweet o dermatosis neutrofílica aguda febril ✔ Manifestaciones cutáneas asociadas (no tienen la misma patogenia que la EII, pero aparecen relacionadas con la EII): ☑ Eritema nodoso ☑ Psoriasis ☑ Vasculitis leucocitoclástica ☑ Hidrosadenitis supurativa ☑ Lesiones orales: aftas, periodontitis y queilitis angular
Manifestaciones oculares	✔ De tipo inflamatorio: ☑ Síndrome del ojo seco ☑ Epiescleritis ☑ Escleritis ☑ Uveítis anterior ✔ Secundarias al tratamiento: ☑ Catarata ☑ Glaucoma ☑ Coriorretinopatía central serosa ☑ Infecciones oculares oportunistas

EII: enfermedad inflamatoria intestinal.

5.2. Tratamiento quirúrgico

La cirugía electiva está indicada cuando fracasa el tratamiento médico, cuando aparecen complicaciones específicas como la obstrucción intestinal, para prevenir o tratar el cáncer colorrectal o si existen manifestaciones extraintestinales agresivas e incontrolables, pero se debe practicar, como veremos más adelante, con carácter urgente en la colitis fulminante y en el megacolon tóxico si no responden rápidamente al tratamiento médico intensivo (Tabla 53-6).

Tabla 53-6. Indicaciones de cirugía en la enfermedad inflamatoria intestinal

Cirugía electiva	Cirugía urgente

✓ Fracaso del tratamiento médico:
  ✔ Corticodependencia
  ✔ Corticorrefractariedad
  ✔ Complicaciones farmacológicas
✓ Complicaciones específicas:
  ✔ Estenosis/obstrucción
  ✔ Absceso/sepsis
  ✔ Fístula interna o externa
  ✔ Hemorragia masiva
  ✔ Uropatía obstructiva
✓ Prevención o tratamiento del cáncer de colon
✓ Manifestaciones extraintestinales agresivas
	✓ Colitis ulcerosa refractaria al tratamiento
	✓ Megacolon tóxico refractario al tratamiento
	✓ Hemorragia masiva
	✓ Perforación libre
	✓ Obstrucción completa

Tabla 53-7. Etiología del megacolon tóxico

✓ Trastornos inflamatorios:
  ✔ Colitis ulcerosa (1-10 %)
  ✔ Enfermedad de Crohn (2-3 %)
✓ Infecciones bacterianas:
  ✔ Colitis seudomembranosa por *Clostridium difficile* (2-8 %)
  ✔ Colitis infecciosa por *Salmonella* spp., *Shigella* spp., *Yersinia* spp. y *Campylobacter* spp.
✓ Infecciones víricas:
  ✔ Colitis por citomegalovirus
  ✔ Colitis autolimitada con cultivos negativos
✓ Infestaciones por parásitos:
  ✔ Colitis por *Entamoeba histolytica*
  ✔ Colitis por *Cryptosporidium*
✓ Otros:
  ✔ Colitis seudomembranosa secundaria al tratamiento con metotrexato
  ✔ Sarcoma de Kaposi
  ✔ Colitis isquémica
  ✔ Diverticulitis

6. Colitis fulminante y megacolon tóxico

La colitis fulminante es un proceso grave que cursa con diarrea sanguinolenta, dolor abdominal, fiebre, hipotensión y taquicardia. La inflamación de la mucosa se hace transmural y progresa hasta las capas musculares y los plexos nerviosos. El colon se paraliza y en ocasiones se dilata.

El megacolon tóxico se define como una dilatación del colon > 6 cm, sin causa obstructiva y asociada a signos de toxicidad sistémica (síndrome de respuesta inflamatoria sistémica). Con mayor frecuencia, aunque no exclusivamente, aparece como complicación de una colitis fulminante en el seno de una EII.

6.1. Incidencia

El megacolon tóxico afecta por igual a hombres y a mujeres, generalmente en fases precoces de la historia natural de la EII. El 30 % de los casos aparecen dentro de los 3 primeros meses del diagnóstico y el 60 % en los 3-5 primeros años. En comparación con la colitis ulcerosa, la enfermedad de Crohn es más susceptible de derivar en megacolon tóxico durante la fase aguda temprana, antes de que se desarrolle la fibrosis que impide la dilatación del colon.

6.2. Etiología

La EII es responsable de más de la mitad de los episodios de megacolon tóxico. En algunas series la incidencia es mayor en la colitis ulcerosa, mientras que en otras el megacolon es más frecuente en la enfermedad de Crohn.

Entre los pacientes con sida la colitis por citomegalovirus es la causa más habitual de megacolon tóxico.

Los enfermos con colitis seudomembranosa por *C. difficile* pueden desarrollar una colitis fulminante o un megacolon tóxico en un 4 % de los casos

En la Tabla 53-7 se resume la etiología del megacolon tóxico.

6.3. Factores predisponentes

El principal factor predisponente es la intensidad de la actividad. La colitis fulminante y el megacolon tóxico son más frecuentes en los pacientes con colitis extensa o pancolitis que en los que sufren únicamente proctitis o protosigmoiditis.

El megacolon tóxico se ha visto relacionado con exploraciones diagnósticas como enemas o colonoscopia, lo que sugiere que la manipulación del colon inflamado puede desencadenar el proceso.

También el empleo de ciertos fármacos antidiarreicos como atropina/difenoxilato o loperamida y otros que inhiben la motilidad del colon como los opiáceos lo desencadenan.

En algunas raras ocasiones los compuestos de sulfasalacina y ácido 5-aminosalicílico pueden precipitar el megacolon tóxico en los pacientes con EII.

6.4. Patogenia

En el megacolon todas las capas de la pared están inflamadas y se puede ver necrosis de los miocitos e infiltración por un tejido de granulación con histiocitos, neutrófilos, linfocitos y células plasmáticas que invade las criptas y generan abscesos. Los neutrófilos alcanzan la capa de músculo liso y dañan las células musculares, favoreciendo la liberación de óxido nitroso, enzimas proteolíticas, citocinas y leucotrieno B_4.

El óxido nitroso es un compuesto químico que inhibe el tono del músculo liso y conduce a la dilatación; de hecho, se ha comprobado que el diámetro del colon, la contractilidad del músculo liso y la presión intracolónica mejoran cuando se administran inhibidores farmacológicos de la sintetasa del óxido nitroso, y al menos hay un caso documentado en el que la instilación de enemas con inhibidor de la sintetasa del óxido nitroso ha mejorado el cuadro de megacolon tóxico.

La entrada de mediadores inflamatorios en el torrente sanguíneo es lo que produce el síndrome tóxico.

6.5. Manifestaciones clínicas

Generalmente el megacolon tóxico aparece en personas que sufren un brote de colitis grave de más de 1 semana de evolución. Cursa con diarrea sanguinolenta, dolor abdominal cólico y disminución progresiva de los ruidos intestinales (con frecuencia la desaparición de la diarrea es el heraldo de la dilatación del colon).

Se han descrito una serie de situaciones que predisponen al desarrollo de megacolon tóxico:

- ✔ La alcalosis metabólica hipocalémica (empeorada por la depleción de volumen).
- ✔ El empleo de antidiarreicos de tipo opioide (loperamida).
- ✔ Los anticolinérgicos.
- ✔ Los antidepresivos.
- ✔ Los laxantes a base de semillas de *Plantago psyllium*.
- ✔ La suspensión o reducción rápida del tratamiento corticoideo.

Los pacientes con megacolon tóxico presentan un síndrome de respuesta inflamatoria sistémica con fiebre, taquicardia (frecuencia cardíaca > 120 lpm), hipotensión y alteración del nivel de consciencia.

En la exploración se encuentra un abdomen distendido y ocasionalmente defendido, con signos de peritonitis y silencio abdominal, incluso sin perforación. No obstante, hay que tener en cuenta que la semiología abdominal podría ser mínima o estar ausente en los pacientes ancianos o en los que han recibido tratamiento corticoideo prolongado o analgésicos potentes.

6.6. Diagnóstico

En la analítica no hay datos patognomónicos, pero casi siempre encontraremos anemia debida a la pérdida de sangre, leucocitosis con neutrofilia o neutropenia si hay sepsis franca, elevación de reactantes de fase aguda como la proteína C reactiva y alteraciones electrolíticas, que son multifactoriales, porque el colon inflamado pierde su capacidad para reabsorber agua y sales minerales y, además, se excreta gran cantidad de potasio a la luz intestinal y después se pierde por la diarrea.

La hipoalbuminemia (< 3 g/dL) es constante, pero aparece tardíamente debido a la pérdida de proteínas por el tubo digestivo y a la disminución de la síntesis hepática.

La radiografía simple de abdomen muestra la imagen clásica de dilatación colónica con niveles hidroaéreos y patrón austral abolido, pero en la práctica lo habitual es hacer una TC abdominopélvica con contraste oral y endovenoso.

Los hallazgos en la TC característicos del megacolon tóxico son:

- ✔ Adelgazamiento segmentario de la pared colónica.
- ✔ Distensión del colon > 6 cm, especialmente el transverso y el ascendente.
- ✔ Patrón haustral anormal.
- ✔ Ulceraciones profundas de la mucosa que se pueden ver como hendiduras llenas de aire entre proyecciones de mucosa sana de aspecto polipoide (seudopólipos).
- ✔ Distensión asociada del intestino delgado (Fig. 53-3).

Además, la TC puede identificar complicaciones propias del megacolon como la perforación o el compromiso vascular y es útil para excluir otras causas obstructivas de distensión colónica.

La TC ocasionalmente puede identificar la etiología del megacolon tóxico; por ejemplo, en el caso de la colitis seudomembranosa por *C. difficile* el adelgazamiento de la pared de forma difusa es muy característico (aunque no patognomónico). También puede ser muy útil en pacientes con sida para detectar procesos intercurrentes.

En la práctica siempre debe hacerse una radiografía simple de abdomen al ingreso (basal) y después repetirla diariamente durante el proceso para controlar la evolución.

El megacolon tóxico se define por la dilatación y la toxicidad, por lo que, además de en la imagen, el diagnóstico se basa en la condición clínica del paciente y los datos de la analítica básica (Tabla 53-8).

La endoscopia, si se realiza, debe ser limitada; están contraindicados los exámenes extensos porque el riesgo de perforación es muy alto. Actualmente, en la mayoría de los centros se recomienda hacer una sigmoidoscopia en las primeras 48 horas para determinar la gravedad del cuadro y tomar biopsias. Cuanto más extensa es la afectación y más profundas las úlceras, peor es el pronóstico. La sigmoidoscopia limitada puede pasar por alto los cuerpos de inclusión del citomegalovirus, que suelen estar solamente presentes en el colon derecho, mientras que el hallazgo de colitis seudomembranosa en la proctoscopia sienta el diagnóstico de infección por *C. difficile*.

6.7. Tratamiento

El paciente con colitis fulminante o megacolon tóxico debe ser monitorizado en la unidad de cuidados intensivos.

El tratamiento tiene tres objetivos:

- ✔ Reducir la gravedad de la colitis.
- ✔ Restaurar la motilidad normal del colon.
- ✔ Evitar la perforación y, por ende, la cirugía.

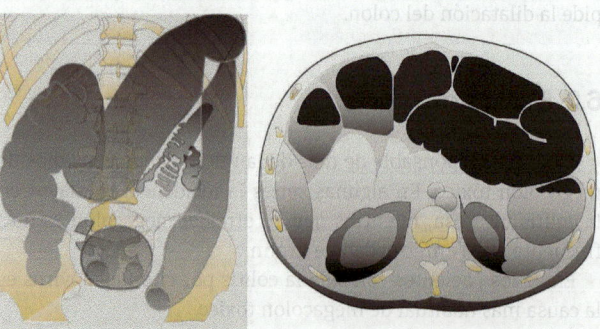

Fig. 53-3 | Características radiológicas del megacolon tóxico. Distensión del colon > 6 cm, especialmente el transverso y el ascendente; adelgazamiento segmentario de la pared colónica; patrón haustral anormal; niveles hidroaéreos; ulceraciones profundas de la mucosa que se pueden ver como hendiduras llenas de aire entre proyecciones de mucosa sana de aspecto polipoide (seudopólipos).

Tabla 53-8. Criterios diagnósticos de megacolon tóxico

- Evidencia radiográfica de dilatación del colon
- Y tres de los criterios siguientes:
  - Fiebre > 38,5 °C
  - Taquicardia > 120 lpm
  - Leucocitosis > 10.500/mm³
  - Anemia
- Más un criterio complementario:
  - Deshidratación
  - Trastornos hidroelectrolíticos
  - Hipotensión
  - Alteración del nivel de consciencia

6.7.1. Tratamiento médico

Aunque el tratamiento inicial siempre es médico y la cirugía puede finalmente evitarse en la mitad de los casos, desde el momento del diagnóstico hay que cursar una interconsulta al servicio de Cirugía Digestiva y el control evolutivo del paciente debe ser compartido con el cirujano.

Al ingreso habrá que obtener una analítica completa y una placa de abdomen de control que se repetirá en las siguientes 12 horas y después cada día.

Un buen número de estos pacientes presentará desnutrición caracterizada por:

- Pérdida de peso > 10-15 % en los 6 meses previos.
- Índice de masa corporal < 18,5 kg/m².
- Albuminemia < 30 g/L.

Hay que tratar la anemia, la deshidratación, la desnutrición y los déficits electrolíticos, especialmente la hipocalemia, que, aunque no suele ser intensa, sí resulta pertinaz, sin olvidar el fosfato, el magnesio y el calcio.

La pérdida de fluido al tercer espacio está favorecida por el descenso de la presión oncótica en el plasma inducido por la hipoalbuminemia. Es necesario reponer el déficit de volumen al ingreso y continuar compensando las pérdidas debidas a la diarrea y la fiebre. El umbral de transfusión recomendado se sitúa en un hematocrito del 30 %.

Aunque en la literatura médica se insiste en que el reposo intestinal es ineficaz como tratamiento de la colitis fulminante, en la práctica, tanto la ingesta oral como la alimentación enteral deben interrumpirse inmediatamente por la posibilidad de la intervención quirúrgica urgente, y como con gran frecuencia el paciente estará desnutrido, la alimentación parenteral total suele resultar inevitable. En cualquier caso, siempre es útil insertar una sonda nasogástrica para descomprimir el tracto gastrointestinal superior e iniciar la nutrición por vía enteral una vez estabilizado el cuadro.

Si el enfermo los tolera, los cambios de posición permiten redistribuir el gas intestinal y evitar que se acumule. Suelen ser eficaces períodos de 10-15 minutos en decúbito prono o con el paciente apoyado sobre los codos y las rodillas cada 2-3 horas. El empleo cauteloso de una sonda rectal puede ayudar en la expulsión de gases.

Se recomienda la profilaxis de la úlcera de estrés con inhibidores de la bomba de protones y la de la trombosis venosa profunda con heparina de bajo peso molecular, que se debe emplear incluso en presencia de diarrea sanguinolenta.

No existe evidencia incontrovertible en cuanto al empleo de antibióticos de amplio espectro, aunque en la práctica se administran en la mayoría de los centros de referencia. Su objetivo sería reducir las complicaciones sépticas debidas a la translocación bacteriana y anticiparse a la posible peritonitis por perforación. El o los antibióticos empleados deben cubrir bacterias grampositivas, gramnegativas y anaerobios, y hay que mantenerlos hasta que el paciente se estabilice o hasta la intervención quirúrgica. En general un mínimo de 7 días.

En la colitis fulminante por *C. difficile* es fundamental retirar el antibiótico responsable del cuadro e iniciar vancomicina 500 mg cada 6 horas por vía oral, enemas de vancomicina (500 mg en 500 mL) cuatro veces al día en combinación con metronidazol 500 mg cada 8 horas por vía endovenosa.

Recientemente se ha planteado también el empleo de trasplantes de microbiota fecal en la colitis fulminante por *C. difficile*.

La sulfasalacina y la mesalacina no tienen ningún papel en el tratamiento del megacolon tóxico. Su actividad está limitada a la inflamación superficial y es insuficiente para controlar la enfermedad transmural. Además, pueden empeorar la colitis. Hay que suspenderlos hasta que el paciente se haya recuperado y vuelva a tolerar la alimentación por vía oral.

En cuanto al tratamiento corticoideo intravenoso, no hay un consenso general acerca de cuál es el corticoide de elección ni la dosis adecuada. Se pueden emplear los siguientes:

- **Hidrocortisona.** A dosis de 100 mg cada 6-8 horas o en infusión continua. La infusión continua es teóricamente mejor porque mantiene estables los niveles en el plasma; sin embargo, los estudios que la han comparado con la administración en bolos no han demostrado diferencias significativas hasta la fecha.
- **Metilprednisolona.** Algunos centros prefieren la metilprednisolona a dosis de 20-30 mg cada 12 horas porque su actividad mineralocorticoide es menor y, por tanto, retiene menos sodio y no favorece la pérdida de potasio.
- **Dexametasona.** Se ha reportado el empleo de dexametasona aduciendo que tiene capacidad para disminuir la expresión de la óxido nitroso-sintetasa.
- **Prednisolona.** Algunos grupos emplean prednisolona porque las dosis orales son similares a las intravenosas y el paso a la vía oral es más sencillo.

Los corticoides no tienen indicación en el megacolon tóxico de causa infecciosa.

Respecto a los fármacos biológicos, el infliximab es el tratamiento de segunda línea preferido para todos los pacientes con megacolon tóxico secundario a EII. Está indicado en los que no responden a los corticoides en un plazo de 72 horas. En general, se administra una dosis de 5 mg/kg que se puede repetir al cabo de 2 semanas o antes si la situación clínica lo requiere. Algunos ensayos sugieren que tres dosis administradas en días consecutivos pueden disminuir de manera significativa la necesidad de cirugía.

La experiencia con ciclosporina en el tratamiento del megacolon tóxico es limitada y su utilización sigue siendo controvertida. Se reserva para aquellos enfermos a los que no se pueda administrar infliximab y solo hay evidencia de su utilidad en la colitis ulcerosa y no en la enfermedad de Crohn. En todo caso, antes de iniciar un tratamiento con inmunosupresores es necesario descartar una tuberculosis pulmonar larvada mediante una radiografía de tórax y una prueba de tuberculina y obtener una serología completa de virus hepatótropos. La dosis recomendada es de 2 mg/kg/día, si es posible ajustándola a los niveles plasmáticos determinados 48 horas después de la primera administración. El rango terapéutico es de 250-400 µg/L. Los pacientes tratados con ciclosporina deben ser vigilados estrechamente para detectar la aparición de efectos secundarios, especialmente la nefrotoxicidad, la hipertensión y los trastornos electrolíticos: hipocalcemia, hipomagnesemia e hipocalemia. La hipomagnesemia junto con el descenso del colesterol total por debajo de 120 mg/dL favorecen la aparición de convulsiones. Los pacientes que respondan a la ciclosporina intravenosa pueden pasar a un régimen oral de 5-8 mg/kg/día e iniciar a la vez la azatioprina.

6.7.2. Tratamiento quirúrgico

Si no se obtiene mejoría con el tratamiento corticoideo intensivo en el curso de 3 días y tampoco con el de rescate con infliximab o ciclosporina en 7 días desde el inicio del cuadro, está indicado el tratamiento quirúrgico.

Aproximadamente la mitad de los casos necesitan finalmente cirugía. Una gran parte de ellos están perforados y la intervención debe ser de emergencia. La mortalidad aumenta mucho cuando se ha producido la perforación (8 % vs. 40 %); por eso es crucial elegir el momento óptimo para operar. En la Tabla 53-9 se muestran las indicaciones quirúrgicas para el megacolon tóxico. Algunos grupos incluyen también la sospecha de rotura inminente (diámetro del colon > 12 cm).

El tipo de intervención depende de la situación clínica del paciente y de la experiencia del cirujano. La mayoría prefieren la colectomía subtotal por vía abdominal con ileostomía (un procedimiento de tipo Hartmann) que permite la anastomosis *a posteriori* en la mayoría de los pacientes. De esta manera, el abordaje quirúrgico durante el proceso agudo es limitado y la cirugía reconstructiva (anastomosis íleoanal) se puede diferir al momento en el que el paciente se haya recuperado del cuadro séptico/tóxico, manteniendo la continencia anal.

En general, aunque el tratamiento de la colitis fulminante es similar al del megacolon tóxico, la ausencia de dilatación colónica permite retrasar más el momento de la intervención.

6.7.3. Tratamientos alternativos

En algunas pequeñas series de pacientes en los que el tratamiento establecido falló o no pudo ser empleado se ensayaron con éxito terapias alternativas como:

- **Leucocitoaféresis.** Es una técnica en la cual se extraen de forma selectiva los granulocitos y los monocitos/macrófagos del paciente para modular su respuesta inmune.
- **Colonoscopia descompresiva.** Junto con instilación directa de vancomicina, se ha probado con éxito en algunos sujetos con megacolon tóxico secundario a colitis seudomembranosa.
- **Oxígeno hiperbárico.**
- **Tacrolimus.**

En términos generales el pronóstico de la colitis fulminante y el megacolon tóxico ha mejorado en los últimos años debido al diagnóstico rápido, al tratamiento médico agresivo, empleando cada vez más los fármacos biológicos (infliximab), al tratamiento quirúrgico precoz y a la mejora de los cuidados postoperatorios en la unidad de cuidados intensivos.

Tabla 53-9. Indicaciones quirúrgicas para el megacolon tóxico

Absolutas	✔ Evidencia radiológica de perforación ✔ Síndrome compartimental abdominal ✔ Presencia de peritonitis franca ✔ Empeoramiento de la sepsis con fracaso de al menos un órgano a pesar del tratamiento médico óptimo
Relativas	✔ Leucocitosis > 50.000 células/mm³ ✔ Hiperlactatemia > 5 mmol/L

Puntos clave

- La EII es un proceso crónico presumiblemente autoinmune que cursa en brotes y puede producir cuadros agudos fulminantes.
- El tratamiento médico está basado en el empleo de aminosalicilatos y corticoides. Los inmunosupresores y los fármacos biológicos se utilizan como segunda línea terapéutica.
- El megacolon tóxico es una complicación potencialmente mortal de la EII y se caracteriza por una dilatación colónica total o segmentaria no obstructiva con toxicidad sistémica. La diarrea sanguinolenta intensa es el síntoma de presentación más común.
- La TC abdominopélvica con contraste oral e intravenoso es la técnica de imagen con la que generalmente se llega al diagnóstico y la que permite descartar las complicaciones más frecuentes, aunque en el seguimiento evolutivo se continúa empleando la radiografía simple de abdomen de forma seriada.
- A pesar de que la reposición de fluidos y electrolitos y la administración intravenosa de corticoides y fármacos biológicos es la primera aproximación al cuadro, muchos de estos pacientes van a necesitar cirugía, ocasionalmente de urgencia. Por este motivo el manejo de los casos graves que ingresan en la unidad de cuidados intensivos se debe llevar a cabo junto con el cirujano digestivo.

Bibliografía

Castro Fernández M, García Romero D, Sánchez Muñoz D, Grande L, Larraona JL. Colitis ulcerosa grave, con megacolon tóxico, resuelta con infliximab. Rev Esp Enferm Dig. 2007;99(7):426-7.

Ciccocioppo R, Corazza GR. In-hospital mortality for toxic megacolon. Intern Emerg Med. 2018;13(6):837-8.

Danovich SH. Fulminat colitis and toxic megacolon. Clin North Am. 1989;18:73.

Desai J, Elnaggar M, Hanfy AA, Doshi R. Toxic megacolon: background, pathophysiology, management challenges and solutions. Clin Exp Gastroenterol. 2020;13:203-10.

Doshi R, Desai J, Shah Y, Decter D, Doshi S. Incidence, features, in-hospital outcomes and predictors of in-hospital mortality associated with toxic megacolon hospitalizations in the United States Intern Emerg Med. 2018;13(6):881-7.

Harbord M, Eliakim R, Bettenworth D, et al. Third European Evidence-based Consensus on Diagnosis and Management of Crohn´s Disease 2016. Part 2: Diagnosis and Medical Managements. J Crohns Colitis. 2017;11(7):769-84.

Jalan KN, Sircus W, Card WI, et al. An experience with ulcerative colitis: toxic dilatation in 55 cases. Gastroenterology. 1969;57:68-82.

Luzoro A, Sabat P, Guzmán L, Frías F. Manifestaciones extraintestinales de la enfermedad inflamatoria intestinal. Rev Med Clin Condes. 2019;30(4):305-14.

Magro F, Gionchetti P, Eliakim R et al. Third European Evidence-based Consensus on Diagnosis and Management of Ulcerative Colitis. Part 1: Definitions, Diagnosis, Extra-intestinal Manifestations, Pregnancy, Cancer Surveillance, Surgery, and Ileo-anal Pouch Disorders. J Crohns Colitis. 2017;11(6):649-70.

Sheth SG, LaMont JT. Toxic megacolon. Lancet. 1998;351(9101):509-13.

Skomorochow E, Pico J. Toxic megacolon. StatPearls; 2020.

Tapani MJ, Olavi KH. Surgical management of toxic megacolon. Hepatogastroenterology. 2014;61:638.

Yamamoto-Furushoa JK, Bosques-Padilla F, De Paula J, et al. Diagnóstico y tratamiento de la enfermedad inflamatoria intestinal: Primer Consenso Latinoamericano de la Pan American Crohn's and Colitis Organisation. Rev Gastroenterol Mex. 2017;82(1):46-84.

 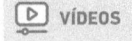 VÍDEOS

54 Soporte nutricional

E. Calvo Herranz y G. C. Gonçalves Gonçalves

◢ Orientación para el estudio

El soporte nutricional no debe ser entendido únicamente como la provisión de energía, sino que constituye en sí mismo una herramienta terapéutica nutrometabólica, capaz de influir en la evolución de la enfermedad aguda. Sin embargo, las necesidades nutricionales del enfermo crítico no están bien definidas y todavía siguen siendo motivo de controversia.

1. Introducción

El soporte nutricional es, primeramente, el conjunto de medidas y acciones dirigidas a proporcionar una cantidad deseada de energía y nutrientes, por vía digestiva o por vía parenteral, a aquellos enfermos que no pueden satisfacerla por sí mismos o, al menos, no en cantidad suficiente. Su propósito es evitar la desnutrición de los pacientes bien nutridos y prevenir su progresión en aquellos otros ya desnutridos al ingreso, con la intención de mejorar los desenlaces clínicos. Pero, además, en segunda instancia, es posible adaptar el soporte nutricional a las características particulares del paciente y de su evolución clínica. Ello hace que, sobre todo en su administración enteral, pueda ser una verdadera herramienta terapéutica, cuyo propósito es el ayudar a la función orgánica, modulando la respuesta inflamatoria, metabólica e inmunitaria. En definitiva, el soporte nutricional debe ser entendido mejor como un tratamiento nutrometabólico especializado, potencialmente capaz de modificar favorablemente la evolución global de la enfermedad.

De forma general, la desnutrición es el estado de suficiente deficiencia energética, proteica y de otros nutrientes que resulta de una inadecuada ingesta y es capaz de causar efectos adversos en la composición y función de los órganos. En el enfermo crítico, además, a diferencia de la desnutrición solamente relacionada con la inanición, hay que añadir las características particulares negativas que tiene el desgaste catabólico de la inflamación aguda. La respuesta sistémica desarrollada en sí misma, aun sin desnutrición previa, entraña un notable riesgo nutricional por su hipermetabolismo e hipercatabolismo, ocasionando una desnutrición aguda que agota las reservas metabólicas endógenas. Factores relacionados con este hecho son, además de la ingesta insuficiente de nutrientes, el aumento de los requerimientos, su absorción deficiente, la alteración del transporte, la reorientación y modificación de su utilización e, incluso, la alteración de su eliminación. Así pues, el enfermo crítico se encuentra en una encrucijada en la que, por una parte, la inflamación desencadenada como respuesta a la enfermedad aguda grave condiciona un mayor consumo proteico-calórico y dificulta la administración del soporte nutricional, y, a su vez, por otra parte, la malnutrición supone una mayor morbilidad y un mayor estado de inflamación. Ambas circunstancias, desnutrición e inflamación, son conceptual y metabólicamente diferentes, pero comparten expresión clínica y pueden coexistir y ser sinérgicas. El hecho de no poder responsabilizar individualmente sus consecuencias tiene seguramente implicaciones

bien diferentes en el resultado positivo esperado del tratamiento nutricional.

La desnutrición de la enfermedad aguda crítica puede existir ya en el momento del ingreso o aparecer después, como consecuencia del hipercatabolismo o de la prolongación de una ingesta nutricional inadecuadamente insuficiente. Juntando las dos variables, en el momento del ingreso tenemos diferentes presentaciones clínicas, que en sus extremos van desde el paciente desnutrido gravemente enfermo, en el que la disfunción orgánica ya no puede prevenirse ni controlarse con tratamiento nutricional específico, hasta el paciente previamente sano en el que, por el contrario, la recuperación es rápida y no requiere seguramente tratamiento nutrometabólico. El esfuerzo debe estar dirigido al reconocimiento precoz de aquellos pacientes desnutridos o que tienen riego nutricional en los que se puede influir de forma positiva en el curso de la enfermedad con un tratamiento nutricional individualizado. Obviamente, existen aspectos relacionados con la desnutrición de la enfermedad aguda que no podemos modificar, pero también hay otros que sí son teóricamente modificables, y es en ellos en los que hay que tener una actitud activa para minimizar su impacto.

Se asume universalmente que la inanición crónica es nociva. En cualquier escenario la desnutrición tiene mayor morbimortalidad y es un factor independiente de mal pronóstico para cualquier desenlace clínico, administrativo o económico analizado. Tampoco se ha documentado algún beneficio del ayuno en el enfermo crítico. Sin embargo, la deuda energética y proteica creada en los primeros días de la agresión, magnificada en el enfermo previamente desnutrido, se asocia a un peor pronóstico tanto a corto como a largo plazo, con una peor calidad de vida tras el alta hospitalaria. La desnutrición en el enfermo crítico no tiene una definición precisa, lo que hace que su incidencia sea muy variable, pero elevada (38-78 %) y caracterizada sobre todo por la pérdida de masa muscular.

Pese al mejor conocimiento del metabolismo del enfermo crítico en sus diferentes expresiones clínicas, sus necesidades nutricionales todavía hoy no están inequívocamente definidas e, incluso, son motivo de controversia. Por ello seguramente, aunque al tratamiento nutrometabólico especializado se le reconozca ser parte esencial de su arsenal terapéutico, parece seguir relegado a un papel secundario. Se conoce la asociación de malnutrición y morbimortalidad; y que la deuda calórica (diferencia acumulada entre las calorías requeridas y las calorías aportadas) se relaciona con un empeoramiento de las estancias hospitalarias y de casi cualquiera de los principales desenlaces clínicos. También existe suficiente consenso acerca del efecto deletéreo que tiene la sobrealimentación en los mismos términos de morbimortalidad. Sin embargo, no existe suficiente evidencia de cuánto es el requerimiento real que se necesita. Incluso, sabiendo la conveniencia de desligar el aporte calórico del proteico, realmente tampoco existe evidencia cierta de cómo debe ser el aporte nutricional que se debe proporcionar en la fase aguda de la enfermedad. De hecho, aun siempre con un aporte moderado suficiente, pareciera que la cantidad e incluso la composición misma de este aporte pueden no ser tan determinantes hasta que no se controle la fase aguda de hipercatabolismo.

Por último, en la falta de resultados beneficiosos tangibles hasta el momento hay que hacer notar la influencia que sin duda tiene la comparación de aspectos tan diferentes como el tipo de enfermo y las enfermedades que condicionan el ingreso, su gravedad y su momento evolutivo, el estado del microbioma intestinal, el estado nutricional previo en el que ocurre, la particular composición del soporte mismo proporcionado en macronutrientes y micronutrientes, la vía de administración enteral, parenteral o combinada, e incluso el tiempo de inicio, la rapidez del incremento del aporte y su duración.

2. Respuesta a la agresión

En la enfermedad aguda grave, tras la agresión no controlada, se desencadena una respuesta sistémica centrada en la supervivencia, que es dinámica, dual, secuencial, simultánea y que tiene diferentes patrones de comportamiento según el tipo de agresión. Aunque la respuesta puede guardar proporcionalidad con la agresión y sus procesos y mediadores son los mismos, parece estar determinada desde el principio y depende en última instancia de la interrelación de factores relacionados con el agente etiológico y de factores individuales del huésped, tanto genéticos como adquiridos. La magnitud y la duración de la respuesta inflamatoria sistémica y su contrarrespuesta antiinflamatoria determinan el desenlace de la agresión, y este dependerá de la capacidad de regularlas y alejarse de los extremos de hiperreactividad, proinflamación y disfunción orgánica, por una parte, y de hiporreactividad, antiinflamación y supresión inmunitaria, por la otra.

La respuesta a la agresión habitualmente se divide en dos fases: una fase aguda, subdividida a su vez en precoz y tardía, y una fase de recuperación.

La fase aguda precoz, denominada *ebb* o hipodinámica, ocurre 1-3 días después de la agresión y está caracterizada por la inestabilidad hemodinámica (*shock*) y la hipoxia tisular, con intensa activación del sistema nervioso simpático y liberación de noradrenalina. Existe disminución de la temperatura, del consumo de oxígeno y del metabolismo basal, hiperglucemia, resistencia a la insulina, hiperlactatemia y liberación de ácidos grasos.

La fase aguda tardía, denominada *flow* o hiperdinámica, tiene dos respuestas secuenciales: catabólica y adaptativa. Ocurre a continuación de la primera, tiene un pico a los 3-4 días y se extiende aproximadamente hasta los 7-10 días. Sucede tras la reanimación y su finalidad es la restauración del transporte de oxígeno y la recuperación de la estabilidad metabólica. Hay hipermetabolismo por liberación de hormonas contrarreguladoras, citocinas y otros mediadores. También hiperglucemia de estrés, aumento del consumo de oxígeno y producción de dióxido de carbono, aumento del gasto cardíaco y disminución de las resistencias vasculares, señalación catabólica descontrolada con predo-

mino del catabolismo proteico, resistencia anabólica y pérdida de masa muscular.

Tras la fase aguda sobreviene, si es el caso, la fase anabólica de recuperación, cicatrización, remodelación tisular y restablecimiento de las funciones, en la que nuevamente disminuye el hipermetabolismo y el gasto energético.

No obstante, verdaderamente este proceso es dinámico, no necesariamente es consecutivo y puede no tener las fases bien diferenciadas.

En la respuesta sistémica desencadenada destaca un componente neuroendocrino y un componente inflamatorio e inmune, influido por la genómica. En el primero está implicado el sistema nervioso simpático, a través de la rápida estimulación de los receptores adrenérgicos y la liberación de noradrenalina; y la activación del eje hipotálamo-hipofisario (corticotropina, tirotropina, hormona del crecimiento, hormona foliculoestimulante y hormona luteinizante). Sin embargo, con excepción del cortisol, los niveles hormonales circulantes son bajos por la inactivación periférica de las hormonas activas. Existe, además, liberación de adipocinas de las células del tejido graso y de hormonas del tracto gastrointestinal, que contribuyen a la resistencia anabólica. El componente inflamatorio está regulado parcialmente por el sistema nervioso central, a través de citocinas y otros mediadores. La respuesta inmunitaria comprende una respuesta innata y una respuesta específica en la que existe un componente mediado por células y un componente humoral, incluida la liberación de anticuerpos y citocinas, responsables de los signos clínicos y cambios metabólicos característicos (proteólisis, lipólisis, anorexia hipotalámica, etc.).

El resultado metabólico es un catabolismo desproporcionado y una resistencia anabólica, con alteración de la disponibilidad de sustratos para la producción de energía y, por tanto, utilización de otros alternativos. Su finalidad última es la de garantizar este aporte de energía y los sustratos necesarios para ello a los órganos vitales, priorizando estos sobre los insulinodependientes (grasa y músculo).

Aunque en la fase precoz hipodinámica de la agresión el gasto energético es más bajo que antes de ella, después se va incrementando y lo supera, convirtiéndose entonces en la piedra angular de la definición metabólica. En la fase crónica, el gasto vuelve a disminuir, según el tipo de agresión.

Respecto a los principios inmediatos, en la enfermedad crítica su disponibilidad y utilización está alterada, con un consumo principalmente endógeno, un aumento de su oxidación y una alteración de su metabolismo no oxidativo. En general, en las fases precoces predomina la oxidación de los hidratos de carbono sobre la de lípidos y proteínas, para aumentar después la de grasas. No obstante, esta oxidación preferente puede depender de la etiología de la agresión, diferenciando a pacientes traumatizados (preferente de grasas) y sépticos (más equilibrada). Por el contrario, la pérdida de proteínas musculares y viscerales es una constante, no depende de la etiología y solo se recupera una síntesis eficaz en la fase de recuperación. Los cambios característicos en la composición corporal son una pérdida de masa magra y una relativa preservación del tejido graso y almacenamiento lipídico. Típicamente disminuye la masa celular y aumenta el líquido intersticial.

La glucosa es el sustrato energético preferente, con una rápida utilización, agotamiento de los depósitos hepáticos de glucógeno y una elevada producción de glucosa endógena a partir del lactato y piruvato (ciclo de Cori), alanina y glicerol, que no se suprime con aporte exógeno. Las citocinas inflamatorias alteran la conversión mitocondrial de piruvato a acetilcoenzima A, causando una menor oxidación de la glucosa y una conversión menos eficiente a energía utilizable. La menor oxidación mitocondrial no mejora con la administración de insulina, al estar inhibida su acción sobre la piruvato-deshidrogenasa. Como resultado de la excesiva gluconeogénesis y glucogenólisis y de la proporcional resistencia periférica a la insulina de la agresión, mediada por el receptor GLUT-4, se produce hiperglucemia de estrés, que se relaciona con la situación de gravedad y la mortalidad. Además, la absorción intestinal de carbohidratos puede estar disminuida por inhibición enzimática.

El metabolismo lipídico se caracteriza por aumento de la lipólisis y descenso de la lipogénesis. La absorción de grasas en la fase aguda de la agresión está alterada, y su empleo limitado por el importante consumo de oxígeno necesitado y el inadecuado funcionamiento de su conversión mitocondrial, con disminución de la carnitina. Se produce hipocolesterolemia por disminución de su síntesis, convirtiéndose en marcador pronóstico desfavorable; y aparece hipertrigliceridemia, que, aunque se acentúa en la evolución desfavorable, carece de valor pronóstico. Hay un descenso de lipoproteínas de baja densidad (LDL) y de alta densidad (HDL). Se liberan ácidos grasos libres y glicerol de la hidrólisis rápida de los triglicéridos endógenos del tejido adiposo y de los liberados de los quilomicrones y otras lipoproteínas. La oxidación de los ácidos grasos libres los convierte en cuerpos cetónicos, y solo cuando se restituye la oxigenación celular predomina la β-oxidación periférica. La elevada peroxidación lipídica contribuye a perpetuar el daño orgánico. Esta lipólisis aumentada no se inhibe con la administración exógena de hidratos de carbono o lípidos.

Por último, el catabolismo proteico excede notablemente la síntesis, calculando que sin aporte exógeno se consume diariamente unos 200 g de masa muscular y puede perderse el 5 % de la masa magra corporal. El secuestro esplácnico de aminoácidos, el bloqueo en la utilización de sustratos en el músculo, el estímulo de su degradación (vía ubiquitina-proteasoma) y una respuesta anabólica embotada dan como resultado una excesiva degradación proteica, sobre todo de la musculatura esquelética y de los aminoácidos con estructura hidrocarbonada. Los aminoácidos liberados en la degradación proteica son reutilizados para la neoglucogénesis (sobre todo alanina y glutamina) u oxidados como productos de desecho (urea, amonio). La síntesis proteica está redirigida a la producción de proteínas reactantes de fase aguda y mediadores inflamatorios.

Tras la agresión aguda grave, la alostasis adaptativa es fundamental para la respuesta al estrés a través del cambio y tiene como principales efectores el sistema neuroendocrino, el sistema nervioso autónomo y el sistema inmunológico. En esta respuesta básicamente se sacrifica el anabolismo para apoyar la respuesta inflamatoria y la función vital de los órganos. Si se logra restituir la estabilidad, el desenlace es la curación o superación de la enfermedad. En caso contrario, si definitivamente no se consigue controlar, sobreviene el fallecimiento por la disfunción orgánica múltiple.

A menudo, sin embargo, nuevos daños o nuevas agresiones evolutivas activan repetidamente el eje inmunoneuroendocrino y hacen que se entre en una enfermedad crítica aguda prolongada, con una carga alostática progresiva. Esta parece comenzar unos 7-10 días después de la agresión inicial, con cambios neuroendocrinos notables, y en ella, conforme progresa, el eje hipotalámico-hipofisario, tiroideo y gonadal se deprime, aunque los niveles de cortisol aún se mantengan por la estimulación humoral directa de la suprarrenal. En este punto, si cesan las agresiones y la carga alostática se disipa, los pacientes pueden liberarse de la ventilación mecánica y comenzar el proceso de recuperación, caracterizado por el anabolismo. Pero si la sobrecarga alostática no se consigue regular y no pueden recuperarse, a pesar de la resolución de las agresiones agudas, la enfermedad crítica se convierte en crónica, con estabilización clínica, pero con disfunción de uno o varios órganos y dependencia prolongada de algún tipo de soporte vital. De forma práctica se asume la entrada en esta etapa cuando se realiza la traqueostomía, previendo que la liberación de la ventilación mecánica sea prolongada. Durante la fase crónica, los niveles plasmáticos de factores hipofisarios y hormonas periféricas disminuyen, mientras persiste la resistencia periférica a los efectos de la hormona del crecimiento, la insulina, las hormonas tiroideas y el cortisol. Estas alteraciones hormonales afectan profunda y secuencialmente el metabolismo de la energía, las proteínas y las grasas.

Los pacientes críticos crónicos superan la fase aguda, pero desarrollan una disfunción orgánica tardía con inflamación, inmunodepresión y catabolismo persistente (PICS), que supone mayor morbilidad, ingresos prolongados (estancia media > 50 días), altas con síndrome poscuidados intensivos (< 5 % son finalmente dados de alta domiciliaria) o incluso el fallecimiento (> 50 % de los pacientes fallecen en los 3 meses siguientes al alta). Sin una definición universal todavía, se ha estimado que el 5-10 % de todos los enfermos críticos desarrollan este síndrome. La sobrecarga alostática, con baja pero persistente inflamación, depresión de la inmunidad adaptativa, apoptosis y catabolismo con pérdida de masa magra, clínicamente se caracteriza, además de por una gran variedad de síntomas, por desnutrición, sarcopenia, anasarca, hiperresorción ósea y déficit de vitamina D, hiperglucemia, marcada susceptibilidad a la infección, cambios neuroendocrinos, neuromiopatía del enfermo crítico, úlceras por presión y mala cicatrización de heridas, depresión y deterioro neurocognitivo.

3. ¿A quién prescribir soporte nutricional?

Aunque es cierto que en el enfermo crítico desnutrido puede no existir mucha información rigurosa, se asume la conveniencia de evitar la inanición, en cualquier caso, sobre todo con el aporte enteral, por la improbabilidad de que resulte ventajosa. El beneficio real atribuible a la nutrición artificial, sin embargo, parece diferente según el estado nutricional del paciente y su estado inflamatorio. Su impacto parece ser menor cuando el estado nutricional previo es mejor, cuando la estancia hospitalaria es más corta y cuando la gravedad de la enfermedad es menor. Al contrario, el beneficio parece mayor, aunque, en cualquier caso, cuanta mayor es la gravedad del paciente y su respuesta inflamatoria en fase temprana, los resultados son equívocos y aún no están resueltos.

El primer paso al pensar en nutrición artificial es la identificación de aquellos pacientes ya desnutridos o de los que entrañen un mayor riesgo nutricional en función de la gravedad de la enfermedad y la magnitud de la respuesta inflamatoria desencadenada, sobre todo si son de edad avanzada. El reconocimiento de la desnutrición cuando apreciamos un bajo peso corporal o un bajo índice de masa corporal (IMC) es fácil, pero puede no serlo tanto cuando este IMC es normal o elevado. La fragilidad es una condición caracterizada por la pérdida de la reserva biológica y la vulnerabilidad a la alteración fisiológica de la enfermedad aguda, y no es sinónimo de desnutrición. Aunque aumenta notablemente con la edad, no es exclusiva de la edad avanzada. Tampoco es sinónimo de discapacidad o comorbilidad, y supone un enlentecimiento en la recuperación, un aumento de la morbilidad hospitalaria y un aumento de la mortalidad a corto y a largo plazo. Existen diferentes herramientas para su evaluación en el enfermo agudo (escalas subjetivas, de rendimiento físico, de fenotipo, etc.), aunque puede ser diagnosticada, sobre todo en ancianos, cuando existe pérdida involuntaria de peso, agotamiento físico, debilidad muscular e hipoactividad física.

Al ingreso, y pese a todos los matices de su significado en el enfermo crítico, se debe recoger una historia clínica lo más detallada posible, que incluya aspectos como los parámetros antropométricos, los días de hospitalización previos, la cantidad y rapidez de la pérdida involuntaria de peso, la imposibilidad de alimentación oral o la intolerancia digestiva (sobre todo si existe poca o nula ingesta durante más de 2 semanas), la disminución del rendimiento físico, de la fuerza y de la resistencia muscular o las características y gravedad de la enfermedad que justifica la situación crítica. Criterios arbitrarios habituales de desnutrición son un IMC < 18,5 kg/m^2, pérdida no intencional de > 2-3 kg o el 5 % del peso corporal en el último mes o de > 4-5 kg o el 10 % en el último semestre.

Estas variables subjetivas y antropométricas se pueden complementar o combinar con diferentes variables bioquímicas, como las proteínas viscerales plasmáticas transferrina y albúmina, o el índice muscular creatina/estatura. Todas ellas se relacionan mal con la ingesta nutricional y su valor aislado es muy dependiente de la distribución de los líquidos corporales inherente a la enfermedad aguda o de la magnitud de los cambios metabólicos que determinan su síntesis hepática, sus pérdidas y degradación. Son más bien un marcador de gravedad y no reflejan, por tanto, el estado nutricional de verdad. Sin embargo, sí nos informan del riesgo nutricional y de la necesidad de considerar de forma activa el tratamiento nutrometabólico. Otras proteínas de vida media más corta, como la prealbúmina o la proteína transportadora del retinol (RBP), informan mejor del catabolismo y de la respuesta metabólica al estrés, al igual que el balance nitrogenado, y son verdaderamente de mayor utilidad en el seguimiento del estado nutricional.

No existe una técnica validada de evaluación de la sarcopenia (pérdida de masa muscular o de su función), pero se han utilizado diferentes herramientas, que van desde dinamómetros hasta técnicas de imagen (ultrasonidos, tomografía computarizada, resonancia magnética, impedancia bioeléctrica, isótopos). Aunque con las limitaciones lógicas de su realización, la resonancia magnética es la prueba de referencia para determinar la composición global de los tejidos. La tomografía es también válida en la cuantificación de la masa muscular, aunque tiene la limitación del traslado y la radiación. De todas ellas, por sus ventajas de inocuidad y facilidad, los ultrasonidos están emergiendo como una herramienta de gran interés. No obstante, todavía necesita uniformizar criterios y tiene el inconveniente de la dependencia del operador.

Existen muchas escalas dirigidas a la evaluación nutricional con diferente sensibilidad y especificidad, la mayoría en el ámbito hospitalario y para poblaciones concretas no críticas, como la *Subjective Global Assessment* (SGA), la *Mini Nutritional Assessment* (MNA), o, sobre todo, la *Malnutrition Universal ScreeningTool* (MUST) y el *Nutritional Risk Screening 2002* (NRS-2002). Todas incluyen aspectos como historia clínica (edad, comorbilidades, deterioro físico), historial nutricional (pérdida de peso, disminución de la ingesta, pérdida de apetito, síntomas gastrointestinales) o examen físico (IMC, edema, grasa subcutánea, masa muscular, capacidad funcional) y realmente consideran al paciente crítico siempre como gravemente enfermo. La escala *Global Leadership Initiative on Malnutrition* (GLIM) define y gradúa la desnutrición en la unidad de cuidados intensivos (UCI) en función de criterios fenotípicos (porcentaje de pérdida de peso, IMC, reducción de la masa muscular) y criterios etiológicos (disminución de la ingesta, malabsorción o síntomas gastrointestinales, situación inflamatoria, enfermedades crónicas), a la que se puede añadir una puntuación adicional de fragilidad clínica. La escala *Nutrition Risk in Critical Ill* (NUTRIC) en verdad no es una herramienta de valoración nutricional y, de hecho, no incluye parámetros nutricionales. Sin embargo, validada internacionalmente, parece identificar a los pacientes críticos con mayor probabilidad de beneficiarse de un adecuado soporte nutricional, en términos de mortalidad. Esta escala tiene en cuenta, en su versión simplificada, las variables de edad, gravedad de presentación clínica (APACHE II, SOFA), comorbilidades (índice de Charlson) y tiempo hospitalario hasta el ingreso en UCI, a las que se puede añadir la interleucina 6 (IL-6) o sustituir esta, incluso, por la proteína C reactiva. Esta escala, incluso, se ha usado de forma conjunta con otras escalas (como la valoración subjetiva global) para mejorar su rendimiento, al ofrecer información complementaria.

Con todo, y sin entrar en cómo hacerlo, existe la recomendación extendida de asumir la necesidad de iniciar soporte nutricional precoz a todo paciente que ingrese en la UCI con cualquier grado de desnutrición, e incluso a todo aquel que tenga un verdadero riesgo nutricional. A este último respecto, un buen punto de partida sería precisamente la consideración por definición de todo enfermo crítico cuya estancia se prevea mayor de 48 horas como en situación de riesgo nutricional. Su aceptación, sin embargo, puede ser controvertida, porque la simple definición de enfermo crítico no es ni mucho menos uniforme. Desde un punto de vista práctico, la literatura parece matizar esta población grave como aquellos pacientes con disfunción orgánica o necesidad de soporte ventilatorio, con infección o comorbilidades crónicas graves, que precisen ingreso mayor de 2 días y en quienes la ingesta oral suficiente no pueda ser garantizada en los 5 días siguientes.

4. ¿Cuándo iniciar el tratamiento nutricional?

El momento exacto en el que se debe iniciar el soporte nutricional, sobre todo si hablamos de una patología médica, no está del todo bien definido. Un aporte calórico precoz, cuando el gasto energético está prácticamente cubierto de forma endógena con una producción de glucosa que puede llegar a alcanzar más del 60 % o 1.400 kcal/día, puede suponer una sobrecarga nutricional excesiva que aumente el daño oxidativo e inhiba la autofagia como mecanismo protector y de recuperación tisular.

En cualquier caso, con un nivel de evidencia alto, si este trata-miento nutricional específico se decide que sea por vía enteral, habría de hacerse activamente de forma temprana en las prime-ras 24-48 horas, sobre todo en los pacientes quirúrgicos, porque su comparación con el aporte tardío de nutrientes disminuye las infecciones nosocomiales y la mortalidad. En los estudios mejor diseñados su comparación con un inicio más allá de las 72 horas, con o sin nutrición parenteral, significa una disminución de las complicaciones infecciosas, especialmente de neumonía, y tiene una clara tendencia estadística a disminuir la mortalidad, sobre todo en grupos de alto riesgo. Los mecanismos por los cuales pa-rece producirse este hecho no se conocen bien, y se han propues-to como los principales la preservación de la función inmunitaria intestinal y la reducción de la inflamación.

La nutrición parenteral temprana, única o complementaria, sin embargo, no parece alterar las estancias o la mortalidad. De for-ma muy general, el empleo precoz de nutrición parenteral ha mejorado desenlaces intermedios, pero otras veces su beneficio no ha sido tangible o, incluso, ha podido empeorar otros, sobre todo, y en los primeros ensayos, las infecciones nosocomiales. Esto es ya muy cuestionable, y con mucha probabilidad el resul-tado no está tan ligado al momento concreto en el que se inicie la nutrición parenteral sino más bien a la cantidad calórica aportada y a su composición. La adecuación calórica, la mejor composición lipídica de las formulaciones parenterales, el mejor control glucé-mico, el menor tiempo en la duración de su prescripción y la pre-vención de las infecciones relacionadas con los catéteres vascula-res de los estándares actuales de tratamiento, permiten conside-rar ya a la vía parenteral como una alternativa tan segura y eficaz como lo es la enteral. Así, cuando se decide que el tratamiento nutricional sea por esta vía, con un nivel de evidencia moderado, también debería ser iniciado de forma temprana en las primeras 48 horas en los pacientes desnutridos, porque en términos de morbimortalidad es mejor que no incluirlo en los cuidados habi-tuales. Esta acepción podría extenderse a los pacientes con eleva-do riesgo nutricional y advirtiendo siempre, en cualquier caso, de no incurrir en hipernutrición. Sin embargo, cuando el paciente no está desnutrido o cuando el riesgo nutricional es bajo, no hay tanto acuerdo respecto a cuándo empezar el tratamiento nutri-cional parenteral e incluso se recomienda poder demorarlo hasta pasados 3-7 días.

5. Elección de la vía de administración del tratamiento nutricional

Al margen de las consideraciones relacionadas con las vías de acceso para su administración o la duración prevista del mismo, la selección de la vía de inicio para la administración del trata-miento nutricional debe hacerse con el propósito de asegurar el correcto aprovisionamiento pretendido de nutrientes. La vía oral es preferible y suficiente cuando se pueda asegurar al menos el 70 % de los requerimientos desde el 2°-3er día.

La comparación directa de la nutrición enteral con la parente-ral en pacientes críticos no difiere en términos de mortalidad, pero se asocia con una menor incidencia de infecciones cuando el aporte calórico parenteral es mayor, y seguramente menos días de estancia en UCI y en el hospital. No obstante, pese al intenso debate en la literatura, a día de hoy parece menos importante la elección de la vía de acceso que la correcta dosificación y compo-sición de la fórmula administrada, ajustada a la fase evolutiva de la enfermedad.

Sabiendo el papel del intestino como motor y amplificador de la disfunción orgánica, cuando el tracto gastrointestinal funcione con normalidad, la vía de abordaje universalmente preferida es la enteral frente a la parenteral. La enteral es más fisiológica y con-tribuye al mantenimiento estructural y funcional de todo el intes-tino, constituyendo la fuente nutritiva principal del enterocito y del colonocito. Protege la barrera intestinal, modula la respuesta al estrés y tiene un importante papel inmunomodulador por su efecto beneficioso en el tejido linfoide intestinal. Favorece varios pasos metabólicos intermedios por la acción de las hormonas en-terales y ayuda a la función intestinal y hepática. Además, es más accesible, barata y segura. De hecho, el coste y la conveniencia fisiológica en favor de la vía enteral parecen aspectos más deter-minantes en la elección de una vía u otra en la enfermedad crítica que las diferencias en los resultados clínicos.

La presencia de contractilidad intestinal es subjetiva y no constituye un requisito absoluto para la prescripción de nutrición enteral. Sus contraindicaciones absolutas son la obstrucción in-testinal, la hemorragia gastrointestinal aguda y la inestabilidad hemodinámica grave no controlada; pero no son contraindicaciones habituales la hipoxemia, la hipercapnia o acidosis graves amena-zantes, la isquemia intestinal, la fístula intestinal de alto débito (sin acceso distal a ella) o la lesión gastrointestinal aguda mayor de grado 2 (residuos gástricos elevados o íleo persistentes, dilata-ción intestinal, progresión de la hipertensión intraabdominal a grado II, presión de perfusión abdominal baja) (Tabla 54-1). No obstante, estas contraindicaciones se hacen formales cuando la nutrición enteral se pretende completa. En determinadas circuns-tancias y siempre con vigilancia estrecha, podría plantearse una finalidad solo trófica, como en la isquemia intestinal no transmu-ral no dilatada o en la fístula intestinal. De forma general, en el enfermo crítico postoperado de cirugía mayor abdominal parece poder probarse la tolerancia enteral, en ausencia de signos de alarma o complicaciones, a partir del segundo día.

Aunque la presencia enteral de nutrientes tiene efectos direc-tos favorables en el tracto gastrointestinal y aumenta el flujo me-sentérico, su inicio requiere una correcta y suficiente reanimación y estabilización hemodinámica, con el fin de evitar o agravar una hipoperfusión esplácnica e isquemia intestinal en situaciones de mala perfusión o *shock*. El intestino es un órgano especialmente vulnerable a la isquemia por su particular estructura vascular ve-llositaria. Esto, sin embargo, no es sinónimo de ausencia de ami-nas vasopresoras, y por ello la contraindicación es la de *shock* no controlado. Existe evidencia de su uso seguro en pacientes post-operados de cirugía cardíaca con dosis altas de vasopresores y también en la disfunción orgánica con inestabilidad hemodiná-mica, incluso con efectos beneficiosos en la morbimortalidad. Sin embargo, aunque se han sugerido escalas (Shock Index < 1), um-brales de presión arterial sistólica (< 50 mm Hg) o de catecola-minas (1-1,2 µg/kg/min), se desconoce el grado de hipotensión ar-terial o la dosis de aminas vasopresoras que desaconsejan inequí-vocamente su inicio en las diferentes patologías. Por otra parte, también la incidencia de isquemia intestinal en el paciente crítico es muy baja y parece tener menos relación con la propia situación de *shock* o el uso de vasopresores que con otros aspectos, como la manipulación quirúrgica intestinal o la administración yeyunal de la dieta.

Tabla 54-1. Contraindicaciones de la nutrición enteral

- ✔ Obstrucción intestinal
- ✔ Hemorragia gastrointestinal aguda
- ✔ Inestabilidad hemodinámica grave no controlada
- ✔ Hipoxemia, hipercapnia o acidosis graves amenazantes
- ✔ Isquemia intestinal
- ✔ Fístula intestinal de alto débito (sin acceso distal a ella)
- ✔ Lesión gastrointestinal aguda mayor de grado 2

La nutrición parenteral ocasiona lógicamente menos complicaciones gastrointestinales, pero solo debe elegirse de inicio cuando existe una contraindicación formal para un aporte enteral, sobre todo en enfermos con mayor riesgo nutricional. Y siempre asegurando el adecuado cumplimiento de la dosis calórica prevista, que debe tener en cuenta el aporte en forma de fluidoterapia o ligado a los fármacos (soluciones glucosadas, propofol, etcétera).

6. Síndrome de realimentación y encefalopatía de Wernicke

Aunque es difícil estimar su incidencia porque no tiene una definición concreta, el síndrome de realimentación es el conjunto de alteraciones metabólicas e hidroelectrolíticas que ocurren como resultado de la reintroducción o el aumento de la provisión de calorías después de un período de ingesta calórica disminuida o ausente. Los dos pilares de su definición son, por una parte, la disminución aislada o en combinación de fósforo, potasio, magnesio y tiamina, que en función del descenso permitiría clasificarlo como leve (10-20 %), moderado (20-30 %) o grave (> 30 % o alteración orgánica asociada). Y por otra parte, su aparición en relación con la renutrición, en horas o días. Ocurre generalmente en pacientes malnutridos, aunque no siempre expresen clínicamente esa desnutrición, o en aquellos que han recibido un aporte energético bajo en cualquier forma durante un período prolongado.

El denominador común es la hipofosfatemia, pero también la hipopotasemia y la hipomagnesemia, y el déficit de tiamina (encefalopatía de Wernicke). Aunque inicialmente se implicó al balance de sodio y agua, capaz de inducir insuficiencia cardíaca, es poco probable que la sobrecarga de líquido intravascular sea una secuela importante de este síndrome. Cuando la glucosa aparece en el torrente sanguíneo, la secreción de insulina aumenta y con ella la introducción celular activa de potasio, por estimulación directa de la bomba Na^+/K^+-ATPasa. Además, a medida que se va generando energía (fosforilación glucolítica), aumenta la demanda de fósforo intracelular, utilizada en la conversión de difosfato de adenosina (ADP) en trifosfato de adenosina (ATP), la principal forma de almacenamiento de energía. Aunque la participación del magnesio se sabe cierta, al margen de las consideraciones de la interrelación con el potasio, no termina de dilucidarse su mecanismo en este síndrome o su importancia real directa. La demanda de tiamina aumenta en gran medida durante la transición de la inanición a la alimentación, ya que es un cofactor fundamental para las vías metabólicas dependientes de la glucosa. En definitiva, e incluso partiendo de unos valores previos normales, la deficiencia corporal total sobrevenida de fósforo, potasio, magnesio o tiamina puede ocasionar una caída brusca de sus concentraciones

plasmáticas, que puede expresarse clínicamente desde casos leves, prácticamente irrelevantes, hasta su completo agotamiento, insuficiencia orgánica grave y muerte.

Las manifestaciones clínicas son, entre otras, debilidad muscular, rabdomiólisis, insuficiencia respiratoria aguda, disminución de la contractilidad cardíaca, arritmias, encefalopatía, convulsiones, coma, acidosis láctica o *shock*.

Pese al reconocimiento de la importancia del síndrome, no se dispone de herramientas fiables de predicción de una hipofosfatemia grave. Diferentes directrices consensúan criterios que facilitan la identificación de los pacientes de riesgo, en función de variables como IMC (< 18,5 kg/m^2), pérdida de peso (> 10 % en los 3 meses previos), tiempo prolongado de disminución de la ingesta calórica, niveles plasmáticos bajos de electrolitos, pérdida de masa muscular o comorbilidades y etiología de la enfermedad (trastornos mentales, alcoholismo, obesidad, malabsorción intestinal, neoplasias o enfermedad crítica). A falta de biomarcadores predictivos, es fundamental la evaluación de los riesgos para su aparición y el seguimiento estrecho de la renutrición.

No existe una recomendación universal sobre cómo avanzar el régimen nutricional de una manera segura. Sin embargo, algunas directrices para su prevención establecen una recomendación fuerte de iniciar la alimentación con un aporte de energía bajo y progresar lentamente en unas 72 horas, además de suplementar con vitaminas y corregir las alteraciones electrolíticas.

Un esquema de abordaje puede ser el siguiente: aporte inicial de 10-15 kcal/kg/día, aumento a partir del 3er-4º día a 15-20 kcal/kg/día y progresión desde entonces hasta los requerimientos completos. O iniciar con 100-150 g de dextrosa o 10-20 kcal/kg durante las primeras 24 horas y aumentar un 33 % cada 1-2 días. En pacientes con riesgo moderado-alto de desarrollar realimentación con niveles bajos de electrolitos se debería esperar el inicio o el aumento calórico hasta que los electrolitos se normalicen. Hay que monitorizar estrechamente los niveles de fosfato, potasio y magnesio antes del inicio de la nutrición y probablemente de forma diaria durante la primera semana, e incluso varias veces al día en el caso en caso de un riesgo elevado o de hipofosfatemia (< 2 mg/dL o caída de su valor > 0,5 mg/dL). La tiamina se puede suplementar como 100-300 mg al menos 30 minutos antes de iniciar la alimentación y continuar con la misma dosis de forma diaria durante los 3-7 primeros días, o más en pacientes con inanición grave, alcoholismo crónico u otro alto riesgo de deficiencia de tiamina (Tabla 54-2).

7. Aporte energético y requerimiento de macronutrientes

Las necesidades nutricionales del enfermo crítico siguen todavía sin estar bien establecidas. Su cálculo debe adaptarse a los cambios evolutivos, que no siempre son fáciles de concretar. Estos van de un intenso catabolismo al inicio de la enfermedad (donde la indicación cuantitativa y cualitativa del tratamiento nutricional especializado es más controvertida), hasta una situación de predominio anabólico en la fase de recuperación (donde la indicación del soporte nutricional es más constante).

Además, existen las posibles consideraciones intermedias de cronicidad, a veces prolongadas, de inflamación, inmunosupresión y catabolismo persistente, donde el ajuste del tratamiento

Tabla 54-2. Recomendaciones de nutrición en el síndrome de realimentación			
	Inicio	**3er-4º día**	**Desde 5º día**
Aporte calórico gradual	10-15 kcal/kg/día	15-20 kcal/kg/día	Aumento progresivo hasta requerimientos completos
Monitorización estrecha de fósforo, potasio y magnesio antes y durante los primeros días			
Tiamina 100 mg/8-12 h durante los primeros 3-7 días			

nutrometabólico está todavía por definir mejor. Aspectos también que han de atenderse son la etiología de la enfermedad, las comorbilidades, de forma dinámica la tolerancia gastrointestinal y la tolerancia metabólica o los posibles estados carenciales de macronutrientes y micronutrientes. Como norma genérica, es necesario tener presente que, por una parte, en la fase aguda de la enfermedad la producción endógena de energía no se suprime con la administración exógena y, por tanto, se puede incurrir en una hipernutrición, que es deletérea; y que, por otra, mantener una hiponutrición prolongada puede infligir una deuda energético-proteica que también ensombrece el pronóstico clínico.

En el paciente encamado sin actividad física, y sin considerar la pequeña participación requerida para la obtención y metabolismo mismo de los nutrientes, el gasto energético total (kcal/día) es la suma del gasto en reposo y del ocasionado por la gravedad de la agresión de la enfermedad. Este factor de estrés es muy variable y puede suponer, en sus extremos, un consumo nimio de calorías o alcanzar incluso > 2.000 kcal diarias. Se asume que el gasto energético en el enfermo crítico es habitualmente un 20-50 % mayor que el basal y que el factor de estrés es de ×1,3-×1,5, pero con la mejor adecuación de los tratamientos y la ventilación mecánica, el ajuste de la sedoanalgesia o el control del delirio y de la temperatura, el gasto energético real puede no exceder demasiado del gasto energético en reposo. En cualquier caso, debido a las fases evolutivas de la respuesta inflamatoria, la limitación de la utilización de los nutrientes exógenos, la importante liberación de energía endógena y las interferencias clínicas (fiebre, agitación, etc.) y terapéuticas (relajación neuromuscular, catecolaminas, etc.), el gasto energético es difícil de predecir.

A pesar de sus limitaciones técnicas (tiempo, costes, entrenamiento, cálculos diarios extrapolados de mediciones puntuales, interferencias) y de disponibilidad, con una evidencia moderada y un fuerte grado universal de recomendación, el método de referencia para el cálculo energético del enfermo hospitalizado es la calorimetría indirecta, que estima el gasto energético total con la medida directa del consumo de oxígeno y la producción de dióxido de carbono, según la fórmula de Weir. Su comparación con los cálculos del gasto en reposo derivados de la producción de dióxido de carbono medida por el ventilador ($VCO_2 \times 8,19$), derivados del consumo de oxígeno obtenido de un catéter de arteria pulmonar o con las fórmulas predictivas optimiza el aporte energético-proteico y tiene tendencia estadística a disminuir la mortalidad. Además, existen grupos particulares de pacientes en los que el cálculo de gasto con fórmulas predictivas se ajusta peor a las necesidades reales, como ancianos, desnutridos, obesos, con mayor estrés o grandes quemados.

Se han elaborado diferentes fórmulas para sustituir la calorimetría indirecta. Aunque la más popular es la de Harris-Benedict, quizá no sea la más confiable en el enfermo crítico. Ha perdido relevancia en favor de otras, como la de Mifflin-St. Jeor en el paciente hospitalizado no crítico, la de Ireton Jones y, sobre todo, de Penn State en el paciente ventilado mecánicamente, o la de Toronto en el gran quemado. Estas fórmulas estiman el gasto energético en reposo a partir fundamentalmente del peso, la estatura, el sexo y la edad, añadiendo correcciones clínicas (obesidad, temperatura), etiológicas (trauma, quemado grave) o de tratamiento (ventilación mecánica). El gasto en reposo se modifica por la gravedad y el factor de estrés (desde ×1,1 en cirugía menor, hasta ×1,3-1,4 en la sepsis, ×1,6 en el traumatismo craneoencefálico o incluso ×2 en el gran quemado). Sin embargo, la relación de todas estas predicciones con el gasto energético real estimado por calorimetría es verdaderamente baja. Por ello, existen aproximaciones recomendadas incluso más simplistas, expresadas sin más como kcal/kg/día.

En general, con independencia de la adecuación del aporte proteico, la cantidad de energía recomendada en la fase aguda del enfermo crítico varía entre las diferentes directrices entre 10 y 30 kcal/kg/día, alcanzadas progresivamente. De forma observacional, la cantidad óptima de energía parece estar próxima a los requerimientos calculados por calorimetría indirecta o al menos por encima del 70 % de los mismos. También de forma observacional, con el uso de fórmulas predictivas, esta cantidad óptima está alrededor del 80 % de los requerimientos, con una mayor mortalidad al alejarse de ese valor, tanto por defecto como por exceso. Sin embargo, la comparación isoproteica de una dieta hipocalórica (40-60 % de los requerimientos) con un aporte más elevado (70-100 %) no parece diferir en infecciones, estancias hospitalarias o mortalidad global, al menos en enfermos no desnutridos.

Para evitar el efecto nocivo de una sobrealimentación y también evitar una gran deuda energética con el empleo de fórmulas predictivas, la recomendación actual más extendida es la de aportar durante la primera semana de la enfermedad crítica alrededor del 70 % del aporte calórico estimado o 15-25 kcal/kg/día. El uso de calorimetría indirecta podría permitir un ajuste más en la recomendación, manteniendo durante la fase temprana de la enfermedad aguda el aporte hipocalórico, alrededor del 70 % del medido, para, a partir del tercer día, tan pronto se supere esta fase temprana, ir progresando a un aporte ya isocalórico. La hiponutrición permisiva en la primera semana viene avalada por los estudios más modernos y desaconseja la herencia de corregir enteramente la deuda energética y sus peores resultados clínicos. Sin embargo, seguramente deba evitarse en enfermos malnutridos tan pronto pase la fase temprana de la enfermedad. De hecho, se ha notificado una disminución de la mortalidad con el inicio de soporte nutricional enteral desde las fases precoces, cuando el aporte proteico es elevado y el calórico está próximo a los requerimientos teóricos en enfermos que estaban desnutridos.

En el brazo de la nutrición hipocalórica se engloba tanto una verdadera nutrición hipocalórica (40-60 % de los requerimientos) como una nutrición enteral trófica (10-20 mL/h). No deben ser interpretadas como sinónimas, ya que esta última es meramente trófica y solo debería tener la indicación de evitar la atrofia intestinal, porque, al aportar menos del 25 % del aporte calórico, puede quedarse excesivamente reducido este aporte, sobre todo en enfermos mal nutridos o con alto riesgo nutricional. En general, una ingesta demasiado baja, inferior al 50 %, puede ocasionar una deuda energética importante, una excesiva reducción de la masa magra e, incluso, podría aumentar las complicaciones infecciosas y la mortalidad.

Por otra parte, aunque se admite universalmente que la dieta se introduzca de manera progresiva, la variabilidad en la literatura acerca de cómo progresarla es grande. Los resultados de la comparación de la provisión completa temprana de nutrientes (< 24-72 horas) o tardía (> 7 días) son inconsistentes para dictar una recomendación firme acerca de cuándo alcanzar el objetivo, que oscila de forma amplia entre las primeras 48 horas y los 7 días. Como en muchos otros aspectos de la nutrición, sobre todo en la fase temprana, la comparación de los resultados a este respecto es difícil por la heterogeneidad de las patologías, gravedades y poblaciones estudiadas, o del tiempo, ruta y objetivo calórico global y proteico de la nutrición administrada.

Sabido que la intolerancia gastrointestinal es frecuente en la fase aguda de la enfermedad, la adición de nutrición parenteral de forma complementaria puede contemplarse cuando se haya hecho lo posible para optimizar el aporte enteral. Sin pormenorizar el significado del aporte energético global o el proporcional, su empleo ofrece resultados verdaderamente dispares, que oscilan desde un aumento de la morbilidad o efectos nulos significativos, a incluso una disminución de la mortalidad. Pese a todo, su uso parece suficientemente seguro, y aunque no tenga un beneficio importante incuestionable en el enfermo no desnutrido, en este escenario se puede recomendar con un nivel de evidencia moderado cuando al 4º-7º día de inicio del tratamiento nutricional no se haya alcanzado el objetivo calórico-proteico por vía enteral (60 % del programado). En cualquier caso, la combinación de ambos nunca debe superar los requerimientos totales previstos.

Finalmente, esquemas prácticos predictivos pueden ser: 10-25 kcal/kg/día progresivos durante los primeros 7-10 días; o también: 15-20 kcal/kg/día en fase aguda temprana, especialmente en ausencia de desnutrición previa; aumentando progresivamente a 25-30 kcal/kg/día mientras se supera la fase aguda, y a 30-35 kcal/kg/día, ya controlado el estado inflamatorio, en la fase anabólica. Además, hay que hacer notar que el cálculo de la ingesta total de calorías debe incluir la suma de todas las calorías no nutricionales, como las aportadas en forma de soluciones glucosadas o propofol, o cuando se usa citrato en las técnicas de reemplazo renal. De hecho, este aporte calórico no nutricional puede suponer de un 6 % a un 18 %, incluso hasta un tercio, de las calorías aportadas durante los primeros 7 días de ingreso.

En la Tabla 54-3 y en la Tabla 54-4 se muestra un resumen de las recomendaciones calóricas y proteicas, respectivamente, en la enfermedad crítica aguda según la Sociedad Española de Medicina Intensiva, Crítica y Unidades Coronarias (SEMICYUC), la American Society of Parenteral and Enteral Nutrition (ASPEN) y la European Society of Parenteral and Enteral Nutrition (ESPEN).

La recomendación energética estima unas necesidades calóricas ajustadas al peso, sabiendo que de forma general el peso de referencia es aquel habitual previo al inicio de la enfermedad aguda. El peso real pasado ese inicio puede estar ya notablemente influido por los cambios fisiopatológicos inherentes al enfermo

crítico y por las actitudes terapéuticas establecidas. Sin embargo, en los extremos del peso corporal, el error en la estimación de gasto energético es mayor. Por ello, el peso debiera ser modificado en virtud de su IMC cuando exista desnutrición o sobrepeso y obesidad. En situaciones de desnutrición (IMC < 18,5 kg/m^2) el peso de referencia sería el ideal o el real si se estima que el ideal puede suponer un exceso efectivo de calorías. En situaciones de normonutrición o sobrepeso (IMC 18,5-30 kg/m^2) el peso sería el habitual. Y en situaciones de obesidad (IMC > 30 kg/m^2, con recomendaciones particulares habituales en cortes de 30, 40 y 50 kg/m^2) podría utilizarse el peso ideal (calculado para un IMC de 25 kg/m^2, bien directamente o como IMC × 2,2 + 3,5 × IMC × [estatura − 1,5]), o también el peso ajustado (como peso ideal + [peso real − peso ideal] × 0,25 o 0,33, o como el 110 % del peso ideal). Existen, en cualquier caso, diferentes fórmulas más o menos acertadas para el cálculo del peso ideal, con diferentes consideraciones en cuanto a su utilidad en poblaciones particulares (Hamwi, Devine, Robinson, Miller, etc.). Por otra parte, la masa muscular de los pacientes obesos depende en gran medida de su actividad física, y debemos hacer notar que un valor aislado de IMC no distingue a un adulto joven con una masa muscular entrenada y desarrollada de un anciano sarcopénico con el mismo peso, ignorando la diferente tasa metabólica del tejido adiposo (4,5 kcal/kg/día) y del músculo (13 kcal/kg/día).

Calculadas las necesidades energéticas totales, hay que pormenorizar las proporciones de los principios inmediatos porque su relación con la enfermedad no es paralela y los resultados en los desenlaces no dependen únicamente de la adecuación calórica. Hay que tener en cuenta que en la administración enteral o con los preparados comerciales parenterales cerrados las desviaciones pueden ser mayores, dado que la composición de las formulaciones es menos modificable y puede sufrir variaciones cualitativas más amplias. Además, en la administración enteral esta variación puede estar magnificada por la intolerancia digestiva.

A día de hoy, al menos los requerimientos de calorías y proteínas deben integrarse, partiendo seguramente de las siguientes premisas: la administración de energía excesiva es deletérea, una administración elevada de proteínas puede ser beneficiosa y la ingesta adecuada de proteínas es preferible a la ingesta de energía. La percepción actualmente creciente es la de que es de elección una dieta hipocalórica rica en proteínas, porque ayuda a controlar la glucemia, reduce la necesidad de insulinoterapia y mejora el equilibrio nitrogenado.

Las **proteínas** son componente estructural y funcional de los tejidos, y sus funciones biológicas abarcan prácticamente la totalidad de los procesos esenciales. Es característico de la enfermedad crítica la proteólisis y la resistencia anabólica, con pérdida de masa muscular (hasta 1 kg/día) que se manifiesta como una reducción del tamaño muscular, de su celularidad y de la proteína muscular esquelética. Además, de forma observacional se ha documentado un efecto positivo en la resistencia anabólica, la atenuación de la pérdida muscular y una mejor recuperación física a largo plazo con un mayor aporte proteico, e incluso un efecto positivo proporcional en la mortalidad por cada gramo o aumento porcentual de proteína administrado. De hecho, controlada la ingesta calórica, se aprecia una reducción significativa de la mortalidad cuando se administra más del 80 % de los requerimientos proteicos. No obstante, existen resultados muy discordantes, y en los ensayos de mejor diseño son bastante menos concluyentes en cuanto a los beneficios clínicos y la mortalidad. En cualquier caso,

Tabla 54-3. Recomendaciones calóricas en la enfermedad crítica aguda

SEMICYUC (2020)	En fase aguda: 20-25 kcal/kg habitual/día En fase estable: 25-30 kcal/kg habitual/día	Grado de recomendación: moderado Nivel de evidencia: opinión de expertos
ASPEN (2022)	12-25 kcal/kg/día en los primeros 7-10 días	Calidad de la evidencia: moderada Grado de recomendación: débil
ESPEN (2023)	20-25 kcal/kg/día en la primera semana	Grado de recomendación: B Consenso fuerte: 95 %

ASPEN: American Society of Parenteral and Enteral Nutrition; ESPEN: European Society of Parenteral and Enteral Nutrition; SEMICYUC: Sociedad Española de Medicina Intensiva, Crítica y Unidades Coronarias.

la creencia actual es que un aporte proteico elevado, incluso de más del 80 % del estimado, parece ser más importante en la consecución de los desenlaces, incluida la mortalidad a largo plazo, que el aporte calórico global, independientemente de si este es menor del estimado o está próximo a él, y sobre todo en enfermos desnutridos.

No obstante, el propósito de pretender un balance nitrogenado positivo en la fase aguda de la enfermedad es excesivo, dado que solo se consigue realmente en la fase de recuperación. Es necesario un aporte paralelo de suficiente cantidad de energía procedente de hidratos de carbono o lípidos para que los aminoácidos no se oxiden y se utilicen en la síntesis tisular. Su aporte no se relaciona con un aumento de las infecciones nosocomiales como los otros nutrientes, pero su exceso puede inducir uremia y causar deterioro hepático y renal. Además, es muy probable que la combinación de una administración de proteínas adecuada y las estrategias de ejercicio y rehabilitación precoces puedan mejorar aún más los resultados que el mero aporte proteico particular.

La proteína dietética óptima debe contener un perfil completo de aminoácidos, incluidos aquellos esenciales. No se pueden establecer todavía unas directrices generales firmes acerca del uso de glutamina y arginina, consideradas como condicionalmente esenciales. No se ha demostrado que el uso de aminoácidos individuales específicos (citrulina, glutamina, arginina, leucina) para estimular al máximo la tasa de síntesis proteica mejore consistentemente los resultados. Aunque se teoriza una disminución de la mortalidad, no se puede recomendar el enriquecimiento con aminoácidos de cadena ramificada. Una cantidad de 100 g de proteínas hidrolizadas proporcionan 83 g de aminoácidos, y los aminoácidos administrados por vía enteral resultan generalmente en niveles circulantes más bajos en la circulación sistémica que la misma cantidad administrada parenteralmente, por el efecto de primer paso (a través del epitelio intestinal hacia el hígado, con su posterior oxidación).

Con independencia del aporte energético, todavía existen consideraciones no respondidas que se han de tener en cuenta, como la responsabilidad particular que puedan tener el aminograma o el balance nitrogenado, la repercusión de la precocidad de la introducción de las proteínas en la fase aguda y su progresión definitiva, la influencia de la etiología de la enfermedad aguda y su gravedad o la relevancia de un aporte proteico enteral, parenteral o combinado.

De forma general, la recomendación proteica en las diferentes directrices varía entre 1, 1,2 y 2 g/kg/día. Un abordaje razonable, con un grado de recomendación moderado, puede ser aportar precozmente y de forma progresiva 1,2-2 g de proteínas/kg de peso habitual y día, sobre todo en enfermos desnutridos: 1,2-1,5 g/kg/día en la fase inicial y 1,5-2 g/kg/día en la fase estable. Además, esta cantidad se puede incrementar hasta 2,5 g/kg/día en pacientes con pérdidas importantes, como los grandes quemados, quienes tengan fístulas digestivas o reciban terapia de reemplazo renal. La incidencia de fragilidad parece ser menor si el aporte de proteínas es > 1 g/kg/día o como el 20 % del aporte calórico.

Los **hidratos de carbono** son la principal fuente de energía en la enfermedad crítica aguda y su uso es preferente en tejidos como el cerebro, los hematíes o las células inmunes. Las reservas hepáticas de glucógeno en el adulto se agotan apenas transcurridas 24 horas, obteniéndose después principalmente a partir de los aminoácidos (gluconeogénesis hepática), con una velocidad de incluso > 4 g/kg/día. No se conoce con exactitud la cantidad exacta a suministrar, pero teóricamente correspondería al 50-60 % de los requerimientos energéticos totales y podría oscilar ente 150 g/día y 3,5-5 g/kg-habitual/día (o kg-ajustado en obesos), sin sobrepasar su capacidad de oxidación (4-5 mg/kg/min). La administración excesiva supone hiperglucemia, aumento de dióxido de carbono, aumento de la lipogénesis y esteatosis hepática, sin un mayor ahorro de proteínas.

Tabla 54-4. Recomendaciones proteicas en la enfermedad crítica aguda

SEMICYUC (2020)	Precoz: 1,2-1,5 g/kg habitual/día En fase estable: 1,5-2 g/kg habitual/día	Grado de recomendación: moderado Nivel de evidencia: bajo
ASPEN (2022)	1,2-2 g/kg/día	Calidad de la evidencia: baja Grado de recomendación: débil
ESPEN (2023)	1,3 g/kg/día progresivamente	Grado de recomendación: B Consenso fuerte: 95 %

ASPEN: American Society of Parenteral and Enteral Nutrition; ESPEN: European Society of Parenteral and Enteral Nutrition; SEMICYUC: Sociedad Española de Medicina Intensiva, Crítica y Unidades Coronarias.

Para minimizar el impacto de la hiperglucemia de estrés se puede recomendar el empleo de carbohidratos de índice glucémico bajo, incorporando almidones no hidrolizados, oligosacáridos (maltodextrinas), polioles (maltitol) o disacáricos (isomaltulosa). Varias formulaciones enterales se han diseñado con este propósito, reduciendo además la cantidad de hidratos de carbono respecto a los lípidos o aportando ácidos grasos monoinsaturados. Con ellas se ha conseguido efectivamente un mejor control glucémico con menores necesidades de insulina y disminuir el riesgo de infecciones y costes económicos. En pacientes diabéticos se puede optar por una dieta enriquecida con fibra soluble (al menos un 50 %), por su bajo índice glucémico.

Los **lípidos** son necesarios para prevenir la deficiencia de ácidos grasos esenciales. Proporcionan más calorías en menor volumen (1 g de lípidos = 9 kcal, por las 4 kcal/g de hidratos de carbono y proteínas) y, en comparación, producen la menor carga de dióxido de carbono. Participan en el transporte o actividad de vitaminas y hormonas, y como componentes estructurales y funcionales de las membranas biológicas, sobre todo del sistema nervioso, músculo esquelético y sistema inmune. Están implicados en la señalización celular y modulan la expresión de genes implicados en las vías metabólicas y de mediadores inflamatorios. La administración de altas cantidades de grasas, sobre todo insaturadas, se relaciona con deterioro de la función pulmonar, perjuicio de la respuesta inmunitaria y alteración de la microcirculación y de la coagulación.

Existe una competición biológica entre las familias ω-6 (primer doble enlace en el sexto átomo de carbono, desde el extremo metilo u omega) y ω-3 (en el tercer átomo de carbono), ya que los mecanismos enzimáticos de elongación y desaturación de los ácidos linoleico y α-linolénico son los mismos. Los icosanoides (prostaglandinas, tromboxanos y leucotrienos) derivados de su metabolismo en la señalización celular tienen relevancia en la actividad inflamatoria. Los derivados de ácidos grasos ω-6 (ácido araquidónico) producen prostaglandinas dienoicas, altamente reactivas e inflamatorias, y leucotrienos de la serie 4; mientras que los derivados de los ácidos grasos ω-3 (icosapentaenoico) favorecen la producción de prostaglandinas trienoicas, menos activas y potencialmente antiinflamatorias, y leucotrienos de la serie 5. Además, mediadores celulares como las resolvinas y las protectinas, que participan en la resolución de la inflamación, se generan a partir de ácidos grasos ω-3.

De forma muy general, según la actividad inflamatoria, los ácidos grasos poliinsaturados (AGPI o PUFA) de cadena larga ω-6, presentes en el aceite de soja y de girasol, se consideran proinflamatorios e inmunosupresores. Los ácidos grasos ω-3, presentes en el aceite de pescado, se consideran antiinflamatorios. Y los ω-9, presentes en el aceite de oliva, se consideran con actividad inflamatoria neutra. No obstante, las emulsiones lipídicas de aceite de soja proporcionan los ácidos grasos esenciales, y las de pescado, por ejemplo, contienen alrededor del 20 % de otros ácidos grasos. Se argumenta largamente que la combinación de diferentes aceites que disminuyan el perfil proinflamatorio puede influir favorablemente en la evolución clínica. De hecho, con su empleo enteral o parenteral se ha documentado en repetidas ocasiones una mejor tolerancia, mejoría de la oxigenación, retraso en la progresión de la disfunción orgánica, disminución de las infecciones nosocomiales, acortamiento de las estancias hospitalarias o disminución de los costes. No obstante, aunque se sigue recomendando evitar el uso único de aceite de soja en favor

de formulaciones que reduzcan la proporción ω-6/ω-3 y sobre todo de pescado, lo cierto es que la disparidad de los estudios y de las mezclas estudiadas a día de hoy sigue todavía sin permitir generalizar una recomendación categórica.

No se conoce la dosis de lípidos que hay que administrar, pero la recomendada por expertos es 0,7-1,3 g/kg-habitual/día (o kg-ajustado si el IMC es > 30 kg/m^2) o 25-40 % del aporte calórico, sin sobrepasar 1-1,5 g/kg/día. Por otra parte, la administración de lípidos pude guiarse por las pruebas de función hepática y los niveles de triglicéridos, debiéndose reducir cuando superen los 400 mg/dL. Es necesario cuantificar, además, la participación del glicerol de las emulsiones lipídicas (triacilgliceroles, 4,3 kcal/g de lípidos) y del propofol en el aporte de grasas (0,1 g de lípidos y 1,1 kcal/mL).

En el **paciente obeso**, propenso a una mayor morbilidad, es donde las dietas hiperproteicas e hipocalóricas tienen mejores resultados, pues disminuyen los desenlaces intermedios y las estancias hospitalarias al facilitar un mejor control metabólico. Se recomienda el empleo de la calorimetría indirecta porque las fórmulas de predicción energética en estos pacientes son aún menos fiables, y de usarse, se aconseja la fórmula de Penn State. Con una evidencia baja, se sugiere que la nutrición sea hipocalórica, en torno al 50-70 % de los requerimientos energéticos calculados para el peso ideal, 11-14 kcal/kg-habitual/día si el IMC es 30-50 kg/m^2 o 22-25 kcal/kg-ajustado/día si el IMC > 50 kg/m^2. La recomendación lipídica no difiere de la del resto de pacientes críticos. También con una evidencia baja, se opta por una dieta hiperproteica (1,3 g/kg-ajustado/día o para un IMC de 27,5 kg/m^2, o 2-2,5 g/kg-ideal/día), mejor guiada por la pérdida urinaria de nitrógeno o la medición de la masa magra: 2 g/kg-ideal/día para un IMC de 30-40 kg/m^2 y 2,5 g/kg-ideal/día si el IMC es > 40 kg/m^2.

En el **paciente anciano** el gasto energético basal está disminuido un 15-20 %. En ausencia de calorimetría indirecta se podría utilizar la fórmula de Harris-Benedict añadiendo un factor de corrección de 1,2. La cantidad de hidratos de carbono y lípidos es la misma que en el enfermo crítico. El anciano tiene una pérdida basal de masa muscular, una reducida capacidad de recuperación muscular después del desuso y una menor respuesta anabólica del músculo esquelético. Sin embargo, no hay una dosis concreta de proteínas que se deba emplear, y se recomienda una dosis de 1,2-1,5 g/kg/día. Se ha sugerido la administración de algunos aminoácidos concretos, especialmente leucina y β-hidroxi-β-metilbutirato (HMB), pero no hay estudios actuales que sustenten esta recomendación. La fisioterapia en el anciano tiene especial relevancia al mejorar la masa muscular esquelética y la movilidad. Incluso un entrenamiento de resistencia bajo puede mejorar el anabolismo esquelético, a la vez que previene una mayor pérdida de tejido muscular.

La **lesión renal aguda** no requiere por sí misma un aporte energético diferente al del resto de los enfermos críticos, aunque aumentará con el empeoramiento de la lesión y tendrá interferencias con el empleo de técnicas dialíticas. En lo posible, se recomienda la medición del gasto energético por calorimetría indirecta. Los líquidos de reposición constituyen una fuente energética a considerar y, sobre todo, la anticoagulación regional con citrato. En general, se recomienda el mismo aporte proteico que para el resto de los enfermos críticos (1,2-2 g/kg/día). No obstante, existen recomendaciones adaptadas al grado de catabolismo estimado por el nitrógeno urinario en pacientes sin depuración extrarrenal: 1,2-1,5 g/kg/día en caso de bajo o alto grado de estrés (nitrógeno urinario < 10 g/día o > 10 g/día, respectivamente). Y para pacientes dializados, en hemodiálisis: 1,2-1,5 g/kg/día, o con una terapia de reemplazo renal continua: 1,5-2 g/kg/día o incluso de hasta 2,5 g si la técnica es de alto flujo. Pese a todo, el significado real de esta recomendación no se ha confirmado clínicamente.

8. Requerimientos de micronutrientes

Los micronutrientes incluyen vitaminas y oligoelementos.

Las vitaminas son sustancias heterogéneas esenciales no sintetizadas por el organismo, sin valor energético o plástico, pero imprescindibles para un normal metabolismo. Pueden dividirse en función de su solubilidad (hidrosolubles o liposolubles) y su principal función es el servir como cofactores enzimáticos, directa o indirectamente catalizadores de todos los procesos metabólicos.

Los oligoelementos o elementos traza son metales presentes en muy poca cantidad en el organismo (< 0,01 % de la masa corporal) y son también esenciales para un normal metabolismo, como cofactores de enzimas o como elementos estructurales de enzimas específicas.

Los micronutrientes participan de forma combinada en un amplísimo número de pasos metabólicos intermedios de cualquiera de los principios inmediatos y están relacionados con una infinidad de funciones que incluyen, además de la producción y almacenamiento de energía, la inmunidad y defensa antioxidante, la cicatrización, la función endocrina, la síntesis de ADN o la señalización celular. Algunos micronutrientes pueden tener una función particular más definida, pero en general su implicación es universal.

En nutrición, por micronutrientes entendemos 13 vitaminas (cuatro liposolubles: A, D, E y K; y nueve hidrosolubles: C o ácido ascórbico, B_1 o tiamina, B_2 o riboflavina, B_3 o niacina, B_5 o ácido pantoténico, B_6 o piridoxina, B_7 o biotina, B_9 o ácido fólico y B_{12} o cianocobalamina) y los elementos traza: cobre, cromo, cobalto, hierro, flúor, yodo, molibdeno, manganeso, níquel, selenio y cinc.

Aunque está probada la deficiencia de determinados micronutrientes en diferentes patologías, es difícil proporcionar consejos prácticos sobre cómo manejar la deficiencia o su toxicidad en el enfermo crítico.

Más allá de los estados de deficiencia subaguda o crónica, en la enfermedad crítica varios micronutrientes se agotan de forma importante, por aumento de su consumo o de las pérdidas, por redistribución y alteración de sus proteínas transportadoras o por aporte insuficiente y alteración de su absorción intestinal. Niveles plasmáticos bajos no siempre diagnostican una verdadera carencia.

Se deben administrar diariamente y en dosis suficientes para prevenir su déficit, aunque, pese a diferentes recomendaciones internacionales en sujetos sanos y diferentes poblaciones enfermas, en el enfermo crítico la dosis a administrar verdaderamente aún no está establecida.

Varios estudios en el enfermo crítico demuestran niveles bajos de micronutrientes involucrados en la defensa antioxidante y que este hecho se relaciona con una mayor morbimortalidad. Es importante no confundir su necesidad diaria con la investigación del resultado de administrar dosis mayores de algunos micronutrientes particulares, solos o en combinación.

Por razones de estabilidad, a diferencia de la enteral, la prescripción parenteral debe ser añadida de forma separada. En nutrición parenteral el riesgo de deficiencia y también de toxicidad es mayor, al evitar el intestino. Los preparados comerciales al efecto son heterogéneos y varían en el número de micronutrientes suministrado y en su dosis, pudiendo no adecuarse enteramente a las necesidades de la enfermedad y su momento evolutivo. Por ejemplo, las necesidades de cinc y selenio son mayores cuando existen grandes pérdidas gastrointestinales, las de cobre deben reducirse cuando exista colostasis hepática y también las de manganeso, por su acumulación en ganglios basales. Actualmente todos los preparados contienen hierro. Además, los requerimientos intravenosos y enterales no coinciden en las recomendaciones. Por ejemplo, existen interferencias entre ellos en su absorción o es probable que haya una mayor excreción de vitaminas hidrosolubles cuando se administran por vía intravenosa. En general, al contrario que las liposolubles, el riesgo de toxicidad por las vitaminas hidrosolubles es muy bajo. La composición particular de micronutrientes en nutrición enteral puede variar en las diferentes formulaciones, pero un aporte de 1.250-1.500 kcal de una fórmula de nutrición enteral suele cubrir teóricamente los requerimientos diarios. Un aporte inferior a esta cantidad puede suponer un aporte insuficiente, pero el margen superior es amplio y dosis ≥ 2.000 kcal/día no condicionan ningún riesgo añadido a este respecto.

9. Nutrición e inmunidad

Los farmaconutrientes son aquellos compuestos nutricionales que, además de su valor nutricional, favorecen la inmunidad, atenúan la respuesta inflamatoria y modifican el catabolismo, la síntesis proteica y la utilización de sustratos. Incluyen carbohidratos (polialcoholes, oligosacáridos); determinados aminoácidos y nucleótidos (glutamina, arginina, aminoácidos ramificados, cisteína, taurina); ácidos grasos ⍵-3 (icosapentaenoico o EPA, docosahexaenoico o DHA), ⍵-6 (γ-linolénico o GLA), ⍵-9 y de cadena corta; oligoelementos (cinc, selenio) y vitaminas (A, B, C y E); y fibra dietética. Se han evaluado diferentes tipos de dietas enterales enriquecidas con distintos farmaconutrientes en los pacientes críticos y, aunque parecen mejorar algunos desenlaces, su recomendación todavía es bastante controvertida. Además, activamente se desaconseja la administración de farmaconutrientes disociados del aporte nutricional, sean administrados enteral o parenteralmente.

La **arginina** es condicionalmente esencial en el enfermo crítico y su disponibilidad está reducida, empeorando la evolución al alterar la respuesta inmunitaria adaptativa y la función endotelial. Tiene funciones importantes en el metabolismo del nitrógeno, del amoníaco y del óxido nítrico (NO), y su suplementación con una NO-sintetasa inducible al alza podría aumentar sobre todo la inestabilidad hemodinámica. Existen vías metabólicas de conexión entre la glutamina y la arginina, pudiendo la primera comportarse como un profármaco de la segunda. La evidencia es inconsistente y no hay datos suficientes para poder establecer su recomendación en el enfermo crítico. No obstante, y aunque hay advertencias de un posible efecto nocivo, dietas enriquecidas en arginina y otros farmaconutrientes han mejorado la cicatrización o disminuido las fugas anastomóticas y han disminuido las complicaciones infecciosas o las estancias en poblaciones concretas de pacientes, como en el trauma grave o el paciente quirúrgico, sobre todo de cirugía mayor abdominal con neoplasia subyacente.

La **glutamina** es el aminoácido más abundante y se convierte en esencial durante la enfermedad crítica. Sus niveles plasmáticos son bajos y expresa la gravedad de la enfermedad, asociándose con resultados desfavorables. Es un precursor de la síntesis de nucleótidos y un importante combustible para las células de rápida división (linfocitos, macrófagos), que es metabolizado fundamentalmente en el hígado y el riñón en glutamato y amoníaco. La administración de glutamina teóricamente puede disminuir la translocación bacteriana intestinal, y a este respecto, junto con los ácidos grasos de cadena corta, es el sustrato con mayor protagonismo. También puede mejorar la función inmunitaria, disminuir la producción de citocinas proinflamatorias, aumentar la capacidad antioxidante y mejorar el catabolismo proteico muscular. No obstante, su impacto clínico aún no está bien establecido y no mejora de forma convincente la mortalidad o las complicaciones infecciosas. Su asociación con los desenlaces no parece lineal, y puede ser perjudicial en los pacientes inestables y más complejos, pues puede provocar insuficiencia hepática aguda o renal cuando sus niveles plasmáticos son elevados.

Pese a la mejora de la permeabilidad intestinal, la administración de glutamina enteral en el enfermo crítico es controvertida, y aunque puede disminuir las estancias, con una evidencia moderada no se recomienda, excepto en los pacientes grandes quemados y traumatizados críticos. Aunque seguramente deberá revisarse, en grandes quemados, en los que las pérdidas exudativas son muy elevadas y desproporcionadas, su administración enteral (a dosis de 0,3-0,5 g/kg/día durante 10-15 días) parece redundar en una disminución de las complicaciones infecciosas y de la mortalidad. En los pacientes traumatizados críticos su indicación enteral también es general, por la mejora del proceso de cicatrización y recuperación, recomendando suministrar 0,2-0,3 g/kg/día durante los primeros 5 días, que pueden extenderse a 2 semanas. Por otra parte, también con una evidencia moderada, la administración parenteral de glutamina en el enfermo crítico y quirúrgico, a dosis de 0,2-0,3 g/kg/día, puede suponer una disminución de las complicaciones infecciosas, de las estancias hospitalarias, de los costes y, quizá, de la mortalidad. No obstante, hay que evitar dosis más altas, sola o combinada por vía enteral, y en los enfermos más graves, sobre todo con insuficiencia renal o hepática.

Las **grasas** son globalmente sustratos inmunodepresores, aunque esta acción es variable dependiendo del tipo de grasa. Los AGPI ⍵-3 pueden atenuar la respuesta inflamatoria debido a la modificación de la síntesis de mediadores lipídicos proinflamatorios, citocinas y moléculas de adhesión. Aunque teóricamente podrían también empeorar la respuesta inmunitaria celular, se sugiere que su uso debe ser preferente respecto a las emulsiones grasas basadas únicamente en aceite de soja (⍵-6), por sus efectos proinflamatorios e inmunosupresores. La ingesta diaria de dosis tres a siete veces mayores de las recomendadas en el adulto sano no parece asociarse con complicaciones en el enfermo crítico. En comparación con formulaciones parenterales fundamentalmente de soja y sin ⍵-3, la adición de aceite de pescado a esa misma combinación mejora la oxigenación, disminuye las infecciones nosocomiales y acorta las estancias hospitalarias. No obstante, la disparidad de los estudios y de las mezclas estudiadas a día de hoy todavía no permite generalizar una recomendación categórica. Por otra parte, diferentes fórmulas enterales enriquecidas con AGPI ⍵-3, ⍵-6 y antioxidantes, aunque no han conseguido disminuir inequívocamente la mortalidad, parecen poder frenar la progresión de la disfunción orgánica, mejorar la oxigenación y disminuir los días de ventilación mecánica y de estancia en la UCI en pacientes con lesión pulmonar aguda, síndrome de dificultad respiratoria aguda o sepsis. A día de hoy, el grado de recomendación es bajo, porque los estudios en los que se basa son muy heterogéneos y de insuficiente calidad.

Los niveles de **antioxidantes** están disminuidos en el enfermo crítico grave y este hecho se asocia con peores desenlaces. El suplementar la nutrición con ellos (vitaminas A, C y E, cobre, cinc, selenio) se basa en la idea de influir en el desequilibrio oxidativo. Con la idea de ayudar a corto plazo al sistema antioxidante endógeno, la combinación sinérgica de antioxidantes podría reducir las complicaciones infecciosas e incluso la mortalidad, quizá sobre todo en el enfermo más grave, cuando su administración es en dosis no superiores a 5-10 veces la dosis diaria recomendada. Sin embargo, su indicación a día de hoy aún sigue siendo controvertida, sin conseguir inequívocamente disminuir las infecciones, las estancias o la mortalidad.

También se ha investigado el efecto de la administración aislada de altas dosis de un único antioxidante como monoterapia. Sin embargo, de forma aislada todavía no se recomienda su administración, salvo conocimiento cierto de su deficiencia. Aunque el **selenio** participa en el funcionamiento tiroideo, cardíaco o endotelial, la proliferación celular o la apoptosis, su papel principal es el de ser una de las piedras angulares de la defensa antioxidante. Se ha evaluado a dosis altas en el enfermo crítico, sobre todo séptico grave y postoperado de cirugía cardíaca, y se ha sugerido la posibilidad de que disminuya la mortalidad, tanto por el efecto antioxidante como por un efecto inmunomodulador. Una vez más la heterogeneidad de los estudios, las diferentes dosis empleadas, la forma en que se administran, su duración o los niveles plasmáticos, por ejemplo, hacen que la evidencia actual para su suplementación no sea en absoluto concluyente.

La **vitamina C** es imprescindible en el metabolismo energético y el principal antioxidante hidrosoluble, y su necesidad aumenta drásticamente en el enfermo crítico. Tiene efectos beneficiosos en la restauración del flujo microcirculatorio, la formación de microtrombos plaquetarios, el mantenimiento de la vasodilatación endotelial y la función de barrera. Mejora las defensas antibacterianas, participa en la síntesis de neurotransmisores y tiene un papel importante en el control de la inflamación crónica. Existe alguna evidencia de que disminuye la mortalidad con dosis altas intravenosas (≥ 10 g/día) en el enfermo crítico grave con daño pulmonar agudo o de fibrilación auricular en el postoperado de cirugía cardíaca. También en la fase muy precoz de la resucitación del quemado grave, donde la disfunción endotelial es máxima, dosis altas de vitamina C (66 mg/kg/h) parecen seguras y consiguen disminuir el volumen de líquidos de reanimación, con menor formación de edema y menor necesidad de ventilación mecánica. Aunque retrospectivamente se ha sugerido su beneficio en el paciente con sepsis grave y *shock* séptico cuando se usa en combinación con tiamina e hidrocortisona, se necesitan más estudios que confirmen su verdadero efecto en la incidencia de lesión renal aguda, las estancias hospitalarias y la mortalidad a corto y largo plazo. En conclusión, aunque sus niveles están a menudo disminuidos en el enfermo crítico, la recomendación de su suplementación aún no está cerrada y está pendiente de definición precisa.

Tampoco se pueden hacer recomendaciones firmes respecto a otros antioxidantes. El **cobre** es esencial en el crecimiento y el desarrollo, la maduración del tejido conjuntivo, la neurotransmisión, la función tiroidea, el sistema inmune y el metabolismo del hierro y de la glucosa. Se ha observado deficiencia de cobre en grandes quemados y puede revestir especial gravedad en el caso de necesitarse depuración extrarrenal de forma prolongada. Sin embargo, no se puede hace una recomendación firme para su suplementación más allá de los estados particulares de deficiencia demostrada. El **cinc** es esencial para la función inmune normal, la respuesta al estrés oxidativo y la cicatrización de heridas. Su deficiencia interfiere la inmunidad innata y adaptativa y aumenta la susceptibilidad a las infecciones, pero su suplementación todavía no tiene una indicación precisa, aunque se haya notificado incluso una tendencia a disminuir la mortalidad en el enfermo crítico.

La **vitamina D**, considerada como una hormona esteroidea, ejerce múltiples efectos mucho más allá de su papel en la homeostasis mineral, incluyendo la modulación de la respuesta inmunitaria, la diferenciación celular o la expresión génica. Su déficit es muy prevalente en todos los grupos de edad y también frecuente en el enfermo crítico, donde este hecho se asocia con un exceso de morbimortalidad. Sin embargo, no se ha podido establecer la causalidad del déficit con la disfunción orgánica. Su indicación en el enfermo crítico es todavía a día de hoy controvertida, aunque en el subgrupo de pacientes con un déficit grave medido de vitamina D (25-OH-vitamina D < 12 ng/mL) se podría administrar, porque existe alguna evidencia de que disminuye la mortalidad. Una aproximación es suplementar una única dosis alta (500.000 UI por vía enteral o parenteral) en la primera semana de ingreso.

La **tiamina** actúa fundamentalmente como cofactor y participa en el sistema inmunitario, la respuesta al estrés oxidativo o la regulación génica. La administración de tiamina forma parte del tratamiento específico de los pacientes alcohólicos y desnutridos, y del síndrome de realimentación. Fuera de ellos hay poca experiencia, aunque pudiera ser beneficiosa en el *shock* séptico, en el quemado crítico, el politraumatizado, en la insuficiencia cardíaca y en la acidosis láctica inexplicada. Más allá de lo concerniente al síndrome de realimentación, cuando el paciente crítico recibe únicamente nutrición parenteral, podría suplementarse tiamina durante los primeros 3 días.

El **hierro** es necesario para la eritropoyesis y también es esencial para muchas otras funciones de mantenimiento de la vida, incluyendo la proliferación y diferenciación celular, la regulación génica, la síntesis de neurotransmisores, la función mitocondrial y la respuesta inmunitaria innata y adaptativa. Es el oligoelemento más abundante y la deficiencia nutricional más común. La anemia es habitual en el enfermo crítico, participando en ella el déficit real y desde luego funcional de hierro (disminución de su absorción y liberación, y aumento de su depósito). Sin embargo, su metabolismo en la fase aguda de la enfermedad crítica es complejo y es difícil su determinación, estando el exceso de hierro libre implicado en la amplificación del estrés oxidativo (reacción de Fenton), al igual que otros metales de transición. Sin considerar la ferropenia no anémica, en cualquier caso, la suplementación tanto por vía oral como por vía intravenosa no ha demostrado suficientemente disminuir las necesidades transfusionales, ni mejorar la morbimortalidad.

Los **simbióticos** son la combinación de probióticos y prebióticos. Los probióticos son microorganismos vivos no patógenos, como *Lactobacillus*, *Bifidobacterium* o *Saccharomyces*, y los prebióticos son azúcares no digeribles (fibra soluble fermentable) que en el colon dan lugar a ácidos grasos de cadena corta (AGCC). Los primeros, en dosis adecuadas, tienen efectos tróficos en el colon, preservan el microbioma y promueven la regeneración de la mucosa en equilibrio con el microambiente. Activan la inmunidad mucosa y regulan la liberación de citocinas proinflamatorias. Estimulan selectivamente el crecimiento de ciertas colonias bacterianas, reducen la translocación bacteriana e inhiben el crecimiento de microorganismos patógenos por mecanismos que incluyen la producción de diversas sustancias (ácido orgánico, peróxido de hidrógeno, bacteriocinas), la competencia por los nutrientes, la inhibición de la unión de patógenos y la inhibición de la acción de las toxinas microbianas. Los AGCC son sustrato energético del colonocito (butirato) y del enterocito (glutamina resultante del metabolismo del acetato). Estimulan hormonas gastrointestinales y participan en el trofismo de la mucosa intestinal, la producción de moco, la absorción de iones y la formación de bicarbonato. Regulan la motilidad intestinal y disminuyen el sobrecrecimiento de microorganismos en la luz intestinal y la translocación bacteriana, participando en la regulación de la expresión de genes implicados en la proliferación y diferenciación del colonocito. Intervienen en el metabolismo de los hidratos de carbono y las grasas (gluconeogénesis, lipogénesis) y en el efecto antioxidante y antiinflamatorio.

Por la posibilidad de inferir positivamente en las alteraciones de la microbiota intestinal, la desintegración de la barrera epitelial, la atenuación de la respuesta inflamatoria y la inmunosupresión, la administración de simbióticos es interesante, dada la posibilidad de disminuir las complicaciones infecciosas y la diarrea. Existe alguna evidencia de su utilidad mejorando la incidencia de complicaciones infecciosas y de neumonía, y reduciendo la duración de la ventilación mecánica, la incidencia y duración de la diarrea, la estancia en UCI o incluso la mortalidad hospitalaria. Pero también existe documentación de su falta de eficacia e incluso de un posible daño potencial. La inconsistencia de los resultados y la escasa calidad y heterogeneidad de los estudios no permite concluir una recomendación inequívoca.

10. Particularidades de la nutrición enteral

La nutrición enteral se entiende como una forma completa de provisión de energía y nutrientes, diferente de los módulos o suplementos nutricionales, que son una mezcla desequilibrada de macronutrientes y micronutrientes que refuerzan la dieta pero que no pueden ser utilizados como única fuente de alimentación.

Las formulaciones disponibles se diferencian por la osmolaridad, la densidad calórica, la cantidad de proteína por caloría o la presencia de fibra, pero la principal característica que diferencia los tipos de dieta enteral es la complejidad de los principios usados. Aproximadamente 1,25-1,5 L de una fórmula de nutrición enteral suele aportar las cantidades diarias recomendadas de micronutrientes. Los preparados enterales contienen solo un 70-

80 % de agua, que puede no satisfacer los requerimientos normales diarios.

Pueden ser fórmulas poliméricas, constituidas por proteínas enteras o polipéptidos (caseinatos, aislado de proteínas de soja, lactoalbúmina o proteínas del suero) e hidratos de carbono, como polímeros o polisacáridos de glucosa (almidón) u oligosacáridos (maltodextrina). O pueden ser predigeridas u oligoméricas, constituidas por péptidos de cadena corta, o incluso completamente hidrolizados, y carbohidratos menos complejos (disacáridos como la sacarosa o la maltosa, o monosacáridos de glucosa y fructosa). Existen también formulaciones en cuya composición están las proteínas parcialmente hidrolizadas, pero no los hidratos de carbono (fórmulas semielementales). Según la densidad calórica, son isocalóricas cuando la densidad es 1 kcal/mL, o hipercalóricas si la relación aumenta (1,2-1,5 kcal/mL). Según la cantidad proteica, son normoproteicas si aportan un 15-20 % de las calorías como proteínas (o 40 g/1.000 kcal o relación kcal no proteica/g de nitrógeno de 120-150:1), o hiperproteicas, si este porcentaje aumenta (70-120:1). Según la osmolaridad, son isotónicas, si esta es < 300 mOsm/L, o moderada y francamente hipertónicas (> 470 mOsm/L), excediendo solo rara vez los 750 mOsm/L. Las fórmulas hipercalóricas tienen lógicamente mayor osmolaridad y, como norma, a mayor tamaño de partículas, menor osmolaridad. Por tanto, son más hipertónicas las formulaciones oligoméricas y semielementales. Aumentar la cantidad proteica de la dieta manteniendo el aporte energético supone disminuir el porcentaje de los otros componentes, generalmente de las grasas. Una dieta se considera pobre en grasa cuando su contenido es < 20 % del contenido calórico total.

No existe una dieta ideal, sino la adecuada a la situación concreta del paciente crítico, que hace que deba ser modificada evolutivamente. No obstante, la dieta denominada estándar y la recomendada para iniciar la nutrición del enfermo crítico hace referencia a una fórmula isotónica e isocalórica, con un reparto proporcional calórico aproximado del 50-60 % en forma de hidratos de carbono (simples y complejos) y un 30-35 % en forma de grasas (triglicéridos con mezcla variable de AGPI de cadena larga de la serie 6 [soja, girasol] y de la serie 3 [pescado] o de cadena media [coco o palma]), normoproteica, polimérica, sin lactosa y con micronutrientes esenciales.

Las formulaciones concentradas tienen una composición similar a la estándar, pero con mayor densidad calórica y algo más hiperosmolares que el suero. Aunque teóricamente la osmolaridad elevada puede relacionarse con la aparición de diarrea, rara vez son su causa principal. Se han empleado cuando la tolerancia gastrointestinal no es óptima porque pueden mejorar la administración de nutrientes. Aunque existe evidencia de ello sin ocasionar más eventos adversos, la necesidad de insulina es mayor, la retención gástrica es mayor y no parecen modificarse otros desenlaces intermedios o globales. No se puede establecer su recomendación, al margen de la indicación en situaciones que requieran restricción de líquidos y quizá en enfermos desnutridos.

Las formulaciones predigeridas suelen ser isocalóricas o hipercalóricas, y aquellas con hidrólisis completa de las proteínas a aminoácidos son las más hipertónicas. El empleo de estas dietas predigeridas tampoco ha demostrado diferencias en los principales desenlaces clínicos al compararlas con las estándar.

Existen formulaciones adaptadas y recomendadas con mayor o menor respaldo para situaciones concretas, como son, entre otras, las bajas en carbohidratos y alta en grasas para disminuir el trabajo respiratorio; las oligopeptídicas sin fibra para favorecer la absorción intestinal; las hipoproteicas con mayor proporción de aminoácidos ramificados para mejorar la encefalopatía hepática; o las de bajo contenido en potasio y fósforo en la insuficiencia renal grave no dializada. De ellas, las específicas para el tratamiento de la hiperglucemia son las que tienen mayor respaldo en la literatura.

La fibra dietética no es una entidad homogénea y no tiene una definición universal. Las fibras se pueden clasificar por diferentes criterios. Desde un punto de vista químico, son hidratos de carbono o derivados de los mismos relacionados con la pared celular de las plantas, resistentes a la hidrólisis de las enzimas digestivas y, por tanto, a su digestión y absorción, y que llegan intactos al colon, donde algunos pueden ser fermentados de forma parcial o completa por la flora colónica. Desde un punto de vista fisiológico, pueden ser fermentables, solubles y viscosas o escasamente fermentables, insolubles y no viscosas. Las fibras solubles, en contacto con el agua, originan soluciones de gran viscosidad que retrasan el vaciamiento gástrico y enlentecen el tránsito intestinal. Este hecho es el principal responsable de sus acciones sobre el metabolismo hidrocarbonado y lipídico, disminuyendo la absorción de glucosa (y la glucemia posprandial), lípidos y aminoácidos, y secuestrando sales biliares. Las fibras insolubles, al contrario, producen soluciones de baja viscosidad que aumentan la masa fecal y aceleran el tránsito intestinal. Las fibras menos solubles o gelatinosas (psyllium, pectina) ayudan a solidificar las heces, pero pueden obstruir las sondas de alimentación. Las fibras altamente solubles (goma guar, dextrina de trigo, inulina o fructooligosacáridos) no se gelatinizan cuando se disuelven y no obstruyen las sondas. Su efecto es principalmente osmótico.

La fermentabilidad, bastante relacionada con la solubilidad, es la propiedad más importante de la que derivan los efectos locales y sistémicos. Cuando la fibra llega al intestino grueso, es digerida en mayor o menor medida por las bacterias colónicas en condiciones de anaerobiosis, causando dos tipos de fermentación: sacarolítica y proteolítica. Los principales productos de la fermentación de la fibra son AGCC, gases y energía (2 kcal/g). Prácticamente todos los tipos de fibra pueden ser fermentados por las bacterias intestinales, aunque las solubles lo son en mayor proporción. Los AGCC producidos en las fermentaciones se absorben rápidamente y con ellos una importante cantidad de sodio y de agua, lo que puede tener un efecto beneficioso en el tratamiento de la diarrea. La administración de fibra influye positivamente en el mantenimiento de la función de barrera e impacta de forma importante en la microbiota intestinal. La fermentación bacteriana de la fibra puede ocasionar flatulencia, distensión abdominal, meteorismo y dolor abdominal. También se han descrito algunos casos de obstrucción intestinal y formación de fitobezoares con la ingesta de altas dosis de fibra no fermentable.

En el enfermo crítico es difícil establecer recomendaciones firmes acerca del uso de la fibra dietética. Probablemente el aporte de fibra deba hacerse a todos los pacientes, salvo contraindicaciones (alteraciones graves de la motilidad o diarrea por Clostridium difficile).

Existen, no obstante, recomendaciones específicas acerca de no usar de forma ordinaria una formulación que contenga mezcla de fibras para promover la regularidad intestinal y prevenir la diarrea asociada a la nutrición enteral (DANE). Más constante es la fuerte recomendación para no utilizar dietas con mayoritaria proporción de fibra insoluble en el enfermo crítico, por el riesgo de obstrucción e isquemia intestinal. Y también la recomendación de utilizar dietas con alto contenido en fibra soluble para el control de la DANE. En el enfermo diabético la fibra tiene un papel protector porque ayuda a un mejor control glucémico, reduciendo la hemoglobina glucosilada y la glucemia basal, retrasando el vaciamiento gástrico, disminuyendo la velocidad de absorción intestinal de los hidratos de carbono y la resistencia a la insulina. Aunque no se puede sentar una recomendación cierta, se sugiere un aporte diario de fibra de 20-35 g o 10-13 g/1.000 kcal, con al menos un 50 % soluble. El aporte en ocasiones debe ser gradual, y probablemente como una combinación de fibras, quizá en proporción 3:1 (soluble/insoluble) y en la que participen la fibra guar o los fructooligosacáridos (con una capacidad de fermentación del 100 %).

La nutrición enteral a corto plazo (< 4-6 semanas) se lleva a cabo con sondas cuyo extremo distal queda alojado en el estómago o en el intestino delgado. Cuando se contemple que la nutrición enteral sea a más largo plazo (disfagia, patología neurocrítica, etc.) se debería optar por una gastrostomía (endoscópica, guiada por técnicas de imagen o quirúrgica) o por una yeyunostomía. Las sondas nasoenterales deben ser de un material flexible (silicona o poliuretano) y con un calibre reducido (8-12 Fr) para evitar lesiones por decúbito, pero deben permitir la administración de medicamentos y evitar obstrucciones. A este respecto, las sondas transpilóricas requieren lavados más frecuentes para mantener su permeabilidad, al ser habitualmente de menor tamaño (luz gástrica para aspiración y yeyunal para administración de la dieta, en el caso de doble luz). Se deben sustituir en los primeros días, si fuera el caso, aquellas de descompresión, frecuentemente emplazadas al ingreso en la UCI, y de polivinilo, más rígidas y de mayor calibre. Después de su inserción y antes de su utilización se debe comprobar la correcta ubicación del extremo distal mediante un control radiológico (quizá ayudándose de contraste oral), desaconsejándose universalmente otras medidas como la auscultación de ruidos gástricos o el pH del drenado.

El lugar recomendado de administración de la dieta enteral es el gástrico. No obstante, y siempre dependiendo de la logística local y del entrenamiento, se prefiere la inserción de sondas transpilóricas más distales para no retrasar la nutrición cuando existe intolerancia gástrica relevante (gastroparesia), cuando el riesgo de aspiración broncopulmonar es alto (incapacidad para la protección de las vías respiratorias, reflujo gastroesofágico, etc.) o en el caso de hiperemesis o fístula entérica proximal. Estas sondas se pueden emplazar con entrenamiento con técnica ciega a pie de cama, pero a menudo requieren la ayuda de radioscopia o endoscopia para su emplazamiento. La administración pospilórica de la dieta más allá del ángulo de Treitz parece reducir la incidencia de regurgitación, pero no se traduce de forma consistente en la mejora de otros desenlaces clínicos, ni siquiera en la disminución de los días de ventilación mecánica o, convincentemente, de la incidencia de neumonía asociada al ventilador. En el enfermo crítico el lugar de infusión duodenal o yeyunal de la dieta, pese a la particular influencia en la absorción de nutrientes y en la secreción pancreática y gastrointestinal, no parece tener una importancia capital.

Por otra parte, no hay evidencia cierta de que una forma de administración de la dieta sea superior a otra. En general, la administración continua de la nutrición enteral frente a la administración en bolo se asocia con menor incidencia de diarrea, pero no parece tener otras ventajas clínicas tangibles. Incluso, la administración en bolos puede proporcionar mayor estímulo para la síntesis proteica. De hecho, aunque es extensivo y preferente su uso, la administración continua de la dieta hace perder el patrón propulsivo normal, desapareciendo el posprandial y persistiendo un interdigestivo más desorganizado, y altera la concentración de hormonas intestinales. Esto, en definitiva, dificulta el vaciamiento gástrico y la absorción de nutrientes. En cualquier caso, si el abordaje es pospilórico, la alimentación debe ser de forma continua con bomba peristáltica.

Finalmente, habría de tenerse siempre en consideración que la administración de fármacos a través de la sonda enteral de forma simultánea con la nutrición enteral puede alterar sus propiedades químicas o su farmacocinética. No solo hay que vigilar la compatibilidad, sino también el lugar de la administración digestiva, porque puede verse alterada su absorción. En general se prefieren las formas líquidas a las sólidas, por la mejor homogeneización de la mezcla. Se debe interrumpir la dieta enteral y lavar la sonda con agua antes y después de cada administración del fármaco. Además, conviene separar en el tiempo la administración de varios fármacos, diluir bien las formas líquidas demasiado viscosas y triturar las sólidas hasta obtener un polvo fino, para evitar obstrucciones de la sonda. Debe evitarse la administración por sonda de las fórmulas de liberación prolongada, las grageas y las cápsulas de gelatina blanda.

11. Particularidades de la nutrición parenteral

La nutrición parenteral es la provisión de energía y nutrientes por vía intravenosa y puede hacerse de forma completa o de forma complementaria, asociada a la nutrición enteral o incluso a la oral. Se administra a través de un catéter venoso, elegido según las características del paciente, la duración prevista de la nutrición y su formulación particular. En general, se requiere un catéter venoso central cuando la duración se prevé prolongada, se pretende la restricción estricta de fluidos y cuando la fórmula es hiperosmolar (> 850 mOsmol/L), contiene una cantidad alta de nutrientes o de glucosa (> 125 g/L) o se aleja de un pH neutro (< 5 o > 9). Además, la administración de la nutrición debe hacerse por la luz distal del catéter venoso, que será exclusiva para ella. Por el contrario, la nutrición parenteral periférica se puede considerar cuando la duración se estime breve (< 1 semana), cuando sea solo complementaria y cuando la formulación no sea exigente (Osm < 600 mOsm/L, dextrosa <100 g/L, proteínas <50 g/L, pH neutro).

La forma de presentación habitual es como bolsas comerciales premezcladas bicamerales (de glucosa y de aminoácidos) o tricamerales (añadiendo también lípidos), que se mezclan antes de su infusión, o como bolsas a medida preparadas en Farmacia. Las primeras son más simples, baratas y rápidas, y permiten un almacenamiento muy prolongado. Parecen más seguras y podrían disminuir el riesgo de contaminación por la menor manipulación, disminuyendo también el de infecciones asociadas al catéter. Sin embargo, su composición es fija, tienen elevado aporte hidrocarbonado y requieren la adición de micronutrientes. Las segundas deben prepararse por personal especializado bajo campana de flujo laminar y tiene una estabilidad de 4-7 días desde su preparación, en función de la inclusión o no de lípidos, y han de ser conservadas debidamente en frío, pero permiten una individualización precisa y la administración simultánea de oligoelementos y vitaminas. Por último, aunque existen recomendaciones de su empleo cíclico en caso de pretender un cierto reposo metabólico hepático, la forma de administración habitual es continua durante las 24 horas, desechándose el sobrante.

La composición de la nutrición parenteral es básicamente la misma que la enteral en cuanto a principios inmediatos, aunque, obviamente, al ser el aporte directamente intravenoso y no intestinal, y evitar el filtro hepático, requiere modificar su presentación. Habitualmente el contenido calórico es 1 kcal/mL.

Los **hidratos de carbono** se administran en forma de dextrosa (D-glucosa), de diferente concentración (hasta un 70 %). El valor energético de la glucosa anhidra es 3,5 kcal/g, algo diferente del carbohidrato de la dieta por la contribución del agua al peso. De forma general suponen el 40-60 % de las calorías no proteicas o alrededor del 50 % de las totales, con un rango de 1,5-3,5 g/kg/día, sin superar la capacidad máxima de oxidación de la glucosa (4-5 mg/kg/min). Su proporción con las grasas se puede variar para adecuarse a la situación clínica. El exceso de glucosa y su conversión a ácidos grasos puede ocasionar infiltración hepática grasa y sobrecarga respiratoria por la elevada producción de dióxido de carbono.

Las **proteínas**, recomendadas en cantidad de 1,2-2 g/kg/día, se aportan en forma de L-aminoácidos de proteínas de alto valor biológico, y de forma general contienen representación de todos ellos, incluidos los esenciales. No obstante, la glutamina, por motivos de estabilidad y solubilidad, se tiene que añadir en forma de dipéptido (de alanina o lisina). Al no existir pérdida de energía en la conversión de la macromolécula a aminoácido, el valor energético de un aminoácido intravenoso es de 5 kcal/g. Su participación habitual en las calorías totales es del 15-30 % y la relación de energía no proteica por gramo de nitrógeno varía de 70-150:1, según el grado de estrés.

Los **lípidos** utilizados en nutrición están principalmente en forma de triglicéridos con ácidos grasos de cadena media (caprílico, cáprico, láurico), de cadena larga (palmítico, oleico, linoleico, α-linolénico) o ácidos grasos de cadena muy larga (EPA y DHA). Las emulsiones lipídicas consisten en una fase acuosa continua (que generalmente contiene glicerol), triglicéridos de cadena media y de cadena larga, y emulsionantes (generalmente fosfatidilcolina). La administración de lípidos simula la estructura de los quilomicrones y de forma habitual oscila entre 0,7-1,3 g/kg/día y el 25-45 % de las calorías totales, sin sobrepasar 0,12 g/kg/h o 1-1,5 g/kg/día. El valor energético de las grasas es de 10 kcal/g, al tener que añadir a su densidad calórica (9 kcal/g) las calorías aportadas por el glicerol de las emulsiones lipídicas. La administración de lípidos debe contener siempre los ácidos grasos esenciales: ácido linoleico (ω-6) y ácido α-linolénico (ω-3). Con el tiempo han evolucionado desde las primeras formulaciones, constituidas mayoritariamente por triglicéridos con AGPI de cadena larga ω-6 (aceite de soja o girasol), con mayor capacidad inflamatoria, a la combinación proporcional de ellos con triglicéridos de cadena media (como mezcla física o como lípidos estructurados), más rápidamente eliminados, con menor peroxidación lipídica al ser saturados, sin acúmulo hepático y sin participación en la producción de icosanoides (aceites de coco o palma); y hasta las más actuales, a las que también se añaden AGPI de cadena larga ω-3 (aceite de pescado), más fácilmente oxidables, y ácidos grasos monoinsaturados de la serie ω-9, menos susceptibles a la peroxidación e inmunológicamente más neutros (aceite de oliva).

La recomendación más extendida en la actualidad es el uso de mezclas de ácidos grasos para disminuir la cantidad de los ω-6, porque ello puede asociarse con una disminución de las estancias hospitalarias o de los días de ventilación mecánica y con una tendencia a una menor mortalidad a largo plazo. Sin embargo, la comparación directa individual de esas emulsiones con el aceite de soja solo parece demostrar un efecto favorable más cierto en las infecciones nosocomiales y la estancia en UCI para aquellas que contienen aceite de pescado. Finalmente, se han descrito casos de reacciones alérgicas con las emulsiones de grasa en alérgicos al huevo (por contener fosfolípidos derivados de la yema de huevo como emulsificante) o al aceite de soja.

Al prescribir la nutrición parenteral también se ha de tener en cuenta el aporte de **agua y electrolitos**. De forma general, en un estado de hidratación normal se requieren 30-40 mL/kg de agua o 1-1,5 mL/kcal, pero su cantidad dependerá principalmente del estado de hidratación, de los aportes y las pérdidas y de la osmolaridad de los nutrientes. Los principales responsables de la osmolaridad son los aminoácidos (10 mOsm/g) y la glucosa (5 mOsm/g), y menos los lípidos (1,3-1,5 mOsm/g) y electrolitos, minerales y vitaminas (1 mOsm/mEq). Respecto a los electrolitos, con modificación activa necesaria en función de la situación clínica, hay que prescribir el sodio y el potasio (1-2 mEq/kg o 70-150 mEq/día y 60-120 mEq/día, respectivamente, en forma de cloruro o acetato), el calcio y el magnesio (10-25 mEq/kg como gluconato y 10-20 mEq/kg como sulfato, respectivamente) y el fosfato (20-40 mmol/kg o 10-15 mmol/1.000 kcal/día, como fosfato de sodio o de potasio). El cloro y el acetato no tienen una cantidad predeterminada porque sus concentraciones deben ser balanceadas para mantener el equilibrio ácido-base.

Finalmente, de la misma manera y de forma diaria hay que aportar los **micronutrientes**.

12. Monitorización del soporte nutricional

La monitorización del tratamiento nutricional tiene por objetivo garantizar la idoneidad y la seguridad del tratamiento prescrito. Debe atender a la consecución de las metas nutricionales programadas y a la identificación de sus posibles complicaciones. Aunque en sentido estricto supervisa el tratamiento en curso, sus logros dependen en gran medida de la misma programación del soporte y, por tanto, debiera comenzar con ella. Abarcaría así entonces la supervisión de todos los factores referentes a la prescripción en su momento y forma; a la consecución del fin, identificando sus obstáculos; y a la prevención y solución temprana de las complicaciones relacionadas. Además, también debe supervisar de forma activa el paso de la nutrición artificial a la alimentación oral, para que siga siendo adecuada y segura.

Es necesario supervisar la oportuna indicación del momento de inicio del tratamiento nutrometabólico, de su composición y de la estrategia y tasa de administración, de acuerdo a las características particulares del paciente (edad, peso, estado de nutrición, comorbilidades, etc.) y de la enfermedad crítica aguda (etiología, nivel de gravedad y estado inflamatorio, etc.). Es imprescindible identificar el riesgo y evitar el síndrome de realimentación corrigiendo las alteraciones electrolíticas y programando el incremento gradual de la cantidad de nutrientes. Se debe reconocer la ruta óptima de su administración y elegir el dispositivo ideal para ello, siguiendo las recomendaciones técnicas y de asepsia para la inserción y el mantenimiento de la sonda de alimentación o del catéter vascular. Son de ayuda, y muchos han demostrado su utilidad en la mejora de los objetivos evaluados, la elaboración, la adaptación local y el seguimiento de protocolos diseñados a tal fin. Aspectos que se deben supervisar son, entre otros: la elevación suficiente del cabecero (30-45°), el calibre y el material de la sonda enteral, el estado de su fijación externa, la permeabilidad de los dispositivos o la correcta posición del extremo distal de los mismos.

La eficacia nutricional, en cualquier caso, es difícil de monitorizar. Para evaluarla podemos utilizar diferentes herramientas, que van desde la exploración clínica hasta la determinación de pruebas bioquímicas o el uso de técnicas instrumentales. No obstante, todas ellas tienen importantes limitaciones.

Clínicamente se debe evaluar repetidamente la situación de gravedad, la variación del peso y el estado de hidratación, la fuerza y resistencia muscular o la degradación de la piel y la mala cicatrización de las heridas. La enfermedad aguda, con la confluencia de múltiples factores (inmovilidad, tratamientos, etc.), ocasiona una miopatía aguda precoz y agresiva que se expresa como pérdida de masa muscular o debilidad adquirida. De hecho, hasta que no se resuelve la situación inflamatoria no es esperable la mejora de la masa muscular y de su función. A este respecto, está teniendo un papel cada vez más relevante la ultrasonografía, que, realizada sobre el músculo cuádriceps, es una forma práctica y precisa de medir la masa muscular (área o grosor) y su calidad (punteado de grasa). No obstante, se necesita todavía ajustar unas directrices que resulten inequívocas.

Sobre todo, en nutrición enteral, se deben identificar los impedimentos y las interrupciones innecesarias (procedimientos diagnósticos o terapéuticos, por ejemplo) que la obstaculicen. Es recomendable la medición periódica del perímetro y de la presión intraabdominal. Una vez más, los protocolos diseñados al respecto mejoran el cumplimiento de los objetivos nutricionales. Se debe evitar la sobrenutrición, y cuando ya se haya alcanzado una nutrición completa, se debe garantizar que la administración eficaz sea suficiente (el 80-100 % de los requerimientos energético-proteicos calculados). Siempre que sea posible se debe mantener al menos un aporte enteral trófico. Si fuera el caso, hay que optimizar o complementarlo, cambiar formulaciones o decidir nutrición transpilórica. Igualmente hay que verificar el aporte diario de vitaminas y oligoelementos.

La monitorización bioquímica de la nutrición necesita evaluaciones muy frecuentes del estado ácido-base, del equilibrio hidroelectrolítico y de la glucemia; frecuentes del calcio y fósforo; al menos semanales del balance nitrogenado y proteínas viscerales (prealbúmina, proteína transportadora del retinol), de la bioquímica hepática, colesterol y triglicéridos; y ocasionales del metabolismo óseo (vitamina D), de la ferrocinética (hierro, ferritina, transferrina), del funcionamiento tiroideo y, según disponibilidad, de vitaminas y oligoelementos. El paciente obeso requiere vigilancia activa de la glucemia, perfil lipídico, hierro, folato, cinc, cobre, selenio y vitaminas B_{12} y D. En la lesión renal aguda con depuración extrarrenal se han descrito pérdidas excesivas de fósforo, magnesio, selenio y vitaminas hidrosolubles.

El **balance nitrogenado** es la diferencia simple entre el aporte de nitrógeno y su eliminación, sabiendo que el contenido medio de nitrógeno de las proteínas es un 16 % (= 1/6,25). Su valor aislado es cuestionable y realmente solo deja identificar de forma global el resultado del catabolismo proteico, pero puede ser útil como herramienta evolutiva. Permite valorar la respuesta a la agresión y, sobre todo, supervisar la situación anabólica (balance positivo) aconsejada una vez que se ha superado la fase aguda de la enfermedad. El aporte se obtiene contabilizando el total del nitrógeno de la dieta, enteral o parenteral; y las pérdidas, de la suma del contenido en orina y en heces y pérdidas insensibles, principalmente. No fácilmente medibles, a estas pérdidas no urinarias se les da un valor aproximado de 2 g/día. La existencia de fístulas u otra causa de pérdida nitrogenada añadida no medible cuestiona el valor del balance nitrogenado. El nitrógeno urinario se estima a partir de la urea urinaria, que es su componente mayoritario (70-80 %), preferiblemente de una muestra recogida durante 24 horas, y multiplicándola por 0,467 (o dividir por 2,14), dado que casi la mitad del nitrógeno es urea. Para el resto del nitrógeno urinario no ureico (amonio, úrico, etc.) se le asigna un valor promedio del 20 % de aquel o aproximado de 2 g/día. Por tanto, su cálculo, en gramos por día, quedaría como: nitrógeno ingerido o proteínas/6,25 – (urea urinaria × 0,467 + 4). Una información similar del catabolismo endógeno se obtiene solo con el cálculo del nitrógeno ureico a partir de la urea urinaria en 24 horas: un valor < 10 g/día significaría un catabolismo leve; < 15 g/día, moderado; y > 15 g/día, grave.

Dentro de las **proteínas viscerales**, la prealbúmina y la proteína transportadora del retinol tienen una vida media corta (< 2 días y 12 horas, respectivamente) y son sensibles a los cambios agudos. Brindan información de nuevos procesos de estrés metabólico, por lo que son útiles para el seguimiento. Aunque no son marcadores sensibles de la ingesta de energía y proteínas y, por lo tanto, no deben significar una guía para cambios terapéuticos, su retorno a valores normales puede indicar la resolución de la inflamación, la reducción del riesgo nutricional, la transición al anabolismo y la posible disminución de los requerimientos energético-proteicos. La transferrina y la albúmina tienen una vida media más larga (8-10 y 20 días, respectivamente) y son poco sensibles a los cambios agudos, por lo que son mejores para la valoración inicial que para el seguimiento. La somatomedina también informa de la respuesta metabólica a la agresión y es útil en el seguimiento, pero es difícil de determinar y tiene un coste elevado. La proteína muscular 3-metilhistidina urinaria aporta información sobre el catabolismo muscular y la renutrición y es útil para el seguimiento. En cualquier caso, dada fundamentalmente la repriorización de la síntesis proteica hepática, la información puede mejorar si se comparan simultáneamente proteínas positivas de fase aguda (como la proteína C reactiva o la ferritina) y negativas (como la prealbúmina o la proteína transportadora del retinol), al proporcionar una mejor situación puntual del estado inflamatorio.

12.1. Complicaciones mecánicas, infecciosas y metabólicas

La monitorización de la nutrición obliga sin duda alguna también a la prevención activa continua y tratamiento de las posibles complicaciones asociadas. Estas complicaciones son fundamentalmente mecánicas, metabólicas, infecciosas y digestivas, y están muy relacionadas con la vía y el lugar del abordaje nutricional (Tabla 54-5).

Tabla 54-5. Complicaciones del soporte nutricional		
	Nutrición enteral	**Nutrición parenteral**
Complicaciones mecánicas	✔ Lesiones nasales y orofaríngeas ✔ Perforaciones digestivas ✔ Hemorragia digestiva ✔ Migración de la sonda ✔ Obstrucción intestinal ✔ Lesión de la pared abdominal	✔ Lesión vasculonerviosa ✔ Malposición del catéter ✔ Hidro/neumotórax ✔ Arritmias cardíacas ✔ Embolia gaseosa ✔ Obstrucción o rotura del catéter
Complicaciones infecciosas	✔ Sinusitis, otitis ✔ Peritonitis ✔ Neumonía aspirativa	✔ Tromboflebitis ✔ Bacteriemia secundaria
Complicaciones metabólicas	✔ Desequilibrio hidroelectrolítico ✔ Hiper/hipoglucemia ✔ Síndrome de realimentación	✔ Desequilibrio hidroelectrolítico ✔ Hiper/hipoglucemia ✔ Hipertrigliceridemia ✔ Disfunción hepática ✔ Síndrome de realimentación
Complicaciones gastrointestinales	✔ Aumento del residuo gástrico ✔ Diarrea ✔ Estreñimiento ✔ Distensión abdominal ✔ Regurgitación ✔ Vómitos	

Las complicaciones mecánicas relacionadas con la administración enteral son, por ejemplo: lesiones nasales, orofaríngeas y esofágicas, perforación gástrica, hemorragia digestiva, obstrucción y perforación intestinal, lesiones o hemorragias de la pared abdominal, y obstrucción, retirada o migración de la sonda de alimentación. Ejemplos de las relacionadas con la administración parenteral son: punción y laceración arterial o nerviosa accidental, malposición del catéter, hidroneumotórax, arritmias, embolia gaseosa y obstrucción, retirada o rotura del catéter.

Las complicaciones infecciosas relacionadas con la nutrición enteral pueden ser: sinusitis, otitis, gastroenteritis, peritonitis o colonización traqueobronquial y neumonía aspirativa. Y relacionadas con la nutrición parenteral son fundamentalmente la infección del sistema, la tromboflebitis y la bacteriemia secundaria.

Las complicaciones metabólicas hacen referencia a las alteraciones del medio interno que ocurren como consecuencia directa del aprovisionamiento del soporte nutricional. También están relacionadas con la ruta del suministro, siendo la vía parenteral la más expuesta a ellas, y pueden ser tanto por exceso como por defecto de su aporte, e incluso estar magnificadas por estados carenciales previos o la propia enfermedad aguda. Estas complicaciones incluyen principalmente desequilibrios hidroelectrolíticos o del estado ácido-base, alteraciones de la glucemia, hipertigliceridemia, disfunción hepática y alteración del metabolismo óseo, además del síndrome de realimentación o la encefalopatía de Wernicke.

La **hiperglucemia** es la complicación más frecuente de la nutrición artificial y su incidencia es mayor cuando los pacientes reciben nutrición parenteral que cuando el mismo aporte energético se recibe por vía enteral. De manera observacional el aumento de la glucemia desde valores normales se asocia proporcionalmente con mayor morbimortalidad. Sin embargo, el tratamiento intensivo con insulina en el enfermo crítico aumenta el riesgo de hipo-

glucemia, sin parecer añadir algún beneficio sobre la mortalidad, exceptuando la población quirúrgica electiva. La diabetes por sí misma no se relaciona con un aumento de la mortalidad en el enfermo crítico general. La hiperglucemia que ocurre con la enfermedad aguda guarda relación con la exacerbación de una diabetes preexistente y la hiperglucemia de estrés. Esta última se relaciona con resistencia insulínica mediada por citocinas, ocasionando lipólisis e hiperglucemia; sobrecarga de glucosa en las células β-pancreáticas, produciendo apoptosis celular y disminución de la secreción de insulina; y sobrecarga de glucosa en las células endoteliales, causando lesión vascular sistémica. Además, la hiperglucemia se relaciona estrechamente con deshidratación hipertónica, deterioro de la función leucocitaria y mala cicatrización de heridas.

De manera moderada, la recomendación habitual es la de mantener la normoglucemia, entendiendo como tal en el enfermo crítico un umbral de 150 mg/dL, y de manera fuerte evitar un control estricto de la misma (80-110 mg/dL), sobre todo en pacientes diabéticos, en quienes un mal control glucémico condiciona mayor mortalidad. Varios estudios observacionales confirman una fuerte asociación entre hiperglucemia grave (> 180 mg/dL) e hipoglucemia leve (< 70 mg/dL) con un aumento de la morbimortalidad. Aunque los ensayos prospectivos siguen sin ser concluyentes, debido a las diferencias en las prácticas clínicas y a las dificultades para lograr un control glucémico confiable y efectivo, existe evidencia de que los umbrales asociados de forma independiente con menor mortalidad pueden estar en 110-180 mg/dL para el paciente diabético y 110-140 mg/dL para el no diabético. La variabilidad glucémica (coeficiente de variación > 20 %) también se asocia de forma independiente con un aumento de la mortalidad en el paciente crítico, y probablemente más en el no diabético. La hipoglucemia siempre se asocia de forma independiente con un aumento de la mortalidad, cuando es grave (< 40 mg/dL) y también cuando es moderada (< 70 mg/dL).

El control glucémico debe, por tanto, vigilar la hiperglucemia, prevenir la hipoglucemia y minimizar la variación de cualquier valor de la glucemia a lo largo del día. Una aproximación para el control de la glucemia sería iniciar insulinoterapia cuando la glucemia exceda de 150 mg/dL, con el objetivo de mantenerla entre 140 y 180 mg/dL. Se debe regular la hiperglucemia cuando se administre nutrición artificial de acuerdo con un protocolo dinámico de insulinoterapia intravenosa continua que garantice una frecuencia suficiente de determinaciones en función de la estabilidad clínica y analítica, que tenga en cuenta la correlación del sitio y el modo de obtención de la muestra con el valor plasmático y que evite la determinación capilar periférica. Se debe suspender o reducir suficientemente la insulinoterapia si el aporte hidrocarbonado se interrumpe o disminuye. También se debe revisar este aporte y las medicaciones en curso cuando exista hiperglucemia persistente y elevadas cantidades administradas de insulina (quizá > 6-10 UI/h). También, con moderada recomendación, se pueden utilizar fórmulas enterales específicas para el control de la diabetes y la hiperglucemia de estrés, con menor cantidad de hidratos de carbono y empleo de aquellos de menor índice glucémico, con mayor contenido de grasas monoinsaturadas y con fibra principalmente soluble. Estas dietas parecen mejorar el control glucémico, disminuir la hiperglucemia, minimizar su variabilidad y reducir las necesidades de insulina.

Los equilibrios hidroelectrolíticos y ácido-base tienen que ser evaluados frecuentemente para evitar alterarlos o empeorarlos. Se debe prestar atención al excesivo o insuficiente aporte absoluto, y también al relativo, en función de la situación clínica y de las ganancias (insuficiencia cardíaca, disfunción renal, acidosis metabólicas, fármacos, etc.) y pérdidas (vómitos, aspiraciones gástricas, diarrea, fístulas y drenajes, fármacos, etc.).

La sobrecarga calórica es más frecuente que la proteica y con el empleo de la nutrición parenteral, sobre todo cuando se usa como complementaria. La **hipertrigliceridemia** viene determinada en su mayor parte por un exceso de aporte calórico y de grasas. Es más frecuente también con el empleo de nutrición parenteral. Su aparición hace revisar los fármacos en curso (propofol, anfotericina, etc.) y puede obligar a la disminución de su aporte o incluso a la máxima reducción (20 g/día), a su administración intermitente (días alternos) o a su interrupción transitoria, cuando el valor es > 400-500 mg/dL, por su relación sobre todo con pancreatitis y neumonitis. Concentraciones de hasta 400 mg/dL se consideran aceptables durante el tratamiento nutricional y valores > 1.000 mg/dL constituyen una contraindicación. Hay que recordar siempre que son fuente imprescindible de ácidos grasos esenciales y no es prudente su interrupción completa más allá de 7-10 días. Existe alguna evidencia del papel beneficioso en esta situación de la modificación de la composición lipídica a aquella con mezcla de AGPI de cadena larga preferentemente no ꞷ-6 y de cadena media, y de la adición de carnitina.

La **disfunción hepática** es una complicación frecuente de la nutrición parenteral, sobre todo en las primeras semanas de su inicio. La principal causa es el exceso de nutrientes, principalmente de carbohidratos y grasas. Suele ser transitoria, pero abarca diferentes formas de presentación, desde esteatosis y colestasis intrahepática, hasta esteatonecrosis o cirrosis, siendo la colestasis la más frecuente. Puede acompañarse de ictericia y hepatomegalia, aunque en menor medida, en su forma más grave, incluso de signos y síntomas de hipertensión portal. Analíticamente puede cursar de forma completa con hiperbilirrubinemia conjugada, citólisis, colestasis e hipoprotrombinemia; pero lo más frecuente es la colestasis sin citólisis. Para su manejo, además de evitar fármacos hepatotóxicos e investigar otras causas de disfunción hepática, es necesario reducir el aporte calórico no proteico y quizá minimizar la composición de AGPI ꞷ-6 en favor de las otras series. Además, se puede recurrir a la administración cíclica de la nutrición e intentar evitar siempre el reposo digestivo administrando nutrición enteral en cuanto sea posible, por su efecto negativo en la secreción hormonal, la motilidad intestinal y la contracción vesicular.

12.2. Complicaciones gastrointestinales de la nutrición enteral

El sistema gastrointestinal, además de las funciones digestivas, tiene funciones endocrinas, inmunes y de barrera. La nutrición enteral tiene efectos beneficiosos en esas funciones, manteniendo la permeabilidad intestinal, atenuando la respuesta inflamatoria y mejorando la función inmunológica. Pero, sobre todo en los primeros días de la enfermedad aguda, puede existir intolerancia del soporte nutricional por la gastroparesia, la pérdida de la integridad anatómica y funcional del epitelio intestinal y la disminución del flujo esplácnico, que además pude agravarse con el inicio de la nutrición.

Existen varios mecanismos que condicionan intolerancia a la alimentación enteral en el enfermo crítico: mal funcionamiento de los sistemas nerviosos entérico y autónomo, alteración de la regulación hormonal, disfunción del músculo liso, inflamación y fármacos o anomalías hidroelectrolíticas y de la glucemia.

En la práctica clínica solo se consigue aportar un 45-60 % de los requerimientos calculados. Entre las causas de este hecho están los errores de cálculo, el retraso en el inicio y las interrupciones de su administración o la intolerancia gastrointestinal. El desarrollo y seguimiento de protocolos específicos con un aporte basado en un volumen determinado de nutrición acorde a la dosis prescrita optimiza la entrega del tratamiento enteral y ha demostrado repetidamente su utilidad. Este protocolo debe tener en cuenta la progresión gradual del aporte, el tiempo de interrupción transitoria durante los procedimientos, transportes o cuidados y el manejo de las posibles complicaciones para optimizar el aporte de la dosis prevista, incluyendo la prescripción de nutrición parenteral complementaria si fuera necesaria.

Aproximadamente un 30-70 % de los pacientes críticos tiene alguna complicación gastrointestinal y la prevalencia de disfunción gastrointestinal que ocasiona intolerancia oscila entre el 2 % y el 75 %. Aunque el sistema gastrointestinal se considera crucial en la disfunción orgánica múltiple, no existe una definición objetiva y clínicamente relevante de disfunción gastrointestinal aguda que integre la etiología, los mecanismos fisiopatológicos, los síntomas gastrointestinales y la cantidad de nutrición efectiva recibida. No obstante, la gravedad de la disfunción es un fuerte predictor de mortalidad.

Se entiende por intolerancia alimentaria el no poder alcanzar al menos 20 kcal/kg/día por vía enteral dentro de las 72 horas del intento de alimentación. Es muy frecuente en la primera semana de ingreso y es un término general que solo indica la intolerancia por cualquier causa clínica de la nutrición enteral. A pesar de su imprecisa definición, esta intolerancia se asocia con resultados adversos en pacientes críticos. Sin embargo, su responsabilidad exacta respecto a la mortalidad es controvertida, porque puede no ser un determinante independiente y proporcional de mortalidad, sobre todo cuando asocia más de tres síntomas, sino solo un epifenómeno de gravedad. Probablemente, además de la disfunción gastrointestinal en sí misma, la infraalimentación resultante puede agravar aún más el pronóstico. Ninguno de los signos o síntomas gastrointestinales se ha asociado de forma independiente con la mortalidad, aunque se han relacionado la ausencia de ruidos hidroaéreos, la distensión abdominal, la hemorragia gastrointestinal y los volúmenes residuales gástricos elevados.

El **aumento del residuo gástrico** es la complicación gastrointestinal más frecuente, especialmente en quienes reciben sedoanalgesia, relajantes musculares o catecolaminas. Su significado clínico en ausencia de otras complicaciones es controvertido. De hecho, no solo muy frecuentemente este valor elevado es solo un hecho aislado, sino que, además, ningún valor se ha podido asociar suficientemente con la incidencia de regurgitación, aspiración o neumonía. Por el contrario, puede significar una reducción del aporte calórico. El umbral que define un volumen residual gástrico elevado varía entre las diferentes recomendaciones, existiendo incluso la de promover activamente su no medición. En cualquier caso, utilizar un valor de corte de 500 mL en ausencia de otras complicaciones, obtenidos por gravedad o por aspiración con jeringa, parece ser seguro y ayuda a optimizar el aporte de la cantidad de nutrición programada. No obstante, en el enfermo quirúrgico quizá este valor de corte pudiera ser inferior.

Aunque la medición del residuo gástrico como guía de nutrición está cuestionada, la mayoría de las recomendaciones siguen apoyando realizar determinaciones periódicas a intervalos regulares para comprobar su cantidad, más frecuentes al inicio de la nutrición y según se aumenta su cantidad, y más espaciadas después, incluso ya solo una vez al día a partir del tercer día, con la nutrición completa. Los ultrasonidos se pueden utilizar para evaluar el volumen gástrico midiendo el diámetro del antro, pero todavía ninguna herramienta supera a la medición directa del residuo para evaluar el vaciamiento gástrico.

El manejo de esta complicación requiere la suspensión transitoria de la dieta y la optimización de factores relacionados, como la adecuada incorporación del cabecero o la correcta ubicación de la sonda de alimentación suficientemente distal a la unión gastroesofágica. Se debe corregir la hiperglucemia y evitar fármacos que enlentezcan el vaciamiento gástrico. Por otra parte, el retraso del vaciamiento gástrico puede estar obligado por el intestino delgado cuando tiene problemas para acomodar, procesar o absorber los nutrientes. Dado que los principales estímulos duodenales que enlentecen el vaciamiento gástrico son la acidez, la hiperosmolaridad y la digestión de grasas y proteínas, se pueden sustituir aquellas fórmulas de nutrición con alto contenido de grasas e hiperosmolares, incluso optando por fórmulas oligopeptídicas.

Para intentar mejorar el vaciamiento gástrico se pueden emplear fármacos procinéticos: eritromicina, metoclopramida, domperidona y cinitaprida. Estos fármacos mejoran el vaciamiento gástrico, el reflujo gastroesofágico y la tolerancia de la nutrición enteral, sin un beneficio cierto en la incidencia de neumonía o la mortalidad. La eritromicina y la metoclopramida tienen efecto sinérgico, pero no están exentas de ciertos riesgos. La comparación directa de eritromicina (100-250 mg/8 h) y meto-

clopramida (10 mg/8 h) es algo favorable para la primera, aunque la eficacia de ambas disminuye a los 2-3 días por taquifilaxia. La domperidona puede tener en esta indicación un papel, pero a dosis oportunas (10 mg/8 h) y durante el menor tiempo posible, por sus efectos cardiovasculares indeseables. En el caso de no resolverse o que su resolución consuma demasiado tiempo o suponga un riesgo excesivo, puede requerir el abordaje pospilórico de la alimentación, con sonda de doble luz para descompresión gástrica. Si esto último no fuera factible, se debe evaluar el uso de nutrición parenteral complementaria y, siempre que sea posible, al menos mantener una nutrición enteral trófica.

La falta de emisión de material fecal también es frecuente en el enfermo crítico, con una incidencia del 3-84 %, según el criterio de definición. Una definición habitual de **estreñimiento** es la ausencia de deposición suficiente en la primera semana de ingreso, en los 4-5 días siguientes al inicio de la nutrición enteral o durante 3 días consecutivos una vez que se esté ya al menos con alguna semana de nutrición. No obstante, la definición no atiende al mecanismo fisiopatológico del estreñimiento y engloba tanto a aquel con tránsito lento por disfunción motora del colon, como aquel por trastorno de la defecación por obstrucción de salida. En el enfermo crítico, habitualmente bajo sedación, la emisión de material fecal queda muy supeditada a que la presión parietal endoluminal por acumulación rectal sobrepase el tono del esfínter anal.

Al margen de la propia enfermedad crítica y del soporte ventilatorio, favorecen el estreñimiento determinados fármacos, el insuficiente aporte de fibra, la inmovilidad y la deshidratación. Los principales fármacos relacionados son opioides, aminas vasoactivas, agonistas adrenérgicos, antagonistas del calcio, antiácidos, antipsicóticos y fármacos anticolinérgicos. Por tanto, abordar el estreñimiento supone optimizar el estado de hidratación del paciente, procurar una movilización precoz, evitar fármacos que enlentezcan el tránsito y el uso de fórmulas enterales con fibra dietética.

La fibra dietética resulta más eficaz para mejorar el estreñimiento leve-moderado que para el grave. Las directrices para su tratamiento crónico recomiendan la ingesta progresiva de hasta 25-30 g/día de fibra soluble, pues los datos con fibra insoluble son más contradictorios. Además, la combinación de fibra soluble e insoluble parece tan eficaz y mejor tolerada que solo la soluble. En el enfermo crítico este punto no está tan contrastado, aunque para su tratamiento es habitual la recomendación del cambio a una dieta, si no la tuviera ya, que contenga fibra insoluble a largo plazo. Debe evitarse su uso cuando existe riesgo de isquemia intestinal o dismotilidad grave importante, y también que la cantidad total de fibra sea solo insoluble. Se ha descrito desarrollo de bezoares de fibra en los pacientes que reciben nutrición enteral con fibra, sobre todo cuando el peristaltismo está alterado.

En el abordaje del estreñimiento deben descartarse y solucionarse potenciales complicaciones, como la obstrucción o perforación intestinal y el megacolon tóxico. Si existiera impactación fecal, se debe proceder a su desimpactación. Se pueden emplear enemas de limpieza tipo Casen® (fosfato sódico hipertónico) y recurrir a los laxantes ablandadores de las heces (parafina) y, sobre todo, osmóticos, que aumentan el volumen fecal y reducen la consistencia de las heces. El enema Casen® y los laxantes osmóticos de iones no absorbibles de magnesio y fosfato pueden inducir toxicidad por la absorción de los electrolitos de su composición, sobre todo si existe disfunción renal. Los laxantes osmóticos más contrastados son los azúcares no absorbibles, como la lactulosa (15-30 mL/día una o dos veces al día, con un efecto esperable a los 2-3 días) o el polietilenglicol (17-34 g una o dos veces al día y efecto más rápido). Este segundo es igualmente eficaz, pero tiene un perfil de seguridad y tolerancia mejor que la lactulosa, incluso administrado por sonda nasogástrica, y es útil para el tratamiento a corto plazo de la impactación fecal. No se recomienda el empleo de fármacos que aceleren el tránsito intestinal. Si no se resuelve, se puede recurrir a la combinación de varios agentes en un mismo enema (lactulosa, fosfato sódico hipertónico, otras sales de sodio) o a los laxantes estimulantes (como bisacodilo o picosulfato sódico). Estos laxantes aceleran el tránsito colónico y la secreción de agua y electrolitos, y su efecto suele producirse en horas. El bisacodilo tiene un efecto más predecible y pocos efectos adversos con el uso crónico. Otro tipo de laxantes en el enfermo crítico están poco validados.

La **diarrea** es probablemente la complicación gastrointestinal más frecuente, con una incidencia del 5-64 %, según el criterio de definición, aunque realmente solo menos del 10-20 % de los casos están relacionados con la nutrición enteral. Esta DANE puede ocurrir de forma precoz nada más iniciar la nutrición enteral o de forma tardía, más allá del cuarto día de alimentación. Con independencia de su mecanismo fisiopatológico, habitualmente suelen concurrir varias causas predisponentes, como el uso de antibióticos o medicamentos hipertónicos, insuficiencia pancreática exocrina, la propia nutrición enteral o la desregulación neurohumoral de la motilidad.

En su definición, además de tener en cuenta el incremento del volumen fecal, los cambios de sus características y el aumento del número de deposiciones, se debería prestar atención a la relevancia clínica. Existen definiciones como > 3 deposiciones muy blandas o líquidas al día, con peso > 200-250 g/día o > 250 mL/día; > 5 deposiciones diarias o 2 deposiciones con una cantidad > 1.000 mL; o deposiciones líquidas de > 300 mL/día o en número > 4, o que supongan un riesgo de contaminación de dispositivos y heridas. La DANE es aquella que se relaciona directamente con la fórmula de la nutrición empleada y con su técnica de administración. Factores teóricos relacionados con la fórmula son una excesiva osmolaridad y el alto contenido de hidratos de carbono y de grasas, de fibra insoluble y, aunque hoy en día ya menos importante, de lactosa. Relacionado con la técnica de administración, hacerlo mediante una bomba peristáltica continua reduce la incidencia de diarrea al permitir un mejor control de flujo de dieta administrado. El lugar de infusión de la dieta enteral no parece ser un determinante principal en la diarrea. Respetando las recomendaciones de higiene y evitando perpetuar el tiempo de administración de cada envase, tampoco la sobreinfección de la fórmula es un problema relevante.

No hay documentación suficiente de que la administración ordinaria de fibra prevenga ciertamente la diarrea o el estreñimiento y, de hecho, el empleo habitual de estas dietas para prevenir la DANE no se recomienda. El tratamiento de la diarrea requiere identificar y resolver los factores de riesgo para su desarrollo. En este punto, fármacos o compuestos frecuentemente relacionados son procinéticos, antibióticos, sales de fosfato o magnesio, sorbitol (presente en muchos medicamentos en suspensión), xilitol o aminofilina. Es importante también excluir una posible infección, sobre todo en un paciente ya tiempo hospitalizado, por *Clostridium difficile*.

Si descartados los factores relacionados la diarrea persiste, se debería disminuir la velocidad de administración o sustituir la fórmula de la nutrición empleada por una que contenga suficiente cantidad o de forma preferente fibra soluble (fructooligosacáridos, goma guar). El respaldo de su uso, no obstante, no es fuerte, quizá porque el efecto positivo en la mejoría de la biología colónica pueda contrarrestarse por su efecto osmótico. Cuando se haya descartado una causa infecciosa, se pueden emplear antidiarreicos (loperamida). Antes de decidir la interrupción de la dieta, algunos autores recomiendan la utilización de fórmulas oligoméricas, cuyo beneficio parece superar el riesgo de su mayor hiperosmolaridad. Siempre hay que evaluar la posibilidad de mantener un aporte enteral trófico.

La **distensión abdominal** es el aumento del perímetro abdominal, con timpanismo y ausencia o no de ruidos peristálticos. Debe ser entendida como una señal de alarma que indica la incapacidad funcional del tubo digestivo para procesar el aporte de nutrientes. El diagnóstico es clínico y, para ello, se debería medir periódicamente el perímetro abdominal y la presión intraabdominal. Recientemente se ha evaluado la ultrasonografía para evaluar el diámetro intestinal, el grosor de la pared, el peristaltismo y los pliegues intestinales. Aunque la intolerancia de la nutrición enteral coincide con valores más altos de la presión intraabdominal, tanto al empezar la nutrición como durante su mantenimiento, no existe un valor de esta que recomiende ciertamente la interrupción de la nutrición enteral. Quizá los 14 mm Hg como punto de corte pudiera predecir esta intolerancia. Su presencia motiva la suspensión transitoria de la alimentación enteral y la retirada del contenido gástrico, hasta que sea investigada la causa que la ha producido. Excluidas situaciones de gravedad, se puede reanudar la dieta, aunque a menor ritmo y mejor con una fórmula carente de fibra. Puede ser útil la adición de fármacos procinéticos. La sobrecarga de líquidos puede ocasionar edema intersticial e inhibir la motilidad intestinal normal. Si, finalmente, la distensión no se resuelve, habría que recurrir a la nutrición parenteral, evaluando siempre un aporte enteral trófico.

Los fármacos procinéticos más empleados son metoclopramida y eritromicina, aunque no están exentos de efectos adversos, sobre todo discinesias con la primera e inducción de resistencia antibiótica con la segunda. Los antagonistas opioides (naloxona, naltrexona), aunque también son eficaces, lo son a una dosis demasiado próxima a la causante de los efectos adversos. La domperidona está prácticamente relegada al tratamiento de los vómitos, por sus efectos cardiovasculares indeseables. La seudoobstrucción colónica aguda requiere medidas de soporte (reposo intestinal, descompresión nasogástrica y rectal, correcciones electrolíticas) y, si fueran insuficientes, tratamiento farmacológico con neostigmina intravenosa (1-2 mg) cuando el diámetro cecal sea > 10-12 cm, o incluso descompresión endoscópica o cirugía.

Se entiende por **regurgitación** la detección de cualquier cantidad de dieta en la cavidad nasal u orofaríngea del paciente, con o sin exteriorización de esta. Los **vómitos** son su proyección al exterior a través de la boca o de las fosas nasales, por movimientos expulsivos del paciente. Ambos requieren la interrumpir la dieta hasta la investigación de la causa de su aparición, prestando también atención a las maniobras o situaciones que hayan podido desencadenarlos (aspiraciones traqueales, tos, hiperactividad psicomotriz, etc.). Su abordaje requiere la optimización de factores relacionados, como la adecuada incorporación del cabecero, un menor calibre de la sonda de alimentación y su correcta ubicación suficientemente distal a la unión gastroesofágica, o la comprobación de un volumen residual gástrico no elevado. Su solución puede requerir fármacos procinéticos y la modificación de la fórmula de la dieta a una menos grasa y menos osmolar. De persistir, se debería recurrir a la entrega pospilórica de la nutrición enteral, preferiblemente más allá del ángulo de Treitz, aunque este abordaje no anule la posibilidad de microaspiraciones.

La **ventilación en decúbito prono** realmente no significa intervenciones específicas para la alimentación enteral, aunque por prudencia se estreche su monitorización. Se recela del significado de un volumen residual gástrico alto, por la posible aparición de vómitos y aspiración broncopulmonar, sobre todo cuando la administración es con dosis completa, pero la evidencia es amplia acerca de la escasa relevancia clínica de esta asunción para cualquiera de esos objetivos. La administración de nutrición enteral a dosis plenas en decúbito prono, incluso de forma temprana, es segura, aun con sedación elevada y relajación neuromuscular. No obstante, existen recomendaciones en el prono acerca de la conveniencia del aumento paulatino de la dosis de nutrición, la disminución del umbral que define un volumen residual gástrico elevado, la mayor elevación del cabecero, la administración preventiva o más temprana de procinéticos e, incluso, la administración de la nutrición a través de una sonda transpilórica.

13. Transición a la dieta oral

Para finalizar, un aspecto igualmente importante es la transición de la nutrición artificial a la dieta oral. Este proceso se debe seguir monitorizando de forma activa, para garantizar que la cantidad de nutrición sea adecuada y que su administración sea segura. Para ello, la nutrición oral se debe ir incrementando de forma gradual hasta interrumpir el aporte artificial, solo cuando ya este aporte sea suficiente (alrededor del 70-80 %). Existen en el mercado módulos nutricionales con diferente cantidad de energía y proteínas que pueden facilitar este proceso.

La **disfagia orofaríngea** es la dificultad o imposibilidad para progresar los líquidos o el bolo alimenticio con seguridad de la boca al esófago. Puede llevar a aspiraciones traqueobronquiales y se debe a causas estructurales o, sobre todo, funcionales. Estas últimas son un trastorno de la motilidad orofaríngea que afecta a la propulsión del bolo, a la reconfiguración orofaríngea durante la deglución o a la apertura del esfínter esofágico superior. La disfagia orofaríngea es un síntoma que engloba dos conceptos importantes: la entrada laríngea, que supone el paso del alimento hasta el vestíbulo laríngeo por encima del nivel de las cuerdas vocales, y la aspiración, que significa su entrada ya por debajo de las cuerdas vocales.

La transición a la dieta oral asume la estabilidad clínica del paciente y necesariamente un suficiente nivel de consciencia y una adecuada deglución. Son poblaciones de riesgo la geriátrica y aquellas con trastornos neurológicos, patología cervical o con mayor morbilidad durante el ingreso. Y factores de riesgo son: alteración del nivel de alerta, intubación traqueal repetida y traqueostomía, exploraciones y dispositivos faringolaríngeos, reflujo gastroesofágico o debilidad adquirida en la UCI. La incidencia de

incompetencia faríngea y laríngea, sobre todo para líquidos, supera el 40 % en los pacientes que acaban de ser extubados y el 80 % en aquellos que requieren traqueostomía. Su aparición supone un aumento de la morbimortalidad, estancias y costes. No se puede establecer el momento idóneo para reiniciar la dieta oral en los enfermos extubados, pero se recomienda retrasarla un período de 12-24 horas o incluso más si la intubación permaneció más de 4 días. El mecanismo subyacente de la disfunción de la deglución es probablemente el principal responsable de la duración de la disfunción. Así, las anomalías sensoriales laríngeas leves causadas por edema local se resolverán relativamente rápido, mientras que la disfunción laríngea neuromuscular o la causada por un daño más significativo persistirán durante más tiempo.

La prueba diagnóstica más utilizada para la detección de la disfagia orofaríngea en el enfermo crítico es la evaluación a pie de cama por personal entrenado, que incluya una entrevista, un examen físico y la comprobación de la deglución. Se debe atender a la función motora oral y faríngea, explorar la sensibilidad orofaríngea y los reflejos velopalatino y deglutorio, y presenciar la tos voluntaria. La exploración clínica se puede realizar administrando cuidadosamente diferentes volúmenes y viscosidades de dieta teñida (néctar, pudin y líquido en ese orden), según el método de exploración clínica volumen-viscosidad (MECV-V), que permite apreciar signos frecuentes e importantes de una mala deglución y establecer una cantidad y una textura de seguridad que optimice la nutrición oral. Hay que prestar atención a síntomas o signos que hagan dudar de la apraxia de la deglución, como carraspeo o tos al tragar, imposibilidad de mantener la boca cerrada (babeo), presencia de residuos orales en la boca o en la faringe (sensación de cuerpo extraño), voz húmeda u obligación de degluciones fraccionadas del bolo y desaturaciones. La aspiración puede ser clínica o asintomática en función de la indemnidad o no de la sensibilidad laríngea, del reflejo tusígeno y de los mecanismos de limpieza traqueal. El inconveniente de estas exploraciones clínicas es precisamente el no poder detectar las aspiraciones silentes, que solo se minimizaría razonablemente con una exploración instrumental (videofluoroscopia o fibroscopia). En los pacientes traqueostomizados también se puede utilizar la administración de azul de metileno (test de Evans) antes de iniciar la dieta oral.

Si se confirma la disfagia, se deben poner en marcha medidas dietéticas (prescripción específica de dieta para disfagia con texturas, volúmenes y viscosidades adaptadas a las posibilidades de masticación y deglución de cada paciente), posturales (orientadas fundamentalmente a mantener la sedestación y la flexión anterior de la cabeza durante la ingesta y, en caso de hemiplejias, la rotación hacia el lado afecto) y formativas del personal al cuidado del paciente. En general, la disminución del volumen del bolo y el aumento de la viscosidad mejoran la seguridad de la deglución. Con alimentos viscosos se aumenta la resistencia al paso del bolo y el tiempo de tránsito por la faringe, a la vez que aumenta el tiempo de apertura del esfínter cricofaríngeo. Por este motivo, en pacientes con disfagia neurógena o asociada a la edad o con deglución retardada, la prevalencia de penetraciones y aspiraciones es máxima con los líquidos claros y disminuye con la textura néctar y pudin.

Puntos clave

✔ La participación simultánea en el enfermo crítico de la deficiencia proteico-calórica por inanición y del desgaste catabólico de la inflamación aguda influye en el resultado esperado del tratamiento nutricional.

✔ La deuda energética creada en los primeros días de la enfermedad parece empeorar los desenlaces clínicos, pero un aporte elevado de nutrientes no disminuye la respuesta metabólica a la agresión.

✔ El metabolismo hidrocarbonado en la fase aguda de la enfermedad crítica se caracteriza por elevada producción de glucosa endógena, resistencia periférica a la insulina e hiperglucemia de estrés. El de los lípidos se caracteriza por aumento de la lipólisis y descenso de la lipogénesis, alteración de su conversión mitocondrial, aumento de ácidos grasos libres, hipocolesterolemia e hipertrigliceridemia. El de las proteínas por un hipercatabolismo desproporcionado y la resistencia a los factores anabolizantes.

✔ La enfermedad crítica crónica se caracteriza por baja pero persistente inflamación, inmunodepresión y catabolismo persistente.

✔ Una historia clínica nutricional con parámetros antropométricos, ayudados por el valor de las proteínas viscerales (transferrina, albúmina) ayuda a la identificación de los pacientes con riesgo nutricional. Aquellas de vida media más corta (prealbúmina, proteína transportadora del retinol) son mejores en el seguimiento nutricional.

✔ La escala NUTRIC no es una herramienta de valoración nutricional, pero identifica los pacientes que se benefician de tratamiento nutrometabólico.

✔ El tratamiento nutricional por vía enteral debe hacerse de forma activa en las primeras 24-48 horas y también por vía parenteral en los pacientes de alto riesgo nutricional.

✔ Si el tracto gastrointestinal es funcionante, la vía enteral con sonda nasogástrica es la de elección para administrar el soporte nutricional.

✔ El denominador común del síndrome de realimentación es la hipofosfatemia, pero también participan la hipopotasemia e hipomagnesemia y el déficit de tiamina.

✔ El método de referencia para el cálculo energético es la calorimetría indirecta.

✔ El peso de referencia para el cálculo energético es el habitual previo a la enfermedad, pero se debería modificar cuando exista desnutrición u obesidad.

✔ La administración excesiva de energía es deletérea, una administración elevada de proteínas puede ser beneficiosa y parece que la ingesta adecuada de proteínas es preferible a la ingesta de energía.

✔ Durante la fase aguda de la enfermedad crítica se recomienda un aporte hipocalórico, alrededor del 70 % del medido por calorimetría o de 20-25 kcal/kg-habitual/día, alcanzado de forma progresiva. Superado ese período, se recomienda aumentar a 25-30 kcal/kg-habitual/día.

✔ La recomendación hidrocarbonada parenteral no debe exceder 3,5 g/kg-habitual/día. La recomendación proteica más extendida es de 1,2-2 g/kg-habitual/día. Y la lipídica, de 0,7-1,3 g/kg-habitual/día, que ha de reducirse en caso de hipertrigliceridemia (> 400 mg/dL) y probablemente reducir la proporción de ácidos grasos Ѡ-6/Ѡ-3, sobre todo con aceite de pescado.

✔ Resulta imprescindible la administración diaria de suficiente cantidad de micronutrientes, pero la dosis que se ha de administrar en el enfermo crítico no está bien definida.

✔ La administración de farmaconutrientes con la idea de influir en la inmunidad y atenuar la respuesta inflamatoria, aunque parece mejorar algunos desenlaces en determinadas poblaciones de enfermos críticos, aún es controvertida.

✔ La elaboración y seguimiento de protocolos específicos de nutrición adaptados localmente mejoran la administración del soporte nutricional. Deben atender al momento de prescripción, a la vía de administración (incluyendo nutrición enteral pospilórica y parenteral complementaria), a la consecución del objetivo calórico pretendido, a las prevención y solución temprana de las complicaciones (mecánicas, infecciosas, metabólicas y gastrointestinales) y a la transición de la nutrición artificial a la dieta oral.

Bibliografía

Annetta MG, Pittiruti M, Vechiarelli P, Silvestri D, Caricato A, Antonelli M. Immunonutrients in critically ill aptients: An analysis of the most recent literature. Minerva Anestesiol. 2016;82:320-31.

Berger MM, Reintam-Blaser A, Calder PC, et al. Monitoring nutrition in the ICU. Clin Nutr. 2019;38:584-93.

Berger MM, Shenkin A, Schweinlin A, et al. ESPEN micronutrient guideline. Clin Nutr. 2022;41(6):1357-424.

Brown B, Roehl K, Betz M. Enteral nutrition formula selection: Current evidence and implications for practice. Nutr Clin Pract. 2015;30:72-85.

Compher C, Bingham AL, McCall M, et al. Guidelines for the providing of nutrition support therapy in the adult critical ill patient: The American Society for Parenteral and Enteral Nutrition. J Parenter Enteral Nutr. 2022;46:12-41.

Critical Care Nutrition Systematic Reviews. Critical Care Nutrition [Internet]. 2021. Disponible en: https://www.criticalcarenutrition.com/ccn-systematic-review [último acceso: Julio 2023].

Da Silva JSV, Seres DS, Sabino K, et al. ASPEN Consensus Recommendations for Refeeding Syndrome. Nutr Clin Pract. 2020;35:178-95.

Elia M, Ceriello A, Laube H, Sinclair AJ, Engeer M, Stratton R. Enteral nutrition support and use of diabetes-specific formulas for patients with diabetes. A systematic review and meta-analysis. Diabetes Care. 2005;28:2267-79.

Evans D, Corkins MR, Malone A, et al.; ASPEN malnutrition committee. The use of visceral proteins as nutrition markers: An ASPEN position paper. Nutr Clin Pract. 2021;36:20-8.

García de Lorenzo y Mateos A. Respuesta inflamatoria sistémica y disfunción/fracaso multiorgánico tras una agresión: Implicaciones metabólicas. Nutr Hosp. 2017;34(1):244-50.

García Martínez MA, Martínez de Lagrán Zurbano I, García de Lorenzo y Mateos A; Grupo de Trabajo de Metabolismo y Nutrición de la Sociedad Española de Medicina Intensiva, Crítica y Unidades Coronarias (SEMICYUC). Recomendaciones para el tratamiento nutrometabólico especializado del paciente crítico: Respuesta metabólica al estrés. Med Intensiva. 2020;44(S1):33-8.

Herrero Meseguer JL, López-Delgado JC, Martínez García MP; Grupo de Trabajo de Metabolismo y Nutrición de la Sociedad Española de Medicina Intensiva, Crítica y Unidades Coronarias (SEMICYUC). Recomendaciones para el tratamiento nutrometabólico especializado del paciente crítico: Indicaciones, momento de inicio y vías de acceso. Med Intensiva. 2020;44(S1):1-14.

Hill A, Elke G, Weimann A. Nutrition in the Intensive Care Unit – A narrative review. Nutrients. 2021;13:2581-616.

Hollander J, Mechanick J. Nutrition support and the chronic critically illness syndrome. Clin Nutr Pract. 2006;21:587-604.

Hurt RT, McClave S A, Martindale RG, et al. Summary Points and Consensus Recommendations from the International Protein Summit. Nutr Clin Pract. 2017;32(S1):142S-151S.

Juan-Díaz M, Mateu-Campos ML, Sánchez-Miralles A, Martínez Quintan ME, Mesejo-Arizmendi A; Grupo de Trabajo de Metabolismo y Nutrición de la Sociedad Española de Medicina Intensiva, Crítica y Unidades Coronarias (SEMICYUC). Recomendaciones para el tratamiento nutrometabólico especializado del paciente crítico: Monitorización y seguridad. Med Intensiva. 2020;44(S1):44-51.

Montejo González JC, De la Fuente O'Connor E, Martínez-Lozano Aranaga F, Servià Goixart L, Grupo de Trabajo de Metabolismo y Nutrición de la Sociedad Española de Medicina Intensiva, Crítica y Unidades Coronarias (SEMICYUC). Recomendaciones para el tratamiento nutrometabólico especializado del paciente crítico: Farmaconutrientes, nutrientes específicos, fibra, simbióticos. Med Intensiva. 2020;44(S1):39-43.

Otani S, Coopersmith CM. Gut integrity in critical illness. J Intensive Care. 2019;7:17.

Preiser JC, Arabi YM, Berger MM, et al. A guide to enteral nutrition in intensive care units: 10 expert tips for the daily practice. Crit Care. 2021;25(1):424.

Preiser JC, Ichai C, Orban JC, Groeneveld AB. Metabolic response to the stress of critical illness. Br J Anaesth. 2014;113:945-54.

Preiser JC, van Zanten ARH, Berger MM, et al. Metabolic and nutritional support of critically ill patients: Consensus and controversies. Crit Care. 2015;19:1-11.

Reintam Blaser A, Malbrain ML, Starkopf J, et al. Gastrointestinal function in intensive care patients: Terminology, definitions and management. Recommendations of the ESICM Working Group on Abdominal Problems. Intensive Care Med. 2012;38:384-94.

Reintam Blaser A, Starkopf J, Alhazzani W, et al. Early enteral nutrition in critically ill patients: ESICM clinical practice guidelines. Intensive Care Med. 2017;43:380-98.

Serón Arbeloa C, Martínez de la Gándara A, León Cinto C, Flordelís Lasierra JL, Márquez Vácaro JA, Grupo de Trabajo de Metabolismo y Nutrición de la Sociedad Española de Medicina Intensiva, Crítica y Unidades Coronarias (SEMICYUC). Recomendaciones para el tratamiento nutrometabólico especializado del paciente crítico: Requerimiento de macronutrientes y micronutrientes. Med Intensiva. 2020;44(S1):24-32.

Singer P, Reintam Blaser A, Berger MM, et al. ESPEN guideline on clinical nutrition in the intensive care unit. Clin Nutr. 2019;38:48-79.

Van Zanten ARH, de Waele E, Wischmeyer PE. Nutrition therapy and critical illness: Practical guidance for the ICU, post-ICU and long-term convalescence phases. Crit Care. 2019;23(1):368.

Vaquerizo Alonso C, Bordejé Laguna L, Fernández Ortega JF; Grupo de Trabajo de Metabolismo y Nutrición de la Sociedad Española de Medicina Intensiva, Crítica y Unidades Coronarias (SEMICYUC). Recomendaciones para el tratamiento nutrometabólico especializado del paciente crítico: Introducción, metodología y listado de recomendaciones. Med Intensiva. 2020;44(S1):1-14.

Zamora-Elson M, Martínez-Carmona JF, Ruiz-Santana S; Grupo de Trabajo de Metabolismo y Nutrición de la Sociedad Española de Medicina Intensiva, Crítica y Unidades Coronarias (SEMICYUC). Recomendaciones para el tratamiento nutrometabólico especializado del paciente crítico: Consecuencias de la desnutrición en el paciente crítico y valoración del estado nutricional. Med Intensiva. 2020;44(S1):19-23.

Zuercher P, Moret CS, Dziewas R Schefold J. Dysphagia in the intensive care unit: Epidemiology, mechanisms, and clinical management. Crit Care. 2019;23:103-13.

Problemas hematológicos, oncológicos y del sistema inmune

VII

55 Anemia, leucopenia y pancitopenia

E. Gallego Curto, M. Casares Vivas e I. Hurlé Peláez

⟋ Orientación para el estudio

La afectación cuantitativa de las células sanguíneas es muy frecuente en el paciente crítico. La anemia es la entidad más prevalente y llega a aparecer durante el ingreso en la unidad de cuidados intensivos hasta en un 70 %. La leucopenia aislada o la pancitopenia también ocurren con frecuencia, habitualmente asociadas a otros procesos del paciente crítico, y pueden comprometer su supervivencia. En este capítulo se desarrollan las principales características de estas patologías, ya que resulta fundamental comprender la fisiopatología que las origina para realizar un adecuado abordaje diagnóstico y terapéutico.

1. Anemia en el paciente crítico

1.1. Introducción

La anemia, definida por la Organización Mundial de la Salud como unos niveles de hemoglobina medida a nivel del mar < 13 g/dL en varones adultos y < 12 g/dL en mujeres no gestantes, es la discrasia sanguínea más prevalente en los pacientes críticos. Según diferentes estudios, se sitúa entre el 40 % y el 70 %, llegando hasta el 90 % de los pacientes al alta, y es causa de aumento de la mortalidad y fracaso en la retirada de la ventilación mecánica.

Asimismo, en estudios recientes se han relacionado concentraciones de hemoglobina al alta > 10 g/dL con un menor grado de miopatía, mejor capacidad para el ejercicio (medida con la prueba de la marcha de 6 minutos) y menor dependencia para las actividades físicas a los 3 meses del alta.

Si bien en situaciones de hemorragia masiva la transfusión de hematíes de sangre alogénica ha demostrado una mayor supervivencia, en pacientes críticos sin sangrado activo las políticas restrictivas (umbral transfusional de 7 g/dL) han demostrado en sucesivos estudios ser tan seguras como las liberales (umbral transfusional > 10 g/dL).

En este capítulo nos centraremos en la anemia del paciente crítico no sangrante y normovolémico. El paciente con *shock* hemorrágico será revisado con mayor extensión en el capítulo correspondiente.

1.2. Etiopatogenia

Las causas de anemia en el paciente crítico pueden ser debidas a una disminución de los hematíes en sangre periférica o a una disminución de la producción de hematíes en la médula ósea.

El primer caso ocurre en situaciones de hemorragias debidas a politraumatismos, sangrado digestivo, hemodilución por aumento del volumen secundario a resucitaciones volumétricas más agresivas o en patologías como la insuficiencia renal o cardíaca, pérdidas por la realización de procedimientos invasivos o extracción de muestras para realizar análisis de sangre. Este último, también conocido como « vampirismo » , es uno de los mecanismos más importantes en la génesis de la anemia del pa-

ciente crítico, estimándose, como ya quedó demostrado en el estudio europeo ABC sobre anemia y transfusión de sangre en críticos, una pérdida de sangre superior a 40 mL al día.

La disminución de la eritropoyesis en el paciente crítico tiene una base fisiopatológica similar a lo que sucede en la anemia por trastornos crónicos. Este proceso puede aparecer de manera aguda en infecciones, traumatismos o procesos inflamatorios por cuatro mecanismos bien diferenciados: aumento de la hemofagocitosis, aumento de la resistencia de la médula ósea a la acción de la eritropoyetina (EPO), alteración en el metabolismo del hierro debido a un aumento de la hepcidina y otras citocinas proinflamatorias y disminución de la absorción a nivel de l enterocito.

La EPO es una glucoproteína producida en un 85 % en las células peritubulares renales y su principal estímulo es la hipoxia a nivel tisular; sin embargo, en el paciente crítico su producción está disminuida por daño renal o por efecto de citocinas proinflamatorias (factor de necrosis tumoral α, interferón γ e interleucina 1) liberadas en situaciones de sepsis, pancreatitis y otros fenómenos inflamatorios. Además, en estas situaciones disminuye la capacidad de utilización del hierro para la eritropoyesis debido a una disminución en la absorción en el enterocito y a un aumento del depósito en forma de ferritina en los macrófagos por inhibición de la ferroportina-1.

En la Fig. 55-1 se resume la etiopatogenia de la anemia en el paciente crítico.

1.3. Diagnóstico

Las pruebas diagnósticas serán un reflejo de las alteraciones fisiopatológicas descritas en el apartado anterior, es decir, presencia de anemia con disminución del hierro en sangre, aumento de los depósitos junto con déficit moderado de EPO y disminución de la respuesta de los progenitores hematopoyéticos a la acción de la EPO.

Los hallazgos en las pruebas son:

✓ **Datos de laboratorio:**
  ⊘ Anemia normocítica y normocrómica (hasta un 20-50 % microcítica e hipocrómica).
  ⊘ Hierro sérico y transferrina disminuidos.
  ⊘ Índice de saturación de la transferrina disminuido.
  ⊘ Ferritina sérica normal o aumentada.

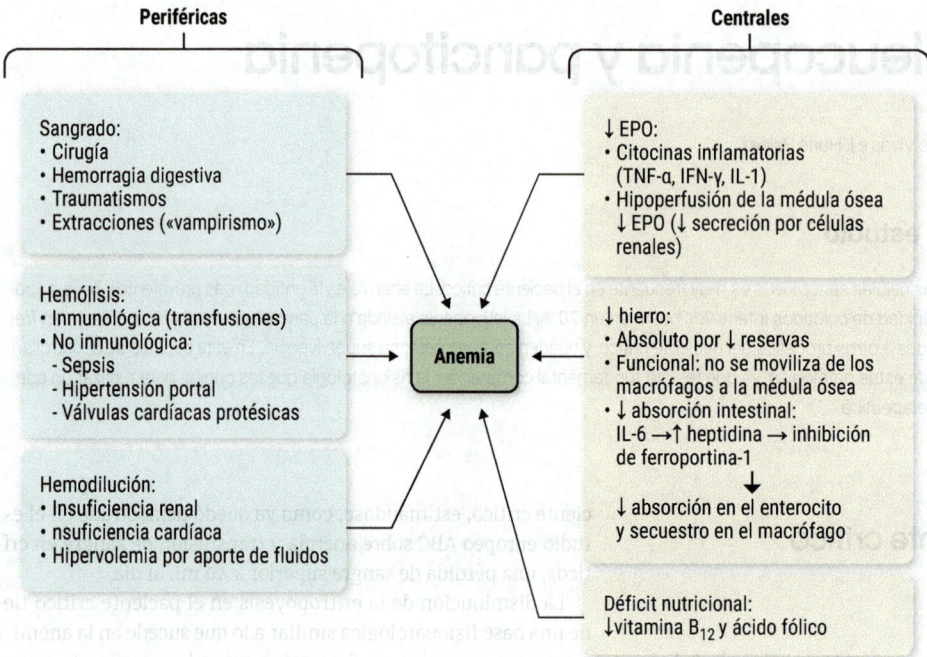

Periféricas

Sangrado:
- Cirugía
- Hemorragia digestiva
- Traumatismos
- Extracciones («vampirismo»)

Hemólisis:
- Inmunológica (transfusiones)
- No inmunológica:
  - Sepsis
  - Hipertensión portal
  - Válvulas cardíacas protésicas

Hemodilución:
- Insuficiencia renal
- nsuficiencia cardíaca
- Hipervolemia por aporte de fluidos

Anemia

Centrales

↓ EPO:
- Citocinas inflamatorias (TNF-α, IFN-γ, IL-1)
- Hipoperfusión de la médula ósea ↓ EPO (↓ secreción por células renales)

↓ hierro:
- Absoluto por ↓ reservas
- Funcional: no se moviliza de los macrófagos a la médula ósea
- ↓ absorción intestinal: IL-6 →↑ heptidina → inhibición de ferroportina-1

↓ absorción en el enterocito y secuestro en el macrófago

Déficit nutricional:
↓vitamina B_{12} y ácido fólico

Fig. 55-1 | Etiopatogenia de la anemia del paciente crítico. EPO: eritropoyetina; IFN-γ: interferón γ; IL-1: interleucina 1; IL-6: interleucina-6; TNF-α: factor de necrosis tumoral α.

- ⊘ Hepcidina sérica aumentada.
- ⊘ Aumento de parámetros inflamatorios: proteína C reactiva y velocidad de sedimentación globular.
- ✔ **Punción de médula ósea:**
  - ⊘ Incremento de hierro de depósito.
  - ⊘ Disminución de reticulocitos.

El diagnóstico diferencial debe hacerse principalmente con las anemias por déficit de hierro. A diferencia de la anemia del paciente crítico, en la anemia ferropénica encontraremos microcitosis e hipocromía, niveles de hierro bajos, transferrina normal, saturación de transferrina baja, ferritina baja y niveles de hepcidina disminuidos.

1.4. Tratamiento

El principal riesgo que tienen los pacientes críticos con anemia es la incapacidad del organismo para mantener un adecuado transporte de oxígeno (DO_2) a los tejidos. En condiciones de normalidad la capacidad de transportar el oxígeno es cinco veces mayor que la del consumo (VO_2), de tal manera que $DO_2/VO_2 = 5/1$. Este hecho hace que en situaciones de anemia leve o moderada se establezcan mecanismos de compensación como el aumento del gasto cardíaco, que aumenta a su vez el DO_2, cambios reológicos en la microcirculación o aumento de la extracción de oxígeno por los tejidos. Sin embargo, en situaciones de anemia grave la relación DO_2/VO_2 disminuye, lo que ocasiona hipoxia, fenómenos de anaerobiosis y fracaso multiorgánico. Es en estos casos cuando se debe tratar la anemia, y para ello disponemos de varias estrategias, entre las cuales la transfusión de sangre alogénica (TSA) es la de elección. Además debemos considerar el tratamiento con EPO humana recombinante y el hierro intravenoso.

1.4.1. Transfusión de sangre alogénica

En los últimos años se han realizado numerosos estudios que intentan establecer cuál es el momento adecuado para realizar una TSA en el paciente crítico. Parece que el empleo de una estrategia liberal (es decir, umbral transfusional de hemoglobina < 10 g/dL) puede acompañarse de una mayor morbimortalidad. Los mecanismos implicados en este hecho serían la inmunomodulación asociada a transfusión (TRIM, *transfusion-associated immunomodulation*) junto con una mayor incidencia de neumonía nosocomial y sepsis por el efecto inmunomodulador, el daño pulmonar agudo asociado a la transfusión sin sobrecarga de volumen (TRALI, *transfusion-related acute lung injury*) y la sobrecarga de volumen (TACO, *transfusion-associated circulatory overload*), que sería responsable de un aumento de la presión hidrostática capilar pulmonar y de edema hidrostático pulmonar.

El estudio TRICC (*Transfusion Requirements in Critical Care*), publicado en 1999, concluyó que una estrategia transfusional restrictiva (umbral transfusional de hemoglobina < 7 g/dL) no aumentó la mortalidad a los 30 días en comparación con una estrategia liberal (umbral transfusional de hemoglobina < 10 g/dL) en pacientes críticos. Resultados similares como el de Herbert *et al.* han concluido que el uso de estrategias restrictivas sería superior a una liberal en pacientes críticos con normovolemia. Otros estudios, como el estudio CRIT de Corwin *et al.*, han descrito que la TSA en pacientes críticos se asocia a mayor morbimortalidad y mayor estancia en la unidad de cuidados intensivos.

Aunque la estrategia restrictiva, según estudios aleatorizados realizados en los últimos años, es tan segura como la liberal, hay varios grupos de pacientes, como aquellos con enfermedad coronaria aguda o neurocríticos, en los que no quedaba suficientemente claro el umbral de transfusión. En una publicación reciente, la European Society of Intensive Care Medicine (ESICM) ha establecido distintas estrategias de transfusión para pacientes críticos no sangrantes:

✔ Para la población general de pacientes críticos, sepsis o destete difícil tras intubación prolongada establece un umbral restrictivo (hemoglobina < 7 g/dL).

✔ Para pacientes con síndrome coronario agudo, se puede usar transfusión liberal para cifras de hemoglobina 9-10 g/dL.

✔ En pacientes postoperados de cirugía cardíaca se recomienda transfusión restrictiva para un umbral de hemoglobina < 7,5 g/dL.

✔ No existen recomendaciones para adultos con lesión neurológica aguda o para pacientes en tratamiento con oxigenación por membrana extracorpórea.

✔ No existe recomendación para pacientes adultos con tumores malignos sólidos o hematológicos.

1.4.2. Tratamiento con agentes estimuladores de la eritropoyesis

La EPO es la principal hormona estimulante de la eritropoyesis en la médula ósea. El aumento de su producción está regulado por dos estímulos principales: la hipoxia y el aumento de la afinidad de la hemoglobina por el oxígeno. Responde a un mecanismo de retroalimentación negativo, de forma que cuando el transporte de oxígeno al riñón disminuye, se estimula su producción y aumenta la maduración de los eritrocitos y, consecuentemente, los valores de hemoglobina.

En la actualidad existen varios tipos de EPO exógena que se emplean como agentes estimuladores de la eritropoyesis (ESA): la eritropoyetina humana recombinante (rHuEPO), la darbepoetina α y el activador continuo del receptor de la EPO (CERA). Además, existen fármacos estimulantes de la producción endógena de EPO como los fármacos FG 2216 y FG 4592.

Aunque la utilidad de la administración de agentes estimuladores de la eritropoyesis ha quedado demostrada en la enfermedad renal crónica y en neoplasias sólidas o hematológicas, sus resultados en el paciente crítico han generado controversias. En estos pacientes la eritropoyesis está disminuida y su administración podría ser una alternativa a la TSA.

En la anemia del paciente crítico se mantienen los depósitos de hierro adecuados, pero se produce un déficit funcional de hierro, como consecuencia de un aumento de los depósitos en las células del sistema reticuloendotelial y un déficit de la absorción intestinal. Por ello, la administración de hierro intravenoso en el paciente crítico contribuye a mejorar la eritropoyesis inadecuada de estos enfermos. En España existen dos formulaciones de hierro comercializadas: hierro sacarosa y hierro gluconato. Van Iperen *et al.* pusieron en evidencia una reducción de las necesidades transfusionales en aquellos pacientes que recibieron hierro intravenoso solo o asociado a agentes estimuladores de la eritropoyesis. Los principales estudios aleatorizados realizados posteriormente analizaron la respuesta de la eritropoyesis y compararon la administración de hierro y de hierro más agentes estimuladores de la eritropoyesis. Todos ellos concluyeron que la administración de hierro intravenoso no es suficiente para tratar la anemia en el paciente crítico y que su asociación con agentes estimuladores de la eritropoyesis disminuye el número de TSA, aunque no se ha demostrado una mejoría de la morbimortalidad hospitalaria.

1.4.3. Tratamiento con vitamina B_{12} y ácido fólico

Ambos son componentes de una dieta equilibrada y los dos llevan a cabo funciones esenciales en la síntesis y la replicación del ADN y ARN en tejidos con recambio celular aumentado. Su déficit afecta al desarrollo de los eritrocitos en la médula ósea y contribuye a la aparición de anemia, que característicamente es megaloblástica. El déficit de vitamina B_{12} y ácido fólico puede afectar a otras líneas y producir leucopenia y trombocitopenia. El tratamiento de este tipo de anemia consiste en la administración de estas dos vitaminas y valorar los requerimientos de un correcto aporte nutricional que incluya otros oligoelementos con el cinc o el cobre.

2. Leucopenia en el paciente crítico

2.1. Introducción

Los leucocitos o glóbulos blancos varían en un rango de normalidad entre 4.400 a 11.000 células/μL. Un descenso a cifras < 4.400 células/μL se denomina leucopenia. Los neutrófilos representan el 40-70 de los leucocitos; por ello, las alteraciones leucocitarias suelen reflejar alteraciones en el recuento de neutrófilos. La neutropenia se define como un recuento absoluto de neutrófilos (RAN) < 1.500 células/μL, y se puede categorizar como leve: ≥ 1.000 y < 1.500 células/μL, moderada: ≥ 500 y < 1.000 células/μL , o grave: < 5 00 células/μL.

2.2. Diagnóstico

Los métodos usados habitualmente en los laboratorios de Hematología han demostrado una aceptable correlación con el método de referencia, el recuento diferencial visual de una muestra en frotis de sangre periférica. En la mayoría de los laboratorios el RAN de un adulto normal presenta un rango entre 1.500 y 7.000 células/μL. El límite inferior del RAN puede variar dependiendo de la edad y la raza del paciente; así, en neonatos y niños el límite inferior normal es de 2.500 células/μL y en más del 25 % de los niños y adultos afroamericanos el rango oscila de 1.000 a 1.5 00 células/μL.

La clasificación más útil de la leucopenia es la basada en la fisiología básica de maduración normal del granulocito en la médula ósea, ya que se correlaciona con el riesgo de infección. Para poder entender esta clasificación es preciso un conocimiento básico de la maduración normal del granulocito.

Los neutrófilos son células efectoras de la inmunidad innata y derivan de las células progenitoras multipotentes de la médula ósea. Estos precursores maduran en 6-10 días para formar un compartimento de reserva de neutrófilos maduros. La población de neutrófilos de la médula ósea constituye alrededor del 95 % de la masa total de granulocitos del organismo, de manera que los neutrófilos circulantes representan tan solo el 5 % y más de la mitad de los mismos están adheridos al endotelio vascular y agrupados en el bazo. Estos fenómenos se denominan «marginación». Los neutrófilos marginados están preparados para su liberación inmediata a la circulación en momentos de estrés.

Los neutrófilos circulan en sangre periférica hasta 3-4 días y posteriormente migran a los tejidos, donde pueden sobrevivir de 1 a 4 días más. Los cambios en el número de neutrófilos reflejan estas dinámicas. La neutropenia, por tanto, puede ser fallo de cualquiera de los pasos de este proceso.

A las causas de neutropenia debida a defectos que involucran a las células madre o a los granulocitos maduros de la reserva de almacenamiento se les denomina « neutropenia con disminución de la reserva de la médula ósea» . Además, se clasifica en primaria, cuando se debe a defectos en la granulopoyesis, o secundaria, cuando se debe a una condición que suprime la granulopoyesis normal. La neutropenia debida a defectos que afectan a los neutrófilos tras su salida de la médula ósea se denomina « neutropenia con reserva normal de médula ósea» .

En la Tabla 55-1 se describen las características de las principales etiologías de la neutropenia. Merecen especial mención por su frecuencia en el paciente crítico las siguientes: neutropenia secundaria a fármacos y neutropenia relacionada con infecciones.

2.2.1. Neutropenia secundaria a fármacos

Es la causa más común de neutropenia. Puede producirse por supresión de la granulocitosis medular o por un aumento de la destrucción de los neutrófilos periféricos. Mediante el primer mecanismo se produce una supresión directa de la médula, dependiente de la dosis, predecible y a menudo leve. Mediante el segundo mecanismo se induce una destrucción idiosincrática de origen inmunitario que puede debutar con agranulocitosis profunda.

La neutropenia inducida por fármacos habitualmente tiene lugar 1 o 2 semanas tras la exposición al fármaco, con recuperación entre 3 y 10 días tras suspender su uso. Puede haber casos atípicos con aparición más tardía, así como recuperaciones más lentas del número de neutrófilos.

En la agranulocitosis inducida por fármacos existe un riesgo incrementado de sepsis aguda, lo que conlleva una mortalidad aguda significativa. La anamnesis dirigida suele poner de manifiesto la exposición a un fármaco, pero no siempre es posible detectar la relación causal. La Tabla 55-2 muestra el listado de los fármacos asociados a neutropenia.

El recuento leucocitario suele ser < 1.000/µL, con < 200 neutrófilos/µL, aunque es habitual la ausencia total de los mismos. También es frecuente observar linfopenia leve a moderada. En las fases iniciales el aspirado de médula ósea muestra una ausencia de la serie mieloide, permaneciendo normales la serie hematopoyética y la megacariocítica.

Cuando se inicia la recuperación de la médula ósea se puede observar proliferación de formas primitivas de la serie granulocítica, de modo que en sangre periférica, antes de la recuperación completa de la neutropenia, también se observa un incremento de los linfocitos y monocitos circulantes. Una vez los neutrófilos comienzan a aparecer en sangre, la recuperación ocurre de forma rápida y a menudo se produce una leucocitosis neutrofílica, incluso con aparición de formas inmaduras en sangre que habitualmente desaparecen a los pocos días.

La evolución y el pronóstico de la agranulocitosis inducida por fármacos dependen fundamentalmente del control de las complicaciones infecciosas hasta que se produce una recuperación de los neutrófilos circulantes. A pesar de que el abordaje de estas complicaciones ha mejorado sustancialmente, la agranulocitosis por fármacos es una grave complicación con una mortalidad estimada del 5-15 %.

La medida más importe es el reconocimiento del agente causante y su inmediata retirada. La recuperación de la neutropenia suele producirse espontáneamente tras la supresión del fármaco.

Se mantendrán las medidas de profilaxis frente a infección y si aparece fiebre u otros signos de infección debemos iniciar tratamiento empírico de amplio espectro o bien de acuerdo a los aislamientos microbiológicos si los hubiere. El uso de factor estimulante de colonias (FSC) puede acortar el período de neutropenia, aunque no hay datos definitivos de que mejore la supervivencia.

La neutropenia es una complicación frecuente y predecible de la quimioterapia, debida a toxicidad directa sobre los precursores de neutrófilos en la médula ósea.

La radioterapia también puede causar lesión sobre la médula ósea; además, a dosis altas es un factor de riesgo para el desarrollo de mielodisplasias y leucemias. Estas enfermedades hematopoyéticas malignas pueden causar por sí mismas insuficiencia medular, debido a la proliferación de células malignas en la médula, al desarrollo de fibrosis o, en ocasiones, a la existencia de carcinomas que metastaticen en la médula ósea.

2.2.2. Neutropenia relacionada con infecciones

Los mecanismos son diversos e implican redistribución, disminución de la producción y destrucción inmunitaria de neutrófilos. Cualquier infección que provoque sepsis puede cursar con neutropenia y suele deberse al consumo de los neutrófilos de reserva medulares. Durante el cuadro séptico también existe un aumento de la marginación de los neutrófilos, debido a la activación del sistema del complemento, lo que puede agravar la neutropenia.

El diagnóstico se establece en el contexto de un cuadro infeccioso y la confirmación microbiológica. Los hallazgos de la biopsia de médula ósea son variables y pueden evidenciar disminución de la reserva medular, especialmente en casos de sepsis de origen bacteriano. El manejo va dirigido al tratamiento de la infección subyacente. En los casos en los que se identifique una detención en la maduración de las especies de la médula ósea, el FSC puede estar indicado.

Entre las infecciones víricas que pueden presentarse con neutropenia se incluyen el virus respiratorio sincitial, influenza A y B, parvovirus, virus de la inmunodeficiencia humana (VIH), virus de Epstein-Barr, citomegalovirus, virus de la hepatitis A, virus de enfermedades exantemáticas como sarampión, rubéola, varicela y otros como virus de la fiebre del Dengue y virus de la fiebre de garrapatas de Colorado. En la mayoría de los casos la neutropenia ocurre durante los primeros días de la infección y persiste de 3 a 8 días; suele ser leve y transitoria.

En los pacientes con sida la neutropenia es especialmente frecuente, se observa en aproximadamente el 40 % de los casos. Los pacientes con VIH neutropénicos tienen mayor riesgo de hospitalización por infección bacteriana y se ha relacionado con complicaciones como aspergilosis y piomiositis. El aumento del RAN con FCS de granulocitos o FSC de granulocitos y monocitos reduce la incidencia de infección en pacientes con enfermedad avanzada por VIH, como se demostró en un ensayo multicéntrico en pacientes VIH positivos con CD4 < 200/µL y RTN 750-1.000/µL,

Tabla 55-1. Clasificación de la neutropenia según las reservas de progenitores de neutrófilos en la médula ósea

		Neutropenia con reserva disminuida de médula ósea		
	Desorden	**Mecanismo**	**Clínica**	**Diagnóstico**
Primaria	Neutropenia congénita grave	Apoptosis del precursor celular; mutaciones ELA-2	Neutropenia grave en el recién nacido	MO: secuestro de promielocito/mielocito
	Síndrome de Shwachman-Diamond	Estroma anormal de MO; apoptosis de granulocitos Fas-mediada; mutación en el gen *SBDS*	Infecciones, esteatorrea, deficiencia exocrina del páncreas, ~33 % progresan a SMD/LMA	MO hipoplásica, incremento de la grasa fecal, cloro en sudor normal, corta estatura
	Neutropenia cíclica	Apoptosis de precursores; mutaciones ELA-2 (ELANE)	Fiebre recurrente cada 21 días, infecciones de piel y ORL	Hemograma 2-3 veces por semana durante 8 semanas
	Leucemia linfocítica y alteraciones relacionadas	Incremento de apoptosis debido a ligando Fas	Fiebre recurrente, úlceras orales, esplenomegalia, artritis; principalmente en adultos	Proliferación clonal de linfocitos
Secundaria	Quimioterapia	Toxicidad directa frente a precursores de neutrófilos	La gravedad de la neutropenia depende del agente; alto riesgo de infecciones	Biopsia de MO indicada cuando la neutropenia es prolongada o grave
	Inducida por fármacos (no inmune)	Supresión directa de mielopoyesis	Desenlace fatal en más del 25 % de los casos	Historia clínica. Suspensión empírica del fármaco
	Nutricional	Mielopoyesis inefectiva	Desnutrición proteico-calórica; déficit de folato/vitamina B_{12}/cobre	Historia clínica
	Infección viral (CMV, sarampión, VIH, varicela, VEB)	Efecto directo o inmunomediado	Variable grado de neutropenia	Historia clínica. Estudio de virus

	Neutropenia con reserva normal de médula ósea		
	Mecanismo	**Clínica**	**Diagnóstico**
Crónica benigna de la infancia/adolescencia	Ac antineutrófilos	90 % se detecta antes de los 14 años; RAN < 500/µL; sin riesgo de infección	MO: elementos mieloides normales o incrementados
Crónica benigna no inmune	Apoptosis incrementada	Hallazgo incidental en adultos; RAN > 800-1.000/µL	MO: hipoplasia de serie mieloide
Étnica o familiar benigna	Desconocido	Africanos, americanos, yemeníes, beduinos, judíos falashas; RAN 800-1.400/µL; sin riesgo de infección	Diagnóstico de exclusión; hallazgos similares en los miembros de la familia
Autoinmune	Destrucción relacionada con Ac/secuestro	Asociada con PTI, anemia hemolítica inmune, LES, síndrome de Felty	MO: incremento de la celularidad; detención de la maduración
Aloinmune	Aloinmunización materna	Neutropenia moderada-grave en recién nacidos	Resolución a los 3-4 meses de edad
Inducida por fármacos	Mediado por Ac o complemento	Fiebre, sepsis, neumonía; recuperación en el 80 % de los casos; mortalidad > 25 %	Historia de toma de fármacos; detención de maduración en MO

Continúa...

Tabla 55-1. Clasificación de la neutropenia según las reservas de progenitores de neutrófilos en la médula ósea (Cont.)

Neutropenia con reserva normal de médula ósea			
	Mecanismo	**Clínica**	**Diagnóstico**
Relacionada con infecciones	Ac mediados por virus	Historia clínica de infección	Indicado test de parvovirus B19 y VIH
Hiperesplenismo	Secuestro; destrucción	Neutropenia moderada asociada a infecciones (malaria, TBC), enfermedad del colágeno vascular, anemia hemolítica	FSP: glóbulos rojos esferocíticos

Ac: anticuerpos; CMV: citomegalovirus; ELA: elastasa; ELANE: elastasa de neutrófilos; LES: lupus eritematoso sistémico; LMA: leucemia mieloide aguda; FSP: frotis de sangre periférica; MO: médula ósea; ORL: otorrinolaringológica; PTI: púrpura trombocitopénica idiopática; RAN: recuento absoluto de neutrófilos; SMD: síndrome mielodisplásico; SSBD: síndrome de Shwachmann-Bodi-Diamond; TBC: tuberculosis; VEB: virus de Epstein-Barr; VIH: virus de la inmunodeficiencia humana.

donde la incidencia de neutropenia grave o muerte fue mucho menor en los pacientes tratados (10 % frente al 34 %) y además tenían un 31 % menos de infecciones bacterianas.

En cuanto a las bacterias que pueden ocasionar neutropenia, ciertas infecciones como fiebre tifoidea, enteritis por *Shigella*, brucelosis, turalemia y tuberculosis a menudo se asocian a una respuesta neutropénica. También es común la neutropenia en la infección por rickettsias, la anaplasmosis granulocítica humana o la fiebre manchada de las Montañas Rocosas, así como por infecciones de parásitos, como kala-azar y malaria.

El síndrome hemofagocítico secundario a infección es un cuadro grave y potencialmente mortal ocasionado por la activación exagerada del sistema inmune desencadenada por una infección. Este síndrome causa neutropenia y otras citopenias y puede ser desencadenado por múltiples virus, bacterias, parásitos y hongos. Los microorganismos que se asocian a los cuadros más graves de este síndrome son el virus de Epstein-Barr, el citomegalovirus, el parvovirus y el virus del herpes simple.

Tabla 55-2. Fármacos asociados a neutropenia o agranulocitosis

Analgésicos y antiinflamatorios
Aminopirina, antipirina, colchicina, dipiridona, fenilbutazona, fenoprofeno, ibuprofeno, indometacina, oxifenbutazona, pentazocina, sales de oro

Antibióticos, quimioterápicos y bacteriostáticos
✔ *Antibióticos:* ácido paraaminosalicílico, cefalosporinas, clindamicina, cloranfenicol, cloxacilina, doxiciclina, estreptomicina, flucitosina, gentamicina, griseofulvina, isoniacida, lincomicina, meticilina, metronidazol, nafcilina, nitrofurantoína, novobiocina, oxacilina, oxofenarsina, penicilina y derivados, rifampicina, ristocetina, tiosemicarbazona, vancomicina
✔ *Anticuerpos monoclonales:* rituximab
✔ *Antifúngicos:* anfotericina B, flucitosina
✔ *Antipalúdicos:* amodiaquina, dapsona, hidroxicloroquina, pirimatamina, quinina
✔ *Antivíricos:* aciclovir, ganciclovir, oseltamivir
✔ *Sulfamidas:* salicilatosulfapiridina, sulfadiacina, sulfafurazol, trimetoprim-sulfametoxazol, sulfametoxipiridacina, sulfapiridina, sulfatiazol, sulfisoxazol

Antiarrítmicos
Ajmalina, aprindina, disopiramida, procainamida, propranolol, quinidina

Antiagregantes y anticoagulantes
Fenindiona, ticlopidina

Antihistamínicos
Antistina, antergán, bromfeniramina, clorfeniramina, neoantergán, piribenzamina, prometacina, tenalidina, tripelenamina, metafenileno

Hipoglucemiantes
Biguanidas, carbutamida, clorpropamida, tolbutamida

Antitiroideos
Carbimazol, metiltiouracilo, metimazol, propiltiouracilo, tiouracilo

Anticonvulsivantes y psicofármacos
✔ *Anticonvulsivantes:* carbamacepina, etosuximida, fenitoína, fenobarbital, mefenitoína, primidona, trimetadiona, valproato
✔ *Antidepresivos:* amitriptilina, clorimipramina, doxepina, desipramina, imipramina
✔ *Antiparkinsonianos:* levodopa
✔ *Fenotiacinas:* clorpromacina, clozapina, flufenacina, mepacina, metilpromacina, proclorperacina, promacina
✔ *Tranquilizantes:* clordiazepóxido, diazepam, meprobamato

Antihipertensivos
Captopril, diazóxido, hidralacina, metildopa

Antagonistas H$_2$
Cimetidina, metiamida, ranitidina

Diuréticos
Acetazolamida, ácido etacrínico, bumetanida, clortalidona, espironolactona, furosemida, hidroclorotiacida, mercuriales, metazolamida

Otros
Alopurinol, isotretinoína, deferiprona, dobesilato de calcio, levamisol, penicilamina

2.3. Riesgo de infección y tratamiento

La variabilidad observada en el riesgo infeccioso entre los distintos síndromes neutropénicos con cifras similares sugiere que, además del RAN, hay otros factores que influyen en la determinación de dicho riesgo, como la etiología de la neutropenia, la reserva medular o las condiciones físicas e inmunitarias del huésped. La neutropenia secundaria a quimioterapia, insuficiencia o agotamiento de la médula ósea se asocia a una tasa de infección mucho mayor que las de síndromes neutropénicos crónicos o neutropenias mediadas por mecanismos inmunitarios, mientras que pacientes con reserva medular normal y un RAN de 0 pueden no tener un mayor riesgo.

El uso de antibióticos para prevenir la infección en pacientes con neutropenias crónicas en general no se recomienda y ha de basarse en el contexto clínico. En los adultos con neutropenia afebril secundaria a fármacos o después de la quimioterapia, la profilaxis con una quinolona o con trimetroprim-sulfametoxazol oral puede reducir la mortalidad por todas las causas, y se recomienda emplear junto a la profilaxis antifúngica, por ejemplo, voriconazol en pacientes en los que se espera una neutropenia prolongada y profunda (< 100 neutrófilos/µL durante > 7 días).

El trimetoprim-sulfametoxazol está recomendado si existe riesgo aumentado de neumonía por *Pneumocystis jirovecii* cuando el paciente recibe 20 mg/día o más de prednisona durante 1 mes o más. La administración de FSC no parece beneficiosa, aunque los expertos recomiendan su uso cuando exista riesgo de desarrollo de neutropenia febril, lo que se valorará en función de las características del paciente y, en los casos de neutropenia secundaria a quimioterapia, en función de la mielotoxicidad del régimen terapéutico.

La trasfusión de granulocitos puede disminuir el riego de infección, pero no reduce la mortalidad.

La aparición de fiebre en un paciente neutropénico se considera una emergencia médica, ya que los pacientes están expuestos a riesgo de *shock* séptico. Hay que tomar cultivos sin demora y administrar antibióticos dentro de los primeros 30-60 minutos de presentación. La administración de antibióticos antipseudomonas proporciona un beneficio clínico significativo, con respuesta más rápida y mejora de la supervivencia. La adición de un segundo antibiótico que aumente el espectro y un antifúngico puede ser necesaria cuando existan factores de riesgo.

Los pacientes con neutropenia inmunitaria suelen tratarse con terapia inmunosupresora que incluye esteroides, globulina antitimocítica o ciclosporina, dirigida a tratar la enfermedad subyacente.

Los pacientes suelen responder al FSC, aunque puede inducir un brote en el contexto de artritis reumatoide. Los pacientes con neutropenia congénita, incluida la idiopática, la congénita grave o la cíclica, suelen tratarse con FSC con éxito durante años. El trasplante de células madre se reserva a los casos de neutropenia grave complicada por infección recidivante.

2.4. Leucopenia por deficiencia de otras estirpes celulares

Los rangos de normalidad de los linfocitos periféricos oscilan de 2.000 a 4.000/µL. De ellos, el 20 % son linfocitos B y el 70 % linfocitos T. Se habla de linfocitopenia cuando el recuento total de linfocitos es < 1.500/µL (2.500/µL en niños). La linfocitopenia puede ser debida a un descenso en la producción, tráfico defectuoso, aumento en la pérdida o destrucción.

La disminución de la producción puede deberse a desnutrición proteico-calórica, lesión del compartimento de progenitores secundaria a radiación, quimioterapia o agentes inmunodepresores o a estados de inmunodeficiencia congénita.

El tráfico de leucocitos se puede ver afectado por el uso en exceso de glucocorticoides, por infecciones agudas bacterianas (tuberculosis, fiebre tifoidea, brucelosis), fúngicas (histoplasmosis) o virales (VIH, SARS, SARS-CoV-2, influenza, sarampión, hepatitis) y enfermedades granulomatosas.

Muchos virus causan la destrucción directa de linfocitos y se han observado anticuerpos antilinfocitos en pacientes con enfermedades autoinmunes. Los linfocitos también se pueden perder en enteropatías a través de los vasos linfáticos intestinales o en el edema intestinal secundario a insuficiencia cardíaca grave.

El estudio de la linfocitopenia debe incluir un análisis exhaustivo del sistema inmunitario.

El tratamiento se dirige a la enfermedad subyacente, pero puede administrarse inmunoglobulina intravenosa a los pacientes con hipogammaglobulinemia, y se puede efectuar un trasplante en pacientes con deficiencias graves de la inmunidad celular.

La eosinopenia, basopenia y monocitopenia son menos frecuentes y suelen pasar desapercibidas. Se pueden observar en el contexto de síndromes de insuficiencia de médula ósea, durante una infección aguda, una neoplasia maligna o heridas graves. Se piensa que estas alteraciones se deben a la elevación de glucocorticoides, prostaglandinas y adrenalina en sangre durante estos eventos.

3. Pancitopenia en el paciente crítico

3.1. Introducción

La pancitopenia se define por la afectación simultánea de las tres series hematopoyéticas, con anemia (< 12 g/dL en mujeres, < 13 g/dL en hombres), leucopenia (< 4.500 células/µL) y plaquetopenia (< 150.000/µL).

Es importante tener en cuenta que no nos encontramos ante una enfermedad, sino ante un signo derivado de una patología, que además se asocia a un aumento de morbimortalidad en el paciente crítico que en algunos estudios ha llegado a ser del 100 %.

3.2. Etiopatogenia

La pancitopenia o citopenia es relativamente frecuente en el paciente crítico, que la desarrolla habitualmente durante su ingreso en la unidad de cuidados intensivos. La etiología de la pancitopenia es diversa, siendo la sepsis bacteriana una de las causas no neoplásicas más frecuentes. Sin embargo, también puede relacionarse con otros cuadros potencialmente letales, lo que obliga a un estudio diagnóstico más profundo.

La pérdida de sangre, ya sea por traumatismo o sangrado gastrointestinal, la terapia continua de reemplazo renal, las infecciones bacterianas o víricas y las alteraciones de la coagulación son, entre otras, afectaciones típicas del paciente crítico y que se encuentran en estrecha relación con el desarrollo de pancitopenia.

La gravedad del cuadro viene dada por la alteración de las tres series, puesta en evidencia en el hemograma. En función de ello se puede clasificar la pancitopenia de la siguiente manera:

✔ Leve: hematocrito > 26 %, leucocitos > 2.500 células/µL, plaquetas > 750.000/µL.
✔ Moderada: hematocrito 20-26 %, leucocitos 1.500-2.500 células/µL, plaquetas 450.000-750.000/µL.
✔ Grave: hematocrito < 20 %, leucocitos < 1.500 células/µL, plaquetas < 450.000/µL.

La gravedad del cuadro clínico guarda relación con la gravedad de la aplasia, por lo que los síntomas derivados del descenso de las tres series pueden ser muy variables e inespecíficos. En el caso de anemia, el paciente puede presentar palidez, disnea, fatiga e inestabilidad cardíaca. La afectación de la línea blanca se caracteriza por la aparición de fiebre, debida al aumento del riesgo de infección y una posible menor respuesta al tratamiento antibiótico. En cuanto a la plaquetopenia, pueden aparecer alteraciones de la hemostasia con tendencia al sangrado como epistaxis, hematuria, petequias e incluso, en casos de mayor gravedad, sangrado intracraneal.

3.3. Diagnóstico

El diagnóstico se establece por la disminución en sangre periférica de las tres series, pero es importante conocer la causa de la misma por lo que se deben completar los estudios para identificar la etiología. Estos incluirán recuento de reticulocitos, lactato-deshidrogenasa, perfil de coagulación, función renal y hepática, vitamina B_{12} y ácido fólico. Puede estar indicada la realización de un frotis de sangre periférica, ya que determinadas alteraciones morfológicas pueden identificar entidades clínicas con alta especificidad y sensibilidad. Si a pesar de ello el resultado no está claro, debemos valorar el estudio directo de la médula ósea.

Según exista disminución de las células hematopoyéticas en la médula ósea o un descenso periférico de los elementos sanguíneos, las pancitopenias pueden clasificarse en centrales y periféricas, lo que permite establecer un enfoque en cuanto al diagnóstico y el tratamiento a seguir. Sin embargo, debido a su extensión, queda fuera del alcance de este capítulo, por lo que hacemos solo referencia a su clasificación en la Tabla 55-3.

3.4. Tratamiento

La elección del tratamiento debe analizarse de forma individualizada para corregir la causa subyacente cuando sea conocida, aunque en el paciente crítico priman las medidas de soporte.

3.4.1. Transfusiones

El umbral de hemoglobina para indicar la transfusión de concentrado de hematíes es muy variable según las publicaciones, pues depende también de la situación clínica y la comorbilidad del paciente, pero coinciden en indicar siempre la transfusión en pacientes sintomáticos o con sangrado activo. Se puede establecer el umbral de hemoglobina en < 7 g/dL como un nivel aconsejable para el paciente crítico, con el fin de asegurar el transporte de oxígeno y la estabilidad hemodinámica. La transfusión de plaquetas habitualmente se plantea con cifras < 20.000/µL, esté acompañada o no de sangrado.

Si la situación clínica es estable, debemos plantear retrasar la transfusión de hemocomponentes, pues ello facilitará el estudio diagnóstico. En los casos en que la pancitopenia se deba a síndrome mielodisplásico, la transfusión de hemocomponentes puede presentar riesgo de sensibilización a los antígenos del donante, por lo que en casos de aplasia medular se recomienda el uso de productos leucorreducidos.

3.4.2. Antibioterapia empírica

Se recomienda la profilaxis antibacteriana en caso de neutropenia grave e iniciar tratamiento antibiótico de amplio espectro empírico si se acompaña de fiebre, en función de la epidemiología y los patrones de resistencia de cada centro.

3.4.3. Estimulación de colonias

Cuando esté indicada la profilaxis antibiótica también se debe plantear el uso de FSC dependiendo de la etiología de la pancitopenia.

3.4.4. Antifúngicos

En pacientes con neutrófilos < 200 células/µL se recomienda un antifúngico triazólico, como voriconazol o itraconazol, siguiendo las guías locales.

3.5. Pronóstico

El pronóstico depende de la causa subyacente. Las pancitopenias derivadas de infecciones virales o bacterianas suelen ser cuadros más leves, con resolución posterior tras el tratamiento correcto y recuperación de la propia infección. Cuando se detecta la existencia de insuficiencia medular, son determinantes la gravedad de la pancitopenia y los hallazgos citogenéticos.

Aunque con limitaciones en los estudios, se ha observado que la media de edad fue significativamente mayor en los pacientes fallecidos, y que la gravedad y la duración de la citopenia aumentaban la estancia en la unidad de cuidados intensivos, siendo la trombocitopenia un predictor de mortalidad de forma independiente. Por otra parte, se hace referencia a una mejoría del pronóstico de los pacientes hematológicos merced a los avances en el tratamiento y el soporte precoz en la unidad de cuidados intensivos, con mención especial de aquellos que presenten el fallo de dos o más órganos y necesidad de ventilación mecánica, ya que estas circunstancias se asocian con un aumento de mortalidad. Sin embargo, la mayoría de las publicaciones al respecto coinciden en que son necesarios más estudios de la alteración hematológica en el paciente crítico.

Tabla 55-3. Clasificación de las pancitopenias

Centrales	✔ Aplasia/hipoplasia de la médula ósea: fármacos, tóxicos, radiaciones, virus, autoinmunes, embarazo, idiopática, hemoglobinuria paroxística nocturna ✔ Mieloptisis y mielofibrosis: leucemias agudas, síndromes linfoproliferativos y mieloproliferativos crónicos, metástasis de tumores sólidos, gammapatías monoclonales, enfermedades de depósito, infecciones, etc. ✔ Hematopoyesis ineficaz: anemia megaloblástica, mielodisplasias, hipocupremia
Periféricas	✔ Por secuestro o hiperesplenismo: citopenias inmunes, infecciones, síndromes inflamatorios crónicos, síndromes congestivos, enfermedades infiltrativas, tumores, etc. ✔ Por destrucción: síndrome de Evans, hipertiroidismo, lupus eritematoso sistémico, síndrome hemofagocítico

Puntos clave

- La anemia no asociada a sangrando es una entidad muy frecuente que aumenta la morbimortalidad del paciente crítico. Su origen suele ser multifactorial, siendo el déficit de EPO y de hierro el principal factor implicado.
- El tratamiento de la anemia del paciente crítico no sangrante se justifica cuando se ve alterado el equilibrio entre la entrega y la demanda de oxígeno a los tejidos, y está basado en la TSA, pudiendo ser útil también la administración de EPO e hierro intravenoso.
- En el paciente crítico leucopénico lo más importante es el riesgo de infección, que viene determinado principalmente por el estado de la reserva medular de neutrófilos. El paciente con neutropenia febril representa una urgencia médica y se debe tratar con antimicrobianos de amplio espectro.
- Las causas más habituales de neutropenia suelen ser las secundarias a fármacos o infecciones. La retirada del fármaco o el tratamiento de la infección subyacente suelen ser suficientes. En ocasiones la adición de FSC puede acortar el proceso y aportar beneficios.
- La causa de pancitopenia suele ser multifactorial. El tratamiento se basa en corregir la enfermedad subyacente y en las medidas de soporte.
- El pronóstico de la pancitopenia depende fundamentalmente de la causa subyacente; sin embargo, empeora de forma directa con la afectación de más de dos órganos y la necesidad de soporte respiratorio invasivo.

Bibliografía

Bagheri Z, Labbani-Motlagh Z, Mirjalili M, Karimzadeh I, Khalili H. Types and outcomes of cytopenia in critically ill patients. J Comp Eff Res. 2020;9(9):627-37.

Berliner N. Approach to the adult with unexplained neutropenia [Internet]. UpToDate; 2022. Disponible en: https://www.uptodate.com/contents/approach-to-the-adult-with-unexplained-neutropenia [último acceso: Julio 2023].

Berliner N. Leucocitosis y leucopenia. En: Goldman L, Schaffer AI, editores. Goldman-Cecil Tratado de Medicina Interna. 26º ed. Elsevier; 2021. p. 1096-105.

Berliner N. Management of the adult with non-chemotherapy-induced neutropenia [Internet]. UpToDate; 2022. Disponible en: https://www.uptodate.com/contents/management-of-the-adult-with-non-chemotherapy-induced-neutropenia [último acceso: Julio 2023].

Bird GT, Farquhar-Smith P, Wigmore T, Potter M, Gruber PC. Outcomes and prognostic factors in patients with haematological malignancy admitted to a specialist cancer intensive care unit: a 5 yr study. Br J Anaesth. 2012;108(3):45 2-9.

Coates TD. Drug-induced neutropenia and agranulocytosis. [Internet]. UpToDate; 2022. Disponible en: https://www.uptodate.com/contents/drug-induced-neutropenia-and-agranulocytosis [último acceso: Julio 2023].

Coates TD. Infectious causes of neutropenia. [Internet]. UpToDate; 2022. Disponible en: https://www.uptodate.com/contents/infectious-causes-of-neutropenia [último acceso: Julio 2023].

Corwin HL, Gettinger A, Pearl RG, et al. The CRIT study: Anemia and blood transfusion in the critically ill. Current clinical practice in the United States. Crit Care Med. 2004;32(1):39-5 2.

Dale DC. How I diagnose and treat neutropenia. Curr Opin Hemato l. 2016;23(1):1-4.

Davids MS. Approach to the adult with lymphocytosis or lymphocytopenia [Internet]. UpToDate; 2022. Disponible en: https://www.uptodate.com/contents/approach-to-the-adult-with-lymphocytosis-or-lymphocytopenia [último acceso: Julio 2023].

Frater JL. How I investigate neutropenia. Int J Lab Hematol. 20 20;42(Suppl. 1):121-32.

Georgopoulos D, Matamis D, Routsi C, et al. Recombinant human erythropoietin therapy in critically ill patients: a dose-response study [ISRCTN48523317]. Crit Care. 2005;9(5):R508-15.

Greinacher A, Selleng S. How I evaluate and treat thrombocytope nia in the intensive care unit patient. Blood. 2016;128(26):303 2-42.

Grupo Español de Trasplante Hematopoyético y Terapia Celular. Guía para el diagnóstico y tratamiento de las insuficiencias medulares. Sociedad Española de Hematología y Hemoterapia; Sociedad Española de Hematología y Oncología Pediátricas; 2019.

Hébert PC, Wells G, Blajchman MA, et al. A multicenter, randomized, controlled clinical trial of transfusion requirements in critical care. Transfusion Requirements in Critical Care Trials Group. N Engl J Med. 1999;340(6):409-17.

Klein EM, Sauer S, Klein S, et al. Antibiotic prophylaxis or granulocyte-colony stimulating factor support in multiple myeloma patients undergoing autologous stem cell transplantation. Cancers (Basel). 2021;13(14):3439.

Kuritzkes DR, Parenti D, Ward DJ, et al. Filgastrim prevents severe neutropenia and reduce infective morbidity in patients with advanced HIV infection: results of a randomized, multicenter, controlled trial. G-CSF 930101 Study Group. AIDS. 1998;12(1):65-74.

Llau JV, Acosta FJ, Escolar G, et al. Documento multidisciplinar de consenso sobre el manejo de la hemorragia masiva (documento HEMOMAS). Rev Esp Anestesiol Reanim. 2016;63(1):e1-e22.

Metzgeroth G, Hastka J. Eisenmangelanämie und Anämie der chronischen Erkrankungen [Iron deficiency anemia and anemia of chronic disorders]. Internist (Berl). 2015;56(9):978-88.

Muñoz M, Leal-Noval SR, García-Erce JA, Naveira E. Prevalencia y tratamiento de la anemia en el paciente crítico. Med Intensiva. 2007;31(7):388-98.

Piagnerelli M, Boudjeltia KZ, Nuyens V, et al. Rapid alterations in transferrin sialylation during sepsis. Shock. 2005;24(1):48-52.

Rogiers P, Zhang H, Leeman M, et al. Erythropoietin response is blunted in critically ill patients. Intensive Care Med. 1997;23(2):159-62.

Rosa González ME, Vallejo Hernández R, Gómez González del Tánago P, Ortega Polar E, Panadero Carlavilla FJ. Pancitopenia. Panorama Actual del Medicamento. 2018;42(412):311-6.

Rubio PM, Riesco S. Pancitopenia: valoración clínica y diagnóstica. Anales de Pediatría Continuada. 2012;10(4):217-21.

Sakr Y, Lobo S, Knuepfer S, et al. Anemia and blood transfusion in a surgical intensive care unit. Crit Care. 2010;14(3):R92.

Sanz Alonso MA. Enfermedades del sistema leucocitario. En: Rozman C, Cardellach F. Editores. Farreras/Rozman. Medicina Interna. 19ª ed. Elsevier; 2020. p. 1602-11.

Severini J, Tardío C, Bellantig M, et al. Abordaje del paciente con pancitopenia. Publicación digital de la 1ª Cátedra de Clínica Médica y Terapéutica y la Carrera de Posgrado de especialización en Clínica Médica. [Internet]. 2010. Disponible en: https://www.yumpu.com/es/document/read/8917013/abordaje-del-paciente-con-pancitopenia-catedra-de-clinica-medica [último acceso: Julio 2023].

Silver M, Corwin MJ, Bazan A, Gettinger A, Enny C, Corwin HL. Efficacy of recombinant human erythropoietin in critically ill patients admitted to a long-term acute care facility: a randomized, double-blind, placebo-controlled trial. Crit Care Med. 2006;34(9):2310-6.

Van Iperen CE, Kraaijenhagen RJ, Biesma DH, Beguin Y, Marx JJ, Van de Wiel A. Iron metabolism and erythropoiesis after surgery. Br J Surg. 1998;85(1):41-5.

Vincent JL, et al. ABC (Anemia and Blood Transfusion in Critical Care) Investigators. Anemia and blood transfusion in critically ill patients. JAMA. 2002;288(12):1499-507.

Vlaar AP, Baron JF, Reinhart K, et al. Transfusion strategies in non-bleeding critically ill adults: a clinical practice guideline from the European Society of Intensive Care Medicine. Intensive Care Med. 2020;46(4):673-96.

Warner MA, Kor DJ, Frank RD, et al. Anemia in critically ill patients with acute respiratory distress syndrome and posthospitalization physical outcomes. J Intensive Care Med. 2021;36(5):557-65.

Zeidler C, Welte K. Hematopoietic growth factors for the treatment of inherited cytopenias. Semin Hematol. 2007;44(3):133-7.

56 Trastornos de la hemostasia y de la coagulación

P. Marcos Neira, M. Quintana Díaz y R. Roig Pineda

Orientación para el estudio

La finalidad de este capítulo es saber minimizar la hemorragia del paciente crítico a través del conocimiento de la fisiopatología, el diagnóstico y el tratamiento de las coagulopatías que puede presentar en función de diferentes patologías. Minimizar la hemorragia es el pilar fundamental del enfoque *Patient Blood Management* (PBM), reconocido por la Organización Mundial de la Salud.

1. Introducción. Los pilares fundamentales del *Patient Blood Management*

En los inicios de la medicina crítica la hemostasia se consideró un aspecto secundario de la patología del paciente crítico. Comenzó a tomar protagonismo con el síndrome de disfunción multiorgánica, la sepsis y la respuesta inflamatoria sistémica. En la actualidad el manejo de la hemostasia es fundamental en el enfoque *Patient Blood Management* (PBM), reconocido por la Organización Mundial de la Salud. Se trata de un enfoque multimodal, basado en la evidencia y centrado en el paciente para minimizar o evitar la transfusión innecesaria y mejorar así su evolución clínica.

Los pilares fundamentales del PBM son:

- I. Optimización del volumen sanguíneo.
- II. Minimización de la hemorragia.
- III. Optimización de la tolerancia a la anemia.

El tratamiento de la coagulopatía supone minimizar la hemorragia (segundo pilar del PBM).

2. Fisiología de la hemostasia

2.1. Definición

La hemostasia se define como un conjunto de mecanismos para la detención de procesos hemorrágicos. Es la capacidad del cuerpo humano para lograr que la sangre líquida se mantenga en los vasos sanguíneos. Así, cuando se produce algún daño vascular, permite la formación de coágulos para detener la hemorragia, posteriormente reparar el daño y, finalmente, disolver el coágulo.

2.2. Fases de la hemostasia

Se pueden distinguir diferentes fases en el proceso de la hemostasia: vasoconstricción refleja, hemostasia primaria o formación del tapón hemostático primario, hemostasia secundaria y fibrinólisis.

2.2.1. Vasoconstricción refleja

El sistema nervioso simpático responde transitoriamente ante un daño del vaso sanguíneo, desencadenando un espasmo, vasoconstricción, favoreciendo el movimiento de las células sanguíneas y acercándolas al sitio de la lesión, de manera que se facilita la interacción entre plaqueta y subendotelio.

2.2.2. Hemostasia primaria o formación del tapón hemostático primario

Su elemento principal son las plaquetas. Consta de tres etapas: adhesión, activación-secreción y agregación plaquetarias. La hemostasia primaria se inicia segundos después del traumatismo vascular y se forma porque las plaquetas se adhieren fuertemente al colágeno del vaso dañado, que desencadena la liberación de múltiples sustancias químicas, como el difosfato de adenosina (ADP), que provocan un incremento en la agregación plaquetaria al permitir una mayor unión entre las mismas.

2.2.3. Hemostasia secundaria

Es la comúnmente llamada «coagulación». Se debe a que el fibrinógeno (factor I) soluble experimenta un cambio químico que lo convierte en insoluble (fibrina o factor IIa), lo que le dota de la capacidad de entrelazarse con otras moléculas iguales para formar enormes agregados en forma de red tridimensional, entre los que se encuentran bloqueadas las plaquetas, formando el coágulo secundario, estable e insoluble.

La formación de este coágulo se explica mediante dos modelos de la coagulación, el clásico o humoral y el actual o celular. Si bien el modelo celular es el más aceptado fisiológicamente, el clásico se sigue explicando por su utilidad en la comprensión de las pruebas de coagulación:

- **Modelo clásico o humoral.** La coagulación se produce después de una serie de reacciones enzimáticas, descritas como una cascada enzimática humoral. Concretamente, la coagulación se inicia como dos secuencias de reacciones lineales e independientes entre sí: una por activación del factor de contacto (XII), denominada «vía intrínseca», y otra por activación del factor VIIa y el factor tisular, denominada «vía extrínseca». Ambas secuencias terminan en una «vía común» con la activación del factor X (Fig. 56-1).

✔ **Modelo actual o celular.** La primera fase de la coagulación se inicia después de una lesión tisular o endotelial que provoca la adhesión plaquetaria y la formación del trombo. En este proceso están implicadas una serie de activaciones celulares y proteínas (Fig. 56-2).

Antiguamente se consideraba que el iniciador más potente de la coagulación era el factor de contacto (vía intrínseca). Actualmente se sabe que son el factor tisular y el factor VIIa (vía extrínseca). Es decir, *in vivo*, la coagulación se iniciará a través de un «sistema celular» que ocurre cuando el factor tisular (lipoproteína de membrana), presente en la mayoría de células, es liberado por la célula dañada, por monocitos o plaquetas.

2.2.4. Fibrinólisis

La fibrinólisis consiste en la desintegración del coágulo sanguíneo mediante la degradación de la fibrina. Una vez formado el coágulo, comienza la reparación de los tejidos afectados mediante un proceso de cicatrización. Para ello el coágulo es colonizado por células que formarán nuevos tejidos mientras se va desintegrando. La fibrinólisis es catalizada por la enzima plasmina, que deshace las uniones peptídicas de los monómeros de fibrina. La plasmina se genera a partir de la activación de su precursor inactivo, el plasminógeno. Dicha activación se produce a través de factores intrínsecos y de factores extrínsecos, producidos por el endotelio vascular reparado, entre los cuales destaca el activador tisular del plasminógeno (tPA).

Una fibrinólisis demasiado precoz favorecerá las hemorragias, mientras que una fibrinólisis demasiado tardía dará lugar a estados protrombóticos.

3. Pruebas diagnósticas de laboratorio para valorar la hemostasia primaria

3.1. Agregometría plaquetaria

Es la prueba más habitual para valorar la funcionalidad de las plaquetas. En ella la agregación plaquetaria se induce por agonistas. Entre los más utilizados están el ADP, la epinefrina, el colágeno y el ácido araquidónico.

En varias patologías y ciertos tratamientos hay patrones de agregación característicos que pueden indicar un aumento de la tendencia hemorrágica o trombótica o predecir un efecto terapéutico. Así:

✔ Un paciente en tratamiento con antiinflamatorios no esteroideos como el ácido acetilsalicílico presentará una agregometría plaquetaria alterada cuando esta se induce con ácido araquidónico, que se convierte en tromboxano A_2 en la plaqueta.
✔ Un paciente en tratamiento con inhibidores del receptor P2Y12 (clopidrogrel, prasugrel, ticagrelor) presentará una agregometría plaquetaria alterada cuando esta se induce con ADP.

Existen otras pruebas específicas para diagnosticar determinadas enfermedades hematológicas como el PFA-100 o tiempo de sangría *in vitro* y las pruebas de la enfermedad de Von Willebrand.

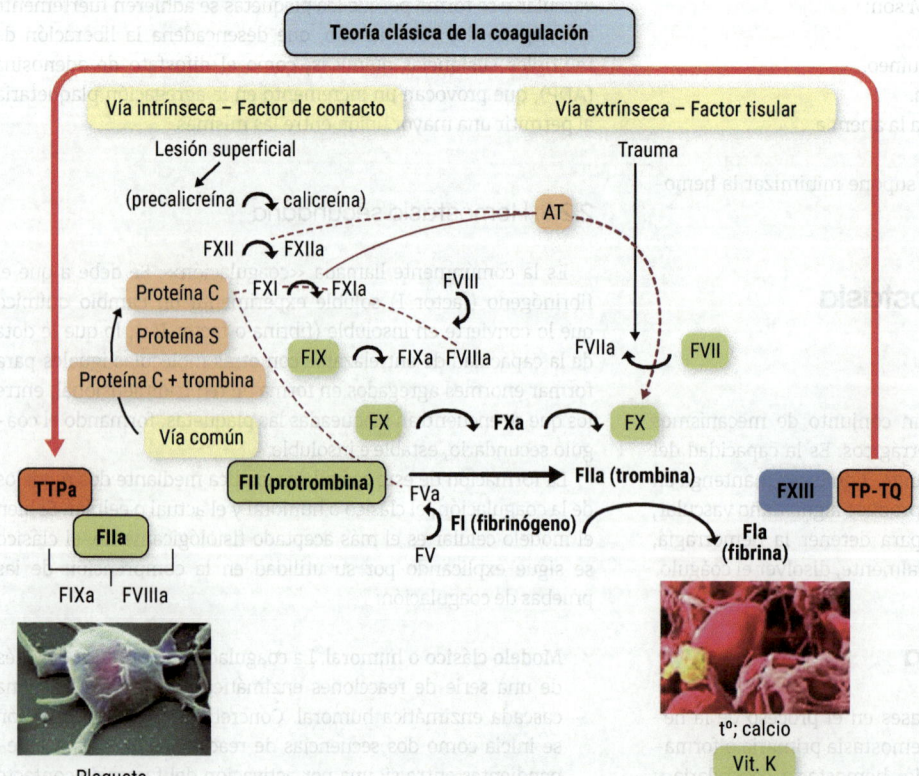

Fig. 56-1 | Teoría clásica de la coagulación y pruebas convencionales de laboratorio. Se nombran todos los factores de la coagulación con una «F» delante; por ejemplo, FVII es el factor VII. Al final de los factores de la coagulación, cuando aparece una «a» hace referencia al factor activado; por ejemplo: FVIIa es factor VII activado. AT: antitrombina; TP: tiempo de protrombina; TQ: tiempo de Quick; TTPa: tiempo de tromboplastina parcial activada.

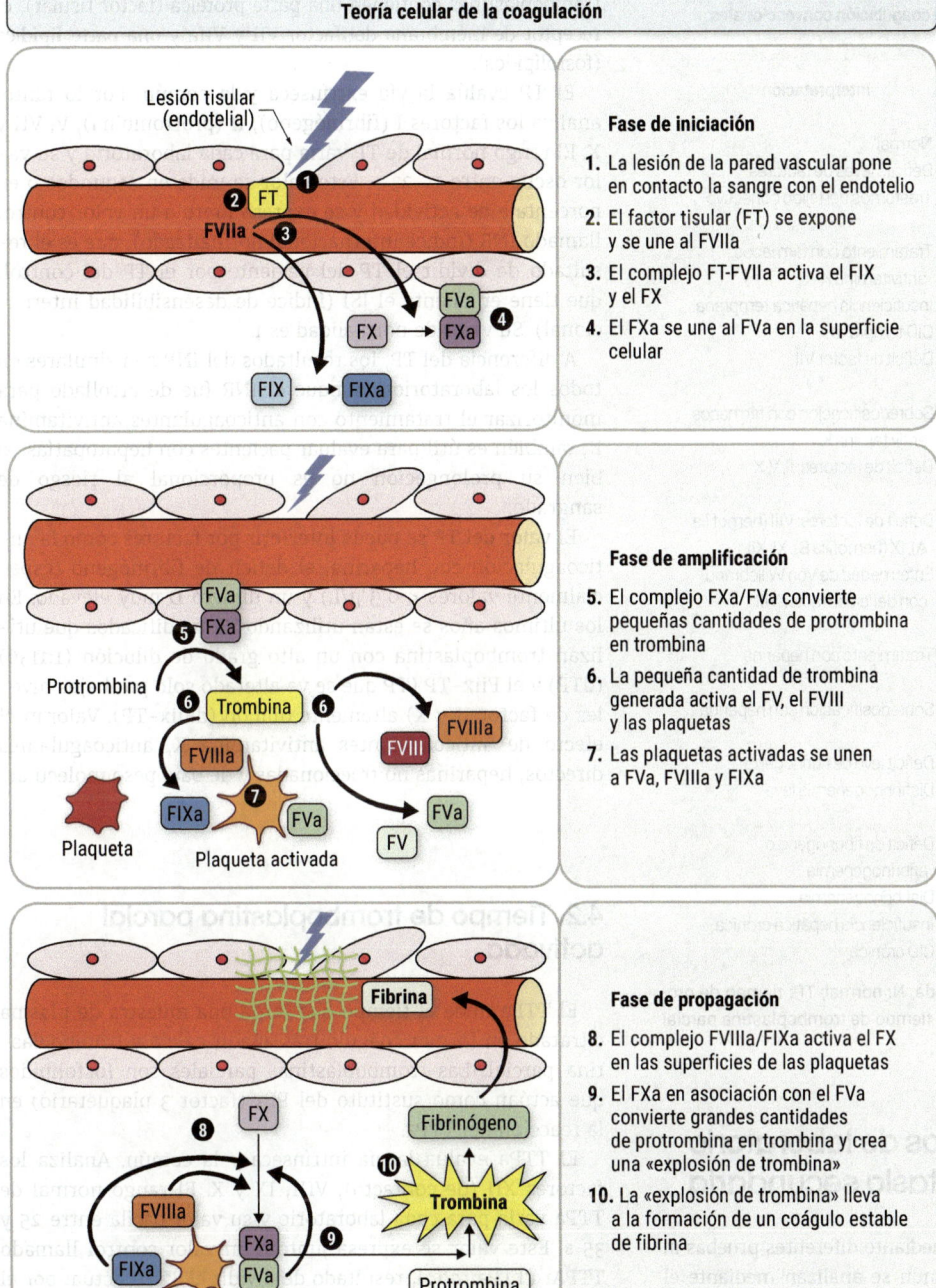

Teoría celular de la coagulación

Lesión tisular (endotelial)

FT
FVIIa
FX → FXa
FVa
FIX → FIXa

Fase de iniciación

1. La lesión de la pared vascular pone en contacto la sangre con el endotelio
2. El factor tisular (FT) se expone y se une al FVIIa
3. El complejo FT-FVIIa activa el FIX y el FX
4. El FXa se une al FVa en la superficie celular

FVa
FXa
Protrombina
Trombina
FVIIIa
FVIII
FIXa
FVa
FV
FVa
Plaqueta
Plaqueta activada

Fase de amplificación

5. El complejo FXa/FVa convierte pequeñas cantidades de protrombina en trombina
6. La pequeña cantidad de trombina generada activa el FV, el FVIII y las plaquetas
7. Las plaquetas activadas se unen a FVa, FVIIIa y FIXa

Fibrina
FX
Fibrinógeno
Trombina
FVIIIa
FXa
FVa
FIXa
Protrombina
Plaqueta activada

Fase de propagación

8. El complejo FVIIIa/FIXa activa el FX en las superficies de las plaquetas
9. El FXa en asociación con el FVa convierte grandes cantidades de protrombina en trombina y crea una «explosión de trombina»
10. La «explosión de trombina» lleva a la formación de un coágulo estable de fibrina

Fig. 56-2 | Teoría celular de la coagulación. FT: Factor tisular. Se nombran todos los factores de la coagulación con una «F» delante; por ejemplo, FVII es el factor VII. Al final de los factores de la coagulación, cuando aparece una «a» hace referencia al factor activado; por ejemplo: FVIIa es factor VII activado.

3.2. Enfermedad de Von Willebrand

La enfermedad de Von Willebrand es la coagulopatía hereditaria más común entre los humanos, aunque también puede ser adquirida como consecuencia de otras enfermedades. Se debe a una deficiencia cualitativa o cuantitativa del factor de Von Willebrand (FvW), proteína secretada por el endotelio ante un daño tisular e indispensable para la adhesión y agregación plaquetaria ya que actúa como puente entre los receptores plaquetarios y el colágeno del subendotelio.

Existen tres tipos de enfermedad de von Willebrand (1, 2 y 3). A su vez, el tipo 2 se subdivide en 2A, 2B, 2M y 2N. Frecuentemente se asocia con déficit de factor VIII, especialmente el tipo 3. Por este motivo los afectados pueden presentar un tiempo de tromboplastina parcial activada (TTPa) alargado en las pruebas convencionales de coagulación (Tabla 56-1).

Los pacientes con sangrado leve pueden ser tratados con desmopresina, que estimula la liberación endógena de FvW. Aquellos con sangrado importante pueden precisar de la administración de factor VIII en forma de concentrado, crioprecipitado o plasma fresco congelado (PFC).

Tabla 56-1. Alteración en las pruebas de coagulación convencionales. Diagnósticos diferenciales

TP	TTPa	TT	Fibrinógeno	Interpretación
N	N	N	N	✓ Normal ✓ Déficits leves de factores ✓ Trastornos del tejido conectivo
↑	N	N	N	✓ Tratamiento con fármacos antivitamina K ✓ Insuficiencia hepática temprana ✓ CID temprana ✓ Déficit de factor VII
↑	↑	N	N	✓ Sobredosificación con fármacos antivitamina K ✓ Déficit de factores: II, V, X
N	↑	N	N	✓ Déficit de factores: VIII (hemofilia A), IX (hemofilia B), XI, XII ✓ Enfermedad de Von Willebrand con déficit de factor VIII
N	↑	↑	N	✓ Tratamiento con heparina
↑	↑	↑	N	✓ Sobredosificación con heparina
N	N	↑	↓	✓ Déficit leve de fibrinógeno ✓ Disfibrinogenemia leve
↑	↑	↑	↓	✓ Déficit de fibrinógeno o afibrinogenemia ✓ Disfibrinogenemia ✓ Insuficiencia hepática crónica ✓ CID crónica

CID: coagulación intravascular diseminada; N: normal; TP: tiempo de protrombina; TT: tiempo de trombina; TTPa: tiempo de tromboplastina parcial activada; ↑: elevado; ↓: disminuido.

4. Pruebas diagnósticas de laboratorio para valorar la hemostasia secundaria

La hemostasia se puede medir mediante diferentes pruebas *in vitro*. La vía intrínseca y la vía común se analizan mediante el TTPa y su *ratio*. La vía extrínseca y la vía común se analizan mediante el tiempo de protrombina (TP) o tiempo de Quick (TQ). Esta división entre vía intrínseca y extrínseca es arbitraria y no representa lo que ocurre *in vivo*, pero sirve para entender e interpretar las pruebas de laboratorio (v. Fig. 56-1).

También se dispone de otras pruebas de cribado de coagulopatías: la dosificación del fibrinógeno, el tiempo de trombina (TT) y el tiempo de reptilasa (TR). Las combinaciones de alteraciones en las diferentes pruebas nos orientarán en el diagnóstico de la coagulopatía (v. Tabla 56-1).

4.1. Tiempo de protrombina

El TP mide el tiempo que tarda una muestra de plasma citrado en formar coágulo tras añadir calcio y tromboplastina. Las tromboplastinas contienen una parte proteica (factor tisular), el receptor de membrana del factor VII y VIIa y una parte lipídica (fosfolípidos).

El TP evalúa la vía extrínseca y la común. Por lo tanto, analiza los factores I (fibrinógeno), II (protrombina), V, VII y X. El rango normal de TP varía para cada laboratorio y su valor oscila entre 11-23 s. Este valor se mide en segundos o en porcentaje de actividad y se expresa junto a un valor control llamado INR (índice internacional normalizado), que es el resultado de dividir el TP del paciente por el TP del control, que tiene en cuenta el ISI (índice de desensibilidad internacional). Su valor de normalidad es 1.

A diferencia del TP, los resultados del INR son similares en todos los laboratorios. Aunque el INR fue desarrollado para monitorizar el tratamiento con anticoagulantes antivitamina K, también es útil para evaluar pacientes con hepatopatías, si bien su prolongación no es proporcional al riesgo de sangrado.

El valor del TP se puede interferir por factores como la anticoagulación con heparina, el déficit de fibrinógeno (especialmente valores < 0,3 g/L) y un dímero D muy elevado. En los últimos años se están utilizando TP modificados que utilizan tromboplastina con un alto grado de dilución (1:1156) (dTP) y el Fiix-TP (TP que se ve alterado solo por bajos niveles de factor II y X) altamente diluido (dFiix-TP). Valoran el efecto de anticoagulantes antivitamina K, anticoagulantes directos, heparinas no fraccionadas y de bajo peso molecular.

4.2. Tiempo de tromboplastina parcial activada

El TTPa mide el tiempo que tarda una muestra de plasma citratado en formar coágulo tras añadir calcio y tromboplastina parcial. Las tromboplastinas parciales son fosfolípidos que actúan como sustituto del PF3 (factor 3 plaquetario) en la reacción del TTPa.

El TTPa evalúa la vía intrínseca y la común. Analiza los factores XII (de contacto), VIII, IX y X. El rango normal de TTPa varía para cada laboratorio y su valor oscila entre 25 y 35 s. Este valor se expresa junto a un valor control llamado TTPar (TTPa *ratio*), resultado de dividir el TTPa actual por el TTPa basal. Su valor de normalidad es < 1,3-1,5.

Los valores de TTPa y TTPAr se pueden interferir por factores como anticoagulación con hirudinas, heparina no fraccionada, anticoagulantes orales (sin correlación con el grado de anticoagulación), dímero D muy elevado e inhibidores patológicos como la presencia de anticuerpos antifosfolipídicos.

En pacientes críticos puede estar presente el fenómeno denominado «resistencia a la heparina», por el que dosis crecientes de la misma no incrementan el valor del TTPar. Este fenómeno se debe a múltiples factores, entre ellos la deficiencia de antitrombina III (AT-III), cofactor indispensable de la heparina, la liberación de componentes plaquetarios que neutralizan el efecto de la heparina o la inflamación manifestada con elevación de reactantes de fase aguda como la proteína C reactiva, el factor VIII, el factor plaquetario 4, el inhibidor del C1, etcétera.

4.3. Fibrinógeno

El fibrinógeno es el factor I de la coagulación (el primero que se descubrió). En presencia de trombina (factor IIa) formará fibrina, que es la base del coágulo.

Habitualmente se determina de forma derivada junto con otras pruebas de coagulación. En casos de hipofibrinogenemia es útil determinar el fibrinógeno por el método Clauss, que valora el fibrinógeno funcional midiendo la tasa de conversión del fibrinógeno en fibrina en presencia de una concentración de trombina elevada (70-100 U/mL). Sus valores normales oscilan entre 150 y 400 mg/dL. Se consideran valores críticos con riesgo de hemorragia cifras < 100 mg/dL.

4.4. Tiempo de trombina

El TT mide el tiempo que tarda una muestra de plasma citratado en formar coágulo tras añadir calcio y trombina.

La prueba refleja la acción de la trombina (factor IIa) sobre el fibrinógeno (factor I) para formar fibrina (factor Ia). El valor normal del TT oscila entre 14 y 19 s.

El TT se puede alargar por múltiples factores. Los más frecuentes son el tratamiento con heparina no fraccionada, el déficit de fibrinógeno o hipofibrinogenemia, los inhibidores directos de la trombina (hirudinas, dabigatrán), los fármacos antivitamina K, el anticoagulante lúpico, etcétera.

4.5. Tiempo de reptilasa

El TR mide el tiempo que tarda una muestra de plasma citratado en formar coágulo tras añadir calcio y veneno de serpiente reptilasa (batroxobina, aislada de *Bothrops atrox*) mediante la acción directa sobre el fibrinógeno.

El valor normal del TR es < 22 s. A diferencia del TT, el TR no se ve afectado por los inhibidores patológicos de la trombina ni por la heparina, por lo que se puede utilizar para descartar contaminación por heparina.

4.6. Pruebas específicas de laboratorio

La determinación de factores de coagulación específicos debe basarse en los resultados de las pruebas convencionales y la situación clínica del paciente. Haremos especial mención a la cuantificación de tres factores:

✔ **Factor VIII.** Su déficit congénito da lugar a la hemofilia A (clásica).
✔ **Prueba de Bethesda para detectar y cuantificar los inhibidores del factor VIII.** Se basa en la habilidad del plasma del paciente para inactivar el factor VIII en plasma normal. Existen dos tipos de hemofilia A con inhibidores:
    ✐ *Congénita*: se debe al desarrollo de anticuerpos en pacientes con hemofilia A tratados con factor VIII.
    ✐ *Adquirida*: se debe al desarrollo de anticuerpos dirigidos contra el factor VIII.

✔ **Factor IX.** Su déficit congénito da lugar a la hemofilia B (enfermedad de Christmas).
✔ **Factor XIII o factor de Laki-Lorand.** La función de este factor es muy importante porque se encarga de estabilizar la fibrina y evitar la lisis del coágulo. Su deficiencia no se puede detectar por anormalidades en las pruebas de coagulación rutinarias. Para detectarla es necesario una sospecha clínica elevada. Para su determinación la prueba más comúnmente utilizada es una prueba de solubilidad del coágulo, y su cuantificación se realiza mediante ensayos funcionales e inmunológicos.

5. Pruebas diagnósticas mediante test viscoelásticos

Los test viscoelásticos valoran la hemostasia secundaria y la fibrinólisis analizando la sangre total del paciente, con lo que dan una visión conjunta del equilibrio entre la coagulación y la fibrinólisis. Como las pruebas convencionales de coagulación, tampoco analizan la hemostasia primaria, pero pueden disponer de modalidades que analizan la agregación plaquetaria.

Un estado de hipocoagulabilidad diagnosticado mediante test viscoelásticos predice la necesidad de transfusión masiva. Además, en sangrados graves el resultado del estado hemostático del paciente solo tarda 5 minutos, lo cual ayuda a tomar precozmente la decisión clínica adecuada.

Fisiopatológicamente, los test viscoelásticos analizan las propiedades viscoelásticas del coágulo, dando lugar a un gráfico que muestra la cinética, la firmeza y la estabilidad del coágulo; es decir, permiten detectar de forma cualitativa las alteraciones más frecuentes en la formación del coágulo y proporcionan los resultados en valor numérico con su rango de normalidad.

Los test viscoelásticos con los que existe mayor experiencia son la tromboelastografía (TEG) y la tromboelastometría rotacional (ROTEM) (Fig. 56-3):

✔ **TEG.** En esta prueba la sangre total se coloca en una cubeta giratoria que contiene un pin estático. A medida que se va formando el coágulo, se altera el movimiento giratorio de la cubeta respecto al pin, y estas alteraciones se transmiten por un sistema óptico y se obtiene el gráfico de resultados, llamado tromboelastograma.
✔ **ROTEM.** A diferencia de la TEG, en esta prueba no gira la cubeta que contiene la sangre total, sino el pin que se encuentra dentro de ella. Igual que con el TEG, se obtiene un gráfico de resultados, llamado tromboelastograma. Es el test viscoelástico más antiguo y con más experiencia clínica.

Tanto TEG como ROTEM han desarrollado diferentes test para analizar la coagulación. Ambos utilizan para cada test reactivos diferentes para iniciar la coagulación, por lo que proporcionan gráficos con valores diferentes con rangos de normalidad propios (Fig. 56-4).

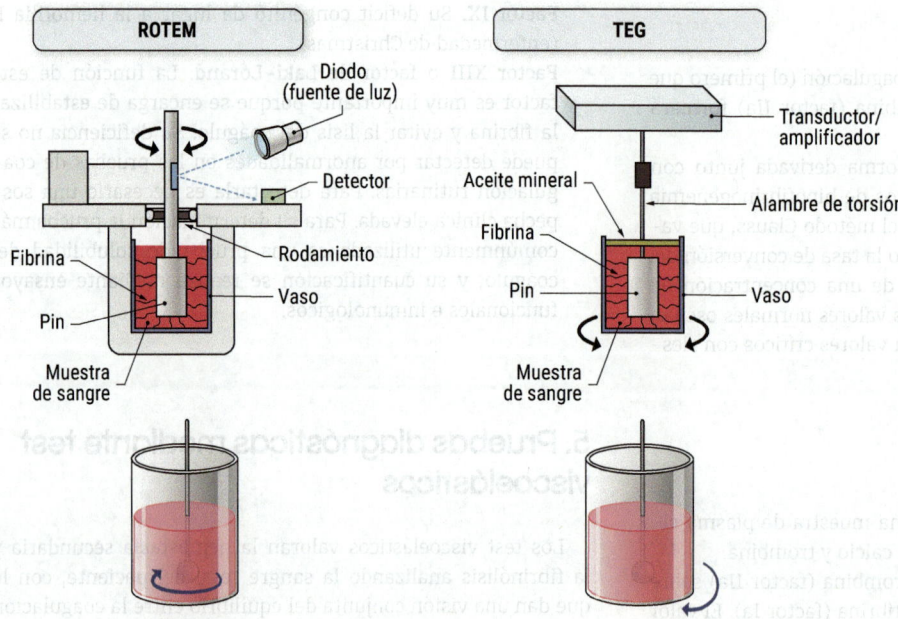

Fig. 56-3 | Test viscoelásticos: tromboelastometría rotacional (ROTEM) y tromboelastografía (TEG).

5.1. Curva de los test viscoelásticos

Dependiendo de si utilizamos TEG o ROTEM cambia la nomenclatura, si bien el significado es el mismo (v. Fig. 56-4):

✔ **CT/R. CT** (*clotting time*) en ROTEM y **R** (*reaction time*) en TEG. Se define como el tiempo transcurrido desde el inicio del test (desde que se agrega el activador de la coagulación) hasta el momento en que el coágulo alcanza una amplitud de 2 mm. Analiza la activación de la coagulación, la formación de trombina y la polimerización de fibrina. Se ve alterado fundamentalmente por el déficit de factores de coagulación y por la heparina.

✔ **CFT/K. CFT** (*clot formation time*) en ROTEM y **K** (*constante K*) en TEG. Se define como el tiempo trascurrido entre una amplitud de 2 mm hasta alcanzar 20 mm. Analiza la formación de trombina, la polimerización de fibrina y la estabilidad del coágulo debida sobre todo a la estabilidad

en la unión fibrina-plaquetas. Se ve alterado por el déficit o la disfunción de plaquetas y fibrinógeno.

✔ **MCF/MA. MCF** (*maximum clot firmness*) en ROTEM y **MA** (*maximal amplitude*) en TEG. Se define como la máxima amplitud que alcanza el coágulo antes de que se disuelva, antes de que empiece la fibrinólisis. Actualmente se sabe que las amplitudes a los 5, 10, 20 y 30 minutos de iniciada la coagulación predicen adecuadamente el MCF o la MA, acortando así los tiempos de diagnóstico de una coagulopatía en sangrado masivo para poder realizar una terapia guiada por objetivos precozmente. Analizan la interacción entre la fibrina y la plaqueta así como la interacción entre la polimerización de la fibrina y el factor XIII (su gran estabilizador). Las plaquetas son las responsables de los dos tercios de la firmeza del coágulo. Se ve alterado por el déficit o disfunción de plaquetas, el fibrinógeno y por el déficit de factor XIII. Si bien el déficit de factor XIII es muy proco frecuente.

✔ **LI/LY. LI** (*lysis index*) en ROTEM y **LY** (*lysis*) en TEG. Analiza la fibrinólisis. Se define como el porcentaje de lisis a un tiempo determinado después de alcanzar la MA o el MCF. Habitual-

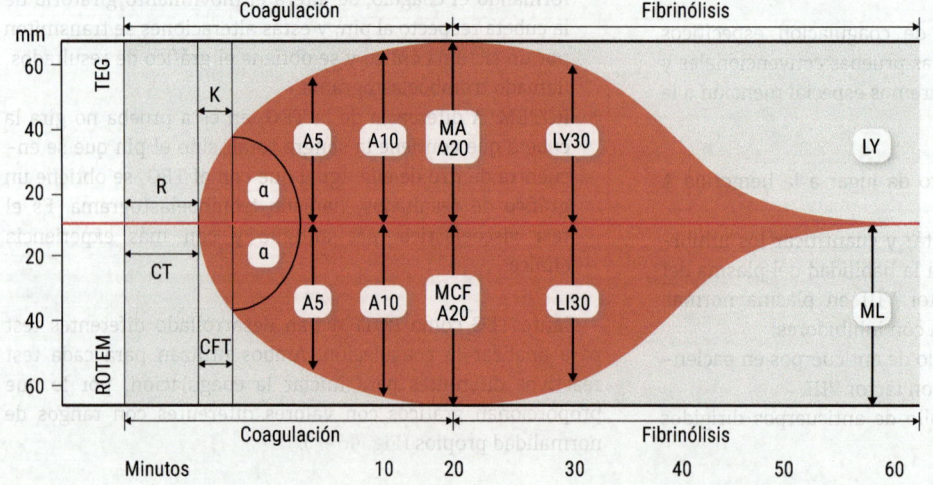

Fig. 56-4 | Tromboelastograma: gráfico de resultados obtenidos mediante tromboelastometría rotacional (ROTEM) y tromboelastografía (TEG). α: ángulo α; A5: amplitud a los 5 minutos; A10: amplitud a los 10 minutos; CFT: *clot formation time* (tiempo de formación del coágulo); CT: *clotting time* (tiempo de coagulación); K: constante K; LI30 y LY30: lisis en 30 minutos; LY: lisis; MA: *maximal amplitude* (máxima amplitud); MCF: *maximum clot firmness* (máxima firmeza del coágulo); ML: máxima lisis; R: *reaction time* (tiempo de reacción).

mente, el tiempo para estimar la lisis son 30 minutos. Se ve alterado por coagulopatía asociada al trauma, hemorragia obstétrica, cirugía cardíaca por déficit del inhibidor del activador del plasminógeno-1 (PAI-1), etcétera.

5.2. Análisis de los datos. Patrones de coagulación

Los test viscoelásticos permiten realizar un análisis cualitativo de los diferentes patrones de la coagulación: normal, hipocoagulabilidad, hipercoagulabilidad y fibrinólisis (Fig. 56-5).

Además, estos test tienen un valor predictivo negativo muy elevado (> 90 %) si el paciente no toma ningún tipo de fármaco antiagregante que pudiera alterar la hemostasia primaria, que no puede valorar el test. Es muy importante tener presente que, ante una hemorragia con test viscoelástico normal, la hemorragia no se debe a coagulopatía y, por lo tanto, no se debe transfundir ni plasma ni plaquetas ni administrar concentrado de complejo protrombínico ni fibrinógeno. Lo que precisa el paciente es encontrar el punto de sangrado y tratarlo, ya sea mediante revisión quirúrgica o arteriografía.

6. Coagulopatía e implicaciones clínicas

Se define coagulopatía como la alteración en la capacidad de la sangre para formar un coágulo. Esta alteración puede consistir tanto en un retraso en la formación del coágulo, como en una alteración en su consistencia (firmeza), o en una lisis demasiado temprana del mismo.

Estas alteraciones tendrán una traducción clínica (hemorragia, que puede ser particularmente grave) que se correlacionará con los test diagnósticos de laboratorio. Actualmente, para el diagnóstico de la coagulopatía existen los test viscoelásticos, que están más acorde con el proceso dinámico de la coagulación durante la hemorragia crítica y se han mostrado más eficaces en la terapia guiada por objetivos.

7. Coagulopatía asociada a la hemorragia crítica

La fisiopatología de la coagulopatía asociada al sangrado crítico es múltiple, siendo la hemorragia el principal determinante. Pero existen otros mecanismos asociados o derivados que la pueden perpetuar marcando su evolución y pronóstico y que se exponen a continuación.

Patrones viscoelásticos	Coagulación	CT/R	CFT/K	MCF/MA	Tratamiento
	Normal	Normal	Normal	Normal	Revisión quirúrgica
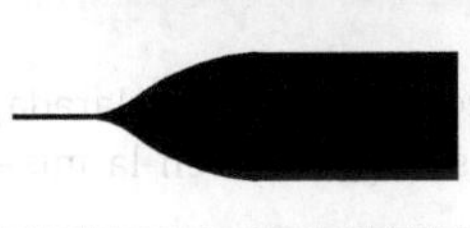	Hemodilución Déficit de factores Heparina*	Alargada	Bajo o Normal	Baja o Normal	PFC Protamina*
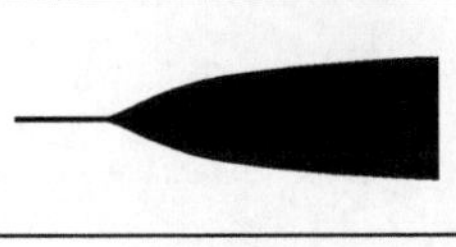	Déficit de fibrinógeno	Normal o alargada	Bajo	Baja o Normal	Fibrinógeno
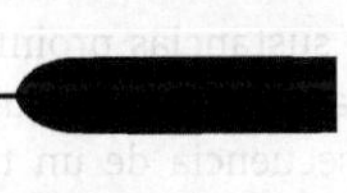	Plaquetopenia o plaquetas disfuncionantes	Normal	Normal	Baja	Plaquetas
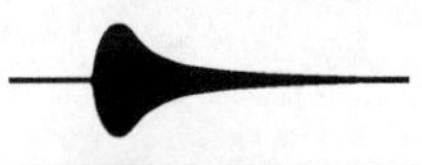	Fibrinólisis primaria	Normal	Bajo	Baja	Antifibrinolíticos (tranexámico)
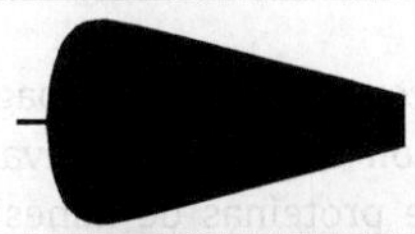	Fibrinólisis secundaria	Normal	Elevados	Elevada	Tratamiento de la CID
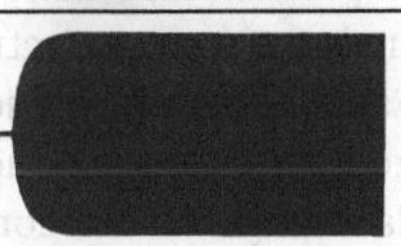	Hipercoagulabilidad o trombosis	Corta	Elevados	Elevada	Valorar anticoagulante

*Si completamos el test viscoelástico con heparinasa y se normaliza el CT/R, estaríamos ante un sangrado por exceso de heparina y se trataría con protamina

Fig. 56-5 | Patrones viscoelásticos. CID: coagulación intravascular diseminada; CFT: *clot formation time* (tiempo de formación del coágulo); CT: *clotting time* (tiempo de coagulación); K: constante K; MA: *maximal amplitude* (máxima amplitud); MCF: *maximum clot firmness* (máxima firmeza del coágulo); PFC: plasma fresco congelado; R: *reaction time* (tiempo de reacción); TEG: tromboelastografía.

7.1. Coagulopatía basal

La propia lesión endotelial activa la coagulación provocando el consumo de factores, que también se están perdiendo por la propia hemorragia, y una activación exagerada de la fibrinólisis.

7.2. Coagulopatía inducida

Se debe fundamentalmente a hipotermia, acidosis, hipocalcemia y hemodilución, que muy frecuentemente se asocian con la hemorragia crítica:

- ✓ **Hipotermia.** La actividad enzimática se enlentece y provoca alteraciones plaquetarias en forma de trombocitopenia y trombopatía. Además, favorece la fibrinólisis. Se produce porque el paciente se encuentra sometido a ambientes fríos y por la administración de fluidoterapia a temperatura ambiente.
- ✓ **Acidosis.** La activación de los factores de coagulación se enlentece y altera la polimerización de la fibrina y la firmeza del coágulo. Se produce como consecuencia de la hipoperfusión derivada de la situación de *shock* a la que el paciente con hemorragia crítica se encuentra.
- ✓ **Hipocalcemia.** El calcio se pierde durante la hemorragia y es quelado por el citrato que contienen determinadas soluciones cristaloideas utilizadas como fluidoterapia durante la resucitación de la hemorragia. El calcio es cofactor indispensable en la formación del coágulo.
- ✓ **Hemodilución.** Se produce como consecuencia de la fluidoterapia agresiva que precisa la situación de hemorragia masiva, que comporta la dilución de los factores de coagulación.

7.3. Coagulopatía añadida

Es aquella secundaria a patologías de base del paciente tales como anemia, trombopatías y coagulopatías congénitas o secundarias a tratamientos de base con anticoagulantes y/o antiagregantes.

7.4. Coagulopatía de consumo

La activación sistémica y mantenida de la coagulación produce un consumo de factores y plaquetas que puede llegar a ser crítico. Además, también existe una fibrinólisis precoz que conlleva un incremento de los productos de degradación del fibrinógeno, que tienen la capacidad de alterar la función plaquetaria y la polimerización de la fibrina.

7.5. Coagulación intravascular diseminada

La coagulación intravascular diseminada (CID) se trata de una coagulopatía de consumo donde la activación mantenida y exagerada de la coagulación provoca un consumo de factores tan importante, una disminución en la síntesis de los mismos por agotamiento y un acúmulo de productos de degradación y fibrinólisis que condiciona la aparición de hemorragias. Se acompaña de fenómenos trombóticos en la microcirculación que favorecen la hipoperfusión y el fallo orgánico secundario.

8. Coagulopatía del paciente crítico por trauma

La primera causa de muerte evitable en las primeras 24 horas después del trauma sigue siendo la hemorragia, especialmente después de las primeras 6 horas.

Clásicamente, se ha atribuido la coagulopatía del trauma a procesos inducidos durante el mismo, como la clásica tríada letal (hemodilución, hipotermia y acidosis), que alteran el funcionamiento de la cascada de la coagulación.

Actualmente, se ha consolidado el concepto de coagulopatía aguda del trauma (CAT), endógena, primaria o asociada al trauma. Se trata de un síndrome clínico que desarrolla una diátesis hemorrágica consecuencia de un estado de hipocoagulabilidad e hiperfibrinólisis multifactorial, presente en el 25 % de los pacientes que llegan al box de politrauma, es decir, que aparece en el período inmediato al traumatismo. El desarrollo de este síndrome es predictor de transfusión masiva, disfunción multiorgánica y cuadruplica la mortalidad del paciente traumático grave. Esta coagulopatía primaria puede verse agravada por la coagulopatía secundaria producida por la acidemia, dilución e hipotermia, que es la conocida como coagulopatía inducida o secundaria del trauma (CIT).

8.1. Fisiopatología de la coagulopatía aguda del trauma

Aunque su fisiopatología no está completamente aclarada, se han descrito distintos mecanismos implicados en la misma, que se describen a continuación.

8.1.1. Inflamación

Cualquier lesión tisular desencadena una respuesta inflamatoria controlada con liberación de sustancias proinflamatorias y antiinflamatorias, procoagulantes y anticoagulantes. Ante una lesión tisular masiva, consecuencia de un trauma grave, se producen desequilibrios entre estos mecanismos.

8.1.2. Lesión tisular

Provoca una serie de reacciones con finalidad procoagulante. Ante un trauma grave con lesión endotelial masiva se produce una liberación exagerada de proteínas de adhesión vascular (ICAM-1, VCAM-1, E-selectina) que a su vez activan las células de la inmunidad innata. Estas liberan mediadores de la inflamación (alarminas) que producirán una liberación exagerada de trombina. A su vez, la hipoperfusión consecuencia del sangrado conlleva la sobreexpresión de la trombomodulina, que acelera la activación de la proteína C activada (PCa) con capacidad:

- **Antiinflamatoria:** restringiendo la adhesión leucocitaria, su infiltración y, con ello, modulando la liberación de citocinas.
- **Anticoagulante:** por inactivación de los factores Va y VIIa e incremento en el consumo de PAI-1, favoreciendo así la fibrinólisis y el sangrado.

Para controlar esta inadecuada respuesta inflamatoria se están estudiando moléculas como las *pro-resolving lipid mediators* o SPM (lipoxinas, resolvinas y protectinas), que son liberadas durante la resolución de la inflamación de forma fisiológica.

8.1.3. Hipoperfusión

Ante una hemorragia acusada, los mecanismos de compensación sistémica (cronotropismo y vasoconstricción) resultan insuficientes para evitar la hipoperfusión. El *shock* hemorrágico y la hipoperfusión se consideran los responsables de la coagulopatía precoz del traumático:

- La hipoperfusión provoca que el endotelio exprese grandes cantidades de trombomodulina incrementado la PCa, que estimula la vía de la coagulación y la hiperfibrinólisis.
- En estados de hipoperfusión se ha demostrado una reducción de factores de coagulación (II, VII, IX, X, XI), especialmente del factor V.

8.1.4. Disfunción plaquetaria

Se produciría por los siguientes factores:

- El fibrinógeno induce la agregación plaquetaria a través de su unión al receptor de la plaqueta GPIIb-GPIIIa. En el trauma grave, la hipofibrinogenemia y la disfibrinogenemia son frecuentes, por lo que la velocidad de agregación plaquetaria se puede ver disminuida.
- Los glóbulos rojos promueven la agregación plaquetaria mediante la liberación de tromboxano y ADP. El descenso de los glóbulos rojos que se produce en un trauma grave favorece la alteración en la agregación plaquetaria.
- El agotamiento del proceso secundario a una activación plaquetaria inicial excesiva.

8.1.5. Sobreexposición de la vía de la proteína C

Se ha demostrado que la expresión de esta vía se produce en el contexto de coagulopatía aguda del trauma. Ante un daño endotelial, estado de *shock* e hipoperfusión, los niveles de trombomodulina aumentan y se unen a la trombina, generando un complejo que provoca la activación de la proteína C en PCa. Esta PCa hidroliza los factores Va y VIIIa inhibiendo la formación del coágulo. Además, la PCa potencia el sistema fibrinolítico al inhibir tanto al PAI-1 como al inhibidor de la fibrinólisis, activado por la trombina (TAFI).

8.1.6. Lesión endotelial

La lesión endotelial provoca la lesión del glucocáliz, que se confirma con la presencia de niveles elevados de syndecan-1 (producto de degradación del glucocáliz). La lesión de glucocáliz conlleva la liberación de sustancias anticoagulantes (condroitín-sulfato y heparán-sulfato), las cuales inhiben la formación de trombina, que media tanto la trombomodulina como la AT-III. Al inhibirse la formación de trombina se inhibe la formación del coágulo, lo que favorece un estado prohemorrágico.

8.1.7. Hiperfibrinólisis

La hiperfibrinólisis es fundamentalmente secundaria a los procesos ya mencionados en los apartados previos, derivados de la lesión endotelial y la hipoperfusión secundaria al *shock*. Además, en el ensayo CRASH-2 se demostró que la administración de ácido tranexámico (antifibrinolítico) disminuía la mortalidad del paciente traumático.

8.1.8. Hipotermia

Se define como una temperatura < 35 °C. Puede desarrollarse por múltiples factores: exposición directa del traumático al medio ambiente, administración de fluidoterapia a aire ambiente, o disminución de la termogénesis por la acidemia y por la administración de fármacos sedantes. Gracias al estudio clásico de Jurkovich *et al.* es conocida la mortalidad que implica la hipotermia: una temperatura < 32 °C conlleva una mortalidad del 100 %, < 34 °C del 40 % y ≥ 36 °C del 7 %.

La hipotermia provoca:

- Disminución de un 20 % de la actividad del complejo factor V/VII, si la temperatura es < 33 °C.
- Déficit funcional de un 33 % del factor IX, si la temperatura es < 33 °C.
- Se inhibe el PAI-1, exacerbando la fibrinólisis.
- Agregación plaquetaria disminuida por disminución en la liberación de tromboxano.

8.1.9. Acidosis

Los estados de hipoperfusión consecuencia del *shock* favorecen el metabolismo anaerobio y dan lugar a la aparición de acidosis metabólica hiperlactacidémica, que puede empeorar por una resucitación masiva con suero salino al 0,9 %.

Esta acidosis favorece la coagulopatía por disminución en la actividad de los factores de coagulación. Así, disminuye la síntesis de trombina y el complejo factor Xa/Va hasta en un 50 % cuando el pH es de 7,2 y hasta el 90 % cuando el pH baja a 6,9.

La hipercloremia favorece la degradación del fibrinógeno, lo que favorece el sangrado.

8.1.10. Dilución

La resucitación del *shock* hemorrágico del paciente traumático con fluidoterapia diluye los factores de coagulación y las plaquetas, favoreciendo el sangrado. Así, el estudio de Maegele *et al.* objetivó que el 40 % de los pacientes a los que se les habían administrado 2 L de fluidoterapia intravenosa presentaban coagulopatía, y el 70 % de los que habían recibido 4 L.

8.2. Diagnóstico

Para el diagnóstico de la coagulopatía aguda del trauma se recomienda el uso de las pruebas convencionales de coagulación (TP > 14 segundos, TTPa > 34 segundos o una *ratio* del TP o TTPa > 1,5 veces el valor normal). Sin embargo, estas determinaciones pueden resultar subóptimas para el diagnóstico de coagulopatía inducida o secundaria del trauma, ya que:

- Su información es en tiempo pasado, pues su resultado tarda una media de 40 minutos.
- No realizan un análisis integrado del proceso de coagulación.
- En el proceso de centrifugación para su determinación se separan las plaquetas, por lo que no pueden medir la interacción entre ellas y los factores de coagulación.
- Se realizan a 37 °C, temperatura muchas veces no real en el paciente traumático.
- No analizan la hemostasia primaria ni la fibrinólisis.

Por ello, los referentes para el diagnóstico de la coagulopatía del paciente traumático en unidades de trauma deberían ser los test viscoelásticos (TEG o ROTEM) como *point of care*, pues hacen posible la toma de decisiones en el momento. Además, permiten una visión holística:

- Valoran la interacción plaqueta-factores de coagulación-hematíes.
- Permiten conocer la dinámica de la coagulación al determinar el tiempo, formación, fuerza y lisis del coágulo en tiempo real.
- Presentan un elevado valor predictivo negativo.

El perfil de la coagulopatía inducida o secundaria del trauma analizado mediante test viscoelásticos podría presentar un patrón propio: enlentecimiento de la formación del coágulo y reducción de su firmeza hasta en un 40 %, lo que permite detectar el 71 % de los pacientes que requerirán transfusión masiva.

8.3. Tratamiento

El tratamiento de la coagulopatía aguda del trauma se basa en los cuatro pilares de la resucitación de control de daños:

- Hipotensión permisiva.
- Prevención y tratamiento precoz de la hipotermia y la acidosis.
- Resolución de la coagulopatía mediante la transfusión racional guiada por objetivos.

- Aplicación de protocolos de hemorragia masiva siguiendo el concepto de resucitación hemostática.

El tratamiento actual recomendado se basa en la administración de hemoderivados y fármacos prohemostáticos.

8.3.1. Hemoderivados

La administración actual de *ratios* de plasma-plaquetas en relación con hematíes bajos (próximos a 1:1:2) mejora la supervivencia a corto plazo de los pacientes en *shock* hemorrágico:

- **Hematíes.** En el contexto de una hemorragia masiva se recomienda considerar la transfusión precoz de concentrados de hematíes en una estrategia global restrictiva. Se recomiendan niveles de hemoglobina de 7-9 g/dL, e incluso de 9-10 g/dL en pacientes de riesgo, para garantizar el correcto transporte de oxígeno.
- **Plasma fresco congelado y plaquetas.** Se recomienda que la dosis de plasma se fundamente en una estrategia guiada por objetivos, basada en parámetros clínicos y analíticos (CT o R y TP y/o TTPa alargados).

8.3.2. Fármacos prohemostáticos

Se incluyen los siguientes:

- **Calcio.** Es imprescindible su monitorización ya que estabiliza el coágulo y mantiene la funcionalidad plaquetaria. Se recomienda mantener los niveles plasmáticos de calcio en el rango de la normalidad, administrando calcio en caso de hipocalcemia (calcio iónico < 0,9 mmol/L o calcio sérico corregido < 7,5 mg/dL).
- **Ácido tranexámico.** Inhibidor de la fibrinólisis. Tal y como demostró el ensayo CRASH-2, mejora la supervivencia del paciente traumático en *shock* hemorrágico cuando se administra en las primeras 3 horas del trauma. La dosis recomendada es 1 g a pasar en 10 minutos, seguida de 1 g en 8 horas.
- **Fibrinógeno.** Se recomienda la administración de concentrado de fibrinógeno si las concentraciones plasmáticas (funcional de Clauss) están por debajo de 1,5-2,0 g/L o con un A5 en el FIBTEM < 7 mm. Se sugiere una dosis inicial de 25-50 mg/kg de concentrado de fibrinógeno. En el paciente traumático adulto con sangrado se sugiere una dosis inicial mínima de 3-4 g.
- **Concentrado de complejo protrombínico.** Se recomienda su empleo junto con vitamina K en pacientes en tratamiento con anticoagulantes orales del tipo antivitamina K para la reversión rápida de su efecto. En el paciente traumático no anticoagulado es preferible su uso al del plasma fresco congelado, y se administrará guiado por objetivos. La dosis recomendada es de 15-25 UI/kg.
- **Desmopresina.** Las guías actuales sugieren valorar la administración de desmopresina (0,3 µg/kg) en pacientes sangrantes urémicos, que estén tomando aspirina o con sangrado crítico y disfunción plaquetaria documentada.

✔ **Factor VII.** Se recomienda no utilizar el factor VIIa como medida rutinaria de primer nivel en el tratamiento de la hemorragia masiva (1B). Las dosis más utilizadas oscilan entre 60 y 200 µg/kg.

9. Coagulopatía del paciente crítico por sepsis y afectación multiorgánica

Las alteraciones hemostáticas más frecuentes en el paciente crítico con disfunción multiorgánica son la CID y la plaquetopenia. La causa más frecuente de CID en la UCI es la sepsis, de ahí que basemos el análisis de la fisiopatología de la CID en ella.

9.1. Coagulación intravascular diseminada

9.1.1. Fisiopatología

La CID es un proceso patológico consecuencia de la activación de tres mecanismos que conducen a la trombosis:

✔ **Activación de la coagulación.** La CID se desencadena por la presencia de excesivo material procoagulante (p. ej., factor tisular) a nivel vascular, que habitualmente procede de una lesión endotelial. En estos pacientes la interacción plaquetaria con el endotelio vascular provoca la formación de trombina. La trombina convierte el fibrinógeno en fibrina para formar el coágulo. La trombina también participa activamente en la respuesta inflamatoria al unirse a receptores en células endoteliales, plaquetas y leucocitos. Estos producen factor tisular y liberan PAI-1, generando un ambiente de hipofibrinólisis y de inhibición de la degradación del coágulo. Por último, la trombina promueve la activación y agregación plaquetaria, potenciando el proceso.
✔ **Inhibición de los anticoagulantes.** Principalmente de la PCa, de la AT-III y del inhibidor de la vía del factor tisular (TFPI):
  ⊘ *Disfunción de la PCa.* La PCa ejerce efectos antiinflamatorios al disminuir la producción de citocinas, tiene propiedades antiapoptóticas y antioxidantes, y disminuye la permeabilidad capilar. Se ha demostrado que niveles disminuidos de PCa se asocian a mayor mortalidad en la sepsis.
  ⊘ *Disfunción de la AT-III.* La AT-III inactiva la trombina, impidiendo la unión de nuevos factores de coagulación al coágulo ya formado. Inhibe los factores IXa y Xa.
✔ **Supresión de la fibrinólisis.** Se produce una sobreexpresión del PAI-1 y del tPA. A pesar de este aumento de tPA en la sepsis, su acción se encuentra fuertemente inhibida por el PAI-1, produciendo un ambiente hipofibrinolítico. Es tan importante esta elevación del PAI-1 que es considerada por algunos estudios como factor de gravedad de la sepsis y del fracaso renal agudo.

Además, el *shock*, la acidosis y la hipoxia contribuyen a perpetuar el daño endotelial, y el estado de bajo gasto reduce el aclaramiento de los factores de la coagulación activados.

9.1.2. Etiología

Como hemos comentado, la causa más frecuente de CID en la UCI es la sepsis. Pero existen muchas otras causas como los traumatismos, neoplasias, complicaciones obstétricas, tóxicos (venenos), alteraciones inmunológicas y otras (parada cardíaca, golpe de calor, etcétera).

9.1.3. Manifestaciones clínicas

La sepsis es un estado inflamatorio agudo y prolongado que produce microtrombos debido a una activación masiva de la coagulación que conlleva el consumo de factores. Estos microtrombos en distintos tejidos provocan daño endotelial por hipoperfusión, iniciándose el proceso fibrinolítico y generando un estado de fibrinólisis. Es en este momento cuando clínicamente aparecen las hemorragias difusas que afectan tanto a las mucosas como a las heridas quirúrgicas o zonas de venopunción.

El estado de CID crónica compensada se puede asociar con lesiones isquémicas que afecten a aquellos órganos que habitualmente están muy perfundidos (cerebro, riñones, pulmones) y también puede manifestarse como una púrpura fulminante, acrocianosis periférica y gangrena de extremidades.

9.1.4. Diagnóstico

No existe ningún patrón de referencia para su diagnóstico. Taylor *et al.* desarrollaron una escala diagnóstica que actualmente es conocida como la escala de la International Society on Thrombosis and Haemostasis (ISTH) (Tabla 56-2), que es la más utilizada en Europa. Esta escala es válida cuando existe una enfermedad probablemente asociada con CID manifiesta, y se basa en parámetros de coagulación de laboratorio. Así, una puntuación ≥ 5 es indicativa de CID. Los autores recomiendan reevaluar diariamente.

9.1.5. Tratamiento

La elevada tasa de mortalidad de la CID requiere la necesidad de un diagnóstico precoz y un tratamiento adecuado basado en el diagnóstico de la enfermedad de base. De hecho, la mayor eficacia del tratamiento se alcanza en pacientes pre-CID. Al mismo tiempo, se debe realizar una correcta resucitación para corregir las situaciones clínicas de hipoxia, hipovolemia y acidosis.

Ante sangrados severos se deben considerar los siguientes tratamientos de soporte:

✔ **Transfusión de hemoderivados:**
  ⊘ *Plaquetas:* si su valor es < 20.000/µL o < 50.000/µL con hemorragia.
  ⊘ *Plasma fresco congelado:* en caso de sangrado activo o precisar una técnica invasiva y TP/TTPAr < 1,5 veces el valor normal; se recomiendan dosis de 15-30 mL/kg.

Tabla 56-2. Escala diagnóstica de la coagulación intravascular diseminada según la International Society on Thrombosis and Haemostasis (ISTH)

Parámetros de coagulación	Valor	Puntuación
Plaquetas (×10⁹/L)	>100	0
	<100	1
	<50	2
Tiempo de protrombina (s)	<3	0
	3-6	1
	>6	2
Fibrinógeno (g/L)	>1	0
	<1	1
Dímero D	No incremento	0
	Incremento moderado	2
	Incremento fuerte	3

Puntuación:
≥ 5: CID manifiesta
< 5: sugestivo de ausencia de CID

CID: coagulación intravascular diseminada.

✔ **Fármacos prohemostáticos:**
  ◉ *Concentrado de complejo protrombínico* (contiene los factores II, VII, IX, X, proteínas C y S): tiene las mismas indicaciones que el plasma fresco congelado, pero se administra cuando la transfusión se guía por test viscoelásticos.
  ◉ *Fibrinógeno:* habitualmente se administra cuando existe hemorragia y el valor del fibrinógeno es < 1,5 g/L; al igual que con el concentrado de complejo protrombínico, es preferible guiar su administración mediante los test viscoelásticos.
  ◉ *Factor VII:* no se recomienda, por su riesgo trombótico.
✔ **Fármacos anticoagulantes.** Si fisiopatológicamente el inicio de todo son los fenómenos trombóticos, es lógico pensar que una terapia anticoagulante podría ser útil. Pero ni los concentrados de factor anticoagulante (AT-III, PCa o la trombomoduli-

na humana recombinante) ni los inhibidores de la vía del factor tisular recombinante (tifacogin) han demostrado disminuir la mortalidad, si bien pueden incrementar el sangrado. Únicamente se ha visto cierto beneficio con:
  ◉ *Heparina no fraccionada:* a dosis de 10 UI/kg (sin pretender TTPAr en rango), en casos de CID con alto riesgo trombótico.
  ◉ *Heparina de bajo peso molecular:* a dosis profilácticas de trombosis venosa profunda en caso de CID sin hemorragia.

9.2. Trombocitopenia

La trombocitopenia es la alteración en la coagulación más frecuente en los pacientes ingresados en UCI. La mayor incidencia de trombocitopenia la presentan los pacientes con sepsis. La incidencia varía entre el 15 % y el 60 %, dependiendo de la definición utilizada. Así, plaquetopenia se define como el recuento < 150.000/µL, pero como es infrecuente el sangrado con valores entre 100.000-150.000/µL, en ocasiones en la UCI se habla de plaquetopenia con valores < 100.000/µL.

En la UCI la trombocitopenia presenta una etiología multifactorial: hemodilución, consumo, disminución en la producción, secuestro plaquetario e incluso seudotrombocitopenia por errores de laboratorio.

A pesar de la preocupación por el riesgo de sangrado en pacientes plaquetopénicos, a menudo se realizan transfusiones innecesarias que implican sus riesgos. No se deben corregir los hallazgos de laboratorio con productos sanguíneos si no existe evidencia de sangrado.

10. Conclusiones

El tratamiento de la coagulopatía del paciente crítico supone una disminución de las hemorragias y una optimización transfusional. El conocimiento de la fisiopatología de la hemostasia es fundamental para tratar la coagulopatía. Para su diagnóstico disponemos de pruebas convencionales de laboratorio (*in vitro*) y de test viscoelásticos (*in vivo*). La interpretación adecuada de estas pruebas es imprescindible para dirigir adecuadamente el tratamiento de la coagulopatía. Las coagulopatías más frecuentes en los pacientes críticos son las de origen traumático y séptico con disfunción multiorgánica.

ℹ Puntos clave

✔ El tratamiento de la coagulopatía del paciente crítico supone una disminución de la hemorragia, segundo pilar del *Patient Blood Management* (PBM).
✔ La hemostasia es la capacidad del cuerpo humano para lograr que la sangre líquida se mantenga en los vasos sanguíneos y consta de cuatro fases: vasoconstricción, hemostasia primaria, hemostasia secundaria y fibrinólisis.
✔ Para el diagnóstico de coagulopatía disponemos de pruebas convencionales de laboratorio o *in vitro* (TP, TTPAr, fibrinógeno) y de los test viscoelásticos (TEG, ROTEM), *in vivo*. Estos son preferibles por ser más globales y permitir una terapia por objetivos en tiempo real.
✔ La coagulopatía inducida en la hemorragia crítica es secundaria a hipotermia, acidosis, hipocalcemia y hemodilución, fenómenos que deben ser tratados enérgicamente para evitar perpetuar dicha coagulopatía.
✔ La coagulopatía aguda del trauma es un síndrome clínico que desarrolla una diátesis hemorrágica consecuencia de un estado de hipocoagulabilidad e hiperfibrinólisis multifactorial, presente en el 25 % de los pacientes que llegan al box de politrauma. Es decir, que aparece en el período inmediato al traumatismo.
✔ La causa más frecuente de CID en la UCI es la sepsis.

Bibliografía

Benes J, Zatloukal J, Kletecka J. Viscoelastic methods of blood clotting assessment — A multidisciplinary review. Front Med (Lausanne). 2015;14:62.

Boffard KD, Riou B, Warren B, et al; NovoSeven Trauma Study Group. Recombinant factor VIIa as adjunctive therapy for bleeding control in severely injured trauma patients: two parallel randomized, placebo-controlled, double-blind clinical trials. J Trauma. 2005;59(1):8-15.

Carson JL, Stanworth SJ, Dennis JA, et al. Transfusion thresholds for guiding red blood cell transfusion. Cochrane Database Syst Rev. 2021;12(12):CD002042.

Davenport R, Manson J, De'Ath H, et al. Functional definition and characterization of acute traumatic coagulopathy. Crit Care Med. 2011;39(12):2652-8.

Evans L, Rhodes A, Alhazzani W, et al. Surviving Sepsis Campaign: International Guidelines for Management of Sepsis and Septic Shock 2021. Crit Care Med. 2021;49(11):e1063-e1143.

Ferreira I, Falcato F, Bandarra N, Rauter AP. Resolvins, protectins, and maresins: DHA-derived specialized pro-resolving mediators, biosynthetic pathways, synthetic approaches, and their role in inflammation. Molecules. 2022;27(5):1677.

Gómez-Gómez B, Rodríguez-Weber FL, Díaz-Greene EJ. Fisiología plaquetaria, agregometría plaquetaria y su utilidad clínica. Med Int Méx. 2018;34(2):244-63.

González DA, Kumar R, Asif S, Bali A, Dang AK. Sepsis and thrombocytopenia: A nowadays problem. Cureus. 2022;14(5):e25421.

Görlinger K, Pérez-Ferrer A, Dirkmann D, et al. The role of evidence-based algorithms for rotational thromboelastometry-guided bleeding management. Korean J Anesthesiol. 2019;72(4):297-322.

Hernández-Zamora E, Zavala-Hernández C, Quintana-González S, Reyes-Maldonado E. Enfermedad de von Willebrand, biología molecular y diagnóstico. Cir Cir. 2015;83(3):255-64.

Hoffman M, Monroe DM. A cell-based model of hemostasis. Thromb Haemost. 2001;85:958-65.

Holcomb JB, Tilley BC, Baraniuk S, et al; PROPPR Study Group. Transfusion of plasma, platelets, and red blood cells in a 1:1:1 vs a 1:1:2 ratio and mortality in patients with severe trauma: the PROPPR randomized clinical trial. JAMA. 2015;313(5):471-82.

Hunt BJ. Bleeding and coagulopathies in critical care. N Engl J Med. 2014;370(9):847-59.

Jansen JO, Scarpelini S, Pinto R, Tien HC, Callum J, Rizoli SB. Hypoperfusion in severely injured trauma patients is associated with reduced coagulation factor activity. J Trauma. 2011;71(5 Suppl 1):S435-40.

Jurkovich GJ, Greiser WB, Luterman A, Curreri PW. Hypothermia in trauma victims: an ominous predictor of survival. J Trauma. 1987;27(9):1019-24.

Kaafarani HM, Velmahos GC. Damage control resuscitation in trauma. Scand J Surg. 2014;103(2):81-8.

Letertre LR, Gudmundsdottir BR, Francis CW, et al. A single test to assay warfarin, dabigatran, rivaroxaban, apixaban, unfractionated heparin, and enoxaparin in plasma. J Thromb Haemost. 2016;14(5):1043-53.

Llau JV, Acosta FJ, Escolar G, et al. Multidisciplinary consensus document on the management of massive haemorrhage (HEMOMAS document). Med Intensiva. 2015;39(8):483-504.

MacFarlane RG. An enzyme cascade in the blood clotting mechanism, and its function as a biochemical amplifier. Nature. 1964;202:498-99.

Maegele M, Lefering R, Yucel N, et al.; AG Polytrauma of the German Trauma Society (DGU). Early coagulopathy in multiple injury: an analysis from the German Trauma Registry on 8724 patients. Injury. 2007;38(3):298-304.

Mitra B, Cameron PA, Mori A, Fitzgerald M. Acute coagulopathy and early deaths post major trauma. Injury. 2012;43(1):22-5. Páramo JA. Coagulación intravascular diseminada. Med Clin (Barc). 2006;127(20):785-9.

Pérez Vela JL, Jiménez Rivera JJ, Llanos Jorge C, editores. Cirugía cardiovascular. Abordaje integral. 1ª ed. Elsevier; 2020.

Quintana-Díaz M, García-Erce JA, editores. Coagulopatías en el paciente crítico. Ergón; 2018.

Ripollés-Melchor J, Jericó-Alba C, Quintana-Díaz M, García-Erce JA. From blood saving programs to patient blood management and beyond. Med Clin (Barc). 2018;151(9):368-73.

Sahud MA. Factor VIII inhibitors. Laboratory diagnosis of inhibitors. Semin Thromb Hemost. 2000;26(2):195-203.

Shakur H, Roberts I, Bautista R, et al.; CRASH-2 trial collaborators. Effects of tranexamic acid on death, vascular occlusive events, and blood transfusion in trauma patients with significant haemorrhage (CRASH-2): a randomised, placebo-controlled trial. Lancet. 2010;376(9734):23-32.

Spahn DR, Bouillon B, Cerny V, et al. The European guideline on management of major bleeding and coagulopathy following trauma: fifth edition. Crit Care. 2019;23(1):98.

Taylor FB Jr, Toh CH, Hoots WK, Wada H, Levi M; Scientific Subcommittee on Disseminated Intravascular Coagulation (DIC) of the International Society on Thrombosis and Haemostasis (ISTH). Towards definition, clinical and laboratory criteria, and a scoring system for disseminated intravascular coagulation. Thromb Haemost. 2001;86(5):1327-30.

Wada H, Matsumoto T, Yamashita Y. Diagnosis and treatment of disseminated intravascular coagulation (DIC) according to four DIC guidelines. J Intensive Care. 2014;2(1):15.

Wagner M, Uzun G, Bakchoul T, Althaus K. Diagnosis of platelet function disorders: a challenge for laboratories. Hamostaseologie. 2022;42(1):36-45.

White D, MacDonald S, Bull T, et al. Heparin resistance in COVID-19 patients in the intensive care unit. J Thromb Thrombolysis. 2020;22:1-5.

57 Transfusión de hemoderivados

R. Amézaga Menéndez, M. Ocón López y M. M. Garcías Sastre

✐ Orientación para el estudio

En este capítulo se describen inicialmente las características de los productos sanguíneos, prohemostáticos y antídotos más frecuentemente utilizados y sus indicaciones en el paciente crítico con y sin hemorragia. Posteriormente se hace un resumen de las complicaciones de las transfusiones. Para terminar, el lector encontrará una introducción a los programas del *Patient Blood Management* y a los protocolos de transfusión masiva.

1. Transfusión de hemoderivados, hemocomponentes y antídotos

1.1. Concentrado de hematíes

1.1.1. Características

Los glóbulos rojos para la transfusión se obtienen de la sangre total de los donantes que se centrifuga para retirar el plasma y concentrar. Actualmente todos los concentrados de hematíes (CH) se desleucocitan en los bancos de sangre antes del almacenamiento. Habitualmente contienen 160-220 mL de hematíes más 100 mL de conservante con un hematocrito del 55-65 % y con un contenido de hemoglobina > 40 g. Los CH pueden conservarse durante 42 días a temperaturas entre 1 y 6 °C. En los adultos, una dosis de 4 mL/kg (equivalente a 1 unidad de CH/70 kg de peso receptor) elevará la hemoglobina unos 0,8-1 g/dL. La recuperación real se puede valorar a partir de los 15 minutos de finalizar la transfusión haciendo una determinación de hemoglobina.

1.1.2. Indicaciones

Las indicaciones para transfundir CH son la anemia moderada-grave y la hemorragia activa.

La anemia en el paciente crítico es muy frecuente. Aproximadamente el 63 % de los pacientes que ingresan en la unidad de cuidados intensivos (UCI) y el 75 % de los pacientes al tercer día de ingreso presentan anemia. La prevalencia aumenta con los días, acercándose al 100 % tras 1 semana de estancia en la UCI. La anemia se asocia a un mal pronóstico con un aumento de la morbimortalidad.

Aunque la anemia es frecuente, su tratamiento es controvertido. Uno de los tratamientos habituales es la transfusión de CH. El 30-70 % de los pacientes ingresados en las UCI son transfundidos, dependiendo de la patología y el tiempo de estancia. En el 90 % de los casos no existe sangrado y la indicación es por anemia. Aunque las transfusiones pueden salvar la vida en el caso de hemorragia o anemia grave, su beneficio no está tan claro en el caso de anemia moderada y se debe valorar individualmente el riesgo-beneficio de transfundir CH. Además del dudoso beneficio, hay que tener en cuenta que es un recurso limitado y que, aunque cada vez son más seguras, no están exentas de riesgos. Múltiples

estudios observacionales muestran un aumento de la mortalidad y otras complicaciones graves incluso después de la transfusión de solo 1 CH, aunque este efecto no se observa en los más recientes estudios clínicos aleatorizados (ECA). Esto puede deberse a que, gracias a los sistemas de hemovigilancia, el riesgo de transmisión de infecciones y de reacciones inmunológicas por la transfusión es muy bajo. Además, el uso generalizado en los últimos años de CH leucorreducidos ha disminuido las complicaciones asociadas directamente a la transfusión. Por otra parte, hay que tener en cuenta que los ECA pueden controlar variables que actúan como factores de confusión ocultos en los diseños observacionales. Actualmente las complicaciones relacionadas con la transfusión de CH que se asocian con mayor riesgo de mortalidad son la sobrecarga de volumen (TACO, *transfusion-associated circulatory overload*) y el daño pulmonar asociado a la transfusión (TRALI, *transfusion-related acute lung injury*).

La razón principal para transfundir CH es aumentar la hemoglobina y mejorar el aporte de oxígeno a los tejidos. Sin embargo, no se ha podido demostrar la mejoría del transporte de oxígeno tras la transfusión de CH de forma constante. Aunque parece que cuando los valores iniciales son anormales existe una mejoría de los parámetros tras la transfusión. Esta falta de mejoría puede deberse a varios factores. Por una parte, el aumento de la viscosidad sanguínea por la sobretransfusión puede afectar a la extracción de oxígeno en los tejidos. Por otra parte, factores asociados al almacenamiento de los CH (técnica utilizada, aditivos añadidos, etc.) pueden hacer que el transporte de oxígeno a los tejidos no sea óptimo. Aunque estudios iniciales sugirieron que la transfusión de CH con un mayor tiempo de almacenamiento podría empeorar el pronóstico de los pacientes críticos, no se ha podido demostrar en estudios más recientes. Por último, factores asociados al paciente o a la patología subyacente pueden permitir que la anemia sea mejor tolerada en unos pacientes que en otros, y en unos momentos más que en otros.

El uso de la hemoglobina como herramienta para guiar la transfusión de CH e identificar qué pacientes críticos se pueden beneficiar o no de la transfusión es controvertido, pero no existe evidencia suficiente que justifique el uso de otros datos como la saturación venosa de oxígeno, el nivel de láctico o los cambios en la microcirculación como «trigger» para la transfusión. Muchos autores abogan por utilizar los umbrales de hemoglobina como un punto de partida para tomar decisiones apoyadas en otros datos clínicos, basadas en la evidencia y centradas en el paciente dentro de protocolos de gestión de la anemia y las transfusiones, más conocidos como programas de *Patient Blood Management*

(PBM). En el contexto de la hemorragia aguda se recomienda transfundir dentro de protocolos de tratamiento específicos de la hemorragia o protocolos de transfusión masiva.

Tradicionalmente, en las unidades de críticos se transfundía con niveles de hemoglobina < 9-10 g/dL y en muchas ocasiones 2 CH cuando se alcanzaba dicho umbral. Sin embargo, en 1999 el estudio TRICC demostró que en los pacientes críticos sin hemorragia activa una estrategia de transfusión restrictiva (umbral de hemoglobina < 7 g/dL, objetivo 7-9 g/dL), comparada con una estrategia de transfusión liberal (umbral de hemoglobina 10 g/dL, objetivo 10-12 g/dL), no aumentaba la mortalidad a los 30 días, al alta hospitalaria o los 6 meses. Desde entonces varios ECA han demostrado que las estrategias de transfusión restrictivas son tan seguras como las liberales en la mayoría de los pacientes.

En la última revisión de la Cochrane en el año 2020 se incluyeron 48 ECA que evaluaban el efecto de los umbrales de transfusión restrictivos frente a los liberales en diversos escenarios clínicos, y se identificaron 14 estudios en marcha. En dicha revisión se concluyó que las estrategias de transfusión restrictivas (umbrales de transfusión de 7-8 g/dL) comparadas con las liberales (umbrales de transfusión de 9-10 g/dL) no aumentaban la mortalidad, las complicaciones cardiológicas (infarto, angina, arritmias, paro cardíaco o edema agudo de pulmón), el accidente cerebrovascular, las infecciones (sepsis, bacteriemia, neumonía o infecciones de herida), el tromboembolismo, la insuficiencia renal o el síndrome confusional. No se pudieron obtener conclusiones en cuanto a la calidad de vida y la recuperación funcional, ya que los datos son escasos y la forma de medirlas variable. Por otra parte, en todos los estudios las estrategias restrictivas se asociaron a una menor transfusión de CH que las estrategias liberales, disminuyendo en un 41 % la posibilidad de ser transfundido y en 1,2 bolsas la cantidad de CH transfundida. Ya que no existe un beneficio de las estrategias liberales y que las transfusiones son un bien escaso con un coste y unos riesgos conocidos, en la mayoría de los pacientes se prefieren las estrategias restrictivas.

En los estudios realizados en paciente críticos el umbral más frecuentemente utilizado son los 7 g/dL. Desde el año 2016, en las guías para el tratamiento de la sepsis y el *shock* séptico se recomienda transfundir con una hemoglobina < 7 g/dL en ausencia de hemorragia, hipoxemia grave o isquemia miocárdica. Este umbral también se recomienda en los pacientes con síndrome de dificultad respiratoria aguda o ventilación mecánica prolongada. En cirugía cardíaca el umbral restrictivo utilizado en los estudios más amplios es de 7,5 g/dL, sin observarse diferencias de mortalidad respecto a umbrales más elevados. En los pacientes con hemorragia digestiva la estrategia restrictiva (transfundir con hemoglobina < 7 g/dL) ha demostrado disminuir la mortalidad. El mecanismo responsable podría ser un aumento del resangrado en la estrategia liberal, al conseguir presiones arteriales más elevadas tras la transfusión.

En algunos subgrupos de pacientes, como los pacientes con cardiopatía isquémica crónica o aguda, los neurocríticos, los pacientes con membranas de circulación extracorpórea, los ancianos o los pacientes con necesidades repetidas de transfusión como los pacientes hematológicos u oncológicos, se desconoce por el momento cuál es la mejor estrategia.

Aunque en el reciente estudio REALITY, en el que se incluyeron 666 pacientes con infarto agudo de miocardio, se observaron menos eventos cardiovasculares en el grupo de transfusión restrictiva (hemoglobina < 8 /dL). Cuando se analizan conjuntamente los

resultados de los tres estudios realizados en pacientes con síndrome coronario agudo, existe una tendencia al aumento de la mortalidad con la estrategia restrictiva, por lo que un umbral de transfusión más elevado (9-10 g/dL) podría ser beneficioso en estos pacientes.

A pesar de existir cuatro ECA en los pacientes neurocríticos, las muestras de estos estudios son pequeñas y los resultados inconsistentes, con diferencias en la mortalidad y en la recuperación funcional. Hasta el momento no existe una evidencia clara de cuándo se debería transfundir a estos pacientes. En espera de los resultados de los ECA en marcha (TRAIN, HEMOTION, SAHARA), algunos autores sugieren aprovechar la información de la neuromonitorización avanzada (presión tisular de oxígeno < 15 mm Hg y saturación venosa yugular < 55-60%) para decidir transfundir a los pacientes neurocríticos con un nivel de hemoglobina de 8-10 g/dL.

Como resultado de estos estudios, las políticas de transfusión en las UCI han pasado paulatinamente de ser más liberales a ser más restrictivas, formando parte del estándar de cuidados. Actualmente no es aceptable una política liberal de transfusión a menos que demuestre ser mejor o existan serias dudas.

1.2. Plaquetas

1.2.1. Características

Las plaquetas se pueden obtener de dos formas, a partir de una unidad de sangre total de varios donantes o mediante aféresis directamente de un único donante:

- **Unidad de sangre total.** A partir de una donación de sangre total se obtienen las plaquetas por centrifugación. El número de plaquetas por unidad varía según el recuento de plaquetas del donante y el proceso de fabricación. El recuento total en una unidad es inadecuado para aumentar el recuento plaquetario en un receptor adulto, por lo que se deben agrupar de 4 a 6 unidades para obtener una transfusión rentable; es lo que se denomina 1 *pool* de plaquetas. Las ventajas son un menor coste y mayor facilidad de recolección y procesamiento.
- **Aféresis.** Se extrae sangre de un solo donante, se separan las plaquetas y se restituye el resto de la sangre al mismo individuo. Una sola unidad estándar de plaquetas obtenidas mediante aféresis de un donante único equivale a 4-6 unidades de plaquetas de sangre total. Las ventajas son la exposición del receptor a un solo donante en lugar de a múltiples, la capacidad de combinar las características del donante y del receptor, y la menor cantidad de hematíes y leucocitos.

Las plaquetas se almacenan a temperatura ambiente (22 °C) durante 5-7 días en agitación constante. El almacenamiento en frío y la criopreservación están en estudio.

La dosis de plaquetas para el tratamiento profiláctico es de 4-6 unidades de plaquetas de sangre total (es decir, 1 *pool* de plaquetas) o 1 unidad de plaquetas de aféresis. Esta dosis aumenta el recuento de plaquetas en aproximadamente 30.000/μL en los 10 minutos posteriores a la infusión. En las transfusiones terapéuticas es posible que se requiera una dosis más alta o transfusiones más frecuentes.

1.2.2. Indicaciones

Las plaquetas se pueden trasfundir con dos fines: terapéutico o profiláctico. Solo se deben transfundir plaquetas cuando existe trombocitopenia y alto riesgo de sangrado espontáneo, necesidad de un procedimiento invasivo o sangrado activo.

En el paciente crítico no sangrante existe poca evidencia sobre la transfusión profiláctica de plaquetas y las guías a veces ofrecen distintos puntos de corte. Sin embargo, los datos obtenidos de la población hematológica sugieren que la profilaxis plaquetaria reduce el sangrado si el recuento de plaquetas es < 10.000/μL y se debe evitar cuando el recuento de plaquetas es más alto. En las situaciones en las que existe un riesgo hemorrágico aumentado, como es el caso de infección activa, fiebre o inflamación, se recomienda como punto de corte para la transfusión profiláctica un recuento de plaquetas de 20.000/μL.

Por otra parte, la evidencia disponible sobre la transfusión de plaquetas previamente a procedimientos invasivos en UCI también es baja. No se recomienda trasfundir plaquetas profilácticamente antes de ningún procedimiento invasivo en aquellos pacientes con recuentos de plaquetas > 100.000/μL.

Los beneficios de la transfusión profiláctica de plaquetas antes de procedimientos invasivos en pacientes con plaquetas > 50.000/μL son pocos o triviales. Las guías de la Association for the Advancement of Blood & Biotherapies (AABB), de la American Society of Clinical Oncology (ASCO) y de la British Society for Haematology (BSH) están de acuerdo en recomendar un punto de corte de 20.000/μL para la inserción de catéteres venosos centrales y 50.000/μL para cirugías mayores, aunque en el caso de la neurocirugía se recomienda mantener las plaquetas por encima de 100.000/μL. En las punciones lumbares, las guías AABB recomiendan transfundir plaquetas cuando son < 50.000/μL. Las endoscopias se pueden realizar de forma segura con plaquetas > 50.000/μL. Sin embargo, también hay datos que indican que podría ser suficiente con plaquetas > 20.000/μL, y que la broncoscopia, con o sin lavado broncoalveolar, se podrían realizar de forma segura en pacientes con trombocitopenia grave (plaquetas > 10.000/μL).

En pacientes con hemorragia activa la evidencia es escasa y se debe individualizar en cada caso. Si el sangrado es menor, se debería tratar como si no existiera sangrado. En la mayoría de los casos se transfundirá para mantener el recuento de plaquetas > 50.000/μL. Cuando existe sangrado en el sistema nervioso central la mayoría de las guías recomiendan mantener las plaquetas > 100.000/μL.

Actualmente existe un gran debate sobre la transfusión de plaquetas en los pacientes con hemorragia intracraneal (HIC) tanto traumática como espontánea. Existen dos ECA sobre pacientes neurocríticos con HIC espontánea que recibían antiagregación, en los que no se obtuvo beneficio mediante la transfusión de plaquetas. En el ensayo clínico más destacado en este campo, el estudio PATCH, la mortalidad, la dependencia a los 3 meses y el tamaño del hematoma a las 24 horas fue mayor en los pacientes que recibieron transfusión de plaquetas respecto a los que no. El estudio PATCH ha sido ampliamente criticado por los estrictos criterios de inclusión, el desequilibrio entre los brazos del estudio y la escasa representación de pacientes neuroquirúrgicos. Otro ECA de pacientes antiagregados con HIC espontánea que precisaban tratamiento neuroquirúrgico mostró que la transfusión de plaquetas

disminuía la hemorragia posquirúrgica y la mortalidad a los 6 meses. En el caso de pacientes antiagregados con HIC traumática, dos recientes metanálisis no han podido demostrar un beneficio de la transfusión de plaquetas. Por tanto, se debe evitar la transfusión de plaquetas en los pacientes antiagregados con HIC salvo que requieran una intervención quirúrgica.

En los pacientes críticos que reciben antiagregantes plaquetarios con hemorragia distinta de la HIC hay incluso menos evidencia, por lo que no se puede hacer ninguna recomendación.

1.3. Plasma fresco congelado

1.3.1. Características

El plasma se obtiene a partir de una unidad de sangre total o por aféresis de un solo individuo. El plasma contiene todos los factores de la coagulación, fibrinógeno, proteínas (incluida albú-mina e inmunoglobulinas), electrolitos y anticoagulantes natura-les (como proteína C, proteína S y antitrombina) con niveles si-milares a los de la sangre de un individuo sano, aunque pueden variar según su pretratamiento y modalidad de almacenamiento.

Existen diferentes preparados:

- **Plasma fresco congelado (PFC).** Plasma congelado en las primeras 8 horas tras su extracción (se mantiene a una temperatura de entre –18 °C y –30 °C). Se puede almacenar congelado durante 3 años. La actividad de los factores de la coagulación se mantiene por encima del 70 %. Para su uso se debe descongelar al baño maría y transfundir a 37 °C, lo que conlleva un retraso para su utilización. Los procesos de descongelación deben llevarse a cabo bajo estrictos protocolos para evitar infecciones o contaminantes. Una vez descongelado, se debe utilizar en las primeras 24 horas, aunque se puede guardar a 1-6 °C hasta 5 días, con una disminución progresiva de los factores de la coagulación.
- **Plasma congelado.** Es similar al plasma fresco congelado pero la congelación se hace entre las 8-24 horas tras su extracción. Los niveles de los factores más termolábiles (V y VIII) y la proteína C están disminuidos.
- **Plasma líquido.** Nunca se ha congelado. Se mantiene a una temperatura de 1-6 °C un máximo de 26 días desde su extracción y 21 días desde la separación de la sangre total. Los factores dependientes de la vitamina K se mantienen estables (II, VII, IX y X) y el resto disminuye progresivamente. Se estudia su uso en la transfusión masiva en pacientes traumáticos.
- **Plasma pobre en crioprecipitados.** Es el plasma sobrante tras la extracción de los crioprecipitados. Es, por tanto, pobre en fibrinógeno, factor VIII, factor XIII y factor de Von Willebrand. En cambio, ADAMTS13 se conserva bien, por lo que se utiliza en el tratamiento de la púrpura trombocitopénica trombótica.
- **Plasma liofilizado o seco.** Es el producto restante tras eliminar la parte líquida. Precisa ser reconstituido para su infusión, se almacena a temperatura ambiente y su uso es, sobre todo, militar.
- **Plasma de convaleciente.** Plasma de pacientes que se han recuperado de una determinada infección (fue muy estudiado en la pandemia por SARS-CoV-2).

El plasma que se utiliza habitualmente para la transfusión es el plasma fresco congelado. Para minimizar el riesgo de transmisión de infecciones habitualmente se somete a un proceso de inactivación de patógenos. Se pueden utilizar diferentes agentes (disolventes o detergentes no iónicos o compuestos de ADN con luz ultravioleta). Si bien los virus con membranas lipídicas (virus de la inmunodeficiencia humana, virus de la hepatitis B y de la hepatitis C) disminuyen, la acción sobre los virus que no tienen este tipo de envoltura (virus de la hepatitis A, de la hepatitis E y parvovirus B19) y los priones es variable. La principal indicación del plasma inactivado son los pacientes que precisan múltiples transfusiones.

La dosis inicial es de 10-15 mL/kg en adultos, que corresponde a un tercio del volumen plasmático total. Esto es para intentar conseguir la hemostasia al llegar aproximadamente al 30 % de la actividad de los factores de coagulación (en ausencia de inhibidores o anticoagulantes). Puede variar entre pacientes y tener que repetirse en situaciones de hemorragia masiva, o tras monitorización clínica o analítica. Se debe tener en cuenta que cada uno de los factores de coagulación presentes en el plasma tiene diferente vida media, por lo que deberá repetirse la transfusión en función del estado del paciente una vez que se haya sobrepasado dicha vida media. Por ello el volumen de plasma a infundir suele ser elevado.

1.3.2. Indicaciones

Existen pocos estudios de alta calidad sobre el uso del plasma. Sus indicaciones se basan en las recomendaciones de las guías de práctica clínica. Se utiliza en situaciones de sangrado, y nunca para la corrección de pruebas de coagulación alteradas sin causa clara o sin sangrado activo.

Las indicaciones son:

- **Déficit de un factor.** Cuando existe sangrado o el paciente necesita un procedimiento invasivo, si no se dispone de concentrado del factor específico o dicho producto no existe. Por ejemplo, en los déficits hereditarios raros de factores II, VII, X, XI, o en una coagulación intravascular diseminada (CID) grave (factor V) o en el déficit de antitrombina. Las dosis requeridas suelen ser mayores (15-20 mL/kg).
- **Hemorragia masiva.** Debe guiarse por protocolos específicos de cada centro y pruebas específicas (p. ej., ROTEM o TEG).
- **Plasmaféresis en la púrpura trombocitopénica trombótica.**
- **CID y sangrado.** Son casos en los que existe una coagulopatía de consumo por la hiperactivación del sistema homeostático que provoca trombosis microangiopática y sangrados microvasculares. Los factores más afectados son V, VIII, XIII y fibrinógeno. Los hemoderivados no estarán indicados si no existe sangrado. El tratamiento definitivo será el de la causa de la CID.
- **Enfermedad hepática grave y sangrado o procedimiento invasivo.** No se debe usar como profilaxis.
- **Sangrado quirúrgico.** Debería estar asociado a pruebas específicas de la coagulación y protocolos.

Actualmente no se recomienda el uso de plasma para la reversión de los anticoagulantes; se debe administrar complejo protrombínico o el antídoto específico.

No se recomienda tampoco su uso como expansor de volumen fuera de la hemorragia masiva. El plasma está siendo estudiado como fluido en el *shock* no hemorrágico, ya que parece tener un efecto reparador del glucocáliz, aunque se asocia a dilución de glóbulos rojos y plaquetas.

No se recomienda el uso profiláctico del plasma para corregir coagulopatías sin sangrado activo. Por una parte, las alteraciones de las pruebas de coagulación son malos indicadores del riesgo de sangrado, y por otra, la capacidad del plasma de corregir las alteraciones de las pruebas y disminuir el sangrado es limitada.

1.4. Crioprecipitados

1.4.1. Características

Son la fracción del plasma que permanece insoluble cuando se descongela a 1-6 °C. Se centrifuga, se disuelve en un volumen de plasma de 10-15 mL y se vuelve a congelar a -18 °C. Los crioprecipitados se conservan hasta 1 año. Son ricos en factor VIII, factor de Von Willebrand (100-150 UI), factor XIII (50-75 UI), fibronectina (concentración variable) y fibrinógeno. Los estándares de calidad en España exigen que cada unidad contenga más de 70 UI de factor VIII y más de 140 mg de fibrinógeno. Tras la descongelación, se deben utilizar en las siguientes 4 horas. La dosis habitual de 1 unidad por cada 10 kg de peso aumenta la concentración de fibrinógeno unos 70-100 mg/dL.

En España no están disponibles en muchos centros, y en muchos países europeos se han retirado por motivos de bioseguridad. Deben descongelarse antes de su uso, como el plasma, y requieren la compatibilidad AB0, sobre todo en población pediátrica y receptores de trasplantes. No es necesaria la compatibilidad Rh.

1.4.2. Indicaciones

Los crioprecipitados se utilizan como fuente de fibrinógeno. Antes de la aparición del concentrado de fibrinógeno y los factores recombinantes, su uso estaba más extendido; sin embargo, no debemos olvidar que también contienen otros factores del plasma.

Sus indicaciones están relacionadas con una situación de hemorragia con hipofibrinogenemia (< 150-200 mg/dL), como en los casos de hemorragia masiva, hemorragia obstétrica, enfermedad hepática/cirrosis, cirugía cardíaca, CID y también en la uremia, cuando las medidas iniciales como la transfusión de plaquetas o la desmopresina no son eficaces.

Por su composición no son eficaces para la hemorragia por uso de anticoagulantes.

Aunque se podrían utilizar en la disfibrinogenemia y en la hipofibrinogenemia congénita, en la enfermedad de Von Willebrand y en el déficit de factor XIII, se prefiere el uso de los concentrados específicos siempre que se pueda.

1.5. Concentrado de fibrinógeno

El factor I o fibrinógeno se convierte en fibrina por acción de la trombina. Es esencial para el proceso de coagulación, para la agregación plaquetaria y la formación del coágulo de fibrina. El aumento de los niveles de fibrinógeno mejora la consistencia del coágulo y los tiempos de coagulación (el tiempo de protrombina (TP) y el tiempo de tromboplastina parcial activada (TTPa) se alteran con niveles de fibrinógeno < 100 mg/dL). Sus niveles normales están en 200-400 mg/dL.

Aunque no está claro cuál es el nivel crítico de fibrinógeno, parece que el riesgo de sangrado aumenta por debajo de 150 mg/dL. Es el primer factor de la cascada de coagulación en verse comprometido en sangrados críticos. El nivel bajo de fibrinógeno es un predictor de hemorragia grave y se asocia a mayor necesidad de transfusiones y mortalidad. La administración de fibrinógeno podría disminuir las transfusiones y la morbimortalidad.

Existen tres maneras de administrar fibrinógeno: plasma fresco, crioprecipitados y concentrados de fibrinógeno. Actualmente se considera que el plasma no es una fuente adecuada para la suplementación de fibrinógeno, ya que se deben administrar grandes volúmenes para la misma cantidad de fibrinógeno y se asocia a más complicaciones. Por otra parte, diferentes estudios han demostrado que la administración de concentrados de fibrinógeno no es inferior a la administración de crioprecipitados para la suplementación de fibrinógeno en distintos escenarios de hemorragia grave. Las ventajas de la administración de concentrados de fibrinógeno respecto a los crioprecipitados son: la estandarización del contenido, la liofilización (que permite que sea fácilmente transportable y evita la necesidad de congelación, descongelación y guardar en frío), la seguridad biológica, menos efectos adversos secundarios a la transfusión y rápida reconstitución (5-15 minutos). Sus posibles desventajas son el alto coste y la falta de otros factores de la coagulación, aunque contiene cantidades variables de factor XIII.

1.5.1. Características

Un vial de concentrado de fibrinógeno contiene 1 g en polvo liofilizado para su reconstitución, con un volumen menor que el plasma o los crioprecipitados:

- Plasma: 500 mg en 250 mL.
- Crioprecipitados: 140-360 mg en 15 mL.
- Concentrado de fibrinógeno: 1 g en 50 mL.

La estabilidad una vez reconstituido depende de la preparación comercial y varía desde su uso inmediato hasta la conservación durante 24 horas a temperatura ambiente. Su empleo no se asocia a un aumento del riesgo de trombosis venosa o arterial. Sin embargo, los datos son limitados, ya que en la mayoría de los estudios no se informa adecuadamente de los efectos secundarios.

1.5.2. Indicaciones

El fibrinógeno está indicado en la afibrinogenemia o hipofibrinogenemia congénita, pero no está claro en la disfibrinogenemia. En el paciente crítico está indicado en aquellas situaciones de sangrado con un déficit funcional de fibrinógeno. Se pueden encontrar niveles bajos de fibrinógeno en el trasplante hepático, la cirugía cardiovascular y el trauma. En la hemorragia obstétrica un nivel normal puede indicar un déficit.

En general, las guías recomiendan mantener unos niveles de fibrinógeno > 150-200 mg/dL. La dosis inicial puede calcularse fácilmente si tenemos unas cifras de partida:

Dosis de fibrinógeno (mg/kg peso) = (incremento de fibrinógeno [mg/dL] / 1,7 mg/dL) × mg/kg peso

En caso de hemorragia masiva se pueden administrar 25-50 mg/kg o 2 g de forma empírica. Las sucesivas dosis se administrarán en función de si persiste el sangrado y guiados por pruebas de laboratorio o test viscoelásticos. La vida media del fibrinógeno es de 3-4 días, por lo que, si ya no existe sangrado, se podrá monitorizar cada 2-4 días.

Actualmente no se recomienda la administración profiláctica en la hipofibrinogenemia adquirida. La utilización de concentrado de fibrinógeno en la hemorragia traumática parece disminuir las transfusiones y el fallo multiorgánico, pero sin diferencias en la mortalidad.

Debemos recordar que hay situaciones especiales en las que se requieren niveles más elevados de los habituales, como el embarazo o durante la cirugía cardíaca con circulación extracorpórea.

1.6. Concentrado de complejo protrombínico

1.6.1. Características

Los concentrados de complejo protrombínico (CCP) son extractos purificados de plasma que contienen los factores de la coagulación dependientes de la vitamina K (II, VII, IX y X) sometidos a un proceso de inactivación y erradicación viral. Además, según el preparado, pueden contener dosis variables de proteína C, S, antitrombina o heparina. Estos últimos se añaden para reducir la trombogenicidad al prevenir la activación de la cascada de la coagulación por vía endógena.

Los CCP se pueden clasificar en:

- CCP de cuatro factores (CCP-4F): contienen todos los factores dependientes de la vitamina K (II, VII, IX y X).
- CCP de tres factores (CCP-3F): no contienen factor VII,
- CCP activados (CCPa): contienen factor VII en la forma activada.

Son viales de pequeño volumen de reconstitución. Su administración y disponibilidad es rápida, no precisa pruebas cruzadas, se evita la sobrecarga de volumen y el sobreuso de hemoderivados.

Con la dosis indicada se genera una respuesta más rápida (15-30 minutos) y más prolongada de la normalización de la hemostasia que con la transfusión de plasma. Ello se traducirá en una normalización del índice internacional normalizado (INR) y clínicamente en un cese del sangrado (si es que lo hubiera). En las distintas guías las dosis de CCP recomendadas varían entre 25-50 UI/kg, dosis fijas de 2.000 UI y dosis según el INR. Es cuestionable si se debe utilizar el INR para guiar la corrección de la coagulopatía asociada a la hemorragia en el paciente no anticoagulado con antagonistas de la vitamina K. Las recientes guías europeas de consenso para el uso del CCP-4F recomiendan la dosis de 25 UI/kg en caso de hemorragia tanto para la reversión de antagonistas de la vitamina K y anticoagulantes de acción directa como para el tratamiento de la coagulopatía asociada a la hemorragia masiva. En caso de alto riesgo trombótico la dosis recomendada es de 12,5 UI/kg. Y si persiste la coagulopatía o el sangrado, se podría administrar un segundo bolo. El CCP-4F tiene más evidencia para su uso en todas las indicaciones.

1.6.2. Indicaciones

El CCP está indicado en los siguientes casos:

✔ **Reversión de antagonistas de la vitamina K** en caso de sangrado o cirugía urgente (además, se debe administrar vitamina K). Varios metanálisis concluyen que son más efectivos y seguros que el plasma. Habitualmente se administra la dosis según el INR:
- ✒ INR < 2: no está indicado administrar CCP.
- ✒ INR 2-4: 25 UI/kg de CCP-4F.
- ✒ INR 4-6: 35 UI/kg de CCP-4F.
- ✒ INR > 6: 50 UI/kg de CCP-4F.

✔ **Reversión de anticoagulantes de acción directa.** Siempre en el caso de que no se disponga del antídoto específico. Se usarán preferentemente CCP-4F, habitualmente a dosis fijas de 2.000 UI o 25-50 UI/kg (v. apartado de antídotos).

✔ **Hemorragia masiva.** Se empleará de acuerdo con los protocolos de cada centro. En algunos estudios parece ser útil su uso para corregir la coagulopatía asociada al trauma disminuyendo las transfusiones, aunque no se ha demostrado un efecto en la mortalidad. Datos *in vitro* sugieren que podría tener efectos reparadores del endotelio similares al plasma.

✔ **Sangrado perioperatorio.** Cada vez existe más evidencia de que el CCP es más efectivo que el plasma para el tratamiento de la coagulopatía en la cirugía cardíaca. Parece disminuir el sangrado postoperatorio y las transfusiones sin aumentar la mortalidad, el riesgo de trombosis y el fallo renal. Las guías PBM en cirugía cardíaca de 2021 sugieren su uso en la coagulopatía refractaria.

✔ **Hemofilia.**

1.6.3. Complicaciones y contraindicaciones

El riesgo de trombosis del CCP es del 1-10 %. El riesgo es mayor si se usa junto a otros factores recombinantes (como el factor VII activado recombinante), a dosis elevadas (se considera seguro hasta 30 UI/kg), dosis repetidas o se utiliza CCPa. No se recomienda en la CID por el alto riesgo de trombosis. Estaría contraindicado en caso de trombocitopenia inducida por heparina o alergia a la heparina, hipersensibilidad a cualquiera de sus componentes y en personas con déficit de IgA con anticuerpos anti-IgA.

1.7. Otros factores de la coagulación

1.7.1. Factor VII activado recombinante

1.7.1.1. Características

El factor VII activado recombinante (rFVIIa) actúa mediante su unión al factor tisular, promueve la activación del factor X, la generación de trombina y la agregación plaquetaria. La hipotermia, la acidosis, la trombocitopenia, la disminución de los factores de la coagulación y las alteraciones electrolíticas pueden reducir su actividad. La vida media del rFVIIa en la circulación es de 2 horas o menos, más corta que la del factor VII normal (4-6 horas).

1.7.1.2. Indicaciones

Existen una serie de indicaciones aprobadas para el uso del rFVIIa respaldadas por datos de alta calidad, y otras indicaciones consideradas «*off-label*» («fuera de guía»), donde se ha descrito su eficacia pero no existen suficientes evidencias que las respalden:

✔ **Indicaciones aprobadas.** Tratamiento o prevención de las hemorragias en pacientes con hemofilia A o B con inhibidores de los factores VIII o IX, hemofilia adquirida, déficit de factor VII congénito y trombastenia de Glanzmann que no responde a las transfusiones de plaquetas.

✔ **Indicaciones «*off-label*».** Hemorragia en enfermedad hepática, quirúrgica, obstétrica o traumática no controlada.

El perfil de seguridad general del rFVIIa es favorable en las indicaciones aprobadas. Sin embargo, en las indicaciones «*off-label*» existe un aumento de las complicaciones trombóticas arteriales graves. Estas complicaciones son más frecuentes con la edad y con dosis elevadas, por lo que se debe valorar siempre el riesgo-beneficio antes de su administración. Hace unos años se extendió su uso en el tratamiento de la hemorragia crítica, pero actualmente no se recomienda por la falta de evidencia sobre su beneficio en la mortalidad y el importante riesgo de tromboembolismo. Puede considerarse su uso como último recurso en pacientes con hemorragia incoercible a pesar de haber corregido la acidosis, la hipotermia y las alteraciones de las pruebas de coagulación.

La dosis, la frecuencia y la duración óptimas del tratamiento con rFVIIa no se conocen con exactitud. Se recomiendan diferentes dosis en función del grado de deterioro hemostático, así como de la afección subyacente que causa el sangrado. La dosis recomendada en el sangrado posquirúrgico es de 20-40 µg/kg.

1.7.2. Factor XIII

La deficiencia del factor XIII es poco frecuente pero potencialmente mortal. El factor XIII contribuye a la estabilización del coágulo de fibrina. Los niveles de factor XIII disminuyen durante la cirugía y en los grandes quemados. Su déficit puede generar un sangrado espontáneo o posquirúrgico inexplicable y/o desproporcionado con pruebas de coagulación dentro de la normalidad, por lo que ante un sangrado incoercible debemos tener en cuenta esta posibilidad. El control del sangrado solo será posible mediante el reemplazo del factor XIII: bien con factor XIII recombinante, concentrado de factor XIII derivado de plasma, administración de plasma fresco congelado o crioprecipitados. No responderá a la administración de otros tratamientos como el CCP, ya que este contiene únicamente los factores dependientes de la vitamina K (II, VII, IX y X).

1.8. Antifibrinolíticos

Los trastornos de la fibrinólisis pueden manifestarse en forma de hiperfibrinólisis o hipofibrinólisis. La hiperfibrinólisis se asocia con sangrado incontrolable debido a la disolución del coágulo. Los agentes antifibrinolíticos son fármacos inhibidores de la fibrinólisis y se han usado para tratar estados hiperfibrinolíticos y para reducir el sangrado perioperatorio. Disponemos de tres agentes antifibrinolíticos que debemos conocer: el ácido tranexámico, el ácido aminocaproico y la aprotinina.

1.8.1. Ácido tranexámico y ácido aminocaproico

El ácido tranexámico y el ácido aminocaproico son análogos sintéticos de la lisina que interrumpen las interacciones de unión entre el plasminógeno y los residuos de lisina de la fibrina. Al inhibir el reclutamiento de plasminógeno en la superficie del coágulo, inhiben la fibrinólisis. A dosis elevadas también son inhibidores no competitivos de la plasmina. El ácido tranexámico se une al plasminógeno y la plasmina con mayor avidez que el aminocaproico, por lo que puede producir un efecto antihemorrágico más potente. La evidencia científica para el uso del ácido aminocaproico es menor.

Se recomienda su uso para controlar el sangrado en hemorragias en las que están involucrados tejidos con alta actividad fibrinolítica: mucosas, hemorragias obstétricas y ginecológicas, hemorragias asociadas a enfermedades hematológicas, en la coagulopatía del trauma y en la cirugía cardíaca. Los principales efectos adversos del ácido tranexámico son las convulsiones y la trombosis, los cuales son dependientes de dosis.

En el paciente crítico sangrante el uso del ácido tranexámico puede ser útil en diferentes situaciones. Según el estudio CRASH-2, en el paciente traumático con sospecha o hemorragia grave la administración de tranexámico (1 g intravenoso en 10 minutos seguido de 1 g intravenoso en 8 horas) dentro de las 3 primeras horas disminuye la mortalidad sin la aparición de efectos adversos importantes (trombosis venosa, ictus, infarto de miocardio o necesidad de intervención quirúrgica). Por otro lado, los resultados del estudio CRASH-3 sugieren que puede reducir la mortalidad asociada a las lesiones intracraneales en los pacientes con traumatismo craneoencefálico leve-moderado. Sin embargo, no se pueden recomendar en la HIC no traumática o en la hemorragia subaracnoidea porque la evidencia es escasa. En el ensayo TICH-2, que evaluó el ácido tranexámico en la fase aguda de pacientes con HIC por ictus, no se observó ningún cambio en mortalidad.

En la hemorragia obstétrica, el estudio WOMAN demostró una reducción de la mortalidad en mujeres con hemorragia posparto sin observarse efectos adversos, por lo que se recomienda la administración de forma precoz (idealmente dentro de las 3 primeras horas) de 1 g intravenoso en 10 minutos y administrar 1 g intravenoso más si persiste el sangrado después de 30 minutos o reaparece antes de las 24 horas.

En la cirugía cardíaca el ácido tranexámico reduce el volumen de sangrado, la necesidad de reintervención y el riesgo de transfusión. Existe un mayor riesgo de convulsiones probablemente dependiente de la dosis, con baja incidencia si se administra en dosis bajas (< 4 g/24 h).

Actualmente no se recomienda su uso en la hemorragia digestiva. En cinco ECA, incluyendo el estudio HALT-IT, no se encontraron diferencias en la mortalidad ni el resangrado con dosis altas intravenosas de ácido tranexámico. En cambio, se observó un aumento de la trombosis venosa profunda, del tromboembolismo pulmonar y de las convulsiones. No se conoce el efecto de la administración de bajas dosis de ácido tranexámico intravenosas o de su administración por vía oral. Se podría valorar su uso de rescate con dosis más bajas que las del estudio HALT-IT (< 4 g/24 h) en las hemorragias refractarias.

En la Tabla 57-1 se resume la evidencia disponible sobre mortalidad, reducción de sangrado y efectos adversos del ácido tranexámico en diferentes escenarios clínicos.

Aunque la utilización de ácido tranexámico ha demostrado disminuir el sangrado y/o la mortalidad en el trauma grave, la hemorragia ginecológica y obstétrica, la cirugía cardíaca y ortopédica, recomendándose su uso en estas circunstancias, no ha sido así en la hemorragia digestiva. Por otra parte, debemos tener en cuenta que su empleo en estados de inhibición de la fibrinólisis (conocidos como «shutdown»), que se pueden ver hasta en el 65 % de los pacientes traumáticos en las primeras 12 horas, puede aumentar el fallo multiorgánico, el tromboembolismo y la mortalidad. Además, la administración de ácido tranexámico puede favorecer la inhibición de la fibrinólisis y aumentar la mortalidad.

1.8.2. Aprotinina

La aprotinina es una proteína que inhibe la plasmina, la calicreína y otras proteasas. De esta manera, la aprotinina inhibe la fibrinólisis y la generación de trombina.

Su indicación se ha reducido a la prevención del sangrado y de la necesidad de transfusión en pacientes sometidos a cirugía cardíaca. Actualmente se encuentra en desuso, ya que se ha cuestionado su seguridad en relación con otros fármacos antifibrinolíticos. Los resultados preliminares del estudio BART mostraron una disminución del sangrado, pero con un aumento de la mortalidad por cualquier causa a los 30 días en los pacientes tratados con aprotinina, comparado con los pacientes tratados con tranexámico o aminocaproico. Se ha cuestionado la calidad de la evidencia del estudio BART, poniendo sus conclusiones en entredicho por deficiencias metodológicas importantes. En varios estudios y metanálisis posteriores no parece confirmarse este aumento de la mortalidad. Actualmente, en Europa se ha decidido levantar la suspensión del fármaco y se mantiene su indicación como tratamiento preventivo para reducir las pérdidas de sangre y la necesidad de transfusiones sanguíneas en pacientes adultos sometidos a cirugía coronaria aislada que presentan alto riesgo de sangrado. Sin embargo, en la última actualización de las guías PBM en cirugía cardíaca de 2021 no se realiza ninguna recomendación al respecto.

1.9. Antídotos

1.9.1. Protamina

El sulfato de protamina es una proteína de bajo peso molecular y pH básico, derivada del esperma de pescado, que es capaz de

Tabla 57-1. Evidencia sobre el uso del ácido tranexámico

	Disminución del sangrado y/o mortalidad	Trombosis/convulsiones
Hemorragia ginecológica	Sí	No hubo diferencias
Hemorragia obstétrica	Sí	No hubo diferencias
Hemorragia traumática	Sí	No hubo diferencias
Hemorragia digestiva	No	Aumento de trombosis
Cirugía ortopédica	Sí	No hubo diferencias
Cirugía cardíaca	Sí	Aumento de convulsiones

revertir la acción de la heparina no fraccionada y heparinas de bajo peso molecular (en estas últimas solo el 60-75 % de su acción). Actúa como antagonista de la heparina uniéndose a ella y formando complejos inactivos. Pueden aparecer complicaciones graves tras su administración: hipotensión grave, bradicardia, *shock* anafiláctico (sobre todo en pacientes con alergia al pescado, vasectomía o disfunción de ventrículo izquierdo, con la administración rápida y con dosis elevadas o repetidas), parada cardiorrespiratoria, edema agudo de pulmón no cardiogénico e hipertensión pulmonar por vasoconstricción.

La actividad de la protamina comienza 1-2 minutos tras su administración por vía intravenosa y persiste durante aproximadamente 2 horas. Está descrito un «efecto rebote» de la actividad de la heparina comprendido desde los 30 minutos a las 18 horas tras la administración de la protamina.

La protamina está indicada solo en contexto de un sangrado grave (por cantidad o localización), si se precisa una intervención urgente y también para el destete de la circulación extracorpórea tras una cirugía cardíaca. Las dosis según el tipo de heparina que se quiera revertir o el tiempo de administración se describen en la Tabla 57-2.

1.9.2. Andexanet α

El andexanet α es un factor X activado recombinante inactivo que se une y secuestra a los anticoagulantes que actúan sobre el factor X activado (inhibidores directos del factor X activado, heparinas de bajo peso molecular y fondaparinux). También actúa inhibiendo al inhibidor del factor tisular. Ha sido autorizado de forma condicional para revertir los efectos del apixabán y del rivaroxabán en pacientes adultos con una hemorragia potencialmente mortal o no controlada a la espera de más datos que confirmen su seguridad y eficacia. El antifactor X activado calibrado para el apixabán, el ribaroxabán y el edoxabán se puede utilizar para medir los niveles y la actividad de los inhibidores directos del factor X activado.

Se debe evitar el uso del andexanet α junto con otros factores procoagulantes o plasma, por el riesgo de trombosis. El efecto es inmediato y se mantiene hasta finalizar la perfusión. Todavía no se encuentra comercializado en España.

Los resultados del estudio Anexa-4 mostraron una marcada reducción de la actividad del antifactor X activado y una buena hemostasia en el 82 % de los pacientes a las 12 horas, pero no se incluyó grupo control, ni hubo relación entre la disminución de la actividad y el sangrado. Por este motivo, no está recomendado la determinación de la actividad del antifactor X activado como parámetro predictivo de la respuesta clínica. En el estudio no se incluyeron pacientes con cirugía urgente, HIC con una puntuación en la Escala de Coma de Glasgow < 8 ni con concentraciones de fármaco < 75 ng/mL. La mortalidad fue del 15,4 % y el porcentaje de complicaciones trombóticas elevado (10,3 %). Las dosis se resumen en la Tabla 57-3.

1.9.3. Idarucizumab

El idarucizumab es un anticuerpo monoclonal humanizado que se une con una alta afinidad al dabigatrán actuando como antídoto específico. Su uso está indicado en pacientes adultos que precisan una reversión rápida de sus efectos anticoagulantes: para intervenciones quirúrgicas de urgencia o procedimientos urgentes y en hemorragias potencialmente mortales o no controladas.

Para evitar su uso innecesario se debe demostrar que existe actividad del anticoagulante. Respecto a las pruebas habituales de coagulación, un tiempo de cefalina o un tiempo de protrombina alargado pueden indicar efecto de los anticoagulantes orales de acción directa. Sin embargo, la utilidad clínica de estas pruebas es limitada, ya que unos tiempos normales no excluyen niveles relevantes en plasma de los anticoagulantes. El tiempo de trombina es la prueba más sensible para el dabigatrán, incluso niveles bajos de dabigatrán alargan este tiempo, por lo que un tiempo de trombina normal excluye niveles de dabigatrán relevantes. El tiempo de trombina diluido se puede usar para cuantificar los niveles de dabigatrán. Sin embargo, la demora en los resultados disminuye su utilidad en los casos de emergencia. Lo más práctico es, siempre que sea posible, preguntar al paciente cuándo fue la última toma de anticoagulantes (si hace menos de 48 horas desde la última toma, lo más probable es que exista un efecto anticoagulante; este tiempo puede ser superior si existe una insuficiencia renal asociada).

El efecto anticoagulante se revierte a los 15 minutos y se mantiene durante 12-24 horas. Si persiste el sangrado o existen niveles de dabigatrán, se puede repetir la dosis. El dabigatrán se puede reiniciar a las 24 horas. Se puede utilizar otro anticoagulante antes de las 24 horas. Las dosis para su uso se recogen en la Tabla 57-3.

Tabla 57-2. Dosis de sulfato de protamina para la reversión de las diferentes heparinas y alteraciones analíticas

Heparina	Alteración analítica	Tiempo desde la última dosis	Dosis de protamina	Otras consideraciones
Heparina no fraccionada	↑TTPa ↑AXa ↑/= TP/INR ↑/= TT/TTd/TE	< 30 min	1 mg por cada 100 UI de HNF	✔ Máximo 50 mg por dosis (salvo cirugía cardíaca) ✔ Si se administra en perfusión, contar solo la dosis de las últimas 2-4 h ✔ Si se administra subcutánea, se pueden requerir pequeñas dosis repetidas por el patrón de absorción
		30-60 min	0,5-0,75 mg por cada 100 UI de HNF	
		60-120 min	0,375-0,5 mg por cada 100 UI de HNF	
		> 120 min	0,25-0,375 mg por cada 100 UI de HNF	
Enoxaparina	↑AXa ↑/= TTPa ↑/= TP/INR ↑/= TT/TTd/TE	≤ 8 h	1 mg por cada 1 mg enoxaparina	También para sucesivas dosis si persiste el sangrado con HBPM
		> 8 h	0,5 mg por cada 1 mg de enoxaparina	

AXa: antifactor X activado; HBPM: heparina de bajo peso molecular (enoxaparina); HNF: heparina no fraccionada; INR: índice internacional normalizado; TE: tiempo de coagulación de ecarina; TP: tiempo de protrombina; TT: tiempo de trombina; TTd: tiempo de trombina diluido; TTPa: tiempo de tromboplastina parcial activada.

En el estudio REVERSE-AD, en el 98 % de los pacientes se consiguió una reversión completa a las 4 horas. En el 2 % restante se tuvo que administrar una segunda dosis. No hubo ninguna hemorragia grave en el grupo de cirugía urgente y se restauró la hemostasia en el 91 % de los pacientes del grupo de hemorragia crítica, con una mediana de 2,5 horas. La mortalidad fue del 14 % a los 30 días. Presentaron trombosis el 4,8 % de los pacientes, un porcentaje menor que en los estudios con CCP, rFVIIa y andexanet α.

2. *Patient Blood Management* en el paciente crítico

Es importante implementar en las UCI programas de gestión/optimización de las transfusiones, más conocidos como *Patient Blood Management* (PBM), que tratan la anemia con un abordaje multidisciplinar, multimodal e individualizado (buscando la mejor opción para cada paciente y respetando su autonomía), con el objetivo de promover el uso adecuado de los hemoderivados, minimizar las transfusiones sanguíneas y mejorar los resultados.

Tabla 57-3. Pautas de reversión de los anticoagulantes orales de acción directa y alteraciones analíticas

Anticoagulantes de acción directa	Alteración analítica	Reversión	Alternativa
Dabigatrán	↑↑TT/TTd/TE ↑/= TP/TTPa	Idarucizumab 5 g: 2 bolos (o infusión en 5-10 min) de 2,5 g Se puede repetir la dosis de 5 g si persiste el sangrado o niveles elevados de dabigatrán	✔ CCP-4F (dosis fija 2.000 UI o 25-50 UI/kg) ✔ Hemodiálisis ✔ Carbón activado si < 2-4 h de la ingesta
Rivaroxabán > 10 mg Apixabán > 5 mg Edoxabán > 30 mg (o dosis desconocida)	↑AXa ↑/= TP/TTPa	Hace ≥ 8 h: Andexanet α: bolo de 400 mg (30 mg/min) + perfusión 4 mg/min en 2 h Hace < 8 h o desconocido: Andexanet α: bolo 800 mg (30 mg/min) + perfusión 8 mg/min en 2 h	✔ CCP-4F (dosis fija 2.000 UI o 25-50 UI/kg) ✔ Carbón activado si < 2-4 h de la ingesta
Rivaroxabán ≤ 10 mg Apixabán ≤ 5 mg Edoxabán ≤ 30 mg		Andexanet α: bolo de 400 mg (30 mg/min) + perfusión 4 mg/min en 2 h	

AXa: antifactor X activado; CCP-4F: concentrado de complejo protrombínico de cuatro factores; TE: tiempo de coagulación de ecarina; TP: tiempo protrombina; TT: tiempo de trombina; TTd: tiempo de trombina diluido; TTPa: tiempo de tromboplastina parcial activada.

Los programas de PBM se basan en tres pilares:

✔ Optimizar la eritropoyesis.
✔ Reducir las pérdidas sanguíneas y el sangrado.
✔ Optimizar la tolerancia a la anemia.

Los programas de PBM se han implementado sobre todo en el contexto del paciente quirúrgico, pero los pacientes críticos no quirúrgicos también pueden beneficiarse.

Muchos de los pacientes críticos presentan déficit de hierro y una anemia de características inflamatorias. La administración de hierro y eritropoyetina ha demostrado que mejora la eritropoyesis, aumenta la hemoglobina y disminuye la transfusión de CH en pacientes no críticos. La administración de hierro en el paciente quirúrgico con déficit de hierro disminuye la transfusión de CH y la estancia hospitalaria. Sin embargo, su uso en las UCI es todavía controvertido. Una reciente revisión sistemática muestra que, aunque en los pacientes críticos el tratamiento con hierro mejora los niveles de hemoglobina, no disminuye las transfusiones de CH ni mejora los resultados clínicos. Por otro lado, el tratamiento con eritropoyetina parece disminuir la mortalidad a los 90 días, el número de pacientes transfundidos y el número de bolsas de CH transfundidas sobre todo en los pacientes traumáticos. Pero el coste de este tratamiento es elevado y no hay estudios de coste-efectividad. Existe, por tanto, todavía cierta incertidumbre en torno a los beneficios clínicos del tratamiento con hierro, eritropoyetina o la combinación de ambos en los pacientes críticos, y no se recomiendan de forma sistemática en las guías. Sin embargo, existe un grupo de pacientes que podría beneficiarse de estos tratamientos: los pacientes con déficit de hierro, con anemia inflamatoria, traumáticos, con insuficiencia renal y aquellos para los que es importante evitar las transfusiones (p. ej., los testigos de Jehová).

La anemia yatrogénica es frecuente en las UCI. La pérdida sanguínea por la recogida de muestras sanguíneas es elevada. La utilización de tubos de muestras más pequeños (como los pediátricos) o de sistemas de extracción cerrados que permitan devolver la sangre de desecho y la disminución de la frecuencia de las extracciones sanguíneas han demostrado disminuir el volumen de sangre diario que se extrae, la transfusión de CH y los días de estancia en la UCI.

El sangrado es también otra causa frecuente de anemia en la UCI. Se debe valorar en todos los pacientes el riesgo-beneficio de los tratamientos antiagregantes y anticoagulantes. Se deben implementar protocolos de tratamientos de las coagulopatías y de la hemorragia. En los pacientes con sangrado es vital evitar la hipotermia, la hipocalcemia y la acidosis, controlar el foco de sangrado, corregir las coagulopatías y restaurar el volumen sanguíneo. La utilización de test viscoelásticos respecto a las pruebas tradicionales para guiar el tratamiento de la hemorragia parece disminuir las transfusiones, las complicaciones y la mortalidad. Los recuperadores de sangre pueden ser de gran utilidad en los pacientes quirúrgicos, pues permiten recuperar la sangre perdida para administrarla al paciente tras un proceso de lavado y filtrado.

Por último, como ya se ha comentado previamente, las estrategias de transfusión restrictivas son seguras en la mayoría de los pacientes críticos y permiten disminuir los pacientes transfundidos y las transfusiones.

La implementación de estos programas podría disminuir las transfusiones un 30 % y mejorar el pronóstico de los pacientes críticos.

3. Protocolo de transfusión masiva. Hemorragia masiva

Se han publicado muchas guías para guiar la transfusión en la hemorragia tanto traumática como no traumática, pero falta evidencia de alta calidad, por lo que a menudo sus recomendaciones son limitadas. Los ECA son difíciles de realizar en este contexto, y existen pocos estudios prospectivos. Por tanto, existe una gran variabilidad en el manejo de la hemorragia masiva. La implantación en los centros hospitalarios de protocolos de transfusión masiva (PTM) ha demostrado disminuir la morbimortalidad asociada y reducir la transfusión de componentes sanguíneos tanto en el paciente traumático como no traumático. En España, en un reciente estudio realizado en 111 UCI, el 78 % seguían PTM.

Las causas más frecuentes de hemorragia masiva incluyen el trauma grave, la hemorragia obstétrica, la hemorragia digestiva y las cirugías cardiovascular, oncológica y hepatobiliar. La hemorragia masiva se suele asociar a una elevada morbimortalidad, siendo la principal causa de muerte en el paciente traumático (30-40 % de las muertes) y en la cirugía mayor (80 % de las muertes en el quirófano).

La definición de transfusión masiva más utilizada en adultos es la transfusión de más de 10 CH en 24 horas. Sin embargo, es una definición arbitraria que no transmite la intensidad de la resucitación y que predispone al sesgo del superviviente, ya que solo incluye pacientes que han sobrevivido para recibir al menos 10 CH. Otras definiciones, como la transfusión de al menos 5 CH en 4 horas o la transfusión de 3 CH en 1 hora dentro de las primeras 24 horas, esta última más conocida por sus siglas en inglés CAT (*critical adminitration threshold*), son indicadores más sensibles de mortalidad, pero menos específicas. Otras opciones como la pérdida sanguínea > 150 mL/min durante más de 10 minutos, la pérdida de un volumen sanguíneo en 24 horas (70 mL/kg) o la pérdida del 50 % de la volemia en < 3 horas nos ayudarían a definirla en los casos en los que se produce un sangrado grave pero no se llega a transfundir. El problema es que con frecuencia es difícil cuantificar el sangrado. También se define la hemorragia masiva como toda hemorragia grave que activa un PTM independientemente de lo que se llegue a transfundir. Es preferible la utilización del concepto de hemorragia masiva frente al de transfusión masiva.

Históricamente, el manejo del *shock* hemorrágico se basaba en el control de la hemorragia y en la resucitación agresiva con cristaloides y productos sanguíneos (principalmente CH) para alcanzar y mantener una hemoglobina y una presión arterial normal. Las plaquetas y el plasma se administraban de forma tardía dependiendo de los estudios de coagulación. Sin embargo, esta estrategia se ha asociado a complicaciones como edema, daño pulmonar, síndromes compartimentales, insuficiencia renal, fracaso multiorgánico, exacerbación de la anemia, trombocitopenia, coagulopatía por hemodilución y aumento o persistencia del sangrado por disrupción del coágulo. Actualmente el manejo de la hemorragia se basa en:

1. Detección precoz y control del sangrado.
2. Hipotensión permisiva.
3. Reposición de volumen circulante con una estrategia restrictiva de fluidos, minimizando los cristaloides.
4. Administración precoz y balanceada de productos sanguíneos y hemoderivados (CH, plasma fresco, plaquetas, fibrinógeno o crioprecipitados) y otros productos prohemostáticos (ácido tranexámico, complejo protrombínico, etc.) con frecuentes controles de coagulación y del equilibrio ácido-base.
5. Evitar y tratar la tríada clásica de coagulopatía, acidosis e hipotermia, así como la hipoxia y la hiperglucemia, todos ellos factores que agravan el pronóstico.

La tendencia a la normalización de los siguientes parámetros nos indica el éxito del tratamiento; por tanto, se deben medir de forma precoz y frecuente. El objetivo será mantener:

- ✔ Temperatura > 35 °C.
- ✔ pH > 7,2.
- ✔ Exceso de base > -6 mmol/L.
- ✔ Lactato < 4 mmol/L.
- ✔ Ca^{2+} > 4,5 mg/dL.
- ✔ Hemoglobina 7-9 g/dL.
- ✔ Plaquetas > 50.000-100.000/μL (> 100.000/μL en el traumatismo craneoencefálico).
- ✔ TP/TTPa *ratio* < 1,5 × normal.
- ✔ INR < 1,5.
- ✔ Fibrinógeno Clauss > 1,5-2 g/L.
- ✔ Saturación venosa de oxígeno > 70 %.

Para valorar las pérdidas sanguíneas y el éxito de la reanimación con fluidos, la saturación venosa de oxígeno y el grado de acidemia (sobre todo el lactato y el exceso de base) son medidas más sensibles que las tradicionales medidas hemodinámicas.

3.1. Productos sanguíneos y prohemostáticos

Inicialmente la administración se realiza en *ratios* establecidas y, en cuanto es posible, guiadas por pruebas de coagulación convencionales y /o test viscoelásticos.

Existe gran controversia sobre cuál debe ser la relación óptima de hemocomponentes en los protocolos de hemorragia masiva. Aunque se han sugerido beneficios en estrategias transfusionales con proporciones fijas de CH-plasma-plaquetas (1:1:1 o 2:1:1), no se ha conseguido demostrar que unas sean mejores que otras. Actualmente se recomienda manejar la hemorragia masiva con una alta proporción de plasma y plaquetas en relación con los CH, ya que parece que mejoran la supervivencia en el paciente traumático (al menos 2:1:1). Esta idea se ha trasladado también al paciente no traumático, aunque existen pocos datos prospectivos y no hay recomendaciones en este sentido.

Una vez que tenemos disponibles los resultados de los test viscoelásticos o las pruebas de laboratorio, debemos seguir siempre una reanimación por objetivos. En la reanimación por objetivos se administran menos plasma y plaquetas, y más concentrado de fibrinógeno/crioprecipitados, CCP y otros productos prohemostáticos. El uso de otros factores concentrados derivados del plasma o recombinantes en la hemorragia crítica es variable y existen pocos estudios prospectivos. Se utilizan sobre todo para tratar al-

teraciones de la coagulación congénita o adquirida por el uso de anticoagulantes.

En los últimos años se ha retomado el interés por la administración de sangre total para la resucitación de los pacientes en *shock* hemorrágico. Las ventajas serían la administración de un menor volumen, una menor dilución de los componentes respecto a la terapia 1:1:1 y evitar el deterioro de la calidad de los componentes por el almacenamiento. Estudios retrospectivos en el ámbito militar muestran un aumento de la supervivencia respecto a la resucitación con hemocomponentes. En el ámbito civil se han publicado varios estudios que muestran que es factible la utilización en el paciente traumático de sangre total tipo 0 con bajo título de anticuerpos anti-A/B con buenos resultados. Cada vez existe más evidencia para su uso en cirugía cardíaca, trasplante hepático y hemorragia obstétrica.

3.2. Test viscoelásticos frente a pruebas de coagulación convencionales

En los últimos años los test viscoelásticos, la tromboelastografía (TEG) o la tromboelastometría rotacional (ROTEM), se están utilizando como alternativa a las pruebas habituales de laboratorio, como el tiempo de protrombina (TP), el tiempo de tromboplastina parcial activada (TTPa), el INR, la cuantificación de plaquetas y el fibrinógeno.

Las pruebas de coagulación convencionales de laboratorio tienen un uso limitado para guiar la administración de productos sanguíneos, ya que no fueron desarrolladas para valorar el riesgo de sangrado en pacientes traumáticos, quirúrgicos o críticos. Estas pruebas se realizan en el laboratorio a 37 °C, solo con plasma y no miden la contribución de otras células sanguíneas. Las limitaciones de estas pruebas son: el tiempo para obtener resultados (en torno a 1 hora), la dificultad para identificar el déficit de la coagulación y que no valoran el efecto de la hipotermia ni de la fibrinólisis, ni la contribución de las plaquetas o el fibrinógeno en la hemostasia.

Los test viscoelásticos permiten evaluar la formación del trombo en una muestra de sangre total. Además, se añaden diversas sustancias para valorar la contribución de los diferentes componentes de la coagulación en la formación del trombo. Mediante un sensor miden los cambios de firmeza y elasticidad que se producen en el trombo, y se transforma la señal en unos gráficos con datos cuantitativos que se pueden analizar. Estos test tienen varias ventajas: se pueden realizar en el punto de atención, se pueden obtener resultados en 10 minutos, permiten la valoración de la hemostasia de forma global incluso en situaciones de acidosis, hipertemia e hipotermia (entre 22 y 42 °C) y permiten detectar la causa de la coagulopatía (trombocitopenia, hipofibrinogenemia, déficit de factores de la coagulación, efecto de la heparina e hiperfibrinólisis o hipofibrinólisis). Esta capacidad de los test viscoelásticos para detectar alteraciones de la coagulación ha generalizado su uso en situaciones en las que se puede presentar una hemorragia grave.

Aunque la evidencia es limitada y existen controversias, el uso de test viscoelásticos parece disminuir el uso de productos sanguíneos, la estancia en UCI, la mortalidad y los costes. La British Society for Haematology (BSH) ha recomendado su uso en cirugía cardíaca, obstetricia, trauma grave, enfermedad hepática y cirugía de trasplante. En el trauma grave un ECA unicéntrico mostró una disminución de la mortalidad del 50 % y de la administración de productos sanguíneos, mientras que el estudio multicéntrico ITACTIC no encontró diferencias. Por otra parte, en la paciente obstétrica hay que tener en cuenta que existe un estado procoagulante, por lo que un trazado normal puede indicar una coagulopatía.

4. Complicaciones de las transfusiones

Las reacciones adversas son raras, pero pueden llegar a ser graves. Suceden durante o tras la transfusión, bien de forma inmediata o retardada (> 24 horas). Las reacciones no inmunológicas son las más frecuentes. El TRALI y el TACO son las complicaciones que se asocian a una mayor mortalidad. En la Tabla 57-4 se recoge un resumen de las complicaciones de las transfusiones.

5. Conclusiones

La anemia y la coagulopatía son frecuentes en el paciente crítico y se asocian a un mal pronóstico, con un aumento de la morbilidad y la mortalidad. La transfusión de hemocomponentes y hemoderivados es su tratamiento habitual. Sin embargo, no está exenta de efectos secundarios, por lo que hay que valorar los riesgos y los beneficios de forma individual en cada paciente. Es importante diferenciar entre el paciente con una hemorragia activa y aquel que no está sangrando. Se deben implementar programas de gestión/optimización de la transfusión sanguínea, más conocidos como PBM. Los protocolos de transfusión masiva han demostrado disminuir la mortalidad y la cantidad de transfusiones en los pacientes con hemorragia masiva.

Tabla 57-4. Complicaciones de las transfusiones

Tipo		Complicación	Características	Tratamiento/prevención
No inmunológicas	Metabólicas	Hipotermia	Frecuente. A < 34 °C: ↓1 °C = ↓10 % actividad de factores (no se refleja en la analítica): ✔ ↓actividad enzimática, metabolismo/síntesis hepática, aclaramiento de fármacos, activación plaquetaria (FVW) ✔ Efectos hemodinámicos ✔ Desplaza la curva de disociación de la hemoglobina hacia la izquierda	✔ Calentamiento interno/externo ✔ No calentar hemoderivados > 40 °C (hemólisis)
		Acidosis metabólica	Grandes volúmenes: cristaloides y hemoderivados (el almacenamiento ↑CO_2, lactato, citrato) ↓homeostasis ↑coagulopatía	✔ Bicarbonato i.v. si pH < 7,2
		Alcalosis metabólica	El citrato de conservación se metaboliza a bicarbonato	✔ Monitorizar en grandes volúmenes de hemoderivados y/o disfunción hepática
		Hipocalcemia	El citrato es un quelante del Ca^{2+} Efectos musculares y cardíacos	✔ Monitorizar en grandes volúmenes de hemoderivados y/o disfunción hepática ✔ Reposición (cloruro o gluconato cálcico)
		Hipomagnesemia	El citrato es un quelante del Mg^{2+} Arritmias ventriculares	✔ Monitorizar ✔ Suplementar si es preciso
		Hiperpotasemia	Almacenaje ↑1 mEq/día K^+ extracelular Mayor riesgo si ritmo de infusión elevado y CH > 10 días almacenaje Alteraciones musculares y ECG principalmente (QT alargado, arritmias)	✔ Monitorizar analítica y ECG ✔ Tratamiento médico o diálisis si manifestaciones graves
		Hipopotasemia	El K^+ entra en las células por efecto de hormonas de estrés (aldosterona, catecolaminas, ADH) + alcalosis metabólica Efectos musculares y ECG	✔ Monitorizar ✔ Suplementar
	Defectos de la hemostasia	Coagulopatía Trombocitopenia	Efecto dilucional (cristaloides y ruptura de las *ratios* transfusionales) y consumo	✔ Seguir las *ratios* y protocolos ✔ Test POC (viscoelásticos)

Continúa...

Tabla 57-4. Complicaciones de las transfusiones (Cont.)

Tipo	Complicación		Características	Tratamiento/prevención
No inmunológicas	TACO		Frecuente (1 %). IRA tipo I por sobrecarga hídrica en las primeras 12 h postransfusión: ✔ Dificultad respiratoria (aguda o que empeora) ✔ Evidencia de edema pulmonar en el examen o radiografías ✔ BNP o NT-proBNP elevados ✔ Otros cambios cardiovasculares inexplicables (presión venosa central elevada)	✔ No superar ritmo 2-2,5 mL/kg/h de componentes sanguíneos ✔ Tratamiento de soporte
	Infecciones	Virus	Se pueden inactivar si tienen membranas lipídicas (VHA y parvovirus B19 persisten)	✔ Protocolos de análisis y descongelación ✔ Si sospecha, parar transfusión y cultivar paciente y hemoderivado
		Priones	No se pueden inactivar	✔ Protocolos de análisis y descongelación
		Bacterias	Contaminación durante su manipulación. BGN frecuentemente. Graves	✔ Si sospecha, parar transfusión y cultivar paciente y hemoderivado
	Embolia aérea		Rara y fatal	✔ Precaución con infusores rápidos
	Hemosiderosis secundaria		Ferritina > 1.000 mg/dL o > 20 CH (200 mg Fe por CH)	✔ Monitorizar
Inmunológicas	Hemolíticas	Agudas	Incompatibilidad ABO: fiebre + temblores ± hemoglobinuria Graves: CID, *shock*, necrosis tubular renal	✔ Detener la transfusión ✔ Tratamiento de soporte
		Tardías	3-30 días postransfusión. Respuesta tardía de Ac preformados de exposiciones previas	✔ Tratamiento sintomático
	Reacción febril no hemolítica		De las más frecuentes e infradiagnosticada. Fiebre y temblores sin hemólisis demostrable	✔ Detener transfusión ✔ Tratamiento sintomático
	Alérgicas	Leves	Urticaria (1-3 %)	✔ Tratamiento sintomático
		Graves	*Shock* anafiláctico (0,002-0,005 %). Más frecuente con déficit de IgA	✔ Detener la transfusión ✔ Tratamiento integral del *shock* anafiláctico
	TRALI		Lesión pulmonar aguda < 6 h postransfusión, (IRA tipo I + infiltrados [100 %]) ± fiebre, hipotensión, cianosis Infradiagnosticada. Etiopatogenia incierta	✔ Tratamiento de soporte ✔ Mejoría habitual a las 24-48 h
	TRIM		Etiopatogenia incierta. Aumenta la infección nosocomial en UCI y riesgo de tumores	✔ Tratamiento de soporte
	EICH		Riego casi nulo por el uso de CH leucorreducidos	
	Púrpura postransfusional		Muy rara. En personas sensibilizadas a Ag plaquetarios por embarazo o transfusión previos	✔ Ig i.v., corticoides y/o plasmaféresis

Ac: anticuerpos; ADH: hormona antidiurética; Ag: antígenos; BGN: bacterias gramnegativas; BNP: péptido natriurético cerebral; Ca^{2+}: calcio; CH: concentrados de hematíes; CID: coagulación intravascular diseminada; CO_2: dióxido de carbono; ECG: electrocardiograma; EICH: enfermedad injerto contra huésped; Fe: hierro; FVW: factor de Von Willebrand; Ig i.v.: inmunoglobulinas intravenosas; IRA tipo I: insuficiencia respiratoria aguda tipo I (hipoxémica); K^+: potasio; Mg^{2+}: magnesio; NT-proBNP: propéptido natriurético cerebral N-terminal POC: point of care; TACO: sobrecarga de volumen asociada a la transfusión (*transfusion-associated circulatory overload*); TRALI: daño pulmonar asociado a la transfusión (*transfusion-related acute lung injury*); TRIM: inmunomodulación asociada a la transfusión (*transfusion-related inmunomodulation*); UCI: unidad de cuidados intensivos; VHA: virus de la hepatitis A.

Puntos clave

- Las estrategias de transfusión restrictivas son tan seguras como las liberales en la mayoría de los pacientes.
- No se debe transfundir plasma de manera profiláctica, solo en caso de hemorragia.
- Transfundiremos plaquetas si existe trombocitopenia y riesgo de sangrado espontáneo, necesidad de un procedimiento invasivo o sangrado activo. Su uso en el paciente antiagregado es controvertido.
- En el paciente con hemorragia se debe individualizar el uso de los productos sanguíneos y prohemostáticos dependiendo del escenario y las características del paciente.
- El PBM es un programa multimodal centrado en el paciente para prevenir y tratar la anemia, reducir la pérdida de sangre y aplicar estrategias de transfusión basadas en la evidencia para mejorar los resultados.
- Los PTM parecen disminuir la morbimortalidad y la transfusión de productos sanguíneos tanto en la hemorragia traumática como no traumática.

Bibliografía

Baharoglu MI, Cordonnier C, Salman RS, de Gans K, Koopman MM, Brand A; PATCH Investigators. Platelet transfusion versus standard care after acute stroke due to spontaneous cerebral haemorrhage associated with antiplatelet therapy (PATCH): a randomised, open-label, phase 3 trial. Lancet. 2016;387:2605-13.

Carson JL, Stanworth SJ, Dennis JA, et al. Transfusion thresholds for guiding red blood cell transfusion. Cochrane Database Syst Rev. 2021 Dec 21;12(12):CD002042.

Connolly SJ, Crowther M, Eikelboom JW, et al. Full study report of andexanet alfa for bleeding associated with factor Xa inhibitors. N Engl J Med. 2019;380:1326.

CRASH-2 trial collaborators. Effects of tranexamic acid on death, vascular occlusive events, and blood transfusion in trauma patients with significant haemorrhage (CRASH-2): a randomised, placebo-controlled trial. Lancet. 2010;376:23-32.

CRASH-3 trial collaborators. Effects of tranexamic acid on death, disability, vascular occlusive events and other morbidities in patients with acute traumatic brain injury (CRASH-3): a randomised, placebo-controlled trial. Lancet. 2019;394:1713-23.

Cushing MM, Haas T, Karkouti K, Callum J. Which is the preferred blood product for fibrinogen replacement in the bleeding patient with acquired hypofibrinogenemia-cryoprecipitate or fibrinogen concentrate? Transfusion. 2020;60 Suppl 3:S17.

Green L, Bolton-Maggs P, Beattie C, et al. British Society of Haematology Guidelines on the spectrum of fresh frozen plasma and cryoprecipitate products: their handling and use in various patient groups in the absence of major bleeding. Br J Haematol. 2018;181(1):54-67.

Hanna M, Knittel J, Gillihan J. The use of whole blood transfusion in trauma. Curr Anesthesiol Rep. 2022;12(2):234-9.

Hébert PC, Wells G, Blajchman MA, et al. A multicenter, randomized, controlled clinical trial of transfusion requirements in critical care. Transfusion Requirements in Critical Care Investigators, Canadian Critical Care Trials Group. N Engl J Med. 1999;340:409-17.

Holst LB, Haase N, Wetterslev J, et al. Lower versus higher haemoglobin threshold for transfusion in septic shock. N Engl J Med. 2014;371:1381-91.

Kumar A, Mhaskar R, Grossman BJ, et al. Platelet transfusion: a systematic review of the clinical evidence. Transfusion. 2015;55:1116-27.

Leal-Noval SR, Fernández J, Casado M, Cuenca-Apolo D, Múñoz-Gómez M. Current perspective on fibrinogen concentrate in critical bleeding. Expert Rev Clin Pharmacol. 2020;13:761-78.

Lu W. A concise synopsis of current literature and guidelines on the practice of plasma transfusion. 2021. Clin Lab Med. 2021;41:635-45.

Mannucci PM, Levi M. Prevention and treatment of major blood loss. N Engl J Med. 2007;356:2301-11.

McQuilten ZK, Flint AW, Green L, Sanderson B, Winearls J, Wood EM. Epidemiology of massive transfusion – A common intervention in need of a definition. Transf Med Rev. 2021;35:73-9.

Mueller M, Van Remoortel H, Meybohm P, et al. Patient Blood Management. Recommendations from the 2018 Frankfurt Consensus Conference. JAMA. 2019;321:983-97.

Myles PS, Smith JA, Forbes A, et al. Tranexamic acid in patients undergoing coronary-artery surgery. N Engl J Med. 2017;376:136-48.

Pagano MB, Foroutan F, Goel R, et al. Vitamin K antagonist reversal strategies: Systematic review and network meta-analysis from the AABB. Transfusion. 2022;62:1652-61.

Patel PA, Wyrobek JA, Butwick AJ, et al. Update on applications and limitations of perioperative tranexamic acid. Anesth Analg. 2022;135(3):460-73.

Pollack CV Jr, Reilly PA, Van Ryn J, et al. Idarucizumab for dabigatran reversal - Full cohort analysis. N Engl J Med. 2017;377:431.

Ranucci M, Isgrò G, Soro G, De Toffol B. Efficacy and safety of recombinant activated factor vii in major surgical procedures: systematic review and meta-analysis of randomized clinical trials. Arch Surg. 2008;143:296-304.

Saes JL, Schols SEM, van Heerde WL, Nijziel MR. Hemorrhagic disorders of fibrinolysis: a clinical review. J Thromb Haemost. 2018 May 30. doi: 10.1111/jth.14160. Online ahead of print.

Shah A, Oczkowski S, Aubron C, Vlaar AP, Dionne JC; ESICM Transfusion Task Force. Transfusion in critical care: Past, present and future. Transfus Med. 2020;30(6):418-32.

Shakur H, Elbourne D, Gülmezoglu M, et al. The WOMAN Trial (World Maternal Antifibrinolytic Trial): tranexamic acid for the treatment of postpartum haemorrhage: an international randomised, double blind placebo controlled trial. Trials. 2010;11:40.

Tibi P, McClure RS, Huang J, et al. STS/SCA/AmSECT/SABM Update to the Clinical Practice Guidelines on Patient Blood Management. J Cardiothorac Vasc Anesth. 2021;35:2569-91.

Tomaselli GF, Kenneth WM, Cuker A, et al. 2020 ACC Expert Consensus Decision Pathway on Management of Bleeding in Patients on Oral Anticoagulants: A Report of the American College of Cardiology Solution Set Oversight Committee. J Am Coll Cardiol. 2020;76:594-622.

Vlaar AP, Dionne JC, de Bruin S, et al. Transfusion strategies in bleeding critically ill adults: a clinical practice guideline from the European Society of Intensive Care Medicine. Intensive Care Med. 2021;47:1368-92.

Vlaar AP, Oczkowski S, de Bruin S, et al. Transfusion strategies in non-bleeding critically ill adults: a clinical practice guideline from the European Society of Intensive Care Medicine. Intensive Care Med. 2020;46:673-96.

Yuan S, Otrock ZK. Platelet transfusion. An update on indications and guidelines. Clin Lab Med. 2021;41:621-34.

Zaidi A, Kohli R, Daru J, et al. Early use of fibrinogen replacement therapy in postpartum hemorrhage-A systematic review. Transfus Med Rev. 2020;34:101.

J. Trenado Álvarez

> **Orientación para el estudio**
>
> En este capítulo se ofrece una visión general sobre la fisiopatología de la trombosis, seguida de la introducción de cada clase de fármacos antitrombóticos, incluyendo su farmacología, aplicaciones clínicas y limitaciones.

1. Hemostasia y trombosis

La hemostasia es el cese de la hemorragia de un vaso lesionado y consta de tres etapas:

- Vasoconstricción.
- Formación de tapones plaquetarios (hemostasia primaria).
- Coagulación (hemostasia secundaria).

La vasoconstricción se produce inmediatamente y reduce notablemente el flujo sanguíneo a la zona lesionada. A continuación las plaquetas se adhieren entre sí para formar un tapón temporal que sella los defectos vasculares. Simultáneamente se activa la cascada de la coagulación, lo que finalmente da lugar a la consolidación del tapón plaquetario con fibrina, así como con algunos glóbulos rojos y blancos. Posteriormente, a medida que se produce la cicatrización de la herida, el coágulo sanguíneo es disuelto por la plasmina, y este proceso se denomina fibrinólisis. Normalmente, la hemostasia y la fibrinólisis están finamente reguladas para garantizar la reparación de la lesión vascular sin dar lugar a trombosis.

En algunas circunstancias el mecanismo de la hemostasia fisiológica también contribuye a la trombosis patológica, que causa lesiones tisulares por oclusión vascular local o por embolización distal.

En general, la formación de tapones plaquetarios contribuye principalmente a la trombosis arterial, mientras que la activación de la cascada de la coagulación desempeña un papel destacado en la trombosis venosa.

La trombosis suele estar relacionada con uno o más componentes de la tríada de Virchow:

- La lesión endotelial subyace principalmente a la trombosis en la circulación arterial.
- La turbulencia tiene un papel vital en la trombosis arterial. La estasis es un factor importante en la trombosis venosa.
- La hipercoagulabilidad se asocia principalmente a la trombosis venosa.

1.1. Plaquetas

Las plaquetas desempeñan un papel fundamental en la hemostasia al formar el tapón primario y proporcionar una superficie que concentra los factores de coagulación activados para aumentar la generación de trombina.

Hay tres pasos en la formación del tapón plaquetario:

- **Adhesión.** Cuando se interrumpe la capa endotelial, las glucoproteínas adhesivas subendoteliales, como el colágeno y el factor de Von Willebrand, se unen a los receptores de glucoproteínas expresados en la superficie plaquetaria, anclando así las plaquetas al lugar de la lesión.
- **Activación.** El cambio de forma y la reacción de liberación se denominan colectivamente «activación plaquetaria». Tras la adhesión, las plaquetas cambian rápidamente de forma acompañadas de un cambio conformacional en el receptor plaquetario dominante (GPIIb-IIIa), lo que permite que estos receptores se unan al fibrinógeno. Las plaquetas adheridas también liberan sustancias, como por ejemplo difosfato de adenosina (ADP), tromboxano A_2 y serotonina, que activan las plaquetas cercanas, reclutándolas así al lugar de la lesión.
- **Agregación.** La agregación plaquetaria se produce cuando el fibrinógeno se une simultáneamente a la GPIIb-IIIa de dos plaquetas diferentes y tiende puentes entre ellas, dando lugar a la formación de un tapón plaquetario.

Las plaquetas activadas aceleran la coagulación mediante la translocación de fosfolípidos cargados negativamente a la superficie plaquetaria, proporcionando lugares para el ensamblaje de complejos de factores de coagulación.

1.2. Coagulación

La coagulación es el proceso por el que la sangre pasa de líquido a gel. Se desarrolla en tres etapas esenciales:

- **Activación de la cascada de la coagulación.** Al mismo tiempo que la activación plaquetaria, la cascada de la coagulación se activa por vía intrínseca (vía de activación por contacto) o/y extrínseca (vía del factor tisular). Cada vía implica una serie de reacciones de activación de proenzimas. En cada paso una proenzima del factor de coagulación se convierte en una proteasa activa que activa la siguiente proenzima de la secuencia. Por último se forma un complejo de sustancias químicas activadas, denominado «complejo protrombinasa» (factor Xa, factor Va, calcio y fosfolípidos aniónicos), en la membrana de las plaquetas activadas y otras células.
- **Generación de trombina.** El complejo protrombinasa provoca la conversión de protrombina en trombina (factor IIa). La trombina activa las plaquetas y los factores de coagulación anteriores, incluidos el V, el VIII y el XI, lo que da lugar a una explosión de generación de trombina.

✔ **Formación del coágulo sanguíneo.** La trombina convierte el fibrinógeno en fibrina, permite que la fibrina soluble se polimerice y forme fibras de fibrina reticuladas insolubles que refuerzan el tapón y atrapan las células sanguíneas, lo que conduce a la formación del coágulo.

La coagulación se modula con precisión mediante inhibidores de la coagulación plasmática que regulan a la baja la coagulación para evitar la generación masiva de trombina en ausencia de un estímulo procoagulante. Algunos de los principales anticoagulantes fisiológicos son los siguientes:

✔ La antitrombina atenúa la coagulación inactivando los factores IIa, IXa, Xa, XIa y XIIa.
✔ El sistema de la proteína C ejerce efectos anticoagulantes inactivando los factores Va y VIIIa.
✔ El inhibidor de la vía del factor tisular (TFPI) impide específicamente la vía extrínseca inactivando el factor Xa y el complejo FVIIa-TF.

1.3. Fibrinólisis y trombólisis

1.3.1. Fibrinólisis

La fibrinólisis es la descomposición normal de los coágulos sanguíneos por parte del organismo, proceso en el que la fibrina es degradada por la plasmina. El plasminógeno, precursor inactivo de la plasmina, queda atrapado en el coágulo sanguíneo y es convertido por los activadores del plasminógeno en plasmina, que digiere la fibrina, limita la extensión del coágulo y elimina el resto del coágulo innecesario. Existen dos activadores endógenos del plasminógeno, sintetizados por las células endoteliales y que se liberan en respuesta a una lesión: el activador tisular del plasminógeno (tPA) y la urocinasa (uPA).

1.3.2. Trombólisis

La trombólisis es la descomposición de trombos patológicos mediante medicación. El objetivo de la terapia trombolítica es reestablecer rápidamente el flujo sanguíneo a un vaso ocluido mediante la administración de dosis terapéuticas de activadores del plasminógeno, acelerando la proteólisis fibrinolítica del trombo.

1.4. Trombosis arterial

La circulación arterial no es adecuada para que se concentren los factores de coagulación. Por el contrario, las plaquetas sí pueden adherirse a los vasos sanguíneos, activarse para generar propiedades procoagulantes en su superficie celular y proporcionar lugares para la interacción de los factores de coagulación. Por lo tanto, la trombosis arterial se produce principalmente debido a la formación de un tapón plaquetario.

Los factores que impulsan la adhesión, activación y agregación plaquetarias favorecen la formación de trombos arteriales:

✔ La lesión endotelial expone sustancias protrombóticas subendoteliales (p. ej., factor de Von Willebrand, colágeno y factor tisular) a la sangre, e induce la activación local de las plaquetas y del sistema de coagulación. En el sistema arterial los trombos se superponen casi invariablemente a superficies intimales anormales preexistentes, que suelen ser lesiones ateroscleróticas. Otras lesiones vasculares, como la vasculitis y los traumatismos, también son causa de trombos.
✔ Las turbulencias (p. ej., estrechamiento de vasos ateroscleróticos) suelen agravar el proceso. Los trombos arteriales, también conocidos como «trombos blancos», tienden a contener más plaquetas como núcleo y relativamente poca fibrina y glóbulos rojos, con glóbulos blancos reclutados.

Los trombos arteriales suelen ser oclusivos en las arteriolas y no oclusivos en las grandes arterias. La trombosis arterial se desarrolla con mayor frecuencia en las arterias coronarias, cerebrales y femorales (en orden decreciente de frecuencia).

1.5. Trombosis venosa

En la circulación venosa el flujo sanguíneo lento favorece el aumento de la concentración local de factores de coagulación. Se cree que el inicio de la trombosis venosa está causado por el factor tisular, que conduce a la conversión de protrombina en trombina, seguida del depósito de fibrina. Por lo tanto, la activación intrínseca de la cascada de la coagulación desempeña un papel fundamental en la trombosis venosa.

Cualquier factor que eleve la concentración de factores de coagulación locales aumenta el riesgo de trombosis venosa:

✔ La estasis, referida a una condición de flujo sanguíneo lento, es el factor de riesgo más importante para la trombosis venosa. Está causada sobre todo por la inmovilización prolongada, así como por cualquier otro factor mecánico que ralentice el flujo sanguíneo venoso.
✔ La hipercoagulabilidad incluye la hipercoagulabilidad adquirida (p. ej., ciertas formas de cáncer, el uso de anticonceptivos orales) y la hipercoagulabilidad genética (p. ej., factor V Leiden, una mutación en el factor V que provoca resistencia a la proteína C activada).
✔ La lesión endotelial tiene poco efecto en la trombosis venosa.

Los trombos venosos se describen patológicamente como trombos rojos. Formados en la circulación venosa lenta, se componen predominantemente de fibrina y glóbulos rojos, con relativamente pocas plaquetas que se adhieren a la fibrina corriente abajo.

La trombosis venosa suele desarrollarse en venas profundas, lo que se conoce como trombosis venosa profunda, más comúnmente en las extremidades inferiores (90 % de los casos). La consecuencia más grave de la trombosis venosa profunda es la embolia pulmonar, que se produce cuando una parte o la totalidad de un trombo venoso profundo se desplaza por el torrente sanguíneo en forma de émbolo y obstruye una arteria pulmonar. La trombosis venosa profunda y la embolia pulmonar no son trastornos separados, sino un síndrome continuo de tromboembolia venosa.

La fibrilación auricular está asociada a la estasis de sangre en la aurícula izquierda, lo que favorece la formación de trombos murales y aumenta significativamente el riesgo de fenómenos tromboembólicos.

2. Principios de la terapia antitrombótica

En términos generales, la terapia antitrombótica incluye fármacos antitrombóticos y dispositivos mecánicos. Los fármacos antitrombóticos se clasifican en antiagregantes plaquetarios, anticoagulantes y trombolíticos en función de su mecanismo de acción primario:

- Los antiagregantes plaquetarios inhiben la función de las plaquetas y son más eficaces en la prevención y tratamiento de la trombosis arterial.
- Los anticoagulantes suprimen la coagulación de la sangre y son más comúnmente utilizados en la prevención de la trombosis venosa y la prevención de embolización sistémica en pacientes con fibrilación auricular.
- Los fármacos trombolíticos actúan para disolver los trombos establecidos, abren rápidamente los vasos ocluidos y restablecen el flujo sanguíneo.

Todos los fármacos antitrombóticos aumentan el riesgo de hemorragia, especialmente cuando se utilizan en combinación. En consecuencia, los clínicos deben sopesar cuidadosamente los riesgos y beneficios para cada paciente a la hora de decidir si se realiza un tratamiento antitrombótico.

2.1. Terapia antiplaquetaria

Las plaquetas desempeñan un papel importante en la hemostasia y la trombosis. Las propiedades que hacen que las plaquetas sean útiles en la hemostasia también permiten que formen trombos patológicos, especialmente en la circulación arterial.

El tratamiento antiagregante plaquetario es una piedra angular de la prevención secundaria en pacientes con enfermedad arterial coronaria, cerebrovascular o periférica establecida.

La función plaquetaria depende principalmente de sus receptores de membrana y se modula por diversas sustancias (Tabla 58-1). Cualquier agente que aumente la regulación negativa o reduzca la positiva puede actuar como antiagregante plaquetario. Se han identificado varias dianas para los antiagregantes plaquetarios.

- El tromboxano A_2 es un potente agonista plaquetario que ejerce sus efectos mediante la interacción con los receptores prostanoides de tromboxano, y también induce la agregación plaquetaria al aumentar la expresión de GPIIb-IIIa en la superficie de las plaquetas.
- Los inhibidores de la ciclooxigenasa 1 (COX-1), como la aspirina, suprimen la producción de tromboxano A_2, atenuando así la activación y agregación plaquetarias mediadas por tromboxano A_2.

Tabla 58-1. Receptores plaquetarios, función y ligandos

Receptor de membrana	Ligando	Función
GPIb/IX/V	FvW	Adhesión
GPIa/IIa	Colágeno	Adhesión
GPVI	Colágeno	Activación, agregación
Receptor TxA_2	TxA_2	Activación, agregación
P2Y12	ADP	Activación, agregación
P2Y1	ADP	Activación, agregación
AMPc	Ca^{2+}	Activación, agregación
Receptor 5-HT_{2A}	Serotonina	Activación, agregación
Receptor V_1	Vasopresina	Activación, agregación
PAR-1	Trombina	Activación
PAR-4	Trombina	Activación
GPIb	Trombina	Activación
Receptor AT_1	Angiotensina II	Activación
Receptor α_2-adrenérgico	Epinefrina	Activación
GPIIb-IIIa	Fibrinógeno, FvW	Agregación, adhesión

ADP: difosfato de adenosina; AT_1: angiotensina 1; AMPc: monofosfato de adenosina cíclico; FvW: factor de Von Willebrand; GP: glucoproteína; PAR: receptores activadores de proteasas; TxA_2: tromboxano A_2.

- El ADP es un potente agonista plaquetario que actúa a través de al menos dos receptores, P2Y1 y P2Y12. La unión del P2Y1 al ADP induce directamente la activación y agregación plaquetarias, mientras que la unión del P2Y12 al ADP inhibe la adenilato-ciclasa, disminuyendo los niveles intracelulares de monofosfato de adenosina cíclico (AMPc) para debilitar la inhibición de la activación plaquetaria. En consecuencia, los antagonistas de P2Y12 tienen efectos sobre la inhibición de la activación y agregación plaquetarias mediada por ADP.
- La GPIIb-IIIa es el receptor plaquetario más abundante. Cuando las plaquetas se activan, la GPIIb-IIIa experimenta un cambio conformacional y se une al fibrinógeno y al factor de Von Willebrand, mediando entonces la agregación plaquetaria. Así pues, los antagonistas de la GPIIb-IIIa ejercen una función vital en el bloqueo de la agregación plaquetaria.
- El AMPc inhibe la activación plaquetaria mediante la disminución del Ca^{2+} intraplaquetario y la activación de la proteína-cinasa dependiente de AMPc (PKA), que fosforila proteínas diana específicas como el receptor de tromboxano A_2. Los fármacos que elevan los niveles de AMPc intraplaquetario potencian la inhibición de la activación plaquetaria.
- La trombina induce la activación plaquetaria al interactuar con receptores de trombina, como PAR-1, PAR-4 y GPIb, entre los cuales PAR-1 media una parte sustancial de la señalización de trombina. El antagonista de PAR-1, el vorapaxar,

puede inhibir la activación plaquetaria inducida por la trombina.

Si los antiagregantes plaquetarios actúan por mecanismos distintos, consiguen efectos aditivos o sinérgicos cuando se combinan. En esto se basa el tratamiento antiagregante plaquetario doble, que suele referirse a la administración de un antagonista de P2Y12, además de la aspirina, para prevenir la trombosis del *stent* después de su implantación.

2.2. Terapia anticoagulante

La coagulación sanguínea contribuye en gran medida a la trombosis venosa, pero también desempeña un papel indispensable en la trombosis arterial. Por ello, la terapia anticoagulante ha sido la base para la prevención primaria del ictus embólico en pacientes con fibrilación auricular, y es el pilar de la prevención (secundaria) y el tratamiento de la trombosis venosa. Además, se utiliza habitualmente en el tratamiento de la trombosis arterial aguda. Los anticoagulantes actúan suprimiendo la coagulación de la sangre al atenuar la producción y acción de la trombina. En la Tabla 58-2 se recogen diversas sustancias de la vía de la coagulación con su función, algunas de los cuales son objetivo de los tratamientos anticoagulantes disponibles.

La vitamina K es necesaria para la síntesis de los factores II, VII, IX y X. Antagonistas de la vitamina K como la warfarina atenúan la coagulación al interferir en la formación de estos factores de coagulación dependientes de la vitamina K.

El factor X es activado por el complejo FVIIa-TF (vía extrínseca) o por el complejo FIXa-FVIIIa (vía intrínseca). Tras ello, el factor Xa se asocia con el factor Va, el calcio y los fosfolípidos aniónicos para formar el complejo protrombinasa, un potente activador de la protrombina. Los agentes que inhiben directamente el factor Xa tienen efectos sobre la inhibición de la producción de trombina.

La trombina es el factor más crítico para la hemostasia, pues convierte el fibrinógeno soluble en fibrina insoluble; por ello, la inhibición directa de la trombina puede conseguir un fuerte efecto anticoagulante.

Entre los anticoagulantes más importantes de la sangre se encuentra la antitrombina, que inactiva los factores IIa, Xa, IXa, XIa y XIIa. Sin embargo, la antitrombina actúa lenta y débilmente en ausencia de heparina. La heparina y sus derivados aceleran la velocidad a la que la antitrombina inhibe la coagulación. En función de la terapia anticoagulante empleada será necesario controlar el tratamiento mediante pruebas de coagulación, debido a su estrecha ventana terapéutica o la variabilidad de su efecto.

2.3. Terapia trombolítica

El principio básico de la terapia trombolítica es la administración de una cantidad suficiente de activador del plasminógeno para alcanzar una concentración elevada en el lugar del trombo establecido, con lo que se inicia la vía fibrinolítica y se acelera la degradación de la fibrina.

Los agentes trombolíticos, tanto de fuentes recombinantes como naturales, se utilizan para la lisis rápida de los trombos. Entre sus indicaciones se encuentra el tratamiento agudo de pa-

cientes con infarto agudo de miocardio (IAM) con elevación del segmento ST (IAMCEST), el ictus isquémico agudo o la enfermedad tromboembólica venosa grave.

La terapia trombolítica se asocia a un mayor riesgo de complicaciones hemorrágicas que el tratamiento con antiagregantes plaquetarios o anticoagulantes, pues los agentes trombolíticos, por un lado, disuelven la fibrina en los tapones hemostáticos protectores y, por otro, favorecen un estado lítico que se desencadena por la generación sistémica de plasmina, que degrada varios factores de coagulación.

3. Fármacos antiplaquetarios

Los antiagregantes plaquetarios inhiben la adhesión, la activación y la agregación de las plaquetas. En este grupo de fármacos se incluyen:

- Aspirina.
- Antagonistas de los receptores ADP.
- Inhibidores de los receptores GPIIb-IIIa.

Debido a sus distintos mecanismos de acción y diferentes estructuras químicas y farmacocinéticas, su efecto puede variar. Aunque los antiagregantes plaquetarios pueden producir hemorragia como principal efecto secundario, no suelen provocar hemorragias por sí mismos, sino que favorecen el sangrado de hemorragias previas o el sangrado de lesiones patológicas, en particular a nivel gastrointestinal o del sistema nervioso central.

3.1. Aspirina

Mecanismo de acción. La COX-1 es una enzima intracelular que convierte el ácido araquidónico liberado de los fosfolípidos de membrana a prostaglandina G_2 (PGG_2), que se convierte en prostaglandina H_2 (PGH_2) por la peroxidasa. En las plaquetas activadas, la PGH_2 se convierte en tromboxano A_2, que a su vez activa nuevas plaquetas, mientras que en las células endoteliales la PGH_2 se convierte en prostaciclina (PGI_2), un potente inhibidor de la función plaquetaria al aumentar el AMPc intraplaquetario. La aspirina acetila irreversiblemente la COX-1, bloqueando así la formación de tromboxano A_2 en las plaquetas. Dado que las plaquetas no pueden sintetizar nuevas proteínas, la acetilación irreversible de COX-1 significa que la inhibición persiste durante la vida útil de la plaqueta (7-10 días).

Aplicaciones clínicas. La aspirina se utiliza ampliamente para la prevención secundaria de eventos trombóticos en pacientes con arteriopatía coronaria, arteriopatía cerebrovascular o arteriopatía periférica. También se recomienda para el tratamiento del IAM o del ictus isquémico agudo. Su uso para la prevención de eventos cardiovasculares es controvertido, pues su eficacia no está bien demostrada y sí aumenta el riesgo de hemorragia.

Efectos adversos. Los principales efectos adversos de la aspirina como antiagregante plaquetario son la intolerancia gastrointestinal, la úlcera y la hemorragia gastrointestinal.

Tabla 58-2. Características y funciones de los factores coagulantes

Componente o factor	Agonistas	Inhibidores	Principales funciones
I (fibrinógeno)			Induce la agregación plaquetaria, forma fibrina
II (protrombina)	Complejo de protrombinasa	Antitrombina	FIIa (trombina) activa plaquetas y FV, FVIII y FXI, convierte el fibrinógeno en fibrina, activa la proteína C, activa el TAFI
III (factor tisular)			Inicia la vía extrínseca, cofactor de FVIIa
IV			Cofactor
V	Trombina, FXa	Proteína C	Cofactor de FXa
VII	FXa, FIXa, FVIIa	TFPI, antitrombina	FVIIa-TF activa FIX y FX
VIII (factor antihemofílico)	Trombina, FXa	Proteína C	Cofactor de FIXa
IX (componente de tromboplastina plasmática)	FXIa, complejo FVIIa-TF	Antitrombina	Activa FIX
X (factor de Stuart-Prower)*	Complejo FVIIa-TF, complejo FIXa-FVIIIa	Antitrombina, TFPI	Activa la protrombina
XI	FXIIa, trombina	Antitrombina	Activa FIX
XII (factor de Hageman)	Colágeno	Antitrombina	Activa FXI
Antitrombina			Inactiva FIIa, FVIIa, FIXa, FXa, FXIa y FXIIa
Proteína C			Inactiva FVa y FVIIIa
TFPI			Inactiva el complejo FXa y FVIIa-TF

*Factor dependiente de vitamina K. TAFI: TFPI: inhibidor de la vía del factor tisular.

3.2. Antagonistas de los receptores ADP

Los antagonistas de los receptores ADP incluyen tienopiridinas (p. ej., clopidogrel y prasugrel) y no tienopiridinas (p. ej., ticagrelor y cangrelor).

3.2.1. Clopidogrel

Mecanismo de acción. El clopidogrel es un profármaco de tienopiridina que inhibe de forma irreversible el P2Y12, por lo que bloquea la vía del ADP de las plaquetas. Requiere una activación metabólica en el hígado, lo que conlleva un inicio de acción relativamente lento. La inhibición irreversible de P2Y12 significa que las plaquetas se ven afectadas durante el resto de su vida.

Aplicaciones clínicas. El clopidogrel está indicado para la reducción de acontecimientos trombóticos (IAM e ictus) en pacientes con síndrome coronario agudo o ictus reciente, o con enfermedad arterial periférica establecida.

Contraindicaciones:

✓ Hemorragias en curso.
✓ Hipersensibilidad al clopidogrel.

Efectos adversos. El principal efecto adverso del clopidogrel es la hemorragia. Puede producirse púrpura trombótica trombocitopénica, pero es poco frecuente.

Limitaciones. La reactividad plaquetaria elevada al clopidogrel (conocida como resistencia) puede producirse en un porcentaje considerable de pacientes. Dado que el clopidogrel requiere de su activación a través de la isoforma enzimática CYP2C19 del citocromo P450 en el hígado, su efecto sobre la inhibición de las plaquetas varía considerablemente entre los pacientes. Los individuos con polimorfismos CYP2C19 pueden tener un metabolismo deficiente de clopidogrel, lo que da lugar a un efecto inadecuado del fármaco y, en última instancia, provoca acontecimientos isquémicos. Otros factores que afectan a la eficacia de este fármaco son la edad y la actividad plaquetaria basal. El clopidogrel tiene un inicio de acción lento (6-12 horas) y un fin de acción también lento (3-5 días), lo que podría limitar su uso en algunos escenarios clínicos, como cuando la necesidad de cirugía es incierta antes de su empleo.

3.2.2. Prasugrel

Mecanismo de acción. Al igual que el clopidogrel, el prasugrel bloquea irreversiblemente el P2Y12. A diferencia del clopidogrel, el prasugrel se absorbe y activa rápida y completamente, y los polimorfismos CYP2C19 no influyen en su metabolismo. En consecuencia, el prasugrel actúa de forma más rápida y eficaz que el clopidogrel.

Aplicaciones clínicas. El prasugrel solo está indicado en pacientes con síndrome coronario agudo que van a ser sometidos a una intervención coronaria percutánea (ICP) para reducir los eventos cardiovasculares trombóticos.

Contraindicaciones:

✔ Accidente isquémico transitorio o ictus previos.
✔ Hemorragia intracraneal previa.
✔ Hemorragias continuas.
✔ Hipersensibilidad al prasugrel.

Efectos adversos. El prasugrel se asocia a tasas más elevadas de hemorragias potencialmente mortales que el clopidogrel. Se ha notificado también púrpura trombótica trombocitopénica.

3.2.3. Ticagrelor

Mecanismo de acción. El ticagrelor produce una inhibición reversible de P2Y12 y no requiere metabolismo de activación; por lo tanto, tiene un inicio de acción más rápido que el clopidogrel.

Aplicaciones clínicas. Está indicado para reducir los episodios trombóticos (incluida la trombosis del *stent*) en pacientes con síndrome coronario agudo tratados con ICP o tratamiento médico. Actualmente se prefiere el ticagrelor sobre el clopidogrel para los pacientes con síndrome coronario agudo.

Contraindicaciones:

✔ Hemorragia intracraneal previa.
✔ Hemorragias activas.
✔ Hipersensibilidad al ticagrelor.

Efectos adversos. El ticagrelor tiene un mayor riesgo de hemorragia intracraneal que el clopidogrel. La disnea se produce en el 14 % de los pacientes.

3.2.4. Cangrelor

Mecanismo de acción. El cangrelor es un inhibidor parenteral reversible de P2Y12. Tiene un inicio inmediato de acción y una duración de acción de 1 hora.

Aplicaciones clínicas. Está indicado como complemento de la ICP para la prevención del IAM periprocedimiento, en pacientes sometidos a ICP sin tratamiento previo con antagonistas P2Y12 y antagonistas GPIIb-IIIa.

Contraindicaciones:

✔ Hemorragias activas.
✔ Hipersensibilidad al cangrelor.

Efectos adversos. El riesgo de hemorragia con cangrelor es mayor que con clopidogrel durante la ICP.

Limitaciones. La administración conjunta de clopidogrel, prasugrel o ticagrelor no tendrá efecto antiagregante plaquetario.

3.3. Inhibidores de la GPIIB-IIIa

Mecanismo de acción. El bloqueo de la GPIIb-IIIa puede conseguirse con anticuerpos monoclonales o con inhibidores peptídicos o no peptídicos. El abciximab es un fragmento Fab de anticuerpo monoclonal quimérico humano-murino dirigido contra la forma activada de la GPIIb-IIIa. La eptifibatida es un péptido cíclico que bloquea el sitio de unión del fibrinógeno en la GPIIb-IIIa. El tirofibán es un inhibidor no peptídico y reversible de la GPIIb-IIIa. Todos ellos inhiben la última vía común de la agregación plaquetaria, proporcionando el efecto antiplaquetario más potente. Actúan rápidamente, y mientras el abciximab se une a las plaquetas hasta 2 semanas, la eptifibatida y el tirofibán tienen una corta duración de acción.

Aplicaciones clínicas. El abciximab, la eptifibatida y el tirofibán están indicados como coadyuvantes de la ICP para la prevención de complicaciones isquémicas cardíacas (muerte, IAM o isquemia refractaria/repetición del IAM, revascularización coronaria) en pacientes sometidos a ICP. Estos antagonistas de la GPIIb-IIIa se administran por vía intravenosa para uso a corto plazo.

Efectos adversos. Es más probable que se produzcan hemorragias con los inhibidores de la GPIIb-IIIa que con los antiagregantes plaquetarios orales. Además, la trombocitopenia es la complicación más grave.

4. Anticoagulantes

Los anticoagulantes son fármacos que impiden el proceso de coagulación de la sangre mediante la inhibición de los factores de coagulación, tanto en su forma parenteral como oral. Se utilizan en la prevención y el tratamiento de las enfermedades tromboembólicas.

Los anticoagulantes parenterales disponibles en la actualidad incluyen la heparina, las heparinas de bajo peso molecular (HBPM), la bivalirudina, el argatrobán y el fondaparinux.

Entre los anticoagulantes orales actualmente disponibles, además de los antivitamina K, se incluyen principalmente el etexilato de dabigatrán (un inhibidor de la trombina) y los inhibidores orales del factor Xa: rivaroxabán, edoxabán y apixabán.

4.1. Anticoagulantes parenterales

4.1.1. Heparina

La heparina es un polisacárido sulfatado aislado en tejidos de mamíferos ricos en mastocitos. La heparina comercial deriva principalmente de pulmón de vacuno o mucosa intestinal de porcino y es un polímero de residuos alternos de ácido D-glucurónico y N-acetil-D-glucosamina. La heparina es una macromolécula con muchas cargas negativas y difícilmente puede atravesar las membranas. Requiere administración parenteral y suele administrarse por vía subcutánea o mediante infusión intravenosa continua. En la circulación, la heparina se une al endotelio y a las proteínas plasmáticas. Su metabolismo es hepático y sus productos de degradación se excretan del organismo a través del riñón. Debido a que su mecanismo de eliminación es dependiente de la dosis, la semivida plasmática de la heparina oscila entre 30 y 60 minutos con dosis intravenosas de 25 y 100 UI/kg, respectivamente.

Mecanismo de acción. La heparina inhibe la coagulación, tanto *in vivo* como *in vitro*, al activar la antitrombina III y acelerar la velocidad a la que inhibe la trombina y los factores Xa, XIa, XIIa y IXa. Sintetizada en el hígado, la antitrombina desempeña la función de cofactor plasmático de la heparina y es miembro de la superfamilia de los inhibidores de serina-proteasa. Una vez unida a la antitrombina, la heparina induce un cambio conformacional en el centro reactivo de la antitrombina que aumenta la velocidad a la que esta inhibe sus factores de coagulación diana.

Efectos adversos:

✔ Hemorragia: el riesgo de hemorragia aumenta con la dosis la administración concomitante de fármacos antiagregantes plaquetarios o fibrinolíticos. El sulfato de protamina puede utilizarse para neutralizar la heparina en pacientes con hemorragias graves.
✔ Trombocitopenia inducida por heparina (TIH): es un proceso desencadenado por anticuerpos contra el complejo heparina-factor plaquetario 4 (PF4) cuando la heparina se une a esta proteína.
✔ Osteoporosis: los pacientes tratados a largo plazo con heparina pueden presentar una reducción de la densidad ósea.
✔ Otros: trombosis, hipoaldosteronismo, reacciones de hipersensibilidad.

Limitaciones:

✔ Poca biodisponibilidad debido a la absorción limitada de las cadenas largas de heparina.
✔ Aclaramiento dependiente de la dosis.
✔ Respuesta anticoagulante variable debido a que la heparina puede unirse a proteínas plasmáticas, cuyos niveles varían de un paciente a otro.
✔ Actividad reducida en las proximidades de trombos ricos en plaquetas porque la heparina puede ser neutralizada por el PF4 liberado por las plaquetas activadas.

4.1.2. Heparinas de bajo peso molecular

Las HBPM son los fragmentos más pequeños de la heparina, con un peso molecular medio de 5.000 Da. Pueden mejorar la acción de la antitrombina III sobre el factor Xa, pero no la acción sobre la trombina, porque sus pequeñas moléculas no pueden unirse simultáneamente a la enzima y al inhibidor, esencial para la inhibición de la trombina pero no para la del factor Xa. Las HBPM no prolongan el tiempo de tromboplastina parcial activada (TTPa) y generalmente no requieren control de la coagulación. Al tener una semivida de eliminación más larga que la heparina, sus efectos son predecibles y su dosificación menos frecuente. Dado que se eliminan principalmente por excreción renal, están contraindicadas en pacientes con enfermedad renal y, en caso de utilizarse en estos pacientes, van a requerir su monitorización. Las HBPM son al menos tan seguras y eficaces como la heparina y más cómodas de usar, por lo que han sustituido a la heparina en muchas indicaciones.

4.1.3. Bivalirudina

La bivalirudina es un análogo sintético de 20 aminoácidos de la hirudina y puede inhibir la trombina de forma reversible y directa. Interactúa con el sitio activo de la trombina con la porción NH2-terminal, y su cola COOH-terminal se une al dominio de unión al sustrato de la trombina, denominado «exosite 1». Clínicamente, la bivalirudina se utiliza en determinados pacientes sometidos a ICP.

4.1.4. Argatrobán

El argatrobán es un derivado sintético del ácido carboxílico piperidina de la L-arginina. Es una pequeña sustancia molecular de alta selectividad que se administra por infusión intravenosa continua. Puede inhibir de forma reversible y directa la actividad de la trombina. El TTPa se utiliza para monitorizar su efecto anticoagulante. Puede utilizarse para la trombosis asociada a la TIH.

4.1.5. Fondaparinux

El fondaparinux es un análogo sintético del pentasacárido de unión a la antitrombina. Puede catalizar la inhibición del factor Xa uniéndose a la antitrombina, sin aumentar la inhibición de la trombina. Se emplea en pacientes con síndrome coronario agudo o en la prevención y el tratamiento del tromboembolismo. El fondaparinux puede inducir la formación de anticuerpos TIH, pero no se produce TIH. No existe un antídoto.

4.2. Anticoagulantes orales

4.2.1. Warfarina

La warfarina es un antagonista hidrosoluble de la vitamina K. Su efecto se retrasa hasta que se agotan los factores de coagulación preformados. Debido a que numerosas condiciones médicas modifican la sensibilidad a la warfarina, su efecto se controla midiendo el tiempo de protrombina (TP), que se expresa como un índice internacional normalizado (INR).

Mecanismo de acción. El mecanismo de acción de la warfarina se basa en su capacidad para inhibir la síntesis de varios factores de coagulación dependientes de vitamina K en el hígado a diferentes niveles:

✔ Inhibición de la vitamina K epóxido-reductasa: la warfarina inhibe específicamente la enzima vitamina K epóxido-reductasa. Esta enzima es crucial en el ciclo de reciclaje de la vitamina K, que convierte la vitamina K epóxido (la forma oxidada) en su forma reducida.
✔ Disminución de la γ-carboxilación: la forma reducida de vitamina K es un cofactor necesario para la γ-carboxilación de ciertos residuos de ácido glutámico en las proteínas precursoras de los factores de coagulación II, VII, IX y X. La inhibición de la reductasa de vitamina K por la warfarina reduce la disponibilidad de vitamina K reducida.

✔ Producción de factores de coagulación inactivos: como resultado de la disminución de la vitamina K reducida, la γ-carboxilación necesaria para activar los factores de coagulación se ve comprometida. Esto lleva a la producción y liberación de factores de coagulación parcialmente carboxilados o no carboxilados, que son biológicamente inactivos o tienen una actividad reducida.

✔ Efecto anticoagulante: al reducir la cantidad de factores de coagulación activos en la circulación, la warfarina disminuye la capacidad general de la sangre para formar coágulos.

Contraindicaciones:

✔ Insuficiencia hepática y renal.
✔ Período de gestación.

Efectos adversos:

✔ Necrosis cutánea: suele producirse al principio del tratamiento tras varios días. La necrosis de la piel puede aparecer en los muslos, las nalgas y los senos. La lesión típica tiene una zona necrótica en su centro que suele progresar. La razón de la necrosis de la piel es consecuencia de una deficiencia de proteína C o proteína S, adquirida o congénita.

✔ Embarazo: la warfarina puede atravesar la placenta y causar anomalías fetales o hemorragias, especialmente en el primer trimestre del embarazo.

Limitaciones. La warfarina y otros antagonistas de la vitamina K requieren análisis de sangre frecuentes para individualizar la dosis, ante un escaso margen de seguridad.

4.2.2. Acenocumarol

Estructuralmente el acenocumarol es un derivado de la 4-hidroxicumarina. Su mecanismo de acción pasa por impedir la activación de los factores de coagulación dependientes de la vitamina K (II, VII, IX y X) y las proteínas C y S. Presenta una elevada variabilidad interindividual e intraindividual debido a su estrecho margen terapéutico, su elevada unión a proteínas plasmáticas (97 %), sus numerosas interacciones farmacocinéticas y farmacodinámicas, y su susceptibilidad a la dieta, entre otros. Comparte el resto de las características con la warfarina.

4.2.3. Nuevos anticoagulantes orales o anticoagulantes de acción directa

En comparación con los anticoagulantes tradicionales, los nuevos anticoagulantes orales o anticoagulantes de acción directa (ACOD) presentan algunas ventajas:

✔ Tienen un rápido inicio de acción y una vida media corta que permiten su administración una o dos veces al día.
✔ Tienen menos interacciones con otros fármacos.
✔ Son más cómodos de administrar que la warfarina porque se administran en dosis fijas sin control rutinario de la coagulación.
✔ Tienen una baja tasa de hemorragias intracraneales.

El rivaroxabán y el edoxabán se toman una vez al día, mientras que apixabán y el etexilato de dabigatrán se toman dos veces al día.

Mecanismo de acción. Los ACOD son pequeñas moléculas capaces de unirse al centro activo de la enzima diana de forma reversible. El etexilato de dabigatrán, con una cola hidrófoba, es inhibidor directo de la trombina activo por vía oral, y el profármaco del dabigatrán es un sintético inhibidor de la serina-proteasa. Puede unirse al sitio específico de fibrina de antitrombina y bloquear la disociación del fibrinógeno, inhibiendo así los pasos clave de la reacción enzimática de la trombina y la consiguiente trombosis para desempeñar un papel anticoagulante. Otros tipos de ACOD, como el rivaroxabán, el apixabán y el edoxabán, son inhibidores selectivos del factor Xa. Se unen al sitio activo del factor Xa e impiden la interacción de este con su sustrato, que puede inhibir la actividad de la trombina y prolongar el tiempo de coagulación.

Aplicación clínica.

✔ Tratamiento anticoagulante de la fibrilación auricular no valvular.
✔ Tratamiento de la embolia pulmonar.
✔ Prevención y tratamiento de la tromboembolia venosa.

Contraindicaciones:

✔ Reacción alérgica.
✔ Disfunción o enfermedades hepáticas.
✔ Válvula protésica mecánica.

Efectos adversos:

✔ Nefrotoxicidad: el rivaroxabán y el apixabán son menos nocivos que el dabigatrán en la lesión renal.
✔ Dispepsia: ocurre principalmente en pacientes tratados con dabigatrán.

Limitaciones. En la actualidad, existe solo un antagonista eficaz para los ACOD: el idarucizumab, para el dabigatrán.

5. Fármacos trombolíticos

Los fármacos trombolíticos, también llamados fibrinolíticos, son capaces de convertir el plasminógeno en plasmina, que puede degradar la fibrina y el fibrinógeno y, en consecuencia, disolver el trombo.

5.1. Estreptocinasa

A diferencia de otros activadores del plasminógeno, la estreptocinasa no es una enzima, sino un tipo de proteína extraída del medio de cultivo del estreptococo grupo C β-hemolítico. La estreptocinasa recombinante puede prepararse mediante ingeniería genética.

Mecanismo de acción. La estreptocinasa puede unirse al plasminógeno endógeno en proporción 1:1 para formar un complejo que induce un cambio conformacional en el plasminógeno que expone su sitio de actividad. Este plasminógeno alterado confor-

59 El paciente oncológico crítico

A. García Roche y R. Ferrer Roca

⌖ Orientación para el estudio

En este capítulo se exponen las características particulares de los pacientes oncológicos y se detallan algunas de las principales causas de ingreso en las unidades de cuidados intensivos. Entre estas cabe destacar la insuficiencia respiratoria, por ser uno de los principales motivos de ingreso, y la toxicidad farmacológica de los tratamientos de inmunoterapia, que se encuentran en pleno desarrollo y con nuevas indicaciones en la última década.

1. Introducción y epidemiología

El cáncer es un problema de salud pública mundial de primer orden. Se espera que en muchos países desarrollados el cáncer pase a ser la primera causa de muerte en los próximos años. Los continuos avances en investigación favorecen la mejora en la eficacia del diagnóstico y el tratamiento, tanto a nivel farmacológico como de soporte, dando lugar a un aumento del número global de pacientes que, sin estar curados, viven con cáncer. La inmunoterapia o las terapias moleculares y celulares dirigidas están suponiendo una mejora sustancial en el pronóstico de ciertas neoplasias anteriormente fatales, como son el cáncer de pulmón o el melanoma. Ello se traduce en un mayor número de pacientes con cáncer que viven durante períodos prolongados expuestos a diferentes tratamientos de radioterapia, quimioterapia, inmunoterapia, etc., pudiendo sufrir las toxicidades propias de estos, presentar comorbilidades propias de la edad, o bien complicaciones del propio tumor que pueden llegar a precisar en algún momento de un soporte intensivo.

La complejidad creciente de los tratamientos y su eficacia, que ha mejorado notablemente el pronóstico de algunos pacientes, hacen aún más difícil la toma de decisiones sobre la adecuación del soporte en las unidades de cuidados intensivos (UCI). Estas decisiones se habrán de valorar de forma individualizada para cada paciente y en continuo consenso multidisciplinar, considerando la calidad de vida previa y la estimación de la misma tras el proceso agudo, el pronóstico a corto y largo plazo de la enfermedad maligna, las opciones terapéuticas del cáncer, los deseos del paciente y sus familiares, y la reversibilidad del evento agudo, entre otras cuestiones.

Podemos decir que existen algunas diferencias importantes entre los pacientes con neoplasia hematológica y los afectos de un cáncer sólido. Actualmente, entre un 13,5 % y un 21,5 % de los ingresos en UCI son pacientes con cáncer. Desde otra perspectiva, el 15 % de los pacientes hematológicos y el 5 % de los pacientes con tumores sólidos precisarán de ingreso en UCI por una causa médica a lo largo de la evolución de su enfermedad. Los pacientes hematológicos suelen presentar cuadros de mayor gravedad, puntuaciones más altas en las escalas y, por lo tanto, mayor mortalidad. Uno de cada 20 pacientes con cáncer sólido ingresará en la UCI en los 2 primeros años de su diagnóstico, primordialmente para control postoperatorio. La necesidad de recibir tratamiento quimioterápico en las UCI es poco frecuente en los pacientes con tumores sólidos, mientras que puede ser parte fundamental del manejo de algunos pacientes hematológicos. En lo que atañe a la supervivencia a corto plazo, en ambos casos se ha demostrado que esta depende fundamentalmente de la gravedad del proceso agudo y no de la enfermedad maligna subyacente.

2. Características particulares del paciente oncológico crítico

Aunque la mayoría de los problemas críticos de los pacientes oncológicos sean comunes al resto de los pacientes, debemos tener en cuenta que esta población tiene características y necesidades específicas.

Los pacientes con cáncer pueden presentar una gran variedad de complicaciones derivadas de su enfermedad neoplásica, como por ejemplo leucostasis, infiltración neoplásica de diferentes tejidos (pulmonar, cerebral, intestinal, etc.), síndrome de vena cava superior, síndromes paraneoplásicos autoinmunes, etc., por lo que los intensivistas debemos tener un profundo conocimiento de la fisiopatología oncológica. Por otro lado, oncólogos y hematólogos han de saber prevenir, reconocer y tratar precozmente el deterioro orgánico.

El manejo óptimo de estos pacientes requiere conocer las complicaciones graves de la enfermedad neoplásica y también las complicaciones relacionadas con los tratamientos. Los continuos avances en el desarrollo de tratamientos contra el cáncer y la explosión de tratamientos de inmunoterapia y terapias dirigidas dificultan enormemente el conocer los perfiles de toxicidad de forma profunda. Por esta razón, el trabajo en equipo, junto con oncólogos y hematólogos, es fundamental para ofrecer el mejor tratamiento posible a estos pacientes. Está demostrado que el trabajo multidisciplinar disminuye la mortalidad en la UCI y hospitalaria.

El riesgo de infecciones está aumentado en estos pacientes debido a una alteración de su inmunidad ocasionado bien por la enfermedad de base, por los tratamientos recibidos o por ambos. Los tratamientos quimioterápicos tienen un efecto acumulativo en la inmunidad, por lo que debemos recordar que un paciente sometido a un mayor número de tratamientos tiene peor inmunidad. Con respecto a las infecciones y su puerta de entrada, debemos tener en cuenta, además, que algunos tratamientos pueden afectar de forma muy intensa a las mucosas (digestiva, respiratoria, etc.), lo que deteriora la barrera natural de protección, y por otro lado, son pacientes con mayor necesidad de dispositivos externos (catéteres de larga evolución, drenajes, etc.). Las profilaxis habituales que pretenden controlar en cierta medida la aparición de infecciones oportunistas tienen como contrapartida la posible selección de otros microorganismos. El elevado contacto con el sistema sanitario de estos pacientes y la mayor necesidad de tratamientos antibióticos durante su evolución hacen que tengan mayor propensión a las infecciones por gérmenes multirresistentes, algo que se ha de tener siempre presente a la hora de elegir la antibioterapia empírica conociendo la flora de cada centro particular.

3. Motivos de ingreso más frecuentes de los pacientes oncológicos en las unidades de cuidados intensivos

Los pacientes oncológicos tienen mayor vulnerabilidad, a menudo por haber precisado de tratamientos agresivos en diversas ocasiones (cirugías extensas, quimioterapia de alta intensidad, radioterapia, etc.). Como se ha dicho anteriormente, la mayor parte de los motivos de ingreso en las UCI suelen ser compartidos con el resto de los pacientes, salvo aquellos relacionados propiamente con la enfermedad tumoral o los efectos adversos particulares de los tratamientos. Los pacientes afectos de tumores sólidos suelen ingresar en la UCI en mayor proporción por causas quirúrgicas, a diferencia del paciente hematológico, que ingresará sobre todo por causas médicas. En la Tabla 59-1 se muestran las indicaciones más comunes de ingreso en la UCI de los pacientes oncológicos.

3.1. Control postoperatorio

El motivo principal de ingreso en la UCI de los pacientes con tumores sólidos es el manejo en el postoperatorio inmediato o tras presentar alguna complicación posquirúrgica. Estas cirugías se caracterizan por ser complejas y agresivas. Es primordial un manejo óptimo del dolor y detectar las posibles complicaciones posquirúrgicas de forma precoz, teniendo especial relevancia en estos pacientes las complicaciones tanto hemorrágicas como trombóticas. De igual modo, hay que tener en cuenta la profilaxis antibiótica ajustada a los antecedentes y otros tratamientos del paciente. Fomentar el correcto descanso nocturno y la fisioterapia precoz, ya en la UCI, es fundamental para una mejor evolución.

3.2. Insuficiencia respiratoria

Es la causa médica principal de ingreso en las UCI de los pacientes oncológicos. Junto con el *shock* séptico aúnan más del 50 % de los motivos de ingreso. La gravedad del proceso, la necesidad de ventilación mecánica invasiva (VMI), conocer la etiología y la asociación con otros fallos orgánicos marcarán el pronóstico.

Es fundamental realizar una aproximación diagnóstica adecuada. Para ello es importante efectuar un esquema mental de aquellas etiologías más probables en función de la enfermedad de base, el tipo de inmunosupresión, las posibles toxicidades y el momento actual de la enfermedad. En la Tabla 59-2 se exponen los procedimientos diagnósticos y las posibles etiologías.

Tabla 59-1. Causas de ingreso en las unidades de cuidados intensivos de los pacientes oncológicos

Emergencias oncológicas	✔ Hipercalcemia ✔ Síndrome de lisis tumoral ✔ Síndrome de vena cava superior
Reacciones adversas	✔ Síndrome de ATRA (ácido transretinoico) ✔ Anafilaxia ✔ Síndrome de liberación de citocinas ✔ Microangiopatía trombótica
Insuficiencia respiratoria no infecciosa	✔ Neumonitis ✔ Hemorragia alveolar ✔ Lesión pulmonar aguda producida por transfusión ✔ Sobrecarga circulatoria de volumen por transfusión ✔ Síndrome del injerto
Cirugía	✔ Vigilancia posquirúrgica ✔ Complicaciones posquirúrgicas (p. ej., sangrado)
Complicaciones neurológicas	✔ Convulsiones ✔ Síndrome de encefalopatía posterior reversible ✔ Neurotoxicidad
Infecciosas	✔ Neumonía ✔ Sepsis
Enfermedad cardiovascular	✔ Infarto agudo de miocardio ✔ Insuficiencia cardíaca congestiva ✔ Arritmias ✔ Tromboembolismo pulmonar

Adaptada de Shimabukuro-Vornhagen et al. CA Cancer J Clin. 2016;66(6):496-517.

El soporte radiológico con tomografía computarizada de alta resolución para valorar el tipo de afectación y su extensión puede ser de gran ayuda, mucho más que la radiografía simple de tórax, que a menudo se muestra poco expresiva.

Asimismo, resulta de gran utilidad, y se trata de una técnica fácil, rápida, no invasiva y a pie de cama, la realización de una ecografía, tanto pleuropulmonar como cardíaca. Recordemos que el diagnóstico de insuficiencia cardíaca congestiva presenta un buen pronóstico en cuanto a la resolución del cuadro de insuficiencia respiratoria aguda.

Las pruebas microbiológicas no invasivas han demostrado una importante rentabilidad en el diagnóstico etiológico. Nos referimos a realizar antigenurias a neumococo y *Legionella*, serologías de neumonías atípicas, valorar la replicación en sangre total de virus (citomegalovirus, virus de Epstein-Barr, virus del herpes simple 1 y 2, etc.), determinar galactomanano en sangre y realizar un lavado oral para determinar *Toxoplasma*. Con ellas se llega a un diagnóstico etiológico en el 80 % de los casos.

La realización de una fibrobroncoscopia para la toma de muestras de lavado broncoalveolar y de aspirado broncoalveolar, si es pertinente, debe ser precoz. Y solo en aquellos pacientes en situación clínica estable, hipoxemia leve-moderada o en aquellos bajo sedación y VMI. No es aconsejable su realización en pacientes en

Tabla 59-2. Procedimientos invasivos y no invasivos utilizados para el diagnóstico de la insuficiencia respiratoria aguda en el paciente oncológico

Estudios de imagen	✔ Radiografía ✔ Tomografía computarizada de alta resolución
Ecografía cardíaca y pulmonar	✔ Excluir congestión cardíaca ✔ Valorar patrón ecográfico pulmonar
Examen y cultivo de esputo	✔ Bacterias ✔ Hongos ✔ Micobacterias
Esputo inducido y lavado oral	✔ *Pneumocystis jirovecii*
Aspirado nasofaríngeo	✔ VRS, influenza
Hemocultivos	
PCR en sangre	✔ *Herpesviridae* ✔ CMV ✔ Virus de Epstein-Barr
Galactomanano circulante en sangre	
Pruebas serológicas	✔ *Chlamydia pneumoniae* ✔ *Mycoplasma pneumoniae* ✔ *Legionella pneumophila*
Detección de antígenos en orina	✔ *L. pneumophila* ✔ *Streptococcus pneumoniae*
Lavado broncoalveolar (en todas las muestras)	✔ Cultivo en Giemsa para diagnóstico citológico y cultivo Gram ✔ Cultivo bacteriológico incluyendo *Legionella* spp., micobacterias y hongos ✔ Blanco de calcoflúor o cultivo equivalente (para detectar hongos) ✔ PCR y test de inmunofluorescencia para detectar *P. jirovecii* ✔ Antígeno de *Aspergillus* (galactomanano ELISA) ✔ PCR para *Mycobacterium tuberculosis* y micobacterias atípicas
Lavado broncoalveolar (opcional)	✔ PCR de CMV, VRS, influenza A/B, parainfluenza, metapneumovirus humano, virus de la varicela-zóster, adenovirus y *P. jirovecii* ✔ Antígeno de *Aspergillus*, PCR panfúngica
Biopsia transbronquial	✔ No se recomienda en general en pacientes neutropénicos o en trombocitopenias como primer procedimiento diagnóstico

Adaptada y modificada de Azoulay et al. Am J Respir Crit Care Med. 2010;182(8):1038-46. CMV: citomegalovirus; PCR: reacción en cadena de la polimerasa; VRS: virus respiratorio sincitial.

respiración espontánea con altas necesidades de oxígeno o elevado trabajo respiratorio. Tras varios estudios realizados no se ha demostrado superioridad en cuanto al diagnóstico infeccioso de la fibrobroncoscopia frente a las pruebas no invasivas, y existe el riesgo de claudicación respiratoria y precipitar la necesidad de VMI.

La biopsia pulmonar (quirúrgica o transbronquial) fue considerada durante mucho tiempo el *gold standard* para el diagnóstico etiológico; sin embargo, estudios recientes demuestran que no es superior al estudio mediante lavado broncoalveolar para el diagnóstico de infecciones, y además conlleva una importante morbimortalidad, por lo que es una técnica que solo habría que plantearse en aquellos pacientes en los que se ha descartado la infección como agente etiológico y existe una alta sospecha de complicación neoplásica que requerirá de un tratamiento específico (p. ej.: enfermedad injerto contra huésped pulmonar) y/o infiltración neoplásica, para, si se confirma el diagnóstico, iniciar el tratamiento quimioterápico.

3.3. *Shock* séptico

En los pacientes con cáncer el riesgo de presentar un evento séptico es diez veces superior al resto de los pacientes. Estudios recientes demuestran la mejoría en el pronóstico de los pacientes con cáncer que ingresan en UCI por *shock* séptico. Esto podría deberse a un reconocimiento precoz y una rápida implementación de las *bundles* utilizadas en cualquier otro paciente. La mortalidad por sepsis no es muy diferente de la de los pacientes sin patología neoplásica en la misma situación.

A menudo el *shock* séptico aparece en pacientes que han recibido recientemente quimioterapia o en pacientes neutropénicos. Sin embargo, ninguno de estos dos factores influye en la mortalidad. Ante la ausencia de un foco infeccioso claro es recomendable la retirada de catéteres vasculares y el inicio precoz de tratamiento antibiótico de amplio espectro, con doble cobertura antipseudomónica. Existen diferentes guías actualizadas para el óptimo tratamiento antibiótico de pacientes sépticos neutropénicos que recomendamos seguir.

Es importante tener en cuenta que algunas patologías graves pueden simular un proceso séptico con fracaso multiorgánico. Su reconocimiento precoz es fundamental, puesto que diferirá su tratamiento; entre ellas cabe citar, el síndrome de liberación de citocinas, el síndrome hemofagocítico o el síndrome de lisis tumoral.

3.4. Inestabilidad hemodinámica

En aquellos pacientes en los que el motivo de ingreso sea la inestabilidad hemodinámica, bien en el contexto de un proceso séptico, o por otro motivo como *shock* hipovolémico, *shock* cardiogénico, etc., el manejo y su monitorización han de ser similares a los del resto de pacientes. No existen publicaciones que sugieran un manejo diferente al del resto en la misma situación. La monitorización (invasiva o no invasiva), la política transfusional restrictiva manteniendo niveles de hemoglobina > 7 g/dL, la resucitación adecuada y oportuna, y la hidratación han de ser las habituales.

Cabe destacar los síndromes hemorrágicos, a menudo en el contexto de un postoperatorio complicado, que precisarán no solo de mantener un correcto nivel de plaquetas (> 50.000/μL) y de tiempos de coagulación, sino también de un rápido control de la hemorragia mediante cirugía/embolización, etcétera.

3.5. Fallo renal y alteraciones metabólicas e hidroelectrolíticas

El fallo renal agudo se produce en alrededor del 70 % de los pacientes con cáncer. De ellos, la mitad requerirán de terapias de sustitución renal. Las causas principales son la hipoperfusión, la sepsis y la exposición a fármacos nefrotóxicos, aunque tampoco podemos olvidar los cuadros de síndrome de lisis tumoral y las microangiopatías trombóticas.

El manejo ha de ser el habitual para cualquier paciente: mantener una correcta presión de perfusión renal, evitar/controlar (en la medida de lo posible) el efecto de fármacos nefrotóxicos, mantener una hidratación adecuada y valorar el inicio precoz de las terapias de sustitución renal cuando sean necesarias.

Existen algunos cuadros propios de pacientes con cáncer que precisan de un tratamiento específico. Si nos encontramos ante un caso de infiltración tumoral no debe dilatarse el inicio del tratamiento quimioterápico. En cuadros de obstrucción lo primordial será la derivación de la vía urinaria mediante colocación de catéter JJ frente a la nefrostomía (unilateral o bilateral) e iniciar quimioterapia. En los casos de coagulación intravascular diseminada se debe combinar la transfusión de plasma para evitar sangrados con el diagnóstico y tratamiento de la enfermedad neoplásica de base.

En el paciente con cáncer es frecuente la presencia de trombocitopenia grave que eleva el riesgo de hemorragia. Lo ideal en estos casos es realizar una anticoagulación regional con citrato en las terapias de sustitución renal. Si esto no fuese posible, lo correcto es mantener la terapia sin anticoagulación optimizando los flujos. Es recomendable la transfusión profiláctica de plaquetas para mantener niveles > 10.000/µL.

3.6. Efectos adversos del tratamiento

Como se ha venido apuntando con anterioridad, en las últimas décadas los tratamientos de inmunoterapia han irrumpido de forma asombrosa como un amplio arsenal terapéutico para el paciente con cáncer. Son tratamientos basados en amplificar la respuesta inmunitaria natural del paciente contra las células cancerosas. De aquí se derivan fundamentalmente los tratamientos inhibidores de los puntos de control inmunitario (anti-PD-1, anti-PD-L1, anti-CTLA-4), que presentan como efectos adversos relevantes eventos autoinmunes (colitis, neumonitis, encefalitis, miocarditis, etc.) que en algunos casos, por su gravedad, requieren de ingreso y manejo en UCI (alrededor del 5-10 %; los porcentajes son mayores cuando se combinan tratamientos). Todos ellos se caracterizan por su potencial reversibilidad y su similar manejo mediante la retirada del fármaco, corticoides y tratamientos inmunosupresores en cuadros graves o si no se aprecia mejoría. Por otro lado, los tratamientos con anticuerpos monoclonales y anticuerpos biespecíficos también han ido evolucionando hasta hacerse específicos para las alteraciones moleculares del tumor. Asimismo, las terapias celulares, como la inmunoterapia con células T modificadas con receptor quimérico antígeno-específico (CAR-T), sobre todo utilizadas en las neoplasias hematológicas, están logrando un cambio en el paradigma de tratamiento y en los efectos adversos de estos pacientes. Entre ellos, nos referimos a los potencialmente graves, como son el síndrome de liberación de citocinas y el síndrome de toxicidad neurológica asociado a la terapia con células inmunoefectoras o ICANS. Su tratamiento se basa en el bloqueo de la interleucina 6 mediante tocilizumab, corticoides y tratamientos de soporte, necesarios en los casos más graves.

4. Pronóstico de los pacientes oncológicos críticos. Herramientas para su mejora

Estudios recientes demuestran que la supervivencia de los pacientes críticos con cáncer ha ido mejorando en las últimas décadas. Las razones son múltiples, e incluyen una mejora y más rápida detección del cuadro crítico, una visión y un manejo multidisciplinar del problema, tratamientos más eficaces y específicos, así como un mejor manejo de los efectos adversos de los nuevos tratamientos. Así pues, aun cuando los pacientes críticos con cáncer continúan teniendo tasas de mortalidad mayores que los pacientes sin enfermedad maligna, las tasas de supervivencia se van acercando progresivamente, por lo que no puede justificarse la negación de ingreso en la UCI de forma sistemática de estos pacientes.

Proponemos una serie de herramientas de las que conocemos su utilidad a la hora de mejorar el pronóstico de estos pacientes críticos:

✔ **Evitar el retraso en el ingreso.** El ingreso de estos pacientes en la UCI ha de ser precoz, al poco tiempo del inicio de la patología crítica. Sería recomendable que se realizara 1-2 horas desde el inicio de los síntomas. Se ha comprobado de forma reiterada que es una de las mejores herramientas para mejorar el pronóstico de estos pacientes. De forma inversa, un retraso en el diagnóstico, en el inicio del tratamiento adecuado y en su ingreso en la UCI se correlaciona con mayor deterioro orgánico y mayor mortalidad. Por tanto, es primordial detectar de forma precoz cambios clínicos de alarma en estos pacientes, por lo que los equipos de oncología y hematología, al igual que los equipos de enfermería, han de estar bien entrenados para su reconocimiento.

✔ **Organización en la UCI y fuera de ella.** La creación de un circuito directo de comunicación entre intensivistas y hematólogos/oncólogos que asegure que esta sea fluida e inmediata consigue una evaluación precoz del paciente y también anticipar su ingreso en la UCI si este es necesario. De igual modo, creemos conveniente la implantación de reuniones formales entre equipos, intensivistas y oncólogos/hematólogos, diarias o semanales, donde definir planes de actuación, objetivos individualizados y el desarrollo de protocolos para mejorar la supervivencia y la utilización de los recursos. También se ha objetivado mejora en el pronóstico de estos pacientes en aquellos centros con gran volumen de pacientes en y aquellas UCI lideradas por intensivistas.

✔ **Estrategia diagnóstica en la insuficiencia respiratoria aguda en el paciente con cáncer.** La insuficiencia respiratoria aguda sigue siendo el motivo principal de ingreso en las UCI de los

Tabla 59-3. Modalidades de admisión en la unidad de cuidados intensivos de pacientes críticos con cáncer

Modalidad de admisión	Indicación
Full code (sin restricciones)	✔ Diagnóstico reciente en primera línea de tratamiento ✔ Pacientes en remisión completa
ICU trial (sin restricciones de forma inicial y reevaluación según la respuesta)	✔ Causa del deterioro potencialmente reversible y manejable ✔ Falta de certeza en cuanto al pronóstico
Profiláctica	✔ Tratamientos en estudio con efectos adversos potencialmente graves ✔ Anafilaxia previa ✔ Procedimientos diagnósticos o terapéuticos de riesgo
Limited ICU-therapy (limitación de terapias)	✔ Soporte vasoactivo ✔ VMNI (sin intubación orotraqueal ni ventilación mecánica) y/o resucitación cardiopulmonar ✔ Terapias de sustitución renal
Paliativa (ingreso solo para control de síntomas)	✔ Síntomas que no pueden ser controlados fuera de la UCI
No admitir en UCI	✔ Pacientes que no quieran un tratamiento intensivo en UCI ✔ Encamados (ECOG > 3, Karnofsky > 30), muy mayores ✔ Meningitis carcinomatosa ✔ Enfermedad cancerosa recurrente o progresiva sin opciones de tratamiento

Adaptado y modificado de Shimabukuro-Vornhagen et al. CA Cancer J Clin. 2016;66(6):496-517. ECOG: escala del Eastern Cooperative Oncology Group; UCI: unidad de cuidados intensivos; VMNI: ventilación mecánica no invasiva.

pacientes con cáncer. Las etiologías posibles son muy numerosas en estos pacientes, por lo que es fundamental diseñar una estrategia diagnóstica específica en función de su patología de base, su estadio clínico, el tipo de inmunosupresión, los signos y síntomas clínicos, las características radiológicas de la afectación pulmonar, la asociación o no de otro fallo orgánico y la situación clínica actual. El no conseguir identificar la causa de la insuficiencia respiratoria es un predictor independiente de mortalidad. Con respecto a la estrategia de oxigenación inicial para los pacientes con insuficiencia respiratoria aguda, todavía hoy existe controversia en cuanto al uso de ventilación mecánica no invasiva (VMNI) frente a invasiva en estos pacientes. La necesidad de VMI sigue conllevando mayores tasas de mortalidad, aunque en las últimas décadas se ha objetivado una mejoría progresiva en el pronóstico, incluso en aquellos pacientes con síndrome de dificultad respiratoria aguda grave. Actualmente la mortalidad se sitúa en torno al 50 % en algunos centros (probablemente debido a una mejora en la utilización de la VMI, al desarrollo de correctas estrategias diagnósticas y a un tratamiento precoz de las complicaciones relacionadas con la enfermedad de base). Sin embargo, hay centros que se resisten a iniciar la VMI y apuestan por la VMNI en pacientes con fallo respiratorio hipoxémico con cáncer, algo que muy probablemente no contemplarían con otros pacientes (sin cáncer) en esa misma situación. Esta decisión muy posiblemente lleve a un fracaso de la VMNI y a requerir la VMI de forma urgente, algo que sí sabemos que aumenta considerablemente la mortalidad. Desde nuestro punto de vista, la VMNI en el paciente con cáncer no ha de utilizarse en aquellos casos de insuficiencia respiratoria aguda hipoxémica, y si se utiliza, no ha de retrasar nunca la intubación orotraqueal y VMI si fuese necesaria.

✔ **Modalidades de admisión.** Encontrar el equilibrio entre proveer de los cuidados óptimos a aquellos pacientes con francas posibilidades de sobrevivir y evitar la futilidad de tratamientos intensivos en aquellos con mortalidad cercana al 100 % sigue siendo complicado. Por desgracia, todavía no se ha encontrado ningún sistema de puntuación (*score*) validado para realizar el triaje de estos pacientes. Es por ello por lo que a menudo establecemos diferentes modalidades de admisión en la UCI dependiendo de la situación particular del paciente. En general, aquellos con nuevo diagnóstico sin haber recibido todavía tratamiento, aquellos con opciones terapéuticas curativas y aquellos con buena situación clínica basal se considerarán para ingreso en UCI sin restricciones (*full-code*). En contraposición, no se ha de ofrecer ingreso en UCI para tratamientos agresivos a aquellos pacientes sin opciones terapéuticas y/o mala condición física basal (p. ej., encamados). Sin embargo, hay pacientes con pocas opciones curativas pero con tratamientos que podrían extender su supervivencia y mejorar su calidad de vida de forma aceptable, para los que un ingreso en la UCI condicionado puede ser recomendable (*ICU-trial*). En la Tabla 59-3 se resumen las posibles modalidades de admisión en la UCI.

5. Conclusiones

En las últimas dos décadas han ocurrido diferentes cambios para el paciente oncológico crítico. El número de pacientes con cáncer que requieren de ingreso en las UCI ha aumentado dramáticamente hasta situarse en torno al 15 % de la ocupación de camas. La supervivencia de estos pacientes ha mejorado sustancialmente, hasta lograr, en algunas series, una mortalidad en UCI

< 40 % y < 50 % a nivel hospitalario. Aquellos pacientes supervivientes pueden conseguir similares tasas de remisión y correcta calidad de vida post-UCI que aquellos que nunca precisaron de ingreso (al menos en pacientes hematológicos).

Las estrategias diagnósticas y terapéuticas no invasivas han conseguido nuevos enfoques clínicos para aquellos pacientes de alto riesgo. Estas estrategias han llevado a un ingreso más precoz en la UCI e incluso a evitar la realización de procedimientos de riesgo fuera de la misma, ofreciendo un entorno más seguro y monitorizado.

Los nuevos tratamientos de inmunoterapia han mejorado sustancialmente el pronóstico de algunos cánceres; sin embargo, su toxicidad, potencialmente grave, ha aumentado la necesidad de ingreso en la UCI de algunos pacientes.

Finalmente, en la actualidad se ofrecen a estos pacientes nuevos criterios de ingreso y estrategias de admisión en la UCI.

Puntos clave

✔ El número de pacientes con cáncer está aumentando, por lo que se prevé que también sea mayor el número de pacientes que presenten complicaciones graves que requieran de ingreso en UCI.

✔ Las patologías que condicionan una situación crítica de estos pacientes no suelen diferir de las del resto, aunque sí presentan unas características específicas que hay que conocer.

✔ Las estrategias diagnósticas y terapéuticas menos invasivas junto con un ingreso precoz y un estrecho seguimiento de su progreso pueden cambiar drásticamente la evolución de estos pacientes.

✔ El pronóstico de estos pacientes en situación crítica, considerado infausto hace tan solo unas décadas, ha ido mejorando en los últimos años gracias a una actuación precoz y un mejor manejo.

Bibliografía

Azoulay E, Mokart D, Lambert J, et al. Diagnostic strategy for hematology and oncology patients with acute respiratory failure: randomized controlled trial. Am J Respir Crit Care Med. Am J Respir Crit Care Med. 2010;182(8):1038-46.

Azoulay E, Pène F, Darmon M, et al. Managing critically ill hematology patients: Time to think differently. Blood Rev. 2015;29(6):359-67.

Azoulay E, Schellongowski P, Darmon M, et al. The Intensive Care Medicine research agenda on critically ill oncology and hematology patients. Intensive Care Med. 2017;43(9):1366-82.

Kiehl MG, Beutel G, Böll B, et al. Consensus statement for cancer patients requiring intensive care support. Ann Hematol. 2018;97(7):1271-82.

Kroschinsky F, Stölzel F, von Bonin S, et al. New drugs, new toxicities: severe side effects of modern targeted and immunotherapy of cancer and their management. Crit Care. 2017;21(1):89.

Olaechea Astigarraga PM, Álvarez Lerma F, Beato Zambrano C, et al. Epidemiology and prognosis of patients with a history of cancer admitted to intensive care. A multicenter observational study. Med Intensiva (Engl Ed). 2021;45(6):332-46.

Rigaud JP, Large A, Meunier-Beillard N, et al. What are the ethical aspects surrounding intensive care unit admission in patients with cancer? Ann Transl Med. 2017;5(Suppl 4):S42.

Schellongowski P, Kiehl M, Kochanek M, Staudinger T, Beutel G; Intensive Care in Hematologic-Oncologic Patients (iCHOP). Intensive care for cancer patients An interdisciplinary challenge for cancer specialists and intensive care physicians. Memo. 2016;9:39-44.

Schellongowski P, Sperr WR, Wohlfarth P, et al. Critically ill patients with cancer: chances and limitations of intensive care medicine —a narrative review. ESMO Open. 2016;1(5):e000018.

Shimabukuro-Vornhagen A, Böll B, Kochanek M, Azoulay É, von Bergwelt-Baildon MS. Critical care of patients with cancer. CA Cancer J Clin. 2016;66(6):496-517.

Siegel RL, Miller KD, Jemal A. Cancer statistics, 2016. CA Cancer J Clin. 2016;66(1):7-30.

60 Conectivopatías y vasculitis

N. M. Muñoz Guillén, R. D. Prieto Jurado y P. Carmona Sánchez

◀ Orientación para el estudio

La atención urgente al paciente con enfermedades del tejido conectivo y vasculopatías es un gran reto para el intensivista, por su complejidad y difícil diagnóstico. En este capítulo se exponen las complicaciones sistémicas asociadas a dichas enfermedades que con mayor frecuencia requerirán de ingreso y manejo en las unidades de cuidados intensivos, así como el diagnóstico, tratamiento y pronóstico de las más relevantes.

1. Conectivopatías

1.1. Introducción y clasificación

Las enfermedades del tejido conectivo o conectivopatías son un grupo heterogéneo de patologías reumáticas inflamatorias entre las que se encuentran el lupus eritematoso sistémico (LES), la artritis reumatoide, la esclerosis sistémica, las miopatías inflamatorias idiopáticas, el síndrome de Sjögren y la enfermedad mixta del tejido conectivo. La clasificación y sus principales características se encuentran detalladas en la Tabla 60-1.

El comportamiento epidemiológico de las conectivopatías se ha visto modificado con el tiempo, siendo el LES la enfermedad más prevalentemente ingresada en la unidad de cuidados intensivos (UCI) desde el año 2000. El diagnóstico de una de estas conectivopatías se alcanza en una cuarta parte de los pacientes ingresados durante su estancia en la UCI.

La tasa de mortalidad global de las conectivopatías se encuentra en torno al 33 %, pero varía desde un 20 % hasta más del 80 % en la esclerosis sistémica o las miopatías inflamatorias idiopáticas, siendo la ventilación mecánica, el soporte hemodinámico con aminas vasoactivas y la necesidad de terapias de reemplazo renal considerados factores de riesgo independientes de mortalidad.

En el tratamiento se utilizan esteroides, antirreumáticos modificadores de la enfermedad, antiinflamatorios no esteroideos y agentes biológicos.

En caso de resistencia o falta de respuesta a la terapia convencional se puede recurrir a técnicas alternativas como el recambio plasmático terapéutico y las inmunoglobulinas intravenosas (IGIV). Los trasplantes pulmonar, renal o de progenitores hematopoyéticos pueden ser consideradas opciones válidas en las conectivopatías que progresan a pesar del tratamiento, con resultados comparables a los obtenidos en pacientes trasplantados por otras indicaciones.

1.2. Principales causas de ingreso en la unidad de cuidados intensivos

Las principales causas que derivan a un paciente con conectivopatías a la UCI son: infecciones (43 %), fallo respiratorio (42,6 %), exacerbaciones de la enfermedad subyacente (40 %), insuficiencia renal aguda (23,5 %), afectación cardíaca (18,2 %), eventos adversos derivados de la terapia inmunosupresora (17,3 %), emergencias hematológicas (16,3 %) o afectación neurológica (14,1 %).

1.2.1. Causas infecciosas

Los pacientes con conectivopatías son especialmente susceptibles a las infecciones. Las razones por las que esto ocurre pueden derivar de la propia enfermedad en sí, de una inmunosenescencia prematura, de una inmunidad humoral potencialmente deteriorada frente a algunos patógenos o de la frecuentemente utilizada terapia inmunosupresora. Sin embargo, el riesgo de infección grave no es uniforme en todas las conectivopatías.

El riesgo de mortalidad por infección en pacientes con conectivopatías es 2-6 veces mayor que en la población general, siendo la causa más común de muerte precoz entre mujeres jóvenes (< 50 años) con LES. Las tasas de mortalidad hospitalaria por sepsis alcanzan el 40 %, pero es especialmente devastadora en pacientes con esclerosis sistémica, donde supera el 85 %. Las escalas habitualmente utilizadas en la UCI en el momento del diagnóstico, como la escala SOFA (*Sequential Organ Failure Assessment*), se asocian de forma independiente con la mortalidad.

La mayoría de las infecciones graves en estos pacientes son causadas por microorganismos comunes en localizaciones habituales, similares a los encontrados en la población general. Si bien existen también infecciones oportunistas, especialmente en pacientes tratados con dosis altas de glucocorticoides u otras formas de inmunosupresión intensa. El riesgo de estas últimas resulta ser mayor en las miopatías inflamatorias idiopáticas, seguidas del LES, la esclerosis sistémica, la artritis reumatoide y el síndrome de Sjögren primario. Por otro lado, determinados tratamientos se asocian frecuentemente a un aumento de la incidencia de determinadas infecciones, como el micofenolato de mofetilo a infecciones por citomegalovirus y reactivación del virus del herpes zóster, mientras que agentes antimaláricos como la hidroxicloroquina han demostrado tener un papel protector frente al desarrollo de infecciones en estos pacientes.

En el LES las infecciones bacterianas son las más frecuentes (80 %), seguidas de las virales y fúngicas. Dentro de las primeras, *Staphylococcus aureus* es el germen más frecuentemente aislado, seguido de *Escherichia coli*, *Salmonella* spp., *Streptococcus pneumoniae* y las micobacterias. La infección por el virus del herpes zóster es la infección viral más frecuente, mientras que *Candida albicans* y *Pneumocystis jirovecii* son causas comunes de infecciones fúngicas.

Tabla 60-1. Clasificación y características de las principales conectivopatías

Conectivopatías	Definición
Esclerosis sistémica	Enfermedad caracterizada por disfunción microvascular y respuesta autoinmune que, asociadas con un mecanismo de reparación aberrante del tejido conectivo, dan lugar al desarrollo de fibrosis que puede comprometer varios sistemas de órganos como la piel, el tracto gastrointestinal, el sistema renal y el sistema respiratorio *Autoanticuerpos:* antitopoisomerasa I (Scl 70), anticentrómero, antinucleolares
Lupus eritematoso sistémico	Enfermedad autoinmune crónica de carácter inflamatorio y afectación multisistémica que puede afectar a cualquier órgano o sistema, aunque los más frecuentemente implicados son las articulaciones (poliartritis), la piel (exantema malar) y los riñones (nefritis lúpica). Se presenta con períodos de remisión y recidivas. De predominio femenino, inicio juvenil y hasta los 40 años *Autoanticuerpos:* anti-ADN nativo, anti-Sm, antifosfolípidos anti-U1RNP, anti-Ro/SS-A 60 kDa y 52 kDa, anti-La/SS-B
Artritis reumatoide	Afectación típicamente simétrica de uniones sinoviales que provoca erosión del cartílago y del hueso, causando la destrucción de la articulación. Puede provocar múltiples manifestaciones extraarticulares como serositis, neumonitis, miocarditis, compromiso renal, del sistema nervioso central y periférico, y cambios hematológicos. De predominio femenino (3:1), con incidencia máxima entre los 30 y los 50 años *Autoanticuerpos:* factor reumatoide, anticuerpos frente a proteínas citrulinadas y antipéptido citrulinado cíclico
Miopatías inflamatorias idiopáticas (dermatomiositis, polimiositis, síndrome antisintetasa)	Entidades secundarias a lesión autoinmune en la musculatura estriada. Afectación caracterizada por debilidad proximal del músculo esquelético e inflamación. La dermatomiositis cursa también con manifestaciones dermatológicas (exantema heliotropo y pápulas de Gottron). El síndrome antisintetasa se caracteriza por la tríada: miositis, artritis y enfermedad pulmonar intersticial. De predominio femenino *Autoanticuerpos:* antisintetasas
Síndrome de Sjögren	Desorden autoinmune asociado a infiltración linfocítica del lagrimal y glándulas salivares. Puede extenderse más allá de las glándulas exocrinas y afectar a otros órganos. Puede aparecer como síndrome primario o secundario, superpuesto a otro proceso autoinmune *Autoanticuerpos:* anti-Ro/SS-A 60 kDa y 52 kDa, anti-La/SS-B, factor reumatoide
Enfermedad mixta de tejido conectivo	Síndrome de solapamiento de enfermedades como LES, esclerosis sistémica y polimiositis. Se caracteriza por edema en las manos, artritis sistémica, fenómeno de Raynaud y acrosclerosis *Autoanticuerpos:* anti-U1RNP

LES: lupus eritematoso sistémico.

Estas infecciones pueden desencadenar una mayor activación inmunitaria e inflamación, lo que puede estimular la activación de los linfocitos autorreactivos y provocar un empeoramiento de los síntomas del LES. Un gran desafío al que se enfrentan los médicos en estos pacientes es distinguir entre infecciones y brotes de LES, ya que las infecciones pueden imitar los brotes (p. ej., fiebre) y por tanto generar dificultades en el diagnóstico y el tratamiento adecuados. La presencia de artritis, lesiones cutáneas u otra manifestación característica de la enfermedad nos hará pensar en actividad de la enfermedad. El papel de ciertos biomarcadores como los niveles séricos de proteína C reactiva y procalcitonina es aún controvertido.

Quienes padecen artritis reumatoide duplican el riesgo de desarrollar infecciones herpéticas en comparación con la población control de igual edad y sexo. Además, en estos pacientes la inmunomodulación terapéutica puede generar que algunos microorganismos latentes se reactiven (p. ej., tuberculosis, hepatitis B y hepatitis C), lo cual promueve que antes de iniciar estas terapias sea prudente realizar un cribado para la detección de estos agentes.

En los pacientes que padecen esclerosis sistémica, si bien la neumonía era el proceso infeccioso grave más frecuente, en los últimos 10 años se ha evidenciado un creciente aumento de las bacteriemias y las infecciones oportunistas. La neumonía por aspiración también se ha descrito como una causa de muerte en pacientes con afectación esofágica, produciendo a menudo síndrome de dificultad respiratoria aguda.

Los pacientes con miopatías inflamatorias idiopáticas que ingresan en la UCI lo hacen casi en el 40 % de las ocasiones por cuadros sépticos, siendo la neumonía la culpable en la gran mayoría de los casos, provocada en más de la mitad de las ocasiones por agentes oportunistas. Los más frecuentemente aislados son *Aspergillus*, *P. jirovecii* y citomegalovirus. La aparición de trastornos de la deglución puede llevar a estos pacientes a desarrollar neumonías aspirativas.

La prevalencia de infecciones prevenibles mediante vacunas en las conectivopatías no está bien estudiada, aunque la mayoría de los estudios sugieren mayor incidencia o prevalencia de virus de la gripe, *S. pneumoniae*, virus del herpes zóster y virus del papiloma humano, respecto a la población general. Aunque la información sobre la inmunogenicidad de las vacunas en estos pacientes es escasa, en general se recomienda la vacunación anual frente al neumococo y la gripe.

1.2.2. Causas respiratorias

La clínica respiratoria en un paciente con conectivopatías suele ser expresión o complicación de la propia enfermedad autoinmune, aunque también puede ser secundaria al tratamiento instaurado, por lo que siempre se debe descartar, en cualquier caso, la presencia de infección activa. La afectación pulmonar en las diferentes conectivopatías es muy variada e incluye la vía respiratoria superior, el parénquima pulmonar, la pleura y el mediastino.

Podemos encontrar casos de obstrucción aguda de la vía aérea por artritis o edema de la articulación cricoaritenoidea en pacientes con artritis reumatoide o LES, o angioedema en el LES.

Es importante reseñar que la intubación endotraqueal en pacientes con conectivopatías es considerada «difícil». Algunos pacientes con artritis reumatoide pueden presentar disfunción de la articulación temporomandibular, con disminución de la apertura bucal, inestabilidad atlantoaxoidea o subluxación/luxación de C1-C2 (se debe evitar la hiperextensión del cuello). Además, la disfunción esofágica aumenta el riesgo de aspiración y existe riesgo de hemorragia a través de telangiectasias orofaríngeas. En el caso de la esclerosis sistémica, la afectación de la piel de la cara y el cuello puede también disminuir la capacidad de apertura bucal o limitar la movilidad del cuello.

Posibles afecciones pulmonares graves que pueden provocar que el paciente ingrese en la UCI son: la hemorragia alveolar difusa o la neumonitis lúpica en pacientes con LES, síndrome antifosfolipídico o vasculitis; la hipertensión pulmonar en pacientes con esclerosis sistémica; la exacerbación aguda de la enfermedad pulmonar intersticial en pacientes con esclerosis sistémica, miopatías inflamatorias idiopáticas o artritis reumatoide; la bronquiolitis obliterante en pacientes con artritis reumatoide o LES; el tromboembolismo pulmonar en el síndrome antifosfolipídico; la insuficiencia respiratoria secundaria a debilidad muscular intercostal y diafragmática en pacientes con miopatías inflamatorias idiopáticas; o las neumonitis farmacológicas (p. ej., por metotrexato o sulfasalacina).

1.2.2.1. Hemorragia alveolar difusa

La hemorragia alveolar difusa es una forma de hemorragia pulmonar originada a nivel de la microcirculación. El origen autoinmune supone el 30-40 % del total de los casos, siendo las vasculitis de pequeños vasos, el LES y el síndrome antifosfolipídico las enfermedades autoinmunes principalmente asociadas. Representa el 12 % de los ingresos en UCI de pacientes con enfermedad autoinmune.

Su clínica es variada, desde ser asintomática hasta potencialmente fatal. Factores como la edad, las vasculitis de pequeños vasos y el tiempo transcurrido desde el inicio de la disnea al ingreso en la UCI han sido relacionados con una mayor duración de la ventilación mecánica, lo que aumenta la mortalidad asociada a la hemorragia alveolar difusa. La tasa de mortalidad puede llegar al 90 % si no se lleva a cabo un tratamiento eficaz precoz.

La radiografía de tórax clásicamente muestra opacidades alveolares bilaterales difusas con predominio basal, pero los episodios recurrentes de hemorragia pueden conducir a fibrosis y producir un patrón intersticial reticular.

La fibrobroncoscopia con lavado broncoalveolar es considerada el *gold standard* tanto para comprobar la existencia de hemorragia alveolar difusa como para permitir la exclusión de otras enfermedades, como las de origen infeccioso. Las infecciones han sido informadas como factor importante asociado a la hemorragia alveolar difusa, alcanzando esta relación casi el 60 % en pacientes con LES y hemorragia alveolar difusa.

La biopsia pulmonar quirúrgica estaría indicada cuando no hay una causa específica y se busca confirmar la hemorragia alveolar difusa. La biopsia renal está indicada cuando sobreviene el síndrome riñón-pulmón, y puede complementarse con pruebas de inmunofluorescencia.

La hemorragia alveolar difusa debe diferenciarse de la neumonitis lúpica, que se caracteriza por fiebre, tos, taquipnea, dolor pleurítico, hipoxemia y raramente hemoptisis. Si bien en ninguno de los dos casos el tratamiento puede demorarse, dado que ambos síndromes presentan una alta mortalidad y comparten estrategia terapéutica.

Los pilares del tratamiento son la estabilización hemodinámica, el tratamiento de las enfermedades subyacentes y una hemostasia local rápida y eficaz.

El tratamiento farmacológico consiste en pulsos de metilprednisolona de 1.000 mg/día durante 3 días, que se continúan con 1-2 mg/kg/día. En la enfermedad de Wegener y en el LES se sugiere iniciar con metilprednisolona 1.000 mg/día y ciclofosfamida 3-5 mg/kg durante 3 o 5 días, y después de este período la dosis de corticosteroides se reduciría a 1 mg/kg/día y se continuaría con ciclofosfamida 1,5 mg/kg/día.

1.2.2.2. Hipertensión pulmonar

Las conectivopatías pueden provocar hipertensión pulmonar en cualquiera de los cinco grupos de clasificación clínica, pudiendo incluso en un mismo paciente coexistir más de un mecanismo que la justifique.

La esclerosis sistémica se trata de la conectivopatía con mayor asociación a hipertensión pulmonar. Existe predominio del sexo femenino y es considerada como una complicación tardía de esta enfermedad. Representa una importante causa de mortalidad, con una supervivencia del 50 % a los 12 meses del diagnóstico. Clínicamente cursa con disnea rápidamente progresiva en ausencia de afectación parenquimatosa, síncope o angina.

Para su diagnóstico, además de la sospecha clínica con apoyo de la exploración física, se deberán solicitar estudios complementarios como ecocardiografía, gasometrías, pruebas de imagen, etc. La tomografía computarizada de alta resolución de tórax permite evaluar además la presencia de enfermedad pulmonar intersticial y/o enfermedad venooclusiva pulmonar. El cateterismo cardíaco derecho se recomienda en todos los casos de sospecha de hipertensión arterial pulmonar. Los pacientes con esclerosis sistémica y presión arterial pulmonar media de 21-24 mm Hg deben ser monitorizados por su alto riesgo de desarrollar hipertensión arterial pulmonar.

El tratamiento debe seguir el algoritmo general de la hipertensión pulmonar. La anticoagulación oral condiciona un peor pronóstico, por lo que solo se empleará en casos con predisposición a la trombofilia (anticuerpos antifosfolipídicos). Se deberá tratar la insuficiencia cardíaca y se podrá considerar el trasplante pulmonar en los casos más avanzados.

1.2.2.3. Enfermedad pulmonar intersticial

Aunque la mayoría de las conectivopatías pueden asociar enfermedad pulmonar intersticial, la esclerosis sistémica, las miopatías inflamatorias idiopáticas y la artritis reumatoide son los procesos que con mayor frecuencia la desarrollan. La presentación más habitual suele ocurrir en pacientes con conectivopatía ya conocida, si bien ocasionalmente la enfermedad pulmonar intersticial puede cursar como manifestación inicial de una conectivopatía.

Las manifestaciones clínicas de esta patología son similares a las encontradas en la enfermedad pulmonar intersticial idiopática; sin embargo, su curso clínico y tratamiento difieren dependiendo de la conectivopatía basal, por lo que es fundamental la evaluación multidisciplinar. La evaluación serológica es esencial para el diagnóstico de las conectivopatías y la tomografía computarizada de alta resolución es la prueba diagnóstica más sensible. El valor de la biopsia quirúrgica es limitado y tiene un alto riesgo de complicaciones.

En la esclerosis sistémica la enfermedad pulmonar intersticial representa una de las complicaciones más comunes, ya que afecta a cerca del 70 % de los pacientes con esa entidad. Las manifestaciones clínicas incluyen tos seca y/o disnea. El patrón radiológico de enfermedad pulmonar intersticial-esclerosis sistémica más frecuente es la neumonía intersticial no específica. La fibrosis pulmonar es la causa más importante de muerte en pacientes con esclerosis sistémica.

Las terapias inmunosupresoras, especialmente la ciclofosfamida y el micofenolato de mofetilo (preferido por su elevado nivel de seguridad), son la piedra angular del tratamiento de la enfermedad pulmonar intersticial-esclerosis sistémica. Como agente antifibrótico, el nintedanib a dosis de 150 mg/12 horas, parece reducir y retrasar la progresión de la enfermedad.

La enfermedad pulmonar intersticial en las miopatías inflamatorias idiopáticas es causa frecuente de morbimortalidad. Existen tres cursos evolutivos posibles: una forma aguda que cursa con daño alveolar difuso, una forma progresiva crónica que suele cursar con un patrón de neumonía intersticial no específica sin panalización, y formas subclínicas asintomáticas. Los corticoides son la terapia de primera línea, en combinación con inmunosupresores (azatioprina, micofenolato de mofetilo o ciclofosfamida).

Hasta en un 20 % de los pacientes con artritis reumatoide la afectación pulmonar precede al inicio de los síntomas articulares. La tasa de mortalidad está en torno al 35 % a los 5 años, aunque su pronóstico varía.

Los corticosteroides son la base del tratamiento y tanto el abatacept como el rituximab podrían ser útiles para estabilizar o mejorar la función pulmonar, particularmente en aquellos pacientes con un patrón radiológico no fibrótico. En aquellos con un fenotipo fibrosante progresivo se recomienda el uso del nintedanib. En el caso de decidir el uso de inmunosupresores, el micofenolato de mofetilo será la elección, por su mejor perfil de seguridad, y el trasplante pulmonar es una opción en estadios avanzados de la enfermedad.

1.2.3. Causas renales

Se considera signo de alarma en enfermos con conectivopatías la presencia de deterioro de la función renal, proteinuria (> 500 mg/día) o alteraciones del sedimento urinario, principalmente microhematuria y leucocituria (en ausencia de infección).

La **crisis renal esclerodérmica** es una complicación poco frecuente (afecta al 10 % de los pacientes con esclerosis sistémica) pero potencialmente mortal. Habitualmente se presenta en los primeros 3-5 años tras el inicio de la enfermedad y cursa con la aparición brusca de hipertensión arterial asociada a insuficiencia renal aguda con o sin microangiopatía trombótica (en un 11 % de los casos pueden darse cuadros de insuficiencia renal aguda con normotensión).

A pesar de que no hay consenso, se aceptan como criterios diagnósticos de crisis renal esclerodérmica los descritos en la Tabla 60-2. El uso de glucocorticoides en la esclerosis sistémica aumenta el riesgo de desarrollo de crisis renal esclerodérmica, estando asociado el uso de dosis > 30 mg/día a la aparición de crisis renal esclerodérmica normotensiva.

El tratamiento precoz con inhibidores inhibidores de la enzima convertidora de angiotensina, preferentemente captopril a dosis de 25 mg por vía oral (que pueden repetirse a los 30 minutos), ha dado un vuelco en el pronóstico de esta enfermedad, alcanzando una supervivencia del 80 % al año y del 50-60 % a los 5 años. El uso profiláctico de inhibidores de la enzima convertidora de angiotensina en pacientes con esclerosis sistémica, incluso en aquellos de alto riesgo, no ha lugar, pues se ha asociado a mayor riesgo de desarrollo de crisis renal esclerodérmica, así como de mayor mortalidad tras su aparición. Si el paciente no responde, se pueden añadir antagonistas del calcio, como el amlodipino, a dosis de 5 mg por vía oral. Se evitarán los β-bloqueantes, dado el riesgo de reducción del gasto cardíaco en el contexto de resistencias vasculares sistémicas elevadas.

El objetivo es conseguir la normalización de las cifras tensionales dentro de las primeras 72 horas o incluso antes si existe encefalopatía hipertensiva o descompensación cardíaca.

Tabla 60-2. Criterios diagnósticos de la crisis renal esclerodérmica

Crisis renal esclerodérmica hipertensiva (1 + 2)

1. Inicio brusco de hipertensión, definida como:
  ✓ PAS ≥ 140 mm Hg
  ✓ PAD ≥ 90 mm Hg
  ✓ Aumento de la PAS ≥ 30 mm Hg
  ✓ Aumento de la PAD ≥ 20 mm Hg
2. Una de las siguientes:
  ✓ Incremento de la creatinina sérica ≥ 50 % sobre la basal del paciente o ≥ 120 % del límite superior de la normalidad (según el laboratorio local)
  ✓ Proteinuria ≥ 2+ por tira reactiva
  ✓ Hematuria ≥ 2+ por tira reactiva o ≥ 10 hematíes/campo
  ✓ Trombocitopenia < 100.000/µL
  ✓ Hemólisis caracterizada por la presencia de esquistocitos u otros fragmentos de glóbulos rojos en el frotis de sangre periférica o reticulocitosis
  ✓ Encefalopatía hipertensiva

Crisis renal esclerodérmica normotensiva (1 + 2)

1. Incremento de la creatinina sérica ≥ 50 % sobre la basal del paciente o ≥ 120 % del límite superior de la normalidad (según el laboratorio local)
2. Una de las siguientes:
  ✓ Proteinuria ≥ 2+ por tira reactiva
  ✓ Hematuria ≥ 2+ por tira reactiva o ≥ 10 hematíes/campo
  ✓ Trombocitopenia < 100.000/µL
  ✓ Hemólisis caracterizada por la presencia de esquistocitos u otros fragmentos de glóbulos rojos en el frotis de sangre periférica o reticulocitosis
  ✓ Biopsia renal coherente con crisis renal esclerodérmica (microangiopatía)

PAD: presión arterial diastólica; PAS: presión arterial sistólica.

Hasta un 40-50 % de los pacientes pueden progresar a pérdida irreversible de la función renal y precisarán técnicas de sustitución renal.

1.2.4. Causas cardiovasculares

Se ha considerado la inflamación crónica como la función clave en la patogénesis de las enfermedades cardiovasculares en las conectivopatías. Se atribuye a la enfermedad cardiovascular un 20 % de la mortalidad entre los pacientes con conectivopatías, motivo por el cual es aconsejable realizar una evaluación del riesgo cardiovascular en los primeros 6 meses tras el diagnóstico de una conectivopatía, y posteriormente individualizar su frecuencia en función del mismo.

La esclerosis sistémica puede presentar en su transcurso alteraciones cardiovasculares del tipo miocardiopatías, trastornos del ritmo o de la conducción o insuficiencia cardíaca derecha secundaria a hipertensión pulmonar. Un 10 % de los pacientes con esclerosis sistémica pueden desarrollar pericarditis, con riesgo evolutivo hacia taponamiento cardíaco. Otras afectaciones pueden ser las derivadas de la isquemia secundaria a los fenómenos vasculíticos (> 90 % padecen fenómeno de Raynaud).

La complicación cardiovascular más frecuente en pacientes con LES es la pericarditis de repetición, que suele acompañarse de derrame pleural y puede derivar en taponamiento cardíaco. La coexistencia de anticoagulante lúpico puede favorecer la aparición de fenómenos trombóticos vasculares. La hipertensión arterial en el paciente con LES está asociada a un aumento del riesgo tanto de enfermedad coronaria como de ictus isquémico, por lo que es necesario su control, sugiriéndose mantener la presión arterial en cifras < 130/80 mm Hg.

La artritis reumatoide, por su parte, puede dar lugar de forma infrecuente a manifestaciones graves secundarias a vasculitis como cardiopatía isquémica y alteraciones del ritmo.

Las miopatías inflamatorias idiopáticas pueden cursar con alteraciones del ritmo, trastornos de la conducción, insuficiencia cardíaca congestiva, arteritis coronaria y miocarditis.

1.2.5. Causas hematológicas

Es frecuente objetivar en pacientes con LES, tanto en el momento de su aparición como durante las exacerbaciones, anemia hemolítica, leucopenia, linfopenia y trombocitopenia inmune.

La anemia hemolítica autoinmune con compromiso vital requiere pulsos intravenosos de metilprednisolona, siendo terapias de segunda línea azatioprina, IGIV, rituximab y dazanol. Si aun así persistiera, habría que valorar la esplenectomía.

La anemia hemolítica microangiopática, que se caracteriza por la presencia de esquistocitos en el frotis sanguíneo y trombocitopenia moderada, está presente en aproximadamente el 40 % de los pacientes con crisis renal esclerodérmica, y se normaliza con el control de la presión arterial.

El síndrome de Sjögren puede cursar con púrpura trombocitopénica aguda por anticuerpos antiplaquetarios.

La trombocitopenia es un marcador de mal pronóstico en el LES y está asociada a mayor morbimortalidad. Requiere tratamiento cuanto el recuento plaquetario es < 50.000/μL, siendo los glucocorticoides la terapia de primera línea. En caso de tromboci-

topenia refractaria o sangrado mayor que comprometa la vida del paciente, se pueden asociar IGIV.

En la anemia y trombocitopenia secundaria a enfermedad sistémica autoinmune solo deben transfundirse concentrados de hematíes o plaquetas si existe riesgo vital.

Además de ser provocada por la actividad de la propia enfermedad, la leucopenia también puede ser inducida farmacológicamente o secundaria a infecciones o procesos oncológicos. En pacientes con LES y leucopenia persistente debe tenerse en cuenta además una posible etiología viral (citomegalovirus, parvovirus B19 o virus de la inmunodeficiencia humana). El tratamiento inicial es prednisona 1 mg/kg/día y, si no hay respuesta en 1 semana, se administrarían IGIV. Si la neutropenia es < 500/μL, se inicia tratamiento con factor estimulante de colonias de granulocitos a dosis de 5-10 μg/kg/día por vía subcutánea.

Parece que el uso de factor estimulante de colonias de granulocitos puede ser beneficioso en el contexto de neutropenia complicada con infección, dado que eleva rápidamente el número de neutrófilos; si bien es necesario tener en cuenta que este factor estimulante de colonias de granulocitos se ha asociado con exacerbaciones del LES, por lo que la dosis administrada ha de ser la mínima que consiga elevar el número de neutrófilos > 1.000/μL.

1.2.5.1. Síndrome de Felty

El Síndrome de Felty es una causa de neutropenia en pacientes con artritis reumatoide. Se caracteriza por la tríada de artritis reumatoide, neutropenia persistente idiopática (con recuento absoluto de neutrófilos < 1.500/μL) y esplenomegalia (aunque puede estar ausente). Los hallazgos en la médula ósea son hiperplasia mieloide y falta de maduración.

Cuando el recuento de neutrófilos es < 1.000/μL el riesgo de infecciones es significativo, siendo la boca y el tracto respiratorio los más frecuentemente afectados. *S. aureus*, *Streptococcus* spp., las bacterias entéricas gramnegativas y los hongos son los agentes patógenos más frecuentemente involucrados en estas infecciones.

El tratamiento del síndrome de Felty con infecciones recurrentes se basa en metotrexato asociado a factor estimulante de colonias de granulocitos cuando los neutrófilos son < 1.000/μL. En algunos pacientes con síndrome de Felty refractario ha sido efectivo el tratamiento con rituximab.

1.2.5.2. Síndrome antifosfolipídico catastrófico

El síndrome antifosfolipídico catastrófico es una afectación trombótica multiorgánica que se presenta de manera simultánea o en un tiempo breve de tiempo (< 1 semana), con evidencia anatomopatológica de oclusión de múltiples vasos de pequeño calibre y títulos de anticuerpos antifosfolipídicos elevados. Generalmente es primario, pero cuando existe enfermedad autoinmune de base la asociación más frecuente corresponde al LES, seguido de la artritis reumatoide y la dermatomiositis. El síndrome antifosfolipídico catastrófico se asocia con un factor precipitante en el 65 % de los casos, siendo las infecciones el más frecuente.

Se debe realizar el diagnóstico diferencial con la sepsis, la púrpura trombocitopénica trombótica, el síndrome hemolítico urémico y el síndrome HELLP.

Clínicamente, el síndrome antifosfolipídico catastrófico puede conducir a fallo multiorgánico que precisará soporte en la UCI. La insuficiencia renal rápidamente progresiva requiere de diálisis, el síndrome de dificultad respiratoria aguda generalmente requiere de ventilación asistida y también se pueden necesitar fármacos vasoactivos en caso de un *shock* cardiogénico.

El tratamiento debe instaurarse tan pronto como se sospeche el diagnóstico, pues la tasa de mortalidad puede ascender al 40 %. Incluye triple terapia: anticoagulación, glucocorticoides, recambios plasmáticos y/o IGIV. Se administrará heparina no fraccionada intravenosa (un bolo inicial de 5.000 UI, seguido de perfusión continua a 1.500 UI/h, con controles seriados del tiempo de tromboplastina parcial activada) y prednisona (a dosis de 1-2 mg/kg/día), precedida en los casos más graves de bolos de metilprednisolona de 1.000 mg/día durante 3 días.

Si el curso clínico es positivo, se mantiene el tratamiento con heparina de 7 a 10 días y posteriormente se sustituye por anticoagulantes orales, con la intención de mantener un índice internacional normalizado de 2,5-3,5. A lo anterior se añade plasmaféresis durante 3-5 días y/o IGIV a dosis de 400 mg/kg/día durante 5 días.

La ciclofosfamida se recomienda en el síndrome antifosfolipídico catastrófico asociado a LES.

1.2.6. Causas neuropsiquiátricas

Las manifestaciones neuropsiquiátricas del LES constituyen un amplio espectro clínico con compromiso del sistema nervioso central y periférico. Afectan aproximadamente a un 56 % de los pacientes con LES, y aparecen frecuentemente próximas al diagnóstico. Su diagnóstico es de exclusión, siendo fundamental descartar entidades con manifestaciones similares, sobre todo aquellas de etiología infecciosa a nivel del sistema nervioso central. El estudio de elección es la resonancia magnética, que puede ser normal hasta en un 40 %.

Pueden aparecer cuadros de psicopatías agudas y/o encefalopatía secundaria a vasculitis del sistema nervioso central o edema cerebral. Asimismo, ictus isquémicos derivados de fenómenos vasculíticos o hipercoagulabilidad por anticoagulante lúpico. Otras afecciones descritas pueden ser crisis comiciales, afectación de pares craneales, corea, meningitis crónica aséptica, cefalea y mono/polineuritis.

El tratamiento habitual consiste en emplear metilprednisolona asociada a ciclofosfamida en pulsos como terapia de inducción, seguida de otra de mantenimiento con inmunosupresores y corticoides en pauta descendente (azatioprina o micofenolato de mofetilo, asociado a hidroxicloroquina y la menor dosis posible de glucocorticoides). El manejo no inmunosupresor de estos pacientes está orientado al tratamiento de la ansiedad cuando está presente, anticomiciales o antiepilépticos para las crisis ictales, así como los antipsicóticos para el manejo de la psicosis lúpica o la corrección de trastornos metabólicos, y anticoagulantes y antiplaquetarios, especialmente en pacientes con anticuerpos antifosfolipídicos positivos.

2. Vasculitis

2.1. Introducción y clasificación

Dentro del amplio concepto de vasculitis se incluyen todas aquellas patologías multisistémicas en las que se produce inflamación y necrosis de los vasos sanguíneos, desarrollándose, como consecuencia, disfunción orgánica bien sea por fenómenos trombóticos o hemorrágicos. Frecuentemente la causa es desconocida y su diagnóstico resulta un reto, ya que otras patologías pueden cursar con síntomas similares.

Las causas de ingreso de estos pacientes en las UCI pueden obedecer a complicaciones propias de la patología (complicaciones pulmonares y renales principalmente), secundarias al tratamiento, como es el caso de las infecciones, o incluso al debut de la propia enfermedad extremadamente rápido y agresivo.

En el año 2012 la agrupación de una serie de expertos en la Conferencia Internacional de Consenso de Chapel Hill elaboró la clasificación de estas patologías, la cual sigue vigente en la actualidad (Tabla 60-3).

2.2. Generalidades en el diagnóstico de las vasculitis

Es difícil llegar al diagnóstico de una vasculitis necrotizante en la UCI, tanto por su baja prevalencia como por la similitud de la clínica con otras patologías. El diagnóstico precoz impactará de forma significativa en el curso de la enfermedad. Las dos causas principales de ingreso en la UCI son las complicaciones pulmonar y renal. El intensivista debe mantener un alto índice de sospecha clínica en aquellos casos que se manifiesten con un infiltrado pulmonar bilateral compatible con una posible hemorragia alveolar difusa y de causa desconocida, así como en la presentación clásica del síndrome renopulmonar, que engloba glomerulonefritis y hemorragia alveolar.

Tras la estabilización clínica inicial, se deberá incidir en la historia clínica del paciente buscando pródromos como síndrome febril, mialgias o artralgias, hematuria, *rash* cutáneo, pérdida de peso o afectación ocular, entre otros.

En la exploración física, hallazgos como la presencia de *livedo reticularis*, inflamación articular, púrpura u otras lesiones cutáneas deberán apoyar esta sospecha.

Estos datos, junto con la ausencia de un diagnóstico alternativo o el fracaso de las medidas iniciales, contribuirán a mantener una alta sospecha y realizar pruebas diagnósticas más exhaustivas.

Dentro de las pruebas de laboratorio convencionales que se realizan a todo paciente ingresado en la UCI, datos como la caída progresiva de la hemoglobina o la presencia de datos patognomónicos (hematuria y proteinuria) de glomerulonefritis apoyarán la orientación diagnóstica. Las pruebas serológicas deben realizarse siempre, y su positividad, además de ser diagnóstica, apoyará el inicio de medidas terapéuticas específicas.

En cuanto a las pruebas de imagen, estas desempeñan un papel muy importante en las vasculitis de medianos y grandes vasos, con hallazgos muy característicos como zonas aneurismáticas, zonas estenóticas o adelgazamiento de las paredes vasculares, siendo en estos casos la angiografía la prueba de elección.

Tabla 60-3. Clasificación de las vasculitis según la Conferencia Internacional de Consenso de Chapel Hill de 2012)

Vasculitis de pequeños vasos (asociadas a ANCA)	Vasculitis de medianos vasos	Vasculitis de grandes vasos
Granulomatosis con poliangeítis (enfermedad de Wegener)	Poliarteritis nodosa	Arteritis de Takayasu
Granulomatosis eosinofílica con poliangeítis (enfermedad de Churg-Strauss)	Enfermedad de Kawasaki	Arteritis de células gigantes
Poliangeítis microscópica		

Vasculitis de pequeños vasos (mediadas por inmunocomplejos)	Vasculitis asociadas a una etiología probable	Vasculitis en enfermedades sistémicas
Enfermedad antimembrana basal glomerular (síndrome de Goodpasture)	Virus de la hepatitis B y C, sífilis	Lupus eritematoso sistémico
Vasculitis por IgA (púrpura de Schoenlein-Henoch)	Causa farmacológica	Artritis reumatoide
Crioglobulinemia	Enfermedad neoplásica	Sarcoidosis

ANCA: anticuerpo anticitoplasma de neutrófilo; IgA: inmunoglobulina A.

La fibrobroncoscopia es una herramienta fundamental en la UCI pues permite al profesional tanto diagnosticar el proceso de hemorragia alveolar difusa como excluir la infección como causa del infiltrado alveolar.

La realización de una tomografía computarizada (menos invasiva, pero sin posibilidad de hacerse a pie de cama) también aportará información muy valiosa acerca de la presencia de hemorragia alveolar u otros datos sugerentes de vasculitis como infartos viscerales.

Finalmente, la biopsia será la prueba diagnóstica confirmatoria definitiva, pero, al ser una prueba muy invasiva, se deberá siempre valorar el riesgo-beneficio de su uso.

2.3. Generalidades en el tratamiento de inducción a la remisión

El diagnóstico precoz de las vasculitis requerirá, como ya se ha visto con anterioridad, de una alta sospecha clínica por parte del profesional, así como de una aproximación diagnóstica lo más sensible y específica posible, ya que la instauración del tratamiento específico tiene un impacto significativo en el curso y pronóstico de la enfermedad.

El paciente crítico con un curso clínico agudo y fulminante de la enfermedad no dispondrá del tiempo necesario para llegar de forma precoz a la confirmación del diagnóstico, por lo que la toma de la decisión de iniciar el tratamiento en estos pacientes resulta de una alta complejidad y deberá ser adoptada dentro de una evaluación multidisciplinar del paciente con los máximos expertos especialistas en estas patologías, siempre valorando el riesgo-beneficio de la elección.

De forma general, se pueden distinguir dos fases en el tratamiento de las vasculitis. En primer lugar, el tratamiento estaría dirigido a una fase de inducción a la remisión de la actividad de la enfermedad, y es en esta fase en la que, junto con el tratamiento de soporte vital invasivo, el objetivo será el cese de la actividad para evitar la evolución al fracaso multiorgánico. Posteriormente se desarrollará una fase prolongada de mantenimiento con el objetivo de evitar las recaídas, que puede prolongarse durante años. Esta segunda fase no será tratada en este capítulo, dado que está orientado únicamente al ámbito de los cuidados intensivos al inicio de la enfermedad.

En el paciente afectado de vasculitis rápidamente progresiva y fatal el régimen general inicial de inducción a la remisión será la combinación de glucocorticoides a altas dosis junto con un agente inmunosupresor.

En la Tabla 60-4 se muestran las recomendaciones para el tratamiento de las formas de vasculitis más frecuentes en las UCI durante la fase de inducción a la remisión basadas en las guías de práctica clínica del American College of Rheumatology/Vasculitis Foundation del American College of Rheumatology/Vasculitis Foundation (ACR/VF) de 2021. A continuación se detallan aspectos más exhaustivos del tratamiento de las vasculitis necrotizantes.

2.3.1. Glucocorticoides

Los glucocorticoides se mantienen en el tiempo como la piedra angular del tratamiento, pero en los casos más graves resultan insuficientes por sí solos para frenar la actividad de la enfermedad.

Un grupo de trabajo francés sobre vasculitis, con amplia experiencia en el tema y profusa participación en ensayos clínicos, ha publicado recientemente una guía de recomendación basada en 40 años de experiencia en la que recomiendan como dosis de inicio un pulso diario durante 3 días de glucocorticoides a dosis de 7,5-15 mg/kg/día, seguido de una pauta descendente progresiva que varía en dosis y tiempo de duración según distintos expertos y centros de referencia. Pese a la heterogeneidad en esto último, en lo que sí están de acuerdo los expertos es en intentar disminuir las dosis de glucocorticoides en esta fase de mantenimiento de la remisión, con el objetivo de evitar en la medida de lo posible los posibles efectos adversos derivados, como las infecciones.

Tabla 60-4. Recomendaciones en el tratamiento durante la fase de inducción a la remisión basadas en las Guías de Práctica Clínica de la American College of Rheumatology/Vasculitis Foundation (2021) de las formas de vasculitis más frecuentes en las unidades de cuidados intensivos

Tipo de vasculitis	Pauta de tratamiento recomendada
Vasculitis de pequeños vasos	
Granulomatosis con poliangeítis	✔ Recomendación de uso de glucocorticoides en altas dosis (i.v./v.o.)
	✔ Recomendación de uso de rituximab frente a ciclofosfamida
Granulomatosis eosinofílica con poliangeítis	✔ Recomendación en contra del uso de plasmaféresis como terapia de primera línea, aunque se puede considerar como terapia coadyuvante en formas graves y/o refractarias
Poliangeítis microscópica	✔ Recomendación de uso de glucocorticoides en altas dosis (i.v./v.o.)
	✔ Igual grado de recomendación de uso de rituximab o ciclofosfamida
	✔ No se recomienda el uso de mepolizumab como tratamiento para inducción a la remisión
	✔ Recomendación en contra del uso de plasmaféresis como terapia de primera línea, aunque se puede considerar como terapia coadyuvante en formas graves y/o refractarias
Vasculitis mediadas por inmunocomplejos	✔ Recomendación de uso de glucocorticoides en altas dosis (i.v./v.o.)
	✔ Recomendación de uso de ciclofosfamida como inmunosupresor de primera elección
	✔ Recomendación de uso de plasmaféresis precoz
Vasculitis de medianos vasos	
Poliarteritis nodosa	✔ Recomendación de uso de glucocorticoides i.v. en altas dosis frente a la v.o.
	✔ Recomendación de uso de ciclofosfamida como inmunosupresor de primera elección
	✔ Recomendación en contra del uso de plasmaféresis como terapia coadyuvante

2.3.2. Ciclofosfamida

La combinación de glucocorticoides y ciclofosfamida ha sido históricamente en las últimas 5 décadas la recomendación generalizada para esta patología y sus distintas formas de expresión.

El régimen habitual de inducción recomendado en el escenario clínico que nos ocupa es de tres dosis de 15 mg/kg, espaciadas cada 2 semanas (dosis máxima de 1,2 g), seguidas de pulsos intravenosos a la misma dosis cada 3 semanas o bien pulsos de 5 mg/kg/día orales durante 3 días consecutivos hasta alcanzar la remisión, y posteriormente se continuaría durante 3 meses más como tratamiento de consolidación.

2.3.3. Rituximab

El rituximab (anticuerpo monoclonal anti-CD20) se ha planteado en ensayos clínicos como una posible opción terapéutica con resultados de no inferioridad respecto a la ciclofosfamida, con la esperanza de disminuir los efectos adversos citotóxicos que conlleva esta última.

El ensayo clínico RAVE (*Rituximab for ANCA-Associated Vasculitis*) demostró que la administración de glucocorticoides y rituximab durante la fase de inducción a la remisión era no inferior a la pauta convencional de glucocorticoides y cliclofosfamida, seguida de azatioprina. Igualmente, el ensayo clínico RITUXVAS también demostró la no inferioridad de rituximab, lo que apoyó la aprobación por la Food and Drug Administration (FDA) y la European Medicines Agency (EMA) de este fármaco como una opción en la primera línea de tratamiento en la fase de inducción a la remisión, dado también su mejor perfil de seguridad y menor

toxicidad. Sin embargo, únicamente se consideró para estos estudios la granulomatosis con poliangeítis y la poliangeítis microscópica, por lo que no se podrían extrapolar estos resultados e indicación al resto de las vasculitis. Concretamente, las últimas guías de tratamiento publicadas por el ACR en 2021 recomiendan el uso de rituximab frente a ciclofosfamida para la inducción a la remisión en las formas graves de estos dos tipos de vasculitis.

En conclusión, se propone el rituximab como alternativa a la ciclofosfamida para las formas de vasculitis asociadas a ANCA (anticuerpos anticitoplasmáticos de neutrófilos), ya que sí parece ser efectivo y con mejor perfil de seguridad y menor toxicidad. Para el resto de las formas de vasculitis estas recomendaciones no pueden ser aplicables.

2.3.4. Mepolizumab

El mepolizumab es un anticuerpo monoclonal humanizado que se une a la interleucina 5 libre circulante que bloquea la activación, reclutamiento y acumulación tisular de eosinófilos. Debido a su mecanismo de acción, se presenta como una posible opción terapéutica, concretamente para la granulomatosis eosinofílica con poliangeítis, pero únicamente durante la fase de mantenimiento, ya que según los diversos estudios parece lograr una mayor tasa de remisión y menor necesidad de dosis de glucocorticoides.

Se trata, por tanto, del primer fármaco biológico aprobado por la FDA para esta forma de vasculitis. No se han realizado estudios en las formas graves de este tipo de vasculitis, por lo que no se recomienda en la fase de inducción a la remisión de esta enfermedad.

2.3.5. Plasmaféresis

La terapia de intercambio de plasma se empezó a utilizar ya en los años setenta del siglo pasado como una opción terapéutica para estas patologías. La investigación clínica sobre esta medida terapéutica a lo largo de los años se ha centrado en formas específicas de vasculitis, especialmente las de pequeños vasos. Por ejemplo, la evidencia de su eficacia en las vasculitis mediadas por inmunocomplejos es robusta y con un alto grado de recomendación para su uso en las guías de práctica clínica. Para las formas de vasculitis asociadas a ANCA, hasta el año 2020 los ensayos clínicos realizados mostraban un beneficio de su uso en la fase de inducción a la remisión. Sin embargo, en ese año se publicó el ensayo clínico PEXIVAS, que muestra que el empleo de la plasmaféresis en pacientes con afectación renal y pulmonar no tuvo impacto en la reducción de la mortalidad y morbilidad, sobre todo renal. Estos resultados tuvieron como consecuencia que el grado de recomendación de uso de esta terapia en las guías de práctica clínica pasara de nivel I a nivel II para las vasculitis de tipo ANCA, no siendo por tanto recomendada como primera línea, pero sí como terapia coadyuvante, dados los resultados previos beneficiosos y las propias limitaciones del estudio PEXIVAS.

2.4. Tipos de vasculitis y características específicas

A continuación se detallarán las características más específicas de las formas de vasculitis que con mayor frecuencia se admiten en las UCI.

2.4.1. Vasculitis de pequeños vasos de tipo ANCA

Los pacientes que presentan este tipo de vasculitis en su mayoría desarrollarán formas muy agresivas con importante afectación renopulmonar, e incluso pueden debutar de esta forma. Los motivos más frecuentes de ingreso en la UCI son la hemorragia alveolar y la glomerulonefritis rápidamente agresiva, que obligan a iniciar de forma precoz un tratamiento invasivo con ventilación mecánica o terapia de depuración extrarrenal.

Si el paciente sobrevive al episodio de hemorragia alveolar, el cual se consigue controlar tras iniciar el tratamiento de inducción a la remisión, existe una probabilidad nada despreciable de evolución a síndrome de dificultad respiratoria aguda, así como de sobreinfección respiratoria. Dada la situación de inmunosupresión que estos pacientes presentan tras iniciar el tratamiento, existe la recomendación de iniciar antibioterapia profiláctica frente a *Pneumocystis* y realizar una vigilancia exhaustiva de signos precoces de sepsis, así como cultivos microbiológicos.

Otro dato que se ha de tener en cuenta en este tipo de vasculitis, concretamente en la granulomatosis de Wegener, es la posibilidad de formación de granulomas que condicionen estenosis subglóticas o traqueales y que deben mantener en alerta al intensivista ante la posible dificultad en el manejo de la vía aérea o la necesidad de traqueostomía para un correcto manejo.

2.4.2. Vasculitis de pequeños vasos mediada por inmunocomplejos

2.4.2.1. Enfermedad antimembrana basal glomerular

En esta forma de vasculitis la presencia de anticuerpos antimembrana basal glomerular supone un grave daño a las membranas glomerulares y alveolares, lo que condiciona una rápida progresión a glomerulonefritis y hemorragia alveolar. En un 50 % de los casos únicamente presentan daño renal y en el otro 50 % se asocia daño pulmonar, describiéndose una incidencia mayor de hemorragia alveolar en pacientes fumadores en comparación con no fumadores.

La rápida progresión a daño renal/pulmonar de este tipo de vasculitis condiciona la necesidad de mantener una alta sospecha clínica, y si no se objetiva hemorragia alveolar, los datos de fracaso renal establecido o la presencia de células sanguíneas en el análisis de orina serán orientativos hacia esta patología. Sin embargo, serán necesarias pruebas de confirmación de la presencia de autoanticuerpos, y si estas no están disponibles rápidamente, quizás sea necesaria la biopsia renal, teniendo en cuenta las limitaciones a la hora de realizar esta técnica en el paciente crítico.

Estas dificultades en la confirmación del diagnóstico no deben demorar el inicio del tratamiento, ya que, como se ha visto con anterioridad, es en esta forma de vasculitis donde la plasmaféresis presenta una evidencia robusta de su utilidad y mejoría del pronóstico. Deberá iniciarse ante una alta sospecha clínica de forma conjunta con la administración de fármacos inmunosupresores, realizándose sesiones diarias hasta la confirmación o negatividad de las pruebas diagnósticas, en cuyo caso dejará de realizarse esta técnica. Normalmente son necesarias hasta 14 sesiones; posteriormente, al contrario de lo que ocurre con las vasculitis de tipo ANCA, las recaídas no son frecuentes y no suele ser necesario tratamiento de mantenimiento a largo plazo.

2.4.2.2. Crioglobulinemia

La mayoría de los casos de crioglobulinemia se presentan asociados a la infección por el virus de la hepatitis C (VHC), aunque también puede darse en los casos de enfermedad mieloproliferativa u otras infecciones como el virus de la inmunodeficiencia humana. Se caracteriza por la presencia de crioglobulinas, anticuerpos que precipitan a temperaturas bajas y que forman complejos inmunes que se depositan en vasos sanguíneos generando inflamación.

Las manifestaciones clínicas que harán sospechar esta entidad son la púrpura, artralgias, debilidad, neuropatía periférica y enfermedad renal. El motivo de ingreso en la UCI de estos pacientes es tanto el fallo renal de instauración aguda por glomerulonefritis rápidamente progresiva como la presencia de hemorragia alveolar.

Como ya se ha visto con anterioridad, en esta entidad el inicio de plasmaféresis precoz es vital, por lo que se debe mantener una alta sospecha clínica para no demorar el inicio del tratamiento.

2.4.3. Vasculitis de grandes vasos

Dentro de las vasculitis de grandes vasos, la arteritis de Takayasu puede ser una entidad presente en el escenario de los cuidados intensivos debido a las complicaciones que estos pacientes pueden desarrollar. Dentro de las potenciales complicaciones críticas se incluyen la disección de aorta, crisis de hipertensión maligna secundaria a estenosis de la arteria renal, accidentes cerebrovasculares, infartos agudos de miocardio o isquemia crítica de miembros.

Como ya sabemos, el diagnóstico de este tipo de vasculitis se fundamenta en la angiografía, y en cuanto a las opciones de tratamiento, muestran una tasa de respuesta excelente al tratamiento aislado con glucocorticoides a altas dosis en la fase de inducción a la remisión. Sin embargo, presentan una resistencia a medio-largo plazo en hasta la mitad de los casos, por lo que la terapia inmunosupresora es una opción para estos casos y para evitar la toxicidad de la corticoterapia.

2.4.4. Vasculitis inducida por fármacos

Este tipo de vasculitis es probablemente la causa más frecuente de vasculitis en el paciente crítico, ya que la lista de agentes farmacológicos que pueden inducirla es muy extensa y son de uso rutinario en estas unidades. La manifestación más frecuente es la afectación cutánea en forma de púrpura, aunque en algunas ocasiones pueden evolucionar hacia la afectación sistémica de uno o más órganos. Mantener una alta sospecha clínica es esencial, dado que la parte central del tratamiento es la retirada del fármaco potencialmente responsable del cuadro clínico.

2.5. Pronóstico

De forma general el pronóstico de las vasculitis ha mejorado radicalmente tras la aparición de tratamientos efectivos, lo que ha situado la supervivencia global a los 5 años en alrededor del 70-80 %. Sin embargo, la presentación grave y fulminante de la enfermedad sigue suponiendo un problema, describiéndose en distintas series una supervivencia de un 25-50 %.

Las principales causas de mortalidad son, por un lado, las propias complicaciones de la patología que ya se han descrito, y por otro lado, y cada vez en mayor porcentaje, causas atribuibles a los efectos adversos del tratamiento.

El desarrollo de fracaso respiratorio que llega a requerir la instauración de ventilación mecánica invasiva aumenta la tasa de mortalidad hasta el 50 %, comparado con tasas de mortalidad general descritas en pacientes críticos con vasculitis en torno al 20 %; y la infección se presenta como la complicación más frecuente y grave derivada de las distintas formas de tratamiento, alcanzando una tasa de mortalidad hasta del 70 %.

La variabilidad en las tasas de mortalidad y supervivencia descritas responde al hecho de que, si bien el inicio precoz y los avances en terapias para controlar la fase aguda han conseguido mejorar las cifras, estas se disparan ante la presencia de las complicaciones más graves, como ya se ha referido.

ℹ **Puntos clave**

✔ La prevalencia de las enfermedades autoinmunes en las UCI ha cambiado en las últimas décadas, siendo el LES la enfermedad más frecuentemente ingresada, seguida de la artritis reumatoide y las vasculitis sistémicas.

✔ Las causas más habituales de ingreso en la UCI de los pacientes con enfermedad del tejido conectivo son las infecciones, la insuficiencia respiratoria y las exacerbaciones de la enfermedad subyacente, mientras que en las vasculitis sistémicas el orden de frecuencia cambia a insuficiencia respiratoria en primer lugar, seguida de los brotes de la enfermedad subyacente y las infecciones.

✔ La tasa de mortalidad global de las conectivopatías que requieren ingreso en UCI es del 33 %, siendo la ventilación mecánica, el soporte con aminas vasoactivas y la necesidad de técnicas de sustitución renal factores de riesgo independientes de mortalidad. Las escalas habitualmente utilizadas en las UCI, como la escala SOFA, han demostrado ser buenos predictores de mortalidad en pacientes con vasculitis sistémica y conectivopatías.

✔ En el tratamiento se utilizan esteroides, antirreumáticos modificadores de la enfermedad, antiinflamatorios no esteroideos y agentes biológicos. Técnicas alternativas en caso de resistencia o falta de respuesta a la terapia convencional a las que se pueden recurrir son el recambio plasmático terapéutico y las IGIV.

✔ Los trasplantes pulmonar, renal o de progenitores hematopoyéticos pueden ser considerados opciones válidas en las conectivopatías que progresan a pesar del tratamiento, con resultados comparables a los obtenidos en pacientes trasplantados por otras indicaciones.

✔ Dada la dificultad en el diagnóstico y la diversidad de opciones terapéuticas, es fundamental un enfoque multidisciplinar de estos pacientes.

Bibliografía

Antón JM, Castro P, Espinosa G, et al. Mortality and long term survival prognostic factors of patients with systemic autoimmune diseases admitted to an intensive care unit: a retrospective study. Clin Exp Rheumatol. 2012;30(3):338-44.

Aragonés-Manzanares R, De Rojas-Román JP. Cuidados intensivos. Atención integral al paciente crítico. Editorial Médica Panamericana; 2016.

Battaglia M, Garrett-Sinha LA. Bacterial infections in lupus: Roles in promoting immune activation and in pathogenesis of the disease. J Transl Autoimmun. 2020;4:100078.

Bouza E, Moya JG, Munoz P. Infections in systemic lupus erythematosus and rheumatoid arthritis. Infect Dis Clin North Am. 2001;15:335-61, vii.

Chen Y, Shen J, Yang H, Xu S, Ma Y, Pan F. Serum procalcitonin and C-reactive protein levels as diagnostic markers for distinguishing bacterial infections from lupus flares in systemic lupus erythematosus: A systematic review and meta-analysis. Int Immunopharmacol. 2021;101(Pt B):108304.

Chung S, Langford C, Maz M, et al. 2021 American College of Rheumatology/Vasculitis Foundation Guideline for the Management of ANCA-Associated Vasculitis. Arthritis Care Res (Hoboken). 2021;73(8):1088-105.

Cornec D, Cornec-Le Gall E, Specks U. Clinical trials in antineutrophil cytoplasmic antibody-associated vasculitis: what we have learnt so far, and what we still have to learn. Nephrol Dial Transplant. 2017;32(suppl_1):i37-i47.

Danza A, Ruiz-Irastorza G. Infection risk in systemic lupus erythematosus patients: susceptibility factors and preventive strategies. Lupus. 2013;22(12):1286-94.

Diaz J, Calamia KT, Lee AS. Pulmonary vasculitis in the Intensive Care Unit. J Intensive Care Med. 2011;26(2):88-104.

Doran MF, Crowson CS, Pond GR, O'Fallon WM, Gabriel SE. Frequency of infection in patients with rheumatoid arthritis compared with controls: a population-based study. Arthritis Rheum. 2002;46(9):2287-93.

Fukuoka K, Kishimoto M, Kawakami T, Komagata Y, Kaname S. Plasmapheresis for sistemic vasculitis. Ther Apher Dial. 2022;26:493-506.

Guillevin L. Treatment of systemic necrotizing vasculitides: The 40-year experience of the French Vasculitis Study Group. Presse Med. 2020;49(3):104034.

Jeganathan N, Sathananthan M. Connective tissue disease-related interstitial lung disease: prevalence, patterns, predictors, prognosis, and treatment. Lung. 2020;198:735-59.

Klein A, Molad Y. Hematological manifestations among patients with reumatic diseases. Acta Haematol. 2021;144:403-12.

Kouchit Y, Morand L, Martis N. Mortality and its risk factors in clinically ill patients with connective tissue diseases: A meta-analysis. Eur J Intern Med. 2022;98:83-92.

Krasselt M, Baerwald C, Petros S, Seifert O. Mortality of sepsis in patients with rheumatoid arthritis: a single-center retrospective analysis and comparison with control group. J Intensive Care Med. 2021;36(7):766-74.

Krasselt M, Baerwald C, Petros S, Seifert O. Sepsis mortality is high in patients with connective tissue diseases admitted to the intensive care unit (ICU). J Intensive Care Med. 2022;37(3):401-7.

Krasselt M, Baerwald C, Wagner U, Rossol M. CD56+ monocytes have a dysregulated cytokine response to lipopolysaccharide and accumulate in rheumatoid arthritis and immunosenescence. Arthritis Res Ther. 2013 1;15(5):R139.

Merkel PA, Choi HK, Niles JL. Evaluation and treatment of vasculitis in the critically ill patient. Crit Care Clin. 2002;18(2):321-44.

Peng JM, Du B, Wang Q, et al. Dermatomyositis and polymyositis in the intensive care unit: a single center retrospective cohort study of 102 patients. PLoS One. 2016;11(4): e0154441.

Piñera Salmerón P, Moya Mir MS, Mariné Blanco M. Tratado de Medicina de Urgencias. 2ª ed. Ergon; 2021.

Quintero OL, Rojas-Villarraga A, Mantilla RD, Anaya JM. Autoimmune diseases in the intensive care unit. An update. Autoimmun Rev. 2013;12(3):380-95.

Semple D, Keogh J, Forni L, Venn R. Clinical review: Vasculitis on the Intensive Care Unit. Crit Care. 2005;9(1):92-7.

Singh JA, Cameron C, Noorbaloochi S, et al. Risk of serious infection in biological treatment of patients with rheumatoid arthritis: a systematic review and meta-analysis. Lancet. 2015;386(9990):258-65.

Wilfong E, Seo P. Vasculitis in the intensive care unit. Best Pract Res Clin Rheumatol. 2013;27(1):95-106.

61 Dermatosis graves en la unidad de cuidados intensivos

A. Estrella Alonso, N. Arriero Fernández y Z. Eguileor Marín

◀ Orientación para el estudio

En este capítulo se realiza una descripción general de algunas enfermedades graves con hallazgos cutáneos prominentes que incluyen reacciones a medicamentos, eritrodermas exfoliativos, trastornos ampollosos, trastornos vasculares, trastornos del tejido conectivo y enfermedad de injerto contra huésped.

1. Introducción

Los pacientes de las unidades de cuidados intensivos (UCI) presentan lesiones cutáneas que en ocasiones pueden suponer el motivo de ingreso en la UCI. Además, los hallazgos cutáneos ofrecen pistas del diagnóstico de enfermedades potencialmente mortales (p. ej., fiebre maculosa de las Montañas Rocosas o meningococemia) y permiten la pronta instauración del tratamiento. Las afecciones de la piel en los pacientes de la UCI son a menudo yatrogénicas, bien causadas por fármacos (p. ej., síndrome de Lyell), procedimientos (p. ej., émbolos de colesterol), apósitos (p. ej., dermatitis de contacto) o problemas de cuidados generales (p. ej., úlceras por presión). En la Tabla 61-1 se muestra una clasificación de las lesiones cutáneas según su morfología.

2. Erupciones por fármacos

Una reacción farmacológica adversa es cualquier efecto dañino y no intencionado de un fármaco utilizado a dosis adecuadas. Existen dos tipos:

- **Predecibles.** Son aquellas en las que los efectos secundarios son debidos a la acción farmacológica.
- **Impredecibles.** Son aquellas en las que la reacción es idiosincrática (predisposición individual) o secundaria a una reacción de hipersensibilidad alérgica o seudoalérgica. La forma más común de estas últimas son las reacciones morbiliformes, seguidas por las urticariformes.

Las **reacciones morbiliformes** son lesiones de pápulas y máculas eritematosas asimétricas que pueden aparecer entre 2 y 14 días tras la exposición al fármaco, bien en el tronco o en las extremidades superiores, que pueden comprometer también las mucosas y los apéndices cutáneos, y llegar a confluir a lo largo de su evolución. Pueden cursar con manifestaciones sistémicas en forma de edema facial, prurito, aparición de ampollas, descamación de la piel y fiebre baja. La elevación de los marcadores de función hepática y reactantes de fase aguda y la aparición de neutrofilia y eosinofilia pueden indicar la presencia de una reacción grave. Lo más importante es hallar la relación entre la exposición al medicamento y la dermatosis, ya que la principal medida es la suspensión del medicamento. Se considerará el uso de corticoides tópicos y antihistamínicos orales si hay prurito. Suele resolverse sin secuelas en 1-2 semanas desde la suspensión del fármaco.

2.1. Necrólisis epidérmica tóxica y síndrome de Stevens-Johnson

La necrólisis epidérmica tóxica (NET) y el síndrome de Stevens-Johnson (SSJ) forman parte del mismo espectro de enfermedad ampollosa aguda. Es una reacción farmacológica adversa y grave, asociada a la muerte generalizada de los queratinocitos. Los mecanismos patológicos sugieren una reacción citotóxica de linfocitos T CD8+ y *natural killer* mediada por el antígeno leucocitario humano tipo I (HLA I) contra los queratinocitos. Estos son destruidos directa e indirectamente a través de proteínas citotóxicas y citocinas (granulisina, Fas ligando soluble, perforina/granzima, factor de necrosis tumoral α), junto con la formación de radicales de oxígeno dentro de los queratinocitos. Por definición, la NET es la forma más grave, con una afectación mayor del 30 % del área de superficie de corporal y dos o más mucosas; mientras que el SSJ implica una afectación menor del 10 % del área de superficie de corporal. La afectación del 10-30% del área de superficie de corporal se define como solapamiento SSJ/NET. La incidencia total de SSJ, del síndrome de solapamiento SSJ/NET y de la NET se estima en 2-7 casos por millón de personas/año.

La NET tiene una incidencia estimada de 0,4-1,9 casos por millón de personas/año. Se presenta en todos los grupos de edad, tiene una baja incidencia en menores de 16 años (15 %) y es excepcional en lactantes. Afecta con más frecuencia a mujeres adultas y ancianos con problemas de inmunosupresión y malignidad. Existe una fuerte asociación genética con la aparición de estos cuadros. Por ejemplo, su incidencia es 1.000 veces mayor en personas infectadas con el virus de inmunodeficiencia humana (VIH) que presentan la variación genética HLAB*5701 y toman abacavir (HLA-B*5701, HLA-DR7 y HLA-DQ3 son 100 % predictivas). Asimismo, determinadas etnias presentan un riesgo aumentado (en China, la etnia Han: HLA-B*1502 con carbamacepina; HLA-B*5801 con alopurinol), al igual que personas que poseen determinados alelos (HLA-A*3101 y HLA-B*1511 con carbamacepina, HLA-B*1502 con fenitoína, 18 HLA-B*5801 con alopurinol, 17,22-24 HLA-B*38 con sulfametoxazol o lamotrigina y HLA-B*73 con oxicam). Se han identificado factores ambientales que pueden predisponer a padecer la enfermedad (luz ultravioleta,

Tabla 61-1. Clasificación de las lesiones cutáneas por su morfología

Fiebre y *rash*	✔ Enfermedades infecciosas (bacterias, virus, hongos) ✔ Enfermedades reumatológicas (lupus eritematoso sistémico, artritis reumatoide, enfermedad de Still, artritis reumatoide juvenil, conectivopatías mixtas) ✔ Psoriasis pustulosa ✔ Erupciones medicamentosas ✔ Leucemia/linfoma ✔ Síndrome de Löfgren (sarcoidosis aguda con eritema nudoso, adenopatía hiliar, fiebre y artritis) ✔ Síndrome de Sweet ✔ Poliarteritis nodosa
Maculopapular (morbiliforme)	✔ Erupciones farmacológicas ✔ Exantema viral ✔ Enfermedad de injerto contra huésped ✔ Infección por rickettsias
Eritema generalizado	✔ Síndrome de la piel escaldada por estafilococos ✔ Eritroderma exfoliativo
Eritema localizado (pápulas y placas)	✔ Psoriasis ✔ Dermatitis seborreica ✔ Erupciones medicamentosas ✔ Dermatitis de contacto ✔ Pitiriasis rosada ✔ Tiña ✔ Dermatosis por sarna ✔ Lupus eritematoso secundario ✔ Sífilis ✔ Urticaria ✔ Enfermedad de Still ✔ Candidiasis diseminada ✔ Eritema nudoso ✔ Enfermedad de Grover
Lesiones eritematosas anulares (en forma de anillo)	✔ Tiña ✔ Eritema multiforme ✔ Urticaria ✔ Granuloma anular sarcoideo ✔ Lupus cutáneo subagudo ✔ Síndrome de Sweet ✔ Eritema crónico migratorio (enfermedad de Lyme) ✔ Lepra
Pústulas	✔ Psoriasis pustulosa ✔ Foliculitis del acné por esteroides ✔ Pustulosis exantemática aguda generalizada (PEGA)
Bullas/vesículas	✔ Herpes simple, varicela-zóster ✔ Miliaria ✔ Infecciones bullosas (impétigo, tiña, celulitis) ✔ Eritema multiforme, síndrome de Stevens-Johnson, necrólisis epidérmica tóxica ✔ Pénfigo ✔ Pénfigo paraneoplásico, penfigoide ampollar ✔ Dermatosis lineal por IgA ✔ Epidermólisis ampollosa adquirida ✔ Porfiria cutánea tarda ✔ Dermatitis herpetiforme

Continúa...

Tabla 61-1. Clasificación de las lesiones cutáneas por su morfología		(Cont.)
Púrpura	✔ Vasculitis ✔ Púrpura fulminante ✔ Calcifilaxis ✔ Necrosis por heparina o cumarínica ✔ Crioglobulinemia ✔ Émbolos de colesterol ✔ Enfermedad mieloproliferativa ✔ Síndrome antifosfolipídico	
Úlceras	✔ Vasculopatía ✔ Infecciosa ✔ Neoplásica ✔ Trastornos ampollosos ✔ Paniculitis ✔ Neuropatía ✔ Mordeduras ✔ Aftas ✔ Trauma	

radioterapia) o son cofactores. Igualmente se ha notificado su asociación a la vacunación (triple vírica) y casos de aparición tras la administración de agentes de contraste, así como debida a infecciones (*Mycoplasma pneumoniae*, virus del dengue, reactivación por citomegalovirus). Sin embargo, se duda de la etiología infecciosa, y los medicamentos son el desencadenante principal en el 95 % de los casos. El riesgo está limitado a las 3 primeras semanas de tratamiento, salvo en el caso de los anticonvulsivantes aromáticos, en los que la reacción aparece hasta 2 meses después. El fármaco con mayor riesgo de producir NET es el cotrimoxazol, seguido de la carbamacepina y los antiinflamatorios no esteroideos, la lamotrigina y, con menor probabilidad, el rituximab, el imatinib y la lenalidomida. Si se reintroduce el medicamento, la enfermedad puede reaparecer en menos de 48 horas y puede observarse reactividad cruzada entre clases de fármacos relacionados, como penicilinas y cefalosporinas.

El curso clínico a menudo pasa por tres fases: prodrómica, período de necrólisis y período de reepitelización:

✔ **Fase prodrómica.** Aparecen manifestaciones sistémicas en forma de fiebre, tos, rinorrea, conjuntivitis, anorexia y malestar general. Suele iniciarse a los 7-21 días desde la exposición y, aunque varía desde 24 horas hasta semanas, la duración general es de 48-72 horas.

✔ **Fase de necrólisis.** A las 24-72 horas del pródromo, la fiebre aumenta y continúa mientras progresa la enfermedad. Comienzan las lesiones en las membranas mucosas y el exantema morbiliforme. Son máculas purpúricas mal definidas, con centros oscuros, que confluyen y se transforman en un eritema difuso simétrico. Se localizan en la cara y la parte superior del tronco respetando las zonas de roce, y se acompañan de dolor y prurito. La erupción se extiende rápidamente y suele ocurrir por oleadas, de 2-3 días, pudiendo prolongarse, lo cual hace que la predicción del área afectada sea difícil. Junto con la erupción aparecen ampollas flácidas, donde la piel se desprende al mínimo roce, por la separación de la epidermis en forma de láminas que dejan ver una dermis exudativa. Es el llamado signo de Nikolsky (Fig. 61-1). El proceso es más intenso en las zonas sometidas a presión o traumatismo, como el dorso o las nalgas. Las lesiones mucosas asientan por orden

de frecuencia en la orofaringe, los ojos, los genitales y el ano, y rara vez en la nariz, el esófago, la tráquea y los bronquios. En más de la mitad de los pacientes existe afectación de tres mucosas simultáneas, siendo rara la afectación única (15 %).

✔ **Fase de reepitelización.** Entre la 1ª-3ª semanas desaparece la fiebre y las lesiones comienzan a epitelizar a partir de los anejos cutáneos.

El diagnóstico definitivo de la enfermedad es histológico. Existe una separación en la unión dermoepidérmica, junto con la presencia de infiltrado mononuclear de linfocitos T en la dermis y con apoptosis generalizada de queratinocitos. La densidad del infiltrado celular en la dermis afectada se ha correlacionado con la gravedad de la enfermedad y su pronóstico.

La identificación y la retirada temprana del fármaco tienen impacto sobre la mortalidad. Las medidas de soporte implican el cuidado local de las heridas, aporte de fluidos, apoyo nutricional, atención ocular, homeotermia, analgesia y tratamiento de sobreinfecciones. Algunos estudios sugieren mejor pronóstico para pacientes trasladados a unidades de grandes quemados. Debido al fracaso cutáneo agudo, el cual conlleva una importante pérdida de fluidos y calor, además de una respuesta hipermetabólica, es necesario una adecuada reposición hídrica y nutricional. El exceso de resucitación hídrica es fuente de complicaciones graves como

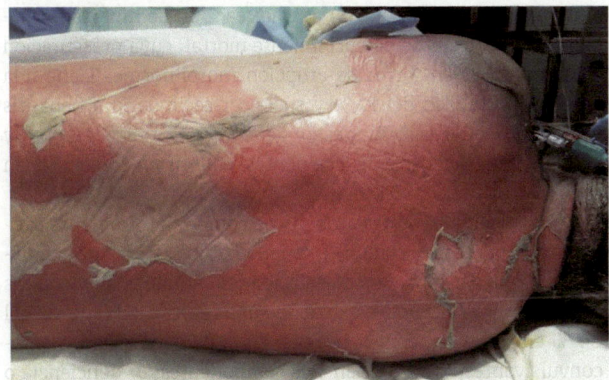

Fig. 61-1 | Signo de Nikolsky. Desprendimiento de grandes superficies de epidermis dejando a la vista la dermis inflamada eritematosa y exudativa.

el síndrome compartimental, la necesidad de escarotomías y deterioro del intercambio gaseoso, además de prolongar la estancia hospitalaria. La alimentación enteral debe hacerse con precaución debido a la posible participación del tracto digestivo. Otra de las complicaciones derivadas de la pérdida de la barrera cutánea son las sobreinfecciones, las cuales son causa de un aumento en la morbimortalidad de estos pacientes. Para intentar evitarlas sin necesidad de emplear antibióticos de manera profiláctica, la epidermis desvitalizada es desbridada, cubierta con membranas sintéticas o biológicas y limpiada con antisépticos locales. La aplicación de membranas amnióticas demuestra ser eficaz en la preservación de la agudeza visual y una superficie ocular intacta.

A excepción de la talidomida, que es deletérea, no existe una terapia sistémica específica con evidencia suficiente. La administración de corticoides sistémicos como tratamiento inicial de la enfermedad se ha mantenido a lo largo de los años. Posteriormente se han publicado series con el empleo de plasmaféresis, ciclofosfamida, ciclosporina A e inmunoglobulina humana intravenosa (IGIV). En la actualidad, de todos ellos, tan solo la ciclosporina parece que podría disminuir la mortalidad, aunque todo lo publicado son ensayos pequeños. La ciclosporina actúa a nivel de los linfocitos T. Su empleo a dosis de 3-4 mg/kg/día por vía enteral o intravenosa (1,3 mg/kg/día) ha demostrado la detención precoz de la enfermedad y una menor mortalidad. La IGIV ha sido el principal foco de ensayos clínicos (1,0-1,5 g/kg/día 1-3 días). Aunque sin evidencia convincente a favor, su empleo sugiere un cierto beneficio en pacientes con alta afectación. A pesar de la falta de evidencia, los corticoides sistémicos a dosis elevadas se siguen empleando como primera línea de tratamiento, y debemos tener en cuenta que solo el uso precoz (1,5 mg/kg/día) parece que podría detener la progresión, aunque, según algunos autores, a costa de un aumento de la morbimortalidad.

La tasa global de mortalidad es de aproximadamente el 25 % (un 10 % para el SSJ; > 30 % para la NET). La escala SCORTEN evalúa la gravedad de la enfermedad y predice la mortalidad en pacientes con un episodio agudo de NET, aunque se ha notificado que el fracaso de órganos en las primeras 72 horas predice la mortalidad tardía.

2.2. Erupción de hipersensibilidad con eosinofilia y síntomas sistémicos

El síndrome de reacción a medicamentos con eosinofilia y síntomas sistémicos (DRESS) es una reacción de hipersensibilidad grave a fármacos potencialmente mortal, cuya presentación más común es en forma de erupción morbiliforme. Tiene una tasa de mortalidad del 10 % y suele ser secundaria a hepatitis fulminante o sepsis. El riesgo general está entre 1/1.000 y 1/10.000 exposiciones a medicamentos, con mayor frecuencia en pacientes con raíces africanas.

Los anticonvulsivantes aromáticos como la fenitoína, la carbamacepina (el más común) y el fenobarbital, y las sulfonamidas como la dapsona, la sulfasalacina y la aminociclina, son los fármacos más frecuentes, existiendo una reactividad cruzada del 80 % entre los anticonvulsivantes. En la patogenia de los anticonvulsivantes interaccionan tres componentes: *a)* deficiencia o anomalía de la enzima epóxido-hidrolasa, que desintoxica los metabolitos; *b)* reactivación secuencial asociada de la familia del virus del herpes; y *c)* predisposición étnica con ciertos alelos del antígeno HLA.

Generalmente el DRESS comienza dentro de los 2 meses de la exposición al fármaco (2 a 6 semanas), siendo el cuadro más rápido y grave si es por reexposición. El cuadro suele iniciarse con la aparición de fiebre (> 90 %), que suele ser elevada y en picos, y puede persistir durante semanas tras la retirada del fármaco. A la fiebre le sigue la aparición de una reacción cutánea maculopapular urticada en las siguientes 24-48 horas, aunque también se ha descrito la aparición de vesículas, ampollas, pústulas, queilitis, púrpura, lesiones diana y eritrodermia. El edema facial es característico, seguido por la afectación sistémica y de órganos internos, pudiendo acompañarse de sintomatología neurológica, gastrointestinal o endocrina en los casos graves y atípicos. La linfadenopatía (cervical, axilar e inguinal) está presente en casi el 75 %. Suele haber leucocitosis de linfocitos atípicos y eosinofilia (30 %), a menudo precedida de leucopenia o linfopenia. Frecuentemente el cuadro hematológico se acompaña de trombocitopenia y anemia. Durante el episodio se puede dar una afectación orgánica extensa. Puede producirse daño hepatocelular directo o colestásico y, en casos graves, hepatitis fulminante. La afectación pulmonar puede ser en forma de neumonitis intersticial aguda, neumonía intersticial linfocítica, pleuritis o síndrome de dificultad respiratoria aguda. La miocarditis es potencialmente mortal. La gastroenteritis produce deshidratación por colitis, y la pancreatitis puede alterar la glucemia y conducir a la diabetes. Se debe vigilar la función tiroidea por alteraciones secundarias.

La histopatología de las lesiones o los ganglios linfáticos consiste en un infiltrado linfocítico perivascular de la dermis papilar, con eosinófilos, linfocitos atípicos y espongiosis de la epidermis.

Es urgente la identificación y la retirada inmediata del fármaco. El resto del tratamiento se basa en terapia de soporte, esteroides y emolientes tópicos para disminuir los síntomas cutáneos. Los corticosteroides sistémicos (1 mg/kg/día de prednisona o equivalente, 6-8 semanas) resuelven las erupciones cutáneas y la fiebre a los pocos días de su inicio. Su retirada temprana tiene riesgo de síndrome inflamatorio de reconstitución inmunitaria y recaída. En los casos que no responden a los esteroides sistémicos o donde los esteroides están contraindicados se ha empleado la IGIV con buen resultado. En cualquier caso, la mayoría de los pacientes se recuperan por completo.

2.3. Pustulosis exantemática generalizada aguda

La pustulosis exantemática generalizada aguda (PEGA) es una reacción adversa cutánea rara y grave que se caracteriza por el desarrollo de pústulas estériles no foliculares sobre una base eritematosa. Ocurre por igual en hombres y mujeres de cualquier edad. Las tasas de incidencia se han estimado en 1-5 casos por millón de personas/año.

La fisiopatología de la PEGA está mediada por células T CD4 y CD8 específicas, activadas por HLA I. Los antibióticos son la causa más común, pero hay una amplia variedad de fármacos relacionados (pristinamicina, aminopenicilinas, quinolonas, hidroxicloroquina, sulfonamidas, diltiazem, ketoconazol y fluconazol), además de otras etiologías (parvovirus B19, *Chlamydia pneumoniae* y citomegalovirus).

La erupción aparece a las 24 horas de la exposición con síntomas sistémicos de fiebre (> 38,8 °C), leucocitosis, eosinofilia (30 %) y elevación de marcadores de inflamación. El cuadro se sigue de la aparición de pústulas pequeñas, estériles y no foliculares sobre una base eritematosa, en el tronco y las regiones intertriginosas, siendo típicamente pruriginosa. En casos graves puede haber afectación de las membranas mucosas, que se limita a los labios o la mucosa oral. En un 17 % de los casos aparece afectación de órganos internos, siendo las disfunciones hepática, renal y pulmonar las más comunes (esteatosis o hepatomegalia, fracaso renal, derrame pleural bilateral e hipoxemia). La presentación de disfunción multiorgánica y/o la coagulación intravascular diseminada es rara, pero es causa de mortalidad (5 %), especialmente en pacientes con afectación difusa o comorbilidades.

Tras la interrupción del agente, la resolución cutánea ocurre en 2 semanas, con descamación. El empleo de antipiréticos y esteroides tópicos no mejora la resolución de las lesiones.

3. Eritroderma exfoliativo

El eritroderma exfoliativo es un síndrome cutáneo inflamatorio grave, resultado de una gran variedad de trastornos cutáneos subyacentes, fármacos y neoplasias malignas, que se caracteriza por eritema difuso y descamación del 90 % de la superficie corporal. La incidencia para pacientes ambulatorios es del 0,035 %, mientras que la incidencia hospitalaria es del 11,9 %, con una incidencia general de 1-2 pacientes por 100.000 personas. La edad media está en torno a los 40 o 45 años.

Debido a que la eritrodermia puede poner en peligro la vida, es fundamental identificar y controlar esta afección de manera adecuada. Se han implicado varios factores desencadenantes, como dermatosis preexistentes, fármacos y neoplasias malignas, mientras que el 46 % de los casos son idiopáticos. Más de 60 fármacos tópicos o sistémicos han sido relacionados con eritrodermia, incluyendo inhibidores de la enzima convertidora de angiotensina, anticonvulsivantes, penicilinas, vancomicina, antifúngicos y barbitúricos.

El cuadro clínico comienza por una descamación, a menudo de las flexuras, seguida de la difusión del eritema en 2-6 días. La eritrodermia asociada con la psoriasis y la dermatitis atópica tiene un inicio y evolución más lentos que la forma asociada a malignidad y a síndrome de piel escaldada por estafilococos. La evolución se acompaña de fiebre, hiperqueratosis en las palmas, distrofia de uñas, queilitis, alopecia, edema facial y de miembros inferiores, linfadenopatía, hepatomegalia y esplenomegalia. Debido a la pérdida de la barrera cutánea y a las grandes pérdidas de fluidos, proteínas y calor corporal, el eritroderma exfoliativo ocasiona alteraciones en el manejo de la homeostasis de los fluidos y la homeotermia, lo que puede provocar hipoalbuminemia, deshidratación, insuficiencia cardíaca (aumento del gasto cardíaco) e infecciones secundarias. Para establecer el diagnóstico y la etiología es necesaria la realización de una exploración cutánea y una biopsia de piel. Sin embargo, en la mayoría de los casos la dermatosis subyacente está enmascarada por la eritrodermia.

Los pacientes en el ámbito hospitalario deben tratarse como una emergencia dermatológica. El tratamiento inicial consiste en la aplicación de medidas de soporte. Las terapias tópicas incluyen corticosteroides como triamcinolona al 0,025-0,1 % o crema de mometasona debajo de vendajes húmedos. A medida que el cuadro mejora, se pueden sustituir los corticosteroides por emolientes. Los corticosteroides sistémicos pueden ser útiles, pero deben usarse con precaución cuando el origen de la eritrodermia es por dermatitis atópica, y están contraindicados cuando es por infecciones y psoriasis. La terapia adicional está dirigida a la enfermedad desencadenante y puede incluir retinoides sistémicos, ciclosporina o metotrexato en el caso de la psoriasis, y psoraleno con fototerapia UVA en el caso de linfoma T cutáneo. Independientemente de la causa subyacente, las recaídas del eritroderma exfoliativo son comunes. Las tasas de mortalidad oscilan entre el 4,6 % y el 64 %, y están influidas por la edad avanzada y las comorbilidades.

4. Enfermedades ampollosas

Son un espectro heterogéneo de trastornos cutáneos caracterizados por la producción de autoanticuerpos contra las moléculas de adhesión de las células de la piel, bien en la adhesión célula-célula o de la membrana basal.

4.1. Pénfigo vulgar

El pénfigo vulgar se clasifica como un trastorno mucoso o mucocutáneo según la presencia de lesiones cutáneas y de lesiones erosivas orales. Las lesiones mucosas se encuentran en prácticamente todos los casos, habitualmente en la mucosa bucal, paladar, lengua y encía. La incidencia varía de entre 0,5 y 16,1 casos por millón de personas/año. Suele afectar a personas de mediana edad y ancianos. Su incidencia es mayor en países de Europa del Este, Grecia y norte de Europa, y con ascendencia judía. Existe susceptibilidad genética asociada con el tipo HLA (más frecuentes HLA-DRB1*0402 y HLA-DQB1*0503).

En la base fisiopatológica encontramos la acción de autoanticuerpos contra las proteínas desmosomales, desmogleína 1 y 3, necesarias para mantener la adhesión celular entre los queratinocitos en la epidermis.

Clínicamente se manifiesta por la presencia de lesiones dolorosas en la mucosa oral. A mayor intensidad del pénfigo, mayor gravedad de la afectación faringoesofágica (39-87 %), que puede llegar a impedir la ingesta de alimentos y generar un cuadro de desnutrición grave. Hasta en un 40 % de los casos la afectación laríngea puede precisar de intubación orotraqueal. Otras mucosas afectadas suelen ser la nasofaringe, la conjuntiva, el ano y la vagina. Las lesiones de la piel son ampollas flácidas y erosiones, comúnmente en la cabeza, parte superior del tronco, axilas, ingles y uñas, hasta en un 47 %. El diagnóstico es clínico, histopatológico y serológico. Las biopsias de las lesiones muestran acantólisis o formación de ampollas suprabasales en la epidermis. La inmunofluorescencia por ELISA del suero demostrará anticuerpos circulantes, y los títulos se correlacionan con la actividad de la enfermedad.

La terapia inicial tiene como objetivo controlar la actividad, detener la formación de nuevas ampollas y promover la curación de las existentes. El tratamiento de primera línea son los corticosteroides sistémicos (0,5-1,5 mg/kg/día). En los pacientes con un riesgo elevado de aparición de efectos secundarios derivados de su uso, los corticoides pueden combinarse con un adyuvante inmunosupresor (azatioprina, micofenolato, ciclofosfamida e

IGIV). En el momento que se logra el control de la enfermedad, la dosis se debe reducir gradualmente hasta lograr el objetivo de mantener la remisión del cuadro con la dosis mínima de corticoides (prednisolona oral $\leq$ 0,2 mg/kg/día o $\leq$ 10 mg/día). El 50 % de los pacientes recaen durante la reducción gradual de los esteroides. En las formas moderadas/graves y en pacientes sin remisión completa bajo tratamiento pleno, el rituximab consigue la remisión en el 89 % de los casos sin necesidad de corticosteroides.

4.2. Pénfigo paraneoplásico

El pénfigo paraneoplásico es una variante del pénfigo que se encuentra asociada a neoplasias benignas o malignas, las cuales pueden estar presentes al inicio del cuadro en un 65 % de las ocasiones. Las patologías comúnmente relacionadas son: linfoma no hodgkiniano, leucemia linfocítica crónica, enfermedad de Castleman, timoma, sarcoma y macroglobulinemia de Waldenström.

Los autoanticuerpos se dirigen contra las desmogleínas 1 y 3, el antígeno 230 del penfigoide ampolloso, así como la familia de proteínas plakinas. Se diagnostica mediante la detección de autoanticuerpos contra envoplakina y periplakina, o contra la proteína α_2-macroglobulina-*like*-1, mediante técnica de inmunoprecipitación e inmunofluorescencia indirecta.

Se suele presentar con una estomatitis persistente de boca y labios, que suele ser grave e intratable, lo que diferencia al pénfigo paraneoplásico de otros trastornos ampollosos. Pueden verse afectadas otras membranas mucosas, como las de los ojos, los genitales, la nasofaringe y el esófago. Las lesiones cutáneas son polimórficas y pueden parecerse al pénfigo vulgar, al eritema multiforme o al liquen plano. Cuando cursa con afectación cutánea extensa, con lesiones similares al eritema multiforme y a la NET, a menudo la enfermedad es más grave, y puede ser fulminante. Algunos pacientes desarrollan daño pulmonar en forma de bronquiolitis obliterante.

El tratamiento se basa en corticoides e inmunosupresores (azatioprina, ciclosporina, micofenolato de mofetilo, ciclofosfamida, IGIV, plasmaféresis y terapias monoclonales), además del tratamiento de la neoplasia. En general el pronóstico es malo cuando se asocia a neoplasias malignas, pero en neoplasias benignas, como el timoma o la enfermedad de Castleman, el tratamiento del tumor hace desaparecer por completo las lesiones.

4.3. Penfigoide bulloso

El penfigoide bulloso es un trastorno ampolloso subepidérmico crónico y autoinmune. Se manifiesta predominantemente en ancianos, con una incidencia de 6-7 casos por millón.

La fisiopatología no es bien conocida, pero se cree que es inducido por un estímulo ambiental sobre una genética predispuesta. Se han postulado desencadenantes virales y medicamentos (penicilamina y furosemida). Las ampollas subepidérmicas son el resultado de autoanticuerpos dirigidos contra las proteínas hemidesmosomales BP180 y BP230.

El penfigoide bulloso presenta una fase prodrómica no ampollosa, caracterizada por prurito intenso, asociado o no con lesiones eccematosas o urticantes excoriadas. La fase ampollosa se caracteriza por ampollas y vesículas sobre piel normal o eritematosa. Las lesiones suelen ser simétricas y se encuentran con mayor frecuencia en áreas de flexión de las extremidades, la parte inferior del tronco y el abdomen, pero, a diferencia del pénfigo, numerosas ampollas se encuentran intactas. La mucosa oral está afectada en el 10-30 % de los pacientes.

El diagnóstico se realiza mediante biopsia de la zona límite de las ampollas, que muestra un infiltrado inflamatorio dérmico rico en eosinófilos. La inmunofluorescencia directa de la piel perilesional muestra depósitos lineales de IgG y/o complemento C3 a lo largo de la zona de la membrana basal. La inmunofluorescencia indirecta en plasma detectará autoanticuerpos en el 60-80 % de los pacientes.

El pronóstico es bueno, y el tratamiento con corticosteroides tópicos es eficaz y con menos efectos secundarios, pero debido a su carácter crónico, y al precisar de un uso prolongado de inmunosupresores, su morbimortalidad puede verse aumentada. En casos resistentes o para disminuir los esteroides se pueden agregar otros agentes inmunosupresores como azatioprina, micofenolato, ciclofosfamida, IGIV, plasmaféresis y metotrexato. El rituximab se ha mostrado prometedor para la enfermedad recalcitrante en múltiples series de casos.

5. Trastornos vasculares

5.1. Vasculitis cutáneas

Las vasculitis cutáneas son el resultado de la inflamación y el daño de la pared de los vasos sanguíneos reflejados a nivel cutáneo, ya afecten a pequeños, medianos o grandes vasos.

La nomenclatura de la **vasculitis cutánea de vasos pequeños (VCPV)** es diversa y a menudo confusa (angeítis por hipersensibilidad, vasculitis inducida por fármacos, vasculitis leucocitoclástica, angeítis leucocitoclástica cutánea, enfermedad del suero, reacciones similares a la enfermedad del suero y vasculitis alérgica), pero a menudo la VCPV se define como una **vasculitis leucocitoclástica.** Suele estar mediada por la deposición de complejos inmunitarios, pudiendo detectarse complejos solubles, hipocomplementemia y depósito de reactivos inmunes en los vasos. Muchos fármacos pueden actuar como haptenos para estimular esa respuesta inmunitaria. Las penicilinas, cefalosporinas, sulfonamidas (incluida la mayoría de los diuréticos de asa y tiacídicos), la fenitoína y el alopurinol son los más frecuentes. Ciertas infecciones, como la hepatitis por virus de la hepatitis B o C, las bacteriemias crónicas (p. ej., endocarditis infecciosa, derivaciones infectadas) y el VIH, también pueden asociarse a VCPV. Cuando el agente desencadenante es un fármaco o un agente infeccioso, los síntomas comienzan 7-10 días después de la exposición, tiempo necesario para una cantidad suficiente de anticuerpos y generar inmunocomplejos.

Los principales hallazgos clínicos incluyen púrpura palpable (0,3-1 cm de diámetro) y/o petequias (lesiones purpúricas de < 3 mm de diámetro) que no blanquean y pueden fusionarse, ulcerarse o estar rodeadas de ampollas hemorrágicas. Cuando persiste el agente desencadenante, como en la crioglobulinemia por hepatitis C, el lupus eritematoso sistémico o la artritis reumatoide, se puede observar una vasculitis crónica, con lesiones crecientes y menguantes o lesiones persistentes en diferentes estados. Por definición, en la VCPV no hay afectación de órganos viscerales. Sin embargo, cuando hay un proceso sistémico subyacente, sí puede darse la afectación visceral. El análisis inicial de la VCPV incluye pruebas de función hepática, estudios de hepatitis, prueba de VIH, antiestreptolisina O, anticuerpo antinuclear, factor reumatoide y análisis de sangre oculta en heces. La histopatología de los vasos tisulares distingue la enfermedad vascular inflamatoria de la no inflamatoria.

El tratamiento se centra en la causa que provoca la vasculitis, medidas de soporte y tratamiento sintomático, considerando que una intervención temprana puede reducir la morbimortalidad. Para la enfermedad limitada a la piel, suele ser suficiente el reposo, la elevación de los miembros, esteroides tópicos y analgésicos. La erupción generalmente se resuelve en semanas, con hiperpigmentación residual. Los antiinflamatorios no esteroideos, la colchicina, la dapsona o la prednisona pueden ser útiles para los pacientes con enfermedad cutánea persistente o progresiva. La enfermedad cutánea intratable grave o la afectación de órganos distintos de la piel requieren tratamiento inmunosupresor con dosis altas de prednisona (1-2 mg/kg/día), incluso asociación de metotrexato, ciclosporina, azatioprina, ciclofosfamida o micofenolato.

En los trastornos con **vasculitis de grandes vasos** también existen hallazgos cutáneos. En la arteritis de células gigantes pueden hallarse nódulos dolorosos que recubren otras arterias superficiales. En < 20 % de los casos de arteritis de Takayasu pueden aparecer lesiones similares al eritema nudoso o a las úlceras del pioderma gangrenoso. La erupción de la enfermedad de Kawasaki, presente en el 80 %, es polimorfa (maculas, pápulas, etc.), inespecífica y con mayor frecuencia en el abdomen, las ingles, el periné y las nalgas. A menudo hay descamación de las yemas de los dedos, y la afectación de las membranas mucosas puede incluir inyección conjuntival, sequedad de los labios, eritema de la boca y papilas linguales prominentes. La mayoría de los pacientes tienen linfadenopatías cervicales agrandadas y fiebre elevada.

5.2. Púrpura fulminante

La púrpura fulminante es una erupción purpúrica aguda caracterizada por la trombosis de la microvasculatura que conduce a necrosis cutánea. Su progresión es rápida y a menudo se acompaña de coagulación intravascular diseminada y *shock* séptico. Puede aparecer en cualquier grupo de edad, desde recién nacidos hasta personas muy ancianas.

Basadas en el mecanismo desencadenante, se puede clasificar en: inherente o coagulopatía adquirida, idiopática e infecciosa aguda. La forma inherente suele verse en neonatos y su incidencia es de 1 caso por 1.000.000 habitantes. Se asocia con una deficiencia hereditaria de los anticoagulantes proteína C, proteína S y antitrombina III. La púrpura fulminante idiopática es muy rara y se la considera un trastorno autoinmunitario postinfeccioso febril, por deficiencia relativa de proteína S, desencadenada por un proceso febril. La púrpura fulminante infecciosa aguda, más común, ocurre en pacientes sépticos graves. Es más frecuente en pacientes asplénicos, física o funcionalmente, y se puede observar hasta en el 10 % de los pacientes que desarrollan meningococemia.

La fisiopatología depende del desencadenante, pero el final común es la trombosis microvascular.

Comienza con eritema, desarrolla áreas centrales irregulares de necrosis hemorrágica azul-negra y en algunos casos se forman vesículas y ampollas. La piel afectada inicialmente es dolorosa y

está indurada, pero en las etapas posteriores puede haber una pérdida total de la sensibilidad. La forma infecciosa afecta primero a partes distales y progresa a proximal, mientras que la enfermedad idiopática puede permanecer localizada en las extremidades inferiores y suele afectar solo a la piel. Entre sus complicaciones directas se incluyen cicatrices, infecciones secundarias, necrosis de los dedos o de las extremidades y autoamputación.

El tratamiento requiere encontrar y tratar la causa subyacente, además del empleo de medidas de soporte. Se puede valorar iniciar anticoagulación para prevenir una mayor necrosis cuyo desbridamiento quirúrgico temprano disminuye la mortalidad. En cuanto al tratamiento específico de cada forma, en el caso de la forma infecciosa aguda los antibióticos de amplio espectro administrados de forma precoz son claves. Además, debemos valorar el empleo de terapias adyuvantes antitoxina como la administración de corticoides, clindamicina o IGIV. En la forma neonatal, la hidratación, la transfusión de plaquetas, la evaluación de los niveles de proteína C y S, y las transfusiones de plasma fresco congelado son el pilar de su manejo, pudiendo agregar concentrado de proteína C si se encuentra esta deficiencia. Se han utilizado heparina y warfarina como anticoagulantes. El tratamiento de la forma idiopática es similar al de la forma neonatal, pero se añaden corticosteroides por su base autoinmune.

5.3. Síndrome antifosfolipídico

El síndrome antifosfolipídico es un trastorno autoinmunitario que se caracteriza por episodios trombóticos, arteriales y/o venosos, como consecuencia de la presencia de títulos elevados de anticuerpos antifosfolipídicos (anticardiolipinas, anticoagulante lúpico, y anti-β_2-glucoproteína I).

Puede ser primario o secundario en el contexto de otras patologías como lupus eritematoso sistémico, neoplasia maligna, toxicidad por fármacos, infección o enfermedad hematológica.

La manifestación inicial de la isquemia es la aparición de lesiones cutáneas en forma de *livedo reticularis* (red eritematosa y oscura que predomina en las extremidades). Esto ocurre en el 40 % de los pacientes y hasta en el 70 % de los pacientes con lupus eritematoso sistémico. Otros hallazgos incluyen máculas cianóticas, equimosis y púrpura, ulceraciones de orejas, cara y piernas, cicatrices «de porcelana blanca» (atrofia blanca), tromboflebitis, fenómeno de Raynaud, isquemia digital y gangrena. Para su diagnóstico se requieren criterios de laboratorio y clínicos, entre los que no se hallan los hallazgos cutáneos.

El tratamiento se basa en la anticoagulación (dicumarínicos) e inmunomodulación (corticoides, plasmaféresis, IGIV, ciclofosfamida y rituximab).

5.4. Crioglobulinemia

La crioglobulinemia es una enfermedad multisistémica que se caracteriza por la precipitación en los vasos sanguíneos de pequeño y mediano calibre de inmunoglobulinas del suero a temperaturas frías (crioglobulinas).

Entre las manifestaciones clínicas se incluyen fatiga, neuropatía (70-80 %) y vasculitis cutánea (50 %).

Desde el punto de vista serológico se distinguen tres subtipos:

- ✓ **Tipo I.** Supone del 5 % al 25 % de los casos. Este subtipo está constituido por un único componente monoclonal asociado con trastornos linfoproliferativos de células B (mieloma múltiple o macroglobulinemia de Waldenström). Es la forma más grave, con crisis frecuentes relacionadas con la hiperviscosidad que se manifiestan como *livedo reticularis* o fenómeno de Raynaud (Fig. 61-2), junto con isquemia de los dedos y púrpura. El mecanismo es una oclusión vascular por la deposición de inmunocomplejos.
- ✓ **Tipos II y III.** Son trastornos mixtos que se asocian con enfermedades inflamatorias crónicas del tejido conectivo e infecciones virales crónicas (virus de la hepatitis C). La tríada de Meltzer (púrpura palpable, artralgia y mialgia) es evidente en el 25-30 % de los pacientes. El diagnóstico se basa en hallazgos clínicos y de laboratorio, entre los que se encuentran los niveles elevados de crioglobulina sérica.

El tratamiento de la enfermedad leve es de soporte y se centra en el tratamiento de la patología subyacente. La morbimortalidad se atribuye a las enfermedades asociadas.

5.5. Enfermedades por embolia grasa

Bajo este término se agrupan las lesiones producidas por la embolización de colesterol o ateroembolia y embolia grasa (glóbulos de grasa o tumor).

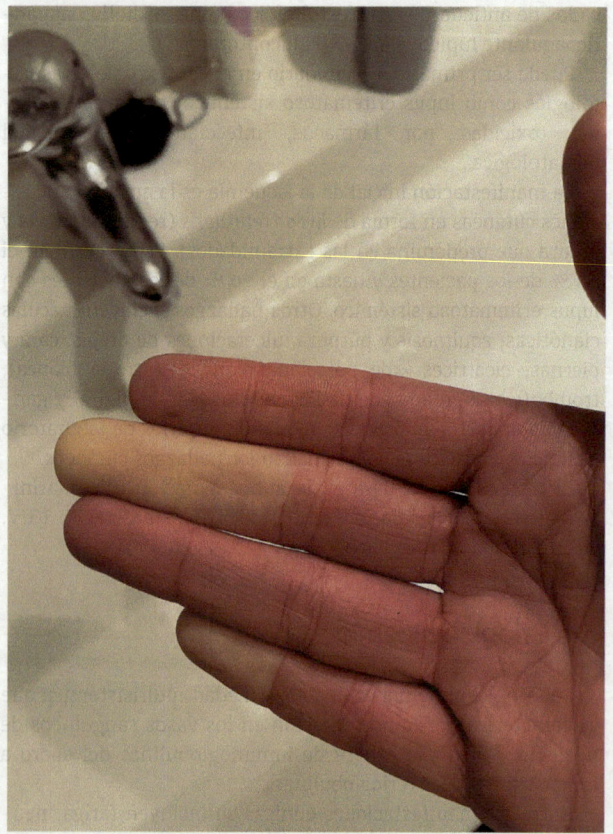

Fig. 61-2 | Fenómeno de Raynaud en zonas distales de la mano.

La ateroembolia se produce después de procedimientos arteriales invasivos (p. ej., angioplastia percutánea coronaria) y se manifiesta como *livedo reticularis* en las extremidades inferiores y el abdomen, que puede ser más prominente de pie que en supino, así como ulceración y gangrena de los pies.

La embolia grasa se produce tras fracturas de huesos largos. La aparición de petequias en la cabeza, el cuello, el tórax y la subconjuntiva se observa en alrededor del 50 % de los casos, y junto con disnea y obnubilación forman la tríada clásica.

El diagnóstico es clínico y requiere la presencia de un factor predisponente y de fallo orgánico agudo, pero la biopsia es el único medio para confirmar el diagnóstico (oclusión de vasos con hendiduras en forma de aguja que representan cristales de colesterol).

En las formas graves serán necesarias la amputación o la trombectomía. Puede requerirse anticoagulación si la enfermedad no es inducida por trombolíticos.

6. Lupus eritematoso sistémico

El lupus eritematoso sistémico es una enfermedad autoinmune con afectación cutánea en casi un 80 % de los pacientes. Las formas cutáneas agudas se relacionan con presencia de enfermedad sistémica. En un 50 % de los casos aparecen como VCPV. Se asocia con la presencia de anticuerpos anti-ADN de doble cadena y nefritis lúpica.

La lesión más característica es el eritema facial transitorio acompañado de edema tras la exposición solar en la zona malar y el puente de la nariz (eritema «en alas de mariposa»). Puede durar de horas a semanas y no deja cicatriz. Otras afecciones cutáneas son: eritema y poiquilodermia (hiperpigmentación, hipopigmentación, telangiectasia y atrofia), ampollas tensas en zonas expuestas al sol, eritema en los nudillos, lesiones de la membrana mucosa, petequias o ulceraciones superficiales en el paladar duro (eritema malar) y caída del pelo (*alopecia areata*).

Dentro del diagnóstico diferencial debemos tener en cuenta la rosácea, la dermatomiositis, la fotosensibilidad inducida por fármacos y las quemaduras solares.

El tratamiento principal es la protección solar, además de corticoides tópicos e inhibidores de la calcineurina. En caso de enfermedad sistémica o enfermedad cutánea grave debemos considerar agentes antipalúdicos (la hidroxicloroquina) asociados o no a corticoides o inmunosupresores.

7. Problemas dermatológicos del trasplante de médula ósea: enfermedad de injerto contra huésped

La enfermedad de injerto contra huésped (EICH) es una reacción sistémica, inmunomediada, que ocurre cuando los linfocitos T del donante reconocen como extraño el tejido del receptor debido a diferencias de histocompatibilidad (HLA I). Es la complicación más grave de los trasplantes de células hematopoyéticas alogénicas.

Se definen una forma aguda y una forma crónica, según los síntomas aparezcan antes o después de 100 días desde el trasplante, siendo subclasificada en cuatro grupos según las manifestaciones clínicas:

- ✔ **Clásica aguda.** Aparece en los primeros 100 días desde el trasplante con los hallazgos clásicos de la EICH aguda.
- ✔ **Persistente, recurrente o aguda de inicio tardío.** Cuando se presentan hallazgos clásicos de la EICH, pero aparece más tarde de los 100 días.
- ✔ **Clásica crónica.** Aparece más allá de los 100 días desde el trasplante con los hallazgos clásicos de la EICH crónica.
- ✔ **Síndrome** *overlap*. Aparece en cualquier momento tras el trasplante y presenta características tanto de EICH aguda como crónica.

7.1. Enfermedad de injerto contra huésped aguda

La EICH aguda es una reacción inmunitaria de tipo «tormenta de citocinas» inducida por la quimioterapia y radioterapia utilizadas en la fase de acondicionamiento. Esta reacción predispone a un aumento en la capacidad de reconocimiento de los aloantígenos del huésped y facilita la lesión tisular extensa.

La EICH aguda se define por los hallazgos cutáneos característicos, anomalías del tracto gastrointestinal y hepáticas, aunque también puede provocar afectación pulmonar, renal, ocular y del sistema hematopoyético. Las manifestaciones cutáneas no son específicas, y debemos apoyarnos en los signos y síntomas hepáticos y gastrointestinales. La gravedad se evalúa en cuatro grados en función de la afectación cutánea, los niveles de bilirrubina en sangre y la cantidad de diarrea. La piel suele ser el primer órgano y más frecuentemente afectado. Las formas cutáneas de la EICH aguda comienzan entre 1 y 3 semanas tras el trasplante como pápulas eritematosas dolorosas o pruriginosas en las palmas, las plantas y las orejas, que pueden evolucionar a erupciones morbiliformes difusas. En casos más graves pueden progresar formando ampollas, eritrodermia y necrosis de la piel, imitando el SSJ/NET. En los casos más graves se pueden observar bullas con signo de Nikolski positivo. La histología muestra desde dermatitis de interfase a degeneración vacuolar de las capas basales, pasando por queratinocitos apoptóticos, eosinófilos dérmicos y hasta infiltrado perivascular superficial.

7.2. Enfermedad de injerto contra huésped crónica

La EICH crónica posee unas características diagnósticas distintivas de la enfermedad. Un elevado porcentaje de pacientes que sobreviven a la EICH aguda desarrollan la forma crónica, principal causa de morbimortalidad.

La fisiopatología de la EICH crónica no es clara. Se trata de un proceso autoinmune, resultado de la disfunción de las células T del donante y las células B del receptor, lo que hace que los pacientes con EICH crónica tengan alta incidencia de anticuerpos circulantes.

La piel es el órgano más comúnmente afectado, seguido de la boca y el hígado, aunque pueden afectarse también los ojos, el resto del tracto gastrointestinal, los pulmones, el aparato genital femenino y las articulaciones. Las lesiones cutáneas diagnósticas de EICH crónica incluyen la poiquilodermia, lesiones similares al liquen plano y signos escleróticos. Las lesiones poiquilodérmicas incluyen atrofia, cambios en la pigmentación y telangiectasias, que suelen afectar a la cara, el cuello y el tronco. Las lesiones similares al liquen plano consisten en pápulas y placas eritematovioláceas en el dorso de las manos, antebrazos, tronco y alrededor de los ojos, y de forma poco frecuente pueden afectar a la mucosa oral y las uñas. Los signos escleróticos aparecen en la enfermedad avanzada y se presentan como placas blancas o amarillentas induradas y atrofia de la dermis. Dependiendo de la profundidad de la afección se asemejan al liquen escleroso (principalmente en el cuello y la parte superior del tronco), la morfea (parte inferior del tronco) o, en el caso de lesiones profundas, se asemejan a la fascitis eosinofílica, principalmente en las extremidades pero sin afectar a manos ni pies, pudiendo llegar a limitar la movilidad del paciente. Además, la fibrosis dérmica puede dar lugar a alopecia, disminución de la sudoración y signo de Groove si afecta a los tendones. Las manifestaciones ungueales son típicas, incluyendo distrofia, rejilla longitudinal, hendidura, uñas quebradizas, onicólisis, pterigion y finalmente pérdida de las uñas. También es frecuente la afectación mucosa, que se traduce en úlceras, cicatrices o estenosis. Se han descrito manifestaciones dérmicas atípicas como pápulas foliculares queratósicas, pitiriasis rosada inversa, eritema multiforme, hiperqueratosis palmar, lengua blanca o lengua negra peluda. Todas estas lesiones se dividen en patognomónicas (de tipo liquenoide o esclerótico) y presuntivas (que requieren de confirmación histopatológica).

El diagnóstico requiere, al menos, de un signo diagnóstico patognomónico o de un signo presuntivo confirmado por histopatología. La histología en la fase inicial va a ser muy similar a la de la EICH aguda, observándose típicamente dermatitis de interfase, infiltración linfocitaria y degeneración vacuolar en la capa basal. Cuando se produce la enfermedad esclerótica avanzada, se observa fibrosis dérmica con cambios vacuolares.

7.3. Tratamiento de la enfermedad de injerto contra huésped

La prevención de la EICH es fundamental, ya que su tratamiento es muy complejo. Esta prevención se basa en terapias basadas en inhibidores de la calcineurina (ciclosporina y tacrolimus) combinados con otros inmunomoduladores como el metotrexato. Una vez establecida la EICH, los corticoides y los inmunosupresores son los pilares fundamentales, utilizándose inmunoglobulinas en casos graves. Los tratamientos dirigidos a la piel incluyen inmunosupresores y corticoides de uso tópico, fototerapia y fotoféresis extracorpórea.

Puntos clave

✔ Es importante clasificar los múltiples diagnósticos diferenciales potenciales mediante la inspección de la morfología, la biopsia de piel o el uso de otras pruebas de diagnóstico.

✔ La morfología de las lesiones cutáneas evoluciona con el curso natural de la enfermedad y con los intentos de medidas terapéuticas; es útil solicitar una consulta al especialista en Dermatología al comienzo del curso de la enfermedad cutánea.

✔ Las manifestaciones cutáneas de los pacientes críticos o bien traducen una enfermedad subyacente grave o son la manifestación de una reacción adversa a un estímulo (fármaco, infección, reacción inmunitaria). Todas ellas requieren de una evaluación y de la pronta identificación de la causa que las provoca, para su retirada o instauración del tratamiento. Frecuentemente su manejo requiere medidas de soporte y curas locales, junto con tratamiento sistémico si está indicado.

Bibliografía

Abhishek D. Litt's drug Eruption and reaction manual. Indian J Dermatol. 2019;64(3):249.

Bastuji-Garin S, Fouchard N, Bertocchi M, Roujeau JC, Revuz J, Wolkenstein P. SCORTEN: a severity-of-illness score for toxic epidermal necrolysis. J Invest Dermatol. 2000;115(2):149-53.

Caporuscio S, Sorgi ML, Nistico S, et al. Cutaneous manifestations in antiphospholipid syndrome. Int J Immunopathol Pharmacol. 2015;28(2):270-3.

Cardones AR. Drug reaction with eosinophilia and systemic symptoms (DRESS) syndrome. Clin Dermatol. 2020;38(6):702-11.

Chalmers E, Cooper P, Forman K, et al. Purpura fulminans: recognition, diagnosis and management. Arch Dis Child. 2011;96(11):1066-71.

Chasset F, Frances C. Cutaneous manifestations of medium- and large-vessel vasculitis. Clin Rev Allergy Immunol. 2017;53(3):452-68.

Di Lernia V, Casanova DM, Goldust M, Ricci C. pemphigus vulgaris and bullous pemphigoid: update on diagnosis and treatment. Dermatol Pract Concept. 2020;10(3):e2020050.

Estrella-Alonso A. Perfil clínico-biológico de la necrólisis epidérmica tóxica. Síndrome de disfunción multiorgánica en el paciente con Lyell: patrón temporal e impacto en el pronóstico. Tesis inédita: Universidad Europea de Madrid; 2017.

Husain Z, Reddy BY, Schwartz RA. DRESS syndrome: Part I. Clinical perspectives. J Am Acad Dermatol. 2013;68(5):693 e691-e614.

Husain Z, Reddy BY, Schwartz RA. DRESS syndrome: Part II. Management and therapeutics. J Am Acad Dermatol. 2013:68(5): e701-e709.

Micheletti RG, Pagnoux C. Management of cutaneous vasculitis. Presse Med. 2020;49(3):104033.

Morita T, Criado PR, Criado RFJ, Tres GFS, Sotto MN. Update on vasculitis: overview and relevant dermatological aspects for the clinical and histopathological diagnosis - Part II. An Bras Dermatol. 2020;95(4):493-507.

Paolino G, Didona D, Magliulo G, et al. Paraneoplastic pemphigus: insight into the autoimmune pathogenesis. Clinical features and therapy. Int J Mol Sci. 2017;18(12):2532.

Ramachandran V, Kolli SS, Strowd LC. Review of graft-versus-host disease. Dermatol Clin. 2019;37(4):569-82.

Schwartz RA, McDonough PH, Lee BW. Toxic epidermal necrolysis: Part I. Introduction, history, classification, clinical features, systemic manifestations, etiology, and immunopathogenesis. J Am Acad Dermatol. 2013;69(2):173.

Schwartz RA, McDonough PH, Lee BW. Toxic epidermal necrolysis: Part II. Prognosis, sequelae, diagnosis, differential diagnosis, prevention, and treatment. J Am Acad Dermatol. 2013;69(2):187.

Shiohara T, Mizukawa Y. Drug-induced hypersensitivity syndrome (DiHS)/drug reaction with eosinophilia and systemic symptoms (DRESS): An update in 2019. Allergol Int. 2019;68(3):301-8.

Szatkowski J, Schwartz RA. Acute generalized exanthematous pustulosis (AGEP): A review and update. J Am Acad Dermatol. 2015;73(5):843-8.

Tso S, Moiz H, Satchwell F, et al. Erythroderma (exfoliative dermatitis). Part 2: energy homeostasis and dietetic management strategies. Clin Exp Dermatol. 2021;46(6):1011-5.

Tso S, Satchwell F, Moiz H, et al. Erythroderma (exfoliative dermatitis). Part 1: underlying causes, clinical presentation and pathogenesis. Clin Exp Dermatol. 2021;46(6):1001-10.

Enfermedades infecciosas

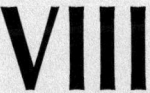

VIII

VIII

Enfermedades infecciosas

62 Sepsis

M. Borges Sá, M. Ortega Alaminos y Y. Nieto Piñar

◢ Orientación para el estudio

Este capítulo tiene como objetivo describir diferentes aspectos del proceso clínico más frecuente y de mayor mortalidad intrahospitalaria, la sepsis. Conocer su epidemiología, su impacto y profundizar en su compleja fisiopatogenia es un reto. Además abordaremos los principales fundamentos diagnósticos y terapéuticos. Y terminaremos comentando la importancia de implementar programas de sepsis, como el Código Sepsis, para mejorar la atención de estos pacientes.

1. Introducción

La sepsis grave y el *shock* séptico constituyen un importante problema de salud que resulta del daño inducido por la respuesta inmunológica del huésped a una infección grave. Se han realizado múltiples estudios clínicos con la finalidad de dilucidar cuál es el manejo más apropiado o correcto para lograr un adecuado desenlace clínico. Actualmente contamos con guías de manejo terapéutico para estandarizar el tratamiento de los pacientes y poder tener metas claras que alcanzar; sin embargo, existen múltiples puntos de controversia: desde su definición hasta cómo hacer su diagnóstico o cuál es el tratamiento óptimo o cuáles son las variables clínicas o paraclínicas más importantes para corregir. En los últimos años se han propuesto modificaciones en el algoritmo del manejo del paciente con sepsis grave o shock *séptico*, y esto ha sido gracias al mejor entendimiento de la fisiopatología de esas entidades nosológicas.

En el mundo la prevalencia calculada de la sepsis, basada en estudios muy heterogéneos y mayoritariamente realizados en países desarrollados, es de más de 19 millones de casos por año, con una mortalidad estimada del 30 %. Los factores de riesgo identificados más frecuentemente son las enfermedades crónicas (infección por el virus de la inmunodeficiencia humana/sida, enfermedad pulmonar obstructiva crónica y neoplasias) y la administración de agentes inmunosupresores. La población más susceptible de padecer estas complicaciones es la que se encuentra en los extremos de la vida. De los múltiples agentes patógenos, las bacterias son los microorganismos principalmente implicados en la aparición de la sepsis grave. Entre los focos infecciosos, en primer lugar está la neumonía, seguida de infecciones intraabdominales, infecciones de las vías urinarias e infecciones primarias del torrente sanguíneo.

Se ha demostrado que el tratamiento temprano aumenta la supervivencia de manera significativa. Las intervenciones que deben realizarse incluyen: tratamiento antimicrobiano, resucitación hídrica, apoyo ventilatorio y tratamiento de soporte (profilaxis antitrombótica, control de la glucemia y profilaxis para evitar úlceras gástricas por estrés y nutrición, entre otras medidas).

2. Aspectos históricos

La historia de la sepsis se remonta a la propia historia de la humanidad. Los griegos como Hipócrates ya la describían. En la Tabla 62-1 se recogen algunos de los eventos más importantes relacionados con la sepsis en los dos últimos siglos.

Hasta principio del siglo XX no se creó el concepto de sepsis como infección más respuesta del organismo, concretamente por sir William Osler: «Salvo en casos excepcionales, parece que el paciente muera por la respuesta de su cuerpo a la infección, más que por la propia infección».

La elevada incidencia, mortalidad y morbilidad que conlleva esta patología, y dado que nos faltaban muchos conocimientos sobre su epidemiología, fisiopatología y nuevas modalidades terapéuticas, hicieron que en el año 2002 se iniciara la Campaña Sobreviviendo a la sepsis (*Surviving Sepsis Campaign*, SSC). Y en años sucesivos, 2008, 2012, 2016 y 2021, hubo actualizaciones de dichas guías. Pero también se han elaborado otras guías, como las realizadas en España, con el soporte de 14 sociedades científicas y del Ministerio de Sanidad español, y que se publicaron en el año 2014.

3. Fisiopatología

Desde el punto de vista fisiopatológico, el término «sepsis» se refiere a un espectro de condiciones en las cuales la presencia de infección que no pudo ser controlada a nivel local activa una respuesta inmunitaria y neurohormonal en el huésped caracterizada por la activación de una respuesta inflamatoria sistémica y la activación de la coagulación, lo cual es equilibrado simultáneamente por una actividad antiinflamatoria. Si esta respuesta inmunitaria y neurohormonal no es modulada y se prolonga en el tiempo, se traduce en lesión tisular y disfunción orgánica múltiple. Es importante tener presente, sin embargo, que la activación de esta respuesta inmunitaria y neurohormonal está inicialmente orientada a controlar la infección a través de la inflamación y la coagulación, y a inducir un estado hipermetabólico e hiperdinámico con el fin de incrementar el aporte de oxígeno y de sustratos energéticos a los órganos vitales. La activación de la coagulación ayuda a controlar la infección, ya que aísla el microorganismo infectante. Esta respuesta es, por lo tanto, un mecanismo adaptativo tendente a controlar la amenaza inicial y a incrementar la disponibilidad de energía en una situación de estrés, es decir, en una situación en la cual las demandas de energía están incrementadas. Existe una creciente evidencia que muestra que, de acuerdo a la susceptibilidad genética, el reconocimiento de esta susceptibilidad genética tiene implicaciones terapéuticas, ya que permitiría reconocer a los individuos que estarían predispuestos para

Tabla 62-1. Acontecimientos históricos relacionados con la sepsis

Científico	País	Comentario
Dominique- Jean Larrey (1766-1842)	Francia	Cirujano de Napoleón Bonaparte. Propuso la amputación como primera opción terapéutica (hasta ese momento la amputación era el último escalón terapéutico). Con esta medida consiguió disminuir la mortalidad en el campo de batalla
Ignaz Semmelweis (1818-1865)	Austria	Obstetra. Observó que al realizar autopsias sin guantes y posteriormente atender partos sin tomar medidas higiénicas se generaba sepsis puerperal. Con la simple medida del lavado de manos disminuyó de un 16 % a un 3 % la mortalidad puerperal
Louis Pasteur (1822-1895)	Francia	El famoso bacteriólogo francés fue responsable de numerosos avances en enfermedades infecciosas, como cuando aisló estreptococos en pacientes sépticos y comenzó a plantear la posibilidad de que los contagios se dieran a través de los microorganismos
Edwin Klebs (1834-1913)	Alemania	Fue uno de los ayudantes principales de Rudolf Virchow. Encontró diversas bacterias en un gran número de muestras que procedían de autopsias. Fue el primer científico que atribuyó a estas la etiología de la sepsis
Robert Koch (1843-1910)	Alemania	Describió los postulados de infectividad y transmisibilidad dando paso a una nueva concepción de las enfermedades infecciosas. Hasta entonces se tenía la teoría de que las infecciones se producían por «generación espontánea». A partir de este momento se reconoce que los vehículos transmisores de estas enfermedades son organismos unicelulares
Richard Pfeiffer (1846-1921)	Alemania	Pediatra y bacteriólogo. En 1892 identificó la endotoxina que producía el *shock* séptico *in vivo*, distinguiéndola de las toxinas producidas en los cultivos bacterianos *in vitro*
Sir William Osler (1849-1919)	Reino Unido	Fue el primero que observó que la muerte producida por una infección sistémica era resultado de una respuesta exagerada y desordenada del huésped inducida por el patógeno
William Coley (1862-1936)	Estados Unidos	En 1893, este cirujano neoyorquino sugirió que el microorganismo podía desencadenar ciertas respuestas en el huésped y ser estas las responsables de las manifestaciones observadas
Hugo Schottmüller (1867-1936)	Alemania	En 1914 estableció la definición de sepsis
Alexander Fleming (1881-1955)	Reino Unido	En 1928 descubrió la penicilina, pero hasta 1943 no se empezó a usar en clínica gracias a Howard W. Florey y Ernst B. Chain en Inglaterra
E. A. Carswell	Estados Unidos	Él y su equipo aislaron en 1975 una sustancia producida por la activación de macrófagos, monocitos y linfocitos después de la exposición a la endotoxina, el conocido factor de necrosis tumoral, responsable de la clínica de la sepsis. Nació así la necesidad no solo de encontrar el tratamiento de la sepsis, sino también de entender su fisiopatología
Roger Bone	Estados Unidos	En la Conferencia de Consenso de 1991, Roger Bone y sus compañeros consiguieron fijar un esquema conceptual sobre la sepsis que sirvió para conocer mejor la historia natural de la enfermedad
Surviving Sepsis Campaign (2002-2004)	Internacional	La Campaña Sobreviviendo a la Sepsis (*Surviving Sepsis Campaign*, SSC), promovida por tres prestigiosas sociedades científicas, tuvo como objetivo crear guías universalmente aceptadas para el manejo de la sepsis y disminuir su morbimortalidad. En 2004 se crearon las *Guías de la supervivencia a la sepsis*, en las que se reunía en un solo documento toda la evidencia científica disponible sobre el tratamiento de la sepsis
Surviving Sepsis Campaign (2008, 2012, 2016, 2021)	Internacional	La SCC publicó sucesivas guías con la evidencia científica actualizada para el manejo de la sepsis y el *shock* séptico

desarrollar una respuesta inmunitaria y neurohormonal incontrolada y, consecuentemente, disfunción orgánica.

La sepsis comienza cuando los microorganismos o sus componentes son reconocidos por células inmunológicamente activas, principalmente macrófagos y células endoteliales. Estas células tienen una variedad de receptores que eficientemente reconocen los productos microbacterianos.

Entre estos receptores se han reconocido los denominados receptores de tipo Toll (TLR, *Toll-like receptors*) TLR-4 y TLR-2, el CD-14 y el MD-2. Estos receptores, en general, están compuestos por dos subunidades: una subunidad capta la bacteria y la otra transmite la información para que la célula produzca citocinas y otros mediadores. Aunque la función de las subunidades está coordinada, estas son completamente independientes. El receptor MD-2 actúa como ayudante de los TLR incrementando drásticamente su actividad.

Por su parte, el grupo de los TLR descritos por Medzhitov desempeña un papel crítico en la activación de la respuesta inflamatoria. La secuencia de este proceso de activación es la siguiente: en el caso, por ejemplo, de las bacterias gramnegativas, la liposacaridasa (LPS) liberada por la membrana bacteriana se une a dos proteínas séricas que tienen funciones similares: la LPS *binding protein* (LBP) y el factor soluble CD14. El complejo LPS-LPB o el complejo LPS-CD14s se unen entonces el receptor del macrófago CD14, el cual presenta la LPS al también receptor de membrana CD14. Cuando la LPS es captada por estas proteínas, es reclutada por TLR-4 (*signal-transducing receptor*), que después de algunos pasos adicionales finalmente activa la transcripción del factor natural κβ (NF-κβ). Este último es el encargado de inducir la producción en el núcleo celular de las diversas citocinas y mediadores. El resultado final es la producción de una miríada de mediadores inflamatorios y antiinflamatorios. La no modulación de estos mediadores endógenos es lo que conlleva al fallo multiorgánico que caracteriza la sepsis.

Hasta ahora se reconoce que hay una respuesta inflamatoria que es equilibrada por una respuesta antiinflamatoria. Se reconoce, a su vez, que la respuesta inflamatoria tiene dos fases: una temprana, en la cual el factor de necrosis tumoral (TNF), la interleucina (IL) 6 y la IL-1β son los principales mediadores. Estos mediadores alcanzan su pico de producción en término de horas; y una fase tardía, que es fundamentalmente mediada por la citocina llamada «proteína de alta movilidad» (HMGB1).

Con relación a la respuesta antiinflamatoria, se producen varias citocinas como son la IL-10 y el factor de crecimiento transformante β (TGF-β); sin embargo, la evidencia reciente revela que el sistema nervioso central, particularmente el nervio vago, es un regulador importante de la respuesta inflamatoria a través de la producción y acción de la acetilcolina sobre receptores nicotínicos presentes en los macrófagos. En la Tabla 62-2 se describen las principales funciones de la célula endotelial. Durante la sepsis, esta función reguladora del endotelio se afecta significativamente, ya que el endotelio adopta una función procoagulante, induce una vasodilatación patológica en los grandes vasos y vasoconstricción a nivel microcirculatorio, se altera la permeabilidad vascular y finalmente la activación del endotelio promueve y amplifica más la inflamación.

El factor XII desaparece como factor de contacto. Su activación es, sin embargo, importante en la regulación del tono vascular, ya que activa el sistema de las calicreínas, en particular la formación de la bradicinina. El factor tisular endotelial es reconocido hoy

Tabla 62-2. Principales funciones de la célula endotelial

- ✔ Control de la coagulación manteniendo un balance entre la coagulación y la fibrinólisis
- ✔ Regulación del tono vascular
- ✔ Control de la permeabilidad vascular
- ✔ Regulación de la adhesión y migración de los leucocitos y macrófagos y de la actividad inflamatoria

como el factor iniciador de la coagulación. Al activarse este factor tisular, forma un complejo con el factor VII. La activación del complejo factor tisular-factor VII, en forma interrelacionada con la activación de los tradicionales factores de las vías intrínsecas y extrínsecas, conlleva la activación del factor X y, consecuentemente, la formación de trombina y coágulo de fibrina. Por su parte, la trombina tiene múltiples funciones a través de la activación del receptor de trombina propiamente dicho y del receptor llamado trombomodulina. Esta proteína no solo promueve la coagulación sino también tiene actividad proinflamatoria. Promueve directamente la coagulación induciendo la formación del coágulo de fibrina al convertir el fibrinógeno en fibrina. Adicionalmente, al unirse con el receptor de trombina, amplifica la coagulación, ya que el complejo trombina-receptor de trombina tiene función procoagulante induciendo la expresión del factor tisular y la activación plaquetaria; al mismo tiempo, la trombina tiene actividad antifibrinolítica al activar el factor inhibidor de la fibrinólisis (TAFI). La trombina tiene también actividad proinflamatoria, ya que estimula factores como las adhesinas, promoviendo así la migración de leucocitos y macrófagos, y activa el NF-κβ, induciendo así la producción de múltiples mediadores inflamatorios.

En condiciones normales estas acciones procoagulante, antifibrinolítica y proinflamatoria inducidas por la activación del complejo trombina-receptor de trombina están balanceadas por la acción de los anticoagulantes naturales tales como la proteína C, el sistema de antitrombinas y el inhibidor del factor tisular, así como también por la activación simultánea del sistema fibrinolítico. La trombina, al unirse al receptor trombomodulina, activa la proteína C, la cual es un anticoagulante y fibrinolítico natural ya que inactiva los factores V y VIII y el factor inhibidor del plasminógeno (PAI-1). La proteína C tiene también actividad antiinflamatoria: indirectamente, al inhibir la formación de trombina, y directamente, a través de la inhibición de la actividad y adhesión de los neutrófilos y de la inhibición del NF-κβ.

Asimismo, hay evidencia que sugiere que la activación de la proteína C favorece la supervivencia celular a través de la modulación de genes reguladores de la apoptosis. Los otros anticoagulantes naturales, la antitrombina III y el factor inhibidor del factor tisular, también se activan en condiciones normales cuando se activa la coagulación.

Finalmente, sabemos que cuando se activa la coagulación, se activa también la fibrinólisis a través de la inducción del activador tisular del plasminógeno (tPA), que convierte el plasminógeno en plasmina, la cual, por supuesto, media la fibrinólisis del coágulo.

En resumen, en condiciones normales existe una homeostasis entre la coagulación y la fibrinólisis. Durante la sepsis, debido a un daño directo del endotelio por parte de los microorganismos o sus componentes, se exponen las estructuras subendoteliales al contacto con la sangre y, por tanto, se activa la cascada de la coagulación con formación de trombina. Igualmente, y de forma significativa, los mediadores de la inflamación inducen directamente la activación y expresión del factor tisular endotelial, lo cual por supuesto implica activación de la coagulación. En estas condiciones, la acción de la trombina que predomina es la acción sobre el receptor de trombina, porque la producción del receptor trombomodulina está disminuida, inducido esto también por la acción de los mediadores inflamatorios. Así pues, lo que predomina es la acción procoagulante. Al mismo tiempo que hay activación de la coagulación durante la sepsis, los anticoagulantes naturales no funcionan debido a la disminución en la síntesis como parte de la respuesta aguda al estrés, incremento en el consumo inducido por la activación prolongada de la coagulación, aumento en la inactivación por la acción de mediadores inflamatorios específicos como las elastasas y falta de activación debido a la disminución en los receptores de trombomodulina. Por último, durante la sepsis el proceso de fibrinólisis es inicialmente activado a través de la producción del activador del plasminógeno tisular por parte del endotelio. Sin embargo, dicha activación es seguida por la supresión de la fibrinólisis debido a una superproducción sostenida del PAI-1. El resultado final es el aumento en la coagulación y la disminución de la fibrinólisis, favoreciéndose así la formación de microtrombosis.

Con relación al control del tono vascular, en condiciones normales existe un balance entre las sustancias vasodilatadoras y las vasoconstrictoras. Entre las vasodilatadoras están, la prostaciclina, el óxido nítrico, las bradicininas y el factor hiperpolarizante dependiente del endotelio, el cual activa los canales de potasio sensibles a ATP. Entre las vasoconstrictoras están las endotelinas, que son las sustancias más potentes conocidas en la actualidad, y la angiotensina II.

Durante la fase temprana de la sepsis hay una disminución de la forma endotelial constitutiva del óxido nítrico (nitrosopenia) y una alteración en los receptores endoteliales del óxido nítrico que hace que la relajación endotelial esté perturbada, lo que se conoce como el «endotelio aturdido». Esta situación es seguida por un incremento en la forma inducible del óxido nítrico a nivel de la circulación general, lo que está asociado con la vasodilatación patológica y la tendencia a la hipotensión observada durante la sepsis. A nivel microcirculatorio, sin embargo, lo que predomina es la vasoconstricción, como ha sido recientemente visualizado con la utilización de la polarización espectral ortogonal. El resultado final de los cambios en el tono vasomotor, es decir, vasodilatación patológica a nivel de la circulación general y por lo tanto tendencia a la hipotensión sistémica y vasoconstricción a nivel microcirculatorio, contribuye a la hipoperfusión tisular. Ahora bien, el endotelio es sensible a la disminución del flujo sanguíneo tisular a través de mecanorreceptores que inducen la inactivación de los canales de potasio sensibles a ATP y, consecuentemente, despolarización de la membrana celular, lo que se traduce en acumulación de calcio intracelular, activación del NF-κβ y más producción de óxido nítrico. Lo anterior implica más inflamación y más vasodilatación sistémica.

Asimismo, el óxido nítrico está implicado en la disfunción mitocondrial asociada con la sepsis. El óxido nítrico, entre otras muchas cosas, puede reaccionar con radicales superóxido y formar el compuesto peroxonítrico, el cual es altamente reactivo y citotóxico, y es capaz de producir lesión endotelial, disfunción mitocondrial, clivaje del ADN y necrosis celular. A su vez, la lesión del ADN activa la enzima poli-ADP-ribosa polimerasa (PARP), la cual produce depleción del dinucleótido de nicotinamida y adenina (NAD) oxidado y, en consecuencia, disfunción mitocondrial

con bloqueo de las vías metabólicas productoras de energía y muerte celular. Más recientemente se ha mostrado evidencia que sugiere que la PARP es también capaz de regular la transcripción de genes proinflamatorios y de esta manera influir en la respuesta inflamatoria al estrés. Luego entonces, el peroxonítrico no solamente produce lesión celular directa, sino que también activa la PARP, la cual induce disfunción mitocondrial y consecuentemente depleción de ATP, muerte celular y tiene actividad proinflamatoria.

Finalmente, existe evidencia de que durante la sepsis hay un incremento en la apoptosis celular mediada, entre otras cosas, por los niveles incrementados del óxido nítrico. Lo anterior significa que durante la sepsis hay muerte celular debido a necrosis celular y muerte celular inducida por apoptosis. Al parecer, la necrosis celular activa aún más la respuesta inflamatoria, mientras que la apoptosis induce una respuesta antiinflamatoria. El significado de esta diferencia puede tener implicaciones fisiopatológicas y terapéuticas que están aún en investigación. De cualquier manera, muerte celular por cualquier mecanismo implica disfunción orgánica.

Con relación a la permeabilidad vascular, los microorganismos o sus productos y los mediadores inflamatorios producen una lesión endotelial directa, lo que se traduce, por supuesto, en alteración de la permeabilidad vascular. Adicionalmente, el déficit de ATP por sí mismo produce alteración de la permeabilidad vascular debido a la disfunción de las bombas iónicas de sodio-potasio y calcio, y a la disminución de la unión intercelular a nivel endotelial. La razón es simple, estos son procesos dependientes de la presencia directa de ATP. Más aún, la disminución del flujo por sí misma conlleva una rápida despolarización de la célula endotelial mediada, como habíamos dicho, a través de la inactivación de los canales de potasio sensibles a ATP y, por lo tanto, más edema intracelular y más inflamación. El aumento de la permeabilidad vascular tiene como implicación la salida del volumen intravascular hacia el intersticio y, por ende, una disminución del volumen intravascular efectivo, lo cual se traduce en disminución de la perfusión tisular y más disoxia, amplificación de la inflamación.

El endotelio tiene un papel primordial en la producción de mediadores inflamatorios y en que la activación de la coagulación está estrechamente interrelacionada con el proceso inflamatorio. Con relación a la activación de los leucocitos y macrófagos, el endotelio también es factor primordial, este proceso se lleva a cabo gracias a la activación por parte del endotelio de las adhesinas, de las cuales hay tres familias: selectinas, integrinas y la familia de las inmunoglobulinas supergenes. Durante la sepsis se incrementa la expresión de estas adhesinas por parte del endotelio y comienza el proceso de rodamiento de los leucocitos mediado por las selectinas; subsecuentemente, se produce una interacción entre las integrinas sobre los leucocitos y de las ICAM sobre las células endoteliales, produciéndose así una firme adhesión de los leucocitos sobre el endotelio. Posteriormente, cinco clases de moléculas diferentes (integrinas, inmunoglobulinas, selectinas, receptores de quimiocinas y un conjunto de otras moléculas) median la migración de los leucocitos a través de la pared endotelial, después de lo cual los factores quimiotácticos, entre los cuales los más importantes son el factor de activación plaquetaria (PAF) y la IL-8, atraen los leucocitos hasta el sitio del ataque primario. En la Tabla 62-3 se describen las principales consecuencias de la disfunción del endotelio durante la sepsis.

Tabla 62-3. Principales consecuencias de la disfunción endotelial

✔ Promueve la coagulación y disminuye la fibrinólisis, favoreciéndose, por tanto, la formación de microtrombosis

✔ Induce una vasodilatación sistémica refractaria y una vasoconstricción capilar excesiva, disminuyéndose así la perfusión tisular

✔ Se asocia con una alteración de la permeabilidad vascular, lo que resulta en disminución del volumen intravascular y, por lo tanto, más hipoperfusión tisular

✔ Activa y amplifica el proceso inflamatorio, lo cual se asocia con disfunción mitocondrial y muerte celular

El estado hiperdinámico se caracteriza por un aumento de la frecuencia cardíaca y una disminución de la resistencia arterial sistémica y, consecuentemente, un aumento del gasto cardíaco con el fin de incrementar el aporte de oxígeno. Sin embargo, si este estado hiperdinámico persiste en el tiempo, el aumento en la demanda de oxígeno y energía que implica su funcionamiento, asociado a un déficit de aporte a nivel capilar, determinado esto último por la presencia de microtrombosis, alteración del flujo microcirculatorio y disfunción mitocondrial, se perpetuaría el déficit existente creando así un círculo vicioso que termina en mayor disfunción orgánica.

En cuanto al estado hipermetabólico la situación no es diferente. Este estado se caracteriza por un aumento en la actividad del glucólisis, lipólisis y proteólisis con fines gluconeogénicos y energéticos. La razón de la estimulación de estas vías metabólicas es porque, bajo condiciones de estrés, al organismo le interesa producir glucosa ya que este sustrato es la vía final común en el proceso metabólico energético, es utilizable en condiciones anaeróbicas y es el sustrato preferido por el cerebro. El mayor problema de la persistencia del estado hipermetabólico es la estimulación sostenida de la proteólisis, porque esta se hace a expensas de los músculos, y nosotros tenemos músculos que son órganos vitales como el corazón y los músculos respiratorios; por lo tanto, la proteólisis persistente podría causar mayor disfunción cardíaca y respiratoria.

La presencia del estado hiperdinámico e hipermetabólico es un mecanismo de defensa con el fin de aumentar el aporte de oxígeno y de los sustratos energéticos, pero su persistencia en el tiempo podría acentuar la disfunción orgánica.

4. Epidemiología

Llegados aquí, tenemos que tener un punto muy claro: se desconoce la incidencia real de la sepsis. Disponemos de la evidencia de todos los organismos internacionales que afirma que la incidencia y la mortalidad de la sepsis están infraestimadas, dependiendo de la identificación inicial del síndrome, de la definición específica utilizada, de los mecanismos de notificación, de la gravedad de la evolución, del lugar o país que se describen. Estos factores dan como resultado marcadas diferencias entre los datos mundiales. No obstante, la incidencia parece estar en aumento por varias razones: envejecimiento poblacional, comorbilidad, aumento de la inmunodepresión por nuevos tratamientos y aparición de técnicas y tratamientos más agresivos. En un estudio de Dombrovsky et al., realizado en el período 1993-2003 en hospitales comunitarios de Estados Unidos, se objetivó un aumento considerable de la tasa de hospitalización por sepsis: el porcentaje de casos de sepsis grave entre todos los casos de sepsis aumentó continuamente del 25,6 % en 1993 al 43,8 % en 2003 (p < 0,001).

Los datos globales sugieren que la sepsis contribuye a entre un tercio y la mitad de las muertes hospitalarias en Estados Unidos. Sin embargo, la mayoría de las muertes mundiales por sepsis ocurren en países con bajos recursos económicos, donde la incidencia exacta es difícil de estimar. En un estudio de Fleischmann et al., se realizó una búsqueda bibliográfica sobre la incidencia de la sepsis, teniendo en cuenta que la mayor parte de los datos provenían de países con mayores recursos económicos y mejor reconocimiento de la sepsis, y se extrapolaron los resultados considerando al resto de los países a nivel mundial, estimándose un total anual de 20,7 millones de casos de sepsis, 10,7 millones de casos de sepsis grave y un total de 5,3 millones de muerte anuales. Extrapolando la incidencia en Estados Unidos, Adhikari et al. estiman 15-19 millones de casos en todo el mundo. La Organización Mundial de la Salud estimó en 2017 un total de 30 millones de casos de sepsis, 19,4 millones por sepsis grave y 6 millones de muertes por año en el mundo.

En un estudio multicéntrico observacional desarrollado en Europa por Vicent et al. se observó que en los pacientes con sepsis el foco más habitual era el pulmonar (68 %), seguido del abdomen (22 %) y posteriormente de las infecciones del tracto urinario. Los cultivos fueron positivos en un 30-60 % de los casos, siendo los microorganismos más frecuentes *Staphylococcus aureus* (30 %, incluido un 14 % de resistentes a meticilina), especies de *Pseudomonas aeruginosa* (14 %) y *Escherichia coli* (13 %), aunque estos datos pueden variar según las poblaciones. Sin embargo, en otro estudio de Vicent et al. en el que participaron 14.000 pacientes de unidades de cuidados intensivos (UCI) de 75 países, se aislaron bacterias gramnegativas en el 62 % de los pacientes con sepsis graves, bacterias grampositivas en el 47 % y hongos en el 19 %.

5. Impacto sanitario: pronóstico y costes

La mortalidad de la sepsis es también muy variable: depende de los datos y registros de sepsis, de la identificación y del manejo terapéutico del síndrome y de la gravedad del cuadro. En los países de nuestro entorno oscila entre un 20 % y un 30 % y se relaciona de forma directa con el número de disfunción orgánica que presente el paciente, siendo cercana al 70 % cuando se produce el fracaso de cuatro o más órganos. La mortalidad de la sepsis es significativamente superior en pacientes mayores de 65 años, oscilando entre un 30 % y un 40 % de los casos y alcanzando el 50 % en pacientes que superan los 80 años.

En los resultados obtenidos en estudios antes mencionados, como el de Bouza et al., se observa una disminución significativa en las tasas de letalidad pese al aumento del número de casos de sepsis, con una disminución del 3,5 % anual en el período 2006-2011. Dombrovsky et al. objetivaron un descenso anual en la tasa de mortalidad del 1,4 % entre los años 1993 y 2003. Esta disminución de la mortalidad está probablemente relacionada con el cambio en el manejo de la sepsis producido en los últimos años.

A nivel económico, el consumo de recursos sanitarios asociados a la sepsis es muy elevado. Se estima que en España el gasto estaría alrededor de 345 millones de euros anuales. Se calcula que cada caso cuesta en Estados Unidos cerca de 34.000 euros, mientras que en Europa está entre 17.000 hasta 27.000 euros.

6. Definiciones: controversias

Otro punto claro: las definiciones de sepsis y *shock* séptico son deficitarias y controvertidas. Hablamos de un síndrome tan complejo que puede afectar a cualquier ser humano con distintas respuestas inmunológicas y clínicas (de ahí la variabilidad de signos, síntomas o de niveles de determinados biomarcadores), causado por centenares de patógenos (entre bacterias, hongos, virus o parásitos). La limitación es que desde hace años utilizamos un número limitado de variables clínicas y analíticas para su definición, aunque existan síntomas generales o biomarcadores que son similares entre las diferentes infecciones que causan una sepsis. En los últimos años hemos manejado tres definiciones con luces y sombras, y que explicamos a continuación.

6.1. Sepsis-1

En 1992 se publicó el primer consenso del American College of Chest Physicians/Society of Critical Care Medicine (ACCP/SCCM), que estableció el concepto de respuesta inflamatoria sistémica (o SIRS, síndrome de respuesta inflamatoria sistémica) como la respuesta a una variedad de lesiones clínicos graves y que se manifiesta como la presencia de dos o más de los siguientes hallazgos: temperatura > 38 °C, frecuencia cardíaca > 90 lpm; frecuencia respiratoria > 20 rpm; $PaCO_2$ < 33 mm Hg; leucocitos > 12 000/µL o < 4.000/µL o > 10 % de formas inmaduras; y desde ese momento el concepto de SIRS fue adoptado por clínicos e investigadores. Este mismo consenso define «sepsis» como la respuesta inflamatoria sistémica asociada a una infección. Del mismo modo, este consenso establece que la sepsis conlleva otras patologías por una continuidad de gravedad clínica y fisiopatológica: hipotensión inducida por sepsis, sepsis, *shock* séptico y síndrome de disfunción de múltiples órganos.

6.2. Sepsis-2

En el año 2001 el grupo de expertos de la Society of Critical Care Medicine (SCCM), la European Society of Intensive Care Medicine (ESICM), el American College of Chest Physicians (ACCP), la American Thoracic Society (ATS) y la Surgical Infection Society (SIS) recomendó que las definiciones de sepsis, sepsis grave y *shock* séptico del año 1992 deberían mantenerse. Este consenso expandió la lista de criterios diagnósticos, aumentando parámetros generales, parámetros hemodinámicos, parámetros inflamatorios y parámetros de perfusión tisular, pero no sugirió cambios en las definiciones por ausencia de evidencia.

La definición de sepsis basada en los criterios de SIRS ha sido ampliamente criticada por su alta sensibilidad, y es que, siguiendo tales criterios, cerca del 90 % de los pacientes admitidos en una UCI cumplen con la definición de sepsis. Sin embargo, estos criterios tienen una baja especificidad: microbiológicamente tie-nen una sensibilidad del 70,6 %, una especificidad del 37,5 %, un valor predictivo positivo del 63,7 % y un valor predictivo negativo del 45,1 %. Respecto a los criterios de SIRS, se describió sensibilidad del 69 %, una especificidad del 35 %, un valor predictivo positivo del 90 % y un valor predictivo negativo del 12 %. Esta baja especificidad se atribuye a que esta definición incluye una respuesta inflamatoria sistémica que se presenta en diversas patologías tanto infecciosas como no infecciosas, como infarto agudo de miocardio, pancreatitis o quemaduras, entre otras, que son procesos inflamatorios estériles. Por otro lado, si bien es cierto que, por definición, la sepsis es una respuesta inflamatoria con infección, la presencia de infección por sí sola no implica la presencia de sepsis, tal como se da en la colonización.

6.3. Sepsis-3

El Grupo de Trabajo de las Definiciones de Sepsis (Sepsis Definitions Task Force) publicó en 2016 el consenso Sepsis-3, con las definiciones actualizadas de sepsis y *shock* séptico. El consenso definió «sepsis» como «una disfunción orgánica potencialmente mortal causada por una respuesta desregulada del huésped a la infección». Esta nueva definición implica una respuesta no homeostática del huésped a la infección e incluye el concepto de «disfunción orgánica», lo cual implica gravedad, necesidad de diagnóstico y manejo precoz y convierte en superfluo el término «sepsis grave». El Grupo de Trabajo propone la puntuación SOFA (*Sequential Organ Failure Assessment*), que incluye una serie de criterios clínicos y de laboratorio. Otra novedad que introduce este consenso es el uso del qSOFA (*Quick SOFA*), que puede servir para considerar una posible infección en pacientes en quienes no se ha diagnosticado infección previamente, no requiere pruebas de laboratorio, se puede realizar de manera rápida y se puede utilizar para el cribado de pacientes en quienes se sospecha un cuadro de sepsis probable. Se sugiere que los criterios qSOFA pueden ser utilizados de manera inmediata por los clínicos para evaluar la disfunción de órganos, para iniciar o intensificar la terapia en su caso y para considerar la derivación a la atención crítica o aumentar la frecuencia de seguimiento, si aún no han llevado a cabo este tipo de acciones.

Este consenso también define «*shock* séptico» como «una subcategoría de la sepsis en la que las alteraciones circulatorias y del metabolismo celular son lo suficientemente profundas como para aumentar considerablemente la mortalidad», proponiendo los siguientes criterios para definir la aparición de *shock* séptico: hipotensión, requerimiento sostenido de vasopresores para mantener una presión arterial media (PAM) ≥ 65 mm Hg y un nivel de lactato sérico > 2 mmol/L.

Los nuevos criterios diagnósticos de Sepsis-3 para definir sepsis y *shock* séptico plantean dejar de lado el concepto de SIRS y reemplazarlo por la puntuación SOFA y qSOFA. Sin embargo, la definición sigue siendo subjetiva, por lo que se plantea definir en un futuro un nuevo concepto, Sepsis-4, en el que se incluirá el poder diagnóstico y pronóstico de los biomarcadores para mejorar el manejo de la sepsis y el *shock* séptico.

Las principales diferencias entre Sepsis-2 y Sepsis-3 se describen en la Tabla 62-4.

Tabla 62-4. Principales diferencias entre Sepsis-2 y Sepsis-3

Definición	Sepsis-2	Sepsis-3

Sepsis	SIRS
	+
	Infección
	  sospechada/documentada
		Infección
		  sospechada/documentada
		+
		2/3 variables qSOFA o
		  aumento ≥ 2 puntos SOFA

Sepsis grave	Sepsis + Hipotensión Lactato > 2 mmol/L INR > 1,5 o TTPa > 60 s Plaquetas < 100.000/µL Bilirrubina > 4 mg/L Diuresis < 0,5 ml/h (2 h) SatO$_2$ < 90 % basal	Desaparece

***Shock* séptico**	Sepsis
	+
	Hipotensión a pesar de
	  adecuada resucitación con
	  fluidos
		Sepsis
		+
		Necesidad de vasopresores
		  (PAM > 65 mm Hg)
		+
		Lactato > 2 mmol/L tras
		  resucitación adecuada con
		  fluidos

INR: índice internacional normalizado; PAM: presión arterial media; qSOFA: *Quick SOFA*; SatO$_2$: saturación arterial de oxígeno; SIRS: síndrome de respuesta inflamatoria sistémica; SOFA: *Sequential Organ Failure Assessment*; TTPa: tiempo de tromboplastina parcial activada.

7. Diagnóstico

El diagnóstico de la sepsis es un proceso complejo y dinámico que requiere una alta sospecha clínica por la variabilidad de tipos de pacientes, distintos patógenos y una gran variabilidad de signos, síntomas y diferentes resultados analíticos. Por ello, es crucial realizar una historia detallada (antecedentes, factores de riesgo, síntomas, etc.), una exploración física exhaustiva y completa y la interpretación crítica de los hallazgos analíticos, radiológicos y microbiológicos.

7.1. Diagnóstico clínico: escalas de identificación y gravedad de la sepsis

La sepsis se define como una disfunción orgánica potencialmente mortal causada por una respuesta desregulada del huésped a la infección. La disfunción orgánica se puede identificar como un cambio agudo en la puntuación SOFA total ≥ 2 puntos como consecuencia de la infección (v. Tabla 62-4). Una puntuación SOFA ≥ 2 refleja un riesgo de mortalidad global de aproximadamente el 10 % en una población hospitalaria general con sospecha de infección. La escala SOFA se recoge en la Tabla 62-5. Los criterios de SIRS son inespecíficos, pero nos pueden ayudar en los casos de sospecha general de infección.

Los pacientes con *shock* séptico pueden identificarse como aquellos con clínica de sepsis e hipotensión persistente que requiere vasopresores para mantener una PAM ≥ 65 mm Hg y con un nivel de lactato sérico > 2 mmol/L (18 mg/dL) a pesar de la reanimación con volumen adecuado. Con estos criterios, la mortalidad hospitalaria supera el 40 %.

Se ha propuesto la escala qSOFA como herramienta para facilitar la identificación de los pacientes con posible sepsis (los cuales serían candidatos a monitorización estrecha), siendo significativa cuando se cumplen dos o más criterios. El problema es que, recientemente, las nuevas guías de la SSC de 2021 descartan el uso de qSOFA para detectar la sepsis y para su diagnóstico precoz porque tiene una baja sensibilidad, pero sigue siendo una excelente escala pronóstica (Tabla 62-6). La sepsis y el *shock* séptico deben descartarse siempre que se tenga la sospecha.

Una escala que está siendo cada vez más utilizada para la detección de posibles casos de sepsis y que constituye una de las mejores herramientas actuales es NEWS (*National Early Warning Score*), que tiene buena capacidad para detectar tempranamente sepsis utilizando solamente criterios clínicos sin necesidad de ninguna analítica. Recientes estudios le proporcionan mejor capacidad discriminativa y mejor sensibilidad y especificidad que otras como el SIRS, qSOFA e incluso SOFA.

7.2. Diagnóstico microbiológico

Ante la sospecha de sepsis o *shock* séptico, siempre se deben recoger cultivos de las muestras más adecuadas según el cuadro clínico para la identificación microbiológica, preferentemente antes de iniciar el tratamiento antibiótico, pero sin que el inicio de este conlleve un retraso de más de 30 minutos. Al menos deben extraerse siempre dos hemocultivos para mejorar la rentabilidad y la identificación de los microorganismos. También debe valorarse la necesidad de extraer cultivos de otras muestras biológicas (esputo, broncoaspirado, orina, abscesos, derrame pleural, punción lumbar, cultivo de catéteres, etc.). Se recomienda la realización de antígenos en orina para descartar *Streptococcus pneumoniae* y *Legionella pneumophila* en sepsis de origen respiratorio por neumonía. Se recomienda asimismo la realización de reacción en cadena de la polimerasa de virus respiratorios como SARS-CoV-2 y gripe. Para la recogida de muestras respiratorias puede ser necesaria la realización de una fibrobroncoscopia.

La identificación de los microorganismos debe realizarse en el laboratorio de Microbiología mediante la caracterización morfológica, estudios bioquímicos o inmunológicos o con espectrometría (p. ej., MALDI-TOF). Además debe estudiarse la sensibilidad *in vitro* a los antibióticos, para poder optimizar y dirigir el tratamiento antibiótico. La introducción de las diferentes pruebas rápidas, incluyendo las moleculares, está revolucionando el diagnóstico precoz de la sepsis y acortando el inicio del tratamiento antibiótico apropiado para estos enfermos.

7.3. Diagnóstico radiológico

El diagnóstico radiológico es parte del manejo del paciente séptico, y para determinados focos es crucial. Siempre debe ser considerado de forma precoz, pero también debe ser valorado conjuntamente; por ejemplo, para que no retrase el inicio de un tratamiento específico o de soporte.

Tabla 62-5. Escala SOFA

Criterios	0	1	2	3	4
Respiratorio PaO$_2$/FiO$_2$ (mm Hg) o SatO$_2$/FiO$_2$	≥ 400	< 400 221-301	< 300 142-220	< 200 67-141	< 100 < 67
Coagulación Plaquetas 10.000/μL	≥ 150	< 150	< 100	< 50	< 20
Hepático Bilirrubina (mg/dL)	< 1,2	1,2-1,9	2-5,9	6-11,9	> 12
SNC Escala de Coma de Glasgow	15	13-14	10-12	6-9	< 6
Renal Creatinina (mg/día) o diuresis (mL/día)	< 1,2	1,2-1,9	2-3,4	3,5-4,9 < 500	> 5 < 200
Cardiovascular* Presión arterial o fármacos vasoactivos	PAM ≥ 70 mm Hg	PAM < 70 mm Hg	Dopamina < 5 o dobutamina cualquier dosis	Dopamina 5,1-15 o epinefrina ≤ 0,1 o noradrenalina ≤ 0,1	Dopamina > 15 o epinefrina > 0,1 o noradrenalina > 0,1

*Fármacos vasoactivos administrados durante 1 hora (dosis μg/kg/min). FiO$_2$: fracción de oxígeno inspirado; PAM: presión arterial media; PaO$_2$: presión arterial de oxígeno; SatO$_2$: saturación arterial de oxígeno; SNC: sistema nervioso central; SOFA: *Sequential Organ Failure Assessment*.

8. Biomarcadores

En la Tabla 62-7 se describen los cuatro principales biomarcadores utilizados de forma general en la sepsis, considerando su capacidad de diagnóstico, monitorización y predicción. A continuación se detallan las principales características de cada biomarcador.

8.1. Proteína C reactiva

La proteína C reactiva (PCR) es una proteína de fase aguda sintetizada principalmente por los hepatocitos en respuesta a procesos infecciosos, inflamatorios y de daño tisular. Su síntesis es inducida por mediadores de la respuesta inflamatoria como la IL-1, la IL-6 y el TNF-α. Por tanto, la síntesis y secreción de PCR refleja la producción de citocinas proinflamatorias.

Su mecanismo de acción se basa en la activación del sistema del complemento después de su unión a la fosforilcolina de la membrana de las bacterias. La PCR evita la unión de granulocitos

a las células endoteliales y la síntesis de superóxidos, y estimula la producción de antagonistas del receptor de la IL-1.

La secreción de PCR comienza a las 4-6 horas de producirse el estímulo, y tarda entre 36 y 50 horas en alcanzar su mayor concentración circulante; tiene, por tanto, una cinética lenta. Su tiempo de vida media es de 19 horas y su valor predictivo mejora con el tiempo, siendo máximo entre las 24 y las 48 horas. Su mayor utilidad está relacionada con mediciones seriadas (con el fin de monitorizar la respuesta terapéutica del paciente) y no en mediciones aisladas.

Se encuentran valores elevados de PCR en muchos procesos no infecciosos, como enfermedades autoinmunes, trastornos reumáticos (como la artritis reumatoide), en el síndrome coronario agudo, en traumatismos, en quemaduras, en tumores malignos y después de una intervención quirúrgica. Los valores de PCR circulante también se incrementan en infecciones leves, por lo que no puede correlacionarse su valor con la gravedad de la infección. La PCR tiene, por tanto, valor limitado en el diagnóstico de la sepsis. Es un buen marcador de inflamación, pero no de pronóstico.

Tabla 62-6. Criterios *Quick SOFA*

Frecuencia respiratoria	> 22 rpm
Alteración del nivel de consciencia	GCS ≤ 13
Presión arterial sistólica	≤ 100 mm Hg

Cada variable alterada es un punto. Si > 2 se trata de un paciente con mayor riesgo de ingreso en UCI y/o mortalidad intrahospitalaria.

GCS: Escala de Coma de Glasgow; SOFA: *Sequential Organ Failure Assessment*; UCI: unidad de cuidados intensivos.

Tabla 62-7. Principales biomarcadores utilizados en la sepsis

Biomarcadores	Diagnóstico	Monitorización	Predictor de mortalidad
Lactato	No	Sí ++	Sí ++
Procalcitonina	Sí	Sí ++	Sí +
Proteína C reactiva	No	Sí	Sí/no
Leucocitosis	No	¿Sí?	No

8.2. Procalcitonina

La procalcitonina (PCT) es un péptido de 116 aminoácidos, prohormona de la calcitonina. Se sintetiza en las células C del tiroides y es codificada por el gen *Calc-1*, localizado en el cromosoma 11. Tiene un origen extratiroideo en los macrófagos y monocitos del hígado, leucocitos y células neurocrinas de pulmón e intestino cuando existe una infección. Este péptido sufre sucesivas escisiones en las células neuroendocrinas del tiroides, pulmón y páncreas hasta formar distintas moléculas, como calcitonina (32 aminoácidos), katacalcina (21 aminoácidos) y un fragmento N-terminal denominado aminoprocalcitonina (57 aminoácidos). La liberación de PCT puede ser inducida por toxinas del microorganismo o indirectamente por citocinas proinflamatorias. La función de la PCT durante la sepsis es intervenir en el mecanismo regulador de la síntesis de óxido nítrico, responsable de la hipotensión.

La PCT se eleva también en los primeros días de evolución de un traumatismo grave, en las quemaduras graves, en enfermedades autoinmunes, en la insuficiencia renal y en intervenciones quirúrgicas, observándose valores elevados de PCT circulante en ausencia de infección. Es la molécula que mayor sensibilidad y especificidad ha demostrado en la sepsis. Es indetectable en estados saludables, pero aumenta rápidamente en respuesta a estímulos proinflamatorios, especialmente infecciones bacterianas.

En teoría, los niveles de PCT combinados con la evaluación clínica pueden facilitar el diagnóstico de infecciones bacterianas graves y el inicio temprano de antimicrobianos. Los niveles de PCT permiten una adecuada monitorización del tratamiento antibiótico, ya que muestran un incremento temprano cuando hay infección y descienden rápidamente cuando la infección responde al tratamiento. En individuos sanos, los niveles circulantes de PCT son muy bajos, usualmente < 0,1 ng/mL. Valores de PCT < 0,5 ng/mL son característicos de infecciones virales y procesos inflamatorios crónicos no infecciosos; valores entre 0,5 y 2 ng/mL indican sepsis y > 10 ng/mL correspondería a sepsis y *shock* séptico.

Las indicaciones de la medición de la PCT son: diagnóstico diferencial del SIRS de origen infeccioso y no infeccioso, ayudar a diferenciar una infección bacteriana de una viral o fúngica, evaluar la gravedad de la sepsis e inflamación sistémica, monitorización de la infección y respuesta terapéutica, evaluación de la indicación de la terapia antibiótica siempre junto a aspectos clínicos, diagnóstico diferencial de procesos infecciosos, como ayuda a la desescalada o fin del tratamiento antibiótico, y por último valoración del pronóstico.

La PCT parece ser uno de los mejores biomarcadores de sepsis. Se ha propugnado su uso clínico como una prueba diagnóstica de la sepsis de causa bacteriana que ayuda a un pronto reconocimiento de la infección y consiguiente tratamiento precoz. Aunque, por ejemplo, la SSC no recomienda su uso para la decisión de iniciar un tratamiento antibiótico, que solamente se guiaría por criterios clínicos. Esto es tema de mucho debate, ya que la SSC sí considera que ayuda a desescalar o finalizar el tratamiento. Y otras guías, como la del Código Sepsis de España, sí consideran el valor de PCT una ayuda diagnóstica, siempre teniendo en cuenta todo el contexto del enfermo (factores de riesgo, clínica, gravedad). Existen diferentes estudios que apoyan la monitorización de PCT como guía de manejo, inicio y desescalada de la antibioterapia.

8.3. Lactato

La monitorización de los niveles de lactato en la reanimación y estabilización del paciente con *shock* séptico se relaciona con la mejora en la morbimortalidad de los pacientes.

El lactato refleja hipoperfusión y metabolismo anaeróbico en la sepsis grave y el *shock* séptico. Niveles elevados se relacionan con mayor mortalidad en pacientes con sepsis: concentraciones de lactato (> 5 mmol/L) implican un mal pronóstico en pacientes graves.

Es considerado el mejor biomarcador de hipoperfusión e hipoxia tisular. Si se consigue reducir el lactato en 24-48 horas, las posibilidades de supervivencia se incrementan notablemente. Todos los pacientes con lactato > 2,5 mmol/L deben ser estrechamente vigilados y monitorizados, ya que dicho valor es un predictor independiente de gravedad.

8.4. Nuevos biomarcadores

Existe una creciente cantidad de nuevos biomarcadores en la sepsis, pero aunque tengan resultados muy positivos tanto para el diagnóstico como para la monitorización y el pronóstico, siguen siendo muy poco utilizados en la práctica clínica diaria. En la Tabla 62-8 se describen los principales biomarcadores antiguos y nuevos, y su capacidad diagnóstica y pronóstica.

Como se puede valorar en la Tabla 62-8, los mejores biomarcadores diagnósticos, a pesar de las controversias de las guías, son la PCT, el sTREM-1 (preferentemente en neumonías) y la presepsina. Aunque casi todos tienen una buena-moderada capacidad pronóstica, la proadrenomedulina es muy prometedora y ha demostrado superioridad en varios estudios y revisiones, además de su capacidad para detectar los pacientes con alto riesgo de *shock* o fracaso renal.

Sin duda, los biomarcadores tienen muchas limitaciones, motivo por el cual debemos considerar su uso combinado. Esto es lo que hacemos desde hace años, combinar criterios clínicos y biomarcadores para la detección y posible diagnóstico de un paciente con sospecha de infección/sepsis.

9. Monitorización hemodinámica

Todo paciente con sospecha de sepsis debe monitorizarse desde el punto de vista hemodinámico mediante los siguientes parámetros: frecuencia cardíaca, frecuencia respiratoria, presión arterial, presión arterial de oxígeno, temperatura, diuresis y nivel de consciencia. Se debe considerar la monitorización invasiva en caso de evolución desfavorable o presencia de *shock* séptico, mediante la presión arterial invasiva y la monitorización hemodinámica invasiva con sistemas de termodilución. Para adultos con *shock* séptico se recomienda como cifras tensionales objetivo una PAM inicial de 65 mm Hg, aunque debe individualizarse en cada caso. En la Tabla 62-9 se describen las diferentes fases de la sepsis y sus posibilidades hemodinámicas de monitorización y tratamiento.

Tabla 62-8. Comparación de los biomarcadores antiguos y nuevos según su capacidad diagnóstica y pronóstica

Biomarcador	Valor diagnóstico	Sensibilidad diagnóstica	AUC-Diagnóstico	Valor pronóstico	Infecciones
PCR	+/−	0,75	0,77	No	Sepsis
PCT	Sí ++	0,82	0,89	Sí	Sepsis, neumonías, bacteriemias, abdominales
IL-6	Sí −−	0,76	0,79	+/−	Sepsis
sTREM1	Sí +	0,79	0,89	Sí	Neumonía, meningitis
suPAR	+/−	0,78	0,68	Sí	Sepsis, tuberculosis
pro-ADM	No	0,53	0,72	Sí	Neumonía, sepsis
Presepsina	Sí +	0,79	0,82	Sí	Sepsis

IL-6: interleucina 6; PCR: proteína C reactiva; PCT: procalcitonina; pro-ADM: proadrenomedulina; sTREM1: *soluble triggering receptor expressed on myeloid cells 1*; suPAR: forma soluble del receptor activador de plasminógeno tipo urocinasa.

Se debe realizar una analítica de sangre completa con hemograma, coagulación, función renal, función hepática, lactato y biomarcadores infecciosos como PCR y PCT. La gasometría también es útil para evaluar la presencia de acidosis metabólica.

Existen otros parámetros que permiten orientar la situación hemodinámica y la precarga del paciente y su respuesta tras administración de fluidoterapia:

- Los parámetros estáticos no permiten predecir con fiabilidad la respuesta al volumen. Únicamente una presión venosa central (PVC) baja puede asociarse a hipovolemia.
- Se sugiere usar el tiempo de relleno capilar para guiar la reanimación como complemento de otras medidas de perfusión, incluida la monitorización del lactato. Este parámetro tiene una evidencia débil según la SSC de 2021.
- La variación del volumen sistólica y la variación de la presión de pulso son buenos predictores de la respuesta a volumen en el paciente con ventilación mecánica sin respiración espontánea y en ritmo sinusal.
- La maniobra de elevar las piernas identifica con gran fiabilidad a los pacientes que responderán a la administración de volumen y no se afecta ni con la respiración espontánea ni con las arritmias.
- La ecografía es una herramienta dinámica útil en la respuesta hemodinámica tras administración de volumen. Además, permite conocer la presencia de disfunción cardíaca/*shock* cardiogénico asociado a la sepsis.

- La monitorización continua mediante sistemas de termodilución (Swan-Ganz o sistema PiCCO, entre otros) permite orientar la resucitación en *shock* séptico o mixto.

Las medidas dinámicas han demostrado una mejor precisión diagnóstica en la predicción de la respuesta a los fluidos en comparación con las técnicas estáticas.

10. Tratamiento específico de la sepsis

En nuestra era moderna, a pesar de las muchas décadas tratando la sepsis, a día de hoy solamente contamos con dos tratamientos específicos para la sepsis: los antibióticos y el control del foco.

10.1. Tratamiento antibiótico de la sepsis

Para plantear un correcto tratamiento antibiótico de la sepsis (TAS) dependemos de la interacción de tres factores: características del paciente, características del patógeno y características del antibiótico, como describimos en la Tabla 62-10. Y otro factor importante también es la epidemiología local, principalmente en las infecciones de origen nosocomial. Con esta interacción, lo que se contempla finalmente es la progresiva individualización del tratamiento, que actualmente ya es una realidad, pues las reco-

Tabla 62-9. Monitorización hemodinámica estática y dinámica según las fases de la sepsis/*shock* séptico y posibilidades terapéuticas

Fase	PVC	PAM	SvO₂	IC	RVS	Lactato	Tratamiento
Hipovolemia	↓	Variable	↓	↓	↑	↑	Fluidoterapia
Volumen compensado y vasodilatación	Normal	↓	↑	↑	↓	Variable	Vasopresores, esteroides
↓ Miocárdica	↑	Variable	↓	Normal o ↓	Normal o ↓	↑	Inótropos
↓ Uso oxígeno tisular	Normal	↓ o normal	↓	Variable	↑	↑	Vasodilatadores

IC: índice cardíaco; PAM: presión arterial media; PVC: presión venosa central; RVS: resistencia vascular sistémica; SvO₂: saturación venosa de oxígeno.

mendaciones y guías son solamente una orientación y la antibioterapia debe ser individualizada para cada paciente y circunstancia particular de la sepsis.

Se puede dividir el planteamiento del TAS en empírico (TAE), dirigido (TAD), desescalada o de rescate (TAR). Y también definir el TAE como apropiado o adecuado.

10.1.1. Tratamiento antibiótico empírico

Se define como **TAE apropiado** aquel en que el o los microorganismos aislados son sensibles al antibiótico o antibióticos elegidos. Por lo tanto, se trata de una cuestión únicamente de sensibilidad testada *in vitro* por el antibiograma (antifungigrama). Un ejemplo es el estudio de Barie *et al.* sobre 356 pacientes quirúrgicos con infección ingresados en la UCI y en el que un 94 % recibieron un TAE apropiado, pero en el análisis multivariable, tanto el APACHE III como el retraso en iniciar el TAE fueron dos variables independientes relacionadas con mayor mortalidad. Por lo tanto, la gran mayoría recibía el TAE apropiado pero no el adecuado.

El concepto de **TAE adecuado** es más complejo y completo, pues considera un conjunto de requisitos que deben ser correctos. Estos requisitos incluyen el propio concepto de «apropiado» más los siguientes:

✔ Precocidad de preferencia en la primera hora de la sospecha.
✔ Uso de un antibiótico de amplio espectro (este requisito no es unánime).
✔ Pautar el antibiótico según la flora local.
✔ Pautar según las características del paciente (comorbilidad, presencia de alergia, etc.) y/o la exposición previa a algún antibiótico (evitar repetir el mismo antibiótico durante este mismo episodio).
✔ Ajuste según la farmacocinética y la farmacodinámica.
✔ Utilizar monoterapia frente a terapia combinada.
✔ Correcta duración del tratamiento según el tipo de infección y los patógenos aislados.

Tabla 62-10. Factores a considerar para el inicio del tratamiento antibiótico empírico de la sepsis

Factores del huésped	✔ Factores de riesgo ✔ Gravedad de la presentación ✔ Enfermedades concomitantes ✔ Inmunosupresión ✔ Historia de alergia (confirmada o dudosa)
Factores del patógeno	✔ Lugar de infección ✔ Patrón de susceptibilidad antibiótica ✔ Mecanismo de resistencia a antimicrobianos ✔ Virulencia
Factores del antibiótico	✔ Espectro ✔ Grado de penetración en el lugar de la infección ✔ Farmacocinética ✔ Farmacodinámica ✔ Potencial riesgo de inducir resistencias ✔ Costes

En la Tabla 62-11 se resumen las definiciones de ambos conceptos. Cabe señalar que muchos estudios confunden los conceptos de fármaco apropiado y adecuado, y hay pocas series que analicen el impacto real de un TAE adecuado sobre la mortalidad. Uno de los motivos es que requiere una completa evaluación de las características del paciente, del patógeno, del propio antibiótico y del medio, lo que sin duda complica el análisis.

10.1.1.1. Precocidad de preferencia en la primera hora de la sospecha

La precocidad del inicio del TAE es el aspecto crucial, pues la sepsis es un síndrome dependiente del tiempo. Numerosos estudios y guías han determinado que el inicio precoz del TAE, preferentemente en la primera hora, disminuye la morbimortalidad de la sepsis y, de forma más marcada, del *shock* séptico. Aunque las nuevas guías de la SSC de 2021 recomiendan administrar el TAE en la primera hora para pacientes con *shock* séptico y en las 3 primeras horas en la sepsis, parece evidente que, si iniciamos antes el TAE, tendremos mayor probabilidad de disminuir la carga bacteriana, y esto influye no solamente en la mortalidad sino también en la morbilidad. La precocidad del TAE influye en el desarrollo de disfunción orgánica, en la duración de la estancia hospitalaria e incluso en los costes.

10.1.1.2. Uso de antibiótico de amplio espectro

Este requisito no es unánime. La SSC recomienda el inicio de un TAE de amplio espectro, pero debemos considerar todos los tipos de sepsis (p. ej., las sepsis comunitarias). En general, en una neumonía comunitaria la inmensa mayoría de los pacientes no necesitan un tratamiento de amplio espectro: una cefalosporina de tercera generación con o sin un macrólido o levofloxacino es el TAE de elección. Por otro lado, en un paciente inmunodeprimido con una infección nosocomial hay que elegir dicho TAE de amplio espectro, considerando también la epidemiología local.

10.1.1.3. Pautar el antibiótico según la flora local

Sin ninguna duda, es un punto crucial del TAE que siempre debemos considerar, principalmente en los casos de infección nosocomial. En la era de los multirresistentes conocer la flora local será determinante para seleccionar el TAE más adecuado.

10.1.1.4. Pautar según las características del paciente o la exposición previa a algún antibiótico

Conocer los factores de riesgo del paciente nos ayudará en la elección del TAE; por ejemplo, saber si presenta fracaso renal o hepático crónico. Otro aspecto importante que se ha de considerar para elegir un TAE es saber si el paciente ya ha estado expuesto a un antibiótico o a una determinada clase de antibióticos y si necesita un nuevo antibiótico por mala evolución clínica, presencia de resistencia o sobreinfección. Por ello debemos considerar cambiar obviamente dicho antibiótico y preferentemente su clase, ya que existen resistencias cruzadas entre diferentes clases de anti-

Tabla 62-11. Definiciones del tratamiento antibiótico empírico de la sepsis

Apropiado	Según parámetros microbiológicos *in vitro*
	Incluye el TAE apropiado más:
	✓ Inicio precoz, preferentemente en la 1ª hora
	✓ Ajustado según la epidemiología local
	✓ Más que el uso siempre de un TAE de amplio espectro, considerar siempre el concepto de ajustado según los factores de riesgo del paciente, foco de infección y gravedad
	✓ Optimización según los parámetros farmacocinéticos/farmacodinámicos:
Adecuado	✓ Correcta dosis (considerando volumen y distribución, tipo de antibiótico, etc.)
	✓ Forma de administración
	✓ Intervalos (en bolo, perfusión extendida, continua)
	✓ Elevada penetración tisular
	✓ Ajuste según la disfunción orgánica (*shock*, insuficiencia renal o hepática)
	✓ Considerar potenciales interacciones medicamentosas
	✓ Considerar potenciales toxicidades
	✓ Valorar la necesidad o no de combinación de antibióticos según la gravedad, foco, potencial patógeno
	✓ Duración óptima del tratamiento antibiótico: la mínima para que sea eficaz
	✓ Ajuste del TAE: desescalada, dirigido, rescate

TAE: tratamiento antibiótico empírico.

biótico. Por ejemplo, ante un paciente que haya recibido betalactámicos y presente mala evolución o aparición de resistencia, una opción sería un carbapenémico o una quinolona (esta última dependiendo de varias circunstancias, como por ejemplo el tipo de infección).

10.1.1.5. Ajuste según la farmacocinética y la farmacodinámica

Hay que elegir la dosificación correcta considerando sus intervalos, la forma de administración, la penetración tisular y las interacciones con otros fármacos. Sin duda, este es otro punto crucial tanto del TAE como del TAD o el TAR. La optimización según los parámetros farmacocinéticos y farmacodinámicos es determinante para la eficacia clínica y la erradicación microbiológica. Se ha demostrado que fallamos muchas veces en la forma de administración o la dosis del antibiótico. Y esta es la principal causa de fracaso terapéutico cuando tenemos un TAE apropiado según criterios microbiológicos.

Para ejercer su efecto farmacológico, el antibiótico debe distribuirse en concentraciones adecuadas en el lugar de la infección, lo que está determinado por sus propiedades farmacocinéticas. La consideración de la distribución del antibiótico en el lugar de la infección es de crucial importancia para optimizar la terapia antibiótica en pacientes con sepsis, pues una insuficiente concentración del antibiótico en el lugar de la infección se asocia a fracaso terapéutico.

La elección de la dosis ideal es un ejercicio que siempre debemos realizar en cada TAE. Cuando un antibiótico es comercializado, se han pasado diferentes fases de seguridad y de eficacia con varios estudios que lo avalan con determinadas dosis ajustadas a ciertas circunstancias especiales: insuficiencia renal o hepática, ciertas interacciones medicamentosas, etc. Pero siempre hay importantes limitaciones, principalmente en los pacientes graves de UCI, pues generalmen-te estos estudios de eficacia no incluyen a «nuestros» pacientes reales (con gran edema intersticial difuso, hemodifiltración, etcétera).

En los pacientes sépticos la inflamación, el gran aporte de volumen, la ventilación mecánica, la presencia de menor filtración glomerular o la disfunción hepática hacen que el volumen de distribución se incremente notablemente, hasta cifras cercanas al 60 %. Por ello, las concentraciones pico o la vida media de todos los antibióticos disminuyen significativamente en comparación a enfermos no críticos. Las dosis recomendadas en los prospectos y en la mayoría de las guías terapéuticas muchas veces corresponden al tratamiento de pacientes no tan graves y con menos disfunción orgánica que los de UCI.

La penetración tisular del antibiótico es una piedra angular a la hora de plantear una estrategia terapéutica, porque un antibiótico que llega mal al tejido es un mal antibiótico. Lógicamente, si la cantidad de antibiótico es baja en el lugar de la infección (no sirve que el valor plasmático sea muy elevado, salvo en las infecciones endovasculares), hay un mayor riesgo de fracaso terapéutico tanto clínico como de erradicación microbiológica, bien en forma de mayor probabilidad de inducciones de resistencia frente al antibiótico o también como resistencia cruzada a otras familias.

Otro tema poco estudiado es la variabilidad de la perfusión tisular del antibiótico en pacientes sépticos con distintos grados de gravedad, de los que el *shock* séptico representa el mayor grado de hipoperfusión. Por lo tanto, si hay hipoperfusión tisular en el *shock* séptico, menor cantidad de antibiótico llegará a determinados órganos diana que son la causa de la sepsis. Por ello, conseguir adecuar la dosis del antibiótico no asegura que la concentración tisular sea la idónea.

Los antibióticos se pueden dividir en hidrofílicos y lipofílicos (Tabla 62-12):

✓ **Hidrofílicos.** Se incluyen en este grupo los betalactámicos, los aminoglucósidos, los glucopéptidos y la colistina, entre otros. Tienen un limitado volumen de distribución, consecuencia de su incapacidad de difundir de forma pasiva a través de las membranas fisiológicas; por tanto, se distribuyen parcial y lentamente en localizaciones profundas y no penetran dentro de la célula. Estos antibióticos alcanzan elevadas concentraciones plasmáticas, en el espacio extracelular y también elevadas concentraciones urinarias al eliminarse fundamental-

Tabla 62-12. Antibióticos hidrofílicos y lipofílicos

	Hidrofílicos	Lipofílicos
Familia	Betalactámicos Aminoglucósidos Glucopéptidos Colistina	Macrólidos Fluoroquinolonas Tetraciclinas Rifampicina Linezolid
Características	Bajo volumen de distribución Aumento del aclaramiento renal	Elevado volumen de distribución
Difusión	No puede difundir de forma pasiva a través de membranas de células eucariotas	Difusión libre entre membranas eucariotas Alta penetración en tejidos profundos
Actividad	Inactivo frente a patógenos intracelulares	Activo frente a patógenos intracelulares
Eliminación	Renal de forma inalterada	Por metabolismo hepático
Cambios	Sensible a cambios de líquido extracelular y función renal	Cambio de dosis en la insuficiencia hepática grave
Dosis	Necesidad de incremento de dosis si hay aumento del volumen de distribución y/o aclaramiento renal	Poco frecuente el cambio de dosis

mente por excreción renal de forma inalterada. En el paciente séptico el aumento de la permeabilidad capilar y la fluidoterapia expanden el compartimento extracelular e incrementan el volumen de distribución, disminuyendo la concentración del antibiótico cuando se usa a dosis estándar. Por este motivo, es conveniente utilizar estrategias de administración y dosificación que optimicen la farmacodinámica del antibiótico en el foco infeccioso, como puede ser la administración de dosis iniciales mayores que las convencionales, la monitorización de niveles plasmáticos de antibiótico como los aminoglucósidos y la vancomicina, y la administración en perfusión prolongada o continua de los betalactámicos.

- **Lipofílicos.** Pertenecen a este tipo, por ejemplo, los macrólidos, las fluoroquinolonas, la tigeciclina y el linezolid. Tienen un elevado volumen de distribución, por lo que difunden fácilmente a través de las membranas citoplasmáticas de la células eucariotas y, por tanto, pueden ejercer su acción sobre patógenos intracelulares. En general, son menos útiles en casos de bacteriemia, por sus bajas concentraciones plasmáticas, y difunden rápida y extensamente a los tejidos sin necesidad de incrementar la dosis en infecciones de localización profunda.

Desde el punto de vista farmacocinético y farmacodinámico, los antibióticos se pueden dividir en tres tipos (Tabla 62-13). Estos parámetros son clave para valorar la eficacia del antibiótico, ajustar su dosis y el tiempo de perfusión. Por ejemplo, los betalactámicos necesitan estar todo el tiempo por encima de la concentración mínima inhibitoria, y como tienen un efectos postantibioterapia corto, debemos administrarlos en perfusión extendida o continua, y siempre con una dosis de carga, por su volumen de distribución bajo.

10.1.1.6. Utilizar monoterapia frente a terapia combinada

Pautar el antibiótico en monoterapia o en terapia combinada sigue siendo motivo de discusión en diferentes foros y no hay unanimidad a respecto. Por ejemplo, en un reciente estudio sobre pacientes con neumonía comunitaria neumocócica con bacteriemia secundaria, aquellos pacientes graves que necesitaron ingreso en la UCI y en los que se utilizó terapia antibiótica combinada presentaban significativamente menor mortalidad frente a aquellos en los que utilizó monoterapia. Y otro estudio sobre pacientes con bacteriemia por *P. aeruginosa* también presentaba significativamente menor mortalidad si el tratamiento era combinado; había significativamente mayor incidencia de TAE inadecuado con monoterapia, y este fue un factor independiente relacionado con la mortalidad. Pero un reciente metanálisis con 7.586 pacientes con sepsis grave incluidos en 64 ensayos aleatorizados sobre pacientes no neutropénicos comparaba la monoterapia con un betalactámico frente al tratamiento combinado de aminoglucósidos más betalactámicos, y obtuvo resultados diferentes. Las principales conclusiones de esta metanálisis fueron: no hubo diferencias en cuanto a la mortalidad, el fracaso clínico o bacteriológico (RR = 0,87 y 0,86, respectivamente); no se encontraron ventajas para los pacientes con infecciones por *P. aeruginosa*; no hubo mayor porcentaje de resistencias ni de colonización, pero si se objetivó significativamente menor nefrotoxicidad con la monoterapia. Pero surgieron comentarios críticos hacia los resultados de este metanálisis, de los que el más significativo alegó que las dosis e intervalos de los aminoglucósidos variaban mucho, siendo la monodosis (la más recomendada por la farmacocinética/farmacodinámica) administrada en algunas series, y esto podría influir en los resultados clínicos y microbiológicos, por lo que sería más recomendable analizar las series con dosis única, ya que es la actualmente recomendada por algunas guías (SSC, ATS) en la gran mayoría de infecciones.

Tabla 62-13. Clasificación de los antibióticos según parámetros farmacocinéticos y farmacodinámicos y efecto postantibioterapia

	Parámetro farmacocinético	Efecto postantibioterapia	Parámetro farmacodinámico	Antibióticos
Tipo I	Concentración	Prolongado	$C_{máx}$/CMI	Aminoglucósidos Quinolonas
Tipo II	Tiempo	Mínimo-moderado	T > CMI	Betalactámicos Macrólidos Clindamicina
Tipo III	Tiempo	Prolongado	AUC24/CMI	Tetraciclinas Glucopéptidos Azitromicina

AUC24: área bajo la curva a las 24 horas; $C_{máx}$: concentración máxima; CMI: concentración mínima inhibitoria; T: tiempo.

Otro dato que se ha considerar para elegir monoterapia o terapia combinada es el tipo de infección. Por ejemplo, en la neumonía asociada a la ventilación mecánica las recomendaciones son relativamente claras: en la precoz se recomienda iniciar el tratamiento con un solo antibiótico, mientras que en la tardía (principalmente si se asocia a factores de riesgo, que suele ser la regla en estos casos) se recomienda el inicio con TAE combinado, principalmente si hay sospecha de *P. aeruginosa* o *S. aureus* resistente a la meticilina. Otros casos en los que, por definición, se recomienda el tratamiento combinado son la peritonitis secundaria o terciaria, por el elevado riesgo de infección polimicrobiana, o los pacientes neutropénicos con infecciones graves.

10.1.1.7. Correcta duración del tratamiento según el tipo de infección y los patógenos aislados

En los últimos años hay una creciente evidencia de que la duración del TAS debe ser individualizada, pero lo más corta posible. Prolongar un TAS solamente aumenta el riesgo de toxicidad y de efectos secundarios como el riesgo de adquisición de otras infecciones, de inducción de resistencias y aumenta la estancia y los costes. Es verdad que algunos grupos de pacientes representan una excepción, como pueden ser los inmunodeprimidos (p. ej., neutropénicos con sepsis grave), aquellos sin control del foco adecuado, o con infecciones como neumonías necrotizantes o algunas infecciones graves por determinados patógenos concretos (p. ej., neumonía grave con bacteriemia secundaria por *S. aureus* o candidemia). Por lo que considerar el tratamiento de una peritonitis grave con control del foco en 5 días o una neumonía comunitaria grave entre 5 y 7 días, es una realidad.

10.1.2. Desescalada del tratamiento antibiótico

La desescalada es un proceso asistencial que ha aportado una optimización del TAS, ha demostrado seguridad y que no aumenta el riesgo de fracaso terapéutico ni inducción de resistencias. Aunque muchos clínicos se resisten a valorar la desescalada en enfermos con sepsis y principalmente *shock* séptico, hay múltiples estudios y metaanálisis que avalan este proceso. Incluso la definición de desescalada está sujeta a controversia. Clásicamente se considerar desescalar el ajuste del tratamiento desde un antibiótico de mayor a otro de menor espectro. Pero también debemos

considerar en esta definición la disminución del número de antibióticos, así como reducción de la dosis de uno.

Actualmente todas las guías de sepsis y de infecciones como la neumonía asociada a la ventilación mecánica o la peritonitis incluyen la desescalada como un proceso clínico que hay que considerar siempre, incluso cuando no tengamos un aislamiento microbiológico. Por supuesto, esta es una decisión más compleja y que debe ser adoptada con extrema cautela y considerando la evolución clínica. En estos casos el uso de biomarcadores como la PCT puede ser de ayuda, pero sin duda es un tema controvertido y que necesita más experiencia y evidencia.

10.1.3. Terapia antibiótica de rescate

El uso de la TAR es una posibilidad que siempre debemos considerar. Por ello la monitorización de respuesta clínica, de la evolución de los biomarcadores y de las disfunciones orgánicas es fundamental. Podemos encontrarnos diferentes situaciones: que el TAE elegido no cubra el o los patógenos aislados, que el TAE cubra el agente casual pero haya mala evolución clínica (habiendo descartado control de foco y mala penetración del antibiótico elegido), o finalmente que no dispongamos de información microbiológica y haya mala evolución clínica bajo el TAE.

El TAR debe regirse por los mismos principios que el TAE o el TAD: administrar dosis adecuadas, considerar los principios farmacocinéticos/farmacodinámicos y establecer una duración adecuada.

10.2. Control del foco

En los pacientes con sepsis o *shock* séptico se recomienda realizar un diagnóstico anatómico de la infección para el control de la fuente emergente o para proceder a su exclusión lo más rápido posible y hacer la intervención requerida para el control de la fuente en el momento de la intervención médica y que sea logísticamente posible después del diagnóstico. Se recomienda la eliminación rápida de los dispositivos de acceso intravascular después de haberse establecido otros accesos vasculares, ya que son una posible fuente de sepsis o *shock* séptico.

Los principios para el control de las fuentes de infección en la sepsis y el *shock* séptico son el diagnóstico rápido del sitio de la infección y determinar si el mismo es susceptible de las medidas de control *in situ* (específicamente el drenaje de un absceso, el desbridamiento de tejido necrótico infectado, la eliminación de un dispositivo potencialmente infectado y el control definitivo de una fuente de contaminación microbiana continua). Los focos de infección que pueden controlarse fácilmente mediante el tratamiento son: abscesos intraabdominales, perforación gastrointestinal, isquemia o vólvulo intestinal, colangitis, colecistitis, pielonefritis asociada a obstrucción o absceso, infección necrotizante de los tejidos blandos, otra infección profunda (p. ej., empiema o artritis) e infecciones del dispositivo implantado.

Los focos de infección sospechados deben controlarse de manera precoz, después de la rehidratación inicial exitosa, siempre dentro de las primeras 6 a 12 horas después del diagnóstico. La experiencia clínica sugiere que, sin el control adecuado del foco, no se llegará a una tasa de éxito en pacientes graves. En consideración de esto, por lo general no se justifican los esfuerzos prolongados para la estabilización médica antes del control del foco para los pacientes en estado crítico, especialmente aquellos con *shock* séptico.

No se recomiendan técnicas laparoscópicas o percutáneas como primera opción salvo casos especiales, pero cada vez más es una opción que se ha de considerar. Según la situación de gravedad del paciente, el control del foco será inmediato. *A posteriori*, una vez estabilizado y reanimado, se recomienda un control por imagen.

Si se sospecha que un dispositivo intravascular es la fuente de la sepsis, este debería extraerse rápidamente después del establecimiento de otro sitio de acceso vascular. En ausencia tanto de *shock* séptico como de fungemia, algunas infecciones en catéteres implantados pueden tratarse eficazmente con tratamiento antibiótico prolongado si no pudiera realizarse la extracción del catéter; sin embargo, la extracción del catéter (junto con el tratamiento antibiótico) es la opción preferida y definitiva, siempre que sea posible.

11. Tratamiento de soporte

En este apartado resumimos las recomendaciones de la última guía de la SSC de 2021 y del Código Sepsis de España, de 2016.

11.1. Tratamiento hemodinámico

En la Tabla 62-9 se han descrito las posibilidades terapéuticas según la fase de la sepsis.

11.1.1. Fluidoterapia

Se recomienda la administración de al menos 30 mL/kg de sueroterapia con cristaloides intravenosos dentro de las primeras 3 horas de reanimación en pacientes que presenten sepsis/*shock* séptico. La mayoría de los pacientes requieren la administración continua de líquidos después de la reanimación inicial. Dicha administración debe equilibrarse con el riesgo de acumulación de líquidos y el daño potencial asociado a la sobrecarga de líquidos: la sobrecarga hídrica e insuficiencia respiratoria asociada, la lesión renal aguda y el aumento de la mortalidad.

Se han desarrollado cristaloides con una composición más similar a la del plasma. Son las denominadas «soluciones balanceadas». Las principales modificaciones que presentan son la reducción de las concentraciones de sodio y sobre todo de cloro, y la sustitución de este anión por lactato (Ringer lactato) o por acetato, malato o gluconato (nuevas soluciones balanceadas). El pH de las mismas es menos ácido que el del suero salino, y sus concentraciones de sodio y cloro son más similares a las del plasma. Se recomienda valorar su utilización en acidosis hiperclorémicas tras la resucitación con cristaloides. El efecto expansor de volumen que se consigue con estas soluciones es muy similar al del suero salino.

La administración de fluidoterapia debe contemplar los siguientes objetivos:

- ✔ PAM ≥ 65mm Hg.
- ✔ Diuresis > 0,5 mL/kg.
- ✔ PVC > 8 mm Hg.
- ✔ Disminución progresiva del lactato hasta su normalización.

11.1.2. Vasopresores

En pacientes con *shock* séptico en los que persiste la hipotensión pese a la optimización de la sueroterapia e hiperlactacidemia mantenida ≥ 2 mmol/L se recomienda el inicio de vasopresores, siendo la noradrenalina el fármaco más recomendado, con el objetivo de mantener una PAM ≥ 65 mm Hg. En la SSC de 2021 era una recomendación fuerte. Se recomienda añadir vasopresina en aquellos pacientes que reciben noradrenalina y se mantienen con objetivos de PAM inadecuados (se valorará el inicio de la vasopresina cuando las dosis de noradrenalina se encuentren entre 0,25 µg/kg/min y 0,5 µg/kg/min). Para la misma guía era una recomendación débil, con una evidencia de calidad moderada.

11.1.3. Inótropos

La disfunción miocárdica inducida por sepsis es uno de los principales contribuyentes a la inestabilidad hemodinámica y se asocia con peores resultados en pacientes con *shock* séptico. En los pacientes con *shock* séptico y disfunción cardíaca con hipoperfusión persistente a pesar de un estado de volumen y una presión arterial adecuados, sugerimos agregar dobutamina al tratamiento vasopresor. Se debe tener en cuenta que la infusión de dobutamina puede producir una vasodilatación marcada y dar como resultado una PAM más baja.

La recomendación del levosimendán es débil. Un metanálisis que comparó este fármaco con la dobutamina mostró que el levosimendán no era superior a la dobutamina en adultos con sepsis en términos de mortalidad (OR 0,80; IC95 % 0,48, 1,33; *p*=0,39). Por lo tanto, no se recomienda el uso de levosimendán por la falta de beneficio, además del perfil de seguridad, el coste y la disponibilidad limitada del fármaco. Puede valorarse su uso en el paciente que recibe tratamiento con β-bloqueantes previamente.

11.1.4. Esteroides

En adultos con *shock* séptico y requerimiento continuo de vasopresores se recomienda el uso de corticoides intravenosos. Se recomienda la hidrocortisona a dosis de 200 mg/día administrada por vía intravenosa bien 50 mg cada 6 horas o en infusión continua. Se sugiere comenzar con dosis de noradrenalina ≥ 0,25 µg/kg/min. Pero como ocurre en todos los aspectos terapéuticos en la sepsis, debemos siempre individualizar cada caso. Cuando se emplee noradrenalina y vasopresina, siempre se ha de considerar el uso de esteroides.

11.2. Soporte respiratorio

La asistencia respiratoria es fundamental. A continuación describimos algunas de las recomendaciones de su manejo, pero no son exclusivas del enfermo séptico.

El objetivo de volumen corriente es de 6 mL/kg del peso corporal previsto, en comparación con el objetivo de 12 mL/kg en pacientes adultos con síndrome de dificultad respiratoria aguda inducido por la sepsis. El objetivo del límite superior para las presiones meseta será 30 cm H_2O en lugar de presiones meseta más altas en los pacientes adultos con síndrome de dificultad respiratoria aguda grave inducido por la sepsis. Evitar el colapso alveolar a través de la presión positiva al final de la espiración previene de futuras lesiones pulmonares generadas por el respirador. Para ello existen diferentes técnicas de obtención de la presión positiva al final de la espiración óptima, aunque ninguna de ellas es recomendable a día de hoy con total seguridad.

En pacientes con síndrome de dificultad respiratoria aguda refractario con PaO_2/FIO_2 < 150 mm Hg en las primeras 36 horas tras la intubación, el efecto beneficioso del decúbito prono se ha demostrado en tratamientos > 16 horas. Se ha demostrado una disminución de la mortalidad y una mejora de la oxigenación. Además de la protección ventilatoria, se debe realizar una actitud conservadora con la suerapia, lo que favorece un mejor control de los mecanismos de presión que inducen el edema pulmonar.

Debemos mantener a los pacientes en una posición de 35-40°, para limitar el riesgo de neumonía y/o broncoaspiración.

Se recomienda usar protocolos de desconexión gradual en pacientes con requerimiento e incapacidad de desconexión de la ventilación mecánica, así como ensayos de respiración espontánea en pacientes con sepsis y ventilación mecánica capaces de avanzar a nivel respiratorio.

11.3. Terapia de reemplazo renal

El uso de diuréticos únicamente estaría indicado para el manejo equilibrado de la suerapia en pacientes con fracaso renal y sepsis.

El *shock* séptico o la sepsis con fracaso renal agudo secundario no es indicación de terapia de remplazo renal *per se*. Se indicará esta terapia solo en aquellos casos de fracaso renal secundario y refractario al resto de las medidas.

Se recomienda el empleo de terapias continuas de sustitución renal en pacientes con inestabilidad hemodinámica, para facilitar el balanceo de fluidos.

No se recomienda el uso de terapias con valores de ultrafiltración > 35 mL/kg/h, salvo en casos excepcionales y realizadas por expertos que sepan manejar dicha situación.

11.4. Soporte hematológico

Se recomienda la transfusión de hematíes en pacientes con valores de hemoglobina < 7 g/dL, para lograr concentraciones de 7-9 g/dL. En aquellos con antecedentes de cardiopatía isquémica se recomiendan valores > 9 g/dL, una vez que se haya resuelto el estado de hipoperfusión tisular y en ausencia de hipoxemia grave, cardiopatía isquémica, hemorragia activa o arteriopatía coronaria isquémica.

No se recomienda el uso de inmunoglobulinas de manera general, salvo en casos específicos.

No se recomienda el uso de eritropoyetina, antitrombina o plasma fresco congelado en alteraciones analíticas de la coagulación, en ausencia de sangrado activo o en relación con procedimientos invasivos.

En el momento actual no se recomienda el empleo de terapia inmunomoduladora. Hay algunas experiencias positivas con el uso de inmunoglobulinas en ciertos tipos de pacientes, aunque no hay evidencia significativa para ello.

Se sugiere la transfusión de plaquetas con valores plaquetarios > 50.000/µL en pacientes con hemorragia activa, sometidos a procedimientos invasivos o cirugías, valores < 20.000/µL si el paciente presenta riesgo elevado de hemorragia o de manera preventiva en pacientes con valores < 10.000/ µL.

11.5. Soporte metabólico-nutricional

No se recomienda el uso rutinario de bicarbonato en pacientes con pH 7,15, con el objetivo de mejorar el estado hemodinámico o reducir la dosis de vasopresores.

Con el objetivo de cubrir los requerimientos metabólicos-nutricionales, la primera opción sería el uso de nutrición enteral, salvo contraindicaciones asociadas. No se recomienda la administración precoz de nutrición parenteral por sí sola o de nutrición parenteral combinada con alimentación enteral.

Se sugiere el aporte nutricional precoz frente al ayuno con aporte de suerapia con glucosa. El aporte nutricional los primeros 7 días debe ser muy calórico para intentar cubrir los requerimientos del paciente con sepsis o *shock* séptico.

No se recomienda la suplementación con arginina, glutamina, carnitina, ácidos omegas 3 ni selenio. Pero hay que destacar en este punto las diferencias entre las guías de la SSC y de la Sociedad Internacional de Nutrición, con expertos que sí la recomiendan.

Con el objetivo de obtener un adecuado estado nutricional en el paciente con sepsis o *shock* séptico, para mejorar la tolerancia a la nutrición se recomienda el uso de procinéticos y de sondas nasoyeyunales en el caso de que no sea posible la nutrición a través de sonda nasogástrica.

11.6. Otros tratamientos de soporte

Se incluyen en este apartado la sedación, la analgesia, la profilaxis y los cuidados a medio y largo plazo. Las recomendaciones a este respecto no se diferencias de las recomendaciones para pacientes no sépticos.

12. Atención integral. *Bundles*

La efectividad de los paquetes de medidas (*bundles*) se debe a la excelencia de la evidencia de apoyo y su consistente integral ejecución, siendo los niveles de impacto mayores por realizar todos los elementos juntos en lugar de hacerlo de forma aislada, es decir, realizando cualquier componente individual, en todos y cada uno de los momentos para garantizar uniformidad y universalidad.

La SSC inicialmente consideró tres *bundles:* primera hora, hasta la sexta hora y hasta 24 horas desde el inicio de la sepsis. Progresivamente, por la enorme dificultad de verificarlos, se han restringido las recomendaciones para la primera hora. Distintamente, en el documento del Código Sepsis español de 2016 se definieron cuatro *bundles* diferentes. La principal razón es que una guía clínica deber aportar elementos prácticos para que los clínicos los puedan aplicar, y la sepsis no se restringe a las 3 primeras horas. Por ello, estos cuatro *bundles* propuestos abordan los 7 primeros días, período en el que efectivamente la atención de la sepsis y el *shock* séptico es más importante. En la Tabla 62-14 describimos dichos cuatro *bundles* y en la Fig. 62-1 se describen los tres primeros *bundles*, que corresponden a las primeras 24 horas desde la detección del paciente con sospecha de sepsis o *shock* séptico.

12.1. *Bundle* en la primera hora (Tiempo Zero = activar Código Sepsis)

Durante la primera hora (Tiempo Zero) se recomiendan una serie de medidas fundamentales:

✔ **Medición del lactato.** Aunque no es una medida directa de la perfusión tisular, puede servir como un sustituto, ya que su aumento puede representar hipoxia tisular, aceleración de la glucólisis aeróbica impulsada por un exceso de estimulación β-adrenérgica u otras causas asociadas con peores resultados. Los ensayos controlados aleatorizados han demostrado una reducción significativa en la mortalidad con la reanimación guiada por lactato. Si el lactato inicial es elevado (> 2 mmol/L), debe volver a medirse en 2-4 horas para guiar la reanimación con el fin de normalizar su concentración en pacientes con niveles elevados de lactato como marcador de hipoperfusión tisular.

✔ **Hemocultivos.** Se deben realizar hemocultivos antes de administrar antibióticos. La esterilización de cultivos puede ocurrir minutos después de la primera dosis de un antimicrobiano apropiado, por lo que los cultivos deben obtenerse antes de la administración de antibióticos para optimizar la identificación de patógenos y mejorar los resultados. Los hemocultivos apropiados incluyen al menos dos series (aeróbica y anaeróbi-

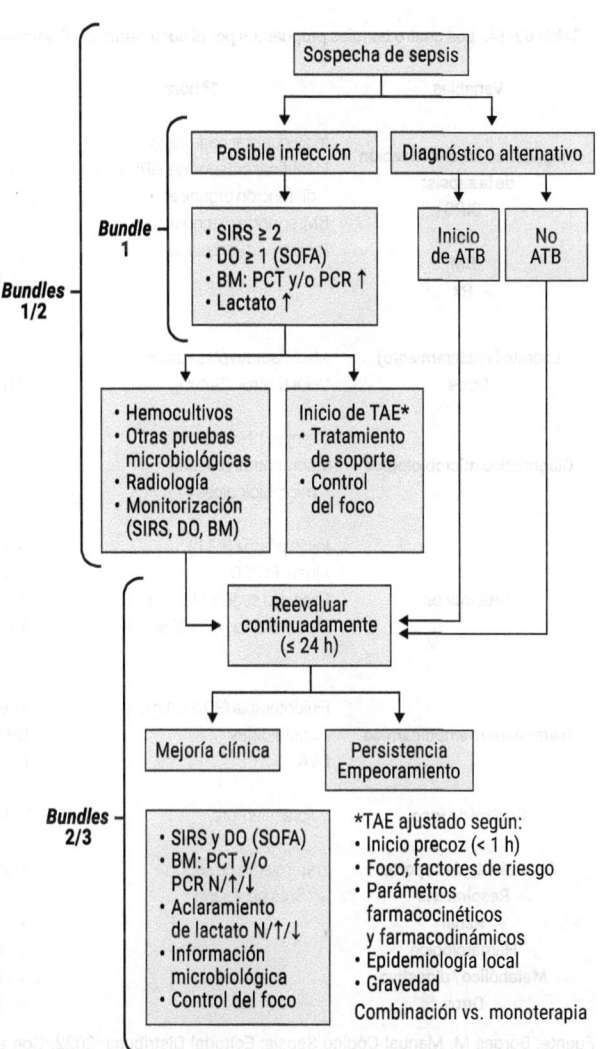

Fig. 62-1 | Los tres primeros *bundles* (primeras 24 horas de la detección de sepsis/*shock* séptico). Fuente: Borges M. Manual Código Sepsis; Editorial Distribuna; 2022. Con autorización. ATB: antibioterapia; BM: biomarcadores; DO: disfunción orgánica; N: normal; PCR: proteína C reactiva; PCT: procalcitonina; SIRS: síndrome de respuesta inflamatoria sistémica.

ca). La administración de una terapia antibiótica adecuada no debe retrasarse para obtener hemocultivos.

✔ **TAE.** Administrar antibióticos empíricos adecuados (tiempo, dosis, espectro, ajustado a la epidemiología local, etc.) intravenosos para cubrir todos los patógenos probables. El tratamiento antibiótico debe iniciarse inmediatamente. La terapia antimicrobiana empírica debe reducirse una vez que se establecen las identificaciones y las sensibilidades del patógeno. El vínculo entre la administración temprana de antibióticos por sospecha de infección y la administración de antibióticos sigue siendo un aspecto esencial del tratamiento de alta calidad de la sepsis. Si posteriormente se demuestra que la infección no existe, entonces los antimicrobianos deben suspenderse.

✔ **Fluidoterapia.** La reanimación efectiva y temprana con líquidos es crucial para la estabilización de la hipoperfusión tisular inducida por sepsis o *shock* séptico. Dada la naturaleza urgente de esta emergencia médica, la reanimación con líquidos inicial debe comenzar inmediatamente después de reconocer a un paciente con sepsis y/o hipotensión y lactato elevado, y debe completarse dentro de las 3 horas posteriores al reconoci-

Tabla 62-14. Los cuatro *bundles* propuestos por el documento del Código Sepsis en España

Variables	1ª hora	> 1-6 horas	> 6-24 horas	> 1-5 días
Diagnóstico / monitorización de la sepsis: ✔ SIRS ✔ DO ✔ BM ✔ Rx	Individualizar cada caso Identificar criterios de SIRS y de disfunción orgánica BM: soporte diagnóstico Rx: La más apropiada.	Diagnóstico / monitorización de la sepsis: ✔ SIRS: No ↓; = o ↑ ✔ DO: No ↓; = o ↑ ✔ BM: No ↓; = o ↑ ✔ Diagnóstico (?) y seguimiento Rx	Monitorización de la sepsis: ✔ SIRS: No ↓; = o ↑ ✔ DO: No ↓; = o ↑ ✔ BM: No ↓; = o ↑ ✔ Seguimiento Rx	Monitorización de la sepsis: ✔ SIRS: No ↓; = o ↑ ✔ DO: No ↓; = o ↑ ✔ BM: No ↓; = o ↑ ✔ Seguimiento Rx
Lactato (y aclaramiento) **Otros**	Medir lactato plasmático Valorar otros (SatvO$_2$)	Valorar aclaramiento (No ↓; = o ↑)	Valorar aclaramiento (No ↓; = o ↑)	No valorable
Diagnóstico microbiológico	Siempre hemocultivos Valorar otras pruebas microbiológicas	Información rápida Nuevas pruebas microbiológicas	Información rápida Nuevas pruebas microbiológicas	Información Rescate diagnóstico
Antibióticos	Inicio precoz (< 1 h) Ajuste FC/FD Espectro según infección Monoterapia / combinación	Ajuste según el tipo de patógeno Ajuste FC/FD TAD	Ajuste / desescalada Ajuste FC/FD TAD Rescate (mala evolución; inapropiado)	Ajuste / desescalada Ajuste FC/FD TAD / secuencial Rescate (mala evolución; inapropiado)
Tratamiento hemodinámico	Fluidoterapia (30 mL/kg) de cristaloides DVA	Fluidoterapia DVA Esteroides	Fluidoterapia DVA Esteroides	Fluidoterapia (?) DVA Esteroides
Control de foco	Valorar siempre	Valorar siempre	Valorar siempre	Valorar siempre
Tratamiento de soporte: ✔ Respiratorio ✔ Renal ✔ Hematológico ✔ Metabólico / digestivo ✔ Otros	Tratamiento de soporte: ✔ Si es necesario	Tratamiento de soporte: ✔ Respiratorio ✔ Renal ✔ Hematológico ✔ Metabólico / digestivo ✔ Otros	Tratamiento de soporte: ✔ Respiratorio ✔ Renal ✔ Hematológico ✔ Metabólico / digestivo ✔ Otros	Tratamiento de soporte: ✔ Respiratorio ✔ Renal ✔ Hematológico ✔ Metabólico / digestivo ✔ Otros

Fuente: Borges M. Manual Código Sepsis; Editorial Distribuna; 2022. Con autorización. BM: biomarcadores; DO: disfunción orgánica; DVA: fármacos vasoactivos; FC: farmacocinética; FD: farmacodinámica; N: normal; Rx: radiología; SatvO$_2$: saturación venosa de oxígeno; SIRS: síndrome de respuesta inflamatoria sistémica; TAD: tratamiento antibiótico dirigido.

miento. Las directrices recomiendan que esto incluya un mínimo de 30 mL/kg de líquido cristaloide intravenoso. Aunque poca literatura incluye datos controlados para respaldar este volumen, los recientes estudios de intervención han descrito esto como la práctica habitual en las primeras etapas de la reanimación, y la evidencia observacional lo apoya. La ausencia de un beneficio claro después de la administración de coloides en comparación con las soluciones cristaloides en los subgrupos combinados de sepsis, junto con los gastos de la albúmina, respaldan una fuerte recomendación para el uso de soluciones cristaloides en la reanimación inicial de pacientes con sepsis y *shock* séptico. Debido a que algunas pruebas indican que un balance de líquidos positivo sostenido durante la estancia en la UCI es dañino, la administración de fluidos más allá de la reanimación inicial requiere una evaluación cuidadosa de la probabilidad de que el paciente permanezca receptivo a los fluidos.

✔ **Vasopresores.** La restauración urgente de una presión de perfusión adecuada para los órganos vitales es una parte clave de la reanimación que no debe retrasarse. Si no se restablece la presión arterial después de la reanimación con líquidos inicial,

los vasopresores deben comenzar dentro de la primera hora para alcanzar una PAM ≥ 65 mm Hg. Los efectos fisiológicos de los vasopresores y la selección combinada de inótropos/vasopresores en el *shock* séptico se describen en una gran cantidad de revisiones de la literatura y se ha demostrado que esta medida mejora la morbimortalidad.

12.2. *Bundle* en la fase de manejo precoz: 6 primeras horas

El *bundle* de la reanimación es una combinación de objetivos basados en la evidencia que debe completarse dentro de las 6 primeras horas para pacientes con sepsis o *shock* séptico.

Los elementos del *bundle* son los siguientes:

✔ Valorar si es necesario obtener otras pruebas microbiológicas o radiológicas.
✔ Evaluar la antibioterapia (p. ej., es posible que dispongamos de alguna información microbiológica que nos ayude a ajustar el tratamiento o algún riesgo de toxicidad que nos obli-

gue a reconsiderar la dosis o el propio antibiótico administrado).

✔ Administración de sueroterapia y evaluación de su respuesta.

✔ Manejo hemodinámico estático y/o dinámico.

✔ Considerar administrar vasopresores para la hipotensión que no responde a la reanimación inicial con líquidos, para mantener una PAM ≥ 65 mm Hg, y monitorizar el lactato. En caso de hipotensión persistente a pesar de los líquidos de reanimación (*shock* séptico) o un lactato > 4 mmol/L, hay que tratar de lograr con vasopresores una PVC > 8 mm Hg, una saturación venosa central de oxígeno > 70 % o una saturación venosa mixta de oxígeno > 65 %, el descenso de los niveles de lactato y el mantenimiento de la PAM ≥ 65 mm Hg. Hay que destacar que la PVC sigue siendo una guía en las fases iniciales de la sepsis.

✔ Control del foco de infección si fuera necesario.

✔ Traslado a un centro especializado si fuera necesario.

✔ Soporte de las disfunciones orgánicas, por ejemplo, ventilatorio o renal.

✔ Monitorización de biomarcadores: nos puede ayudar a valorar la respuesta al tratamiento específico y de soporte, y a detectar la aparición de nuevas disfunciones orgánicas (renal, hematológica o hepática).

12.3. *Bundle* en la fase de estabilización: primeras 24 horas

El *bundle* de la fase de estabilización debe ser completado en las primeras 24 horas para pacientes con sepsis grave, *shock* séptico y/o lactato > 4 mmol/L (36 mg/dL). El objetivo debe ser adherirse a las normas, todas y cada una dentro de las primeras 24 horas, pero siempre con una atención personalizada.

Además de lo que se consideró en los dos *bundles* anteriores, se debe tener en cuenta:

✔ Reevaluar el TAE.

✔ Monitorización hemodinámica. En enfermos inestables se debe realizar monitorización invasiva.

✔ Optimizar el tratamiento hemodinámico (fludioterapia, vasopresores, inótropos) y valorar administrar esteroides en dosis bajas para el *shock* séptico de acuerdo con una política estandarizada de la UCI.

✔ Optimizar el manejo metabólico, incluyendo mantener el control de la glucosa por debajo del límite normal, pero < 180 mg/dL (10 mmol/L).

✔ Control del foco infeccioso si es necesario.

✔ Ajustar el tratamiento de soporte; por ejemplo, mantener una presión de meseta inspiratoria mediana < 30 cm H_2O para pacientes con ventilación mecánica o iniciar precozmente nutrición enteral.

✔ Traslado a un centro especializado.

12.4. *Bundle* en la fase de seguimiento clínico (entre el segundo y el séptimo día)

Los elementos del *bundle* son los siguientes:

✔ Continuar con el manejo de las diferentes disfunciones orgánicas.

✔ Monitorización de biomarcadores (p. ej., monitorización de la PCT) y evaluar la respuesta al TAE.

✔ Valorar ajuste del TAE, TAD y la posibilidad de fin del tratamiento o TAR.

✔ Monitorización (dinámica más que estática, en general, aunque dependerá de la respuesta clínica).

✔ Control del foco de infección.

✔ Traslado a un centro especializado.

13. Código Sepsis

Un Código Sepsis se define como un modelo integral (asistencial, organizativo, educativo y de gestión), de carácter interdisciplinar y transversal, dirigido al manejo integral de la sepsis, principalmente la sepsis grave/*shock* séptico, incluyendo cualquier área del centro sanitario, tipo de paciente y en todo tipo de hospitales o centros sanitarios, e intentando incorporar la atención extrahospitalaria. Debe adaptarse a las diversidades propias de cada centro y de sus profesionales, pero con unos objetivos finales comunes. Para ello serán necesarias unas medidas organizativas básicas comunes y con la mayor homogeneidad posible, pero siempre considerando las particularidades de cada centro y de sus profesionales, para que pueda ser aplicado en la práctica clínica diaria.

El modelo propuesto en España se caracteriza por una atención multimodal e interdisciplinar, con un conjunto de actuaciones tanto preventivas, diagnósticas, terapéuticas, de monitorización y cuidados como organizativas, de gestión por proceso y educativas, en el marco de la seguridad del paciente. Estas medidas están dirigidas a mejorar la atención integral de los pacientes, tanto adultos como pediátricos, mediante un proceso de gestión clínica interdisciplinar estructurada y sencilla. Al mismo tiempo, el Código Sepsis conlleva unas actuaciones con unas características de calidad que incorporan recomendaciones basadas en la evidencia médica, pero también en la experiencia clínica documentada: información y seguridad para el paciente, guía de práctica clínica con un documento de consenso nacional pero adaptado a cada hospital, utilización de las guías/protocolos e iniciativas internacionales (SSC, Global Sepsis Alliance, Programas de Optimización de Antibióticos-PROA) y uso adecuado de recursos (p. ej., fármacos), entre otras acciones.

El objetivo del Código Sepsis en España es mejorar el nivel asistencial que reciben los pacientes con sepsis grave/*shock* séptico, optimizando los tiempos de identificación y actuación, la monitorización de la respuesta y los posibles ajustes en el seguimiento del proceso séptico, para alcanzar el principal objetivo del mismo, que es disminuir la mortalidad relacionada con este proceso, así como racionalizar el uso de recursos humanos y materiales, disminuir la estancia hospitalaria y los costes asociados al proceso: eficacia y eficiencia en *real-life*. En la Tabla 62-15 se describen otros objetivos de la implementación del Código Sepsis son descritos.

En los últimos años se han creado varios modelos de gestión, como los procesos de asistencia integrados o las unidades de gestión clínica, que trabajan según procesos transversales de atención integral al paciente. Estos procesos o unidades nacieron, entre otros motivos, de la necesidad de disminuir la variabilidad en la práctica clínica, cada vez más compleja y especializada, de garantizar la continuidad de la asistencia y, sobre todo, de lograr que los usuarios del sistema reciban un servicio personalizado y de calidad, que responda a sus necesidades y expectativas, ajustando y optimizando el uso de recursos, tanto humanos como de soporte, del sistema sanitario. El desarrollo de un modelo de atención sanitaria basada en la estructuración por procesos asistenciales se considera un elemento básico para el sistema sanitario actual. En España ya se han creado varias estructuras de este tipo, incluyendo los grupos, equipos de rápida intervención o Unidades de Gestión de Sepsis.

Un ejemplo de Código Sepsis es el realizado en España desde el año 2012 y que describiremos a continuación como un posible modelo, por la enorme complejidad de una acción multimodal, multidisciplinar y multicéntrica que necesita la participación a en diferentes ámbitos: administrativos y de gestión (Ministerio de Sanidad, consejerías estatales y locales, o sea, los hospitales), científicos (a través de las diferentes sociedades científicas implicadas, que en la sepsis son prácticamente todas con mayor o menor grado de implicación), asistenciales (participación de distintas especialidades médicas, farmacia y personal de enfermería) y educativos-formativos. En un reciente estudio publicado por la Sociedad Española de Medicina de Urgencias y Emergencias (SEMES) en 2021 se indicaba que más de 200 hospitales en España tenían un Código Sepsis en los servicios de Urgencias.

En la Tabla 62-16 se describen las principales características de un Código Sepsis según las diferentes fases del proceso clínico, incluyendo qué acción es la más oportuna, por ejemplo, en el momento de detección activa del Código Sepsis y de iniciar las medidas diagnóstico-terapéuticas. En las fases posteriores pueden estar solapadas, por ejemplo, medidas como el uso de biomarcadores o el tratamiento hemodinámico. Otro dato importante son los recursos que podemos necesitar según la fase de la sepsis.

En la Tabla 62-17 se describen los principales indicadores de calidad que debemos considerar para medir la situación, las consecuencias de nuestras intervenciones y conocer los puntos a mejorar. Por supuesto, es una enorme tarea la medición de los indicadores de calidad, pero son necesarios para conocer y principalmente para evaluar el impacto de nuestras intervenciones y si son eficaces (p. ej., evaluar la formación de los médicos y enfermeras para detectar sepsis). Ciertos indicadores de calidad son clave, como por ejemplo el uso precoz y adecuado de los antibióticos, si se han realizado hemocultivos o la medición seriada de lactato si es necesaria. Igualmente, es importante conocer los indicadores de calidad de resultado con la mortalidad como clave, pero también otros como los días de estancia hospitalaria.

14. Conclusiones

La sepsis es el proceso clínico más frecuente y con mayor mortalidad intrahospitalaria, y también tiene una elevada morbimortalidad en grupos de riesgo como lactantes, enfermos añosos, embarazadas, inmunodeprimidos y pacientes de países en desarrollo.

La atención de la sepsis y el *shock* séptico es un reto médico desde hacen décadas. Y aunque hemos mejorado varios aspectos, existen todavía muchas controversias; por ejemplo, la propia definición de sepsis no parece la más adecuada y seguimos con limitaciones terapéuticas muy importantes, pues basamos todo nuestro arsenal en los antibióticos, el control del foco y el tratamiento de soporte.

Tabla 62-15. Objetivos de la implementación de un Código Sepsis

- Formar modelos organizativos interdisciplinares, que pueden ser distintos en función de las características del hospital, de sus profesionales y de sus estructuras ya concebidas
- Estos modelos pueden ser: grupos, comisiones, equipos, unidades clínicas y/o de gestión interdisciplinares, que sean eficaces y eficientes en el manejo integral de la sepsis y se adapten a cada hospital, su organización/estructuras y sus profesionales
- Promover cambios asistenciales para mejorar la detección, diagnóstico, tratamiento y monitorización de respuesta del paciente con sepsis y *shock* séptico
- Crear los circuitos intrahospitalarios adecuados y adaptados a las diferentes situaciones clínicas para la detección, inicio de la resucitación, monitorización de respuesta, evaluación del nivel asistencial adecuado y seguimiento clínico
- Promover el concepto de seguridad del paciente en el contexto de la sepsis
- Fomentar los circuitos que incluyan la participación sanitaria extrahospitalaria
- Fomentar la participación de todos los agentes implicados en el proceso asistencial, organizativo y educativo a través de diferentes herramientas creadas a nivel local, nacional e internacional para la implantación de cambios ajustados a cada centro
- Evaluar los conocimientos, generales y de estrategias de seguridad del paciente, más relevantes sobre la sepsis antes y después del proceso formativo-educativo, tanto nacional como local, por parte de los profesionales sanitarios (médicos, farmacéuticos, enfermería)
- Fomentar el proceso educativo a través de talleres formativos adaptados a cada categoría profesional y diferentes escenarios clínicos, como la atención extrahospitalaria
- Conocer la real incidencia y prevalencia de los diferentes tipos de sepsis (foco, etiología y gravedad)
- Modelo sistemático para registrar los indicadores de calidad: estructurales, de proceso y de resultados (p. ej., mortalidad hospitalaria cruda y relacionada con el episodio séptico, estancia hospitalaria, posibles ajustes según gravedad, tipo paciente, etc.)
- Analizar y promover los puntos de mejora de forma continuada del proceso Código Sepsis: activación del código sepsis en cada área, aplicación de las medidas de detección, diagnóstico y tratamiento en los intervalos elegidos, ajustar según los indicadores de calidad
- Promover la participación en todo el proceso educacional-asistencial del Código Sepsis de médicos y personal de enfermería extranjeros y otras sociedades internacionales, y poder ampliar el conocimiento y proceso formativo del manejo de la sepsis y el *shock* séptico

Tabla 62-16. Diferentes fases del Código Sepsis según la evolución de los pacientes y sugerencias de manejo y definiciones

Síndrome	Detección precoz	Diagnóstico y tratamiento precoz	Manejo integral – Disfunción orgánica	Monitorización respiratoria Seguimiento clínico
Definición	Sospecha por historia clínica y uso de criterios clínicos	Proceso diagnóstico (laboratorio + microbiología + radiología) Inicio de tratamiento de soporte y específico	Necesidad de medidas diagnóstico-terapéuticas específicas y/o complejas	Monitorización de respuesta y evolución clínica (curación, *exitus*)
Fase	Inicial, 1ª hora	Inicial, 1ªs horas	Variable, 1ª hora hasta 24 horas (¿días?)	Variable, desde 1ª hora hasta días después al final del proceso
Objetivo	Detectar todos los pacientes con sospecha de sepsis grave/*shock* séptico Activar Código Sepsis	Rápido inicio de medidas diagnóstico-terapéuticas simultáneas	Mejores condiciones Monitorización / tratamiento ajustados según la gravedad	Monitorización clínica y valorar respuesta al tratamiento
Lugar	Cualquier punto hospitalario	Cualquier punto hospitalario urgencias, plantas, quirófanos, UCI	Cualquier punto hospitalario, pero plantas, quirófanos, UCI	Plantas, UCI
Necesidades estructurales	Mínimas	Similares, pero puede necesitar: diagnóstico, tratamiento y monitorización complejos	Similares, pero puede necesitar: cirugía, radiología, UCI	Similares, pero puede necesitar: cirugía, radiología, UCI
Recursos humanos	Todos los médicos + enfermería	Todos los médicos + enfermería A veces con entrenamiento	Médicos + enfermería entrenados	Médicos + enfermería entrenados
Medidas	Identificar sospecha Activar Código Sepsis Alarmas de alerta	Iniciar protocolo *Bundles* 1ª hora y 6-12 horas	*Bundles* 1ª hora y 6-24 horas *Bundles* 2º-5° día	*Bundles* 1ª hora-5° día Biomarcadores, disfunción orgánica Evolución clínica
Evaluación	Casos activados: total y por áreas	*Check-list* Indicadores de calidad: proceso	*Check-list* Indicadores de calidad: proceso, resultado	*Check-list* Indicadores de calidad: proceso, resultado

Fuente: Borges M. Manual Código Sepsis; Editorial Distribuna; 2022. Con autorización. UCI: unidades de cuidados intensivos.

Las pruebas microbiológicas, incluyendo las rápidas, parece que han aportado un cambio para disminuir el tiempo del diagnóstico y poder orientar el TAE.

Sin duda, la inclusión de un Código Sepsis es un indicador de mejoría en esta atención, intentando homogenizar la atención de un síndrome de enorme variabilidad clínica. El principal objetivo es mejorar los tiempos y la atención, considerando las particularidades, como por ejemplo dónde se detecta el caso, y ayudando al personal sanitario, médico y de enfermería a llevar a cabo acciones coordinadas y eficaces. Los *bundles* deben estar basados en las diferentes fases clínicas de la sepsis, en las que diferentes médicos y personal de enfermería realizarán diferentes procedimientos diagnósticos y terapéuticos.

Y, por supuesto, el cambio para mejorar la atención en la sepsis vendrá de la innovación y aportación de las nuevas tecnologías, como la nanotecnología, el conocimiento de la microbiota, nuevas alternativas terapéuticas basadas en la fisiopatogenia, genómica y las diferentes ómicas, o el uso de inteligencia artificial para el soporte diagnóstico y terapéutico al clínico en tiempo real.

La sepsis debe ser encarada como un complejo proceso biológico que necesita una visión individualizada, multidisciplinar y basada en la medicina personalizada y de precisión.

Tenemos un gran reto para los próximos años.

Tabla 62-17. Principales indicadores de calidad sugeridos en el documento Código Sepsis realizado en España

Indicadores de estructura	✔ Existencia de código de alarma sepsis en el hospital ✔ Existencia de una comisión/grupo/equipo/unidad de sepsis ✔ Existencia de protocolos locales relacionados con el manejo de la sepsis tanto específicos (detección precoz o de resucitación) como más generales (p. ej., de antibioterapia empírica)
Indicadores de proceso	✔ Medición de lactato plasmático en el momento de sospecha de SG/SS[1] ✔ Obtención de hemocultivos antes de la administración del TAE (porcentaje de pacientes con SG/SS) ✔ Tiempo en minutos hasta la administración del TAE desde el momento de la presentación de SG/SS ✔ Control de foco[2]: primeras 24 horas de la sospecha y/o hasta el 5° día de los pacientes con SG/SS ✔ Porcentaje de pacientes con SG/SS en que se completan todos los elementos aplicables del conjunto de medidas para la sepsis de la 1ª hora (detección) ✔ Porcentaje de pacientes con SG/SS en que se completan todos los elementos aplicables del conjunto de medidas para la sepsis de las primeras 6 horas (diagnóstico, resucitación) ✔ Porcentaje de pacientes con SG/SS en que se completan todos los elementos aplicables del conjunto de medidas para la sepsis de las primeras 24 horas (tratamiento precoz) ✔ Porcentaje de pacientes con SG/SS en que se completan todos los elementos aplicables del conjunto de medidas para la sepsis del 2° al 5° día (seguimiento)
Indicadores de resultado	✔ Porcentaje de pacientes con SG/SS con hipotensión arterial y/o lactato plasmático elevado (> 2,2 mmol/L) que se ha normalizado o disminuido tras el inicio de la resucitación (primeras 24 horas)[3] ✔ Porcentaje de pacientes con SG/SS en que el TAE fue administrado en la 1ª hora de sospecha ✔ Porcentaje de pacientes con SG/SS con TAE adecuado (en tiempo y apropiado según microbiología) ✔ Mortalidad (porcentaje) de los pacientes con SG/SS[4] ✔ Días de estancia hospitalaria (y en UCI/unidades de reanimación si hubo ingreso) en pacientes con SG/SS

[1] Se puede incluir la medición de la SvcO$_2$. [2]Se considera control de foco: retirada de catéteres, cualquier intervención quirúrgica, drenajes percutáneos, etc., relacionados con el episodio de SG/SS. [3]Se puede valorar la monitorización de la SvcO$_2$. [4]Considerando mortalidad cruda y mortalidad relacionada con el episodio de SG/SS. Fuente: Borges M. Manual Código Sepsis; Editorial Distribuna; 2022. Con autorización. SG/SS: sepsis grave/*shock* séptico; SvcO$_2$: saturación venosa central de oxígeno; TAE: tratamiento antibiótico empírico; UCI: unidades de cuidados intensivos.

ℹ Puntos clave

✔ La sepsis es un síndrome clínico complejo y heterogéneo valorado por diferentes sanitarios como médicos generales y especialistas, farmacéuticos y personal de enfermería, lo que lo hace distinto a otras entidades más específicas como el infarto agudo de miocardio en Cardiología o el ictus en Neurología. Por ello, la visión multidisciplinar respresentada en un código es clave.

✔ La sepsis es un síndrome dependiente del tiempo, al igual que el infarto agudo de miocardio, el ictus o el trauma grave, por lo que el tiempo de detección e inicio del tratamiento es oro. De ahí que conocer su fisiopatogenia y la posibilidad de individualización diagnóstica y terapéutica es el principal objetivo en la actualidad.

✔ La sepsis tiene una incidencia muy elevada, tanto comunitaria como nosocomial, siendo el síndrome clínico con mayor mortalidad intrahospitalaria.

✔ En los últimos años el manejo integral y multidisciplinar de la sepsis basado en un rápido diagnóstico de sospecha y en el inicio del tratamiento de soporte y específico a través de *bundles* (o paquete de medidas aceptadas internacionalmente) ha representado una disminución de estancia, costes y principalmente mortalidad hospitalaria.

✔ Por todo ello, hoy la sepsis se considera un problema de salud pública que tiene un enorme margen de mejoría. Para ello es necesario la homogenización, la organización y un proceso educacional continuado, considerando siempre su carácter multidisciplinar. Pero la implementación de la innovación será el elemento básico para este cambio de paradigma.

Bibliografía

Adhikari NK, Fowler RA, Bhagwanjee S, Rubenfeld GD. Critical care and the global burden of critical illness in adults. Lancet. 2010;376:1339-46

American College of Chest Physicians/Society of Critical Care Medicine Consensus Conference. Definitions for sepsis and organ failure and guidelines for the use of innovative therapies in sepsis. Crit Care Med. 1992;20:864-74.

Bolos F, Reinhart K. Rapid diagnosis of sepsis. Virulence. 2014;5:154-60.

Borges M, Candel FJ, Ferrer R, Vidal P, Zaragoza R, et al. Documento de Consenso Nacional: Código Sepsis. IMC; 2015.

Borges M, Grau S, Valdez R, Zaragoza R. Planteamiento del tratamiento antibiótico. En: Borges M, editor. Manual del Código Sepsis. 1ª ed. Editorial Distribuna; 2022.

Borges M, Vidal P, Aranda M. Código Sepsis. En: Borges M, editor. Manual del Código Sepsis. 1ª ed. Editorial Distribuna; 2022. Borges M, Zaragoza R. Screening and early detection of sepsis. En: Borges M, Hidalgo J, J Pérez-Fernández J, editores. The Sepsis Codex. 1ª ed. Elsevier; 2022.

Bouza C, López-Cuadrado T, Saz-Parkinson Z, Amate-Blanco M. Epidemiology and recent trends of severe sepsis in Spain: a nationwide population-based analysis (2006-2011). BMC Infect Dis. 2014;14:3863.

Bozza FA, Salluh JI, Japiassu AM, et al. Cytokine profiles as markers of disease severity in sepsis: a multiplex analysis. Crit Care. 2007;11:R49.

Candel FJ, Borges M, Belda S, et al. Current aspects in sepsis approach. Turning things around. Rev Esp Quimioter; 2018;31(4):298-315.

Castelli GP, Pognani C, Cita M, Stuani A, Sgarbi L, Paladini R. Procalcitonin, C-reactive protein, white blood cells and SOFA score in ICU: diagnosis and monitoring of sepsis. Minerva Anestesiol. 2006;72:69-80.

Cecconi M, Evans L, Levy M, Rhodes A. Sepsis and septic shock. Lancet. 2018;392:75-87.

Coelho FR, Martins JO. Diagnostic methods in sepsis: the need of speed. Rev Assoc Med Bras. 2012;58:498-504.

Cuesta D, Varela M, Miro P, et al. Predicting survival in critical patients by use of body temperature regularity measurement based on approximate entropy. Med Biol Eng Comput. 2007;45:671-8.

Chan T, Gu F. Early diagnosis of sepsis using serum biomarkers. Expert Rev Mol Diagn. 2011;11:487-96.

Dellinger RP, Levy MM, Carlet JM, et al. Surviving sepsis campaign: international guidelines for management of severe sepsis and septic shock: 2008. Crit Care Med. 2008;36:296-327.

Dombrovsky VY, Martin AA, Sunderram J, Paz HL. Rapid increase in hospitalization and mortality rates for severe sepsis in the United States: a trend analysis from 1993 to 2003. Crit Care Med. 2007;35:1244-50.

Evans L, Rhodes A, Alhazzani W, et al. Surviving Sepsis Campaign: International Guidelines for Management of Sepsis and Septic Shock 2021. Intensive Care Med. 2021;47(11):1181-247.

Fleischmann C, Scherag A, Adhikari NKJ, et al. Assessment of global incidence and mortality of hospital-treated sepsis. Current estimates and limitations. Am J Resp Crit Care Med. 2016;193:259- 71.

Garnacho-Montero J, Fernández-Mondéjar E, Ferrer-Roca R, et al. Cristaloides y coloides en la reanimación del paciente crítico. Med Intensiva. 2015;39(5):303-31.

Garnacho-Montero J, Ortiz-Leyba C, Herrera-Melero I, et al. Mortality and morbidity attributable to inadequate empirical antimicrobial therapy in patients admitted to the ICU with sepsis: a matched cohort study. J Antimicrob Chemother. 2008;61:436-41.

Gibot S, Bene MC, Noel R, et al. Combination biomarkers to diagnose sepsis in the critically ill patient. Am J Respir Crit Care Mes. 2012;186:65-71.

Gordon AC, Perkins GD, Singer M, et al. Levosimendan for the prevention of acute organ dysfunction in sepsis. N Engl J Med. 2016;375:1638-48.

Hegazy MA, Omar AS, Samir N, Moharram A, Weber S, Radwan WA. Amalgamation of procalcitonin, C-reactive protein, and sequential organ failure scoring system in predicting sepsis survival. Anesth Essays Res. 2014;8:296-301.

Iñigo J, Sendra JM, Díaz C, et al. Epidemiología y costes de la sepsis grave en Madrid. Estudio de altas hospitalarias. Med Intensiva. 2006;30:197-203.

Kumar G, Kumar N, Taneja A, et al. Nationwide trends of severe sepsis in the 21st century (2000-2007). Chest. 2011;140:1223-31.

Laupland KB, Shahpori R, Kirkpatrick AW, Ross T, Gregson DB, Stelfox HT. Occurrence and outcome of fever in critically ill adults. Crit Care Med. 2008;36:1531-5.

Lin S, Huang Z, Wang M, et al. Interleukin-6 as an early diagnostic marker for bacterial sepsis in patients with liver cirrhosis. J Crit Care. 2015;30:732-8.

Marshall JC, Reinhart K. Biomarkers of sepsis. Crit Care Med. 2009;37:2290-8.

Marshall JC, Vincent JL, Fink MP, et al. Measures, markers, and mediators: toward a staging system for clinical sepsis. A report of the Fifth Toronto Sepsis Roundtable, Toronto, Ontario, Canada, October 25-26, 2000. Crit Care Med. 2003;31:1560-7.

Nee PA. Critical care in the emergency department: severe sepsis and septic shock. Emerge Mes J. 2006;23:713-7.

Oliveira CF, Botoni FA, Oliveira CR, et al. Procalcitonin versus C-reactive protein for guiding antibiotic therapy in sepsis: a randomized trial. Crit Care Med. 2013;41:2336-43.

Papaioannou VE, Chouvarda IG, Maglaveras NK, Pneumatikos IA. Temperature variability analysis using wavelets and multiscale entropy in patients with systemic inflammatory response syndrome, sepsis, and septic shock. Crit Care. 2012;16:R51.

Reinhart K, Daniels R, Kissoon N, et al. Reconocimiento de la sepsis como una prioridad de salud mundial: una resolución de la OMS. N Engl J Med. 2017;1056:1-4.

Rivers E, Nguyen B, Hasted S, et al. Early goal-directed therapy in the treatment of severe sepsis and septic shock. N Engl J Med. 2001;345:1368-77.

Rowland T, Hilliard H, Barlow G. Procalcitonin: potential role in diagnosis and management of sepsis. Adv Clin Chem. 2015;68:71-86.

Seigel TA, Cocchi MN, Salciccioli J, et al. Inadequacy of temperature and white blood cell count in predicting bacteremia in patients with suspected infection. J Emerg Med. 2012;42:254-9.

Simon L, Saint-Louis P, Amre DK, Lacroix J, Gauvin F. Procalcitonin and C-reactive protein as markers of bacterial infection in critically ill children at onset of systemic inflammatory response syndrome. Pediatr Crit Care Med. 2008;9:407-13.

Singer M, Deutschman CS, Seymour CW, et al. The Third International Consensus Definitions for Sepsis and Septic Shock (Sepsis-3). JAMA. 2016;315(8):801-10.

Su L, Han B, Liu C, et al. Value of soluble TREM-1, procalcitonin, and C-reactive protein serum levels as biomarkers for detecting bacteremia among sepsis patients with new fever in intensive care units: a prospective cohort study. BMC Infect Dis. 2012;12:157.

Tsalik EL, Jaggers LB, Glickman SW, et al. Discriminative value of inflammatory biomarkers for suspected sepsis. J Emerg Med. 2012;43:97-106.

Vincent JL, Rello J, Marshall J, et al. International study of the prevalence and outcomes of infection in intensive care units. JAMA. 2009;302:2323-9.

Vincent JL, Sakr Y, Sprung CL, et al. Sepsis in European intensive care units: results of the SOAP study. Crit Care Med. 2006; 34:344-53.

Yende S, D'Angelo G, Kellum JA, et al. Inflammatory markers at hospital discharge predict subsequent mortality after pneumonia and sepsis. Am J Respir Crit Care Med. 2008;177:1242-7.

63 Infecciones relacionadas con dispositivos insertados

F. Álvarez Lerma, F. X. Nuvials Casals y M. M. Catalán González

⚐ Orientación para el estudio

En este capítulo se describen las infecciones más frecuentes relacionadas con dispositivos insertados en pacientes críticos ingresados en servicios de Medicina Intensiva, haciendo especial énfasis en su etiopatogenia, criterios diagnósticos y etiología. Se revisan las tasas publicadas en los últimos años y su evolución durante la pandemia de la COVID-19. Asimismo, se incluyen las medidas preventivas para cada una de ellas y el impacto de su aplicación mediante *bundles* o paquetes de recomendaciones. Finalmente se presentan los indicadores de calidad asistencial en Medicina Intensiva relacionados con las tasas de estas infecciones.

1. Introducción

Las infecciones relacionadas con dispositivos insertados (IRDI) son una de las complicaciones más frecuentes en los pacientes hospitalizados, en especial en los servicios de Medicina Intensiva (SMI). Su presentación incluye desde infecciones locales con escasa respuesta inflamatoria (en el punto de inserción de un catéter, en la orina de pacientes con sonda uretral) hasta infecciones sistémicas asociadas con sepsis o *shock* séptico (bacteriemias relacionadas con catéteres vasculares o neumonías relacionadas con ventilación mecánica). En este caso, su presencia se acompaña de alargamiento de la estancia en los SMI y en el hospital, de un incremento de los costes de la asistencia y de mayor mortalidad. Actualmente, la presencia de una IRDI se considera un efecto adverso relacionado con la asistencia, cuya responsabilidad se atribuye a los equipos asistenciales. Para su control y prevención se han propuesto, desde diferentes organizaciones sanitarias y sociedades científicas, recomendaciones generales para estandarizar la higiene de manos en la atención de los pacientes, recomendaciones específicas para prevenir cada una de las IRDI y se han desarrollado registros para conocer su incidencia y sus características. Las tasas de las IRDI se han convertido en un indicador de seguridad de los pacientes hospitalizados y un indicador de calidad asistencial en los SMI.

2. Fisiopatogenia

Los pacientes críticos precisan para el tratamiento y control de los órganos o sistemas que están alterados de la inserción de diferentes dispositivos invasivos que necesitan ser manipulados con frecuencia por el personal sanitario. Estos dispositivos alteran las barreras defensivas naturales (piel y mucosas) y facilitan la llegada de microorganismos a tejidos normalmente estériles bien en el mismo momento de realizar la técnica invasiva o bien durante su utilización o mantenimiento.

Los microorganismos proceden en ocasiones de la flora endógena del propio paciente, ya sea primaria (flora habitual, previa a su ingreso en el hospital) o secundaria (flora adquirida durante su estancia en el hospital), o pueden proceder de flora exógena (no presente en el paciente) que proviene de reservorios o del personal sanitario (transmisión cruzada). En el caso de que en un SMI algunas de las IRDI estén producidas predominantemente por flora endógena, hay que investigar las técnicas de inserción de los dispositivos, los cuidados y mantenimiento de los mismos y la higiene corporal, mientras que si están producidas por flora exógena, es importante evaluar la higiene de manos del personal sanitario y la presencia de reservorios de microorganismos en el entorno de los pacientes.

La presencia de brotes epidémicos por un mismo microorganismo sugiere la existencia de reservorios externos, mientras que una elevada tasa de una determinada IRDI producida por diferentes microorganismos sugiere problemas en el mantenimiento de los dispositivos implantados.

En los pacientes ingresados en SMI es importante conocer, en el momento de su ingreso, la existencia de flora endógena multirresistente, ya que permitirá conocer la presión de colonización que predomina en la población asistida y ayudará a seleccionar tratamientos empíricos adecuados en el caso de que se diagnostiquen infecciones precoces relacionadas con la inserción de dispositivos invasivos. Dependiendo del tiempo que lleve el dispositivo insertado, previamente al diagnóstico de la infección, las IRDI se clasifican en precoces (< 5 días desde su inserción), en las que predomina la flora endógena primaria o secundaria presente en la piel o mucosas de los pacientes, y tardías (> de 5 días de inserción), en las que predomina la flora presente en el ecosistema del SMI.

3. Tipos de infecciones relacionadas con dispositivos insertados

Todos los dispositivos insertados tienen riesgo de desarrollar infecciones pero las más frecuentes se relacionan con aquellos que se utilizan durante más días y/o se manipulan un mayor número de veces. En los pacientes críticos destacan, por su empleo, los catéteres vasculares (venosos y arteriales), los tubos traqueales y las sondas uretrales, mientras que los catéteres intraventriculares, los catéteres de estimulación cardíaca y los drenajes (torácicos, pericárdicos o abdominales) son menos frecuentes. Cada uno de estos dispositivos insertados produce infecciones específicas. A continuación se describen las de mayor riesgo e impacto clínico.

3.1. Bacteriemia relacionada con el catéter vascular

La colonización e infección de los catéteres vasculares se produce en el momento de su inserción, durante su manipulación o a distancia en relación con otro foco de infección.

- **Infección producida durante la inserción.** se debe a una mala higiene de la piel en el punto de punción o de las manos del personal que realiza la técnica o a contaminación del material que se emplea durante el procedimiento. En este caso las infecciones suelen ser precoces.
- **Infección producida durante la manipulación.** Es la causa más frecuente y se debe a una mala higiene de manos y/o el uso de guantes contaminados durante la manipulación del dispositivo o del apósito que protege el punto de inserción, o a la contaminación de dispositivos asociados con los catéteres (llaves multiuso, tapones de protección, equipos de administración de fluidos, etc.).
- **Colonización a distancia.** Se produce en pacientes con infecciones bacteriémicas en las que los microorganismos circulantes se adhieren a la superficie de los catéteres en donde desarrollan un biofilm que facilita su multiplicación y permanencia.

En ocasiones el diagnóstico se basa en la presencia de signos de infección en el punto de inserción del catéter (inflamación, exudado purulento), pero en la mayoría de los casos no existen lesiones locales y solo signos de respuesta inflamatoria (fiebre, escalofríos, leucocitosis) que deben hacer sospechar la presencia de infección, en ausencia de otra causa que justifique dichos síntomas.

El diagnóstico de una bacteriemia relacionada con catéter se basa en el aislamiento de uno o más microorganismos en muestras de sangre obtenidas por punción de una vena periférica (dos o más punciones) y, opcionalmente (en casos de dificultad o contraindicación de la punción), por muestras obtenidas de los catéteres vasculares, asociado en ambos casos con la presencia del o de los mismos microorganismos en la punta del catéter (en el caso de que se haya retirado el catéter). En los casos en los que no se ha retirado el catéter, una bacteriemia puede atribuirse a un catéter cuando se comparan, en las muestras obtenidas a través del catéter no retirado y en la obtenida por punción en una vena periférica, los tiempos en los que se positivizan las muestras de sangre (método diferencial de tiempo) o la concentración de los microorganismos (método de cultivos cuantitativos). Opcionalmente, la presencia de los mismos microorganismos en la piel (en el punto de inserción del catéter) o en la luz de las diferentes luces del catéter ayuda a identificar una bacteriemia originada en un catéter. La etiología que predomina es la flora primaria presente en la piel de los pacientes (*Staphylococcus epidermidis*), pero en aquellos con largas estancias, con flora endógena secundaria o con inserciones en zonas contaminadas (catéteres femorales) las infecciones pueden estar producidas por bacilos gramnegativos u hongos.

3.2. Infecciones respiratorias relacionadas con la intubación traqueal

Son las más frecuentes en pacientes críticos. Se producen principalmente por microaspiraciones de secreciones orofaríngeas debidas a disminución de la presión del neumotaponamiento de los tubos traqueales, aunque también pueden producirse por arrastre de bacterias de la orofaringe durante el proceso de la intubación o por la inoculación directa en las vías respiratorias bajas durante la aspiración de secreciones bronquiales o durante la realización de broncoscopias.

Dependiendo de la localización del foco de infección se clasifican en traqueobronquitis o neumonías. En ocasiones el diagnóstico diferencial entre ambas infecciones es difícil, ya que coinciden síntomas como la presencia de secreciones purulentas, signos de sepsis (fiebre, leucocitosis) y aislamiento de bacterias patógenas en los cultivos de secreciones bronquiales. En los casos de neumonía, para su confirmación, es necesaria la presencia o extensión de un infiltrado pulmonar no presente en el momento de la intubación en una radiografía de tórax o en una tomografía computarizada torácica, junto con un empeoramiento de la función respiratoria (incremento del *shunt* pulmonar) o con cultivos cuantitativos de exudado bronquial de vías bajas obtenido por lavado broncoalveolar ($> 10^4$ ufc/µL), cepillado bronquial con catéter telescopado ($> 10^3$ ufc/µL) o aspirado bronquial protegido ($> 10^6$ ufc/µL). En su etiología, predominan *Pseudomonas aeruginosa* y *Staphylococcus aureus*, aunque en cada SMI se debe tener en cuenta la epidemiología local.

3.3. Infecciones del tracto urinario relacionadas con la sonda uretral

Los microorganismos pueden colonizar la orina en el momento de inserción de la sonda uretral o durante las manipulaciones y/o cuidados de mantenimiento en los días siguientes. El riesgo de colonización aumenta con los días de permanencia de la sonda uretral y con la calidad de los cuidados que se aplican. En la mayoría de los casos, a partir de la primera semana de permanencia es posible identificar en la orina los microorganismos presentes en el meato urinario, que progresan hasta la vejiga urinaria por la superficie externa de la sonda.

Para identificar una infección urinaria relacionada con sonda uretral, en ausencia de signos clínicos locales (disuria, polaquiuria, tenesmo), es necesaria la presencia de signos clínicos como fiebre (sin otro foco posible), piuria (≥ 10 leucocitos/mL) y cultivo cuantitativo de orina ($\geq 10^5$ ufc/mL de no más de dos microorganismos). En general, en los pacientes que reciben antibióticos, si se identifica más de un microorganismo, se considera que la muestra está contaminada. Cuando estas infecciones son precoces (relacionadas con la inserción de la sonda), predomina la identificación de *Escherichia coli* y *Enterococcus faecalis*, mientras que, si son tardías, además es frecuente identificar *P. aeruginosa* y *Candida albicans*.

3.4. Ventriculitis asociadas con el drenaje ventricular externo

Se relacionan en su mayoría con las manipulaciones y cuidados de mantenimiento de los drenajes ventriculares, por lo que los microorganismos responsables serán los que predominan en el entorno del paciente en cada SMI.

El diagnóstico de sospecha se basa en la presencia de signos de respuesta inflamatoria sin causa conocida (fiebre, leucocitosis, incremento de marcadores inflamatorios). Para su diagnóstico es preciso la identificación del microorganismo en el líquido cefalorraquídeo extraído en la mayoría de ocasiones a través del drenaje ventricular. La alteración de las características del líquido cefalorraquídeo (incremento de neutrófilos y/o de proteínas, presencia de ácido láctico, disminución del pH y/o glucosa) confirma el diagnóstico pero no sustituye el criterio de identificación microbiológica.

4. Registro de infecciones relacionadas con dispositivos insertados

El paso previo para la prevención de las IRDI es su registro. En España, en el año 1994, el Grupo de Trabajo de Enfermedades Infecciosas y Sepsis de la Sociedad Española de Medicina Intensiva, Crítica y Unidades Coronarias (GTEIS-SEMICYUC) desarrolló el Estudio Nacional de Vigilancia de Infección Nosocomial (ENVIN) como registro informatizado de la incidencia de IRDI en SMI.

Para su vigilancia, se seleccionaron la neumonía asociada a ventilación mecánica (N-VM), la infección del tracto urinario relacionada con sondaje uretral (ITU-SU) y la bacteriemia primaria relacionada con catéter venoso central (BP-CVC). Se definieron como bacteriemias primarias las bacteriemias relacionadas con catéteres vasculares (BRC) y/o las bacteriemias de origen desconocido (BOD), asumiendo que la mayoría de estas últimas estaban relacionadas con el uso y mantenimiento de los catéteres. Como denominador de esta tasa se eligió el número de días que los pacientes eran portadores de uno o más catéteres venosos centrales (independientemente del número total de otros catéteres vasculares presentes).

La medida de frecuencia que mejor expresa el riesgo de estas infecciones y permite la comparación entre SMI es la densidad de incidencia (DI), en la que en el numerador se incluye el número de cada una de las diferentes IRDI y en el denominador el número de días de utilización del dispositivo asociado con la infección. Las DI de estas tres infecciones en los SMI españoles, desde 2000 a 2019, se muestran en la Fig. 63-1. Las tasas de todas ellas han disminuido a lo largo de los años en relación con la aplicación de los proyectos Tolerancia Zero, dirigidos a prevenir las IRDI. En el año 2019 se alcanzaron las tasas más bajas, siendo la DI de la N-VM de 5,4 episodios por 1.000 días de ventilación mecánica, la DI de BP-CVC de 2,5 episodios por 1.000 días de catéter venoso central y la DI de ITU-SU de 2,9 episodios por 1.000 días de sondaje uretral. Estas tasas son inferiores a las publicadas en el año 2020 en el último informe del International Nosocomial Infection Control Consortium (INNCC) Surveillance Study, que incluye las tasas de diferentes IRDI de 523 UCI de 43 países durante los años 2012-2017, y son superiores a las del US-National Healthcare Safety Network entre los años 2012 y 2013. En Europa, en el último informe del European Centre for Disease and Control (HELICS), publicado en 2019 con los datos de las UCI europeas de 2017, las tasas españolas de las diferentes IRDI fueron inferiores a la media europea. En 2020-2021, coincidiendo con la pandemia del nuevo coronavirus SARS-CoV-2, se ha producido, por diferentes motivos, un notable incremento de todas las tasas de IRDI en los pacientes críticos ingresados en los SMI, de los que una tercera parte eran pacientes COVID-19 con neumonías bilaterales e insuficiencia respiratoria aguda.

5. Prevención de las infecciones relacionadas con dispositivos insertados

Desde el inicio de la utilización de dispositivos insertados se instauraron diferentes medidas para prevenir los efectos adversos relacionados con su empleo, en especial las IRDI. Pero no es hasta principios de la década de 2000 cuando en Estados Unidos el Institute of Health Improvement (IHI) desarrolló el concepto «bundles» en un proyecto llamado «*Idealized Design of the Intensive Care Unit (IDICU)*». La nueva estrategia consistía en seleccionar, entre las decenas de medidas propuestas por guías y recomendaciones de agencias sanitarias y/o sociedades científicas, un paquete de medidas que incluyera solo aquellas con mayor evidencia y facilidad para su implementación. Uno de los primeros *bundles* desarrollados fue el «*IHI Ventilator Bundle*», que incluía la elevación de la cabecera de la cama entre 30 y 45°, «vacaciones de sedación» diarias, valoración diaria de la extubación, profilaxis de la úlcera péptica y profilaxis de la trombosis venosa profunda.

En los años siguientes, la Agency for Health Care Research and Quality (AHRQ) y el National Quality Forum (NQF) desarrollaron el concepto de «prácticas clínicas seguras» con la intención de minimizar riesgos durante la actividad asistencial, proponiendo la aplicación de actuaciones basadas en la evidencia. Para ello elaboraron recomendaciones con el objetivo de crear una cultura de seguridad en el entorno sanitario y propusieron actuaciones específicas en determinados ámbitos asistenciales y en algunos procesos invasivos, dirigidas a minimizar el riesgo de aparición de efectos adversos.

En España, en el entorno de los pacientes críticos, la aplicación de prácticas seguras se ha concretado en el diseño y desarrollo de cuatro proyectos específicos conocidos como Bacteriemia Zero (BZ), Neumonía Zero (NZ), Resistencia Zero (RZ) e Infección del Tracto Urinario-Zero (ITU-Zero). Dichos proyectos fueron patrocinados por el Ministerio de Sanidad desde el Área de Seguridad del Paciente, a través de las Consejerías de Salud de las distintas comunidades autónomas, y han sido liderados científicamente por la SEMICYUC y la Sociedad Española de Enfermería Intensiva y Unidades Coronarias (SEEIUC). Para la dirección e implantación de los proyectos se constituyó un consejo asesor nacional y consejos asesores multidisciplinarios en cada comunidad autónoma. En los SMI participantes se identificaron un médico intensivista y una enfermera que asumieron las tareas de liderazgo. Las intervenciones incluyeron la aplicación de un paquete de medidas para prevenir cada una de las IRDI y el desarrollo de un Plan de Seguridad dirigido a promover y fortalecer la cultura de la seguridad en el trabajo diario. Para facilitar la aplicación de las recomenda-

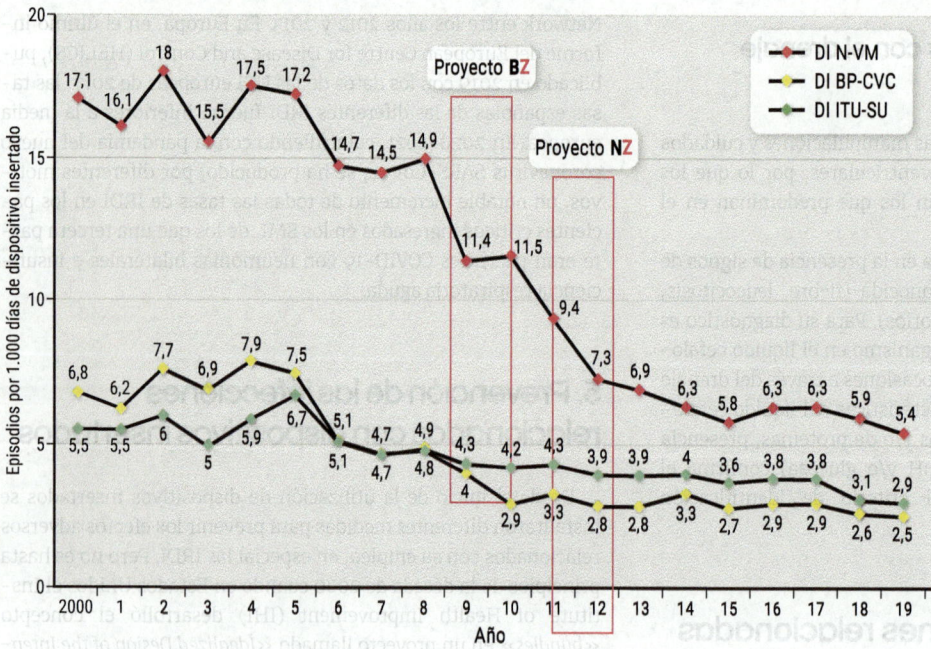

Fig. 63-1 | Evolución de las tasas de infecciones relacionadas con dispositivos insertados en las unidades de cuidados intensivos españolas y su relación con los proyectos Bacteriemia Zero (BZ) y Neumonía Zero (NZ). BP-CVC: bacteriemia primaria relacionada con catéter venoso central; BZ: Bacteriemia Zero; NZ: Neumonía Zero; DI: densidad de incidencia; ITU-SU: infección del tracto urinario relacionada con sonda uretral; N-VM: neumonía relacionada con ventilación mecánica.

ciones de cada proyecto se elaboró un módulo acreditado de formación específico, se crearon herramientas de trabajo (*checklists*) y de divulgación (carteles informativos), y se introdujeron modificaciones funcionales en la práctica asistencial (empoderamiento de las enfermeras para garantizar el cumplimiento de las recomendaciones). Para la recogida de datos se creó en cada proyecto una aplicación específica en el registro ENVIN-HELICS, en donde se incluyó toda la información de las infecciones controladas, así como el número de días de uso de los dispositivos implantados en los SMI participantes en cada proyecto.

5.1. Proyecto Bacteriemia Zero (BZ)

El primer proyecto, Bacteriemia Zero (BZ), se implementó en los SMI españoles entre los años 2009 y 2010 con el objetivo de disminuir la tasa nacional de bacteriemias primarias a menos de 4 episodios por 1.000 días de catéter venoso central. El contenido de la intervención, basada en las recomendaciones aplicadas por Pronovost *et al.* en las UCI del estado de Michigan (Estados Unidos) en el año 2004, se actualizó en noviembre de 2021 (Tabla 63-1).

La aplicación de las recomendaciones durante la implementación del proyecto se asoció con una reducción del 50 % de la tasa nacional de estas bacteriemias, y el efecto de la intervención se ha mantenido en los años siguientes, encontrándose la tasa nacional por debajo de 3 episodios por 1.000 de catéter venoso central (v. Fig. 63-1).

5.2. Proyecto Neumonía Zero (NZ)

El proyecto Neumonía Zero (NZ) se inició en abril del año 2011 y finalizó en diciembre de 2012, con el objetivo de reducir la tasa nacional a menos de 9 episodios por 1.000 días de ventilación mecánica. Se aplicó un paquete de diez medidas seleccionadas según la evidencia y fuerza de la recomendación, siguiendo la me-

Tabla 63-1. Recomendaciones del proyecto Bacteriemia Zero (BZ) actualizadas en noviembre de 2021

Medidas obligatorias

- ✔ Higiene adecuada de manos
- ✔ Uso de solución alcohólica de clorhexidina en la preparación de la piel
- ✔ Uso de medidas de barrera total durante la inserción de catéteres
- ✔ Preferencia de la vena subclavia como lugar de inserción
- ✔ Retirada de los catéteres innecesarios
- ✔ Manejo higiénico de los catéteres

Considerar otras medidas opcionales en las siguientes situaciones:

- ✔ UCI con altas tasas de BRC a pesar del adecuado cumplimiento de las medidas obligatorias
- ✔ Pacientes con mayor riesgo de BRC (inmunodeprimidos, alteración de la integridad cutánea)
- ✔ Accesos con mayor riesgo de BRC (accesos altos con traqueostomía, vena femoral)
- ✔ Pacientes con mayor riesgo de complicaciones si desarrollasen BRC (implantación reciente de válvulas cardíacas o prótesis aórticas)

Medidas opcionales

- ✔ Uso de catéteres impregnados en antimicrobianos
- ✔ Uso de apósitos impregnados en clorhexidina
- ✔ Uso de tampones con solución antiséptica en los conectores
- ✔ Higiene corporal diaria con clorhexidina

Medidas de no hacer

- ✔ No utilizar profilaxis antibiótica para la inserción de catéteres
- ✔ No realizar cambios periódicos rutinarios por punción de los catéteres
- ✔ No realizar cambios periódicos rutinarios mediante guía de los catéteres

BRC: bacteriemia relacionada con catéter, UCI: unidad de cuidados intensivos.

todología del grupo GRADE (Grading of Recommendations Assessment, Development and Evaluation Working Group), y fueron actualizadas en noviembre de 2021 (Tabla 63-2). La aplicación del proyecto NZ se acompañó de una reducción de la tasa nacional de N-VM próxima al 50 % (v. Fig. 63-1). Las tasas han continuado disminuyendo en los años siguientes, lo que indica que las medidas propuestas se han incorporado a la rutina de los SMI.

5.3. Proyecto Resistencia Zero (RZ)

El proyecto Resistencia Zero (RZ) se desarrolló entre abril de 2014 y junio de 2016. Tuvo como objetivo disminuir en un 20 % el número de pacientes que adquieren una bacteria multirresistente durante su estancia en la UCI. El proyecto incluyó la aplicación de diez recomendaciones seleccionadas por un equipo de expertos de SEMICYUC y SEEIUC dirigidas a actuar sobre las cuatro causas (consumo de antibióticos, presión de colonización, transmisión cruzada y presencia de reservorios) que facilitan la aparición de bacterias multirresistentes en pacientes críticos (Tabla 63-3). A lo largo de la implantación del proyecto la tasa de pacientes con bacterias multirresistentes adquiridas (colonización o infección) durante la estancia en los SMI descendió en un 25 %, llegando hasta el 46 % la reducción de pacientes con infecciones adquiridas en UCI producidas por bacterias multirresistentes.

5.4. Proyecto Infección del Tracto Urinario Zero (ITU-Zero)

El proyecto ITU-Zero se inició en abril de 2018 con la intención de ser implementado en los SMI a lo largo de 28 meses. Su objetivo principal era reducir la tasa de estas infecciones, a menos de 2,7 episodios por 1.000 días de sonda uretral. El paquete de medidas de prevención seleccionadas por un equipo de expertos de SEEIUC y SEMICYUC se relaciona con la indicación de la sonda uretral, con la técnica de inserción, con el mantenimiento y con un listado de medidas de «hacer» y «no hacer» en el manejo del dispositivo (Tabla 63-4). En marzo de 2020 la aparición de la pandemia COVID-19 alteró el funcionamiento de las UCI y de sus profesionales, por lo que se suspendió la recogida de los diferentes indicadores de proceso y de resultados de este proyecto.

6. Indicadores de calidad asistencial en servicios de Medicina Intensiva para las infecciones relacionadas con dispositivos insertados

El objetivo de la Medicina Intensiva es aportar a los pacientes críticos los cuidados y tratamientos que precisen con los mínimos efectos adversos posibles. En la práctica habitual es necesaria la

---

Tabla 63-2. Recomendaciones del proyecto Neumonía Zero (NZ) actualizadas en noviembre de 2021

- Mantener la posición de la cabecera de la cama por encima de 30° excepto si existe contraindicación clínica
- Realizar higiene de manos estricta antes y después de manipular la vía aérea y utilizar guantes estériles de un solo uso
- Formar y entrenar al personal sanitario en el manejo de la vía aérea
- Favorecer el proceso de extubación de forma segura para reducir el tiempo de ventilación
- Controlar de forma continua la presión del neumotaponamiento de los tubos traqueales
- Emplear tubos traqueales con sistema de aspiración continuo de secreciones subglóticas
- No cambiar de forma programada las tubuladuras del respirador
- Administrar antibióticos durante las 24 horas siguientes a la intubación de pacientes con disminución de consciencia previa a la intubación
- Realizar higiene de la boca con clorhexidina 0,12-0,2 %
- Utilizar la descontaminación selectiva digestiva completa

Tabla 63-3. Recomendaciones del proyecto Resistencia Zero (RZ)

- Identificar en cada UCI, al menos, un médico intensivista responsable del control de antibióticos
- Administrar de forma empírica antibióticos activos frente a BMR solo en infecciones con respuesta sistémica compatible con sepsis grave o *shock* séptico y alta sospecha de multirresistencia
- Identificar en cada UCI a una enfermera, al menos, como referente del proyecto RZ y responsable del control de las precauciones dirigidas a evitar la transmisión de las BMR
- Realizar una búsqueda activa de BMR en todos los pacientes en el momento de ingreso en la unidad y, por lo menos, una vez a la semana a lo largo de toda su estancia
- Cumplimentar al ingreso en la UCI una lista de verificación con el objetivo de identificar aquellos pacientes con elevado riesgo de ser portadores de BMR
- Controlar el cumplimiento de los diferentes tipos de precauciones que deban aplicarse: estándar o basadas en los mecanismos de transmisión (aislamientos)
- Disponer de un protocolo actualizado de limpieza diaria y terminal de las habitaciones ocupadas por pacientes con BMR
- Elaborar una ficha/documento de limpieza del material clínico y de los aparatos de exploración existentes en la UCI que son de uso común en los pacientes ingresados
- Incluir en la higiene diaria de los pacientes colonizados o infectados por BMR productos que contengan clorhexidina
- Ante la sospecha de un brote epidémico se recomienda tipificar a nivel molecular el microorganismo causante para conocer el clon/es responsable/s del brote y su trazabilidad

BMR: bacterias multirresistentes; UCI: unidad de cuidados intensivos.

Tabla 63-4. Recomendaciones del proyecto Infección del Tracto Urinario Zero (ITU-Zero)

✔ Uso apropiado de la sonda uretral:
  ✔ Utilizar la sonda uretral solo cuando esté indicado, con sistema de circuito cerrado y puerto para toma de muestras
  ✔ Retirar la sonda uretral cuando no sea necesaria, valorando diariamente su indicación
✔ Inserción adecuada de la sonda uretral:
  ✔ Realizar higiene de manos inmediatamente antes y después de la inserción o de cualquier manipulación de la sonda uretral
  ✔ Utilizar una técnica estéril de inserción
✔ Mantenimiento adecuado de la sonda uretral:
  ✔ Mantener siempre cerrado el sistema colector (sonda uretral, tubo de drenaje y bolsa colectora)
  ✔ Mantener el flujo de orina libre sin obstáculos en el circuito, y la bolsa colectora por debajo del nivel de la vejiga
✔ Garantizar la calidad de los cuidados:
  ✔ Los profesionales sanitarios deben recibir formación específica sobre la inserción y mantenimiento de la sonda uretral
  ✔ Los protocolos de inserción y mantenimiento de la sonda uretral deben revisarse y actualizarse cada 3 años y/o cuando se publique nueva evidencia
  ✔ Los coordinadores de la unidad informarán periódicamente al personal sobre las tasas de infección del tracto urinario relacionada con sondaje uretral
✔ No hacer:
  ✔ Utilizar antisépticos y antibióticos en la higiene diaria
  ✔ Usar antimicrobianos profilácticos en la inserción, mantenimiento o retirada de la sonda uretral
  ✔ Cambiar de forma rutinaria y periódica la sonda uretral
  ✔ Realizar lavados vesicales
  ✔ Tomar cultivos si no se sospecha infección, excepto para estudios de colonización
  ✔ Utilizar de modo rutinario sondas impregnadas de antimicrobianos
  ✔ Pautar tratamiento antimicrobiano en la bacteriuria asintomática

inserción de dispositivos invasivos que no están exentos de complicaciones, destacando entre ellas por su frecuencia las infecciones. Minimizar estas complicaciones es responsabilidad de los profesionales que los atienden.

En el año 2005 la SEMICYUC publicó el primer documento de indicadores de calidad en la asistencia prestada en los SMI. En el documento se incluían 140 indicadores de los que tres eran tasas de dispositivos insertados (BP-CVC, ITU-SU y N-VM) y se proponían unos estándares de calidad para cada una de ellas. A lo largo de los años se han producido varias actualizaciones y las últimas

se publicaron en 2017. En ellas se han adaptado los estándares de calidad a la evolución de las tasas de las IRDI en España. Para la tasa de BP-CVC se propone como estándar de calidad menos de 3 episodios por 1.000 días de catéter venoso central; para la tasa de ITU-SU el estándar es menos de 4 episodios por 1.000 días de sondaje uretral, y para la tasa de N-VM el estándar es de menos de 7 episodios por 1.000 días de ventilación mecánica. En los SMI con tasas superiores a dichos valores es recomendable realizar estudios para investigar las causas que justifiquen dichos incrementos.

ℹ Puntos clave

✔ Las IRDI son un efecto adverso evitable y un marcador de la seguridad del paciente.
✔ Las IRDI son una complicación frecuente entre los pacientes ingresados en SMI. Su presencia se considera un efecto adverso cuya responsabilidad recae en los equipos asistenciales. Su patogenia se relaciona con la alteración de los mecanismos de defensa naturales (piel y mucosas), favorecida por la realización de las técnicas y/o el mantenimiento de los dispositivos sin las medidas de higiene adecuadas.
✔ Las IRDI más frecuentes son las relacionadas con catéteres vasculares, tubos traqueales y sondas uretrales.
✔ Para cada una de ellas se han consensuado unos criterios diagnósticos clínicos y microbiológicos.
✔ El registro de estas IRDI es la base para establecer estrategias de prevención.
✔ La aplicación de *bundles* o paquetes de recomendaciones basados en la evidencia para prevenir cada una de las infecciones ha demostrado ser efectiva.
✔ Las tasas de las IRDI se han incluido como índices de calidad asistencial de los pacientes críticos en los SMI.

Bibliografía

Álvarez-Lerma F, Palomar-Martínez M, Sánchez-García M, et al. Prevention of ventilator-associated pneumonia: the multimodal approach of the Spanish ICU «Pneumonia Zero» Program. Crit Care Med. 2018;46(2):181-8.

Álvarez-Lerma F, Sánchez-García M, Lorente L, et al.; Sociedad Española de Medicina Intensiva; Sociedad Española de Enfermería Intensiva. Guidelines for the prevention of ventilator-associated pneumonia and their implementation. The Spanish «Zero-VAP» bundle. Med Intensiva. 2014;38(4):226-36.

Bell T, O'Grady NP. Prevention of central line-associated bloodstream infections. Infect Dis Clin North Am. 2017;31(3):551-9.

Berwick DM, Calkins DR, McCannon CJ, Hackbarth AD. The 100,000 lives campaign: setting a goal and a deadline for improving health care quality. JAMA. 2006;295(3):324-7.

Chenoweth C, Saint S. Preventing catheter-associated urinary tract infections in the intensive care unit. Crit Care Clin. 2013;29:19-32.

Consejo Asesor de Proyectos de Seguridad en Pacientes Críticos. Adaptación en la UCI de las recomendaciones de los proyectos Zero durante la pandemia por SARS-CoV-2. Ministerio de Sanidad, Consumo y Bienestar Social, Octubre 2020. Disponible en: https://www.sanidad.gob.es/profesionales/saludPublica/ccayes/alertasActual/nCov/documentos/ADAPTACION_EN_LA_UCI_-DE_LAS_RECOMENDACIONES_DE_LOS_PROYECTOS_ZERO-COVID19-V1.pdf [último acceso: agosto 2023].

Consejo Asesor de Proyectos de Seguridad en Pacientes Críticos. Prevención de la emergencia de bacterias multirresistentes en el paciente crítico. Proyectos Resistencia Zero. Disponible en: https://seguridaddelpaciente.sanidad.gob.es/practicasSeguras/seguridadPacienteCritico/docs/PROYECTO_RZ_-_VERSION_FINAL_26MARZO_2014.pdf [último acceso: agosto 2023].

Consejo Asesor de Proyectos de Seguridad en Pacientes Críticos. Prevención de la infección urinaria relacionada con la sonda uretral en los pacientes críticos ingresados en las unidades de cuidados intensivos. Proyecto ITU-Zero. Disponible en: https://seguridaddelpaciente.sanidad.gob.es/practicasSeguras/seguridadPacienteCritico/docs/PROYECTO-ITU-ZERO-2018-2020.pdf [último acceso: agosto 2023].

Consejo Asesor de Proyectos de Seguridad en Pacientes Críticos. Protocolo de prevención de las bacteriemias relacionadas con catéteres venosos centrales en las UCI españolas. Proyecto Bacteriemia Zero. Diciembre 2021. Disponible en: https://seguridaddelpaciente.sanidad.gob.es/proyectos/financiacionEstudios/colaboracionSSCC/semicyuc/docs/Protocolo_BZ_version_2022_REW-DEF.pdf [último acceso: agosto 2023].

Consejo Asesor de Proyectos de Seguridad en Pacientes Críticos. Protocolo de prevención de las neumonías relacionadas con ventilación mecánica en las UCI españolas. Neumonía Zero. Ministerio de Sanidad, Política Social e Igualdad de España, Marzo 2021 Disponible en: https://semicyuc.org/wp-content/uploads/2018/12/protocolo_nzero.pdf [último acceso: agosto 2023].

Dodek P, Keenan S, Cook D, et al.; Canadian Critical Care Trials Group; Canadian Critical Care Society. Evidence-based clinical practice guideline for the prevention of ventilator-associated pneumonia. Ann Intern Med. 2004;141(4):305-13.

Dudeck MA, Weiner LM, Allen-Bridson K, et al. National Healthcare Safety Network (NHSN) report, data summary for 2012, Device-associated module. Am J Infect Control. 2013;41(12):1148-66.

European Centre for Disease Prevention and Control. European surveillance of healthcare-associated infections in intensive care units. HAI-Net ICU protocol, version 1.02. ECDC; 2015. Disponible en: https://www.ecdc.europa.eu/en/publications-data/european-surveillance-healthcare-associated-infections-intensive-care-units-hai [último acceso: agosto 2023].

European Centre for Disease Prevention and Control. Healthcare-associated infections acquired in intensive care units (HELICS). In: ECDC. Annual epidemiological report for 2017. ECDC; 2019. Disponible en: https://www.ecdc.europa.eu/sites/default/files/documents/AER_for_2017-HAI.pdf [último acceso: agosto 2023].

Garnacho-Montero J, Álvarez-Lerma F, Ramírez-Galleymore R, et al.; Scientific Expert Committee for Zero Resistance Project. Combatting resistance in intensive care: the multimodal approach of the Spanish ICU «Zero Resistance» program. Crit Care. 2015;19(1):114.

Gould DJ, Moralejo D, Drey N, Chudleigh JH, Taljaard M. Interventions to improve hand hygiene compliance in patient care. Cochrane Database Syst Rev. 2017;9(9):CD005186.

Kunz R, Burnand B, Schünemann HJ; Grading of Recommendations, Assessment, Development and Evaluation (GRADE) Working Group. The GRADE System. An international approach to standardize the graduation of evidence and recommendations in guidelines. Internist (Berl). 2008;49(6):673-80.

Lambert ML, Suetens C, Savey A, et al. Clinical outcomes of health-care-associated infections and antimicrobial resistance in patients admitted to European intensive-care units: a cohort study. Lancet Infect Dis. 2011;11(1):30-8.

Lotfinejad N, Peters A, Tartari E, Fankhauser-Rodriguez C, Pires D, Pittet D. Hand hygiene in health care: 20 years of ongoing advances and perspectives. Lancet Infect Dis. 2021;21(8):e209-e221.

Masterton RG, Galloway A, French G, et al. Guidelines for the management of hospital-acquired pneumonia in the UK: report of the working party on hospital-acquired pneumonia of the British Society for Antimicrobial Chemotherapy. J Antimicrob Chemother. 2008;62(1):5-34.

McCannon CJ, Hackbarth AD, Griffin FA. Miles to go: an introduction to the 5 Million Lives Campaign. Jt Comm J Qual Patient Saf. 2007;33(8):477-84.

Melsen WG, Rovers MM, Groenwold RH, et al. Attributable mortality of ventilator-associated pneumonia: a meta-analysis of individual patient data from randomised prevention studies. Lancet Infect Dis. 2013;13(8):665-71.

Migliara G, Di Paolo C, Barbato D, et al. Multimodal surveillance of healthcare associated infections in an intensive care unit of a large teaching hospital. Ann Ig. 2019;31(5):399-413.

Muscedere J, Dodek P, Keenan S, Fowler R, Cook D, Heyland D; VAP Guidelines Committee and the Canadian Critical Care Trials Group. Comprehensive evidence-based clinical practice guidelines for ventilator-associated pneumonia: prevention. J Crit Care. 2008;23(1):126-37.

Palomar M, Álvarez-Lerma F, Riera A, et al; Bacteremia Zero Working Group. Impact of a national multimodal intervention to prevent catheter-related bloodstream infection in the ICU: the Spanish experience. Crit Care Med. 2013;41(10):2364-72.

Pileggi C, Mascaro V, Bianco A, Nobile CGA, Pavia M. Ventilator bundle and its effects on mortality among ICU patients: a meta-analysis. Crit Care Med. 2018;46(7):1167-74.

Pronovost P, Needham D, Berenholtz S, et al. An intervention to decrease catheter-related bloodstream infections in the ICU. N Engl J Med. 2006;355(26):2725-32.

Rascado Sedes P, Ballesteros Sanz MA, Bodí Saera MA, et al.; Junta directiva de la SEMICYUC; Junta directiva de la SEEIUC. Contingency plan for the intensive care services for the COVID-19 pandemic. Med Intensiva (Engl. ed). 2020;44(6):363-70.

Rebmann T, Greene LR. Preventing catheter-associated urinary tract infections: An executive summary of the Association for Professionals in Infection Control and Epidemiology, Inc, Elimination Guide. Am J Infect Control. 2010;38(8):644-6.

Rello J, Lode H, Cornaglia G, Masterton R; VAP Care Bundle Contributors. A European care bundle for prevention of ventilator-associated pneumonia. Intensive Care Med. 2010;36(5):773-80.

Resar R, Griffin FA, Haraden C, Nolan TW. Using Care *Bundles* to Improve Health Care Quality. *IHI* Innovation Series white paper. Cambridge, Massachusetts: Institute for Healthcare Improvement; 2012. Disponible en: https://www.ihi.org/resources/Pages/IHIWhitePapers/UsingCareBundles.aspx/ [último acceso: agosto 2023].

Rosenthal VD, Bat-Erdene I, Gupta D, et al.; International Nosocomial Infection Control Consortium. International Nosocomial Infection Control Consortium (INICC) report, data summary of 45 countries for 2012-2017: Device-associated module. Am J Infect Control. 2020;48(4):423-32.

Sociedad Española de Medicina Intensiva Crítica y Unidades Coronarias, Grupo de Trabajo de Enfermedades Infecciosas y Sepsis (SEMICYUC-GTEIS). Estudio Nacional de Vigilancia de Infección Nosocomial en UCI (ENVIN-UCI). Informes de los años 2011-2019. Disponible en: https://hws.vhebron.net/envin-helics/ [último acceso: agosto 2023].

Sociedad Española de Medicina Intensiva Crítica y Unidades Coronarias, Grupo de Trabajo de Enfermedades Infecciosas y Sepsis (SEMICYUC-GTEIS). Estudio Nacional de Vigilancia de Infección Nosocomial en UCI (ENVIN-UCI). Informes de los años 2020-2021. Disponible en: https://hws.vhebron.net/envin-helics/ [último acceso: agosto 2023].

Sociedad Española de Medicina Intensiva Crítica y Unidades Coronarias. Indicadores de calidad en el enfermo crítico. Actualización 2017. Disponible en: https://semicyuc.org/wp-content/uploads/2018/10/indicadoresdecalidad2017_semicyuc_spa-1.pdf [último acceso: agosto 2023].

Tablan OC, Anderson LJ, Besser R, Bridges C, Hajjeh R; CDC; Healthcare Infection Control Practices Advisory Committee. Guidelines for preventing health-care-associated pneumonia, 2003: recommendations of CDC and the Healthcare Infection Control Practices Advisory Committee. MMWR Recomm Rep. 2004;53(RR-3):1-36.

WHO. Guidelines on Hand Hygiene in Health Care: First Global Patient Safety Challenge Clean Care Is Safer Care. Geneva: World Health Organization; 2009.

Zimlichman E, Henderson D, Tamir O, et al. Health care-associated infections: a meta-analysis of costs and financial impact on the US health care system. JAMA Intern Med. 2013;173(22):2039-46.

64 Traqueobronquitis y neumonía asociadas a la ventilación mecánica

L. Claverias Cabrera, G. Moreno Muñoz y A. Rodríguez Oviedo

◤ Orientación para el estudio

En este capítulo se actualizan diferentes aspectos relacionados con el diagnóstico, la fisiopatología y el pronóstico de dos entidades muy frecuentes en la unidad de cuidados intensivos como son la traqueobronquitis y la neumonía asociadas a la ventilación mecánica. En el apartado de tratamiento se presentan dos algoritmos de decisión en función de ciertas consideraciones que se comentan en el texto. Dichos algoritmos expresan el resumen de la evidencia científica, pero deben ser adaptados a las condiciones locales para su correcta aplicación.

1. Introducción

La aplicación de la ventilación mecánica invasiva (VMI) es uno de los soportes orgánicos más comunes utilizados en las unidades de cuidados intensivos (UCI). Aunque la VMI puede ser vital en distintas patologías del paciente crítico, la inserción del tubo endotraqueal y la ventilación a presión positiva provocan cambios en la homeostasis del pulmón con afectación del movimiento ciliar, aumento de las secreciones y microaspiración del contenido subglótico, entre otras alteraciones, que favorecen la aparición de complicaciones infecciosas relacionadas con la VMI. Entre ellas, se puede distinguir dos entidades, no siempre bien diferenciadas, como son la traqueobronquitis asociada a la ventilación mecánica (TAV) y la neumonía asociada a la ventilación mecánica (NAV). Aunque para muchos autores existe un *continuum* entre ambas entidades, por razones docentes en el presente capítulo las desarrollaremos de forma separada.

2. Traqueobronquitis asociada a la ventilación mecánica

2.1. Consideraciones generales

La TAV se define como la infección de las vías respiratorias bajas en un paciente sometido a VMI por lo menos 48 horas y sin evidencia de infiltrados radiológicos pulmonares nuevos o progresión de los existentes.

Se trata de una entidad relativamente nueva que se empezó a describir en estudios sobre infecciones nosocomiales a principios del siglo XXI, aunque en las últimas dos décadas se ha ampliado considerablemente el conocimiento científico sobre su incidencia, patogenia, microorganismos causantes de la infección y necesidad de tratamiento, así como sobre su implicación pronóstica.

La incidencia reportada de la TAV varía de forma sustancial según las poblaciones estudiadas y, especialmente, según los criterios diagnósticos establecidos. Sin embargo, se considera como una entidad relativamente frecuente en los pacientes con VMI y cuyo diagnóstico sigue siendo un desafío para los intensivistas, ya que su definición es aún hoy motivo de controversia,

lo cual ocasiona que las decisiones terapéuticas también resulten polémicas dentro de la comunidad médica.

Mientras que la mayoría de los estudios han observado que la TAV por sí misma no parece impactar en la mortalidad, otros autores han sugerido que está directamente asociada a un mayor consumo de recursos sanitarios secundarios, prolongación de la duración de la VMI, aumento de la estancia en UCI y una mayor posibilidad de progresión a NAV.

A diferencia de la NAV, en la que existen guías clínicas nacionales e internaciones, la falta de una clara y aceptada definición para el diagnóstico de TAV limita el potencial de la investigación clínica y dificulta la realización de unas recomendaciones con elevado nivel de evidencia para el manejo de esta entidad en el paciente crítico. No solo su definición es motivo de controversia, sino que diversos aspectos de la enfermedad están aún por aclarar, como el grado de superposición con la NAV o bien la necesidad de tratamiento antimicrobiano, así como el papel de los antibióticos nebulizados. En consecuencia, una mejor comprensión de la fisiopatología de la TAV podría tener implicaciones directas sobre su prevención, el diagnóstico precoz adecuado y especialmente la necesidad o no de administrar antibióticos sistémicos o nebulizados.

2.2. Definición

En la actualidad no existe una definición clínica y microbiológica internacionalmente aceptada para la TAV. La TAV y la NAV comparten presentaciones clínicas y criterios microbiológicos similares, con la excepción de que la NAV requiere la presencia de infiltrados pulmonares nuevos y persistentes, representativos de afectación infecciosa a nivel alveolar, mientras que en la TAV la afectación es exclusivamente de la luz del árbol respiratorio inferior.

Los criterios diagnósticos de la TAV, basados en la combinación de signos clínicos y confirmación microbiológica, han cambiado en los últimos años. Los Centros para el Control y la Prevención de Enfermedades (CDC) la definen como la ausencia de neumonía en la radiografía de tórax junto con al menos dos criterios clínicos (temperatura corporal > 38 °C, tos, nueva producción o aumento del esputo, roncus, sibilancias y broncoespasmo). Además, el diagnóstico requiere del aislamiento de un microorganismo potencialmente patógeno en cultivos de las secreciones bronquiales obtenidas mediante aspirado endotraqueal o por broncoscopia. Sin embargo, recientemente se ha utilizado una definición más actualizada y que se detalla en la Tabla 64-1.

2.3. Diagnóstico

Un aspecto para remarcar en la TAV es, sin duda, la posibilidad de infradiagnóstico o sobrediagnóstico. Los pacientes críticos son inherentemente complejos, ya que padecen múltiples patologías que pueden confundir el origen de algunos signos y síntomas sistémicos. El infradiagnóstico de la TAV puede conllevar al desarrollo posterior de NAV, así como la prolongación de la duración de la VMI, de la estancia en la UCI y mayor mortalidad. En contraposición, el sobrediagnóstico de la TAV también puede asociarse a consecuencias deletéreas derivadas del sobreuso de antibióticos y los posibles efectos adversos negativos para el paciente, además de aumentar la presión de selección de las resistencias antimicrobianas. De hecho, un amplio estudio prospectivo y multicéntrico holandés evidenció que la sospecha clínica de sepsis al ingreso en la UCI se correspondía mal con el diagnóstico definitivo de sepsis. Respecto al foco respiratorio de la sepsis, los autores observaron que el diagnóstico definitivo y probable de neumonía solo fue alrededor de un 15 % y 30 %. Esto refleja que aproximadamente el 50 % de los sujetos incluidos tuvieron una baja probabilidad de haber padecido una infección, a pesar de la sospecha inicial de sepsis al ingreso. Estos hallazgos explicarían cómo hasta un 62 % de los pacientes ingresados en UCI por sospecha de sepsis reciben innecesariamente antibióticos, según otros investigadores.

Considerando, según algunos autores, que la TAV y la NAV resultan del *continuum* entre la colonización y la infección, la cuestión primordial radica en la precisión del diagnóstico correcto entre dichas entidades, lo que permitiría optimizar el tratamiento adecuado y, de esa forma, disminuir el uso inadecuado de antibióticos.

2.3.1. Radiografía de tórax

Aun considerando una determinada definición, el diagnóstico de TAV en los pacientes críticos es un reto, si uno pretende evitar el sobrediagnóstico. Resulta evidente la superposición de los criterios diagnósticos diferenciales entre TAV y NAV, en los que los infiltrados pulmonares en la radiografía de tórax son la característica diferencial que delimita una u otra entidad. De hecho, la mayoría de los investigadores coinciden en que la TAV es una entidad intermedia entre la colonización del tracto respiratorio inferior y el desarrollo de NAV. Por ello, la distinción entre las diferentes entidades relacionada solamente con la presencia de infiltrados resulta muchas veces imposible en pacientes críticos. La evaluación de infiltrados pulmonares de nueva aparición o de la progresión de los existentes puede resultar compleja en pacientes ingresados en UCI con patología pulmonar concomitante como la insuficiencia cardíaca congestiva, el síndrome de dificultad respiratoria aguda o atelectasias, entre otras. Desafortunadamente, por condiciones de los equipos portátiles de radiografía y del paciente crítico, las radiografías en la UCI suelen ser de baja calidad y ofrecen escasa información adicional, la cual suele ser muy dependiente del observador, lo que añade aún mayor dificultad para la distinción entre TAV y NAV. Debido a la baja rentabilidad de la radiología convencional en las UCI, algunos autores han propuesto la realización de la tomografía computarizada (TC) para mejorar la evaluación de la presencia de infiltrados pulmonares en pacientes críticos. Sin embargo, la implementación de la TC puede ser impracticable en muchos pacientes críticos y, además, no está exenta de riesgos relacionados con posibles complicaciones durante el traslado fuera de la UCI, así como mayor riesgo de desarrollar NAV secundario a manipulaciones frecuentes del circuito del ventilador o por la posición supina durante el traslado con el consecuente riesgo de aspiración de contenido gástrico. De hecho, el traslado intrahospitalario por sí mismo se ha identificado como un factor que incrementa hasta casi tres veces el riesgo de NAV.

Las limitaciones del diagnóstico clásico mencionadas han llevado a la necesidad de implementar nuevas técnicas diagnósticas que permitan discernir entre ambas entidades.

En ese contexto, la ecografía pulmonar se reconoce cada vez más como un complemento fiable para la valoración de la patología pulmonar, incluso en fases tempranas de la infección. En una revisión sistemática se observó que la ecografía pulmonar tiene una alta sensibilidad y especificidad (94 % y 96 %, respectivamente) para el diagnóstico de neumonía en adultos. Dichos resultados son particularmente alentadores, dadas las ventajas que ofrece la ecografía pulmonar sobre la radiología convencional y la TC, como la facilidad y rapidez con la que se obtienen resultados, el tratarse de una técnica realizada a pie de cama, la posibilidad de repetir los estudios ecográficos de forma seriada, además de ser una prueba inocua para el paciente debido a la ausencia de radiación ionizante. Dado que la ecografía pulmonar presenta mayor precisión que la radiología convencional en el diagnóstico de NAV, se podría aceptar que la ausencia ecográfica de patrones sugestivos de neumonía (consolidación, líneas B, colas de cometa o consolidaciones subpleurales, entre otras) ayudaría al diagnóstico de TAV por exclusión. No obstante, la ecografía también tiene ciertas limitaciones, sobre todo en cuanto a su aplicabilidad en el paciente crítico, por lo que se necesitan más estudios que avalen

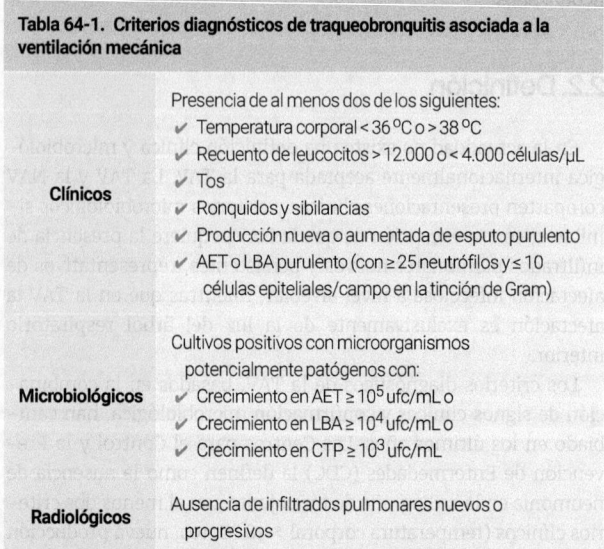

Tabla 64-1. Criterios diagnósticos de traqueobronquitis asociada a la ventilación mecánica

Clínicos	Presencia de al menos dos de los siguientes: ✔ Temperatura corporal < 36 °C o > 38 °C ✔ Recuento de leucocitos > 12.000 o < 4.000 células/μL ✔ Tos ✔ Ronquidos y sibilancias ✔ Producción nueva o aumentada de esputo purulento ✔ AET o LBA purulento (con ≥ 25 neutrófilos y ≤ 10 células epiteliales/campo en la tinción de Gram)
Microbiológicos	Cultivos positivos con microorganismos potencialmente patógenos con: ✔ Crecimiento en AET ≥ 10^5 ufc/mL o ✔ Crecimiento en LBA ≥ 10^4 ufc/mL o ✔ Crecimiento en CTP ≥ 10^3 ufc/mL
Radiológicos	Ausencia de infiltrados pulmonares nuevos o progresivos

AET: aspirado endotraqueal; CTP: catéter telescopado protegido; LBA: lavado broncoalveolar; ufc: unidades formadoras de colonias.

el uso de la ecografía pulmonar como herramienta complementaria para el diagnóstico de la TAV.

2.3.2. Biomarcadores inflamatorios

Los biomarcadores inflamatorios como la proteína C reactiva (PCR) o la procalcitonina (PCT) también podrían aportar información complementaria para el diagnóstico de TAV. En un análisis secundario preplanificado del estudio de cohortes prospectivo internacional TAVeM en el que incluyeron 404 pacientes ventilados con infecciones de vías respiratorias bajas (de los cuales 207 padecían TAV y 197 NAV), se evidenció que los niveles de PCR y PCT eran significativamente mayores en la NAV en comparación con la TAV (18 vs. 14 mg/dL y 2,1 vs. 0,64 ng/mL, respectivamente; $p=0,001$). Desafortunadamente, aunque ninguno de los biomarcadores estudiados tuvo suficiente poder discriminativo para distinguir entre TAV y NAV, es poco probable que valores de PCT < 1 ng/mL se asocien a la presencia de infección del parénquima pulmonar, condición necesaria para la NAV.

2.3.3. Microbiología

Como ya se ha mencionado, el diagnóstico de TAV requiere de la confirmación microbiológica. Los criterios estandarizados de diagnóstico de los cultivos cuantitativos se encuentran en la Tabla 64-1. Aunque no existe un consenso claro sobre el punto de corte de unidades formadoras de colonias (ufc) en el aspirado endotraqueal, se acepta el límite de ufc $\geq 10^5/\mu L$ para la infección de vías respiratorias bajas, aunque algunos autores consideran que el punto de corte de ufc $\geq 10^6/\mu L$ es más específico. La tinción de Gram de las muestras respiratorias también puede aportar información útil para el diagnóstico (Tabla 64-2). Por otro lado, los resultados de los cultivos semicuantitativos han sido más confusos y menos estandarizados.

Los avances tecnológicos han permitido desarrollar técnicas rápidas de reacción en cadena de la polimerasa (PCR) múltiple (FilmArray) para detectar de una manera simple una gran cantidad de microorganismos potencialmente patógenos del árbol respiratorio inferior. La aplicación de esta tecnología permite detectar en poco más de 1 hora los microorganismos más frecuentes incluidos en los paneles sindrómicos, así como determinar la presencia de diferentes genes de resistencia, todo lo cual aporta una información vital en el momento de completar el diagnóstico de esta entidad. Aunque finalmente el diagnóstico de TAV será clínico, la ausencia de detección de microorganismos en FilmArray o la ausencia de crecimiento bacteriano en los cultivos convencionales deberían hacernos replantear el diagnóstico de una complicación infecciosa pulmonar.

2.4. Fisiopatología

La comprensión de la patogenia del desarrollo de la TAV es fundamental para establecer los principios y estrategias para su prevención y tratamiento.

El tracto respiratorio inferior en circunstancias normales no es un área estéril, ya que presenta una microbiota habitual que coloniza y de alguna forma protege al pulmón de la invasión de mi-

Tabla 64-2. Resultados microbiológicos para el diagnóstico de traqueobronquitis asociada a la ventilación mecánica

Prueba microbiológica		Interpretación
	Leucocitos polimorfonucleares	
	Ausentes (< 1)	No infección
	Escasos (1-10)	Probablemente no infección
	Moderados (10-25	Sugiere infección
	Abundantes (> 25)	Sugiere infección
	Coloración de las bacterias	
	Azul	Grampositivas
	Rojo	Gramnegativas
Tinción de Gram	**Morfología de las bacterias**	
	Redondas	Cocos grampositivos en cadenas (estreptococos o estafilococos)
	Varillas	Bacilos gramnegativos (*Escherichia coli* o *Pseudomonas aeruginosa*)
	Presencia de bacterias	
	Ausencia o escasas	Colonización
	Moderadas o abundantes	Sugiere infección
	Presencia de bacterias	
Cultivos semicuantitativos	Escasas (+) o pocas (++) ufc	Colonización
	Moderadas (+++) o abundantes (++++) ufc	Sugiere infección
	Presencia de bacterias	
Cultivos cuantitativos	$< 10^5$ ufc/mL	Colonización
	$\geq 10^{5-6}$ ufc/mL	Infección

Los puntos de corte de los cultivos semicuantitativos y cuantitativos hacen referencia a las muestras recogidas de aspirado endotraqueal. ufc: unidades formadoras de colonias.

croorganismos patógenos. Por condiciones relacionadas con la intubación orotraqueal o del huésped, la alteración (o desaparición) de la microbiota normal permite la presencia (colonización) de especies invasoras y potencialmente patógenas. A través del neumotaponamiento del tubo endotraqueal se pueden aspirar pequeñas cantidades de secreciones provenientes de la región sub-glótica y de la cavidad oral (principal mecanismo de desarrollo de la infección respiratoria), las cuales contienen una elevada carga de bacterias hospitalarias, con un ritmo de colonización de aproximadamente el 7 % diario, que pueden alcanzar el árbol bronquial condicionando primero una colonización de la luz que se transformará en TAV cuando se asocien los signos clínicos de infección requeridos en el diagnóstico (Fig. 64-1).

La transición de colonización a infección de las vías respiratorias inferiores depende de numerosos factores como la propia virulencia de los patógenos, así como de los mecanismos inmunológicos de defensa locales y sistémicos del huésped. Además, las bacterias del biofilm que recubre la luz del tubo endotraqueal pueden embolizar tras la aspiración de secreciones respiratorias o la instrumentalización traqueal con broncoscopia, siendo otros mecanismos de entrada de las bacterias hacia todo el árbol traqueobronquial y al parénquima pulmonar.

El espectro de la respuesta inmunitaria del huésped es complejo e incluye defensas celulares (leucocitos polimorfonucleares y macrófagos), citocinas, anticuerpos y el complemento. Habitualmente existe un deterioro de la función de las células epiteliales ciliadas en pacientes ventilados, lo que contribuye a la disminución de la eliminación de bacterias y secreciones traqueales. Con el paso del tiempo puede existir un aumento de la carga bacteriana superior a las defensas del huésped, lo que resulta en la aparición de TAV o bien NAV. En la Fig. 64-2 se esquematiza el modelo del complejo sistema adaptativo en el que se muestra la interrelación de los diferentes factores asociados con la aparición o no de infección respiratoria.

2.5. Epidemiología

La incidencia reportada de la TAV varía considerablemente según la población estudiada y el criterio diagnóstico utilizado, con incidencias que oscilan entre el 2,7 % y el 16,5 %. Es probable que la variabilidad epidemiológica continúe hasta que se alcance un consenso internacional sobre una definición clínica y microbiológica clara para el diagnóstico de TAV. Se ha llegado a publicar una

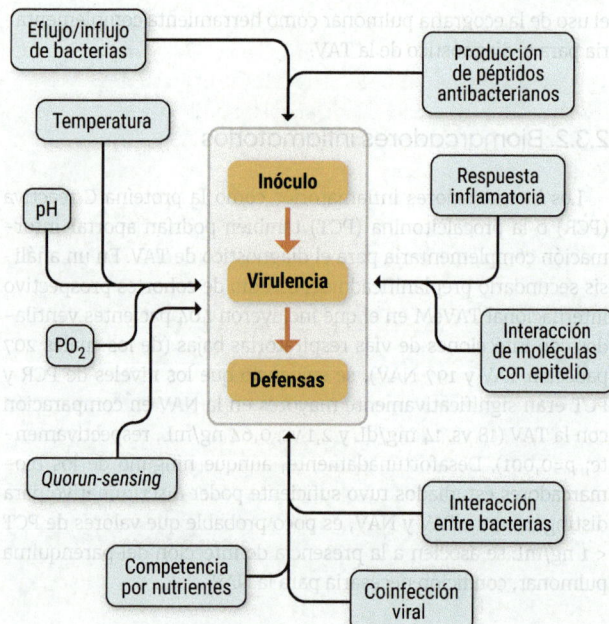

Fig. 64-2 | Esquema del complejo sistema adaptativo donde se observa la interrelación de las diferentes variables relacionadas con la aparición o no de infección respiratoria. PO_2: presión de oxígeno. Adaptado de Dickson et al. Lancet Respir Med. 2014;2:238-46.

densidad de incidencia de 3,7-12 episodios de TAV por 1.000 días de VMI. En el estudio multicéntrico TAVeM se observó una densidad de incidencia de TAV de 10,2 episodios por 1.000 días de VMI. Algunos investigadores han reportado tasas mayores de TAV en pacientes quirúrgicos, en comparación con pacientes médicos.

Con respecto a la microbiología, el 75 % de las TAV son producidas por bacilos gramnegativos. En los últimos años se ha incrementado la aparición de bacilos gramnegativos multirresistentes causantes de TAV (hasta un 61 %). Entre ellos, las bacterias más frecuentemente aisladas son *Pseudomonas aeruginosa* y *Acinetobacter* spp. Entre los cocos grampositivos, el patógeno más frecuentemente aislado en la TAV es *Staphylococcus aureus* resistente a la meticilina (SARM). El estudio multinacional TAVeM evidenció que las bacterias aisladas con mayor frecuencia en la TAV fueron

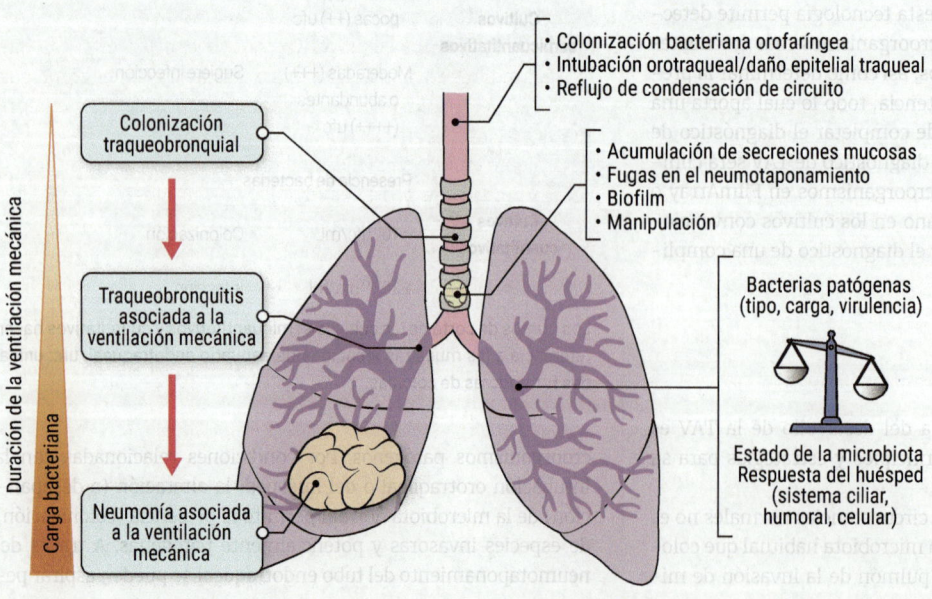

Fig. 64-1 | Esquema conceptual de la fisiopatología de la infección respiratoria baja como un continuum desde la colonización hasta la neumonía asociada a la ventilación pasando por la traqueobronquitis asociada a la ventilación.

- Colonización bacteriana orofaríngea
- Intubación orotraqueal/daño epitelial traqueal
- Reflujo de condensación de circuito

- Acumulación de secreciones mucosas
- Fugas en el neumotaponamiento
- Biofilm
- Manipulación

Colonización traqueobronquial

Traqueobronquitis asociada a la ventilación mecánica

Neumonía asociada a la ventilación mecánica

Duración de la ventilación mecánica

Carga bacteriana

Bacterias patógenas (tipo, carga, virulencia)

Estado de la microbiota Respuesta del huésped (sistema ciliar, humoral, celular)

P. aeruginosa (25 %) y *S. aureus* sensible a la meticilina (SASM) (21 %), seguidas por enterobacterias como *Klebsiella pneumoniae* (15 %) y *Escherichia coli* (12 %). Se han observado incidencias alrededor del 20 % de etiología polimicrobiana.

Hay que remarcar que la etiología de la TAV es similar a la de la NAV si se consideran los días de VMI tras los cuales se diagnostica la infección. Sin embargo, debemos señalar que la etiología depende de la epidemiología local, por lo que las incidencias de aislamiento comunicadas para cada microorganismo en los diferentes estudios son solamente válidas para los centros participantes y para el momento de realizar el estudio, ya que la epidemiología local puede variar considerablemente en poco tiempo. Por ello, resulta muy importante conocer y actualizar periódicamente la epidemiología local y el patrón de resistencia de los microorganismos para poder adecuar el tratamiento empírico a las condiciones locales, ya que las guías y estudios internacionales pueden no reflejar la situación propia de la UCI y entonces aplicar una política de tratamiento inadecuada.

2.6. Factores de riesgo

Los factores de riesgo de TAV son compartidos con los de la NAV y se muestran en la Tabla 64-3. No hay duda de que el principal factor de riesgo es la intubación orotraqueal, ya que la ventilación no invasiva presenta una incidencia significativamente menor de complicaciones infecciosas respiratorias comparada con la VMI. Otros factores se relacionan con la duración de la VMI, la magnitud del inóculo y la virulencia de los microorganismos, así como con la gravedad del estado agudo y las comorbilidades que deterioren la función pulmonar de forma crónica.

2.7. Pronóstico

La mayoría de los autores coinciden en señalar que no parece evidente un impacto directo de la TAV sobre la mortalidad. Sin embargo, los estudios observan que el desarrollo de TAV se asocia estrechamente con mayor duración de la VMI y prolonga la estancia en la UCI, lo que conlleva un incremento mayor del consumo de recursos sanitarios y de los costes.

La inflamación de las vías respiratorias que produce la TAV aumenta significativamente la producción de esputo, que puede dificultar en parte el destete y resultar también en una mayor duración de la VMI. También se ha reportado que el fracaso de la extubación y el destete difícil pueden estar relacionados con el mayor volumen de secreciones respiratorias en pacientes con VMI. Finalmente, si contribuye al desarrollo de NAV, indirectamente puede relacionarse con un peor pronóstico en los pacientes críticos.

2.8. Tratamiento antimicrobiano

La evidencia sobre el impacto específico del tratamiento antibiótico en los resultados finales en sujetos con TAV es limitada. Actualmente solo existe evidencia procedente de un pequeño ensayo clínico aleatorizado que evalúa la efectividad del tratamiento con antibióticos sistémicos en la TAV. Nseir *et al.* realizaron un estudio prospectivo, aleatorizado, no ciego, en el que se incluye-

Tabla 64-3. Factores de riesgo para el desarrollo de traqueobronquitis asociada a la ventilación mecánica

Condición	Factor de riesgo
Edad	✔ Los pacientes > 60 años pueden tener mayor riesgo por la senectud del sistema inmunológico
Comorbilidades	✔ La patología respiratoria aguda o crónica puede disminuir la respuesta inmunitaria del huésped a la invasión bacteriana en el tracto respiratorio inferior ✔ Cualquier enfermedad que comporte inmunosupresión
Infección viral	✔ Virus respiratorios (A[H1N1]pdm09, COVID-19)
Tipo de paciente	✔ Posquirúrgicos o cirugía reciente ✔ Trauma grave, especialmente aquellos con traumatismo craneoencefálico grave con inconsciencia ✔ Malnutrición
Procedimientos	✔ Intubación orotraqueal ✔ Ventilación mecánica invasiva ✔ Aspiraciones de secreciones bronquiales ✔ Instrumentalización traqueal ✔ Broncoscopia ✔ Embolización bacteriana desde el biofilm del tubo endotraqueal
Fármacos	✔ Tratamiento inmunosupresor o quimioterapia ✔ Corticosteroides
Posición del paciente	✔ Decúbito supino
Tipo de bacterias	✔ Composición de las adhesinas ✔ Presencia de *pili* ✔ Capacidad de producir exotoxinas (*Pseudomonas aeruginosa* o *Staphylococcus aureus*) que interfieren con el sistema mucociliar o lesionan el epitelio

ron 58 pacientes para recibir o no tratamiento antibiótico durante 8 días. Los autores observaron que la progresión a NAV y la mortalidad en la UCI fue significativamente menor en el grupo que recibió tratamiento antibiótico, en comparación con el grupo que no lo recibió. Sin embargo, el ensayo se detuvo precozmente ya que el análisis interno planificado encontró aparente beneficio del tratamiento en reducir la mortalidad en la UCI. Dicha limitación y el bajo número de pacientes incluidos hacen que no se puedan extraer conclusiones firmes al respecto.

Datos agregados en un metanálisis que incluyó a 7.000 pacientes evidenciaron que la administración de antibióticos para tratar la TAV disminuyó la progresión a NAV y aumentó los días libres de VMI. No obstante, algunos de los estudios incluidos no fueron diseñados específicamente para la evaluación de TAV y, además, entre ellos hubo distintas definiciones de TAV, con lo que sus resultados podrían estar sujetos a distintos sesgos.

Uno de los estudios más amplios en este ámbito es el citado estudio prospectivo y multinacional TAVeM, que incluyó a 2.960 pacientes críticos. Los autores observaron que el tratamiento de la TAV podría asociarse con resultados favorables debidos a la protección que dicho tratamiento ofrece al disminuir la progresión a

NAV y su mortalidad atribuida (40 % en la NAV vs. 29 % en la TAV, $p < 0,001$). Otro estudio prospectivo y multicéntrico realizado en tres UCI en Francia, Grecia y España, con 1.501 pacientes, también concluyó que el tratamiento antibiótico apropiado fue el único factor fuertemente asociado de forma independiente con un menor riesgo de transición de TAV a NAV (OR 0,12; IC95 % 0,02-0,59), observando que el número de pacientes con TAV necesarios a tratar para prevenir un episodio de NAV fue de tan solo cinco.

El dilema sobre el tratamiento óptimo de la TAV es fruto de la imprecisión de los criterios diagnósticos de esta entidad, de los diferentes grupos considerados y de sus implicaciones pronósticas directas. Las incertidumbres actuales sobre el tratamiento residen en varios aspectos que consideraremos individualmente.

2.8.1. ¿Cuándo es necesario el tratamiento antimicrobiano?

Esta es una de las cuestiones básicas que hay que considerar. Las razones a favor de instaurar un régimen antibiótico temprano es que esta acción podría mejorar los resultados finales de los pacientes con TAV, al disminuir tanto la transición subsecuente a NAV como los días de VMI y la estancia en UCI, todo lo cual conllevaría una reducción significativa de los costes sanitarios y posiblemente de la mortalidad asociada a la NAV.

En el lado opuesto de la perspectiva, los motivos fundamentales para no tratar todos los episodios de TAV son que no parece asociarse a un impacto desfavorable sobre la mortalidad y a que su tratamiento precoz aumentaría el consumo de antibióticos con un posible sobreuso de los mismos y los daños colaterales inherentes relacionados con la posibilidad de incrementar las resistencias antibióticas, lo que favorecería la aparición de bacterias de difícil tratamiento e infecciones por *Clostridium difficile*, así como el aumento de efectos adversos secundarios a la administración de antimicrobianos.

Las guías de práctica clínica de 2016 de la Infectious Diseases Society of America (IDSA) y la American Thoracic Society (ATS) sobre neumonía nosocomial y asociada a la VMI no recomiendan el tratamiento antibiótico rutinario para la TAV, debido a los resultados inconsistentes de los estudios considerados hasta el momento, a pesar de que los autores reconocen que el tratamiento antibiótico puede acortar la duración de la VMI. No obstante, enfatizan la necesidad de una evaluación individualizada para la toma de decisiones y que el tratamiento debe iniciarse en casos graves, sin definir claramente si esta gravedad está relacionada con la TAV (poco probable al tratarse de una infección de la luz bronquial) o con la enfermedad de base que condiciona el estado crítico.

Aunque los autores de estas guías de práctica clínica señalan que la evidencia hasta el momento es limitada y se requieren estudios adicionales para aclarar ciertas incertidumbres en el ámbito de la TAV, hay que remarcar dos aspectos relevantes para tener en cuenta. El primero es que sus conclusiones fueron tomadas tras excluir de la revisión dos estudios aleatorizados (ya que evaluaban tratamiento antibiótico nebulizado en vez de sistémico). El segundo es que la recomendación del panel de expertos no cambió tras la revisión de los dos estudios prospectivos y multicéntricos observacionales publicados más recientes, en los que se observó que el tratamiento apropiado de la TAV reducía significativamente el riesgo de progresión a NAV, aunque no informaron de los motivos de no considerar estos estudios al realizar la recomendación clínica.

A pesar de las actuales recomendaciones, la información sobre la práctica clínica habitual procedente de los estudios observacionales muestra que existe gran variabilidad en las tasas de tratamiento de la TAV (30-100 %). Es necesario remarcar que en el estudio TAVeM, realizado en 114 UCI en ocho países en Europa y América del Sur (España, Francia, Portugal, Brasil, Argentina, Ecuador, Bolivia y Colombia), la incidencia de tratamiento antibiótico fue del 92 %, demostrando una falta de seguimiento de las guías dentro de los pacientes críticos.

Es posible que ciertos colectivos de pacientes requieran tratamiento de la TAV por el mayor riesgo no solo de desarrollar NAV, sino también por la posibilidad de que la fiebre secundaria a la TAV pueda complicar la patología de base (paciente neurocrítico) o retrasar la retirada de la VMI.

2.8.2. ¿Qué tipo de antibiótico y qué forma de administración?

Respecto al régimen antibiótico empírico a emplear, es fundamental destacar que el espectro de los microorganismos causantes de la TAV varía según el hospital, el tipo de UCI y la población en cuestión, por lo que hay que señalar que el tratamiento empírico apropiado deberá basarse en los resultados de los sistemas de vigilancia microbiológica de la unidad. También es esencial recordar que la hospitalización previa, la atención en centros de cuidados crónicos y la terapia previa con antibióticos son factores de riesgo importantes para la aparición de patógenos multirresistentes.

En caso de sospechar la existencia de TAV, iniciar un tratamiento antibiótico temprano y apropiado puede mejorar los resultados de los pacientes al reducir la progresión a NAV en uno de cada cinco pacientes y al disminuir los días de VMI y de estancia en UCI. Si se considera una estrategia de inicio de tratamiento antibiótico precoz, ello implicaría la administración de un tratamiento empírico.

Dado que los microorganismos causantes de TAV son habitualmente los mismos que producen NAV, se sugiere que el tratamiento empírico se base en las mismas directrices que el tratamiento empírico de la NAV. Teniendo en cuenta la etiología más frecuente de la TAV (aunque esto puede variar según la UCI), el tratamiento empírico incluiría antibióticos con acción sobre bacilos gramnegativos y específicamente deben administrarse antibióticos con acción sobre *P. aeruginosa*. Las enterobacterias (especialmente *K. pneumoniae*) también deberían ser consideradas al elegir el antibiótico empírico, por su elevada incidencia como bacterias causantes de la TAV. La opción de administrar un antibiótico con acción anti-SARM deberá guiarse por la epidemiología local de cada unidad; si existe una incidencia > 10 % en la UCI, es aconsejable incluir un antibiótico con acción anti-SARM. En UCI con elevada prevalencia de microorganismos de difícil tratamiento, donde las nuevas cefalosporinas/inhibidor de betalactamasas sean la opción de tratamiento empírico, la implementación de técnicas de PCR múltiple (FilmArray) puede ayudar al tratamiento dirigido precoz y evitar el sobreuso de nuevos antimicrobianos.

Remarcando nuevamente que el tratamiento empírico debe ser adaptado a la epidemiología local, en la Fig. 64-3 proponemos un algoritmo de diagnóstico y posible tratamiento de la TAV, para que sirva de base para el desarrollo de protocolos locales.

Considerando la fisiopatología de la TAV, una opción de tratamiento podría ser el uso de antibióticos nebulizados asociados o no al tratamiento sistémico. La justificación de este tipo de tratamiento es que logra una concentración de antibiótico en la luz bronquial más de 100 veces superior a la que se logra con antibióticos sistémicos y, además, tienen poco paso al torrente circulatorio (depende del tipo de antibióticos) con lo que se disminuyen los efectos adversos y posiblemente la aparición de resistencias.

Hasta el presente la indicación de antibióticos nebulizados se ha sugerido como coadyuvante del tratamiento sistémico en microorganismos multirresistentes. Sin embargo, investigaciones derivadas de pequeños ensayos clínicos aleatorizados han evidenciado que los antibióticos nebulizados podrían reducir la progresión a NAV, facilitar el destete de la VMI y disminuir el uso de antibióticos sistémicos, así como la aparición de nuevas resistencias a los antibióticos.

Diferentes estudios sugieren que con una técnica adecuada de nebulización se pueden asegurar elevados niveles del antibiótico aun en áreas de consolidación pulmonar, y obtener la curación clínica y microbiológica. Sin embargo, un metanálisis reciente, que incluyó seis estudios aleatorizados pequeños, evaluó la efectividad de los antibióticos nebulizados como tratamiento adyuvante de la TAV o la NAV y concluyó que no existe suficiente evidencia para recomendar su uso.

A pesar de ello, creemos que, si el antibiótico se nebuliza adecuadamente, es una opción de tratamiento muy válida para el control de la TAV. Para ello, la forma de administración de la nebulización debe realizarse con la técnica adecuada e idónea para una correcta penetración pulmonar. Uno de los muchos factores que afectan a la penetración del aerosol al tejido pulmonar es el tamaño de la partícula de aerosol, siendo óptimo entre 1 y 5 μm.

De los tres tipos de nebulizadores disponibles, el nebulizador de *jet* es el menos eficiente y no puede administrarse en pacientes ventilados. Los nebulizadores ultrasónicos administran del 30 % al 40 % de la dosis de carga del antibiótico, mientras que los nebulizadores de malla vibratoria son los más eficientes y administran del 40 % al 60 % de la dosis de carga, y este rendimiento puede mejorar si se utilizan cámaras de dispersión. Además, es importante aclarar que los elevados niveles locales de antibióticos obtenidos por antibióticos nebulizados (100 veces la concentración mínima inhibitoria) hacen que no exista resistencia, ya que los puntos de corte utilizados para determinar la resistencia o sensibilidad de un microorganismo está en relación con las concentraciones en sangre de los antibióticos. Nuestra experiencia (datos no publicados) con la nebulización de aztreonam lisina (una formulación específica para nebulizar) en pacientes con elevada carga de colonización por bacilos gramnegativos ha demostrado que la utilización de este antibiótico con nebulizadores de malla vibratoria (Aerogen®) logra la erradicación microbiológica después de 2 días de tratamiento, aun en aquellos microorganismos resistentes al aztreonam.

No hay duda de que se requiere más investigación sobre el papel de los antibióticos nebulizados que pueda aclarar cuáles son sus indicaciones específicas, la dosis óptima, la seguridad de su administración, el tipo de nebulizador, la duración del tratamiento y su capacidad para reducir los antibióticos sistémicos. Con la evidencia disponible hasta el momento, el tratamiento antibiótico nebulizado para la TAV podría ofrecer una opción terapéutica válida con el supuesto de reducir el desarrollo de NAV y el consumo de antibióticos sistémicos.

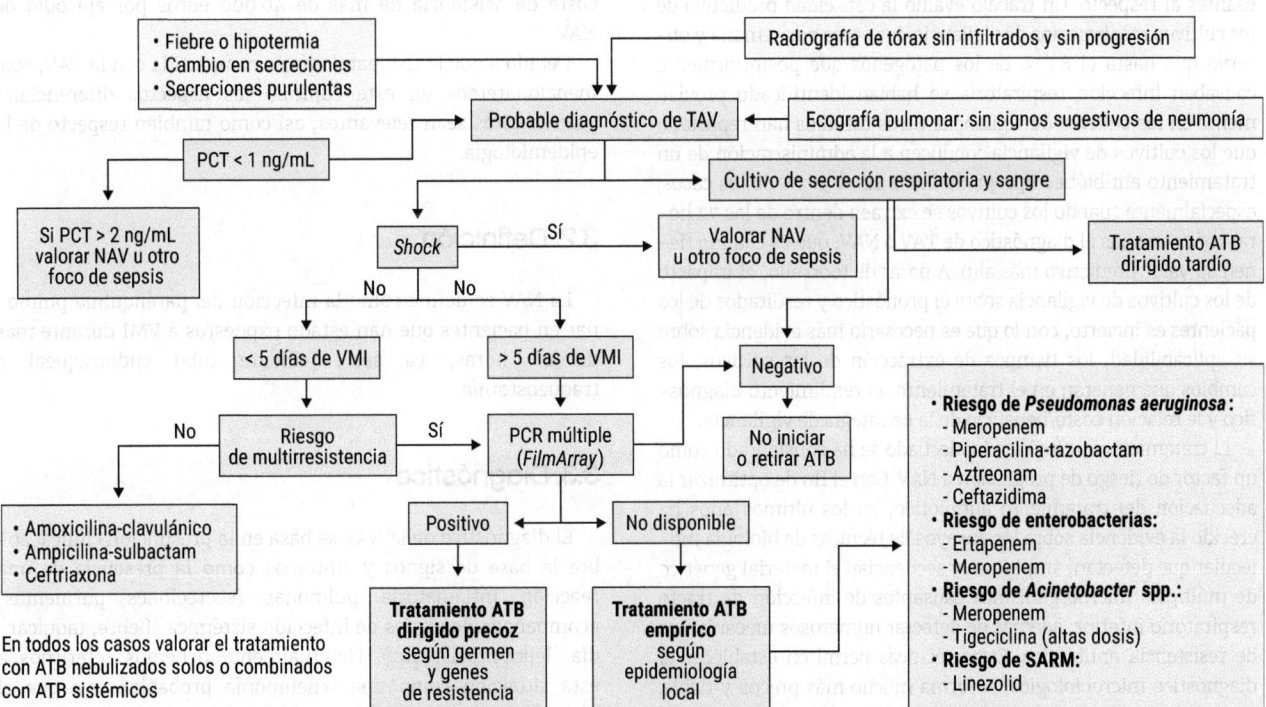

Fig. 64-3 | Algoritmo de diagnóstico y tratamiento de la traqueobronquitis asociada a la ventilación mecánica. ATB: antibiótico; NAV: neumonía asociada a la ventilación mecánica; PCT: procalcitonina; PCR: reacción en cadena de la polimerasa; SARM: *Staphylococcus aureus* resistente a la meticilina; TAV: traqueobronquitis asociada a la ventilación mecánica; VMI: ventilación mecánica invasiva.

2.8.3. Duración del tratamiento antibiótico

La duración del tratamiento antibiótico debería adaptarse a la respuesta individual del paciente, aunque, según las recomendaciones de expertos, se adoptaría un curso corto de tratamiento de 5-7 días si la respuesta clínica fuera favorable. Las decisiones de tratamiento por sospecha de TAV deben adaptarse al cuadro clínico, la naturaleza de la muestra respiratoria y la confianza diagnóstica, y sopesarse con el coste y el riesgo de empeoramiento de las resistencias antibióticas, por lo cual es difícil considerar un tratamiento de TAV superior a los 5 días.

Al igual que en otras patologías infecciosas, se recomienda desescalar el tratamiento antibiótico una vez se disponga de los resultados microbiológicos y de la identificación del germen en las muestras de las secreciones respiratorias. Tras la identificación de la bacteria responsable de la TAV, también se puede reducir más aún el espectro antibiótico con la obtención del antibiograma específico. Esta medida, junto con la duración corta del curso de tratamiento, puede ayudar a evitar el incremento de las tasas de resistencias antibióticas. En este contexto, una herramienta que puede resultar útil para la identificación precoz de la microbiología causante de la TAV y para poder reducir de forma precoz el espectro antibiótico son los cultivos respiratorios de vigilancia, propuestos por algunos investigadores y expertos, aunque no existe consenso y no es una práctica habitual. La toma seriada de cultivos respiratorios cuantitativos puede identificar las bacterias que colonizan el árbol traqueobronquial antes de que el paciente desarrolle la infección del tracto respiratorio inferior. Con una correcta discriminación clínica entre colonización e infección, los cultivos de vigilancia podrían ser valiosos y permitir iniciar una terapia antibiótica precoz, dirigida y adecuada, en el momento en el que el paciente presente transición a la infección respiratoria. Algunos estudios han mostrado resultados interesantes al respecto. Un trabajo evaluó la capacidad predictiva de los cultivos respiratorios de vigilancia dos veces por semana y observó que hasta el 83 % de los patógenos que posteriormente causaban infección respiratoria se habían identificado previamente en los cultivos de vigilancia. Otros estudios han reportado que los cultivos de vigilancia conducen a la administración de un tratamiento antibiótico apropiado hasta en el 96 % de los casos, especialmente cuando los cultivos se extraen dentro de las 72 horas más cercanas al diagnóstico de TAV o NAV, que es cuando tienen su valor predictivo más alto. A pesar de todo ello, el impacto de los cultivos de vigilancia sobre el pronóstico y resultados de los pacientes es incierto, con lo que es necesario más evidencia sobre su aplicabilidad, los tiempos de extracción de los cultivos, los cambios que generan en el tratamiento, el rendimiento diagnóstico y la relación coste/beneficio de la estrategia de vigilancia.

El tratamiento antibiótico inadecuado se ha considerado como un factor de riesgo de progresión a NAV. Con el fin de optimizar la adecuación del tratamiento antibiótico, en los últimos años ha crecido la evidencia sobre los ensayos de técnicas de biología molecular que detectan, amplifican y secuencian el material genético de múltiples microorganismos causantes de infección de tracto respiratorio inferior, además de detectar numerosos mecanismos de resistencia antibiótica. Estas técnicas permiten establecer el diagnóstico microbiológico de forma mucho más precoz y fiable. En consecuencia, las pruebas de amplificación mediante PCR pueden ser de gran ayuda en el tratamiento empírico de la TAV y permitirían disminuir el espectro antibiótico o incluso realizar un tratamiento dirigido, ya que tienen una alta sensibilidad y especificidad (v. Fig. 64-3), obteniéndose los resultados en períodos de tiempo muy cortos. El inconveniente de estas técnicas es que pueden detectar material genético (copias) de una gran cantidad de microorganismos y en ocasiones es difícil diferenciar colonización de infección. Sin embargo, su utilización adecuada dentro de protocolos específicos y en pacientes de elevado riesgo de multirresistencia, y aprovechando el elevado poder predictivo negativo, permite una adecuada optimización del tratamiento antibiótico en los pacientes críticos.

3. Neumonía asociada a la ventilación mecánica

3.1. Consideraciones generales

La NAV es la infección nosocomial más frecuente en las UCI después de la infección del tracto urinario, aunque durante la pandemia de COVID-19 la NAV ha sido la principal complicación desarrollada dentro de la UCI. Según datos del registro ENVIN-HELICS, la densidad de incidencia de la NAV por 1.000 días de VMI se ha triplicado, desde un valor cercano a 6 episodios hasta casi 15 episodios por 1.000 días de VMI. Además, esto condicionó que 9 de cada 10 pacientes recibieran tratamiento antibiótico durante este período (Fig. 64-4). Más allá del posible impacto sobre la mortalidad, que desarrollaremos más adelante, la NAV se ha asociado con un aumento del consumo de antibióticos (> 50 %), de los días de VMI (9-10 días), de los días de estancia en UCI (6-9 días) y de los días de estancia en el hospital (11-13 días), todo los cual supone un incremento en el coste de asistencia de más de 40.000 euros por episodio de NAV.

Debido a que la fisiopatología es compartida con la TAV, solo mencionaremos en este capítulo los aspectos diferenciales cuando estos sean relevantes, así como también respecto de la epidemiología.

3.2. Definición

La NAV se define como la infección del parénquima pulmonar en pacientes que han estado expuestos a VMI durante más de 48 horas, ya sea mediante tubo endotraqueal o traqueostomía.

3.3. Diagnóstico

El diagnóstico de la NAV se basa en la presunción clínica, sobre la base de signos y síntomas como la presencia de una reacción inflamatoria pulmonar (secreciones purulentas) acompañada de signos de infección sistémica (fiebre, taquicardia, leucocitosis, etc.). Habitualmente debemos referirnos a esta situación como una «neumonía probable», ya que el diagnóstico de certeza de neumonía requiere de evidencia histológica o bien de imágenes radiológicas en las que se objetive absceso pulmonar con obtención de cultivo positivo.

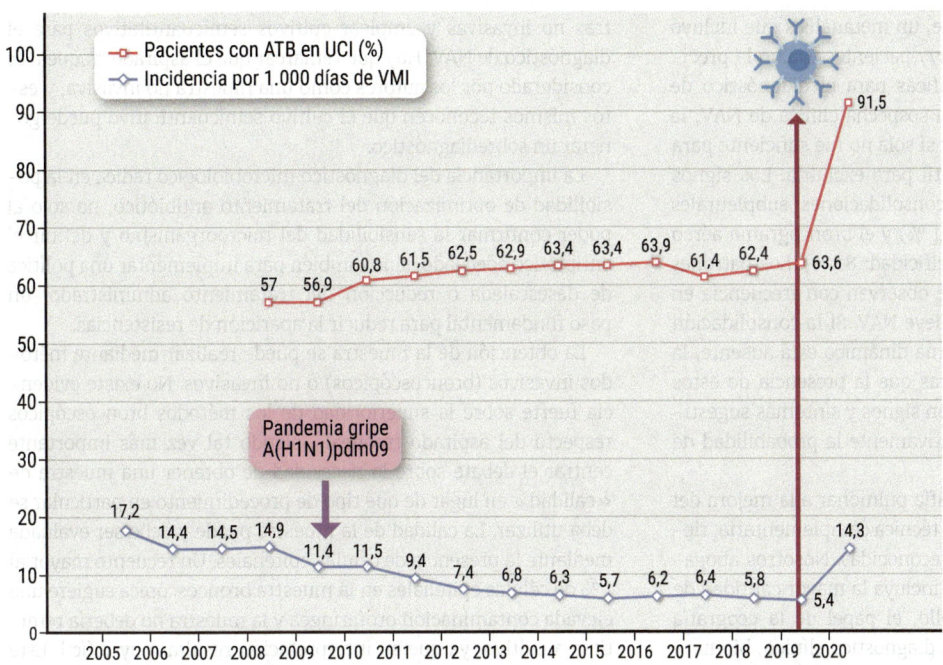

Fig. 64-4 | Densidad de incidencia de la neumonía asociada a la ventilación mecánica y porcentaje de uso de antibióticos en pacientes de unidades de cuidados intensivos a través de los años. Datos obtenidos del registro ENVIN-HELICS. Nótese cómo se ha incrementado la densidad de incidencia de la neumonía asociada a la ventilación mecánica después de la pandemia de COVID-19, así como la frecuencia de uso de antibióticos, mientras que esta situación no se observó con la aparición de la pandemia de gripe A(H1N1)pdm09. ATB: antibiótico; VMI: ventilación mecánica invasiva.

Como remarcamos, el primer paso en el camino hacia el diagnóstico de NAV es la sospecha clínica. Los criterios ampliados de Johanson (infiltrados, fiebre, leucocitos y secreciones purulentas) enunciados en 1972 continúan teniendo vigencia. Son criterios muy sensibles, pero muy poco específicos, de manera que pueden sobreestimar o subestimar la incidencia de NAV. Sin embargo, evitan el retraso del tratamiento antibiótico, aunque la indicación de antibióticos debería ser revalorada en 48-72 horas para confirmar la sospecha inicial. De los cuatro criterios citados, dos de ellos (secreciones purulentas e infiltrados) tienen una importancia extrema. Considerando que la neumonía surge de la invasión de un microorganismo en el parénquima pulmonar, la respuesta inflamatoria que se desencadena (excepto en inmunosuprimidos) conlleva la aparición de secreciones purulentas. Por ello, la ausencia de secreciones purulentas pone en duda el diagnóstico de NAV bacteriana. En los pacientes intubados es frecuente que las secreciones sean abundantes y muchas veces purulentas como respuesta a la inserción del tubo orotraqueal, sin necesidad de que estemos ante una TAV o una NAV, por lo que el único camino para diferenciar la TAV de la NAV es la presencia o no de infiltrados pulmonares. La ausencia de infiltrados en la radiografía de tórax pone en duda el diagnóstico de NAV.

3.3.1. Radiografía de tórax

Aunque necesaria para evaluar la presencia de infiltrados pulmonares, existen muchas limitaciones en cuanto al momento de realizar e interpretar una radiografía de tórax en la UCI. El tiempo de exposición al rayo, el desplazamiento posterior y la compresión del mediastino, todo ello sumado a la visión anteroposterior que nos ofrece la radiografía de tórax, pueden magnificar o bien ocultar imágenes patológicas de infiltrados. Varios autores evidenciaron una mala correlación de los hallazgos radiológicos con el lavado broncoalveolar y las autopsias. Más aún, la presencia de infiltrados alveolares o bien de broncograma aéreo distal (bron-

quios medios) ha demostrado un valor predictivo positivo solo del 68 %. Aproximadamente un 20 % de los infiltrados pueden no ser observados en la radiografía de tórax. En estos casos la TC puede ayudar en el diagnóstico, dada su elevada especificidad, pero cabe destacar que no está indicada de forma rutinaria en la sistemática de diagnóstico de la neumonía. Tampoco debemos olvidar la necesidad de descartar los diagnósticos diferenciales de infiltrados pulmonares en la radiografía de tórax, como atelectasias, edema agudo de pulmón, tromboembolismo, hemorragia pulmonar y actualmente toxicidad pulmonar de los nuevos biológicos, entre los más frecuentes.

Existe una pobre correlación entre el diagnóstico basado en los criterios clínicos y la NAV. Así, aproximadamente en el 50 % de los pacientes en quienes se diagnosticó NAV, esta no pudo ser confirmada en las autopsias.

3.3.2. Ecografía pulmonar

La ecografía pulmonar ha tomado un gran auge en estos tiempos por ser una técnica a pie de cama, no invasiva y relativamente simple. Aunque algunos autores sostienen que la ecografía pulmonar tiene mayor especificidad que la radiografía de tórax para el diagnóstico de NAV, no todos están de acuerdo. Un reciente estudio en 57 pacientes evidenció una incidencia de NAV del 21,1 %, mientras que en el 64,2 % de las exploraciones se observó disminución o ausencia de aireación pulmonar. Por otra parte, el patrón ecográfico de consolidación pulmonar con broncograma estático o dinámico fue muy sensible (100 %) pero poco específico para NAV (60 %). Otro estudio, que incluyó 188 pacientes de los cuales 60 tuvieron sospecha ecocardiográfica de NAV, pero solo se confirmó en 33 de ellos, concluye que la presencia de consolidaciones ecográficas no fue precisa para el diagnóstico de NAV cuando se incluyeron pacientes con alteraciones previas del parénquima pulmonar. Sin embargo, los exámenes de ultrasonido seriados detectaron la aparición de signos específicos de NAV con una mayor especificidad. Finalmente, un metanálisis que incluyó únicamente tres estudios con solo 377 pacientes evaluó la precisión de las consolidaciones ecográficas para el diagnóstico de NAV. Aun en aquellos pacientes con sospecha clínica de NAV, la consolidación lobar o hemilobar por sí sola no fue suficiente para diagnosticar la NAV, pero parece útil para excluirla. Los signos más útiles fueron las pequeñas consolidaciones subpleurales (sensibilidad: 81 %; especificidad: 41 %) y el broncograma aéreo dinámico (sensibilidad: 44 %; especificidad: 81 %). Los patrones ecográficos de aireación anormal se observan con frecuencia en pacientes con VMI sin que ello conlleve NAV. Si la consolidación pulmonar ecográfica con broncograma dinámico está ausente, la NAV es muy poco probable, mientras que la presencia de estos patrones ecográficos en pacientes con signos y síntomas sugestivos de neumonía aumenta significativamente la probabilidad de NAV.

Es evidente el aporte de la ecografía pulmonar a la mejora del diagnóstico de NAV, pero como toda técnica complementaria, tiene sus limitaciones que deben ser reconocidas. Nosotros abogamos por un diagnóstico de NAV que incluya la mayor cantidad de elementos complementarios; por ello, el papel de la ecografía pulmonar debe ser el de sumarse al diagnóstico clínico, biomarcadores e imágenes tradicionales, sin desplazar o reemplazar a la radiografía de tórax, hasta el momento en que estudios adecuadamente diseñados nos brinden una evidencia de alta calidad que permita reemplazar una técnica por otra.

3.3.3. Biomarcadores inflamatorios

Como ya hemos adelantado, la PCR y la PCT son dos biomarcadores inflamatorios utilizados de forma habitual en la práctica clínica. Existe un consenso en considerar a la PCR una proteína relacionada con la inflamación sistémica, y a la PCT como un marcador diferencial entre sepsis e inflamación. Sin embargo, las recientes guías de la IDSA y de *Surviving Sepsis Campaign* (SSC) no recomiendan iniciar tratamiento antibiótico en función de los biomarcadores. Esto se contrapone con la evidencia de diversos metanálisis realizados por la Cochrane Library, la Food and Drug Administration (FDA) y la Organización Mundial de la Salud (OMS), los cuales sugieren que la utilización de la PCT para iniciar o frenar el tratamiento antibiótico no se acompaña de mayor frecuencia de fracaso terapéutico, pero siempre con un menor uso de antibióticos, un objetivo fundamental en el control de las resistencias. Aunque nuestra postura es recomendar el uso de biomarcadores dentro de los exámenes complementarios para el diagnóstico de NAV, debido a la controversia existente, recomendamos al lector profundizar en este tema para finalmente adoptar la postura que considere más adecuada, dado que el objetivo del presente capítulo no es ahondar en estas discrepancias entre las guías de expertos y la evidencia clínica.

3.3.4. Microbiología

En este sentido, la mayoría de las recomendaciones proponen, ante la sospecha de NAV, la obtención de muestras de las vías respiratorias bajas para su estudio microbiológico y el inicio de la terapia antibiótica empírica a la espera de los resultados. Las recientes guías de la IDSA sugieren, llamativamente, realizar mues-

tras no invasivas y emplear cultivos semicuantitativos para el diagnóstico de NAV. Hay que remarcar que el aspirado traqueal es considerado por los autores como una muestra no invasiva, y estos mismos reconocen que el cultivo semicuantitativo puede generar un sobrediagnóstico.

La importancia del diagnóstico microbiológico radica en la posibilidad de optimización del tratamiento antibiótico, no solo al poder confirmar la sensibilidad del microorganismo y definir el antibiótico adecuado, sino también para implementar una política de desescalada o reducción del tratamiento administrado, un paso fundamental para reducir la aparición de resistencias.

La obtención de la muestra se puede realizar mediante métodos invasivos (broncoscópicos) o no invasivos. No existe evidencia fuerte sobre la superioridad de los métodos broncoscópicos respecto del aspirado traqueal , siendo tal vez más importante centrar el debate sobre la necesidad de obtener una muestra de «calidad» en lugar de qué tipo de procedimiento en particular se deba utilizar. La calidad de la muestra puede y debe ser evaluada mediante la presencia de células epiteliales. Un recuento mayor al 1 % de células epiteliales en la muestra broncoscópica sugiere una elevada contaminación orofaríngea y la muestra no debería remitirse a cultivo, ya que su interpretación resulta muy difícil. Este nivel de células escamosas puede elevarse a 10 por campo (×100) para aspirado traqueal.

Por otra parte, observar menos de un 10 % de neutrófilos en una muestra de «calidad» en pacientes no neutropénicos hace poco probable el diagnóstico de NAV, por lo que se deben valorar otros diagnósticos diferenciales. Es muy importante que el informe del laboratorio de microbiología sea interpretado tomando en consideración la calidad de la muestra, el cuadro clínico del paciente (factores de riesgo) y la potencial interferencia que pueda resultar de los antibióticos sobre los cultivos. Respecto de este último punto, no se recomienda tomar muestras respiratorias para cultivo si se ha iniciado un nuevo antibiótico 48 horas antes, debido a la interferencia de este y a la posible mala interpretación de los resultados.

Otro aspecto importante para considerar es la necesidad de realizar cultivos cuantitativos para intentar diferenciar entre colonización e infección. Se han establecido diferentes puntos de corte de unidades formadoras de colonias en función de las técnicas utilizadas para su obtención: 10^3 ufc para muestras obtenidas con cepillado bronquial, 10^4 ufc para lavado broncoalveolar y 10^6 ufc para aspirado traqueal. La determinación de estos puntos de corte es controvertida y debe ser interpretada dentro del contexto clínico del paciente, ya que alcanzar el punto de corte establecido solo expresa una mayor probabilidad de presentar una NAV. En pacientes con elevada sospecha clínica y un recuento de unidades formadoras de colonias un logaritmo por debajo del punto de corte correspondiente, posiblemente obligue a implementar otros métodos complementarios (¿TC?) o realizar tratamientos antibióticos dirigidos cortos. En la práctica, la coloración de Gram de la muestra obtenida se presenta como una técnica rápida y de fácil realización que nos puede ayudar a orientarnos en el tratamiento antibiótico inicial, aunque menos del 50 % de las UCI utilizan esta técnica para dirigir el tratamiento.

Como hemos mencionado previamente, el avance tecnológico ha permitido desarrollar dispositivos de PCR múltiple para la identificación de una gran cantidad de microorganismos en un corto tiempo. Uno de estos dispositivos, el BIOFIRE® FilmArray® Pneumonia Panel (FAPN) permite analizar de forma automatizada, rápida y precisa, 27 bacterias y virus que causan neumonía y otras infecciones del tracto respiratorio inferior, así como siete marcadores genéticos de resistencia a los antibióticos. Este panel ha sido probado por nuestro grupo en un estudio de dos centros, observando no solo una muy buena coincidencia entre los resultados del FAPN y los cultivos convencionales (< 3 % de discrepancia), sino además un gran impacto clínico con la aplicación de los resultados, que condicionó en 75 pacientes estudiados la posibilidad del tratamiento antibiótico en casi la mitad de los pacientes. Aunque esto es muy importante, un dato que deseamos remarcar es que los resultados obtenidos de forma precoz (tan solo 1 hora) han permitido escalar el tratamiento antibiótico en un 16 % de los casos, por la presencia de microorganismos no sospechados en los pacientes, lo cual permitió un cambio precoz de los antibióticos empíricos inadecuados, asegurando un tratamiento dirigido y precoz y evitando un cambio tardío de los mismos (cuando se reciben los cultivos), lo que se asocia a una mayor mortalidad.

3.3.5. Eventos relacionados con la ventilación mecánica

Debido a estas claras limitaciones, la vigilancia de la seguridad de los pacientes ventilados mecánicamente ha cambiado sustancialmente en los últimos años. Antes del año 2013 la National Healthcare Safety Network (NHSN) de los CDC solo proporcionaba definiciones de vigilancia para la NAV. Sin embargo, la NHSN cambió el enfoque de la vigilancia de la NAV hacia el nuevo concepto de «eventos relacionados con la ventilación mecánica» (VAE), en respuesta a la creciente preocupación por las limitaciones de las definiciones tradicionales de NAV y para apoyar las iniciativas de mejora de la calidad y las iniciativas de evaluación comparativa entre los centros, así como para evitar la subjetividad. Aunque esta nueva definición ha traído una gran controversia, ya que no se corresponde con el diagnóstico clínico de NAV, creemos que debe considerarse como una herramienta para la vigilancia más que para el diagnóstico clínico de la NAV.

El marco de la VAE incluye un conjunto anidado de definiciones diseñadas para detectar tanto complicaciones infecciosas como no infecciosas en pacientes con VMI. La definición básica del conjunto de VAE se denomina «condición asociada al ventilador» (VAC). Este concepto se ha definido para detectar el deterioro respiratorio tras un período de estabilidad o mejora del paciente. Para poder tener una VAE, un paciente debe demostrar primero al menos 2 días de estabilidad o mejora de los ajustes del ventilador, definidos como fracción inspirada de oxígeno (FiO_2) o presión positiva al final de la espiración (PEEP) estables o en descenso. Si un paciente requiere un aumento de la $FiO_2 \geq 0{,}20$, o un aumento de la PEEP ≥ 3 cm H_2O, y esta necesidad se mantiene al menos por 2 días seguidos, el paciente cumple los criterios de VAC y tiene una VAE.

Existen criterios adicionales para identificar el subconjunto de VAC que pueden ser atribuibles a una infección (IVAC) y el subconjunto de las que podrían deberse a NAV. Una complicación asociada al ventilador relacionada con la infección (IVAC) ocurre en un paciente con VAC que presenta cambios inflamatorios concurrentes (aumento de glóbulos blancos o fiebre) y recibe tratamiento antibiótico (al menos 4 días de nuevos antibióticos que comienzan dentro de los 2 días de la VAC). Tanto la VAC como la

IVAC recogen intencionadamente las complicaciones pulmonares y no pulmonares. El último nivel de vigilancia del conjunto de definiciones de VAE identifica el subconjunto de IVAC que son posibles NAV (PVAP). Este último nivel está marcado por un caso de IVAC que presente cultivos respiratorios positivos.

Es evidente que los criterios para el diagnóstico clínico de NAV son subjetivos, insensibles e inespecíficos (p. ej., «infiltrados nuevos o progresivos», «cambio en el carácter del esputo» o «empeoramiento de la tos»). En contrapartida, las definiciones de la VAE se basan en criterios clínicos cuantitativos que pueden recogerse, detectarse y notificarse desde la historia clínica electrónica. Aunque es verdad que algunos de los criterios de las VAE reflejan el juicio clínico subyacente (como el ajuste de la configuración del ventilador, el inicio y la continuación del tratamiento antimicrobiano y la obtención de cultivos respiratorios), los componentes de la definición en sí son claros y reproducibles en todas las instituciones y, de esta forma, comparables. Sin embargo, estos criterios han quedado exclusivamente para la vigilancia epidemiológica, pues se ha observado una importante discrepancia entre la incidencia de PVAP y la NAV clínica en la mayoría de los estudios.

3.3.6. Escalas de valoración

Se han propuesto escalas que ayuden al diagnóstico clínico de NAV, siendo el *Clinical Pulmonary Infection Score* (CPIS) la más utilizada. El CPIS es una puntuación clínica de 0 a 12 basada en seis variables: temperatura, recuento de leucocitos, volumen y carácter de las secreciones, oxigenación arterial, resultados de la radiografía de tórax y resultados de la tinción de Gram y del cultivo de las muestras de aspirado traqueal. Para un punto de corte de 6, definido como de alta probabilidad de NAV, los autores evidenciaron una sensibilidad del 72-85 % y una especificidad del 85-91 %.

A partir de esta investigación original varios estudios han intentado evaluar la utilidad de la puntuación como herramienta de diagnóstico en diferentes poblaciones. Papazian *et al.* evaluaron el CPIS junto con tres técnicas de diagnóstico en un estudio prospectivo *postmortem* de 38 pacientes que murieron tras 72 horas de VMI. Dieciocho de estos pacientes tenían evidencia histológica de neumonía, y el punto de corte de 6 de CPIS alcanzó una sensibilidad del 72 % y una especificidad del 85 % y una precisión global del 79 % para NAV. Al realizar la combinación con los cultivos cuantitativos, la especificidad se incrementó hasta el 95 % a expensas de una menor sensibilidad (67 %).

En otro estudio de necropsia, Fabregas *et al.* intentaron validar el CPIS mediante la presencia de pruebas histológicas y de microbiología en pacientes que recibían VMI. El estudio incluyó 25 pacientes que murieron mientras recibían VMI. Las muestras respiratorias se obtuvieron inmediatamente después de la muerte y antes de la interrupción de la VMI, seguidas de una biopsia pulmonar *postmortem* inmediata de las zonas con máximos infiltrados en la radiografía de tórax. El punto de corte de CPIS > 6 puntos como predictor de la NAV, comparado con los criterios microbiológicos de NAV, dio como resultado una sensibilidad del 77 % y una especificidad de solo el 42 %, rendimiento que era aún menor si los pacientes habían recibido antibióticos.

A pesar del entusiasmo inicial, no existe una recomendación clara y fuerte para el uso del CPIS en el diagnóstico de la NAV, aunque las guías de la European Respiratory Society (ERS) recomiendan su empleo para determinar si los pacientes presentan baja o alta probabilidad de NAV y utilizar esta información para decidir la duración del tratamiento antibiótico.

3.4. Fisiopatología

Como ya hemos mencionado, sin lugar a duda la intubación orotraqueal es el principal condicionante para el desarrollo de la infección respiratoria y especialmente de la NAV. Un estudio clásico multicéntrico de la Sociedad Española de Medicina Intensiva, Crítica y Unidades Coronarias (SEMICYUC) en más de 16.000 pacientes evidenció un riesgo de NAV 23,6 veces superior en pacientes intubados respecto de aquellos pacientes que no requirieron invasión de la vía aérea. Aunque existe el riesgo de desarrollar una NAV durante todo el período de VMI, se conoce que este riesgo es mayor en la primera semana, con una disminución posterior del riesgo diario hasta el 1 % a partir de la tercera semana, que se mantiene durante el período de VMI.

La NAV se puede clasificar en función de la ruta de acceso de los microorganismos al pulmón o bien según el tiempo de aparición. Respecto de la primera, los microorganismos pueden llegar por cuatro vías: *a)* contigüidad, *b)* diseminación hematógena, *c)* vía inhalatoria y *d)* por aspiración. Los tres primeros mecanismos son excepcionales, con un limitado papel en el desarrollo de la NAV. La vía inhalatoria suele estar representada por la contaminación de los circuitos del ventilador o bien de las soluciones nebulizadas (poco frecuente). Pese a todo, la contaminación de los circuitos del ventilador es una constante y parece no afectar a la incidencia de NAV. Por ello, la principal ruta de origen de la NAV es la aspiración de secreciones contaminadas desde la orofaringe, especialmente desde la secreción subglótica, con un papel controvertido del estómago como reservorio de microorganismos. La colocación del tubo endotraqueal mantiene las cuerdas vocales abiertas y permite el paso de secreciones contaminadas, acumuladas en el espacio subglótico, hacia la vía aérea inferior. La magnitud de esta «microaspiración» se podría disminuir si se coloca al paciente en posición semiincorporada con la cabecera a más de 45°, aunque múltiples factores complican el cumplimiento de esta simple medida. La posibilidad de utilizar tubos endotraqueales con drenaje subglótico, así como evitar que la presión dentro del neumotaponamiento decaiga a valores < 30 cm H$_2$O, podría reducir el riesgo de NAV precoz, aunque su efecto sobre la neumonía de desarrollo tardío es discutible.

Cuando el tubo endotraqueal permanece colocado durante varios días, en su superficie interna se desarrolla una capa de biofilm que está infectado. Estudios recientes sugieren que la utilización de tubos endotraqueales impregnados con plata puede retrasar la colonización de estos dispositivos y disminuir la incidencia de NAV.

Recientemente se han presentado tres modelos conceptuales para el desarrollo de neumonía. Estos modelos parten de la premisa de que el pulmón no es un órgano estéril, sino que presenta una microflora habitual (microbioma) y que cambios en el estado de este microbioma se pueden relacionar con el desarrollo de neumonía.

Uno de estos modelos es el modelo de «isla adaptado a la biogeografía del pulmón», que sugiere que, según las variaciones del microbioma, se pueden presentar condiciones más favorables para el desarrollo de neumonía. Así, al igual que acontece en una isla con las aves, la cantidad de aves autóctonas (microbioma) está en relación con la tasa de extensión de estas aves y con la tasa de inmigración de nuevas especies, que a su vez dependen de la cercanía de otras islas (orofaringe) y de la extensión de la isla. Hay muchas situaciones que pueden influir en estas condiciones (Tabla 64-4). Como se puede observar, los pacientes críticos presentan de forma frecuente muchos de estos condicionantes para el desarrollo de neumonía, muchos de los cuales son poco modificables.

En función de la temporalidad del evento en relación con los días de exposición al riesgo (VMI) la NAV se puede diferenciar en:

✔ **NAV temprana.** Si bien no existe consenso en cuanto al número de días para definir la NAV temprana, distintos autores suelen considerar tiempos < 1 semana (entre 5 y 7 días). Nosotros proponemos asumir preferiblemente un límite de 5 días. Esto es importante, ya este tipo de NAV se asocia con microorganismos que colonizan de forma habitual la orofaringe como *Streptococcus pneumoniae, Haemophilus influenzae* y *S. aureus* sensible a oxacilina, entre otros. Estos microorganismos no suelen presentar resistencia a los antibióticos, por lo que la terapia antibiótica empírica habitual es adecuada, y en general parece que la NAV precoz no condiciona un aumento en la mortalidad. Hay que remarcar que en unidades con elevada presión de colonización o con limitadas medidas de aislamiento una colonización precoz con microorganismos potencialmente resistentes puede encontrarse aún dentro de los primero 5 días de VMI; por ello es de importancia vital conocer la epidemiología local para adecuar el tratamiento empírico.

✔ **NAV tardía.** Es aquella que se desarrolla después de los 5-7 días de VMI. Está asociada a los patógenos hospitalarios que colonizan progresivamente la orofaringe. Entre los microorganismos aislados con mayor frecuencia se encuentran SARM, *P. aeruginosa, K. pneumoniae* y *Acinetobacter baumannii*, que suelen asociarse con una mayor frecuencia de tratamiento empírico inadecuado y con un incremento en la mortalidad.

Tabla 64-4. Factores relacionados con la variación del microbioma pulmonar

Factores con efecto positivo sobre la inmigración de nuevos microorganismos	Factores con efecto negativo sobre la extinción de microorganismos
✔ Proximidad a la orofaringe	✔ Alteración del reflejo de la tos
✔ Dependencia anatómica (p. ej. lóbulo medio derecho)	✔ Obstrucción endobronquial
✔ Aumento de flora orofaríngea	✔ Alteración de la función ciliar
✔ Disfunción laríngea	✔ Presencia de tubo endotraqueal
✔ Aspiración gástrica	✔ Afectación de la respuesta inmunitaria innata y adaptativa
✔ Alteración de la consciencia	
✔ Reflujo gastroesofágico	✔ Medicación (corticoides nebulizados, pentobarbital)
✔ Posición supina	
✔ Medicación (inhibidores de la bomba de protones)	

3.5. Medidas de prevención de la neumonía asociada a la ventilación mecánica

La prevención de la NAV puede y debe realizarse a través de una serie de medidas (paquetes) que impactan favorablemente sobre la incidencia. La definición de «paquetes de medidas» se relaciona con la evidencia de que un grupo de medidas (paquete o *bundle*) presenta un efecto mayor que las medidas tomadas de forma aislada.

En este sentido, el Grupo de Trabajo de Enfermedades Infecciosas y Sepsis de la SEMICYUC implementó diferentes proyectos a nivel nacional para la prevención de la infección intra-UCI. La implementación del proyecto Bacteriemia Zero en 2009, aunque era un proyecto destinado a la disminución de la infección relacionada con los catéteres vasculares, evidenció un efecto beneficioso sobre la densidad de incidencia de NAV, la cual disminuyó de 17 episodios/1.000 días de VMI hasta 12 episodios/1.000 días de VMI en 2011, momento en que se inició el proyecto Neumonía Zero, que consiguió disminuir la densidad de incidencia hasta casi 5,4 episodios/1.000 días de VMI en el año 2019. Con la pandemia COVID-19 la densidad de incidencia se ha casi triplicado (Fig. 64-4). En 2017 la SEMICYUC estableció una densidad de incidencia de NAV menor de 7 episodios/1.000 días de VMI como estándar de calidad. En la Tabla 64-5 se enumeran las medidas de cumplimiento obligatorio y aquellas recomendadas dentro de proyecto Neumonía Zero. Es evidente que la pandemia de COVID-19 ha puesto de manifiesto la necesidad del cumplimiento estricto de estas medidas para disminuir el desarrollo de NAV en los pacientes críticos, especialmente aquellos afectados por COVID-19.

3.6. Epidemiología

La NAV afecta al 5-40 % de los pacientes que reciben VMI invasiva durante más de 2 días, con grandes variaciones según el país, el tipo de UCI y los criterios utilizados para identificar la NAV. Las tasas de NAV en los hospitales norteamericanos han descendido tanto que algunos hospitales informan de entre 0 a 2,5 casos/1.000 días de VMI. Sin embargo, estos resultados no fueron confirmados por un análisis con una definición estable de NAV realizado por el Medicare Patient Safety Monitoring System (MPSMS) desde 2005 hasta 2013. Este análisis evidenció una incidencia de NAV de aproximadamente el 10 % durante el período de estudio en una población seleccionada de pacientes de al menos 65 años con diagnósticos principales de infarto agudo de miocardio, insuficiencia cardíaca, neumonía y procedimientos quirúrgicos mayores, lo que demostró la subjetividad del diagnóstico.

Por su parte, los centros europeos informan de tasas mucho más altas. El estudio EU-VAP/CAP, por ejemplo, informó de una densidad de incidencia de 18,3 episodios de NAV/1.000 días de VMI, una incidencia muy superior a los 6 episodios/1.000 días de VMI registrados por el ENVIN-HELICS en UCI de España. Estas grandes discrepancias se explican, al menos en parte, por las diferencias en las definiciones, las poblaciones consideradas y los diferentes métodos de diagnóstico microbiológico empleados.

Un aspecto muy importante es considerar el tipo de población, ya que las tasas de incidencia varían mucho en función de la población estudiada. Se han notificado tasas de NAV de hasta 24,5/1.000 días de VMI en pacientes con cáncer y del 17,8 % en pacientes traumatizados, lo que se explica, al menos en parte, por la alteración de la función inmunitaria tras una lesión traumática importante, la aspiración resultante de lesión cerebral y la contusión pulmonar. La mayor incidencia observada en pacientes con enfermedad pulmonar obstructiva crónica podría explicarse por la duración prolongada de la VMI (debilidad muscular), la alta incidencia de microaspiración y colonización bacteriana (depuración mucociliar defectuosa) y la alteración de los mecanismos de defensa locales y generales del huésped. Finalmente, el síndrome de dificultad respiratoria aguda, especialmente aquel relacionado con la COVID-19, también se asocia con un alto riesgo de NAV (> 40 %).

Los organismos relacionados con la NAV varían en función de muchos factores, incluyendo la duración de la VMI, la duración de la estancia en el hospital y en la UCI antes de la NAV, el tiempo y la exposición acumulada a los antimicrobianos previos, la ecología local y la aparición de cualquier fenómeno epidémico en una UCI determinada, por lo que el conocimiento de la epidemiología local es la piedra angular para definir el tratamiento empírico más adecuado, ya que los microorganismos informados en las diferentes publicaciones son solo representativos de los centros participantes y del momento de realización del estudio, y pueden variar considerablemente cada año.

En general, se espera que en la NAV temprana, en pacientes previamente sanos y que no han recibido antibióticos, los microorganismos responsables sean aquellos relacionados con la flora orofaríngea normal. Por contrapartida, en la NAV tardía o en pacientes con factores de riesgo de resistencia a los medicamentos es más probable que en la etiología se encuentren microorganismos potencialmente multirresistentes, aunque estas considera-

---

Tabla 64-5. Paquetes de medidas del proyecto Neumonía Zero para prevenir el desarrollo de neumonía asociada a la ventilación mecánica

Medidas básicas de obligado cumplimiento	Medidas optativas recomendadas
✔ Higiene adecuada de manos en el manejo de la vía aérea	✔ Aspiración continúa de secreciones subglóticas
✔ Higiene bucal cada 8 horas utilizando clorhexidina (0,12-0,2 %)	✔ Descontaminación selectiva del tubo digestivo (completa u orofaríngea)
✔ Evitar, siempre que sea posible, la posición de decúbito supino a 0°	✔ Antibióticos sistémicos (dos dosis) durante la intubación en pacientes con disminución del nivel de consciencia
✔ Control y mantenimiento de la presión del neumotaponamiento, cada 8 horas, por encima de 20 cm H_2O	
✔ Favorecer todos los procedimientos que permitan disminuir de forma segura la intubación y/o su duración	
✔ Evitar los cambios programados de las tubuladuras, humidificadores y tubos traqueales	
✔ Optimizar las aspiraciones traqueales mediante la utilización de material desechable y evitando la instilación de suero fisiológico de forma programada	

ciones pueden variar considerablemente en unidades con elevada presión de selección. En la Tabla 64-6 se muestran los microorganismos más frecuentemente aislados en la NAV del registro ENVIN-HELICS, realizando una comparación entre los años 2019 (prepandémico) y 2021 (pospandémico).

3.7. Factores de riesgo

Se reconocen diferentes factores de riesgo para el desarrollo de NAV, los cuales también varían según la población en estudio y la técnica empleada para el diagnóstico. Un estudio de casos y controles realizado a partir de una gran base de datos de Estados Unidos evidenció que el sexo masculino (OR 1,5) o el trauma (OR 1,7) estaban independientemente asociados al desarrollo de NAV. Como dato interesante, el estudio halló que niveles intermedios de gravedad (OR 1,4-1,7) se asociaban a mayor incidencia de NAV, y que estos eran los pacientes que más se beneficiarían del tratamiento antibiótico adecuado. Esto haría suponer que en los enfermos menos graves la exposición al riesgo (intubación) podría no ser suficiente para desarrollar una NAV. Por el contrario, los pacientes más graves podrían morir antes de desarrollar la neumo-

nía. En este sentido, ya hemos mencionado que estos factores de riesgo parecen variar con el tiempo de intubación. Por ejemplo, la administración de antibióticos dentro de las primeras 48 horas de intubación en pacientes con alteración de la consciencia parece tener un efecto protector para el desarrollo de NAV (OR 0,29), ya que la mayoría de los antibióticos utilizados en esas circunstancias son activos ante la flora endógena. Como contrapartida, la exposición previa a los antibióticos incrementa el riesgo (OR 1,4) de NAV tardía, favoreciendo las infecciones por microorganismos potencialmente resistentes. En la Tabla 64-7 se muestran los principales factores de riesgo para desarrollar NAV.

3.8. Pronóstico

Aunque al estudiar la mortalidad por todas las causas asociada a la NAV se ha informado de que esta puede ser tan elevada como del 50 %, sigue habiendo una gran controversia sobre el impacto de la NAV en la mortalidad. Más clara es la relación entre la NAV y la duración de la VMI y de la estancia en la UCI.

Tabla 64-6. Microorganismos más frecuentemente aislados en la neumonía asociada a la ventilación mecánica según datos del registro ENVIN-HELICS comparando el año 2019 (prepandémico) y el 2021 (pospandémico)

Microorganismo	2019 (aislamientos = 460)			2021 (aislamientos = 1.365)		
	Total[1] n (%)	< 4 días[2] n (%)	> 4 días[2] n (%)	Total[1] n (%)	< 4 días[2] n (%)	> 4 días[2] n (%)
Pseudomonas aeruginosa	101 (29,6)	3 (3)	98 (97)	242 (17,7)	7 (2,9)	235 (97,1)
Staphylococcus aureus	56 (12,1)	**13 (23,2)**	43 (76,8)	215 (15,7)	**10 (4,6)**	205 (95,4)
Klebsiella pneumoniae	40 (8,7)	8 (20)	32 (80,0)	119 (8,7)	6 (5,0)	113 (95,0)
Stenotrophomona maltophilia	32 (6,9)	1 (3,1)	32 (96,9)	68 (4,9)	1 (1,5)	67 (98,5)
Enterobacter cloacae	31 (6,7)	2 (6,4)	29 (93,6)	53 (3,8)	0 (0,0)	53 (100,0)
Escherichia coli	24 (5,2)	3 (12,5)	21 (87,5)	90 (6,6)	2 (2,2)	88 (97,8)
Serratia marcescens	22 (4,7)	3 (13,6)	19 (86,4)	57 (4,2)	3 (5,3)	54 (94,7)
Haemophilus influenzae	21 (4,5)	6 (28,6)	15 (71,4)	42 (3,0)	4 (9,5)	38 (90,5)
Citrobacter aerogenes	14 (3,0)	2 (14,3)	12 (85,7)	14 (1,0)	1 (7,1)	13 (92,9)
Klebsiella oxytoca	11 (2,4)	1 (9,0)	10 (91,0)	19 (1,4)	2 (10,5)	17 (89,5)
Streptococcus pneumoniae	9 (1,9)	1 (11,1)	8 (88,9)	19 (1,4)	2 (10,5)	17 (89,5)
Acinetobacter baumannii	8 (1,7)	0 (0,0)	8 (100,0)	15 (1,1)	0 (0,0)	15 (100,0)
Aspergillus fumigatus	8 (1,7)	0 (0,0)	8 (100,0)	24 (1,7)	0 (0,0)	24 (100,0)
S. aureus resistente a meticilina	8 (1,7)	0 (0,0)	8 (100,0)	51 (3,7)	**3 (5,8)**	48 (94,2)

Solo se registran aquellos con una frecuencia de aislamiento > 1,7 %. Como se puede observar, hay más aislamientos en el año 2021. La frecuencia de aislamientos es similar en ambos períodos excepto para *P. aeruginosa* y *S. aureus* resistente a la meticilina. Se han remarcado en negrita las diferencias relacionadas con los microorganismos aislados en la NAV precoz. [1]Porcentaje calculado sobre el total de aislamientos. [2]Porcentaje calculado para el microorganismo.

- Edad > 60 años
- Gravedad intermedia según APACHE-II o SAPS-II
- Reintubación orotraqueal
- Broncoaspiración presenciada
- Quemaduras
- Politraumatismo
- Enfermedades del sistema nervioso central
- Enfermedades pulmonares crónicas
- Cardiopatías graves
- Bloqueantes neuromusculares
- Sedación profunda
- Duración de la ventilación mecánica
- Cambios en el circuito del ventilador < 48 horas
- Uso de antibióticos
- Pérdida de presión del neumotaponamiento
- Modificación del pH gástrico
- Cabecera de la cama no elevada
- Uso de sonda nasogástrica
- Coma
- Infecciones virales (COVID-19)

APACHE-II: *Acute Physiology and Chronic Health Evaluation II*; SAPS-II: *Simplified Acute Physiologic Score II*.

Se han utilizado diferentes métodos para evaluar la mortalidad atribuible a la NAV. Sin embargo, los estudios de cohortes observacionales de la década de 1990 incluyeron poblaciones muy heterogéneas y no tenían en cuenta el análisis de riesgos competitivos. Esto se debe a que el riesgo de adquirir NAV no es constante a lo largo de la duración de la VMI (el riesgo es mayor durante los primeros 10 días) y, por ende, existe un sesgo debido a que la mortalidad en la UCI y al alta actúan como criterios de valoración que compiten entre sí (riesgos competitivos), especialmente en los pacientes con estancias muy cortas.

Estudios más recientes han utilizado enfoques estadísticos más sofisticados para estimar la mortalidad atribuible a la NAV. Un análisis de supervivencia de riesgos competitivos, en el que se trata el alta de la UCI como un riesgo competitivo de mortalidad, en 4.479 pacientes tratados en las UCI francesas informó de que la mortalidad atribuible a la NAV era muy baja, alrededor del 1 % en el día 30 y del 1,5 % en el día 60.

En los pacientes con síndrome de dificultad respiratoria aguda se han notificado tasas de mortalidad bruta de hasta el 41,8 % en los pacientes que desarrollan NAV frente al 30,7 % en los que no lo hacen. Sin embargo, tras ajustar los factores de confusión, la NAV dejó de estar asociada a la muerte en la UCI. Incluso después de utilizar un análisis multivariado que controlara los mismos factores de riesgo, la aparición de una NAV bacteriana no se asoció con el riesgo de muerte en la UCI. Esto coincide con informes recientes en pacientes con cáncer y en pacientes con lesiones cerebrales traumáticas, en los que la NAV no se asoció a la muerte.

Un metanálisis sobre la base de los datos agregados de 58 estudios aleatorios sobre la prevención de la NAV evidenció una mortalidad atribuible del 9 %. Otro metanálisis con datos de pacientes individuales (n = 6.284) incluidos en 24 ensayos de prevención de la NAV estimó una mortalidad atribuible del 13 %, mayor en los pacientes quirúrgicos de la UCI y en los pacientes con niveles medios de gravedad APACHE-II (20-29 puntos) y SAPS-II (35-58 puntos). En contraste, la mortalidad atribuible fue cercana a 0 en los pacientes traumatizados, los pacientes mé-

dicos y los pacientes con puntuaciones APACHE-II o SAPS-II bajas. Los patógenos resistentes a los antibióticos pueden aumentar las tasas de mortalidad asociadas a la NAV relacionadas con el tratamiento antibiótico inapropiado, aunque esto es también es controvertido.

Es posible que la evolución final de un paciente con NAV sea altamente dependiente de la interrelación de cuatro factores: *a)* la virulencia del germen en cuestión, *b)* la reserva funcional del huésped, *c)* los factores genéticos individuales y *d)* la instauración de una apropiada y precoz terapia antimicrobiana inicial.

A diferencia de lo que sucede en la neumonía comunitaria grave, donde la mortalidad puede ser atribuida enteramente a esta entidad, en la NAV el evento desencadenante inicial (enfermedad aguda) que lleva al paciente a ingresar en la UCI es parcialmente responsable de la mortalidad cruda registrada. Para establecer la verdadera asociación entre la gravedad de la enfermedad, la actividad terapéutica, la ocurrencia de infección nosocomial y la evolución final del paciente, se requiere, por una parte, el análisis aislado de la gravedad y, por otra, el impacto asociado a la infección nosocomial. Este tipo de análisis es muy complejo y difícil de realizar en la práctica, permaneciendo en el plano de la teoría. Dado que existe un consenso en el aumento de la mortalidad cruda y de la demanda de asistencia, el desarrollo de NAV debería evitarse en todos los pacientes críticos.

3.9. Tratamiento antimicrobiano

La terapia antibiótica intravenosa es la piedra angular del tratamiento de la NAV. Sin embargo, los médicos se enfrentan cada día al dilema existente entre evitar un tratamiento ineficaz o inapropiado, el cual se asocia con de la mortalidad, y, por otro lado, reducir el consumo de antibióticos de amplio espectro, ya que esto último se asocia a un aumento de la resistencia bacteriana.

Para salvar este dilema, el tratamiento antibiótico de la NAV debería considerar dos escalones o pasos a seguir. El primer paso, y fundamental, es el tratamiento antibiótico empírico (TAE). La elección y la inmediatez de este TAE estarán relacionadas con la gravedad del paciente (es decir, el riesgo de mortalidad) y los factores de riesgo para la presencia de patógenos multirresistentes. Estos factores dependen del huésped (inmunodepresión, antibióticos previos, etc.) y del medio (presión de colonización y epidemiología local). El segundo paso es el tratamiento antibiótico definitivo o dirigido, en el cual los médicos en general deben evitar el sobreuso de antibióticos, tanto en cantidad como en espectro (desescalada).

El conocimiento de la epidemiología local y de los patrones de sensibilidad es un requisito fundamental en el momento de plantear el TAE. En unidades donde se evidencia una elevada presión de colonización con microorganismos potencialmente multirresistentes, la aplicación de técnicas rápidas de diagnóstico (FilmArray) puede ser de gran ayuda para la optimización del antibiótico, y sin duda cambia esta acción «bifásica» de tratamiento agregando un tercer paso y la posibilidad de un tratamiento antibiótico dirigido precoz. En el estudio MAGIC-BULLET, la técnica FilmArray mostró una sensibilidad del 78,6 %, una especificidad del 98,1 %, un valor predictivo positivo del 78,6 % y predictivo negativo del 96,6 % en muestras respiratorias. Como ya mencionamos, en nuestra experiencia la utilización de esta técnica permitió escalar la terapia antibióticos en un 16 % de los pacientes de forma precoz (1 hora), lo cual impide el efecto deletéreo del cambio tardío al antibiótico adecuado.

En pacientes inmunocompetentes, en quienes se desarrolla una NAV precoz (< 5 días de VMI) y no presentan factores de riesgo para patógenos potencialmente multirresistentes (Tabla 64-8), el tratamiento puede limitarse a monoterapia con antibióticos de poco o mediano espectro y sin actividad antipseudomónica. En otras situaciones, donde el paciente con NAV precoz presente factores de riesgo para microorganismos multirresistentes o bien se trate de NAV tardía (> 5 días), el TAE debe incluir un agente de amplio espectro con acción sobre *P. aeruginosa* y/o sobre enterobacterias productoras de betalactamasas de espectro extendido (BLEE). Además, y dependiendo de la epidemiología local, se deberá considerar la presencia de *A. baumannii* o SARM para añadir agentes efectivos al TAE. Por ello, y solo a modo de referencia, en la Fig. 64-5 proponemos un algoritmo de diagnóstico y tratamiento de la NAV para que sea adaptado a la realidad de cada UCI.

Como líneas generales, la elección del agente betalactámico debe tener en cuenta la exposición a antibióticos previa, el patrón local de susceptibilidades y la colonización del paciente con patógenos multirresistentes. Debe priorizarse la administración de un carbapenémico en pacientes colonizados por *Enterobacteriaceae* productoras de BLEE y, según el tipo de genes de resistencia, se deberá evaluar la utilización de los nuevos betalactámicos como ceftazidima-avibactam, ceftolozano-tazobactam, meropenem-vaborbactam, cefiderocol o imipenem-relebactam. Estos modernos antibióticos deberían ser reservados para el TAE en pacientes colonizados con microrganismos multirresistentes o extremadamente resistentes, por lo que el uso de técnicas de diagnóstico rápido que puedan determinar la presencia de genes de resistencia como carbapenemasas (IMP, KPC, NDM, OXA-48-*like*, VIM) y BLEE (CTX-M) tiene un papel prioritario en UCI con elevada incidencia de microrganismos multirresistentes y extremadamente resistentes (v. Fig. 64-5).

3.9.1. Duración del tratamiento

La duración del tratamiento antibiótico para la NAV es un tema controvertido, en el que existe un bajo nivel de evidencia científica. Las guías más recientes recomiendan una duración de 7 días en pacientes no inmunodeprimidos independientemente de la etiología (aun en *P. aeruginosa*). Sin embargo, debe asumirse un tratamiento más prolongado en pacientes con neumonía necrotizante o abcesificada, y en caso de neumonía bacteriémica por *S. aureus*. El uso de cursos prolongados de antibióticos se ha demostrado que no previene la recurrencia de NAV e incrementa el coste y el riesgo de efectos adversos al favorecer la selección de cepas resistentes. En cambio, diferentes estudios muestran que el uso de pautas cortas de antibiótico disminuye los costes sin aumentar la tasa de mortalidad ni la estancia hospitalaria.

La determinación seriada de PCT para retirar el tratamiento antibiótico ha sido evaluada en varios estudios. La implementación de protocolos guiados por PCT ha sido reconocida como una estrategia segura para reducir la duración del tratamiento antibiótico sin incremento del fracaso terapéutico ni de la recurrencia de la NAV. Una revisión reciente de la Cochrane Library evidenció que el uso de la PCT para guiar el inicio y la duración del trata-

Tabla 64-8. Principales factores relacionados con la posible aparición de microorganismos multirresistentes en la neumonía asociada a la ventilación mecánica

Microorganismo multirresistente	Factores de riesgo
SARM	✔ Edad
	✔ Duración de la ventilación mecánica > 6 días
	✔ Enfermedades pulmonares crónicas
	✔ Afectación multilobar
	✔ Colonización previa por SARM
	✔ Hospitalización previa (90 días)
	✔ Estancia reciente en hospital o en residencias sanitarias
	✔ Exposición reciente a fluoroquinolonas o antibióticos para bacilos gramnegativos
Pseudomonas aeruginosa	✔ Colonización previa
	✔ Tratamiento antibiótico previo
	✔ Cáncer sólido
	✔ *Shock*
	✔ Abuso de alcohol
	✔ Derrame pleural
	✔ Enfermedad hepática crónica
	✔ Previo uso de carbapenémicos o quinolonas
	✔ Duración de la ventilación mecánica > 6 días
	✔ APACHE-II
Enterobacterias	✔ Sexo masculino
	✔ Estancia en centros de salud
	✔ Recibir carbapenémicos 30 días antes
	✔ Recibir algún antibiótico anti-SARM 30 días antes
Acinetobacter baumannii	✔ APACHE-II al ingreso en UCI
	✔ Enfermedad respiratoria crónica
	✔ Ictus
	✔ Días de ventilación mecánica
	✔ Siempre uso de antibiótico dentro de los 28 días previos
KPC	✔ Ingreso en UCI
	✔ Uso previo de carbapenémicos
	✔ Procedimientos invasivos
	✔ Infecciones previas por KPC
	✔ Duración de los antibióticos antes de la colonización por KPC

Modificado de Zaragoza *et al*. Critical Care. 2020;24:383. APACHE-II: *Acute Physiology and Chronic Health Evaluation II*; KPC: *Klebsiella pneumoniae* positiva a carbapenemasa; SARM: *Staphylococcus aureus* resistente a la meticilina; UCI: unidad de cuidados intensivos.

miento antibiótico se asociaba a menor mortalidad y menor consumo de antibióticos sin aumentar el riesgo de fracaso terapéutico. Aunque las guías no consideran la PCT en el tratamiento antibiótico de los pacientes a pesar de la evidencia existente, creemos que su implementación puede ayudar al clínico a tomar decisiones sobre la duración del tratamiento.

3.9.2. Antibióticos nebulizados

El empleo de antibióticos nebulizados tiene un papel menos definido en la NAV que en la TAV, según nuestras consideracio-

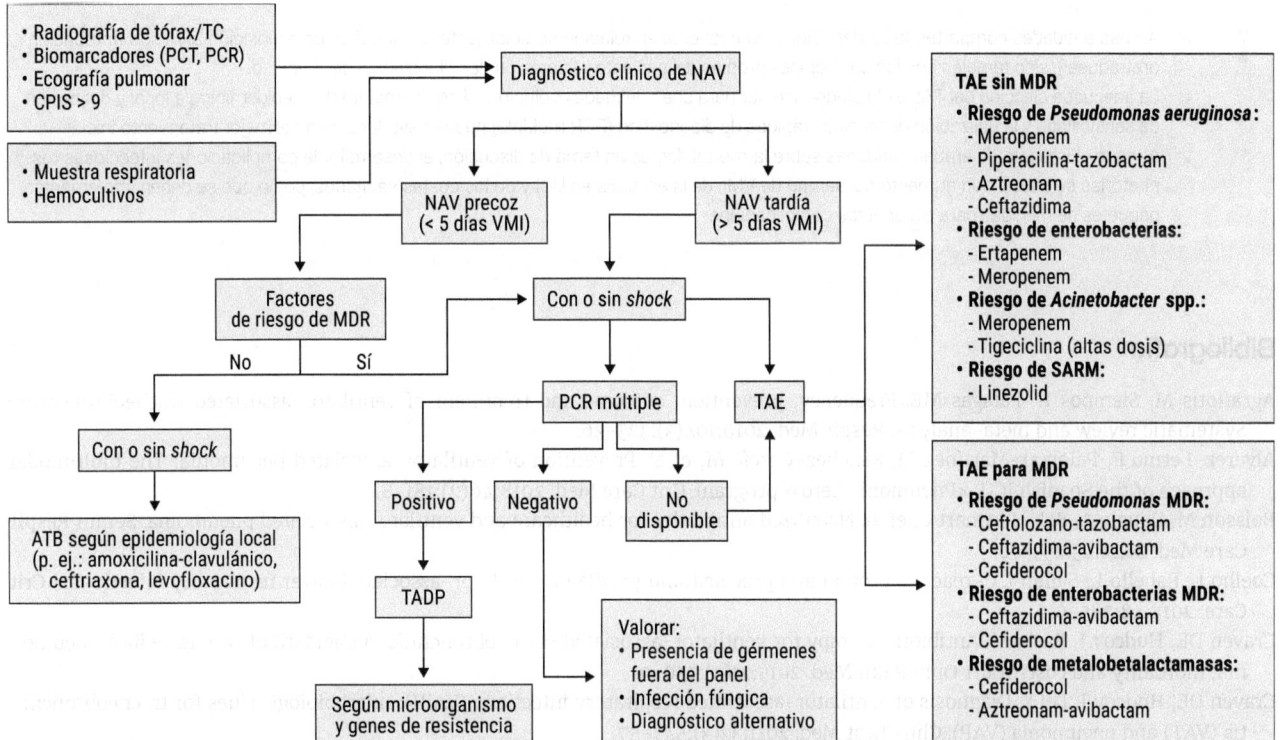

Fig. 64-5 | Algoritmo de diagnóstico y tratamiento de la neumonía asociada a la ventilación mecánica. ATB: antibiótico; CPIS: *Clinical Pulmonary Infection Score*; MDR: microorganismos multirresistentes; NAV: neumonía asociada a la ventilación mecánica; PCR: proteína C reactiva; PCT: procalcitonina; SARM: *Staphylococcus aureus* resistente a la meticilina; TADP: tratamiento antibiótico dirigido precoz; TAE: tratamiento antibiótico empírico; TC: tomografía computarizada.

nes. Las guías internacionales mantienen el uso de antibióticos nebulizados como coadyuvante del tratamiento antibiótico sistémico en microorganismos multirresistentes. Algunos estudios evidencian que la administración de colistina nebulizada junto con el tratamiento intravenoso tiene mejor pronóstico que la colistina intravenosa sola. Aunque hay que remarcar que la colistina no es un buen antibiótico para el tratamiento de la NAV, por lo que las conclusiones deben ser consideradas con cautela. Finalmente, aunque estamos a favor del tratamiento con antibióticos nebulizados como coadyuvante especialmente en las NAV necrotizantes, no existe evidencia para asumir este tratamiento como monoterapia en la NAV.

4. Conclusiones

La TAV y la NAV son entidades frecuentes en las UCI. El diagnóstico clínico presenta claras limitaciones, por lo que un acercamiento multimodal que incluya técnicas de imagen, ecografía pulmonar y biomarcadores parece la conducta más adecuada para mejorar la efectividad. Ambas entidades parecen ser un *continuum* entre la colonización y la infección del tracto respiratorio inferior, motivo por el que comparten la fisiopatología y la epidemiología. Esta última no solo depende del tiempo de exposición al riesgo

(días de intubación), sino que además está en estrecha relación con las características del huésped y las condiciones epidemiológicas y de presión de colonización de la unidad.

Aunque el tratamiento con antibióticos sistémicos en la TAV no está indicado en las guías internacionales, estudios observacionales relacionan el tratamiento adecuado con disminución del desarrollo de NAV. El tratamiento con antibióticos nebulizados surge como una opción terapéutica válida para la TAV. Contrariamente, el correcto TAE en la NAV es la piedra angular de la evolución que seguirá el paciente. La elección del TAE dependerá de la exposición al riesgo, las condiciones clínicas del paciente, el antecedente de antibióticos previos y la epidemiologia local con su patrón de resistencias. Las modernas técnicas de diagnóstico rápido (PCR múltiple) pueden contribuir a un tratamiento dirigido precoz para optimizar y evitar el sobreuso de antibióticos de amplio espectro.

Aunque el impacto de la TAV y la NAV sobre la mortalidad es un tema de discusión actual, ambas entidades se asocian a un aumento en los días de VMI y de la estancia en la UCI, lo que conlleva un aumento en los costes sanitarios. La aplicación de paquetes de medidas (*bundles*) para la prevención del desarrollo de la infección respiratoria baja es una obligación que debe ser considerada como prioritaria en cada unidad.

Puntos clave

✔ La TAV y la NAV son entidades frecuentes y que requieren un acercamiento multimodal (clínica, imágenes, ecografía, biomarcadores) para su adecuado diagnóstico.

✔ La TAV y la NAV parecen corresponder a un *continuum* entre colonización e infección de las vías respiratorias bajas.

✔ Ambas entidades comparten la epidemiología, la cual está en relación no solamente con los días de exposición al riesgo (intubación orotraqueal), sino también con las condiciones propias del paciente y la presión de colonización de la unidad.

✔ La adecuada elección del TAE es la piedra angular para una adecuada evolución. El conocimiento de la epidemiología local y del patrón de sensibilidad y la utilización de técnicas rápidas de diagnóstico (PCR múltiple) pueden ayudar a elegir el mejor tratamiento inicial.

✔ Aunque el impacto de ambas entidades sobre la mortalidad es un tema de discusión, el desarrollo de complicaciones infecciosas respiratorias se asocia con aumento del tiempo de VMI, de la estancia en UCI y de los costes sanitarios, por lo que se deben implementar paquetes de medidas para evitar estas complicaciones.

Bibliografía

Agrafiotis M, Siempos II, Falagas ME. Frequency, prevention, outcome and treatment of ventilator-associated tracheobronchitis: Systematic review and meta-analysis. Respir Med. 2010;104(3):325-36.

Álvarez-Lerma F, Palomar-Martínez M, Sánchez-García M, et al. Prevention of ventilator-associated pneumonia: The multimodal approach of the Spanish ICU «Pneumonia Zero» program. Crit Care Med. 2018;46(2):181-8.

Boisson M, Bougle A, Solé-Lleonart C, et al. Nebulized antibiotics for healthcare and ventilator-associated pneumonia. Semin Respir Care Med. 2022;43:255-70.

Coelho L, Rabello L, Salluh J. C-reactive protein and procalcitonin profile in ventilator-associated lower respiratory infections. J Crit Care. 2018;48:385-9.

Craven DE, Hudcov J, Rashid J. Antibiotic therapy for ventilator-associated tracheobronchitis: a standard of care to reduce pneumonia, morbidity and costs? Curr Opin Pulm Med. 2015;21(3):250-9.

Craven DE, Hudcov J, Lei Y. Diagnosis of ventilator-associated respiratory infections (VARI): microbiologic clues for tracheobronchitis (VAT) and pneumonia (VAP). Clin Chest Med. 2011;32(3):547-57.

Iankova I, Thompson-Leduc P, Kirson NY, et al. Efficacy and safety of procalcitonin guidance in patients with suspected or confirmed sepsis: a systematic review and meta-analysis. Crit Care Med. 2018;46:691-8.

Kalil AC, Metersky ML, Klompas M, et al. Management of adults with hospital-acquired and ventilator-associated pneumonia: 2016 Clinical Practice Guidelines by the Infectious Diseases Society of America and the American Thoracic Society. CID. 2016;63:e61-e111.

Keane S, Vallecoccia MS, Nseir S, Martin-Loeches I. How can we distinguish ventilator-associated tracheobronchitis from pneumonia? Clin Chest Med. 2018;39(2018):785-96.

Klein Klouwenberg PMC, Cremer OL, van Vught LA. Likelihood of infection in patients with presumed sepsis at the time of intensive care unit admission: a cohort study. Crit Care. 2015;19(1):319.

Kollef MH, Micek ST. Recommendations for aerosolized antibiotics in ventilator-associated pneumonia and ventilator-associated tracheobronchitis: too little and too late? Clin Microbiol Infect. 2017;23(9):593-5.

Koulenti D, Arvaniti K, Judd M, et al. Ventilator-associated tracheobronchitis: to treat or not to treat? Antibiotics. 2020;9(2):51.

Martin-Loeches I, Coakley JD, Nseir S. Should we treat ventilator-associated tracheobronchitis with antibiotics? Semin Respir Crit Care Med. 2017;38:264-70.

Martin-Loeches I, Nseir S, Valles J, Artigas A. From ventilator-associated tracheobronchitis to ventilator-associated pneumonia. Reanimation. 2013;22:231-7.

Martín-Loeches I, Povoa P, Rodríguez A, et al. Incidence and prognosis of ventilator-associated tracheobronchitis (TAVeM): a multicentre, prospective, observational study. Lancet Respir Med. 2015;3(11):859-68.

Martín-Loeches I, Rodríguez AH, Torres A. New guidelines for hospital-acquired pneumonia/ventilator associated pneumonia: USA vs Europe. Curr Opin Crit Care. 2018;24:347-52.

Mensa J, Barberán J, Soriano A et al. Antibiotic selection in the treatment of acute invasive infections by Pseudomonas aeruginosa: Guidelines by the Spanish Society of Chemotherapy. Rev Esp Quimioter. 2018;31:78-100.

Nseir S, Lubret R. Ventilator-associated tracheobronchitis. Clin Pulm Med. 2011;18:65-9.

Nseir S, Povoa P, Salluh J, Rodriguez A, Martin-Loeches I. Is there a continuum between ventilator-associated tracheobronchitis and ventilator-associated pneumonia? Intensive Care Med. 2016;42(7):1190-2.

Papazian L, Klompass M, Luyt CE. Ventilator-associated pneumonia in adults: a narrative review. Intensive Care Med. 2020;46:888-906.

Rodríguez A, Barcenilla F. Antibióticos nebulizados. ¿Una opción adecuada para el tratamiento de la infección respiratoria relacionada con la ventilación mecánica? Med Intensiva. 2015;39(2):97-100.

Russell CJ, Shiroishi MS, Siantz E. The use of inhaled antibiotic therapy in the treatment of ventilator-associated pneumonia and tracheobronchitis: a systematic review. BMC Pulm Med. 2016;16:40.

Salluh JIF, de Souza-Dantas VC, Martín-Loeches I, et al. Ventilator-associated tracheobronchitis: an update. Rev Bras Ter Intensiva. 2019;31(4):541-7.

Schuetz P, Wirz Y, Sager R, et al. Procalcitonine to initiate or discontinue antibiotics in acute respiratory tract infections. Cochrane Database Syst Rev. 2017;10:CD007498.

Sociedad Española de Medicina Intensiva Crítica y Unidades Coronarias, Grupo de Trabajo de Enfermedades Infecciosas y Sepsis (SE-MICYUC-GTEIS). Estudio Nacional de Vigilancia de Infección Nosocomial en UCI (ENVIN-UCI). ENVIN-HELICS. Disponible en: https://hws.vhebron.net/envin-helics/ [último acceso: agosto 2023].

Torres A, Niederman MS, Chastre J, et al. International ERS/ESICM/ESCMID/ALAT guidelines for the management of hospital-acquired pneumonia and ventilator associated pneumonia. Eur Respir J. 2017;50:1700582.

Zaragoza R, Vidal-Cortés P, Aguilar G, et al. Update of the treatment of nosocomial pneumonia in the ICU. Critical Care. 2020;24:383.

Patología del pericardio y endocarditis

B. Llorente Ruiz, J. Luján Varas y M. C. Martínez Díaz

◂ Orientación para el estudio

Las enfermedades del pericardio pueden llegar a suponer situaciones de riesgo vital para el paciente. Por ello, debemos conocerlas y ser capaces de establecer el diagnóstico y la terapéutica adecuada tras realizar un correcto diagnóstico diferencial. La etiología más frecuente tanto de la pericarditis aguda como del derrame pericárdico en nuestro medio es la vírica o idiopática. Se recomienda realizar seriación de los marcadores de daño miocárdico y valoración de la fracción de eyección del ventrículo izquierdo para descartar la afectación miocárdica. La seriación de la proteína C reactiva es de utilidad en los síndromes pericárdicos para monitorizar la enfermedad y la respuesta al tratamiento. La base del tratamiento farmacológico de las pericarditis son los antiinflamatorios asociados a la colchicina. El diagnóstico de taponamiento cardíaco es clínico, no ecocardiográfico. Tanto en el derrame pericárdico como en el taponamiento cardíaco la sintomatología depende más de la velocidad de instauración del derrame que de su cuantía.

La endocarditis infecciosa es una entidad de presentación clínica muy inespecífica, lo que dificulta el diagnóstico en muchos casos. Está asociada a una morbimortalidad significativa a pesar de las mejoras en las pruebas diagnósticas y en las técnicas microbiológicas. Establecer un diagnóstico precoz con la participación de un equipo multidisciplinar y una intervención quirúrgica temprana cuando esté indicado son medidas establecidas que mejoran los resultados del paciente. En este capítulo orientamos esta patología desde un punto de vista práctico.

1. Patología del pericardio

1.1. Introducción

El pericardio es una membrana fibroserosa que envuelve al corazón y las raíces de los grandes vasos. Está formado por dos hojas: una visceral serosa o epicardio y una parietal fibrosa. Encierra la cavidad pericárdica, que contiene 10-50 mL de líquido pericárdico que proporciona lubricación al corazón. El pericardio ancla el corazón al mediastino y lo protege de traumatismos e infecciones. La afectación del pericardio puede presentarse de manera aislada o como parte de una enfermedad sistémica.

1.2. Síndromes pericárdicos

Están constituidos por un conjunto de síntomas y signos que engloban las manifestaciones clínicas de las diferentes enfermedades del pericardio.

1.2.1. Pericarditis aguda

Es una inflamación del pericardio de nueva aparición con o sin derrame pericárdico asociado.

La etiología más frecuente en nuestro medio es la idiopática o viral. Ambos términos se emplean de manera sinónima, ya que la gran mayoría de las pericarditis idiopáticas se consideran secundarias a una infección vírica.

La principal manifestación clínica es el dolor torácico agudo de características pleuríticas, que mejora con la sedestación y con la inclinación hacia delante, y empeora con el supino, la tos o la inspiración profunda. Puede presentar irradiación al cuello, la espalda, el hombro, el brazo izquierdo y típicamente a la zona supraclavicular y el trapecio por irritación del nervio frénico. El roce pericárdico es patognomónico, aunque únicamente una tercera parte de los pacientes lo presentan.

Eléctricamente se van a producir cuatro cambios evolutivos en la repolarización:

- **Estadio I:** elevación cóncava y difusa del segmento ST (excepto en I y aVR), con depresión del segmento PR y onda T positiva.
- **Estadio II:** segmento ST isoeléctrico, con aplanamiento de la onda T.
- **Estadio III:** inversión de la onda T sin aparición de onda Q y sin pérdida de la onda R.
- **Estadio IV:** normalización de la onda T.

La seriación de los reactantes de fase aguda es de utilidad para monitorizar la actividad de la enfermedad y la eficacia del tratamiento, especialmente la proteína C reactiva (PCR).

El diagnóstico etiológico estaría justificado en pacientes con clínica que indique la presencia de una enfermedad subyacente o con al menos un factor predictor de mal pronóstico: fiebre > 38°C, curso subagudo, derrame pericárdico importante, taponamiento cardíaco y ausencia de respuesta al tratamiento con antiinflamatorios.

Los principales diagnósticos diferenciales son el síndrome coronario agudo con elevación del ST y la repolarización precoz. Raramente puede confundirse con el aneurisma disecante de aorta.

El pronóstico a largo plazo es generalmente bueno, especialmente en la pericarditis idiopática o viral. En las pericarditis con etiología subyacente son más frecuentes las complicaciones como el taponamiento pericárdico, la pericarditis recurrente y la constrictiva.

En cuanto al tratamiento, se recomienda vida sedentaria con restricción de la actividad física hasta la desaparición de los síntomas y normalización de la PCR. El tratamiento farmacológico de elección es el ácido acetilsalicílico (AAS) o los antiinflamatorios no esteroideos junto con bajas dosis de colchicina. La colchicina mejora la respuesta al tratamiento médico y reduce la tasa de recurrencias. Los corticoides a bajas dosis junto con colchicina se contemplan en caso de persistencia de los síntomas tras 1 semana de tratamiento antiinflamatorio o si existe contraindicación para el mismo. La retirada progresiva de los fármacos se inicia tras la resolución de los síntomas y la normalización de la PCR. En los pacientes en los que se haya identificado una causa subyacente distinta a la infección viral debe iniciarse el tratamiento específico de dicha enfermedad.

En la Tabla 65-1 se resume el tratamiento farmacológico de la pericarditis aguda.

1.2.2. Pericarditis incesante y crónica

Se denomina pericarditis incesante a aquella cuyos síntomas persisten más de 4-6 semanas, pero menos de 3 meses. La pericarditis crónica hace referencia a aquella en la que los síntomas se prolongan más allá de los 3 meses.

1.2.3. Pericarditis recurrente

Es la reaparición de la pericarditis tras un primer episodio documentado de pericarditis aguda y un período libre de síntomas de al menos 4-6 semanas.

En nuestro medio no suele llegarse a un diagnóstico etiológico, asumiendo que el mecanismo de la recurrencia es inmunopatológico. El tratamiento inadecuado durante el episodio inicial y el uso de corticoides, especialmente si no se emplean conjuntamente con colchicina, son causas frecuentes de recurrencias.

Las manifestaciones clínicas durante las recurrencias suelen ser similares a las del primer episodio, pero de menor intensidad.

Los criterios diagnósticos son los mismos que los empleados en la pericarditis aguda.

En lo referente a su tratamiento, se recomienda no realizar ejercicio físico hasta la desaparición de los síntomas y la normalización de la PCR. La primera línea de tratamiento son los fármacos antiinflamatorios asociados a bajas dosis de colchicina. Los corticoides constituyen la segunda línea de tratamiento y deben asociarse a dosis bajas como triple terapia al AAS o antiinflamatorios no esteroideos y la colchicina. Controlan rápidamente los síntomas, aunque favorecen la cronicidad y las recurrencias. Una vez conseguido el control de la clínica y la normalización de la PCR, se inicia la retirada progresiva, interrumpiendo un único fármaco cada vez. La colchicina es el último fármaco en suspenderse. En pacientes sin respuesta al tratamiento antiinflamatorio, con requerimiento de altas dosis de corticoides durante períodos prolongados o con pericarditis recurrente de larga evolución y múltiples crisis, se puede considerar el tratamiento inmunosupresor. La pericardiotomía es el último escalón terapéutico en pacientes refractarios al tratamiento médico.

En la Tabla 65-1 se resume el tratamiento farmacológico de la pericarditis recurrente.

1.2.4. Pericarditis con afectación miocárdica: miopericarditis

Las manifestaciones clínicas son las propias de la pericarditis aguda.

El diagnóstico se realizará en aquellos pacientes que cumplan los criterios diagnósticos de pericarditis aguda y presenten elevación de los marcadores de daño miocárdico. Se valorará la función ventricular global y segmentaria por ecocardiografía transtorácica (ETT) o resonancia magnética cardíaca (RMC): si está conservada, el diagnóstico será la miopericarditis; si, por el contrario, el paciente presenta deterioro no conocido de la función ventricular focal o difusa, será diagnosticado de perimiocarditis. Según la presentación clínica y los factores de riesgo cardiovascular del paciente, puede ser recomendable la realización de una coronariografía para descartar el síndrome coronario agudo. La RMC es de utilidad para confirmar la afectación miocárdica y descartar la isquemia en pacientes sin lesiones angiográficamente significativas.

Dentro de su manejo, se recomienda monitorización hemodinámica y reposo absoluto. El primer escalón terapéutico son los antiinflamatorios a la dosis mínima eficaz para el control sintomático: AAS 1.500-3.000 mg/día o ibuprofeno 1.200-2.400 mg/día o indometacina 75-750 mg/día. Los corticoides son la segunda línea de tratamiento. No existen datos que respalden el uso de colchicina en las miopericarditis.

1.2.5. Derrame pericárdico

Es una acumulación de líquido mayor a la fisiológica en la cavidad pericárdica. Se produce por un aumento en la producción de líquido pericárdico (exudado) o por una disminución en la reabsorción del mismo (trasudado). Puede clasificarse de diferentes maneras:

- **Según su comienzo:** agudo (< 1 semana), subagudo (> 1 semana pero < 3 meses) o crónico (> 3 meses).
- **Según su distribución:** circunferencial o loculado.
- **Según la repercusión hemodinámica:** sin taponamiento cardíaco, con taponamiento cardíaco o efusivoconstrictivo.
- **Según su composición:** trasudado, exudado, piopericardio, neumopericardio, hemopericardio y quilopericardio.
- **Según su tamaño medido por ETT:** leve (cuando el espacio libre de ecos es < 10 mm en diástole), moderado (cuando el espacio libre de ecos mide 10-20 mm en diástole) o grave (cuando el espacio libre de ecos mide > 20 mm en diástole).

En los países desarrollados hasta un 50 % son idiopáticos. Otras etiologías frecuentes son la neoplásica, la infecciosa, la yatrogénica y las enfermedades del tejido conectivo.

Los derrames moderados-graves suelen ser secundarios a etiologías específicas (bacteriana o neoplásica), mientras que los derrames leves son frecuentes en la pericarditis aguda viral.

Los síntomas clásicos son la disnea progresiva, el dolor torácico y la sensación de plenitud. Podemos encontrar síntomas secundarios a la compresión local: náuseas, disfagia, ronquera o hipo. Cuando el derrame no tiene repercusión hemodinámica, la exploración física puede ser estrictamente normal.

Tabla 65-1. Tratamiento farmacológico de la pericarditis aguda y recurrente

Pericarditis aguda

Fármaco	Dosis	Duración	Pauta descendente
AAS	750-1.000 mg/8 h	1-2 semanas	Reducir 250-500 mg cada 1-2 semanas
AINE: ibuprofeno	600 mg/8 h	1-2 semanas	Reducir 200-400 mg cada 1-2 semanas
Colchicina	0,5 mg/24 h si < 70 kg 0,5 mg/12h > si 70kg	3 meses	No precisa

	Dosis de prednisona	Reducción de dosis
Corticoides: prednisona	0,2-0,5 mg/kg/día 1-2 semanas	
	> 50 mg	10 mg/día cada 1-2 semanas
	50-25 mg	5-10 mg/día cada 1-2 semanas
	25-15 mg	2,5 mg/día cada 1-2 semanas
	< 15 mg	1,25-2,5 mg/día cada 1-2 semanas

Pericarditis recurrente

	Fármaco	Dosis	Duración	Retirada
	AAS	500-1.000 mg/6-8 h	Semanas-meses	Reducir 250-500 mg cada 1-2 semanas
AINE	Ibuprofeno	600 mg/8 h	Semanas-meses	Reducir 200-400 mg cada 1-2 semanas
	Indometacina	25-50 mg/8 h	Semanas-meses	Reducir 25 mg cada 1-2 semanas
	Colchicina	0,5 mg/24 h si < 70 kg 0,5 mg/12 h si >70kg	>6 meses	No precisa

	Dosis de prednisona	Reducción de dosis*
Corticoides: prednisona	0,2-0,5 mg/kg/día Semanas-meses	
	> 50 mg	10 mg/día cada 1-2 semanas
	50-25 mg	5-10 mg/día cada 1-2 semanas
	25-15 mg	2,5 mg/día cada 1-2 semanas
	< 15 mg	1,25-2,5 mg/día cada 1-2 semanas

*Si durante la retirada reaparece la clínica, intentar manejar con antiinflamatorios evitando aumentar nuevamente la dosis

AAS: ácido acetilsalicílico; AINE: antiinflamatorios no esteroideos.

El diagnóstico se realiza principalmente mediante ETT, pudiendo valorar así también la cuantía del derrame y su impacto hemodinámico. La radiografía de tórax puede mostrar aumento de la silueta cardíaca en derrames moderados-graves. La tomografía computarizada (TC) y la RMC son de especial utilidad para el diagnóstico de derrames loculados, los engrosamientos pericárdicos y las masas pericárdicas.

En un gran porcentaje de pacientes se asocian a una enfermedad subyacente, por lo que el tratamiento médico es esencialmente el de la enfermedad de base. No hay tratamiento farmacológico de eficacia probada para reducir el derrame aislado.

La pericardiocentesis está indicada en los pacientes sintomáticos, en los derrames masivos, en la pericarditis purulenta, en la pericarditis tuberculosa y en el derrame neoplásico.

El drenaje quirúrgico está indicado en los derrames a los que no se pueda acceder por vía percutánea, en el hemopericardio con coágulos y en las pericarditis purulentas con derrames loculados, adherencias o persistencia de la infección.

1.2.6. Taponamiento cardíaco

Cuando el derrame pericárdico produce compromiso hemodinámico por compresión lenta o rápida de una de las cámaras cardíacas estamos ante un taponamiento cardíaco.

Puede presentarse en cualquier tipo de pericarditis. En términos relativos es más frecuente en la pericarditis neoplásica, tuberculosa y purulenta. No obstante, puesto que la prevalencia de la pericarditis aguda idiopática es mayor, en términos absolutos es esta la causa más frecuente.

Los signos clínicos del taponamiento son ingurgitación yugular, hepatomegalia, taquicardia y, en casos graves, hipotensión arterial y *shock*. En los taponamientos agudos los pacientes refieren disnea, dolor torácico y síncope. A la auscultación podemos encontrar atenuación de los ruidos cardíacos. La presencia de pulso arterial paradójico es un hallazgo crítico. En el electrocardiograma (ECG) se observan complejos QRS con bajos voltajes y alternancia eléctrica. El diagnóstico es clínico. La ETT es una herramienta de gran utilidad con la que podemos valorar la repercusión hemodinámica del derrame (Tabla 65-2).

Su tratamiento es la expansión volumétrica y la pericardiocentesis o drenaje quirúrgico urgente. El manejo quirúrgico de urgencia está indicado en la disección aórtica de tipo A, la rotura de la pared libre del ventrículo izquierdo en el seno de un infarto agudo, el traumatismo torácico grave y el hemopericardio cuando no se puede controlar percutáneamente el sangrado. El uso de fármacos vasodilatadores o diuréticos se desaconseja.

Tabla 65-2. Signos ecocardiográficos de taponamiento cardíaco

✔ Colapso de cavidades derechas:
  ☛ Depresión diastólica inicial del ventrículo derecho
  ☛ Depresión diastólica tardía de la aurícula derecha
✔ Fluctuación del flujo mitral y tricuspídeo > 25 % con los movimientos respiratorios
✔ Oscilación del corazón (*swinging heart*)
✔ Movimiento anómalo del tabique interventricular
✔ Pulso paradójico ecocardiográfico: variación del tamaño ventricular con los movimientos respiratorios
✔ Disminución inspiratoria y aumento espiratorio del flujo anterógrado diastólico de la vena pulmonar
✔ Disminución del componente diastólico del flujo venoso en la vana cava superior o venas suprahepáticas
✔ Plétora de la vena cava inferior

La ausencia de signos ecocardiográficos tiene un valor predictivo negativo de taponamiento muy alto. El valor predictivo positivo de estos hallazgos, en particular el colapso aislado de la aurícula derecha, para el diagnóstico de taponamiento clínico es muy bajo.

1.2.7. Pericarditis constrictiva

Síndrome que provoca alteración del llenado diastólico ventricular como consecuencia de la inflamación crónica del pericardio.

El riesgo de aparición se correlaciona con la etiología, siendo bajo en la pericarditis idiopática y viral, medio en la pericarditis autoinmune y neoplásica, y alto en la pericarditis bacteriana, especialmente en la purulenta. Son tres las formas específicas más frecuentes:

✔ **Pericarditis constrictiva transitoria.** Se desarrolla en las pericarditis agudas idiopáticas con derrame leve, resolviéndose una vez tratado el proceso inflamatorio.
✔ **Pericarditis efusivoconstrictiva.** Es la presencia de derrame pericárdico en el seno de una constricción pericárdica.
✔ **Pericarditis crónica.** Es la constricción persistente después de 3-6 meses.

Los pacientes presentan clínica de insuficiencia cardíaca derecha, pero la función biventricular está preservada y no hay evidencia de enfermedad miocárdica. Las pericarditis efusivoconstrictivas pueden asociar además síntomas característicos del derrame pericárdico.

El diagnóstico se establece en pacientes con clínica de insuficiencia cardíaca derecha y disminución del llenado diastólico secundario a constricción pericárdica demostrado mediante al menos un método de imagen (ecocardiografía, TC, RMC o cateterización cardíaca).

La base del tratamiento es la pericardiectomía, salvo en la constricción transitoria, que suele resolverse con tratamiento antiinflamatorio prolongado durante 2-3 meses.

1.3. Síndrome posdaño cardíaco

Este término engloba el síndrome pospericardiotomía, la pericarditis postraumática yatrogénica y la pericarditis tras infarto de miocardio. Todas estas entidades son síndromes pericárdicos inflamatorios cuya patogenia se postula que es autoinmunitaria, siendo el *trigger* de activación el daño causado al tejido pericárdico o pleural por la necrosis miocárdica o por un traumatismo, ya sea quirúrgico, yatrogénico o accidental.

Los derrames posquirúrgicos son relativamente frecuentes, normalmente son leves y desaparecen a la semana de la cirugía.

Para diagnosticar el síndrome posdaño cardíaco, tras un daño cardíaco se tienen que cumplir al menos dos de los siguientes criterios:

✔ Fiebre sin una causa alternativa.
✔ Dolor torácico pericardítico o pleurítico.
✔ Roce pericárdico o pleural.
✔ Evidencia de derrame pericárdico.
✔ Derrame pleural con elevación de la PCR.

En la evaluación diagnóstica se debe realizar ECG, ETT o radiografía de tórax.

El esquema terapéutico en los síndromes posdaño cardíaco es el mismo que el empleado en la pericarditis aguda. En los derrames postoperatorios la colchicina no está indicada en ausencia de inflamación sistémica. Los derrames pericárdicos postraumáticos, debido a su rapidez de instauración, pueden provocar un taponamiento cardíaco, aunque el volumen de sangre sea de escasa cuantía.

2. Endocarditis infecciosa

2.1. Introducción

La endocarditis infecciosa es una infección del endotelio cardíaco con importante morbimortalidad hoy en día. La incidencia anual es 3-10 casos por cada 100.000 personas. La epidemiología de esta entidad ha cambiado gradualmente con el paso de los años y muestra un aumento en el número de casos de endocarditis asociada a cuidados sanitarios en relación con el aumento de accesos vasculares y dispositivos intracardíacos. La microbiología también ha cambiado, siendo los estafilococos la causa más frecuente en la actualidad, superando a los estreptococos. La rápida sospecha clínica y el diagnóstico precoz son esenciales para iniciar el tratamiento adecuado y reducir el número de complicaciones.

2.2. Criterios diagnósticos

La naturaleza diversa y la evolución del perfil epidemiológico de la endocarditis infecciosa hacen que siga siendo un reto diagnóstico. A día de hoy el diagnóstico se sigue basando en los criterios de Duke, descritos por primera vez en 1994 y modificados en el año 2000 (Tabla 65-3). Estos criterios se basan en hallazgos clínicos, ecocardiográficos y microbiológicos, con una sensibilidad del 80 %. Es importante destacar que la sensibilidad de estos criterios se ve reducida en caso de endocarditis infecciosa sobre prótesis valvulares, cables de marcapasos u otros dispositivos cardíacos. No obstante, la incorporación al diagnóstico de técnicas de imagen como la TC o la tomografía por emisión de positrones (PET) mejoran la sensibilidad en estos casos.

2.3. Sospecha clínica

La presentación clínica de la endocarditis infecciosa es altamente variable e inespecífica. Puede aparecer como un cuadro agudo, subagudo o crónico, reflejando así la variabilidad en la etiología microbiológica, los antecedentes cardíacos y las comorbilidades asociadas. Hasta un 90 % de los pacientes presentan fiebre, escalofríos, pérdida de apetito y de peso, y un 25 % sufren fenómenos embólicos en el momento del diagnóstico. Se detectan soplos cardíacos hasta en el 85 % de los pacientes.

2.4. Microbiología

2.4.1. Hemocultivos positivos

Los hemocultivos positivos siguen siendo la piedra angular del diagnóstico de la endocarditis infecciosa. Se deben tomar tres muestras de sangre de 10 mL de volumen, a intervalos de 30 minutos cada una, e incubar en atmósferas aeróbicas y anaeróbicas.

Debe realizarse con una técnica meticulosamente estéril. En la endocarditis infecciosa la bacteriemia es constante y tiene dos implicaciones: *a)* no hay motivo para retrasar la toma de sangre cuando hay picos de fiebre y *b)* prácticamente todos los hemocultivos son positivos. Por tanto, un único hemocultivo positivo debe considerarse con precaución para establecer el diagnóstico. Cuando se haya identificado un microorganismo se deben repetir los hemocultivos a las 48-72 horas para comprobar la eficacia del tratamiento.

En los países desarrollados *Staphylococcus aureus* es la principal causa de endocarditis infecciosa tanto en válvula nativa como en válvula protésica, con un 30 % de los casos. Este patógeno supone un reto en su tratamiento debido a las resistencias a antibióticos y el alto riesgo de complicaciones. *Streptococcus* del grupo *viridans* (17 %) y *Enterococcus* spp. (11 %) son las siguientes causas más frecuentes en el caso de endocarditis sobre válvula nativa (EVN). Por otro lado, el grupo de *Staphylococcus* coagulasa negativos son los más frecuentes en el caso de endocarditis sobre válvula protésica (EVP) o endocarditis sobre dispositivos cardíacos, después de *S. aureus*.

La endocarditis por bacilos gramnegativos es menos frecuente pero el número de casos está en aumento. Los patógenos del grupo HACEK (*Haemophilus, Aggregatibacter, Cardiobacterium, Eikenella, Kingella kingae*) también son causa de endocarditis infecciosa. Solía ser un grupo de patógenos que necesitaba largos períodos de incubación, pero hoy en día, con las nuevas técnicas microbiológicas, pueden ser identificados a los 5 días en hemocultivos. La endocarditis infecciosa fúngica está predominantemente causada por *Candida albicans* y por *Aspergillus*. Pueden ser difíciles de identificar por la baja sensibilidad de los hemocultivos. En el caso de *Aspergillus*, su identificación suele ser en el cultivo, en la anatomía patológica valvular o en la biopsia de la lesión embólica.

2.4.2. Hemocultivos negativos

La causa más frecuente de endocarditis infecciosa con hemocultivos negativos es el inicio del tratamiento antibiótico previo a la extracción de hemocultivos. Esto supone el 31 % de todos los casos de endocarditis infecciosa.

Si el paciente no ha recibido exposición previa a tratamiento antibiótico y la sospecha clínica es alta, la endocarditis podría estar causada por hongos o por bacterias de cultivo exigente, principalmente bacterias intracelulares. Se deben recomendar pruebas serológicas sistemáticas para *Coxiella burnetii* y *Bartonella* spp., *Aspergillus* spp., *Mycoplasma pneumoniae*, *Brucella* spp. y *Legionella pneumophila*, seguidas de reacción en cadena de la polimerasa para *Tropheryma whipplei*, *Bartonella* spp. y hongos (*Candida* spp. y *Aspergillus* spp. en sangre). En caso de que todas las pruebas microbiológicas sean negativas, debe considerarse el diagnóstico de endocarditis no infecciosa (endocarditis trombótica no bacteriana, estados de hipercoagulabilidad) y realizar los estudios pertinentes.

Tabla 65-3. Criterios de Duke modificados para el diagnóstico de endocarditis infecciosa

Criterios mayores	✔ Hemocultivos positivos: 　✔ Microorganismos típicos compatibles con endocarditis infecciosa en dos hemocultivos separados: *Staphylococcus aureus*, *Streptococcus* del grupo *viridans*, *Streptococcus gallolyticus*, grupo HACEK, enterococos adquiridos en la comunidad sin ningún foco primario, o 　✔ Microorganismos compatibles con endocarditis infecciosa obtenidos a partir de hemocultivos persistentemente positivos: 　　• Al menos dos hemocultivos positivos de muestras sanguíneas tomadas con un intervalo de > 12 horas, o 　　• En tres o la mayoría de al menos cuatro hemocultivos separados (al menos 1 hora entre la primera y la última muestra), o 　✔ Un único hemocultivo positivo para *Coxiella burnetii* o un título de anticuerpos de IgG de fase I > 1:800 ✔ Prueba de imagen: 　✔ Ecocardiografía positiva para endocarditis infecciosa (vegetaciones, absceso, seudoaneurisma, fístula intracardíaca, perforación valvular o aneurisma, dehiscencia parcial nueva de válvula protésica) 　✔ Actividad anómala alrededor del lugar del implante de la válvula protésica detectada por PET/TC con F-FDG (solo si la prótesis lleva implantada > 3 meses) o SPECT/TC con leucocitos marcados con isótopos 　✔ Lesiones paravalvulares definidas por TC cardíaca
Criterios menores	✔ Enfermedad cardíaca predisponente o uso de drogas por vía parenteral ✔ Fiebre > 38 °C ✔ Fenómenos vasculares (incluidos los que se detectan solo por imagen): émbolos arteriales, infartos pulmonares sépticos, aneurisma infeccioso micótico, hemorragia intracraneal, hemorragias conjuntivales o lesiones de Janeway ✔ Fenómenos inmunitarios: glomerulonefritis, nódulos de Osler, manchas de Roth y factor reumatoide ✔ Evidencia microbiológica: hemocultivo positivo que no cumple un criterio mayor de los que se han indicado anteriormente o evidencia serológica de infección activa con un microorganismo compatible con endocarditis infecciosa

Interpretación:

✔ Endocarditis confirmada: dos criterios mayores, un criterio mayor y tres criterios menores o cinco criterios menores.
✔ Posible endocarditis: un criterio mayor y un criterio menor o tres criterios menores.

PET/TC con F-FDG: tomografía por emisión de positrones con tomografía computarizada con F-fluorodesoxiglucosa; SPECT/TC: tomografía por emisión de fotón único con tomografía computarizada.

2.5. Técnicas de imagen

2.5.1. Ecocardiografía

Es la técnica de imagen más importante en el diagnóstico de la endocarditis infecciosa y sus complicaciones. La sensibilidad de la ETT en el diagnóstico de EVN es del 70 % aproximadamente, pero disminuye hasta un 50 % en el caso del diagnóstico de EVP. En el caso de la ecocardiografía transesofágica (ETE), que tiene mejor visualización espacial, la sensibilidad aumenta hasta el 95 % con una especificidad similar a la de la ETT (90 %).

La ETE ha de realizarse cuando la ETT sea negativa y haya alta sospecha de endocarditis infecciosa, y también en el caso de válvula protésica o dispositivos cardíacos implantables, así como para descartar complicaciones locales cuando la ETT ha sido positiva.

Los hallazgos ecocardiográficos considerados criterios diagnósticos son: vegetación, absceso o seudoaneurisma y nueva dehiscencia de una prótesis valvular.

En los casos de evaluación inicial negativa, se debe repetir la ETT/ETE en 5 o 7 días si el grado de sospecha clínica sigue siendo alto, o incluso antes en caso de infección por *S. aureus*. Es necesario un seguimiento ecocardiográfico si existe deterioro clínico o sospecha de complicaciones, e incluso como respuesta al tratamiento antibiótico.

2.5.2. Tomografía computarizada multicorte

La TC proporciona excelente resolución espacial sobre el grado de afectación perivalvular (abscesos, aneurismas) y potencialmente existe menos artefacto que con la ETE en el caso de válvula protésica. No obstante, es menos sensible que la ETE en la detección de pequeñas vegetaciones. La TC también puede ser útil en la planificación de la cirugía y en la valoración no invasiva de la enfermedad coronaria.

2.5.3. Resonancia magnética

El principal papel de la resonancia magnética (RM) es la detección de embolismos cerebrales. La RM tiene mayor sensibilidad para detectar las complicaciones a nivel cerebral, las cuales ocurren en el 60-80 % de los pacientes. Las más frecuentes son lesiones de origen isquémico de pequeños territorios. En menos del 10 % se encuentran otras lesiones como hemorragias parenquimatosas o subaracnoidea, abscesos o aneurismas micóticos.

La RM cerebral sistemática tiene impacto en el diagnóstico de la endocarditis infecciosa ya que añade un Criterio de Duke menor en pacientes que presentan lesiones cerebrales sin síntomas neurológicos.

2.5.4. Imagen cardiológica nuclear

Las técnicas nucleares moleculares evolucionan como un método suplementario importante para el diagnóstico en pacientes con sospecha de endocarditis infecciosa y dificultades diagnósticas.

La tomografía por emisión de fotón único con TC (SPECT/TC) utiliza leucocitos autólogos marcados con isótopos que se acumulan con el tiempo en las imágenes tardías con respecto a las tempranas. En la tomografía por emisión de positrones con TC (PET/TC) se utiliza un único momento de adquisición después de la administración de F-fluorodesoxiglucosa (F-FDG), que se incorpora activamente en vivo por los leucocitos activados, monocitos-macrófagos y linfocitos T CD4, que se acumulan en el lugar de la infección.

El principal valor añadido de estas técnicas es la reducción de la tasa de endocarditis infecciosa mal diagnosticada, clasificada en la categoría de «endocarditis infecciosa posible» según los criterios de Duke, así como la detección de complicaciones embólicas periféricas e infecciones metastásicas.

2.6. Tratamiento

2.6.1. Consideraciones generales

El éxito del tratamiento de la endocarditis infecciosa se basa en la supresión de los microbios con fármacos antimicrobianos. Un impedimento importante para la muerte inducida por medicamentos es la tolerancia bacteriana al antibiótico. Los microorganismos tolerantes no son resistentes, siguen siendo susceptibles a la inhibición del crecimiento inducida por el fármaco, pero se escapan a la muerte inducida por el medicamento y pueden reanudar el crecimiento tras abandonarse el tratamiento. Las combinaciones de fármacos bactericidas son preferibles a la monoterapia para combatir los organismos tolerantes.

El tratamiento farmacológico de la EVP debería durar más (al menos 6 semanas) que el de la EVN (2-6 semanas), pero, por lo demás, son tratamientos similares, excepto en la EVP estafilocócica, cuyo régimen debería incluir rifampicina cuando la cepa sea sensible.

La rifampicina solo debe usarse en las infecciones por cuerpo extraño como la EVP después de 3-5 días de terapia antibiótica efectiva, una vez que se ha eliminado la bacteriemia. Esta recomendación se basa en el probable efecto antagonista de las combinaciones antibióticas con rifampicina contra las bacterias planctónicas duplicadoras, la sinergia observada contra las bacterias inactivas en las biopelículas y la prevención de variantes resistentes a la rifampicina.

En los casos de EVN que precisen sustitución valvular protésica durante la terapia, el régimen antibiótico postoperatorio debería ser el mismo que el recomendado para la EVN y no el de la EVP.

Tanto en la EVN como en la EVP la duración del tratamiento se considera a partir del primer día de tratamiento antibiótico eficaz, con un primer hemocultivo negativo en caso de haber tenido un hemocultivo inicial positivo, no a partir del día de la cirugía.

2.6.2. Tratamiento antimicrobiano empírico

El tratamiento antibiótico empírico debe iniciarse inmediatamente después de extraer los hemocultivos. La elección de los antibióticos debe tener en cuenta:

- ✔ Si el paciente ha recibido tratamiento antibiótico previamente.
- ✔ Si la infección afecta a una válvula nativa o protésica.
- ✔ Si la infección es de origen extrahospitalario o intrahospitalario.
- ✔ La epidemiología local.
- ✔ El uso de cloxacilina o cefazolina para el tratamiento de la endocarditis infecciosa por estafilococos sensibles a la meticilina se asocia a tasas de mortalidad más bajas que con otros betalactámicos (amoxicilina-clavulánico o ampicilina-sulbactam) y la vancomicina.
- ✔ El régimen antibiótico empírico debe cubrir estafilococos, estreptococos y enterococos tanto en la EVN como en la EVP. En el caso de EVP temprana o endocarditis infecciosa asociada a procedimientos diagnósticos y/o terapéuticos deben cubrir estafilococos resistentes a meticilina, enterococos e idealmente gramnegativos del grupo no HACEK.
- ✔ Régimen en EVN o EVP tardía (> 12 meses tras la cirugía) adquirida en la comunidad:
  - ⊘ Ampicilina (12 g/día i.v. en 4-6 dosis) + cloxacilina (12 g/día i.v. en 4-6 dosis) + gentamicina (3 mg/kg/día i.v. en 1 dosis).
  - ⊘ Alérgicos a penicilina: vancomicina (30 mg/kg/día i.v. en 2 dosis) + gentamicina.
- ✔ Régimen en EVP temprana (< 12 meses tras cirugía) o endocarditis infecciosa nosocomial o endocarditis infecciosa no nosocomial asociada a dispositivos diagnósticos y terapéuticos:
  - ⊘ Vancomicina + gentamicina + rifampicina (900-1.200 mg i.v. o v.o. en 2-3 dosis).

2.6.3. Tratamiento antimicrobiano dirigido

En las Tabla 65-4, Tabla 65-5, Tabla 65-6 y Tabla 65-7 se expone el tratamiento antibiótico dirigido según el tipo de microorganismo aislado en los cultivos. Los esquemas antibióticos propuestos están basados en las recomendaciones de las últimas guías de la European Society of Cardiology (ESC).

Es importante destacar que ya no está recomendado el uso de aminoglucósidos en la EVN estafilocócica debido a que no se ha demostrado su beneficio clínico y puede aumentar el riesgo de toxicidad renal.

2.6.4. Complicaciones de la endocarditis infecciosa y tratamiento quirúrgico

Hasta el 50 % de los pacientes requerirán cirugía. Las principales indicaciones son las siguientes:

- ✔ **Insuficiencia cardíaca.** Es la complicación más frecuente y la indicación más habitual de cirugía:
  - ⊘ *Shock* cardiogénico como resultado de estenosis o insuficiencia valvular tanto en válvula nativa como protésica o fístula intracardíaca: cirugía emergente (< 24 horas).
  - ⊘ Valvulopatía grave con clínica de insuficiencia cardíaca y deterioro hemodinámico: cirugía urgente (< 7 días).

Tabla 65-4. Tratamiento de la endocarditis infecciosa por *Staphylococcus*

Antibiótico	Dosis y vía	Duración (semanas)	Comentarios
Válvula nativa			
***Staphylococcus* sensibles a meticilina**			
Cloxacilina o	12 g/24 h i.v. en 4-6 dosis	4-6	No se recomienda añadir gentamicina porque no se ha demostrado beneficio clínico y tiene mayor toxicidad renal
Cefazolina	6 g/día i.v. en 3 dosis	4-6	
Cefotaxima	6 g/día i.v. en 3 dosis	4-6	
***Staphylococcus* resistentes a meticilina o pacientes alérgicos a penicilina**			
Vancomicina	30-60 mg/kg/día i.v. en 2-3 dosis	4-6	
Daptomicina	10 mg/kg/día i.v. en 1 dosis	4-6	
Válvula protésica			
***Staphylococcus* sensibles a meticilina**			
Cloxacilina o	12 g/24 h i.v. en 4-6 dosis	≥ 6	
Cefazolina o	6 g/día i.v. en 3 dosis	4-6	
Cefotaxima +	6 g/día i.v. en 3 dosis	4-6	
Rifampicina +	900-1.200 mg i.v./v.o. en 2-3 dosis	≥ 6	Algunos expertos proponen iniciar la rifampicina 3-5 días después de iniciar la vancomicina y la gentamicina
Gentamicina	3 mg/kg/día i.v. en 1 dosis	2	
***Staphylococcus* resistentes a meticilina o pacientes alérgicos a penicilina**			
Vancomicina +	30-60 mg/kg/día i.v. en 2-3 dosis	≥ 6	
Rifampicina +	900-1.200 mg i.v./v.o. en 2-3 dosis	≥ 6	Algunos expertos proponen iniciar la rifampicina 3-5 días después de iniciar la vancomicina y la gentamicina
Gentamicina	3 mg/kg/día i.v. en 1 dosis	2	

✔ **Infección persistente o no controlada.** Está indicada la cirugía urgente:
  ➢ Extensión perivalvular: absceso en raíz aórtica, aneurisma, fístula o aumento del tamaño de la vegetación.
  ➢ Infección por microorganismo difícil de tratar (hongos, bacterias multirresistentes, estafilococo o bacilos gramnegativos no HACEK en válvula protésica).
  ➢ Hemocultivos persistentemente positivos a pesar de tratamiento antibiótico adecuado o inadecuado control de focos metastásicos.

✔ **Prevención de embolismos sépticos.** Está indicada la cirugía urgente:
  ➢ Vegetación > 10 mm con evento embólico bajo tratamiento antibiótico adecuado.
  ➢ Vegetación > 30 mm.
  ➢ Vegetación > 10 mm con valvulopatía grave nativa/protésica con bajo riesgo quirúrgico.

Tabla 65-5. Tratamiento de la endocarditis infecciosa por *Streptococcus* orales y del grupo *Streptococcus gallolyticus*

Antibiótico	Dosis y vía	Duración (semanas)	Comentarios
Tratamiento de 4 semanas			
Penicilina o	12-18 MU/día i.v. en 4-6 dosis	4	Se recomienda tratamiento de 6 semanas en paciente con EVP
Amoxicilina o	200 mg/kg/día en 4-6 dosis	4	
Ceftriaxona +	2 g/día i.v. en 1 dosis	4	
Gentamicina	3 mg/kg/día i.v. en 1 dosis	2	Asociar solo en caso de cepas con CMI 0,250-2 mg/L para penicilina
Tratamiento estándar de 2 semanas			
Pauta anterior +		2	Recomendado solo para pacientes con EVN no complicada con función renal normal
Gentamicina	3 mg/kg/día i.v. en 1 dosis	2	
Pacientes alérgicos a penicilina			
Vancomicina +	30-60 mg/kg/día i.v. en 2-3 dosis	4	Se recomienda tratamiento de 6 semanas para pacientes con EVP
Gentamicina	3 mg/kg/día i.v. en 1 dosis	2	Asociar solo en caso de cepas con CMI 0,250-2 mg/L para penicilina

CMI: concentración mínima inhibitoria; EVN: endocarditis infecciosa sobre válvula nativa; EVP: endocarditis infecciosa sobre válvula protésica.

Tabla 65-6. Tratamiento de la endocarditis infecciosa por *Enterococcus* spp.

Antibiótico	Dosis y vía	Duración (semanas)	Comentarios
Cepas sensibles a betalactámicos y aminoglucósidos			
Amoxicilina +	200 mg/kg/día en 4-6 dosis	4-6	Se recomienda un tratamiento de 6 semanas para pacientes con síntomas > 3 meses o EVP
Gentamicina	3 mg/kg/día i.v. en 1 dosis	2-6	
Cepas resistentes a aminoglucósidos			
Ampicilina +	200 mg/kg/día i.v. en 4-6 dosis	6	Esta combinación no es activa contra *Enterococcus faecium*
Ceftriaxona	4 g/día en 2 i.v. en 2 dosis	6	
Pacientes alérgicos a penicilina			
Vancomicina 30-60 mg/kg/día i.v. en 2-3 dosis 6 +			
Gentamicina 3 mg/kg/día i.v. en 1 dosis 6			
Cepas con multirresistencia a aminoglucósidos, betalactámicos y vancomicina			
Daptomicina 10 mg/kg/día i.v. en 1 dosis ≥ 8 +			
Ampicilina 200 mg/kg/día i.v. en 4-6 dosis ≥ 8 o			
Linezolid 600 mg/12 h i.v. o v.o. ≥ 8			

Tabla 65-7. Tratamiento de la endocarditis infecciosa por el grupo HACEK

Patógeno	Tratamiento	Objetivo del tratamiento
Brucella spp.	Doxiciclina 200 mg/24 h + Cotrimoxazol 960 mg/12 h + Rifampicina 300-600 mg/24 h v.o. durante 3-6 meses	El éxito del tratamiento se define como un título de anticuerpos < 1:60. Algunos autores recomiendan añadir gentamicina las 3 primeras semanas
Coxiella burnetii	Doxiciclina 200 mg/24 h + Hidroxicloroquina 200-600 mg/24 h ≥ 18 meses	El éxito del tratamiento se define como un título IgG antifase I < 1:200 e IgA e IgM < 1:50
Bartonella spp.	Doxiciclina 100 mg/12 h 4 semanas + Gentamicina 3 mg/kg/día i.v. 2 semanas	
Legionella spp.	Levofloxacino 500 mg/12 h i.v./v.o. > 6 semanas o Claritromicina 500 mg/12 h i.v. 2 semanas + v.o. 4 semanas con rifampicina 300-1.200 mg/24 h	
Mycoplasma spp.	Levofloxacino 500 mg/12 h i.v./v.o. ≥ 6 meses	Se desconoce cuál es el tratamiento óptimo
Tropheryma whipplei	Doxiciclina 200 mg/24 h + Hidroxicloroquina 200-600 mg/24 h ≥ 18 meses	Tratamiento de larga duración. Se desconoce cuál es la duración óptima

Puntos clave

- El diagnóstico clínico de la pericarditis aguda se realiza con la presencia de dos de los siguientes criterios: 1) dolor torácico pericardítico, 2) roce pericárdico, 3) elevación difusa del segmento ST de nueva aparición y/o depresión del segmento PR en el ECG, y 4) derrame pericárdico de nueva aparición o empeoramiento del existente.
- La pericarditis y la miocarditis tienen etiologías comunes, por lo que pueden presentarse de manera solapada. La pericarditis primaria con daño miocárdico asociado se conoce como miopericarditis, mientras que la afectación predominantemente miocárdica con involucración pericárdica se denomina perimiocarditis. La miopericarditis es la forma más frecuente de afectación conjunta, siendo las infecciones virales la etiología más frecuente.
- La sintomatología del derrame pericárdico depende más de la velocidad de instauración del derrame que de su cuantía.
- La magnitud de las manifestaciones clínicas del taponamiento cardíaco va a estar influida por la velocidad de instauración, la cuantía del derrame, las presiones de llenado, la distensibilidad de las cámaras cardíacas y la rigidez del pericardio, siendo este último el principal determinante del incremento de líquido que precipita el taponamiento.
- El diagnóstico del taponamiento cardíaco es clínico. La ETT es una herramienta de gran utilidad con la que podemos valorar la repercusión hemodinámica del derrame. Debemos tener presente que podemos encontrar derrames con signos ecocardiográficos de compromiso hemodinámico pero sin clínica de taponamiento.
- Después de un infarto de miocardio son tres las complicaciones pericárdicas importantes que pueden aparecer: el derrame pericárdico, la pericarditis precoz y la pericarditis tardía o síndrome de Dressler (1-2 semanas tras el episodio agudo). Ambas formas de pericarditis se relacionan con una reperfusión tardía, con el fracaso de la reperfusión coronaria y con la magnitud de la necrosis miocárdica. En los pacientes que hayan sufrido un infarto reciente y presenten derrame pericárdico se debe descartar una posible rotura cardíaca subaguda.
- En los países desarrollados *S. aureus* es la principal causa de endocarditis infecciosa tanto en válvula nativa como en válvula protésica, con un 30 % de los casos.
- La causa más frecuente de endocarditis infecciosa con hemocultivos negativos es el inicio del tratamiento antibiótico previo a la extracción de hemocultivos. Esto supone el 31 % de todos los casos de endocarditis infecciosa.
- Tanto en la EVN como en la EVP la duración del tratamiento se considera a partir del primer día de tratamiento antibiótico eficaz, con un primer hemocultivo negativo en caso de haber tenido un hemocultivo inicial positivo, no a partir del día de la cirugía.
- Es importante destacar que ya no está recomendado el uso de aminoglucósidos en la EVN estafilocócica debido a que no se ha demostrado su beneficio clínico y puede aumentar el riesgo de toxicidad renal.

Bibliografía

Adler Y, Charron P, Imazio M, et al. Guías ESC 2015 sobre el diagnóstico y tratamiento de las enfermedades del pericardio. Rev Esp Cardiol. 2015;68(12):1126.e1-1126.e46.

Cahill T, Prendergast B. Infective endocarditis. Lancet. 2016;387:882-93.

Cheitlin MD, Armstrong WF, Aurigemma GP, et al. ACC/AHA/ASE 2003 guideline update for the clinical application of echocardiography: summary article: a report of the American College of Cardiology/American Heart Association Task Force on practice Guidelines. Circulation. 2003;108(9):1146-62.

Habib G, Lancellotti P, Antunes MJ, et al. Guía ESC 2015 sobre el tratamiento de la endocarditis infecciosa. Rev Esp Cardiol. 2016;69(1):69.e1-69e49.

Hubers SA, DeSimone DC, Gersh BJ, Anavekar NS. Infective endocarditis: A contemporary review. Mayo Clin Proc May. 2020;95(5):982-97.

Martínez CM, Trascasa Muñoz de la Peña M, Llorente Ruiz B. Protocolo terapéutico del derrame pericárdico. Indicaciones de pericardiocentesis. Medicine. 2013;11(43):2596-601.

Rajani R, Klein J. Infective endocarditis: A Contemporary update. Clin Med (Lond). 2020;20(1):31-5.

Sagristá Sauleda J, Permanyer Miralda G, Soler Soler J. Orientación diagnóstica y manejo de los síndromes pericárdicos. Rev Esp Cardiol. 2005;58:830-41.

Sancho González M, Díaz Cámara M. Patología del pericardio. En: Guerrero Sanz JE, director. Manual de cuidados intensivos. CTO Editorial; 2017. p. 137-42.

Wang A, Gaca J, Chu VH. Management considerations in infective endocarditis. A Review. JAMA. 2018;320(1):72-83.

66 Meningitis y encefalitis

L. Chiscano Camón y R. Ferrer Roca

◢ Orientación para el estudio

En este capítulo se exponen los cuadros de meningitis adquirida en la comunidad y la asociada a cuidado sanitario y cuadros de encefalitis. Se recoge la epidemiología, características de diagnóstico, pruebas complementarias y tratamiento dirigido y de soporte. Todas las recomendaciones se basan en las mejores evidencias existentes hasta el momento y lo recogido en las guías de las sociedades científicas.

1. Meningitis adquirida en la comunidad

1.1. Introducción

Las infecciones del sistema nervioso central (SNC) representan una condición sobre todo de elevada morbilidad. Son situaciones difíciles de reconocer puesto que algunas entidades clínicas pueden simularlas, por lo que es necesario realizar el diagnóstico diferencial con el accidente cerebrovascular, intoxicación, *shock*, alteración hormonal, alteración iónica, cefalea complicada e infecciones sistémicas (rickettsiosis, infección por *Treponema pallidum*, criptococosis y VIH). Incluso cuando se sospechan, pueden pasar varios días hasta que un microorganismo específico sea identificado, cuestión que hace que tanto la elección del tratamiento empírico en función de la epidemiología local como su vía de administración pasen a ser puntos de relevancia

En la Tabla 66-1 se muestran las principales causas de infección aguda o subaguda del SNC.

1.2. Epidemiología

La epidemiología de la meningitis bacteriana adquirida en la comunidad ha cambiado en las últimas décadas como resultado de la introducción de vacunas conjugadas contra *Hameophilus influenzae* tipo b, *Neisseria meningitidis* serogrupo C y 7, 10 y 13-valente y vacunas antineumocócicas conjugadas. La etiología en

adultos es la que se recoge en la Tabla 66-2. Cabe señalar que *H. influenzae* y *Staphylococcus aureus* suponen la causa del 1-2 % de las meningitis y se asocian a otras condiciones subyacentes específicas como infecciones del área otorrinolaringológicas o endocarditis.

Existen diferentes entidades que aumentan la incidencia de determinadas etiologías. En el caso de meningitis neumocócica, se ve aumentada en pacientes postesplenectomía o con un estado hipoesplénico, en la enfermedad renal o hepática crónica, infección por VIH, alcoholismo, hipogammaglobulinemia, diabetes mellitus y en pacientes que están recibiendo tratamiento inmunosupresor. Se ha identificado que las deficiencias del sistema de complemento tienen un mayor riesgo de desarrollar meningitis meningocócica. Las condiciones asociadas con la meningitis por *H. influenzae* incluyen diabetes mellitus, alcoholismo, esplenectomía o estados hipoesplénicos, mieloma múltiple e hipogammaglobulinemia. La meningitis por *Listeria monocytogenes* se encuentra con mayor frecuencia en pacientes de edad avanzada (> 60 años) y aquellos con inmunodeficiencias adquiridas, como diabetes, cáncer y en tratamiento con fármacos inmunosupresores.

1.3. Diagnóstico de meningitis bacterianas adquiridas en la comunidad

Las características clínicas en adultos con meningitis bacteriana son cefalea, fiebre, rigidez de cuello y el estado mental altera-

---

Tabla 66-1. Causas de infección aguda o subaguda de sistema nervioso central

	Primera opción	Infrecuente	Raro
Síndrome meníngeo agudo ✓ Inicio < 24 h ✓ Fiebre ✓ Cefalea ✓ Meningismo ✓ Alteración cognitiva precoz	✓ Meningitis bacteriana	✓ Encefalitis viral ✓ Hemorragia subaracnoidea ✓ Absceso cerebral roto	✓ Meningitis viral ✓ Meningitis granulomatosa (micobacteria) ✓ Carcinomatosis meníngea ✓ Tumor cerebral
Síndrome meníngeo subagudo ✓ Inicio > 24-48 h ✓ Fiebre ✓ Cefalea ✓ Meningismo ✓ Con o sin alteración cognitiva	✓ Meningitis viral ✓ Encefalitis viral ✓ Rickettsiosis	✓ Absceso cerebral ✓ Tumor cerebral ✓ Meningitis granulomatosa	✓ Accidente cerebrovascular ✓ Meningitis carcinomatosa

Tabla 66-2. Etiología de la meningitis bacteriana adquirida en la comunidad en adultos

Microorganismo	Frecuencia
Streptococcus pneumoniae	53 %
Neisseria meningitidis	27 %
Listeria monocytogenes	4 %
Hameophilus influenzae	3 %
Otros	13 %

do. La tríada clásica de fiebre, rigidez de cuello y alteración el estado mental, sin embargo, se informa solo en el 41-51 % de los pacientes. Se identifica una erupción petequial en el 20-52 % de los pacientes y es indicativo de infección meningocócica en más del 90 % de los casos. Los signos de Kérnig y Brudzinski tienen una baja precisión diagnóstica (del 9 % y 11 % respectivamente), lo que sugiere que la ausencia de estos hallazgos no puede utilizarse para excluir la posibilidad de meningitis bacteriana.

De acuerdo con la evidencia disponible a partir de estudios de cohortes y casos y controles, y las recomendaciones de sociedades como la European Society of Clinical Microbiology and Infectious Diseases (ESCMID), para el diagnóstico de la meningitis adquirida en la comunidad debemos tener presentes los siguientes aspectos:

✔ Es crucial determinar las características del líquido cefalorraquídeo (LCR), incluyendo pleocitosis y concentración de glucosa y proteína, y realizar un cultivo y tinción de Gram en pacientes con sospecha de meningitis bacteriana.
✔ La concentración de lactato en el LCR es útil para diferenciar la meningitis bacteriana de cuadros asépticos, pero su fiabilidad disminuye en pacientes previamente tratados con antibióticos o con otras enfermedades del SNC.
✔ La tinción de Gram es específica, aunque su especificidad se ve afectada por el uso previo de antibióticos.
✔ En pacientes con cultivo de LCR y tinción de Gram negativos se recomienda el uso de técnicas de secuenciación PCR (reacción en cadena de la polimerasa).
✔ Se recomienda obtener un hemocultivo periférico antes de la primera dosis de antibiótico en pacientes sospechosos de tener meningitis bacteriana.

En la Tabla 66-3 se muestran las características del LCR en diferentes infecciones del SNC y en la Tabla 66-4 el diagnóstico diferencial entre distintas entidades.

1.4. Técnica de imagen previa a la punción lumbar

El examen clínico ayuda a discernir a qué pacientes se les realiza una técnica de imagen previamente a la obtención de LCR mediante punción lumbar. La evacuación de LCR se asocia a potencial herniación cerebral por hipertensión intracraneal, pero asimismo lo hace la meningitis bacteriana. Sin embargo, no puede demorarse el tratamiento antibiótico supeditándolo a la ob-

tención de una imagen craneal. Por lo tanto, los criterios clínicos para la realización de una tomografía computarizada (TC) craneal antes de la punción lumbar son: pacientes con déficit neurológico focal excluyendo parálisis de pares craneales, crisis epiléptica de novo, puntuación en la Escala de Coma de Glasgow (GCS) < 10 puntos o inmunosupresión (receptores de trasplante de órgano sólido, sida-VIH).

Las imágenes craneales para otros fines de diagnóstico, como la detección de mastoiditis o sinusitis, deben realizarse después de la punción lumbar. Otras contraindicaciones para la punción lumbar, no relacionadas con lesiones intracraneales ocupantes de espacio, son trastornos de la coagulación o infecciones locales en el punto de punción.

El retraso en el inicio del tratamiento antibiótico está asociado a mortalidad, por lo que el período de tiempo desde que el paciente ingresa en el hospital hasta el inicio del tratamiento con antibióticos no debe exceder de 1 hora. Siempre que se retrase la punción lumbar, por ejemplo debido a la realización de la TC craneal, el tratamiento empírico debe iniciarse inmediatamente después de la sospecha clínica, incluso si no se ha establecido el diagnóstico. Deben obtenerse al menos hemocultivos antes de iniciar los antibióticos para aumentar la posibilidad de identificar el patógeno causante.

A continuación se resumen las recomendaciones con mayor nivel de evidencia relacionadas con la punción lumbar en el contexto de sospecha de meningitis bacteriana:

✔ El riesgo de herniación cerebral después de una punción lumbar es mayor en pacientes con sospecha de meningitis bacteriana en comparación con pacientes sanos.
✔ Se aconseja realizar una TC antes de la punción lumbar en pacientes con déficit neurológico focal (excepto parálisis de pares craneales), crisis epilépticas de nuevo inicio, una puntuación en la GCS < 10 puntos, o inmunosupresión (p. ej., receptores de trasplante de órganos sólidos, sida-VIH). Para el resto de los pacientes no se recomienda realizar una TC previamente.
✔ El tiempo desde el ingreso hospitalario hasta el inicio del tratamiento con antibióticos no debe superar 1 hora. Si se retrasa la punción lumbar (p. ej., debido a la necesidad de realizar una TC), se debe iniciar el tratamiento empírico inmediatamente después de la sospecha clínica, incluso si el diagnóstico aún no se ha establecido.

1.5. Tratamiento antibiótico empírico de la meningitis bacteriana

En la Tabla 66-5 se muestra el tratamiento antibiótico empírico de la meningitis bacteriana comunitaria y en la Tabla 66-6 los fármacos disponibles junto con su dosis intravenosa.

1.6. Tratamiento antibiótico dirigido de la meningitis bacteriana

En la Tabla 66-7 se resumen las recomendaciones de la antibioterapia dirigida para la meningitis bacteriana.

Tabla 66-3. Características del líquido cefalorraquídeo en diferentes patologías del sistema nervioso central

	Presión	Aspecto	Células (/mm³)	Proteínas (mg%)	Glucosa
LCR normal	8-20 cm H₂O	Claro	< 5	15-45	65-80 % de glucemia
Meningitis bacteriana	Alta	Turbio	1.000-20.000 PMN	100-1.000	Baja
Meningitis viral	Normal/alta	Claro	< 300 linfocitos	40-100	Normal
Meningitis tuberculosa	Alta	Opalescente	50-300 PMN	60-700	Baja
Meningitis fúngica	Alta	Opalescente	500-500 PMN	100-700	Baja
Meningitis carcinomatosa	Alta	Claro/turbio	20-300 PMN Células tumorales	60-200	Baja
Hemorragia subaracnoidea	Alta	Xantocrómico	Eritrocitos	50-1.000	Normal
Síndrome de Guillain-Barré	Normal	Claro	< 5	50-1.000	Normal
Esclerosis múltiple	Normal	Claro	5-20 PMN	< 80	Normal

LCR: líquido cefalorraquídeo; PMN: polimorfonucleares.

Existe incertidumbre con respecto al beneficio de agregar vancomicina o rifampicina a una cefalosporina de tercera generación en pacientes con meningitis neumocócica en el contexto de disminución de tasas de sensibilidad. Se ha evaluado sistemáticamente la literatura, pero solo se realizaron estudios en animales que mostraron que la ceftriaxona combinada con vancomicina o rifampicina supuso una mayor tasa de esterilización del LCR tras 24 horas en comparación con la monoterapia. Otro estudio en animales mostró la superioridad de ceftriaxona combinada con rifampicina o rifampicina y vancomicina en comparación con ceftriaxona combinada con vancomicina. Aunque no hay eviden-

cia clínica para agregar vancomicina o rifampicina en el contexto de neumococos con inferiores tasas de susceptibilidad, se aconseja la adición de vancomicina o rifampicina a cefalosporinas de tercera generación basadas sobre patrones in vitro. La duración recomendada del tratamiento es de 10 a 14 días si se aísla *Streptococcus pneumoniae*.

Tabla 66-4. Diagnóstico diferencial

	Absceso cerebral	Meningitis bacteriana	Encefalitis herpética	Tumor cerebral
Cefalea	Intensa Focal	Intensa Generalizada	Leve	Variable
Focalidad neurológica	Frecuente	Ocasional	Ocasional	Frecuente
Progresión clínica	Días-semanas	Horas-días	Días	Semanas-meses
Fiebre	Variable	> 90 %	> 90 %	Rara
Afectación extra-SNC	Frecuente	Frecuente	No	No
Lesión en TC/RM	> 95 %	No	Frecuente	100 %
Lesión anillada en TC/RM	Tardía	No	No	Precoz

RM: resonancia magnética; SNC: sistema nervioso central; TC: tomografía computarizada.

Tabla 66-5. Tratamiento antibiótico empírico de la meningitis bacteriana comunitaria según el tipo de paciente

Tipo de paciente	Con factor de riesgo para *S. pneumoniae* con sensibilidad reducida a β-lactámicos	Sin factor de riesgo para *S. pneumoniae* con sensibilidad reducida a β-lactámicos
Fractura de la base del cráneo	*S. pneumoniae* *H. influenzae* *Streptococcus* β-hemolítico grupo A	Vancomicina + Cefalosporina de tercera generación
Traumatismo penetrante	*S. aureus* *S. epidermidis* BGN aeróbico	Vancomicina + Cefepima o ceftacidima o meropenem
Posneurocirugía	BGN aeróbico *S. aureus* SCN	Vancomicina + Cefepima o ceftacidima o meropenem
Derivación de LCR	SCN *S. aureus* BGN aeróbico *P. acnes*	Vancomicina + Cefepima o ceftacidima o meropenem

BGN: bacilo gramnegativo; LCR: líquido cefalorraquídeo; SCN: *Staphylococcus* coagulasa negativo.

Tabla 66-6. Fármacos y dosis para el tratamiento empírico de la meningitis bacteriana comunitaria

Fármaco	Dosis intravenosa
Amikacina	15 mg/kg cada 8 h
Ampicilina	1-3 g cada 4 h
Aztreonam	1 g cada 6-8 h
Cefepima	2 g cada 8 h
Cefotaxima	2 g cada 4-6 h
Ceftacidima	2 g cada 8 h
Ceftriaxona	2 g cada 12 h o 4 g cada 24 h
Ciprofloxacino	400-600 mg cada 8-12 h
Cotrimoxazol	10-20 mg/kg cada 6-12 h
Gentamicina	5 mg/kg cada 8 h
Penicilina G	6 MUI cada 4 h
Rifampicina	300 mg cada 12 h
Vancomicina	10-20 mg/kg cada 8-12 h hasta alcanzar concentración sérica de 15-20 µg/mL

En pacientes con características de LCR sugestivo de meningitis bacteriana en los que el cultivo de LCR y otras pruebas (p. ej., PCR) siguen siendo negativos y no se identifica el patógeno en otros sitios (p. ej., hemocultivo, cultivo de erupción petequial), se aconseja continuar el tratamiento empírico para una duración de al menos 2 semanas. Sin embargo, dependiendo de la situación clínica del paciente, puede extenderse este período.

A continuación se resumen sobre las recomendaciones actuales de acuerdo a la mejor de evidencia en cuanto al tratamiento antibiótico de la meningitis bacteriana:

✔ El tratamiento empírico debe considerar la edad del paciente, los factores de riesgo y la epidemiología local, mientras que el tratamiento dirigido debe basarse en los resultados del antibiograma.
✔ No existe suficiente evidencia para recomendar un régimen acortado de antibióticos.
✔ No hay evidencia suficiente para preferir una forma de administración de antibióticos sobre otra (bolo intravenoso o perfusión extendida).
✔ En los casos con cultivo negativo se debe prolongar el tratamiento empírico al menos hasta 2 semanas.

1.7. Tratamiento con dexametasona

Los estudios en animales han demostrado que el resultado de la meningitis bacteriana relaciona la gravedad de la inflamación con la mortalidad. La modulación del efecto antiinflamatorio se ha evaluado en diferentes ensayos clínicos aleatorizados, recogi-

dos en una revisión Cochrane en 2013 que incluyó 25 estudios y 4.121 pacientes, y que mostró una mejoría en la pérdida de audición y secuela neurológica pero no en la mortalidad. Se analizó por subgrupos, encontrando así una reducción de la mortalidad en la infección neumocócica. Además, para la meningitis por *H. influenzae* se identificó un efecto significativo sobre la pérdida auditiva. En la mayoría de los estudios incluidos se utilizó dexametasona en régimen de 10 mg cada 6 horas con una duración de 4 días; si es posible se debe iniciar junto con la primera dosis de antibiótico, para prevenir la respuesta inflamatoria resultante de la bacteriólisis generada por este.

A continuación se incluye un resumen unificado de las recomendaciones con la mejor evidencia disponible relacionadas con el uso de corticosteroides, específicamente la dexametasona, en el tratamiento de la meningitis bacteriana:

✔ El uso de corticosteroides como la dexametasona reduce la pérdida auditiva y las secuelas neurológicas en casos de meningitis bacteriana, pero no tiene efecto sobre la mortalidad.
✔ Aunque no hay evidencia científica sólida, existe consenso en comenzar el uso de dexametasona hasta 4 horas después del inicio de la primera dosis de antibiótico.
✔ En ausencia de evidencia contundente, se recomienda limitar el uso de dexametasona a casos de meningitis bacteriana causada por *S. pneumoniae* o *H. influenzae*.
✔ Se recomienda el uso empírico de dexametasona en adultos, en un régimen de 10 mg cada 6 horas, administrando la primera dosis antes del antibiótico.

1.8. Tratamientos adyuvantes

A continuación se incluye un resumen de la evidencia más actualizada y las recomendaciones de sociedades como la ESCMID respecto a los tratamientos adyuvantes en la meningitis bacteriana:

✔ No se recomienda el uso de glicerol en adultos con meningitis bacteriana, y aunque podría tener efectos en pacientes pediátricos, no hay recomendaciones suficientes para su uso.
✔ La hipotermia terapéutica se ha asociado con un aumento de la mortalidad en pacientes con meningitis bacteriana.
✔ El uso de paracetamol no ha mostrado mejoría en el curso clínico de la meningitis bacteriana.
✔ Se necesita más evaluación sobre el uso de manitol, antiepilépticos empíricos o suero salino hipertónico para poder hacer una recomendación sobre su empleo rutinario.
✔ La monitorización de la presión intracraneal puede ser necesaria en pacientes seleccionados, pero no se recomienda su uso rutinario debido a la necesidad de más evidencia y posibles efectos adversos.

1.9. Complicaciones de la meningitis bacteriana

La mitad de los adultos con meningitis bacteriana desarrollan déficits neurológicos durante su curso clínico, y un tercio de los pacientes desarrollan insuficiencia hemodinámica o respiratoria (Tabla 66-8). El estudio diagnóstico en estos pacientes puede consistir en TC o RM craneal cuando se sospeche de anomalías

Tabla 66-7. Tratamiento antibiótico dirigido de la meningitis bacteriana

Microorganismo		Primera opción	Alternativa	Duración[1]
S. pneumoniae	Penicilina-S (CMI < 0,1 ug/mL)	Penicilina Amoxicilina Ampicilina	Cefotaxima Ceftriaxona	10-14 días
	Penicilina-R (CMI > 0,1ug/mL) Cefalosporina 3ª G-S (CMI < 2 µg/mL)	Cefotaxima Ceftriaxona	Cefepima Meropenem Moxifloxacino[2]	10-14 días
	Cefalosporina 3ª G-R (CMI > 2 µg/mL)	Vancomicina + Rifampicina o Vancomicina + Ceftriaxona o cefotaxima o Rifampicina + Ceftriaxona o cefotaxima[3]	Vancomicina + Moxifloxacino[2] Linezolid	10-14 días
N. meningitidis	Penicilina-S (CMI < 0,1 µg/mL)	Penicilina o Amoxicilina o Ampicilina	Cefotaxima Ceftriaxona	7 días
	Penicilina-R (CMI > 0,1 µg/mL)	Cefotaxima Ceftriaxona	Cefepima Meropenem Ciprofloxacino	7 días
L. monocytogenes		Amoxicilina Ampicilina Penicilina G[4]	Cotrimoxazol Moxifloxacino Meropenem Linezolid	Al menos 21 días
S. agalactiae		Ampicilina Penicilina G[4]	Cefotaxima Ceftriaxona	14-21 días
S. epidermidis		Vancomicina[5]	Linezolid	Al menos 14 días
E. coli, enterobacterias[6]		Ceftriaxona Cefotaxima	Aztreonam Fluoroquinolona Meropenem Cotrimoxazol Ampicilina	Al menos 21 días
P. aeruginosa[6]		Cefepima[4] Ceftacidima[4]	Aztreonam[4] Ciprofloxacino[4] Meropenem[4]	Al menos 21 días
Enterococcus spp.	Ampicilina-S	Ampicilina[4]		10-14 días
	Ampicilina-R	Vancomicina[4]		10-14 días
	Ampicilina-R Vancomicina-R	Linezolid		10-14 días
H. influenzae	β-lactamasa –	Amoxicilina Ampicilina	Cefotaxima Ceftriaxona	7-10 días
	β-lactamasa +	Cefotaxima Ceftriaxona	Cefepima Ciprofloxacino	7-10 días

Continúa...

Tabla 66-7. Tratamiento antibiótico dirigido de la meningitis bacteriana (Cont.)

Microorganismo		Primera opción	Alternativa	Duración[1]
H. influenzae	B-lactamasa – Ampicilina-R	Ceftriaxona o Cefotaxima + Meropenem	Ciprofloxacino	7-10 días
S. aureus	Meticilina-S	Cloxacilina	Vancomicina Linezolid Rifampicina[7] Fosfomicina[7] Daptomicina	Al menos 14 días
	Meticilina-R	Vancomicina	Cotrimoxazol Linezolid Rifampicina[7] Fosfomicina[7] Daptomicina	Al menos 14 días
	Vancomicina-R (CMI > 2 µg/mL)	Linezolid	Rifampicina[7] Fosfomicina[7] Daptomicina[2]	Al menos 14 días

[1]La duración recomendada del tratamiento se basa en datos empíricos. [2]Recomendación basada en reportes de caso clínico. [3]Ceftriaxona 2 g/12 h, cefotaxima 2-3 g/6 h. [4]Se puede considerar asociar un aminoglucósido. [5]Se puede considerar asociar rifampicina. [6]Recomendación basada en antibiograma. [7]No usar en monoterapia. 3ª G: tercera generación; CMI: concentración mínima inhibitoria; R: resistente; S: sensible.

intracraneales (se prefiere la RM debido a su superior resolución, pero la disponibilidad y la velocidad de la TC a menudo son mayores), punción lumbar repetida y electroencefalograma. Sin embargo, el rendimiento de la punción lumbar repetida es limitado y, por lo tanto, la repetición de rutina no está indicada. Las complicaciones cerebrovasculares son frecuentes durante la meningitis bacteriana, y pueden consistir en infartos cerebrales, hemorragia subaracnoidea, hemorragia intracraneal y trombosis del seno venoso. El desarrollo de hemorragia intracerebral se ha asociado con el uso de anticoagulantes y, por lo tanto, debe considerarse la suspensión de esta medicación. En pacientes con meningitis bacteriana y trombosis del seno venoso, el aumento del riesgo de hemorragia es mayor que el beneficio de los anticoagulantes, al menos durante la fase aguda de la meningitis, por lo que no estaría indicado su inicio.

A continuación se incluye un resumen unificado de las recomendaciones con la mejor evidencia disponible en el momento actual relacionadas con el manejo de las complicaciones neurológicas y sistémicas en la meningitis bacteriana:

✔ Dado que las complicaciones sistémicas o neurológicas son frecuentes, se debe mantener un alto nivel de vigilancia para detectar su aparición. Es fundamental llevar a cabo las acciones necesarias para su diagnóstico y tratamiento de manera oportuna.
✔ Las complicaciones neurológicas o sistémicas pueden ocurrir durante el curso de la meningitis bacteriana. En pacientes con deterioro neurológico se indica realizar imágenes por TC o RM, y en casos seleccionados puede ser adecuado realizar una punción lumbar repetida o un estudio electroencefalográfico.
✔ Las meningitis bacterianas complicadas con hidrocefalia, empiema subdural o absceso cerebral pueden requerir intervención.

2. Meningitis y ventriculitis asociadas al cuidado sanitario o nosocomiales

2.1. Síntomas y signos

En función del contexto en que aparezca la meningitis o ventriculitis, los síntomas y signos con:

✔ *Shunt* de LCR o portador de drenaje ventricular:
  ⊘ Aparición de cefalea, náusea y alteración de la GCS.
  ⊘ Eritema sobre el trayecto subcutáneo.
  ⊘ Fiebre, en ausencia de otro foco.
  ⊘ Síntomas o signos de peritonitis en pacientes con *shunt* ventriculoperitoneal, en ausencia de otra causa.
  ⊘ Síntomas o signos de pleuritis en pacientes con *shunt* ventriculopleural, en ausencia de otra causa.
  ⊘ Bacteriemia en pacientes con *shunt* ventriculoatrial, en ausencia de otro foco.
  ⊘ Diagnóstico de glomerulonefritis en pacientes con *shunt* ventriculoatrial.
  ⊘ Cambio en el estado de consciencia.
  ⊘ Fiebre o aumento de reactantes de fase aguda.
✔ **Neurocirugía y traumatismo craneal.** En contexto postoperatorio de neurocirugía o traumatismo craneal la aparición de cefalea, fiebre, irritación meníngea, crisis epilépticas o alteración del estado de consciencia es sugestiva de meningitis o ventriculitis. La aparición de fiebre en ausencia de otro foco y es sugestiva de infección de SNC.
✔ **Bombas de infusión intratecal.** La aparición de fiebre o la salida de débito a través del lugar de infusión son sugestivas de infección local.

Tabla 66-8. Complicaciones de la meningitis bacteriana

Complicación	Frecuencia	Diagnóstico	Tratamiento
Epilepsia	17%	TC, RM, EEG	Fármacos anticomiciales
Hidrocefalia	3-5%	TC, RM	Derivación ventricular
Ictus isquémico	14-25%	TC, RM	No hay tratamiento específico
Ictus hemorrágico	3%	TC, RM	Considerar evacuación quirúrgica
Empiema subdural	3%	TC, RM	Considerar evacuación quirúrgica
Absceso cerebral	2%	TC, RM	Considerar evacuación quirúrgica
Trombosis de seno venoso	1%	TC, RM	No iniciar anticoagulación en fase aguda de infección
Shock séptico	15%	Descartar otro foco infeccioso	De acuerdo a las guías establecidas de manejo del *shock* séptico
Cofosis	17-22%	Evaluación auditiva	Implante coclear

EEG: electroencefalograma; RM: resonancia magnética; TC: tomografía computarizada.

2.2. Características del líquido cefalorraquídeo

2.2.1. Bioquímica

Las alteraciones en el LCR en cuanto a celularidad, glucorraquia o proteinorraquia pueden no ser guía diagnóstica en pacientes nosocomiales. Asimismo, la normalidad en la bioquímica del LCR tampoco es guía diagnóstica en estos pacientes.

La tinción de Gram negativa no excluye la presencia de infección, sobre todo si se ha recibido antibioterapia previamente.

2.2.2. Cultivo

El cultivo del LCR es primordial para establecer el diagnóstico en este grupo de pacientes (Tabla 66-9).

En caso de negatividad de cultivo, se recomienda mantener la vigilancia por 10 días por si hay crecimiento de *Propionibacterium acnes*.

Si se retiran dispositivos intracerebrales o intraventriculares y existe sospecha de infección, se recomienda cultivarlos. Sin embargo, si no hay sospecha de infección, no se recomienda el cultivo.

La realización de cultivos de sangre periférica se recomienda en este subgrupo de pacientes en cuanto se sospeche infección. Igualmente, se puede considerar en infecciones de derivaciones ventriculoperitoneales o ventriculoatriales.

La presencia de pleocitosis o hipoglucorraquia con aumento de celularidad en el LCR o sintomatología, sumado a cultivos de LCR positivos, es indicador de neuroinfección.

La toma de cultivos, tanto de LCR como de sangre periférica, se deben realizar antes de comenzar el tratamiento antibiótico.

2.2.3. Neurocirugía y traumatismo craneal

En este contexto la pleocitosis en el LCR con cultivo positivo y signos o síntomas de infección son indicativos de diagnóstico, al igual que la hipoglucorraquia y la proteinorraquia.

Tabla 66-9. Toma de cultivos de líquido cefalorraquídeo

Contaminación	Cultivo de LCR aislado o tinción de Gram aislada, con normalidad de las características bioquímicas y sin sintomatología
Colonización	Cultivo positivo o tinción de Gram positiva para múltiples gérmenes en ausencia de alteración bioquímica o clínica
Infección	Cultivo positivo o tinción de Gram positiva para uno o múltiples gérmenes en presencia de alteraciones bioquímicas o clínicas

La definición de CDC/NHSN incluye:
- ✓ Cultivo positivo de LCR
- ✓ Al menos dos signos clínicos (temperatura > 38 °C, cefalea, signo meníngeo, focalidad en pares craneales) junto con al menos uno de los siguientes:
  - ✓ Pleocitosis, hiperproteinorraquia, hipoglucorraquia
  - ✓ Tinción de Gram positiva
  - ✓ Cultivo en sangre periférica positivo
  - ✓ Serología positiva (IgM o elevación ×4 de los títulos de IgG)

Fuente: CDC/NHSN Surveillance Definitions for Specific Types of Infections. LCR: líquido cefalorraquídeo.

Si no existe sintomatología ni características patológicas en la bioquímica del LCR, el crecimiento en cultivo de un germen habitualmente contaminante no se considerará patológico.

El crecimiento en el cultivo del LCR de múltiples patógenos se considerará contaminante si no hay sintomatología ni características patológicas en la bioquímica del LCR.

El crecimiento de *S. aureus* o bacilos gramnegativos aerobios es indicativo de neuroinfección.

El crecimiento de hongos es indicativos de infección.

2.3. Características complementarias del líquido cefalorraquídeo

El aumento del lactato o la procalcitonina en el LCR puede ser útil en el diagnóstico de la ventriculitis nosocomial.

Una procalcitonina elevada en suero puede ser útil para diferenciar una bioquímica de LCR alterada debido a hemorragia o tras cirugía inmediata respecto a neuroinfección.

La detección de β-D-glucano y galactomanano en el LCR es útil en el diagnóstico de etiología fúngica.

2.4. Técnica de imagen

Se recomienda la realización de neuroimagen si existe sospecha de neuroinfección, con especial atención a la resonancia magnética cerebral.

En pacientes con infección de derivación ventriculoperitoneal y sintomatología abdominal se recomienda la realización de una ecografía o una tomografía computarizada para descartar complicación local en la zona abdominal.

2.5. Antibioterapia

En la Tabla 66-10 se muestra el tratamiento antibiótico de la meningitis y la ventriculitis asociadas al cuidado sanitario o nosocomiales y en la Tabla 66-11 los fármacos disponibles junto con su dosis intravenosa.

2.6. Tratamiento intraventricular

Se puede considerar en aquellos casos con respuesta pobre al tratamiento intravenoso.

Cuando se usa esta vía de administración, el circuito debe ser clampado durante 15-60 minutos para permitir la circulación del fármaco por el circuito del LCR.

La dosificación y el intervalo deben ser ajustados para conseguir concentraciones 10-20 veces superior a la concentración inhibitoria media del germen causante (Tabla 66-12).

2.7. Duración del tratamiento

Para infecciones por *Staphylococcus* coagulasa negativo o *P. acnes* se puede tratar durante 10 días o durante 14 días en función de la clínica y las características del LCR.

Las infecciones por *S. aureus* o bacilos gramnegativos se pueden tratar durante 10-14 días o hasta 21 días.

En casos con cultivo persistentemente positivo pese a una terapia antibiótica correcta, el tratamiento se prolongará hasta 10-14 días tras el último cultivo positivo.

2.8. Retirada del dispositivo de drenaje

Se recomienda la retirada completa de la derivación ventriculoatrial o ventriculoperitoneal y su sustitución por un dispositivo de drenaje ventricular externo en combinación con tratamiento intravenoso.

Se recomienda la retirada de cualquier dispositivo en contacto con LCR en caso de infección del mismo (drenaje ventricular externo, bomba de infusión intratecal, sistemas de estimulación cerebral).

2.9. Monitorización de la respuesta al tratamiento

La evaluación será clínica.

En caso se encontrarse con un dispositivo de drenaje de LCR, se recomienda la realización de cultivos repetidos para evaluar su negativización.

Si no hay mejoría clínica, se recomienda el análisis bioquímico de las características del LCR para evaluar la respuesta al tratamiento.

2.10. Reimplantación de la derivación ventriculoperitoneal o ventriculoatrial tras la infección

En las infecciones por *Staphylococcus* coagulasa negativo o *P. acnes* sin alteración de las características bioquímicas de LCR y cultivo de LCR negativo tras 48 horas de la externalización, se recomienda una espera de 3 días.

En caso de alteración bioquímica pero cultivo negativo, se recomienda una espera de 7 días.

En caso de cultivo positivo, se recomienda mantener el antibiótico hasta 7-10 días del último cultivo positivo y posteriormente reimplantar el dispositivo.

2.11. Prevención de infección en pacientes con fístula de líquido cefalorraquídeo sometidos a neurocirugía

Se recomienda la administración de antibioterapia perioperatoria.

En pacientes con fractura de la base del cráneo y fístula de LCR, no se recomienda la antibioterapia profiláctica.

En pacientes con fractura de la base del cráneo y fístula de LCR por más de 7 días, se recomienda su reparación.

En pacientes con fractura de la base del cráneo, se recomienda la vacunación para *S. pneumoniae*.

Tabla 66-10. Tratamiento antibiótico de la meningitis y ventriculitis asociadas al cuidado sanitario o nosocomiales

Microorganismo		1ª opción	Alternativa
Empírica		Vancomicina + Cefepima o ceftacidima o meropenem	*En función de alergias o aislamientos previos* Aztreonam Ciprofloxacino
S. aureus[1]	Meticilina-S	Cloxacilina	Vancomicina
	Meticilina-R	Vancomicina	Daptomicina Cotrimoxazol Linezolid
P. acnes		Penicilina G	Cefalosporina 3ª G[2] Vancomicina Daptomicina Linezolid
S. pneumoniae	Penicilina (CMI ≤ 0,06 µg/mL)	Penicilina G	Cefalosporina 3ª G[2]
	Cefotaxima o Ceftriaxona (CMI < 1,0 µg/mL)	Cefalosporina 3ª G[2]	Cefepima Meropenem
	Cefotaxima o Ceftriaxona (CMI ≥ 1,0 µg/mL)	Vancomina + Cefalosporina 3ª G[3,4]	Moxifloxacino[4]
P. aeruginosa		Cefepima Ceftacidima Meropenem	Aztreonam Ciprofloxacino
H. influenzae	β-lactamasa +	Ampicilina	Cefalosporina 3ª G[2] Cefepima Fluoroquinolona
	β-lactamasa −	Cefalosporina 3ª G[2]	Cefepima Aztreonam Fluroquinolona
β-lactamasa de espectro extendido		Meropenem	Cefepims Fluoroquinolona
A. baumanii		Meropenem	Colistina[5] Polimixina B[5]
Enterobacter spp.[6]		Cefalosporina 3ª G[2]	Meropenem Aztreonam Cotrimoxazol Ciprofloxacino
Candida spp.[7]		Anfotericina B liposomal	Fluconazol Voriconazol
Aspergillus spp.		Voriconazol	Anfotericina B liposomal Posaconazol

[1]Añadir rifampicina si hay material protésico. [2]Cefotaxima o ceftriaxona. [3]Añadir rifampicina si CMI de ceftriaxona > 2 µg/mL. [4]Valorar combinar con vancomicina o cefalosporina 3ª G. [5]Valorar administración por vía intraventricular o intratecal. [6]Tratamiento en función del antibiograma. [7]C. krusei es intrínsecamente resistente a fluconazol; C. glabrata debe guiarse mediante antifungigrama. 3ª G: tercera generación; CMI: concentración mínima inhibitoria; R: resistente; S: sensible.

Tabla 66-11. Fármacos y dosis para el tratamiento antibiótico de la meningitis y ventriculitis asociadas al cuidado sanitario o nosocomiales

Fármaco	Dosis intravenosa
Amikacina	5 mg/kg cada 8 h
Ampicilina	3 g cada 4 h
Anfotericina B liposomal	3-5 mg/kg cada 24 h
Aztreonam	1 g cada 6-8 h
Cefepima	2 g cada 8 h
Cefotaxima	2-3 g cada 4-6 h
Ceftacidima	2 g cada 8 h
Ceftriaxona	2 g cada 12 h
Ciprofloxacino	300-600 mg cada 8-12 h
Cloxacilina	2 g cada 4 h
Cotrimoxazol	10-20 mg/kg en 24 h, cada 6-12 h
Daptomicina	6-10 mg/kg cada 24 h
Fluconazol	400-800 mg/24 h
Gentamicina	1,5 mg/kg cada 8 h
Linezolid	600 mg cada 12 h
Meropenem	2 g cada 8 h
Moxifloxacino	400 mg cada 24 h
Penicilina G	6 MUI cada 4 h
Posaconazol	200-400 mg cada 6-12 h
Rifampicina	600 mg cada 24 h
Tobramicina	1,5 mg/kg cada 8 h
Vancomicina	30-60 mg/kg en 24 h, cada 8-12 h
Voriconazol	4 mg/kg cada 12 h

Tabla 66-12. Dosis intraventricular

Fármaco	Dosis diaria intraventricular
Amikacina	5-50 mg
Anfotericina B desoxicolato	0,01-0,05 mg en 2 mL de suero
Colistina	10 mg
Cotrimoxazol	2-5 mg
Daptomicina	2-5 mg
Gentamicina	1-8 mg
Polimixina B	5 mg
Tobramicina	5-20 mg
Vancomicina	5-20 mg

3. Encefalitis

3.1. Etiología

Para identificar los agentes etiológicos hay que guiarse por datos epidemiológicos y factores de riesgo, habiendo menor evidencia para los datos clínicos.

En aquellos enfermos que hayan recibido una vacuna recientemente y desarrollen encefalitis debe contemplarse el diagnóstico de encefalomielitis aguda diseminada.

3.2. Diagnóstico

El análisis del LCR es esencial.

Se deben obtener cultivos del lugar de donde se sospecha el origen (sangre periférica, heces, nasofaringe, respiratorio). Un resultado positivo no es determinante, debiéndose tener en cuenta datos epidemiológicos.

Dentro del algoritmo diagnóstico la biopsia toma relevancia, de la misma manera que la detección de antígenos y pruebas PCR. Un resultado negativo no elimina la posibilidad de que ese agente causal sea el protagonista del cuadro. De la misma manera, la obtención de biopsia de tejido cerebral no está justificada, a excepción de cuando el cuadro clínico empeora pese al tratamiento.

La serología IgM es útil para determinados agentes causales.

La detección de PCR para el virus del herpes simple se debe realizar en todos los casos de encefalitis. Si el resultado es negativo, se debe considerar repetir a los 3-7 días si por imagen se confirma la afectación del lóbulo temporal o hay clínica compatible con esta región cerebral.

El análisis de plasma convaleciente puede ser útil para el diagnóstico, sobre todo retrospectivo.

3.3. Neuroimagen

La resonancia magnética es la técnica de elección, mientras que la tomografía computarizada craneal, con o sin contraste, es una alternativa. No se recomienda de forma rutinaria la tomografía por emisión de positrones (PET). La electroencefalografía es raramente útil en el diagnóstico, pero debe realizarse en todos los pacientes con encefalitis, pues es útil para identificar actividad epiléptica no convulsiva.

3.4. Tratamiento

Se debe iniciar tratamiento con aciclovir en todos los pacientes. Se debe valorar añadir otro tratamiento empírico en función de la epidemiología.

Puntos clave

✔ Diagnóstico y tratamiento antibiótico empírico y dirigido de la meningitis bacteriana.
✔ Detección y tratamiento de las complicaciones de la meningitis bacteriana.
✔ Reimplantación de derivación ventriculoperitoneal o ventriculoatrial tras infección.
✔ Diagnóstico y tratamiento de cuadro encefalítico.

Bibliografía

Curry WT Jr, Hoh BL, Amin-Hanjani S, Eskandar EN. Spinal epidural abscess: clinical presentation, management, and outcome. Surg Neurol. 2005;63(4):364-71.

Glaser CA, Honarmand S, Anderson LJ, et al. Beyond viruses: clinical profiles and etiologies associated with encephalitis. Clin Infect Dis. 2006;43(12):1565-77.

Tunkel AR, Glaser CA, Bloch KC, et al.; Infectious Diseases Society of America. The management of encephalitis: clinical practice guidelines by the Infectious Diseases Society of America. Clin Infect Dis. 2008;47(3):303-27.

Tunkel AR, Hartman BJ, Kaplan SL, et al. Practice guidelines for the management of bacterial meningitis. Clin Infect Dis. 2004;39(9):1267-84.

Tunkel AR, Hasbun R, Bhimraj A, et al. 2017 Infectious Diseases Society of America's Clinical Practice Guidelines for Healthcare-Associated Ventriculitis and Meningitis. Clin Infect Dis. 2017;64(6):e34-e65.

Van de Beek D, Cabellos C, Dzupova O, et al.; ESCMID Study Group for Infections of the Brain (ESGIB). ESCMID guideline: diagnosis and treatment of acute bacterial meningitis. Clin Microbiol Infect. 2016;22 Suppl 3:S37-62.

Van de Beek D, de Gans J, Spanjaard L, Weisfelt M, Reitsma JB, Vermeulen M. Clinical features and prognostic factors in adults with bacterial meningitis. N Engl J Med. 2004;351(18):1849-59.

67 Infecciones urológicas

F. X. Nuvials Casals, R. M. Alcaraz Peñarrocha y J. Bastidas Ospina

◄ Orientación para el estudio

En este capítulo se revisan las infecciones del tracto urinario complicadas más prevalentes en los pacientes ingresados en las unidades de cuidados intensivos, tanto las adquiridas en la comunidad o en la planta de hospitalización y que motivan el ingreso por disfunción orgánica y/o necesidad de monitorización, como las adquiridas en la unidades de cuidados intensivos habitualmente relacionadas con la presencia de dispositivo en el tracto urinario, como por ejemplo la sonda uretral.

1. Introducción

Las infecciones del tracto urinario (ITU) son unas de las infecciones más frecuentes asociadas a la asistencia sanitaria en todo el mundo, representando hasta el 40 % de todas las infecciones hospitalarias y ocupando el segundo lugar de las infecciones relacionadas con la asistencia sanitaria en las unidades de cuidados intensivos (UCI) españolas en el año 2021.

Las ITU tienen un amplio abanico de presentaciones: desde infecciones leves (p. ej., cistitis en mujeres no gestantes sin factores de riesgo) que pueden tratarse de forma ambulatoria, hasta sepsis de origen urológico en pacientes con comorbilidades y factores de riesgo (p. ej., pielonefritis en un paciente trasplantado renal), con un importante impacto en el desenlace clínico.

2. Definiciones y clasificación

Las ITU se pueden clasificar en complicadas y no complicadas. La atribución de ITU complicada se da cuando se acompaña de una serie de condiciones que incrementan el riesgo de infección o la probabilidad de fracaso terapéutico (Tabla 67-1). La distinción entre ITU complicada o no complicada tiene implicaciones diagnósticas, así como en la indicación, selección y duración del tratamiento antimicrobiano.

Desde el punto de vista anatómico, las ITU pueden categorizarse de acuerdo con la parte del tracto urinario afectada por la infección en cistitis, cuando se circunscriben a la vejiga urinaria, pielonefritis, cuando existe afectación del parénquima renal, o prostatitis, cuando el órgano infectado es la próstata. La hidronefrosis es una dilatación del sistema colector renal producida por una dificultad en la eliminación de la orina secundaria a una obstrucción mecánica o funcional, y es una de las entidades que definen a una ITU como complicada, ya que dificulta su tratamiento y requiere drenaje del foco para su resolución.

Por otra parte, la presencia de bacterias en una muestra de orina, recogida de forma adecuada, con un recuento significativo en un individuo asintomático, se define como bacteriuria asintomática. En mujeres se considera significativa la bacteriuria cuando el recuento de unidades formadoras de colonias (ufc)/mL de un único uropatógeno es > 10^5, mientras que en hombres el punto de corte se establece en 10^2 ufc/mL. Se considera también significativo el aislamiento de un uropatógeno por punción suprapúbica independientemente del número de ufc/mL.

3. Infección urinaria complicada relacionada con sonda uretral

3.1. Definición

El diagnóstico de ITU asociada a sonda uretral (ITU-SU) requiere de clínica compatible con infección: fiebre y/o sintomatología urológica (disuria, tenesmo, urgencia miccional o dolor suprapúbico), no atribuible a otras causas conocidas, junto con el aislamiento con un recuento significativo de microorganismos patógenos en muestras de orina obtenidas de forma adecuada. Para considerar que existe ITU-SU, la sonda uretral debería estar insertada como mínimo 48 horas antes de la infección o acontecer dentro de las 48 horas de la retirada del dispositivo.

3.2. Epidemiología

Aproximadamente el 70 % de las ITU están asociadas con un catéter uretral permanente, donde la duración del mismo es el factor de riesgo más importante. El sondaje vesical incrementa el riesgo diario de infección urinaria un 5 %. Durante la primera semana del sondaje urinario el 8 % de los pacientes por día desarrollan bacteriuria y al décimo día alcanza el 50 %.

Tabla 67-1. Condiciones que definen una infección del tracto urinario complicada

- ✔ Diabetes
- ✔ Embarazo
- ✔ Aparición de la clínica de infección > 7 días antes de consultar
- ✔ Insuficiencia renal
- ✔ Obstrucción del tracto urinario
- ✔ Portador de sonda uretral, stent o nefrostomía
- ✔ Instrumentación reciente del tracto urinario
- ✔ Anomalías funcionales o estructurales del tracto urinario
- ✔ Trasplante renal
- ✔ Inmunosupresión
- ✔ Antecedentes de infecciones del tracto urinario en la infancia
- ✔ Pielonefritis crónica
- ✔ Prostatitis
- ✔ Pielonefritis enfisematosa
- ✔ Candiduria/funguria

En las UCI de adultos entre el 50 % y el 80 % de los pacientes son portadores de sonda uretral. La mayoría de los pacientes portadores de sonda uretral permanente presentan bacteriuria asintomática, y de estos, un 10-25 % desarrollan ITU-SU, mientras que el 1-5 % desarrollarán bacteriemia.

Las ITU-SU suponen un problema importante, con un impacto significativo en los resultados clínicos, incluido el aumento de la mortalidad, la duración de la estancia hospitalaria y los costes. Además, los pacientes portadores de sonda uretral son un importante reservorio de microorganismos multirresistentes, entre los que destacan las bacterias gramnegativas productoras de betalactamasas de espectro extendido (BLEE) y/o las carbapenemasas.

3.3. Patogenia

En la patogénesis de la ITU-SU están implicados tres mecanismos a través de los cuales los microorganismos pueden alcanzar el tracto urinario:

- **Vía extraluminal.** Es el mecanismo más frecuente. Los microorganismos generalmente proceden de la flora del tracto gastrointestinal del paciente, colonizan el periné y ascienden hasta la vejiga urinaria a través del espacio entre la uretra y la sonda vesical.
- **Vía intraluminal.** A través de la luz de la sonda, ya sea por falta de integridad del sistema de drenaje cerrado a nivel de las conexiones o de forma ascendente desde la bolsa recolectora. Las ITU son causadas por microorganismos exógenos debido a transmisión cruzada.
- **Vía hematológica.** Es excepcional (*Candida* spp. y *Staphylococcus aureus*).

3.4. Etiología

Las *Enterobacterales* son los patógenos más comúnmente aislados en pacientes con ITU-SU. En el caso de pacientes ingresados en UCI, de acuerdo con los datos del registro ENVIN-HELICS correspondiente al año 2021, el 52,4 % de las ITU-SU fueron causadas por bacilos gramnegativos, el 29,4 % por flora grampositiva y un 18,3 % por hongos (mayoritariamente *C. albicans,* que representa un 9 % de los aislamientos). De forma individual, *Enterococcus faecalis* (19,8 %) fue el patógeno aislado con mayor frecuencia en este foco, seguido de *Escherichia coli* (18,4%) y *Pseudomonas aeruginosa* (13,7 %). En los últimos años se ha observado un incremento de los aislamientos de *Enterococcus faecium*, que representa en la actualidad un 7 % de las ITU-SU.

Atendiendo al tiempo de sondaje, en las ITU-SU precoces predomina *E. coli* y *E. faecalis*, mientras que en las tardías se aíslan con mayor frecuencia *P. aeruginosa* y *Candida* spp.

Por otra parte, a lo largo de los últimos años se ha observado un incremento del porcentaje de pacientes con ITU-SU causadas por flora gramnegativa multirresistente, especialmente en pacientes con períodos largos de cateterización uretral.

3.5. Diagnóstico

El diagnóstico de la ITU-SU se realiza en función de las manifestaciones clínicas (signos y síntomas) y de las pruebas microbiológicas.

Las manifestaciones clínicas en pacientes con ITU-SU son inespecíficas. Incluyen fiebre, urgencia miccional, polaquiuria, dolor suprapúbico o en la fosa renal, hematuria o bien deterioro del estado general sin otra causa que lo justifique. En algunas poblaciones de pacientes que requieren sonda uretral, como los pacientes críticos, con frecuencia sedoanalgesiados, el diagnóstico clínico resulta complicado. En pacientes con lesión medular se puede observar un aumento de la espasticidad, signos de disreflexia o inquietud. La capacidad de detectar síntomas en estos colectivos con alteraciones del sensorio es limitada.

Por otra parte, en estas poblaciones, donde la bacteriuria asintomática es muy prevalente, y dado lo inespecífico de las manifestaciones clínicas y la posibilidad de solapamiento con otras etiologías, existe la posibilidad de realizar un sobrediagnóstico de ITU-SU. Por este motivo es especialmente importante asegurar que la clínica que presenta el paciente no pueda atribuirse a otras causas distintas a la ITU.

Para la confirmación microbiológica se requiere un urocultivo positivo de una muestra de orina obtenida en condiciones adecuadas. No obstante, no existe un consenso sobre cuál es el umbral de ufc/mL para considerar significativo un urocultivo. En las guías de la Infectious Diseases Society of America (IDSA) el punto de corte se establece en $\geq 10^3$ ufc/mL siempre y cuando se asocie a manifestaciones clínicas. Las guías de la IDSA no consideran la piuria como un criterio diagnóstico, ya que carece de utilidad en el diagnóstico de la UTI-SU; no obstante, la ausencia de la misma debe hacer reconsiderar el diagnóstico. Del mismo modo, la determinación de esterasa de los leucocitos o nitritos en orina también carece de utilidad para el diagnóstico de UTI-SU. Las guías de la Sociedad Española de Enfermedades Infecciosas y Microbiología Clínica (SEIMC) establecen también el punto de corte en 10^3 ufc/mL. Por su parte, la National Healthcare Safety Network (NHSN), en las guías publicadas en 2022, establece como criterio diagnóstico microbiológico el aislamiento de no más de dos especies de microorganismos, con $\geq 10^5$ ufc/mL de al menos uno de ellos. El European Center for Disease Prevention and Control (ECDC) también establece el punto de corte en $\geq 10^5$ ufc/mL para la confirmación microbiológica de ITU-SU.

Cuando en la muestra de orina se aíslen más de dos especies de microorganismos hay que sospechar una potencial contaminación de la muestra y debería obtenerse un nuevo urocultivo. En las últimas recomendaciones de la NHSN se excluyen algunos microorganismos (*Candida* spp., levaduras, hongos dimórficos o parásitos), de forma que no deben contemplarse a la hora de definir una ITU-SU. Las guías de la IDSA recomiendan cambiar la sonda uretral previamente a la toma de muestras de orina y al inicio de la antibioterapia, si se sospecha la infección, en un paciente portador de sonda uretral durante más de 2 semanas.

3.6. Tratamiento

El tratamiento antibiótico está indicado en pacientes con signos de infección o sepsis. No deberían tratarse pacientes con bacteriuria asintomática portadores de sonda uretral, excepto pacientes gestantes o pacientes que se tengan que someter a algún procedimiento urológico, especialmente los asociados a potencial sangrado del tracto genitourinario. Puede considerarse también el tratamiento de la bacteriuria asintomática en pacientes inmunodeprimidos (p. ej., neutropenia, trasplante de órgano sólido), pacientes con obstrucción significativa del tracto urinario superior o reflujo vesicoureteral y en la retirada de un catéter transitorio en mujeres o pacientes sometidos a cirugía con ≥ 5 días de sondaje.

La selección del tratamiento antibiótico empírico se realizará en función de la situación del paciente, de la terapia antibiótica previa, de los antecedentes de colonización-infección y de la epidemiología local. La terapia empírica incluye antibióticos de amplio espectro para cubrir enterobacterias, *P. aeruginosa* y *Enterococcus* spp. La tinción de Gram de la orina puede ser de utilidad en la selección del tratamiento empírico inicial. En pacientes con ITU-SU que presentan sepsis o pacientes con factores de riesgo (colonización previa por bacterias multirresistentes, administración previa de cefalosporinas de segunda o tercera generación o fluorquinolonas en los últimos 3 meses, o neutropenia) (Tabla 67-2) el tratamiento de elección es un carbapenémico con actividad antipseudomónica (imipenem, meropenem). El ertapenem estaría indicado en el caso de ITU nosocomial no grave con sondaje corto en pacientes sin exposición reciente a antibióticos y con riesgo bajo de infección por *Pseudomonas* spp. No está recomendado el uso de quinolonas debido a la alta probabilidad de resistencia. Según datos del registro ENVIN-HELICS correspondiente al año 2021, las cepas de *E. coli* aisladas en pacientes con ITU-SU presentaron resistencia a ciprofloxacino y levofloxacino en más de un 30 %.

En infecciones graves y/o con factores de riesgo para *S. aureus* resistente a meticilina debe considerarse añadir cobertura con vancomicina o teicoplanina al esquema de tratamiento empírico.

En pacientes con *shock* séptico está recomendada la terapia combinada de un betalactámico con amikacina. En el caso de pacientes alérgicos a los betalactámicos, el antibiótico recomendado es la amikacina.

Se recomienda una duración de 7 días de tratamiento antibiótico en pacientes con ITU-SU que presentan una resolución temprana de los síntomas. En cambio, en pacientes con pielonefritis, prostatitis o pacientes con respuesta tardía, se recomienda una duración de 10-14 días de tratamiento antibiótico.

En los pacientes con síntomas leves de infección y en los que se tenga una baja sospecha de foco urinario puede considerarse retrasar el inicio del tratamiento antimicrobiano hasta disponer del resultado de los cultivos.

Tabla 67-2. Factores de riesgo para infecciones del tracto urinario causadas por microorganismos multirresistentes

- Colonización previa por bacterias multirresistentes
- Administración previa de cefalosporinas de segunda o tercera generación, cotrimoxazol o fluorquinolonas en los 3 meses previos
- Hospitalización > 5 días en los 3 meses previos
- Paciente institucionalizado
- Paciente con inmunosupresión/neutropenia
- Paciente en régimen de diálisis crónica a través de catéter tunelizado
- Historia de infecciones del tracto urinario de repetición

3.7. Prevención de la bacteriuria y de la infección asociada a sonda uretral

Hasta un 65-70 % de las ITU-SU son consideradas evitables siempre que se implementen correctamente las prácticas de prevención de infecciones. La prevención de las ITU-SU requiere una aproximación multimodal que incluya una inserción en condiciones de asepsia y unas medidas adecuadas en el mantenimiento del dispositivo, con sistemas de colección de circuito cerrado. El factor de riesgo más importante para desarrollar una infección es la duración de la cateterización, por lo que se recomienda la inserción de la sonda uretral en las indicaciones apropiadas y una retirada precoz de la misma. No está indicado el uso de antibióticos profilácticos previamente a la inserción de la sonda uretral ni de forma rutinaria en el recambio de sonda uretral, excepto si se ha producido o se prevé un traumatismo (hematuria macroscópica), o existen antecedentes de infección sintomática con el recambio de la sonda.

4. Infecciones del parénquima renal

4.1. Definiciones

La pielonefritis se define como una infección urinaria, generalmente bacteriana, que afecta a la pelvis y al parénquima renal. La forma más frecuente es la pielonefritis aguda. La pielonefritis focal aguda es menos prevalente y se trata de una forma focal de una infección renal aguda bacteriana que afecta a un lóbulo renal, y se considera una forma evolutiva entre la pielonefritis aguda y el absceso renal. La pielonefritis crónica se caracteriza por fibrosis e inflamación renal inducida por infecciones recurrentes o persistentes del tracto urinario.

4.2. Epidemiología

Las pielonefritis agudas suponen alrededor de un 3 % de las consultas urológicas de los servicios de Urgencias y constituyen una de las causas más frecuentes de bacteriemia y *shock* séptico en los pacientes de edad avanzada. Aunque la mortalidad relacionada es baja, excepto en algunos casos complicados con *shock* séptico, conllevan una importante morbilidad.

4.3. Etiología

En ausencia de factores de riesgo, más del 80 % de las pielonefritis agudas están ocasionadas por *E. coli*, mientras que en los pacientes con factores de riesgo (hospitalización previa, manipulación del tracto urinario, tratamiento antimicrobiano previo o infección relacionada con la asistencia sanitaria) es más probable que se hallen colonizados por otros microorganismos distintos de *E. coli* o resistentes a los antimicrobianos utilizados normalmente, incluyendo *P. aeruginosa*, *Enterobacterales* multirresistentes, *Enterococcus* spp. y ocasionalmente *Candida* spp.

4.4. Etiopatogenia

Dentro de este grupo, la ruta ascendente es la más habitual. Esta puede ser favorecida por ciertos factores (Tabla 67-3). La ruta hematógena es más rara y se produce generalmente como metástasis sépticas en el contexto de bacteriemias de otros focos (p. ej., estafilocócica) o candidemia, especialmente en pacientes de riesgo: neutropenia prolongada, uso de esteroides, antibióticos de amplio espectro o nutrición parenteral. La pielonefritis crónica suele asociarse a reflujo vesicoureteral o a otras causas de obstrucción o alteraciones funcionales o estructurales del tracto urinario.

4.5. Pielonefritis aguda

4.5.1. Diagnóstico

El diagnóstico de la pielonefritis es clínico. Debe sospecharse ante un paciente que presente fiebre (> 38 ºC), acompañada o no de escalofríos francos y dolor en el flanco, con puñopercusión lumbar positiva. En la analítica destacan leucocitosis y elevación de los reactantes de fase aguda.

Desde el punto de vista microbiológico, deben obtenerse muestras de orina para urocultivo en condiciones que minimicen la posibilidad de contaminación. En mujeres sintomáticas no portadoras de sonda ureteral el punto de corte para el diagnóstico de cistitis es el aislamiento de $\geq 10^2$ ufc/mL de un solo microorganismo en el urocultivo, y de $\geq 10^4$ ufc/mL para la pielonefritis. En pacientes varones sintomáticos, un urocultivo con $\geq 10^3$ ufc/mL debe considerarse significativo. En todos los pacientes con pielonefritis agudas complicadas se deben obtener hemocultivos preferiblemente antes de iniciar el tratamiento antimicrobiano.

Las pruebas de imagen deben realizarse si existen dudas en el diagnóstico, ante la sospecha de obstrucción del tracto urinario o ante una mala evolución clínica de una pielonefritis aguda para descartar una pielonefritis focal o un absceso renal.

La pielonefritis enfisematosa es una forma agresiva de pielonefritis aguda, con una mortalidad de hasta el 21 %, generalmente asociada a la presencia de *shock* séptico, que se produce en has-

---

Tabla 67-3. Condiciones predisponentes para infecciones del tracto urinario

- ✓ Sexo femenino
- ✓ Obstrucción del tracto urinario
- ✓ Trasplante renal
- ✓ Embarazo
- ✓ Inmunosupresión
- ✓ Diabetes
- ✓ Lesión medular
- ✓ Vejiga neurógena
- ✓ Enfermedad poliquística renal
- ✓ Cateterización uretral
- ✓ Prolapso uterino
- ✓ Reflujo vesicoureteral
- ✓ Cirugía o instrumentación del tracto urinario
- ✓ Anomalías estructurales o funcionales del tracto urinario
- ✓ Actividad sexual

---

ta un 90 % de los casos en pacientes diabéticos con mal control de la enfermedad y que se caracteriza por la producción de gas en el parénquima renal por parte de las bacterias causantes de la infección. La tomografía computarizada (TC) pone en evidencia la presencia de gas en el parénquima renal.

4.5.2. Tratamiento

La selección del tratamiento antimicrobiano empírico dependerá de si se trata de una infección complicada o no, de si el paciente tiene factores de riesgo específicos para tener una infección ocasionada por *Enterobacterales* productoras de BLEE o carbapenemasas, o de si la infección está relacionada con los cuidados sanitarios (Tabla 67-4).

En nuestro medio, y dados los patrones de resistencia actuales, antibióticos como la ampicilina, amoxicilina, amoxicilina-clavulánico, cotrimoxazol, quinolonas, nitrofurantoína y fosfomicina no deberían utilizarse como tratamiento antimicrobiano empírico en las pielonefritis agudas. El tratamiento debe realizarse en el ámbito hospitalario y por vía parenteral. Al igual que en las ITU-SU, en las pielonefritis agudas complicadas los carbapenémicos son los fármacos de elección, especialmente si existen factores de riesgo de BLEE, y asociados a amikacina en el *shock* séptico. No obstante, ceftazidima-avibactam y ceftolozano-tazobactam podrían contemplarse como alternativas dentro de un esquema de ahorro de carbapenémicos. Ambas son activas contra *P. aeruginosa* multirresistente y, en el caso de ceftazidima-avibactam, también frente a bacilos gramnegativos productores de carbapenemasas (p. ej., OXA-48). Debería reservarse su uso para el tratamiento dirigido o para pacientes con elevado riesgo de infección por estos patógenos (p. ej., colonización previa). La combinación meropenem-vaborbactam estaría indicada en el tratamiento de ITU complicadas producidas por *Enterobacterales* productoras de KPC.

En los casos en que la evolución sea favorable se recomienda mantener el tratamiento 7-10 días. Si se utilizan aminoglucósidos no se recomiendan tratamientos superiores a los 5 días. Aquellos pacientes con infecciones graves, pielonefritis focal o con respuesta clínica lenta al tratamiento pueden requerir pautas más prolongadas de hasta 14-21 días.

Cuando se conozca la etiología microbiológica de la infección y la susceptibilidad del patógeno a los antimicrobianos se debe adaptar el tratamiento antibiótico seleccionando el más efectivo con menor impacto ecológico y mejor perfil de toxicidad.

En la pielonefritis enfisematosa el tratamiento antimicrobiano no difiere del contemplado para la pielonefritis aguda complicada; sin embargo, debe contemplarse la posibilidad de realizar un drenaje del foco mediante nefrostomía percutánea en pacientes con áreas de gas localizadas y tejido renal con función preservada. La nefrectomía emergente o el drenaje quirúrgico abierto se asocian a tasas de mortalidad elevadas.

4.6. Pielonefritis crónica

4.6.1. Diagnóstico

La pielonefritis crónica presenta una sintomatología más larvada, la fiebre no suele ser tan elevada, ni el dolor tan importan-

Tabla 67-4. Tratamiento antimicrobiano empírico de las pielonefritis agudas complicadas

Sin factores de riesgo para microorganismos multirresistentes ni criterios de sepsis	Con factores de riesgo para microorganismos multirresistentes pero sin criterios de sepsis	Pacientes con criterios de sepsis o *shock* séptico
1ª elección ✔ Cefalosporina 3ª generación (cefotaxima o ceftriaxona) **Alternativa (alergia)** ✔ Aminoglucósido (amikacina) o ✔ Aztreonam	**1ª elección** ✔ Ertapenem o ✔ Meropenem o ✔ Piperacilina-tazobactam **Alternativa (alergia)** ✔ Aminoglucósido (amikacina) o ✔ Fosfomicina i.v.	**1ª elección** ✔ Meropenem + amikacina o ✔ Ceftazidima-avibactam **Alternativa (alergia)** ✔ Amikacina + aztreonam o ✔ Amikacina + fosfomicina

Considerar combinación con antibiótico activo frente a *Enterococcus* spp. en pacientes con sonda uretral o patología valvular cardíaca con riesgo de endocarditis (teicoplanina, vancomicina, linezolid o daptomicina)

te, y con frecuencia los pacientes tienen antecedentes de pielonefritis agudas previas de repetición y/o inadecuadamente tratadas, así como antecedentes de alteraciones estructurales y/o funcionales del tracto urinario.

Los hallazgos por imagen (TC) consisten en cicatrización renal, atrofia y adelgazamiento cortical, hipertrofia de residuos de tejido renal normal, *clubbing* calicial secundario a retracción cicatricial de la papila suprayacente, engrosamiento y dilatación del sistema calicial, así como asimetría renal.

4.6.2. Tratamiento

Los esquemas de tratamiento antimicrobiano no difieren de los contemplados para la pielonefritis aguda complicada; sin embargo, al tratarse de pacientes con infecciones de repetición, sometidos a distintos cursos de tratamiento antimicrobiano y, a veces, con frecuentes instrumentaciones del tracto urinario, se recomiendan pautas de hasta 4-6 semanas. Debe considerarse la probabilidad de que sean portadores de microorganismos multirresistentes.

4.7. Absceso renal

La mayoría de los abscesos renales se producen como consecuencia de una infección urinaria ascendente con frecuencia asociada a obstrucción. En estos casos la etiología es similar a la de la pielonefritis aguda, predominando la flora gramnegativa, y suelen ser de localización corticomedular. Con menor frecuencia la etiología puede ser hematógena, predominando en esta situación *S. aureus* en pacientes con factores de riesgo (hemodiálisis, abuso de drogas por vía parenteral o diabéticos), y suelen ser de localización cortical.

El tratamiento antibiótico no difiere del utilizado en la pielonefritis aguda, incluyendo en el esquema inicial antibióticos activos contra *S. aureus*. El tratamiento debe completarse con el drenaje (cirugía o drenaje percutáneo), especialmente en colecciones con diámetro > 3 cm y/o con repercusión sistémica.

5. Infecciones de la próstata

5.1. Definición y clasificación

El término «prostatitis» comprende un conjunto de síntomas urinarios irritativos y/u obstructivos además de otros síntomas inespecíficos como dolor perineal o genital y disfunción sexual.

El National Intitute of Health (NIH) de Estados Unidos divide el síndrome de inflamación prostática en cuatro entidades diferenciadas en función de las manifestaciones clínicas y los hallazgos de laboratorio en semen, secreción prostática y orina. De estas cuatro entidades, dos se relacionan con infección: la prostatitis bacteriana aguda y la prostatitis bacteriana crónica. Las otras dos entidades, el síndrome doloroso pelviano crónico (que requiere 3 meses de molestias pelvianas sin infección demostrada) y la prostatitis inflamatoria asintomática, no serán objeto de esta revisión.

Atendiendo a la duración de los síntomas la prostatitis bacteriana se define como crónica si los síntomas persisten durante al menos 3 meses.

5.2. Epidemiología

La prostatitis es la ITU más habitual en los varones entre la segunda y cuarta década de la vida. Las prostatitis bacterianas suponen aproximadamente un 20 % de todas las prostatitis. Aproximadamente un 5 % de los varones con prostatitis bacteriana aguda desarrollarán prostatitis bacteriana crónica y un 2 % absceso prostático. La prostatitis bacteriana crónica supone la causa más frecuente de ITU recurrente en el varón. Aunque puede afectar a hombres de cualquier edad, la incidencia del absceso prostático tiene un pico entre la quinta y la sexta década de la vida, con frecuencia asociado a otras comorbilidades (inmunosupresión, diabetes, insuficiencia renal crónica, cirrosis) o a instrumentación de la vía genitourinaria.

5.3. Patogenia

La prostatitis aguda se produce fundamentalmente por vía canalicular ascendente o retrógrada, con ascensión de microorganismos desde la uretra o la vejiga hasta los conductos prostáticos como consecuencia del reflujo de orina. En los pacientes jóvenes la causa más frecuente es una infección uretral ascendente, y en los pacientes de edad avanzada están más relacionadas con la instrumentación del tracto urogenital, incluido el sondaje uretral. En la prostatitis crónica se han considerado además otras hipótesis como la etiología autoinmune, la disfunción neuromuscular o la vascular. El mecanismo de siembra hematógena en el contexto de bacteriemia es infrecuente en la prostatitis aguda, pero puede representar hasta un 25 % de los casos de absceso prostático y coincidir con infecciones de otros focos (cutáneo, abdominal, respiratorio, etcétera).

5.4. Etiología

La mayor parte de las prostatitis bacterianas están ocasionadas por *Enterobacterales* (*E. coli*, *Klebsiella* spp. *Proteus* spp.). En el 50-90 % de los casos el microorganismo implicado es *E. coli.*, aunque otros bacilos gramnegativos como *Pseudomonas* spp. o flora grampositiva (*Enterococcus* spp. o *Staphylococcus* spp.) pueden ser la causa de la infección, especialmente en determinadas poblaciones con factores de riesgo (p. ej., manipulación del tracto urogenital o cateterización uretral). Los pacientes inmunodeprimidos pueden desarrollar prostatitis causadas por microorganismos atípicos (*Salmonella* spp., *Mycobacterium* spp.). En los pacientes con prostatitis crónica el aislamiento de flora grampositiva se contempla excepcionalmente como responsable de la infección. La microbiología del absceso prostático no difiere significativamente de la aislada en la prostatitis aguda, predominando la flora gramnegativa. Por otra parte, *S. aureus* es la causa más frecuente de absceso prostático por diseminación hematógena.

5.5. Prostatitis bacteriana aguda

Los pacientes con prostatitis aguda presentan típicamente de forma aguda sintomatología sistémica (fiebre, mialgias) y urológica (disuria, polaquiuria, tenesmo vesical, tenesmo rectal y dolor pélvico). Deben buscarse signos y síntomas de retención aguda de orina en todos los pacientes.

En la exploración la próstata se encuentra agrandada y es muy dolorosa a la palpación, pero la práctica de un tacto rectal y la presión sobre la próstata tienen un elevado riesgo de bacteriemia y pueden empeorar la situación clínica del paciente.

En todos los pacientes se debe obtener un sedimento/cultivo de orina y un hemocultivo en los pacientes febriles y con afectación del estado general. En todos ellos se evaluará la situación hemodinámica y la repercusión sistémica, como en cualquier paciente con una infección grave.

Aunque las pruebas de imagen no son necesarias para el diagnóstico clínico de la prostatitis aguda, se deben considerar (TC o ecografía) para descartar complicaciones (p. ej., absceso), en pacientes inmunodeprimidos o cuando no se obtiene una mejoría clínica a pesar de un tratamiento apropiado.

En el caso de retención de orina debe evaluarse por parte de Urología la necesidad de insertar un catéter suprapúbico, dada la posibilidad de empeorar la situación clínica del paciente con un sondaje transuretral.

Los antibióticos alcanzan concentraciones altas en el tejido prostático inflamado. El tratamiento inicial debe incluir antibióticos por vía parenteral a dosis altas, como cefalosporinas de tercera generación, quinolonas o un carbapenémico, en pacientes con factores de riesgo de patógenos multirresistentes. En pacientes en situación de *shock* séptico es recomendable añadir un aminoglucósido. Si el paciente presenta mejoría clínica, el tratamiento puede adaptarse según los resultados de microbiología, seleccionando antimicrobianos con una buena actividad a nivel del tejido prostático. Los antimicrobianos liposolubles, con una elevada pKa y baja unión a proteínas (fluorquinolonas, tetraciclinas, macrólidos y trimetoprim) alcanzan concentraciones elevadas en la próstata. El tratamiento debe mantenerse de 2 a 4 semanas para evitar la evolución a una prostatitis bacteriana crónica.

5.6. Prostatitis bacteriana crónica

Por definición, la sintomatología es crónica y recurrente, con frecuencia menos grave que la de la prostatitis aguda, pero con un impacto importante en la calidad del vida de los pacientes, que pueden presentar dolor perineal y suprapúbico, síntomas urinarios (disuria, tenesmo, micción dolorosa o retención de orina) y/o disfunción sexual. La próstata no suele estar agrandada a la exploración física, pero resulta dolorosa a la palpación.

Los patógenos implicados en la prostatitis bacteriana crónica son los mismos que en la prostatitis aguda. Algunos casos de prostatitis también se han relacionado con bacterias atípicas, principalmente *Chlamydia trachomatis.*

El diagnóstico de la prostatitis bacteriana crónica se basa en la prueba de localización segmentaria de los cuatro vasos. Se debe demostrar un incremento > 10 veces en las ufc/mL aisladas y > 10 leucocitos/campo en las muestras posmasaje. Sin embargo, se trata de una prueba difícil de realizar correctamente y molesta para el paciente. En este sentido, muchos autores recomiendan la realización de la prueba simplificada de Nikel, que consiste en el urocultivo cuantitativo y observación microscópica de la orina obtenida antes y después del masaje prostático.

El tratamiento consiste en la administración por vía oral de antibióticos durante un período de tiempo prolongado (4-6 semanas), una vez obtenidos los resultados del cultivo. En este caso los antibióticos de elección son las fluorquinolonas y trimetoprim-sulfametoxazol, por sus características farmacocinéticas. En caso de infección por *C. trachomatis* y *Mycoplasma* spp. el tratamiento de elección es la doxiciclina durante 10 días.

5.7. Absceso prostático

La presentación clínica del absceso prostático es similar a la de la prostatitis aguda. Raramente los pacientes presentan hematuria terminal o exudación purulenta por la uretra. La retención urinaria puede acontecer hasta en un 30 % de los pacientes, y hasta un tercio presentan sintomatología sistémica (fiebre, afectación del estado general y/o sepsis). La exploración prostática es dolorosa y puede apreciarse fluctuación de la glándula. La mayor parte de los pacientes tendrán leucocitosis y prácticamente todos leucocituria. Hasta un 50 % tendrán un urocultivo positivo. Las pruebas de imagen (ecografía transrectal, TC o resonancia magnética) confirmarán la presencia del absceso prostático.

El tratamiento antimicrobiano no difiere del mencionado para las pielonefritis aguda, añadiendo cobertura con linezolid, daptomicina o vancomicina cuando hay factores de riesgo de *S. aureus* resistente a meticilina. Para abscesos de > 1 cm de diámetro o pacientes inestables, el tratamiento antimicrobiano debe combinarse con el drenaje quirúrgico del absceso.

6. Hidronefrosis

La hidronefrosis se produce como consecuencia de una obstrucción del tracto urinario que provoca su dilatación y el estancamiento de la orina, con incremento del riesgo de infección, que finalmente puede resultar en la aparición de pionefrosis. La causa más frecuente son las litiasis, pero puede ser secundaria también a compresión extrínseca del sistema excretor (tumores, hematomas) o a la obstrucción por sangrado del tracto urinario (presencia de coágulos).

Desde el punto de vista clínico, las manifestaciones pueden ser las mismas que las de una pielonefritis aguda, con fiebre, escalofríos y dolor lumbar. La pionefrosis requiere un diagnóstico rápido por medio de pruebas de imagen y exige un tratamiento de drenaje que solucione la obstrucción del tracto urinario (catéter ureteral, nefrostomía), asociado al tratamiento antimicrobiano, que no difiere de las pautas contempladas para la pielonefritis aguda complicada. Si no se realiza un tratamiento adecuado, el cuadro puede evolucionar y generar colecciones y/o abscesos en el trato urinario. También puede cursar con cuadros de sepsis o *shock* séptico secundario a bacteriemia por translocación bacteriana. El pilar fundamental del tratamiento de esta entidad es el drenaje.

Puntos clave

- ✔ En las ITU complicadas se dan una serie de condiciones que incrementan el riesgo de infección o la probabilidad de un mal desenlace clínico.
- ✔ La mayoría de las ITU adquiridas en las UCI se relacionan con la presencia de una sonda uretral.
- ✔ Las *Enterobacterales* son los patógenos más frecuentemente aislados en las ITU.
- ✔ Se ha constatado un incremento progresivo de ITU ocasionadas por bacterias multirresistentes, especialmente enterobacterias productoras de BLEE y/o carbapenemasas.
- ✔ En la selección del tratamiento antimicrobiano empírico de una ITU complicada se debe considerar si el paciente tiene factores de riesgo específicos para padecer una infección ocasionada por microorganismos multirresistentes.
- ✔ En la uropatía obstructiva el control del foco mediante drenaje o desobstrucción es prioritario como parte esencial del tratamiento.

Bibliografía

Álvarez-Lerma F, Gracia-Arnillas MP, Palomar M, et al.; Grupo de Investigadores del Estudio Nacional de Vigilancia de Infección Nosocomial en UCI. Urethral catheter-related urinary infection in critical patients admitted to the ICU. Descriptive data of the ENVIN-UCI study. Med Intensiva. 2013;37(2):75-82.

Bader MS, Loeb M, Leto D, Brooks AA. Treatment of urinary tract infections in the era of antimicrobial resistance and new antimicrobial agents. Postgrad Med. 2020;132(3):234-50.

Craig WD, Wagner BJ, Travis MD. Pyelonephritis: radiologic-pathologic review. Radiographics. 2008;28(1):255-77.

De Cueto M, Aliaga L, Alós JI, et al. Executive summary of the diagnosis and treatment of urinary tract infection: Guidelines of the Spanish Society of Clinical Microbiology and Infectious Diseases (SEIMC). Enferm Infecc Microbiol Clin. 2017;35(5):314-320.

Hooton TM, Bradley SF, Cardenas DD, et al. Diagnosis, prevention, and treatment of catheter associated urinary tract infection in adults: 2009 International Clinical Practice Guidelines from the Infectious Diseases Society of America. Clin Infect Dis. 2010;50(5):625-63.

Kumar S, Dave A, Wolf B, Lerma EV. Urinary tract infections. Disease-a-Month. 2015;61:45-59.

Lam JC, Lang R, Stokes W. How I manage bacterial prostatitis. Clin Microbiol Infect. 2023;29(1):32-7.

National Healthcare Safety Network. Urinary Tract Infection (Catheter-Associated Urinary Tract Infection [CAUTI] and Non-Catheter-Associated Urinary Tract Infection [UTI]) Events. Disponible en: https://www.cdc.gov/nhsn/pdfs/pscmanual/7psccauticurrent.pdf [último acceso: Septiembre 2023].

Pigrau C. Infecciones del tracto urinario nosocomiales. Enferm Infecc Microbiol Clin. 2013;31(9):614-24.

Schneeberger C, Holleman F, Geerlings SE. Febrile urinary tract infections: pyelonephritis and urosepsis. Curr Opin Infect Dis. 2016;29(1):80-5.

Sociedad Española de Medicina Intensiva Crítica y Unidades Coronarias (SEMICYUC). Grupo de Trabajo de Enfermedades Infecciosas y Sepsis. Estudio Nacional de vigilancia de infección nosocomial en servicios de medicina intensiva - ENVIN HELICS 2021. Disponible en: https://hws.vhebron.net/envin-helics/ [último acceso: Septiembre 2023].

Sorlozano A, Jiménez-Pacheco A, De Dios Luna del Castillo J, et al. Evolution of the resistance to antibiotics of bacteria involved in urinary tract infections: a 7-year surveillance study. Am J Infect Control. 2014;42(10):1033-8.

Infecciones intraabdominales

J. Garnacho Montero, I. Barrero García y M. L. Cantón Bulnes

◤ Orientación para el estudio

Dada su frecuencia de presentación y su elevada mortalidad, debemos conocer en profundidad la fisiopatología de la infección intraabdominal, el enfoque diagnóstico y su manejo, que incluye el tratamiento antibiótico, hoy en día muy condicionado por el aumento de aparición de bacilos gramnegativos multirresistentes.

1. Introducción

La infección intraabdominal (IIA) continúa constituyendo un importante problema de salud debido a su elevada frecuencia de presentación y a su alta mortalidad, especialmente en aquellos casos que desarrollan *shock* séptico y que habitualmente requieren ingreso en la unidad de cuidados intensivos (UCI). A pesar de los avances en las técnicas quirúrgicas, medidas de soporte y de disponer de potentes antibióticos, la mortalidad de la IIA que desarrolla *shock* séptico se sitúa en torno al 40 %. Además, suelen originar estancias prolongadas tanto en la UCI como en el hospital, con un alto consumo de recursos diagnósticos y terapéuticos y el consiguiente coste para el sistema sanitario.

Las IIA son un amplio y diverso grupo de procesos intraperitoneales y retroperitoneales que incluyen infecciones no complicadas, en las que el proceso infeccioso se limita al órgano o tejido de origen (apendicitis, diverticulitis, colecistitis, etc.), y complicadas, cuando la infección se extiende y afecta al peritoneo desencadenando cuadros generales, como las peritonitis difusas o localizadas, o como los abscesos intraabdominales. Los principales tipos de IIA graves son las peritonitis y los abscesos intraabdominales que pueden afectar a órganos sólidos (especialmente al hígado) o de localización intraperitoneal. Se define como absceso intraperitoneal la colección bien delimitada de secreción purulenta aislada del resto de la cavidad peritoneal por adherencias inflamatorias, asas intestinales y mesenterio, epiplón mayor u otras vísceras abdominales. Se forman con frecuencia en la fase final de una peritonitis y pueden localizarse en cualquier lugar de la cavidad.

2. Patogenia

Se diferencian tres tipos de peritonitis, atendiendo a su patogenia:

✔ La **peritonitis primaria o espontánea** se define como la infección peritoneal, generalmente monomicrobiana, en la que no se ha documentado una alteración macroscópicamente visible de la integridad del tracto gastrointestinal. Constituye solo el 1 % de los casos de peritonitis y muy infrecuentemente motiva el ingreso en UCI. La forma más frecuente es la peritonitis espontánea asociada a enfermedad hepática avanzada (ascitis infectada), seguida de la infección en pacientes tratados con diálisis peritoneal. También puede suceder en pacientes con síndrome nefrótico o lupus eritematoso sistémico.

✔ La **peritonitis secundaria** se trata de una respuesta inflamatoria o supurada del peritoneo a una agresión directa. Se produce tras una complicación intraabdominal, como la perforación de una víscera hueca, la rotura de un absceso o por contaminación quirúrgica o traumática. La causa más frecuente de peritonitis no postoperatorias es la perforación de colon (incluyendo el apéndice cecal), seguida de la perforación de estómago-duodeno, intestino delgado y vía biliar. Las dehiscencias anastomóticas son causas frecuentes de peritonitis secundaria en el período postoperatorio. Pueden diferenciarse en peritonitis secundarias adquiridas en la comunidad y peritonitis de adquisición hospitalaria. Estas peritonitis requieren una corrección quirúrgica, a diferencia de las peritonitis terciarias.

✔ La **peritonitis terciaria** aparece en pacientes postoperados tras una peritonitis secundaria que no responden al tratamiento y tras una corrección aparentemente adecuada. Por tanto, son IIA persistentes sin un foco definido desde el punto de vista quirúrgico.

Los **abscesos intraabdominales** son colecciones purulentas rodeadas de paredes fibrosas que se pueden producir por extensión de cuadros inflamatorios localizados (apendicitis, diverticulitis, etc.), perforación de víscera hueca, complicaciones de una cirugía abdominal previa o pueden representar una reacción defensiva «favorable» ante un proceso infeccioso peritoneal difuso. Los adquiridos en la comunidad son secundarios a procesos localizados, mientras que los posquirúrgicos se relacionan con perforaciones o dehiscencias de suturas. Son infecciones polimicrobianas, y la etiología es similar a la de las peritonitis terciarias en los abscesos posquirúrgicos o en pacientes con antibioterapia previa.

Los **abscesos viscerales** comprenden el hepático, esplénico, pancreático y suprarrenal:

✔ El **absceso hepático piógeno** se forma como extensión de un proceso infeccioso a nivel biliar: colecistitis, absceso vesicular, colangitis o pileflebitis (trombosis séptica de la porta y sus ramas), por contigüidad desde el colon (diverticulitis o neoplasia de colon abscesificada son las causas más comunes), postraumático o por vía hematógena.

✔ Los **abscesos esplénicos** son lesiones mucho menos comunes y suelen aparecer en pacientes con endocarditis bacterianas, hemoglobinopatías, traumatismos o en pacientes con drogadicción por vía venosa. Habitualmente se desarrollan múltiples abscesos pequeños por diseminación hematógena.

✔ Los **abscesos pancreáticos** se desarrollan en la evolución de una pancreatitis necrohemorrágica grave.

✔ Los **abscesos suprarrenales** se asocian a factores predisponentes, especialmente el tratamiento con inmunodepresores (infliximab), la cirugía y la infección por el virus de la inmunodeficiencia humana.

3. Microbiología

3.1. Peritonitis primarias

En la peritonitis primaria del paciente cirrótico los patógenos más frecuentemente aislados son *Enterobacterales* y, en particular, *Escherichia coli*. Otras bacterias pueden también ser responsables de este cuadro: *Klebsiella* spp., *Streptococcus pneumoniae* (segundo agente etiológico en varias series), *Enterococcus* spp. y *Streptococcus* spp.

Un tipo especial de peritonitis primaria es el asociado a los catéteres de diálisis peritoneal. Se produce por contaminación del catéter, y los patógenos más frecuentemente implicados son *Staphylococcus* coagulasa negativos y *S. aureus*, siendo poco común el aislamiento de *Enterobacterales*.

3.2. Peritonitis secundarias

Son infecciones polimicrobianas, aunque hay diferencias según la parte del tracto digestivo implicado (Fig. 68-1). La primera parte (estómago y duodeno principalmente) posee un pH muy ácido por la secreción de las enzimas digestivas y su microbiota normal está compuesta fundamentalmente por *Lactobacillus*, *Streptococcus* spp. y *Candida* spp., teniendo una baja carga de microorganismos, que oscila entre 10^3 y 10^5/mL. Por el contrario, cuando avanzamos en el tracto, el pH asciende, lo que aumenta la carga bacteriana, modificándose la flora con aparición especialmente de *Enterobacterales* y bacterias anaerobias. En el intestino grueso los microorganismos de la microbiota alcanzan concentraciones de 10^7 a 10^9 bacterias/mL, llegando al máximo en el recto, con 10^{12} bacterias/mL, donde es mayor la población de anaerobios estrictos: *Bacteroides*, *Fusobacterium* y *Prevotella* entre los bacilos gramnegativos, y diferentes cocos y bacilos grampositivos (*Veillonella*, especialmente entre los cocos; *Bifidobacterium*, *Bacillus*, *Lactobacillus* y *Clostridium* entre los bacilos). Las especies que más se recuperan en clínica son *B. fragilis* y *B. thetaiotaomicron*, destacando la primera de ellas por ser la más frecuentemente aislada y por presentar resistencias a diversos antibióticos anaerobicidas.

Los gérmenes aerobios más frecuentemente hallados en las peritonitis secundarias son del género *Enterobacterales* con *E. coli* a la cabeza (25-30 %), seguida a distancia de *Klebsiella* spp.

Si bien hasta hace poco tiempo, las *Enterobacterales* productoras de betalactamasas de espectro extendido (BLEE) causaban casi exclusivamente infecciones nosocomiales, se ha constatado en diversos países, incluido España, un incremento de infecciones de origen comunitario producidas por *E. coli* con expresión de estas betalactamasas, especialmente las del tipo CTX (CTX-M-15 es la más frecuentemente identificada). Entre los grampo-

sitivos, *Enterococcus* spp. es el germen más comúnmente implicado.

3.3. Peritonitis terciarias

Están causadas por flora hospitalaria que incluye microorganismos multirresistentes. Entre los bacilos gramnegativos destacan las *Enterobacterales*, *Pseudomonas aeruginosa* y *Acinetobacter baumannii* en hospitales donde existe brote o endemia por este bacilo gramnegativo no fermentador. El papel de los bacilos gramnegativos multirresistentes incluyendo productores de BLEE o resistentes a carbapenémicos es cada vez más predominante, especialmente en ciertas áreas geográficas, y se aíslan especialmente, aunque no de forma exclusiva, en infecciones abdominales de adquisición nosocomial.

Entre los grampositivos destacan *Enterococcus* spp. (con frecuencia *E. faecium* es resistente a betalactámicos), *S. aureus* resistente a meticilina e incluso patógenos con escasa capacidad invasiva como *Staphylococcus* coagulasa negativo.

Por último, no es infrecuente que se aíslen hongos, especialmente *Candida* spp., siendo, por orden de frecuencia, *C. albicans* y *C. glabrata* las especies más comúnmente aisladas. En la peritonitis terciaria los cultivos pueden, no obstante, ser negativos o aislarse solo gérmenes de baja patogenicidad.

3.4. Peritonitis comunitaria y peritonitis nosocomiales. Factores de riesgo para patógenos multirresistentes

La microbiología de las peritonitis adquiridas en la comunidad o en el hospital se ha considerado tradicionalmente diferente, con una mayor frecuencia de aislamiento de *Enterobacterales* resistentes, *S. aureus* y *Enterococcus* spp. en las infecciones de adquisición en el hospital. El empleo de antibioterapia hasta en los 3 meses previos (principalmente cefalosporinas de tercera generación o fluoroquinolonas) y la estancia en el hospital se han identificado como factores de riesgo para la presencia de bacterias multirresistentes. Sin embargo, un reciente estudio multicéntrico (AbSeS) concluyó que las tasas de resistencia antimicrobiana no fueron diferentes entre las peritonitis adquiridas en la comunidad (26,5 %), las de inicio temprano adquirido en el hospital (29,0 %) y las infecciones adquiridas en el hospital de inicio tardío (24,6 %).

3.5. Factores de riesgo para peritonitis candidiásica

El aislamiento de *Candida* spp. en fluido peritoneal se ha identificado como un factor independientemente asociado con mortalidad en peritonitis nosocomiales, pero no en las comunitarias. El sexo femenino, la perforación de tracto digestivo superior (en coherencia con la mayor concentración de *Candida* spp. en el tracto digestivo alto), la inestabilidad hemodinámica y el empleo previo de antibióticos han sido identificados como variables asociadas a la peritonitis postoperatoria por *Candida* spp.

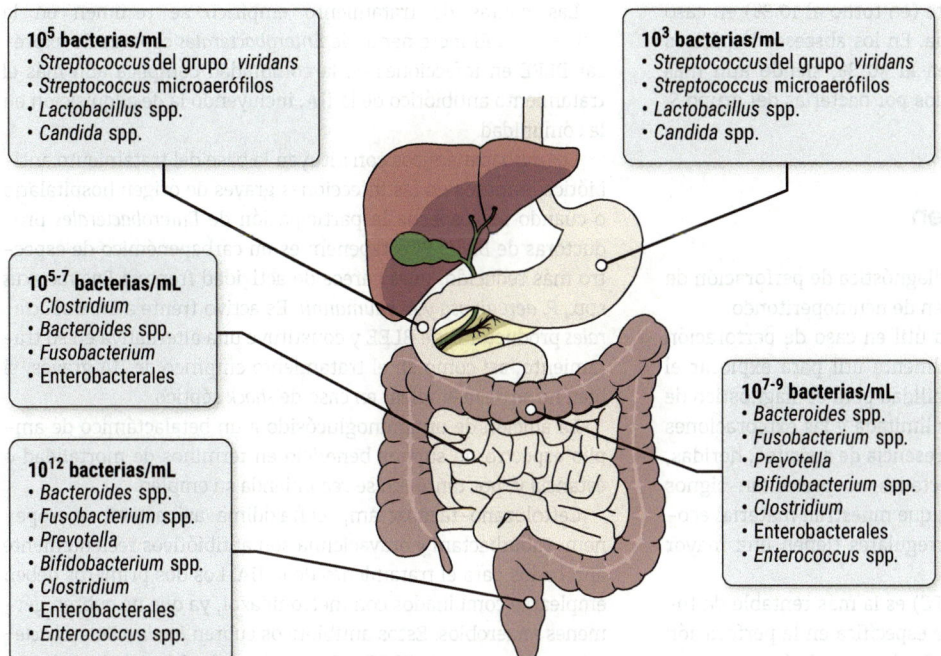

10⁵ bacterias/mL
- *Streptococcus* del grupo *viridans*
- *Streptococcus* microaerófilos
- *Lactobacillus* spp.
- *Candida* spp.

10³ bacterias/mL
- *Streptococcus* del grupo *viridans*
- *Streptococcus* microaerófilos
- *Lactobacillus* spp.
- *Candida* spp.

10⁵⁻⁷ bacterias/mL
- *Clostridium*
- *Bacteroides* spp.
- *Fusobacterium*
- Enterobacterales

10⁷⁻⁹ bacterias/mL
- *Bacteroides* spp.
- *Fusobacterium* spp.
- *Prevotella*
- *Bifidobacterium* spp.
- *Clostridium*
- Enterobacterales
- *Enterococcus* spp.

10¹² bacterias/mL
- *Bacteroides* spp.
- *Fusobacterium* spp.
- *Prevotella*
- *Bifidobacterium* spp.
- *Clostridium*
- Enterobacterales
- *Enterococcus* spp.

Fig. 68-1 | Distribución de microorganismos en los diversos tramos del tubo digestivo y concentración que alcanzan.

Un modelo de predicción para el aislamiento de *Candida* spp. en muestra peritoneal de pacientes con peritonitis no postoperatoria incluye las siguientes variables: estancia en hospital más de 48 horas, fallo cardiovascular, peritonitis generalizada y perforación del tracto digestivo superior. El valor predictivo positivo de tener tres o más puntos de este escala fue modesto (0,49), pero con un valor predictivo negativo alto (0,89).

3.6. Abscesos viscerales

E. coli y *Klebsiella* spp. son los patógenos que más frecuentemente causan absceso hepático, entidad que suele ser generalmente polimicrobiana y con participación de anaerobios estrictos, especialmente cuando se origina por contigüidad desde el colon.

Es muy característica la producción de absceso hepático causado por cocos grampositivos del grupo *S. milleri* (o, como ahora se denomina, grupo *S. anginosus*) formado por *S. intermedius*, *S. constellatus* y *S. anginosus*. *S. gallolyticus* (anteriormente *S. bovis*) está implicado especialmente en infecciones del tracto biliar y es aislado con frecuencia en el hemocultivo.

Los abscesos esplénicos que se desarrollan en la evolución de una endocarditis bacteriana se deben por lo general a *S. aureus* o *Streptococcus* del grupo *viridans*.

Los abscesos pancreáticos suelen ser causados por Enterobacterales (con frecuencia multirresistentes), *P. aeruginosa* y *Enterococcus* spp. No es infrecuente la participación de *Candida* spp.

4. Manifestaciones clínicas

La clínica clásica de la peritonitis incluye dolor abdominal, náuseas y vómitos, acompañados generalmente de fiebre. La rigidez abdominal sugiere la presencia de una peritonitis. La disfunción de órganos o la presencia de *shock* séptico son similares en las peritonitis comunitarias y en las postoperatorias. De este modo, la hipotensión arterial y los signos de hipoperfusión, como la acidosis láctica, la oliguria o las alteraciones del estado mental, son sugestivos de su comienzo. Las peritonitis terciarias se suelen manifestar como una situación de sepsis no controlada en el postoperatorio de una cirugía abdominal.

En el caso de absceso hepático, la tríada clásica consiste en fiebre, ictericia y dolor en el hipocondrio derecho. Sin embargo, es común una forma subclínica y poco expresiva de presentación con fiebre, malestar general, anorexia y vómitos. Es una causa no infrecuente de fiebre de origen desconocido.

5. Diagnóstico

5.1. Diagnóstico de laboratorio

Los hallazgos analíticos son los propios de cualquier paciente con sepsis y de la afectación orgánica que ocasionen. En los casos graves los pacientes pueden presentar inicialmente leucopenia y trombocitopenia, la cual se agrava en el proceso evolutivo. Ambos parámetros han sido identificados como factores asociados a mayor mortalidad.

5.2. Diagnóstico microbiológico

Es esencial identificar los patógenos implicados en pacientes con IIA que se presentan con sepsis o *shock* séptico. En estos casos siempre se deben tomar hemocultivos y cultivos del contenido abdominal. En cualquier caso, el inicio del tratamiento antibiótico nunca debe ser demorado hasta la obtención de las muestras microbiológicas. Los niveles séricos de (1-3)-β-D-glucano, componente de la pared celular de diversos hongos entre los que se incluye *Candida* spp., no son un buen marcador para identificar pacientes con peritonitis candidiásica.

La bacteriemia es poco frecuente (en torno al 10 %) en caso de peritonitis secundaria o terciaria. En los abscesos hepáticos las tasas de bacteriemia ascienden al 30 %, siendo aún más frecuente en los abscesos producidos por bacterias del grupo *S. anginosus*.

5.3. Diagnóstico por imagen

La radiología simple puede ser diagnóstica de perforación de víscera hueca al mostrar una imagen de neumoperitoneo.

La ecografía abdominal es poco útil en caso de perforación de víscera hueca, pero es especialmente útil para explorar el hígado y las vías biliares. Su rentabilidad para el diagnóstico de colecciones posquirúrgicas es muy limitada y las exploraciones se ven muy condicionadas por la presencia de apósitos, heridas, etc. Las colecciones líquidas infectadas no presentan signos ecográficos específicos, aunque las que muestran material ecogénico en su interior y paredes irregulares tienen una mayor probabilidad de estar infectadas.

La tomografía computarizada (TC) es la más rentable de todas las exploraciones y es bastante específica en la perforación de vísceras huecas, en la detección de abscesos de órganos sólidos y en la visualización de colecciones y líquidos entre asas. Sin embargo, hay que resaltar que no es necesario realizar una TC abdominal para el diagnóstico de perforación de víscera hueca si existe un cuadro compatible y hallazgo de un neumoperitoneo en la radiología simple, especialmente en situación de *shock* séptico y si la realización de la TC conlleva un retraso en el tratamiento quirúrgico.

6. Tratamiento

Como en cualquier otra sepsis con foco quirúrgico, tres son los pilares en los que se sustenta un manejo correcto de estos pacientes: tratamiento de soporte, antibioterapia y control del foco.

6.1. Tratamiento de soporte

La reanimación con fluidos para revertir la situación de hipovolemia existente inicialmente en todo paciente con *shock* séptico es parte esencial del manejo de los pacientes con IIA grave. Debe iniciarse tan pronto se detecte esta situación, al igual que el tratamiento con vasopresores para lograr una presión arterial media > 65 mm Hg.

6.2. Tratamiento antibiótico

Diversos estudios han demostrado que en pacientes con IIA el tratamiento antibiótico adecuado precoz reduce la mortalidad en aquellos con sepsis y *shock* séptico, mientras que la antibioterapia empírica inadecuada se asocia a un incremento en la estancia hospitalaria y en las complicaciones quirúrgicas. Un correcto diagnóstico etiológico junto con el conocimiento de nuestra epidemiología local resulta crucial a la hora de elegir el mejor tratamiento empírico y posteriormente dirigido.

Las pautas de tratamiento empírico se resumen en la Tabla 68-1. El incremento de *Enterobacterales* capaces de expresar BLEE en infecciones de la comunidad complica aún más el tratamiento antibiótico de la IIA, incluyendo la de adquisición en la comunidad.

Los carbapenémicos constituyen la base del tratamiento antibiótico empírico en las infecciones graves de origen hospitalario o cuando se sospeche la participación de *Enterobacterales* productoras de *BLEE*. El ertapenem es un carbapenémico de espectro más reducido, pues carece de actividad frente a *Enterococcus* spp., *P. aeruginosa* y *A. baumannii*. Es activo frente a *Enterobacterales* productoras de BLEE y constituye una alternativa en su tratamiento, así como en el tratamiento empírico de IIA graves, si bien no se debe emplear en caso de *shock* séptico.

La adición de un aminoglucósido a un betalactámico de amplio espectro no supone beneficio en términos de mortalidad o estancia y, por tanto, no se recomienda su empleo.

Ceftolozano-tazobactam, ceftazidima-avibactam, meropenem-vaborbactam y eravaciclina son antibióticos recientemente aprobados para el tratamiento de la IIA. Los dos primeros deben emplearse combinados con metronidazol, ya que no cubren gérmenes anaerobios. Estos antibióticos cubren *in vitro Enterobacterales* productoras de BLEE y *P. aeruginosa* multirresistente (no es activo frente a este patógeno la eravaciclina). El avibactam y el vaborbactam inhiben también las carbapenemasas de la clase A de Ambler, incluyendo las KPC, mientras que el avibactam también inhibe las carbapenemasas OXA-48. El papel de estos fármacos como tratamiento empírico aún no está definido y su uso se debe restringir al tratamiento dirigido o a situaciones epidemiológicas muy concretas.

No se precisa cobertura específica de *Enterococcus* spp. en las peritonitis comunitarias que cursen sin inestabilidad hemodinámica. Por contra, es necesaria la cobertura de este grampositivo en pacientes con inestabilidad hemodinámica y en todos los casos de peritonitis de adquisición nosocomial. Casi todas las cepas de *E. faecium* son resistentes a los betalactámicos, por lo que debe tratarse con vancomicina o linezolid.

En la peritonitis terciaria debemos emplear la asociación de un carbapenémico (meropenem o imipenem) con un antibiótico activo frente a los cocos grampositivos resistentes y un antifúngico.

La tigeciclina es un antibiótico de amplio espectro con actividad anaerobicida y que incluye gramnegativos (activo frente a *Enterobacterales* productoras de BLEE aunque no frente a *P. aeruginosa*, *Proteus* spp. y *Providencia* spp.) y grampositivos multirresistentes (*S. aureus* resistente a meticilina y *Enterococcus* spp. resistente a ampicilina). La tigeciclina cuenta con aprobación para el tratamiento de la IIA y puede ser una alternativa útil especialmente en peritonitis secundarias nosocomiales o peritonitis terciarias. Sin embargo, diversos estudios han alertado sobre la posibilidad de aumento de mortalidad cuando se emplea incluso en indicaciones aprobadas y por ello se recomienda seleccionar los pacientes en que se utiliza y hacerlo siempre (al menos empíricamente) en tratamiento combinado.

Respecto a la elección del antifúngico, un documento de expertos europeos recomienda el uso empírico de una equinocandina o anfotericina B liposomal en los pacientes con inestabilidad hemodinámica o exposición previa a azoles. Tras 5-7 días de tratamiento, y si la especie aislada es susceptible, se debe suspender el tratamiento iniciado y emplear fluconazol. Obviamen-

Tabla 68-1. Infecciones intraabdominales, microbiología y tratamiento empírico

Peritonitis		Gérmenes más frecuentes	Tratamiento recomendado	Tratamiento alternativo	Comentarios
Espontánea en cirrosis hepática		*E. coli, Klebsiella* spp., *S pneumoniae*	Ceftriaxona	Aztreonam[1] Ertapenem[2]	
Diálisis peritoneal		SCN, *S. aureus*, *Streptococcus* del grupo *viridans*, BGN	Vancomicina + ceftazidima o cefepima	Vancomicina + gentamicina[1]	Pacientes graves tratamiento i.v. y valorar retirada
Secundaria comunitaria (apendicitis, diverticulitis)		Polimicrobiana	Amoxicilina-clavulánico o ceftriaxona + metronidazol o ertapenem[2]	Carbapenem[4] Metronidazol + aztreonam[1]	Tratamiento inmediato causa de peritonitis
Secundaria nosocomial		Polimicrobiana	Piperacilina-tazobactam	Carbapenem ± vancomicina ± antifúngico[5,6] o metronidazol + aztreonam o ciprofloxacino[1] ± vancomicina ± antifúngico[5,6] o tigeciclina + ciprofloxacino o aztreonam[1] ± antifúngico[5,6]	Tratamiento inmediato causa de peritonitis
Terciaria		SCN, *Enterococcus* spp., *Candida* spp., enterobacterias, BGN-NF	Vancomicina + carbapenémico + antifúngico[6]	Tigeciclina + ceftazidima + antifúngico o tigeciclina + aztreonam o ciprofloxacino + antifúngico[1]	Valorar en BGN multirresistentes[7] Ceftolozano-tazobactam, ceftazidima-avibactam o meropenem-vaborbactam + cobertura de anaerobios (no necesaria si se usa meropenem-vaborbactam) + vancomicina + antifúngico[6]
Abscesos intraabdominales	Comunitarios (hepático)	Flora mixta	Amoxicilina-clavulánico o ceftriaxona + metronidazol o ertapenem[2]	Piperacilina-tazobactam[3] o carbapenémico[4] o netronidazol + aztreonam[4]	Evaluar drenaje (percutáneo de primera elección)

Continúa...

Tabla 68-1. Infecciones intraabdominales, microbiología y tratamiento empírico | (Cont.)

Peritonitis		Gérmenes más frecuentes	Tratamiento recomendado	Tratamiento alternativo	Comentarios
Abscesos intraabdominales	Posquirúrgicos o tras pancreatitis aguda	Flora mixta, SARM y BGN-NF	Vancomicina + carbapenémico ± antifúngico[6,8]	Tigeciclina + ceftazidima ± antifúngico[6] o tigeciclina + aztreonam[1] o ciprofloxacino ± antifúngico[1,6]	Evaluar drenaje (percutáneo de primera elección)

[1] En caso de alergia grave a betalactámicos. [2] Si el paciente no se encuentra en *shock* séptico y presenta factores de riesgo para *Enterobacterales* productoras de BLEE: tratamiento antibiótico previo (especialmente cefalosporinas o quinolonas), edad > 65 años, contacto con el sistema sanitario y sondaje uretral permanente. [3] Si ha recibido antibioterapia previa. [4] De elección si el paciente presenta *shock* séptico y si hay otros factores de riesgo de mala evolución: retraso > 24 horas en la resolución quirúrgica, cáncer, APACHE II > 15. [5] Si existen factores de riesgo para *Candida* spp.: perforación del tracto digestivo superior, sexo femenino, estancia > 48 horas en el hospital. [6] Emplear una equinocandina si el paciente ha recibido tratamiento previo con fluconazol o está en situación de *shock* séptico; en caso contrario, administrar fluconazol. [7] En tratamiento empírico restringido a casos en los que se sospeche la participación de *P. aeruginosa* multirresistente (ceftolozano-tazobactam) o *Enterobacterales* productoras de carbapenemasa de tipo KPC (ceftazidima-avibactam o meropenem-vaborbactam) o carbapenemasa OXA-48 (ceftazidima-avibactam). [8] Especialmente en el absceso pancreático. BGN: bacilo gramnegativo; BGN-NF: bacilo gramnegativo no fermentador; SARM: *S. aureus* resistente a meticilina; SCN: *Staphylococcus* coagulasa negativo.

te, si se ha iniciado tratamiento antifúngico y no se aíslan *Candida* spp. debemos retirar dicho tratamiento.

En cuanto a la desescalada terapéutica, es cierto que en infecciones de foco abdominal es donde la tasa de desescalada es más baja si se compara con otros focos de sepsis. Sin embargo, se conoce que la modificación del tratamiento antibiótico una vez conocido el resultado de los cultivos no varía el pronóstico de los pacientes con IIA, y esta práctica es recomendada por la guía europea avalada por la European Society of Intensive Care Medicine (ESICM) y la European Society of Clinical Microbiology and Infectious Diseases (ESCMID).

La duración del tratamiento antibiótico depende del tipo de IIA. En peritonitis secundarias, si se ha realizado un control del foco efectivo y el paciente no se encuentra en situación grave, es suficiente con 4 días. Un ensayo clínico realizado en 21 UCI francesas que incluyó pacientes críticos con peritonitis en los que se había realizado un control del foco adecuado, el empleo de antibioterapia durante 8 días fue similar al tratamiento durante 15 días en términos de mortalidad, duración de estancia o necesidad de reintervención. Por tanto, en pacientes críticos debe mantenerse el tratamiento 8 días, si bien en las peritonitis terciarias o cuando no se ha logrado el control del foco están justificados tratamientos más prolongados. La medición de los niveles séricos de procalcitonina puede ser de ayuda para la suspensión del tratamiento antibiótico en pacientes con IIA.

6.3. Control del foco

El tratamiento quirúrgico en la peritonitis tiene como objetivos eliminar la causa subyacente y reducir el inóculo bacteriano, e incluye la resección o sutura de una víscera enferma o perforada, la extracción de un órgano infectado (como el apéndice o la vesícula biliar), el desbridamiento de tejido necrótico, la resección de intestino isquémico y la reparación o la resección de perforaciones traumáticas con anastomosis primaria o exteriorización del intestino. Ante una peritonitis difusa evolucionada con disfunción

orgánica grave e inestabilidad del paciente, se debe optar por una cirugía de control de daños, evitando técnicas quirúrgicas, como anastomosis, que prolonguen la intervención y comprometan la evolución postoperatoria del paciente.

El control del foco se considera como uno de los pilares en los que se sustenta el manejo del paciente con sepsis, y la lógica nos lleva a pensar que a mayor demora en el control del foco, mayor mortalidad. Las distintas guías recomiendan que los pacientes con peritonitis por perforación de víscera hueca sean operados tan pronto como sea posible, especialmente si presentan *shock* séptico.

En las peritonitis secundarias no deben realizarse relaparotomías programadas, y solo cuando la situación clínica del paciente lo justifique.

En la peritonitis terciaria es frecuente que se planteen relaparotomías, dada la persistencia de sepsis no controlada.

Los sistemas de abdomen abierto constituyen una alternativa para pacientes críticos sin adecuado control del foco, ya que permiten revisiones periódicas y evitan la aparición de síndrome compartimental abdominal. Por el contrario, no deben llevarse a cabo una vez que se objetiva que la cavidad peritoneal se halla macroscópicamente limpia y no hay un nuevo defecto de continuidad solucionable quirúrgicamente.

En los últimos años la cirugía laparoscópica ha ganado aceptación en el abordaje de las IIA, pues permite un diagnóstico adecuado y un tratamiento apropiado con un abordaje menos invasivo. Sin embargo, en los pacientes críticos el aumento de la presión intraabdominal debido al neumoperitoneo puede tener efectos negativos por generar trastornos hidroelectrolíticos y cardiopulmonares.

En el absceso hepático la primera elección es el drenaje percutáneo guiado por ecografía o TC. La cirugía abierta queda relegada a una segunda línea en caso de fallo del drenaje percutáneo. En los abscesos intraabdominales tras cirugía por peritonitis el drenaje percutáneo puede ser una opción siempre que la colección sea accesible y razonablemente se excluya la posibilidad de la coexistencia de una perforación de víscera hueca.

Puntos clave

- La IIA es una patología frecuente en las UCI, con una elevada mortalidad, que se sitúa en torno al 40 % en aquellos casos que desarrollan *shock* séptico.
- En las peritonitis secundarias de adquisición en la comunidad se ha constatado un incremento de bacterias resistentes, en especial *Enterobacterales* productoras de BLEE. En las peritonitis secundarias nosocomiales y en las peritonitis terciarias es frecuente el aislamiento de patógenos multirresistentes.
- El tratamiento correcto incluye un diagnóstico temprano junto con la reanimación precoz, una antibioterapia correcta y un adecuado control del foco.
- En general, piperacilina-tazobactam proporciona una cobertura empírica adecuada para los pacientes graves con bajo riesgo de *Enterobacterales* productoras de BLEE; sin embargo, en los pacientes en *shock* séptico o con alto riesgo debe emplearse empíricamente un carbapenémico.
- El drenaje percutáneo estaría indicado en pacientes estables con foco localizado anatómicamente, mientras el desbridamiento quirúrgico (abierto o por laparoscopia) sigue siendo fundamental para controlar el foco que es origen de la IIA en pacientes inestables.

Bibliografía

Arvaniti K, Dimopoulos G, Antonelli M, et al.; Abdominal Sepsis Study (AbSeS) Group on behalf of the Trials Group of the European Society of Intensive Care Medicine. Epidemiology and age-related mortality in critically ill patients with intra-abdominal infection or sepsis: an international cohort study. Int J Antimicrob Agents. 2022;60(1):106591.

Azuhata T, Kinoshita K, Kawano D, et al. Time from admission to initiation of surgery for source control is a critical determinant of survival in patients with gastrointestinal perforation with associated septic shock. Crit Care. 2014;18:R87.

Bassetti M, Eckmann C, Giacobbe DR, Sartelli M, Montravers P. Post-operative abdominal infections: epidemiology, operational definitions, and outcomes. Intensive Care Med. 2020;46(2):163-72.

Bassetti M, Marchetti M, Chakrabarti A, et al. A research agenda on the management of intra-abdominal candidiasis: results from a consensus of multinational experts. Intensive Care Med. 2013;39:2092-106.

Bloos F, Thomas-Rüddel D, Rüddel H, et al.; MEDUSA Study Group. Impact of compliance with infection management guidelines on outcome in patients with severe sepsis: a prospective observational multi-center study. Crit Care. 2014;18: R42.

Blot S, Antonelli M, Arvaniti K, et al.; Abdominal Sepsis Study (AbSeS) group on behalf of the Trials Group of the European Society of Intensive Care Medicine. Epidemiology of intra-abdominal infection and sepsis in critically ill patients: «AbSeS», a multinational observational cohort study and ESICM Trials Group Project. Intensive Care Med. 2019;45:1703-17.

Dupont H, Bourichon A, Paugam-Burtz C, Mantz J, Desmonts JM. Can yeast isolation in peritoneal fluid be predicted in intensive care unit patients with peritonitis? Crit Care Med. 2003;31:752-7.

Dupont H, Guilbart M, Ntouba A, et al. Can yeast isolation be predicted in complicated secondary non-postoperative intra-abdominal infections? Crit Care. 2015;19:60.

Dupont H, Malaquin S, Villeret L, et al. Is β-d-glucan relevant for the diagnosis and follow-up of intensive care patients with yeast-complicated intra-abdominal infection? J Fungi (Basel). 2022;8(5):487.

Guirao X, Arias J, Badía JM, et al. Recomendaciones en el tratamiento antibiótico empírico de la infección intraabdominal. Rev Esp Quimioter. 2009;22:151-72.

Hernández-Palazón J, Fuentes-García D, Burguillos-López S, Domenech-Asensi P, Sansano-Sánchez TV, Acosta-Villegas F. Análisis de la insuficiencia de órganos y mortalidad en la sepsis por peritonitis secundaria. Med Intensiva. 2013;37:461-7.

Jung B, Milinari N, Nasri M, et al. Procalcitonin biomarker kinetics fails to predict treatment response in perioperative abdominal infection with septic shock. Crit Care. 2013;17:R255.

Maseda E, Suárez de la Rica A, Anillo V, et al. Procalcitonin-guided therapy may reduce length of antibiotic treatment in intensive care unit patients with secondary peritonitis: A multicenter retrospective study. J Crit Care. 2015;30(3):537-42.

Mazuski JE, Tessier JM, May AK, et al. The Surgical Infection Society Revised Guidelines on the Management of Intra-Abdominal Infection. Surg Infect (Larchmt). 2017;18:1.

Moehring RW, Ashley ESD, Davis AE, et al. Development of an electronic definition for de-escalation of antibiotics in hospitalized patients. Clin Infect Dis. 2021;73(11):e4507-e4514.

Montravers P, Dufour G, Guglielminotti J, et al. Dynamic changes of microbial flora and therapeutic consequences in persistent peritonitis. Crit Care. 2015;19:7.

Montravers P, Dupont H, Gauzit R, et al. Candida as a risk factor for mortality in peritonitis. Crit Care Med 2006;34:646-52.

Montravers P, Dupont H, Leone M, et al. Guidelines for management of intra-abdominal infections. Société française d'anesthésie et de reanimation. Anaesth Crit Care Pain Med. 2015;34:117-30.

Montravers P, Tubach F, Lescot T, et al.; DURAPOP Trial Group. Short-course antibiotic therapy for critically ill patients treated for postoperative intra-abdominal infection: the DURAPOP randomised clinical trial. Intensive Care Med. 2018;44:300-10.

Paul M, Carrara E, Retamar P, et al. European Society of Clinical Microbiology and Infectious Diseases (ESCMID) guidelines for the treatment of infections caused by multidrug-resistant Gram-negative bacilli (endorsed by European society of intensive care medicine). Clin Microbiol Infect. 2022;28:521-47.

Rüddel H, Thomas-Rüddel DO, Reinhart K, et al.; MEDUSA study group. Adverse effects of delayed antimicrobial treatment and surgical source control in adults with sepsis: results of a planned secondary analysis of a cluster-randomized controlled trial. Crit Care. 2022;26(1):51.

Sartelli M, Catena F, Di Saverio S, et al. Current concept of abdominal sepsis: WSES position paper. World J EmergSurg. 2014;9:22.

Sartelli M, Chichom-Mefire A, Labricciosa FM, et al. The management of intra-abdominal infections from a global perspective: 2017 WSES guidelines for management of intra-abdominal infections. World J Emerg Surg. 2017;12:29.

Sawyer RG, Claridge JA, Nathens AB, et al. Trial of short-course antimicrobial therapy for intraabdominal infection. N Engl J Med. 2015; 372:1996-2005.

Solomkin JS, Mazuski JE, Bradley JS, et al. Diagnosis and management of complicated intra-abdominal infection in adults and children: guidelines by the Surgical Infection Society and the Infectious Diseases Society of America. Clin Infect Dis. 2010;50:133-64.

Tabah A, Bassetti M, Kollef MH, et al. Antimicrobial de-escalation in critically ill patients: a position statement from a task force of the European Society of Intensive Care Medicine (ESICM) and European Society of Clinical Microbiology and Infectious Diseases (ESCMID) Critically Ill Patients Study Group (ESGCIP). Intensive Care Med. 2020;46(2):245-65.

Tridente A, Clarke GM, Walden A, et al. GenOSept Investigators. Association between trends in clinical variables and outcome in intensive care patients with faecal peritonitis: analysis of the GenOSept cohort. Crit Care. 2015;19:210.

Tridente A, Clarke GM, Walden A, McKechnie S, Hutton P, Mills GH; GenOSept Investigators. Patients with faecal peritonitis admitted to European intensive care units: an epidemiological survey of the GenOSept cohort. Intensive Care Med. 2014;40:202-10.

Vallés J, Díaz E, Carles Oliva J, et al. Clinical risk factors for early mortality in patients with community-acquired septic shock. The importance of adequate source control. Med Intensiva (Engl Ed). 2021;45(9):541-51.

Van Ruler O, Mahler CW, Boer KR, et al.; Dutch Peritonitis Study Group. Comparison of on-demand vs planned relaparotomy strategy in patients with severe peritonitis: a randomized trial. JAMA. 2007;298:865-72.

69 Infecciones óseas, de piel y partes blandas

M. Gordón Sahuquillo, P. Ramírez Galleymore y Á. Orera Pérez

◀ Orientación para el estudio

El especialista en Medicina Intensiva debe estar obligatoriamente familiarizado con el diagnóstico y tratamiento de múltiples infecciones por su frecuencia y su asociada morbimortalidad. La infección que afecta a la piel, tejidos blandos o hueso es poco frecuente en el paciente crítico y por tanto no ocupa habitualmente un lugar relevante en la mayoría de los textos. No obstante, debido a que su presentación puede ser catastrófica y que el manejo terapéutico requiere de actuaciones específicas, es necesario enfocar este tema con interés. En este capítulo revisamos las principales entidades, sus manifestaciones y el manejo diagnóstico-terapéutico recomendado.

1. Introducción

Las infecciones de piel y partes blandas comprenden un amplio grupo de entidades que afectan a la piel, tejido celular subcutáneo, fascias y músculo esquelético. Son unas de las infecciones más frecuentes en humanos, con un espectro que abarca desde procesos leves hasta cuadros graves con gran afectación sistémica.

La clasificación más frecuentemente empleada es la de la Infectious Diseases Society of America (IDSA), que en sus guías publicadas en 2014 categoriza las infecciones en purulentas (forúnculo, carbunco, absceso) y no purulentas (necrosantes: celulitis necrosante, fascitis necrosante y mionecrosis; y no necrosantes: celulitis, ectima, erisipela e impétigo). Según el nivel de gravedad las subdivide a su vez en leves, moderadas (con signos de infección sistémica) o graves (fracaso del tratamiento, signos de respuesta inflamatoria sistémica, inmunodeprimido, signos de infección profunda como ampollas o desprendimiento de la piel, hipotensión arterial o evidencia de disfunción orgánica).

No obstante, desde un punto fisiopatológico y enfocado a las infecciones graves que ocupan al especialista en el paciente crítico, también podemos clasificar las infecciones cutáneas o de tejido celular subcutáneo en primarias (cuando el foco infeccioso original es la piel), secundarias a sobreinfección de lesión cutánea previa y lesiones cutáneas como manifestación de enfermedad sistémica.

Finalmente, una forma práctica de clasificación de la infección de piel y partes blandas es la planteada por Eron *et al.*, que atiende a la gravedad local y sistémica de signos y síntomas de la infección y a la presencia de comorbilidad (Tabla 69-1). El tipo 4 y algunas formas del tipo 3 se consideran formas graves.

Las infecciones complicadas de piel y partes blandas son la tercera causa más frecuente de *shock* séptico (7 %), por detrás de la neumonía (55-60 %) y la infección abdominal (25 %). La tasa de mortalidad hospitalaria oscila entre el 9,3 % y el 29,3 %, con un 30 % de secuelas incapacitantes para los supervivientes.

Aunque el diagnóstico diferencial puede resultar complejo en las fases iniciales, es fundamental identificar precozmente aquellos casos potencialmente graves que podrían beneficiarse de una intervención quirúrgica urgente, tratamiento antimicrobiano de amplio espectro y soporte hemodinámico.

2. Etiología

Diferentes microorganismos pueden causar infecciones de piel y partes blandas, aunque, dada la dificultad para obtener muestras de buena calidad para su estudio microbiológico, no siempre es posible identificarlos. En la Tabla 69-2 se recogen los microorganismos más comunes.

2.1. Microorganismos grampositivos

Los cocos grampositivos son los microorganismos más frecuentes. En adultos inmunocompetentes son típicos los *Streptococcus* β-hemolíticos del grupo A (*S. pyogenes*) y *Staphylococcus aureus*. En las infecciones purulentas que afectan a pacientes de riesgo (como son los mayores de 65 años, pacientes con diabetes mellitus, patología cardiovascular, fallo renal crónico, infección por VIH, inmunodepresión, pacientes institucionalizados, con un elevado número de ingresos hospitalarios previos o exposición previa a antibióticos de amplio espectro) debe considerarse la posibilidad de infección por *S. aureus* resistente a meticilina (SARM). Entre los SARM de origen comunitario, es más frecuente la detección de los genes que codifican la leucocidina de Panton-Valentine, una citotoxina que provoca destrucción de los leucocitos y necrosis tisular y se relaciona con cuadros más virulentos y con mayor afectación sistémica.

Tabla 69-1. Clasificación clínica de las infecciones de piel y partes blandas

Tipo 1	Leve Afebril, sin enfermedad subyacente
Tipo 2	Moderada Febril, con enfermedad subyacente estable
Tipo 3	Moderada-grave Febril, aspecto tóxico, con enfermedad subyacente inestable. Puede estar en compromiso la extremidad
Tipo 4	Grave Sepsis, formas necrotizantes. Compromiso vital

Tabla 69-2. Etiología sindrómica de las infecciones de piel y partes blandas

Infección	Microbiología
Absceso cutáneo	*Staphylococcus aureus* Polimicrobiano (*S. aureus* y *Streptococcus pyogenes*, bacilos gramnegativos y anaerobios) en áreas perioral, perirrectal o vulvovaginal
Celulitis	*S. pyogenes* (el más frecuente), *S. aureus* y bacilos gramnegativos aerobios
Celulitis necrosante	Anaerobios de tipo *Clostridium* spp. (normalmente *C. perfringens* y, menos frecuente, *C. septicum*) y no clostridios (polimicrobiana)
Fascitis necrosante	Tipo I: polimicrobiana (la más frecuente). Típicamente anaerobios (*Bacteroides*, *Clostridium* o *Peptostreptococcus*) con enterobacterias (*Escherichia coli*, *Enterobacter* spp., *Klebsiella* spp. o *Proteus* spp.) y uno o más estreptococos anaerobios facultativos Tipo II: monomicrobiana (*Streptococcus* β-hemolítico del grupo A es el más frecuente; también *S. aureus*)
Miositis necrosante espontánea	Típicamente *S. pyogenes* (u otros estreptococos β-hemolíticos)
Mionecrosis o gangrena gaseosa	*C. perfringens* en cuadros postraumáticos, *C. septicum* en cuadros espontáneos

2.2. Microorganismos gramnegativos

Las bacterias gramnegativas son más comunes en la infección de la herida quirúrgica de la pared abdominal y en infecciones necrosantes en el área perineal debidas a patología anal o urogenital. Los microorganismos más frecuentes son *Pseudomonas aeruginosa*, *Acinetobacter baumanii* y el grupo de las enterobacterias. La prevalencia de microorganismos multirresistentes se encuentra en ascenso, sobre todo en infecciones adquiridas en el hospital y en la infección del pie diabético. En pacientes con neoplasias hematológicas y situaciones de neutropenia profunda y prolongada son frecuentes las infecciones causadas por *Pseudomonas* spp. o por *Stenotrophomonas maltophilia*.

2.3. Microorganismos anaerobios

Los microorganismos anaerobios del género *Clostridium* (*C. perfringens*, *C. septicum*, *C. novyi*) se relacionan típicamente con infecciones necrosantes, monomicrobianas o polimicrobianas en combinación con flora entérica. La infección puede producirse tras la inoculación del microorganismo en una herida traumática con tejido desvitalizado, en una herida quirúrgica en cirugía intestinal o biliar o en un aborto séptico.

2.4. Hongos

La infección por hongos Mucorales se observa en pacientes diabéticos, grandes quemados, en heridas sucias y en receptores de trasplante de órgano sólido. *Aspergillus* u otros hongos angioinvasivos pueden causar infección en pacientes con neutropenia prolongada.

2.5. *Nocardia*

En pacientes inmunodeprimidos, especialmente en pacientes con VIH o que presentan otros déficits de linfocitos T, así como en pacientes que reciben tratamiento inmunosupresor por trasplantes de médula ósea u órganos sólidos, hay que considerar la posibilidad de una infección cutánea por *Nocardia*, de origen primario o secundaria a la diseminación de los microorganismos desde una infección pulmonar primaria. Un tercio de estos pacientes presentarán diseminación cerebral de la infección, con formación de abscesos cerebrales.

2.6. Microorganismos menos frecuentes

Las micobacterias no son frecuentes, pero deben considerarse en algunos escenarios epidemiológicos (*Mycobacterium abscessus* en cirugía estética, o *M. marinum* en pescaderos). Otros microorganismos asociados con situaciones específicas son *Pasteurella multocida* (mordedura de animales), *Aeromonas hydrophila* (contacto con agua fresca) y *Chromobacterium violaceum* y *Vibrio vulnificus* (contacto con marisco).

3. Patogénesis

La infección de piel y partes blandas puede producirse cuando los microorganismos acceden a través de una solución de continuidad en la piel o mucosas (origen exógeno), como complicación de una cirugía (origen endógeno) o desde un foco de infección distante a través de la sangre (diseminación hematógena).

La patogénesis es multifactorial y depende fundamentalmente de tres factores:

✔ **Virulencia del microorganismo.** *S. pyogenes* o *S. aureus* pueden producir exotoxinas que desencadenan una reacción inflamatoria sistémica y una reacción local rápidamente progresiva, que a su vez provoca isquemia tisular por compresión vascular o trombosis por mecanismos inflamatorios. En el caso de las infecciones necrosantes, que hasta en un 80 % de los casos son polimicrobianas, la asociación de microorganismos aerobios, anaerobios y/o anaerobios facultativos actúa de forma sinérgica, aumentando su virulencia.

✔ **Factores tisulares o ambientales.** La integridad cutánea y la correcta perfusión tisular son fundamentales para mantener los mecanismos de defensa local frente a la infección. La isquemia tisular es un factor esencial para el desarrollo de infecciones por *Clostridium* spp. e infecciones en miembros isquémicos, fundamentalmente en pacientes diabéticos. Otras situaciones que pueden favorecer la proliferación bacteriana son los trastornos del drenaje linfático, la estasis venosa o la obesidad. La presencia de cuerpos extraños también puede favorecer la formación de una biopelícula bacteriana que actúe como reservorio de microorganismos y dificulte la actuación de los mecanismos de defensa local.

✔ **Factores relacionados con el paciente.** Los pacientes con antecedentes que condicionen una alteración de la respuesta inflamatoria, como edad avanzada, malnutrición, alcoholismo crónico, usuarios de drogas por vía parenteral, con diabetes mellitus, en tratamiento corticosteroideo crónico, con inmunosupresión, quimioterapia, neutropenia, malignidad, infección VIH/sida, cirrosis, politrauma o quemados, entre otros, presentan mayor riesgo de desarrollar una infección grave de piel y partes blandas.

4. Diagnóstico

El diagnóstico precoz de las formas graves es un aspecto fundamental. Existen signos y síntomas que indicarán la presencia de una forma grave, especialmente en pacientes con factores de riesgo, como son la repercusión sistémica en otros órganos y/o la existencia de *shock*, sus características macroscópicas (intensidad del dolor, localización, signos cutáneos como color, supuración u olor que indiquen la existencia de necrosis) y su velocidad de progresión. Por tanto, la evaluación local (foco infeccioso) y sistémica debe realizarse con rapidez, certeza y de forma dinámica.

A nivel analítico suele detectarse elevación de las cifras de creatina-fosfocinasa (CPK) y aspartato aminotransferasa (AST) si existe necrosis muscular o de la fascia y elevación de biomarcadores de inflamación. Debe evaluarse la posibilidad de disfunción orgánica asociada, fundamentalmente acidosis metabólica, coagulación intravascular diseminada o alteraciones electrolíticas. Existen herramientas basadas en determinaciones analíticas con el objetivo de identificar la presencia de fascitis necrotizante. Una de ellas es la LRINEC (*Laboratory Risk Indicator for Necrotizing Fascitis*); aunque la validación de esta escala no se ha completado, ha mostrado un valor predictivo negativo del 95 % en algunos estudios prospectivos (Tabla 69-3). Una puntuación < 6 puntos tiene un valor predictivo positivo del 7-10 %; una puntuación ≥ 8 puntos tiene un valor predictivo positivo > 75 %.

Las pruebas de imagen, como radiografía simple, ecografía, tomografía computarizada (TC) o resonancia magnética (RM), pueden ayudarnos al diagnóstico y la evaluación de la extensión/profundidad, pero nunca deben suponer un retraso para el inicio del tratamiento antibiótico ni la intervención quirúrgica. La ecografía puede resultar útil a la hora de valorar complicaciones locales (colecciones purulentas, afectación articular o

Tabla 69-3. Escala de predicción de fascitis necrosante (LRINEC)

Parámetro analítico	Valor analítico	Puntuación
PCR	≥ 150 mg/L	4 puntos
Leucocitos	15.000-25.000/mm³	1 punto
	> 25.000/mm³	2 puntos
Hemoglobina	11-13,5 g/dL	1 punto
	≤ 11 g/dL	2 puntos
Sodio	< 135 mEq/L	2 puntos
Creatinina	> 1,6 mg/dL	2 puntos
Glucosa	> 180 mg/dL	1 punto

LRINEC: *Laboratory Risk Indicator for Necrotizing Fascitis*; PCR: proteína C reactiva.

complicaciones vasculares), dirigir punciones o drenajes y para el diagnóstico diferencial con otros procesos (trombosis venosa, artritis séptica y otros). La prueba más sensible y precisa es la RM con gadolinio, pero es poco habitual su disponibilidad de modo urgente.

La cirugía tiene finalidad tanto diagnóstica como terapéutica y durante la misma deben tomarse muestras tanto para microbiología como para anatomía patológica. En cualquier caso, siempre estará indicada la toma de muestras para el estudio microbiológico.

En todo paciente con infección grave deberán obtenerse hemocultivos. El cultivo del tejido lesionado mediante torunda, aspiración o biopsia es necesario, pero su resultado puede tardar en exceso para la rapidez con la que hemos de actuar (salvo en cuadros de *Clostridium*, que se estima que pueden positivizar en tan solo horas dada su elevadísima velocidad de duplicación). La aplicación de técnicas de biología molecular es, por tanto, un avance importante en este campo, bien las específicas para microorganismos como *S. aureus* o el uso de paneles.

5. Tratamiento

5.1. Tratamiento antimicrobiano

Al igual que en cualquier otra infección grave, la precocidad y la certeza en el tratamiento antimicrobiano son fundamentales en la infección cutánea y de tejido blando. La aproximación empírica se realizará sin conocer la etiología del cuadro clínico, pero también es posible que también desconozcamos la profundidad de la afectación.

Atendiendo a la gravedad según la clasificación de Eron *et al.*, el esquema básico de tratamiento consistirá en:

✔ **Formas leves.** Amoxicilina-clavulánico 875/125 mg cada 8 horas, v.o. Alérgicos a betalactámicos o prevalencia de SARM > 20 %: clindamicina 300 mg cada 8 horas v.o. o cotrimoxazol 800/160 mg cada 12 horas.

✔ **Formas moderadas.** Cloxacilina 2 g/4 h i.v. (requiere acceso venoso central). Alérgicos a betalactámicos o prevalencia de SARM > 20 %: linezolid 600 mg/12 h i.v. o v.o., o daptomicina 8-10 mg/kg cada 24 horas i.v. o vancomicina 15 mg/kg cada 12 horas i.v.

✔ **Formas graves.** Meropenem 2 g/8 h i.v. + linezolid 600 mg/12 h i.v. o daptomicina 8-10 mg/kg cada 24 horas i.v.

En cuanto al uso de fármacos inhibidores de la síntesis de toxinas, en todos aquellos casos en los que se sospeche la presencia de una bacteria productora de toxinas deberá utilizarse clindamicina (600-900 mg/8 h), linezolid (600 mg/12 h) o tedizolid (200 mg/24 h), por su capacidad para inhibir la producción de toxinas.

Cabe señalar algunas consideraciones específicas del tratamiento empírico:

✔ En heridas expuestas al agua de mar se deberá añadir doxiciclina 100 mg/12 h.

✔ Si la puerta de entrada es una herida punzante en la planta del pie, la etiología más frecuente es *P. aeruginosa* y, por tanto, el tratamiento debe ser ciprofloxacino 750 mg/12 h v.o. en casos leves, y ceftazidima 2 g/8 h i.v. o meropenem 2 g/8 h i.v. en casos graves (asociado o no a un aminoglucósido).

✔ En las heridas por mordedura se usará amoxicilina-clavulánico 2 g/6 h, ertapenem 2 g/24 h, moxifloxacino 400 mg/24 h o la asociación de cefotaxima o ceftriaxona con clindamicina.

El tratamiento antimicrobiano deberá prolongarse al menos hasta que no sean necesarias nuevas revisiones quirúrgicas y se haya logrado la estabilización del paciente. La duración de la terapia antibiótica podría extenderse desde 5 hasta 14 días (sobre todo en evoluciones lentas o pacientes con factores de riesgo) para disminuir el riesgo de recurrencias (hasta un 45 % de los pacientes sufren episodios recurrentes de celulitis en los siguientes 3 años del cuadro).

5.2. Tratamiento quirúrgico

Dependiendo del tipo de infección, el tratamiento quirúrgico se basa en:

✔ **Infección supurada.** Es necesario el desbridamiento/drenaje quirúrgico o por punción. Se administrarán dosis de carga de antibiótico al menos 60 minutos previamente a la incisión, sobre todo en pacientes con riesgo de endocarditis.

✔ **Infección necrosante.** Es perentorio el desbridamiento quirúrgico inmediato y completo. Serán necesarias frecuentes revisiones de la herida (en intervalos de 8-12 horas) hasta que la lesión se estabilice. La necrosis debe eliminarse cuantas veces sea necesaria hasta obtener bordes de tejido sano.

5.3. Otras medidas terapéuticas

Otras medidas son las siguientes:

✔ Como en cualquier otro proceso infeccioso grave será necesario el tratamiento de soporte. Debe considerarse la pérdida de fluidos por tercer espacio y exudación de las lesiones.

✔ Es discutible el uso de cámara hiperbárica dada la ausencia de estudios aleatorizados que demuestren claramente su beneficio. Nunca debe retrasar el tratamiento de soporte y el abordaje quirúrgico. Se puede considerar su utilización en caso de gangrena gaseosa (*C. prefringens*), ya que existen estudios que muestran una mejoría de la supervivencia y una mejor definición del tejido necrótico, lo que facilita la resección y el desbridamiento durante la cirugía. En caso de utilizarse, ha de implantarse de forma precoz, con 2-3 sesiones diarias de 90 minutos a 3 atmósferas de presión (suficiente para mantener la presión tisular de oxígeno sobre 300 mm Hg e inhibir las esporas del clostridio y la producción de exotoxinas). Existe contraindicación absoluta en caso de neumotórax no tratado.

✔ En los casos de gangrena espontánea es mandatoria la colonoscopia para descartar patología del tracto gastrointestinal.

✔ Se realizará terapia postural y elevación del miembro afecto para facilitar el drenaje a favor de gravedad del edema.

✔ Se asociará profilaxis antitetánica ante infecciones de herida traumática sin inmunización en los últimos 5 años.

✔ El uso de corticoides (40 mg/24 h durante 5 días) puede considerarse en la celulitis orbitaria.

✔ La infección necrosante por *S. pyogenes* y el síndrome de *shock* tóxico estreptocócico y estafilocócico pueden beneficiarse del tratamiento con inmunoglobulinas intravenosas 1 g/kg/día durante 2 días o 2 g/kg al día en dosis única.

✔ Excepcionalmente se produce hipocalcemia por secuestro en zonas de necrosis muscular.

6. Identificación y manejo de las principales infecciones primarias de tejidos blandos potencialmente graves

En la exploración física de una infección de piel y partes blandas es importante determinar la profundidad de la lesión (Fig. 69-1), si existe necrosis o bullas, el grado de afectación sistémica y la presencia de factores predisponentes y de mal pronóstico.

6.1. Celulitis

La celulitis es una infección aguda que afecta a la dermis, la hipodermis y la fascia subyacente, sin comprometer los planos musculares profundos. Normalmente se presenta como un área de eritema mal delimitada, acompañada de los signos clásicos de inflamación (dolor, calor y edema), y puede asociar linfangitis. Casi siempre es unilateral y se localiza con mayor frecuencia en las extremidades inferiores.

El tratamiento se basa en la antibioterapia.

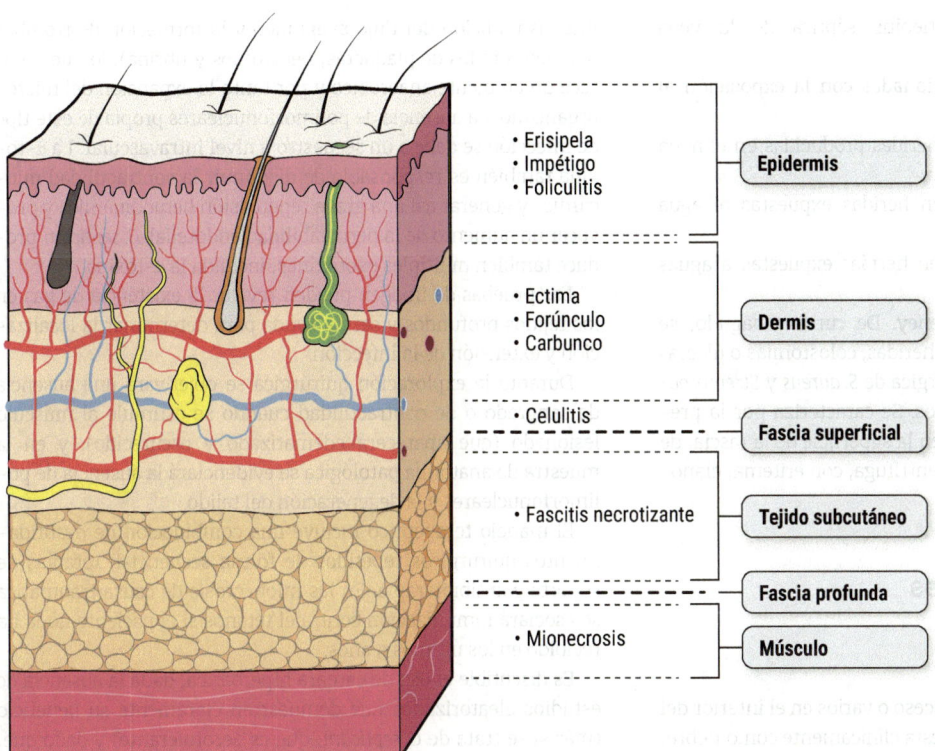

- Erisipela
- Impétigo   **Epidermis**
- Foliculitis

- Ectima
- Forúnculo   **Dermis**
- Carbunco

- Celulitis   **Fascia superficial**

- Fascitis necrotizante   **Tejido subcutáneo**

                            Fascia profunda

- Mionecrosis   **Músculo**

6.2. Fascitis necrosante

La fascitis necrosante es una infección localizada en la piel, la grasa subcutánea, la fascia superficial y, en ocasiones, en los tejidos profundos. Se caracteriza por un dolor desproporcionado para los hallazgos físicos, que se extiende más allá de la zona superficial aparentemente afectada.

Hay cuatro signos principales que deben hacer sospechar la presencia de una infección necrosante: edema e induración más allá del área de eritema, flictenas o bullas (sobre todo si el contenido es hemorrágico), crepitación o gas en la radiología y ausencia de linfangitis o adenitis ipsilateral. La zona de lesión progresa rápidamente en 24-36 horas, con afectación sistémica.

La necrosis puede afectar también a los nervios superficiales y provocar una anestesia de las zonas afectadas en fases tardías. El proceso inflamatorio puede producir un síndrome compartimental que puede provocar necrosis muscular y requiere fasciotomía.

La localización más frecuente son las extremidades inferiores, seguido de la región perineal/genital (gangrena de Fournier).

En el diagnóstico por imagen la mejor prueba inicial es la TC para detectar un signo ominoso como es la presencia de gas en los tejidos (sobre todo en casos de infecciones por clostridios o polimicrobianas), ausencia o heterogeneidad a la captación de contraste o cambios inflamatorios. La RM no es útil para la detección del gas y tiende a sobreestimar la afectación de los tejidos, siendo poco precisa para diferenciar entre celulitis necrotizante e infecciones profundas.

El tratamiento de la fascitis necrotizante se basa en un manejo quirúrgico precoz y agresivo junto con antibioterapia de amplio espectro y soporte hemodinámico.

Suelen ser necesarias revisiones periódicas en el quirófano cada 1 o 2 días para asegurarse de que no se produzca mayor extensión o recidivas.

En caso de síndrome compartimental se realizará fasciotomía para evitar la necrosis muscular por isquemia, siendo necesario en algunos casos con mala evolución la amputación de la extremidad.

La estrategia de antibioterapia empírica debe cubrir bacterias grampositivas, gramnegativos y organismos anaeróbicos, y debe iniciarse lo más precozmente posible (sin esperar a la toma de muestras intraoperatorias).

Son formas especiales de fascitis necrosante las siguientes:

✔ **Gangrena de Fournier.** De localización a nivel del periné, puede deberse a una pérdida de la integridad de mucosa gastrointestinal o mucosa uretral, con extensión a la zona perianal o retroperitoneal. Es causada habitualmente por enterobacterias, enterococos, pseudomonas y anaerobios. Presenta una rápida extensión por la pared abdominal anterior y la musculatura glútea (gangrena gaseosa necrótica con crepitación). Requiere de un manejo quirúrgico agresivo y precoz.

✔ **Infecciones necrotizantes de cabeza y cuello.** Ocasionadas por la disrupción de la mucosa de la orofaringe, sobre todo tras procedimientos quirúrgicos o instrumentaciones odontógenas. Habitualmente son polimicrobianas con anaerobios y flora mixta aeróbica (tipo I), pero también pueden ser causadas de forma monomicrobiana por *Streptococcus* del grupo A (tipo II). Dentro de este grupo existe la angina de Ludwig a nivel del espacio submandibular (la lesión se extiende por la cara, el cuello y hasta el mediastino en un 40 % de los casos) y el síndrome de Lemierre (tromboflebitis séptica de la vena yugular).

✔ **Infecciones necrotizantes relacionadas con la exposición al agua:**
- ⚭ Infección por *V. vulnificus* en heridas producidas en el agua salada.
- ⚭ Infección por *A. hydrophila* en heridas expuestas al agua dulce.
- ⚭ Infecciones polimicrobianas en heridas expuestas a aguas residuales.

✔ **Gangrena sinergística de Meleney.** De curso subagudo, se produce en el postoperatorio de heridas, colostomías o úlceras por presión, por asociación sinérgica de *S. aureus* y *Streptococcus* no hemolíticos microaerófilos. Se caracteriza por la presencia de una úlcera confinada en la superficie de la fascia, de crecimiento lento y expansión centrífuga, con eritema, cianosis y necrosis.

6.3. Infecciones musculares

6.3.1. Piomiositis

Se trata de la presencia de un absceso o varios en el interior del músculo esquelético, que se manifiesta clínicamente como fiebre, dolor, hinchazón e induración dolorosa sobre un grupo muscular, típicamente en regiones proximales de las extremidades superiores o inferiores (muslos, nalgas, hombros). El dolor, la limitación del movimiento y los signos inflamatorios locales suelen preceder al desarrollo de la sintomatología sistémica.

Con frecuencia los abscesos son provocados por una diseminación hematógena, donde *S. aureus* y *Streptococcus* del grupo A son los microorganismos más frecuentes. Los factores de riesgo predisponentes son la inmunodeficiencia, el trauma, el consumo de drogas por vía parenteral, la infección concurrente y la desnutrición.

6.3.2. Mionecrosis por *Clostridium* spp. o gangrena gaseosa

Es una infección fulminante mediada por exotoxinas, con un período de incubación corto (< 24 horas). Se presenta bajo tres síndromes principales: postraumático (con una mortalidad del 15-20 %), posquirúrgico (cirugía séptica abdominal o procedimientos vasculares o traumatológicos contaminados, con una mortalidad del 50 %) y espontáneo (bacteriemia por *C. septicum* relacionada con una neoplasia gastrointestinal o en pacientes con leucemia o enteritis grave por quimioterapia, con una mortalidad cercana al 100 %). La infección se origina inicialmente en el músculo esquelético, pero normalmente afecta también a la piel y al tejido celular subcutáneo, provocando áreas extensas de necrosis y bullas en las capas superficiales de los tejidos blandos. Los signos sistémicos de sepsis se desarrollan rápidamente, seguidos de *shock* y fallo multiorgánico. Pueden aparecer otras complicaciones como anemia hemolítica, insuficiencia renal multifactorial, ictericia y necrosis hepática.

C. perfringens genera dos tipos de toxinas: la α-toxina, con capacidad hemolítica, y la θ-toxina, que tiene la capacidad de formar poros en las membranas de las células. El efecto conjunto es

una disminución del flujo sanguíneo y la formación de trombos (conglomerados de plaquetas, neutrófilos y fibrina), lo que favorece un ambiente anaeróbico y por tanto la expansión del microorganismo. La ausencia de polimorfonucleares propia de este tipo de infección se debe a un secuestro a nivel intravascular. La α-toxina también es responsable de disminuir la contractilidad miocárdica y generar así una grave repercusión hemodinámica y provocar un aumento de la permeabilidad endotelial. *C. septicum* produce también múltiples exotoxinas, incluida la α-toxina.

Las pruebas de imagen pueden revelar la existencia de gas en los tejidos profundos y ser de ayuda para determinar la localización y extensión de la infección.

Durante la exploración quirúrgica se objetivará una ausencia de sangrado o de contractilidad cuando se estimule al músculo lesionado (que aparecerá edematizado y oscurecido), y en la muestra de anatomía patológica se evidenciará la ausencia de polimorfonucleares y la degeneración del tejido.

El manejo terapéutico incluye una combinación de desbridamientos quirúrgicos repetidos de forma secuencial, terapias de soporte y antibioterapia. En las mionecrosis de causa traumática se asociará inmunización contra el tétanos si el paciente no la ha recibido en los últimos 5 años.

Es discutible el uso de cámara hiperbárica, dada la ausencia de estudios aleatorizados que demuestren claramente su beneficio (más si se trata de *C. septicum*, que es aerotolerante) y dado que, además, puede retrasar la resucitación y el abordaje quirúrgico. Sin embargo, para los casos de mionecrosis por *C. perfringens*, sí existe literatura que refiere mejoría de la supervivencia y una mejor definición del tejido necrótico, facilitando así con mayor precisión la resección y desbridamiento durante la cirugía.

También existen estudios en desarrollo de tratamientos anti-α-toxina.

En los casos de gangrenas espontáneas es mandatoria la colonoscopia para descartar patología del tracto gastrointestinal.

6.4. Síndrome de la piel escaldada estafilocócico

Infección producida por una cepa de *S. aureus* productora de exotoxina exfoliativa que provoca la formación de ampollas diseminadas con exfoliación posterior. Afecta principalmente a los niños (en neonatos se denomina «enfermedad de Ritter»), aunque también se puede dar en adultos.

Las manifestaciones cutáneas pueden suceder unos días a la infección estafilocócica.

Además de la antibioterapia, será necesario tratar al paciente como si fuera un gran quemado.

6.5. Síndrome de *shock* tóxico

El síndrome de *shock* tóxico (SST) es una situación patológica relacionada con la producción de toxinas especiales, llamadas «superantígenos», capaces de producir una hiperrespuesta inflamatoria que sitúa al paciente en *shock* y potencialmente en un fracaso multiorgánico de una manera característicamente abrupta.

El *shock* tóxico adquirió especial relevancia en los primeros años de la década de los ochenta cuando se asoció al uso de tampones durante la menstruación. El SST es causado por una toxina

(TSST-1) segregada por *S. aureus* y que es capaz de atravesar la mucosa vaginal y producir una estimulación desmedida del sistema inmune. Además de la presencia de *S. aureus* capaz de producir TSST-1 (esta circunstancia se da hasta en el 20 % de los aislados), son necesarias una serie de circunstancias especiales para que se exprese la toxina. Estas circunstancias confluyen con la combinación de la menstruación y los tampones superabsorbentes. Actualmente la incidencia del SST menstrual es de 3,4 casos por 100.000 habitantes.

Aunque el SST menstrual es la forma más llamativa de SST, probablemente por afectar a mujeres jóvenes y sanas, este síndrome es incluso más frecuente en otras formas de infección o colonización por *S. aureus*. En un registro francés, el 62 % de todos los SST no fueron asociados a menstruación; el pronóstico de los pacientes era claramente mejor en el SST menstrual (mortalidad del 0 % frente a un 22 % en los casos no asociados a menstruación), hecho inducido al menos en parte por las características basales de los pacientes.

La identificación del SST estafilocócico requiere del cumplimiento de una serie de características clínicas y de laboratorio para alcanzar tal definición (Tabla 69-4). La presencia de estas seis características indicaría un caso confirmado, y la presencia de cinco de las seis indicaría un caso probable, según han establecido los expertos.

No es indispensable la detección del microorganismo, y característicamente los hemocultivos son negativos (la bacteriemia ocurre en aproximadamente el 5 % de los casos).

Característicamente se acompaña de un exantema cutáneo que evoluciona luego, en caso de sobrevivir, a una descamación generalizada. A diferencia de los cuadros no asociados a la menstruación, se ha descrito la recurrencia en el SST menstrual.

El SST también puede aparecer en relación con otros microorganismos productores de toxinas con capacidad superantigénica, como es el caso de *S. pyogenes* (estreptococo β-hemolítico del grupo A de Lancefield). Un registro relativamente reciente mostró una incidencia del 13 % de SST en todas las infecciones estreptocócicas; en el caso de la fascitis necrotizante, la incidencia del SST aumentaba hasta el 50 %. La mortalidad del SST estreptocócico en este registro fue del 44 %, y en el caso de la miositis o mionecrosis se ha descrito una mortalidad de hasta el 80 %. El diagnóstico es, de nuevo, clínico, pero requiere la presencia del microorganismo (los hemocultivos son positivos hasta en el 60 % de los casos) y el cumplimiento de los criterios para la definición de caso.

El manejo del SST incluye el tratamiento de soporte (similar al *shock* séptico/fracaso multiorgánico), la administración de tratamiento antibiótico (empírico de amplio espectro para después ajustar en función de la etiología), la administración de antibióticos inhibidores de la producción de toxinas (clindamicina, linezolid, rifampicina) y potencialmente el uso de inmunoglobulinas inespecíficas.

6.6. Peculiaridades en el paciente hematológico

La presentación clínica suele ser atípica y va desde signos y síntomas leves, debido a una respuesta inflamatoria muy limitada por el deterioro del sistema inmune, hasta infecciones invasivas catastróficas rápidamente progresivas con grandes áreas de necrosis tisular que involucran a la fascia, debidas a la imposibilidad

Tabla 69-4. Criterios diagnósticos del síndrome de *shock* tóxico estafilocócico

	Criterios clínicos	
1	Fiebre	≥ 38,9 °C
2	*Rash*	Eritroderma difuso macular
3	Descamación	1-2 semanas tras la aparición del *rash*
4	Hipotensión arterial	Presión arterial sistólica ≤ 90 mm Hg
5	Implicación de al menos tres sistemas orgánicos:	
	✔ Gastrointestinal	Vómitos o diarrea al inicio de la enfermedad
	✔ Muscular	Mialgia grave o ascenso de CPK > 2 veces el límite superior de la normalidad
	✔ Membranas mucosas	Vaginal, orofaríngea o hiperemia conjuntival
	✔ Renal	Ascenso de urea o creatinina sérica > 2 veces el límites superior de la normalidad, o piuria en ausencia de infección del tracto urinario
	✔ Hepático	Ascenso de bilirrubina o transaminasas > 2 veces el límite superior de la normalidad
	✔ Hematológico	Plaquetas < 100.000/µL
	✔ Sistema nervioso central	Desorientación o alteración del nivel de consciencia sin focalidad neurológica, en ausencia de fiebre e hipotensión
	Criterios de laboratorio	
6	Cultivos negativos para otros patógenos	
	Pruebas serológicas negativas para otras condiciones (fiebre de las montañas rocosas, leptospirosis o sarampión)	

La identificación del SST estafilocócico requiere del cumplimiento de una serie de características para alcanzar tal definición: La presencia de estas seis características indicaría un caso confirmado, y la presencia de cinco de las seis indicaría un caso probable, según han establecido los expertos. CPK: creatina-fosfocinasa; SST: síndrome de *shock* tóxico.

de respuesta del sistema inmunitario para limitar la progresión de la infección.

7. Identificación y manejo de las principales infecciones secundarias de tejidos blandos potencialmente graves

Toda lesión cutánea es susceptible de sufrir una sobreinfección, pero el principal riesgo se encuentra en la infección de heridas traumáticas o quirúrgicas y de quemaduras. El diagnóstico y manejo de estas complicaciones será revisado en otro capítulo de este tratado.

8. Identificación y manejo de las principales manifestaciones cutáneas de infecciones sistémicas

8.1. Bacteriemia por *Staphylococcus aureus*

En la bacteriemia por este microorganismo la lesión clásica es una púrpura purulenta. En raras ocasiones también pueden aparecer nódulos subcutáneos diseminados y dolorosos.

8.2. Bacteriemia por *Pseudomonas aeruginosa*

Son posibles cuatro tipos de lesiones cutáneas: ampollas (que habitualmente se tornan hemorrágicas y tienen un eritema circundante), celulitis gangrenosa, lesiones maculares o maculopapulares (similares a las manchas rosas de la fiebre tifoidea; en regiones tropicales el cuadro de fiebre, diarrea y estas lesiones por *P. aeruginosa* recibe el nombre de fiebre de Shanghai) y ectima gangrenoso. El ectima gangrenoso consiste en un área redondeada, indurada, ulcerada e indolora con una escara central gris o negra y una zona estrecha de eritema circundante.

8.3. Infección por *Neisseria meningitidis*

En la meningitis aguda podemos encontrar máculas eritematosas (fase inicial), petequias, púrpuras y equimosis en el tronco y las extremidades. En la meningococcemia fulminante pueden desarrollarse áreas hemorrágicas y necróticas que evolucionan a gangrena periférica simétrica y coagulación intravascular diseminada.

8.4. Infección por *Salmonella typhi*

En la fiebre tifoidea no tratada la fiebre puede seguirse, tras 7-10 días, de una erupción en forma de pápulas rosadas pequeñas y ligeramente sobreelevadas («manchas rosas») que aparecen en brotes en número de 10-20.

8.5. Candidemia

En la candidemia, en ocasiones aparecen numerosas maculopápulas pequeñas (2-5 mm) de color rosado en el tronco y las extremidades. A veces se asocia a una hipersensibilidad muscular secundaria a la infiltración por levaduras y seudohifas. La biopsia de estas lesiones mostrará la presencia del agente etiológico.

8.6. Endocarditis bacteriana subaguda

Las lesiones cutáneas más frecuentes son las petequias, que aparecen en pequeños brotes en las conjuntivas, el paladar y la parte superior del tórax y las extremidades. Un número extremadamente alto de petequias puede indicar un origen vasculítico.

Los nódulos de Osler tienen una morfología semejante a la de medio guisante, son dolorosos, eritematosos y se localizan en el pulpejo de los dedos de las manos y los pies. No suelen ser numerosos, aparecen en el 15 % de los pacientes y desaparecen en aproximadamente 1-2 días.

Las lesiones de Janeway son máculas eritematosas, pequeñas e indoloras, que afectan a las palmas de las manos y las plantas de los pies.

En las manos también son características las hemorragias subungueales en astillas.

9. Infecciones de hueso, articulación y prótesis

Debido a la complejidad de las infecciones que afectan al hueso o la articulación, incluidas aquellas asociadas a una prótesis articular, la mayoría requieren un manejo multidisciplinar y con frecuencia un abordaje médico-quirúrgico.

La osteomielitis en el paciente crítico puede ser el foco infeccioso original, sobre todo en pacientes con comorbilidades importantes, o puede producirse por diseminación hematógena desde otro foco infeccioso. El diagnóstico requiere de la sospecha clínica y la confirmación radiológica por radiografía simple, TC o RM.

En el caso de la presencia de una prótesis, generalmente es necesaria su retirada con el objetivo de erradicar la infección. De igual manera, la cirugía suele ser necesaria en caso de artritis séptica.

De manera general se recomienda un tratamiento inicial con antibióticos con elevada actividad frente a bacterias en fase planctónica (betalactámicos, lipopéptidos o glucopéptidos) por vía intravenosa durante al menos 7 días, seguido de una segunda fase de tratamiento en la que se recomienda utilizar antibióticos con buena actividad antibiopelícula (rifampicina o quinolonas).

El tratamiento siempre será prolongado, y por ello la secuenciación a vía oral tras una primera fase de tratamiento intravenoso se considera una opción coste-efectiva en la mayoría de los casos.

Puntos clave

- Las infecciones de tejidos blandos incluyen formas de fascitis, miositis y celulitis. Las formas necrotizantes son las que pueden suponer un peligro vital para el paciente.
- La fascitis necrosante es una infección de los tejidos blandos profundos que provoca la destrucción progresiva de la fascia muscular y la grasa subcutánea que la recubre. La infección puede ser polimicrobiana o monomicrobiana. En este último caso el agente más frecuente es *Streptococcus* del grupo A.

ℹ

✔ La miositis necrosante es una infección rara y grave del músculo esquelético causada típicamente por *Streptococcus* del grupo A (y otros estreptococos β-hemolíticos).

✔ La celulitis necrotizante generalmente es causada por patógenos anaerobios y se puede dividir en dos tipos: clostridial (habitualmente causada por *C. perfringens*) y no clostridial (causada por una infección polimicrobiana). A diferencia de la fascitis necrotizante y la miositis, la celulitis necrotizante es una enfermedad leve en el huésped inmunocompetente.

✔ Las manifestaciones clínicas de las formas necrotizantes incluyen eritema, edema que se extiende más allá del eritema visible, dolor intenso (fuera de proporción con los hallazgos del examen en algunos casos), fiebre, crepitación y ampollas en la piel, necrosis o equimosis. Se puede observar toxicidad sistémica.

✔ La infección necrosante afecta con mayor frecuencia a las extremidades (las extremidades inferiores más frecuentemente que las superiores) y suele presentarse de forma aguda. Otras presentaciones de la fascitis necrosante incluyen la afectación del perineo (gangrena de Fournier), la región de la cabeza y el cuello y la infección neonatal.

✔ Los estudios de imágenes radiográficas pueden ser útiles para ayudar a determinar si hay una infección necrotizante, pero no deben retrasar la intervención quirúrgica. El mejor examen inicial de imágenes radiográficas es la TC. La presencia de gas en los tejidos es muy específica de infecciones necrosantes y debe impulsar una intervención quirúrgica inmediata.

✔ El tratamiento de la infección necrosante consiste en la exploración y el desbridamiento quirúrgico temprano y agresivo del tejido necrótico, junto con terapia antibiótica empírica de amplio espectro y apoyo hemodinámico. En general, el tratamiento antibiótico empírico de la infección necrosante debe consistir en una terapia antimicrobiana de amplio espectro, incluida la actividad contra organismos grampositivos, gramnegativos y anaerobios. Se recomienda añadir clindamicina o linezolid por sus efectos de antitoxina contra cepas productoras de toxinas de *Streptococcus* β-hemolíticos y *S. aureus*). En caso de *shock* tóxico puede valorarse el tratamiento con inmunoglobulina intravenosa.

Bibliografía

Andrews MM, Parent EM, Barry M, Parsonnet J. Recurrent nonmenstrual toxic shock syndrome: clinical manifestations, diagnosis, and treatment. Clin Infect Dis. 2001;32(10):1470-9.

Awad MM, Bryant AE, Stevens DL, Rood JI. Virulence studies on chromosomal alpha-toxin and theta-toxin mutants constructed by allelic exchange provide genetic evidence for the essential role of alpha-toxin in Clostridium perfringens-mediated gas gangrene. Mol Microbiol. 1995;15:191.

Bisno AL, Stevens DL. Streptococcal infections of skin and soft tissues. N Engl J Med. 1996;334:240.

Bryant AE, Chen RY, Nagata Y, et al. Clostridial gas gangrene. I. Cellular and molecular mechanisms of microvascular dysfunction induced by exotoxins of Clostridium perfringens. J Infect Dis. 2000;182:799.

Burnham JP, Kirby JP, Kollef MH. Diagnosis and management of skin and soft tissue infections in the intensive care unit: a review. Intensive Care Med. 2016;42(12):1899-911.

Bury DC, Rogers TS, Dickman MM. Osteomyelitis: Diagnosis and Treatment. Am Fam Physician. 2021;104(4):395-402.

Darenberg J, Söderquist B, Normark BH, Norrby-Teglund A. Differences in potency of intravenous polyspecific immunoglobulin G against streptococcal and staphylococcal superantigens: implications for therapy of toxic shock syndrome. Clin Infect Dis. 2004;38(6):836-42.

Dym H, Zeidan J. Microbiology of acute and chronic osteomyelitis and antibiotic treatment. Dent Clin North Am. 2017;61(2):271-82.

Eron LJ. Infections of skin and soft tissue: outcomes of a classification scheme. Clin Infect Dis. 2000;31:287(A432).

Eron LJ, Lipsky BA, Low DE, et al. Managing skin and soft tissue infections: expert panel recommendations on key decision points. J Antimicrob Chemother. 2003;52 Suppl 1:i3-17.

Gozal D, Ziser A, Shupak A, et al. Necrotizing fasciitis. Arch Surg. 1986;121:233.

Kainer MA, Linden JV, Whaley DN, et al. Clostridium infections associated with musculoskeletal-tissue allografts. N Engl J Med. 2004;350:2564.

Kaul R, McGeer A, Low DE, et al. Population-based surveillance for group A streptococcal necrotizing fasciitis: Clinical features, prognostic indicators, and microbiologic analysis of seventy-seven cases. Ontario Group A Streptococcal Study. Am J Med. 1997;103:18.

Lappin E, Ferguson AJ. Gram-positive toxic shock syndromes. Lancet Infect Dis. 2009;9(5):281-90.

Lew DP, Waldvogel FA. Osteomyelitis. Lancet. 2004;364(9431):369-79.

Lorber B. Gas gangrene and other Clostridium-associated diseases. En: Mandell GL, Bennett JE, Dolin R, editores. Principles and Practice of Infectious Diseases. 6ª ed. Churchill Livingstone; 2005. p. 2828.

Poulakou G, Lagou S, Tsiodras S. What's new in the epidemiology of skin and soft tissue infections in 2018? Curr Opin Infect Dis. 2019;32(2):77-86.

Schwartz MN, Pasternack MS. Cellulitis and subcutaneous tissue infections. En: Mandell GL, Bennett JE, Dolin R, editores. Principles and Practice of Infectious Diseases. 6ª ed. Churchill Livingstone; 2005. p. 1172.

Sitges-Serra A. Severe soft tissue infections: a syndrome-based aproach. En: Rello J, Kollef M, Díaz E, Rodríguez A, editores. Infectious Diseases in Critical Care. 2ª ed. Springer-Verlag; 2007. p. 521-9.

Spaulding AR, Salgado-Pabón W, Kohler PL, Horswill AR, Leung DY, Schlievert PM. Staphylococcal and streptococcal superantigen exotoxins. Clin Microbiol Rev. 2013;26(3):422-47.

Sriskandan S, Ferguson M, Elliot V, Faulkner L, Cohen J. Human intravenous immunoglobulin for experimental streptococcal toxic shock: bacterial clearance and modulation of inflammation. J Antimicrob Chemother. 2006;58(1):117-24.

Stevens DL, Bisno AL, Chambers HF, et al.; Infectious Diseases Society of America. Practice guidelines for the diagnosis and management of skin and soft tissue infections: 2014 update by the Infectious Diseases Society of America. Clin Infect Dis. 2014; 15;59(2): 147-59.

Stevens DL, Bryant AE. Necrotizing Soft-Tissue Infections. N Engl J Med. 2017;377:2253.

Wong CH, Chang HC, Pasupathy S, et al. Necrotizing fasciitis: clinical presentation, microbiology, and determinants of mortality. J Bone Joint Surg Am. 2003; 85-A:1454.

70 Infecciones en el paciente inmunodeprimido

P. Barral Segade, P. Rascado Sedes y B. E. Lence Massa

↱ Orientación para el estudio

Este capítulo se centra en el paciente inmunodeprimido, grupo en el que se incluyen el paciente oncohematológico, el paciente con trasplante de órgano sólido y el paciente positivo para el virus de la inmunodeficiencia humana. Aunque el pronóstico de estos pacientes ha mejorado a lo largo de los últimos años, las infecciones continúan siendo la primera causa de mortalidad y de aumento de morbilidad. En este capítulo se resumirán los factores de riesgo para cada subgrupo de pacientes, así como las principales herramientas diagnósticas y de tratamiento de las que disponemos en la actualidad.

1. Introducción

En las unidades de cuidados intensivos (UCI) se puede clasificar a los pacientes inmunodeprimidos en al menos tres grupos: oncohematológicos, trasplantados de órgano sólido y positivos para el virus de la inmunodeficiencia humana (VIH). Aunque el pronóstico de estos pacientes ha mejorado, las infecciones continúan siendo la primera causa de mortalidad y DE aumento de morbilidad; por ejemplo, los pacientes hematológicos trasplantados presentan una mortalidad de aproximadamente el 20 % en el contexto de un proceso infeccioso agudo.

El sistema inmune innato supone la primera línea de defensa ante los distintos microorganismos. Es una respuesta rápida e inespecífica que se produce en horas y originada por los sistemas hematopoyético y hepático a través de proteínas principalmente inflamatorias de fase aguda: proteína C reactiva, interferón, vía alternativa del complemento, lectina de unión a manosa, células *natural killer*, neutrófilos, monocitos y macrófagos.

En segunda línea se halla el sistema inmune adaptativo, que proporciona una respuesta más específica y sofisticada, con dos ramas de actuación principales: la respuesta humoral, mediada por linfocitos B y por tanto anticuerpos, y la respuesta celular, mediada por linfocitos T citotóxicos (o CD8+) y linfocitos T *helper* (o CD4+). Los linfocitos B se dividen en linfocitos B de memoria, que permiten esa respuesta inmunitaria específica frente a nuevos episodios de infección por el mismo organismo, y linfocitos B, generadores de anticuerpos o inmunoglobulinas.

Otra de las herramientas del sistema inmune adaptativo es la formación de los complejos antígeno-anticuerpo, potenciados a través de la vía clásica del complemento, que se encargarían de eliminar el microorganismo infeccioso. También debemos considerar el C3b, vía innata del complemento, como una de las herramientas de la inmunidad humoral, uniéndose a los complejos de ataque a la membrana y facilitando la lisis de la pared bacteriana.

En la Tabla 70-1 se describe la principal herramienta inmunológica según el tipo de microorganismo causante de la infección.

2. Pacientes críticos inmunodeprimidos oncohematológicos

El estado de inmunodeficiencia de los pacientes oncohematológicos depende de tres factores: la enfermedad de base, el momento de evolución y el tratamiento recibido.

2.1. Etiopatogenia

Los trastornos de inmunodeficiencia de los pacientes oncohematológicos son multifactoriales y presentarán neutropenia, disfunción humoral y celular, tratamiento glucocorticoide, alteración de las barreras físicas y químicas.

La neutropenia se define como un recuento de neutrófilos de < 1.500 células/mm³, siendo grave si es < 500 células/mm³, un hallazgo frecuente en los pacientes oncohematológicos críticos. La neutropenia puede aparecer a causa del tratamiento radioterápico, fármacos mielosupresores, leucemia aguda o aplasia medular. En estos pacientes la infección más habitual es bacteriana, fundamentalmente por gérmenes gramnegativos, seguida de la infección fúngica (mayor en pacientes con neutropenia prolongada) y viral (que ha aumentado su frecuencia en los últimos años). El manejo de la neutropenia febril se trata en un apartado específico.

Tabla 70-1. Relación entre diferentes microorganismos y tipo de respuesta inmunitaria

Tipo de microorganismo	Respuesta inmunitaria
Virus	Linfocitos T citotóxicos o CD8+
Micobacterias y protozoos	Linfocitos T *helper* o CD4+
Bacterias encapsuladas	Anticuerpos opsonizantes
Otras bacterias	Activación del complemento
IL-2, IL-12, IFN-γ	Respuesta celular
IL-4, IL-13	Respuesta humoral

IFN: interferón; IL: interleucina.

En la Tabla 70-2 se describe el mecanismo de inmunodepresión, las causas y el organismo oportunista que se debe considerar.

En la última década se han experimentado grandes cambios en los tratamientos de los síndromes linfoproliferativos. A la quimioterapia convencional se suma ahora un amplio abanico de terapias dirigidas con diferentes indicaciones. En todos los casos la enfermedad de base del paciente y los tratamientos concomitantes o los recibidos previamente impactan en el riesgo de infección.

Destacamos a continuación algunos de estos tratamientos por su especial asociación con algún tipo de complicación infecciosa.

2.1.1. Inhibidores de la tirosina-cinasa

El ibrutinib se une de forma irreversible a su diana induciendo la apoptosis de la célula B tumoral. Parece aumentar el riesgo de desarrollar infecciones, de las que las más frecuentes serían las infecciones bacterianas y de foco respiratorio. Aunque en los ensayos clínicos las infecciones fúngicas fueron poco frecuentes, los estudios observacionales han demostrado un aumento de estas. Al igual que las bacterianas, son más frecuentes en los primeros 3 meses de tratamiento, en pacientes que han recibido otras líneas de tratamiento y en asociación con glucocorticoides.

Es importante destacar la interacción del ibrutinib con fármacos inhibidores potentes del CYP34A como el voriconazol, principal tratamiento de la aspergilosis invasiva (AI). Se recomienda evitar esta asociación y, de no ser posible, reducir la dosis de ibrutinib. Se han reportado series de casos en los que se usó la combinación de ibrutinib e isavuconazol, con un menor riesgo de interacciones, buena tolerancia y sin efectos adversos importantes.

2.1.2. Terapia de células T de receptor de antígenos quiméricos (CAR-T)

Es uno de los tratamientos emergentes más prometedores en el tratamiento del paciente oncohematológico.

La mayoría de los pacientes que reciben esta terapia desarrollarán fiebre tras la infusión, principalmente debido al síndrome de liberación de citocinas, síndrome que en ocasiones es indistinguible de una infección ya que incluye síntomas similares como taquicardia, taquipnea e hipotensión. Algunos estudios han intentado buscar biomarcadores útiles para distinguir ambos procesos, por el momento sin éxito.

Los datos sobre la incidencia de infección en estos pacientes son escasos, y esta varía según la enfermedad hematológica de base y el tipo de terapia CAR-T. Lo que sí está claro son los factores de riesgo de infección en los pacientes sometidos a esta terapia:

- Características del tratamiento: alta carga de células CAR-T.
- Síndrome de liberación de citocinas grave: tratamiento con corticoide asociado o no a tocilizumab.
- Neutropenia.
- Aplasia de células B, hipogammaglobulinemia.

Tabla 70-2. Relación entre mecanismo de inmunodepresión, posibles causas y gérmenes oportunistas

Mecanismo de inmunodepresión	Causas	Organismo oportunista
Fagocitosis	- Neutropenia - Enfermedades granulomatosas crónicas - Corticoides	*Staphylococcus aureus*, grammnegativos aerobios, *Pseudomonas aeruginosa*, *Klebsiella pneumoniae*, *Escherichia coli*, *Candida* spp., *Aspergillus* spp.
Inmunidad humoral (anticuerpos)	- Agammaglobulinemia, déficit de IgA o IgM - Mieloma, macroglobulinemia de Waldenström, leucemia linfocítica	Infección recurrente por bacterias encapsuladas celulares *S. pneumoniae*, *Haemophilus influenzae*, *S. aureus*
Complemento	- Mixtas	C3-C5: bacterias encapsuladas C5-C9: *Neisseria gonorrhoeae*, *N. meningitidis*
Inmunidad celular	- Primaria - Malnutrición - Linfoma - Leucemia - Edad avanzada - Fármacos - Sida - Corticoides	VHS, CMV, VVZ, VEB, virus JC, virus molusco contagioso, tuberculosis micobacteriana, micobacterias no tuberculosas, *Salmonella* spp., *Shigella* spp., *Listeria monocytogenes*, *Candida* spp., *Criptococcus*, *Aspergillus* spp., *Toxoplasma gondii*, *Cryptosporidium*, *Pneumocystis jirovecii*
Asplenia/hipoesplenia	PTT, linfoma de Hodgkin	Bacterias encapsuladas

CMV: citomegalovirus; PPT: púrpura trombótica trombocitopénica; VEB: virus de Epstein-Barr; VHS: virus del herpes simple; VVZ: virus de la varicela-zóster.

✔ Características del paciente: leucemia linfoblástica aguda, cuatro o más líneas de tratamiento previas a la terapia CAR-T.

La infección como consecuencia de la terapia CART-T puede ser bacteriana o viral.

2.1.2.1. Infección bacteriana

La incidencia de infección bacteriana oscila desde el 10 % al 43 % según las series. Es posible que esta incidencia sea mayor teniendo en cuenta que muchas infecciones pueden ser infradiagnosticadas en el contexto del síndrome de liberación de citocinas.

Las recomendaciones generales incluyen:

✔ No iniciar el tratamiento con CAR-T si existe un proceso infeccioso activo o no controlado.
✔ No se recomienda la profilaxis antibiótica.
✔ En el caso de desarrollar fiebre y síntomas compatibles con infección, aunque se sospeche un síndrome de liberación de citocinas debemos retirar muestras microbiológicas e iniciar tratamiento antibiótico empírico según el protocolo local. El tratamiento empírico debe incluir siempre tratamiento antipseudomónico.
✔ Reevaluar a las 48 horas y valorar la desescalada antibiótica o suspensión precoz si no se confirma la sospecha de infección.

2.1.2.2. Infección viral

Los virus implicados son:

✔ **Virus del herpes simple (VHS) y virus de la varicela-zóster (VVZ).** La seroprevalencia del VHS tipo 1 en la población europea está en torno al 80 %. La reactivación durante el tratamiento inmunosupresor es muy habitual en ausencia de profilaxis. Se recomienda profilaxis con aciclovir 400-800 mg/12 h v.o. y mantenerla al menos hasta 60-100 días después de la infusión.
✔ **Citomegalovirus (CMV).** A pesar de que en torno al 70 % de la población europea es positiva para CMV, no existen datos sobre su monitorización y profilaxis en este contexto.
✔ **Virus respiratorios: virus de la gripe y virus respiratorio sincitial (VRS).** Las pruebas diagnósticas deben realizarse solo en los pacientes con sintomatología (infección respiratoria del tracto inferior o superior), buscando especialmente el diagnóstico de aquellos virus que sí tienen tratamiento. Las recomendaciones generales sobre los virus respiratorios son:
  ✍ Se recomienda la vacunación de la gripe.
  ✍ Los pacientes con gripe confirmada antes del inicio de la terapia deben recibir tratamiento y retrasar el inicio de la terapia al menos 2 semanas o hasta la resolución de los síntomas.
  ✍ Aquellos pacientes con diagnóstico confirmado o probable de gripe tras la terapia deben recibir tratamiento. El tratamiento de primera línea es el oseltamivir. En caso de intolerancia digestiva se puede utilizar la infusión intravenosa de zanamivir o permavir.

  ✍ En el caso del VRS en pacientes con sintomatología e infección probada se debe iniciar tratamiento antiviral y retrasar el inicio de la terapia al menos durante 2 semanas o hasta la desaparición de la clínica.
✔ **SARS-CoV-2 (síndrome respiratorio agudo grave).** Los datos de infección por SARS-CoV-2 en estos pacientes son también muy limitados. Se recomiendan medidas de prevención estrictas y la búsqueda activa con o sin síntomas de infección con la realización de reacción en cadena de la polimerasa (PCR) en cada una de las fases de la terapia (aféresis, linfodepleción e infusión de las células CAR-T). El tratamiento no difiere de las recomendaciones generales para el resto de los pacientes.

2.1.2.3. Infección fúngica

La incidencia de infección fúngica invasiva en los pacientes con leucemia linfocítica aguda de células B, linfoma no Hodgkin de células B o la leucemia linfocítica crónica tratada con CAR-T se encuentra, de forma global, entre el 5 % y el 10 %.

El uso adecuado de profilaxis antifúngica en los pacientes de alto riesgo ha demostrado disminuir de forma significativa la incidencia de aspergilosis invasiva.

Las recomendaciones en cuanto a la profilaxis y el manejo de las infecciones fúngicas invasivas son:

✔ Se recomienda el uso de fluconazol 400 mg/24 h en la fase de neutropenia tras la linfodepleción.
✔ Se recomienda la profilaxis para infecciones por hongos filamentosos hasta que el recuento de neutrófilos sea > $500/mm^3$ en los pacientes de alto riesgo:
  ✍ Cuatro o más líneas de tratamiento previas.
  ✍ Neutropenia previa a la infusión (< $500/mm^3$).
  ✍ Dosis elevada de linfocitos CAR-T.
  ✍ Infección fúngica invasiva previa.
  ✍ Administración de tocilizumab y/o corticoides.
✔ Se realizaría la profilaxis con posaconazol 300 mg/24 h v.o. Otras alternativas serían la anfotericina B liposomal o la micafungina.
✔ La profilaxis frente a *Pneumocystis jirovecii* es obligada con trimetoprim-sulfametoxazol 800/160 mg v.o. tres veces a la semana. Debe iniciarse 1 semana antes de la infusión y hasta la que las cifras de CD4 sean > 200/μL.

2.2. Diagnóstico

Los pacientes inmunodeprimidos a menudo precisan técnicas diagnósticas complementarias, más específicas e invasivas que las aplicadas a otros grupos de pacientes. La dificultad diagnóstica se debe a la presentación clínica diferente y al uso de antibioterapia de amplio espectro durante períodos prolongados, lo que disminuye las posibilidades de obtener cultivos microbiológicos positivos. A veces la situación del paciente no permite la realización de determinadas técnicas invasivas (trombocitopenia, inestabilidad hemodinámica, insuficiencia respiratoria grave, etc.), aunque hay grupos de autores que restan importancia a este hecho alegando que los resultados de estas pruebas no siempre implican cambios en el tratamiento.

2.2.1. Pruebas diagnósticas

Las pruebas que se emplean son:

- **Pruebas de laboratorio.** Marcadores bioquímicos de infección: la combinación de proteína C reactiva > 20 mg/L y procalcitonina > 2 ng/mL es altamente sugestiva de infección bacteriana.
- **Pruebas microbiológicas.** El hemocultivo continúa siendo el *gold standard*. Es mandatorio retirar muestras si el paciente presenta fiebre, pero en inmunodeprimidos podrían realizarse en cualquier momento en el que sospechemos un cuadro infeccioso. Su sensibilidad disminuye con ciclos de antibióticos previos y en microorganismos de crecimiento lento. Para la correcta identificación del microorganismo se necesitan entre 24 y 48 horas. En caso de infección por hongos, solo en el 50 % de los casos serán positivos los hemocultivos. Según la clínica y la sospecha diagnóstica retiraremos, además, otras muestras microbiológicas como urocultivo, muestras respiratorias, líquido cefalorraquídeo (LCR), serología, PCR, etc. En la diarrea debe realizarse coprocultivo y detección de *Clostridium difficile*, antígeno y toxina: la negatividad de ambos descarta la infección, mientras que la positividad de ambos la confirma, y en el supuesto de que uno sea positivo y el otro negativo, debe realizarse una PCR.
- **Pruebas de imagen.** Aunque hay patrones radiológicos sugestivos de infecciones por determinados microorganismos, en muchas ocasiones son hallazgos inespecíficos y no permiten realizar un diagnóstico etiológico. En la Tabla 70-3 se describen los hallazgos radiológicos por tomografía computarizada, el diagnóstico y el diagnóstico diferencial.

2.2.2. Diagnóstico de la infección fúngica invasiva

La infección fúngica invasiva presenta un diagnóstico difícil dadas las limitaciones para realizar determinadas pruebas diagnósticas invasivas y que la presentación clínico-radiológica puede ser atípica o inespecífica.

Son marcadores de infección fúngica:

- **Galactomanano.** Mediante técnica ELISA se detecta el antígeno de la pared de las células de *Aspergillus*. Se consideran positivos valores ≥ 0,5 en suero y LCR y > 0,7 en el lavado broncoalveolar. Un galactomanano positivo, en el contexto de clínica e imagen sugestiva, podría suponer el inicio de tratamiento antifúngico. En los pacientes neutropénicos la mayor detección de galactomanano en suero se relaciona con peor pronóstico. La administración de piperacilina-tazobactam, posaconazol y suero Plasma-Lyte® puede provocar falsos positivos. En pacientes oncohematológicos trasplantados el galactomanano tiene una especificidad del 90 % y una sensibilidad que varía entre el 30 % y el 100 %, siendo mayor en pacientes neutropénicos.
- **β-D-glucanos.** Se encuentran en la pared celular de muchas especies fúngicas y solo pueden detectarse en sangre. Tienen un alto valor predictivo negativo. Podrían dar falsos positivos las transfusiones de hemoderivados, el tratamiento con albúmina, inmunoglobulinas o la hemodiálisis.

- **Lateral Flow Device®.** Método de detección rápido (< 15 minutos) y barato de una glucoproteína extracelular de *Aspergillus* spp.
- **Manano y antimanano.** Técnica ELISA de detección de *Candida* spp. Juntos tienen un alto valor predictivo negativo.
- **Antígeno de *Cryptococcus*capsular.** Se detecta en sangre y LCR, por aglutinación de látex, tinción con tinta china o con cultivos ureasa-positivos.

2.2.2.1. Diagnóstico de aspergilosis invasiva

La European Organization for Research and Treatment of Cancer y el Mycosis Study Group (EORTC/MSG) han establecido unos criterios para enfermedad probada, probable o posible de infección fúngica invasiva, validados en pacientes oncológicos y trasplantados. Se suelen extrapolar también a pacientes críticos y/o inmunodeprimidos por otras causas. Comprenden una serie de criterios histológicos, clínicos, microbiológicos y factores de riesgo (Tabla 70-4 y Tabla 70-5).

2.2.2.2. Diagnóstico de mucormicosis

Las infecciones fúngicas invasivas por *Mucor* spp. son muy infrecuentes, de muy rápida evolución y alta letalidad. La presentación más común es la rinocerebral, seguida de la pulmonar y la diseminada de partes blandas. Una lesión que debe hacernos sospechar su presencia es la aparición de escaras negras. Es obligatorio realizar un estudio de extensión, ya que este hongo invade estructuras vecinas rápidamente. La muestra microbiológica debe ser inspeccionada con tinción de calcoflúor o blancoflúor: la observación de hifas no septadas con ramificaciones irregulares en ángulo de 45-90° tiene una sensibilidad elevada.

2.3. Tratamiento empírico

El tratamiento antibiótico empírico en los pacientes con neoplasias hematológicas, trasplantes de células hematopoyéticas y neutropenia febril debe incluir como norma general cobertura antipseudomónica con un betaláctamico en monoterapia o en combinación.

El tratamiento antifúngico y antiviral dependerá de los factores de riesgo mencionados, de la evolución y de los resultados de los estudios microbiológicos.

En estos pacientes la terapia antibiótica empírica, al igual que en el resto de los pacientes críticos, debe reevaluarse e incluso puede suspenderse de forma precoz tras 72 horas de apirexia y estabilidad clínica, independientemente del recuento de neutrófilos. Esta aproximación clínica reduce la exposición a antibioterapia innecesaria y es segura.

3. Neutropenia febril

La neutropenia febril es una complicación muy frecuente en los pacientes con enfermedad oncohematológica que reciben quimioterapia y se asocia con una alta morbimortalidad.

Tabla 70-3. Patrones radiológicos en la tomografía computarizada y correlación diagnóstica

Hallazgos radiológicos	Diagnóstico	Diagnóstico diferencial
Consolidación y broncograma aéreo	Neumonía	Atelectasia, neoplasia, aspiración
Signo de la silueta	Bronconeumonía	Atelectasia, neoplasia
Signo de cisura prominente	Neumonía lobar, absceso	Neoplasia
Signo del vaso aferente	Embolia séptica	Metástasis
Nivel aéreo	Empiema, absceso	Neoplasia, granulomatosis de Wegener
Refuerzo heterogéneo	Absceso, empiema	Neoplasia
Opacidades en vidrio deslustrado	Neumonía atípica	Neoplasia, toxicidad farmacológica, insuficiencia cardíaca congestiva, vasculitis
Signo del halo	Aspergilosis	*Pseudomonas*, VHS, CMV, granulomatosis de Wegener
Signo de la media luna	Aspergilosis	Quiste hidatídico pulmonar
Halo reverso	Aspergilosis, neumonía criptogénica organizada	Tuberculosis, infección bacteriana, sarcoidosis, granulomatosis de Wegener
Empedrado	Infección viral, gripe	Proteinólisis alveolar, edema pulmonar, hemorragias
Patrón miliar	Tuberculosis	Metástasis

CMV: citomegalovirus; VHS: virus del herpes simple.

La profilaxis antibiótica no se recomienda en el paciente crítico solo con neutropenia. Aunque existen estudios que han validado los beneficios de dicha profilaxis en pacientes con neutropenia profunda y prolongada, ninguno se ha validado en el paciente crítico. El riesgo–beneficio es, por tanto, desconocido, por lo que los expertos finalmente no recomiendan la profilaxis antibiótica.

La terapia empírica inicial debe incluir al menos un betalactámico con actividad frente a *Pseudomonas* spp. Se recomienda que los pacientes con neutropenia febril inicien el tratamiento antibiótico en los primeros 30-60 minutos. Los estudios no demuestran diferencias de mortalidad con la terapia combinada de betalactámico más aminoglucósido o quinolona, y debe reservarse para los casos de riesgo de multirresistencia, para ampliar el espectro empírico.

La terapia con un glucopéptido (u otros agentes activos frente a infecciones por cocos grampositivos) se debe valorar en las siguientes situaciones:

- ✔ Sospecha de infección por catéter.
- ✔ Infecciones de piel y partes blandas.
- ✔ *Shock* séptico.
- ✔ Mucositis grado III/IV.
- ✔ Colonización previa por *Staphylococcus aureus* resistente a la meticilina.

Tabla 70-4. Criterios EORTC/MSG de infección fúngica invasiva probada

Prueba diagnóstica	Hongos filamentosos
Análisis microscópico	Examen histológico, citopatológico o microscopía directa (tinciones con plata metenamina o PAS; si es posible, examinar también una muestra en fresco teñida con tinte fluorescente) de una muestra obtenida mediante aspiración con aguja o biopsia en la que se ven hifas o formas seudolevaduriformes pigmentadas, relacionado con evidencia de daño tisular asociado
Cultivo	Aislamiento de un hongo filamentoso o levadura negra en un cultivo de una muestra obtenida de forma estéril de lugar normalmente estéril, y síntomas o lesiones radiológicas compatibles con infección, excluyendo fluido de lavado broncoalveolar, muestra de cavidad sinusal y orina
Hemocultivo	Aislamiento de un hongo filamentoso distinto de *Aspergillus* (que puede representar contaminación), p. ej. *Fusarium* spp., e infección compatible
Análisis serológico	No aplicable

EORTC/MSG: European Organization for Research and Treatment of Cancer y el Mycosis Study Group; PAS: reacción del ácido peryódico de Schiff.

Tabla 70-5. Criterios EORTC/MSG de infección fúngica invasiva probable y posible

Factor del huésped

- ✔ Neutropenia durante > 10 días
- ✔ Neoplasia hematológica
- ✔ Trasplante alogénico de progenitores hematopoyéticos
- ✔ Trasplante de órgano sólido
- ✔ Corticoterapia con 0,3 mg/kg al día > 3 semanas
- ✔ Inmunosupresores de células T en los 90 días anteriores
- ✔ Inmunosupresores de células B (p. ej., ibrutinib)
- ✔ Inmunodeficiencia adquirida grave
- ✔ Enfermedad de injerto contra huésped grado III-IV

Criterio clínico

Aspergilosis pulmonar	Uno o más de los siguientes signos en la TC: ✔ Lesión o lesiones densas, bien circunscritas, con o sin signo del halo ✔ Signo del aire creciente ✔ Cavidad
Traqueobronquitis	Ulceración traqueobronquial, nódulo, seudomembrana, placa o escara, apreciadas mediante broncoscopia
Infección sinonasal	Prueba de imagen con evidencia de sinusitis y uno o más de los siguientes signos: ✔ Dolor agudo localizado (incluyendo dolor irradiado al ojo) ✔ Úlcera nasal con escara negra ✔ Extensión desde un seno paranasal rompiendo la barrera ósea, incluyendo acceso a la órbita
Infección del sistema nervioso central	✔ Lesión focal en prueba de imagen ✔ Realce meníngeo en RM o TC

Criterios micológicos

Pruebas directas (citología, microscopía directa o cultivo)	Hongo filamentoso en esputo, LBA, cepillado bronquial o aspirado sinusal, indicado por uno de los siguientes datos: ✔ Presencia de elementos fúngicos compatibles ✔ Recuperación en cultivo
Pruebas indirectas (detección de antígenos o componentes de la pared celular)	*Aspergillus* spp.: ✔ Galactomanano en plasma, suero, LBA o LCR ✔ PCR en plasma, suero, sangre total o LBA en dos o más determinaciones positivas

Interpretación:
- ✔ IFI probable: 1 factor del huésped + 1 criterio clínico + 1 criterio micológico
- ✔ IFI posible: 1 factor del huésped + 1 criterio clínico

EORTC/MSG: European Organization for Research and Treatment of Cancer y el Mycosis Study Group; IFI: infección fúngica invasiva; LBA: lavado broncoalveolar; LCR: líquido cefalorraquídeo; PCR: proteína C reactiva; RM: resonancia magnética; TC: tomografía computarizada.

Cada vez que se inicie un tratamiento empírico, debe ser reevaluado valorando la suspensión precoz del tratamiento frente a grampositivos según la situación clínica y los resultados microbiológicos.

En un paciente con neutropenia en situación de *shock* séptico se deben retirar los catéteres inmediatamente cuando no exista otro foco claro de infección. La retirada precoz del catéter se ha asociado de forma independiente con un incremento de la supervivencia en el paciente con neutropenia crítico y en pacientes con sepsis grave o *shock* séptico.

3.1. Estrategias de tratamiento empírico

Existen dos estrategias:

- **Estrategia de escalada:**
  - Se inicia cobertura antipseudomónica en monoterapia sin uso de carbapenémico, aumentando el espectro si se produce deterioro clínico o no hay mejoría tras 48-72 horas.
  - Se puede utilizar piperacilina-tazobactam, cefepima o ceftazidima.
- **Estrategia de desescalada:**
  - Se recomienda el uso de imipenem o meropenem en monoterapia o una combinación de un betalactámico antipseudomónico con un aminoglucósido o una fluoroquinolona si esta no ha sido utilizada como profilaxis. Los carbapenémicos deben ser reservados para los pacientes en estado crítico.
  - Los aminoglucósidos deben administrarse en una dosis única al día. La necesidad de continuar el tratamiento con un aminoglucósido debe ser reevaluada a las 48-72 horas.
  - Si existe riesgo de infección por un bacilo gramnegativo multirresistente se recomienda la combinación de un betalactámico con la menor tasa de resistencias según la epidemiología local asociado a amikacina o colistina.
  - El uso de antibióticos con actividad frente a cocos grampositivos resistentes a betalactámicos se realizará según los criterios previamente referenciados.
  - En los pacientes en situación de *shock* séptico que no hayan recibido profilaxis antifúngica considerar la adición de tratamiento antifúngico activo frente a *Candida* spp.

3.2. Duración del tratamiento

En el paciente con neutropenia febril en el que no se demuestra infección ni clínica ni microbiológicamente el tratamiento empírico puede ser suspendido si se encuentra afebril al menos durante 72 horas y estable clínicamente independientemente del recuento de neutrófilos o de la duración de la neutropenia.

Tras la suspensión, se debe mantener un tiempo de vigilancia y valorar el reinicio del tratamiento antibiótico en el caso de reaparecer la fiebre.

3.3. ¿Cuándo iniciar tratamiento antifúngico empírico en el paciente con neutropenia febril?

El fracaso respiratorio en los pacientes con infección fúngica se asocia todavía con un pronóstico ominoso, por lo que, aunque no existen datos específicos en el paciente crítico, el riesgo de aspergilosis invasiva está íntimamente relacionado con la gravedad y duración de la neutropenia, con un riesgo más elevado aún en los pacientes con neutropenia profunda de 15 o más días de duración.

Se recomienda profilaxis frente a *Aspergillus* en los siguientes casos:

- Paciente crítico neutropénico con leucemia mieloide aguda o síndrome mielodisplásico sometidos a terapias de inducción y consolidación en los que se espera el desarrollo de neutropenia grave y de larga duración.
- Paciente crítico neutropénico de alto riesgo (regímenes mieloablativos, edad avanzada, pacientes trasplantados con enfermedad activa).
- Paciente crítico neutropénico con aplasia medular idiopática grave.

De forma similar, la profilaxis antiviral y frente a *Pneumocystis jirovecci* estará indicada según la enfermedad de base y los tratamientos previos.

Los pacientes con neutropenia de alto riesgo que no hayan recibido profilaxis frente a hongos filamentosos deben recibir tratamiento antifúngico empírico si existe fiebre sin un foco claro tras 4 o 5 días de tratamiento antibiótico de amplio espectro.

El uso de biomarcadores para el inicio de tratamiento empírico como el galactomanano o el β-D-glucano reduce el uso de antifúngicos de forma segura sin que afecte la mortalidad en el paciente con neutropenia.

3.4. ¿Podemos ajustar el tratamiento tras obtener un aislamiento microbiológico incluso en el paciente neutropénico?

Tras la identificación microbiológica debemos ajustar el tratamiento empírico teniendo en cuenta la actividad *in vitro*, las propiedades farmacocinéticas y las características individuales de cada paciente.

Si el microorganismo aislado se considera el único responsable del cuadro, debemos ajustar el tratamiento al de menor espectro posible. Se ha de considerar la necesidad de cobertura de anaerobios según el foco de sospecha.

En estos pacientes el tratamiento debe mantenerse hasta la curación clínica y la erradicación microbiológica, al menos tras 4 días apirético y mínimo 7 días de tratamiento.

Asimismo, se mantendrá una vigilancia estrecha tras la suspensión del mismo.

3.5. Programas de optimización de antimicrobianos

En el paciente hematológico que recibe tratamiento inmunosupresor los efectos colaterales derivados de los tratamientos antibióticos, especialmente los de amplio espectro, incluyen la selección de microorganismos multirresistentes, además de favorecer el desarrollo de infecciones fúngicas y la disbiosis.

Existen múltiples publicaciones a lo largo de los últimos años que analizan el impacto de la implementación de programas de optimización de antimicrobianos (PROA) sobre el paciente crítico hematológico. El manejo de la infección en el paciente hematológico que ingresa en una UCI constituye un desafío de gran complejidad. Las graves implicaciones de un tratamiento inapropiado sobre el pronóstico hacen que en este grupo de pacientes sea frecuente la prescripción de múltiples antimicrobianos durante largos períodos de tiempo. No obstante, esta situación no está exenta de riesgos, entre los que se encuentran la aparición de eventos adversos y la selección de cepas multirresistentes. La implantación de un PROA dirigido por intensivistas, basado en una auditoría prospectiva en una UCI, lleva a un número relevante de intervenciones sobre la prescripción de antimicrobianos, incluyendo un importante número de suspensiones de tratamiento sin que esto suponga un impacto negativo sobre la evolución clínica de los pacientes hematológicos ingresados en nuestras unidades.

4. Trasplante de órgano sólido

El pronóstico de los receptores de trasplante de órgano sólido ha mejorado a lo largo de las últimas décadas. Esto se deriva fundamentalmente de la prevención del rechazo gracias a los nuevos tratamientos inmunosupresores. Sin embargo, estos pacientes presentan una mayor susceptibilidad tanto a las infecciones convencionales como a las oportunistas, lo que conlleva un aumento de la morbilidad, disfunción del injerto y mortalidad.

El diagnóstico se ve retrasado en ocasiones por una presentación inicial tórpida o a la aparición de *shock* y disfunción orgánica de forma abrupta.

La susceptibilidad del trasplante de órgano sólido a la infección descansa en múltiples factores que van desde factores pretrasplante, el tipo de trasplante, factores intraoperatorios (tiempo de isquemia fría, transfusiones) y factores postrasplante (grado de inmunosupresión, profilaxis antibiótica, infección por CMV). Debemos recordar que la infección por CMV es, por sí misma, causante de inmunosupresión, aumentando el riesgo de infección grave bacteriana y fúngica.

Existen tres períodos clásicos:

1. Período posquirúrgico: incluye las 4 primeras semanas postrasplante.
2. Período de máxima inmunosupresión: 1-12 meses postrasplante.
3. Período posterior: > 12 meses postrasplante.

En el **período posquirúrgico** las infecciones se producen por complicaciones quirúrgicas, infecciones derivadas del donante o infecciones previas del receptor o nosocomiales.

En el trasplante hepático los pacientes con colangitis esclerosante primaria tienen más predisposición a complicaciones de la vía biliar (estenosis) y secundariamente a las infecciones. De forma similar, niveles más altos de bilirrubina total pretrasplante también se asocian con el desarrollo de infección. Las infecciones más habituales son: colangitis, abscesos hepáticos, peritonitis y bacteriemia secundarias.

En el trasplante pulmonar la denervación del injerto se acompaña de una disminución del reflejo de la tos y una disfunción del aclaramiento mucociliar, aumentando la predisposición a la neumonía grave y la sepsis.

En el **período de máxima inmunosupresión** las infecciones se deben principalmente a la reactivación de infecciones latentes (CMV, VHS, VVZ) y patógenos oportunistas.

En el **período posterior** las infecciones más habituales son las adquiridas en la comunidad y asociadas a los cuidados sanitarios.

La infección por *C. difficile* es una infección frecuente que debemos descartar siempre que exista diarrea.

En todos los casos la predisposición de estos pacientes a la infección nosocomial también aumenta el riesgo de bacterias multirresistentes.

Otros factores importantes son:

✓ La ampliación de los criterios de inclusión en las listas de trasplante (pacientes de mayor edad y más enfermos).
✓ La enfermedad crítica pretrasplante se asocia con más morbilidad y mortalidad postrasplante. En Estados Unidos hasta un 6 % de los receptores pulmonares están bajo ventilación mecánica o con soporte extracorpóreo (ECMO) en el momento del trasplante. De forma similar, en el trasplante cardíaco hasta un 25 % de los receptores están con ECMO en el momento de la intervención.

4.1. Profilaxis

La profilaxis en el primer mes postrasplante se centra fundamentalmente en la prevención de la infección nosocomial relacionada con el donante y la intervención quirúrgica.

La profilaxis bacteriana debe tener en cuenta tanto el tipo de órgano trasplantado como la existencia de colonizaciones previas bien en el donante o bien el receptor, y su duración debe ser la menor posible.

La profilaxis para CMV dependerá del tipo de órgano trasplantado y del estado serológico del donante/receptor.

4.2. Fracaso respiratorio agudo

El fracaso respiratorio agudo postrasplante es una de las causas más frecuentes de ingreso en las UCI. Incluye tanto causas infecciosas como no infecciosas (edema agudo de pulmón, disfunción primaria del injerto, hemorragia pulmonar, síndrome de dificultad respiratoria aguda). En algunos casos será necesaria la realización de pruebas diagnósticas invasivas para conocer la etiología del mismo.

Hasta un 10 % de estos pacientes pueden presentar una radiología simple de tórax normal. La broncoscopia es una herramienta útil que debemos considerar de forma precoz. La toma de muestras de lavado broncoalveolar, la determinación de biomarcadores y las nuevas pruebas diagnósticas moleculares son fundamentales para dirigir nuestra actitud terapéutica.

4.3. *Shock* séptico

En caso de sospecha de sepsis o *shock* séptico el inicio precoz de antibioterapia de amplio espectro y antifúngicos es fundamental. Siempre debemos tener en cuenta el riesgo de bacterias multirresistentes y adaptar nuestra terapia empírica. Los pacientes trasplantados presentan un mayor riesgo de infección por estos gérmenes. Las interacciones farmacológicas y la exposición a múltiples fármacos exponen a estos pacientes a un riesgo mayor de toxicidad y de infradosificación o sobredosificación. La duración del tratamiento en estos pacientes debe ser valorada de forma individual.

Todos nuestros esfuerzos deben ir dirigidos a la búsqueda del origen de la infección, incluyendo causas quirúrgicas. El diagnóstico diferencial debe incluir también causas no infecciosas como el rechazo o la toxicidad farmacológica.

4.4. Infección fúngica invasiva

Los receptores de un trasplante de órgano sólido son un grupo de pacientes con un riesgo significativo de desarrollar infecciones fúngicas invasivas causadas fundamentalmente por los géneros *Candida* spp. y *Aspergillus* spp. y, con una menor incidencia, por hongos Mucorales. La morbimortalidad asociada a estas infecciones es muy elevada y se requiere un tratamiento rápido multidisciplinar y acertado.

El tratamiento es difícil debido a las potenciales interacciones existentes entre los antifúngicos y los inmunosupresores, así como por el riesgo de hepatotoxicidad y de daño renal asociado al uso de los antifúngicos de uso habitual.

La candidiasis invasiva es la más frecuente de las infecciones fúngicas invasivas, representando entre el 50-60 % de todas ellas. Es más frecuente su desarrollo en el primer año postrasplante y fundamentalmente en el trasplante hepático y renal. El tratamiento se puede realizar con una equinocandina o fluconazol en el paciente no grave y que no ha sido expuesto a azoles previamente.

La aspergilosis invasiva es más frecuente en el trasplante pulmonar y cardíaco. El tratamiento de elección en los pacientes con trasplante de órgano sólido son los azoles triazólicos (voriconazol, isavuconazol). Se debe considerar el riesgo de hepatotoxicidad y la necesidad de monitorizar niveles en el caso del voriconazol, debido a las interacciones (relacionadas con la inhibición del citocromo CYP3A4), que hacen que los niveles de vorizonazol sean impredecibles. La anfotericina B liposomal o el isavuconazol son antifúngicos de elección para el tratamiento de la mucormicosis, mientras que el posaconazol se utiliza como fármaco de segunda línea. Sin embargo, la elevada incidencia de fracaso renal asociada a la anfotericina B y las interacciones entre el posaconazol y los fármacos inmunosupresores hacen que la administración de estos antifúngicos en el trasplante de órgano sólido no esté exenta de riesgos.

La neumonía por *P. jirovecii* ocurre más habitualmente en los 2 años postrasplante y se asocia con la edad, el número de linfocitos y la infección por CMV. El uso de corticoides en la neumonía por *P. jirovecii* en el trasplante de órgano sólido es un tema de debate.

4.5. Infecciones del sistema nervioso central

Las infecciones oportunistas del sistema nervioso central aparecen típicamente entre el 6° y el 12° mes postrasplante.

Los hongos son una causa frecuente de abscesos cerebrales. En la aspergilosis del sistema nervioso central el voriconazol es el tratamiento estándar, pero requiere monitorización para alcanzar niveles adecuados y evitar posibles toxicidades. En el caso de toxicidad la anfotericina B liposomal es una alternativa.

Otros patógenos frecuentes son *Nocardia* spp., *Toxoplasma gondii* y *Mycobacterium tuberculosis*.

La incidencia de meningitis bacteriana es siete veces mayor en el trasplante de órgano sólido que en la población general, siendo los patógenos más habituales *S. pneumoniae* y los bacilos gramnegativos.

El VHS y el VHZ también pueden producir encefalitis en estos pacientes.

4.6. Infecciones virales

Los virus se dividen en dos grupos:

- ✔ Virus oportunistas (VHS, CMV).
- ✔ Virus respiratorios comunes (gripe, rinovirus, coronavirus, VRS).

El diagnóstico de infección por CMV se define como la presencia de infección demostrada por CMV asociada a síntomas compatibles como fiebre, citopenias o afectación orgánica como colitis o enteritis, neumonía, hepatitis o, menos frecuentemente, miocarditis, pancreatitis o afectación del sistema nervioso central.

El tratamiento inicial se realizará con ganciclovir intravenoso y la duración mínima será de 2 a 3 semanas. La profilaxis se recomienda de forma rutinaria en aquellos trasplantados con serología del donante CMV IgG positivo y del receptor CMV IgG negativo, y consiste en la administración de valganciclovir o ganciclovir durante un período aproximado de 3-12 meses dependiendo del órgano trasplantado. En el caso de que tanto el receptor como el donante sean CMV IgG negativos no deben recibir profilaxis ni monitorizarse la reactivación del CMV.

El trasplante de órgano sólido es, como en otras situaciones de inmunosupresión, un factor de riesgo para la infección por gripe. Su incidencia ha disminuido, y también la necesidad de ingreso en UCI, gracias a la vacunación y al tratamiento antiviral precoz. El tratamiento empírico con oseltamivir debe iniciarse de forma precoz ante la sospecha de infección respiratoria durante el período de gripe y debe mantenerse o suspenderse según los resultados microbiológicos. En caso de infección grave por gripe en pacientes trasplantados pulmonares o en pacientes trasplantados marcadamente inmunodeprimidos puede valorarse la combinación de oseltamivir con baloxavir. La dosis recomendada de oseltamivir es de 75 mg dos veces al día. Si la terapia oral es imposible, el tratamiento intravenoso con peramivir es una opción. La duración del tratamiento depende de la respuesta clínica y de la carga viral seguida por PCR. El oseltamivir podría suspenderse a los 5 días de tratamiento si existe mejoría clínica y no se detecta carga viral. En otros casos se podría ampliar el tiempo de tratamiento hasta 10 días.

5. Virus de la inmunodeficiencia humana

Al inicio de la epidemia del VIH, a principio de la década de los ochenta del siglo pasada, la mayoría de los pacientes con VIH admitidos en la UCI eran adultos jóvenes con infecciones oportunistas graves, malnutrición y otras complicaciones de estados avanzados del sida. La mortalidad en las UCI era extremadamente alta, y llegaba a alcanzar el 70-90 % en aquellos pacientes que precisaban ventilación mecánica por neumonías secundarias a infección por *P. jirovecii*.

Con el inicio de la terapia antirretroviral de alta eficacia, las características de los pacientes han cambiado de manera significativa. La mayoría de los pacientes están recibiendo tratamiento antirretroviral, la edad media ha aumentado, así como la prevalencia de enfermedades crónicas, incluidas aquellas asociadas al VIH no relacionadas con el sida (conocidas como *HANA conditions*, de *HIV associated non-AIDS conditions*).

En un reciente estudio retrospectivo español de pacientes con VIH ingresados en UCI, la causa más frecuente de ingreso (49,5 % de los casos) fue la sepsis/*shock* séptico, seguida de causa cardíaca. En el período más reciente del estudio, el 65 % de los casos estaban recibiendo terapia antirretroviral. Las comorbilidades, el retraso en el ingreso y la gravedad inicial se relacionaron con la mortalidad en la UCI, y no lo hizo el estado inmunológico, lo que lleva a los autores a la conclusión de que los pacientes VIH deberían recibir el mismo nivel de cuidados que aquellos no VIH independientemente de la situación inmunológica.

En otras series la insuficiencia respiratoria (40-60 %), la sepsis (10-20 %) o la alteración del nivel de consciencia (10-20 %) fueron las causas más frecuentes de ingreso. En más del 70 % de los casos la causa de ingreso no se relaciona con el sida, aumentando los pacientes que ingresan con patología relacionada con hepatopatía crónica, control postoperatorio o traumatismos.

En la evaluación inicial del paciente VIH ingresado en la UCI la principal valoración es la adherencia al tratamiento y su efecto sobre el recuento de CD4 y la carga viral.

El número de CD4 es el principal marcador de riesgo de infecciones oportunistas. Excepto la tuberculosis, las infecciones oportunistas graves ocurren exclusivamente en pacientes con recuentos de CD4 < 200/µL. Algunas infecciones potencialmente mortales, como la infección por CMV o la aspergilosis invasiva, se ven básicamente en pacientes con recuentos de CD4 < 50/µL.

Otras valoraciones basales incluyen historia de infecciones oportunistas con riesgo de recurrencia (p. ej., tuberculosis), viajes a lugares que puedan condicionar infecciones oportunistas importadas (p. ej., histoplasmosis), uso de drogas por vía parenteral (que puede aumentar el riesgo de bacteriemia), profilaxis de *P. jirovecci* y comorbilidades.

Aquellos pacientes con carga viral indetectable, adecuada adherencia al tratamiento y recuento de CD4 normal deben considerase como pacientes VIH negativos en el momento de plantear el diagnóstico diferencial. Es importante considerar, en todo caso, que los pacientes VIH, aun en tratamiento antirretroviral adecuado, tienen más riesgo que las personas no VIH de edad similar de presentar enfermedad pulmonar obstructiva crónica, enfermedad coronaria, insuficiencia renal o tumores sólidos. A este mayor riesgo parece contribuir el tabaquismo, las alteraciones en el metabolismo lipídico del tratamiento antirretroviral, las coinfecciones virales (CMV) y una posible replicación silente del VIH.

5.1. Virus de la inmunodeficiencia humana y sepsis

El manejo de los pacientes VIH con sepsis no difiere del que se realiza en los pacientes no VIH. El principal marcador pronóstico será el retraso en el inicio de un tratamiento adecuado.

La respuesta inmunológica del paciente VIH con sepsis es similar a la del paciente no VIH excepto en casos de inmunodepresión avanzada.

En todos los casos se tomarán dos hemocultivos antes de iniciar el tratamiento antibiótico. El resto de los estudios microbiológicos dependerán del foco de sospecha (v. siguientes apartados) y del estado de inmunodepresión: detección de antígeno criptocócico, estudio de micobacterias, carga viral de CMV y detección de *P. jirovecii* o de infecciones endémicas.

Igualmente, según el foco y el estado inmunológico, puede estar indicada la realización de una tomografía computarizada (TC) toracoabdominal y cerebral y/o de una tomografía por emisión de positrones con tomografía computarizada (PET-TC) y una biopsia de las lesiones.

Según el nivel de CD4 los microorganismos potencialmente implicados en la infección varían:

- ✓ CD4 > 500/µL: similar a los pacientes inmunocompetentes.
- ✓ CD4 200-500/µL: similar a los pacientes inmunocompetentes añadiendo:
  - ✷ Mayor riesgo de *S. pneumoniae*.
  - ✷ Tuberculosis con presentación similar a los pacientes inmunocompetentes.
  - ✷ Otras, como *Salmonella*, *H. influenzae* o VVZ, tienen presentaciones similares a las de los pacientes inmunocompetentes.
- ✓ CD4 < 200/µL: similar a los anteriores y mayor riesgo de:
  - ✷ Tuberculosis.
  - ✷ *P. jirovecii*.
  - ✷ *T. gondii*.
  - ✷ *Cryptococcus neoformans*.
  - ✷ Micosis endémicas.
- ✓ CD4 < 50/µL: se añade mayor riesgo de:
  - ✷ Infección por *Pseudomonas* spp.
  - ✷ *Mycobacterium avium complex* y otras micobacterias.
  - ✷ *Nocardia*, *Candida*, *Aspergillus* y *Rhodococcus equi*.

5.2. Virus de la inmunodeficiencia humana e insuficiencia respiratoria

La neumonía comunitaria es la principal causa de insuficiencia respiratoria con ingreso en la UCI de los pacientes VIH. El riesgo de neumonía aumenta con el nivel de inmunodepresión.

S. pneumoniae, al igual que en pacientes no VIH, es la etiología más frecuente de neumonía comunitaria. La presentación clínica es igual a la de pacientes no inmunocomprometidos, con un mayor riesgo de bacteriemia en pacientes VIH. Se puede considerar indicada la realización de serología VIH en todo paciente con neumonía neumocócica bacteriémica.

Otras bacterias que pueden estar implicadas en la neumonía comunitaria en pacientes VIH incluyen: *H. influenzae*, *S. aureus* (incluido resistente a meticilina) y enterobacterias. El riesgo es mayor con recuentos de CD4 < 500/µL. El riesgo de *Pseudomonas* spp. se relaciona con alteraciones pulmonares estructurales o inmunodepresión grave (CD4 < 50-100/µL).

En todos los estadios se debe considerar la posibilidad de tuberculosis, especialmente en zonas endémicas.

En la Tabla 70-6 se describen las etiologías en función del nivel de inmunodepresión.

Asimismo, en todos los casos se debe considerar la posibilidad de causa no infecciosa, especialmente aquellas enfermedades de mayor riesgo en pacientes VIH (*HANA conditions*). En pacientes que han iniciado recientemente el tratamiento antirretroviral también se ha de considerar el síndrome de reconstitución inmune.

El protocolo diagnóstico inicial en pacientes VIH con neumonía comunitaria no difiere del de aquellos no VIH y debe incluir: dos *sets* de hemocultivos, estudio de esputo, antigenurias de *Legionella* spp. y *S. pneumoniae*, si es posible broncoscopia con lavado broncoalveolar, especialmente en pacientes con CD4 < 200/µL.

5.2.1. Neumonía por *Pneumocystis jirovecii*

La neumonía por *P. jirovecii* ha disminuido en frecuencia como causa de ingreso en la UCI en pacientes con VIH desde el 25 % en los años noventa hasta menos del 10 % en series más actuales.

El riesgo aumenta con la disminución de CD4, especialmente por debajo de 200/µL y si no se realiza profilaxis.

La presentación clínica es inespecífica e incluye disnea subaguda, tos, fiebre e hipoxemia.

La radiografía típica presenta infiltrados difusos bilaterales de aspecto reticulonodular.

Está indicada la realización de lavado broncoalveolar para el diagnóstico, que mostrará quistes o trofozoítos mediante tinción o inmunofluorescencia directa, con una sensibilidad > 90 % y una especificidad próxima al 100 %. Esta identificación se considera diagnóstica en un paciente con un contexto clínico y recuento de CD4 compatibles. El estudio mediante PCR es altamente sensible, no pudiéndose considerar por ello como diagnóstico por la alta prevalencia de colonización en pacientes VIH con recuentos de CD4 bajos. La detección de β-D-glucano en sangre tiene baja especificidad y está también elevada en infecciones por *Candida* y hongos filamentosos, además de no estar exenta de falsos positivos (hemodiálisis, alimentación parenteral, tratamiento con inmunoglobulina intravenosa, técnicas de reemplazo renal continuo, etcétera).

El tratamiento de la neumonía por *P. jirovecii* se realiza con trimetoprim (15-20 mg/kg/24 h) más sulfametoxazol (75-100 mg/kg/24 h) por vía intravenosa y repartidos en 3-4 dosis.

En caso de neumonía grave (saturación de oxígeno < 91 %, presión de oxígeno < 70 mm Hg o gradiente alveoloarterial > 35) se añadirán corticoides al tratamiento según la siguiente pauta: 40 mg/12 h los días 1-5, 40 mg/24 h los días 6-10 y 20 mg/24 h los días 11-20.

Tabla 70-6. Virus de la inmunodeficiencia humana e insuficiencia respiratoria

Cualquier cifra de CD4	CD4 > 200/μL	CD4 < 200/μL

✓ Neumonía bacteriana (*Streptococcus pneumoniae* es el más frecuente)
✓ Infecciones víricas no oportunistas: influenza, COVID-19
✓ Tuberculosis
	✓ Enfermedades HANA:
	  ☑ EPOC
	  ☑ Neoplasias
	  ☑ Tumores
	  ☑ Insuficiencia cardíaca
	✓ Enfermedades no relacionadas ni con el VIH ni con el sida:
	  ☑ Toxicidad
	  ☑ Embolismo pulmonar
	  ☑ Enfermedad pulmonar intersticial
		✓ Bacterias: considerar mayor riesgo de entrobacterias, *Haemophilus influenzae* o *Staphylococcus aureus*
		  ☑ *Pseudomonas* spp. en caso de CD4 < 50/μL
		✓ Infecciones oportunistas:
		  ☑ Frecuente: *Pneumocystis jirovecii*
		  ☑ Infrecuentes: CMV, *Histoplasma, Rhodococcus equi, Mycobacterium avium complex*

CMV: citomegalovirus; EPOC: enfermedad pulmonar obstructiva crónica; HANA: enfermedades asociadas al VIH no relacionadas con el sida.

5.2.2. Tratamiento empírico de la neumonía comunitaria

El tratamiento inicial en pacientes con recuento de CD4 > 200/μL es similar al del paciente no VIH.

En el caso de CD4 < 200/μL se debe considerar:

✓ Añadir tratamiento empírico frente a *P. jirovecii* si presenta una radiografía compatible y poner en marcha las pruebas diagnósticas.
✓ Considerar cobertura de *Pseudomonas* spp. y *S. aureus* (incluido resistente a meticilina) especialmente en casos de CD4 < 50/μL o afectación pulmonar estructural.

5.3. Virus de la inmunodeficiencia humana y alteración del nivel de consciencia

La evaluación diagnóstica de pacientes VIH con alteración del nivel de conciencia e VIH con recuento de CD4 > 200/μL es similar a la de los pacientes sin VIH, teniendo en cuenta un mayor riesgo de meningitis (especialmente por *S. pneumoniae*) y una mayor probabilidad de enfermedad cerebrovascular en pacientes VIH de larga evolución. Se debe considerar en todos los casos, y especialmente con recuentos de CD4 normales, la posibilidad de causas no infecciosas como epilepsia, ictus o encefalitis no infecciosa.

Las infecciones oportunistas más frecuentes en pacientes VIH que se pueden presentar con alteración del nivel de consciencia son la toxoplasmosis, la meningitis tuberculosa y la meningitis criptocócica. Otras infecciones oportunistas, como encefalitis por CMV, leucoencefalitis multifocal progresiva secundaria al virus JC, linfoma no hodgkiniano del sistema nervioso central, neurosífilis, aspergilosis cerebral, nocardiosis o histoplasmosis, son raras, pero se deben considerar en el diagnóstico diferencial en pacientes sin etiología demostrada.

La evaluación diagnóstica del paciente VIH con alteración del nivel de conciencia incluye la realización de una prueba de imagen con contraste (preferentemente resonancia magnética) previamente a la realización de una punción lumbar, por el riesgo de herniación.

La toxoplasmosis cerebral en pacientes con CD4 < 100/μL es habitualmente secundaria a la reactivación de quistes de *T. gondii* más que a infección primaria. En la resonancia se observan lesiones múltiples, fundamentalmente en ganglios basales, que captan contraste. El tratamiento se realiza de manera empírica en un contexto clínico-radiológico compatible y solo está indicada la biopsia en caso de mala evolución. El tratamiento incluye la combinación de piremetamina v.o. (200 mg el primer día, seguidos de 75 mg/24 h si el paciente pesa > 60 kg, o de 50 mg /24 h si pesa < 60 kg) más ácido folínico v.o. o i.v. (10-25 mg/24 h, hasta 50 mg/24 h en caso de mieolotoxicidad), más sulfadiazina (1,5 g/6 h si pesa > 60 kg, o 1 g/6 h si pesa < 60 kg).

En la resonancia magnética de la meningitis tuberculosa se puede observar inflamación meníngea fundamentalmente basal, tuberculomas, hidrocefalia o signos de vasculitis. En el análisis del LCR se objetiva pleocitosis linfocítica, hipoglucorraquia y aumento de proteínas. El bajo inóculo de micobacterias reduce la sensibilidad de las técnicas de tinción, el cultivo y la PCR, aunque esta última es altamente específica. El tratamiento de primera línea incluye isoniazida, rifampicina, pirazinamida y etambutol. Está indicado el inicio de tratamiento con corticoides (dexametaxona 0,3 mg/kg/24 h hasta un máximo de 24 mg/24 h).

La meningitis criptocócica es habitualmente producida por *C. neoformans*. El análisis del LCR muestra moderada pleocitosis linfocítica, ligero aumento de proteínas y glucorraquia normal o baja. El diagnóstico se realiza mediante la detección de antígeno capsular en LCR, que es altamente sensible y específico. El tratamiento incluye anfotericina B liposomal (en dosis única de 10 mg/kg i.v.) más flucitosina (25 mg/kg/6 h) y fluconazol (1.200 mg/24 h) durante 14 días, seguido de tratamiento de consolidación con fluconazol (800 mg/24 h v.o.) durante 8-10 semanas.

Se debe medir la presión de apertura del LCR y extraer líquido si es > 25 cm H$_2$O, y se repetirá la medición diariamente hasta que se estabilice por debajo de 20 cm H$_2$O durante 2 días. No está indicado el uso de corticoides.

5.4. Tratamiento antirretroviral en la unidad de cuidados intensivos

Las guías europeas y americanas recomiendan de manera general iniciar tratamiento antirretroviral en las 2 primeras semanas tras el diagnóstico de una infección oportunista en pacientes

VIH, excepto en los casos de meningitis tuberculosa o criptococosis, debido al riesgo de síndrome de reconstitución inmune.

En los pacientes en UCI la evidencia es más limitada para aquellos que ingresan con infección oportunista y que no estaban previamente recibiendo tratamiento. Un metanálisis sugiere una reducción de la mortalidad, pero con alta heterogeneidad. Algunos autores consideran indicado el inicio del tratamiento antirretroviral de manera inmediata en caso de infección aguda por VIH, encefalitis por VIH o leucoencefalopatía multifocal progresiva.

En aquellos pacientes que están recibiendo tratamiento antirretroviral y que ingresan en UCI, este se debería continuar. Factores que pueden dificultar la continuación del tratamiento incluyen: efectos secundarios, dificultad para la absorción intestinal, administración por sonda nasogástrica, interacciones e insuficiencia renal. Para contrarrestar estas dificultades se debe considerar el uso de formulaciones en forma de solución, monitorización de niveles o administración parenteral. El manejo multidisciplinar en colaboración con infectólogos expertos en VIH y farmacéuticos es fundamental.

Puntos clave

✔ En el paciente oncohematológico crítico el estado de inmunodeficiencia depende de la enfermedad de base, del momento de evolución y del tratamiento recibido. La infección es la primera causa de mortalidad.

✔ La insuficiencia respiratoria es la primera causa de ingreso en UCI.

✔ A menudo precisan técnicas diagnósticas complementarias, más específicas e invasivas que otros grupos de pacientes.

✔ La neutropenia febril es una complicación muy frecuente en los pacientes con enfermedad oncohematológica que se asocia con una alta morbimortalidad. El tratamiento antibiótico empírico en los pacientes con neoplasias hematológicas, trasplantes de células hematopoyéticas y neutropenia febril debe incluir como norma general cobertura antipseudomónica con un betaláctamico en monoterapia o en combinación.

✔ Los pacientes con trasplante de órgano sólido presentan una mayor susceptibilidad tanto a las infecciones convencionales como a las oportunistas, lo que deriva en un aumento de la morbilidad, disfunción del injerto y mortalidad. La susceptibilidad del trasplante de órgano sólido a la infección descansa en múltiples factores que van desde factores pretrasplante, el tipo de trasplante, factores intraoperatorios y factores postrasplante.

✔ En el paciente VIH ingresado en UCI con sospecha de infección el marcador de riesgo de infección oportunista es el nivel de CD4. En pacientes con CD4 normales y carga viral indetectable se debe considerar la misma etiología que en pacientes no VIH.

Bibliografía

Aguilar-Guisado M, Espigado I, Martín-Peña A, et al. Optimisation of empirical antimicrobial therapy in patients with haematological malignancies and febrile neutropenia (How Long study): an open-label, randomised, controlled phase 4 trial. Lancet Haematol. 2017;4(12):e573-e83.

Akgün KM, Miller RF. Critical care in human immunodeficiency virus-infected patients. Semin Respir Crit Care Med. 2016;37(2):303-17.

Andrade HB, Shinotsuka CR, da Silva IRF, et al. Highly active antiretroviral therapy for critically ill HIV patients: A systematic review and meta-analysis. PLoS One. 2017;12(10):e0186968.

Azoulay É, De Castro N, Barbier F. Critically Ill Patients with HIV: 40 years later. Chest. 2020;157(2):293-309.

Barbier F, Mer M, Szychowiak P, et al. Management of HIV-infected patients in the intensive care unit. Intensive Care Med. 2020;46(2):329-42.

Bassetti M, Azoulay E, Kullberg BJ, et al. EORTC/MSGERC Definitions of Invasive Fungal Diseases: Summary of Activities of the Intensive Care Unit Working Group. Clin Infect Dis. 2021;72(Suppl 2):S121-S7.

Boniatti MM, Pellegrini JAS, Marques LS, et al. Early antiretroviral therapy for HIV-infected patients admitted to an intensive care unit (EARTH-ICU): A randomized clinical trial. PLoS One. 2020;15(9):e0239452.

De Pauw B, Walsh TJ, Donnelly JP, et al. Revised definitions of invasive fungal disease from the European Organization for Research and Treatment of Cancer/Invasive Fungal Infections Cooperative Group and the National Institute of Allergy and Infectious Diseases Mycoses Study Group (EORTC/MSG) Consensus Group. Clin Infect Dis. 2008;46(12):1813-21.

Donnelly JP, Chen SC, Kauffman CA, et al. Revision and Update of the Consensus Definitions of Invasive Fungal Disease From the European Organization for Research and Treatment of Cancer and the Mycoses Study Group Education and Research Consortium. Clin Infect Dis. 2020;71(6):1367-76.

Finocchio T, Coolidge W, Johnson T. The ART of antiretroviral therapy in critically ill patients with HIV. J Intensive Care Med. 2019;34(11-12):897-909.

Garland JM, Levinson A, Wing E. Care of critically ill patients with human immunodeficiency virus. Ann Am Thorac Soc. 2020;17(6):659-69.

Gudiol C, Aguilar-Guisado M, Azanza JR, et al. Executive summary of the consensus document of the Spanish Society of Infectious Diseases and Clinical Microbiology (SEIMC), the Spanish Network for Research in Infectious Diseases (REIPI) and the Spanish Society of Haematology and Haemotherapy (SEHH) on the management of febrile neutropenia in patients with hematological malignancies. Enferm Infecc Microbiol Clin (Engl Ed). 2020;38(4):174-81.

Guisado-Gil AB, Aguilar-Guisado M, Peñalva G, et al. Long-term impact of an educational antimicrobial stewardship program on management of patients with hematological diseases. Antibiotics (Basel). 2021;10(2):136.

Jarvis JN, Lawrence DS, Meya DB, et al. Single-dose liposomal amphotericin B treatment for cryptococcal meningitis. N Engl J Med. 2022;386(12):1109-20.

Los-Arcos I, Aguilar-Company J, Ruiz-Camps I. Risk of infection associated with new therapies for lymphoproliferative syndromes. Med Clin (Barc). 2020;154(3):101-7.

Los-Arcos I, Iacoboni G, Aguilar-Guisado M, et al. Recommendations for screening, monitoring, prevention, and prophylaxis of infections in adult and pediatric patients receiving CAR T-cell therapy: a position paper. Infection. 2021;49(2):215-31.

Mensa J, Barberán J, Soriano A, et al. Antibiotic selection in the treatment of acute invasive infections by Pseudomonas aeruginosa: Guidelines by the Spanish Society of Chemotherapy. Rev Esp Quimioter. 2018;31(1):78-100.

Paul M, Silbiger I, Grozinsky S, Soares-Weiser K, Leibovici L. Beta lactam antibiotic monotherapy versus beta lactam-aminoglycoside antibiotic combination therapy for sepsis. Cochrane Database Syst Rev. 2006(1):CD003344.

Ramos Martínez A, Pintos Pascual I, Múñez Rubio E. Infections in immunocompromised patients (II). The transplanted patient. Medicine (Madr). 2018;12(55):3245-52.

Ruiz-Ramos J, Frasquet J, Poveda-Andrés JL, et al. Impact of an antimicrobial stewardship program on critical haematological patients. Farm Hosp. 2017;41(4):479-87.

Schnell D, Azoulay E, Benoit D, et al. Management of neutropenic patients in the intensive care unit (newborns excluded) recommendations from an expert panel from the French Intensive Care Society (SRLF) with the French Group for Pediatric Intensive Care Emergencies (GFRUP), the French Society of Anesthesia and Intensive Care (SFAR), the French Society of Hematology (SFH), the French Society for Hospital Hygiene (SF2H), and the French Infectious Diseases Society (SPILF). Ann Intensive Care. 2016;6(1):90.

Silva JT, Torre-Cisneros J, Aguado JM. Invasive aspergillosis in solid organ transplantation. Rev Iberoam Micol. 2018;35(4):206-9.

Timsit JF, Sonneville R, Kalil AC, et al. Diagnostic and therapeutic approach to infectious diseases in solid organ transplant recipients. Intensive Care Med. 2019;45(5):573-91.

Vidal-Cortés P, Álvarez-Rocha LA, Fernández-Ugidos P, et al. Epidemiology and outcome of HIV-infected patients admitted to the ICU in the current highly active antiretroviral therapy era. Med Intensiva (Engl Ed). 2020;44(5):283-93.

Walker CK, Shaw CM, Moss Perry MV, Claborn MK. Antiretroviral therapy management in adults with HIV during ICU admission. J Pharm Pract. 2022;35(6):952-62.

Webb BJ, Majers J, Healy R, et al. Antimicrobial stewardship in a Hematological Malignancy Unit: Carbapenem reduction and decreased vancomycin-resistant Enterococcus infection. Clin Infect Dis. 2020;71(4):960-7.

Hipertermia e hipotermia

71 | Hipertermia e hipotermia accidentales

R. Herrero Hernández, D. Vasco Castaño y N. Valero González

↰ Orientación para el estudio

Este capítulo tiene tres apartados claramente diferenciados. El primero está dedicado a la regulación de la temperatura corporal, y el segundo y el tercero a la hipertermia e hipotermia accidentales, respectivamente, con especial atención a sus manifestaciones clínicas y manejo terapéutico.

1. Introducción

1.1. Temperatura corporal

La temperatura corporal de los humanos es de 36,6 ± 0,5 °C y se mantiene dentro de este rango gracias al equilibrio entre los mecanismos productores y disipadores de calor que permiten a su vez adaptarnos a las condiciones ambientales. Puede existir una alteración de este equilibrio, bien porque la producción supera a la pérdida (hipertermia) o bien porque la pérdida es mayor que la producción (hipotermia).

La temperatura corporal es diferente en las distintas localizaciones del organismo y presenta además oscilaciones circadianas. Se considera que la temperatura esofágica es la temperatura interna que da una medición más precisa.

1.2. Mecanismos de regulación

1.2.1. Mecanismos productores de calor

La producción de calor del cuerpo deriva de los procesos metabólicos y de la absorción de calor del ambiente:

- **Metabolismo.** Los procesos metabólicos productores de calor incluyen el metabolismo basal de todas las células corporales (que a su vez depende del aporte energético de la ingesta), la actividad muscular, la actividad de la acción de hormonas (fundamentalmente las hormonas tiroideas), de las catecolaminas y la activación del sistema nervioso simpático, generando en condiciones basales alrededor de 75 cal/h. Con el ejercicio, esta producción de calor puede aumentar diez veces, con la consiguiente elevación de la temperatura corporal.
- **Otros.** La radiación solar absorbida y el contacto con moléculas de aire caliente o con elementos a altas temperaturas hacen que el organismo genere calor, aunque estos mecanismos son menores.

1.2.2. Mecanismos disipadores de calor

El calor generado por el organismo se transfiere desde los órganos y tejidos más profundos a la piel, donde se pierde en el aire y otros entornos. Para evitar una pérdida excesiva, la piel, el tejido celular subcutáneo y la grasa subcutánea actúan como aislantes térmicos. La pérdida de calor es regulada por el núcleo preóptico del hipotálamo anterior, que, ante un aumento de la temperatura central, estimula las fibras eferentes del sistema nervioso autónomo para producir sudoración, vasodilatación cutánea (si el flujo sanguíneo cutáneo aumenta, el calor se conduce con mayor eficacia hasta la piel) e inhibición de todo exceso de producción de calor corporal.

La evaporación es el principal mecanismo de pérdida de calor en un ambiente cálido. La evaporación enfría la piel y de forma secundaria los tejidos, pero se vuelve ineficaz por encima de una humedad ambiental relativa del 75 % al evitar la evaporización del sudor. Los otros métodos principales de disipación de calor, como la radiación (emisión de energía electromagnética infrarroja), la conducción (transferencia directa de calor a un objeto adyacente más frío) y la convección (transferencia directa de calor a corrientes de aire convectivas), no pueden transferir calor de manera eficiente cuando la temperatura ambiental supera la temperatura de la piel.

1.3. Termorregulación

La temperatura corporal está regulada casi en su totalidad por mecanismos nerviosos de retroalimentación a través del hipotálamo (en el núcleo preóptico), principal centro regulador del sistema nervioso central. Además, existen receptores termorreguladores complementarios en otras partes del cuerpo, como la piel, la médula espinal, las vísceras abdominales y las grandes venas, que contribuyen ligeramente a regular la temperatura corporal.

Los cambios de la temperatura generan una respuesta neuronal (desde la piel, las vísceras profundas y la médula espinal) y variaciones en la temperatura sanguínea que sirven de señal al hipotálamo para dar una respuesta adecuada y mantener la temperatura corporal en sus límites normales. Así, por ejemplo, ante un aumento de la temperatura, el hipotálamo regula la actividad del sistema nervioso autónomo para causar la sudoración (pérdida de calor por evaporación), una vasodilatación cutánea (por pérdida de calor por conducción y convección, por contacto directo con la piel del calor) y un descenso de la producción de calor (descenso del tono muscular). Si el cuerpo está demasiado frío, se produce una respuesta contraria con vasoconstricción de la piel, piloerección y aumento de la producción de calor (tiritona, secreción de catecolaminas y tiroxina).

El propio individuo tiene un papel activo en la regulación de la temperatura con respuestas voluntarias como el cambio del nivel de actividad física, protección, abrigo, etcétera.

2. Hipertermia accidental

La hipertermia se define como la elevación de la temperatura corporal central por encima del rango diurno normal de 36 a 37,5 °C a causa de un fallo en la termorregulación y generalmente se debe a una excesiva exposición al calor o al aumento de calor por alteración de los mecanismos que se encargan de eliminarlo.

La hipertermia no es sinónimo de fiebre. La fiebre se define como una temperatura central por encima de 38,2 °C y es inducida por la activación de citocinas durante la inflamación y regulada a nivel del hipotálamo. Una temperatura superior a 40,5 °C generalmente se considera hipertermia grave.

La elevación de la temperatura se acompaña de un aumento del consumo de oxígeno y de la actividad metabólica, lo que produce taquipnea y taquicardia. Se desarrolla una respuesta inflamatoria sistémica mediada por citocinas y aumenta la producción de proteínas de choque térmico. La sangre se desvía de la circulación esplácnica a la piel y los músculos, lo que provoca isquemia gastrointestinal y aumento de la permeabilidad de la mucosa intestinal. Los hepatocitos, el endotelio vascular y el tejido neural son los más sensibles al aumento de la temperatura central, pero en general todos los órganos pueden verse afectados. En casos graves los pacientes desarrollan disfunción multiorgánica y coagulación intravascular diseminada. Por encima de los 42 °C, la fosforilación oxidativa se desacopla y una variedad de enzimas dejan de funcionar.

Varios de los mecanismos fisiológicos para hacer frente a altas temperaturas ambientales están alterados en niños y en ancianos debido a una menor capacidad de vasodilatación en la piel y a una menor área epidérmica disponible para la disipación del calor.

Para la medición de la temperatura corporal en casos de hipertermia grave hay que tener en cuenta que algunos termómetros estándares tienen una lectura máxima por debajo de las temperaturas que a veces alcanzan estos pacientes, de modo que ofrecen una información inexacta. Por lo tanto, a la hora de evaluar a un paciente con hipertermia grave se debe usar un termómetro (rectal o esofágico) que sea preciso a altas temperaturas.

Entre las causas comunes de hipertermia se incluye el golpe de calor y las enfermedades relacionadas con fármacos, como son la hipertermia maligna, el síndrome neuroléptico maligno, el síndrome de infusión de propofol y el síndrome serotoninérgico. Tanto la hipertermia maligna como el síndrome neuroléptico maligno se describirán en otros capítulos.

Los fármacos pueden causar hipertermia o fiebre por varios mecanismos fisiopatológicos: interferencia con la regulación central de la temperatura, alteración de los mecanismos de eliminación periférica, daño directo a los tejidos, estimulación de una respuesta inmune o por presentar propiedades pirogénicas.

2.1. Golpe de calor

El golpe de calor se define como una temperatura corporal central elevada, generalmente superior a 40,5 °C, debido a una imposibilidad de eliminar el calor producido por el organismo porque la temperatura en el entorno es muy elevada. Es una situación clínica potencialmente fatal que requiere una identificación y un tratamiento rápido.

Existen dos tipos de golpe de calor:

- **Golpe de calor sin esfuerzo físico asociado (clásico).** No se debe al esfuerzo físico y se asocia con una disfunción del sistema nervioso central en el contexto de una alta temperatura ambiental. Suele afectar a personas con una predisposición fisiológica o anatómica o con enfermedades médicas crónicas subyacentes que afectan la termorregulación que impiden la eliminación del calor o que interfieren en el acceso a la hidratación o los intentos de enfriamiento. Dichas predisposiciones y enfermedades incluyen enfermedades cardiovasculares, trastornos neurológicos o psiquiátricos, diabetes, obesidad, anhidrosis, discapacidad física, edades extremas, el consumo excesivo de alcohol y el uso de drogas recreativas (p. ej., alcohol o cocaína) y ciertos medicamentos (p. ej., β-bloqueantes, antibióticos como los betalactámicos, diuréticos, o medicamentos con actividad anticolinérgica, simpaticomiméticos, salicilatos y el antiepiléptico topiramato). Los adultos mayores de 70 años, las mujeres embarazadas y los niños pequeños son los más afectados.
- **Golpe de calor por esfuerzo.** Generalmente ocurre en personas jóvenes, por lo demás sanas, que realizan ejercicio intenso en lugares calurosos y húmedos.

La tasa de mortalidad del golpe de calor es del 21-63 %. La mortalidad se correlaciona con el grado de elevación de la temperatura, el tiempo hasta el inicio de las medidas de enfriamiento y el número de órganos o sistemas afectados. En este sentido, el riesgo de muerte aumenta sustancialmente en pacientes que presentan anuria, coma, disfunción cardiovascular o coagulación intravascular diseminada.

2.2. Manifestaciones clínicas

Las manifestaciones clínicas de la hipertermia son una temperatura corporal central elevada junto con alteraciones y/o fallo orgánico que puede afectar a todos los niveles, pudiéndose observar las siguientes complicaciones:

- **Neurológicas.** Alteración del nivel de consciencia (letargo, coma), dificultad para hablar, irritabilidad, conducta inapropiada, agitación, ataxia y otros signos de mala coordinación, mareo, delirio y convulsiones.
- **Hemodinámicas.** Taquicardia sinusal, aumento de la presión del pulso e hipotensión. Alteraciones electrocardiográficas como taquiarritmias, alteraciones del ST, prolongación del QT y bloqueos auriculoventriculares.
- **Respiratorias.** Taquipnea, edema pulmonar y síndrome de dificultad respiratoria aguda.
- **Digestivas.** Aumento de transaminasas (ocurre en el 80 % de los casos). En casos extremos se puede producir fallo hepático agudo fulminante. Náuseas, vómitos. Aumento de la permeabilidad gastrointestinal con un mayor riesgo de translocación bacteriana intestinal.
- **Renales.** Insuficiencia renal aguda que puede deberse a deshidratación, hipoperfusión, lesión térmica directa o rabdomiólisis.

✔ **Hidroelectrolíticas.** Acidosis metabólica hiperlactacidémica. Hipopotasemia, hipofosfatemia, hipomagnesemia e hipocalcemia.

✔ **Hematológicas.** Coagulopatías. Agregación plaquetaria, aumento del riesgo de sangrado (con complicaciones hemorrágicas potenciales que varían en gravedad desde petequias y equimosis hasta hemorragia intracraneal). Coagulación intravascular diseminada.

✔ **Cutáneas.** Enrojecimiento (vasodilatación cutánea). La piel puede estar húmeda o seca dependiendo de las condiciones médicas subyacentes, la velocidad con la que se desarrolló el golpe de calor y el estado de hidratación.

✔ **Otras.** Debilidad generalizada e hipoglucemia.

En las situaciones de golpe de calor las complicaciones más frecuentes incluyen el síndrome de dificultad respiratoria aguda, la coagulación intravascular diseminada, la insuficiencia renal aguda, la disfunción/fallo hepático, la hipoglucemia, la rabdomiólisis y las convulsiones. No todas las víctimas de un golpe de calor tienen depleción de volumen.

En adultos mayores los síntomas de golpe de calor pueden ser sutiles e inespecíficos al inicio del proceso.

2.3. Tratamiento

Las medidas consisten en la estabilización y soporte del paciente mientras se intenta disminuir la temperatura corporal. Se aplicarán medidas más o menos intensas en función de la temperatura y de las complicaciones generadas en el organismo.

Así pues, el tratamiento consiste en:

✔ Manejo ABCDE.
✔ Monitorización continua de las constates vitales. Control central y continuo de la temperatura.
✔ Medidas de soporte.
✔ Determinaciones analíticas seriadas.
✔ Hidratación intensa si hay signos de deshidratación.
✔ Medidas de enfriamiento:
  ⌀ Enfriamiento activo externo: medios físicos con hielo, mantas térmicas, ventiladores. Hay que prestar atención a la protección cutánea para evitar la vasoconstricción local y las heridas térmicas por frío.
  ⌀ Enfriamiento activo interno: administración de suero frío, lavado gástrico o vesical con suero frío, circulación extracorpórea como la hemodiálisis.
✔ Los fármacos antipiréticos en la hipertermia no son efectivos, debido a los mecanismos que la producen. Solo si se trata de fiebre, se podrían emplear principalmente en el contexto de pacientes críticos con *shock* séptico o neurocríticos con daño cerebral o medular. En esos casos, la supresión de la fiebre y el mantenimiento de la normotermia han mostrado unos mejores resultados clínicos.

3. Hipotermia accidental

La hipotermia se define como una temperatura central por debajo de los 35 °C. Es una causa poco frecuente de ingreso hospitalario pero su evaluación y manejo pueden presentar nume-

rosas complicaciones, y puede llegar a alcanzar una mortalidad elevada.

La hipotermia por exposición a temperaturas extremas en pacientes sanos se denomina «hipotermia primaria», que habitualmente se produce por exposición ambiental en lugares fríos. También es posible encontrar pacientes sin exposición a frío que por enfermedades médicas subyacentes presenten hipotermia, y esta se denomina «hipotermia secundaria». Esto incluye enfermedades médicas que: *a)* alteran la termorregulación central: anorexia nerviosa, ictus, disfunción hipotalámica, enfermedad de Parkinson, esclerosis múltiple, tóxicos, fármacos como las benzodiacepinas y los opiáceos, edades extremas; *b)* aumentan las pérdidas de calor: quemados, dermatitis exfoliativas, vasodilatación periférica; *c)* disminuyen la producción de calor: alteraciones endocrinas (hipopituitarismo, hipotiroidismo) hipoglucemia, malnutrición.

Los grados clásicos de hipotermia, definidos por la temperatura central del paciente, son:

✔ **Leve:** temperatura entre 35 y 32 °C.
✔ **Moderada:** temperatura entre 32 y 28 °C.
✔ **Grave:** temperatura < 28 °C.
✔ **Muy grave:** temperatura < 24 °C.

Cuando la temperatura desciende de 34,5 °C la capacidad de regulación disminuye mucho, en parte debido al descenso de la capacidad metabólica celular. Con temperaturas < 29,5 °C, el hipotálamo pierde su capacidad termorreguladora.

Son factores predisponentes a la hipotermia accidental los siguientes:

✔ Generales: edad extrema (ancianos, niños pequeños), malnutrición.
✔ Fármacos: sedantes, neurolépticos, barbitúricos, fenotiazinas, ácido valproico, litio, antidepresivos tricíclicos, α-bloqueantes, etcétera.
✔ Tóxicos: alcohol.
✔ Alteraciones endocrinas: diabetes, hipoglucemia, hipotiroidismo, insuficiencia suprarrenal.
✔ Infecciones.
✔ Insuficiencia vascular.
✔ Afectaciones neurológicas: neuropatía periférica, lesión medular, neuropatía autónoma, alteración hipotalámica, enfermedad de Parkinson, accidentes cerebrovasculares, tumores, traumatismo craneoencefálico.
✔ Politraumatizados.

3.1. Manifestaciones clínicas

Las manifestaciones clínicas varían en función del grado de hipotermia. Se pueden observar las siguientes complicaciones:

✔ **Neurológicas.** Deterioro del nivel de consciencia (desde confusión al coma).
✔ **Hemodinámicas.** Inicialmente puede haber un aumento del gasto cardíaco, taquicardia e hipertensión por vasoconstricción; sin embargo, con una hipotermia moderada el gasto cardíaco disminuye. Electrocardiográficamente se produce alargamiento de todos los intervalos, bloqueos

auriculoventriculares y arritmias supraventriculares y ventriculares.

✔ **Respiratorias.** Inicialmente puede haber taquipnea y aumento del volumen minuto. Cuando la temperatura corporal desciende por debajo de los 32 °C, la frecuencia respiratoria y el volumen minuto comienzan a disminuir, pudiéndose comprometer la ventilación y la oxigenación.

✔ **Metabólicas.** Inicialmente hay un aumento del metabolismo (por el aumento de catecolaminas) y escalofríos como mecanismos compensadores. Posteriormente, cuando la temperatura desciende por debajo de 34 °C, la capacidad de termorregulación disminuye y se produce un descenso del metabolismo.

✔ **Renales.** En las primeras fases se produce poliuria. En respuesta a la exposición al frío, la vasoconstricción periférica inicial aumenta el volumen intravascular y el flujo sanguíneo renal, disminuyendo así la liberación de hormona antidiurética. Además, el descenso de la temperatura central deteriora la función hipotalámica, por lo que se disminuye la liberación central de la hormona antidiurética. En los casos de hipotermia grave la perfusión renal disminuye significativamente y puede ocasionar insuficiencia renal con oliguria.

✔ **Musculares.** Hipertonía, rigidez y rabdomiólisis.

✔ **Hematológicas.** Alteración de la coagulación que puede llegar a provocar una coagulación intravascular diseminada.

3.2. Diagnóstico

Cuando se sospecha hipotermia, por exposición a bajas temperaturas o por presencia de los factores de riesgo expuestos previamente, se debe confirmar midiendo la temperatura corporal.

3.2.1. Sistemas de medición

Uno de los principales problemas al afrontar la evaluación de un paciente con hipotermia es cómo medir la temperatura. La mayor parte de los termómetros no captan temperaturas por debajo de los 34 °C.

En pacientes intubados en el ámbito hospitalario el sistema de elección para la medición de la temperatura será la inserción de una sonda a la altura del tercio inferior del esófago (24 cm de la laringe y comprobada por ecografía). Una colocación en el tercio medio o superior del esófago podría verse alterada por la humidificación y el calor de los gases de la ventilación.

Una opción válida para el medio extrahospitalario es la colocación de una sonda en contacto con la membrana timpánica, reflejo muy aproximado de la temperatura del sistema nervioso central.

Las sondas rectales y vesicales pueden utilizarse en pacientes inconscientes, pero se verán alteradas con el proceso de recalentamiento y por tratamientos como el lavado peritoneal.

3.2.2. Pruebas complementarias

Existen una serie de condiciones especiales que hay que tener en cuenta a la hora de evaluar las pruebas complementarias de un paciente hipotérmico. La mayoría se deben a que los lectores de los laboratorios están preparados para interpretar muestras a temperatura corporal entre 36,5 y 37,5 °C y otras están claramente relacionadas con efectos indeseables de las bajas temperaturas.

3.2.2.1. Pruebas de laboratorio

Son las siguientes:

✔ **Gasometría.** Puede observarse tanto alcalosis respiratoria (en la hipotermia leve y moderada) por el temblor y la hiperventilación, como acidosis mixta hiperlactacidémica (en la hipotermia grave y muy grave) debido a la destrucción celular, el fallo hepático y la depresión del sistema nervioso central. De forma práctica, para la interpretación de la gasometría arterial se debe tener en cuenta que por cada grado de temperatura menor de 37 °C, se incrementa en 0,0147 el pH y disminuyen la presión arterial de oxígeno un 7,2 % y la presión arterial de dióxido de carbono un 4,4 %.

✔ **Bioquímica.** Debido a la disminución de la actividad de la bomba sodio-potasio los hallazgos habituales son hiponatremia e hiperpotasemia. Se deben monitorizar los electrolitos durante la fase de recalentamiento, ya que la tendencia es a un empeoramiento de la hiponatremia y de la hiperpotasemia, con salida al espacio extravascular y edema intersticial secundario.

✔ **Hemograma.** Por cada grado de descenso de la temperatura central aumenta un 1 % el hematocrito.

✔ **Coagulación.** En la hipotermia grave y muy grave las enzimas de la cascada de la coagulación se verán inhibidas y producirán una situación de coagulopatía. El tratamiento de elección es el recalentamiento, no siendo efectiva la administración de factores de la coagulación.

3.2.2.2. Electrocardiograma

En casos de hipotermia moderada y grave el corazón es muy sensible al movimiento, por lo que una movilización brusca del paciente puede desencadenar arritmias. La valoración electrocardiográfica debe ser interpretada con precaución, dado que los propios temblores de la hipotermia pueden causar modificaciones en la línea de base.

Las alteraciones electrocardiográficas habituales son alargamiento del PR y del QT, ensanchamiento del QRS y arritmias auriculares. Dichas alteraciones suelen remitir tras el recalentamiento. Las ondas J (ondas de Osborn) son características de la hipotermia grave (< 28 °C), pero no patognomónicas (Fig. 71-1). Son causadas por la alteración de la fase de repolarización precoz de la membrana cardíaca. La elevación de la onda J es inversamente proporcional al grado de hipotermia.

3.3. Tratamiento

Las medidas consisten en la estabilización y soporte del paciente mientras se intenta aumentar la temperatura corporal.

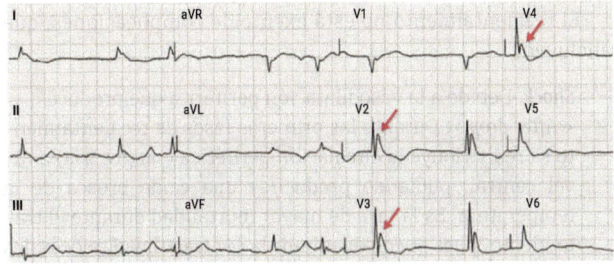

Fig. 71-1 | Onda de Osborn en la hipotermia grave.

3.3.1. Manejo ABCDE

La atención inicial al paciente con hipotermia accidental incluye el control de vía aérea, ventilación y circulación, como en cualquier otro paciente traumatizado:

✔ **A – Vía aérea.** Intubación orotraqueal de todo paciente inconsciente sin reflejos para proteger la vía aérea. Es controvertido el empleo de relajantes musculares por debajo de 30 °C.

✔ **B – Ventilación.** Administración de oxígeno humidificado y, a poder, ser caliente. Para la medición de la saturación periférica de oxígeno utilizar pulsioxímetros en el pabellón auricular (captación inadecuada a nivel distal por vasoconstricción periférica).

✔ **C – Circulación.** Se deben palpar directamente pulsos centrales (femoral o carotídeo) y monitorizar electrocardiográficamente lo antes posible. Si el paciente no presenta pulso ni actividad eléctrica, se diagnosticará parada cardíaca y se comenzarán maniobras de resucitación, teniendo en cuenta las siguientes particularidades en el paciente con hipotermia:

   ✎ Con temperaturas < 30 °C no administrar amiodarona ni adrenalina. A partir de los 30 °C espaciar las dosis o administrar la mitad de la dosis. La desfibrilación no es efectiva en la hipotermia moderada-grave.

   ✎ Mantener intentos de resucitación durante más tiempo, por el efecto neuroprotector del frío. En la hipotermia grave los tiempos que el cerebro soporta en parada son mayores. A los 18 °C de temperatura central el cerebro tolera diez veces más tiempo de parada cardíaca que a los 37 °C.

   ✎ No detener las maniobras de reanimación si aparecen pupilas midriáticas y/o hay ausencia de reflejo corneal, pues a temperaturas < 28 °C pueden verse abolidos los reflejos del tronco del encéfalo. Bajo hipotermia, las lividez no se consideran tampoco signos de muerte.

   ✎ En un paciente hipotérmico se pueden suspender los intentos de resucitación cuando: *a)* no se observen signos vitales y la temperatura central sea < 13 °C, con el abdomen y el tórax no compresibles; *b)* el potasio sérico sea > 12 mEq/L; y *c)* no se recupere la actividad eléctrica cardíaca espontánea a pesar del recalentamiento hasta 32-35 °C.

   ✎ En cuanto al acceso venoso, se prefiere la inserción femoral. Los accesos subclavios y/o yugulares pueden desencadenar arritmias incontrolables.

✔ **D – Déficit neurológico.** Evaluar el estado neurológico del paciente: nivel de consciencia según la Escala de Coma de Glasgow o el método AVPU (alerta, responde a estímulos verbales, responde únicamente a estímulos dolorosos o no responde a ningún estímulo), simetría y reactividad pupilar, exploración básica neurológica, postura y movilidad del paciente (independiente, restringido, inmóvil).

✔ **E – Entorno.** Retirar al paciente del ambiente frío y de su ropa húmeda. Cubrirle con mantas y aislantes.

3.3.2. Monitorización

Se debe realizar una monitorización continua de las constantes vitales, así como un control central y continuo de la temperatura corporal.

3.3.3. Medidas de soporte

Son las siguientes:

✔ **Reposición de volumen.** Es crucial en el paciente con hipotermia moderada y grave, pero también tiene unas particularidades:

   ✎ Administrar fluidos calientes, preferiblemente cristaloides.

   ✎ Está contraindicada la administración de solución Ringer lactato, ya que el hígado en estado de hipotermia no lo metaboliza.

   ✎ Administrar por vía periférica o femoral, evitando la canalización de vías yugulares o subclavias por el riesgo de arritmias.

   ✎ Utilizar con precaución la diuresis como guía de la resucitación y del estado de la volemia, ya que en las primeras fases de la hipotermia se produce diuresis abundante («diuresis fría») por la vasoconstricción periférica inicial.

✔ **Determinaciones analíticas seriadas.** Pueden aparecer alteraciones hidroelectrolíticas y de la glucemia, entre otros.

✔ **Recalentamiento.** Hay tres métodos habituales de recalentamiento:

   Externo pasivo. Consiste en retirar la ropa húmeda, cubrir con mantas y un aislante. Es el método de elección en la hipotermia leve. En la hipotermia moderada y grave estas medidas deben ir acompañadas de otros métodos de calentamiento. En el medio hospitalario, calentar la habitación donde se encuentre el paciente.

   Externo activo. Se efectúa con una fuente de calor radiante, por ejemplo, mantas de flujo de aire caliente, bolsas de calor químico o bolsas de agua caliente. Se deben vigilar las posibles quemaduras cutáneas (existe mayor susceptibilidad debido a la vasoconstricción periférica).

   Interno activo. Solo para casos de hipotermia moderada y grave:

     • Perfusión de cristaloides calientes (40-42 °C).

     • Humidificación caliente en pacientes ventilados.

     • Lavado de cavidades corporales con líquidos calientes (estómago, vejiga, colon). Solo de forma excepcional se emplean el lavado de la cavidad pleural (siempre en el hemitórax derecho, para evitar arritmias, y mediante la colocación de un tubo de drenaje torácico e infusión de 200-300 mL de suero salino al 0,9 % calentado a 42 °C) y el lavado peritoneal (mediante infusión de 10-20 mL/kg de solución salina o de diálisis a 42 °C).

- Métodos extracorpóreos como la terapia de reemplazo renal con calentador. Se ha empleado la hemofiltración venovenosa continua con velocidad de recalentamiento de la sangre que se extrae a nivel venoso femoral a 2-3 °C/h y a un flujo de 150-400 mL/h.
- *Bypass* cardiopulmonar: es considerado el *gold standard* en casos de parada cardíaca prolongada, empleándose una velocidad de recalentamiento de 8 °C/h.

El recalentamiento no está exento de complicaciones, que incluyen:

- ✔ *Shock.* Debido a la vasodilatación periférica que produce.
- ✔ *«After drop».* Durante las primeras fases de recalentamiento se redistribuye la circulación periférica (sangre fría) a nivel central, pudiendo producirse una caída brusca de la temperatura. Es la fase de mayor mortalidad durante el tratamiento, pues puede disminuir la contractilidad miocárdica o provocar fibrilación ventricular.

ℹ Puntos clave

- ✔ La hipertermia accidental grave se define como la elevación de la temperatura corporal central > 40,5°C, generalmente debido a una excesiva exposición al calor o a la alteración de los mecanismos que se encargan de disipar el calor corporal.
- ✔ Las manifestaciones clínicas y complicaciones de la hipertermia accidental grave incluyen: insuficiencia respiratoria y cardíaca, hipotensión, acidosis láctica, arritmias, alteraciones del ST, prolongación del QT, convulsiones, edema cerebral, lesión neurológica, rabdomiólisis, lesión renal y/o hepática aguda y coagulopatía.
- ✔ El manejo inicial de la hipertermia se dirige hacia la resucitación, enfriamiento rápido y tratamiento de las complicaciones (hipopotasemia, hipoglucemia, hipotensión, arritmias, coagulopatía). Los fármacos antipiréticos en esos casos no son efectivos.
- ✔ La hipotermia se define como una temperatura corporal central < 35 °C y se clasifica según su gravedad en leve (temperatura corporal central entre 32 y 35 °C), moderada (entre 32 y 28 °C), grave (< 28 °C) y muy grave (< 24 °C).
- ✔ Los hallazgos clínicos de la hipotermia varían según la gravedad e incluyen escalofríos, confusión, letargo, coma, reflejos pupilares disminuidos/ausentes, bradicardia, prolongación de todos los intervalos del electrocardiograma, arritmias, hipotensión arterial, acidosis láctica, edema pulmonar, rigidez, rabdomiólisis, coagulopatía e infección.
- ✔ El manejo inicial de la hipotermia se dirige hacia la resucitación, la evaluación de la extensión de la lesión y el recalentamiento, así como a los cuidados postresucitación y complicaciones del recalentamiento (hipotensión, arritmia, hiperpotasemia, hipoglucemia, coagulopatía).

Bibliografía

Adato B, Dubnov-Raz G, Gips H, et al. Fatal heat stroke in children found in parked cars: autopsy findings. Eur J Pediatr. 2016;175:1249-52.

Bendahan D, Kozak-Ribbens G, Confort-Gouny S, et al. A noninvasive investigation of muscle energetics supports similarities between exertional heat stroke and malignant hyperthermia. Anesth Analg. 2001;93:683-9.

Borron SW, Woolard R, Watts S. Fatal heat stroke associated with topiramate therapy. Am J Emerg Med. 2013;31:1720.e5.

Bouchama A, Dehbi M, Chaves-Carballo E. Cooling and hemodynamic management in heat stroke: practical recommendations. Crit Care. 2007;11:R54.

Bross MH, Nash BT Jr, Carlton FB Jr. Heat emergencies. Am Fam Physician. 1994;50:389-96.

Brown DJ, Brugger H, Boyd J, Paal P. Accidental hypothermia. N Engl J Med. 2012;367:1930-8.

Centers for Disease Control and Prevention (CDC). Heat-related deaths--Chicago, Illinois,1996-2001, and United States, 1979-1999. MMWR Morb Mortal Wkly Rep. 2003;52:610-3.

Douma MJ, Aves T, Allan KS, et al. First aid cooling techniques for heat stroke and exertional hyperthermia: A systematic review and meta-analysis. Resuscitation. 2020;148:173-90.

Ebi KL, Capon A, Berry P, et al. Hot weather and heat extremes: health risks. Lancet. 2021;398:698-708.

Epstein Y, Yanovich R. Heatstroke. N Engl J Med. 2019;380:2449-59.

Flynn A, McGreevy C, Mulkerrin EC. Why do older patients die in a heatwave? QJM. 2005;98:227.

Gaudio FG, Grissom CK. Cooling methods in heat stroke. J Emerg Med. 2016;50:607-16.

Gauer R, Meyers BK. Heat-related illnesses. Am Fam Physician. 2019;99:482-9.

Guyton AC, Hall JE. Tratado de fisiología médica. 10ª ed. McGrall-Hill/Interamericana de España; 2001.

Hifumi T, Kondo Y, Shimazaki J, et al. Prognostic significance of disseminated intravascular coagulation in patients with heat stroke in a nationwide registry. J Crit Care. 2018;44:306-11.

Hirshey Dirksen SJ, Larach MG, Rosenberg H, et al. Special article: Future directions in malignant hyperthermia research and patient care. Anesth Analg. 2011;113:1108-19.

Hoffmann MS, Oliveira LM, Lobato MI, Belmonte-de-Abreu P. Heat stroke during long-term clozapine treatment: should we be concerned about hot weather? Trends Psychiatry Psychother. 2016;38:56.

Jung YS, Kim HH, Yang HW, Choi S. Targeted temperature management in patients with severe heatstroke: Three case reports and treatment recommendations. Medicine (Baltimore). 2020;99:e23159.

Khosla R, Guntupalli KK. Heat-related illnesses. Crit Care Clin. 1999;15:251-63.

Kiekkas P, Aretha D, Bakalis N, Karpouhtsi I, Marneras C, Baltopoulos GI. Fever effects and treatment in critical care: literature review. Aust Crit Care. 2013;26(3):130-5.21.

Klenk J, Becker C, Rapp K. Heat-related mortality in residents of nursing homes. Age Ageing. 2010;39:245-52.

Lipman GS, Eifling KP, Ellis MA, et al. Wilderness Medical Society practice guidelines for the prevention and treatment of heat-related illness. Wilderness Environ Med. 2013;24:351-61.

Misset B, De Jonghe B, Bastuji-Garin S, et al. Mortality of patients with heatstroke admitted to intensive care units during the 2003 heat wave in France: a national multiple-center risk-factor study. Crit Care Med. 2006;34:1087-92.

Niven DJ, Stelfox HT, Laupland KB. Antipyretic therapy in febrile critically ill adults: A system-atic review and meta-analysis. J Crit Care. 2013;28(3):303-10.

Obon Azuara B, Gutiérrez Cia I, Sánchez Polo C, Mounroval L. The Osborn J waves in critical patient due to severe unintentional hypothermia. An Med Int. 2005;22:454-5.

Paal P, Gordon L, Strapazzon G, et al. Accidental hypothermia - An update. Scand J Trauma Resusc Emerg Med. 2016;24:111.

Pease S, Bouadma L, Kermarrec N, et al. Early organ dysfunction course, cooling time and outcome in classic heatstroke. Intensive Care Med. 2009;35:1454-8.

Rublee C, Dresser C, Giudice C, et al. Evidence-based heatstroke management in the Emergency Department. West J Emerg Med. 2021;22:186.

Sorensen C, Hess J. Treatment and prevention of heat-related illness. N Engl J Med. 2022;387:1404-13.

Soteras Martínez I, Subirats Bayego E, Reisten O. Hipotermia accidental. Med Clin (Bar). 2011;137:171-7.

Tek D, Olshaker JS. Heat illness. Emerg Med Clin North Am. 1992;10:299-310.

Tisherman SA. Salvage techniques in traumatic cardiac arrest: thoracotomy, extracorporeal life support, and therapeutic hypothermia. Curr Opin Crit Care. 2013;19:594-8.

Vassal T, Benoit-Gonin B, Carrat F, et al. Severe accidental hypothermia treated in an ICU: prognosis and outcome. Chest. 2001;120:1998-2003.

Walter EJ, Hanna-Jumma S, Carraretto M, Forni L. The pathophysiological basis and consequences of fever. Crit Care. 2016;20(1):200.

Ye N, Yu T, Guo H, Li J. Intestinal injury in heat stroke. J Emerg Med. 2019;57:791-7.

R. Herrero Hernández, N. Valero González y D. Vasco Castaño

▼ **Orientación para el estudio**

El síndrome neuroléptico maligno es una emergencia neurológica potencialmente mortal. En este capítulo se describen los medicamentos y factores de riesgo asociados, sus manifestaciones clínicas (muchas de las cuales están presentes en otras patologías), los posibles mecanismos patogénicos implicados y su manejo terapéutico.

1. Introducción

El síndrome neuroléptico maligno (SNM) es una emergencia neurológica potencialmente mortal asociada con el uso de agentes antipsicóticos (neurolépticos). Es un síndrome clínico caracterizado por alteraciones del nivel de consciencia, rigidez, fiebre y disautonomía.

La mortalidad se debe principalmente a las manifestaciones disautonómicas y a las complicaciones sistémicas de la enfermedad. La mortalidad ha disminuido considerablemente en las últimas décadas y en la actualidad es del 10-20 %. Este descenso probablemente es reflejo de una mayor conciencia de la enfermedad, un diagnóstico más temprano y una intervención más agresiva.

La incidencia publicada es variable y oscila entre el 0,02 % y el 3 % entre los pacientes que toman fármacos antipsicóticos. La mayoría de los pacientes con SNM son adultos jóvenes, aunque se ha descrito en todos los grupos de edad (0,9-78 años). La edad no es un factor de riesgo, y la incidencia es el doble en hombres que en mujeres, siendo la distribución por edad y sexo dependiente de la exposición a agentes antipsicóticos.

2. Medicamentos y factores de riesgo asociados

El SNM se observa con mayor frecuencia con fármacos antipsicóticos potentes de primera generación, antes llamados agentes neurolépticos (p. ej., haloperidol, flufenazina). Sin embargo, se han visto implicadas todas las clases de fármacos antipsicóticos, incluidos los fármacos antipsicóticos de baja potencia (p. ej., clorpromazina) y de segunda generación (p. ej., clozapina, risperidona, olanzapina).

Además del uso de antipsicóticos, este síndrome también se ha relacionado con fármacos antieméticos (domperidona, droperidol, metoclopramida, proclorperazina, prometazina), o con la diminución o retirada de los fármacos antiparkinsonianos (agonistas de dopamina o L-dopa).

Si bien los síntomas suelen desarrollarse durante las 2 primeras semanas de tratamiento antipsicótico, la asociación del síndrome con el consumo de fármacos es idiosincrásica. Esto quiere decir que el SNM puede ocurrir después de una dosis única o después de un tratamiento prolongado. No es dependiente de la dosis, pero las dosis más altas son un factor de riesgo, al igual que

una escalada de dosis reciente o rápida, el cambio de un fármaco a otro y la administración parenteral o la polifarmacia (p. ej., combinación con litio).

La mayoría de los casos se presentan en pacientes con afecciones psiquiátricas, probablemente debido a un mayor uso de estos fármacos a dosis más altas, escalada de dosis más rápida y terapia parenteral. No está claro que la deshidratación, presente en el 92 % de los pacientes, sea un factor de riesgo, y se considera más bien una complicación temprana del SNM.

3. Patogénesis

Los mecanismos patogénicos del SNM aún no son conocidos. Las teorías actuales postulan que pudiera estar implicada la inhibición de la vía dopaminérgica. Además, el desarrollo de SNM en grupos familiares sugiere una predisposición genética. En esta línea, estudios genéticos han demostrado que la presencia de un alelo específico del gen del receptor de dopamina D2 está sobrerrepresentada en pacientes con SNM. Este alelo está asociado con una densidad y función reducidas de los receptores de dopamina, así como con una actividad y metabolismo dopaminérgicos disminuidos. Por otro lado, el bloqueo del receptor central de dopamina en el hipotálamo puede causar hipertermia y otros signos de disautonomía. Además, se sabe que la interferencia de las vías dopaminérgicas nigroestriadas puede provocar síntomas de tipo parkinsoniano, como rigidez y temblor. Otros sistemas de neurotransmisores (ácido γ-aminobutírico, epinefrina, serotonina y acetilcolina) también parecen estar involucrados, ya sea directa o indirectamente.

Una teoría alternativa es que la rigidez y el daño muscular pudieran deberse a un efecto primario en los músculos periféricos por cambios en la función mitocondrial de las fibras musculares. Esto en sí mismo puede representar un defecto primario del músculo esquelético o un efecto tóxico directo de estos fármacos sobre el músculo esquelético. Estudios *in vitro* muestran que los antipsicóticos afectan a la liberación de calcio del retículo sarcoplásmico, que, en exceso, podría conducir a la rigidez e hipertermia.

También se ha propuesto como mecanismo implicado la alteración del sistema nervioso simpático, que se manifiesta con un aumento del tono muscular y del metabolismo y alteración de la regulación vasomotora y de la sudoración. En esta línea, los antagonistas de la dopamina pueden desestabilizar la regulación normal de esta en la actividad simpática eferente. Esta desregulación del sistema nervioso simpático puede conducir a una ineficaz disipación de calor e inestabilidad de la presión arterial y de la frecuencia cardíaca, precipitando por tanto los síntomas del SNM.

4. Manifestaciones clínicas

El SNM se define por su asociación con un fármaco precipitante, principalmente aquellos que bloquean la transmisión de dopamina, y una tétrada clínica caracterizada por alteración del nivel de consciencia, rigidez, hipertermia y disautonomía.

La tétrada de síntomas del SNM generalmente evoluciona durante 1 a 3 días. El curso típico se caracteriza primero por cambios en el estado mental, seguidos de rigidez y posteriormente de hipertermia y disfunción autonómica:

- La **alteración del nivel de consciencia** a menudo toma la forma de un delirio agitado con confusión, así como signos catatónicos, mutismo, estupor o coma.
- La **rigidez muscular** es generalizada e intensa, ofreciendo resistencia en todos los rangos del movimiento (rigidez «en tubo de plomo»). Puede haber temblor superpuesto, que puede conducir al fenómeno de «rueda dentada», y con menos frecuencia distonía, opistótonos, trismo, corea y otras discinesias. Los pacientes también pueden tener sialorrea, disartria y disfagia prominentes.
- La **hipertermia** es un síntoma definitorio según muchos criterios diagnósticos. Las temperaturas > 38 °C son típicas (87 %), pero incluso las temperaturas más altas, > 40 °C, son también frecuentes (40 %). La fiebre puede ser un síntoma menos consistente en pacientes con SNM asociado con agentes antipsicóticos de segunda generación. Algunos estudios de series de casos han mostrado un retraso en la aparición de fiebre de más de 24 horas, lo que ha conducido a una confusión diagnóstica inicial.
- **Disautonomía** típicamente manifiesta con taquicardia (88 %), presión arterial lábil o alta (61-77 %), taquipnea (73 %) y diaforesis. Pueden darse también arritmias.

5. Diagnóstico

El diagnóstico se realiza ante la presencia de una clínica compatible y la administración de los fármacos relacionados, junto con el apoyo de parámetros de laboratorio, que a menudo reflejan las manifestaciones clínicas del SNM:

- **Creatina-cinasa sérica elevada.** La intensa rigidez muscular suele causar una elevación significativa de la creatina-cinasa > 1.000 UI/L, alcanzando en los casos más graves las 100.000 UI/L. Se puede observar una creatina-cinasa normal si la rigidez no está claramente bien desarrollada, particularmente al inicio del síndrome. La creatina-cinasa elevada, particularmente en el rango de leve a moderado, no es específica del SNM y a menudo se observa en pacientes con psicosis aguda y crónica debido a inyecciones intramusculares y al uso de contenciones físicas, y en ocasiones sin una explicación específica. Los niveles de creatina-cinasa > 1.000 UI/L es el dato analítico más específico del SNM, y el grado de elevación de esta enzima se correlaciona con la gravedad y el pronóstico de la enfermedad. Las cifras de creatina-cinasa en

general se normalizan posteriormente tras la mejoría del SNM.

- **Leucocitosis** de 10.000-40.000/mm^3, pudiendo existir una desviación a la izquierda.
- Elevaciones leves de **lactato-deshidrogenasa, fosfatasa alcalina y transaminasas hepáticas.**
- **Alteraciones electrolíticas** como hipocalcemia, hipomagnesemia, hiponatremia e hipernatremia, hiperpotasemia y acidosis metabólica.
- **Mioglobinuria** como consecuencia de la rabdomiólisis.
- Una **concentración baja de hierro** en suero (media de 5,71 μmol/L; normal de 11 a 32 μmol/L) es un hallazgo común y es un marcador sensible pero no específico para el SNM en pacientes con patologías psiquiátricas agudas.

En 2011 se publicaron unos criterios diagnósticos que aún no están validados para su uso en la práctica clínica, ni se ha definido un umbral para el diagnóstico del síndrome.

5.1. Pruebas para el diagnóstico de exclusión

Se debe efectuar un diagnóstico diferencial con otras entidades. Para ello es necesario realizar una prueba de imagen cerebral, una punción lumbar y una electroencefalografía

Se requieren estudios de imagen cerebral y punción lumbar para excluir enfermedad e infección cerebral estructural. La resonancia magnética y la tomografía computarizada suelen ser normales. En casos aislados se ha observado edema cerebral difuso en el contexto de trastornos metabólicos graves, así como anomalías de la señal en el cerebelo y los ganglios basales similares a las observadas en la hipertermia maligna. El líquido cefalorraquídeo suele ser normal, pero hasta en el 37 % de los casos se ha observado un aumento inespecífico de las proteínas. Se puede realizar una electroencefalografía para descartar un estado epiléptico no convulsivo. En pacientes con SNM la electroencefalografía muestra actividad generalizada de ondas lentas.

5.2. Diagnóstico diferencial

El SNM forma parte de un grupo de disautonomías agudas que comparten características comunes: rigidez, hiperpirexia y disautonomía. Estas entidades suelen distinguirse, aunque solo sea por los fármacos implicados. El SNM puede ser confundido, por lo tanto, con entidades como el síndrome serotoninérgico (náuseas, vómitos, diarrea, clonos e hiperreflexia), la hipertermia maligna, la catatonía maligna (flexibilidad cérea y catalepsia), el abuso de drogas recreativas, el golpe de calor y las endocrinopatías.

5.2.1. Síndrome serotoninérgico

El síndrome serotoninérgico es generalmente causado por el uso de inhibidores selectivos de la recaptación de la serotonina y tiene una presentación similar que es difícil de distinguir del SNM. Las características típicas de estos pacientes que no se observan a menudo en los pacientes con SNM son escalofríos, hiperreflexia, mioclonías y ataxia. Las náuseas, los vómitos y la diarrea también son síntomas comunes del pródromo en el síndrome serotoninérgico y rara vez se describen en el SNM. La rigidez y la hipertermia, cuando están presentes, son menos graves que en los pacientes con SNM. Mientras que los síntomas del síndrome de la serotonina clásicamente evolucionan más rápidamente que los del SNM, la velocidad de aparición de ambos síndromes es variable y se superpone.

5.2.2. Hipertermia maligna

Es un trastorno genético poco común. Generalmente se distingue del SNM por su entorno clínico: ocurre con el uso de potentes agentes anestésicos inhalados halogenados y succinilcolina. Sin embargo, también se ha informado de hipertermia maligna en pacientes con susceptibilidad a este trastorno que han estado expuestos a estrés por calor o ejercicio vigoroso. Su clínica de hipertermia, rigidez muscular y disautonomía es bastante similar al SNM, aunque a menudo más fulminante.

5.2.3. Catatonía maligna

La catatonía maligna comparte características clínicas de hipertermia y rigidez con el SNM. Sin embargo, en la catatonía maligna suele haber un pródromo conductual de algunas semanas que se caracteriza por psicosis, agitación y excitación catatónica. Los síntomas motores también se caracterizan por posturas distónicas, flexibilidad cérea y movimientos repetitivos estereotipados que se describen asimismo en el SNM. Los valores de laboratorio suelen ser normales.

5.2.4. Abuso de drogas o toxicidad (fenciclidina, éxtasis, cocaína, anfetaminas, litio)

La intoxicación aguda con ciertas drogas recreativas, especialmente cocaína y éxtasis (3,4- metilendioximetanfetamina o MDMA), puede confundirse con el SNM. Ambos son potentes estimulantes del sistema nervioso central que producen un estado de mayor vigilancia, energía y euforia; sin embargo, también pueden generar agitación psicomotora, delirio e incluso psicosis. Pueden desarrollarse hipertermia y rabdomiólisis, por lo general en asociación con un aumento del esfuerzo físico y la temperatura ambiente. La rigidez no es común en estos casos. El uso de MDMA también puede causar el síndrome serotoninérgico.

5.2.5. Otros

Otras entidades con las que se debe realizar el diagnóstico diferencial son el golpe de calor (los antipsicóticos predisponen al golpe de calor al alterar la termorregulación), las endocrinopatías (tirotoxicosis, feocromocitoma), infecciones del sistema nervioso central (p. ej., meningitis, encefalitis), infecciones sistémicas (p. ej., neumonía, sepsis), convulsiones, la lesión aguda de la médula espinal, el tétanos, la encefalitis autoinmune o paraneoplásica y la porfiria aguda.

6. Tratamiento

El tratamiento de los pacientes con SNM debe basarse en una valoración de la gravedad clínica y en la certeza diagnóstica. Cuando las manifestaciones son graves, se requiere seguimiento y tratamiento en la unidad de cuidados intensivos.

6.1. Medida inicial

Lo primero que se debe hacer es suspender el agente causal: hay que retirar cualquier antipsicótico o fármaco precipitante como litio, terapia anticolinérgica y agentes serotoninérgicos. Cuando el desencadenante es la interrupción de la terapia dopaminérgica, debe reinstituirse lo antes posible.

6.2. Medidas de soporte

Las medidas de soporte son:

- ✓ **Mantener la estabilidad cardiorrespiratoria.** Proteger la vía aérea si fuera necesario por la alteración del nivel de consciencia o la dificultad respiratoria debida a la rigidez muscular y la fatiga por hiperventilación. Es posible que se requiera ventilación mecánica. Se realizara monitorización electrocardiográfica, dada la posible aparición de arritmias cardíacas; es posible que se requiera el uso de agentes antiarrítmicos o un marcapasos. Se debe mantener el estado euvolémico mediante fluidos intravenosos. También se debe considerar la pérdida insensible de líquidos por fiebre y diaforesis.
- ✓ **Manejo de la hipertensión arterial.** No se ha comprobado la superioridad de un antihipertensivo sobre otro. La clonidina puede ser eficaz en este contexto. El nitroprusiato puede ofrecer ventajas al facilitar también el enfriamiento a través de la vasodilatación cutánea.
- ✓ **Hidratación.** Si la creatina-cinasa está muy elevada, mantener una adecuada hidratación con administración de sueroterapia intravenosa y valorar la alcalinización de la orina.
- ✓ **Tratamiento de la hipertermia.** Bajar la fiebre usando medidas físicas (p. ej., mantas refrigerantes, lavado gástrico con agua helada y bolsas de hielo en la axila). El uso de paracetamol o aspirina puede ser útil en la reducción de la temperatura en el SNM, pero no está del todo establecido.
- ✓ **Corrección de las alteraciones hidroelectrolíticas.**
- ✓ **Prevención de la trombosis venosa profunda.** Prescribir heparina o heparina de bajo peso molecular.
- ✓ **Benzodiacepinas.** Se puede emplear por ejemplo lorazepam intramuscular o intravenoso a dosis de 1-2 mg/4-6 h, o diazepam intravenoso a dosis de 10 mg/8 h, para controlar la agitación si es necesario. Además de controlar la agitación, las benzodiacepinas, en particular el diazepam, también pueden tener un efecto como relajante muscular.

6.3. Tratamiento específico

Las recomendaciones para tratamientos médicos específicos en el SNM se basan en informes de casos y experiencia clínica, no en datos de ensayos clínicos.

El agente más comúnmente utilizado es el dantroleno, que es un relajante del músculo esquelético de acción directa (dosis de 1-2,5 mg/kg i.v., máximo 10 mg/kg/día) en casos moderados o graves. Le sigue la adición de bromocriptina (agonista dopaminérgico que se administra por sonda nasogástrica a dosis de 2,5 mg/6-8 h, hasta una dosis máxima de 40 mg/24 h) o la amantadina (con efectos dopaminérgicos y anticolinérgicos; se usa como alternativa a la bromocriptina, en una dosis inicial de 100 mg por vía oral o por sonda gástrica, y se titula al alza hasta una dosis máxima de 200 mg/12 h).

Se recomienda utilizar estos agentes en los casos más graves y escalar el tratamiento si no hay efecto o el paciente empeora.

Un enfoque razonable es comenzar con benzodiacepinas (lorazepam o diazepam) junto con el dantroleno en casos que cursen con rigidez muscular moderada a grave y con creatina-cinasa elevada. Se añadirá bromocriptina o amantadina en aquellos pacientes con enfermedad moderada a grave.

La eficacia del dantroleno incluye la reducción de la producción de calor y de la rigidez, y sus efectos se observan a los pocos minutos de la administración. Existe un riesgo asociado de hepatotoxicidad, y probablemente se deba evitar el dantroleno si las pruebas de función hepática son muy anormales. Mientras que algunos recomiendan suspenderlo después de unos días, otros sugieren continuar durante 10 a 14 días seguidos de una disminución gradual para minimizar el riesgo de recaída.

Otros medicamentos utilizados con éxito de forma anecdótica incluyen levodopa (particularmente en pacientes con SNM relacionado con la abstinencia de medicamentos antiparkinsonianos), apomorfina, carbamacepina, bupropión y dexmedetomidina, pero su uso en el SNM es aún controvertido.

La terapia electroconvulsiva generalmente se reserva para pacientes que no responden a otros tratamientos o en quienes se necesita tratamiento psicotrópico no farmacológico. Se desconoce su mecanismo de acción, y se utiliza en segunda línea cuando el tratamiento farmacológico ha fallado total o parcialmente. En estos casos de difícil tratamiento se recomienda un total de seis a diez sesiones de tratamiento. Se observa un inicio de respuesta después de una media de cuatro sesiones. La justificación para el uso de la terapia electroconvulsiva en el SNM incluye su eficacia en el tratamiento de la catatonia maligna y los informes de mejora del parkinsonismo con su empleo. Otro argumento para el uso de la terapia electroconvulsiva se basa en la necesidad frecuente de terapia psicotrópica en un contexto clínico en el que no se pueden usar antipsicóticos; sin embargo, no hay datos prospectivos, aleatorizados y controlados que respalden su eficacia.

7. Pronóstico

La mayoría de los episodios se resuelven en 2 semanas, y los tiempos medios de recuperación suelen ser de 7 a 11 días. Sin embargo, se han reportado casos que persisten durante 6 meses con catatonia residual y signos motores. Los factores de riesgo para un curso prolongado son el uso de antipsicóticos de depósito y la enfermedad cerebral estructural concomitante. La mayoría de los pacientes se recuperan sin secuelas neurológicas, excepto cuando hay hipoxia grave o hipertermia elevada durante mucho tiempo.

Las tasas de mortalidad notificadas para el SNM varían entre el 5 % y el 20 %. La gravedad de la enfermedad y la aparición de complicaciones médicas son los principales predictores pronósticos.

8. Reinicio de antipsicóticos

Los pacientes en los que se reinicia el fármaco antipsicótico pueden o no tener un episodio recurrente de SNM. Es difícil cuantificar este riesgo a partir de los datos disponibles. Diferentes series de casos muestran tasas de recaída muy variables entre el 10 % y el 90 %. Parece que los principales factores de riesgo de recurrencia podrían ser: la reanudación temprana de la terapia antipsicótica, el uso de antipsicóticos parenterales de alta potencia y el empleo concomitante de litio.

Si se requiere introducir la medicación antipsicótica, las siguientes pautas pueden minimizar el riesgo de recurrencia del SNM, aunque nada de ello garantiza ni el éxito ni el fracaso:

- Esperar al menos 2 semanas antes de reanudar la terapia, o más si persisten signos o síntomas clínicos.
- Utilizar agentes de menor potencia en lugar de los de mayor potencia.
- Comenzar con dosis bajas y titular hacia arriba lentamente.
- Evitar el uso de litio concomitante.
- Evitar la deshidratación.
- Supervisar cuidadosamente los síntomas del SNM.

> **Puntos clave**
>
> - El SNM se asocia principalmente con el uso de antipsicóticos, pero también con fármacos antieméticos o con el descenso o retirada de levodopa o agonistas de la dopamina.
> - Su mortalidad es del 10-20 % y su incidencia oscila entre el 0,02 % y el 3 % entre los pacientes que toman fármacos antipsicóticos.
> - Clínicamente se manifiesta con alteración del nivel de consciencia, rigidez, fiebre y disautonomía. A nivel bioquímico hay elevación de la creatina-cinasa (típicamente > 1.000 UI/L).
> - Como uno de sus potenciales mecanismos patogénicos destaca la inhibición de la vía dopaminérgica (principalmente a nivel hipotalámico).
> - El diagnóstico es clínico y deben excluirse otras patologías, principalmente síndrome serotoninérgico, hipertermia maligna, catatonia maligna, intoxicación aguda por drogas recreativas, infecciones del sistema nervioso central (meningitis, encefalitis) o sistémicas, disautonomías inducidas por fármacos y golpe de calor.

i ✔ El manejo terapéutico inicial en los casos graves incluye: suspensión del posible fármaco causante, medidas de soporte y monitorización en la unidad de cuidados intensivos, y uso inicial de benzodiacepinas para mitigar la agitación y la rigidez muscular. El tratamiento específico incluye: dantroleno y/o bromocriptina (o amantadina como alternativa a la bromocriptina). La terapia electroconvulsiva se reserva para pacientes no respondedores o los que necesitan tratamiento psicotrópico no farmacológico.

Bibliografía

Adityanjee A. The myth of elevated serum creatine phosphokinase level and neuroleptic malignant syndrome. Br J Psychiatry. 1991;158:706-7.

Adnet P, Lestavel P, Krivosic-Horber R. Neuroleptic malignant syndrome. Br J Anaesth. 2000;85:129-35.

Bhanushali MJ, Tuite PJ. The evaluation and management of patients with neuroleptic malignant syndrome. Neurol Clin. 2004;22:389-411.

Blue MG, Schneider SM, Noro S, Fraley DS. Successful treatment of neuroleptic malignant syndrome with sodium nitroprusside. Ann Intern Med. 1986;104:56-7.

Carbone JR. The neuroleptic malignant and serotonin syndromes. Emerg Med Clin North Am. 2000;18:317-25.

Caroff SN, Mann SC, Keck PE Jr, Francis A. Residual catatonic state following neuroleptic malignant syndrome. J Clin Psychopharmacol. 2000;20:257-9.

Castillo E, Rubin RT, Holsboer-Trachsler E. Clinical differentiation between lethal catatonia and neuroleptic malignant syndrome. Am J Psychiatry. 1989;146:324-8.

De Mari M, Lamberti P, Simone F, et al. Intravenous administration of lisuride in the treatment of neuroleptic malignant syndrome. Funct Neurol. 1991;6:285-8.

Eiser AR, Neff MS, Slifkin RF. Acute myoglobinuric renal failure. A consequence of the neuroleptic malignant syndrome. Arch Intern Med. 1982;142:601-3.

Fleischhacker WW, Unterweger B, Kane JM, Hinterhuber H. The neuroleptic malignant syndrome and its differentiation from lethal catatonia. Acta Psychiatr Scand. 1990;81:3-5.

Foguet-Boreu Q, Coll-Negre M, Serra-Millàs M, Cavalleria-Verdaguer M. Neuroleptic malignant syndrome: a case responding to electroconvulsive therapy plus bupropion. Clin Pract. 2018;8:1044.

Gurrera RJ, Caroff SN, Cohen A, et al. An international consensus study of neuroleptic malignant syndrome diagnostic criteria using the Delphi method. J Clin Psychiatry. 2011;72:1222-8.

Gurrera RJ. Is neuroleptic malignant syndrome a neurogenic form of malignant hyperthermia? Clin Neuropharmacol. 2002;25:183-93.

Henderson VW, Wooten GF. Neuroleptic malignant syndrome: a pathogenetic role for dopamine receptor blockade? Neurology. 1981;31:132-7.

Kiekkas P, Aretha D, Bakalis N, Karpouhtsi I, Marneras C, Baltopoulos GI. Fever effects and treatment in critical care: literature review. Aust Crit Care. 2013;26(3):130-5.

Koch M, Chandragiri S, Rizvi S, et al. Catatonic signs in neuroleptic malignant syndrome. Compr Psychiatry. 2000; 41:73-5.

Lejoyeux M, Fineyre F, Adès J. The serotonin syndrome. Am J Psychiatry. 1992; 149:1410-1.

Lyons JL, Cohen AB. Selective cerebellar and basal ganglia injury in neuroleptic malignant syndrome. J Neuroimaging. 2013;23:240-1.

Margetić B, Aukst-Margetić B. Neuroleptic malignant syndrome and its controversies. Pharmacoepidemiol Drug Saf. 2010;19:429-35.

Mihara K, Kondo T, Suzuki A, et al. Relationship between functional dopamine D2 and D3 receptors gene polymorphisms and neuroleptic malignant syndrome. Am J Med Genet B Neuropsychiatr Genet. 2003;117B:57.

Modi S, Dharaiya D, Schultz L, Varelas P. Neuroleptic malignant syndrome: complications, outcomes, and mortality. Neurocrit Care. 2016;24:97-103.

Nakamura M, Yasunaga H, Miyata H, et al. Mortality of neuroleptic malignant syndrome induced by typical and atypical antipsychotic drugs: a propensity-matched analysis from the Japanese Diagnosis Procedure Combination database. J Clin Psychiatry. 2012;73:427-30.

Niven DJ, Stelfox HT, Laupland KB. Antipyretic therapy in febrile critically ill adults: A systematic review and meta-analysis. J Crit Care. 2013;28(3):303-10.

Otani K, Horiuchi M, Kondo T, et al. Is the predisposition to neuroleptic malignant syndrome genetically transmitted? Br J Psychiatry. 1991;158:850-3.

Patra BN, Khandelwal SK, Sood M. Olanzapine induced neuroleptic malignant syndrome. Indian J Pharmacol. 2013;45:98-9.

Pileggi DJ, Cook AM. Neuroleptic malignant syndrome. Ann Pharmacother. 2016;50(11):973-81.

Rajan R, Sage M. Successful emergency treatment of refractory neuroleptic malignant syndrome with electroconvulsive therapy and a novel use of dexmedetomidine: a case report from California in the era of COVID-19. J ECT. 2021;37:71-3.

Reulbach U, Dütsch C, Biermann T, et al. Managing an effective treatment for neuroleptic malignant syndrome. Crit Care. 2007;11:R4.

Rosebush P, Stewart T. A prospective analysis of 24 episodes of neuroleptic malignant syndrome. Am J Psychiatry. 1989;146:717-25.

Sessler DI. Thermoregulatory defense mechanisms. Crit Care Med. 2009;37(7 Suppl):S203-10.

Shalev A, Hermesh H, Munitz H. Mortality from neuroleptic malignant syndrome. J Clin Psychiatry. 1989;50:18-25.

Silva RR, Munoz DM, Alpert M, et al. Neuroleptic malignant syndrome in children and adolescents. J Am Acad Child Adolesc Psychiatry. 1999;38:187-94.

Spivak B, Maline DI, Vered Y, et al. Prospective evaluation of circulatory levels of catecholamines and serotonin in neuroleptic malignant syndrome. Acta Psychiatr Scand. 2000;102:226-30.

Sternbach H. The serotonin syndrome. Am J Psychiatry. 1991;148:705-13.

Susman VL, Addonizio G. Recurrence of neuroleptic malignant syndrome. J Nerv Ment Dis. 1988;176:234-41.

Tanii H, Taniguchi N, Niigawa H, et al. Development of an animal model for neuroleptic malignant syndrome: heat-exposed rabbits with haloperidol and atropine administration exhibit increased muscle activity, hyperthermia, and high serum creatine phosphokinase level. Brain Res. 1996;743:263-70.

Thomas P, Maron M, Rascle C, et al. Carbamazepine in the treatment of neuroleptic malignant syndrome. Biol Psychiatry. 1998;43:303-5.

Wang HC, Hsieh Y. Treatment of neuroleptic malignant syndrome with subcutaneous apomorphine monotherapy. Mov Disord. 2001;16:765-7.

Ware MR, Feller DB, Hall KL. Neuroleptic malignant syndrome: diagnosis and management. Prim Care Companion CNS Disord. 2018;20(1):17r02185.

Werneke U, Jamshidi F, Taylor DM, Ott M. Conundrums in neurology: diagnosing serotonin syndrome - a meta-analysis of cases. BMC Neurol. 2016;16:97.

Yang CJ, Chiu CT, Yeh YC, Chao A. Successful management of delirium with dexmedetomidine in a patient with haloperidol-induced neuroleptic malignant syndrome: A case report. World J Clin Cases. 2022;10:625-30.

Cirugía, traumatismo y trasplante

X

73 Postoperatorio en neurocirugía

B. Sánchez González, C. Cabeza Caixelós y M. L. Urendes Cáceres

➤ Orientación para el estudio

El resultado tras un procedimiento neuroquirúrgico depende no solo de la técnica quirúrgica empleada sino también del cuidado postoperatorio de los pacientes neuroquirúrgicos. El manejo postoperatorio de estos pacientes es una tarea compleja que requiere una evaluación regular minuciosa y una monitorización multimodal que permita la detección precoz de complicaciones para su manejo en unidades de cuidados intensivos especializadas en el paciente neurocrítico.

1. Indicaciones de ingreso en las unidades de cuidados intensivos

El objetivo principal de ingreso en el postoperatorio de los pacientes neuroquirúrgicos en las unidades de cuidados intensivos (UCI) es la necesidad de realizar evaluaciones e intervenciones clínicas frecuentes para prevenir e identificar complicaciones neurológicas, hemodinámicas, respiratorias o hidroelectrolíticas-metabólicas.

Aunque las principales neurocirugías que requieren ingreso en una UCI son la resección de tumores cerebrales y la cirugía de malformaciones vasculares, la decisión de admitir a un paciente en una UCI tras la cirugía a menudo es multifactorial, e incluye razones como eventos perioperatorios inesperados, inquietudes del equipo clínico y otros aspectos como la la duración de la cirugía, las complicaciones aparecidas durante el procedimiento y el riesgo individual asociado a cada paciente.

Aunque solo un porcentaje pequeño de los pacientes neuroquirúrgicos requieren de estancias superiores a las 24 horas en la UCI y la mayoría de estos pacientes precisan solo de observación, la atención para prevenir, reconocer de forma temprana y tratar cualquier complicación potencialmente mortal que pueda ocurrir durante el postoperatorio inmediato es fundamental y, en consecuencia, el ingreso en la UCI de los pacientes quirúrgicos de alto riesgo es considerado de importancia crucial para reducir el riesgo de muerte, lo que supone dar importancia no solo al tipo de cirugía, sino también a la detección eficaz y temprana de sus complicaciones.

2. Monitorización en el período postoperatorio

La intensidad de la monitorización dependerá de la complejidad de la cirugía y de las comorbilidades del paciente.

2.1. Monitorización hemodinámica

La monitorización y el control estricto de la presión arterial son muy importantes en los pacientes neuroquirúrgicos.

La hipertensión arterial postoperatoria podría producir edema cerebral, hemorragia intracraneal y/o extracraneal. Las causas más habituales suelen ser el dolor postoperatorio o la hipercapnia. En casos graves la hipertensión arterial puede aparecer formando parte de la tríada de Cushing (hipertensión arterial, bradicardia, bradipnea), en el aumento de la presión intracraneal (PIC) y, en consecuencia, de la herniación transtentorial. Parece razonable, en estos casos, realizar una monitorización invasiva con catéter arterial.

La hipotensión arterial postoperatoria también debe tratarse adecuadamente, tanto con sueroterapia como con fármacos vasopresores, ya que puede ser desastrosa en lo que respecta a secuelas neurológicas, al provocar una disminución del flujo sanguíneo cerebral y, en consecuencia, de la presión de perfusión cerebral (PPC). Las causas de la hipotensión cerebral pueden ser hipovolemia en el contexto de sangrado, insuficiencia suprarrenal por falta de actividad mineralocorticoide adecuada o lesión hipotalámica o del tronco encefálico durante la cirugía.

También es importante la monitorización meticulosa del ritmo cardíaco mediante la realización de un electrocardiograma de superficie de 12 derivadas y su monitorización continua, teniendo en cuenta posibles arritmias o eventos isquémicos.

Otras pruebas útiles serían la realización de una ecocardiografía y la medición de biomarcadores de lesión cardíaca como troponina I, creatina-cinasa MB (CK-MB) y propéptido natriurético cerebral (proBNP).

2.2. Monitorización de la vía aérea y la ventilación

La mayoría de las veces, tras confirmar la correcta ventilación y oxigenación, este tipo de pacientes pueden ser extubados sin incidencias. En ocasiones pueden existir problemas respiratorios, fundamentalmente en el control de la vía aérea, o problemas ventilatorios que obliguen a mantener al paciente intubado o traqueostomizado, como por ejemplo en los siguientes casos:

- ✔ Obstrucción de vía aérea y broncoplejia en pacientes con sedación excesiva postoperatoria.
- ✔ Bajo nivel de consciencia preoperatorio (Escala de Coma de Glasgow ≤ 8) sin mejora del nivel de consciencia postoperatorio (imposibilidad de protección de vía aérea).
- ✔ Afectación de pares craneales bajos, especialmente VII, VIII, IX, X y XII, que provocará mala gestión de las secreciones y alteración de los reflejos tusígeno, nauseoso y/o deglutorio.

✔ Edema orotraqueal y macroglosia en pacientes de intubación difícil, cirugías de larga duración, transorales, transesfenoidales y/o cirugías en posición de decúbito prono.
✔ Hematomas cervicales (en cirugías cervicales anteriores) con compresión de la vía aérea.

Además, en este tipo de pacientes es importante mantener unos parámetros de ventilación adecuados, lo que incluye mantener la normocapnia ($PaCO_2$ 35-45 mm Hg) y evitar la hipoxemia (PaO_2 < 60 mm Hg), como en los siguientes casos:

✔ Patrón ventilatorio errático y/o apneas en cirugías o lesiones de fosa posterior, tronco encefálico o lesión medular alta.
✔ Edema pulmonar neurogénico en lesiones cerebrales agudas.

La hipoventilación genera hipercapnia ($PaCO_2$ > 45 mm Hg), lo que provoca hiperemia cerebral por aumento del flujo sanguíneo cerebral y de la PIC. En cambio, la hiperventilación genera hipocapnia ($PaCO_2$ < 35 mm Hg), lo que provoca riesgo de vasoconstricción cerebral e hipoxia tisular. Para evitar la hipoxemia y la hipoventilación es necesario mantener ventilación con presión positiva al final de la espiración de 5-8 cm H_2O y evitar atelectasias.

2.3. Monitorización neurológica

La monitorización neurológica de los pacientes neuroquirúrgicos se realizará inicialmente por medio del estado clínico. El nivel de consciencia se controlará mediante la Escala de Coma de Glasgow, y se evaluarán los reflejos pupilares, la campimetría óptica, las alteraciones de los pares craneales si la cirugía ha sido de fosa posterior y la aparición de focalidades motoras y/o sensitivas.

La frecuencia de esta exploración neurológica no está bien definida; en todo caso, debe quedar claro que es necesaria la exploración minuciosa y frecuente las primeras horas posquirúrgicas con tal de detectar de forma rápida las posibles complicaciones y poder actuar de forma inmediata.

Cualquier paciente con una afectación neurológica no esperable o que presente un cambio clínico durante el período postoperatorio será tributario de la realización de una tomografía computarizada (TC) craneal urgente. Las causas de deterioro neurológico pueden ser varias, como la aparición de edema cerebral, hidrocefalia, etc., que se explican más detalladamente más adelante. No es necesario utilizar de forma rutinaria el sensor de PIC o el sensor de monitorización de presión tisular de oxígeno ($PtiO_2$). Sí que se valora monitorizar estos parámetros en cirugías urgentes o en el traumatismo craneoencefálico (TCE), sobre todo si el paciente presenta un bajo nivel de consciencia preoperatorio, lesiones graves y/o muy extensas, riesgo de herniación o signos de hipertensión intracraneal. También se puede tener en cuenta la colocación de estos sensores en pacientes de cirugías programadas que han sufrido alguna complicación.

2.4. Monitorización de la temperatura

En este tipo de pacientes es necesario mantener la normotermia durante el período postoperatorio. La hipotermia, que se puede dar en casos de cirugías de larga duración, debe evitarse y corregirse, ya que puede conducir a alteraciones cardíacas (arritmias), coagulopatía y facilitar las infecciones.

3. Tratamiento general posquirúrgico

3.1. Tratamiento analgésico

El 60 % de pacientes experimentan dolor de moderado a intenso dentro de las primeras 48 horas posteriores a la cirugía. El manejo del dolor postoperatorio neuroquirúrgico es complejo, muchas veces infradiagnosticado e infratratado, lo cual se asocia a una mayor incidencia de dolor.

El control adecuado del dolor asegura la comodidad del paciente, facilita una evaluación neurológica precisa, previene el aumento de la presión arterial y permite una recuperación precoz, siendo necesario para ello un tratamiento analgésico multimodal.

Los requisitos de analgesia deben anticiparse antes de despertar, en particular si durante la cirugía se utilizan opioides de acción ultracorta. El paracetamol por sí solo no proporciona un alivio adecuado del dolor y debe combinarse con tramadol u otro opioide, que es un tipo de analgesia eficaz y segura.

Los medicamentos antiinflamatorios no esteroideos no se prescriben frecuentemente en el período postoperatorio inmediato debido a un aumento teórico del riesgo de hemorragia postoperatoria. Sin embargo, no hay datos que confirmen las consecuencias adversas de estos fármacos después de la craneotomía, a no ser que el paciente presente insuficiencia renal, por lo que cada vez es más frecuente su uso como parte de un régimen analgésico multimodal.

La infiltración y el bloqueo del cuero cabelludo con anestésico local, actuaciones necesarias en cirugías con el paciente despierto, proporcionan una analgesia más adecuada en el postoperatorio inmediato.

El dolor neuropático puede modificarse con el uso de gabapentina o pregabalina. El diazepam puede ser útil como relajante muscular después de procedimientos en la columna vertebral.

La medicación habitual para el dolor crónico que el paciente tome antes de la cirugía se debe continuar en el postoperatorio.

3.2. Tratamiento antiemético

La profilaxis de las náuseas y los vómitos postoperatorios está indicada después de la neurocirugía intracraneal. La frecuencia de náuseas y vómitos es aproximadamente del 40-50 % después de la craneotomía. Los factores predisponentes incluyen la ubicación anatómica de la lesión (infratentorial), la duración de la cirugía y la técnica anestésica.

Se recomienda el uso rutinario de ondansetrón y dexametasona en las craneotomías. El droperidol también es eficaz y no induce sedación en dosis inferiores a 1 mg.

3.3. Profilaxis tromboembólica

La incidencia de tromboembolismo venoso en pacientes con tumores cerebrales malignos es de alrededor del 3,5 %, y se duplica en pacientes con un estado funcional preoperatorio dependiente.

Se ha demostrado una reducción del tromboembolismo venoso si se realiza profilaxis con métodos mecánicos (medias de compresión graduada o neumática intermitente) y con las heparinas de bajo peso molecular o la heparina no fraccionada en dosis bajas. Ambos tipos de heparina se han asociado a mayores tasas de hemorragia sintomática y, por lo tanto, los beneficios de los métodos farmacológicos de profilaxis se deben sopesar frente al riesgo de hemorragia cerebral.

En la mayoría de los centros se inicia la profilaxis del tromboembolismo venoso con heparinas de bajo peso molecular después de 24-48 horas de la cirugía intracraneal con una TC que descarte hemorragia intracraneal. El momento adecuado para el inicio de esta profilaxis es discutible; en última instancia, el inicio y duración de la terapia debe ser una decisión conjunta del equipo médico-quirúrgico e individualizada para cada paciente.

3.4. Corticoterapia

Los corticosteroides son efectivos en la reducción del edema cerebral, principalmente vasogénico, que rodea la metástasis cerebral o el glioma maligno, pero no tienen efecto sobre el edema citotóxico o intersticial. Se observa un efecto de meseta después de 4 a 6 días de tratamiento. Los efectos secundarios de los corticosteroides son frecuentes y se relacionan tanto con la dosis acumulada como con la duración del tratamiento. Por lo tanto, las dosis altas de corticosteroides deben reducirse rápidamente.

Debido a su baja actividad mineralocorticoide y elevada potencia antiinflamatoria, la dexametasona es una buena opción para el manejo del edema cerebral relacionado con tumores cerebrales. La dosis inicial habitual es un bolo endovenoso de 10 mg, con una dosis de mantenimiento de 4 mg cada 6 horas (16 mg/día). Se pueden usar dosis mayores inmediatamente después de la cirugía, pero solo por un período de tiempo muy corto. A largo plazo, las dosis de 4 a 8 mg/día suelen ser adecuadas.

3.5. Profilaxis antiepiléptica

A pesar de la presencia de lesiones cerebrales, como tumores, las guías más recientes no apoyan el tratamiento profiláctico con fármacos antiepilépticos (FAE) en pacientes sometidos a craneotomía sin convulsiones previas. La profilaxis antiepiléptica no se recomienda después de la cirugía de fosa posterior.

En el accidente cerebrovascular hemorrágico la tendencia actual es que no se debe continuar el tratamiento durante más de 1 semana en pacientes con hemorragia subaracnoidea después de tratar el aneurisma cerebral, y se debe realizar tratamiento durante un período breve (hasta 1 mes) después de una hemorragia intracraneal, especialmente lobar.

Sin embargo, el médico debe individualizar el tratamiento, ya que subgrupos específicos de pacientes pueden beneficiarse de la profilaxis con FAE durante períodos más prolongados. El electroencefalograma (EEG) cerebral es una prueba que puede ayudar en la toma de decisiones.

La selección del FAE profiláctico es menos clara. Los fármacos más antiguos (fenitoína, valproato, etc.) están asociados con interacciones farmacológicas y efectos adversos. Los FAE más nuevos (levetiracetam y lacosamida) tienen menos efectos adversos pero una cantidad limitada de datos para respaldar su administración profiláctica.

Por otro lado, si se produjeron convulsiones antes o durante la cirugía, los FAE deben administrarse como en cualquier otro paciente no neuroquirúrgico que presenta convulsiones.

3.6. Profilaxis antibiótica

Se recomienda la profilaxis antibiótica con una cefalosporina de primera generación durante la cirugía intracraneal, pues reduce a la mitad las tasas de infecciones postoperatorias. Se desconoce la duración óptima del tratamiento, pero debería ser inferior a 24 horas para evitar la selección de microorganismos resistentes a los antibióticos.

El beneficio del uso profiláctico de antibióticos en la cirugía transesfenoidal endonasal endoscópica para las lesiones hipofisarias es controvertido. Se necesitan ensayos clínicos controlados y aleatorizados para evaluar su efectividad.

3.7. Tratamiento hormonal

Las afecciones endocrinas más graves en pacientes neuroquirúrgicos suelen ser secundarias a una disfunción del eje hipotálamo-hipofisario-suprarrenal.

La hipófisis se subdivide anatómica y funcionalmente en un componente anterior (adenohipófisis) y uno posterior (neurohipófisis). Las hormonas secretadas por la hipófisis regulan la homeostasis metabólica, el balance hidroelectrolítico y la estabilidad hemodinámica. La hipófisis anterior secreta seis hormonas: la prolactina, las hormonas del crecimiento, adrenocorticotropa, luteinizante, foliculoestimulante y la estimulante de la tiroides. La hipófisis posterior secreta hormona antidiurética (ADH) y oxitocina.

Cada sistema hormonal se controla a través de bucles de retroalimentación negativos y positivos. Cualquier patología intracraneal puede alterar el eje hipotálamo-hipofisario, por lo que este eje debe reconocerse y manejarse cuidadosamente durante el período perioperatorio.

El reemplazo hormonal suele ser necesario después de una cirugía de la región hipofisaria mediante hidrocortisona, desmopresina y levotiroxina como tratamientos más frecuentes.

4. Manejo de las complicaciones más habituales

Las complicaciones se suelen detectar durante un examen físico riguroso a nivel neurológico o a través de la variación en los valores de los sistemas de monitorización (PIC, $PtiO_2$). Las más habituales se detallan a continuación.

4.1. Edema cerebral

El edema cerebral puede ser de dos tipos, dependiendo de la lesión cerebral:

- **Edema vasogénico.** Es el más frecuente. Aparece tras la alteración de la permeabilidad de la barrera hematoencefálica, normalmente tras la rotura de vasos, y provoca una extravasación de agua y solutos al espacio extracelular. Puede aparecer de forma localizada en la isquemia por infarto cerebrovascular, peritumoral, abscesos, etc., o de forma generalizada en casos donde se vea afectada gran parte de la microcirculación cerebral.
- **Edema citotóxico.** Este tipo de edema aparece tras la afectación y acumulación de edema directamente intracelular, quedando la barrera hematoencefálica intacta (no existe afectación de la pared vascular). Se objetiva frecuentemente en la sustancia gris tras lesiones hipóxico-isquémicas o traumatismos, aunque habitualmente se acompaña también de edema vasogénico.

En los pacientes postoperados existe gran riesgo de edema cerebral y habitualmente suele darse una combinación de los dos tipos previamente descritos, aunque principalmente predomina el edema vasogénico.

Los factores de riesgo para desarrollar edema cerebral incluyen:

- Componente de edema cerebral previo en la patología de base.
- Cirugía de larga duración (> 6 horas).
- Retracción excesiva cerebral (habitualmente en pacientes con alcoholismo y de mayor edad).
- Cirugías de resección de malformaciones vasculares.
- Cirugías de segundo tiempo o reintervenciones.
- Uso excesivo de fluidos o uso de fluidos hipoosmóticos.

El tratamiento principal de elección para este tipo de edema es la dexametasona intravenosa con la intención de disminuir el edema vasogénico causado. Además, se deben valorar otras opciones terapéuticas, si fuera necesario, para la hipertensión craneal, como realizar una correcta sedoanalgesia, mantener normoventilación o leve hiperventilación, valorar tratamiento hiperosmolar e, incluso, si fuese preciso, efectuar una craniectomía descompresiva.

En la Tabla 73-1 se resumen las medidas generales de tratamiento en la hipertensión intracraneal.

4.2. Hemorragia intracraneal

La hemorragia intracraneal es otra de las complicaciones frecuentes tras una cirugía. Existen diferentes tipos según su localización:

- **Hematoma extradural o epidural.** Es el que puede aparecer tras una cirugía supratentorial o transesfenoidal. También

tras la evacuación de un hematoma subdural agudo, ya que disminuye rápidamente la PIC, lo que puede provocar la formación de un hematoma epidural en el lado contralateral.
- **Hematoma subdural.** Puede aparecer una cirugía supratentorial, por un flujo excesivo a través de un drenaje intraventricular o tras la colocación de sensores de PIC/$PtiO_2$.
- **Hematoma intracraneal.** Puede aparecer tras una cirugía supratentorial, más frecuentemente si el paciente presenta factores de riesgo, que se describen posteriormente.
- **Hemorragia intraventricular.** Está relacionada con sangrados intraparenquimatosos de territorios vecinos que se extienden hasta los ventrículos.

El riesgo de hemorragia aumenta en el paciente con hipertensión arterial, coagulopatía, plaquetopenia o disfunción plaquetaria, hemostasia intraquirúrgica insuficiente y en pacientes con consumo crónico de alcohol. Es más frecuente en las primeras 6 horas posquirúrgicas, por lo que, si el paciente se mantiene inconsciente y en ventilación mecánica, se realizará una TC craneal. Si se sospecha una posible hemorragia, en el contexto de un cambio clínico, será necesaria una TC craneal de control en ese mismo momento; en cambio, el control rutinario puede demorarse hasta 24 horas si el paciente está consciente y no existen variaciones en la exploración.

4.3. Hidrocefalia

La hidrocefalia es la acumulación de líquido dentro del sistema ventricular cerebral. Es más frecuente tras cirugías de fosa posterior o tras una hemorragia intraventricular.

En este tipo de pacientes la hemorragia intraventricular habitualmente es secundaria, aunque existe también la hemorragia intraventricular espontánea (primaria), que estaría únicamente localizada en los ventrículos. Pueden provocar hidrocefalia obstructiva por imposibilidad de reabsorción del líquido cefalorraquídeo (LCR). En estos casos es necesaria la colocación de un drenaje ventricular externo (DVE) o de un drenaje lumbar externo (DLE), pudiendo precisar de una derivación ventriculoperitoneal definitiva si la hidrocefalia se hace permanente.

Los DVE/DLE se pueden colocar a una altura fija definida, correspondiendo una presión de 0 cm H_2O a la altura del conducto auditivo externo en el DVE, o a la altura lumbar correspondiente en el DLE; o se puede regular esta altura según el flujo por hora deseado. Dado que se trata de una regulación por presiones, la necesidad de subir o bajar cm H_2O respecto el conducto auditivo externo según el flujo por hora deseado dependerá de la PIC o de la presión intraventricular. En el caso de un flujo escaso se debe verificar que no exista obstrucción del drenaje. Un flujo excesivo puede provocar colapso ventricular y asociar riesgo de hematoma subdural en DVE o cefalea en DLE. Hay que tener en cuenta que este drenaje aumenta la probabilidad de infección, por lo que es preciso manipularlo con la máxima asepsia posible.

4.4. Crisis comiciales

Cualquier neurocirugía supratentorial, o la misma patología, aumenta el riesgo de desarrollar crisis convulsivas (tumor cerebral, hemorragia subaracnoidea aneurismática, hematoma corti-

Tabla 73-1. Medidas generales de tratamiento en la hipertensión intracraneal

Medidas de primer escalón	Medidas de segundo escalón	Medidas de tercer escalón
✔ Intensificar sedoanalgesia ✔ Elevar el cabecero > 30° ✔ Facilitar el retorno venoso (alinear la cabeza) ✔ Evitar la hipertermia ✔ Evitar la hipoventilación e hipercapnia ✔ Considerar profilaxis anticomicial ✔ Considerar monitorización electroencefalográfica	✔ Terapia hiperosmolar (suero hipertónico, manitol) ✔ Valorar el uso de relajante muscular ✔ Considerar hipocapnia moderada (PCO_2 32-35 mm Hg)	✔ Coma barbitúrico ✔ Craniectomía descompresiva

PCO_2: presión de dióxido de carbono.

cal, etc.). En este contexto se realiza profilaxis con FAE, aunque su uso es muy controvertido, como ya se ha explicado anteriormente.

El manejo de la crisis convulsiva se compone de medidas de soporte, además del tratamiento antiepiléptico, y se diferenciará según el tipo de crisis. Existen dos tipos:

✔ **Crisis convulsivas generalizadas.** Este tipo de crisis se presentan como convulsión tónica, clónica o tónico-clónica en todo el cuerpo, junto con pérdida de consciencia durante y posteriormente a la crisis, por lo que su manejo será diferente al de las crisis focales. Este consiste en medidas de soporte que incluyen: permeabilidad de vía aérea, administración de oxígeno, monitorización de constantes hemodinámicas y respiratorias y valoración de la necesidad de benzodiacepinas o propofol si no hay cese espontáneo de la convulsión.

✔ **Crisis convulsivas focales.** Habitualmente se presentan como una mioclonía en una sola parte del cuerpo, sin pérdida de consciencia ni estado poscrítico. El manejo consiste en medidas de soporte que incluyen: valoración del origen de cada convulsión y de su duración, y objetivar si está relacionada con la zona afectada/intervenida. Es importante monitorizar que no existan cambios en la focalidad ni en la duración de las crisis.

Si se produce cualquier tipo de crisis se deberá valorar la necesidad de realizar una TC craneal urgente. La realización del EEG es fundamental para la evaluación de la actividad eléctrica cerebral, siendo útil tanto en el diagnóstico como en la adecuación del tratamiento en el paciente con actividad epileptiforme, especialmente cuando la clínica es difícil de valorar, como ocurre en el paciente sedado.

4.5. Fístula de líquido cefalorraquídeo

La fuga de LCR se suele objetivar más frecuentemente tras cirugía transesfenoidal, de base de cráneo y de neurinomas. Los síntomas habituales son cefalea en posición vertical que mejora con el decúbito asociada a la fuga de LCR transparente, no mucoso, a través de la nariz (fosa basal anterior), la oreja (fosa basal media), el lugar de sutura o goteo posnasal. El diagnóstico y el tratamiento temprano son esenciales. Se adecuará el tratamiento al flujo de la fístula:

✔ **Tratamiento médico conservador.** Consiste en reposo horizontal con elevación de la cabeza y diuréticos (para disminuir el flujo). En casos más graves se colocará un DLE para disminuir y desfuncionalizar la fístula hasta que esta se cierre espontáneamente.

✔ **Tratamiento quirúrgico.** Es el indicado para los casos con muy alto flujo o en los que falle el tratamiento conservador. Consiste en el cierre de la apertura con músculo o fascia de forma intracraneal o extracraneal.

4.6. Infecciones nosocomiales

Los pacientes neuroquirúrgicos pueden sufrir cualquier tipo de infección nosocomial equiparable a las de otros pacientes críticos, pero asocian un riesgo añadido de infección del sistema nervioso central, aunque con una incidencia relativamente baja. Este riesgo se puede deber a la misma cirugía, por técnicas quirúrgicas estériles deficientes, por infección de la herida quirúrgica, infección a través de una fístula de LCR o, más frecuentemente, en relación con dispositivos intracraneales invasivos de monitorización o tratamiento (sensores de PIC/$PtiO_2$, DVE, DLE, etc.).

Para el diagnóstico y seguimiento terapéutico es necesaria la obtención de LCR, donde será frecuente objetivar leucocitosis, lactato y proteínas elevadas y glucosa disminuida (en relación con los valores plasmáticos). Las pruebas de imagen como la TC con contraste y/o la resonancia magnética pueden ser útiles como herramientas diagnósticas y de seguimiento terapéutico.

Es fundamental, para el pronóstico neurológico, el tratamiento precoz con antibioterapia empírica que penetre la barrera hematoencefálica.

4.7. Afectación de pares craneales

Esta es una complicación típica de las cirugías de la fosa posterior y de la base del cráneo, ya que puede haber lesión o edema por manipulación o hemorragia bulbar que dañe las funciones de sus pares craneales: glosofaríngeo (IX), vago (X), espinal (XI) e hipogloso (XII). Puede ser definitiva o transitoria, lo que condicionará las funciones deglutorias y tusígenas, aumentando así el riesgo de broncoaspiración por falta de control en la vía aérea y haciendo necesario mantener al paciente intubado o traqueostomizado.

4.8. Neumoencéfalo

El neumoencéfalo aparece más frecuentemente tras cirugías transesfenoidales, en la evacuación de hematomas subdurales crónicos a través de trépanos y en pacientes intervenidos en posición sentada o semisentada. Una gran cantidad de aire acumulado actuará de ocupante de espacio, provocando así la desviación de la línea media y la aparición de clínica neurológica. En este caso o en caso de neumoencéfalo a tensión será necesaria su evacuación.

4.9. Alteraciones hidroelectrolíticas

Habitualmente estas alteraciones se objetivan tras la afectación de la neurohipófisis o la hipófisis posterior, ya que una de sus funciones principales es la de liberar ADH, por lo que son más frecuentes tras cirugías de hipófisis aunque también pueden aparecer en cualquier cirugía o evento que aumente la PIC de forma prolongada.

Las tres alteraciones más frecuentes son la diabetes insípida, la secreción inadecuada de ADH y el síndrome pierde sal, cuyo su diagnóstico diferencial se resume en la Tabla 73-2:

✓ **Diabetes insípida.** La incidencia de esta alteración es del 50 % de forma transitoria y del 10 % de forma definitiva. Se produce una pérdida excesiva de agua libre, lo que provoca la deshidratación del paciente con aumento de la concentración plasmática de solutos (hipernatremia e hiperosmolaridad), hipovolemia y orina muy diluida (osmolaridad urinaria inapropiadamente baja). El cociente entre la osmolaridad plasmática y la urinaria será inferior a 2. Las manifestaciones clínicas son poliuria, polidipsia y sed. El tratamiento consiste en reponer la pérdida de agua [cálculo de déficit de agua = (sodio actual – 140) × 0,6 × peso ideal] y en restaurar la absorción de agua mediante la administración de desmopresina (análogo estructural de la ADH). La dosis recomendada de desmopresina es de 1-4 μg cada 8-12 horas, una vez el paciente cumpla criterios de diabetes insípida.

✓ **Secreción inadecuada de ADH (SIADH).** Esta alteración es más frecuente tras un TCE (2,3-37 %), aunque también puede aparecer en pacientes posquirúrgicos hipofisarios. Se produce una secreción excesiva de ADH, lo que condiciona un aumento patológico de la reabsorción de agua libre a nivel renal que provoca poliuria, disminución de la concentración plasmática

de solutos (hiponatremia e hipoosmolaridad), hipervolemia y orina normoconcentrada o hiperconcentrada. Las manifestaciones clínicas dependerán de la gravedad de la hiponatremia: desde cefalea en casos leves hasta coma en casos graves. El tratamiento también dependerá de la clínica, desde restricción de agua en casos leves hasta reposición de natremia con suero salino fisiológico al 0,9 % o con solución hipertónica y/o asociación de vaptanes en casos graves.

✓ **Síndrome pierde sal.** La incidencia post-TCE es del 0,8-34,6 %, desconociéndose la incidencia posquirúrgica. El mecanismo hormonal no se conoce perfectamente pero en este síndrome se objetiva una pérdida excesiva de sodio urinario que provoca poliuria, disminución de la concentración plasmática de solutos (hiponatremia e hipoosmolaridad), hipovolemia y orina hiperconcentrada. El tratamiento se basa en reponer la volemia, realizar reposición de sodio con suero salino fisiológico o con solución hipertónica, y podría precisarse también la administración de un mineralocorticoide en casos graves.

Cabe recordar que la reposición rápida de la hiponatremia puede llevar a mielinólisis central pontina (síndrome de desmielinización osmótica).

5. Cuadros neuroquirúrgicos específicos

5.1. Cirugía supratentorial

La hemorragia y el edema cerebral, las convulsiones, el dolor y las náuseas y vómitos son complicaciones frecuentes después de las cirugías supratentoriales. Es importante prevenir la hipertensión y la tos. El manejo implica una TC craneal urgente y tratamiento médico o quirúrgico específico.

5.2. Cirugía infratentorial

Los pacientes que se someten a cirugías de la fosa posterior pueden tener un despertar más tardío debido a la manipulación o daño del tronco encefálico. La lesión de los pares craneales bajos (IX, X y XII) puede comprometer la capacidad del paciente para proteger la vía aérea debido a la dificultad para tragar y expectorar las secreciones, requiriendo una intubación orotraqueal prolongada y traqueostomía.

Tabla 73-2. Diagnóstico diferencial de las alteraciones hidroelectrolíticas más frecuentes en el postoperatorio de neurocirugía

	Diuresis (mL/kg/h)	Sodio en plasma	Osmolaridad plasmática	Sodio en orina	Osmolaridad urinaria	Volemia
Diabetes insípida	↑ >2	↑ >145 mEq/L	↑	↓oN	↓oN	↓
Secreción inadecuada de ADH	↓ <1	↓ <135 mEq/L	↓	↑oN	↑oN	↑oN
Síndrome pierde sal	↑ >2	↓ <135 mEq/L	↓	↑	↑	↓

ADH: hormona antidiurética; N: normal.

5.3. Cirugía de hipófisis

Las complicaciones endocrinas tras a la cirugía hipofisaria incluyen hipocortisolismo, diabetes insípida e hipotiroidismo, las cuales se tratarán con hidrocortisona, desmopresina y levotiroxina.

La pérdida de visión en el postoperatorio inmediato puede deberse a edema secundario a la manipulación o compresión del nervio o el quiasma ópticos, lo que requerirá tratamiento específico.

Es importante una evaluación minuciosa de la rinorrea secundaria a la fístula LCR. Esta aumenta el riesgo de meningitis. Las opciones de tratamiento incluyen DLE y reparación quirúrgica del defecto.

5.4. Cirugía neurovascular

Para los pacientes que sobreviven al sangrado inicial de un aneurisma cerebral roto, la isquemia cerebral diferida (que aparece entre 3-10 días después de la hemorragia subaracnoidea inicial) es una de las causas más importantes de mortalidad y mal pronóstico neurológico. El vasoespasmo cerebral de grandes vasos es uno de los principales mecanismos causales. Otras hipótesis se centran en la lesión cerebral precoz, en la disfunción de la microcirculación con la pérdida de la autorregulación y en la despolarización cortical extendida. La prevención, detección y reversión de la isquemia cerebral diferida son las principales prioridades en estos pacientes. Según la mejor evidencia disponible, la administración de nimodipino y el mantenimiento de la euvolemia constituyen la forma más segura de prevenirla. La angiografía de sustracción digital es la técnica de imagen *gold standard* para la detección de vasospasmo, permitiendo el diagnóstico y el tratamiento intraarterial. El Doppler transcraneal es una técnica de diagnóstico y seguimiento muy útil en estos pacientes.

Tras la resección de una malformación vascular los pacientes pueden desarrollar complicaciones similares a las que ocurren después de la reparación de un aneurisma. Tienen un alto riesgo de desarrollar complicaciones hiperémicas que conducen a edema y hemorragia cerebrales de difícil manejo debido a una alteración circulatoria transitoria conocida como «ruptura a presión de perfusión normal».

5.5. Traumatismo craneoencefálico

Los pacientes con TCE moderados y graves requieren ingreso en la UCI para la monitorización neurológica y el control de la PIC y la PPC, y para la prevención de lesiones secundarias, su detección precoz y tratamiento específico.

Las complicaciones sistémicas del TCE suelen manifestarse en el período postoperatorio, como el edema pulmonar neurogénico o el SIADH.

La Conferencia de Consenso Internacional de Seattle sobre el TCE grave desarrolló un algoritmo de tres niveles centrado en el manejo de la PIC elevada:

✔ **Nivel 0.** Se aplica a los pacientes con TCE grave con un sensor de PIC. El objetivo de este nivel es establecer una base fisiológica neuroprotectora estable, independientemente de las lecturas eventuales de la PIC. Los sedantes y analgésicos de nivel 0 tienen como objetivo la comodidad y la tolerancia del ventilador. El control de la temperatura tiene como objetivo evitar la fiebre. Las guías de la Brain Trauma Foundation establecen que el umbral de PIC para su tratamiento debe ser superior a 22 mm Hg y el objetivo de PPC mínimo 60 mm Hg.

✔ **Nivel 1.** Representa la primera incursión en el manejo de la hipertensión intracraneal. El uso de sedantes o analgésicos de primer nivel se enfoca en reducir la PIC. No se recomienda un agente hiperosmolar (manitol o suero salino hipertónico) sobre el otro. Cuando la PIC se monitoriza mediante ventriculostomía, el drenaje de LCR es un tratamiento de primer nivel. Si se usa un dispositivo intraparenquimatoso, se recomienda la ventriculostomía para permitir el drenaje del LCR. Dado que la actividad convulsiva subclínica puede causar hipertensión intracraneal, se debe considerar la monitorización mediante EEG y valorar 1 semana de FAE profilácticos.

✔ **Nivel 2.** Se recomienda la relajación muscular en pacientes adecuadamente sedados si se demuestra su eficacia y se aconseja suspenderla lo antes posible. Se recomienda una hiperventilación leve ($PaCO_2$ de 32-35 mm Hg) como tratamiento de nivel 2. No se debe realizar una hiperventilación de rutina por debajo de 30 mm Hg. Elevar la PPC con bolos de sueros o vasopresores para disminuir la PIC cuando la autorregulación cerebral esté intacta.

✔ **Nivel 3.** Los tratamientos de nivel 3 tienen los mayores riesgos asociados. El tratamiento con barbitúricos debe basarse en la respuesta a una dosis de prueba y se debe realizar mediante monitorización EEG. No se debe aumentar la dosis de barbitúricos si se ha conseguido el patrón de brote-supresión en el EEG, ya que no se prevé una mayor reducción de la PIC y la toxicidad aumenta con la dosis. Se apoya el uso de hipotermia leve (35-36 °C) pero no la hipotermia terapéutica de rutina por debajo de 35 °C, debido a las complicaciones sistémicas y ausencia de mejoría en el pronóstico neurológico. Se sugiere que la craniectomía descompresiva secundaria realizada como tratamiento de la hipertensión intracraneal refractaria reduce la PIC y la estancia en la UCI, aunque la relación entre estos efectos y el resultado funcional favorable es incierta. Se recomienda una craniectomía descompresiva frontotemporoparietal grande sobre una pequeña.

5.6. Cirugía de columna

Las cirugías de la columna cervical anterior aumentan el riesgo de desarrollar obstrucción postoperatoria de las vías respiratorias debido a edema faríngeo, hematoma de la herida, parálisis de cuerdas vocales o desplazamiento del injerto óseo o de la placa de fijación. El manejo implica la reintubación del paciente y una probable reintervención quirúrgica.

Puntos clave

✔ Es esencial la vigilancia de forma activa y continua del paciente neuroquirúrgico, ya que esto permitirá evitar o identificar de forma temprana las posibles complicaciones tras la cirugía.

✔ Ante cualquier cambio clínico que pueda sugerir una complicación es importante realizar una TC craneal urgente.

✔ El edema cerebral vasogénico es el más frecuente. Para su tratamiento se recomienda la administración de corticoides que pasen la barrera hematoencefálica, como la dexametasona.

✔ Tras la cirugía de hipófisis se deben tener en cuenta posibles alteraciones hidroelectrolíticas y endocrinológicas.

✔ Tras la cirugía de fosa posterior se deben tener en cuenta posibles alteraciones de los pares craneales así como la posibilidad de alteración en el manejo de secreciones y de la vía aérea alta.

Bibliografía

Brambrink A, Kirsch J. Essentials of neurosurgical anesthesia & critical care: strategies for prevention, early detection, and successful management of perioperative complications. 2ª ed. Springer; 2020.

Francoeur C, Mayer S. Management of delayed cerebral ischemia after subarachnoid hemorrhage. Crit Care. 2016;20:277.

Gadelha E, Welling L, Nunes N. Neurocritical care for neurosurgeons: principles and applications. 1ª ed. Springer; 2021.

Hawryluk G, Aguilera S, Buki A, et al. A management algorithm for patients with intracranial pressure monitoring: the Seattle International Severe Traumatic Brain Injury Consensus Conference (SIBICC). Intensive Care Med. 2019;45:1783-94.

Panda N, Mahajan S, Chauhan R. Management of postoperative neurosurgical patients. J Neuroanaesthesiol Crit Care. 2019;6:80-6.

Pritchard C, Radcliffe J. General principles of postoperative neurosurgical care. Anaesth Intensive Care. 2014;15(6):267-72.

Siegemund M, Steiner L. Postoperative care of the neurosurgical patient. Curr Opin Anaesthesiol. 2015;28(5):487-93.

Velly L, Simeone P, Bruder N. Postoperative care of neurosurgical patients. Curr Anesthesiol Rep. 2016;6:257-66.

Wan W, Luoma A. Postoperative care of neurosurgical patients: general principles. Anaesth Intensive Care. 2020;21(7):349-55.

F. Martínez Sagasti, J. C. Martín Benítez y J. Duerto Álvarez

◁ **Orientación para el estudio**

En este capítulo se aborda la asistencia en el postoperatorio inmediato de la cirugía cardíaca y torácica. Se mostrarán los aspectos fundamentales de la asistencia en la unidad de cuidados intensivos, tanto la ofrecida a pacientes con buena evolución como a aquellos que presentan complicaciones, por lo que se revisa el diagnóstico y el tratamiento de las complicaciones más habituales.

1. Introducción

La cirugía cardiotorácica es un procedimiento frecuente en nuestro medio. Cada vez se realizan intervenciones más complejas en enfermos con mayor riesgo (de mayor edad y con más comorbilidad) logrando buenos resultados. Esta mejora en los resultados se produce por una optimización de la asistencia en todas sus etapas. Parte de este éxito se debe a los avances en la asistencia en el postoperatorio en las unidades de cuidados intensivos (UCI).

Este postoperatorio se caracteriza por la existencia de importantes alteraciones fisiopatológicas que se benefician de una estandarización de los cuidados, con un enfoque integral y centrado en el paciente, con protocolos adecuados.

De forma mayoritaria la cirugía cardiotorácica cursa sin complicaciones relevantes, pero estas pueden acontecer hasta en el 20 % de los casos, como se expondrá a lo largo del capítulo.

2. Avances en cirugía cardiotorácica

El manejo del paciente sometido a cirugía cardiotorácica ha mejorado en las últimas décadas. Se ha orientado hacia un proceso más seguro y confortable para el paciente, con un uso más eficiente de los recursos. Han surgido programas de recuperación intensificada tras la cirugía, como el *enhanced recovery after surgery* (ERAS) o el *fast-track*, que suponen un cambio radical en el manejo global de estos pacientes.

El objetivo de estos programas es disminuir el estrés originado por la intervención quirúrgica, propiciando una mejor recuperación del paciente, una reducción de las complicaciones y de la mortalidad, además de conseguir una disminución de la estancia en la UCI y en el hospital. Con este fin se sistematiza la aplicación de una serie de medidas y estrategias perioperatorias que deben realizarse dentro de un abordaje integral.

Esta estrategia se inicia en el período preoperatorio, sigue durante el acto quirúrgico (modificación de las técnicas anestésicas, menor consumo de opiáceos, utilización de técnicas quirúrgicas menos invasivas, etc.) y continúa en el período postoperatorio (con medidas como la extubación y movilización temprana, retirada precoz de drenajes y de accesos venosos, refuerzo de la rehabilitación y fisioterapia), además de contemplar la educación del paciente y de la familia. Siempre que la infraestructura hospitalaria lo permita se realizará la transferencia a unidades intermedias y se intentará acortar la estancia hospitalaria.

Además, han proliferado diferentes técnicas englobadas bajo la denominación de cirugía cardíaca mínimamente invasiva (CMI), que, de acuerdo con la Society of Thoracic Surgeons (STS), se define como «cualquier procedimiento no realizado mediante esternotomía completa y con soporte de circulación extracorpórea». Este tipo de cirugía pretende también reducir la agresión quirúrgica y acelerar el proceso de recuperación del paciente.

3. Consideraciones preoperatorias

3.1. Estratificación del riesgo

Existen en la actualidad múltiples escalas de valoración del riesgo en los pacientes candidatos a cirugía cardiotorácica. En la cirugía cardíaca las más utilizadas son el *European System for Cardiac Operative Risk Evaluation Score* versión II (EuroSCORE II) y la de la STS. Ambas dan información acerca de la mortalidad, pero solo la escala de la STS indica aspectos de la morbilidad.

También en la cirugía torácica se dispone de escalas de valoración preoperatoria (como el Thoracoscore) que ayudan a predecir el riesgo quirúrgico y decidir la asistencia postoperatoria teniendo en cuenta la magnitud de la resección pulmonar, la función respiratoria prevista tras la cirugía, la edad y la comorbilidad. Otras escalas incluyen variables intraoperatorias como la hemorragia y la cirugía abierta, ya sea prevista o reconversión tras un inicio por toracoscopia.

3.2. Optimización preoperatoria

La mejora de los resultados pasa por evaluar adecuadamente a los pacientes de manera integral, no solo realizando una correcta indicación quirúrgica sino identificando aspectos que pueden mejorarse (déficits nutricionales, hemoglobina glucosilada, anemia preoperatoria, etc.) y suspendiendo fármacos que puedan interferir en el proceso quirúrgico y/o en la recuperación del paciente. En relación con esto último, es relevante la suspensión de antiagregantes, anticoagulantes y los inhibidores del sistema renina-angiotensina-aldosterona.

La prevención del sangrado en el postoperatorio de cirugía cardíaca (PCC) se inicia en el preoperatorio al adecuar la terapia antiagregante a la situación clínica del paciente. En caso de doble antiagregación aumentan las complicaciones hemorrágicas en el PCC. En quienes tengan que ser intervenidos de cirugía cardíaca no emergente y reciban doble antiagregación se recomienda programar la intervención pasados 3 días tras suspender el ticagrelor, tras 5 días de suspender el clopidogrel o tras 7 días sin prasugrel.

La administración de diferentes pautas de agentes neuropáticos como pregabalina o gabapentina ha demostrado efecto favorable en la reducción del dolor postoperatorio y en la reducción de las náuseas y los vómitos. Para disminuir las náuseas y los vómitos se aconseja evitar el ayuno prolongado preoperatorio y la reducción del uso de opiáceos.

También es recomendable que se prepare al paciente para establecer una apropiada expectativa respecto a la analgesia, fisioterapia, etcétera.

La administración de una carga de carbohidratos 2 horas antes de la cirugía ha mostrado resultados favorables como reducir la resistencia a la insulina y mejorar la función cardíaca, pero con un débil nivel de evidencia.

4. Cirugía cardíaca

4.1. Ingreso en la unidad de cuidados intensivos. Transferencia

La transferencia del paciente comienza antes de que este llegue a la UCI. El personal de la UCI debe conocer los datos clínicos más relevantes del paciente, y debe existir una fluida comunicación entre el quirófano y la UCI para conocer las incidencias intraoperatorias y tener dispuestos los dispositivos necesarios (sistemas de asistencia circulatoria, monitorización avanzada, etcétera).

Es conveniente tener un protocolo de transferencia para establecer una recepción sistematizada entre el personal de la UCI y el equipo quirúrgico. De forma inmediata deben continuarse las medidas terapéuticas iniciadas en el quirófano (ventilación asistida, fármacos vasoactivos) mientras se adoptan los sistemas de soporte y monitorización y se evalúa la situación del enfermo.

Habitualmente el paciente llega a la UCI con una monitorización básica respiratoria (pulsioxímetro), de mecánica pulmonar si está intubado, de ritmo cardíaco y de presión arterial invasiva, y con unos sistemas de soporte que habrá que mantener, como la ventilación asistida, la infusión de diferentes fármacos (inótropos, vasoactivos, antiarrítmicos, sedantes, etc.) y dispositivos de soporte circulatorio ocasionalmente (balón de contrapulsación, asistencia ventricular, etcétera).

A la llegada del paciente se comprobarán las constantes habituales (frecuencia cardíaca, saturación de oxígeno, presión arterial invasiva, diuresis, temperatura). Además se comprobará la permeabilidad de los tubos de drenaje y su flujo. En los casos en los que se hubiera implantado un marcapasos se comprobará su normal funcionamiento y se evaluarán los adecuados umbrales de estimulación.

Los objetivos iniciales en el PCC son mantener una oxigenación y ventilación adecuadas y optimizar el estado hemodinámico (presión arterial, gasto cardíaco) para asegurar la perfusión tisular y la homeostasis.

Excepto casos seleccionados que sean extubados en el quirófano (*ultra fast-track* o UFT), la mayor parte de los pacientes precisarán ventilación mecánica a su ingreso en la UCI. La desconexión de la ventilación mecánica y la extubación deben iniciarse

cuando se reúnan las condiciones adecuadas de estabilidad clínica. Establecer un protocolo de extubación precoz reduce el tiempo de ventilación mecánica y la estancia en la UCI.

4.2. Monitorización y pruebas complementarias

La complejidad de la monitorización dependerá de diferentes factores: la situación clínica del paciente, la cirugía realizada, los potenciales eventos que han surgido durante la intervención y también de la práctica de cada institución. La situación del paciente en el PCC se puede deteriorar de forma súbita; por tanto, es un escenario dinámico donde la monitorización debe regirse por este principio de adaptabilidad, de manera que en el PCC se disponga de diferentes niveles de monitorización y asistencia basados en las necesidades del caso. Dentro de este modelo, una vez que el paciente esté en respiración espontánea y con estabilidad clínica se deberían adecuar los niveles de atención o el paso a una unidad de menor complejidad.

En los casos de bajo riesgo suele ser suficiente con una monitorización básica: electrocardiografía continua, pulsioximetría, presión arterial invasiva, presión venosa central, control de la temperatura, control de drenajes, diuresis y balance de fluidos horario. Es recomendable conocer la saturación venosa central de oxígeno ($SvcO_2$) o mixta (SvO_2) si el paciente tuviera implantado un catéter de arteria pulmonar.

La monitorización avanzada está indicada cuando exista inestabilidad, se precise profundizar en la fisiopatología del proceso o en aquellos casos considerados de alto riesgo quirúrgico (disfunción ventricular, hipertensión pulmonar o que han sufrido complicaciones). No está claramente determinado cuál de los métodos existentes es el más adecuado y su elección depende en muchas ocasiones de protocolos y uso locales.

El uso del catéter de arteria pulmonar ha disminuido en las últimas décadas. No obstante, se contempla su indicación en pacientes con *shock*, con necesidad de inótropos o vasopresores, o cuando se requiera el conocimiento de datos hemodinámicos (presión de arteria pulmonar, $SvcO_2$) que no puedan adquirirse de forma fiable por otros métodos menos invasivos. Aunque después de décadas de uso su utilidad sigue cuestionada, los sistemas de monitorización hemodinámica avanzada permiten obtener de forma continua información sobre el gasto cardíaco y sus determinantes (precarga o dependencia de precarga, contractilidad y poscarga).

Se realizará también la vigilancia estrecha de la permeabilidad y el flujo de los drenajes torácicos, control de la diuresis horaria, medición de la temperatura, etcétera.

Respecto a las pruebas complementarias en el PCC estándar, se incluye la realización al ingreso de:

- ✔ **Electrocardiograma.** Se realizará un electrocardiograma de 12 derivaciones con precordiales derechas y posteriores en los casos de cirugía coronaria.
- ✔ **Radiografía de tórax.** Permite excluir la presencia de complicaciones (hemotórax, neumotórax, etc.), valorar la posición correcta de tubos, drenajes, vías y dispositivos. En ausencia de indicaciones clínicas no es preciso repetirla de forma rutinaria en las primeras horas.

✓ **Determinaciones de laboratorio.** No existe un consenso respecto a qué determinaciones es preciso solicitar en un PCC estándar, pero la mayor parte de los protocolos incluyen gasometría arterial, hemograma, iones (potasio, sodio, calcio, magnesio), perfil de coagulación (tiempo de tromboplastina parcial, tiempo de protrombina, fibrinógeno), lactato, curva de troponina, pruebas de función renal (creatinina, urea), etc. Estas pruebas se repetirán cada 8 horas en las primeras 24 horas.

✓ **Test viscoelásticos.** Su uso se ha mostrado de utilidad para valorar el estado de coagulación del paciente.

✓ **Ecocardiografía transtorácica.** Es un método no invasivo que permite inferir datos hemodinámicos (presión capilar pulmonar, gasto cardíaco, etc.) y excluir o diagnosticar complicaciones que antes requerían la utilización de otros métodos más invasivos. Por ello la ecocardiografía transtorácica se ha convertido en una herramienta fundamental en el PCC. Se ha mostrado de gran utilidad para realizar una valoración de la función cardíaca y torácica. Ha adquirido un papel preponderante en el PCC, en especial cuando surgen complicaciones o el paciente requiere un manejo más estrecho, mientras que su utilidad rutinaria al ingreso en casos de bajo riesgo no ha sido suficientemente acreditada.

La evolución clínica puede indicar la repetición más frecuente de estas pruebas o la realización de otras exploraciones.

4.3. Control de la temperatura

Como consecuencia de las características de la cirugía cardíaca (hipotermia, cirugía extracorpórea, etc.), el paciente llega a la UCI con algún grado de hipotermia. Aunque con los cambios en el proceso quirúrgico (ERAS) este efecto tiende a minimizarse, los protocolos de UFT pueden condicionar que el paciente recupere la consciencia cuando presenta todavía hipotermia.

Es necesario establecer una monitorización de la temperatura al ingreso en la UCI y, si lo precisa, realizar un recalentamiento activo (mantas térmicas, etcétera).

4.4. Analgesia y sedación

El adecuado manejo del dolor es un indicador de buena práctica clínica y es esencial dentro de los cuidados PCC.

De forma clásica, el control del dolor pivotaba en la administración de opiáceos. En el momento actual se postula un abordaje multimodal, reduciendo los opiáceos. Para ello se proponen diversas combinaciones como son la administración de paracetamol, antiinflamatorios no esteroideos, gabapentina, etc., asociados o no a opiáceos, además de la analgesia regional o local.

Mientras el paciente permanece en ventilación mecánica se mantiene una pauta de analgesia y sedación hasta que se alcanza la normotermia, se comprueba la estabilidad clínica y se confirma la ausencia de complicaciones. Lo más habitual es la combinación de propofol con un protocolo de analgesia idealmente multimodal. En la actualidad existen otras opciones como son la administración de dexmedetomidina y la sedación con gases anestésicos. Ambas alternativas han mostrado resultados inicialmente favorables en la reducción del tiempo de intubación, pero la falta de

beneficios objetivos, su mayor coste y los efectos secundarios aconsejan que su uso sea individualizado.

4.5. Manejo o soporte ventilatorio

Se debe tener como objetivo reducir el tiempo de ventilación mecánica y lograr la extubación lo más precozmente posible, cuando la situación del paciente lo permita.

Para la STS el objetivo general es la extubación en las primeras 6 horas. Aunque es un criterio discutido por diferentes autores que han demostrado que la extubación en menos de 6 horas frente a menos de 12 horas no se asocia a beneficios reales.

En la actualidad existen protocolos de UFT que persiguen la extubación en el quirófano. Estos programas deben aplicarse dentro de un conjunto de medidas y realizarse de forma individualizada teniendo en cuenta las características del caso y del centro hospitalario. Algunos autores preconizan que debería ser la norma en enfermos seleccionados. A pesar de ser una tendencia actual, son escasos los estudios aleatorizados que confirmen su utilidad. Está claro el impacto en la reducción del tiempo de intubación, pero otros aspectos no están acreditados y, por el contrario, se ha observado un aumento del número de complicaciones y de reintubaciones. Debe, por tanto, encuadrarse dentro de un programa bien estructurado y con una adecuada selección de pacientes.

De forma general se considera ventilación mecánica prolongada aquella que se mantiene más de 24 horas. La ventilación mecánica prolongada tras cirugía cardíaca se ha identificado como marcador pronóstico en el PCC. Bien es verdad que gran parte de las veces refleja mayor gravedad o la aparición de otras complicaciones. El prototipo es el paciente que sufre complicaciones extrapulmonares (p. ej., complicaciones neurológicas) y requiere el aislamiento de la vía área y ventilación mecánica prolongada. Por ello se cuestiona que se deba tomar como un marcador de calidad.

En el PCC los parámetros iniciales de ventilación mecánica no difieren de los que se plantean para otros pacientes críticos en ausencia de patología pulmonar: un volumen corriente de 6 mL/kg con objetivos de oxigenación para una presión arterial de oxígeno (PaO_2) > 70 mm Hg, que podría ser mayor en los pacientes con disfunción ventricular derecha y un nivel de presión positiva al final de la espiración (PEEP) de 5 cm H_2O. En cuanto a la utilización de niveles más elevados de PEEP, no hay evidencia de que se acompañen de mayor beneficio clínico en general.

Posiblemente en los próximos años asistamos a un cambio del paradigma (cirugías menos invasivas o modificaciones anestésicas) que facilite la extubación en el quirófano, y sean los pacientes de peor perfil, mayor complejidad técnica o los que sufran complicaciones intraoperatorias los que lleguen a la UCI bajo ventilación mecánica. Faltan estudios y experiencia clínica para que se considere la norma en la actualidad.

4.6. Hemostasia y drenajes

El primer paso para reducir las complicaciones hemorrágicas se inicia en el preoperatorio mediante una correcta preparación del paciente (suspensión de anticoagulantes y antiagregantes) y sigue durante el acto quirúrgico mediante la realización de una adecuada hemostasia y la aplicación de medidas (antifibrinolíticos, etc.) que reduzcan el sangrado. A pesar de todas las medidas, tras una cirugía cardíaca todos los pacientes presentan algún grado de sangrado.

4.6.1. Drenajes y hemorragia

Es preciso mantener la permeabilidad de los drenajes. En la actualidad no se recomienda la realización de medidas como el «ordeño» de los drenajes («*milking*») o la permeabilización introduciendo un drenaje de menor diámetro a través del que se sospecha que está ocluido. Ambas técnicas se pueden acompañar de efectos desfavorables y complicaciones. La utilización de sistemas de «aclaramiento activo» ha mostrado resultados prometedores al reducir la incidencia de reexploración e incluso la incidencia de fibrilación auricular, aunque otros estudios no han corroborado estos resultados.

Respecto al momento de retirada de los drenajes no existe un criterio estándar, pero la tendencia es retirarlos de manera precoz cuando su contenido sea macroscópicamente seroso.

La utilización de antifibrinolíticos como el ácido tranexámico o el ácido ε-aminocaproico administrados en el acto quirúrgico se ha mostrado de utilidad para reducir el sangrado poscirugía. No se dispone de evidencia suficiente que avale su administración rutinaria en el PCC en ausencia de sangrado patológico o sin que se acredite por pruebas (p. ej., test viscoelásticos). Aunque existen discrepancias sobre la dosis máxima de ácido tranexámico, en general se recomienda la utilización de dosis bajas (20 mg/kg) sin exceder 50-100 mg/kg de dosis acumulada por el mayor riesgo de convulsiones, y se recomienda realizar un ajuste a la función renal.

En el PCC se aconseja la utilización de algoritmos de transfusión dirigidos por objetivos que incorporan pruebas en el punto de atención como los test viscoelásticos, para reducir el sangrado, la transfusión y la reexploración quirúrgica.

Es preciso diferenciar el origen del sangrado bien sea por «causa médica» (hipotermia, heparinización residual, disfunción plaquetaria, fibrinólisis, activación de la coagulación, hemodilución, alteraciones previas) o por «causa quirúrgica» cuando se debe a un problema relacionado con la técnica. Con frecuencia, en la práctica, el mecanismo es multifactorial. Aunque los «picos de presión arterial» son un factor habitualmente citado, no se ha encontrado asociación con la hemorragia en el PCC ni con las necesidades de transfusión.

No está establecida una definición estandarizada del sangrado perioperatorio y por tanto no existe una cifra de sangrado que se acepte como «normal» de manera universal. Con independencia del dintel elegido, gran parte de los autores consideran excesivo un sangrado > 200 mL en 1 hora y > 1.000 mL en 24 horas. Otros autores han identificado como hemorragia activa un sangrado > 1,5 mL/kg/h durante 6 horas consecutivas. De vital importancia es determinar cuándo hay que reintervenir a un paciente. Clásicamente se consideran indicación de reexploración los criterios basados en el volumen de drenaje (drenado masivo o > 300 mL/h) o la presencia de taponamiento cardíaco.

Aunque el sangrado excesivo puede alcanzar el 33 % de los pacientes, la intervención por hemorragia es bastante inferior y solo el 3-7 % de los casos requieren reexploración quirúrgica.

Si se presenta un sangrado excesivo pero sin indicación clara de reexploración quirúrgica, es necesario identificar las alteraciones de la hemostasia/coagulación y mantener una adecuada volemia. En el caso de una hemorragia significativa y no disponer de los resultados de dichas pruebas, se aconseja la administración de antifibrinolíticos (ácido tranexámico o ácido ε-aminocaproico). En hemorragias importantes, un patrón de transfusión aceptado sería la administración de hematíes-plasma-plaquetas en proporción 2-2-1 en pacientes con sangrado activo.

La administración de desmopresina puede ser razonable en enfermos con disfunción plaquetaria que responden a esta terapia (urémicos, enfermedad de Von Willebrand, etcétera).

No se recomienda la utilización de factor VII recombinante, por asociarse a una mayor incidencia de accidentes cerebrovasculares. Solo estaría indicada su administración ante hemorragias incoercibles sin posibilidad de hemostasia.

Quienes precisan reintervención quirúrgica en el PCC tienen mayor mortalidad y morbilidad (complicaciones neurológicas, respiratorias y renales que suponen una mayor duración de la estancia en la UCI y hospitalaria). Esto ha resultado especialmente relevante en aquellos pacientes que han sido reintervenidos más de 12 horas después de la operación, por lo que se sugiere que la decisión de reintervención no se retrase.

Respecto a la transfusión de hemoderivados, se recomienda una política restrictiva con un umbral de transfusión de hematíes de 8 mg/dL de hemoglobina. Esta cifra podría modularse en pacientes con revascularización incompleta o con baja $SvcO_2$ (< 65 %).

4.6.2. Antiagregación y anticoagulación

En la cirugía coronaria se debe iniciar la terapia con ácido acetilsalicílico en las primeras 6 horas de la cirugía si no existe hemorragia. La doble antiagregación es motivo de controversia. Se ha acreditado que aumenta la permeabilidad de los injertos venosos. Estudios recientes aconsejan asociar clopidogrel desde el PCC, al reducir los eventos cardiovasculares y la mortalidad.

La cirugía valvular con válvulas biológicas es un tema debatido y, aunque no existe una evidencia suficiente, se recomienda anticoagular durante 3 meses y posteriormente administrar solo ácido acetilsalicílico, salvo que exista otra indicación para la anticoagulación. La terapia admitida por las guías es con heparina no fraccionada, pero en la práctica clínica se realiza habitualmente con heparinas de bajo peso molecular. En los casos de válvulas metálicas se recomienda iniciar la misma pauta de anticoagulación, pero el tratamiento con antivitamina K será indefinido.

En pacientes a los que se les implanta una válvula aórtica transcatéter, de manera general se recomienda el tratamiento con ácido acetilsalicílico como único antiagregante. El uso de doble antiagregación y/o anticoagulación con antivitamina K se debe individualizar o hacerlo cuando lo precisen por otras indicaciones.

4.7. Manejo hemodinámico

Dependiendo del tipo de paciente, de la cirugía realizada y de los tiempos quirúrgicos se produce cierto grado de depresión miocárdica y de respuesta inflamatoria.

El planteamiento hemodinámico general es aquel que permita mantener un adecuado aporte de oxígeno a los tejidos con las mínimas demandas al corazón. Es difícil establecer unos objetivos hemodinámicos universales, que en el PCC vienen determinados por la situación previa del enfermo y por el impacto que ha tenido la intervención quirúrgica. Una correcta valoración requiere la integración de datos clínicos, hemodinámicos, de laboratorio, etcétera.

De manera general se considera razonable mantener una presión arterial sistólica de 90-140 mm Hg, una presión arterial media de 60-90 mm Hg, en combinación con la normalidad de otros parámetros como son la diuresis (> 0,5 mL/kg/h), lactato < 2 mmol/L (o normalización de sus cifras) y $SvcO_2$ > 65 %.

En el PCC la terapia guiada por objetivos hemodinámicos ha mostrado resultados favorables. Constituye un planteamiento atractivo, avalado por la mejora de algunos aspectos como la reducción del tiempo en la UCI, la duración de inótropos y de algunas complicaciones, pero sin tener impacto claro en la mortalidad.

La aparición de hipotensión en el PCC obliga a descartar las causas comunes de esta en el paciente crítico, a identificar la causa (hipovolemia, arritmias, isquemia miocárdica, neumotórax o hemotórax, taponamiento, etc.) y a una correcta intervención terapéutica (Fig. 74-1).

Se pueden diferenciar distintos escenarios específicos en el PCC, que se describen a continuación.

4.7.1. Síndrome de bajo gasto postoperatorio

El síndrome de bajo gasto cardíaco (SBGC) postoperatorio es aquella situación en el PCC en la que el gasto cardíaco es insuficiente para satisfacer correctamente la demanda metabólica tisular. Su expresión clínica es variable e incluye desde casos de relativa poca transcendencia, que pueden requerir inótropos de forma transitoria, hasta situaciones graves que cursan con *shock* cardiogénico y alta morbimortalidad. El patrón más frecuente se acompaña de hipotensión arterial.

El cuadro clínico compatible con SBGC presenta: oliguria (diuresis inferiores a 0,5 mL/kg/h), $SvcO_2$ < 60 % (con saturación arterial normal) y/o lactato > 3 mmol/L.

En estos casos se requiere la realización de una ecocardiografía transtorácica para identificar las causas corregibles (p. ej., taponamiento cardíaco), además de la valoración de la función ventricular, la precarga, etc. Se recomienda realizar una monitorización hemodinámica avanzada cuando se sospeche la presencia de un SBGC que no responda a las maniobras terapéuticas iniciales.

La terapéutica inicial será preferiblemente guiada por objetivos adaptados al tipo de paciente. Tras optimizar la precarga y el ritmo cardíaco se administrarán inótropos asociados o no a fármacos vasoactivos (noradrenalina) para mantener una adecuada presión de perfusión y realizar una valoración continua de la respuesta. Todas las decisiones que se adopten deben ser precoces, para evitar o reducir el daño tisular. No existe una evidencia clara que apoye la elección de un determinado inótropo. El uso de levosimendán de manera preventiva en el PCC, incluso en casos con baja fracción de eyección, no ha acreditado reducir la morbilidad ni la mortalidad.

Ante una disfunción sistólica refractaria deben implantarse medidas de asistencia ventricular. En la actualidad es difícil determinar qué método presenta mejores resultados, pero hay estudios que acreditan que en pacientes en *shock* cardiogénico en el PCC la combinación del balón de contrapulsación y la oxigenación con membrana extracorpórea frente a solo esta última conlleva menor mortalidad.

4.7.2. Disfunción del ventrículo derecho

La presencia de disfunción del ventrículo derecho se asocia a un incremento de morbilidad y mortalidad. La aparición de esta disfunción es más frecuente después de la cirugía valvular, especialmente si hay hipertensión pulmonar.

A pesar de su influencia pronóstica, no está estandarizada una definición de disfunción del ventrículo derecho en el PCC y se aboga por un abordaje diagnóstico multifactorial (clínico, ecocardiográfico, hemodinámico, etcétera).

Hay que considerar la existencia de hipertensión pulmonar (previa o *de novo*), la disfunción del ventrículo derecho y descartar la presencia de obstrucción en el tracto de salida del ventrículo derecho. En los pacientes con disfunción del ventrículo derecho, además de las medidas ya referidas en el SBGC, se debe realizar lo siguiente:

- Disminuir la poscarga del ventrículo derecho. Para ello se utilizarán vasodilatadores pulmonares bien por vía inhalatoria (óxido nítrico, prostaciclinas) o bien por vía sistémica. No existe una evidencia que apoye de manera irrefutable una estrategia respecto a otra y dependerá más de la experiencia local que aporte mayor seguridad. También se ha utilizado el levosimendán inhalado sin presentar efectos sistémicos.
- Evaluar de manera estrecha la respuesta a la sobrecarga de líquidos.
- Es fundamental mantener una presión arterial media adecuada para evitar la isquemia del ventrículo derecho. Para ello se recurrirá a la administración de vasopresores (norepinefrina como agente de primera elección).
- Los inótropos potencialmente útiles en la insuficiencia del ventrículo derecho incluyen dobutamina, inhibidores de la fosfodiesterasa III y levosimendán. No hay una recomendación clara de un inótropo respecto a otro por sus efectos hemodinámicos.

4.7.3. Síndrome vasopléjico

A pesar de lo extendido del uso de esta nomenclatura, sus criterios diagnósticos no están adecuadamente definidos. De forma genérica, el síndrome vasopléjico se entiende como un estado de hipotensión arterial sistémica (o unas bajas resistencias sistémicas) a pesar de un gasto cardíaco normal (o alto) que persiste tras la corrección de otras posibles causas (baja precarga, disfunción ventricular, etc.). Esta dificultad en su definición condiciona una alta variabilidad en su incidencia, que oscila entre el 5 % y el 25 % de los pacientes. Su aparición se asocia a una alta morbilidad y una mortalidad hasta del 30-50 %.

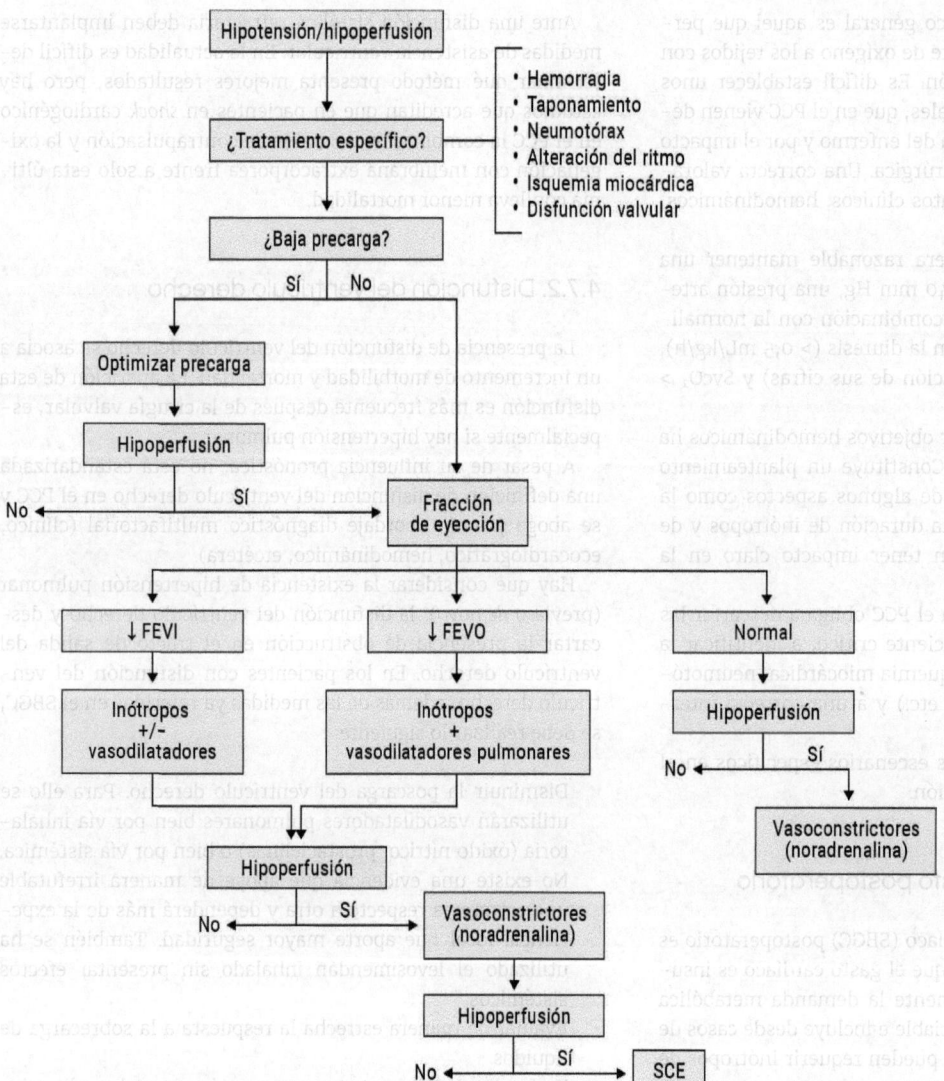

Fig. 74-1 | Algoritmo para el tratamiento de la hipotensión arterial en el postoperatorio de la cirugía cardíaca. FEVD: fracción de eyección del ventrículo derecho; FEVI: fracción de eyección del ventrículo izquierdo; SCE: soporte circulatorio extracorpóreo.

Para llegar a este diagnóstico se han tenido que descartar otras causas que tienen una terapéutica específica (hipovolemia, disfunción sistólica, infección concomitante, etc.). En ocasiones pueden coexistir estas alteraciones, lo que dificulta el diagnóstico.

Este estado de vasoplejia es consecuencia de una respuesta inflamatoria sistémica exagerada con pérdida de la autorregulación vasomotora. La fisiopatología se puede considerar superponible en muchos aspectos al *shock* distributivo de causa infecciosa. Se ha asociado a la utilización preoperatoria de inhibidores de la enzima convertidora de angiotensina (IECA), antagonistas de los receptores de la angiotensina II (ARA-II), al uso de protamina, a tiempos de bomba prolongados, a disfunción ventricular izquierda preoperatoria o a la transfusión de hemoderivados.

El tratamiento se realiza con vasopresores. La primera línea de tratamiento se fundamenta en la utilización de noradrenalina en perfusión y, si no respondiera, se recurre a la utilización de otros vasopresores con los que existe menos experiencia (vasopresina, terlipresina o angiotensina II). En casos refractarios se han publicado experiencias favorables con otros fármacos no vasopresores (corticoides, hidroxicobalamina, ácido ascórbico). De todos ellos, con el que existe más experiencia es con el azul de metileno, pero no hay una dosis ni una duración de la infusión estandarizada. La

utilización de midodrina muestra resultados no concluyentes; hay estudios en marcha para valorar su impacto real, pero debido a la existencia de resultados no favorables, su utilización debe ser retrasada.

4.7.4. Taponamiento cardíaco

La presencia de derrame pericárdico es frecuente (50 %) en el PCC, pero en menos del 5 % los pacientes desarrollan compromiso hemodinámico.

La aparición de una hipotensión arterial en el PCC obliga a descartar el taponamiento cardíaco como una de sus causas. Con frecuencia los signos clínicos iniciales son inespecíficos, con hipotensión y taquicardia. Ante la sospecha clínica, la realización de una ecocardiografía transtorácica es obligatoria.

Hay que buscar las características ecocardiográficas clásicamente descritas del taponamiento, aunque con frecuencia no se acompaña de estos signos ecocardiográficos ni de los típicos signos clínicos (aumento de la presión venosa central, cardiomegalia, etc.). Tampoco se excluye por la permeabilidad de los drenajes o en los casos en los que el pericardio quede abierto tras la cirugía cardíaca.

Estas formas atípicas de presentación se deben a que el derrame pericárdico puede ser loculado y comprimir las cavidades de manera aislada. Estas colecciones pueden pasar inadvertidas por la ecocardiografía transtorácica y requerir un ecocardiograma transesofágico o una tomografía computarizada de tórax. Su diagnóstico en casos que presenten repercusión clínica obliga a la exploración quirúrgica y en ocasiones extremas a la reesternotomía en la UCI.

En la fase inicial del PCC puede ser indicativo de su existencia el cese súbito del flujo por los drenajes. En períodos más tardíos el taponamiento puede estar asociado con eventos como la retirada de los drenajes torácicos y de los electrodos epicárdicos del marcapasos o con el inicio de la anticoagulación.

El taponamiento que ocurre tras 7 días de la cirugía se define como tardío y conlleva un mayor riesgo de mortalidad que el taponamiento temprano.

4.7.5. Control del ritmo

En el PCC es frecuente la presencia de arritmias. Su aparición está favorecida por factores dependientes del paciente (edad avanzada, dilatación auricular, estado previo, etc.), derivados de la cirugía (hipotermia, alteraciones electrolíticas, daño miocárdico, fármacos) o del propio PCC (depleción de volumen, drenajes, fármacos, etcétera).

El manejo de la arritmia incluye la corrección de los factores predisponentes corregibles (hipovolemia, ajuste de fármacos, dolor, trastornos iónicos, etc.) y la terapia específica para la arritmia. El tipo de tratamiento requerido está determinado por la repercusión clínica.

De todas las arritmias, la más frecuente es la fibrilación auricular, que en ausencia de profilaxis específica acontece en el 30-50 % de los pacientes. Se asocia más a procedimientos valvulares que a la revascularización coronaria y el pico de su prevalencia se encuentra en el segundo o tercer día. Suele revertir espontáneamente en las primeras 24 horas, pero puede requerir tratamiento farmacológico. En estudios prospectivos se ha observado que la monitorización continua detecta un número importante de episodios inadvertidos de fibrilación auricular de más de 6 minutos en las primeras 2 semanas tras la cirugía.

Su aparición presenta una influencia negativa (ictus, mayor estancia hospitalaria e incluso mortalidad a largo plazo) en el pronóstico.

Se han establecido diferentes estrategias para intentar reducir la aparición de fibrilación auricular. De todas ellas la más acreditada es la administración precoz en el PCC de β-bloqueantes. La administración de amiodarona profiláctica en grupos de alto riesgo también se ha mostrado eficaz para reducir la incidencia de fibrilación auricular en el PCC. Se han probado otras medidas (estatinas, colchicina) que han mostrado efecto dispar en grupos de alto riesgo y, por tanto, no se recomienda su uso generalizado. El tratamiento prequirúrgico con estatinas no presenta beneficios claros en la reducción de la aparición de fibrilación auricular y se asocia a un incremento del fracaso renal.

En pacientes con inestabilidad clínica con fibrilación auricular de reciente aparición se recomienda la realización de una cardioversión eléctrica. En el resto de las situaciones (fibrilación auricular previa o sin inestabilidad hemodinámica) se elegirá de forma general una terapia de control de frecuencia. En pacientes en los que no se logre un adecuado control de la frecuencia o sea muy sintomática se podrá realizar cardioversión farmacológica con amiodarona o vernakalant.

Se valorará la indicación de anticoagulación en función de la valoración individual de riesgo de complicaciones frente al riesgo de sangrado.

En el PCC no es infrecuente la presencia de extrasístoles ventriculares y de taquicardia ventricular no sostenida, y si bien no requieren tratamiento específico, obligan a descartar causas subyacentes (alteraciones iónicas, isquemia, estimulación por catéter central, etcétera).

El manejo de las arritmias ventriculares (excepto las que causen parada cardíaca) no diferirá en gran medida del que se realice en otras circunstancias: se recurrirá a la cardioversión eléctrica en el caso de inestabilidad clínica y a los fármacos (amiodarona, procainamida o lidocaína) en el caso de que sean sintomáticas pero sin inestabilidad clínica.

4.7.6. Bradiarritmias y bloqueos

La presencia de bradicardias en el PCC puede deberse a diferentes factores como lesión directa del tejido de conducción, efecto farmacológico, etc. En general, se asocia más a la cirugía valvular que a la de revascularización miocárdica y en especial en pacientes con operaciones cardíacas previas, cirugía valvular múltiple o cuando sea preciso desbridar de manera extensa el área perivalvular (endocarditis, calcificaciones, etcétera).

El tratamiento no difiere del que se realiza en otras circunstancias, con la diferencia de que en este contexto los pacientes suelen ser portadores de marcapasos epicárdicos, que evitan o reducen el compromiso hemodinámico.

Tras la cirugía valvular los pacientes deben portar marcapasos epicárdicos, idealmente auricular y ventricular.

Una proporción variable de pacientes, que puede llegar al 6 % tras cirugía valvular, presentan dependencia del marcapasos más allá del primer día de PCC. Los factores de riesgo identificados para el desarrollo de bloqueos auriculoventriculares en el PCC más frecuentemente citados son la edad, el género femenino, la endocarditis y el reemplazo valvular aórtico (especialmente si son válvulas aórticas sin sutura). Con frecuencia variable estos pacientes recuperan el ritmo propio y se normaliza el sistema de conducción.

El momento ideal para decidir la implantación de un marcapasos tras la cirugía cardíaca sigue siendo un tema controvertido. En pacientes con bloqueos auriculoventriculares de alto grado o completo en el PCC, de manera ideal se recomienda esperar 5 días para ver si la alteración del ritmo es transitoria y se resuelve espontáneamente. No obstante, este período de observación puede acortarse y plantearse un implante precoz de marcapasos si la resolución espontánea es poco probable, si persiste 48 horas en ritmo de escape bajo o inexistente, o si existe una afectación del sistema de conducción en la cirugía.

En el PCC de cirugía de endocarditis con bloqueo auriculoventricular completo poscirugía se debe considerar el implante de un marcapasos epicárdico si está presente uno de los siguientes predictores de persistencia: anomalía de la conducción preoperatoria, infección por *Staphylococcus aureus*, absceso intracardíaco, afección de la válvula tricúspide o cirugía valvular previa.

En los pacientes a los que se ha implantado una válvula mecánica tricúspide se debe evitar el implante transvalvular de un cable en el ventrículo derecho; si lo requieren, se aconseja el implante transvenoso de un cable del seno coronario o la colocación mínimamente invasiva de un cable ventricular epicárdico cuando esté indicada la estimulación ventricular.

Las tasas de implante de marcapasos permanente tras válvula aórtica transcatéter oscilan del 3,4 % al 25,9 % en ensayos aleatorizados y grandes registros. Se recomienda la estimulación permanente para los pacientes con bloqueo auriculoventricular completo o de alto grado que persista 24-48 horas después de la implantación de una válvula aórtica transcatéter y para los casos de bloqueo de rama alternante de nueva aparición. Se debe considerar la estimulación permanente precoz para los pacientes con bloqueo de rama derecha preexistente que desarrollen cualquier otra anomalía de la conducción durante o después del procedimiento.

4.7.7. Parada cardíaca

La incidencia de parada cardíaca en la PCC oscila entre el 0,7 % y el 8 %. De forma general presentan mejor pronóstico que las paradas cardíacas que suceden en otras localizaciones del hospital, con una supervivencia del 50 %. A ello contribuye que el paciente se encuentra ingresado en una UCI, por lo que la parada será siempre presenciada y atendida inicialmente por personal especializado. Con frecuencia se muestran signos premonitorios, pero también puede producirse de manera súbita.

Tras su detección, deben iniciarse de forma inmediata las medidas de reanimación cardiopulmonar, a la vez que se descartarán y corregirán las causas reversibles (taponamiento, hipovolemia, neumotórax, pérdida de captura del marcapasos, arritmias, isquemia, alteraciones iónicas, etc.), con las siguientes diferencias específicas:

- En el caso de presentar una fibrilación ventricular se realizarán tres desfibrilaciones consecutivas (< 1 minuto) sin ciclos de masaje cardíaco/ventilación entre ellas.
- Si no se puede controlar un ritmo desfibrilable con tres descargas consecutivas, se administrará amiodarona.
- Si el paciente presentase asistolia/bradicardia extrema, se asegurará la correcta conexión del marcapasos.
- En caso de actividad eléctrica sin pulso se hará énfasis en la corrección de causas corregibles. Si existe un ritmo de marcapasos, se detendrá la estimulación para evaluar el ritmo subyacente.
- Si el paciente fuera portador de un balón de contrapulsación intraaórtico se cambiará al modo de activación interna automático.
- Aunque sigue siendo objeto de debate, en las últimas guías 2021 no hay evidencia que avale la administración de adrenalina. No se recomienda su administración en las paradas cardíacas de corta duración en las que la desfibrilación o la esternotomía pueden revertir el cuadro. La adrenalina debe de ser usada con cautela y se recomiendan dosis de 50-300 μg intravenosos.

- Se realizará una reapertura esternal y masaje cardíaco directo en los 5 minutos de parada cardíaca refractaria y en las siguientes circunstancias: *a)* si mediante las compresiones externas (100-120 lpm) no se logra una presión arterial sistólica > 60 mm Hg y una presión arterial diastólica > 25 mm Hg; *b)* si no se ha podido reanimar al paciente tras las tres desfibrilaciones.
- Tras la reapertura esternal las desfibrilaciones se efectuarán con palas internas a 20 J.
- Se considerará la implantación de dispositivos de soporte circulatorio.

4.8. Soporte renal y metabólico

4.8.1. Control de iones y glucemia

Durante la cirugía cardíaca con frecuencia se producen alteraciones en los niveles de iones como consecuencia de la hemodilución, la cardioplejia, las transfusiones, etc. En un miocardio vulnerable pueden producir alteraciones del automatismo, de la conducción o del intervalo QT con el consiguiente riesgo de aparición de arritmias, bloqueos etc. Por tanto, los iones deben mantenerse en límites normales y su aporte se determina de acuerdo con las pérdidas y necesidades del paciente, en particular potasio, calcio y magnesio.

Un estrecho control de la glucemia se ha asociado a una reducción de las complicaciones especialmente infecciosas y de la mortalidad. Tras los estudios iniciales se han publicado otros que han encontrado un impacto negativo del control estricto de la glucemia (110-140 mg/dL), debido a la aparición de hipoglucemias. En el momento actual se recomienda un control de la glucemia más liberal (120-180 mg/dL) en el PCC.

4.8.2. Disfunción renal

La cirugía cardíaca tiene un especial potencial efecto deletéreo sobre la función renal. En este contexto se producen una serie de fenómenos (reducción de la presión de perfusión, hemólisis, liberación de citocinas, hipotermia, nefrotóxicos, vasoconstrictores, etc.) que favorecen la aparición de fracaso renal agudo.

La definición de fracaso renal agudo ha sido variable en la literatura, y ello condiciona diferencias en la prevalencia (3-30 %). Su aparición se asocia de forma independiente con un aumento de la morbilidad. Incluso un pequeño aumento (0,3-0,5 mg/dL) de la creatinina después de la cirugía cardíaca puede asociarse de forma independiente con un aumento significativo en la mortalidad a los 30 días. En el PCC el 1-5 % de los pacientes requieren terapias de reemplazo renal (TRR), y en estos casos la mortalidad puede superar el 50 %. La aparición de fracaso renal agudo tiene, por tanto, un alto impacto en la morbilidad y la mortalidad, así como en los costes hospitalarios. La incidencia de fracaso renal agudo y necesidad de TRR es menor en la cirugía coronaria.

Se aconseja seguir la definición KDIGO (combinación de la creatinina sanguínea y el volumen de orina), aunque la STS mantiene otros criterios más exigentes (aumento de la creatinina sérica tres veces mayor que el valor inicial, o nivel de creatinina sérica ≥ 4 mg/dL, o la necesidad de diálisis postoperatoria).

Existen estudios con diferentes biomarcadores que anticipan el diagnóstico de la lesión renal (NGAL, IL-18, etc.), pero en la actualidad es la combinación de variaciones de la creatinina y volumen de orina la que prevalece.

Se ha acreditado que la aplicación de un paquete de medidas (optimización hemodinámica, evitar nefrotóxicos, control de la glucemia, suspensión preoperatoria de los IECA/ARA-II, reducción de los tiempos quirúrgicos, etc.) en pacientes de alto riesgo reduce la aparición de fracaso renal agudo perioperatorio. La implementación de otras medidas (p. ej., estatinas) no ha mostrado utilidad.

La administración de furosemida en perfusión reduce la necesidad de TRR, pero con un débil nivel de evidencia.

La indicación de TRR no difiere de otras del paciente crítico. Respecto al momento de inicio de la TRR no hay un criterio inequívoco. Hay estudios favorables a la TRR precoz en este escenario, aunque otros metanálisis en pacientes críticos no han mostrado un beneficio claro. En este sentido, la 20ª Conferencia Internacional de Consenso sobre Fracaso Renal Agudo asociado a Cirugía Cardíaca y Vascular sugiere que la decisión de iniciar TRR debe ser individualizada teniendo en cuenta el contexto clínico. La tendencia actual es que se instaure precozmente cuando se considere su aplicación.

4.9. Complicaciones neurológicas

La incidencia de complicaciones neurológicas en el PCC es muy variable dependiendo del método de diagnóstico utilizado. La aparición de accidentes cerebrovasculares sintomáticos puede alcanzar el 6 %, pero si se recurre a técnicas de difusión mediante resonancia magnética puede llegar al 50 %.

Las causas de aparición no siempre se pueden identificar, pero se citan principalmente la hipoperfusión cerebral durante la cirugía o en el PCC y los fenómenos embólicos (aterosclerosis, fragmentos de calcio, trombos, colesterol, etc.). A estos hechos se añade la anemia, la fibrilación auricular o la patología previa, entre otros.

La prevalencia de complicaciones neurológicas es menor en la cirugía de revascularización miocárdica (1-4 %) y aumenta en las intervenciones sobre varias válvulas (9,7 %) o en la reparación de la aorta (7,2 %).

Las complicaciones que pueden apreciarse son:

- **Accidente cerebrovascular.** Se incluyen en este grupo los que suceden dentro de los 30 días posteriores a la intervención. Son mayoritariamente de origen isquémico. Habitualmente se presenta como alteraciones neurológicas focales, acompañadas o no de movimientos anormales. En pacientes en los que se acredite una oclusión arterial de un gran vaso de forma precoz (< 6 horas), si es posible, se realizará una trombectomía mecánica. Esta ventana temporal en la actualidad tiende a ser más amplia (< 24 horas). Se recuerda la relación entre altas dosis de ácido tranexámico (50-100 mg/kg) y la aparición de convulsiones.
- **Delirio y deterioro cognitivo.** Son más frecuentes que las alteraciones focales y con una expresividad variable (confusión, desorientación, déficit de memoria letargia, etc.). El delirio puede aparecer hasta en el 50 % del PCC y se asocia a una reducción de la supervivencia y prolongación de la estancia hospitalaria. La detección temprana del delirio es esencial para determinar la causa subyacente (dolor, hipoxemia, SBGC y sepsis) e iniciar el tratamiento adecuado. Se recomienda la aplicación de escalas para su detección precoz. Las estrategias no farmacológicas son un componente de primera línea del tratamiento. Debido a la complejidad de la patogenia del delirio, es improbable que una sola acción preventiva o agente farmacológico reduzca la incidencia de delirio en el PCC. La administración profiláctica de dexmedetomidina muestra resultados contradictorios respecto a su prevención.
- **Neuropatías periféricas.** Mayoritariamente están relacionadas con actuaciones durante la cirugía (excesiva retracción esternal, malposición de los miembros superiores o efecto local de la hipotermia) que pueden condicionar lesiones del plexo braquial o de sus ramas. Mayor relevancia puede tener la disfunción diafragmática por afectación frénica. Habitualmente suelen ser transitorias, pero cuando son consecuencia de un traumatismo directo pueden tener implicaciones relevantes y a largo plazo en la capacidad respiratoria del paciente.

4.10. Infección del sitio quirúrgico

La infección nosocomial en el PCC ocurre hasta en el 10-20 % de los pacientes. Las infecciones adquiridas que generan más morbilidad y mortalidad son la neumonía y la infección del sitio quirúrgico.

Dentro de la infección del sitio quirúrgico cobra especial relevancia la mediastinitis posquirúrgica, que se define como una infección profunda de la herida con osteomielitis esternal y con o sin infección del espacio retroesternal. Su aparición se asocia con una alta morbilidad y mortalidad. La incidencia de mediastinitis posquirúrgica varía del 1 % al 5 % y constituye un indicador de calidad en la asistencia (estándar < 2 %). Cuando acontece, representa un importante riesgo para el paciente tanto por la morbilidad como por la mortalidad atribuible (10-47 %). Condiciona además una prolongada estancia en la UCI y en el hospital. En la actualidad muchos aspectos referentes a la prevención, el diagnóstico y el manejo de la mediastinitis posquirúrgica son tema de debate.

Los factores de riesgo más frecuentes se agrupan en preoperatorios (edad, obesidad, enfermedad pulmonar obstructiva crónica, antiagregación previa, diabetes, situación hemodinámica), intraoperatorios (tiempo de isquemia prolongado, uso de ambas arterias mamarias) y postoperatorios (reintervención o ventilación mecánica prolongada).

La tomografía computarizada se considera la técnica diagnóstica de imagen de primera elección, preferentemente a partir de la segunda semana de la cirugía. En aquellos pacientes que presenten colección se recomienda la punción guiada y el cultivo si no hay otro medio para llegar al diagnóstico.

El tratamiento de la mediastinitis debe abordarse desde un punto de vista combinado (quirúrgico y médico), realizando un desbridamiento radical de manera precoz. Es importante la toma de diferentes muestras tisulares que permitan identificar los gérmenes causantes y guiar la antibioterapia. En espera del resultado microbiológico, la antibioterapia empírica inicial debe cubrir *S. aureus* resistente a meticilina y bacilos gramnegativos, además de considerar los factores del paciente, la epidemiología y las resistencias locales.

La combinación de medidas preventivas (preoperatorias, intraoperatorias y postoperatorias) se ha mostrado de utilidad para reducir su aparición.

5. Cirugía torácica

5.1. Introducción

La mortalidad de la cirugía torácica se sitúa en el 1-3 % y la estancia hospitalaria en 5 días. Las intervenciones en este campo incluyen cirugía de resección pulmonar, cirugía bronquial o traqueal, cirugía de la pleura o del esófago. Se realizan mediante toracotomía, videotoracoscopia o mediastinoscopia. Algunas de estas cirugías requieren ingreso y monitorización en la UCI, bien de forma programada o por la aparición de complicaciones durante el perioperatorio. Existe variabilidad interhospitalaria en los criterios de ingreso y asistencia en la UCI de estos pacientes.

5.2. Asistencia en la unidad de cuidados intensivos

5.2.1. Monitorización

El ingreso en la UCI en el postoperatorio de cirugía torácica (PCT) requiere monitorización incluyendo variables clínicas (presión arterial, frecuencia cardíaca, frecuencia respiratoria), temperatura, glucemia y débito urinario, además del estado neurológico. Desde el punto de vista respiratorio se ha de valorar la ventilación espontánea o mecánica, la saturación de oxígeno y la fracción inspirada de oxígeno, la auscultación y los ruidos sobreañadidos de uno o ambos hemitórax en función del tipo de cirugía, buscando la presencia y evolución de enfisema subcutáneo, y se vigilará el flujo y la fuga aérea por los drenajes quirúrgicos.

5.2.2. Analgesia

El objetivo es mantener al paciente confortable para permitir una respiración y una tos eficaces, un buen manejo de secreciones y evitar las atelectasias. La analgesia multimodal mediante la combinación de analgesia parenteral y técnicas de anestesia regional parece disminuir las dosis de opioides y por tanto sus efectos secundarios:

- ✔ **Analgesia regional.** Se han descrito varios abordajes de analgesia locorregional, principalmente el acceso epidural torácico, el paravertebral e intercostal. El acceso epidural torácico, aunque eficaz desde el punto de vista analgésico, presenta efectos secundarios como insuficiencia respiratoria, retención urinaria y debilidad muscular, además de potenciales complicaciones graves como el hematoma epidural, y no deben menospreciarse. La analgesia paravertebral es eficaz y especialmente útil en procedimientos unilaterales, demostrando una analgesia equivalente y un perfil de mayor seguridad que la analgesia epidural. La colocación de un catéter intercostal al final de la cirugía es una alternativa sencilla y eficaz que puede considerarse como parte de la estrategia multimodal analgésica. El bloqueo selectivo de los serratos puede ser útil en

casos en los que no es posible el bloqueo paravertebral o la videotoracoscopia.
- ✔ **Analgesia parenteral.** Los protocolos ERAS apuestan por utilizar analgésicos de distinto mecanismo de acción para disminuir al mínimo el uso de opioides y así limitar sus efectos adversos. Se recomiendan, con las precauciones habituales, el paracetamol, los antiinflamatorios no esteroideos, la ketamina, los glucocorticoides y los opioides como analgesia de rescate.

5.2.3. Profilaxis de la enfermedad tromboembólica venosa

Los pacientes en el PCT presentan un riesgo aumentado de sufrir una enfermedad tromboembólica venosa. Además de la inmovilización, la edad avanzada y la enfermedad oncológica son factores que aumentan este riesgo. La enfermedad tromboembólica venosa aparece en el 1-50 % de los casos, y la embolia pulmonar en el 1-5 %. Sin embargo, la evidencia para el uso de tromboprofilaxis es limitada.

Las guías NICE recomiendan el uso de sistemas mecánicos de profilaxis desde antes de la cirugía hasta la recuperación completa de la movilidad, y además profilaxis farmacológica en aquellos pacientes con bajo riesgo hemorrágico. Las opciones principales son heparinas de bajo peso molecular y heparina sódica en los pacientes con fracaso renal.

Además, el riesgo de enfermedad tromboembólica venosa se prolonga tras el alta hospitalaria hasta el primer mes después de la cirugía, aunque el pico de incidencia es el 6°-7° día postoperatorio. Aunque existen grupos que proponen mantener la tromboprofilaxis durante el primer mes en el postoperatorio de alto riesgo, no existe evidencia científica al respecto.

5.2.4. Fluidoterapia

El manejo de fluidos y balance hídrico debe ir dirigido a conseguir la euvolemia, evitando tanto la sobrecarga hídrica como la deshidratación. La manipulación y resección pulmonar, el fenómeno de isquemia-reperfusión y la inflamación sistémica pueden generar edema alveolar, que puede verse aumentado en el contexto de sobrecarga hídrica y generar insuficiencia respiratoria. En cambio, la restricción hídrica puede conllevar hipoperfusión tisular y fracaso renal agudo.

Tradicionalmente se considera que una fluidoterapia de 1-2 mL/kg/h puede ser adecuada, pero se debe individualizar. El uso de sueros cristaloides balanceados parece la mejor opción si no hay contraindicaciones para su empleo.

5.2.5. Prevención de la fibrilación auricular

La incidencia de fibrilación auricular en el PCT está cercana al 12 %, y su aparición se asocia a mayor estancia hospitalaria, mayor riesgo de reingreso y aumenta el riesgo de ictus y fallecimiento. Una resección amplia, el género masculino, tener hipertensión arterial, enfermedad pulmonar obstructiva crónica, valvulopatía o insuficiencia cardíaca son factores de riesgo. Existe poca evidencia y de baja calidad respecto a estrategias de prevención. Parece claro que en los pacientes que toman β-bloqueantes de forma crónica la interrupción del tratamiento aumenta el riesgo de fibrilación auricular y, por tanto, deben mantenerse en el PCT. En los pacientes de alto riesgo se ha planteado administrar diltiazem si no padecen cardiopatía, o amiodarona como estrategia de prevención perioperatoria.

5.2.6. Movilización y fisioterapia

La inmovilización se asocia a múltiples complicaciones como trombosis venosas, atelectasias y pérdida de masa muscular, por lo que se ha de intentar movilizar al paciente en cuanto la situación lo permita. Aunque los ensayos realizados no han podido demostrar su beneficio clínico, parece razonable su implementación. Asociado a ello va la retirada precoz de la sonda urinaria y los drenajes quirúrgicos, aspecto que se comenta a continuación. La rehabilitación precoz en manos de equipos de fisioterapia y rehabilitación asegura una buena adecuación de los programas.

5.2.7. Drenajes quirúrgicos

La decisión sobre la colocación de drenajes y su número, la aplicación de aspiración y el momento de su retirada son aspectos importantes que influyen en la evolución y complicaciones del paciente:

✔ **Número de drenajes.** Aunque tradicionalmente se han usado dos drenajes por hemitórax, numerosos estudios han mostrado que un único drenaje es seguro e igual de eficaz, genera menos flujo y se asocia a menos dolor.
✔ **Aspiración.** La aspiración a través de los drenajes es uno los aspectos que genera controversia. La aplicación de aspiración favorece el sellado de ambas pleuras y facilita la salida del aire acumulado en el espacio pleural, pero también perpetúa o acentúa la fuga aérea si existe fístula y disminuye la movilidad del enfermo. En otros casos en que el neumotórax se mantiene por ausencia de aspiración aumenta el riesgo de infección y neumonía. Por tanto, la aplicación de aspiración se debe individualizar, su uso universal no es necesario y debe evitarse, siendo en muchos casos suficiente el sello de agua. Los sistemas de drenajes digitales tienen la ventaja de que permiten cuantificar de forma objetiva la fuga de aire, facilitando y posibilitando consensuar la toma de decisiones sobre la retirada, lo que conlleva una menor duración de los drenajes.
✔ **Retirada.** El flujo por los drenajes y sus características influyen también en el momento de la retirada. Normalmente se acepta para retirada un flujo < 200 mL/día, aunque esto no está basado en evidencia científica. Asimismo, se ha evaluado que la retirada con < 450 mL/día presenta un riesgo de reingreso por derrame pleural del 0,5 %.

5.3. Complicaciones

Tras la cirugía torácica pueden aparecer diversas complicaciones:

✔ **Hemotórax.** En el 3 % de las resecciones pulmonares se produce una hemorragia que requiere al menos 4 concentrados de hematíes. La reintervención con un flujo por los drenajes > 1.000 mL en 1 hora o 200 mL/h durante más de 2 horas suele requerirlo, sobre todo si no existe coagulopatía que justifique el sangrado. Casi en la mitad de las ocasiones no se identifica el origen, y cuando se encuentra, suele provenir de vasos mediastínicos o bronquiales.
✔ **Quilotórax.** Es una complicación poco frecuente (< 1 %). Se debe sospechar con un flujo de aspecto lechoso por el drenaje una vez iniciada la dieta oral, o en casos de flujo aumentado por drenaje de aspecto turbio, opalescente. Debe realizarse un análisis del líquido que objetive la presencia de quilomicrones, triglicéridos > 110 mg/dL y predominio linfocítico. El manejo inicial suele incluir mantener la pleura con drenaje efectivo y el pulmón expandido, y la nutrición parenteral abandonando la dieta oral. La octreotida puede ser de utilidad.
✔ **Fuga aérea prolongada.** Es la fuga que persiste más de 5 días del postoperatorio. Se debe intentar discernir entre una fístula pleuropulmonar, que suele ser de intensidad leve y buen pronóstico, y una fístula broncopleural, que se asocia a peor pronóstico y en la que magnitud de la fuga es importante. La fístula broncopleural se confirma por broncoscopia, y si es precoz y < 5 mm se puede intentar resolver de forma endoscópica. Si es > 5 mm o tardía, suele requerir de tratamiento quirúrgico siempre que no esté infectada.

6. Conclusiones

El éxito de la cirugía cardiotorácica comienza con una cuidada indicación y un estudio preoperatorio estratificando el riesgo y retirando medicaciones que pueden complicar el postoperatorio. Los cuidados postoperatorios deben monitorizar a cada paciente de forma adaptada a su gravedad y dinámica, anticipándose a potenciales complicaciones, por lo que el ecocardiograma se ha convertido en una herramienta esencial.

En la cirugía cardíaca es especialmente importante identificar precozmente los estados de bajo gasto cardíaco y sus causas específicas, que requieren un manejo más complejo (como la disfunción ventricular derecha), para corregirlos precozmente y evitar la disfunción multiorgánica. Siempre debe tenerse un alto nivel de sospecha de hemorragia y de taponamiento cardíaco atípico, por requerir estas complicaciones actuaciones rápidas y específicas.

Es vital evitar la hipoxia y la inestabilidad hemodinámica para minimizar otras disfunciones orgánicas, recurriendo pronto a medidas de soporte circulatorio si es necesario.

Puntos clave

✔ Se están produciendo modificaciones en la cirugía cardiotorácica que persiguen una menor agresión quirúrgica y una más rápida recuperación del paciente.

✔ La monitorización y asistencia deben adaptarse a las características del paciente y a su situación clínica.

✔ Hay que tener como objetivo que el paciente recupere la respiración espontánea de forma precoz, preferiblemente en las primeras 6 horas, salvo complicaciones intercurrentes.

✔ La presencia de hipotensión/hipoperfusión postoperatoria obliga a descartar causas específicas (hemorragia, taponamiento, alteraciones del ritmo, isquemia miocárdica) y a evaluar los determinantes del gasto cardíaco para garantizar una adecuada perfusión tisular.

✔ La aparición de complicaciones obliga a realizar una valoración específica con las pruebas pertinentes y la instauración precoz de las medidas terapéuticas.

Bibliografía

Batchelor TJP, Rasburn NJ, Abdelnour-Berchtold E, et al. Guidelines for enhanced recovery after lung surgery: recommendations of the Enhanced Recovery After Surgery (ERASVR) Society and the European Society of Thoracic Surgeons (ESTS). Eur J Cardiothorac Surg. 2019;55:91-115.

Bavry AA, Arnaoutakis GJ. Perspective to 2020 American College of Cardiology/American Heart Association (ACC/AHA) Guideline for the management of patients with valvular heart disease. Circulation 2021;143(5):e72-e227.

Bouza E, de Alarcón A, Fariñas MC, et al. Prevention, Diagnosis and Management of Post-Surgical Mediastinitis in Adults Consensus Guidelines of the Spanish Society of Cardiovascular Infections (SEICAV), the Spanish Society of Thoracic and Cardiovascular Surgery (SECTCV) and the Biomedical Research Centre Network for Respiratory Diseases (CIBERES). J Clin Med. 2021;10(23):5566.

Engelman DT, Ben Ali W, Williams JB, et al. Guidelines for Perioperative Care in Cardiac Surgery: Enhanced Recovery After Surgery Society Recommendations. Surg. 2019;154(8):755-66.

Estrada VH, Franco DL, Moreno AA, et al. Postoperative right ventricular failure in cardiac surgery. Cardiol Res. 2016;7(6):185-95.

Hrdlicka CM, Wang J, Selim M. Neurological complications of cardiac procedures. Semin Neurol 2021;41(4):398-410.

Jiménez Rivera JJ, Llanos Jorge C, López Gude MJ, et al. Manejo perioperatorio en cirugía cardiovascular. Med Intensiva. 2020;45(3):175-83.

Kotalczyk A, Lip GY, Calkins H. The 2020 ESC Guidelines on the diagnosis and management of atrial fibrillation. Arrhythm Electrophysiol Rev. 2021;10(2):65-7.

Landoni G, Lomivorotov VV, Alvaro G, et al. Levosimendan for hemodynamic support after cardiac surgery. N Engl J Med. 2017;376(21):2021-31.

Lott C, Truhlář A, Alfonzo A, et al.; ERC Special Circumstances Writing Group Collaborators. European Resuscitation Council Guidelines 2021: Cardiac arrest in special circumstances. Resuscitation. 2021;161:152-219. Erratum in: Resuscitation 2021;167:91-2.

Mertes PM, Kindo M, Amour J, et al. Guidelines on enhanced recovery after cardiac surgery under cardiopulmonary bypass or off-pump. Anaesth Crit Care Pain Med. 2022;41(3):101059.

Moster M, Bolliguer D. Perioperative Guidelines on Antiplatelet and Anticoagulant Agents: 2022 Update. Curr Anesthesiol Rep. 2022;12:286-96.

Muñoz De Cabo C, Hermoso Alarza F, Cossio Rodríguez AM, et al. Manejo perioperatorio en cirugía torácica. Med Intensiva. 2020;44(3):185-91.

Pajares MA, Margarit JA, García-Camacho C, et al. Vía clínica de recuperación intensificada en cirugía cardíaca. Documento de consenso de la Sociedad Española de Anestesiología, Reanimación y Terapéutica del Dolor (SEDAR), la Sociedad Española de Cirugía Cardiovascular y Endovascular (SECCE) y la Asociación Española de Perfusionistas (AEP). Cir Cardiov. 2021;28(S1):1-40.

Perentes JY, de Perrot M. Post-thoracic Surgery Patient Management and Complications. En: Slinger, P, editor. Principles and Practice of Anesthesia for Thoracic Surgery. Springer, Cham; 2019.

Peretto G, Durante A, Limite LR, et al. Postoperative arrhythmias after cardiac surgery: incidence, risk factors and therapeutic management. Cardiol Res Pract. 2014;2014:615987.

Pérez Vela JL, Martín Benítez JC, Carrasco González M, et al. Guías de práctica clínica para el manejo del síndrome de bajo gasto cardíaco en el postoperatorio de cirugía cardíaca. Med Intensiva. 2012;36(4):e1-e44.

Pokhrel S, Gregory A, Mellor A. Perioperative care in cardiac surgery. BJA Educ. 2021;21(10):396-402.

Sousa-Uva M, Head SJ, Milojevic M, et al. 2017 EACTS Guidelines on perioperative medication in adult cardiac surgery. Eur J Cardiothorac Surg. 2018;53(1):5-33.

Stephens RS, Whitman GJ. Postoperative critical care of the adult cardiac surgical patient. Part I: Routine postoperative care. Crit Care Med. 2015;43(7):1477-97.

Stephens RS, Whitman GJ. Postoperative critical care of the adult cardiac surgical patient: Part II: Procedure-specific considerations, management of complications, and quality improvement. Crit Care Med. 2015;43(9):1995-2014.

Tibi P, McClure RS, Huang J, et al. STS/SCA/AmSECT/SABM Update to the Clinical Practice Guidelines on Patient Blood Management. J Extra Corpor Technol. 2021;53(2):97-124.

Vives M, Hernández A, Parramon F, et al. Acute kidney injury after cardiac surgery: prevalence, impact and management challenges. Int J Nephrol Renovasc Dis. 2019;12:153-66.

Vlaar APJ, Dionne JC, de Bruin S, et al. Transfusion strategies in bleeding critically ill adults: a clinical practice guideline from the European Society of Intensive Care Medicine. Intensive Care Med. 2021;47(12):1368-92.

Zeroual N, Blin C, Saour M, et al. Restrictive transfusion strategy after cardiac surgery. Anesthesiology. 2021;134(3):370-80.

Postoperatorio en cirugía vascular

F. Martínez Sagasti, J. C. Martín Benítez y D. Janeiro Lumbreras

---

◀ Orientación para el estudio

Este capítulo resalta la importancia de una adecuada planificación de los cuidados perioperatorios en la cirugía aórtica, arterial periférica y de troncos supraaórticos para lograr un buen resultado. Una correcta monitorización hemodinámica, respiratoria y metabólica permiten prevenir las complicaciones, identificarlas precozmente si aparecen y tratarlas adecuadamente, lo que unido a estrategias de analgesia multimodal y un adecuado manejo de los antiagregantes es clave para disminuir la morbimortalidad y lograr una rápida recuperación.

---

1. Cirugía vascular. Introducción

El objetivo primario del manejo postoperatorio del paciente con patología vascular debe garantizar la estabilización hemodinámica, lograr una buena hemostasia, un recalentamiento adecuado y controlar el dolor para conseguir una rápida recuperación.

Conocer los antecedentes personales, particularmente la presión arterial, la función y el ritmo cardíacos, las valvulopatías y la existencia o no de hipertensión pulmonar facilitará la identificación de pacientes de alto riesgo y la adecuación de los cuidados postoperatorios. Asimismo, debe conocerse la medicación habitual, que deberá ser reanudada en el postoperatorio.

Según los registros españoles más recientes, tanto el de la Sociedad Española de Angiología y Cirugía Vascular (SEACV) como el de la Sociedad Española de Cirugía Cardiovascular y Endovascular (SECCE), con las limitaciones de ser registros voluntarios, la *ratio* de actividad de procedimientos arteriales por 100.000 habitantes en España se mantiene bastante constante en los últimos años, siendo alrededor de 9,3 en troncos supraaórticos, de 23,5 en el sector femoropoplíteo y de 10 en el sector distal. Los procedimientos endovasculares en los troncos supraaórticos oscilan entre 1,2 y 1,6. La actividad en la aorta torácica está entre 1,53 y 1,90; en la aorta toracoabdominal entre 0,43 y 0,49, y en la aorta abdominal entre 8,7 y 10,8. Los procedimientos en la patología obstructiva del sector aortoilíaco varían entre 9,2 y 13,1, y en las amputaciones entre 7,5 y 7,8 en las mayores y entre 11,6 y 13,5 en las menores.

Aunque la mortalidad global de la cirugía de los aneurismas aórticos programados es menor del 5 %, es más baja en los tratados con endoprótesis que en la cirugía abierta y es menor del 1 % en la cirugía arterial periférica, estos pacientes pueden presentar alta morbilidad, en parte debido a que suelen tener edad avanzada y sufren con frecuencia otras patologías crónicas. La mortalidad en la patología aórtica aguda, en disecciones de aorta toracoabdominal y sobre todo en aneurismas rotos se sitúa alrededor del 50 % dependiendo de los centros y es menor en los que tienen más volumen de procedimientos. Una buena organización de los cuidados postoperatorios es fundamental para obtener buenos resultados, habiéndose publicado que la falta de un intensivista con atención diaria se asocia a una mortalidad hospitalaria hasta tres veces mayor. Por todo ello es necesaria una estrecha colaboración entre el equipo de Cirugía Vascular, Anestesia y Medicina Intensiva. Actualmente se entiende el proceso quirúrgico como un

todo que se inicia con medidas preoperatorias, continúa con recomendaciones operatorias y acaba con estrategias postoperatorias en las que la implicación del paciente es cada vez más importante, en lo que se ha dado en llamar *enhance recovery after surgery* (ERAS).

Es importante una cuidada planificación de la intervención usando escalas de estratificación de riesgo y valorando los potenciales años de vida ganados con buena calidad de vida, sobre todo en cirugías complejas en pacientes añosos. Algunas de las escalas usadas para predecir el riesgo son la de la American Society of Anesthesiologists (ASA), que es muy general, y otras más centradas en el riesgo cardíaco como el *Revised Cardiac Risk Index* o Índice de Riesgo Cardíaco Revisado (IRCR) y el *Customized Probability Index* o Escala de Probabilidad Personalizada (EPP). Esta última es una modificación del IRCR que incorpora factores de riesgo clínico, medicación y el tipo de procedimiento vascular. El IRCR es una de las escalas más utilizadas (Tabla 75-1). Puntuar 3 o más estima un riesgo > 11 % de sufrir el objetivo combinado de muerte cardíaca, infarto agudo de miocardio (IAM) no fatal y parada cardíaca no fatal, y debería hacerse un ecocardiograma de estrés preoperatorio para valorar una revascularización coronaria previa al procedimiento de cirugía vascular si se detectase isquemia miocárdica.

Dado que los pacientes intervenidos de cirugía vascular pueden presentar unas complicaciones comunes y necesitan unas medidas de monitorización y de cuidados postoperatorios similares, estos aspectos se desarrollan en un epígrafe general, y se analizan por separado algunos aspectos más específicos de la cirugía aórtica y de la cirugía arterial periférica y de troncos supraaórticos.

En la Tabla 75-2 se resumen los puntos clave en los cuidados postoperatorios de la cirugía vascular.

2. Medidas generales en el postoperatorio de cirugía vascular

2.1. Monitorización hemodinámica y de la función cardíaca

Se recomienda realizar un electrocardiograma al ingreso y ante la aparición de arritmias, así como la seriación de marcadores de daño miocárdico para detectar una posible isquemia miocárdica.

Tabla 75-1. Índice de Riesgo Cardíaco Revisado (IRCR)

Criterios de riesgo preoperatorio	Puntos
Antecedentes personales de cardiopatía isquémica	1
Antecedentes de fallo cardíaco congestivo	1
Antecedentes de patología cerebrovascular (ictus o accidente isquémico transitorio)	1
Antecedentes de diabetes que requiere insulina	1
Antecedentes de enfermedad renal con creatinina > 2 mg/dL	1
Cirugía programada de alto riesgo cardíaco: vascular suprainguinal, intraperitoneal o intratorácica	1

El riesgo estimado para el objetivo combinado de muerte de causa cardíaca, infarto de miocardio no fatal o parada cardíaca es: para ningún factor de riesgo, del 0,4 %; con un factor, del 0,9 %; con dos factores, del 6,6 %; y con tres o más factores, > 11 %.

La monitorización hemodinámica es una herramienta básica en la unidad de cuidados intensivos (UCI) y permite una valoración repetida de la volemia y del gasto cardíaco. De esta manera, se optimiza el aporte de fluidos, especialmente en pacientes inestables, para evitar los daños de la hipovolemia, como el fracaso renal agudo (FRA) o de la hipervolemia (insuficiencia cardíaca, fallo respiratorio, íleo intestinal e hipertensión intraabdominal).

El sistema de monitorización hemodinámica utilizado (termodilución, análisis de onda de pulso, ecografía) dependerá de la disponibilidad y experiencia del equipo, prefiriéndose los métodos dinámicos para valorar el estado de la volemia (como la variación respirofásica del volumen sistólico o la respuesta a la maniobra de elevación pasiva de miembros inferiores). La ecocardiografía es una medida no invasiva que permite además detectar alteraciones segmentarias de la contractilidad, así como la aparición de disfunción ventricular, no presentes previamente.

Habitualmente se prefiere una estrategia de fluidoterapia restrictiva (1.500 mL/día) e inicio precoz de la hidratación por vía oral.

2.2. Monitorización respiratoria

Todos los pacientes deben monitorizarse con pulsioximetría para detectar la hipoxia y, si aparece, se recomienda realizar una radiografía de tórax y/o una ecografía pulmonar. Las complicaciones respiratorias tras la cirugía vascular son poco frecuentes y, aunque pueden llegar a ocurrir hasta en un 30 % de los casos tras la reparación abierta de aneurismas de aorta toracoabdominal, habitualmente los pacientes llegan extubados a la UCI o pueden ser extubados precozmente.

Las causas más frecuentes de insuficiencia respiratoria aguda son atelectasias e infecciones respiratorias en pacientes de alto riesgo (p. ej., si han recibido ventilación unipulmonar), que rara vez precisan ventilación mecánica prolongada. La sobrecarga hídrica con o sin FRA y la insuficiencia cardíaca asociada deben evitarse mediante una adecuada monitorización hemodinámica, un uso restrictivo de fluidos y valorando el uso de diuréticos o terapia de depuración extrarrenal si existen datos de sobrecarga. El

Tabla 75-2. Puntos clave en los cuidados postoperatorios de la cirugía vascular

Monitorización cardiovascular
- Detección de isquemia miocárdica: clínica, ECG y biomarcadores
- Exploración de parámetros de perfusión y oxigenación celular
- Monitorización de volemia y función cardíaca
- Fluidoterapia y soporte vasoactivo o inótropo guiado por monitorización
- Iniciar ácido acetilsalicílico, estatinas y/o β-bloqueantes cuando esté indicado
- Exploración seriada de perfusión y pulsos o Doppler arterial de miembros inferiores

Monitorización respiratoria
- Extubación precoz. Valorar uso de CPAP u oxigenoterapia de alto flujo
- Ventilación mecánica protectora. Profilaxis de neumonía asociada a la ventilación mecánica
- Movilización precoz e inicio de fisioterapia respiratoria (incentivar tos, inspiración profunda)

Monitorización de la función renal
- Mantener euvolemia guiándose por monitorización
- Asegurar una adecuada presión de perfusión
- Evitar nefrotóxicos
- Inicio precoz de terapias de depuración extrarrenal si están indicadas
- Retirada precoz de sonda vesical (24-48 horas)

Monitorización hematológica
- Detección de hemorragia aguda. Búsqueda de posibles focos
- Estrategia de minimización de transfusión de hemoderivados
- Valorar tromboelastografía para guiar corrección de alteraciones de la coagulación
- Evitar hipotermia e hipocalcemia

Monitorización neurológica
- Analgesia multimodal. Estrategia de minimización de uso de opiáceos
- Monitorización estrecha de signos de isquemia medular
- Monitorización de PIM si hay datos de isquemia medular:
  - Aumentar PAM > 90 mm Hg
  - Drenaje de LCR a través de catéter intradural para PIM < 5 mm Hg
  - Aumentar gasto cardíaco y disminuir PVC < 10 mm Hg
  - Mantener niveles de hemoglobina > 10 g/dL
- Vigilar datos de sangrado en la zona de punción raquídea
- Evitar drenaje de LCR > 15 mL/h
- Monitorizar signos de accidente cerebrovascular en la cirugía de aorta torácica

Monitorización digestiva
- Retirada de sonda nasogástrica tras la extubación
- Inicio precoz de dieta oral (24 horas) y rápido paso a toma de sólidos
- Vigilar datos de isquemia intestinal, pancreatitis o colecistitis
- Medición de PIA

Monitorización metabólica
- Control estricto de glucemia < 180-220 mg/dL
- Evitar hipoglucemia e hiperglucemia
- Evitar oscilaciones en la glucemia, valorar insulina en perfusión continua

CPAP: presión positiva continua en las vías respiratorias; ECG: electrocardiograma; LCR: líquido cefalorraquídeo; PAM: presión arterial media; PIA: presión intraabdominal; PIM: presión intramedular; PVC: presión venosa central.

daño pulmonar agudo secundario a politransfusión es una causa rara de síndrome de dificultad respiratoria aguda.

Si se precisa ventilación mecánica, debe seguir los principios de la ventilación protectora. En casos de ventilación mecánica prolongada, se deben iniciar las medidas de prevención de la neumonía asociada a la ventilación mecánica. Tras la extubación es importante, especialmente tras cirugía abierta, la movilización precoz y el inicio de fisioterapia respiratoria con incentivadores y maniobras de inspiración profunda, lo cual es favorecido con la estrategia de minimización de opiáceos. Además, se debe individualizar el beneficio de la implementación tras la extubación de sistemas de presión positiva continua en la vía aérea o de oxigenoterapia de alto flujo.

2.3. Monitorización de la función renal

Se debe monitorizar la diuresis horaria, además de los marcadores de función renal (creatinina sérica, aclaramiento de creatinina o medición de la filtración glomerular). Mantener la euvolemia y una presión de perfusión adecuada y no abusar de fármacos nefrotóxicos (como los antiinflamatorios no esteroideos en pacientes de riesgo) disminuyen la incidencia de FRA y la necesidad de depuración extrarrenal.

Se han planteado diferentes fármacos que buscan proteger al paciente del desarrollo de FRA, aunque ninguno ha demostrado clara eficacia. Los diuréticos pueden aumentar el volumen urinario, pero no mejoran la filtración glomerular e incluso pueden provocar su deterioro, por lo que deben manejarse con cautela. La dopamina no se recomienda porque aumenta la incidencia de arritmias y no mejora la función renal.

Las indicaciones de depuración extrarrenal (uremia sintomática, hiperpotasemia, etc.) no varían significativamente de otros pacientes críticos y su inicio debe ser precoz, una vez esté indicada.

En pacientes estables y sin compromiso de la función renal debe retirarse precozmente (24-48 horas) la sonda vesical para evitar infecciones y hematuria por tracción. La incidencia de retención aguda de orina que requiera nuevo sondaje asciende hasta el 25 % en pacientes con hiperplasia benigna de próstata, aunque esta condición, así como la analgesia epidural torácica, no debe retrasar la retirada de la sonda vesical.

2.4. Control del dolor

La analgesia es un pilar fundamental de los cuidados postoperatorios, pues permite un mayor confort del paciente y una movilización, inicio de fisioterapia respiratoria y de alimentación oral más precoces.

La analgesia multimodal combina analgesia intravenosa convencional con paracetamol y, en ausencia de contraindicaciones, antiinflamatorios no esteroideos y la analgesia en el espacio epidural espinal o locorregional con anestésicos locales, con o sin opiáceos, a través de catéteres que habitualmente son colocados en el intraoperatorio. Algunos protocolos recomiendan empezar la analgesia epidural hasta 48 horas antes de la cirugía y mantenerla hasta 48 horas después.

Esta estrategia es eficaz y busca minimizar el uso de opiáceos para evitar efectos adversos como íleo, delirio, tos ineficaz, insuficiencia respiratoria aguda posquirúrgica o dependencia de opiáceos a medio y largo plazo.

La analgesia epidural puede administrarse mediante bombas de infusión, aunque los sistemas de tipo elastómero permiten, por su mayor portabilidad, una movilización más precoz, además de evitar errores en la programación y disminuir la manipulación del catéter. Una revisión de la Cochrane mostró que el uso de analgesia epidural tiene menos complicaciones cardiovasculares y renales, comparado con los opioides sistémicos, aunque sin diferencias en la mortalidad.

2.5. Control de la glucemia

El 20 % de los pacientes sometidos a cirugía vascular presentan hiperglucemia postoperatoria, que se asocia a una mayor incidencia de infecciones, FRA, IAM, necesidad de reintervención e incluso mayor estancia en la UCI y mortalidad. Estos efectos negativos ocurren tanto en pacientes diabéticos como no diabéticos. El control de la glucemia es, por tanto, una medida obligatoria, considerándose un marcador de calidad. Aunque no hay un claro dintel establecido sobre qué glucemia es la óptima, se aceptan niveles por debajo de 180-220 mg/dL, ya que un control muy agresivo puede provocar hipoglucemia, que se asocia a mayor mortalidad.

Se recomienda también evitar oscilaciones amplias de la glucemia, lo cual puede evitarse utilizando insulina en perfusión continua intravenosa hasta el inicio de la nutrición oral, cuando se adaptará la insulina a la ingesta en diferentes tomas y se cambiará a la vía subcutánea.

2.6. Infección de foco quirúrgico y profilaxis antibiótica

La infección del foco quirúrgico es una complicación rara (< 1 %) en cirugía programada, pero puede aumentar considerablemente en casos emergentes. Puede tener consecuencias graves, por lo que debe garantizarse la adecuada profilaxis antibiótica, siendo fundamental la dosis preoperatoria (30-60 minutos antes de la incisión). No aporta beneficio su mantenimiento durante más de 24 horas. En cirugías largas o con importante aporte de volumen hay que considerar una segunda dosis intraoperatoria o a la llegada del paciente a la UCI. Se recomienda una cefalosporina de primera generación y vancomicina como alternativa en caso de alergia.

2.7. Prevención de eventos cardiovasculares y permeabilidad del injerto

Lograr que se mantenga el efecto de la revascularización y disminuir el riesgo de otros eventos isquémicos es un objetivo prioritario del postoperatorio. Muchos de los pacientes que se someten a cirugía aórtica, y sobre todo los que precisan cirugía arterial periférica o de troncos supraaórticos, están tratados con fármacos que deberán ser reintroducidos progresivamente en el postoperatorio. Los β-bloqueantes, las estatinas, los antiagregantes y los anticoagulantes merecen unas consideraciones especiales.

2.7.1. β-bloqueantes

Quienes toman β-bloqueantes deben seguir recibiéndolos postoperatoriamente si lo permite su hemodinámica, porque suspenderlos se asocia con más riesgo de taquicardia refleja, hipertensión y mortalidad. No obstante, un estudio retrospectivo extenso encontró que la suspensión de los β-bloqueantes tras la cirugía se asoció con mayor mortalidad, aunque también con menor necesidad de vasopresores en el postoperatorio y menor estancia en la UCI, por lo que debe individualizarse el momento de reanudarlos y considerarlos sobre todo en casos de alto riesgo. Así lo sugiere un metaanálisis de 55.138 pacientes sometidos a cirugía no cardíaca, incluyendo vascular. Los pacientes con más de dos factores de riesgo en el IRCR que recibieron β-bloqueantes preoperatorios tenían menos riesgo de IAM no fatal o parada cardíaca y de mortalidad.

Sin embargo, en pacientes que no los toman, iniciarlos el día de la cirugía de modo profiláctico no parece tener beneficio y podría ser perjudicial, como demuestra un estudio aleatorizado con metoprolol frente a placebo en 494 pacientes de cirugía vascular. El metoprolol no redujo los eventos cardíacos adversos y produjo más episodios de bradicardia e hipotensión. Otro ensayo clínico con metoprolol de liberación retardada frente a placebo en 8.351 pacientes sometidos a diversos tipos de cirugía no cardíaca encontró que el metoprolol aumentó el riesgo de bradicardia, ictus y mortalidad. Un metaanálisis corroboró un aumento del riesgo de hipotensión, ictus y mortalidad a los 30 días en caso de iniciar los β-bloqueantes inmediatamente antes de la cirugía. Por lo tanto, no se deberían iniciar en el postoperatorio inmediato *de novo*, particularmente en casos de anemia o hipotensión arterial, donde aumenta la incidencia de ictus.

Algunos estudios sugieren que la eficacia de los β-bloqueantes metabolizados por la isoenzima CYPD6 se afecta por diversos polimorfismos que influyen en el efecto perioperatorio. Así, el atenolol sería una opción que no requiere un largo período de ajuste de dosis.

2.7.2. Estatinas

Las estatinas han demostrado capacidad para reducir el contenido lipídico de la placa aterosclerótica y su componente inflamatorio. El beneficio en la prevención de eventos cardiovasculares se obtiene tanto en reintroducirlas si el paciente las tomaba como en iniciarlas tras la intervención, cuando tenga buena tolerancia oral. No obstante, un reciente registro multicéntrico realizado en Estados Unidos encontró que no se inician en más de dos tercios de los pacientes que no las toman previamente, por lo que establecer un protocolo de actuación podría favorecer un mejor cumplimiento de estas recomendaciones.

2.7.3. Antiagregantes y anticoagulantes

Hay consenso en que la terapia antiagregante deba empezar preoperatoriamente y continuar tras el procedimiento, sea abierto o endovascular, para reducir el IAM, el accidente cerebrovascular o la muerte vascular tanto en casos de cirugía arterial periférica como de troncos supraaórticos. En las disecciones agudas

aórticas o aneurismas rotos debe individualizarse el riesgo/beneficio de cuándo iniciar la antiagregación.

El ácido acetilsalicílico (AAS) es el pilar fundamental de los pacientes con enfermedad arterial aterosclerótica, por lo que habrá que reanudarlo a una dosis 75-100 mg/día en el postoperatorio, salvo que exista contraindicación absoluta. Aquellos pacientes con intolerancia al AAS estarán recibiendo mayoritariamente clopidogrel a dosis de 75 mg/día, y también habrá que reanudarlo.

3. Cirugía aórtica

La cirugía de aneurismas aórticos o de disección aórtica entraña unas complicaciones potenciales específicas que deben conocerse para identificarlas y tratarlas precozmente.

3.1. Hemorragia aguda

El sangrado tras la cirugía aórtica puede ser grave, con compromiso vital. Mantener una vigilancia activa de los drenajes, la exploración física y los datos sugerentes de *shock* hipovolémico o anemización son clave para encontrar un foco de sangrado activo.

Los lugares de sangrado dependerán de la vía de abordaje. Los más habituales son los de la cavidad pleural en la cirugía abierta de aneurismas toracoabdominales y el retroperitoneo en la cirugía de aorta abdominal, pero también se pueden dar en abordajes inguinales, con sangrado del eje ilíaco hacia ese foco. Asimismo, se deben explorar la pared torácica y la raíz de los miembros inferiores.

En las cirugías endovasculares también existe riesgo de sangrado por laceraciones o lesiones vasculares en el punto de abordaje o en la aorta con las guías metálicas o la endoprótesis.

La hemorragia aguda, la hipotermia postoperatoria y las situaciones predisponentes pueden ocasionar estados de hipocoagulabilidad que favorezcan el sangrado posquirúrgico. El control analítico al ingreso debe incluir un perfil de coagulación y exige un adecuado control de la calcemia. Se debe recalentar al paciente en caso de hipotermia, para minimizar el riesgo de sangrado perioperatorio.

La estrategia transfusional debe contemplar los efectos negativos de los hemoderivados, como la situación proinflamatoria, la sobrecarga hídrica o el daño pulmonar asociado. En pacientes estables, sin cardiopatía y sin datos de isquemia medular, es razonable transfundir hematíes para asegurar un nivel de hemoglobina > 7 g/dL.

Los test viscoelásticos como la tromboelastografía pueden resultar muy útiles, ya que permiten guiar la administración de factores de coagulación, plaquetas, plasma fresco congelado, fibrinógeno o antifibrinolíticos, según alteraciones específicas del test.

3.2. Otras complicaciones hemodinámicas

La cirugía aórtica, especialmente la cirugía abierta con abordajes quirúrgicos amplios (laparotomía media para la aorta abdominal o toracofrenolaparotomía para la aorta toracoabdominal), supone una agresión que puede desencadenar una respuesta inflamatoria sistémica. Además, el sangrado agudo y el *shock* hemorrágico, la politransfusión, el uso de circulación extracorpórea o el síndrome isquemia-reperfusión cuando se realiza clampaje aórtico, exacerban esta respuesta inflamatoria, pudiendo desembocar en un *shock* distributivo, con vasoplejia y fuga capilar.

El manejo de la fluidoterapia y el uso de fármacos vasoactivos o inótropos deben ser guiados por una monitorización hemodinámica avanzada y por parámetros de perfusión celular, como el lactato, y debe buscarse el equilibrio entre mantener una adecuada perfusión y oxigenación celular y evitar el daño de la hipervolemia y la vasoconstricción periférica y visceral excesiva.

A partir del segundo o tercer día de postoperatorio puede aparecer hipervolemia y sobrecarga cardíaca por movilización del fluido del tercer espacio al compartimento intravascular, por la disminución de la respuesta inflamatoria y la infusión de cristaloides en las primeras horas. Esta situación debe identificarse para valorar la adición de diuréticos si es preciso.

Hasta un 21 % de los pacientes pueden presentar isquemia miocárdica transitoria y hasta un 6,5 % un IAM. Este puede ser de tipo 1, por rotura de placa de ateroma y trombosis coronaria, que puede ser detectado por la aparición de síntomas y alteraciones electrocardiográficas compatibles. El IAM de tipo 1 suele ocurrir en el postoperatorio temprano y requiere un tratamiento inmediato. El IAM de tipo 2 se produce por desequilibrio entre el aporte y las necesidades de oxigenación miocárdica, y suele ser generado por la inestabilidad hemodinámica inicial, con fallo de perfusión tisular, favorecido por situaciones que aumenten la demanda de oxígeno, como la taquicardia, la hipertensión arterial o la sobrecarga hídrica. El IAM de tipo 2 suele ocurrir a partir del segundo día de postoperatorio.

Otras situaciones clínicas pueden desencadenar un *shock* de tipo obstructivo por neumotórax o hemotórax a tensión en abordajes torácicos y toracoabdominales, o bien por la colocación de catéteres vasculares. Hay que mantener un alto grado de sospecha de estas complicaciones para detectarlas y tratarlas pronto, ya que pueden comprometer la vida del paciente en poco tiempo.

3.3. Isquemia aguda de miembros inferiores

La manipulación quirúrgica, las condiciones previas del paciente y la trombosis aguda de las prótesis e injertos pueden producir una oclusión aguda en el flujo del eje ilíaco o bien embolismos distales, y generar isquemia de miembros inferiores de diferente grado y extensión. Para detectar esta complicación se recomienda una revisión horaria de los pulsos (si están presentes previamente), de la perfusión distal, coloración, temperatura y relleno capilar, así como una valoración frecuente de flujos distales mediante ecografía Doppler. Si se sospecha isquemia aguda, se debe solicitar una valoración quirúrgica y plantear la realización de pruebas de imagen, como una angiografía por tomografía computarizada (TC) o una angiografía.

3.4. Endofugas

La cirugía endovascular, al ser menos invasiva, tiene generalmente menor riesgo de complicaciones. Sin embargo, pueden ocurrir endofugas en relación con las endoprótesis.

Las endofugas se definen como un flujo continuo de sangre hacia el saco aneurismático por fuera de la prótesis, y pueden aparecer en el primer mes tras la cirugía (endofugas tempranas) hasta en un 25 % de los pacientes, o tras los 30 días (endofugas tardías). Las endofugas pueden ser de tipo I, por inadecuado anclaje de la endoprótesis a la pared aórtica; de tipo II, por relleno del saco aneurismático por vasos en las paredes del aneurisma en los que se produce un flujo retrógrado por colaterales; de tipo III, por fuga entre prótesis solapadas; y de tipo IV, por porosidad de la propia prótesis en los primeros 30 días. Las endofugas de tipos I y III pueden producir un rápido crecimiento del saco aneurismático y suelen requerir reparación quirúrgica urgente. Las de tipo II son las más frecuentes y no suelen producir un aumento significativo en la presión del saco aneurismático si tienen flujos de entrada y de salida de este, por lo que, si no crece significativamente el saco aneurismático en los controles evolutivos, pueden manejarse de forma conservadora.

3.5. Insuficiencia respiratoria aguda

Además de las complicaciones generales ya comentadas, como atelectasias, hemotórax, neumotórax o síndrome de dificultad respiratoria aguda, en la cirugía abierta de aorta toracoabdominal mediante toracotomía puede haber otras complicaciones como la lesión del nervio frénico, con parálisis diafragmática asociada, o una lesión del conducto torácico linfático que desencadene un quilotórax.

3.6. Fracaso renal agudo

La frecuencia de FRA en el postoperatorio de cirugía aórtica varía ampliamente según la cirugía realizada: alrededor del 2 % en la cirugía endovascular de aorta toracoabdominal y del 5 % en la cirugía abierta de aorta abdominal con clampaje infrarrenal, pero puede ascender hasta el 21 % tras un clampaje suprarrenal, precisando terapias de depuración extrarrenal en un 5-15 %, lo que se asocia a un peor pronóstico.

El principal factor de riesgo de FRA es la insuficiencia renal prequirúrgica, y hay múltiples factores que condicionan la aparición y la gravedad del FRA.

Por un lado, el clampaje suprarrenal en cirugías abiertas provoca una caída en el flujo renal > 80 %, lo que genera además un aumento en las resistencias vasculares renales, con derivación del flujo hacia la cortical, favoreciendo la necrosis de la médula renal. En las cirugías endovasculares toracoabdominales pueden ocurrir embolismos renales. La reimplantación de las arterias renales durante la cirugía abierta o la colocación de *stents* en la cirugía endovascular pueden producir oclusiones agudas en el flujo de las arterias renales.

Por otro lado, la hipotensión hipovolémica periquirúrgica, la politransfusión y el uso de contraste durante la cirugía favorecen el desarrollo de FRA.

En el postoperatorio tardío pueden aparecer hipertensión intraabdominal y síndrome compartimental abdominal, que producirá un compromiso en la función renal.

3.7. Complicaciones abdominales

La isquemia intestinal es una complicación infrecuente (2-5 %), pero puede tener una elevada morbilidad y mortalidad (hasta un 55-60 %). Se produce generalmente por el clampaje aórtico en cirugías abiertas de aorta toracoabdominal o bien por émbolos por la manipulación aórtica, favorecida además por la oclusión de la arteria mesentérica inferior, que se realiza en la mayoría de las cirugías de aorta abdominal. Las cirugías endovasculares con prótesis que engloban la arteria mesentérica superior pueden comprometer su flujo y derivar en isquemia mesentérica.

La inestabilidad hemodinámica puede también comprometer el flujo visceral abdominal y generar una isquemia intestinal difusa, una colitis isquémica o una pancreatitis aguda. Esta complicación favorece la translocación bacteriana, con un cuadro séptico asociado, o un empeoramiento del síndrome isquemia-reperfusión, cuyo diagnóstico diferencial puede suponer un reto.

Se debe mantener siempre un alto nivel de sospecha de estas complicaciones, realizar exploraciones repetidas y determinar de forma seriada marcadores analíticos que permitan detectarlas, como la amilasa y lipasa en la pancreatitis y el lactato o la lactato-deshidrogenasa en la isquemia intestinal (aunque son parámetros inespecíficos y generalmente tardíos).

La pancreatitis aguda y la colecistitis alitiásica son complicaciones infrecuentes y habitualmente leves, aunque en casos graves pueden condicionar la evolución del paciente. Generalmente se producen por traumatismo directo, en cirugías abiertas, o por isquemia. La colecistitis puede requerir en ocasiones drenaje percutáneo o quirúrgico.

El síndrome compartimental abdominal se produce habitualmente en cirugías emergentes de reparación de aneurismas de aorta abdominal rotos y por resucitación masiva con fluidos. Ante pacientes de alto riesgo se debe monitorizar la presión intraabdominal mediante un catéter intravesical. Una hipertensión intraabdominal > 20 mm Hg presenta un elevado riesgo de producir daños orgánicos secundarios, lo que definiría un síndrome compartimental abdominal. El daño puede ser intraabdominal, por descenso en la perfusión intestinal, renal o hepática, pero también extraabdominal, con compromiso hemodinámico por descenso del retorno venoso o aumento de la poscarga, o bien respiratorio, con disminución de la capacidad funcional residual, favoreciendo las atelectasias y la insuficiencia respiratoria aguda.

La presencia de síndrome compartimental abdominal obliga a intentar optimizar la presión de perfusión abdominal, descartar causas tratables (como un hematoma en expansión o hipervolemia) y en ocasiones un manejo médico o quirúrgico agresivo.

El íleo es la complicación abdominal más frecuente (hasta un 15 % de íleo prolongado en cirugía abdominal abierta), favorecido por la manipulación quirúrgica y por la isquemia relativa producida por la oclusión de la arteria mesentérica inferior. La presencia de sonda nasogástrica en el postoperatorio se asocia con mayor incidencia de íleo, de complicaciones respiratorias y con un retraso en el inicio de alimentación por vía oral. Salvo contraindicaciones, debería retirarse al final de la cirugía o tras la extubación. La estrategia de analgesia libre de opiáceos y la extubación y movilización precoces previenen el íleo o aceleran su resolución.

El inicio precoz de nutrición oral en el postoperatorio de cirugía aórtica disminuye la incidencia de complicaciones respiratorias y el desarrollo de isquemia intestinal y de úlceras de estrés.

Los signos clásicos de recuperación del tránsito intestinal (presencia de ruidos hidroaéreos o expulsión de gases) resultan inexactos a la hora de valorar el inicio de la nutrición oral. Tras cirugía abierta de aorta abdominal se ha descrito un retraso en el vaciado gástrico de unas 18 +/- 7 horas, por lo que, en términos generales, se recomienda valorar el inicio de la nutrición oral y el paso rápido a la toma de sólidos a las 24 horas de la cirugía, vigilando la adecuada tolerancia a esta y la ausencia de náuseas, vómitos, malestar o distensión abdominal.

3.8. Complicaciones neurológicas

3.8.1. Complicaciones medulares

La isquemia medular, con paraplejia o paraparesia, es una complicación mayor tras la cirugía de aorta toracoabdominal, y puede producir secuelas permanentes. Su incidencia está en torno al 8 % en la cirugía abierta y el principal factor de riesgo es el tiempo de clampaje aórtico, que puede aumentar la incidencia hasta el 27 % con un clampaje > 60 minutos, aunque hay otros factores de riesgo, como la extensión del aneurisma (7,8 % de incidencia en aneurismas toracoabdominales de tipo II), la disección de aorta, la cirugía emergente y la hipotensión e hipoxemia perioperatorias.

La afectación se produce habitualmente por isquemia medular anterior, con alteración de la movilidad y de la sensibilidad tactoalgésica y térmica, pudiendo preservarse la propiocepción. Se debe, por tanto, explorar la movilidad y la sensibilidad de miembros inferiores estableciendo el nivel medular, si lo hay. Esta clínica puede estar presente desde el postoperatorio inmediato o aparecer progresivamente, por lo que es fundamental la exploración física seriada.

Se aconseja monitorizar la presión intramedular mediante catéteres intradurales, que habitualmente son colocados en el quirófano. La medida de la presión intramedular permite calcular la presión de perfusión medular, que es el resultado de restar a la presión arterial media la presión intramedular.

Los catéteres intradurales permiten, además, disminuir la presión intramedular drenando líquido cefalorraquídeo. Esta medida puede prevenir e incluso revertir un déficit neurológico. En términos generales se recomienda mantener una presión intramedular por debajo de 10 mm Hg. Ante datos clínicos sugerentes de isquemia medular se deben tomar una serie de medidas como descender la presión intramedular por debajo de 5 mm Hg drenando líquido cefalorraquídeo, aumentar la presión arterial media por encima de 90 mm Hg, manteniendo la euvolemia y utilizando vasopresores si es necesario, aumentar el gasto cardíaco y minimizar la presión venosa central (< 10 mm Hg) para evitar la congestión venosa medular, y mantener la hemoglobina por encima de 10 mg/dL para optimizar el aporte tisular de oxígeno.

Un drenaje agresivo de líquido cefalorraquídeo puede ocasionar una hemorragia intracraneal por caída brusca de la presión de líquido cefalorraquídeo, por lo que debe limitarse a unos 15 mL/h en pacientes sin lesiones intracraneales.

La punción espinal para la colocación de catéteres puede producir hematomas que provoquen compresión medular, por lo que hay que valorar esta circunstancia como posible causa del déficit neurológico. Se debe vigilar la salida de sangre por el punto de punción o a través del catéter y valorar la realización de una prueba de imagen urgente si hay sospecha clínica.

3.8.2. Accidente cerebrovascular

El accidente cerebrovascular se ha descrito en un 3-10 % de las cirugías de aorta torácica, y la causa más frecuente es la embolización de fragmentos de placas de ateroma durante la manipulación quirúrgica. Los principales factores de riesgo son la edad, la disección aórtica, la extensión de la enfermedad ateromatosa aórtica y la cirugía emergente. Ante la sospecha clínica se debe realizar una TC cerebral. Cabe destacar que la cirugía aórtica supone una contraindicación para la fibrinólisis, por lo que deberán buscarse otras estrategias de revascularización.

4. Cirugía arterial periférica y de troncos supraaórticos

Los procedimientos sobre la patología arterial periférica y carotídea tienen menos complicaciones sistémicas que los realizados sobre la aorta, pero pueden tener complicaciones locales serias y llevar a amputaciones o a ictus extensos. Se deben seguir las pautas generales de monitorización expuestas previamente con algunas consideraciones particulares.

4.1. Control del dolor

Además de la analgesia multimodal (epidural y sistémica), debe considerarse la posibilidad de bloqueos nerviosos, cuya técnica depende del sitio quirúrgico. La infusión de analgesia perineural tras amputaciones puede garantizar buen control del dolor hasta 7 días después, similar al uso de analgesia epidural pero con menor incidencia de inmovilidad, bloqueo motor y retención urinaria.

A pesar del beneficio de las técnicas epidurales y regionales en la cirugía arterial periférica, su uso debe individualizarse si el paciente precisa doble antiagregación o anticoagulación, por el potencial aumento del riesgo de hemorragia, aunque este parece muy bajo. En un metaanálisis que incluyó 14.105 pacientes en los que se usó catéter epidural, de los que 5.026 habían sido sometidos a cirugía vascular, 4.971 a cirugía cardíaca y 4.108 a cirugía torácica, no hubo casos de hematoma epidural.

En la cirugía carotídea no hay tanta evidencia a favor de la analgesia regional comparada con la analgesia sistémica.

4.2. Antiagregación y anticoagulación

Como se comentó anteriormente, la recomendación más fuerte es mantener la antiagregación simple con AAS siempre, salvo contraindicación absoluta.

Con respecto a cuándo iniciar doble antiagregación (AAS y clopidogrel) o la asociación de un antiagregante y un anticoagulante el nivel de evidencia es menor y debe individualizarse el riesgo de sangrado frente a una potencial mejor preservación del injerto. En general parece suficiente la antiagregación simple frente a la doble en casos de angioplastia percutánea con *stent*, pero algunas guías recomiendan la doble antiagregación de 1 a 3 meses. En los casos de injerto infrapoplíteo con material sintético debería iniciarse la doble antiagregación postoperatoria con AAS y clopidogrel durante al menos 1 año.

Se han estudiado los anticoagulantes inhibidores de la vitamina K frente a la antiagregación en pacientes con injerto infrainguinal. En un estudio se aleatorizaron 2.690 pacientes a recibir anticoagulación para un INR 3-4,5 o antiagregante equivalente a 80 mg de AAS, y no encontraron diferencia con respecto a la obstrucción del injerto a los 21 meses, pero hubo más episodios de hemorragia mayor en el grupo anticoagulado, incluyendo sangrado intracraneal. Analizando el posible efecto sobre el tipo de injerto, los anticoagulantes podrían ser superiores al AAS en cirugías periféricas con injerto venoso, pero debería indicarse en casos especiales valorando el riesgo/beneficio. También se ha investigado la combinación de anticoagulante y AAS frente a AAS solo en un estudio abierto que aleatorizó 831 pacientes estratificados por el material del injerto. La permeabilidad del injerto fue mayor en el grupo de terapia combinada en injertos protésicos, pero no en el venoso. Hubo mayor número de hemorragias y mortalidad con la terapia combinada, por lo que esta estrategia no se justifica. Otro estudio con 281 pacientes operados de *bypass* de extremidades inferiores en el que todos recibían AAS les aleatorizó a recibir 5.000 U de dalteparina cada 12 horas o placebo, con una evolución similar en la permeabilidad del injerto y en eventos hemorrágicos. Otro ensayo clínico aleatorizó 6.564 pacientes tras revascularización arterial periférica a recibir rivaroxabán (2,5 mg/12 h) más AAS o solo AAS. Aunque el grupo de la doble terapia tuvo menos incidencia del objetivo combinado de isquemia arterial aguda, amputación mayor de causa vascular, IAM, ictus isquémico y muerte de causa vascular, también tuvo más incidencia de sangrado mayor según la definición de la International Society on Thrombosis and Haemostasis (ISTH), por lo que esta estrategia no se recomienda de forma rutinaria.

El cilostazol (inhibidor de la fosfodiesterasa tipo 3) más AAS se comparó con recibir ticlopidina y AAS en un ensayo clínico con 127 pacientes, sin mostrar diferencias a los 12, 24 y 36 meses entre los grupos respecto al número de amputaciones, mortalidad y efectos adversos, aunque sí tuvo menos reoclusiones/reestenosis el grupo de cilostazol con AAS a los 36 meses.

Cabe señalar que en los procedimientos urgentes y con alto riesgo de trombosis por existir mucha cantidad de trombo, ser revascularizaciones distales, necesitar un injerto sintético muy largo o disponer de un injerto venoso de poca calidad, muchos cirujanos vasculares utilizan doble antiagregación o AAS y anticoagulación en la práctica clínica, aunque no exista un alto grado de evidencia, según consta en una encuesta realizada en Canadá.

El beneficio de la antiagregación en la patología carotídea no ha sido tan bien analizado en grandes ensayos clínicos, particularmente tras la revascularización. Se recomienda realizar doble terapia antiagregante de 1 a 3 meses tras la revascularización, particularmente en casos de emplearse un *stent* arterial carotídeo, ya que se reduce el riesgo de accidente isquémico transitorio en un 13 %, mientras que no parece aportar beneficio en la endarterectomía carotídea, según un metanálisis que incluyó tres ensayos clínicos.

No se recomienda la anticoagulación con heparina no fraccionada o de bajo peso molecular como tratamiento de rutina para prevenir el accidente cerebrovascular recurrente. Tampoco la anticoagulación con un antagonista de la vitamina K en pacientes con ictus o accidente isquémico transitorio de origen no cardíaco es adecuada, porque los ensayos han demostrado que la anticoagulación no es superior al AAS en la prevención de la recurrencia del ictus a largo plazo y conlleva un mayor riesgo de hemorragia. Los antagonistas de la vitamina K solo se recomiendan en pacientes con riesgo de eventos cardioembólicos, particularmente aquellos con fibrilación auricular.

4.3. Consideraciones especiales en la cirugía carotídea

Los principales riesgos de la endarterectomía carotídea incluyen complicaciones neurológicas y no neurológicas como hipertensión (20 %), hipotensión (5 %), hemorragia o hematoma (5 %), oclusión arterial aguda, ictus, IAM (1 %), trombosis venosa, parálisis de algún nervio craneal, infección, reestenosis e incluso la muerte. En general el riesgo de muerte es mayor en los pacientes sintomáticos que en los asintomáticos, en los procedimientos de urgencia y en las reintervenciones. No obstante, las complicaciones han ido disminuyendo a lo largo de los años y la mortalidad es inferior al 1 %, aunque está muy condicionada por la situación basal del paciente y puede ser muy superior en pacientes añosos con clase funcional III-IV de la New York Heart Association (NYHA).

Aunque la hipertensión es una de las complicaciones más frecuentes, su incidencia desciende con el bloqueo del plexo cervical, pudiendo aparecer hipotensión por caída en las resistencias vasculares sistémicas sin aumento correspondiente del gasto cardíaco. La vasodilatación ocurre con mayor frecuencia 2-3 horas después de la cirugía, cuando la compensación de la anestesia local permite el aumento de la estimulación de los barorreceptores desde la placa retirada, que se transmitirá a través del nervio tirocervical. Esta hipotensión puede ser más marcada tras anestesia regional, en parte porque estos pacientes reciben menos fluidos que los sometidos a anestesia general.

El ictus acontece hasta en el 7 % en grado diferente, y se detecta con más frecuencia cuando el seguimiento lo hace el neurólogo. La hemorragia cerebral suele ocurrir debido al síndrome de hiperperfusión, que se da en el 1 % de los casos y depende de que el paciente no haya tenido un buen control tensional periprocedimiento, por lo que es necesario mantener unas cifras de presión arterial adecuadas, que pueden ser una presión arterial sistólica menor de 170 mm Hg o mantenerla alrededor del 20 % de la presión arterial preoperatoria de ese paciente. Habitualmente se da en pacientes con lesiones estenóticas muy graves. Puede manifestarse con convulsiones o cefalea algunas horas o incluso días después de la cirugía, en relación con edema cerebral.

Si aparece focalidad neurológica es aconsejable realizar una TC para descartar hemorragia.

La lesión de algún nervio craneal, en particular el hipogloso, el laríngeo recurrente, el espinal o el simpático cervical (síndrome de Horner), puede ocurrir hasta en el 7 % de los casos, pero la lesión grave y permanente se da en menos del 1 %. Puede ser grave la lesión del nervio laríngeo recurrente que puede comprometer la apertura laríngea o impedirla si el paciente tenía una lesión previa contralateral, lo que puede llevar a tener que realizar una traqueotomía; de hecho, la existencia de parálisis de una cuerda vocal es una contraindicación relativa para realizar endarterectomía carotídea.

Finalmente, hay que recordar que puede desarrollarse un hematoma cervical en el 3-8 % de los procedimientos, con el potencial riesgo de compromiso de la vía aérea del paciente.

Cuando la estenosis carotídea ha sido corregida mediante la implantación de un *stent*, las complicaciones pueden ser muy parecidas, aunque es menor la incidencia de hematomas cervicales y lesiones de nervios craneales.

4.4. Consideraciones especiales en la cirugía arterial periférica

Existen principalmente tres abordajes quirúrgicos vasculares para el tratamiento de la enfermedad arterial periférica: cirugía endovascular, cirugía abierta y procedimientos combinados. Un reciente metanálisis muestra que la cirugía endovascular tiene menos complicaciones, menor estancia hospitalaria, menor tasa de amputaciones y de mortalidad en comparación con la cirugía abierta, aunque no se alcanzaron diferencias significativas en cuanta a salvar la extremidad ni en la tasa de supervivencia en el seguimiento de 30 días, 1 año y 3 años.

Cuando el paciente llega a la UCI debe hacerse una evaluación de los pulsos para documentar la nueva situación basal. El aumento de la perfusión arterial puede producir un pie hiperémico, caliente y enrojecido, y puede aparecer edema transitorio del pie y del tobillo, que suele resolverse en varios días o semanas. La aparición de *livedo reticularis* e isquemia digital dolorosa 1 o 2 días tras el procedimiento puede sugerir embolización de colesterol. La palidez, frialdad, dolor en reposo y la pérdida de los pulsos, si se habían recuperado, deben hacer sospechar isquemia aguda. Los pacientes que se someten a una revascularización por isquemia crítica de las extremidades requieren un examen clínico más frecuente para vigilar la cicatrización de las heridas. Se recomienda hacer un seguimiento mediante ecografía dúplex, herramienta validada para la evaluación de la anatomía arterial infrainguinal. La ecografía dúplex identifica la obstrucción arterial por un aumento en la velocidad máxima del flujo sanguíneo en comparación con el segmento de referencia proximal más cercano. La sospecha de nueva obstrucción del injerto o del vaso nativo si se ha colocado un *stent* obligará a nuevas pruebas de imagen para identificar el problema y valorar posibles soluciones.

Debe vigilarse la presencia de hematomas, controlarse el dolor y evitar la sonda vesical en cuanto se haya pasado el efecto de la anestesia epidural, si se ha usado.

5. Conclusiones

El éxito de la cirugía vascular comienza con una cuidada indicación y estudio preoperatorio, siendo cada vez más habitual elegir abordajes endovasculares si es factible. Los cuidados postoperatorios deben anticiparse a potenciales complicaciones, que son más frecuentes en los procedimientos agudos como las disecciones y las roturas de aneurismas, donde se hace evidente el síndrome isquemia-reperfusión. Conocer complicaciones específicas, como la isquemia medular en la cirugía aórtica, la obstrucción del injerto en la cirugía periférica y los ictus en la cirugía carotídea, permite su rápida corrección si aparecen. Es vital evitar la hipoxia y la inestabilidad hemodinámica para minimizar otras disfunciones orgánicas.

---

i Puntos clave

- ✔ La analgesia multimodal combinando analgésicos intravenosos con los administrados en el espacio epidural ahorra opiáceos sistémicos y favorece la recuperación postoperatoria.
- ✔ La monitorización hemodinámica debe adaptarse a la gravedad de cada caso y permite identificar pronto situaciones de hipoperfusión tisular y su potencial causa, bien sea por hemorragia, bajo gasto cardíaco o síndrome posreperfusión, para tratarlo precozmente.
- ✔ En el postoperatorio de la cirugía aórtica debe vigilarse en particular la posible aparición de isquemia de órganos abdominales o medular, porque su rápida identificación puede permitir un tratamiento precoz que disminuya la morbimortalidad.
- ✔ El adecuado recalentamiento postoperatorio y la corrección de iones, en particular evitando la hipocalcemia, son clave para revertir las alteraciones de la coagulación que pueden producirse en cirugías aórticas largas.
- ✔ En la cirugía arterial periférica y de troncos supraaórticos debe iniciarse tratamiento con AAS tan pronto como sea posible para la prevención de eventos cardiovasculares, y debe considerarse la doble antiagregación en pacientes de alto riesgo.
- ✔ La anticoagulación tras cirugía vascular debe individualizarse y consensuarse con el equipo de cirugía vascular e intensivistas, valorando su riesgo/beneficio.

Bibliografía

Barkat M, Hajibandeh S, Hajibandeh S, et al. Systematic review and metanalysis of dual versus single antiplatelet therapy in carotid interventions. Eur J Vasc Endovasc Surg. 2017;53(1):53-67.

Bonaca MP, Bauersachs RM, Anand SS, et al. Rivaroxaban in peripheral artery disease after revascularization. N Engl J Med. 2020;382:1994-2004.

Cappellini CA, Zheng H, Lamb KM, et al. Outcomes of transcarotid artery revascularization and carotid endarterectomy at a single institution. Ann Vasc Surg. 2021;73:329-335.

Crimi E, Hill CC. Postoperative ICU management of vascular surgery patients. Anesthesiology Clin. 2014;32:735-57.

Cuerpo Caballero G, López Menéndez J, Polo López L, et al. Cirugía cardiovascular en España en el año 2019. Registro de intervenciones de la Sociedad Española de Cirugía Cardiovascular y Endovascular. Cir Cardiov. 2021;28(3):162-76.

Dias SVM, Flumignan RLG, Iared W. Evidence from Cochrane systematic reviews for effects of antithrombotic drugs for lower-limb revascularization. A narrative review. Sao Paulo Med J. 2021;139(6):675-84.

Geraghty AJ, Welch K. Antithrombotic agents for preventing thrombosis after infrainguinal arterial bypass surgery. Cochrane Database Syst Rev 2011;(6):CD000536.

Gerhard-Herman MD, Gornik HL, Barrett C, et al. 2016 AHA/ACC guideline on the management of patients with lower extremity peripheral artery disease: executive summary: a report of the American College of Cardiology/American Heart Association Task Force on Clinical Practice Guidelines. Circulation. 2017;135(12):e686-e725.

Goli RR, Contractor MM, Nathan A, et al. Antiplatelet therapy for secondary prevention of vascular disease complications. Curr Atheroscler Rep. 2017;19:56:1-10.

Kertai MD, Boersma E, Klein J, et al. Optimizing the prediction of perioperative mortality in vascular surgery by using a customized probability model. Arch Intern Med. 2005;165:898-904.

McArdle PJ, Sanders KD. Postoperative care of vascular surgery patients. Anesthesiology Clin N Am. 2004;(22):333-47.

McClure GR, Kaplovitch E, Chan N, et al. A National Canadian Survey of Antithrombotic Therapy After Urgent and Emergent Limb Revascularization. Can J Cardiol. 2021;37(3):504-7.

McGinigle KL, Spangler EL, Pichel AC, et al. Perioperative care in open aortic vascular surgery: A consensus statement by the Enhanced Recovery After Surgery (ERAS) Society and Society for Vascular Surgery. J Vasc Surg. 2022;75:1796-820.

Moll FL, Powell JT, Fraedrich G, et al. Management of abdominal aortic aneurysms clinical practice guidelines of the European Society for Vascular Surgery. Eur J Vasc Endovasc Surg. 2011;41:S1-S58.

Oprea AD, Lombard FW, Kertai MD. Perioperative β-adrenergic blockade in noncardiac and cardiac surgery: A clinical update. J Cardiothorac Vasc Anesth. 2019;33:817-32.

Pronovost PJ, Jenckes MW, Dorman T, et al. Organizational characteristics of intensive care units related to outcomes of abdominal aortic surgery. JAMA. 1999;281:1310-7.

Ruppen W, Derry S, McQuay HJ, et al. Incidence of epidural haematoma and neurological injury in cardiovascular patients with epidural analgesia/anaesthesia: systematic review and meta-analysis. BMC Anesthesiol. 2006;12(6):10.

Schraag S. Postoperative management. Best Pract Res Clin Anaesthesiol. 2016;30:381-93.

Singh N, Ding L, Devera J, et al. Prescribing of statins after lower extremity revascularization procedures in the US. JAMA Network Open. 2021;4(12):e2136014.

Smith SL, Matthews EO, Moxon JV, et al. A systematic review and meta-analysis of risk factors for and incidence of 30-day readmission after revascularization for peripheral artery disease. J Vasc Surg. 2019;70:996-1006.

Sobieszczyk P, Eisenhauer A. Management of patients after endovascular interventions for peripheral artery disease. Circulation. 2013;128:749-57.

Stojanovic MD, Markovic DZ, Vukovic AZ, et al. Enhanced recovery after vascular surgery. Front Med. 2018;5(2):1-6.

Stone PA, Srivastava M, Campbell JE, et al. A 10-year experience of infection following carotid endarterectomy with patch angioplasty. J Vasc Surg. 2011;53(6):1473-7.

Tang QH, Chen J, Hu CF, et al. Comparison between endovascular and open surgery for the treatment of peripheral artery diseases: a meta-analysis. Ann Vasc Surg. 2020;62:484-95.

Torres Blanco A, Iborra Ortega E, Altable García M. Registro de actividades de la Sociedad Española de Angiología y Cirugía Vascular, año 2018. Angiología. 2020;72(3):145-59.

Venermo M, Sprynger M, Desormais I, et al. Editor's Choice. Follow-up of patients after revascularisation for peripheral arterial diseases: a consensus document from the European Society of Cardiology Working Group on Aorta and Peripheral Vascular Diseases and the European Society for Vascular Surgery. Eur J Vasc Endovasc Surg. 2019;58:641-53.

Vogel TR, Smith JB, Kruse RL. The association of postoperative glycemic control and lower extremity procedure outcomes. J Vasc Surg. 2017;66(4):1123-32.

Wahed A, Bird RL. Postoperative care and analgesia in vascular surgery. Anaesth Intensive Care Med. 2022;23(4):217-21.

Yang H, Raymer K, Butler R, et al. The effects of perioperative beta-blockade: Results of the Metoprolol after Vascular Surgery (MaVS) study, a randomized controlled trial. Am Heart J. 2006;152:983-90.

Zavgorodnyaya D, Knight TB, Daley MTJ, et al. Antithrombotic therapy for postinterventional management of peripheral arterial disease. Am J Health-Syst Pharm. 2020;77:269-76.

76 Postoperatorio en cirugía del aparato digestivo

A. S. J. Bermejo Gómez y J. C. Igeño Cano

◀ Orientación para el estudio

El conocimiento profundo del manejo postoperatorio de los pacientes posquirúrgicos abdominales en las unidades de cuidados intensivos es vital para garantizar la efectividad y la eficiencia en el cuidado y el tratamiento, evitando altas tasas de complicaciones y mortalidad. Este es un capítulo que aborda cuestiones generales, básicas y fundamentales del postoperatorio de la cirugía del aparato digestivo, que se amplía y completa con los capítulos específicos de la sección VI. Problemas gastrointestinales.

---

1. El paciente posquirúrgico abdominal en la unidad de cuidados intensivos

Actualmente se llevan a cabo anualmente millones de procedimientos quirúrgicos en todo el mundo con diferentes niveles de riesgo. Alrededor de un 10 % tienen un riesgo alto de complicaciones. Muchos de estos pacientes, aunque sobreviven al alta hospitalaria, presentarán secuelas funcionales y una corta supervivencia a largo plazo.

En los pacientes adultos sometidos a cirugía no cardíaca hasta casi la mitad de los fallecimientos se producen por tres tipos de complicaciones: hemorrágicas, daño miocárdico perioperatorio y sepsis, y el fallecimiento ocurre en un tiempo medio de 11 días tras la intervención. Esta alta prevalencia en dichas complicaciones hace que el profesional encargado de evaluar al paciente en el postoperatorio temprano de cualquier cirugía abdominal deba saber reconocerlas con prontitud y actuar de manera eficiente ante ellas.

Por tanto, el ingreso en la unidad de cuidados intensivos (UCI) de pacientes quirúrgicos de alto o moderado riesgo ha sido históricamente considerado como de importancia crucial para reducir el riesgo de complicaciones tempranas o de muerte perioperatoria.

Para la mayoría de los pacientes los riesgos de la cirugía son bajos, y sin embargo la evidencia sugiere que cada vez más las complicaciones después de la cirugía son una causa importante de mortalidad.

La identificación de los pacientes con mayor riesgo, que podrían beneficiarse del ingreso en la UCI, sigue siendo un gran desafío que conduce a una inequidad inaceptable en la distribución de los recursos.

La decisión de admitir a un paciente en la UCI después de la cirugía es multifactorial. Parece claro que en pacientes sometidos a cirugías de bajo riesgo, con escasa morbilidad y sin disfunción de órganos, el ingreso en la UCI no ofrece diferencias en relación con la mortalidad y pueden ser atendidos en áreas como cuidados intermedios. La existencia de sistemas de vigilancia fuera de UCI y los equipos de respuesta rápida pueden ser adecuados para la detección de complicaciones y provocar el rescate de pacientes con complicaciones tempranas, algunas de las cuales no están asociadas directamente con el procedimiento quirúrgico y sí con la comorbilidad del paciente.

Los pacientes de riesgo elevado, como los sometidos a esofagectomías con tratamiento actínico previo, hepatectomías ampliadas sobre todo tras agresivos ciclos de quimioterapia previa, duodenopancreatectomías o cirugía citorreductora combinada con quimioterapia intraperitoneal, son algunos de los que requieren de un manejo de «precisión» en la administración de fluidos y la optimización hemodinámica, la detección precoz de complicaciones infecciosas, el control del dolor, el sangrado y la coagulación, así como la profilaxis de la enfermedad tromboembólica venosa (ETV) y el manejo de la insuficiencia respiratoria postoperatoria. En la actualidad no existe acuerdo definitivo sobre el beneficio del ingreso del paciente en la UCI, aunque sí disponemos de suficiente evidencia científica que avala el ingreso de pacientes de riesgo alto.

2. Cuidados del paciente posquirúrgico abdominal en la unidad de cuidados intensivos

La creciente demanda de cirugía mayor en pacientes de alto riesgo requiere nuevas mejoras que deben incluir un enfoque basado en la evidencia específica por procedimiento. La estandarización de estas medidas es beneficiosa tanto para los pacientes como para los profesionales que los tratan.

En este capítulo abordaremos el postoperatorio de la cirugía abdominal en dos grandes bloques. En el primero nos centraremos en el abordaje multimodal de los cuidados iniciales del paciente, también denominada rehabilitación temprana quirúrgica. En el segundo analizaremos las complicaciones más frecuentes, su relevancia y su impacto en la morbimortalidad.

La rehabilitación temprana quirúrgica, también denominada *enhanced recovery after surgery* (ERAS), constituye la aplicación de una serie de medidas y estrategias perioperatorias destinadas a aquellos pacientes que van a ser sometidos a un procedimiento quirúrgico con el objetivo de disminuir el estrés secundario originado por la intervención quirúrgica y así lograr una mejor recuperación del paciente y una disminución de las complicaciones y la mortalidad.

Originalmente se propuso para la cirugía del cáncer colorrectal, pero ahora se ha hecho extensiva a otros cuidados postoperatorios, como la duodenopancreatectomía, la hepatectomía o la cirugía esofagogástrica, entre otras.

3. Rehabilitación temprana quirúrgica. Medidas ERAS

3.1. Oxigenoterapia

Algunos autores asocian el uso de una fracción inspirada de oxígeno elevada (> 50 %) durante las primeras 6 horas y la profilaxis antibiótica con una disminución de la tasa de infecciones de la herida quirúrgica; sin embargo, la evidencia disponible no permite su recomendación de manera clara.

3.2. Fisioterapia respiratoria

La realización de ejercicios respiratorios en el preoperatorio conlleva una disminución de complicaciones respiratorias en el postoperatorio.

La espirometría incentivada en la cirugía abdominal, si bien parece impactar positivamente en la función pulmonar, no ha demostrado beneficio en la prevención de las complicaciones postoperatorias.

El entrenamiento selectivo de la musculatura inspiratoria a cargo de fisioterapeutas especializados en cuidados respiratorios sí ha demostrado reducir el riesgo de complicaciones pulmonares postoperatorias y la estancia hospitalaria. A pesar de ello, actualmente en nuestro medio no se ha estandarizado esta terapia posquirúrgica, existiendo una gran heterogeneidad en cuanto a su presencia y trabajo diario en las UCI sobre este tipo de pacientes.

3.3. Monitorización

En pacientes postoperados sin comorbilidades previas la monitorización debe incluir sus constantes vitales: frecuencia cardíaca, pulsioximetría, presión arterial no invasiva, temperatura central, glucemia, diuresis, medida de los drenajes (calidad y cantidad) y administración de fluidos (balances parciales).

En pacientes de elevado riesgo con comorbilidades cardiovasculares/respiratorias se debe valorar el uso de monitorización invasiva mediante dispositivos basados en el análisis de la onda de pulso, variación del volumen sistólico, termodilución, bioimpedancia transtorácica o ecografía Doppler esofágica.

Terapias muy restrictivas o muy liberales en la administración de fluidos tienen graves consecuencias en estos pacientes, por lo que hay que individualizar su manejo según parámetros de precarga y dependencia de precarga (como los parámetros hemodinámicos de volumen sistólico y la variación del volumen sistólico).

3.4. Fluidoterapia

Con la finalidad de mejorar la perfusión de los órganos, hace algunos años se generó el concepto de terapia dirigida por objetivos para optimizar el gasto cardíaco, ya que es el parámetro que determina la perfusión y la oxigenación tisular.

Recientemente, la introducción de los protocolos ERAS y la terapia restrictiva de fluidos postoperatoria se han mostrado igualmente eficaces independientemente de la aplicación de un protocolo de terapia dirigida por objetivos.

Por una parte, solo el 50 % de los pacientes críticos tienen una respuesta positiva (son respondedores) a la fluidoterapia, de manera que el consenso actual es no guiar el aporte de fluidos exclusivamente según parámetros hemodinámicos. Por otra, la diuresis como parámetro de función renal es confusa, de manera que habría que diferenciar la oliguria causada por el fracaso de la función renal de la oliguria causada por la hipovolemia, o incluso la hipervolemia causada por disfunción secundaria al incremento de la presión abdominal o por disfunción cardíaca asociada o no a disfunción pulmonar.

En resumen, el volumen administrado de fluidos durante el período intraoperatorio y en los primeros días del postoperatorio se relaciona directamente con las complicaciones postoperatorias, por lo que la administración liberal de fluidos no está justificada.

La fluidoterapia debería ser individualizada, y los algoritmos dirigidos por la presión arterial media, el índice cardíaco, la variación del volumen sistólico o la variación de la presión del pulso, junto al uso temprano de vasopresores e inótropos, nos ayudarán a optimizar la perfusión adecuada. El objetivo es conseguir el mantenimiento del peso corporal y el balance cero del paciente (incluyendo los días posteriores a la cirugía).

3.5. Medidas de calentamiento postoperatorio

Para evitar la hipotermia postoperatoria deben utilizarse sistemas de calentamiento activo (convectivo o conductivo) frente a los sistemas pasivos. Estas medidas deben ser aplicadas con la mayor antelación posible.

3.6. Analgesia

Uno de los pilares fundamentales de la estrategia ERAS es el control del dolor postoperatorio. Este control permite una rápida recuperación y una rehabilitación multimodal. Es importante la analgesia adecuada en las primeras 24-48 horas para favorecer la movilización precoz y disminuir el íleo paralítico y la estancia hospitalaria.

Es fundamental el control de la sensación dolorosa mediante escalas validadas para pacientes comunicativos, como la Escala Visual Analógica (EVA), y no comunicativos, como la Escala de Conductas Indicadoras de Dolor (ESCID).

Por ello es importante disminuir en su justa medida las concentraciones de anestésicos locales por vía epidural torácica en el postoperatorio de la cirugía abdominal abierta, con el fin de obtener un bloqueo de las metámeras implicadas de tipo sensitivo y con el menor bloqueo motor posible en los miembros inferiores.

Tras las primeras 48 horas debe retirarse el catéter epidural para disminuir el riesgo de infecciones y asegurar la deambulación sin bloqueo motor.

El uso de antiinflamatorios no esteroideos como terapia coadyuvante contribuye a la reducción del consumo de opioides. En la actualidad se imponen las estrategias analgésicas sin opioides, disminuyendo así las complicaciones asociadas a su uso, como el íleo o el delírium, y se ha de intentar restringir su uso a los rescates de dolor intenso no controlado.

3.7. Profilaxis de la enfermedad tromboembólica venosa

La ETV y la tromboembolia pulmonar representan una frecuente y grave complicación en los pacientes sometidos a distintos procedimientos quirúrgicos abdominales. Conociendo los factores de riesgo clínico, este se puede clasificar en alto, moderado y bajo para el desarrollo de ETV. En los pacientes en los que no se emplea esta profilaxis de manera precoz, esto ocurre como consecuencia del temor al sangrado, lo que solo estaría justificado en pacientes de muy alto riesgo, pudiendo emplearse sistemas de compresión neumática intermitente en miembros inferiores hasta que el paciente disminuya la fase de alto riesgo, lo cual ha demostrado eficacia. Las dosis bajas de heparina de bajo peso molecular y el fondaparinux han demostrado reducir significativamente el riesgo de ETV.

Siguiendo las recomendaciones y guías actuales, el tratamiento para la profilaxis de la ETV se describe en la Tabla 76-1.

3.8. Control glucémico

Hay gran cantidad de estudios científicos que encuentran una relación directa entre la hiperglucemia postoperatoria y los resultados clínicos adversos. Se recomienda mantener valores de glucemia entre 110 mg/dL y 150 mg/dL.

3.9. Sonda nasogástrica y nutrición

En el manejo postoperatorio de los pacientes sometidos a cirugía abdominal se ha abusado de forma tradicional del uso de sondas nasogástricas con el fin de evitar la ingesta oral hasta la resolución del íleo postoperatorio. En la actualidad existe un importante consenso en evitar el uso rutinario de las sondas nasogástricas. Se han desarrollado técnicas efectivas para reducir el íleo postoperatorio, y la restauración postoperatoria temprana de nutrición oral puede mejorar el resultado postoperatorio.

Tabla 76-1. Profilaxis de la enfermedad tromboembólica venosa

Pacientes de alto riesgo	Pacientes de bajo/moderado riesgo
✓ Enoxaparina 40 mg/24 h s.c.	✓ Enoxaparina 20 mg/24 h s.c.
✓ Bemiparina 3.500 UI/24 h s.c.	✓ Bemiparina 2.500 UI/24 h s.c.
✓ Dalteparina 5.000 UI/24 h s.c.	✓ Dalteparina 2.500 UI/24 h s.c.

Alto riesgo de sangrado: medias de compresión neumática

En la actualidad, y como recomendación genérica, se aconseja iniciar la ingesta precoz en las primeras 24 horas (puede realizarse una prueba de tolerancia a las 6 horas), preferiblemente por vía oral. El objetivo es llegar al día 3 con la fluidoterapia intravenosa suspendida. La alimentación oral precoz, además, no produce alteración de la cicatrización de las suturas en el colon o el recto, y acorta la estancia hospitalaria.

En la cirugía gastroesofágica la evidencia actual no permite recomendar la vía idónea de administración de la nutrición enteral. Aunque las sondas de YY (doble Y) se utilizan con más frecuencia que las sondas nasoyeyunales, el riesgo de complicaciones graves con las sondas YY es bajo pero no nulo, mientras que el problema principal de las nasoyeyunales es su frecuente dislocación.

No existen recomendaciones específicas respecto al momento idóneo del inicio de la dieta oral. En la mayoría de los estudios revisados de protocolos ERAS en esofagectomía y gastrectomía el inicio de la dieta oral no se realiza antes del 3er-4° día postoperatorio.

En la cirugía colorrectal, de intestino delgado y hepatobiliopancreática la alimentación oral temprana no solo es segura, sino que se asocia a menor morbilidad. Puede iniciarse una dieta de líquidos en las primeras 24 horas y, si se tolera, pueden prescribirse suplementos nutricionales desde el día de la cirugía para minimizar el balance negativo de proteínas y energía. A pesar de las preocupaciones iniciales, la nutrición oral temprana no se asocia con una mayor incidencia de íleo. Siempre hay que considerar la inmunonutrición en los pacientes desnutridos.

3.10. Drenajes

Se recomienda la retirada de drenajes de forma precoz. Los drenajes tutorizan con frecuencia suturas con riesgo de dehiscencia, son molestos para el paciente y no aportan ventajas clínicas pasadas 48 horas.

3.11. Movilización precoz

La inmovilización en cama ha demostrado una asociación con mayor riesgo de delírium, mayor resistencia a la insulina y riesgo de ETV. Una movilización precoz del paciente si no hay contraindicaciones y con estabilidad hemodinámica contribuye a disminuir estas complicaciones y mejorar la función respiratoria aumentando la capacidad residual funcional. Sin embargo, es necesario un buen control del dolor para poder llevarla a cabo. Se recomienda la movilización a las 8 horas de la cirugía.

El fracaso de la movilización temprana puede deberse a factores como el control inadecuado del dolor, el uso de sondas o drenajes, una escasa motivación del paciente y las comorbilidades preexistentes.

La creación de protocolos validados y una mejor comunicación interprofesional que guíe los objetivos de una movilización precoz mejoran los resultados de movilidad y funcionales, disminuyen la estancia de los pacientes en la UCI e incrementan el valor del cuidado al paciente.

En la Tabla 76-2 se muestran las principales recomendaciones de protocolos ERAS en el postoperatorio de la cirugía mayor abdominal.

Tabla 76-2. Principales recomendaciones de los protocolos ERAS en el postoperatorio de la cirugía mayor abdominal

Recomendaciones	Descripción	Beneficios
Oxigenoterapia	FiO$_2$ 0,5-0,6 las primeras 2 horas	Descenso de la incidencia de náuseas, vómitos y tasa de infección de la herida quirúrgica
Monitorización	ECG, pulsioximetría, presión arterial, temperatura, glucemia, diuresis, flujo de drenajes, balance hídrico. En paciente de alto riesgo añadir monitorización continua invasiva	La optimización del manejo postoperatorio de fluidos y de la volemia es un aspecto crítico del manejo del paciente posquirúrgico, ya que preserva la función pulmonar, la oxigenación tisular, la motilidad gastrointestinal y la cicatrización de heridas
Control de temperatura	Mantener normotermia mediante sistemas de calentamiento cutáneo activo	Confort del paciente
Analgesia	Monitorización mediante escala EVA. Valoración de catéter epidural. Analgesia multimodal. Antiinflamatorios no esteroideos	Control de la sensación de dolor. Reducción de la incidencia y duración de íleo postoperatorio. Disminución de efectos secundarios y mayor efectividad. Reducción del consumo de opioides
Fluidoterapia	Aporte específico individualizado de 30-60 mL/h de cristaloides balanceados guiado por hemodinámica. Conseguir balance equilibrado	Manejo dinámico de fluidos que permita una terapia dirigida por metas e individualizada
Profilaxis antibiótica	Administración de 2ª dosis en intervenciones prolongadas o pérdidas del 50 % de la volemia	Descenso en la tasa de infecciones de la herida quirúrgica
Profilaxis de trombosis venosa profunda	Riesgo moderado: ✓ Enoxaparina 20 mg/24 h s.c. ✓ Bemiparina 2.500 UI/24 h s.c. ✓ Dalteparina 2.500 UI/24 h s.c. Riesgo alto: ✓ Enoxaparina 40 mg/24 h s.c. ✓ Bemiparina 3.500 UI/24 h s.c. ✓ Dalteparina 5.000 UI/24 h s.c. Alto riesgo de sangrado: medias de compresión neumática	Evitar enfermedad tromboembólica venosa y la tromboembolia pulmonar
Control glucémico	Mantener valores de glucemia entre 110 y 150 mg/dL	Reducción de la tasa de complicaciones postoperatorias
Sondas nasogástricas e ingesta oral	Evitar el uso rutinario de sondas nasogástricas. Ingesta precoz en las primeras 24 horas	Descenso de la estancia hospitalaria y reducción de la mortalidad
Drenajes	Retirada de drenaje de forma precoz en menos de 48 horas si la situación lo permite	
Movilización	Movilización precoz a las 8 horas de la cirugía	Descenso de complicaciones pulmonares, trombosis, etc.

ECG: electrocardiograma; ERAS: *enhanced recovery after surgery*; EVA: Escala Visual Analógica; FiO$_2$: fracción inspirada de oxígeno; s.c.: vía subcutánea.

4. Complicaciones en la cirugía mayor abdominal

La mayoría de las muertes que se producen se dan en el grupo de pacientes de mayor riesgo, debido a la edad avanzada, las co-morbilidades o la complejidad del procedimiento quirúrgico. Como hemos visto con anterioridad, en la actualidad el desarrollo de protocolos multimodales de seguridad y recuperación temprana ha contribuido a minimizar los eventos adversos y a disminuir enormemente la morbilidad postoperatoria.

La falta de consenso a la hora de describir las complicaciones que surgen tras un procedimiento quirúrgico es una constante en la gran mayoría de los trabajos científicos. En 1992 Clavien y Sanabria publicaron un trabajo innovador que establecía la primera clasificación de complicaciones posquirúrgicas considerando la gravedad de las mismas y su interferencia en el curso clínico de los pacientes operados. Doce años después, el mismo Clavien y Daniel Dindo publicaron una revisión de más de 6.000 pacientes que validaba y mejoraba la clasificación anterior y que dio lugar a la clasificación de Clavien-Dindo en el año 2004. Esta clasificación está basada en las consecuencias terapéuticas de las complicaciones y permite un enfoque simple, objetivo y reproducible para la evaluación integral de los resultados quirúrgicos. Hoy día es la más universalmente utilizada (Tabla 76-3).

A continuación se describen las complicaciones más recurrentes de la cirugía mayor abdominal. No es intención de este capítulo profundizar en el tratamiento de estas complicaciones, que tendrán su espacio en otros capítulos de la obra, sino conocer su implicación en el curso evolutivo de este tipo de cirugías.

4.1. Complicaciones menores en la cirugía mayor abdominal

Por su alta incidencia, se comentan brevemente dos entidades clínicas que tienen su importancia en el curso clínico del postoperatorio de cirugía abdominal: las náuseas y vómitos postoperatorios (NVPO) y el íleo paralítico.

Tabla 76-3. Clasificación de Clavien-Dindo. Complicaciones postoperatorias

Grado	Definición
I	Cualquier desviación del curso postoperatorio normal sin la necesidad de tratamiento farmacológico o intervenciones quirúrgicas, endoscópicas o radiológicas
	Los regímenes terapéuticos permitidos son: fármacos como antieméticos, antitérmicos, analgésicos, diuréticos y electrolitos y fisioterapia. Incluye infecciones de la herida quirúrgica
II	Requiere de tratamiento farmacológico distinto a los establecido en el grado I (antibióticos, transfusión, nutrición parenteral)
	Requiere de intervención quirúrgica, endoscópica o radiológica
III	IIIa: Intervención sin anestesia general
	IIIb: Intervención bajo anestesia general
IV	Complicación que amenaza la vida, incluidas las complicaciones del sistema nervioso central (hemorragia cerebral, accidente cerebrovascular isquémico, hemorragia subaracnoidea, pero se excluyen ataques isquémicos transitorios), que requiere manejo en la unidad de cuidados intensivos
	IVa: Disfunción de un solo órgano (incluyendo diálisis)
	IVb: Disfunción múltiple de órganos
V	Fallecimiento del paciente

4.1.1. Náuseas y vómitos postoperatorios

Las NVPO son la causa más importante del retraso en el inicio de la tolerancia oral a líquidos y pueden resultar más incomodos para el paciente que el dolor. Afectan al 25-35 % de todos los pacientes quirúrgicos y son causa importante de malestar y de retraso en el alta médica.

Se debe evaluar el riesgo de NVPO en todos los pacientes mediante una escala de riesgo validada, como la Escala de Apfel simplificada, en la que se evalúan como factores de riesgo para NVPO: sexo femenino, historia de NVPO en cirugías previas y/o cinetosis, no fumar y la administración de mórficos en el postoperatorio (Tabla 76-4).

Se recomienda realizar profilaxis farmacológica de NVPO con doble terapia (dexametasona y droperidol u ondansetrón) en las cirugías de alto riesgo de complicación si el paciente tuvo historia previa de NVPO y en las cirugías con mayor riesgo emético. La asociación de dexametasona y droperidol tiene la ventaja de reservar el ondansetrón para el tratamiento en caso de fracaso de la profilaxis.

El uso de opioides tiene como uno de sus efectos adversos el incremento de NVPO, especialmente en pacientes con mayor riesgo y en cirugías de larga duración que requieran mayor analgesia, por lo que se recomienda la analgesia multimodal con diferentes familias de fármacos.

4.1.2. Íleo paralítico postoperatorio

El íleo paralítico postoperatorio es una de las complicaciones que mayor incomodidad y malestar produce en el paciente y de las que prolongan más la estancia hospitalaria. En la mayoría de los casos el íleo no reviste gravedad y suele resolverse espontáneamente en pocos días. Se trata de un mecanismo adaptativo que ayuda a la recuperación de la agresión quirúrgica. Pero en algunas circunstancias el fracaso propulsivo puede prolongarse tanto que provoque un cuadro clínico tan peligroso como las obstrucciones de causa mecánica, lo que compromete a veces la vida del paciente.

El íleo paralítico postoperatorio comienza a ser un problema de entidad cuando no se restablece la actividad propulsiva en los primeros días y el paciente comienza a sufrir malestar abdominal.

Tabla 76-4. Escala de Apfel simplificada

Factores de riesgo de NVPO	Número de factores de riesgo	Riesgo de NVPO (%)	Grado de riesgo de NVPO
	0	10	Muy bajo
✔ Sexo femenino	1	21	Bajo
✔ Historia de NVPO/cinetosis			
✔ No fumar	2	39	Moderado
✔ Opioides postoperatorios	3	61	Alto
	4	79	Muy alto

NVPO: náuseas y vómitos postoperatorios.

El signo clínico más evidente es la distensión abdominal junto con cierre intestinal absoluto, esto es, ausencia de expulsión de gases y de heces. No obstante, lo que más complica la situación es la imposibilidad de hidratar y alimentar al paciente por vía oral. Es frecuente que tenga una intensa sensación de náuseas y vómitos. Generalmente el paciente está ansioso e intranquilo.

El íleo paralítico postoperatorio se puede prevenir. Existen una serie de medidas que pueden ser útiles para prevenir un íleo prolongado:

✔ Corregir antes de la intervención el equilibrio hidroelectrolítico, especialmente en los casos en los que haya una importante aspiración nasogástrica o una fístula intestinal.

✔ El uso de la sonda nasogástrica puede calmar la sintomatología, pero no hay estudios que nos aporten información sobre hasta qué punto influye sobre la evolución del íleo paralítico postoperatorio.

El inicio del tratamiento es más controvertido. Por regla general, tras una intervención abdominal, si no es posible alimentar por vía oral al paciente en un plazo no superior a 48 horas, deberemos comenzar a adoptar medidas escalonadas de tratamiento, entre ellas el inicio de la nutrición parenteral. Sin embargo, en una intervención abdominal con resección y sutura digestiva el tiempo de espera debería ser mayor, puesto que se ha demostrado que el íleo paralítico postoperatorio puede servir como mecanismo adaptativo que ayude a superar los días críticos de la cicatrización.

Entre las medidas recomendadas se incluyen:

✔ **Medidas de mantenimiento.** Debe trazarse un plan de nutrición parenteral acorde con la situación de cada enfermo y atender escrupulosamente el equilibrio hidroelectrolítico, que puede ocasionar desajustes metabólicos y retrasar el inicio del peristaltismo. La sonda nasogástrica mejora el bienestar del paciente y suele ser el medio más efectivo para evitar los vómitos y sus complicaciones.

✔ **Medidas farmacológicas.** Los fármacos más usados en la actualidad para intentar revertir el íleo paralítico postoperatorio son los procinéticos. Destaca sobre todo la metoclopramida (derivado de la procainamida), que es un agente capaz de aumentar la motilidad gastrointestinal y que tiene también efectos de sedación centrales. El uso de este fármaco produce una clara disminución de las NVPO por este efecto central. La eritromicina ha mostrado en múltiples ensayos que no tiene efecto alguno. La evidencia no es suficiente para recomendar el uso de los fármacos similares a las colecistoquininas, cisaprida, antagonistas de la dopamina, propranolol o vasopresina.

4.2. Complicaciones mayores en la cirugía mayor abdominal

4.2.1. Infección del lecho quirúrgico

Las infecciones asociadas a la atención sanitaria constituyen el efecto adverso sobre la seguridad del paciente más frecuente a nivel mundial y, dentro de ellas, las infecciones del lecho quirúrgico son una fuente importante de problemas clínicos y económicos para los sistemas de salud, pues constituyen el segundo grupo más numeroso de infecciones intrahospitalarias (después de las urinarias). Aumentan la estancia hospitalaria y la morbimortalidad posquirúrgica.

El control de las infecciones del lecho quirúrgico es un indicador de calidad de la vigilancia epidemiológica de los pacientes quirúrgicos. Identificando factores de riesgo tanto en los pacientes como en los procedimientos se pueden planificar acciones preventivas y estrategias de control que den como resultado una reducción de las tasas de infección.

Este tipo de infecciones, según su localización, se clasifican como superficiales, profundas y de órganos y cavidades.

✔ **Infecciones superficiales.** Son las que ocurren dentro de los 30 días postoperatorios y que involucran solo piel y tejido celular subcutáneo sin sobrepasar la fascia muscular.

✔ **Infecciones profundas.** Son las que ocurren dentro de los 30 días postoperatorios si no hay implante definitivo o dentro de 1 año si lo hubiera, y están relacionadas con la cirugía e involucran tejidos profundos (fascia y/o planos musculares).

✔ **Infecciones de órgano y cavidades.** Son las que ocurren dentro de los 30 días postoperatorios si no hay implante definitivo o dentro de 1 año si lo hubiera, y están relacionadas con una cirugía e involucran cualquier sitio anatómico distinto de la incisión, como órganos o cavidades profundas (pleura, peritoneo, retroperitoneo, espacio aracnoideo, etc.) abiertos o manipulados durante un acto quirúrgico.

En cualquiera de las tres pueden existir signos inflamatorios locales o sistémicos y secreción purulenta con o sin aislamiento de microorganismos implicados.

La profilaxis antimicrobiana se basa en la administración de antibióticos antes de que se produzca una infección, con el fin de prevenirla. El momento más adecuado para administrarla es en los 30 minutos previos al inicio de la intervención quirúrgica. El principio general es mantener una alta concentración sérica de un antibiótico activo frente a la mayoría de los microorganismos contaminantes. El fármaco ideal debería tener un alto grado de actividad bactericida, una vida media larga, alta difusión tisular, mínimos efectos secundarios y buena relación coste-beneficio.

Las principales guías de práctica clínica recomiendan no retirar el pelo de la zona de la cirugía a no ser que interfiera con la intervención y, en caso de ser necesario, hacerlo con cortadora de uso único, lo más cercano en el tiempo a la cirugía. En cuanto a la ducha previa a la cirugía, la recomendación actual es hacerlo con un jabón (antimicrobiano o no) o con un producto antiséptico al menos la noche anterior. Para la preparación de la zona de incisión y el área de alrededor se recomienda en general el empleo de antisépticos de base alcohólica, preferiblemente clorhexidina alcohólica, por su alta actividad antibacteriana y su efecto residual prolongado, respetando de manera conveniente el tiempo de secado por evaporación.

El tratamiento de las infecciones intraabdominales y de tejidos blandos se desarrolla en sus capítulos correspondientes.

4.2.2. Dehiscencia de anastomosis gastrointestinal

La dehiscencia de anastomosis es una de las complicaciones de la cirugía mayor abdominal más temidas por aquellos profesionales que se dedican al cuidado de pacientes posquirúrgicos.

La dehiscencia de anastomosis se define como la pérdida de continuidad parcial o total en una anastomosis, o muy cercana a la línea de sutura, que provoca falta de hermeticidad y que comunica el interior del tubo digestivo con el espacio extraluminal, suele generar manifestaciones clínicas en grados variables que ponen en riesgo la vida del paciente y requiere de intervención médica congruente con la gravedad del caso.

En el caso de no hacer un adecuado control del foco quirúrgico lo antes posible, la dehiscencia puede llevar al paciente al desarrollo de una peritonitis y una sepsis grave, patología que será tratada de forma amplia en el capítulo correspondiente.

La incidencia de fuga de anastomosis varía de acuerdo al sitio anatómico y obedece a diferencias en la carga bacteriana, aporte vascular, tensión a la que se somete la anastomosis y factores propios de cada paciente como antecedentes de radioterapia, diabetes de tipo 2, uso crónico de esteroides y otros.

En la Tabla 76-5 se muestran los resultados del estudio publicado por Turrentine *et al.*, en el que se incluyeron 2.237 pacientes con fuga anastomótica. Se estudiaron aspectos clínicos asociados a la muestra en términos de prevalencia y mortalidad, y se observó un incremento en los días de estancia hospitalaria en los pacientes con dehiscencia de anastomosis (13 frente a 5 días), la frecuencia de reintervenciones (45,8 % frente a 4 %) y mayor frecuencia en hombres que en mujeres (6,2 % frente a 3,9 %).

La cirugía gastrointestinal es la responsable del 75 % de las fístulas enterocutáneas. En contraste con la dehiscencia de anastomosis, la fístula se refiere a la comunicación entre órganos adyacentes o el medio externo por medio de un trayecto epitelizado cuyo proceso de formación requiere un tiempo de estabilización posterior a la dehiscencia de anastomosis, por lo regular de 8 a 30 días. Los conceptos de fístula y dehiscencia son diferentes, y de forma ordinaria se podría considerar que la fístula es la forma crónica de la dehiscencia anastomótica, o bien que a una fístula siempre le antecede una dehiscencia anastomótica.

La mayoría de las fístulas tienen su origen en el intestino delgado, en muchos casos suelen ser yatrógenas y suelen curar espontáneamente o tras reintervención quirúrgica. La mortalidad en los últimos años se sitúa cercana al 10 %.

4.2.3. Dehiscencia de la pared abdominal

La dehiscencia de la herida quirúrgica es la separación postoperatoria de la incisión antes de que haya cicatrizado. Implica un aumento de la estancia hospitalaria y de la recuperación posquirúrgica. Son más frecuentes en la zona abdominal, con alto riesgo de eventración/evisceración. Tiene una incidencia relativamente baja, entre un 0,5 % y un 3,5 %, pero con una mortalidad elevada. Requiere de múltiples reintervenciones y una estancia prolongada en la mayoría de los casos.

En los últimos años han aparecido diferentes terapias de presión negativa para el abordaje de heridas abiertas abdominales con grandes resultados clínicos. La terapia de presión negativa es de gran utilidad en el abordaje del abdomen abierto en la fase

Tabla 76-5. Incidencia y mortalidad asociada a dehiscencia de anastomosis

Sitio anatómico	Incidencia de fuga (%)	Mortalidad a 30 días con dehiscencia de anastomosis (%)	Mortalidad a 30 días sin dehiscencia de anastomosis (%)
Esófago	13,5	16,7	2,6
Estómago	1,6	0,0	1,0
Intestino delgado	5,5	15,0	5,2
Colon	6,0	2,5	2,4
Recto	7,0	0,0	0,0
Páncreas	12,0	16,7	5,7

aguda, pues acelera la estabilización de los pacientes en estado crítico al lograr el aislamiento del contenido abdominal de una forma segura y confortable tanto para el paciente como para el personal de enfermería, y reduce la necesidad de manipulación de la herida con menor número de curas. Asimismo, facilita la posterior reconstrucción de dichos defectos con técnicas quirúrgicas mucho menos agresivas, lo cual resulta de gran importancia dado el estado crítico de este tipo de pacientes.

En la fase aguda, la terapia de presión negativa estabiliza la pared abdominal mediante la transmisión uniforme de fuerzas mecánicas al tejido circundante sin crear tensión en la herida, controla la pérdida de fluidos al mismo tiempo que elimina el exudado, reduce la retracción de la fascia y el sufrimiento cutáneo y protege las vísceras intraabdominales.

La terapia de presión negativa es también muy útil a la hora de facilitar la integración de las mallas biológicas en la reconstrucción de la pared abdominal sin buena cobertura cutánea, manteniendo en íntimo contacto la matriz dérmica acelular con el lecho y aislándola del exterior, lo que permite la deambulación precoz del paciente sin miedo a un posible cizallamiento de la malla.

4.2.4. Delírium y síndrome confusional agudo

El delírium corresponde a un trastorno de la función cerebral de inicio agudo que pueden desarrollar los pacientes hospitalizados, en especial los ancianos. Se caracteriza por una alteración en el nivel de consciencia de curso fluctuante y por alteraciones de grado variable en varios dominios del funcionamiento cerebral, como la organización del pensamiento, la relación con el entorno y, característicamente, un déficit en la atención. Ocasionalmente se manifiesta como agitación motora y síntomas mentales positivos (ilusiones, alucinaciones), pero lo más frecuente son las formas hipoactivas y la variante mixta.

El delírium postoperatorio es aquel que aparece en pacientes que son sometidos a un procedimiento quirúrgico, y posee algunas características particulares que lo asemejan y/o diferencian del delírium en otras subpoblaciones de pacientes.

En la actualidad se reconoce que el delírium se relaciona con un incremento de la mortalidad, la necesidad de reingreso hospitalario y la prolongación de la estancia hospitalaria.

La incidencia es del 36,8 % entre los pacientes que ingresan en la UCI después de un procedimiento quirúrgico. Sin embargo, la dificultad para el diagnóstico sin el uso de herramientas adecuadas puede infraestimar su incidencia. La identificación específica de los factores de riesgo modificables del delírium en el postoperatorio por el personal sanitario es una intervención transcendental porque supone la base del éxito tanto para las estrategias de prevención como de tratamiento no farmacológico en la fase inicial, ya que son las más efectivas desde el punto de vista clínico, por encima de las farmacológicas, a la hora de prevenir el delírium.

El *Confusion Assessment Method for the Intensive Care Unit* (CAM-ICU) es una herramienta útil en el paciente en UCI. Combina la valoración del nivel de consciencia-sedación con una evaluación de la función mental, atención, pensamiento desorganizado y alteración del nivel de consciencia. Para valorar el grado de sedación el CAM-ICU utiliza la puntuación de la *Richmond Agitation and Sedation Scale* (RASS), escala de diez puntos que proporciona niveles de sedación y agitación.

4.2.5. Complicaciones cardiovasculares

Con respecto a las arritmias, la fibrilación auricular aparece en el 8 % de los pacientes postoperados no cardíacos. Dentro de los factores precipitantes, aunque no siempre están claros, desempeñan un papel fundamental el estrés por liberación de catecolaminas causado por traumatismo quirúrgico, el dolor tisular, la hipovolemia, la hipoxia y las alteraciones de los electrolitos. Los efectos hemodinámicos son a menudo sutiles, pero la pérdida del llenado auricular en este tipo de pacientes puede llegar a reducir el volumen sistólico en un 25 %.

La presión arterial pulmonar aumenta y la taquicardia puede causar isquemia miocárdica debido a la pérdida del tiempo de llenado diastólico y al aumento del trabajo miocárdico. Con frecuencia esto es bien tolerado, y la mayoría de los pacientes con episodios de fibrilación auricular postoperatoria están asintomáticos, pero los pacientes con hipertensión o disfunción diastólica preexistente pueden presentar frecuentemente inestabilidad hemodinámica.

El infarto de miocardio ocurre en el 5 % de los pacientes que se someten a cirugías no cardíacas y, de ellos, el 74,1 % lo padece en las primeras 48 horas del postoperatorio. Entre las condiciones que predisponen al paciente postoperado a un infarto se consideran la cardiomegalia, la hipertensión, la oclusión coronaria previa, la enfermedad vascular (especialmente la estenosis aórtica), la diabetes y la hiperuricemia. El cuadro clínico del infarto postoperatorio difiere del que se ve en el paciente no operado, siendo el dato más sobresaliente la ausencia de los síntomas cardinales de dolor torácico y de disnea, por lo que se hace necesaria la determinación de troponina en aquellos pacientes con alto riesgo y/o antecedentes previos de eventos isquémicos. La mortalidad a los 30 días es del 11 %. Deben evitarse la hipertensión arterial y la taquicardia, que aumentan la necesidad de consumo miocárdico de oxígeno.

La insuficiencia cardíaca postoperatoria puede ser la consecuencia de un evento cardíaco isquémico agudo. Otras causas incluyen la gestión de fluidos inadecuada en volumen y en calidad, la lesión renal aguda, la sepsis, la lesión pulmonar aguda, la sobrecarga de volumen relacionada con la transfusión de hemoderivados, la disfunción diastólica, etcétera.

4.2.6. Complicaciones respiratorias

La cirugía mayor abdominal promueve cambios no solo de la función pulmonar sino también de la mecánica respiratoria, lo que predispone a desarrollar complicaciones pulmonares postoperatorias consideradas como entidades secundarias inesperadas de la enfermedad principal que requieren un tratamiento especial. Dentro de estas complicaciones las más frecuentes son: atelectasias, hipoxemia, neumonía, tromboembolia pulmonar y dificultad respiratoria aguda.

Entre los cambios que facilitan la aparición de estas complicaciones se pueden destacar: disminución de la movilidad diafragmática, depresión del sistema nervioso central, cambios en la relación ventilación/perfusión, tos inefectiva, aumento de la frecuencia respiratoria y reducción de los volúmenes y capacidades pulmonares. Estas complicaciones incrementan la mortalidad, la morbilidad, la estancia hospitalaria y los costes.

Existen unos factores que facilitan la aparición de complicaciones pulmonares, dentro de los cuales están: duración de la anestesia, comorbilidades, tabaquismo, presencia de síntomas respiratorios previos a la intervención, inmovilización prolongada e índice de masa corporal > 25 kg/m², entre otros.

Las estrategias dirigidas a reducir la incidencia de estas complicaciones dependen en parte del procedimiento quirúrgico y de la aplicación de medidas preventivas a pacientes con alto riesgo de desarrollarlas. Una de las medidas más ampliamente utilizada y que ha demostrado su utilidad para prevenir el fallo respiratorio posquirúrgico es la implementación de la fisioterapia respiratoria, como se ha comentado anteriormente en el capítulo.

El uso de la inspirometría de incentivo de forma rutinaria permite aumentar la presión en la vía aérea, mejorar los volúmenes inspiratorios, promover y optimizar el funcionamiento de la musculatura inspiratoria y restablecer o simular el patrón normal de hiperinflación pulmonar. Cuando su uso se practica de forma regular, puede prevenir la aparición de atelectasias o contribuir a su tratamiento.

4.2.7. Complicaciones renales

La insuficiencia renal aguda aparece en el 7 % de todos los pacientes hospitalizados postoperados y alcanza un 36-67 % en los pacientes críticos; de estos, al menos un 5-6 % requieren terapia de sustitución renal. El grupo de trabajo sobre fallo renal agudo del Kidney Disease: Improving Global Outcomes (KDIGO) reconoce a la cirugía, ya sea cardíaca o mayor no cardíaca, como un factor de riesgo de insuficiencia renal aguda.

La mortalidad entre los pacientes con insuficiencia renal aguda grave que requieren terapia de sustitución renal oscila entre el 50 % y el 70 %, e, igualmente, la insuficiencia renal aguda incrementa la morbilidad, con un aumento de los costes de salud y la estancia hospitalaria.

5. Conclusiones

La gran variabilidad quirúrgica y la edad creciente de los pacientes, junto a un incremento de las comorbilidades asociadas, hacen que hoy en día el abordaje del paciente posquirúrgico abdominal en la UCI sea un gran reto para los intensivistas. La creación de equipos multidisciplinares y los modelos de UCI sin paredes (trabajo en equipo de diferentes profesionales y detección precoz y automática de la gravedad integrando variables clínicas y de laboratorio) mejoran los resultados y evitan ingresos innecesarios. Estas mejoras, junto a un conocimiento profundo de la fisiopatología de las lesiones que tienen lugar en la cirugía mayor abdominal, nos ayudan a reducir los días de hospitalización en la UCI, la aparición de complicaciones y la mortalidad. Es parte de nuestra responsabilidad, de nuestro ADN como profesionales del paciente crítico, abordarlas con la mayor garantía posible. Solo así daremos respuesta a lo que se nos exige como especialistas, para salvaguardar y proteger la vida del paciente más vulnerable que se atiende diariamente en nuestros hospitales.

Puntos clave

✔ La creciente demanda de cirugía mayor en pacientes de alto riesgo requiere nuevas mejoras que deben incluir un enfoque basado en la evidencia específica por procedimiento.

✔ La rehabilitación temprana quirúrgica, también denominada *enhanced recovery after surgery* (ERAS), constituye la aplicación de una serie de medidas y estrategias perioperatorias destinadas a aquellos pacientes que van a ser sometidos a un procedimiento quirúrgico, con el objetivo de disminuir el estrés secundario originado por la intervención quirúrgica y así lograr una mejor recuperación del paciente y una disminución de las complicaciones y la mortalidad.

✔ El ingreso en la UCI de pacientes quirúrgicos de alto o moderado riesgo ha sido históricamente considerado como de importancia crucial para reducir el riesgo de complicaciones tempranas o de muerte perioperatoria. Para la mayoría de los pacientes los riesgos de la cirugía son bajos y, sin embargo, la evidencia sugiere que cada vez más las complicaciones después de la cirugía son una causa importante de mortalidad.

Bibliografía

Alaparthi GK, Augustine AJ, Anand R, Mahale A. Comparison of diaphragmatic breathing, exercise, volume and flow incentive spirometry, on diaphragm excursion and pulmonary function in patients undergoing laparoscopic surgery: a randomized controlled trial. Minim Invasive Surg. 2016;1967532.

Apfel CC, Philip BK, Cakmakkaya OS, et al. Who is at risk for postdischarge nausea and vomiting after ambulatory surgery? Anesthesiology. 2012;117(3):475-86.

Bednarczyk JM, Fridfinnson JA, Kumar A, et al. Incorporating dynamic assessment of fluid responsiveness into goal-directed therapy: a systematic review and meta-analysis. Crit Care Med. 2017;45(9):1538-45.

Boland MR, Reynolds I, McCawley N, et al. Liberal perioperative fluid administration is an independent risk factor for morbidity and is associated with longer hospital stay after rectal cancer surgery. Ann R Coll Surg Engl. 2017;99(2):113-6.

Chadi SA, Fingerhut A, Berho M, et al. Emerging trends in the etiology, prevention, and treatment of gastrointestinal anastomotic leakage. J Gastrointest Surg. 2016;20:2035-51.

Chen KT, Wu VC, Wu KD, Huang KH. Is prophylactic nasogastric tube decompression necessary in patients undergoing laparoscopic adrenalectomy for unilateral benign adrenal tumor. J Formos Med Assoc. 2019;118:401-5.

Chen S, Zou Z, Chen F, Huang Z, Li G. A meta-analysis of fast track surgery for patients with gastric cancer undergoing gastrectomy. Ann R Coll Surg Engl. 2015;97:3-10.

Clavien PA, Barkun J, de Oliveira ML, et al. The Clavien-Dindo classification of surgical complications: Five-year experience. Ann Surg. 2009;250:187-96.

Cohen B, Schacham YN, Ruetzler K, et al. Effect of intraoperative hyperoxia on the incidence of surgical site infections: A meta-analysis. Br J Anaesth. 2018;120:1176-86.

Cutuli SL, Carelli S, de Pascale G, Antonelli M. Improving the care for elective surgical patients: post-operative ICU admission and outcome. J Thorac Dis. 2018;10 Suppl 9:S1047-9.

Dennen P, Douglas I, Anderson R. Acute kidney injury in the intensive care unit: An update and primer for the intensivist. Crit Care Med. 2010;38:261-75.

Devereaux PJ, Xavier D, Pogue J, et al. Characteristics and short-term prognosis of perioperative myocardial infarction in patients undergoing noncardiac surgery: A cohort study. Ann Intern Med. 2011;154:523-8.

El Hajj II, Imperiale TF, Rex DK, et al. Treatment of esophageal leaks, fistulae, and perforations with temporary stents: Evaluation of efficacy, adverse events, and factors associated with successful outcomes. Gastrointest Endosc. 2014;79:589-98.

Ely EW, Inouye SK, Bernard GR, et al. Delirium in mechanically ventilated patients: validity and reliability of the confusion assessment method for the intensive care unit (CAM-ICU). JAMA. 2001;286(21):2703-10.

Frisch A, Chandra P, Smiley D, et al. Prevalence and clinical outcome of hyperglycemia in the perioperative period in noncardiac surgery. Diabetes Care. 2010;33:1783-8.

Grams S, Ono L, Noronha M, Schivinski C, Paulin E. Breathing exercises in upper abdominal surgery: a systematic review and meta-analysis. Rev Bras Fisioter. 2012;16(5):345-53.

Guay J, Nishimori M, Kopp S. Epidural local anaesthetics versus opioid-based analgesic regimens for postoperative gastrointestinal paralysis, vomiting and pain after abdominal surgery. Cochrane Database of Systematic Reviews 2016;7:CD001893.

Gustafsson UO, Scott MJ, Hubner M, et al. Guidelines for Perioperative Care in Elective Colorectal Surgery: Enhanced Recovery After Surgery (ERAS®) Society Recommendations: 2018. World J Surg. 2019;43(3):659-695.

Hass S. The role of low molecular weight heparins for venous thromboembolism prevention in medical patients-What is new in 2019? Hamostaseologie. 2019;39:62-6.

Ibrahim AM, Hughes TG, Thumma JR, Dimick JB. Association of hospital critical access status with surgical outcomes and expenditures among medicare beneficiaries. JAMA. 2016;315:2095-103.

Kalil-Filho FA, Campos ACL, Tambara EM, et al. Physiotherapeutic approaches and the effects on inspiratory muscle force in patients with chronic obstructive pulmonary disease in the pre-operative preparation for abdominal surgical procedures. Arq Bras Cir Dig. 2019;32(2):e1439.

Katsura M, Kuriyama A, Takeshima T, Fukuhara S, Furukawa TA. Preoperative inspiratory muscle training for postoperative pulmonary complications in adults undergoing cardiac and major abdominal surgery. Cochrane Database Syst Rev. 2015;5(10):CD010356.

Kendall F, Oliveira J, Peleteiro B, Pinho P, Bastos PT. Inspiratory muscle training is effective to reduce postoperative pulmonary complications and length of hospital stay: a systematic review and meta-analysis. Disabil Rehabil. 2018;40(8):864-82.

Kidney disease: Improving Global Outcomes (KDIGO) Acute Kidney Injury Work Group. KDIGO Clinical practice guideline for acute kidney injury. Kidney Inter Suppl. 2012;2 Supl 1:1-138.

Kristensen SD, Knuuti J, Saraste A, et al. 2014 ESC/ESA Guidelines on non-cardiac surgery: cardiovascular assessment and management: The Joint Task Force on non-cardiac surgery: cardiovascular assessment and management of the European Society of Cardiology (ESC) and the European Society of Anaesthesiology (ESA). Eur Heart J. 2014;35:2383-431.

Lassen K, Coolsen MM, Slim K, et al. Guidelines for perioperative care for pancreaticoduodenectomy: Enhanced Recovery After Surgery (ERAS®) Society recommendations. World J Surg. 2013;37:240-58.

Lipshutz AK, Gropper MA. Acquired neuromuscular weakness and early mobilization in the intensive care unit. Anesthesiology. 2013;118:202-15.

Martinez V, Beloeil H, Marret E, Fletcher D, Ravaud P, Trinquart L. Non-opioid analgesics in adults after major surgery: systematic review with network meta-analysis of randomized trials. Br J Anaesth. 2017;118(1):22-31.

Mateu Campos ML, Ferrándiz Sellés A, Gruartmoner de Vera G, et al. Técnicas disponibles de monitorización hemodinámica. Ventajas y limitaciones. Med Intensiva. 2012;36:434-44.

McDaniel M, Brudney C. Postoperative delirium: Etiology and management. Curr Opin Crit Care. 2012;18:372-6.

Melloul E, Hubner M, Scott M, et al. Guidelines for perioperative care for liver surgery: Enhanced recovery after surgery (ERAS) society recommendations. World J Surg. 2016;40:2425-40.

Mulla I, Schmidt K, Cashy J, et al. Comparison of glycemic and surgical outcomes after change in glycemic targets in cardiac surgery patients. Diabetes Care. 2014;37:2960-5.

Nicolaides AN, Fareed J, Kakkar AK, et al. Prevention and treatment of venous thromboembolism International consensus statement (guidelines according to scientific evidence). Thromb Haemost. 2013;19:116-225.

Park CM, Suh GY. Who benefits from postoperative ICU admissions? More research is needed. J Thorac Dis. 2018;10 Suppl 17:S2055-6.

Petrowsky H, Demartines N, Rousson V, Clavien PA. Evidence based value of prophylactic drainage in gastrointestinal surgery: A systematic review and meta-analyses. Ann Surg. 2004;240:1074-85.

Salicath JH, Yeoh ECY, Bennett MH. Epidural analgesia versus patient-controlled intravenous analgesia for pain following intra-abdominal surgery in adults. Cochrane Database of Systematic Reviews. 2018;8: CD010434.

Schaller SJ, Anstey M, Blobner M, et al. Early, goal-directed mobilization in the surgical intensive care unit: a randomized controlled trial. Lancet. 2016;388:1377-88.

Schaller SJ, Anstey M, Blobner M, Edrich T, Grabitz SD, Gradwohl Matis I. Early, goal-directed mobilization in the surgical intensive care unit: A randomized controlled trial. Lancet. 2016;388:1377-88.

Torossian A, Brauer A, Hocker J, Bein B, Wulf H, Horn EP. Preventing inadvertent perioperative hypothermia. Clinical Practice Guideline. Dtsch Arztebl Int. 2015;112(10):166-72.

Turrentine FE, Denlinger CE, Simpson VB, et al. Morbidity, mortality, cost, and survival estimates of gastrointestinal anastomotic leaks. J Am Coll Surg. 2015;220:195-206.

Umpierrez GE, Isaacs SD, Bazargan N, You X, Thaler LM, Kitabchi AE. Hyperglycemia: An independent marker of in-hospital mortality in patients with undiagnosed diabetes. J Clin Endocrinol Metab. 2002;87:978-82.

Vascular Events in Noncardiac Surgery Patients Cohort Evaluation (VISION) Study Investigators. Association between complications and death within 30 days after noncardiac surgery. CMAJ. 2019;191:E830-837.

Vlug MS, Wind J, Hollmann MW, Ubbink DT, Cense HA, Engel AF. Laparoscopy in combination with fast track multimodal management is the best perioperative strategy in patients undergoing colonic surgery: A randomized clinical trial (LAFA-study). Ann Surg. 2011;254:868-75.

Warttig S, Alderson P, Campbell G, Smith AF. Interventions for treating inadvertent postoperative hypothermia. Cochrane Database Syst Rev. 2014;(11):CD009892.

Weiser TG, Haynes AB, Molina G, et al. Estimate of the global volume of surgery in 2012: An assessment supporting improved health outcomes. Lancet. 2015;385:S11.

Weledji EP. Perspectives on enterocutaneous fistula: A review article. Med Clin Rev. 2017;3:5.

Wodack KH, Poppe AM, Tomkötter L, et al. Individualized early goal-directed therapy in systemic inflammation: Is full utilization of preload reserve the optimal strategy? Crit Care Med. 2014;42(12):e741-51.

77 Postoperatorio en cirugía urológica

G. Gómez Gallego, M. J. Ferrer Higueras y E. Curiel Balsera

➤ **Orientación para el estudio**

En este capítulo se realiza un repaso de los tipos de cirugía urológica que más se benefician de cursar el postoperatorio en una unidad de cuidados intensivos. El abordaje multidisciplinar de estos pacientes mejora considerablemente el pronóstico a corto y largo plazo. Comenzaremos desde un punto de vista genérico e iremos concretando de forma específica según el tipo de patología. Analizaremos asimismo los buenos resultados según la experiencia que estamos teniendo con el *fast-track*.

1. Historia de la Urología

La palabra «urología» fue aceptada oficialmente a finales del siglo XIX por la Association Française d'Urologie (AFU). No obstante, la técnica de la circuncisión se realiza desde hace más de 20.000 años, como demuestran unas pinturas halladas en cuevas francesas. Desde entonces diversas poblaciones han ido experimentando y describiendo la patología del aparato urinario del humano e innovando con diferentes técnicas y catéteres.

En el siglo VII a. C., en China se describe la retención aguda de orina y el manejo de cálculos urinarios. En torno a 2000 años a. C., en Egipto se documenta la existencia de catéteres uretrales, síntomas de obstrucción del tracto urinario y enfermedades de transmisión sexual. En el año 1000 a. C. se describe en India un catéter de plata, madera y hierro usando mantequilla como lubricante para el tratamiento de estrecheces uretrales y litotomías. Pero no es hasta mediados de siglo XIX cuando se conforma esta especialidad, hecho favorecido por tres factores coincidentes: la invención del cistoscopio, el inicio de la litotricia y la necesidad imperiosa de crear una subespecialización quirúrgica por la profundidad y extensión de esta ciencia.

Durante el siglo XX se produce una gran expansión de la Urología debido a los avances tecnológicos y una gran transcendencia de sus investigaciones en los campos litiásico y oncológico, que incrementaron exponencialmente la calidad de vida de los pacientes que sufrían este tipo de patología.

La mayor parte de la cirugía urológica que nos compete es la oncológica. En los últimos años se ha producido un avance en cuanto a equipamiento y técnicas quirúrgicas, siempre dirigido hacia realizar un tratamiento lo menos invasivo posible. Entre estos avances destaca la cirugía robótica, que permite una importante reducción de tasa de infecciones, días de ingreso, reintervención y disminución del dolor.

A pesar de estos avances, dada la complejidad de la intervención, el manejo de estos pacientes requiere un enfoque multidisciplinar, fundamentalmente en las unidades de cuidados intensivos (UCI), para controlar la posible aparición de complicaciones. Entre los factores de riesgo potenciales destacan: la comorbilidad previa del paciente, el tipo de intervención, la necesidad de politransfusión y la aparición de complicaciones precoces que requieran una reintervención.

No existen protocolos estandarizados para el período postoperatorio de este tipo de intervenciones, lo que hace que muchos trasladen protocolos de recuperación precoz (ERAS, *enhanced recovery after surgery*) ya instaurados en otras especialidades quirúrgicas.

2. Indicaciones de ingreso en la unidad de cuidados intensivos

La mayor parte de la cirugía urológica no precisa manejo en la UCI. No obstante, debemos tener en cuenta una serie de circunstancias en las que serán necesarios una monitorización estrecha y un manejo multidisciplinar para el correcto manejo global del paciente. Las escalas de riesgo quirúrgico que tienen en cuenta la comorbilidad del paciente son fundamentales en este aspecto y se ven influidas por diversos factores entre los que destaca la organización intrínseca del centro: la presencia de unidades de cuidados intermedios, el número de intervenciones al año, el incremento de coste que supone el postoperatorio en UCI, etcétera.

Para poder ofrecer una información adecuada sobre el pronóstico esperado en estos pacientes es importante hacer una estimación lo más fiable posible de la mortalidad, no solo a corto plazo, sino también de la mortalidad hospitalaria y a más largo plazo. Para realizar estas predicciones se suelen emplear escalas de gravedad como el *Acute Physiology and Chronic Health Evaluation* (APACHE II y III) u otras como el *Simplified Acute Physiology Score 3* (SAPS 3), que, mediante un modelo de regresión logística, transforman su valor numérico en una estimación de la probabilidad de mortalidad hospitalaria en el momento de ingreso en la UCI.

Los pacientes admitidos en el postoperatorio inmediato después de la cirugía tienen mejor pronóstico que los admitidos con retraso de forma urgente después del procedimiento.

El *European Surgical Outcomes Study* (EuSOS), estudio internacional realizado en 28 países europeos con la participación de 498 hospitales y la inclusión de 46.539 pacientes, que evalúa los resultados después de la cirugía no cardíaca en Europa, demostró una mortalidad mayor de la esperada (4 %). En este estudio solo el 5 % de los pacientes ingresaron en UCI de forma programada. El ingreso urgente en estas unidades se asoció con mayor mortalidad que en las admisiones planificadas. La mayoría de los pacientes fallecidos (73 %) nunca ingresaron en la UCI después de la cirugía, y de los ingresados, el 43 % fallecieron después de ser dados de alta a planta. Estos resultados reflejan la precariedad respecto al reparto de los recursos de atención en cuidados intensivos, así como un mal seguimiento y error en el abordaje de pacientes quirúrgicos que se deterioran en planta. Estaremos de acuerdo en que no es admisible que un paciente quirúrgico programado fallezca sin ser planteado para un tratamiento en la UCI. Actualmente, en España, un 70 % de las camas de pacientes críticos están asignadas a servicios de Medicina Intensiva; por lo tanto, los pacientes quirúrgicos de alto riesgo ingresan en la UCI con mayor frecuencia que en otros países (12,5 % frente al 8 %).

Lo ideal es acordar en cada centro una serie de indicaciones para el manejo postoperatorio en la UCI de cualquier cirugía urológica, como serían la necesidad de tratamiento respiratorio invasivo, una reintervención precoz por cualquier complicación, el fallo de algún órgano que precise monitorización y manejo estrecho o el mal control del dolor.

De manera más específica, la prostatectomía, la nefrectomía y la cistectomía deberían tener un manejo postoperatorio en una UCI por la complejidad de su tratamiento y el riesgo de desarrollar complicaciones importantes. Más adelante comentaremos qué debemos tener en cuenta en cada una de ellas.

La estancia media, siempre que no se añadan complicaciones, oscilará entre 24 y 48 horas. Para ello será clave la valoración diaria conjunta por el intensivista y el cirujano, intentando en la medida de lo posible avanzar en el protocolo ERAS mediante sedestación y tolerancia precoces, entre otras medidas. El protocolo ERAS se inició en la cirugía colorrectal y se asoció con una reducción de la mortalidad y de la estancia hospitalaria. Por esta razón se ha extrapolado a otros tipos de intervención y los resultados son prometedores. De momento se está implantando en la cistectomía.

La humanización en la UCI, en auge en los últimos años, aporta sus ventajas, ya que no solo se tiene en cuenta al paciente sino al acompañamiento familiar continuo. Nuestra experiencia, llegando en algunas unidades a 12 horas continuas de acompañamiento, es muy buena. Esta medida mejora no solo la orientación y el control del dolor, sino que favorece la comunicación y la adherencia al tratamiento. No solo nos centramos en lo físico, sino también en lo emocional y afectivo, con una gran respuesta en el resultado global; a lo que se añade una mejor comprensión de la situación por el familiar y una favorable transición a la hospitalización en planta. Los pacientes quirúrgicos pueden beneficiarse de un horario de visita flexible y la participación de la familia, con lo que se consigue un bienestar completo del paciente, incluso en los casos que se orienten a los cuidados al final de la vida.

3. Consideraciones generales del manejo en la unidad de cuidados intensivos

3.1. Monitorización

En pacientes extubados previamente sin comorbilidades (clasificación de la American Society of Anesthesiologists ASA I y II) la monitorización debe incluir sus constantes vitales: frecuencia cardíaca, pulsioximetría, presión arterial no invasiva, temperatura central, glucemia, producción de orina, medida de los drenajes (calidad y cantidad) y administración de fluidos (balances parciales). En la actualidad es posible la medición no invasiva y continua de la hemoglobina (SpHb), la variación del índice pletismográfico y la reserva de oxígeno.

En pacientes de elevado riesgo con comorbilidades cardiovasculares/respiratorias se debe valorar el uso de monitorización semiinvasiva mediante dispositivos basados en el análisis de la onda de pulso, variación del volumen sistólico, bioimpedancia transtorácica o ecografía Doppler esofágica.

3.2. Hemodinámica

Nuestro objetivo es asegurar el aporte de oxígeno a todas las células del organismo para evitar cualquier tipo de fallo orgánico. La pretensión es mantener una presión arterial media de 60-65 mm Hg, precisando inicialmente un nivel de precarga óptimo mediante cristaloides, principalmente. Durante el diagnóstico y el tratamiento de la causa del *shock* se planteará el inicio de la administración de fármacos vasoactivos, guiados por una valoración hemodinámica ya sea invasiva o ecográfica. El fármaco de elección inicial es la noradrenalina en perfusión continua.

3.3. Vía aérea

Por lo general el soporte ventilatorio debe retirarse lo antes posible. Los criterios de extubación no difieren de los de otros pacientes postoperados, como son la desaparición de la causa que motivó la intubación, el control del dolor, la estabilidad hemodinámica y la recuperación de la fuerza respiratoria medida en un SBT (*spontaneous breathing trial*). Se considera fracaso si el paciente precisa reintubación en las primeras 24 horas.

Posteriormente se debe monitorizar al paciente de forma estrecha mediante la medición de la saturación de oxígeno (SpO$_2$), la frecuencia respiratoria, la presencia o no de trabajo respiratorio, gasometrías y radiografías de control. Se aplicará la menor cantidad de oxígeno para una SpO$_2$ del 94-96 %, salvo en pacientes con patología pulmonar previa, donde podemos ser más laxos.

3.4. Analgesia

Para la analgesia es de gran utilidad el uso de escalas de analgosedación. La Escala Visual Analógica (EVA) es la de elección en pacientes que se pueden comunicar. En el caso contrario, se puede utilizar la Escala de Conductas Indicadoras de Dolor (ESCID), validada para pacientes no comunicativos. Está creada en España y consta de cinco ítems: expresión facial, tranquilidad (movimientos), tono muscular, adaptación a la ventilación mecánica y confortabilidad. El rango de puntuación es de 0 a 10, y cada ítem recibe una puntuación máxima de 2. Para los pacientes sedados, la más extendida es la *Richmond Agitation Sedation Scale* (RASS).

En cuanto a la sedación, se optará por aquellos fármacos de vida media corta como son el propofol asociado al remifentanilo. Para la desconexión de la ventilación mecánica invasiva es muy útil, sobre todo en casos de agitación/desorientación, la asociación con dexmedetomidina.

Respecto a la analgesia, se debe iniciar con fármacos de primer nivel y se irá ascendiendo según necesite el paciente. Recordemos que el dolor no solo se trata, sino que se debe prevenir. Lo ideal es la analgesia paraesternal por catéter, así como un elastómero intravenoso iniciado en el quirófano por el anestesista. Si es preciso, podemos utilizar una perfusión continua intravenosa (ondansetrón más metamizol más dexketoprofeno y/o tramadol) y ayudarnos con rescates de morfina. La tendencia actual es intentar evitar los opioides, tal y como se refleja en el protocolo ERAS.

3.5. Hemorragia y trombosis

La hemorragia es la complicación más frecuente de cualquier cirugía. Si es grave, debemos activar el protocolo de hemorragia masiva y avisar lo antes posible al equipo para su control quirúrgico-hemostático (reintervención o embolización radiológica si estuviera indicado). La *ratio* transfusional debe ser 1:1:1 (hematíes, plasma y plaquetas). Durante el sangrado activo, se intentará restringir el aporte de fluidos y se puede optar por una presión arterial media inferior a la óptima. Debe tenerse en cuenta el tratamiento previo y revisar si la anticoagulación y/o antiagregación fueron suspendidas a tiempo.

En casos de sangrado activo, hemos de asegurarnos de normalizar todos los parámetros que influyen en la coagulación como son las plaquetas, los factores de coagulación, el fibrinógeno, el calcio iónico y la temperatura corporal. Si estuviera disponible en nuestro centro, lo ideal es la reposición guiada mediante test viscoelásticos. No olvidemos que la transfusión de hemoderivados no está exenta de riesgo, siendo de especial mención el incremento de disfunción renal en estos casos.

Es importante la prevención de la trombosis venosa profunda y la tromboembolia pulmonar, ya que el desarrollo de esta enfermedad incrementa notablemente la mortalidad hospitalaria. Para ello, en ausencia de signos de sangrado, iniciaremos heparina de bajo peso molecular o un anti-Xa como el fondaparinux a dosis profilácticas de manera rutinaria, al menos 12 horas tras la intervención.

El uso de medias de compresión neumáticas hasta conseguir un suficiente nivel de seguridad ha demostrado ser eficaz.

3.6. Infecciones

La profilaxis quirúrgica es cuestión de debate constantemente, no solo por el tipo de antibiótico sino por su duración. No debemos olvidar que la elección debe hacerse teniéndose en cuenta la flora bacteriana del entorno y del propio paciente.

Debemos cubrir enterobacterias y enterococos, siendo de elección la ceftriaxona, con una duración de 24 horas si la cirugía no ha sido complicada. En el caso de la nefrectomía se añade cobertura para estafilococos, por lo que sería de elección la cefazolina con una duración de 3 días. En la cistectomía se ampliará el espectro para cobertura de anaerobios utilizando amoxicilina-clavulánico (o incluso piperacilina-tazobactam en algunos centros), manteniéndolo en torno a 5-7 días.

Teniendo en cuenta la situación actual de flora multirresistente en nuestras unidades, todo paciente con ingresos previos prolongados o institucionalizados que precise paso por unidades de riesgo como son el quirófano y la UCI debe tener un seguimiento de colonización por gérmenes resistentes.

También se aplicará este seguimiento a pacientes provenientes de zonas de elevado porcentaje de colonización por este tipo de gérmenes. Se realizará el cribado una vez por semana con toma de muestra faríngea y rectal. Si se aísla un germen, debe ser valorado por el equipo multidisciplinar de infecciones (microbiología, infecciosos, UCI, etc.) del hospital, para decidir el tipo y la duración del aislamiento.

3.7. Función renal

El mantenimiento de la función renal es uno de los principales objetivos en el postoperatorio inmediato en la UCI. Nuestro objetivo es al menos un gasto urinario de 0,5 mL/kg/h, con un aporte correcto de cristaloides. El balance en las primeras horas será al menos neutro, dependiendo de los requerimientos hemodinámicos y del obtenido previamente en el quirófano. Si la evolución es buena, el primer día del postoperatorio se intentará conseguir un balance mínimamente negativo. Se debe realizar una analítica diaria rutinaria con valores de creatinina, urea, filtración glomerular y niveles de iones. En el caso de detectar disfunción renal, se aplicarán las escalas AKIN y RIFLE. Nos será de gran utilidad añadir la gasometría para decidir si el paciente cumple criterios de terapia de reemplazo renal: acidosis metabólica, alteración iónica, oligoanuria, toxicidad por urea, etcétera.

3.8. Nutrición y glucemia

Uno de los puntos más importantes del protocolo ERAS es la nutrición precoz. Se recomienda el inicio de tolerancia el mismo día de la intervención, teniendo como objetivo la retirada de la fluidoterapia en el tercer día postoperatorio.

Además, está demostrado el incremento de mortalidad y de complicación infecciosa en pacientes con mal control glucémico. Debemos mantener unas cifras de glucemia en torno a 120-150 mg/dL mediante insulina subcutánea y, si es preciso, optaremos por la perfusión continua de insulina.

4. Consideraciones específicas del manejo en la unidad de cuidados intensivos

4.1. Prostatectomía

De los tres tipos de cirugía que comentaremos, la prostatectomía quizás sea la de menor riesgo, pero los pacientes suelen ser de mayor edad, lo que conlleva una mayor morbimortalidad y fragilidad.

Es fundamental mantener una correcta permeabilidad del sondaje vesical, lleve o no lavados con suero indicados por el cirujano, no solo para control de la diuresis y la perfusión renal, sino por el riesgo de complicaciones asociadas como la fístula. El sondaje se mantendrá al menos 8 días.

Los lavados se realizarán (suero/glicina) mediante caída libre y ajustando la velocidad según el grado de hematuria. Si se sospecha obstrucción, realizaremos un lavado y avisaremos al urólogo. Si detectamos hematuria perisonda, será útil la tracción para que el taponamiento dificulte la salida pericatéter.

Las complicaciones de la prostatectomía laparoscópica comparten el mismo origen y naturaleza que las complicaciones de la laparoscopia convencional, dado que el procedimiento es de la misma índole. Las diferentes series consultadas en la literatura arrojan tasas bajas de complicaciones globales, con baja incidencia de reconversión y reintervención. Los estudios comparativos con cirugía laparoscópica y abierta reflejan una ligera menor incidencia de complicaciones hemorrágicas, intestinales y fístulas, así como una menor estancia hospitalaria a favor de la laparoscopia.

La prostatectomía robótica es menos invasiva y ofrece una recuperación más rápida, pero presenta como inconvenientes que no solo incrementa los tiempos quirúrgicos, sino que gran parte de la intervención se realiza en posición de Trendelenburg máximo, con el consecuente riesgo de compresión sobre tejidos blandos y estructuras nerviosas. Debido a esta posición, se han documentado dificultades para la extubación a causa del edema traqueal persistente y cuadros de neuroapraxia braquial (en algunas series hasta el 1,6 % con recuperación espontánea).

Asimismo, se han descrito casos de bradicardia extrema incluso con parada cardíaca en la transición del Trendelenburg al decúbito supino al finalizar la cirugía. Se recomienda, por tanto, hacer esta transición de forma progresiva, sobre todo si ha sido una intervención prolongada o si coincide una situación de hipovolemia por hemorragia favorecida por el escaso aporte de fluidoterapia.

Respecto a la profilaxis antibiótica, es aconsejable realizar un urocultivo 3-5 días antes de la intervención y, en caso de ser positivo, se utilizará un fármaco activo frente al microorganismo aislado.

4.2. Síndrome postresección transuretral

El síndrome postresección transuretral se define como una hiponatremia < 125 mmol/L acompañada de manifestaciones cardiovasculares y neurológicas. Sucede hasta en un 0,5-10,5 % de las intervenciones, y existen diversos factores que lo favorecen, como son el tiempo de la cirugía, el tamaño prostático, la edad, la apertura de sinusoides, la mayor presión en la técnica, etcétera.

El síndrome se debe a una absorción del líquido de irrigación por la circulación, seguida de hipervolemia e hiponatremia dilucional. El líquido más comúnmente utilizado es la glicina al 1,5 %, que se absorbe y provoca cardiotoxicidad y neurotoxicidad. Puede producir entonces una inversión de la onda T, infarto agudo de miocardio o prolongación de los potenciales visuales evocados con deterioro de la visión e incluso ceguera. Además, al metabolizarse, libera amonio, con el riesgo asociado de encefalopatía.

Junto con los daños provocados por la hiponatremia debemos tener en cuenta las consecuencias de la hipervolemia, la hipoosmolaridad y la hipotermia.

Los síntomas son graves cuando se produce una absorción mayor de 3 L a través de los sinusoides prostáticos, lo cual está directamente relacionado con la duración de la resección, por lo que se recomienda que sea inferior a 1 hora.

Al ser una patología multifactorial, tiene repercusión y expresión clínica en distintos órganos. Desde el punto de vista cardiovascular destaca la inestabilidad hemodinámica, con posibilidad de alteración de la repolarización e incluso insuficiencia cardíaca y arritmias ventriculares. Neurológicamente pueden aparecer de forma temprana cefalea, náuseas, mareos y parestesias, que pueden progresar hasta confusión, convulsiones y coma. Además, puede asociarse insuficiencia respiratoria y/o renal.

Es vital la detección precoz y la instauración temprana del tratamiento, que consistirá en al normalización de la volemia y la natremia mientras se realiza tratamiento de soporte de los órganos afectados.

4.3. Nefrectomía

Si la nefrectomía es unilateral, suponiendo que el riñón que queda sea sano, debemos protegerlo con un nivel óptimo de precarga. En caso de deterioro, si se objetiva oligoanuria sin respuesta, alteración iónica o acidosis metabólica, estaría indicado el inicio de terapia de reemplazo renal continua hasta la resolución del cuadro.

En la nefrectomía total asumimos que el paciente va a estar en anuria e intentaremos restringir en la medida de lo posible el aporte de volumen. Se dejará programada la sesión de diálisis convencional para el primer día postoperatorio. Pero si el paciente sufre un deterioro hemodinámico que precise aporte de cristaloide o una alteración iónica o del equilibrio ácido-base, precisaremos igualmente terapia de reemplazo renal continua en la UCI.

4.4. Cistectomía

Probablemente la cistectomía es la cirugía urológica más compleja y la que mayor riesgo de complicaciones entraña. Es una cirugía larga, y en algunos casos el paciente ingresará en UCI intubado y conectado a ventilación mecánica, sedado e incluso con bloqueo neuromuscular.

Se deben seguir las consideraciones generales que se han comentado previamente.

Con la llegada de la cirugía robótica los resultados han mejorado ostensiblemente. En estudios recientes se observa una reducción del porcentaje de transfusión perioperatoria (22 % frente al 41 %), de la estancia hospitalaria y de las complicaciones perioperatorias. En un estudio aleatorizado de 317 pacientes se objetivó en el grupo asistido por robot menor incidencia de complicaciones tromboembólicas (1,9 % frente al 8,3 %) y de la herida (5,6 % frente al 8,3 %) respecto a la cirugía abierta.

En este caso, la reconstrucción de tipo Bricker añade un extra de complejidad, con los riesgos asociados por esta anastomosis ureteroileal. Los cirujanos fiarán ambas vías urinarias con catéteres uni-J, ya que la mayoría de las complicaciones vienen precisamente del trayecto de la orina.

Debemos comprobar frecuentemente el estado de la ileostomía y registrar el gasto urinario. La profilaxis antibiótica será de mayor espectro y se alargará en el tiempo. Es precisamente en esta cirugía donde empieza a aplicarse desde la cirugía colorrectal el nuevo protocolo de *fast-track* o ERAS.

En el postoperatorio inmediato en la UCI nuestro objetivo principal será evitar la aparición de íleo. Para ello nos centraremos en estos cuatro puntos principales:

- Movilización precoz, sentando al paciente en un sillón al menos 2 horas al día siguiente de la intervención.
- Tolerancia precoz el mismo día de la intervención y, a ser posible, retirada de la sonda nasogástrica si la porta.

✔ Evitar los opioides en la medida de lo posible.

✔ Prevenir/tratar las náuseas y los vómitos.

✔ Mascar chicle varias veces al día: en la actualidad se acepta que el posible mecanismo de acción del chicle es multifactorial. El proceso descrito más importante es la propia acción del mascado, que provoca una estimulación cefalicovagal que produce hormonas que activan la motilidad intestinal, la producción de saliva y el jugo pancreático. Existen diversas hipótesis sobre otros mecanismos, como la reducción de inflamación de la pared intestinal o la acción de algunos edulcorantes de los chicles sin azúcar, como los hexitoles, que también podrían tener un efecto directo sobre el tracto gastrointestinal, activándolo y mejorando su motilidad. No obstante, es preciso realizar más estudios debido a la heterogeneidad de los ya existentes.

5. Conclusiones

La cirugía urológica ha evolucionado en complejidad y prevalecen los abordajes cada vez menos invasivos. Esto permite tratamientos en pacientes con mayor morbimortalidad y más frágiles. Las disciplinas de recuperación precoz y el manejo multidisciplinar han demostrado mejores resultados en supervivencia y estancia hospitalaria. Por todo esto, debemos fomentar una UCI de puertas abiertas y el trabajo coordinado entre varias especialidades, con el principal objetivo de mejorar los resultados a corto y largo plazo.

Puntos clave

✔ La evolución de la cirugía urológica hacia abordajes menos invasivos permite que se intervengan pacientes con mayor morbimortalidad y fragilidad que pueden requerir un cuidado postoperatorio más exhaustivo.

✔ Las escalas de riesgo quirúrgico son fundamentales para seleccionar a los pacientes que se beneficiarán del postoperatorio inmediato en la UCI.

✔ Los pacientes admitidos en la UCI en el postoperatorio inmediato tienen mejor pronóstico que los admitidos con retraso por complicaciones que requieren ingreso urgente.

✔ El abordaje multidisciplinar y la aplicación de protocolos de recuperación precoz son la clave para conseguir resultados óptimos en cuanto a estancias en la UCI y la prevención de complicaciones.

✔ El tratamiento general del postoperatorio inmediato de cirugía urológica se asemeja al de otros tipos de cirugías, aunque con particularidades relacionadas fundamentalmente con el tipo de intervención.

Bibliografía

Celis-Rodríguez E, Díaz Cortés JC, Cárdenas Bolívar YR, et al. Guías de práctica clínica basadas en la evidencia para el manejo de la sedoanalgesia y delirium en el paciente adulto críticamente enfermo. Med Intensiva (Engl Ed). 2020;44(3):171-84.

Cutuli SL, Carelli S, de Pascale G, Antonelli M. Improving the care for elective surgical patients: post-operative ICU admission and outcome. J Thorac Dis. 2018;10 (Suppl 9):S1047-S1049.

Duggan E, Carlson K, Umpierrez GE. Perioperative hyoperglycemia management: An uptoday. Anesthesiology. 2017;126:547-60.

Hass S. The role of low molecular weight heparins for venous thromboembolism prevention in medical patients - What is new in 2019. Hamostaseologie. 2019;39(1):62-6.

Hinoztroza JA. Apuntes. Reseña histórica de la urología (mundial y local) (4ª parte). Rev Chil Urol. 2012;77(4):6-23.

Ischio J, Nakahira K, Sawai T, Inamoto T, et al. Change in serum sodium level predicts clinical manifestations of transurethral resection syndrome: a retrospective review. BMC Anesthesiology. 2015;15:52-7.

Kahan BC, Koulenti D, Arvaniti K, Beavis V, Campbell D, Chan M, et al.; International Surgical Outcomes Study (ISOS) group. Critical care admission following elective surgery was not associated with survival benefit: prospective analysis of data from 27 countries. Intensive Care Med. 2017;43(7):971-9.

King AB, Alvis BD, McEvoy MD. Enhanced recovery after surgery, perioperative medicine, and the perioperative surgical home. Curr Opin Anaesthesiol. 2016;29(6):727-32.

Lenis AT, Leo PM, Chamie K. Bladder cancer: A review. JAMA. 2020;324(19):1980-91.

Lipshutz AK, Gropper MA. Acquired neuromuscular weakness and early mobilization in the intensive care unit. Anesthesiology. 2013;118(1):202-15.

Llau JV, Acosta FJ, Escolar G, et al. Documento multidisciplinar de consenso sobre el manejo de la hemorragia masiva (documento HEMOMAS). Rev Esp Anestesiol Reanim. 2016;63(1):e1-e22.

López López C, Murillo MA, Torrente S, et al. Aplicación de la Escala de conductas indicadoras de dolor (ESCID) en el paciente con trauma grave no comunicativo y ventilación mecánica. Enferm Intensiva. 2013;24(4):137-44.

Myles PS, Bellomo R, Corcoran T, et al. Restrictive versus liberal fluid therapy for major abdominal surgery. N Engl J Med. 2018;378(24):2263-74.

Park CM, Suh GY. Who benefits from postoperative ICU admissions? More research is needed. J Thorac Dis. 2018;43:S2055-S2056.

Shackford SR, Virgilio RW, Peters RM. Early extubation versus prophylactic ventilation in the high risk patient: A comparison of postoperative management in the prevention of respiratory complications. Anesth Analg. 1981;60(2):76-80.

Su'aa BU, Pollock TT, Lemanu DP, MacCormick AD, Connolly AB, Hill AG. Chewing gum and postoperative ileus in adults: A systematic literature review and meta-analysis. Int J Surg. 2015;14:49-55.

Wick EC, Grant MC, Wu CL. Postoperative multimodal analgesia pain management with nonopioid analgesics and techniques. JAMA Surg. 2017;152(7):691-7.

78 Traumatismos

J. F. Muñoz Moreno, E. Rubio Prieto y M. Á. Magro Martín

➤ Orientación para el estudio

La atención al traumatismo es un proceso complejo debido al riesgo vital de las lesiones, la implicación de múltiples factores y la necesidad de colaboración interdisciplinar en ubicaciones diversas, todo lo cual obliga a la necesidad de un manejo en equipo sistemático y riguroso.

1. Introducción

1.1. Epidemiología

En la actualidad los traumatismos son la causa principal de mortalidad en personas de entre 1 y 44 años. Como causa global de muerte en todas las edades, el traumatismo es superado únicamente por el cáncer y las enfermedades cardiovasculares. Los accidentes de tráfico son la primera causa de muerte entre las edades de 18 y 29 años en el mundo. En Estados Unidos constituye el 10 % de todas las muertes y es la primera causa de muerte en jóvenes, llegando a suponer el 30 % de los ingresos en unidades de cuidados intensivos (UCI).

Según la Organización Mundial de la Salud las muertes por accidente de tráfico supusieron, en 2014, 1,25 millones de muertes y discapacidad a entre 20 y 50 millones de personas, camino de convertirse en la tercera causa mundial de discapacidad.

Las lesiones penetrantes son la causa del 15 % de todas las muertes fuera de las zonas en guerra, aunque la incidencia varía notablemente entre regiones y países (un 13 % en Noruega y un 45 % en Los Ángeles).

En nuestro medio, las lesiones que con mayor frecuencia aparecen en los traumatizados graves son el traumatismo craneoencefálico (TCE) grave (33-47 %), el traumatismo torácico (18-35 %), el de extremidades (15-26 %) y el abdominal (8-17 %). El TCE, además de ser el más frecuente (hasta casi la mitad de los traumatismos), es el que se asocia con mayor morbimortalidad, mayores secuelas y mayor duración.

El riesgo de muerte de un paciente con traumatismo es significativamente menor si es atendido en un centro especializado. La edad avanzada, la comorbilidad y la obesidad se asocian con peores resultados. En presencia de hemorragia, una mayor edad y una menor puntuación en la Escala de Coma de Glasgow (GCS) se asocian con la mortalidad.

Las causas de muerte más frecuentes en los pacientes con traumatismo son el sangrado, la disfunción multiorgánica y la parada cardíaca. Las causas evitables más frecuentes son la extubación involuntaria, los fallos técnicos de las cirugías, las lesiones no identificadas y las complicaciones de los catéteres intravasculares.

La mayoría de las muertes se producen en el lugar del accidente y durante las primeras 24 horas. En nuestro medio se usa el término «hora dorada» cuando hablamos de la primera hora de atención tras el traumatismo con el fin de resaltar el riesgo de muerte y la importancia de una actuación rápida. Casos de mejora de los resultados con una atención precoz son la obstrucción de las vías respiratorias, el neumotórax a tensión y las hemorragias graves; no obstante, la relación de la mortalidad con la cronología, siguiendo los registros de traumatismo, parece ser más compleja y no hay una clara relación entre los intervalos de atención por la emergencia y la mortalidad.

1.2. Mecanismo lesional

La biomecánica es la ciencia que se encarga de explicar los mecanismos que provocan las lesiones. Es importante conocer el tipo y la magnitud de la energía que actúa sobre cada zona corporal, así como si se empleaban dispositivos de protección, para poder orientar mejor la búsqueda de las lesiones causadas.

Existen cuatro tipos de traumatismos según el mecanismo de lesión: cerrados o contusos, penetrantes, por onda expansiva y térmicos. Pero la división más habitual es entre cerrados y penetrantes.

Los tipos de traumatismos cerrados son múltiples y suelen tratarse de lesiones de alta energía. Entre los más frecuentes se encuentran: lesiones por atropellos, por accidentes de tráfico (motocicleta o automóvil) o precipitación desde una altura elevada. Los mecanismos lesionales de los traumatismos cerrados y las lesiones con las que se asocian son:

- **Mecanismos directos.** La fuerza proviene del exterior del cuerpo y se produce por compresión. Entre ellos destacan la intrusión de partes rígidas que golpean de manera directa, ser proyectado hacia un elemento rígido o colisiones con objetos en movimiento o caídas.
- **Mecanismos indirectos.** Son independientes de impactos externos, siendo la fuerza principal de lesión el cizallamiento. Se producen cuando un órgano o estructura cambia de velocidad en mayor o menor medida que otro órgano o estructura. Esta aceleración y desaceleración brusca origina la lesión, pudiendo producir desgarro, separación o rotura.
- **Mecanismos mixtos.** Son el resultado de la suma de un mecanismo directo (daño externo) y mecanismo indirecto (daño interno), como puede ocurrir en la eyección de un ocupante hacia fuera de un vehículo.

2. Manejo inicial del enfermo con traumatismo

Los traumatismos presentan un amplio espectro lesional, desde heridas simples hasta lesiones complejas que afectan a distintos sistemas. Por otra parte, participan otras muchas variables: tipos de lesiones y su grado, fisiopatología compleja, influencia de factores individuales (edad, enfermedad basal, sustancias y fármacos) y dinamismo de la situación inicial, convirtiendo la atención en una situación compleja y variable.

Para que los resultados sean óptimos, y para minimizar las lesiones no identificadas, tienen que ser valorados sistemáticamente. Existen diferentes métodos de formación que suponen una base para realizar una valoración y guiar la atención en estos pacientes, de los que el Advanced Trauma Life Suport (ATLS) es el más conocido.

Los objetivos del manejo sistemático son la detección rápida y el control de las lesiones que amenazan la vida de forma más inmediata y minimizar las lesiones no detectadas. Sin embargo, durante la atención al traumatismo es frecuente que se cometan errores (Tabla 78-1) en relación con diagnósticos prematuros, el dinamismo de la situación inicial y el desvío de la atención desde la prioridad fisiopatológica a los aspectos morfológicos de las lesiones.

2.1. Preparación

El papel de los servicios extrahospitalarios es esencial en esta fase. No solo deben realizar una adecuada valoración del paciente, sino que deben comunicar al centro receptor que se está atendiendo a un enfermo traumatizado para que disponga de información y tiempo para organizar un manejo adecuado. La información incluye: *a)* edad y sexo del enfermo; *b)* mecanismo lesional; *c)* signos vitales (son básicos la situación de vía aérea y ventilatoria, presión arterial más baja y frecuencia cardíaca más alta y una puntuación de escala neurológica); y *d)* las lesiones apreciadas.

Con la información, el equipo receptor de la urgencia y/o cuidados intensivos considera las lesiones más probables y organiza: *a)* los procedimientos previsibles como intubación, drenajes y sondas; *b)* los recursos necesarios (box de entrada, ecógrafo, sala de tomografía computarizada [TC], quirófano); *c)* la activación de los servicios relacionados (cirugía, traumatología, radiología, banco de sangre, etc.); y *d)* la transfusión de hemoderivados.

2.2. Equipo de atención al traumatismo

Un pilar fundamental para la atención al paciente traumatizado precisa de un trabajo en equipo y una comunicación efectiva, tanto con el personal intrahospitalario como con el servicio de atención extrahospitalario.

La composición de un equipo de atención al traumatismo varía según las características, dotación y organización de cada centro. Es frecuente que la atención inicial se realice en el servicio de Urgencias hospitalario por un equipo integrado por personal de Urgencias con facultativos de Urgencias y de la UCI, con apoyo habitual de Cirugía General, Traumatología y Neurocirugía.

El paciente con enfermedad traumática grave debe ser atendido por un equipo cualificado, con conocimiento del manejo del soporte vital avanzado y capaz de asumir roles en torno a un líder con experiencia y habilidad para controlar la situación y la evolución del enfermo. Las tareas específicas de los componentes del equipo se deben distribuir previamente a la llegada del enfermo, pudiendo haber reasignación de roles durante la atención. Se debe mantener una comunicación en circuito cerrado y una visión compartida del plan de atención.

La recepción del paciente politraumatizado se debería realizar en un espacio acondicionado para ello, de forma ideal, con acceso rápido a quirófano, radiología, intervencionismo vascular y UCI.

La implantación de un protocolo hospitalario de atención inicial al traumatismo evita problemas de relación entre componentes del equipo (disputa por el liderazgo y desacuerdos sobre el manejo del caso), problemas de organización de la actividad (personal escaso, en exceso o con formación insuficiente), problemas de comunicación efectiva sobre la situación fisiológica y sus cambios, así como resultados esenciales de alguna prueba, o que el

Tabla 78-1. Errores de enfoque en la valoración inicial de los traumatismos

Error	Causa	Corrección
Atribuir hallazgos a causas benignas (alternativas al traumatismo)	Existencia de enfermedades crónicas o potenciales causas benignas	*A priori* todos los hallazgos, y los problemas que surjan, deben ser atribuidos al traumatismo sufrido, hasta que se descarte esta causa
Confiar en los resultados negativos de la exploración o las pruebas diagnósticas	La situación de las lesiones es cambiante en el tiempo (más inicialmente) La sensibilidad y especificidad de las pruebas son, a veces, bajas	Se deben considerar los hallazgos de la exploración y de las pruebas como provisionales y cambiantes Se realizarán exploraciones y pruebas (de laboratorio, radiografías o ecografías FAST) seriadas y cuando la situación varíe
Desvío de atención	Las lesiones muy aparentes (sangrado, deformidad, heridas, etc.) o la realización de técnicas pueden desviar la atención de problemas más graves que se presentan larvadamente	Mantener la sistemática con rigor en la valoración, el manejo y el momento de realizar los procedimientos Atender a la situación fisiopatológica (riesgo vital de las lesiones) sobre los aspectos morfológicos

FAST: *focused assessment with sonography for trauma.*

líder del equipo no transmita el plan general y las tareas prioritarias claramente de percepción de riesgos (como no detectar un *shock*, no anticipar la necesidad de transfusión o incapacidad de reacción para modificar un procedimiento ante una situación de riesgo mayor).

2.3. Valoración primaria

La atención al traumatismo grave debe ser sistemática y organizada. El sistema ATLS se inicia con una valoración primaria en función del riesgo vital de las lesiones o funciones afectadas, siguiendo un orden jerárquico de prioridades (clásico ABCDE), y va resolviendo los problemas identificados ordenadamente, antes de pasar al siguiente punto de la valoración (Tabla 78-2). En los centros especializados bien dotados se pueden modificar la valoración y los componentes del equipo que se encargan simultáneamente de aspectos diferentes.

2.3.1. Vía aérea (*Airway*)

La valoración y el manejo de la vía aérea son fundamentales. Se debe asegurar la permeabilidad de la vía aérea porque su obstrucción (por la lengua, secreciones o vómitos, edema tisular o hematomas) y la hipoventilación son la primera causa de muerte evitable en el traumatismo grave.

Inicialmente, cuando sea posible por las lesiones, la colocación en anti-Trendelenburg o con el tronco elevado 30° disminuye el riesgo de aspiración y favorece la mecánica respiratoria (disminuye la presión del abdomen).

La evaluación de la vía respiratoria en un enfermo consciente incluye:

- Valorar si la fonación y la protección de la vía aérea son correctas: respuesta clara a una pregunta sencilla.
- Valorar signos de dificultad respiratoria en la cara, el cuello, el pecho y el abdomen para detectar taquipnea, estridor, uso de músculos accesorios o un patrón respiratorio anormal.
- Revisar lesiones en la cavidad orofaríngea (dientes y lengua) y el macizo facial, así como valorar la presencia de secreciones, vómitos o sangre (obstáculos a la introducción de un tubo traqueal).
- Valoración cervical (inspección y palpación) de laceraciones, sangrado, crepitación o hinchazón; también permite identificar la zona de una cricotirotomía o traqueotomía.

Si el enfermo está inconsciente, se debe eliminar cualquier obstáculo de la vía aérea y proceder a su protección mediante intubación evaluando previamente la dificultad potencial de intubar (Tabla 78-3) y la situación neurológica basal (respuesta pupilar y puntuación GCS).

No existe una guía definitiva sobre la intubación endotraqueal del traumatismo; puede ser necesaria para proteger la vía aérea o para procedimientos y cuidados de determinados traumatismos. Si hay lesiones faciales o cervicales es preferible un umbral bajo. En situaciones de inestabilidad hemodinámica es aconsejable cierta estabilización previa, pues la medicación de la secuencia rápida de intubación profundiza la hipotensión y la mortalidad se duplica en los enfermos que sufren hipotensión tras la intubación. Los enfermos con riesgo de hipotensión se deben manejar previamente con volumen y vasopresores, y por si se produce hipotensión tras la intubación. Estos recursos han de estar preparados con antelación para su uso inmediato.

La intubación del traumatizado tiene características específicas: *a)* posible obstrucción por secreciones, vómito o sangre; *b)* posible lesión de la vía aérea; y *c)* necesidad de inmovilización cervical.

Antes de iniciar la intubación se debe planificar la posibilidad de que aparezcan complicaciones en el procedimiento y disponer el material para casos de vía aérea difícil que incluya los dispositivos necesarios para la laringoscopia directa difícil: dispositivos extraglóticos, videolaringoscopio y material para cricotirotomía (Tabla 78-4). Los introductores de tubo endotraqueal (de tipo Frova®) son muy útiles en las intubaciones difíciles por mala visión de la glotis.

Para la intubación difícil del traumatizado la videolaringoscopia ha demostrado ventajas sobre la visualización directa de la glotis: escasa movilización cervical, menor tasa de intubación esofágica y mayor tasa de intubación en el primer intento.

Cuando se considere una vía aérea como potencialmente difícil, se debe disponer el material de cricotirotomía antes de iniciar la intubación.

Contar con una lista de verificación (*checklist*) mejora la eficiencia y disminuye las complicaciones del proceso de intubación. Se debe verificar previamente a la llegada y antes de la inducción.

Las maniobras sobre el cuello previas a la intubación son tan peligrosas de cara a una luxación de la columna cervical como la propia intubación. Se recomienda la inmovilización espinal cervical manual para el manejo de la vía aérea de los traumatismos cerrados, pero no para el de las lesiones penetrantes no asociadas a traumatismo cerrado y cuya exploración neurológica es normal.

Para el manejo de la vía aérea (tanto ventilación con bolsa y mascarilla como intubación) se debe retirar la pieza anterior del collarín y proceder a inmovilización cervical manual: mantener el

Tabla 78-2. Valoración primaria del enfermo con traumatismo

A	*Airway*	Vía aérea	Valoración y protección de la vía aérea, manteniendo estable la columna cerebral si es necesario
B	*Breathing*	Respiración y ventilación	Valoración de la respiración y la ventilación, manteniendo una oxigenación adecuada
C	*Circulation*	Circulación	Valoración de la circulación, control del sangrado y mantener una perfusión orgánica adecuada
D	*Disability*	Valoración neurológica	Evaluación neurológica básica
E	*Exposure*	Exposición y control ambiental	Desvestir al enfermo y buscar las posibles lesiones, evitando la hipotermia

Tabla 78-3. Regla mnemotécnica LEMON para valorar la vía respiratoria en el paciente con traumatismo

Valoración	Objetivo
L	**Look** (examinar)	Observar las lesiones faciales y cervicales que distorsionan las estructuras y dificultan la visión de la glotis
E	**Evaluate** (evaluación 3-3-2)	Evaluar las distancias intraorales, mandibular y del hioides hasta la muesca tiroidea (con el collarín cervical abierto). Las distancias se alteran por fracturas, hematomas o edema
M	**Mouth** (apertura de boca, Mallampati)	Valorar cuánta retrofaringe se ve y si hay presencia de secreciones, sangre o vómito en la orofaringe. Con frecuencia no se puede determinar (si el paciente no puede abrir la boca)
O	**Obstruction** (obstrucción, obesidad)	Las lesiones obstructivas (hematomas o edema de partes blandas) y la obesidad interfieren en la visualización y el manejo de la vía aérea; además, dificultan una posible cricotirotomía
N	**Neck mobility** (movilidad del cuello)	Para estabilizar el cuello durante la intubación endotraqueal, el ayudante que retira el collarín se encarga seguidamente de la estabilización (que no es estricta, pues el riesgo de lesión por hipoxia es mayor que el de la extensión durante la intubación)

Nota: tabla con dos columnas "Valoración" y "Objetivo"; la letra inicial (L, E, M, O, N) precede a cada valoración.

collarín cerrado como medio de inmovilización se asocia a más subluxaciones espinales.

La presencia de lesiones cervicales que dificultan la vía aérea complica también la cricotirotomía.

Establecida la vía aérea es esencial, en primer lugar, asegurarla debidamente, pues la extubación involuntaria es la primera causa de muerte evitable en el traumatismo; y, en segundo lugar, tener en cuenta que los enfermos que sufren neumotórax no detecta-

bles en la radiografía pueden desarrollar neumotórax a tensión por la ventilación a presión positiva, por lo que se debe considerar esta posibilidad si desarrollan inestabilidad hemodinámica o elevación de presiones en el respirador.

2.3.2. Ventilación (*Breathing and ventilation*)

En ausencia de ventilación espontánea se debe realizar de manera inmediata el aislamiento de la vía aérea. Cuando la vía aérea esté asegurada, se procede con la ventilación y la oxigenación.

La causa principal de la afectación de la ventilación es el traumatismo torácico. Para su correcta evaluación se inspecciona la presencia de lesiones, las características de los movimientos respiratorios (simetría y movimientos paradójicos del tórax, disociación toracoabdominal, tiraje) y presencia de cianosis o de distensión de las venas del cuello.

Se palpará el tórax en busca de deformaciones o la presencia de crepitación, y se realizará una auscultación pulmonar para detectar diferencias en los ruidos respiratorios, que nos ayudan en el diagnóstico de neumotórax, hemotórax, atelectasias o aspiraciones. En esta fase de la valoración se deben descartar los neumotórax y hemotórax masivos, así como el taponamiento cardíaco, y tratarlos de forma inmediata.

Es obligatorio realizar una radiografía simple de tórax urgente, especialmente en los enfermos inestables, en busca de neumotórax, hemotórax, atelectasias, neumomediastino o afectación pericárdica.

El examen ecográfico FAST (*focused assessment with sonography for trauma*), que proporciona información inmediata, es útil para confirmar la información de la radiografía y es más sensible para detectar los neumotórax.

Ante la sospecha de neumotórax a tensión (disnea, hipotensión y disminución de los ruidos respiratorios), es preferible proceder a la inserción de un tubo de tórax de 24-28 Fr (por la probable presencia de hemotórax concomitante).

Tabla 78-4. Dispositivos para el manejo de la vía aérea del paciente con traumatismo

Dispositivos	Observaciones
Sistema de succión	Comprobado y con sondas rígidas y flexibles diversas
Fuente de oxígeno de alto flujo	Mezclador que no esté limitado a 12-15 lpm, que es insuficiente para un llenado apto de la bolsa de ventilación
Bolsa de ventilación (Ambú®)	Con válvula, mascarillas transparentes, reservorio de oxígeno y válvula de PEEP
Laringoscopios	Mango y palas de varios tamaños tallas y comprobado su ajuste e iluminación
Tubos endotraqueales	Calibres desde 6 a 8,5 Fr
Introductor de tubo endotraqueal	Fiador y tipo Frova®
Videolaringoscopio	Aconsejable que esté disponible
Vías respiratorias de rescate	Vía aérea con máscara laríngea (tipo Combitube®)
Kit de cricotirotomía	
Otros dispositivos	Según las preferencias personales

PEEP: presión positiva al final de la espiración.

Si el material para el tubo no está preparado, se puede proceder a una descompresión de urgencia con un catéter vascular de calibre 14 (idealmente con una longitud de 7,5 mm para asegurar que alcance el espacio pleural) insertado a nivel medioclavicular del segundo espacio intercostal o medioaxilar del quinto espacio intercostal). Tras la descompresión con catéter se debe proceder a insertar un tubo de tórax. En caso de defecto de la pared torácica con penetración, sería necesario cubrirlo mediante esparadrapo fijado por tres lados, dejando uno libre para que actúe como válvula unidireccional.

2.3.3. Circulación (*Circulation*)

La evaluación inicial de la circulación incluye la valoración de los pulsos, la perfusión acra y la presencia de lesiones externas con sangrados graves. Si hay pulsos centrales y no existen focos de hemorragia externa intensa, se debe considerar que la circulación es adecuada.

La cifra de la presión arterial tiene un valor relativo, pues la mayoría de los traumatizados con *shock* hemorrágico mantienen la presión arterial sistólica por encima de 90 mm Hg, y, además, se debe considerar el umbral de presión en función del tipo de traumatismo y de situaciones clínicas especiales (pacientes ancianos con patología crónica, embarazadas, etc.). En rangos bajos de presión los esfigmomanómetros automáticos sobreestiman las mediciones y es preferible realizar medidas manuales.

Mientras se evalúa la circulación se deben canalizar dos vías periféricas, preferentemente antebraquiales, con un calibre de al menos 16 G. En esta fase solo se optará por vías centrales en los casos en los que no se consigan canalizar vías periféricas.

Se deben valorar los signos de *shock*: signos en la piel como frialdad, palidez o lividideces, situación del estado de consciencia y alteración del pulso (filiforme, relleno capilar enlentecido, taquicardia). En los enfermos politraumatizados suelen estar en relación con sangrado activo, siendo el *shock* hemorrágico el más frecuente y el que mayor mortalidad conlleva en la enfermedad traumática.

El tipo de fluidoterapia de elección es controvertido, aunque los últimos estudios se decantan hacia los cristaloides más balanceados. Intentaremos realizar una resucitación basada en la hipotensión permisiva y con inicio precoz de hemoderivados: iniciar la administración de cristaloides en un bolo de 20 mL/kg de peso para mantener presiones arteriales sistólicas en torno a 80-90 mm Hg en el traumatismo cerrado. En caso de no poder mantener presiones arteriales adecuadas pese a la resucitación con cristaloides y hemoderivados, se iniciará tratamiento vasopresor, principalmente con noradrenalina.

Los sangrados graves (hemorragias masivas o incoercibles) que producen inestabilidad hemodinámica suelen proceder de la cavidad torácica o abdominal, retroperitoneo o pelvis, huesos largos fracturados o exteriorizarse en superficie. Las hemorragias graves se asocian a un aumento de la mortalidad, y se debe recurrir a transfundir sangre del grupo O (O negativo en embarazadas) para mantener los niveles de hemoglobina y tratar de controlar precozmente el origen del sangrado. Si se recurre a la transfusión, se deben infundir concentrados de hematíes, plasma fresco congelado (10-15 mL/kg) y concentrados de plaquetas con una relación de 1:1:1.

En las 3 primeras horas del traumatismo con sangrado asociado se recomienda el uso de ácido tranexámico (dosis inicial de 1 g, seguido de perfusión de 1 g en 8 horas).

En los enfermos que reciben tratamiento anticoagulante domiciliario, si el sangrado amenaza la vida, es necesario revertir con urgencia la anticoagulación, que se efectuará de la siguiente forma según el anticoagulante administrado:

- ✔ **Dicumarínicos:** concentrado de complejo protrombínico (CCP) de cuatro factores más vitamina K 10 mg; si no se dispone de CCP, se administrarán 2 unidades de plasma fresco congelado.
- ✔ **Inhibidores del factor Xa (rivaroxabán, apixibán y endoxabán):** andexanet α o CCP de cuatro factores.
- ✔ **Inhibidores directos de la trombina (dabigatrán):** idarucizumab o CCP activado.
- ✔ **Heparinas de bajo peso molecular:** sulfato de protamina. En las 8 primeras horas de la dosis se administra 1 mg de protamina por 1 mg de enoxaparina; más allá de las 8 horas se administrará 0,5 mg de protamina por 1 mg de enoxaparina; y para el resto de heparinas de bajo peso, 1 mg de protamina por 100 unidades de antifactor Xa.

El cuadro de *shock* hemorrágico provoca un desequilibrio entre el aporte de oxígeno y la demanda de este por parte de las células, condicionada además por la pérdida de hemoglobina debido a un metabolismo anaeróbico al inicio de la respuesta inflamatoria sistémica. Como consecuencia de este metabolismo anaeróbico se produce un incremento de las cifras de lactato y un consumo de bases que produce una acidosis metabólica.

Asociado a la acidosis también pueden aparecer coagulopatía e hipotermia. Los tres elementos se conocen como la «tríada de la muerte», con interrelación entre ellos. Es necesario el control y la prevención de cada uno de ellos.

Las hemorragias externas graves de extremidades se deben controlar de inmediato mediante la compresión proximal con torniquete (puede ser un manguito de presión arterial) y la elevación del miembro afectado; puede ser de ayuda la presión directa y el uso de apósitos coagulantes.

El sangrado del traumatismo pélvico se controla inicialmente con faja pélvica.

La toracotomía de emergencia está indicada en el paciente en el que, tras la colocación de un drenaje torácico, se objetiva un flujo de 1,5 L de manera inmediata o un flujo mantenido de 200-300 mL/h durante 4 horas.

Cuando se produce parada cardíaca la posibilidad de supervivencia es muy baja. Es esencial mantener la perfusión y no tener que llegar a maniobras de resucitación cardiopulmonar. En los enfermos próximos a la parada, y en unidades con experiencia, se ha postulado la utilización del balón de oclusión aórtica para resucitación (REBOA), que parece salvar vidas en pacientes con sangrados abdominales o retroperitoneales si es posible su traslado inmediato al quirófano o a radiología intervencionista para el control definitivo del sangrado. En los pacientes con sangrados torácicos y en aquellos que se hallan en parada cardíaca la toracotomía de emergencia es la técnica de elección.

Pueden presentarse causas no hemorrágicas de *shock* en el contexto del traumatismo: neumotórax a tensión, taponamiento cardíaco, procesos médicos agudos o agudizados como arritmias o infarto agudo de miocardio, entre otros. La medicación cardiovascular puede colaborar a una mala respuesta fisiológica.

2.3.4. Valoración neurológica (*Disability*)

La evaluación neurológica incluye: *a)* nivel de consciencia mediante la GCS; *b)* tamaño de las pupilas y reactividad a la luz; *c)* evaluación motora, con la simetría o focalidad de la misma; y *d)* sensibilidad.

En el enfermo inconsciente se incluyen los dos primeros puntos (GCS y pupilas), siendo también de ayuda la imagen radiológica. La focalidad se valora con la asimetría en la respuesta motora de la GCS. La GCS inicial puede estar distorsionada por múltiples factores como el consumo de alcohol y tóxicos, la utilización de sedantes y bloqueantes musculares y la intubación, por lo que no es predictiva de la evolución del enfermo, aunque en el seguimiento es una escala adecuada de monitorización neurológica.

La inmovilización espinal es imprescindible cuando haya indicios o riesgo de lesión medular.

2.3.5. Exposición y control ambiental (*Exposure*)

La importancia de la exposición corporal se basa en evitar que haya lesiones que pasen desapercibidas, lo que es más frecuente en las siguientes localizaciones en: *a)* cuero cabelludo, especialmente en la zona posterior; *b)* axilas y espalda (que se debe explorar con control cervical); *c)* pliegues abdominales (especialmente en personas obesas); y *d)* región perineal y glútea.

Respecto al control ambiental, la hipotermia contribuye a la coagulopatía y a la disfunción orgánica, por lo que se debe controlar la temperatura (temperatura ambiental mínima de 29,2 °C), retirar la ropa mojada, cubrir al enfermo con sistemas de mantas calientes e infundir los fluidos calentados.

2.3.6. Pruebas complementarias

Las pruebas complementarias de urgencia incluyen electrocardiograma (ECG), pruebas de laboratorio, pruebas de imagen (radiografías simples, estudio ecográfico FAST y TC de urgencia) y punción-lavado peritoneal.

2.3.6.1. Electrocardiograma

Se realizará un ECG de 12 derivaciones y monitorización continua de este. El control ECG contribuye a descartar daño cardíaco por el traumatismo o una posible causa cardíaca del traumatismo.

Se deben valorar los trastornos del ritmo, los cambios del segmento ST y la amplitud de los voltajes. La combinación de taquicardia y voltaje bajo obliga a descartar taponamiento cardíaco, especialmente si hay alternancia eléctrica.

La monitorización cardíaca continua se mantendrá durante la evaluación y resucitación para detectar precozmente cambios o deterioros. Ante cualquier alteración del ECG que haga sospechar lesión cardíaca se debe realizar una ecocardiografía urgente.

2.3.6.2. Pruebas de laboratorio

Las pruebas de laboratorio no se deben solicitar de manera irreflexiva. Deben incluir los parámetros que afectan al manejo en función de las características y circunstancias del traumatismo; se añadirán aquellos que informen sobre la situación clínica y los antecedentes del enfermo.

Algunos parámetros son esenciales en casos concretos: coagulación en el anciano anticoagulado, prueba de embarazo en mujeres en edad fértil o creatina-fosfocinasa ante daño muscular (por permanecer el paciente postrado o atrapado en el suelo un tiempo prolongado, daño directo, fracturas, etc.). Algunos parámetros no es esperable que estén alterados, excepto ante una sospecha por el mecanismo lesional: por ejemplo, los marcadores de lesión cardíaca, alcohol o tóxicos y algunos parámetros metabólicos.

El indicador inicial de necesidad de transfusión no es el hemograma, sino la situación clínica del enfermo. Los estudios de coagulación tampoco son el mejor predictor de la coagulopatía; si se dispone de tromboelastografía, se puede ser más rápido y riguroso en la valoración de la coagulación y de las necesidades del enfermo.

La elevación del lactato sérico se correlaciona con un aumento de la mortalidad, pero su normalidad no descarta la existencia de lesiones graves. Asimismo, su normalización tras la resucitación y tras un manejo adecuado irá retrasada y será progresiva.

La leucocitosis y la desviación izquierda en la fase inicial del traumatismo se deben a la liberación de adrenalina: es inespecífica, no tiene valor predictivo y no es indicativa de complicaciones de tipo perforación intestinal.

2.3.6.3. Pruebas de imagen

Las **radiografías simples** (portátiles) urgentes y que pueden detectar lesiones de carácter vital son: tórax, pelvis y laterales de cervicales. Se deben obtener durante o al final de la atención primaria, *in situ* o, en caso de traslado urgente a quirófano, se completarán allí. Con una radiografía simple hay fracturas ilíacas y sacras que no se detectan, y en la radiografía lateral cervical la sensibilidad es del 70-80 %.

En el traumatismo cerrado solo se realizarán radiografías simples cuando haya sospecha de lesión y exista la posibilidad de que el estudio pueda modificar el manejo. Cuando se considere que no es preciso realizar una TC, las radiografías simples de tórax y pelvis son aconsejables. Si se solicita una TC en el traumatismo cerrado debido al mecanismo del traumatismo o a la sospecha clínica, si el enfermo está estable, las radiografías simples de tórax y pelvis se pueden evitar. Ante un traumatismo penetrante en el torso, aunque el enfermo se encuentre estable o se haya solicitado una TC, se realizará una radiografía de tórax por la posibilidad de que existan cuerpos extraños, neumotórax, hemotórax o neumoperitoneo.

La **ecografía FAST** es necesaria en la valoración primaria de la circulación de los traumatismos inestables con dos objetivos básicos: en primer lugar, descartar derrame pericárdico y, en segundo lugar, descartar hemoperitoneo. Es más sensible que la exploración física para encontrar lesiones intraabdominales. El estudio FAST ampliado (*extended FAST* o E-FAST) se dirige a descartar neumotórax y parece más sensible que la radiografía simple de tórax.

La sensibilidad del estudio FAST en el traumatismo penetrante es menor que en el cerrado y se debe interpretar con precaución, especialmente cuando no se detectan lesiones.

En las fracturas pélvicas el estudio FAST es menos sensible: no distingue sangre de orina y el sangrado retroperitoneal no se puede valorar.

Cuando el enfermo permanece estable, el estudio FAST se incluye en la valoración secundaria.

La **TC** está limitada en su indicación por la inestabilidad del enfermo o, si está estable, la sospecha de lesiones según la clínica o la biomecánica; así, con el enfermo inestable durante la valoración primaria, se intentará conocer la causa del sangrado mediante exploración, radiografías, FAST y/o punción-lavado. Si la información es insuficiente, se optará entre una TC o el traslado directo al quirófano en función de la respuesta del enfermo a la resucitación inicial, las lesiones más probables consideradas y la disponibilidad y cercanía de la sala de TC.

Cuando se considere necesaria una TC, si se puede efectuar en condiciones de seguridad, se realizará lo antes posible (en cuanto se complete la evaluación primaria con las medidas que correspondan).

En los casos de enfermedad renal crónica o de alergias a contraste se consideran las posibilidades de TC sin contraste, añadir una ecografía y la exploración quirúrgica de entrada (en función de la estabilidad, la sospecha clínica y riesgos relativos de cada opción).

2.3.6.4. Punción-lavado peritoneal

La punción-lavado peritoneal se utiliza menos desde la difusión del estudio FAST (objetivo similar en la valoración abdominal). Sigue siendo útil cuando el FAST no está disponible, su resultado es indeterminado y el enfermo está inestable y cuando ante un traumatismo pélvico es de interés diferenciar las características del líquido intraperitoneal.

2.4. Valoración y manejo secundarios

La valoración secundaria incluye: *a*) historia clínica detallada; *b*) exploración física craneocaudal (de cabeza a pies) detenida; y *c*) pruebas diagnósticas dirigidas. La valoración secundaria se realiza solo cuando, tras finalizar la primaria, el paciente se encuentra estable. Esta valoración no debe retrasar el tratamiento definitivo de un enfermo inestable hemodinámicamente, que debe ser trasladado al quirófano, a una sala de intervencionismo vascular o a un centro de traumatismo.

La valoración secundaria es de interés para evitar que algunas lesiones de difícil diagnóstico pasen desapercibidas (Tabla 78-5). Cerca de un 25 % de los enfermos traumatizados sufren lesiones no evidentes o problemas de manejo que aumentan su mortalidad, que necesitan tratamientos específicos o que en la evolución derivan en complicaciones (incluidos secuelas y dolor).

En los ancianos, con independencia de su estado clínico inicial, hay que descartar siempre la posibilidad de lesiones que pueden ser graves, pues su situación fisiopatológica y la respuesta modificada por tratamientos médicos pueden enmasca-

Tabla 78-5. Lesiones que detectar en la valoración secundaria del traumatismo

Traumatismo		Lesiones
Abdominal	**Cerrado**	✔ Víscera hueca ✔ Duodenales y pancreáticas ✔ Diafragmáticas
	Penetrante	✔ Ureterales ✔ Rectales
Torácico		✔ Aórticas ✔ Taponamiento pericárdico ✔ Perforación de esófago
Ortopédico		✔ Fracturas más distales de miembros ✔ Vasculares ✔ Síndromes compartimentales

rar la gravedad del traumatismo y agravar el daño producido por este.

2.4.1. Anamnesis

La información prehospitalaria sobre el mecanismo lesional es esencial (Tabla 78-6) pues indica la situación fisiológica inicial y su evolución, e informa del mecanismo lesional, que se puede asociar con lesiones específicas.

Es conveniente una revisión conjunta con la emergencia prehospitalaria después de la transferencia y la evaluación primaria puesto que un enfermo en mala situación puede necesitar procedimientos urgentes y durante la transferencia se pueden perder datos, y además hay que tener en cuenta que la información de la emergencia se obtiene en un medio caótico y debe ser reinterpretada (p. ej., un enfermo inconsciente puede estarlo por una enfermedad aguda o por una intoxicación, y estos pueden asociarse con un traumatismo).

Los antecedentes se deben obtener en función de la situación, preguntando al enfermo, revisando la historia clínica o contactando con los familiares. Es importante la información sobre alergias, tratamiento farmacológico (específicamente los anticoagulantes y antitrombóticos, por el mayor riesgo de sangrado y mayor mortalidad, las medicaciones cardiovasculares y los psicofármacos) y cirugías previas. La información sobre adicciones al alcohol o a drogas es de utilidad para la detección y manejo precoz de síndromes de abstinencia.

Aunque no afecte al manejo inicial, por razones sociales y legales y para su atención específica posterior, se deben aclarar en algunos traumatismos los siguientes aspectos: *a*) la posibilidad de violencia doméstica; *b*) intentos de suicidio en los casos de precipitación o accidente de automóvil sin acompañantes (especialmente si media enfermedad psiquiátrica o intentos autolíticos).

2.4.2. Exploración física

Para cumplir el objetivo de la valoración secundaria (identificar las lesiones), la exploración debe ser sistemática y minuciosa, inspeccionando y palpando en busca de deformidades, edemas y zonas de sangrado, y auscultando tórax y abdomen cuando proceda.

Tabla 78-6. Aspectos de interés en la exploración física de la valoración secundaria de un traumatismo

Región	Valoración	Objetivo	Acción (observación)
Cráneo y cara	Inspección y palpación ósea	Dolor al tacto, deformidad, heridas en el cuero cabelludo, sangrados y cuerpos extraños	TC según los criterios de Nueva Orleans o Canadian CT Head Rule (el TCE moderado puede no tener signos externos de trauma)
	Indicios de fracturas de base de cráneo	Hemotímpano, equimosis retroauricular o periorbitaria, hematoma de septo nasal	
	Examen ocular	Tamaño, forma y reactividad pupilar Movimiento ocular Hemorragia intraocular	Si hay sospecha de daño ocular traumático: valorar por Oftalmología
Cuello	Inspección y palpación	Lesiones Aumento de partes blandas Dolor a la palpación	Descartar lesión cervical: ✔ Radiografía simple ✔ Criterios NEXUS Todo trauma cerrado puede sufrir lesión de columna cervical
Tórax	Inspección y palpación	Lesiones Movimiento respiratorio	Lesiones desapercibidas en el esternón y clavículas (se asocian a lesiones internas) Prueba de imagen: criterios NEXUS para el tórax en traumatismo cerrado
	Auscultación	Indicios de neumotórax, hemotórax y taponamiento pericárdico	Confirmación mediante imagen (radiografía o FAST) y drenaje
Abdomen	Inspección	Heridas, equimosis, signos de síndrome de cinturón de seguridad	Prueba de imagen sensible y específica La ausencia de hallazgos exploratorios no descarta lesiones graves. La exploración es poco fiable, especialmente en ancianos, pacientes con nivel de consciencia bajo, embarazadas y otras lesiones llamativas
	Palpación	Dolor en la exploración, rigidez, rebote, distensión, etc.	
Área genitourinaria y recto	Inspección perineal	Lesiones y hematomas	
	Tacto rectal	Tono del esfínter anal, presencia de sangrado o situación elevada de la próstata	Obligado en lesiones uretrales y rectales penetrantes Baja sensibilidad en lesiones medulares, intestinales o pélvicas
	Examen vaginal	Riesgo: dolor en el bajo vientre, lesiones perineales y fracturas de pelvis	Riesgo de lesión por fragmentos óseos durante la exploración
Sistema musculoesquelético	Inspección y palpación de los huesos largos	Heridas relacionadas con fracturas Aumento de partes blandas Desviación de miembros Movilidad afectada	Inmovilizar y realizar radiografía de posibles fracturas Limpieza y vendaje Lavado y desbridamiento definitivo en el quirófano Valorar antibiótico profiláctico

Continúa...

Tabla 78-6. Aspectos de interés en la exploración física de la valoración secundaria de un traumatismo (Cont.)

Región	Valoración	Objetivo	Acción (observación)
Sistema musculoesquelético	Valoración articular activa y/o pasiva	Heridas relacionadas con fracturas Aumento de partes blandas Desviación de miembros Movilidad afectada	Inmovilizar y realizar radiografía de posibles fracturas Limpieza y vendaje Lavado y desbridamiento definitivo en el quirófano Valorar antibiótico profiláctico
	Situación vascular de los miembros	Descartar síndrome compartimental: ✔ Dolor y tensión a la palpación ✔ Dolor al estiramiento pasivo	Medir la presión compartimental
	Inspección y palpación de la pelvis	Equimosis Dolor a la palpación Inestabilidad Imagen radiográfica de discontinuidad de anillo pélvico	Inmovilizar con faja Prueba de imagen Valoración por Traumatología Repetir la valoración de pelvis inestable puede aumentar el sangrado
Sistema neurológico	Exploración neurológica	Escala de Coma de Glasgow Situación motora y sensitiva detenida	Exploraciones seriadas (posibles cambios súbitos)
Piel	Inspección	Abrasiones, laceraciones, equimosis o hematomas y seromas	Control de sangrado, cura, sutura y apósitos Profilaxis antitetánica a los enfermos con heridas (las heridas penetrantes pueden pasar desapercibidas, especialmente en la parte posterior del cuero cabelludo, pliegues axilares y perineales y pliegues abdominales en personas obesas)

FAST: *focused assessment with sonography for trauma*; NEXUS: *National Emergency X-Radiography Utilization Study*; TC: tomografía computarizada; TCE: traumatismo craneoencefálico.

En la Tabla 78-7 se muestran las distintas variables que se deben considerar según el tipo de traumatismo.

2.4.3. Pruebas de imagen

Una primera aproximación sobre las lesiones de columna y pelvis, las fracturas y luxaciones en miembros y la presencia de cuerpos extraños se realiza mediante radiografía.

Tabla 78-7. Variables que considerar en distintos tipos de traumatismos

	Traumatismo cerrado		Traumatismo penetrante	
Agente	Variables		Arma	Variables
Automóvil	✔ Dirección del impacto ✔ Deformación del vehículo ✔ Cinturón de seguridad ✔ Deformación del volante ✔ Inflado del *airbag* ✔ Distancia a la que es lanzado el sujeto		De fuego	✔ Tipo ✔ Distancia de disparo ✔ Número de disparos
Precipitación	✔ Altura de caída ✔ Área del cuerpo que impacta		Blanca	✔ Tipo ✔ Longitud de la hoja

En el traumatismo cerrado se ha impuesto la TC por su precisión (y la rapidez actual de la técnica). La evidencia no ha encontrado diferencias entre la TC completa (*body-TC*) o la selectiva en los enfermos politraumatizados, salvo cuando presentan bajo nivel de consciencia (GCS < 13), por la consiguiente dificultad de comunicación de los síntomas.

La TC completa parece también más adecuada en los traumatismos de alto riesgo (como accidentes a alta velocidad o precipitaciones desde mucha altura). Algunos equipos prefieren realizar imágenes TC selectivas, en función de la valoración clínica y el mecanismo lesional, por los riesgos de la técnica a corto plazo (nefropatía por contraste) y largo plazo (radiación acumulada y cáncer).

Son limitaciones importantes de la TC las siguientes: *a)* el tiempo y la logística para el desplazamiento, que requieren de una estabilidad relativa (al menos que el paciente haya respondido a la resucitación inicial o que se mantenga respondedor); *b)* escasa precisión para detectar lesiones del diafragma; *c)* define mal las lesiones en los traumatismos penetrantes a baja velocidad (dispersión del gas, escaso desplazamiento de estructuras y dificultad de localizar lesiones en vísceras huecas).

2.4.4. Analgesia y sedación

Inicialmente se deben utilizar fármacos de vida media corta, por lo que serán necesarias dosis repetidas y una monitorización estrecha. Una analgesia adecuada es prioritaria sobre la sedación;

el fentanilo controla el dolor e induce escaso efecto hemodinámico añadido.

2.4.5. Antibioterapia y profilaxis antitetánica

Se debe evaluar la necesidad de antibioterapia profiláctica en las lesiones ortopédicas de tipo fractura abierta y en el traumatismo penetrante, y, además, en caso de intubación, mantener una pauta de 48 horas de profilaxis antibiótica.

Se debe administrar profilaxis antitetánica adecuada lo antes posible en caso de heridas en la piel con riesgo tetanígeno, como son las heridas contaminadas con suciedad (tierra, heces, etc.), heridas por arma blanca, proyectil, explosión, quemaduras, mordeduras, aplastamiento o congelación. El tratamiento con toxoide tetánico e inmunoglobulinas dependerá de las dosis previas de vacunación y del tipo de herida (Tabla 78-8).

2.4.6. Considerar la posibilidad de víctimas de violencia

Ante la sospecha de violencia como causa de la agresión se debe proceder a una descripción de las lesiones, no alterar las evidencias en el manejo de la ropa o el cuerpo y dar parte al juzgado de guardia.

2.5. Transferencia del enfermo a un centro útil

Cuando las lesiones de los enfermos traumatizados sobrepasan la capacidad de manejo del centro receptor, el trasladado a un centro de referencia de traumatismo disminuye la mortalidad. El retraso en la transferencia también se asocia a un aumento de mortalidad, por lo que la estabilización se debe optimizar rápidamente y proceder al traslado.

La decisión del traslado se debe coordinar entre el médico emisor, el médico receptor y el médico de traslados. Los criterios para decidir el traslado incluyen: mecanismo lesional, hallazgos clínicos y características del enfermo (edad y enfermedades crónicas).

La información necesaria y relevante se debe transmitir de forma clara, por escrito y verbalmente, siguiendo una lista de verificación (*checklist*) de manera que se puedan movilizar los recursos necesarios para un traslado seguro y una atención rápida en destino: identificación del enfermo, antecedentes de interés, manejo prehospitalario, valoración de Urgencias y manejo realizado (procedimientos y pruebas).

Está justificada la realización en el centro de origen de los procedimientos e intervenciones necesarios por una urgencia vital o para evitar un deterioro durante el traslado: intubación traqueal, tubos de tórax, estabilización pélvica y, en algunos casos, cirugías de control de daños en enfermos que no se pueden estabilizar antes del traslado.

Las transfusiones en el contexto de inestabilidad se deben iniciar en el origen o durante el traslado.

No se debe retrasar el traslado a la espera de resultados de laboratorio o para realizar pruebas de imagen, aunque se trate de enfermos estables, puesto que algunas pruebas se repetirán en el hospital receptor y, por otra parte, las del centro de origen estarán disponibles por medios digitales. Así, por ejemplo, si con independencia de los resultados de una TC el enfermo debe ser trasladado, la realización de la TC no justifica un retraso del traslado; si el enfermo puede ser atendido en origen, se mantiene inestable como para proceder al traslado seguro o el medio de traslado tiene cierta demora, se debe realizar la TC en el origen.

2.6. Control de daños y resucitación

Se ha demostrado que la cirugía urgente (previa al ingreso definitivo en la UCI) para controlar los focos de hemorragia o de infección (principalmente intestinal) disminuye la mortalidad del traumatismo grave. Posteriormente, cuando el enfermo ingresa en la UCI definitivamente, se completa la resucitación (coagulopatía, hipotermia y acidosis). Una vez estabilizado, se procede al tratamiento definitivo y programado de las lesiones.

3. Manejo definitivo en la unidad de cuidados intensivos

Tras haber realizado un manejo inicial en el servicio de Urgencias (en algunos centros en espacios específicos de la propia UCI) y finalizada, si procede, la cirugía de control de daños, el enfermo ingresa en la UCI.

Debido al riesgo de que existan lesiones que hayan pasado inadvertidas, se han establecido en la valoración terciaria (al ingreso en UCI tras el manejo inicial y el control de daños) una serie de medidas dirigidas a definir el alcance del traumatismo: anamnesis detenida, exploración completa y pruebas diagnósticas complementarias. El manejo incluye completar la resucitación inicial, interrumpida por la cirugía urgente, y la que sea necesaria tras la cirugía de control de daños.

Tabla 78-8. Indicación de tratamiento antitetánico en las heridas

Vacunaciones previas de toxoide tetánico	Herida limpia y menor		Herida sucia o mayor	
	Vacuna con toxoide tetánico	Inmunoglobulina humana antitetánica	Vacuna con toxoide tetánico	Inmunoglobulina humana antitetánica
< 3 dosis o desconocido	Sí	No	Sí	Sí
≥ 3 dosis	Sí la última dosis se administró hace ≥ 10 años	No	Sí la última dosis se administró hace ≥ 5 años	No

3.1. Valoración terciaria del traumatizado

Al ingresar en la UCI, el enfermo traumatizado debe ser valorado íntegramente para disminuir la posibilidad de que existan lesiones que hayan pasado desapercibidas (lo que ocurre con más frecuencia en enfermos intervenidos de urgencia). Esta valoración tardía también es útil para detectar daños que aparecen diferidamente. Su utilidad aumenta cuando el paciente está consciente, y es preferible que la realice el mismo equipo que llevó a cabo las valoraciones primaria y secundaria, de manera que sea más fácil detectar cambios sutiles.

La valoración terciaria incluye una revisión funcional (siguiendo el ABC) y una anatómica. Estas se completan por una anamnesis más detenida y la información de familiares, la revisión de las pruebas realizadas (imagen y laboratorio) y la realización de las que convengan.

Así, la valoración comprende:

- ✔ **A y B:** patrón respiratorio, auscultación pulmonar y, en su caso, intubación endotraqueal.
- ✔ **C:** valorar la situación cardiovascular (constantes, pulsos y perfusión periférica), los catéteres vasculares disponibles y su estado de funcionamiento, y los líquidos y hemoderivados infundidos desde el inicio de la atención; incluye valorar la situación vascular mediante pulsos, perfusión y comparando las presiones no invasivas de los cuatro miembros.
- ✔ **D:** repetir la exploración neurológica completa y, si se puede, suspender la sedación.
- ✔ **E:** repetir la exploración anatómica craneocaudal, frontal y posterior en busca de lesiones externas no identificadas y comprobando la situación de catéteres, tubos y drenajes.

3.1.1. Anamnesis

La anamnesis se ve dificultada con frecuencia por la incapacidad del enfermo, la ausencia de allegados o la imposibilidad de acceso a su historia clínica (enfermo no identificado o perteneciente a otro sistema sanitario).

Los antecedentes del enfermo (alergias, tratamientos y hábitos tóxicos) son importantes en su manejo. Los antecedentes médicos también influyen sobre las complicaciones, la estancia hospitalaria y el pronóstico final.

Por otra parte, estar vigilantes nos permite asociar algunos mecanismos lesionales (como caídas o accidentes de tráfico) con la existencia previa y causal de procesos como un ictus, arritmias cardíacas, abuso de sustancias, intentos autolíticos, violencia o autolesiones. Las sustancias de abuso (alcohol y drogas) se asocian a complicaciones infecciosas y a síndrome de abstinencia durante el ingreso que, en una situación crítica, no siempre se reconocen a tiempo.

3.1.2. Revisión de las pruebas diagnósticas complementarias

Una vez ingresado el enfermo, insertados los catéteres o tubos precisos y la sonda nasogástrica, se repetirá la radiografía simple de tórax para comprobar la posición tanto de los catéteres como del tubo endotraqueal y se reevaluará la evolución de los pulmones. Se tienen que revisar las radiografías simples, las imágenes de TC o ecografía y los informes definitivos del radiólogo (que inicialmente suelen ser verbales).

Con la información definitiva y los datos de la situación clínica, se programarán las pruebas complementarias urgentes, preferentes o de control que se consideren necesarias. Los hallazgos patológicos no relacionados con el traumatismo se considerarán en la evolución del enfermo, se reflejarán en la historia clínica para su debido manejo y se comunicarán al enfermo y a la familia.

Las pruebas de imagen de quirófano, y las posteriores, se valorarán considerando la posibilidad de cuerpo extraño abandonado durante la cirugía urgente.

3.1.3. Detección de posibles lesiones no identificadas

Las lesiones no identificadas a tiempo aumentan la estancia hospitalaria, la morbilidad y la mortalidad. La frecuencia de lesiones no identificadas es variable, en función de la definición del concepto en los distintos estudios, pero es raro que amenacen la vida.

Las lesiones no identificadas más frecuentes son: lesiones de víscera sólida, lesiones del colon, lesiones del diafragma, sangrados activos no detectados, lesiones raquídeas y fracturas óseas distales.

Las causas más habituales para no detectar lesiones incluyen: a) interpretación errónea de las pruebas de imagen o falta de pruebas de imagen de los miembros; b) una puntuación en el *Injury Severity Score* (ISS) elevada (> 16), una puntuación en la GCS baja (< 8), una puntuación en la *Abbreviated Injury Scale* (AIS) alta (> 3) y una puntuación AIS de tórax elevada; y c) la necesidad de cirugía urgente para control de daños.

3.1.3.1. Traumatismo abdominal y lesión de diafragma

Se debe sospechar la existencia de una lesión abdominal no detectada cuando un traumatismo, penetrante o cerrado, cursa con acidosis y taquicardia persistentes y necesidad de aporte de volumen o hematíes. Ejemplos de ello son las lesiones de duodeno y páncreas o las lesiones de los mesos (que pueden sangrar diferidamente y ocasionar isquemia intestinal). Ya tardíamente aparecerá un cuadro de respuesta inflamatoria y sepsis de foco abdominal.

Los procedimientos de imagen esenciales son la ecografía y la TC. La laparotomía diagnóstica se indica si se sospecha una lesión grave operable que no se identifica con las pruebas de imagen, especialmente si la exploración está limitada por la situación neurológica o el soporte vital.

Las lesiones del diafragma tienen un diagnóstico complicado por la mala resolución y la mala capacidad de definirlas por la TC. El diafragma tiene riesgo de estar afectado cuando coincide la presencia de lesiones en tórax y abdomen; es más frecuente encontrarlo lesionado en los traumatismos penetrantes y se suele asociar a lesiones en el hígado o el bazo.

3.1.3.2. Contusión pulmonar

La lesión del parénquima pulmonar se produce en caídas, traumatismos penetrantes, aplastamientos y por deceleración en los accidentes de tráfico. Su presentación radiológica puede ser tardía y no siempre se asocia con lesiones externas en la pared torácica, pudiendo pasar desapercibida inicialmente. En los primeros días de evolución el daño contusivo puede extenderse y finalmente complicarse con sobreinfección o síndrome de dificultad respiratoria aguda (SDRA).

3.1.3.3. Lesiones vasculares

Las lesiones de los grandes vasos suelen manifestarse precozmente por *shock*, sangrado, masas pulsátiles o isquemia distal. Pueden ser difíciles de detectar si afectan a vasos profundos menores (mesos) o cuando la afectación consiste en una disección de la íntima, que va progresando y desencadena un proceso isquémico diferido.

3.1.3.4. Traumatismo craneoencefálico

Algunas lesiones graves del TCE pueden pasar desapercibidas cuando: *a)* no se realiza una TC indicada (puntuación GCS baja, presencia de fracturas hundimiento o heridas penetrantes); *b)* las imágenes se interpretan mal; o *c)* en la TC inicial las lesiones no son evidentes y la experiencia en el manejo de TCE es escasa. La monitorización de la presión intracraneal y los controles precoces mediante TC a las 24 horas del ingreso o ante deterioro neurológico pueden detectar lesiones no identificadas inicialmente.

En caso de un bajo nivel de consciencia sin evidencias causales en la imagen TC, debe realizarse un electroencefalograma para descartar crisis comiciales y una resonancia magnética por la posibilidad de lesiones no detectables mediante la TC (como la lesión axonal difusa).

En la evaluación terciaria se debe revisar el cuero cabelludo en busca de heridas que inicialmente pueden pasar desapercibidas debido a la suciedad y al cabello.

3.2. Monitorización

La valoración del enfermo traumatizado debe ser frecuente y su monitorización ha de ser continua, especialmente en los enfermos sometidos a cirugía de control de daños o los que sufren lesiones de órganos que se tratan de forma conservadora.

La monitorización depende de la gravedad del traumatismo, la naturaleza de las lesiones y la patología basal del enfermo.

Los enfermos con lesiones orgánicas graves (que inducen coma, *shock*, insuficiencia respiratoria, etc.), o lesiones intermedias pero múltiples, requieren de ingreso en UCI, mientras que en unidades de cuidados intermedios pueden ingresar aquellos con lesiones moderadas o leves, lesiones de víscera sólida en tratamiento conservador y los enfermos con patología crónica cardiopulmonar, o frágiles por la edad, que inicialmente se encuentran estables.

No obstante, las unidades de cuidados intermedios no son consideradas coste-eficientes por todos los autores, pues pueden suponer un personal de enfermería menos entrenado para el manejo de los enfermos graves en caso de deterioro, y por otro lado, en una UCI la combinación de enfermos con distintos niveles de gravedad facilita la organización de la atención más flexible.

3.2.1. Pruebas de laboratorio

Al ingreso en la UCI se deben repetir las pruebas de laboratorio, con más razón en los enfermos que han pasado por el quirófano. Las pruebas fundamentales son la gasometría, el hemograma, las que fueron inicialmente anormales y las referentes a los órganos y funciones afectados. Los parámetros esenciales se recogen en la Tabla 78-9.

3.2.2. Síndrome compartimental

El síndrome compartimental de las extremidades se produce en casos de aplastamiento, en fractura de huesos largos y especialmente en casos de isquemia-reperfusión tras lesiones arteriales y venosas. Se debe considerar inicialmente si se precisa realizar una fasciotomía y monitorizar las presiones compartimentales en las siguiente 24 a 48 horas.

El factor de riesgo más importante es la edad, siendo los pacientes jóvenes más propensos. Es más frecuente en varones que en mujeres. Otro factor importante es la localización, siendo más frecuente en la diáfisis de huesos largos.

La monitorización de la presión intracompartimental para el diagnóstico del síndrome es controvertida en el paciente despierto. En el adulto debería ser de unos 8 mm Hg en reposo, prefiriéndose la medición a 5 cm del foco. Se suele recomendar tratamiento quirúrgico con presiones > 30 mm Hg o cuando existe una diferencia entre la presión arterial diastólica y la presión intracompartimental < 20 mm Hg. Como tratamiento se recomienda la retirada de presión externa (férula, vendajes, etc.), mantener el miembro elevado y, en el caso de no responder, realizar una fasciotomía urgente.

El síndrome compartimental abdominal se relaciona con la resucitación agresiva de los traumatizados más graves y puede ser fatal. Es una urgencia quirúrgica que debe ser valorada y seguida o tratada por el servicio de Cirugía.

La presión intraabdominal se mide aproximadamente a partir de la presión en la vejiga con un sistema de presión electrónico o mediante dispositivos calibrados en el sistema de drenaje de la orina. La medición se debe realizar siempre que la resucitación sea agresiva, exista distensión abdominal o haya oliguria.

3.2.3. Descartar tromboembolia venosa

Los grupos que realizan una búsqueda activa de la trombosis venosa profunda (TVP) mediante estudio Doppler diagnostican más casos de TVP, pero no se disminuye la incidencia de embolia pulmonar. La anticoagulación farmacológica tampoco evita completamente la aparición de TVP. Parece un manejo razonable recurrir a profilaxis de la TVP y dejar los estudios Doppler para los enfermos con signos o alto riesgo de TVP.

Tabla 78-9. Parámetros de laboratorio prioritarios en el paciente con traumatismo ingresado en la unidad de cuidados intensivos

Variable	Objetivos	Causa	Monitorización	Observaciones
Gasometría	Gradiente y ventilación	Valorar la situación pulmonar y su evolución	Ingreso y en función de la respuesta a los cambios del respirador	
	Lactato y equilibrio ácido-base	Guía en la resucitación (un aclaramiento adecuado indica buena perfusión de sistemas y la falta de aclaramiento en 24 horas se asocia a un aumento de mortalidad)	Ingreso y en función de la respuesta del lactato a la resucitación	Si el lactato no se normaliza, aunque el paciente parezca euvolémico, sin anemia ni sangrado visible, indica: ✔ Lesión no detectada en víscera hueca ✔ Disfunción cardíaca ✔ Disfunción hepática
Hemograma	Anemización	Pérdidas de sangre y necesidad de transfusión	Se compara con el de ingreso y se seria cada 4-8 horas si media riesgo de sangrado (lesión de víscera sólida y traumatismo pélvico) o cuando la situación clínica lo requiera	Si hay un sangrado intenso el hemograma no es la guía adecuada para la transfusión
Coagulación	Coagulopatía	Se debe a daño tisular. Intensa en el TCE (liberación de tromboplastina). Factores facilitadores: hemodilución, hipotermia y acidosis	En los casos de transfusión masiva o necesidad frecuente de hemoderivados (plasma, complejo protrombínico o fibrinógeno): control tras la administración o cada 4 o 6 horas	Para identificar la causa de la coagulopatía y dirigir el tratamiento son de utilidad la TEG o ROTEM. La evaluación y el manejo precoz de la coagulopatía disminuyen la morbimortalidad
Creatinina y urea	Función renal	Indicación prioritaria si media hipovolemia, rabdomiólisis, administración de contraste y enfermedad renal crónica	Ingreso y a diario	Interesa especialmente si hay hipovolemia, rabdomiólisis, administración de contraste y enfermedad renal crónica
CPK	Rabdomiólisis y mioglobinuria	Lesiones musculares (aplastamiento, inmovilización, isquemia y reperfusión y síndrome compartimental). La curva de CPK (pico y duración) varía con la masa muscular afectada	Se monitoriza su evolución hasta que descienda (con la creatinina y el potasio)	Se manifiestan con orina de color rojo oscuro por la mioglobina, elevación de enzimas musculares en suero (CPK) y alteraciones electrolíticas. El manejo forzando la diuresis mediante aporte de volumen puede inducir hipopotasemia (hiperpotasemia si se deteriora la función renal)

CPK: creatina-fosfocinasa; TCE: traumatismo craneoencefálico; TEG: tromboelastografía; ROTEM: tromboelastometría rotacional.

3.3. Tratamientos preventivos en el paciente con traumatismo

Existen algunas complicaciones de los enfermos críticos que se asocian especialmente a la enfermedad traumática. Su manejo preventivo incluye, entre otros, el recurso a antibióticos, tromboprofilaxis, protección de lesiones gástricas, detección de sustancias de abuso y soporte emocional.

3.3.1. Control de la hipotermia

La hipotermia inhibe la formación del coágulo y provoca disfunción plaquetaria, por lo que la temperatura es un parámetro que hay que monitorizar desde el ingreso en la UCI de manera continua mediante sonda esofágica o rectal, o mediante la medida de los sistemas invasivos de gasto cardíaco si se utilizan.

La hipotermia en el traumatizado es secundaria a la exposición al frío en el lugar del accidente, la fluidoterapia en el lugar del accidente y durante la atención inicial, la situación de *shock* circulatorio y la exposición durante la cirugía urgente.

Para su control se procederá a disminuir la exposición al frío, administrar los sueros calentados, calentamiento activo con sistemas de aire (mantas en hipotermia leve), y cuando la hipotermia sea moderada o intensa y se acompañe de coagulopatía, se puede recurrir a sistemas de calentamiento central.

3.3.2. Antibióticos

La profilaxis antibiótica no debe indicarse de manera generalizada. En los traumatismos más graves se desencadena una respuesta inflamatoria intensa, y como el riesgo de procesos infecciosos en el traumatismo está aumentado, se debe ser riguroso en los procedimientos diagnósticos (detección de foco y obtención de muestras para cultivo) de cara a evitar tratamientos antibióticos innecesarios.

La profilaxis antibiótica está indicada en los siguientes casos:

- Cuanto tiene lugar una intervención quirúrgica.
- Lesiones penetrantes del tórax que requieren de un tubo pleural.
- Lesiones penetrantes que presenten signos de infección o si son susceptibles de exploración abdominal, en cuyo caso se recurre a una dosis única en la primera hora del procedimiento exploratorio.
- Si se identifican lesiones de víscera hueca y la reparación quirúrgica es precoz, se administrará antibiótico durante el primer día.
- Los enfermos con bajo nivel de consciencia, por el riesgo de aspiración, recibirán profilaxis antibiótica durante 24-48 horas para disminuir el riesgo de neumonía durante el ingreso (protocolo Neumonía Zero).

3.3.3. Úlceras de estrés

La profilaxis de las lesiones gástricas por estrés se debe iniciar en todos los pacientes con traumatismo ingresados en la UCI. Estas lesiones se asocian al traumatismo grave y son más frecuentes si media coagulopatía y cuando existen antecedentes personales de lesiones gástricas. Se localizan preferentemente en el fondo y el cuerpo gástricos, y en su mayoría son sangrados superficiales, pero en ocasiones se producen lesiones profundas que desencadenan sangrados graves y que pueden derivar en perforaciones.

Sobre la selección de la profilaxis, se debe tener en cuenta que la asociación de profilaxis antibiótica e inhibidores de la bomba de protones se relaciona con el desarrollo de colitis por *Clostridium difficile*, mientras que los bloqueantes de los receptores histamínicos H_2 protegen sin aumentar el riego de colitis.

3.3.4. Enfermedad tromboembólica

Los pacientes traumatizados tienen un riesgo, al menos moderado, de sufrir enfermedad tromboembólica venosa, riesgo que aumenta con el retraso del inicio de la profilaxis.

Los traumatizados graves deben recibir profilaxis farmacológica, mecánica o filtro de vena cava inferior; estos últimos pueden considerarse en la trombosis proximal y si existen contraindicaciones para anticoagulación farmacológica.

Si no hay contraindicación, se recomienda la profilaxis con heparina de bajo peso molecular lo más precozmente tras la corrección de la coagulopatía secundaria al traumatismo y mantenerla durante la estancia en la UCI (se continuará tras el alta si el paciente sufre lesiones ortopédicas que limitan su movilidad).

Son contraindicaciones el sangrado activo, el traumatismo raquimedular con hematoma paraespinal, la hemorragia activa y la coagulopatía.

3.3.5. Úlceras por presión

El riesgo de desarrollar úlceras por presión aumenta en los enfermos traumatizados en ventilación mecánica y aquellos cuyas lesiones obligan al encamamiento prolongado (TCE, traumatismo raquídeo, lesiones cerradas de víscera sólida y lesiones graves de pelvis o extremidades). Su aparición se relaciona con el mayor nivel de sedación.

Las medidas preventivas consisten en disponer de superficies de apoyo adecuadas, realizar los cambios posturales posibles y optimizar el nivel de sedación y el soporte nutricional.

3.3.6. Sustancias de abuso: alcohol y drogas

En el contexto del traumatismo es más frecuente que exista un consumo reciente de alcohol u otras sustancias de abuso. Se debe valorar y descartar esta posibilidad en la exploración inicial: *a)* no se debe atribuir a las drogas una exploración anormal secundaria a lesiones estructurales; *b)* descartadas lesiones estructurales, se considerará el efecto del alcohol y las drogas; y *c)* en el manejo posterior se vigilará la aparición de cuadros de delírium y abstinencia que puedan estar relacionados con sustancias ilícitas, para aplicar un tratamiento preventivo.

3.3.7. Apoyo psicológico

El estrés agudo y el postraumático son más frecuentes en los accidentes más graves, cuando se deben a agresión y los que requieren ingreso en la UCI. Se manifiestan por pensamientos intrusivos, pesadillas e hipervigilancia, o evitando recordar el episodio.

Los enfermos que tienen recuerdos sobre los procedimientos (ya sean los urgentes de críticos o los de la cirugía de control de daños, por la situación de *shock* o por estar escasamente analgesiados o sedados) son especialmente sensibles a presentar síntomas psicológicos.

Aunque inicialmente se puede recurrir a ansiolíticos, pasado un tiempo con el enfermo consciente, este debe ser remitido a Psicología o Psiquiatría (en función de la disponibilidad del centro).

3.3.8. Corticosteroides

Los corticosteroides no están indicados en el traumatismo. Los pacientes en tratamiento crónico deberían recibir dosis de estrés y mantenimiento.

3.4. Fluidoterapia y soporte nutricional

La resucitación del enfermo traumatizado grave tiene tres pilares: perfusión tisular (déficit de bases y acidosis láctica) normalizada, coagulación normalizada y normotermia (> 37 °C).

La primera medida para conseguir esta normalización es corregir la hipovolemia absoluta y relativa.

El aporte descontrolado de cristaloides puede ocasionar problemas de presión intracraneal, edema pulmonar y edema visceral/retroperitoneal con riesgo de desarrollar síndrome compartimental abdominal. Una reanimación dirigida por objetivos hasta conseguir la precarga deseada, junto con la infusión de vasopresores (o inótropos) es la aproximación general, pero en los casos de hemorragia activa se debe minimizar la sobrecarga de cristaloides mediante una hipotensión permisiva (en ausencia de TCE), el control de daños y una reposición equilibrada de productos sanguíneos.

La reposición de hematíes debe basarse en las necesidades de hemoglobina para proporcionar una oxigenación tisular adecuada. Cuando se descarta sangrado y el paciente permanece euvolémico, un nivel de hemoglobina > 7 g/dL es suficiente y evita los efectos inflamatorios adversos de los concentrados de hematíes.

Finalmente, cuando no se alcanza una presión arterial adecuada (60-65 mm Hg) por bajas resistencias sistémicas, se recurre a vasopresores. En general la noradrenalina es el agente de elección y se reservan los inótropos para los casos concretos de afectación cardíaca (adrenalina o dobutamina asociada a noradrenalina).

3.4.1. Fluidoterapia

Al ingreso en la UCI, antes de proceder al reemplazo de volumen y electrolitos, se debe realizar un balance riguroso en la medida de lo posible, por la pérdida de los aportes y las pérdidas durante la atención prehospitalaria, hospitalaria inicial y en el quirófano.

Se recurre a bolos de cristaloides en pacientes que presentan hipotensión u oliguria sin sangrado activo o significativo, especialmente si su balance hídrico es negativo. Como guía tenemos la valoración invasiva, la ecocardiografía y la diuresis.

Los sangrados persistentes no candidatos a cirugía se manejan con transfusión de hematíes y plasma fresco congelado y plaquetas, con el objetivo en el transporte de oxígeno.

Pueden producirse intensos balances positivos en enfermos con transfusión masiva, por lo que se debe aproximar la situación de su volemia, limitar el aporte de cristaloides y vigilar el posible desarrollo de síndrome compartimental abdominal. Cuando esté disponible, la transfusión se guiará por TEG tromboelastografía (TEG) o tromboelastometría rotacional (ROTEM).

En los pacientes normovolémicos y estables la pauta de líquidos programada deberá considerar las pérdidas por tubos y drenajes, y calcular las pérdidas de heridas abiertas, junto con la hemodinámica y los valores de laboratorio.

El riesgo renal no debe retrasar las pruebas de imagen con contraste intravenoso que se necesiten con carácter urgente en circunstancias de riesgo vital, pero en algunas ocasiones se puede programar una prueba con carácter preferente si el riesgo-beneficio es asumible.

En los enfermos ingresados es frecuente que se deban repetir pruebas de imagen con buena calidad y con contraste intravenoso, para lo que se debe prehidratar al paciente cuando la prueba sea con carácter preferente. Hay datos que apoyan la adición de N-acetilcisteína o bicarbonato a la prehidratación.

3.4.2. Soporte nutricional

El hipermetabolismo secundario al traumatismo grave desencadena una inhibición de la síntesis de proteínas y el catabolismo muscular, por lo que se requiere el inicio precoz de un soporte nutricional alto en proteínas con el objetivo de evitar la desnutrición proteica, mantener en lo posible la masa magra y disminuir su colaboración a la disfunción de órganos. En caso de pérdidas por laparotomía o por drenajes abdominales, se alcanzan unos 2 g de pérdida proteica por litro drenado.

La primera opción, cuando es imposible la dieta oral, es la nutrición enteral completa o complementando a la oral; esto no excluye a los enfermos con abdomen abierto, tampoco la contraindica una resección y anastomosis intestinal, y si hay lesiones duodenales o pancreáticas se puede recurrir a sondas nasoyeyunales para alimentación con descompresión gástrica.

Respecto a la nutrición parenteral, la enteral tiene menos complicaciones infecciosas y es posible que, suplementada con glutamina, arginina y ácidos grasos omega-3, tenga beneficios en el paciente politraumatizado grave, pudiendo disminuir la tasa de infecciones y la estancia hospitalaria, aunque sin evidencia de reducir la mortalidad.

El inicio de la nutrición enteral depende de las lesiones y de la situación de tolerancia gastrointestinal. Mientras tanto, se puede iniciar nutrición parenteral hasta 1 semana, cuando se considere que es posible que haya tolerancia enteral en ese tiempo.

Los traumatismos abdominales más graves, si media sedación más profunda o necesidad de bloqueo neuromuscular, pueden hacer que no haya tolerancia a la nutrición enteral, aunque no contraindica el inicio de la nutrición enteral pero sí una mayor vigilancia de su tolerancia o pautarla tan solo a dosis tróficas.

Las situaciones en las que se indica el inicio de nutrición parenteral son: íleo paralítico persistente, hipoperfusión esplácnica con isquemia intestinal y riesgo de necrosis, grandes resecciones intestinales, fístulas intestinales de alto flujo, intolerancia documentada a la nutrición enteral y, finalmente, incapacidad de la nutrición enteral para cubrir las necesidades calóricas del enfermo.

En el paciente traumatizado se puede producir hiperglucemia o hipoglucemia en función del proceso agudo y de la situación basal del enfermo. La hiperglucemia de los enfermos no diabéticos en el contexto del traumatismo se asocia con un aumento de infecciones (de herida, urinarias y respiratorias), mayor estancia en la UCI y hospitalaria y aumento de la mortalidad (hasta el doble), lo que no es significativo entre los enfermos diabéticos. En el TCE es especialmente adverso el efecto de la hiperglucemia y la hipoglucemia.

3.5. Tubos, catéteres y perfusiones, sondas y drenajes

En la atención inicial al traumatizado grave es habitual la intubación endotraqueal, la inserción de sonda nasogástrica y vesical, la canalización de vías periféricas o centrales y, posiblemente, la inserción de tubos pleurales (Tabla 78-10). Durante la cirugía de control de daños este material se puede cambiar y es muy posible que se dejen drenajes de la zona intervenida.

Tabla 78-10. Tubos, catéteres y perfusiones, sondas y drenajes

	Tipos	Cuidados
Tubos	Tubo endotraqueal	Revisar posición
	Tubo de tórax	Valorar secreciones
		Neumonía Zero
Catéteres	Venosos centrales	
	Venosos periféricos	Retirar los innecesarios
	Arteriales	Mantener los canalizados con técnica estéril
		Bacteriemia Zero
	De monitorización de presiones	
Perfusiones		Líneas nuevas
Sondas	Nasogástrica	
	Vesical	ITU Zero
Drenajes	Quirúrgicos	Medir el drenado y valorar sus características
		Asegurar el vacío o su ausencia según indicación
	Torácicos	Valorar la permeabilidad y producción de aire o fluido y sus características

Al ingreso en la UCI se debe comprobar la posición correcta de todos ellos frecuentemente con una radiografía de control, verificar si son permeables y cumplen con su función, y respecto a los catéteres vasculares, si las condiciones de asepsia en su inserción están en duda, se deben sustituir por otros de localización, calibre y número de luces apropiado al tratamiento en la UCI.

3.6. Cuidados de heridas

Las heridas en los enfermos traumatizados son muy diversas, por el mecanismo lesional, profundidad, extensión, localización anatómica y en relación con articulaciones o vasos sanguíneos, etc. Las profundas y extensas de zonas de riesgo se deben desbridar y reparar en lo posible en el quirófano.

3.6.1. Heridas superficiales

Las heridas superficiales se tratan con apósitos húmedos que se cubren posteriormente. Los dispositivos de vacío son útiles en heridas grandes y húmedas pero que no tengan infección activa o descontrolada.

3.6.2. Fasciotomías

Las fasciotomías pueden ser preventivas (p. ej., en fractura de tibia o una reparación vascular tras una isquemia que se reperfunde) o para el tratamiento de un síndrome compartimental en un miembro. Se cubren con apósitos húmedos o con presión negativa. El cierre se realiza cuando ha remitido el edema muscular, y para ello se pueden utilizar desde el principio sistemas de aproximación de los bordes de la piel.

3.6.3. Abdomen abierto

El mantenimiento de una laparotomía con separación de piel, músculo y fascia de la pared abdominal se realiza en las cirugías de control de daños o en presencia o sospecha de síndrome compartimental abdominal.

Para disminuir la pérdida de líquido existen sistemas que cubren el espacio y ayudan en el cierre progresivo posterior. Una de las técnicas utiliza suero salino hipertónico que, al disminuir el edema de mesos e intestino, facilita la aproximación de los bordes (el paciente debe tener controlada la función renal, estar euvolémico y con una natremia normal).

3.7. Manejo del dolor

Las UCI tienen generalmente establecido un protocolo de analgesia, sedación y bloqueo neuromuscular que se centra, muy especialmente en el caso del traumatismo, en el primer aspecto.

El control del dolor en enfermos sedados se basa en la infusión de opiáceos combinada con antiinflamatorios no esteroideos y analgésicos menores para un mejor control y disminuir la dependencia. El control del dolor es determinante en el traumatismo torácico con fracturas costales para facilitar los movimientos respiratorios y la tos, evitar la retención de secreciones, la formación de atelectasias y la sobreinfección de las atelectasias y de las áreas contusionadas. La neumonía es la principal complicación del traumatismo de pared costal.

En las unidades de críticos una alternativa que proporciona una analgesia efectiva es la sedación inhalada con gases (sevofluorano o isofluorano). En el caso de pacientes sin sedación la analgesia epidural es un recurso primordial para una buena función respiratoria.

3.8. Manejo conservador

El manejo conservador se refiere al manejo no operatorio de las lesiones de órganos sólidos (hígado, bazo, riñones y páncreas) cuando el enfermo se encuentra hemodinámicamente estable. Este manejo puede consistir en monitorización hemodinámica y analítica en espera de evolución o en un tratamiento intervencionista mediante embolización por arteriografía o colangiopancreatografía retrógrada endoscópica.

En general, el tratamiento conservador disminuye las complicaciones y acorta la estancia hospitalaria a costa de mantener unidades intervencionistas activas y del ingreso de los enfermos en unidades de críticos o intermedios.

3.9. Complicaciones

Las complicaciones se pueden clasificar por su origen en: *a)* secundarias a lesiones orgánicas primarias (abscesos abdominales); *b)* secundarias a la resucitación (como las relacionadas con la transfusión); *c)* debidas a la ventilación mecánica (infecciones respiratorias o barotrauma); *d)* por inmovilización (debilidad o TVP); *e)* yatrógenas (como el neumotórax en la canalización de vías).

Debido a la posibilidad de actuación para disminuir su incidencia, tienen una importancia especial las complicaciones asociadas a la resucitación, la ventilación mecánica y la inmovilización, el SDRA, las complicaciones por transfusión, la neumonía asociada a ventilación mecánica, la bacteriemia por catéter, la tromboembolia venosa y el fracaso renal agudo (FRA).

3.9.1. Síndrome de dificultad respiratoria aguda

El traumatismo grave induce lesión pulmonar aguda y SDRA en relación con el mecanismo lesional y la resucitación (contusión pulmonar, embolia grasa, politransfusión, etc.). Se ha informado una incidencia de SDRA en los traumatismos graves de hasta el 25 %; y se asocia a la edad, un ISS más elevado, la presencia de contusión pulmonar y de *volet* torácico y la transfusión masiva.

La afectación pulmonar inflamatoria se puede desarrollar en una fase precoz tras el traumatismo o tardíamente a consecuencia de daño directo por el traumatismo (contusión pulmonar), embolia grasa, sobreinfecciones y lesiones inflamatorias o infecciosas a distancia que tienen una relación primaria o secundaria con el traumatismo (y generalmente son abdominales).

La necesidad de manejo del SDRA en el paciente con traumatismo es frecuente y tiene un interés específico cuando el SDRA se asocia con el TCE, porque hace más complejo el tratamiento debido a que los objetivos ventilatorios óptimos para el pulmón y el cerebro divergen. Se recomienda, aunque sin evidencia clara, una estrategia de ventilación protectora similar a la del SDRA habitual mientras se mantenga una presión intracraneal controlada.

El soporte con oxigenación por membrana extracorpórea venovenosa para la optimización de la ventilación podría tener ser eficaz en los pacientes con bajo riesgo de hemorragia cerebral, mientras que el decúbito prono se puede considerar cuando se realiza una neuromonitorización multimodal y se minimiza el riesgo de aumento de presión intracraneal.

3.9.2. Complicaciones por transfusión

La transfusión, especialmente de plasma, puede desencadenar edema de pulmón no cardiogénico y lesión pulmonar aguda relacionada con la transfusión (TRALI).

3.9.3. Neumonía asociada a ventilación mecánica

La incidencia de neumonía asociada a ventilación mecánica es significativamente mayor en los enfermos con traumatismo; sin embargo, la mortalidad asociada es menor en estos enfermos que en otros pacientes críticos (11 % frente al 31 %).

Los factores de riesgo de neumonía asociada a ventilación mecánica en el traumatismo incluyen los días en ventilación mecánica, pero no se relaciona con la puntuación ISS ni con la mortalidad.

3.9.4. Bacteriemia por catéter

La incidencia de bacteriemia por catéter es mayor entre los enfermos traumatizados, lo que se atribuye a las circunstancias de urgencia en su inserción. Los catéteres centrales, ya sean de acceso central o periférico, se sustituirán por catéteres periféricos cuando sea posible.

3.9.5. Tromboembolia venosa

La incidencia de tromboembolia venosa está aumentada en los enfermos traumatizados graves. Las lesiones sangrantes contraindican la profilaxis antitrombótica, pero aun con profilaxis antitrombótica se produce tromboembolia venosa en un porcentaje no despreciable que varía según se detecte por ecografía Doppler o por manifestaciones clínicas (la TVP en miembros inferiores de pacientes que han recibido profilaxis oscila entre el 12 % y el 65 %).

La incidencia de tromboembolia pulmonar en Estados Unidos fue del 0,35 % según el National Trauma Data Bank (NTDB), y las distintas series comunican incidencias de entre el 0,7 % y el 20 %.

3.9.6. Fracaso renal agudo

La incidencia de FRA en el traumatismo cerrado grave está en torno al 25 %, y alcanza el 80 % en los casos con un ISS > 25. El riesgo de muerte se triplica en los traumatizados cuando está presente el FRA.

Los factores de riesgo de FRA incluyen: elevación del ácido láctico, hipotermia, transfusión de hematíes o crioprecipitado en las primeras 24 horas del ingreso y elevación de la creatinina al ingreso hospitalario (en relación con la edad y el sexo del paciente).

En los enfermos con lesión penetrante de tronco, según una revisión del NTDB, la incidencia de FRA (estadio 3) es del 2,3 % y la de diálisis del 0,9 %. Los factores de riesgo incluyen la edad, sexo masculino, diabetes mellitus, hipertensión arterial, GCS elevado, sepsis, lesión de víscera hueca y lesión más grave en las escalas de gravedad. La mortalidad se asocia a la necesidad de hemodiálisis y la presencia de FRA (28 % frente al 20 % frente al 8,8 %).

Algunos coloides (pentastarch y tetra-almidón), pero no el dextrano o la gelatina, aumentan el riesgo de FRA respecto a los cristaloides en los enfermos con sepsis. La incidencia de nefrotoxicidad por contraste no sobrepasa un 1 % y, por otra parte, no se ha encontrado correlación con la carga de contraste intravenoso. De todas formas, los almidones ya han sido prohibidos en la Unión Europea para la atención al paciente crítico.

Aunque la evidencia sobre la utilidad de los biomarcadores séricos y urinarios para predecir la aparición y recuperación del FRA está aún en fase de desarrollo, y no es específica de los traumatizados, parece que una prueba con furosemida es más sensible que los biomarcadores para predecir la evolución del FRA en los enfermos críticos en general.

Establecido el FRA, el tratamiento debe ser de soporte. En caso de criterios de FRA que no responde al tratamiento convencional con fluidoterapia y diuréticos, se valorará iniciar terapia renal sustitutiva, que según la estabilidad y situación clínica del paciente se realizará continua o intermitente, siguiendo los criterios habituales de inicio de esta terapia.

4. Pronóstico

Las escalas de gravedad del paciente con traumatismo, ideadas para cuantificar el traumatismo y correlacionarlo con el pronóstico, tienen algunas limitaciones.

La *Abbreviated Injury Scale* (AIS) se desarrolló para clasificar las lesiones de accidentes de tráfico. Clasifica las lesiones por tipo, región anatómica y gravedad desde una categoría 1 (la más leve) a una 6 (cuando es mortal). Ha sido revisada para ampliar su aplicación e introducir nuevos tipos de lesiones.

Otro sistema anatómico, que deriva de la AIS, es el *Injury Severity Score* (ISS), que calcula la mortalidad mediante el cuadrado de las tres puntuaciones más altas. Su valor máximo es 75 (si hay una lesión de categoría 6 en la AIS, la puntuación 75 se alcanza directamente). El problema principal del ISS es el componente de subjetividad en la clasificación de las lesiones (es fruto de un consenso y puntúa igual con independencia del órgano implicado).

Por otro lado, el *Revised Trauma Score* (RTS) es una escala fisiológica que considera la frecuencia respiratoria, la presión arterial sistólica y la puntuación GCS. Por su sencillez y enfoque fisiológico es útil para el triaje. Puntúa entre 0 y 12 (con 12 puntos se puede retrasar la asistencia, con 11 puntos la asistencia debe ser urgente, entre 3-10 puntos la asistencia será inmediata y con menos de 3 puntos la asistencia se pospondrá a la atención de casos con las puntuaciones anteriores, debido a la escasa posibilidad de sobrevivir).

El *Trauma Injury Severity Score* (TRISS) combina la edad, el ISS y el RTS para realizar un cálculo específico de la mortalidad tras el traumatismo, con independencia de que sea cerrado (para el que es más preciso) o abierto (para el que resulta adecuado).

La presencia de enfermedad crónica se relaciona con la mortalidad del traumatizado con independencia de la puntuación GCS o de otras escalas de gravedad. Las enfermedades basales más destacables en este sentido son la enfermedad cardíaca, la enfermedad renal y el cáncer. La obesidad se reconoce como un factor que empeora los resultados del paciente con traumatismo: una comparación de los traumatizados con índice de masa corporal menor de 30 respecto a los que tenían 30 o más, siendo comparables en ISS, mostró que la obesidad se asocia a más complicaciones (FRA y síndrome de disfunción multiorgánica), mayor estancia en la UCI y mayor mortalidad.

4.1. Morbilidad y mortalidad

El reconocimiento y tratamiento precoz de pacientes con riesgo de complicaciones puede ayudar a reducir la morbimortalidad.

En el análisis multivariante de más de 30.000 pacientes realizado por Vogel *et al.* se identificaron como factores de riesgo independientes de fracaso multiorgánico, y con ello aumento de mortalidad, los siguientes: edad, AIS ≥ 3 torácico o TCE, GCS ≤ 8, transfusión masiva, exceso de base < −3, presión arterial sistólica < 90 mm Hg y presencia de coagulopatía.

La mortalidad entre los pacientes con enfermedades crónicas subyacentes, especialmente el fracaso renal o la insuficiencia cardíaca, es mayor que en los pacientes sin patología previa.

4.2. Donación de órganos

Los fallecimientos inminentes por politraumatismo se deben comunicar al coordinador de trasplantes del centro para la valoración del paciente de cara a una donación, independientemente de la edad, la lesión o las comorbilidades previas.

ℹ **Puntos clave**

- ✔ El traumatismo es una de las principales causas de morbilidad y mortalidad. Para optimizar los resultados y evitar lesiones desapercibidas el manejo debe realizarse en equipo y ser sistemático.
- ✔ La valoración primaria aborda las lesiones con riesgo vital en un orden jerárquico; cuando se detecta un problema, se aborda inmediatamente antes de proseguir.
- ✔ La valoración secundaria comprende una historia detallada, una exploración física completa y organizada y pruebas diagnósticas dirigidas.
- ✔ El abordaje de control de daños quirúrgico, previo al ingreso en la UCI, se hará con técnicas rápidas de control de la hemorragia y de infección de la zona.
- ✔ La valoración terciaria anatómica de cabeza a pies disminuye el riesgo de que pasen desapercibidas algunas lesiones.
- ✔ Las complicaciones pueden ser secundarias a lesiones específicas o a la asistencia proporcionada: resucitación inadecuada, riesgos de las pruebas diagnósticas y de las técnicas de soporte vital, monitorización insuficiente, profilaxis inadecuada e inmovilización.

Bibliografía

Álvarez F, Sánchez M, García R, et al. Protocolo de prevención de las neumonías relacionadas con ventilación mecánica en las UCI españolas. Diciembre 2021. Disponible en: https://seguridaddelpaciente.sanidad.gob.es/proyectos/financiacionEstudios/colaboracionSSCC/semicyuc/docs/PROTOCOLO_NZ_V4_2.pdf [último acceso: Septiembre 2023].

Ambrós A, Bueno AM, et al. Protocolo de atención inicial al enfermo politraumatizado del Hospital General Universitario de Ciudad Real. 1ª ed. 36 p.

Carney N, Totten AM, O'Reilly C, et al. Guidelines for the management of severe traumatic brain injury, 4ª edition. Neurosurgery. 2017;80(1):6-15.

Champion HR, Sacco WJ, Copes WS, Gann DS, Gennarelli TA, Flanagan ME. A revision of the Trauma Score. J Trauma. 1989;29(5):623-9.

Champion HR, Sacco WJ, Copes WS. Injury severity scoring again. J Trauma. 1995;38(1):94-5.

Chico-Fernández M, Bare Mendoza J, Mudarra Roche C, et al. Atención al trauma grave. Las primeras 24 horas. 1ª ed. Elsevier; 2022.

CRASH-3 trial collaborators. Effects of tranexamic acid on death, disability, vascular occlusive events and other morbidities in patients with acute traumatic brain injury (CRASH-3): a randomised, placebo-controlled trial. Lancet. 2019;394(10210):1713-23.

Galvagno SM Jr, Nahmias JT, Young DA. Advanced Trauma Life Support® Update 2019: Management and applications for adults and special populations. Anesthesiol Clin. 2019;37(1):13-32.

López Alted E, Chico-Fernández M. Guía para la atención al trauma grave. Aymon Solutions Spain; 2017.

Milzman DP, Boulanger BR, Rodriguez A, Soderstrom CA, Mitchell KA, Magnant CM. Pre-existing disease in trauma patients: a predictor of fate independent of age and injury severity score. J Trauma. 1992;32(2):236-43; discussion 243-4.

Napolitano LM, Kellum JA. Advances in trauma, an issue of critical care clinics. Elsevier. 2017.

Robba C, Camporota L, Citerio G. Acute respiratory distress syndrome complicating traumatic brain injury. Can opposite strategies converge? Intensive Care Med. 2023;49(5):583-6.

Stewart RM, Rotondo MF, Henry SM, et al. ATLS Advanced Trauma Life Support 10th Edition Student Course Manual 2018. 10ª ed. American college of Surgeons; 2018.

The CRASH-2 collaborators. Effects of tranexamic acid on death, vascular occlusive events, and blood transfusion in trauma patients with significant haemorrhage (CRASH-2): a randomised, placebo-controlled trial. Lancet. 2010;376:23-32.

Vogel JA, Liao MM, Hopkins E, et al. Prediction of postinjury multiple-organ failure in the emergency department: development of the Denver Emergency Department Trauma Organ Failure score. J Trauma Acute Care Surg. 2014;76(1):140-5.

M. López García, D. Carriedo González y J. Á. Lorente

↗ **Orientación para el estudio**

En este capítulo se presentan las particularidades del manejo del paciente quemado crítico en el contexto del paciente crítico en general, con especial atención a la necesidad de resucitación inicial, el daño de la vía aérea y del pulmón en el contexto de la inhalación de humo, el riesgo de sepsis, el soporte nutricional y el tratamiento quirúrgico.

1. El paciente quemado crítico

El paciente quemado crítico presenta peculiaridades en el contexto de enfermo crítico en general, y su manejo supone un especial reto para el intensivista. La gravedad de la agresión inicial y la magnitud de la respuesta inflamatoria subsiguiente, el hipermetabolismo, la inmunosupresión, el prolongado riesgo de sepsis y de fracaso multiorgánico, la necesidad de intervenciones quirúrgicas repetidas que implican repetidas lesiones inflamatorias, y la prolongada estancia en la unidad de cuidados intensivos (UCI), son algunas de las particularidades de este tipo de pacientes.

El pronóstico del paciente quemado crítico ha mejorado marcadamente en las últimas décadas gracias a avances en cuatro áreas: la compresión de la fisiopatología de la quemadura y la necesidad de resucitación, un tratamiento quirúrgico más específico, un mejor control de la sepsis mediante el tratamiento tópico y un mejor soporte nutricional.

1.1. Fases de la evolución de la quemadura

Tras la quemadura se pueden describir diferentes fases en la evolución del paciente, que se caracterizan por una diferente fisiopatología:

✔ **Fase de reanimación.** Se caracteriza por inestabilidad hemodinámica y complicaciones relacionadas con la vía área. En este período, aproximadamente de 48-72 horas de duración, tiene lugar la formación de edema tanto en el tejido quemado como en el no quemado. La prioridad del tratamiento no es la quemadura sino la resucitación y la función respiratoria.

✔ **Fase de postresucitación.** Período que comprende hasta el final de la primera semana (desde el día 2 al día 7). En esta fase sucede la transición de la fase de *ebb* (hipodinámica, hipometabólica) a la fase de *flow* (hiperdinámica, hipermetabólica).

✔ **Fase de inflamación-sepsis.** Es la que comienza a partir del día 7 y se caracteriza por el desarrollo de una respuesta hipermetabólica marcada, el riesgo de sepsis y la aparición de disfunción secuencial de órganos.

1.2. Pronóstico y disfunción de órganos del paciente quemado crítico

A diferencia de otros tipos de traumatismo, en los cuales la gravedad del daño tisular es difícil de estimar, en el caso de la quemadura la gravedad del daño se relaciona de forma muy íntima con la extensión de la superficie corporal quemada (SCQ), la edad, el sexo (hay mayor mortalidad en las mujeres), el diagnóstico de daño de la vía aérea por inhalación y la comorbilidad.

Un error frecuente consiste en infravalorar la gravedad de la quemadura si su pronóstico se estima solo considerando la extensión. Las extensiones moderadas en enfermos ancianos o con comorbilidad (principalmente cardiovascular, respiratoria y hepática) se asocian con una elevada mortalidad.

Nuestro grupo ha publicado que el grado de disfunción de órganos –medido por la puntuación SOFA (*Sequential Organ Failure Assessment*)– el día 1 y el diagnóstico de daño renal agudo durante la primera semana tras el traumatismo también son factores que se relacionan con la mortalidad. La relación de forma ajustada (es decir, considerando la relación con la mortalidad de los otros factores de riesgo) de la disfunción de órganos con la mortalidad es de particular interés, pues indica que no solo la magnitud del traumatismo y la situación previa del enfermo (edad, SCQ, daño de la vía aérea por inhalación de humo) se asocian con el desenlace desfavorable, sino que también la respuesta al traumatismo (medida como la magnitud de disfunción de órganos) es importante para explicar la mortalidad.

Asimismo, conviene mencionar nuestro hallazgo de que también el cambio en la disfunción de órganos entre el día 1 y 3 (factor que es modificable, pues ese cambio en la disfunción de órganos sucede tras el ingreso, mientras el paciente está siendo tratado en la UCI) tiene relación de forma ajustada con la mortalidad. Más recientemente hemos encontrado que el fracaso de la resucitación (medido como el aumento de la concentración sérica de creatinina, la necesidad de noradrenalina o un balance de fluidos muy positivo durante la fase de resucitación) se asocia también con desenlaces desfavorables. Estos hallazgos tienen una importante implicación clínica, y sugieren que la calidad de la resucitación puede mejorar los desenlaces subsiguientes.

1.3. Aspectos éticos

Es importante informar a la familia sobre la gravedad de estos enfermos. Con frecuencia se piensa que, transcurridos los primeros días, disminuye el peligro vital. La situación es justo la contraria: actualmente es posible mantener con vida a la mayoría de los enfermos. Es transcurrida la primera semana cuando el riesgo de sepsis, disfunción multiorgánica y mortalidad aumenta.

En pacientes con quemaduras extensas (o quemaduras reducidas en enfermos ancianos o con comorbilidad) hay que anticipar un curso prolongado en la UCI, necesidad de numerosas intervenciones quirúrgicas, episodios repetidos de sepsis, disfunción multiorgánica, necesidad prolongada de ventilación mecánica y riesgo elevado de muerte.

Es posible que se plantee la futilidad del tratamiento en el momento del ingreso. En efecto, pacientes con quemaduras muy extensas pueden no presentar opciones de tratamiento quirúrgico o de resucitación exitosa. Por otro lado, se puede también plantear una situación de futilidad probabilística en enfermos con importante comorbilidad. El juicio sobre la retirada de las medidas de soporte vital en los primeros momentos tras el traumatismo debe hacerse de forma muy cuidadosa por expertos en el manejo de pacientes quemados.

2. Atención inicial del paciente con quemaduras graves

2.1. Valoración primaria

La valoración inicial del paciente quemado es similar a la que se realiza en el paciente con traumatismo múltiple grave. Por tanto, en el lugar del accidente se realizará, por parte de los servicios de emergencia, una valoración primaria que consistirá en una revisión rápida y sistemática para reconocer condiciones que amenazan la vida:

- A (vía aérea). Todos los quemados son susceptibles de sufrir lesión térmica de la vía aérea superior. Un signo inicial del edema de la vía aérea superior es la disfonía. También hay que sospechar intoxicación por monóxido de carbono. Por todo ello se debe administrar oxígeno humidificado al 100 %.
- B (respiración y ventilación). Es importante exponer el tórax valorando la frecuencia, la profundidad y la calidad de las respiraciones. La intubación traqueal está indicada en casos con quemaduras faciales y en el cuello, o disminución del nivel de consciencia.
- C (circulación). Se debe monitorizar la frecuencia cardíaca, valorar la perfusión distal y los signos de hemorragia. Las quemaduras no producen hemorragia. Por tanto, si se sospecha hemorragia es necesario identificar el origen. Se debe canalizar al menos una vía venosa periférica e iniciar la resucitación mediante la administración intravenosa de soluciones balanceadas.
- D (déficit neurológico, deformaciones). Se ha de medir la Escala de Coma de Glasgow (GCS). Se deben identificar deformidades groseras que puedan asociarse a otros daños.
- E (exposición). Se debe retirar la ropa y objetos metálicos que puedan estar perpetuando la lesión térmica. Posteriormente se debe asegurar la temperatura del paciente durante el traslado.

2.2. Fundamentos de las maniobras iniciales en la escena

Las maniobras iniciales descritas se fundamentan en algunos principios particulares del manejo del paciente quemado:

- El paciente quemado es un paciente politraumatizado mientras no se demuestre lo contrario.
- La quemadura per se no exige ninguna prioridad en estos momentos iniciales, excepto las maniobras dirigidas a retirar la fuente de calor. No es necesario emplear tiempo en un cálculo preciso de la SCQ. No es necesaria ninguna intervención quirúrgica sobre la quemadura.
- La interrupción del proceso lesivo exige la eliminación de la fuente de calor y el enfriamiento de la quemadura.
- Las prioridades de la valoración inicial van dirigidas a mantener la estabilidad cardiovascular y la función respiratoria.

2.3. Inicio de la resucitación

La valoración inicial descrita incluye la necesidad de canalizar una vía venosa e iniciar la resucitación. Una vía periférica, mejor que una vía central, es adecuada para el inicio de la resucitación. Una vía periférica se inserta de forma más rápida y se asocia a menos complicaciones que una vía central.

2.4. Manejo de la vía aérea en la escena

Se ha de considerar la intubación traqueal en casos en que existan signos que anticipen edema y subsiguiente obstrucción de la vía aérea o presenten quemaduras faciales o en el cuello. La intubación traqueal ha de llevarse a cabo antes de que aparezcan signos de obstrucción de la vía aérea, momento en el cual el procedimiento puede resultar extremadamente dificultoso.

Por otro lado, es posible que en el contexto del traumatismo (p. ej., traumatismo asociado, inhalación de humo) el paciente presente en este momento signos de insuficiencia respiratoria aguda e hipoxemia, o bien se anticipe el desarrollo de estas complicaciones. En estos casos también se ha de proceder a la intubación traqueal.

Los pacientes en coma o con quemaduras extensas (aun si no se sospecha que haya lesión de la vía aérea) han de recibir intubación traqueal en la escena.

2.5. Limitación del daño térmico

Se ha de limitar el daño térmico mediante la retirada de la fuente de calor. Enfriar la superficie afectada puede ayudar a evitar la profundización de la quemadura. El enfriamiento con compresas húmedas tiene, pues, sentido en la primera hora tras la quemadura y durante un tiempo no superior a 20 minutos ni sobre una superficie mayor del 10 %. Nunca se debe emplear hielo sobre las lesiones porque puede empeorar la quemadura y además contribuir al enfriamiento del paciente. Para evitar la hipotermia, el enfriamiento no debe ser practicado en quemaduras más extensas. Para reducir la pérdida de temperatura debe cubrirse al paciente y administrarse, si el traslado es prolongado, fluidos intravenosos calientes.

En las quemaduras químicas cobra especial importancia la irrigación prolongada de las lesiones con suero hasta la llegada al hospital, para neutralizar y eliminar el agente lesivo.

Una vez en el centro hospitalario, se procede a una valoración secundaria en la que se vuelve a valorar la retirada de la fuente de calor, la estabilidad cardiovascular, la función respiratoria y la necesidad de intubación traqueal, la situación neurológica y la presencia de lesiones asociadas en el contexto del traumatismo.

3. Resucitación

3.1. Principios de la resucitación del paciente quemado crítico

La resucitación, en combinación con la atención a la función respiratoria, es la intervención más importante durante las primeras horas y días tras el traumatismo para mantener con vida al paciente. La resucitación es una intervención que tiene extraordinaria relevancia tanto en la fase inicial (primeras horas), como durante la llamada fase de resucitación (primeras 72 horas), como también posteriormente durante la evolución del paciente en su fase crítica (semanas o meses) en los episodios de sepsis o tras las repetidas intervenciones quirúrgicas secuenciales.

Aun en ausencia de hipotensión (como necesario criterio diagnóstico de *shock* en el paciente crítico en general), la fase de resucitación en el paciente quemado crítico también es denominada fase de *shock*, por la presencia de hipoperfusión tisular.

En nuestro grupo hemos demostrado los cambios hemodinámicos durante la fase de resucitación, que consisten en disminución de las presiones de llenado y del gasto cardíaco, y aumento de la resistencia vascular sistémica y pulmonar. Se entiende así que la administración de agentes presores durante esta fase no tenga sentido fisiopatológico, pues conduce a un agravamiento de la vasoconstricción sistémica, y que la resucitación deba ir dirigida a restaurar la volemia como objetivo principal. La magnitud de los cambios hemodinámicos se relaciona con el pronóstico semanas después.

Se han identificado varios mecanismos explicativos de la disminución del gasto cardíaco, incluyendo depresión de la contractilidad miocárdica. Sin embargo, el mecanismo más importante es la hipovolemia. Prestando atención al principio de que la hipovolemia y disminución de la precarga es el principal mecanismo de la disfunción cardiovascular en el paciente quemado, es posible resucitar a la inmensa mayoría de los pacientes, incluso a aquellos que presentan quemaduras muy extensas. El objetivo de la resucitación es, pues, la restauración de la perfusión tisular mediante la normalización de la volemia y del gasto cardíaco con la administración de cristaloides o coloides.

El mecanismo de la hipovolemia en el paciente quemado es la pérdida de volumen plasmático y extravasación de plasma a través de la microvasculatura, con formación de edema tanto en el tejido quemado como en el no quemado, debido a un marcado aumento de la permeabilidad capilar en el contexto de la respuesta inflamatoria sistémica.

Hay que entender tres aspectos fisiopatológicos de interés. Primero, la hipovolemia coexiste con edema y aumento del volumen intersticial. La presencia de un marcado edema no indica que el volumen intravascular sea normal y que resulte adecuada la interrupción de la administración de fluidos, sino que, de hecho, la formación de edema explica la marcada disminución de la volemia. Segundo, la pérdida del volumen plasmático y la hipovolemia son procesos continuos que se mantienen mientras persista el aumento de la permeabilidad capilar sistémica, exigiendo una continua resucitación. Tercero, la duración de esta fase de *shock* es variable. Algunos pacientes presentan estabilidad hemodinámica tras 12 horas, no precisando más esfuerzos de resucitación, mientras que otros necesitan resucitación durante varios días tras la quemadura.

Durante las primeras horas tras la quemadura se produce un aumento rápido del edema en el tejido quemado. Posteriormente ocurre un aumento del edema tanto de la piel quemada como del resto de tejidos blandos durante las primeras 12-24 horas. La gravedad del edema depende de la superficie quemada y de la cantidad y tipo de fluidos administrados. La presencia de edema no informa sobre el estado del espacio intravascular o no debe interpretarse como indicativo de un estado de sobrecarga de volumen intravascular. De hecho, la consecuencia del proceso de formación de edema es una marcada disminución del espacio intravascular e hipovolemia durante los primeros días tras la quemadura.

3.2. Abordaje práctico de la resucitación del paciente quemado crítico

La resucitación se ajusta en función de la observación clínica y la situación del enfermo. La diuresis es actualmente la principal variable que determina el aumento o la disminución del ritmo de infusión de fluidos. El objetivo es una diuresis > 0,5 mL/kg/h, o bien 40 mL/h.

El ritmo inicial de resucitación puede calcularse de acuerdo con diferentes fórmulas que estiman la necesidad de fluidos para las 24 horas iniciales. La principal consideración que hay que subrayar es que estas estimaciones facilitan una guía inicial, pero nunca son pautas de resucitación. La resucitación ha de guiare de acuerdo a la respuesta del paciente, y nunca debe pautarse de forma rígida de acuerdo con una fórmula.

La fórmula de Parkland estima en 4 mL × kg de peso × SCQ (%) como las necesidades de fluidos en 24 horas. La mitad se administra en las primeras 8 horas y la segunda mitad en las siguientes 16 horas. La fórmula de Brooke modificada estima estas necesidades en 2 mL × kg de peso × SCQ (%). El US Army Institute for Surgical Research (USAISR) ha descrito la regla del 10, que aproxima la SCQ al múltiplo de 10 más próximo para calcular el ritmo inicial de fluidos para pacientes cuyo peso es de 40-80 kg (p. ej., una quemadura del 60 % de la SCQ precisa fluidos a 600 mL/h). Otro abordaje consiste en iniciar la resucitación de acuerdo con la edad (p. ej., en menores de 5 años, 125 mL/h; 6-13 años, 250 mL/h; mayores de 14 años, 500 mL/h).

Los fluidos recomendados para el inicio de la resucitación son las soluciones balanceadas de cristaloides, siendo el Ringer lactato aquel con el que existe más experiencia y el más recomendado.

La solución salina al 0,9 % no se recomienda, porque la gran cantidad de fluidos que se precisan se asocia con acidosis hiperclorémica.

La adición de coloides (albúmina al 5 % en perfusión continua) es útil para restaurar la función cardiovascular (normalización de la presión arterial y de la diuresis). Algunos expertos recomiendan la administración de coloides solo después de las primeras 12 horas tras la quemadura, debido a que el marcado aumento inicial de la permeabilidad capilar tras el traumatismo, de acuerdo con antiguos estudios en modelos animales, previene el efecto beneficioso de la albúmina sobre la presión oncótica del plasma.

Aun cuando el impacto sobre desenlaces posteriores no está bien establecido, diferentes estudios han demostrado que la adición de coloides en casos en que la resucitación resulta particularmente dificultosa (se precisa la administración de cristaloides a un ritmo de, por ejemplo, doble del predicho) ayuda a cumplir los objetivos de la resucitación. Se ha demostrado que la resucitación con plasma fresco o con albúmina se asocia a menor presión en la vía aérea y menor requerimiento de fluidos.

Se debe anticipar una mayor necesidad de fluidos de resucitación en pacientes con el diagnóstico de inhalación de humo, que toman diuréticos, con demora en la llegada al centro especializado, con retraso en la resucitación o con uso de alcohol o drogas.

3.3. Monitorización de la resucitación

Con atención al principio de que la resucitación está dirigida al aumento del volumen plasmático (con cristaloides o con coloides) es posible resucitar a la inmensa mayoría de los pacientes, sin necesidad de agentes presores o inótropos, y sin necesidad de ningún tipo de monitorización invasiva ni semiinvasiva.

Aquellos pacientes que precisen una cantidad elevada de fluidos (p. ej., un ritmo de infusión doble del predicho) o presenten alguna otra causa de dificultad de la resucitación, deben ser monitorizados (p. ej., mediante un sistema de termodilución transcardíaca o transpulmonar).

En nuestra práctica, todos los enfermos graves se encuentran monitorizados con un catéter arterial y un catéter urinario para la medición de la diuresis horaria. La monitorización hemodinámica no invasiva (frecuencia cardíaca, presión arterial, presión venosa central, ecocardiografía y diuresis) proporciona información para guiar la resucitación.

De forma semejante a cualquier paciente crítico, se procede a la canalización de una vía venosa central. No se recomienda el uso de la presión venosa central para valorar la volemia. De acuerdo con las guías de la European Burn Association (EBA), se recomienda la determinación de la concentración de lactato en plasma para evaluar la adecuación de la resucitación. Se recomienda que el ritmo y el tipo de resucitación estén determinados por la diuresis, la monitorización hemodinámica y las variables analíticas.

Se acepta que la diuresis, aun reconociendo sus limitaciones como subrogado de la perfusión renal, es indicativa del estado de resucitación. Se recomienda una diuresis de 30-50 mL/h. Una excepción serán aquellos pacientes con mioglobinuria, en los que se aumentará el objetivo a ≥ 100 mL/h. La diuresis no es guía de la resucitación en casos de fracaso renal, uso de diuréticos, intoxicación alcohólica o glucosuria.

La taquicardia no indica necesariamente insuficiente resucitación, ya que puede estar en relación con las quemaduras extensas, la respuesta catecolaminérgica, el dolor o la agitación. El objetivo de presión arterial media > 65 mm Hg no debe necesariamente ser aceptado en estos pacientes de forma rígida, ya que es posible una perfusión normal de los órganos (indicada por otros parámetros como el examen físico, la diuresis, la lactatemia, etc.) con valores menores de presión arterial media.

Entre las variables de laboratorio tiene especial importancia la monitorización de la concentración plasmática de lactato como signo de perfusión tisular. Se ha demostrado que la supervivencia es significativamente mayor en aquellos pacientes que normalizan la concentración plasmática de lactato en las primeras 24 horas. También aportan información el hematocrito y la hemoglobina. Los pacientes presentan en el momento del ingreso una marcada hemoconcentración. La persistencia de una elevada concentración de hemoglobina indica persistencia de déficit de volumen intravascular y de la situación de hipovolemia. Esta información debe interpretarse en el contexto del paciente y otros hallazgos, y no debe utilizarse per se como guía de la resucitación.

3.4. Complicaciones de la resucitación

Recientemente se ha puesto énfasis en que los fluidos intravenosos que se administran como parte de la resucitación han de ser evaluados como cualquier otro fármaco. Se han de administrar a la dosis que produzca el efecto deseado, no están (como es el caso de cualquier fármaco) exentos de efectos adversos y tanto una dosis insuficiente (y la consiguiente disminución del efecto deseado) como una dosis excesiva (aumento del riesgo de efectos adversos) no son deseables.

En este contexto se ha puesto recientemente de manifiesto que la administración excesiva de fluidos durante la fase de resucitación se asocia a una excesiva formación de edema (con mayor riesgo de profundización de la quemadura) y mayor riesgo también de síndrome compartimental, tanto en los miembros como en otros compartimentos (como el abdominal y el ocular). El índice de Ivy (250 mL/kg de fluidos en 24 horas) ayuda a predecir el aumento de la presión intraabdominal.

Por otro lado, las complicaciones de la infrarresucitación son hipotensión, persistencia del *shock*, hipoperfusión de los órganos, necesidad de administración de noradrenalina, mayor riesgo de síndrome de disfunción multiorgánica y mayor mortalidad.

4. Daño de la vía aérea por inhalación de humo e insuficiencia respiratoria aguda

La inhalación de gases calientes derivados de la combustión puede afectar tanto a la vía aérea superior, la vía aérea inferior o el parénquima pulmonar. Además del daño pulmonar, la inhalación puede causar asimismo un daño sistémico relacionado con la inhalación de gases tóxicos (monóxido de carbono, cianuro). El daño de la vía aérea por inhalación de humo es más frecuente en incendios producidos en sitios cerrados. Sin embargo, los incendios en sitios abiertos también pueden asociarse a este síndrome, pues es suficiente una inspiración de aire tóxico o a elevada temperatura para dañar la vía aérea.

Aun cuando se suele hablar de «inhalación de humo» o, más correctamente, de «daño de la vía aérea por inhalación de humo» como de un síndrome único, en realidad la inhalación produce tres diferentes síndromes que difieren en la fisiopatología, el tratamiento y el impacto en el pronóstico: lesión de la vía aérea superior, lesión de la vía aérea inferior y lesión de la membrana alveolocapilar. A estos tres síndromes hay que añadir el daño sistémico (no pulmonar) originado por la inhalación de productos tóxicos (monóxido de carbono, cianuro).

4.1. Lesión de la vía aérea superior (obstrucción de la vía aérea superior)

Es la forma de daño de la vía aérea por inhalación de humo más frecuente. Se debe principalmente a lesión térmica a nivel supraglótico, aunque puede también estar involucrado el efecto irritante del hollín. La inhalación de un gas a elevada temperatura produce un efecto térmico en la mucosa de la vía aérea superior. Debido a la eficiente función de la orofaringe como intercambiador de calor, el aire alcanza la carina a una temperatura de 50 °C, de forma que la vía aérea inferior no sufre daño térmico.

La consecuencia del daño térmico de la vía aérea superior es la formación de edema con obstrucción de la vía aérea. Los signos más frecuentes son la melanoptisis (esputos carbonáceos) y la disfonía. Se debe sospechar en todo paciente con quemadura facial o afectación de vibrisas. El diagnóstico se realiza mediante fibroscopia o laringoscopia directa e identificación de eritema, edema y ulceraciones.

Ya que signos inicialmente leves pueden progresar en pocas horas hasta una afectación más grave, ante la sospecha de daño de la vía aérea superior se debe proceder de forma temprana a la intubación orotraqueal. El retraso en esta maniobra puede producir insuficiencia respiratoria obstructiva grave e imposibilidad para el aseguramiento posterior de la vía aérea. Esta consideración resulta de especial relevancia cuando se planea un traslado prolongado por medio terrestre o aéreo a un centro de referencia.

No existe tratamiento específico del daño térmico de la vía aérea, más allá del soporte respiratorio pertinente hasta la remisión de la inflamación y del edema. En ausencia de otros signos de insuficiencia respiratoria aguda, se debe realizar una prueba diaria de fuga para comprobar en su caso la resolución de la obstrucción de la vía aérea. Durante el tiempo de ventilación mecánica antes de la resolución del edema hay que mantener el control sobre el riesgo de extubación accidental o autoextubación, por lo que estos pacientes deben ser cuidadosamente controlados en las movilizaciones y sometidos a una adecuada sedoanalgesia.

4.2. Lesión de la vía aérea inferior (traqueobronquitis purulenta)

La lesión del árbol traqueobronquial no es de naturaleza térmica sino que se produce habitualmente por irritación química por los productos derivados de la combustión. En ocasiones puede producirse lesión térmica, en el caso de la inhalación de vapor de agua, por la mayor capacidad de este para retener el calor. El síndrome característico de este tipo de lesión es una traqueobronquitis purulenta por daño químico-inflamatorio que se presenta habitualmente como secreciones purulentas, formación de mi-

croatelectasias, alteración de la ventilación-perfusión e hipoxemia.

Los fenómenos de broncorrea y formación de atelectasias múltiples se deben a la liberación de neuropéptidos por parte del epitelio bronquial, que producen un efecto broncoconstrictor y activador de la respuesta inflamatoria. Posteriormente se produce una migración leucocitaria de predominio polimorfonuclear y una amplificación de la respuesta inflamatoria a través de citocinas con efecto quimiotáctico. La combinación del daño físico e inflamatorio se acompaña de alteración de la permeabilidad y de la regulación del tono vascular, disfunción ciliar, formación de edema y acumulación de secreciones en las vías respiratorias.

El diagnóstico se fundamenta en la historia clínica de exposición al humo y en la demostración de cambios inflamatorios en la vía aérea interior mediante una fibrobroncoscopia, que también permitirá graduar la gravedad de la afectación (Tabla 79-1).

Este tipo de daño (daño inflamatorio de la vía aérea inferior) es, en sentido estricto, el verdadero daño por inhalación de humo. Aun cuando no tiene ningún tratamiento específico, el diagnóstico de daño pulmonar por inhalación de humo tiene varias implicaciones prácticas:

- ✔ Los pacientes requieren mayor cantidad de fluidos de resucitación que pacientes comparables en extensión de SCQ sin inhalación.
- ✔ Es necesario un mayor énfasis en las medidas preventivas de la formación de atelectasias.
- ✔ El riesgo de neumonía durante los días subsiguientes es mayor.
- ✔ El pronóstico de los pacientes es peor, pues el daño pulmonar por inhalación de humo es uno de los principales determinantes de la mortalidad en los pacientes quemados críticos.

4.3. Lesión parenquimatosa (daño pulmonar agudo)

Si las partículas de la combustión son de tamaño reducido, alcanzan la vía aérea distal y causan una respuesta inflamatoria en el epitelio alveolar, se puede producir un aumento de la permeabilidad alveolocapilar con formación de edema pulmonar no cardiogénico (daño pulmonar agudo, síndrome de dificultad respiratoria aguda), con áreas de atelectasia, colapso alveolar y pérdida del surfactante. La activación del proceso inflamatorio y migración leucocitaria se acompaña de la activación de la cascada de la coagulación con fenómenos trombóticos a nivel capilar pulmonar.

En el síndrome de dificultad respiratoria aguda los pacientes presentan hipoxemia (por *shunt* intrapulmonar debido a ocupación alveolar y pérdida de la vasoconstricción pulmonar hipóxica), infiltrados radiológicos bilaterales y empeoramiento de las propiedades mecánicas del sistema torácico. Las atelectasias y la broncorrea purulenta aumentan el riesgo de neumonía.

Hay que añadir que el daño pulmonar agudo en el contexto de una quemadura grave tiene una etiología multifactorial y no siempre se debe a la inhalación de humo. El daño pulmonar puede desarrollarse también como consecuencia de la inflamación sistémica en el contexto de la quemadura extensa.

Tabla 79-1. Puntuación abreviada de la gravedad de las lesiones causadas por inhalación según los hallazgos de la fibrobroncoscopia

Grado 0	Sin lesión	Ausencia de depósitos carbonáceos, eritema, edema, broncorrea u obstrucción
Grado 1	Lesión leve	Áreas pequeñas o parcheadas de eritema, depósitos carbonáceos en el bronquio proximal o distal (o cualquier combinación)
Grado 2	Lesión moderada	Grado moderado de eritema, depósitos carbonáceos, broncorrea, con o sin compromiso del bronquio (o cualquier combinación)
Grado 3	Lesión grave	Inflamación importante con friabilidad, depósitos carbonáceos abundantes, broncorrea, obstrucción bronquial (o cualquier combinación)
Grado 4	Lesión masiva	Evidencia de desprendimiento de mucosa, necrosis, obliteración endoluminal (o cualquier combinación)

4.4. Toxicidad por monóxido de carbono

La intoxicación por monóxido de carbono es frecuente en incendios que ocurren en espacios cerrados, y es causa de importante morbimortalidad con independencia de su asociación con quemaduras, por lo que debe sospecharse siempre en este contexto. La principal causa de muerte en los incendios es la hipoxia hipóxica por consumo de oxígeno ambiental e intoxicación por monóxido de carbono.

El monóxido de carbono es un gas incoloro e inodoro. Concentraciones elevadas de este gas en el aire inspirado conducen a la formación de carboxihemoglobina. El monóxido de carbono produce hipoxia tisular por varios mecanismos:

- ✔ Posee una afinidad 240 veces superior por la hemoglobina que el oxígeno, disminuyendo el contenido arterial de oxígeno.
- ✔ Desplaza la curva de disociación de la hemoglobina a la izquierda.
- ✔ Inhibe la fosforilación oxidativa mitocondrial uniéndose a la citocromo-*c*-oxidasa o complejo IV, disminuyendo la síntesis de trifosfato de adenosina.

La presión arterial de oxígeno es normal, puesto que la gasometría mide el oxígeno disuelto (no el unido a la hemoglobina) en la sangre, el cual no se encuentra alterado por la intoxicación por monóxido de carbono. La saturación venosa mixta de oxígeno se encuentra elevada, pues el oxígeno no es utilizado por la mitocondria. La saturación de oxígeno por pulsioximetría también es normal, puesto que la pulsioximetría no permite diferenciar la oxihemoglobina de la carboxihemoglobina.

El diagnóstico se realiza mediante cooximetría arterial o venosa. Los niveles en el momento de la determinación pueden ser menores que los que presentó el paciente en el momento del accidente si ha transcurrido tiempo o si se ha administrado oxígeno suplementario. La administración de hidroxocobalamina a aquellos pacientes con sospecha de intoxicación concomitante por cianuro puede también falsear los resultados de la cooximetría. Valores superiores al 3 % en no fumadores y al 10 % en fumadores se consideran diagnósticos.

La intoxicación por monóxido de carbono produce una gran variedad de síntomas. Las intoxicaciones leves con valores inferiores al 20 % cursan principalmente con sintomatología neurológica, como dolor de cabeza y náuseas, y se asocian con taquicardia y taquipnea en respuesta a la reducción del transporte de oxígeno. Valores de carboxihemoglobina superiores al 50-60 %

producen convulsiones, coma, depresión respiratoria, isquemia miocárdica, daño cerebral hipóxico y fallecimiento en pocas horas. La intoxicación por monóxido de carbono se acompaña, en el contexto de la hipoxia tisular, de acidosis e hiperlactatemia, mayor inestabilidad hemodinámica y mayor hipoperfusión tisular.

El tratamiento consiste en la administración de oxígeno al 100 % para disminuir la vida media de la carboxihemoglobina. La vida media de la carboxihemoglobina es de 300 minutos con una fracción inspirada de oxígeno del 21 %, y de 40 minutos con una fracción inspirada de oxígeno del 100 % en ventilación mecánica. En condiciones hiperbáricas se reduce la vida media de la carboxihemoglobina, pero si no se encuentra disponible esta tecnología en las inmediaciones, no resulta práctico el transporte de un paciente con este fin.

El pronóstico depende de la gravedad de la intoxicación y del tiempo de exposición, siendo la afectación neurológica la primera preocupación en supervivientes. Tras una recuperación neurológica inicial, el 15-40 % de los casos puede presentar déficits neurológicos y neuropsiquiátricos, lo que se conoce como «síndrome neuropsiquiátrico diferido». La causa de esta afectación es desconocida, y no tiene una clara correlación con los niveles de monóxido de carbono. Se produce habitualmente en pacientes que han presentado depresión del nivel de consciencia. Se cree que este daño neurológico está producido por daño inflamatorio derivado de la peroxidación lipídica con formación de radicales libres y otras especies reactivas de oxígeno.

4.5. Toxicidad por cianuro

En los países industrializados la causa más frecuente de intoxicación por cianuro son los incendios domésticos, debido principalmente a la utilización de compuestos nitrocarbonados en productos plásticos y resinas, los cuales liberan cianuro durante la combustión, que es un potente tóxico mitocondrial.

Fisiopatológicamente, se produce inhibición de la citocromo-oxidasa a3 y, por tanto, interrupción de la fosforilación oxidativa, lo que conduce a metabolismo celular anaerobio e hipoxia celular.

La sintomatología, al igual que en otras intoxicaciones, depende de la gravedad de la intoxicación y del tiempo de exposición: cefalea, taquicardia, hiperventilación, crisis convulsivas, coma y muerte.

El diagnóstico se debe sospechar siempre en el rescate de víctimas de incendios domésticos y en espacios cerrados, sobre todo si se encuentran inconscientes. La medición de los niveles de cianuro en sangre no se encuentra disponible con la prontitud necesaria, por lo que el diagnóstico debe ser siempre de presunción para administrar tratamiento de manera precoz y minimizar la lesión tisular hipóxica. Los pacientes presentan acidosis metabólica grave con *anion gap* elevado y elevación de lactato que no responde a las maniobras de resucitación. Se produce un aumento de la presión venosa de oxígeno, debido a la incapacidad para la utilización del oxígeno, y disminución del dióxido de carbono en la capnografía al final de la espiración. El resto de las alteraciones analíticas son las derivadas de las disfunciones orgánicas.

Existen diferentes opciones de tratamiento. La más extendida en nuestro medio es la administración de hidroxocobalamina, un precursor de la vitamina B_{12} con una fracción de cobalto que presenta mayor avidez por el cianuro que la citocromooxidasa. Esta reacción produce cianocobalamina, que es un metabolito no tóxico que se elimina por la orina. Se administran 70 mg/kg de hidroxocobalamina por vía intravenosa. Se dispone de dosis precargadas de 5 g, que es la dosis habitualmente administrada. Como opciones alternativas se encuentran los donantes de sulfuro, que, en presencia de la enzima mitocondrial rodanasa, producen tiocianato, menos tóxico que el cianuro y que se elimina por la orina. El más utilizado es el tiosulfato de sodio.

El pronóstico depende igualmente de la gravedad de la intoxicación y del tiempo hasta la administración de tratamiento. Como en otras causas de hipoxia, las intoxicaciones graves por cianuro pueden producir en los supervivientes alteraciones neurológicas permanentes de tipo motor, por afectación de los ganglios basales, y de tipo neuropsiquiátrico.

5. Sepsis

5.1. Consideraciones generales sobre la sepsis en el paciente quemado crítico

La infección y la sepsis son la principal causa de fracaso multiorgánico y mortalidad en pacientes quemados. Las principales causas de infección son la neumonía, la celulitis, la infección de la quemadura y la infección del tracto urinario.

El grado de compromiso del sistema inmune en comparación con otros pacientes críticos hace que el paciente quemado crítico presente un particular riesgo de disfunción multiorgánica si desarrolla una infección y la sepsis no es identificada y tratada de forma puntual.

Múltiples factores de riesgo (algunos, pero no todos, comunes al paciente crítico en general) aumentan la incidencia de sepsis en el paciente quemado crítico: exposición de la quemadura y pérdida de la barrera cutánea, hipercatabolismo, inmunosupresión, catéteres centrales, curas diarias e intervenciones quirúrgicas repetidas en las cuales se manipula con frecuencia un lecho contaminado, intubación endotraqueal y, de forma específica en los pacientes con daño de la vía aérea por inhalación de humo, pérdida de mecanismos locales de defensa inmune y aumento del riesgo de neumonía.

Es importante considerar el concepto de la relación entre la quemadura y la sepsis. El riesgo de sepsis persiste elevado mientras una extensión significativa de quemadura se encuentre no epitelizada y consiguientemente persista la situación de hipermetabolismo e inmunosupresión. Particularmente, en pacientes con larga estancia y quemaduras todavía en fase qui-

rúrgica es frecuente el desarrollo de infecciones por gramnegativos, virus y hongos, particularmente *Aspergillus*.

El tratamiento antibiótico debe considerar aspectos farmacodinámicos relacionados con el elevado volumen de distribución de estos pacientes pasada la fase de resucitación, el aumento de la filtración glomerular y la necesidad consiguiente de administrar dosis de antibióticos más elevadas que en el enfermo crítico general.

5.2. Diagnóstico de la sepsis

La marcada respuesta inflamatoria que presenta el paciente quemado crítico en el contexto inicialmente del traumatismo y posteriormente de agresiones quirúrgicos secuenciales repetidas hace que los criterios de síndrome de respuesta inflamatoria sistémica (como son taquicardia, fiebre/hipotermia, leucocitosis/leucopenia, hiperventilación) no resulten de utilidad (alta sensibilidad, muy baja especificidad) para el diagnóstico de sepsis.

Los criterios que la American Burn Association (ABA) para el diagnóstico de sepsis en pacientes quemados incluyen cambios en la temperatura, frecuencia cardíaca, frecuencia respiratoria o volumen minuto ventilatorio, recuento de plaquetas, glucemia y necesidad de insulina, e intolerancia a la nutrición (p. ej., distensión abdominal, aumento del residuo gástrico o diarrea). Según la ABA, la presencia de tres o más criterios debe alertar (*trigger*) al médico sobre la presencia de una infección clínicamente significativa y justifica el inicio de tratamiento antibiótico. El paciente reúne luego los criterios de sepsis si se documenta un sitio de infección mediante cultivo positivo de alguna muestra biológica o de una muestra de tejido, o si se produce una respuesta favorable al tratamiento antibiótico (Tabla 79-2).

La importancia de cambios fisiológicos que aparentemente no se encuentran relacionados directamente con la infección pero que anuncian una situación de sepsis es experiencia común en el manejo de pacientes quemados y ha sido bien documentada. En un estudio realizado en el US Army Institute of Surgical Research, Hogan *et al.* incluyeron 196 pacientes de los que se obtuvieron hemocultivos. Se evaluó el primer hemocultivo (101 positivos y 181 negativos). En el análisis univariante, la temperatura, la frecuencia cardíaca, la resistencia a la insulina y la intolerancia a la nutrición se asociaron con la presencia de bacteriemia. Solo la frecuencia cardíaca y la temperatura se asociaron en el análisis multivariante con la bacteriemia. La presencia de más de tres criterios de la ABA se asociaba a la bacteriemia de forma significativa pero no fuerte (área bajo la curva ROC 0,638; intervalo de confianza del 95 % 0,573-0,704; $p=0,001$).

Mann-Salinas *et al.*, en el University of Texas Health Science Center de Houston, estudiaron 59 pacientes quemados y encontraron que un modelo que incluye una serie de variables (frecuencia cardíaca > 130 lpm, presión arterial media < 60 mm Hg, déficit de bases < −6 mEq/L, temperatura < 36 °C, uso de agentes presores y glucosa > 150 mg/dL) predecían el diagnóstico de sepsis comparativamente mejor que los criterios de la ABA.

En un reciente estudio del centro de quemados en Toronto, Knuth y *et al.* estudiaron 316 pacientes quemados (64 con sepsis) y propusieron que los criterios Sepsis-3 (empeoramiento de la función de órganos en ≥ 2 puntos de la puntuación SOFA debido a infección) resultaban más fiables para el diagnóstico de sepsis que los criterios de la ABA y los de Mann-Salinas.

Tabla 79-2. Criterios de sepsis en el paciente quemado según la American Burn Association (ABA)

- ✔ Temperatura: > 39,0 °C o < 36,5 °C
- ✔ Taquicardia: > 100 lpm
- ✔ Taquipnea: frecuencia respiratoria > 25 rpm en un paciente no ventilado (o bien volumen minuto > 12 L/min en un paciente ventilado)
- ✔ Trombocitopenia: < 100.000/μL (tras 3 días posquemadura)
- ✔ Hiperglucemia: > 200 mg/dL o bien resistencia a la insulina (> 7 UI/h o aumento de las necesidades de insulina en 24 horas > 25 %)
- ✔ Intolerancia a la nutrición enteral > 24 horas: distensión abdominal, residuo más de dos veces el ritmo horario, diarrea incontrolable (> 2.500 mL/24 h en adultos)
- ✔ Infección documentada:
  - ✅ Infección con cultivos positivos
  - ✅ Identificación de tejido infectado
  - ✅ Respuesta clínica a antibióticos

En resumen, un alto índice de sospecha clínica para el diagnóstico de sepsis y su tratamiento temprano es uno de los pilares del manejo del paciente quemado crítico. Los signos y síntomas comúnmente considerados para el diagnóstico de sepsis (los criterios de síndrome de respuesta inflamatoria sistémica) se encuentran presentes en la mayoría de los enfermos, en el contexto simplemente de la quemadura extensa. Los cambios en la evolución del paciente (como hiperglucemia y aumento de la necesidad de insulina, cambio de la curva térmica con frecuentemente hipotermia, trombocitopenia, leucopenia, balance positivo) deben aumentar la sospecha de sepsis, justificar la obtención de cultivos y considerar la posible indicación de iniciar tratamiento antibiótico.

6. Soporte nutricional

6.1. Generalidades sobre el soporte nutricional en el paciente quemado crítico

En el contexto de la marcada respuesta inflamatoria y catabólica al traumatismo, el paciente quemado crítico sufre un estado de pérdida de proteínas y micronutrientes que, si no es tratado, puede ser letal en pocas semanas.

De acuerdo con las recomendaciones de la European Society of Parenteral and Enteral Nutrition (ESPEN) y de otras sociedades científicas, se deben tener en cuenta algunos aspectos importantes en el manejo nutricional del paciente quemado crítico.

Se recomienda comenzar el soporte nutricional en forma de nutrición enteral en las primeras 24 horas tras el traumatismo. Diferentes estudios han demostrado que la nutrición precoz se asocia con una reducción del hipercatabolismo, disminución de la respuesta inmune, disminución de las úlceras de estrés, disminución del íleo y reducción del riesgo de malnutrición y déficit energético. Sin embargo, una revisión Cochrane concluyó que no es posible apoyar o refutar la superioridad de la nutrición enteral precoz. No obstante, dada la seguridad de la nutrición enteral precoz, se considera que los beneficios superan a los riesgos.

La ruta de alimentación preferencial es la gástrica. La ruta pospilórica es una segunda opción en caso de intolerancia por vía gástrica. La vía parenteral se asocia con un mayor riesgo de infección y de estancia más prolongada, por lo cual no es una alternativa sino una segunda opción si la vía enteral no es posible.

Los requerimientos energéticos del paciente quemado crítico dependen de la extensión de la quemadura y de la presencia de inhalación, del abordaje quirúrgico utilizado (la escisión precoz disminuye los requerimientos) y del tiempo que ha transcurrido tras el traumatismo. Los requerimientos energéticos pueden alcanzar el 200 % del gasto energético en reposo. Se recomienda el uso de la calorimetría indirecta (si se encuentra disponible) para el cálculo de las necesidades calóricas. En su ausencia, se pueden utilizar ecuaciones fijas basadas en el peso, como la de Harris-Benedict, multiplicada por un factor de estrés (1,5-2,0, dependiendo de la extensión de la superficie quemada y de la presencia de daño de la vía aérea por inhalación de humo). Se considera más exacta la fórmula de Toronto: $-4343 + (10,5 \times$ SCQ %) + (0,23 × aportes calóricos durante las 24 horas previas) + (0,84 × gasto energético basal predicho por Harris-Benedict) + (114 × máxima temperatura durante las 24 horas previas) − (4,5 × días posquemadura).

6.2. Macronutrientes y micronutrientes

Debido a la pérdida masiva de proteínas del paciente quemado, se debe suplementar diariamente 1,5-2,0 g/kg de proteínas. La recomendación de la suplementación de glutamina se basa en algunos pequeños estudios que han demostrado beneficio en la incidencia de infección y en una revisión Cochrane que ha demostrado una reducción en la mortalidad. Un ensayo clínico reciente en pacientes quemados (RE-ENERGIZE) no ha podido demostrar un efecto beneficioso sobre la mortalidad, por lo que en el momento presente la recomendación para la suplementación de glutamina no parece sustentarse.

La arginina se asocia con efectos beneficiosos sobre la resucitación, la función inmune y la epitelización. Sin embargo, el hallazgo de que este aminoácido se asocia con un aumento de la mortalidad en el enfermo con sepsis ha debilitado la recomendación para el paciente quemado.

Los carbohidratos atenúan el catabolismo proteico y deben proporcionar el 50-55 % de las calorías totales, con un máximo de 5 mg/kg/min. Los lípidos deben administrarse para evitar la deficiencia de ácidos grasos esenciales, pero su cantidad debe limitarse al 15 % del total de aporte calórico.

El paciente quemado experimenta una elevada pérdida y consumo de micronutrientes (vitaminas y elementos traza) en el contexto de las pérdidas cutáneas, el aumento del estrés oxidativo y el hipercatabolismo. Se recomienda la suplementación de elementos traza con un papel en la función inmune (selenio y cinc), balance redox (selenio y cobre), y proceso de epitelización (cobre, selenio y cinc). Se deben también suplementar las vitaminas A, B, C, D y E, por su papel en la función inmune y el proceso de reepitelización. Asimismo, deben considerarse estrategias no nutricionales para atenuar el hipermetabolismo, como son el mantenimiento de una elevada temperatura ambiental, la escisión quirúrgica precoz y medidas farmacológicas como la administración de β-bloqueantes no selectivos y oxandrolona.

7. Aspectos relacionados con la quemadura

7.1. Diagnóstico de la quemadura

Las quemaduras pueden tener diverso origen: llama, contacto, escaldadura, eléctricas o químicas. El cálculo de la SCQ es importante para establecer el pronóstico (hay mayor mortalidad si la SCQ es extensa), pautar la resucitación inicial y planear las intervenciones quirúrgicas futuras. La regla más común para el cálculo de la SCQ es la «regla de los 9»: 9 % para cada miembro superior, 18 % para cada miembro inferior, 9 % para la cabeza, 18 % para el torso anterior (tronco anterior) y 18 % para el torso posterior (espalda). El esquema de Lund-Browder facilita un cálculo más exacto (Fig. 79-1). Hay que considerar que el cálculo preciso de la SCQ no es necesario en el momento inicial en la escena, cuando existen otras prioridades.

Las quemaduras son de diferente profundidad (Tabla 79-3), lo cual tiene implicaciones en el tratamiento (quirúrgico o no quirúrgico) y en el pronóstico:

- **Quemaduras de primer grado (I).** Solo afectan a la epidermis, producen eritema y dolor, su curación es rápida y no se consideran en el cálculo de la extensión de la quemadura.
- **Quemaduras de segundo grado (II).** Afectan a la epidermis y parte de la dermis. A su vez se subdividen en:
  - *Quemaduras dérmicas superficiales (segundo grado superficial, IIA).* Afectan al tercio superficial de la dermis. Se produce trombosis de los microvasos, con aumento de la permeabilidad y pérdida de gran cantidad de líquidos que dan lugar a la formación de ampollas. La superficie es roja y dolorosa, y existe vascularización (relleno capilar a la presión digital).
  - *Quemaduras dérmicas profundas (segundo grado profundas, IIB).* Afectan a casi la totalidad del espesor de la dermis, de forma que la reepitelización a partir de los escasos restos dérmicos intactos es muy lenta (requiere meses). La superficie es roja y la parte más profunda es blanca.
- **Quemaduras de tercer grado (III).** Afectan al espesor total de la dermis sin respetar restos dérmicos.
- **Quemaduras de cuarto grado (IV).** Afectan a tejidos subdérmicos.

La profundidad de la quemadura puede determinarse mediante imagen por láser Doppler (el estándar de oro actual), termografía en infrarrojo o análisis espectrofotométrico intracutáneo.

La apariencia de la quemadura en el momento del ingreso no permite diagnosticar su profundidad. Solo después de la primera cura, tras la retirada del epitelio desvitalizado y de las ampollas, es posible estimar la profundidad (Fig. 79-2). Por otro lado, la quemadura es un proceso dinámico, de forma que la estimación clínica de la profundidad con frecuencia es imprecisa durante la primera semana después de producirse la lesión. Quemaduras de aspecto superficial inicialmente pueden profundizarse durante los días subsiguientes, y quemaduras de aspecto intermedio pueden evolucionar hacia quemaduras superficiales (IIA) o hacia quemaduras profundas (IIB). Solo la valoración por un experto tras la fase de resucitación puede determinar con exactitud la extensión de la SCQ profunda o superficial.

Las quemaduras dérmicas superficiales respetan la dermis profunda, donde se alojan células multipotentes en los folículos pilosos y en las glándulas sebáceas que pueden originar células dérmicas, por lo cual pueden reepitelizar. Es posible que las quemaduras dérmicas profundas epitelicen transcurridas varias semanas, pero cursan con formación de ampollas, prurito, formación de cicatrices hipertróficas y malos desenlaces funcionales. Por eso, las quemaduras dérmicas profundas (IIB) y de espesor total (III) son quirúrgicas.

7.2. Signos clínicos de infección

El eritema alrededor de la quemadura forma parte de la respuesta normal. Aparece el día 2-3 posquemadura y desaparece tras 1 semana. Este tipo de eritema (a diferencia de lo que sucede en casos de infección) no se encuentra indurado ni es doloroso.

La **celulitis** es una infección de los tejidos alrededor de la quemadura, caracterizada por edema, hiperestesia, eritema, induración y dolor. Pueden apreciarse cambios en el color y el olor, así como un componente linfangítico. Requiere tratamiento tópico y sistémico.

El **impétigo** se caracteriza por la formación de múltiples abscesos y destrucción de la piel ya epitelizada, y puede aparecer tanto tras la reepitelización de una quemadura dérmica superficial como tras la implantación de un injerto (asociándose a su pérdida) y también en el área de piel donante.

El **síndrome de *shock* tóxico** es una complicación de una infección de partes blandas consecuencia de colonización por *S. aureus* productor de la toxina TSS-1, común en niños con quemaduras en menos del 10 % de la SCQ. Este síndrome cursa con

Tabla 79-3. Clasificación de las quemaduras según su profundidad

Grado	Tejido dañado	Características	Evolución
I	Epidermis	Dolorosa Seca Roja Palidece al presionar	Cura en < 6 días
IIA	Dermis superficial	Dolorosa Húmeda Roja Formación de ampollas Palidece al presionar	Cura en < 21 días
IIB	Dermis profunda	Menos dolorosa Húmeda Cérea Color variable, sonrojado o blanquecino No palidece al presionar	Cura en > 21 días
III	Espesor total de la dermis	Indolora Seca Inelástica Blanca, gris o negra	Cura en > 21 días
IV	Subdermis	Carbonización	No cura

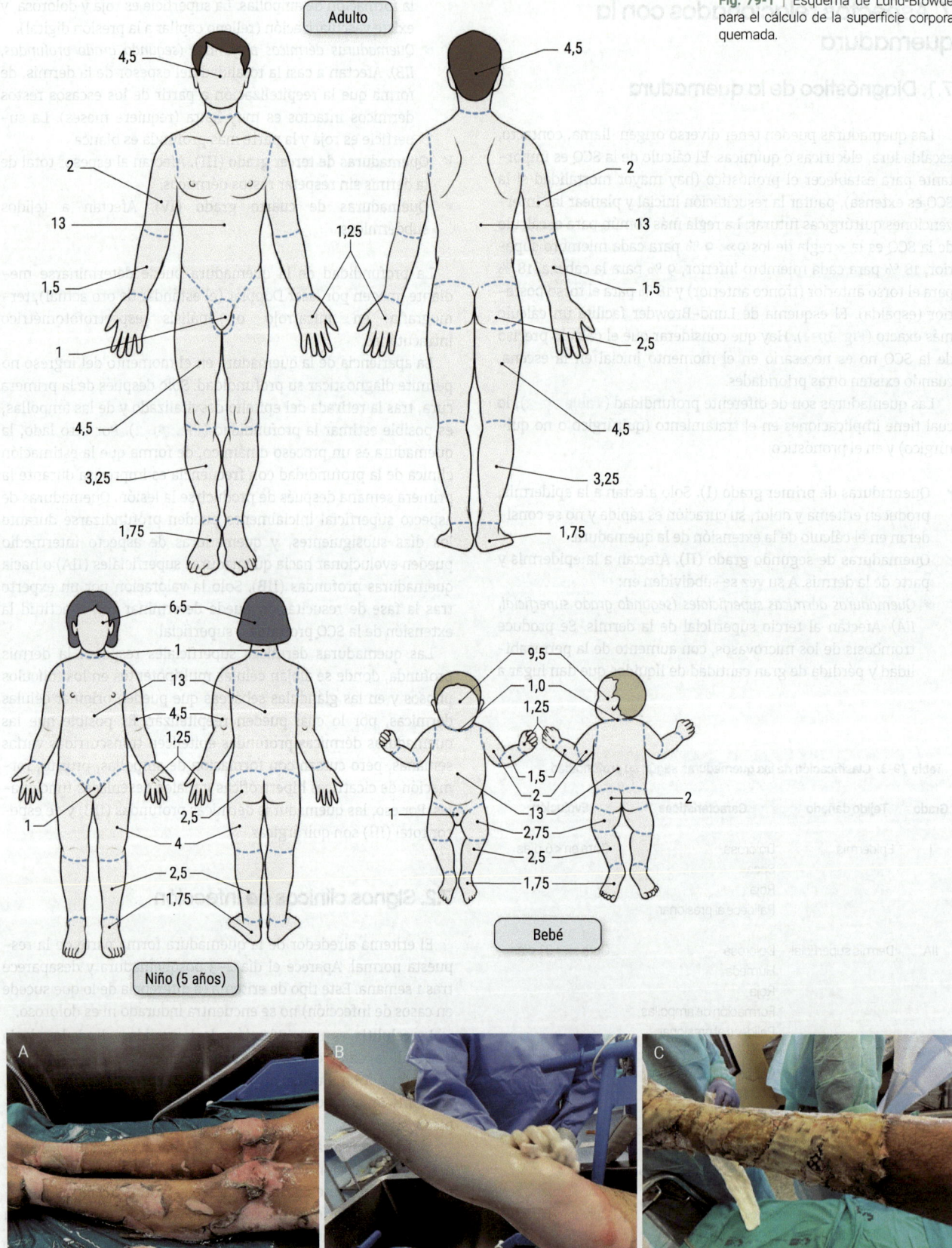

Fig. 79-1 | Esquema de Lund-Browder para el cálculo de la superficie corporal quemada.

Fig. 79-2 | Quemadura profunda por llama en ambos miembros inferiores. A. Quemadura antes de la primera cura. B. Quemadura después de la cura. Solo tras la cura puede determinarse su profundidad. Se aprecian áreas profundas en la pierna y áreas superficiales en el muslo distal. C. Cobertura con autoinjertos mallados cubiertos con homoinjertos.

fiebre, vómitos y diarrea, malestar general y *rash*. La quemadura puede encontrarse limpia.

La infección de la quemadura exige para su diagnóstico la presencia de microorganismos en tejido viable identificados en una muestra de biopsia, aunque generalmente es suficiente la identificación de signos locales de infección en presencia de una colonización intensa. El tratamiento incluye el desbridamiento quirúrgico precoz y el tratamiento antibiótico sistémico.

7.3. Prevención de la infección de la quemadura

La quemadura, inicialmente estéril debido al efecto térmico en el evento traumático, es un excelente medio de cultivo para el crecimiento bacteriano debido a la presencia de un ambiente rico en nutrientes y disminución del flujo sanguíneo. Las bacterias ocupan el mismo nicho que las células que se diferencian a queratinocitos en el proceso de reepitelización, es decir, los folículos pilosos y las glándulas sebáceas. El crecimiento bacteriano es mucho más rápido que el de los queratinocitos, lo cual facilita la rápida colonización de la quemadura.

La colonización se define como una concentración baja de microorganismos en la herida, ausencia de infección invasiva y $< 10^5$ organismos por 100 g de tejido en una muestra de biopsia.

Las medidas preventivas de la infección incluyen el lavado de manos, las precauciones de contacto (guantes y bata), uso de habitación individual cerrada, limpieza de la habitación diaria y limpieza terminal 72 horas antes del siguiente ingreso.

Los cultivos de superficie (cultivo obtenido mediante una torunda) no distinguen colonización de infección. Sin embargo, los recuentos de colonias de microorganismos elevados aumentan la probabilidad de infección de la quemadura. El diagnóstico exige la demostración de invasión de tejido en una muestra de biopsia. El crecimiento de $> 10^5$ colonias por 100 g de tejido se suele correlacionar con la presencia de infección invasiva.

El tratamiento antimicrobiano tópico es útil para el control de la colonización y la carga bacteriana. En casos de infección de la quemadura es necesario un tratamiento antibiótico sistémico. Los tratamientos antimicrobianos tópicos pertenecen a cinco categorías, con diferentes características de espectro antimicrobiano, duración de acción, penetración y toxicidad:

- Hipoclorito sódico: se trata de un halogenuro eficaz con un amplio espectro antibacteriano que se administra de forma diluida para evitar su toxicidad y destruir la biopelícula.
- Povidona yodada: posee también un amplio espectro antibacteriano y puede causar toxicidad por yodo.
- Ácido acético (vinagre).
- Metales pesados (nitrato de plata, sulfadiacina argéntica, sustancias liberadoras de plata).
- Antibióticos (mafenida, sulfato de gentamicina, nitrofurazona, mupirocina, nistatina).

7.4. Tratamiento quirúrgico

En el momento del ingreso las prioridades del tratamiento tienen relación con el mantenimiento del paciente con vida, y cualquier gesto quirúrgico no es prioritario en este momento. Una vez que el paciente se encuentra estable y adecuadamente monitori-

zado, se procede a la primera cura en el baño salino, donde se practica una limpieza de la quemadura, se aplica abrasión mecánica sobre la superficie quemada para eliminar el tejido quemado desprendido y las ampollas formadas, y se aplican antisépticos tópicos para el control de la colonización por bacterias. Se valora con precisión la extensión de la superficie quemada y su profundidad.

En este momento de la primera cura y durante las primeras horas se valora la necesidad de realizar escarotomías (incisión de la escara) si existe riesgo de síndrome compartimental (como en las quemaduras circulares en extremidades, tórax o abdomen). El riesgo de síndrome compartimental puede aumentar durante las horas siguientes, al desarrollarse edema en el contexto de la resucitación. También, en el caso de quemaduras eléctricas, se valora la necesidad de fasciotomías (incisiones más profundas que implican la fascia muscular superficial).

El principio del tratamiento quirúrgico es la eliminación del tejido quemado y su cobertura definitiva en el menor tiempo posible. Las quemaduras que no precisan escisión (son superficiales) pueden tratarse con una cobertura temporal y antisépticos locales, a la espera de la reepitelización espontánea.

Existen dos técnicas para eliminar el tejido quemado, dependiendo de la profundidad de la quemadura:

- La **escisión tangencial** consiste en la eliminación de láminas de piel mediante un dermatomo hasta que el lecho presenta un punteado hemorrágico, lo que indica que se trata de tejido sano viable apto para recibir un injerto.
- La **escisión a fascia** consiste en la eliminación mediante un bisturí de la piel en todo su espesor y el tejido subcutáneo hasta la fascia.

La escisión a fascia ofrece menos dudas sobre la viabilidad del lecho, puesto que el plano (la fascia) es fácil de identificar, el prendimiento del injerto es mejor y la pérdida de sangre es menor, en comparación con la escisión tangencial. Sin embargo, en la escisión a fascia se eliminan los linfáticos cutáneos y el defecto estético es mayor.

El área escindida ha de cubrirse con piel procedente de zona sana donante (autoinjerto), con frecuencia mallado para cubrir una mayor superficie. La técnica de Meek consiste en trocear la piel procedente de la zona donante en pequeños cuadrados que son expandidos e implantados en la superficie escindida. Los autoinjertos de células cultivadas se desarrollan a partir del crecimiento de queratinocitos del paciente obtenidos mediante una biopsia cutánea. El coste, el tiempo de crecimiento y el subóptimo porcentaje de prendimiento limitan el uso de esta técnica.

Otros productos sintéticos que pueden emplearse como sustitutos dérmicos son Integra® y Alloderm®. Integra® es un sustituto dérmico compuesto de una matriz porosa de colágeno bovino y glucosaminoglicanos que proporcionan un entramado para la invasión de células y el crecimiento capilar. La matriz se incorpora en el lecho de la herida, y debe recibir después un injerto de piel parcial. Alloderm® consiste en dermis de cadáver desprovista de células y elementos celulares.

En los casos en que no hay superficie donante disponible, o existe duda sobre la necesidad de implantar autoinjertos, la zona escindida puede cubrirse con coberturas temporales. El efecto fisiológico sobre la respuesta inflamatoria, sobre el dolor y el efecto barrera de la piel contra la colonización son satisfactorios con las coberturas temporales. El Biobrane® es una cobertura temporal que consiste en una lámina sintética que consta de tres capas (colágeno bovino, silicona y nailon). Los aloinjertos (piel de cadáver criopreservada o preservada en glicerol) constituyen también una eficaz cobertura temporal. Debido al grave estado de inmunosupresión asociado a la quemadura, la piel de cadáver es rechazada solo de forma subaguda durante las siguientes 2-3 semanas. Aunque parte de las células de la dermis del aloinjerto pueden prender en la dermis del receptor, en general el área cubierta con piel de cadáver precisa igualmente una cobertura definitiva. Finalmente, los xenoinjertos (piel de cerdo) constituyen otra alternativa válida como cobertura temporal.

8. Quemaduras eléctricas

Las quemaduras eléctricas pueden deberse a varios mecanismos: daño eléctrico verdadero debido al paso de la corriente, daño producido por el arco de corriente generado al pasar la corriente desde el objeto al paciente, daño por llama si se prende la ropa en el contexto de la elevada temperatura generada y daño por rayo.

Asimismo, las quemaduras eléctricas se clasifican en quemaduras de alto (> 1.000 V) o bajo (< 1.000 V) voltaje.

Las quemaduras eléctricas presentan peculiaridades en la fisiopatología y manejo que el médico intensivista debe conocer. La quemadura cutánea representa la punta del iceberg del daño real, que afecta al tejido subyacente y al tejido dañado por el paso de la corriente. El mecanismo del daño es térmico y no térmico. Depende de que la corriente sea alterna o continua, de la duración del contacto, de la trayectoria de la corriente y de la resistencia del tejido alrededor (que genera calor y elevada temperatura; menor resistencia, mayor paso de corriente). Estos conceptos se entienden por la relación de Ohm:

I (intensidad de corriente) = voltaje / resistencia

Los tejidos con menor resistencia sufren más intensidad de corriente.

El poder (calor generado en julios) depende de la resistencia:

$$\text{Poder (J)} = I^2 \times \text{resistencia}$$

Se explica así la elevada temperatura generada en torno a los huesos (tejidos de elevada resistencia), dañando los tejidos de alrededor.

El mecanismo del daño es complejo, y no solo depende del calor generado, sino también de la electroforesis y de las interacciones electroquímicas. La electroporación consiste en la formación de poros acuosos en la membrana celular sometida a un campo electromagnético suprafisiológico, que permiten la entrada de calcio al interior celular y la apoptosis.

La magnitud del daño de las quemaduras eléctricas no se mide por la extensión de la superficie quemada sino por el grado de rabdomiólisis valorada por la actividad de la creatina-cinasa en el plasma. La rabdomiólisis y la hemoglobinuria pueden determinar la aparición de un fracaso renal agudo por depósito tubular de cristales. Cualquier órgano interno puede dañarse, de acuerdo con la trayectoria de la corriente interna entre el punto de entrada en la piel y el punto de salida.

El daño por rayo produce un amplio espectro de lesiones. El rayo genera una electricidad de millones de voltios. La lesión puede ser una quemadura eléctrica, una quemadura profunda por flash o llama (si un objeto próximo incandescente se prende), o el signo patognomónico de las figuras de Lichtenberg (lesión eritematosa dendrítica, arborescente, debida a la extravasación de sangre en el tejido subcutáneo). El rayo también puede causar parada respiratoria o parada cardíaca, además de complicaciones neurológicas.

Así, pues, las peculiaridades de las quemaduras eléctricas son:

- ✔ Se debe mantener un mayor flujo tubular (diuresis > 100 mL/h) para prevenir el fracaso renal agudo. La eficacia de otras medidas que aumentan el flujo tubular (diuréticos) o de la alcalinización de la orina no está establecida.
- ✔ Es necesario valorar la indicación de una actitud quirúrgica inmediata, que consiste en la liberación mediante fasciotomía de la presión de los tejidos en riesgo de desarrollar un síndrome compartimental. El flujo tisular queda comprometido y aparece hipoxia celular cuando la presión venosa se eleva sobre la presión intersticial. La desaparición del pulso arterial (indicando que la presión intersticial es mayor que la presión arterial) es un fenómeno tardío. En este escenario típico no resulta necesaria la medición de la presión intersticial.
- ✔ Puede existir daño de órganos internos (corazón, sistema nervioso central, pulmón, vasos), no aparente en la valoración de la quemadura cutánea, debido al paso de la corriente.

Puntos clave

- ✔ La quemadura se asocia a una fisiopatología caracterizada inicialmente por inestabilidad hemodinámica y necesidad de resucitación agresiva con fluidos. En una fase ulterior se relaciona con un estado de hipercatabolismo, inmunosupresión y marcada respuesta inflamatoria, situación que exige un alto índice de sospecha clínica para el diagnóstico de infección y sepsis, con el fin de iniciar el tratamiento antibiótico de forma temprana.
- ✔ A diferencia de lo que sucede en otros tipos de traumatismo (caracterizados por una agresión única inicial), en el traumatismo por quemadura se suceden agresiones secuenciales debido a la necesidad de repetidas intervenciones quirúrgicas, que suponen nuevos estímulos inflamatorios (hemorragia, manipulación tisular de tejido con frecuencia contaminado, necesidad de transfusión, etcétera).
- ✔ La prioridad del tratamiento quirúrgico es la eliminación del tejido quemado y su cobertura (temporal o definitiva) tan pronto como sea posible.
- ✔ La situación de aumento del riesgo de fracaso multiorgánico se mantiene mientras persista una extensión significativa de herida no cubierta.

Bibliografía

Carlotto R, Choi J, Cooper A. A prospective study on the implications of a base deficit during fluid resuscitation. J Burn Care Rehab. 2003;24:75-84.

Cerda E, Abella A, De la Cal MA, et al. Enteral vancomycin controls methycillin-resistant Staphylococcus Aureus endemiciy in an intensive care burn unit. Ann Surgery. 2007;245:397-407.

Clark A, Imran J, Madni T, Wolf SE. Nutrition and metabolism in burn patients. Burns Trauma. 2017;5(1):11.

De la Cal MA, Cerda E, García-Hierro P, et al. Survival benefit in critically ill burned patients receiving selective decontamination of the digestive tract: a randomized, placebo-controlled, double-blind trial. Ann Surg. 2005;241:424-30.

Elke G, van Zanten AR, Lemieux M, et al. Enteral versus parenteral nutrition in critically ill patients: an updated systematic review and meta-analysis of randomized controlled trials. Crit Care. 2016;20(1):117.

Galeiras R, Lorente JA, Pértega S, et al. A model for predicting mortality among critically ill burn victims. Burns. 2009;35:201-9.

Greenhalgh DG, Saffle JR, Holmes JH 4th, et al.; American Burn Association Consensus Conference on Burn Sepsis and Infection Group. American Burn Association consensus conference to define sepsis and infection in burns. J Burn Care Res. 2007;28(6):776-90.

Hettiaratchy S, Papini R. Initial management of a major burn. II. Assessment and resuscitaton. Br Med J. 2004;329:101-3.

Heyland DK, Samis A. Does immunonutrition in patients with sepsis do more harm than good? Intensive Care Med. 2003;29(5):669-671.

Hogan BK, Wolf SE, Hospenthal DR, et al. Correlation of American Burn Association sepsis criteria with the presence of bacteremia in burned patients admitted to the intensive care unit. J Burn Care Res. 2012;33(3):371-8.

Holm C, Tegeler J, Mayr M, Pfeiffer U, Henckel von Doonersmarck G, Muhlbauer W. Effects of crystalloid resuscitation and inhalation injury on extravascular lung water: clinical implications. Chest. 2002;121:1956-62.

ISBI Practice Guidelines Committee, Steering Subcommittee, Advisory Subcommittee. ISBI practice guidelines for Burn Care. Burns. 2016;42(5):953-1021.

Knuth CM, Rehou S, Barayan D, Jeschke MG. Evaluating sepsis criteria in detecting alterations in clinical metabolic and inflammatory parameters in burns patients. Shock. 2022;58(2):103-10.

Lam NN, Tien NG, Khoa CM. Early enteral feeding for burned patients. An effective method which should be encouraged in developing countries. Burns. 2008;34(2):192-6.

Lorente JA, Ezpeleta A, Estebun A, et al. Systemic hemodynamics, gastric intramucosal PCO2 changes, and outcome in critically ill burn patients. Crit Care Med. 2000;28:1728-35.

Lorente JA, Vallejo A, Galeiras R, et al. Organ dysfunction as estimated by the SOFA score is related to outcome in critically ill Burned patients. Shock. 2009;31:125-31.

Mann-Salinas EA, Baun MM, Meininger JC, et al. Novel predictors of sepsis outperform the American Burn Association sepsis criteria in the burn intensive care unit patient. J Burn Care Res. 2013;34(1):31-43.

Mercel AI, Gillis DC, Sun K, et al. A comparative study of a preclinical survival model of smoke inhalation injury in mice and rats. Am J Physiol Lung Cell Mol Physiol. 2020;319(3):L471-L480.

Mercel A, Tsihlis ND, Maile R, Kibbe MR. Emerging therapies for smoke inhalation injury: a review. J Transl Med. 2020;18(1):141.

Mochizuki H, Trocki O, Dominioni L, Brackett KA, Joffe SN, Alexander JW. Mechanism of prevention of postburn hypermetabolism and catabolism by early enteral feeding. Ann Surg. 1984;200(3):297-310.

Nitta K, Imamura H, Mochizuki K, Ichikawa M. Smoke inhalation injury: bronchoscopy findings. Can J Anaesth. 2020;(10):1431-2.

Pham TN, Cancio LC, Gibran NS. American Burn Association Practice Guidelines. Burn Shock Resuscitation. J Burn Care Res. 2008,29:257-66.

Rousseau AF, Losser MR, Ichai C, Berger MM. ESPEN endorsed recommendations: nutritional therapy in major burns. Clin Nutr. 2013;32(4):497-502.

80 Proceso de donación de órganos

B. de la Calle Reviriego, M. Sancho González, A. Jaspe Codecido y S. Casanova Prieto

◀ Orientación para el estudio

Los extraordinarios resultados del sistema de donación y trasplante en España se basan en la dedicación e implicación de los médicos intensivistas. Los rápidos avances en el campo de la donación hacen necesario un conocimiento actualizado del proceso, que se resumen en este capítulo.

1. Introducción. Formas de donación de órganos de fallecido

El trasplante de órganos es el único tratamiento eficaz en pacientes con insuficiencia cardíaca, respiratoria y hepática en estado terminal, y mejora la supervivencia y la calidad de vida de los pacientes en diálisis. En España se realizan anualmente unos 3.400 trasplantes renales, 1.200 hepáticos, 400 pulmonares y 300 cardíacos. Además, se practican unos 100 trasplantes de páncreas, en general, de forma combinada con un trasplante renal. Por último, también se realiza un pequeño número de trasplantes de intestino, la mayoría en pacientes pediátricos, como trasplantes multiviscerales.

En relación con la población, estas cifras sitúan a España entre los primeros países del mundo en tasa de trasplantes por millón de habitantes. Esto es posible gracias a un sistema organizativo de la donación de órganos enormemente eficaz, conocido como «modelo español», que se sustenta en los intensivistas.

Hasta hace 20 años, prácticamente todos los donantes de órganos eran pacientes con un daño cerebral grave, ingresados en una unidad de cuidados intensivos (UCI) con tratamiento activo, que evolucionaban desfavorablemente hasta la muerte encefálica.

En las dos últimas décadas, en España, se han diversificado las formas de donación y los procesos que conducen a la donación, duplicándose el número de donantes. En la actualidad, de las aproximadamente 2.300 donaciones anuales, el 40 % son de donantes en asistolia controlada. Y de los donantes en muerte encefálica, un porcentaje importante son pacientes ingresados o mantenidos en la UCI sin una indicación terapéutica, exclusivamente con la finalidad de donación, lo que conocemos como «cuidados intensivos orientados a la donación» (CIOD). Además, se han flexibilizado enormemente los criterios de donación, de modo que la edad avanzada, la mayoría de las infecciones y muchas situaciones con antecedentes neoplásicos no constituyen ya una contraindicación para donar.

Todo esto obliga a un manejo individualizado y especializado del proceso de donación, que se ha hecho mucho más complejo.

En la actualidad la opción de la donación se considera una parte integral de los cuidados al final de la vida. Esto ha hecho que ahora se plantee la donación en pacientes en situaciones terminales especiales, como la esclerosis lateral amiotrófica, neonatos con malformaciones del tubo neural o pacientes que fallecen tras eutanasia.

2. Donación en muerte encefálica

El desarrollo del concepto de «muerte encefálica» en la década de los sesenta del siglo pasado, y el consiguiente diagnóstico de la muerte por criterios neurológicos, permitió proceder a la donación de órganos con persistencia de la actividad circulatoria, eliminando la barrera de la isquemia caliente. Esto dio lugar a un desarrollo sin parangón de la medicina del trasplante, que aún continúa en la actualidad.

Globalmente, la donación en muerte encefálica constituye la inmensa mayoría de las donaciones de órganos. Exceptuando algunos países desarrollados en los que la donación en asistolia supone un porcentaje significativo de las donaciones, como en España, Estados Unidos, Reino Unido, Bélgica y Holanda, en el resto del mundo prácticamente todas las donaciones se realizan tras el fallecimiento en muerte encefálica.

La muerte encefálica es extremadamente rara en el conjunto de la mortalidad. Globalmente solo 5 de cada 1.000 fallecimientos ocurren en situación de muerte encefálica. De ahí la importancia de detectar y diagnosticar todos los pacientes que desarrollan muerte encefálica y ofrecer la opción de la donación. En el ámbito hospitalario, que es donde puede ocurrir la muerte encefálica, solo el 2,3 % de los fallecidos lo hacen en muerte encefálica. En las UCI hay datos publicados de una proporción del 12,4 % en España y del 7,8 % en Europa.

La muerte encefálica se define como el cese irreversible de todas las funciones del encéfalo, es decir, de los hemisferios cerebrales y del tronco del encéfalo.

Los procesos etiológicos de la muerte encefálica son, por orden de frecuencia: hemorragia intracerebral (42 %), traumatismo craneoencefálico (19 %), hemorragia subaracnoidea (14 %), ictus isquémico (9 %), encefalopatía anóxica (9 %), tumores cerebrales (2 %) y otras causas (5 %) (Tabla 80-1).

2.1. Diagnóstico de la muerte encefálica

El diagnóstico de la muerte encefálica se basa en una exploración clínica que demuestre el cese de las funciones de los hemisferios cerebrales y del tronco del encéfalo. Las pruebas instrumentales confirmatorias no son imprescindibles, pero sí recomendables. Solo en determinadas situaciones las pruebas instrumentales son obligatorias. La determinación de la irreversibilidad del cese de las funciones encefálicas se basa en la comprobación de una serie de prerrequisitos diagnósticos.

Tabla 80-1. Etiología desencadenante de la muerte encefálica

Causa	Porcentaje (%)
Hemorragia intracerebral	42
Traumatismo craneoencefálico	19
Hemorragia subaracnoidea	14
Ictus isquémico	9
Encefalopatía anóxica	9
Tumores cerebrales	2
Otras causas	5

En España, el anexo I del Real Decreto 1723/2012 de 28 de diciembre de 2012, constituye una excelente síntesis del diagnóstico de la muerte encefálica, y tiene la virtud de haber dejado abierta la incorporación de nuevas pruebas diagnósticas confirmatorias ante los avances de la medicina, como ha sido el caso de la angiotomografía computarizada cerebral.

2.1.1. Prerrequisitos diagnósticos en la muerte encefálica

En un paciente en coma arreactivo y con pérdida de los reflejos del tronco del encéfalo, antes de plantear el diagnóstico de la muerte encefálica debe comprobarse que se cumplen unas condiciones o prerrequisitos, que aseguren que el cese de las funciones encefálicas es irreversible (Tabla 80-2).

✔ Demostración de una lesión estructural de entidad suficiente para justificar la pérdida de todas las funciones encefálicas. Esto suele basarse en pruebas de imagen como la tomografía computarizada craneal (el 85 % de las muertes encefálicas se deben a accidente cerebrovascular, traumatismo craneoencefálico o tumores cerebrales). En menos ocasiones la lesión cerebral no es visible en la tomografía computarizada craneal, y entonces debe existir constancia clínica de su existencia (p. ej., en la encefalopatía anóxica, la meningoencefalitis o la intoxicación por metanol).

✔ Exclusión de situaciones que pueden abolir transitoriamente las funciones encefálicas:
  🖉 Efecto de depresores del sistema nervioso central.
  🖉 Hipotermia inducida.
  🖉 Trastornos metabólicos graves.

✔ Estados hemodinámico y respiratorio que aseguren una perfusión y oxigenación cerebral suficientes: presión arterial suficiente y mantenida, oxigenación y ventilación adecuadas.

2.1.2. Exploración clínica en la muerte encefálica

El diagnóstico de la muerte encefálica se basa en una exploración clínica neurológica que demuestre el cese de la función de los hemisferios cerebrales y del tronco del encéfalo.

La exploración clínica neurológica para el diagnóstico de la muerte encefálica debe hacerse con la máxima rigurosidad y debe incluir todos los pasos o hallazgos siguientes sin excepción (Tabla 80-3):

1. **Coma arreactivo** (ausencia de respuestas motoras o vegetativas) ante estímulos algésicos realizados en el territorio de los pares craneales (presión supraorbitaria y de la articulación temporomandibular). Los estímulos aplicados en el territorio de los nervios espinales pueden dar lugar a respuestas motoras o vegetativas de origen espinal que no invalidan el diagnóstico de muerte encefálica. Las posturas de descerebración y decorticación se integran en el encéfalo y, por tanto, su presencia descarta el diagnóstico de muerte encefálica.
2. Ausencia de **reflejo fotomotor** ante un estímulo luminoso intenso aplicado en ambas pupilas. En la muerte encefálica las pupilas no suelen estar completamente dilatadas, sino en posición media (de 4 a 6 mm).
3. Ausencia de **reflejo corneal** (parpadeo) ante el estímulo intenso de la córnea con una gasa o torunda.
4. Ausencia de **reflejos oculocefálicos** (o de «ojos de muñeca»). Al girar la cabeza a izquierda y derecha, mientras se mantienen abiertos los párpados, los ojos siguen el sentido del giro de la cabeza. (En un paciente en coma, pero con integridad del tronco del encéfalo, los ojos se desvían en sentido contrario al del giro de la cabeza).
5. Ausencia de **reflejos oculovestibulares**. Con el cabecero elevado 30°, se irriga con 50 cc de agua helada el conducto auditivo externo y se comprueba que no se produce ninguna desviación ocular. (En un paciente en coma, pero con integridad del tronco del encéfalo, se produce una desviación tónica de ambos ojos hacia el lado irrigado). Antes de repetir la prueba en el lado contrario debe transcurrir el tiempo necesario para la recuperación de la temperatura. Antes de su realización debe comprobarse la integridad del tímpano y la ausencia de tapones de cerumen.
6. Ausencia de **reflejo nauseoso** al estimular con una sonda la pared posterior de la faringe.

Tabla 80-2. Prerrequisitos diagnósticos de la muerte encefálica

✔ Lesión estructural que justifique la pérdida de todas las funciones encefálicas:
  🖉 Por tomografía computarizada craneal: accidente cerebrovascular, traumatismo craneoencefálico, tumor
  🖉 Por constancia clínica: encefalopatía anóxica, meningoencefalitis, intoxicación por metanol
✔ Exclusión de situaciones que pueden cursar con pérdida transitoria de las funciones encefálicas:
  🖉 Depresores del sistema nervioso central
  🖉 Hipotermia inducida
  🖉 Trastornos metabólicos graves
✔ Presión arterial suficiente y sostenida, oxigenación y ventilación adecuadas

Tabla 80-3. Paseos de la exploración clínica para el diagnóstico de muerte encefálica

1. Coma arreactivo a estímulos aplicados en el territorio de los pares craneales

2. Pérdida de todas las funciones del tronco del encéfalo:

Reflejo o prueba	Vía aferente	Vía eferente	Área explorada	Obtención
Fotomotor	II	III	Mesencéfalo	Iluminación de la pupila con luz potente
Corneal	V	VII	Protuberancia	Presión firme de la córnea con una gasa
Oculocefálico	VIII	III y VI	Mesencéfalo y Protuberancia	Giros de cabeza a izquierda y derecha, manteniendo abiertos los párpados
Oculovestibular	VIII	III y VI	Mesencéfalo y Protuberancia	Irrigación de 50 cc de agua helada en el conducto auditivo externo, con la cabeza elevada 30°, manteniendo abiertos los párpados
Nauseoso	IX	X	Bulbo raquídeo	Estimulación de la pared posterior de la faringe con una sonda
Tusígeno	IX	X	Bulbo raquídeo	Estimulación de la tráquea con una sonda a través del tubo traqueal
Atropina			Bulbo raquídeo	Aplicación de un bolo intravenoso de 0,04 mg/kg de atropina
Apnea			Bulbo raquídeo	Desconexión del respirador, manteniendo un flujo de oxígeno de 6 L/min a través de una sonda en el tubo traqueal

7. Ausencia de **reflejo tusígeno** al estimular la pared de la tráquea con una sonda introducida por el tubo endotraqueal.

8. **Prueba de atropina.** El efecto taquicardizante de la atropina se debe al bloqueo de los receptores cardíacos de la acetilcolina, el neurotransmisor del nervio vago, cuyo núcleo se encuentra en el bulbo raquídeo. En la muerte encefálica el nervio vago no tiene actividad, y la atropina no modifica la frecuencia cardíaca. La prueba se realiza aplicando un bolo intravenoso de 0,04 mg/kg de atropina, comprobando que no se produce un aumento de la frecuencia cardíaca mayor de un 10 % de la frecuencia basal (que se considera el límite de la variabilidad aleatoria). Debe aplicarse por una vía venosa libre de otros fármacos, en particular cronótropos. En la fibrilación auricular, el cambio en la frecuencia cardíaca se valora haciendo un registro prolongado del electrocardiograma en papel, antes y después de la aplicación de la atropina, comparando el promedio de las frecuencias cardíacas.

9. **Prueba de apnea.** La demostración de la apnea se hace comprobando la ausencia de movimientos respiratorios tras la desconexión de la ventilación mecánica, con un estímulo máximo del centro respiratorio, que es la hipercapnia con presión de dióxido de carbono (pCO_2) ≥ 60 mm Hg. Durante la desconexión del respirador se mantiene la oxigenación mediante un flujo de oxígeno de 6 L/min, aplicado a través de una cánula introducida en el tubo endotraqueal, sin ocluirlo. Si el intercambio gaseoso es normal, este método de oxigenación por difusión apneica permite mantener una saturación de oxígeno del 99 % durante períodos prolongados. La desconexión se mantiene durante el tiempo necesario para alcanzar una pCO_2 de 60 mm Hg, considerando que la elevación de la pCO_2 es de 2 a 3 mm Hg por minuto. Durante la prueba se vigila continuamente la frecuencia cardíaca, la presión arterial y la saturación de oxígeno, comprobando que no existen movimientos respiratorios. Antes de volver a conectar la ventilación mecánica se toma una muestra de sangre arterial para comprobar que se alcanzó una pCO_2 ≥ 60 mm Hg. Se recomienda hacer modificaciones de la prueba de apnea para mantener una presión positiva en la vía aérea que evite la pérdida de reclutamiento alveolar. Esto se puede hacer con una pieza el T conectada al tubo endotraqueal, a un sistema de flujo continuo y a una válvula de presión positiva. Si existe patología pulmonar, puede ocurrir un descenso rápido de la saturación de oxígeno durante la prueba, lo que obliga a interrumpirla. También debe interrumpirse si surgen arritmias, hipotensión o bradicardia. Antes de iniciar la prueba es recomendable ventilar durante unos 15 minutos con oxígeno al 100 % y con un volumen minuto bajo, lo que permite acortar el tiempo de desconexión y minimizar la hipoxia.

Las pruebas de atropina y de apnea deben ser los últimas que se realicen de toda la exploración clínica, y por supuesto no se practicarán si alguno de los resultados previos es incompatible con la muerte encefálica. Por la evolución rostrocaudal del daño del tronco del encéfalo en el proceso de la muerte encefálica, el reflejo tusígeno, la respuesta a la atropina y la respiración espontánea suelen ser los últimos en desaparecer. A diferencia de la prueba de apnea y los reflejos del tronco, la prueba de atropina no se altera con dosis elevadas de depresores del sistema nervioso central ni con los bloqueantes neuromusculares, lo que le confiere un especial valor entre las pruebas de la exploración clínica.

2.1.3. Pruebas instrumentales en el diagnóstico de la muerte encefálica

Las pruebas instrumentales deben considerarse complementarias a la exploración clínica en el diagnóstico de la muerte encefálica. Apoyan y confirman el diagnóstico de muerte encefálica establecido con la exploración clínica, que siempre es ineludible.

Además, en ciertas situaciones especiales, las exploraciones instrumentales son necesarias y de obligada realización: a) cuando la exploración clínica es incompleta o no tiene validez por el efecto de fármacos o tóxicos; *b)* cuando la lesión primaria es de localización infratentorial; y *c)* en niños menores de 1 año.

Entre las pruebas instrumentales, unas demuestran el cese de la actividad neurofisiológica del encéfalo, como el electroencefalograma y los potenciales evocados, mientras que otras demuestran la parada circulatoria cerebral que se asocia a la muerte encefálica, como la arteriografía cerebral convencional y otras modalidades de angiografía cerebral, la gammagrafía cerebral, la ecografía Doppler transcraneal y la de más reciente incorporación, la angiotomografía computarizada cerebral (Fig. 80-1 y Tabla 80-4).

2.2. Mantenimiento del donante en muerte encefálica

Tras la instauración de la muerte encefálica se desencadenan rápidamente alteraciones cardiovasculares, respiratorias, metabólicas e hidroelectrolíticas, que pueden provocar la parada cardíaca y pérdida del donante, o el daño de los órganos hasta hacerlos inviables para el trasplante. El objetivo del manejo del donante va mucho más allá del simple mantenimiento para evitar la parada cardíaca. En la actualidad el manejo adecuado del donante

debe dirigirse a optimizar la función de cada uno de los órganos potencialmente trasplantables, lo que incluye en ocasiones recuperar la función y la viabilidad de un órgano inicialmente no válido debido a una disfunción aguda.

Este manejo supone una carga asistencial que puede ser mayor que la de un paciente convencional, pero de él depende que puedan realizarse o no varios trasplante, así como la evolución de los pacientes trasplantados. En este sentido, el manejo del donante debe considerarse como el cuidado simultáneo de múltiples receptores de órganos.

La Tabla 80-5 muestra las alteraciones fisiológicas asociadas a la muerte encefálica.

2.2.1. Manejo hemodinámico

En el proceso de instauración de la muerte encefálica el daño isquémico del tronco encefálico suele provocar una gran descarga simpática que puede producir necrosis subendocárdica, además de edema pulmonar neurogénico e isquemia hepática. Posteriormente se produce una marcada disminución de la actividad simpática. El resultado es un período transitorio de hipertensión arterial grave, seguido de hipotensión profunda por vasodilatación y disfunción cardíaca.

La taquicardia y la hipertensión arterial graves de la tormenta simpática previa a la instauración de la muerte encefálica deben tratarse con β-bloqueantes de vida media corta como el esmolol, para evitar empeorar la hipotensión posterior.

Existe hipotensión en el 80 % de los casos de muerte encefálica, y en el 20 % la hipotensión es sostenida a pesar del tratamiento con fármacos vasoactivos. La Tabla 80-6 resume las causas de hipotensión en el donante potencial.

La parada cardíaca es más frecuente en los donantes con hipotensión, y la hipotensión se asocia con disfunción de los órganos potencialmente trasplantables. La inestabilidad o deterioro hemodinámico empeora a medida que transcurre el tiempo desde la instauración de la muerte encefálica.

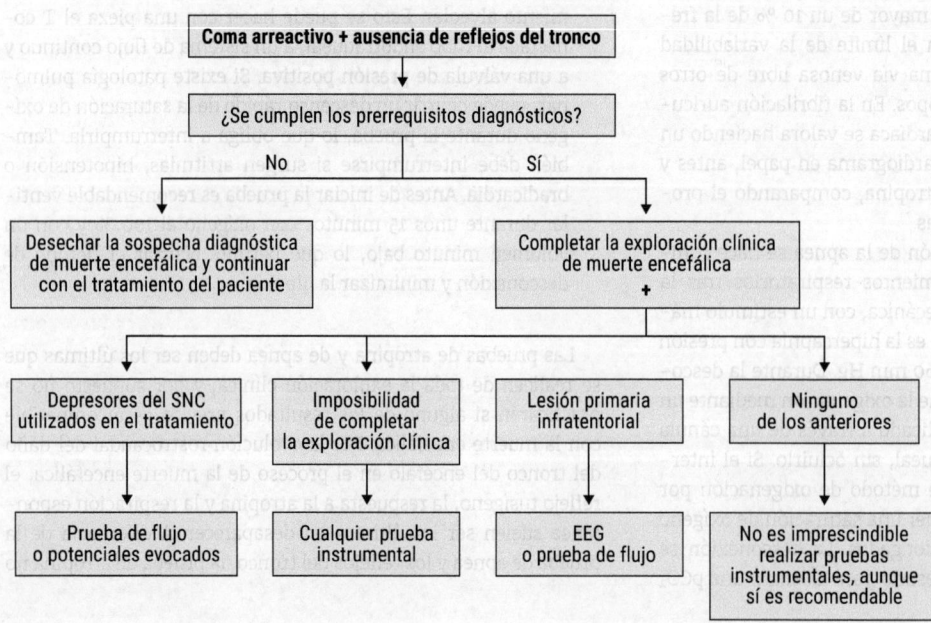

Fig. 80-1 | Algoritmo de indicación de las pruebas complementarias en el diagnóstico de muerte encefálica. EEG: electroencefalograma; SNC: sistema nervioso central.

Tabla 80-4. Pruebas complementarias confirmatorias de la muerte encefálica

	Descripción	Hallazgos en la muerte encefálica	Ventajas	Inconvenientes
EEG	Registro desde la superficie del cuero cabelludo de la actividad eléctrica espontánea generada en las capas superficiales de la corteza cerebral de la convexidad	Silencio eléctrico cerebral: ausencia de actividad detectable, en un registro realizado con la máxima sensibilidad (2 μV/mm) en unas condiciones estandarizadas y prolongado durante 30 minutos	Máxima experiencia y disponibilidad en el diagnóstico de la muerte encefálica Explora los hemisferios cerebrales Valor sociocultural de la prueba, al ser conocida entre profanos	Sensibilidad a los depresores del SNC, tóxicos e hipotermia Artefactos frecuentes en la UCI que dificultan su interpretación
Potenciales evocados	Registro de los potenciales generados en vías y centros nerviosos ante un estímulo sensorial o auditivo	Desaparición de todos los potenciales evocados de origen encefálico con persistencia de los de origen periférico y espinal	Resistencia a los depresores del SNC, tóxicos e hipotermia Realizable a pie de cama	En lesiones primarias del tronco encefálico (infratentoriales) pueden estar abolidos mientras persiste actividad hemisférica
Arteriografía cerebral convencional	Arteriografía de los cuatro troncos: ambas arterias carótidas internas y vertebrales	Parada circulatoria cerebral: ausencia de relleno de contraste de la circulación arterial de ambas carótidas internas y del sistema vertebrobasilar	Patrón oro entre las pruebas de flujo cerebral Resistencia a los depresores del SNC, tóxicos e hipotermia	Prueba invasiva, compleja y de disponibilidad limitada Traslado prolongado fuera de la UCI Toxicidad del contraste radiológico
Otras modalidades de angiografía cerebral	Angiografía cerebral por sustracción digital arterial o venosa	Signos de parada circulatoria cerebral, según la técnica	Técnicas menos invasivas, menos complejas y más rápidas que la arteriografía convencional Resistencia a los depresores del SNC, tóxicos e hipotermia	Menor experiencia en el diagnóstico de la muerte encefálica
Gammagrafía cerebral	Medida de la captación parenquimatosa intracraneal de un isótopo radiactivo, tras la aplicación intravenosa de una molécula lipofílica unida al isótopo (^{99}Tc-HMPAO)	Ausencia de captación intracraneal tanto supratentorial como infratentorial, con captación normal en las estructuras extracraneales	Facilidad de interpretación Facilidad de explicación a familiares Resistencia a los depresores del SNC, tóxicos e hipotermia	Disponibilidad limitada Traslado fuera de la UCI
Ecografía Doppler transcraneal	Registro espectral de la velocidad del flujo en las arterias cerebrales mediante Doppler	Patrones de parada circulatoria cerebral en las arterias de la circulación anterior y la posterior: separación entre sístole y diástole, flujo reverberante, espigas sistólicas y ausencia de señal	No invasiva Realizable a pie de cama Repetible con frecuencia para control evolutivo Resistencia a los depresores del SNC, tóxicos e hipotermia	Gran dependencia de la experiencia y habilidad del explorador Dificultad de exploración de la circulación posterior Dependencia de la ventana sónica

Continúa...

Tabla 80-4. Pruebas complementarias confirmatorias de la muerte encefálica (Cont.)

	Descripción	Hallazgos en la muerte encefálica	Ventajas	Inconvenientes
Angio-TC cerebral	TC craneal sin contraste intrevenoso desde C1-C2 hasta el vértex, seguida de un angio-TC con fase arterial precoz y venosa tardía	Escala de los cuatro vasos: Ausencia de contraste en ramas corticales derechas e izquierdas de la ACM Opacificación de las venas craneales internas derechas e izquierdas	Disponibilidad Interpretación objetiva y sencilla para el especialista de radiología No observador-dependiente	Necesidad de desplazamiento fuera de la UCI Las del uso de contraste intravenoso

ACM: arteria cerebral media; SNC: sistema nervioso central; TC: tomografía computarizada; UCI: unidad de cuidados intensivos.

La aplicación de un manejo estandarizado del estado hemodinámico mediante un algoritmo terapéutico ha demostrado ser beneficiosa en el mantenimiento de la estabilidad hemodinámica, minimizando la pérdida de donantes por parada cardíaca y aumentando el número de órganos válidos y el número de órganos funcionantes tras el trasplante. El adecuado manejo hemodinámico tiene un efecto beneficioso sobre la viabilidad y la función postrasplante de cualquiera de los órganos.

El objetivo del manejo hemodinámico es optimizar la volemia, la presión de perfusión y el gasto cardíaco para mantener la función de los órganos con la menor dosis posible de fármacos vasoactivos. El primer paso, por tanto, es evaluar y corregir la hipovolemia, lo que constituye la piedra angular del manejo del donante. Se admite que cierta restricción hídrica es beneficiosa para los injertos pulmonares, al disminuir el riesgo de edema de pulmón; por ello, si los pulmones son viables para trasplante, el manejo de la volemia se guiará por parámetros más estrictos con una monitorización hemodinámica avanzada, y anticipándose el uso de fármacos vasoactivos si es necesario.

El vasopresor de elección en el manejo del donante es la noradrenalina, a la dosis mínima necesaria para alcanzar los objetivos hemodinámicos. La mayoría de los donantes pueden manejarse con una adecuada resucitación con volumen y dosis bajas de noradrenalina. Si son necesarias dosis de noradrenalina mayores de 0,2 μg/kg/min de forma persistente, se realizará una monitorización hemodinámica avanzada y se descartarán otras causas de hipotensión como la disfunción miocárdica; en este caso se asociará dobutamina. Si no existe cardiopatía previa, la disfunción miocárdica en un donante puede deberse a aturdimiento miocárdico secundario a la descarga simpática en el proceso de la muerte encefálica; al ser una disfunción reversible, debe reevaluarse la función cardíaca pasadas varias horas, ante una posible recuperación.

Algún estudio ha sugerido el posible beneficio en el manejo del donante en muerte encefálica con vasopresina, al disminuir la dosis de noradrenalina y mejorar la viabilidad cardíaca, pero el grado de evidencia es bajo y no se puede recomendar su uso de forma generalizada. De la misma manera se ha indicado que la dopamina a dosis bajas puede disminuir el daño isquémico durante la preservación en frío del injerto renal.

En las Tabla 80-7 y Tabla 80-8 se muestran los objetivos de la monitorización hemodinámica básica y avanzada.

El tratamiento hormonal para el manejo hemodinámico en la muerte encefálica sigue siendo un tema controvertido. Sin embargo, cuando no se consiguen los objetivos de estabilidad hemodinámica a pesar de un manejo optimizado mediante la monitorización avanzada, puede considerarse un tratamiento de rescate con la combinación de hormona tiroidea (T_4 20 μg en bolo seguidos de 10 μg/h, o T_3 4 μg en bolo seguidos de 2-3 μg/h), metilprednisolona 15 mg/kg (o hidrocortisona 100 mg en bolo seguidos

Tabla 80-5. Frecuencia de alteraciones fisiológicas en la muerte encefálica

Hipotensión	81 %
Diabetes insípida	65 %
Coagulación intravascular diseminada	28 %
Arritmias cardíacas	25 %
Edema de pulmón	18 %
Acidosis metabólica	11 %

Tabla 80-6. Causas de hipotensión en la muerte encefálica

Hipovolemia	✔ Hipovolemia absoluta secundaria a: lesión inicial en el trauma, tratamiento de la hipertensión intracraneal, diuresis osmótica, diabetes insípida, poliuria por hipotermia ✔ Hipovolemia efectiva por pérdida del tono vasomotor y aumento de la capacitancia del lecho venoso
Disfunción cardíaca	✔ Cardiopatía previa ✔ Secundaria a la lesión inicial: contusión o taponamiento cardíaco, cardiopatía isquémica ✔ Secundaria al proceso de muerte encefálica: tormenta catecolamínica, lesión por isquemia-reperfusión ✔ Secundaria a alteraciones metabólicas o hidroelectrolíticas: hipotermia, hipoxia, acidosis, hipocalcemia, hipofosfatemia, «endocrinopatía» de la muerte encefálica ✔ Arritmias: catecolaminas, isquemia, hipopotasemia, hipomagnesemia
Vasodilatación arterial	✔ *Shock* espinal, depleción de catecolaminas, pérdida de autorregulación del centro vasomotor, insuficiencia suprarrenal relativa por traumatismo o enfermedad crítica, «endocrinopatía» de la muerte encefálica, sepsis

Tabla 80-7. Monitorización hemodinámica básica

Parámetro	Objetivo
Frecuencia cardíaca	70-100 lpm
Presión arterial media (invasiva)	60-110 mm Hg
Presión venosa central	6-12 mm Hg (< 8 mm Hg si es donación pulmonar)
Diuresis	> 0,5-1 mL/kg/h
Hemoglobina	> 7-9 g/dL

de perfusión de 200 mg/24 h) y vasopresina (bolo de 1 UI seguido de perfusión de 0,5-4 UI/h).

2.2.2. Manejo respiratorio

Los objetivos generales en el manejo ventilatorio de los donantes de órganos son similares a los de la práctica clínica habitual, con una ventilación protectora.

Si el paciente estaba siendo hiperventilado como parte del manejo de la hipertensión intracraneal, tras la instauración de la muerte encefálica debe normalizarse la ventilación.

En los pacientes fallecidos en muerte encefálica tras varios días en la UCI es muy frecuente algún grado de afectación pulmonar por edema hidrostático o neurogénico, atelectasias, neumonía o broncoaspiración, lo que contribuye a que el pulmón solo sea válido en el 15-20 % de los donantes.

Un manejo respiratorio adecuado del donante puede aumentar el número de pulmones válidos para trasplante. Las atelectasias y la insuficiencia cardíaca por sobrecarga hídrica son frecuentes e impiden la viabilidad de los pulmones para trasplante, pero son procesos corregibles, y un manejo adecuado puede recuperar la función respiratoria y la validez del pulmón. Este manejo puede

Tabla 80-8. Monitorización hemodinámica avanzada

Parámetro	Objetivo
Índice cardíaco	3-5 L/min/m²
Índice de volumen sistólico	40-60 mL/m²
Presión capilar pulmonar	< 12 mm Hg
Índice de resistencias vasculares sistémicas	1.600-2.400 din-seg-m²/cm⁵
Saturación venosa central de oxígeno	65-80 %
Volumen de sangre intratorácico	850-1.000 mL/m²
Volumen de agua extravascular pulmonar	< 10 mL/kg
Variación de volumen sistólico	< 10 %
Variación de presión de pulso	< 13 %

incluir el ajuste de la volemia con monitorización hemodinámica avanzada, la realización de fibrobroncoscopia para la resolución de atelectasias o la aplicación de maniobras de reclutamiento alveolar.

En los potenciales donantes de pulmón el manejo de líquidos debe ser especialmente cuidadoso, con unos límites más restrictivos de las presiones de llenado (presión venosa central de 6-8 mm Hg y presión capilar pulmonar de 8-12 mm Hg), con un uso más liberal de los diuréticos. De la misma manera, en estos donantes debe limitarse la fracción inspirada de oxígeno a costa de mayores niveles de presión positiva al final de la espiración si es necesario.

Para evitar el desreclutamiento alveolar en los donantes de pulmón, la prueba de apnea debe realizarse aplicando presión positiva continua en las vías respiratorias con 10 cm H$_2$O.

En los donantes de pulmón se recomienda la administración de metilprednisolona en dosis de 15 mg/kg, que puede mejorar el intercambio gaseoso y recuperar la validez del pulmón para trasplante.

En ausencia de datos de infección no se recomienda el tratamiento antibiótico profiláctico en el donante de pulmón, más allá de continuar la profilaxis antibiótica habitual de cualquier paciente con bajo nivel de consciencia e intubado y cualquier otro tratamiento iniciado antes de la muerte encefálica.

2.2.3. Arritmias

Las arritmias en la muerte encefálica pueden deberse a isquemia del sistema de conducción cardíaca o a trastornos electrolíticos, y son más frecuentes en la instauración de la muerte encefálica y la tormenta catecolamínica, o tras el inicio del tratamiento con fármacos vasoactivos. El tratamiento inicial debe ir dirigido a corregir las causas subyacentes que las pueden desencadenar, y si se requieren antiarrítmicos, su uso no difiere del manejo convencional, siendo preferibles los antiarrítmicos de vida media corta.

Las bradiarritmias no responderán a la atropina, y si se requieren fármacos para aumentar la frecuencia cardíaca, se utilizará dopamina (< 10 µg/kg/min), isoproterenol o adrenalina.

2.2.4. Poliuria

La poliuria es muy frecuente en el donante en muerte encefálica y contribuye en gran medida a la inestabilidad hemodinámica y los trastornos hidroelectrolíticos graves. Suele deberse a diabetes insípida, pero otras causas frecuentes son la diuresis osmótica por hiperglucemia y la poliuria fisiológica compensadora de un excesivo aporte de líquidos. La hipotermia también provoca poliuria. La Fig. 80-2 muestra un algoritmo diagnóstico y el manejo de la poliuria en el donante de órganos.

La diabetes insípida es la causa más frecuente de poliuria grave en la muerte encefálica. Se debe al déficit de hormona antidiurética por la destrucción hipotálamo-hipofisaria. Si la poliuria es leve (< 200 cc/h), puede tratarse solo con reposición de la diuresis con el mismo volumen de agua libre, pero la poliuria grave debe tratarse con desmopresina a dosis de 2-4 µg /6-8 h. La desmopresina actúa específicamente sobre los receptores V$_2$ de la vasopresina, por lo que tiene un efecto principalmente antidiurético sin efecto vasoconstrictor. La vasopresina actúa tanto sobre los

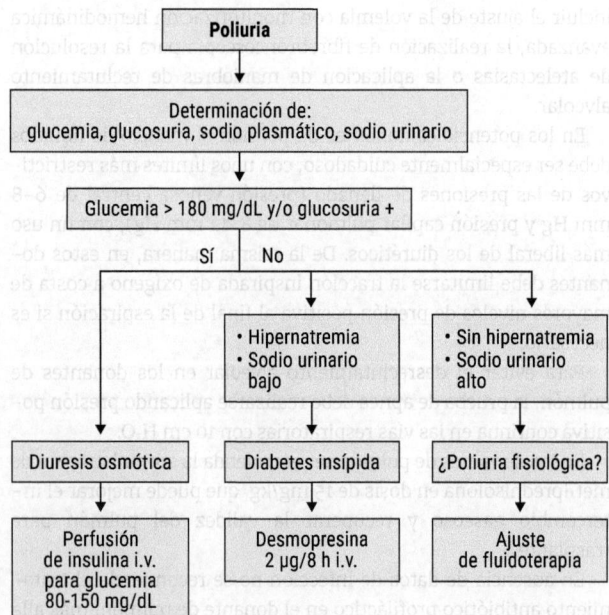

Fig. 80-2 | Algoritmo de diagnóstico y manejo de la poliuria en el mantenimiento del donante en muerte encefálica.

receptores V_1 como V_2, por lo que también tiene efecto vasoconstrictor, y se podría valorar su utilización a dosis bajas en los potenciales donantes con diabetes insípida e hipotensión refractaria a los vasopresores convencionales.

2.2.5. Trastornos hidroelectrolíticos

La hipernatremia es el trastorno hidroelectrolítico más frecuente. El tratamiento previo de la hipertensión intracraneal con agentes osmóticos y suero salino hipertónico hace que el potencial donante en muerte encefálica frecuentemente parta de cierto grado de hipernatremia, que puede hacerse muy grave en un plazo corto por el desarrollo posterior de diabetes insípida. La corrección de la hipernatremia es importante, y puede provocar disfunción del injerto hepático. Por esto, los electrolitos séricos deben medirse frecuentemente en el donante potencial, cada 2 o 4 horas si existe diabetes insípida o poliuria.

Tras la resucitación inicial con volumen, si existe hipernatremia, deben utilizarse soluciones hipotónicas como suero salino al 0,45 %. La utilización de suero glucosado al 5 % para aportar agua libre en grandes cantidades puede producir hiperglucemia, diuresis osmótica y empeoramiento de los trastornos hidroelectrolíticos, por lo que se iniciará perfusión de insulina si es necesario. Sin embargo, el donante de órganos siempre debe recibir cierto aporte de glucosa en los sueros de mantenimiento para mantener los depósitos de glucógeno hepático necesarios para la función normal del injerto hepático.

Otros trastornos menos frecuentes son la hipopotasemia, la hipocalcemia, la hipofosfatemia y la hipomagnesemia secundarias a poliuria, que pueden producir depresión miocárdica (hipofosfatemia e hipocalcemia) y arritmias.

2.2.6. Hiperglucemia

La hiperglucemia es frecuente en el potencial donante, debido al estrés metabólico, al aumento de las hormonas contrarreguladoras, a la resistencia periférica a la insulina y a la infusión de sueros glucosados.

La hiperglucemia debe corregirse, ya que contribuye a la poliuria, a la inestabilidad hemodinámica y a los trastornos hidroelectrolíticos. Además, en los donantes pancreáticos la hiperglucemia produce daño de las células β-pancreáticas y es un factor de riesgo de disfunción pancreática en el receptor. Junto con el pulmón, el páncreas es el órgano más propenso a la formación de edema. Por esto, la glucemia debe ser estrechamente monitorizada y mantenida por debajo de 180 mg/dL mediante una infusión de insulina intravenosa si es necesario.

2.2.7. Hipotermia

La pérdida de la termorregulación por la destrucción del tálamo e hipotálamo hace que el donante se vuelva poiquilotérmico. La hipotermia resultante puede producir disfunción cardíaca, hepática y renal, arritmias, coagulopatía y poliuria. La hipotermia es más fácil de prevenir que de tratar. Debe mantenerse la temperatura central > 35 °C mediante el uso sistemático de mantas aislantes en todos los potenciales donantes y el calentamiento de los líquidos infundidos.

2.2.8. Coagulopatía

En el donante potencial puede ocurrir coagulopatía por la liberación de tromboplastina, gangliósidos de origen cerebral o sustancias ricas en plasminógeno por los tejidos traumatizados o el propio cerebro necrótico. Además, la hemorragia activa, la politransfusión, la hemodilución de los factores de la coagulación, la hipotermia y la acidosis contribuyen a la coagulopatía. Deben utilizarse hemoderivados (hematíes, plaquetas, crioprecipitados, etc.) para mantener el hematocrito > 20 % o > 30 % si hay inestabilidad hemodinámica, la cifra de plaquetas > 50.000/μL, el fibrinógeno > 1 g/L y la actividad de protrombina > 40 %.

3. Cuidados intensivos orientados a la donación

Los CIOD consisten en la aplicación de medidas de soporte vital, incluyendo la ventilación mecánica invasiva, sin una finalidad terapéutica a pacientes con un daño cerebral catastrófico, con el objetivo de evitar una parada cardiorrespiratoria inminente, permitiendo así la evolución a muerte encefálica para incorporar la opción de la donación de órganos en los cuidados al final de la vida.

Los CIOD solo se plantean tras la determinación de la futilidad de cualquier tratamiento por el equipo responsable del paciente. Requieren la consideración previa de una alta probabilidad de evolución a muerte encefálica, descartar la existencia de contraindicaciones médicas y una entrevista con la familia o los representantes para investigar la voluntad del paciente sobre la donación y obtener el consentimiento al procedimiento de los CIOD.

Los CIOD no solo se refieren al inicio de medidas de soporte para posibilitar la donación de órganos, sino también a la prolongación de estas medidas en pacientes que han ingresado en la UCI con finalidad curativa, y en quienes la mala evolución posterior lleva a determinar la futilidad de su mantenimiento (Fig. 80-3).

En la actualidad, los CIOD son una realidad en numerosos países de nuestro entorno. En España, su práctica está formalmente recomendada por la Sociedad Española de Medicina Intensiva, Crítica y Unidades Coronarias (SEMICYUC), se realizan de forma generalizada en las UCI españolas y en el año 2017 fueron el origen del 24 % de todos los donantes de órganos.

La información a la familia o representantes debe ser clara y veraz, para que comprendan que la única finalidad del ingreso en la UCI es hacer posible la donación tras el fallecimiento, por otro lado, inevitable. También deben conocer que el fallecimiento en muerte encefálica puede retrasarse entre 24 y 72 horas, que en cualquier momento pueden revocar su consentimiento y que, si en ese plazo de tiempo no se instaurara la muerte encefálica, se retirarían todas las medidas de soporte para permitir la evolución natural y el fallecimiento por parada cardiorrespiratoria.

Los CIOD deben realizarse preservando los derechos e intereses del paciente y las necesidades de la familia, que tendrán prioridad sobre el objetivo de la donación. Los cuidados al final de la vida deben continuar siendo la principal prioridad del equipo asistencial, para conseguir el mayor bienestar posible del paciente que está falleciendo. En este sentido, es importante recordar que todas las guías y recomendaciones indican la necesidad de administrar sedoanalgesia como tratamiento de confort a los pacientes en coma con un daño cerebral catastrófico. Debe prestarse apoyo a la familia y seres queridos, incluyendo ayuda psicológica, emocional y espiritual, si procede.

Una vez ingresado el paciente en la UCI para los CIOD, además del tratamiento de confort, el manejo incluirá las medidas habituales dirigidas a mantener la estabilidad hemodinámica y respiratoria para optimizar la viabilidad de los órganos hasta la instauración de la muerte encefálica. Deben evitarse las medidas que puedan interferir o retrasar la evolución natural a la muerte encefálica, como la «sobrecorrección» de la ventilación y la utilización de sedantes de vida media prolongada. Se completará la evaluación como donante, teniendo en cuenta que la validez del corazón y el pulmón no se puede establecer hasta después de la instauración de la muerte encefálica.

Si no se produjera el fallecimiento en el plazo acordado con la familia, se retirarán las medidas de soporte y se planteará la posibilidad de la donación en asistolia controlada.

Los CIOD están completamente justificados también desde el punto de vista de la gestión de los recursos escasos de la UCI. Hay que tener presente que, en promedio, un donante genera 31 años de vida ganados en los receptores, y 56 años si se trasplantan todos los órganos. Por otro lado, en términos de coste-efectividad, mientras que un ingreso convencional en la UCI genera en promedio 1 año de vida ganado ajustado por calidad de vida por cada día-cama de ocupación en UCI, los ingresos para CIOD generan 7,1 años años de vida ganados ajustados por calidad de vida.

4. Donación en asistolia controlada

La clasificación original de Maastricht de las formas de donación en asistolia data del año 1995 y establecía cuatro categorías para diferenciar el grado de daño isquémico de los órganos, las medidas necesarias para llevar a cabo la donación y su probabilidad de éxito (Tabla 80-9).

Posteriormente, en 2011, la categoría II de Maastricht se desdobló en IIa para los casos de muerte súbita con maniobras de reanimación cardiopulmonar infructuosas que ocurrían en el ámbito extrahospitalario, y IIb para los que ocurrían en el medio intrahospitalario. Esta distinción es lógica, porque los recursos, la logística organizativa y el éxito de la donación son muy diferentes. También se ha denominado categoría V de Maastricht a la donación en asistolia que se realiza tras el fallecimiento por eutanasia.

En la actualidad la denominación basada en las categorías de Maastricht ha caído en desuso y ha sido sustituida por la de donación en asistolia controlada (DAC) y donación en asistolia no controlada (DANC), para diferenciar si los tiempos de isquemia son o no conocidos con exactitud.

La DAC se realiza tras el fallecimiento por criterios circulatorios, después de la retirada programada del soporte vital, a pacientes dependientes de ventilación mecánica u otras medidas de soporte, por futilidad terapéutica o por rechazo del tratamiento.

La DAC se empezó a realizar en Estados Unidos, Reino Unido y Países Bajos en los años noventa del siglo pasado. En España, sin embargo, en esa época se estableció una moratoria en espera de cambios normativos, y solo se realizaba la DANC tras una reanimación cardiopulmonar infructuosa en pacientes que sufrían una muerte súbita, procedimiento mucho más complejo y exigente, y con peor resultado del trasplante que la DAC. Después de cambios legislativos que contemplaban la donación tras el fallecimiento por criterios circulatorios, el desarrollo en España de los cuidados al final de la vida en la UCI y con el impulso de los médicos inten-

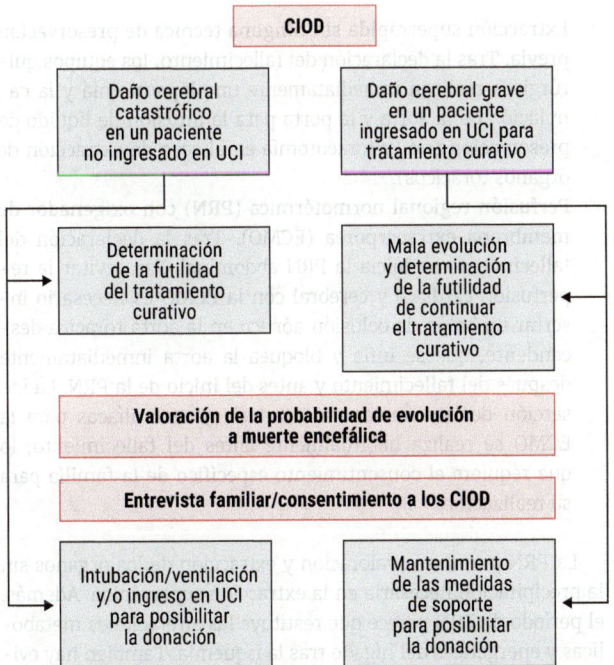

Fig. 80-3 | Las dos vertientes de los cuidados intensivos orientados a la donación (CIOD). UCI: unidad de cuidados intensivos.

Tabla 80-9. Clasificación de Maastricht de donación en asistolia y denominación actual

Tipo		Clasificación original de Maastricht	Denominación actual
I	Muerto a la llegada al hospital	Donación no viable por isquemia desconocida y falta de información del paciente	
II	Fallecido tras maniobras de reanimación cardiopulmonar infructuosas	Donación posible en una proporción baja de casos	Donación en asistolia no controlada (DANC)
III	Muerte esperada tras retirada de la ventilación mecánica	Donación posible en una proporción alta de casos	Donación en asistolia controlada (DAC)
IV	Parada cardíaca durante el mantenimiento en muerte encefálica	Cambio de la donación prevista en muerte encefálica a la donación en asistolia, al menos renal	

sivistas, en 2011 se inició la actividad en DAC. Aunque nuestro país se incorporó tarde a esta forma de donación, su desarrollo en pocos años ha sido exponencial y ha permitido un significativo aumento del número de donantes y trasplantes. Actualmente la DAC supone aproximadamente el 40 % de todas las donaciones en España. La DANC, en cambio, se mantiene con una actividad casi residual.

La práctica de la DAC plantea dificultades técnicas derivadas de la necesidad de minimizar la isquemia caliente de los órganos, pero también exigencias éticas en su realización.

4.1. Aspectos éticos y legales de la donación en asistolia controlada

La implementación de la DAC requiere la aplicación de unos cuidados al final de la vida de calidad en la UCI, con protocolos sobre la adecuación del tratamiento de soporte vital y de la sedoanalgesia de confort, de aplicación a todos los pacientes que fallecen en la UCI.

La DAC se realiza tras la retirada del tratamiento de soporte. La retirada del tratamiento de soporte es una decisión del equipo asistencial y la familia (o el propio paciente si fuera competente), que se toma de forma absolutamente independiente y previamente a cualquier consideración sobre la donación.

Aunque la retirada del tratamiento de soporte se lleve a cabo fuera de la unidad, en el quirófano, para hacer posible la donación, la realizarán médicos y enfermeras del equipo asistencial responsable del paciente, así como la administración de la sedoanalgesia de confort y la certificación del fallecimiento.

El diagnóstico de muerte por criterios circulatorios y respiratorios se basa en la constatación inequívoca de la ausencia de circulación y respiración espontáneas durante un período mínimo de 5 minutos. La ausencia de circulación se comprobará mediante la presencia de al menos uno de los siguientes hallazgos:

- Asistolia en el trazado electrocardiográfico continuo.
- Ausencia de curva de presión en la monitorización invasiva intraarterial.
- Ausencia de flujo aórtico determinada por ecocardiografía.

Tras la parada circulatoria y respiratoria deberá esperarse un tiempo 5 minutos antes de la certificación de la muerte, para comprobar su irreversibilidad y que no se produce una recupera-

ción espontánea de la actividad cardíaca (la llamada «autorresucitación»). Si ocurriera esta reactivación cardíaca, deberá esperarse a su desaparición y volver a comprobar su persistencia durante 5 minutos. No se han comunicado casos de autorresucitación más allá de los 5 minutos de la parada circulatoria. El Anexo I del Real Decreto 1723/2012 establece un período no inferior a 5 minutos. Durante los 5 minutos de espera se mantendrá la observación y monitorización constante, y no se realizará ningún tipo de actuación dirigida a la donación.

La declaración y certificación del fallecimiento las realizará un médico del equipo asistencial responsable del paciente.

4.2. Aspectos técnicos de la donación en asistolia controlada

La isquemia caliente de los órganos constituye el gran reto y dificultad de la DAC. Existen dos métodos de obtención de los órganos en la DAC:

- **Extracción superrápida sin ninguna técnica de preservación previa.** Tras la declaración del fallecimiento, los equipos quirúrgicos realizan inmediatamente una laparotomía y la canulación de la aorta y la porta para la infusión de líquido de preservación frío (y toracotomía en el caso de extracción de órganos torácicos).
- **Perfusión regional normotérmica (PRN) con oxigenador de membrana extracorpórea (ECMO).** Tras la declaración del fallecimiento se inicia la PRN abdominal. Para evitar la reperfusión cardíaca y cerebral con la ECMO es necesario insertar un balón de oclusión aórtico en la aorta torácica descendente, que se infla y bloquea la aorta inmediatamente después del fallecimiento y antes del inicio de la PRN. La inserción de las cánulas en la arteria y vena ilíacas para la ECMO se realiza habitualmente antes del fallecimiento, lo que requiere el consentimiento específico de la familia para su realización.

La PRN permite la valoración y extracción de los órganos sin la precipitación necesaria en la extracción superrápida. Además, el período de PRN parece que restituye las alteraciones metabólicas y energéticas del hígado tras la isquemia. También hay evidencia de la disminución de complicaciones de la vía biliar en el trasplante hepático y de la menor necesidad de sesiones de hemodiálisis en el trasplante renal con la PRN respecto a la extracción superrápida.

El tiempo de isquemia caliente es uno de los determinantes de la validez de los órganos en la DAC. Se denomina «tiempo de isquemia caliente total» al transcurrido desde la retirada del soporte ventilatorio hasta el inicio de la perfusión fría en la extracción superrápida, o hasta el inicio de la ECMO en la PRN. Pero el tiempo que tiene más valor para determinar la viabilidad de los órganos es el denominado «tiempo de isquemia caliente funcional», que se inicia desde que se produce una isquemia significativa con caída de la presión arterial sistólica por debajo de 60 mm Hg mantenida durante 2 minutos. Los límites del tiempo de isquemia caliente funcional compatibles con la viabilidad dependen del órgano considerado. Para el riñón es de unos 45 minutos, mientras que para el hígado y corazón se considera de 30 minutos.

5. Valoración de la validez del donante

La experiencia y evidencia acumuladas han hecho que se flexibilicen enormemente los criterios de validez del donante, lo que ha permitido aumentar su número sin comprometer la seguridad de los receptores. Además, cualquier posible riesgo derivado del trasplante hay que sopesarlo con el riesgo para el paciente que supone no trasplantarse. Esto hace que en la actualidad la valoración del donante se haya hecho mucho más compleja y que siempre se realice de forma individualizada.

No existe un límite absoluto de edad para la donación renal y hepática. En España, en 2022, el 28 % de los donantes tuvieron más de 70 años, y el 5,5 % más de 80 años. Aunque anecdóticos, se han realizado trasplantes de hígado de donantes de más de 90 años, con buenos resultados. En el trasplante cardíaco y el pulmonar sí es necesario un criterio más restrictivo con la edad, que, aun así, se va extendiendo a lo largo del tiempo. En general, se pueden considerar donantes sin patología ni factores de riesgo del órgano en cuestión de hasta 65 años para el corazón y 75 años para el pulmón.

La hipertensión arterial, la diabetes y otras enfermedades sistémicas no suponen una contraindicación para la donación, siempre que la función del órgano sea normal, y que no se trate de un proceso transmisible al receptor.

Respecto a las infecciones, constituyen una contraindicación a la donación las siguientes:

- **Infecciones crónicas:** virus de la inmunodeficiencia humana (VIH), virus linfotrópico de células T humanas tipos I y II (HTLV I-II), enfermedad de Creutzfeldt-Jakob, infecciones por priones e hidatidosis diseminada.
- **Infecciones agudas:** sepsis con *shock* séptico o disfunción orgánica, infección diseminada viral, tuberculosa o fúngica, COVID-19 activa (con neumonía o síntomas), fungemia, encefalitis herpética, meningitis por *Listeria*, tuberculosa, por hongos o protozoos.

La infección bacteriana de un órgano no impide el trasplante de otro órgano no afectado.

Respecto a las neoplasias, mientras que hace unas décadas cualquier antecedente neoplásico suponía una contraindicación a la donación, actualmente se hace una valoración individualizada, para acotar el riesgo real de una situación concreta, teniendo en cuenta el tipo de neoplasia, sus características histológicas, el tratamiento recibido y el tiempo transcurrido sin recidiva. Así, se clasifica el riesgo de transmisión como mínimo, intermedio, alto e inaceptable, para tomar una decisión sopesando la situación clínica del receptor y, si es preciso, contando con su consentimiento informado.

Además de la recopilación exhaustiva de toda la información clínica del donante, para su valoración, se realizan pruebas de hematología y bioquímica, serología, cultivos microbiológicos y pruebas de imagen, tanto para descartar contraindicaciones a la donación como para evaluar la viabilidad de un órgano determinado.

La complejidad actual y la individualización de la evaluación de la validez del donante hacen necesaria frecuentemente la consulta con documentos nacionales e internacionales de referencia actualizados, y consulta con expertos y referentes de la Organización Nacional de Trasplantes (ONT), que cuentan con la base de datos de los resultados del trasplante de «donantes de riesgo no estándar». El mensaje, por tanto, es que no debe descartarse de entrada la posibilidad de donación por la edad o por alguna patología asociada, ya que esta valoración debe hacerla el coordinador de trasplantes.

6. Entrevista familiar para el consentimiento a la donación

España cuenta con una ley de consentimiento presunto respecto a la donación de órganos: «La extracción de órganos u otras piezas anatómicas de fallecidos podrá realizarse con fines terapéuticos o científicos, en el caso de que estos no hubieran dejado constancia expresa de su oposición» (Ley 30/1979 sobre extracción y trasplante de órganos). Pero en la práctica existe un consenso por el que siempre se solicita el consentimiento expreso de la familia o representantes a la donación.

La entrevista familiar para la solicitud de este consentimiento es uno de los puntos críticos del proceso de donación. En España, aproximadamente en el 85 % de los casos la familia da el consentimiento a la donación, frente a, por ejemplo, menos del 60 % en el Reino Unido. Sin embargo, cuando se realizan encuestas de opinión sobre la donación a nivel poblacional, no hay diferencias significativas entre España y los países de nuestro entorno. La razón de esta altísima tasa de consentimiento a la donación en España se debe a la profesionalización en el abordaje y relación con la familia para plantear la posibilidad de la donación. Los coordinadores de trasplantes tienen una especial formación y experiencia en esta relación con la familia y, por ello, una mayor tasa de obtener el consentimiento que otros profesionales.

En la actualidad las distintas formas de donación, y procesos que conducen a la donación, hace que se hayan diversificado los escenarios en que puede plantearse a la familia o al propio paciente la posibilidad de la donación:

- En la UCI tras el fallecimiento en muerte encefálica.
- En la UCI antes de un fallecimiento esperable en muerte encefálica (CIOD).
- En la UCI tras la decisión de adecuación del tratamiento de soporte vital.

✔ Fuera de la UCI tras la determinación de la futilidad del tratamiento activo (CIOD).
✔ Otros escenarios menos frecuentes como el ámbito extrahospitalario en pacientes terminales.

En todos estos escenarios la entrevista para solicitar el consentimiento a la donación comparte características y elementos que se inscriben en la comunicación en situaciones críticas en general.

Más allá del objetivo de la donación, la relación y comunicación con la familia deben guiarse por el imperativo moral de prestar ayuda en este momento de pérdida. Hay que ser conscientes de que nuestra actitud influirá en el proceso del duelo, pudiendo aliviar en alguna medida el dolor de la familia o, por el contrario, aumentarlo. La situación emocional de los seres queridos hace que sus vivencias en estos momentos probablemente permanezcan grabadas en su memoria para siempre, y nosotros quedaremos incorporados en esa escena.

Las habilidades o cualidades necesarias para una adecuada comunicación con la familia incluyen la empatía, asertividad, calidez, respeto y concreción. Estas habilidades se pueden cultivar y desarrollar. Uno de los pilares de la relación de ayuda con la familia se basa en la «escucha activa», es decir, en escuchar con interés y concentración lo que el familiar nos transmite y demostrarlo con un lenguaje no verbal. El valor de la escucha activa en la relación de ayuda se comprueba en estudios que han demostrado que la utilización de un protocolo de comunicación en la UCI basado en escuchar más y hablar menos reduce a medio plazo la frecuencia de ansiedad, depresión y estrés postraumático en los familiares de los pacientes fallecidos.

No es infrecuente que una entrevista trascendental con la familia como es la comunicación del fallecimiento o la solicitud de donación se realice de forma improvisada, en el primer momento disponible y sin ninguna preparación previa. Esto puede dar lugar a errores de bulto que generan desconfianza y que podrían haberse evitado. Es imprescindible una mínima planificación de la entrevista respecto a las condiciones de su realización y un cierto ordenamiento mental de su curso y de nuestra actuación. El primer paso será recabar información de los médicos responsables del paciente sobre la situación de la familia: su composición, los familiares más próximos, su estado emocional, el interlocutor principal o los referentes para centrarnos en ellos, y también si algún familiar manifestara desconfianza o enfado para dedicarle una atención especial. A continuación se planificarán las condiciones de la entrevista: cuándo, dónde y con quién realizarla.

La solicitud de donación no se plantea en términos de una petición nuestra y una concesión o denegación de la familia, sino más bien en términos de ofrecimiento de la opción de donación: «Quiero explicarles que, tras su fallecimiento, Antonio puede ser donante de órganos».

No se debe tener la sensación de estar aumentando el dolor o la angustia de la familia al plantearles la donación. Al contrario, habitualmente la donación supone un cierto consuelo para la familia, un hecho positivo de un enorme valor que les puede hacer sentirse mejor en esos momentos en que solo hay dolor. Se preguntará a la familia si el paciente había manifestado alguna vez su voluntad respecto a la donación. Si hubiera expresado claramente su rechazo a la donación, debe respetarse esa voluntad. Lo habitual es que el paciente nunca haya manifestado explícitamente su voluntad respecto a la donación; entonces, se puede apelar a sus valores conocidos por la familia, para deducir cuál habría sido su voluntad.

También se explicará la trascendencia de la donación, ensalzando el acto de solidaridad y generosidad que supone. Puede apelarse a la reciprocidad («cualquiera podemos necesitar un trasplante en algún momento»), o a la utilidad («hay pacientes para los que el único tratamiento es un trasplante» o «algo de Antonio continuará en otra persona»).

Si la familia expresara dudas, o ante una negativa inicial, les pediremos que nos permitan aclararles todas las cuestiones que nos quieran plantear. Si persistiera la negativa al consentimiento, se puede pedir tener una nueva reunión pasado un tiempo, para que lo traten privadamente o consulten con alguien de su confianza.

ℹ Puntos clave

✔ En la actualidad la opción de la donación se considera una parte integral de los cuidados al final de la vida.
✔ En las dos últimas décadas, en España, se han diversificado las formas de donación y los procesos que conducen a la donación, duplicándose el número de donantes.
✔ La muerte encefálica continúa siendo la forma exclusiva de donación en gran parte del mundo, y la forma mayoritaria en España.
✔ La DAC ha tenido un desarrollo exponencial en España y actualmente supone el 40 % de todas las donaciones.
✔ La entrevista familiar para la solicitud de este consentimiento es uno de los puntos críticos del proceso de donación. Más allá del objetivo de la donación, la relación y comunicación con la familia deben guiarse por el imperativo moral de establecer una relación de ayuda.

Bibliografía

De la Rosa G, Domínguez-Gil B, Matesanz R, et al. Continuously evaluating performance in deceased donation: the Spanish quality assurance program. Am J Transplant. 2012;12(9):2507-13.

Del Río F, Escudero D, De la Calle B, Vidal FG, Paredes MV, Núñez JR. Evaluation and maintenance of the lung donor. Med Intensiva. 2009;33(1):40-9.

Documento de consenso sobre la evaluación del donante de órganos para prevenir la transmisión de enfermedades tumorales. Julio 2023. Disponible en: https://www.ont.es/wp-content/uploads/2023/08/Doc-Consenso-Ev-Don-Orgs-Prevencion-Transmision-Enf-Tumorales_agosto23.pdf [último acceso: Octubre 2023].

Domínguez-Gil B, editor. International figures on organ, tissue and haematopoietic stem cell donation and transplantation activities. Documents produced by the Council of Europe European Committee (Partial Agreement) on organ transplantation (CP-P-TO). Year 2018. EDQM. 2019;24. Disponible en: https://www.europarl.europa.eu/EPRS/Newsletter_Transplant_2019.pdf [último acceso: Octubre 2023].

Escudero Augusto D, Martínez Soba F, De la Calle B, et al. Cuidados intensivos orientados a la donación de órganos. Recomendaciones ONT-SEMICYUC. Med Intensiva. 2021;45(4):234-42.

Escudero D, Valentín MO, Escalante JL, et al. Intensive care practices in brain death diagnosis and organ donation. Anaesthesia. 2015;70(10):1130-9.

European Directorate for the Quality of Medicines & HealthCare of the Council of Europe (EDQM). Management of the potential donor after brain death. Guide to the quality and safety of organs for transplantation 8th Edition. Disponible en: https://www.edqm.eu/en/guide-quality-and-safety-of-organs-for-transplantation [último acceso: Octubre 2023].

Lautrette A, Darmon M, Megarbane B, et al. A communication strategy and brochure for relatives of patients dying in the ICU. N Engl J Med. 2007;356(5):469-78.

Len Ó, coordinador. Documento de Consenso del Grupo de Estudio de la Infección en el Trasplante (GESITRA) perteneciente a la Sociedad Española de Enfermedades Infecciosas y Microbiología Clínica (SEIMC) y la Organización Nacional de Trasplantes (ONT) sobre los Criterios de Selección del Donante de Órganos Sólidos en Relación a las Enfermedades Infecciosas. Disponible en: https://www.ont.es/wp-content/uploads/2023/06/CRITER2.pdf [último acceso: Octubre 2023].

Lévesque S, Lessard M, Nicole P, et al. Apnea testing for diagnosis of brain death: Comparison of 3 techniques. Can J Anesth. 2003;50:3A.

Martín-Delgado MC, Martínez-Soba F, Masnou N, et al. Summary of Spanish recommendations on intensive care to facilitate organ donation. Am J Transplant. 2019;19(6):1782-91.

Matesaz R, Coll E, Domínges-Gi B, Perojo L, coordinadores. Donación en asistolia en España: situación actual y recomendaciones. Disponible en: https://www.ont.es/wp-content/uploads/2023/06/Doc-de-Consenso-Nacional-sobre-Donacion-en-Asistolia.-Ano-2012.pdf [último acceso: Octubre 2023].

Miñambres E, coordinador. Protocolo nacional de mantenimiento del potencial donante en muerte encefálica. SEMICYUC-ONT, Febrero 2020. Disponible en: https://www.ont.es/wp-content/uploads/2023/06/Protocolo-Nacional-de-Mantenimiento-del-Donante-de-Organos.-Febrero-2020.pdf [último acceso: Octubre 2023].

Querd S, Frenette AJ, Williamson D, et al. Vasopressin use in the support of organ donors: physiological rationale and review of the literature. Crit Care Explor. 2023;5(4):0907.

Real Decreto 1723/2012, de 28 de diciembre, por el que se regulan las actividades de obtención, utilización clínica y coordinación territorial de los órganos humanos destinados al trasplante y se establecen requisitos de calidad y seguridad. «BOE» núm. 313, de 29/12/2012.

Schnülle P, Gottmann U, Hoeger S, et al. Effects of donor pretreatment with dopamine on graft function after kidney transplantation: a randomized controlled trial. JAMA. 2009;(302):1067-75.

Wijdicks EFM, Varelas PN, Gronseth GS, Greer DM; American Academy of Neurology. Evidence-based guideline update: determining brain death in adults: report of the Quality Standards Subcommittee of the American Academy of Neurology. Neurology. 2010;74(23):1911-8.

Wood KE, Becker BN, McCartney, et al. Care of the potential organ donor. N Engl J Med. 2004;351(26):2730-9.

Cuidados intensivos postoperatorios del paciente trasplantado

J. M. Pérez Villares, J. M. Dueñas Jurado y M. M. Jiménez Quintana

◀ Orientación para el estudio

Este capítulo trata sobre el manejo de los pacientes que han sido sometidos a un trasplante de órganos pulmonar, cardíaco, hepático o renal. En todos ellos abordaremos cómo realizar la adecuada monitorización, tratamiento y cuidados en el postoperatorio tras su ingreso en la unidad de cuidados intensivos. Para manejar adecuadamente un paciente trasplantado en estas unidades es necesario un profundo conocimiento de la fisiopatología y el manejo general del paciente crítico. Pero más allá de estas consideraciones generales, cada tipo de trasplante reúne una serie de complejas particularidades hemodinámicas, respiratorias, infecciosas, nutricionales, etc. que obligan al clínico a estudiar y dominar perfectamente esta materia para obtener un resultado exitoso y evitar tanto la muerte del paciente como la pérdida del órgano trasplantado. Igualmente, además de las potenciales complicaciones que pueden afectar a cualquier paciente crítico, cada trasplante conlleva sus propias complicaciones principales, que el intensivista deberá saber prevenir en la medida de lo posible, así como identificar y tratar.

1. Cuidados intensivos postoperatorios tras el trasplante pulmonar

1.1. Introducción

El trasplante de pulmón se ha convertido en una realidad terapéutica para pacientes con problemas pulmonares en fase terminal. Mucho se ha evolucionado desde 1963, año en que James D. Hardy, en Jackson, realizó el primer trasplante pulmonar. Desde entonces las técnicas quirúrgicas y el manejo clínico han avanzado de manera vertiginosa (con la incorporación de nuevos fármacos inmunosupresores y nuevos sistemas de soporte como los oxigenadores de membrana extracorpórea), con lo que se ha conseguido mejorar los resultados de manera progresiva.

1.2. Cuidados generales

Dentro de los cuidados generales al ingreso del paciente en la unidad de cuidados intensivos (UCI) hay que resaltar los siguientes:

✓ **Monitorización.** Electrocardiograma (ECG) continuo, presión arterial invasiva, pulsioximetría, diuresis horaria, temperatura, presión venosa central, presión de la arteria pulmonar y presión capilar pulmonar medidas mediante un catéter de Swan-Ganz.
✓ **Nutrición.** La nutrición se iniciará tan pronto como se pueda, idealmente en las primeras 48-72 horas posteriores al trasplante: los receptores pulmonares con frecuencia presentan en mayor o menor modo desnutrición previa al trasplante. A esto se suma que los pacientes trasplantados de pulmón asocian frecuentemente alteraciones de la motilidad esofágica o gástrica, que bien pueden ser previos a la cirugía o derivados de lesión del nervio vago intraoperatoria, así como producto de los efectos secundarios de la medicación.

✓ **Profilaxis.** Se recomienda la profilaxis de úlcera gástrica por estrés.
✓ **Prevención de la enfermedad tromboembólica venosa.** Los receptores pulmonares presentan mayor riesgo de tromboembolia venoso postoperatoria que se relaciona con la ventilación mecánica prolongada, el uso de sistemas de soporte vital extracorpóreo etc. Es de elección la profilaxis multifactorial con la administración de heparina subcutánea, el vendaje compresivo de las extremidades inferiores o medias de compresión neumática intermitente y la movilización precoz.
✓ **Analgesia.** Se administrará una analgesia adecuada, recurriendo en la mayoría de los casos a pequeñas dosis de opiáceos por catéter epidural que se instaura en el momento de la anestesia. En aquellos pacientes en los que no sea posible implantar el catéter epidural en la cirugía, este se puede colocar en el postoperatorio inmediato, o bien controlar el dolor mediante bolos de opiáceos administrados por vía intravenosa. Tras 4-5 días se retirará el catéter epidural y se pautará la analgesia intravenosa/oral mediante antiinflamatorios no esteroideos o bolos de rescate con opiáceos.
✓ **Monitorización de la función renal.** Estos pacientes pueden sufrir alteraciones hemodinámicas o estar recibiendo tratamientos farmacológicos que pueden dañar el sistema renal.

1.3. Cuidados respiratorios

Los objetivos de manejo respiratorio son los siguientes:

✓ Conseguir una buena ventilación, una óptima oxigenación, un pH fisiológico y una correcta expansión pulmonar.
✓ Evitar la toxicidad por oxígeno, con una fracción inspirada de oxígeno (FiO_2) lo más baja posible, así como el barotrauma, con una presión del ventilador lo más baja posible.
✓ Disminuir, en lo posible, el tiempo de ventilación mecánica evitando así las posibles complicaciones de esta: barotrauma, toxicidad por el oxígeno e infecciones. Lo ideal es la extubación y retirada de la ventilación mecánica en el plazo máximo de 48 a 72 horas.

Al ingreso del paciente trasplantado en la UCI en las primeras horas se utiliza una modalidad de ventilación mecánica controlada asistida. La programación del respirador como soporte respiratorio en receptores pulmonares es la ventilación de «protección pulmonar» con volúmenes corriente pequeños (≤ 6 mL/kg de peso ideal, según el peso corporal del donante) y buscando presiones meseta ≤ 30 cm H_2O, ajustando la frecuencia respiratoria según parámetros gasométricos y ventilación minuto.

El manejo de la ventilación mecánica de los receptores pulmonares variará en función tipo de trasplante. En el unipulmonar difieren las características mecánicas del pulmón implantado frente al nativo; el flujo aéreo tendrá tendencia a desplazarse hacia el pulmón implantado en caso de patología restrictiva (mejor complianza) y al nativo en el caso de patología obstructiva. En la patología obstructiva, la presión positiva al final de la espiración (PEEP) se limita a valores de presión mínimos (≤ 5 cm H_2O), ya que valores elevados pueden provocar una hiperinsuflación del pulmón nativo. En las demás indicaciones de trasplante unipulmonar o bilateral se aconsejan valores de PEEP de 5-10 cm H_2O.

En el caso excepcional del trasplante unipulmonar en pacientes con hipertensión pulmonar, existirá un mayor flujo de sangre al pulmón implantado, lo que supone un alto riesgo de edema pulmonar y resistencia al flujo aéreo. Se aconseja aplicar una PEEP de 10 cm H_2O en las primeras horas de ingreso y la utilización de vasodilatadores como prostaglandina y óxido nítrico.

En los momentos iniciales, una situación postoperatoria de hipoxemia o hipercapnia puede mejorar con una broncoscopia, que desobstruye las vías respiratorias distales de restos de desechos y secreciones, y nos dará idea de la situación de las suturas bronquiales, así como la posibilidad de tomar una biopsia si se sospecha que hay rechazo del órgano.

En el caso de no mejorar esta situación, se puede valorar la realización de una tomografía computarizada torácica para evaluar la anatomía de la anastomosis y el parénquima. Los vasos pulmonares se pueden objetivar igualmente en un ecocardiograma transesofágico, o se puede recurrir a una prueba como la gammagrafía de perfusión, que mostrará algún defecto de perfusión si hay trombos o estrechamiento de las anastomosis.

Si existe hipoxemia en el postoperatorio, siempre hay que realizar un diagnóstico diferencial con un amplio listado de patologías: sobrecarga de fluidos, insuficiencia cardíaca, neumonía, derrame pleural, taponamiento pericárdico, problemas de anastomosis, neumotórax, disfunción primaria del injerto, tromboembolismo pulmonar, broncoconstricción, etcétera.

Es interesante la realización de una broncoscopia previa a la extubación para eliminar restos de sangre y secreciones de la vía respiratoria.

En casos complicados en los que se precise más tiempo de ventilación mecánica, como cuando hay disfunción primaria del injerto, habrá que valorar la realización de una traqueotomía precoz, con lo que se facilitará la retirada de sedación y mejorarán el confort y la seguridad del paciente, facilitándose también la retirada del soporte ventilatorio.

Los drenajes torácicos en el postoperatorio inmediato se mantienen bajo aspiración (-20 cm H_2O), al menos inicialmente. Se retirarán cuando se evidencie ausencia de fuga aérea, un aspecto adecuado y un flujo < 100-150 mL/día.

1.4. Cuidados hemodinámicos

Es imprescindible una exquisita monitorización de las presiones de llenado y gasto cardíaco de manera individualizada en cada postoperatorio. El objetivo fundamental es mantener una adecuada perfusión periférica.

1.4.1. Fluidos

Clásicamente estos pacientes se manejan con cierta restricción hídrica, manteniendo una presión de enclavamiento de los capilares pulmonares lo más baja posible (5-15 mm Hg). Son de elección los cristaloides como el Ringer lactato y, si se precisa mayor cantidad de líquido (> 2 L), administraremos albúmina al 20 %, con moderación. Si se necesita reanimación con fluidoterapia abundante y ello repercute en la oxigenación o distensibilidad, se debe valorar a corto plazo implantar oxigenación por membrana extracorpórea (ECMO) venovenosa.

Aunque el umbral claro en el trasplante de pulmón no está definido, en la fase aguda se tiende a garantizar valores de hemoglobina de 7-8 g/dL.

1.4.2. Fármacos inótropos y vasopresores

La mayoría de los pacientes llegan de quirófano con varios fármacos inótropos en perfusión que, en la mayoría de los receptores, si el paciente tenía una función cardíaca preoperatoria normal, pueden ser retirados en las primeras horas.

En pacientes que presenten inestabilidad hemodinámica con alto gasto cardíaco y bajas resistencias vasculares sistémicas, que no respondan a la fluidoterapia o en conjunción con esta, está indicada la administración de fármacos vasoconstrictores, principalmente los α-adrenérgicos como fenilefrina o noradrenalina.

En la disfunción secundaria del ventrículo derecho se precisa de soporte inótropo, y son de elección la dobutamina, el levosimendán o la milrinona, por su efecto vasodilatador pulmonar.

Es necesario corregir la hipertensión pulmonar para mejorar el rendimiento del ventrículo derecho. Para ello se emplea dobutamina, isoproterenol, levosimendán, milrinona, prostaglandina E_2, nitroprusiato y nitroglicerina. Como efecto secundario, estos fármacos pueden desencadenar el aumento de la diferencia alveoloarterial de oxígeno e hipoxemia por aumento del *shunt* pulmonar. Si los fármacos vasodilatadores pulmonares ocasionan hipoxemia importante, puede recurrirse a la administración de óxido nítrico inhalado (20 a 50 partes por millón) para el control de la hipertensión pulmonar con oxemias adecuadas.

Si se sospecha la existencia de lesión aguda miocárdica, habrá que hacer uso de datos complementarios como el catéter de la arteria pulmonar o monitorización con ecocardiograma transesofágico, ya que en esta cirugía es frecuente la elevación de la troponina o alteraciones del segmento ST como traducción de afectación pericárdica. Si existe disfunción cardíaca, será de interés el uso de fármacos inótropos positivos como el levosimendán y la dobutamina, y en la disfunción grave se podrá garantizar el soporte vital extracorpóreo a través de ECMO venoarterial, que ofrece soporte cardíaco.

1.4.3. Manejo de las arritmias

Las taquiarritmias supraventriculares, principalmente la fibrilación auricular, suelen ser frecuentes en el postrasplante inmediato. Suelen controlarse con antiarrítmicos como la amiodarona. Es de interés comprobar que los iones y el resto del medio interno están normalizados, para evitar que se perpetúen situaciones proarritmogénicas.

1.4.4. Soporte vital extracorpóreo

Se puede indicar una ECMO de manera anticipada en el preoperatorio en aquellos pacientes que previamente portaban una ECMO o padecían enfermedades vasculares, fibrosis pulmonar, fibrosis quística o enfermedad pulmonar obstructiva crónica con hipertensión pulmonar secundaria grave conocida, hipoxemia grave o hipercapnia significativa.

La ECMO venoarterial se emplea en los casos que se necesita soporte cardíaco, mientras que la ECMO venovenosa se usa para oxigenar y no ofrece soporte cardíaco.

1.5. Tratamiento inmunosupresor

Todos los trasplantados de pulmón tendrán terapia inmunosupresora para prevenir el rechazo del órgano. Una pauta habitual en los equipos de trasplantes es: un glucocorticoide como metilprednisolona más inhibidor de la calcineurina (ciclosporina o tacrolimus) junto con un agente bloqueador de nucleótidos (azatioprina o micofenolato de mofetilo). A veces puede asociarse un anticuerpo monoclonal como el basiliximab. El esquema resumido del tratamiento inmunosupresor del adulto si se aplica inducción se refleja en la Tabla 81-1.

Posteriormente, el tratamiento inmunosupresor de mantenimiento se irá reduciendo paulatinamente en función de los días y los valores de inmunosupresión en la sangre.

1.6. Complicaciones

El pulmón es un órgano denervado que carece de mecanismos de defensa pulmonar como el reflejo tusígeno-mucociliar, lo que favorece la aparición de complicaciones como atelectasias o infecciones.

Las complicaciones en el trasplante pulmonar son diversas. Algunas de ellas pueden tener clínica y hallazgos radiológicos similares, por lo que el momento cronológico en el que se presentan aporta bastante información, ayudándonos a establecer una sospecha diagnóstica, un diagnóstico precoz y un mejor pronóstico.

1.6.1. Complicaciones inmediatas (primeras 24 horas): rechazo hiperagudo

El rechazo hiperagudo es una complicación prácticamente inexistente. Este cuadro se debe a la existencia de anticuerpos preformados en el receptor contra antígenos del donante. Suele ocurrir tan pronto se produce la reperfusión, en el mismo acto quirúrgico, y da lugar a una congestión pulmonar masiva de manera inmediata. De aparecer esta complicación, el desenlace suele ser fatídico.

1.6.2. Complicaciones precoces (1-7 días)

1.6.2.1. Disfunción primaria del injerto o edema de reperfusión

La disfunción primaria del injerto representa una lesión multifactorial en el pulmón trasplantado consistente en hipoxemia que se acompaña de infiltrados pulmonares difusos en imágenes torácicas sin otra causa identificable. Lo más frecuente es que se produzca en las primeras 72 horas del trasplante.

Su etiología suele ser multifactorial: parece relacionada con la liberación de mediadores inflamatorios (interleucina 8) en el proceso de muerte encefálica, alteraciones en el mantenimiento de órgano (como un prolongado tiempo de isquemia), un largo

Tabla 81-1. Esquema del tratamiento inmunosupresor del adulto si se aplica inducción

Quirófano		Servicio de Medicina Intensiva			
Cirugía	Día 0	Día 1	Día 2	Día 3	Día 4
Metilprednisolona (1.000 mg prerreperfusión)	Basiliximab (20 mg i.v. en bolo o infusión lenta) en las primeras 6 h postrasplante + metilprednisolona (125 mg a las 8 h postrasplante)	Tacrolimus (0,03-0,05 mg/kg/día, en 2 dosis iguales). Niveles objetivo: 5-8 ng/mL + metilprednisolona (125 mg/8 h)	Tacrolimus (igual dosis) + micofenolato de mofetilo (500 mg/12 h) + metilprednisolona (125 mg/12 h)	Tacrolimus (igual dosis) + micofenolato de mofetilo (igual dosis) + metilprednisolona (125 mg/24 h)	Basiliximab (20 mg i.v. en bolo o infusión lenta) + tacrolimus (igual dosis) + micofenolato de mofetilo (igual dosis) + deflazacort (90 mg/24 h)

tiempo de ventilación mecánica del donante, órganos subóptimos, politransfusiones, necesidad de uso de *bypass* cardiopulmonar, etcétera.

La clínica se caracteriza, además de por hipoxemia y opacidades radiográficas difusas, por disminución de distensibilidad pulmonar, aumento de la resistencia vascular pulmonar y cortocircuito intrapulmonar.

En función del aspecto radiográfico y del grado de hipoxemia, y más concretamente según la relación entre la presión arterial de oxígeno y la concentración de oxígeno inspirado (PaO_2/FiO_2), la disfunción primaria del injerto se puede clasificar en cuatro grados (Tabla 81-2).

Idealmente, se debe clasificar la disfunción primaria del injerto en cuatro momentos concretos a lo largo de las primeras 72 horas postrasplante. Así, cada 24 horas tendremos T0, T24, T48, T72 (por las horas tras la reperfusión del segundo pulmón) y con una ventana de tiempo de ± 6 horas.

El diagnóstico se realiza por la clínica y descartando otras patologías como edema pulmonar, neumonía, oclusión de anastomosis venosa, derrame pleural, hemotórax o daño pulmonar agudo asociado a la transfusión (TRALI).

El tratamiento se basa en el soporte convencional, que incluye ventilación protectora pulmonar y manejo óptimo de fluidoterapia, y tratamiento antibiótico empírico si se sospecha un cuadro infeccioso. Con este tratamiento la mayoría de los pacientes con disfunción primaria del injerto de grado inferior a 3 mejorarán.

En los pacientes con disfunción primaria del injerto de grado 3, se debe agregar al tratamiento un vasodilatador pulmonar inhalado como óxido nítrico o epoprostenol. Si no responden a estos últimos, se debe instaurar de manera precoz la terapia con ECMO venovenosa o incluso recurrir a ECMO venoarterial.

El pronóstico de la disfunción primaria del injerto es de una morbimortalidad alta en el postoperatorio del trasplante pulmonar. En algunas series se ha asociado incluso una mortalidad a los 90 días próxima al 25 % en aquellos pacientes con disfunción primaria del injerto de grado 3. En general, un inicio de ECMO pasadas las 48 horas se asocia con peor resultado.

La aparición de disfunción primaria del injerto se ha relacionado con el riesgo de presentar posteriormente disfunción crónica del injerto.

1.6.2.2. Complicaciones pleurales

Los receptores de trasplante de pulmón con anomalías previas del espacio pleural y aquellos con discordancia del tamaño donante-receptor tienen mayor riesgo de complicaciones pleurales.

Tabla 81-2. Clasificación de la disfunción primaria del injerto

Grado	Infiltrado pulmonar	Relación PaO_2/FiO_2
0	No	Normal
1	Sí	> 300
2	Sí	200-300
3	Sí	< 200

FiO_2: fracción inspirada de oxígeno; PaO_2: presión arterial de oxígeno.

Hasta en el 100 % de los trasplantes pulmonares se han descrito derrames pleurales, debido sobre todo al aumento de la permeabilidad alveolar capilar (por isquemia del injerto, denervación y la reperfusión) y a la pérdida del flujo linfático por la ruptura de los linfáticos pulmonares del injerto. La mayor parte de estos derrames se resuelven en las 2 primeras semanas mediante una toracostomía con implantación de drenaje.

Los derrames pleurales persistentes pueden asociarse a rechazo celular agudo, y suelen ser exudativos y linfocíticos. En pocas ocasiones los derrames pleurales pueden locularse y provocar atrapamiento del injerto pulmonar. Su tratamiento va desde el drenaje con un tubo de tórax hasta, en raras ocasiones, la decorticación.

El hemotórax suele aparecer en postoperatorio inmediato. Se debe, con frecuencia, a un sangrado por adherencias que se dañan al extraer el pulmón nativo o por coagulopatía. Es importante vigilar el flujo y aspecto de los drenajes pleurales, ya que en ocasiones es necesaria una reintervención temprana para detener el sangrado pleural o para evacuarlo y evitar el compromiso de la ventilación o problemas posteriores como infecciones o atrapamiento pulmonar.

Los neumotórax se suelen resolver en días o semanas. Sin embargo, una fuga de aire significativa debe hacernos sospechar una dehiscencia de anastomosis.

Los empiemas tienen una incidencia inferior al 7 % en los trasplantes pulmonares. Las infecciones pleurales debidas al estado de inmunosupresión pueden desencadenar un empiema.

El quilotórax es una complicación infrecuente que se debe a la interrupción del conducto torácico o sus colaterales con fuga de quilo al espacio pleural. Se pueden emplear diversas terapias, como la infusión de octreótida, la pleurodesis, la ligadura de conducto torácico y la derivación pleuroperitoneal y pleurovenosa.

1.6.3. Complicaciones intermedias (8 días-2 meses)

1.6.3.1. Alteraciones en la anastomosis vascular o bronquial

En el trasplante pulmonar se realizarán tres anastomosis: vía aérea, arteria pulmonar y vena pulmonar a aurícula izquierda.

Las complicaciones de las **anastomosis vasculares** son menos frecuentes que las complicaciones de la vía aérea, pero pueden tener efectos devastadores:

- **Estenosis de la arteria pulmonar.** Ocurre en menos del 4 % de los casos. Entre las causas responsables se encuentran la longitud excesiva de los segmentos donante-receptor, la distorsión o torsión de la anastomosis, o el estrechamiento técnico. Como síntomas aparecen hipoxemia, disnea, hipertensión pulmonar e insuficiencia cardíaca derecha. Ecográficamente se puede ver hipertensión pulmonar y disfunción del ventrículo derecho. El diagnóstico final suele ser establecerse por angiografía, lo que permite opciones terapéuticas simultáneas como la dilatación con balón o el implante de un *stent*. Se puede recurrir a la reconstrucción quirúrgica.

- **Disfunción del manguito pulmonar.** Pueden presentarse estenosis o trombosis de la vena pulmonar. Los trombos en la vena pulmonar y la aurícula conllevan el riesgo de embolización sistémica y accidente cerebrovascular. Igualmente pueden llegar a obstruir el flujo venoso pulmonar y derivar a un edema pulmonar sin respuesta a tratamiento médico. Clínicamente se caracteriza por hipoxemia y opacidades radiográficas difusas en el injerto. Los vasos más afectados son los superiores, y el diagnóstico se realiza por ecocardiografía transesofágica, en la que se objetivan velocidades máximas en el manguito pulmonar y flujos turbulentos. El diagnóstico también puede realizarse por tomografía computarizada de tórax midiendo el calibre de las venas. El tratamiento comprende desde la anticoagulación hasta la fibrinólisis, incluso cirugía si se detecta precozmente.

Las complicaciones de las **anastomosis de la vía aérea** pueden tener diversas presentaciones. La zona de las diferentes anastomosis de la vía respiratoria es un área vulnerable debido a la interrupción del aporte de flujo sanguíneo de la arteria bronquial en el proceso. Entre los factores de riesgo para la aparición de complicaciones de la anastomosis de las vías respiratorias se encuentran: disfunción primaria del injerto, rechazo agudo en el primer año, ventilación mecánica prolongada, infección pulmonar perioperatoria, trasplante unipulmonar, colonización por *Aspergillus fumigatus*, infección por *Burkholderia cepacia* y desajuste del tamaño donante-receptor.

La **estenosis bronquial** puede ser asintomática, con diagnóstico durante una broncoscopia de control, o bien manifestarse con disnea, sibilancias, estridor, deterioro de pruebas funcionales o neumonía postobstructiva. El tratamiento de las estenosis sintomáticas será gradual, iniciándose con dilataciones con balón por broncoscopio. En las estenosis refractarias se puede valorar la colocación de un *stent*.

La necrosis bronquial y la dehiscencia pueden ir desde un desprendimiento mínimo de la mucosa a la separación completa de la anastomosis por necrosis más extensa de la pared bronquial. Su tratamiento dependerá de la extensión: en ausencia de dehiscencia, lo ideal es un tratamiento conservador y asociar antibióticos; si hay dehiscencia de anastomosis, lo ideal es colocar un *stent* metálico descubierto con o sin aplicación de fibrina o pegamento de cianoacrilato. En casos críticos se puede valor la reparación abierta o el retrasplante. La dehiscencia completa de la anastomosis conlleva una alta morbimortalidad.

1.6.3.2. Infecciones

Las complicaciones infecciosas aumentan la morbimortalidad de manera considerable en el trasplante de pulmón, representando más del 25 % de todas las muertes posteriores al trasplante.

Varios son los factores que favorecen las infecciones en el trasplante pulmonar, como la inmunosupresión para evitar el rechazo, la disminución de mecanismos de defensa pulmonares (pérdida de vasos linfáticos, disminución del aclaramiento mucociliar y de la tos) o el contacto del injerto pulmonar directamente con el ambiente mediante la respiración.

Las infecciones presentan un patrón predecible en cuanto a presentación cronológica:

- **Primer mes postrasplante:** predominan sobre todo las infecciones bacterianas.

- **1-6 meses postrasplante:** predominan las infecciones oportunistas, aunque pueden aparecer infecciones residuales derivadas del donante.
- **Más de 6 meses postrasplante:** predominan las infecciones bacterianas en lugar de las oportunistas.

La neumonía es la infección más frecuente en receptores de trasplante pulmonar, aunque también pueden aparecer bacteriemias, infección pleural e infección de heridas.

Los pacientes con fibrosis quística tienen factores de riesgo añadidos de sobreinfección por estar colonizados a menudo con bacterias gramnegativas como *Pseudomonas aeruginosa* y *B. cepacia*, que a veces son multirresistentes. En este caso se recomienda realizar profilaxis antimicrobiana agresiva con múltiples agentes antimicrobianos durante 2-3 semanas, incluso más prolongada en el caso de *B. cepacia*.

En cuanto a las infecciones fúngicas, los patógenos más frecuentes en el trasplante pulmonar son *Aspergillus* spp. y *Candida* ssp. Otras infecciones menos frecuentes son las causadas por *Cryptococcus* spp., las mucormicosis y las debidas a hongos endémicos (*Histoplasma* y *Blastomyces*). El tratamiento de estos patógenos es inicialmente empírico y después según el fungigrama.

En cuanto a las infecciones víricas hay una amplia variedad: virus respiratorios comunitarios (virus sincitial respiratorio, influenza, adenovirus, parainfluenza, rinovirus), virus del herpes simple y virus de la varicela-zóster. Destaca sobre todo la infección por citomegalovirus, ya que su incidencia sigue de cerca a la de la neumonía bacteriana.

La infección por citomegalovirus se ha llegado a asociar con el rechazo agudo y crónico. Las características clínicas de la neumonitis por citomegalovirus son inespecíficas (febrícula, disnea y tos no productiva). Para realizar el diagnóstico, además de la clínica, se debe realizar una reacción en cadena de la polimerasa con carga viral. Cuando está indicada la terapia, generalmente se usa valganciclovir oral 900 mg cada 12 horas. En casos de neumonitis u otra enfermedad grave que invada tejidos se recomienda ganciclovir intravenoso 5 mg/kg cada 12 horas. Si es factible, se recomienda también la disminución de la inmunosupresión.

La profilaxis contra las infecciones bacterianas, fúngicas y virales se administra de forma rutinaria en este perioperatorio. En ausencia de resultados de cultivos específicos, la mayoría de los centros utilizan un régimen empírico inicial, que debe ampliarse para incluir la cobertura de patógenos potenciales que se aislaron del donante o receptor. La profilaxis infecciosa que actualmente realizamos en nuestro programa se muestra en la Tabla 81-3.

1.6.3.3. Rechazo agudo

Más del 30 % de los trasplantados pulmonares son tratados de rechazo agudo en el primer año postrasplante. No obstante, la pérdida inmediata de función debida al rechazo agudo ocurre en menos del 10 % gracias al avance de nuevas terapias antirrechazo. El rechazo agudo supone hasta un 4 % de la mortalidad del trasplante pulmonar en los 30 primeros días después de la cirugía.

El rechazo agudo es una respuesta inflamatoria predominantemente linfocitaria tanto a nivel vascular, como a nivel de la vía aérea. Clínicamente puede cursar con disnea, tos, fiebre y leucocitosis, datos totalmente inespecíficos, por lo que el diagnóstico diferencial con las infecciones es obligado.

Tabla 81-3. Profilaxis infecciosa del trasplante pulmonar en la unidad de cuidados intensivos

	Fármaco	Duración
Profilaxis del donante	Ceftazidima 1 g + clindamicina 600 mg + vancomicina 1 g	Dosis única, previa a la extracción pulmonar
Profilaxis quirúrgica al receptor	Cefuroxima 1,5 g i.v.	Inmediatamente precirugía. Repetir si la intervención se prolonga más de 6 horas
Profilaxis inmediata postrasplante	*Pacientes sin colonización pretrasplante:* Ceftazidima 1 g/8 h + clindamicina 600 mg/12 h	Se suspenderá en 72 horas si los cultivos del receptor y del donante son negativos Se mantendrá o sustituirá por asociación antibiótica específica según el antibiograma si alguno de ellos es positivo, prolongándose el tratamiento durante 10 días en ese caso
	Pacientes con colonización pretrasplante o circunstancia que lo predisponga, aun sin poder aislar microorganismos previamente (pacientes intubados y en código urgente de trasplante): Antibioterapia combinada de dos antibióticos activos frente al microorganismo aislado en el último cultivo	2 semanas
Profilaxis de citomegalovirus	*Receptor seropositivo:* Ganciclovir 5 mg/kg/día i.v.	Hasta el alta hospitalaria (por lo general 2-3 semanas), seguido de valganciclovir hasta el final del 6º mes postoperatorio
	Receptor seronegativo y donante seropositivo: Ganciclovir 5 mg/kg/día i.v. Añadir gammaglobulina hiperinmune anti-CMV i.v. semanal	Ante cualquier evidencia de primoinfección (monitorización con PCR), reintroducir ganciclovir i.v. un mínimo 15 días y continuar con valganciclovir tras dos PCR negativas consecutivas con un intervalo de 2 semanas entre ellas
	Receptor y donante seronegativos: No precisa profilaxis	Hacer seguimiento virológico
Profilaxis antifúngica	*Candidiasis orofaríngea:* Enjuagues bucales con nistatina	Durante el primer año
	Colonización por Aspergillus spp. previa al trasplante: Aerosoles con anfotericina B	Se mantendrá hasta finalizado el 3er mes
	Colonización por Pneumocystis jirovecii: Trimetoprim-sulfametoxazol 1 comprimido de 160 mg/800 mg v.o. 3 días a la semana (lunes-miércoles-viernes) En alérgicos a sulfamidas, pueden usarse pentamidina o dapsona inhalada	Desde el 15º día postrasplante Se mantiene de por vida

CMV: citomegalovirus; PCR: reacción en cadena de la polimerasa.

El diagnóstico se establece mediante pruebas de imagen que se caracterizan por objetivar condensaciones, sobre todo basales, tanto alveolares como intersticiales, derrames pleurales y presencia de líneas B. De interés en el diagnóstico es la realización de una broncoscopia flexible, de la que se obtendrán un lavado broncoalveolar y biopsias transbronquiales.

La decisión de tratar al paciente dependerá de la situación clínica y del grado de rechazo histológico. El tratamiento habitual es metilprednisolona 1 g/día intravenoso durante 3 días.

1.7. Resultados

La disfunción primaria del injerto es la causa más frecuente de muerte en los primeros 30 días postrasplante; supone en torno a un 20 % de los fallecidos.

Las complicaciones infecciosas siguen siendo una de las principales causas de muerte en todos los momentos posteriores al trasplante y suponen la causa del 35 % de las muertes en el primer año y el 20 % en los posteriores.

Más del 80 % de los trasplantados indican que no tienen limitaciones de actividad. Las complicaciones postoperatorias dificultan esta calidad de vida. Así, se ha relacionado la disfunción primaria del injerto de grado 3 con la disminución de la calidad de vida, y esto está a su vez relacionado con la duración de la ventilación mecánica.

2. Cuidados intensivos postoperatorios tras el trasplante cardíaco

2.1. Introducción

Desde que se realizara el primer trasplante cardíaco en 1967, este se ha posicionado como el tratamiento de elección de la insuficiencia cardíaca terminal refractaria a otros tratamientos, cuya prevalencia en los países desarrollados se estima en el 1 %. De estos casos, hasta un 10 % se encuentran en fase avanzada y son potenciales receptores al trasplante cardíaco, existiendo un desequilibrio entre listas de espera y oferta de órganos. Por ello es importante optimizar los resultados del trasplante seleccionando adecuadamente a los receptores y realizando un correcto manejo de los donantes y un adecuado control postoperatorio.

2.2. Consideraciones generales en el trasplante cardíaco

Los cuidados postoperatorios del paciente trasplantado cardíaco se asemejan en muchos aspectos a los de cualquier postoperatorio de cirugía cardíaca. Pueden aparecer peculiaridades propias de cambios debidos a la pérdida de inervación del sistema autónomo tanto para respuestas simpáticas como parasimpáticas. Igualmente se pierde inervación visceral. Entre estas peculiaridades se encuentran:

- Frecuencia cardíaca en reposo algo elevada (90-130 lpm) por ausencia de inervación parasimpática.
- Pérdida de reflejos barorreceptores, ineficacia de la maniobra de Valsalva y del masaje carotídeo.
- En casos de isquemia miocárdica, no hay dolor precordial por denervación visceral.
- Desde el punto de vista farmacológico, los agentes vasopresores de acción indirecta sobre el sistema autónomo (como la efedrina) no son eficaces. La digoxina no actúa sobre la frecuencia, pero sí mejora el inotropismo. Los anticolinérgicos como la atropina no actúan sobre la frecuencia cardíaca.
- Estos pacientes se benefician en las primeras 24-48 horas postoperatorias de monitorización continua de electrocardiograma, presión arterial invasiva, gasometría, gasto cardíaco, presiones pulmonares, presión venosa central y diuresis horaria.
- En cuanto a la analgesia y sedación, se recomienda mantener al paciente sedado en un rango de 3-4 puntos de la escala de Ramsay (-2 a -3 en escala RASS) mientras dure la ventilación mecánica, y una vez despierto, sería de elección la analgesia epidural iniciada intraoperatoriamente; si no es posible, se administrará de forma intravenosa.
- La profilaxis de úlceras de estrés está indicada rutinariamente. dada la situación de estos pacientes, así como la prevención ante la administración de fármacos gastroerosivos como los corticoides.
- Para la profilaxis de la enfermedad tromboembólica venosa, habitualmente se usa una heparina de bajo peso molecular: se administra precozmente una vez se descarte sangrado activo o problemas de coagulación. Frecuentemente se simultanea

con vendajes o medias compresivas en los miembros inferiores o, si se dispone de ello, con medias de compresión neumática intermitente. Es fundamental una movilización precoz.
- El soporte nutricional y metabólico deberá iniciarse de manera precoz, idealmente en las primeras 24 horas y una vez alcanzada cierta estabilidad hemodinámica. Se inicia de manera enteral y, si esta no fuera posible, se pautará nutrición parenteral.

2.3. Cuidados respiratorios

A su llegada a la UCI, el paciente permanecerá sedado con intubación orotraqueal y conectado a ventilación mecánica en modo controlado asistido. Idealmente se utilizará ventilación protectora y se buscará la normooxemia, la normocapnia y un pH equilibrado.

La mayoría de los pacientes son extubados en las primeras 12 horas poscirugía. En líneas generales podríamos afirmar que la extubación precoz será posible tan pronto se presente estabilidad hemodinámica, normotermia, una relación $PaO_2/FiO_2 > 200$ y un adecuado nivel de consciencia.

El riesgo de complicaciones pulmonares, sobre todo de origen infeccioso, tras el trasplante es muy elevado y está relacionado con la duración de la ventilación mecánica. Tan pronto como se retire la ventilación mecánica, se retirará la sonda nasogástrica y se iniciará la fisioterapia respiratoria.

2.4. Cuidados hemodinámicos

La administración de fluidoterapia y la optimización de la precarga son vitales para que el corazón trasplantado tenga capacidad de compensación del gasto cardíaco ante pérdidas de volumen o vasodilatación. La mayoría de los equipos añaden tratamiento inótropo con dobutamina, isoprenalina, milrinona o levosimendán, que, además de aportar su efecto inótropo, aumentan la frecuencia cardíaca y disminuyen las resistencias vasculares pulmonares. El objetivo es alcanzar una frecuencia cardíaca entre 90-110 lpm para mantener un gasto cardíaco idóneo. En caso de elevación de resistencias vasculares pulmonares y/o fallo del ventrículo derecho se pueden emplear dosis de prostaglandinas en perfusión continua y óxido nítrico.

Habitualmente la función cardíaca se normaliza al 3er-4º día, tras lo que se puede retirar todo tipo de soporte hemodinámico.

Los drenajes mediastínicos y pleurales se retiran generalmente a las 24-48 horas postintervención, cuando el ritmo de drenaje es < 25 mL/hora.

Como en otras cirugías cardíacas, el paciente presenta en el tórax cables de marcapasos tanto en la aurícula como en el ventrículo, para el tratamiento de los bloqueos y arritmias. Si el paciente no presenta arritmias, se retirarán los cables del marcapasos temporal a los 7-10 días de la operación.

Las arritmias más frecuentes son la taquicardia supraventricular y la extrasistolia ventricular. En caso de aparecer arritmias, habrá que valorar inicialmente causas como hipoxemia, alteraciones de los iones, anemia o hipovolemia, para corregirlas. Si todas ellas están normalizadas, usaremos el tratamiento antiarrítmico habitual. Habrá que tener en cuenta que la amiodarona, dada su larga vida media asociada a la fisiología propia del corazón denervado, debe pautarse con cautela. Igualmente, la digoxina no tiene actividad sobre el control de la frecuencia cardíaca. La adenosina, si bien en un corazón nativo tiene una acción corta, en corazones denervados puede provocar una bradicardia más acentuada y prolongada.

2.5. Cuidados renales

Los trasplantados cardíacos tendrán una predisposición al desarrollo de insuficiencia renal en el postoperatorio debido a varios factores:

- ✔ Daño renal preoperatorio por hipoperfusión renal crónica secundaria a fallo cardíaco.
- ✔ Uso de circulación extracorpórea en cirugía (deletérea para la función renal).
- ✔ Uso de regímenes inmunosupresores con potencial nefrotóxico como ciclosporina o tacrolimus.
- ✔ Necesidad de pruebas de imagen o cateterismo cardíaco con contraste nefrotóxico.

Es muy importante conocer la diuresis horaria en estos receptores, considerándose dentro de la normalidad diuresis de 0,5-1 µg/kg/h en adultos y de 1-2 µg/kg/min en niños.

Se solicitarán niveles plasmáticos de creatinina, urea, filtración glomerular e iones, así como análisis de orina y relación albúmina/creatinina puntual.

En casos excepcionales habrá que recurrir a técnicas de soporte extrarrenal como técnicas de reemplazo renal sustitutivo continuo o hemodiálisis intermitente.

2.6. Tratamiento inmunosupresor

El inicio del tratamiento inmunosupresor dependerá de cada hospital trasplantador y del estado del paciente (patología basal del receptor, características del órgano donado, incidencias producidas en la intervención, situación clínica actual, etc.). Lo aconsejable es que sea conocido de antemano el protocolo que se va utilizar en cada receptor, para que no exista ningún contratiempo en su administración. Las terapias posibles se reflejan en la Tabla 81-4.

Los niveles de inmunosupresión suelen estar más bajos en los primeros 3-6 meses del postoperatorio.

Pueden aparecer complicaciones como disfunción renal por el uso de inhibidores de la calcineurina, diabetes y miopatía inducida por esteroides, así como leucopenia o cuadros infecciosos derivados de su uso.

2.7. Complicaciones postoperatorias tempranas (primeros 6 meses)

2.7.1. Hemorragia postoperatoria

El trasplantado cardíaco puede tener factores que predisponen al sangrado. Así, los receptores pueden estar antiagregados o anticoagulados previamente, presentar alteración de los factores de la coagulación, trombocitopenia o disfunción plaquetaria secun-

Tabla 81-4. Tratamiento inmunosupresor iniciado en la unidad de cuidados intensivos: opciones en el trasplante cardíaco

Triple terapia	Inhibidor de calcineurina: ciclosporina (5-10 mg/kg v.o. cada 12 h) o tacrolimus (0,075 mg/kg v.o. cada 12 h)
	Antimetabolitos: azatioprina (1-2 mg/kg/día i.v. o v.o.) o micofenolato de mofetilo (2 g/24 h)
	Esteroides: metilprednisolona (125 mg/8 h inicialmente)
Cuádruple terapia secuencial	Anticuerpo monoclonal anti-CD3: basiliximab (2 dosis de 20 mg en primeras 6 h postrasplante y 4° día)
	Inhibidor de calcineurina: ciclosporina o tacrolimus de forma diferida a dosis referidas (3er-4° día postoperatorio)
	Antimetabolitos: azatioprina o micofenolato de mofetilo (igual dosis)
	Esteroides (igual dosis)

daria a tiempos prolongados de *bypass* cardíaco, restos de heparina residual en sangre, etcétera.

Se considera sangrado grave, con necesidad de reintervención, cuando el flujo hemático por los drenajes torácicos o mediastínicos es de 400 mL durante la primera hora, 300 mL/h las primeras 2 horas, 200 mL/h las siguientes 3 horas o 100 mL/h durante las primeras 6 horas.

La utilización de tromboelastometría rotacional (ROTEM) en trasplantados cardíacos se asoció con una disminución de la incidencia de transfusión de hemoderivados y una reducción de las complicaciones clínicas postoperatorias, de las estancias hospitalarias y de la mortalidad.

El tratamiento irá desde la administración de sulfato de protamina para revertir posibles restos de heparina, hasta transfusión de hemoderivados o administración de factores de coagulación guiados por estudios de coagulación y analíticos.

2.7.2. Fallo primario del injerto

Se trata de una disfunción sistólica grave y precoz del corazón trasplantado que afecta al ventrículo derecho, izquierdo o ambos, sin una clara causa que la justifique. Esta entidad es responsable de hasta el 40 % de los fallecimientos en el primer mes postrasplante. Suele aparecer en primeras 24 horas poscirugía.

Entre los factores implicados en la aparición de esta complicación están: receptor > 60 años, receptor con diabetes mellitus, receptor con altas y prolongadas dosis de fármacos inótropos, receptor con valores de presión en la aurícula derecha > 10 mm Hg, donante > 30 años y tiempo de isquemia > 240 minutos.

De presentarse, se realizaría tratamiento de soporte con fármacos inótropos. En los últimos años se ha mejorado la supervivencia gracias a la utilización de dispositivos de asistencia ventricular e implantes de ECMO venoarterial. En última instancia, también se puede recurrir al retrasplante.

2.7.3. Infecciones

Es primordial la monitorización de posibles complicaciones infecciosas después del trasplante. Las infecciones bacterianas, sobre todo las infecciones de la herida esternal, la neumonía y las infecciones del tracto urinario, deben tenerse en cuenta en el postoperatorio inmediato, pues su incidencia puede llegar incluso al 7 % tras el trasplante, siendo la complicación postoperatoria más frecuente.

La mayoría de los equipos utilizan profilaxis antibiótica con cobertura para microorganismos como *Staphylococcus*. Son de elección las cefalosporinas de primera generación por vía intravenosa, que se iniciarán durante la inducción anestésica. En los pacientes alérgicos a β-lactámicos se utiliza la vancomicina para su profilaxis.

En la primera semana se realiza antigenemia para citomegalovirus y Shell-vial en pacientes de alto riesgo (donante positivo/receptor negativo). La profilaxis se realizará de manera similar a como se describe en el apartado de trasplante pulmonar.

Dentro de las 2 primeras semanas se inicia una terapia profiláctica para *Pneumocystis carinii* con trimetoprim-sulfametoxazol (160 mg/800 mg), en 1 comprimido por vía oral tres veces en semana (lunes, miércoles y viernes) durante 6 meses. En los pacientes alérgicos a las sulfamidas se realizará profilaxis con pentamidina 300 mg por vía intravenosa, una vez al mes durante 6 meses.

La mayoría de los grupos realizan profilaxis antimicótica y antiviral, así como descontaminación intestinal hasta iniciar la ingesta oral de alimentos.

2.7.4. Rechazo agudo

Su incidencia es elevada: hasta un 75 % de los receptores sufren uno o más episodios de rechazo celular o humoral a pesar de las diversas estrategias inmunosupresoras. Esto tendrá una fuerte implicación en la morbimortalidad: el rechazo es responsable directo de un 11 % de las muertes de los pacientes trasplantados; además, provoca un aumento de la incidencia de procesos infecciosos al condicionar un incremento de la inmunosupresión.

Lo más frecuente será la presentación de rechazo agudo celular, que puede presentarse desde 2-3 semanas postrasplante hasta años después.

Clínicamente se caracteriza por fallo del ventrículo derecho, disfunción sistólica/diastólica que deriva en bajo gasto y necesidad de aumento de fármacos inótropos. Suele acompañarse de aparición de arritmias y aumento de la presión telediastólica, aumentando la presión venosa central.

El diagnóstico se realizará mediante ecocardiograma (que muestra disfunción cardíaca y aumento de la masa y el grosor ventriculares), biomarcadores de vigilancia como el péptido natriurético tipo B y mediante los resultados de la biopsia endomiocárdica.

El tratamiento de la causa será el ajuste de la inmunosupresión y un bolo de esteroides como metilprednisolona 1.000 mg por vía intravenosa al día durante 3 días.

2.7.5. Exacerbación de comorbilidades

Entre las comorbilidades se incluyen:

- ✔ Disfunción renal (v. aparado de cuidados renales).
- ✔ Disfunción hepática: la insuficiencia cardíaca previa al trasplante puede provocar cierta hepatopatía congestiva que tiende a mejorar tras el trasplante cardíaco y su consecuente aumento del gasto cardíaco, aunque a veces no es así y evoluciona a un cuadro grave de hepatopatía congestiva, incluso con fibrosis o cirrosis. El uso de algunos fármacos hepatotóxicos como la amiodarona en arritmias postrasplante puede deteriorar aún más la función hepática. Será de sumo interés el estudio previo de la función hepática y el evolutivo postrasplante.
- ✔ Hipertensión arterial (HTA) que requiere tratamiento antihipertensivo típicamente con inhibidores de la enzima convertidora de angiotensina (IECA) o antagonistas de los receptores de angiotensina II (ARA-II).
- ✔ Diabetes mellitus, agravada por los esteroides.
- ✔ Enfermedades pulmonares como neumonías recurrentes o enfermedad pulmonar restrictiva.
- ✔ Un soporte ventilatorio prolongado puede desencadenar insuficiencia respiratoria postoperatoria.

2.8. Resultados

La supervivencia del trasplante de corazón al año se aproxima al 90 %, y a los 5 años se sitúa en torno al 70 %. Las principales causas de mortalidad dentro del primer año tras el trasplante son la disfunción primaria del injerto, las infecciones y el rechazo. La mayoría de los trasplantados cardíacos disfrutan de un excelente estado funcional y calidad de vida.

3. Cuidados intensivos postoperatorios tras el trasplante hepático

3.1. Introducción

El trasplante hepático es una opción terapéutica eficaz para las enfermedades hepáticas terminales. Sus principales indicaciones son la cirrosis hepática, los tumores hepáticos (fundamentalmente el hepatocarcinoma) y la insuficiencia hepática aguda grave. Con el paso de los años, las contraindicaciones absolutas para el trasplante se han ido reduciendo. La técnica quirúrgica también ha sufrido modificaciones. Los resultados del trasplante hepático han mejorado, de forma que la supervivencia al año del trasplante está próxima al 90 %, y a los 5 años un 80 % de los pacientes trasplantados siguen vivos.

El seguimiento y vigilancia durante el postoperatorio inmediato del paciente que ha recibido un trasplante hepático se llevarán a cabo en la UCI, participando un equipo multidisciplinar de especialistas integrado por intensivistas, cirujanos, digestólogos, radiólogos y anatomopatólogos.

Es importante destacar algunos aspectos de carácter general respeto al período postoperatorio precoz:

✔ Tras la implantación del injerto, la función hepatocelular debe mejorar rápidamente.
✔ Si el nuevo hígado mantiene las funciones básicas de síntesis y aclaramiento, probablemente el manejo en la UCI consistirá fundamentalmente solo en reponer las pérdidas de fluidos y en evitar circunstancias que originen daño del injerto durante el período de recuperación postoperatoria.
✔ Una vez que se establece el diagnóstico de disfunción del injerto habrá que evaluar urgentemente la indicación de retrasplante.

3.2. Manejo inicial en la unidad de cuidados intensivos

A la llegada del paciente a la UCI se procederá a su ubicación en un box individual y se llevarán a cabo las siguientes medidas:

✔ **Monitorización de funciones vitales.** Monitorización continua y registro horario de ECG, frecuencia cardíaca, presión arterial invasiva, presión venosa central, saturación de oxihemoglobina mediante oximetría de pulso, diuresis y temperatura.
✔ **Drenajes.** Registro horario del flujo abdominal, medición del perímetro abdominal y flujo por sonda nasogástrica (si porta) con ligera aspiración.
✔ **Balance hídrico.** Se realizará cada 24 horas.
✔ **Análisis de parámetros sanguíneos.** Al ingreso y cada 6 horas durante las primeras 24 horas se realizará: hemograma, estudio de coagulación incluyendo factor V, plaquetas, perfil bioquímico (urea, creatinina, glucosa, sodio, potasio, lacta-to-deshidrogenasa, amilasa, proteínas totales y glucosa), lactato y gasometría. Al ingreso y cada 6 horas durante las primeras 24 horas se determinará: transaminasas (ALT, AST), bilirrubina total (directa e indirecta), γ-glutamil-transferasa, fosfatasa alcalina y calcio. Pasadas 24 horas los controles analíticos pasarán a ser cada 24 horas, con los mismos parámetros descritos y siempre y cuando la situación clínica y analítica del paciente se haya estabilizado.
✔ **Exudado perianal.** Para estudio de portador de gérmenes multirresistentes.
✔ **Radiografía de tórax.** Se realizará al ingreso y según la evolución posterior del paciente.
✔ **ECG.** Se realizará al ingreso y según la evolución posterior del paciente.
✔ **Ecografía Doppler abdominal.** Se realizará en el día 1 y 7 postrasplante. Se valorará su realización en el día 3 postrasplante según la evolución clínica.
✔ **Tratamiento:**
  ✑ *Inmunosupresión:* se seguirán diferentes esquemas de tratamiento que dependerán de las características del paciente. Se incluyen en este grupo anticalcineurínicos (tacrolimus, ciclosporina), micofenolato e inhibidores de los receptores de la inteleucina 2 (basiliximab) asociados a corticoides. Se realizará determinación de niveles de fármacos.

✑ *Profilaxis antimicrobiana:* piperacilina-tazobactam 4 g/8 h intravenosa durante 24 horas; como alternativa en pacientes con alergia a la penicilina, levofloxacino 750 mg /24 h intravenoso más clindamicina 600 mg/8 h intravenosa durante 24 horas.
✑ *Profilaxis antifúngica:* fluconazol 400 mg intravenoso en dosis única. Esta profilaxis se recomienda en pacientes de alto riesgo: cirugía prolongada, politransfusión, insuficiencia renal con terapia de reemplazo renal sustitutiva, colonización previa por *Candida* conocida o reintervención.
✑ *Profilaxis de úlcera gastroduodenal:* pantoprazol 20 mg/24 h intravenoso.
✑ *Profilaxis de enfermedad tromboembólica venosa:* se iniciará bemiparina 3.500 UI/24 h por vía subcutánea cuando la coagulación se haya normalizado, la cifra de plaquetas sea > 50.000/μL y no haya signos de sangrado; hasta entonces se realizará la profilaxis con medias de compresión neumática intermitente.
✑ *Analgesia:* se recomiendan opiáceos en infusión continua las primeras 24 horas.
✑ *Sedación:* propofol 0,5-1 mg/kg/h en perfusión continua si precisa.
✑ *Fluidoterapia inicial:* suero glucosalino isotónico a 125 mL/h con cloruro potásico añadido a dosis de 1 mEq/kg de peso real del paciente.

3.3. Soporte de funciones orgánicas

3.3.1. Función cardiocirculatoria

El mantenimiento de la función cardiocirculatoria es crucial para mantener una perfusión óptima del injerto y garantizar su viabilidad. Esto se puede obtener consiguiendo los siguientes objetivos: presión arterial media > 70 mm Hg, diuresis > 0,5 mL/kg/h, con una presión venosa central < 10 cm H_2O para evitar la congestión hepática, que dificultaría el flujo hepático y comprometería la perfusión del injerto.

Las necesidades de fluidos durante las primeras 24-36 horas son elevadas debido a un «tercer espacio» que ocurre en este período. Una vez trascurrido este tiempo, suele aparecer expansión del espacio intravascular, con elevación excesiva de los parámetros de precarga, por lo que es habitual que el paciente en este período precise diuréticos antes que reposición de volumen.

La estrategia de soporte cardiocirculatoria depende del estado de perfusión y de la monitorización del estado de volemia.

3.3.2. Función respiratoria

Al llegar a la UCI el paciente está conectado a ventilación mecánica. Se le administra inicialmente una FiO_2 0,6 y PEEP 5 cm H_2O.

Se pueden detectar atelectasias secundarias a dolor abdominal, intervención quirúrgica bajo ventilación mecánica o disfunción frénica.

Es frecuente el derrame pleural derecho, que, si no es abundante ni compromete claramente la función respiratoria, no se debe evacuar, debido al riesgo de lacerar las varices intercostales, tan habituales en estos pacientes.

El edema pulmonar, cuando aparece, no suele ser cardiogénico, y se debe fundamentalmente a sobrecarga de volumen y/o transfusión masiva.

La retirada de la ventilación mecánica se considerará cuando la PaO$_2$/FiO$_2$ sea > 200 mm Hg, PEEP < 5 cm H$_2$O, sin apoyo de fármacos vasopresores, con el paciente despierto y colaborador y con una relación f/Vt (índice de Tobin y Yang) < 110 con CPAP de 10 cm H$_2$O.

3.3.3. Función renal

Se dice que existe disfunción renal cuando las cifras de creatinina se modifican al menos 1,5 veces el valor basal o la diuresis es < 0,5 mL/kg/h durante 6 horas (escala RIFLE).

Es frecuente la oliguria inicial, que se resuelve habitualmente con la administración de fluidos para optimizar la precarga, y en ocasiones administrando posteriormente furosemida (la administración de furosemida siempre ha de estar precedida de una precarga adecuada). La necesidad de hemodiálisis es rara, y se recurrirá a ella solo en los casos refractarios, que precisan administración de furosemida a altas dosis (40 mg/h) en presencia de acidemia de origen renal, hiperpotasemia y sobrecarga de volumen.

3.3.4. Función hematológica

Es frecuente la aparición de anemia, leucopenia y trombocitopenia, pero si el estado de la perfusión periférica es adecuado, no necesitarán corrección.

Como regla práctica hay que tener en cuenta que para obtener una buena perfusión del injerto es mejor mantener al paciente normovolémico pero con tendencia a una cierta anemia e hipocoagulabilidad, aunque ante la evidencia de una coagulopatía marcada, habrá que evaluar la viabilidad del injerto, valorando el factor V, las enzimas hepáticas de citólisis y la permeabilidad vascular mediante ecografía Doppler. Por otra parte, la hipercorrección de la coagulopatía puede originar la trombosis vascular del injerto.

Como enfoque operativo en cuanto a la corrección de las variables hematológicas, se administrarán los hemoderivados correspondientes (Tabla 81-5).

3.3.5. Función neurológica

Con un injerto normofuncionante el paciente recuperará la consciencia entre las 6 y las 12 horas postrasplante. Si se prolonga excesivamente este período, habrá que tener en cuenta como causa la disfunción del injerto, la afectación estructural del sistema nervioso central (hemorragia, edema cerebral, etc.) y la encefalopatía de origen metabólico (principalmente la asociada a los cambios del sodio sérico).

3.3.6. Función digestiva

El peristaltismo se recupera en el 2º-3er día postrasplante, pudiendo recibir desde entonces nutrición oral. La prolongación en

Tabla 81-5. Administración de hemoderivados en el trasplante hepático

Variable hematológica	Hemoderivado
Tiempo de protrombina > 20 s	Plasma fresco congelado (12 mL/kg)
Hematocrito < 30 %	Concentrados de hematíes
Plaquetas < 50.000/µL	Transfusión de plaquetas si el paciente está inestable o con sangrado
Plaquetas < 20.000/µL	Transfusión de plaquetas siempre
Fibrinógeno < 100 mg/dL	Crioprecipitados (8-10 UI/kg) o fibrinógeno (70 mg/kg)

la recuperación de la motilidad intestinal despertará la sospecha de alguna complicación intraabdominal (hemoperitoneo, fuga biliar, etc.).

3.4. Complicaciones relacionadas con el trasplante hepático

3.4.1. Complicaciones precoces

3.4.1.1. Disfunción primaria del injerto

La disfunción primaria del injerto se define como el fracaso del injerto desde el momento del trasplante, es decir, desde el postoperatorio inmediato, sin causa evidente conocida. La tasa de incidencia oscila entre el 2 % y el 10 %. Se pueden distinguir dos grupos:

✔ **Pobre función inicial del injerto:** se mantiene la función del injerto sin ocasionar la muerte del paciente.
✔ **No función primaria del injerto:** ocasiona la muerte del paciente a menos que sea retrasplantado.

Son factores de riesgo para su desarrollo:

✔ **Relacionados con el donante:** edad > 60 años, grado de esteatosis hepática, siendo el riesgo elevado por encima del 30-40 % de degeneración grasa, sobre todo si es macrovesicular (este es el factor patogénico más importante y se debe realizar una biopsia hepática ante la duda), hipernatremia > 155 mEq/L y peso > 100 kg.
✔ **Problemas durante la extracción y la preservación (lesiones de «isquemia fría»):** cuanto mayor sea el tiempo de isquemia fría, más posibilidad existe de fallo primario, tipo de solución de preservación y elevado tiempo de isquemia (> 6 horas).
✔ **Problemas durante el trasplante y con el receptor:** politransfusiones, insuficiencia renal y disturbios metabólicos.

Hay que sospechar una disfunción primaria del injerto cuando aparecen en el postoperatorio inmediato signos de fallo hepático agudo grave con elevación masiva de transaminasas (> 5.000

UI/L), coagulopatía (tiempo de protrombina > 20 segundos con factor V < 20 %), ictericia progresiva, encefalopatía, hipoglucemia y fallo renal.

El tratamiento consiste en el retrasplante urgente como única opción en la «no función primaria del injerto» y se decidirá su inclusión en urgencia 0.

3.4.1.2. Rechazo hiperagudo o humoral

El rechazo hiperagudo o humoral es raro en el trasplante hepático y suele aparecer en las primeras horas, aunque puede hacerlo a los pocos días después de una función normal del injerto. Interviene la inmunidad humoral, y se atribuye a anticuerpos citotóxicos preformados y a la incompatibilidad ABO.

Se sospechará ante una disfunción grave del injerto que lleva al fallo hepático fulminante, manifestada por marcada elevación de transaminasas y alargamiento del tiempo de protrombina.

El tratamiento es el retrasplante urgente. El tratamiento inmunosupresor no es efectivo.

3.4.1.3. Rechazo agudo o celular

El rechazo agudo o celular es el tipo de rechazo hepático más frecuente, con una incidencia del 50-90 % de los trasplantados. El término «agudo» no es apropiado, ya que no siempre el proceso es agudo y reversible con tratamiento. Es más frecuente en el primer mes postrasplante y con mayor frecuencia en los primeros 8 días. Está mediado por inmunidad celular. Los factores de riesgo son: edad < 40 años, inmunosupresión con doble terapia, retrasplante y lesión de preservación (tiempo de isquemia fría > 15 horas)

En cuanto a la sospecha clínica, en la mayoría de los casos es inespecífico, con fiebre e ictericia. Puede presentarse de manera asintomática, con elevación marcada de las enzimas de colestasis (fosfatasa alcalina y γ-glutamiltransferasa) y menos elevación de las enzimas de citólisis, elevación de bilirrubina, leucocitosis, eosinofilia y descenso de la actividad de protrombina en los casos graves.

El tratamiento se basa en los inmunosupresores.

3.4.1.4. Colestasis funcional

Se caracteriza por un aumento gradual de la bilirrubina a partir del tercer día del postoperatorio en ausencia de otras causas, casi con normalidad de transaminasas, fosfatasa alcalina y tiempo de protrombina. La bilirrubina suele permanecer elevada durante varios días, con valores a veces > 30 mg/dL y con la tendencia a revertir con el tiempo, incluso a lo largo de meses.

3.4.2. Complicaciones relacionadas con la cirugía

Más de la mitad de los pacientes tienen complicaciones quirúrgicas y el 10 % de las pérdidas del injerto están relacionadas directamente con ellas. Pueden ser agrupadas en tres tipos: vasculares, biliares y hemorragia abdominal.

3.4.2.1. Complicaciones vasculares

3.4.2.1.1. Trombosis de la arteria hepática

La trombosis de la arteria hepática es la anastomosis que con más frecuencia presenta complicaciones.

La sintomatología es muy variada. En las formas precoces (primer mes) suele existir un deterioro brusco y progresivo de la función hepática tras varios días de funcionamiento normal del injerto que conduce al fallo hepático fulminante y la muerte. Se observa un aumento importante de las transaminasas, leucocitosis y alteración de la coagulación. En las formas tardías (a partir del primer mes) predominan las complicaciones biliares en forma de fístula biliar o biliomas secundarios a necrosis coledociana o una ictericia progresiva por estenosis de la vía biliar, con bacteriemias recurrentes o abscesos hepáticos.

El diagnóstico se realiza mediante ecografía Doppler de la arteria hepática y se confirma mediante arteriografía selectiva.

El tratamiento depende del momento en que la trombosis ocurra tras el trasplante. Si existe una necrosis hepática importante, se incluirá el paciente en código 0 para retrasplante urgente. Si la situación no es tan grave, se puede realizar una angiografía y una trombectomía, y si no es efectiva, se llevará a cabo una reintervención más revascularización. Los pacientes con un diagnóstico más tardío en los que predominen las complicaciones biliares pueden manejarse mediante colocación de prótesis o drenaje de biliomas y, en último término, podrán requerir retrasplante. Los pacientes asintomáticos no precisan tratamiento.

3.4.2.1.2. Trombosis de la vena porta

Puede ocurrir desde el postoperatorio inmediato hasta varios meses o años tras el trasplante.

Si la trombosis aparece en el postoperatorio inmediato, predominan los signos de insuficiencia hepática aguda grave con deterioro clínico progresivo. La forma de presentación más frecuente es un cuadro clínico de hipertensión portal con persistencia de varices, ascitis, esplenomegalia, etcétera.

El diagnóstico se realiza mediante ecografía Doppler y arteriografía del tronco celíaco y de la arteria mesentérica superior.

Si la trombosis es precoz, en el postoperatorio inmediato y con buena función hepática, el tratamiento es la trombectomía con reconstrucción de la anastomosis portal seguida de anticoagulación. El tratamiento de la trombosis crónica es más controvertido, y se han descrito resoluciones espontáneas al producirse una recanalización portal. A veces se requiere retrasplante.

3.4.2.2. Complicaciones biliares

Las complicaciones biliares son las protagonistas del trasplante hepático por la elevada mortalidad postoperatoria que conllevan. Se producen en los primeros 3 meses tras el trasplante. El tipo de complicaciones y su incidencia va a depender fundamentalmente de la reconstrucción biliar realizada. La continuidad biliar se establece mediante coledococoledocostomía terminoterminal como técnica de primera elección o la coledoyeyunostomía en Y de Roux en los casos de colangitis esclerosante, cirrosis biliar primaria y cuando existe discordancia de calibre entre el colédoco del donante y el del receptor.

3.4.2.2.1. Fuga biliar

Pueden ser fugas anastomóticas o no anastomóticas. Las fugas anastomóticas (sobre todo en la coledococoledocostomía) ocurren generalmente en el primer mes tras el trasplante, generalmente por motivos técnicos (excesiva tensión de la anastomosis o conducto del donante demasiado largo que pueden desencadenar isquemia). También pueden surgir por necrosis isquémica de la vía biliar en pacientes con trombosis de la arteria hepática.

3.4.2.2.2. Estenosis biliar

La mayor parte de los casos son de causa anastomótica y son más frecuentemente observados en pacientes portadores de una coledococoledocostomía. Las estenosis no anastomóticas se deben a infección o isquemia, fundamentalmente secundarias a trombosis de la arteria hepática.

3.4.2.3. Hemorragia abdominal

La hemorragia intraabdominal es la causa más frecuente de hipotensión aguda en el postoperatorio inmediato. El origen puede ser la rotura de una variz intraabdominal, las anastomosis vasculares, laceraciones del hígado, lecho vesicular, arteria cística, alteraciones de la coagulación, etcétera.

El 10-15 % de los pacientes van a requerir una reintervención urgente, aunque solo en la mitad de los casos puede hallarse el origen del sangrado.

Se sospechará cuando se observe inestabilidad hemodinámica asociada a un aumento de salida de sangre por los drenajes, descenso del hematocrito o aumento del perímetro abdominal. Se deberá realizar una ecografía abdominal o una tomografía computarizada abdominal.

El tratamiento será quirúrgico cuando la hemorragia ocasione inestabilidad hemodinámica.

3.4.3. Disfunción renal

La insuficiencia renal es una de las complicaciones más comunes e importantes en los receptores de trasplante hepático. Se ha descrito que ocurre con una incidencia del 17 % al 95 %.

Esta complicación se ha asociado a una estancia prolongada en la UCI, necesidad de depuración renal postoperatoria, complicaciones infecciosas, rechazo agudo y aumento de la mortalidad.

Las causas del deterioro de la función renal difieren entre los períodos preoperatorio y postoperatorio.

Dentro de la etiología multifactorial del fracaso renal, tiene un papel muy importante la administración de fármacos nefrotóxicos. Los inhibidores de la calcineurina son el pilar básico del tratamiento inmunosupresor en el trasplante hepático y producen nefrotoxicidad aguda y crónica.

Mediante la identificación de los pacientes de riesgo de desarrollo de una insuficiencia renal es posible frenar la progresión de disfunción renal y mejorar los resultados a largo plazo de los receptores de trasplante hepático. La identificación de factores de riesgo y el desarrollo de estrategias de protección renal que permitan minimizar el daño renal o su progresión en pacientes con enfermedad renal crónica preexistente aumentan la supervivencia a largo plazo y deberían tenerse en cuenta de modo prioritario en el manejo de los pacientes trasplantados. Los criterios RIFLE/AKIN han conseguido homogenizar la definición de insuficiencia renal aguda y actualmente se consideran criterios diagnósticos estándar.

Se realizará una adecuada reposición del volumen plasmático y el mantenimiento de la perfusión renal.

Es ampliamente conocido que la depleción de volumen supone el factor de riesgo más importante para el desarrollo de insuficiencia renal aguda postrasplante. Existe controversia en cuanto a la elección del fluido más adecuado para la resucitación de estos pacientes. Inicialmente, el suero fisiológico al 0,9 % libre de potasio se recomienda en los pacientes con disfunción renal. La reposición de volumen resulta beneficiosa para mantener cifras de presión arterial media (> 65 mm Hg, ya que cifras inferiores se asocian a hipoperfusión renal.

El uso de los diuréticos de asa u osmóticos de forma precoz mejora la diuresis, pudiendo transformar una insuficiencia renal aguda oligúrica en no oligúrica. Sin embargo, no se ha demostrado una menor incidencia de insuficiencia renal aguda ni de necesidad de técnicas de reemplazo renal tras su empleo.

4. Cuidados intensivos postoperatorios tras el trasplante renal

4.1. Introducción

Los cuidados postoperatorios del receptor de trasplante renal deben realizarse en UCI. Los objetivos del postoperatorio inmediato son asegurar la estabilidad hemodinámica con el fin de preservar la perfusión renal y optimizar la función del injerto, monitorizar la fluidoterapia, revertir la hipotermia, tratar el dolor postoperatorio y ajustar el tratamiento inmunosupresor. La vigilancia de la diuresis durante el postoperatorio inmediato es fundamental, ya que el inicio precoz de producción de orina es predictor de buen pronóstico para el injerto y el paciente. La función del injerto en el período postoperatorio inmediato se ve influida por una combinación de factores tanto del donante como del receptor y por el intraoperatorio. El desarrollo de complicaciones quirúrgicas disminuye la supervivencia del injerto; por ello, es importante el diagnóstico y el tratamiento precoces.

4.2. Manejo postoperatorio del receptor de trasplante renal

El seguimiento clínico del paciente trasplantado renal exige el control de diferentes parámetros:

- ✔ La monitorización de presión arterial, frecuencia cardíaca, temperatura, frecuencia respiratoria y saturación periférica de oxígeno se realizará desde la llegada del paciente a la UCI hasta el momento del alta.

✓ Vigilancia del flujo y el contenido de los drenajes quirúrgicos, así como del aspecto de los apósitos, con el fin de detectar precozmente un posible sangrado postoperatorio.

✓ Control de la diuresis a través de sonda vesical. La vigilancia del gasto urinario durante el postoperatorio inmediato es de vital importancia porque en las primeras horas postrasplante el paciente puede presentar desde anuria hasta poliuria intensa.

✓ Monitorización del injerto renal mediante controles analíticos que incluyen bioquímica básica (urea, creatinina, iones), hemograma, coagulación y gasometrías seriadas. La ecografía Doppler renal y los estudios radioisotópicos (gammagrafía renal) son de gran ayuda en la identificación de complicaciones precoces, proporcionando una información basal para la evaluación del injerto. La ecografía Doppler renal realizada a pie de cama permite descartar complicaciones agudas como el sangrado, la hidronefrosis, la dehiscencia vascular, la estenosis arterial, la trombosis venosa o el infarto renal. Además, permite cuantificar alteraciones en el flujo del injerto.

4.3. Tratamiento farmacológico

4.3.1. Fluidoterapia

Una de las razones del fracaso del injerto después del trasplante renal es una mala perfusión ocasionada por un inadecuado manejo de la hidratación perioperatoria. Se ha descrito que la insuficiencia del injerto aumenta la susceptibilidad de rechazo y está asociada a un 20-40 % en la disminución de su supervivencia, por lo que prevenirla e intervenir antes de que se instaure el daño es esencial. Se han publicado estudios que compran diferentes soluciones cristaloides (Ringer lactato, suero salino fisiológico y soluciones balanceadas), y concluyen que las tres pueden ser utilizadas con seguridad; sin embargo, el mejor perfil metabólico se mantiene en los pacientes que reciben las soluciones balanceadas. La terapia con fluidos debe ser individualizada y hoy en día la tendencia es basarla en parámetros dinámicos de volumen intravascular derivados del análisis de la onda de pulso arterial, en caso de estar disponible.

4.3.2. Tratamiento diurético

No existe suficiente evidencia acerca de que el uso de diuréticos disminuya la incidencia de necrosis tubular aguda ni mejore la supervivencia del injerto renal. Como en otros pacientes, los diuréticos se utilizarán para forzar la diuresis cuando exista necrosis tubular aguda oligúrica y sobrecarga hídrica.

4.3.3. Analgesia

El uso de paracetamol presenta una adecuada eficacia y perfil de seguridad. En algunos casos se puede valorar el uso de opiáceos, teniendo en cuenta que existe riesgo de acumulación. Se deben evitar el uso de antiinflamatorios no esteroideos.

4.3.4. Inmunosupresión

La pauta de inmunosupresión ha de ser estrechamente vigilada para mantener una cobertura antirrechazo adecuada. Se suele utilizar una triple terapia con metilprednisolona, micofenolato y tacrolimus. En los pacientes con alto riesgo inmunológico (trasplante previo, donante vivo no relacionado, número de incompatibilidades HLA, donante fallecido) se pueden asociar globulinas antilinfocito o anti-IL-2a receptor (ATGAM, timoglobulina, OKT3, basiliximab y daclizumab). Existe un estrecho margen terapéutico entre la toxicidad y el riesgo de presentar un rechazo, por lo que se recomienda la monitorización de fármacos. No hay consenso universal sobre el mejor régimen inmunosupresor.

4.4. Complicaciones quirúrgicas

4.4.1. Estenosis de la arteria renal

Es la complicación más frecuente. Es una causa relativamente frecuente y potencialmente reversible de HTA refractaria y de disfunción de los injertos, y se presenta aproximadamente en el 1-5 % de los casos de HTA postrasplante. Normalmente aparece entre los 3 meses y los 3 años después del trasplante renal, pero pueden presentarse en cualquier momento. El diagnóstico es clínico y se basa en un deterioro inicial de la función renal con aparición de HTA refractaria. Habría que realizar una ecografía Doppler o una resonancia magnética, aunque el *gold standard* sigue siendo la arteriografía. El tratamiento puede ser médico (inhibidores de la enzima convertidora de angiotensina), quirúrgico (*bypass*) o mediante angioplastia coronaria transluminal percutánea con o sin *stent*.

4.4.2. Trombosis de la arteria renal

Es la complicación menos frecuente. Clínicamente se produce un cese instantáneo del flujo de salida de orina debido a la ausencia de perfusión del injerto, acompañado de HTA no explicada por otras causas. Se recomienda la realización de una ecografía Doppler urgente. La trombosis de la arteria renal es una emergencia quirúrgica que precisa una exploración inmediata en el quirófano con el objetivo de restaurar el flujo sanguíneo renal.

4.4.3. Trombosis de la vena renal

Se suele presentar dentro de los primeros 7 días postrasplante. Aparece oliguria o anuria repentinas acompañadas de dolor o hematuria y/o hemorragia que pueden poner en peligro la vida del paciente debido a la ruptura del injerto. La ecografía Doppler informará de un injerto aumentado de tamaño y una ausencia de flujo venoso con una inversión de este en diástole. El tratamiento es quirúrgico con trombectomía venosa para restablecer el flujo sanguíneo. Puede ser necesario realizar una nefrectomía del injerto.

4.5. Complicaciones médicas

4.5.1. Oliguria y anuria

La oliguria, definida como una diuresis < 500 mL en 24 horas o < 0,5 mL/kg/h, y la anuria, definida como una diuresis < 100 mL en 24 horas, han de ser investigadas de forma inmediata.

Pueden ser de origen mecánico prerrenal, por falta de flujo vascular por estenosis o trombosis venosa o arterial o por factores mecánicos postrenales que incluyen la obstrucción o dehiscencia ureteral y la compresión extrínseca renal. Una vez descartadas estas causas mecánicas, habrá que vigilar la posible hipovolemia, la hipotensión, la necrosis tubular aguda o el rechazo hiperagudo, que se pueden objetivar monitorizando los parámetros de volemia o con una biopsia del injerto. La oligoanuria y la anuria requieren pruebas de imagen para comprobar la vascularización del injerto o la presencia de colecciones que compriman la vía urinaria.

4.5.2. Necrosis tubular aguda

La necrosis tubular aguda se define como la necesidad de diálisis durante la primera semana postrasplante debido a un estado de oliguria o anuria acompañadas de un deterioro de la función renal. Es la causa más frecuente de disfunción precoz del injerto. Los factores de riesgo más importantes para su aparición son el tiempo de isquemia prolongado, la edad avanzada del donante o del receptor y la hipotensión arterial. Se trata de un daño por isquemia-reperfusión en el que la restitución de flujo al injerto tras horas de isquemia incrementa el daño celular. Su diagnóstico es clínico.

4.5.3. Complicaciones cardiovasculares

La HTA es muy común en pacientes que se someten a un trasplante renal, describiéndose una prevalencia de hasta el 80 %. Se exacerba durante el período postrasplante por múltiples factores, como el aumento del volumen intravascular, el dolor postoperatorio, la suspensión preoperatoria de fármacos antihipertensivos, el uso de inmunosupresores (esteroides, inhibidores de calcineurina) y, con menor frecuencia, la estenosis de la arteria renal.

A diferencia de los riñones nativos, el tejido renal del donante carece de capacidad para autorregular el flujo sanguíneo renal y, por tanto, la HTA contribuye a la morbimortalidad del paciente trasplantado y tiene efectos nocivos en el injerto renal, puesto que la denervación conlleva una inapropiada autorregulación hemodinámica del injerto.

ℹ️ **Puntos clave**

Trasplante pulmonar

- ✔ El trasplante pulmonar tiene unas características singulares: son enfermos con patología basal diversa, unida a alteraciones fisiopatológicas que se dan en el perioperatorio del trasplante, lo que se traduce en trasplante de mayor complejidad y posibilidad de complicaciones.
- ✔ A su ingreso en la UCI precisan de medidas generales como una exquisita monitorización, necesidad de sedoanalgesia adecuada, inicio precoz de nutrición y profilaxis de enfermedad tromboembólica venosa y úlcera gastrointestinal.
- ✔ Es vital un buen manejo de la ventilación mecánica con tendencia general a «ventilación protectora» y adecuación de parámetros individualizados según el tipo de trasplante y las características del receptor.
- ✔ Hay que vigilar otros sistemas y órganos se puedan ver afectados como la hemodinámica, la función renal, etcétera.
- ✔ Existe una alta probabilidad de rechazo, por lo que un aspecto fundamental es una adecuación correcta de la inmunosupresión y sus niveles.
- ✔ Es frecuente la presencia de complicaciones en función del tiempo transcurrido desde la intervención, destacando principalmente el fallo primario del injerto, las infecciones, el rechazo, etcétera.

Trasplante cardíaco

- ✔ El trasplante cardíaco es la terapia definitiva en aquellos pacientes refractarios al tratamiento de la insuficiencia cardíaca.
- ✔ Es imprescindible una correcta monitorización continua y estricta de los parámetros hemodinámicos, respiratorios, renales, medio interno y drenajes quirúrgicos.
- ✔ El tratamiento inmunosupresor más utilizado en el trasplante cardíaco suele ser la triple terapia con esteroides, inhibidor de calcineurina y antimetabolitos. Puede darse la cuádruple terapia, en la que se asociarían además anticuerpos monoclonales anti-CD3 (OKT3).
- ✔ Es vital adelantarnos a las complicaciones más habituales de este trasplante para proporcionar un tratamiento precoz y su resolución temprana.
- ✔ Dado que una de las principales causas de mortalidad son las infecciones, es primordial una buena profilaxis contra estas.

Trasplante hepático

✔ El paciente trasplantado hepático es un paciente complejo que debe ser manejado en UCI y atendido por intensivistas, apoyados por equipos multidisciplinares donde se incluirán cirujanos y hepatólogos.

✔ La monitorización de la función hepática se debe realizar con controles analíticos cada 6 horas y con pruebas de imagen basadas en el ecografía Doppler para valorar adecuadamente los flujos del órgano trasplantado.

✔ La hemorragia intraabdominal en las primeras horas puede ser letal, y precisará reintervención quirúrgica emergente.

✔ La ausencia de normalización de la función hepática en las primeras horas del trasplante nos debe hacer pensar en complicaciones relacionadas con el injerto.

✔ La vigilancia de la función renal es fundamental para el adecuado manejo del paciente trasplantado.

Trasplante renal

✔ El paciente trasplantado renal es un paciente complejo que debe ser manejado en UCI y atendido por intensivistas, apoyados por equipos multidisciplinares donde se incluirán nefrólogos, urólogos, radiólogos, etcétera.

✔ Se debe garantizar la estabilidad hemodinámica con el fin de preservar la perfusión renal y optimizar la función del injerto.

✔ El manejo adecuado de la fluidoterapia y de la volemia cobra especial importancia en el trasplantado renal. La mala perfusión ocasionada por un inadecuado manejo de la hidratación perioperatoria puede condicionar la pérdida del injerto.

✔ Las complicaciones vasculares se detectarán mediante la realización de ecografía Doppler renal.

Bibliografía

Alonso M, De la Mata M, Del Agua C, et al. Proceso asistencial integrado trasplante hepático. 2ª ed. Junta de Andalucía, Consejería de Salud; 2011.

Alonso Pulpón L. El trasplante cardíaco. Rev Esp Cardiol. 1995;48(8):503-13.

Anesi JA, Blumberg EA, Abbo LM. Perioperative antibiotic prophylaxis to prevent surgical site infections in solid organ transplantation. Transplantation. 2018;102(1):21-34.

Anile M, Diso D, Rendina EA, Venuta F. Airway anastomosis for lung transplantation. J Thorac Dis 2016;8:S197.

Barba Abad J, Rincón Mayans A, Tolosa Eizaguirre E, et al. Complicaciones quirúrgicas en el trasplante renal y su influencia en la supervivencia del injerto. Actas Urol Esp. 2010;34(3):266-73.

Barnes L, Reed RM, Parekh Kr, et al. Mechanical ventilation for the lung transplant recipient. Curr Pulmonol Resp. 2015;4:88.

Bernardi L, Valenti C, Wdowczyck-Szulc J, et al. Influence of type os forgery on the occurrence of parasympathetic reinvervation after cardiac transplantation. Circulation. 1998;97:1368.

Bhatia DS, Bowen JC, Money SR, et al. The incidence, morbidity, and mortality of surgical procedures after orthotopic heart transplantation. Ann Surg. 1997;225:686.

Birati EY, Rame JE. Post-heart transplant complications. Crit Care Clin. 2014;30(3):629-37.

Bratzler DW, Dellinger EP, Olsen KM, et al. Weinstein Clinical practice guidelines for antimicrobial prophylaxis in surgery. Am J Health Syst Pharm. 2013;70(3):195-283.

Brazier A, Seville E, Hesford W, et al. The Wythenshawe Hybrid Circuit for lung transplantation: a previously undescribed circuit for lung transplant. Perfusion. 2020;35:197.

Cavaleri M, Veroux M, Palermo F, et al. Perioperative goal-directed therapy during kidney transplantation: an impact evaluation on the major postoperative complications. J Clin Med. 2019;8(1):80.

Chambers DC, Perch M, ZUckermann A, et al. The International Thoracic Organ Transplant Registry of the International Society for Heart and Lung Transplantation: Thiry-eigth adult lung transplantation repor - 2021; Focus on recipient characteristics. J Heart Lung Transplant. 2021;40:1060.

Cofan F, Torregrosa JV. Manejo clínico del paciente trasplantado renal de donante vivo. Arch Esp Urol. 2005;58(6):531-6.

Costanzo MR, Dipchand A, Starling R, et al. The International Society of Heart and lung Transplantation Guidelines for the care of heart transplant recipients. J Heart Lung Transplant 2010;29:914.

Date H. Current status and problems of lung transplantation in Japan. J Thorac Dis. 2016;8:S631.

Dueñas-Jurado JM, Gutiérrez PA, Casado-Adam A, et al. New models for donor-recipient matching in lung transplantations. Plos One. 2021; 16(6): e0252148.

European Association for the Study of the Liver. Guías de práctica Clínica EASL: Trasplante hepático. J Hepatol. 2016;64:433-85.

Felten ML, Michel-Cherqui M, Sage E, Fischler M. Transesophageal and contact ultrasound ecographic assessments of pulmonary vessels in bilateral lung transplantation. Ann Thorac Surg. 2012;93:1094.

Fernández JL, Suarez MA, Santoyo J. Tratamiento agresivo de las complicaciones arteriales del trasplante hepático. Impacto sobre la supervivencia y las complicaciones biliares. Cir Esp. 2010;87(3):155-8.

Fessler J, Davignon M, Sage E, et al. Intrapoperative implications of the recipients´disease for double-lung transplantation. J Cardiothorac Vasc Anesth. 2021;35:530.

Fishman JA, Rubin RH. Infection in organ-transplant recipients. N Engl J Med. 1998;338:1741.

Flores García JA, López Torres J, Íñiguez de Onzoño-Pérez, Cifuentes García B. Manejo anestesiológico en el trasplante renal parte II. Cuidados postoperatorios del receptor. Rev Elect Anestesiar. 2022;14(3).

Goudarzi BM, Bonvino S. Critical care issues in lung and heart transplantation. Crit Care Clin. 2003;19(2):209-31.

Grimm M, Rinaldi M, Yonan NA, et al. Superior prevention of acute rejection by tracrolimus vs. cyclosporine in heart transplant recipients. A large European trial. Am J Transplant. 2006;6:1387.

Hayanga JW, D'Cunha J. The surgical technique of bilateral sequential lung transplantation. J Thorac Dis. 2014;6:1063.

Herrero JI, Pardo F, Quiroga J, Rotellar F. Trasplante hepático. An Sist Sanit Navar. 2006; 29 Supl. 2.

Kar SK, Khurna HS, Ganguly T. Anesthesia management of renal transplantation: an update. Anaesth Pain & Intensive Care. 2018;22(3):383-90.

Khush KK, Hsich E, Potena L, et al. The International Thoracic Organ Transplant Registry of the International Society for Heart and Lung Transplantation: Thirty-eigth adult heart transplantation report-2021; Focus on recipient characteristics. J Heart Lung Transplant. 2021;40:1035.

Kumar N, Essandoh M, Bhatt A, et al. Pulmonary cuff dysfunction after lung transplant surgery: A systematic review of the evidence and analysis of its clinical implications. J Heart Lung Transplant. 2019;38:530.

Kundu S, Herman SJ, Witon TL. Reperfusion edema after lung transplantation: radiographic manifestations. Radiology. 1998;206:75.

McCartney SL, Patel C, Del Rio JM. Long-term outcomes and management of the heart transplant recipient. Best Pract Res Clin Anaesthesiol. 2017;31(2):237-48.

Merhav H, Eisner S, Nakache R. Analysis of late operations in transplant patients. Transplant Proc. 2004;36:3083.

Pons A. Inmunosupresión en el trasplante de órganos. Arán Ediciones; 2008.

Poston RS, Griffith BP. Heart transplantation. J Intensive Care Med. 2004;19(1):3-12.

Quicios Dorado C, Burgos Revilla FJ, Pascual Santos J, et al. Inmunosupresión y complicaciones quirúrgicas post-trasplante renal. Arc Esp Urol. 2006;59(7):697-705.

Rodríguez Adanero C, Pérez Tamajon L. Complicaciones médicas precoces en el trasplante renal. Nefrología al día. Disponible en: https://www.nefrologiaaldia.org/es-articulo-complicaciones-medicas-precoces-tras-el-485 [último acceso: Octubre 2023]. Roldán Reina AJ, Egea Guerrero JJ, Palomo López N, Cuenca Apolo DX, Adriaensens Pérez M, Martín Villén L. Postoperatorio de trasplante renal en unidad de cuidados intensivos: evaluación del injerto mediante técnicas de imagen. Med Intensiva. 2019;43(6):384-6.

Schaffer JM, Singh SK, Reitz BA, Zamanian RT, Mallidi HR. Single- vs double-lung transplantation in patients with chronic obstructive pulmonary disease and idiopathic pulmonary fibrosis since the implementation of lung allocation based on medical need. JAMA. 2015;313(9):936-48.

Sociedad Española de Trasplante Hepático. Documento de consenso de la Sociedad Española de Trasplante Hepático. Acceso al trasplante hepático, indicaciones controvertidas, priorización de la lista de espera e indicadores de calidad Sociedad Española de Trasplante Hepático. Cir Esp. 2008;83(6):290-300.

Trulock EP. Lung transplantation. AM J Respir Crit Care Med. 1997;155:789.

Yusen RD, Edwards LB, Kucheryavaya AY, et al. The Registry of the International Society for Heart and Lung Transplantation: Thirty-second Official Adult Lung and Heart-Lung Transplantation Report. 2015; Focus Theme: Early Graft Failur. J Heart Lung Transplant. 2015;34:1264.

Yusen RD, Hong BA, Messersmith EE, et al. Morbidity and mortality of live lung donation: results from the RELIVE study. Am. J Transplant. 2014;14:1846.

Patología obstétrico-ginecológica e introducción a los cuidados intensivos pediátricos

XI

82 Cambios fisiológicos en el embarazo

G. C. Gonçalves Gonçalves

Orientación para el estudio

Los cambios fisiológicos que suceden durante la gestación en las pacientes críticas pueden modificar la presentación de los procesos patológicos. Por ello, es fundamental su conocimiento y comprensión para adaptar los cuidados críticos y mejorar la aproximación diagnóstica y terapéutica.

1. Introducción

Los cuidados críticos de la paciente gestante deben adaptarse a los diferentes cambios fisiológicos, hormonales y metabólicos de acuerdo con el período de embarazo, ya que dichos cambios pueden alterar la presentación de los procesos patológicos y condicionar tanto el diagnóstico como el tratamiento.

Se estima que alrededor del 1 % al 3 % de todas las pacientes obstétricas requerirán cuidados críticos durante la gestación, siendo las principales causas de ingreso en cuidados intensivos la hipertensión arterial inducida por el embarazo en sus presentaciones más graves (preeclampsia y eclampsia) y la hemorragia posparto.

El aumento de la población obstétrica susceptible de requerir cuidados críticos junto con su complejidad hace imperativo el conocimiento acerca de la fisiología propia de dicha condición y la inclusión del médico intensivista en el equipo multidisciplinar para optimizar su atención.

2. Cambios fisiológicos durante el embarazo

2.1. Sistemas cardíaco y hemodinámico

Durante la gestación se producen modificaciones cardiovasculares que se observan desde las primeras semanas de embarazo y que pueden perdurar incluso durante 1 año tras el mismo. Estos cambios se producen principalmente para satisfacer las necesidades energéticas de la unidad fetoplacentaria (Tabla 82-1).

El ascenso del diafragma ocasionado por el útero grávido, especialmente en las últimas semanas de gestación, ocasiona un desplazamiento hacia arriba y a la izquierda del corazón, junto con una ligera rotación de su eje longitudinal. Esto explica que en el electrocardiograma se pueda observar una desviación del eje cardíaco a la izquierda de unos 15° a 20°. Se observa además un remodelamiento cardíaco con aumento del tamaño de sus cavidades. Este desplazamiento y el aumento de sus cámaras pueden interpretarse en la radiografía de tórax como cardiomegalia y observarse además un aumento o redistribución de la trama vascular. El aumento de las demandas metabólicas puede condicionar que en la auscultación se pueda oír un desdoblamiento del primer ruido y con mayor frecuencia un tercer ruido.

Hemodinámicamente, el gasto cardíaco (producto a su vez de la frecuencia cardíaca y el volumen latido) aumenta entre un 30 % y un 50 %, lo que se observa de forma precoz en torno a la quinta semana de gestación y alcanza su máximo entre las semanas 28-32. La frecuencia cardíaca en reposo aumenta entre 10 y 20 latidos por minuto, normalizándose al final de la gestación o en el puerperio. El volumen latido comienza a aumentar en la semana 8 y se incrementa un 20-30 % de la normalidad para posteriormente mantenerse estable. Este gasto cardíaco es máximo en decúbito lateral izquierdo y disminuye en bipedestación y especialmente en supino por los efectos mecánicos del útero grávido en los grandes vasos venosos abdominales, restringiendo parte del retorno venoso. Estos cambios hemodinámicos observados en la posición supina con la caída del gasto cardíaco, y que producen hipotensión significativa y bradicardia, constituyen lo que se denomina «síndrome de hipotensión supina en el embarazo», que puede observarse hasta en un 10 % de las gestantes. Se mitiga tras colocarse la gestante en posición lateral. La mayor parte del incremento del gasto cardíaco se dirige a la circulación uterina, mamaria y placentaria. En las gestaciones múltiples, en comparación con las gestaciones únicas, el gasto cardíaco materno aumenta aún más, en casi otro 20 %.

De igual manera la volemia aumenta en cada trimestre hasta un 40-50 % de los valores normales hacia el final de la gestación y alcanza sus máximos valores alrededor de la semana 32. Se considera que esto podría ser el resultado del aumento de la actividad mineralocorticoide, que condiciona la retención de agua y sodio. De la misma forma, la producción de arginina-vasopresina está aumentada en la gestación, lo que favorece la reabsorción hídrica en la nefrona distal, participando así en la hipervolemia.

La presión arterial disminuye principalmente como consecuencia de la caída de la resistencia vascular sistémica, a su vez explicada por dos razones: la acción directa de la progesterona

Tabla 82-1. Cambios cardiovasculares y hemodinámicos durante la gestación

- ✓ Desplazamiento hacia arriba y a la izquierda del eje cardíaco
- ✓ En la auscultación se puede oír un primer ruido desdoblado o tercer ruido
- ✓ Aumento del gasto cardíaco
- ✓ Aumento de la frecuencia cardíaca
- ✓ Aumento de la volemia
- ✓ Disminución de las resistencias vasculares periféricas
- ✓ Disminución de la presión arterial sistémica
- ✓ Enlentecimiento del retorno venoso
- ✓ La hemodinámica pulmonar no sufre cambios relevantes

sobre la relajación de la fibra muscular lisa produciendo vasodilatación y el desarrollo de la circulación placentaria con la generación de una fístula arteriovenosa de baja resistencia (placentación). Por esto, la presión arterial disminuye los dos primeros trimestres de gestación para posteriormente normalizarse al final del tercer trimestre. La hemodinámica pulmonar se mantiene sin cambios significativos durante la gestación.

En relación con la circulación venosa, lo más destacable es el enlentecimiento del flujo venoso en los miembros inferiores y la pelvis (por el efecto mecánico del útero grávido sobre las venas ilíacas y cava), lo que provoca una estasis venosa en dicho territorio, que facilita el desarrollo de edema y aumenta el riesgo de trombosis venosa profunda.

2.2. Sistema respiratorio

Durante la gestación se producen cambios importantes tanto anatómicos como funcionales en el sistema respiratorio (Tabla 82-2).

En cuanto a los cambios anatómicos, las fosas nasales están hiperémicas y edematosas por el estímulo estrogénico (lo que causa más episodios de rinitis y epistaxis), observándose de forma similar en el resto del tracto respiratorio superior, con edema de mucosas e hipervascularidad con mayor friabilidad (por lo cual se considera la vía aérea de la mujer embarazada como difícil, tomando en cuenta además la menor reserva de oxígeno, comentada más adelante).

La modificación anatómica más manifiesta es el desplazamiento diafragmático hacia arriba con ensanchamiento de la circunferencia torácica compensatoria por parte de las costillas (aproximadamente 5-6 cm) como consecuencia del aumento de la presión intraabdominal por el útero grávido, y que, por ende, aumenta a medida que avanza la gestación. Este desplazamiento diafragmático puede provocar un colapso alveolar en las bases y fenómenos de atelectasia que influyen de forma negativa en el volumen residual funcional.

En relación con la circulación pulmonar, la presión de oclusión de la arteria pulmonar, al igual que las presiones sistólica y diastólica de dicha arteria, no se modifican de forma relevante, si bien se observa una disminución leve de la resistencia vascular pulmonar.

En lo referente a la función pulmonar, el ascenso diafragmático causado por el aumento del volumen uterino causa, a medida que avanza la gestación, una disminución progresiva de la capacidad residual funcional (un 20-30 %), integrada a su vez por el volumen de reserva espiratorio (que desciende entre 15-20 %) y

Tabla 82-2. Modificaciones del sistema respiratorio durante la gestación

- ✔ Edema e hipervascularización del tracto respiratorio superior
- ✔ Desplazamiento hacia arriba de la cúpula diafragmática
- ✔ Ensanchamiento de la circunferencia torácica
- ✔ Disminución de la capacidad residual funcional
- ✔ Disminución del volumen de reserva espiratorio
- ✔ Disminución del volumen residual
- ✔ Aumento del volumen minuto
- ✔ Hipocapnia leve (alcalosis respiratoria secundaria)
- ✔ Aumento de la capacidad inspiratoria
- ✔ Aumento del consumo de oxígeno

el volumen residual (que cae un 20-25 %), modificaciones que se acrecientan con el decúbito supino.

El volumen minuto aumenta a expensas del incremento del volumen corriente, si bien la frecuencia respiratoria se mantiene esencialmente normal. Este cambio en el volumen minuto podría explicarse en gran parte por el aumento del estímulo respiratorio bajo la acción de la progesterona. Esto condiciona un ascenso de la ventilación con la subsiguiente disminución de la presión parcial de dióxido de carbono (se consideran normales valores en torno a los 28-31 mm Hg), lo que genera una leve alcalosis respiratoria. Esto permite una mayor diferencia de presión parcial de dióxido de carbono entre el feto y la madre que facilita la difusión del mismo y la posterior eliminación por parte de la gestante.

La capacidad inspiratoria aumenta entre un 5-10 % durante el embarazo, sobre todo a expensas del volumen corriente. Esto compensa en parte el descenso del volumen residual funcional, por lo cual la capacidad vital normalmente se mantiene en valores normales. La capacidad pulmonar total no se modifica o disminuye mínimamente (en torno a un 5 %) al término del embarazo.

Durante la gestación pueden incrementarse las demandas metabólicas hasta un 32% en relación con la expansión de la masa uterina y fetal; igualmente, el consumo de oxígeno aumenta casi un 20 % (en gestaciones múltiples un 10 % más). La combinación de una menor capacidad residual funcional y un aumento del consumo de oxígeno (sumado al complejo abordaje de la vía aérea) condiciona un mayor riesgo de hipoxia para la madre y el feto en casos de patología respiratoria, hipoventilación o apnea materna.

2.3. Sistemas renal y urinario

Al igual que los sistemas respiratorio y cardiovascular, el sistema urinario sufre modificaciones tanto anatómicas como funcionales durante la gestación, que producirán diversos síntomas (Tabla 82-3).

El tamaño de los riñones aumenta de 1 a 1,5 cm durante la gestación, incrementándose a su vez su volumen en un 30 %. Se observa igualmente dilatación de las pelvis renales y los uréteres, lo que provoca una ureterohidronefrosis que se manifiesta de forma precoz en el embarazo (por acción directa hormonal a causa de la progesterona además de los efectos mecánicos del útero grávido). Esto produce una eliminación urinaria retardada que, sumada a la incompetencia de las valvas vesiculoureterales (como acción directa de la progesterona a nivel de la pared vesical y el trígono) y el desarrollo de reflujo vesicoureteral junto con el aumento de la presión intravesical por la compresión uterina, facilita las infecciones del tracto urinario, el desarrollo de litiasis y explica varios de los síntomas miccionales observados durante el embarazo (urgencia miccional, nicturia y polaquiuria). Durante la gestación hay un aumento de la bacteriuria asintomática (6 %) y de los episodios de pielonefritis aguda (1,5 %).

Desde el punto de vista funcional, a la par que el volumen renal aumenta, lo hacen el flujo plasmático renal y la tasa de filtración glomerular (hasta un 50 % al inicio del segundo trimestre, normalizándose 3 meses después del parto). Este aumento de la tasa de filtración glomerular produce una disminución de los valores plasmáticos de creatinina, nitrógeno ureico y ácido úrico. Concentraciones séricas de creatinina > 0,8-0,9 mg/dL podrían ser indicativas de disfunción renal incipiente durante el embarazo. Se

Tabla 82-3. Cambios en el sistema renal durante la gestación

- Aumento del tamaño de los riñones
- Dilatación de la pelvis renal y los uréteres
- Enlentecimiento de la eliminación de la orina
- Aumento del reflujo vesicoureteral
- Síntomas miccionales frecuentes
- Aumento del flujo plasmático renal
- Aumento de la tasa de filtración glomerular
- Disminución de los valores plasmáticos de creatinina y nitrógeno ureico

considera que participan en estos cambios las modificaciones en el sistema cardiovascular con aumento del gasto cardíaco y de la volemia, la disminución de la presión oncótica y la disminución de las resistencias vasculares periféricas. El aumento de la carga filtrada satura los sistemas de reabsorción normal de nutrientes, con lo cual puede ser normal objetivar cierto grado de glucosuria, aminoaciduria, proteinuria y excreción de vitaminas hidrosolubles.

Respecto al metabolismo del agua y del sodio, la progesterona favorece la natriuresis mientras que el estímulo estrogénico produce retención de sodio. El aumento de la tasa de filtración glomerular mencionado anteriormente produce un aumento de la filtración del sodio, que posteriormente es reabsorbido a nivel de la nefrona distal por los mayores niveles de aldosterona. El balance neto supone un aumento de la reabsorción de sodio y de agua, lo que facilita el aumento del volumen de agua corporal total durante el embarazo y causa un cierto efecto dilucional. Los valores séricos de sodio suelen estar más próximos al límite inferior (135-138 mEq/L), al igual que la osmolaridad (en torno a 280 mOsm/L). Esta menor osmolaridad sérica materna comparada con la fetal favorece el trasporte de agua al feto. En el embarazo a término se estima una cantidad mínima de agua adicional en promedio en torno a los 6,5 L (que equivale a casi 7 kg), de los cuales 3,5 L corresponden al contenido hídrico del feto, placenta y líquido amniótico, y el restante al aumento del volumen sanguíneo materno y el crecimiento uterino y mamario.

2.4. Sistemas gastrointestinal y hepático

Las modificaciones observadas en el sistema gastrointestinal son producto principalmente de la acción hormonal y mecánica por el útero grávido.

Las encías se tornan hiperémicas e hipertróficas, con mayor riesgo de sufrir episodios de gingivorragia. Ocasionalmente se puede observar la aparición de lesiones angiogranulomatosas en las encías, denominadas «épulis». Hay un aumento de la secreción de saliva con modificación del pH bucal y alteración de la flora habitual oral que condiciona mayor riesgo de padecer caries.

La relajación de la musculatura lisa secundaria a la acción hormonal de la progesterona que afecta al estómago, esófago e intestino causa un enlentecimiento del tránsito intestinal con la aparición frecuente de estreñimiento. El vaciamiento gástrico está enlentecido (lo que podría suponer mayor riesgo de broncoaspiración en caso de abordaje de la vía aérea), observándose además disminución de la tonicidad del esfínter esofágico interior, que sumado al ascenso gástrico y al aumento de la presión intraabdominal por el útero grávido condiciona la presencia de reflujo gastroesofágico y pirosis (presente en aproximadamente el 30-50 %

de las gestantes). El estreñimiento, asociado a la disminución del retorno venoso por el efecto mecánico uterino comprimiendo las venas ilíacas y la cava, facilita la aparición de patología hemorroidal.

En relación con el hígado no se han descrito modificaciones anatómicas o histológicas relevantes durante la gestación, de modo que los parámetros analíticos que permiten estudiar su función se mantienen en el rango de la normalidad excepto la fosfatasa alcalina, que suele estar aumentada (alcanzando en la gestante a término hasta 2-3 veces su valor normal) por el aumento de su producción por parte de la placenta. La concentración de la albúmina total está aumentada, pero por efecto dilucional su concentración puede verse disminuida. La vesícula biliar es susceptible a la acción de la progesterona, que estimula la relajación del musculo liso ocasionando cierta atonía, distensión y aumento del volumen residual tras su contracción. Por el estímulo estrogénico se inhibe el transporte intracanalicular de los ácidos biliares, lo que, sumado a lo anterior, favorece la aparición de colestasis y colelitiasis.

2.5. Sistema hematológico

En el embarazo se observan diferentes cambios en el sistema hematológico a fin de satisfacer el aumento de las demandas fisiológicas de la placenta y el feto en desarrollo. Estos cambios afectan a los sus tres principales componentes: la serie roja, la serie blanca y la hemostasia.

Como se mencionó anteriormente, en el embarazo se observa un aumento franco de la volemia, y se considera que esto cumple varias funciones: participar en la satisfacción de las demandas metabólicas del útero grávido, proporcionando abundantes nutrientes y elementos para apoyar el crecimiento fetal y placentario, y ofrecer además cierta protección contra la disminución del retorno venoso durante la bipedestación y en decúbito supino. De igual manera, participa en la protección fetomaterna contra los posibles efectos adversos relacionados con la pérdida sanguínea durante el parto.

Si bien durante el embarazo hay un incremento de la masa eritrocitaria con el desarrollo de hiperplasia eritroide moderada en la médula ósea y un ligero aumento de los reticulocitos (cambios que se han asociado al aumento de la eritropoyetina plasmática materna), el aumento de la volemia condiciona a su vez una caída relativa de la concentración de hemoglobina y del hematocrito (hipervolemia oligocitémica). Una determinación de hemoglobina durante la gestación < 10,5-11 g/dL debe considerarse anormal y debe estudiarse (normalmente está asociada a la privación de hierro). En la Tabla 82-4 se exponen los valores diagnósticos de anemia de acuerdo al trimestre de gestación.

En relación con la serie blanca, se observa que el recuento leucocitario está aumentado, llegando en ocasiones hasta los 15.000 leucocitos, con lo que puede dificultar el diagnóstico de infecciones intercurrentes. Aumentan sobre todo los polimorfonucleares, sin incremento de formas jóvenes o inmaduras, y observándose una disminución en las funciones de adherencia y quimiotaxis.

Con respecto al sistema hemostático, se desarrolla una situación de hipercoagulabilidad debido al aumento progresivo de los factores procoagulantes, disminución de la actividad fibrinolítica y descenso de los inhibidores de la coagulación (principalmente secundarios a la estimulación hormonal). Esto, asociado a la esta-

Tabla 82-4. Valores de hemoglobina y hematocrito para el diagnóstico de anemia según el trimestre de gestación

	Primer trimestre	Segundo trimestre	Tercer trimestre	Posparto
Hemoglobina (g/dL)	< 11	< 10,5	< 11	< 10
Hematocrito (%)	< 33	< 32	< 33	< 30

sis venosa previamente descrita y sumado a la disminución de la actividad física, favorece el desarrollo de patología venosa trombótica. La evidencia sugiere que la activación de los factores de coagulación incluye el aumento de las concentraciones de todos ellos, excepto los factores XI y XIII. Se incrementa la producción de los factores II, V, VII, VIII, IX, X, XII y fibrinógeno, con disminución de la proteína S e incremento de la resistencia a la proteína C. Se observa además un incremento del plasminógeno, del activador tisular del plasminógeno y del dímero D, especialmente al final del embarazo y en el parto.

La cifra de plaquetas tiende a disminuir durante la gestación (participando varios mecanismos como el consumo, disminución de su vida media y hemodilución), siendo en la mayoría de las ocasiones leve y sin significancia clínica.

2.6. Sistema metabólico

El incremento de las necesidades energéticas durante la gestación para satisfacer las necesidades de crecimiento placentario y fetal causa modificaciones metabólicas importantes en la mujer gestante. Esta adaptación comienza desde las primeras semanas de gestación y se va modificando de acuerdo avanza el embarazo.

En las primeras semanas las necesidades energéticas de la unidad fetoplacentaria son pequeñas, y el metabolismo materno está encaminado al aumento de las reservas de tejido adiposo para responder a las mayores necesidades metabólicas de la segunda mitad del embarazo. Esta mitad es fundamentalmente catabólica, con mayor crecimiento fetal y, por ende, mayor demanda metabólica (la cantidad total de grasa acumulada materna se estima en torno a los 3 kg de promedio, lo que supone una reserva energética de 30.000 kcal). En general, el metabolismo basal aumenta un 10-15 %, correspondiendo un 60 % de este aumento a la segunda mitad de la gestación.

El metabolismo de los hidratos de carbono en la gestación es complejo, ya que la glucosa es la principal fuente de energía fetal y los cambios en el metabolismo glucídico están destinados a mantener una concentración de glucosa en sangre constante y suficiente en el tiempo. Para alcanzar este objetivo se han descrito dos hechos fundamentales: la disminución de la utilización periférica de la glucosa y un aumento de las concentraciones plasmáticas de insulina. Estos cambios son semejantes a los que padecen los pacientes con trastornos del metabolismo de los hidratos de carbono, como es el caso de los diabéticos, por lo que es esperable que las mujeres con este diagnóstico preestablecido sufran un empeoramiento de dichos trastornos durante la gestación.

Durante el embarazo la síntesis de proteínas está aumentada (para el crecimiento fetal y la síntesis de nuevos tejidos), participando en esto el aumento de la producción de insulina, que facilita el transporte de aminoácidos al interior celular. La concentra-

ción sérica de proteínas y aminoácidos es inferior durante la gestación, y en el proteinograma se observa una disminución de la seroalbúmina, la elevación de las fracciones α y β de las globulinas y un moderado descenso de la fracción γ.

Los cambios metabólicos afectan a las concentraciones plasmáticas de colesterol, ácidos grasos, triglicéridos y fosfolípidos, que en general se mantienen elevadas durante la gestación. El aumento de los estrógenos, de la progesterona y de la insulina favorece el depósito de tejido graso en la primera mitad de la gestación, inhibiendo la lipólisis; en la segunda mitad el lactógeno placentario facilita la movilización de los ácidos grasos y la lipólisis. Estas grasas movilizadas se utilizan como principal fuente de energía materna, reservando la glucosa y los aminoácidos para el crecimiento de la unidad fetoplacentaria.

En suma, se desarrollan diferentes mecanismos cuyo principal objetivo es garantizar un aporte energético constante al feto. Las oscilaciones metabólicas maternas entre el ayuno y la ingesta son más amplias, dando lugar a dos fenómenos: el llamado «anabolismo facilitado», que deja mayores concentraciones de glucosa y lipoproteínas de muy baja densidad en la sangre después de la ingestión y por mayor tiempo, y la «inanición acelerada», con desarrollo de hipoglucemia, hipoinsulinemia, descenso de aminoácidos plasmáticos y mayor desplazamiento de cuerpos cetónicos al torrente sanguíneo en los ayunos prolongados, estimulando así el hambre materna (lo que explica en parte la hiperfagia de las gestantes) y consiguiendo mayor aporte glucémico para el feto.

2.7. Sistema endocrino

Se describen a continuación las modificaciones del sistema endocrino de acuerdo a sus diferentes estructuras.

2.7.1. Hipófisis e hipotálamo

En el embarazo la hipófisis aumenta de tamaño en casi un 135 %, debido a la estimulación estrogénica y la hiperplasia de sus células lactotropas (la glándula involuciona y vuelve a su tamaño normal hasta 6 meses después del parto), con aumento paralelo de las concentraciones séricas de prolactina (para la preparación de la glándula mamaria para la lactancia). Las células gonadotropas disminuyen, y las corticotropas y tirotropas se mantienen estables. La función somatotrópica suele verse suprimida por retroalimentación negativa placentaria por la síntesis de la hormona de crecimiento, que ya puede ser detectada en sangre aproximadamente tras la sexta semana de gestación. Con respecto a las hormonas neurohipofisiarias, la oxitocina aumenta de forma progresiva y la hormona antidiurética se mantiene estable a pesar de que durante la gestación se produce una disminución leve de la osmolaridad.

2.7.2. Tiroides y paratiroides

El hipotálamo secreta la hormona liberadora de tirotropina (TRH), que estimula las células adenohiposfiarias maternas para liberar la hormona estimulante de la tiroides (TSH). La TRH, a su vez, puede cruzar la placenta y estimular la hipófisis fetal para la secreción de TSH (el resto de las hormonas tiroideas tienen un paso placentario prácticamente nulo). La TSH disminuye levemente durante la primera mitad de la gestación a causa de la retroalimentación negativa por la acción de las hormonas tiroideas periféricas secundaria a la estimulación tiroidea por parte de la gonadotropina coriónica humana (que tiene actividad tiroidea intrínseca dada su similitud estructural proteica con la TSH), y retorna a sus niveles normales en la segunda mitad de la gestación.

La glándula tiroidea aumenta de tamaño, si bien no se produce tiromegalia significativa, por lo cual la presencia de bocio en la mujer embarazada siempre debe estudiarse. La producción hormonal tiroidea aumenta un 40-100 % para satisfacer las necesidades de crecimiento maternofetal, con un aumento de la síntesis de triyodotironina (T_3) y tetrayodotironina (T_4) y elevación de la globulina trasportadora de hormona tiroidea de síntesis hepática, por lo que la concentración libre de T_3 y T_4 no se modifica. Este aumento de hormonas tiroideas ocurre sobre todo en la primera mitad de la gestación.

En lo que respecta a la glándula paratiroidea, la concentración de la hormona paratiroidea se mantiene normal. La concentración de calcitriol se duplica y mejora la absorción de calcio a nivel intestinal, si bien las necesidades de calcio fetal, en especial al inicio de la gestación, se satisfacen gracias a los depósitos óseos maternos, considerándose la gestación un período de vulnerabilidad para el desarrollo de osteoporosis.

2.7.3. Glándulas suprarrenales

Las glándulas suprarrenales no sufren casi ninguna modificación morfológica.

La concentración de cortisol está aumentada durante la gestación, pero con un aumento paralelo de su proteína transportadora, la transcortina (de síntesis hepática), prolongando la vida media del cortisol plasmático.

Los mineralocorticoides se encuentran elevados, lo que favorece la retención de agua en el cuerpo de la gestante y el desarrollo de edemas.

Las mayores concentraciones plasmáticas de la angiotensina II aumentan la secreción de aldosterona, y ambas actúan disminuyendo la eliminación de sodio y favoreciendo la reabsorción hídrica.

El sistema renina-angiotensina-aldosterona se halla estimulado también durante la gestación debido a las modificaciones cardiovasculares ya descritas, como son la reducción de las resistencias vasculares sistémicas y de la presión arterial.

2.7.4. Páncreas

En el páncreas se observa una hiperplasia de las células β de los islotes de Langerhans, con un aumento consecuente de la concentración de insulina basal (especialmente en el segundo trimestre). Ocurre algo similar con el glucagón, que también está elevado en dicho período.

3. Conclusiones

La gestación es un período fisiológico caracterizado por una intensa actividad orgánica y metabólica que se ve aumentada, lo que tiene como consecuencia múltiples modificaciones en el cuerpo de la gestante con el principal objetivo de sustentar el crecimiento de la unidad fetoplacentaria. Estas modificaciones orgánicas son significativas y se dan en todos los sistemas: cardiovascular, respiratorio, renal, hematológico, metabólico y hormonal. Es fundamental su conocimiento y entendimiento para el abordaje médico de la gestante y una adecuada aproximación tanto diagnóstica como terapéutica.

Puntos clave

✔ Durante la gestación se producen diferentes cambios adaptativos que pueden alterar la presentación de las enfermedades.
✔ Estos cambios fisiológicos tienen como principal objetivo la sustentación de la unidad fetoplacentaria.
✔ Es de vital importancia conocer los cambios fisiológicos inducidos por el embarazo para adaptar las estrategias diagnósticas y terapéuticas.

Bibliografía

Clark P. Changes of hemostasis variables during pregnancy. Semin Vasc Med. 2003 Feb;3(1):13-24.
Cunningham FG, Leveno K, Dashe JS, Hoffman BL, Spong CY, Casey BM. Williams. Obstetricia. 26ª ed. McGraw-Hill Medical; 2020.
Cunningham FG, Nelson DB. Disseminated intravascular coagulation syndromes in obstetrics. Obstet Gynecol. 2015;126(5):999-1011.
García-Penche I, Ponsa JM, Vicens JM. (2018). Modificaciones fisiológicas de la mujer durante el embarazo. 2018. En: González Merlo J, Lailla Vicens JM, Fabré González E, González Bosquet E, coordinadores. Obstetricia. 7ª ed. Elsevier; 2018. p. 79-90.
Ghi T, degli Esposti D, Montaguti E, et al. Maternal cardiac evaluation during uncomplicated twin pregnancy with emphasis on the diastolic function. Am J Obstet Gynecol. 2015 Sep;213(3):376.e1-8.

González Merlo J, Lailla Vicens JM, Fabré González E, González Bosquet E, coordinadores. Obstetricia. 7ª ed. Elsevier; 2018.

Han L, Liu X, Li H, et al. Blood coagulation parameters and platelet indices: changes in normal and preeclamptic pregnancies and predictive values for preeclampsia. PLoS One. 2014;9(12):e114488.

Hegewald MJ, Crapo RO. Respiratory physiology in pregnancy. Clin Chest Med. 2011;32(1):1-13.

Herrera E. Metabolic adaptations in pregnancy and their implications for the availability of substrates to the fetus. Eur J Clin Nutr. 2000:54 Suppl 1:S47-51.

Lopes van Balen VA, van Gansewinkel TAG, de Haas S, Spaan JJ, et al. Maternal kidney function during pregnancy: systematic review and meta-analysis. Ultrasound Obstet Gynecol. 2019;54(3):297-307.

Mattinson D. Clinical pharmacology during pregnancy. 2ª ed. Elsevier; 2022.

Moen V, Brudin L, Tjernberg I, Rundgren M, Irestedt L. Feto-maternal osmotic balance at term. A prospective observational study. J Perinat Med. 2018;46(2):183-9.

Nicolás J. Enfermo crítico y emergencias. 2ª ed. Elsevier; 2021.

Pacheco LD, Costantine MM, Hankins GD. Physiologic changes during pregnancy. En: Mattinson D. Clinical pharmacology during pregnancy. 2ª ed. Elsevier; 2022.

Padilla C, Markwei M, Easter SR, Fox KA, Shamshirsaz AA, Foley MR. Critical care in obstetrics: a strategy for addressing maternal mortality. Am J Obstet Gynecol. 2021;224(6):567-73.

Society of Critical Care Medicine. Fundamentos de Cuidados Críticos en Soporte inicial. Society of Critical Care Medicine. 6ª ed. Medi-libro; 2018.

Wijma J, Weis Potters AE, de Wolf BT, Tinga DJ, Aarnoudse JG. Anatomical and functional changes in the lower urinary tract during pregnancy. BJOG. 2001;108(7):726-32.

83 Cuidados críticos de la gestante

G. C. Gonçalves Gonçalves y D. A. Manzano Moratinos

◄ Orientación para el estudio

La patología obstétrica crítica es de conocimiento vital para el médico intensivista, y requiere una adecuada compresión de los cambios fisiológicos adaptativos específicos durante la gestación para una óptima aproximación diagnóstica y terapéutica. La mortalidad materna sigue siendo importante, aunque con variaciones considerables de acuerdo a los recursos disponibles.

1. Introducción

La paciente gestante crítica es un reto para el médico intensivista, ya que este debe conocer los cambios fisiológicos únicos ocurridos durante la gestación que podrían condicionar la presentación, el diagnóstico y el tratamiento de patologías potencialmente graves que requerirían cuidados críticos.

La mortalidad materna se define como la muerte de una mujer durante el embarazo y hasta 42 días tras la finalización de la gestación. En la actualidad sigue considerándose inaceptablemente elevada, con importantes diferencias en función de las regiones analizadas, si bien en los últimos años se ha observado una disminución considerable a escala mundial. De acuerdo a los datos de la Organización Mundial de la Salud (OMS), en 2020 aproximadamente 287.000 mujeres murieron durante la gestación o el parto. Prácticamente el 95 % de las muertes maternas ocurrieron en países con ingresos bajos o medianos, siendo la mayoría de ellas evitables o tratables. África subsahariana y Asia meridional representaron cerca del 87 % de estas muertes maternas estimadas en 2020. Hay que considerar que en las naciones en desarrollo viven cerca del 75 % de las mujeres en edad reproductiva, contribuyendo de mayor forma a las muertes maternas registradas. La razón de mortalidad materna a escala mundial en 2020 fue de 223 por cada 100.000 nacidos vivos. La mortalidad materna de las pacientes admitidas en cuidados intensivos se estima en un 5-20 % en los países desarrollados y en un 15-30 % en los países en desarrollo.

Con respecto a los motivos de admisión de las pacientes obstétricas a la unidad de cuidados intensivos (UCI), pueden variar dependiendo de los recursos de cada país y del sistema de salud. Estos incluyen principalmente: hemorragia posparto, desórdenes hipertensivos del embarazo, sepsis y embolia pulmonar. La mediana de incidencia de admisión a cuidados críticos de mujeres gestantes que se reporta es de 2,7 por cada 1.000 mujeres, equiparable a una admisión en la UCI por cada 370 partos. Esta incidencia, al parecer, es similar tanto en los países desarrollados como en aquellos en vías en desarrollo, y la mayoría de las admisiones ocurren durante el posparto. En un análisis sistemático realizado por la OMS en el que se describieron las causas principales de muerte en la gestante, cerca del 73 % de los decesos se asociaron a causas directas obstétricas, siendo la hemorragia la más frecuente, seguida de los trastornos hipertensivos y la sepsis.

En este capítulo describiremos las patologías críticas de la gestante más importantes.

2. Trastornos hipertensivos en el embarazo

Los trastornos hipertensivos que ocurren durante la gestación son una importante fuente de morbimortalidad tanto en la gestante como en el feto. Dada la amplia distribución de la hipertensión arterial (HTA) crónica en la población, junto al envejecimiento paulatino de la edad de las gestantes, sumado a la mayor prevalencia de obesidad como factor de riesgo, se convierte en un reto la diferenciación de los diferentes tipos de trastornos que pueden detectarse, aparecer o incluso coexistir durante la gestación.

2.1. Clasificación

Existen distintas entidades que no siempre pueden ser bien diferenciadas y que tienen un impacto diferente en el desarrollo del embarazo: por un lado, la HTA crónica y la HTA gestacional (permanente o transitoria), entidades de manejo ambulatorio que requieren seguimiento y no suelen requerir cuidados intensivos; y por otro lado, la preeclampsia/eclampsia/síndrome HELLP (hemólisis, elevación de enzimas hepáticas, trombocitopenia) y la superposición de preeclampsia sobre una HTA crónica previa, que son patologías con importante impacto sobre la morbimortalidad de la gestante y la mortalidad perinatal, que deben ser detectadas con premura y requieren habitualmente tratamiento y monitorización en una UCI.

2.2. Diagnóstico

Es importante la detección y el reconocimiento de las diferentes entidades para determinar si requieren inicio de tratamiento o monitorización en la UCI. El método diagnóstico consiste en detectar cifras tensionales compatibles con HTA y detectar o no alteraciones clínicas y analíticas que sugieran afectación orgánica y, por tanto, diferencien unas entidades de otras.

2.2.1. Hipertensión arterial crónica

La HTA es una condición con un crecimiento paulatino en la población. La definición consensuada por el grupo de trabajo de la

American Heart Association (AHA) vigente desde 2017 determina como presión arterial elevada una presión arterial sistólica (PAS) de 120-129 mm Hg con una presión arterial diastólica (PAD) < 80 mm Hg. Considera una determinación compatible con HTA detectar una PAS ≥ 130 mm Hg y una PAD ≥ 80 mm Hg.

Para el diagnóstico de HTA se requiere una media compatible con la definición previa en dos o más lecturas realizadas en dos o más visitas. Sin embargo, el descenso reciente en las cifras que determinan la definición de HTA sistólica no ha sido trasladado a las requeridas para diagnosticar los trastornos del embarazo (Tabla 83-1).

Dentro del diagnóstico de HTA durante la gestación, esta puede tratarse de HTA crónica no conocida previamente o de una verdadera HTA gestacional. Para determinar una u otra entidad, se considera HTA crónica aquella detectada en las primeras 20 semanas de gestación, y HTA gestacional la detectada más allá de las 20 semanas de gestación.

La HTA crónica ha demostrado ser un factor de riesgo para complicaciones durante la gestación tanto en la gestante como en el desarrollo del feto, riesgo que se correlaciona con la gravedad de la HTA. Existe, además, un riesgo no desdeñable de desarrollo de preeclampsia sobre la HTA crónica en gestantes que va desde el 13-40 % de las gestantes hasta series que indican un incremento en torno al 80 % si se trata de una HTA crónica grave no controlada.

2.2.2. Hipertensión arterial gestacional transitoria

La HTA gestacional es una entidad en la que el embarazo induce el desarrollo de HTA *de novo* en una paciente con cifras tensionales normales previamente. Si la HTA aparece durante la gestación y se resuelve de manera espontánea sin tratamiento, se considera HTA gestacional transitoria y no tiene impacto negativo en la gestación.

2.2.3. Hipertensión arterial gestacional

En caso de que se detecte HTA a partir de las 20 semanas de gestación sin que existan criterios diagnósticos de preeclampsia y esta perdure a lo largo de la gestación, se considera una verdadera HTA gestacional (con riesgo de progresión a preeclampsia). Si la HTA no desaparece más allá de las 12 semanas posparto, se tratará entonces de HTA crónica, dado que en la HTA gestacional las cifras tensionales vuelven a parámetros de normalidad unas semanas después del parto.

Tabla 83-1. Trastornos hipertensivos de la gestante

Presión arterial en rango (no hipertensa)	PAS < 140 mm Hg PAD < 90 mm Hg
Hipertensión arterial gestacional leve	PAS 140-159 mm Hg PAD 90-109 mm Hg
Hipertensión arterial gestacional grave	PAS > 159 mm Hg PAD > 109 mm Hg

PAD: presión arterial diastólica; PAS: presión arterial sistólica.

La hipertensión gestacional aparece en el 6-17 % de los embarazos primíparos sin patología concomitante y en el 2-4 % de los embarazos múltiples. Se ha de prestar especial atención al riesgo de progresión a preeclampsia, que se calcula en el 15-46 % de los embarazos con diagnóstico de HTA gestacional. Este riesgo presenta una relación inversa con la edad gestacional en que se diagnostica la HTA gestacional.

La HTA gestacional se puede clasificar en dos categorías según las cifras tensionales: HTA gestacional leve, con PAS 140-159 mm Hg y/o PAD 90-109 mm Hg, y HTA gestacional grave, con PAS > 160 mm Hg y/o PAD > 110 mm Hg; determinadas en dos mediciones separadas al menos por 4 horas y no más de 1 semana.

2.2.4. Preeclampsia, síndrome HELLP y eclampsia

La **preeclampsia** aparece cuando a un estado de HTA *de novo* (gestacional) se le añade proteinuria o algún tipo de alteración orgánica relacionada con la HTA sistémica.

Se trata de una patología grave y potencialmente mortal para la gestante y el feto. Antes de 2013, era necesaria la detección de proteinuria para poder diagnosticar la preeclampsia. Por desgracia, esto suponía un retraso en el diagnóstico y en el inicio de tratamiento, con un impacto significativo en la morbimortalidad atribuida al cuadro (muchas gestantes no desarrollaban proteinuria hasta fases avanzadas de la preeclampsia). Por ello, desde 2013 se aceptó de manera consensuada eliminar la necesidad de detectar la proteinuria como criterio diagnóstico si se detectaba algún otro dato de lesión de órgano diana en relación con la hipertensión.

Uno de los retos clínicos más importantes es el cribado y la detección precoz de las pacientes con mayor riesgo de desarrollo de preeclampsia durante la gestación. Por ello, el American College of Obstetricians and Gynecologists (ACOG) ha descrito tres niveles de riesgo según los factores predisponentes para el desarrollo de preeclampsia (Tabla 83-2).

La fisiopatología de la preeclampsia se encuentra relacionada con la fase de implantación. En la implantación fisiológica existe una migración de las células fetales (citotrofoblasto) hacia el útero materno, conformando una nueva distribución de los vasos endometriales que alimentan la placenta. En la preeclampsia ocurre tanto una implantación placentaria anormal como una respuesta inmune materna contra el proceso de implantación que se comporta como una enfermedad injerto contra huésped. La implantación inadecuada genera un incorrecto desarrollo de los vasos sanguíneos encargados de nutrir a la placenta que produce una perfusión sanguínea insuficiente. La placenta queda, por tanto, expuesta a una isquemia que desencadena la respuesta inflamatoria (disfunción endotelial y microtrombos), que empeora aún más la perfusión uterina. La disfunción orgánica se presenta de forma diferente según el órgano afectado (Tabla 83-3).

La preeclampsia puede clasificarse según la edad de gestación: se denomina preeclampsia precoz si ocurre en las primeras 34 semanas de gestación y tardía si el diagnóstico es posterior a dicho período. Existen estudios que han demostrado peores resultados en morbimortalidad neonatal en aquellas gestaciones con desarrollo de preeclampsia tardía respecto a las que la desarrollan en fase precoz. Además de la clasificación temporal,

Tabla 83-2. Niveles de riesgo para el desarrollo de preeclampsia según el American College of Obstetricians and Gynecologists (ACOG)

Riesgo bajo	✔ Embarazos previos a término sin incidencias
Riesgo moderado	✔ Nuliparidad ✔ Obesidad (IMC > 30 kg/m²) ✔ Historia familiar de preeclampsia ✔ Bajo nivel socioeconómico ✔ Raza afroamericana ✔ Gestantes > 35 años ✔ Gestación > 10 años desde el último embarazo ✔ Embarazos previos con bajo peso al nacer
Riesgo alto	✔ Historia previa de preeclampsia ✔ Gestación múltiple ✔ Hipertensión arterial crónica ✔ Diabetes mellitus ✔ Enfermedad renal previa ✔ Historia de enfermedades autoinmunes

existen criterios de gravedad en su presentación clínica que han demostrado tener peores desenlaces clínicos que si no están presentes (Tabla 83-4).

Existe una entidad clínica relacionada con la preeclampsia en la cual coexisten el daño hepático y la trombocitopenia con datos de hemólisis: el **síndrome HELLP** (Tabla 83-5). En los últimos consensos se ha considerado una variante de la preeclampsia con datos de gravedad y no una entidad independiente. Se estima una prevalencia del 0,1-1 % de todas las gestaciones, incrementándose hasta el 1-2 % de gestaciones con preeclampsia grave/eclampsia. La nuliparidad no es factor de riesgo para desarrollar el síndrome HELLP, pero sí las edades extremas de gestación, además de la obesidad o la historia previa de trastornos hipertensivos del embarazo.

La aparición de crisis comiciales, más frecuentemente tónico-clónicas, en una gestante con preeclampsia diagnosticada sin otra causa epileptógena conocida se conoce como **eclampsia**. La fisiopatología parece estar en relación con la pérdida de autorregulación del sistema circulatorio cerebral, lo que provoca fenómenos de hipoperfusión o hiperperfusión y el posterior desarrollo de edema cerebral que causa la aparición de las crisis.

La eclampsia puede aparecer en cualquier momento periparto, ya sea en las semanas previas, durante el trabajo de parto o en el posparto. Previamente al desarrollo de crisis comiciales se pueden objetivar otros datos clínicos que orienten a la disregulación vascular intracraneal como son la cefalea y las alteraciones visuales acompañadas de datos de preeclampsia (elevación de cifras de presión arterial y dolor epigástrico o en el hipocondrio derecho).

Tabla 83-3. Disfunciones orgánicas compatibles con preeclampsia en gestantes con hipertensión arterial diagnosticada

✔ Trombocitopenia
✔ Insuficiencia hepática aguda
✔ Insuficiencia renal aguda
✔ Edema pulmonar
✔ Encefalopatía
✔ Oftalmopatía

Tabla 83-4. Afectación orgánica de preeclampsia grave

✔ HTA con PAS > 160 mm Hg o PAD > 100 mm Hg
✔ Fracaso renal agudo con creatinina > 1,1 mg/dL o duplicación de cifras de creatinina basal
✔ Elevación de enzimas hepáticas el doble del valor superior de la normalidad
✔ Dolor epigástrico persistente en el hipocondrio derecho
✔ Edema pulmonar
✔ Encefalopatía o síntomas neurológicos persistentes
✔ Trombocitopenia < 100.000/μL

HTA: hipertensión arterial; PAD: presión arterial diastólica; PAS: presión arterial sistólica.

Tanto la eclampsia como la preeclampsia pueden dar lugar a una encefalopatía posterior reversible, generando sintomatología predominantemente relacionada con afectación occipital: alucinaciones, escotomas visuales o diplopia. Este cuadro suele ser reversible, pero puede dejar déficits permanentes.

2.3. Tratamiento

El objetivo del tratamiento es controlar las cifras tensionales para disminuir la progresión del cuadro, detectar y tratar los posibles daños orgánicos presentes y asegurar la correcta detección de aquellas pacientes que requieren monitorización y manejo estrecho en la UCI.

La finalización del embarazo interrumpe la génesis de factores inflamatorios que producen el cuadro; sin embargo, los riesgos derivados para el feto en caso de no haber completado el desarrollo intrauterino no siempre permiten esta opción. Se ha de realizar un balance entre el cuadro clínico y sus parámetros de gravedad con el riesgo asociado a una finalización precoz de la gestación y el desarrollo fetal. En aquellos casos de HTA gestacional leve o preeclampsia sin datos de gravedad no está justificado finalizar la gestación antes de la semana 37, se deberá realizar seguimiento y monitorización del proceso, aunado a un manejo farmacológico adecuado para controlar las cifras tensionales y las posibles disfunciones orgánicas. En aquellas mujeres que se encuentren más allá de las 37 semanas de gestación sí está indicada la inducción si no existe otra contraindicación.

Si se trata de una preeclampsia con datos de gravedad o incluso una eclampsia, se habrá de individualizar cada caso. Entre las 24 y 34 semanas de gestación, en caso de decidir inducción por riesgo materno o sufrimiento fetal, se deberá considerar la administración de corticoides para promover la maduración pulmonar en el feto (dexametasona 4 mg cada 12 horas, 4 dosis o 2 dosis de betametasona 12 mg cada 24 horas).

Tabla 83-5. Síndrome HELLP

Hemolysis	Hemólisis: evidencia en frotis + LDH (> 600 U/L)
Elevated Liver enzymes	Elevación de enzimas hepáticas (ALT > 70 U/L)
Low Platelets	Plaquetas bajas (< 100.000/μL)

GPT: alanina-aminotransferasa; LDH: lactato-deshidrogenasa.

En cuanto al tratamiento farmacológico de la HTA, la intensidad con que se deben reducir las cifras tensionales va relacionada con la magnitud de la hipertensión, pero también con la presencia o no de lesión de órgano diana. Se recomienda iniciar tratamiento ambulatorio a partir de cifras tensionales > 160 mm Hg de PAS y > 110 mm Hg de PAD en aquellas pacientes con HTA crónica o preeclampsia que no presenten datos de afectación orgánica grave (v. Tabla 83-4). En caso de haber desarrollado alguno de los parámetros indicadores de gravedad, se requiere el descenso emergente de la presión arterial y mantener las cifras de PAS en 140-150 mm Hg y de PAD en 90-100 mm Hg, dado que se ha observado que un descenso más marcado puede ocasionar fenómenos de hipoperfusión tisular tanto en la gestante como en el feto en desarrollo.

2.3.1. Fármacos antihipertensivos

Para el descenso de la presión arterial en pacientes gestantes con datos de preeclampsia se han de tener en cuenta factores habituales en el tratamiento farmacológico (intensidad de la acción antihipertensiva, tiempo de acción, toxicidad y efectos adversos), pero además se añade la posible toxicidad o teratogenicidad de los fármacos antihipertensivos sobre el feto. Para ello se utiliza la clasificación de la Food and Drug Administration (FDA) sobre la seguridad de fármacos en el embarazo.

Los fármacos indicados para la emergencia hipertensiva con datos de disfunción orgánica son la metildopa, el labetalol, la hidralacina y el nifedipino.

La **metildopa** es un fármaco agonista de los receptores α_2 clasificado como categoría B de la FDA. Se puede administrar tanto por vía oral como intravenosa. La formulación oral es de 250 mg 2-3 veces al día, pudiendo titular dosis de hasta 250 mg-1g de 2 a 4 veces al día (máximo 3 g diarios). Por vía intravenosa se pueden administrar 250 mg-1 g cada 6 a 8 horas (dosis máxima 1 g/6 h). Los efectos adversos más habituales son bradicardia, ortostatismo, respuesta vasopresora paradójica, edema y depresión.

El **labetalol** es un fármaco β-bloqueante no selectivo clasificado como categoría C de la FDA, y tiene utilidad tanto en el control agudo de la HTA como en el manejo a largo plazo. La pauta de administración para emergencia hipertensiva son 20 mg durante 2 minutos, pudiendo repetir con incrementos de 20-40 mg cada 10 minutos hasta controlar la presión arterial (máximo 80 mg), con infusión continua tras el primer bolo de 1-2 mg/min con titulación de presión arterial. En el caso de la vía oral, se administrarán 200 mg cada 12 horas hasta un máximo de 800 mg cada 8 horas (dosis máxima diaria 2,4 g/día). Sus dos efectos adversos más habituales son la bradicardia sinusal y el broncoespasmo.

La **hidralacina** es un fármaco vasodilatador periférico de acción directa clasificado como categoría C de la FDA. La pauta de administración intravenosa es 5-10 mg, pudiendo repetir dosis cada 20-40 minutos hasta lograr la presión arterial objetivo (dosis máxima 30 mg). Los efectos adversos habituales son taquicardia, palpitaciones, cefalea, diarrea, náuseas, vómitos y síndrome lupus-*like* (con dosis ≥ 200 mg/día).

El **nifedipino** es un fármaco calcioantagonista dihidropiridínico clasificado como categoría C de la FDA. La pauta de administración es de 30 mg por vía oral, que puede repetirse tras 1-2 horas si no se consigue la presión arterial objetivo. Los efectos adversos habituales son *flushing* cutáneo, edema periférico, cefalea y astenia.

Los nitratos no son fármacos de primera línea, pero pueden estar indicados en caso de desarrollo de edema pulmonar hipertensivo. Es de elección la nitroglicerina (categoría C de la FDA) en perfusión intravenosa a una dosis inicial de 5 μg/min e incrementando la dosis según la tolerancia y la respuesta hasta un máximo de 200 μg/min.

Otros fármacos antihipertensivos de uso habitual no son adecuados para el control de la presión arterial en gestantes por su riesgo inaceptable para el desarrollo fetal. La elección o asociación de fármacos dependerá de la magnitud de la emergencia hipertensiva, la tolerancia a la medicación administrada y los antecedentes personales.

2.3.2. Sulfato de magnesio

El sulfato de magnesio es un fármaco con propiedades anticomiciales y vasodilatadoras (antagonista del calcio) que ha demostrado disminuir la progresión a eclampsia de pacientes con diagnóstico de preeclampsia con criterios de gravedad (v. Tabla 83-4) o eclampsia incipiente (cefalea grave, alteración del estado mental, mioclonías). Está clasificado como categoría D de la FDA. La dosis intravenosa es 4-6 g de carga durante 15-30 minutos al inicio del trabajo de parto o inducción, cesárea, seguido de 1-2 g/h en perfusión continua durante 24 horas (dosis máxima 3 g/h). El efecto adverso más habitual es la hipotensión arterial y el *flushing* cutáneo. La sobredosificación durante el tratamiento puede sospecharse por la desaparición del reflejo poplíteo, con lo cual se recomienda su vigilancia periódica.

2.3.3. Ácido acetilsalicílico

El ácido acetilsalicílico (o aspirina) es un fármaco antiagregante (inhibidor de la ciclooxigenasa 2) con efecto preventivo en el desarrollo de preeclampsia en pacientes con alto riesgo (dos o más factores de riesgo moderado o uno o más factores de alto riesgo). La dosis es de 81-162 mg al día. Se inicia idealmente entre la semana 12 y 16 de gestación (podría iniciarse hasta la semana 28) y se mantiene hasta el momento del parto. Se debe evitar su uso a dosis mayores por los efectos adversos descritos en los estudios realizados (categoría D de la FDA a dosis altas).

3. Hemorragia obstétrica

La hemorragia obstétrica sigue siendo una de las principales causas de mortalidad de la paciente gestante, siendo responsable de más del 30 % de las muertes obstétricas en los países en desarrollo y de cerca del 10 % en los países desarrollados.

La hemorragia puede presentarse de manera muy rápida y deteriorar de forma grave la condición clínica de la gestante, por lo que su detección, la determinación de la gravedad del sangrado y la institución de un tratamiento rápido y efectivo son vitales para garantizar el bienestar maternofetal.

La hemorragia posparto, la más importante por su asociación con morbimortalidad materna, se define, de acuerdo al ACOG, como la pérdida de sangre acumulada estimada de 1.000 mL o más, o un sangrado asociado con signos clínicos de hipovolemia (independientemente del tipo de parto).

La hemorragia posparto puede clasificarse en temprana si ocurre en las primeras 24 o tardía si se presenta tras 24 horas y 12 semanas después del parto, siendo la temprana la más relevante dada su frecuencia y mayor morbimortalidad. Su desarrollo puede complicar el 1-10 % de los partos, siendo actualmente la principal causa obstétrica de mortalidad materna, según la International Federation of Gynecology and Obstetrics (FIGO).

Los mecanismos fisiológicos involucrados en la regulación de la pérdida de sangre en el parto son principalmente dos: *a)* la homeostasis mecánica, derivada de la compresión del miometrio, y *b)* la trombosis local de los vasos placentarios por los factores hemostáticos liberados por la decidua y los factores sistémicos de la coagulación. Considerando que el flujo uterino durante la gestación puede aumentar hasta 700 mL/min en fases avanzadas de la gestación (15 % del gasto cardíaco), que se produzca una alteración en cualquiera de estos mecanismos de homeostasis puede derivar en pérdidas hemáticas cuantiosas.

Si bien es relevante conocer los factores de riesgo asociados al desarrollo de la hemorragia posparto, se ha observado que un 40-60 % de los casos de hemorragia se producen en mujeres sin factores de riesgo identificables (Tabla 83-6).

La clínica depende del volumen de sangre perdido y del grado de hipervolemia inducida por el embarazo. La hipovolemia puede no ser reconocida hasta etapas muy avanzadas, ya que la presión arterial y el pulso no sufren importantes cambios hasta una pérdida importante de sangre. Si bien la hemorragia posparto suele ser obvia, son excepciones a tener en cuenta la rotura uterina (con hemorragia intraperitoneal o retroperitoneal) y la acumulación de sangre intrauterina o intravaginal.

La evaluación integral inicial es fundamental. Se debe una historia clínica completa con identificación de posibles factores de riesgo y completarse además la exploración clínica con una adecuada examinación del tracto genital y el tono uterino (identificándose la atonía al palpar un útero blando y mullido, con expresión de coágulos o de sangrado durante el masaje). Si se aprecia un útero tónico y bien contraído, lo más probable es que la hemorragia sea secundaria a laceraciones, ante lo que es esencial una exploración cuidadosa de la vagina, el cuello uterino y el útero.

La etiología de la hemorragia posparto debe determinarse para dirigir de manera óptima el tratamiento. En relación con las causas, pueden recordarse de acuerdo a la regla mnemotécnica de las «4 T»: Tono (atonía uterina, responsable de la hemorragia en casi el 70 % de los casos), Trauma, Tejido (tejido retenido, placenta acreta) y Trombina (coagulopatía), que resumen las principales etiologías.

En lo que respecta al tratamiento, es importante estimar la pérdida sanguínea materna para una adecuada valoración de la gravedad de la hemorragia. El cálculo visual o cualitativo normalmente es impreciso (siendo la verdadera de dos a tres veces mayor). Si bien la medición cuantitativa (a través de diferentes métodos descritos) podría ser más precisa que la visual, hasta ahora no se ha demostrado en resultados clínicos la eficacia de estos métodos.

El reconocimiento precoz de la hemorragia posparto es de vital importancia, al igual que la instauración rápida de un tratamiento efectivo, ya que se ha observado que casi un 90 % de los decesos relacionados con la hemorragia posparto ocurren en las primeras 4 horas después del parto.

Los pilares del manejo de estas pacientes, en especial bajo cuidados críticos, es conseguir una adecuada homeostasis y brindar soporte transfusional, considerando los protocolos de transfusión masiva implementados en cada centro. Hay que asegurar al menos dos vías periféricas permeables de calibre adecuado. No se ha evaluado a través de estudios multicéntricos una estrategia de resucitación óptima en pacientes con hemorragia posparto. Las medidas iniciales no varían con respecto a otras causas de sangrado (monitorización, canalización de vías periféricas, tipificación sanguínea, uso de cristaloides mientras están disponibles los hemoderivados solicitados), pudiendo guiar la reanimación intravenosa de acuerdo a la situación clínica y la diuresis.

No existen actualmente criterios homogéneos sobre la *ratio* recomendada de transfusión de hemoderivados en pacientes obstétricas (pues normalmente son excluidas de los estudios clínicos) ni en relación con el umbral de concentración de hemoglobina o hematocrito. En general, con la hemorragia obstétrica se recomienda mantener la hemoglobina > 7 g/dL y el hematocrito > 25 %, siempre adecuándolo a cada escenario clínico. De forma similar, se recomienda mantener un recuento plaquetario > 50.000/μL, fibrinógeno > 150 mg/mL e INR < 1,5. De forma simultánea, ante la sospecha de un sangrado relevante inminente debe avisarse al personal de Anestesia, Obstetricia y Cuidados Intensivos correspondiente.

Con respecto al uso del ácido tranexámico, desde 2017 la OMS recomienda su empleo en mujeres diagnosticadas de hemorragia posparto sumado al tratamiento tradicional dentro de las primeras 3 horas desde el parto. La dosis recomendada es de 1 g en 10 mL por vía intravenosa, a pasar a 1 mL/min (se puede considerar la administración de una segunda dosis de 1 g si el sangrado persiste después de 30 minutos). Esta recomendación también está recogida en las últimas guías publicadas de la FIGO.

Considerando la atonía uterina como la causa más frecuente de hemorragia posparto, una vez diagnosticada, puede tratarse de forma médica o quirúrgica. El manejo inicial consiste en realizar un masaje uterino y la administración rutinaria de un uterotónico. La oxitocina es el tratamiento recomendado por la OMS de forma profiláctica en el tercer estadio del trabajo de parto (10 UI

Tabla 83-6. Factores de riesgo de la hemorragia posparto

Factores maternos preexistentes	Factores obstétricos
✔ Multiparidad	✔ Polihidramnios
✔ Obesidad	✔ Macrosomía fetal
✔ Anemia	✔ Antecedentes de hemorragia posparto
✔ Edad > 35 años	✔ Embarazo múltiple
✔ Desórdenes de la coagulación	✔ Parto instrumental
✔ Útero fibromatoso	✔ Anestesia general
	✔ Hemorragia anteparto en el embarazo actual
	✔ Trabajo de parto prolongado
	✔ Episiotomía y/o trauma en el tracto genital
	✔ Placenta retenida o acreta

Tomado de Nugent y Thomson, 2020.

por vía intravenosa o intramuscular o en perfusión, evitando su administración en forma de bolo por el riesgo de hipotensión grave o arritmias cardíacas) y como tratamiento posterior en el caso de la atonía uterina. Puede valorarse repetir su uso (no se deben superar las 40 UI de oxitocina) o añadir un segundo uterotónico si es preciso (metilergonovina, por ejemplo, con la salvedad de que no se recomienda en pacientes hipertensas). Otro tratamiento de segunda línea son las prostaglandinas de las series E y F como el misoprostol o el carboprost (este último no se debe usar en pacientes asmáticas o con hipertensión pulmonar porque produce constricción de las vías respiratorias y vasoconstricción). Si estas medidas no resultan efectivas, se debe realizar la compresión uterina bimanual y valorar otras opciones de tratamiento como el uso de balón de taponamiento intrauterino (globo intrauterino de Bakri). Finalmente, si el tratamiento previo no es efectivo, se puede optar por las medidas quirúrgicas, que incluyen suturas de compresión uterina, ligaduras bilaterales de arterias uterinas o ilíacas internas, embolización angiográfica y, en última instancia, histerectomía de rescate. En la Tabla 83-7 se describen los tratamientos uterotónicos.

Como diagnósticos diferenciales relevantes, se deben descartar como causa de hemorragia posparto las lesiones del conducto de parto (segunda T, «Trauma»), que puede observarse en el 15-20 % de los casos de hemorragia, y entre sus causas están: laceraciones perineales o cervicales, laceraciones vulvovaginales o hematomas del canal de parto, episiotomía o la propia rotura uterina. Con respecto a la tercera T, «Tejido», los productos retenidos de la concepción pueden aumentar el riesgo de sangrado en el posparto 3,5 veces, y hay que considerar como factores de riesgo los partos instrumentales e implantaciones anormales de placenta. Respecto a la última T, «Trombina», que hace referencia a las discrasias de la coagulación, estas pueden ser adquiridas (coagulación intravascular diseminada, eclampsia grave, síndrome HELLP) o hereditarias (hemofilia, enfermedad de Von Willebrand). La inversión uterina, otra causa infrecuente de hemorragia posparto, puede desencadenar un sangrado masivo en poco tiempo y poner en peligro la vida de la gestante.

4. Embolia de líquido amniótico

Es una complicación infrecuente. Se observa en 1 a 2 casos por cada 100.000 nacimientos, siendo lo más destacable su mortalidad, con una tasa que ronda el 11-60 % según los diferentes estudios. Conlleva un desarrollo de deterioro neurológico importante en las supervivientes.

Clínicamente debe sospecharse su diagnóstico en gestantes en el posparto inmediato que presenten compromiso hemodinámico grave súbito asociado a insuficiencia respiratoria con hallazgos analíticos de coagulación intravascular diseminada, no habiendo una prueba de laboratorio específica que confirme el diagnóstico. Las manifestaciones neurológicas son poco frecuentes, pudiéndose observan convulsiones o deterioro del nivel de consciencia. Los criterios diagnósticos se describen en la Tabla 83-8.

En un estudio nacional realizado en Francia entre los años 2007 y 2011 que incluyó un total de 429 gestantes fallecidas, la embolia de líquido amniótico se consideró como responsable del 9,1 % de estos decesos tras el estudio de necropsia, observándose que los cuatro criterios confirmatorios de embolia de líquido amniótico se observaron en cerca del 60 % de los casos. En el diag-

nóstico diferencial podrían plantearse la cardiopatía isquémica aguda, el tromboembolismo pulmonar agudo, la embolia gaseosa, la eclampsia, la hemorragia posparto grave y el *shock* anafiláctico o séptico.

En relación con la fisiopatología, se considera que la salida de material del compartimento fetal hacia la circulación materna tras la interrupción de la interfaz maternofetal produce una respuesta inflamatoria sistémica descontrolada derivada de la activación anormal de sistemas proinflamatorios, con el desarrollo de vasoconstricción e hipertensión pulmonar inicial, involucrada posteriormente en la aparición de insuficiencia ventricular derecha con deterioro de la situación hemodinámica y afectación secundaria del ventrículo izquierdo, caída del gasto cardiaco e insuficiencia respiratoria con disfunción multiorgánica.

Entre los factores de riesgo se han descrito: parto instrumental, desprendimiento de placenta o anomalías en la implantación placentaria, polihidramnios, embarazo postérmino, eclampsia, cesárea y trabajo de parto rápido, entre otros.

La atención a la paciente con sospecha de embolia de líquido amniótico debe ser multidisciplinaria y se debe aplicar el soporte cardiorrespiratorio de forma simultánea al cribado etiológico, dado que no hay tratamiento específico y requiere cuidados críticos en casi todos los casos. Dada la inestabilidad hemodinámica asociada a su presentación clínica, la reanimación cardiopulmonar inmediata avanzada precoz y de calidad es vital para su tratamiento inicial. Se ha de considerar la intubación orotraqueal en los casos de insuficiencia respiratoria grave y el apoyo con aminas en el caso de hipotensión arterial refractaria a cristaloides, evitando una reanimación excesiva que pueda empeorar la hipotermia, la acidosis, la coagulopatía y el edema pulmonar. Respecto a la coagulación intravascular diseminada y la hemorragia secundaria, es crucial su adecuado control y la activación del protocolo de transfusión masiva, con reposiciones de factores de coagulación (plasma fresco congelado, fibrinógeno, ácido tranexámico y plaquetas) de acuerdo a los parámetros de laboratorio y la necesidad de procedimientos invasivos.

Si bien la embolia de líquido amniótico es poco frecuente, es una patología grave con una mortalidad alta y con un pronóstico desfavorable tanto para la madre como para el feto, en especial si sucede antes del parto, reportándose una mortalidad perinatal del 60 %. La mayoría de las muertes maternas están relacionadas con insuficiencia respiratoria grave refractaria y *shock* cardiogénico. Las pacientes que sobreviven suelen tener afectación neurológica importante debido a la hipoxemia y la hipotensión, estimándose que solo un 15 % de ellas no desarrollan deterioro neurológico considerable.

5. Sepsis y *shock* séptico

La sepsis materna es una patología grave con posibilidad de causar disfunción multiorgánica como consecuencia de una infección no controlada durante el período gestacional, el parto o el puerperio. Sigue siendo una causa importante de morbimortalidad materna y de ingreso en la UCI. Según una revisión sistemática realizada por la OMS acerca de las causas de mortalidad materna global (con datos recabados entre los años 2003 y 2009), la mortalidad materna por sepsis fue del 10,7 % (la tercera causa directa de muerte más frecuente tras la hemorragia y la patología hipertensiva), con diferencias regionales considerables. Otros es-

Tabla 83-7. Tratamientos uterotónicos

Fármaco	Dosis	Vía	Intervalo entre dosis	Tiempo de respuesta	Efectos secundarios	Contraindicaciones
Oxitocina	10-80 UI en 500-1.000 mL de solución cristaloide	i.v. Segunda línea: i.m. o i.u.	Continuo	1-5 min	Náuseas, vómitos, hipotensión	Ninguna
Misoprostol	200-1.000 µg	s.l. Segunda línea: v.o. o v.r.	Dosis única	30 min (s.l.) 40-60 min (v.r.)	Náuseas, fiebre, vómitos, diarrea, escalofríos	Ninguna
Metilergonovina	200 µg	i.m. Segunda línea: i.u. o v.o.	Cada 2-4 h	2-5 min	Hipertensión, náuseas, vómitos, hipotensión	Hipertensión, esclerodermia, migrañas
Prostaglandina F	250 µg	i.m. Segunda línea: i.u.	Cada 15-90 min (máximo 8 dosis)	15-30 min	Náuseas, sofocos, vómitos, diarrea, escalofríos	Enfermedad cardíaca, pulmonar, renal o hepática activa
Prostaglandina E	20 mg	v.r.	Cada 2 h	10 min	Diarrea, fiebre, cefalea, escalofríos, náuseas, vómitos	Hipotensión

Tomado de Landon *et al.*, 2022. i.m.: vía intramuscular; i.u.: vía intrauterina; i.v.: vía intravenosa; s.l.: vía sublingual; v.o.: vía oral; v.r.: vía rectal.

tudios describen una mortalidad que varía entre el 12 % y el 28 % en pacientes obstétricas con *shock* séptico y disfunción multiorgánica.

Tabla 83-8. Criterios para el diagnóstico de embolia de líquido amniótico

Paro cardiorrespiratorio o aparición súbita de hipotensión grave (PAS < 90 mm Hg) asociado a compromiso respiratorio (disnea, cianosis o saturación periférica de oxígeno < 90 %)

Ausencia de fiebre (temperatura > 38 °C) durante el trabajo de parto

Coagulación intravascular diseminada, definida como*:
- ✔ Trombocitopenia:
  - ✔ > 100.000 = 0 puntos
  - ✔ 100.000-50.000 = 1 punto
  - ✔ < 50.000 = 2 puntos
- ✔ Tiempo de protrombina prolongado:
  - ✔ < 25 % de aumento = 0 puntos
  - ✔ 25-50 % de aumento = 1 punto
  - ✔ > 50 % de aumento = 2 puntos
- ✔ Niveles de fibrinógeno:
  - ✔ > 200 mg/dL = 0 puntos
  - ✔ < 200 mg/dL = 1 punto

Una puntuación ≥ 3 puntos es compatible con coagulación intravascular diseminada manifiesta

Inicio del cuadro clínico durante el trabajo de parto o en los 30 minutos posteriores al alumbramiento

*Documentación de coagulación intravascular utilizando el sistema de puntuación del Comité Científico y de Normalización sobre CID de la International Society on Thrombosis and Haemostasis (ISTH) modificado para la gestación. PAS: presión arterial sistólica.

Las infecciones prenatales graves más comunes son la pielonefritis aguda complicada, el aborto séptico, la corioamnionitis y la neumonía por *Streptococcus pneumoniae* e influenza. La endometritis es la causa más común de infección posparto y suele ser polimicrobiana. Otras causas de infección posparto son la fascitis necrotizante, la infección de heridas, el absceso pélvico y la tromboflebitis pélvica séptica, entre otras.

Las pacientes gestantes normalmente son excluidas de estudios y de ensayos clínicos, con lo que los datos derivados de análisis son escasos. En un estudio retrospectivo de casos y controles realizado en Estados Unidos que incluyó 86 casos de sepsis materna (comparados con 328 controles), se analizaron diferentes criterios para el reconocimiento precoz de la sepsis, y se concluyó que el síndrome de respuesta inflamatoria sistémica era el más sensible (93 %) y el *Quick Secuential Organ Failure Assessment* (qSOFA) el más específico (95 %). La coriamnionitis, la endometritis y la neumonía fueron las patologías infecciosas más frecuentes en este estudio, con un 59 % de los casos de sepsis, siendo los microorganismos más frecuentes involucrados *Escherichia coli* y estreptococo β-hemolítico del grupo A.

Más recientemente se han desarrollado sistemas de alerta temprana con el objetivo de detectar de forma precoz el deterioro clínico de pacientes obstétricas, adaptados a sus cambios fisiológicos gestacionales, como son el *Maternal Early Warning* (MEW) y el *Sepsis in Obstetric Score* (SOS), empleándose este último para predecir el riesgo de ingreso en UCI (cuando su puntuación es > 6), pero se necesitan más estudios de validación para su uso de forma rutinaria.

El manejo de las pacientes obstétricas con sepsis debe tener en consideración tanto a la madre como al feto. La circulación uteroplacentaria no dispone de una adecuada autorregulación en situaciones de estrés, por lo que la descompensación hemodinámica materna durante los cuadros de sepsis y *shock* séptico puede ocasionar el desarrollo rápido de hipoxemia o acidosis fetal. Por ello, la reanimación materna precoz y eficaz es fundamental para garantizar el bienestar fetal.

Tras el diagnóstico debe instaurarse el tratamiento antibiótico adecuado de acuerdo al cuadro infeccioso correspondiente y los patrones de resistencia apropiados, previa extracción de cultivos y análisis de laboratorio para determinar la afectación orgánica a distancia. Debe iniciarse la reanimación con cristaloides balanceados con monitorización de parámetros analíticos como el lactato sérico y clínicos como la diuresis, evitando la reanimación intravenosa excesiva. Debe garantizarse un adecuado control del foco descartando posibles complicaciones que requieran intervenciones diferentes (pielonefritis aguda complicada con litiasis, colecistitis aguda complicada, colecciones que requieran drenajes, intervención quirúrgica para desbridamiento). Si la hipotensión persiste a pesar de los cristaloides administrados, debe iniciarse el tratamiento con aminas vasoactivas para mantener una adecuada perfusión tisular.

Con respecto al régimen de tratamiento antibiótico, debe elegirse considerando el tipo de infección y la localización, los microorganismos más frecuentemente relacionados y su menor repercusión fetal. De acuerdo a la FDA y las categorías de los medicamentos en función del riesgo de afectación fetal, los antibióticos se clasifican en cinco categorías según el mayor riesgo de causar daño fetal. Los antibióticos más comúnmente usados, como son los β-lactámicos y los macrólidos, pertenecen a la categoría A, mientras que las quinolonas, los aminoglicósidos y la vancomicina pertenecen a la categoría C. Al igual que en pacientes no obstétricas, la terapéutica debe guiarse por las muestras microbiológicas y la respuesta clínica, considerando la reducción del espectro antimicrobiano siempre que se pueda.

6. Trastornos tromboembólicos

La tromboembolia venosa, que incluye la trombosis venosa profunda y el tromboembolismo pulmonar, son patologías que pueden presentarse en pacientes obstétricas. Se ha de tener en cuenta que parte de los cambios fisiológicos sucedidos durante la gestación pueden favorecer su aparición. La adaptación hemostática esencial que se requiere para una adecuada placentación condiciona un mayor riesgo de patología tromboembólica.

Como factores de riesgo se han descrito la obesidad, las trombofilias, la multiparidad, la edad materna avanzada, la necesidad de cirugía, la gestación múltiple, la preeclampsia, la endometritis posparto, el parto vaginal quirúrgico o por cesárea, el desarrollo de infecciones y haber estado hospitalizada previamente al parto. Dicho riesgo puede extenderse hasta las 12 semanas después del parto, aunque es más infrecuente después de la sexta semana.

La incidencia de tromboembolia venosa es más alta en mujeres embarazadas, con un aumento de casi diez veces el riesgo si se compara con mujeres no embarazadas en edad fértil. Se observa en 1 de cada 1.500 embarazos.

Si bien la clínica puede orientar hacia algún trastorno tromboembólico, en algunas ocasiones suele ser inespecífica y es necesario realizar pruebas complementarias para confirmar la sospecha diagnóstica. El dímero D, un producto de la degradación de la fibrina, se puede solicitar como parte de la analítica inicial, pero su interpretación es dificultosa, ya que en gestaciones normales se puede observar un aumento fisiológico del mismo, sobre todo en el segundo y tercer trimestre, lo que limita su uso para el diagnóstico. En la trombosis venosa profunda la prueba más empleada es la ecografía Doppler venosa, método de fácil aplicación y sin radiación, con una sensibilidad del 90 % y una especificidad del 100 % para trombosis venosas profundas proximales.

En el tromboembolismo pulmonar, los hallazgos radiográficos sugestivos como los infartos pulmonares o la disminución de la vascularidad (oligohemia, signo de Westermark) son muy poco frecuentes, y se sospecha sobre todo en pacientes con disnea de presentación brusca e hipoxemia con una radiografía normal. Para confirmar el diagnóstico puede realizarse una gammagrafía de ventilación/perfusión, que es normalmente el estudio de elección, o una tomografía pulmonar con contraste en caso de no poderse realizar el primer estudio, valorando el riesgo/beneficio. En pacientes inestables y con alta sospecha de tromboembolismo pulmonar puede utilizarse la ecocardiografía transtorácica para determinar la afectación del corazón derecho sugestiva de dicha patología.

En cuanto al tratamiento, las pacientes diagnosticadas de tromboembolia venosa deben recibir anticoagulación terapéutica y dicho tratamiento debe continuarse hasta el parto y durante al menos 6 semanas después del mismo. Las heparinas de bajo peso molecular suelen ser el tratamiento de elección, por su fácil administración y adecuado perfil de eficacia y seguridad, a dosis de 1 mg/kg por vía subcutánea dos veces al día, pudiéndose utilizar los niveles de antifactor Xa para el ajuste de la terapia. Si se usa heparina sódica, se debe administrar por vía intravenosa para mantener un tiempo de tromboplastina activado entre 1,5 a 2,5 veces el control, pudiéndose posteriormente pasar a un régimen subcutáneo. El filtro de vena cava se reserva para pacientes con contraindicaciones absolutas de anticoagulación. El acenocumarol está contraindicado durante el primer trimestre de gestación y relativamente contraindicado en los siguientes dos trimestres, pero puede utilizarse después del parto, ya que no se acumula en la leche materna y no tiene ningún efecto sobre la coagulación de los neonatos que reciben lactancia materna.

Los principales riesgos del tratamiento anticoagulante son la hemorragia y la necesidad de anestesia regional durante el parto, la cual está contraindicada en las primeras 24 horas posteriores al tratamiento con heparina de bajo peso molecular a dosis terapéuticas y 12 horas a dosis profilácticas, debiendo considerar el uso de sulfato de protamina si se plantea revertir parcialmente su efecto anticoagulante. En el caso de la heparina no fraccionada, puede utilizarse anestesia neuroaxial 12-24 horas después de la última dosis subcutánea.

7. Conclusiones

La patología crítica gestacional es de obligado conocimiento del médico intensivista como parte de la atención multidisciplinaria que se le debe ofrecer a toda mujer embarazada ante enfermedades graves que afecten el bienestar maternofetal. La mortalidad en este grupo poblacional sigue siendo elevada, y sus principales causas (hemorragia, trastornos hipertensivos, cuadros sépticos, patología tromboembólica) son susceptibles de ser reconocidas a tiempo y tratarse de forma adecuada, para lo cual es fundamental el conocimiento de los cambios fisiopatológicos que suceden durante el período gestacional, con sus implicaciones diagnósticas y terapéuticas específicas.

Puntos clave

✔ La paciente obstétrica puede desarrollar complicaciones (asociadas o no a la gestación) que requieran de cuidados críticos con una atención que debería ser multidisciplinar.

✔ La hemorragia posparto es una de las principales causas de mortalidad materna a nivel mundial. Su reconocimiento precoz es decisivo, y la identificación de la etiología es crítica para instaurar un tratamiento apropiado.

✔ La HTA en la gestación requiere de un estrecho seguimiento y tratamiento oportuno para evitar el desarrollo de patologías potencialmente graves para la gestante y el feto.

✔ La embolia de líquido amniótico es una enfermedad poco frecuente, pero con una letalidad muy alta y un mal pronóstico neurológico maternofetal.

✔ La sepsis materna es una importante causa de morbimortalidad materna y fetal.

Bibliografía

American College of Obstetricians and Gynecologists (ACOG) Committee on Practice Bulletins—Obstetrics. Practice Bulletin No. 222: Gestational hypertension and preeclampsia. Obstet Gynecol. 2020;135(6):e237-e260.

American College of Obstetricians and Gynecologists (ACOG). Committee Opinion No. 743: Low-dose aspirin use during pregnancy. Obstet Gynecol. 2018;132(1):e44-e52.

Bauer ME, Housey M, Bauer ST, et al. Risk factors, etiologies, and screening tools for sepsis in pregnant women: a multicenter case-control study. Anesth Analg. 2019;129:1613.

Boerma JT. Maternal mortality in sub-Saharan Africa: Levels, causes and interventions. Ann IFORD. 1988;12:49-68.

Bonnet MP, Zlotnik D, Saucedo M, Chassard D, Bouvier-Colle MH, Deneux-Tharaux C; French National Experts Committee on Maternal Mortality. Maternal death due to amniotic fluid embolism: a national study in France. Anesth Analg. 2018;126(1):175-82.

Borovac-Pinheiro A, Pacagnella RC, Cecatti JG, et al. Postpartum hemorrhage: new insights for definition and diagnosis. Am J Obstet Gynecol. 2018;219(2):162-8.

Burton GJ, Redman CW, Roberts JM, Moffett A. Pre-eclampsia: Pathophysiology and clinical implications. BMJ. 2019;366:l2381.

Clark SL, Hankins GD, Dudley DA, Dildy GA, Porter TF. Amniotic fluid embolism: Analysis of the national registry. Am J Obstet Gynecol. 1995;172(4 Pt 1):1158-67; discussion 1167-9.

Clark SL, Romero R, Dildy GA, et al. Proposed diagnostic criteria for the case definition of amniotic fluid embolism in research studies. Am J Obstet Gynecol. 2016;215:408.

Committee on Practice Bulletins-Obstetrics. Practice bulletin No. 183: Postpartum hemorrhage. Obstet Gynecol. 2017;130:e168-e186.

Escobar MF, Nassar AH, Theron G, et al. FIGO recommendations on the managment of postpartum hemorrhage 2022. Int J Gynaecol Obstet. 2022;157 Suppl 1:3-50.

Griffin K, Oxford-Horrey C, Bourjeily G. Obstetric disorders and critical illness. Clin Chest Med. 2022;43(3):471-88.

Khan KS, Wojdyla D, Say L, Gülmezoglu AM, Van Look PFA. WHO analysis of causes of maternal death: A systematic review. Lancet Lond Engl. 2006;367:1066-74.

Kramer MS, Berg C, Abenhaim H, et. al. Incidence, risk factors, and temporal trends in severe postpartum hemorrhage. Am J Obstet Gynecol. 2013;209:449.e1-7.

Landon M, Galan H, Jauniaux E, et al. Gabbe. Obstetricia. 8ª ed. Elsevier; 2022.

Le Gouez A, Mercier FJ. Major obstetric hemorrhage. Transfus Clin Biol J Soc Francaise Transfus Sang. 2016;23:229-32.

Li XF, Fortney JA, Kotelchuck M, Glover LH. The postpartum period: the key to maternal mortality. Int J Gynaecol Obstet. 1996;54(1):1-10.

Nugent F, Thomson A. Obstetric haemorrhage. In: Layden EA, Thomson A, Owen P, Madhra M, Magowan BA, editors. Clinical Obstetrics and Gynaecology. 5ª ed. Elsevier; 2020. p. 314-23.

Organización Mundial de la Salud. Evolución de la mortalidad materna: 1990-2015. 2015. Estimaciones de la OMS, el UNICEF, el Grupo del Banco Mundial y la División de Población de las Naciones Unidas. Disponible en: https://oig.cepal.org/sites/default/files/who_rhr_15.23_spa.pdf [último acceso: Octubre 2023].

Organización Mundial de la Salud, Fondo de las Naciones Unidas para la Infancia. Base de datos conjunta OMS/UNICEF sobre el ODS 3.1.2 Asistencia cualificada en el parto. Disponible en: https://unstats.un.org/sdgs/indicators/database/ [último acceso: Octubre 2023].

Pollock W, Louise Rose L, Dennis C. Pregnant and postpartum admissions to the intensive care unit: a systematic review. Intensive Care Med. (2010);36:1465-74.

Rolnik DL, Wright D, Poon LC, et al. Aspirin versus placebo in pregnancies at high risk for preterm preeclampsia. N Engl J Med. 2017;377(7):613-22.

Samuel O, Zewotir T, North D. Decomposing the urban–rural inequalities in the utilisation of maternal health care services: evidence from 27 selected countries in sub-Saharan Africa. Reprod Health. 2021;18(1):216.

Say L, Chou D, Gemmill A, et al. Global causes of maternal death: A WHO systematic analysis. Lancet Global Health. 2014;2(6):e323-e333.

Unger T, Borghi C, Charchar F, et al. 2020 International Society of Hypertension Global Hypertension Practice Guidelines. Hypertension. 2020;75(6):1334-57.

Von Dadelszen P, Magee LA, Roberts JM. Subclassification of preeclampsia. Hypertens Pregnancy. 2003;22(2):143-8.

Wilkerson RG, Ogunbodede AC. Hypertensive disorders of pregnancy. Emerg Med Clin North Am. 2019;37(2):301-16.

Williams J, Hoffman B. Williams. Ginecología. 25ª ed. McGraw-Hill Interamericana; 2019.

World Health Organization. WHO recommendations: uterotonics for the prevention of postpartum haemorrhage. WHO; 2018.

84 Fundamentos de cuidados intensivos en lactantes y niños

A. Rodríguez Núñez, J. Mayordomo Colunga y R. González Cortés

◢ Orientación para el estudio

En este capítulo se exponen los fundamentos de los cuidados intensivos en niños y lactantes, sus características específicas, las modificaciones en relación con los adultos, dosificaciones y otras peculiaridades. Se comentan las patologías que son más específicas o que tienen un manejo diferencial con los adultos.

1. Generalidades

1.1. Bosquejo histórico y organización de los cuidados intensivos pediátricos

La historia de los cuidados intensivos pediátricos como una actividad asistencial dirigida específicamente a los niños críticamente enfermos es reciente. Si bien alrededor de 1950 se creó la primera unidad de cuidados intensivos pediátricos (UCIP) en Goteborg en respuesta a la epidemia de poliomielitis, se considera que la primera UCIP como tal comenzó su actividad en Filadelfia en 1967. A partir de ese momento el reconocimiento de las necesidades específicas de los niños gravemente enfermos dio lugar a la puesta en marcha de UCIP en todo el mundo. Su desarrollo ha sido paralelo con los cuidados intensivos neonatales, de modo que, en algunas unidades mixtas, se atienden tanto niños como neonatos, si bien en general en las UCIP suelen ingresar niños con edades entre el mes de vida y la adolescencia.

Los niños que se ingresan en una UCIP pueden padecer diversas patologías médicas o quirúrgicas, agudas o crónicas, con un rango muy amplio de edades, lo que exige, por un lado, una amplia formación de los profesionales y, por otro, una dotación de material y una organización de la actividad clínica y los espacios relativamente compleja.

Si bien se han definido criterios de ingreso en UCIP, tanto a nivel internacional como nacional, se puede generalizar diciendo que cualquier niño con riesgo o con inestabilidad o disfunción respiratoria, neurológica o hemodinámica es candidato a ingresar en una UCIP, lo que incluye a un porcentaje elevado de los postoperatorios de cirugía mayor.

De todos modos, cada vez más se ingresan en la UCIP pacientes con patología crónica compleja y, por otro lado, la disponibilidad de nuevos sistemas de monitorización y soporte permite que ciertos cuidados intensivos puedan realizarse fuera de la UCIP.

En España los cuidados intensivos pediátricos suelen ser realizados por especialistas en Pediatría, con mayor o menor formación específica en patología crítica, aunque en ciertas situaciones y hospitales los niños críticamente enfermos pueden tener que ser atendidos por otros especialistas (intensivistas de adultos, anestesiólogos o personal de Urgencias). Es una tarea pendiente el desarrollo de los cuidados intensivos pediátricos como un área de capacitación específica a la que puedan acceder los pediatras y otros profesionales con formación en la atención al paciente críti-

co. En cualquier caso, la interrelación entre neonatólogos, intensivistas pediátricos, intensivistas de adultos, anestesiólogos, cirujanos y médicos de emergencias se considera esencial, de cara a compartir conocimientos y recursos, además de aportar sinergias que mejoren la atención a los niños críticos.

1.2. El niño no es un adulto pequeño. Características que debe tener en cuenta el intensivista

El niño tiene unas características anatómicas, fisiológicas y patológicas que deben ser consideradas en cualquier situación clínica, pero en especial ante un evento crítico. De todos modos, esta realidad no debería inhibir a los profesionales que atienden adultos ante un niño con inestabilidad o fallo de funciones orgánicas, ya que la abstención puede ser peor que «tratar al niño como si fuera un adulto», por ejemplo, ante una parada cardíaca o un traumatismo grave.

Los profesionales no habituados a tratar niños deben tener en cuenta que los parámetros vitales de estos cambian a lo largo de la vida, de modo que la frecuencia cardíaca normal de un lactante puede ser una taquicardia significativa en un adolescente. En la Tabla 84-1 se muestran la frecuencia cardíaca, la frecuencia respiratoria y la presión arterial de referencia para los niños en función de la edad.

Un aspecto esencial en la prescripción de fármacos a los niños es el cálculo por peso o mejor incluso por superficie corporal. En las UCIP se suele disponer de hojas de medicación urgente de acuerdo con el peso del niño, pero en situaciones urgentes se pueden utilizar fórmulas para estimar el peso (Tabla 84-2) o bien cintas, como la de Broselow, que facilitan la dosis del fármaco urgente en relación con la talla. También hay aplicaciones de móvil que ofrecen esta información estimada en función de la edad.

La vía aérea de los niños es diferente de la del adulto, a la que se va asemejando con el crecimiento. Los lactantes tienen una cabeza proporcionalmente grande en relación con el cuello y el cuerpo, con un occipucio prominente, lo que hace que en caso de hipotonía (por la situación clínica o por efecto de fármacos) el cuello se flexione y se pueda obstruir la vía aérea, que además tiene un calibre pequeño, está rodeada por estructuras muy blandas y por lo tanto puede colapsarse con facilidad.

Tabla 84-1. Valores de referencia para la frecuencia respiratoria, la frecuencia cardíaca y la presión arterial sistólica en niños, por rango de edades

Edad	Frecuencia respiratoria (rpm) (percentiles 5, 50 y 95)	Frecuencia cardíaca (lpm) (percentiles 5, 50 y 95)	Presión arterial sistólica (mm Hg) (percentiles 5, 50 y 95)
Recién nacido	25-40-60	110-140-180	50-75
Lactante (< 2 años)	20-35-50	100-130-170	70-95
3 años	18-25-40	90-110-160	70-95
5 años	15-20-30	70-95-140	75-100
> 10 años	12-15-25	60-75-120	80-130

Durante los primeros meses de vida los lactantes tienen una respiración de predominio nasal, lo que explica la repercusión de las secreciones o incluso la colocación de una sonda nasogástrica sobre su capacidad respiratoria. De modo similar, en la primera infancia la macroglosia relativa y la hipertrofia fisiológica o patológica de las amígdalas o de las adenoides deben ser tenidas en cuenta, tanto como una causa de obstrucción de la vía aérea como un obstáculo para la ventilación con bolsa y mascarilla o la intubación endotraqueal.

La laringe pediátrica está situada en una posición más alta que en los adultos. La epiglotis, con forma de omega, es poco consistente y protruye hacia la faringe. Las cuerdas vocales son cortas y están anguladas. Hasta los 8 años tiene forma de cono truncado, situándose su porción más estrecha a nivel del cartílago cricoides. Estas características deben ser tenidas en cuenta en el manejo urgente o programado de la vía aérea, siendo razonable considerar que todos los niños críticos tienen condiciones de «vía aérea difícil» y así utilizar los dispositivos y protocolos correspondientes.

En relación con el adulto, la longitud de la tráquea es corta en el niño, lo que facilita la intubación selectiva del bronquio derecho o incluso la migración de la punta del tubo traqueal a dicho bronquio con movimientos pasivos o espontáneos de flexión del cuello.

En cuanto al calibre de la vía aérea, debe tenerse en cuenta el incremento de las resistencias al flujo de aire, que puede condicionar una pequeña reducción del tamaño de la tráquea o los bronquios, simplemente por secreciones o edema, por lo que la aspiración de secreciones es un cuidado de enfermería esencial en el niño intubado.

Por otro lado, se debe recordar que el diafragma es el músculo responsable de movilizar tres cuartas partes del volumen corriente en los niños pequeños, de modo que cualquier situación que dificulte la contracción diafragmática (p. ej., la distensión gástrica o la patología abdominal) comprometerá la respiración,

especialmente en los lactantes, que tienen costillas blandas y flexibles y músculos intercostales débiles.

En caso de fracaso respiratorio y necesidad de soporte mecánico, en general se debe considerar a los niños como pacientes con distensibilidad pulmonar disminuida, elasticidad alta de la caja torácica, resistencias incrementadas en las vías aéreas y mayor tendencia a las atelectasias.

A nivel hemodinámico, lo más destacable en los niños es su mayor índice metabólico y gasto cardíaco relativo, que se mantiene más a expensas del aumento del ritmo que del volumen sistólico, lo que, por un lado, condiciona que las frecuencias cardíacas «normales» sean más elevadas (v. Tabla 84-1) y vayan disminuyendo con la edad y, por otro, que la taquicardia sea un mecanismo de compensación esencial en condiciones patológicas.

Respecto a la presión arterial, sus valores van aumentando con la edad, y es importante señalar unas cifras de referencia de hipotensión (v. Tabla 84-1), si bien debe tenerse en cuenta que en los niños con *shock* la hipotensión es un evento tardío, ya que su capacidad de compensación mediante vasoconstricción es superior a la de los adultos.

Al igual que en los pacientes adultos, el deterioro clínico de los niños puede ser muy rápido y ocurrir en cualquier parte del hospital, urgencias o en la propia UCIP, motivo por el que se están desarrollando y poniendo en marcha diversas escalas de alerta precoz, sin que exista una de aceptación y aplicación generalizada. Y de forma paralela, en especial en los hospitales con mayor número de camas, se propone la creación de equipos de respuesta rápida para atender a los pacientes que presenten un deterioro súbito o una parada cardiorrespiratoria.

1.3. Cuidados centrados en la familia y decisiones compartidas

La humanización de los cuidados intensivos debe ser uno de los objetivos de los equipos asistenciales, que se persigue desde hace tiempo en el ámbito pediátrico, tanto por las características de los niños como por la implicación de los familiares en la enfermedad del niño y sus cuidados. En este sentido, las UCIP, desde hace un par de décadas, se han ido incorporando a la política de «unidades abiertas», de modo que en el momento actual está generalizada la presencia de los padres o tutores al lado del paciente el tiempo que consideren, incluso las 24 horas del día.

Tabla 84-2. Fórmula para estimar el peso de los niños

- ✔ Referencia fija:
  - ✔ Recién nacido: 3 kg
  - ✔ Lactante de 6 meses: 6 kg
  - ✔ Lactante de 1 año: 10 kg
- ✔ De 1 a 10 años: peso en kg = (edad en años + 4) × 2
- ✔ De 10 a 14 años: añadir a la fórmula previa 5 kg por año
- ✔ A partir de los 14 años: 50 kg (y se consideran adultos a efectos de dosificación de fármacos)

Este hecho facilita que los cuidados sean centrados no solo en el niño sino también en la familia, resaltando la importancia del vínculo y su papel como colaboradores en la atención del niño crítico. Esto supone que los familiares van a estar presentes en todas las actividades clínicas, desde la visita médica a los procedimientos de enfermería o incluso las técnicas invasivas (canalización de vías) o los eventos críticos (parada cardíaca y reanimación cardiopulmonar), lo que debe ser tenido en cuenta por los profesionales sanitarios implicados.

Por otro lado, dada la inmadurez de los niños y su limitación para tomar decisiones (por esa razón y la situación clínica crítica), son los padres o tutores quienes deben interpretar lo que sería «el mejor interés del menor», considerando sus valores, de modo que las decisiones sean compartidas entre ellos y el equipo asistencial. De todos modos, es preciso tener en cuenta el papel de los menores según su madurez en esta toma de decisiones e incluirlos en la medida de lo posible.

2. Patologías típicas del niño crítico

Dado que sería imposible desarrollar toda la patología crítica del niño en un solo capítulo, vamos a señalar una serie de situaciones que consideramos de especial interés, bien sea por su especificidad o por su frecuencia relativa, remitiendo a los lectores que precisen información adicional a los tratados y manuales de cuidados intensivos pediátricos.

2.1. Patologías respiratorias

2.1.1. Bronquiolitis

La bronquiolitis es el cuadro respiratorio secundario a la inflamación de las vías respiratorias más estrechas en el lactante, en su inmensa mayoría de origen viral (sobre todo por el virus respiratorio sincitial).

El diagnóstico es clínico: cuadro catarral de algún día de duración, seguido de la aparición de signos externos de dificultad respiratoria y de auscultación patológica (frecuentemente estertores húmedos/crepitantes finos, si bien pueden aparecer roncus y sibilancias).

No hay tratamiento efectivo para este cuadro, y de hecho debería evitarse cualquiera de ellos a excepción de que haya duda con un asma del lactante ante cuadros repetidos o carga atópica personal o familiar (se trataría como una exacerbación de asma).

Para la gradación de la gravedad, una de las escalas más empleadas es la del Hospital Sant Joan de Déu (Tabla 84-3). Los cuadros moderados-graves y graves precisan ingreso en cuidados intensivos para vigilancia y soporte respiratorio. La evidencia apoya el uso de ventilación mecánica no invasiva (VMNI) de tipo CPAP (presión positiva continua en las vías respiratorias) o BiPAP (sistema de bipresión positiva) como medida inicial más eficaz, si bien se ha extendido el uso de la oxigenación de alto flujo, aunque la evidencia de su eficacia es controvertida y menor que la de la VMNI.

Desde el punto de vista del intensivista de adultos, debe destacarse que en la mayor parte de los centros se toleran en estos pacientes frecuencias respiratorias muy altas (60-70 rpm), e hipercapnias variables, siempre que el pH se mantenga por encima de 7,2 como idea general. La razón de no intubar de manera precoz es la dificultad de manejo durante la ventilación mecánica invasiva (VMI) de pacientes muy pequeños con cuadros obstructivos y con condensaciones neumónicas que pueden evolucionar a un síndrome de dificultad respiratoria aguda. La mortalidad es muy baja en todas las series.

Si se tuviera que recurrir a la VMI, muchos centros emplean modalidades mixtas (volumen control regulado por presión), si bien es probable que el uso de volumen control sea más adecuado en caso de demostrarse patología obstructiva, cosa nada infrecuente en la bronquiolitis. El manejo respiratorio sería similar al paciente adulto: volúmenes corrientes de 6-8 mL/kg, una presión positiva al final de la espiración necesaria para reclutar y evitar el atrapamiento distal, una fracción inspirada de oxígeno mínima para una saturación de oxígeno en sangre periférica del 92-97 %, evitando una delta-P > 15 cm H_2O y mesetas > 30 cm H_2O siempre que sea posible.

2.1.2. Laringitis

La laringitis es un cuadro clínico secundario a la inflamación de la vía aérea superior, generalmente de causa viral (típicamente por parainfluenza), que puede dar lugar a una disminución crítica del paso de aire debido al escaso calibre que presenta la vía aérea en el niño pequeño en esa zona.

Debe señalarse que la gravedad de estos cuadros no puede gradarse con la saturación por oximetría de pulso arterial, dado que la desaturación sería ya un signo ominoso (a menos que, además de afectación de la vía alta, el paciente tenga afectación pulmonar de cualquier índole).

El tratamiento fundamental radica en la administración de corticoides intravenosos (dexametasona 0,6 mg/kg/dosis en las graves) y la nebulización de adrenalina (3-5 mg con 1-2 mL de suero salino fisiológico) a flujos de 4-6 L/min (no nebulizar a flujos más altos para generar aerosoles grandes que se depositen en la vía superior). En caso de disponer de ella, el empleo de una mezcla de oxígeno y helio también es de utilidad (la mezcla que existe es 30 % de oxígeno y 70 % de helio), dado que genera un flujo laminar por la vía aérea estrechada. Esa mezcla se administrará humidificada y calentada, mediante un reservorio. Se ha descrito también su uso asociado a VMNI, si bien no hay evidencia suficiente y podría retrasarse una intubación necesaria.

Si a pesar de las medidas anteriores el paciente empeora o bien se presenta en situación periparada, la intubación será de alto riesgo. Sería recomendable contar con una persona experta en el manejo de la vía aérea pediátrica (anestesiólogo o intensivista pediátrico), y debería valorarse una intubación con el paciente despierto. Además, deberá contemplarse la posibilidad de contar con un otorrinolaringólogo a pie de cama para ese momento crítico. Debe emplearse un tubo endotraqueal *a priori* al menos medio número menor al que correspondería por edad, y suele recomendarse que no tenga manguito de neumotaponamiento o dejarlo deshinchado, para poder apreciar la resolución del edema de la vía aérea (fugas).

Tabla 84-3. Escala de gravedad de la bronquiolitis aguda (versión del Hospital Sant Joan de Déu)

		0	1	2	3
Sibilancias/estertores		No	Sibilancias espiratorias/crepitantes inspiratorios	Sibilancias/crepitantes inpiratorios y espiratorios	
Tiraje		No	Subcostal + intercostal inferior	Previo + supraclavicular + aleteo nasal	Previo + intercostal superior + supraesternal
Entrada de aire		Normal	Regular, simétrica	Asimetría	Muy disminuida
SaO₂	Sin O₂	>95 %	91-94 %	<91 %	
	Con O₂		>94 % con FiO₂< 40 %	<94 % con FiO₂> 40 %	
Frecuencia respiratoria	<3 meses	<40	40-59	60-70	>70
	3-12 meses	<30	30-49	50-60	>60
	12-24 meses	<30	30-39	40-50	>50
Frecuencia cardíaca	<1 año	<130	130-149	150-170	>170
	1-2 años	<110	110-120	120-140	>140

FiO₂: fracción inspiratoria de oxígeno; SaO₂: saturación de oxígeno.

2.1.3. Estado asmático

En general no hay diferencias significativas de manejo en relación con el paciente adulto, si bien es muy infrecuente tener que recurrir a la VMI, pues suele ser eficaz en la mayor parte de los casos la terapia intensiva con agonistas β₂-nebulizados (incluso de manera continua) más ipratropio nebulizado, corticoides intravenosos y sulfato de magnesio intravenoso.

Si no hay buena respuesta o la dificultad respiratoria es muy grave desde el momento inicial, en la mayoría de las UCIP se usa VMNI, con un porcentaje de éxito elevado, si bien no hay evidencia suficiente en la literatura por falta de ensayos clínicos. Si fuera necesaria sedación para la adaptación a la VMNI, la ketamina en perfusión intravenosa continua sería probablemente el fármaco más apropiado.

En el caso de mala evolución clínica, la intubación sería un procedimiento de alto riesgo, de manera análoga al paciente adulto, y precisaría expansión de volumen previamente al procedimiento y tener preparados fármacos vasoactivos, ventilando de manera cuidadosa para evitar el atrapamiento aéreo (alargar la espiración). Los parámetros en ventilación mecánica deben buscar una relación I:E que favorezca la exhalación completa (1:3-1:4 según se aprecie atrapamiento aéreo), una frecuencia respiratoria que sea más baja de lo habitual por la edad (dependiendo nuevamente de que haya o no atrapamiento), con un volumen corriente de 6-8 mL/kg, y se tolerará la hipercapnia buscando un pH > 7,2.

2.2. Patologías cardiocirculatorias

2.2.1. *Shock*

En la edad pediátrica, al igual que en el adulto, aunque la etiología del *shock* es variable y puede no ser conocida inicialmente, su identificación y el inicio de su manejo dirigido deben ser inmediatos.

En un primer momento, el uso del «triángulo de evaluación pediátrica», que incluye la valoración de la apariencia, la respiración y la circulación, permite identificar la disfunción circulatoria. Tanto la exploración física como la historia clínica dirigida resultan cruciales a la hora determinar la etiología del *shock*. La observación de signos como la presencia de pulso filiforme, hipotensión arterial, oligoanuria, estupor o coma, o una piel fría y moteada, son sugestivos de un cuadro de *shock* descompensado.

El tratamiento del *shock* debe ser agresivo y dirigido de manera específica a mejorar los indicadores fisiológicos de perfusión tisular. Para ello, ante un paciente en shock, debemos establecer como objetivos terapéuticos los siguientes:

- Presión arterial sistólica adecuada: > percentil 5 para la edad (60 mm Hg < 1 mes de edad, 70 mm Hg + [2 × edad en años] en niños de 1 mes a 10 años; 90 mm Hg en niños de 10 años o más).
- Obtención de pulsos centrales y periféricos adecuados (pulsos distales fuertes, iguales a pulsos centrales).
- Perfusión de la piel (caliente, con relleno capilar < 2 segundos).
- Nivel de consciencia normal.

- Gasto urinario adecuado (≥ 1 mL/kg/h tras reestablecer el volumen circulante efectivo).
- Presión venosa central: 8-12 mm Hg en niños en ventilación espontánea y 12-15 mm Hg en niños con ventilación mecánica.
- Saturación venosa central ($SvcO_2$) > 70 %.
- Hemoglobina > 10 g/dL.
- Índice cardíaco 3,3-6 L/min/m², con resistencias vasculares sistémicas normales (si disponemos de monitorización invasiva del gasto cardíaco).

El abordaje terapéutico en estos pacientes se realiza siguiendo la sistemática ABC:

- **A** (*airway*) y **B** (*breathing*). Confirmaremos que el niño mantiene de manera espontánea una adecuada apertura de la vía aérea. Aseguraremos la provisión de oxígeno suplementario y consideraremos el soporte respiratorio mecánico invasivo y no invasivo, ya que contribuyen a disminuir el consumo de oxígeno. La existencia de hipoxia, fallo ventilatorio, disminución del nivel de consciencia o la persistencia de un *shock* descompensado son indicaciones de inicio de ventilación mecánica.
- **C** (*circulation*). Debe iniciarse de manera precoz el tratamiento expansor con fluidos. Para ello se canalizarán dos accesos vasculares periféricos y, si no es posible, se considerará el uso temprano de la vía intraósea. La administración de volumen se realizará en forma de bolos de 10-20 mL/kg de manera rápida y repetida. La elección del tipo de fluido que se ha de administrar es controvertida, prefiriéndose en general de manera inicial el uso de soluciones cristaloides y cristaloides balanceados. El tratamiento con fármacos vasoactivos o inótropos está indicado cuando persiste la situación de *shock* a pesar de un tratamiento expansor adecuado (debe considerarse a partir de 60 mL/kg). La elección del tipo de fármaco vendrá condicionada por la etiología del cuadro y las exploraciones realizadas. Las guías más recientes sugieren el uso de adrenalina a dosis bajas (0,05-0,1 µg/kg/min) en el «*shock* frío» (con $SvcO_2$ bajas), titulando la dosis de forma ascendente. La dopamina es una alternativa de segunda línea. Si persiste el *shock* a pesar del tratamiento farmacológico, se recomienda añadir un segundo o un tercer fármaco. La noradrenalina será considerada como fármaco de primera línea en los pacientes con «*shock* caliente» (con $SvcO_2$ elevadas). Debe considerarse el uso de otros fármacos vasoactivos coadyuvantes como la dobutamina, la milrinona, el levosimendán o la vasopresina en caso de persistencia del cuadro de *shock*. El uso de corticosteroides (50-100 mg/m² de hidrocortisona en dosis inicial seguida de dosis fraccionadas cada 6 horas) debe considerarse en pacientes con *shock* refractario a catecolaminas.
- **Tratamiento antibiótico.** Debe administrarse en la primera hora de tratamiento si se sospecha que haya causa infecciosa, e irá dirigido a cubrir los gérmenes más probables.
- En caso de *shock* **anafiláctico** el tratamiento de primera línea es la adrenalina intramuscular o intravenosa, mientras que los corticoides, los antihistamínicos y la ranitidina se consideran tratamientos de segundo nivel.
- Si a pesar de establecerse el tratamiento adecuado no se logra revertir la situación de *shock*, debe considerarse de manera precoz la posible indicación de soporte circulatorio mecánico.

2.2.2. Síndromes inflamatorios multisistémicos

En los pacientes pediátricos se ha descrito la aparición de diferentes síndromes inflamatorios febriles con afectación de múltiples órganos con diferente etiología. Los más frecuentemente descritos son el síndrome de *shock* tóxico, la enfermedad de Kawasaki y, más recientemente, el síndrome inflamatorio multisistémico asociado a la infección por SARS-CoV-2 (MIS-C).

El manejo de cuadros desencadenados por infecciones bacterianas con liberación de toxinas que generan respuestas superantigénicas como los síndrome de *shock* tóxico de origen estreptocócico o estafilocócico debe ir dirigido a la estabilización del paciente en *shock* con abordaje del foco infeccioso cuando es posible y a frenar la respuesta inflamatoria.

La enfermedad de Kawasaki cursa con un síndrome febril prolongado acompañado de manifestaciones cutaneomucosas típicas (labios fisurados, lengua aframbuesada, conjuntivitis aséptica, adenopatías). Se trata de una vasculitis en la que la afectación hemodinámica inicial es posible pero infrecuente, pero que puede dar lugar a importantes secuelas con aparición de aneurismas coronarios, constituyendo una de las primeras causas de cardiopatía adquirida en la infancia a nivel mundial.

El MIS-C es una entidad descrita recientemente. Se trata de un síndrome postinfeccioso vinculado al SARS-CoV-2, que se caracteriza habitualmente por fiebre elevada persistente, sintomatología digestiva (especialmente dolor abdominal) y afectación cardiovascular en forma de *shock*, habitualmente distributivo. Son frecuentes también las alteraciones cutaneomucosas. Desde el punto de vista analítico se acompaña de una marcada elevación de reactantes de fase aguda con una característica leucocitosis con neutrofilia y linfopenia. El cuadro se da típicamente en pacientes que han presentado una infección por SARS-CoV-2 en las semanas previas, habitualmente con sintomatología leve. Es raro que afecte a pacientes por debajo de los 3-4 años, siendo su pico de incidencia en torno a los 10-12 años.

El manejo de estos síndromes, además de dirigirse a establecer medidas de soporte (cardiovascular, respiratorio o metabólico, entre otros) cuando son necesarias, debe incluir tratamiento específico dirigido a modular la respuesta inmune aberrante que causa el cuadro. Por ello, el uso de corticoides e inmunoglobulinas constituye la primera línea terapéutica. En caso de refractariedad debe considerarse emplear otros inmunomoduladores, como los dirigidos a bloquear algunas interleucinas (anakinra o tocilizumab), o la plasmaféresis.

2.2.3. Arritmias

La mayor parte de los trastornos del ritmo cardíaco en la edad pediátrica suelen ser benignos, especialmente en comparación con los adultos. Las arritmias sí tienen especial relevancia en los pacientes con cardiopatías estructurales, sobre todo durante los postoperatorios de cirugía cardíaca, pudiendo aparecer hasta en la mitad de ellos. Otras causas que hay que tener en cuenta son la hipoxia, las alteraciones electrolíticas, las intoxicaciones, la sepsis y las alteraciones endocrinometabólicas.

La clínica está directamente condicionada por el tipo de arritmia, y puede ir desde cuadros asintomáticos a la aparición de palpitaciones o dolor torácico, o síntomas derivados de una disminución del gasto cardíaco con hipotensión, alteración del nivel de consciencia e incluso parada cardíaca. En los lactantes la aparición de arritmias puede manifestarse con cuadros de irritabilidad, rechazo de la ingesta o la aparición de sintomatología respiratoria.

El manejo inicial de las arritmias debe ir dirigido a evaluar y tratar su repercusión hemodinámica. Si se identifica la presencia de compromiso hemodinámico, la orientación terapéutica debe ser rápida y precoz, basada en el ritmo identificado en el monitor de electrocardiograma (ECG). El análisis del ECG se debe basar en la presencia o ausencia de complejos QRS y sus características (anchos o estrechos), frecuencia y regularidad, seguido del análisis de la presencia de ondas p y si estas se asocian con los complejos QRS. Se debe identificar también la presencia de latidos prematuros y pausas.

Este análisis nos permite identificar si el ritmo es de origen auricular (QRS estrecho) o ventricular (QRS ancho), si existen bloqueos en la conducción cardíaca o extrasistolia.

En aquellos casos en los que la repercusión hemodinámica no obligue a una actuación inmediata se realizará un ECG de 12 derivaciones y otros estudios complementarios que permitan definir la causa y orientar el manejo terapéutico. Para el manejo agudo, se considerará la realización de estudios bioquímicos (incluyendo iones, tóxicos, estudio del equilibrio ácido-base) y de pruebas de imagen (radiografía de tórax y ecocardiografía).

Las arritmias pueden clasificarse en tres grandes grupos: bradiarritmias (asistolia, bradicardias ventriculares, bloqueo auriculoventricular, bradicardias nodales y bradicardias sinusales), taquiarritmias (taquicardia sinusal y supraventricular, *flutter* y fibrilación auricular, taquicardias y fibrilaciones ventriculares) y actividad eléctrica sin pulso (también denominada disociación electromecánica).

El tratamiento de las bradiarritmias viene condicionado por su repercusión clínica. En los casos en que exista bradicardia grave con repercusión hemodinámica importante actuaremos iniciando medidas de reanimación cardiopulmonar (RCP) con compresiones y ventilaciones seguidas de la administración de adrenalina. En casos de bradicardia sin parada cardíaca, pero con signos de bajo gasto, seguiremos la sistemática ABC y administraremos atropina (0,01-0,02 mg/kg, máximo 0,5 mg) o perfusión de adrenalina (iniciada a 0,1 µg/kg/min) por vía intravenosa. Si persiste, se valorará repetir la dosificación, el inicio de isoproterenol o el uso de un marcapasos transcutáneo, esofágico o endovascular.

En las taquiarritmias el manejo también está condicionado por la situación clínica del paciente y por la etiología de la arritmia. Dado que las taquicardias de QRS ancho (normalmente ventriculares) generan una mayor repercusión hemodinámica, su manejo debe ser agresivo. Ante una taquicardia de QRS ancho con paciente inestable hemodinámicamente (habitualmente fibrilación ventricular o taquicardia ventricular) actuaremos siguiendo el algoritmo correspondiente a la RCP, que incluye las descargas eléctricas secuenciales (4 J/kg), compresiones torácicas, ventilación y administración tras el tercer choque de adrenalina (0,01 mg/kg) y amiodarona (5 mg/kg en bolo).

En las taquicardias de QRS ancho con poca repercusión hemodinámica debemos sospechar la existencia de una taquicardia de origen supraventricular con conducción a través de vías diferentes al nodo auriculoventricular y al haz de His. En estos casos consideraremos realizar un manejo similar al de las taquicardias supraventriculares, con maniobras vagales y adenosina como pri-

mera opción. En los pacientes en los que se confirme el origen ventricular de la arritmia emplearemos amiodarona como fármaco de primera línea (5 mg/kg en 20-30 minutos, con posibilidad de repetir la dosis si persiste la arritmia). Si no cede, valoraremos el uso de otros fármacos como lidocaína, procainamida, β-bloqueantes o sulfato de magnesio (en la taquicardia ventricular polimorfa). Si el cuadro persiste, y es refractario, debe considerarse la cardioversión eléctrica (1-2 J/kg), sobre todo si hay repercusión hemodinámica o deterioro de la situación clínica.

Las taquicardias de QRS estrecho son habitualmente mejor toleradas en los niños pequeños que en los adultos, pues en general tienen una menor repercusión sobre el gasto cardíaco. Su manejo va dirigido a disminuir el tono adrenérgico mediante el uso de maniobras vagales (maniobras de Valsalva, aplicación de frío en la cara o estimulación nauseosa), seguidas, si no son efectivas, de la administración de adenosina en bolo rápido intravenoso en dosis crecientes. La dosis inicial es 0,1-0,2 mg/kg (máximo 6 mg) y las posteriores de 0,2-0,4 mg/kg (máximo 12 mg). En caso de persistencia, consideraremos el empleo de antiarrítmicos (amiodarona, esmolol, flecainida o digoxina) y, si persiste el cuadro o aparece repercusión hemodinámica, el uso de cardioversión sincronizada (1-2 J/kg).

El manejo de los pacientes con actividad eléctrica sin pulso consiste en iniciar medidas de RCP y detectar y tratar las causas más probables (hipovolemia, taponamiento cardíaco, neumotórax a tensión), alteraciones hidroelectrolíticas, intoxicaciones, etcétera.

2.2.4. Cardiopatías congénitas

Las cardiopatías congénitas son malformaciones estructurales cardíacas que suelen identificarse en los primeros años de vida. De manera específica, las más graves suelen manifestarse en los primeros días de vida, aunque en nuestro medio, su diagnóstico suele realizarse intraútero durante la gestación, lo que permite una planificación sobre su abordaje posnatal.

Su sintomatología es muy variable y está condicionada por las alteraciones anatómicas presentes. Si bien las más frecuentes son leves y se identifican de manera casual o durante el estudio de soplos cardíacos, algunas pueden manifestarse con cuadros de cianosis importante o insuficiencia cardíaca desde las primeras horas de vida, casos que precisan la realización de intervenciones en el período neonatal.

El tratamiento de las cardiopatías congénitas suele ir dirigido a la corrección quirúrgica o mediante cateterismo intervencionista de los defectos anatómicos existentes. El momento más adecuado para la realización de estas intervenciones varía entre las distintas patologías. En los pacientes con cardiopatías de mayor complejidad el manejo puede realizarse en diferentes fases mediante intervenciones parciales o progresivas. En muchas ocasiones dichas intervenciones van dirigidas a conseguir un adecuado gasto cardíaco sistémico y pulmonar, a expensas de mantener cierto grado de cianosis, al no corregirse de manera completa los cortocircuitos intracardíacos. La aparición de descompensaciones en aquellos pacientes con cardiopatías congénitas no completamente corregidas o con lesiones residuales puede manifestarse como cuadros de insuficiencia cardíaca con sintomatología derivada de la congestión pulmonar o sistémica, o por bajo gasto. El uso de diuréticos y fármacos vasoactivos es frecuente, y es esencial durante las fases de descompensación.

El manejo específico de las cardiopatías congénitas precisa un enfoque multidisciplinar con la participación de diferentes especialistas (neonatólogos, cardiólogos pediátricos, cirujanos cardíacos, anestesistas e intensivistas pediátricos, entre otros). Por ello, los pacientes con cardiopatías congénitas deben ser tratados en centros que dispongan de dichos recursos.

2.2.5. Miocardiopatías y miocarditis

Las miocardiopatías son entidades patológicas caracterizadas por una disfunción miocárdica, de aparición relativamente brusca en muchos casos. Su etiología es variable: hay cuadros desencadenados de manera directa por agentes infecciosos (especialmente virus), otros desencadenados por fenómenos autoinmunes, cuadros de origen genético-metabólico y procesos cuyo origen es incierto.

Suelen identificarse cuando se produce una situación de descompensación grave con *shock*, que puede venir precedida, en los cuadros subagudos, por estancamiento ponderal, irritabilidad, rechazo de la alimentación o sintomatología respiratoria. No es infrecuente que previamente los pacientes hayan sido valorados por cuadros de sintomatología respiratoria. La presencia de taquicardia importante, ritmo de galope, cardiomegalia o cambios en el nivel de consciencia en un niño con insuficiencia respiratoria debe hacernos considerar la posibilidad de una miocardiopatía. El manejo de estos pacientes, dirigido a mejorar el gasto cardíaco y a disminuir el consumo metabólico, debe realizarse en centros que puedan ofrecer medidas de soporte cardiocirculatorio mecánico.

2.3. Patologías neurológicas

2.3.1. Coma e hipertensión intracraneal

Las causas más frecuentes de coma en pediatría son lesiones estructurales (traumatismo craneoencefálico, infecciones, accidentes cerebrovasculares, tumores e hidrocefalia), seguidas de lesiones difusas o no estructurales (encefalopatía hipóxico-isquémica difusa, meningoencefalitis, hipertensión arterial, alteraciones metabólicas, intoxicaciones y cuadros convulsivos).

Ante un paciente con coma actuaremos siguiendo la sistemática ABCD, comenzando el manejo con la estabilización de la vía aérea y el soporte respiratorio y hemodinámico en caso de precisarlos. La canalización de un acceso vascular permitirá la extracción de estudios analíticos para el estudio etiológico y el tratamiento. Se descartará la presencia de hipoglucemia y de crisis, y se realizará un examen neurológico rápido que incluirá la valoración de la Escala de Coma de Glasgow, las pupilas, la postura y la respuesta motora.

El manejo del coma debe ir dirigido a un abordaje etiológico específico. Así, se instaurará de manera precoz tratamiento antibiótico con cefotaxima y vancomicina si se sospecha meningitis, y de aciclovir si se sospecha encefalitis, sin demorar su inicio a la realización de punción lumbar. En caso de hipoglucemia se administrará suero glucosado al 10 % (2 mL/kg). Ante un coma en el que se sospecha etiología tóxica deben recogerse muestras de ori-

na y sangre para determinación de tóxicos, considerar la descontaminación digestiva mediante carbón activado y valorar la administración de flumazenilo y naloxona como antídotos de los fármacos más frecuentemente implicados en intoxicaciones en nuestro medio.

Ante la sospecha de hipertensión intracraneal como causa del coma se considerará la administración de tratamiento hiperosmolar, habitualmente con suero hipertónico al 3 % (3-5 mL/kg) y la intubación precoz. Debe realizarse una tomografía computarizada (TC) craneal urgente y considerar la evaluación por neurocirugía. Se mantendrá al paciente sedoanalgesiado y se fijará como objetivo ventilatorio inicial la normooxigenación y la normoventilación. El manejo hemodinámico debe ir encaminado a mantener una presión de perfusión cerebral adecuada, por lo que debemos mantener una presión arterial normal para la edad con inótropos o fármacos vasoactivos si es preciso. Se considerará de manera temprana la monitorización de la presión de perfusión cerebral mediante la instauración de un acceso arterial y de un sistema de medición de presión intracraneal.

Si existen signos de herniación cerebral inminente, valoraremos el uso de hiperventilación, el coma barbitúrico y la craniectomía descompresiva.

2.3.2. Crisis convulsivas y estatus epiléptico

Las crisis convulsivas constituyen una urgencia relativamente frecuente en pediatría. Es muy frecuente que tengan lugar en el contexto de cuadros febriles y habitualmente son autolimitadas y no recurrentes. No suelen ser motivo de ingreso en la UCI, si bien existen también episodios convulsivos prolongados (muchas veces en niños con patología neurológica previa y convulsiones con mala respuesta a los anticomiciales) que pueden requerir un manejo agresivo y urgente en la UCI para lograr su control y prevenir posibles complicaciones y secuelas.

Aunque se han propuesto diferentes definiciones, en general el estatus epiléptico se refiere a un episodio crítico comicial anormalmente prolongado o que se repite en un corto espacio de tiempo. Existen diferentes clasificaciones según atendamos a criterios clínicos (con o sin alteraciones motoras, con o sin afectación del nivel de consciencia, etc.), etiológicos (sintomáticos o de causa desconocida), electroencefalográficos o de edad.

La prolongación de una crisis y su progresión a un estatus epiléptico se acompaña en una primera fase de un aumento de la actividad simpática, por lo que suele observarse hipertensión arterial, taquicardia y taquipnea. Es frecuente la presencia de hiperglucemia e hiperlactacidemia como consecuencia de mecanismos compensadores para garantizar la demanda energética cerebral. En una segunda etapa se observa el agotamiento de estos mecanismos y puede aparecer disminución del gasto cardíaco, hipoglucemia y acidosis (respiratoria y metabólica), entre otros. A largo plazo, si no se establece un adecuado control, la disregulación cerebral puede desencadenar hipertensión intracraneal y fracaso cardiorrespiratorio.

El manejo del estatus epiléptico debe ir dirigido a mantener las funciones vitales del paciente, subyugar las crisis, identificar su causa, prevenir su recurrencia y minimizar las complicaciones. Además de la historia clínica, que hará hincapié en antecedentes neurológicos y tóxicos, el examen físico debe incluir una exploración neurológica completa. El enfoque diagnóstico debe incluir la realización de un estudio analítico que englobe hemograma, bioquímica con perfiles hepático y renal, glucemia e iones, tóxicos, gasometría, amonio y niveles de fármacos antiepilépticos en caso de que se hayan empleado. Se debe valorar la obtención de líquido cefalorraquídeo para cultivo y estudio bioquímico y la realización de una TC cerebral (especialmente en casos de crisis focales persistentes, antecedentes traumáticos, sospecha de infección o hemorragia, en pacientes con enfermedades oncológicas previas y en lactantes). Es fundamental realizar un estudio EEG, siendo adecuado además el empleo de sistemas de monitorización continua de la actividad cerebral hasta que se logra el control en los cuadros refractarios y superrefractarios.

No existe una evidencia clara que establezca cuál es el mejor manejo de los estatus epilépticos. La mayoría de los protocolos propuestos suponen un abordaje escalonado en función de los tiempos de evolución y de la respuesta a los diferentes tratamientos. Las medidas iniciales de manejo deben seguir la metodología ABCDE. En general, la primera línea de tratamiento incluye el midazolam, como benzodiacepina que puede administrarse por varias vías y mantenerse en infusión continua ajustando la dosis según la respuesta clínica y electroencefalográfica. En caso de resistencia al midazolam, existen diversas opciones terapéuticas entre las que se incluyen fenitoína, levetiracetam, fenobarbital, ácido valproico y lacosamida, entre otras, cuya indicación sería recomendable realizar tras consultar con un neuropediatra o neurólogo.

Existe una proporción de pacientes (cercana al 20 %) en los que la segunda línea de fármacos resulta también insuficiente para lograr el control del estatus epiléptico. En esta fase del tratamiento resulta imprescindible la monitorización continua del EEG para determinar la respuesta farmacológica o bien ajustar la dosificación hasta alcanzar el trazado EEG de brote-supresión en caso necesario.

La retirada de los anticomiciales debe realizarse de forma progresiva, de forma ideal siguiendo con la monitorización EEG y de acuerdo con Neuropediatría.

2.4. Patologías endocrinometabólicas

2.4.1. Cetoacidosis diabética

La cetoacidosis diabética (CAD) es una urgencia metabólica que puede aparecer en niños con la diabetes mellitus tipo 1, tanto en el debut como en descompensaciones, y que se caracteriza por una gluconeogénesis mantenida por falta de insulina, en la que de forma secundaria se generan cuerpos cetónicos y acidosis. Para su diagnóstico debe cumplir los siguientes tres parámetros: hiperglucemia > 200 mg/dL, acidosis metabólica con pH < 7,3 o bicarbonato < 15 mEq/L, y cetosis en sangre (presencia de cetonas en sangre > 3 mmol/L de β-hidroxibutirato) u orina. La gravedad clínica se clasifica según lo recogido en la Tabla 84-4.

Debe diferenciarse la CAD del coma hiperosmolar, más típico del adulto y de la diabetes tipo 2, en el que la acidosis suele ser mínima, la hiperglucemia mayor (generalmente > 600 mg/dL), la cetosis está ausente o es mínima y la osmolaridad sanguínea es muy alta (> 320 mOsm/kg), y en el que es frecuente la alteración de la consciencia (esto solo ocurre en casos muy graves de CAD).

Tabla 84-4. Clasificación clínica de la cetoacidosis diabética según la gasometría

	pH	Bicarbonato (mEq/L)	Exceso de bases
Leve	7,2-7,3	10-15	0 a −14
Moderada	7,1-7,19	5-9	−15 a −25
Grave	< 7,1	< 5	> −26

El cuadro de CAD suele ir precedido de días a semanas de poliuria (a veces con nicturia) y polidipsia, con astenia y adelgazamiento. En lactantes y preescolares estos síntomas pueden no apreciarse y cursar con síntomas inespecíficos (malestar, obnubilación, taquipnea, dolor abdominal, etcétera).

La complicación más grave de la CAD y que debe ser el objetivo que evitar en la UCI es el edema cerebral, el cual se asocia a menor edad del paciente, mayor hipocapnia al diagnóstico, caídas bruscas de glucemia (> 100 mg/dL/h), rehidratación con aportes > 50 mL/kg en las primeras 4 horas, mayor acidosis al ingreso (< 7,1) y uso de bicarbonato para corregir la acidosis (a excepción de pH <6,9 o hiperpotasemia grave).

Los niños con CAD grave suelen presentarse con afectación del estado general, con signos variables de deshidratación, generalmente con nivel de consciencia normal y con marcada polipnea (respiración de Kussmaul). No es infrecuente que hayan sido valorados recientemente por «dificultad respiratoria» e incluso hayan sido tratados con broncodilatadores.

El tratamiento se basa en la rehidratación intravenosa, la reposición electrolítica y la insulinización en perfusión continua:

✔ **Rehidratación intravenosa.** Los pacientes con CAD tienen un grado de deshidratación que oscila entre un 5 % y un 10 %. Si no hay peso previo conocido, debe estimarse una deshidratación del 7 %, a reponer en 48 horas. El cálculo total de líquidos se hará según la fórmula: necesidades basales + (peso × déficit en % × 10). Salvo que haya *shock*, situación en la cual se expandirá con cristaloides a 20 mL/kg (se repetiría si fuera necesario), puede administrarse un bolo de 10 mL/kg inicial. El líquido administrado en esta fase se descontará de la reposición del déficit total. El suero que se emplee será idealmente balanceado, sin glucosa hasta que la glucemia llegue a 250-300 mg/dL. El bicarbonato solo estaría indicado en situaciones extremas, muy poco frecuentes (pH < 6,9 o hiperpotasemia grave).

✔ **Reposición electrolítica:**
 ℐ *Glucosa:* no añadir al suero hasta que la glucemia llegue a 250-300 mg/dL; inicialmente se empleará glucosa al 5 %, que se aumentará a 7,5 % o 10 % si se observara un descenso de glucemia demasiado rápido.
 ℐ *Potasio:* administrar 20-40 mEq/L desde el inicio a menos que el paciente esté en anuria o el potasio sea > 5 mEq/L; la mitad como cloruro de potasio y la mitad como fosfato dipotásico.
 ℐ *Sodio:* emplear sueros isotónicos.
 ℐ *Fosfato:* administrar fosfato en forma de fosfato dipotásico.
 ℐ *Calcio:* administrar 1-2 mL/kg/día de gluconato cálcico en bolos intravenosos lentos cada 6 horas.

✔ **Insulinización en perfusión continua.** Tras aproximadamente 1 hora de rehidratación intravenosa. No se debe administrar un bolo inicial, y se ajustará la infusión continua de insulina rápida entre 0,05 y 0,1 UI/kg/h. En caso de hipocaliemia, no comenzar la perfusión de insulina hasta tener niveles de potasio cercanos a 4 mEq/L. Se intentará mantener la insulina al ritmo inicial hasta lograr un pH > 7,3 con descenso significativo de los niveles de cetonemia, por lo que, en caso de descenso demasiado rápido de la glucemia, es preferible aumentar la concentración de glucosa que bajar el ritmo de insulina.

Se realizarán controles horarios de glucemia, gasometría-iones cada 2-4 horas y otros controles (bioquímica, función renal, magnesio, fósforo) cada 24 horas.

2.4.2. Errores innatos del metabolismo

Se trata de enfermedades muy raras y graves de aparición en el período neonatal o en etapas precoces de la vida, en muchos casos tratables y con pronóstico de supervivencia hasta la edad adulta.

Pueden clasificarse como trastornos que dan lugar a cuadros de intoxicación (como los errores de los aminoácidos o las acidurias orgánicas), defectos del metabolismo energético (como las enfermedades mitocondriales) y trastornos que afectan a moléculas complejas (como las enfermedades lisosomales).

Su diagnóstico suele realizarse en el período neonatal, bien sea mediante las pruebas sistemáticas de detección de metabolopatías o tras la búsqueda diagnóstica por un cuadro clínico compatible con una descompensación metabólica.

Su tratamiento depende del defecto metabólico específico y es de soporte (no es curativo), por lo que estos pacientes tienen un riesgo elevado de presentar descompensaciones metabólicas agudas y graves, en relación con factores desencadenantes (infecciones) o por transgresiones terapéuticas.

Las manifestaciones clínicas, iniciales o por descompensación, son poco específicas, por lo que es preciso pensar en estas entidades ante un cuadro de disfunción orgánica aguda (Tabla 84-5).

Ante un cuadro sospechoso de descompensación metabólica, si hay un diagnóstico establecido, el tratamiento podrá orientarse al defecto específico, que debería estar indicado a modo de alerta en la historia del paciente. En la Tabla 84-6 se indican los tratamientos específicos de una serie de trastornos relevantes, pero ante una urgencia, debe tenerse en cuenta la siguiente pauta genérica:

✔ **Medidas de soporte.** Secuencia ABCD, corrección del desequilibrio ácido-base, antieméticos, cobertura antibiótica ante cualquier sospecha de infección, prevención y tratamiento de las convulsiones y el edema cerebral.

Tabla 84-6. Tratamientos específicos en los principales trastornos congénitos del metabolismo

Enfermedad	Tratamiento
Acidurias orgánicas	✔ Aporte energético elevado basado en glucosa y lípidos ✔ Carnitina, glicina y suplementos de cofactores
Defectos de la β-oxidación	✔ Aporte energético elevado basado en polímeros de glucosa, en tomas fraccionadas ✔ Carnitina* y riboflavina
Enfermedad de orina con olor a jarabe de arce	✔ Fórmula libre de aminoácidos de cadena ramificada ✔ Aporte energético elevado basado en glucosa y lípidos ✔ Suplementos de valina, isoleucina; valorar alanina
Defectos del ciclo de la urea	✔ Reducir el aporte de proteínas (con fórmula de aminoácidos esenciales), aumentando el aporte calórico ✔ L-arginina, carnitina, benzoato sódico y fenilbutirato
Defectos de la cadena respiratoria	✔ Carnitina, cofactores (tiamina, riboflavina, biotina), aceptores de electrones (ubiquinona, ácido ascórbico, menadiona) ✔ Tocoferol

*Se ajustará la dosis en caso de defectos de cadena larga.

✔ **Depuración endógena de los metabolitos neurotóxicos generando anabolismo.** Incluye no administrar los metabolitos que causan el problema (suelen ser proteínas, pero también ácidos grasos de cadena larga o media, galactosa o fructosa) y el incremento de los aportes energéticos (entre 110 y 150 kcal/kg/día), con glucosa al 10 %, añadiendo insulina si fuera preciso. Si se sospecha una aciduria orgánica, se empleará lactulosa, metronidazol o neomicina (para evitar la síntesis de metabolitos tóxicos por la flora intestinal).

✔ **Depuración exógena de los metabolitos tóxicos.** En todos los casos se administrará una pauta multicoenzimática con tiamina, biotina, hidroxicobalamina, piridoxina y riboflavina. En caso de hiperamonemia, se indican la carnitina, benzoato sódico, fenilbutirato/fenilacetato sódico y arginina. La carnitina también es útil en las acidurias orgánicas y las hiperlactacidemias. El ácido carglúmico es el tratamiento específico del déficit de N-acetilglutamato-sintasa. La depuración extrarrenal (hemodiafiltración) continua está indicada cuando el tratamiento nutricional y farmacológico no es suficiente o bien en caso de inestabilidad hemodinámica, fallo multiorgánico o hipercatabolismo.

Tabla 84-5. Datos clínicos que deben hacer sospechar la existencia de errores congénitos del metabolismo con una descompensación metabólica

Por intoxicación	Por déficit energético	Por afectación hepática
✔ Digestivos: vómitos, deshidratación, rechazo de tomas ✔ Neurológicos: letargia, coma, hipotonía, hipertonía, convulsiones	✔ Multisistémicos: cardiomiopatía, fallo renal agudo, fallo hepático, mioglobinuria ✔ Neurológicos: hipotonía, debilidad, ataxia, polipnea, accidente cerebrovascular	✔ Hipoglucemia, edemas, hepatomegalia, síndrome hemorrágico, ascitis, ictericia colestática

2.5. Medio interno y renal

2.5.1. Medio interno

Los niños tienen proporcionalmente un mayor contenido de agua corporal y son más sensibles a la deshidratación y las alteraciones electrolíticas, sean patológicas o yatrogénicas. Las necesidades hídricas basales se pueden calcular según el peso, la superficie corporal o el consumo energético (Tabla 84-7). Además, se deben tener en cuenta las necesidades añadidas en relación con el proceso patológico, y para calcular el balance diario deben considerarse las pérdidas insensibles, que en general se estiman en 300-400 mL/m²/día, pero que se incrementan de forma considerable con la fiebre (un 12 % por cada grado por encima de 37 °C), la hiperventilación y la sudoración (que pueden suponer hasta un 50 % de incremento).

En cuanto a los aportes de electrolitos es esencial mantener la estabilidad del medio interno, y para ello los sueros de mantenimiento deben ser isotónicos con el plasma y no aportar agua libre en exceso (Tabla 84-8). Si bien las evidencias actuales no son concluyentes, en la práctica se utilizan de preferencia los sueros balanceados.

Se debe tener en cuenta que en el niño críticamente enfermo son frecuentes las situaciones clínicas que estimulan la secreción de hormona antidiurética (dolor, ansiedad, postoperatorio, hipovolemia, náuseas o vómitos, tumores, trastornos del sistema nervioso central, traumatismos, bronquiolitis, fármacos, ventilación mecánica, etc.), lo que incrementa el riesgo de hiponatremia dilucional.

El aporte de líquidos y el tipo de suero deben adaptarse a las necesidades de cada paciente, aunque sería ideal utilizar un suero de mantenimiento que no precisara manipulaciones, con lo que se evitarían riesgos de errores y contaminación. En ese sentido, las soluciones como el Ringer lactato y Plasmalyte® con glucosa 5 % son las que tienen una composición electrolítica más parecida al plasma. En la Tabla 84-9 se muestran ejemplos de situaciones concretas y los sueros que estarían indicados.

La deshidratación aguda es relativamente frecuente en los niños, sobre todo en los lactantes, bien sea como motivo de consulta o asociada a otros procesos patológicos. Se considera leve cuando la pérdida de peso (o agua corporal) es menor del 5 %, moderada entre el 5 % y el 10 % y grave si es superior al 10 %. Además, clínicamente puede reconocerse la deshidratación grave

Tabla 84-7. Cálculo de las necesidades basales de líquidos en los niños

Método	Cálculo
Según la superficie corporal	1.500 mL/m²
Según el consumo energético	100 mL por cada 100 kcal metabolizadas
Según el peso	✓ 1-10 kg: 100 mL/kg ✓ 11-20 kg: 1.000 mL + 50 mL/kg por cada kg por encima de 10 kg ✓ > 20 kg: 1.500 mL + 20 mL por cada kg por encima de 20 kg

Tabla 84-8. Composición (sodio, potasio, osmolaridad y porcentaje de agua libre) de diversos sueros utilizados en Pediatría

Suero	Sodio (mEq/L)	Potasio (mEq/L)	Osmolaridad (mOsm/kg)	% de agua libre
Glucosado 5 %	0	0	252	100
Glucosalino 1/3	51	51	360	66
Cloruro sódico 0,45 % + glucosa 5 %	77	77	406	56
Ringer lactato	131	111	273	16
Plasmalyte®	140	98	295	6
Plasmalyte® con glucosa 5 %	140	98	547	6
Cloruro sódico 0,9 %	154	154	308	0
Cloruro sódico 0,9 % + glucosa 5 %	154	154	560	0

por la presencia de mucosas secas, piel pastosa con signo del pliegue positivo, ojos (y fontanela en los lactantes) hundidos, mala perfusión periférica con acrocianosis, hipotensión, oliguria y alteración del nivel de consciencia en forma de obnubilación y/o irritabilidad.

De acuerdo a la concentración de sodio en el plasma, se clasifica en normonatrémica, hipernatrémica (> 150 mEq/L) e hiponatrémica (< 130 mEq/L). La deshidratación normonatrémica es la más frecuente (65 % de los casos) y su causa suele ser una diarrea significativa. La hipernatrémica (25 % de los casos) tiene como causas la ingesta escasa de agua, gastroenteritis con pérdida excesiva de agua o el uso de soluciones de rehidratación (por vía oral o intravenosa) con exceso de sodio, y se caracteriza por su clínica predominantemente neurológica. La forma hiponatrémica es la menos frecuente (10 % de los casos) y suele ser secundaria a gastroenteritis o insuficiencia suprarrenal agudas.

El tratamiento de la deshidratación debe ser personalizado, de acuerdo a las características del niño, la causa, las manifestaciones clínicas y los resultados analíticos. El tratamiento debe ser monitorizado y ajustado según la respuesta clínica y analítica, tratando de utilizar la vía enteral en cuanto sea posible. En la Tabla 84-10 se resume un protocolo de tratamiento.

Las alteraciones de la secreción de hormona antidiurética y los factores natriuréticos son relativamente frecuentes en el niño crítico. Su diagnóstico no difiere del realizado en el paciente adulto, aunque el tratamiento tiene alguna peculiaridad que se resume en la Tabla 84-11.

2.5.2. Lesión renal aguda en el niño

Es frecuente que los niños críticamente enfermos padezcan o desarrollen una lesión renal aguda durante su ingreso. Para estandarizar este concepto se han definido los criterios pRIFLE, que señala cambios de la creatinina sobre los valores basales (que dependen de la edad) (Tabla 84-12) y KDIGO (Tabla 84-13), que se

Tabla 84-9. Tipos de sueros de mantenimiento según la situación clínica

Suero isonatrémico	Suero hiponatrémico*	Suero hiponatrémico + restricción hídrica
Hipovolemia: deshidratación, pérdida de sal, sepsis	Hipernatremia grave	Edemas: insuficiencia cardíaca, síndrome nefrótico, hepatopatía
Estímulo de la hormona antidiurética: enfermedades neurológicas, enfermedades pulmonares, ventilación mecánica, náuseas/vómitos, dolor, ansiedad, estrés, postoperatorio	Trastornos de la concentración renal: diabetes insípida, fase poliúrica de la insuficiencia renal aguda	Insuficiencia renal
Hipernatremia leve	Pérdidas extrarrenales de agua: fiebre, quemaduras	

*Con al menos 77 mEq/L de sodio (cloruro sódico 0,45 %).

Tabla 84-10. Protocolo resumido de tratamiento de la deshidratación aguda en un niño críticamente enfermo

Fase	Objetivo	Plan de tratamiento
1	Revertir el *shock*	✔ Suero salino fisiológico o cristaloide balanceado: 20 mL/kg en 20 minutos ✔ Si el pH < 7,1: valorar añadir bicarbonato sódico 1/6 M
2	Rehidratación: necesidades basales + déficit estimado + pérdidas mantenidas	✔ Cálculo del déficit de agua y electrolitos, según la exploración física y la pérdida de peso (real o estimada) ✔ Velocidad de rehidratación: ☞ En hipotónica: en 24 horas (50 % en las primeras 8 h y 50 % en las 16 siguientes) ☞ En isotónica: en 24 a 36 h ☞ En hipertónica: en 48 a 72 h según el grado de hipernatremia. Es esencial que el sodio descienda lentamente para evitar el edema cerebral. En algunos casos puede estar indicada la depuración extrarrenal

Tabla 84-11. Tratamiento de las alteraciones de la secreción de hormona antidiurética y la pérdida cerebral de sal en el niño*

Tratamiento	Secreción inapropiada de ADH	Diabetes insípida central	Diabetes insípida nefrogénica	Síndrome de pérdida cerebral de sal
Fluidoterapia	Restricción al 70 % de las necesidades basales u 800 mL/m^2/día	Corrección del *shock* (20 mL/kg SSF) Reemplazo de las pérdidas urinarias horarias con SSF + SG5%	Corregir la hipovolemia	Corregir el *shock* (20 mL/kg SSF) Reemplazo de las pérdidas horarias con SSF o SSH
Aportes de sodio	Si hay hiponatremia sintomática: SSH3% Si no, mantenimiento	Mantenimiento Dieta baja en solutos (sodio y proteínas)	Restricción de la ingesta (0,7 mEq/kg/día)	Si hay hiponatremia sintomática: SSH3% Suplementos orales de cloruro sódico
Fármacos	✔ Furosemida: 1 mg/kg i.v. ✔ Conivaptán: 20 mg i.v.	✔ DDAVP i.v./s.c.: 0,025 µg/kg ✔ Desmopresina v.o./v.n.: 0,2-2 µg ✔ Hidroclorotiacida: 1 mg/kg/día	✔ Hidroclorotiacida: 1 mg/kg/día ✔ Amilorida: 0,3 mg/kg/día	✔ Fludrocortisona: 0,1 mg/12 h

*En todos los casos el manejo general incluye: ingreso en la unidad de cuidados intensivos pediátrica, monitorización (neurológica, diuresis y balance hídrico) y controles de natremia y osmolaridad plasmática y urinaria cada 2-4 horas. ADH: hormona antidiurética; DDAVP: desamino-D-arginina-vasopresina; SG5%: suero glucosado al 5 %; SSF: suero salino fisiológico; SSH3%: suero salino hipertónico al 3 %.

asocian a la duración del ingreso y la mortalidad, aunque están pendientes de validación definitiva.

De cara a un tratamiento dirigido, es importante diferenciar entre lesiones prerrenales, renales y postrenales, lo que no siempre es fácil en el niño. Para ello, además de la clínica y la presencia de enfermedades concomitantes o desencadenantes (sepsis, enfermedad venooclusiva, fármacos nefrotóxicos, síndrome he-

molítico-urémico, trasplante, cirugía cardíaca, etc.), pueden ser útiles los índices y valores que se muestran en la Tabla 84-14.

La lesión renal aguda debe ser prevenida en lo posible y tratada de forma precoz, corrigiendo los posibles factores precipitantes (hipotensión, acidosis, hipoxemia, fármacos, etc.), controlando el balance hídrico e iniciando las terapias de reemplazo renal cuando los tratamientos médicos (fluido-

Tabla 84-12. Criterios pRIFLE para la clasificación de la lesión renal aguda pediátrica

Clasificación	Aclaramiento de creatinina estimado	Diuresis
Riesgo	Disminución del 25 % respecto al basal	< 0,5 mL/kg/h durante 8 h
Lesión	Disminución del 50 % respecto al basal	< 0,5 mL/kg/h durante 16 h
Fallo	Disminución del 75 % respecto al basal o aclaramiento < 35 mL/min/1,73 m^2	< 0,3 mL/kg/h durante 24 h o anuria 12 h
Pérdida	Fallo persistente > 4 semanas	
Fase final	Fallo persistente > 3 meses. Enfermedad renal terminal	

terapia, diuréticos, fármacos vasoactivos) no sean suficientes.

Aunque se han estudiado múltiples posibles marcadores bioquímicos (cistatina C, NGAL, KIM, interleucina 18, L-FABP, NAG) para tratar de anticipar la detección de la disfunción renal (antes del aumento de la creatinina y el descenso de la diuresis), en Pediatría ninguno de ellos ha sido suficientemente evaluado, por lo que, aparte de la cistatina C, no se usan de modo habitual.

En la actualidad, aunque en las UCIP se puede realizar tanto diálisis peritoneal aguda como hemodiálisis, la modalidad de depuración extrarrenal más utilizada es la hemodiafiltración venovenosa continua, que permite ajustar la terapia a los cambios clínicos, es mejor tolerada por los pacientes inestables y es un procedimiento con buen nivel de seguridad, si bien en los niños pequeños no está exenta de problemas técnicos.

Las principales indicaciones de depuración extrarrenal aguda son la sobrecarga de volumen, hipercalemia, acidosis metabólica, hiponatremia e hipernatremia, hiperfosfatemia, hiperuricemia en el síndrome de lisis tumoral, encefalopatía urémica, hiperamonemia e intoxicaciones (litio, ácido acetilsalicílico, alcoholes, aminoglucósidos, fenobarbital).

2.6. Consideraciones en el traumatismo pediátrico (accidental o no)

En el manejo del politraumatismo pediátrico debe seguirse la misma secuencia que en los adultos, comenzando por una evaluación primaria que evalúe y resuelva de manera ordenada según la secuencia ABCDE, para continuar con la evaluación secundaria. En caso de deterioro a lo largo de la evaluación, debe reiniciarse la evaluación primaria para detectar el posible problema amenazante para la vida.

Como ya se ha señalado, los niños tienen una vía aérea más estrecha, más corta, de acceso más difícil (laringe anterior y en posición más cefálica, epiglotis abarquilladas, y blanda) y con estructuras que tienden a colapsarla u obstruirla (lengua proporcionalmente mayor, amígdalas y adenoides y occipucio prominente). Su reserva de oxígeno es menor, con lo que se desaturan con rapidez. Esto supone una mayor complejidad en el manejo de la vía aérea en los niños pequeños (menores de 2-3 años fundamentalmente) y más al tener que mantener alineada la columna cervical ante su posible lesión.

En caso de *shock* hemorrágico, el niño tiene capacidad de mantener la presión arterial mediante taquicardia y vasoconstricción, como ya se ha explicado. Sin embargo, esta capacidad es limitada y se pierde de manera brusca, con lo que es importante anticipar

Tabla 84-14. Resultados analíticos útiles para el diagnóstico diferencial del tipo anatómico de lesión renal aguda

Marcador	Prerrenal	Renal intrínseca	Postrenal
Osmolaridad urinaria	> 500	< 300	> 350
Osmolaridad urinaria/plasmática	> 2	< 1	0,5
Sodio en orina	< 10	> 60	> 60
Creatinina urinaria/plasmática	> 40	< 20	< 15
Urea urinaria/plasmática	> 20	3	5
Excreción fraccional de sodio (%)	< 1	> 2	-
Índice de fallo renal = (sodio en orina × 100) / (creatinina en orina × creatinina en plasma)	< 1	> 1	-

Tabla 84-13. Clasificación KDIGO de la lesión renal aguda

Fase	Creatinina sérica	Diuresis
1	1,5 a 1,9 veces el valor basal o incremento ≥ 0,3 mg/dL	< 0,5 mL/kg/h durante 6-12 h
2	2,0 a 2,9 veces el valor basal	< 0,5 mL/kg/h durante 12 h o más
3	3,0 veces el valor basal o incremento hasta al menos 4,0 mg/dL o inicio de terapia de reemplazo renal o descenso de la filtración glomerular a < 35 mL/min/1,73 m^2	< 0,3 mL/kg/h durante 24 h o más, o anuria de al menos 12 h

una adecuada resucitación con líquidos balanceados y hemoderivados. El acceso venoso puede ser tremendamente complicado inicialmente, con lo que la vía intraósea debe considerarse precozmente. La tendencia a la hipotermia por su gran superficie corporal en relación con el peso obliga a prevenirla y tratarla a lo largo del proceso asistencial.

En el niño la cabeza es proporcionalmente mayor, con lo que es frecuente el traumatismo en esa localización y supone un porcentaje mayor en caso de quemaduras. En los más pequeños la calota es más fina y protege menos que en niños mayores y adultos. La falta de fusión de los huesos craneales en los lactantes, con espacios subaracnoideos más amplios, hace que toleren mejor un sangrado craneal, lo cual no evita que desarrollen hipertensión intracraneal. En general, el punto de corte de hipertensión intracraneal es 20 mm Hg, si bien es probable que cifras más bajas (en torno a 15 mm Hg) puedan ser ya dañinas en los niños más pequeños. La presión de perfusión cerebral que se recomienda como objetivo es al menos 40-50 mm Hg en los primeros 5 años de vida y 50-60 mm Hg en niños mayores de esa edad. El tratamiento de la hipertensión intracraneal es similar al del adulto, siendo el suero salino hipertónico empleado del 3 %, en bolos (5 mL/kg por bolo) o perfusión continua (0,5-1,5 mL/kg/h).

Por otro lado, aunque es poco frecuente, debe tenerse en cuenta que los niños pueden sufrir lesiones espinales sin anomalías radiológicas (SCIWORA: *spinal cord injury without plain radiographic or CT abnormality*), debido a que la flexibilidad de la columna vertebral es mayor que la de la médula espinal, con lo que esta pueda lesionarse sin lesión ósea. De una manera similar, la mayor flexibilidad de la caja torácica hace que no se produzcan fracturas costales pero sí desarrollen neumotórax a tensión con más frecuencia que los adultos. Además, las costillas protegen menos el hígado y el bazo, con lo que se lesionan con más facilidad en caso de traumatismo.

Maltrato infantil como causa de patología crítica. Es importante señalar que el maltrato infantil no es una causa excepcional de ingreso en UCIP, por lo que debemos tener presente esta posibilidad para activar los medios oportunos para que el menor, y sus hermanos si los hubiera, estén protegidos. Debemos tener un alto índice de sospecha ante una historia clínica no consistente o cambiante, culpabilización de lesiones graves a otros niños pequeños o al mismo paciente, negación del traumatismo o historia no explicativa ante lesiones traumáticas graves, retraso injustificado en acudir al médico o atribución a maniobras de reanimación en casa de lesiones traumáticas graves. También se debe considerar el maltrato ante hallazgos en la exploración física de tipo de hematomas en varios estadios evolutivos, quemaduras sin causa explicada, con forma de objetos o por inmersión, o ante fracturas sin causa clara o en distintos estadios evolutivos.

Ante una sospecha fundada de maltrato infantil debe emitirse un parte de lesiones e informar a los padres o tutores de esta y la necesidad de completar estudios para descartar otras lesiones, evitando hacer acusaciones. Además, debe solicitarse la valoración por los servicios sociales y completar los estudios analíticos y de imagen:

✔ TC craneal (o resonancia magnética) en menores de 6 meses, aunque no haya sospecha de lesión craneal, y entre 6 meses y 1 año si hay lesiones craneales externas o si hay fracturas sugestivas de maltrato, y en cualquier edad si hay sospecha de lesión intracraneal.

✔ Serie ósea para buscar fracturas en distintas localizaciones en niños pequeños o mayores con retraso psicomotor.

✔ Fondo de ojo ante la sospecha de niño zarandeado (indicando que se tomen imágenes para la historia clínica).

✔ Analítica sanguínea con transaminasas y lipasa para valorar realizar una TC abdominal con contraste.

✔ Ante sangrados, deben descartarse coagulopatías y otras patologías raras (enfermedades metabólicas, osteogénesis imperfecta, enfermedad de Menkes), pudiendo ser de interés la consulta con subespecialistas pediátricos, fundamentalmente Neuropediatría.

3. Procedimientos en Pediatría crítica

Los procedimientos técnicos que pueden precisar los niños críticamente enfermos en general son similares en cuanto a sus características e indicaciones a los utilizados en los pacientes adultos, si bien tienen matices relacionados con las condiciones anatómicas y fisiológicas de los niños. En este apartado se comentarán ciertos aspectos específicos y relevantes para los profesionales que atienden habitualmente a pacientes adultos.

3.1. Dosificación de fármacos y perfusiones

La enorme variabilidad antropométrica que puede existir en los pacientes pediátricos, de acuerdo con su edad y situación clínica, condiciona la necesidad de que la dosificación de los fármacos se ajuste en función de su peso o superficie corporal.

Es habitual que los niños ingresados en UCI reciban de manera simultánea varios fármacos, lo que condiciona una elevada exposición a la aparición de efectos secundarios, interacciones farmacológicas e incidentes de seguridad relacionados con la medicación. La falta de disponibilidad de presentaciones específicamente pediátricas para la mayoría de los fármacos y el pequeño tamaño de algunos pacientes determinan además que las consecuencias de dichos errores puedan revestir enorme gravedad. Por ello es imprescindible establecer mecanismos de seguridad en todos los pasos del proceso de tratamiento farmacológico, incluyendo el cálculo de dosis y la prescripción, la preparación del fármaco y su administración, entre otros.

La administración de fármacos en infusión continua en forma de perfusiones intravenosas resulta un punto especialmente crítico en términos de seguridad en las UCIP. Para ello se tiende a adoptar el uso de concentraciones estandarizadas para la dosificación, lo que, unido a la implantación de sistemas de infusión inteligentes, permite aumentar la seguridad en los tratamientos. Como alternativa, o de forma complementaria, el uso de reglas matemáticas para el cálculo de dosis facilita su prescripción y dosificación. Como ejemplo, las fórmulas reflejadas en la Tabla 84-15 permiten el cálculo de la medicación a cargar en 50 mL en función del peso del paciente y el flujo de infusión deseado.

3.2. Reanimación cardiopulmonar pediátrica

A diferencia de los adultos, en los niños las paradas cardíacas suelen ser secundarias a una hipoxia tisular grave y mantenida que da lugar a una disfunción cardíaca progresiva que se mani-

Tabla 84-15. Regla sencilla para preparar perfusiones de fármacos en niños

Dosificación en μg/kg/min	Dosificación en mg/kg/h
mg a añadir en 50 mL = dosis deseada (μg/kg/min) × peso (kg) × 3 / ritmo deseado (mL/h)	mg a añadir en 50 mL = dosis deseada (mg/kg/h) × peso (kg) × 50 / ritmo deseado (mL/h)

fiesta como bradicardia que evoluciona a asistolia, o bien como actividad eléctrica sin pulso.

Son una excepción los niños con cardiopatías congénitas (en espera de cirugía o en el postoperatorio inmediato) y aquellos que sufren un colapso súbito, en los que la parada cardíaca es primaria.

Debido a que la parada suele ser secundaria, es esencial la monitorización de los niños en riesgo de parada cardíaca para así iniciar las medidas de soporte de funciones lo antes posible, ya que el pronóstico de los niños que son reanimados en situación de deterioro cardiorrespiratorio grave o parada respiratoria es mucho mejor que el de aquellos en los que se inicia la RCP cuando ya se ha producido la parada cardíaca. Así, se preconiza la utilización de sistemas y escalas de alerta precoz y la disponibilidad de equipos profesionales de respuesta rápida en el ámbito hospitalario. Los niños de riesgo deberían ser trasladados a una UCIP, ya que es el lugar en el que se consiguen mejores resultados en la RCP.

Dada la especial fisiopatología de la parada pediátrica, en la RCP debe prestarse una especial atención a la calidad de las maniobras de oxigenación y ventilación, adaptando las compresiones torácicas al tamaño del paciente. A partir de los 8 años (25 kg aproximadamente), los niños pueden ser reanimados siguiendo las recomendaciones para los pacientes adultos.

La experiencia en Pediatría con los compresores torácicos es mínima y no se recomiendan.

En la Tabla 84-16 se muestra un esquema de evaluación sistemática ABCDE y posibilidades de actuación en niños con riesgo de parada cardiorrespiratoria.

Durante la RCP avanzada de los niños, los profesionales que habitualmente atienden a adultos deben tener en cuenta una serie de detalles específicos, que se comentan a continuación.

La vía aérea del niño inconsciente es muy inestable y con riesgo elevado de obstrucción pasiva. Para abrirla y mantenerla abierta, los reanimadores deben alinear la cabeza y el cuerpo, extendiendo la cabeza evitando tanto la hiperextensión como la flexión del cuello y la compresión de los tejidos blandos debajo de la mandíbula. En caso de traumatismo se prefiere la maniobra de tracción mandibular.

Dado que las secreciones, el contenido gástrico, la sangre u otros cuerpos extraños pueden obstruir fácilmente la vía aérea del niño (en especial la de los lactantes), la aspiración con sistemas manuales o de pared es esencial, teniendo cuidado de aspirar al retirar la sonda y no superar los 100 mm Hg de presión negativa. Se deben utilizar sondas flexibles y poco traumáticas o bien sondas rígidas (de tipo Yankauer) en caso de secreciones espesas o vómitos abundantes.

Para la apertura instrumental de la vía aérea se debe disponer de cánulas orofaríngeas de distintas tallas, eligiendo la que correspondan con la distancia entre los incisivos centrales y el ángulo de la mandíbula del niño. Hay que recordar que tanto las cánulas pequeñas como excesivamente grandes contribuirán a obs-

truir más la vía aérea y que su colocación en niños conscientes puede provocar vómitos y/o laringoespasmo. Su colocación en los lactantes y niños, con inserción directa sobre la lengua, con la concavidad de la cánula hacia abajo, es diferente a cualquier otra edad.

En cuanto a la oxigenación y ventilación del niño con riesgo de parada o durante la RCP, el oxígeno debe administrarse a la mayor concentración posible (mediante una mascarilla o bolsa autoinflable con bolsa reservorio), humidificado y calentado. Tras la estabilización del paciente se ajustará el aporte para conseguir una saturación alrededor del 95 %.

La intubación endotraqueal, si bien es el método ideal para aislar la vía aérea y asegurar la oxigenación y ventilación en el niño, no debe ser el objetivo de la RCP avanzada, ya que en la mayoría de los casos puede reanimarse al niño con bolsa y mascarilla, y en un porcentaje no despreciable de ocasiones es el propio intento de intubación el que provoca la parada cardíaca o bien interrumpe o retrasa las maniobras de RCP. En ese sentido, los profesionales sanitarios deben entrenarse y adquirir habilidades para la correcta aplicación de la ventilación con bolsa autoinflable y mascarilla facial. En los niños pequeños, a diferencia de los mayores, se utilizan mascarillas redondas, que deben ajustarse bien a la cara del niño, ya que las fugas son uno de los principales errores que se cometen en pacientes de cualquier edad. Dada la dificultad de la maniobra, durante la RCP se recomienda la ventilación «a cuatro manos», de modo que uno de los reanimadores sujete la mascarilla a la cara del niño y el otro lo ventile, monitorizando ambos la eficacia de las insuflaciones mediante la visualización de la expansión del tórax y, si está disponible, la capnografía.

Cuando la ventilación con bolsa y mascarilla no sea efectiva o la RCP se prolongue, debe considerarse la intubación endotraqueal, teniendo en cuenta las características de la vía aérea pediátrica y la necesidad de material específico (laringoscopios con palas rectas y curvas, videolaringoscopios, tubos endotraqueales de varios tamaños y conectores de capnografía). Los dispositivos supraglóticos también pueden utilizarse, reservándose para situaciones en los que la intubación sea imposible y la ventilación con bolsa y mascarilla sea ineficaz. Debe recordarse que su colocación en los niños es más difícil que en los adultos y que presentan fugas cuando las presiones inspiratorias superan los 25 cm H$_2$O.

La cricotiroidotomía percutánea de emergencia, aunque podría ser el último recurso ante la imposibilidad de oxigenar y ventilar al paciente, es muy difícil técnicamente en el niño, tanto cuanto más pequeño sea, dada la flexibilidad y colapsabilidad de los cartílagos traqueales.

Ante cualquier complicación tras la intubación, es útil recordar el acrónimo DOPES como lista de comprobación de posibles causas: «D» indica desplazamiento del tubo (extubación o migración hacia el bronquio derecho, «O» obstrucción del tubo o las tubuladuras, «P» indica «pulmón» (neumotórax, atelectasia, edema, broncoespasmo, hipertensión pulmonar), «E» indica fallo del equipo (fuente de gas, bolsa autoinflable, ventilador) y «S» indica «estómago», ya que en lactantes su distensión compromete la función pulmonar.

Al igual que en los adultos, las compresiones torácicas de calidad (en cuanto a frecuencia, profundidad, descompresión y continuidad) son una parte esencial de la RCP pediátrica, adaptando la técnica al tamaño del paciente. En los niños mayores será igual

Tabla 84-16. Sistemática ABCDE para la evaluación del riesgo de parada cardíaca y prioridades de actuación en el niño

Elemento	Evaluación	Actuaciones posibles
A: vía aérea	✔ Excursiones torácicas ✔ Sonidos anormales ✔ Columna cervical	✔ Maniobras de apertura y mantenimiento manual de la vía aérea ✔ Apertura instrumental de la vía aérea ✔ Aspiración de secreciones ✔ Estabilización manual o con collarín de la columna cervical
B: respiración	✔ Frecuencia respiratoria, patrón respiratorio y sonidos anormales ✔ Auscultación ✔ Saturación de oxígeno ✔ Capnografía y gasometría ✔ Ecografía torácica	✔ Oxígeno a concentración elevada ✔ Sonda nasogástrica ✔ Ventilación no invasiva ✔ Drenaje torácico ✔ Broncodilatadores
C: circulación	✔ Coloración y temperatura cutáneas ✔ Frecuencia cardíaca, pulsos centrales y periféricos, presión arterial, perfusión periférica, precarga ✔ Lactato ✔ Ecografía	✔ Accesos vasculares ✔ Fluidoterapia (suero salino normal o soluciones balanceadas) ✔ Fármacos vasoactivos ✔ Antiarrítmicos ✔ Cardioversión o desfibrilación
D: neurológico	✔ Aspecto general ✔ Nivel de consciencia: escalas AVDN (alerta, respuesta verbal, respuesta al dolor, sin respuesta) y Glasgow ✔ Reactividad pupilar ✔ Glucemia	✔ Manejo instrumental de la vía aérea ✔ Glucosa ✔ Anticomiciales ✔ Terapia osmótica de la hipertensión intracraneal ✔ Analgésicos
E: exposición	✔ Paciente desnudo ✔ Exploración completa secuencial (cabeza, cuello, tórax, abdomen, miembros, espalda) ✔ Temperatura	✔ Control térmico ✔ Hemostasia ✔ Estabilización de fracturas

a la realizada en adultos, mientras que en los niños pequeños se utilizará el talón de una mano, y en los lactantes se recomienda la compresión con dos pulgares mientras se abraza el pecho del niño. El punto de compresión, a cualquier edad, será la mitad inferior del esternón. La profundidad a alcanzar es un tercio del tamaño anteroposterior del pecho (lo que supone unos 4 cm en los lactantes y 5 cm en los demás niños), ocupando la mitad del ciclo compresión/descompresión. La frecuencia objetivo es 100 a 120 compresiones por minuto.

Cuando se ventile con bolsa y mascarilla se deben coordinar las compresiones y ventilaciones (al ritmo de 15/2). Aunque es poco habitual en el ámbito hospitalario, si hubiera un solo reanimador se podría utilizar también una relación 30/2, como en los adultos.

En cuanto a los accesos vasculares durante la RCP pediátrica, deben tenerse en cuenta la dificultad para canalizar vías periféricas, en especial en los niños pequeños con venas colapsadas, y el tiempo preciso para canalizar una vía central en un niño. Por esas razones, si no se consigue canalizar una vía venosa periférica en 1 minuto, se recurrirá de inmediato a la canalización de una vía intraósea. Para ello, actualmente se recomiendan los sistemas de taladro, con agujas de tamaño pediátrico (15 mm para menores de 40 kg) que se colocarán en la tibia proximal en los menores de 6 años y en el mismo sitio o en la tibia distal (maléolo interno) a partir de esa edad.

Durante la RCP pediátrica el fármaco esencial es la adrenalina, indicada tanto en ritmos no desfibrilables (los más frecuentes en niños) como en los ritmos desfibrilables refractarios a descargas eléctricas. Se recomienda administrar por vía intravenosa o intra-

ósea 0,01 mg/kg en forma diluida 1/10.000, lo que significa 0,1 mL/kg. El modo rápido de prepararla consiste en diluir una ampolla (1 mg) en 9 mL de suero fisiológico y luego administrar un volumen igual al peso del niño dividido por 10: por ejemplo, 2 mL para un niño de 20 kg. La dosis máxima sería la correspondiente a 50 kg, es decir, 5 mL de dicha dilución.

En caso de parada con ritmo no desfibrilable se recomienda administrar la primera dosis de adrenalina lo antes posible y repetirla cada 3-5 minutos, mientras que en los ritmos desfibrilables se hará después de la tercera descarga eléctrica si no hay respuesta y, posteriormente, cada dos choques (intervalo de unos 5 minutos).

De los demás fármacos, en la RCP pediátrica solo están indicados:

✔ Amiodarona (5 mg/kg) o lidocaína (1 mg/kg): para ritmos desfibrilables que no responden a tres descargas eléctricas y adrenalina.
✔ Atropina (0,02 mg/kg); solo indicada como prevención y tratamiento de la bradicardia sintomática por estimulación vagal o en el bloqueo auriculoventricular completo.
✔ Adenosina (0,1 mg/kg como dosis inicial y 0,2 mg/kg si no hay respuesta): en la taquicardia supraventricular.
✔ Glucosa (3 mL/kg de solución al 10 %): en caso de hipoglucemia (< 50 mg/dL).
✔ Cloruro cálcico (0,2 mL/kg de la solución al 10 %): en caso de hipocalcemia, hiperpotasemia, hipermagnesemia o intoxicación por bloqueantes del calcio.

✔ Magnesio (50 mg/kg): en caso de taquicardia ventricular polimorfa.

La administración de líquidos cristaloides, bien sea suero salino al 0,9 % o soluciones balanceadas (Ringer lactato, Plasmalyte® o similares), debe considerarse en cualquier parada con sospecha de hipovolemia, *shock* distributivo o con actividad eléctrica sin pulso. Se deben administrar bolos de 10 mL/kg de forma rápida, reevaluando de inmediato la respuesta y la necesidad de dosis adicionales, que en el *shock* séptico o anafiláctico pueden llegar a 60 mL/kg en la primera hora.

La infusión de albúmina, sangre o coloides sintéticos debe indicarse de forma individualizada.

En caso de precisar desfibrilación, lo ideal es utilizar parches autoadhesivos, bien sea en la posición anterolateral (ápex-esternón) habitual en los adultos o bien en posición anterior-posterior (parche anterior paraesternal izquierdo y posterior a nivel interescapular). Esta opción es la ideal para los niños muy pequeños o si no se dispone de parches de tamaño pediátrico.

Si bien no se conoce cuál es la dosis de energía más eficaz y segura para revertir un ritmo desfibrilable en niños, en Europa se recomienda administrar 4 J/kg desde la primera descarga y mantenerla en las sucesivas. A partir de la quinta descarga se podría aumentar hasta alcanzar un máximo de 8 J/kg (o el máximo que permita el desfibrilador).

Al igual que en los adultos, durante la RCP pediátrica debe realizarse un trabajo de equipo con roles específicos, descartarse posibles causas reversibles (Hs y Ts), asegurar la calidad de la comunicación y las maniobras y minimizar las interrupciones. Al finalizar la RCP (con recuperación de la circulación espontánea o sin éxito), el equipo debe realizar una evaluación «en caliente» inmediata seguida de otra posterior («en frío») orientada a reforzar el trabajo en equipo y detectar los posibles puntos de mejora.

3.3. Vía aérea y ventilación mecánica

El manejo de la vía aérea en el niño es generalmente complejo, tanto más cuanto menor sea su edad, dadas las características específicas descritas más arriba y la escasa reserva de oxígeno en los niños más pequeños. De forma general, se debe asumir que en un niño críticamente enfermo se darán condiciones de «vía aérea difícil». Será especialmente relevante conocer si ha habido intubaciones previas y su dificultad, si ha estado intubado de forma prolongada anteriormente (o ha tenido otros traumas sobre la vía aérea), si hay datos clínicos de posible obstrucción de la vía aérea (roncador habitual, posturas anómalas para dormir) y si padece alguna enfermedad que se relacione con alteraciones anatómicas de la vía aérea, de la apertura oral o de la movilidad del cuello.

Los dispositivos que se empleen deben estar disponibles en varios tamaños (y en ocasiones en varias formas) en función de la edad de paciente:

✔ Las **cánulas orofaríngeas y nasofaríngeas** facilitan la permeabilidad de la vía aérea. Las orofaríngeas van desde el tamaño 00 de prematuros hasta el 4-5 de adultos. La talla adecuada se calcula mediante la distancia de los incisivos superiores centrales hasta el ángulo de la mandíbula, medida por el lateral de la cara del niño. Para las cánulas nasofaríngeas la longitud

adecuada se calcula midiendo la distancia desde la punta de la nariz al trago de la oreja, con un diámetro similar al indicado para la intubación endotraqueal en el mismo niño.

✔ Las **mascarillas faciales** circulares permiten un buen sellado en lactantes y niños pequeños, empleándose las triangulares en niños de más edad.

✔ Para la **ventilación con bolsa y mascarilla** debe buscarse una posición neutra de la cabeza en lactantes, evitando hiperextenderla por la posible obstrucción de la vía con esta maniobra. En niños mayores sí se realiza cierto grado de extensión del cuello. La bolsa pediátrica, adecuada desde la etapa neonatal (recién nacidos a término) hasta alrededor de los 8 años, es la de 500-600 mL, si bien en caso necesario puede utilizarse la de tamaño adulto (1.500 mL) a partir de los 4 años, recordando que el volumen corriente fisiológico (y por lo tanto el volumen máximo a insuflar en general) es inferior a 500 mL hasta la adolescencia.

✔ Las **mascarillas laríngeas** son de utilidad en caso de intubaciones dificultosas y una ventilación con bolsa y mascarilla poco efectiva. Muestran para qué pesos están indicadas, siendo la 1 para niños con peso < 5 kg, la 1,5 para 5-10 kg, la 2 para 10-20 kg, la 2,5 para 20-30 kg, la 3 para 30-50 kg y la 4 para 50-70 kg. La colocación es igual que en el paciente adulto. Debe tenerse en cuenta que la experiencia en su utilización en el niño críticamente enfermo es limitada, y que no son el medio ideal para asegurar la vía aérea en estos casos.

✔ En cuanto a los **tubos endotraqueales**, los tubos con balón son tan seguros como los que no tienen balón siempre que se regule la presión de inflado del balón por debajo de 20-25 cm H_2O, por lo que son los recomendados en la actualidad. Suele emplearse la intubación oral por ser más rápida y menos complicada, y el tubo se introducirá hasta un número de centímetros según la fórmula: 12 + (edad en años / 2) cm. De cara a la intubación, se tendrá siempre preparado el tubo estimado, uno 0,5 mm más estrecho y otro 0,5 mm más ancho. Como aproximación inicial, el tamaño de tubo endotraqueal puede estimarse según consta en la Tabla 84-17.

✔ Las **palas de los laringoscopios directos** pueden ser rectas o curvas en los niños pequeños, y en general a partir del niño escolar solamente se usan curvas. Van desde el 0 para el recién nacido hasta los tamaños de adultos (3 y 4), y como aproximación se usa la 1 hasta el año de edad, la 2 desde el año hasta los 9 años, y la 3 a partir de esa edad.

Tabla 84-17. Tamaño del tubo endotraqueal de referencia según la edad del niño

Edad	Tubo sin balón	Tubo con balón
Recién nacido a término	3,5	No se usa generalmente
Lactante (< 1 año)	3,5-4	3,0-3,5
Niño 1-2 años	4-4,5	3,5-4
Niño > 2 años	4 + (edad en años / 4)	3,5 + (edad en años / 4)

✔ Los **videolaringoscopios**, tanto directos como indirectos, aportan seguridad en el manejo de la vía aérea pediátrica, en especial en los casos en los que se anticipan problemas o son de un riesgo significativo (anomalías anatómicas, inflamación o edema o traumatismo de la vía aérea, mucositis o trombocitopenia en pacientes oncológicos, etcétera).

Los objetivos y fundamentos básicos de la ventilación mecánica no muestran diferencias con respecto al manejo del paciente adulto. Cada vez, de forma más generalizada, el primer modo de soporte respiratorio en niños con insuficiencia respiratoria es la VMNI, si bien también se ha generalizado, a pesar de presentar una eficacia no contrastada, la oxigenación mediante cánulas de alto flujo como primer paso de la asistencia ventilatoria. En ambos casos es esencial valorar la respuesta clínica de forma precoz, de cara a evitar el retraso en la intubación y la VMI si fueran necesarias.

En cuanto a la VMNI, parece oportuno señalar algunas características que pueden diferenciarla con respecto a su uso en el paciente adulto:

✔ Un problema relativamente frecuente en los lactantes más pequeños es la incapacidad para activar el *trigger* inspiratorio, con lo que deben minimizarse las fugas al máximo, además de emplear la máxima sensibilidad posible del *trigger* inspiratorio y respiradores con sensores adaptados a los niños.
✔ **Interfases.** En la actualidad hay muchas opciones en el mercado, si bien las interfases de tipo facial total son la primera elección para conseguir un buen sellado y adaptación de la mascarilla a cualquier edad. Existen de talla XXS, XS y S, además de las de adultos para adolescentes.
✔ **Humidificación activa.** Dada la tendencia a las atelectasias en pacientes con muchas secreciones (bronquiolitis y otros cuadros infecciosos respiratorios) o pacientes pequeños o con enfermedades neuromusculares, se emplea humidificación activa de manera sistemática en los niños pequeños (y en muchas unidades a todas las edades). Puede ser de utilidad adaptar la temperatura cercana a los 31 °C (en vez de los 34 °C habituales) para evitar mucha condensación en la mascarilla, y para que sea más cómoda.

En cuanto a la VMI, también merece la pena señalar varias cuestiones diferenciales:

✔ De forma clásica se han empleado modos de ventilación por presión en los niños pequeños, si bien no hay evidencias definitivas de que sea mejor ventilar por volumen o por presión, por lo que deben ser los profesionales quienes tomen esa decisión de acuerdo con las características de cada paciente y sus preferencias.
✔ Se emplean frecuencias respiratorias más elevadas, y respecto a esto y a la resistencia de las vías aéreas, debe vigilarse la posibilidad de atrapamiento aéreo. La frecuencia respiratoria que se ha de emplear inicialmente depende de la edad del paciente: 30-40 rpm para lactantes de 0 a 6 meses, 25-30 rpm entre 6 y 24 meses, 20-25 rpm entre 2 y 5 años, 15-20 rpm entre 5 y 10 años, y 15 rpm en mayores de 10 años.
✔ De la misma manera que en la VMNI, la humidificación activa es recomendable en general, y su uso es sistemático en ventilaciones prolongadas. Debe tenerse cuidado con la condensa-

ción de agua en las tubuladuras, que puede suponer una entrada de agua a las vías aéreas y provocar un lavado de surfactante que puede ser de gravedad significativa.
✔ Los esfuerzos inspiratorios inefectivos son la asincronía más frecuente en los niños, lo cual supone una dificultad añadida a los métodos de soporte.
✔ Aunque no hay datos suficientemente sólidos en la literatura que justifiquen volúmenes corrientes bajos y limitar la presión de distensión o *driving pressure* (por la probable menor tendencia a desarrollar lesión pulmonar inducida por la ventilación en niños), parece razonable seguir la estrategia establecida para el paciente adulto con fracaso respiratorio hipoxémico.

3.4. Canalización vascular en el niño

La canalización vascular venosa central y la canalización arterial en los niños no son procedimientos realizados de manera sistemática en las UCIP. Una importante proporción de pacientes críticos pueden ser tratados sin precisar el uso de catéteres centrales ni arteriales. La indicación de establecer este tipo de accesos debe realizarse de manera individualizada para cada paciente. Las indicaciones más frecuentes son:

✔ Inestabilidad hemodinámica grave, incluyendo el *shock* y la parada cardiorrespiratoria con necesidad de perfusión de fármacos vasoactivos o la necesidad de monitorización hemodinámica.
✔ Insuficiencia respiratoria grave que precisa administración de sedoanalgesia y/o bloqueo neuromuscular y monitorización frecuente del equilibrio ácido-base.
✔ La necesidad de administración de numerosos fármacos de manera simultánea, nutrición parenteral o soluciones hiperosmolares.

Para la canalización de accesos vasculares centrales, centrales de inserción periférica y arteriales, salvo en situaciones de parada cardiorrespiratoria o coma profundo, emplearemos sedoanalgesia para minimizar el dolor y el movimiento del paciente durante la técnica. Si disponemos de acceso venoso periférico, esta será la ruta de elección para administrar la sedoanalgesia; si no disponemos de dicho acceso, debemos considerar el uso de la vía intranasal o intramuscular. Durante el procedimiento se emplearán medidas de asepsia y monitorización (ECG, pulsioximetría, capnografía y presión arterial) con el fin de prevenir e identificar posibles complicaciones.

Ante situaciones de importante inestabilidad o parada cardiorrespiratoria, si no disponemos de otros accesos vasculares, emplearemos de manera electiva la vía intraósea durante la estabilización.

Para la canalización de accesos vasculares en los niños, la canalización ecoguiada mediante técnica de Seldinger ha demostrado disminuir el tiempo hasta la canalización y reducir la frecuencia de aparición de complicaciones; por ello es la técnica de elección con respecto a la técnica convencional por referencias anatómicas. A la hora de realizar la canalización ecoguiada será de elección el abordaje en plano o longitudinal, pues permite seguir la aguja durante todo su trayecto. No obstante, la limitación de espacio que puede existir en los pacientes de menor tamaño hace que ocasionalmente sea necesario emplear el abordaje fuera de plano o transversal. El uso de la ecografía durante la canalización también permite identificar la presencia de variaciones anatómicas en la disposición vascular, hecho frecuente en los pacientes pediátricos. Tras la canalización se determinará la posición de la punta del catéter empleando la ecografía o la radiología convencional.

Las características del catéter empleado en las canulaciones venosas centrales se elegirán de acuerdo con el tamaño y las necesidades clínicas del niño. Los catéteres venosos centrales que se utilizan más frecuentemente se muestran en la Tabla 84-18.

Conviene señalar ciertas particularidades de los diferentes accesos vasculares centrales empleados en los pacientes pediátricos:

✔ **Vena femoral:**
- ✍ La separación del vaso arterial suele ser óptima en una posición de ligera flexión y abducción de la cadera. El uso de un rodete colocado en la región dorsal puede optimizar su visualización.
- ✍ Tiene como principal desventaja que en pacientes pediátricos no continentes puede contaminarse con gérmenes procedentes de la región urogenital y anal.

✔ **Vena yugular interna:**
- ✍ Aunque el abordaje de la vena yugular derecha es más sencillo, puesto que la llegada a la vena cava superior es más directa, antes de elegirlo debemos considerar la posibilidad de que el paciente vaya a requerir soporte en oxigenación por membrana extracorpórea, ya que será la vía de elección para la canulación venosa.
- ✍ En los niños más pequeños suele requerirse un abordaje ecográfico transverso (fuera de plano), por lo que el riesgo de punción accidental de la arteria carótida debe tenerse en cuenta.

- ✍ Tras la canulación, debemos considerar realizar una radiografía anteroposterior de tórax para descartar la punción accidental pleural y la aparición de neumotórax.

✔ **Vena subclavia:**
- ✍ Para la realización de la técnica ecoguiada debe considerarse emplear el abordaje supraclavicular, pues permite visualizar de manera relativamente sencilla el trayecto del vaso, facilitando su punción.
- ✍ En ocasiones es posible la punción y canalización directa del confluyente yugulosubclavio.
- ✍ Igual que en la canalización yugular, debemos considerar la realización de una radiografía para descartar la aparición de neumotórax como complicación.

3.5. Técnicas de depuración extrarrenal

La aparición de daño renal en pacientes pediátricos críticos no es un hecho infrecuente, y habitualmente se produce de manera secundaria a otros cuadros clínicos. Aunque la causa más frecuente para precisar la implantación de técnicas de depuración extrarrenal en niños es la incapacidad para lograr un balance hidroelectrolítico adecuado en caso de hipervolemia significativa, es necesario señalar también como posibles indicaciones la uremia, las alteraciones metabólicas congénitas, las alteraciones hidroelectrolíticas, la acidosis metabólica grave, las intoxicaciones o el fallo hepático.

Entre las modalidades de depuración extrarrenal más empleadas en pacientes pediátricos destacan las técnicas de depuración extrarrenal continua (especialmente la hemodiafiltración venovenosa continua). En la actualidad otras técnicas como la hemodiálisis o la diálisis peritoneal se usan de manera menos frecuente por su complejidad técnica específica en el paciente pediátrico y por los problemas de tolerancia respiratoria y hemodinámica que pueden presentar.

La implantación de técnicas de depuración extrarrenal continua precisa de la canalización de un acceso vascular específico con catéteres venosos centrales cortos multiperforados que permitan obtener flujos sanguíneos adecuados. Los calibres recomendados para la realización de técnicas de depuración extrarrenal continua en niños, según su peso, son:

✔ < 3-4 kg: un catéter de doble luz de 5,5 Fr o dos catéteres de 4-5 Fr.
✔ 4-20 kg: un catéter de doble luz de 6,5-7 Fr.
✔ > 20 kg: un catéter de doble luz de 8-11 Fr.

En relación con la localización de la vía venosa empleada, deben tenerse en cuenta las características específicas de cada paciente, siendo los accesos vasculares superiores (vena yugular interna y vena subclavia) los más adecuados en términos de proporcionar flujo suficiente, aunque también son los más susceptibles de presentar complicaciones durante su canalización.

La elección de los circuitos y filtros empleados está condicionada por el tamaño del paciente, siendo los más frecuentemente empleados los de superficie de membrana de 0,2 m² para pacientes con peso < 10 kg; 0,6 m² para pacientes < 25 kg y 1,2 m² a partir de 25 kg.

Tabla 84-18. Referencias de tamaños de los catéteres venosos centrales en pacientes pediátricos

Nº de luces	Peso y edad	Grosor (Fr)	Longitud (cm)	Localización*
2	Niños <15 kg (4-5 años)	3 y 4	5, 6, 8, 10 y 13	Yugular o subclavia
			30	Femoral
	Niños >15 kg (> 5 años)	7	20	Yugular y subclavia
3	Niños <15 kg (4-5 años)	3, 4, 4,5 y 5,5	8, 12,5 y 13	Yugular y subclavia
			20 y 30	Femoral
	Niños >15 kg (> 5 años)	4,5, 5,5 y 7	13 y 20	Yugular y subclavia
			20 y 30	Femoral

*Los catéteres de 13 y 20 cm pueden utilizarse en el neonato y el lactante por vía femoral.

La perfusión continua de heparina en el circuito y el uso de líquidos ricos en citrato (anticoagulación regional) son los dos métodos de anticoagulación empleados habitualmente en las técnicas de depuración extrarrenal continua en pediatría.

La Tabla 84-19 recoge los valores de flujo de los diferentes parámetros que se usan habitualmente en la programación de las técnicas de depuración extrarrenal continua.

La conexión y el inicio de las técnicas de depuración extrarrenal continua pueden desencadenar episodios de inestabilidad hemodinámica grave, por lo que se considerará el empleo de soluciones hidrocoloides en el cebado del circuito, el ajuste progresivo del flujo de sangre comenzando con flujos bajos, la administración de fluidos como expansores de la volemia, e incluso agentes vasoactivos durante la conexión.

La circulación de sangre a través del filtro suele condicionar, especialmente en los pacientes de menor tamaño, el descenso de la temperatura corporal, por lo que deben emplearse sistemas de calentamiento específicos que minimicen la pérdida de calor durante el tratamiento. En cambio, en caso de hipertermia, el procedimiento facilitará disminuir la temperatura corporal.

Dado que muchos de los fármacos empleados en el tratamiento de pacientes pediátricos críticos son filtrados a través de las membranas de los filtros, es posible que pueda precisarse un ajuste de dosis específico en los pacientes sometidos a estas técnicas. Si bien no existen guías claras al respecto, la guía debe ser el peso molecular de los fármacos, de modo que aquellos de bajo peso molecular y escasa unión a proteínas se perderán en mayor proporción a través de los poros de los filtros que los de peso molecular elevado.

3.6. Transporte intrahospitalario e interhospitalario del paciente pediátrico

Las consideraciones fundamentales para el transporte del niño crítico no distan de las que se siguen para el transporte del adulto, si bien existen ciertos matices relevantes. De manera ideal, el equipo de transporte interhospitalario estará constituido por un profesional con experiencia en la atención al niño crítico, una enfermera de UCIP y un técnico con experiencia en el manejo del paciente pediátrico crítico.

El equipo de transporte debe haber recibido la transferencia del paciente mediante un intercambio de información estructurado y claro por parte del equipo al cargo anterior, que habrá estabilizado y optimizado en lo posible la situación clínica del paciente. Esto permitirá una adecuada preparación del transporte, que es la

clave para que un traslado sea exitoso y sin complicaciones. Se contará en todo caso con un plan de acción para el caso de que aparezcan dichas complicaciones.

Señalamos aquí algunas diferencias con el adulto:

✔ Debe tenerse en cuenta que en las trasferencias de camilla a cama es relativamente fácil que se movilice el tubo endotraqueal, y dada la escasa longitud de la tráquea con respecto a la del adulto, eso podría suponer que un pequeño desplazamiento origine una extubación o una migración al bronquio derecho. También una flexión o extensión del cuello significativa podrían provocar un problema similar en los lactantes pequeños. En relación con esto, sería ideal tener una radiografía de tórax para situar la altura del tubo y fijarlo en la situación ideal.

✔ Con frecuencia se usan respiradores de transporte de una sola rama, con válvula espiratoria. Está bien descrito que la distancia entre la cazoleta del tubo endotraqueal y esa válvula supone un espacio muerto muy significativo en relación con el volumen corriente de los niños pequeños, lo que conlleva reinhalación, especialmente si se emplean volúmenes corrientes en el límite bajo (cercanos a 6 mL/kg). Por ello sería conveniente emplear respiradores de transporte con doble rama si están disponibles, o al menos vigilar la capnografía durante unos minutos antes del traslado ya conectado a ese respirador, y emplear volúmenes corrientes algo más elevados. Es fundamental asegurarse de que no hay codos o piezas intermedias que aumenten aún más el espacio muerto.

✔ Respecto a lo anterior, esos respiradores de transporte de una sola rama son clásicamente volumétricos, y su volumen corriente mínimo podría ser alto para un lactante pequeño de 3-4 kg (volumen mínimo de 50 mL en algunos respiradores). En ese caso, podría emplearse un modo de presión programando una presión inspiratoria máxima en función del volumen corriente obtenido.

✔ Ante la no infrecuente extravasación de vías periféricas, siempre sería recomendable contar con dos vías periféricas en el caso de un traslado interhospitalario, si no hay opción o indicación de una vía más segura (línea media o central).

✔ Debe tenerse en cuenta que los niños más pequeños pueden sufrir una significativa pérdida de calor en ambientes fríos como la ambulancia en otoño-invierno, que podría repercutir en la estabilidad clínica del paciente.

✔ Dado el tamaño de los niños, la camilla con la que cuenta la ambulancia medicalizada no será adecuada para su seguridad en el transporte, siendo necesarios los sistemas de retención

Tabla 84-19. Parámetros y flujos de referencia para las técnicas de depuración extrarrenal continua en pacientes pediátricos

Parámetro	Flujo recomendado	Observaciones
Flujo de sangre	3-10 mL/kg/min	Determinado por el calibre del acceso vascular y la tolerancia hemodinámica
Ultrafiltrado (robo o extracción programada)	Variable	Ajustar en función de la sobrecarga hídrica existente y la tolerancia hemodinámica
Sustitución o reposición	20-40 mL/kg/h	Suele comenzarse con 20-25 mL/kg/h
Diálisis	20-40 mL/kg/h	Se debe emplear diálisis (hemodiafiltración) si la hemofiltración es insuficiente para depurar solutos

(de tipo Kidy Safe®). Los neonatos y los lactantes más pequeños pueden ser trasladados en incubadoras de transporte.

✔ Como ya se ha señalado anteriormente, los cuidados centrados en la familia suponen que pueda ser recomendable el acompañamiento del menor por uno de los progenitores.

3.7. Ecografía a pie de cama en niños

En los niños, las aplicaciones de la ecografía a pie de cama son básicamente las mismas que en el paciente adulto. En general, el menor espesor del panículo adiposo en los niños, sobre todo en los más pequeños, permite obtener imágenes de calidad en la mayoría de los casos, aunque, por otro lado, en los niños pequeños que no están sedados su colaboración será limitada y la exploración más difícil.

Para la valoración cardíaca y hemodinámica, de forma análoga a lo que se hace en adultos, se realiza una estimación de la precarga mediante la valoración del tamaño de la vena cava inferior y su variación respirofásica; una estimación de la respuesta a líquidos mediante la integral volumen-tiempo en la salida aórtica en una proyección de 5 cámaras; una valoración de la función del ventrículo izquierdo cualitativamente (*eyeballing*) y semicuantitativamente (fracción de eyección y de acortamiento) para detectar hipertensión pulmonar y la presencia de derrame pericárdico. Debe señalarse que no están suficientemente establecidos los puntos de corte para predecir la respuesta a líquidos, si bien se ha sugerido un cambio mayor del 15 % en la integral volumen-tiempo en la salida aórtica.

En cuanto a la neuroecografía, se emplea la ventana transfontanelar durante los primeros meses de vida, que permite explorar mediante una sonda microconvexa o convexa (también podría ser sectorial o lineal) la posición de la línea media, el tamaño y contenido de los ventrículos laterales y el Doppler transcraneal de varias ramas de las arterias cerebrales principales, fundamentalmente de la cerebral anterior. Si se sospecha la existencia de hipertensión intracraneal, se registran las velocidades en la rama pericallosa de la arteria cerebral anterior antes y después de realizar una compresión ligera de la fontanela anterior. Índices de resistencia y de pulsatilidad > 0,65 sin compresión y > 0,8 durante la compresión sugieren hipertensión intracraneal. En la Tabla 84-20 se muestran los valores de referencia de las velocidades de flujo en las arterias cerebrales según la edad.

En cuanto al diámetro de la vaina del nervio óptico (DVNO) y su correlación con una posible hipertensión intracraneal, no existe un valor umbral de referencia establecido en pediatría de dicho diámetro a partir del cual se considera que existe hipertensión intracraneal, aunque de forma orientativa se estima un valor umbral de < 4 mm para lactantes < 1 año y < 4,5 mm para niños > 1 año. En el caso de que el valor del diámetro de la vaina del nervio óptico sea menor al valor umbral establecido, el riesgo de hipertensión intracraneal es bajo, lo que permite tomar medidas conservadoras.

Como herramienta de valoración del abdomen, el *focused assessment with sonography in trauma* (FAST) es de utilidad para indicar la necesidad de cirugía urgente en el niño inestable. En pacientes estables con traumatismo abdominal cerrado, el FAST podría evitar la realización de una TC abdominal si no hay datos analíticos ni exploratorios sospechosos, si bien debería repetirse el estudio para minimizar la posibilidad de falsos negativos.

Las aplicaciones de la ecografía pulmonar son idénticas a las del adulto (en el área pleural y parenquimatosa), con la excepción de la bronquiolitis, en la que se describe un patrón intersticial de gravedad variable, con condensaciones neumónicas e irregularidad de la línea pleural. También la ecografía diafragmática ayuda a detectar paresias diafragmáticas y a predecir el éxito de la extubación, si bien no hay una cifra con evidencia suficiente de fracción de engrosamiento del diafragma para ello.

En cuanto a su uso durante técnicas invasivas, la ecografía a pie de cama se emplea de forma generalizada para aumentar la seguridad de distintos procedimientos: toracocentesis, paracentesis, pericardiocentesis y canalización vascular. También se ha empleado con éxito para la realización de punciones lumbares, ya sea como guía estática o dinámica, dado que en los niños más pequeños se aprecia el canal medular con muy buena definición.

3.8. Nutrición artificial en pediatría crítica

La evaluación e intervención nutricional es esencial en los cuidados intensivos pediátricos, ya que tanto las deficiencias nutricionales previas como las inducidas durante el ingreso tienen una repercusión pronóstica clara, con incremento del riesgo de infecciones nosocomiales, prolongación de la ventilación mecánica y estancia en la unidad.

Es preciso calcular día a día de las necesidades calóricas para prescribir la pauta nutricional y, aunque la calorimetría indirecta es el mejor método, se utiliza en pocos casos, por lo que se suele recurrir a fórmulas teóricas (Tabla 84-21), cuyos resultados deben ser considerados como una referencia para ajustar los aportes según las circunstancias del paciente (enfermedad de base, actividad, fiebre, factores de estrés, sedantes/relajantes, tolerancia digestiva, necesidad de restricción de aportes hídricos, etcétera).

Sea cual sea el tipo de alimentación prescrita y su composición, es esencial monitorizar sus efectos positivos y sus posibles complicaciones. Para ello se realizará un balance hídrico estricto y controles periódicos de glucemia, electrolitos y marcadores nutricionales como la prealbúmina. Es importante comprobar qué porcentaje de las cantidades prescritas son realmente administradas, ya que suelen producirse interrupciones motivadas por la situación de los pacientes o la presencia de complicaciones como vómitos o diarrea.

3.8.1. Nutrición enteral

La nutrición enteral es la de elección en la mayor parte de los niños críticamente enfermos y debe iniciarse de forma precoz, con incrementos progresivos de los aportes hasta alcanzar los objetivos nutricionales a los 4-5 días.

Se consideran contraindicaciones para este tipo de alimentación: hemorragia digestiva grave, obstrucción o perforación intestinal, anastomosis entérica reciente y el *shock* con necesidad de fármacos vasoactivos. Los vómitos y el reflujo gastroesofágico son contraindicaciones relativas, ya que el niño podría tolerar la nutrición por vía transpilórica, un modo de administración muy utilizado en las UCIP.

Tabla 84-20. Velocidades de flujo de referencia en las arterias cerebrales a lo largo de la edad pediátrica expresadas en media (desviación estándar)

Edad		Arteria cerebral media	Arteria carótida interna	Arteria cerebral anterior	Arteria cerebral posterior	Arteria basilar
Velocidad media	3-12 meses	74 (14)	67 (10)	50 (11)	50 (17)	51 (6)
	1-3 años	85 (10)	81 (8)	55 (13)	50 (17)	51 (6)
	4-6 años	94 (10)	93 (9)	71 (15)	56 (13)	58 (6)
	7-10 años	97 (9)	93 (9)	65 (13)	57 (9)	58 (9)
	11-18 años	81 (11)	79 (12)	56 (14)	50 (10)	46 (8)
Velocidad sistólica	3-12 meses	114 (20)	104 (12)	77 (15)	67 (18)	71 (6)
	1-3 años	124 (10)	118 (24)	81 (19)	67 (18)	71 (6)
	4-6 años	147 (17)	144 (19)	104 (22)	84 (20)	88 (9)
	7-10 años	143 (13)	140 (14)	100 (20)	82 (11)	85 (17)
	11-18 años	129 (17)	125 (18)	92 (19)	75 (16)	68 (11)
Velocidad diastólica	3-12 meses	46 (9)	40 (8)	33 (7)		
	1-3 años	65 (11)	58 (5)	40 (11)	36 (13)	35 (6)
	4-6 años	65 (9)	66 (8)	48 (9)	40 (12)	41 (5)
	7-10 años	72 (9)	68 (10)	51 (10)	42 (7)	44 (8)
	11-18 años	60 (8)	59 (9)	46 (11)	39 (8)	36 (7)

Las fórmulas disponibles actualmente son muy variadas y adaptadas en cuanto a composición de nutrientes y aportes calóricos y fibra a la patología de base del paciente. De forma general,

Tabla 84-21. Fórmulas para el cálculo del gasto energético en reposo

Edad (años)	Niños	Niñas
Fórmula de la Organización Mundial de la Salud		
0-3	$60,9 \times$ peso (kg) $- 54$	$61 \times$ peso (kg) $- 51$
3-10	$22,7 \times$ peso (kg) $+ 495$	$22,5 \times$ peso (kg) $+ 499$
10-18	$17,5 \times$ peso (kg) $+ 651$	$12,1 \times$ peso (kg) $+ 746$
Fórmula de Schofield (MJ*/día)		
0-3	$0,007 \times$ peso (kg) $+ 6,349 \times$ talla (m) $- 2,584$	$0,068 \times$ peso (kg) $+ 4,281 \times$ talla (m) $- 1,730$
3-10	$0,082 \times$ peso (kg) $+ 0,545 \times$ talla (m) $+ 1,730$	$0,071 \times$ peso (kg) $+ 0,677 \times$ talla (m) $+ 1,553$
10-18	$0,068 \times$ peso (kg) $+ 0,574 \times$ talla (m) $+ 2,157$	$0,035 \times$ peso (kg) $+ 1,984 \times$ talla (m) $+ 0,837$

*kcal/día = MJ × 239.

en los lactantes puede utilizarse la leche materna o adaptada, si bien su aporte calórico y densidad pueden ser insuficientes en pacientes críticos, por lo que existen fórmulas enterales para esa edad. En caso de intolerancia a las proteínas de leche de vaca o síndromes malabsortivos se indicarán hidrolizados de proteínas lácteas sin lactosa. Entre 1 año y 10 años de edad, si la función digestiva no está muy alterada, son adecuadas las fórmulas pediátricas poliméricas, normocalóricas y normoproteicas. A partir de 10 años pueden utilizarse las fórmulas de adultos, siempre que se aporten al menos 1.300 mL/día para conseguir las necesidades de hierro, calcio y fósforo (más elevadas que en el adulto a esa edad).

El ritmo de administración puede ser intermitente o continuo (obligado en caso de utilizar la vía transpilórica). En ambos casos se recomienda aumentar los aportes de forma progresiva, según la tolerancia. La utilización de procinéticos (domperidona, eritromicina) debe ser individualizada. La consideración de los residuos gástricos en el momento actual ha perdido relevancia y no se suelen medir a menos que existan datos clínicos de mala tolerancia (distensión abdominal, vómitos, repercusión respiratoria en lactantes, etcétera).

3.8.2. Nutrición parenteral

La utilización de la vía parenteral para la alimentación del niño críticamente enfermo debe ser la segunda opción, tras la valoración de la nutrición enteral. En cualquier caso, hay indicaciones claras para este tipo de nutrición, como son malformaciones digestivas, intervenciones quirúrgicas abdominales, íleo, peritonitis, síndrome de intestino corto, enterocolitis necrotizante, *shock* séptico, politraumatismos o el fracaso multiorgánico.

Siempre que sea posible se debe mantener algún aporte por vía enteral (nutrición enteral mínima), para permitir el trofismo intestinal, prevenir la translocación bacteriana y facilitar la transición de la nutrición parenteral a la enteral.

La vía de administración preferente debe ser la central (o catéteres centrales de acceso periférico), para permitir la infusión de soluciones con osmolaridades de hasta 1.500 mOsm/L. Las vías periféricas en los niños pequeños son difíciles de canalizar y mantener, además de impedir aportes calóricos superiores a 0,7 kcal/mL, lo que hace difícil conseguir los objetivos nutricionales bien sea por los elevados requerimientos o por la necesidad de restricción de los aportes hídricos.

En cuanto a la composición de las soluciones parenterales, la principal diferencia con los adultos es el mayor requerimiento proteico por kilogramo de peso, de modo que el mínimo sería 1,5 g/kg/día, alcanzándose hasta 3 g/kg/día en los niños más pequeños. Sin embargo, el exceso de aportes proteicos tiene riesgo de acidosis metabólica y de aumento del nitrógeno ureico y amonio, por lo que es prudente la restricción proteica en caso de fracaso hepático y renal (si no se dializa). En los niños con enfermedades metabólicas congénitas la composición de aminoácidos debe ser específica, controlando sus niveles a diario.

Si bien es posible utilizar soluciones comerciales estandarizadas en los niños menos inestables y de mayor edad, que permiten su aplicación inmediata y evitan errores, en los demás es necesario hacer prescripciones individualizadas que deben preparar los servicios de Farmacia. Para ello son de gran utilidad los programas informáticos específicos que permiten el cálculo de los aportes de líquidos, hidratos de carbono, lípidos, proteínas, vitaminas y oligoelementos.

4. Conclusiones

Los cuidados intensivos pediátricos tienen características específicas, relacionadas con la anatomía y fisiopatología de los niños desde el nacimiento hasta la adolescencia, la presencia de condiciones congénitas y adquiridas que dan lugar a situaciones críticas y las peculiaridades de los tratamientos en los niños.

Los intensivistas que atienden habitualmente a pacientes adultos, en caso de tener que tratar a lactantes o niños, deben conocer las patologías respiratorias, cardiocirculatorias, neurológicas o del medio interno que son específicas de los niños. La realización de procedimientos en los niños críticos tiene indicaciones similares a la de los adultos, pero precisa materiales adaptados y un adiestramiento significativo, dadas las dificultades técnicas y los riesgos de los procedimientos invasivos, sobre todo en los niños más pequeños.

Puntos clave

- Los niños críticamente enfermos precisan cuidados de calidad adaptados a sus necesidades específicas, que deben tener en cuenta no solo al paciente sino también a la familia.
- Los parámetros vitales de los niños deben ser correlacionados con su edad, tamaño y situación clínica.
- La bronquiolitis aguda es una causa frecuente de insuficiencia respiratoria aguda, que afecta especialmente a los lactantes pequeños.
- Además de las causas de *shock* también presentes en los adultos, en los niños se deben considerar las relacionadas con los síndromes inflamatorios sistémicos.
- La taquicardia supraventricular es la arritmia grave más frecuente en los niños, que puede ser aceptablemente tolerada durante horas y manifestarse con clínica inespecífica.
- En los niños con patología neurológica de base son frecuentes las crisis convulsivas prolongadas o refractarias a fármacos de primera línea, que precisan ingreso en UCIP para su control.
- La cetoacidosis diabética es la principal urgencia metabólica en Pediatría, siendo en general consecuencia del debut de una diabetes tipo 1.
- Los errores innatos del metabolismo dan lugar a descompensaciones graves, tanto al diagnóstico como durante su evolución, por lo que su abordaje inicial y genérico debe ser conocido por los intensivistas.
- La fluidoterapia inicial del niño críticamente enfermo debe basarse en líquidos isotónicos y balanceados.
- Los criterios de lesión renal aguda en el niño tienen en cuenta los cambios de la creatinina sobre los valores basales normales para cada edad.
- Ante un niño pequeño politraumatizado debe tenerse en cuenta la posibilidad de un maltrato como causa.
- El material y procedimientos para el control de la vía aérea, la canalización vascular y la hemodiafiltración venovenosa continuos son específicos y requieren conocimientos y adiestramiento concretos, dados los riesgos que suponen sobre todo en los lactantes.
- La RCP pediátrica debe considerar que la parada cardíaca suele ser secundaria a una hipoxia grave por incapacidad para compensar una insuficiencia respiratoria o cardiorrespiratoria.
- La dosificación ajustada al peso o la superficie corporal y la infusión continua de fármacos constituyen una práctica habitual en la atención al niño crítico.

Bibliografía

Abend NS, Loddenkemper T. Pediatric status epilepticus management. Curr Opin Pediatr. 2014;26:668-74.

Blasco Alonso J, Gil Gómez R, Sierra Salinas C. La ciencia y el arte de la nutrición en cuidados intensivos pediátricos. Ergon; 2020.

Brossier DW, Tume LN, Briant AR, et al. ESPNIC clinical practice guidelines: intravenous maintenance fluid therapy in acute and critically ill children – a systematic review and meta-analysis. Intensive Care Med. 2022;48(12):1691-708.

Burton L, Bhargava V, Kong M. Point-of-care ultrasound in the Pediatric Intensive Care Unit. Front Pediatr. 2022;9:830160.

Cashe K, Petersen T. Diabetic ketoacidosis. Pediatr Rev. 2019;40:412-20.

Chrimes N, Higgs A, Hagberg CA, et al. Preventing unrecognized oesophageal intubation: a consensus guideline form the Project for Universal Management of Airways and international airways societies. Anaesthesia. 2022;77(12):1395-15.

Conlon TW, Yousef N, Mayordomo-Colunga J, et al. Establishing a risk assessment framework for point-of-care ultrasound. Eur J Ped. 2022;181:1449-57.

De la Oliva P, Cambra-Lasaosa FJ, Quintana-Díaz M, et al. Admission, discharge and triage guidelines for paediatric intensive care units in Spain. Med Intensiva (Engl Ed). 2018;42(4):235-46.

Doniger SJ. Pediatric emergency and critical care ultrasound. Cambridge University Press; 2013.

Dryden-Palmer K, Garros D, Meyer EC, Farrell C, Parshuram CS. Care for dying children and their families in the PICU: Promoting clinician education, support and resilience. Pediatr Crit Care Med. 2018;S79-S85.

Edwards JD, Goodman DM. The child with severe chronic illsess in the ICU: A concise review. Crit Care Med. 2022;50:848-59.

Engel J, von Borell F, Baumgartner I, et al. Modified ABCDEF-Bundles for critically ill pediatric patients – What could they look like? Front Pediatr. 2022;10:886334.

González-Cortés R, García-Salido A, Roca-Pascual D, et al. A multicenter national survey of children with SARS-CoV-2 infection admitted to Spanish pediatric intensive care units. Intensive Care Med 2020;46:1774-76.

Grupo Español de Reanimación Cardiopulmonar Pediátrica y Neonatal. Manual de reanimación cardiopulmonar avanzada pediátrica y neonatal. 6ª ed. SIOSI Punto Gráfico SL; 2022.

Hill C, Knafl KA, Santacroce SJ. Family-centered care from the perspective of parents of children cared for in a Pediatric Intensive Care Unit: An integrative review. J Pediatr Nurs. 2018;41:22-33.

Hsu G, von Ungern-Sternberg BS, Engelhardt T. Pediatric airway management. Curr Opin Anaesthesiol. 2021;34:276-83.

Iqbal O'Meara AM, Sequeira J, Miller Ferguson N. Advances and future directions of diagnosis and management of pediatric abusive head trauma: A review of the literature. Front Neurol. 2020:11:118.

Law YM, Lal AK, Chen S, et al. Diagnosis and management of myocarditis in children: a scientific statement from the American Heart Association. Circulation. 2021;144(6):e123-e135.

Levin DL, Downes JJ, Todres D. History of pediatric critical care medicine. J Ped Intens Care. 2013;2:147-67.

López-Herce Cid J, Calvo Rey C, Rey Galán C, Rodríguez Núñez A. Manual de Cuidados Intensivos Pediátricos. PubliMed; 2019.

Marlow RK, Brouillette S, Williams V, et al. Risk factors associated with mechanical ventilation in critical bronchiolitis. Children (Basel). 2021;8:1035.

Mastrangelo M, Baglioni V. Management of neurological emergencies in children: an updated overview. Neuropediatrics. 2021;52:242-51.

Medina Villanueva A, Pilar Orive FJ; Grupo de Trabajo Respiratorio de la SECIP. Manual de ventilación mecánica pediátrica y neonatal. 6ª ed. Ergon; 2015.

Menon K, Schlapbach LJ, Akech S, et al. Criteria for pediatric sepsis – A systematic review and meta-analysis by the pediatric sepsis definition taskforce. Crit Care Med. 2022;50:21-36.

Miller KA, Nagler J. Advances in emergent airway management in Pediatrics. Emerg Med Clin North Am. 2019;37:473-491.

Miller-Smith L, Wagner AF, Lantos JD. Bioethics in the pediatric ICU: Ethical dilemmas encountered in the care of the critically ill children. Springer Nature Switzerland; 2019.

Molloy EJ, Nakra N, Gale C, Dimitraded VR, Lakshminrusimha S. Multisystem inflammatory syndrome in children (MIS-C) and neonates (MIS-N) associated with COVID-19: optimizing definition and treatment. Pediatr Res. 2022;Sept1:1-10.

Netzer G. Families in the intensive care unit. A guide to understanding, engaging, and supporting at the bedside. Springer Nature Switzerland; 2018.

Nichols DG, Shaffner DH. Roger's textbook of pediatric intensive care. 5ª Ed. Wolters Kluwer; 2016.

Pfeiffer S, Lauridsen KG, Wenger J, et al. Code team structure and training in the Pediatric Resuscitation Quality international collaborative. Pediatr Emerg Care. 2021;37:e431-5.

Romaine ST, Sefton G, Lim E, et al. Performance of seven different paediatric early warning scores to predict critical care admission in febrile children presenting to emergency department: a retrospective cohort study. BMJ Open. 2021;11:e044091.

Sanders RC; Nett ST, Davis KF, et al. Family presence during pediatric tracheal intubations. JAMA Pediatr. 2016;170:e154627.

Sanderson KR, Harshman LA. Renal replacement therapies for infants and children in the ICU. Curr Opin Pediatr. 2020;32:360-66.

Singh Y, Tissot C, Yousef N, et al. International evidence-based guidelines on Point of Care Ultrasound (POCUS) for critically ill neonates and children issued by the POCUS working group of the European society of Paediatric and Neonatal Intensive Care (ESPNIC). Crit Care. 2020;1:65.

Soeteman M, Kappen TH, van Engelen M, et al. Validation of a modified bedside Pediatric Early Warning System score for detection of clinical deterioration in hospitalized oncology patients: A prospective cohort study. Pediatr Blood Cancer. 2023;70(1):e30036.

Smith HA, Besunder JB, Betters KA, et al. 2022 Society of Critical Care Medicine clinical practice guidelines on prevention and management of pain, agitation, neuromuscular blockade, and delirium in critically ill pediatric patients with consideration of the ICU environment and early mobility. Crit Care Med. 2022;23:e74-110.

Solana MJ, Manrique G, Slocker M, et al. Early vs late enteral nutrition in pediatric intensive care unit: Barriers, benefits, and complications. Nutr Clin Pract. 2023;38(2):442-8.

Stanski NL, Fuhrman D, Basu RK. Controversies in paediatric acute kidney injury and continuous renal replacement therapy: can paediatric care lead the way to precision acute kidney injury medicine? Curr Opin Crit Care. 2021;27:604-10.

Tume LN, Valla FV, Joosten K, et al. Nutritional support for children during critical illness: European Society of Pediatric and Neonatal Intensive Care (ESPNIC) metabolism, endocrine and nutrition section position statement and clinical recommendations. Intensive Care Med. 2020;46:411-25.

Watkins LA, Dial SP, Koenig SJ, Kurepa DN, Mayo PH. The utility of point-of-care ultrasound in the Pediatric Intensive Care Unit. J Intensive Care Med. 2022;37:1029-36.

Farmacología y toxicología

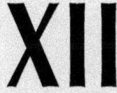

XII

Farmacología y toxicología

85 Fluidoterapia

M. Sánchez Sánchez, J. Rodríguez Peláez y M. S. Arellano Serrano

Orientación para el estudio

La fluidoterapia es importante en los pacientes hospitalizados y es fundamental en los pacientes críticos. Existen diferentes tipos de fluidos que deben ser tratados como cualquier medicamento, de forma que se seleccione el más adecuado para cada momento y en la cantidad correcta. Tanto el déficit como el exceso de fluidos son perjudiciales, por lo que su aporte exige una adecuada monitorización.

1. Introducción

La fluidoterapia se viene utilizando desde hace unos 200 años, encontrándose las primeras referencias de su uso en la epidemia de cólera que sufrió Londres en 1832. Actualmente existen muchos tipos de fluidos que son utilizados en función de las necesidades. Todas las indicaciones son importantes, pero podemos destacar aquella que trata de reponer las pérdidas intravasculares (gastrointestinales, urinarias, cutáneas o sanguíneas), especialmente cuando estas pérdidas no pueden ser compensadas por los mecanismos compensatorios y se instaura un *shock* con hipoperfusión tisular. Pero no solo se requiere fluidoterapia en el *shock* hipovolémico, sino también en el *shock* distributivo ocasionado por la respuesta inflamatoria secundaria a sepsis, quemaduras, traumas o cirugías. De forma que, sea cual sea el origen, se aportarán fluidos para restaurar el volumen intravascular eficaz hasta niveles cercanos a lo fisiológico.

En cuanto a la fisiología de la reanimación con fluidos, el modelo clásico de Starling señalaba que los fluidos salen del espacio intravascular en el lecho capilar porque los gradientes de las fuerzas hidrostáticas exceden al de las osmóticas, y después ocurre lo contrario en el lado venoso. Sin embargo, ese modelo resultaba insuficiente, por lo que se propuso un modelo revisado de Starling, en el que se tiene en cuenta el glucocáliz endotelial, que determina la permeabilidad de la membrana, representando el coeficiente de reflexión σ. El glucocáliz está formado por una matriz interna densa, que es la situada en el lado luminal de las células endoteliales y que es la primera barrera selectiva para las macromoléculas del plasma. La otra capa es menos densa y se extiende hacia el interior del vaso formando una macroestructura que soporta el movimiento de los eritrocitos. Los fluidos desde el espacio intersticial vuelven al espacio intravascular a través de un pequeño número de largos poros, de modo que debe existir otra forma de reentrada, que es la circulación linfática, la cual tiene una gran capacidad de acomodación.

La barrera endotelial y la de glucocáliz son moduladas por mediadores inflamatorios, agentes estabilizantes y fuerzas físicas en la pared vascular. Su estructura y función varía en los diferentes órganos y en las diferentes condiciones (agresión local o sistémica). Por tanto, en la elección de los tipos de fluidos debe considerarse la causa. Cuando es por sepsis, trauma o cirugías, se pierde la estructura y función del glucocáliz, lo que incrementa el flujo transcapilar con salida de fluidos y albúmina, y puede llevar a un síndrome de incremento de la permeabilidad global, que se pone de manifiesto sobre todo al iniciar la reanimación con fluidos. En cambio, en otras situaciones como hipotensión por sedoanalgesia, el glucocáliz está intacto y la presión capilar es baja, por lo que todos los tipos de fluidos permanecen en el espacio intravascular.

Otro aspecto importante está relacionado con el volumen de sangre intravascular, ya que debemos diferenciar entre «volumen no estresado», que es el requerido para llenar el lecho vascular y ejercer fuerza sobre la pared venosa, y «volumen de estrés», que sería cualquier volumen que supere al anterior y que aumente la presión media de llenado sistémico y el retorno venoso. Teniendo en cuenta esto, los aportes de fluidos aumentarán el gasto cardíaco solo cuando hayan rellenado el volumen no estresado y comiencen a formar parte del estresado. En el *shock* distributivo se produce vasodilatación y aumento de la complianza vascular, con lo que aumenta el volumen necesario para rellenar el volumen no estresado, pasando una porción del volumen estresado a no estresado, lo que disminuye la presión media de llenado sistémico y el retorno venoso. Por eso, el aporte de volumen rellena primero el volumen no estresado y luego ya actúa como estresado. En esta situación pueden ser útiles los vasopresores, que disminuyen la capacidad del lecho y por tanto la cantidad de volumen no estresado, de forma que cambian la *ratio* a favor del estresado y con menos volumen se consigue aumentar el retorno venoso. En el *shock* hemorrágico disminuye el volumen estresado y los mecanismos compensatorios liberan catecolaminas, las cuales producen venoconstricción y hacen que parte del volumen no estresado pase a ser estresado y temporalmente aumente la presión media de llenado sistémico y el retorno venoso.

2. Tipos de fluidos

2.1. Cristaloides

Los cristaloides se definen como soluciones de iones capaces de atravesar membranas semipermeables. Son los fluidos más usados y los más baratos.

A excepción de las soluciones de glucosa pura, los cristaloides contienen sodio, cloro y otros aniones que determinan la tonicidad con respecto al fluido extracelular, y es su composición lo que les confiere tanto la capacidad de expansión plasmática como su toxicidad cuando son administrados de forma intravenosa (Tabla 85-1).

Así, la distribución entre los compartimentos intracelular y extracelular viene determinada por la concentración de sodio de la solución, de forma que cuando se administra un fluido con con-

Tabla 85-1. Composición del suero salino al 0,9 % y de los principales sueros balanceados

Solución	Sodio (mmol/L)	Cloro (mmol/L)	Otros (mmol/L)	Osmolaridad (mOsm/L)	Osmolalidad (mOsm/kg)	pH	Otros
Suero salino al 0,9 %	154	154	-	308	286	5,0	✔ Es el fluido más usado tradicionalmente ✔ La infusión rápida de grandes cantidades provoca acidosis hiperclorémica ✔ La hipercloremia puede producir fracaso renal agudo ✔ De elección en el TCE
Lactato de sodio (solución de Hartmann)	131	111	✔ Potasio 5,4 ✔ Calcio 2,0 ✔ Lactato 29	280,6	254	5,0-7,0	
Ringer lactato	130	109	✔ Potasio 4 ✔ Calcio 2,7 ✔ Lactato 28	273	273	6,5	✔ Soluciones tamponadas en las cuales otros aniones permiten reducir la concentración de cloro ✔ Menos incidencia de acidosis hiperclorémica ✔ La infusión rápida de grandes cantidades provoca alcalosis metabólica ✔ Presentan una teórica menor incidencia de fracaso renal agudo ✔ Dado que cada solución contiene un *buffer* diferente y distintas concentraciones de iones, se deben considerar las indicaciones y contraindicaciones de forma individual
Ringer acetato	140	127	✔ Potasio 4 ✔ Calcio 2,5 ✔ Acetato 24 ✔ Malato 5,0 ✔ Magnesio 1,0	304	254	4,6-5,4	
Plasmalyte® 148	140	98	✔ Potasio 5 ✔ Acetato 27 ✔ Gluconato 23 ✔ Magnesio 1,5	294	271	4,0-6,5	

centraciones de sodio cercanas al plasma (140 mmol/L), se produce un incremento transitorio del volumen intravascular.

Los cristaloides son utilizados tanto como fluidoterapia de reanimación, para incrementar o mantener el volumen intravascular, como también a modo de fluidoterapia de mantenimiento, con el objetivo de hidratar y mantener el balance hidroelectrolítico en pacientes que no toleran la administración por vía enteral.

2.1.1. Solución salina al 0,9 %

Es una solución con la misma concentración de sodio (Na⁺) y de cloro (Cl⁻), de 154 mmol/L, de manera que la diferencia de iones fuertes (DIF), que es la diferencia entre cargas positivas y negativas, es cero. Representa el fluido tradicionalmente más utilizado, y es además la solución disolvente de muchas otras sustancias.

La solución salina al 0,9 % no se desarrolló inicialmente con el objetivo de administrarla *in vivo*, pero su uso clínico se ha generalizado a pesar de tener una concentración de Na⁺ y Cl⁻ mucho más elevada que la plasmática. Su osmolaridad, calculada como la suma de los solutos presentes, es ligeramente superior a la del plasma, aunque la osmolalidad medida es de 286 mOsm/kg, muy similar a la del plasma. Esta discrepancia refleja el comportamiento no ideal de las soluciones.

Ambos iones permanecen en el espacio extracelular después de la infusión, y puede decirse que es isotónica (es decir, con una osmolaridad eficaz similar a la del plasma teniendo en consideración la membrana celular).

Una infusión de 2 L de NaCl al 0,9 % provoca un aumento del volumen de espacio extracelular, una disminución por dilución del hematocrito y la albúmina, un aumento de las concentraciones de Cl⁻ y potasio (K⁺) y la disminución del bicarbonato (HCO₃⁻) plasmático. La expansión del espacio extracelular es más persistente que con soluciones cristaloides equilibradas, pues, aunque ambos líquidos inducen diuresis, esta tiene un inicio más tardío y es menos extensa con solución salina isotónica, y el exceso de carga de agua y sal puede tardar varios días en excretarse, incluso en individuos sanos.

La administración de líquido con una concentración de Cl⁻ mayor que la del plasma en cantidades suficientes provoca acidosis metabólica debido al contenido en Cl⁻. Esta acidosis hiperclorémica puede explicarse por el modelo de Henderson-Hasselbalch de acidosis, en el que la infusión de una solución salina provoca la dilución del HCO₃⁻ y un déficit de bases como resultado, o por el modelo de Stewart. Aquí, el aumento de la concentración plasmática de Cl⁻ reduce la DIF aparente y, por tanto, el pH plasmático. La DIF de la solución salina completamente ionizada es cero; por tanto, su infusión diluye progresivamente la DIF plasmática normal. Cambios similares no se ven con soluciones que contienen otros aniones que son metabolizados después de la infusión. La acidosis hiperclorémica inducida por salino se reconoce por tener varios efectos fisiológicos posiblemente nocivos, entre los que están la vasoconstricción renal, la disminución de la tasa de filtración glomerular, la reducción de la actividad de la renina (demostrada en modelos animales) y la reducción de la perfusión cortical renal (en voluntarios sanos). También se ha relacionado con el desarrollo de coagulopatía. Sin embargo, estos efectos adversos no han sido demostrados consistentemente en los ensayos publicados hasta la fecha, y la solución salina al 0,9 % sigue siendo de elección en determinadas situaciones como la reanimación de pacientes hipovolémicos con pérdidas gastrointestinales de cloro o pacientes con traumatismo craneoencefálico (TCE).

2.1.2. Soluciones balanceadas

Son soluciones de cristaloides que tienen una menor osmolaridad total que el cloruro de sodio al 0,9 %, con una menor concentración de Na^+ y una concentración mucho más baja de Cl^-. La reducción del contenido aniónico se compensa por la adición de tampones orgánicos aniónicos estables, como lactato, gluconato o acetato. La osmolalidad medida de las soluciones equilibradas (265 mOsm/kg) es ligeramente inferior a la del plasma y, por tanto, es ligeramente hipotónica. La distribución a los compartimentos de los líquidos de las soluciones equilibradas es similar a la de otros cristaloides.

Asimismo, las soluciones balanceadas suelen contener otros cationes además del sodio (potasio, calcio, magnesio) en concentraciones similares a las del espacio extracelular.

Aunque los cristaloides equilibrados pueden estar constituidos por HCO_3^- como un anión principal (principal anión junto con el cloro en el espacio extracelular), esto está limitado por dos factores. En primer lugar, el HCO_3^- reacciona con agua para formar dióxido de carbono, que es capaz de difundirse fuera de la mayoría de los materiales de embalaje. En segundo lugar, el cambio del pH inducido por la presencia de HCO_3^- puede provocar la precipitación del Ca^{2+} (y del Mg^{2+}) si están presentes.

La excreción del exceso de agua y la carga de electrolitos con las soluciones equilibradas de cristaloides es más rápida que con la de salino isotónico. Esto se debe a la disminución transitoria de la tonicidad del plasma después de la infusión, que suprime la secreción de hormona antidiurética (ADH) y permite la diuresis como respuesta al aumento del volumen intravascular circulante. Los cristaloides equilibrados no reducen la DIF plasmática en el mismo grado que las soluciones de NaCl y, por tanto, no causan acidosis. La concentración de HCO_3^- se mantiene o se eleva ligeramente.

Dada la dependencia del metabolismo hepático de la mayoría del ácido láctico infundido, las soluciones de lactato deben evitarse en la insuficiencia hepática grave. En pacientes sin enfermedad hepática avanzada, el lactato es metabolizado a través de gluconeogénesis y el ciclo de Krebs (vía acetilcoenzima A).

Los problemas por los efectos del exceso de acetato exógeno se han evidenciado en el síndrome bien conocido de intolerancia al acetato que experimentan los pacientes sometidos a hemodiálisis con líquido de diálisis compuesto por acetato. Los efectos proinflamatorio, depresor del miocardio y vasodilatador y promotor de la hipoxemia de los altos niveles de acetato se manifiestan como náuseas, vómitos, cefaleas e inestabilidad cardiovascular. El metabolismo del acetato está limitado en pacientes con enfermedad renal terminal. Por tanto, es posible que los pacientes críticos o aquellos con enfermedad renal avanzada puedan presentar intolerancia bioquímica al acetato, aunque esta posibilidad no se ha demostrado en los pacientes que recibieron

soluciones intravenosas de cristaloides equilibradas a base de acetato.

A diferencia del acetato, se sabe mucho menos acerca de los efectos del aumento de los niveles de gluconato que se produce con la infusión de líquidos que lo contienen como anión.

El citrato, aunque utilizado en líquidos de diálisis, no se usa como *buffer* en soluciones cristaloides por su actividad como quelante del calcio.

Algunas de estas soluciones son relativamente hipotónicas respecto al plasma (por su menor cantidad de sodio). Su administración de forma excesiva puede producir hiperlactacidemia, alcalosis metabólica, hipotonicidad y cardiotoxicidad.

Los fluidos hipotónicos están contraindicados en el TCE, por su potencial efecto de aumentar el edema cerebral.

2.2. Coloides

Los coloides son soluciones de moléculas semisintéticas o derivadas del plasma que son incapaces de atravesar las membranas semipermeables, por lo que aumentan teóricamente la presión oncótica del plasma y son más duraderas en el espacio intravascular (tiempo dependiente del tiempo necesario para metabolizar las moléculas que lo componen).

Por todo ello, su beneficio teórico más importante es la reducción de volumen total necesario para un mismo volumen de expansión plasmático, con la consiguiente supuesta reducción del edema intersticial.

Según los modelos clásicos, 3 L de cristaloides isotónicos producirían la misma expansión plasmática que 1 L de coloides (regla del 3:1). Sin embargo, los datos recogidos en los ensayos publicados sugieren que la reducción de volumen necesario sería mucho más modesta (en torno a 1,4:1 frente a los cristaloides).

2.2.1. Albúmina humana

La albúmina es, en condiciones fisiológicas, la proteína predominante en el plasma y el principal determinante de su presión oncótica. Es una proteína sintetizada por el hígado, distribuida en un 60 % en el espacio extravascular y un 40 % en el plasma, genera aproximadamente el 80 % de la presión oncótica y ayudan también a mantener el volumen intravascular gracias a sus cargas eléctricas negativas que atraen a otros cationes que también ejercen presión oncótica. La vida media normal es de 15 días.

Fue tradicionalmente considerada el fluido de resucitación más fisiológico, aunque su elevado coste, la necesidad de distribución en recipientes de cristal y el riesgo de transmisión de enfermedades con los productos sanguíneos llevaron a la necesidad de desarrollar coloides semisintéticos.

Existen preparaciones comerciales de albúmina isooncótica al 4-5 % e hiperoncótica al 20-25 %; estas últimas contienen menos proporción de sodio.

En general, la evidencia actual sugiere que la reanimación con albúmina es equivalente a la solución salina al 0,9 % para pacientes críticos, sin evidencias significativas en términos de mortalidad, fracaso renal o necesidad de terapia de depuración extrarrenal. Sin embargo, sí parece tener cierto beneficio en pacientes con *shock* séptico, pacientes cirróticos con peritonitis bacteriana espontánea u otras infecciones bacterianas o en grandes quemados.

La albúmina isooncótica (4 % o 5 %) está contraindicada en pacientes con TCE, debido a la hipotonicidad del líquido disolvente, que aumenta significativamente la mortalidad en este subgrupo de pacientes.

2.2.2. Hidroxietil-almidón

Las soluciones de hidroxietil-almidón (HEA) son sustancias constituidas por almidones derivados del maíz, patatas o cereales disueltas en salino o soluciones balanceadas.

Las soluciones iniciales, compuestas por almidones al 10 %, se han relacionado con fracaso renal agudo, necesidad de terapia de reemplazo renal y coagulopatía. Existen soluciones más modernas, al 6 % de almidón, que han sido muy utilizadas como fluidoterapia de reanimación en pacientes críticos, aunque también se han relacionado con un incremento de la incidencia de fracaso renal y mortalidad en pacientes sépticos, así como la necesidad de terapia de reemplazo renal en la población general de pacientes críticos.

Si bien es cierto que existen datos para pensar que la administración de HEA puede tener beneficio en ciertas circunstancias, la toxicidad global no parece asumible, lo que ha llevado a restringir su uso e incluso suspender la comercialización en la Unión Europea.

2.2.3. Gelatinas

Las gelatinas se preparan mediante la hidrólisis de colágeno bovino o porcino que se comercializan en soluciones de salino (500 mL). La gelatina tiene una masa molecular de unos 30-35 kDa. Actúan como expansores plasmáticos en 1-2 horas, siendo metabolizadas y excretadas a nivel renal.

No existen ensayos relevantes que comparen la eficacia de las gelatinas frente a otras soluciones, y su papel como fluidoterapia de reanimación no está bien establecido.

Hay datos que sugieren que comparten muchos de los efectos tóxicos con los HEA (fracaso renal, anafilaxia), lo que junto con la ausencia de datos que sugieran beneficios frente a los cristaloides dificulta la justificación de su uso.

3. Indicaciones de la fluidoterapia

Las indicaciones para la fluidoterapia se pueden agrupar en: reanimación, mantenimiento, reemplazo hídrico y electrolítico, vehiculización de medicamentos y aporte calórico.

3.1. Reanimación

La reanimación con fluidos intravenosos es fundamental para corregir una hipovolemia aguda. Para ello se utilizan como primera elección los cristaloides, salvo cuando el origen es el sangrado, en cuyo caso es necesario transfundir componentes hemáticos. En el paciente séptico se recomendaron 30 mL/kg de cristaloides en 1-3 horas, pero esta cifra es arbitraria y no existe ningu-

na evidencia que la avale, por lo que debería individualizarse. Para ello pueden emplearse las pruebas de respuesta a fluidos, ya que tan deletéreo es el déficit como la sobrecarga de fluidos.

3.2. Reemplazo o reposición

La fluidoterapia es imprescindible para corregir los déficits hidroelectrolíticos ocasionados por pérdidas gastrointestinales, fiebre, poliuria, tercer espacio, etc. La indicación intravenosa surge cuando la ingesta oral no pueda corregir los signos de deshidratación. Y no solo debe tenerse en cuenta el déficit de agua, sino también de los diferentes electrolitos. El ritmo de infusión debe ser adecuado para evitar complicaciones locales (flebitis por potasio) o sistémicas (síndrome de desmielinización por incremento rápido del sodio o arritmias), y no debemos olvidar que existen combinaciones incompatibles.

3.3. Mantenimiento y aporte calórico

Una vez pasada la fase aguda y conseguida la estabilidad hemodinámica del paciente, se necesitan fluidos y electrolitos para cubrir las necesidades diarias, para vehiculizar los medicamentos y para la nutrición.

4. Manejo de la fluidoterapia

4.1. Utilización de la fluidoterapia basada en las «4 D»

Los fluidos deben considerarse como medicamentos y, por tanto, para su uso debemos tener en cuenta las «4 D»:

- ✔ **Droga (fármaco).** Cada fluido tiene unas determinadas indicaciones, contraindicaciones y efectos secundarios. Se debe elegir el tipo de fluido más adecuado para cada paciente y en cada momento; por ejemplo, en la reanimación se utilizará el que restaure rápidamente el volumen circulante, en el reemplazo se utilizarán aquellos que sean semejantes a los que se han perdido y en el mantenimiento los que aporten electrolitos y glucosa. Y finalmente, al infundir cualquier fármaco, debe tenerse en cuenta la situación clínica del paciente (disfunción cardíaca, renal o hepática, alteración de la permeabilidad, equilibrio acido-base, hipoalbuminemia, etcétera).
- ✔ **Dosis.** La cantidad que se infunda dependerá de la situación clínica del paciente y de la farmacocinética y la farmacodinamia. La farmacocinética depende del tipo de fluido. En condiciones normales, tras 1 hora, de un litro de suero glucosado al 5 % solamente permanece intravascularmente el 10 %, de cristaloide el 25 % y de coloide el 100 %, pero estos porcentajes pueden ser menores cuando la permeabilidad esté alterada. La farmacodinamia se relaciona con la dosis efectiva y con su ventana terapéutica; en este sentido, algunos pacientes no son respondedores al fluido desde el principio y otros dejan de serlo a lo largo del tiempo. En cuanto a los efectos secundarios de la sobrecarga de fluidos, dependen de la alteración de la permeabilidad, del edema resultante y de otras enfermedades concomitantes.

✔ **Duración.** La fluidoterapia solo debe utilizarse mientras sea necesaria. Es fundamental el comienzo precoz ante signos de hipovolemia o mala perfusión periférica, pero no menos importante es evolucionar hacia una fluidoterapia conservadora o restrictiva y retirarla totalmente tan pronto como sea posible. Los signos tradicionales de sobrecarga hídrica como los edemas periférico o pulmonar son tardíos y no sirven como guía ni en el perioperatorio ni en los pacientes más graves, por lo que es difícil y es necerario apoyarse en otros datos (mediciones hemodinámicas y de perfusión).

✔ **Desescalada.** No hay unos parámetros concretos que indiquen el momento de iniciar la desescalada. En el *shock* se recomienda un balance neutro o negativo lo antes posible (entre el tercer y séptimo día), pero son necesarios parámetros hemodinámicos dinámicos para tomar esa decisión.

4.2. Fluidoterapia en las fases del *shock*: acrónimo ROSE

En el *shock*, la estrategia de administración es cambiante a lo largo del tiempo y puede resumirse en el acrónimo ROSE (rescate o reanimación, optimización, estabilización y evacuación), que fue elaborado por la International Fluid Academy Days (IFAD) y que es semejante al acrónimo SOSD de la Acute Dialysis Quality Initiative (ADQI).

Las fases son:

✔ **Fase de rescate o de reanimación.** Es la que hace frente a la agresión inicial. Durante la fase *ebb* del *shock* tiene como objetivo la corrección de la hipovolemia y de la vasodilatación que llevan a hipotensión y deterioro de la microcirculación. En esta fase se aportan fluidos en forma de cargas, generalmente consistentes en 500 mL de cristaloides, lo que es capaz de aumentar el gasto cardíaco en muchos casos. Pero no quedan claros aspectos como cuál debe ser la rapidez del aporte (en situaciones de alteración de la permeabilidad el aporte rápido produce un aumento rápido de la presión hidrostática y puede facilitar su extravasación) y cuáles deben ser los objetivos a alcanzar. Para ello, las pruebas dinámicas como la elevación de las piernas, las variaciones del volumen sistólico o el diámetro de la cava pueden evitar cargas de fluidos irreversibles, pero además la monitorización hemodinámica nos puede orientar al uso precoz de inótropos y fármacos vasoactivos. Y en todo caso, parece necesario individualizar en función de la necesidad del paciente y de sus condiciones premórbidas. Además de los cristaloides, en algunos casos graves de *shock* séptico puede asociarse albúmina. En pacientes politraumatizados y con sangrado suele ser necesario transfundir hemocomponentes. Y no se debe añadir albúmina en pacientes con TCE. La *Surviving Sepsis Campaign* (SSC) ha propuesto iniciar esta fase con un aporte de 20-30 mL/kg, pero no existen evidencias para esas cifras concretas. Quizás lo más indicado sea administrar bolos de 3-4 mL/kg en 10-15 minutos y repetirlos tantas veces como sea necesario asociando vasopresores y monitorización hemodinámica.

✔ **Fase de optimización.** Es la que tiene lugar por la isquemia y reperfusión. El paciente ya no está tan hipovolémico, pero continúa inestable hemodinámicamente. En esta fase los fluidos deben administrarse para rescatar los órganos, pero debe evitarse su exceso, por lo que cuando las pruebas indiquen que el paciente ya no es respondedor a fluidos, debe reducirse la fluidoterapia. Para ello es fundamental una adecuada monitorización. En esta fase se encuadra bien el acrónimo TROL: tipo de cristaloide, ritmo, objetivos y límites. Además de en el *shock*, esta situación es habitual en pacientes quemados, cetoacidosis diabética y terapias intraoperatorias.

✔ **Fase de estabilización.** Tiene lugar cuando se ha resuelto el *shock*. El objetivo es aportar solamente el agua y los electrolitos necesarios para reponer las pérdidas, dentro de lo que se denomina «manejo tardío conservador». Sigue requiriéndose monitorización para decidir cuándo se puede iniciar sin que se espere una reducción del gasto cardíaco.

✔ **Fase de evacuación o desescalada.** Es la fase de recuperación orgánica, cuando se ha alcanzado la completa estabilidad hemodinámica, y en la que es importante deshacerse del fluido excesivo, lo que en ocasiones se produce de forma espontánea. Pero algunos pacientes no pasan de la fase *ebb* a la fase *flow* y permanecen en un estado que requiere una intervención activa dirigida por objetivos de retirada de fluidos tardía. Se ha propuesto el uso de albúmina (un 20 % para alcanzar niveles sanguíneos de 30 g/L) y diuréticos (furosemida en bolo 60 mg y luego 10 mg/h en perfusión continua). Otra alternativa es la ultrafiltración. Debe realizarse teniendo un objetivo clínico, buscando un determinado balance negativo diario, evitando la hipoperfusión tisular y renal y reevaluando y ajustando el plan. Y es importante ajustar bien las soluciones de mantenimiento habituales para evitar sobrecargas.

En la Fig. 85-1 se muestra el algoritmo de fluidoterapia en el *shock*, con los objetivos y actuaciones en las diferentes fases según el acrónimo ROSE de la IFAD.

4.3. Sobrecarga de fluidos

La sobrecarga de líquidos puede ser perjudicial incluso en ausencia de alteración de la permeabilidad, ya que puede aumentar las presiones cardíacas, el trabajo miocárdico y reducir la presión osmótica, lo que puede llevar a edema agudo de pulmón, sobre todo si hay patología cardíaca. Pero si a esto se añade alteración de la permeabilidad, se produce una acumulación de volumen intersticial que ocasiona sobre todo afectación pulmonar y renal, y que también afecta al resto de órganos, destacando el aumento de la presión intraabdominal y la compresión venosa mesentérica con hipertensión venosa.

La hipovolemia es lesiva para el riñón, pero el exceso de fluidos no lo es menos, ya que provoca un edema en un órgano encapsulado, que lleva a aumento de las resistencias para el retorno venoso y contribuye a la isquemia renal. Por esto es importante asegurar la perfusión y la presión de filtración. Además, algunos tipos de fluidos pueden ser perjudiciales (almidones, sodio, cloro). El exceso de fluidos en pacientes con insuficiencia renal aguda en el momento de iniciar la terapia de reemplazo renal se asocia a mayor mortalidad y a menor recuperación de la función renal. Aunque no es del todo descartable que esto también sea consecuencia de la gravedad de la situación.

Otros problemas que puede ocasionar la sobrecarga son: dilución de factores de coagulación, anemia dilucional, disminución de la temperatura y disbalances electrolíticos.

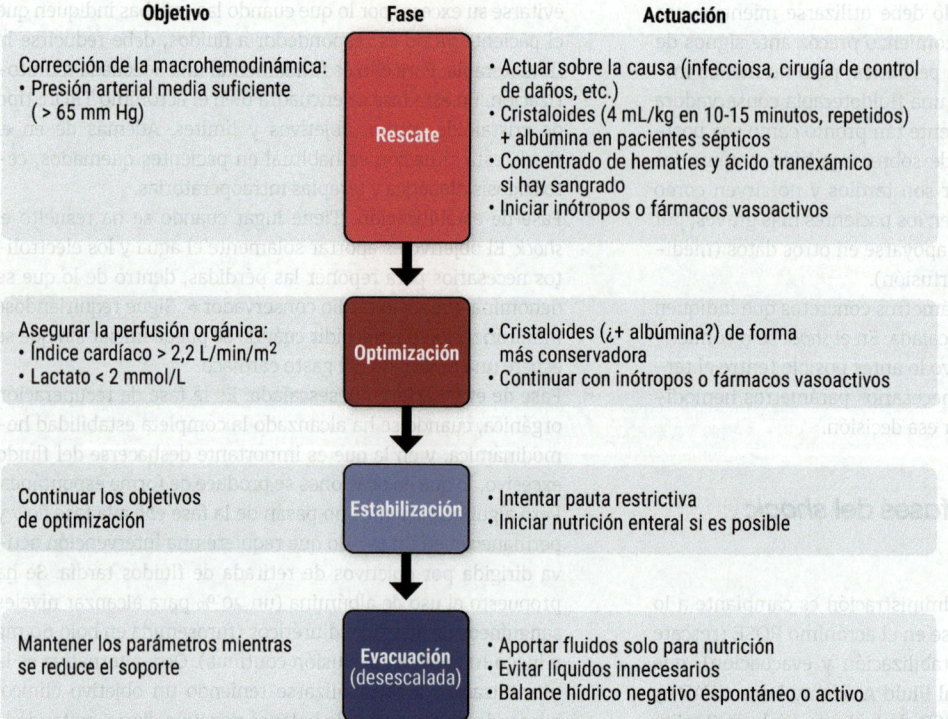

Objetivo	Fase	Actuación
Corrección de la macrohemodinámica: • Presión arterial media suficiente (> 65 mm Hg)	**Rescate**	• Actuar sobre la causa (infecciosa, cirugía de control de daños, etc.) • Cristaloides (4 mL/kg en 10-15 minutos, repetidos) + albúmina en pacientes sépticos • Concentrado de hematíes y ácido tranexámico si hay sangrado • Iniciar inótropos o fármacos vasoactivos
Asegurar la perfusión orgánica: • Índice cardíaco > 2,2 L/min/m² • Lactato < 2 mmol/L	**Optimización**	• Cristaloides (¿+ albúmina?) de forma más conservadora • Continuar con inótropos o fármacos vasoactivos
Continuar los objetivos de optimización	**Estabilización**	• Intentar pauta restrictiva • Iniciar nutrición enteral si es posible
Mantener los parámetros mientras se reduce el soporte	**Evacuación (desescalada)**	• Aportar fluidos solo para nutrición • Evitar líquidos innecesarios • Balance hídrico negativo espontáneo o activo

Fig. 85-1 | Algoritmo de fluidoterapia en el *shock*. Objetivos y actuaciones en las diferentes fases según el acrónimo ROSE de la International Fluid Academy Day (IFAD).

Los datos clínicos como ortopnea, tercer espacio, aumento de la ingurgitación yugular y balance positivo, no son específicos y suelen ser tardíos. Tampoco lo son los parámetros bioquímicos (hemodilución, el aumento de propéptido natriurético cerebral N-terminal y la disminución de proteínas).

Por tanto, el aporte debe ser suficiente, pero no excesivo, y debe tener en cuenta la edad, las comorbilidades y la enfermedad actual. Asimismo, deben considerarse indicadores de tolerancia como la precarga, el agua extravascular pulmonar, la oxigenación, etc. Además, no se debe olvidar que las necesidades de fluidos varían con el tiempo; por tanto, la fluidoterapia, además de individualizarse, debe revisarse continuamente.

Finalmente, debemos recordar que el uso precoz de los vasopresores puede reducir las necesidades de fluidos y mejorar la perfusión periférica por el aumento del gasto cardíaco, de la presión de perfusión y del retorno venoso.

4.4. Monitorización y objetivos para detener la fluidoterapia

Todo aporte de fluidos requiere algún tipo de monitorización. En ocasiones solo necesita la monitorización de parámetros analíticos para evitar disbalances electrolíticos, pero en otras se precisa la monitorización de parámetros clínicos y hemodinámicos, sobre todo en caso de hipovolemia y *shock* (Fig. 85-2). Habitualmente el objetivo ha sido la normalización de los signos vitales (presión arterial, frecuencia cardíaca, diuresis, presión venosa central) y el gasto cardíaco, pero se ha visto que el foco debe ponerse en mejorar la microcirculación sin aportar excesivos fluidos. La complejidad de la monitorización debe ser acorde con la gravedad del proceso.

Tradicionalmente se utilizaron como guía de fluidoterapia las presiones de llenado como la presión venosa central y la presión de oclusión arterial pulmonar, pero estas presiones no reflejan adecuadamente el estado hídrico y solamente sus valores elevados o incrementos rápidos pueden hacer sospechar sobrecarga. De igual forma, las técnicas radiológicas han sido de uso habitual, pero suelen manifestar la sobrecarga de forma tardía.

Por eso se recurre a otras monitorizaciones que además aportan datos dinámicos muy útiles para predecir la respuesta al aporte de fluidos. La prueba más sencilla sería la de elevación pasiva de las piernas para ver la repercusión del aumento del retorno venoso en la presión arterial. Esta prueba tiene la ventaja sobre la prueba de cargas de fluido de que evita aportes innecesarios en caso de que el paciente no responda. También incruenta, aunque menos sencilla, es la medición ecográfica del diámetro y de la variabilidad de la vena cava inferior. Cuando el diámetro está cercano a 1,9 y 2,1 cm y no hay grandes variaciones, no se beneficiará de fluidos e indicará la existencia de congestión venosa sistémica, que es tan importante como el bajo gasto cardíaco, ya que al elevarse la presión venosa se transmite retrógradamente y altera el patrón del flujo venoso afectando a la función renal, entre otras. Al agravarse la congestión venosa se modifica el patrón del flujo, que pasa de ser continuo a pulsátil. Estas mediciones indirectas de congestión venosa pueden contraindicar la administración de fluidos, pero hay excepciones (taponamiento, neumotórax o hipertensión pulmonar grave) y siempre hay que tener en cuenta otros datos. Y, en todo caso, el uso de la colapsabilidad de la vena cava inferior tiene limitaciones por diferencias interobservador, presión positiva al final de la espiración, ventilación mecánica no invasiva, bajos volúmenes *tidal*, disfunción ventricular derecha, hipertensión abdominal, etcétera.

La ecocardiografía también puede ser de utilidad para ver el estado del volumen y la respuesta a fluidos, además de otras situaciones como disfunción de ventrículo derecho, lo que haría

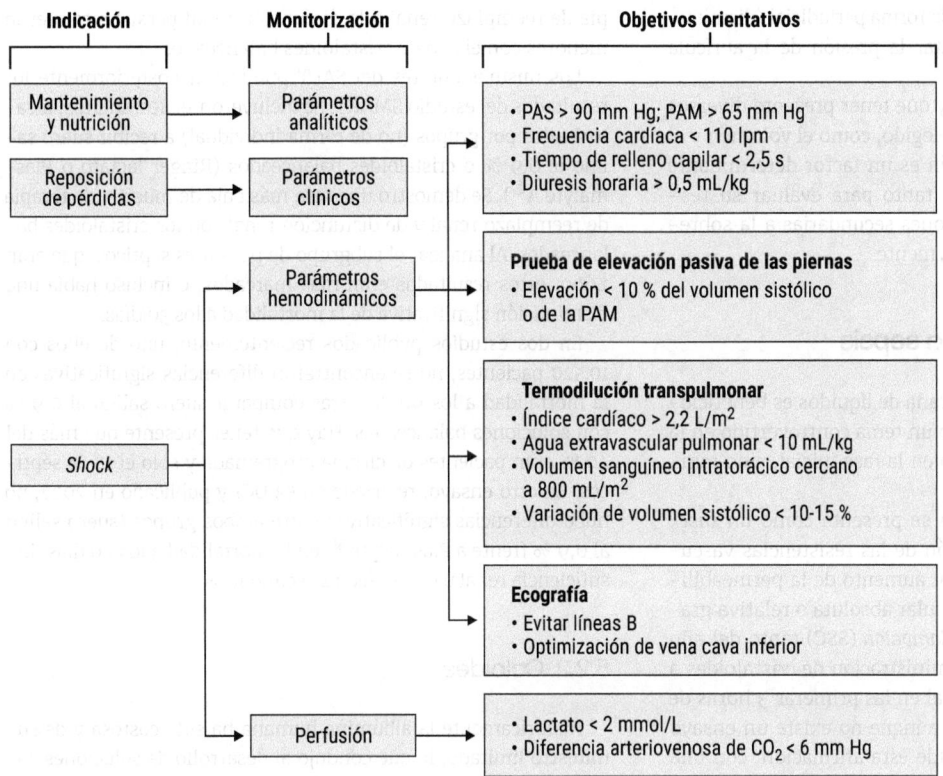

peor tolerado el incremento de precarga, o fracciones de eyección bajas, lo que puede indicar mala movilización del volumen y tendencia a congestión pulmonar y sistémica.

La monitorización con termodilución transpulmonar aporta parámetros de gasto cardíaco, de los volúmenes de precarga (volumen sanguíneo intratorácico y volumen global telediastólico) y de la cantidad de agua extravascular pulmonar, y además predice la respuesta a fluidos mediante parámetros dinámicos como la variación de volumen sistólico y la variación de la presión del pulso, por lo que es una monitorización adecuada para pacientes graves. Y no deben olvidarse los datos de perfusión, como el aclaramiento de lactato o la diferencia arteriovenosa de dióxido de carbono.

Tan importante como la monitorización es buscar los objetivos adecuados. En el *shock* inicialmente se aportarán cargas de fluidos, pero tan pronto como sea posible requerirá de una monitorización para valorar la posible eficacia de estos aportes. El que el paciente sea respondedor no implica que se beneficie de un aporte continuo de fluidos. No es infrecuente este aporte se mantenga hasta que el paciente no sea respondedor a fluidos o hasta que se normalicen los valores de precarga; sin embargo, la alteración de la permeabilidad puede hacer que estos aportes no permanezcan en el espacio intravascular y, por tanto, no sea adecuado continuar con esta estrategia y sea preferible la administración precoz de fármacos vasoactivos. Debemos buscar una situación de precarga suficiente para mantener un adecuado gasto cardíaco y asegurar la perfusión tisular.

5. Fluidoterapia en la sepsis

La sepsis es una de las principales causas de ingreso en las unidades de cuidados intensivos (UCI), y ocasiona una importante morbimortalidad. En estos pacientes la administración de fluidos tiene un importante papel más allá de la estabilización hemodinámica y la reanimación, dado que sigue siendo un desafío terapéutico importante seleccionar tanto el tipo y la dosis como el momento de la administración. Los fluidos deben prescribirse como cualquier otro fármaco, teniendo en cuenta las indicaciones y contraindicaciones de los diferentes tipos.

Los pacientes con sepsis experimentan una pérdida de la homeostasis entre el transporte y el consumo de oxígeno, en parte debido a la disfunción endotelial secundaria a la interacción con el patógeno (produciéndose una degradación de la estructura del glucocáliz y un aumento de la permeabilidad vascular con redistribución del fluido intravascular fuera de la luz), la disminución de la ingesta oral, el aumento de las pérdidas insensibles, la vasodilatación sistémica (causada por liberación de óxido nítrico, prostaglandinas y disminución de secreción de vasopresina), el edema tisular y la trombosis de pequeño vaso, que producirá una disminución de capilares funcionantes contribuyendo a la hipoxia tisular y al déficit de nutrientes a los tejidos.

Durante la sepsis temprana la mayoría de los pacientes experimentan una hipovolemia relativa, y la administración de fluidos intravenosos aumenta la precarga y el gasto cardíaco, lo que da como resultado una mejoría de la perfusión tisular y del transporte de oxígeno. Este razonamiento clásico es demasiado simplista. Hay muchos factores que influyen en el suministro y extracción tisular de oxígeno además de la hemodinámica. Por otro lado, la administración de fluidos puede afectar a muchos de estos componentes, algunos de ellos de forma perjudicial (disminución del retorno venoso al aumentar la presión de la aurícula derecha).

Para una reanimación eficaz hay que tener presente diversos elementos, tanto el tipo de fluido elegido, como el volumen y el tiempo de administración. También es un factor determinante la monitorización hemodinámica, tanto para evaluar su respuesta como evitar las complicaciones secundarias a la sobrecarga hídrica mencionadas anteriormente.

5.1. Volumen de fluido en la sepsis

Aunque la administración temprana de líquidos es beneficiosa, la cantidad óptima sigue siendo un tema controvertido en la resucitación de la sepsis, y no solo en la fase inicial, sino también en horas y días posteriores.

La fase inicial del *shock* séptico se presenta como un *shock* hiperdinámico con una disminución de las resistencias vasculares sistémicas por vasodilatación, aumento de la permeabilidad capilar e hipovolemia intravascular absoluta o relativa grave. Las pautas de *Surviving Sepsis Campaign* (SSC) tanto del año 2016 como de 2021 sugieren la administración de cristaloides a una dosis de 30 mL/kg de peso ideal en las primeras 3 horas de la resucitación inicial con fluidos, aunque no existe un ensayo controlado aleatorizado que respalde esta afirmación, con una recomendación de bajo grado y bajo nivel de evidencia.

Por otro lado, la velocidad de administración también es controvertida. El estudio BASICS, realizado en Brasil a 10.000 pacientes críticos, que comparaba la administración lenta a 333 mL/h con la administración rápida a 999 mL/h, no encontró diferencias significativas en la mortalidad a los 90 días.

El bolo inicial tiene la ventaja de ser relativamente fácil de aplicar en entornos con recursos limitados para obtener mediciones avanzadas, pero conlleva el riesgo de exceso de volumen. Sería recomendable la administración de dosis más pequeñas y repetidas según las necesidades del paciente, aunque esto requiere una evaluación exhaustiva y continua de la hemodinámica que incluya parámetros no solo estáticos sino dinámicos.

5.2. Elección del fluido intravenoso en la sepsis

5.2.1. Cristaloides

Los fluidos más indicados en el tratamiento inicial de la sepsis y el *shock* séptico siguen siendo los cristaloides. El uso de fluidos con altas concentraciones de cloruro administrados en grandes cantidades puede provocar acidosis metabólica, hipernatremia hiperclorémica y lesión renal aguda.

Existen varios ensayos aleatorizados que compararon la solución salina con los cristaloides balanceados. Tanto el ensayo SPLIT como el SALT compararon soluciones cristalinas balanceadas con solución salina en pacientes graves, pero carecían de poder estadístico como para detectar diferencias en los resultados clínicos. El estudio SPILT solo incluyó 84 pacientes con sepsis, lo que limita las conclusiones sobre la elección de líquidos en este subgrupo. Entre los 260 pacientes con sepsis en el estudio SALT, la incidencia de muerte, la necesidad de tera-

pia de reemplazo renal o la disfunción renal persistente fueron menores con el uso de cristaloides balanceados.

Los mismos autores del SALT publicaron posteriormente los resultados del estudio SMART. Se incluyeron 15.802 adultos, aleatorizados por grupos (no de forma individual) a recibir suero salino al 0,9 % o cristaloides balanceados (Ringer lactato o Plasmalyte A®). Se demostró una tasa más baja de muerte, de terapia de reemplazo renal y de disfunción renal con los cristaloides balanceados. Al analizar el subgrupo de pacientes sépticos, que eran 1.600, estos resultados eran más marcados, e incluso había una disminución significativa de la mortalidad a los 30 días.

En dos estudios publicados recientemente, uno de ellos con 10.520 pacientes, no se encontraron diferencias significativas en la mortalidad a los 90 días tras comparar suero salino al 0,9 % con soluciones balanceadas. Hay que tener presente que más del 40 % eran pacientes de cirugía programada y solo el 18 % sépticos. En otro ensayo, realizado en 53 UCI y publicado en 2022, no hubo diferencias significativas entre ambos grupos (suero salino al 0,9 % frente a Plasmalyte®) en la mortalidad a los 90 días, insuficiencia renal u otros efectos secundarios.

5.2.2. Coloides

Históricamente la albúmina humana ha sido costosa y de suministro limitado, lo que condujo al desarrollo de soluciones coloidales semisintéticas como las gelatinas (preparadas por hidrólisis de colágeno bovino), los dextranos (biosintetizados a partir de sacarosa por bacterias) y el HEA (sintetizado a partir del polímero de D-glucosa amilopectina derivado del maíz).

Múltiples ensayos han estudiado el uso del HEA en pacientes con sepsis, como VISEP, CRYSTMAS, 6S y CHEST, y todos sugirieron un aumento de la disfunción renal, necesidad de terapia de reemplazo renal, anafilaxia, coagulación o mortalidad.

Sobre el uso de las gelatinas hay menos estudios, pero se describe mayor riesgo de anafilaxia, hemorragia, insuficiencia renal o mortalidad.

Respecto a la albúmina, aún no está claro si su uso en la sepsis y el *shock* séptico mejora la mortalidad. Inicialmente dos grandes ensayos compararon la albúmina con cristaloides en pacientes con sepsis: el SAFE (suero salino frente a albúmina al 4 %) y el ALBIOS (suero salino frente a albúmina al 20 %). Ninguno de los dos estudios demostró una mejoría significativa de la mortalidad, soporte vital, estancia en UCI u hospitalaria. En el ALBIOS, los pacientes con *shock* séptico presentaron una mortalidad significativamente menor a los 90 días.

El ensayo CRISTAL se realizó en 2.857 pacientes con *shock* hipovolémico, incluidos los sépticos, y se comparó el uso de cristaloides (salino fisiológico al 0,9 % y Ringer lactato) frente a coloides (gelatinas, albúmina al 4 %, dextranos, albúmina al 20 % y HEA en dosis < 30 mL/kg). No hubo diferencias en la mortalidad a los 28 días, pero sí a los 90 días, mayor en el grupo de los cristaloides, motivo por el que se suspendió.

En resumen, la evidencia actualmente disponible sugiere un papel potencial para la administración de albúmina a pacientes con sepsis y *shock* séptico, pero el alto coste relativo de la albúmina ha limitado la aceptación, en ausencia de evidencia definitiva de mejores resultados clínicos. La SSC recomienda la administración de albúmina en pacientes con sepsis o *shock* séptico que requieren gran volumen de cristaloides. El estudio retrospectivo

MIMIC-IV evaluó la administración sólo de cristaloides en comparación con una combinación precoz con albúmina, evidenciándose una mortalidad significativamente menor a los 28 días en los pacientes que recibieron cristaloides más albúmina.

Las preguntas sobre cuánta albúmina administrar, nivel específico de albúmina sérica y qué concentración usar (4 %, 5 %, 20 % o 25 %) siguen sin respuesta. En el ensayo SWIPE se comparó la albúmina al 4-5 % frente al 20 % sin diferencias en cuanto a anafilaxia, insuficiencia renal aguda o mortalidad en UCI u hospitalaria, a excepción de un menor aporte de volumen (600 mL menos).

5.2.3. Recomendaciones

En conclusión, la fluidoterapia en un elemento importante en el tratamiento de la sepsis y su inicio inmediato es imprescindible. Se debe iniciar una reanimación con cristaloides, teniendo en cuenta que posiblemente los balanceados tengan menos efectos secundarios (acidosis hiperclorémica, etc.). Por otro lado, se debe considerar la reanimación con fluidos mixtos, cristaloides y albúmina, en pacientes con requerimientos de altas cantidades de fluidoterapia, dosis elevadas de vasopresores o albúmina plasmática < 30 g/L. Finalmente, se recomienda individualizar la terapia con fluidos y una monitorización hemodinámica adecuada para cada paciente.

6. Fluidoterapia en pacientes politraumatizados y quemados

6.1. Politraumatizados

La *European guideline on management of major bleeding and coagulopathy following trauma* recomiendan iniciar una fluidoterapia restrictiva con cristaloides en la fase inicial del *shock* hemorrágico. Dicha estrategia tardó en difundirse, dado que permitir que los pacientes permanezcan hipotensos hasta la intervención quirúrgica va en contra de la reanimación inicial.

La administración de 2 L de cristaloides puede aumentar la fuga capilar con formación de edema tisular, facilitar el desprendimiento del coágulo ya formado, potenciar la coagulopatía dilucional y la hiperfibrinólisis, así como favorecer la hipotermia y la acidosis por la sobrecarga con soluciones cloradas.

Por ello, actualmente en el paciente con *shock* hemorrágico se recomienda el uso cada vez más precoz y concomitante de vasopresores durante la reanimación, con administración de pequeños bolos de volumen (250 mL a 500 mL) para mantener una presión arterial sistólica entre 80 y 90 mm Hg hasta poder comenzar la resucitación hemostática y el control de daños.

Los límites seguros de la hipotensión permisiva se desconocen, pero la administración de grandes volúmenes de líquidos por vía intravenosa, previamente al control quirúrgico de la hemorragia, es peligroso y no debe realizarse a no ser que el paciente presente un TCE concomitante que indique lo contrario.

Los coloides se han utilizado para mejorar el volumen intravascular efectivo, dado el concepto fisiológico. La razón principal por la que las guías recomiendan restringir el uso de coloides es por sus efectos adversos en la hemostasia. Sin embargo, si el sangrado es excesivo y los cristaloides en combinación con vasopresores no son capaces de mantener la perfusión tisular básica, la infusión de coloides puede ser una opción, aunque no queda claro qué tipo de coloide debe utilizarse en el paciente politraumatizado con *shock* hemorrágico.

Los fluidos como el Ringer lactato deben evitarse en los pacientes con TCE, para disminuir el desplazamiento de líquido y evitar el edema cerebral. Un análisis secundario del estudio PROMMTT reveló que la utilización de Ringer lactato se asoció con una mayor mortalidad ajustada en comparación con el cloruro sódico al 0,9 % (HR 1,78; IC95 % 1,04-3,04; p=0,035).

Las soluciones salinas hipertónicas no han demostrado ninguna ventaja con respecto al cloruro sódico, ni en la supervivencia ni en el resultado neurológico después de un TCE. El manitol es eficaz para el control de la presión intracraneal elevada administrando una dosis de 0,25 g/kg a 1 g/kg, debiendo evitarse la hipotensión arterial (presión arterial sistólica < 90 mm Hg).

En conclusión, durante la fase inicial se aboga por la administración de cristaloides con una estrategia restrictiva. Los fluidos balanceados son preferibles al cloruro sódico al 0,9 %, especialmente si se administran en grandes cantidades, excepto en pacientes con TCE.

6.2. Quemados

La fase inicial de la reanimación de los pacientes quemados es un gran reto, y a pesar de las particularidades que presentan, sigue basándose en la fluidoterapia y el soporte vasoactivo.

Hasta el siglo XX el tratamiento de las quemaduras se centraba en el aspecto local. Afortunadamente, en los años treinta Underhill comenzó a referirse a una condición que denominó «*shock* por quemadura». Algunos años más tarde, tras el incendio del Night Club Cocoanut Grove, se prestó gran atención a las consecuencias sistémicas de la quemadura. Levenson *et al.* se fijaron en la importancia de la pérdida de fluidos y en la necesidad de reponerlos. Y como consecuencia surgieron diferentes fórmulas para iniciar la reanimación del paciente quemado.

La fórmula de Evans es la que supuso un gran avance, ya que calculaba el aporte a partir de dos parámetros: peso del paciente y porcentaje de superficie corporal quemada. Estos parámetros fueron utilizados en la mayor parte de las fórmulas posteriores. Debe recordarse que en el cálculo del porcentaje de superficie corporal quemada no debe incluirse la superficie con quemaduras superficiales o epidérmicas. La fórmula de Evans proponía utilizar sueros salinos y coloides (sangre total, plasma o expansores tisulares).

Baxter *et al.* desarrollaron una fórmula en el Parkland Memorial Hospital que se convirtió en los años posteriores en el *gold standard*. También en esa época aparece la fórmula de Monafo, que utiliza una forma hipertónica de cristaloide, y Moncrief desarrolló una serie de estudios en los que evaluó distintos protocolos de reposición de fluidos para pacientes quemados. En la Tabla 85-2 se muestran las principales fórmulas.

Con la generalización de estas fórmulas mejoró el pronóstico y se evitaron muchas muertes en la fase inicial. Las fórmulas suelen constar de dos partes: una es la que propone la cantidad de fluido a aportar y la otra es la que propone el tipo de fluido. La cantidad de fluido propuesta suele ser diferente del primer día al segundo y además se puede distribuir entre distintas proporciones de crista-

Tabla 85-2. Principales fórmulas de reanimación en el paciente quemado

		Primeras 24 horas	24-48 horas
Evans	Suero salino al 0,9 %	1 mL × kg × % SCQ	
	Coloides	1 mL × kg × % SCQ	Reducir a la mitad el suero salino y los coloides
	Glucosa al 5 %	2.000 mL	
Brooke	Ringer lactato	1,5 mL × kg × % SCQ	
	Coloides	0,5 mL × kg × % SCQ	Reducir a un tercio el Ringer lactato y a la mitad los coloides
	Glucosa al 5 %	2.000 mL	
Brooke modificada	Ringer lactato	2 mL × kg × % SCQ	Añadir coloides a 0,3-0,5 mL × kg × % SCQ
Parkland	Ringer lactato	4 mL × kg × % SCQ (la mitad en las primeras 8 horas)	
Parkland modificada	Ringer lactato	2-4 mL × kg × % SCQ	Añadir albúmina a 0,3- 1 mL × kg × % SCQ

SCQ: superficie corporal quemada.

loides y coloides. El aporte de coloides es una de las grandes discusiones. Al principio se utilizaron los dextranos con el fin de retener los fluidos intravasculares, y posteriormente se empleó el plasma fresco por su contenido en inmunoglobulinas, fibronectina y factores de coagulación, pero tampoco se recomienda su uso generalizado. Por tanto, el coloide proteico más utilizado durante la reanimación del paciente con quemaduras graves es la albúmina. Los coloides no proteicos representan la alternativa a los anteriores, con la ventaja de ser mucho más baratos. Durante algunos años fueron los hidroxietil-almidones, sin embargo, actualmente se consideran contraindicados.

No existe una fórmula perfecta para la reposición hidroelectrolítica tras la quemadura. Por ello, a lo largo del tiempo se van proponiendo modificaciones a las diferentes fórmulas. Las fórmulas más utilizadas actualmente son las basadas en la fórmula de Parkland aunque con modificaciones, pero también se sigue usando la fórmula de Brooke o la de Brooke modificada. Y siguen proponiéndose nuevas fórmulas. Entre ellas cabe destacar la fórmula del 10, que se ha propuesto para los servicios de emergencia por su sencillez.

Pero las fórmulas solamente deben considerarse como un punto de partida, y tan pronto como sea posible debe monitorizarse, primero a través de la frecuencia cardíaca y la presión arterial y después por la diuresis horaria. Y en casos más graves es necesaria una monitorización hemodinámica para individualizar las necesidades y evitar la sobrecarga de fluidos (*fluid creep*).

Finalmente, la mejor reanimación es la que administra la mínima cantidad de líquido que asegura mantener la perfusión de los órganos vitales. La reanimación insuficiente produce hipoperfusión y daños en los diferentes órganos, mientras que la sobrecarga de líquidos produce edemas, que en estos pacientes, además de los efectos habituales, tienen efectos locales en la herida, donde se generará más isquemia y aumento de la profundidad y extensión del área afectada por la quemadura.

7. Fluidoterapia en el perioperatorio

La fluidoterapia perioperatoria tiene como objetivo el mantenimiento del volumen circulante efectivo, evitando tanto la sobrecarga de fluidos como la deshidratación. No es inusual que los pacientes quirúrgicos reciban de 5 a 10 L de fluidoterapia con 600 a 1.000 mmol de sodio, lo que provoca edema y condiciona que puedan aparecer complicaciones postoperatorias cuando la retención de líquidos supera los 2,5 L. Por otro lado, el ayuno nocturno y la preparación intestinal conducen a déficits de líquidos.

La fluidoterapia no solo pretende compensar las pérdidas intraoperatorias, sino que tiene en cuenta también las producidas antes de la cirugía, como una ingesta deficiente de agua, el ayuno, la inflamación por la respuesta al estrés o una hemorragia.

La **reposición hídrica preoperatoria** está indicada en casi todas las cirugías urgentes y en las programadas después de grandes pérdidas o largos períodos de ayuno. Se recomienda minimizar el tiempo de ayuno perioperatorio y el de la restricción de la ingesta de líquidos.

La **fluidoterapia intraoperatoria** pretende mantener y reponer las pérdidas hídricas, evitando tanto la sobrecarga como el déficit de líquidos. Durante los últimos 20 años la administración adecuada de fluidoterapia ha evolucionado, de forma que con las nuevas técnicas quirúrgicas y los métodos mínimamente invasivos o la robótica se ha reducido la pérdida de líquido y la manipulación anatómica macroscópica. Además, se han ajustado los grandes volúmenes de fluidoterapia que antes se aportaban en algunas cirugías como la abdominal, debido a la percepción del tercer espacio y las pérdidas insensibles.

En el ensayo RELIEF se comparó una reposición liberal con un régimen restrictivo (consistente en lograr un balance hídrico de cero durante el período que incluye la cirugía y las 24 primeras horas del postoperatorio). Se evidenció mayor riesgo de lesión renal aguda en el grupo de régimen restrictivo, quizás debido a que muchos médicos se volvieron demasiados restrictivos, dado que la mediana en dicho grupo fue de 1,7 L administrados frente a 3 L en el régimen liberal. Por tanto, se recomienda un régimen de fluidos moderadamente liberal con un balance positivo general de 1 a 2 L al final de la cirugía y una tasa de infusión de cristaloides de 10 a 12 mL/kg/h durante la cirugía abdominal.

En conclusión, la elección del tipo de fluido, duración y dosis debe individualizarse para alcanzar los máximos beneficios con los mínimos efectos secundarios, según las características del paciente.

En el **postoperatorio** se recomienda la ingesta oral temprana siempre que sea posible, con lo que evitaremos prolongar la necesidad de catéteres intravenosos o arteriales. Volviendo al ensayo RELIEF, en el grupo restrictivo se administraron cristaloides postoperatorios a 0,8 mL/kg/h o hasta 80 mL/h durante al menos 24 horas frente a 1,5 mL/kg/h del grupo liberal. Se objetivó una menor producción de orina y más oliguria durante y después de la cirugía, y casi se duplicó la incidencia de lesión renal aguda postoperatoria en el grupo restrictivo, por lo que se recomienda una infusión de 1,5 mL/kg/h en las 24 horas siguientes del postoperatorio.

8. Conclusiones

La fluidoterapia es fundamental en el *shock*, pero también en el perioperatorio y en todos los pacientes críticos.

Es importante conocer las distintas composiciones de los fluidos para utilizarlos de forma correcta. Las soluciones salinas han sido las más usadas y siguen siendo las más indicadas en pacientes con TCE y en pacientes alcalóticos, pero no están exentas de efectos nocivos. Por eso, cuando se necesitan grandes cantidades, deben valorarse soluciones balanceadas. La solución balanceada clásica es el Ringer lactato, pero últimamente están surgiendo otras que parecen tener ventajas, aunque no existen todavía datos suficientes que lo corroboren. El Ringer lactato es aún el fluido de elección en pacientes quemados. Los coloides no parecen aportar grandes ventajas, pero pueden considerarse como segunda línea en pacientes con hipovolemia grave. La albúmina puede ser útil en pacientes con *shock* séptico y quemados, pero está contraindicada en el TCE. Los coloides artificiales como los hidroxietil-almidones tienen grandes contraindicaciones, y existen dudas sobre la seguridad y eficacia de las gelatinas. Por último, no debemos olvidar que en pacientes con hemorragias los fluidos de elección son los hemocomponentes.

El *shock* requiere de una fluidoterapia generosa precoz, salvo en el paciente con sangrado, pero después debe pasarse a una pauta más restrictiva e incluso, en la fase final, debe valorarse la necesidad de eliminar el exceso de fluidos de forma activa.

Finalmente, toda fluidoterapia requiere de una adecuada monitorización y de unos adecuados objetivos para cada momento. Asimismo, cada indicación y cada patología necesitan una fluidoterapia con características diferentes.

Puntos clave

- Las soluciones isotónicas o balanceadas son de primera elección y se puede considerar a los coloides como segunda línea en pacientes con hipovolemia grave.
- La albúmina puede ser útil en pacientes con *shock* séptico y está contraindicada en el TCE.
- La solución salina sería la indicada en pacientes con TCE y en pacientes alcalóticos.
- El *shock* requiere de una fluidoterapia generosa precoz (salvo en pacientes con sangrado) y una más restrictiva después.
- Toda fluidoterapia requiere de una adecuada monitorización y de unos adecuados objetivos.

Bibliografía

Annane D, Stami S, Jaber S, et al. Effects of fluid resuscitation with colloids vs crystalloids on mortality in critically ill patients presenting with hypovolemic shock: the CRISTAL randomized trial. JAMA. 2013;310:1809-17.

Bakker J, Kattan E, Annane D, et al. Current practice and evolving concepts in septic shock resuscitation. Intensive Care Med. 2022;48:148-63.

Brown RM, Semler MW. Fluid management in sepsis. J Intensive Care Med. 2019;34(5):364-73.

Brunkhorst FM, Engel C, Bloos F, et al. Intensive insulin therapy and pentastarch resuscitation in severe sepsis. N Engl J Med. 2008;358:125-39.

Caironi P, Tognoni G, Masson S, et. al. Albumin replacement in patients with severe sepsis or septic shock. N Engl J Med. 2014;370:1412-21.

Evans L, Rhodes A, Alhazzani W, et al. Surviving Sepsis Campaign: International Guidelines for Management of Sepsis and Septic Shock 2021. Intensive Care Med. 2021;47(11):1181-247.

Finfer S, Myburgh J, Bellomo R. Intravenous fluid therapy in critically ill adults. Nat Rev Nephrol. 2018;14(9):541-57. Erratum in: Nat Rev Nephrol. 2018;14(11):717.

Finfer S, Bellomo R, Boyce N, et al. SAFE Study Investigators. A comparison of albumin and saline for fluid resuscitation in the intensive care unit. N Engl J Med. 2004;350:2247-56.

Finfer S, Micallef S, Hammand N, et al. Balanced multielectrolyte solution versus saline in critically ill adults. N Engl J Med. 2022;386:815-26.

Frazee E, Kashani K. Fluid management for critically ill patients: a review of the current state of fluid therapy in the Intensive Care Unit. Kidney Dis (Basel). 2016;2(2):64-71.

Gordon D, Spiegel R. Fluid resuscitation: History, physiology, and modern fluid resuscitation strategies. Emerg Med Clin North Am. 2020;38(4):783-93.

Hjortrup PB, Haase N, Bundgaard H, et al; CLASSIC Trial Group; Scandinavian Critical Care Trials Group. Restricting volumes of resuscitation fluid in adults with septic shock after initial management: the CLASSIC randomised, parallel-group, multicentre feasibility trial. Intensive Care Med. 2016;42(11):1695-705.

King, DR. Initial care of the severely injured patient. NEJM. 2019;380:8.

Malbrain MLNG, Langer T, Annane D, et al. Intravenous fluid therapy in the perioperative and critical care setting: Executive summary of the International Fluid Academy (IFA). Ann Intensive Care. 2020;10(1):64.

Malbrain MLNG, Van Regenmortel N, Saugel B, et al. Principles of fluid management and stewardship in septic shock: it is time to consider the four D's and the four phases of fluid therapy. Ann Intensive Care. 2018;8(1):66.

Martensson J, Bihari S, Bannard-Smith J, et. al. Small volume resuscitation with 20% albumin in intensive care: physiological effects: The SWIPPE randomised clinical trial. Intensive Care Med. 2018;44:1797-806.

Myburgh JA, Mythen MG. Resuscitation fluids. N Engl J Med. 2013;369:2462-3.

Myles PS, Bellomo R, Corcoran T, et al.; Australian and New Zealand College of Anaesthetists Clinical Trials Network and the Australian and New Zealand Intensive Care Society Clinical Trials Group. Restrictive versus liberal fluid therapy for major abdominal surgery. N Engl J Med. 2018;378:2263-74.

Perez Nieto OR, Wong A, Lopez Fermin J, et al. Aiming for zero fluid accumulation: First, do no harm. Anaesthesiol Intensive Ther. 2021;53(2):162-78.

Pham TN, Cancio LG, Gibran NS. American Burn Association practice guidelines burn shock resuscitation. J Burn Care Res. 2008;29:257-66.

Rowell SE, Fair KA, Barbosa RR, et al. The impact of pre-hospital administration of lactated Ringer's solution versus normal saline in patients with traumatic brain injury. J Neurotrauma. 2016;33(11):1054-9.

Russell JA, Walley KR, Singer J, et al.; VASST Investigators. Vasopressin versus norepinephrine infusion in patients with septic shock. N Engl J Med. 2008;358(9):877-87.

Semler MW, Self WH, Wanderer JP, et al. Balanced crystalloids versus saline in critically ill adults. N Engl J Med. 2018;378(9):829-39.

Semler MW, Wanderer JP, Ehrenfeld JM, et al. Balanced crystalloids versus saline in the Intensive Care Unit. The SALT Randomized Trial. Am J Respir Crit Care Med. 2017;195(10):1362-72.

Spahn DR, Bouillon B, Cerny V, et al. The European guideline on management of major bleeding and coagulopathy following trauma: fifth edition. Crit Care. 2019;23(1):98.

Ueyama H, Kiyonaka S. Predicting the need for fluid therapy—Does fluid responsiveness work? J Intensive Care. 2017;5:34.

Vincent JL, Sakr Y, Sprung CL, et al.; Sepsis Occurrence in Acutely Ill Patients Investigators. Sepsis in European intensive care units: results of the SOAP study. Crit Care Med. 2006;34(2):344-53.

Woodcock TE, Woodcock TM. Revised starling equation and the glycocalyx model of transvascular fluid exchange: an improved paradigm for prescribing intravenous fluid therapy. Br J Anaesth. 2012;108:384-94.

Young P, Bailey M, Beasley R, et al. Effect of a buffered crystalloid solution vs saline on acute kidney injury among patients in the Intensive Care Unit: The SPLIT Randomized Clinical Trial. JAMA. 2015;314(16):1701.

Zampieri FG, Machado FR, Biondi RS, et al. Effect of slower vs faster intravenous fluid bolus rate on mortality in critically ill patients. The BaSICS Randomized Clinical Trial. JAMA. 2021;326:830-8.

Zhou S, Zeng Z, Wei H, Sha T, An S. Early combination of albumin with cristalloids administration might be beneficial for the survival of septic patients: a retrospective analysis from MIMIC-IV database. Ann Intensive Care. 2021;11:42.

86 Analgesia y sedación

C. Chamorro Jambrina, M. Á. Romera Ortega e I. Lipperheide Vallhonrat

◀ Orientación para el estudio

En este capítulo se exponen las características farmacológicas de los analgésicos y sedantes habitualmente usados en el manejo del paciente crítico, en particular durante la ventilación mecánica. Se revisa la monitorización de sus efectos y se sugieren las estrategias de combinación más adecuadas en distintos escenarios.

1. Introducción

La mayoría de los pacientes críticos, en especial los ventilados mecánicamente, necesitan la administración de analgésicos y sedantes. Los analgésicos son necesarios para tratar el dolor en los pacientes posquirúrgicos o politraumatizados, el dolor que produce la propia enfermedad, la inmovilidad y el causado por las técnicas necesarias para el tratamiento. Los sedantes son necesarios para tratar la ansiedad que la situación de enfermedad grave genera, para mitigar la sensación de disnea que la ventilación mecánica pueda producir y para prevenir o controlar la agitación, que en ocasiones aparece durante la evolución del paciente, con objeto de evitar la autoextubación y la retirada de catéteres y dispositivos. La combinación de analgésicos y sedantes, por sus efectos depresores de la respiración y del reflejo tusígeno y por sus efectos hipnóticos, permite que el paciente se adapte a la ventilación mecánica. Por tanto, estos fármacos son fundamentales para el confort, cuidado y seguridad de los pacientes.

Paradójicamente, fármacos administrados para el bienestar del paciente pueden provocar efectos perjudiciales. La errónea selección de un fármaco o de su combinación, de la dosis, o la excesiva depresión neuronal que puede producir, inciden negativamente en la evolución del paciente en la unidad de cuidados intensivos (UCI), en el hospital, incluso las consecuencias pueden impedir su reincorporación a una vida normal. La mayoría de la sintomatología descrita en el denominado síndrome post-UCI puede ser consecuencia de las estrategias de analgosedación empleadas.

En los últimos años se han dado pasos importantes para evitar estas graves complicaciones. Se han comercializado nuevos sedantes de perfil farmacológico más seguro, se han acotado dosis e indicaciones, y se ha reconocido la importancia de la monitorización de sus efectos. La administración no monitorizada de algunos sedantes lleva indefectiblemente a su sobredosificación y acumulación y, por tanto, a la prolongación de los tiempos de ventilación mecánica e intubación, con la morbilidad asociada que este hecho provoca. La sobresedación, al inducir una grave depresión de la actividad neuronal e incluso fases de silencio eléctrico cerebral, favorece el delírium y el deterioro cognitivo, con todas sus consecuencias. La aplicación rutinaria de la monitorización con el uso de escalas o en algunos casos con monitorización objetiva puede disminuir o evitar estas complicaciones. La prolongación de la ventilación mecánica debida a la estrategia de analgosedación empleada debería considerarse un efecto adverso grave y evitable. Existen numerosas recomendaciones y guías clínicas para mejorar estas prácticas, entra las que destacan las estrategias ABCDEF (evaluar, prevenir y tratar el dolor; pruebas diarias de despertar y de respiración espontánea; elección de fármacos; valoración del delírium; movilidad temprana y ejercicio, y participación familiar); o el eCASH (de forma precoz asegurar el confort con analgesia adecuada, minimizar la administración de sedantes y humanización de los cuidados).

En la Tabla 86-1 se describen las características de los principales analgésicos y sedantes.

2. Fármacos analgésicos. Opiáceos

Los opiáceos son el pilar del tratamiento del dolor de los pacientes críticos. Tanto los naturales, como los sintéticos, ejercen sus acciones fisiológicas mediante su unión a los receptores opioides. Estos receptores se distribuyen en el cerebro, la médula espinal y los tejidos periféricos, modulando numerosas funciones fisiológicas, incluida la nocicepción. Existen varios subtipos, MOP (μ), KOP (κ) y DOP (δ), siendo la activación del receptor μ la más importante en el efecto analgésico y sedante, así como en el desarrollo de efectos secundarios como la depresión respiratoria, estreñimiento, náuseas y vómitos. En los últimos años se está investigando el papel de un cuarto receptor, receptor NOP, o del péptido FQ de nociceptina/orfanina, cuyo papel fisiológico y sus probables implicaciones farmacológicas todavía no están completamente definidos. Su estimulación parece relacionarse con una menor incidencia de complicaciones y de desarrollo de tolerancia y dependencia a los opioides, lo que ha abierto un campo de investigación en nuevos opioides y en el resurgimiento del uso de buprenorfina, agonista-parcial de los receptores clásicos, pero que también estimula el receptor NOP.

Todos los opioides tienen un discreto efecto ansiolítico, pero no suelen producir amnesia. La administración prolongada (más de 5-7 días) suele producir tolerancia, con la necesidad de subir la dosis para conseguir el mismo efecto, así como deprivación si se suspenden bruscamente, con el desarrollo de síntomas de abstinencia como agitación, taquicardia, hipertensión (HTA), sudoración etc. Las estrategias de rotación de opioides, cambiar la administración intravenosa continua a intermitente y la retirada progresiva pueden ayudar a minimizar o controlar estos cuadros.

2.1. Morfina

Es el opioide agonista de referencia. Es el de menor liposolubilidad, lo que explica el retraso en alcanzar su máximo efecto en el

Tabla 86-1. Principales analgésicos y sedantes

	Dosis aislada	Dosis de mantenimiento	Indicación y precauciones
Morfina	3-5 mg i.v.	1-10 mg/h	No recomendado en pacientes con insuficiencia renal. Libera histamina, precaución en pacientes hipotensos y asmáticos
Fentanilo	25-100 µg i.v.	0,5-2 µg/kg/h	Se acumula en infusiones prolongadas y en insuficiencia hepática
Remifentanilo	No recomendada	0,5-12 µg/kg/h	De elección en estrategias de analgosedación ligera. Para suspender el tratamiento se recomienda la disminución progresiva de la dosis y asegurar la analgesia con otros fármacos
Metadona	No recomendada	Enteral: 0,1-0,4 mg/kg/8-12 h	Ajuste de la dosis progresiva según los resultados. Evitar el uso conjunto con fármacos que alargan el QT o con riesgo de síndrome serotoninérgico
Paracetamol	1 g	1 g/8-6 h	No superar 3 g en la insuficiencia renal. No superar 2 g en la insuficiencia hepática y con fármacos que aumentan el metabolismo oxidativo
Midazolam	3-10 mg i.v.	0,05-0,25 mg/kg/h	Usar en sedación profunda si el propofol no está indicado. Necesidad estricta de monitorización de la profundidad anestésica. Transición, en el momento oportuno, a otros fármacos sin efecto acumulativo
Propofol	30-60 mg i.v.	0,1-4,5 mg/kg/h	Contraindicado en pacientes en *shock*, inestabilidad hemodinámica, con acidosis láctica o con hipertrigliceridemia grave
Dexmedetomidina	1 µg/kg en 5-10 min	0,2-1,5 µg/kg/h	Contraindicado en pacientes con inestabilidad hemodinámica o bloqueos auriculoventriculares. Suspensión progresiva. Vigilar el peristaltismo intestinal. Se han descrito cuadros de hipertermia con su uso
Clonidina	300 µg i.v. en 1h	0,5-3 µg/kg/h	Útil como coadyuvante de otros sedantes. Contraindicado en pacientes con inestabilidad hemodinámica o bloqueos auriculoventriculares. Suspensión progresiva. Vigilar el peristaltismo intestinal
Ketamina	0,5-1,5 mg/kg	0,05-3 mg/kg/h	Dosis dependiente de indicación. Contraindicado en situación de *shock* cardiogénico refractario a catecolaminas. En administración prolongada vigilar signos de colestasis
Isoflurano	0,3-0,5 mL/h en el vaporizador	2-7 mL en el vaporizador, para *end-tidal* de 0,2-0,7 %	Minimizar contaminación ambiental. Se ha descrito diabetes insípida nefrogénica y nefropatías con su uso prolongado. Riesgo de hipotensión. Potencial, aunque raro, riesgo de hipertermia maligna
Sevoflurano	0,3-0,5 mL/h en el vaporizador	4-10 mL en el vaporizador, para *end-tidal* de 0,5-1,4 %	Minimizar contaminación ambiental. Se ha descrito diabetes insípida nefrogénica y nefropatías con su uso prolongado. Riesgo de hipotensión. Potencial, aunque raro, riesgo de hipertermia maligna. No recomendado para administración prolongada, mayor riesgo de toxicidad por flúor
Etomidato	0,2-0,3 mg/kg	No recomendada	Riesgo de insuficiencia suprarrenal en dosis repetidas o infusión continua

sistema nervioso central (SNC), unos 15 minutos, y su efecto más prolongado, 3-6 horas después de una dosis. Se une en un 20-40 % a las proteínas plasmáticas y se metaboliza en el hígado por vía de la glucuronidación a dos metabolitos activos que se acumulan en la insuficiencia renal.

La morfina-3-glucurónido puede tener efectos hiperalgésicos y toxicidad neurológica, y la morfina-6-glucurónido puede acumularse y producir de forma prolongada efectos sedantes y depresores del SNC en pacientes con insuficiencia renal. La administración rápida intravenosa de morfina puede inducir hipotensión arterial al liberar histamina, que produce vasodilatación. Se administra tanto en dosis intermitentes intravenosas (3-5 mg cada 4-6 horas) o en infusión continua (habitualmente entre 1-10 mg/h).

2.2. Fentanilo

El fentanilo es 60 a 100 veces más potente que la morfina. Posee mayor liposolubilidad, lo que explica su rápido efecto, 1-3 minutos, y su corta duración por su rápida redistribución. Sin embargo, cuando se administra de forma prolongada, puede acumularse en los tejidos periféricos, modificándose su perfil farmacocinético a un opioide de mayor semivida que la morfina. El metabolismo es hepático a nivel del P450 3A4, por lo que puede alterarse en la disfunción hepática y por fármacos que actúan a ese nivel. No tiene metabolitos activos. No libera histamina, por lo que proporciona mayor estabilidad hemodinámica que la morfina.

Aunque la dosis recomendada en infusión en las guías internacionales oscila entre 0,5 y 10 µg/kg/h, por este perfil farmacocinético no se debería superar la dosis de 2 µg/Kg/h, con dosis puntuales intravenosas, según las necesidades, de 25-100 µg.

Junto con la meperidina, el tramadol y la metadona, es el opioide con el que se han descrito más cuadros de síndrome serotoninérgico asociados a su uso, factor que hay que tener en cuenta cuando se administra con fármacos con capacidad de producirlo. La formulación transdérmica debería evitarse en el paciente crítico, tanto por su farmacocinética (con efecto pico a las 24 horas de su colocación y duración de 24 horas tras su retirada), como por la habitual relación de esta modalidad de administración con el mantenimiento del tratamiento al alta a planta, o tras el alta hospitalaria, y, por tanto, con el consumo crónico de opioides. Esta formulación debería reservarse para el tratamiento del dolor crónico oncológico en el ámbito extrahospitalario.

2.3. Remifentanilo

El remifentanilo es un derivado del fentanilo, con el que comparte su misma potencia. Su estructura química incluye un enlace éster que se metaboliza por esterasas plasmáticas inespecíficas, caracterizando su perfil farmacocinético. Su efecto máximo se consigue en menos de 3 minutos y, tras su suspensión, el efecto desaparece en pocos minutos, independientemente de la duración de su administración y de la existencia de disfunción hepática y/o renal. Uno de sus metabolitos es activo, pero con mínima actividad, por lo que sus implicaciones clínicas son casi irrelevantes. Este perfil farmacocinético permite su uso a dosis altas, sin riesgo de acumulación, con lo que se consiguen efectos sedantes, en lo que se ha denominado «estrategia de analgosedación». De los pacientes en los que se pueda aplicar esta estrategia para producir una sedación ligera, alrededor de un 30-50 % suelen requerir otro sedante a dosis bajas para conseguir los objetivos.

La dosis en infusión oscila entre 0,5 y 3 µg/kg/h como analgésico y 3-12 µg/kg/h como pauta de analgosedación. No se recomienda la administración de bolos. Por la rápida desaparición de su efecto, previamente a su suspensión es recomendable realizar una analgesia transicional para evitar la reaparición de dolor.

2.4. Alfentanilo y sufentanilo

Se usan menos en el ámbito de la UCI, aunque el sufentanilo es uno de los opioides más usados en las UCI francesas. Son también derivados del fentanilo: el alfentanilo es 10 veces menos potente que el fentanilo y el sufentanilo 10 veces más potente. El sufentanilo es el opiáceo más potente comercializado. Se metabolizan a nivel hepático, el alfentanilo a nivel del P450 3A4, por lo que puede tener interacciones. Ambos, como el fentanilo, se caracterizan por un inicio precoz y una semivida corta, pero se acumulan menos en infusiones prolongadas.

2.5. Meperidina

La meperidina es un agonista 10 veces menos potente que la morfina, pero más rápido en su acción. Se metaboliza a nivel hepático a metabolitos activos y potencialmente neurotóxicos que se acumulan en pacientes con insuficiencia renal.

Administrado de forma intravenosa, es el opioide que produce más efectos hemodinámicos adversos; al liberar histamina y producir vasodilatación, también posee cierto efecto depresor de la contracción miocárdica. Ni sus perfiles farmacocinético, farmacodinámico ni el de seguridad justifican su uso en el paciente crítico. La única justificación para usar meperidina en la UCI es buscar su efecto anti-*shivering* para el tratamiento de la tiritona postoperatoria o incluso de la tiritona relacionada con la sepsis. En estos casos la dosis es de 20-30 mg por vía intravenosa.

2.6. Metadona

La metadona es un opioide agonista que también tiene otros efectos analgésicos al ser antagonista de los receptores N-metil-D-aspartato (NMDA) e inhibir la recaptación de serotonina y noradrenalina. Existe formulación intravenosa y oral, con biodisponibilidad cercana al 80 %. Su formulación en solución permite una administración más cómoda por sonda nasogástrica y suele tener un efecto rápido. Tiene una semivida prolongada, se necesitan 2-3 días para alcanzar una concentración terapéutica estable. Se metaboliza en el hígado a metabolitos inactivos. No se acumula en la insuficiencia renal. Es muy útil para el control de la tolerancia y la deprivación tanto de opioides como de otros sedantes.

La dosis varía según la respuesta. En el paciente crítico se recomienda iniciar el tratamiento con 0,1-0,4 mg/kg por vía enteral cada 8-12 horas, para ir ajustándola posteriormente. No se recomienda su empleo en pacientes con insuficiencia hepática grave o en aquellos tratados con fármacos que puedan, como ocurre con la metadona, alargar el QT (p. ej., macrólidos, antipsicóticos) o favorecer el desarrollo de un síndrome serotoninérgico (linezolid, antidepresivos, azul de metileno, etcétera).

3. Otros analgésicos. Analgesia multimodal

La analgesia multimodal engloba tanto el uso de la combinación de fármacos analgésicos de distinto mecanismo de acción, como la aplicación de técnicas anestésicas locorregionales. El objetivo es reducir la dosis de opioides y los efectos secundarios asociados a su uso. Inicialmente este abordaje es menos útil en los pacientes críticos ventilados, donde los opioides, como se ha comentado previamente, desempeñan un papel muy importante y permiten la disminución de la dosis de los sedantes necesarios. Sin embargo, durante la evolución del paciente, su uso pasa a ser importante.

3.1. Paracetamol

El paracetamol es efectivo para el control del dolor de intensidad moderada. Su uso en el control del dolor intenso permite disminuir las necesidades de opioides hasta en un 20 %. El mecanismo de acción analgésico no se conoce en su totalidad. Inhibe preferentemente la ciclooxigenasa (COX) central, denominada COX-3, estimula las vías descendentes inhibitorias serotoninérgicas y puede tener un efecto estimulante de los receptores cannabinoides. Tiene mínimo efecto antiagregante plaquetario y antiinflamatorio. A dosis habituales carece de efectos adversos digestivos y renales. Su metabolización es hepática, fundamentalmente por glucuronoconjugación; un 10 % se metaboliza por oxidación, siendo responsable de la producción de metabolitos potencialmente hepatotóxicos (NAPQI), que deben ser inactivados por el glutatión. Dosis superiores a 4 g/día producen un incremento de estos metabolitos que puede superar la capacidad de inactivación hepática y provocar daño hepatocelular, incluso hepatitis fulminante. Los pacientes con patología hepática o tratados con fármacos capaces de inducir la vía metabólica oxidativa también pueden sufrir toxicidad con dosis potencialmente seguras. Por tal motivo, no debe administrarse en pacientes con cirrosis en grado C de Child, y debe reducirse la dosis a 2 g/día en los grados A o B, pacientes desnutridos, alcohólicos o si hay tratamiento concomitante con fármacos como isoniazida, rifampicina o fenitoína. En la insuficiencia renal se recomienda no superar los 3 g/día. La administración intravenosa rápida puede producir hipotensión.

3.2. Dipirona (o metamizol)

La dipirona es un fármaco muy popular en España, pero, por su potencial toxicidad, no está comercializado en muchos países anglosajones. Es muy efectiva para el control del dolor moderado-intenso y tiene efecto espasmolítico. Su mecanismo de acción analgésico también está por definir. Parece inhibir la COX-3, así como otras vías de la transmisión algésica. Su empleo no se asocia a alteraciones renales, gástricas o hemorrágicas. Tiene un bajo riesgo de anafilaxia, pero la administración demasiado rápida produce hipotensión, sobre todo en pacientes sépticos. La no comercialización en algunos países se debe al riesgo de agranulocitosis. Estudios epidemiológicos cuantifican este riesgo en un caso por millón de tratamientos, aunque puede haber una variabilidad regional asociada a la predisposición genética. El riesgo es menor si se usa a dosis bajas y por cortos períodos de tiempo. La dosis habitual es de 1-2 g cada 6-8 horas, por vía enteral, intravenosa o en infusión continua, y no deben sobrepasarse los 8 g diarios.

3.3. Antiinflamatorios no esteroideos

Los antiinflamatorios no esteroideos (AINE) tienen actividad analgésica, antipirética y antiinflamatoria. Son muy útiles en el control del dolor postoperatorio de intensidad moderada. Sin embargo, sus potenciales efectos secundarios limitan su uso en el manejo del dolor de pacientes críticos. A diferencia del paracetamol y la dipirona, son fármacos con estructura ácida, con un pKa < 5, lo que favorece su distribución a tejidos y órganos con menor pH. Así, se concentran en tejidos con inflamación activa, donde consiguen sus efectos antiinflamatorios, pero también en órganos como el estómago y el riñón, donde producen efectos secundarios adversos. El paciente crítico tiene más riesgo de presentar hemorragia digestiva e insuficiencia renal, por lo que el uso de AINE debe ser restrictivo. Además, al igual que el ácido acetilsalicílico, tienen efecto antiagregante, lo que puede aumentar el riesgo hemorrágico en situaciones predisponentes.

3.4. Tramadol

El tramadol tiene efectos analgésicos al actuar sobre los receptores opioides, aunque con menor afinidad, y por inhibir la recaptación de noradrenalina y serotonina. La dosis habitual es de 100 mg (1-1,5 mg/kg) cada 8-12 horas, y se aconseja no superar los 400 mg día. Puede utilizarse en perfusión. Tiene un techo analgésico menor que los opioides habituales, por lo que solo es eficaz en el dolor moderado. Sus ventajas principales son: bajo potencial de abuso, menor efecto sedante y escaso riesgo de producir depresión respiratoria. Las náuseas y los vómitos son frecuentes, por lo que es común asociar antieméticos. Por su mecanismo de acción, debe evitarse el uso conjunto con fármacos con riesgo de producir síndrome serotoninérgico.

3.5. Anestesia locorregional

Fármacos como bupivacaína, ropivacaína y a veces lidocaína son los más utilizados para la realización de técnicas como la analgesia epidural, bloqueos paravertebrales, intercostales, o bloqueo del plano transverso del abdomen. Son muy útiles en pacientes despiertos y colaboradores durante el postoperatorio de toracotomía, de cirugía abdominal o en el politraumatizado. Su utilidad deriva de la reducción de opioides y de sus potenciales complicaciones respiratorias, lo que permite una movilización y rehabilitación del paciente más rápidas. Pese a las ventajas citadas, estas técnicas no están exentas de riesgos, destacando por su gravedad el hematoma con compresión medular en la técnica epidural y la infección. La plaquetopenia y las alteraciones de la coagulación son contraindicaciones para su empleo. Deben transcurrir al menos 12 horas desde la colocación o retirada de los catéteres y la administración de heparinas de bajo peso molecular para la profilaxis de la trombosis venosa profunda.

3.6. Otros fármacos

La **lidocaína** en perfusión intravenosa se ha utilizado como analgésico adyuvante en el período perioperatorio, pero no existe mucha experiencia en el ámbito de la UCI. Se puede recurrir a su empleo, a dosis de 0,5-1,5 mg/kg/h, en el dolor de difícil control, teniendo en cuenta la potencial toxicidad neurológica y cardiovascular.

Los gabapentinoides, como **gabapentina** y **pregabalina**, y la **carbamacepina**, están recomendados para el dolor neuropático que puede surgir en la evolución del síndrome de Guillain-Barré, también en la polineuromiopatía del paciente crítico e incluso en las cefaleas refractarias a otros fármacos en el curso de la hemorragia subaracnoidea.

Los α$_2$-agonistas y la ketamina se comentan en el apartado de sedantes.

4. Sedantes

La mayoría de los sedantes utilizados en el paciente crítico son agonistas reversibles del receptor gabaérgico GABA$_A$, donde interacciona fisiológicamente el ácido γ-aminobutírico (GABA), principal neurotransmisor inhibidor en el cerebro. La activación de este receptor aumenta la entrada de cloro, produciendo la hiperpolarización de la membrana neuronal y la inhibición de la transmisión neuronal, manifestada, según los receptores activados, por ansiólisis, sedación, efecto anticonvulsionante, hipnosis y depresión neuronal profunda hasta el cese de la actividad eléctrica cerebral. El receptor GABA$_A$, al igual que el receptor de acetilcolina nicotínico, es pentamérico y es miembro de la superfamilia de canales iónicos controlados por ligandos. La diversidad de las cinco subunidades que lo componen, con diferente distribución cerebral y funcional, explica las diferencias entre los sedantes comercializados. La actuación sobre otros receptores cerebrales, como los de glicina, NMDA, α$_2$-adrenérgicos, acetilcolina y serotonina, completa los diferentes mecanismos de acción de los sedantes.

4.1. Benzodiacepinas

Existen varias benzodiacepinas comercializadas en formulación parenteral: midazolam, lorazepam, diazepam, clonazepam, clorazepato y flunitrazepam. Las dos primeras son las más utilizadas en el ámbito de la UCI, aunque el lorazepam no está disponible en muchos países, por ejemplo, en España. Recientemente se ha iniciado la comercialización (Japón, Estados Unidos, etc.) del remimazolam, que, a diferencia del resto de las benzodiacepinas, en su estructura química se ha incorporado una molécula estercarboxílica que se metaboliza por esterasas plasmáticas, lo que le confiere una semivida muy corta e independiente de la duración de administración o de la existencia de disfunción orgánica.

Las benzodiacepinas actúan en los receptores GABA$_A$, facilitando el efecto del neurotransmisor GABA, con lo que aumenta la entrada de cloro a nivel neuronal. Tienen efectos ansiolíticos, sedantes, hipnóticos, anticonvulsionantes y de relajación muscular. Aunque siguen siendo los fármacos más usados para la sedación del paciente crítico, existe una opinión mayoritaria de evitar o limitar su empleo, al ser los sedantes que más se asocian con el desarrollo de delírium. Sin embargo, actualmente no se ha demostrado que esta asociación sea un efecto directo farmacológico del grupo, sino que parece relacionarse más con la habitual sobresedación que se produce cuando se usan benzodiacepinas y de su efecto sedante residual, al descender lentamente las concentraciones del fármaco una vez suspendido. Probablemente, este hecho produce que, al suspender su administración, el paciente esté «demasiado despierto» para adaptarse a la ventilación mecánica y «demasiado dormido», por el efecto residual comentado, para una exploración neurológica normal que permita la retirada de la ventilación mecánica. En nuestra opinión, estos fármacos siguen siendo necesarios en estrategias de analgosedación de algunos pacientes críticos ventilados, como en pacientes con inestabilidad hemodinámica o ventilados y paralizados por síndrome de dificultad respiratoria aguda (SDRA) grave. La monitorización estricta de sus efectos sedantes y una transición, en el momento oportuno, a otros fármacos sin efecto acumulativo es fundamental.

El **midazolam**, por sus características químicas y farmacocinéticas, es la benzodiacepina de elección. Dispone de una estructura química que, a pH ácido (< 4), le confiere hidrosolubilidad, lo que facilita su administración intravenosa, y por otra parte, a pH fisiológico se convierte en liposoluble, con lo que se consiguen sus efectos a nivel del SNC. Su semivida, tras una administración aislada, oscila entre 1 y 4 horas, pero cuando se administra en infusión continua, se puede alargar de forma impredecible al acumularse en los tejidos periféricos, qué liberarán a la sangre el fármaco acumulado una vez suspendido. El metabolismo es hepático en el sistema P450 3A4, por lo que puede retrasarse en la disfunción hepática, así como ser interferido por fármacos que inhiben este sistema enzimático, como macrólidos, diltiazem o azoles. Por el contrario, los fármacos que lo potencian, como la fenitoína o la rifampicina, pueden acelerar su metabolismo. Los metabolitos, principalmente el 1-hidroximidazolam, son activos y se pueden acumular en la insuficiencia renal. Los pacientes ancianos, obesos, hipoalbuminémicos o con disfunción renal o hepática son los más susceptibles a presentar estas alteraciones farmacocinéticas. Cuando se administra en bolo intravenoso puede reducir las resistencias vasculares sistémicas y producir hipotensión, más acusada en pacientes hipovolémicos y/o con alto tono simpático. Sin embargo, su administración intravenosa continua produce pocos efectos hemodinámicos adversos. No existe acuerdo en cuanto a la dosis recomendada de midazolam en infusión continua, existiendo una amplia gama de dosificación según el texto o guías que se revisen; probablemente la dosis debería oscilar, según las necesidades, entre 0,05 y 0,25 mg/kg/h. Se recomienda administrar una dosis inicial en bolo, para conseguir los objetivos de sedación, e iniciar una infusión horaria a la misma dosis que la que fue necesaria para la inducción. Cuando se requiera subir la dosis de infusión es necesario administrar primero una dosis aislada, ya que la elevación lineal, sin bolo, va a provocar la acumulación del fármaco sin conseguir la respuesta deseada hasta horas después. Tampoco existe en la literatura la definición de fallo al midazolam, pero es preciso recordar que el uso de altas dosis puede provocar el que se ha denominado «síndrome de infusión del midazolam», que consiste en retraso en el despertar, prolongación innecesaria del tiempo de ventilación mecánica con su correspondiente morbimortalidad o cuadros de deprivación horas o días después de suspender su administración. En los pacientes en los que no es posible conseguir los objetivos de sedación con una dosis máxima de 0,25 mg/kg/h, ya sea por inefectividad inicial o tolerancia, debería cambiarse la estrategia o asociar otro sedante.

El **lorazepam**, por su menor liposolubilidad con respecto al midazolam, tiene un inicio de acción más tardío y mayor semivida. El metabolismo es hepático, vía conjugativa, que no se afecta por disfunción hepática ni por interacciones medicamentosas. Su formulación parenteral contiene propilenglicol. El uso de dosis altas de lorazepam y por tiempo prolongado provoca la acumulación de este excipiente con riesgo de toxicidad, manifestada como acidosis láctica, toxicidad neurológica y fallo renal. El ascenso del *gap* osmolar es el primer signo de alarma. La suspensión del fármaco o la hemodiálisis urgente en casos graves revierten la situación.

4.2. Propofol

El propofol es un sedante intravenoso perteneciente a la familia de los alquilfenoles. Su efecto depresor del SNC es a través de la estimulación de los receptores GABA$_A$ en subunidades diferentes a las benzodiacepinas, e independientemente de la existencia del neurotransmisor GABA, actúa también en los receptores de glicina.

Para la administración intravenosa se requiere su emulsión en una solución lipídica, existiendo actualmente propofol comercializado en diferentes lípidos (MCT-LCT o LCT) y a diferentes concentraciones, 1 % y 2 %. Este solvente puede favorecer la contaminación externa y el sobrecrecimiento bacteriano; así, se ha descrito la transmisión de infecciones por un inadecuado manejo, no aséptico, de los envases. Por tal motivo, se recomienda el cambio de los envases y de los sistemas de infusión cada 12 horas. También, para evitar esta potencial contaminación, se han comercializado preparaciones de propofol que contienen productos antibacterianos como el EDTA (ácido etilendiaminotetracético) o los bisulfitos. La adición de EDTA no produce alteraciones iónicas en el calcio ni el magnesio, pero en administración prolongada sí puede producir mayor eliminación urinaria de hierro y cinc.

La principal característica del propofol es la rapidez de acción y la rápida desaparición de sus efectos una vez suspendido. Tras una dosis aislada, su semivida oscila entre 30-60 minutos; sin embargo, su semivida de eliminación se alarga en casos de infusiones prolongadas, pero en concentraciones que no parecen influir en la recuperación del nivel de consciencia. La existencia de insuficiencia renal o hepática no afecta este perfil farmacocinético. Se une en un 98 % a las proteínas plasmáticas y se metaboliza en el hígado por vía conjugativa a metabolitos inactivos. La eliminación de metabolitos por orina, en un pH básico, puede teñir la orina de color verdoso.

El efecto adverso más importante del propofol es la depresión cardiovascular. Posee efectos vasodilatadores y puede producir efectos depresores de la contractilidad cardíaca y efecto cronótropo negativo. Estos efectos son más manifiestos en pacientes con depleción del volumen intravascular y en pacientes ya hemodinámicamente inestables por vasodilatación o depresión miocárdica. Estos factores hemodinámicos son frecuentes en el paciente crítico, por lo que el propofol no se debe administrar en pacientes en *shock* dependientes de altas dosis de catecolaminas.

La dosis recomendada de infusión oscila entre 0,1 y 4,5 mg/kg/h. Si se requiere un efecto inmediato, es preciso utilizar un bolo de 0,5-1 mg/kg administrado lentamente, para evitar hipotensiones indeseables. Si no se consiguen los objetivos de sedación con la máxima dosis recomendada de 4,5 mg/kg/h, se debe sustituir o asociar otro sedante.

El uso de altas dosis y por períodos superiores a 6-12 horas se ha asociado al llamado «síndrome de infusión del propofol» (PRIS), que consiste en un cuadro de *shock* cardiogénico (disminución de la contracción miocárdica y trastornos de la conducción similares al síndrome de Brugada), junto con alteraciones metabólicas (acidosis láctica, hiperpotasemia, hipertrigliceridemia) y rabdomiólisis. Debe tenerse en cuenta que el PRIS puede ocurrir, independientemente de la dosis y duración de administración, en pacientes con susceptibilidad genética o enfermedad mitocondrial. El PRIS está asociado a una alta mortalidad, por lo que en administraciones prolongadas de propofol se recomienda la determinación rutinaria de lactato, triglicéridos y creatina-cinasa, al menos 2-3 veces por semana, para su detección precoz. En el supuesto de que se desarrolle el PRIS, es imperativo la suspensión del propofol, y en casos graves podría ser beneficiosa la hemodiálisis o la hemofiltración continua, que, aunque no pueden eliminar el propofol, altamente lipofílico, pueden eliminar metabolitos tóxicos más hidrosolubles.

Cuando se administre propofol, se deben cuantificar los lípidos administrados por su vehículo de emulsión (1 kcal/mL) y ajustar los aportes nutricionales. Con niveles de triglicéridos > 800 mg/dL hay que plantearse la suspensión.

La administración por vía periférica puede causar dolor local. La administración a través de venas de mayor calibre, como por ejemplo la antecubital, o mezclado con 10-20 mg de lidocaína puede minimizarlo.

Se ha sugerido que no se debe administrar en pacientes alérgicos al huevo, pero habitualmente los alérgicos lo son a las proteínas de la clara y no a la yema, cuyo componente, la lecitina, es el que está presente en la emulsión lipídica.

4.3. α$_2$-agonistas

Se incluyen en este grupo la dexmedetomidina y la clonidina. Son agonistas de los receptores presinápticos α$_2$-adrenérgicos, tanto a nivel periférico como en el cerebro y la médula espinal. La dexmedetomidina tiene una selectividad por estos receptores 7-8 veces mayor que la clonidina, y una afinidad α$_2$/α$_1$ de 1.600/1. Ambos fármacos producen efecto ansiolítico y sedante, principalmente derivados de la estimulación de los receptores localizados a nivel del *locus coeruleus*, y también poseen un discreto efecto analgésico.

La **dexmedetomidina** empieza a actuar a los 15 minutos y alcanza concentraciones pico aproximadamente 1 hora después. Es altamente lipofílica y se distribuye rápidamente por los tejidos, siendo la semivida de distribución de unos 6 minutos y la semivida de eliminación de 2-2,5 horas. Se une en alta proporción a las proteínas. Se metaboliza en el sistema enzimático hepático P450 2A6 con posterior glucuronidación. La disfunción hepática afecta su metabolismo. Los metabolitos inactivos se eliminan por vía renal.

La calidad de la sedación inducida por la dexmedetomidina difiere de la producida por los sedantes gabaérgicos. Produce un grado de profundidad de sedación en el que el paciente puede abrir los ojos a la estimulación verbal, obedecer órdenes sencillas y cooperar en los cuidados de enfermería o durante la realización de algunos procedimientos, pero, al cesar el estímulo, el paciente vuelve a dormirse y retorna al nivel de sedación previo.

Su empleo se asocia a menos desarrollo de delírium en los pacientes críticos. Tiene gran utilidad para el control del delírium hiperactivo y de los cuadros de abstinencia asociados a tóxicos (opiáceos, alcohol, cocaína). Se ha usado con éxito en administración nocturna para inducir y mantener el sueño y para prevenir el delírium en pacientes con alto riesgo, como son los pacientes ancianos posquirúrgicos.

La administración intravenosa generalmente es bien tolerada, tanto cuando se utiliza en pacientes en ventilación mecánica como en pacientes no intubados para la realización de procedimientos diagnósticos o terapéuticos. Al no deprimir la ventilación, es útil en la analgosedación durante la ventilación mecánica no invasiva.

La hipotensión y la bradicardia son los eventos adversos más frecuentes, que generalmente se resuelven modificando la dosis. La administración de una dosis de carga de dexmedetomidina puede provocar HTA, al estimular los receptores α_1 periféricos. Se recomienda empezar con una infusión intravenosa a 0,7 µg/kg/h, para ir ajustando en función del nivel de sedoanalgesia deseado y la respuesta del paciente, en un rango recomendado de 0,2-1,5 µg/kg/h. Después de modificar la dosis, no se alcanzará un nuevo estado de equilibrio hasta transcurrida 1 hora. En el supuesto de necesitar un rápido efecto, se puede administrar una dosis de carga de 1 µg/kg en 5-10 minutos, vigilando la respuesta hemodinámica.

Un posible problema con el uso prolongado de dexmedetomidina es la aparición de síntomas de abstinencia con HTA o agitación tras su suspensión. Aunque se ha descrito algún caso aislado, la incidencia es menor que con la clonidina, y en la mayoría de los estudios no se ha observado este fenómeno a pesar de la retirada brusca del fármaco. No obstante, para prevenirlo, se ha sugerido una reducción gradual de la dosis o el cambio a clonidina por vía enteral.

La dexmedetomidina está contraindicada en pacientes que presenten inestabilidad hemodinámica, bloqueo auriculoventricular de segundo o terce grado o bradicardia < 50 lpm. Se debe usar con precaución en los pacientes tratados con fármacos que también puedan afectar la conducción cardíaca como lacosamida, ticagrelor, etc. No debe administrarse, como único sedante, en pacientes en los que se pretenden alcanzar niveles de sedación profunda (RASS < -3), ni tampoco debe utilizarse para proporcionar sedación durante el uso de bloqueantes neuromusculares.

Se han descrito cuadros de hipertermia asociados a su uso. Actualmente se desconoce el mecanismo por el que se producen, pudiendo estar relacionados con el papel de los receptores α_2 en la termorregulación hipotalámica.

En el estudio multicéntrico SPICE III, publicado en 2019, cuyo objetivo fue investigar la utilidad de la dexmedetomidina como sedante principal, y si era posible único, para la sedación ligera de instauración precoz, en comparación con los sedantes habituales, no se encontraron diferencias en la mortalidad a los 90 días entre ambos grupos. Alrededor de un 70 % de los sedados con dexmedetomidina necesitaron otro sedante. En un análisis secundario posterior se ha detectado una mayor mortalidad en los pacientes menores de 65 años más graves sedados con dexmedetomidina que con el grupo comparador. En 2022, la European Medicines Evaluation Agency notificó una alerta sobre este hecho. Aunque por el número de pacientes en sedación profunda las conclusiones del mencionado estudio son discutibles, se refuerza la importancia de seleccionar adecuadamente el sedante según las condiciones clínicas particulares del enfermo.

La **clonidina** es el otro α_2-agonista disponible. Está comercializada en formulación intravenosa, enteral y transdérmica, aunque la intravenosa no está disponible en muchos países. Es una alternativa más económica que la dexmedetomidina en los países donde no existe todavía dexmedetomidina genérica. En relación con la dexmedetomidina, la clonidina iene una semivida más larga, lo que justifica el retraso y prolongación del efecto; a las dosis habitualmente usadas, tiene menor efecto sedante al poseer menor afinidad por los receptores. Es muy útil como coadyuvante de otros sedantes para disminuir sus dosis, siendo limitada su utilidad como sedante único. Por vía enteral, se recomienda como terapia transicional de retirada tras la administración prolongada de dexmedetomidina. Las dosis recomendadas son 300 µg por vía enteral cada 4-8 horas, y 0,5-3 µg/kg/h en perfusión intravenosa. En caso de necesitar un efecto rápido se puede administrar una dosis de carga intravenosa de 300 µg en 1 hora. Como la dexmedetomidina, sus principales efectos adversos son la hipotensión y la bradicardia. La boca seca y la disminución del peristaltismo intestinal son otros posibles efectos que también puede producir la dexmedetomidina.

4.4. Ketamina

La ketamina es una mezcla racémica de dos enantiómeros, R^- y S^+. S^+ ketamina está disponible en algunos países y tiene mayor potencia que la mezcla. Su principal efecto sedante deriva del bloqueo de los receptores NMDA, impidiendo el efecto del neurotransmisor excitatorio glutamato. Induce una anestesia disociativa al activar el sistema límbico, pero desconectando las vías talamocorticales. Se metaboliza en el hígado por vía P450 3A4 a norketamina, también con actividad sedante, y se une en baja proporción a las proteínas. Su semivida es de 2-3 horas, que puede prolongarse cuando se administra en infusión continua o en situaciones de insuficiencia hepática.

A diferencia del resto de sedantes, produce la activación del sistema simpático, aumentando la frecuencia cardíaca, las resistencias vasculares sistémicas y produciendo broncodilatación. Aunque tiene un efecto inotrópico negativo directo, la estimulación simpática contrarresta este efecto deletéreo, salvo en los pacientes con *shock* cardiogénico refractario a catecolaminas. La S^+ ketamina tiene menor efecto directo depresor miocárdico.

La ketamina tiene propiedades antiepilépticas y, de forma experimental, neuroprotectoras. A dosis subanestésicas tiene efecto analgésico. Aislada o mezclada con propofol o midazolam, puede usarse para la sedación durante la ventilación espontánea en muchas situaciones y procedimientos, como durante el cambio de vendajes del gran quemado. Es el sedante de elección para la inducción anestésica durante la intubación de pacientes sépticos o con grave compromiso hemodinámico, exceptuando en situaciones de *shock* cardiogénico. En infusión continua, es una alternativa a los sedantes anteriormente descritos, ya sea para casos de sedación difícil y/o rotura de *stock*. Es muy útil en las estrategias de analgosedación en el estatus asmático grave y en el control del estatus epiléptico superrefractario.

Por sus propiedades analgésicas y antihiperalgésicas, la ketamina forma parte de la estrategia multimodal del control del dolor perioperatorio y postoperatorio, de la hiperalgesia inducida por opioides y del concepto de «anestesia libre de opioides».

Se está investigando su interesante efecto antidepresivo, incluido en los pacientes de UCI. Históricamente, su uso ha sido limitado por sus efectos psicomiméticos con posibilidad de causar delírium. Sin embargo, estos efectos dependen de la dosis y pueden reducirse con la administración conjunta con otros sedantes a dosis bajas. Hay estudios que demuestran menor incidencia de delírium con ketamina que con otros sedantes. La S^+ ketamina produce estos efectos en menor intensidad.

Puede aumentar las secreciones traqueobronquiales, lo que puede ser perjudicial en pacientes con exceso de secreciones por inflamación y lesión de las vías respiratorias. Durante su administración se recomienda la vigilancia de signos de colestasis, ya que se han descrito cuadros de colecistitis y colangitis en administraciones prolongadas, probablemente secundarias a la cristalización de su metabolito en las vías biliares.

Su única contraindicación se deriva de sus efectos hemodinámicos, en particular en pacientes hipertensos o coronarios descompensados.

La dosis habitual es 0,5-0,7 mg/kg como analgésico, 1-1,5 mg/kg como inductor anestésico y 0,05-3 mg/kg/h para su infusión continua.

4.5. Anestésicos inhalados

Se incluyen en este grupo el isoflurano y el sevoflurano. Tras el desarrollo de sistemas de administración de vaporización específicos y con poco espacio muerto, como AnaConDa® y Mirus®, que disponen de analizador y reciclado de gases y de filtros que limitan la contaminación ambiental, se han convertido en una alternativa a los sedantes intravenosos.

Su acción sedante, dependiente de dosis, es por la estimulación de los receptores GABA$_A$ y glicina. Además, tienen efecto broncodilatador, antiepiléptico y discreto efecto analgésico. El efecto es rápido, y también su desaparición una vez suspendido.

El isoflurano con respecto al sevoflurano, tiene mayor potencia y produce un despertar más progresivo. Ambos pueden producir hipotensión, al disminuir las resistencias vasculares sistémicas. A dosis altas, más del 1 % de *end-tidal*, pueden elevar la presión intracraneal. Durante su metabolismo se produce flúor, sobre todo con el sevoflurano, que puede acumularse en casos de administración prolongada y producir toxicidad renal. Se han descrito casos de diabetes insípida nefrogénica asociados al uso de estos gases. Aunque, afortunadamente poco frecuentes, están asociados al posible desarrollo de hipertemia maligna.

Las dosis recomendadas son: sevoflurano, 4-10 mL/h (en bomba de perfusión hacia el vaporizador) para un *end-tidal* del 0,5-1,4 %; isoflurano, 2-7 mL/h para un *end-tidal* de 0,2-0,7 %.

4.6. Otros sedantes intravenosos

El **etomidato** es uno de los sedantes que produce menos alteraciones hemodinámicas, ya que induce mínimos efectos en la contractilidad cardíaca y en las resistencias vasculares sistémicas. Por tanto, es uno de los sedantes de elección para la intubación urgente de los pacientes críticos. Tiene efectos anticonvulsionantes. Durante la inducción anestésica puede producirse trismus y mioclonías, por lo que se recomienda asociar un bloqueante neuromuscular. El efecto adverso más relevante es la inhibición reversible de la enzima 11β-hidroxilasa, necesaria para la trasformación del 11-deoxicortisol en cortisol, con el riesgo de producir insuficiencia suprarrenal. Por tal motivo, no se recomienda su administración repetida o en infusión continua. La dosis para inducción anestésica es de 0,2-0,3 mg/kg. Está comercializado tanto en solución con propilenglicol, como en emulsión lipídica. Están en desarrollo derivados del etomidato sin efecto depresor de la síntesis de cortisol.

Los **barbitúricos**, como el tiopental o el pentobarbital, prácticamente han dejado de usarse en el ámbito de la UCI. Sus efectos hemodinámicos adversos y las frecuentes alteraciones farmacocinéticas que tienen o que inducen a otros fármacos justifican esta limitación. En ocasiones son el último recurso para el control de cuadros de sedación difícil, estatus epiléptico superrefractario o hipertensión intracraneal refractaria. El uso racional conjunto de otros sedantes y antiepilépticos en unos casos y la craneotomía descompresiva en otros hacen que estas situaciones sean cada vez menos frecuentes.

5. Monitorización

Como toda terapéutica administrada, la analgosedación debe ser monitorizada y controlada. Se debe ajustar a las necesidades individuales, administrando la mínima dosis necesaria para conseguir el objetivo. Los objetivos deben ser claramente identificados, definidos al inicio y revisados regularmente (al menos una vez por turno).

5.1. Monitorización del dolor y del estímulo nociceptivo

El dolor o el estímulo nociceptivo no controlado produce el desequilibrio del sistema nervioso autónomo (SNA), con excesiva estimulación del simpático, lo que provoca efectos adversos como HTA, taquicardia, respuesta inflamatoria sistémica, etc. La sensibilización al estímulo nociceptivo continuo puede abocar al dolor crónico. El dolor produce agitación, delírium y estrés postraumático. Por otro lado, el exceso de opioides y de otros analgésicos también produce efectos secundarios adversos, como depresión respiratoria y neurológica, hipomotilidad gastrointestinal, estreñimiento, náuseas, vómitos, tolerancia con riesgo de desarrollar síntomas de abstinencia, sangrado gástrico y disfunción renal. Tanto el exceso de opioides como la respuesta nociceptiva no controlada pueden causar la sobreexpresión de receptores NMDA implicados en los fenómenos de hiperalgesia, dolor crónico, tolerancia, deprivación y dependencia que aboca al consumo crónico de opioides.

El dolor se define como la experiencia sensorial y emocional desagradable asociada a un daño o posible daño tisular, por lo que el referido por el paciente es la base para el inicio e intensidad de tratamiento. La Escala Verbal Numérica (EVN), donde 0 es ausencia de dolor y 10 el peor dolor imaginable, es la más utilizada en pacientes conscientes y colaboradores. En los pacientes que no pueden manifestar su dolor hay que recurrir a las escalas conductuales, como la CPOT (*Critical-Care Pain Observation Tool*), que analiza cuatro variables, con un rango de puntuación final de 0-8; la BPS (*Behavioral Pain Scale*), con tres variables y un rango de puntuación de 0-12; o idealmente a la escala ESCID (Escala de Conductas Indicadoras del Dolor), diseñada y validada en España. Esta escala, a diferencia de las anteriores, valora cinco ítems (musculatura facial, movimientos, tono muscular, adaptación al ventilador y confortabilidad) (Tabla 86-2). Cada ítem se puntúa de 0-2, siendo el valor numérico final de 0-10, por lo que tiene correspondencia con la numeración de las escalas aplicadas a pacientes conscientes.

Tabla 86-2. Escala ESCID (Escala de Conductas Indicadoras del Dolor)

	0	1	2
Musculatura facial	Relajada	En tensión, ceño fruncido o gesto de dolor	Ceño fruncido de forma habitual, dientes apretados
Tranquilidad/movimientos	Tranquilo, relajado, movimientos normales	Movimientos ocasionales de inquietud y/o posición	Movimientos frecuentes, incluyendo cabeza o extremidades
Tono muscular	Normal	Aumentado, flexión de los dedos de las manos y/o de los pies	Rígido
Adaptación a la ventilación mecánica	Tolerancia adecuada	Tose, pero tolera la ventilación mecánica	Lucha contra el respirador
Confortabilidad	Confortable, tranquilo	Se tranquiliza al tacto y/o a la voz, fácil de distraer	Difícil de confortar

0: ausencia de dolor; 1-3: dolor leve-moderado; 4-6: dolor moderado-intenso; > 6: dolor muy intenso.

La nocicepción, a diferencia del dolor, no es un sentimiento subjetivo, sino la codificación fisiológica y el procesamiento de estímulos nociceptivos. Actualmente no se dispone de métodos accesibles que cuantifiquen la nocicepción, pero sí de la respuesta nociceptiva. La observación de parámetros fisiológicos simples, usualmente asociados con la respuesta al estrés catecolaminérgico, como la frecuencia cardíaca, la presión arterial o la frecuencia respiratoria, es poco sensible y específica de la respuesta nociceptiva. Para este fin es recomendable el uso de métodos de monitorización objetiva, como el ANI (*Analgesia Nociception Index*), con el que existe mayor experiencia en el paciente crítico, o el NOL (*Nociception Level Index*).

El ANI monitoriza el SNA analizando la variabilidad del intervalo RR de la frecuencia cardíaca. Durante la inspiración hay un predominio del sistema simpático, que acorta en milisegundos la variación RR, y durante la espiración hay un predomino del parasimpático, que la alarga en milisegundos. A través de dos electrodos colocados en el tórax, posiciones V1-V5 de un electrocardiograma convencional, el monitor descompone la señal y analiza sus parámetros en los dominios de frecuencia y tiempo. Al descomponer la señal del electrocardiograma con una transformada rápida de Fourier, se analizan las diferentes bandas de frecuencia que la componen. El componente de alta frecuencia está mediado por el parasimpático y la respiración, y el componente de baja frecuencia está principalmente relacionado con el simpático. El monitor, a través del análisis de los componentes, calcula el predominio, ya sea del simpático o del parasimpático: a mayor estímulo nociceptivo, mayor predominio simpático. El monitor ANI proporciona un número de 0 a 100, que representa la relación porcentual entre ambos. Diferentes estudios han demostrado que la administración de opioides para mantener valores de 50-70 es suficiente para el control del estímulo nociceptivo. Más de 70 permite ajustar a la baja la dosificación y menos de 50 de forma mantenida alerta que la nocicepción no está controlada.

El NOL, a través de un sensor digital, analiza diferentes parámetros regulados por el SNA que se afectan por la nocicepción, como la fotopletismografía de la onda arterial (con análisis de la variabilidad del RR, la frecuencia cardíaca y la amplitud de la onda de pulso) y la conductancia eléctrica de la piel (relacionada con el sudor). También analiza el movimiento (medido por acele-

rometría) y la temperatura, que, aunque no intervienen en el valor final, ayudan a discriminar artefactos que pueden influir. Tras la aplicación de un algoritmo patentado de la combinación no lineal de estos parámetros, y comparándolos con los datos obtenidos en cientos de pacientes anestesiados sometidos a diferentes estímulos nociceptivos, se obtiene el índice numérico NOL. Los estudios sugieren que, durante un estímulo nociceptivo, un NOL < 25 está relacionado con su control y un NOL < 10 durante más de 2 minutos permite ajustar a la baja la dosis de opioides. Las limitaciones más importantes de estos métodos de monitorización son las arritmias (p. ej., fibrilación auricular, extrasistolia frecuente, ritmo de marcapasos, etc.). La videopupilometría puede tener utilidad para valorar la respuesta nociceptiva en momentos puntuales.

En la Fig. 86-1 se muestra el PODCAST de la valoración del dolor y la respuesta nociceptiva.

5.2. Monitorización de la sedación

La monitorización permite identificar y corregir situaciones de infrasedación o sobresedación que van a influir negativamente en la evolución de los pacientes. El uso de instrumentos validados de control de la analgosedación puede mejorar las prácticas, reducir el tiempo de ventilación mecánica, disminuir la morbilidad y disminuir el consumo de recursos. Las escalas de sedación son los instrumentos más usados, y existen numerosas validadas.

La escala que se utilice debe reunir unos requisitos mínimos como son: simplicidad para la medición y su registro, aplicabilidad, reproducibilidad intraobservador e interobservador y capacidad para discriminar los diferentes niveles de sedación. La escala RASS (*Richmond Agitation Sedation Scale*) (Tabla 86-3), por su conexión con la CAM-ICU (*Confusion Assessment Method for the Intensive Care Unit*), es la más recomendada en los pacientes críticos, aunque tiene limitaciones para discriminar el grado de sedación profunda. Es una escala de 10 puntos, muy intuitiva en su descripción, ya que los valores positivos indican agitación y los negativos son usados para analizar la profundidad de la sedación. Separa la estimulación física de la verbal y gradúa el nivel según la intensidad del estímulo. El nivel 0 corresponde a un paciente

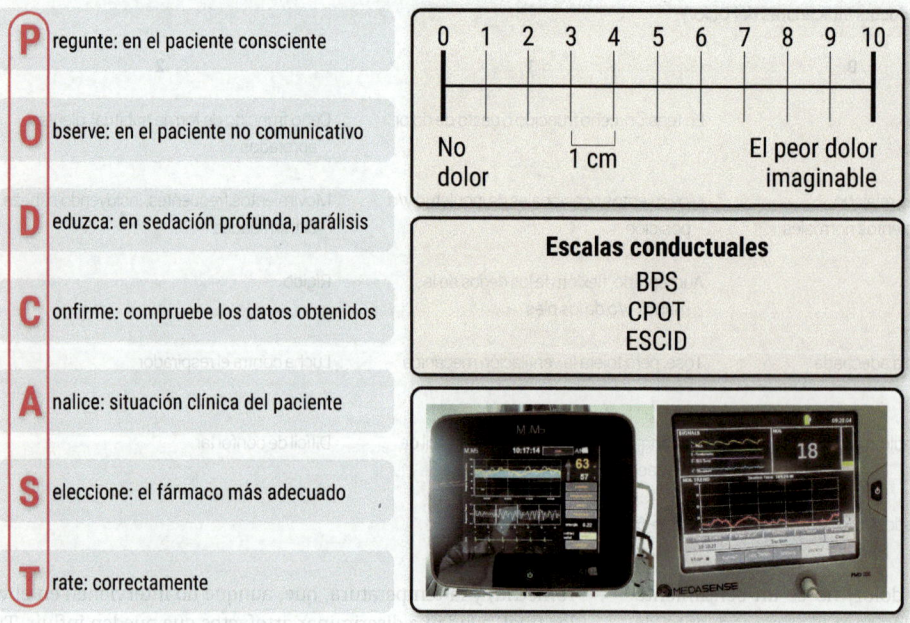

- **P** regunte: en el paciente consciente
- **O** bserve: en el paciente no comunicativo
- **D** eduzca: en sedación profunda, parálisis
- **C** onfirme: compruebe los datos obtenidos
- **A** nalice: situación clínica del paciente
- **S** eleccione: el fármaco más adecuado
- **T** rate: correctamente

0 1 2 3 4 5 6 7 8 9 10

No dolor — 1 cm — El peor dolor imaginable

Escalas conductuales
BPS
CPOT
ESCID

Fig. 86-1 | PODCAST de la valoración del dolor y respuesta nociceptiva. En el paciente consciente se usará la EVN. En el paciente que no pueda comunicarse se deben usar escalas conductuales (BPS, CPOT o ESCID). En el paciente profundamente sedado se deducirá la respuesta nociceptiva con los monitores ANI o NOL. En la imagen se muestra un monitor ANI, que marca valores de 57-63: significa respuesta nociceptiva controlada. A su derecha se muestra un monitor NOL, que marca un valor de 18: significa respuesta nociceptiva controlada. BPS: *Behavioral Pain Scale*; CPOT: *Critical-Care Pain Observation Tool*; ESCID: Escala de Conductas Indicadoras del Dolor; EVN: Escala Verbal Numérica.

tranquilo y despierto, el nivel +4 a la situación de máxima agitación y el nivel –5 al de mayor depresión del nivel de consciencia.

En los casos en los que es necesario aplicar sedación profunda, hay que apoyarse en los monitores de procesamiento electroencefalográfico (EEG) a pie de cama, siendo el índice biespectral (BIS) el más utilizado. La administración de sedantes provoca un cambio en la actividad del EEG cortical frontotemporal, por lo que estos monitores son útiles para medir sus efectos. En más del 90 % de los pacientes el EEG cambia de manera predecible en respuesta a la administración de sedantes gabaérgicos. A dosis hipnóticas, producen aumento de la amplitud y descenso de la frecuencia de las ondas del EEG. Como la interpretación de la morfología de las ondas es compleja para un profesional no especializado, estos monitores, a través de un valor numérico y de la visualización de la matriz de densidad espectral (MDE) que proporcionan, permiten deducir la profundidad de la sedación, correspondiendo el valor de 100 a la actividad cerebral de un paciente despierto y el valor de 0 a la ausencia de actividad EEG. Diferentes estudios han demostrado que mantener valores de entre 40 y 60 en el BIS garantiza un correcto nivel anestesia y de sedación profunda. Desde el año 2005 se sugiere que mantener un valor por debajo de 40/45 durante el acto anestésico puede aumentar la mortalidad a largo plazo. Estudios posteriores en el ámbito anestésico y también en el del paciente crítico demuestran que el exceso de depresión neuronal influye de forma determinante en la aparición de delírium y de deterioro cognitivo. Mantener valores por debajo de 40/45, salvo excepciones, no aporta ningún beneficio durante la anestesia general, ni obviamente para la sedación del paciente crítico.

Recientemente han surgido estudios interesantes, la mayoría en el ámbito experimental, que demuestran la importancia de tener un cerebro «siempre encendido» como factor fundamental en la neurorregeneración, en la neuroprotección e incluso en el control y regulación de fenómenos como la inflamación. Mantener valores BIS por debajo de 40 puede precipitar la aparición de períodos de silencio eléctrico cerebral y tasas de supresión en el monitor que se asocian a mayores complicaciones.

Dentro de los artefactos más importantes que limitan la interpretación del valor numérico destaca la presencia de actividad muscular, es decir, de electromiograma (EMG), que sobreestima el valor. La influencia de la actividad electromiográfica está implícita en el método de medición y cálculo del algoritmo BIS. Las ondas que analiza el BIS tiene un rango de frecuencias de hasta 47 Hz. Habitualmente la actividad del EMG tiene frecuencias superpuestas de 30 a 300 Hz; por tanto, las frecuencias del EMG podrían simular el componente rápido de las frecuencias EEG, típicamente asociado con niveles de anestesia poco profunda. Esto es malinterpretado por el algoritmo BIS como actividad EEG rápi-

Tabla 86-3. Escala RASS (*Richmond Agitation Sedation Scale*)

[+4]	Combativo. Ansioso, violento
[+3]	Muy agitado. Intenta retirarse los catéteres, el tubo orotraqueal, etc.
[+2]	Agitado. Movimientos frecuentes, lucha con el respirador
[+1]	Ansioso. Inquieto, pero sin conducta violenta ni movimientos excesivos
[0]	Alerta y tranquilo
[–1]	Adormilado. Despierta a la voz, mantiene los ojos abiertos más de 10 segundos
[–2]	Sedación ligera. Despierta a la voz, no mantiene los ojos abiertos más de 10 segundos
[–3]	Sedación moderada. Se mueve y abre los ojos a la llamada, no dirige la mirada
[–4]	Sedación profunda. No responde a la voz, abre los ojos a la estimulación física
[–5]	Sedación muy profunda. No responde a la estimulación física

da, asignando un valor falsamente aumentado. El monitor alerta de la potencial interferencia de estas señales y la cuantifica en decibelios. Sin embargo, no existe correlación simple directa entre la potencia de señal EMG y la falsa elevación. Para la correcta valoración numérica es necesario que no exista EMG, o suprimirlo, si la situación del paciente lo permite, con una dosis baja de un bloqueante neuromuscular o de meperidina, por su efecto anti-*shivering*.

El valor numérico de BIS solo está validado durante el uso de fármacos gabaérgicos. Con la ketamina, el monitor infraestima la profundidad anestésica, por la típica producción de este fármaco de ritmos rápidos, en frecuencias β y γ; es decir, un paciente paralizado y sedado con ketamina puede tener un valor de BIS de 70 y estar perfectamente anestesiado. Por el contrario, con los α2-agonistas, el BIS sobreestima la profundidad anestésica. También el bajo voltaje, que puede tener algún paciente crítico, puede sobreestimar la profundidad anestésica, ya que el BIS lo puede interpretar como fases de supresión EEG.

La observación de la MDE y de su evolución en el tiempo es otra posibilidad para dosificar la mayoría de los sedantes. Cada sedante tiene una MDE característica (Fig. 86-2). La adecuada profundidad de la anestesia con gabaérgicos genera principalmente oscilaciones entre 8 y 13 Hz (banda α), así como ondas δ de 0,5 a 4 Hz (banda δ). Durante el empleo de gases halogenados la MDE muestra bandas α y δ similares a las que aparecen con el uso de propofol y midazolam. Si se aumenta la concentración del gas, aparece un aumento de la potencia de las bandas θ, creando un patrón de potencia distribuida uniformemente desde la banda δ a la α. Con el uso de ketamina, la MDE muestra oscilaciones en rango β y γ, y con los α2-agonistas aparecen oscilaciones δ con oscilaciones en forma de husos a 9-15 Hz, predominando la banda δ a dosis altas.

Precisamente la potencia de la banda α está siendo objeto de estudios que exploran su utilidad para guiar la sedación profunda, así como para evaluar el correcto funcionamiento cerebral y para la detección de la potencial aparición de complicaciones neurológicas posteriores como el delírium. La desaparición de la banda α y el aumento de la potencia δ significan un exceso de profundidad anestésica, con pérdida de la conexión talamocortical, lo que puede producir las complicaciones mencionadas. La baja potencia o desaparición de la banda α es más frecuente en pacientes con un cerebro «vulnerable», ya sea por la edad, encefalopatía y obviamente por la sobresedación.

6. Estrategias de analgosedación

Proporcionar el nivel óptimo de analgosedación para un paciente individual y para un procedimiento en particular tiene una importancia primordial. La administración de analgosedación debe hacerse de forma controlada mediante un protocolo o algoritmo de actuación (Fig. 86-3). Se debe precisar un objetivo claro, según la situación del paciente, definido al inicio del tratamiento y revisado de forma periódica. Es necesaria la colaboración del personal de enfermería ya que, con frecuencia, factores sociales, personales y profesionales a menudo influyen en la interpretación individual de las necesidades del paciente. A partir de aquí, se debería mantener una valoración continua mediante la monitorización adecuada y realizar un ajuste dinámico para cumplir el objetivo marcado. La estrategia debe prever las distintas necesidades a lo largo del día y a lo largo de la evolución, en lo que se denomina «analgosedación adaptativa y dinámica».

Además de eficaz y efectiva, la estrategia debe ser eficiente, con el consumo de los menores recursos económicos. En España, por la existencia de genéricos en la mayoría de los sedantes comercializados, no hay grandes diferencias económicas entre ellos, situación que puede ocurrir en otros países. El uso de gases anestésicos puede suponer un mayor coste directo al ser necesarios dispositivos específicos. Para evaluar el coste, no solo se debe contabilizar el de los fármacos utilizados sino también el de sus resultados.

La posibilidad de un despertar más rápido e inicio precoz de las desconexiones del respirador, con los resultados de menor tiempo de ventilación mecánica, estancia y disponibilidad de camas para nuevos ingresos, deben ser otros factores a considerar. La disminución de las complicaciones derivadas de la intubación prolongada y de la ventilación mecánica, así como de la posibilidad de inducir delírium, también debe ser considerada.

No existe el fármaco ideal para todos los pacientes, ni un fármaco único que cubra las necesidades de un paciente crítico en particular a lo largo de su evolución en la UCI. A la hora de seleccionar el fármaco o la combinación es importante considerar las características de cada fármaco, su farmacocinética o los posibles efectos adversos. Además, debe tenerse en cuenta que en el paciente crítico se producen alteraciones en la farmacocinética y farmacodinámica, derivadas del aumento del volumen de distribución, disminución de las proteínas, disfunciones orgánicas, interacciones medicamentosas y alteración de los receptores, etc., que modifican los efectos.

Una vez asegurada la analgesia e implementado las medidas de confortabilidad no farmacológicas, se debe valorar la necesidad o no de sedación. En condiciones ideales se debe mantener al pa-

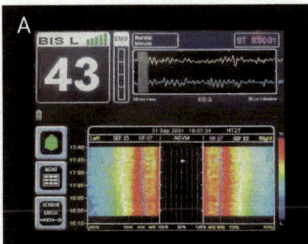 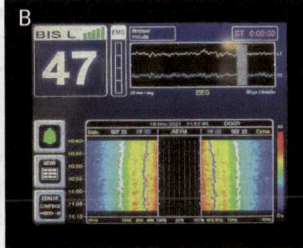 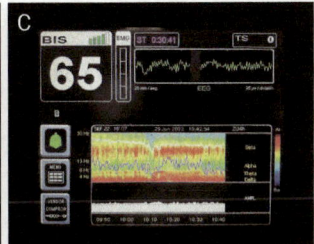

Fig. 86-2 | Matriz de densidad espectral (MDE) en varias situaciones. A. Típica MDE durante la sedación profunda adecuada con fármacos gabaérgicos. Se observan dos bandas de frecuencia predominantes (color rojo), banda δ (frecuencias 0,5-4 Hz) y banda α (frecuencias 8-12 Hz). B. Cambio de la MDE al disminuir la dosis de fármaco gabaérgico a un nivel de profundidad adecuado; con el tiempo se observa la reaparición de la banda α. C. Típica MDE durante la sedación profunda adecuada con ketamina. Se observan dos bandas de frecuencia predominantes (color rojo), banda δ (frecuencias 0,5-4 Hz) y banda β (frecuencias > 12 Hz). Ninguna de las tres pantallas del BIS (índice biespectral) muestra electromiograma que pueda interferir la correcta valoración numérica.

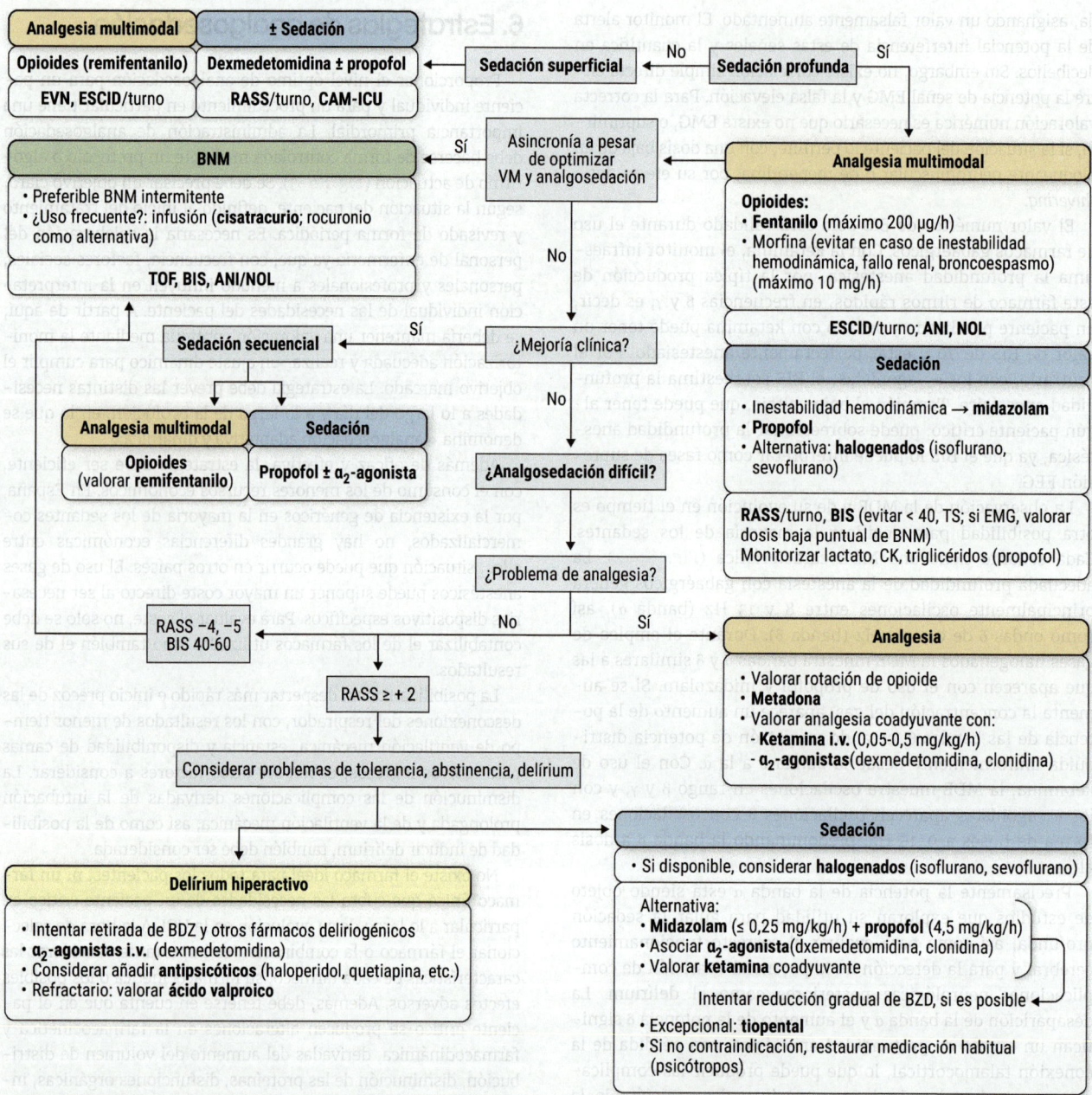

Fig. 86-3 | Algoritmo de analgosedación del Hospital Puerta de Hierro-Majadahonda de Madrid. ANI: *Analgesia Nociception Index*; BZD: benzodiacepinas; BIS: índice biespectral; BNM: bloqueantes neuromusculares; CAM-ICU: *Confusion Assessment Method for the Intensive Care Unit*; CK: creatina-cinasa; EMG: electromiograma; ESCID: Escala de Conductas Indicadoras del Dolor; EVN: Escala Verbal Numérica; NOL: *Nociception Level Index*; RASS: *Richmond Agitation Sedation Scale*; TOF: tren de cuatro; TS: tasa de supresión; VM: ventilación mecánica.

ciente con un grado de sedación tal que permita su comunicación con el personal que le atiende y con sus familiares, profundizando el nivel ante situaciones puntuales y, manteniendo el ciclo vigilia-sueño, el propio paciente indicará sus necesidades analgésicas. Sin embargo, la profundidad de sedación necesaria va a depender de las características psicológicas del paciente y de su tolerancia a las técnicas de soporte usadas para su tratamiento, así como de la gravedad de su situación clínica y de la evolución prevista.

En las estrategias de analgosedación ligera, el uso del remifentanilo, solo o combinado con dexmedetomidina o propofol, y por tanto con fármacos sin efecto residual depresor de la consciencia y de la respiración, puede ser la mejor alternativa. En ocasiones,

como se ha mencionado, por las características intrínsecas psicológicas o por el nivel de soporte necesario, el paciente puede necesitar sedación profunda. El concepto de sedación profunda no es el mismo que sobresedación: sobresedación es producir más depresión neuronal que la que el enfermo necesita. La mayoría de los pacientes con insuficiencia respiratoria aguda en los que se usan modalidades ventilatorias menos convencionales (hipercapnia permisiva, relación I/E invertida o decúbito prono) no se adaptan al ventilador salvo que se aplique sedación profunda, siendo a veces necesaria la administración de bloqueantes neuromusculares. Lo mismo sucede en pacientes con hipertensión intracraneal, con estatus asmático refractario o en situación de *shock* cardiogénico. Los pacientes paralizados deben estar profundamente sedados. Para evitar la sobresedación en estos casos es necesaria la monitorización con el BIS o dispositivos similares.

En la sedación profunda hay que emplear estrategias que eviten la acumulación de los fármacos empleados. En ausencia de contraindicaciones, o si durante la evolución del paciente es necesaria la realización de evaluaciones frecuentes del nivel de consciencia, la combinación de propofol y fentanilo es la de elección. En el resto, es más recomendable la combinación de midazolam y fentanilo, y la aplicación de una estrategia secuencial, cuando la situación crítica esté mejorando, dirigida a evitar la acumulación de estos fármacos. En este sentido, no somos partidarios de la interrupción diaria de los sedantes y analgésicos, tal y como describieron Kress *et al.* Aunque esta práctica es una medida sencilla, su aplicación presenta varios inconvenientes. Por un lado, muchos pacientes críticos ventilados, por diferentes razones, presentan contraindicaciones a la retirada puntual de estos fármacos. Además, la evaluación de la necesidad o no de mantener la analgosedación queda limitada a una sola vez al día. Por último, existe el riesgo de sobresedar al paciente; un paciente sobresedado presenta menos «teórica» carga de trabajo para la enfermería y el médico. Tal vez, el conocer que al día siguiente se va a retirar la medicación provoque una sobresedación del paciente durante el resto del día, con el riesgo que esta práctica pueda suponer. Por estos motivos parece más adecuado, tal y como se ha comentado previamente, el control frecuente de la profundidad de la sedación y el ajuste de los fármacos al objetivo marcado.

6.1. Estrategias en la sedación difícil

Es la situación en la que el paciente necesita dosis de fármacos mayores de lo habitual para conseguir el nivel de analgosedación deseado, o cuando aparecen problemas derivados del descenso en la dosis de los sedantes que se están administrando. Se incluyen, por tanto, los fenómenos de fracaso terapéutico precoz, tolerancia y abstinencia. Dependiendo de las necesidades de profundidad anestésica, la rotación o combinación de fármacos con α_2-agonistas o el recurrir a fármacos menos habituales, como ketamina, gases y/o metadona, ayudan a su control.

6.2. Estrategias de analgosedación en pacientes con oxigenación por membrana extracorpórea

La estrategia debería ser similar a la empleada en otros pacientes de igual gravedad, teniendo en cuenta el posible efecto del dispositivo, que puede ser más relevante al inicio de la terapia, al cambiar el oxigenador y quizás también durante la retirada. A las habituales alteraciones de la farmacocinética del paciente crítico, hay que sumar los cambios inducidos por el oxigenador de membrana extracorpórea (ECMO). El ECMO aumenta el volumen de distribución y puede alterar el aclaramiento de los fármacos, ya sea incrementándolo por el posible aumento del gasto cardíaco o disminuyéndolo por producir disfunción hepática o renal.

Sin embargo, el factor principal que afecta a los fármacos es el derivado de su adsorción en el circuito. Las tubuladuras suponen el principal factor implicado en este hecho, aunque faltan datos que comparen los diferentes tipos (impregnados o no con heparina, albúmina, etc.). El oxigenador también puede influir, quizás con un papel menor. Los sitios de unión del fármaco en el circuito pueden saturarse tras horas de funcionamiento, lo que puede condicionar un riesgo de toxicidad si, una vez superado el fenómeno de adsorción, se mantienen dosis elevadas de forma prolongada. Además, el circuito podría actuar como reservorio, liberando fármaco tras el cese de su administración, lo que prolongaría el efecto residual de la analgosedación, que podría influir al intentar la retirada del ECMO o la ventilación mecánica. La adsorción depende de las características fisicoquímicas del fármaco administrado. A mayor lipofilicidad y unión a proteínas plasmáticas, mayor posibilidad de secuestro.

7. Conclusiones

La analgosedación es una parte integral del manejo del paciente crítico. La selección de los fármacos más adecuados y la monitorización de los efectos son fundamentales. Una estrategia errónea influye negativamente en la evolución de los pacientes, tanto en la UCI, en el hospital y fuera de él. Es necesario disponer de protocolos de actuación, consensuados con la enfermería, para aplicar las mejores estrategias durante la evolución de los pacientes.

ℹ Puntos clave

- ✔ La sedoanalgesia es un componente fundamental del tratamiento de los pacientes críticos, especialmente en aquellos que requieren ventilación mecánica.
- ✔ La errónea selección de un fármaco o de su combinación, de su dosis, o la excesiva depresión neuronal, inciden negativamente en la evolución del paciente.
- ✔ La estrategia farmacológica elegida bajo ningún concepto debe ser responsable de la prolongación de la ventilación mecánica de los pacientes.
- ✔ No existe el fármaco ideal; la selección depende muchos factores. Es necesario aplicar estrategias de analgosedación adaptativas y dinámicas.
- ✔ En el supuesto de necesitar sedación profunda, es necesario monitorizar la actividad cerebral para evitar períodos de supresión EEG.

Bibliografía

Alcántara Carmona S, García Sánchez M. Management of the difficult to sedate patient in the intensive care setting. Med Intensiva (Engl Ed). 2021;45:437-41.

Andresen JM, Girard TD, Pandharipande PP, Davidson MA, Ely EW, Watson PL. Burst suppression on processed electroencephalography as a predictor of postcoma delirium in mechanically ventilated ICU patients. Crit Care Med. 2014;42:2244-51.

Azimaraghi O, Wongtangman K, Wachtendorf LJ, et al. Differential effects of gamma-aminobutyric acidergic sedatives on risk of post-extubation delirium in the ICU: A retrospective cohort study from a New England Health Care Network. Crit Care Med. 2022;50:e434-e444.

Baldo BA, Rose MA. The anaesthetist, opioid analgesic drugs, and serotonin toxicity: a mechanistic and clinical review. Br J Anaesth. 2020;124:44-62.

Brown EN, Lydic R, Schiff ND. General anesthesia, sleep, and coma. N Engl J Med. 2010;363:2638-50.

Carrasco G, Baeza N, Cabré L, et al. Dexmedetomidine for the treatment of hyperactive delirium refractory to haloperidol in non-intubated ICU patients: A nonrandomized controlled trial. Crit Care Med. 2016;44:1295-306.

Celis-Rodríguez E, Díaz-Cortes JC, Cárdenas-Bolívar YR, et al. Guías de práctica clínica basadas en la evidencia para el manejo de la sedo-analgesia y delirium en el paciente adulto críticamente enfermo. Med Intensiva. 2020;44:171-84.

Chamorro C, Balandín B. Toxicidad de sedantes. En: Chamorro C. Medicina crítica práctica. Edika Med; 2009. p. 25-34.

Chamorro C, Borrallo M, Falero MT. Selección de estrategias de sedo-analgesia en el paciente crítico ventilado. En: Chamorro C. Medicina crítica práctica. Edika Med; 2009. p. 35-44.

Chamorro C, Martinez-Melgar JL, Barrientos R; Grupo de Trabajo de Analgesia y Sedación de la SEMICYUC. Monitorización de la sedación. Med Intensiva. 2008;32 Supl 1:45-52.

Chamorro C, Romera MA; Grupo de Trabajo de Analgesia y Sedación de la SEMICYUC. Estrategias de control de la sedación difícil. Med Intensiva. 2008;32 Supl 1:31-7.

Chamorro C, Romera MA, Silva JA. Importancia de la analgo-sedación en los pacientes en ventilación mecánica. Med Intensiva. 2003;Suppl1:2-4.

Chamorro-Jambrina C, Chamorro-Falero C. No apague el cerebro. Med Intensiva. 2019;43:1-2.

Chanques G, Constantin JM, Devlin JW, et al. Analgesia and sedation in patients with ARDS. Intensive Care Med. 2020;46:2342-56.

Coluzzi F, Rullo L, Scerpa MS, et al. Current and future therapeutic options in pain management: Multi-mechanistic opioids involving both MOR and NOP receptor activation. CNS Drugs. 2022;36:617-32.

Devlin JW, Skrobik Y, Gélinas C, et al. Clinical practice guidelines for the prevention and management of pain, agitation/sedation, delirium, immobility, and sleep disruption in adult patients in the ICU. Crit Care Med. 2018;46:e825-e873.

Fernández-Tobar R, Chamorro-Jambrina C, Pérez-Torres M, Castiñeiras-Amor B, Alcántara-Carmona S, Romera-Ortega MA. Methadone as a rescue drug for difficult-to-sedate critically ill patients suffering from ARDS related to SARS-CoV-2 infection. Med Intensiva (Engl Ed). 2022;46:279-81.

García-Sánchez M, Caballero-López J, Ceniceros-Rozalen I, et al. Prácticas de analgo-sedación y delirium en Unidades de Cuidados Intensivos españolas: Encuesta 2013-2014. Med Intensiva. 2019;43:225-33.

Hemphill S, McMenamin L, Bellamy MC, Hopkins PM. Propofol infusion syndrome: a structured literature review and analysis of published case reports. Br J Anaesth. 2019;122:448-59.

Hesse S, Kreuzer M, Hight D, et al. Association of electroencephalogram trajectories during emergence from anaesthesia with delirium in the postanaesthesia care unit: an early sign of postoperative complications. Br J Anaesth. 2019;122:622-34.

Krancevich NM, Belfer JJ, Draper HM, Schmidt KJ. Impact of opioid administration in the Intensive Care Unit and subsequent use in opioid-naïve patients. Ann Pharmacother. 2022;56:52-9.

Kress JP, Pohlman AS, O'Connor MF, Hall JB. Daily interruption of sedative infusions in critically ill patients undergoing mechanical ventilation. N Engl J Med 2000;342:1471-7.

Latorre-Marco I, Acevedo-Nuevo M, Solís-Muñoz M, et al. Psychometric validation of the behavioral indicators of pain scale for the assessment of pain in mechanically ventilated and unable to self-report critical care patients. Med Intensiva. 2016;40:463-73.

Lewis K, Alshamsi F, Carayannopoulos KL, et al. Dexmedetomidine vs other sedatives in critically ill mechanically ventilated adults: a systematic review and meta-analysis of randomized trials. Intensive Care Med. 2022;48:811-40.

Mehta S, Spies C, Shehabi Y. Ten tips for ICU sedation. Intensive Care Med. 2018;44:1141-43.

Meiser A, Volk T, Wallenborn J, et al.; Sedaconda Study Group. Inhaled isoflurane via the anaesthetic conserving device versus propofol for sedation of invasively ventilated patients in intensive care units in Germany and Slovenia: an open-label, phase 3, randomised controlled, non-inferiority trial. Lancet Respir Med. 2021;9:1231-40.

Monk TG, Saini V, Weldon BC, Sigl JC. Anesthetic management and one-year mortality after noncardiac surgery. Anesth Analg. 2005;100:4-10.

Muñoz T. Dolor y analgesia en el paciente crítico. En: Chamorro C. Medicina crítica práctica. Edika Med; 2009. p. 1-14.

Nordness MF, Hayhurst CJ, Pandharipande P. Current perspectives on the assessment and management of pain in the intensive care unit. J Pain Res. 2021;14:1733-44.

Pardo C, Muñoz T, Chamorro C. Monitorización del dolor. Recomendaciones del Grupo de Trabajo de Analgesia y Sedación de la SEMICYUC. Med Intensiva. 2006;30:379-85.

Purdon PL, Sampson A, Pavone KJ, Brown EN. Clinical electroencephalography for anesthesiologists: Part I: Background and basic signatures. Anesthesiology. 2015;123:937-60.

Romera Ortega MA, Chamorro Jambrina C, Lipperheide Vallhonrat I, Fernández Simón I. Indicaciones de la dexmedetomidina en las tendencias actuales de analgo-sedación en el paciente crítico. Med Intensiva. 2014;38:41-8.

Romera Ortega MA, Chamorro Jambrina C. Estrategias de analgosedación en pacientes con ECMO. Med Intensiva. 2023;47(3):165-9.

Schurr JW, Ambrosi L, Lastra JL, McLaughlin KC, Hacobian G, Szumita PM. Fever associated with dexmedetomidine in adult acute care patients: A systematic review of the literature. J Clin Pharmacol. 2021;61:848-56.

Sessler CN, Gosnell MS, Grap MJ, et al. The Richmond Agitation-Sedation Scale: validity and reliability in adult intensive care unit patients. Am J Respir Crit Care Med. 2002;166:1338-44.

Shanthanna H, Uppal V, Joshi GP. Intraoperative nociception monitoring. Anesthesiol Clin. 2021;39:493-506.

Shao YR, Kahali P, Houle TT, et al. Low frontal alpha power is associated with the propensity for burst suppression: An electroencephalogram phenotype for a «vulnerable brain». Anesth Analg. 2020;131:1529-39.

Shehabi Y, Howe BD, Bellomo R, et al. Early sedation with dexmedetomidine in critically ill patients. N Engl J Med. 2019;380:2506-17.

Shehabi Y, Serpa Neto A, Howe BD, et al.; SPICE III Study Investigators. Early sedation with dexmedetomidine in ventilated critically ill patients and heterogeneity of treatment effect in the SPICE III randomised controlled trial. Intensive Care Med. 2021;47:455-66.

Sneyd JR, Rigby-Jones AE. Remimazolam for anaesthesia or sedation. Curr Opin Anaesthesiol. 2020;33:506-11.

Tonner PH, Weiler N, Paris A, Scholz J. Sedation and analgesia in the intensive care unit. Curr Opin Anaesthesiol. 2003;16:113-21.

Vincent JL, Shehabi Y, Walsh TS, et al. Comfort and patient-centred care without excessive sedation: the eCASH concept. Intensive Care Med. 2016;42:962-71.

87 Bloqueo neuromuscular

C. Chamorro Jambrina, M. Á. Romera Ortega y H. Villanueva Fernández

◢ Orientación para el estudio

En este capítulo se exponen las características farmacocinéticas y farmacodinámicas que ayudan a la selección de los bloqueantes neuromusculares disponibles, así como las indicaciones en el paciente crítico, la monitorización de sus efectos y sus potenciales complicaciones.

1. Introducción

Como sucede en otras facetas del cuidado y tratamiento del paciente crítico, el empleo de bloqueantes neuromusculares (BNM) ha pasado por diferentes etapas.

En las décadas de los setenta y ochenta del siglo pasado formaban parte habitual de los fármacos usados para adaptar al paciente a la ventilación mecánica. En muchas ocasiones se administraban sin conocer sus verdaderos efectos, incluso asumiendo que tenían efectos sedantes y analgésicos. Probablemente este uso inadecuado provocó, en la década de los noventa, la publicación de diferentes artículos que alertaban sobre las complicaciones asociadas a su empleo. Entre estas destaca la parálisis prolongada, provocada en unos casos por la acumulación del fármaco o de sus metabolitos y en otros por la probable toxicidad directa sobre el músculo, el nervio o la unión neuromuscular.

En 2002, la Society of Critical Care Medicine (SCCM) recomendó que los BNM fueran usados como último recurso y por el menor tiempo posible. Sin embargo, con el paso de los años, con la disponibilidad de nuevos BNM, la implantación de sistemas de monitorización de sus efectos y el conocimiento de otros factores implicados en la polineuropatía-miopatía del paciente crítico, estos fármacos han pasado a ser imprescindibles. Son necesarios para facilitar la realización de técnicas como la intubación orotraqueal (IOT), y para el manejo de pacientes críticos ventilados en situaciones muy comprometidas. Los BNM no son un mal necesario, su empleo en ciertas situaciones se traduce en beneficios. Como todos los fármacos cuando están indicados, se deben administrar a la mínima dosis efectiva y por el menor tiempo necesario.

2. Mecanismo de acción de los bloqueantes neuromusculares

Los BNM paralizan el músculo estriado a nivel de la unión neuromuscular. La unión neuromuscular está formada por la terminación nerviosa motora, la hendidura sináptica y los receptores nicotínicos postsinápticos. Cuando se activa una neurona motora, el ion calcio entra en el botón nervioso terminal y activa un mecanismo por el cual las vesículas, que almacenan la acetilcolina dentro del axón, se fusionan con la membrana presináptica y liberan el neurotransmisor en la hendidura sináptica para su interacción con los receptores nicotínicos postsinápticos. Estos receptores son canales iónicos de morfología cilíndrica que en los adultos están compuestos por cinco subunidades glucoproteicas (dos subunidades α, una β, una δ y una ε) dispuestas en forma circular con un canal iónico en el centro. Cuando una molécula de acetilcolina se une a una de las subunidades α, induce el cambio morfológico de la segunda subunidad α, favoreciendo el flujo iónico del catión sodio y del ion calcio a través del canal central, despolarizando la neurona motora. Los iones de potasio salen, causando la repolarización. La suma de este proceso, a través de un gran número de canales, permite la generación de la contracción muscular.

Además de los receptores nicotínicos, los receptores en el lado presináptico de la unión neuromuscular, cuando son estimulados por las moléculas de acetilcolina, inhiben la liberación de más neurotransmisores. La hendidura sináptica contiene la enzima acetilcolinesterasa, que es la responsable de la rotura de la molécula de acetilcolina. La colina es recaptada por las terminaciones nerviosas para su reciclaje. De esta forma se controla eficazmente la duración de la activación del receptor.

De acuerdo a su comportamiento sobre los receptores nicotínicos de la unión neuromuscular, los BNM se clasifican en despolarizantes (BNMD) y no despolarizantes (BNMND). Los componentes de este último grupo actúan como antagonistas competitivos de la acetilcolina, ya que, al unirse a una de las subunidades α, impiden el cambio de la segunda subunidad y, por tanto, la activación del receptor.

En general, la parálisis inducida comienza en los músculos más pequeños y de contracción rápida, como los párpados y la laringe, luego afecta las extremidades, el cuello, el tronco y vías respiratorias superiores y, finalmente, a los intercostales y el diafragma, produciendo apnea. La recuperación de la parálisis ocurre en el orden inverso.

La hipersensibilidad y la resistencia a los BNM se observan en varias situaciones. En el estado fetal la distribución y la morfología de los receptores nicotínicos son diferentes a las del adulto, predominado su localización a nivel extrasináptico. El receptor fetal y el extrasináptico también contienen cinco subunidades, pero, a diferencia del receptor maduro, en vez de la subunidad ε existe una subunidad γ, lo que se traduce en cambios de sus características farmacológicas funcionales que producen mayor sensibilidad a los BNMD y menor a los BNMND. Los receptores extrasinápticos e inmaduros sufren una involución progresiva y desaparecen normalmente antes de los 2 años de vida, pero reaparecen en el adulto en situaciones patológicas. Pueden desarrollarse horas o días después de sufrir una enfermedad neuromuscular, ya sea de origen nervioso (p. ej., parálisis tras un accidente cerebrovascular, síndrome de Guillain-Barré, lesiones de la médula espinal) o muscular (miopatías, quemaduras, trauma grave e inmovilidad prolongada), o pueden ser inducidas, por ejemplo, por la sepsis. La regulación al alza (*up-regulation*) de estos receptores también contribuye al desarrollo de la taquifilaxia observada con el uso prolongado de BNMND. Al ser más sensibles, pueden ser despolarizados con cantidades menores de acetilcolina o de succinilcolina, y permanecen abiertos por más tiempo, lo que aumenta el flujo de salida de potasio intracelular al plasma, aumentando su concentración plasmática a rangos peligrosos. Las condiciones médicas que causan una reducción en el número de receptores nicotínicos (p. ej., miastenia *gravis*) pueden contribuir a un exceso de sensibilidad a los BNMND.

3. Bloqueantes neuromusculares disponibles

Además de la succinilcolina, único representante de los BNMD, se dispone de BNMND que, de acuerdo a su estructura química, se clasifican en bencilisoquinoleínas (atracurio, cisatracurio y mivacurio) y aminoesteroides (rocuronio, vecuronio y pancuronio) (Tabla 87-1). Está en desarrollo una tercera clase de BNMND, los clorofumaratos asimétricos amonio-mixtos, cuyo representante, el gantacurio, se caracteriza por su rápido inicio de acción y corta duración.

3.1. Succinilcolina

Por su estructura química tiene los mismos efectos de la acetilcolina, pero más intensos y prolongados. Se une al receptor nicotínico induciendo una despolarización persistente de la fibra muscular, de modo que, tras un breve período excitatorio, manifestado como fasciculaciones musculares, se produce la parálisis flácida.

La dosis de 1-1,5 mg/kg produce parálisis en 45-60 segundos y, al metabolizarse por la enzima seudocolinesterasa, también denominada butirilcolinesterasa, tiene un breve efecto, de 5-10 minutos. Esperar al menos 30 segundos después del cese de las fasciculaciones proporciona excelentes condiciones para la IOT. Precisamente esta rapidez de acción y duración es la justificación empleada por los que todavía usan succinilcolina para realizar esta técnica en condiciones de urgencia.

La despolarización que produce este fármaco implica la salida de potasio al espacio vascular. En condiciones normales, la elevación de potasio tras el uso de succinilcolina oscila entre 0,5 y 1 mEq/L, pero en ciertas situaciones, comentadas previamente, su administración produce hiperpotasemia grave con riesgo de parada cardíaca.

Para administrar succinilcolina se debe disponer del tiempo necesario para realizar una minuciosa historia clínica que descarte la potencial susceptibilidad a presentar complicaciones y de una analítica que descarte hiperpotasemia. Estas premisas no se cumplen en la emergencia, por lo que su administración pone en riesgo innecesario al paciente. En muchas disfunciones orgánicas hay disminución de la actividad de la seudocolinesterasa, lo que puede prolongar su efecto. Un 6-7 % de la población tiene defectos genéticos de esta enzima. En pacientes con déficit heterocigótico (1 de cada 500) su efecto se prolonga un 50 %, y en los que tienen déficit homocigótico (1 de cada 3.200) puede prolongarse

más de 4 horas. Tras la administración de succinilcolina se puede elevar transitoriamente la presión intracraneal (PIC), la presión ocular y la presión intragástrica, con riesgo de regurgitación y aspiración. La estimulación de los receptores muscarínicos cardíacos puede producir bradicardia sinusal, más típico en niños, ritmo nodal y arritmias ventriculares. La succinilcolina es un desencadenante conocido de hipertermia maligna y anafilaxia.

3.2. Atracurio

El atracurio es un BNMND del grupo de las bencilisoquinoleínas de semivida intermedia. Es una mezcla racémica de diez esteroisómeros que se metaboliza en un 40 % por esterasas plasmáticas y en un 60 % por hidrólisis de Hoffman, que consiste en su degradación espontánea a pH y temperatura normales.

La ED$_{95}$ (dosis efectiva 95 %) es de 0,25 mg/kg y tiene una semivida de eliminación de 20-30 minutos. Con la administración de 2ED$_{95}$ se consigue acortar su inicio de acción a 2-3 minutos y su efecto se prolonga hasta los 60-90 minutos. Al tener un metabolismo independiente de órgano, sus características farmacocinéticas no se alteran en pacientes con disfunción orgánica, ya sea renal o hepática. Situaciones como la acidosis metabólica y la hipotermia pueden prolongar su efecto. La dosis teórica recomendada de infusión continua es de 0,2-0,8 mg/kg/h, aunque esta debe ajustarse a los objetivos de profundidad de bloqueo.

No produce efectos hemodinámicos directos adversos, pero dosis superiores a 0,4 mg/kg pueden liberar histamina y producir hipotensión y taquicardia. Se metaboliza a dos metabolitos sin efecto paralizante, pero con potencial toxicidad. El laudanósido se elimina por el riñón y es neurotóxico, con capacidad de inducir convulsiones; concentraciones sanguíneas > 17 µg/mL producen convulsiones en animales de experimentación. Aunque en infusiones prolongadas en pacientes críticos se han descrito concentraciones de hasta 8,7 µg/mL, parece prudente evitar su uso en pacientes con convulsiones o con patología potencialmente proconvulsiva o con insuficiencia renal, ya que se puede acumular el laudanósido. El acrilato es el otro metabolito; tiene potencial hepatotoxicidad, aunque no hay casos descritos en pacientes. Con la disponibilidad del cisatracurio genérico, el uso de atracurio ha disminuido mucho en las unidades de cuidados intensivos (UCI).

3.3. Cisatracurio

El cisatracurio es el isómero 1-cis, 1'R-cis del atracurio. Es 3-4,5 veces más potente que el atracurio, y a dosis equipotente es más lento en alcanzar su máximo efecto y tiene un efecto más prolongado.

La ED$_{95}$ es de 0,05 mg/kg. El 80 % de su aclaramiento es por vía de Hoffman y el 20 % por eliminación renal. En pacientes con insuficiencia renal se puede prolongar discretamente su semivida de eliminación. Al ser más potente que el atracurio, se necesita menor dosis, por lo que libera menos histamina y se produce menos laudanósido. La dosis de 2ED$_{95}$ no produce alteraciones hemodinámicas significativas. La dosis habitual para la IOT es 0,15-0,2 mg/kg, con la que se consiguen buenas condiciones en 2-3 minutos y con una duración del efecto de 55-65 minutos. La dosis recomendada en infusión continua es 0,05-0,18 mg/kg/h, ajustándola a los objetivos de bloqueo.

Tabla 87-1. Bloqueantes neuromusculares y antagonistas

	Dosis intravenosa aislada	Dosis intravenosa en infusión	Indicación y precauciones
Succinilcolina	1-1,5 mg/kg	No recomendada	Despolarizante No recomendado en el paciente crítico por sus muchas complicaciones
Atracurio	0,5 mg/kg	0,2-0,8 mg/kg/h	Libera histamina Metabolitos tóxicos Evitar en pacientes con riesgo de crisis epilépticas
Cisatracurio	0,15-0,2 mg/kg	0,05-0,18 mg/kg/h	De elección para infusión continua. Efecto máximo tardío Evitar en situaciones donde se requiera una parálisis urgente
Mivacurio	0,15 mg/kg	0,15-0,6 mg/kg/h	Sin indicaciones en el paciente crítico
Rocuronio	0,6 mg-1,2 mg/kg	0,2-0,6 mg/kg/h	De elección para la intubación del paciente crítico Se puede acumular en disfunción renal o hepática
Vecuronio	0,1 mg/kg	0,05-0,2 mg/kg/h	Sin indicación en ficha técnica para infusión Metabolitos activos Se puede acumular en disfunción renal o hepática
Pancuronio	0,1 mg/kg	No recomendada	No recomendado en el paciente crítico por su farmacocinética y farmacodinámica
Neostigmina	0,02-0,05 mg/kg	No recomendada	Antagoniza el efecto de todos los no despolarizantes. Solo es efectivo cuando se tiene al menos dos respuestas al TOF Asociar con atropina Contraindicado en bradicardia y asma
Sugammadex	2-16 mg/kg	No recomendada	Solo antagoniza el rocuronio y vecuronio Dosis dependiente de la profundidad del bloqueo a revertir

TOF: tren de cuatro.

La hipertermia y la alcalosis, al aumentar el metabolismo de Hoffman, pueden disminuir sus efectos.

3.4. Mivacurio

El mivacurio es una mezcla de tres esteroisómeros y es el BNMND de semivida más corta. Se metaboliza en un 80-90 % por la seudocolinesterasa y el resto es eliminado por vía renal y biliar.

La ED_{95} es 0,08 mg/kg y actúa a los 3-4 minutos, con una duración de 15 minutos. Cuando se emplean dosis de $2ED_{95}$, el inicio se acorta a 2-3 minutos y su efecto se prolonga 10 minutos más. Por su metabolismo, como con la succinilcolina, su efecto puede prolongarse en algunos pacientes. Libera histamina, sobre todo si se administra rápidamente o a dosis > 0,2 mg/kg.

Sus características no aportan ninguna ventaja en el paciente crítico con respecto al resto de BNMND.

3.5. Rocuronio

El rocuronio es el BNMND aminoesteroideo de mayor uso en la UCI. Tiene una semivida intermedia, metabolismo hepático y eliminación es preferentemente hepatobiliar, aunque hasta un 20 % puede eliminarse por vía renal. A nivel hepático se generan bajas concentraciones del metabolito 17-desacetil-rocuronio, que tiene el 5 % de la potencia paralizante del rocuronio. Su efecto se puede prolongar en pacientes con insuficiencia hepática e insuficiencia renal. Desde el punto de vista farmacodinámico, es aproximadamente 5-6 veces menos potente que el vecuronio, lo que explica su mayor rapidez de acción.

La ED_{95} es de 0,3 mg/kg. Tras una dosis de $2ED_{95}$ (0,6 mg/kg) se consigue el efecto paralizante más rápido dentro del grupo de los BNMND, en alrededor de 90 segundos. La dosis de $4ED_{95}$ (1,2 mg/kg) consigue equipararse en rapidez a la succinilcolina, pero con efecto más prolongado, de más de 1 hora.

Es el BNM de elección en la secuencia rápida de IOT del paciente crítico.

El rocuronio, por su estructura esteroidea, tiene baja capacidad de liberación de histamina y no suele producir alteraciones hemodinámicas relevantes, aunque dosis mayores de $2ED_{95}$ y administradas rápidamente tienen un discreto efecto vagolítico, lo que puede producir aumentos de la frecuencia cardíaca. La incidencia de reacciones alérgicas es algo mayor que con otros BNMND.

Las dosis recomendadas son de 0,6-1,2 mg/kg para la inducción y 0,2-0,6 mg/kg/h para infusión, aunque esta debe ajustarse a los objetivos de profundidad del bloqueo.

3.6. Vecuronio

Como el rocuronio, el vecuronio es un BNMND aminoesteroideo de semivida intermedia. Se une poco a las proteínas, tiene un alto volumen de distribución, se metaboliza en el hígado y su eliminación es principalmente hepatobiliar. Los tres metabolitos que se producen tienen efecto paralizante, en especial el 3-desacetil-vecuronio, y se eliminan por el riñón. Su efecto se prolonga en pacientes con disfunción hepática o renal. En pacientes críticos con insuficiencia renal se han detectado metabolitos del vecuronio varios días después de su administración.

Es el BNM que produce menos efectos hemodinámicos adversos y con el que están descritas menos reacciones alérgicas. La ED_{95} es 0,05 mg/kg. Dosis $2ED_{95}$ alcanzan su efecto en 2,5-4 minutos y su efecto se prolonga 60-90 minutos.

El vecuronio no tiene indicación en ficha técnica para la administración intravenosa continua en pacientes críticos, y con la existencia de rocuronio genérico, su uso en la UCI ha disminuido de forma importante.

Al contrario que el resto de BNM, no necesita refrigeración para su conservación.

3.7. Pancuronio

El pancuronio es un BNMND aminoesteroideo de semivida larga. Ya no se comercializa en muchos países, incluido España. Se metaboliza en el hígado a metabolitos activos de eliminación renal. Su efecto paralizante se prolonga en la insuficiencia hepática o renal. Es el BNM con mayor efecto vagolítico, causa taquicardia y a veces produce hipertensión arterial y aumento del gasto cardíaco. Por estas características no se aconseja su uso en pacientes críticos.

3.8. Antagonistas de los bloqueantes neuromusculares no despolarizantes

A diferencia de su uso en el quirófano, en la UCI no se suele utilizar la reversión del efecto paralizante inducido por los BNM. La duración de la parálisis está influida por la semivida del fármaco empleado, así como por su acumulación y por los metabolitos activos. Sin embargo, en situaciones concretas se puede recurrir a su empleo.

3.8.1. Neostigmina

La neostigmina antagoniza la acción de los BNMND al bloquear la acción de la enzima acetilcolinesterasa a nivel de la unión neuromuscular, con lo que aumenta la acetilcolina, que compite con el fármaco por los sitios de unión en los receptores postsinápticos. No debe utilizarse para revertir los niveles de bloqueo neuromuscular con un tren de cuatro (TOF, *train of four*) < 2.

La dosis varía entre 0,02 y 0,05 mg/kg, dependiendo de la intensidad del bloqueo que se quiera revertir; con un TOF 4 con agotamiento, es suficiente con 0,02 mg/kg. Debido a que el aumento de la acetilcolina también estimula los receptores muscarínicos sistémicos, se usa conjuntamente con atropina, para evitar efectos secundarios como la bradicardia y la broncoconstricción.

3.8.2. Sugammadex

El rocuronio y el vecuronio se pueden antagonizar con sugammadex, un compuesto γ-ciclodextrina que se une a estos BNM y los encapsula. Este proceso de encapsulación ocurre en el plasma, creando un gradiente de concentración que facilita la salida del BNM desde la unión neuromuscular hacia la circulación. El complejo sugammadex-BNM, estrechamente unido e inactivo, se elimina por vía renal.

A diferencia de la neostigmina, el sugammadex tiene la capacidad de revertir niveles profundos de bloqueo y restaurar la función neuromuscular más rápidamente que la recuperación espontánea que se consigue tras el uso de succinilcolina. La dosis varía según la profundidad del bloqueo que se quiera revertir. Si no hay respuestas al TOF ni al estímulo postetánico (PTC, *post-tetanic count*), como ocurre tras la administración de 1,2 mg/kg de rocuronio, se recomienda la dosis de 16 mg/kg. Si no hay contracciones al TOF, pero hay una o dos respuestas al PTC, se debe usar una dosis de 4 mg/kg. Si ya existen contracciones presentes en el TOF, 2 mg/kg pueden ser suficientes. La reversión del bloqueo, hasta TOF de 4 respuestas, con relación T4/T1 > 0,9, se consigue dentro de los 3 minutos. En el supuesto de necesitar nuevamente bloqueo neuromuscular tras el uso de sugammadex, se recomienda el uso de un BNM no esteroideo. Para los pacientes que reciben la dosis máxima de 16 mg/kg, es probable que se necesite un tiempo de espera mínimo de 24 horas.

Mientras que el vecuronio y el rocuronio deben dosificarse de acuerdo al peso corporal ideal, el sugammadex debe dosificarse de acuerdo al peso corporal real. En pacientes obesos, la dosis ajustada al peso corporal ideal probablemente no sea suficiente para lograr una reversión completa del rocuronio.

En un estudio multicéntrico que incluyó más de 45.000 pacientes adultos posquirúrgicos, el uso de sugammadex para revertir el bloqueo intraoperatorio, en comparación con la neostigmina, se asoció con una menor incidencia de complicaciones pulmonares graves. Aunque no está aprobado para su uso en pacientes con un aclaramiento de creatinina < 30 mL/min, varios estudios han demostrado su efectividad y seguridad en estos pacientes.

El complejo sugammadex-BNM se puede eliminar mediante técnicas de diálisis estándar. Están descritos cuadros de hipersensibilidad al fármaco.

4. Particularidades farmacológicas del uso de bloqueantes neuromusculares en el paciente crítico

La potencia de un fármaco se suele expresar por la relación dosis-respuesta (ED). La ED_{95} es la dosis necesaria para disminuir el 95 % de la respuesta contráctil ante un estímulo único en el 50 % de los individuos. Esta dosis suele coincidir con la necesaria para realizar la IOT en buenas condiciones, siempre y cuando transcurra el tiempo adecuado. La potencia está inversamente relacionada con el inicio del efecto: a menor potencia, mayor rapidez. Todos los BNMND son amonios cuaternarios y, por tanto, poco liposolubles, con distribución principal en el compartimento central. Por tal motivo, se recomienda dosificarlos de acuerdo al peso ideal y no al actual.

4.1. Alteraciones farmacocinéticas

El inicio y el pico de acción de los BNM se retrasan en pacientes con bajo gasto cardíaco. Este es un factor que hay que tener en cuenta en situaciones donde se necesite un efecto rápido, como en la IOT urgente. La administración de una dosis habitual en pacientes con edemas o ascitis probablemente no alcanzará los efectos deseados al tener mayor volumen de distribución y, por tanto, alcanzar menor concentración pico. En estos casos es necesario una dosis más alta. La presencia de disfunción orgánica (hepática o renal) modifica principalmente la farmacocinética de los BNMND aminoesteroideos. Por otro lado, las alteraciones metabólicas como la acidosis o alcalosis y la hipotermia o hipertermia, son los factores que más modifican el efecto y duración de las bencilisoquinoleínas.

4.2. Alteraciones farmacodinámicas

Los pacientes críticos presentan frecuentemente alteraciones hidroelectrolíticas que pueden modificar el efecto de los BNM. Factores como la hipopotasemia, hipocalcemia, hipermagnesemia y acidosis potencian el efecto. También numerosos fármacos pueden afectar al bloqueo neuromuscular. Antibióticos como los aminoglucósidos, macrólidos, clindamicina, vancomicina, colistina y metronidazol potencian el efecto, al inhibir la liberación presináptica de la acetilcolina o al estabilizar la membrana. El magnesio tiene ambos efectos. Fármacos como la lidocaína, β-bloqueantes y antagonistas del calcio también pueden potenciar el efecto al influir en el transporte iónico en la unión neuromuscular. Por el contrario, la hipertermia, hipercalcemia y la alcalosis disminuyen o acortan el efecto. Los antiepilépticos como la fenitoína y la carbamacepina pueden producir un aumento del metabolismo hepático de los aminoesteroideos, incrementar su unión a las proteínas e inducir fenómenos de *up-regulation* con cambios morfológicos de los receptores nicotínicos. Este último mecanismo también puede producirse por el uso frecuente, sobre todo en infusión continua, de los propios BNMND, y es responsable de fenómenos de taquifilaxia o tolerancia. Esta alteración estructural de los receptores provoca una disminución del efecto y la necesidad de incrementos progresivos de la dosis para mantener el efecto buscado. El cambio a otro BNMND estructuralmente diferente puede ser efectivo.

5. Monitorización del bloqueo neuromuscular

Para la monitorización del bloqueo neuromuscular disponemos de métodos clínicos o instrumentales.

Los métodos clínicos se basan en la detección visual de movimientos de los músculos o en la detección de los esfuerzos inspiratorios, ya sea clínicamente o a través de la monitorización de los ventiladores.

Los métodos instrumentales se basan en la estimulación eléctrica con un neuroestimulador de un nervio motor periférico, y en la detección subjetiva -ya sea visual o táctil- u objetiva de la respuesta contráctil del músculo inervado. Para la correcta interpretación de las respuestas del músculo es imprescindible estimular solo el nervio explorado, evitando la estimulación directa del propio músculo. El electrodo negativo se debe colocar sobre la parte más superficial del nervio y el positivo a lo largo de él. Si la distancia entre ambos electrodos es ≤ 3 cm, esta polaridad deja de ser tan importante. Se necesita aplicar una intensidad que sea capaz de estimular todas las unidades motoras del músculo (estimulación supramáxima).

Por las particularidades del paciente crítico, como la presencia habitual de edema en los miembros superiores y la probable existencia de polineuropatía, se recomienda usar intensidades de al menos 60 mA. La piel donde se colocan los electrodos debe estar a una temperatura > 32 °C y debe limpiarse con alcohol para disminuir al máximo la resistencia al paso de la corriente; en ocasiones es necesario la utilización de pasta conductora. Se recomienda el uso de electrodos con pequeña superficie de contacto y cambiarlos cada 12 horas.

En el paciente crítico, los métodos de estimulación eléctrica más recomendados son el TOF y el PTC.

El **TOF** consiste en la aplicación en 2 segundos (2 Hz) de cuatro estímulos supramáximos con un intervalo entre ellos de 0,5 segundos. En ausencia de efecto, se obtienen cuatro contracciones iguales en el músculo dependiente del nervio estimulado. Durante el bloqueo con un BNMND se produce un debilitamiento de la contracción con respuestas musculares decrecientes y, posteriormente, con la desaparición progresiva de cada una de ellas. La intensidad y el número de respuestas obtenidas son inversamente proporcionales a la profundidad del bloqueo. La relación entre la cuarta y la primera respuesta se denomina «relación del TOF» (TOF *ratio*). La cuarta respuesta desaparece cuando la ocupación de los receptores es cercana al 75 %, la tercera aproximadamente al 80-85 %, la segunda al 85-90 % y no se obtiene ninguna cuando se han ocupado el 90-100 % de los receptores. El TOF se puede repetir periódicamente, siempre y cuando se respete un pequeño intervalo entre estímulos, estimado en 10-20 segundos.

El **PTC** consiste en la aplicación repetida de estímulos simples de 1 Hz 3 segundos después de un estímulo tetánico (50 Hz). Está basado en la facilitación de la transmisión neuromuscular una vez aplicado un estímulo tetánico de gran intensidad. Este estímulo no puede ser repetido en al menos 5-6 minutos. Es el método de elección para discriminar mejor el grado de profundidad de bloqueo en aquellos casos de un bloqueo tan profundo que no existen respuestas al TOF. El recuento es el número de respuestas medibles: a mayor número, menor intensidad del bloqueo profundo. En función de este recuento se puede predecir en cuánto tiempo va a reaparecer la primera respuesta al TOF. Este tiempo es característico de cada BNM. Como regla general, cuando se obtiene un PTC de 2, la primera respuesta aparecerá 25-30 minutos después, y cuando se obtiene un PTC de 6, esta primera respuesta aparecerá en 5-10 minutos. La obtención de respuestas al PTC, además de su utilidad en grados profundos de bloqueo, puede servir para diferenciar si la ausencia de respuestas al TOF se debe a una incorrecta estimulación o a la existencia de un bloqueo profundo.

Los monitores se pueden clasificar en función del mecanismo por el cual se mide el recuento o la relación del TOF. Los basados en la acelerometría son los más utilizados.

En el paciente crítico se recomienda la estimulación del nervio cubital y medir la respuesta en el músculo aductor del pulgar (Fig. 87-1). Cuando no se pueda estimular el cubital, por ejemplo, por edema o hipotermia, la alternativa más recomendada es la estimulación del facial. Esta se puede realizar a nivel preauricular, para recoger la estimulación en el músculo superciliar, o a la altura de la salida del agujero estilomastoideo, para recoger la estimulación en el músculo orbicular. La ventaja de estas localizaciones es el habitual menor edema que tiene la zona facial con respecto a los miembros superiores, y el habitual mantenimiento de una temperatura > 32 °C debido a la irrigación superficial de las ramas temporales de la carótida externa. Las respuestas recogidas en diferentes músculos no son equiparables por las diferencias entre ellos en cuanto al número de receptores, composición de sus fibras musculares e irrigación sanguínea. Los músculos orbicular y superciliar son más resistentes que el aductor del pulgar y, por tanto, necesitan mayor concentración del BNM para una misma respuesta.

6. Objetivos de la monitorización de la profundidad del bloqueo y durante su uso

6.1. Mínimo grado de bloqueo neuromuscular efectivo

Desde el punto de vista teórico, la administración de dosis menores de BNMND y el mantenimiento de un nivel mínimo de bloqueo, además de un evidente ahorro económico, podría mantener el trofismo de la unión neuromuscular y hacerle menos susceptible a factores patogénicos como hiperglucemia, sepsis, fármacos, etc. En este sentido, no existen estudios prospectivos, diseñados a este fin, que demuestren que un nivel mínimo de bloqueo produzca menor incidencia de efectos secundarios (miopatía, polineuropatía) que cuando existe un nivel de bloqueo mucho más profundo. Sin embargo, existen publicaciones que demuestran

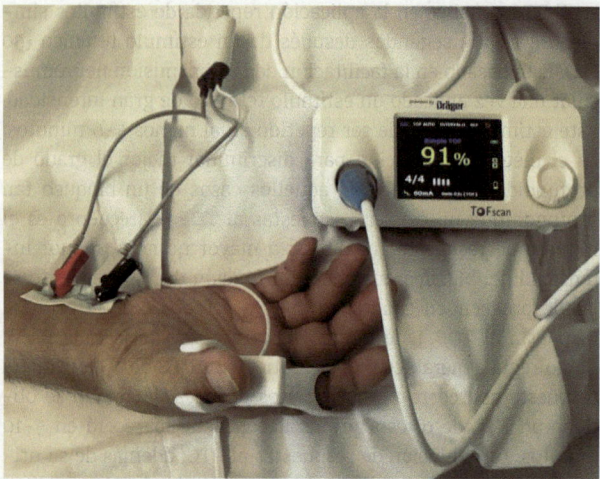

Fig. 87-1 | Monitorización del tren de cuatro (TOF) a nivel del nervio cubital. Se observan cuatro respuestas con T4/T1 del 91 % (0,91), lo que garantiza la ausencia de efecto residual paralizante.

que, tras la instauración de un protocolo de control de los BNM, disminuyen o incluso desaparecen estas complicaciones.

También existe controversia sobre si es necesaria la monitorización con dispositivos electrónicos o bastaría simplemente la monitorización clínica frecuente. Cuando se permite que el paciente mantenga incursiones respiratorias, siempre y cuando esté sincronizado con la ventilación mecánica, probablemente no sea necesario el uso de dispositivos. En este caso bastaría la detección clínica rutinaria de estos movimientos con la observación del *trigger* del ventilador o de la curva del capnograma. Esto también sería aplicable a pacientes tratados por convulsiones o contracciones musculares, en los que el objetivo es administrar la mínima dosis para abolir esta sintomatología. Sin embargo, en el supuesto de necesitar la perfecta adaptación a la ventilación mecánica, con producción de apnea y, por tanto, donde se pierde la monitorización clínica, es donde el uso de dispositivos electrónicos aporta grandes ventajas. La monitorización con TOF es una técnica sencilla que debe realizarse al menos cada 4 horas, y debe transcribirse la información a la gráfica del paciente.

6.2. Impedir la acumulación del bloqueante neuromuscular

La administración de los BNMND sin control puede producir la acumulación del fármaco y retrasar en horas o incluso en días la posibilidad de inicio de la ventilación espontánea. La monitorización rutinaria, con ajuste de la dosis a un objetivo, permite la recuperación más rápida del bloqueo una vez suspendido el fármaco. Este punto es más importante cuando se administran aminoesteroideos, cuyo metabolismo y eliminación es dependiente de órgano. Cuando se usan bencilisoquinoleínas, diferentes estudios no han encontrado diferencias en la recuperación, ya sea con o sin monitorización.

6.3. Detección del efecto residual de los bloqueantes neuromusculares

En los últimos años se está dando mucha importancia a la existencia de efecto residual de los BNMND y su asociación con complicaciones respiratorias posquirúrgicas. Este efecto residual empeora la respuesta ventilatoria a la hipoxia y altera la función faríngea y deglutoria, con un aumento del riesgo de aspiración y de otras complicaciones como atelectasias o neumonías.

Se considera que existe efecto residual cuando la relación T4/T1 es < 0,9. La incidencia de este fenómeno puede llegar hasta el 45 % de los pacientes que han recibido BNM durante una intervención quirúrgica, independientemente del número de dosis recibidas. Se han descrito casos en pacientes que solo recibieron una dosis de BNMND con el fin de facilitar la IOT. Los signos clínicos habitualmente empleados para su detección, como el mantenimiento de la cabeza elevada durante al menos 5 segundos, etc. no descartan su presencia.

Es recomendable la monitorización con TOF en todos los pacientes que hayan recibido BNMND, siempre y cuando se valore una extubación precoz. Un TOF de 4 con T4/T1 ≥ 0,9 garantiza la ausencia de efecto residual.

6.4. Monitorización del paciente

Un paciente paralizado requiere, si cabe, mayor vigilancia clínica y analítica. Se debe estar muy alerta ante problemas cuyos signos clínicos son enmascarados por la parálisis muscular, en especial los derivados de problemas abdominales y neurológicos. Se debe asegurar la correcta analgosedación y ventilación. Hay estudios que muestran que algunos pacientes pueden recordar la situación de parálisis con el riesgo de sufrir secuelas psicológicas y emocionales. Es muy recomendable la utilización de monitores de EEG procesado a pie de cama, como el índice biespectral (BIS). El ajuste de la dosis de sedantes a valores de 40-60 de BIS garantiza una sedación profunda, evita la sobresedación y sus complicaciones asociadas, y evita también los fenómenos de «paralizado y despierto». Esta recomendación es una exigencia para la detección de crisis epilépticas o para su control en pacientes paralizados por estatus epiléptico o durante la hipotermia tras PCR. La medición periódica de creatina-cinasa puede detectar la miopatía tóxica que a veces producen los BNM, sobre todo cuando se administran conjuntamente con glucocorticoides.

7. Indicaciones y selección de los bloqueantes neuromusculares

La selección del BNM depende de la indicación, de las comorbilidades del paciente y de las probables interacciones con otros fármacos. Se ha documentado la taquifilaxia o tolerancia con su uso repetido o continuo; en estos casos, las guías clínicas recomiendan el cambio a otro BNM, ya sea de la misma o diferente estructura química.

7.1. Dosis aisladas

Las dosis aisladas de BNM se utilizan para situaciones puntuales. Están indicadas en pacientes profundamente sedados para la realización de técnicas terapéuticas o diagnósticas, durante su transporte, para evitar o controlar puntualmente la desadaptación a la ventilación mecánica con riesgo de hipoxia grave o para yugular episodios de tos en pacientes con PIC elevada. Son útiles para aumentar la complianza de la pared abdominal y, por tanto, para disminuir temporalmente la hipertensión intraabdominal. Son fármacos imprescindibles para facilitar la IOT al mejorar las condiciones durante la laringoscopia y disminuir las complicaciones locales laríngeas asociadas a la introducción y permanencia del tubo orotraqueal.

Cuando se necesita el efecto paralizante de forma rápida, el rocuronio es el BNM de elección, siendo el cisatracurio el de mayor lentitud en alcanzar su máximo efecto. La dosis alta de rocuronio, por su efecto prolongado, puede provocar preocupaciones sobre su uso en el paciente con una vía aérea difícil. El intensivista rara vez tiene la opción de despertar al paciente durante el escenario de insuficiencia respiratoria grave e «intubación fallida», por lo que se necesitan las mejores condiciones para la IOT, que solo se consiguen con un BNM. En los casos no habituales de necesitar reversión, se puede antagonizar con sugammadex. Esta reversión farmacológica no garantiza la ausencia de períodos peligrosos de

hipoxia o hipoventilación debido a los opiáceos y sedantes coadministrados, por lo que el manejo rápido y apropiado de la vía aérea dirigido a establecer su permeabilidad sigue siendo primordial.

7.2. Infusión continua

Los más recomendables para la infusión continua son el cisatracurio y rocuronio, siempre y cuando, y como es recomendable, se use monitorización de la profundidad de bloqueo. En caso contrario, el uso de cisatracurio garantiza la desaparición más precoz de su efecto. Por la habitual asociación de síndrome de dificultad respiratoria agua (SDRA) y otros daños orgánicos, como el renal, el atracurio y el vecuronio son menos recomendables.

7.2.1. Disminución de la asincronía con la ventilación mecánica

Por diferentes motivos hay pacientes analgesiados y sedados profundamente que no se adaptan a la ventilación mecánica. Este hecho es más frecuente al usar métodos no convencionales como relación I/E invertida, hipercapnia permisiva, alta frecuencia o el decúbito prono. El uso de BNM reduce los episodios de hipoxia provocados por la asincronía, mejora la complianza torácica disminuyendo las presiones en la vía aérea y evita el «tiraje» respiratorio en situación de hipercapnia y acidosis. Pueden disminuir la incidencia de barotrauma, volutrauma y atelectrauma.

Las guías de práctica clínica recomiendan la administración intravenosa continua y precoz de un BNMND en pacientes con SDRA con $PaO_2/FiO_2 < 150$ mm Hg. De hecho, es poco probable que los pacientes con SDRA grave oxigenen o ventilen de manera óptima con regímenes basados solo en analgosedación, tal y como se ha demostrado en la reciente pandemia en los pacientes ventilados por SDRA grave por SARS-CoV-2, donde se ha recurrido al uso de BNMND en más del 80 % de los pacientes.

En el estudio ACURASYS, en pacientes con SDRA grave, la administración precoz de cisatracurio continuo durante 48 horas, comparado con placebo, mejoró la supervivencia ajustada a los 90 días, disminuyó el riesgo de barotrauma y aumentó los días sin ventilación mecánica, sin aumentar la incidencia de debilidad muscular. Sin embargo, los resultados del posterior ensayo multicéntrico «*Reevaluation of Systemic Early Neuromuscular Blockade (ROSE)*» no mostraron reducciones en la mortalidad cuando se administraron BNMND en el SDRA. Las diferencias en la metodología, gravedad de pacientes incluidos, retraso en iniciar la terapéutica o modalidades de ventilación empleadas (p. ej., decúbito prono) podrían explicar la diferencia en los resultados obtenidos.

En las primeras fases del SDRA hay más zonas recrutables y más zonas pulmonares que se pueden colapsar. Con la perfecta adaptación a la ventilación mecánica que se consigue con el uso de BNM, probablemente se homogeneiza la distribución de PEEP y del volumen corriente, manteniendo los alvéolos abiertos y evitando la liberación de mediadores inflamatorios producidos por los fenómenos de reclutamiento-desreclutamiento. Si bien en modelos animales se ha demostrado que el cisatracurio posee propiedades antiinflamatorias, su beneficio clínico parece más relacionado con evitar la asincronía con el ventilador y en la mejoría en la distensibilidad pulmonar. Los esfuerzos respiratorios espontáneos pueden empeorar la lesión pulmonar, especialmente cuando el esfuerzo espontáneo es vigoroso o la lesión pulmonar es grave. Los BNM evitan la denominada «lesión pulmonar autoinfligida por el paciente» (pSILI). En este sentido, en pacientes que, tras la disminución de la analgosedación, siguen teniendo un esfuerzo inspiratorio excesivo, el bloqueo neuromuscular parcial manteniendo el impulso inspiratorio puede tener su utilidad.

El uso de BNMND en el SDRA debe ser individualizado y debe integrarse en una estrategia global que incluya la correcta analgosedación, la ventilación protectora, el uso racional de PEEP, el posicionamiento prono y el uso de un modo ventilatorio que permita la ventilación espontánea lo antes posible. Aunque en los estudios comentados previamente el objetivo de bloqueo fue la abolición de las cuatro respuestas al TOF, otros autores han demostrado que con la administración de BNMND para TOF de dos o tres respuestas o incluso cuatro, con relación T4/T1 < 0,2, se puede conseguir la perfecta adaptación a la ventilación mecánica.

7.2.2. Control de la hipertensión intracraneal

Aunque los BNM no tienen efecto directo sobre la PIC, se recomienda su uso en infusión continua como medida de segundo nivel del tratamiento de pacientes con hipertensión intracraneal. Su empleo evita la tos espontánea o ante estímulos traqueales y la desadaptación a la ventilación mecánica, situaciones que pueden inducir elevaciones de la PIC.

De nuevo el cisatracurio y el rocuronio son los fármacos de elección y el atracurio el fármaco a evitar. Se debe administrar la mínima dosis que garantice la ausencia de tos o de movimientos diafragmáticos a la estimulación traqueal. Para este fin, habitualmente es necesario un nivel de bloqueo más profundo que el necesario para conseguir la sincronización con la ventilación mecánica.

El uso rutinario de estos fármacos en pacientes con TCE grave sin hipertensión intracraneal no ha demostrado beneficios y sí un aumento de las complicaciones médicas.

7.2.3. Uso durante la hipotermia terapéutica

Los BNM son fundamentales en pacientes a los que se somete a protocolos de hipotermia tras parada cardíaca o por otros problemas neurológicos. Su uso evita la aparición de escalofríos y tiritona, y por tanto evita también sus efectos hemodinámicos y metabólicos indeseables. La hipotermia potencia y prolonga el efecto paralizante de todos los BNM. Al estar muy limitada la utilidad de la monitorización en estas circunstancias, el cisatracurio es el fármaco de elección. Su uso garantiza, una vez suspendido, la desaparición más rápida del efecto paralizante, lo que puede ser muy útil para la rápida valoración neurológica y pronóstica del paciente.

7.2.4. Control de contracciones musculares y rigidez muscular

Los BNM se usan como tratamiento sintomático de enfermedades que cursan con rigidez o contracturas musculares que a veces dificultan la ventilación mecánica. Los pacientes ventilados por tétanos, síndrome neuroléptico maligno o por estatus convulsivo se pueden beneficiar de estos fármacos mientras actúa el tratamiento específico. En el último caso, es inexcusable la monitorización de la actividad eléctrica cerebral, con EEG continuo o BIS, para evaluar la efectividad del tratamiento antiepiléptico.

7.2.5. Estatus asmático refractario

Las guías actuales de la SCCM no recomiendan la administración rutinaria de BNM en pacientes con estatus asmático, debido a la alta incidencia de complicaciones neuromusculares que pueden inducir. Sin embargo, en ocasiones hay que recurrir a su empleo para evitar la desadaptación a la ventilación mecánica al aplicar relaciones I/E prolongadas o durante la hipercapnia permisiva, etc. Hay estudios que demuestran que evitar el uso de BNM no disminuye la incidencia de debilidad muscular en este grupo de pacientes, lo que sugiere que la inmovilización prolongada, la inactividad y otros fármacos, como los glucocorticoides o los β_2-estimulantes, también contribuyen a esta complicación.

7.2.6. Síndrome compartimental abdominal

Al reducir el tono muscular abdominal, mejorando la complianza abdominal, los BNM pueden ayudar a controlar la presión intraabdominal. Las guías internacionales recomiendan el bloqueo neuromuscular como una medida temporal para reducir la presión intraabdominal, mientras se identifica y trata la causa de su aumento.

8. Complicaciones

Los BNM pueden producir efectos secundarios directos o indirectos, algunos de ellos ya avanzados previamente. La pérdida del reflejo tusígeno obliga a aspiraciones periódicas para impedir la acumulación de las secreciones pulmonares. Se deben tomar medidas para evitar los efectos asociados a la inmovilidad prolongada, como la movilidad pasiva para evitar úlceras por decúbito y lesiones nerviosas por compresión y medidas de profilaxis de trombosis venosa profunda. La pérdida del reflejo palpebral obliga a extremar e cuidados de los ojos, para evitar úlceras corneales. La polineuropatía y la miopatía son frecuentes en el paciente crítico y su etiología es a menudo de origen multifactorial. La sepsis grave, la inflamación sistémica, la hiperglucemia, el *shock* y otras alteraciones de la microcirculación, la malnutrición y otros fármacos, como los glucocorticoides, son factores comúnmente asociados a su desarrollo. El bloqueo neuromuscular, sobre todo si es profundo, si induce una denervación farmacológica o es prolongado (> 48 horas), hace más susceptible al complejo nervio-unión neuromuscular-músculo a esos factores patogénicos, aumentando la incidencia y gravedad de estas complicaciones. Se han descrito cuadros de mionecrosis con rabdomiólisis. La asociación directa y exclusiva de los BNM con estas complicaciones neuromusculares sigue siendo controvertida. Se deben realizar estudios bien diseñados para determinar si su empleo es una causa independiente. Los BNM representan más del 50 % de los casos de anafilaxia intraoperatoria. En estos casos, a veces no es necesaria una sensibilización anterior, ya que se ha descrito reactividad cruzada entre estos fármacos y ciertos alimentos, cosméticos, desinfectantes y materiales industriales.

9. Conclusiones

Las indicaciones más comunes para el uso de BNM en la UCI son para la realización de maniobras diagnósticas o terapéuticas, en especial para la IOT, y para la optimización de la sincronía paciente-ventilador en diferentes escenarios clínicos. El rocuronio y el cisatracurio son los BNM más apropiados. Se recomienda su administración por el menor tiempo posible y con la menor profundidad de bloqueo necesaria. El TOF, con estímulo en el nervio cubital y la valoración de la respuesta motora en el aductor del pulgar, es la técnica de elección para monitorizar el efecto paralizante. Durante la administración es imprescindible asegurar una correcta analgosedación y ventilación, así como la profilaxis o detección precoz de las complicaciones asociadas a su uso.

ℹ Puntos clave

✔ El uso de los BNM en ciertas situaciones se traduce en beneficios para el paciente crítico. Se recomienda usar la menor dosis efectiva y por el menor tiempo posible.

✔ Son necesarios para la IOT. El rocuronio, por su perfil riesgo/beneficio, es el de elección para la secuencia rápida de intubación.

✔ Habitualmente forman parte del tratamiento farmacológico del SDRA grave, de la hipertensión intracraneal y la hipotermia controlada.

✔ El cisatracurio es el de elección para su uso en perfusión continua. Su farmacocinética no se altera en el paciente crítico con disfunción orgánica.

✔ Durante el uso de estos fármacos es imprescindible una estrategia adecuada de analgosedación y de ventilación.

✔ El TOF, con estímulo en el nervio cubital y la valoración de la respuesta motora en el aductor del pulgar, es la técnica de elección para monitorizar el efecto paralizante.

Bibliografía

Alhazzani W, Belley-Cote E, Møller MH, et al. Neuromuscular blockade in patients with ARDS: a rapid practice guideline. Intensive Care Med. 2020;46:1977-86.

Chamorro C, Borrallo JM, Romera MA, Silva JA, Balandín B. Anesthesia and analgesia protocol during therapeutic hypothermia after cardiac arrest: a systematic review. Anesth Analg. 2010;110:1328-35.

Chamorro C, Romera MA, Pardo C, Silva JA. Nuevos bloqueadores neuromusculares. Med Intensiva. 2001;25:340-3.

Chamorro C, Silva JA; Grupo de Trabajo de Analgesia y Sedación de la SEMICYUC. Monitorización del bloqueo neuromuscular. Med Intensiva. 2008;32 Spec No. 1:53-8.

Chamorro C, Valdivia M. Indicaciones y selección de bloqueantes neuromusculares en el paciente crítico. En: Chamorro C. Analgesia, sedación y bloqueo neuromuscular del paciente crítico. Edika Med; 2009. p. 85-95.

Chamorro C. Succinil-colina. ¿Hasta cuándo? Med Intensiva. 2015;39:65-7.

DeBacker J, Hart N, Fan E. Neuromuscular blockade in the 21st century management of the critically ill patient. Chest. 2017;151:697-706.

Ferrando C, Suárez-Sipmann F, Mellado-Artigas R, et al. COVID-19 Spanish ICU Network. Clinical features, ventilatory management, and outcome of ARDS caused by COVID-19 are similar to other causes of ARDS. Intensive Care Med. 2020;46:2200-11.

Fields AM, Vadivelu N. Sugammadex: a novel neuromuscular blocker binding agent. Curr Opin Anaesthesiol. 2007;20:307-10.

Forel JM, Roch A, Papazian L. Paralytics in critical care: not always the bad guy. Curr Opin Crit Care. 2009;15:59-66.

Hraiech S, Forel JM, Guervilly C, et al. How to reduce cisatracurium consumption in ARDS patients: the TOF-ARDS study. Ann Intensive Care. 2017;7:79.

Hraiech S, Yoshida T, Annane D, et al. Myorelaxants in ARDS patients. Intensive Care Med. 2020;46:2357-72.

Hsiang JK, Chesnut RM, Crisp CB, Klauber MR, Blunt BA, Marshall LF. Early, routine paralysis for intracranial pressure control in severe head injury: is it necessary? Crit Care Med. 1994;22:1471-6.

Ingrande J, Lemmens HJ. Dose adjustment of anaesthetics in the morbidly obese. Br J Anaesth. 2010;105 Suppl 1:16-23.

Kesler SM, Sprenkle MD, David WS, Leatherman JW. Severe weakness complicating status asthmaticus despite minimal duration of neuromuscular paralysis. Intensive Care Med. 2009;35:157-60.

Kheterpal S, Vaughn MT, Dubovoy TZ, et al. Sugammadex versus neostigmine for reversal of neuromuscular blockade and postoperative pulmonary complications (STRONGER): A multicenter matched cohort analysis. Anesthesiology. 2020;132:1371-81.

Kirkpatrick AW, Roberts DJ, De Waele J, et al. Intra-abdominal hypertension and the abdominal compartment syndrome: updated consensus definitions and clinical practice guidelines from the World Society of the Abdominal Compartment Syndrome. Intensive Care Med. 2013;39:1190-206.

Lin T, Yao Y, Xu Y, Huang HB. Neuromuscular blockade for cardiac arrest patients treated with targeted temperature management: A systematic review and meta-analysis. Front Pharmacol. 2022;13:780370.

Loper KA, Butler S, Nessly M, Wild L. Paralyzed with pain: the need for education. Pain. 1989;37:315-6.

Mefford B, Donaldson JC, Bissell BD. To block or not: Updates in neuromuscular blockade in acute respiratory distress syndrome. Ann Pharmacother. 2020;54:899-906.

Mencke T, Echternach M, Kleinschmidt S, et al. Laryngeal morbidity and quality of tracheal intubation: a randomized controlled trial. Anesthesiology. 2003;98:1049-56.

Murphy GS. Residual neuromuscular blockade: incidence, assessment, and relevance in the postoperative period. Minerva Anestesiol. 2006;72:97-109.

Murray MJ, DeBlock H, Erstad B, et al. Clinical practice guidelines for sustained neuromuscular blockade in the adult critically ill patient. Crit Care Med. 2016;44:2079-103.

National Heart, Lung, and Blood Institute PETAL Clinical Trials Network; Moss M, Huang DT, Brower RG, et al. Early neuromuscular blockade in the acute respiratory distress syndrome. N Engl J Med. 2019;380:1997-2008.

Papazian L, Forel JM, Gacouin A, et al.; ACURASYS study investigators. Neuromuscular blockers in early acute respiratory distress syndrome. N Engl J Med. 2010;363:1107-16.

Puthucheary Z, Rawal J, Ratnayake G, Harridge S, Montgomery H, Hart N. Neuromuscular blockade and skeletal muscle weakness in critically ill patients: time to rethink the evidence? Am J Respir Crit Care Med. 2012;185:911-7.

Renew JR, Ratzlaff R, Hernandez-Torres V, Brull SJ, Prielipp RC. Neuromuscular blockade management in the critically Ill patient. J Intensive Care. 2020;8:37.

Sandiumenge A, Anglés R, Martínez-Melgar JL, Torrado H; Grupo de Trabajo de Analgesia y Sedación de la SEMICYUC. Utilización de bloqueantes neuromusculares en el paciente crítico. Med Intensiva. 2008;32 Spec No. 1:69-76.

Vanhorebeek I, Latronico N, Van den Berghe G. ICU-acquired weakness. Intensive Care Med. 2020;46:637-53.

Viby-Mogensen J. Monitoring neuromuscular function in the intensive care unit. Intensive Care Med. 1993;19:S74-S79.

Welhengama C, Hall A, Hunter JM. Neuromuscular blocking drugs in the critically ill. BJA Educ. 2021;21:258-63.

Wilcox SR. Corticosteroids and neuromuscular blockers in development of critical illness neuromuscular abnormalities: A historical review. J Crit Care. 2017;37:149-55.

Wongtangman K, Grabitz SD, Hammer M, et al. Optimal sedation in patients who receive neuromuscular blocking agent infusions for treatment of acute respiratory distress syndrome-a retrospective cohort study from a New England Health Care Network. Crit Care Med. 2021;49:1137-48.

88 Fármacos vasoactivos

A. López Fernández, B. Civantos Martín y J. Rodríguez Peláez

◀ Orientación para el estudio

En este capítulo se exponen las características de los fármacos vasoactivos. Se establece la clasificación en grupos según sus efectos predominantes sobre el sistema circulatorio y se exponen sus indicaciones y dosis. Se exponen a modo de resumen clasificación y efectos en las tablas.

1. Introducción

Los receptores adrenérgicos del organismo, divididos en receptores α y β, son los encargados de realizar las funciones del sistema nervioso simpático. Los receptores α_1 están vinculados a la actividad del músculo liso vascular, y su activación produce vasoconstricción sistémica, aumentando la resistencia vascular periférica y la presión arterial. Los receptores α_2 están ubicados dentro de las terminaciones nerviosas presinápticas e inhiben la liberación de norepinefrina endógena. La activación de los receptores β_1 conduce a un aumento del inotropismo y cronotropismo, mientras que la activación de los receptores β_2 conduce a la relajación vascular y del músculo liso.

La terapia vasoactiva tiene como objetivo principal restablecer la perfusión sistémica y regional inadecuada a niveles fisiológicos, así como optimizar el flujo de sangre a los órganos vitales mientras se asegura la oxigenación adecuada de las células. Se piensa que existe una relación directa entre la perfusión tisular y la presión arterial media, y según la *Surviving Sepsis Campaign* (SCC), se recomienda ajustar los vasopresores para mantener una presión arterial media (PAM) de 65 mm Hg. Sin embargo, la PAM objetivo sigue siendo un tema controvertido, ya que cada persona y órgano tienen una tolerancia diferente a la hipotensión.

Algunos estudios han examinado el aumento de la PAM objetivo en pacientes con *shock* séptico, pero los resultados han sido inconsistentes en cuanto a su efecto sobre el índice cardíaco y la perfusión global y local. En pacientes con hipertensión crónica se ha encontrado que un objetivo de PAM de 80-85 mm Hg se asocia con una disminución de la necesidad de tratamiento renal sustitutivo. Por lo tanto, aunque 65 mm Hg puede ser un buen punto de partida, es necesario un tratamiento individualizado basado en las características de cada paciente.

Los agentes **inótropos** se definen como fármacos que actúan sobre el corazón aumentando la velocidad y la fuerza de acortamiento de las fibras miocárdicas. Se considera que los **vasopresores** son fármacos que tienen una acción predominantemente constrictiva sobre la vasculatura periférica, tanto arterial como venosa. Si tuviéramos que describir las características ideales de un fármaco vasoactivo serían las que se encuentran en la Tabla 88-1.

Los fármacos vasoactivos pueden tener efectos significativos sobre el gasto cardíaco al actuar sobre la función ventricular y las resistencias vasculares periféricas, pero su efecto en general puede ser complejo y variar según las circunstancias clínicas y necesidades individuales del paciente.

El gasto cardíaco es la cantidad de sangre bombeada por el corazón en 1 minuto, y su cálculo es el producto del volumen sistólico por la frecuencia cardíaca. El flujo circulatorio tiene su origen en las contracciones musculares del corazón. Como la sangre es un líquido incompresible que fluye por un circuito hidráulico cerrado, el volumen de sangre expulsada por el lado izquierdo del corazón debe ser igual al volumen de sangre que regresa al lado derecho (durante un determinado período de tiempo). Esta conservación de masa (volumen) en un sistema hidráulico cerrado se denomina «principio de continuidad» e indica que el volumen sistólico del corazón es el principal determinante del flujo sanguíneo circulatorio.

Las fuerzas que rigen este volumen sistólico son:

✔ **Precarga.** Fuerza impuesta sobre el músculo en reposo (antes del inicio de la contracción muscular) que lo estira hasta una nueva longitud. Según la relación longitud-tensión del músculo, un aumento de la longitud de un músculo en reposo (no estimulado) aumentará la fuerza de contracción cuando se estimule el músculo para que se contraiga. Por lo tanto, la fuerza de precarga actúa aumentando la fuerza de contracción muscular. El parámetro clínico es la presión telediastólica.

✔ **Poscarga.** Carga impuesta después de la contracción muscular. A diferencia de la fuerza de precarga, que facilita la contracción muscular, la fuerza de poscarga se opone a la contracción muscular. Los parámetros clínicos son las resistencias vasculares pulmonar y sistémica.

Tabla 88-1. Características del fármaco vasoactivo ideal

✔ Aumenta la contractilidad:
  ✔ Aumenta la presión arterial media
  ✔ Aumenta el gasto cardíaco
  ✔ Mejora la perfusión regional
✔ No aumenta el consumo miocárdico de oxígeno:
  ✔ Evita la taquicardia
  ✔ No es arritmogénico
  ✔ Mantiene la presión arterial diastólica
✔ No desarrolla tolerancia
✔ Es dosificable:
  ✔ Inicio rápido
  ✔ Terminación rápida de la acción
✔ Compatible con otros fármacos
✔ No es tóxico
✔ Es coste-eficaz

✔ **Contractilidad.** El estado contráctil de un músculo depende de la fuerza y la velocidad de la contracción muscular cuando se mantienen constantes las condiciones de carga (es decir, precarga y poscarga). El parámetro clínico es el volumen sistólico cuando la precarga y la poscarga son constantes.

El sistema venoso contiene el 70 % del volumen total de sangre y actúa como un reservorio fisiológico. Bajo condiciones en las que aumentan las demandas circulatorias, el aumento del tono simpático puede provocar la contracción de este reservorio y aumentar el retorno venoso en aproximadamente un 30 %, lo que a su vez aumenta el gasto cardíaco. Los sistemas adrenérgico, renina-angiotensina-aldosterona, vasopresinérgico y glucocorticoide, así como los mediadores locales como el óxido nítrico, la endotelina, las endorfinas y los eicosanoides, influyen en la integración de los sistemas arterial y venoso.

2. Clasificación

Existen varias formas de clasificar los fármacos vasoactivos.

Una de ellas es según el **mecanismo de acción**: los agentes vasoactivos se dividen en dos grupos principales en función de si sus acciones dependen o no de aumentos del adenosina-3',5'-monofosfato cíclico (AMPc) intracelular (Tabla 88-2).

Los fármacos vasoactivos más utilizados en las unidades de cuidados intensivos (UCI) son las aminas simpaticomiméticas. Estas incluyen:

✔ Catecolaminas naturales como la dopamina, la noradrenalina y la adrenalina.
✔ Inótropos sintéticos como la dobutamina, la isoprenalina y la dopexamina.

Estas sustancias se unen a receptores adrenérgicos, que se dividen principalmente en grupos α y β. Además de los subgrupos α_{1A}, α_{1B}, α_{2A}, α_{2B}, α_{2C}, β_1, β_2 y β_3.

Tabla 88-2. Clasificación de fármacos vasoactivos según su mecanismo de acción

Dependientes de AMPc	Independientes de AMPc
✔ Catecolaminas:	✔ Catecolaminas
✔ Agonistas β-adrenérgicos	✔ Agonistas α-adrenérgicos
✔ Adrenalina	✔ Adrenalina
✔ Noradrenalina	✔ Noradrenalina
✔ Dopamina	✔ Dopamina
✔ Dobutamina	✔ Digoxina
✔ Dopexamina	✔ Hormona tiroidea
✔ Isoprenalina	
✔ Inhibidores de la fosfodiesterasa:	
✔ Amrinona	
✔ Milrinona	
✔ Enoximona	
✔ Levosimendán	
✔ Sensibilizadores del calcio:	
✔ Levosimendán	
✔ Glucagón	

AMPc: adenosina-3',5'-monofosfato cíclico.

La señalización desde la ocupación de los receptores de catecolaminas hasta la célula efectora se regula mediante cambios conformacionales en las proteínas G asociadas a dichos receptores. La ocupación del receptor β principalmente activa la adenilciclasa, aumentando la conversión de trifosfato de adenosina (ATP) en AMPc. Por otro lado, la ocupación del receptor α actúa independientemente del AMPc, activando la fosfolipasa C, lo que produce el aumento de los fosfatos de inositol (IP_3 e IP_4) y el diacilglicerol.

En condiciones fisiológicas o patológicas esta compleja relación entre agonistas, receptores y efectores puede experimentar cambios cualitativos y cuantitativos. Estos cambios pueden incluir desensibilización de los receptores, reducción en la densidad del receptor, secuestro del receptor y desacoplamiento enzimático, lo que causa respuestas deterioradas o regulación a la baja.

Las catecolaminas están compuestas por un anillo aromático unido a una amina terminal mediante una cadena de carbono. La configuración de cada fármaco es importante para determinar su afinidad con los receptores correspondientes. La noradrenalina se libera de los terminales simpáticos a través de mecanismos de recaptación mediados por receptores α_2 y se ve incrementada por la adrenalina liberada por la glándula suprarrenal en momentos de estrés. La noradrenalina se convierte en adrenalina y posteriormente se metaboliza en el hígado y los pulmones. Todas las catecolaminas tienen una vida media corta (1-2 minutos) y alcanzan concentraciones plasmáticas estables en 5-10 minutos después del inicio de una infusión constante. Las infusiones de adrenalina y noradrenalina producen concentraciones sanguíneas similares a las producidas endógenamente en estados de *shock*, mientras que las infusiones de dopamina producen concentraciones mucho más altas que las naturales. La dopamina puede ejercer su efecto convirtiéndose en noradrenalina, evitando así la limitación en la velocidad de síntesis de catecolaminas.

Los agentes simpaticomiméticos, como las catecolaminas sintéticas, son principalmente derivados de la dopamina y se caracterizan por una mayor longitud de la cadena carbonada, lo que les confiere afinidad por los receptores β. La dobutamina es un derivado sintético de la isoprenalina y tiene relativamente poca afinidad por los receptores α debido a la configuración de la amina terminal, que es diferente a las catecolaminas endógenas. Por otro lado, la adrenalina, la noradrenalina y la isoprenalina son más potentes que la dopamina o la dobutamina, ya que tienen grupos hidroxilo en el átomo de carbono β de la cadena lateral.

Los efectos sistémicos de estos agentes pueden variar significativamente entre pacientes y dentro de los individuos en diferentes momentos, y su respuesta es a menudo impredecible y depende de la etiología del fallo circulatorio y de las comorbilidades sistémicas. Mientras que algunos pacientes pueden tener respuestas «presoras» intensas a dosis pequeñas, otros necesitan un aumento progresivo de dosis para alcanzar la presión arterial deseada.

La clasificación de los agentes simpaticomiméticos en agonistas α y β es un indicador ampliamente utilizado de los efectos sistémicos, pero puede ser rudimentario, ya que la adrenalina, la noradrenalina y la dopamina son predominantemente agonistas β a dosis bajas, con efectos α crecientes que se hacen evidentes a medida que aumenta la dosis. En cambio, las catecolaminas sintéticas son predominantemente agonistas β.

Otra de las clasificaciones que se puede usar es dividir los fármacos vasoactivos en **catecolaminérgicos y no catecolaminérgicos**:

✔ **Catecolaminérgicos**. Este grupo incluye un gran número de fármacos simpaticomiméticos que ejercen sus efectos cardiovasculares a través del agonismo de los receptores α_1, β_1, β_2 y dopaminérgicos. La noradrenalina, la adrenalina y la dopamina son catecolaminas endógenas, mientras que la fenilefrina y la dobutamina son catecolaminas sintéticas. Los receptores α_1, β_1 y β_2 se encuentran entre los receptores adrenérgicos. El receptor α_1 se encuentra en toda la vasculatura periférica y cardíaca, y su estimulación provoca vasoconstricción, así como un aumento de la presión arterial y de las resistencias vasculares sistémicas (RVS). Los receptores β_2 se encuentran en toda la vasculatura periférica, y su estimulación produce una reducción de las resistencias vasculares periféricas, relajación del músculo liso y vasodilatación.

✔ **No catecolaminérgicos**. En este grupo se encuentran los agonistas del receptor de la vasopresina, los inhibidores de la fosfodiesterasa, los sensibilizadores del calcio, los inhibidores del óxido nítrico y la angiotensina II.

Entre los receptores adicionales se encuentran los receptores dopaminérgicos y de vasopresina:

✔ Existen cinco receptores dopaminérgicos, denominados D_1, D_2, D_3, D_4 y D_5, localizados en el cerebro y el riñón. La vasodilatación se produce a nivel renal y mesentérico como resultado de la estimulación de los receptores de dopamina en los riñones.

✔ Existen tres receptores de vasopresina: V_1, V_2 y V_3. La estimulación del receptor V_1, que se localiza en el músculo liso del sistema vascular, eleva los niveles de calcio intracelular a través de los canales de calcio, lo que produce vasoconstricción sistémica, local, renal y coronaria. Los efectos antidiuréticos se producen por la activación del receptor V_2, que se encuentra en los túbulos renales. Los receptores V_3 se encuentran en la hipófisis anterior, y su activación provoca la secreción de corticotropina (ACTH).

Las características farmacológicas de los principales fármacos vasoactivos se resumen en la Tabla 88-3.

3. Descripción de los fármacos vasoactivos

Todos los fármacos vasoactivos presentan una serie de receptores a los que se unen para ejercer sus efectos y, en función de estos, se pueden describir sus indicaciones, efectos secundarios y contraindicaciones. A continuación se describen los fármacos más usados en las UCI, con una primera diferenciación entre los mismos sobre su naturaleza fundamentalmente vasopresora o inótropa.

Tabla 88-3. Clasificación de los principales fármacos vasoactivos

Catecolaminérgicos		
	Fármaco	**Receptor**
Catecolaminas endógenas	Noradrenalina	α_1 (+), β_1, β_2
	Adrenalina	α_1 (+), β_1, β_2
	Dopamina	D_1, α_1, β_1
	Dobutamina	β_1 (+), β_2
Catecolaminas sintéticas	Fenilefedrina	α_1
	Isoprenalina	β_1, β_2

No catecolaminérgicos
✔ Agonistas del receptor de la vasopresina
✔ Inhibidores de la fosfodiesterasa
✔ Agentes sensibilizadores del calcio
✔ Agentes inhibidores del óxido nítrico y de la angiotensina II

4. Fármacos vasopresores

4.1. Noradrenalina

Receptor. Efectos adrenérgicos sobre los receptores α y menor efecto sobre el receptor β. Suele denominarse agonista α_1 puro. Causa vasoconstricción por la actuación sobre los α_1 y aumento de contractilidad miocárdica por acción sobre los β_1.

Efectos hemodinámicos. La noradrenalina aumenta la presión arterial media mediante vasoconstricción, con un pequeño aumento (10-15 %) en el gasto cardíaco y el volumen sistólico. Las presiones de llenado no se ven alteradas o aumentan ligeramente (1-3 mm Hg). La noradrenalina es más potente que la dopamina y puede ser más efectiva para revertir la hipotensión en pacientes con *shock* séptico. Las altas dosis del fármaco requeridas en algunos pacientes pueden ser causadas por la disregulación de los receptores α en la sepsis. Los efectos vasoconstrictores de la noradrenalina pueden tener consecuencias perjudiciales en la hemodinámica renal en pacientes con hipotensión e hipovolemia, con el riesgo de causar isquemia renal. La situación puede ser diferente en el *shock* séptico hiperdinámico adecuadamente resucitado. La noradrenalina tiene un mayor efecto sobre la resistencia arteriolar eferente renal que sobre la aferente, y aumenta la fracción de filtración. La noradrenalina puede aumentar la presión arterial en pacientes con *shock* séptico sin provocar un deterioro en el índice cardíaco y la disfunción orgánica. Aunque el efecto del fármaco en las variables de transporte de oxígeno y los parámetros esplácnicos ha variado en diferentes estudios, otros parámetros clínicos de perfusión periférica, como el flujo de orina y la concentración de lactato, mejoran significativamente en la mayoría de los estudios.

Indicaciones. La noradrenalina está indicada en:

✔ *Shock* **séptico.** Históricamente se consideraba que la dopamina era el fármaco de elección para el apoyo vasopresor en la sepsis, porque se pensaba que la vasoconstricción asociada con la noradrenalina era perjudicial por la hipoperfusión orgánica. Sin embargo, en un estudio de cohorte prospectivo en pacientes sépticos se demostró que el uso de noradrenalina estaba fuertemente asociado con resultados positivos y se encontró que se relacionaba con tasas más bajas de mortalidad. En los últimos años múltiples revisiones sistemáticas han demostrado los beneficios y la superioridad del uso de la noradrenalina en el *shock* séptico frente a otros fármacos, fundamentalmente la dopamina. Las guías de la SSC la sitúan como el vasopresor de primera línea en el *shock* séptico.

- **Shock cardiogénico.** La noradrenalina es un vasopresor potente que actúa sobre los receptores adrenérgicos α_1 para causar vasoconstricción, y sobre los receptores adrenérgicos β_1 en el miocardio, aumentando la contractilidad cardíaca. Aumenta la PAM sin un aumento asociado de la frecuencia cardíaca. Esto puede deberse al aumento de la poscarga de la estimulación α_1, lo que causa bradicardia refleja con potenciales ventajas, dado que la taquicardia puede empeorar la demanda de oxígeno miocárdico. Además, la noradrenalina no actúa sobre los receptores adrenérgicos β_2, lo que evita el aumento del lactato sérico inducido por la adrenalina y permite que el lactato se utilice como un marcador más fiable de la perfusión de órganos diana.

Dosis. 0,01-3,3 µg/kg/min (incremento de 0,1-0,3 µg/kg/min cada 5 min hasta alcanzar el efecto deseado). La presentación suele ser de 1 mg/mL o de 2mg/mL y tiene un pH de entre 3,5 y 4,0. Necesita ser tan ácida porque tanto la noradrenalina como la adrenalina se degradan en un entorno alcalino, especialmente a temperaturas superiores a las ambientales (esta es una de las razones por las que no se administra bicarbonato sódico en la misma luz de catéter venoso central que la noradrenalina).

Efectos secundarios. Bradicardia, arritmia cardíaca e isquemia periférica.

4.2. Adrenalina

Receptor. Se dice que la adrenalina es un agonista adrenérgico no específico, como si se uniese a todos los subtipos de receptores con igual afinidad, pero esto no es del todo cierto. Es un agonista potente β_1 junto con efectos moderados sobre los receptores adrenérgicos β_2 y α_1.

Efectos e indicaciones. La adrenalina posee efectos dependientes de dosis, con una potente actividad adrenérgica β_1 (mayor que la de la noradrenalina) y una actividad adrenérgica moderada β_2 y α_1. Así, a dosis bajas sus efectos vienen dados principalmente por su acción sobre los receptores β_1, lo que favorece un aumento del gasto cardíaco, una disminución de las RVS y efectos variables sobre la PAM. Sin embargo, a dosis más altas induce un aumento de la PAM, de las RVS y del gasto cardíaco. Puede aumentar además la producción de lactato mediante la estimulación de los receptores β_2 del músculo esquelético y la disminución del aclaramiento del lactato hepatoesplénico. Esto favorece la presencia de acidosis láctica, lo que dificulta el uso de lactato sérico como marcador para guiar la resucitación.

- **Shock séptico.** Es un agente de segunda línea en el *shock* séptico (recomendación débil, evidencia baja) en pacientes que no responden a la noradrenalina. La adrenalina tiene más agonismo β_1 que la noradrenalina. Aunque ensayos clínicos aleatorizados muestran que la adrenalina es comparable a la noradrenalina, a la noradrenalina más dobutamina y a la noradrenalina y la vasopresina, la adrenalina no es de primera línea debido al mayor riesgo de vasoconstricción esplácnica, taquiarritmias e hiperlactacidemia.

- **Shock cardiogénico.** A dosis bajas la adrenalina aumenta el gasto cardíaco debido a sus efectos inótropos y cronótropos adrenérgicos β_1, mientras que la vasoconstricción inducida por los adrenérgicos α_1 se equilibra con la vasodilatación adrenérgica β_2. A dosis más altas predomina el efecto del receptor α-adrenérgico, lo que produce un aumento de las RVS. No se usa comúnmente como primera línea en estados de *shock* por los riesgos anteriormente comentados. En una revisión sobre el uso de varios vasopresores e inótropos en el *shock* cardiogénico solo la adrenalina se asoció de forma independiente con un empeoramiento profundo de los biomarcadores cardíacos y renales y con un aumento de la mortalidad a los 90 días. Las ventajas de la norepinefrina sobre la adrenalina se confirmaron en el ensayo clínico OptimaCC. Ambos medicamentos aumentaron la PAM, pero los pacientes tratados con adrenalina mostraron tasas más altas de acidosis láctica, aumentos marcados y sostenidos en la frecuencia cardíaca y un aumento del doble producto cardíaco, un marcador del consumo de oxígeno del miocardio. Aunque la adrenalina es eficaz para aumentar la PAM, lo hace con mayores costes de energía y menor eficiencia cardíaca. Y aunque también se usa a menudo como un vasopresor de dosis rápida o en bolo en situaciones periparada, las perfusiones para apoyo hemodinámico se evitan en pacientes con *shock* cardiogénico.

Otros efectos de la adrenalina son:

- Aumenta la presión arterial pulmonar al aumentar la resistencia vascular pulmonar, aunque generalmente no es un aumento muy significativo.
- Aumenta la contractilidad del ventrículo derecho, porque es un inótropo y el ventrículo derecho es un grupo de miocitos cardíacos. Pero la adrenalina no sería la primera opción para el tratamiento de la insuficiencia cardíaca derecha, especialmente si el paciente tiene presión arterial alta. Sería mejor un fármaco con características de reducción de la poscarga del ventrículo derecho, como la milrinona o el levosimendán.
- La adrenalina interfiere en la homeostasis de la glucosa de varias maneras. En general, el sistema nervioso simpático trabaja para elevar la glucemia en momentos de estrés (como parte de la respuesta al estrés en un paciente crítico), y la adrenalina está vinculada a este proceso porque actúa sobre los mismos receptores que la noradrenalina sináptica. Por lo tanto, se puede considerar a la adrenalina como inductora de hiperglucemia, y a dosis relativamente bajas.
- La adrenalina hace que aumente el lactato, lo que también se observa con los otros agonistas β (en particular, el salbutamol).
- Al igual que el salbutamol, que se utiliza como tratamiento de rescate rápido para la hiperpotasemia grave, la adrenalina puede reducir los niveles de potasio mediante un mecanismo mediado por β_2.

✔ Es un potente proarritmogénico por varios mecanismos: hipopotasemia, prolongación del intervalo QT (a dosis altas) por aumento de los niveles de calcio y aumento de la actividad del marcapasos ectópico mediado por β_1.

Dosis. 0,05-1 µg/kg/min (incremento de 0,05-0,2 µg/kg/min cada 10-15 minutos hasta alcanzar el efecto deseado). Suele presentarse en ampollas de 1 mg/mL, aunque existen soluciones más diluidas de 1 mg/10 mL. Puede administrarse por muchas vías: intravenosa, intramuscular, subcutánea (para anestesia local), como agente inhalado nebulizado (p. ej., para *crup* o estridor posterior a la extubación), tópica (como vasoconstrictor en espray para broncoscopia) o por el tubo orotraqueal (en la parada cardíaca, cuando no hay otra vía disponible). Al igual que la noradrenalina, su administración es preferible por catéter venoso central, por ser un vasoconstrictor potente, y también tiene una vida media breve (2-3 minutos).

Efectos secundarios y precauciones. Hiperlactacidemia, hiperglucemia, taquiarritmias, isquemia periférica y disminución del flujo esplácnico.

4.3. Dopamina

Receptor. Receptores dopaminérgicos, β_1 y α_1 según la dosis que se administre.

Efectos e indicaciones. La dopamina es un precursor de la noradrenalina y de la adrenalina y tiene efectos farmacológicos variables dependientes de la concentración administrada. A dosis bajas produce vasodilatación renal y mesentérica, a dosis medias aumenta la contractilidad cardíaca y la frecuencia cardíaca y a dosis altas produce vasoconstricción arterial y aumento de la PAM. Hoy en día, su uso se limita a ciertas situaciones, ya que no ha demostrado beneficio en la función renal a dosis bajas, y a dosis altas la capacidad de aumentar la PAM sin efectos secundarios deletéreos es ampliamente superada por otros fármacos, como la noradrenalina en el *shock* séptico.

Dosis. Para efecto D_1: < 5 µg/kg/min; para efecto β_1: 5-10 µg/kg/min; para efecto α_1: > 10 mg/kg/min (incremento de 1-4 µg/kg/min cada 10-30 minutos hasta alcanzar el efecto deseado).

Efectos secundarios. Fibrilación auricular, taquicardia, arritmia ventricular y taquiarritmias.

4.4. Vasopresina

Receptor. Es un análogo sintético de la hormona endógena secretada por la hipófisis posterior. Por lo general se administra como una infusión intravenosa y tiene una biodisponibilidad oral casi del 0 % porque es destruida por la tripsina en el intestino. A diferencia del resto de vasoactivos, la vasopresina actúa sobre los receptores V_1 y V_2:

✔ V_1. Son los receptores vasopresores y su activación provoca la contracción del músculo liso al estimular la liberación de calcio del retículo sarcoplásmico, que es esencialmente lo mismo que hacen los receptores α_1. La distinción principal es que los receptores de vasopresina están más ampliamente distribuidos y que la afinidad de los receptores V_1 por la vasopresina no se rompe en presencia de acidosis. La activación del receptor V_1 produce vasoconstricción básicamente en todos los lechos vasculares, incluida la circulación esplácnica, coronarias y cerebrales, pero no en la circulación pulmonar.

✔ V_2. Son los receptores antidiuréticos.

Efectos e indicaciones. Son los siguientes:

✔ **Efectos hemodinámicos:**

    ⌐ *Efecto sobre la presión arterial coronaria y el flujo sanguíneo.* La respuesta parece depender de la dosis. Se sabe que, a dosis bajas, la vasopresina en realidad dilata las arterias coronarias. A dosis moderadas no hay efecto significativo sobre la resistencia vascular coronaria. Sin embargo, a dosis altas la perfusión miocárdica parece sufrir, y con ello el gasto cardíaco. Por lo tanto, se aconseja evitar la vasopresina a dosis altas en pacientes con estenosis de la arteria coronaria no tratada, ya que podría ser contraproducente. Con una dosis lo suficientemente alta, incluso las coronarias sanas se vasoconstriñen lo suficiente como para producir isquemia.

    ⌐ *Efecto sobre el gasto cardíaco.* A concentraciones que se asemejan a los niveles circulantes normales, la activación de los receptores V_1 en el corazón aumenta el gasto cardíaco. A medida que aumenta la dosis, la perfusión coronaria disminuye debido a la vasoconstricción coronaria; por lo tanto, el gasto cardíaco disminuye con la infusión de dosis altas.

✔ **Indicaciones.** Se recomienda la vasopresina como segundo vasopresor en el *shock* séptico. Se ha demostrado que los vasopresores juntos pueden ser más efectivos que cuando se usan solos (abordaje multimodal), y que no existe una diferencia real entre ellos en términos de supervivencia. La vasopresina junto con la noradrenalina parece ser mejor que la noradrenalina sola en estudios pequeños que analizaron los parámetros hemodinámicos, pero no la supervivencia. Por sí sola, la vasopresina en dosis altas no fue mejor que la noradrenalina sola. El fármaco fue aprobado en 2021 por la European Medicines Agency (EMA) para su uso en el *shock* séptico refractario a catecolaminas en adultos. Las recomendaciones de la SSC sugieren añadir vasopresina en lugar de escalar noradrenalina > 0,25-0,5 µg/kg/min cuando no se logra alcanzar una PAM ≥ 65 mm Hg (recomendación débil, moderada calidad de evidencia).

✔ **Otros usos:**

    ⌐ Como tratamiento para el sangrado de varices esofágicas al disminuir la circulación esplácnica, aunque a día de hoy ha sido superada por la terlipresina (que tiene una vida media más larga).

    ⌐ Como hormona antidiurética en el tratamiento de la diabetes insípida, en la disfunción plaquetaria urémica o en la enfermedad de Von Willebrand (en los tres casos superada actualmente por la desmopresina, también con una vida media más larga).

Dosis. 0,01-0,04 UI/min. A dosis bajas, la vasopresina actúa como una hormona antidiurética. A dosis más altas, los efectos son casi exclusivos sobre el receptor V_1, donde es un vasopresor puro que causa vasoconstricción sin efecto cronótropo o inótropo, y los niveles aumentan de manera exponencial. La vasoconstricción sistémica resultante preserva la perfusión de los órganos vitales mientras «sacrifica» los tejidos más prescindibles. Sin embargo, en un *shock* grave sostenido este efecto pierde su fuerza.

Tanto en el *shock* hemorrágico como en el séptico los niveles circulantes de vasopresina parecen disminuir, lo que probablemente contribuye a la gravedad del *shock*. Se cree que esto es consecuencia del agotamiento de la vasopresina hipofisaria, que se puede abordar con vasopresina suplementaria.

Efectos secundarios. Bradicardia, arritmia cardíaca, urticaria, cefalea, broncoconstricción, disminución del flujo sanguíneo esplácnico, isquemia y necrosis en dosis altas (> 0,06 UI/min).

4.5. Terlipresina

Receptor. La terlipresina es un análogo sintético de la vasopresina que las peptidasas endoteliales transforman en lisina-vasopresina, con una vida media más larga y una mayor selectividad V_1. Los receptores de vasopresina V_1 y V_2 son dianas moleculares de la terlipresina y la lisina vasopresina:

✔ La terlipresina en sí también tiene algunos efectos V_1 y V_2, pero se debate su magnitud e importancia clínica. Se encontraron algunos efectos vasopresores que ya se desarrollaban dentro de los 3 minutos posteriores a su administración, mucho antes de que los niveles de lisina-vasopresina comenzaran a aumentar, lo que sugiere que tenía un efecto presor intrínseco. Sin embargo, su afinidad por estos receptores es unas 100 veces menor que la de la lisina o la arginina-vasopresina, y parece ser un agonista parcial.

✔ La lisina-vasopresina, la principal molécula derivada de la terlipresina, ejerce sus efectos uniéndose a los receptores V_1 y V_2, y tiene una actividad agonista completa pero con una potencia antidiurética y presora menor que la arginina-vasopresina.

Tanto la terlipresina como la lisina-vasopresina tienen una mayor afinidad por el receptor V_1 que por el V_2, con una proporción de 6:1, lo que significa que se debe esperar que sus efectos antidiuréticos sean modestos. De hecho, eso es lo que se ve clínicamente: el efecto antidiurético está presente, pero no es muy importante, especialmente si al tratar la hipotensión de hecho ha mejorado la perfusión de los riñones.

Efectos e indicaciones. La terlipresina disminuye la hipertensión portal e induce vasoconstricción en el territorio esplácnico. La concentración de lisina-vasopresina liberada por la terlipresina se mantiene dentro de los niveles terapéuticos durante un período de 4 a 6 horas. Tiene el 3 % de la acción antidiurética de la vasopresina natural. La terlipresina ejerce sus principales efectos terapéuticos al redistribuir el volumen de sangre fuera de los territorios vasculares esplácnicos. Se utiliza en el tratamiento de la hemorragia digestiva por varices esofágicas y en el síndrome hepatorrenal tipo 1. En las guías de la SSC de 2021 no se recomienda el uso de la terlipresina para el *shock* séptico, pero con una evidencia baja.

Dosis. 1 mg/6-8 h en bolo.

Efectos secundarios. Arritmias (*torsade de pointes*), necrosis, isquemia cardíaca, intestinal o cutánea a dosis elevadas. Los receptores V_1 se encuentran en diversas localizaciones, y la terlipresina causa una vasoconstricción sistémica generalizada al actuar sobre ellos. En función del lugar de actuación, esos efectos pueden ser deletéreos. Probablemente el más indeseable es la vasoconstricción coronaria, que se ha descrito como causante del desarrollo de disfunción ventricular intraoperatoria en pacientes con coronariopatías no conocidas. El aumento inesperado de la poscarga también puede exacerbar la insuficiencia diastólica, empeorar la regurgitación mitral y producir isquemia subendocárdica incluso con coronarias normales.

4.6. Fenilefrina

Receptor. Agonista α_1 puro.

Efectos e indicaciones. Hipotensión profunda transitoria. Su uso como vasopresor en el *shock* séptico se limita a situaciones específicas en las que la administración de noradrenalina no está disponible, sabiendo que varios estudios han demostrado una mayor mortalidad en la UCI en comparación con el uso de noradrenalina.

Dosis. 0,5-8 µg/kg/min (incremento de 0,5-1 µg/kg/min cada 5 minutos hasta alcanzar el efecto deseado).

Efectos secundarios. Arritmias, isquemia periférica, bradicardia, acidosis metabólica, disminución del flujo sanguíneo renal y esplácnico.

4.7. Angiotensina II

Receptor. AT1.

Efectos e indicaciones. La angiotensina II es una hormona natural con propiedades endocrinas, autocrinas, efectos paracrinos e intracrinos. Tiene efecto vasoconstrictor directo tanto a nivel arterial como venoso. De momento no está aprobado su uso como vasoconstrictor en situaciones de *shock*, aunque hay estudios que demuestran que podría ser beneficiosa en algunos pacientes.

Dosis. 20-200 ng/kg/min (incremento de hasta 15 ng/kg/min cada 5 minutos hasta alcanzar el efecto deseado).

Efectos secundarios. Trombosis, taquicardia, trombocitopenia, acidosis y delírium.

4.8. Azul de metileno

Receptor. Inhibe la enzima guanilato-ciclasa, bloqueando la formación monofosfato de guanosina cíclico (GMPc); además inhibe la óxido nítrico-sintasa (NOS) endotelial y probablemente la NOS inducible.

Efectos e indicaciones. El azul de metileno es un bloqueador del GMPc, inhibe la guanilato-ciclasa y por tanto la relajación del músculo liso mediada por óxido nítrico. Puede disminuir la fuga vascular pulmonar, aumenta la PAM y disminuye las necesidades de noradrenalina en el *shock* distributivo refractario tras circulación extracorpórea y en el *shock* séptico. El azul de metileno es el tratamiento también de la metahemoglobinemia: se debe administrar azul de metileno al 1 % en infusión intravenosa a pacientes con niveles de metahemoglobina > 30 % o > 20 % si presentan síntomas (considerar valores más bajos en casos de anemia o enfermedad cardiopulmonar concomitante). Su acción permite convertir prontamente toda la hemoglobina oxidada a reducida por reacciones dependientes de NADPH (fosfato de dinucleótido de nicotinamida y adenina en su forma reducida). Se administran 1-2 mg/kg durante 5 minutos, con lo que disminuyen significativamente los niveles en 1 hora, y se puede repetir la dosis en 30 minutos.

Dosis. 1-2 mg/kg en bolo intravenoso asociado o no a infusión. Incrementar gradualmente 0,25, 0,5, 1 y 2 mg/kg/h.

Efectos secundarios. Metahemoglobinemia a dosis altas, vasoconstricción pulmonar, falso descenso de la saturación de oxígeno en la monitorización pulsioximétrica, anemia hemolítica y síndrome serotoninérgico.

5. Fármacos inótropos

5.1. Dobutamina

Receptor. Actúa sobre los receptores β_1 y β_2 sobre todo, con una acción más débil sobre los receptores α. La dobutamina es una catecolamina sintética compleja, ya que es una mezcla racémica de dos enantiómeros, lo cual conlleva implicaciones para sus efectos cardiovasculares, que son diferentes para cada enantiómero, por lo que tiene un comportamiento cardiovascular «anómalo».

Efectos e indicaciones. La respuesta de la concentración de dobutamina en infusión es predecible, incluso en pacientes con insuficiencia cardíaca grave. La velocidad de aclaramiento no es saturable y, por lo tanto, a medida que aumenta la velocidad de infusión, también aumenta la concentración. Además, el inicio de su efecto es tan rápido que no es necesaria una dosis de carga, y una infusión alcanza su efecto de meseta en aproximadamente 10 minutos.

✔ **Efectos hemodinámicos.** En combinación, los efectos vasoconstrictores y vasodilatadores tienden a anularse entre sí, primando como resultado el aumento del volumen sistólico mediado por α_1 y el aumento de la frecuencia cardíaca mediado por β_1, con el consiguiente aumento del gasto cardíaco. El rango habitual de dosis de dobutamina es de 5 a 15 µg/kg/min. Sin embargo, debido a que existe una variabilidad tan amplia en la respuesta entre los pacientes críticos, es necesaria su titulación en función del gasto cardíaco. Además, hay un punto en el rango de dosis, diferente para cada paciente, en el que la mejora de la contractibilidad de estabilizará; más allá de este punto, el índice cardíaco ya no mejorará al aumentar las dosis de dobutamina; sin embargo, la resistencia vascular sistémica seguirá cayendo y por lo tanto el resultado será hipotensión arterial.

✔ **Indicaciones:**
  ✑ *Shock cardiogénico.* La dobutamina es uno de los inótropos más utilizados en el *shock* cardiogénico. La dosificación es amplia sin necesidad de ajustes por insuficiencia renal o hepática. Clínicamente su vida media corta permite la ventaja de una «prueba» de terapia inótropa con una evaluación rápida de su eficacia y seguridad. Un aspecto que se ha de considerar en la población que ha sufrido un infarto agudo de miocardio es el supuesto consumo de oxígeno miocárdico, la isquemia y las taquiarritmias. La combinación de dobutamina y noradrenalina se ve comúnmente en pacientes con *shock* cardiogénico que requieren soporte tanto con vasopresores como con inótropos. En resumen, para mantener una presión diastólica que perfunda las arterias coronarias, será necesario utilizar un agente vasopresor, como la noradrenalina; y para aumentar la contractilidad del miocardio

se puede usar dobutamina. Pero, ¿no sería más fácil usar adrenalina, que es un agonista mixto? Desde una perspectiva puramente hemodinámica, la adrenalina sola sería al menos tan buena como la combinación de dobutamina y noradrenalina; sin embargo, tiene desventajas: específicamente es más arritmogénica y tiende a causar acidosis láctica. Con dos simpaticomiméticos también se puede valorar el grado de los efectos α_1 y β_1.
  ✑ A diferencia del levosimendán, la dobutamina parece tener poco efecto sobre la función diastólica del ventrículo izquierdo.
  ✑ En el *shock* cardiogénico con un ventrículo izquierdo hipertrofiado no es el agente de elección, incluso puede empeorar la obstrucción intraventricular dinámica.

Dosis. 5-20 µg/kg/min. Su presentación es en ampollas de 250 mg/20 mL con una vida media de 2-3 minutos, quedándose casi por completo en el líquido extracelular.

Efectos secundarios. Taquiarritmias, incremento en el consumo miocárdico de oxígeno, tolerancia farmacológica cuando la infusión se prolonga más de 5 días, fiebre y eosinofilia.

5.2. Levosimendán

Receptor. Es un sensibilizador del calcio que se une de manera específica a la troponina C.

Efectos e indicaciones. Mejora la contractilidad independientemente de un aumento intracelular del calcio. También abre los canales de potasio sensibles al ATP, lo que provoca una vasodilatación sistémica.

✔ **Efectos sobre los índices hemodinámicos.** Se han estudiado los efectos del levosimendán en pacientes con bajo gasto cardíaco tras cirugía cardíaca y también sus efectos en pacientes con *shock* cardiogénico que no se resuelve tras la revascularización. Estos estudios demuestran que hay un aumento en el índice cardíaco, al menos parte del cual debe haber sido consecuencia de un aumento de la frecuencia cardíaca. Además, el levosimendán es un vasodilatador sistémico y pulmonar.

✔ **Otros efectos:**
  ✑ *Efectos vasodilatadores coronarios y cardioprotectores.* Los efectos arteriales coronarios y mitocondriales del levosimendán deberían mejorar teóricamente el flujo sanguíneo y la eficiencia del consumo de energía de los miocitos del ventrículo isquémico. Hay varios estudios que demuestran que el flujo sanguíneo mejora, pero ninguno ha ido tan lejos como para demostrar que esto es algo independiente del aumento general del gasto cardíaco.
  ✑ *Efecto antiinflamatorio.* Se ha observado la disminución de los mediadores inflamatorios y proapoptóticos después de una infusión de levosimendán, pero su significado no está claro y la conexión es bastante tenue.
  ✑ *Modulación neurohormonal.* Se dice que el levosimendán disminuye el aumento natural de la secreción de catecolaminas en respuesta al *shock*.
  ✑ *Reversión del aturdimiento del miocardio.*
  ✑ *Efecto antiarrítmico.* El levosimendán disminuye el período refractario efectivo de los miocitos y el tejido del nodo auriculoventricular, y se supone que tiene un efecto antiarrít-

Tabla 88-4. Principales agentes vasoactivos

Fármaco	Receptor	Dosis	Efecto	Efecto secundario
Noradrenalina	α_1, β_1, β_2	0,01-3,3 µg/kg/min (incremento 0,1-0,3 µg/kg/min cada 5 min hasta alcanzar el efecto deseado)	Aumenta la contractilidad, la precarga, el GC y la FC Disminuye precarga-dependencia	Bradicardia, arritmia cardíaca, isquemia periférica
Adrenalina	α_1, β_1, β_2	0,05-1 µg/kg/min (incremento 0,05-0,2 µg/kg/min cada 10-15 min hasta alcanzar el efecto deseado)	Aumenta el GC, el VS y la PAM Aumenta las RVS	Hiperlactacidemia, hiperglucemia, taquiarritmias, isquemia periférica, disminución del flujo esplácnico
Dopamina	D_1, α_1, β_1	D_1: < 5 µg/kg/min β_1: 5-10 µg/kg/min α_1: > 10 µg/kg/min (incremento 1-4 µg/kg/min cada 10-30 min hasta alcanzar el efecto deseado)	Aumenta la contractilidad, la FC y la PA Vasoconstricción a nivel renal y mesentérico Vasodilatación	Fibrilación auricular, bradicardia, taquicardia, arritmia ventricular, taquiarritmias
Vasopresina	V_1, V_2	0,01-0,04 UI/min	Vasoconstricción, aumenta la sensibilidad a las catecolaminas Disminuye FC, VS y GC Retención hidrosalina, aumento de factores procoagulantes Estimula la liberación de óxido nítrico y corticosteroides	Bradicardia, arritmia cardiaca, urticaria, cefalea, broncoconstricción, disminución del flujo sanguíneo esplácnico, isquemia y necrosis en dosis altas (> 0,06 UI/min)
Terlipresina	V_1, V_2	1 mg/6-8 h en bolo	Vasoconstricción periférica y esplácnica Disminuye GC Incrementa el consumo de oxígeno	Arritmias (*torsade de pointes*), necrosis, isquemia cardíaca, intestinal o cutánea a dosis elevadas
Selepresina	V_1	1,7, 2,5 y 3,5 ng/kg/min	Vasoconstricción periférica	Fibrilación auricular, bradicardia, hipertensión
Fenilefrina	α_1	0,5-8 µg/kg/min (incremento de 0,5-1 µg/kg/min cada 5 min hasta alcanzar efecto deseado)	Aumenta la PAM Disminuye FC y GC Vasoconstricción	Arritmias, isquemia periférica, bradicardia, acidosis metabólica, disminución del flujo sanguíneo renal y esplácnico
Angiotensina II	AT1	20-200 ng/kg/min (incrementos de hasta 15 ng/kg/min cada 5 min hasta alcanzar el efecto deseado)	Vasoconstricción Aumento ADH, ACTH y aldosterona	Trombosis, taquicardia, trombocitopenia, acidosis, delírium

Continúa...

Tabla 88-4. Principales agentes vasoactivos (Cont.)

Fármaco	Receptor	Dosis	Efecto	Efecto secundario
Azul de metileno	Guanilato-ciclasa	1-2 mg/kg en bolo i.v. ± perfusión (incrementos graduales de 0,25, 0,5, 1, 2 mg/kg/h)	Inhibición de la vasodilatación Aumenta la PAM Disminuye la permeabilidad capilar pulmonar	Metahemoglobinemia, vasoconstricción pulmonar, falso descenso de la saturación de oxígeno en la monitorización pulsioximétrica, anemia hemolítica, síndrome serotoninérgico
Dobutamina	β_1, β_2, α_1	5-20 µg/kg/min	Aumenta contractilidad, GC y transporte de oxígeno Cronótropo leve Inodilatador	Taquiarritmias, incremento en el consumo miocárdico de oxígeno, tolerancia farmacológica cuando la infusión se prolonga más de 5 días, fiebre, eosinofilia
Levosimendán	Sensibilizador del calcio	0,05-0,2 µg/kg/min	Aumenta la contractilidad, potente vasodilatador Aumenta GC sin incrementar la demanda de oxígeno Efecto lusitrópico	Cefalea, hipotensión, taquiarritmias a dosis altas, alcalosis metabólica, hipocaliemia

ACTH: corticotropina; ADH: vasopresina; FC: frecuencia cardíaca; GC: gasto cardíaco; PA: presión arterial; PAM: presión arterial media; RVS: resistencias vasculares sistémicas; VS: volumen sistólico.

mico. Sin embargo, esto último está discutido, ya que el estudio REVIVE II demostró claramente una mayor propensión a las arritmias tanto auriculares como ventriculares en el grupo del levosimendán. En general, se considera menos arritmogénico que la dobutamina.

Dosis. 0,05-0,2 µg/kg/min.

Efectos secundarios. Cefalea, hipotensión, taquiarritmias a dosis altas, alcalosis metabólica e hipocaliemia.

6. Conclusiones

El soporte farmacológico en situación de *shock* está dirigido a restaurar y mantener la perfusión de los órganos vitales. Estos fármacos deben utilizarse para aumentar las respuestas endógenas inadecuadas y son eficaces para aumentar la PAM, el gasto cardíaco y el retorno venoso. La evidencia actual apoya el uso de los fármacos vasoactivos como agentes de primera línea para todas las formas de *shock*. Los fármacos deben ajustarse a la PAM específica del paciente y a los índices clínicos de función de órganos vitales.

En la Tabla 88-4 se resumen las características de los principales agentes vasopresores.

ℹ Puntos clave

- ✔ Todos los fármacos vasoactivos presentan una serie de receptores a los que se unen para ejercer sus efectos y, en función de estos, se pueden describir sus indicaciones, efectos secundarios y contraindicaciones.
- ✔ Los inótropos y los vasopresores constituyen el pilar del tratamiento de soporte en el *shock*.
- ✔ La noradrenalina es el vasopresor de primera línea en el *shock* séptico. Se recomienda la vasopresina como segundo vasopresor.
- ✔ La selección de inótropos y vasopresores deberá guiarse por la respuesta individual del paciente y la tolerabilidad a los eventos adversos.
- ✔ La dobutamina es uno de los inótropos más utilizados en el *shock* cardiogénico.

Bibliografía

Barrett LK, Singer M, Clapp LH. Vasopressin: mechanisms of action on the vasculature in health and in septic shock. Crit Care Med. 2007;35:33-40.

Cardenas-García J, Schaub KF, Belchikov YG, Narasimhan M, Koenig SJ, Mayo PH. Safety of peripheral intravenous administration of vasoactive medication. J Hosp Med. 2015;10:581-5.

De Backer D, Biston P, Devriendt J, et al. Comparison of dopamine and norepinephrine in the treatment of shock. N Engl J Med. 2010;362:779-89.

Di Giantomasso D, Bellomo R, May CN. The haemodynamic and metabolic effects of epinephrine in experimental hyperdynamic septic shock. Intensive Care Med. 2005;31:454-62.

Holmes CL, Landry DW, Granton JT. Science review: Vasopressin and the cardiovascular system part 1–receptor physiology. Crit Care. 2003;7:427-34.

Kira H, Rebecca M. Inotrope and vasopresor use in cardiogenic shock: what, when and why? Curr Opin Crit Care. 2022;28:419-25.

Levy B, Clere-Jehl R, Legras A, et al. Epinephrine versus norepinephrine for cardiogenic shock after acute myocardial infarction. J Am Coll Cardiol. 2018;72:173-82.

Levy B, Perez P, Perny J, Thivilier C, Gerard A. Comparison of norepinephrine-dobutamine to epinephrine for hemodynamics, lactate metabolism and organ function variables in cardiogenic shock. A prospective, randomized pilot study. Critical Care Med. 2011;39:450-5.

Mehta S, Granton J, Gordon AC, et al. Cardiac ischemia in patients with septic shock randomized to vasopressin or norepinephrine. Crit Care. 2013;17:322.

Rhodes A, Evans LE, Alhazzani W, et al. Surviving sepsis campaign: international guidelines for management of sepsis and septic shock: 2016. Crit Care Med. 2017;45:486-552.

Rokyta R Jr, Tesarova J, Pechmant V, Gajdos P, Krouzecky A. The effects of short-term norepinephrine up-titration on hemodynamics in cardiogenic shock. Physiol Res. 2010;59:373-8.

Russell JA. Vasopressor therapy in critically ill patients with shock. Intensive Care Med. 2019;45:1503-17.

Tarvasmaki T, Lassus J, Varpula M, et al. Current real-life use of vasopressors and inotropes in cardiogenic shock – adrenaline use is associated with excess organ injury and mortality. Crit Care. 2016;20:208.

Unverzagt S, Hirsch K, Buerke M, et al. Inotropic agents and vasodilator strategies for acute myocardial infarction complicated by cardiogenic shock or low cardiac output syndrome. Cochrane Database Syst Rev. 2014 Jan 2:(1):CD009669.

89 Fundamentos de la terapia antimicrobiana

P. Vidal Cortés, L. del Río Carbajo y J. Nieto del Olmo

⟿ Orientación para el estudio

El tratamiento antibiótico en el paciente crítico es cada vez más complejo. Por ello se recomienda que cada unidad de cuidados intensivos cuente con un experto en patología infecciosa. En este capítulo analizamos las características diferenciales del paciente crítico y los principales aspectos que se han de tener en cuenta a la hora de pautar y optimizar la terapia antimicrobiana.

1. Introducción

Las infecciones son una de las patologías más frecuentes en las unidades de cuidados intensivos (UCI): bien provocan el ingreso del paciente, bien complican su evolución. Del mismo modo, la terapia antimicrobiana acompaña con frecuencia al paciente crítico: según el informe ENVIN-HELICS 2021, el 66,71 % de los pacientes ingresados en UCI reciben al menos un antibiótico durante su estancia en las unidades (el número de antibióticos por paciente que recibe antibióticos es 2,5) y más de la mitad (57 %) de los días de estancia en UCI son bajo tratamiento antimicrobiano.

Pautar un tratamiento antimicrobiano es en nuestras unidades un proceso cuya complejidad no hace más que aumentar. Por un lado, el tratamiento antimicrobiano precoz y adecuado se relaciona con una reducción de la mortalidad en los pacientes con infecciones graves (sepsis o *shock* séptico), en los que estamos obligados a «acertar». La aparición y diseminación de resistencias antimicrobianas dificulta la elección empírica de un antibiótico, y como consecuencia, el espectro de los tratamientos pautados es cada vez más amplio. Por otro lado, el tratamiento antimicrobiano no está exento de complicaciones, como cualquier otro fármaco (efectos secundarios, toxicidades, interacciones, etc.), pero, además, es uno de los factores de riesgo de aparición de resistencia a los antibióticos y, a diferencia de otros fármacos, tiene impacto no solo en el paciente que lo recibe, sino en la microbiología de la unidad e incluso del hospital.

Estos son algunos de los motivos de que se recomiende que en cada UCI haya un médico intensivista responsable del control de antimicrobianos.

El arsenal terapéutico de antimicrobianos del que disponemos se ha visto reforzado en los últimos años; sin embargo, no ha habido grandes novedades en cuanto a familias de antibióticos o nuevos mecanismos de acción (Tabla 89-1).

2. Definiciones

Podemos definir el tratamiento antimicrobiano «empírico» como aquel que se indica antes de disponer de la información completa acerca de la infección que tratamos. Por el contrario, el tratamiento «dirigido» es aquel que se pauta una vez conocido el perfil de sensibilidad y resistencia a antimicrobianos del microorganismo que causa la infección.

Además de estos dos conceptos, podemos establecer varios grados de tratamiento empírico o de tratamiento dirigido. En un extremo podemos establecer el tratamiento empírico que se pauta en un paciente con sospecha de sepsis/*shock* séptico en el que no se logra identificar el foco de infección. En un grado de empirismo menor podemos posicionar el tratamiento instaurado en aquella situación en que hemos detectado un foco de infección como causa de la sepsis. En estas dos situaciones descritas todavía no dispondremos de resultados microbiológicos (ni identificación de microorganismo ni patrón de sensibilidad a antibióticos). La generalización de técnicas microbiológicas rápidas –algunas relativamente sencillas y ya utilizadas desde hace años, como puede ser la tinción de Gram o la detección de antígenos en orina, y otras más recientes y sofisticadas, como el MALDI (*matrix-assisted laser desorption/ionization*) o técnicas basadas en la reacción en cadena de la polimerasa (PCR)– añade pasos intermedios entre el tratamiento empírico y el dirigido, ya que estas técnicas ofrecen importante información preliminar como la identificación del microorganismo, la detección de mecanismos de resistencia, etc., que constituyen al mismo tiempo oportunidades para realizar un ajuste provisional del tratamiento.

Otros conceptos de interés son el de tratamiento antimicrobiano adecuado y óptimo. Podemos decir que un tratamiento antimicrobiano es «adecuado» si la bacteria es sensible a dicho antibiótico *in vitro*; pero para decir que un tratamiento es «óptimo» es necesario que además esté pautado a las dosis adecuadas, tenga una adecuada penetración en el foco de infección y el menor espectro posible.

La *Surviving Sepsis Campaign* (SSC) 2016 define como tratamiento «multifármaco» aquel que combina varios antimicrobianos, sea con la intención de ampliar el espectro en un tratamiento empírico, sea con la intención de acelerar el aclaramiento de un patógeno concreto, tanto de forma empírica como dirigida. El empleo de más de un antimicrobiano con intención de acelerar el aclaramiento de un patógeno se define como tratamiento «combinado» y, como hemos mencionado, también puede ser empírico o dirigido.

3. Momento de inicio del tratamiento antimicrobiano

En general, en los pacientes ingresados en una UCI, ante la sospecha de infección, la recomendación de protocolos como Resistencia Zero es obtener muestras de los focos sospechosos para

Tabla 89-1. Mecanismos de acción de los antimicrobianos

Familia	Mecanismo de acción	Actividad bactericida
β-lactámicos	Inhibición de la síntesis de la pared bacteriana	Sí
Glucopéptidos: vancomicina y teicoplanina	Inhibición de la síntesis de la pared bacteriana	Sí, excepto inóculos elevados
Lipopéptidos: daptomicina	Alteración de la permeabilidad de la membrana bacteriana	Sí, rápida y concentración-dependiente
Fluoroquinolonas	Inhibición de la replicación de ADN	Sí
Macrólidos, cetólidos, lincosamidas, estreptograminas y cloranfenicol	Inhibición de la síntesis proteica	No, excepto microorganismos específicos (*Streptococcus pyogenes, Streptococcus pneumoniae*)
Aminoglucósidos	Inhibición de la síntesis proteica	Sí
Oxazolidinonas: linezolid	Inhibición de la síntesis proteica	No; bactericida lento frente a *Staphylococcus aureus*
Polipéptidos: colistina	Alteración de la permeabilidad	Bactericida
Rifampicina	Inhibición de la ARN-polimerasa ADN-dependiente	Variable
Tetraciclinas y tigeciclina	Inhibición de la síntesis proteica	No
Trimetoprim y sulfamidas	Inhibición de la síntesis de los folatos	No, salvo excepciones
Fidaxomicina	Inhibición de la ARN-polimerasa	Sí
Fosfomicina	Inhibición de la síntesis de la pared bacteriana	Sí
Azoles	Alteración de la membrana celular; bloqueo de la síntesis del ergosterol	Fungostático
Equinocandina	Inhibición de la síntesis de la pared celular (β-glucosidadas), inhibición de la síntesis de la β-D-(1'-3')-glucano sintasa	Fungicida para levaduras Fungostático para filamentosos
Anfotericina B	Alteración de la permeabilidad	Fungicida
Flucitosina	Antimetabolito, inhibición de la síntesis de ADN/ARN	Sí

su estudio microbiológico y no iniciar tratamiento empírico de amplio espectro hasta disponer de los resultados, vigilando estrechamente la aparición de signos de gravedad (sepsis). Esta estrategia está dirigida a evitar tratamientos antimicrobianos innecesarios, que además suelen ser de amplio espectro, ya que el propio ingreso en la UCI es un factor de riesgo de infecciones por bacterias multirresistentes (BMR).

Pero existen otras situaciones en las que no es posible retrasar el inicio del tratamiento.

A pesar de que no se ha demostrado en ensayos clínicos, disponemos de datos suficientemente consistentes como para afirmar que uno de los principales determinantes del pronóstico de la sepsis/*shock* séptico es el inicio precoz de un tratamiento antimicrobiano activo frente a la bacteria causante de la sepsis. Diferentes estudios han observado un aumento de la mortalidad por cada hora de retraso en el inicio de dicho tratamiento. Es importante recalcar que esta reducción de la mortalidad se ha observado únicamente en pacientes con disfunción de órganos secundaria a la infección y no en aquellos que presentan una infección sin criterios de gravedad, por lo que el tratamiento empírico precoz no

debe ser una estrategia a implementar de forma indiscriminada en todos los pacientes con sospecha de infección. Esto ha sido motivo de intensa discusión en los últimos años, provocando incluso que distintas sociedades científicas se hayan posicionado en contra de la recomendación de la SSC de iniciar el tratamiento antimicrobiano en la primera hora tras la identificación de la sepsis/*shock* séptico.

La edición de la SSC 2021 recomienda valorar tanto la gravedad del paciente como la probabilidad de infección para establecer el margen temporal en el que debemos administrar la primera dosis de tratamiento antimicrobiano empírico. Así, en situaciones en las que se sospecha un *shock* séptico, recomiendan iniciar la antibioterapia en la primera hora, y en situaciones en las que la presencia de infección es más dudosa y siempre que el paciente no presente *shock*, permiten un margen de 3 horas para intentar descartar/confirmar la presencia de infección antes de iniciar la antibioterapia. Esta recomendación tampoco está libre de controversia, ya que, aunque el beneficio parece menor, la antibioterapia precoz también reduce la mortalidad en pacientes con sepsis sin *shock*.

Otra situación que justifica el inicio de un tratamiento antimicrobiano de forma empírica es aquella en la que exista sospecha de infección en un paciente con ciertos tipos de inmunosupresión, como la neutropenia o la asplenia funcional o anatómica.

La tercera indicación de tratamiento antimicrobiano se da en situaciones en las que existe un diagnóstico clínico suficientemente cierto de infección, como la neumonía, meningitis, bacteriemia o infección del tracto urinario.

En el resto de pacientes, especialmente en los ingresados en una UCI, ante la sospecha de infección, la recomendación de protocolos como Resistencia Zero, como hemos mencionado antes, es obtener muestras de los focos sospechosos para su estudio microbiológico y no iniciar tratamiento empírico de amplio espectro hasta disponer de los resultados, vigilando estrechamente la aparición de signos de gravedad (sepsis).

En resumen, la indicación de tratamiento antibiótico empírico descansa sobre la probabilidad y gravedad de la infección.

4. Espectro

La aparición y diseminación de resistencias a diferentes antibióticos complican enormemente la elección de un régimen antimicrobiano.

Los mecanismos de resistencia más frecuentes y más relevantes en el contexto del paciente crítico se exponen a continuación.

4.1. Resistencia a meticilina de *Staphylococcus aureus*

Se basa en la capacidad de algunas cepas de *S. aureus* de sintetizar una proteína fijadora de penicilina con baja afinidad por la meticilina y por el resto de antibióticos β-lactámicos, con la excepción de ceftarolina y ceftobiprol, únicos β-lactámicos activos frente a *S. aureus* resistente a meticilina (SARM).

Según el informe del European Centre for Disease Prevention and Control (ECDC), el 16,7 % de los *S. aureus* aislados en 2020 fueron SARM. Cifras similares muestra el informe 2021 del Estudio Nacional de Vigilancia de Infección Nosocomial (ENVIN), en el que el 17,1 % de los *S. aureus* identificados en nuestras unidades es resistente a meticilina.

4.2. β-lactamasas de espectro extendido

Las β-lactamasas de espectro extendido (BLEE) son enzimas que hidrolizan β-lactámicos, confiriendo resistencia a todos los antibióticos de esta familia, excepto a carbapenémicos, cefamicinas y combinaciones de β-lactámicos con inhibidores de β-lactamasas (inhibidores clásicos: clavulánico, sulbactam, tazobactam; nuevos inhibidores: avibactam, relebactam, vaborbactam).

Es frecuente su presencia en *Enterobacterales*, particularmente en *Klebsiella pneumoniae* y *Escherichia coli*, y generalmente son codificadas en genes plasmídicos. Existen cientos de tipos de BLEE con diferente capacidad hidrolítica, siendo en la actualidad el más frecuente las cefotaximasas (CTX-M). Según el informe del ECDC, en 2020 el 33,9 % de *K. pneumoniae* y el 14,9 % de *E. coli* aislados fueron resistentes a cefalosporinas de tercera generación. Los datos del ENVIN 2021 muestran que un 17,3 % y un 38,9 % de *E. coli*

y *K. pneumoniae*, respectivamente, fueron resistentes a estos mismos antibióticos.

4.3. Enzimas de clase C

Son enzimas con capacidad hidrolítica frente a β-lactámicos, no inhibidas por los inhibidores de β-lactamasas clásicos. Aunque pueden ser codificadas por genes plasmídicos, suelen ser de origen cromosómico. La producción de AmpC cromosómica basal es baja, pero, en respuesta a ciertos β-lactámicos, puede inducirse su producción «des-reprimida» y generarse una resistencia clínicamente relevante frente a penicilinas y cefalosporinas (poco activas frente a cefepima). *E. coli*, *Enterobacter cloacae*, *Citrobacter freundii*, *Providencia* spp., *Morganella morganii* y *Serratia marcescens* son portadores de genes cromosómicos capaces de producir AmpC con distinto nivel de expresión.

4.4. Carbapenemasas

Las carbapenemasas son enzimas con capacidad para hidrolizar carbapenémicos. Habitualmente se encuentran en *Enterobacterales*, pero también podemos encontrarlas en otros microorganismos, como *Pseudomonas aeruginosa*. Al igual que las BLEE, existen distintos tipos de carbapenemasas, también con distinta potencia hidrolítica (Tabla 89-2).

Es importante recordar que las carbapenemasas no son el único mecanismo por el que un *Enterobacteral* o *P. aeruginosa* pueden ser resistentes a un carbapenémico; existen otros mecanismos, como pueden ser la mutación de porinas o la presencia de bombas de expulsión.

Por otro lado, la presencia de una carbapenemasa no implica necesariamente que una bacteria muestre resistencia *in vitro* a un carbapenémico, y la ausencia de dicha resistencia *in vitro* no garantiza la ausencia de una carbapenemasa, lo que dificulta en ocasiones su detección en el laboratorio.

Según el informe de ECDC, el 10 % de *K. pneumoniae* identificadas en 2020 fueron resistentes a carbapenémicos. Esta cifra es mayor en nuestras UCI, según se refleja en el último informe ENVIN, donde la resistencia fue del 18,4 % para imipenem y del 21 % para meropenem.

Tabla 89-2. Clasificación de las β-lactamasas de Ambler*

Clase A	Clase B (metalo-β-lactamasas)	Clase C	Clase D
BLEE (CTX-M, TEM, SHV, etc.)	NDM	AmpC	OXA
KPC	IMP		
IMI	VIM		
GES			

*Únicamente se incluyen las β-lactamasas más relevantes en el paciente crítico. En negrita las β-lactamasas con capacidad de hidrolizar carbapenémicos (carbapenemasas).

4.5. *Pseudomonas aeruginosa* multirresistente

Además de los mecanismos de resistencia mencionados, existen microorganismos de tratamiento complejo, de los que *P. aeruginosa* es el de mayor relevancia en el paciente crítico.

P. aeruginosa es resistente de forma intrínseca a varias familias de antimicrobianos y, además, puede adquirir resistencia a prácticamente cualquier antibiótico. Podemos etiquetar como «multirresistente» (PA-MDR) a aquella cepa que es «no sensible» (incluye el concepto de «resistente» e «intermedio») a, al menos, un agente antimicrobiano de tres o más grupos de antimicrobianos con actividad habitual. Se califica como «extensamente resistente» (PA-XDR) cuando el aislamiento es «no sensible» a algún antimicrobiano en todos salvo dos o menos grupos. Se clasifica como «pan-resistente» (PA-PDR) a aquella cepa «no sensible» a ningún agente antimicrobiano. Se ha propuesto también el concepto de «*P. aeruginosa* difícil de tratar» (PA-DTR), que incluye a aquellas «no sensibles» a piperacilina-tazobactam, ceftazidima, cefepima, aztreonam, meropenem, imipenem-cilastatina, ciprofloxacino y levofloxacino.

P. aeruginosa puede producir BLEE, AmpC, carbapenemasas, bombas de expulsión, mutación de porinas o de proteínas fijadoras de penicilina y también formar biopelículas, mecanismos todos ellos que, de forma individual o combinada, reducen la sensibilidad de la bacteria a los antibióticos.

Los mecanismos de resistencia más frecuentes detectados en PA-XDR son hiperproducción de AmpC, mutaciones en *OprD* (implicado en la producción de porinas), sobreproducción de bombas de eflujo, mutación en *GyrA* (responsable de la resistencia a quinolonas) y presencia de enzimas modificadoras de aminoglucósidos.

El porcentaje de *P. aeruginosa* resistente a piperacilina-tazobactam, ceftazidima, carbapenémicos, quinolonas y aminoglucósidos, según el informe del ECDC publicado en 2022, es del 18,8 %, 15,5 %, 17,8 %, 19,6 % y 9,4 %, respectivamente. Para los mismos antibióticos, el ENVIN describe un porcentaje de resistencias del 33,7 % (piperacilina-tazobactam), 32,5 % (ceftazidima), 31,4 % (meropenem), 34,9 % (ciprofloxacino) y 13,3 % (amikacina).

Existen otros mecanismos de resistencia frente a otros antibióticos y otros microorganismos de tratamiento complejo, como *Acinetobacter baumannii* o *Stenotrophomonas maltophilia*, que, si bien no hemos analizado por su menor frecuencia o relevancia clínica, pueden ser de importancia en algunas unidades. Del mismo modo, la distribución geográfica de los microorganismos y los mecanismos de resistencia no es homogénea, y es fundamental conocer y analizar los datos microbiológicos de cada hospital y cada unidad a la hora de diseñar los tratamientos empíricos para los distintos focos de infección comunitaria y especialmente nosocomial.

Es obvio que no es necesaria una cobertura empírica que abarque todos los microorganismos y todos los mecanismos de resistencia existentes en todos los pacientes, ni siquiera en aquellos con criterios de gravedad. Los pacientes con una infección adquirida en la comunidad, sin comorbilidades significativas, sin contacto hospitalario reciente y que no han recibido un tratamiento antibiótico en las últimas semanas, en general, no necesitarán un tratamiento con antibióticos activos frente a los mecanismos de resistencia mencionados anteriormente. La excepción a esta norma son aquellas infecciones en las que puedan estar implicado un *Enterobacteral*: la infección urinaria y la infección abdominal, especialmente la localizada en la vía biliar. El motivo es la elevada frecuencia de *Enterobacterales* productores de BLEE en la comunidad. En otras infecciones comunitarias, esto no sería necesario. En los últimos años, el concepto de neumonía asociada a cuidados sanitarios (NACS) ha caído en desuso debido a que, aunque de forma individual, todos los criterios incluidos en su definición son factores de riesgo de infección por BMR. Cuando se comparan las poblaciones de pacientes con neumonía asociada a la comunidad (NAC) y pacientes con NACS, la incidencia de BMR en la segunda no es mayor que en la primera, y el empleo de este concepto genera un mayor consumo de antibióticos de amplio espectro.

Como decimos, en un paciente con una infección adquirida en la comunidad, sin comorbilidades significativas, sin contacto hospitalario reciente, que no ha recibido un tratamiento antibiótico recientemente y cuyo foco no es urinario ni abdominal, es muy poco probable que la infección esté causada por una BMR. Esto tampoco significa que en todas las demás situaciones el tratamiento deba ser de amplio espectro.

4.6. Escalas pronósticas

En los últimos años se han desarrollado diferentes escalas pronósticas para evaluar el riesgo de infección por microorganismos con los mecanismos de resistencia descritos previamente, con la intención de que los tratamientos empíricos sean lo más ajustados posible e intentar evitar sobre todo el empleo de carbapenémicos y de los nuevos antibiótico.

Algunas de estas escalas son:

- **Escala PES.** Diseñada para identificar a aquellos pacientes con NAC en riesgo de que la causa sea *P. aeruginosa*, SAMR o un *Enterobacteral* productor de BLEE; es decir, situaciones en las que el tratamiento habitual de la NAC (cefalosporina de tercera generación asociada a un macrólido o una quinolona) no sería suficiente. Combina edad, sexo, antibioterapia previa, enfermedad pulmonar o renal crónica y presencia de fiebre o alteración de consciencia en el servicio de Urgencias. Es de destacar su valor predictivo negativo (VPN) (99 % con un punto de corte de ≥ 4 puntos), con un valor predictivo positivo (VPP) del 13 %. Los mismos autores informan de que el rendimiento puede variar en función de un hospital a otro.

- **Predicción de resistencia a β-lactámicos y carbapenémicos en *P. aeruginosa*.** La procedencia de un centro sociosanitario, la presencia de traqueostomía (realizada durante el ingreso) o catéter venoso central, la infección por *P. aeruginosa* resistente a carbapenémicos, la antibioterapia previa y las hospitalizaciones durante los últimos 6 meses son factores de riesgo de *P. aeruginosa* multirresistente. Combinando dichos factores, se ha diseñado una escala predictora tanto de resistencia a carbapenémicos como de resistencia extendida a β-lactámicos. El área bajo la curva (ABC) de la escala es 0,81 para detectar resistencia a carbapenémicos y 0,82 para resistencia a carbapenémicos, ceftazidima y piperacilina-tazobactam. A mayor puntuación, mayor riesgo de resistencia, y los pacientes en el quintil de mayor puntuación presentan un porcentaje de resistencia a carbapenémicos cercano al 60 % y de resistencia extendida a β-lactámicos en torno al 30 %; pero los porcentajes de resistencia en los quintiles inferiores oscila entre un 10 % y un 20 %.

✔ **Escala de Gianella** (*Gianella Risk Score*). La colonización por una BMR es, sin duda, uno de los factores de riesgo de infección por una BMR más fuerte; sin embargo, no todas las infecciones que sufren los pacientes colonizados estarán causadas por esta BMR. De especial importancia, por las implicaciones a la hora de pautar antibióticos de amplio espectro, es aproximarnos al riesgo de infección por *K. pneumoniae* resistente a carbapenémicos en pacientes colonizados. Dicho riesgo aumenta si el paciente está ingresado en la UCI, si se ha sometido a procedimientos abdominales invasivos, si ha recibido quimioterapia o radioterapia y si está colonizado en otros sitios además del recto. Combinando estos ítems obtenemos la puntuación de Gianella, con un VPN del 96 % y un VPP del 28,6 % (para un punto de corte ≥ 2). Esta escala ha sido sometida a validación externa, con modificaciones importantes: para un punto de corte ≥ 7, el VPP asciende al 84,8 %, mientras que el VPN se mantiene en el 93,8 %.

Podemos observar que, en general, las herramientas de predicción de resistencia tienen un VPN muy elevado, lo que es útil para identificar pacientes con bajo riesgo de BMR, pero el VPP es bajo, por lo que basar la pauta del tratamiento antibiótico en estas herramientas provocará un sobreuso de antibióticos de amplio espectro o de última generación.

Otra conclusión que se puede extraer del análisis de estas escalas es que su rendimiento varía en función de la microbiología local; de ahí la importancia de disponer de los datos de cada unidad, analizarlos y, en caso de emplear herramientas basadas en factores de riesgo, usar únicamente aquellas que hayan sido validadas localmente.

Teniendo en cuenta que la flora bacteriana es diferente en cada centro, no es posible dar una pauta general para el tratamiento empírico de una infección nosocomial. Cada centro, e incluso cada unidad, debe diseñar sus protocolos de tratamiento empírico teniendo en cuenta su microbiología.

La comercialización de nuevos antibióticos en los últimos años (nuevos β-lactámicos o asociaciones de β-lactámicos con nuevos inhibidores de β-lactamasas) nos permite disponer de diversas opciones de tratamiento frente a *Enterobacterales* (Fig. 89-1) y frente a *P. aeruginosa* (Fig. 89-2) donde hace años no teníamos otra opción que la combinación de antibióticos considerados de segunda línea. Sin entrar en detalles, tras una revisión de los estudios publicados, tanto ensayos clínicos aleatorizados como estudios observacionales, podemos afirmar que los nuevos antibióticos son, al menos, tan eficaces como las alternativas (generalmente combinaciones de colistina, aminoglucósidos, tigeciclina, etc.) y, sin duda, se asocian con menos efectos secundarios. Dichos antibióticos deben posicionarse dentro de los protocolos de forma razonable.

Se recomienda contemplar el tratamiento empírico frente a bacterias gramnegativas (BGN) multirresistentes, especialmente resistentes a carbapanémicos, en pacientes con infecciones graves (incluso no confirmadas) cuando el riesgo de BGN resistente a carbapenémicos es alto o el paciente está colonizado. Podemos emplear el porcentaje de resistencia a carbapenémicos entre los BGN más relevantes en el hospital o unidad del paciente para estimar el riesgo de BGN resistente a carbapenémicos, considerán-

	Mecanismo de resistencia				
	Clase A BLEE	**Clase A** KPC	**Clase B** MBL	**Clase C** AmpC	**Clase D** OXA
Carbapenémico					
CAZ-AVI					
MER-VAB*					
IMI-REL*					
Cefiderocol					
AZT-AVI					

*A pesar de que vaborbactam y relebactam no son capaces de inhibir la actividad hidrolítica de las OXA, algunas cepas productoras de estas carbapenemasas son sensibles a carbapenémicos.

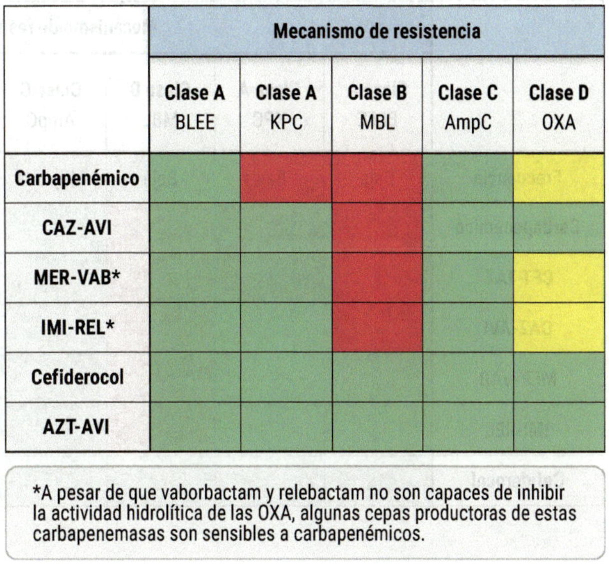

Fig. 89-1 | Actividad antimicrobiana frente a *Enterobacterales* productores de β-lactamasas y carbapenemasas. AZT-AVI: aztreonam-avibactam; CAZ-AVI: ceftazidima-avibactam; IMI-REL: imipenem-relebactam; MER-VAB: meropenem-vaborbactam.

dose un umbral del 10-20 % como razonable para indicar un tratamiento frente a BGN resistente a carbapenémicos.

Respecto a los grampositivos, disponemos desde hace años de diferentes opciones, con fármacos de distintos perfiles y de eficacia contrastada frente a SAMR. En la Tabla 89-3 se muestran algunas de sus principales características diferenciales. Se recomienda incluir un antibiótico activo frente a SAMR cuando el porcentaje de SARM en el hospital o en la unidad sea > 10-20 % y *S. aureus* sea una de las potenciales causas de la infección.

5. Elección del tratamiento

5.1. Tratamiento empírico

Ya hemos mencionado la dificultad de establecer unas pautas de tratamiento empírico que sean generalizables y aplicables en todas las unidades. Idealmente, cada hospital o cada unidad deben analizar su microbiología, atendiendo no solo a qué bacterias causan cada infección, sino también a los porcentajes de sensibilidad y resistencia y a los mecanismos de resistencia más frecuentes. De acuerdo a dicho análisis, deben establecerse, y publicitarse, las recomendaciones de tratamiento empírico para cada foco de infección.

El tratamiento multifármaco es muy frecuente en nuestras unidades de forma empírica, debido a que, especialmente en infecciones adquiridas en UCI, es necesaria una cobertura frente a gramnegativos y grampositivos. La necesidad o pertinencia del tratamiento combinado es uno de los puntos de mayor discusión científica en el campo de las enfermedades infecciosas en los últimos años. Evidentemente, la aparición de nuevos antibióticos, considerados de primera línea por su eficacia y perfil de seguridad, ha supuesto un cambio importante.

Se plantea el tratamiento combinado empírico frente a BGN con la intención de garantizar que la pauta elegida sea eficaz en caso de que existan mecanismos de resistencia. Como hemos visto, los BGN pueden expresar diferentes mecanismos de resisten-

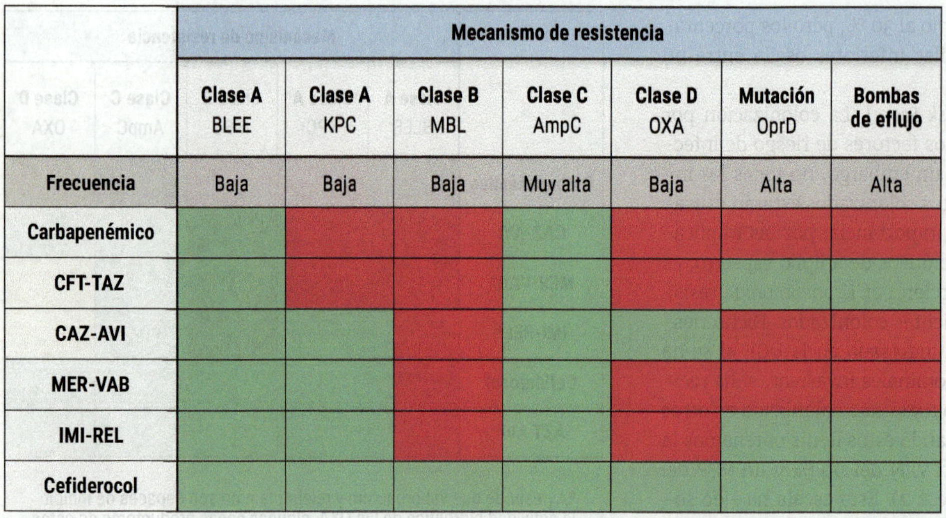

Mecanismo de resistencia

	Clase A BLEE	Clase A KPC	Clase B MBL	Clase C AmpC	Clase D OXA	Mutación OprD	Bombas de eflujo
Frecuencia	Baja	Baja	Baja	Muy alta	Baja	Alta	Alta
Carbapenémico							
CFT-TAZ							
CAZ-AVI							
MER-VAB							
IMI-REL							
Cefiderocol							

Fig. 89-2 | Actividad antimicrobiana frente a los distintos mecanismos de resistencia de *Pseudomonas aeruginosa*. CAZ-AVI: ceftazidima-avibactam; CFT-TAZ: ceftolozano-tazobactam; IMI-REL: imipenem-relebactam; MER-VAB: meropenem-vaborbactam.

cia, que pueden incluso combinarse. Por dicho motivo, en función del foco y de la situación epidemiológica local, puede ser necesario combinar dos antibióticos activos frente a gramnegativos, con la intención de aumentar las probabilidades de que al menos uno de ellos sea eficaz frente a la bacteria que está causando la infección. Al margen de la evidencia científica disponible, con multitud de estudios y metaanálisis publicados con resultados contradictorios, no es difícil intuir que la decisión de incluir o no una pauta antibiótica combinada frente a BGN dependerá de la posibilidad de «acierto» con un antibiótico en monoterapia en nuestra unidad. En caso de no disponer de un antibiótico activo frente a más del 90 % de los BGN aislados en la unidad (o en el hospital), se recomienda iniciar tratamiento antibiótico empírico combinado (teniendo en cuenta las consideraciones mencionadas acerca de las indicaciones de tratamiento empírico).

5.2. Tratamiento dirigido

Queda fuera del objetivo de este capítulo ser una guía de tratamiento antimicrobiano; sin embargo, haremos un resumen de las recomendaciones de tratamiento frente a los principales mecanismos de resistencia, descritos anteriormente, y analizaremos también las situaciones en las que se debe considerar el tratamiento combinado de forma dirigida en grampositivos:

✔ *Enterobacterales* productores de BLEE. Por su elevada incidencia, tanto nosocomial como comunitaria, las BLEE son uno de los mecanismos de resistencia más estudiados, pero el tratamiento óptimo de las infecciones por *Enterobacterales* productores de BLEE sigue siendo controvertido. El principal motivo de la controversia es el evitar el sobreuso de carbapenémicos, lo que hizo que durante años se recomendara el empleo de β-lactámicos con inhibidores de β-lactamasas (piperacilina-ta-

Tabla 89-3. Principales antibióticos con actividad frente a *Staphylococcus aureus* resistente a meticilina

	VD	Penetración en el SNC	Toxicidad	Actividad frente a BGN	Observaciones
Vancomicina	0,7 L/kg	≤ 5 %	Renal	No (excepto *Elizabethkingia meningoseptica* y algunas *Neisseria* spp.)	Necesidad de monitorización
Linezolid	0,6-0,7 L/Kg	90 %	Trombocitopenia	Activo frente *Pasteurella multocida*, *Bergeyella zoohelcum*, *Chryseobacterium meningosepticum*, *Legionella* y *Moraxella catarrhalis*	
Daptomicina	0,1 L/kg	< 5 %	Miopatía (monitorizar CPK)	No	Inactivada por surfactante pulmonar
Ceftarolina	0,3 L/kg	5-9 %	Similar a otras cefalosporinas	Similar a cefalosporinas de tercera generación	
Tigeciclina	7 L/kg	15 %	Náuseas y vómitos	SÍ Excepciones: *Proteus* spp., *Providencia*, *Morganella*, *Pseudomonas aeruginosa* y *Burkholderia cepacia*	La tigeciclina debe utilizarse solo en aquellas situaciones en las que otros antibióticos alternativos no son adecuados

BGN: bacterias gramnegativas; CPK: creatina-fosfocinasa; SNC: sistema nervioso central; VD: volumen de distribución.

zobactam) para infecciones causadas por *Enterobacterales* productoras de BLEE con origen en la vía urinaria o biliar, siempre que el foco fuera drenado y el antibiótico mostrara sensibilidad *in vitro*. Sin embargo, un ensayo clínico aleatorizado ha demostrado que el tratamiento con piperacilina-tazobactam en infecciones por *E. coli* y *K. pneumoniae* resistente a ceftriaxona es inferior al tratamiento con un carbapenémico; por lo tanto, este debe ser el tratamiento de elección para infecciones graves.

✓ **Enterobacterales resistentes a carbapenémicos.** En este caso debemos analizar, además del foco de infección, la sensibilidad a meropenem y la detección o no de una carbapenemasa:

  ✅ En caso de que exista resistencia a ertapenem y sensibilidad a meropenem, con test de carbapenemasas negativo o no disponible, se recomienda el tratamiento con meropenem en perfusión extendida (para infecciones fuera del tracto urinario). En caso de que exista resistencia a meropenem, con test de carbapenemasas negativo o no disponible, ceftazidima-avibactam, meropenem-vaborbactam e imipenem-relebactam serían las primeras opciones.

  ✅ En caso de que se detecte una carbapenemasa, dependiendo del tipo (clasificación de Ambler), nos decantaremos por una u otra opción terapéutica en el tratamiento dirigido. Si se trata de una KCP, ceftazidima-avibactam, meropenem-vaborbactam e imipenem-relebactam son la primera opción. Si se detecta una OXA, la elección es ceftazidima-avibactam. Y por último, si se trata de una metalo-β-lactamasa, las alternativas son ceftazidima-avibactam asociada a aztreonam o cefiderocol en monoterapia. Es importante mencionar que, si bien las metalo-β-lactamasas no son capaces de hidrolizar el aztreonam, las bacterias productoras de metalo-β-lactamasa suelen producir también una BLEE que sí inhibe la acción del aztreonam, de ahí su asociación con ceftazidima-avibactam, para beneficiarse de la acción de avibactam como inhibidor de BLEE.

  ✅ Para *Enterobacterales* resistentes a carbapenémicos, se recomienda tratamiento combinado si el paciente sufre una infección grave y no puede ser tratada con ceftazidima-avibactam, meropenem-vaborbactam, imipenem-relebactam o cefiderocol.

  ✅ El uso de otros antibióticos como colistina, tigeciclina, aminoglucósidos o fosfomicina queda relegado a situaciones en las que no es posible el tratamiento con un β-lactámico.

✓ *P. aeruginosa.* Para el tratamiento de PA-DTR, ceftolozano-tazobactam, ceftazidima-avibactam, imipenem-relebactam se consideran antibióticos de primera línea en focos distintos del urinario. En cuanto a *P. aeruginosa*, existe más controversia respecto a la necesidad o no de tratamiento combinado: algunas sociedades recomiendan tratamiento combinado para PA-DTR en caso de infecciones graves o con alta carga bacteriana (sugiriendo ceftolozano-tazobactam o ceftazidima-avibactam con un aminoglucósido o colistina), mientras que otras recomiendan el tratamiento en monoterapia siempre que sea posible el empleo de un antibiótico de primera línea (ceftolozano-tazobactam, ceftazidima-avibactam o imipenem-relebactam) y el tratamiento combinado si no es posible.

✓ *A. baumannii.* Para las infecciones graves por *A. baumannii* se recomienda el tratamiento combinado con al menos dos fármacos activos *in vitro*.

Al contrario de los BGN, donde la terapia combinada se propone como forma de sortear las resistencias, en caso de las infecciones por grampositivos, la combinación trata de aumentar la eficacia buscando combinaciones sinérgicas. De este modo, en infecciones graves por *S. aureus* se sugiere considerar el tratamiento combinado con antibióticos potencialmente sinérgicos. La pauta de elección inicial sería daptomicina asociada a un β-lactámico (ceftarolina, cefazolina, cloxacilina o ceftobiprol). No existe evidencia suficiente para otorgar un alto grado de recomendación a esta pauta, pero algunos expertos sugieren mantener la combinación hasta la defervescencia y la negativización de los hemocultivos y, a partir de ahí, continuar con monoterapia (eligiendo el antibiótico en función de la resistencia o no a meticilina).

Para el tratamiento de infecciones graves causadas por *Enterococcus faecalis* (incluyendo bacteriemia y endocarditis), el tratamiento de elección es ampicilina asociada a ceftriaxona. La combinación con gentamicina, de elección hace años, ha pasado a un segundo plano por la mayor toxicidad renal de este régimen. Otras opciones sería combinar ampicilina con daptomicina o imipenem. Respecto a *Enterococcus faecium* resistente a penicilina (> 95 %), se recomienda el tratamiento con vancomicina y gentamicina.

El tratamiento combinado con un β-lactámico (ceftriaxona, cefotaxima o ceftarolina) y un macrólido puede mejorar el pronóstico de la neumonía grave causada por *Streptococcus pneumoniae*, especialmente si el paciente presenta *shock* séptico o necesita ventilación mecánica.

6. Optimización del tratamiento antibiótico

Como hemos apuntado previamente, se define tratamiento óptimo como aquel pautado a las dosis adecuadas, con una adecuada penetración en el foco de infección y el menor espectro posible. El tratamiento óptimo se relaciona con un mejor resultado clínico, con menos efectos secundarios y con menos riesgo de generar resistencias.

6.1. Ajuste de dosis e intervalos

La optimización del tratamiento antibiótico en función de los parámetros farmacocinéticos-farmacodinámicos (pK/pD) es fundamental tanto para mejorar los resultados clínicos como para prevenir la aparición de resistencias. Las últimas ediciones de la SSC insisten en el ajuste de las dosis de tratamiento en función de dichos parámetros.

Para entender en qué consiste y cómo es posible optimizar el rendimiento de los antibióticos es preciso repasar algunas de sus características.

Es importante conocer que existen tres tipos de antibióticos en función de su comportamiento frente a las membranas lipídicas celulares. Aquellos con baja capacidad de penetración en dichas membranas se conocen como «hidrofílicos» (o lipofóbicos) y los que tienen alta capacidad de penetración como «lipofílicos» (o hidrofóbicos). Los antibióticos hidrofílicos (β-lactámicos, aminoglucósidos, colistina, vancomicina, etc.) se distribuyen por el espacio extracelular, y tienen un volumen de distribución (VD) de 0,1-0,3 L/kg; por el contrario, los antibióticos lipofílicos (quinolonas, macrólidos, tigeciclina, etc.) se distribuyen también por el espacio intracelular, con un VD que puede alcanzar los 20 L/kg. Un tercer grupo de antibióticos, denominados «anfofílicos», se encontraría a medio camino entre ambos (Tabla 89-4).

Por otro lado, también podemos clasificar a los antibióticos en función de sus características pK/pD. En la Fig. 89-3 se muestran los principales parámetros farmacocinéticos de interés. Desde este punto de vista, hay un grupo de antibióticos conocido como dependientes de concentración, en los que el parámetro pK/pD que se relaciona con una mayor probabilidad de éxito terapéutico es la concentración máxima ($C_{máx}$) alcanzada en relación con la concentración mínima inhibitoria (CMI) del microorganismo que se está tratando. Otro grupo de antibióticos es más eficaz cuanto más tiempo la concentración del antibiótico permanezca por encima de la CMI. Un tercer grupo de antibióticos alcanza una mayor eficacia cuanto mayor es el área bajo la curva de concentración (AUC) del antibiótico a lo largo de 24 horas (Tabla 89-5). En la Fig. 89-4 se muestran los principales parámetros pK/pD de interés.

Teniendo en cuenta las características descritas y que en el paciente crítico se dan con frecuencia situaciones como son el estado hiperdinámico, la disfunción de órganos o la acumulación de balance hídrico positivo, que pueden incluso coexistir, podemos dar ciertas pautas de optimización antimicrobiana.

En general, los antibióticos dependientes de concentración serán más eficaces si se administran dosis altas a intervalos amplios, mientras que la perfusión continua o extendida será beneficiosa para los antibióticos dependientes de tiempo.

El estado hiperdinámico (aumento del gasto cardíaco) observado en un porcentaje importante de pacientes en las primeras fases de la sepsis (relacionado con una mayor eliminación de an-

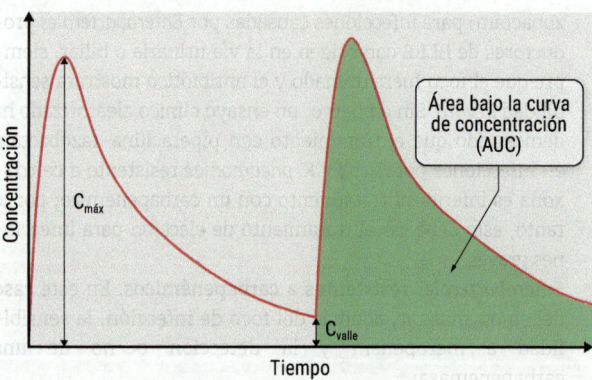

Fig. 89-3 | Principales parámetros farmacocinéticos. $C_{máx}$: concentración máxima; C_{valle}: concentración valle.

tibióticos), combinado con la fluidoterapia agresiva y la fuga capilar (que aumentan el VD), son algunos de los motivos por los que las dosis de antibiótico durante las primeras 24-48 horas deben ser plenas.

A partir de esas primeras 24-48 horas, debemos tener en cuenta la vía de eliminación de los fármacos. La dosis de aquellos que se eliminan por vía renal, fundamentalmente los antibióticos hidrofílicos, debe ajustarse a la función renal (nunca en las pri-

Tabla 89-4. Volumen de distribución de los principales grupos de antibióticos

	Antibiótico	Volumen de distribución (L/kg)
Hidrofílicos	Aminoglucósidos	0,3
	β-lactámicos	0,1-0,3
	Vancomicina	0,47-0,94
	Colistina	0,3
	Azitromicina	23
Lipofílicos	Quinolonas	Levofloxacino: 1,4; ciprofloxacino: 2-3
	Tigeciclina	7
	Clindamicina	0,6-1,2
Anfofílicos	Daptomicina	0,1
	Linezolid	0,7

Tabla 89-5. Parámetros farmacocinéticos-farmacodinámicos (pK/pD) de los principales grupos de antibióticos

	Parámetro pK/pD más relacionado con la eficacia	Objetivo
Penicilina	T de C > CMI	> 50 %[1,2]
Cefalosporinas	T de C > CMI	> 60-70 %[1,2]
Carbapenémicos	T de C > CMI	> 30-40 %[1,2]
Macrólidos	T de C > CMI	> 40 %[1]
Quinolonas	AUC_{24h}/CMI	≥ 125
Daptomicina	AUC_{24h}/CMI	≥ 666
Azitromicina	AUC_{24h}/CMI	≥ 25
Vancomicina	AUC_{24h}/CMI	≥ 400
Linezolid	AUC_{24h}/CMI	≥ 100
Tetraciclinas	AUC_{24h}/CMI	≥ 15-25
Tigeciclina	AUC_{24h}/CMI	≥ 15-20
Aminoglucósidos	$C_{máx}$/CMI	≥ 10-12

[1] En infecciones graves: 80-100 %. [2] Para alcanzar la eficacia máxima y para prevenir la aparición de mutantes resistentes, es necesario mantener una concentración entre 4-6 × CMI durante el 100 % del intervalo entre dosis. AUC_{24h}: área bajo la curva de concentración a lo largo de 24 horas; C: concentración; $C_{máx}$: concentración máxima; CMI: concentración mínima inhibitoria; T: tiempo.

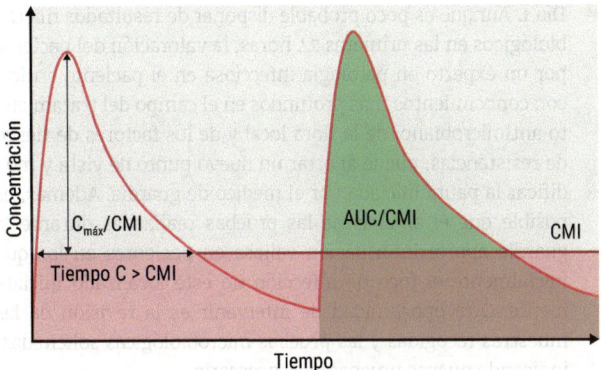

Fig. 89-4 | Principales parámetros farmacocinéticos y farmacodinámicos. AUC: área bajo la curva; C: concentración; $C_{máx}$: concentración máxima; CMI: concentración mínima inhibitoria.

meras 48 horas, con la excepción de los pacientes con insuficiencia renal crónica). Ajustaremos los antibióticos antibióticos dependientes de tiempo reduciendo las dosis y manteniendo los intervalos, y los antibióticos dependientes de concentración manteniendo la dosis y ampliando los intervalos de administración. Del mismo modo, los antibióticos de eliminación hepática (principalmente los lipofílicos) deben ajustarse a la función hepática a partir de las 24-48 horas de tratamiento.

La concentración de los antibióticos lipofílicos apenas se ve afectada por el aumento del VD, que, sin embargo, afecta de forma muy significativa a la concentración de los fármacos hidrofílicos. En la Fig. 89-5 se muestra un esquema de optimización en respuesta al aumento del VD en función de las características fisicoquímicas y farmacocinéticas.

6.2. Monitorización de los niveles de antimicrobianos

Las importantes variaciones en los procesos farmacocinéticos (absorción, metabolismo, difusión y eliminación) de cualquier fármaco en el paciente crítico, tanto entre individuos como entre distintas fases de la enfermedad en un mismo paciente, afectan también, como no puede ser de otro modo, a los antimicrobianos. Por ello se ha propuesto y estudiado el papel de la monitorización de la concentración de los antibióticos en el paciente crítico; sin embargo, a pesar de que se reconoce que debería ser el estándar de tratamiento para la mayoría de los antibióticos, existen importantes barreras para implementar esta estrategia de forma generalizada. El principal obstáculo es la no disponibilidad de la técnica: pocos centros pueden tener acceso a la monitorización durante las 24 horas de los 7 días de la semana, e incluso en centros especializados los resultados se retrasan 6-8 horas desde la recogida de la muestra, lo que puede generar retrasos en el ajuste de dosis. Aun así, la monitorización debería ser obligatoria en tratamientos con un estrecho rango terapéutico como los aminoglucósidos y la vancomicina, o con alta variabilidad, como el voriconazol. Los expertos recomiendan también monitorizar β-lactámicos, linezolid y teicoplanina.

6.2.1. Ajuste del espectro

El inicio de un tratamiento empírico debe obligarnos a intentar reducir su espectro lo antes posible. Generalmente se habla de «desescalada» para referirnos al hecho de reducir el número de antibióticos y su espectro, pero otros autores utilizan este término también para hablar del ajuste de dosis y de acortar la duración del tratamiento. En este capítulo emplearemos «desescala-

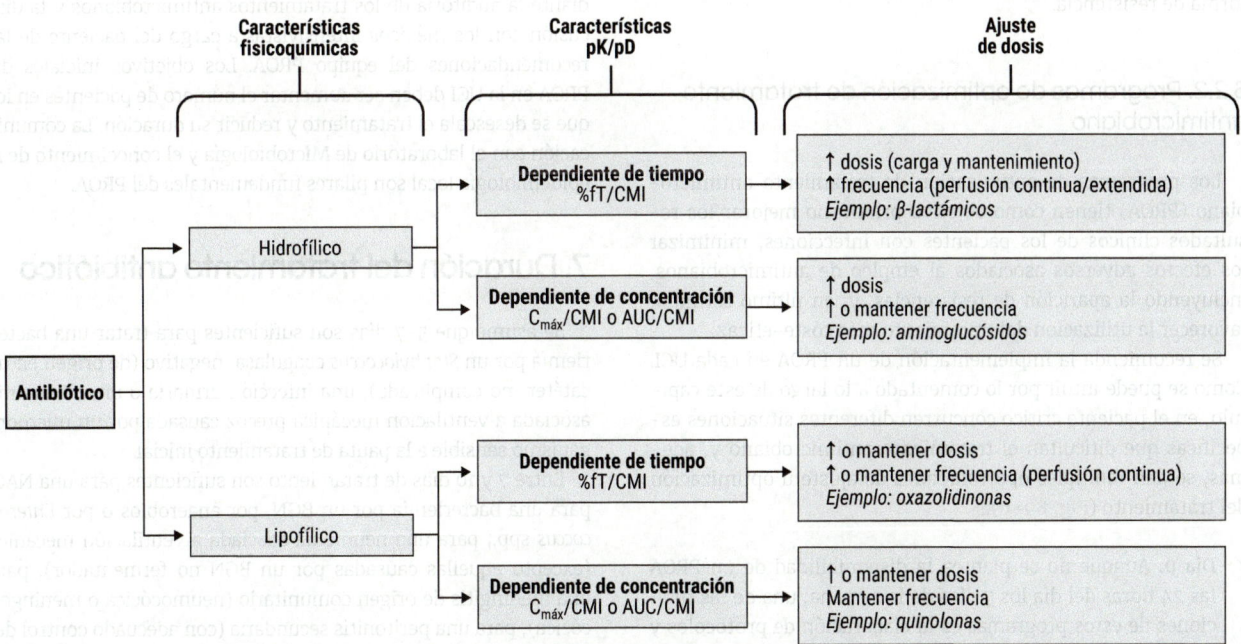

Fig. 89-5 | Pautas de ajuste de antimicrobianos en función de sus características. AUC: área bajo la curva; $C_{máx}$: concentración máxima; CMI: concentración mínima inhibitoria; pK/pD: farmacocinética-farmacodinamia.

da» únicamente para referirnos a la reducción del espectro y del número de antibióticos.

A pesar de que no disponemos de evidencia científica definitiva que provenga de ensayos clínicos aleatorizados sobre el beneficio en cuanto al pronóstico del paciente, la desescalada es el modo de equilibrar los beneficios y los riesgos del tratamiento empírico de amplio espectro, evitando o reduciendo los antibióticos innecesarios y su impacto ecológico. Por supuesto, no hay sospecha de que la desescalada pueda ser perjudicial.

Los principios generales de la desescalada son: emplear el antibiótico más eficaz teniendo en cuenta los parámetros pK/pD y la penetración en el foco de infección, con el espectro más reducido, en monoterapia si es posible y evitando anaerobicidas si no son necesarios.

La desescalada, entendida como hemos dicho, va ligada necesariamente a disponer de resultados microbiológicos. Del mismo modo que debemos ser «agresivos» en el inicio de un tratamiento empírico en un paciente con sepsis, debemos serlo también a la hora de obtener muestras de calidad que enviar al laboratorio de Microbiología y a la hora de aplicar pruebas microbiológicas a dichas muestras. Los resultados microbiológicos deben ser significativos y congruentes con el foco de infección sospechado. Existe una situación en la que un resultado microbiológico negativo puede ser de utilidad para la desescalada: en el caso de una neumonía tratada con antibióticos frente a SARM, un frotis nasal negativo para SARM tiene un VPN > 95 %, por lo que podría suspenderse el antibiótico frente SARM con seguridad. Respecto a los BGN, la situación es más compleja, ya que, aunque existe una clara relación entre la colonización como factor de riesgo de infección y la ausencia de detección de un mecanismo de resistencia tiene un elevado VPN para descartar una infección por dicho mecanismo de resistencia, estos mecanismos son tan variados que no es posible estudiarlos todos, de modo que descartar la presencia de una BLEE o una carbapenemasa concreta no excluye la presencia de otra forma de resistencia.

6.2.2. Programas de optimización de tratamiento antimicrobiano

Los programas de optimización de tratamiento antimicrobiano (PROA) tienen como objetivo prioritario mejorar los resultados clínicos de los pacientes con infecciones, minimizar los efectos adversos asociados al empleo de antimicrobianos, incluyendo la aparición de resistencias, y, en último término, favorecer la utilización del tratamiento más coste-eficaz.

Se recomienda la implementación de un PROA en cada UCI. Como se puede intuir por lo comentado a lo largo de este capítulo, en el paciente crítico concurren diferentes situaciones específicas que dificultan el tratamiento antimicrobiano y, además, se dan múltiples oportunidades de ajuste u optimización del tratamiento (Fig. 89-6):

✔ **Día 0.** Aunque no se plantea la disponibilidad de un PROA las 24 horas del día los 7 días de la semana, una de las funciones de estos programas es la elaboración de protocolos y guías de tratamiento antimicrobiano empírico ajustadas a la microbiología local; de esta forma, pueden intervenir en la elección de dicho tratamiento antimicrobiano.

✔ **Día 1.** Aunque es poco probable disponer de resultados microbiológicos en las primeras 24 horas, la valoración del paciente por un experto en patología infecciosa en el paciente crítico, con conocimientos más profundos en el campo del tratamiento antimicrobiano, de la flora local y de los factores de riesgo de resistencias, puede aportar un nuevo punto de vista y modificar la pauta iniciada por el médico de guardia. Además, es posible que el análisis de las pruebas realizadas durante la guardia aporte información valiosa en pacientes en los que inicialmente el foco de infección no esté localizado inicialmente. Otra oportunidad de intervenir es la revisión de las muestras recogidas y las pruebas microbiológicas solicitadas, indicando nuevas pruebas si es necesario.

✔ **Días 1, 2 y 3.** Durante las primeras 24-72 horas es habitual recibir información microbiológica, parcial y definitiva. Es fundamental e imprescindible establecer un canal de comunicación fluida con el laboratorio de Microbiología, ya que nos aportará información de un modo más precoz, de utilidad para reducir el espectro y ajustar la dosis. Es posible, incluso, en casos de dudas sobre la presencia de infección, que en función de la evolución del paciente se pueda dar por finalizado el tratamiento antimicrobiano.

✔ **Día 7.** Una de las recomendaciones más habitual de los PROA en UCI es la de suspender el antimicrobiano y evitar tratamientos excesivamente prolongados. En general, existen pocas situaciones que justifiquen una duración del tratamiento más allá de los 7-10 días, como se verá en el apartado siguiente.

Idealmente, cada UCI debe tener un PROA, constituido por un equipo multidisciplinar en el que participen especialistas en Enfermedades Infecciosas, Microbiología, Farmacia Hospitalaria y Medicina Preventiva (y otras especialidades en función de las necesidades), y liderado por un especialista en Medicina Intensiva. El modo propuesto para alcanzar los objetivos del PROA es mediante la auditoría de los tratamientos antimicrobianos y la discusión con los médicos intensivistas a cargo del paciente de las recomendaciones del equipo PROA. Los objetivos iniciales del PROA en la UCI deben ser aumentar el número de pacientes en los que se desescala el tratamiento y reducir su duración. La comunicación con el laboratorio de Microbiología y el conocimiento de la epidemiología local son pilares fundamentales del PROA.

7. Duración del tratamiento antibiótico

Se asume que 5-7 días son suficientes para tratar una bacteriemia por un *Staphylococcus* coagulasa-negativo (de origen en un catéter, no complicada), una infección urinaria o una neumonía asociada a ventilación mecánica precoz causada por un microorganismo sensible a la pauta de tratamiento inicial.

Entre 7 y 10 días de tratamiento son suficientes para una NAC, para una bacteriemia por un BGN, por anaerobios o por *Enterococcus* spp., para una neumonía asociada a ventilación mecánica (excepto aquellas causadas por un BGN no fermentador), para una meningitis de origen comunitario (neumocócica o meningocócica), para una peritonitis secundaria (con adecuado control del foco) y para una infección de piel y partes blandas.

En las infecciones más complejas, como la neumonía asociada a ventilación mecánica causada por un BGN no fermentador

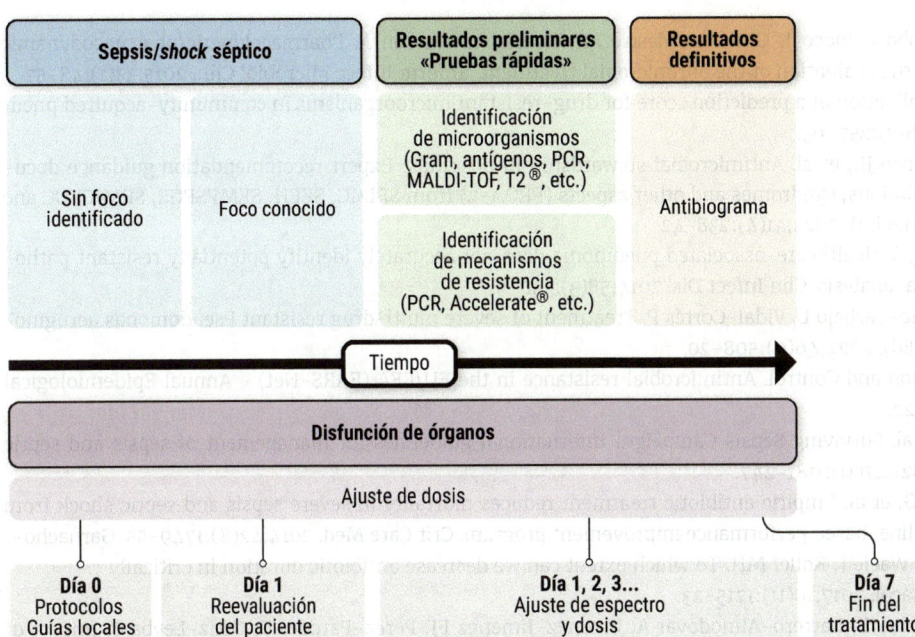

Fig. 89-6 | Oportunidades para la optimización de los antimicrobianos. MALDI-TOF: *matrix-assisted laser desorption/ionization-time of flight*; PCR: reacción en cadena de la polimerasa.

o la meningitis nosocomial (ventriculitis), pueden ser necesarios hasta 14 días de tratamiento. La duración del tratamiento de una bacteriemia por *S. aureus* o por *Candida* dependerá de la negativización de los hemocultivos y de la evidencia de que no se trate de bacteriemias complicadas (identificación de origen de la bacteriemia, descartar embolismos y endocarditis, etcétera).

8. Conclusiones

Como hemos visto, el tratamiento antimicrobiano en el paciente crítico es un campo de conocimiento en permanente evolución; al mismo tiempo que aparecen nuevos antimicrobianos, aparecen nuevos mecanismos de resistencia. Actualmente es imprescindible disponer de los datos de la microbiología local (principales microorganismos causantes de cada infección, porcentaje de sensibilidad y resistencia a los principales antimicrobianos e, incluso, principales mecanismos de resistencia). Del análisis de la microbiología local deben surgir protocolos de tratamiento empírico. Para compensar el impacto ecológico de los tratamientos de amplio espectro, necesarios con frecuencia en nuestros pacientes, es necesario combinarlos con protocolos de ajuste y optimización (desescalada).

Puntos clave

- La aparición y diseminación de los diferentes mecanismos de resistencia complican la elección de un tratamiento antimicrobiano empírico y dirigido.
- Es fundamental conocer la microbiología de cada unidad y establecer protocolos de tratamiento en función de su análisis.
- De forma ideal, cada unidad debe contar con un equipo PROA liderado por un médico intensivista experto en patología infecciosa.
- En las infecciones graves debemos ser agresivos en el inicio de un tratamiento empírico adecuado.
- El tratamiento empírico agresivo debe ir unido a la toma de muestras microbiológicas de calidad que permitan el ajuste posterior.
- Debemos tener en cuenta los parámetros pK/pD y las peculiaridades del paciente crítico para optimizar la dosis del tratamiento antimicrobiano.

Bibliografía

Abdul-Aziz MH, Alffenaar JWC, Bassetti M, et al. Antimicrobial therapeutic drug monitoring in critically ill adult patients: a Position Paper. Intensive Care Med. 2020;46(6):1127-53.

Barlam TF, Cosgrove SE, Abbo LM, et al. Implementing an Antibiotic Stewardship Program: Guidelines by the Infectious Diseases Society of America and the Society for Healthcare Epidemiology of America. Clin Infect Dis. 2016 15;62(10):e51-77.

Cano A, Gutiérrez-Gutiérrez B, Machuca I, et al. Risks of infection and mortality among patients colonized with klebsiella pneumoniae carbapenemase-producing k. pneumoniae: Validation of scores and proposal for management. Clin Infect Dis. 2018;66(8):1204-10.

Canut Blasco A, Aguilar Alfaro L, Cobo Reinoso J, Giménez Mestre MJ, Rodríguez-Gascón A. Pharmacokinetic/pharmacodynamic analysis in microbiology: a tool for the evaluation of the antimicrobial treatment. Enferm Infecc Microbiol Clin. 2015;33(1):48-57.

Ceccato A, Mendez R, Ewig S, et al. Validation of a prediction score for drug-resistant microorganisms in community-acquired pneumonia. Ann Am Thorac Soc. 2021;18(2):257-65.

Cercenado E, Rodríguez-Baño J, Alfonso JL, et al. Antimicrobial stewardship in hospitals: Expert recommendation guidance document for activities in specific populations, syndromes and other aspects (PROA-2) from SEIMC, SEFH, SEMPSPGS, SEMICYUC and SEIP. Enferm Infecc Microbiol Clin (Engl Ed). 2023;41(4):238-42.

Chalmers JD, Rother C, Salih W, Ewig S. Healthcare-associated pneumonia does not accurately identify potentially resistant pathogens: a systematic review and meta-analysis. Clin Infect Dis. 2014;58(3):330-9.

Díaz Santos E, Mora Jiménez C, Del Río-Carbajo L, Vidal-Cortés P. Treatment of severe multi-drug resistant Pseudomonas aeruginosa infections. Med Intensiva (Engl Ed). 2022;46(9):508-20.

European Centre for Disease Prevention and Control. Antimicrobial resistance in the EU/EEA (EARS-Net) - Annual Epidemiological Report 2020. Stockholm: ECDC; 2022.

Evans L, Rhodes A, Alhazzani W, et al. Surviving Sepsis Campaign: International guidelines for management of sepsis and septic shock 2021. Intensive Care Med. 2021;47(11):1181-247.

Ferrer R, Martin-Loeches I, Phillips G, et al. Empiric antibiotic treatment reduces mortality in severe sepsis and septic shock from the first hour: results from a guideline-based performance improvement program. Crit Care Med. 2014;42(8):1749-55. Garnacho-Montero J, Arenzana-Seisdedos A, De Waele J, Kollef MH. To which extent can we decrease antibiotic duration in critically ill patients? Expert Rev Clin Pharmacol. 2017;10(11):1215-23.

Garnacho-Montero J, Garcia-Garmendia JL, Barrero-Almodovar A, Jimenez-Jimenez FJ, Perez-Paredes C, Ortiz-Leyba C. Impact of adequate empirical antibiotic therapy on the outcome of patients admitted to the intensive care unit with sepsis. Crit Care Med. 2003;31(12):2742-51.

Giannella M, Trecarichi EM, De Rosa FG, et al. Risk factors for carbapenem-resistant Klebsiella pneumoniae bloodstream infection among rectal carriers: a prospective observational multicentre study. Clin Microbiol Infect. 2014;20(12):1357-62.

Harris PNA, Tambyah PA, Lye DC, et al. Effect of piperacillin-tazobactam vs meropenem on 30-day mortality for patients with E coli or klebsiella pneumoniae bloodstream infection and ceftriaxone resistance: A randomized clinical trial. JAMA. 2018 11;320(10):984-94.

Kalil AC, Metersky ML, Klompas M, et al. Management of adults with hospital-acquired and ventilator-associated pneumonia: 2016 Clinical Practice Guidelines by the Infectious Diseases Society of America and the American Thoracic Society. Clin Infect Dis. 2016;63(5):e61–111.

Kumar A, Roberts D, Wood KE, et al. Duration of hypotension before initiation of effective antimicrobial therapy is the critical determinant of survival in human septic shock. Crit Care Med. 2006;34(6):1589-96.

Lepe JA, Martínez-Martínez L. Resistance mechanisms in Gram-negative bacteria. Med Intensiva (Engl Ed). 2022;46(7):392-402.

Montero JG, Lerma FÁ, Galleymore PR, et al. Combatting resistance in intensive care: the multimodal approach of the Spanish ICU «Zero Resistance» program. Crit Care. 2015;19:114.

Paul M, Carrara E, Retamar P, et al. European Society of Clinical Microbiology and Infectious Diseases (ESCMID) guidelines for the treatment of infections caused by multidrug-resistant Gram-negative bacilli (endorsed by European society of intensive care medicine). Clin Microbiol Infect. 2022;28(4):521-47.

Pintado V, Ruiz-Garbajosa P, Aguilera-Alonso D, et al. Executive summary of the consensus document of the Spanish Society of Infectious Diseases and Clinical Microbiology (SEIMC) on the diagnosis and antimicrobial treatment of infections due to carbapenem-resistant Gram-negative bacteria. Enferm Infecc Microbiol Clin (Engl Ed). 2023;41(6):360-70.

Rhodes A, Evans LE, Alhazzani W, et al. Surviving Sepsis Campaign: International guidelines for management of sepsis and septic shock: 2016. Intensive Care Med. 2017;43(3):304-77.

Rodríguez A, Moreno G, Bodi M, Martín-Loeches I. Antibióticos en desarrollo para bacilos gramnegativos multirresistentes. Med Intensiva. 2022;46(11):630-40.

Rodríguez-Baño J, Paño-Pardo JR, Alvarez-Rocha L, et al. Programs for optimizing the use of antibiotics (PROA) in Spanish hospitals: GEIH-SEIMC, SEFH and SEMPSPH consensus document. Enferm Infecc Microbiol Clin. 2012;30(1):22.e1-22.e23.

Tamma PD, Aitken SL, Bonomo RA, Mathers AJ, van Duin D, Clancy CJ. Infectious Diseases Society of America guidance on the treatment of extended-spectrum β-lactamase producing Enterobacterales (ESBL-E), carbapenem-resistant enterobacterales (CRE), and Pseudomonas aeruginosa with difficult-to-treat resistance (DTR-P. aeruginosa). Clin Infect Dis. 2021;72(7):e169-83.

Torres A, Niederman MS, Chastre J, et al. International ERS/ESICM/ESCMID/ALAT guidelines for the management of hospital-acquired pneumonia and ventilator-associated pneumonia: Guidelines for the management of hospital-acquired pneumonia (HAP)/ventilator-associated pneumonia (VAP) of the European Respiratory Society (ERS), European Society of Intensive Care Medicine (ESICM), European Society of Clinical Microbiology and Infectious Diseases (ESCMID) and Asociación Latinoamericana del Tórax (ALAT). Eur Respir J. 2017;50(3):1700582.

Zaragoza R, Vidal-Cortés P, Aguilar G, et al. Update of the treatment of nosocomial pneumonia in the ICU. Crit Care. 2020;24(1):383.

90 | Inmunorregulación farmacológica

D. Carriedo González, J. Jiménez Clemente y L. Whyte García

◀ Orientación para el estudio

En este capítulo se exponen los principales grupos de fármacos inmunorreguladores utilizados en Medicina Intensiva. Se incluyen los glucocorticoides, los inhibidores de la calcineurina, los antiproliferativos/antimetabolitos, los citotóxicos y los anticuerpos monoclonales. Para el médico intensivista es importante conocer las características principales de estos medicamentos debido a su uso frecuente, principalmente en el manejo del paciente trasplantado. Igualmente, el conocimiento de sus posibles efectos adversos merece una consideración especial.

1. Introducción

La respuesta inmunitaria proporciona uno de los mecanismos de adaptación evolutivos más fundamentales para los organismos vertebrados, la protección frente a amenazas externas, que supone un paso fundamental para su supervivencia competitiva.

El estudio de este sistema ha resultado de extrema complejidad a lo largo de la historia, y su implicación en estados patológicos como las enfermedades autoinmunes o su vital relevancia para el éxito de los trasplantes han propulsado de forma importante su estudio y conocimiento.

La respuesta inflamatoria se activa cuando los tejidos son lesionados, ya sea por traumatismos, infecciones de cualquier tipo, tóxicos o, incluso, en relación con un reconocimiento anómalo de sustancias o componentes propios (autoinmunidad). El tejido dañado libera sustancias químicas como la histamina, la bradicinina y prostaglandinas, que producen un efecto activador, quimiotáctico, intensificador y regulador a nivel de la respuesta inflamatoria, proporcionando una respuesta fisiológica ante cualquier agresión, y que, como tal, ha de ser proporcionada, adaptativa y transitoria.

En ocasiones esta respuesta puede no resultar adecuada, como en el caso de la patología autoinmune, en la que se produce un reconocimiento anómalo de componentes propios, o proporcionada, adaptativa y transitoria, como en el caso de la sepsis o el politraumatismo grave, en el que, por sobreamplificación de la respuesta inflamatoria y la autoperpetuación de esta, se acaba produciendo mayor lesión tisular, disfunción orgánica y en ocasiones la muerte del paciente. Por otra parte, la ausencia o regulación a la baja de la respuesta inflamatoria pueden conllevar igualmente consecuencias desadaptativas.

El concepto de inmunorregulación o inmunomodulación está basado en la intervención farmacológica sobre la respuesta inmunitaria a nivel celular o humoral, con el objetivo de producir un efecto inmunodepresor o inmunoestimulante. El interés por el desarrollo de fármacos con efectos sobre el sistema inmunológico ha aumentado, sobre todo en la segunda mitad del siglo XX con el éxito de los primeros trasplantes, y sigue al alza debido a los efectos secundarios graves derivados de la inmunodepresión principalmente, que han despertado el interés por desarrollar fármacos cada vez más selectivos que reduzcan estos efectos indeseados manteniendo su efectividad.

Actualmente, en el área de los cuidados intensivos estos fármacos son comúnmente utilizados para el tratamiento de patología disinmune y la sepsis, entre otros, y por otra parte, muchos de los pacientes que ingresan reciben tratamiento inmunosupresor de forma crónica por sus patologías previas. Por lo tanto, es importante para el intensivista conocer las acciones farmacológicas de estos fármacos, no solo para su uso dirigido, sino para el entendimiento de los posibles efectos adversos que se pueden derivar.

En este capítulo describiremos los principales fármacos con actividad inmunorreguladora con interés en Medicina Intensiva, sus indicaciones y posibles efectos adversos.

2. Glucocorticoides

Los glucocorticoides son los fármacos más ampliamente utilizados y ejercen una importante acción antiinflamatoria e inmunosupresora. Este efecto se debe principalmente a la inhibición de la cinética leucocitaria y a la inhibición de la síntesis de mediadores quimiotácticos con efecto amplificador.

Producen inhibición de la proliferación celular y de la inmunidad dependiente de células T, además de disminuir la producción de citocinas como la interleucina (IL) 1, la IL-2 la IL-6 el interferón (IFN) y el factor de necrosis tumoral (TNF).

Son fármacos empleados casi sistemáticamente en los trasplantes, tanto en la inducción inicial como en combinación con otros inmunosupresores en la terapia de mantenimiento, y se usan también en la profilaxis y el tratamiento de enfermedad de injerto contra huésped del trasplante de médula ósea. Asimismo, son fármacos de amplia utilización en trastornos autoinmunes como la enfermedad inflamatoria intestinal, la artritis reumatoide, el lupus eritematoso sistémico, la dermatomiositis y otras enfermedades de la esfera reumatológica.

Actualmente cabe mencionar el aumento de las indicaciones enfocadas a la modulación de la respuesta inflamatoria en cuidados intensivos de patologías como el *shock* séptico, el síndrome de dificultad respiratoria aguda (SDRA), la COVID-19 o la neumonía adquirida en la comunidad grave, entre otros.

2.1. Posología

La posología de los glucocorticoides es muy variable. Estos fármacos se pueden usar por vía intravenosa u oral. La dosis inicial dependerá de la patología de base y del tipo de esteroide. En el caso de la metilprednisolona (el más utilizado), la dosis inicial puede llegar a los 500-1.000 mg en bolos diarios durante varios días en entidades como el rechazo agudo y otras enfermedades autoinmunes graves (vasculitis, encefalitis, neumonías organizativas, etcétera).

En el SDRA y la neumonía grave, la metilprednisolona, a dosis de 1 mg/kg/día en una o dos tomas, ha sido y es ampliamente utilizada.

En la COVID-19, el esteroide estudiado es la dexametasona, administrándose dosis que oscilan desde los 6 mg/día para enfermos con insuficiencia respiratoria sin necesidad de ventilación mecánica, a 20 mg/día en el SDRA con reducción gradual posterior.

Su uso en el *shock* séptico se limita a la necesidad de dosis altas de vasopresores, entendiendo estas como > 0,5 µg/kg/min de noradrenalina a pesar de una correcta resucitación, aunque si bien es cierto que existe respuesta en cuanto a la dosis de vasoactivos, hasta el momento no se ha demostrado un efecto en la mortalidad o en la necesidad de soporte de las funciones orgánicas durante el ingreso.

Siempre que se haga un uso prolongado de los glucocorticoides, y cuando el tratamiento deba ser crónico como en el caso de las enfermedades inmunológicas o el trasplante, la dosis se debe reducir progresivamente, incluso con intención de prescindir del tratamiento o de utilizar la menor dosis eficaz.

Cuando se realiza mantenimiento por vía oral, el esteroide más comúnmente utilizado es la prednisona, y es de vital importancia considerarlo en caso de ingreso por cualquier motivo, ya que si se debe de mantener, o se requiere un cambio de fórmula, hay que asegurar la dosis equivalente con el fin de prevenir el desarrollo de insuficiencia suprarrenal.

2.2. Efectos adversos

Siendo los glucocorticoides fármacos altamente efectivos y ampliamente utilizados, los intentos de la farmacología moderna están orientados a intentar prescindir de ellos, y esto se debe a su baja especificidad y a sus efectos adversos, principalmente metabólicos e inmunológicos.

La toxicidad es dependiente de dosis y de tiempo, siendo el uso de dosis > 10 mg de prednisona o equivalente durante períodos prolongados un factor de riesgo importante para la incidencia de infección oportunista, alteraciones metabólicas que aumentan el riesgo de sufrir eventos cardiovasculares a medio plazo y otras complicaciones.

Los efectos comúnmente apreciables son alteración del perfil glucémico (diabetes metaesteroidea) y lipídico, redistribución de la grasa corporal con obesidad central (síndrome de Cushing), hipertensión arterial por efecto aldosterónico, osteoporosis, neuropatía y miopatía esteroideas, trastornos psiquiátricos secundarios y, por supuesto, el aumento de las infecciones de cualquier tipo, incluyendo oportunistas como *Pneumocystis jirovecii*.

En Medicina Intensiva es especialmente importante conocer que la angioneogénesis se encuentra inhibida, lo que afecta a la capacidad de cicatrización, y que son fármacos gastroagresivos, ya que aumentan la secreción de ácido gástrico.

Todo esto lleva a que sea preciso la vigilancia y la evaluación de la necesidad de mantenimiento, ajuste de dosis a mínima eficaz y profilaxis de efectos adversos cardiovasculares e infecciosos.

Igualmente, en Medicina Intensiva es importante considerar estos fármacos a la hora de valorar el riesgo de infección oportunista como causa de patología.

2.3. Metabolismo

Los corticoides tienen metabolismo hepático y se eliminan un 80 % en la orina y un 20 % en la bilis.

Es importante considerar que en pacientes con insuficiencia renal o hepática se pueden ver un aumento de las concentraciones de esteroides por el aumento de su vida media.

Por otra parte, los fármacos inductores metabólicos, como muchos anticomiciales (fenitoína) o la rifampicina, entre otros, pueden reducir su vida media, por lo que se requerirá un ajuste de dosis en este sentido.

3. Inhibidores de la calcineurina

Son fármacos de uso frecuente en la terapia inmunosupresora e inmunorreguladora. Inhiben la activación de los linfocitos T mediante la inhibición de forma competitiva de la calcineurina, una enzima fosfatasa cuya inhibición también bloquea la expresión de IL-1 e IL-2 frenando la proliferación clonal.

En este grupo hablaremos de la ciclosporina y el tacrolimus, ambos ampliamente utilizados y efectivos tanto en enfermedades inmunomediadas como en el trasplante. No guardan relación estructural entre sí, pero comparten el efecto de la inhibición de la actividad fosfatasa de la calcineurina.

En la Tabla 90-1 se muestran las principales características, indicaciones y efectos adversos de estos fármacos.

3.1. Ciclosporina

La ciclosporina es un polipéptido derivado del hongo *Tolypocladium inflatum*. Su receptor intracelular, la ciclofilina, al combinarse con la calcineurina inhibe el factor de activación de linfocitos T (FALT), lo que además inhibe la producción de citocinas.

3.1.1. Indicaciones

La ciclosporina se utiliza en la terapia de mantenimiento de los trasplantes alogénicos de órgano sólido (hepático, renal, cardíaco, pulmonar, etc.), en la profilaxis y el tratamiento de la enfermedad de injerto contra huésped, en enfermedades autoinmunológicas como la psoriasis o la dermatitis atópica graves, y en la necrólisis epidérmica tóxica (enfermedad de Lyell/síndrome de Stevens-Johnson), donde ha supuesto un cambio muy importante en su evolución y mortalidad.

Tabla 90-1. Inhibidores de la calcineurina

Fármaco	Características	Indicaciones	Efectos adversos
Ciclosporina	✔ Biodisponibilidad oral baja (20-50 %) ✔ Metabolismo hepático ✔ Acumulación en células sanguíneas ✔ Excreción biliar	✔ Trasplante de órgano sólido y médula ósea ✔ Enfermedad injerto contra huésped ✔ Enfermedad inflamatoria intestinal, púrpura trombocitopénica idiopática, artritis reumatoide, miastenia *gravis*, nefritis lúpica ✔ Necrólisis epidérmica tóxica (enfermedad de Lyell/síndrome de Stevens-Johnson)	✔ Nefrotoxicidad ✔ HTA y edema ✔ Síntomas neurológicos ✔ Gastrointestinales (náuseas, dolor, dispepsia)
Tacrolimus	✔ Más potente que la ciclosporina ✔ Administración oral (depende de alimentos) y parenteral ✔ Metabolismo hepático ✔ Alto grado de unión a eritrocitos ✔ Excreción biliar	✔ Trasplante de órgano sólido y médula osea ✔ Enfermedades autoinmunes (psoriasis, enfermedad inflamatoria intestinal, esclerosis múltiple)	✔ Gastrointestinales ✔ Hepatotoxicidad ✔ HTA, tromboembolismo pulmonar, hipotensión ✔ Nefrotoxicidad ✔ Neurotoxicidad ✔ Alteraciones del parénquima pulmonar

HTA: hipertensión arterial.

3.1.2. Posología

La ciclosporina puede administrarse por vía intravenosa u oral cada 12 horas.

En los trasplantes de órganos la dosis oral de inicio es de 10-15 mg/kg/día, divididos en dos dosis. Esta dosis puede ser menor si se combina con otros inmunosupresores. Progresivamente, en las siguientes semanas se ajusta hasta la dosis habitual de mantenimiento de 2-8 mg/kg/día.

En la necrólisis epidérmica tóxica la dosis es de 3-5 mg/kg/día en dos tomas si es oral o un tercio de la dosis si se usa la vía intravenosa. Esto ha de combinarse con un colirio de ciclosporina al 1 %, lo que también limita la progresión de la afectación oftálmica. Actualmente nuevos ensayos avalan el uso de la ciclosporina en esta patología por el hallazgo de una reducción significativa de la mortalidad y el control de la progresión.

3.1.3. Efectos adversos

Los efectos adversos más importantes de la ciclosporina se deben a la inmunosupresión generada, y al igual que en otros inmunosupresores, la dosis y el tiempo de exposición son fundamentales. La potente inhibición de las células T puede no solo derivar en mayor predisposición a enfermedades infecciosas, sino al desarrollo de enfermedades tumorales, si bien la evidencia no es clara.

Se puede producir insuficiencia renal aguda de características prerrenales por vasoconstricción de la arteriola aferente, que es el efecto secundario más frecuente. También hepatitis, hipertensión y trastornos iónicos, todos estos reversibles con la retirada del fármaco e incluso con la regulación de la dosis a la baja. Otros efectos adversos, como la hiperplasia gingival o el hirsutismo, pueden ser permanentes.

La monitorización de niveles puede ser útil para el mantenimiento del rango terapéutico y para evitar la toxicidad dependiente de dosis.

3.1.4. Metabolismo

La ciclosporina es metabolizada en el hígado por el sistema P450, lo que a su vez define sus interacciones farmacológicas con otros compuestos que comparten esta vía metabólica. Se excreta un 90 % en la bilis y un 10 % en la orina.

3.2. Tacrolimus

El tacrolimus es un antibiótico de la familia de los macrólidos (fujimicina). Su mecanismo de acción es superponible al de la ciclosporina, ya que tras unirse a su receptor intracelular (FKBP-12) inhibe la actividad de la calcineurina y deriva en el mismo efecto de supresión de la función y proliferación celular T y la síntesis de citocinas.

3.2.1. Indicaciones

Muchas de las indicaciones del tacrolimus son compartidas con la ciclosporina, si bien sus indicaciones en Dermatología y Reumatología se encuentran aún menos avanzadas.

3.2.2. Posología

Se puede administrar por vía intravenosa u oral cada 12 horas. Las dosis orales para la prevención del rechazo en el trasplante de órgano sólido (hepático) pueden oscilar entre 0,1 y 0,3 mg/kg/día (0,01-0,03 g/kg/día por vía intravenosa).

Es importante conocer que los alimentos pueden interferir en su absorción, por lo que se recomienda tomar antes de las comidas, y por otra parte (al igual que con la ciclosporina), es recomendable monitorizar los niveles de fármaco en la sangre.

3.2.3. Efectos adversos

Al igual que la ciclosporina, la nefrotoxicidad es su principal efecto secundario y puede limitar su dosificación. Además, entre otros, se puede presentar trastornos iónicos como hiperpotasemia, neurotoxicidad periférica y central, hipertensión y trastornos del metabolismo de los hidratos de carbono. Al igual que el resto, produce un aumento del riesgo de infección y probablemente de tumores.

3.2.4. Metabolismo

Se metaboliza a través de la P450. Sufre metabolismo hepático y se excreta casi por completo en la bilis.

4. Antiproliferativos/antimetabolitos

Son potentes inmunosupresores que se usan con frecuencia en el trasplante de órgano sólido. Su mecanismo de acción se basa en la detención del ciclo celular impidiendo la multiplicación de células inmunitarias e interfiriendo en la duplicación del ADN en la fase S del ciclo, lo que inhibe la multiplicación celular.

En la Tabla 90-2 se muestran las principales características, indicaciones y efectos adversos de estos fármacos.

4.1. Sirolimus

El sirolimus, también llamado rapamicina, es un antibiótico de la familia de los macrólidos que deriva de *Streptomyces hygroscopicus*.

4.1.1. Mecanismo de acción

El sirolimus inhibe la activación de las células T mediante el bloqueo de la transducción de señales intracelulares dependientes e independientes de calcio. Se une a una inmunofilina, la proteína citosólica específica FKPB-12, y este complejo, con el sirolimus, inhibe la progresión del ciclo celular, bloqueando la ruta de señalización dependiente de la mTOR.

4.1.2. Indicaciones

El sirolimus está indicado para la prevención del rechazo en el trasplante de órgano sólido y siempre en combinación con glucocorticoides y, al menos en fases iniciales, con otro inmunosupresor.

4.1.3. Posología

El sirolimus se administra exclusivamente por vía oral.

En la profilaxis del rechazo en el trasplante o en el tratamiento de rescate la dosis de carga es de 3 mg/m^2 iniciales, para posteriormente realizar un mantenimiento con dosis de 1-3 mg/m^2/día en una o dos tomas. Se debe ajustar la dosis para alcanzar concentraciones óptimas en sangre, que rondan los 4-10 ng/mL.

4.1.4. Efectos adversos

Sus efectos adversos más habituales son los que a largo plazo conlleva la inmunosupresión: aumento de infecciones y posiblemente de neoplasias. Además, puede producir afectación de las tres series hematológicas, colestasis e hipertrigliceridemia, siendo esta última muy común y de mecanismo desconocido.

Tabla 90-2. Antiproliferativos/antimetabolitos

Fármaco	Características	Indicaciones	Efectos adversos
Siderolimus y everolimus	✔ Macrólido ✔ Inhibidor de mTOR ✔ Administración oral ✔ Metabolismo hepático ✔ Excreción biliar y urinaria	✔ Trasplante de órgano sólido	✔ Hipertrigliceridemia ✔ Alteraciones hematológicas ✔ Hepatotoxicidad
Micofenolato	✔ Administración oral ✔ Alta unión a proteínas ✔ Metabolismo por glucuronidación ✔ Excreción renal (90 %) y biliar	✔ Trasplante de órgano sólido (principalmente renal) ✔ Nefritis lúpica	✔ Mielosupresión ✔ Hepatotoxicidad ✔ Nefrotoxicidad ✔ Gastrointestinales
Azatioprina	✔ Administración oral ✔ Metabolismo hepático ✔ Excreción urinaria	✔ Trasplante de órgano sólido ✔ Enfermedades autoinmunes (lupus, artritis reumatoide, enfermedad inflamatoria intestinal)	✔ Mielosupresión ✔ Neurotóxico ✔ Hepatotóxico ✔ Gastrointestinales ✔ Edema pulmonar ✔ Retinopatía

4.1.5. Metabolismo

Tiene una absorción rápida, alcanzando concentraciones máximas tras 1 hora de la toma. Se metaboliza en el hígado por la vía del CYP3A4 (P450), lo que, al igual que con otros fármacos, define sus interacciones.

4.2. Micofenolato

El micofenolato es un profármaco, el éster 2-morfolinoetilo del ácido micofenólico.

Se utiliza ampliamente en el trasplante, principalmente renal, y también en afecciones reumatológicas, sobre todo refractarias a otros tratamientos, como vasculitis, dermatomiositis y lupus eritematoso sistémico, entre otras, campo en el que se está desarrollando su investigación en la actualidad.

4.2.1. Mecanismo de acción

Tras convertirse en su forma activa, el ácido micofenólico (MPA), es un inhibidor potente, selectivo, no competitivo y reversible de la deshidrogenasa de monofosfato de inosina (IMPDH). La inhibición de esta enzima produce un efecto citostático que afecta a los linfocitos T y B. Esto se logra mediante la inhibición de la síntesis de nucleótidos de guanosina, lo que bloquea la síntesis de ADN. En conclusión, inhibe de manera selectiva la proliferación y también las funciones de los linfocitos, incluidas la formación de anticuerpos, la adherencia celular y la migración.

4.2.2. Indicaciones

El micofenolato está indicado principalmente en el rechazo de trasplante, pero siempre en combinación con esteroides y un inhibidor de la calcineurina, habitualmente tacrolimus. Se puede combinar con sirolimus siempre y cuando se mantenga vigilancia estrecha sobre las posibles interacciones y niveles plasmáticos.

4.2.3. Posología

En el trasplante renal, el tratamiento se inicia tras 48-72 horas del trasplante. La dosis recomendada es de 1 g/12 h.

En el trasplante cardíaco, su inicio es por vía oral en los 5 días siguientes al trasplante. La dosis recomendada es de 1,5 g/12 h.

En el trasplante hepático, el tratamiento se inicia por vía intravenosa en los 4 primeros días tras el trasplante, lo que se debe al efecto de primer paso errático tras la colocación del injerto. Posteriormente se utilizará la vía oral a dosis de 1,5 g/12 h para el mantenimiento.

4.2.4. Efectos adversos

Los efectos adversos del micofenolato son los derivados de la inmunosupresión, de manera similar a otros fármacos en esta indicación. Por otro lado, de forma habitual puede producir efectos gastrointestinales indeseados (diarrea, náuseas, dolor abdominal y vómitos) y hematológicos (leucopenia, trombocitopenia y anemia). Sin embargo, es un fármaco habitualmente bien tolerado y los efectos secundarios de este tipo suelen ser pasajeros.

4.2.5. Metabolismo

El micofenolato tiene una biodisponibilidad alta por vía oral y alcanza concentraciones máximas tras 2 horas. El MPA (producto activo tras desesterificación) se une casi por completo a proteínas. Sufre metabolismo hepático: aquí se metaboliza a un glucurónido inactivo (glucurónido fenólico) que se elimina prácticamente por completo en la orina. Este tipo de metabolismo independiente del sistema P450 reduce la posibilidad de interacciones farmacológicas.

4.3. Azatioprina

La azatioprina es un antimetabolito purínico derivado imidazólico de la 6-mercaptopurina (6-MP). Altera el metabolismo de las purinas e inhibe la síntesis de ADN, ARN y proteínas, además de disminuir el metabolismo celular e inhibir la mitosis.

4.3.1. Mecanismo de acción

Tras convertirse en 6-MP y después en metabolitos como tiopurina, inhibe la síntesis de purina y se incorpora en el ADN y el ARN generando toxicidad sobre la cadena nucleica. Esto supone un efecto citotóxico y antiproliferativo, este último más mediado por la inhibición de la síntesis de purina. El resultado final es afectación de la serie linfoide y disminución de la producción de anticuerpos (inmunidad humoral) y del reconocimiento NK linfocitario.

4.3.2. Indicaciones

La azatioprina está indicada en trasplantes, principalmente renal, cardíaco y hepático, asociada a esteroides y otro agente inmunosupresor habitualmente. También se usa en enfermedades autoinmunes y de la esfera reumatológica, especialmente en la enfermedad inflamatoria intestinal de moderada a grave (tanto por refractariedad como por corticodependencia), en las formas graves de artritis reumatoide, lupus eritematoso sistémico, hepatitis crónica autoinmune, anemia hemolítica autoinmune, púrpura trombocitopénica idiopática y en la esclerosis múltiple recurrente-remitente, entre otros.

4.3.3. Posología

Se puede administrar tanto por vía oral como por intravenosa. La dosis se debe ajustar de acuerdo con el tipo de injerto o enfermedad reumatológica, pero también según la tolerancia hematológica. La dosis en trasplantes habitual es de 5 mg/kg por vía oral de inicio. La dosis de mantenimiento es de 1-4 mg/kg/día por vía oral de forma habitual.

4.3.4. Efectos adversos

Al igual que con otros fármacos de función similar, la mielosupresión con posible afectación de las tres series es la principal preocupación. La complicación con infección por el virus herpes es relativamente frecuente. Por otra parte, la toxicidad hepática puede limitar su uso, y se recomienda vigilar analíticamente.

Los efectos secundarios gastrointestinales son frecuentes pero intermitentes y respondedores al ajuste de dosis, ya que como sustrato está implicada la afección de la proliferación de células de alto recambio a nivel digestivo.

4.3.5. Metabolismo

Presenta una biodisponibilidad oral del 50 % con concentraciones máximas tras 1-2 horas de la toma. Se elimina con rapidez por oxidación o metilación hepática y en los eritrocitos, con eliminación casi completa a nivel renal.

La xantina-oxidasa, enzima implicada en la eliminación de la azatioprina, es bloqueada por el alopurinol (su principal mecanismo de acción), por lo que la necesidad de tratamiento con ambos fármacos requiere de ajuste de dosis.

5. Citotóxicos

Los citotóxicos son fármacos antimetabolitos que producen toxicidad celular que han sido inicialmente desarrollados en el campo de la Oncología. Por este mismo efecto se utilizan a dosis variables como tratamiento inmunosupresor. Los más importantes son la ciclofosfamida y el metotrexato; sin embargo, otros como el clorambucilo o la lenalidomida han tenido un papel relevante en el desarrollo de estos tratamientos.

En la Tabla 90-3 se muestran las principales características, indicaciones y efectos adversos de estos fármacos.

5.1. Ciclofosfamida

La ciclofosfamida es un análogo de la mostaza nitrogenada que se emplea como fármaco antineoplásico e inmunomodulador con amplia experiencia.

5.1.1. Mecanismo de acción

La ciclofosfamida es un profármaco que debe ser metabolizado a nivel hepático a su forma activa, la mostaza fosforamida. Esta se alquila o se une al ADN produciendo efectos citotóxicos que son debidos principalmente a la formación de enlaces cruzados entre cadenas de ADN y ARN, y la consiguiente inhibición de la síntesis proteica.

Sus efectos inmunomoduladores incluyen descenso del número de linfocitos T y B, y reducción de la proliferación linfocitaria y de la producción de anticuerpos; por lo tanto, afectan a la inmunidad celular y humoral.

5.1.2. Indicaciones

En cuanto a sus indicaciones como inmunomodulador, la ciclofosfamida se emplea en muchas enfermedades autoinmunológicas como la granulomatosis de Wegener, la artritis reumatoide, la artropatía psoriásica, el lupus eritematoso sistémico y la anemia autoinmune hemolítica. También se usa en la enfermedad del injerto contra el huésped y el rechazo de aloinjertos.

5.1.3. Efectos adversos

Es frecuente la mielosupresión reversible, si bien se produce de distinto modo a la que causan otros fármacos, y afecta principalmente a la serie blanca, produciendo leucopenia y neutropenia. La probabilidad de infecciones es inherente al tratamiento, pero el desarrollo de leucopenia incrementa el riesgo.

También puede producir efectos menores como molestias gastrointestinales (anorexia, náuseas y vómitos), complicaciones urológicas (cistitis hemorrágica) y dermatológicas (alopecia reversible y fragilidad capilar). No es infrecuente que aumente las concentraciones séricas de ácido úrico (lisis celular) incrementando el riesgo de litiasis.

5.1.4. Metabolismo

Tras su administración oral, la ciclofosfamida tiene una buena absorción, con una biodisponibilidad > 75 %. Se une moderadamente a proteínas.

Se elimina en la orina principalmente bajo la forma de metabolitos tras metabolización hepática (acroleína, 4-aldofosfamida, 4-hiperoxiciclofosfamida y mostaza no nitrogenada, que son activos), pero entre el 5 % y el 25 % de la dosis se excreta en la orina de forma inalterada.

5.2. Metotrexato

El metotrexato es un análogo estructural del ácido fólico con efectos antiinflamatorios, inmunosupresores y antineoplásicos. Fue inicialmente estudiado en el tratamiento de las leucemias infantiles, pero en la actualidad tiene amplias utilidades en el campo de la Reumatología.

5.2.1. Mecanismo de acción

Como análogo del ácido fólico, el metotrexato bloquea de forma reversible la actividad de la folato-reductasa, afectando a la síntesis del tetrahidrofólico implicado en la síntesis de ADN. Además, el metotrexato intracelular impide la síntesis de purinas al bloquear la 5-aminoimidazol-4-carboxamida ribonucleótido transformilasa (ATIC). En definitiva, actúa eficazmente bloqueando el ciclo de división celular, lo que le confiere efectos antiproliferativos (antitumorales) e inmunosupresores. Otros efectos atribuidos son el inhibir la quimiotaxis celular y las acciones de diversas citocinas (efectos sobre sus concentraciones, producción y actividad).

Tabla 90-3. Citotóxicos

Fármaco	Características	Indicaciones	Efectos adversos
Ciclofosfamida	✔ Mostaza nitrogenada ✔ Administración oral (biodisponibilidad del 75 %) o intravenosa ✔ Metabolismo hepático ✔ Excreción renal	✔ Pretrasplante de médula ósea ✔ Tumores sólidos ✔ Enfermedades autoinmunes (lupus, granulomatosis de Wegener, artritis reumatoide)	✔ Gastrointestinales ✔ Cardiotoxicidad ✔ Pancitopenia ✔ Cistitis hemorrágica ✔ Hiperpigmentación cutánea ✔ Alopecia
Metrotexato	✔ Análogo del ácido fólico ✔ Administración oral (biodisponibilidad del 80 %) ✔ Metabolismo hepático ✔ Excreción renal	✔ Trasplante de médula ósea ✔ Enfermedades autoinmunes (psoriasis, artritis reumatoide, enfermedad inflamatoria intestinal)	✔ Pancitopenia ✔ Toxicidad pulmonar ✔ Nefrotoxicidad ✔ Reacciones dermatológicas

5.2.2. Indicaciones

El metotrexato es un citotóxico empleado como inmunosupresor, principalmente en el tratamiento de enfermedades reumáticas como la artritis reumatoide y la psoriasis generalizada. También se puede emplear para tratar la enfermedad del injerto contra el huésped y tiene amplia utilización como antineoplásico en hematología oncológica.

5.2.3. Posología

La posología va a depender principalmente de su uso. En general, su administración es semanal, ya que tiene un efecto prolongado, y administraciones más frecuentes pueden asociarse con toxicidad. Se administra habitualmente por vía oral, pero existe la posibilidad de administrarlo por vía intravenosa e intramuscular.

La biodisponibilidad por vía oral es variable y depende de la dosis de tratamiento, ya que su absorción se produce por transporte activo, que es un mecanismo saturable.

La dosis de inicio habitual es de 5-10 mg/semana y se puede dividir en dos dosis para mejorar la tolerancia, si bien no suele ser necesario. La dosis se puede aumentar hasta 20-30 mg/semana. Se une en un 50-60 % a proteínas plasmáticas. La administración concomitante de ácido fólico (1-3 mg/día) disminuye la toxicidad, incluyendo mucositis, náuseas, alteraciones hematológicas y elevaciones de las enzimas hepáticas, sin una aparente interferencia en la eficacia clínica, por lo que se utiliza de forma concomitante.

5.2.4. Efectos adversos

Son muy dependientes de dosis y modulables con la administración de ácido fólico. Los más frecuentes consisten en afecciones gastrointestinales, mucositis y mielosupresión. Esta última es de mayor relevancia, pero también prevenible. La toxicidad hepática es frecuente y limita su posología, si bien es reversible.

Es importante destacar que puede producir efectos más graves a largo plazo, como la toxicidad pulmonar, que causa una característica fibrosis pulmonar irreversible. Pese a ser poco frecuente, puede provocar una mortalidad en torno al 17 % y una discapacidad en más del 75 %.

5.2.5. Metabolismo

El metotrexato se metaboliza principalmente en el hígado mediante el proceso de glucuronidación y se transforma en metabolitos inactivos. La enzima principal involucrada en su metabolismo es la enzima hepática dihidrofolato-reductasa. Una vez metabolizado, se excreta en gran parte en forma de metabolitos inactivos a través de la orina. La eliminación renal del metotrexato puede ser un proceso lento y requiere una hidratación adecuada y ajuste de dosis en pacientes con disfunción renal.

6. Anticuerpos monoclonales

Los anticuerpos monoclonales son anticuerpos producidos por un solo clon de linfocitos B. Según su mecanismo de acción pueden ser inmunosupresores, inmunomoduladores o bloqueadores.

Su interés en Medicina Intensiva tiene alta perspectiva de futuro, donde se abre paso para el tratamiento desde el rechazo del injerto a otras patologías de perfil autoinmunológico como vasculitis y síndrome hemolítico urémico, entre otras.

En la Tabla 90-4 se muestran las principales características, indicaciones y efectos adversos de estos fármacos.

6.1. Eculizumab

El eculizumab es un anticuerpo $IgG_2/4k$ monoclonal humanizado recombinante. Consta de dos cadenas pesadas de 448 aminoácidos y dos cadenas ligeras de 214 aminoácidos.

Tabla 90-4. Anticuerpos monoclonales

Fármaco	Características	Indicaciones	Efectos adversos
Eculizumab	✔ Se une a C5 y bloquea el complemento	✔ Hemoglobinuria paroxística nocturna ✔ Síndrome hemolítico urémico, miastenia *gravis*	✔ Síntomas seudogripales ✔ HTA ✔ Insuficiencia cardíaca congestiva ✔ Infarto agudo de miocardio ✔ Enfermedad pulmonar inflamatoria ✔ Neurotoxicidad
Rituximab	✔ Anti-CD20	✔ Linfomas no Hodgkin, leucemia linfocítica crónica ✔ Enfermedades autoinmunes	
Tocilizumab	✔ Anti-IL-6	✔ Artritis reumatoide ✔ COVID-19 grave	
Basiliximab	✔ Inhibe la activación de linfocitos T mediada por CD25	✔ Prevención del rechazo agudo del trasplante de riñón, enfermedad injerto contra huésped refractaria, trasplante de corazón, hígado o pulmón	
Bevacizumab	✔ Inhibe el efecto proangiogénico del VEGF	✔ Cáncer colorrectal	✔ HTA ✔ Hemorragia, coagulopatía ✔ Nefrotoxicidad

HTA: hipertensión arterial; VEGF: factor de crecimiento del endotelio vascular.

6.1.1. Mecanismo de acción

El eculizumab actúa uniéndose al complemento (C5) e impide su división en C5a y C5b, con lo que se anula la activación del complejo de ataque de membrana C5b-9 (MAC), que es el responsable de la lisis del eritrocito. Con este fármaco se inhibe la hemólisis intravascular y se restablece la regulación del complemento de una forma sostenida.

6.1.2. Indicaciones

El eculizumab está indicado para el tratamiento de la hemoglobinuria paroxística nocturna con hemólisis. Asimismo, en el síndrome hemolítico urémico atípico ha supuesto un avance para casos refractarios a la terapia convencional. En patologías como el síndrome hemolítico urémico secundario, glomerulonefritis membranoproliferativa mediada por inmunocomplejos, enteropatía pierde proteínas por déficit de CD55, microangiopatía trombótica y nefropatía IgA, entre otras, ha demostrado efectividad; sin embargo, estas indicaciones siguen estando fuera de ficha técnica.

6.1.3. Posología

En la hemoglobinuria paroxística nocturna la dosis de inducción es de 600 mg/semana por 4 dosis, manteniendo con 900 mg cada 2 semanas a partir de entonces.

En el síndrome hemolítico urémico atípico de administra una inducción con 900 mg/semana por vía intravenosa (4 dosis), para seguir con un mantenimiento de 1.200 mg cada 2 semanas desde entonces.

En pacientes con plasmaféresis la dosis se administrará 1 hora después de cada recambio plasmático.

Debido a la notificación de infecciones meningocócicas potencialmente mortales por cualquier serogrupo en pacientes que han sido tratados con eculizumab, se recomienda administrar la vacuna meningocócica al menos 2 semanas antes de comenzar con la terapia farmacológica, o al menos haberla recibido según el calendario. Si fuera necesario el inicio del eculizumab de forma urgente, se puede administrar tratamiento con profilaxis antibacteriana hasta cumplirse 2 semanas tras la administración de la vacuna.

6.1.4. Efectos adversos

La reacción adversa más frecuente es la cefalea, que se da en más de uno de cada diez pacientes. La fiebre y la tos son muy frecuentes en niños. La hipertensión arterial tiene menor incidencia que en adultos. La reacción más grave es la sepsis meningocócica (entre 1/100 y 1/1.000), por lo que es obligatoria su prevención. También se han descrito infecciones oportunistas por virus del herpes simple, neumonías, infecciones del tracto urinario, bronquitis y trastornos hematológicos como la leucopenia y la anemia. En algunos casos puede producir insomnio.

6.1.5. Metabolismo

En relación con su metabolismo no precisa ajuste de dosis en situaciones de insuficiencia hepática o renal. No se han realizado ensayos específicos para evaluar las vías de excreción/eliminación hepática, renal, pulmonar ni gastrointestinal. En el riñón normal, los anticuerpos no se excretan y no se filtran debido a su tamaño.

6.2. Rituximab

El rituximab es un anticuerpo monoclonal IgG$_1$ anti-CD20 quimérico murino/humano. Agota las células B y se utiliza como arsenal terapéutico de primera línea en la artritis reumatoide, enfermedades autoinmunes y trastornos linfoproliferativos.

6.2.1. Mecanismo de acción

Su mecanismo de actuación es el agotamiento de las células B CD20+. El receptor CD20, una fosfoproteína transmembranaria, se expresa en los linfocitos pre-B y B maduros tanto de células normales como tumorales. Los mecanismos de la lisis celular mediada por efector incluyen citotoxicidad dependiente del complemento y citotoxicidad celular dependiente de anticuerpos mediada por granulocitos, macrófagos y células NK.

También se ha demostrado que la unión del rituximab al antígeno CD20 de los linfocitos B induce la muerte celular por apoptosis.

6.2.2. Indicaciones

El rituximab está aprobado para enfermedades tumorales como linfomas no Hodgkin o algunos tipos de leucemias, pero también en enfermedades reumatológicas como la artritis reumatoide activa grave (en combinación con metotrexato), la granulomatosis con poliangeítis y poliangeítis microscópica activa y grave, entre otras.

6.2.3. Posología

Antes de iniciar el tratamiento, se han de realizar serologías para hepatitis B, hepatitis C y VIH, determinar niveles basales de inmunoglobulinas séricas (incluidas IgM, IgG e IgA), realizar una radiografía de tórax para descartar lesiones (tuberculosis) y vacunar frente a neumococo, gripe, virus hepatótropos, meningococo y *Haemophilus influenzae*, si estas vacunas no han sido previamente administradas.

La dosis inicial del fármaco es de 1.000 mg por vía intravenosa administrada dos veces con 2 semanas de diferencia, aunque algunos ensayos y estudios de cohortes han sugerido que la dosis de 500 mg en la misma temporalidad puede ser eficaz.

Se aconseja premedicar 30 minutos antes de cada infusión del ciclo con clorfeniramina 10 mg intravenosa, paracetamol 1 g y metilprednisolona 100 mg vía intravenosa, y es importante recordar que los pacientes hipertensos no deben tomar su medicación antes de la infusión por el riesgo de hipotensión leve a moderada en relación con la infusión.

6.2.4. Efectos adversos

Se pueden producir activaciones de infecciones crónicas o latentes como hepatitis B (que en algunos casos puede conducir a hepatitis fulminante), citomegalovirus o tuberculosis. La hipogammaglobulinemia es un efecto dependiente de dosis en relación con el agotamiento de las células B. También se puede producir neutropenia. Todo en general se resume en mayor riesgo de contraer infecciones virales, bacterianas o fúngicas.

Se han informado de casos de leucoencefalopatía multifocal progresiva por infección por el virus JC con resultado fatal de manera tardía, sobre todo en pacientes con comorbilidades, particularmente lupus eritematoso sistémico y VIH no diagnosticado.

Asimismo, se han notificado casos de perforación intestinal, citopenias que pueden extenderse meses después del tratamiento y toxicidad renal grave en pacientes con linfoma no Hodgkin y terapia combinada con cisplatino, aunque esto se atribuye a lisis tumoral.

En relación con la infusión del fármaco se puede producir angioedema, tos, broncoespasmo, hipotensión y, en casos más graves, puede aparecer insuficiencia respiratoria, *shock* cardiogénico y arritmias cardíacas. Todo esto ha de tenerse en cuenta en la administración de estos fármacos desde la óptica de la Medicina Intensiva en pacientes con deterioro brusco.

6.3. Tocilizumab

El tocilizumab es un anticuerpo monoclonal IgG$_1$ recombinante humanizado inhibidor del receptor de IL-6. Utilizado en enfermedades reumatológicas como la artritis reumatoide, ha ganado fama al demostrarse como tratamiento eficaz en la COVID-19 moderada-grave con necesidad de soporte respiratorio avanzado.

6.3.1. Mecanismo de acción

El tocilizumab inhibe la producción IL-6 uniéndose específicamente a los receptores de IL-6 tanto solubles como unidos a membranas (IL-6Rs e IL-6Rm), e inhibe la señalización mediada estos. La IL-6 es una citocina producida por diversos tipos celulares, como células T y B, monocitos y fibroblastos, que participa en numerosos procesos relacionados con la activación del sistema inmunológico, y está implicada en la patogenia de enfermedades inflamatorias y neoplásicas.

6.3.2. Indicaciones

El tocilizumab se usa en Reumatología para el tratamiento de la artritis reumatoide, endarteritis de células gigantes y diferentes tipos de esclerosis sistémica.

Ha ganado especial peso en Cuidados Intensivos al sugerirse en ensayos clínicos una mejoría de la supervivencia en la COVID-19 grave asociado a dexametasona. En un metanálisis de 27 ensayos aleatorizados de más de 10.000 pacientes hospitalizados con COVID-19, la mortalidad por todas las causas fue menor entre los que recibieron tocilizumab en comparación con el placebo o el tratamiento estándar (*odds ratio* 0,83; IC95 % 0,74-0,92). Aunque con un grado de evidencia IIB, actualmente se recomienda su uso en asociación con dexametasona en pacientes hospitalizados con necesidad de oxigenoterapia de alto flujo, ventilación mecánica o empeoramiento rápido de su situación. Esto se basa en estudios en los que se detectó un aumento muy importante de los niveles de IL-6 en la COVID-19 grave, y ensayos posteriores que han demostrado efecto positivo sobre la mortalidad sin generar efectos secundarios relevantes cuando se excluyen pacientes con infección activa asociada diferente al SARS-CoV-2.

Actualmente ya no se recomienda medir los niveles de IL-6 para decidir sobre lo apropiado de la administración.

6.3.3. Posología

El tocilizumab se puede administrar por vía subcutánea o intravenosa. La dosis inicial es de 8 mg/kg en dosis única y siempre asociados a dexametasona en la COVID-19.

Para las indicaciones reumatológicas, la dosis oscila entre los 4 y 8 mg/kg mensuales. En el caso del síndrome de liberación de citocinas, la dosis puede llegar a 8 mg/kg (800 mg por dosis máximo) cada 24 horas en días consecutivos según la respuesta.

6.3.4. Efectos adversos

El tocilizumab puede producir un incremento de la susceptibilidad hacia infecciones virales y bacterianas, incluyendo la activación de una tuberculosis latente, neutropenia, trombocitopenia y elevación de enzimas hepáticas.

6.4. Basiliximab

El basiliximab es un anticuerpo monoclonal quimérico humanizado recombinante (pariente del daclizumab).

6.4.1. Mecanismo de acción

El basiliximab actúa contra la cadena α del receptor de la IL-2 (antígeno CD25) que se expresa sobre la superficie de los linfocitos T como respuesta a estímulos antigénicos.

6.4.2. Indicaciones

El basiliximab está indicado en la profilaxis del rechazo agudo en el trasplante renal alogénico *de novo*, en la enfermedad injerto contra huésped aguda refractaria a tratamiento y en la profilaxis del rechazo agudo del trasplante hepático y pulmonar, aunque todas ellas son indicaciones de uso compasivo.

En varios ensayos clínicos de tamaño reducido en receptores de trasplante cardíaco se han notificado acontecimientos adversos cardíacos como arritmias supraventriculares e incluso paro cardíaco más frecuentemente con basiliximab que con otros fármacos de inducción, por lo que no es primera opción.

6.4.3. Posología

La primera dosis de 20 mg intravenosos debe administrarse durante las 2 horas posteriores al trasplante. La segunda dosis de 20 mg intravenosos se administrará 4 días después del trasplante.

6.4.4. Efectos adversos

Se han descrito reacciones de hipersensibilidad graves y agudas (< 24 horas), tanto en la exposición inicial como en la reexposición, que incluyen reacciones de tipo anafilactoide (erupción, urticaria, prurito, estornudos, sibilancias, hipotensión, taquicardia, disnea, broncoespasmo, edema pulmonar, insuficiencia cardíaca, insuficiencia respiratoria y síndrome de extravasación capilar).

Los regímenes inmunosupresores con combinaciones de medicamentos, con o sin basiliximab, incrementan la susceptibilidad a infecciones, incluyendo infecciones oportunistas, sepsis e infecciones potencialmente mortales. Del mismo modo, los pacientes trasplantados que reciben tratamiento inmunosupresor con basiliximab poseen un riesgo incrementado de desarrollar procesos linfoproliferativos como linfomas, principalmente.

6.5. Bevacizumab

El bevacizumab es un anticuerpo monoclonal que se une al factor de crecimiento del endotelio vascular (VEGF).

6.5.1. Mecanismo de acción

El anticuerpo se une al VEGF e inhibe la unión de este a sus receptores VEGFR-1 y VEGFR-2, situados en la superficie de las células endoteliales, factor clave de la angiogénesis. La neutralización de la actividad biológica del VEGF produce una regresión de la vascularización de los tumores e inhibe la neovascularización tumoral, impidiendo así el crecimiento del tumor.

6.5.2. Indicaciones

El bevacizumab tiene múltiples usos, especialmente en Oncología. Algunas de las indicaciones son la degeneración macular asociada a la edad y el edema macular diabético en Oftalmología. En Oncología se usa para el tratamiento de tumores metastásicos o recurrentes, en la mayor parte de los casos carcinoma de mama metastásico, cáncer de cérvix uterino, cáncer de ovario, cáncer colorrectal metastásico, glioblastoma recurrente, carcinoma de células renales, carcinoma hepatocelular, sarcoma o angiosarcoma y mesotelioma pleural.

6.5.3. Posología

En los tumores sólidos refractarios la dosis es de 5-15 mg/kg cada 2 semanas en ciclos de 28 días o 5-10 mg/kg cada 2-3 semanas. En los tumores primarios del sistema nervioso central la dosis es de 5-15 mg/kg (dosis media: 9,5 mg/kg) cada 2-3 semanas.

6.5.4. Efectos adversos

Son efectos adversos muy frecuentes: hipertensión, fatiga o astenia, fiebre, dolor e inflamación de la mucosa; pérdida de peso, estomatitis, hemorragia rectal, estreñimiento, diarrea, náuseas, vómitos y dolor abdominal; neutropenia febril, leucopenia, neutropenia, trombocitopenia, anorexia, hipomagnesemia e hiponatremia; neuropatía sensorial periférica, disartria, cefalea, disgeusia, trastorno ocular, lagrimeo aumentado, disnea, rinitis, epistaxis y tos; complicaciones en la cicatrización de heridas, dermatitis exfoliativa, piel seca, decoloración de la piel, artralgia, mialgia, proteinuria e insuficiencia ovárica.

Son efectos adversos graves: perforaciones gastrointestinales, hemorragia y tromboembolismo arterial.

La dosis más alta de bevacizumab ensayada en humanos (20 mg/kg intravenosos cada 2 semanas) se asoció a migraña grave.

7. Macrólidos

Los macrólidos son un grupo de antibióticos de uso generalizado que tienen efectos más allá de su capacidad para combatir las infecciones bacterianas. Actualmente se sabe que macrólidos como la eritromicina, la claritromicina y la azitromicina también tienen propiedades inmunomoduladoras. Se ha observado que estos antibióticos pueden afectar a la respuesta inflamatoria por diferentes vías. Sin duda la azitromicina es en la actualidad el más ampliamente utilizado y el que mayor uso tiene en Medicina Intensiva.

7.1. Mecanismo de acción

Los macrólidos se unen de manera reversible a la subunidad 50S del ribosoma bacteriano, lo que impide la elongación de la cadena peptídica durante la síntesis proteica y de la que deriva su efecto antibiótico citostático.

Su efecto inmunorregulador también se debe a la inhibición de la síntesis de proteínas a diferentes niveles. Si bien aún se encuentran en estudio, la mayoría de sus propiedades relacionadas con este aspecto incluyen:

✔ **Inhibición de la síntesis de citocinas.** Interfieren en la producción de citocinas proinflamatorias, como el TNF-α, IL-1, IL-6 e IL-8. Esto se logra al bloquear la transcripción de genes específicos involucrados en la síntesis de estas citocinas, reduciendo así la respuesta inflamatoria.

✔ **Modulación de la respuesta inmunitaria adaptativa.** Se ha observado que pueden influir en la función de los linfocitos T y B, células clave en la respuesta inmunitaria adaptativa. Estos antibióticos pueden inhibir la proliferación y la activación de los linfocitos T, así como modular la producción de anticuerpos por parte de los linfocitos B. Esto puede ayudar a regular la respuesta inmunitaria excesiva en enfermedades autoinmunes y trastornos inflamatorios.

✔ **Inhibición de la activación de células inmunológicas.** Bloquean la activación de diferentes tipos de células inmunológicas, como los macrófagos y los neutrófilos. Al reducir la activación de estas células, se disminuye la liberación de mediadores inflamatorios.

✔ **Efecto sobre la producción de moco.** Se cree que es secundario a su efecto antiinflamatorio. Debido a su efecto sobre la síntesis de proteínas, se sabe que produce cambios en su composición, actuando como mucolítico, lo que puede ser beneficioso especialmente en la fibrosis quística.

7.2. Indicaciones

Son conocidas las indicaciones de los macrólidos como antibióticos en infecciones respiratorias, bien en monoterapia o en combinación, especialmente cuando se requiere cobertura de organismos atípicos como *Mycoplasma pneumoniae*, *Chlamydophila pneumoniae* y *Legionella pneumophila*; también en infecciones gastrointestinales, de piel y partes blandas y en infecciones de transmisión sexual.

Con independencia de su efecto antibioterápico, estos fármacos se han indicado en el tratamiento de enfermedades pulmonares crónicas inflamatorias, como la fibrosis quística, las bronquiectasias y la enfermedad pulmonar obstructiva crónica (EPOC), ya que ayudan a reducir la actividad inflamatoria y, por tanto, a mejorar la función pulmonar y disminuir las exacerbaciones.

En las infecciones respiratorias agudas, especialmente la neumonía grave adquirida en la comunidad, varios estudios de la primera década de los años 2000 demostraron mejorar su pronóstico en combinación con un β-lactámico, y esto se ha asociado a sus propiedades inmunomoduladoras, ya que no se ha observado este efecto con quinolonas o tetraciclinas, a pesar de presentar coberturas adecuadas y biodisponibilidad adecuada al nivel tisular pulmonar.

Los macrólidos se han utilizado también en el trasplante pulmonar, precisamente para prevenir y tratar el rechazo agudo. Además, tienen efectos beneficiosos sobre el pronóstico de la bronquiolitis obliterante postinfecciosa, una complicación pulmonar del trasplante de médula ósea de gravedad variable.

7.3. Posología

Para adultos, la dosis típica para el tratamiento de infecciones respiratorias, digestivas y genitourinarias (infecciones de transmisión sexual) es de 500 mg una vez al día, durante 3-5 días. En algunos casos puede requerirse una dosis de carga de 1.000 mg en el primer día, seguida de 500 mg diarios durante los días restantes.

La dosis típica de azitromicina en la EPOC crónica es de 250-500 mg una vez al día, durante 3 días consecutivos a la semana (p. ej., lunes, miércoles y viernes), o de forma continua en días alternos, pudiendo mantener el tratamiento durante años, pues hay estudios que indican que la azitromicina ha resultado favorable en la reducción de la tasa de agudizaciones.

En la fibrosis quística, otra importante enfermedad respiratoria crónica estudiada, la dosis es de 250-500 mg/día de manera indefinida.

7.4. Efectos adversos

Los efectos adversos más comunes son náuseas, vómitos, diarrea, dolor abdominal y malestar estomacal. Estos síntomas suelen ser leves y transitorios. En algunos casos la azitromicina puede causar alteraciones en las pruebas de función hepática, como aumento de las transaminasas. Esto generalmente es reversible y raramente produce daño hepático grave. En general son fármacos seguros, con baja incidencia de efectos secundarios o adversos.

7.5. Metabolismo

La mayor parte del fármaco presenta una eliminación predominantemente hepática. El principal metabolito activo de la azitromicina es la desmetilazitromicina, que también posee actividad antibacteriana, aunque en menor grado que la forma original,

lo que da lugar a su efecto prolongado y a un mayor efecto postantibiótico.

Dado que la eliminación de la azitromicina ocurre principalmente a través de la bilis y las heces, no se requieren ajustes de dosis en pacientes con disfunción renal; sin embargo, en pacientes con enfermedad hepática grave se puede considerar una reducción de la dosis para evitar la acumulación excesiva del fármaco, y siempre de forma individualizada, ya que no hay datos concluyentes en cuanto al ajuste óptimo de dosis y no se referencian en ficha técnica.

ℹ **Puntos clave**

- ✔ La mayoría de los fármacos inmunomoduladores son inmunosupresores.
- ✔ Son ampliamente utilizados en el trasplante, y de forma generalizada en trastornos crónicos reumatológicos.
- ✔ Sus efectos adversos principales derivan de la inmunodepresión y pueden ser motivo de enfermedad grave.
- ✔ Los glucocorticoides son los fármacos más utilizados.
- ✔ Los anticuerpos monoclonales son actualmente la línea más avanzada de inmunorregulación; sin embargo, aún es necesario aumentar la evidencia que los prefiera sobre otros fármacos clásicos.

Bibliografía

Chong PP, Avery RK. A Comprehensive review of immunization practices in solid organ transplant and hematopoietic stem cell transplant recipients. Clin Ther.2017;39:1581.

Holt CD. Overview of immunosuppressive therapy in solid organ transplantation. Anesthesiol Clin. 2017;35:365-80.

Lake DF, Briggs AD. Inmunofarmacología. In: Katzung BG, Trevor AJ, editors. Farmacología básica y clínica. McGraw-Hill; 2017. p. 946-70.

RECOVERY Collaborative Group, Horby P, Lim WS, et al. Dexamethasone in hospitalized patients with Covid-19. N Engl J Med. 2021;384:693-704.

Stein CM. Fármacos inmunorreguladores. In: Harris ED, Budd RC, Genovese MC, editors. Kelley Tratado de Reumatología. Elsevier; 2006. p. 928-47.

Wijkstrom MN, Hariharan S, Humar A. Immunosuppression in Solid-Organ Transplantation. In: Irwin RS, editor. Irwin and Rippe's Intensive Care Medicine. 8ª ed. Wolters Kluwer; 2018. p. 554-9.

91 Intoxicación y envenenamiento

R. M. Alcaraz Peñarrocha y R. Ferrer Roca

◤ Orientación para el estudio

En este capítulo se exponen las bases para el diagnóstico de los pacientes intoxicados, los principales síndromes tóxicos que debemos reconocer y los principios del tratamiento. Respecto al tratamiento, diferenciamos las actuaciones generales frente a cualquier intoxicación (disminución de la absorción digestiva, tratamiento antidótico y medidas para aumentar la eliminación de un tóxico) del tratamiento específico de las principales intoxicaciones.

1. Introducción

Las intoxicaciones agudas constituyen el objeto principal de atención de la toxicología clínica. La atención de las intoxicaciones agudas en los servicios de Urgencias fue aumentando a partir de los años cincuenta del siglo XX y en la actualidad representan alrededor del 1-5 % del total de las urgencias en nuestro país. Hasta un 10 % de las intoxicaciones agudas atendidas en Urgencias ingresan en la unidad de cuidados intensivos.

Aunque la terminología en la bibliografía puede resultar confusa, las intoxicaciones se clasifican en tres grupos:

- **Sobredosis.** Se denomina así a los casos asociados al consumo de sustancias de abuso en un contexto recreativo.
- **Intoxicación suicida.** Es aquella producida por un gesto autoagresivo, independientemente de la verificación del ánimo de producirse la muerte.
- **Intoxicación accidental.** Es aquella producida de forma involuntaria, predominante en los ambientes doméstico y laboral.

El predominio de un agente tóxico condiciona el pronóstico general del cuadro clínico. Los tóxicos se suelen clasificar de una forma funcional, por lo que se originan grupos heterogéneos en lo que a sus características químicas y su toxicidad se refiere. Los agentes tóxicos se pueden clasificar del siguiente modo:

- **Drogas de abuso.** Son sustancias psicotrópicas adictivas empleadas usualmente con fines recreativos: alcohol, cocaína, opiáceos, anfetaminas, cánnabis, etcétera.
- **Medicamentos.** En este grupo se incluye cualquier sustancia comercializada con fines terapéuticos. En España las intoxicaciones agudas por medicamentos predominan en las tentativas de suicidios. De entre ellos, los más frecuentes son los fármacos psicotrópicos, predominando actualmente las benzodiacepinas, que a día de hoy constituyen el segundo tipo de agente tras el etanol. El segundo lugar lo ocupan los antidepresivos, en cuyo grupo los tricíclicos han disminuido con el aumento de la prescripción de los inhibidores de la recaptación de la serotonina.
- **Otros.** El resto de los agentes tóxicos producen entre un 10 % y un 15 % de los casos e incluyen grupos de tóxicos muy diversos: un grupo misceláneo de productos domésticos (sobre todo agentes de limpieza) que incluye ácidos y bases cáusticas, disolventes, detergentes o cosméticos; gases tóxicos (de origen doméstico o industrial); alimentos tóxicos como las setas; o picaduras de animales venenosos.

2. Diagnóstico de las intoxicaciones agudas

El diagnóstico de una intoxicación se basa en una buena anamnesis, en la valoración de las circunstancias del entorno en el que se ha encontrado al paciente por parte de quienes lo han asistido, en la sintomatología clínica y en las pruebas complementarias.

La anamnesis es la base del diagnóstico en el 95 % de las intoxicaciones. La mayoría de los pacientes que sufren una intoxicación están conscientes y, cuando son atendidos, revelan la historia de su contacto con el producto tóxico. Cuando el intoxicado está inconsciente, la anamnesis debe realizarse con los familiares o acompañantes, en particular con quienes compartieron con el paciente las últimas horas de aparente normalidad. También puede depender de una buena valoración de las circunstancias del entorno en que se ha encontrado al paciente, así como de su residencia habitual si fuera necesario, en busca de fármacos, drogas de abuso u otras sustancias potencialmente tóxicas o sus restos (frascos vacíos, jeringuillas), señales de violencia, olor a gases, etcétera.

A pesar de que en la mayoría de los casos la sintomatología de las intoxicaciones es muy inespecífica, algunos síndromes tóxicos son muy característicos, lo cual puede apoyar nuestro diagnóstico de presunción.

La analítica toxicológica consiste en la detección, identificación y medida de compuestos extraños (xenobióticos) en muestras biológicas o relacionadas. Se dispone de métodos analíticos para una amplia gama de productos: químicos, pesticidas, fármacos, drogas de abuso, tóxicos naturales. Nos puede ayudar en el diagnóstico, manejo, pronóstico y prevención de las intoxicaciones, teniendo en cuenta que las determinaciones pueden ser cualitativas o cuantitativas.

A diferencia de la analítica forense, en la intoxicación aguda se deben proporcionar los resultados con rapidez, precisión y exactitud, por lo que se debe disponer de métodos rápidos, sensibles y específicos. No obstante, el tratamiento de la intoxicación aguda y de sus complicaciones debe iniciarse casi siempre antes de recibir el resultado.

Los análisis toxicológicos en la intoxicación aguda están indicados en:

✔ El diagnóstico diferencial del coma sin etiología conocida.
✔ El diagnóstico diferencial en niños/jóvenes con convulsiones, arritmias o conductas anormales.
✔ Confirmación «legal» de muerte cerebral inducida por depresores del sistema nervioso central (SNC); por ejemplo, para la donación de órganos.
✔ Episodios de intoxicaciones agudas en los que la cuantificación de las concentraciones plasmáticas tiene implicaciones pronósticas-terapéuticas (paracetamol, salicilatos, etcétera).

Otras exploraciones complementarias útiles para el diagnóstico son la analítica general, la radiología y el electrocardiograma (ECG).

En relación con la analítica general, el hematocrito, la glucemia, la creatinina, el ionograma y el equilibrio ácido base constituyen los cinco parámetros de los que se debe disponer para evaluar y tratar cualquier intoxicación clínicamente grave; a ellos deben añadirse otros (gasometría arterial, calcemia, protrombina, osmolaridad, hueco aniónico, etc.) en función de la sospecha diagnóstica.

La radiografía de tórax tiene interés en los pacientes expuestos a gases y vapores irritantes, en los que presentan signos o síntomas de insuficiencia respiratoria, además de en todos los casos de intoxicaciones graves, porque el aparato respiratorio es el que presenta el mayor número de complicaciones. La radiografía de abdomen tiene un interés más limitado, excepto en la ingesta de cáusticos. Permite confirmar la ingesta de sustancias radioopacas (hierro, bismuto, bario, arsénico, mercurio) y descubrir la presencia de drogas ilegales ocultas en el tubo digestivo o la vagina (*body packer*).

El ECG tiene interés en los casos graves de aquellas intoxicaciones en las que participan sustancias cardiotóxicas. También el hallazgo de trastornos del ritmo, de la conducción o de la repolarización puede contribuir a orientar el diagnóstico.

3. Síndromes tóxicos

3.1. Síndrome anticolinérgico

Se produce por el bloqueo competitivo de los receptores muscarínicos, que impide la acción de la acetilcolina. En la Tabla 91-1 se relacionan los principales anticolinérgicos.

Las manifestaciones clínicas son sequedad de piel y mucosas, midriasis, taquicardia, hipertermia, retención urinaria, alucinaciones, convulsiones e incluso coma.

3.2. Síndrome colinérgico

Conjunto de síntomas producidos por la estimulación de los receptores muscarínicos y nicotínicos debido a un exceso de acetilcolina, que se produce por la inhibición de la acetilcolinesterasa (Tabla 91-2).

Los tóxicos que producen característicamente síndrome colinérgico son: insecticidas organofosforados, carbamatos, pilocarpina y *Amanita muscaria*.

Tabla 91-1. Anticolinérgicos

✔ Atropina
✔ Escopolamina
✔ Cicloheptadina
✔ Cánnabis
✔ Carbamacepina
✔ Ipratropio
✔ Antieméticos
✔ Espasmolíticos
✔ Antihistamínicos
✔ Antidepresivos
✔ Antiparkinsonianos
✔ Neurolépticos

3.3. Síndrome simpaticomimético

El sistema simpático actúa principalmente a nivel cardíaco y en la musculatura lisa vascular, bronquial e intestinal. Hay tres tipos de receptores del sistema simpático:

✔ Receptores α: producen vasoconstricción (y bradicardia refleja), disminución del peristaltismo y glucogenólisis.
✔ Receptores β_1: producen vasodilatación, aumento de la contractilidad cardíaca y lipólisis/lipogénesis.
✔ Receptores β_2: producen vasodilatación, broncodilatación y glucogenólisis.

La clínica de descarga simpática causa taquicardia, hipertensión arterial, sudoración, midriasis, agitación y, en casos graves, arritmias cardíacas y convulsiones.

Los tóxicos que producen característicamente un síndrome simpaticomimético son la cocaína, las anfetaminas y la cafeína.

Tabla 91-2. Síndrome colinérgico: efectos muscarínicos, nicotínicos y sobre el sistema nervioso central

Efectos muscarínicos	Efectos nicotínicos	Efectos sobre el SNC
✔ Miosis	✔ Taquicardia (inicial)	✔ Cefalea
✔ Sudoración	✔ Hipertensión (inicial)	✔ Agitación
✔ Visión borrosa	✔ Vasoconstricción periférica	✔ Psicosis
✔ Lagrimeo		✔ Confusión mental
✔ Secreciones bronquiales	✔ Hiperexcitabilidad miocárdica	✔ Convulsiones
✔ Broncoconsnstricción	✔ Midriasis	✔ Coma
✔ Vómito	✔ Astenia	✔ Depresión respiratoria
✔ Cólico abdominal	✔ Fasciculaciones	
✔ Diarrea	✔ Debilidad muscular (incluido diafragma)	
✔ Sialorrea	✔ Aumento de catecolaminas	
✔ Bradicardia	✔ Hiperglucemia	
✔ Alteración conducción auriculoventricular	✔ Hipercalemia	

SNC: sistema nervioso central.

3.4. Síndrome narcótico/opioide

Existen tres receptores opioides clásicamente nombrados:

✔ Receptores δ (OP1): el agonismo en OP1 produce efectos analgésicos, tanto a nivel espinal como supraespinal.
✔ Receptores κ (OP2): inducen miosis.
✔ Receptores μ (OP3a y OP3b): en OP3 reside el efecto antitusígeno y sobre la musculatura gastrointestinal, así como la analgesia espinal, la depresión respiratoria (OP3b) y los efectos psicoactivos (OP3a).

La clínica característica de este síndrome es depresión del SNC, bradipnea, apnea, miosis puntiforme e hipotensión.

El síndrome narcótico/opioide es el característico de la intoxicación por opiáceos como morfina, heroína y dextrometorfano (componente de jarabe para la tos).

3.5. Síndrome hipnótico sedante

Produce disminución del nivel de consciencia que no suele alcanzar la profundidad que se obtiene en el síndrome opiáceo. Las pupilas pueden ser mióticas (no puntiformes) o medias.

Es característico de la intoxicación por benzodiacepinas o alcohol (etílico).

4. Tratamiento de las intoxicaciones agudas

4.1. Tratamiento sintomático

Para muchos pacientes intoxicados el único tratamiento consiste en mantener las constantes vitales y en tratar los síntomas y complicaciones surgidas durante el cuadro tóxico: arritmias, broncoaspiración, convulsiones, agitación o *shock*. Si aparecen, deberán ser tratados convencionalmente.

Se deberá mantener las funciones vitales:

✔ **Soporte respiratorio.** Se ha de asegurar la permeabilidad de la vía aérea y valorar la función respiratoria.
✔ **Soporte cardiovascular:**
  ✐ La hipotensión causada por tóxicos puede deberse a pérdidas por vómitos, diarreas o sangre, vasodilatación venosa o arteriolar, depresión de la contractilidad, arritmias que interfieren en el gasto cardíaco o hipotermia. Podemos utilizar medidas posturales, manta térmica, corregir la hipoxia y la acidosis, colocar una vía venosa e iniciar la administración de cristaloides y, en caso de *shock*, pueden ser necesarios fármacos vasoactivos.
  ✐ En la hipertensión sistólica la mayoría de las veces es suficiente con monitorizar y valorar el uso de benzodiacepinas. En caso de hipertensión diastólica, si es ≤ 100 mm Hg no se suele tratar. Si es > 100 mm Hg se suelen utilizar calcioantagonistas o β-bloqueantes y valorar el uso de benzodiacepinas.

  ✐ En caso de bradicardia > 50 lpm, corregiremos la hipotensión, si la hubiera, y monitorizaremos al paciente. Si es < 50 lpm, se valorará el uso de atropina o la necesidad de un marcapasos.
  ✐ En caso de taquicardia < 180 lpm, corregiremos la hipoxemia, si la hubiera, y monitorizaremos al paciente. Si es > 180 lpm, valoraremos el uso de β-bloqueantes.
✔ **Soporte neurológico:**
  ✐ Para el coma de origen desconocido, la primera medida será administrar glucosa, flumazenilo y naloxona, lo que nos puede permitir a su vez poder diagnosticar el cuadro en caso de que responda a alguno de los tres tratamientos. Se administran consecutivamente, esperando 1-2 minutos entre ellos para valorar la respuesta.
  ✐ Para las convulsiones se administrarán benzodiacepinas. En caso necesario, se iniciará tratamiento con levetiracetam.

4.2. Tratamiento específico

Dentro de las medidas de tratamiento específico se incluyen: *a)* la disminución de la absorción del tóxico en función de la puerta de entrada, ya sea esta digestiva, cutánea u ocular; *b)* la utilización de antídotos, y *c)* las medidas encaminadas a aumentar la eliminación del tóxico mediante la depuración renal o extrarrenal.

5. Disminución de la absorción digestiva

Para interrumpir la absorción digestiva se procederá a la denominada «descontaminación digestiva», que, si está indicada, ha de llevarse a cabo de la forma más precoz posible. Se procederá a la descontaminación digestiva en los casos de ingestas de productos absorbibles por la mucosa digestiva, ingeridos a dosis tóxicas y cuando la absorción del producto no haya sido aún completada, lo que suele ocurrir en ingestas recientes (antes de las 2 horas), pudiendo prolongarse este período en casos de coma, hipotensión arterial, fármacos o tóxicos *retard* o con recirculación hepática, y en ingestas de sustancias potencialmente mortales.

5.1. Indicaciones y contraindicaciones de la descontaminación digestiva

Las **indicaciones** de la descontaminación digestiva son:

✔ Tóxico conocido con elevada peligrosidad intrínseca a dosis tóxica o desconocida: cianuro, paraquat, digoxina, cloroquina, estricnina, hexafluorosilicato, metanol, etilenglicol, etcétera.
✔ Tóxico ingerido a una dosis potencialmente muy tóxica o con riesgo de secuelas, aunque su capacidad tóxica intrínseca no sea muy importante: psicofármacos, potasio, sales de hierro, nitritos, sustancias de abuso, antagonistas del calcio, salicilatos, antiinflamatorios no esteroideos, antihipertensivos, etcétera.
✔ Tóxico desconocido, dosis desconocida o intervalo de tiempo desconocido entre ingesta y atención. En el caso de tóxico desconocido, está indicada la descontaminación digestiva si hay sospecha de elevada peligrosidad intrínseca, dosis importantes o si existe sintomatología de alarma: inestabilidad he-

modinámica, depresión respiratoria, arritmias cardíacas de riesgo, alteraciones neurológicas o cualquier otra que implique riesgo, si se sospecha razonablemente que la fase de absorción digestiva no se ha completado.

✔ Cuando el paciente haya ingerido diversos tóxicos, el de mayor riesgo determinará la actitud a seguir.

Las **contraindicaciones** de la descontaminación digestiva son:

✔ Ingesta de cáusticos, ácidos o alcalinos, y de sustancias corrosivas en general.
✔ Existencia de un cuadro clínico sugestivo de abdomen agudo.
✔ Intoxicación leve en la que el riesgo de la descontaminación digestiva sea superior al riesgo potencial del tóxico.
✔ Atención del paciente cuando la fase de absorción ya ha sido completada.

5.2. Métodos de descontaminación digestiva

Para llevar a cabo la descontaminación digestiva contamos con diversos métodos:

✔ Vaciado gástrico mediante eméticos, aspiración simple con sonda o lavado gástrico.
✔ Adsorción del tóxico mediante el carbón activado.
✔ Lavado intestinal, que se consigue con la administración de un catártico o una solución de polietilenglicol.

En ocasiones estos métodos se aplican de forma combinada.

5.2.1. Vaciado gástrico

Los tres métodos disponibles son los eméticos, la aspiración gástrica simple y el lavado gástrico. Ninguno de ellos ha demostrado ser de forma inequívoca superior al otro, por lo que la elección debe individualizarse en función del tipo de tóxico, del estado del paciente, de la disponibilidad de uno u otro método y de la experiencia del médico y de enfermería en aplicar este tratamiento.

En general, solo se indicará el vaciado gástrico ante la ingesta reciente (< 2 horas) de una dosis tóxica, y respetando siempre las contraindicaciones.

5.2.1.1. Eméticos

El papel de los eméticos en el tratamiento de las intoxicaciones es actualmente excepcional, ya que otras opciones, y muy en particular el carbón activado, se consideran prioritarias.

El emético de elección es el **jarabe de ipecacuana**, un medicamento que no está comercializado por la industria farmacéutica de nuestro país, pero que la Organización Mundial de la Salud ha considerado como esencial, y que está disponible mediante una fórmula magistral en muchos centros sanitarios.

Su administración requiere que el paciente esté consciente y que haya ingerido un producto a dosis tóxica y con un intervalo de tiempo inferior a las 2 horas, intervalo que puede alargarse hasta las 6 horas si la intoxicación es por salicilatos, antidepresivos tricíclicos, neurolépticos, opiáceos o productos anticolinérgicos.

El procedimiento más seguro y eficaz para administrar el jarabe es el siguiente:

✔ El paciente debe estar consciente y hemodinámicamente estable.
✔ En adultos la dosis es de 30 mL disueltos en un vaso con 250 mL de agua tibia.
✔ En niños las dosis son:
  ✑ Edad de 6 a 8 meses: 5 mL en 50 mL de agua tibia.
  ✑ De 9 a 18 meses: 10 mL en 100 mL de agua tibia.
  ✑ De 19 meses a 12 años: 15 mL en 150 mL de agua tibia.
  ✑ A partir de los 12 años: 30 mL en 250 mL de agua tibia.
✔ En todos los casos puede repetirse la misma dosis a los 20 minutos si no ha sido eficaz. Si tampoco con ello se produce el vómito, lo que sucede en un 5 % de los pacientes, debe procederse al lavado gástrico o a la administración de carbón activado.
✔ Una vez producido el vómito, es conveniente no administrar nada por vía oral hasta que hayan transcurrido 60 minutos, y mantener la observación médica durante 4 horas.
✔ No se debe utilizar jarabe de ipecacuana si se piensa administrar carbón activado, dado que los vómitos inducidos por la ipecacuana impedirán la acción del carbón activado, y en el mejor de los casos retrasarán considerablemente su acción adsortiva y disminuirán la eficacia. Ante la duda entre el jarabe de ipecacuana y el carbón activado, si el tóxico es adsorbible por este último, siempre es preferible la opción del carbón activado.

Las **contraindicaciones** para el uso del jarabe de ipecacuana son:

✔ Intoxicaciones leves.
✔ Niños de edad inferior a los 6 meses.
✔ Embarazo.
✔ Ingesta de sustancias con efecto potencialmente proconvulsivante: cocaína, anfetaminas, antidepresivos tricíclicos, cloroquina.
✔ Cianuro y otras sustancias de acción inmediata.
✔ Ingesta de cáusticos y sustancias corrosivas en general.
✔ Situación de *shock*, con independencia de su etiología.
✔ Ingesta de cuerpos sólidos.
✔ Hidrocarburos.
✔ Estenosis esofágica.

La **complicación más frecuente** es la broncoaspiración cuando el jarabe se ha usado en pacientes con disminución del nivel de consciencia. Por ello, si no puede darse la ipecacuana en condiciones de seguridad respiratoria, es mejor abstenerse.

5.2.1.2. Aspiración gástrica simple

Consiste en colocar una sonda nasogástrica y aspirar sin lavado. Es eficaz si la ingesta es reciente (< 2 horas) y el tóxico es líquido. A veces se realiza para observar el contenido gástrico y decidir la práctica de un lavado o la administración de carbón.

La colocación de la sonda puede desencadenar vómitos, por lo que debe indicarse juiciosamente en los pacientes con disminución de consciencia y que no tienen protegida la vía aérea.

5.2.1.3. Lavado gástrico

Antes de practicar un lavado gástrico es necesario tener en cuenta que si se trata de una sustancia poco tóxica y la cantidad ingerida es escasa, no es necesario realizarlo.

Además, se debe considerar el tiempo transcurrido desde la ingesta: en general es útil dentro de las 2 horas posteriores a la intoxicación; no obstante, lo óptimo es usarlo dentro de la primera hora.

Las **contraindicaciones** para el lavado gástrico son:

- Ingesta de cáusticos o derivados del petróleo.
- Bajo nivel de consciencia (salvo que se proteja la vía aérea).
- Convulsiones.
- Estenosis esofágica.

El lavado gástrico no está exento de **complicaciones**, aunque su frecuencia es escasa. Entre ellas se incluyen:

- Aspiración bronquial.
- Introducción de la sonda en la tráquea.
- Neumonía por aspiración.
- Lesión mecánica en la laringe, el esófago o el estómago.
- Hemorragia gástrica.
- Hipernatremia en lavados con suero salino.

El **procedimiento** es el siguiente: con el paciente en decúbito lateral izquierdo con las rodillas flexionadas y Trendelenburg de 20°:

1. Se introduce por la boca una sonda de Faucher y se confirma su presencia en el estómago aspirando y auscultando.
2. Se aspira con la jeringa el contenido gástrico antes de llevar a cabo el lavado.
3. Se introducen 250-300 mL (en adultos) de agua tibia o suero hiposalino. A continuación se aspira la cantidad introducida o se deja salir por el efecto «sifón».
4. Se repite esta operación hasta que el líquido extraído esté libre de tóxicos. Habitualmente es necesario repetirla 8-10 veces.
5. Una vez que el efluente es claro, se retira el tubo, ocluyéndolo con los dedos o un tapón. Antes de retirarlo se pueden introducir 50-100 g de carbón activado.

5.2.2. Adsorción del tóxico mediante el carbón activado

La principal característica de esta medida es su capacidad de adsorción de multitud de sustancias químicas. El término «adsorción» (con «d») significa que se fijan o adhieren a él y, por tanto, su administración es eficaz para reducir la absorción gastrointestinal de los tóxicos.

Se ha convertido en el método de primera elección para descontaminar el tubo digestivo en la mayoría de situaciones toxicológicas que se presentan en la práctica clínica. Puede usarse en dosis única (lo más frecuente), dosis repetidas o combinarse con otros métodos.

Su eficacia está generalmente unida a la precocidad de su administración, idealmente antes de las 2 horas de la ingesta, pero este intervalo de tiempo puede ampliarse si el enfermo ha sido hallado en coma o hasta 6 horas después de la ingesta de salicilatos, opiáceos, antidepresivos tricíclicos, neurolépticos y otros productos con acción anticolinérgica (algunos antihistamínicos y antiparkinsonianos). Puede usarse solo o al finalizar el lavado gástrico. Está indicado tras la ingesta de un producto absorbible por la mucosa digestiva, ingerido a dosis tóxica y adsorbible por el carbón activado, pues hay tóxicos que el carbón activado no adsorbe (Tabla 91-3).

Existen otras sustancias potencialmente tóxicas ingeridas por vía digestiva de las que se desconoce su posible adsorción por parte del carbón activado. En estos casos se debe considerar que, si el intervalo de tiempo transcurrido desde la última ingesta no es excesivo y además no existen contraindicaciones, el beneficio global puede ser superior a los posibles inconvenientes escasos y leves que habitualmente conlleva el carbón activado.

El carbón activado puede administrase a las embarazadas y nunca se ha descrito una alergia a esta sustancia.

Las **normas** para la administración de carbón activado son:

- La vía oral es la de preferencia (mejor que por sonda gástrica) si el paciente está consciente. La administración por sonda gástrica es la alternativa cuando existe un bajo nivel de consciencia (puntuación en la Escala de Coma de Glasgow [GCS] ≤ 12), previo vaciado gástrico y administración de un antiemético. Si hay problemas de deglución o cuando el paciente rechaza la vía oral, también puede ser administrado por sonda, no siendo necesario el vaciado gástrico previo en este caso.
- Si se ha introducido el carbón por sonda, esta ha de dejarse pinzada durante 2 horas y luego pasarla a declive.
- En los pacientes en coma será necesaria la intubación orotraqueal previa.
- En todo momento debe tenerse en cuenta el riesgo de broncoaspiración, por lo que se deben tomar las medidas de precaución correspondientes.

La **dosis** del carbón activado es:

- 50 g en 200 mL de agua.
- Dosis repetidas: 25 g/4 h hasta 150 g en total.
- Niños < 1 año: 1 g/kg de peso corporal.

Tabla 91-3. Tóxicos no adsorbibles por el carbón activado

- Etanol, metanol y etilenglicol
- Cáusticos, ácidos y álcalis
- Litio
- Hierro, bromo, boro, potasio y arsénico
- Metales pesados: níquel, cobalto, cinc, plomo y mercurio
- Petróleo y sus derivados

Las dosis repetidas de carbón activado están indicadas en los siguientes casos:

✔ Ingesta de productos muy tóxicos a dosis capaces de generar secuelas o la muerte (arsénico, insecticidas organofosforados, etcétera).
✔ Ingesta de productos muy tóxicos con activa recirculación enterohepática (*Amanita phalloides*, paracetamol, antidepresivos tricíclicos, carbamacepina, fenotiacinas, tiroxina, etcétera).
✔ Ingesta de medicamentos con manifestaciones clínicas de gravedad (coma profundo, convulsiones) y en los que se ha demostrado la utilidad de la diálisis gastrointestinal (fenobarbital, teofilina, fenitoína, aspirina, quinina, dapsona, etcétera).
✔ Ingesta de medicamentos con presentación farmacéutica de tipo *retard* (teofilina, verapamilo, venlafaxina, indapamida, tramadol, morfina, etc.) y a dosis muy tóxicas.

Las **contraindicaciones** para el uso del carbón activado son:

✔ El carbón está totalmente contraindicado tras la ingesta de productos cáusticos.
✔ Pacientes con riesgo de hemorragia digestiva alta o de perforación gastrointestinal como consecuencia de una cirugía digestiva reciente o de una grave patología gastrointestinal previa.
✔ Íleo paralítico.

6. Tratamiento antidótico

Los antídotos son sustancias que antagonizan o neutralizan específicamente, por distintos mecanismos, los efectos de un tóxico. En teoría, deberían ocupar un lugar preferente en el tratamiento de las intoxicaciones agudas, pero el número de tóxicos para los que se conoce un antídoto es bastante limitado. En la práctica clínica, menos del 10 % de las intoxicaciones reciben antídotos, bien porque no los haya o porque el estado clínico del paciente no lo justifique (ausencia de síntomas de gravedad).

La indicación suele basarse en criterios clínicos (coma en la intoxicación por opiáceos o benzodiacepinas), pero en ocasiones la analítica toxicológica es fundamental para la toma de decisiones (intoxicación por paracetamol o plomo).

En la valoración inicial del paciente existen antídotos que son útiles para el diagnóstico diferencial; por ejemplo, en el coma tóxico se puede usar flumazenilo, naloxona, glucosa u oxígeno.

En el primer paso del tratamiento de una intoxicación aguda utilizaremos los antídotos reanimadores cuya aplicación puede revertir algunas de las funciones vitales críticamente comprometidas (Tabla 91-4).

En el segundo paso utilizaremos otras sustancias, que también podrían incluirse en el amplio sentido de la palabra «antídoto». Éstos serían los eméticos, carbón activado y catárticos.

No es hasta el tercer paso en que los antídotos se utilizan como tal para neutralizar la acción de un tóxico. Los antídotos poseen la acción más específica, más eficaz y, algunas veces, la más rápida, de entre todas las sustancias o métodos con utilidad terapéutica en toxicología clínica. La utilización racional de un antídoto puede prevenir la muerte, reducir la hospitalización o

Tabla 91-4. Antídotos imprescindibles en un botiquín de reanimación toxicológica

✔ Atropina
✔ Flumazenilo
✔ Hidroxocobalamina
✔ Naloxona
✔ Diazepam
✔ Gluconato cálcico
✔ Lactato sódico
✔ Piridoxina
✔ N-acetilcisteína
✔ Glucosa hipertónica
✔ Lidocaína
✔ Tiamina

bien disminuir la morbilidad y sufrimiento asociado a la intoxicación. En el arsenal terapéutico se dispone de unos 50 antídotos.

En el cuarto paso podemos incluir sustancias como el bicarbonato, que al alcalinizar la orina, consigue incrementar la eliminación de tóxicos ácidos como los barbitúricos, los salicilatos, el metotrexato o el litio.

En el quinto y último paso se adoptan las medidas no específicas para el tratamiento de síntomas generales como la agitación o el dolor, aunque incluya la utilización de fármacos como benzodiacepinas o analgésicos; este es el que más se aleja de lo que se consideran antídotos.

La indicación para el uso de antídotos se hará de acuerdo con los siguientes principios:

✔ Especificidad de acción frente a un tóxico.
✔ Estado clínico y analítica toxicológica.
✔ Valoración del riesgo-beneficio.
✔ Los antídotos deben utilizarse únicamente con indicación precisa, ya que algunos poseen toxicidad propia.

A continuación se describen los antídotos más utilizados.

6.1. Flumazenilo

El flumazenilo es un antagonista competitivo de los receptores específicos de las benzodiacepinas y actúa desplazándolas de dichos receptores por su mayor afinidad. Bloquea por completo los efectos depresor, sedante e hipnótico de cualquier benzodiacepina sobre el SNC.

Tiene gran utilidad en el diagnóstico diferencial del coma de origen desconocido en los servicios de Urgencias y forma parte del botiquín de los servicios de Emergencias extrahospitalarios.

Su empleo es seguro, aunque se debe evitar su uso en aquellos pacientes con un umbral epileptógeno disminuido o cuando la intoxicación asocia otros fármacos o drogas con efecto convulsivante como antidepresivos tricíclicos o cocaína.

El flumazenilo comienza su acción al cabo de 1-2 minutos de su administración por vía intravenosa. La semivida de distribución es de 5 minutos.

La **dosificación** es la siguiente:

✔ La dosis es de 0,25 mg i.v. de forma lenta, a pasar en 30 segundos (cada ampolla contiene 0,5 mg en 5 mL).

✔ Al cabo de 1 minuto valoraremos el nivel de consciencia. Si el paciente mantiene un GCS < 12, repetiremos sucesivamente dosis de 0,25 mg evaluando cada minuto el nivel de consciencia alcanzado (el GCS debe ser > 12) hasta llegar a un total de 3-3,5 mg.

✔ Por encima de esta dosis es de suponer que si el paciente sigue en coma es por otra causa, o bien están implicados en la intoxicación otros fármacos o agentes químicos sobre los que flumazenilo no ejerce ningún efecto.

✔ Dada la semivida corta del flumazenilo es posible que el paciente precise, tras la recuperación del nivel de consciencia, su administración en perfusión continua: 2 mg en 50 mL de suero fisiológico, a una velocidad de 0,2-0,4 mg/h (dosis máxima 2 mg/h).

6.2. Naloxona

La naloxona es el antagonista específico de la intoxicación por opiáceos. Debe administrarse de inmediato por vía intravenosa ante la mínima sospecha de sobredosis por opiáceos. Revierte de forma inmediata la depresión del nivel de consciencia, la depresión respiratoria y la miosis, no así el edema pulmonar.

La **dosificación** es la siguiente:

✔ Administraremos por vía intravenosa a dosis de 0,4-0,8 mg (0,01 mg/kg). La respuesta positiva tras su administración se produce a los 2-3 minutos.

✔ Cualquier cambio en el tamaño de las pupilas, en la frecuencia respiratoria o en el estado de la consciencia debe ser considerado como una respuesta positiva.

✔ Si la primera dosis no provoca respuesta, se administrarán nuevas dosis de 0,4-0,8 mg cada 2-3 minutos hasta que aparezca alguna respuesta o hasta un máximo de 10 mg.

✔ En casos muy graves (con apnea) puede iniciarse la naloxona a dosis de 2 mg. En casos leves deben administrarse dosis muy bajas para evitar un síndrome de abstinencia intenso (0,1 mg cada 2-3 minutos, según la respuesta).

✔ Los efectos duran 10-15 minutos. En casos de intoxicaciones graves o por opiáceos de larga duración es necesario administrar dosis repetidas con intervalos frecuentes, recomendándose una infusión continua (dos tercios de la dosis que produce respuesta cada hora).

✔ Si un paciente no responde a la naloxona, ello no descarta que pueda tratarse de una intoxicación por opiáceos dado que puede haber otras drogas asociadas, o bien hipoglucemia o daño cerebral hipóxico.

6.3. N-acetilcisteína

La N-acetilcisteína es un antídoto de gran eficacia cuando se administra precozmente en la intoxicación por paracetamol. En su calidad de precursora del glutatión y potenciando directamente la sulfoconjugación, permite evitar la necrosis hepática.

Se recomienda su administración siempre que se sospeche la ingesta de una dosis superior a 7,5 g o 150 mg/kg de paracetamol y mantenerla o suspenderla en función del resultado analítico de los niveles del fármaco en sangre en aplicación del nomograma de Rumack.

La **dosificación** es la siguiente:

✔ Dosis de carga: 150 mg/kg en 200 mL de suero glucosado al 5% a pasar en 1 hora.

✔ Seguir con 50 mg/kg en 500 mL de suero glucosado al 5 % a pasar en 4 horas.

✔ Finalmente 100 mg/kg en 1.000 mL de suero glucosado al 5 % durante 16 horas.

✔ En caso de datos bioquímicos de citólisis, debe mantenerse esta última dosificación hasta la recuperación completa, ya que se ha demostrado la eficacia de la N-acetilcisteína como hepatoprotector, mejorando el pronóstico.

Los **efectos secundarios** más frecuentes son reacciones de tipo anafilactoide, con prurito y eritema.

6.4. Atropina

La atropina es un antídoto para síndromes colinérgicos graves, como los producidos en las intoxicaciones por insecticidas organofosforados y por algunas setas.

La **dosificación** es la siguiente:

✔ 1-5 mg cada 5-10 minutos i.v. en adultos; 0,02-0,05 mg/kg en niños.

✔ La atropina no reactiva la colinesterasa.

✔ La dosificación para una correcta atropinización puede ser guiada por signos indirectos como la frecuencia cardíaca y la miosis pupilar (mientras el paciente presente tendencia a la bradicardia y miosis no está correctamente atropinizado).

✔ Puede ser necesaria la perfusión continua: 0,02-0,08 mg/kg/h.

6.5. Fisostigmina

La fisostigmina es un antídoto para los síndromes anticolinérgicos, especialmente cuando predominan los signos neurológicos centrales.

La **dosificación** es la siguiente:

✔ 1 mg i.v., que puede repetirse cada 5-10 minutos.

6.6. Pralidoxima

La pralidoxima es un reactivador de las colinesterasas. Se recomienda administrar oximas a los pacientes intoxicados con evidentes signos colinérgicos, disfunción neuromuscular o expuestos a insecticidas organofosforados con probabilidad de causar neurotoxicidad y neuropatía retardadas.

La **dosificación** es la siguiente:

✔ 1-2 g i.v. a pasar en 30 minutos; 25-50 mg/kg en niños.

✔ En caso de envenenamientos graves esta dosis puede duplicarse y es frecuente necesitar dosis repetidas.

✔ Excepcionalmente, si persisten los síntomas, y más en los nicotínicos, podría administrarse en perfusión intravenosa continua a 8-10 mg/kg/h, incluso durante varios días.

6.7. Glucagón

El glucagón es de utilidad en las intoxicaciones por β-bloqueantes y por antagonistas del calcio.

La **dosificación** es la siguiente:

- Dosis inicial: 0.1 mg/kg i.v.
- Seguido de perfusión continua de 1-5 mg/h.

7. Medidas para aumentar la eliminación de un tóxico

Para intentar conseguir la eliminación de los productos tóxicos disponemos de métodos que incrementan la eliminación del tóxico a través del riñón (depuración renal) y otros que utilizan circuitos y sistemas extracorpóreos (depuración extrarrenal).

Solo un reducido número de pacientes precisan de estas técnicas para incrementar la eliminación del tóxico. Deberán aplicarse a pacientes gravemente intoxicados o cuando no existan antídotos específicos.

7.1. Depuración renal

La depuración renal es aplicable en intoxicaciones por sustancias que se eliminen de forma inalterada por la orina y que estén parcialmente ionizadas en solución, es decir, que se comporten como ácidos o bases débiles.

Las características que habrá de tener el tóxico son:

- Hidrosoluble.
- Baja unión a proteínas plasmáticas.
- Peso molecular inferior a 70.000 Da.
- Volumen de distribución < 1 L/kg.

Para que una depuración renal sea efectiva debe cumplir las tres condiciones siguientes:

- El efecto del tóxico debe estar íntimamente relacionado con su concentración plasmática.
- Una cantidad significativa del tóxico debe permanecer en el plasma o presentar un rápido equilibrio de distribución con este.
- La cantidad de tóxico extraído por la técnica debe ser superior a los mecanismos endógenos de biotransformación y excreción.

7.1.1. Contraindicaciones y efectos secundarios de la depuración renal

Las **contraindicaciones** para la depuración renal son:

- *Shock*/hipotensión con oliguria.
- Insuficiencia renal aguda o crónica.
- Edema cerebral.
- Edema pulmonar.

Como **efectos secundarios**, la depuración renal puede provocar sobrecarga de líquidos, edema pulmonar, edema cerebral, alteraciones electrolíticas (sodio, potasio, calcio o magnesio) y alteraciones del equilibrio ácido-base

7.1.2. Técnicas de depuración renal

Distinguimos tres técnicas de depuración renal: soporte o apoyo a la diuresis, alcalinización urinaria y diuresis forzada alcalina.

7.1.2.1. Soporte o apoyo a la diuresis

Anteriormente denominada «diuresis forzada neutra», esta técnica tiene como objetivo conseguir una diuresis > 100 mL/h sin modificar el pH urinario.

Consiste en la administración de 500 mL de suero fisiológico o glucosalino isotónico más 10 mEq de cloruro potásico cada 2-3 horas. Se debe realizar un control horario de la diuresis y evitar la hipopotasemia, la hipernatremia y la alcalosis metabólica, que es una complicación frecuente. En caso de balance hídrico positivo se añadirá furosemida (20 mg i.v.).

7.1.2.2. Alcalinización urinaria

La alcalinización urinaria se aplica solo en algunas intoxicaciones por salicilatos.

La pauta es la siguiente:

- 250 mL de bicarbonato sódico 1 M en perfusión continua durante 6 horas.
- 500 mL de glucosa 5 % más 40 mEq de cloruro potásico en perfusión continua durante 6 horas.

Se puede repetir el ciclo en caso necesario. Se añadirá un bolo de 20 mEq de bicarbonato sódico si el pH urinario es < 7,5. Se debe llevar un control estricto de la caliemia y la natremia. Se debe evitar que se produzca hipopotasemia, hipernatremia y alcalosis metabólica, complicaciones frecuentes de la alcalinización urinaria. Se realizará un control horario de la diuresis, y cada 1-2 horas del pH urinario.

Se debe suspender la alcalinización si el pH venoso es > 7,60, el exceso de base es > 10 mmol/L o el sodio plasmático es > 150 mEq/L. Se realizarán controles cada 3 horas.

7.1.2.3. Diuresis forzada alcalina

La diuresis forzada alcalina se puede aplicar en intoxicaciones por barbitúricos de acción larga, derivados del ácido fenoxiacético y metotrexato.

La pauta es la siguiente:

- 100 mL de bicarbonato sódico 1 M en perfusión continua durante 3 horas.

✔ 500 mL de glucosa al 5 % más 10 mEq de cloruro potásico durante la primera hora.

✔ 500 mL de cloruro sódico al 0,9 % más 10 mEq de cloruro potásico durante la segunda hora.

✔ 500 mL de manitol al 10 % más 10 mEq de cloruro potásico durante la tercera hora.

Se puede repetir este ciclo tantas veces como sea preciso. Se añadirá un bolo de 20 mEq de bicarbonato sódico si el pH urinario es < 7,5. Se realizará un control estricto de la caliemia y la natremia. Se debe evitar que se produzca hipopotasemia, hipernatremia y alcalosis metabólica, complicaciones frecuentes de la alcalinización urinaria. Se realizará un control horario de la diuresis y cada 1-2 horas del pH urinario. En caso de balance hídrico positivo se añadirá furosemida (20 mg i.v.).

Se debe suspender la alcalinización si el pH venoso es > 7,60, el exceso de base es > 10 mmol/L o el sodio plasmático es > 150 mEq/L. Se realizarán controles cada 3 horas.

7.2. Depuración extrarrenal

Este apartado hace referencia al uso de la hemodiálisis, la hemoperfusión u otras técnicas que emplean sistemas artificiales y extracorpóreos para depurar productos tóxicos.

Se precisan tres tipos de criterios para indicar la depuración extrarrenal en una intoxicación:

✔ El primero de ellos hace referencia al **tóxico**, el cual debe reunir unas características fisicoquímicas (peso molecular, hidrosolubilidad) y cinéticas (volumen de distribución, unión a proteínas plasmáticas) que permitan a la técnica actuar con eficacia.

✔ El segundo se refiere al **estado del paciente**, de modo que solo indicará la depuración extrarrenal a enfermos en muy grave estado (coma profundo, hipoventilación, convulsiones) o con insuficiencia del órgano de excreción del tóxico (insuficiencia hepática o renal).

✔ El **nivel plasmático del tóxico** permite en ocasiones decidir sobre la conveniencia o no de la depuración, aunque siempre predominará el criterio clínico y las características del tóxico.

Se recomienda la aplicación de depuración extrarrenal si se cumplen estas cuatro condiciones:

✔ La membrana usada es permeable a la toxina o el adsorbente contenido en el cartucho tiene una gran afinidad por el tóxico.

✔ Una proporción significativa de la droga, fármaco o tóxico está en el espacio intravascular o se equilibra rápidamente con el plasma.

✔ Las concentraciones plasmáticas del tóxico se correlacionan directamente con los efectos nocivos.

✔ El método extracorpóreo depura el 30 % o más del *pool* corporal de la sustancia tóxica.

Las principales técnicas de depuración extrarrenal son:

✔ Hemodiálisis intermitente (HDI).
✔ Hemofiltración (HF).

✔ Hemodiafiltración (HDFVVC).
✔ Diálisis peritoneal (DP).
✔ Hemoperfusión (HPF).
✔ Plasmaféresis (PMF).
✔ Exanguinotransfusión.

Como norma general, la hemodiálisis intermitente es la técnica de elección si está disponible y el paciente puede tolerarla; en caso contrario, puede sustituirse por técnicas continuas usando dosis altas para optimizar la eliminación del tóxico.

Las técnicas de depuración extrarrenal deben tener una aproximación dinámica, por lo que es primordial tener establecidos criterios para su retirada, con descenso de la dosis en función de la mejoría clínica y, para aquellos casos en los que los niveles estén disponibles, con la corrección progresiva de estos.

En la Tabla 91-5 se relacionan los tóxicos para los que está indicada la depuración extrarrenal.

8. Intoxicaciones específicas

8.1. Intoxicación por benzodiacepinas

Las benzodiacepinas son depresoras generales SNC, con capacidad anticonvulsionante, miorrelajante y ansiolítica según el lugar de acción. Tienen receptores específicos en el SNC, localizados en las sinapsis gabaérgicas. Junto al receptor GABA y al canal de cloro, aumentan la frecuencia de apertura de los canales de cloro, con lo que incrementan la acción inhibitoria (ansiolítica) del GABA. También inhiben la recaptación de adenosina, aumentando así el efecto sedativo de este nucleótido. Asimismo, aumentan la liberación de acetilcolina.

Las pautas para el tratamiento son:

✔ Son útiles el lavado gástrico y la administración de carbón activado dentro de las 2 primeras horas de la intoxicación.
✔ Es importante asegurar la vía aérea en caso de coma.

Tabla 91-5. Tóxicos con indicación de técnicas de depuración extrarrenal

✔ Ácido valproico
✔ Alcoholes tóxicos: metanol, etilenglicol, isopropanol
✔ *Amanita phalloides*
✔ Baclofeno
✔ Barbitúricos
✔ β-bloqueantes
✔ Cafeína
✔ Carbamacepina
✔ Dabigatrán
✔ Fenitoína
✔ Litio
✔ Metformina
✔ Organofosforados
✔ Paracetamol
✔ Salicilatos
✔ Talio
✔ Teofilina

✔ El antídoto es el flumazenilo:
 ⌀ Dosis de 0,25 mg i.v. en bolo; valorar el nivel de consciencia en 1 minuto y si el GCS es < 12, repetir el bolo hasta una dosis total de 3 mg.
 ⌀ Perfusión continua de 0,1-0,5 mg/h.
 ⌀ Contraindicaciones: ingesta simultánea de fármacos o sustancias proconvulsivantes (tricíclicos, cocaína) y antecedentes de epilepsia.
✔ No son útiles en este tipo de intoxicación las maniobras de depuración extrarrenal debido a la elevada unión a proteínas plasmáticas, su semivida prolongada y la elevada liposolubilidad.

8.2. Intoxicación por antidepresivos tricíclicos

La principal acción de los antidepresivos tricíclicos es el bloqueo de la recaptación neuronal de norepinefrina, serotonina y, en menor medida, dopamina. Todos tienen al menos otras tres acciones:

✔ Bloqueo de los receptores colinérgicos muscarínicos.
✔ Bloqueo de los receptores de histamina H₁.
✔ Bloqueo de los receptores adrenérgicos α₁.

También bloquean los canales de sodio en el corazón, lo que puede causar arritmias cardíacas y parada cardíaca por sobredosis.

Se considera dosis tóxica 10-20 mg/kg (700-1.400 mg para un adulto), que induce manifestaciones clínicas y electrocardiográficas; y dosis potencialmente letal ≥ 25 mg/kg (> 1.500 mg para un adulto), variando en función del tipo de fármaco. A dosis tóxicas se absorben con lentitud debido al efecto anticolinérgico.

Las pautas para el tratamiento son:

✔ Monitorización de la presión arterial y electroencefalográfica continua incluso en pacientes asintomáticos. Mantener en observación hasta 12 horas después de la desaparición de los síntomas.
✔ Descontaminación digestiva: el intervalo de utilidad de estas maniobras es muy prolongado, de 6 horas en pacientes conscientes y 12 horas en los que están en coma. Además, en los casos graves se administrarán dosis repetidas de carbón activado, tanto para prevenir la absorción como para interrumpir la recirculación enterohepática.
✔ Se aplicarán las medidas de soporte general que el paciente pueda precisar, en función de sus manifestaciones clínicas.
✔ El bicarbonato sódico es la piedra angular en el tratamiento de esta intoxicación, para revertir las arritmias, los trastornos de la conducción y la hipotensión, aunque no se conoce bien su mecanismo de acción. La alcalinización se consigue mediante perfusión de bicarbonato sódico:
 ⌀ 1/6 M (250 mL/6-12 h).
 ⌀ Objetivo: alcanzar o mantener un pH > 7,45 (idealmente de ± 7,50).
✔ La no mejora en la conducción cardíaca con repercusión hemodinámica justifica la colocación de un electrocatéter.
✔ Las arritmias ventriculares se tratarán con lidocaína como fármaco de primera elección.

✔ Los antiarrítmicos IA, IC y III (quinidina, procainamida, disopiramida, propafenona, flecainida, amiodarona, bretilio y sotalol) pueden agravar la cardiotoxicidad, por lo que no deben utilizarse.
✔ No son útiles las medidas de depuración extrarrenal debido al elevado volumen de distribución, la elevada unión a proteínas plasmáticas y su liposolubilidad.

8.3. Intoxicación por inhibidores de la recaptación de serotonina

Los inhibidores de la recaptación de serotonina son un conjunto de fármacos utilizados por su acción antidepresiva. Su acción farmacológica y toxicológica se basa en su capacidad para inhibir, más o menos selectivamente, la recaptación de serotonina en las sinapsis del SNC. A este grupo de fármacos también pertenecen otro grupo de antidepresivos caracterizado por ser inhibidores duales de la recaptación de serotonina y noradrenalina, cuyo efecto inhibir la recaptación de las dos monoaminas podría acelerar el comienzo de la acción antidepresiva de estos fármacos.

8.3.1. Tratamiento general

El tratamiento general de la intoxicación por inhibidores de la recaptación de serotonina comprende lo siguiente:

✔ Siempre se debe realizar una monitorización ECG.
✔ Instaurar medidas de soporte general para restablecer las alteraciones hemodinámicas y respiratorias.
✔ Llevar a cabo una descontaminación digestiva en las primeras horas postingesta.

8.3.2. Síndrome serotoninérgico

El síndrome serotoninérgico es un cuadro producido por un exceso de serotonina a nivel sináptico y que se caracteriza por la aparición de trastornos neurológicos, disfunción autonómica y alteraciones neuromusculares. La presentación clínica puede ser tanto brusca como retardada tras el inicio de la administración del agente causante o tras un cambio en la dosificación.

En la Tabla 91-6 se muestran los mecanismos de acción de los diferentes agentes que pueden provocar un síndrome serotoninérgico y en la Tabla 91-7 los signos y síntomas clínicas del síndrome.

Existen unos criterios diagnósticos del síndrome serotoninérgico, que cuentan con una sensibilidad del 84 % y una especificidad del 97 % y que se recogen en la Tabla 91-8. En la Tabla 91-9 se relacionan los fármacos y sustancias asociados al síndrome.

Las pautas para el tratamiento son:

✔ Retirada del fármaco causante.
✔ En el caso de ingestas masivas recientes o de formulaciones de liberación retardada estaría indicada la administración de carbón activado. En pacientes con formas leves del síndrome esta medida podría ser suficiente, aunque se recomienda un período de observación de 6 horas para asegurar que no hay progresión de la clínica.

Tabla 91-6. Mecanismos de acción en el síndrome serotoninérgico

Aumento de la síntesis	L-triptófano
Aumento de la liberación	Anfetaminas, cocaína, fenfluramina, reserpina, mirtazapina
Disminución de la recaptación	Inhibidores de la recaptación de serotonina, antidepresivos tricíclicos, trazodona, velanfaxina, meperidina
Disminución del metabolismo	Inhibidores de la monoaminooxidasa
Estimulación directa de receptores postsinápticos	Buspirona, levodopa, litio, ácido lisérgico (LSD), trazodona, petidina

Tabla 91-7. Signos y síntomas clínicos del síndrome serotoninérgico

Afectación neurológica	Agitación, confusión, convulsiones, coma
Afectación neuromuscular	Midriasis, mioclonías, hiperreflexia, clonos, rigidez muscular, temblor
Afectación autonómica	Taquicardia, hipertensión, hipotensión, diaforesis, hipertermia, diarreas

Tabla 91-8. Criterios diagnósticos del síndrome serotoninérgico

- Inicio reciente o aumento de la dosis de un fármaco serotoninérgico
- Presencia de alguno de los siguientes signos y síntomas:
  - Temblor e hiperreflexia
  - Clono espontáneo
  - Rigidez muscular junto con temperatura > 38 °C y clono ocular o inducible
  - Clono ocular o inducible y agitación o diaforesis

- Medidas de soporte necesarias, teniendo en cuenta que es preferible el uso de fármacos de vida media corta para el control de la presión arterial, ya que estos pacientes pasan con facilidad de la hipertensión a la hipotensión arterial.
- Las benzodiacepinas son útiles para el tratamiento de la agitación y la hipertermia, que es secundaria al aumento de la actividad muscular.
- La hipertermia se tratará con medidas físicas. En todos los casos el tratamiento de la hipertermia debe ser agresivo y precoz, para evitar el desarrollo de fracaso multiorgánico.
- Se debe evitar en lo posible el uso de medidas físicas de contención puesto que aumentan la actividad muscular, con lo que empeoran la hipertermia y pueden llegar a producir acidosis láctica grave.
- El tratamiento específico es la ciproheptadina:
  - Dosis inicial: 12 mg.
  - Posteriormente dosis de 2 mg/2 h hasta el control de la clínica, si fuera necesario.
  - Dosis de mantenimiento: 8 mg/6 h durante 24 horas.
  - Inconveniente: solo se puede administrar por vía oral.
- La alternativa si no se puede utilizar la vía oral es la clorpromacina 50-100 mg por vía intramuscular, siempre que el paciente no presente hipotensión arterial o se pueda excluir con seguridad la presencia de un síndrome neuroléptico maligno.

8.4. Intoxicación por neurolépticos

La intoxicación por neurolépticos puede producirse tras la administración de dosis terapéuticas o por sobredosis, sea accidental o con fines autolíticos. Sus efectos tóxicos pueden manifestarse como síndrome anticolinérgico, síndrome extrapiramidal, síndrome neuroléptico maligno, alteraciones del SNC y depresión cardiovascular.

Tabla 91-9. Fármacos y sustancias asociados al síndrome serotoninérgico

ISRS	Sertralina, fluoxetina, fluvoxamina, paroxetina y citalopram
Antidepresivos	Trazodona, nefazodona, buspirona, clomipramina y venlafaxina
IMAO	Fenelcina, moclobemida, clorgilina e isocarboxacida
Antiepilépticos	Ácido valproico
Analgésicos	Meperidina, fentanilo, tramadol y pentazocina
Antieméticos	Ondansetrón, granisetrón y metoclopramida
Antimigrañosos	Sumatriptán
Medicación bariátrica	Sibutramina
Antimicrobianos	Linezolid (IMAO) y ritonavir (mediante inhibición de la isoenzima 3A4 del citocromo P-450)
Antitusígenos	Dextrometorfano
Drogas de abuso	MDMA, ácido lisérgico (LSD), 5-metoxi-di-isopropiltriptamina (foxy o metoxi-foxi), *Syrian rue* (contiene harmina y harmalina, ambas IMAO)
Suplementos dietéticos y productos herbales	Triptófano, hierba de san Juan (*Hypericum perforatum*)
Otros	Litio

IMAO: inhibidores de la monoaminooxidasa; ISRS: inhibidores selectivos de la recaptación de serotonina; MDMA: metilendioximetanfetamina.

La dosis tóxica es variable, entre 15 y 150 mg/kg. Los neurolépticos son metabolizados por el hígado y pueden producir metabolitos activos. En situaciones de insuficiencia renal puede aumentar la toxicidad de estos fármacos por el aumento de los niveles plasmáticos.

8.4.1. Tratamiento general

El tratamiento general de la intoxicación por neurolépticos comprende lo siguiente:

✔ Monitorización de constantes vitales, temperatura, ECG, equilibrio ácido-base y niveles séricos de creatina-cinasa.
✔ La descontaminación digestiva puede realizarse hasta las 6 horas postingesta.
✔ Si el paciente presenta QRS ancho se realizará alcalinización con bicarbonato hasta que el pH sea aproximadamente 7,55, el sodio esté en torno a 150 mmol/L o aparezcan signos de hiperhidratación.
✔ En el bloqueo auriculoventricular de primer grado se mantendrá al paciente bajo observación; si progresa a segundo o tercer grado se procederá a alcalinización, seguida de isoprenalina o marcapasos si no hay respuesta.
✔ La taquicardia ventricular también se tratará con alcalinización asociada a lidocaína o cardioversión eléctrica en el caso de inestabilización hemodinámica.
✔ La hipotensión arterial es el signo más común de cardiotoxicidad y suele responder a fluidoterapia. En caso necesario se pueden usar vasopresores.
✔ Si el paciente presenta convulsiones las benzodiacepinas y la fenitoína son los fármacos de elección.
✔ Las técnicas de depuración extrarrenal no están indicadas, debido a su elevado volumen de distribución y fijación a proteínas plasmáticas.

8.4.2. Síndrome neuroléptico maligno

Se trata de una complicación grave de la intoxicación aguda por neurolépticos (los más frecuentemente implicados son el haloperidol, fenotiazinas, butirofenonas y tioxantinas), inhibidores de la aminooxidasa, simpaticomiméticos o succinilcolina.

En la Tabla 91-10 se muestran los criterios diagnósticos del síndrome.

La complicación más frecuente de esta patología es la rabdomiólisis resultante de la rigidez muscular. Otras complicaciones son: embolia pulmonar, edema de pulmón, síndrome de dificultad respiratoria aguda, sepsis, coagulación intravascular diseminada, infarto agudo de miocardio, neuropatía periférica, íleo paralítico y enterocolitis necrotizante.

Las pautas para el tratamiento son:

✔ Control de la temperatura.
✔ Dantroleno sódico 1 mg/kg/6 h (en casos graves hasta 2,5 mg/kg/6 h) asociado a bromocriptina 5 mg/8 h por vía digestiva.
✔ Bicarbonato sódico para el control de la acidosis grave y prevenir la insuficiencia renal por rabdomiólisis.
✔ Oxigenoterapia aun en ausencia de hipoxemia grave.

La recuperación suele producirse en 2-3 semanas.

Tabla 91-10. Criterios diagnósticos del síndrome neuroléptico maligno

✔ Tratamiento con neurolépticos entre el inicio y el séptimo día
✔ Hipertermia ≥ 38 °C
✔ Rigidez muscular
✔ Presencia de cinco de los siguientes:
   ✔ Alteración del estado mental
   ✔ Taquicardia
   ✔ Hipertensión o hipotensión arterial
   ✔ Diaforesis o sialorrea
   ✔ Disartria o disfagia
   ✔ Temblor
   ✔ Incontinencia urinaria
   ✔ Aumento de la creatina-cinasa o mioglobinuria
   ✔ Acidosis metabólica
   ✔ Leucocitosis
✔ Ausencia de otras sustancias inductoras o patología neuropsiquiátrica o sistémica

---

8.4.3. Intoxicación por litio

Tres mecanismos principales son los que pueden producir intoxicación por litio:

✔ Ingesta aguda de dosis altas en pacientes que no están en tratamiento con litio.
✔ Ingesta aguda de dosis altas en pacientes en tratamiento crónico.
✔ Aumento de los niveles séricos en pacientes que toman litio de forma crónica.

Se trata de un fármaco con un rango terapéutico muy estrecho: entre 0,7 y 1,2 mEq/L. Son tóxicos niveles > 1,6 mEq/L. La dosis máxima de carbonato de litio recomendada es de 1.800 mg/día. En la Tabla 91-11 se muestran los factores que favorecen la intoxicación por litio.

Las pautas para el tratamiento son:

✔ Se ha visto que, a pesar de dejar el fármaco y bajar los niveles de litio, la mayoría de los pacientes presentan progresión de la clínica.

Tabla 91-11. Factores que favorecen la intoxicación por litio

✔ Vómitos
✔ Diarreas
✔ Dieta hiposódica
✔ Hipertermia
✔ Dietas de adelgazamiento
✔ Ayuno
✔ Aumento reciente de dosis
✔ Insuficiencia renal
✔ Insuficiencia cardíaca
✔ Diabetes insípida
✔ Diabetes mellitus
✔ Síndrome nefrótico
✔ Edad avanzada
✔ Fármacos

✔ El carbón activado no adsorbe el litio.
✔ El tratamiento de elección en intoxicaciones graves es la hemodiálisis, que está indicada en: pacientes con niveles de litio> 3,5 mEq/L, pacientes con clínica neurológica grave y niveles de litio > 2 mEq/L y pacientes con insuficiencia renal.

8.5. Intoxicación por paracetamol

Las dosis tóxicas estimadas del paracetamol son:

✔ Dosis oral tóxica: 7-10 g en los adultos o 125 mg/kg; 150 mg/kg en los niños.
✔ Existe claro riesgo hepatotóxico a partir de una ingesta de 15 g en los adultos, aunque se ha descrito alguna muerte a dosis < 10 g.
✔ En los últimos años se ha comprobado la aparición de hepatotoxicidad ante dosis terapéuticas altas (6 g/día) en población de riesgo.

La población de riesgo se define por tener características que interfieren en el metabolismo del paracetamol sobre dos bases: pacientes sometidos a inductores de los citocromos productores del metabolito reactivo, como es el caso de los alcohólicos, y pacientes con bajas reservas de glutatión intrahepatocitario, como los que sufren déficits nutricionales y caquexia.

En cuanto al diagnóstico, la excelente correlación de la concentración plasmática en función del tiempo transcurrido desde la ingesta tóxica con la probabilidad de aparición del efecto hepatotóxico ha permitido establecer el correspondiente nomograma, de gran utilidad para sentar la indicación del tratamiento antidótico (Fig. 91-1). Para que el resultado sea aplicable a este fin la muestra de sangre debe obtenerse a partir de las 4 horas de la ingesta tóxica.

Inicialmente se propuso como línea que delimitaba la ausencia de riesgo hepatotóxico en la población general la que colocaba el pico plasmático en 200 µg/mL a las 4 horas de la ingesta. Sin embargo, este criterio se ha rebajado a la línea correspondiente a un pico de 150 µg/mL, que es la aceptada en la actualidad por la mayoría de los autores. Para las poblaciones de riesgo ya mencionadas se utiliza la recta a 100 µg/mL. Las muestras más predictivas son las obtenidas entre las 4 y las 12 horas.

Las pautas para el tratamiento son:

✔ Monitorización estricta de coagulación, función hepática y renal.
✔ Tratamiento sintomático.
✔ Descontaminación digestiva: debido a la circulación enterohepática de los metabolitos está indicada dentro de las primeras 6 horas postingesta, y se deben administrar dosis repetidas de carbón activado cada 4 horas en las primeras 24 horas.
✔ El antídoto es la N-acetilcisteína:
  ⌗ Dosis de carga de 150 mg/kg en 200 mL de suero glucosado al 5 % a pasar en 1 hora.
  ⌗ Seguida de 50 mg/kg en 500 mL de suero glucosado al 5 % en 4 horas.
  ⌗ Seguida de 100 mg/kg en 1.000 mL de suero glucosado al 5 % durante 16 horas.

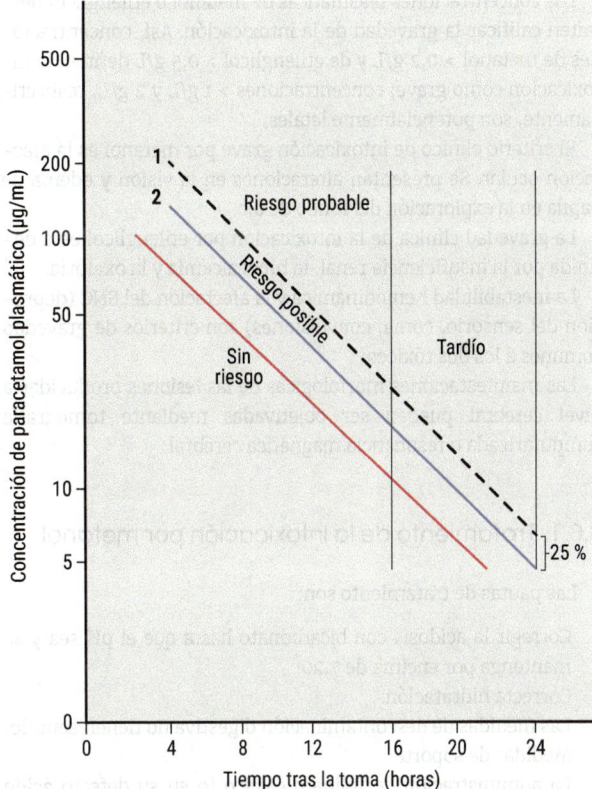

Fig. 91-1 | Concentración plasmática del paracetamol en función del tiempo transcurrido y la probabilidad de efecto hepatotóxico.

✔ En caso de insuficiencia hepática aguda grave puede estar indicado el trasplante hepático (Tabla 91-12).
✔ Las técnicas de depuración extrarrenal están indicadas y también pueden ser necesarias en caso de fracaso renal.

8.6. Intoxicación por metanol y etilenglicol

La ingesta de 15-30 mL de una solución al 100 % de uno de estos dos agentes tóxicos puede desencadenar una grave intoxicación, con acidosis metabólica, incremento del *anion gap* (> 16 mmol/L), y del *gap* osmolar (> 25 mOsm/kg), predominantemente en las intoxicaciones por metanol.

Ambos tóxicos son metabolizados por la alcohol-deshidrogenasa (ADH). El metanol es degradado a formaldehído y a ácido fórmico, mientras que el etilenglicol es degradado a glicolato y a oxalato, entre otros. Estos metabolitos son los responsables de la toxicidad y se acumulan en el transcurso de las 12 a las 24 horas posteriores a la ingesta del tóxico.

Tabla 91-12. Indicaciones de trasplante hepático en la intoxicación por paracetamol

✔ pH < 7,3 con independencia de si hay encefalopatía
✔ Encefalopatía hepática grados III-IV
✔ INR > 7/factor V < 20-30 % + creatinina > 3 mg/dL + bilirrubina total > 17,5 mg/dL

INR: índice internacional normalizado.

Las concentraciones plasmáticas de metanol o etilenglicol permiten calificar la gravedad de la intoxicación. Así, concentraciones de metanol > 0,2 g/L y de etilenglicol > 0,5 g/L definen la intoxicación como grave; concentraciones > 1 g/L y 2 g/L, respectivamente, son potencialmente letales.

El criterio clínico de intoxicación grave por metanol es la afectación ocular. Se presentan alteraciones en la visión y edema de papila en la exploración del fondo de ojo.

La gravedad clínica de la intoxicación por etilenglicol está definida por la insuficiencia renal, la hipocalcemia y la oxaluria.

La inestabilidad hemodinámica y la afectación del SNC (depresión del sensorio, coma, convulsiones) son criterios de gravedad comunes a los dos tóxicos.

Las manifestaciones morfológicas de las lesiones producidas a nivel cerebral pueden ser objetivadas mediante tomografía computarizada o resonancia magnética cerebral.

8.6.1. Tratamiento de la intoxicación por metanol

Las pautas de tratamiento son:

- Corregir la acidosis con bicarbonato hasta que el pH sea y se mantenga por encima de 7,20.
- Correcta hidratación.
- Las medidas de descontaminación digestiva no tienen sentido.
- Medidas de soporte.
- La administración de folinato cálcico (o en su defecto ácido folínico) a altas dosis (50 mg + 100 mL de suero glucosado al 5 % cada 4 horas por vía intravenosa durante 24 horas) parece prevenir las secuelas oculares.
- También se administrará piridoxina (vitamina B$_6$) 100 mg/6 h intravenosa, puesto que la mayoría de estos pacientes son alcohólicos crónicos.
- Tiamina 100 mg/12 h.
- El antídoto es el etanol:
  - Bolo inicial: 1 mL de etanol absoluto/kg, en 50 mL de suero glucosado al 5 %, a pasar en 60 minutos.
  - Mantenimiento (perfusión continua):
    - En no alcohólicos: 0,1 mL/kg/h disuelto en suero glucosado al 5 %.
    - En alcohólicos crónicos: 0,2 mL/kg/h disuelto en suero glucosado al 5 %.
  - Las perfusiones de mantenimiento se adaptarán en su velocidad o concentración para conseguir etanolemias de 1-1,2 g/L. Es necesario controlar los niveles de etanol en sangre cada 6 horas y hacer una glucemia capilar o venosa cada 3 horas.
  - Antes de suspender la perfusión de etanol se comprobará que el metanol en sangre es < 20 mg/dL (< 0,2 g/L) y que el paciente mantiene un exceso de base > −5 mmol/L sin ayuda de bicarbonato.
  - El antídoto está indicado en todo paciente con posibilidad de haber ingerido en las últimas 24 horas más de 10 mL de metanol, en particular si presenta:
    - Síntomas extradigestivos sin otra causa justificada (alteración de la consciencia, de la conducta o visuales, papiledema en el fondo de ojo).
    - Acidosis metabólica (exceso de base < −5 mmol/L o *anion gap* > 30 mEq/L).
    - Metanol > 0,2 g/L (> 20 mg/dL).

- Las técnicas de depuración extrarrenal están indicadas en todo paciente con sospecha razonable de haber ingerido más de 10-20 mL de metanol y que presente:
  - Síntomas extradigestivos sin otra causa justificada (trastornos de la consciencia, conducta o visuales), papiledema, signos clínicos de gravedad o deterioro de sus signos vitales.
  - Acidosis metabólica (exceso de base < −10 mmol/L o *anion gap* > 35 mEq/L), especialmente si es refractaria al tratamiento con bicarbonato o cursa con pH < 7,10.
  - Metanol > 0,5 g/L.

La hemodiálisis suele ser de duración prolongada e ininterrumpida, hasta comprobar que el *anion gap* es normal, que la acidosis se mantiene corregida sin ayuda de bicarbonato o que el metanol es < 0,1 g/L.

8.6.2. Tratamiento de la intoxicación por etilenglicol

Las pautas de tratamiento son:

- Corregir la acidosis con bicarbonato hasta que el pH sea y se mantenga por encima de 7,20.
- Correcta hidratación.
- Las medidas de descontaminación digestiva no tienen sentido.
- Medidas de soporte.
- Si existe antecedente de alcoholismo, frecuente en muchos de estos pacientes, se administrarán los polivitamínicos habituales (en particular 100 mg/día de tiamina y 200 mg/día de piridoxina).
- Se determinará la calcemia y la magnesemia, en particular si hay signos de tetania o convulsiones. Suministrar gluconato o cloruro cálcico y sulfato magnésico si las cifras son muy bajas (Ca^{++} < 0,60 mmol/L) o si el paciente presenta manifestaciones atribuibles a estos trastornos electrolíticos.
- Las convulsiones se tratarán con benzodiacepinas.
- El antídoto es el etanol:
  - Bolo inicial: 1 mL de etanol absoluto/kg, en 50 mL de suero glucosado al 5 %, a pasar en 60 minutos.
  - Mantenimiento (perfusión continua):
    - En no alcohólicos: 0,1 mL/kg/h disuelto en suero glucosado al 5 %.
    - En alcohólicos crónicos: 0,2 mL/kg/h disuelto en suero glucosado al 5 %.
  - Las perfusiones de mantenimiento se adaptarán en su velocidad o concentración para conseguir etanolemias de 1-1,2 g/L. Es necesario controlar los niveles de etanol en sangre cada 6 horas y hacer una glucemia capilar o venosa cada 3 horas.
  - Antes de suspender la perfusión de etanol se comprobará que el etilenglicol en sangre es < 20 mg/dL (< 0,2 g/L) y que el paciente mantiene un exceso de base > −5 mmol/L sin ayuda de bicarbonato.
- El antídoto está indicado en todo paciente con posibilidad de haber ingerido en las últimas 24 horas más de 10 mL de etilenglicol, en particular si presenta:
  - Síntomas extradigestivos sin otra causa justificada (alteración de la consciencia, de la conducta o visuales, papiledema en el fondo de ojo).

- Acidosis metabólica (exceso de base < -5 mmol/L o *anion gap* > 30 mEq/L).
- Etilenglicol > 0,2 g/L (> 20 mg/dL).

✔ Las técnicas de depuración extrarrenal están indicadas en todo paciente con sospecha razonable de haber ingerido más de 10-20 mL de etilenglicol y que presente:

- Síntomas extradigestivos sin otra causa justificada: trastornos de la consciencia, hipocalcemia grave (Ca^{++} < 0,60 mmol/L), signos clínicos de gravedad o deterioro de sus signos vitales.
- Acidosis metabólica (exceso de base < -10 mmol/L o *anion gap* > 35 mEq/L), especialmente si es refractaria al tratamiento con bicarbonato o cursa con pH < 7,10.
- Etilenglicol > 0,5 g/L.

8.7. Intoxicación por cocaína

Se describen a continuación los tratamientos de las diferentes entidades que puede producir la intoxicación por cocaína.

8.7.1. Tratamiento de la isquemia coronaria

Las pautas de tratamiento son:

✔ El primer tratamiento de la isquemia miocárdica inducida por cocaína es la administración de benzodiacepinas para sedar al paciente.
✔ Oxigenoterapia.
✔ Aspirina como antiagreagante, si no está contraindicada.
✔ La nitroglicerina es eficaz y segura, puede ser suficiente para disminuir la presión arterial y anular el dolor.
✔ El efecto vasoconstrictor coronario también puede ser revertido con fentolamina.
✔ Los β-bloqueantes están contraindicados, ya que pueden aumentar la isquemia miocárdica.
✔ El uso de antagonistas del calcio (verapamilo) es controvertido, ya que pueden incrementar la toxicidad sobre el SNC y la mortalidad.

8.7.2. Tratamiento de la hipertensión arterial

Las pautas de tratamiento son:

✔ El tratamiento de la hipertensión consiste en benzodiacepinas para frenar la descarga simpática central.
✔ En caso necesario, se puede recurrir al empleo de hipotensores de vida media muy corta como el nitroprusiato sódico.

8.7.3. Tratamiento de las arritmias

Las pautas de tratamiento son:

✔ La taquicardia supraventricular no precisa antiarrítmicos específicos, recomendándose la administración de benzodiacepinas para combatir la frecuente ansiedad o agitación del paciente.

✔ En la taquicardia supraventricular con QRS ancho se administrará bicarbonato sódico (50-100 mEq) para compensar el efecto estabilizante de membrana por el bloqueo de la bomba de sodio.
✔ La taquicardia ventricular simple y sin repercusión hemodinámica se puede intentar controlar con lidocaína, pero si hay hipotensión o *shock* ha de recurrirse a la cardioversión.
✔ La taquicardia ventricular en forma de *torsade de pointes* se trata con aporte de magnesio (1,5 g de sulfato de magnesio).
✔ Se deben evitar siempre los antiarrítmicos del grupo Ia como la quinina o la procainamida.

8.7.4. Tratamiento de la hipotensión arterial y el *shock*

Puede deberse a un «agotamiento» de neurotransmisores y, por tanto, de la respuesta adrenérgica, lo que condicionará un *shock* distributivo, pero si el QRS es ancho se trata probablemente de un *shock* cardiogénico.

Las pautas de tratamiento son:

✔ Se ha de tener en cuenta un posible factor hipovolémico, por lo que se debe aportar volumen.
✔ El uso de vasopresores ha de ser cauteloso por el riesgo de que desencadenen o empeoren las arritmias ventriculares. Si el QRS es ancho, se añadirá bicarbonato sódico por vía intravenosa.
✔ En caso de parada cardíaca, las medidas de reanimación se prolongarán durante más de 30 minutos para dar tiempo a que la cocaína se metabolice y se reduzcan sus efectos tóxicos sobre el miocardio.

8.7.5. Tratamiento del accidente cerebrovascular

Las pautas de tratamiento son:

✔ El tratamiento no difiere del generado espontáneamente o inducido por otras causas.
✔ Control de la hipertensión arterial.
✔ En caso de persistir una hiperactividad simpaticomimética se recomienda el uso de benzodiacepinas, siendo controvertido el empleo de heparina o trombolíticos en los accidentes cerebrovasculares isquémicos.

8.7.6. Tratamiento de la cefalea

Las pautas de tratamiento son:

✔ Responde rápidamente a los agentes serotoninérgicos como la ergotamina.
✔ Los antiinflamatorios no esteroideos también suelen ser eficaces.

8.7.7. Tratamiento de las convulsiones

Las pautas de tratamiento son:

✔ El tratamiento inicial son las benzodiacepinas.
✔ Si se repite la crisis, se puede recurrir al levetiracetam u otros anticomiciales.
✔ Si el paciente entra en estatus epiléptico habrá que recurrir a la sedación profunda junto con intubación orotraqueal y ventilación mecánica.
✔ Si es necesario usar relajantes musculares, deben utilizarse de tipo no despolarizante, ya que, en caso contrario, competirían con la cocaína para metabolizarse a través de la colinesterasa, con lo que se prolongarían los efectos de ambos.

8.8. Intoxicación por opiáceos

En personas no tolerantes la morfina produce una intoxicación grave a dosis de 30 mg administrada por vía parenteral, mientras que una dosis de 120 mg por vía oral puede ser mortal. Igualmente, la heroína a dosis de 20 mg por vía parenteral puede ser potencialmente letal en una persona no tolerante

En la Tabla 91-13 se muestran las principales manifestaciones clínicas de la intoxicación por opiáceos, asociadas a sus efectos y al tratamiento.

Las pautas de tratamiento son:

✔ Medidas de soporte.
✔ Soporte ventilatorio con presión positiva al final de la espiración (PEEP) en caso de edema agudo de pulmón.
✔ El antídoto es la naloxona:
  ✐ Bolo intravenoso de 0,4-0,8 mg (0,01 mg/kg). La respuesta tras su administración se produce en 2-3 minutos. Cualquier cambio en el tamaño de las pupilas, frecuencia respiratoria o estado de la consciencia debe ser considerado como una respuesta positiva.

✐ Se pueden administrarán nuevas dosis de 0,4-0,8 mg cada 2-3 minutos hasta que aparezca alguna respuesta o hasta un máximo de 10 mg.
✐ En casos de intoxicaciones graves o por opiáceos de larga duración se recomienda una infusión continua con dos tercios de la dosis que produce respuesta cada hora.
✐ En casos leves deben administrarse dosis muy bajas para evitar un síndrome de abstinencia intenso.
✔ En los casos en que la intoxicación se haya producido por vía oral estaría indicada la descontaminación digestiva hasta las 6 horas postingesta, debido a la disminución del tránsito intestinal que producen los opiáceos.

8.9. Intoxicación por anfetaminas y drogas de síntesis

En la Tabla 91-14 se muestra la clasificación de las anfetaminas y sus derivados, incluyendo las drogas de síntesis o diseño, y en la Tabla 91-15 se recoge una clasificación más detallada de estas últimas.

Las pautas de tratamiento son:

✔ El tratamiento está encaminado fundamentalmente a disminuir la sobrestimulación simpaticomimética con benzodiacepinas.
✔ Tratamiento sintomático y de soporte.
✔ La descontaminación digestiva está indicada únicamente durante las 2 primeras horas postingesta.
✔ Si hay hipertensión arterial con afectación orgánica (accidente cerebrovascular o infarto agudo de miocardio), se usará captopril o nitroprusiato, en función de la gravedad.
✔ Medidas físicas para la hipertemia.

8.10. Intoxicación por setas hepatotóxicas

La intoxicación por *Amanita phaloides* y otras setas de los géneros *Galerina* y *Lepiota* tienen parecida toxicidad y son potencialmente mortales.

Tabla 91-13. Principales manifestaciones clínicas de la intoxicación por opiáceos, efectos y tratamiento

Manifestación clínica	Efecto	Tratamiento
Miosis	Estimulación del núcleo del III par	No precisa
Coma	Agonistas de los receptores opioides	Naloxona
Depresión respiratoria	Depresión de los centros de la respiración en la médula y el tronco	Naloxona y soporte ventilatorio
Bradicardia	Disminución del tono simpático; aumento del tono parasimpático	Naloxona
Hipotensión arterial	Vasodilatación periférica	Naloxona y líquidos
Hipotermia	Vasodilatación periférica, hipotermia ambiental, coma	Normotermia
Edema pulmonar	Aumento de la permeabilidad alveolocapilar	Soporte ventilatorio y PEEP
Convulsiones	Efectos epileptogénicos de los metabolitos	Naloxona, oxígeno y anticonvulsionantes

PEEP: presión positiva al final de la espiración.

Tabla 91-14. Clasificación de las anfetaminas y derivados

Anfetaminas

- Anfetamina y dextroanfetamina
- Metanfetamina (*«speed»*, *«ice»*, *«cristal»*, *«meth»*). También se considera «droga de diseño»
- Efedrina (*«éxtasis verde»*, *«efedra»*, *«ma-huang»*, *«herbal ecstasy»*)
- Catinona y catina (*«khat»*, *«cat»*)
- Metilfenidato y pemolina
- Fenilpropanolamina (anorexígeno, descongestionante nasal)
- Anorexígenos: fenfluramina, dexfenfluramina, fentermina, fenproporex, clobenzorex, aminorex, anfepramona (dietilpropión), fenmetracina, mazindol

Drogas de síntesis («drogas de diseño»)

Anfetaminas entactógenas (derivados de metilendioxianfetaminas)	- 3,4-metilendioxianfetamina (MDA, «píldora del amor») - 3,4-metilendioximetanfetamina (MDMA, «éxtasis», «Adán», XTC) - 3,4-metilendioxietilanfetamina (MDEA o MDE, «Eva») - N-metil-1-(3,4-metilendioxifenil)-2-butamina (MBDB)
Anfetaminas alucinógenas (derivados de metoxianfetaminas)	- 4-bromo-2,5-dimetoxianfetamina (DOB) - 4-bromo-2,5-dimetoxifenilanfetamina (2CB-MFT) - 4-metil-2,5-dimetoxianfetamina (DOM, *«serenity-tranquility-peace»* o STP) - 2,4,5-trimetoxianfetamina (TMA-2) - Parametoxianfetamina (PMA) - 2,5-dimetoxi-4-bromofeniletilamina (2-CB) - 2,5-dimetoxi-4-iodofeniletilamina (2-C-I) - 2,5-dimetoxi-4-etiltiofeniletilamina (2-C-T-2) - 2,5-dimetoxi-4-(n)-propiltiofeniletilamina (2-C-T-7)

Las pautas de tratamiento son:

- Monitorización de la función cardíaca, respiratoria, hepática y renal.
- Tratamiento sintomático y de soporte: el aporte de líquidos para remontar la intensa deshidratación ocasionada en la fase de las diarreas coleriformes contribuye a preservar y potenciar la función renal, de gran importancia para la eliminación de las toxinas.
- Aspiración digestiva y administración oral de carbón activado. Debido a que las toxinas tienen circulación enterohepática, el carbón activado debe administrarse cada 4 horas durante las primeras 72 horas postingesta.
- Medidas para la eliminación de las toxinas: está indicado el soporte a la diuresis.
- También están indicadas las técnicas de depuración extrarrenal, especialmente si hay insuficiencia renal.
- El antídoto es la silibinina, que compite con las toxinas por un mecanismo común de transporte en la membrana de la célula hepática, que se utiliza para la incorporación de múltiples sustancias y es capaz de ser saturado por dosis altas del fár-

Tabla 91-15. Clasificación de las drogas de síntesis («drogas de diseño»)

Feniletilaminas (similares estructuralmente a la mescalina) (v. Tabla 91-14)

- Anfetaminas (metanfetamina, metcatinona)
- Anfetaminas entactógenas (derivados de metilendioxianfetaminas)
- Anfetaminas alucinógenas (derivados metoxianfetaminas)

Derivados de 1-aril-piperazina (similares al MDMA)

- 1-benzilpiperazina (BZP o A2)
- 1-[3-clorofenil] piperazina (mCPP
- 1-[3,4-metilenodioxibencil] piperazina (MDBP)
- 1-[3-trifluorometilfenil] piperazina (TFMPP o Molly)
- 1-[4-metoxifenil] pipezina (pMeOPP)

Derivados de pirrolidinofenonas (similares a las anfetaminas)

- R,S-pirrolidinopropiofenona (PPP)
- R,S-4-metoxi-pirrolidinopropiofenona (MOPPP)
- R,S-3,4-metilendioxi-pirrolidinopropiofenona (MDPPP)
- R,S-4-metil-pirrolidinopropiofenona (MPPP)
- R,S-4-metil-pirrolidinohexanofenona (MPHP)

Derivados de los opioides (análogos del fentanilo y la petidina)

Derivados del fentanilo	- Alfametil-fentanilo (AMF, *«china white»*) - 3-metil-fentanilo (3-MF) - Parafluoro-fentanilo (PFF) - Alfametilacetil-fentanilo (AMAF)
Derivados de la meperidina	- 1-metil-4-fenil-propionoxipiperidina (MPPP)

Arilciclohexilaminas (análogos de la fenilciclidina, alucinógenos)

- Feniciclidina (PCP, «polvo de ángel»)
- Ketamina (*«special K»*)
- Piperidino-ciclohexanocabonitrilo (PCC)
- Tiofeno-fenciclidina (TCP)
- n-etilfenciclidina (TCE)
- Fenilciclohexilpirrolidina (PHP)

Derivados de la metacualona (sedantes)

- Meclocualona
- Nitrometacualona

Otras

- Gammahidroxibutirato (GHB, «éxtasis líquido», oxibato sódico)

maco impidiendo que las toxinas entren en el hepatocito. La dosis es de 20-50 mg/kg/día distribuida en 4 dosis.
- También está indicada la perfusión continua de N-acetilcisteína como protector hepático.
- Valorar el uso de vitamina K.
- Se puede administrar lactulosa en caso de encefalopatía hepática.
- Valorar criterios de trasplante hepático a las 36-48 horas (v. Tabla 91-12).

Puntos clave

- ✔ La mayoría de las intoxicaciones se diagnostican por la anamnesis a pesar de disponer de métodos analíticos para una amplia gama de productos.
- ✔ En la mayor parte de los casos deberemos iniciar el tratamiento antes de disponer de los resultados analíticos.
- ✔ El reconocimiento de los principales síndromes tóxicos es importante de cara a la actuación terapéutica.
- ✔ Existe un número limitado de antídotos, por lo que la base del tratamiento de las intoxicaciones es intentar disminuir la absorción del tóxico y en algunos casos intentar aumentar su eliminación.

Bibliografía

Burillo G, Dueñas A, Puiguriguer J, et al. Guía de actuación e intoxicaciones agudas. Adalia Farma; 2008.

King JD, Kern MH, Jaar BG. Extracorporeal removal of poisons and toxins. Clin J Am Soc Nephrol. 2019;14(9):1408-15.

Erickson TB, Thompson TM, Lu JJ. The approach to the patient with an unknown overdose. Emerg Med Clin North Am. 2007;25(2):249-81.

Nelson LS, Howland MA, Lewin NA, Smith SW, Goldfrank LR, Hoffman RS, editors. Goldfrank's Toxicologic Emergencies. McGraw-Hill Education; 2019.

Hendrickson RG. Gastrointestinal decontamination of the poisoned patient. UpToDate Jun 2023. Disponible en: https://www.uptodate.com/contents/gastrointestinal-decontamination-of-the-poisoned-patient [último acceso: Noviembre 2023].

Morán I, Baldirà J, Marruecos L, Nogué S. Toxicología clínica. Difusión Jurídica y Temas de Actualidad S.A.; 2011.

Nogué S, editor. Toxicología clínica. Bases para el diagnóstico y el tratamiento de las intoxicaciones en servicios de urgencias, áreas de vigilancia intensiva y unidades de toxicología. Elsevier; 2019.

Nogué Xarau S. Intoxicaciones agudas: Bases para el tratamiento en un servicio de urgencias. Unidad de Toxicología Clínica del Hospital Clínic. Barcelona; 2010.

Ornillo C, Harbord N. Fundaments of Toxicology — Approach to the poisoned patient. Adv Chronic Kidney Dis. 2020;27(1):5-10.

Zellner T, Prasa D, Färber E, Hoffmann-Walbeck P, Genser D, Eyer F. The use of activated charcoal to treat intoxications. Dtsch Arztebl Int. 2019;116(18):311-7.

Interdisciplinariedad

XIII

92 Cuidados de enfermería en la unidad de cuidados intensivos

F. Yuste Bustos, M. Vallés Sanz y A. C. Padurean

◀ Orientación para el estudio

El personal de enfermería realiza en las unidades de cuidados intensivos una combinación de vigilancia, cuidados y técnicas sobre los pacientes críticos o semicríticos y también de atención a sus familias. En este capítulo se exponen parte de los cuidados básicos y fundamentales de enfermería en el paciente crítico, con todas las peculiaridades que ello conlleva. Los estudiaremos desde su vertiente más general y común a cualquier paciente crítico, hasta la más específica en diferentes patologías.

Este capítulo se ha incluido dentro de este tratado porque los autores consideramos imprescindible que los intensivistas conozcan la materia que dentro de él se imparte, como por ejemplo, los diferentes tipos de lesiones asociadas al encamamiento y el deterioro del trofismo en el paciente crítico, así como su evolución y tratamiento. El hecho de que las líneas descritas en este capítulo sean propias del trabajo diario de los profesionales de enfermería especializados en el paciente crítico no puede justificar su desconocimiento por parte del intensivista, hecho que se puede dar sobre todo en los más noveles (al menos de las nociones básicas y fundamentales), ya que para un óptimo conocimiento y tratamiento de nuestros pacientes debemos conocer todas las esferas de su estado, así como el trabajo y los cuidados que desarrollan la enfermería.

1. Introducción

La atención sanitaria es el conjunto de servicios que se proporciona a los pacientes con el fin de promover, proteger y restaurar su salud. Desde un enfoque de calidad asistencial, la atención sanitaria se resume para el personal sanitario en ser atentos, estar atentos y atender, ya sea en las unidades de cuidados intensivos (UCI) o en cualquier otro lugar del hospital.

Los objetivos principales en el ámbito de la enfermería son satisfacer las necesidades de confort del paciente preservando su intimidad, proporcionando seguridad, comodidad y bienestar , detectar sus necesidades individualizando el plan de cuidados y adaptando las medidas preventivas al nivel de riesgo , y garantizar que reciban la mejor asistencia, generando al mismo tiempo conocimiento para elevar de forma continua la calidad de sus intervenciones.

2. Cuidados generales

2.1. Ingreso y alta del paciente en la unidad de cuidados intensivos

El objetivo es recibir al paciente en la UCI y proporcionarle durante su estancia todos los cuidados necesarios.

2.1.1. Ingreso del paciente

Incluye la preparación del box (Tabla 92-1) y una secuencia de acciones (Tabla 92-2).

A continuación se realizará la valoración y planificación de los cuidados de enfermería y el registro en la historia clínica de toda la información pertinente, así como planificar y solicitar la dieta si procede.

Tabla 92-1. Preparación del box

- ✔ Revisar el equipamiento completo de la habitación
- ✔ Revisar la toma de oxígeno, colocar si es preciso un humidificador y el sistema de aspiración
- ✔ Preparar, si se precisan, bombas de perfusión, respirador, módulo y cables de presiones y sistema de diuresis horaria
- ✔ Montar mascarilla de ventilación autohinchable (tipo Ambú) completa y material de aspiración de secreciones
- ✔ Encender el monitor y poner la pantalla en espera

Tabla 92-2. Acciones al ingreso del paciente

- ✔ Recibir al paciente en la unidad
- ✔ Admitirlo en la monitorización central
- ✔ Realizar la identificación activa si el paciente está consciente y, si no lo está, comprobar los datos de ingreso y que lleve el brazalete identificativo correcto (si le falta el brazalete, solicitarlo y colocarlo)
- ✔ Presentarse
- ✔ Acomodarle en el box y explicarle dónde está
- ✔ Informar al paciente de los procedimientos que se van a realizar y solicitar su colaboración
- ✔ Monitorización continua ECG, presión arterial no invasiva, temperatura y pulsioximetría
- ✔ Ajustar límites de alarma, básicos y de arritmia
- ✔ Incluirlo dentro de las diferentes trayectorias si procede (ictus, infarto agudo de miocardio, etc.)
- ✔ Administrar oxigenoterapia o colocar ventilación mecánica si precisa
- ✔ Verificar presencia de vías venosas y arteriales, y canalizar una vía venosa central si lo precisa
- ✔ Verificar la presencia de drenajes, ostomías, heridas y sondajes, e instaurar aquellos que se necesiten
- ✔ Realización de pruebas in situ si se requieren (ECG, analíticas, gasometrías, radiografías)
- ✔ Ofrecerle el timbre para llamar, si procede

ECG: electrocardiograma.

2.1.2. Atención a familiares

El ingreso de cualquier persona en la UCI supone un gran impacto emocional para su entorno más inmediato y conlleva un alto grado de estrés y ansiedad. Por eso, la acogida y el apoyo a la familia es fundamental. En nuestro ámbito entendemos como familiares a las personas que mantienen una relación afectiva reconocida por ambos agentes (paciente y familiar), no limitada exclusivamente al vínculo parental. Nos estamos refiriendo por lo tanto a nuestros seres más queridos.

En el siguiente texto eliminaremos el erróneo y desfasado concepto de «visita» por el de «acompañamiento familiar» o simplemente «acompañamiento».

2.1.2.1. Primer contacto

Lo antes posible tras el ingreso, la enfermera y auxiliar responsables del paciente deberán presentarse por su nombre y acompañar al box a los familiares. Deberán explicar las normas básicas de funcionamiento de la unidad y entregar la correspondiente guía informativa. En todo momento deberán transmitir seguridad, con una actitud próxima y tranquila, mostrando disponibilidad. Deberá prestarse atención al lenguaje no verbal (postura, expresión facial, gestos, mirada, sonrisa, entonación, etc.). Se deberá explicar de una forma sencilla el entorno del paciente (monitor, respirador, bombas, etcétera).

Una vez fuera del box se deberá solicitar un teléfono de contacto y el nombre de la persona o familiar de referencia, anotándolo en la historia clínica. Esto es muy importante por si cambia el estado del paciente bruscamente. Si el estado del paciente lo permite, se aconsejará que le acerquen material de aseo, de distracción, reloj, prótesis dental, gafas, zapatillas, etc. Será el momento de informar del horario de acompañamiento familiar, asumiendo que dicho horario se podrá flexibilizar según las necesidades del paciente y el entorno; una UCI debería tener un horario ampliado y flexible de acompañamiento («horario abierto» o «UCI de puertas abiertas») que pueda incluir la noche por protocolo o, al menos, en situaciones especiales.

Se les comunicará también el tipo de información que se les facilitará sobre el estado del paciente y sobre los cuidados de enfermería (bienestar, sueño, dieta, estabilidad, fiebre, etc.), intentando dedicar para ello el tiempo que se requiera. Se transmitirá que la información médica se dará a diario, tras la visita médica y durante el horario de acompañamiento.

Cabe destacar que es importante motivar la comunicación verbal y no verbal (tacto) entre el paciente y los familiares.

Para aquellos pacientes que no hablen el idioma local se deberá facilitar la comunicación con traductores. La supervisora o la enfermera responsable realizarán una petición de interconsulta a la trabajadora social cuando esté indicado.

Se deberán ofrecer los recursos disponibles en el hospital: asistencia religiosa, asistencia social, cafetería, teléfono exterior, servicio de atención al paciente, etcétera.

Merece destacarse en la información que no es preciso que los familiares o allegados permanezcan en el hospital ni fuera del horario de acompañamiento, ni durante todo el horario, si no lo consideran oportuno. Ante cualquier imprevisto o necesidad se les contactará telefónicamente.

Se deberá entregar a los familiares la ropa y objetos personales del paciente, y registrarlo en la historia clínica.

2.1.2.2. Contactos sucesivos

La enfermera estará presente en la unidad al inicio del horario de acompañamiento, saludará a las familias de los pacientes asignados e informará sobre el estado del paciente dentro del ámbito de su actuación (necesidades, cuidados, respuestas del paciente, monitorización, etcétera).

Es importante:

✔ Mostrar interés por la situación emocional de las familias mediante una escucha activa, trato humano y actitud empática.
✔ Transmitir confianza y calidad en los cuidados.
✔ Detectar la ansiedad, el duelo, la angustia o los déficits de información.
✔ Aclarar las dudas y lagunas informativas relacionadas con los cuidados de enfermería.
✔ Intentar anticiparse a sus necesidades.
✔ Derivar las preguntas de carácter médico (pronóstico, diagnóstico, tratamiento, etc.) al horario de información médica.

Se deberá intentar implicar a las familias en el cuidado del paciente (comer, peinar, afeitar, etc.), siempre que ellos quieran participar en los mismos y procurando no crearles dependencia. Se debe salir de la habitación para favorecer la intimidad del paciente y su familia, pero ofreciendo disponibilidad.

Registraremos en la historia cínica la información obtenida y entregada a los allegados.

2.1.3. Alta del paciente

Los días previos al alta son claves para preparar los pacientes y a su entorno para la transición de la UCI al área de cuidados intermedios o a la planta de hospitalización. Se deberán preparar con anterioridad, explicándoles cómo serán los días en la unidad de destino. El día del alta, la enfermera responsable llamará a la persona de contacto para comunicar la hora aproximada y el número de habitación, esperando hasta su llegada para realizar el traslado. Transferirá a la enfermera de la unidad receptora la información sobre el paciente utilizando herramientas validadas de información, como la técnica SBAR.

2.2. Cuidados de la vía aérea en el paciente crítico intubado o traqueostomizado

2.2.1. Cuidados de enfermería al enfermo intubado

La intubación endotraqueal es una técnica que consiste en el pasaje de un tubo flexible a través de la boca (intubación orotraqueal) o de la nariz (intubación nasotraqueal) y de la laringe, hasta llegar a la tráquea, con el fin de mantener la vía aérea permeable y aislada en el proceso de ventilación.

Entre los cuidados de los pacientes intubados se encuentran:

✔ Asegurar la correcta presión del neumotaponamiento (20-30 mm Hg), evitando así fugas de aire o microbroncoaspiraciones en el caso de que esté desinflado, o isquemia de la mucosa traqueal en el caso de que esté hiperinsuflado. Controlar cada 8 horas.
✔ Aspirar el exceso de secreciones bucales evitando la posible broncoaspiración con secreciones de la cavidad oral.
✔ Realizar higiene bucal con solución de clorhexidina pura cada 8 horas. Limpiar dientes, paladar y lengua.
✔ Aspirar el exceso de secreciones mucosas a través del tubo endotraqueal (sin superar los 10 segundos), cada vez que precise, siempre valorando qué PEEP (presión positiva al final de la espiración) tiene el paciente (si tiene una PEEP elevada, intentar aspirar en el mínimo tiempo posible).
✔ Mantener el tubo endotraqueal bien sujeto. Comprobar cada 8 horas que no se ha movido.
✔ Mantener la cabecera de la cama a 30° siempre que la patología lo permita, para evitar la neumonía asociada a la ventilación mecánica.

2.2.2. Cuidados de enfermería en el enfermo traqueostomizado

En las UCI, un porcentaje muy elevado de nuestros pacientes van a requerir soporte ventilatorio invasivo de larga duración, lo que conlleva en la mayoría de los casos la necesidad de realizar una traqueostomía para evitar las complicaciones asociadas a la larga permanencia de un tubo orotraqueal y facilitar el destete precoz del ventilador. Por esta razón, el personal de enfermería debe adquirir los conocimientos de los cuidados que dichos pacientes necesitan que les proporcionemos.

2.2.2.1. Medidas generales

Las medidas generales comprenden lo siguiente:

✔ Humidificar el aire inspirado para fluidificar las secreciones del paciente.
✔ En todas las maniobras que se realicen con la cánula hay que evitar su desplazamiento sujetando con los dedos la placa pivotante.
✔ El tamaño inadecuado de la cánula y un balón poco hinchado pueden ocasionar enfisema subcutáneo en pacientes conectados a un respirador. Durante la comida el paciente debe permanecer en posición de Fowler y el balón de la cánula debe estar hinchado.
✔ Si el paciente es portador de una sonda nasogástrica, verificar su posición correcta una vez por turno o siempre que se administre medicación.
✔ Tener siempre a mano una cánula limpia del mismo número que lleva el paciente, y otra de un número inferior, para casos de urgencia.
✔ Realizar al paciente la higiene bucal cada 8 horas.
✔ Anotar en la historia clínica los procedimientos realizados, así como la respuesta del paciente.

2.2.2.2. Cuidados habituales de la cánula

Diariamente se curará el estoma, se cambiará la cinta de sujeción de la cánula y se limpiará la cánula intermedia o camisa.

2.2.2.3. Sustitución completa de la cánula

Una vez realizada la traqueostomía, los cuidados de enfermería incluyen cambiar la cánula completa, procedimiento para el que se requiere la colaboración de la auxiliar de enfermería y del intensivista. El primer cambio se realiza a las 72 horas del procedimiento y, después, según la evolución del estoma:

✔ Si el estoma está limpio, cada 7 días.
✔ Si el estoma presenta signos de infección, se debe curar cada 8 horas o cuando lo necesite. El médico indicará si se ha de poner antibiótico en el estoma.

2.2.2.4. Decanulación

En los pacientes con traqueostomía temporal, cuando sea viable y por indicación médica, la cánula debe ser retirada lo antes posible para evitar complicaciones y secuelas como la afectación de cuerdas vocales y de la deglución.

Previamente, la cánula se ocluirá periódicamente, aumentando el tiempo de oclusión según la tolerancia del paciente, y se retirará cuando:

✔ El paciente sea capaz de permanecer de 24 a 48 horas con la cánula cerrada.
✔ El paciente sea capaz de expulsar las secreciones traqueobronquiales sin destapar la cánula durante 24 a 48 horas.
✔ No exista ningún obstáculo en las vías respiratorias y la ventilación pueda ser asegurada por el paciente.

2.2.3. Aspiración de secreciones a través de una cánula de traqueostomía o tubo endotraqueal

En primer lugar se ha de preparar el material necesario:

✔ Sonda de aspiración.
✔ Guantes de un solo uso.
✔ Guantes estériles.
✔ Mascarilla y gafas protectoras.
✔ Sistema de aspiración.
✔ Mascarilla resucitadora (Ambú) conectada a una fuente de oxígeno.
✔ Fuente de oxígeno.
✔ Tubo de Guedel.
✔ Solución salina estéril.
✔ Manómetro de control de presión de neumotaponamiento o jeringa.

Ante de iniciar el procedimiento, se debe valorar la necesidad de la aspiración traqueal, ya que es una técnica de riesgo que nunca debe hacerse por rutina, sino por necesidad.

Es necesario aspirar las secreciones en los siguientes casos:

✔ Cuando aumente la presión intratorácica en el paciente con ventilación mecánica.
✔ Si hay secreciones visibles en el tubo o la cánula.
✔ Si disminuye la saturación de oxígeno.
✔ Si aparece disnea súbita o ruidos respiratorios marcados.

Si detectamos la necesidad de aspirar, procederemos de la siguiente manera: nos presentaremos al paciente si está consciente, le explicaremos la técnica que se va a realizar, las molestias que le comportará y de qué forma puede colaborar.

Seguidamente revisaremos el correcto funcionamiento del aspirador, manteniéndolo a 100 mm Hg. Se debe evitar la hipoxemia durante la técnica preoxigenando.

Como norma general, el paciente ha de estar en posición de Fowler para la maniobra de aspiración. Si el enfermo está ventilado, lateralizar la cabeza (siempre que no haya contraindicaciones). A continuación medir la presión del balón de neumotamponamiento (20-30 mm Hg), auscultar los campos pulmonares y hacer una higiene de manos. Con guantes estériles, introducir la sonda por el tubo endotraqueal o la traqueostomía, sin aspirar, hasta llegar a encontrar una resistencia (carina o bronquio derecho); en este punto retirar la sonda 1-2 cm. Aspirar lentamente mientras se va retirando la sonda.

Aspiraremos, si se considera necesario, un máximo de tres veces. Si las secreciones son espesas o hemáticas, se pueden hacer lavados con una pequeña cantidad de suero salino. Lo último en aspirar será la boca con una sonda nueva, para eliminar cualquier rastro de saliva que se haya generado durante el procedimiento.

Si el enfermo tiene insertada una cánula orofaríngea, aspirar por dentro.

Auscultar los campos pulmonares al finalizar la técnica. Lavar el circuito con solución salina hasta que quede completamente limpio. Cerrar el aspirador al finalizar la técnica. Para terminar, volver a hacer higiene de manos.

2.3. Cuidados en la ventilación mecánica

En las UCI, un porcentaje muy elevado de nuestros pacientes van a requerir soporte ventilatorio en algún momento de su ingreso. Por ello, el personal de enfermería debe adquirir los conocimientos de los diferentes tipos de ventilación que existen y de los cuidados que van ligados a cada uno de ellos.

La ventilación mecánica es un procedimiento de respiración artificial que sustituye o ayuda temporalmente a la función ventilatoria. Se divide en dos grandes grupos:

✔ Ventilación mecánica invasiva (VMI).
✔ Ventilación mecánica no invasiva (VMNI).

En ambos grupos es necesario el uso de un ventilador, coloquialmente conocido como «respirador artificial».

En la VMI es necesaria la intubación endotraqueal del enfermo a través de un tubo endotraqueal o de una traqueostomía. En la VMNI se utiliza una mascarilla (nasal, nasobucal o facial) que se conecta al respirador.

2.3.1. Cuidados de enfermería al paciente con ventilación mecánica invasiva

El paciente con VMI requiere una serie de cuidados, que incluyen:

✔ **Cuidados respiratorios:**
  ⚕ Comprobar la correcta ventilación de ambos campos pulmonares y su simetría.
  ⚕ Observar que los movimientos respiratorios del paciente sean sincronizados con el respirador.
  ⚕ Cambio de tubuladuras: según protocolo, debería realizarse cada 7 días, cuando estén deterioradas o cuando precise.
  ⚕ Aspirar secreciones siempre que sea necesario.
  ⚕ Comprobar la presión del balón del tubo endotraqueal una vez por turno (debe estar entre 20 y 30 mm Hg).
  ⚕ Mantener una correcta localización del tubo.
  ⚕ Humidificar el aire inspirado.
  ⚕ Realizar fisioterapia respiratoria siempre que el estado del paciente lo permita.
  ⚕ Controlar una vez por turno los siguientes parámetros del respirador: modo de ventilación, volumen corriente, frecuencia respiratoria, concentración de oxígeno, PEEP y los límites de alarma.
  ⚕ Vigilar continuamente los parámetros vitales.
  ⚕ Registrar los parámetros en la historia clínica una vez por turno y siempre que se realice algún cambio.
✔ **Cuidados cardiovasculares:** control de constantes vitales.
✔ **Cuidados neurológicos:**
  ⚕ Si el paciente está sedado, mantenerlo completamente adaptado al respirador, disminuir los estímulos externos y procurar un ambiente tranquilo.
  ⚕ Si está consciente: contactar mucho con él, intentar su distracción con una radio o bien con lectura si tiene fuerza para sujetar un libro.
  ⚕ Permitir el acompañamiento familiar tan frecuentemente como sea posible.
  ⚕ Explicar todo lo que pregunte.
  ⚕ Dejarle dormir 4-6 horas sin interrupción; aspirarle antes de que se duerma.
✔ **Cuidados de la piel y el sistema musculoesquelético:**
  ⚕ Realizar cuidados de higiene corporal cada 24 horas y siempre que sea necesario.
  ⚕ Proteger piel y mucosas: si el paciente está intubado, retirar la cinta que sujeta el tubo (beta), limpiar la boca con una torunda y solución antiséptica de clorhexidina, cambiar el tubo de lado para prevenir decúbitos y poner venda nueva; si los labios están secos, aplicar vaselina.
  ⚕ Si no está intubado, es necesaria igualmente una adecuada higiene de la boca.
  ⚕ Cuidados de los ojos en una persona inconsciente o sedada: si los ojos tienen un aspecto normal y los párpados permanecen cerrados, hidratar con lavados de suero fisiológico al 0,9 % una vez por turno, o mejor con lágrimas artificiales. Si los ojos tienen un aspecto normal pero los párpados permanecen entreabiertos, lavar igualmente, pero cada 4 horas, y cerrar los párpados con esparadrapo o *steri-strip*.

✔ Realizar cambios posturales cada 3-4 horas salvo cuando esté expresamente contraindicado.

✔ Mantener un ambiente de confort térmico.

✔ Registrar los cuidados e incidencias en cada turno.

✔ **Cuidados digestivos:**

✔ Colocar una sonda nasogástrica, comprobar su situación y permeabilidad.

✔ Posición de la cama a 30°.

✔ Sustituir cada 24 horas los contenedores y equipos para la administración de nutrición.

✔ Manipular el material y los nutrientes con técnica aséptica.

✔ Cuidado de las fosas nasales cada 12 horas para prevenir lesiones y úlceras por la sonda nasogástrica.

✔ Tras la administración de fármacos por la sonda nasogástrica, administrar 50 mL de agua para prevenir su obstrucción.

✔ Avisar al médico si el paciente no tolera la nutrición enteral (excesivo débito entre administraciones), dado el riesgo de broncoaspiración.

2.3.2. Cuidados de enfermería al paciente con ventilación mecánica no invasiva

Los cuidados más importantes son:

✔ Evitar fugas aéreas.

✔ Mantener la integridad cutánea.

✔ Prevenir la sequedad de mucosas y la acumulación de secreciones.

✔ Evitar la distensión gástrica y la broncoaspiración.

✔ Evitar la irritación ocular.

✔ Evitar la hipercapnia por reinhalación.

✔ Evitar la asincronía ventilador-paciente.

✔ Prevenir el dolor.

2.4. Cambios posturales y drenaje de secreciones

El personal de enfermería es clave para el paciente en cuanto a prevención de lesiones asociadas a la dependencia, que pueden acarrear complicaciones importantes relacionadas con su estado de salud. Los cambios posturales y las diferentes posiciones previenen lesiones y complicaciones derivadas de estas.

Los cambios posturales están dirigidos a evitar las lesiones por presión y humedad en pacientes encamados, forman parte de las medidas para evitar el deterioro de la integridad cutánea, ayudan al drenaje de secreciones pulmonares y disminuyen el riesgo de broncoaspiración. Para este fin, deberían hacerse cada 3-4 horas.

Las enfermeras deben conocer la importancia de la fisioterapia en la buena evolución de sus pacientes y solicitarla cuando la crean necesaria.

Existen diferentes posiciones terapéuticas:

✔ Decúbito supino.

✔ Decúbito lateral/semilateral.

✔ Posición Fowler.

✔ Posición semi-Fowler (cabecera del paciente a 30°).

✔ Sedestación.

✔ Posición Trendelenburg.

✔ Posición anti-Trendelenburg.

✔ Decúbito prono.

El *clapping* (golpeteo o percusiones repetidas sobre el tórax) como método adyuvante para el drenaje de secreciones está en desuso por falta de evidencia sobre su beneficio.

Haremos una mención especial al **decúbito prono** (Fig. 92-1), dada su relevancia en la UCI. Es una maniobra en la que el paciente está boca abajo, apoyado sobre el pecho y el abdomen. Se realiza en las UCI como maniobra adicional de reclutamiento alveolar a pacientes que presentan síndrome de dificultad respiratoria aguda (SDRA) refractario al tratamiento inicial. En la mayoría de estos pacientes, siempre que esté correctamente indicada, esta posición mejora la oxigenación y aumenta la supervivencia. Precisa la intervención de varias personas, recolocando previamente de manera correcta todos los cables conectados al enfermo. Mientras una se encarga de la vía aérea, el paciente es deslizado a un borde de la cama para luego poder darle la vuelta. Se colocará un brazo en la cabecera en forma de «L» o extendido en abducción y el otro extendido en aducción, con la cabeza mirando hacia el primero. Se colocarán almohadas debajo del pecho y de la pelvis para que el abdomen quede menos presionado y así favorecer las excursiones diafragmáticas y evitar el aumento de presión intrapulmonar. Los brazos y la cabeza se cambiarán de postura cada 3-4 horas. Se monitorizará igualmente, colocando los electrodos de derivaciones del electrocardiograma (ECG) en la espalda.

2.5. Accesos vasculares, catéteres centrales de inserción periférica y Midline

Hoy día, y en relación con la pandemia provocada por el SARS-CoV-2, ha habido un aumento importante de la tasa de infección relacionada con dispositivos. Ese aumento llevó a incorporar y actualizar las recomendaciones para incorporarlas en la práctica clínica. En diciembre de 2021 se publicó la última actualización del protocolo de prevención de las bacterias relacionadas con ca-

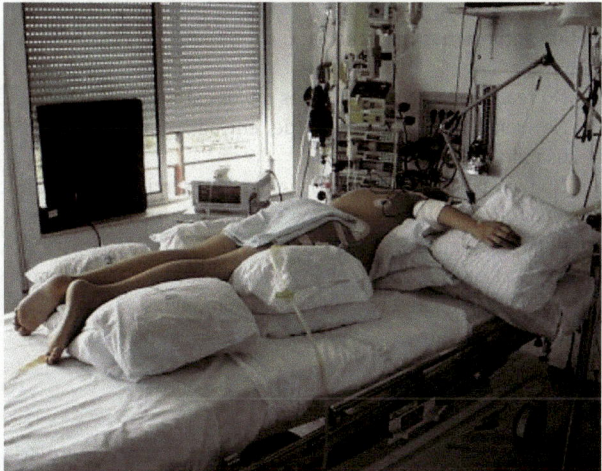

Fig. 92-1 | Ventilación mecánica en decúbito prono. Uno de los mayores retos para la enfermería.

téteres venosos centrales (BRC) en las UCI españolas (protocolo Bacteriemia Zero). Los catéteres centrales se suelen usar en pacientes críticos como máximo varios meses, mientras que los catéteres centrales de inserción periférica (PICC) se caracterizan por su durabilidad y están concebidos para funcionar años. El catéter Midline, actualmente en plena expansión, es un dispositivo que permite un uso de hasta 1 mes en terapias compatibles con la perfusión periférica.

En la manipulación de estos dispositivos son **medidas obligatorias**:

✔ Mantener una higiene adecuada de manos.
✔ Uso de solución alcohólica de clorhexidina entre 0,5 % y 2 % y alcohol de 70° en la preparación de la piel antes de la inserción del catéter, dejándolo secar. Como alternativa en caso de hipersensibilidad, se puede hacer uso de soluciones alcohólicas yodadas.
✔ Uso de técnica aséptica y barrera total durante la inserción.
✔ La vena de elección de los PICC es la basílica, aunque en pacientes obesos se puede usar la cefálica y la braquial como última elección.
✔ Los catéteres innecesarios se deben retirar.
✔ Antes de manipular conexiones y puertos de inyección, se limpiarán con alcohol de 70°.

Respecto al **cambio de conectores, alargaderas y equipos de infusión**:

✔ No se deben cambiar antes de 96 horas.
✔ Cambiarlos al menos cada 7 días.
✔ Cambiarlos cuando se desconecten de forman accidental o estén sucios.
✔ En los equipos de infusión de soluciones de alto contenido lipídico, el cambio se realizará cada 6-12 horas y en los de nutrición parenteral cada 24 horas.

Son **medidas opcionales** las siguientes:

✔ Higiene corporal con clorhexidina.
✔ Apósitos impregnados en clorhexidina.
✔ Uso de tapones con solución antiséptica en los conectores.
✔ Uso de catéteres impregnados con antimicrobianos.

Son **actuaciones incorrectas**:

✔ No realizar cambios rutinarios de los catéteres.
✔ No dejar sin tapón luces de entrada que no se estén usando.
✔ No usar profilaxis antibiótica para la inserción de los catéteres ni antisépticos tópicos en pomada para proteger el punto de punción.
✔ No usar para la transfusión de una nueva bolsa de hemoderivado el mismo equipo de infusión.

2.5.1. Cuidados del catéter

En todos los accesos vasculares los cuidados de enfermería deben enfocarse a que el catéter se encuentre en pleno rendimiento durante toda la duración de la terapia. Esto implica

mantener limpia la zona de inserción y mantener el catéter permeable e inmóvil para evitar extracciones accidentales.

Antes de manipular un catéter es necesaria una adecuada higiene de manos y se ha de tener en cuenta lo siguiente:

✔ Cura semanal o cada 10 días, con solución alcohólica de clorhexidina, dejando secar.
✔ No usar jeringas de menos de 10 mL para el enjuague y no irrigar si notamos resistencia.
✔ Antes de usar un lumen, aspirar para comprobar que hay un adecuado reflujo de sangre y purgar enérgicamente con 10 mL completos de solución salina. Puede producirse fallo del catéter si no se comprueba antes del uso la permeabilidad.
✔ Purgar cada lumen del catéter con 10 mL de suero salino cada 12 horas o después de cada uso.

2.5.2. Dispositivos de fijación sin suturas

Contamos con varios sistemas de fijación sin suturas:

✔ **Dispositivo GripLock®**. De velcro, con una zona donde se encajan las aletas del catéter. Se pueden mantener 2 o 3 semanas.
✔ **Dispositivo StatLock®**. Tiene unos puntos salientes donde enganchan las aletas del catéter.
✔ **Adhesivo tisularo cianoacrilato**. se usa como alternativa a las suturas para cerrar las heridas de la piel y reparar el tejido interno. Es una alternativa relativamente nueva para la fijación de accesos vasculares. Consiste en aplicar una gota de adhesivo tisular en el punto de inserción y otra bajo el núcleo del catéter después de la inserción, seguido de un apósito estándar de poliuretano transparente con o sin impregnación en clorhexidina.
✔ **Sistema de fijación subcutáneo**. Permite la fijación de manera indolora al sujetar el catéter al tejido subcutáneo más allá de la piel donde están situados los receptores de dolor. En un lapso de 48 a 72 horas el ancla cicatriza en su lugar. La falta de movimiento promueve la cicatrización del sitio de inserción y permite que el tejido remodelado actúe como una barrera contra las bacterias de la superficie. Debido a que esta opción de fijación está estabilizada en el sitio de punción, el catéter puede levantarse suavemente por encima del sitio de inserción, lo que permite una limpieza completa.
✔ **Apósitos transparentes**. Representan una ayuda en la fijación de un acceso vascular. Los productos integrados de última generación incluyen bordes de tejido reforzado que rodean la membrana de poliuretano y tienen componentes adhesivos adicionales que sujetan el acceso vascular por debajo y aumentan considerablemente la estabilidad del catéter.

2.6. Higiene del paciente

Los pacientes de las UCI requieren una supervisión y una serie de actuaciones de forma continua. Una de las necesidades básicas es la higiene.

Las técnicas para la higiene del paciente se delegan cada día más en el auxiliar de enfermería. Sin embargo, no se nos puede olvidar que el conjunto de ellas va encaminado a cumplir indicadores que miden o son los resultados de la calidad en la atención del paciente crítico.

La modernización del cuidado, destreza y cualificación específica de los profesionales de enfermería en áreas específicas como cuidados intensivos ha provocado que muchas enfermeras se dediquen la mayor parte del tiempo al manejo de las últimas tecnologías o tareas relaciones indirectamente con el cuidado, disminuyendo el tiempo dedicado al cuidado directo y favoreciendo la omisión o delegación de los cuidados más básicos.

El momento de la higiene propicia un entorno adecuado que nos proporciona información del paciente, como la condición clínica, cambios en el estado de la piel y en la cavidad oral, permeabilidad de la vía aérea, nivel de dependencia, estado de ánimo, estado nutricional, movilidad, patrón de sueño o dolor, aparte de muchas otras necesidades. Es una tarea que permite valorar de forma integral y completa al paciente, orientar el plan de cuidados y mejorar la relación enfermera-paciente.

La higiene y el cuidado de la piel forman parte de los cuidados básicos. Debe realizarse de forma diaria, salvo contraindicación cuando la situación hemodinámica del paciente se vea comprometida o por indicación médica.

Aunque sea una técnica habitual y rutinaria, su realización no está exenta de riesgo. Es una intervención que debe realizarse con estricta monitorización y control, sobre todo en el paciente crítico, en quien se deben evitar eventos adversos.

El baño del paciente crítico es uno de los momentos en el que se presentan más eventos adversos, sobre todo durante su ejecución o 1 hora después del mismo, razón por la cual se hace necesaria la intervención del profesional de enfermería en la prevención, comunicación y elaboración de un plan que disminuya la morbimortalidad del paciente crítico.

Pueden aparecer alteraciones de la presión arterial, desaturación, desadaptación de la ventilación mecánica, hipertensión intracraneal, alteración de la frecuencia cardíaca, de la saturación periférica de oxígeno, de la saturación venosa de oxígeno, de la presión de la arteria pulmonar, fibrilación ventricular y paro cardiorrespiratorio.

Los cuidados relacionados con la necesidad de higiene se realizan con el fin de favorecer la comodidad y el bienestar. La «teoría de la comodidad» propuesta por Kolcaba indica que los profesionales de enfermería deben demostrar el resultado de técnicas simples o cuidados básicos sobre la comodidad de los pacientes. Etimológicamente, el concepto de «confort» deriva de la palabra inglesa «*confort*» y se refiere a todo aquello que produce comodidad y genera bienestar a la persona. Una de las personas que más ha estudiado en profundidad esta idea es la enfermera gerontológica Katherine Kolcaba, que la definió como la experiencia inmediata y holística de la persona de fortalecerse cuando se abordan las necesidades para tres tipos de confort: alivio, tranquilidad y trascendencia. Además, es importante tener en cuenta los contextos donde este confort se puede aplicar: físico, psicoespiritual, ambiental y social.

Debemos destacar que para el cuidado integral de la piel existen manoplas y gorros de lavado del cabello, con o sin producto antiséptico, que van desplazando el uso de agua y jabón en palanganas y que aportan lo siguiente:

✔ Los cuatro pasos a realizar cuando se realiza el lavado con agua y palangana (lavar, aclarar, secar y aplicar loción hidratante) se reducen a solo uno.

✔ Se comercializan con la cantidad necesaria para la limpieza de cada parte corporal, en el orden que recomienda el fabricante. Con esto conseguimos un baño mejor, cómodo, sencillo y más eficaz, evitando cualquier tipo de infección cruzada.

✔ Evitan el riesgo de transmisión de patógenos que supone el empleo de agua y palanganas.

✔ Cuidan la piel, ya que contienen ingredientes nutritivos, su pH es neutro y no contienen jabón, látex, alcohol ni colorantes.

✔ Limpian y protegen la piel sin necesidad de usar agua.

✔ Reducen el tiempo empleado en el aseo.

✔ Reducen el coste, ya que no es preciso utilizar palanganas, jabón, esponjas, toallas, cremas hidratantes, etcétera.

✔ Los productos antisépticos (contienen un 2 % de digluconato de clorhexidina) eliminan el 99,% de las bacterias patógenas de la piel. Son eficaces contra las bacterias causantes de infecciones nosocomiales y contra bacterias multirresistentes, grampositivas y gramnegativas.

Es importante resaltar que una vez finalizada la higiene del paciente, este debe quedar perfectamente colocado, anticipándonos a cualquier lesión que pudiera estar provocada por la mala colocación de dispositivos o la no protección de la superficie corporal donde apoya el dispositivo (Fig. 92-2 y Fig. 92-3).

En la Fig. 92-4 se puede observar el cambio de postura necesario para la higiene de un paciente crítico, movilizándolo en este orden: se parte desde decúbito supino, después decúbito lateral, supino, decúbito lateral del lado contrario y decúbito supino final. De esta manera se efectúa el cambio de ropa de cama y se deja todo perfectamente colocado y limpio.

2.7. Lesiones relacionadas con la dependencia

En los pacientes críticos se ha demostrado un aumento de la frecuencia de este tipo de lesiones. Pueden afectar a la piel o a las membranas mucosas por el uso de distintos materiales o dispositivos, como la sonda nasogástrica, gafas nasales y de alto flujo, catéteres vasculares, dispositivos urinarios, tubo orotraqueal, mascarilla de ventilación no invasiva, etc. Se caracterizan por aparecer como eritema simple, cuando la piel aún está intacta.

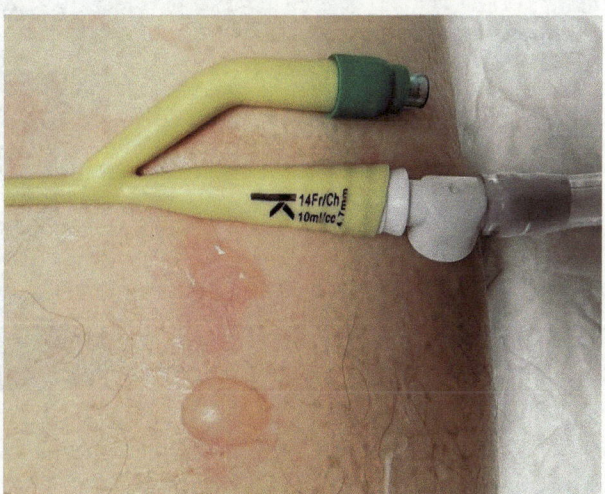

Fig. 92-2 | Lesión provocada por el roce-fricción del dispositivo vesical.

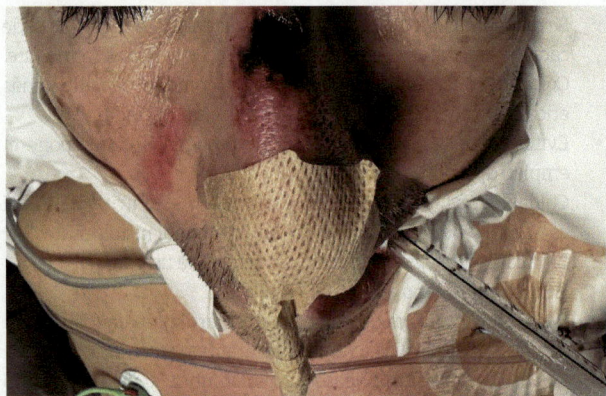

Fig. 92-3 | Lesiones en la mejilla y el tabique nasal provocadas por la presión ejercida por la mascarilla de ventilación mecánica no invasiva.

Actualmente el interés por estas lesiones ha ido en aumento hasta situarse dentro de los indicadores de calidad de la Organización Mundial de la Salud, lo que ha potenciado no solo la investigación de su tratamiento sino la prevención de estas lesiones, de las que el 95 % son evitables, y de estas, el 60 % se podrían evitar haciendo uso de las escalas de valoración del riesgo de úlceras por presión (UPP). Cabe destacar la definición de las siguientes lesiones:

* **Lesiones cutáneas relacionadas con la dependencia.** Se definen como el daño en la piel o en los tejidos que afecta a personas con limitación de la autonomía.
* **Lesiones por presión y cizalla.** El GNEAUPP (Grupo Nacional para el Estudio y Asesoramiento en Úlceras por Presión y Heridas Crónicas) propone definir las lesiones por presión como «una lesión localizada en la piel o tejido subyacente por lo general sobre una prominencia ósea, como resultado de la presión o la presión en combinación con las fuerzas de cizalla. También puede aparecer sobre tejidos blandos sometidos a presión externa por diferentes materiales o dispositivos clínicos».

Los cambios fisiopatológicos y manifestaciones clínicas por las que pasa un paciente, desde el inicio de la hiperemia reactiva hasta la muerte tisular, son los siguientes: hiperemia reactiva, hiperemia que no palidece, edema, necrosis y úlcera visible.

2.7.1. Lesiones por presión y cizalla o la combinación de ambas

Las lesiones por presión y cizalla se pueden clasificar del siguiente modo:

* **Categoría I: eritema que no palidece.** La piel se muestra intacta con enrojecimiento no blanqueable de una zona sobre una prominencia ósea o sobre tejidos blandos sometidos a presión externa (Fig. 92-5).
* **Categoría II: úlcera de espesor parcial.** Pérdida parcial de espesor de la dermis. Aparece como una úlcera abierta, poco profunda y con un lecho de herida rojo-rosado en ausencia de esfacelos.
* **Categoría III: pérdida total del grosor de la piel.** Posible exposición de la grasa cutánea por pérdida completa del tejido dérmico. Los huesos, tendones o músculos no están expuestos (Fig. 92-6A y B).
* **Categoría IV: pérdida total del espesor del tejido blando** con destrucción de la estructura ósea o articular (Fig. 92-7).
* Se habla de otra categoría, que se define como «no estadificable» y que engloba aquellas lesiones en las que no podemos saber el grado de afectación (Fig. 92-8).

2.7.2. Lesiones cutáneas asociadas a la humedad

Comprenden las siguientes:

* Dermatitis asociada a la incontinencia.

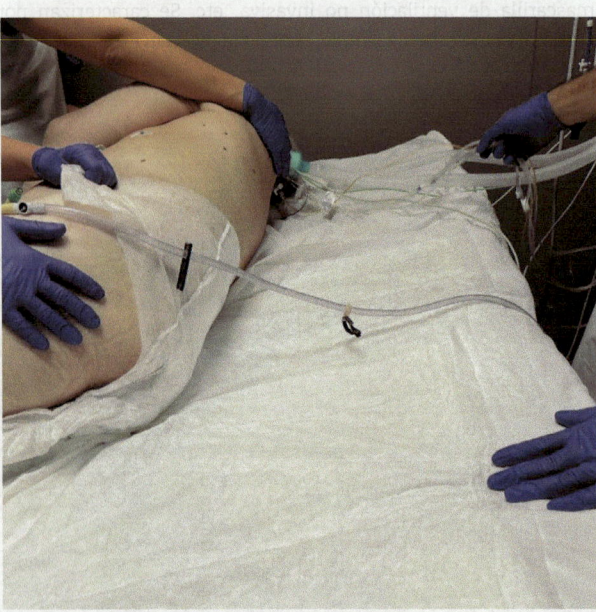

Fig. 92-4 | Cambio de ropa de cama.

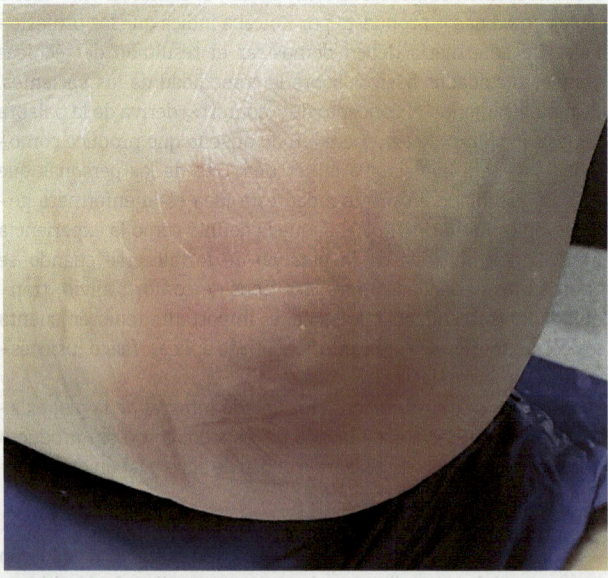

Fig. 92-5 | Clasificación de las lesiones por presión y cizalla. Categoría I: eritema que no palidece.

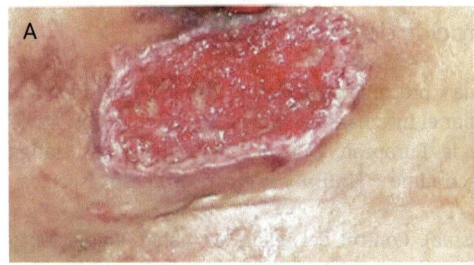
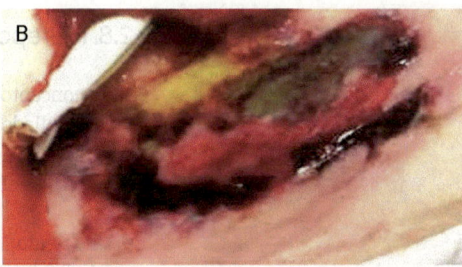

Fig. 92-6 | Clasificación de las lesiones por presión y cizalla. A. Categoría III: pérdida total del grosor de la piel. Tejido de granulación. B. Herida con placa de tejido desvitalizado.

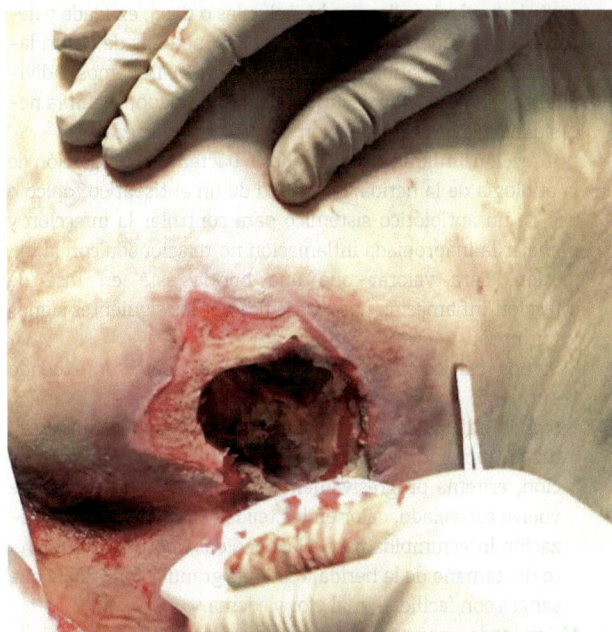

Fig. 92-7 | Clasificación de las lesiones por presión y cizalla. Categoría IV: pérdida total del espesor del tejido blando con destrucción de la estructura ósea o articular.

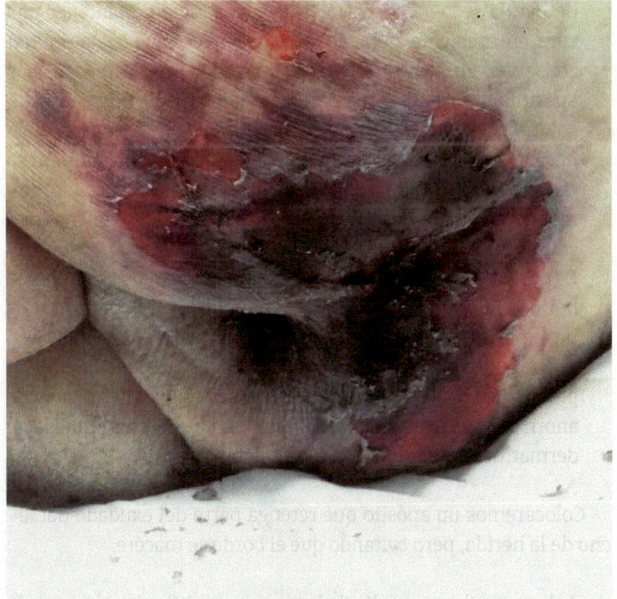

Fig. 92-8 | Clasificación de las lesiones por presión y cizalla. Úlcera difícil de clasificar o estadificar por imposibilidad de saber hasta dónde afecta la lesión.

✔ Dermatitis por transpiración o intertriginosa: aparece en las zonas de pliegues cutáneos debido al sudor; en ellas la sobreinfección por bacterias y hongos es frecuente.

✔ Dermatitis perilesional: su localización está en relación con la lesión primaria y asociada al contacto de la piel perilesional con el exudado de las heridas.

✔ Dermatitis cutánea asociada a exudado: en esta situación el exudado no procede de heridas, sino de otros procesos, y suele afectar a miembros inferiores o zonas afectas de linfedema.

✔ Dermatitis periestomal: provocada por los efluentes de las ostomías.

✔ Dermatitis por saliva o mucosidad de las fosas nasales.

Las lesiones cutáneas asociadas a la humedad se pueden clasificar en:

✔ **Categoría I: eritema sin pérdida de la integridad cutánea.** Piel íntegra enrojecida de una zona localizada sometida a la humedad y que puede ser no blanqueable. En función del eritema, se clasifican en 1A (leve-moderado, piel rosada) y 1B (intenso, piel de color rosa oscuro o rojo).

✔ **Categoría II: eritema con pérdida de la integridad cutánea.** Pérdida parcial del espesor de la dermis que aparece como una lesión abierta poco profunda. El lecho de la herida es rojo-rosado y la piel perilesional suele estar macerada (color blanco-amarillento). En función del grado de erosión, se clasifican en 2A (erosión < 50 % de la superficie del eritema) y 2B (erosión ≥ 50 % del tamaño del eritema).

2.7.3. Lesiones por roce o fricción

Son lesiones que se produce muy frecuentemente cuando movilizamos a los pacientes, los cambiamos de postura o los subimos en la cama. Ocurre cuando arrastramos al paciente sin haber separado el cuerpo de la superficie de apoyo. Las localizaciones más frecuentes son la espalda, glúteos, sacro, maléolos y talones.

Estas lesiones se presentan de la siguiente manera:

✔ Como eritema lineal (siguiendo los planos de deslizamiento) que no palidece a la presión.

✔ Como flictena (vesícula o ampolla rellena de suero o líquido claro) que afecta a la epidermis o la dermis superficial.

✔ Como úlcera (cuando se rompe la flictena y aparece una lesión por pérdida de la integridad cutánea) (Fig. 92-9).

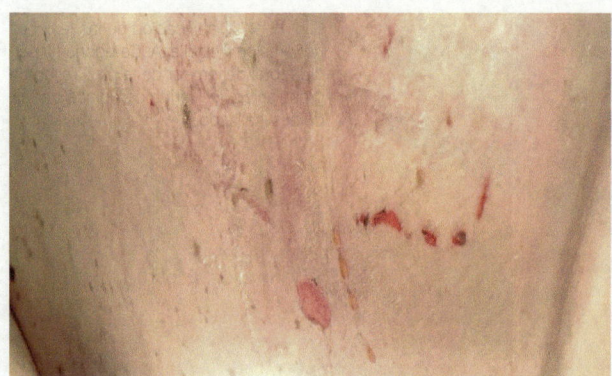

Fig. 92-9 | Herida por roce-fricción. Aparición en forma de flictena con pérdida de sustancia.

2.7.4. Desgarros cutáneos

El GNEAUPP define desgarro cutáneo como: «la lesión localizada en la piel de origen traumático causada por fuerzas mecánicas, incluidas las originadas por la retirada de adhesivos. La gravedad varía según la profundidad, pero en general no se extienden más allá de la dermis e hipodermis».

El origen de estas lesiones es traumático, suelen aparecer en pieles extremadamente frágiles y se presentan como un colgajo cutáneo, con pérdida parcial o total de las capas de la piel (Fig. 92-10).

2.8. Valoración, prevención y tratamiento de las heridas

Debemos realizar una valoración general atendiendo las 14 necesidades de Virginia Henderson, analizando el estado de salud general del paciente, efectuando una revisión de su historia clínica y examen físico, atendiendo y evaluando su entorno de cuidados y, finalmente, centrarnos en cómo afecta todo ello al estado de la lesión.

Según las recomendaciones internacionales, para detectar a los pacientes que presentan riesgo de sufrir una UPP no es suficiente con el juicio clínico, y se identifica como punto clave en la prevención el uso de escalas validadas que midan el riesgo.

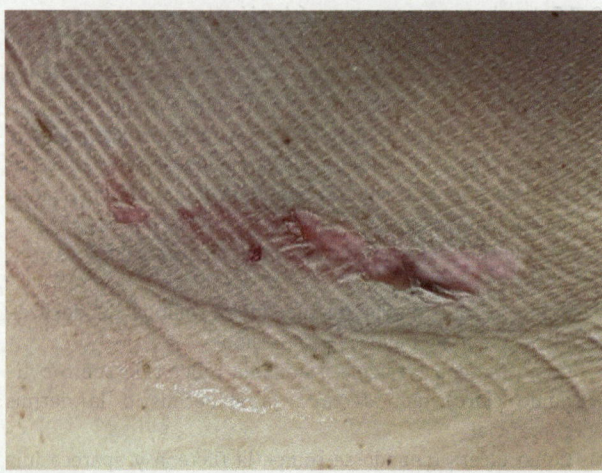

Fig. 92-10 | Herida por desgarro.

2.8.1. Preparación del lecho de la herida

El concepto de «preparación del lecho de la herida», adoptado y desarrollado por el International Wound Bed Preparation Advisory Board de la European Wound Management Association (EWMA), es el acrónimo «TIME» y se centra en cuatro aspectos:

- ✔ **T (tejido, *tissue*).** Control del tejido no viable. Valoración y desbridamiento de material no viable y cuerpos extraños (tejido necrótico, material adherente de los apósitos, múltiples orgánicos relacionados con biopelículas o *sloug*, exudado y detritus) en la superficie de la herida. Los métodos de desbridamiento son compatibles entre sí (certeza C). Debemos individualizar el método de desbridamiento adecuado, según la necesidad de la herida y atención del paciente (certeza A).
- ✔ **I (infección/inflamación).** Equilibrio bacteriano. Valoración de la etiología de la herida, necesidad de un antiséptico tópico o uso de un antibiótico sistémico para controlar la infección y manejar la inapropiada inflamación no relacionada con la infección. Para valorar que una herida está en fase de infección/inflamación nos guiaremos por los siguientes signos y síntomas:
  - ❧ Signos clásicos: calor, rubor, edema, dolor y exudado purulento.
  - ❧ Signos adicionales: celulitis, cambio en la naturaleza del dolor, aumento del exudado, exudado seroso con inflamación, eritema progresivamente mayor, tejido viable que se vuelve esfacelado, calor en los tejidos circundantes, cicatrización interrumpida pese a las medidas oportunas, aumento del tamaño de la herida, tejido de granulación friable que sangra con facilidad, mal olor y edema.
- ✔ **M (exudado, *moisture*).** Gestión del exudado. Valoración de la etiología y manejo del exudado de la herida. El exudado es una respuesta normal del organismo en el proceso de cicatrización. Una humedad excesiva provoca maceración en la herida, mientras que la escasez de humedad conlleva tener un lecho de herida seco y el retraso en la cicatrización. Mantener una cura en ambiente húmedo y controlar el exudado permiten conservar un lecho de herida con la correcta humedad. Los apósitos manchados nos dan información sobre la cantidad, color, consistencia y olor de exudado. Tras la valoración de la herida, procuraremos mantener la humedad óptima para la cicatrización, y para ello usaremos el apósito adecuado, teniendo en cuanta las características del exudado en cuanto a color, cantidad, olor y consistencia (certeza C).
- ✔ **E (bordes de la herida, *edge*).** Estimulación de los bordes de la herida. Valorar los bordes de la herida que no avanzan o se profundizan y valorar el estado de la piel perilesional. Nos centraremos en estimular los bordes epiteliales y cuidar de la piel perilesional. Estaremos atentos a los siguientes signos de anormalidad: maceración (contacto de la piel con humedad), dermatitis, traumatismo y bordes debilitados.

Colocaremos un apósito que retenga parte del exudado del lecho de la herida, pero evitando que el borde se macere.

- ✔ Aplicar producto o película barrera, con el fin de mantener la piel perilesional sana.

✔ Control del exudado con apósitos de tipo alginato cálcico o espuma de poliuretano.

Para la limpieza usaremos suero fisiológico al 0,9 % a temperatura ambiente. La limpieza por arrastre es el método más adecuado; se debe emplear una presión de lavado efectivo, con el fin de facilitar el arrastre de detritus, bacterias y restos de curas anteriores, evitando traumatismos en el tejido sano. No debemos usar los antisépticos de modo rutinario en la limpieza de lesiones crónicas. Como solución para limpieza y descontaminación, contamos con la polihexanida al 0,1 % y betaína al 0,1 %, que podremos usar para limpiar, rehidratar y descontaminar heridas que presenten signos de infección.

2.8.2. Medidas preventivas

El mejor tratamiento de las lesiones relacionadas con la dependencia es la prevención, con la que conseguiremos reducir la incidencia de mortalidad, del riesgo de infección y del empeoramiento del estado de salud.

Dentro de las medidas preventivas se incluye:

✔ Identificar a la persona con riesgo de desarrollar lesiones por presión.
✔ Evaluar su estado nutricional e hidratación. Tener en cuenta sus preferencias.
✔ Revisar la piel y examinar la integridad tisular a diario, sobre todo las zonas de riesgo: talones, codos, sacro, cabeza.
✔ Lavar la piel sin dañar, usando jabones no irritantes. Mantener la ropa de cama limpia, seca, lisa y sin arrugas.
✔ Secar la piel sin fricción e hidratar.
✔ Control del exceso de humedad. Proteger las zonas húmedas con productos barrera.
✔ Realizar cambios posturales.
✔ Usar un colchón antiescaras dinámico (presión alternante).
✔ Colocar férulas antiequino.
✔ Cumplimiento y seguimiento de los formularios de control de UPP (al ingreso, durante la estancia en la unidad y al alta) (Fig. 92-11). Escala de Braden.
✔ Aplicar ácidos grados hiperoxigenados (AGHO) en las prominencias óseas cada 4 horas. Estos ácidos mejoran la oxigenación e hidratación, favoreciendo la circulación capilar. A su vez, favorecen la restauración de la película hidrolipídica, la renovación celular y aumentan la resistencia de la piel. Se pueden usar como prevención y como tratamiento de úlceras de primer grado.
✔ Establecer la SEMP (superficie especial de manejo de presión) como superficie para el manejo de la presión. Hay que valorar la superficie que necesita el paciente, con el fin de reducir o eliminar la presión.
✔ Alivio de la presión en talones, con apósito de espuma de poliuretano cada 24-48 horas. La hiperemia reactiva es un enrojecimiento que desaparece cuando se retira la presión y en ese momento la sangre vuelve a fluir a los tejidos.

2.9. Nutrición enteral y parenteral

La nutrición enteral y parenteral consiste en la administración de nutrientes por la vía digestiva (sonda nasogástrica, sonda nasoyeyunal o gastrostomía) o intravenosa (central o periférica). El objetivo de ambas es cubrir las necesidades energéticas de los pacientes y mantener un estado nutricional adecuado cuando la nutrición oral fisiológica no puede realizarse, está contraindicada o es insuficiente (soporte nutricional). La cantidad diaria de nutrición enteral o nutrición parenteral se adaptará a las necesidades nutricionales y de líquidos de cada paciente.

Se requiere utilizar bombas de infusión para su correcta administración y realizar controles periódicos de la glucemia capilar, con pautas prefijadas de administración de insulina rápida subcutánea o intravenosa. La antisepsia al manipular los productos nutricionales es esencial, comenzando por la higiene de manos y el empleo de guantes. Se deberá rechazar cualquier envase de nutrición enteral o bolsa de nutrición parenteral que presente fugas, precipitación, separación en fases o con la fecha caducada.

Las formulaciones para nutrición enteral pueden ser estándar, hipercalóricas, hiperproteicas, concentradas (para restringir el aporte de líquido), predigeridas (p. ej., oligoméricas) y específicas (p. ej., renales). Si se emplean en los volúmenes adecuados, todas ellas pueden cubrir las necesidades diarias de agua, hidratos de carbono, proteínas, grasas, vitaminas y oligoelementos.

Las formulaciones con fibra se usan para corregir la diarrea o el estreñimiento en pacientes que ya reciben nutrición enteral, pero no hay evidencia de que la suplementación rutinaria previa con fibra pueda prevenir ninguno de los dos problemas, por lo que no se recomienda, especialmente en pacientes que tienen un riesgo muy alto de dismotilidad intestinal (p. ej., tratamiento con vasopresores o barbitúricos).

Aunque existen preparados comerciales estándar, idealmente la nutrición parenteral se debería personalizar en cada paciente atendiendo a sus necesidades diarias de líquidos, hidratos de carbono, proteínas, grasas, vitaminas y oligoelementos. La fórmula nutricional que se administre en nutrición parenteral estará personalizada para un paciente determinado, por lo que se deberá identificar de forma adecuada para evitar confusiones entre pacientes. No se recomienda añadir electrolitos (p. ej., cloruro de potasio) o insulina, pues podrían inutilizar una preparación de presentarse alteraciones hidroelectrolíticas o metabólicas.

Los productos de nutrición enteral se podrán almacenar y administrar a temperatura ambiente. El empleo de menús triturados en la nutrición enteral, ya sea de la cocina del hospital o del domicilio del paciente, no se recomienda en general, y deberá evitarse en pacientes inmunodeprimidos o que requieran un control estricto de su aporte de nutrientes.

El preparado de nutrición parenteral se debe mantener en el frigorífico hasta su utilización, teniendo en cuenta que debe administrarse posteriormente a temperatura ambiente y que no se deberá mantener la bolsa de nutrición parenteral conectada al paciente más de 24 horas. La nutrición parenteral se administra habitualmente por una vía venosa central, aunque existen formulaciones que tienen una osmolaridad menor que la nutrición parenteral convencional y permiten su administración durante períodos cortos por una vía venosa periférica. Se debe evitar perfundir fármacos y extraer sangre por la misma luz de la vía de administración de la nutrición parenteral.

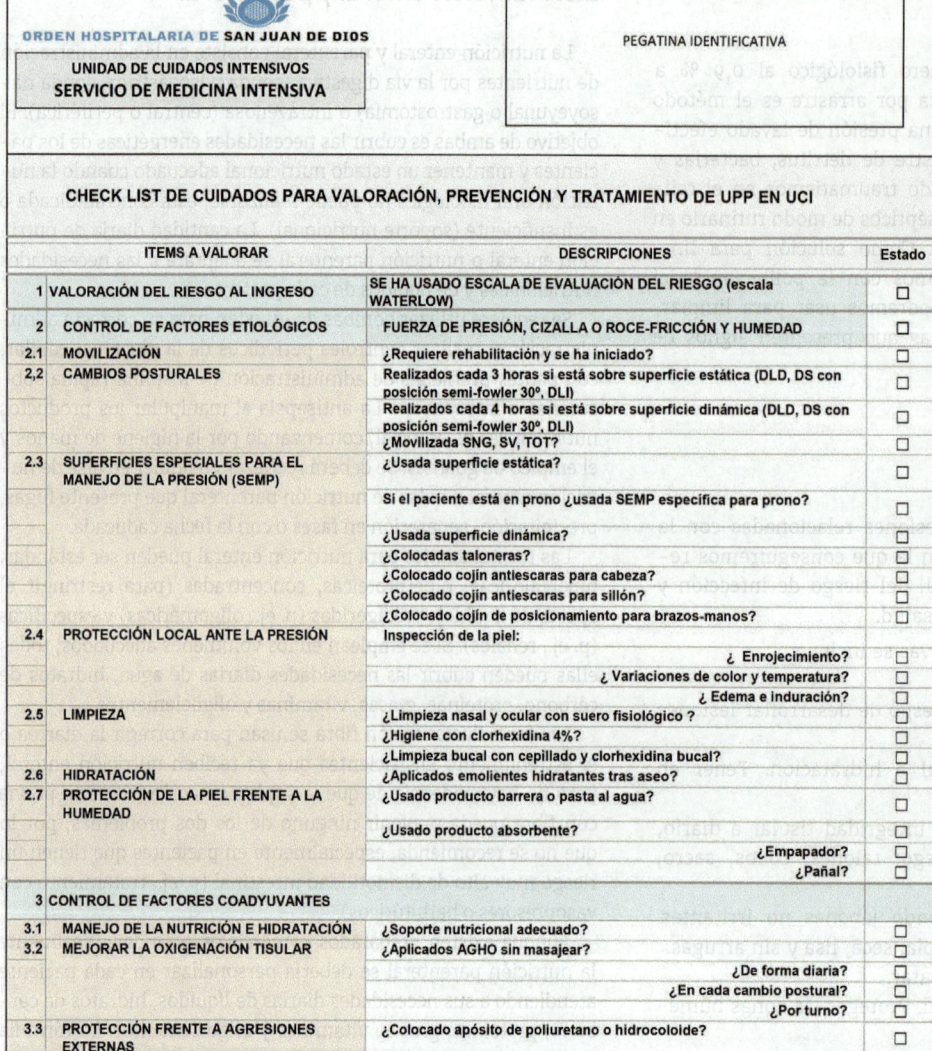

Fig. 92-11 | Ejemplo de lista de verificación de cuidados para la valoración, prevención y tratamiento de las úlceras por presión en la unidad de cuidados intensivos.

ORDEN HOSPITALARIA DE **SAN JUAN DE DIOS**

UNIDAD DE CUIDADOS INTENSIVOS
SERVICIO DE MEDICINA INTENSIVA

PEGATINA IDENTIFICATIVA

CHECK LIST DE CUIDADOS PARA VALORACIÓN, PREVENCIÓN Y TRATAMIENTO DE UPP EN UCI

	ITEMS A VALORAR	DESCRIPCIONES	Estado
1	VALORACIÓN DEL RIESGO AL INGRESO	SE HA USADO ESCALA DE EVALUACIÓN DEL RIESGO (escala WATERLOW)	☐
2	CONTROL DE FACTORES ETIOLÓGICOS	FUERZA DE PRESIÓN, CIZALLA O ROCE-FRICCIÓN Y HUMEDAD	☐
2.1	MOVILIZACIÓN	¿Requiere rehabilitación y se ha iniciado?	☐
2,2	CAMBIOS POSTURALES	Realizados cada 3 horas si está sobre superficie estática (DLD, DS con posición semi-fowler 30º, DLI)	☐
		Realizados cada 4 horas si está sobre superficie dinámica (DLD, DS con posición semi-fowler 30º, DLI)	☐
		¿Movilizada SNG, SV, TOT?	☐
2.3	SUPERFICIES ESPECIALES PARA EL MANEJO DE LA PRESIÓN (SEMP)	¿Usada superficie estática?	☐
		Si el paciente está en prono ¿usada SEMP específica para prono?	☐
		¿Usada superficie dinámica?	☐
		¿Colocadas taloneras?	☐
		¿Colocado cojín antiescaras para cabeza?	☐
		¿Colocado cojín antiescaras para sillón?	☐
		¿Colocado cojín de posicionamiento para brazos-manos?	☐
2.4	PROTECCIÓN LOCAL ANTE LA PRESIÓN	Inspección de la piel:	
		¿ Enrojecimiento?	☐
		¿ Variaciones de color y temperatura?	☐
		¿ Edema e induración?	☐
2.5	LIMPIEZA	¿Limpieza nasal y ocular con suero fisiológico ?	☐
		¿Higiene con clorhexidina 4%?	☐
		¿Limpieza bucal con cepillado y clorhexidina bucal?	☐
2.6	HIDRATACIÓN	¿Aplicados emolientes hidratantes tras aseo?	☐
2.7	PROTECCIÓN DE LA PIEL FRENTE A LA HUMEDAD	¿Usado producto barrera o pasta al agua?	☐
		¿Usado producto absorbente?	☐
		¿Empapador?	☐
		¿Pañal?	☐
3	**CONTROL DE FACTORES COADYUVANTES**		
3.1	MANEJO DE LA NUTRICIÓN E HIDRATACIÓN	¿Soporte nutricional adecuado?	☐
3.2	MEJORAR LA OXIGENACIÓN TISULAR	¿Aplicados AGHO sin masajear?	☐
		¿De forma diaria?	☐
		¿En cada cambio postural?	☐
		¿Por turno?	☐
3.3	PROTECCIÓN FRENTE A AGRESIONES EXTERNAS	¿Colocado apósito de poliuretano o hidrocoloide?	☐
4	**OBSERVACIONES**		

FECHA:
FIRMA:

Las sondas empleadas para administrar la nutrición enteral pueden ser de polivinilo, poliuretano o silicona. Las sondas de polivinilo (tipo Salem o Levin) habitualmente son de grueso calibre (> 12 Fr) y su rigidez puede dar lugar a lesiones por decúbito en la mucosa nasal, faríngea, esofágica o gástrica, así como otitis y sinusitis por defecto de drenaje. Gran parte de las complicaciones mecánicas de la nutrición enteral pueden ser atribuibles al empleo prolongado de este tipo de sondas, por lo que es recomendable su sustitución por sondas de menor calibre y rigidez (poliuretano o silicona) tan pronto como sea posible en casos de utilización prolongada.

La nutrición enteral podrá comenzarse al menos 3 horas después de la colocación de la sonda nasogástrica o 24 horas después de la colocación de una gastrostomía, tras comprobar en ambos casos su correcta localización y su permeabilidad. Las pruebas de tolerancia con agua son muy controvertidas; de realizarse, solo se harán en las primeras 6 horas.

La nutrición parenteral puede empezar a administrarse tras comprobar la correcta posición y permeabilidad del catéter venoso. Durante la infusión se deberán vigilar signos de reacción adversa al compuesto o de infección del catéter.

La nutrición enteral puede ser aplicada en pacientes críticos de forma continua o de forma intermitente (en bolos), sin que haya evidencia de que una sea superior a la otra, aunque habitualmente se elige la forma continua durante la fase aguda de la enfermedad. Tras las pruebas de tolerancia se puede iniciar la nutrición enteral comenzando con 10-30 mL/h durante 24 horas (nutrición trófica) y progresar posteriormente cada 6 horas hasta alcanzar el ritmo previsto en el tratamiento, lo que no debería demorarse más de 48 horas. A veces la nutrición enteral trófica es el complemento de una nutrición parenteral. Superada la fase aguda puede optarse por la modalidad intermitente, con pruebas sucesivas de 50, 100 y 200 mL de agua cada dos horas, comenzando la administración programada tras la tercera tolerancia efectiva y haciéndola coincidir con las horas habituales de las tres comidas diarias.

Los pacientes deberán permanecer con una inclinación de 30-45° del cabecero de la cama. El residuo gástrico deberá medirse cada 6 horas y se considerará anormal si supera al volumen administrado en el período previo, aunque algunos autores solo consideran anormales los residuos > 400 mL.

La nutrición enteral y la nutrición parenteral pueden desconectarse, con manipulación aséptica cuidadosa, para realizar desplazamientos del paciente fuera de la UCI, siendo sustituidas por una infusión de suero glucosado al 10 % a 84 mL/h y reiniciándose tras el regreso a la UCI.

3. Cuidados específicos

3.1. Pacientes coronarios

3.1.1. Definición

El paciente coronario ingresa en la UCI por un síndrome coronario agudo, tras la realización de un cateterismo cardíaco programado o urgente, o tras una cirugía cardiovascular, que se realiza en la mayoría de las ocasiones con circulación extracorpórea. La vigilancia intensiva y el factor tiempo son la base de la atención a este tipo de pacientes.

3.1.2. Características diferenciales

El paciente coronario exige una monitorización estrecha de la aparición de dolor (a veces de características atípicas), de la situación hemodinámica y del ECG. Se precisa una vigilancia y control de posibles sangrados en el caso de haberse administrado fármacos fibrinolíticos o haberse realizado procedimientos intervencionistas o quirúrgicos.

3.1.3. Cuidados específicos

A la llegada de un paciente coronario a la UCI se le debe transmitir una sensación de seguridad y control de la situación que minimice los riesgos de arritmias o hipertensión producidos por el estrés. El material de emergencias de la UCI deberá estar próximo al paciente. Se deberá disponer con rapidez de un ECG de 12 derivaciones realizado con los oportunos controles de calidad en la colocación de los electrodos (mnemotecnia «RANA verde»), la amplitud del voltaje (1 mV = 10 mm) y la velocidad de barrido (25 mm/s).

Las punciones venosas y arteriales deberán realizarse con la mayor precisión posible, idealmente ecoguiadas, por tratarse de pacientes a los que ya se les han administrado o se les administrarán fármacos que interfieren con la hemostasia y la coagulación. Serán de elección las vías periféricas, y deberá haber una vigilancia minuciosa de posibles sangrados por punciones y drenajes que ya se hayan realizado. Siempre que se pueda, se evitará cualquier tipo de invasividad (p. ej., sondaje vesical); de ser imprescindible, deberá realizarse por el personal más experimentado del equipo.

Especial mención merecen la descompresión y vigilancia de sangrados en las punciones radiales y femorales realizadas para las coronariografías, y las heridas quirúrgicas y drenajes torácicos característicos de la cirugía cardíaca. En las primeras, existen pautas establecidas para la descompresión escalonada de los dispositivos neumáticos que se aplican tras el cateterismo, con reducción periódica de la presión ejercida y vigilancia de los dispositivos de sellado que hayan sido colocados al final del procedimiento (p. ej., cierre arterial percutánea Angioseal®). Para el cuidado de los drenajes torácicos se debe tener un buen conocimiento de los componentes del dispositivo colector y de succión (formado por tres columnas calibradas y transparentes para evaluar la cantidad y características del líquido evacuado y la velocidad de drenado), el sello de agua, que permite visualizar la salida de aire del tórax del paciente mediante su burbujeo, y el control de la aspiración, generalmente establecido en -20 cm H_2O. Además de esta succión, el personal de enfermería manipula el sistema creando una presión negativa, lo que facilita el drenaje del líquido y despega los coágulos, manteniendo permeable el sistema de drenaje. Los métodos de manipulación incluyen compresión («*milking*»: comprimir el tubo donde se aplica la torsión o presión), vaciado («*stripping*»: comprimir el tubo con progresión de proximal a distal, incluyendo la utilización de los dedos o de un rodillo de mano), plegamiento en abanico («*fanfolding*»: doblar el tubo sobre sí mismo y presionar) y percusión («*tapping*»: percutir suave y rítmicamente el tubo torácico con un fórceps). El volumen de drenaje a la llegada del paciente deberá ser anotado y se deberá vigilar escrupulosamente el ritmo de producción y las características del líquido pleural y mediastínico.

La tendencia actual a utilizar drenajes flexibles de pequeño tamaño permite la movilización precoz de los pacientes tras la cirugía cardiovascular, debiendo realizarse sedestación en la cama en las primeras 24 horas de la intervención y en un sillón antes de las 36 horas. Junto con la educación del paciente en la adopción de posturas para la realización antiálgica de la tos y la fisioterapia de ventilación incentivada (p. ej., Triflow®), esta medida minimiza la acumulación de líquido en las bases torácicas, favoreciendo la ventilación espontánea.

En caso de requerirse dispositivos eléctricos de marcapasos o mecánicos de soporte circulatorio, como los balones de contrapulsación intraaórticos o las asistencias ventriculares, deberá realizarse una vigilancia continua de su correcto funcionamiento, tanto en términos de su sincronización con el ECG del monitor como de su efectividad hemodinámica real registrada en la onda de pulsioximetría y en la presión arterial invasiva y no invasiva.

La disponibilidad de sistemas de telemetría para la monitorización permite una mayor independencia de los pacientes, favoreciendo incluso la posibilidad del aseo y la deposición en baños convenientemente acondicionados. Las camas de cuidados semicríticos, incorporadas como habitaciones individuales a la estructura de las UCI, son especialmente útiles en este tipo de pacientes.

3.2. Pacientes posquirúrgicos

3.2.1. Definición

Se incluyen en este grupo un misceláneo de procedimientos quirúrgicos realizados por especialidades como Cirugía General y de Aparato Digestivo, Cirugía Torácica, Angiología y Cirugía Vascular, Urología, Neurocirugía, Cirugía Ortopédica y Traumatología, Obstetricia y Ginecología, Cirugía Máxilofacial y Cirugía Plástica y Reparadora.

3.2.2. Características diferenciales

La comorbilidad de los pacientes determinará el grado de monitorización requerido y las medidas y procedimientos de enfermería que se han de realizar. Especial consideración merecen los pacientes que reciben un tratamiento anticoagulante o que tienen alteraciones de la hemostasia, cada vez más numerosos, en los que habrá que extremar tanto la vigilancia de sangrados como la prevención de la formación de trombos en las venas profundas.

En todos los casos es imprescindible el conocimiento de la operación realizada, el número, tipo y localización de los drenajes y sondajes, las necesidades de aspiración o mantenimiento de vacío, y los signos de alarma que motivarían la llamada al cirujano. En ocasiones está prevista para los pacientes la donación autóloga o la recuperación postoperatoria de sangre procedente del sistema de drenaje, especialmente en la cirugía de las extremidades.

Con frecuencia se trata de intervenciones electivas, y los pacientes llegan a la UCI en el postoperatorio inmediato o previo paso por la unidad de reanimación; en otras ocasiones se trata de cirugías urgentes, con traslado directo desde el quirófano a la UCI.

Los pacientes llegarán habitualmente con temperaturas corporales bajas y a veces con escalofríos y disconfort térmico, que suelen responder muy bien a la administración en bolo de meperidina 12,5-25 mg por vía intravenosa. Los vómitos son frecuentes en el postoperatorio inmediato, y responder mejor al tratamiento con bolos de ondansetrón 8 mg intravenosos que con metoclopramida 10 mg intravenosos.

Los pacientes pueden presentar confusión, especialmente nocturna, e incluso delírium, siendo preferible su prevención con medidas como la sedestación precoz, la presencia de la familia o la administración profiláctica de fármacos. Sería ideal evitar las benzodiacepinas, el propofol y los opioides en la medida de lo posible. Es preferible el uso de antipsicóticos, dexmedetomidina o clonidina. Las benzodiacepinas han mostrado una asociación con el delírium en el paciente crítico y en el paciente geriátrico.

Los pacientes suelen referir dolor en la zona tratada, por lo que debe realizarse inicialmente una analgesia en escalones con pautas de administración intermitente intravenosa de paracetamol o un antiinflamatorio no esteroideo, y rescates analgésicos con metamizol, seguidos de la administración en bolos de un medicamento opiáceo (morfina o fentanilo, según la intensidad y duración requeridas). Se deberán utilizar las escalas convencionales de cuantificación del dolor en la UCI, como la Escala Visual Analógica (EVA) o la Escala de Conductas Indicadoras de Dolor (ESCID), según el estado del paciente.

3.2.3. Cuidados específicos

La **cirugía del aparato digestivo** puede ser torácica, en el caso del esófago, o abdominal en el resto de los órganos (estómago, hígado, páncreas, colon, etc.). Los especialistas en este campo suelen ser también los que realizan la cirugía de las glándulas tiroides, paratiroides y suprarrenales. Estos pacientes suelen mantenerse en dieta absoluta las primeras 24 horas, hasta que el cirujano indique el inicio de una tolerancia oral o el inicio de una nutrición enteral o parenteral. Es frecuente la presencia de ostomías y drenajes, que deberán ser vigilados. Los controles analíticos metabólicos serán rigurosos.

En la **cirugía torácica**, sea cardíaca o pulmonar, los cuidados se centrarán en el control del dolor y de las alteraciones respiratorias y hemodinámicas durante el proceso de retirada de la ventilación mecánica. La vigilancia se deberá centrar en los drenajes aspirativos con su aparato de succión correspondiente; la presión negativa ejercida favorecerá el drenaje de líquido pericárdico y pleural, pero generará una importante carga de trabajo y una mayor dificultad para los desplazamientos fuera de la UCI.

La **cirugía vascular** se caracteriza por la necesidad de comprobar frecuentemente los pulsos distales en las extremidades, como forma de monitorización del efecto de las revascularizaciones realizadas. Suele tratarse de pacientes pluripatológicos, con gran comorbilidad cardiovascular y dificultad de accesos vasculares, por lo que los procedimientos ecoguiados serán de elección. Los cuidados de enfermería para las úlceras serán habituales y deberán realizarse muy precozmente medidas de prevención de UPP, dada la habitualmente mala perfusión periférica de estos pacientes. En la cirugía aórtica son esenciales la medición del flujo de los drenajes y la vigilancia de síntomas neurológicos. Deberá prestarse atención a las heridas de las safenectomías realizadas para la extracción de las venas donantes para el pontaje aortocoronario.

En la **cirugía urológica** son necesarios los lavados continuos de la sonda vesical para evitar su obstrucción por coágulos, lo que se realiza con abundante cantidad de suero fisiológico. Los pacientes suelen referir incomodidad con el sondaje, que puede deberse a espasmos uretrales secundarios a un tamaño de la sonda vesical menor o mayor que el necesario, o a una hiperactividad vesical a consecuencia de los lavados; suelen responder a la administración de fármacos anticolinérgicos como oxibutinina 5 mg cada 6-8 horas por vía oral.

En la **cirugía craneal** la vigilancia se centrará en la monitorización del nivel de consciencia y de síntomas focalizadores como cambios en la forma, tamaño o reactividad pupilar, alteración en las respuestas motoras con la cara y las extremidades, y alteraciones sensitivas (anestesia o hipoestesia), sensoriales (olfato, vista, gusto y oído) o cognitivas.

La **cirugía de las extremidades o la columna vertebral** que requiere ingreso en la UCI suele ser por larga duración del procedimiento o por la comorbilidad del paciente. El control del dolor es esencial, siendo frecuente la presencia de dispositivos de analgesia epidural en formatos autoadministrados PCA, *patient control administration*) o para su administración por la enfermera (NCA, *nurse control administration*). Las medidas de vigilancia neurológica y de control de drenajes son también esenciales.

Mientras que la **cirugía ginecológica** difiere poco de la abdominal del aparato digestivo, los ingresos obstétricos suelen deberse a la presencia de hipertensión arterial, con o sin preeclampsia o eclampsia. Además de la vigilancia de los órganos reproductores, se deberán monitorizar una serie de parámetros como la presión arterial o la aparición de síntomas neurológicos (p. ej., convulsiones). Los cuidados incluyen la perfusión continua de medicamentos para la prevención y tratamiento de ambos (p. ej., vasodilatadores o magnesio).

La **cirugía maxilofacial** suele caracterizarse por la larga duración de las intervenciones y la intensa edematización de la cara y el cuello, lo que hace imprescindible el cuidado minucioso de la vía aérea artificial que suelen portar los pacientes (habitualmente traqueostomía). La valoración clínica del paciente puede ser dificultosa, debiendo requerirse con frecuencia dispositivos de neuromonitorización.

La **cirugía plástica y reparadora** requiere una monitorización rigurosa de la perfusión tisular de los injertos y colgajos, siendo necesario que no se produzcan altibajos en la presión arterial media ni en la oxigenación. Con frecuencia se utilizarán sistemas de monitorización oximétrica (p. ej., NIRS, *near infrared spectroscopy*).

3.3. Pacientes politraumatizados

3.3.1. Definición

Los pacientes pueden sufrir lesiones múltiples tras un accidente, pero solo se consideran «politraumatizados» o «traumatizados graves» cuando las lesiones pongan en riesgo sus vidas o la función de sus órganos y sistemas. Estos pacientes son atendidos habitualmente por los servicios de emergencias extrahospitalarias, llegando a la UCI bajo sus cuidados. Es muy importante el proceso de transferencia verbal y documental de la información de la evolución desde el incidente, con especial mención a las circunstancias en las que se produjo, a los mecanismos lesionales y a todo lo sucedido durante el traslado.

3.3.2. Características diferenciales

La actuación interdisciplinar en estos pacientes es habitual, y la enfermera asume con frecuencia un rol integrador, en continua comunicación con el médico intensivista.

Las primeras horas de atención al politraumatizado se centrarán en la identificación de lesiones ocultas y en la resucitación. Una vez estabilizados, los pacientes permanecerán habitualmente en la UCI durante períodos prolongados. Es necesaria una interactuación empática permanente para paliar los miedos y el impacto psicológico de las lesiones que produzcan deformidades o discapacidades (p. ej., amputaciones).

3.3.3. Cuidados específicos

Las medidas de soporte vital son esenciales durante la fase de resucitación y deberán ser mantenidas durante los desplazamientos fuera de la UCI para la realización de pruebas diagnósticas y de intervenciones quirúrgicas o de radiología intervencionista.

En caso de presentarse una parada cardíaca, las posibilidades de supervivencia son muy bajas. La única oportunidad que tendrá el paciente para sobrevivir será la identificación precoz de la posible causa y la realización de un masaje cardíaco intenso y efectivo, con una rotación adecuada de un número suficiente de reanimadores entrenados.

Podrá indicarse una posición horizontal que impida la angulación de 30° del cabecero de la cama. Con el fin de reducir el riesgo de broncoaspiración y neumonía deberá recurrirse a posiciones anti-Trendelenburg, colocando almohadas en los pies de la cama para evitar el deslizamiento.

Los pacientes pueden llevar un collarín de inmovilización cervical, que deberá mantenerse hasta que las pruebas de imagen permitan su retirada. Deberá asegurarse la correcta colocación de los collarines y prevenirse los decúbitos de la piel en los collarines semirrígidos o rígidos (Fig. 92-12). En caso de requerirse intubación, deberá haber unas manos que sustituyan al collarín durante las maniobras.

El síndrome de dificultad respiratoria aguda (SDRA), el tromboembolismo o la embolia grasa deberán ser reconocidos con rapidez, pues podrían provocar insuficiencia respiratoria y poner en peligro la vida de los pacientes. Las atelectasias son frecuentes, haciendo muy necesario el tratamiento posicional. Las infecciones respiratorias, de los catéteres venosos, urinarias o de las heridas, podrán complicar la evolución; por ello es muy importante el cumplimiento estricto de las reglas de prevención (p. ej., programas Zero).

Las alarmas del respirador deberán situarse en valores que permitan detectar rápidamente incrementos de presión intratorácica que sugieran neumotórax o hemotórax.

Los líquidos serán la primera línea terapéutica en caso de hipotensión, por lo que deberá disponerse de varias vías venosas de grueso calibre, recordando que el flujo es mayor en las vías cortas y gruesas (angiocatéteres), y que deberá intentarse la colocación de vías de 14-16 G para evitar la hemólisis durante la infusión de sangre.

Deberá vigilarse la presencia de deformidades y de sangrados externos.

No debe olvidarse la administración de un refuerzo de la vacuna antitetánica y las dosis correspondientes de gammaglobulina.

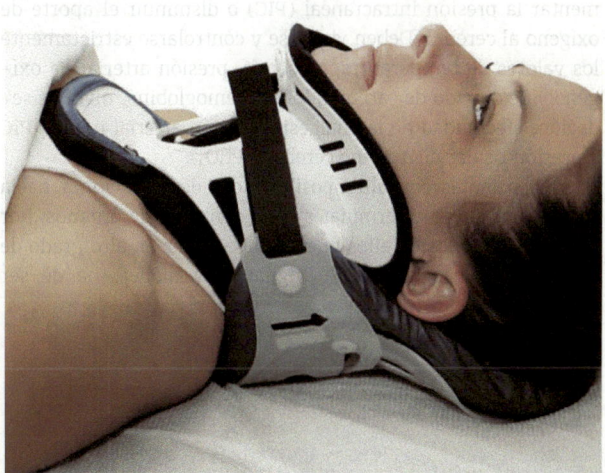

Fig. 92-12 | Inmovilización cervical con collarín rígido.

Los drenajes y los sistemas de inmovilización de extremidades o de pelvis interfieren considerablemente con los cuidados, especialmente con las movilizaciones y el aseo de los pacientes. En caso de ser necesario un desplazamiento fuera de la UCI, deberá preverse un tiempo mayor de preparación y un transporte intrahospitalario más complejo y lento.

3.4. Pacientes neurocríticos

3.4.1. Definición

Se define al paciente neurocrítico como aquel que sufre un accidente cerebrovascular en sus formas isquémicas, hemorrágicas o traumáticas; traumatismo craneoencefálico, hemorragia subaracnoidea, hemorragia cerebral; enfermos pendientes de cirugía pero que por su estado de salud necesitan cuidados críticos, enfermos con tumores intracelulares o extracelulares, o postoperados que necesiten cuidados críticos de cualquier patología neurológica.

El objetivo de los cuidados de enfermería al paciente neurocrítico es minimizar al máximo las lesiones secundarias, ya que en toda lesión aguda se produce una lesión primaria que es inevitable y una lesión secundaria (edema, isquemia, inflamación, etc.) que, con un manejo óptimo, se puede evitar o al menos paliar.

3.4.2. Características diferenciales

El paciente neurocrítico es uno de los más graves que puede ingresar en la UCI. Suele ingresar intubado y conectado a ventilación mecánica. Los postoperados programados (tumores, malformaciones arteriovenosas) pueden mantenerse así unas 24 a 48 horas, con un alta precoz. Sin embargo, los casos como los traumatismos craneoencefálicos o ictus pueden ingresar durante semanas o meses según la evolución, e incluso pueden desarrollar fracaso multiorgánico. En la fase aguda son típicas las arritmias.

Es necesaria una monitorización y valoración neurológica intensivas. El margen de inestabilidad de estos pacientes es muy estrecho, ya que cualquier alteración, por leve que sea, puede repercutir y empeorar la lesión cerebral secundaria, aumentar la presión intracraneal (PIC) o disminuir el aporte de oxígeno al cerebro. Deben vigilarse y controlarse estrictamente los valores de temperatura, glucemia, presión arterial de oxígeno y de dióxido de carbono, iones, hemoglobina, nivel de sedación, efectividad de la analgesia, presión arterial media, PIC y presión tisular de oxígeno cerebral ($PtiO_2$).

Son pacientes con altas posibilidades de evolucionar hacia muerte encefálica y terminar siendo donantes de órganos. Por otro lado, muchos de ellos pueden desarrollar un alto grado de dependencia tras el alta. Su vigilancia y manejo ha de ser exquisito.

3.4.3. Cuidados específicos

3.4.3.1. Constantes al ingreso

Al ingreso del paciente, se deben vigilar las siguientes constantes:

- **Hemodinámicas:** presión arterial, presión arterial media (65-70 mm Hg inicialmente) y frecuencia cardíaca.
- **Electrocardiográficas:** ECG de 12 derivaciones y monitor de ritmo cardíaco; en una neurocirugía hay que realizar un ECG antes (protocolizado en las pruebas preanestésicas) y otro después de la intervención, para descartar alteraciones relacionadas con arritmias o causas isquémicas (infarto agudo de miocardio).
- **Respiratorias:** saturación de oxígeno (SpO_2), modalidad ventilatoria, frecuencia respiratoria y concentración de oxígeno (FiO_2).
- **Temperatura:** en determinados pacientes será necesario garantizar la normotermia, salvo cuando por indicación médica sea necesaria la hipotermia leve (32-34 °C).

La homeostasis térmica depende de la activación del hipotálamo anterior, que es el integrador común de la información aferente y eferente. En situaciones de muerte encefálica, al perderse la función de este centro termorregulador se produce una hipotermia espontánea y progresiva. El flujo sanguíneo cerebral disminuye aproximadamente un 6-7 % por cada grado centígrado que disminuye la temperatura. En caso de hipotermia no deseada o peligrosa para el paciente, emplearemos métodos físicos para aumentar la temperatura corporal (manta de aire caliente e incluso de supervivencia).

3.4.3.2. Gasometría

Es necesario contar con un acceso arterial para un estricto control de los valores de gases respiratorios. Se debe valorar y apuntar la FiO_2 en el momento de la extracción.

Dada la premura para obtener resultados en algunos casos, como por ejemplo ante la alteración de la presión intracraneal (PIC), son necesarios gasómetros que determinen hemoglobina (Hb) o hematocrito (Hto), sodio y potasio; aproximadamente, Hb × 3 = Hto.

Es muy importante la manipulación de la muestra tras la obtención sanguínea, ya que esta puede verse alterada por diferentes factores como son el tiempo, la temperatura, la presencia de burbujas en la jeringa, el exceso de heparina, etc. La sangre en la jeringa sigue consumiendo oxígeno y creando PCO_2, por lo que una muestra inicialmente normal puede al cabo de pocos minutos analizarse falsamente como una acidosis respiratoria, por aumento de la PCO_2 y disminución del pH.

3.4.3.3. Control de dispositivos específicos en el paciente neurocrítico

En la historia clínica del paciente se deben anotar todos los dispositivos invasivos que porte y la fecha de inserción (o número de días que los lleva):

✔ Drenajes: tipo de drenaje (redones, a aspiración, a débito, etc.) y localización.
✔ Catéter del bulbo de la yugular (SjO₂).
✔ Índice biespectral (BIS): los niveles adecuados son 40-60.
✔ Catéter epidural-subdural.
✔ Catéter ventricular: es muy importante vigilar que no se obstruya; si esto sucede, se pueden hacer lavados con 2 mL de suero fisiológico.
✔ Catéter intraparenquimatoso de PIC y de PtiO₂: en el paciente neurocrítico y en el portador de sensor de PIC es aconsejable que la cabecera de la cama esté a 30-45° si no hay contraindicación médica; esto favorece el drenaje venoso y de líquido cefalorraquídeo, ayudando a controlar la PIC, además de prevenir la broncoaspiración.
✔ Si el paciente es portador de un apósito compresivo debido a la intervención quirúrgica, hay que valorar si hay evidencia de sangrado con el control del apósito en cada turno. El valor normal de la PIC aproximadamente es 5-15 mm Hg (de pie, usualmente es < 10 mm Hg).

3.4.3.4. Control neurológico

El control neurológico es un procedimiento periódico y rápido que permite una evaluación continuada del estado del paciente. A pesar de no ser tan exhaustivo como una valoración neurológica completa, nos informa de cambios pequeños del estado del paciente, a veces importantísimos y significativos.

La temperatura necesaria para aceptar como válida la exploración neurológica varía según los diferentes criterios, desde los de la American Academy of Neurology (AAN), que la acepta para valores de temperatura > 32 °C, hasta los criterios del Reino Unido, que dan por válida una temperatura > 35 °C).

En el control neurológico se valorará:

✔ Nivel de sedación: RASS (*Richmond Agitation Sedation Scale*).
✔ Nivel de analgesia: ESCID.
✔ Nivel de consciencia en el paciente no sedado: Escala de Coma Glasgow (GCS), con especial relevancia de la respuesta motora.
✔ Valoración pupilar: se valorará el tamaño, la reactividad a la luz y la relación entre ellas (congruencia).

3.4.3.5. Sonda nasogástrica o transpilórica

El control que se debe realizar de la sonda nasogástrica o transpilórica es el mismo que para en el resto de pacientes críticos, teniendo especial cuidado en descartar fractura de la base del cráneo o facial, previamente a su inserción por vía nasal, ya que podemos introducirla dentro del cerebro.

3.4.3.6. Sonda uretral

La diuresis es un parámetro muy relevante en los pacientes neurocríticos, expuestos a desarrollar diabetes insípida, síndrome de secreción inadecuada de hormona antidiurética, diuresis osmótica o síndrome pierde-sal.

Se coloca un urinómetro para el control horario del volumen de diuresis y se anotan en los registros horarios de enfermería las alteraciones que pudiesen aparecer: oliguria, poliuria, anuria, hematuria, aspecto turbio, sedimento, etc. En caso de poliuria brusca, se ha de avisar urgentemente al intensivista.

3.4.3.7. Otros cuidados del paciente neurocrítico

Es importante mantener la alineación tronco-cabeza del paciente.

Asimismo, hay que controlar la presión pico del respirador. Se debe tener en cuenta el aumento de la PIC que se producirá al realizar la aspiración endotraqueal.

3.5. Gran quemado

3.5.1. Definición

Se define como «gran quemado» al paciente con alto riesgo de muerte o discapacidad por presentar alguno de los supuestos incluidos en la Tabla 92-3. Otras patologías, como las gangrenas, las dermatosis graves (p. ej., necrólisis epidérmica tóxica) o las infecciones sistémicas con gran expresión cutánea (p. ej., sepsis por neumococo), suelen recibir cuidados similares a los del paciente gran quemado, ingresando con frecuencia en las unidades de grandes quemados (UGQ).

3.5.2. Características diferenciales

El manejo de la vía aérea y el acceso vascular de los pacientes quemados son mucho más problemáticos. Las medidas no invasivas de monitorización son a menudo las únicas disponibles por no poder realizarse abordajes invasivos a través de las zonas quemadas o de los injertos protectores colocados, y los cuidados de la piel centran las actuaciones.

Tabla 92-3. Supuestos para considerar a un paciente como gran quemado

✔ Quemaduras térmicas o químicas no superficiales que afecten:
  ✔ Más del 20 % de la superficie corporal en adultos < 65 años
  ✔ Más del 10 % de la superficie corporal en niños o en adultos > 65 años
✔ Lesión por inhalación de humo
✔ Quemaduras eléctricas por alta tensión
✔ Quemaduras de cualquier extensión asociadas a:
  ✔ Politraumatismo
  ✔ Edad avanzada (> 80 años)
  ✔ Enfermedad grave de base
✔ Quemaduras en cara, pies, manos o periné

Tras la primera asistencia en el lugar del incidente o en el servicio de Urgencias, las UGQ son el mejor destino para estos pacientes. Una UGQ tiene habitualmente un quirófano asignado o una sala diferenciada para los procedimientos de cuidado de las heridas. Sin embargo, cuando el paciente está inestable, las curas de las quemaduras pueden realizarse incluso en habitaciones con aislamiento de cualquier UCI. En algunos casos excepcionales el paciente gran quemado no será trasladado a una UGQ y permanecerá en una UCI polivalente. No son necesarias habitualmente las cámaras de oxígeno hiperbárico para la asistencia a estos pacientes.

3.5.3. Cuidados específicos

Se distinguen en la atención a los pacientes quemados una fase inicial de resucitación en los primeros 2-3 días, una fase posresucitación que completa la primera semana y una fase de inflamación e infección que se extiende hasta el final del tratamiento de las quemaduras.

Los pacientes con quemaduras deben recibir sedoanalgesia continua basal durante las tres fases, con incrementos de dosis y fármacos añadidos durante las curas. Las escalas de sedación (RASS) y analgesia (EVA o ESCID) deben ser aplicadas de forma rigurosa.

La monitorización de la oxigenación con pulsioximetría puede ser difícil de realizar si hay afectación de manos y pies, siendo frecuente tener que recurrir al lóbulo de la oreja. Suele requerirse la inserción de un catéter arterial para la obtención de gasometrías y la monitorización invasiva de la presión arterial.

En quemaduras que afectan al cuello y la cara es frecuente realizar traqueostomías precoces para garantizar una vía aérea permeable, debido a la hinchazón que se produce tanto del interior de las vías aéreas como cutánea. La vía aérea artificial (tubo endotraqueal o cánula de traqueostomía) del paciente gran quemado puede contener hollín provocado por la inhalación de humos durante el incendio (Fig. 92-13). Es muy alta la probabilidad de obstrucción de la vía aérea por broncoespasmo o por acumulación de secreciones, siendo frecuente la necesidad de humidificación-calefacción activa para prevenir la aparición de atelectasias.

La ventilación, tanto espontánea como mecánica, puede verse interferida por una mayor rigidez de la pared torácica debido a posibles quemaduras que producen hinchazón o acartonamiento de la piel y del tejido celular subcutáneo. Puede llegar a ser necesaria la realización de escarotomías longitudinales descompresivas que dejarán zonas muy cruentas (Fig. 92-14).

El paciente gran quemado tiene altos requerimientos de aporte de líquidos, especialmente durante la fase inicial de resucitación. Las vías venosas periféricas suelen tener muy corta duración por la hinchazón de los tejidos, siendo recomendable la inserción precoz de un catéter venoso central con varias luces. La estimación inicial de las necesidades de líquidos se realiza mediante la fórmula de Parkland, que incluye la superficie corporal quemada y el peso del paciente, pero el ajuste del ritmo de infusión se realiza como en cualquier paciente crítico mediante el control de la presión arterial y la diuresis. Esta última puede estar anormalmente coloreada por la administración previa de antídotos para prevenir intoxicaciones en espacios cerrados o por la presencia de daño muscular en quemaduras eléctricas.

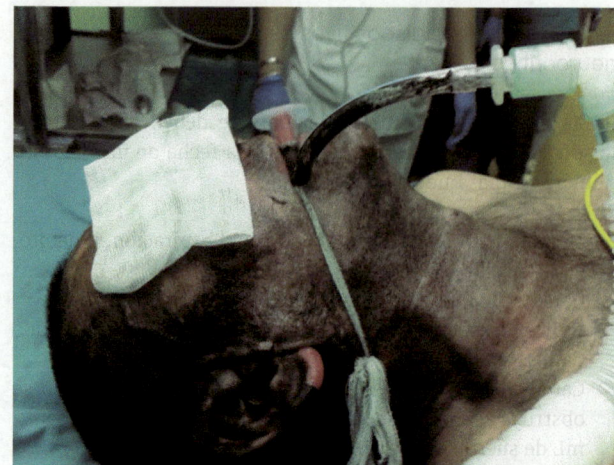

Fig. 92-13 | Presencia de hollín en el tubo endotraqueal.

Pueden llegar a alcanzarse ritmos de infusión de líquidos de más de 500 mL/h, siendo la solución cristaloide balanceada de Ringer la más utilizada. A partir de las 6-12 horas del ingreso suelen empezar a infundirse soluciones coloidales (albúmina o gelatinas balanceadas). Es característica la cuantificación de las pérdidas mediante el pesado de la ropa de cama o fórmulas como: pérdida en mL/h = (25 + %SCQ) × SCT (SCQ es superficie corporal quemada y SCT es superficie corporal total), pero la estimación por enfermeras experimentadas tiene una alta precisión. No es frecuente que se requiera inicialmente la perfusión de fármacos vasoactivos y debe alertar siempre sobre una posible resucitación insuficiente con líquidos. Debido a las elevadas pérdidas al cuarto espacio (la cama) o al quinto espacio (el suelo), es habitual la utilización de colchones de gomaespuma desechables.

Es elevada la pérdida de calor por exposición de la piel quemada y de las zonas cutáneas de extracción de injertos, por lo que es necesario la aclimatación ambiental y la monitorización invasiva continua de la temperatura central. La fiebre es un buen indicador de infección cuando aparece, pero puede estar ausente en pacientes infectados, motivo por el cual es necesaria la extracción frecuente de analíticas para medición de los reactantes de fase aguda, especialmente leucocitos y procalcitonina.

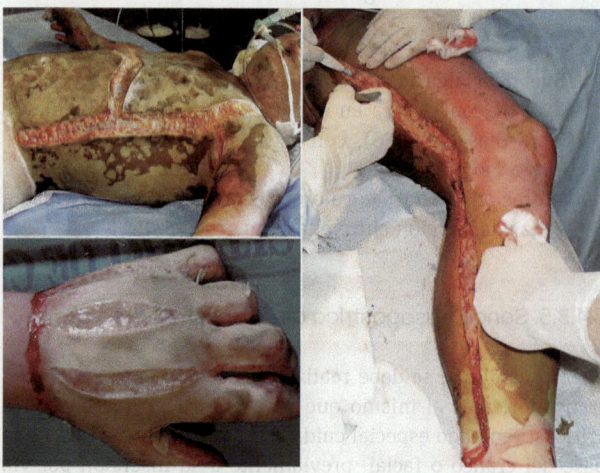

Fig. 92-14 | Escarotomías descompresivas.

Los cuidados de las quemaduras, de los injertos y de las zonas de extracción centran la actuación enfermera (Fig. 92-15). Los apósitos empleados no deben ser adhesivos, ya que son nocivos para la reepitelización y ocasionan traumatismo a la piel, facilitando la extensión de las lesiones. La infección es un riesgo permanente, por lo que las manipulaciones sobre el paciente deben realizarse con técnicas estrictas de aislamiento preventivo de contacto. Habitualmente se realizarán una o dos curas diarias, y luego podrán ser espaciadas si la evolución es favorable. El sangrado es una complicación habitual, y se deberán realizar pequeñas intervenciones hemostásicas. Las enfermeras experimentadas distinguirán con facilidad los tejidos quemados normales de los infectados, la profundización de las quemaduras de apariencia superficial inicial y los injertos cutáneos viables de los rechazados. Los pacientes tendrán que pasar por el quirófano en diversas ocasiones para ser intervenidos. En las UGQ las enfermeras realizarán curas especiales en los llamados «baños salinos», según indique la evolución del paciente.

Diariamente se realizarán cuidados de los ojos, los oídos, la boca y los órganos genitales. De haber sido afectados por las quemaduras, los especialistas médicos correspondientes indicarán pautas para las curas y de monitorización evolutiva. La utilización de cremas y pomadas oculares o la tarsorrafia (sutura palpebral) son frecuentes en la afectación ocular. Los moldes endovaginales son habituales cuando se afecta la mucosa genital femenina. Las quemaduras eléctricas suelen asociarse a amputaciones parciales

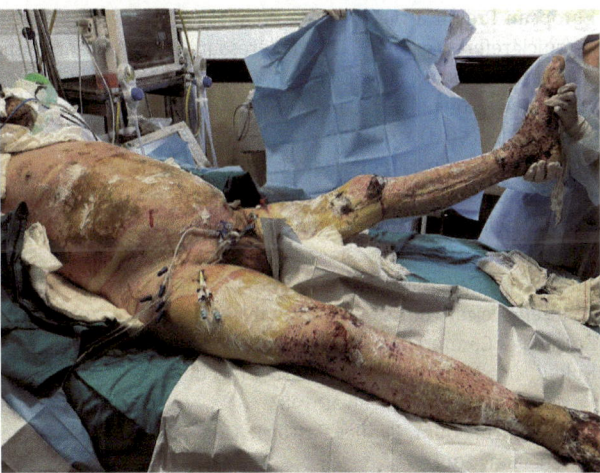

Fig. 92-15 | Enfermeras realizando la cura de diaria de un paciente en una unidad de grandes quemados.

o totales de miembros, requiriendo vigilancia estrecha de su evolución.

Las circunstancias que rodean al incidente que provoca las quemaduras hacen que sean frecuentes las llamadas de familiares, las peticiones de información policiales o judiciales, o la propia presencia de escolta policial para pacientes detenidos. La interferencia de lo anterior con el trabajo diario de las enfermeras deberá intentar ser minimizada.

Puntos clave

- ✔ Los problemas vigilados y tratados por enfermería y los cuidados que proporcionan deben ser conocidos por el intensivista al menos en su manera fundamental, para controlar de manera global lo que le ocurre a sus pacientes.
- ✔ El ingreso en la UCI es un momento vital para el inicio del contacto por parte de la enfermera con el paciente y su familia, a la que debe cuidar e implicar. Conlleva la preparación adecuada del box y una secuencia de acciones a realizar.
- ✔ Los cuidados respiratorios del paciente ventilado, que incluyen los cambios posturales y el drenaje y aspiración de secreciones, son fundamentales para evitar complicaciones en la evolución del paciente.
- ✔ Existen normas estrictas en el cuidado de los accesos venosos. A los accesos venosos se han incorporado en los últimos años los PICC y los Midline, de los que hay que conocer sus indicaciones.
- ✔ La higiene es un aspecto vital de los cuidados enfermeros en el paciente crítico. Vigilarla y participar en ella proporciona información integral sobre el paciente; entre otra, sobre las lesiones relacionadas con la dependencia, donde la prevención es fundamental.
- ✔ Es necesario conocer tanto los cuidados generales del paciente crítico como los específicos de cada patología.

Bibliografía

Álvarez MJ, Arkáute I, Belaustegi A, et al.; Unidad de Medicina Intensiva del Hospital Txagorritxu. Guía de práctica clínica cuidados críticos de enfermería. Hospital Txagorritxu; 2004.

Aragonés Manzanares R, Rincón Ferrari MD. Manual de cuidados intensivos para enfermería. Editorial Médica Panamericana; 2020.

Ayedo EA, Bradem B. ¿Por qué la valoración del riesgo de úlceras por presión es tan importante? Nursing 2002;20(5):8-13.

Booker KJ. Critical Care Nursing. Monitoring and treatment for advanced nursing practice. Wiley Blackwell; 2015.

Burns SM. AACN Essentials of critical care nursing. 3ª ed. McGraw-Hill; 2014.

Carmona Simarro JV, Gallego López JM, Llabata Carabal P. El paciente neurocrítico: Actuación integral de enfermería. Enfermería Global. 2005;6.

Chulay M, Burns SM. AACN Essentials of critical care nursing. Pocket handbook. 2ª ed. McGraw-Hill; 2010.

Dobre C, Álvarez Fernández JA. Atención al paciente quemado. En: Fernández Ayuso D. Manual de enfermería en emergencia prehospitalaria y rescate. 3ª ed. Arán, 2021. p. 481-94.

Elliott D, Aitken L, Chaboyer W. ACCCN's critical care nursing. 2ª ed. Elsevier; 2012.

Esteban de la Torre A, Parra Moreno ML, Arias Rivera S. Procedimientos y técnicas en el paciente crítico. Masson; 2003.

European Pressure Ulcer Advisory Panel and National Pressure Ulcer Advisory Panel. Prevention and treatment of pressure ulcers: quick reference guide. National Pressure Ulcer Advisory Panel; 2009.

Fuentes Pumarola C, Bonet Saris A, Sirvent JM, Brugada Motjé N. Manual D'Infermeria Intensiva. Documenta Universitaria; 2010.

Grice EA, Kong HH, Conlan S, et al. Topographical and temporal diversity of the human skin microbiome. Science. 2009;324(5931):1190-2.

Grupo Nacional para el Estudio y Asesoramiento en Úlceras por Presión y Heridas Crónicas (GNEAUPP). Documento técnico Nº 11. Clasificación-categorización de las lesiones cutáneas relacionadas con la dependencia. 3ª ed. 2021.

Grupo Nacional para el Estudio y Asesoramiento en Úlceras por Presión y Heridas Crónicas (GNEAUPP). Documento técnico Nº 9. Desbridamiento de úlceras por presión y heridas crónicas. 2021.

Kim HY, Lee WK, Na S, Roh YH, Shin CS, Kim J. The effects of chlorhexidine gluconate bathing on health care-associated infection in intensive care units: A meta-analysis. J Crit Care. 2016;32:126-37.

Kolcaba K. Comfort Theory and practice: A vision for holistic health care and research. 1ª ed. Springer Publishing Company; 2003.

Kukuk HM, Murphy ER. Manual de Procedimientos de enfermería. Departamento de enfermería del Massachusetts. General Hospital de Boston. Masson-Salvat; 1984.

Navarro Arnedo JM, Perales Pastor R. Guía práctica de enfermería en el paciente crítico. 2ª ed. Consellería de Sanitat, Generalitat Valenciana; 2012.

Palanca Sánchez I, Esteban de la Torre A, Elola Somoza J. Unidad de Cuidados Intensivos Estándares y Recomendaciones. Ministerio de Sanidad y Política Social; 2010.

Pereira V, Renata Pietro P, Torre C. Enfermería en Cuidados Intensivos. Prácticas integradoras. Editorial Médica Panamericana; 2019.

Servicio Andaluz de Salud. Consejería de Salud. Guía de práctica clínica para la prevención y el tratamiento de las úlceras por presión. SAS; 2007.

Tizón-Bouza E, Pazos Platas S, Álvarez Díaz M, Marcos Espino MP, Quintela Varela ME. Cura en ambiente húmedo en úlceras crónicas a través del concepto TIME. Recomendaciones basadas en la evidencia. Enfermería Dermatológica. 2013;7(20):31-42.

Unidad de Apoyo a la Calidad de los Cuidados. Manual de procedimientos generales de enfermería. Hospital Universitario Virgen del Rocío. Servicio Andaluz de Salud; 2012.

93 Fisioterapia aplicada a los pacientes críticos

A. Morales Robles, J. Cervera Hurtado y G. Ballesteros Reviriego

> ## ↰ Orientación para el estudio
>
> En este capítulo abordamos la importancia de la intervención de fisioterapia en el paciente crítico para mejorar los resultados clínicos y limitar los riesgos asociados a la yatrogenia propia a la estancia en cuidados intensivos. El rol del fisioterapeuta se centra en la evaluación y tratamiento de las disfunciones motrices, respiratorias y de deglución, facilitando así la evolución funcional dentro del trayecto hospitalario y promoviendo la calidad de vida desde el hospital hasta el regreso a domicilio.
>
> *Agradecimientos: Philippe Cornu, Hervé Chanut, Thomas Joannon, Dani Martí y Matthieu Reffienna.*

1. Introducción

En países como Australia, Bélgica, Brasil, Francia, Italia, Países Bajos o Reino Unido, el ejercicio de la fisioterapia en la unidad de cuidados intensivos (UCI) data de hace unos 50 años. El número de publicaciones acerca de la movilización precoz en la UCI no ha dejado de crecer desde mediados de la década de 2000, lo cual ha puesto de relieve la importancia de la rehabilitación en este sector.

En este capítulo presentamos los roles esenciales que el profesional de fisioterapia debería desempeñar en las UCI y unidades de reanimación de adultos, así como las particularidades de la práctica clínica en coordinación con los equipos presentes 24 horas al día en estas unidades.

2. Estado actual de la fisioterapia en las unidades de cuidados intensivos españolas y contexto europeo

La fisioterapia en las UCI difiere según el país. No solo en la presencia o formación de los profesionales, sino en el papel que realizan de forma más frecuente.

En la mayoría de los países americanos, como objetivos principales se marcan el ejercicio terapéutico y la movilidad de los pacientes, ya que la gestión de los aspectos respiratorios recae en otro profesional (terapeuta respiratorio). En los países europeos los fisioterapeutas adquieren un rol general, cubriendo los apartados respiratorio y motor.

En España existe poca información de la presencia del fisioterapeuta en la UCI. En el estudio MoviPRE, donde se evalúa el nivel de implementación de los protocolos asociados a la prevención de la debilidad adquirida en UCI (DAU), también se analiza la presencia de fisioterapia en las distintas UCI de España. Podemos destacar que el 18,6 % de las UCI españolas encuestadas no disponen de fisioterapia y que solo el 4,6 % tienen servicio de fisioterapia más de 24 horas semanales.

En 1996 se realizó una encuesta a nivel europeo, sin respuestas procedentes de España. Ya se manifestó la importancia de la fisioterapia en UCI, y se confirmó que el 75 % de las UCI que habían respondido contaban con un fisioterapeuta exclusivo para la UCI. En todos los hospitales universitarios (48 %) había disponibilidad de fisioterapia en los fines de semana y en el 33 % de los hospitales encuestados también durante la noche.

Aunque la pandemia de COVID-19 suponga una modificación de los datos planteados, históricamente España se encuentra en los niveles más bajos de presencia de fisioterapeutas en UCI en comparación con el resto de Europa.

3. Competencias compartidas entre enfermeras y fisioterapeutas

Si comparamos las competencias de los profesionales de enfermería y fisioterapia en UCI en Francia, encontraremos que las dos profesiones comparten varios conocimientos, aptitudes y competencias; más concretamente:

- ✔ La vigilancia del estado clínico del paciente, particularmente en los casos de fallo neurológico.
- ✔ Pacientes en situación de insuficiencia respiratoria: análisis de los gases de sangre, instalación, gestión y vigilancia de la oxigenoterapia y la ventilación mecánica no invasiva (VMNI); acompañamiento del paciente en proceso de desconexión o destete de la ventilación (incluyendo la extubación).
- ✔ La prevención de complicaciones asociadas al reposo en cama prolongado del paciente sedado.
- ✔ La instalación del paciente en función de la patología, garantizando su confort y seguridad.
- ✔ Facilitar la movilización de los pacientes politraumatizados en función de las lesiones que presenten.
- ✔ Nutrición del paciente crítico: conocer las necesidades nutricionales y los riesgos asociados a la ingesta de alimentos tras el destete; detectar los problemas de deglución y participar en las técnicas de reeducación de la deglución.

Una parte de estas acciones recae también en el personal auxiliar de enfermería, de forma más o menos oficial, ya que es frecuente que ciertos roles puedan ser ejercidos por diferentes profesionales del equipo, en función de su experiencia, para facilitar la recuperación del paciente crítico.

4. Especificidades del ejercicio de la fisioterapia en las unidades de cuidados intensivos

Como bien indica el referencial de competencias francés (*Référentiel de compétences et d'aptitudes du masseur kinésithérapeute de réanimation (MKREA) en secteur adulte: Société de kinésithérapie de réanimation (SKR)*, 2011), «los profesionales de fisioterapia en UCI participan de forma plena en el cuidado interdisciplinar de pacientes afectados por fallo multivisceral y cuyo pronóstico vital se vea comprometido».

Los profesionales de fisioterapia en UCI pueden intervenir y participar específicamente en los siguientes aspectos:

- Técnicas de aclaramiento mucociliar.
- Mantenimiento y recuperación de la integridad de la ventilación (VMNI, proceso de destete, gestión de la traqueotomía).
- Evaluación y rehabilitación de la función de deglución.
- Prevención y tratamiento de las complicaciones del aparato locomotor (posicionamiento, movilización).
- Recuperación funcional.
- Reentrenamiento al esfuerzo.
- Prevención de complicaciones asociadas al decúbito.
- Prevención y tratamiento del dolor.
- Decisiones éticas (pronóstico funcional de los pacientes, nivel de autonomía).

En la práctica clínica el nivel de intervención y autonomía de cada profesional de fisioterapia en una UCI dependerá de varios factores, como su nivel de formación inicial y continua, su tiempo de intervención en la unidad (tiempo completo versus parcial), su experiencia y, sobre todo, la cultura sobre los cuidados respiratorios y la movilización precoz de cada servicio.

4.1. Nivel de formación inicial y continua

El abordaje teórico del ejercicio específico de la fisioterapia en este ámbito varía de una universidad a otra, formando parte del bloque temático de Fisioterapia Respiratoria. Los estudiantes de Fisioterapia deben realizar al menos una estancia clínica en el campo cardiorrespiratorio, pero rara vez lo hacen en una UCI.

Con respecto a la formación continua, en España se integra este contenido dentro de los cursos de experto universitario o másteres en Fisioterapia Respiratoria. También existen formaciones específicas de corta duración organizadas por algunos colegios profesionales autonómicos, sin contar con la formación privada. En Francia las primeras formaciones específicas universitarias (*diplôme universitaire*) para enfermeras y fisioterapeutas datan de principios de la década de 2010. El contenido de fisioterapia en UCI está incluido sistemáticamente en los títulos de experto en Fisioterapia Respiratoria. Sociedades científicas como la *Société de Kinésithérapie en Réanimation* (SKR) organizan módulos de formación temáticos varias veces al año, jornadas de formación con la *Société de Réanimation de Langue Française* (SRLF) así como un congreso anual conjunto.

El ejercicio de la fisioterapia en UCI debe responder a una exigencia reglamentaria de certificación de experiencia. En Francia, a nivel legal, el profesional de fisioterapia debe justificar una experiencia de al menos 1 año en UCI durante los últimos 5, o bien haber seguido una formación específica certificada con una estancia clínica de 2 meses a tiempo completo con un tutor con experiencia en UCI.

A nivel práctico, el ejercicio de la fisioterapia en UCI implica un conocimiento suficiente de las bases teóricas de la fisiopatología de los diferentes tipos de fallo orgánico, así como sus medios diagnósticos y terapéuticos, de forma concomitante a una facilidad en la aplicación de los gestos prácticos (aspiración, movilización) a través de la repetición y el acompañamiento entre profesionales. El ejercicio de la fisioterapia en UCI implica también un alto grado de autonomía por parte del profesional. Según Malone, las barreras a la integración de la rehabilitación en UCI son la falta de personal cualificado y la formación de este, la falta de priorización de la rehabilitación por parte de los responsables administrativos del servicio y la falta de criterios de interconsulta adecuados.

4.2. Intervención sobre la función motriz

La intervención a nivel motor y funcional tiene como objetivo limitar al máximo los efectos nefastos de la inmovilización por decúbito prolongado: rigidez articular, atrofia muscular, estasis vascular (edemas) y lesiones cutáneas. Prevenir la gravedad de la debilidad adquirida en UCI o paliar las limitaciones funcionales asociadas a esta afección constituyen también uno de los ejes principales de la intervención a nivel motor. La debilidad adquirida en UCI (o neuromiopatía de reanimación) es consecuencia de la asociación de numerosos mecanismos lesionales acumulativos que atacan al músculo estriado esquelético y al sistema nervioso periférico, y cuyo resultado es la atrofia muscular y problemas de contracción muscular.

El tipo de movilización y su intensidad/dosis deben ser elegidos según una evaluación inicial mediante medidas articulares y musculares adaptadas, lo cual permitirá la adaptación regular del tratamiento. La evaluación de la fuerza muscular de forma cuantitativa mediante la escala de fuerza muscular *Medical Research Council Sum Score* (MRCss) permitirá cifrar la evolución del paciente en el área motora.

En función del estado neurológico (consciencia y participación), la reserva respiratoria y hemodinámica, así como la evolución motriz de cada paciente durante su estancia, el tratamiento podrá consistir en:

- Posicionamiento y optimización de la postura en cama (o en sillón), promoviendo tanto como sea posible la posición proclive a 45°. Es esencial evitar las malposiciones articulares en el paciente encamado; esta tarea también será responsabilidad del equipo de enfermería.
- Movilización en cama (miembros y tronco): pasiva, activoasistida, activa, resistida. Ejercicios de refuerzo muscular en cama (prensa, puente de glúteos, giros activos en decúbito), asociados potencialmente a la electroterapia excitomotriz (NMES, *neuromuscular electrical stimulation*).

✔ Estación sentada al borde de la cama (con vigilancia de las constantes vitales), bipedestación («fuera de cama»). En caso de hipotensión arterial ortostática o amiotrofia mayor, una verticalización progresiva en plano inclinado puede constituir una alternativa.

✔ Transferencia activa al sillón en bipedestación. Ciertos pacientes aún demasiado débiles pueden beneficiarse de una transferencia pasiva al sillón (grúa, elevación pasiva, deslizamiento) teniendo como objetivo recuperar el tono postural. Ello implica un posicionamiento «en cadena cerrada» (pies apoyados) una vez sentados.

✔ Movilización con cicloergómetro (miembros superiores o inferiores) en cama o en sillón, pasiva, activa o resistida, permitiendo el reentrenamiento al esfuerzo de forma precoz.

✔ Marcha en la habitación o fuera de la habitación (si las consignas de higiene lo permiten), manteniendo la vigilancia de las constantes vitales y con gestión de la oxigenoterapia y la ventilación al esfuerzo.

4.3. Intervención sobre la función respiratoria

Además de experto en examen clínico y técnicas aplicadas, el fisioterapeuta se encuentra en situación privilegiada para guiar, indicar y adaptar las diferentes terapias respiratorias. El examen clínico respiratorio deberá ser completado con la lectura de los gases de sangre arterial y otros elementos específicos del destete, todo ello en contraste con la evaluación motriz (fuerza muscular: escala MRCss, fuerza de prensión o «*handgrip*»).

Con respecto a las terapias respiratorias, el profesional de fisioterapia en UCI debe verificar la indicación y ser capaz de aplicar las técnicas de aclaramiento mucociliar necesarias y más adaptadas a cada paciente (p. ej., exacerbación de enfermedad pulmonar obstructiva crónica o de fibrosis quística/bronquiectasias, infección respiratoria sobre patología neuromuscular, pacientes geriátricos). Las técnicas podrán ser manuales (presiones toracoabdominales, tos asistida), instrumentales (hiperinflación instrumental, ventilación a percusión intrapulmonar o extrapulmonar, in-exsuflación mecánica) o una combinación de ambas (en el paciente ventilado, por ejemplo), y deberán ser combinadas sistemáticamente con un posicionamiento adecuado del paciente, la humidificación de la vía aérea y las terapias inhaladas. Ciertas técnicas van a permitir el tratamiento de los problemas de aireación pulmonar (atelectasia). La optimización de la aireación pulmonar por la postura (decúbito lateral o ventral) y el mantenimiento de la permeabilidad de las vías aéreas constituyen competencias compartidas con el resto del equipo de UCI.

El profesional de fisioterapia en UCI participa de lleno en el proceso de desconexión de la ventilación mecánica, especialmente en el momento de la extubación (aclaramiento mucociliar, evaluación de la capacidad de tos y de la necesidad de oxigenoterapia de alto flujo o bien VMNI, test de fuga en casos de sospecha de edema laríngeo). El fisioterapeuta de UCI debe ser capaz de iniciar una VMNI tanto en situación aguda como en crónica (ventilación domiciliaria), adaptar el interfaz y asegurar la vigilancia del dispositivo (lectura de curvas, adaptación de las alarmas y parámetros de confort, optimización de la humidificación, lectura de registro nocturno).

En casos de destete prolongado, la participación del fisioterapeuta de UCI a la gestión del paciente traqueotomizado implica todo lo mencionado anteriormente y, además, el consejo en la elección del tipo de cánula de traqueotomía según la evolución del paciente y el objetivo funcional (fonación, deglución). El fisioterapeuta de UCI puede coordinar la gestión del tiempo de ventilación espontánea durante la jornada, de acuerdo con el resto del equipo, según la tolerancia del paciente y teniendo en cuenta el estado de sus músculos respiratorios y la necesidad potencial de un entrenamiento específico de esta musculatura en fuerza/resistencia.

4.4. Intervención sobre la función de deglución

Ya sea antes de la extubación, después de esta o bien en pacientes con traqueotomía, el fisioterapeuta de UCI se encuentra bien situado para evaluar la eficacia de la deglución al mismo tiempo que asegura la permeabilidad de las vías aéreas inferiores (riesgo de inhalación). Esta evaluación clínica puede realizarla también un logopeda, y puede ser contrastada con una evaluación de un otorrinolaringólogo por nasofibroscopia. Aun así, una evaluación positiva de la deglución en pacientes todavía intubados no está validada como factor predictivo de la ausencia de disfagia postextubación.

El fisioterapeuta de UCI realizará una evaluación de la motricidad facial y lingual, examinará la troficidad y sensibilidad de la lengua y la región bucal, y podrá compararlas con el tono muscular de la región cervical anterior, el ascenso de la laringe y su capacidad de tos. Según la presencia (o ausencia) de estos requisitos, procederá a realizar en primera intención la prueba de deglución con texturas progresivamente más fluidas y cantidades más abundantes (gelatina, agua con gas, agua sin gas).

El resultado de esta evaluación deberá ser comunicado al equipo médico y al personal de enfermería para decidir la modalidad práctica de alimentación del paciente (oral, enteral o parenteral). Quizás sea la intervención que más se preste a la interdisciplinaridad: el personal auxiliar de enfermería participará de lleno, así como el personal de logopedia (y foniatría) y el equipo de dietética.

5. Beneficios derivados de la intervención

La movilización precoz del paciente crítico está asociada a una disminución del riesgo de incidencia de debilidad adquirida en UCI durante la estancia en cuidados intensivos y a la mejora del pronóstico funcional a la salida tanto de la UCI como del hospital. La movilización precoz asociada a protocolos de sedación es segura y factible. Según Schweickert *et al.*, la actuación precoz de fisioterapia junto a terapia ocupacional podría reducir la incidencia del delirio y los días de ventilación mecánica.

La optimización de la terapia respiratoria a través de protocolos de VMNI disminuye la incidencia de intubación de pacientes con exacerbación de enfermedad pulmonar obstructiva crónica, permite extubar precozmente a estos mismos pacientes en caso de intubación por insuficiencia respiratoria aguda hipercápnica y disminuye la necesidad de recurrir a la traqueotomía en pacientes con patología neuromuscular intubados por descompensación. La participación del fisioterapeuta en el proceso de destete aporta calidad a este sin necesariamente aumentar su porcentaje de éxito. Las intervenciones de aclaramiento mucociliar no han sido asociadas a día de hoy a una reducción de la incidencia de neumonías asociadas al respirador ni a la reducción de la mortalidad o la duración de la estancia en UCI; sin embargo, la aplicación de técnicas manuales de aclaramiento mucociliar ha demostrado una reducción de la duración de la ventilación mecánica, sin efecto predictivo sobre el riesgo de fracaso de la extubación.

La actuación del fisioterapeuta en el entrenamiento de la musculatura respiratoria (RMT, *respiratory muscle training*) ha demostrado ser segura y factible. Este entrenamiento mejora la fuerza de la musculatura inspiratoria y espiratoria; a nivel clínico, el metanálisis de Vorona *et al.* muestra una reducción de la duración de la ventilación mecánica y de la duración del proceso de destete, aunque se necesitan más estudios para confirmar los resultados.

La combinación de las intervenciones sobre la función motriz (movilización precoz, posicionamiento) y respiratoria (aclaramiento mucociliar, expansión pulmonar, entrenamiento de la musculatura respiratoria) muestra una reducción media de la duración de ventilación mecánica de 3 días, según un reciente metaanálisis de Lippi *et al.*

La seguridad de la intervención de movilización precoz en UCI es un tema recurrente en la literatura. Las recomendaciones realizadas por un consenso de expertos en 2014 (Hodgson *et al.*) establecen claramente los criterios de seguridad para movilizar activamente a los pacientes ventilados. Esta publicación clasifica el riesgo de efecto adverso en: riesgo bajo, riesgo potencial pero a favor de la movilización y riesgo potencial significativo (Fig. 93-1). Si algunas recomendaciones parecen lógicas, otras derriban por completo ciertos prejuicios sobre la intervención que aún perduran (movilización de pacientes durante diálisis, verticalización de intubados, presencia de vías femorales) (Fig. 93-2, Fig. 93-3, Fig. 93-4 y Fig. 93-5).

La revisión Cochrane realizada en 2018 por Doiron *et al.* sobre movilización precoz muestra una incidencia de efectos adversos leves (desaturación, vías/sondas desplazadas) en un 2 % de las sesiones y un cese de la intervención por inestabilidad del paciente en un 4 %. La incidencia de efectos adversos graves (paro cardíaco, arritmia grave, accidente cerebrovascular, pérdida de consciencia, fractura) ha sido poco estudiada, pero un estudio retrospectivo reciente señala una incidencia del 0,032 % en un período de 7 años. Otro artículo reciente muestra una incidencia de efectos adversos más elevada (9,2 %), pero los criterios de inicio de la movilización en el grupo intervención no respetan los del consenso de 2014. La incidencia de efectos graves en este estudio fue del 0,01 % en un período de 21 meses (49 hospitales en seis países diferentes), siendo mayor en el grupo intervención (7 versus 1).

6. Perspectivas

Según su experiencia, su tiempo de intervención en el servicio y el número de profesionales presentes en cada unidad, los fisioterapeutas de UCI deben intentar situarse como referentes y promotores de las terapias respiratorias y funcionales precoces. Para lograr integrar esta cultura en los servicios de forma cotidiana, la práctica clínica no basta; debemos promoverla entre el resto del equipo de enfermería, los médicos residentes e incluso

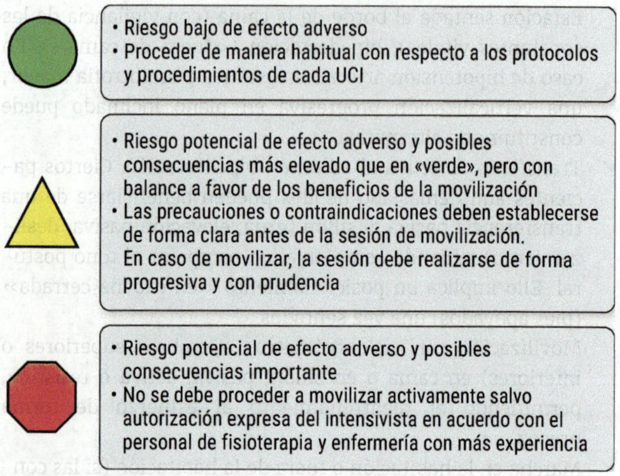

- Riesgo bajo de efecto adverso
- Proceder de manera habitual con respecto a los protocolos y procedimientos de cada UCI

- Riesgo potencial de efecto adverso y posibles consecuencias más elevado que en «verde», pero con balance a favor de los beneficios de la movilización
- Las precauciones o contraindicaciones deben establecerse de forma clara antes de la sesión de movilización. En caso de movilizar, la sesión debe realizarse de forma progresiva y con prudencia

- Riesgo potencial de efecto adverso y posibles consecuencias importante
- No se debe proceder a movilizar activamente salvo autorización expresa del intensivista en acuerdo con el personal de fisioterapia y enfermería con más experiencia

Fig. 93-1 | Definición del código de colores. Adaptada de: Hodgson *et al.*, 2014. UCI: unidad de cuidados intensivos.

Elementos a considerar en el área respiratoria	Ejercicios en cama	Ejercicios fuera de la cama
Intubación		
Sonda orotraqueal	🟢	🟢
Cánula de traqueotomía	🟢	🟢
Parámetros respiratorios		
FiO₂		
≤ 0,6	🟢	🟢
> 0,6	🔺	🔺
SpO₂		
≥ 90 %	🟢	🟢
< 90 %	🔺	🛑
Frecuencia respiratoria		
≤ 30 rpm	🟢	🟢
> 30 rpm	🔺	🔺
Ventilación		
Modo HFOV	🔺	🛑
PEP		
≤ 10 cm H₂O	🟢	🟢
> 10 cm H₂O	🔺	🔺
Asincronismo ventilatorio	🔺	🔺
Terapias de rescate		
Óxido nítrico	🔺	🔺
Prostaciclinas	🔺	🔺
Decúbito prono	🛑	🛑

Fig. 93-2 | Elementos de seguridad en el área respiratoria. Adaptada de: Hodgson *et al.*, 2014. FiO₂: Fracción inspirada de oxígeno; HFOV: ventilación a oscilación a alta frecuencia; PEP: presión espiratoria positiva; SpO₂: saturación de oxígeno medida por pulsioximetría.

A

Elementos a considerar en el área cardiovascular	Ejercicios en cama	Ejercicios fuera de la cama
Presión arterial		
Terapia antihipertensora intravenosa en caso de HTA urgente[1]	🛑 (rojo)	🛑 (rojo)
PAM[2]		
Inferior al objetivo y con síntomas	🔺 (amarillo)	🛑 (rojo)
Inferior al objetivo pese al soporte (vasoactivo y/o mecánico)	🔺 (amarillo)	🛑 (rojo)
Superior al límite inferior del objetivo con soporte vasopresor mínimo o sin soporte	🟢 (verde)	🟢 (verde)
Superior al límite inferior del objetivo con soporte vasopresor moderado	🔺 (amarillo)	🔺 (amarillo)
Superior al límite inferior del objetivo con soporte vasopresor elevado	🔺 (amarillo)	🛑 (rojo)
HTA pulmonar grave conocida o sospechada	🔺 (amarillo)	🔺 (amarillo)
Arritmias cardíacas		
Bradicardia		
Con necesidad de tratamiento farmacológico (p. ej., isoprenalina) o en espera de introducción urgente de marcapasos	🛑 (rojo)	🛑 (rojo)
Sin necesidad de tratamiento farmacológico ni introducción urgente de marcapasos	🔺 (amarillo)	🔺 (amarillo)
Con marcapasos transvenoso o epicárdico		
Ritmo-dependiente	🔺 (amarillo)	🛑 (rojo)
Ritmo subyacente estable	🟢 (verde)	🟢 (verde)

B

	Ejercicios en cama	Ejercicios fuera de la cama
En caso de taquiarritmia estable:		
Ritmo ventricular > 150 lpm	🔺 (amarillo)	🛑 (rojo)
Ritmo ventricular entre 120 y 150 lpm	🔺 (amarillo)	🔺 (amarillo)
Cualquier taquiarritmia con ritmo < 120 lpm	🟢 (verde)	🟢 (verde)
Dispositivos		
BCIAo femoral[3]	🟢 (verde)	🛑 (rojo)
ECMO		
Femoral o subclavio (sin cánula sencilla bicava de doble luz)	🟢 (verde)	🛑 (rojo)
Cánula sencilla bicava de doble luz en vía venosa central	🟢 (verde)	🔺 (amarillo)
Dispositivo de asistencia ventricular	🟢 (verde)	🟢 (verde)
Catéter arterial pulmonar u otro dispositivo de vigilancia continua del gasto cardíaco	🟢 (verde)	🔺 (amarillo)
Otras consideraciones cardiocirculatorias		
Cualquier estado de choque con lactatos > 4 mmol/L	🔺 (amarillo)	🔺 (amarillo)
EP/TVP aguda conocida o sospechada	🔺 (amarillo)	🔺 (amarillo)
Estenosis aórtica grave conocida o sospechada	🟢 (verde)	🔺 (amarillo)
Isquemia cardíaca (definida como dolor torácico continuo o modificaciones en ECG)	🔺 (amarillo)	🛑 (rojo)

[1]Este punto podría considerarse «amarillo» para los ejercicios en cama si la presión arterial se encuentra dentro de los límites fijados por el equipo médico.
[2]El personal clínico con experiencia en UCI suele conocer el impacto de la inestabilidad cardiovascular y el nivel de soporte vasopresor en la capacidad de ejercicio. Sin embargo, en caso de duda o falta de experiencia, se recomienda que la decisión de movilizar al paciente se discuta con personal experimentado. El objetivo de presión arterial media debe ser determinado por el personal de UCI a cargo del paciente.
[3]El uso de cicloergómetro y la flexión de cadera pueden estar contraindicados en el miembro inferior donde el catéter de BCIAo/ECMO esté insertado. En este caso, los ejercicios en cama deben adaptarse para limitar la flexión de cadera.

Fig. 93-3 | Elementos de seguridad en el área cardiocirculatoria. Adaptada de: Hodgson et al., 2014. BCIAo: balón de contrapulsación intraaórtico; ECG: electrocardiograma; ECMO: oxigenación por membrana extracorpórea; EP: embolia pulmonar; HTA: hipertensión arterial; PAM: presión arterial media; TVP: trombosis venosa profunda; UCI: unidad de cuidados intensivos.

los supervisores, defendiéndola además ante las instancias administrativas.

Así, debemos favorecer la formación sobre rehabilitación en UCI a nivel local de cada centro hospitalario. La experiencia y especialización de la rehabilitación dentro de las UCI será promovida a través de protocolos de cooperación y las denominadas «prácticas avanzadas» del personal no facultativo.

7. Conclusiones

El proyecto terapéutico del paciente en UCI no puede perder de vista la noción de autonomía a la salida del hospital, así como la calidad de vida de los pacientes y sus familiares al regreso al domicilio. Los tres ejes de asistencia al paciente crítico descritos en este capítulo (motriz/funcional, respiratorio, deglución) hacen de la intervención del profesional de fisioterapia en UCI un verdadero valor añadido al proyecto terapéutico. Las intervenciones de fisioterapia en UCI, correctamente indicadas y prescritas, pueden mejorar los resultados clínicos y reducir los riesgos asociados con la estancia, así como su coste.

La integración del fisioterapeuta dentro de la UCI debe implicar un enfoque de cooperación con los equipos médicos y de enfermería, pero también una acción de sensibilización de estos a sus múltiples competencias, muy a menudo complementarias de las del resto de profesionales. Todo ello sin perder de vista la mejora del proyecto terapéutico a través de un cambio de cultura en los cuidados intensivos.

Elementos a considerar en el área neurológica	Ejercicios en cama	Ejercicios fuera de la cama
Nivel de consciencia		
Paciente somnoliento, tranquilo o inquieto (RASS entre −1 y +1)	🟢	🟢
Paciente ligeramente sedado o agitado (RASS −2 o +2)	🔺	🔺
Paciente moderada o profundamente sedado (RASS < −2)	🔺	🔴
Paciente muy agitado o combativo (RASS > +2)	🔴	🔴
Delirio		
Escala de delirio (p. ej., CAM-ICU) negativa	🟢	🟢
Escala de delirio (p. ej., CAM-ICU) positiva y capaz de seguir órdenes simples	🟢	🔺
Escala de delirio (p. ej., CAM-ICU) positiva e incapaz de seguir órdenes simples	🔺	🔺
Presión intracraneal		
Gestión activa de la hipertensión intracraneal, con PIC fuera del margen deseado	🔴	🔴
PIC monitorizada sin gestión activa de la hipertensión intracraneal	🟢	🔺
Otros elementos neurológicos a tener en cuenta		
Craniectomía	🟢	🔺
Drenaje lumbar abierto (no pinzado)	🟢	🔴
Drenaje subdural	🟢	🔺
Precauciones a nivel raquídeo (antes de eliminar o fijar)	🔴	🔴
Lesión medular aguda	🟢	🔺
Hemorragia subaracnoidea con aneurisma no sellado	🟢	🔺
Vasoespasmo tras sellado de aneurisma	🟢	🔺
Crisis convulsiva no controlada	🔴	🔴

Fig. 93-4 | Elementos de seguridad en el área neurológico. Adaptada de: Hodgson *et al.*, 2014. CAM-ICU: *Confusion Assessment Method for the Intensive Care Unit*; RASS: *Richmond Agitation Sedation Scale*.

Otros elementos a considerar	Ejercicios en cama	Ejercicios fuera de la cama
Contexto quirúrgico		
Fractura mayor inestable/no estabilizada en zona: - Pélvica - Raquídea - Huesos largos de miembros inferiores	🔺	🔴
Herida quirúrgica abierta extensa: - Tórax/esternón - Abdomen	🟢	🔴
Contexto médico		
Hemorragia activa conocida y no controlada	🔴	🔴
Sospecha de hemorragia activa o riesgo hemorrágico importante	🟢	🔺
Paciente febril con temperatura excesiva pese a enfriamiento activo físico o farmacológico	🔺	🔺
Hipotermia terapéutica activa	🔺	🔺
Elementos suplementarios		
Debilidad adquirida en UCI (DAU)	🟢	🟢
Hemodiálisis continua (vía femoral incluida)	🟢	🟢
Presencia de vías centrales venosas/arteriales en femoral	🟢	🟢
Vaina rígida de catéter femoral	🔺	🔴
Presencia de otros drenajes y líneas, como por ejemplo: - Sonda nasogástrica - Catéter venoso central - Drenaje pleural - Drenaje de herida - Catéter intercostal - Sonda urinaria	🟢	🟢

Los pacientes con heridas abiertas amplias con estancia prolongada en la UCI deberían iniciar la movilización tras consultar con el cirujano responsable.
La sospecha de hemorragia no concierne solo al riesgo hemorrágico, sino también a la probabilidad de un evento adverso agravado potencialmente por el riesgo hemorrágico aumentado (p. ej., caída al suelo o desprendimiento de una línea)

Fig. 93-5 | Otros elementos médicos, quirúrgicos y de seguridad a considerar. Adaptada de: Hodgson *et al.*, 2014. UCI: unidad de cuidados intensivos.

Puntos clave

- La intervención del fisioterapeuta en UCI se centra en la evaluación y tratamiento de las disfunciones motrices, respiratorias y de deglución.
- Las intervenciones de fisioterapia en UCI, correctamente indicadas y prescritas, pueden mejorar los resultados clínicos y reducir los riesgos asociados con la estancia así como su coste.
- Los fisioterapeutas de UCI pueden estar integrados a tiempo completo en las unidades o bien intervenir a partir de un servicio transversal de rehabilitación.
- Los profesionales de fisioterapia en UCI colaboran con los equipos de cuidados pero suelen intervenir en horarios más restringidos.
- Según la especificidad de cada UCI (quirúrgica, neuromuscular, pediátrica), los fisioterapeutas deberán desarrollar competencias potencialmente más específicas.

Bibliografía

Anekwe DE, Biswas S, Bussières A, Spahija J. Early rehabilitation reduces the likelihood of developing intensive care unit-acquired weakness: a systematic review and meta-analysis. Physiotherapy. 2020;107:1-10.

Antonello M, Bourges P, Ernouf B, Piton F. Histoire de la Société de Kinésithérapie en Réanimation. Anesthésie, analgésie, réanimation, SAMU. Notre histoire, de 1945 aux années 2000. Tome III: Réanimation. Éd. Glyphe (Paris); 2016. p. 357-60.

Brochard L, Mancebo J, Wysocki M, et al. Noninvasive ventilation for acute exacerbations of chronic obstructive pulmonary disease. N Engl J Med. 1995;333(13):817-22.

Cottereau G, Dres M, Avenel A, et al. Handgrip strength predicts difficult weaning but not extubation failure in mechanically ventilated subjects. Respir Care. 2015;60(8):1097-104.

De Jonghe B, Sharshar T, Lefaucheur JP, et al. Paresis Acquired in the Intensive Care UnitA Prospective Multicenter Study. JAMA. 2002;288(22):2859-67.

Doiron KA, Hoffmann TC, Beller EM. Early intervention (mobilization or active exercise) for critically ill adults in the intensive care unit. Cochrane Database Syst Rev. 2018;3(3):CD010754.

Fontela PC, Glaeser SS, Martins LF, et al. Medical Research Council Scale predicts spontaneous breathing trial failure and difficult or prolonged weaning of critically ill individuals. Respir Care. 2021;66(5):733-41.

Freynet A, Gobaille G, Dewilde C, Truchi T, Sarreau P, Grandet P. Rôle du kinésithérapeute dans le succès de l'extubation: une revue de la littérature. Réanimation. 2015;24(4):452-64.

Gómez Grande ML, González Bellido V, Olguin G, Rodríguez H. [Management of the pulmonary secretions in the critical patient]. Enferm Intensiva. 2010;21(2):74-82.

Gosselink R, Bott J, Johnson M, et al. Physiotherapy for adult patients with critical illness: recommendations of the European Respiratory Society and European Society of Intensive Care Medicine Task Force on Physiotherapy for Critically Ill Patients. Intensive Care Med. 2008;34(7):1188-99.

Hanekom S, Gosselink R, Dean E, et al. The development of a clinical management algorithm for early physical activity and mobilization of critically ill patients: synthesis of evidence and expert opinion and its translation into practice. Clin Rehabil. 2011;25(9):771-87.

Hodgin KE, Nordon-Craft A, McFann KK, Mealer ML, Moss M. Physical therapy utilization in intensive care units: results from a national survey. Crit Care Med. 2009;37(2):561-6; quiz 566-8.

Hodgson C, Needham D, Haines K, et al. Feasibility and inter-rater reliability of the ICU Mobility Scale. Heart Lung. 2014;43(1):19-24.

Hodgson CL, Stiller K, Needham DM, et al. Expert consensus and recommendations on safety criteria for active mobilization of mechanically ventilated critically ill adults. Crit Care. 2014;18(6):658.

Houzé MH. Approche globale du patient dysphagique en réanimation. Méd Intensive Réa [Internet]. 2017 Apr 7. Disponible en: Available from: http://link.springer.com/10.1007/s13546-017-1277-9 [último acceso: Noviembre 2023].

Kinoshita T, Kamijo YI, Kouda K, et al. Evaluation of severe adverse events during rehabilitation for acute-phase patients: A retrospective cohort study. Medicine (Baltimore). 2022;101(25):e29516.

Kress JP, Hall JB. ICU-acquired weakness and recovery from critical illness. N Engl J Med. 2014;370(17):1626-35.

Lippi L, de Sire A, D'Abrosca F, Polla B, et al. Efficacy of physiotherapy interventions on weaning in mechanically ventilated critically ill patients: a systematic review and meta-analysis. Front Med (Lausanne). 2022;9:889218.

Malone D, Ridgeway K, Nordon-Craft A, Moss P, Schenkman M, Moss M. Physical therapist practice in the intensive care unit: results of a national survey. Physical Therapy. 2015;95(10):1335-44.

Norrenberg M, Vincent JL. A profile of European intensive care unit physiotherapists. Intensive Care Medicine. 2000;26(7):988-94.

Raurell-Torredà M, Arias-Rivera S, Martí JD, et al. Degree of implementation of preventive strategies for post-ICU syndrome: Multicentre, observational study in Spain. Enferm Intensiva (Engl Ed). 2019;30(2):59-71.

Référentiel de compétences de l'infirmière de réanimation. Réanimation. 2011;20(S3):737-46.

Référentiel de compétences et d'aptitudes du masseur kinésithérapeute de réanimation (MKREA) en secteur adulte: Société de kinésithérapie de réanimation (SKR). Réanimation. 2011;20(S3):725-36.

Roeseler J, Sottiaux T, Lemiale V, et al. Prise en charge de la mobilisation précoce en réanimation, chez l'adulte et l'enfant (électrostimulation incluse). Réanimation. 2013;22(2):207-18.

The TEAM Study Investigators and the ANZICS Clinical Trials Group. Early active mobilization during mechanical ventilation in the ICU. N Engl J Med. 2022;387(19):1747-58.

Tipping CJ, Harrold M, Holland A, Romero L, Nisbet T, Hodgson CL. The effects of active mobilisation and rehabilitation in ICU on mortality and function: a systematic review. Intensive Care Med. 2017;43(2):171-83.

Vorona S, Sabatini U, Al-Maqbali S, et al. Inspiratory muscle rehabilitation in critically ill adults. A Systematic review and meta-analysis. Annals ATS. 2018;15(6):735-44.

Wang MY, Pan L, Hu XJ. Chest physiotherapy for the prevention of ventilator-associated pneumonia: A meta-analysis. Am J Infect Control. 2019;47(7):755-60.

Wang YT, Lang JK, Haines KJ, Skinner EH, Haines TP. Physical rehabilitation in the ICU: A systematic review and meta-analysis. Crit Care Med. 2022;50(3):375-88.

Yang R, Zheng Q, Zuo D, Zhang C, Gan X. Safety assessment criteria for early active mobilization in mechanically ventilated ICU subjects. Respir Care. 2021;66(2):307-15.

Yeung J, Couper K, Ryan EG, Gates S, Hart N, Perkins GD. Non-invasive ventilation as a strategy for weaning from invasive mechanical ventilation: a systematic review and Bayesian meta-analysis. Intensive Care Med. 2018;44(12):2192-204.

Zeppos L, Patman S, Berney S, Adsett JA, Bridson JM, Paratz JD. Physiotherapy intervention in intensive care is safe: an observational study. Aust J Physiother. 2007;53(4):279-83.

Zhang F, Xia Q, Zhang L, Wang H, Bai Y, Wu W. A bibliometric and visualized analysis of early mobilization in intensive care unit from 2000 to 2021. Front Neurol. 2022;13:848545.

Zhang L, Hu W, Cai Z, et al. Early mobilization of critically ill patients in the intensive care unit: A systematic review and meta-analysis. PLoS One. 2019;14(10):e0223185.

94 Psicología y cuidado emocional en la unidad de cuidados intensivos

M. Gálvez Herrer

◢ Orientación para el estudio

En este capítulo se exponen las principales líneas de intervención psicológica dirigidas a pacientes, familiares y profesionales de las unidades de cuidados intensivos. Siguiendo el encuadre y fundamentos del Modelo HUCI de Intervención Psicológica, se presta especial atención a los momentos de intervención y a los objetivos específicos de cuidado emocional con cada uno de esos tres grupos de personas, así como a la necesidad de desarrollar esta labor de manera integrada con el resto de las actividades y profesionales de la unidad de cuidados intensivos.

1. Introducción

La experiencia emocional de pasar por una unidad de cuidados intensivos (UCI) como paciente no es fácil. Al riesgo de la enfermedad crítica se une el miedo, la ansiedad y la incertidumbre que acompañan a esa experiencia de riesgo vital. Estas emociones y miedos son también compartidos por los familiares y allegados de la persona, que además se ven inmersos en un contexto de normas, lenguaje y dinámicas de comportamiento desconocidos generalmente para ellos.

Por su parte, en el caso de los profesionales de UCI, el trabajo en estas unidades supone la exposición a condiciones de trabajo que implican una importante carga mental, emocional y física, complejidad y dificultad en toma de decisiones, manejo de habilidades y competencias científico-técnicas y psicosociales (tanto para la autorregulación emocional como para la interacción con el otro). La presencia o el inadecuado manejo de todas estas características del trabajo, junto a condiciones laborales no siempre promotoras de bienestar laboral, se relacionan con determinados problemas como el desgaste profesional (*burnout*), distrés moral, daño moral y fatiga por compasión, entre otros síndromes.

Paradójicamente, a pesar de todo ello, en España es aún muy escasa la presencia de psicólogos de forma integrada en los equipos profesionales de las UCI, estando aún muy limitada su actuación a intervenciones de interconsulta desde Salud Mental o Salud Laboral. No ocurre así en otros países, como Inglaterra, Estados Unidos, Canadá y Latinoamérica, con ejemplos como Brasil, donde por ley se requiere la presencia de un profesional de psicología por cada diez camas de UCI.

Conscientes de que esta es una situación en pleno cambio y desarrollo en nuestro contexto, este capítulo se centra en este tipo de intervención, que deberá siempre ser llevada a cabo de manera integrada con el resto del equipo, persiguiendo con ello un cuidado compartido, interdisciplinar e integral de la salud, y que parte de la búsqueda de la atención centrada en la persona (pacientes, familia y profesionales). Para ello, siguiendo el encuadre y fundamentos del Modelo HUCI de Intervención Psicológica, revisaremos de forma esquemática los principales momentos y áreas de intervención psicológica en UCI.

2. Necesidades emocionales e intervención con el paciente crítico

El paciente que ingresa en la UCI es una persona con una biografía e identidad, y nada de eso desaparece por estar pasando por la enfermedad crítica y requerir el ingreso en un box de UCI. Tener esto en cuenta es el primer paso para un correcto cuidado emocional y no despersonalizar al individuo. A la percepción de pérdida de todos sus roles y cotidianeidad se une la incertidumbre ante lo desconocido, el miedo a la enfermedad, a la muerte y sus consecuencias en el entorno próximo, así como aspectos propios del curso de la enfermedad que influyen en el estado anímico y salud emocional (dificultades para las necesidades básicas de la vida, dolor, gravedad, pérdida de fuerza, de autonomía, sed, delírium, necesidad de ventilación mecánica, efectos de determinados medicamentos, etc.). Además de eso, el estrés vivido en la UCI se asocia a las diferentes barreras para la comunicación, para la compresión de la enfermedad, sentimientos de aislamiento, soledad, dolor, disconfort, deprivación de sueño, pérdida de control y autonomía, etcétera.

Sin psicopatologizar la sintomatología fruto del afrontamiento funcional del estrés agudo asociado a la situación crítica, será oportuno ofrecer un adecuado soporte emocional, así como el desarrollo de acciones concretas orientadas a la prevención de posibles problemas de salud mental al salir de la UCI, ya que algunas revisiones mencionan importantes prevalencias en trastornos depresivos (32-40 %), ansiedad (19-37 %), trastorno por estrés postraumático (TEPT) (19-22%) y el más complejo síndrome poscuidados intensivos (SPCI), con datos que señalan que un 30-50 % de los pacientes lo sufren tras su ingreso, y que conlleva sintomatología especialmente referida a la reexperimentación de situaciones asociadas a delirios, sueños y pesadillas, así como recuerdos muy vívidos de la UCI con alto impacto emocional. Los datos no son aún concluyentes, pero algunas revisiones realizadas tras el COVID-19 indican que la expresión del SPCI en pacientes con COVID supone un 27-87 % de problemas físicos, un 20-57 % de problemas cognitivos y un 6-60 % de problemas de salud mental.

Por todo ello, la atención psicológica al paciente crítico deberá ser longitudinal: antes, durante y después de su estancia en UCI.

2.1. Intervención previa al ingreso en la unidad de cuidados intensivos

No siempre será posible conocer e interaccionar con el paciente de forma previa a su ingreso en la UCI; ello dependerá tanto de los recursos asistenciales disponibles, como de aspectos propios del motivo de ingreso y estado del paciente. Sin embargo, cuando sea posible, será oportuno la búsqueda de los siguientes objetivos:

✔ Acompañamiento durante la información por parte del equipo clínico de la necesidad de paso a la UCI, colaborando en el proceso de comprensión e integración de la información.
✔ Colaboración en la preparación y el soporte emocional en el proceso de admisión en la UCI.
✔ Recogida inicial de la narrativa y aspectos globales de la historia de vida del paciente.
✔ Recogida inicial de información familiar, dinámicas globales de funcionamiento y rol del paciente en el sistema familiar.

Este es un momento clave para establecer una acogida, iniciar un vínculo terapéutico y detectar las primeras necesidades emocionales de paciente y su familia.

2.2. Intervención en la unidad de cuidados intensivos

La intervención psicológica en la UCI tiene como objetivo general el acompañamiento en el proceso adaptativo a la situación vivida, el mantenimiento de la cohesión de la identidad y la detección e intervención temprana de posibles alteraciones emocionales y delírium. Para ello, los aspectos indispensables que deben ser objeto de evaluación, seguimiento e intervención psicológica son:

✔ **Evaluación y orientación en las tres esferas.** Se efectuará tanto en la esfera alopsíquica (tiempo y espacio) como en la autopsíquica (persona). El profesional de la psicología debe realizar este tipo de interacción de orientación con el paciente incluso en estados de baja consciencia en los que puede no esperarse respuesta verbal; eso no significa que no exista determinado grado de percepción.
✔ **Estado de consciencia.** Se requiere evaluar si está preservada o disminuida, el tiempo y capacidad de reacción ante los estímulos, la somnolencia y capacidad para permanecer despierto, así como posibles situaciones de hiperalerta e hiperactividad.
✔ **Delírium.** Síndrome mental-orgánico que afecta a la consciencia, acompañado de alteración cognitiva, desorientación y pensamiento desorganizado. De aparición aguda y evolución fluctuante, con presentación hipoactiva (a veces confundido con depresión), hiperactiva o mixta. Se debe considerar y valorar su etiología multifactorial, que incluye factores predisponentes (edad avanzada, alteraciones sensoriales o cognitivas previas), factores propios de la enfermedad (como el dolor asociado), de las necesidades de tratamiento (tiempo de estancia en UCI, soporte en ventilación mecánica, uso de determinados medicamentos como las benzodiacepi-

nas, inmovilización, etc.) y del contexto (ausencia de familiares, iluminación, ruido, ausencia de conexión con el exterior, etc.).
✔ **Atención, concentración.** Se evaluará la capacidad para mantenerlas de forma voluntaria.
✔ **Pensamiento.** Se atenderá a su curso (velocidad, bloqueo, productividad, repeticiones, progresión lógica, etc.), forma (pensamiento disgregado o no, incoherente, etc.), control (con especial atención a las ideas obsesivas de carácter intrusivo, irracionales, rumiaciones, etc.) y contenido (ideas muy sobrevaloradas con elevada carga afectiva, anticipatorias, de tipo fóbico, delirantes, etc.).
✔ **Conducta.** Se evaluará tanto en función de una anamnesis previa de la persona como en función de la condición médica actual y cambios que se observen, incluyendo conductas sociales, respuestas pasivas, evitativas, de negación, etc., así como de adherencia al tratamiento, participativas y proactivas (en la medida de lo posible) ante su situación.
✔ **Estado emocional.** Evaluación del grado y adecuación afectiva, con acompañamiento en el proceso adaptativo y afrontamiento de la enfermedad, preparación para el alta, en situaciones críticas, pruebas de destete e incluso en el proceso de morir.
✔ **Vivencia de situaciones potencialmente traumáticas.** Evaluación de respuestas de ansiedad, problemas de sueño y posibles síntomas disociativos, así como aplicación de técnicas de primeros auxilios psicológicos.
✔ **Dolor y sus efectos psicológicos.** Se evaluará la percepción del dolor, contribuyendo a su manejo con intervenciones no farmacológicas como la provisión de información y psicoeducación, técnicas de relajación y técnicas cognitivas.

El profesional de la psicología debe estar entrenado en el manejo del *Confusion Assessment Method for the Intensive Care Unit* (CAM-ICU) para la evaluación del delírium, e igualmente comprender el significado de otras evaluaciones que realizará el personal clínico de la unidad en relación con la gravedad y pronóstico de la enfermedad, como el *Acute Physiology and Cronic Health Evaluation II* (APACHE-II), *Simplified Acute Physiology Score* (SAPS) y el *Sequential Organ Failure Assessment* (SOFA).

2.3. Intervención tras el alta de la unidad de cuidados intensivos

El seguimiento post-UCI hospitalario se desarrollará principalmente en planta, en unidades de cuidados intermedios y en consultas post-UCI. De forma muy esquemática, los objetivos imprescindibles de intervención serán:

✔ Facilitar la comprensión y elaboración de lo vivido.
✔ Facilitar el afrontamiento emocional de las posibles secuelas y proceso de recuperación.
✔ Fomentar la adquisición de competencias emocionales, herramientas de afrontamiento y de autocuidado necesarias en esta fase.
✔ Reincorporación y manejo de dificultades en roles personales, profesionales y dinámicas familiares.
✔ Detección e intervención temprana sobre posibles problemas de salud mental (principalmente ansiedad, depresión y TEPT).
✔ Detección e intervención temprana sobre el SPCI.

Tradicionalmente, es de uso común la *Hospital Anxiety and Depression Scale* (HADS) para la evaluación de la ansiedad y depresión en contextos hospitalarios, y en la actualidad es frecuente su uso en las consultas post-UCI, si bien igualmente serán perfectamente válidas otras evaluaciones validadas y ampliamente conocidas desde la psicología como el Cuestionario de Ansiedad Estado-Rasgo (STAI), que permite evaluar y diferenciar la ansiedad como predisposición y la correspondiente al estado actual, o medidas de depresión como el *Beck Depression Inventory* (BDI). Igual ocurre con la evaluación de la sintomatología del TEPT, con la posibilidad de uso de cuestionarios como la *Impact of Event Scale-Revised* (IES-R), la *Davidson Trauma Scale* (DTS) o la entrevista estructurada según criterios para TEPT del DSM-V: Escala de Gravedad de los Síntomas Revisada (EGS-R). Las disfunciones cognitivas post-UCI se suelen evaluar mediante el *Montreal Cognitive Assesment* (MoCA), si bien desde la neuropsicología se puede profundizar y concretar ampliamente esta evaluación. Finalmente, será importante evaluar el impacto de la enfermedad en las actividades básicas de la vida con el Índice de Barthel, así como la calidad de vida percibida relacionada con la salud con instrumentos como el *Health Survey* (SF-36), *EuroQuol 5 Dimensions 5 Levels* (EQ-5D-5L) u otros validados a tal efecto.

3. Necesidades emocionales e intervención con la familia

3.1. Binomio paciente-familia

La familia conforma un sistema, de forma que cuando una vivencia altamente estresante (como la enfermedad crítica) afecta a uno de sus miembros, existe una repercusión en los otros y en la dinámica global de funcionamiento del grupo. Por ello es importante recordar que cuando intervenimos sobre el paciente lo estamos haciendo también sobre el binomio paciente-familia. Por otra parte, cada grupo familiar poseerá determinadas características que también influirán en la experiencia vivida y posibilidades de afrontamiento más o menos funcional:

✔ **Etapa y ciclo vital.** Tanto del paciente como de sus cuidadores principales.
✔ **Dinámicas familiares.** Los estilos de comunicación intrafamiliar (fluida o con tendencia a la conspiración del silencio con fines considerados «de protección»), los roles desempeñados (más o menos flexibles ante los cambios, determinantes para el cuidado o la manutención familiar, autónomos entre sí o dependientes, etc.), las formas de resolución de conflictos, etcétera.
✔ **Valores y creencias compartidas.** En relación con el estilo de afrontamiento de las dificultades, final de la vida, ética, religión, valores culturales, etcétera.
✔ **Nivel socioeconómico.** El impacto emocional estará también ligado a la mayor o menor posibilidad de soporte económico disponible ante la irrupción de la enfermedad y sus consecuencias en el grupo familiar.

Los objetivos principales de intervención con la familia en UCI se centrarán en reducir el impacto emocional, facilitar la interacción con el equipo profesional y la participación en los cuidados, acompañamiento emocional en el proceso de enfermedad crítica y toma de decisiones, regulación emocional pre y postinteracción con el paciente y detección temprana e intervención de la posible sintomatología de ansiedad o depresión. Existirá una mayor intensidad y dificultad de manejo de la situación en los siguientes casos:

✔ Motivo de ingreso en la UCI repentino (p. ej., por accidente) o por un importante agravamiento del paciente, frente a situaciones programadas y con la suficiente preparación previa de paciente y familiares.
✔ Evolución y curso de la enfermedad crítica tórpido, con situaciones de elevada incertidumbre, necesidad de toma de decisiones con riesgo vital o afrontamiento de posibles secuelas.
✔ Dificultades (personales o por parte de la organización sanitaria) para estar con el paciente y para participar de los cuidados.

3.2. Impacto emocional en la familia

Todo el proceso físico y emocional de afrontamiento de lo vivido puede generar una situación de desgaste en el familiar, de forma que algunos autores hablan de la «sobrecarga del cuidador», que no solo puede estar presente en la UCI y tras el alta de la unidad, sino que puede verse agravada y cronificada mucho tiempo después. Revisiones de la literatura sobre este aspecto señalan como principal morbilidad psicológica en estos familiares cuidadores la sintomatología relativa a ansiedad, depresión y TEPT, que se acompaña del uso de medicación (antidepresivos, ansiolíticos e hipnóticos) en un porcentaje que puede oscilar del 8 % al 32 % de los cuidadores. La evaluación de esta sobrecarga percibida, especialmente en el cuidador principal, ofrecerá la oportunidad de asesorar a la persona sobre medidas de prevención, autocuidado, momentos de respiro en los cuidados y manejo de las respuestas y emociones que pueden interferir en un afrontamiento saludable de la situación (como la ambivalencia afectiva o la culpa cuando no se está presente o se dedica un tiempo de descanso). El instrumento más utilizado para evaluar esta situación es el Cuestionario de Sobrecarga del Cuidador de Zarit y Zarit.

Cuando este conjunto de posibles repercusiones emocionales se dan de forma conjunta y se acompañan de otra sintomatología psicosomática y psicosocial, algunos autores hablan del síndrome poscuidados intensivos familiar (SPCI-F), que incluye síntomas de salud mental (ansiedad, depresión, TEPT y duelo complicado), problemas físicos (capacidad funcional, problemas de sueño, fatiga), problemas cognitivos (dificultad en la toma de decisiones) y respuestas de estrés en contextos familiares, laborales y económicos, generando todo ello un importante impacto en la calidad de vida de la persona y del grupo familiar.

3.3. Intervención con niños en la unidad de cuidados intensivos de adultos

Un área específica de intervención psicológica se desarrollará con la presencia de niños entre los familiares que visiten al paciente. En este sentido conviene recordar unas pautas generales de actuación:

✔ En líneas generales, permitir el acceso de los niños a la UCI facilita el manejo de sus miedos, incertidumbre e incluso elaboración del duelo si su familiar fallece. Se debe, en cualquier caso, hablar de forma previa con los padres para evaluar sus deseos, averiguar la información que quieren transmitir al niño y conocer la existencia y afrontamiento de posibles pérdidas previas en la familia.

✔ Si se prevé el fallecimiento del paciente, será importante no retrasar esta visita hasta justo el momento de la muerte. Si el paciente lleva tiempo ingresado, es preferible que existan visitas previas al hospital.

✔ Antes de pasar a ver a su familiar, es necesario interaccionar con los niños en un lugar seguro y confortable, explicándoles qué van a ver en la UCI, el estado de su ser querido y cómo se tienen que comportar. Todo con un lenguaje amable, cercano, adecuado a su edad y nivel madurativo, facilitando la expresión de dudas, fantasías, preocupaciones y preferencias.

✔ Resulta de especial utilidad el soporte de la preparación al paso a la UCI con métodos auxiliares (de juego, visuales y táctiles) como dibujos, guías informativas-cuentos, material clínico que ellos puedan ver y tocar (tubos, vías, etc.).

✔ Debe prepararse al paciente de la mejor manera posible, por ejemplo, cubriendo el cuerpo, vías y drenajes adecuadamente con una sábana, y dejando al descubierto la cara y una mano.

✔ Durante la visita el menor deberá estar acompañado por su familiar de referencia. Se le preguntará siempre si quiere acercarse, tocar, etc., sin imposiciones, estando atentos tanto a su lenguaje verbal como no verbal.

✔ Tras la visita se comprobará el estado del niño, facilitando la expresión emocional, validando sus emociones, preguntando por la experiencia, indagando en posibles miedos o distorsiones, así como dando pautas de observación y actuación a los padres o familiares a cargo si fuera necesario.

✔ Las principales barreras de inclusión de los niños en la UCI por parte de familiares y profesionales de estas unidades también deben atenderse, interviniendo en la detección y gestión de los posibles miedos propios y actitudes de sobreprotección en familiares y participando de la psicoeducación, desarrollo de habilidades y trabajo interdisciplinar con el equipo asistencial.

4. Salud emocional e intervención con los profesionales de unidades de cuidados intensivos

Exigir al profesional de la UCI que considere los aspectos emocionales revisados en paciente y familiares y los integre en el cuidado, que mantenga para ello una actitud comprensiva, empática, de escucha activa y autorregulación emocional, es algo que no

podremos plantear si no se entrena en ello a los profesionales y si no se cuida su propia salud mental y bienestar profesional.

Habitualmente la UCI se considera un servicio de riesgo para la salud emocional de los profesionales, debido a la presión emocional por las características del trabajo, de los pacientes y su pronóstico, y por la dificultad de comunicación y trato con los mismos. Estas demandas emocionales interactúan además con otros estresores propios del trabajo asistencial como pueden ser la toma de decisiones con implicaciones éticas o morales, el estrés de rol, la sobrecarga, la inseguridad laboral y las dificultades de descanso y conciliación familiar.

Como resultado de todo ello, se han definido algunos de los principales riesgos laborales del trabajo en las UCI que suponen importante afectación emocional y que se abordan a continuación.

4.1. Desgaste profesional o *burnout*

Una de las primeras definiciones de este constructo lo describe como un «estado de fatiga o de frustración que se produce por la dedicación a una causa, forma de vida o de relación, que no produce el esperado refuerzo».

El concepto de «síndrome de *burnout*» hace referencia a una respuesta al estrés laboral crónico que supone para el trabajador un agotamiento físico, emocional y cognitivo. En la 11ª edición de Clasificación Internacional de las Enfermedades (CIE-11) este síndrome se encuentra en el capítulo «Factores que influyen en el estado de salud o en el contacto con servicios de salud», que incluye motivos por los cuales las personas contactan con equipos de salud, pero que no están calificados como enfermedades o afecciones médicas. Definen el desgaste profesional como un *«fenómeno ocupacional»*, concretamente como «un síndrome conceptualizado como resultado de un estrés laboral crónico que no ha sido satisfactoriamente manejado» y que no debe aplicarse a otras áreas de la vida no laborales. Lo caracterizan bajo tres dimensiones: sentimientos de baja energía o agotamiento, mayor distancia mental del trabajo (con sentimientos de negativismo o cinismo) y reducida eficacia profesional. Desde finales de los años noventa del siglo pasado existen sentencias jurídicas en nuestro entorno, principalmente relativas al personal sanitario, que lo catalogan como accidente de trabajo.

La clasificación propuesta por la Organización Mundial de la Salud en el CIE-11 sigue la estructura del modelo propuesto por el *Maslach Burnout Inventory* (MBI), uno de los principales instrumentos de evaluación del síndrome que, en su versión para personal sanitario (MBI-HSS), evalúa la presencia de tres dimensiones:

✔ **Agotamiento o cansancio emocional.** Se experimenta la vivencia de encontrarse emocionalmente agotado debido al contacto diario y mantenido con personas a las que hay que atender y sentimientos de no poder dar más de sí en el ámbito afectivo.

✔ **Despersonalización.** Se desarrollan actitudes y sentimientos negativos hacia las personas con las que trabaja, se las ve de forma deshumanizada debido a un endurecimiento afectivo que puede llegar a culpabilizarles de sus problemas.

✔ **Realización personal.** Su carencia supone una tendencia a evaluarse negativamente especialmente en torno a las propias habilidades laborales y a la relación con las personas que se atienden.

En cuanto al proceso de desarrollo del síndrome, los estudios científicos muestran acuerdo al concluir que el entorno laboral y las condiciones de trabajo son los principales facto-res que intervienen en su etiología (sobrecarga laboral, estrés de rol, conflictos interpersonales, carencia de recursos, etc.), si bien las fuentes de estrés laboral pueden afectar de manera diferente al desarrollo de los síntomas y al progreso del síndrome en función de algunas variables moderadoras individuales (personalidad, estilos de afrontamiento, competencias emocionales, etc.) y del equipo de trabajo (estilos de lideraz-go, apoyo social, trabajo en equipo, cohesión grupal, etc.). Finalmente, las consecuencias del proceso de *burnout* afectarán tanto a la salud individual de la persona afectada como al equipo de trabajo, a la salud de la propia organización sanitaria y a la calidad asistencial prestada. Además de ello, este síndrome se puede solapar con otros como el distrés moral o la fatiga por compasión.

4.2. Distrés moral

También denominado «sufrimiento moral» o «desasosiego moral». Ocurre cuando el profesional reconoce la acción apropiada pero no puede llevarla a cabo por existir restricciones internas o externas que se lo impiden, lo que lleva a afectarle en su integridad moral. Requiere de tres situaciones:

1. La necesidad de llevar a cabo una acción con responsabilidad moral.
2. Que el profesional determine la mejor estrategia basada en su propia moralidad.
3. Que el profesional no pueda llevar a cabo la acción planeada por existir restricciones internas o externas que se lo impiden:

✔ Factores internos: como el miedo excesivo (p. ej., a perder el trabajo), incapacidad para afrontar el sufrimiento percibido, ansiedad a crear conflicto, etcétera.
✔ Factores externos: el desequilibrio de poder entre los profesionales y las estructuras jerárquicas, la comunicación inadecuada, la presión para reducir los costes, la falta de soporte administrativo, etcétera.

Los principales síntomas iniciales son los sentimientos de frustración, enfado, sentimiento de ser menospreciado, de no ser tenido en cuenta, el aislamiento y el daño a la integridad moral. Las consecuencias a largo plazo pueden llevar al deseo de abandono de la profesión y a su solapamiento con el desgaste profesional o *burnout*. El principal instrumento de evaluación del distrés moral en el personal sanitario, *Measure of Moral Distress for Health Care Professionals* (MMD-HP), ha sido traducido y validado al español en 2021.

4.3. Fatiga por compasión

Es un tipo de estrés resultante de la relación de ayuda terapéutica, de la empatía y del compromiso emocional que por un efecto de «bola de nieve» continuado genera tres tipos de síntomas principales en los profesionales:

✔ **Reexperimentación.** Los profesionales reviven situaciones y recuerdos con una gran carga emocional.
✔ **Evitación y embotamiento psíquico.** Los profesionales muestran actitudes de distanciamiento tanto físico como afectivo de las personas, no solo de las destinatarias de la ayuda prestada.
✔ **Hiperactivación o *hiperarousal*.** Supone un estado emocional de tensión, alerta permanente y alta reactividad.

También se ha denominado «desgaste por empatía» o «trastorno de estrés traumático secundario» (por la expresión sintomatológica expuesta), y su principal instrumento de evaluación es el *Professional Quality of Life Scale* (ProQOL-IV), que recoge los efectos positivos y negativos de trabajar con personas que han experimentado acontecimientos traumáticos y permite obtener puntuaciones en tres dimensiones o subescalas:

✔ **Satisfacción por compasión.** Una alta puntuación en esta escala representan una gran satisfacción y la percepción de habilidad para ser efectivo en el trabajo con personas que sufren.
✔ **Fatiga por compasión.** Una alta puntuación en esta escala denota la exposición secundaria laboral a eventos muy estresantes que generaran un impacto negativo en la vida del profesional y se asocian con eventos específicos.
✔ *Burnout.* Una alta puntuación en esta escala se asocia a sentimientos de desesperanza y dificultades para llevar a cabo el trabajo o hacerlo efectivamente.

Además de la colaboración en la detección e intervención preventiva de estos riesgos psicosociales del trabajo, el psicólogo en UCI podrá realizar intervenciones en crisis ante incidentes críticos, así como participar en la formación de habilidades psicosociales y competencias no técnicas de los profesionales.

5. Aportaciones desde la psicología ambiental al contexto de las unidades de cuidados intensivos

La psicología ambiental estudia al individuo en su contexto físico y social con el fin de identificar la lógica de las interrelaciones entre la persona y su entorno, destacando las percepciones, actitudes, evaluaciones y representaciones ambientales, por un lado, y las conductas y comportamientos ambientales que las acompañan, por otro.

Hay numerosas evidencias científicas que respaldan la relación entre los espacios físicos y el proceso salud-enfermedad en el contexto sanitario, que afectan a profesionales y usuarios del sistema asistencial, y aluden a diferentes aspectos:

- ✔ La seguridad de los pacientes en relación con infecciones nosocomiales, errores médicos y frecuencia de fallos accidentales.
- ✔ Influencia en la percepción del dolor, sueño y descanso, sentimientos depresivos y evaluación de la calidad del tiempo de hospitalización.
- ✔ Relación con los de niveles de ansiedad, desorientación y estrés de los pacientes que se relacionan con necesidades de sedación.
- ✔ Privacidad, apoyo socioemocional y satisfacción de pacientes y familiares.
- ✔ Facilitación del ejercicio de una práctica sanitaria humanizada.
- ✔ Arquitectura saludable.
- ✔ Facilidades para el cuidado y eficacia en los procedimientos de trabajo.
- ✔ Facilidades para la comunicación entre todas las partes (pacientes, familiares, profesionales y equipos sanitarios).
- ✔ Accidentes de los profesionales en el lugar de trabajo, estrés, eficiencia profesional y satisfacción de los trabajadores.

El contexto ambiental (construido y natural) actúa en la persona de tres maneras globales:

- ✔ Como fuente de estímulos que demandan atención. Los estudios sobre la prevención del delírium y problemas emocionales nos informan, por ejemplo, de la importancia de la sobrecarga estimulante de la luz, el ruido, las alarmas, etc., y el factor protector de cuidar esas variables, así como favorecer la movilidad y la conexión con espacios naturales y el exterior del hospital.
- ✔ Como fuente de información, de conjunto estructurado de señales que la persona ordena, da significado, memoriza y recupera en función de sus necesidades. Desde la señalización en la UCI, hasta los parámetros visuales y auditivos de la tecnología, son interpretados (con mayor o menor acierto) por pacientes y familiares, lo que requiere un cuidado en su diseño, uso, información, etc., para evitar ideas distorsionadas.
- ✔ Como ámbito para la acción. El ambiente es un escenario determinante de la manera en que la persona se desenvuelve. Es un componente que se debe tener claro en el diseño de las zonas de actuación del personal, descanso, zonas comunes, espacios para informar a las familias, etcétera.

Las revisiones sobre la importancia del cuidado del ambiente en la UCI relacionan todos estos aspectos con el confort y disminución del estrés en pacientes, familia y profesionales, la seguridad del paciente, la disminución del delírium, el incremento de la satisfacción en el equipo profesional y los familiares, así como el incremento de la funcionalidad de las unidades y su sostenibilidad. Como ya se revisa en otro capítulo de este manual, las buenas prácticas de humanización de las UCI deben incorporar estos conocimientos en líneas concretas de intervención.

6. Pautas generales de actuación psicológica

No es objetivo de este capítulo el desarrollo de las técnicas y metodologías propias de la intervención psicológica, pero sí es necesario señalar algunas consideraciones generales de su aplicación en la UCI. Independientemente de la orientación y marco teórico del profesional de la psicología, en el contexto de la UCI será necesaria una intervención en «el aquí y el ahora», huyendo de intervenciones paternalistas sobre lo que el paciente, familia o profesional «deben» hacer, para promover una perspectiva de acogida, deliberativa, con escucha activa y sin juicios de valor. Por este motivo, las aproximaciones desde técnicas como el *counselling* permitirán procesos interactivos basados en estrategias comunicativas que ayudarán a la validación (sin juzgar) del estado emocional de la persona, así como a la reflexión y toma de decisiones de acuerdo a sus valores e intereses.

La entrevista será una herramienta esencial de evaluación e intervención, pero el paciente de UCI puede tener grandes limitaciones para la comunicación verbal; por ello, el profesional de la psicología deberá prestar especial atención al lenguaje no verbal, la lectura de labios y el uso de medios de comunicación aumentativos y alternativos cuando sea necesario. De igual manera, en el manejo de la ansiedad, las técnicas de relajación de tipo Jacobson no serán recomendables en muchos casos debido a las limitaciones musculares y posturales del paciente, siendo preferible el uso de la relajación en imaginación, meditación guiada, técnicas de respiración, *mindfulness*, etcétera.

Las intervenciones grupales pueden ser de gran utilidad con los profesionales (*defusing* y *debriefing* ante incidentes críticos, Grupos de Soporte, Grupos Balint, etc.), así como en intervenciones post-UCI con pacientes y familiares para la atención al SPCI y SPCI-F.

Como se puede deducir de lo revisado en este texto, el profesional de la psicología en UCI necesitará poseer competencias en psicología clínica y de la salud, pero además adquirir conocimientos de neuropsicología, psicología de crisis-emergencias, psicología ocupacional-salud laboral y psicología ambiental, que facilitarán el abordaje de la complejidad psíquica y emocional a atender en una UCI, y que va mucho más allá de posibles trastornos mentales. Además de ello, será importante la sensibilización y formación en humanización de la asistencia sanitaria, así como la capacidad investigadora y de psicoeducación en salud.

La situación de la pandemia por COVID-19 ha incrementado y agravado muchas de las situaciones revisadas en este capítulo. Las vivencias de los pacientes COVID, especialmente en las primeras olas, se ha relacionado con importantes consecuencias en su salud física y mental. Las familias vivieron estos procesos sin posibilidad de estar junto a su ser querido y en ocasiones incluso sin poder despedirse de él antes de su fallecimiento, y los profesionales han vivido situaciones críticas con gran repercusión en su salud mental y en el incremento de riesgos psicosociales ya presentes de forma previa a la pandemia como el *burnout* o el distrés moral. La presencia de psicólogos en las UCI, cuando ha sido posible, ha amortiguado estos daños; su papel en la recuperación de todo ello será también clave.

Es ya numerosa la bibliografía que acredita los beneficios de la intervención psicológica en el contexto de todo el proceso de la enfermedad crítica y sus consecuencias post-UCI. Tomar conciencia de ello es una labor de todos los profesionales de las UCI,

ya que esta intervención solo podrá llevarse a cabo con éxito desde una perspectiva interdisciplinar que se centre en el objetivo compartido de una atención integral a la salud.

 Puntos clave

✔ El cuidado emocional de pacientes, familia y profesionales es un objetivo interdisciplinar que forma parte del cuidado integral de la salud y de la calidad asistencial prestada.

✔ El trabajo psicológico con el paciente se debe realizar antes, durante y después de la UCI.

✔ El binomio paciente-familia es inseparable, por lo que las dinámicas familiares y las consecuencias emocionales en sus miembros requieren atención específica.

✔ Los profesionales de las UCI se ven expuestos a riesgos psicosociales del trabajo que pueden influir en su estado emocional.

✔ Desde la psicología ambiental existen importantes aportaciones sobre la influencia emocional del medio construido y el natural, útiles en el diseño de las UCI.

✔ Las competencias profesionales del psicólogo en la UCI requieren ir mucho más allá de la prevención e intervención sobre el posible trastorno mental en estas unidades.

Bibliografía

Azoulay E, Cariou A, Bruneel F, et al. Symptoms of anxiety, depression, and peritraumatic dissociation in critical care clinicians managing patients with COVID-19. A cross-sectional study. Am J Respir Crit Care Med. 2020;202(10):1388-98.

Azoulay E, De Waele J, Ferrer R, et al. Symptoms of burnout in intensive care unit specialist facing the COVID-19 outbreak. Ann Intensive Care. 2020;10:110.

Bauzin D, Cardon K. Creating Healing intensive care unit environments: physical and psychological considerations in designing critical care areas. Critical Care Nursing Quaterly. 2011;34:259-76.

Belio MP, Vivar CG. Necesidades de la familia en las unidades de cuidados intensivos. Revisión de la literatura. Enfermería Intensiva. 2012;23(2):51-67.

Bimbela JL. El *counseling*: una tecnología para el bienestar del profesional. Anales Sis San Navarra. 2001;24(2):33-42.

Blanco-Donoso LM, Garrosa E, Moreno-Jiménez J, Gálvez-Herrer M, Moreno-Jiménez B. Occupational psychosocial risks of health professionals in the face of the crisis produced by the COVID-19: From the identification of these risks to immediate action. Int J Nurs Stud Adv. 2020;2:100003.

Borges K, Genaro L, Monteiro M. Children visiting the ICU. Crit Care. 2011;15:525.

Bosia D, Marino D, Peretti G. Health facilities humanisation: desing guidelines supported by statistical evidence. Ann Ist Supper Sanità 2016;52(1):33-9.

Davidson JE, Daly B, Agan D, Brady N, Higgins PA. Facilitated sensemaking: a feasibility study for the provision of a family support program in the intensive care unit. Crit Care Nurs Q. 2010;33(2):178-89.

Davydow DS, Gifford JM, Desai SV, Needham DM, Bienvenu OJ. Posttraumatic stress disorder in general intensive care unit survivors: a systematic review. Gen Hosp Psychiatry. 2008;30(5):421-34.

De la Fuente-Martos C, Rojas-Amezcua M, Gómez-Espejo MR, Lara-Aguayo P, Morán-Fernandez E, Aguilar-Alonso E. Humanization in healthcare arises from the need for a holistic approach to illness. Med Intensiva. 2018;42(2):99-109.

Demetriadou E, Kokkinou M, Metaxas G, Kyriakides E, Kyprianou T. Psychological support for families of ICU patients: longitudinal documentation of the service. Psychol Health Med. 2017;22(6):736-43.

Ewens B, Collyer D, Kemp V, Arabiat D. The enablers and barriers to children visiting their ill parent/carer in intensive care units: A scoping review. Aust Crit Care. 2021;34(6):604-19.

Gálvez-Herrer M, Gómez-García JM, Martín-Delgado MC, Ferrero-Rodríguez M. Humanización de la Sanidad y Salud Laboral: Implicaciones, estado de la cuestión y propuesta del Proyecto HU-CI. Medicina y Seguridad del Trabajo. 2017;63(247):103-19.

Gálvez-Herrer M, Moreno-Jiménez B, Mingote-Adán JC. El desgaste profesional del médico. Revisión y guía de buenas prácticas. El vuelo de Ícaro. Editorial Díaz de Santos; 2009.

Gálvez-Herrer M. La figura del psicólogo en las HU-CI. Ponencia de las Cuartas Jornadas de Humanización de las Unidades de Cuidados Intensivos. Vigo, 25 de mayo 2018.

Gálvez-Herrer M. Modelo HUCI de Intervención Psicológica: fundamento, encuadre y rol del profesional de la psicología en cuidados intensivos. En: Gálvez M, Martínez P, Heras G, coordinadores. Manual de Psicología en Unidades de Cuidados Intensivos. Editorial Pirámide; 2023. p. 29-52.

Gálvez-Herrer M, Vía-Clavero G, Ángel-Sesmero JA, Heras-La Calle G. Psychological crisis and emergency intervention for frontline critical care workers during the COVID-19 pandemic. J Clin Nurs. 2022;31(15-16):2309-23.

Grupo de trabajo de certificación de Proyecto HU-CI. Manual de buenas prácticas de humanización en Unidades de Cuidados Intensivos. Madrid: Proyecto HU-CI; 2019. Disponible en: https://proyectohuci.com/es/buenas-practicas/ [último acceso: Diciembre 2023].

Haines KJ, Denehy L, Skinner EH, et al. Psychosocial outcomes in informal caregivers of the critically ill: A systematic review. Crit Care Med. 2015;43:1112-20.

Knutsson S, Bergbom I. Children's thoughts and feelings related to visiting critically ill relatives in an adult ICU: A qualitative study. Intensive Crit Care Nurs. 2016;32:33-41.

Kotfis K, van Diem-Zaal I, Roberson SW, et al. The future of intensive care: delirium should no longer be an issue. Criti Care. 2022;26(200):1-11.

Lee M, Kang J, Jeong Y J. Risk factors for post-intensive care syndrome: A systematic review and meta-analysis. Aust Crit Care. 2020;33(3):287-94.

Maslach C, Jackson S. Manual del MBI: Inventario Burnout de Maslach: síndrome del quemado por estrés asistencial. TEA Ediciones; 1997.

Moreno-Jiménez B, Morante ME, Garro E, Rodríguez R. Estrés traumático secundario: el coste de cuidar el trauma. Psicología Conductual. 2004;12(2):215-31.

Moss M, Good VS, Gozal D, Kleinpell R, Sessler CN. An official critical care societies collaborative statement-burnout syndrome in critical care health-care professionals: a call for action. Chest. 2016;150(1):17-26.

Nikayin S, Rabiee A, Hashem MD, et al. Anxiety symptoms in survivors of critical illness: a systematic review and metaanalysis. Gen Hosp Psychiatry. 2016;43:23-9.

Nimmo A, Huggard PA. Systematic review of the measurement of compassion fatigue, vicarious trauma, and secondary traumatic stress in physicians. Australas J Disaster Trauma Stud. 2013;1:37-44.

Novoa M, Ballesteros de Valderrama BP. The role of the psychologist in an intensive care unit. Universitas Psychologica. 2006;5(3): 599-612.

Rabiee A, Nikayin S, Hashem MD, et al. Depressive symptoms after critical illness: a systematic review and meta-analysis. Crit Care Med. 2016;44(9):1744-53.

Rodriguez-Ruiz E, Campelo-Izquierdo M, Estany-Gestal A, Blanco-Hortas A, Rodriguez-Calvo MS, Rodríguez-Núñez A. Validation and psychometric properties of the Spanish version of the measure of moral distress for health care professionals (MMD-HP-SPA). Med Intensiva (Engl Ed). 2022;46(3):169-70.

Romero-García M, Delgado-Hito P, Gálvez-Herrer M, et al. Moral distress, emotional impact and coping in intensive care units staff during the outbreak of COVID-19. Intensive Crit Care Nurs. 2022;70:103206.

Rubert R, Long LD, Hutchinson ML. Creating a healing environment in the ICU. En: Kaplow R, Hardin SR, editors. Critical Care Nursing: Synergy for Optimal Outcomes. Jones & Bartlett Publishers; 2007.

Serrano P, Kheir YNP, Wang S, Khan S, Scheunemann L, Khan B. Aging and postintensive care syndrome family: a critical need for geriatric psychiatry. Am J Geriatr Psychiatry. 2019;27(4):446-54.

Sheather J, Fidler H. Covid-19 has amplified moral distress in medicine. BMJ. 2021;372:28.

Tobar E, Romero C, Galleguillos T, et al. Método para la evaluación de la confusión en la unidad de cuidados intensivos para el diagnóstico de delírium: adaptación cultural y validación de la versión en idioma español. Med Intensiva. 2010;34(1):4-13.

Van Beusekom I, Bakhshi-Raiez F, de Keizer NF, Dongelmans DA. Reported burden on informal caregivers of ICU survivors: a literature review. Crit Care. 2016;20:16.

Van Mol MM, Kompanje EJ, Benoit DD, Bakker J, Nijkamp MD. The prevalence of compassion fatigue and burnout among healthcare professionals in intensive care units: a systematic review. PloS One. 2015;10(8):e0136955.

Velasco JM, Segovia C, Gálvez M, Heras G. Human Tools: formación en habilidades no técnicas para profesionales sanitarios. En: Heras G, Miembros del Proyecto HU-CI. Humanizando los Cuidados Intensivos. Presente y futuro centrado en las personas. Distribuna Editorial; 2017.

Vincent H, Jones DJ, Engebretson J. Moral distress perspectives among interprofessional intensive care unit team members. Nurs Ethics. 2020;27(6):1450-60.

Seguridad, humanización y ética

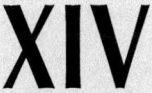

XIV

Seguridad, humanización y ética

95 Seguridad en Medicina Intensiva

M. A. Samper Sánchez, G. Sirgo Rodríguez y M. A. Bodí Saera

◢ Orientación para el estudio

En este capítulo se desarrolla una visión actualizada de la seguridad clínica en Medicina Intensiva. Para ello se hace hincapié en el efecto vertebrador de la calidad asistencial dentro del campo de la seguridad, se describe la nomenclatura más utilizada en la práctica, se pasa revista a las herramientas de prevención y análisis de la seguridad (herramientas reactivas y proactivas) y también se plantea una metodología para su control (indicadores de calidad). Finalmente, introducimos el nuevo paradigma en seguridad, la denominada «seguridad tipo II».

1. Introducción

La calidad es un aspecto indispensable dentro de la asistencia sanitaria. La seguridad es una dimensión clave de la calidad también. Los seis dominios de la calidad establecidos por el Institute of Medicine (IOM) son: seguridad, eficacia, atención al paciente, puntualidad, eficiencia y equidad.

La seguridad sufrió un cambio conceptual a partir del conocido informe «To err is human: building a safer health system», redirigiendo el acento desde la responsabilidad individual del profesional (y por tanto culpabilizándolo) hasta una visión sistémica donde los flujos de trabajo (y por tanto las interacciones entre profesionales –también la comunicación–) son los responsables de los resultados (los deseables y los no deseables). Además, este informe dejó una estructura formal a partir de la cual cualquier organización puede desarrollar su propio modelo de seguridad adaptándolo a su singularidad. Esta estructura se fundamenta en cuatro principios:

1. Concretar una forma de liderazgo para desarrollar la investigación y crear herramientas que incrementen el conocimiento acerca de la seguridad.
2. Identificar y aprender de los errores mediante los sistemas de notificación de incidentes relacionados con la seguridad.
3. Elevar los estándares y expectativas de mejora de seguridad.
4. Desarrollar y fortalecer la cultura de seguridad (aspecto muy relacionado con los tres puntos anteriores).

Más en lo concreto, en las unidades de cuidados intensivos (UCI) la complejidad es la norma. Las UCI son un entorno sociotécnico imposible de simplificar o modelar donde la gravedad del paciente, la tecnología en la que se basan las terapias de soporte vital, la carga asistencial, las condiciones físicas y la forma de relación entre los profesionales hacen que los grandes conceptos de calidad y seguridad queden lejanos y borrosos. De ahí que sea necesario construir un modelo local de desarrollo de seguridad. Sin olvidar, desde luego, que las brechas en seguridad afectan de forma significativa al pronóstico de los pacientes y a los costes sanitarios.

En el estudio «Incidentes y eventos adversos en medicina intensiva. Seguridad y riesgo en el enfermo crítico, SYREC 2007», realizado en España, se comunica que la probabilidad de un paciente de sufrir al menos un incidente relacionado con la seguridad del paciente (IRSP) fue del 62 %. La tasa de ocurrencia de un evento adverso (EA) fue de 2,04/100 pacientes/hora de estancia en los servicios de Medicina Intensiva (SMI). El 74 % de los incidentes se relacionaron con medicación, aparatos, cuidados, accesos vasculares y sondas, vía aérea y ventilación mecánica. El 66 % de los incidentes fueron sin daño y el 34 % fueron EA; el 29,5 % ocasionó un daño temporal y el 4,28 % un daño permanente que comprometió la vida del paciente o contribuyó al fallecimiento. El 90 % de los incidentes resultaron sin daño, y el 60 % de los EA se consideraron, sin duda, evitables o posiblemente evitables

2. Marco conceptual

2.1. ¿Qué es la seguridad clínica?

La seguridad clínica puede definirse como la ausencia de daño innecesario para un paciente asociado a la atención sanitaria, o desde un punto de vista más positivo, las actividades encaminadas a evitar, prevenir o corregir los eventos adversos que pueden resultar de la atención sanitaria.

2.2. Diez términos básicos en seguridad

Conviene recordar estos diez conceptos básicos sobre seguridad:

- **Error.** Es la realización de una acción (tarea) de una manera diferente a como se tenía prevista o la aplicación de un plan incorrecto.
- **Error de comisión y omisión.** En la práctica sanitaria el error se puede deber a tres causas: realizar acciones innecesarias, realizar de forma incorrecta actuaciones necesarias (útiles o indicadas) o la omisión de estas actuaciones. Las dos primeras serían los errores de comisión y la última de omisión.
- **Casi errores.** Son situaciones que, de no haber sido evitadas, hubieran podido producir daño al paciente.
- **Daño relacionado con la atención sanitaria.** Es aquel daño derivado de planes o medidas adoptados durante la atención sanitaria y no aquel debido al proceso patológico que ha desarrollado el paciente.
- **Incidente.** Es una situación imprevista o inesperada que puede producir o no daño al paciente.
- **Evento adverso (EA).** Es un incidente que llega a producir daño a un paciente.

✔ **Evento sin daño (ESD).** Es aquel que no llega al paciente o que si le llega no le produce un daño.
✔ **Evento centinela.** Es un evento inesperado que implica muerte o daño físico o psicológico grave, o el riesgo de causarlo.
✔ **Incidente relacionado con la seguridad del paciente (IRSP).** Engloba tanto un EA como un ESD que ha sido detectado y notificado por un profesional sanitario.
✔ **Cultura de seguridad.** Es la suma de valores, actitudes, percepciones, competencias y patrones de conducta individuales y grupales que determinan el estilo, la competencia y el compromiso de la gestión de la seguridad en una organización.

3. Cultura de seguridad en la unidad de cuidados intensivos: más allá de su definición

Esta cultura, cuando está desarrollada, se convierte en un elemento que Provonost asoció a un mejor pronóstico de los pacientes. Según este autor, desarrollar la actividad asistencial en un entorno de valores, actitudes y competencias compartidas facilita la disminución de errores. Una cultura de seguridad constructiva y dinámica debe reunir varias características: *a)* compromiso de los profesionales para discutir y aprender de los errores; *b)* fomentar y practicar el trabajo en equipo; *c)* usar sistemas de notificación y análisis de EA; *d)* reforzar positivamente las acciones del equipo encaminadas a encontrar un clima de trabajo seguro.

En nuestra opinión, el escalón mínimo para avanzar en la creación de esta cultura es la formación de un núcleo de seguridad en la UCI (con participación tanto del equipo médico como de enfermería, sin descartar otros estamentos interesados). Este núcleo podría vehiculizar la medición de la cultura de seguridad, que podría ser una referencia importante como punto de partida y que midiese en el futuro el resultado de acciones concretas. Existen diferentes herramientas para medir la cultura de seguridad: *Safety Attitudes Questionnaire* (SAQ), *Patient Safety Culture in Healthcare Organisations*, *Hospital Survey on Patient Safety Culture*, *Safety Climate Survey* y *Manchester Patient Safety Assessment Framework*. De todas ellas la más utilizada es la SAQ, dado que se trata de un cuestionario corto, fácil de completar, reproducible en el tiempo y más adaptable a distintos contextos clínicos. El cuestionario consta de 60 ítems clasificados en seis grupos: Clima de trabajo en equipo, Clima de seguridad, Percepción de la gestión laboral, Satisfacción laboral, Condiciones laborales y Reconocimiento del estrés. Cada uno de los 60 ítems se responde con una escala del 1 al 5 de menor a mayor acuerdo.

4. Sistemas de gestión de la seguridad clínica

Los sistemas de gestión de la seguridad clínica son el conjunto de actividades destinadas a identificar, evaluar, reducir o eliminar el riesgo de causar daño a los pacientes. El grado máximo de seguridad se consigue por un conocimiento adecuado de los riesgos asistenciales, la eliminación de los prescindibles y la protección contra los que hay que asumir de forma inevitable.

La gestión de la seguridad clínica implica una serie de pasos que responden a este esquema (Fig. 95-1):

1. Identificar el riesgo a través del análisis de los resultados (analizar qué ha salido mal o cuál es la debilidad de un proceso que puede conducir a un resultado adverso).
2. Utilizar herramientas de seguridad clínica reactivas y proactivas (v. más adelante) para analizar la naturaleza, frecuencia y alcance de los riesgos.
3. Planificar medidas de prevención y control que disminuyan los riesgos evitables.
4. Desplegar aquellas medidas, fortaleciendo la cultura de seguridad.
5. Revisar el funcionamiento de los procesos (utilización de indicadores).

Un aspecto que merece la pena destacar es que la gestión de la seguridad clínica, a través de las herramientas que más adelante se describirán, se apoya, en parte, en una metodología de trabajo cualitativa que requiere la adquisición de habilidades específicas.

4.1. Herramientas reactivas

Históricamente los problemas de seguridad clínica se han abordado desde las sesiones de mortalidad y desde el registro de las reclamaciones de los pacientes. Esta etapa está ampliamente superada.

Posteriormente, el sistema sanitario tomó la iniciativa sobre la seguridad analizando los IRSP una vez habían sucedido: las herramientas reactivas.

Aunque pueda parecer obvio, este abordaje implica la identificación de los IRSP. Cuando los IRSP son graves, no pasan desapercibidos y, por tanto, son fáciles de identificar (también

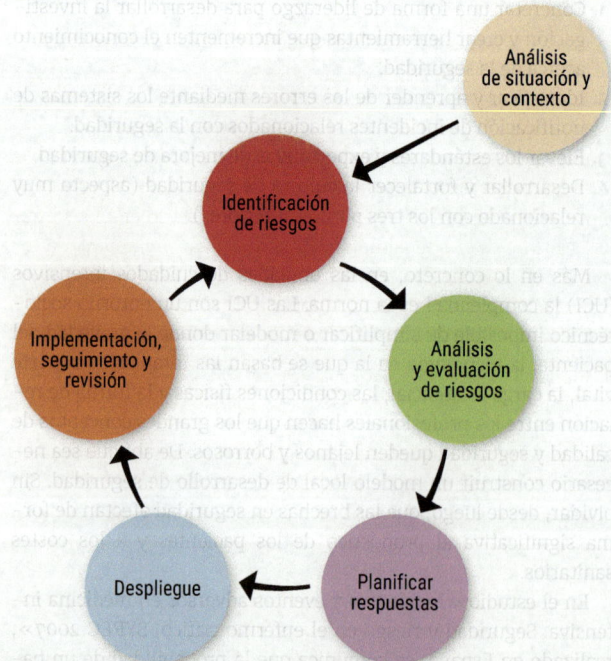

Fig. 95-1 | Fases de la gestión de riesgos.

dejan una profunda huella en el entorno asistencial: las segundas víctimas, sobre las que trataremos más adelante). En cambio, cuando los IRSP son menos graves, la detección es más costosa, y es aquí donde cobra importancia disponer de los sistemas de notificación voluntaria, que aportan información valiosa del incidente para el análisis posterior. Es necesario destacar que no debe existir obligatoriedad en la notificación de ningún IRSP y que el análisis del mismo puede hacerse independientemente de si se ha notificado o no. Esto significa que es más importante el análisis que la notificación. Los miembros del Núcleo de Seguridad deben actuar como facilitadores en el aspecto de las notificaciones, también como garantes del análisis de los casos considerados relevantes. En este punto, un aspecto esencial es la interacción con los profesionales que han vivido el incidente para evaluar el estado de segundas víctimas y para extraer la máxima información sobre lo sucedido. Un concepto importante en el análisis retrospectivo es la proporcionalidad. Es decir, sabiendo que los recursos sanitarios son limitados (también el tiempo disponible para este tipo de análisis), según el tipo de IRSP (y su gravedad o frecuencia) estarían indicadas un tipo de herramientas u otras.

En cualquier caso, los sistemas de notificación tienen una serie de barreras que dificultan su utilización:

- ✔ Falta de sensibilización generalizada respecto a la importancia de notificar los IRSP.
- ✔ Falta de conciencia de que se ha producido un error.
- ✔ Falta de conciencia de qué se debe documentar y por qué.
- ✔ Percepción de que el paciente es indemne al error.
- ✔ Miedo a las acciones disciplinarias o denuncias.
- ✔ Falta de familiaridad con los mecanismos de notificación.
- ✔ Pérdida de autoestima.
- ✔ Sensación de los profesionales de falta de tiempo para notificar.
- ✔ Falta de retroalimentación cuando se produce una notificación.

4.1.1. Análisis de causa-raíz (ACR)

El ACR es la herramienta reactiva por excelencia en los IRSP graves (casos centinela). Clásicamente se han diferenciado dos modelos de ACR que pretenden explicar la aparición de IRSP: el modelo centrado en la persona (donde el profesional es el máximo responsable del IRSP) y el modelo centrado en el sistema. Este último es el que actualmente está en uso y en el que, aunque en un IRSP haya un profesional directamente involucrado, existen una serie de factores contribuyentes en el sistema de trabajo que propician un ambiente para la aparición de los IRSP.

Martin *et al.* realizaron un análisis a partir de los datos del estudio SYREC para evaluar los factores contribuyentes a la aparición de IRSP en el paciente crítico. Los autores describieron que los grupos de factores contribuyentes notificados, por orden de frecuencia, fueron:

- ✔ Los relacionados con el paciente (complejidad y gravedad del enfermo), los cuales se asociaron a incidentes relacionados con la cirugía.
- ✔ Las condiciones de trabajo (carga laboral), que se asociaron a errores de diagnóstico y tratamiento.

- ✔ Los referidos al profesional (factores relacionados con los factores cognitivos), que se asociaron a errores relacionados con la medicación.

En cuanto a la gravedad y evitabilidad, los factores contribuyentes relacionados con el profesional se notificaron en las categorías menos graves de IRSP (ESD) y además se consideraron evitables. Por otra parte, los relacionados con el paciente se notificaron en los IRSP más graves y se consideraron inevitables. Por último, cabe destacar que en los factores contribuyentes catalogados como «sin duda evitables» la comunicación entre los profesionales desempeñaba un papel fundamental, destacando este aspecto como elemento clave en la seguridad.

El ACR consta de las siguientes fases:

1. **Identificación del suceso.** Cada equipo debe definir a qué hace referencia el criterio de gravedad que inicia el análisis (el núcleo de seguridad de cada UCI puede realizar esta labor).
2. **Formación de un grupo de trabajo.** Debe ser multidisciplinar y estar formado por un coordinador (conocedor de la metodología ACR) y profesionales de las unidades o servicios implicados en el IRSP.
3. **Recogida de información.** Concerniente a: fecha, hora y lugar en el que ocurrió el IRSP, flujo del proceso de atención, características del paciente (comorbilidad, situación clínica en el momento del IRSP), factores relacionados con el equipo de trabajo (servicios y profesionales implicados, conocimiento y accesibilidad a protocolos y procedimientos, flujo de comunicación verbal y escrita entre profesionales, reparto de tareas, etc.), factores relacionados con el entorno (condiciones ambientales, utilización y mantenimiento de instalaciones y equipos, formación en el uso de equipos, etc.) y factores relacionados con el contexto institucional (clima laboral, motivación, organización, presupuesto económico, etc.).
4. **Descripción del mapa de los hechos.** Con la finalidad de comprender mejor el IRSP es necesario ordenar de manera cronológica la información. Tanto las entrevistas como la historia clínica deben proporcionar una narrativa cronológica del proceso de atención al que se sometió al paciente, y, de esta forma, se puede entender cómo se sucedieron los hechos y cuál fue el papel y las dificultades a las que se enfrentaron los profesionales involucrados. En esta fase es cuando deben definirse los factores contribuyentes. En ocasiones puede ayudar la representación gráfica de los factores contribuyentes mediante los denominados «diagramas causa-efecto».
5. **Identificación y puesta en marcha de estrategias de reducción del riesgo.** Se deben seleccionar las medidas prioritarias ajustándolas a la carga de trabajo que suponen. El plan de mejora debe incluir, para cada acción priorizada, los plazos para la implantación, los responsables de su ejecución, la metodología para la evaluación y la fecha de revisión.
6. **Comunicación a los profesionales de la UCI de las medidas tomadas.** El formato que se elija para ello depende de cada UCI (sesiones, píldoras informativas, correo electrónico, etc.).

Para ser considerado creíble, el ACR debería cumplir una serie de requisitos: *a)* los jefes de servicio/clínicos/enfermería deberían participar en el análisis (también un miembro del núcleo de seguridad), así como los profesionales directamente involucrados en el proceso que se revisa; *b)* el análisis debe ser internamente consistente, esto es, no debe ser contradictorio o dejar sin responder preguntas obvias; *c)* el análisis debe proveer una explicación para todos los hallazgos o un «no aplicable» o «no hay problema» en los apartados que corresponda; y *d)* el análisis debe incluir citas bibliográficas relevantes.

4.1.2. Protocolo de Londres

Esta herramienta está destinada a los IRSP menos graves. El protocolo de Londres tiene una estructura superponible a los ACR aunque se trata de una herramienta reactiva donde se prioriza la agilidad y donde el objetivo, igual que en el ACR, es la identificación de los factores contribuyentes y la realización de propuestas de mejora para evitar o prevenir los IRSP. La agilidad en esta herramienta se consigue a través de la reducción del número de profesionales que intervienen en el análisis. Si bien en el ACR una de las características del equipo de trabajo es que sea multidisciplinar, en este caso uno o dos profesionales podrían realizar el análisis. Sigue siendo un punto clave la comunicación con el resto del equipo de las medidas tomadas.

4.1.3. Reuniones informativas en los cambios de turno (*safety briefings*)

Las herramientas reactivas también se pueden adaptar a la asistencia sanitaria sin necesidad de crear cargas de trabajo adicionales (p. ej., entrevistas). Un ejemplo de este tipo de reuniones es el que se puede realizar durante los cambios de turno. Las ventajas que presentan tienen que ver con la inmediatez de la recogida de la información: se tratan aspectos relacionados con la seguridad de un turno de trabajo que acaba de finalizar. Otro aspecto interesante es que pueden tratarse cuasi-incidentes. En muchas ocasiones estos no se tratan porque no se notifican (ni quedan reflejados en la historia del paciente); sin embargo, pueden aportar (si se analizan brevemente) información útil para mejorar los procesos.

Una de sus características principales de las reuniones informativas es que sea breve (máximo 5 minutos) y que los profesionales aporten, a través de su experiencia, soluciones adaptadas a cada incidente. Lo mismo que en las anteriores, la difusión de la información obtenida y de las medidas tomadas es esencial.

4.2. Herramientas proactivas

Estas herramientas detectan los factores contribuyentes antes de que ocurran los IRSP. Son complementarias a las herramientas reactivas.

4.2.1. Análisis modal de fallos y efectos (AMFE)

Se trata de la herramienta más extendida para analizar los riesgos asistenciales de un modo prospectivo. Consiste en un estudio sistemático y proactivo de procesos con el fin de evitar fallos antes de que ocurran. El término «análisis modal de fallos y efectos» proviene de las tres preguntas que se plantean: ¿qué

puede fallar? (modo de fallo), ¿por qué puede ocurrir? (causa del fallo) y ¿qué consecuencias puede producir el fallo? (efecto del fallo).

El AMFE consta de cinco etapas:

1. Identificación del proceso a analizar.
2. Selección del equipo de trabajo.
3. Identificación detallada de las fases del proceso.
4. Análisis de fallos, posibles causas y efectos.
5. Selección de acciones y evaluación de resultados.

Existen varios tipos de AMFE:

- ✔ AMFE de diseño de un proceso: cuando el proceso todavía no está en funcionamiento.
- ✔ AMFE de análisis del proceso: cuando el proceso está ya en funcionamiento y se quieren resolver proactivamente nuevos fallos.
- ✔ AMFE de puesta en marcha de un nuevo equipamiento.

Una de las ventajas de este método es la posibilidad de cuantificación. A cada modo de fallo se le asigna un nivel de gravedad (severidad [S]), un nivel de incidencia (probabilidad de que ocurra [O]) y un nivel de detección (probabilidad de que no se detecte el error antes de que el proceso se use [D]). S, O y D se puntúan de 1 a 10. Una vez estimados S, O y D, se multiplican para obtener el NPR (número o índice de prioridad de fallo), que dará un valor entre 1 y 1.000: NPR = S × O × D. Este valor dirá la importancia del modo de fallo que se está analizando.

Como inconveniente podría señalarse que, al ser una herramienta traída desde la industria, en ocasiones no se adapta a los procesos asistenciales. Además, ha sido una herramienta muy criticada por la excesiva inversión de tiempo y profesionales en su aplicación.

4.2.2. Matriz de riesgos

La matriz de riesgos es una variante del AMFE, y se utiliza para analizar procesos asistenciales antes de ponerlos en marcha. Los profesionales responsables de ese proceso clasifican los riesgos teóricos de acuerdo a su importancia en una tabla con dos variables: probabilidad de ocurrir (valores entre 1 [muy baja] y 5 [muy alta]) y su impacto (gravedad, valores entre 1 [muy baja] y 5 [muy alta]). Los riesgos obtenidos oscilan entre el riesgo marginal (vigilar, pero no precisa medidas preventivas) y el riesgo muy grave (precisa medidas preventivas urgentes).

4.2.3. Listados de verificación

Inicialmente, los listados de verificación fueron ideados en el seno de la industria aeroespacial y militar como complemento de la seguridad en ambientes complejos. Más adelante se establecieron en el ámbito sanitario iniciándose su utilización en el ámbito quirúrgico. Posteriormente se ha generalizado su uso.

Las características de los listados de verificación son:

- ✔ **Simplicidad.** Gran parte de su aceptación reside en que es una herramienta fácil de comprender y de usar. Esencialmente transforman decisiones diagnósticas o terapéuticas complejas en tareas dicotómicas más simples.

✔ **Aplicabilidad en diferentes ámbitos.** Los listados de verificación pueden adaptarse a cualquier tipo de tarea asistencial independientemente de las condiciones materiales que concurran.

✔ **Posibilidad de medición.** El propio listado de verificación, una vez completado, puede servir de registro para ser revisado para evaluar cualquier proceso.

4.2.4. Análisis aleatorios de seguridad en tiempo real (AASTRE)

Encaminado a evitar los errores de omisión, el ASSTRE es un listado de verificación que permite mejorar la adherencia a las guías y protocolos. Se aplica a pie de cama.

4.2.4.1. Características de los AASTRE

Son las siguientes:

✔ Es un listado de verificación de medidas seguras que se basan en la evidencia científica y en el buen uso de las guías de práctica clínica.

✔ La aleatorización hace referencia a que antes de su utilización se seleccionan al azar un porcentaje (acordado por el núcleo de seguridad de cada UCI) de las medidas seguras que se van a verificar y un porcentaje de los pacientes ingresados en la UCI a los que se aplicará el listado de verificación. ¿Qué aporta la aleatorización?: aparte de comprobar puntos críticos de un sistema de trabajo sin evaluarlo en todo su conjunto, la aleatorización permite evitar cualquier tipo de preparación anticipada que modifique los resultados.

✔ Se aplica en tiempo real, durante la práctica clínica, a pie de cama, y se requiere la presencia (como mínimo) del médico responsable del paciente, su enfermera y el profesional que verifica (*prompter*).

✔ El *prompter* debe ser un clínico con experiencia y necesita un mínimo de entrenamiento para el uso de la herramienta. El *prompter* no debería ser el médico responsable del paciente.

✔ El tono en el que se realiza la verificación del listado debe estar lo más cercano posible al intercambio de impresiones clínicas entre los profesionales, con ausencia de matices punitivos.

✔ No es una herramienta autoaplicable (que cada profesional lo aplique a sus pacientes), ni debe utilizarse durante los pases de guardia.

4.2.4.2. Medidas seguras relacionadas con el cuidado del paciente crítico

Los AASTRE están compuestos por medidas seguras de obligado cumplimiento según la evidencia científica y que se ordenan en bloques: Ventilación mecánica, Hemodinámica, Renal, Analgesia/sedación, Tratamiento, Nutrición, Cuidados y estructura, y Sistema de información clínica.

4.2.4.3. Sistemática de utilización de los AASTRE

En los AASTRE las respuestas a la comprobación sobre si se han realizado las medidas seguras pueden ser:

✔ **«Sí»:** si lo descrito en el contenido de la variable se ha realizado previamente a la evaluación.

✔ **«Sí, después de la evaluación»:** si lo descrito en la variable no se había realizado previamente a la evaluación y, por mediación de esta, se propicia un cambio en la actuación. En este caso supone cambiar una situación insegura en segura (p. ej., el equipo asistencial responsable del paciente evalúa la necesidad del catéter venoso central, que no se había planteado previamente al AASTRE, y se plantea su retirada).

✔ **«No»:** si lo descrito en la variable no se ha realizado y no hay posibilidad de poder modificarlo.

✔ **«No procede»:** la variable no se analizó en aquellos pacientes que no cumplían los criterios de inclusión de cada medida (p. ej., no se pueden evaluar las alarmas del respirador si el paciente no está conectado a ventilación mecánica).

Todas las respuestas pueden incluirse en una plataforma web (idealmente mediante tableta), a la cabecera del paciente, de manera que los resultados se pueden valorar en tiempo real y comparar su evolución a lo largo del tiempo y entre diferentes unidades. La Fig. 95-2 muestra una imagen de la web AASTRE®.

4.2.4.4. Variables obtenidas con AASTRE: medición de la seguridad

Mediante esta herramienta se obtienen las siguientes variables:

✔ **PMR-AASTRE:** proporción de mejora relacionada (PMR) con los AASTRE; quedaría definida con la siguiente fórmula: PMR-AASTRE = número de «Sí, después de la evaluación» × 100) / número de evaluaciones realizadas (total − «no procede»). PMR-AASTRE queda definido como un indicador de proceso de tal modo que puede existir un PMR-AASTRE para cada medida.

✔ **PMR-AASTRE-B:** PMR para cada bloque de medidas.

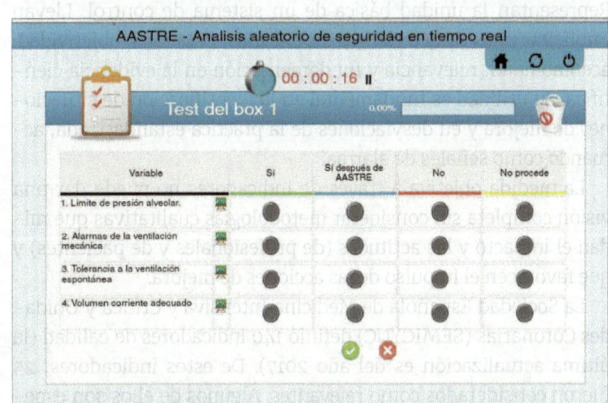

Fig. 95-2 | Imagen de la web AASTRE®.

✓ **PMR–AASTRE–G:** PMR global, para todo el conjunto de medidas.

Estas variables pueden evaluarse durante un período de tiempo y antes o después de aplicar un cambio en la forma de trabajar.

AASTRE tiene la capacidad de adaptarse a las necesidades locales y mejora la comunicación y el trabajo en equipo. Se ha descrito que, a pesar de utilizar AASTRE durante períodos prolongados, el PMR no tiende a cero. Esto significa que en la UCI, por su complejidad intrínseca y por la urgencia, en ocasiones, de ciertos procedimientos, siempre es necesario mantener un sistema que recuerde las medidas seguras esenciales. Esto también convierte a AASTRE en un magnífico sistema de docencia. Finalmente, la utilización de AASTRE se asoció a mejoras significativas en indicadores de estructura, proceso y resultado.

4.2.4.5. AASTRE e información segura

AASTRE puede contribuir a la formación y entrenamiento de los profesionales en la verificación del almacenamiento correcto de los datos. Esto puede realizarse incluyendo un bloque de variables específico. Por ejemplo, en la UCI del Hospital Universitario Joan XXIII de Tarragona, este bloque incluye las siguientes variables: 1) integración de la información de otros sistemas departamentales del hospital; 2) incorporación segura y continuada de los diferentes dispositivos (monitorización) de la UCI; y 3) cumplimentación de los formularios y registros manuales por los profesionales responsables del paciente.

5. Medir la calidad y la seguridad en Medicina Intensiva. Indicadores de calidad

El modelo desarrollado por Donabedian hace más de medio siglo para medir la calidad nos proporciona las bases para medir la seguridad. En este modelo, la estructura (p. ej., cómo nos organizamos) y el proceso (p. ej., qué hacemos) influyen en los resultados de la atención al paciente. Pronovost añade, tal como se ha comentado, el contexto en el que se brinda la atención, esto es, la cultura de seguridad.

Los **indicadores de calidad** son instrumentos de medida que reflejan la presencia de un fenómeno o suceso y su intensidad. Representan la unidad básica de un sistema de control. Llevan implícitas unas características definitorias: fiabilidad, objetividad, aceptabilidad, relevancia y fundamentación en la evidencia científica. Su utilidad es fundamental en la identificación de situaciones de mejora y en desviaciones de la práctica estandarizada, actuando como señales de alarma.

La medida objetiva a través de indicadores no puede dar una visión completa sin considerar metodologías cualitativas que midan el impacto y las actitudes (de profesionales y de pacientes) y que favorezcan el impulso de las acciones de mejora.

La Sociedad Española de Medicina Intensiva y Crítica y Unidades Coronarias (SEMICYUC) definió 140 indicadores de calidad (la última actualización es del año 2017). De estos indicadores, 25 fueron considerados como relevantes. Algunos de ellos son específicos sobre seguridad. A través de estos podemos medir con qué

frecuencia acontece un EA (indicadores de resultado, como la bacteriemia relacionada con catéter), o con qué frecuencia hacemos lo que es adecuado (indicador de proceso, por ejemplo, la prevención de la enfermedad tromboembólica). Más difícil resulta evaluar si hemos aprendido de los errores, como medida de estructura, o si hemos mejorado la cultura de seguridad.

En términos prácticos, la monitorización de 140 indicadores de calidad es imposible. Se recomienda que sea cada UCI la que establezca el número de indicadores de calidad que monitorizará de acuerdo con sus necesidades. Una vez realizadas las medidas, se requiere comparar los resultados locales con los estándares de referencia. Estos se basan en la evidencia científica revisada por cada uno de los grupos de trabajo de la SEMICYUC. La etapa final, una vez detectadas las deviaciones, consistiría en planificar y ejecutar las acciones necesarias, dentro del contexto de cada servicio, para normalizar la situación.

En cualquier caso, con el modelo actual, la recogida de información para el cálculo de indicadores es laboriosa. En muchas UCI un profesional es el responsable de registrar, calcular los indicadores y monitorizar los resultados de las acciones llevadas a cabo.

En los últimos años, con la llegada de los Sistemas de Información Clínica (SIC), el sistema sanitario ha experimentado un cambio de paradigma que permitirá mejorar la gestión de los indicadores de calidad. Los SIC aglutinan los datos provenientes de los dispositivos de cabecera del paciente (ventilación mecánica, monitorización hemodinámica o técnicas continuas de reemplazo renal), la información de otros departamentos (laboratorio, radiodiagnóstico, admisión, entre otros) y la información generada durante el proceso de atención que es registrada por los propios profesionales (Fig. 95-3).

Los SIC ofrecen beneficios a los profesionales y a los pacientes, por ejemplo: mejoran la eficiencia, la calidad y la seguridad de los procesos clínicos. Pero, además, constituyen una oportunidad única al poder hacer un uso secundario de datos y aplicar el conocimiento generado en la gestión clínica, docencia e investigación.

Por ello, y en este nuevo marco de posibilidades, el esfuerzo debe centrarse en la búsqueda de indicadores automáticos, medibles, confiables, precisos y generalizables, extraídos de los datos del SIC. Esto favorecería la homogeneización de las definiciones y optimizaría el tiempo de los profesionales.

6. Segundas víctimas

En el año 2000, de la mano de Wu, se introdujo el término «segunda víctima» para referirse al profesional sanitario que queda traumatizado tras formar parte de un EA evitable. Debido a esta circunstancia se vive una experiencia nociva que puede dejar secuelas emocionales, convirtiéndose el sanitario a su vez en víctima del incidente.

Se estima que tiene una prevalencia de hasta en el 50 % entre los profesionales sanitarios. En España, según datos del estudio ENEAS, se puede estimar que alrededor del 15 % de los profesionales del hospital se pueden ver implicados en un EA al año, aunque en la mayoría de los casos se trata de EA sin consecuencias graves.

Las consecuencias de ser una segunda víctima son las relacionadas a la respuesta al estrés agudo que se produce tras el incidente. La sintomatología más frecuente es: reexperimentación

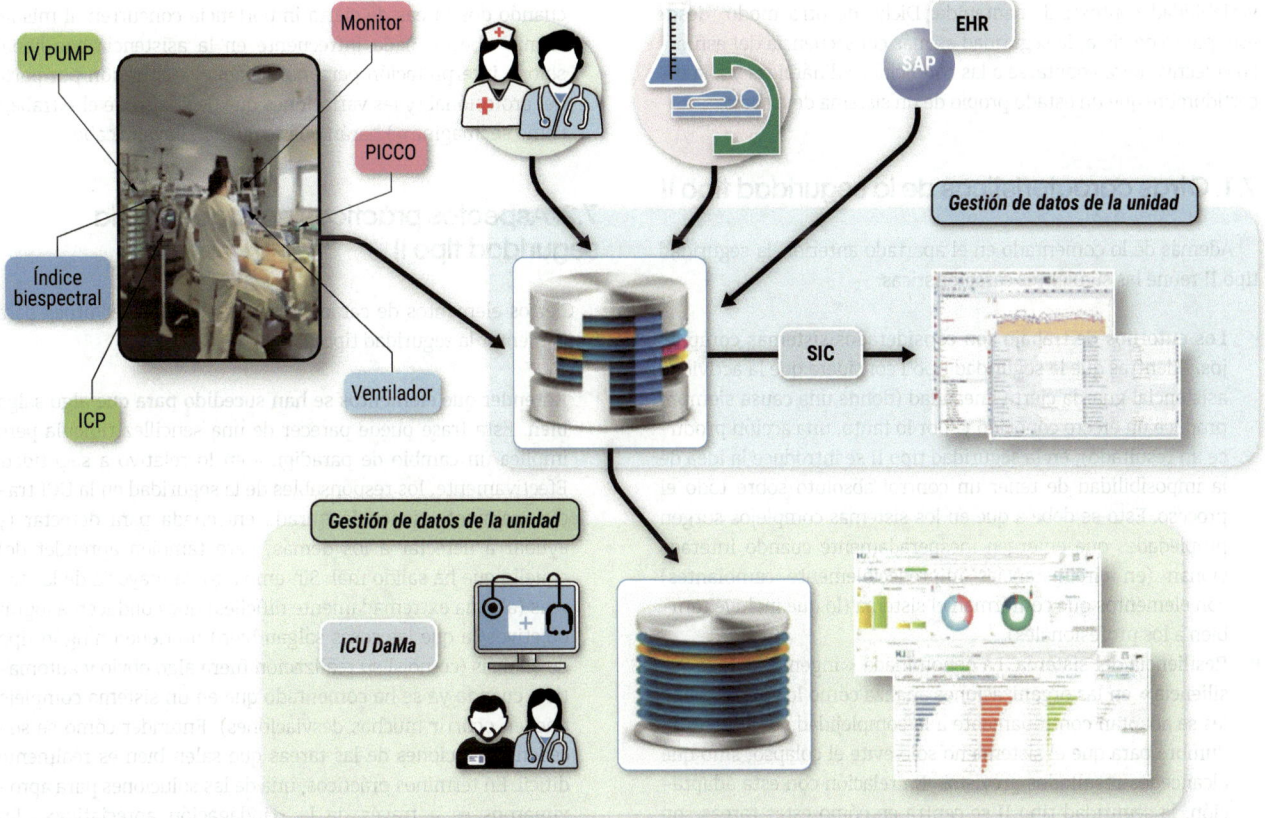

Fig. 95-3 | Flujo de datos desde el Sistema de Información Clínica (SIC) a la plataforma de conjunto mínimo de datos (CMBD-UCI) y panel de indicadores (herramienta ICU-DaMa®).

(recuerdos del episodio repetitivos, sueños, pesadillas, pensamiento intrusivo), sintomatología de alerta (sensación subjetiva de inadecuación, temor a repetir el error), sintomatología de evitación y sentimientos de culpa, vergüenza y despersonalización.

Otra sintomatología que presentan algunos profesionales son la ansiedad y los relacionados con el afecto como son la tristeza, irritabilidad, labilidad emocional, confusión, alteraciones de sueño y falta de concentración. Pueden producirse también cogniciones específicas como pérdida de confianza, sensación de incompetencia, temor a equivocarse o a perder el reconocimiento, la reputación o el prestigio.

Todo ello puede llevar a consecuencias personales y profesionales a medio-largo plazo, como riesgo de consumo de sustancias nocivas, cambios en la actitud frente al trabajo, abandono de la profesión o incluso conductas suicidas.

Es muy importante que se le dé al profesional implicado, de forma inmediata (y que se mantenga en el tiempo), soporte tanto a nivel individual como organizacional. La prioridad es ofrecer apoyo, comprensión y una actitud no punitiva, especialmente por parte de los otros profesionales junto con los responsables de la institución. Debe favorecerse la discusión y el análisis de los EA para conocer las causas y aplicar cambios para evitar su recurrencia. Todo ello debe realizarse asegurando la confidencialidad, facilitando el apoyo por expertos y mediante recursos externos como jurídicos y psicológicos, en los casos que sea necesario.

Sería deseable que en un futuro cercano los centros sanitarios contaran con estrategias específicas que incluyeran qué es lo que hay que hacer y no hacer cuando ocurre un EA grave.

Las instituciones deberían promover e incentivar que el sistema sanitario fuera capaz de proporcionar el soporte necesario a pacientes y familiares, profesionales y a las propias instituciones que se ven involucrados en un EA, mientras se sigue trabajando en ofrecer una atención sanitaria más segura.

7. Seguridad tipo II

Si algo nos ha enseñado la pandemia por el virus SARS-CoV-2 es que en determinadas condiciones es imposible mantener los estándares de calidad. Sin ir más lejos, el sistema sanitario está continuamente sometido a tensiones cotidianas (sobrecarga de trabajo, recortes de personal, incremento de la complejidad de los pacientes o aplicación de nuevas tecnologías, entre otros) que obligan a reajustar el significado del término «calidad asistencial».

En este contexto se complementan dos tipos de visión sobre la seguridad del paciente. La llamada «seguridad tipo I», la clásica, establece como eje conceptual la construcción de un entorno asistencial libre de errores y daños producidos como consecuencia de la aplicación de los cuidados sanitarios. Como se ha explicado anteriormente, la metodología de análisis se aplica sobre aquello que ha salido mal (el fallo), independientemente de que se haya eliminado el elemento «culpabilidad» en aquel análisis.

La seguridad tipo II, por su parte, centra la atención sobre lo que ha salido bien. Considera que la asistencia sanitaria se practica en un entorno de complejidad constante y trata de explorar de qué modo se llega a un resultado deseado bajo la presión de una variabilidad contextual mantenida. Dicho de otro modo, desde este punto de vista, la seguridad es más consecuencia del esfuerzo colectivo para adaptarse a las condiciones dinámicas y a la incertidumbre que un estado propio de un sistema de trabajo.

7.1. Otras características de la seguridad tipo II

Además de lo comentado en el apartado anterior, la seguridad tipo II reúne las siguientes características:

✓ **Los entornos de trabajo son considerados sistemas complejos.** Mientras que la seguridad tipo I considera que la actividad asistencial guarda cierta linealidad (donde una causa siempre produce un efecto conocido y, por lo tanto, una acción produce un resultado), en la seguridad tipo II se introduce la idea de la imposibilidad de tener un control absoluto sobre todo el proceso. Esto se debe a que en los sistemas complejos surgen propiedades que emergen inesperadamente cuando interaccionan (en circunstancias imprediciblemente cambiantes) con elementos que conforman el sistema (lo que incluye también a los profesionales).
✓ **Resiliencia del sistema.** La denominada «ingeniería de la resiliencia» en las organizaciones analiza cómo los profesionales se adaptan continuamente a la complejidad y a la incertidumbre para que el sistema no solo evite el colapso, sino que alcance los resultados previstos. En relación con esta adaptación, la seguridad tipo II se centra en cómo estas tareas son realizadas y cómo se producen aquellas adaptaciones para resolver los conflictos que aparecen en el desempeño de su actividad. En realidad, este concepto de resiliencia es un componente natural de nuestros sistemas de trabajo desde que están constituidos como tales. De hecho, los componentes sobre los que se constituye la resiliencia están presentes en nuestro día a día: a) monitorizar; b) responder; c) anticipar; d) aprender. La ventaja de pensar en este concepto desde el punto de vista de la seguridad radica en que algunas de las variaciones en el desempeño profesional deben ser realizadas no como violaciones del protocolo sino como un esfuerzo del sistema para mantener su estabilidad.
✓ **Diferencia entre el «trabajo como se imagina» y el «trabajo como realmente se realiza».** En relación con el punto anterior, los profesionales realizan adaptaciones continuas para poder sobreponerse a las circunstancias (gran parte de ellas no previstas) que ocurren en la asistencia diaria. Estas adaptaciones, desde una perspectiva mecanicista (lineal) de las organizaciones, son vistas como una falta de adherencia a los protocolos o guías de práctica clínica. Sin embargo, desde la seguridad tipo II, estas variaciones son inevitables para mantener una actividad presionada por objetivos claramente establecidos.
✓ **Variabilidad como cualidad en la realización de las tareas.** Derivado de lo anterior se deduce que la variabilidad, dentro de un rango controlado, es inevitable (y, además, es necesaria para mantener la estabilidad del sistema: resiliencia). El llamamiento que hace la seguridad tipo II en este sentido es que la variabilidad, fruto de las adaptaciones continuas de los profesionales, está arraigada en el conocimiento y la experiencia. De este modo, no todas las variaciones sobre el protocolo establecido conducen a un resultado indeseable. Al contrario,

cuando dos tareas de cierta importancia concurren al mismo tiempo (hecho nada infrecuente en la asistencia cotidiana) solo la interpretación personal de aquella situación por parte del profesional (y las variaciones que decida sobre el «trabajo como se imagina») harán que se puedan llevar a cabo.

7.2. Aspectos prácticos para abordar la seguridad tipo II

Ciertos elementos de carácter práctico pueden ser útiles para implementar la seguridad tipo II:

✓ **Entender qué elementos se han sucedido para que algo salga bien.** Esta frase puede parecer de una sencillez ridícula pero implica un cambio de paradigma en lo relativo a seguridad. Efectivamente, los responsables de la seguridad en la UCI tradicionalmente tienen la mirada entrenada para detectar (y ayudar a detectar a los demás, pero también aprender de) aquello que ha salido mal. Sin embargo, la mayoría de las tareas (alguna extremadamente difíciles) que conducen a lograr objetivos (a que las cosas salgan bien) no tienen ningún tipo de análisis (como si su realización fuera algo obvio y automático, cuando ya se ha comentado que en un sistema complejo pueden ocurrir muchas desviaciones). Entender cómo se suceden las acciones de las tareas que salen bien es realmente difícil. En términos prácticos, una de las soluciones para aproximarnos es a través de la «indagación apreciativa». En esencia, aunque tiene muchas ramificaciones, consiste en concretar y dejar constancia (podría realizarse a través de rondas de seguridad, por ejemplo) de qué acciones llevan a cabo los profesionales (algunas inconscientemente) para mejorar la seguridad de los pacientes. Por ejemplo, un modelo de pregunta sería: «¿Cuál crees que ha sido hoy tu mayor contribución a la seguridad de este paciente?».
✓ **Medir la resiliencia.** Es posible conocer qué grado de resiliencia tiene un grupo de profesionales. Hay ejemplos en la literatura de aproximaciones a través de encuestas, aunque tengan el inconveniente de que haya que adaptarlas a nuestro medio. Para quien quiera profundizar en este aspecto, es muy interesante el estudio de la resiliencia a través del análisis de las interacciones profesionales utilizando un análisis de redes sociales, aunque este enfoque requiere cierto grado de preparación.
✓ **Análisis de la variabilidad.** Uno de los métodos mejor definidos es el denominado «Método del análisis de la resonancia funcional» (en inglés, donde existe abundante literatura: *Functional Resonance Analysis Method*, FRAM). Este método se basa en la representación de un sistema de trabajo concreto especificando las funciones necesarias (tareas) que se llevan a cabo (y la interacción que existe entre ellas), sin considerar elementos jerárquicos. El FRAM usa una conceptualización no lineal, asumiendo que los IRSP son el resultado de combinaciones inesperadas (resonancia) de la variabilidad normal. La seguridad se consigue entonces monitorizando el sistema y amortiguando la variabilidad entre las funciones del sistema. Este método se basa en una serie de principios. Uno de los más importantes es el de «Ajustes aproximados»: según este principio, dado que el trabajo y los entornos de trabajo siempre están subespecificados, es necesario que el trabajo se

ajuste continuamente a las condiciones existentes (recursos, tiempo, herramientas, información, requisitos, oportunidades, conflictos, interrupciones) para que todo salga bien. Estos ajustes los realizan los profesionales. Además, dado que los recursos (tiempo, materiales, información, otros) casi siempre son limitados e inciertos, los ajustes también serán aproximados en lugar de precisos. En general, debido al conocimiento y la experiencia, las aproximaciones generalmente están cerca de lo preciso. El análisis de la variabilidad a través de las aproximaciones nos dará una idea más clara de por qué se logran los objetivos (por qué las cosas salen bien). Desde un punto de vista práctico, lo primero que se debe realizar es describir las funciones esenciales de un proceso (eso requiere consenso entre los profesionales que atienden al paciente). Cada función está definida por los siguientes aspectos:

- *Entrada:* es lo que arranca la función, lo que produce o transforma para obtener el *output* o salida; constituye el enlace con otras funciones previas.
- *Salida:* es lo que es producido por la función y que puede enlazarse con funciones posteriores.
- *Tiempo:* es el tiempo disponible, que puede ser una restricción, pero que también puede ser considerado un tipo especial de recurso.
- *Control:* es el inmediato chequeo asociado con una función, supervisa o ajusta una función; pueden ser planes, procedimientos, reglas, sistemas de control automático u otras funciones.
- *Precondiciones:* son condiciones previas que deben efectuarse antes realizar la función, elementos contextuales que influyen en el *output.*
- *Recurso:* describe el nivel de recursos disponible en ese momento, el cual es consumido o procesado por la función para obtener el *output* (materia, energía, *hardware, software* y mano de obra), o bien un recurso que es necesario disponer aunque no se consuma, como una herramienta.

Existen ejemplos muy interesantes de la utilización del método FRAM en Medicina Intensiva.

8. Conclusiones

La gestión de la seguridad clínica implica la utilización de herramientas reactivas y proactivas. Ambas deben convivir en el día a día.

Cuando una UCI se plantea la gestión de la seguridad, debe evaluar inicialmente el estado de su cultura de seguridad, lo que implica la identificación de un núcleo de seguridad.

Las herramientas reactivas ponen su atención en los factores contribuyentes cuando el IRSP ya ha sucedido, mientras que las proactivas se focalizan en investigar los puntos de los procesos que pueden fallar.

El ACR y el protocolo de Londres tienen una estructura similar, aunque el segundo es más ágil. Por su parte, dentro de las herramientas proactivas, AASTRE ha logrado mejorar indicadores de estructura, proceso y resultado, adaptándose a las singularidades de cada UCI.

Los indicadores, como mejor herramienta para medir la calidad, presentan una enorme barrera por el consumo de tiempo y la complejidad que comporta la recogida de la información necesaria para calcularlos. Los esfuerzos deberían encaminarse a obtener indicadores que sean medibles, fiables y precisos (reproducibles) a partir de los datos contenidos en los SIC. Ello favorecerá la homogeneización de sus definiciones y disminuirá el consumo de tiempo por parte de los profesionales.

La seguridad tipo II centra la atención sobre lo que ha salido bien. Considera que la asistencia sanitaria se practica en un entorno de complejidad constante y trata de explorar de qué modo se llega a un resultado deseado bajo la presión de una variabilidad contextual mantenida. En la seguridad tipo II, la seguridad es más consecuencia del esfuerzo colectivo para adaptarse a las condiciones dinámicas y a la incertidumbre que un estado propio de un sistema de trabajo.

Puntos clave

- La seguridad clínica es un elemento esencial de la calidad asistencial.
- Cada UCI debe encontrar su propio modelo de seguridad. Este modelo debe estar basado en el conocimiento actual sobre esta área, adaptándolo a las circunstancias locales.
- Conocer la cultura de seguridad de nuestro entorno es uno de los primeros pasos. El núcleo de seguridad de la UCI es esencial en el desarrollo de la cultura de seguridad.
- Un nivel deficiente de seguridad tiene implicaciones en resultados, gasto y riesgo para la salud de los profesionales.
- Las herramientas proactivas y reactivas son complementarias.
- La utilidad de estas herramientas queda mermada si no se comunican las medidas llevadas a cabo después del análisis.
- Los AASTRE han demostrado mejoras en indicadores de estructura, proceso y resultado.
- El uso de indicadores de calidad es un método adecuado para abordar la mejora de la calidad asistencial en la atención médica.
- Los SIC pueden convertirse en un sistema eficaz y eficiente de gestión de indicadores de calidad.
- La seguridad tipo II ayuda a los profesionales a entender por qué las cosas salen bien.

Bibliografía

Amalberti R, Vincent C, de Saint Maurice G. Violations and migrations in Health care: a framework for understanding and management. Qual saf Health Care. 2006;15(Supl I):i66-i71.

Amalberti R, Vincent C. Managing risk in hazardous conditions: improvisation is not enough. BMJ Qual Saf. 2020;29:60-3.

Armstrong AJ, Holmes CM, Henning D. A changing world, again. How Appreciative Inquiry can guide our growth. Soc Sci Humanit Open. 2020;2(1):100038.

Bertoni VB, Saurin TA, Patriarca R. Monitor, anticípate, respond and learn: developing and interpreting a multilayeer social network of resilience abilities. Safety Science. 2021;136:105148.

Bodí M, Blanch Ll, Maspons R. Clinical information systems: An opportunity to measure value, investigate and innovate from the real world. Med Intensiva. 2017;41:316-8.

Bodí M, Oliva I, Olona M, et al. Impact of random safety analyses on structure, process and outcome indicators: multicentre study. Ann Intensive Care. 2017;7:23.

Bodí M, Olona M, Corral E, et al. Feasibility and utility of the use of real time random safety audits in adult ICU patients: a multicentre study. Intensive Care Med. 2015;41:1089-98.

Clay-Williams R, Hounsgaard J, Hollnagel E. Where the rubber meets the road: using FRAM to align work-as-imagined with work-as-done when implementing clinical guidelines. Implement Sci. 2015;29(10):125.

Curtis JR, Cook DJ, Wall RJ, et al. Intensive care unit quality improvement: a «how-to» guide for the interdisciplinary team. Crit Care Med. 2006;34(1):211-8.

Donabedian A. Evaluating the quality of medical care. 1966. Milbank Q. 2005;83(4):691-729.

Donabedian A. The Quality of Care how can it be assessed? JAMA. 1988;260:1743-8.

Fairbanks RJ, Wear RL, Cook RI. Resilience and Resilience Engineering in Healt Care. Conference Report. Jt Comm J Qual Patient Saf. 2014;40(8):376-83.

Furniss D, Nelson D, Sujan M. Using FRAM to explore sources of performance variability in intravenous infusion administration in ICU: A non-normative approach to systems contradictions. Appl Ergon. 2020;86:103113.

Hollnagel E. Introduction to the Resilience Analysis Grid (RAG). Technical Note. 2015.

Hoonagel E. Is safety a subject for science? Saf Sci. 2014;67:21-4.

Institute of Medicine (IOM). Crossing the quality chasm: a new health system for the 21st century. London: IOM; 2001.

Joint Commission on Accreditation of Healthcare Organizations (JCAHO). Sentinel
Event Policy And Procedures. Revised: July 2002.

Kohn LT, Corrigan J M, Donaldson MS; Institute of Medicine. To err is human: Building a safer Health System. National Academy Press; 1999.

Lipshutz AKM, Caldwell JE, Michael A. An analysis of near misses identified by anesthesia providers in the intensive care unit. BMC Anesthesiol. 2015;15(1):93.

Mackinnon RJ, Pukk-Härenstam K, Slater D. A novel approach to explore Safety-I and Safety-II perspectives in in situ simulations. He structured waht if functional resonance analysis methodology. Adv Simul. 2021;6(1):21.

Martín Delgado MC, Sirgo Rodríguez G, Álvarez Rodríguez J. Análisis de los factores contribuyentes en incidentes relacionados con la seguridad del paciente en Medicina Intensiva. Med Intensiva. 2015;39(5):263-71.

Merino P, Álvarez J, Gutiérrez I. Adverse events in Spanish intensive care units: the SYREC study. Int J Qual Heal care. 2012;24(2):105-13.

Peerally MF, Carr S, Waring J, et al. The problem with root causa analysis. BMJ Qual Saf. 2017;26:417-22.

Provan DJ, Woods DD, Rae AJ. Safety II professionals: How resilience engineering can transform safety practice. Realiab Eng Syst Safety. 2020;195:106740.

Provonost P, Holzmueller CG, Needham DM, et al. How will we know patients are safe? An organization-wide approach to measuring and improving safety. Crit Care Med. 2006;34(7):1988-95.

Reader TW, Flin R, Cuthbertson BH. Developing a team performance framework for the intensive care unit. Crit Care Med. 2009;37(5):1787-93.

Rhodes A, Moreno RP, Azoulay E, et al. Prospectively defined indicators to improve safety and quality of care for critically ill patients: A report from the Task Force on Safety and Quality of the European Society of Intensive Care Medicine (ESICM). Intensive Care Med. 2012;38(4):598-605.

Richardson J, West MA, Cuthbertson B. Team working in intensive care: current evidence and future endeavors. Curr Opin Crit Care. 2010;16:643-8.

Scott SD, Hirschinger LE, Hall LW. The natural history of recovery for the healthcare provider «second victim» after adverse patient events. Qual Saf Health Care. 2009;18(5):325-30.

Sociedad Española de Medicina Intensiva y Unidades Coronarias (SEMICYUC). Indicadores de calidad en el enfermo crítico. Actualización 2017. SEMICYUC; 2017. Disponible en: https://semicyuc.org/indicadores-de-calidad/ [último acceso: Diciembre 2023].

Verhagen MJ, de Vos MS, Hamming JF. The problem with making safety-II work in healthcare. BMJ Qual Saf. 2022;31:402-8.

Wu AW. Medical error: the second victim. The doctor who makes the mistake needs
help too. BMJ. 2000;320(7237):726-27.

96 Humanización de la práctica clínica

G. Heras La Calle, J. M. Velasco Bueno y J. C. Igeño Cano

➤ **Orientación para el estudio**

En este capítulo exploraremos el concepto de «humanización» y su aplicación en las unidades de cuidados intensivos, para lograr una transformación tangible hacia un modelo de cuidados evolucionado que tenga en cuenta las experiencias y necesidades de pacientes, familias y profesionales para mejorar los resultados de la práctica clínica.

1. Qué es humanizar

En los últimos años se ha puesto de manifiesto la necesidad de un cambio de modelo hacia la atención centrada en la persona y la humanización de la asistencia sanitaria en todos los ámbitos de atención. El propio término «humanización» no está exento de cierta polémica, ya que se podría considerar que esa acción debe considerarse implícita en aquellos actos realizados por humanos y dirigidos igualmente al cuidado de otros humanos; o pensar que simplemente por el hecho de ser profesional sanitario ya estamos administrando cuidados humanizados. Pero, por otro lado, no hay más que escuchar las experiencias de pacientes, familias y los propios profesionales para reconocer que hay un margen de mejora en este ámbito de la salud. Habitualmente, en cuidados intensivos nos esforzamos en adquirir y aplicar los mejores conocimientos y habilidades técnicas en cada uno de los procesos de atención que realizamos. Por lo tanto, el campo de la humanización no debería ser una excepción.

Si profundizamos en el concepto, «Hablar de humanización reclama la dignidad intrínseca de todo ser humano y los derechos que de ella se derivan. Y esto lo convierte en una necesidad de vital importancia y trascendencia.» En esta definición, José Carlos Bermejo apunta una de las claves: la dignidad del ser humano.

El Modelo Afectivo-Efectivo inspirado en el pensamiento y obra de Albert Jovell, apunta hacia la conjunción entre ciencia y humanismo para aportar ese valor: «Es la forma de cuidar y curar al paciente como persona, con base en la evidencia científica, incorporando la dimensión de la dignidad y la humanidad del paciente, estableciendo una atención basada en la confianza y empatía, y contribuyendo a su bienestar y a los mejores resultados posibles en salud.»

Humanizar las relaciones entre las personas, ya sean profesionales, familiares o personas enfermas, es un reto de la atención sanitaria. Las personas que acuden a los centros de asistencia sanitaria en un momento de extrema vulnerabilidad desean ser atendidas en los mejores espacios, con los mejores medios y tecnología y por los profesionales mejor preparados. Pero también desean recibir, además de los mejores tratamientos, el mejor trato posible. Con frecuencia, las enfermedades traen consigo experiencias complejas (más si cabe en cuidados intensivos), tanto por las molestias originadas por la propia enfermedad, como por las medidas que han de tomarse para su resolución, que precisan en muchas ocasiones de la realización de técnicas invasivas molestas.

Desde el siglo XIX, el desarrollo científico ha contribuido a la mejora de la salud a nivel mundial, gracias a la investigación, la innovación y la búsqueda de la mejor evidencia para apoyar la toma de decisiones. Como consecuencia, han mejorado de forma considerable las tasas de curación y la esperanza de vida: tenemos mejores recursos tecnológicos, tratamientos farmacológicos y procedimientos quirúrgicos que han requerido una importante inversión y grandes esfuerzos de gestión, tanto económica como de conocimiento.

Es preciso ponderar positivamente la importancia de estos avances y los resultados conseguidos, si bien un énfasis excesivo en ellos puede haber contribuido a una orientación de la práctica clínica más hacia los resultados que hacia los procesos; más centrada en la propia enfermedad y su resolución, que en las personas que conviven en el sistema. Con este enfoque, es habitual ver que la persona se transforma en una enfermedad a resolver, un número de habitación o de historia clínica, olvidando la biografía que hay detrás, sus sentimientos y sus valores. Si cosificamos o deshumanizamos a las personas, estas pierden sus rasgos personales e individuales, su esencia y su factor diferencial. Además, la «tecnolatría» ha podido hacernos perder de vista la realidad de nuestra condición humana, que es falible, finita y mortal.

En las últimas décadas se habla cada vez más de un modelo de atención centrado en el paciente (*Patient-Centered Care*) o en el paciente y su familia (*Patient and family-Centered Care*). A pesar de ello, esas reflexiones de la literatura no se trasladan a la práctica real de una forma global y tangible, siendo más bien bonitas ideas y discursos sin un aterrizaje en la realidad. Muchos factores podrían dificultar este enfoque, que, por otro lado, es percibido como una necesidad por todos los grupos de interés.

Además, formamos parte de un complejo mundo sociosanitario en el que se establecen relaciones en niveles muy variados. Por un lado, las relaciones con pacientes y familiares, y por otro, las relaciones laborales entre los propios profesionales de distinto rol y categoría. Estas relaciones se ven afectadas por múltiples factores, como una falta de recursos humanos y técnicos, una elevada presión asistencial, malas condiciones laborales, etc., y todo ello con escaso margen de error. Estos factores influyen, y pueden llevarnos a una atención despersonalizada que genera la sensación en los usuarios de falta de consideración ante los problemas, el dolor y el sufrimiento. Esa falta de personalización resulta especialmente relevante si consideramos el efecto negativo que genera en el establecimiento de la confianza, tan necesaria en una relación de ayuda. La despersonalización forma parte, junto al cansancio emocional y la baja realización personal, del constructo que define el denominado «síndrome de desgaste profesional».

También la superespecialización puede llevarnos a la deshumanización. Una alta capacitación en áreas muy concretas y excluyentes hace difícil la atención al paciente desde una perspectiva integral. Disponemos de «macro expertos en micro temas» que, más que compartir al paciente, lo compartimentan.

A lo ya descrito se suman algunos criterios mercantilistas presentes en los actuales modelos de gestión sanitaria, centrados en la consecución de objetivos basados en resultados que priman sobre todo aspectos economicistas y de negocio.

2. ¿Es posible humanizar la práctica clínica?

Ante este panorama, cabe plantearse si es posible humanizar la práctica clínica. Es imposible establecer recetas mágicas universales, pero sí convendría unificar algunos criterios que nos permitieran consensuar unas premisas obligadas para prestar una atención humanizada:

- En primer lugar, el respeto a que cada persona es única e irrepetible y, por tanto, responde de manera diferente a las crisis vitales.
- En segundo lugar, el reconocimiento del protagonismo de pacientes y familiares en los procesos asistenciales; su derecho fundamental a la participación en la toma de decisiones y su responsabilidad en la participación activa para recuperar su salud.
- En tercer lugar, la necesidad de convertir los hospitales en espacios hospitalarios también para los profesionales sanitarios, porque «cuidar al que cuida» es una de las asignaturas pendientes de los sistemas de salud.

Una atención sanitaria humanizada es aquella que está centrada en la persona, como ser único e irrepetible, que considera su dignidad y respeta sus valores y su libertad de elección. Desde ese punto de partida, será necesario detenerse a evaluar cada realidad concreta, reconsiderar y repensar el modelo actual y plantearse otros caminos que favorezcan una mejor atención tanto para los usuarios (pacientes y familiares), como para los profesionales. La consecución de este objetivo obliga a repensar la organización para adaptarla a la atención centrada en las personas. Por lo tanto, precisará acometer medidas que afectarán tanto a la gestión, a la adecuación de las estructuras, a la propia práctica clínica y a la formación de los profesionales en «habilidades no técnicas». Por lo tanto, hablar de humanización de la práctica clínica precisa de inversión y dotaciones presupuestarias específicas que permitan llevarla a cabo.

El cuidado y el ejercicio de una medicina de calidad requieren competencia, individualidad, emoción, solidaridad, sensibilidad y ética. Precisa de grandes dotes de comunicación y habilidades de relación: presencia, empatía, escucha activa, respeto y compasión. Todas estas habilidades deben valorarse y entrenarse al igual que se aprenden y ejercitan otros aspectos puramente técnicos.

Este cambio de paradigma obliga a considerar el nuevo concepto de «experiencia del paciente», que trasciende de la mera satisfacción y que puede entenderse como *la suma de las interacciones que se producen en una organización y que influyen en la percepción del paciente durante el continuo de sus cuidados*. Algunas categorías señaladas como relevantes por su influencia en esta «experiencia del paciente» son la comunicación, el manejo del dolor, la continuidad asistencial, la correcta información, la limpieza o la ausencia de ruido, entre otras.

En las unidades de cuidados intensivos (UCI), sumados a los factores ya mencionados, debemos considerar además otros aspectos, como la soledad, la dependencia de máquinas, la pérdida de autonomía, de movilidad, la incapacidad para comunicarse, la pérdida de identidad y la falta de información. Todos estos aspectos que son esenciales en la experiencia de las personas enfermas suelen quedar relegados a un segundo término ante la gravedad de la situación clínica que origina el ingreso en una de estas unidades.

3. La humanización de las unidades de cuidados intensivos

Aunque ya se habían llevado a cabo múltiples iniciativas aisladas de forma no estructurada y geográficamente dispersas, en febrero de 2014 fue creado el Proyecto Internacional de Investigación para la Humanización de las Unidades de Cuidados Intensivos (Proyecto HU-CI), que propuso realizar esta transformación poniendo al «ser humano» en el centro del escenario y rediseñando la asistencia sanitaria con la dignidad de la persona como premisa innegociable. Con la participación de profesionales, familiares y pacientes, fue concebido como un grupo de investigación multidisciplinar que busca, a través de la investigación participativa y en red, evaluar diferentes áreas y llevar a cabo la implementación de las correspondientes acciones de mejora. Cada una de las líneas de actuación es abordada siempre desde una triple perspectiva, considerando a los pacientes, sus familiares o allegados y los profesionales que los atienden:

- Los pacientes críticos son especialmente vulnerables tanto desde el punto de vista físico y emocional, como por los factores estresores a los que se ven sometidos durante su ingreso. Necesitan ser escuchados y participar en su propio proceso, independientemente del resultado y siempre asegurando su bienestar.
- Las familias sufren las consecuencias, y en muchas ocasiones sus necesidades físicas y emocionales no son atendidas. Conforman el lado psicosocial de la atención, y tienen un papel fundamental durante y en la fase posterior al ingreso. Desde una perspectiva excesivamente biologicista, habitualmente dejamos de lado (o fuera de las UCI) ese valor psicosocial del que nadie, sano o enfermo, puede desprenderse.
- Por su parte, los profesionales del enfermo crítico se exponen a muchos factores que pueden influir en su salud física, psíquica y emocional, lo que además de impactar a nivel personal y profesional puede influir en los resultados de los pacientes.

Por ello, propiciar medidas concretas que favorezcan el cuidado de todos los implicados, pacientes, familiares y profesionales es el principal objetivo para la humanización de las UCI. Esta concepción trasciende de una mera declaración de voluntades y ofrece una hoja de ruta para la transformación de la realidad y su posterior evaluación. Dichas medidas han sido recogidas e integradas en planes de humanización como el de la Comunidad de Madrid, con el objetivo de hacerlo extensivo al mayor número de unidades, y posteriormente en el *Manual de Buenas Prácticas para la Humanización de las Unidades de Cuidados Intensivos* desarrollado por Proyecto HU-CI. Las líneas de este grupo de expertos en humanización de la asistencia sanitaria y de los cuidados intensivos en particular marcan sus principales prioridades de trabajo y se recogen en la Fig. 96-1.

La humanización de las UCI ha adquirido tal importancia, que la Sociedad Española de Medicina Intensiva y Unidades Coronarias (SEMICYUC), la Sociedad de Enfermería Intensiva y Unidades Coronarias (SEEIUC) y la Federación Panamericana e Ibérica de Medicina Crítica y Terapia Intensiva (FEPIM-CTI) incluyeron un extenso capítulo sobre este tema en su *Plan de Desescalada para los Servicios de Medicina Intensiva durante la Pandemia COVID-19*, tras detectar que uno de los principales problemas que se estaba generando era la deshumanización de la asistencia sanitaria en las UCI.

3.1. Unidad de cuidados intensivos de puertas abiertas. Presencia y participación de los familiares en los cuidados

La política actual de visitas para los pacientes ingresados en la UCI es de carácter restrictivo, más si cabe acentuada por la pandemia COVID-19. Esta práctica no se basa en la mejor evidencia científica, sino en la creencia de que así se favorece el cuidado y se facilita el trabajo de los profesionales. Se basa sobre todo en la costumbre, en la falta de reflexión crítica sobre sus beneficios e inconvenientes y en una planificación que no tiene en cuenta las necesidades de pacientes y familiares.

Los familiares desean estar, acompañar, incluso colaborar, en las tareas básicas de los cuidados y tener la posibilidad de organizar el acompañamiento en función de sus propias necesidades y no supeditados a una norma establecida.

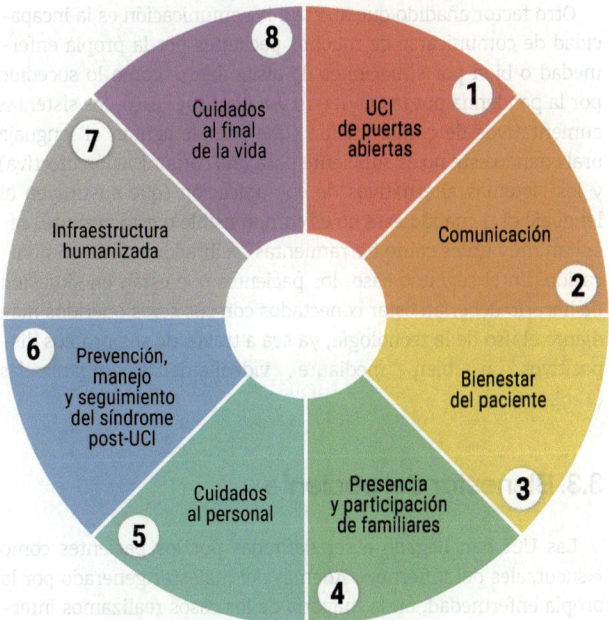

Fig. 96-1 | Líneas estratégicas del Proyecto HU-CI.

Existen unidades en todo el mundo que desde hace años han optado por modelos de acompañamiento ampliado, flexible o incluso «de puertas abiertas», lo cual indica que esto es posible. Además, se reportan en la literatura múltiples beneficios tanto para los pacientes y familiares como para los profesionales. De entre múltiples estudios a lo largo de décadas, recientemente se ha realizado uno con más de 26.000 pacientes (*ICU-Liberation*) en el que se estudiaba el paquete de medidas ABCDEF, incluyendo en la «F» el empoderamiento de la familia, presente y participando en los cuidados. Se demostró que este paquete disminuye los días de ventilación mecánica, delírium, estancia en la UCI y en el hospital, así como el número de muertes en ambos lugares.

Las barreras existentes para acometer cambios en las políticas de visita se relacionan con la estructura física de las unidades y con la estructura mental de los profesionales. Avanzar en la apertura de las UCI requiere aprender de las experiencias positivas puestas en marcha, contar con la participación de los profesionales, formación y cambios en las actitudes y hábitos, adaptándose a las particularidades de cada UCI. Requiere la evolución del concepto de «visita» al de «*partner in care*» o compañeros de cuidado. Y requiere de la figura del «cuidador principal» no como modelo profesional, sino como un rol elegido por la familia y establecido en algunas unidades, para contribuir al desarrollo de este modelo.

Es importante aclarar qué es la familia de un paciente en el «contexto UCI»: la Society of Critical Care Medicine (SCCM) asume que la familia es definida por el paciente, o en el caso de los menores de edad o aquellos sin capacidad de toma de decisiones, por sus sustitutos. En este contexto, la familia puede estar emparentada, o no, con el paciente. Son personas que brindan apoyo y con los que el paciente tiene una relación significativa.

Aunque los expertos coinciden en que la sola presencia de la familia ya es positiva para los pacientes, la propia estancia en la UCI puede suponer un espacio de aprendizaje para estos cuidadores, que pueden colaborar en algunos cuidados básicos (el aseo personal, la administración de comidas o la rehabilitación), bajo el entrenamiento y la supervisión de los profesionales sanitarios. También para aprender cuidados de cara al alta de pacientes que durante un tiempo pueden tener un alto grado de dependencia (Fig. 96-2).

De hecho, los profesionales no tenemos nada que ocultar y mucho que ofrecer. Dar a la familia la oportunidad de contribuir a la recuperación del paciente puede tener efectos positivos sobre el paciente, ellos mismos y los profesionales, al reducir el estrés emocional y facilitar la cercanía y comunicación de las partes implicadas. Durante la pandemia por SARS-CoV-2, la presencia y acompañamiento familiar ha demostrado ser un factor independiente en la reducción de delírium, ha demostrado disminuir la ansiedad entre pacientes y familia y generar una mayor satisfacción de ambos.

La presencia de los familiares, también durante determinados procedimientos, se acompaña de cambios de actitud de los profesionales, con relación a la privacidad, dignidad y manejo del dolor durante los procedimientos presenciados, así como una mayor satisfacción de las familias y una mayor aceptación de la situación, favoreciendo el proceso del duelo. La presencia y participación de los familiares en las rondas diarias también contribuye a la mejora de la comunicación y favorece la oportunidad de hacer preguntas y clarificar la información, incrementando su satisfacción.

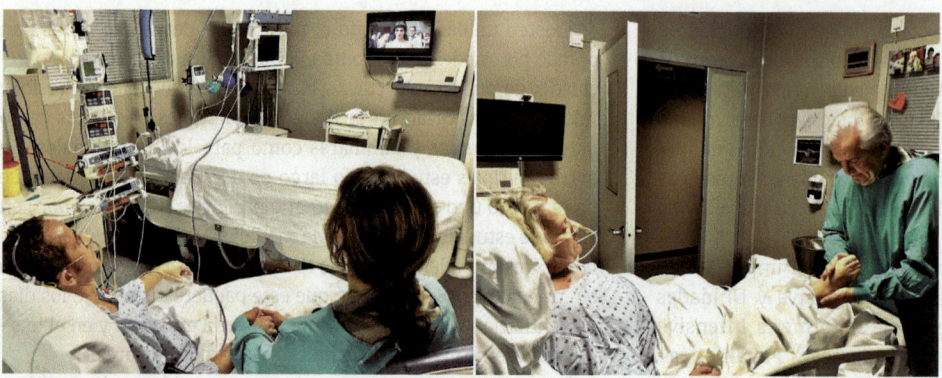

Fig. 96-2 | Acompañamiento familiar y participación de la familia en los cuidados en una unidad de cuidados intensivos de puertas abiertas. Servicio de Medicina Intensiva del Hospital San Juan de Dios de Córdoba (España). En este hospital el acompañamiento y la participación de la familia tienen lugar durante todo el día sin restricciones.

Siguiendo las recomendaciones sobre «No hacer» que suelen publicar las sociedades científicas, Proyecto HU-CI puso en marcha en 2022 un consenso de expertos, elaborando igualmente las recomendaciones pertinentes sobre «No hacer» en relación con las diferentes líneas estratégicas para la humanización de las UCI. Las realizadas sobre la ampliación y flexibilización del acompañamiento familiar y su participación en los cuidados están recogidas en la Tabla 96-1.

3.2. Comunicación

La comunicación en la UCI es fundamental, tanto entre los propios profesionales como con los pacientes y familiares. Mejorar la comunicación en todos sus ámbitos debería ser una de las líneas prioritarias y transversales de cualquier intento de implementar un programa de humanización en una unidad.

Una comunicación efectiva evita errores y facilita el consenso sobre los tratamientos y cuidados, favorece la confianza y el respeto y propicia la toma de decisiones conjunta. La comunicación entre profesionales conlleva, además de un traspaso de información, una cesión de responsabilidad. El uso de herramientas que faciliten la participación multidisciplinar y hagan estos procesos más efectivos y seguros es fundamental en la mejora de la comunicación. Es una de las herramientas de humanización que precisa entrenamiento reglado, dado su uso diario, y que además puede hacer que desaparezcan, o al menos se minimicen, los conflictos y mejore la satisfacción de los usuarios.

Tabla 96-1. Recomendaciones de consenso del Proyecto HU-CI sobre «No hacer» en la flexibilización de los horarios de visita y la presencia y participación de los familiares en los cuidados

- ✔ No a la enfermedad en soledad limitando el acompañamiento familiar
- ✔ No priorizar las rutinas de la unidad por delante de las necesidades del paciente/familia
- ✔ No impedir la entrada de menores
- ✔ No considerar a la familia como una visita con horarios limitados
- ✔ No dejar que la familia espere indefinidamente al otro lado de la puerta
- ✔ No limitar la participación de la familia en los cuidados básicos
- ✔ No considerar al paciente y a la familia como parte ajena al equipo
- ✔ No dejar de implicar a los pacientes y sus familias en la decisión de quién quieren que les acompañe, les dé la comida y otros cuidados, cuándo y cómo
- ✔ No impedir dar tiempo para tomar decisiones o asimilar una situación
- ✔ No hablar de cosas personales entre compañeros delante del paciente ignorando su presencia

Los pacientes y familiares demandan información, e informar de forma adecuada en situaciones difíciles con alta carga emocional requiere habilidades comunicativas. La mayoría de los profesionales no han recibido esta formación y aprenden del ensayo-error, o bien observando cómo informan los compañeros más veteranos y adoptando su propia manera de comunicar. Además, la variabilidad genera diferencia de consenso sobre el contenido, lo que aumenta la incertidumbre en los familiares, muchas veces únicos interlocutores por la situación del paciente. Por otro lado, la participación de las enfermeras en la información es, en general, insuficiente, y no está claramente definida, a pesar del papel fundamental que desarrollan en la UCI. En muchas ocasiones la responsabilidad de informar recae de forma exclusiva en los médicos, si bien quienes pasan el mayor tiempo a pie de cama y en contacto con pacientes y familias son las enfermeras.

Es fundamental proveer a paciente y familias de una guía física de información sobre qué es una UCI y qué se hace allí; donde se les explique las particularidades del lugar, del trabajo, del horario de acompañamiento. Y en pacientes en los que se prevea una larga estancia, a partir de las 48 horas y una vez que el *shock* inicial va siendo asimilado, las familias han de tener una información más detallada sobre el funcionamiento más pormenorizado de la UCI y la posibilidad de colaborar en algún cuidado básico con el fin de sobrellevar mejor una situación tan estresante (Fig. 96-3).

Otro factor añadido que afecta a la comunicación es la incapacidad de comunicarse de muchos pacientes por la propia enfermedad o bien por situaciones de aislamiento, como lo sucedido por la pandemia por la COVID-19. En el primer caso, los sistemas aumentativos de comunicación (que complementan el lenguaje oral cuando este no es suficiente para una comunicación efectiva) y los sistemas alternativos de comunicación (que sustituyen al lenguaje oral cuando este no es comprensible o está ausente) resultan muy útiles como herramientas facilitadoras de la comunicación. En el segundo caso, los pacientes que están en situación de hacerlo deberían estar conectados con sus seres queridos mediante el uso de la tecnología, ya sea a través de sus propios dispositivos o bien mediante videollamadas organizadas (Tabla 96-2).

3.3. Bienestar del paciente

Las UCI han llegado a ser definidas por los pacientes como «sucursales del infierno». Además del malestar generado por la propia enfermedad, en la mayoría de los casos realizamos intervenciones (canalización de vías, sondajes, aspiraciones traquea-

Tabla 96-2. Recomendaciones de consenso del Proyecto HU-CI sobre «No hacer» en relación con la comunicación

✔ No descuidar la comunicación verbal y no verbal con los pacientes y sus familias como un elemento central de la asistencia sanitaria que debe ser un objetivo diario
✔ No olvidar presentarte con tu nombre, mostrando quién eres, ofreciendo tiempo y espacio para el diálogo, estableciendo una relación personal de confianza mutua
✔ No impedir proporcionar elementos de comunicación con el exterior al paciente
✔ No dejar de dar la información al paciente por proteccionismo o paternalismo
✔ No informar en un pasillo

les, colocación de drenajes torácicos, intubación) que pueden incrementar el dolor. Pretender el bienestar del paciente debería ser actualmente un objetivo tan importante como pretender su curación, y más aún si esto no es posible. Además, existen otros factores que causan sufrimiento a los pacientes críticos: sed, frío/calor, dificultad para el descanso, ruido, el uso de contenciones innecesarias, etc. Son fundamentales la valoración y el control del dolor mediante protocolos actualizados, la sedación dinámica adecuada a la condición del paciente y la prevención y el manejo del delírium. A modo de ejemplo, sirva decir que el uso de contenciones mecánicas (siempre como último recurso) debería estar avalado por un protocolo instaurado en la unidad y con un consentimiento informado entregado previamente a la familia e incluso al paciente (su estado mental puede variar durante el ingreso).

El sufrimiento psicológico y emocional suele ser también muy elevado. Los pacientes experimentan sentimientos de soledad, aislamiento, miedo, pérdida de identidad, intimidad y dignidad, sensación de dependencia, incertidumbre por falta de información, e incomprensión, entre otros. La evaluación y soporte de estas necesidades debe contemplarse como un elemento clave en la humanización de las UCI. Para ello es necesario una adecuada formación de los profesionales en acompañamiento y presencia, para que puedan detectar el sufrimiento de los pacientes y familiares y así promover las medidas encaminadas a resolver estos problemas (Tabla 96-3).

Los pacientes de larga estancia, desde el día de su ingreso, permanecen enfermos y confinados entre cuatro paredes rodeados de máquinas y de personal sanitario uniformado. A su grave enfermedad se añade una privación absoluta del contacto con el exterior, una pérdida de la socialización, de la vida diaria habitual y del contacto con el medio natural más cotidiano, como por ejemplo la luz natural. Diferentes estudios han demostrado los beneficios del contacto con la naturaleza a nivel fisiológico y psicológico sobre personas sanas, enfermos y pacientes hospitalizados. En los últimos años, en diferentes hospitales se ha comenzado a sacar a los pacientes al exterior transitoriamente para disminuir los efectos deletéreos de este aislamiento y obtener beneficios sobre los enfermos y sus familias (Fig. 96-4).

3.4. Cuidados al profesional

Probablemente este sea uno de los aspectos sobre el que debe girar la humanización de las UCI y del sistema sanitario en general en los próximos años, teniendo en cuenta las altas tasas de desgaste profesional y de intención de abandono de la profesión. Una UCI puede estar llena de situaciones estresantes para los pacientes, los familiares y los profesionales sanitarios. Cada vez existe más evidencia sobre el agotamiento de enfermeras y médicos como resultado de un entorno laboral cróni-

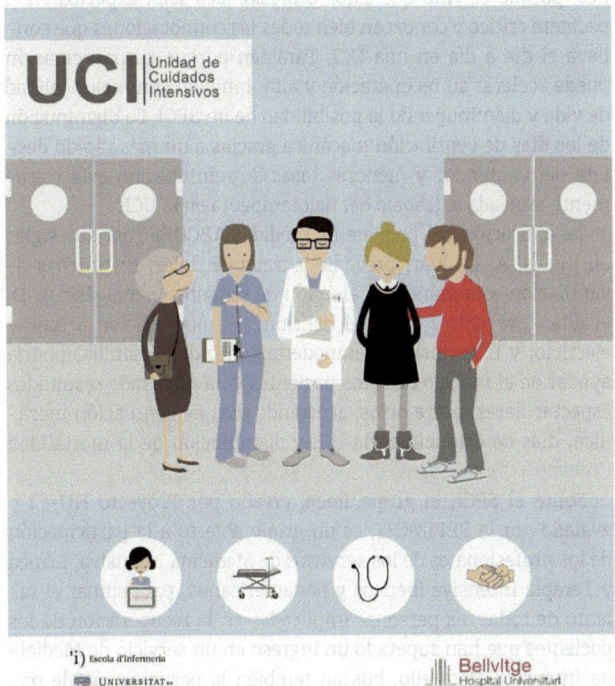

Fig. 96-3 | Guía de información a los familiares del Servicio de Medicina Intensiva del Hospital Universitario de Bellvitge de Barcelona (España). La guía está publicada con acceso libre en la página web del Proyecto HU-CI, de la SEMICYUC y la FEPIMCTI.

Tabla 96-3. Recomendaciones de consenso del Proyecto HU-CI sobre «No hacer» en relación con el bienestar de los pacientes

✔ No olvidar la protección de la intimidad como un elemento fundamental de la dignidad de los pacientes
✔ No descartar el respeto a las preferencias y valores de los pacientes evitando atender únicamente los resultados clínicos cuantificables olvidando las necesidades intangibles
✔ No cosificar a los pacientes como enfermedades (el de la neumonía), números de camas (el de la cama 17) o meros problemas clínicos
✔ No impedir proporcionar elementos de distracción al paciente
✔ No usar la contención mecánica de forma rutinaria en pacientes intubados ni recurrir a ella sin haber agotado todas las alternativas

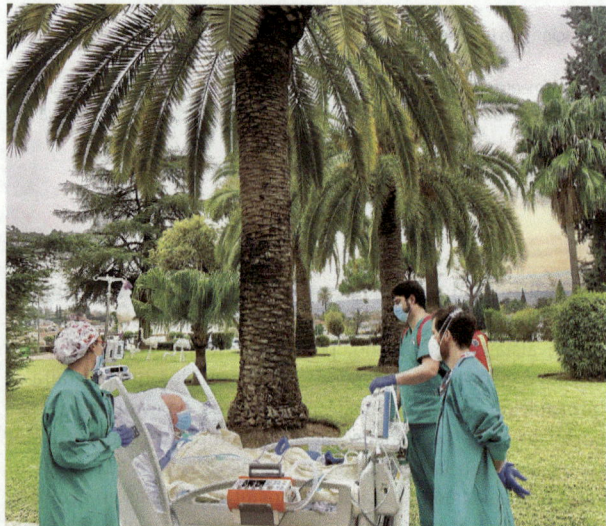

Fig. 96-4 | Bienestar del paciente. En el Servicio de Medicina Intensiva del Hospital San Juan de Dios de Córdoba (España), desde el año 2014 se realizan los «Paseos que curan». Mediante un protocolo, se determina a diario qué pacientes se beneficiarán de una salida transitoria al exterior y si esta es viable y segura.

Tabla 96-4. Recomendaciones de consenso del Proyecto HU-CI sobre «No hacer» en relación con el cuidado a los profesionales

✔ No aceptar la precariedad laboral ni la inestabilidad de los contratos como algo normal

✔ No pensar que el cuidado de los profesionales se cumple solo con formación

✔ No pedir cuidados humanizados a los profesionales si no se les cuida a ellos también

✔ No desatender el resolver a tiempo los conflictos entre profesionales

✔ No pensar que el *burnout* se aborda solo con intervenciones individuales ni pedir resiliencia a los profesionales ante situaciones difíciles sin formarles para ello y sin darles una red de soporte

camente estresante, increíblemente exigente desde el punto de vista intelectual, físico y emocional.

Las cuestiones de fin de vida, la toma de decisiones éticas, la observación continua del sufrimiento de los pacientes, los cuidados desproporcionados o fútiles, la falta de comunicación y la exigencia de los familiares, entre otros, son factores que afectan emocionalmente a los profesionales, que además se encuentran en un entorno cada vez más técnico y que precisa de mayor destreza en las técnicas y los tratamientos. El síndrome de *burnout* o síndrome del desgaste profesional es un trastorno que engloba distintos aspectos: agotamiento emocional, despersonalización y sentimientos de baja autoestima profesional. Este problema afecta a nivel personal y profesional, pudiendo derivar en un síndrome de estrés postraumático y otros trastornos psicológicos graves, e incluso en suicidio. La presencia de estos problemas influye en la calidad de los cuidados, los resultados sobre el paciente y su satisfacción, y se relaciona con la falta de implicación de los profesionales en las organizaciones (Tabla 96-4).

En este sentido, no solo es preciso fomentar estrategias aisladas a nivel del profesional, como el entrenamiento y adquisición de herramientas de autocuidado (resiliencia, trabajo en equipo, autorregulación emocional, conciencia plena o compasión), sino desarrollar políticas institucionales y gubernamentales que mejoren las actuales condiciones laborales en primer lugar, y que propongan acciones concretas a nivel preventivo y terapéutico en segundo lugar. La monitorización, soporte e intervención psicológica sobre los profesionales de las UCI por parte de un psicólogo integrado en el equipo sería en este sentido un paso hacia delante en la humanización de la asistencia en las UCI (Fig. 96-5).

3.5. Prevención, detección y manejo del síndrome poscuidados intensivos

El síndrome poscuidados intensivos (SPCI) es el conjunto de alteraciones físicas (dolor persistente, debilidad adquirida durante la hospitalización, malnutrición, úlceras por presión, alteracio-

nes del sueño, necesidad de uso de dispositivos), neuropsicológicas (déficits cognitivos, alteraciones de la memoria, atención, velocidad del proceso mental) o emocionales (ansiedad, depresión o estrés postraumático) que persisten una vez que el paciente es dado de alta de la UCI. Es necesario remarcar que no solo se trata de sobrevivir a la UCI, sino del cómo se sobrevive y de la importancia de la recuperación de la situación funcional previa a todos los niveles. Estos problemas afectan a un número importante de pacientes (del 30 % al 50 %), y sus consecuencias a medio y largo plazo afectan a la calidad de vida de los pacientes y las familias.

Minimizar la aparición del SPCI requiere actividades preventivas, así como un correcto manejo y seguimiento de las alteraciones conocidas. Para ello son necesarios equipos multidisciplinares sensibilizados y formados que comiencen su trabajo durante el ingreso en la unidad y que lo continúen una vez abandonada la misma. Más allá de la hoja de consulta ocasional, nuestro objetivo, en términos de calidad asistencial, debe ir encaminado a la integración dentro del equipo de la UCI de fisioterapeutas, psicólogos, terapeutas ocupacionales y logopedas. Entre otras cuestiones, porque es vital que estos profesionales sean expertos en el paciente crítico y conozcan bien todas las connotaciones que conlleva el día a día en una UCI. También porque su participación puede acelerar su recuperación y alta, también con mejor calidad de vida y disminuyendo la posibilidad de un SPCI. La disminución de los días de ventilación mecánica gracias a un más rápido destete del ventilador y menores tasas de reintubación está claramente asociada al trabajo del fisioterapeuta en la UCI.

La aplicación del paquete de medidas ABCDEF (por sus siglas en inglés, A: evaluar, prevenir y tratar el dolor; B: pruebas de ventilación espontánea; C: elección de sedantes y analgésicos; D: evaluar, prevenir y tratar el delírium; E: movilización precoz y ejercicio; y F: inclusión y empoderamiento de la familia) podría ayudar en el manejo de estos pacientes y ha reportado resultados espectaculares; entre otros, acortando días de ventilación mecánica, días de estancia en la UCI y disminución de la mortalidad (Tabla 96-5).

Sobre el SPCI, el grupo Ítaca, creado por Proyecto HU-CI y avalado por la FEPIMCTI, es un grupo abierto a la participación de los profesionales de los servicios de Medicina Intensiva, Crítica y Terapia Intensiva ibéricos y panamericanos, para sumar el talento de todas las personas implicadas en la recuperación de los pacientes que han superado un ingreso en un servicio de Medicina Intensiva. Para ello, buscan también la participación de pacientes y familiares para que aporten su perspectiva y refuercen su papel central en este proceso. Sus objetivos son mejorar el conocimiento sobre el SPCI, el pronóstico y calidad de vida tras el alta, disminuir las tasas de reingreso y comorbilidad, y estandari-

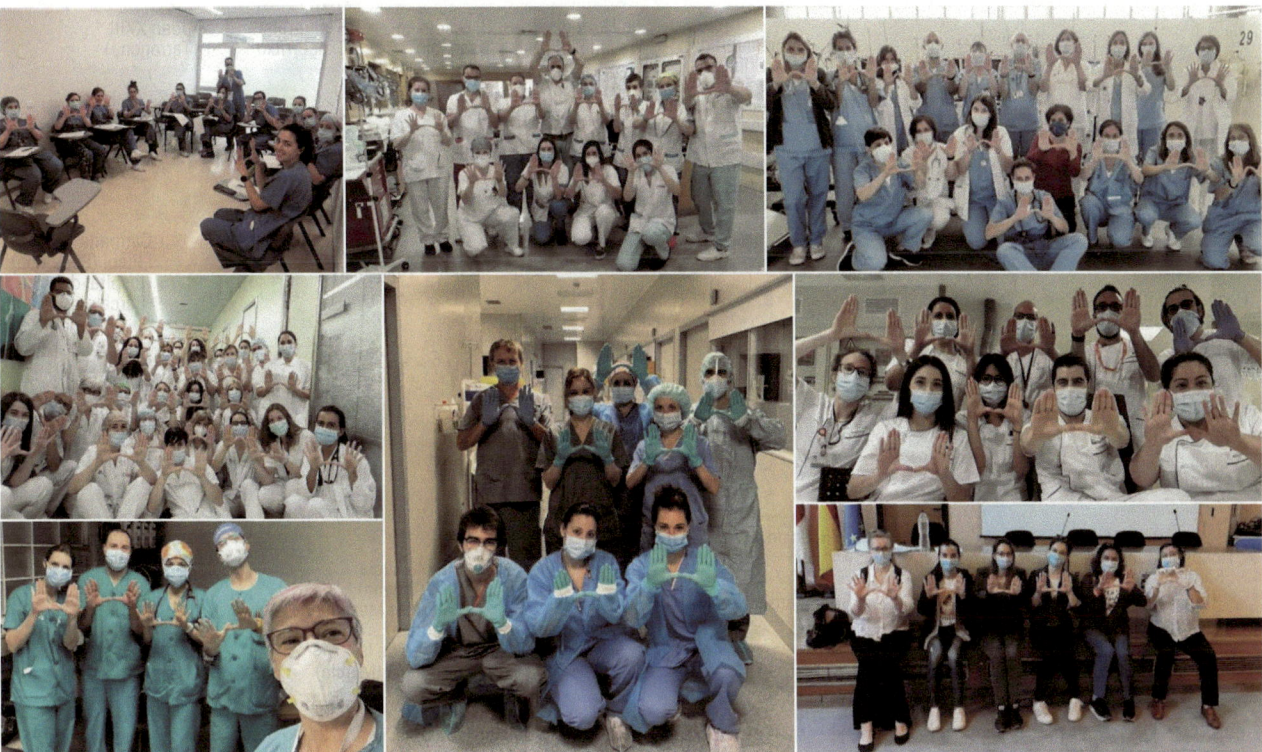

Fig. 96-5 | Proyecto de intervención psicológica en las unidades de cuidados intensivos durante la crisis del COVID-19. Durante la primera ola de la pandemia, el Proyecto HU-CI implementó un programa de soporte psicológico presencial y *online* con psicólogos expertos en crisis y emergencias en 16 unidades de cuidados intensivos españolas.

zar las mejores prácticas para la prevención y el manejo del SPCI, entre otros (Fig. 96-6 y Fig. 96-7).

Los familiares pueden ser una pieza fundamental en el manejo del SPCI participando en los cuidados del paciente y como pilar básico en la recuperación, si bien también los cuidadores pueden verse afectados por sentimientos de preocupación y confusión que pueden llevarlos a descuidar su propia salud, lo que podría derivar en el SPCI familiar (SPCI-F). El equipo sanitario debe ser consciente de ello para reconocer y prestar también apoyo a los familiares que lo precisen (Tabla 96-6).

3.6. Infraestructura humanizada

Se señala al entorno físico de las UCI como uno de los principales factores que dificultan una prestación de cuidados humanizados, porque en muchas ocasiones no respetan la intimidad y la dignidad de las personas. Siguen existiendo unidades con espacios abiertos en los que se ubica a varios pacientes, separados por biombos o cortinas, o bien unidades improvisadas, como durante la pandemia COVID-19, que distan del concepto de atención centrada en la persona. Estos espacios dificultan la posibilidad de acompañamiento familiar; difícilmente garantizan la intimidad de los pacientes, que se sienten expuestos ante el resto en momentos de gran debilidad y vulnerabilidad. También hay que destacar la importancia de los espacios para las familias y los profesionales.

Desde esta línea de trabajo se propone y promueve la creación de espacios donde la eficacia técnica vaya unida a la calidad de la atención y a la comodidad de todos. Existen recomendaciones enfocadas a reducir el estrés y promover el confort centrándose en las mejoras arquitectónicas y estructurales de las UCI. Cambios que consideran una ubicación apropiada, así como la adecuación a los usuarios y a los flujos de trabajo en condiciones ambientales adecuadas de luz natural, temperatura, ruido, materiales y acabados, mobiliario y decoración. La incorporación de vinilos o ven-

---

Tabla 96-5. Beneficios de la implantación del paquete de medidas ABCDEF en la unidad de cuidados intensivos (*ICU Liberation*)

✔ Reducción de días de ventilación mecánica
✔ Reducción del número de días sedado/en coma
✔ Reducción de reingresos en UCI
✔ Reducción de muertes intrahospitalarias en los siguientes 7 días
✔ Reducción en el uso de contenciones mecánicas
✔ Reducción en la incidencia de delírium
✔ Reducción en la posibilidad de ser dado de alta a una residencia o un centro de rehabilitación

---

Tabla 96-6. Recomendaciones de consenso del Proyecto HU-CI sobre «No hacer» en relación con la prevención, detección y manejo del síndrome poscuidados intensivos (SPCI)

✔ No conformarse con que el paciente crítico sea dado de alta vivo de la UCI sin tener en cuenta el pronóstico funcional y los resultados a largo plazo
✔ No olvidar que la atención al SPCI incluye prevención y seguimiento
✔ No dejar de incluir el paquete de medidas ABCDEF en la atención del paciente crítico para prevenir el SPCI
✔ No prescindir de una consulta post-UCI para el seguimiento de los pacientes con SPCI y para coordinar la atención multidisciplinar
✔ No prescindir de un protocolo de movilización precoz con presencia de los fisioterapeutas en la UCI

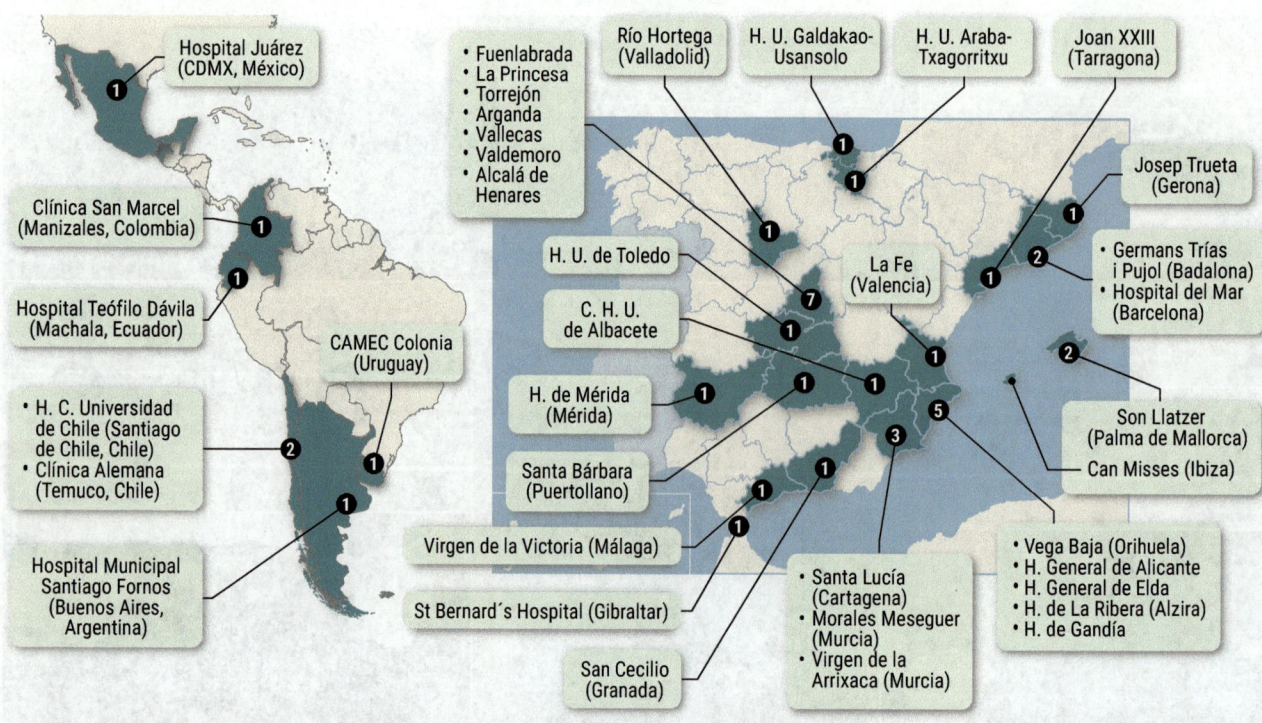

Fig. 96-6 | Servicios de Medicina Intensiva y Terapias Intensivas de adultos miembros del Grupo Ítaca (actualización 2023).

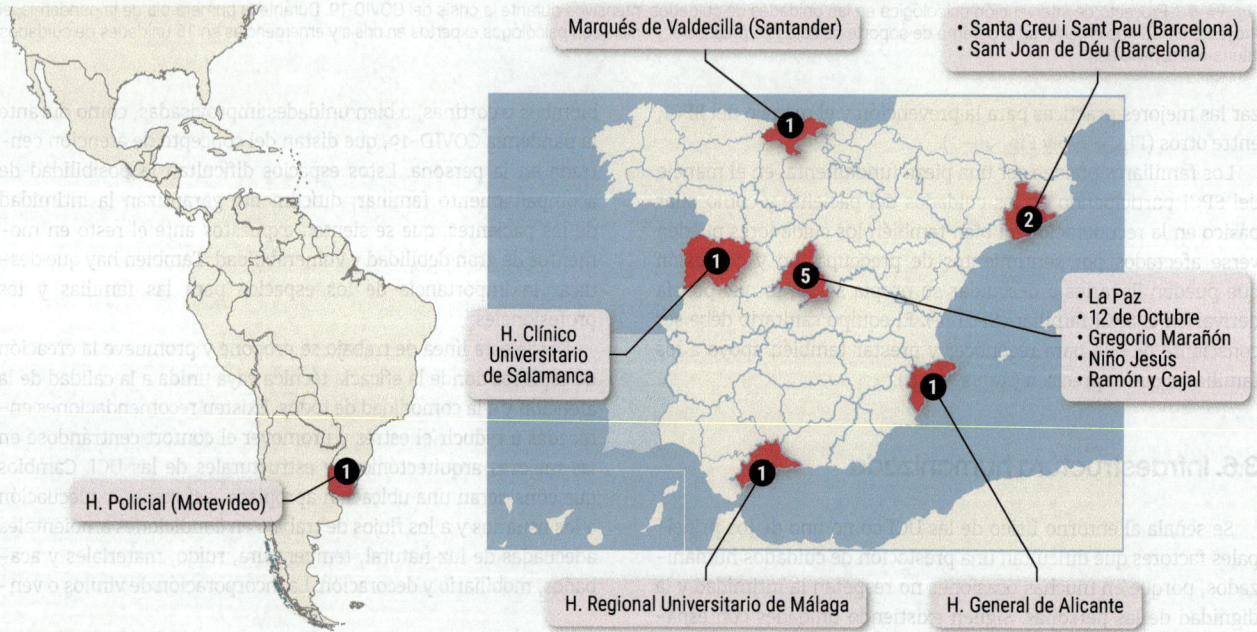

Fig. 96-7 | Servicios de Medicina Intensiva y Terapias Intensivas pediátricas miembros del Grupo Ítaca (actualización 2023).

tanas artificiales donde no se dispone de luz natural, elementos decorativos y otros que faciliten la orientación temporoespacial de los pacientes, requiere inversiones mínimas y puede aumentar de manera considerable el confort de todos los implicados.

Estas modificaciones pueden influir positivamente en la morbilidad y la recuperación de los pacientes, así como en su estado psicoemocional (las UCI con ventanas con luz natural, por ejemplo, han demostrado disminuir la incidencia de delírium y depresión), favoreciendo espacios humanos adaptados a la funcionalidad de las unidades.

Estos conceptos son igualmente aplicables a las salas de espera, que deben rediseñarse, de manera que se conviertan en «salas de estar» y ofrezcan un mayor confort y funcionalidad a las familias; e igualmente a los espacios de trabajo y descanso de los profesionales.

Desde el American Institute of Architects, en su división de hospitales, se recomienda que estos dispongan de jardines terapéuticos y restauradores para pacientes y profesionales. Ante esto, muchos están reconvirtiendo zonas para destinarlas a este

Tabla 96-7. Recomendaciones de consenso del Proyecto HU-CI sobre «No hacer» en relación con la estructura y arquitectura

✔ No diseñar los espacios olvidando que tienen que estar al servicio de las personas
✔ No someter al paciente a estrés ambiental
✔ No prescindir de espacios adecuados para las familias
✔ No prescindir de espacios para información y comunicación de malas noticias
✔ No prescindir de espacios adecuados para el equipo

Tabla 96-8. Recomendaciones de consenso del Proyecto HU-CI sobre «No hacer» en relación con los cuidados al final de la vida

✔ No obviar las preferencias, necesidades y expectativas del paciente y sus familias al final de la vida
✔ No a la muerte en soledad
✔ No dejar de integrar la Medicina Paliativa en la Medicina Intensiva
✔ No dejar de considerar la donación como parte de los cuidados al final de la vida
✔ No desatender las distintas perspectivas de los miembros del equipo en la toma de decisiones

fin. Las UCI se benefician ampliamente de este tipo de instalaciones, por lo que deberían formar parte de la arquitectura de la unidad (Tabla 96-7).

3.7. Cuidados al final de la vida

La Medicina Intensiva es la parte de la medicina que se ocupa de los pacientes con disfunción actual o potencial de uno o varios órganos que representa una amenaza para sus vidas y son susceptibles de recuperación. En ocasiones resulta imposible restituir la situación previa del paciente y lograr su curación. En estas situaciones debemos ser capaces de reconsiderar los objetivos para orientarlos hacia una reducción del sufrimiento y hacia la prestación de los mejores cuidados posibles durante el proceso de morir. Permitir una muerte libre de síntomas y sufrimiento para el paciente y sus familiares, de acuerdo con sus deseos y estándares clínicos, culturales y éticos, debe ser uno de los objetivos para la humanización del proceso de morir.

Además, los cuidados paliativos e intensivos no son opciones excluyentes, sino que debieran coexistir cuando son necesarios durante todo el proceso de atención del enfermo crítico.

La limitación de soporte vital, una práctica frecuente en la UCI, debe realizarse siguiendo las guías y recomendaciones establecidas por las sociedades científicas. Debe aplicarse integrada en un plan de cuidados paliativos global, de forma multidisciplinar, con el objetivo de cubrir las necesidades, tanto físicas como psicosociales y espirituales, de los pacientes y familiares. Las decisiones al final de la vida no están exentas de discrepancias entre los propios profesionales sanitarios y entre estos y los familiares. Como en otros ámbitos para la humanización de la atención clínica, los profesionales deben disponer de las competencias y herramientas necesarias para el acompañamiento y para la resolución de estos conflictos, incorporando la discusión abierta y constructiva en estas situaciones como estrategias de afrontamiento para reducir la carga emocional derivada de las mismas (Tabla 96-8).

Puntos clave

✔ La humanización es la búsqueda de la excelencia a través de la atención centrada en la persona, que se traduce en cambios culturales y estructurales, reales y concretos.
✔ Las familias son compañeros en el cuidado, y su presencia y participación son fundamentales para mejorar la experiencia. No al ingreso en soledad.
✔ La comunicación es la llave que abre todas las puertas, y se debe entrenar.
✔ Es fundamental considerar y respetar las preferencias, valores y necesidades personales de los pacientes cuidando su bienestar físico, emocional y psicológico.
✔ Los profesionales somos herramientas de humanización. Es imprescindible cuidar a los profesionales: desde la estabilidad de los contratos a las condiciones laborales, desde el manejo del estrés a la prevención del *burnout*, desde el trabajo en equipo al soporte psicológico y emocional.
✔ No se trata solo de sobrevivir. La prevención, detección y seguimiento del SPCI es una necesidad.
✔ Los espacios son fundamentales en un modelo que pretende centrarse en la dignidad de las personas.
✔ Nadie debería morir solo. Debemos trabajar en la integración de los cuidados paliativos, el cuidado de lo intangible y la espiritualidad.

Bibliografía

Abraham J, Kannampallil TG, Almoosa KF, Patel B, Patel VL. Comparative evaluation of the content and structure of communication using two handoff tools: implications for patient safety. J Crit Care. 2014;29(2):311.e1-311.e3117.

Acevedo-Nuevo M, González-Gil MT, Solís-Muñoz M, et al. Therapeutic restraint management in Intensive Care Units: Phenomenological approach to nursing reality. Enfer Intensiva. 2016;27(2):67-74.

Alonso-Ovies A, Álvarez J, Velayos C, García MM, Luengo MJ. Expectativas de los familiares de pacientes críticos respecto a la información médica. Estudio de investigación cualitativa. Rev Calidad Asistencial. 2014;29(6):325-33.

Alonso-Ovies Á, Heras La Calle G. ICU: a branch of hell? Intensive Care Med. 2016;42(4):591-2.

Arias-Rivera S, M Sánchez-Sánchez M. ¿Es necesario «humanizar» las Unidades de Cuidados Intensivos en España? Enferm Intensiva. 2017;28(1):1-3.

Aslakson RA, Curtis JR, Nelson JE. The changing role of palliative care in the ICU. Crit Care Med. 2014;42(11):2418-28.

Azoulay E, Timsit JF, Sprung CL, et al.; Conflicus Study Investigators and for the Ethics Section of the European Society of Intensive Care Medicine. Prevalence and factors of intensive care unit conflicts: the conflicus study. Am J Respir Crit Care Med. 2009;180(9):853-60.

Barr J, Fraser GL, Puntillo K, et al.; American College of Critical Care Medicine. Clinical practice guidelines for the management of pain, agitation, and delirium in adult patients in the Intensive Care Unit: executive summary. Am J Health Syst Pharm. 2013;70(1):53-8.

Bermejo JC. Humanizar la asistencia sanitaria. Ed. Desclée De Brouwer; 2014.

Cappellini E, Bambi S, Lucchini A, Milanesio E. Open intensive care units: a global challenge for patients, relatives, and critical care teams. Dimens Crit Care Nurs. 2014;33(4):181-93.

Carrese J, Forbes L, Branyon E, et al. Observations of respect and dignity in the intensive care unit. Narrat Inq Bioeth. 2015;5:43-53.

Chochinov HM. Dignity in care: Time to take action. J Pain Symptom Manage. 2013;46(5):756-9.

Consejería de Sanidad de la Comunidad de Madrid. Plan de Humanización de la Asistencia Sanitaria 2016-2019. Disponible en: http://www.madrid.org/bvirtual/BVCM017902.pdf [último acceso: Diciembre 2023].

Cook D, Rocker G. Dying with dignity in the intensive care unit. N Engl J Med. 2014;370(26):2506-14.

Cook D. Open visiting: does this benefit adult patients in intensive care units? Dissertation submitted in partial fulfilment of the requirements of the Degree of Master of Nursing at Otago Polytechnic, Dunedin, New Zealand, October 2006.

Curtis JR, Cook DJ, Wall RJ, et al. Intensive care unit quality improvement: a «how-to» guide for the interdisciplinary team. Crit Care Med. 2006;34(1):211-8.

Cutler LR, Hayter M, Ryan T. A critical review and synthesis of qualitative research on patient experiences of critical illness. Intensive Crit Care Nurs. 2013;29(3):147-57.

Davidson JE, Aslakson RA, Long AC, et al. Guidelines for Family-Centred Care in the Neonatal, Pediatric and Adult ICU. Crit Care Med. 2017;45(1):103-28.

Escudero D, Martín L, Viña L, et al. Política de visitas, diseño y confortabilidad en las unidades de cuidados intensivos española. Rev Calid Asist. 2015;30:243-50.

Ferrero M, Gómez-Tello V, Escudero D. Arquitectura e infraestructura humanizada. En: Gabriel Heras y Miembros del Proyecto HU-CI. Humanizando los Cuidados Intensivos. Presente y futuro centrado en las personas. Distribuna Editorial; 2017

Fiest KM, Krewulak KD, Jaworska N, et al. Impact of restricted visitation policies during COVID-19 on critically ill adults, their families, critical care clinicians, and decision-makers: a qualitative interview study. Can J Anaesth. 2022;69(10):1248-59.

García Juárez R, López Alonso SR, Moreno Verdugo A, et al. Personalización de cuidados hospitalarios y su efecto sobre la relación de confianza enfermera-paciente. Enferm Clin. 2013;23(6):243-51.

Grupo de trabajo de certificación de Proyecto HU-CI. Manual de buenas prácticas de humanización en Unidades de Cuidados Intensivos. Madrid: Proyecto HU-CI; 2019. Disponible en: https://proyectohuci.com/es/buenas-practicas/ [último acceso: Diciembre 2023].

Henneman EA, Cardin S. Family-centered critical care: a practical approach to making it happen. Crit Care Nurse. 2002;22:12-9.

Heras G, Alonso A, Gómez V. A plan for improving the humanisation of intensive care units. Intensive Care Med. 2017;43:547-9.

Heras La Calle G, Zaforteza C. HUCI is written with H as in Human. Enferm Intensiva. 2014;25(4):123-4.

Hetland B, Hickman R, McAndrew N, Daly B. Factors influencing active family engagement in care among critical care nurses. AACN Adv Crit Care. 2017;28(2):160-70.

Hetland B, McAndrew N, Perazzo J, Hickman R. A qualitative study of factors that influence active family involvement with patient care in the ICU: Survey of critical care nurses. Intensive Crit Care Nurs. 2018;44:67-75.

Hofmann B. Respect for patients' dignity in primary health care: a critical appraisal. Scand J Prim Health Care. 2002;20(2):88-91.

Holanda Peña MS, Ots Ruiz E, Domínguez Artiga MJ, et al. Medición de la satisfacción de los pacientes ingresados en unidad de cuidados intensivos y sus familiares. Med Intensiva. 2015;39:4-12.

ICU Family Presence Investigators. Family presence in adult intensive care units. Intensive Care Med. 2022;48(6):759-61.

Igeño-Cano JC. Benefits of walks in the outdoor gardens of the hospital in critically ill patients, relatives and professionals. #healing-walks. Beneficios de los paseos por jardines exteriores del hospital en el paciente crítico, familia y profesionales. #paseosquecuran. Med Intensiva. 2020;44(7):446-8.

Imanipour M, Kiwanuka F, Akhavan Rad S, Masaba R, Alemayehu YH. Family members' experiences in adult intensive care units: a systematic review. Scand J Caring Sci. 2019;33(3):569-81.

Jabre P, Belpomme V, Azoulay E, et al. Family presence during cardiopulmonary resuscitation. N Engl J Med. 2013;368(11):1008-18.

Jovell AJ. Medicina basada en la afectividad. Med Clin (Barc). 1999;113(5):173-5.

Kynoch K, Coyer F, Mitchell M, McArdle A. The intensive care unit visiting study: A multisite survey of visitors. Aust Crit Care. 2021;34(6):587-93.

Llamas-Sánchez F, Flores-Cordón J, Acosta-Mosquera ME, González-Vázquez J, Albar-Marín MJ, Macías-Rodríguez C. Necesidades de los familiares en una Unidad de Cuidados Críticos. Enferm Intensiva. 2009;20:50-7.

Maslach C, Jackson SE. Burnout in Health Professions: A social psychological analysis. In: Sanders GS, J. Suls J, editors. Social Psychology of Health and Illness. Lawrence Erlbaum; 1982.

Maslach C, Jackson SE. MBI: Maslach burnout inventory; manual research edition. Consulting Psychologists Press; 1996.

Meert KL, Clark J, Eggly S. Family-centered care in the pediatric intensive care unit. Pediatr Clin North Am. 2013;60(3):761-72.

Ministerio de Sanidad y Consumo. INSS. Plan de Humanización de la Asistencia Hospitalaria. Disponible en: https://ingesa.sanidad.-gob.es/bibliotecaPublicaciones/publicaciones/internet/docs/Plan_Humanizacion_AsistHospit.pdf [último acceso: Diciembre 2023].

Monzón Marín JL, Saralegui Reta I, et al.; Grupo de Bioética de la SEMICYUC. Recomendaciones de tratamiento al final de la vida del paciente crítico. Med Intensiva. 2008;32(3):121-33.

Moss M, Good VS, Gozal D, Kleinpell R, Sessler CN. An Official Critical Care Societies Collaborative Statement-Burnout Syndrome in Critical Care Health-care Professionals: A Call for Action. Chest. 2016;150(1):17-26.

Needham DM, Davidson J, Cohen H, et al. Improving long-term outcomes after discharge from intensive care unit: report from stakeholders´ conference. Crit Care Med. 2012;40(2):502-9.

Pardavila Belio MI, Vivar CG. Necesidades de la familia en las unidades de cuidados intensivos. Revisión de la literatura. Enferm Intensiva. 2012;23:51-67.

Pun BT, Badenes R, Heras La Calle G, Orun OM, Chen W, Raman R; COVID-19 Intensive Care International Study Group. Prevalence and risk factors for delirium in critically ill patients with COVID-19 (COVID-D): a multicentre cohort study. Lancet Respir Med. 2021;9(3):239-50.

Pun BT, Balas MC, Barnes-Daly MA, et al. Caring for Critically Ill Patients with the ABCDEF Bundle: Results of the ICU Liberation Collaborative in Over 15,000 Adults. Crit Care Med. 2019;47(1):3-14.

Quenot JP, Ecarnot F, Meunier-Beillard N, et al. What are the ethical issues in relation to the role of the family in intensive care? Ann Transl Med. 2017;5(Suppl 4):S40.

Rascado Sedes P, Ballesteros Sanz MA, coordinadores. Plan de Desescalada para los servicios de Medicina Intensiva tras la pandemia producida por la COVID-19. Madrid: SEMICYUC; 2020. Disponible en: https://semicyuc.org/wp-content/uploads/2020/07/PLAN-DESESCALADA-SEMICYUC-SEEIUC-FEPIMCTI.pdf [último acceso: Diciembre 2023].

Riley BH, White J, Graham S, Alexandrov A. Traditional/restrictive vs patient- centered intensive care unit visitation: perceptions of patients' family members, physicians, and nurses. Am J Crit Care. 2014;23(4):316-24.

Romero-García M, de la Cueva-Ariza L, Jover-Sancho C, et al. La percepción del paciente crítico sobre los cuidados enfermeros: una aproximación al concepto de satisfacción. Enferm Intensiva. 2013;24:51-62.

Rotenstein LS, Torre M, Ramos MA, et al. Prevalence of burnout among physicians: a systematic review. JAMA. 2018;320(11):1131-50.

Silva JL, Soares RS, Costa FS, Ramos DS, Lima FB, Teixeira LR. Psychosocial factors and prevalence of burnout syndrome among nursing workers in intensive care units. Rev Bras Ter Intensiva. 2015;27(2):125-33.

Sitges-Serra A. Tecnología o tecnolatría: ¿a dónde van los cirujanos? Arch Esp Urol. 2012;65(5):519-27.

Stollings JL, Caylor MM. Postintensive care syndrome and the role of a follow-up clinic. Am J Health Syst Pharm. 2015;72(15):1315-23.

The Facility Guidelines Institute. Guidelines for design and construction of hospitals. Cap. 1, 1. St Louis: FGI; 2018. p. 27-8.

Todres L, Galvin KT, Holloway I. The humanization of healthcare: A value framework for qualitative research. Int J Qual Stud Health Well-being. 2009;4:68-77.

Truog RD, Campbell ML, Curtis JR, et al; American Academy of Critical Care Medicine. Recommendations for end-of-life care in the intensive care unit: a consensus statement by the American College of Critical Care Medicine. Crit Care Med. 2008;36(3):953-63. Van Mol MM, Kompanje EJ, Benoit DD, Bakker J, Nijkamp MD. The prevalence of compassion fatigue and burnout among healthcare professionals in Intensive Care Units: A systematic review. PLoS One. 2015;10(8):e0136955.

Vandijck DM, Labeau SO, Geerinckx CE, et al. An evaluation of family-centered care services and organization of visiting policies in Belgian intensive care units: a multicenter survey. Heart Lung. 2010;39:137-46.

Velasco Bueno JM, La Calle GH. Humanizing Intensive Care: From Theory to Practice. Crit Care Nurs Clin North Am. 2020;32(2):135-47.

Velasco JM, Segovia C, Gálvez M, Heras G. Human Tools: formación en habilidades no técnicas para profesionales sanitarios. En: Gabriel Heras y Miembros del Proyecto HU-CI. Humanizando los Cuidados Intensivos. Presente y futuro centrado en las personas. Distribuna Editorial; 2017.

Velasco Sanz TR. Últimas Voluntades: Su importancia en pacientes ingresados en cuidados intensivos. Editorial Académica Española; 2016.

Vincent JL, Shehabi Y, Walsh TS, et al. Comfort and patient-centred care without excessive sedation: the eCASH concept. Intensive Care Med. 2016;42(6):962-71.

Wolf JA, Niederhauser V, Marshburn D, LaVela S. Defining Patient Experience. Patient Experience Journal. 2014;1(1):7-19.

Wu Y, Wang G, Zhang Z, et al. Efficacy and safety of unrestricted visiting policy for critically ill patients: a meta-analysis. Crit Care. 2022;26(1):267.

Yoo HJ, Shim J. The Effect of a Multifaceted Family Participation Program in an Adult Cardiovascular Surgery ICU. Crit Care Med. 2021;49(1):38-48.

97 Aspectos éticos en Medicina Intensiva

O. Rubio Sanchiz, A. Fernández Trujillo y Á. Estella García

◤ Orientación para el estudio

La bioética es la herramienta que poseen los profesionales para hacer frente a conflictos éticos. Esta disciplina nos permite afrontar con acierto los dilemas médicos que en la práctica profesional plantea un paciente concreto o una determinada sociedad. En las últimas décadas no solo hemos experimentado un cambio radical en el paradigma de la relación médico-paciente, sino que el continuo avance tecnológico nos ha presentado, y continuará presentándonos, nuevos planteamientos bioéticos a los que responder. La bioética debe, por tanto, orientar el ejercicio clínico e investigador de todo profesional de la Medicina inmerso en cambios tecnológicos y sociales continuos. Los servicios de Medicina Intensiva también son expresión de este desarrollo técnico progresivo. El especialista en Medicina Intensiva, y el médico en general, precisan de una correcta formación en los aspectos bioéticos ligados a su propio ejercicio profesional.

1. Aspectos generales de la bioética en Medicina Intensiva

1.1. La relación médico-paciente crítico

La relación médico-paciente se establece como un marco de confianza necesario y de respeto donde el paciente que es vulnerable confía en el médico su salud y este debe velar por la dignidad, la confidencialidad y la relación de ayuda al enfermo.

Clásicamente, la relación médico-paciente ha sido predominantemente paternalista, una relación asimétrica en la que el médico, que tiene el conocimiento y sabe lo que le conviene al paciente, informa y decide por él en el mejor interés de este.

Existen otros modelos de relación clínica, como el modelo informativo, el interpretativo o el deliberativo.

El modelo informativo sería aquel que es técnico y que aporta información al paciente pero que este es incapaz de interpretar por falta de conocimientos, otorgando al médico un poder en la toma de decisiones. Este es un paradigma de paternalismo fuerte donde se establece una clara asimetría entre profesional y paciente.

El modelo interpretativo sería aquel en que el médico ayuda al paciente a determinar los valores, que muchas veces no están bien definidos. Para ello, el médico trabaja con el paciente en la clarificación de sus objetivos, aspiraciones y responsabilidades, de modo que resulten evidentes aquellos cursos de acción que se encuadren mejor en el marco de los valores del paciente, quien entonces se halla en mejores condiciones para adoptar sus propias decisiones. En este modelo el médico actúa como un consejero, asumiendo un papel consultivo.

En el modelo deliberativo el médico ayuda al paciente a determinar y elegir de entre todos los valores que se relacionan con su salud aquellos que sean los que mejor sirvan de fundamento para tomar la decisión más adecuada dentro de las diferentes alternativas posibles. En este caso, médico y paciente trabajan conjuntamente, sin que el médico –quien actúa como un maestro o un amigo– vaya más allá de la persuasión moral, evitando cualquier forma de coacción. La decisión final será el resultado de un diálogo auténtico, signado por el respeto y la consideración mutuos.

A la luz de lo expuesto, los autores consideramos que el modelo deliberativo es el que mejor se ajusta a una relación ideal, subrayando que un médico humanista en el curso de su quehacer profesional debe ser no solamente un agente con capacidad científica técnica en su disciplina, sino también una persona capaz de establecer una relación interpersonal que respete la dignidad de la persona y sus valores, y con quien pueda hacer posible el tomar la decisión que mejor se adecúe a los sistemas de valores en juego.

Actualmente el paciente ha ganado autonomía y capacidad para la toma de decisiones, y se establece una relación clínica de deliberación, donde profesional y paciente se sitúan al mismo nivel para, desde el conocimiento y la buena comunicación de la información, tomar la mejor decisión para el paciente. Se inserta en un contexto de relación deliberativa y participativa, y se da prioridad a la autonomía del paciente, al entender que el médico es experto en la enfermedad y el paciente es experto en la experiencia de su enfermedad, capacitándole y ayudándole para tomar las mejores decisiones en su mejor interés particular.

El conflicto surge cuando un paciente competente y capaz rechaza un tratamiento indicado médicamente produciendo en el profesional una «reticencia profesional» a actuar con una serie de limitaciones, como pasa en las situaciones de los pacientes que rechazan una cirugía o un tratamiento asumiendo el riesgo que ello comporta. El médico no puede objetar a tratar a un paciente en unas condiciones concretas, aunque perjudique su sentido de beneficencia; si el paciente rechaza el tratamiento de forma fundamentada, el médico debe acompañarle y no abandonar el cuidado del paciente.

Una situación diferente es la «objeción de conciencia», en la que un profesional se hace objetor porque tiene conflicto de conciencia moral, religioso o individual respecto a la acción a realizar, como son las situaciones del aborto o la eutanasia, y se permite objetar a esa situación en concreto, de forma individualizada, anticipada por escrito y razonada.

Por tanto, la relación médico-paciente en la unidad de cuidados intensivos (UCI) debe establecerse en un marco de confianza mutua, mediante un proceso de comunicación sincero donde médico y paciente decidan conjuntamente entre diversas alternativas posibles el tratamiento más adecuado para el paciente, basado no solo en la evidencia científica sino también en los valores, preferencias de las personas, en un marco de toma de decisiones compartidas, también en el ámbito de los cuidados críticos.

1.2. Decisiones difíciles en la práctica clínica de la Medicina Intensiva

1.2.1. El conflicto ético de la última cama de la unidad de cuidados intensivos

El deber ético del médico es atender (curar y cuidar) a los pacientes que requieren atención sanitaria urgente bajo el principio de beneficencia, no añadir riesgos (juicio de pertinencia del tratamiento o recurso sanitario), ponderar el riesgo/beneficio de cada actuación para evitar caer en maleficencia y utilizar los recursos sanitarios limitados de forma equitativa, justa y sostenible.

Se genera un conflicto ético cuando no hay suficientes camas o recursos disponibles para los pacientes que los necesitan. En esta situación, el médico, que actúa como gestor último de los recursos a pie de cama, debería seguir unas guías o recomendaciones preestablecidas para evitar improvisaciones que, con la mejor intención, pueden llegar a ser ineficientes e injustas.

Cada unidad de cuidados críticos debería reflexionar y disponer de un protocolo a seguir en esta situación clínica, acorde a los principios de la bioética, al juicio clínico técnico y a las circunstancias locales. Cabe recordar en este punto el deber ineludible que tienen las autoridades sanitarias de planificar bien los recursos y distribuirlos de forma equitativa y justa a la población que atiende.

Por tanto, ante la situación de falta de camas en la UCI, el primer paso debería ser contar con un plan de contingencia o de distribución de los pacientes territorialmente para poder asegurar la equidad en el acceso a los recursos especializados. Una vez agotado este deber de planificación, cada centro debe planificar las acciones a seguir en esta situación, que pueden ser diversas, pero siempre se debe atender al paciente. La «última cama» la recibirá el paciente para quien la UCI sea la opción más apropiada.

Cuando hay más de un paciente en esta condición, la asignación deberá hacerse de acuerdo con prioridades clínicas objetivas según la valoración de especialistas (comité u oficial de triaje), atendiendo a la situación del momento y la estimación del pronóstico de recuperación según el juicio clínico y técnico. La asignación de un recurso técnico determinado debe considerar la utilidad y el beneficio que tendrá dicha intervención, tratamiento o medicamento para ese paciente en particular, según la mejor evidencia científica disponible.

Por otro lado, tanto como nos ocupamos de a quién se le asignará la «última cama», debemos determinar con la mayor atención el cuidado que se le brindará a quien no ocupará esa última cama. Para este grupo de pacientes se debe asegurar en todo momento una atención digna, respetuosa y compasiva, que incluya el adecuado manejo de síntomas y un adecuado acompañamiento.

Fundamentalmente, hay que evitar que las decisiones se basen en discriminaciones arbitrarias, es decir, que no apuntan a lo esencial de la relación médico-paciente.

En resumen, la priorización de recursos escasos debe considerar criterios tanto técnicos como éticos, promoviendo la universalidad e igualdad de acceso, la equidad y la justicia distributiva, lo que constituye el foco de la ética de la salud pública, el beneficio para la población y no solo para el individuo.

1.2.2. Decisiones por sustitución en la unidad de cuidados intensivos

Muchos de los pacientes que ingresan en las UCI no serán competentes para tomar decisiones o perderán su competencia para decidir a lo largo del ingreso. Por ello es necesario potenciar los programas de planificación anticipada de los tratamientos para conocer sus deseos y opiniones en el caso de no poder opinar.

Es conocido que hay pocas planificaciones anticipadas todavía, y que cuando existen, son ciertamente ambiguas y proclives a interpretaciones diversas, pero usualmente se designa en ellas a un representante o varios que serán los interlocutores válidos para tomar decisiones. En caso de que el paciente no pueda comunicarse por sí mismo, las decisiones se tomarán por representación con la persona que haya designado al respecto, y esta debe decidir en el mejor interés del paciente.

Pueden generarse dilemas cuando el representante no decide en el mejor interés del paciente, bien solicitando un tratamiento fútil (inútil) o bien solicitando acortar un proceso que a criterio médico puede no ser fútil. En este caso es muy relevante poner el caso en conocimiento de los comités de ética asistenciales, quienes realizarán unas recomendaciones éticas al respecto que serán consultivas, pero no vinculantes, pero que otorgan argumentación y añaden más factores a tener en cuenta en la toma de decisiones; en última instancia, la decisión final es del médico responsable. Son especialmente sensibles de ser consultados en los comités de ética los casos de conflictos relacionados con el final de vida, los de desacuerdo en el nivel de intensidad de los tratamientos y los de rechazo de tratamientos y cualquier conflicto de valores.

1.3. Deberes éticos en situación de pandemia o catástrofe

Una pandemia global puede abrumar la capacidad de las instalaciones ambulatorias, los departamentos de emergencias, los hospitales y los servicios de Medicina Intensiva. Impacta en los recursos disponibles, tanto en lo referente estructuras y equipamientos como en los profesionales, con graves consecuencias en los resultados de los pacientes, de sus familias, de los propios profesionales sanitarios y de la sociedad en general.

Se produce, temporalmente y de forma abrupta, un desequilibrio entre las necesidades clínicas y la disponibilidad efectiva de los recursos sanitarios. Esta situación excepcional se debe manejar como las situaciones de «medicina de catástrofe», aplicando una atención de crisis excepcional basada en la justicia distributiva y en la asignación adecuada de los recursos sanitarios.

Los principios de los estándares de atención de crisis aseguran que existen procesos justos para tomar decisiones clínicamente informadas sobre la escasa asignación de recursos durante una epidemia.

Se debe partir de un marco de planificación basado en criterios científicos sólidos, en principios éticos, en el estado de derecho, en la importancia de participación del proveedor y en la comunidad, y los pasos que permitan la prestación equitativa, y justa, de servicios médicos a aquellos que los necesiten. Los sistemas y proveedores de atención médica deben estar preparados para obtener el mayor beneficio de los recursos limitados y mitigar los daños a las personas, al sistema de atención médica y a la sociedad.

Las planificaciones de atención sanitaria deberán desarrollar estrategias proactivas escalonadas, utilizando la información clínica disponible y basándose en sus planes de capacidad existentes, para optimizar el uso de los recursos en caso de que el brote actual se extienda y genere demandas inusualmente elevadas de recursos.

La falta de planificación en situaciones de escasez de recursos puede llevar a la aplicación inapropiada de la situación de crisis, al desperdicio de recursos, a la pérdida inadvertida de vidas, a la pérdida de confianza y a decisiones innecesarias de triaje/racionamiento.

La planificación proactiva, en la que los líderes anticipan y toman medidas para abordar los peores escenarios, es el primer eslabón de la cadena para reducir la morbilidad, la mortalidad y otros efectos indeseables de un desastre emergente.

El gran dilema ético en situaciones de pandemia es cómo proteger a las personas vulnerables mientras se permite la mayor cantidad posible de vida normal y actividad económica.

En pandemia se genera la preocupación por la «justicia» en la priorización de pacientes para UCI. Es una obligación de los profesionales sanitarios tener claridad del concepto de justicia aplicable a su ámbito de acción profesional.

El paradigma de la ética principialista de Beauchamp y Childress (1979) contiene los cuatro principios generales clásicos: respeto a la autonomía del individuo, no maleficencia, beneficencia y justicia. Sus jerarquizaciones, criterios de mínimos o máximos y aplicación en el ámbito de lo privado o de lo público han sido expuestos a lo largo de más de medio siglo de rico debate intelectual.

Es útil realizar un breve análisis del principio de justicia en la asignación de escasos recursos de apoyo vital en escenarios de catástrofes sanitarias. En el ámbito sanitario se tiende a relevar la «justicia distributiva» o «justicia social», que se refiere a la asignación equitativa de «cargas» y «beneficios» para cada uno. De este modo, ciertas circunstancias individuales permiten reemplazar el sentido de igualdad, por la proporcionalidad del beneficio, de acuerdo con las necesidades de cada cual. Así, se advierte más bien que lo deseable para el mundo sanitario es la aplicación de una «justicia equitativa» en vez de una «justicia igualitaria». La comprensión y adhesión a una justicia equitativa sobre una justicia igualitaria puede contribuir a aliviar la carga de tomar dolorosas decisiones.

En pandemias catastróficas se deben adoptar objetivos prioritarios y criterios de asignación de recursos que respeten tanto el valor de la vida como la dignidad humana, que maximicen los resultados en vidas salvadas, en longevidad y calidad de vida de los sobrevivientes, y que hagan uso eficiente de los recursos disponibles.

Tales criterios deben ser compartidos por la comunidad sanitaria en conjunto con las autoridades y con la sociedad civil, para enfrentar de un modo consensuado y moralmente aceptable las difíciles coyunturas sanitarias y sociales que nos agobian periódicamente en situaciones de catástrofes como por ejemplo la pandemia de COVID-19.

La construcción de un marco ético que sustente el actuar de los equipos de salud en estas situaciones catastróficas debe incluir y establecer una jerarquización de los múltiples valores para honrar, que distinguen y caracterizan a cada cultura, nación, comunidad o territorio afectado.

Daniels y Sabin sugieren que, cuando los sistemas sanitarios deben priorizar de un modo justo la asignación de recursos escasos, deben dar garantías de que en el proceso para tomar óptimas decisiones se hayan cumplido al menos cuatro consideraciones:

- ✔ Proceso conocido por el «público» (o mediante publicidad) bajo criterios de «transparencia» acerca de los fundamentos de tales decisiones.
- ✔ Las decisiones deben estar basadas en evidencias o razones sobre las que los afectados deben estar de acuerdo y aceptarlas como fundamentos relevantes.
- ✔ Las decisiones deben ser permanentemente revisadas a la luz de los nuevos hallazgos o evidencias.
- ✔ Debe existir el compromiso de la autoridad para garantizar que los criterios de «publicidad», relevancia y revisión se cumplan.

Por tanto, podríamos resumir todo lo anterior del siguiente modo:

- ✔ Ante una pandemia es prioritario el «deber ético de planificar».
- ✔ La sociedad debe estar veraz y claramente informada de la existencia del concepto y estrategia de triaje y su marco de aplicación, sus fundamentos racionales y éticos, así como de la irrenunciable obligación de los médicos de conocer los objetivos sanitarios en tiempos excepcionales y aplicar los criterios de priorización, por más dolorosos y abrumadores que parezcan.
- ✔ En pandemias catastróficas se deben adoptar objetivos prioritarios y criterios de asignación de recursos que respeten tanto el valor de la vida como la dignidad humana, que maximicen los resultados en vidas salvadas, en longevidad y calidad de vida de los sobrevivientes, y que hagan uso eficiente de los recursos disponibles.

En cuanto a la **priorización y racionalización de los recursos sanitarios**, se ha recomendado, de acuerdo con algunas experiencias, como las de las universidades Johns Hopkins (Pittsburgh, Pennsylvania), Oxford y Harvard, la conformación de equipos de triaje, conocidos como «comités clínicos de priorización», que se encargan de asignar los recursos escasos y realizar el triaje.

Se trata de un equipo de profesionales que está conformado por unos recursos humanos diferentes de los que atienden en Urgencias o UCI, y quienes participan en las deliberaciones acerca de cada caso. Con esto se evitan posibles conflictos de interés en la asignación del recurso con los grupos de UCI y Urgencias.

El triaje es una estrategia en permanente evolución en los contextos bélicos, catástrofes con víctimas masivas y epidemias, males que seguirán asolando periódicamente a nuestra humanidad. En la medida en que los avances tecnocientíficos creen innovadores y costosos dispositivos terapéuticos, el mundo asistencial seguirá enfrentando el escenario de tener que tomar decisiones de asignación de escasos recursos, con encrucijadas morales, entre principios de justicia e igualdad, respeto a la autonomía y dignidad del paciente, y el racional precepto de «el mayor bien para la mayoría».

Expresado como meta prioritaria, «reducir el número de muertes/secuelas al mínimo posible» puede ayudar a facilitar las decisiones de priorización de ingreso a las UCI ante situaciones excepcionales como la pandemia de COVID-19.

1.4. Tratamientos percibidos como inapropiados

Los dilemas alrededor de los tratamientos fútiles (inútiles) no son problemas puntuales en busca de una solución clara y definitiva, sino más bien problemas dinámicos (proceso) y cuya solución puede también ser evolutiva, lo que no quiere decir que tengan que ser tan prolongados como en este caso. Es por esto por lo que las más importantes sociedades científicas de cuidados críticos, en una reciente declaración de políticas, recomiendan cambiar el término «futilidad» por «tratamiento potencialmente inapropiado» para describir las «situaciones en las cuales los tratamientos tienen al menos alguna posibilidad de conseguir la meta planeada, pero que los clínicos juzgan que existen consideraciones éticas que justifican no administrarlos».

Estas consideraciones éticas pueden incluir: que sea extremadamente improbable que el tratamiento pueda cumplir los objetivos del paciente, que represente una distribución injusta de recursos escasos o que persiga una meta contraria a los fines médicos aceptados.

El término «fútil» se debe reservar solamente a la rara circunstancia en la que una intervención no pueda simplemente conseguir el objetivo fisiológico planeado. En este caso los médicos no están obligados a ofrecer este tratamiento, aunque deben explicar la situación a los familiares y proporcionar apoyo emocional. Son situaciones de este tipo el fracaso multiorgánico en pacientes mayores de 60 años sostenido más de 4 días y en progresión, los estados vegetativos permanentes o la muerte encefálica.

En general, en las UCI surgen muy pocos conflictos por demandas de tratamientos verdaderamente fútiles. La mayoría de los conflictos surgen por desacuerdos sobre qué metas del tratamiento son razonables y si las probabilidades de éxito son lo suficientemente altas para justificar el tratamiento. Los clínicos no deben identificar como fútiles intervenciones simplemente porque crean que ese tratamiento no es coste-efectivo o piensen que los potenciales beneficios son demasiado pequeños o improbables para compensar los inconvenientes o que no conseguirían una prolongación o calidad de vida que mereciese la pena.

El término «inapropiado» expresa, más claramente que «fútil» o «inefectivo», que la valoración hecha por los clínicos depende de la pericia técnica/médica junto con una carga de valores, más que de un juicio estrictamente técnico. No hay una medida única de lo que es beneficioso o valioso, especialmente en sociedades plurales. Además, «potencialmente» señala que los juicios que se están emitiendo son preliminares más que finales, y requieren revisión antes de ponerlos en práctica.

De la mano de un cambio en la denominación se han ido desarrollando estrategias que ayuden a desarrollar estos juicios y a resolver los conflictos en caso de que se produzcan. Ya que los intentos de encontrar consensos en la definición de futilidad resultaban problemáticos e imprecisos, muchas instituciones, sociedades profesionales y bioeticistas han virado a una aproximación procedimental para la resolución de conflictos relacionados con las intervenciones potencialmente inapropiadas.

Al seguir un procedimiento reglado se pretende que el proceso sea más justo o, por lo menos, más objetivo que si la resolución del conflicto la tiene que asumir un facultativo en solitario. En este sentido ayudan los documentos normativos o guías clínicas. En estos documentos no solo se delinea un proceso con una secuencia temporal para la resolución de conflictos, sino que se categorizan los conflictos en, por ejemplo, realmente fútiles, exigencias ilegales, etc. Se sugieren estrategias preventivas como la comunicación proactiva, o se hacen recomendaciones a las instituciones como implementar mecanismos para prevenir los conflictos intratables –incluyendo el recurso temprano a consultores expertos–, habilitar foros y estructuras para dar voz y recursos a los pacientes y familiares, etc. También analizan los factores que deben intervenir en los procesos, como es la importancia de ajustarse al conocimiento actualizado del paciente y de la evidencia científica.

Por tanto, las decisiones sobre intervenciones potencialmente inapropiadas requieren juicios complejos que tengan en cuenta las concepciones diversas y personales de los clínicos, familiares y pacientes sobre lo que da sentido a la vida.

Asimismo, es de gran utilidad disponer de guías clínicas que aseguren la existencia de un procedimiento reglado en la toma de decisiones.

1.5. Solicitud de tratamientos no apropiados y obstinación terapéutica

Todos los medios de conservación que prolonguen la vida no resultan beneficiosos para el paciente, por lo que no debe iniciarse o continuarse una medida terapéutica que esté privada de sentido de acuerdo con los criterios médicos basados en la evidencia científica.

La justificación ética de no inicio o retirada de tratamiento obedece a un proceso avanzado de enfermedad, cuando no hay probabilidad de beneficio y teniendo en cuenta que intentarlo nuevamente significaría reducir la calidad de vida del paciente (futilidad cualitativa).

Como predisponentes de obstinación terapéutica, se debe señalar la exigencia de los familiares en la petición de que se haga todo lo posible para salvar la vida del paciente; los sentimientos y emociones pueden interferir mínimamente en la asistencia del enfermo.

«Es un hecho que, ante un paciente terminal, el médico está más inclinado a la actividad que a la inactividad. Un no actuar es interpretado como la confesión de impotencia, mientras que una acción manifiesta una esperanza aún no desvanecida. En estos casos la acción no necesita ninguna justificación especial, siempre que esté dentro del espectro de las posibles terapias previstas en la práctica médica, es decir sea *lege artis*; en cambio, una omisión reclama siempre una justificación: "¿Doctor, por qué no hace nada?, ¿no podríamos hacer un nuevo intento?"».

Pero, a veces, también son los profesionales sanitarios los que caen en el paradigma tecnológico de ofertar o continuar tratamientos con pobre beneficio, debido a factores conocidos como sería el sentimiento de culpa por yatrogenia, la incertidumbre pronóstica, la práctica de una medicina defensiva, etcétera.

Los factores causales de la conducta distanásica u obstinación terapéutica pueden considerarse a través de:

- ✔ Convencimiento acrítico de algunos médicos de que la vida biológica es un bien por el que se debe luchar, al margen de consideraciones sobre la calidad de esa vida, y que, a tal fin, deben utilizarse todas las posibilidades que la técnica ofrece.
- ✔ Adopción de medidas terapéuticas que contemplan más los aspectos científicos de la enfermedad que al enfermo, afectado de un proceso irreversible.
- ✔ Ignorancia del derecho del paciente o de sus representantes legales o familiares en su nombre a rechazar el inicio o continuación de tratamientos médicos que prolonguen el sufrimiento del enfermo crítico o la agonía del paciente terminal.
- ✔ Angustia del médico ante el fracaso terapéutico y resistencia a aceptar la muerte del paciente. La dificultad del pronóstico, la experiencia del médico, las circunstancias del paciente (edad, prestigio, responsabilidad familiar, social o política, etc.), pueden alimentar por tiempo excesivo la ilusión de que la evolución del proceso que lleva a la muerte se detendrá o cambiará de sentido, mejorando el pronóstico.

Es muy importante en este aspecto que el médico, desde bases profesionales, acompañe a la familia del enfermo a través de instrucciones cuidadosas en el marco de plena veracidad.

Una buena comunicación entre el equipo asistencial y la familia puede llegar a acompañar la racionalidad del tratamiento y ayudar a transitar el proceso doloroso.

La «Declaración de Venecia de la Asociación Médica Mundial (AMM) sobre la atención médica al final de la vida», adoptada en octubre de 1983 y revisada por la 57ª Asamblea General de la AMM en Pilanesaberg (Sudáfrica) en octubre 2006, señala en uno de sus textos el deber del médico de curar cuando sea posible, aliviando el sufrimiento y protegiendo los intereses de sus pacientes. No habrá ninguna excepción a este principio, incluso en caso de una enfermedad incurable. Respecto a pacientes terminales, las principales responsabilidades del médico son ayudar al paciente a mantener una calidad de vida óptima y controlar los síntomas satisfaciendo las necesidades psicológicas y permitiendo que el paciente muera con dignidad y tranquilidad; e informando asimismo acerca de la disponibilidad, los beneficios y efectos potenciales de los cuidados paliativos.

Los cuidados paliativos aportan una ayuda muy valiosa a los enfermos en la etapa final de la vida. Su misión es acompañar integralmente al enfermo y aliviar su sufrimiento.

Considerar al paciente de forma integral permite cubrir las necesidades físicas, psíquicas, sociales y espirituales desde la competencia de un equipo interdisciplinar que acompaña una trascendencia personal.

1.6. Ética de la inteligencia artificial

La aceleración en la implantación de la inteligencia artificial (IA) no solo implica beneficios, sino que acarrea una serie de riesgos que deben ser analizados en profundidad debido a las áreas tan sensibles a las que afecta. Por ejemplo, la gestión y el manejo de datos pueden ser un tema susceptible de conflicto con el derecho de las personas, planteando cuestiones tanto legales como éticas. También, la posibilidad de tomar decisiones sesgadas por el sistema de IA o la opacidad o falta de comprensión en procesos que llevan a las tomas de decisiones.

Una de las preguntas claves es: cuando un sistema toma una decisión en base a datos y esto origina un resultado en salud, ¿quién es responsable de sus efectos?

El Grupo Independiente de Expertos de Alto Nivel sobre Inteligencia Artificial de la Comisión Europea publicó en 2019 las *Directrices éticas para una IA fiable*. En concreto, se mencionan siete requisitos clave para el desarrollo de una IA fiable: 1) acción y supervisión humanas; 2) solidez y seguridad técnica; 3) privacidad y gobernanza de datos; 4) transparencia; 5) diversidad, no discriminación y equidad; 6) bienestar ambiental y social; y 7) responsabilidad.

Debe haber ética en todas las etapas del desarrollo de la IA, y este proceso comienza con un sentido de responsabilidad por parte de quienes programan la máquina. Deben preservar la integridad científica durante todo el proceso, desde la recopilación y gestión de los datos hasta la divulgación de los resultados a la comunidad científica. Deben ser imparciales en cuanto a los resultados obtenidos y a los posibles daños a los usuarios, incorporando el principio bioético de la no maleficencia.

Además de los principios ya consagrados, se deben tener en cuenta otros referentes bioéticos, como la práctica de análisis basada en el escenario «4 P», descrito por Garrafa y Azambuja: Prudencia con lo desconocido; Prevención de posibles daños; Precaución contra el uso indiscriminado de nuevas tecnologías; y Protección de los socialmente excluidos, los más frágiles y vulnerables. Los autores consideraron necesaria la incorporación de dichas referencias «por el ejercicio de una práctica bioética comprometida con los más vulnerables, con la "cosa pública" y con el equilibrio ambiental y planetario del siglo XXI». El cumplimiento de las «4 P», en comparación con el principio bioético de la no maleficencia, enfatiza que la protección y autorización del uso de datos de pacientes es de fundamental importancia a la hora de analizar el uso de la IA, especialmente en un entorno hospitalario.

Por lo tanto, las cuestiones siguientes deben analizarse y discutirse de forma transparente y racional, teniendo en cuenta sus posibles consecuencias e incluso asumiendo una posible negativa de atención por parte de la institución hospitalaria si el paciente se niega a compartir sus datos:

- ✔ ¿Está informado el paciente sobre cómo funciona el sistema de un determinado hospital?
- ✔ ¿Se recoge el consentimiento informado para el uso e intercambio de datos clínicos sensibles del paciente?
- ✔ ¿Cuáles son las implicaciones éticas de la omisión de esta aclaración?

Sobre todo, es necesario observar la integridad científica del sistema, para que su finalidad sea de hecho la beneficencia para el paciente y no el pionerismo tecnológico. Así pues, es fundamental que los científicos que desarrollan estas investigaciones no sucumban a las presiones sociales para lanzar una tecnología sin que esta haya sido rigurosamente probada y sin que haya cumplido con todas las etapas de su proceso creativo. Siempre debe prevalecer el mejor interés del paciente.

Por otra parte, en la etapa hospitalaria, cuando se implementa la IA en el hospital, es fundamental el seguimiento por parte del comité de bioética, que debe asegurarse de la integridad de la tecnología, de los datos de la investigación que la precedió y de su manejo.

El comité también debe ayudar a solucionar cualquier dilema moral y ético que implique la toma de decisiones apoyada en IA, teniendo siempre como guía los principios de la bioética y el mejor interés del paciente. Se entiende que el comité de bioética puede colaborar en la formación continua de profesionales de la salud aptos para manejar la tecnología utilizada en la unidad hospitalaria. Tal acción debe buscar siempre la humanización del cuidado y el mejor interés del paciente, por medio de un enfoque bioético en la toma de decisiones. De esta forma el equipo de salud se sentirá confiado en su decisión, sin tener como primera preocupación una posible responsabilidad por haber adoptado o no la sugerencia de la IA.

Además, más allá de los muros del hospital, debe revisarse con urgencia la formación de los equipos de salud para que el manejo de la IA y las nuevas tecnologías se integren en su currículo. Pero, en la misma proporción, es necesario intensificar la humanización del cuidado y el enfoque bioético del cuidado.

También se considera fundamental el papel del Estado en la regulación de la IA y en asegurar el cumplimiento de la legislación. Esto, sumado a la aplicación de la bioética en el enfrentamiento a los desafíos presentados, permitirá que se respete el consentimiento y la autonomía de los pacientes y la privacidad de sus datos, a pesar de su vulnerabilidad frente a las nuevas tecnologías.

Finalmente, como sociedad, todos debemos estar atentos y promover el control social de las nuevas tecnologías y sus límites para la preservación y promoción de la dignidad humana. Además, es necesario regularla de manera efectiva, para que la tecnología esté al servicio de la humanidad y no lo contrario.

2. Autonomía, información y comunicación en la unidad de cuidados intensivos

2.1. Autonomía y consentimiento informado

La autonomía es uno de los principios éticos en los que basamos buena parte de las acciones éticas en la UCI. En este apartado nos referiremos a la autonomía como la capacidad de actuar intencionadamente, con conocimiento y sin influencias externas.

La autonomía fue reclamada tanto en el ámbito asistencial como el de la investigación. A pesar de los antecedentes de investigación con personas sin su consentimiento en la Segunda Guerra Mundial y de la posterior Declaración Universal de los Derechos Humanos, se continuaron realizando estudios científicos sin consentimiento de los sujetos.

En 1978 se publicó *The Belmont Report: Ethical Principles and Guidelines for the Protection of Human Subjects of Research*. Este documento se redactó para proteger a aquellas personas que fuesen reclutadas como sujetos de estudios científicos. En él se desarrollan tres principios éticos básicos: respeto a las personas, beneficencia y justicia. Un año más tarde, T. Beauchamp y J. F. Childress, filósofos estadounidenses, publicaron *Principles of Biomedical Ethics* (1979). Su objetivo era adaptar los principios del Informe Belmont al contexto clínico y contribuir a consolidar la bioética como disciplina universal. Estos principios eran: autonomía,

beneficencia, no maleficencia y justicia. Desde entonces, estos principios *prima facie* han sido utilizados como metodología de evaluación de casos desde el punto de vista ético. Basándose en ellos se desarrollaron textos como el código ético de la Sociedad Española de Medicina Intensiva, Crítica y Unidades Coronarias (SEMICYUC), o el documento de recomendaciones al final de la vida en UCI.

Este principio no se queda solo en la obligación moral, sino que existe un marco legal que obliga a respetar la autonomía del paciente. En España, la Ley Orgánica 41/2002 de autonomía del paciente regula dicho derecho, obligando a los profesionales a respetar tal autonomía en forma de consentimiento informado. El marco legal va más allá, protegiendo la autonomía de los pacientes otras leyes de ámbito internacional. La ley no solo contempla el derecho a decidir sobre el propio cuerpo durante el proceso asistencial sino también en el de la investigación biomédica.

El consentimiento informado sería el medio por el cual se expresa el respeto a la autonomía. Según la ley, el paciente debe consentir ante cualquier técnica, diagnóstica o terapéutica, que se le aplique. Esto implica que se debe explicar de manera adecuada en qué consiste, cuáles son los inconvenientes de dicha técnica y los motivos médicos que han llevado a elegirla. En este proceso se da la oportunidad al paciente para discutir la pertinencia o no de la misma, en atención a circunstancias relacionadas con sus deseos o valores. Por ejemplo, aunque esté indicada la implantación de un marcapasos definitivo en un paciente por un bloqueo auriculoventricular completo, si el paciente, encontrándose en posesión de sus facultades mentales y habiendo entendido los riesgos, rechaza el procedimiento, no debería hacerse. El paciente debe consentir (o no) siempre verbalmente, a menos que el procedimiento diagnóstico o terapéutico se considere invasivo, siendo entonces por escrito.

En la UCI los pacientes suelen no encontrarse competentes (en plena posesión de sus facultades mentales) debido a alteraciones en el nivel de consciencia secundarias a la sedación, la propia enfermedad o como consecuencia de un síndrome confusional. Esto impide el proceso de consentimiento informado con el propio paciente. Existen varias vías para resolver esta situación: el documento de voluntades anticipadas, el plan anticipado de cuidados o el consentimiento por representación.

El *documento de voluntades anticipadas* es «una declaración de voluntad unilateral emitida libremente por una persona mayor de edad y con capacidad de obrar plena, por menores de edad emancipados o con 16 años cumplidos, mediante la cual se indica el alcance de las actuaciones médicas u otras que sean procedentes, previstas por esta ley, solo en los casos en que concurran circunstancias que no le permitan expresar su voluntad». Este documento requiere nombrar un representante, que no necesariamente es un familiar. Desde el punto de vista práctico es incluso recomendable que no lo sea, ya que la tarea que debe llevar a cabo requiere templanza en un momento difícil desde el punto de vista emocional. Solo se acudirá a este documento cuando el paciente no sea competente para expresar por sí mismo sus decisiones.

El *consentimiento por representación* es lo más frecuente en la práctica habitual debido a que solo un pequeño porcentaje de la población tiene registrado un documento de voluntades anticipadas o en pocas ocasiones se ha reflejado en la historia clínica un plan terapéutico previo. En este caso son los familiares o allegados las personas con las que se establece el diálogo para el proceso del consentimiento informado. En algunas ocasiones el paciente había expresado en conversaciones previas lo que querría en caso de presentar una enfermedad grave, pero no siempre es así. Es importante, por ello, aliviar en la medida de lo posible el sufrimiento de los allegados para centrar la entrevista en los deseos del paciente.

2.2. Comunicación

«Hubo de pasar algún tiempo para que nos diéramos cuenta de que la abigarrada tecnología de la UCI no era más que una herramienta al servicio de la medicina clínica tradicional, y de que la comunicación humana con el paciente no podía ser sustituida por nada.»

La comunicación es fundamental en las cuestiones éticas, y la UCI no es una excepción. Es, además, una herramienta básica para el ejercicio de la actividad cotidiana de cualquier servicio de Medicina Intensiva.

2.2.1. Comunicación con el paciente y sus familiares

Un cuidado ético no es posible sin establecer relaciones y canales de comunicación.

Una de las conclusiones del trabajo llamado «Sufrimiento y su afrontamiento en la UCI» fue que las estrategias para mejorar la estancia en la unidad, tanto de pacientes como de familiares, fueron mayoritariamente la información médica, además del apoyo en el entorno familiar. Otros estudios avalan que la comunicación y una explicación clara del plan de cuidados benefician tanto a los pacientes como a sus familiares, mejorando la experiencia de todos en la UCI. También el acompañar durante la toma de decisiones (además del correcto manejo de los síntomas del paciente) resultó un elemento muy relevante para la familia.

En las encuestas sobre la satisfacción de pacientes o familiares en la UCI, la información adecuada y el acceso a los profesionales resulta clave para un buen resultado. En un estudio realizado por el intensivista G. Sirgo, los pacientes se encontraban más satisfechos con la comunicación con enfermería y menos con la establecida con el médico, mientras que cuando se les preguntaba a sus familiares, sucedía lo contrario. Esto refleja que los médicos debemos tener en cuenta al paciente, a la hora de dar la información, antes que a sus familiares, pero también pone de manifiesto que los expertos que se han centrado en el cuidado (enfermeros y auxiliares de enfermería) tienen mucho que enseñarnos.

Por otra parte, hemos visto que el respeto a la autonomía se traduce en acciones que tienen que ver con el proceso de consentimiento informado. No es posible este respeto si no se establece un canal de comunicación fluido y adecuado con el paciente o sus familiares.

No es suficiente enumerar los datos o dar por escrito la información, sino que hay que dedicar tiempo y adquirir las habilidades necesarias para ayudar a tomar decisiones que, especialmente en la UCI, son complicadas.

2.2.2. Comunicación entre los profesionales de la unidad de cuidados intensivos

La comunicación entre los profesionales de la UCI es fundamental. La Joint Commission publica cada año los objetivos clave a lograr para la seguridad de los pacientes hospitalizados. Uno de ellos es mejorar la comunicación entre los profesionales de la UCI y de estos con los del resto del hospital.

Hasta un 66 % de errores detectados en casos centinela se deben a una comunicación inadecuada. Si un paciente no está seguro, difícilmente puede considerarse bien cuidado.

Afortunadamente, cada vez existe mayor interés por la comunicación en el ámbito sanitario. Se facilita mayor información a los profesionales y se publican cada vez más estudios al respecto, lo cual es un indicador de que este tema está en el centro de las políticas sanitarias.

2.2.3. Comunicación con otros profesionales

La UCI es un servicio central del hospital, lo que implica múltiples relaciones con otros profesionales ajenos a ella. Dada la situación de los pacientes ingresados en situación crítica y el estrés general que esto genera, con frecuencia surgen conflictos. El más frecuente tiene que ver con el ingreso o no de un paciente en la UCI, ya sea por adecuación terapéutica o por motivos relacionados con la disponibilidad de camas.

Trabajar en los criterios de ingreso en UCI de manera coordinada con otros servicios del hospital (ya que estos pueden variar según las características del centro) ayuda a que estos conflictos de puedan resolver de manera más ágil si se crea un clima de acercamiento al resto de las especialidades para facilitar la colaboración.

3. Adecuación de tratamientos de soporte vital en la unidad de cuidados intensivos

3.1. Futilidad terapéutica

Las UCI atienden las formas clínicas más graves de las enfermedades, fundamentalmente aquellas en las que se produce un fracaso orgánico que precisa de medidas de tratamiento que en su mayoría requieren procedimientos invasivos. Mediante estos tratamientos, denominados «de soporte», se pretende sustituir la función del órgano en fracaso durante la fase aguda de la enfermedad con la intención de que evolutivamente vaya recuperándose.

El término «futilidad» proviene del latín, «*futilis*» y significa vano, sin efecto. En las últimas décadas del siglo pasado se produjo el debate en situaciones al final de la vida sobre si mantener tratamientos de soporte vital en pacientes con escasa posibilidad de recuperarse suponía una obstinación terapéutica que desde el punto de vista ético resultaba inadmisible. Preservar la vida a toda costa con este tipo de tratamientos de soporte generaba el conflicto ético sobre la adecuación de mantener estos tratamientos.

Hoy en día el principal problema que nos encontramos en la práctica clínica es la valoración sobre la futilidad de los tratamientos. Aunque hay casos meridianamente claros en los que la futilidad puede ser detectada, en otros tantos, debido a la incertidumbre de la práctica clínica, resulta más difícil de identificar.

En la Tabla 97-1 se enumeran las características que definen un tratamiento fútil.

Se podría definir como futilidad terapéutica aquel tratamiento médico del que razonablemente no puede esperarse que alcance sus objetivos. Por tanto, aunque en la literatura la futilidad está definida, e incluso se han definido diferentes tipos como la futilidad fisiológica, la cuantitativa o probabilística, o incluso la cualitativa, en la práctica clínica está definición no es tan clara. Sí que parece claro que, una vez identificada como tal, los profesionales sanitarios han de evitarla, y en ningún caso se debe administrar tratamiento por exigencia del paciente o sus familiares.

3.2. Adecuación de tratamientos de soporte vital

Son varios los términos que se han empleado para describir aquellas actuaciones sanitarias que tienen por objeto combatir la obstinación terapéutica evitando tratamientos fútiles. El Grupo de Trabajo de Bioética de la SEMICYUC lleva años promoviendo la utilización del término «limitación de tratamientos de soporte vital» para sustituir a la terminología clásicamente empleada, como «limitación del esfuerzo terapéutico». Aunque hay leyes autonómicas vigentes (como la Ley 2/2010, de 8 de abril, de derechos y garantías de la dignidad de la persona en el proceso de la muerte, de la Comunidad Autónoma de Andalucía) que lo siguen utilizando, realmente no expresa la situación real, ya que se siguen haciendo muchas actuaciones para mejorar el confort del paciente crítico y en ningún momento se abandona o dejan de realizarse esfuerzos por mejorar la situación clínica del enfermo.

Aunque actualmente otros autores se refieren a «adecuación de tratamiento», el concepto es mucho más amplio independientemente de la terminología utilizada, sin excluir procedimientos no sólo terapéuticos sino también diagnósticos que se consideran fútiles.

Las decisiones de limitación de tratamientos de soporte vital son, por tanto, valoraciones de futilidad consistentes en juicios pronósticos ponderados sobre la probable efectividad o inefectividad de una determinada intervención sanitaria. Son, por ende, decisiones clínicas, e idealmente han de ser tomadas en equipo con la participación tanto del personal médico como de enfermería en un proceso de deliberación ética.

Tabla 97-1. Características de la futilidad terapéutica

✓ Clínicamente ineficaz
✓ No mejora el pronóstico
✓ No mejora la repercusión sistémica, síntomas o enfermedades intercurrentes
✓ Puede producir perjuicios personales, familiares, económicos o sociales desproporcionados al beneficio esperado

Ante decisiones de tanta trascendencia, resulta fundamental aunar esfuerzos por conocer con la mayor certeza posible los hechos clínicos, y estos vienen dados por la evidencia científica, por la interconsulta de las especialidades de origen y por la valoración que atendiendo a la experiencia clínica ha de hacerse del pronóstico y de las posibles respuestas a tratamientos, ponderando riesgos y beneficios de la aplicación de estos.

Al tratarse de decisiones clínicas, es conveniente que estas sean soportadas no solo en hechos clínicos, sino que se contemplen también los valores del paciente o de sus representantes cuando por situación de incapacidad estos no puedan expresarlos. Por ello es fundamental explorar la historia de valores del paciente y tener estos presentes en la toma de decisiones.

En la Fig. 97-1 se esquematiza el proceso de toma de decisiones de limitación de tratamientos en UCI.

La comunicación con el paciente, o en su defecto por incapacidad de este con los familiares, ha de basarse en la honradez y transparencia. Ha de ser informado de forma veraz de las decisiones clínicas adoptadas, destacando el carácter colectivo de las mismas y subrayando que se trata de decisiones clínicas, para de esta forma evitar la responsabilidad de dichas decisiones tan complejas y duras a los familiares.

En los casos en los que el enfermo no es capaz para tomar decisiones sí que ocupa la familia un papel primordial para conocer cómo hubiera decidido el paciente en caso de poder decidir. Debe explorarse la existencia de voluntades vitales anticipadas y, en su defecto, si estas no existiesen, realizar la historia de valores del paciente según lo aportado por sus familiares o allegados.

Los familiares han de ser informados de manera continuada y dinámica, ofreciéndose apoyo espiritual y psicológico y garantizando unos cuidados paliativos de calidad para el paciente. En caso de no aceptación por parte de los familiares de las decisiones de limitación, se puede ofrecer un tiempo prudencial no excesivamente prolongado en el que se refuerce la comunicación para tratar el rechazo inicial que estas situaciones pueden suponer, pero no podrán adoptarse ni mantener medidas fútiles por demanda familiar, por la obligación ética de proteger al paciente.

Finalmente, hay que destacar que la limitación de tratamientos de soporte vital, al evitar tratamientos fútiles, no tiene por qué ir seguida de la muerte del paciente. En el estudio ETHICUS II, uno de cada cinco pacientes en los que se decidió la limitación no falleció. Por ello es primordial prever los posibles cursos evolutivos, flexibilizar los regímenes de visitas para facilitar el acompañamiento y garantizar unos cuidados paliativos de calidad.

3.3. Aspectos éticos en la donación de órganos en la unidad de cuidados intensivos

Dentro de los diferentes escenarios al final de la vida se contempla la suspensión de la atención médica por fallecimiento. La muerte encefálica en pacientes con terapias de soporte vital permite que pueda realizarse la donación de órganos. Los cuidados intensivos orientados a la donación contemplan el derecho de los pacientes a donar sus órganos y tejidos.

La figura del coordinador de trasplantes es clave en el proceso de información a los familiares y en la exploración cuidadosa de cuáles eran los deseos del paciente.

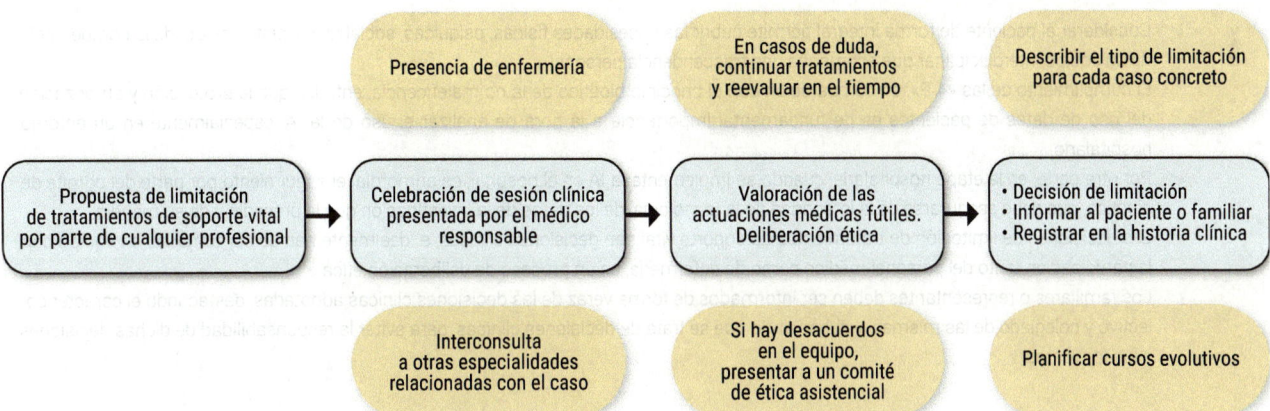

Fig. 97-1 | Proceso de toma de decisiones de limitación de tratamientos de soporte vital en la unidad de cuidados intensivos.

El hecho de que la demanda de órganos sea mayor a la oferta ha propiciado la emergencia de otras formas de donación diferentes a la muerte encefálica. La donación en asistolia se rige por el Real Decreto 1723/2012 de 28 de diciembre.

En aquellos pacientes en los que, tras valorar la futilidad de los tratamientos invasivos, se decide una limitación de tratamientos de soporte vital que puede conducir al paciente de manera inexorable a la muerte, puede plantearse la donación de órganos. Se conoce como «*donación tipo III de la clasificación de Maastricht*», solo puede ser planteada una vez que se ha establecido la decisión de limitación de tratamientos y en ningún caso esta decisión se realiza con el fin ni influida por la posibilidad de donar órganos; de hecho, lo recomendable es que la decisión de limitación de tratamientos de soporte vital sea tomada por el equipo asistencial de UCI, inhibiéndose de participar en dicha decisión el coordinador de trasplantes, que solamente intervendrá una vez que la decisión de limitar el tratamiento de soporte vital haya sido tomada.

La imposibilidad de predecir el tiempo que va a tardar en producirse el fallecimiento tras la extubación terminal hace necesario explicar a los familiares que, si este se prolonga, se puede perder la posibilidad de la extracción de órganos. Además, puede darse la circunstancia de que el paciente no fallezca, en cuyo caso los cuidados paliativos han de estar garantizados y previstos.

Es necesario aunar el respeto por el paciente en sus estadios al final de la vida (que ha de extenderse en la donación al cuerpo del cadáver), la transparencia e información a los familiares durante todo el proceso, el apoyo y la protección.

ℹ Puntos clave

✔ La relación médico-paciente en la UCI debe establecerse en un marco de confianza mutua, mediante un proceso de comunicación sincero donde médico y paciente decidan conjuntamente entre diversas alternativas posibles el tratamiento más adecuado para el paciente, basado no solo en la evidencia científica sino también en los valores, preferencias de las personas y en un marco de toma de decisiones compartidas, también en el ámbito de los cuidados críticos.

✔ La priorización de recursos escasos debe considerar criterios tanto técnicos como éticos, promoviendo la universalidad e igualdad de acceso, la equidad y la justicia distributiva, lo que constituye el foco de la ética de la salud pública, el beneficio para la población y no solo para el individuo.

✔ En el caso de que el paciente no pueda comunicarse por sí mismo, o exista una persona designada por representación al respecto, es muy relevante poner el caso en conocimiento de los comités de ética asistenciales, quienes realizarán unas recomendaciones éticas al respecto que serán consultivas, pero no vinculantes, pero que otorgan argumentación y añaden más factores a tener en cuenta en la toma de decisiones. La decisión final será del médico responsable. Son especialmente sensibles de ser consultados en los comités de ética los casos de conflictos relacionados con el final de vida, los de desacuerdo en el nivel de intensidad de los tratamientos y los de rechazo de tratamientos y cualquier conflicto de valores.

✔ Ante una pandemia es prioritario el deber ético de planificar.

✔ En pandemias catastróficas se deben adoptar objetivos prioritarios y criterios de asignación de recursos que respeten tanto el valor de la vida como la dignidad humana, que maximicen los resultados en vidas salvadas, en longevidad y calidad de vida de los sobrevivientes, y que hagan un uso eficiente de los recursos disponibles.

✔ En pandemias catastróficas se deben adoptar objetivos prioritarios y criterios de asignación de recursos que respeten tanto el valor de la vida como la dignidad humana, que maximicen los resultados en vidas salvadas, en longevidad y calidad de vida de los sobrevivientes, y que hagan un uso eficiente de los recursos disponibles.

✔ Expresado como meta prioritaria, «reducir el número de muertes/secuelas al mínimo posible» puede ayudar a facilitar las decisiones de priorización de ingreso en las UCI ante situaciones excepcionales como la pandemia COVID-19.

ℹ️ ✔ Considerar al paciente de forma integral permite cubrir las necesidades físicas, psíquicas, sociales y espirituales desde la competencia de un equipo interdisciplinar que acompaña una trascendencia personal.

El cumplimiento de las «4 P», en comparación con el principio bioético de la no maleficencia, enfatiza que la protección y autorización del uso de datos de pacientes es de fundamental importancia a la hora de analizar el uso de la IA, especialmente en un entorno hospitalario.

✔ Por otra parte, en la etapa hospitalaria, cuando se implementa la IA en el hospital, es primordial el seguimiento por parte del comité de bioética, que debe asegurarse de la integridad de la tecnología, de los datos de la investigación que la precedió y de su manejo.

✔ Las decisiones de limitación de tratamientos de soporte vital son decisiones clínicas, e idealmente han de ser tomadas en equipo con la participación tanto del personal médico como de enfermería, en un proceso de deliberación ética.

✔ Los familiares o representantes deben ser informados de forma veraz de las decisiones clínicas adoptadas, destacando el carácter colectivo y colegiado de las mismas, y subrayando que se trata de decisiones clínicas, para evitar la responsabilidad de dichas decisiones a los familiares.

Bibliografía

Avidan A, Sprung CL, Schefold JC, et al.; ETHICUS-2 Study Group. Variations in end-of-life practices in intensive care units worldwide (Ethicus-2): a prospective observational study. Lancet Respir Med. 2021;9(10):1101-10.

Beauchamp TL, Childress JF. Principles of biomedical ethics. 7ª ed. Oxford University Press; 2013.

Burdiles P, Pommier AO. El triaje en pandemia: fundamentos éticos para la asignación de recursos de soporte vital avanzado en escenarios de escasez. Revista Médica Clínica Las Condes. 2021;32(1):61-74.

Burns JP, Truog RD. Futility. A concept in evolution. Chest. 2007;132(6):1987-93.

Cabré Pericas LL, Abizanda Campos R, et al. Código ético de la Sociedad Española de Medicina Intensiva, Crítica y Unidades Coronarias (SEMICYUC). Med Intensiva. 2006;30(2):68-73.

Curtis JR. Communicating with patients and their families about advance care planning and end-of-life care. Respir Care. 2000;45(11):1385-94; discussion 1394-8.

Escudero Augusto D, Martínez Soba F, de la Calle B, et al. Intensive care to facilitate organ donation. ONT-SEMICYUC recommendations. Med Intensiva (Engl Ed). 2021;45(4):234-42.

Ley 41/2002, de 14 de noviembre, básica reguladora de la autonomía del paciente y de derechos y obligaciones en materia de información y documentación clínica. «BOE» núm. 274, de 15/11/2002. Disponible en: https://www.boe.es/buscar/act.php?id=BOE-A-2002-22188 [último acceso: Diciembre 2023].

Estella Á, Saralegui I, Rubio Sanchiz O, et al. Update and recommendations in decision making referred to limitation of advanced life support treatment. Med Intensiva (Engl Ed). 2020;44(2):101-12.

Estella Á. Ética de la investigación en el paciente crítico. 2018;42(4):247-54.

Estella Á, Velasco T, Saralegui I, et al. Multidisciplinary palliative care at the end of life of critically ill patient. Med Intensiva (Engl Ed). 2019;43(2):61-2.

Estella Á. Veteran or novice in end-of-life decision-making in intensive care medicine? Promote ethical deliberation. Med Intensiva (Engl Ed). 2020;44(3):201-2.

Gómez Rubí J, Abizanda Campos R, coordinadores. Bioética y medicina intensiva: dilemas éticos en el paciente crítico. SEMICYUC; Edika Med; 1998.

Martín-Delgado MC, Martínez-Soba F, Masnou N, et al. Summary of Spanish recommendations on intensive care to facilitate organ donation. Am J Transplant. 2019;19(6):1782-91.

Mir Tubau J, Busquets Alibés E. Principios de Ética Biomédica, de Tom L. Beauchamp y James F. Childress. Bioètica & Debat. 2011;17(64):1-7.

Montoro Lozano YM. Sufrimiento y su afrontamiento en una UCI. Universidad Católica de Valencia San Vicente Mártir; 2014. Disponible en: https://www.observatoriobioetica.org/wp-content/uploads/2015/03/Sufrimiento-y-su-afrontamiento-en-una-UCI-2.pdf [último acceso: Diciembre 2023].

Monzón Marín JL, Saralegui Reta I, Abizanda I, et al. Recomendaciones de tratamiento al final de la vida del paciente crítico. Med Intensiva. 2008;32(3):121-33.

Opdam H. Intensive care solely to facilitate organ donation-new challenges. Transplantation. 2017;101(8):1746-7.

Pellegrino ED. Futility in medical decisions: the word and the concept. HEC Forum. 2005;17(4):308-18.

Real Decreto 1723/2012, de 28 de diciembre, por el que se regulan las actividades de obtención, utilización clínica y coordinación territorial de los órganos humanos destinados al trasplante y se establecen requisitos de calidad y seguridad. «BOE» núm. 313, de 29/12/2012. Disponible en: https://www.boe.es/buscar/act.php?id=BOE-A-2012-15715 [último acceso: Diciembre 2023].

Rubio O, Estella A, Cabre L, et al. Recomendaciones éticas para la toma de decisiones difíciles en las unidades de cuidados intensivos ante la situación excepcional de crisis por la pandemia por COVID-19: revisión rápida y consenso de expertos. Med Intensiva (Engl Ed). 2020;44(7):439-45.

Slosar JP. Medical futility in the post-modern context. HEC Forum. 2007;19(1):67-82.

Spoljar D, Curkovic M, Gastmans C, et al. Ethical content of expert recommendations for end-of-life decision-making in intensive care units: A systematic review. J Crit Care. 2020;58:10-9.

Sprung CL, Cohen SL, Sjokvist P, et al. End-of-life practices in European intensive care units: the Ethicus Study. JAMA. 2003 13;290(6):790-7.

Sprung CL, Zimmerman JL, Christian MD, et al.; European Society of Intensive Care Medicine Task Force for Intensive Care Unit Triage during an Influenza Epidemic or Mass Disaster. Recommendations for intensive care unit and hospital preparations for an influenza epidemic or mass disaster: Summary report of the European Society of Intensive Care Medicine's Task Force for intensive care unit triage during an influenza epidemic or mass disaster. Intensive Care Med. 2010;36(3):428-43.

The National Commission for the Protection of Human Subjects of Biomedical and Behavioral Research. The Belmont Report (Appendix Volume I & II): Ethical Principles and Guidelines for the Protection of Human Subjects of Research. U.S. Department of Health, Education, and Welfare; 1979.

United Nations. Universal Declaration of Human Rights. United Nations; 1948.

Investigación y gestión

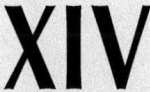

98   Escalas de valoración de la gravedad

A. García de Lorenzo y Mateos, L. Cachafeiro Fuciños y A. Agrifoglio Rotaeche

➤ **Orientación para el estudio**

En este capítulo realizamos una revisión crítica y actualizada de los criterios de isogravedad, de adecuación terapéutica y de aproximación pronóstica más frecuentes y mejor validados en el mundo del paciente adulto críticamente enfermo. Asimismo, haremos hincapié en sus limitaciones y en las expectativas de futuro.

1. Escalas de valoración del paciente críticamente enfermo: una visión ampliada

Un sistema de puntuación de la gravedad habitualmente se compone de dos partes: una puntuación o *score* (número asignado a la gravedad de la enfermedad) y un modelo de probabilidad (ecuación que nos informa sobre la probabilidad de morir en el hospital).

Aunque tradicionalmente los tres tipos de escalas empleadas en el paciente crítico son: *a)* gravedad de la enfermedad, *b)* predicción de la evolución y *c)* herramientas de soporte a la decisión, desde un punto de vista más didáctico se pueden dividir en siete grandes grupos:

- Las que se aplican en el día de ingreso: *Acute Physiology and Chronic Health Evaluation* (APACHE I-IV), *Simplified Acute Physiology Score* (SAPS I-III) y *Mortality Prediction Model* (MPM I-II)
- Las repetitivas: *Sequential (sepsis-related) Organ Failure Assessment* (SOFA), *Glasgow Coma Score* (GCS), *Organ System Failure* (OSF), *Multiple Organ Dysfuntion Score* (MODS), *Organ Dysfunction and Infection System* (ODIN), *Logistic Organ Dysfunction* (LOD), *Three-day Recalibrating ICU Outcomes* (TRIOS) y *DeepSOFA* (modelo predictivo de mortalidad basado en regresión logística con 47 variables).
- Las subjetivas: las realiza un panel de expertos que eligen las variables y asignan un «peso» a cada una según su opinión; en este grupo se incluye APACHE II-III, ODIN y SOFA.
- Las objetivas: donde las variables están basadas en regresiones logísticas y en juicios clínicos para la asignación de su «peso».
- Las de entidad específica: infección pulmonar (*Clinical Pulmonary Infection Score*, CPIS), ECMO (*Survival After Veno-Arterial*, SAVE), sepsis en quemados críticos (*American Burn Association sepsis criteria*) e hipotermia (5Ascore).
- Las de más reciente aparición: síndrome poscuidados intensivos (SPCI), paciente crítico crónico (PCC) y la enfermedad crítica persistente (ECP).
- Los algoritmos genéticos: entre los que destacan el SigniPHy™ y, más recientemente, rSigniPHy™, que presenta una más alta sensibilidad y especificidad ubicando a los pacientes en tres grupos de riesgo (bajo, moderado y alto).

El sistema de puntuación consta de dos partes: la gravedad expresada numéricamente (genéricamente hay correlación directa entre una puntuación o *score* más elevado y la gravedad de la situación clínica) y la probabilidad «calculada» de mortalidad. Las escalas numéricas de predicción de la gravedad se desarrollan, habitualmente, empleando datos prospectivos de un gran número de pacientes tomados de muchos servicios de Medicina Intensiva (SMI). La escala, por otra parte, determina la evolución al alta incluyendo la mortalidad y, ocasionalmente, la duración de la estancia (Fig. 98-1). Debemos hacer hincapié en que, aunque se deben tener en cuenta, nuestra decisión no debe de estar influida por factores como los deseos del paciente (a menos que exista un documento de últimas voluntades) o de la familia, por la experiencia clínica, por la capacidad de restricción o diferencias en las infraestructuras disponibles.

Asimismo, las escalas de puntuación se pueden clasificar en:

- **Anatómicas.** Dependen del área anatómica afecta. Se emplean principalmente en pacientes con traumatismos, como *Abbreviated Injury Scale (AIS)* o *Injury Severity Score* (ISS).
- **Terapéuticas.** Se basan en la asunción de que los pacientes verdaderamente enfermos requieren intervenciones y procedimientos más complejos que los pacientes menos graves (*Therapeutic Interventions Scoring System*, TISS).
- **Órgano-específicas.** Son similares a las terapéuticas. Cuanto más enfermo está el paciente, más órganos tiene afectados, variando bidireccionalmente desde la disfunción al fracaso orgánico (SOFA).
- **De valoración fisiológica.** Se basan en el grado de alteración de determinaciones fisiológicas medidas de forma rutinaria (APACHE, SAPS). No aportan exactamente la misma información, pues mientras que APACHE está diseñada para aportar datos de la morbilidad de un paciente dado y es útil tanto para elegir el tipo de tratamiento como para informar sobre la mortalidad predicha, SAPS está diseñado para informar de la mortalidad predicha y es una buena herramienta de evaluación comparativa (*benchmarking*), pero no refleja la mortalidad esperada de un paciente dado. Bajo un punto de vista simplista, SAPS proporciona una visión de la morbilidad de una población de pacientes. Un modelo de valoración fisiológica podría ser el *Nutric Score* (que ha sido considerada por algunos una escala nutricional). Bajo nuestro punto de vista, es una escala de inflamación que sobrevalora la edad (puntúa como ella misma y vuelve a puntuar en el APACHE II).

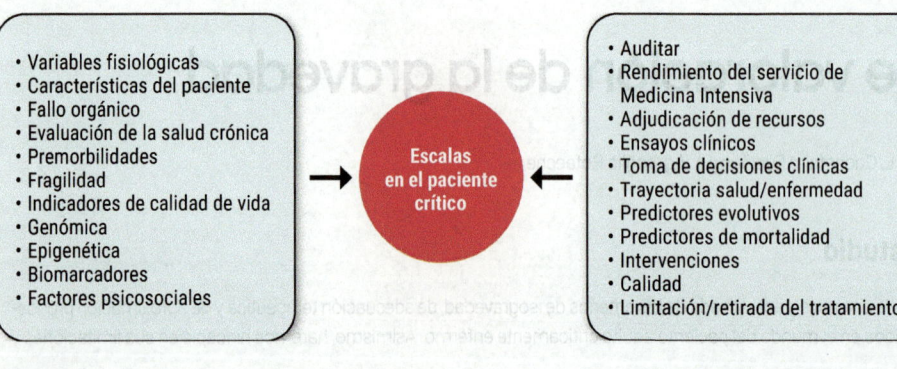

- • Variables fisiológicas
- • Características del paciente
- • Fallo orgánico
- • Evaluación de la salud crónica
- • Premorbilidades
- • Fragilidad
- • Indicadores de calidad de vida
- • Genómica
- • Epigenética
- • Biomarcadores
- • Factores psicosociales

Escalas en el paciente crítico

- • Auditar
- • Rendimiento del servicio de Medicina Intensiva
- • Adjudicación de recursos
- • Ensayos clínicos
- • Toma de decisiones clínicas
- • Trayectoria salud/enfermedad
- • Predictores evolutivos
- • Predictores de mortalidad
- • Intervenciones
- • Calidad
- • Limitación/retirada del tratamiento

✔ **Simples.** Se basan en el juicio (sobrevive o fallece).
✔ **De enfermedad específica.** En este grupo se incluye la escala Ranson en la pancreatitis, Child-Pugh o MELD (*Model for End-stage Liver Disease*) en el fracaso hepático, Baux, BauxR y Baux con lactato en los pacientes quemados.

Las principales escalas predictivas son APACHE, SAPS, *Mortality Prediction Model* (MPMo) y SOFA. Todas ellas han sido validadas y se han demostrado fiables en nuestros pacientes. Además, SOFA (y qSOFA en el caso de la sepsis extra-SMI) se han empleado como herramientas facilitadoras para identificar poblaciones de pacientes. Aunque estas herramientas también se han personalizado para poblaciones específicas, no se ha conseguido una amplia difusión en esa dirección.

Por otra parte, ninguna ha probado claramente superioridad sobre las otras en relación con su capacidad mortalidad-predictiva, aunque APACHE parece superior a las demás. Es importante que, una vez elegida la escala, sea puesta al día periódicamente para que refleje la práctica médica contemporánea y la demografía de los pacientes.

También debemos considerar que la nueva población de pacientes críticos se caracteriza por mayor edad, comorbilidades y fragilidad, todas ellas situaciones que deben tenerse en cuenta a la hora de desarrollar (o modificar) las escalas. Específicamente, en el caso de la fragilidad, se dispone de dos herramientas: *Clinical Frailty Scale* (CFS) y *Hospital Frailty Risk Score* (HFRS). En una muy reciente puesta al día (estudio multicéntrico de cohortes) que comparaba ambas escalas se demuestra que CFS tiene mejor poder discriminador con respecto a la mortalidad al año que HFRS (AUROC 0,66 versus 0,93; *p*<0,0001).

Cabe destacar que, aunque las escalas son de poca ayuda en el manejo de pacientes individuales, sí pueden ser empleadas por los investigadores en ensayos clínicos para asegurar un similar riesgo basal entre los grupos a estudio, así como por las instituciones para auditar tanto los resultados relativos a mortalidad o estancia como la utilización de recursos.

Finalmente, debemos apuntar que la razón de este capítulo no es presentar una lista interminable de escalas; para ello remitimos al lector a internet o a nuestra publicación, que recoge 158 escalas de isogravedad, terapéuticas, de órganos y sistemas, de sedoanalgesia y de cuidados intensivos pediátricos, entre otros.

2. Fundamentos

Tal y como estableció el Dr. Nicolás Serrano en su tesis doctoral, el papel fundamental de los sistemas de medida de la grave-

dad es la auditoría comparativa. La determinación del riesgo de mortalidad hospitalaria de cada paciente al ingreso en cuidados intensivos permite la estratificación de los pacientes críticos desde un punto de vista probabilístico y poblacional. Esto es importante para establecer la tasa de mortalidad estandarizada o ajustada al riesgo, que será la herramienta que permita realizar comparaciones entre distintas instituciones o dentro de una institución consigo misma en lo referente a resultados y actividad clínica del SMI.

El cálculo numérico de la probabilidad individual de mortalidad hospitalaria se puede realizar por métodos diversos, entre los que se incluyen elementos de inteligencia artificial como redes neurales y redes bayesianas, pero han sido los modelos predictivos basados en la regresión logística múltiple los que han alcanzado mayor desarrollo en el ámbito de los cuidados intensivos. Los sistemas generales de predicción de la mortalidad APACHE, SAPS y MPM son los índices predictivos o *scores* que desde hace muchos años acompañan a la Medicina Intensiva en su desarrollo. La suma aritmética de las probabilidades individuales de muerte en el hospital para cada paciente dividida por el número de pacientes proporciona la «tasa de mortalidad hospitalaria esperada» para el grupo entero de pacientes que se pretende analizar. Esta tasa esperada puede entonces compararse con la «tasa de mortalidad hospitalaria observada» en dicho grupo. El cociente entre muertes observadas y esperadas determina la «tasa de mortalidad estandarizada».

2.1. Aplicación de las escalas pronósticas en Medicina Intensiva

Los índices predictivos son medidores de probabilidad de mortalidad hospitalaria al ingreso en el SMI. En realidad, los *scores* o puntuaciones de gravedad son un intermediario que nos permitirá operar de forma logarítmica y obtener el citado valor de probabilidad en cada paciente. Las ecuaciones que transforman puntuaciones de gravedad en probabilidades de mortalidad constan de dos términos:

✔ $logit = \beta_0 + \beta_1 \chi_1 + \beta_2 \chi_2 + \beta_3 \chi_3 + \beta_4 \chi_4 + ... + \beta_k \chi_k$
✔ $Pr = e^{logit} / (1 + e^{logit})$

El primero es una suma polinómica de coeficientes β_i que se multiplican por la puntuación de gravedad y otras variables χ_i, y el segundo es un operador logarítmico que transforma el valor resultante de dicha suma en una cifra decimal entre 0 y 1, que es el valor individual de probabilidad de mortalidad hospitalaria asociada a cada paciente. La puntuación de gravedad se obtiene de parámetros fisiopatológicos y es un reflejo de la situación aguda del paciente, mientras que las otras variables pueden hacer referencia a la categoría diagnóstica o a la situación crónica del paciente. Los coeficientes β_i que las multiplican proceden de la regresión logística múltiple realizada por los autores en la cohorte de desarrollo del índice predictivo, y por lo general son dados a conocer para permitir que el índice pueda ser utilizado libremente.

A menudo se hace una interpretación equívoca del uso de las puntuaciones de gravedad y de las probabilidades de mortalidad. Es casi seguro que pacientes con idénticas puntuaciones de gravedad, pero con diagnóstico diferente, tendrán distinta probabilidad de mortalidad. Por otra parte, es preciso recordar que las probabilidades de mortalidad son un concepto estadístico que no debe utilizarse para la toma de decisiones en casos individuales. Podríamos concluir este aspecto con que el uso aislado de la puntuación de gravedad o *score* numérico es poco informativo y el de la probabilidad individual es poco ético.

Conviene recordar que las predicciones que elabora cada índice se fundamentan en la información acumulada en la cohorte de incepción que fue utilizada para su desarrollo. El paso del tiempo y las mejoras en la tecnología sanitaria hacen que los índices se desafinen y pierdan su capacidad predictiva. Una estrategia de afinación es el reajuste de los coeficientes de la suma polinómica, pero tales iniciativas se realizan a nivel de usuario, no llegan a alcanzar el uso generalizado y contribuyen a aumentar la confusión.

Desde hace décadas los autores de los índices, hoy ya corporaciones, mantienen su compromiso de mejora lanzando nuevas versiones de forma periódica. A cada uno de estos lanzamientos le siguen decenas de estudios de validación por parte de investigadores independientes que pretenden medir el grado de calibración y de discriminación del nuevo índice predictivo. La calibración compara el número observado con el número esperado de fallecimientos. La discriminación mide el grado en que el modelo distingue entre pacientes que sobreviven y pacientes que fallecen:

✔ Para llevar a cabo la validación, se calculan las probabilidades individuales de mortalidad hospitalaria de todos los pacientes de la muestra aplicando el nuevo modelo y se ordenan según valor creciente o decreciente. Es preciso realizar un seguimiento hasta el alta hospitalaria para conocer el resultado final de cada paciente en términos de mortalidad o supervivencia hospitalaria.

✔ Para medir la calibración, la muestra se segmenta en estratos (por lo general diez estratos o deciles) y se suman las probabilidades individuales de los pacientes dentro de cada decil, con lo que se obtiene una cifra que se corresponde con la mortalidad esperada para ese grupo de pacientes, que a continuación se confrontará con el número de pacientes que fallecieron, es decir, la mortalidad real u observada. Este proceso se lleva a cabo simultáneamente en todos los estratos de la muestra mediante la prueba de chi-cuadrado (χ^2), denominada «test de bondad del ajuste de Hosmer-Lemeshow». Contrariamente a lo habitual, un resultado favorable exige un valor $p > 0,05$ para poder concluir que no existen diferencias estadísticamente significativas entre lo observado y lo esperado, y que por tanto el índice goza de buena capacidad de calibración.

✔ La capacidad de discriminación del nuevo índice predictivo se determina analizando la sensibilidad y especificidad de las predicciones. El método más aceptado es midiendo de forma automatizada el área bajo la curva ROC (AUC ROC, por sus siglas en inglés). En cada medida de sensibilidad y especificidad fijamos un punto de corte distinto, de modo que la curva ROC es la representación unificada de la sensibilidad y especificidad en todos los puntos de corte posibles entre 0 y 1. Un AUC ROC de 0,5 se correspondería con la diagonal y sería equivalente el azar; en general, se requiere un valor > 0,7 para considerar una mínima capacidad de discriminación para el modelo predictivo.

Además de estas determinaciones básicas para la validación del modelo predictivo, existen otras medidas complementarias de calibración y discriminación que quedarían fuera del alcance de este capítulo.

2.2. Escalas y mortalidad: selección de un sistema de predicción

De forma ideal, los estudios independientes de validación deberían responden a una necesidad real de probar una nueva herramienta predictiva antes de ponerla en uso en nuestra práctica clínica. Tal implicación significaría que la ciencia de la predicción de la evolución en Medicina Intensiva hubiera alcanzado su madurez, pero hasta ahora es el interés académico lo que impulsa la mayoría de los estudios de validación de los modelos predictivos que utilizamos.

Sería deseable que antes de proceder al uso rutinario de cualquier modelo predictivo en nuestro medio realizáramos su validación y comparación con otros existentes para seleccionar aquella herramienta o herramientas (p. ej., *ClinCalc: Evidence-based clinical decision support tools and calculators for medical professionals*) que describan mejor el desempeño actual de nuestra institución.

No cabe duda de que el interés de los modelos predictivos de mortalidad para la estratificación de la gravedad en un SMI sigue en ascenso, pues el refinamiento de las versiones sucesivas garantiza su utilización como elementos de ayuda para la evaluación de resultados. En la aplicación de estos sistemas destacan su sencillez y bajo coste. En el pasado su mayor limitación era el tiempo consumido en la recogida de datos, pero la automatización de los SMI mediante sistemas informáticos de manejo de datos hace posible su cálculo en tiempo real y contribuye a evitar el sesgo del observador.

A día de hoy no existe un instrumento que se haya demostrado superior a la hora de predecir la mortalidad en nuestros pacientes. Por ello debemos intentar elegir el mejor validado y el que con más fiabilidad haga una predicción tanto a nivel institucional como regional o nacional. También es importante su facilidad de uso, el coste y su frecuente actualización. Habitualmente empleamos APACHE, SAPS, MPMo y SOFA, pero muchas veces no estamos alerta de sus limitaciones específicas (p. ej., SAPS III infraestima la mortalidad en pacientes con cáncer y trasplante de órgano sólido mientras que SOFA es más útil en el paciente séptico). APACHE IV parecer ser el más fiable a la hora de predecir la mortalidad, pero al no ser público, se convierte en una herramienta costosa. Y por otra parte, aunque proporciona algoritmos que predicen el tiempo de estancia y está menos influido por el *case-*

mix, no se puede emplear fuera de los SMI de los Estados Unidos. En contraste, otros sistemas fáciles de usar, baratos y aplicables internacionalmente (SAPS) no aportan fiabilidad sobre la estancia y presentan más susceptibilidad al *case-mix*.

Por último, debemos hacer una mención especial a los *Early Warning Scores* (EWS), que presentan la peculiaridad de ser bastante inespecíficos (heterogeneidad del paciente, baja sensibilidad y alta mortalidad), por lo que no han demostrado un valor de cribado en los estadios precoces de la patología crítica. En los resultados del estudio de Nestor *et al.*, la mayor parte de los pacientes evaluados no reciben cuidados críticos, y hay que destacar que la mayoría de los pacientes que ingresan en sus SMI no han sido evaluados. Los autores deducen que son medidores de baja sensibilidad en nuestros pacientes: altas puntuaciones predicen una mayor posibilidad de ingreso, pero no mayor mortalidad, lo que sugiere que se están empleando como una ayuda a la decisión, pero no como un verdadero criterio de isogravedad. En las conclusiones veremos que este enfoque está sufriendo un proceso de revisión en profundidad.

Por otra parte, también debemos referir que hay firmes defensores del empleo del *National Early Warning Score* (NEWS/NEWS2) para predecir, con criterios de seguridad, a qué servicio debe ir el paciente una vez dado de alta de un área crítica determinada, habiéndose demostrado un alto nivel de discriminación para los pacientes coronarios y de cirugía cardíaca en comparación con otros modelos de pacientes críticos.

3. Características generales y clasificación de los sistemas predictivos

El sistema ideal debería cumplirá las siguientes condiciones (aunque actualmente ninguna las cumple al completo):

- Basarse en variables rutinarias y fáciles de registrar.
- Bien calibrado.
- Alto poder de discriminación.
- Aplicable a todas las poblaciones de pacientes (excepto los específicos: quemados, hipotermia, etc.).
- Poder emplearse en diferentes países.
- Tener capacidad de predecir la funcionalidad y la calidad de vida al alta del SMI.

Los modelos se suelen subdividir en cuatro tipos:

- **Inflamación (SIRS), contrainflamación (CARS) y respuesta equilibrada (MARS).** Los criterios SIRS (síndrome de respuesta inflamatoria sistémica, que es una forma maligna de inflamación intravascular) posiblemente constituyan el índice más antiguo y más frecuentemente subestimado. Entre otras críticas, se ha aducido que «la terminología no ayuda a entender el problema de base y ya tenemos bastantes problemas con otros términos; demasiado sensible y poco específico; puede retrasar la búsqueda de la infección; no refleja la gravedad de la enfermedad». Nuestra opinión está en desacuerdo con la cita antedicha pues debemos tener en mente que los cuatro criterios que definen al SIRS son medidas (no específicas) de gravedad fisiológica más que manifestaciones distintivas de un proceso nosológico determinado. Nuestra opinión es que el

SIRS debe der «interpretado correctamente» y para ello no se debe hacer una lectura simplista y dicotómica: estás en SIRS [dos o más criterios] o no estás en SIRS. Es decir: una situación «clásica» de SIRS (dos criterios) conlleva una mortalidad del 7 %, pero si cumple tres criterios, la mortalidad aumenta al 10 %, y si cumple cuatro criterios, la mortalidad se dispara al 17 % (casi igual a la de la sepsis). Ahora bien, no todo es SIRS, también debemos hablar de CARS (síndrome de respuesta compensatoria antiinflamatoria): HLA-DR monocitarias < 39 % y/o capacidad disminuida de los monocitos para producir citocinas proinflamatorias (TNF-α o IL-6). Y finalmente de MARS (síndrome de respuesta intermedia), más difícil de encontrar en clínica y definido como parámetros de SIRS en pacientes CARS. Cabe destacar que en el caso del SIRS-sepsis en pacientes quemados críticos se ha publicado una nueva escala de seis criterios (de los que se deben cumplir tres o más) y, al igual que el SIRS, nos ayuda, ante la presencia de infección documentada, al diagnóstico de sepsis (Tabla 98-1). Lamentablemente esta escala no ha sido validada en otros tipos de entidades nosológicas, y decimos lamentablemente pues incluye parámetros metabólicos y de tolerancia gastrointestinal.

- **Anatómicos.** Dependen del área anatómica afecta. Principalmente se emplean en los pacientes traumáticos (ISS o AIS) y quemados (Baux).
- **Terapéuticos.** Se basan en la asunción de que los pacientes más graves requieren intervenciones y procedimientos más complejos (TISS).
- **Órgano-específicos.** Son parecidos a los terapéuticos; cuanta mayor gravedad, más sistemas orgánicos están afectos (disfunción versus fracaso). El paradigma de modelo es el SOFA, cuyas características son:
  - Se debe realizar diariamente (o al menos cada 2 días).
  - Contempla seis órganos o sistemas.
  - La gravedad se clasifica de 1 a 4, considerándose 1-2 situación de disfunción y 3-4 situación de fracaso.

Tabla 98-1. Síndrome de respuesta inflamatoria sistémica y sepsis en quemados críticos

Sepsis: cambios clínicos vinculados a infección, diagnóstico presuntivo, se inicia tratamiento antibiótico

Deben cumplirse tres o más de los siguientes:
- Temperatura > 39 °C o < 36,5 °C
- Taquicardia progresiva > 110 lpm
- Taquipnea progresiva:
  - No ventilados > 25 rpm
  - Ventilados: ventilación minuto > 12 L/min
- Trombocitopenia (después del día 3) < 100.000/μL
- Hiperglucemia:
  - Glucemia > 200 mg/dL
  - Resistencia a la insulina (< 7 UI/h) / Incremento > 25 % en 24 horas
- Imposibilidad de alimentación enteral en 24 horas:
  - Distensión abdominal/retención
  - Diarrea > 2.500 mL/día

Se requiere infección documentada:
- Cultivos positivos
- Identificación de patógenos en tejidos
- Respuesta clínica a los antimicrobianos

⊘ Se debe leer no solo en su valor total sino atendiendo a la disfunción (alteración evolutiva) o fracaso (evento dicotómico), pues no es igual un SOFA de 12 puntos que sume seis disfunciones (de 2 puntos cada una) que un SOFA de 12 puntos que sume tres fracasos (de 4 puntos cada uno). El primero estará sensiblemente menos grave y tendrá mejor pronóstico, mientras que el segundo podría alcanzar una mortalidad del 85 %.

⊘ Un SOFA total > 15 indicaría una mortalidad > 90 %.

⊘ Asimismo, no hay que desdeñar la valoración del delta-SOFA evolutivo (realizado diariamente o cada 2 días). Ello se basa en que un incremento de la puntuación en las primeras 48 horas predice una mortalidad > 45 % sea cual sea la puntuación inicial.

Resulta interesante la lectura del trabajo de Sekulic *et al.* Los autores concluyen que tanto APACHE II como SAPS II (medidos al ingreso en el SMI) son muy buenas herramientas predictoras de complicaciones. El MPM II al 7º día presenta el mejor poder de discriminación, seguido del SOFA al 7º día y del MPM II a las 48 horas. El MPM II al 7º día presenta la mejor calibración, seguido del SOFA al 7º día y del APACHE II.

4. Otros mundos: paciente crítico crónico, enfermedad crítica persistente y COVID-19

4.1. Paciente crítico crónico

El SPCI y el PCC comparten un patrón similar, aunque mucho más llamativo en el PCC. Este patrón se denomina síndrome de inflamación, inmunosupresión y catabolismo persistente.

La situación de PCC se presenta cuando el sistema inmune entra «en pánico» como respuesta tanto a la agresión como a las diversas terapias. Se caracteriza por los parámetros descritos en la Tabla 98-2. En este momento la médula ósea libera un gran número de células inmaduras que tienen efectos mixtos sobre el paciente: causan mayor inflamación y no protegen al organismo con la misma eficacia que las células maduras.

El PCC sobrevive a la agresión inicial pero no tiene una recuperación suficiente como para ser dado de alta de Medicina Intensiva tras la resolución del proceso agudo debido a presentar fallo o fallos orgánicos persistentes (habitualmente fallo respiratorio y neuromuscular). Se caracteriza por:

⤫ Bajo, pero persistente, nivel de inflamación.
⤫ Depresión de la inmunidad adaptativa.
⤫ Apoptosis difusa.
⤫ Pérdida de masa magra, síndrome de depleción.
⤫ Mala cicatrización y úlceras por presión.
⤫ Se debería trasladar a una unidad de críticos crónicos (SMI de larga estancia o baja demanda).

4.2. Enfermedad crítica persistente

Más recientemente se ha referido un nuevo concepto o entidad, la ECP, definida como el momento en el que el diagnóstico y

Tabla 98-2. Síndrome de inflamación, inmunosupresión y catabolismo persistente

Determinantes clínicos	Parámetros
Persistente	Estancia en el SMI > 14 días
Inflamación	PCR > 50 µg/dL
Inmunosupresión	Recuento total de linfocitos < $0,80 \times 10^9$/L
Catabolismo	⤾ Pérdida de peso > 10 % durante la hospitalización o IMC < 18 ⤾ ICA < 80 % ⤾ Albúmina < 3,0 g/L ⤾ Prealbúmina < 10 mg/dL ⤾ RbP < 10 µg/dL

ICA: índice creatinina-altura; IMC: índice de masa corporal; PCR: proteína C reactiva; RbP: proteína de unión al retinol; SMI: servicio de Medicina Intensiva.

la gravedad al ingreso dejan de ser los mejores predictores de la mortalidad intrahospitalaria. Se suele presentar a partir del 9º día postingreso y es una situación dinámica que se define como una cascada de problemas clínicos y propensión a desarrollar fallos orgánicos nuevos y tardíos. Sus parámetros se describen en la Tabla 98-3.

4.3. COVID-19

Se ha descrito que el APACHE II infraestima el riesgo de muerte en la COVID-19. Tal y como describen Endo *et al.*, no queda claro si las herramientas convencionales de predicción de riesgo son aplicables en los pacientes COVID-19 en situación crítica. Los autores, empleando datos de la Japanese Intensive Care Database (444 pacientes), encuentran una gran pobreza de resultados en cuanto a discriminación y calibración utilizando APACHE II, APACHE III-j, SAPS II y el JROD₂₀₁₉ (*Japan Risk of Death*, modelo que recalibra el APACHE III-j), pues mientras que los tres primeros sobreestiman el riesgo de mortalidad, el JROD₂₀₁₉ lo infraestima. Algo similar se ha descrito con el *Nutric* y *mNutric Score*.

5. Conclusiones

Relacionado con los avances médicos se ha objetivado un verdadero cambio en las características de los pacientes que ingresan en los SMI, con una más elevada proporción de pacientes mayores que presentan alta incidencia de comorbilidades a la par que fragilidad, lo que, como sabemos, se asocia a un peor pronóstico. Por esta razón, Desai y Gross indican que se requiere una continua y mantenida actualización (y quizá refinamiento) de las actuales escalas de valoración de gravedad.

Por otra parte, la continua evolución e implementación de la historia clínica electrónica y herramientas como SAVANA, que recogen, almacenan y analizan gran variedad de datos, nos sugiere que en breve tendremos una nueva generación de escalas más sofisticadas que podrán incorporar comorbilidades, fragilidad, biomarcadores, epigenética y genómica. Todo ello debería conllevar

Tabla 98-3. Enfermedad crítica persistente

Características	Marcador clínico potencial	Explicación biológica
Persistente	✔ Hemoglobina disminuida	✔ Supresión de la eritropoyesis y embotada respuesta a la eritropoyetina
Inflamación	✔ Proteína C reactiva elevada ✔ Recuento de neutrófilos elevado	✔ Marcador discriminatorio de enfermedad aguda ✔ Activación de la propagación de la inflamación
Inmunosupresión	✔ Recuento de linfocitos bajo ✔ Razón neutrófilos/linfocitos elevada	✔ Disfunción de la inmunidad adaptativa que conlleva infecciones recurrentes ✔ Marcador putativo de las respuestas inmunitarias innatas y de adaptación
Catabolismo	✔ Razón urea/creatinina elevada ✔ Albúmina disminuida ✔ Pérdida de masa muscular esquelética	✔ Metabolismo de los aminoácidos movilizados desde las proteínas musculares ✔ Reducción del recambio proteico relacionado con la mortalidad ✔ Resultado de disbalance anabólico-catabólico

modelos de mayor fiabilidad, complejidad (sistema digestivo, metabólico, muscular) y precisión, aunque puede aumentar el problema de hallazgos secundarios o incidentales, lo que limitaría su uso. Por otra parte, no es desdeñable la información sobre gestión, duración de estancia en el SMI y en el hospital, así como morbilidad y calidad de vida post-SMI.

No podemos olvidar lo comentado sobre los EWS, pues una reciente puesta al día del National Institute for Health and Care Excellence (NICE) hace hincapié en su bondad para alertar del deterioro intrahospitalario de los pacientes críticos adultos. Para ello emplea el NEWS2, basado en seis parámetros (frecuencia respiratoria, saturación de oxígeno, presión sistólica, frecuencia cardíaca, nivel de consciencia y/o inicio de estado confusional y temperatura). Se adjudica una puntuación de 0, 1, 2 o 3, considerándose bajo riesgo si puntúa de 1 a 4, bajo-medio riesgo si puntúa 3 en un solo parámetro, riesgo medio si puntúa de 5 a 6, y alto riesgo si puntúa ≥ 7. El paciente en medio y alto riesgo debe ser valorado por el intensivista y posiblemente trasladado al SMI.

Finalmente, estamos completamente de acuerdo con Steyerberg en que, así como se podría mejorar la calibración con cierta facilidad en cualquier tipo de escala, la discriminación solo podría mejorar poniendo al día los coeficientes de cada predictor o añadiendo otros predictores de relevancia.

ℹ Puntos clave

✔ Los sistemas de medida de la gravedad, conocidos coloquialmente como *scores*, son aproximaciones a la gravedad de la enfermedad que se emplean como predictores de la evolución (típicamente mortalidad) de diferentes poblaciones de pacientes críticos. Debemos recordar que no son útiles para la predicción en pacientes individuales. Además, todos ellos requieren validación, solo se deben aplicar en los pacientes críticamente enfermos y necesitan de frecuentes redefiniciones.

✔ Un sistema de puntuación habitualmente se compone de dos partes: el *score* (o puntuación propiamente dicha) y un modelo de probabilidad (ecuación que nos indicaría la probabilidad de fallecer en el hospital de un paciente dado). El modelo refina la capacidad de las escalas para emplearse en la comparación de varios grupos de pacientes y decidir el tratamiento, la clasificación o los análisis comparativos. Ello nos ayuda en la toma de decisiones.

✔ Un modelo preciso debe tener un alto poder predictivo desde el primer día, no debe presentar limitaciones secundarias a puntos de corte y debe ser calculado de acuerdo a fórmulas establecidas (y bien conocidas) con coeficientes β-específicos.

✔ La transformación de la escala de gravedad en un modelo de probabilidad de fallecer en el hospital debe emplear una ecuación de regresión logística.

Bibliografía

Badawi O, Liu X, Hassan E et al. Evaluation of risk models adapted for the use as continous markers of severity of illness throughout the ICU stay. Crit Care Med. 2018;46:361-7.

Binney ZO, Quest TE, Feingold PL, et al. Feasibility and economic impact of dedicated hospice inpatients units for terminally ill ICU patients. Crit Care Med. 2014;42:1074-80.

Bouch DC, Thompson JP. Severity scoring systems in the critically ill. Contin Educ Anaesth Crit Care Pain. 2008;8:181-5.

Desai N, Gross J. Scoring systems in the critically ill: uses, cautions and future directions. BJA Education. 2019;19:212-8.

Endo H, Ohbe H, Kumasawa J, et al. Conventional risk prediction models fail to accurately predict mortality risk among patientes with coronavirus disease 2019 in intensive care units: a difficult time to assess clinical severity and quality of life. J Intensive Care. 2021;9:42.

Gan CC, Learmonth GP. Developing an ICU scoring system with interaction terms using a genetic algorithm. Computer Sci. arXiv:1604.06730

García de Lorenzo A, editor. Scores pronósticos y criterios diagnósticos en el paciente crítico. 2ª ed. Ediciones Ergón; 2006.

Haines RW, Zolfaghari P, Wan Y, et al. Elevated urea-to-creatinine ratio provides a biochemical signature of muscle catabolism and persistent critical illness after major trauma. Intensive Care Med. 2019;45:1718-31.

Kahn JM, Le T, Angus DC, et al. The epidemiology of chronic critical illness in the United States. Crit Care Med. 2015;43:282-7.

Kelly MA. Manaker S, Finlay G. Predictive scoring systems in the intensive care unit. UpToDate 2022.

Kramer AA. A continuosly updated predictive analytics model for the timely detection of critically ill patients with a high risk of mortality. Med Res Archives. 2019;7(11).

Kramer AA. Using genetic algorithms to identify deleterious patters of physiologic data for near real-time prediction of mortality in critically ill patients. Informatics in Medicine Unlocked. 2021;26:100754.

Lam NN, Hung N, Duc NM. Prognosis value of revised Baux score among burn patients in developing country. Int J Burn Trauma. 2021;11:197-201.

Liberti A, Piacentino E, Umbrello M, et al. Comparison between Nutric Score and modified Nutric Score to assess ICU mortality in critically ill patients with COVID-19. Clin Nutr ESPEN. 2021;44:479-82.

Machado dos Reis A, Goncalvez AV, Mroreira LF. Nutric Score use around the world: a systematic review. Rev Bras Ter Intensiva. 2019;31:379-85.

Maslove DM. With severity scores updated on the hour, data science inches closer to the bedside. Crit Care Med. 2018;46:480-1.

Michel P, Fadel F, Ehrmann S et al. Prognosis of very elderly patients after intensive care. J Clin Med. 2022;11:897.

Muscedere J, Waters B, Varambally A, et al. The impact of frailty on intensive care unit outcomes: a systematic review and meta-analysis. Intensive Care Med. 2017;43:1105-22.

Nelson JF, Cox Ce, Hope AA, et al. Chronic critical illness. Am J Resp Crit Care Med. 2010;182:446-54.

Nestor CC, Donnelly M, Connors S, et al. Early warning scores and critical care transfer – patient heterogenicity, low sensitivity, high mortality. Irish J Med Sci. 2022;191:119-26.

Okada Y, Matsuyama T, Hayashida K et al. External validation of 5A score model for predicting in-hospital mortality among the accidental hypothermia patients: JAAM-Hypothermia study 2018-2019 secondary analysis. J Intensive Care. 2022;10:24.

Ramnarian D, Aupers E, den Oudsten B, et al. Postintensive Care Syndrome (PICS): an overview of the definition, etiology, risk factors, and posible counseling and treatment strategies. Expert Rev Neurother. 2021;21(10):1159-77.

Rapsang AG, Shyam DC. Scoring systems in the intensive care unit: A compendium. Indian J Crit Care Med. 2014;18:220-8.

Rawal G, Yadav S, Kumar R. Post-intensive care syndrome: an overview. J Trans Intern Med. 2017;5:90-2.

Roedl K, Jarczak D, Boenish O, et al. Chronic Critical Illness in patients with COVID-19: Chracteristics and outcome of prolonged intensive care thepapy. J Clin Med. 2022;11:1049.

Sekulic AD, Trpkovic SV, Pavlovic AP, et al. Scoring system in assessing survival of criticallly ill ICU patients. Med Sci Monit. 2015;21:2621-9.

Serrano N. Validación de los sistemas de clasificación de gravedad en el paciente crítico TISS, APACHE II y III, SAPS II y MPM II. Tesis Doctoral. Universidad Autónoma de Madrid; 1996.

Shickel B, Loftus TJ, Adhikar L, et al. DeepSOFA: A continous acuty score for critically ill patients using clinically interpretable Deep Learning. Scientific Reports. 2019;9:1879.

Steinwall I, Elmasy M, Abdelrahman I, et al. Addition of admission lactate levels to Baux score improves mortality prediction in severe burns. Scientific Reports. 2021;11:18038.

Stephens JR. Stumpfle R, Patel P, et al. Analysis of critical care severity of illness scoring systems in patients with coronavirus disease 2019: a retrospective analysis of three UK ICUs. Crit Care Med. 2021;49:e105-e-109.

Subramaniam A, Ueno R, Tiruvoipat R, et al. Comparison of the predictive ability of clinical frailty scale and hospital frailty risk score to determine long-term survival in critically ill patients: a multicentre retrospective cohort study. Crit Care. 2022;26:121.

Vincent JL, Dear SIRS, I'm sorry to say that I don't like you. Crit Care Med. 1997;25:372-4.

Yan J, Hill WF, Rehou S, et al. Sepsis criteria versus clinical diagnosis of sepsis in burn patients: A validation of current sepsis scores. Surgery. 2018;164:1241-5.

Zaidi H, Bader-El-Den M, McNicholas J. Using the National Early Warning Score (NEWS/NEWS 2) in different Intensive Care Units (ICUs) to predict the discharge location of patients. BMC Public Health. 2019;19:1231.

99 Metodología de investigación en las ciencias de la salud

J. L. García Garmendia

◢ Orientación para el estudio

En este capítulo se trata de introducir al lector en los conceptos fundamentales de la metodología de investigación en las ciencias de la salud, con el fin de que sea capaz de plantear preguntas de investigación y orientarse en los pasos fundamentales para el diseño y análisis de estudios.

1. Introducción

La investigación es una herramienta básica para el avance de las ciencias de la salud. El método científico tiene reglas que permiten la formulación de nuevas hipótesis, su comprobación experimental y la generación de nuevas hipótesis a partir de las ya evaluadas. El conocimiento del método científico es necesario para entender e interpretar adecuadamente estos avances.

2. Conceptos generales

2.1. El método científico

La investigación podría definirse como la búsqueda, descripción y explicación de la realidad, que en ocasiones permite su manipulación y aprovechamiento. Para este objetivo, el proceso metodológico clásico es el método inductivo-deductivo: desde los datos inducimos hipótesis, y desde estas, deducimos nuevos datos que confirman o no estas hipótesis. Sin embargo, la realidad biológica se comporta de un modo más anárquico, aunque reiterativo. La «experiencia clínica» es la capacidad basada en la observación de los pacientes que nos permite conjeturar el diagnóstico más probable integran-do los datos que vamos obteniendo en su examen. La aparen-te impredecibilidad de la práctica clínica hace afirmar que la medicina, como ciencia biológica, no es una ciencia exacta.

Una ciencia exacta sería aquella en la que se genera conocimiento reproducible basado en hipótesis cerradas con magnitudes fijas y conocidas. Pero para realizar una aplicación práctica a la realidad, necesitamos hacer «experimentos». Y estos se aproximarán a la realidad esperada pero no serán iguales, por lo que habrá que repetir el experimento un número n de veces. Esto nos permitirá hacer una estimación de la realidad basada en la hipótesis, que tendrá un «error de estimación». Cualquier hipótesis científica se verifica en la realidad con un grado de error que depende de numerosas variables, controlables o no, pero que se deben conocer y asumir.

Por tanto, el planteamiento de una investigación científica so-bre una determinada realidad es:

✔ Estimar la realidad que se quiere objetivar (una media de edad, una tasa de mortalidad, un índice de complicaciones, una diferencia de eficacia entre dos tratamientos, etc.).
✔ Conocer el margen de error con que se obtiene dicha estimación.
✔ Valorar si esta realidad es relevante y el margen de error con que la conocemos es admisible.

2.2. La causalidad

Una vez nos hemos adentrado en la «realidad» que queremos conocer, nuestro objetivo debe ser conocer las causas de un determinado padecimiento para poder ponerle remedio. Mediante la investigación clínica intentamos establecer causas y controlar efectos. Ello parte de la idea de que existen causas identificables que producen efectos mensurables. Una definición funcional de la causa de un efecto dado podría ser: «Cualquier factor, condición o característica, cuya supresión elimina la posibilidad de que se produzca el efecto». Según esta definición, existirían además los llamados «factores de riesgo», que son aquellos «factores asociados al efecto, que sin ser causas propiamente, pueden favorecer que el agente causal actúe». Una dificultad asociada es que con frecuencia existen «factores concomitantes» relacionados con la causa o con el factor de riesgo que pueden ser considerados equívocamente como si fueran uno de estos.

Realmente, con el método científico, podemos establecer asociaciones que debemos valorar como indicios de causalidad. Bradford Hill estableció nueve rasgos que incrementan el valor de una asociación como posible causa y que se muestran en la Tabla 99-1.

2.3. La pregunta de investigación

La pregunta de investigación es la cuestión que queremos resolver con el estudio, y es por tanto lo más importante de este. Debe formularse de una manera clara y objetiva, con:

✔ Sentido: tiene que haber una hipótesis subyacente que incorpore una lógica a la pregunta.

Tabla 99-1. Criterios de causalidad de Bradford Hill

1. **Fuerza de la asociación:** cuanto más intensa sea la relación, más verosímil es la hipótesis subyacente
2. **Plausibilidad biológica:** que no contradiga los conocimientos biológicos imperantes
3. **Especificidad:** es más probable que una causa lo sea de un efecto cuando está asociado de manera específica
4. **Secuencia temporal correcta:** las causas deben preceder a los efectos
5. **Consistencia:** que la repetición de estudios en otros ámbitos produzca resultados similares
6. **Gradiente biológico:** a más causa, más efecto
7. **Coherencia:** la hipótesis no debe contradecir hechos científicos ya constatados
8. **Indicios experimentales:** al manipular la causa, se modifica el efecto
9. **Analogía:** que el mecanismo causal invocado sea análogo al observado en otros problemas relacionados

✔ Pertinencia: debe ser una investigación necesaria y apropiada en el momento presente.
✔ Plausibilidad: la hipótesis debe tener coherencia interna desde el punto de vista científico.
✔ Interés: debe generar percepción de utilidad en la comunidad científica, bien sea por avanzar en el conocimiento o por tener utilidad clínica.
✔ Factibilidad: es el requisito que obliga a valorar si la investigación puede o no ser realizada.
✔ Defensa: la investigación será evaluada, criticada y mejorada por los pares.

La pregunta puede referirse al conocimiento básico o clínico, debe tener un marco ético en el que se minimice el daño a personas y debe aportar algún tipo de novedad al conocimiento existente. La formulación de la pregunta debe ser clara, concreta, específica y reproducible.

2.4. Investigación en el enfermo crítico

Los enfermos críticos se atienden en un momento concreto de su enfermedad en el que requieren muchos cuidados. Se realizan así una gran cantidad de pruebas y tratamientos, y existen muchos datos a disposición del investigador para ser analizados. Además, hay variables fisiopatológicas de rápida obtención, y el desenlace de mortalidad es suficientemente frecuente como para generar estudios con este objetivo. Por el contrario, la propia definición de enfermo crítico y de los síndromes patológicos es compleja y heterogénea, el tener intervenciones múltiples complica la evaluación de la causalidad, no se puede controlar todo el proceso de la enfermedad, los tamaños de muestra no suelen ser grandes y los horarios no facilitan el trabajo. Todo ello genera grandes retos para el investigador del paciente crítico.

2.5. Ética de la investigación

En las investigaciones se «hace uso» de personas y sus datos para poder avanzar en el conocimiento. Por ello es imperativo minimizar el posible daño infligido y asegurar que el paciente y su familia conocen y asumen los riesgos de participar en la investigación.

Son múltiples los criterios éticos establecidos para hacer participar a pacientes en los estudios, y entre ellos debemos destacar:

✔ La participación de un paciente en un estudio debe ser siempre voluntaria, debe conocer y asumir los riesgos y puede dejar de participar cuando lo desee.

✔ No se puede someter a un paciente a riesgos inasumibles en el marco de una investigación, bien porque la prueba diagnóstica o terapéutica propuesta sea demasiado arriesgada para el padecimiento, bien porque el uso de placebo sea inaceptable al sustraer posibilidades de tratamiento.
✔ El mero conocimiento y registro de datos de los pacientes de cualquier tipo requiere protección y debe ser comunicado y aceptado.
✔ La participación en un estudio no puede de antemano reducir las posibilidades de recuperación de una enfermedad.
✔ Es imprescindible mantener transparencia absoluta hacia los pacientes sobre los procedimientos realizados en el marco de una investigación.

Debe recordarse que un ensayo clínico es un experimento, no una oportunidad para el paciente. No se puede abusar de la confianza y del principio de autoridad inherentes a la relación médico-paciente, sobre todo en procesos graves o críticos. Existe una responsabilidad social sobre la investigación, puesto que se utilizan recursos e información personal, y se generará conocimiento aplicable basado en ella. Por tanto, es necesario un máximo respeto en el diseño y en la veracidad de los datos que se obtienen y comunican.

Cabe recordar la principal **normativa bioética** hasta la fecha.

✔ Informe Belmont (1979).
✔ Convenio de Oviedo (1997) para la protección de los derechos humanos y la dignidad del ser humano con respecto a las aplicaciones de la Biología y la Medicina.
✔ Ley 41/2002, de 14 de noviembre, básica reguladora de la autonomía del paciente y de derechos y obligaciones en materia de información y documentación clínica.
✔ Directrices internacionales sobre investigación con seres humanos, CIOMS 2002.
✔ Ley 14/2007, de 3 de julio, de Investigación biomédica.
✔ Declaración de Helsinki (2013) de la Asociación Médica Mundial sobre Principios éticos para las investigaciones médicas en seres humanos.
✔ Ley Orgánica 3/2018, de 5 de diciembre, de Protección de Datos Personales y garantía de los derechos digitales.

3. Diseño de estudios

El diseño de un estudio es el armazón metodológico en el que descansa la estrategia para conocer la respuesta a una pregunta de investigación. Para cada hipótesis, puede haber varias formas de elaborar un diseño adecuado, en consonancia con la estructuración de la hipótesis, el análisis que se haya de realizar y las posibilidades reales de llevarlo a cabo. Los estudios de investigación pueden ser **estudios de información**, cuyo objetivo es describir la realidad sin valorar hipótesis, y **estudios de investigación**, cuyo objetivo es contrastar hipótesis de investigación, que pueden haberse formulado gracias a los estudios descriptivos. La observación de un fenómeno clínico puede caracterizarse por su momento de ocurrencia y por la direccionalidad respecto al evento de estudio. Si la observación se inicia antes de la exposición y la respuesta, se denomina **prospectivo**. Si es posterior a la respuesta, se denomina **retrospectivo**, y si está entre la exposición y la respuesta, **ambispectivo**.

3.1. Estudios descriptivos

Su objetivo es explorar la realidad y plantear hipótesis. En este grupo se incluyen las series de casos, los estudios transversales y los estudios sobre pruebas diagnósticas.

3.1.1. Series de casos

Se trata de grupos de casos caracterizados por alguna singularidad, por ser infrecuentes o por describir una entidad no previamente descrita. Solo aquellos que aportan novedades reales tienen interés.

3.1.2. Estudios transversales

Son los estudios de prevalencia, que estudian una determinada característica en la población en un corto intervalo de tiempo. Su finalidad es describir la asociación **puntual** de determinado rasgo en la población, y sirven para detectar problemas de salud y planificar estrategias de control sanitario. Su valor se ve directamente influido por la relación entre el período de duración de la enfermedad o característica a estudiar y el intervalo de tiempo que analiza. No permiten establecer relaciones causales.

3.1.3. Estudios sobre pruebas diagnósticas

Los estudios sobre pruebas diagnósticas describen el comportamiento de una prueba para diagnosticar una situación o un proceso. Pueden utilizarse para establecer marcadores pronósticos. Los indicadores de validez de una prueba son la sensibilidad y especificidad:

✔ La **sensibilidad** es la proporción de sujetos con la enfermedad que tienen un resultado positivo.
✔ La **especificidad** es la proporción de sujetos no enfermos que tienen un resultado negativo.

Estos indicadores se modifican poco cuando varía la prevalencia de la enfermedad en la población a la que se aplica la prueba diagnóstica, aunque sí pueden variar en función de la gravedad o extensión de la enfermedad. Nos interesan pruebas muy sensibles en caso de enfermedades graves pero curables o cuando un falso positivo no implica graves perjuicios psíquicos o económicos. Y se precisarán pruebas muy específicas en enfermedades graves pero incurables o cuando el perjuicio de un falso positivo es muy grande.

Los valores predictivos permiten valorar la utilidad de una prueba diagnóstica en la clínica:

✔ El **valor predictivo positivo** determina la proporción de sujetos con prueba positiva que están realmente enfermos
✔ El **valor predictivo negativo** define la proporción de sujetos con la prueba negativa que no tienen la enfermedad.

Este es el sentido en que utilizamos las pruebas diagnósticas en la práctica clínica habitual. Ambos índices dependen directamente de la prevalencia de la enfermedad en la población a la que se aplica, es decir, de la **probabilidad pretest**.

Otra forma de analizar los resultados de una prueba diagnóstica es a través de los cocientes de probabilidad (*likelihood ratios*):

✔ El **cociente de probabilidad positivo** es el cociente entre la sensibilidad y el complementario de la especificidad, y se interpreta como la probabilidad de encontrar un resultado positivo en el grupo de enfermos respecto a encontrarlo positivo en el grupo de no enfermos.
✔ El **cociente de probabilidad negativo** es el cociente entre el complementario de la sensibilidad y la especificidad, y se interpreta como la probabilidad de encontrar un resultado negativo en el grupo de no enfermos respecto a encontrarlo negativo en el grupo de enfermos.

Podemos utilizar los intervalos construidos para dividir el rango de la variable en diferentes puntos de corte, sobre los que calcular la sensibilidad y especificidad en cada uno de ellos para todos los casos. Con estos datos podemos construir la curva ROC (*receiver operating characteristics*). Una vez construida, se puede calcular el área bajo la curva (AUC), que es un índice de la validez global de la prueba diagnóstica. Esta área es equivalente a la probabilidad de clasificar correctamente a dos sujetos (sano y enfermo) extraídos al azar usando la prueba. Una prueba «perfecta» tendría un área de 1, y la curva sería «cuadrada». Una prueba sin poder discriminativo tendría un área de 0,5, equivalente a una probabilidad de acertar del 50 %, y lindaría con la diagonal. La curva ROC sirve además para encontrar aquellos puntos de corte donde la sensibilidad y la especificidad se hacen máximas, donde la prueba diagnóstica es más eficiente. También permite la comparación con otras pruebas diagnósticas mediante pruebas de significación (test de Young) e intervalos de confianza (Fig. 99-1).

3.2. Estudios analíticos observacionales

Los estudios analíticos permiten establecer asociaciones causales en función de hipótesis.

En los estudios observacionales se controlan estadísticamente las causas y los efectos en la fase de análisis.

3.2.1. Estudio transversal analítico

Es un tipo de estudio transversal en el que se pretenden establecer asociaciones causales. Para ello debe cumplir obligatoria-

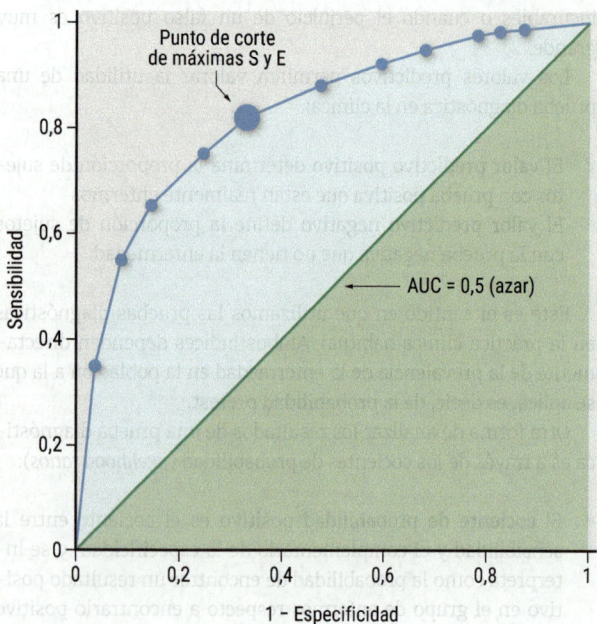

Fig. 99-1 | Curva ROC (*receiver operating characteristics*). AUC: área bajo la curva (*area under curve*); E: especificidad; S: sensibilidad.

mente el principio de la precedencia. Es decir, para establecer causalidad, la causa debe ser anterior al efecto, y esto a veces es difícil de establecer cuando ambos se miden al mismo tiempo.

3.2.2. Estudio de casos y controles

Es un estudio retrospectivo en el que se seleccionan casos incidentes de una población cuando se han manifestado, y se comparan con controles seleccionados de la población. La selección de los controles debe ser de una muestra representativa del resto de la población. Permiten estudiar enfermedades poco frecuentes que requerirían grandes medios, pero se prestan a la aparición de sesgos derivados del método de selección de los controles. No permiten conocer los riesgos relativos, al desconocer la incidencia en los no expuestos. Debemos utilizar la razón de posibilidades u *odds ratio*.

3.2.3. Estudio de casos y controles anidados

Es un tipo de estudio de casos y controles de naturaleza ambispectiva, pues una vez detectado el caso por su rasgo (p. ej., infección nosocomial), se anida con uno o dos controles y se siguen ambos en su curso clínico, valorando otra variable (estancia, mortalidad, complicaciones). Puede realizarse con emparejamiento de variables, que obliga a buscar controles sin la variable de estudio pero que compartan variables relevantes para el resultado final del caso.

3.2.4. Estudio de cohortes

Es un estudio longitudinal en el que se mide la exposición y la respuesta en todos los sujetos potencialmente expuestos. Permite conocer el riesgo relativo al conocer la incidencia en toda la po-

blación, expuesta y no expuesta. Pueden ser prospectivos, retrospectivos o ambispectivos. Este último es el caso más frecuente en los enfermos críticos, puesto que se precisa utilizar variables de exposición que no comienzan en la unidad de cuidados intensivos (enfermedades de base, estancia previa, tratamientos previos, etc.). El diseño retrospectivo disminuye la evidencia causal al estar expuesto a sesgos por interés del observador. La estimación es más exacta que en el estudio de casos y controles. El principal inconveniente es que requiere muchos recursos.

3.3. Estudios experimentales

En los estudios experimentales se controlan las causas durante el estudio y se manipula la exposición. Constituyen la técnica que mejor garantiza la evidencia causal, pero son los más complejos de realizar por las exigencias éticas que comportan.

3.3.1. Estudios cuasiexperimentales

Se incluyen en este grupo:

- ✔ **Estudios ecológicos.** Se realizan en grupos a los que se les manipula una exposición a una variable en su conjunto. Por ejemplo, utilizar diferentes sistemas de ventilación en dos unidades de cuidados intensivos y valorar su asociación con la infección nosocomial.
- ✔ **Estudios antes-después.** Se analiza la diferencia en resultados antes y después de aplicar una intervención sobre los mismos sujetos, que se convierten en sus controles. Su desventaja es que carecen de un grupo control que limite los sesgos.

3.3.2. Estudios experimentales

El paradigma es el ensayo clínico aleatorizado. Se basa en la asignación aleatoria a cada una de las ramas del estudio de los pacientes candidatos a participar por cumplir los criterios de inclusión. Ello garantiza el control de variables de confusión que tienden a hacer a los grupos similares cuando aumenta el tamaño de la muestra.

Deben cumplir una serie de requisitos:

- ✔ **Fases.** El ensayo clínico tiene una fase preclínica, que se realiza en animales, y cuatro fases clínicas: fase I, en voluntarios sanos, para valorar la tolerancia, efectos secundarios y dosis; fase II, en enfermos, para valorar el efecto clínico en un grupo reducido; fase III, en enfermos, comparando con tratamiento estándar o placebo; y fase IV, poscomercialización, para el seguimiento de los efectos en la vida real y eventos adversos.
- ✔ **Aleatorización previa.** El paciente debe identificarse, aceptar la participación, incluirse, aleatorizarse y comenzar el estudio. Si se salta este orden, pueden aparecer sesgos.
- ✔ **Control.** Una de las ramas del estudio debe utilizar placebo o el tratamiento estándar, para cuantificar realmente el efecto de la intervención. A veces es inviable el placebo por razones éticas.

✔ **Ciegos.** Cuando el paciente desconoce a qué grupo pertenece se habla de «simple ciego». Cuando además el médico que trata tampoco lo sabe, se habla de «doble ciego». Cuando el que recoge o analiza los resultados desconoce la asignación, se habla de «triple ciego».

3.4. Estudios de costes

3.4.1. Estudio de coste-efectividad

Son estudios que realizan una evaluación económica de intervenciones dirigidas a mejorar un aspecto de la salud de los individuos. Comparan, así, el coste de dos o más intervenciones con los resultados que obtienen.

3.4.2. Estudio de coste-utilidad

Son una variante de los anteriores, y para su objetivo realizan una estandarización del resultado (año de vida ganado, año de vida ajustado a calidad ganado [AVAC, QALY]), lo que permitiría dirigir los esfuerzos económicos a aquellas intervenciones con mayores beneficios, aunque se dirijan a problemas de salud diferentes. La limitación es que los indicadores no son fáciles de entender, no tienen en cuenta la variabilidad de práctica ni las preferencias de los pacientes.

3.4.3. Estudio de coste-beneficio

En estos estudios se analiza todo en su aspecto monetario. Son más difíciles de llevar a cabo al tener que monetizar los resultados sanitarios.

4. Variables

Las variables son aquellas magnitudes o características susceptibles de ser medidas o cuantificadas en los sujetos de la población y que pueden tomar diferentes valores.

4.1. Tipos de variables

Las variables se subdividen en cuantitativas y cualitativas:

✔ **Variables cuantitativas.** Son aquellas que podemos expresar con números:
  ✐ *Continuas.* Se expresan en escala métrica y pueden tomar cualquier valor en un rango determinado. La exactitud con la que se representan depende de las posibilidades y el interés en la precisión de la medición. A su vez pueden ser: de intervalo, cuando sus valores permiten la suma, resta, comparación de orden o igualdad, pero no la división o multiplicación (p. ej., temperatura), y de razón, cuando los valores permiten las anteriores operaciones y además la división o multiplicación (p. ej., frecuencia respiratoria).

  ✐ *Discretas.* Se expresan en números enteros (p. ej., número de complicaciones). Un caso especial son las escalas que provienen de modelos de regresión logística, como la puntuación APS (*Acute Physiology Score*) de la escala APACHE (*Acute Physiology and Chronic Health Evaluation*).

✔ **Variables cualitativas.** Son aquellas que no son cuantificables:
  ✐ *Categóricas.* Se expresan en escala nominal (p. ej., grupo sanguíneo). Un caso especial son las variables *binarias*, en las que solo existen dos categorías (p. ej., mortalidad [Sí/No]).
  ✐ *Categorías ordenadas.* Proceden de una escala de medida ordinal (p. ej., Escala de RASS de sedación [*Richmond Agitation Sedation Scale*], grado de insuficiencia cardíaca de la NYHA [New York Heart Association]). Estas variables no deben tratarse como cuantitativas *a priori*, dado que la diferencia entre grados no puede asumir que tengan intervalos iguales. Además, no tiene sentido aplicar decimales a la escala.

4.2. Registro de las variables

El registro de las variables es un proceso fundamental que afecta a la calidad de los datos y de los resultados. Las variables cuantitativas no deben categorizarse de entrada, puesto que esto reduce la potencia de los análisis y siempre puede hacerse *a posteriori*. El grado de precisión de la medida debe ser clínicamente relevante, y su presentación no debe superar en un decimal al nivel de medición. Es preferible registrar fechas absolutas para después realizar los cálculos necesarios.

4.3. Calidad de las variables

La calidad de las variables se define por varios aspectos. La **validez** de una variable es la característica que permite afirmar que dicha variable mide realmente lo que queremos medir. Referenciar variables a otros estudios que ya las hayan utilizado es importante. La **fiabilidad** es el nivel de reproducibilidad de una medición de la variable, y puede ser intraobservador (por el mismo medidor de manera repetida) o interobservador (entre diferentes medidores). Una parte de esta variabilidad es intrínseca a la realidad biológica cambiante, y otra es causada por sesgos de medición, que hay que corregir y prevenir.

5. Estadísticos de resumen

Son parámetros que permiten visualizar las características de las distribuciones de datos.

5.1. Indicadores de una distribución de datos

Son los siguientes:

✔ **Media.** Es la suma del total de los valores dividida entre el número de sujetos de la muestra. Se afecta por valores extremos, para lo que se utiliza la media recortada al 5 %.

✔ **Mediana.** Es el valor central de la distribución una vez se han ordenado de menor a mayor. Es más adecuada para distribuciones asimétricas no normales (estancia en unidad de cuidados intensivos). De esta distribución ordenada salen también los cuartiles (Q_1, Q_2, Q_3), que resultan de dividir la muestra en cuatro partes iguales, y los percentiles (pN), al dividirla en 100 partes iguales.

✔ **Moda.** Es el valor más frecuente en la distribución de una variable.

✔ **Varianza y desviación estándar.** La varianza establece la separación de una distribución de datos respecto a su media, y da información sobre su dispersión. El indicador más utilizado es su raíz cuadrada o desviación estándar (DE). Si esta es superior a la media, orienta hacia una distribución asimétrica, que requiere otros indicadores de resumen.

✔ **Rango intercuartílico (RIQ).** Es la diferencia entre el tercer y el primer cuartil, o entre los percentiles 75 y 25. Se presenta la mediana y los dos percentiles, más que el rango.

✔ **Representación gráfica.** Las variables cuantitativas se representan por histogramas (gráficos de barras) o gráficos de dispersión (de puntos). La mejor forma de representarlas son los diagramas de caja o *box-plot* (Fig. 99-2), cualquiera que sea la distribución de los datos. La caja está limitada de abajo a arriba por los cuartiles Q_1 y Q_3, con la mediana en el centro, conteniendo el 50 % de la muestra. Las alas de la caja llegan al valor mínimo por debajo y al límite de Q_3 más 1,5 veces el rango intercuartílico. Por encima de este margen son valores alejados (más allá de Q_3 + [1,5 × RIQ]) y extremos (más allá de Q_3 + [3 × RIQ]).

5.2. Prevalencia e incidencia

La **prevalencia** es la proporción de sujetos de una muestra que tienen una determinada característica. Se usa en estudios transversales, y puede ser prevalencia puntual, cuando el período de tiempo es corto con relación a la característica, o prevalencia de período, cuando el lapso es mayor.

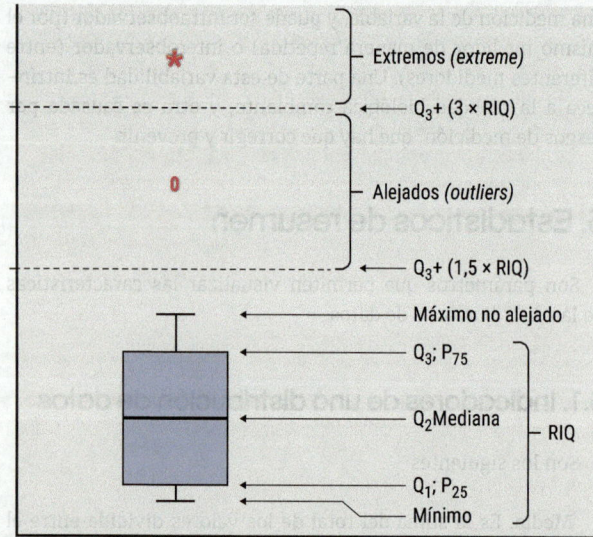

Fig. 99-2 | Diagrama de caja (*box-plot*). Q: cuartiles; RIQ: rango intercuartílico.

La **incidencia** se utiliza en estudios longitudinales, en los que un determinado rasgo o factor de estudio no está presente al comienzo del estudio, y se presenta a lo largo del mismo. Es el número de nuevos casos que aparece de una enfermedad o rasgo en una población en un período determinado de tiempo. Hay varias maneras de medirla:

✔ **Incidencia acumulada.** También denominada densidad de incidencia, *cumulative incidence* o *risk*. Es la fracción de sujetos libres de la enfermedad o rasgo al principio del seguimiento que lo desarrollan en un período de tiempo.

✔ **Tasa de incidencia.** También denominada densidad de incidencia (*incidence rate*). Es el número de nuevos casos en un período de tiempo dado, dividido por la suma de unidades de tiempo en riesgo de cada uno de los sujetos.

5.3. Medidas de asociación

Son parámetros que permiten cuantificar la relación existente entre dos variables. Su finalidad es establecer la asociación entre un factor de riesgo y la enfermedad, aunque no presuponga causalidad. Son los siguientes:

✔ **Diferencia absoluta de proporciones.** También denominada diferencia de riesgos, *risk difference*, *attributable risk* o *absolute risk reduction*. Cuantifica el incremento o disminución del riesgo de un evento según el grupo al que pertenezca el sujeto. Proporciona información limitada, puesto que la relevancia de las diferencias depende del riesgo inicial.

✔ *Odds* **de enfermedad.** Significa cuánto más probable es que suceda un evento a que no suceda. Por ejemplo, una probabilidad de fallecimiento de un 20 % frente a una supervivencia del 80 % se representa como una *odds* de supervivencia de 80 %/20 % = 4.

✔ **Diferencia relativa de proporciones.** También denominada diferencia o reducción relativa de riesgos, *relative risk difference* o *relative risk reduction*. Es el cociente entre la diferencia de riesgos y la incidencia en el grupo de comparación. Puede magnificar la percepción de los efectos.

✔ **Razón de proporciones o riesgo relativo** (*relative risk, risk rate*). El riesgo relativo o razón de riesgos es la medida más utilizada. Es el cociente entre la incidencia en expuestos frente a la incidencia en no expuestos. Si es > 1, se incrementa el riesgo, y si es < 1, se reduce el riesgo.

✔ **Razón de odds** (*odds ratio*). Es una aproximación al riesgo relativo, basado en el cociente de *odds* de enfermedad. Es la medida que obtenemos en los estudios de casos y controles al no conocer la incidencia real en los no expuestos. También en los análisis multivariantes de regresión logística.

✔ *Hazard ratio.* Se utiliza en estudios de supervivencia con análisis multivariante y es la probabilidad de que se produzca el evento objetivo en un tiempo determinado.

✔ **Número necesario a tratar (NNT).** Es un indicador calculado como la diferencia entre los inversos de los riesgos relativos, y se usa en estudios longitudinales y ensayos clínicos para conocer el número de sujetos al que hay que aplicar un tratamiento para conseguir un resultado positivo adicional o reducir uno negativo.

5.4. Intervalos de confianza

Las medidas que se realizan sobre una muestra y los indicadores que generan son solo una estimación de los valores reales en la población a la que pretender representar y que es la que deseamos conocer. Para valorar la estimación de una medida utilizamos los intervalos de confianza (IC), habitualmente al 95 %. El IC al 95 % no equivale a una probabilidad del 95 % de que la medida se encuentre en ese intervalo en la población. Su significado es que tenemos confianza en que el método utilizado nos ofrecerá muestras que en un 95 % de los casos generarán un estimador (media, mediana, etc.) incluido en ese intervalo. Pero no implica que el estimador se encuentre realmente en ese intervalo.

Los IC son la manera más adecuada de expresar la precisión de las estimaciones, y se utilizan en estimaciones de medias, medianas o proporciones en estudios descriptivos y en diferencias de medias o proporciones en estudios analíticos, así como en riesgos relativos, *hazard ratios* y *odds ratios* en los estudios observacionales y ensayos clínicos. Cuando el IC95 % de una diferencia de medias, medianas o proporciones cruza el 0, no se ha demostrado que exista una diferencia real entre las poblaciones. Cuando el IC95 % de riesgos relativos, *hazard ratios* y *odds ratios* incluye el 1, no se ha demostrado que exista una diferencia real entre los riesgos.

En estadística bayesiana, los intervalos se denominan «intervalos de credibilidad».

5.5. Correlación y concordancia

5.5.1. Correlación

La correlación es la asociación lineal entre dos variables cuantitativas independientes, y permite establecer una simetría en su comportamiento. No es equivalente a causalidad, sino que implica la existencia de una variable intermedia relacionada con ambas. La correlación se mide a través de la covarianza, que al estandarizarla se convierte en el coeficiente de correlación *r* de Pearson. Este índice se aplica a distribuciones normales y su rango está entre –1 (correlación negativa) y +1 (correlación positiva). Si el valor es próximo a 0, no existe correlación lineal. En caso de distribuciones no normales puede utilizarse el coeficiente de correlación de Spearman o el de Kendall, basados en ordenaciones, que pueden detectar correlaciones no lineales.

5.5.2. Concordancia

Los estudios de fiabilidad intentan detectar la variación producida al medir una variable por un mismo observador en varias ocasiones (concordancia intraobservador), por diferentes observadores (interobservadores) o por diferentes instrumentos de medida. Este último es un tipo frecuente en el ámbito de los cuidados intensivos para valorar la concordancia entre medidas no invasivas y medidas invasivas.

Puede ser:

✓ **Concordancia entre variables cualitativas.** Se estima con el índice kappa, que mide la proporción de aciertos entre observadores restando aquella previsible por el azar. El máximo nivel de concordancia es de 1, y valores > 0,6 son buenos. En caso de variables politómicas o de categorías ordenadas se usa el kappa ponderado.

✓ **Concordancia entre variables cuantitativas.** Se mide con el coeficiente de correlación intraclase (R), que analiza a un tiempo la varianza de los sujetos, del instrumento de medida y del error de la medida. Un buen índice está por encima de 0,75, aunque para una estimación adecuada debe utilizarse un diagrama de Bland-Altman, donde se representan las diferencias de las medidas respecto a su media. Para estos análisis no deben utilizarse medidas de correlación.

6. Análisis estadístico

En la Tabla 99-2 se recogen los test recomendados para diferentes contrastes de variables.

6.1. Muestreo

Es la manera en la que el investigador se aproxima a la realidad en la población que quiere estudiar. Dado que no podemos conocer la realidad en el conjunto de la población, debemos escoger una porción de ella (muestra) que la represente adecuadamente y sobre la que realizar las investigaciones.

Se deben tener en cuenta los siguientes factores:

✓ **Representatividad.** La muestra debe ser un espejo fiel de la población que queremos estudiar. Al menos, debemos ceñir nuestra investigación a la población que podemos muestrear. Puede ocurrir que por criterios éticos no podamos incluir embarazadas en un estudio, así que esa parte de la población no estará representada. Lo fundamental aquí es prevenir sesgos que condicionen la detección de la variable de interés o la aplicación o efecto de la intervención.

✓ **Sesgos de selección.** Se produce cuando el procedimiento de inclusión de un sujeto en la muestra se ve afectado por variables (conocidas o no) que influyen en las variables de estudio. Por ejemplo, no incluir a los pacientes más graves, o incluir más pacientes de un centro que tiene menos recursos.

✓ **Sobreselección.** En algunos casos se utilizan tantos criterios de exclusión que la población representada está muy lejos de la que se beneficiaría potencialmente de una intervención, lo que dificulta la extrapolación de los resultados obtenidos.

✓ **Tipos de muestreo.** Podemos establecer dos tipos generales de muestreo:

  ✍ *Probabilístico.* Es aquel en el que todos los casos de la población tienen la misma probabilidad de ser seleccionados para la muestra. Garantiza, por tanto, que la distribución de variables de confusión sea homogénea. Puede ser:

  • Aleatorio simple: cuando se establece *a priori* la selección de los sujetos. Esto es difícil en práctica clínica, dado que no se dispone del listado de todos los casos.

  • Aleatorio sistematizado: cuando se establece una cadencia o ritmo de inclusión (día de la semana, número en la historia clínica, etc.). El muestreo consecutivo (un paciente tras otro) es un ejemplo. Puede esconder sesgos no controlados.

Tabla 99-2.   Test recomendados para diferentes contrastes de variables

Análisis	Variables		Grupos	Limitaciones	Test
Comparación de variables	Categóricas	Independientes	2 × 2	n < 200	Pruebas exactas
			n × n	n > 200	Chi-cuadrado
			2 × 2 pareados		McNemar
		Ordenadas	n × 2		Chi-cuadrado tendencia lineal
	Cuantitativas	Normales o n > 30 Valorar por test de Kolmogorov-Smirnov (n > 50) o por test de Shapiro-Wilk (n < 50)	2		t de Student
			2 pareados		t de Student datos pareados
				Muestras muy asimétricas (valorar transformación logarítmica)	
			> 2		ANOVA
			> 2 pareados		ANOVA datos pareados
			2 grupos con > 2 mediciones		Modelo lineal general
		No normales	2		U de Mann-Whitney
			2 pareados		Wilcoxon
			> 2		Kruskal-Wallis
			> 2 pareados		Friedman
Asociación de variables	Categóricas-categóricas	Independientes	2 × 2	n < 200	Pruebas exactas
			n × n	n > 200	Chi-cuadrado
		Ordenadas	n × 2		Chi-cuadrado tendencia lineal

Continúa...

- Aleatorio estratificado: cuando se agrupan los casos en estratos que tienen características esenciales para la investigación, lo que permite que dichas características estén representadas en la muestra obtenida. En los ensayos clínicos este abordaje permite que en centros donde incluyan pocos casos estén representados ambos brazos del estudio de manera homogénea.
- Aleatorio por conglomerados: cuando se agrupan los casos por determinadas agrupaciones previas de sujetos (un centro de salud, un pueblo, etc.).
- *No probabilístico*. Se eligen determinadas características que no estarán representadas de manera equitativa en la muestra generada. Esto condiciona sesgos de selección, que pueden ser controlados en parte en la fase de análisis. Puede ser casual, intencional o por cuotas. Es el habitualmente utilizado en las series de casos.

6.2. Tamaño muestral

El tamaño muestral es relevante para los objetivos del estudio. Debe estimarse una vez se haya establecido la hipótesis de manera cuantificable y antes de iniciar el estudio en sí. Para ello es importante determinar el resultado esperado de nuestra investigación, basándose en estudios previos. Una vez cuantificado, existen numerosos recursos matemáticos para realizar el cálculo, teniendo en cuenta las pérdidas previsibles y la precisión deseada. Una muestra muy grande es costosa de reclutar en recursos y tiempo, pero una muy pequeña hará inútiles los esfuerzos de investigadores y pacientes. En ocasiones el cálculo de tamaño muestral hará objetivamente impracticable la realización de un estudio. En los estudios prospectivos es obligatorio, al realizar la investigación sobre sujetos nuevos. En los estudios retrospectivos

Tabla 99-2. Test recomendados para diferentes contrastes de variables (Cont.)

Análisis	Variables		Grupos	Limitaciones	Test
Asociación de variables	Cuantitativas-cuantitativas	Asociación lineal	1		Regresión lineal simple o múltiple
		Asociación no lineal	1		Regresión no lineal
		Simétricas	1		Correlación lineal r^2 de Pearson
		Correlación Asimétricas	1		Correlación de Spearman o Kendall
	Cuantitativas-categóricas	Variable dependiente binaria	1		Regresión logística múltiple
		Variable dependiente politómica	1		Regresión logística multinomial
		Supervivencia	1		Regresión de Cox
Supervivencia	Independientes-dependiente		n		Kaplan-Meier o análisis actuarial (agrupados)
Concordancia	Categóricas		2		Índice kappa
	Cuantitativas		2		Correlación intraclase de Bland-Altman

(Las columnas "Independientes-dependientes" aparecen como subtítulo de Variables)

tiene importancia para la representatividad de las conclusiones. No hay que olvidar que el factor que más influye en el tamaño de un intervalo de confianza de una estimación es la *n* del estudio.

6.3. Estadística inferencial

6.3.1. Pruebas de significación

Las pruebas de significación son una herramienta estadística introducida por Fisher (1925) para ayudar en el proceso de inferencia inductiva definido por el investigador. Consisten en partir de una hipótesis nula o de ausencia del efecto a investigar, y se realiza un experimento que permita evaluarla. Los resultados de dicho experimento estarán más o menos alejados de los esperables por la hipótesis nula de partida. Cuanto más alejados estén, menos creíble será dicha hipótesis. De aquí surge el valor de la *p*, que apoyará la hipótesis establecida por el investigador. El valor *p* se considera un argumento a favor de la hipótesis del investigador, pero ni confirma ni rechaza la hipótesis nula. Tampoco es una probabilidad de error al repetir el experimento muchas veces. Es un valor del experimento concreto que hemos hecho. Cuanto menor sea, menos creíble es la hipótesis de ausencia de efecto. Fisher planteó que encontrar un resultado por azar no más de una vez de cada 20 experimentos podría considerarse significativo. De

ahí que se haya establecido por convenio el 5 % ($p < 0,05$) como límite arbitrario de la significación.

6.3.2. Pruebas de hipótesis (Neyman y Pearson, 1933)

Parten de un concepto diferente. Introducen una nueva hipótesis llamada «hipótesis alternativa H1» (presencia de efecto), que confrontan con la «hipótesis nula H0» (ausencia de efecto). Se define un error tipo I (validar la H1 siendo cierta la H0) y un error tipo II (validar la H0 siendo válida la H1). Según los resultados del experimento, el investigador se decide por una de ellas, con un *riesgo α* de cometer un error tipo I y un *riesgo β* de cometer un error tipo II.

6.3.3. Enfoque combinado

Actualmente se utiliza un enfoque combinado: se define una H0 de ausencia de efecto y se propone un experimento que permita detectar una diferencia determinada. Se calcula la probabilidad de haber obtenido los resultados siendo cierta la hipótesis nula. Si la probabilidad *p* es pequeña, se rechaza la hipótesis nula y se cuantifica el efecto con sus intervalos de confianza. Si no es pequeña, no se rechaza la H0, pero tampoco se acepta. La ausencia de significación estadística no implica que no existan diferencias. Solo en los ensayos de comparación de intervenciones similares en los que hay un tamaño de muestra preespecificado para tener un riesgo β reducido se puede hablar de equivalencia terapéutica.

6.3.4. Contraste de hipótesis

Las pruebas de contraste de hipótesis pueden ser unilaterales, si el efecto esperado es solo en una dirección (p. ej., incremento de saturación de oxígeno tras oxigenoterapia). En la mayor parte de los estudios utilizaremos un contraste bilateral, en el que puede esperarse una diferencia en cualquier sentido.

Una diferencia estadísticamente significativa no implica que sea clínicamente importante. Tamaños de muestra suficientemente grandes pueden generar diferencias significativas, pero es el investigador el que debe interpretar si son o no relevantes. Por otro lado, cuanto mayor es el tamaño de muestra necesario, menor probablemente será la relevancia de la diferencia que queremos encontrar.

El riesgo α se suele asumir por consenso en un 5 % (0,05). Su complementario 1 − α es la **confianza** (95 % habitualmente). El riesgo β no está tan estandarizado y puede oscilar entre un 10 % y un 20 %, según los estudios. Su complementario 1 − β es la **potencia**.

6.4. Comparación de variables categóricas: chi-cuadrado (χ^2)

El análisis de la relación entre variables categóricas se puede realizar a través de las pruebas z, en el caso de la comparación de proporciones. Sin embargo, el estadístico habitualmente utilizado es el chi-cuadrado (χ^2). La distribución χ^2 mide la discrepancia entre la proporción de dos poblaciones. Al no conocer la distribución teórica, hemos de calcular la distribución esperada con las sumas parciales de filas y columnas multiplicadas y divididas por el total de la muestra. Permite realizar el análisis con n categorías diferentes por variable, pero el valor de χ^2 es global, no detecta las diferencias entre distintas categorías.

Conviene tener en cuenta lo siguiente:

- Si una frecuencia esperada es < 5, es preferible utilizar pruebas exactas o agrupar categorías.
- Cuando el tamaño de muestra es < 200, se puede añadir 0,5 a las frecuencias esperadas, o la corrección de Yates, aunque está en desuso y se prefieren pruebas exactas.
- Pruebas exactas: son pruebas derivadas de la estadística bayesiana; el test exacto de Fisher se utiliza en las pruebas 2 × 2.
- Razón de verosimilitud (*likelihood ratio*): su estadístico ofrece un valor parecido al de la χ^2, pero se suele usar más en modelos de regresión logística.
- χ^2 de tendencia lineal: se utiliza en casos en los que una de las variables tiene categorías ordenadas; permite establecer si hay una tendencia creciente o decreciente.
- Test de McNemar: se aplica al análisis de muestras pareadas para valorar cómo cambia una variable en una muestra antes y después de aplicar una intervención.

6.5. Comparación de variables cuantitativas

Los test utilizados dependen del número de grupos analizados y de la distribución de los datos.

6.5.1. Supuesto de normalidad

Para seleccionar el tipo de test a utilizar debe determinarse de antemano si la distribución muestral es compatible con una distribución normal o paramétrica. Para ello se utilizan las pruebas de Kolmogorov-Smirnov para muestras grandes (n > 50) con la corrección de Lilliefors, o la prueba de Shapiro-Wilk para muestras pequeñas (n < 50). Se busca que no haya diferencias significativas. Es decir, que una $p < 0,05$ impide aplicar pruebas paramétricas. Se puede solucionar con una transformación logarítmica y comprobar si cumple criterios de normalidad, o bien aplicar pruebas no paramétricas.

6.5.2. Pruebas paramétricas

Las pruebas aplicadas en estos casos son la prueba de t de Student para dos muestras independientes, y el test de ANOVA (análisis de la varianza) para más de dos muestras independientes. Es necesario antes comprobar que las varianzas son homogéneas mediante la F de Snedecor o el test de Levene, más potente. Si el test no es significativo, se utiliza la t de Student o ANOVA convencional, y si es significativo, se usan las pruebas t de Student o ANOVA modificadas.

6.5.3. Pruebas no paramétricas

En caso de que la distribución de alguna de las muestras no sea normal, deben aplicarse test no paramétricos, que se basan en ordenaciones. Para el caso de dos muestras independientes, se usa el test de la U de Mann-Whitney o el test de comparación de medianas. Para el caso de más de dos muestras, se utiliza el test de Kruskal-Wallis.

6.5.4. Muestras relacionadas o pareadas

Para el análisis de muestras con datos pareados se usa la t de Student o ANOVA para muestras paramétricas, y el test de Wilcoxon (dos grupos) o el de Friedman (n grupos) para muestras no paramétricas.

6.5.5. Muestras repetidas

Para casos de muestras repetidas con varias mediciones a lo largo del tiempo se puede utilizar una prueba paramétrica, que es el modelo lineal general y que permite establecer al mismo tiempo las diferencias entre grupos en cada punto e intragrupo a lo largo del tiempo.

6.5.6. Análisis *post-hoc*

Las diferencias encontradas en análisis que afectan a varias muestras independientes deben ser analizadas con cautela. Por simple probabilidad, la comparación múltiple de grupos generará diferencias estadísticamente significativas al comparar los subgrupos entre sí. Por ello, es necesario aplicar una corrección como la de Bonferroni, que establece mayor nivel de exigencia al valor p para considerar una diferencia como significativa.

6.6. Análisis de supervivencia

Son técnicas que permiten seguir a los sujetos durante un período de tiempo variable y describir las probabilidades de que ocurra un evento y la tasa de incidencia a lo largo del seguimiento. Se pueden generar curvas de supervivencia y compararlas según variables de interés.

6.6.1. Método de Kaplan-Meier

Estima la probabilidad de supervivencia en un momento dado multiplicando la probabilidad de supervivencia en un tiempo t por la probabilidad de que los supervivientes en el tiempo $t-1$ también sobrevivan en el tiempo t. Para cada sujeto se debe registrar el tiempo de seguimiento, el estado (vivo o muerto, con o sin complicación) en el seguimiento (que puede ocurrir pronto o al final). Un tiempo censurado es el de un caso que no permite continuar la detección del evento, bien porque no ha ocurrido o porque se ha perdido del seguimiento. Aunque los tiempos sean diferentes, se puede calcular la tasa de supervivencia.

6.6.2. Método actuarial

Es similar al método de Kaplan-Meier pero agrupa la participación de los individuos en intervalos de tiempo predeterminados. Es útil para muestras grandes.

6.6.3. Regresión de Cox

Utiliza un tipo de regresión que se verá más adelante.

6.7. Modelos de regresión

La regresión es un método estadístico que se emplea para estimar relación entre variables. Existen diversas técnicas que la utilizan, intentando establecer la relación entre una o más variables independientes y otra dependiente, de tal manera que la variación de esta se explicaría por la variación de las primeras. Para ello, subyace la existencia de una función de regresión, que puede ser lineal o tener otras formulaciones. La regresión se utiliza para la predicción o para la estimación de una variable dependiente. También se puede usar para estimar una relación causal de las variables independientes sobre la dependiente, aunque se debe ser muy cauteloso en las conclusiones al respecto.

6.7.1. Regresión lineal simple

Es la más clásica y sencilla, y asume que una variable dependiente y puede estimarse a través de una variable x utilizando una ecuación lineal ($y = \beta_0 + \beta_1 x + \varepsilon$ [error residual]) a través del método de mínimos cuadrados. Es el fundamento del análisis de correlación. Los estimadores β_0 y β_1 son los coeficientes de regresión. El coeficiente de determinación r^2 que se genera permite estimar la proporción de la variación total que se explica por la recta de regresión.

6.7.2. Regresión lineal múltiple

En el modelo de regresión lineal múltiple se utilizan n variables independientes para estimar la variación de la variable dependiente ($y = \beta_0 + \beta_1 x_1 + \beta_2 x_2 + \dots \beta_i x_i + \varepsilon$ [error residual])). Es necesario que se cumplan los supuestos de linealidad (fundamental), el de normalidad, el de homocedasticidad (homogeneidad de dispersión en la variable dependiente entre diferentes combinaciones de valores de las variables independientes) y el de independencia de los valores.

6.7.3. Regresión no lineal

Incluye modelos de funciones no lineales para establecer la relación, y pueden ser exponenciales, logarítmicas o polinomiales.

6.7.4. Regresión logística

La regresión logística permite relacionar una variable categórica dependiente con otras variables cuantitativas o categóricas que serían las independientes. Para ello utiliza la función logística, que tiene forma de S y que varía entre 0 y 1. La probabilidad se calcula como $p = 1 / (1 + e^{-(b_0 + b_1 x)})$, donde b_0 y b_1 son los coeficientes que a través de una transformación logarítmica permiten generar estimaciones del riesgo (*odds ratio*). El error estándar de los coeficientes permite calcular el intervalo de confianza de la estimación. La variable dependiente suele ser binaria (0,1), pero puede tener varias categorías (regresión multinomial). Y las variables independientes pueden ser binarias o con varias categorías, en cuyo caso precisarán una reclasificación en variables *dummy*.

La estimación de los coeficientes se realiza con el método de la máxima verosimilitud a través de iteraciones sucesivas para buscar el mejor ajuste del modelo:

- ✔ **Selección de variable.** Es una tarea importante. Se basa en el conocimiento de estudios previos, la lógica del experimento y los hallazgos que se obtengan en el mismo. Una regla común es incluir al menos diez variables predictoras por cada caso incidente de la variable dependiente (p. ej., sujetos fallecidos). E incluir en el análisis aquellas variables que puedan generar confusión o modificar el efecto. Se suelen incluir en el análisis aquellas variables que presenten una significación < 0,20 en el análisis bivariante. La incorporación de las variables se puede hacer con todas a un tiempo, o bien paso a paso hacia delante (incorporando) o hacia atrás (eliminando). Los métodos automáticos no permiten el control adecuado de las variables de confusión.

✓ **Evaluación de los resultados:**

- Capacidad predictiva global del modelo a través de una tabla convencional 2 × 2, que permite calcular la sensibilidad y especificidad del modelo.
- Curvas ROC generadas a partir de la probabilidad de cada caso en función de su composición de variables. La función logística otorgará una probabilidad entre 0 y 1 de que presente el valor objetivo en la variable independiente, y después se construye la curva.
- La R^2 de Cox y Snell o su versión corregida, la R^2 de Nagelkerke, son coeficientes de determinación que permiten estimar la proporción de la varianza de la variable dependiente que se explica por las variables independientes.
- El test de Hosmer-Lemeshow es una prueba para evaluar la bondad del ajuste. Un resultado significativo habla de un mal ajuste de la función logística.

✓ **Enfoque de la regresión logística.** La regresión logística se usa en dos vertientes:

- Generación de modelos predictivos: para utilizar las variables independientes como predictores de la variable dependiente. En este caso pueden generarse escalas predictivas que utilizan los coeficientes del modelo para el cálculo. Un ejemplo sería la escala APACHE II. En estos casos lo más interesante es la capacidad predictiva y la exactitud de la predicción.
- Estimación del efecto de las variables independientes: en este enfoque lo importante es conocer de la manera más exacta posible la relación entre una o varias variables independientes y la variable dependiente, ajustando por determinadas variables de confusión y valorando interacciones en el modelo.

6.7.5. Regresión de Cox

La regresión de Cox se utiliza para el análisis de supervivencia y permite evaluar la relación entre una serie de variables independientes y la tasa de incidencia de una variable dependiente. Permite, por tanto, estimar el riesgo generado por una variable y definir modelos pronósticos de supervivencia en función de los riesgos analizados. La generación del modelo es análoga a la regresión múltiple y logística, pero utiliza la variable tiempo. Ello quiere decir que el riesgo generado por los coeficientes de regresión, denominado «*hazard ratio*» (HR), es la probabilidad de que se produzca el evento objetivo en un tiempo determinado (p. ej., la probabilidad de fallecer). Por otra parte, es importante considerar si las variables presentes al inicio se mantienen durante todo el tiempo de exposición para ejercer su efecto. Para contrarrestar esto, puede realizarse un análisis estratificado o incluir variables dependientes del tiempo.

6.7.6. Regresión de Poisson

La regresión de Poisson es un caso concreto del modelo lineal generalizado en el que la variable dependiente se ajusta mejor a una distribución de Poisson (tamaño muestral grande con inci-

dencias pequeñas). Su utilidad es la de modelar fenómenos de conteo (p. ej., número de traumatismos que ingresan por Urgencias).

6.8. Variables de confusión y modificadoras de efecto (interacción)

La confusión es un fenómeno que se produce al analizar la relación entre dos variables cuando existe una variable intermedia que se relaciona con ambas, y que altera los resultados del análisis, ocultando o incluso invirtiendo la relación entre ambas. Esta variable intermedia es la variable de confusión y se caracteriza por una desigual distribución de la variable dependiente que enmascara la verdadera relación de la variable independiente. El control de la confusión se puede realizar *a priori*, con una adecuada selección de la muestra (aleatoria, estratificada), o bien en la fase de análisis, donde un análisis estratificado o bien un cambio significativo en los coeficientes en el análisis multivariante al incorporar la variable de confusión permitirán detectarla.

La interacción o modificación del efecto es el cambio en el efecto entre dos variables producido por una tercera variable que no es de confusión, sino que incrementa o reduce el efecto de la primera. Para evaluarla es necesario generar nuevas variables a través de la multiplicación de ambas. En los modelos multivariantes, tanto la variable multiplicativa de interacción como las dos variables por separado deben incluirse en el análisis final. Un ejemplo sería la edad como modificador del efecto del uso de sedantes en pacientes en ventilación mecánica.

6.9. Revisión sistemática y metanálisis

La revisión sistemática es una revisión de la literatura científica estructurada y basada en una estrategia de búsqueda exhaustiva sobre una pregunta concreta de investigación que trata de encontrar las evidencias disponibles en todas las fuentes bibliográficas. El planteamiento de búsqueda se publica junto a los hallazgos, para poder ser replicado por otro investigador. Debe realizarse de antemano y se acostumbra a registrar en la base de datos PROSPERO del National Health Service (NHS) británico. La selección de artículos deben realizarla dos investigadores de manera independiente, que señalan su calidad, con escalas que detecten los sesgos.

Una vez realizada la revisión sistemática se puede hacer un metanálisis que intenta generar indicadores a partir de la agregación de los resultados, utilizando técnicas como el inverso de la varianza, Mantel-Haenszel y Peto. Es importante controlar los sesgos y la heterogeneidad de los estudios.

7. Escritura científica

La publicación de un original es un proceso largo y laborioso que culmina el desarrollo de una investigación. Debe responder a una pregunta de investigación bien elaborada y pertinente, una metodología adecuada y un análisis estadístico apropiado.

7.1. Estructura de un artículo original

El artículo consta de las siguientes partes:

✔ **Título.** Debe ser explícito, no demasiado largo; ha de llamar la atención sin ser engañoso y debe resaltar los puntos fuertes o hallazgos relevantes.

✔ **Autores.** Deben incluirse los participantes reales, cuidando el orden según su aportación e incluyendo los conflictos de interés.

✔ **Resumen.** Debe ser estructurado, claro y atractivo. Debe resaltar las fortalezas, y las conclusiones deben poder leerse de manera independiente al artículo.

✔ **Introducción:**
  ⌒ Primer párrafo: exponer de manera general el tema en el que se encuadra el artículo.
  ⌒ Segundo párrafo: centrar el foco en incertidumbres o problemas del tema en cuestión.
  ⌒ Tercer párrafo: enunciar la hipótesis que se quiere plantear y el objetivo del trabajo de manera concisa y clara.

✔ **Método.** Debe incluir el tipo de diseño elegido, describir la población que se estudia, el método de muestreo, el ámbito y las características de los sujetos, con sus criterios de inclusión y exclusión. Las variables deben estar bien explicadas y a ser posible referenciadas. El análisis estadístico debe ser claro y reproducible, y debe existir mención a la aprobación del comité de ética correspondiente.

✔ **Resultados.** El texto debe ser enunciativo y descriptivo, nunca interpretativo. Debe estar ordenado de objetivos principales a secundarios. Es mejor el uso de tablas y figuras sin duplicar información, e incluir flujogramas, que hacen más comprensible el proceso de estudio. Es importante repasar las sumas de datos, evitando resultados complementarios. Se deben cuidar las abreviaturas, las unidades y la homogeneidad global. En ocasiones puede utilizarse material electrónico suplementario.

✔ **Discusión.** Debe incorporar un primer párrafo con el resumen de lo aportado en el estudio. Continuar con los hallazgos más diferenciales, comparándolos con otros estudios y apoyándose en la bibliografía. Valorar siempre los resultados inesperados o sorprendentes, buscando interpretaciones plausibles. Incluir limitaciones y fortalezas del estudio. Las conclusiones han de ser prudentes, sustentarse en los resultados y deben poder leerse de manera independiente, siendo concordantes con las del resumen.

✔ **Referencias.** Serán actuales, pertinentes, bien escritas y bajo las normas de la revista.

✔ **Otros aspectos.** Puede ser necesario aclarar la financiación del estudio, incluir agradecimientos, conflictos de interés y la participación de cada autor.

7.2. Bibliometría en las revistas científicas

Los indicadores bibliométricos más comunes son:

✔ **Factor de impacto** (*impact factor*). Es un indicador de visibilidad de las revistas científicas que publica el *Journal of Citation*

Tabla 99-3. Guías EQUATOR para publicar e informar sobre estudios de investigación

Tipo de estudio de investigación	Guía recomendada
Guías de práctica clínica	AGREE
Estudios preclínicos en animales	ARRIVE
Series de casos	CARE
Evaluaciones económicas	CHEERS
Ensayos clínicos aleatorizados	CONSORT
Revisiones sistemáticas	PRISMA
Protocolos de estudio	SPIRIT
Investigación cualitativa	SRQR
Estudios de mejora de la calidad	SQUIRE
Estudios observacionales	STROBE

Fuente: https://www.equator-network.org/.

Report y que mide el cociente entre el número de referencias realizadas sobre artículos publicados en sumarios de una revista durante los 2 años anteriores al año que se mide. No todos los artículos son citables ni todos computan en el denominador. Otros indicadores son el factor de impacto a 5 años y el *Eigenfactor score*, que pondera según la revista que cita.

✔ *SJR* (*Scimago Journal Rank*). Es un indicador de visibilidad de las revistas que publica Scopus y que utiliza un algoritmo propio que tiene en cuenta las revistas que citan y restringe las autocitas.

✔ *CiteScore.* Es un indicador de visibilidad de las revistas y mide la media de citas recibidas por artículo publicado.

✔ *SNIP* (*Source-Normalized Impact per Paper*). Es un indicador de visibilidad de las revistas que corrige las diferencias de ser citado en distintos campos temáticos.

✔ **Índice H de Hirsch.** Es un indicador de impacto observado de los autores, y se calcula ordenando de mayor a menor el número de citas totales que ha recibido un autor por cada artículo. El número H será el máximo ordinal que haya sido citado al menos ese mismo número de veces (12 artículos con 12 o más citaciones).

✔ *Altmetrics.* Son otros indicadores de impacto de un artículo, que recogen las descargas, visionados, comentarios en redes sociales, etc. Son complementarios a los anteriores.

7.3. Instrumentos para publicar

La red EQUATOR (Enhancing the Quality and Transparency of Health Research) propone una serie de normas para la publicación en revistas que se aplican como un listado de verificación y que ayudan a incrementar la calidad de las publicaciones. Cada vez más revistas incluyen la exigencia de que se cumplan dichas normas (Tabla 99-3).

Puntos clave

✔ La definición y planificación del proyecto es la parte más importante de una investigación
✔ La pregunta de investigación debe ser pertinente, fundamentada, factible, ética y de interés.
✔ El diseño de la investigación debe responder a una hipótesis y tiene que ser el más apropiado, eficiente y exacto para obtener la respuesta con el mínimo de recursos.
✔ El conocimiento de los métodos estadísticos es importante para definir el registro de los datos, y las variables deben ser las necesarias para dar respuesta a la pregunta de manera consistente, sin excesos ni defectos de registro.
✔ El orden, la humildad y la honestidad en la transmisión del conocimiento generado son fundamentales para el avance científico.

Bibliografía

Álvarez Cáceres R. El método científico en las ciencias de la salud. Ed. Díaz de Santos; 1996.

Ananth CV, Schisterman EF. Confounding, causality, and confusion: The role of intermediate variables in interpreting observational studies in obstetrics. Am J Obstet Gynecol. 2017;217:167-75.

Argimon JM. La ausencia de significación estadística en un ensayo clínico no significa equivalencia terapéutica. Med Clin (Barc). 2002;118:701-3.

Carrasco de la Peña, JL Jover L. Statistical approaches to evaluate agreement. Med Clin (Barc). 2004;122 Suppl. 1:28-34.

Carrasco JL. El método estadístico en la investigación médica. Ed. Ciencia 3; 1995.

Casado A, Prieto L, Alonso J. El tamaño del efecto de la diferencia entre dos medias: ¿estadísticamente significativo o clínicamente relevante? Med Clin (Barc). 1999;112:584-8.

Chavalarias D, Wallach JD, Li AH, Ioannidis JP. Evolution of reporting p values in the biomedical literature, 1990-2015. JAMA. 2016;315:1141-8.

Coscia Requena C, Muriel A, Peñuelas O. Análisis de la causalidad desde los estudios observacionales y su aplicación en la investigación clínica en Cuidados Intensivos. Med Intensiva. 2018;42(5):292-300.

Delgado Rodríguez M, Doménech y Massons JM, Granero R. Fundamentos de diseño y estadística, diseño de estudios. 16ª ed. Ediciones del Signo; 2015.

Doménech y Massons JM. Fundamentos de diseño y estadística. Ediciones del Signo; 2018.

Estella A. Ética de la investigación en el paciente crítico. Med Intensiva. 2018;42(4):247-54.

Fisher RA. The statistical method in the psychical research. Proc Soc Psychic Res. 1929;36:312-24.

Gagnier JJ, Morgenstern H. Misconceptions, misuses, and misinterpretations of p values and significance testing. J Bone Joint Surg Am. 2017;99:1598-603.

García Garmendia JL, Maroto Monserrat F. Interpretación de resultados estadísticos. Med Intensiva. 2018;42(6):370-9.

García Garmendia JL. Actualización metodológica en Medicina Intensiva. Med Intensiva. 2018;42(3):180-3.

García Garmendia JL. Conceptos de bioestadística en el paciente crítico. En: Montejo JC, editor. Manual de Medicina Intensiva. 5ª ed. Elsevier; 2016.

Harrell FE Jr, Lee KL, Mark DB. Multivariable prognostic models: Issues in developing models, evaluating assumptions and adequacy, and measuring and reducing errors. Stat Med. 1996;15:361-87.

Hulley SB, Cummings SR, Browner WS, Grady DG, Newman TW. Designing clinical research. 3ª ed. Lippincott, Williams and Wilkins; 2007.

Hung M, Bounsanga J, Voss MW. Interpretation of correlations in clinical research. Postgrad Med. 2017;129:902-6.

Latour-Pérez J. Investigación en el enfermo crítico. Dificultades y perspectivas. Med Intensiva. 2018;42:184-95.

Rothman KJ, Greenland S. Modern epidemiology. 3ª ed. Lippincott, Williams & Wilkins; 2008.

Schünemann H, Hill S, Guyatt G, Akl EA, Ahmed F. The GRADE approach and Bradford Hill's criteria for causation. J Epidemiol Community Health. 2011;65:392-5.

Silva Ayçaguer LC. Valores p y pruebas de significación estadística: el fin de una era. En: La investigación biomédica y sus laberintos. Ed. Díaz de Santos; 2009. p. 347-480.

Silva Ayçaguer LC. Cultura estadística en investigación en ciencias de la salud. Una mirada crítica. Ed. Díaz de Santos; 1999.

Silva Ayçaguer, LC. Muestreo para la investigación en ciencias de la salud. Ed. Díaz de Santos; 1993.

Wiedermann CJ. Ethical publishing in intensive care medicine: A narrative review. World J Crit Care Med. 2016;5:171-9.

100 Gestión y calidad en Medicina Intensiva

P. Merino de Cos y M. García García

◀ Orientación para el estudio

En este capítulo se describen los aspectos más relevantes de la gestión clínica para la práctica médica en el entorno de la Medicina Intensiva. El tema se ha diseñado en cuatro apartados. En el primero se tratan los aspectos clave para que el alumno adquiera los conocimientos necesarios que le permitan desarrollar un plan estratégico. En el segundo apartado se aborda la gestión por procesos como herramienta para visualizar las actividades de un servicio y hacer que estas sean más eficientes y adaptadas a las necesidades de los clientes a las que van dirigidas. Los diferentes aspectos que contempla la calidad asistencial y su papel estratégico en la gestión de servicios clínicos se tratan en el tercer apartado. El cuarto está dedicado a las personas como valor central en la organización y a la forma de dirigirlas, desarrollando políticas de personal que tengan como objetivo la mejora de la calidad en la atención sanitaria, la motivación y el compromiso de los profesionales con los objetivos institucionales.

1. Cómo diseñar un plan estratégico

1.1. ¿Qué es la planificación estratégica?

La planificación estratégica es el proceso de reflexión de una organización sobre cuál es su situación actual, adónde quiere llegar en los próximos años, por qué y qué va a hacer para conseguirlo. Este proceso debe quedar registrado en un documento, denominado «plan estratégico», que contemple el análisis de los problemas y oportunidades de la situación de partida, los objetivos y prioridades establecidos, las estrategias que se van a implementar para conseguirlos, el sistema que se va a establecer para realizar el seguimiento y la evaluación de los resultados y proponer, si se requiere, las mejoras necesarias.

Entre las ventajas que un plan estratégico proporciona se encuentran:

- ✔ Permitir a la dirección de la organización recapacitar de forma sistemática sobre el futuro, facilitando la toma de decisiones.
- ✔ Proporcionar herramientas para el análisis de la situación, permitiendo visibilizar oportunidades y amenazas y actuar sobre ellas por anticipado.
- ✔ Ayudar a asignar los recursos de manera eficiente y disminuir los costes.
- ✔ Permitir comparar los resultados obtenidos con los objetivos planteados.
- ✔ Mejorar la comunicación y facilitar la participación y el compromiso para el logro de los resultados planificados.
- ✔ Mejorar la imagen institucional.

Entre las barreras que podemos encontrarnos al diseñar un plan estratégico están:

- ✔ Requiere invertir tiempo.
- ✔ No involucrar a las personas adecuadas.
- ✔ No abordar los asuntos realmente relevantes.
- ✔ No planificar los recursos necesarios.
- ✔ No comunicar adecuadamente el plan estratégico.

- ✔ No realizar el seguimiento y evaluación del plan estratégico y, por lo tanto, no detectar desviaciones con respecto a las acciones planificadas.

1.2. ¿Cómo se diseña un plan estratégico?

El diseño de un plan estratégico incluye una serie de fases que se describen a continuación.

1.2.1. Preparación

Antes de comenzar con el plan estratégico se requiere realizar una serie de tareas como:

- ✔ Identificar el área en la que se centrará la planificación estratégica (descripción, clientes y proveedores).
- ✔ Analizar la normativa que afecta al área donde se va a realizar el plan estratégico.
- ✔ Crear un equipo de trabajo multidisciplinar que represente a todos los estamentos del área y asignar responsabilidades:
  - ✔ Equipo coordinador con capacidad de liderar su elaboración e implementación, en el que estén representados todos los intereses.
  - ✔ Personas que conozcan la metodología de planificación estratégica.
  - ✔ Personas conocedoras de la organización.
  - ✔ Grupos de trabajo de las diferentes áreas de la organización, capaces de aportar información al equipo directivo.
- ✔ Formar al equipo en competencias básicas sobre planificación estratégica.

1.2.2. Misión, visión y valores

El siguiente paso es definir la misión, la visión y los valores de la organización.

1.2.2.1. Misión

La misión es una declaración escrita sobre cuál es la finalidad última de la organización, su razón de ser. Representa su identidad y es el punto de partida de la planificación estratégica. A través de la misión, los integrantes de la organización saben lo que tienen que hacer.

Debe incluir tres elementos:

✔ Propósito: ¿cuál es el propósito de la organización?
✔ Ámbito de actuación: ¿qué se debe hacer para cumplir ese propósito?
✔ Personas destinatarias: ¿cuáles son las personas o sectores sociales a los que se dirige?

La misión debe cumplir los siguientes requisitos: ser conocida por el personal de la organización, comprensible, concisa, representativa y realista.

1.2.2.2. Visión

La visión es la declaración escrita en la que se formula cómo debe ser la organización en el futuro. Debe dar respuesta a las siguientes cuestiones:

✔ ¿Qué queremos ser en el futuro?
✔ ¿Adónde queremos llegar?
✔ ¿Cuándo lo vamos a conseguir?
✔ ¿Cuál es la imagen que quiere la población y el sector interesados en la organización?

La visión debe cumplir los siguientes requisitos: definir el objetivo a conseguir, ambiciosa pero realista, factible, flexible, motivadora, concisa y formulada en futuro.

1.2.2.3. Valores

Los valores constituyen el código ético de la organización, son el conjunto de principios, reglas y aspectos culturales por los que se rige y que determinan su comportamiento.

Su formulación debe responder a dos cuestiones:

✔ ¿Cómo somos?
✔ ¿En qué creemos?

1.2.3. Análisis de la situación

Previamente al análisis de la situación es necesario recopilar información a través de:

✔ **Fuentes primarias.** Se puede recurrir a entrevistas con los grupos de interés, cuestionarios, talleres, grupos focales, Delphi, opinión de profesionales, encuestas *ad hoc*, etcétera.
✔ **Fuentes secundarias.** Se pueden utilizar bases de datos corporativos, registros (nacionales, autonómicos, de la entidad), análisis de la satisfacción o reclamaciones de usuarios, publi-

caciones oficiales, memorias, revisiones bibliográficas, páginas web, etcétera.

1.2.3.1. Análisis externo

Este análisis aporta información sobre los elementos externos a la organización que pueden influir en ella y que no se pueden modificar. Incluye, entre otros:

✔ **Análisis sociodemográfico.** Incluye la descripción de la procedencia de los pacientes, características sociales, demográficas o distribución por sexo, entre otros.
✔ **Demanda asistencial.** Corresponde al conjunto de personas del área de influencia susceptible de asistencia por parte de la organización.
✔ **Análisis de la competencia.** Hace referencia a los servicios sanitarios externos que entran en competencia con nuestra organización.
✔ **Clientes.** Se debe identificar quiénes son los clientes internos y externos de la organización, y cuáles son sus expectativas, así como por qué acuden a un centro o a otro.
✔ **Competidores.** Es necesario identificarlos y analizarlos para conocer cuáles son las características que los diferencian de nuestra organización.
✔ **Proveedores.** Se requiere identificar los proveedores más críticos.
✔ **Grupos de interés.** Incluye sociedad civil, organizaciones profesionales, asociaciones de pacientes, sectores privados, sociedad, sindicatos, etc. La información que aportan se puede obtener a través de cuestionarios, entrevistas, grupos focales o el método Delphi.
✔ **Propietarios.** Es necesario conocer los objetivos de la empresa que tiene la titularidad patrimonial de la organización.
✔ **Innovación tecnológica.** Es necesario conocer el cambio tecnológico e innovación continua en las especialidades, pues la predicción de su evolución resultará útil en la planificación.
✔ **Financiación.** Supone el análisis de los diferentes sistemas de financiación y asignación de recursos.
✔ **Marco político y administrativo.** Normas que afectan al desempeño de la organización.

1.2.3.2. Análisis interno

Este análisis aporta información sobre lo que ocurre en la organización, factores que podemos modificar. Incluye:

✔ Breve historia de la organización.
✔ Recursos: se detallarán los recursos humanos, estructurales, tecnológicos y económicos.
✔ Análisis de actividad asistencial, docente e investigadora desde las perspectivas de la cantidad de producción, su calidad y su coste; la comparación de los datos propios con los del estándar y con los de la competencia es de gran utilidad.
✔ Cartera de servicios: análisis de la oferta de los servicios detallando las actividades y procedimientos que se realizan.

1.2.4. Diagnóstico estratégico: DAFO

Finalizado los análisis externo e interno, se dispone de información suficiente para planificar acciones que pueden abordarse con carácter estratégico. Tenemos diferentes herramientas para realizar este diagnóstico: modelo horizonte, perfil estratégico y análisis de debilidades, amenazas, fortalezas y oportunidades (DAFO). Por ser esta última una de las más conocidas y recomendadas por su utilidad y sencillez en su aplicación, es la que vamos a desarrollar.

El DAFO es el acrónimo formado por las iniciales de Debilidades (D), Amenazas (A), Fortalezas (F) y Oportunidades (O), categorías en las que clasificamos los hallazgos observados en el análisis. Es una herramienta que nos permite conocer la situación real en que se encuentra una organización de cara a tomar decisiones estratégicas, analizando los puntos fuertes y débiles, así como el riesgo y las oportunidades que le brinda el entorno en el que opera. Identifica, por tanto, los problemas y también las fortalezas.

Los conceptos asociados a la matriz DAFO son:

✔ **Debilidades.** Son las características negativas, entendidas como limitaciones, de la organización, que dificultan el cumplimiento de los objetivos y que deben superarse. Son factores que pueden hacer perder las oportunidades que se presentan y que nos hacen vulnerables ante las amenazas. Su presencia demuestra que existe margen de mejora.
✔ **Amenazas.** Son factores externos negativos, no dependen de nosotros, pero limitan el presente o pueden limitar en el futuro el logro de la visión de la organización.
✔ **Fortalezas.** Son las características positivas que tiene la organización, facilitan el logro de los objetivos propuestos. Pueden ser usados tanto para aprovechar las O como para hacer frente a las A.
✔ **Oportunidades.** Son factores externos positivos o favorables que no dependen de la organización, pero que pueden ser utilizados para el logro de determinados objetivos.

El DAFO conlleva realizar un análisis interno y externo:

✔ **Análisis interno.** Se trata de responder a la pregunta «¿cómo estamos nosotros?». Es necesario conocer los elementos interiores que intervienen para alcanzar nuestros objetivos (F) y las limitaciones que impiden el alcance de estos (D).
✔ **Análisis externo.** Es necesario analizar las circunstancias favorables del entorno que pueden ser beneficiosas (O), así como las tendencias del contexto que pueden ser perjudiciales (A). Una misma idea se puede considerar una fortaleza y una debilidad dependiendo de quién lo valore, se pueden contemplar las dos opciones haciendo constar el por qué.

Para obtener las D, A, F y O se puede utilizar la «tormenta de ideas». Para priorizarlas y dejar un listado manejable (entre siete y diez) se puede usar la matriz de análisis de impacto o la matriz pareada, que valora cuatro variables puntuadas del 1 a 10: ocurrencia (probabilidad de que ocurra un suceso), importancia (consecuencias de cada suceso), detección (capacidad de

detección previa) y reacción (capacidad de responder a tiempo). Obtenida la puntuación, se calcula la prioridad multiplicando todos los valores entre sí.

A través de los datos obtenidos en el análisis DAFO, se pueden generar estrategias mediante el análisis CAME, acrónimo de Corregir, Afrontar, Mantener y Explotar.

Las estrategias que se pueden definir cruzando las D, A, F y O se clasifican en:

✔ **Estrategia de reorientación.** Corregir las D aprovechando las O.
✔ **Estrategia de supervivencia.** Afrontar las A no dejando crecer las D, es decir, evitar que las A se conviertan en D.
✔ **Estrategia defensiva.** Mantener las F afrontando las A. Tomar medidas para evitar perder nuestras F.
✔ **Estrategia ofensiva.** Explorar/explotar las O aprovechando las F.

Para llevar a cabo esto se procederá de la siguiente manera:

✔ Buscar las relaciones entre F-O, F-A, D-O y D-A utilizando los siguientes códigos: relación fuerte 3, moderada 2, débil 1, sin relación 0 (Fig. 100-1).
✔ Seleccionar las relaciones con mayor puntuación.
✔ Desarrollar con los datos obtenidos estrategias que potencien las F y O, y minimicen el impacto de las D y A.
✔ Construir la matriz CAME (Tabla 100-1).

1.2.5. Propuesta de líneas y objetivos estratégicos

Al final de este proceso se generan diferentes propuestas que se clasifican en distintos ámbitos, para posteriormente selec-

		Oportunidades				Amenazas		
		Oportunidad	Oportunidad	Oportunidad	Oportunidad	Amenaza	Amenaza	Amenaza
		01	02	03	04	A9	A10	A11
Fortaleza	F1	1	9	1	3	9	3	3
Fortaleza	F2	9	1	1	3	9	9	9
Fortaleza	F3	3	9	9	9	9	9	3
Fortaleza	F4	9	3	3	3	1	3	3
Debilidad	D1	9	9	9	9	9	9	3
Debilidad	D2	9	9	1	3	9	9	1
Debilidad	D3	3	9	3	9	9	1	1
Debilidad	D4	3	1	9	9	9	9	3
Debilidad	D5	1	1	9	1	9	9	1

Fig. 100-1 | Matriz de relaciones.

Tabla 100-1. Matriz CAME (Corregir, Afrontar, Mantener y Explotar)

		Análisis externo	
		Oportunidades	**Amenazas**
Análisis interno	**Fortalezas**	Estrategia ofensiva Explotar una fortaleza para aprovechar una oportunidad	Estrategia defensiva Mantener nuestra posición usando una fortaleza para defendernos de los riesgos de una amenaza
	Debilidades	Estrategia de reorientación Corregir una debilidad con el fin de aprovechar una oportunidad	Estrategia de supervivencia Afrontar una amenaza superando una debilidad

Adaptado de Herrera Menchén y Feria Moreno, 2017.

cionar las que se consideran más idóneas y factibles (máximo 20).

De las propuestas seleccionadas en la fase anterior, se decidirá cuáles de ellas integran la formulación estratégica final, que deberán ser no más de diez. Para priorizarlas se pueden utilizar las herramientas mencionadas anteriormente. Deben ser coherentes con la misión, visión y diagnóstico estratégico.

Una vez identificadas y nominadas las líneas estratégicas, se asignará a cada una de ellas los objetivos, que no deberán ser más de cuatro o cinco por cada una. Los objetivos se definirán como se ha expuesto en el apartado anterior.

Los **planes de acción** incluyen las actividades que se van a desarrollar para alcanzar cada uno de los objetivos identificados. Cada acción deberá contemplar:

✔ Responsable de la ejecución.
✔ Recursos necesarios que permiten la consecución.
✔ Coste de ejecución.
✔ Fecha de ejecución.
✔ Indicadores que evalúen el grado de cumplimiento de la acción.
✔ Acciones de comunicación necesarias.

Una vez que los objetivos y acciones estén formulados, es necesario integrar la ejecución de cada una de ellas con el resto en un cronograma de actuaciones que las incluya y coordine.

1.2.6. Seguimiento y evaluación de resultados

El seguimiento y evaluación permite valorar los resultados alcanzados y proponer las acciones correctivas o de mejora que se consideren.

Los pasos para seguir para la realización del seguimiento y evaluación del plan son:

✔ **Designar responsables.** Sus funciones principales son:
  ✐ Recopilar, tratar y analizar la información relativa al sistema de indicadores.
  ✐ Recoger y tratar la información general de la organización.
  ✐ Proponer y coordinar las modificaciones y mejoras que requiera el plan estratégico durante su desarrollo.
  ✐ Realizar los informes de seguimiento del plan estratégico.

✔ **Realizar la evaluación y seguimiento del plan estratégico** en las siguientes fases:
  ✐ Evaluación previa: antes de la implantación del plan es necesario valorar su diseño, si se dispone de recursos suficientes, además del impacto esperado con su implementación.
  ✐ Evaluación intermedia: se realiza durante la implementación y tiene como objetivo el seguimiento de su desarrollo para su adecuación y control, además de evaluar los resultados intermedios que se van alcanzando e impulsar los cambios necesarios.
  ✐ Evaluación posterior: se realiza una vez finalizada la implantación del plan con el objetivo de valorar los resultados alcanzados y, con una perspectiva más a largo plazo, determinar el impacto y sostenibilidad logrados.

✔ **Realizar informes de evaluación:**
  ✐ Informe previo de evaluación: documento en el que se expone un análisis previo a la implementación del plan. Se valora si este tiene las garantías técnicas requeridas. Finaliza con las propuestas de mejora necesarias.
  ✐ Informe periódico de seguimiento: documento en el que se presenta, entre otros, el avance en las líneas estratégicas, los resultados intermedios obtenidos, los problemas surgidos identificando las causas que los provocan, sus consecuencias y las soluciones.
  ✐ Informe de evaluación final: se analizan los resultados conseguidos y, basándose en ellos, se reformulan las líneas estratégicas futuras.

El éxito de la planificación depende de la ejecución eficaz del plan y la monitorización de los resultados. La evaluación del grado de cumplimiento del plan estratégico se realiza obteniendo información a partir de un **sistema de indicadores** que traduzca los objetivos y las líneas estratégicas del plan a términos medibles, para así poder controlar el grado de avance de las acciones, identificar las causas que originan las desviaciones y abordar las medidas necesarias para corregirlas.

1.2.7. Estructura del documento del plan estratégico

El plan estratégico debe ser redactado por un equipo reducido que recoja la información generada durante el desarrollo del plan, la ordene y presente de forma organizada.

El documento que recoge el plan estratégico puede estructurarse de la siguiente manera:

✓ **Título.** Contiene la identidad a la que pertenece el plan estratégico y las fechas de implementación.
✓ **Presentación.** Apartado redactado por la persona responsable de la organización.
✓ **Introducción.** Párrafo en el que se presentan los principales elementos del plan.
✓ **Misión, visión y valores.** La misión hace referencia a lo que se espera que haga la organización, la visión describe al objeto de la planificación, lo que se espera que ocurra, y los valores orientan la toma de decisiones.
✓ **Análisis de la situación.** En este apartado se incluye el análisis de los factores internos y externos que pueden incidir en la política cuyo desarrollo se planifica.
✓ **Diagnóstico estratégico.** Se describen las O, A, F y D.
✓ **Líneas estrategias.** Se describen las principales estrategias y criterios para su priorización.
✓ **Objetivos.** Contiene la definición y priorización de los objetivos.
✓ **Acciones.** En este punto se definen las acciones necesarias para conseguir los resultados:
  ✎ Responsable de la ejecución.
  ✎ Recursos necesarios que permiten la consecución.
  ✎ Coste de ejecución.
  ✎ Indicadores que evalúen el grado de cumplimiento de la acción.
  ✎ Acciones de comunicación necesarias.
✓ **Seguimiento y evaluación.** El proceso de seguimiento y evaluación tiene como finalidad valorar los resultados alcanzados y proponer las mejoras necesarias.
✓ **Recursos organizativos y económicos.**
✓ **Cronograma de implantación.**

1.2.8. Plan de comunicación

El objetivo del plan de comunicación es dar visibilidad al plan estratégico, permitiendo divulgar sus objetivos, conseguir que los miembros de la organización lo consideren como propio y potenciar la imagen de la organización. Debe ser transversal al plan estratégico y adaptarse a sus distintas etapas de implementación, seleccionando adecuadamente los mensajes, momentos, canales y emisores.

2. Gestión por procesos

La implantación de la gestión por procesos se ha revelado como una de las herramientas de mejora de la gestión más efectiva, que ayuda a comprender mejor lo que hacemos y por qué lo hacemos, y proporciona una mejora en los resultados obtenidos a todos los niveles.

2.1. Definición de proceso y procedimiento

El enfoque basado en procesos es un principio de gestión fundamental para la mejora de los resultados de una organización.

Un **proceso** puede definirse como un conjunto de actividades mutuamente relacionadas, que se realizan de forma secuencial, utilizando entradas en dicha secuencia (recursos económicos, humanos, de infraestructura) para transformarse en salidas o resultados después de añadirle valor, que podrán destinarse a otro proceso o al cliente final.

La forma en la que se realiza un proceso es el **procedimiento**, en el que se define:

✓ Objeto y campo de aplicación de una actividad.
✓ ¿Qué debe hacerse y quién es el responsable de hacerlo?
✓ ¿Cuándo, cómo y cómo debe llevarse a cabo?
✓ ¿Qué recursos se requieren?
✓ ¿Cómo debe controlarse el procedimiento?
✓ Documentación de apoyo.
✓ Registros generados.

La metodología *Integration for Function Modelling* (IDEF) distingue diversos niveles en la arquitectura de los procesos:

✓ Proceso.
✓ Subproceso: cuando los procesos son complejos, se pueden dividir en subprocesos.
✓ Actividades.

Las condiciones mínimas exigibles a un proceso son:

✓ Debe tener un principio y un final.
✓ Tiene que ser conocido por las personas involucradas en su desarrollo.
✓ Los procesos están formados por actividades interrelacionadas, nunca actividades aisladas.
✓ Las actividades deben ser secuenciales y coordinadas para que los procesos estén estandarizados y se obtengan los mismos resultados.
✓ Para el desarrollo de las actividades del proceso es necesario utilizar entradas (recursos), que son transformadas (salidas) para conseguir el resultado final.
✓ Deben conocerse los clientes receptores del proceso, sus necesidades y expectativas.
✓ Los procesos generan salidas, producto o servicio que satisface una necesidad de un cliente.
✓ Tiene que existir un seguimiento del proceso mediante indicadores y valores límite de cumplimiento asociados a cada uno de esos indicadores.
✓ Debe estar documentado para que una persona ajena al proceso lo pueda ejecutar.

La gestión por procesos aporta las siguientes ventajas:

✓ Incorpora a la organización el concepto de calidad.
✓ Orienta a procesos versus actividad.
✓ Reduce la variabilidad.
✓ Mejora la comprensión sobre los motivos que justifican las distintas actividades y decisiones.
✓ Promueve el uso de objetivos e indicadores.
✓ Gestiona oportunidades de mejora.
✓ Propicia el rediseño de procesos.
✓ Posibilita la mejora continua.

- ✔ Incrementa el grado de eficacia con que se desarrollan las actividades.
- ✔ Disminuye la ineficiencia.
- ✔ Mejora la comunicación y el nivel de entendimiento entre los miembros de la organización.
- ✔ Estructura el conocimiento.

2.2. Clasificación de los procesos

Para implantar una gestión por procesos es necesario conocer la misión de la organización, que nos permite conocer los procesos clave y los de soporte, que facilitan el funcionamiento de estos.

Los procesos se clasifican en tres grupos:

- ✔ **Estratégicos.** Son los que corresponden a la dirección, marcan las líneas estratégicas de la organización:
  - ∅ No suelen estar relacionados directamente con el cliente.
  - ∅ Sus resultados afectan a la organización.
- ✔ **Operativos.** Son la razón de ser de la organización. Mediante estos procesos la organización genera los productos y servicios que entrega a sus clientes, constituyen su cadena de valor y un desajuste en ellos puede tener repercusiones importantes en los resultados:
  - ∅ Tienen relación directa con el cliente.
  - ∅ Sus resultados afectan directamente al negocio.
  - ∅ Su conjunto conforma el sistema productivo de la organización.
- ✔ **De soporte.** Facilitan la realización de los procesos clave aportando recursos o sistemas de apoyo:
  - ∅ Son necesarios para el mantenimiento de la estructura.
  - ∅ Proporcionan recursos para otro tipo de procesos.

Los **procesos clave** son críticos para el éxito de la organización por su valor estratégico, valor para el cliente o la transcendencia de un fallo en su ejecución. Para identificar un proceso clave tenemos dos opciones:

- ✔ Gestión de políticas basada en:
  - ∅ Objetivos estratégicos.
  - ∅ Criterios para el éxito de la organización.
- ✔ Matriz de selección de procesos basada en:
  - ∅ Impacto sobre el cliente:
    - • ¿A cuántos clientes afecta?
    - • ¿Qué impacto tiene el resultado del proceso en el cliente?
  - ∅ Necesidades de mejora:
    - • ¿Cuál es el rendimiento actual del proceso?
    - • ¿Qué desviación tiene con respecto al objetivo marcado?
  - ∅ Otros:
    - • Consumo de recursos.
    - • Alineación con estrategias y objetivos, etcétera.

Para tomar una decisión objetiva y propiciar un consenso rápido se puede utilizar la matriz de decisión (Tabla 100-2). Las fases para su realización son:

- ✔ Determinar los factores a considerar.

- ✔ Identificar el sistema de puntuación y obtener el resultado multiplicando.
- ✔ Seleccionar las opciones mejor posicionadas.

2.3. Determinar un proceso

Para describir un proceso se puede seguir este orden:

- ✔ Definir su misión y objetivos.
- ✔ Especificar las razones que motivan su análisis.
- ✔ Establecer sus límites, dónde comienza y dónde finaliza.
- ✔ Designar responsables y definir sus funciones:
  - ∅ Asegurar que se cumplen los objetivos del proceso.
  - ∅ Mantener relación con otros propietarios de procesos.
  - ∅ Controlar el proceso.
  - ∅ Mejorar el proceso.
- ✔ Identificar los miembros del equipo de trabajo del análisis del proceso.
- ✔ Conocer el marco donde se desarrolla (procesos estratégicos).
- ✔ Identificar el beneficiario del proceso. Especificar como salidas sus necesidades y expectativas y, en función de estas, establecer los indicadores de calidad.
- ✔ Enumerar los proveedores del proceso.
- ✔ Identificar las relaciones con otros procesos mediante el mapa de procesos.
- ✔ Definir las actividades del proceso.
- ✔ Establecer el plan de evaluación y mejorar el proceso.
- ✔ Enumerar la documentación de apoyo.

2.4. Diagrama de flujo

Los procesos se pueden representar gráficamente mediante un flujograma o diagrama de flujo.

2.4.1. Definición

El diagrama de flujo consiste en la representación gráfica de un proceso, es decir, describe cómo se realizan una serie de actividades consecutivas para obtener un resultado, presentando la información de forma ordenada y concisa, para facilitar así su comprensión.

Sirve para entender cómo funciona un proceso y permite detectar las áreas de mejora.

El diagrama de flujo se construye a base de símbolos. En la Fig. 100-2 se presentan los de uso más habitual y su significado.

2.4.2. Ventajas y desventajas

Las **ventajas** de elaborar un diagrama de flujo son:

- ✔ Permite consensuar cómo se realiza el proceso.
- ✔ Facilita la comprensión del proceso.
- ✔ Permite a profesionales, proveedores y clientes reconocer el papel que desempeñan en el proceso.
- ✔ Facilita al personal de nueva incorporación entender de forma rápida el proceso.

Tabla 100-2. Matriz de decisión o selección de procesos

Procesos	Impacto sobre el paciente	Necesidad de mejora	Etc.	Puntuación
Ingreso del paciente				
Alta del paciente				

Se adjudica una puntuación donde 1 es mínimo, 2 es leve, 3 es moderado, 4 es alto y 5 es crítico.

✔ Identifica cómo, cuándo y dónde se puede medir el proceso.
✔ Identifica dónde se podrían introducir mejoras.
✔ Identifica dónde se pueden producir problemas.

Y entre sus **desventajas** se encuentran:

✔ Es necesario conocer en profundidad el proceso.
✔ Es necesario realizar un análisis detallado del proceso.
✔ Existe la tendencia a realizar un diagrama de flujo ideal y no real.
✔ Es necesario actualizarlo cada vez que se modifica el proceso.

2.4.3. Realización

Antes de realizar el flujograma deberemos:

✔ Crear un equipo de trabajo en el que los miembros deberán estar familiarizados con el tema que se va a tratar.
✔ Designar un coordinador del equipo. Debe tener experiencia en la herramienta y será responsable de:
  ⊘ Explicar sobre qué área se va a centrar la identificación de los problemas y verificar que el tema a tratar es entendido por todos los miembros del equipo.
  ⊘ Describir en qué consiste la herramienta.

Para realizar un flujograma seguiremos los siguientes pasos:

✔ Definir los límites del proceso, inicio y fin.
✔ Esquematizar el proceso en grandes áreas de actividades.
✔ Identificar y documentar las fases del proceso, respondiendo a las siguientes cuestiones:
  ⊘ ¿Existen entradas significativas asociadas con este paso (información, documentación)? Señalar estas entradas en el flujograma mediante los símbolos correspondientes.

⊘ ¿Cuál es la actividad siguiente qué debemos analizar? Señalar estas actividades en el flujograma mediante los símbolos correspondientes.
⊘ Realizar este proceso hasta alcanzar el último paso.
⊘ Dibujar el proceso disponiendo el flujo principal siempre de arriba abajo o de izquierda a derecha.
✔ Revisar los puntos de decisión o bifurcación:
  ⊘ Escribir la decisión de acuerdo con la simbología e identificar los posibles caminos a seguir.
  ⊘ Se incluye dentro del símbolo una pregunta y en las dos ramas posibles «Sí» o «No».
  ⊘ Escoger la rama más frecuente y desarrollarla de acuerdo con lo referido anteriormente.
  ⊘ Retroceder hasta la bifurcación y desarrollar la otra rama.
✔ Revisar el diagrama completo:
  ⊘ Comprobar que no se han omitido pasos y que el proceso tiene una secuencia lógica.

2.5. Mapa de procesos

Una vez identificados todos los procesos, se puede diseñar el mapa de procesos, que es la representación gráfica de estos en la que se muestra la secuencia e interacción de todos ellos.

2.5.1. Ventajas

Entre las ventajas que proporciona un mapa de procesos se encuentran:

✔ Es una gestión orientada al cliente.
✔ Aporta una visión de conjunto que permite desarrollar, controlar y mejorar los procesos.
✔ Facilita la selección de procesos prioritarios asociados a la estrategia, la innovación y la mejora.

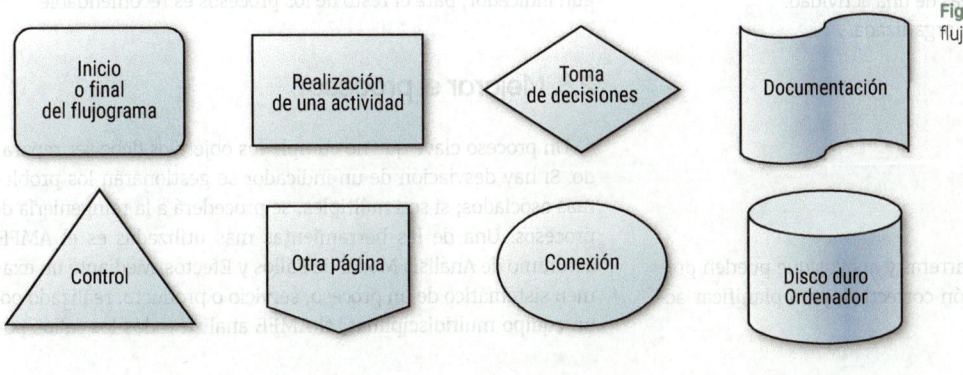

Fig. 100-2 | Símbolos del diagrama de flujo.

✔ Crea un marco común de actuación y referencia.
✔ Permite, a través de indicadores, observar rendimientos, eficiencia en el uso de recursos, etcétera.
✔ Contribuye a la integración de sistemas de gestión.
✔ Ayuda a estructurar el conocimiento disponible y la formación del personal.

2.5.2. Tipos de mapas de procesos

Existen diferentes tipos de mapas de procesos:

✔ **Tradicional.** Distribuye los procesos estratégicos en la parte superior, los operativos en la intermedia y los de apoyo en la inferior. Los requisitos del cliente se sitúan en la parte de la izquierda y la satisfacción del cliente en la derecha.
✔ **Basado en la norma UNE-EN ISO 9001.** Incluye procesos para las actividades de la dirección, realización del producto, provisión de recursos, medición, análisis y mejora.
✔ **Lineal.** Las actividades del proceso aparecen en paralelo. Utiliza el diagrama de flujo para representar los procesos operativos de la organización. Los rectángulos simbolizan procesos.

2.5.3. ¿Cómo construir un mapa de procesos?

Para realizar un mapa de procesos debemos:

✔ Definir el alcance del mapa de proceso, es decir, el ámbito que va a cubrir.
✔ Identificar los procesos relacionados con el alcance definido planteándonos dos cuestiones:
   ✐ ¿Cuáles son los productos y servicios que proporcionamos?
   ✐ ¿Qué realizamos para conseguirlos?
✔ Documentar cada uno de los procesos.
✔ Clasificar los procesos de acuerdo con el mapa seleccionado.
✔ Interrelacionar los procesos, comenzando por los operativos.

2.6. Implantar el proceso

La última fase consiste en completar la documentación del proceso, la puesta en marcha de los sistemas de medición e implantar las mejoras requeridas.

Deberá realizarse un plan de acción para organizar la programación y desarrollo de una determinada actividad, que incluirá:

✔ Catalogar el conjunto de tareas de una actividad.
✔ Garantizar una implantación organizada.
✔ Para cada tarea identificar:
   ✐ ¿Quién la realizará?
   ✐ ¿Cuándo se llevará a cabo?
   ✐ ¿Cómo se hará?
   ✐ ¿Dónde?
   ✐ Indicador de ejecución.

Es necesario identificar las barreras y apoyos que pueden presentarse ante un cambio o acción correctiva, para planificar acciones preventivas.

2.7. Monitorizar el proceso

Este paso tiene como objetivo definir los indicadores que permitan medir el desarrollo del proceso. Las etapas que deben seguirse se resumen en CERI, acrónimo formado por las iniciales de Cliente, Expectativas, Requisitos e Indicadores.

Es necesario identificar los clientes y los proveedores, y analizar sus expectativas y requisitos.

2.7.1. Cliente

El cliente es el que recibe la salida, persona, área, departamento etc. También todo aquello que recibe el impacto del proceso (medioambiente, administraciones públicas, etcétera).

Las expectativas son el conjunto de necesidades y valores que el cliente espera recibir o percibir a cambio de un precio, cuya relación juzga para calificar y decidir entre las diversas opciones disponibles.

Los requisitos son aquellas normas o criterios que, relacionados con expectativas razonables, han sido explícitamente acordadas entre cliente y proveedor. Un requisito válido debe cumplir los siguientes atributos:

✔ Comprensible: el cliente y el proveedor lo interpretan de la misma manera.
✔ Cuantificable: existe un método objetivo de medir el grado o frecuencia de cumplimiento.
✔ Consciente: hay un compromiso para satisfacer y capacidad para ello; es creíble y se asume.
✔ Coherente: es actual y está alineado con las estrategias de la organización.

El indicador es un instrumento de medida o cuantificación que determina el rendimiento contra los requisitos del cliente.

2.7.2. Proveedor

El proveedor es el que proporciona productos y o servicios al proceso.

Sus requisitos tienen como objetivo garantizar la bondad de las entradas al proceso para poder cumplir las expectativas de sus clientes.

Con respecto a los indicadores, se seguirán las recomendaciones referenciadas en el apartado «Cómo diseñar un plan estratégico». Todos los procesos operativos deberían llevar asociado algún indicador; para el resto de los procesos es recomendable.

2.8. Mejorar el proceso

Un proceso clave que no cumple los objetivos debe ser reparado. Si hay desviación de un indicador se gestionarán los problemas asociados; si son múltiples, se procederá a la reingeniería de procesos. Una de las herramientas más utilizadas es el AMFE, acrónimo de Análisis Modal de Fallos y Efectos. Mediante un examen sistemático de un proceso, servicio o producto, realizado por un equipo multidisciplinar, el AMFE analiza todos los fallos potenciales que pueden originarse, lo que permite anticiparse y corregir las deficiencias que estos presenten.

3. Calidad asistencial

3.1. Conceptos básicos de calidad en Medicina Intensiva e indicadores

Los National Institutes of Health (NIH) definen la calidad en la asistencia sanitaria como aquella que es segura, efectiva, adecuada, eficiente, sigue los principios de justicia y está centrada en el enfermo. Desde que comenzó a hablarse de «calidad», el término ha evolucionado de manera importante.

Inicialmente, se entendía por «sistema de calidad» un sistema en el cual, mediante la inspección, una o más de sus características eran examinadas, evaluadas y comparadas con unos requisitos específicos establecidos. Se trataba de una reparación con enfoque reactivo, sin establecerse un plan de mejora y en la que la implicación de clientes y proveedores era mínima. Después apareció el «control de la calidad», en el que hay mayor desarrollo de los métodos de inspección pero que sigue siendo reactivo.

Más tarde aparece el «aseguramiento de la calidad», donde comienza a haber un enfoque proactivo y preventivo. Se pone mayor énfasis en la planificación, en la formación en general, mayor control del proceso. Además, se busca la implicación y motivación del personal, la coordinación y colaboración de las distintas personas que forman parte de la organización; todo ello para detectar las causas de los problemas y tratar de eliminarlos. Aparecen los «sistemas de calidad»; no sólo se busca detectar errores, sino prevenirlos.

Todo lo anterior desemboca en la Gestión de la Calidad Total (GCT) (Fig. 100-3). En la GCT se aplican todos los principios de gestión de calidad a todos los aspectos de cada organización. Toman máxima importancia las personas, hay una mayor sofisticación de las herramientas y técnicas empleadas, mayor atención a la gestión del proceso, mayor formación y desarrollo de los empleados, y mayor esfuerzo en eliminar actividades que no generen valor. Se busca establecer relaciones con todos los grupos de interés (*stakeholders*, aquellos que pueden afectar o son afectados por las actividades de la empresa u organización). La clave es la necesidad de mejora constante hacia la excelencia empresarial.

La GCT es una estrategia de gestión cuyo objetivo es que cada organización satisfaga de una manera equilibrada las necesidades y expectativas de sus clientes, empleados, accionistas y de la sociedad en general.

La International Organization for Standarization (ISO) define la calidad como «el grado en el que las características de un producto o servicio cumplen los objetivos para los que fue creado». Esta definición deja claros dos conceptos: que la calidad de la asistencia puede medirse y que, ya que la calidad es el grado de cumplimiento de un objetivo, depende por tanto de cómo se defina este.

Según Donavedian, deben tenerse en cuenta tres componentes dentro de la calidad asistencial. En primer lugar, el *componente técnico*, que consiste en la aplicación de la ciencia y la tecnología en el manejo del problema de una persona de manera que rinda el máximo beneficio posible sin aumentar los riesgos. Por otro lado, el *componente interpersonal*, por el cual las normas y valores sociales que gobiernan las interacciones de los individuos en general deben regir asimismo las relaciones entre las personas; se verán además influidas por las expectativas, necesidades y aspiraciones individuales de cada persona y por los dictados éticos como profesionales de estas. Y, por último, los *aspectos de confort*, constituidos por todos los elementos del entorno que aumentan la confortabilidad de cualquier acción o servicio.

La tendencia final es la *excelencia*, entendida esta como el modo sobresaliente de gestionar una organización y obtener resultados mediante la aplicación de ocho conceptos fundamentales:

- ✔ **Orientación hacia los resultados.** El objetivo de todo sistema de gestión es conseguir buenos resultados, que además mejoren continuamente. Se trata de hacer realidad la misión de la organización y avanzar hacia su visión mediante un conjunto equilibrado de resultados. Para conseguirlo, deben identificarse todos los grupos de interés implicados en el proceso (*stakeholders*), conocer sus expectativas para equilibrarlas y satisfacerlas, y así llegar a unos resultados sobresalientes para todos. Como hemos dicho, los *stakeholders* son todas aquellas personas o instituciones que pueden afectar o son afectadas por las actividades de una empresa. Para ello es necesario definir en toda organización su misión, visión y valores.

- ✔ **Orientación al cliente.** El nuevo planteamiento se caracteriza por ser el cliente el árbitro final de la calidad y la razón de ser de las organizaciones. Debe existir un esfuerzo por innovar y crear valor para él, comprendiendo sus necesidades y expectativas y anticipándose a ellas. Los clientes son las personas o estructuras sobre las que va a tener impacto la salida de cada proceso y, por tanto, los que pueden exigir el correcto funcionamiento. Se entiende como expectativa del cliente su creencia de cómo debe ser el producto o servicio que va a recibir. La valoración de las expectativas, necesidades y satisfacción del cliente es un punto clave en la gestión por procesos y en el camino hacia la excelencia en calidad; es el objetivo que debe guiar todas las actividades que se realicen.

- ✔ **Liderazgo y coherencia en los objetivos.** El comportamiento de los líderes de una organización facilita la claridad, así como un entorno que permite a las distintas personas implicadas alcanzar la excelencia. Los líderes son todos aquellos que tienen a su cargo personal o un puesto de responsabilidad dentro de la organización. Son necesarios líderes en todos los niveles; su entusiasmo y motivación para con los demás conseguirá mayores logros y mejor comunicación en el equipo.

- ✔ **Gestión por procesos y hechos.** Frente a la tradicional gestión de las organizaciones basadas en departamentos o divisiones, se introduce aquí la gestión por procesos estructurados y alineados estratégicamente.

- ✔ **Desarrollo e implicación de personas.** Se llega a la idea de que todas las personas de la organización son responsables de la calidad. La misión y la visión se llevan a cabo gracias al desarrollo e implicación de todos. Por lo cual, la formación es un elemento clave en la gestión de las personas. Aparecen dos nuevos términos: «autonomía» (o capacidad de decisión de las personas) y «cliente interno» (pertenece a la organización y a la vez actúa como proveedor y receptor dentro de un proceso). La clave está en la existencia de valores compartidos y de una cultura de confianza y asunción de responsabilidad; esto fomenta la implicación de las personas. Los valores residen en el trabajo para el paciente, el respeto mutuo, el trabajo

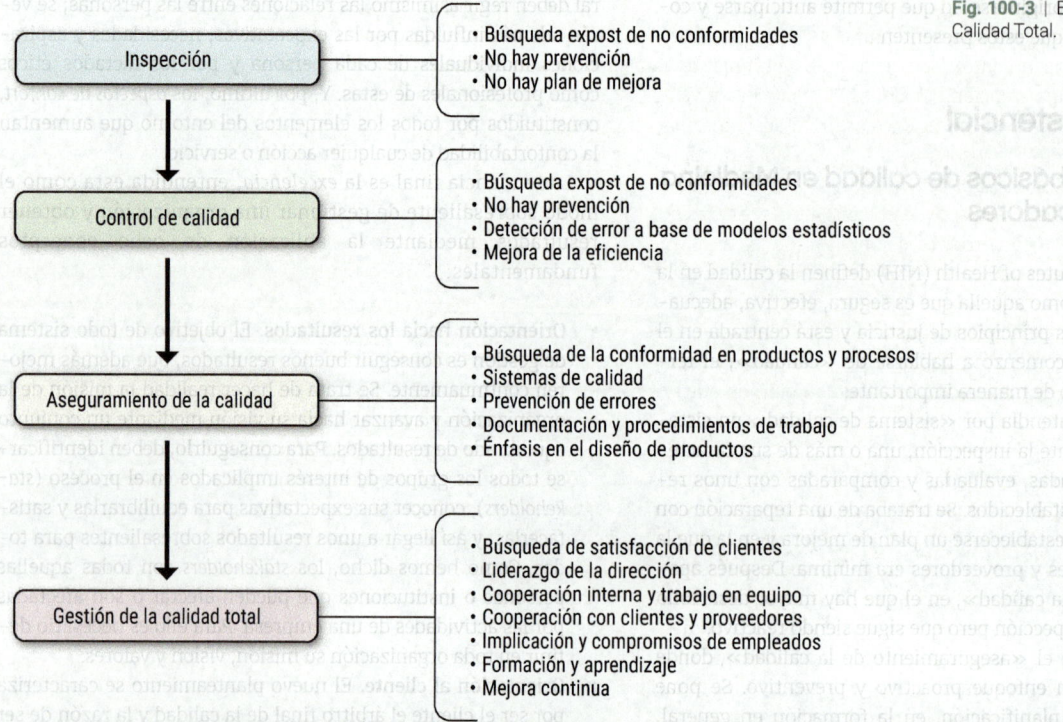

Fig. 100-3 | Esquema de la Gestión de Calidad Total.

en equipo, la comunicación abierta, la orientación al resultado, la apuesta por la innovación, el sentido de pertenencia y el consenso. Tiene un importante papel la relación interpersonal y el clima de trabajo, para lo que es imprescindible el líder, entendido como tal, que deberá armonizar los diferentes aspectos para que esto sea posible. Además, debe evaluarse el rendimiento y utilizar medidas de incentivación en función de este.

✔ **Aprendizaje, innovación y mejora continua.** Todas las actividades de la organización (o procesos) deben ser objeto de mejora continua, descrita por Shewart y Deming como el ciclo de cuatro fases *Plan, Do, Check, Act* (PDCA) (Fig. 100-4):

   ⚙ *Planificar.* Es la parte más compleja. Se debe identificar el área que debe mejorarse, observar datos concretos y analizarlos, definir y seleccionar las acciones de mejora y establecer indicadores de control.

   ⚙ *Hacer.* Preparar de forma exhaustiva y sistemática lo previsto, aplicando de forma controlada el plan y verificándolo.

   ⚙ *Comprobar.* Verificar los resultados y confrontarlos con los objetivos.

   ⚙ *Actuar.* Decidir, según los resultados obtenidos, si debe mantenerse o corregirse algo. Se lleva a cabo la estandarización y consolidación, comunicación a los interesados y preparación del siguiente plan.

✔ **Desarrollo de alianzas.** Se superan las barreras entre departamentos y servicios. La organización es más efectiva cuando establece con sus asociados, con los grupos de clientes internos y externos (*partners*), unas relaciones mutuamente beneficiosas basadas en la confianza, en compartir el conocimiento y en la integración.

✔ **Responsabilidad social corporativa.** El mejor modo de servir a los intereses de las personas y de la organización es adoptar un enfoque ético. La sociedad es la razón de ser de las or-

ganizaciones sanitarias. Deben cumplirse los requisitos legales y normativos.

Ahora es necesario trasladar estos conceptos al ámbito de la Medicina Intensiva. La Comisión Nacional de Medicina Intensiva la define como la parte de la medicina que se ocupa de los pacientes con disfunción actual o potencial de uno o varios de sus órganos que representa una amenaza para su vida y es susceptible de recuperación.

En la actualidad la Medicina Intensiva es uno de los principales componentes de la sanidad; representa una demanda creciente con un alto gasto sanitario. En Estados Unidos se consume en los servicios de Medicina Intensiva (SMI) entre el 0,5 % y el 1 % del producto interior bruto del país; al menos una vez en su vida la mitad de la población ingresará en estas unidades, falleciendo un

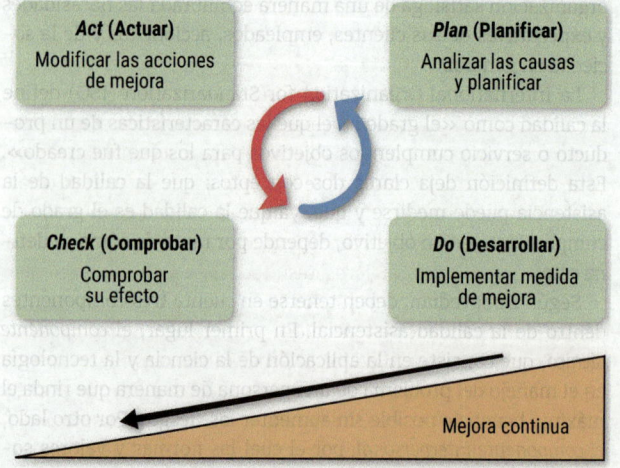

Fig. 100-4 | Esquema del ciclo PDAC.

importante porcentaje. En España se estima que el 15 % del gasto hospitalario se destina al enfermo crítico (un 0,15 % del producto interior bruto aproximadamente). Todo esto merece un planteamiento estratégico y una atención social. Los SMI se han convertido en una parte integral del hospital, son multidisciplinarios, con un alto nivel tecnológico y sofisticadas técnicas diagnósticas y terapéuticas. Ya no solo la supervivencia de los pacientes, sino la calidad de vida y la discapacidad, y la eficiencia y efectividad de los cuidados, se han ido convirtiendo con el paso de los años en aspectos clave que requieren un esfuerzo por mejorar el trabajo en los SMI.

En los últimos años se ha tomado conciencia de que, en muchas ocasiones, tiene mayor importancia prestar atención a los pequeños detalles del trabajo diario. La medición de *outcomes* (mortalidad, morbilidad, estancia, etc.) deja paso a la medición de datos con aparentemente menor significación. La base se encuentra en la medicina basada en la evidencia, el establecimiento de estándares para la práctica clínica diaria y la comparación de «lo que se hace» con «lo que se debería hacer». Esto es además importante por la diferencia que existe, más veces de lo que debería, entre lo que los intensivistas creen que ocurre y lo que realmente ocurre en el cuidado diario del enfermo crítico (cómo se seda realmente a los pacientes, cómo se controlan realmente los niveles de glucemia, cómo se inserta un catéter venoso central o cómo se previene la trombosis venosa profunda). Probablemente la mejor oportunidad para mejorar los *outcomes* de nuestros pacientes sea, no el descubrimiento de nuevos tratamientos, sino una mejor aplicación de estos. Lo describe bien Lenfant en su trabajo «*Clinical research to clinical practice - lost in translation?*». En Estados Unidos, en un estudio se reveló que solamente el 50 % de los pacientes recibía los cuidados médicos indicados. Es tan importante disponer de nuevas técnicas o evidencias como incorporarlas de manera adecuada a nuestro trabajo diario. Según la evidencia, se tarda una media de 17 años en convertir nuevos descubrimientos en prácticas clínicas habituales, y solo se consigue de forma completa en un porcentaje muy bajo.

Medir y comprobar cuánto se separa la práctica habitual de los estándares permite además obtener el *feedback* necesario para mejorar. Muchas veces el beneficio se obtiene de un uso interno de esta comparación, es decir, ver qué cosas cambian y mejoran dentro de una misma organización contribuye a estimular los esfuerzos para la mejora continua. Fue Donabedian quien sistematizó la evaluación de la mejora continua en calidad de la asistencia sanitaria.

Estructuralmente, los SMI son heterogéneos en muchos aspectos (responsabilidades del personal, tecnología disponible, según sean servicios abiertos o cerrados, según su tamaño); incluso en la forma de integrarse en el hospital del que forman parte. Estas variaciones pueden afectar, y en muchos casos afectan, a la calidad de la medicina crítica; por ejemplo, varios estudios demuestran mejores resultados en SMI cerrados con personal especialista en cuidados intensivos que en SMI abiertos sin entrenamiento en el cuidado del paciente crítico. Además, el funcionamiento de los SMI requiere sincronización entre múltiples procesos, clínicos y no clínicos. Y lo que parece más importante, las relaciones dentro del propio hospital, del propio personal del SMI y con el resto de las especialidades, tienen un papel importantísimo dentro de la calidad.

Para trabajar en la calidad y poder establecer una mejora continua es necesario conocer la situación real. Para ello debe llevarse a cabo una *autoevaluación*, que se define como una evaluación cuidadosa que dé como resultado un juicio de la eficacia y eficiencia de cada organización y de la madurez de su sistema de gestión de la calidad. Una de las herramientas clave para conocer las áreas de mejora dentro de una organización es el sistema REDER: establecer los Resultados que se quieren conseguir como parte de la estrategia; contar con una serie de Enfoques que permitan alcanzar los resultados previstos; Desplegar dichos enfoques implantándolos de manera adecuada, y Evaluar y Revisar lo implantado para mejorar.

Uno de los enfoques más difundidos para el desarrollo de un sistema de calidad fue el descrito por Juran, que defiende que toda organización debe planificar, medir y mejorar. Deben establecerse los objetivos de calidad, identificar a los clientes y determinar sus necesidades, definir las características del producto o servicio, desarrollar los procesos y establecer su control. Una vez establecida de forma adecuada la política de calidad, deben establecerse los sistemas de monitorización atendiendo a tres elementos esenciales: evaluar la situación real, compararla con los objetivos de calidad y actuar sobre la diferencia que exista entre ambos. Es esencial conocer la organización desde dentro, saber cuáles son los puntos fuertes y las áreas de mejora; si no, no será posible avanzar hacia la calidad. A partir de los resultados de la monitorización, deben proponerse las acciones necesarias para su mejora.

A partir de ello se han desarrollado dos sistemas básicos de trabajo en evaluación y mejora de calidad asistencial:

- **Sistemas por posibilidad de mejora.** Se enfocan en la identificación de problemas, su análisis y la proposición de mejora. Están basados conceptualmente en el ciclo de evaluación y mejora adaptado de Header Palmer (Fig. 100-5) o el esquema PDCA de Deming (v. Fig. 100-4).
- **Sistemas de monitorización.** Detectan problemas y evalúan de forma periódica su mejora. Los indicadores son la unidad básica de un sistema de monitorización.

La monitorización tiene como fin último identificar problemas, situaciones de mejora potenciales o desviaciones, y los indicadores actúan como una señal de alarma que advierte de esa posibilidad.

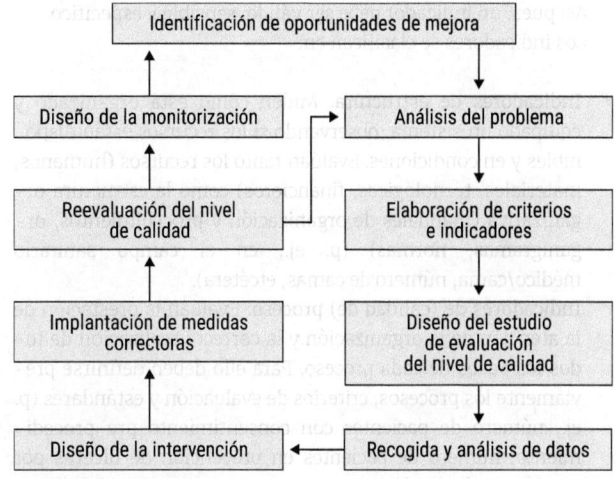

Fig. 100-5 | Ciclo evaluativo de la calidad, según Palmer.

Generalmente el establecimiento de «controles» con los que comparar los resultados se basa en datos de *outcomes* (mortalidad, estancia) o en estándares diseñados por diferentes métodos, según cada caso. Debe definirse cuál es la práctica considerada «correcta», cuál es el valor del servicio o el resultado que definirá el objetivo máximo de calidad. Aquí nace el término de «estándar», entendido en calidad como el nivel óptimo de resultado. Los estándares se fijan según los conocimientos científicos o los requisitos sociales del momento; en el caso de que no exista una clara evidencia pueden fijarse por consenso. Una vez realizada la evaluación, se deberán comparar los resultados con los criterios o estándares establecidos para así conocer el porqué de una práctica deficiente o mejorable.

Cuando se trabaja con «posibilidades de mejora», se intenta responder a la pregunta: «*¿Qué podemos o debemos mejorar?*», y cuando se trabaja con sistemas de monitorización, se formula la pregunta: «*De todo lo que hacemos, ¿qué es lo más importante y cómo aseguramos que lo estamos haciendo con un nivel de calidad correcto?*». De todas maneras, se trata de dos enfoques que se complementan y habitualmente se trabaja paralelamente con los dos, ya que los sistemas de monitorización pueden interpretarse como «buscadores de oportunidad de mejora», siempre que los resultados de la monitorización no cumplan el estándar previsto (se entra en el ciclo PDCA).

Una vez definidos los estándares, podrán elaborarse a partir de ellos los «indicadores de calidad». Los indicadores son instrumentos de medida que muestran la presencia de un fenómeno o proceso y su intensidad. Deben ser útiles y reflejar la realidad. Para ello todo indicador debe cumplir tres características:

- **Validez.** Un indicador es válido cuando cumple el objetivo de identificar situaciones en que se podría mejorar la calidad de la asistencia. Se puede hablar también de «validez aparente» *(face validity)*, según el grado en el que el indicador es inteligible. *¿Se entiende su sentido e importancia sin demasiadas explicaciones?*
- **Sensibilidad.** Un indicador es sensible cuando detecta todos los casos en que se produce una situación o problema real de calidad.
- **Especificidad.** Un indicador es específico cuando solo detecta aquellos casos en los que existen problemas de calidad.

Así pues, un indicador debe ser válido, sensible y específico.
Los indicadores se clasifican en:

- **Indicadores de estructura.** Miden cómo está organizado y equipado un sistema, observando si los recursos están disponibles y en condiciones. Evalúan tanto los recursos (humanos, materiales, tecnológicos, financieros) como la estructura organizativa (manuales de organización y procedimientos, organigramas, normas) (p. ej., en el campo sanitario médico/cama, número de camas, etcétera).
- **Indicadores de (calidad de) proceso.** Evalúan la prestación de la atención de la organización y la correcta realización de todos los pasos de cada proceso. Para ello deben definirse previamente los procesos, criterios de evaluación y estándares (p. ej., número de pacientes con consentimiento pre-procedimiento, número de pacientes en prevención de úlceras por presión, etcétera).

- **Indicadores de resultado.** Miden la efectividad de atención o el grado en el que la atención produce un efecto deseado en el paciente (p. ej., tasa de infecciones, supervivencia, etcétera).

A la hora de definirlos se deben tener en cuenta distintos aspectos:

- **Dimensión:** aspecto relevante de la asistencia que se valora en el indicador.
- **Justificación:** utilidad del indicador como medida de calidad; se relaciona con la validez.
- **Fórmula:** expresión matemática.
- **Explicación de términos:** definición de términos de la fórmula que puedan ser ambiguos.
- **Población:** identificación de la unidad de estudio.
- **Tipo:** estructura, proceso o resultado.
- **Fuente de datos:** origen y secuencia para la obtención de datos.
- **Estándar:** nivel deseado de cumplimiento.
- **Comentarios:** reflexión sobre la validez, referencias bibliográficas.

Como se ha descrito previamente, la mejora de la calidad debe ser continua: los estándares deben evaluarse, y en muchos casos elevarse, continuamente. Las acciones de mejora constituyen el núcleo de cualquier sistema de calidad. A partir de la evaluación de los aspectos deficientes o mejorables, se detectan posibles problemas responsables. En general se definen tres grandes grupos:

- **Problemas derivados de la falta de conocimiento.** Los profesionales no conocen cómo realizar de manera correcta un determinado aspecto de su trabajo. La protocolización y la formación continuada serán las acciones más adecuadas en estos casos.
- **Problemas derivados de déficit organizativo.** Ya sea de tipo administrativo, cargas de trabajo, sistemas de información y coordinación, etcétera.
- **Problemas de actitud.** La atención óptima no se consigue por falta de motivación, que a su vez está causada por múltiples factores. Probablemente sea la principal causa de problemas en compañías como la pública sanitaria (el síndrome de *burnout* de los profesionales es uno de los temas más discutidos en los últimos años). Verbalizar las actitudes, discutirlas y modificarlas o mejorarlas partiendo de su punto de origen, o utilizar sistemas de incentivación y de reconocimiento, contribuirán a mejorar este aspecto.

En 2003, liderado por la Junta Directiva de la Sociedad Española de Medicina Intensiva Crítica y Unidades Coronarias (SEMIC-YUC), se inició un proyecto llevado a cabo por representantes de los distintos grupos de trabajo de la Sociedad, miembros de la Sociedad Española de Enfermería Intensiva y Cuidados Coronarios (SEEIUC) y bajo la dirección metodológica de la Fundación Avedis Donabedian (FAD). El objetivo del proyecto fue elaborar una serie de indicadores de calidad que permitiesen medir y evaluar la atención relacionada con el enfermo crítico. Fueron publicados en 2005 y actualizados en 2011 y 2017. Se trata de 120 indicadores de calidad que abarcan todos los aspectos de un SMI. Una vez publicados, muchos son los SMI que los han tomado como referencia para la práctica clínica habitual. En 2008 el Grupo de Trabajo de Gestión de la SEMICYUC realizó un estudio de monitorización en el que se evaluó el cumplimiento durante 3 meses de cinco indicadores básicos en 80 SMI; se demostró que, aunque el cumplimiento era elevado, en un porcentaje alto de unidades existían oportunidades de mejora en algunos de ellos.

En las actualizaciones, cada grupo de trabajo evaluó el contenido de todos los apartados de cada uno de los indicadores, incorporando la evidencia científica actual y actualizando los estándares recomendados, tras lo que realizó las modificaciones pertinentes y elaboró, finalmente, una selección de indicadores definitivos que tienen los mejores criterios de fiabilidad, validez, especificidad, sensibilidad y relevancia; son los indicadores relevantes. La importancia de ese documento es tal, que en los últimos años ha sido referenciado por diferentes sociedades científicas.

3.2. Diseño e implantación de un modelo de calidad asistencial. Certificación y acreditación

Es claro que alcanzar la Calidad Total entendida como la perfección absoluta es algo impensable, una utopía. Se trata de tender hacia ella; la mejora continua es un camino sin fin hacia la perfección. Como bien dijo Thomas J. Watson, presidente de IBM, «más vale apuntar a la perfección y fallar que apuntar a la imperfección y dar en el blanco». Algunos autores defienden la búsqueda de esa «calidad máxima»; en contraposición, los más realistas buscan la «calidad óptima», esto es, aquella que según las circunstancias del momento adapta el esfuerzo para su consecución y es, por lo tanto, factible. Defensores de la teoría de Philip Crosby, «*do it right the first time*», propugnan el logro de un cambio de actitud de los profesionales a través de sistemas de mejora, de manera que se consiga una actitud preventiva.

Durante la revolución industrial la demanda superaba con creces la oferta. En este escenario la preocupación de las empresas estaba en su producción y no se prestaba demasiada atención a la calidad del producto que se ofertaba al cliente. Todo lo que se producía era adquirido por los consumidores. A pesar de todo, en este período se dan de forma incipiente los primeros planteamientos acerca de la calidad del producto final que es ofertado por las empresas. Fruto de este empeño es la aparición de los equipos de inspección en las empresas. Estos sistemas aportan dos claros beneficios:

✔ Servir de autoevaluación: se establece una referencia con la que compararse, se detectan tras esta comparación puntos fuertes y áreas de mejora y se conocen los progresos de la empresa, con lo que ello conlleva.
✔ Servir como método de acreditación: la exposición externa a expertos aporta conocimientos para contribuir a la mejora, sirve de estímulo y conlleva prestigio y publicidad.

William E. Deming, matemático y estadístico americano, desempeñó un papel clave en este proceso. Aunque es conocido por su intervención en Estados Unidos durante la Segunda Guerra Mundial, realizó el trabajo más importante tras la guerra de Japón. Enseñó a los grandes empresarios japoneses cómo mejorar la producción y la calidad de sus servicios. Adaptó los métodos de Walter A. Shewart (ciclo PDCA) e introdujo otros como los listados

de verificación (*checklists*). A finales de los años ochenta salvó de la quiebra a la Ford Motor Company, convirtiéndola en la empresa americana del motor más exitosa. La clave de su trabajo fue el saber que, para mejorar un proceso, este debe conocerse a la perfección; se deben además conocer sus variaciones y sus porqués, y a partir de ello tratar de mejorarlo.

Esta es la clave de los sistemas de calidad. Los empresarios caen en la cuenta, con este método de búsqueda de la excelencia, de que muchos de sus procesos no son los esperados. Hasta el momento este hecho no se había estudiado, pero comienzan a verse discrepancias entre lo esperado y lo real, lo que debería producirse y lo que se produce... En un mercado competitivo no puede admitirse este «*gap*». Por ello aparecen los modelos de calidad, para tratar de diagnosticar y solventar estas diferencias, y en las que influyen:

✔ Factores ligados a la propia empresa u organización, a sus características y al tipo de mercado. Un punto importante son los factores ligados al déficit organizativo (de tipo administrativo, de cargas de trabajo, etcétera).
✔ Factores ligados a las personas, entendiendo como personas a los clientes, por un lado, tanto internos como externos, y a los propios profesionales. Probablemente este sea el punto más importante y el de más complejo análisis. Pueden deberse a su vez a problemas derivados de la falta de conocimiento del proceso de producción, a problemas derivados de actitud, falta de motivación, influencia de problemas personales, falta de incentivación, etcétera.
✔ Factores extrínsecos, que a su vez son multifactoriales: restricciones legislativas, presiones gubernamentales o del propio mercado competitivo o factores circunstanciales, ajenos a todo lo descrito.

Por todo lo anterior, aparece la necesidad por parte de las empresas privadas de disponer de distintos modelos para planificar su camino hacia la excelencia en calidad. Como el diagnóstico de la situación actual de la organización es el primer paso para trabajar hacia la Calidad Total, es necesario hacerlo de manera sistematizada. Posteriormente la empresa estará en condiciones de implantar un sistema de calidad.

Existen diferentes modelos de excelencia empresarial reconocidos internacionalmente. Son herramientas de gestión integral que pueden ser utilizadas como guías para garantizar la buena práctica de gestión, la mejora continua de los procesos internos y la satisfacción de todos los interesados en la organización. Además, servirán para ambos puntos: para el diagnóstico de la situación inicial y para la implantación de un sistema de calidad.

A partir de los años ochenta se crea una situación de crisis en los sistemas de atención a las personas que lleva progresivamente a la necesidad de trabajar de otro modo: establecer prioridades y atender la limitación de recursos y al encarecimiento progresivo de los mismos. Todo ello sin que se trate de un menoscabo de la calidad de la atención. Las empresas públicas de la salud toman ejemplo y comienzan a aplicar enfoques de la calidad provenientes de la industria que aportan un nuevo desarrollo al concepto de calidad sanitaria.

Y así, aunque la mayoría de estos modelos nacen de la asociación de empresas privadas de otros sectores, son ya muchos los trabajos que tratan de llevarlos al sector sanitario. Los más importantes son los modelos de acreditación de la Joint Commission on Accreditation of Healthcare Organizations (JCAHO), el europeo de excelencia empresarial European Foundation Quality Management (EFQM), el Health Quality Service o el canadiense Canadian Council on Health Services Accreditation (CCHSA). Como modelo de certificación, la norma UNE-EN-ISO-9001.

Las peculiaridades que existen dentro del sector sanitario como organización en busca de la calidad implican problemas tales como la insuficiente atención a las necesidades de los clientes, una deficiente gestión de la innovación o una organización extremadamente rígida y vertical. La aplicación de estos modelos trata de solucionar estos aspectos.

Las primeras experiencias son relativamente recientes. Se incorporan actividades relacionadas con la calidad en el sector sanitario a finales de los años noventa. Inicialmente son muy reducidas; existe una escasa sensibilización y falta de compromiso por parte de las unidades gestoras, falta de motivación de algunos profesionales, escasa plasticidad de muchos centros, no solo en lo relacionado con la aplicación de herramientas de la calidad, sino también respecto a la práctica clínica habitual y en la visión de organización. Paulatinamente la cultura de la calidad ha ido haciendo mella en los profesionales de la sanidad, considerándose hoy en día de máxima importancia para el correcto funcionamiento de los centros.

Sin embargo, es necesario analizar el papel de un sistema de acreditación sanitaria en un modelo público, como el español. Como idea principal, la puesta en marcha de sistemas de acreditación de este tipo supone una medida efectiva para mejorar la calidad asistencial, como se ha demostrado en múltiples organizaciones; es razón suficiente por sí sola para justificar su implantación y desarrollo en un tema tan trascendental como el sanitario. Por otro lado, la exigencia social, tratándose de un modelo público y universal, lo hace necesario. Y además, representa un papel estimulador para los profesionales de la competencia y de la mejora continua de la calidad.

Las empresas sanitarias, privadas y después públicas, comienzan a preocuparse por la búsqueda de la calidad. Cuando las organizaciones vuelven sus ojos hacia la calidad de lo que debe hacerse también se observa una brecha entre lo que debería ser y lo que es, lo que la evidencia científica subraya y lo que resulta en el trabajo clínico diario. En este punto es muy importante destacar el trabajo publicado por el Institute of Medicine, «To err is human». Esta preocupación aumenta, y los intentos por imitar a las empresas privadas y sus métodos de búsqueda de la calidad se aceleran. Tras el análisis de las consecuencias de muchos errores médicos, este trabajo deja constancia de que es necesario un cambio de mentalidad en la práctica clínica diaria. Dentro de la sanidad se cae en la cuenta de que no basta con trabajar con las más nuevas y avanzadas tecnologías y fármacos, o con construir hospitales más modernos y especializados, es necesario ir más allá: el cambio cultural debe acompañar al tecnológico y se debe investigar lo que se hace mal para «rediseñar» nuestra forma de trabajo hacia la calidad.

Así, las instituciones sanitarias comienzan a aprovecharse de los programas de acreditación y modelos de calidad creados por las industrias para establecer mecanismos de garantía ante la sociedad acerca de niveles mínimos de calidad en la atención prestada. En Estados Unidos comienzan a acreditarse hospitales a partir de 1919. En 1951 se creó una institución con este fin, la JCAHO, que ha ido evolucionando desde la acreditación de hospitales hasta la acreditación de todo tipo de centros sanitarios. Sin

embargo, cuando se habla del sector sanitario, debe señalarse que existen diferencias, obvias y no tan obvias, con las empresas en general.

¿Cómo se entiende la implantación de modelos de acreditación en el sistema público sanitario español? En primer lugar, el hecho de que estos sistemas funcionen como garantía de calidad ante la sociedad ya es una condición válida para su justificación, aunque se trate de un sector público. Incluso debería tenerse más en cuenta la exigencia social, al tratarse de un sistema público. Por otro lado, el hecho de que la implantación de estos sistemas actúe como estimulador de la competencia y de la mejora continua de la calidad y contribuya a acrecentar sus posibilidades en recursos, tanto materiales como humanos, es un factor que debe tenerse en cuenta. Probablemente estos beneficios deban conseguirse de otro modo (acreditación para la formación, primas salariales, ayudas a proyectos de investigación, etc.), pero no por ello deja de ser factible. Pueden encontrarse otras vías de estímulo para los profesionales que actúen a modo de incentivos. Y, por último, el efecto de autoevaluación que tienen estos modelos ya de por sí es motivo suficiente para su implantación; más aún en un sector como el sanitario, que no puede permitirse el «gap» del que se hablaba previamente. Los profesionales sanitarios deben a sus pacientes, a muchos niveles, pero sobre todo a nivel ético y moral, el máximo esfuerzo posible para darles una medicina de excelencia en calidad. Provonost, Berenholtz y Needham, preocupados por ello, publicaron un modelo para tratar de llevar a la práctica la evidencia científica y evitar la diferencia entre lo que los pacientes deberían recibir y lo que reciben. Se trata del modelo de las «4 E» («Four Es», Engage, Educate, Execute, Evaluate), que combina un cambio cultural en los profesionales con una medición exhaustiva de lo que se hace.

4. Gestión de las personas y clima organizativo

4.1. Liderazgo y clima organizativo

Los SMI viven en un constante cambio, donde el conocimiento humano avanza de forma exponencial y la tecnificación ha modificado de forma sustancial el trabajo diario. Esto hace que sea necesario asumir un papel dinámico y conseguir un adecuado desarrollo del factor humano. Constituye una ventaja competitiva, un activo intangible que influye de forma importante en el trabajo diario. Por eso, en los últimos años se da vital importancia a las relaciones entre las personas dentro de los SMI. Se trata un tema complejo. Los SMI son lugares con una importante carga de trabajo, que proporcionan cuidados a los pacientes más graves del hospital y que requieren actuaciones muy precisas en cortos períodos de tiempo. Se mezclan acciones cotidianas con decisiones muy trascendentales, como puede ser la limitación de las terapias de soporte vital. A todo ello se suma el trabajo diario, llevado a cabo por personas con diferente nivel de conocimiento y de responsabilidad sobre el enfermo crítico, con inquietudes y preocupaciones diversas, todo ello bajo una jerarquización que a veces implica conflictos.

El liderazgo es la acción que ejerce un líder sobre otros con determinados propósitos; constituye un arma fundamental en la conducción de un equipo dentro de una organización. El líder es aquella persona con ciertas cualidades de personalidad, carácter, habilidades de comunicación y que a la vez tiene aceptación, reconocimiento y confianza de quienes le rodean por sus acciones y decisiones, que, apoyadas por un grado de conocimiento técnico y de experiencia, le permiten guiar o conducir un grupo y lograr los propósitos de la organización. El líder debería ser el respaldo del equipo, el que potencia a las personas para que desarrollen sus inquietudes, iniciativas y creatividad. Debería fomentar la responsabilidad, un adecuado clima organizativo, el desarrollo personal y ser el principal arquitecto de la creación de un espíritu de pertenencia que una a los integrantes de un equipo para decidir las medidas a tomar.

Dentro del SMI, el jefe o los jefes son el máximo representante de líder. Aun así, todo el personal sanitario ejerce el liderazgo de forma dinámica y continua en distintos momentos del trabajo diario; el trabajo en equipo se convierte en los SMI en una máxima fundamental.

El ambiente donde una persona desempeña su labor diaria, el trato que un coordinador puede tener con sus colaboradores, la relación entre los miembros del equipo, e incluso la relación con los pacientes, son elementos que van conformando lo que se denomina «clima organizativo». Hoy en día es un aspecto de vital importancia cuando se busca la mejora continua del ambiente laboral y constituye también un vehículo que conduce al éxito y a la vez se convierte en una herramienta para alcanzar objetivos. Es de conocimiento particular de cada organización que el clima organizativo influye sustancialmente en su personal; sin embargo, también es necesario afirmar que dicho clima se relaciona con una diversidad de aspectos, entre ellos el liderazgo.

4.2. Gestión del conocimiento. Trabajo en equipo

El capital intelectual de los SMI está formado por el propio personal sanitario (personal médico y de enfermería), y son ellos los que determinan la gestión y los resultados. La gestión del conocimiento consiste en transferir la experiencia del miembro o los miembros más cualificados al resto del equipo, de manera que se convierta en un recurso inteligente, compartible y que consiga la mejora en los cuidados del paciente. Su objetivo es conseguir trasladar a la rutina asistencial los avances que pueden beneficiar a los pacientes a través de la mejora del conocimiento de los profesionales. En los SMI es clave el factor humano, su capacidad adaptativa y reactiva en la toma de decisiones.

Además, la complejidad del proceso de atención al paciente crítico hace que sea necesario el trabajo colaborativo por equipos interdisciplinarios, de forma rápida y sucesiva, garantizando la calidad y la continuidad de la atención. Las condiciones especiales funcionales y laborales de los SMI hacen que muchas veces sean necesarias intervenciones reactivas a situaciones críticas, que deben ser resueltas de forma rápida y que en ocasiones desembocan en eventos adversos o errores. Es necesaria una buena interacción de los distintos profesionales que trabajan con el enfermo crítico, y una adecuada intercomunicación y formación en habilidades no clínicas.

Las necesidades personales de cada trabajador determinan su nivel de motivación; debe hacerse un esfuerzo por conocerlas y tratar de gestionarlas: las condiciones de trabajo, la seguridad laboral, la autoestima y la compatibilidad con los demás componentes del equipo, la búsqueda de la realización personal y la motivación que cada trabajador encuentra en su trabajo diario, etcétera.

El jefe de la unidad debe identificar y comprender las diferencias individuales dentro del grupo, la diversidad, y tratar de potenciarlo en el trabajo en equipo, favoreciendo así de manera positiva la realización personal, la comunicación, la resolución de conflictos y la creatividad.

4.3. Instrumentos para la negociación y gestión de conflictos

Los SMI probablemente sean los lugares más estresantes dentro de un hospital: en ellos coexisten pacientes graves y familias luchando con un elevado estrés emocional; decisiones rápidas sobre multitud de tratamientos, que en muchos casos tienen que ver con el final de la vida; la obligación de dar y el derecho a recibir información clara y honesta sobre lo que está aconteciendo, etcétera. Azoulay publica en 2009 el *Conflicus Study*, un estudio multicéntrico realizado en 323 UCI de 24 países cuyo objetivo fue determinar la prevalencia, características y factores de riesgo de los conflictos en el SMI. Identifican conflictos familia-equipo médico (57 %), conflictos dentro del equipo médico (31 %) y conflictos entre familiares (12 %). La pobre comunicación entre el equipo y del equipo con el líder es uno de los grandes problemas dentro de los SMI, un problema que desencadena errores y crea conflictos. Y, paradójicamente, los conflictos solo pueden resolverse con una adecuada comunicación. Esto es determinante para crear un buen clima de trabajo: que exista una buena comunicación entre el personal de enfermería y los médicos intensivistas hace que el trabajo sea colaborativo, aumenta la satisfacción personal y disminuye la percepción del estrés; todo ello favorece los cuidados sobre el paciente.

Es cierto que los conflictos no deben tener una connotación negativa; a veces permiten estimular y generar nuevas ideas y dar paso a la motivación y al cambio. Son inevitables dentro del SMI, pero un exceso de conflictos es consecuencia de un liderazgo defectuoso. Es importante conocer su dinámica para poder resolverlos de manera positiva. Pueden identificarse conflictos en distintas áreas:

- En la propia organización (problemas materiales o técnicos, condiciones laborales, carga de trabajo, falta de camas, etc.). Ejercicios de reestructuración, elaboración de guías y procedimientos y entrenamiento del personal pueden mejorar este aspecto.
- Entre los trabajadores (relaciones entre el personal). En ocasiones son difíciles de solventar. Pueden mejorar mediante confrontación, sesiones de trabajo en equipo, etcétera.
- En los objetivos, tanto los individuales como los del grupo. Cuando los objetivos o intereses no son compartidos, son opuestos o no llegan a satisfacerse, se crean problemas que pueden mejorarse con una adecuada comunicación y negociación.
- En la relación con los pacientes y sus familias. Probablemente uno de los temas más delicados es la relación que se establece entre el personal y los pacientes y sus familias. Aproximadamente el 30 % de los pacientes con larga estancia en el SMI identifican conflictos a lo largo de la misma. Tras el análisis de la literatura, la mala comunicación y el desacuerdo en lo rela-

cionado con decisiones al final de la vida son los temas que más conflictos crean en este grupo. Es necesaria una adecuada comunicación y el desarrollo de un proceso de toma de decisiones compartido, tratando de entender las inquietudes de las familias y permitiendo el tiempo necesario para evitar la confrontación negativa.

Para resolver los conflictos, del tipo que sean, es clave la negociación «entre las dos partes». Para que esta sea posible deben darse las siguientes circunstancias: las dos partes deben tener voluntad para la resolución del conflicto, deben tener cierta dependencia entre ellas y deben tener intereses compartidos y opuestos. La negociación comienza con la escucha; las partes deben comprender los intereses de la otra, tratando de enfatizar los aspectos comunes dilucidando el área problemática. Después se debe dar paso a la concesión; cada parte debe tener claro cuál es el mínimo a ceder (se denomina BATNA, *Best Alternative To a Negociation Agreement)*. Ambas partes ceden en algún aspecto y consiguen finalmente llegar a un acuerdo. En el SMI es clave la resolución de conflictos; el beneficio final lo asume el paciente.

4.4. Desgaste profesional

El SMI es un medio hostil que se caracteriza –aunque en ocasiones haya momentos de satisfacción y autorrealización– por un elevado nivel de estrés. El dolor tanto psíquico como físico de pacientes y familiares, la sobrecarga de trabajo, la necesidad de tomar decisiones importantes con implicación vital en cortos períodos de tiempo, los problemas éticos, el trabajo conjunto de numerosos profesionales y equipos muy sofisticados, etc., hacen que las emociones fluyan con alta intensidad y los conflictos sean frecuentes. Los conflictos entre los profesionales y su satisfacción tienen muchos motivos para ser estudiados, valorados y mejorados. El nivel de satisfacción de uno mismo influye en el trabajo diario, en la autorrealización y motivación, en la relación con el resto de los profesionales y en la satisfacción global del servicio. Además, los conflictos entre los médicos, enfermeros y resto del personal influyen en la relación que se establece con el paciente y su familia.

Existen muchos factores, externos e internos al ámbito de la Medicina Intensiva, que condicionan el nivel de satisfacción del personal del SMI.

El síndrome de desgaste profesional o síndrome de *burnout* se describió en los años setenta del siglo pasado dentro de los profesionales que se dedican a la atención de las personas y, más en concreto, en el medio sanitario. Se trata de la imposibilidad de enfrentarse al estrés del trabajo diario o de hacerlo a expensas de un elevado gasto de energía y recursos, obteniendo sin embargo sentimientos de frustración y cansancio; afecta únicamente al campo del trabajo. El grupo francés de Azoulay publicó en 2007, en un estudio multicéntrico realizado en 165 UCI, que el 32 % del personal de enfermería presenta síndrome de *burnout* grave, según el Índice de Barthel modificado.

4.5. Traspaso de información entre profesionales

Dada la complejidad del trabajo en el SMI, que está fundamentado en el trabajo en equipo y que muchas veces se realiza en si-

tuaciones de estrés y de elevada carga asistencial, el traspaso de información es inevitable y frecuente. La estrategia de Seguridad del Paciente del Sistema Nacional de Salud 2015-2017 recomienda la implementación de técnicas de comunicación estructurada para que la información transmitida sea precisa, adecuada y suficiente. Cuando es deficiente y se producen errores de comunicación, es fuente de incidentes y eventos adversos.

El traspaso de información es el proceso de comunicación entre los profesionales sanitarios en el que se transmite información clínica de un paciente y se traspasa la responsabilidad del cuidado bien de forma temporal (cambio de guardia) o permanente (cambio de unidad o de nivel asistencial). Puede ser intradisciplinar (entre profesionales de la misma categoría profesional) o interdisciplinar (distinta categoría). Los más importantes son el del cambio de guardia (médico-médico), el del cambio de turno de enfermería (enfermero-enfermero) y el de médico-enfermero.

Para que se produzca un traspaso de información efectivo deben cumplirse una serie de requisitos:

✔ Debe concebirse como un proceso, adaptado a las necesidades locales de cada SMI, definiendo los objetivos y los puntos esenciales.
✔ El contenido de la información debe ser el considerado imprescindible, adaptado a las características de cada paciente o a las del entorno. La información debe ser verbal y escrita (imágenes, pruebas complementarias, informes, etc., si es necesario), preferentemente mediante método narrativo, aunque pueda apoyarse de herramientas mnemotécnicas, permitiendo comentarios o preguntas por parte de los profesionales.

Las reglas mnemotécnicas facilitan la estructuración de la información y evitan errores de omisión, uno de los problemas más frecuentes. Aunque existen muchas, una de las más empleadas es la técnica SBAR (*Situation, Background, Assessment y Recommendation)* (Tabla 100-3).

También son de gran utilidad las listas de verificación, que permiten conocer si se han realizado determinados procedimientos estandarizados o si se dispone de los recursos necesarios para llevar a cabo una tarea de forma segura (p. ej., el traslado de un paciente fuera de la unidad).

Debe existir un líder del proceso, que disponga de una visión transversal de lo que ocurre en la unidad. Este debe tener autoridad para seleccionar el orden de pacientes, garantizar el tiempo empleado en cada uno, reconducir las discusiones o controlar las interrupciones.

El lugar del traspaso de información debe ser consensuado, y en algunos casos puede considerarse realizarlo a pie de cama.

A la hora de realizar el traspaso de información nos encontramos con una serie de barreras que dificultan el proceso. Estas están relacionadas con el emisor (dificultad para transmitir información relevante y ordenada o información excesiva), con el receptor (miedo a preguntar), con el entorno (ambiente ruidoso, interrupciones, falta de intimidad y confidencialidad), con la falta de estandarización, con la falta de tiempo y de un lugar adecuado, y con la gravedad y complejidad del paciente. Además, el traspaso de información puede verse afectado por la barrera cultural entre los profesionales, por la disminución de atención al tratarse de un proceso rutinario o por la emisión de juicios subjetivos. También influye el desinterés por considerarlo poco trascendente, el can-

Tabla 100-3. Técnica SBAR para el traspaso de información entre profesionales

Situación (*Situation*)	Antecedentes (*Background*)	Evaluación (*Assessment*)	Recomendaciones (*Recommendations*)
✔ Identificación del profesional ✔ Identificación del paciente ✔ Diagnóstico principal	✔ Antecedentes ✔ Alergias ✔ Medicación	✔ Problemas activos ✔ Tratamientos, procedimientos recientes, etc.	✔ Planes ✔ Procedimientos pendientes ✔ Pruebas a realizar

sancio y el estrés, la falta de cultura de trabajo en equipo y la falta de formación.

En momentos determinados, como en las situaciones de urgencia, el traspaso de información es crucial y es difícil mantenerlo de forma efectiva. Para ello se recomienda utilizar una comunicación asertiva e inequívoca, evitar la gradación jerárquica en estos momentos y utilizar técnicas como SBAR o el *briefing/debriefing*.

4.6. Estimación de las necesidades de los profesionales médicos en los servicios de Medicina Intensiva

Los SMI se asocian, como se ha dicho previamente, a una elevada complejidad asistencial y esto conlleva un elevado coste monetario. Por ello se ha tratado de elaborar recomendaciones sobre las necesidades de intensivistas, pero teniendo más en cuenta la proporción médico/paciente que la adecuación de la productividad por intensivista (esto supone una reducción del número de intensivistas por SMI). En 2013 la SEMICYUC constituyó una comisión técnica que elaboró unas recomendaciones sobre la necesidad de médicos en los SMI teniendo en cuenta la actividad asistencial, docente, investigadora, actividad extra-UCI, de gestión clínica y de seguridad del paciente. Queda evidenciado que las tareas y competencias que desarrolla un intensivista van más allá de lo puramente asistencial y que muchas veces son difíciles de estimar bajo criterios estructurales uniformes. El cálculo de médicos necesarios debe basarse en términos de eficiencia y efectividad, valorando de forma individualizada la productividad global real de cada SMI. En este documento, a partir de la descripción de las distintas tareas realizadas por el intensivista y del tiempo necesario para llevarlas a cabo, se elaboró una hoja de cálculo específica que es útil como herramienta de gestión para la estimación real de los médicos necesarios.

Puntos clave

✔ Los elementos clave de un plan estratégico son:
  - ✔ Misión: ¿quiénes somos?
  - ✔ Análisis del entorno y diagnóstico estratégico: ¿dónde estamos?
  - ✔ Visión: ¿hacia dónde queremos ir?
  - ✔ Líneas y objetivos estratégicos: ¿qué vamos a hacer?
  - ✔ Acciones y valores: ¿cómo lo vamos a hacer?
  - ✔ Plan de evaluación e indicadores: ¿cómo vamos a evaluar su cumplimiento?
  - ✔ Plan de comunicación: ¿cómo vamos a dar visibilidad al plan estratégico?

✔ Un proceso es un conjunto de actividades mutuamente relacionadas que se realizan de forma secuencial, utilizando entradas para transformarse en resultados después de añadirles valor. Este enfoque es un principio de gestión fundamental para la mejora de los resultados de una organización.

✔ La calidad en la asistencia sanitaria se define como aquella que es segura, efectiva, adecuada, eficiente, sigue los principios de justicia y está centrada en el enfermo. La mejora continua de la calidad es un aspecto clave; para conseguirlo se deben conocer los resultados, compararlos con estándares establecidos y poner en marcha cambios y planes de mejora.

✔ La potenciación del factor humano y el desarrollo de las habilidades no clínicas desempeñan un papel fundamental en los SMI. Un buen liderazgo, la existencia de trabajo en equipo y una adecuada comunicación son clave para unos cuidados de calidad del paciente crítico.

Bibliografía

Adams J. Successful strategic planning: creating clarity. J Healthc Inf Manag. 2005;19(3):24-31.

Arcelay A, Lorenzo S, Bacigalupe M. et al. Adaptación de un modelo de gestión de calidad total al sector sanitario. Rev Calidad Asistencial. 2000;15(3):184-91.

Azoulay E, Timsit JF, Sprung C. et al. Prevalence and factors of intensive care unit conflicts. The Conflicus Study (for the Conflicus study investigators and for the Ethics Section of the European Society of Intensive Care Medicine) Am J Respir Crit Care Med. 2009;180(9):853-60.

Bellenfant W, Nelson M. Strategic planning: looking beyond the next move. Healthc Financ Manage. 2002;56 (10):62-8.cu.

Beltrán B, Vega T, Sarduy G, Santandreu EM. Gestión por procesos en los servicios de salud y el trabajo en equipo: consideraciones metodológicas. Edumecentro; 2018.

Buttigieg S, Dey PK, Gauci D. Business process management in health care: current challenges and future prospects. Innov Entrep Health. 2016;3:1-13.

Cañada A, Cárdenas J, Espejo F, García I, Sastre S, Vicente I. Proyecto de mejora del Proceso de Atención Continuada domiciliaria en Atención Primaria: rediseño y AMFE. Rev Calid Asist. 2010;25(6):365-71.

Committee on Quality of Health Care in America, editor. Crossing the quality chasm: A New Health System for the 21st Century. The National Academies Press; 2001.

De Ramón A, Ruiz D, Sabuco Y. Business Process Management for optimizing clinical processes: A systematic literature review. Health Informatics Journal. 2020;26(2):1305-20.

De Vos M, Graafmans W, Keesman E, Westert G, van der Voort P. Quality measurement at intensive care units: which indicator should we use? J Crit Care. 2007;22(4):267-74.

Ervin J, Kahn J, Cohen T, Weingart L. Teamwork in the Intensive Care Unit. Am Psychol. 2018;73(4):468-77.

Fernández A, Trullenque F. ¿Por qué una Dirección Estratégica? En: Libro de Blanco de la Planificación Estratégica en España 2007-2009. Enlaze 3 Print Management; 2010. p. 19-44.

Gifford RW. Primum non nocere. JAMA. 1977;238(7):689-90.

Gómez V, Ruiz J, Weiss M, González E, et al. Estimación de las necesidades de profesionales médicos en los servicios de medicina intensiva. Med Intensiva. 2018;4 (1)37-46.

Herrera Menchén MM, coordinadora, Feria Moreno A. Manual de elaboración de planes estratégicos de políticas públicas en la Junta de Andalucía [Internet]. Instituto Andaluz de Administración Pública, Consejería de Hacienda y Administración Pública, Junta de Andalucía; 2017 Disponible en: http://www.juntadeandalucia.es/institutodeadministracionpublica/institutodeadministracionpublica/publico/anexos/evaluacion/manualplanesestrategicos.pdf [último acceso: Diciembre 2023].

Karlsson M, Garvare R, Zingmark K, Nordström B. Organizing for sustainable inter-organizational collaboration in health care processes. J Interprof Care. 2020;34(2):241-50.

Lee TH. Turning doctors into leaders. Harv Bus Rev. 2010;88(4):50-8.

Lenfant C. Shattuck lecture. Clinical research to clinical practice - lost in translation? N Engl J Med. 2003;349(9):868-74.

Levy MM. Finding out what we do in the ICU. Crit Care Med. 2006;34(1):227-8.

Martín Delgado MC, Gordo Vidal F. La calidad y la seguridad en medicina intensiva: algo más que palabras. Med Intensiva. 2011;35(4):201-5.

Martínez Riquelme JM, Temes Montes JL. Planificación estratégica en hospitales. En: Gestión hospitalaria. 5ª ed. McGraw-Hill; 2011. p. 332-51.

Martínez-Ramos M, Flores-Pardo E, Uris-Sellés J. Rediseño del proceso de alta hospitalaria. Rev Calid Asist. 2016;31(2):76-83.

Medina A, Nogueira D, Hernández-Nariño A, Comas R. Procedimiento para la gestión por procesos: métodos y herramientas de apoyo. Ingeniare. Revista Chilena de Ingeniería. 2019;27(2):328-42.

Meehan A, James J, Laufenberg MJ. Formalized Structure and Strategic Alignment--the Keys to IG Success. J Ahima. 2017;88(3):32-3.

Peden CJ. Rooney KD. The science of improvement as it relates to quality and safety in the ICU. JICS. 2009;10(4):260-5.

Rhodes A, Moreno RP, Azoulay E. et al. Prospectively defined indicators to improve the safety and quality of care for critically ill patients: a report from the Task Force on safety and quality of the European Society of Intensive Care Medicina (ESICM). Intensive Care Med. 2012;38(4):598-605.

Roca J, Pérez JM, Colmenero M, Muñoz H, Alarcón L, Vázquez G. Competencias profesionales para la atención al paciente crítico. Más allá de las especialidades. Med Intensiva. 2007;31(9):473-84.

Rodríguez P, Peiro M. La planificación estratégica en las organizaciones sanitarias. Rev Esp Cardiol. 2012;65(8):749-54.

Sirgo G, Chico M, Gordo F, et al. Traspaso de información en Medicina Intensiva. Med Intensiva. 2018;42(3):168-79.

Sociedad Española de Medicina Intensiva Crítica y Unidades Coronarias (SEMICYUC). Indicadores de calidad en el enfermo crítico SEMICyUC y Fundación Avedis Donabedian; 2005 Disponible en: https://semicyuc.org/wp-content/uploads/2018/10/esp_indicadores_calidad.pdf [último acceso: Diciembre 2023].

Strack van Schijndel R, Burchardi H. Bench-to-beside review: leadership and conflict management in the intensive care unit. Crit Care. 2007;11(6):234.

Ward NS, Afessa B, Kleinpell R, et al. Intensivist/patient ratios in closed ICUs: a statement from the Society of Critical Care Medicine Task Force on ICU staffing. Crit Care Med. 2013;41(2):638-45.

Young D, Ballarin B. Strategic decision-making in healthcare organizations: it is time to get serious. Int J Health Plann Manage. 2006;21(3):173-91.

Zimmerman J. Quality Indicators: the continuing struggle to improve the quality of critical care. J Crit Care. 2002;17(1):12-5.

Zuckerman A. Advancing the state of the art in healthcare strategic planning. Front Health Serv Manage. 2006;23(2):3-15.

Índice analítico

Los números de página seguidos de *f* o de *t* indican figura o tabla.